DICTIONNAIRE UNIVERSEL DE MEDECINE.

TOME SECOND.

DICTIONNAIRE UNIVERSEL DE MEDECINE,

DE CHIRURGIE, DE CHYMIE, DE BOTANIQUE, D'ANATOMIE, DE PHARMACIE, D'HISTOIRE NATURELLE, &c.

Traduit de l'Anglois de M. JAMES,

Par Mrs DIDEROT, EIDOUS & TOUSSAINT.

Revu, corrigé & augmenté par M. JULIEN BUSSON, Docteur-Régent de la Faculté de Medecine de Paris.

TOME SECOND.

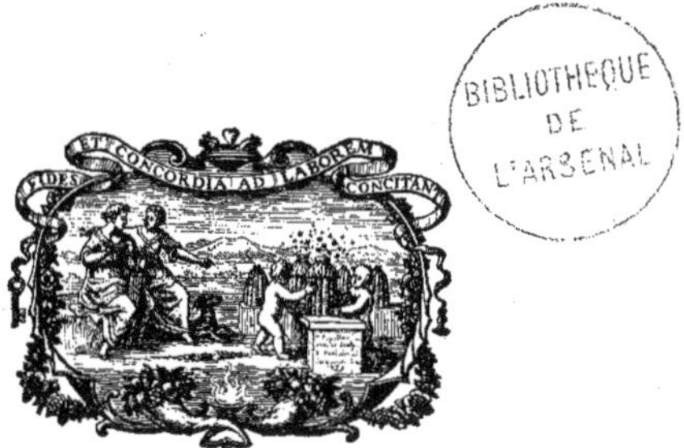

A PARIS, RUE SAINT JACQUES,

Chez { BRIASSON, à la Science & à l'Ange Gardien.
DAVID l'aîné, à la Plume d'Or.
DURAND, à Saint Landry & au Griffon.

M. DCC. XLVI.

AVEC APPROBATIONS ET PRIVILEGE DU ROI.

DICTIONNAIRE UNIVERSEL DE MEDECINE.

NGINA, *Angine*, ou *Esquinancie*, du verbe grec ἄγχω, *étrangler*.

OBSERVATION I.

Certain Boucher ayant commencé à sentir sur le midi une douleur autour du larynx & du pharinx, qui ne lui permettoit de boire & de manger qu'avec peine, s'adressa vers le soir à un Apothicaire qui lui donna un gargarisme d'eau de plantain & de laitue, de sirop de mûres & de vinaigre. La douleur augmenta après qu'il eut pris ce remede, & il fut subitement étouffé pendant la nuit; mais il conserva sa raison jusqu'au dernier soupir.

On ouvrit son corps & l'on trouva la substance ou le parenchyme des poumons convertie en pus avec un abscès dans l'un de ses côtés qui étoit aussi rempli de la même matiere. Il n'avoit jamais été incommodé de la toux ni de crachement de sang avant ce funeste accident, & avoit toujours joui d'une santé parfaite, étant naturellement gros & gras.

OBSERVATION II.

Un soldat nommé Abraham Perrow, qui servoit en France, âgé de cinquante ans, appréhendant les suites d'une Entérocele, prit le parti de se faire châtrer, & se soumit à cette opération au commencement du mois de Septembre de l'année 1677. laquelle fut faite avec beaucoup de succès. Trois semaines après, dans le tems que tout paroissoit être en bon état, qu'on croyoit la plaie parfaitement consolidée, & qu'il commençoit à se promener dans la ville, il fut tout d'un coup saisi d'une difficulté de respirer & d'avaler: comme il étoit dans un danger éminent, on me fit appeller le troisieme jour de sa maladie. Toute sa langue, si on en excepte la pointe, étoit aussi noire que du charbon; il étoit obligé de se tenir debout, & comme tout ce qu'on lui donnoit de liquide, lui causoit une espece de suffocation, il refusoit avec obstination tout ce qu'on lui présentoit, malgré sa grande foiblesse. Quoique la saison fut extremement froide, il ne pouvoit souffrir des hardes que sur ses piés, & laissoit toutes les autres parties de son corps à découvert. Je fis aussi-tôt appeller un Ecclésiastique pour la sûreté de son intérêt spirituel. J'apperçus tous les symptomes de l'*esquinancie*, quoique je ne découvrisse autre chose au-dedans ou au-dehors qu'une grande noirceur dans la langue. Je jugeai aussi-tôt qu'il y avoit une gangrene interne, qui est la suite ordinaire de l'inflammation, que je soupçonnai être dans les poumons. Il se trouve un rapport remarquable entre les testicules & la poitrine, ce qui est une circonstance à laquelle Hippocrate (*Liv. VI. Epidem.*) conseille aux Medecins de faire attention. Le malade mourut une heure & demie après que je l'eus quitté.

L'examen que je fis de la plaie qu'on avoit faite dans l'aine droite du malade, me fit connoître que le Chirurgien, nommé Colet, avoit fait cette opération en maître, car je n'y apperçus aucune marque d'inflammation. Elle étoit faite de bas en haut. Je fis une incision longitudinale dans la partie intérieure de son cou, & je trouvai la trachée-artere aussi-bien que les muscles adjacens tout-à-fait exempts d'inflammation. La glande appellée *thymus* étoit enflée, remplie de sang noir, & pressoit la trachée-artere. Je fis sortir, en pressant la poitrine, par une incision que j'y fis, du pus, & je découvris, lorsqu'elle fut entierement ouverte, des marques évidentes d'une inflammation extraordinaire des poumons, car ils étoient remplis d'un sang noir, livide, couverts d'un grand nombre de taches noires & autres marques évidentes de gangrene, surtout aux environs du dos. Il paroît de-là que la difficulté d'avaler, de respirer, & meme de parler (car le malade ne pouvoit prononcer que les lettres A & O) provenoit de la compression de la trachée-artere par la glande dont nous avons parlé, aussi-bien que par la pesanteur de la matiere renfermée dans les poumons qui la tiroit en bas. Il nous fut impossible de découvrir l'abscès d'où sortoit le pus à cause qu'on l'enterra plutôt que nous ne souhaitions. Son foie avoit une très-mauvaise couleur; il étoit enflé, & s'étoit fait un passage à travers du diaphragme qu'il avoit forcé. J'appris que cet homme avoit ordinairement un appétit vorace. BONETI, *Sepulchret. Anat.*

OBSERVATION III.

Il y eut en 1618. dans ce Pays une maladie extaordinaire, qui causa la mort à un grand nombre de personnes, & surtout aux enfans, qu'elle suffoquoit. Elle est appellée par les Grecs, ἀγχόνη λοιμώδης, par d'autres, *maladie suffocante qui attaque les parties situées au fond de la bouche*, ou *charbon pestilentiel*, *passio anginosa*, *ulcere de Syrie*, par Aretée, ou *amygdales pestilentielles*, par Aëtius. Un grand nombre de choses prouvent évidemment que cette maladie a son siége dans un endroit beaucoup plus haut que les amygdales, savoir, dans le cerveau; & cette conjecture, dont je suis l'auteur, est confirmée par la dissection qu'on a faite d'un grand nombre de personnes qui en sont mortes, & dans la tête desquelles on a trouvé une grande quantité de grumeaux de sang sous le sinus de la dure-mere. SEVERINUS, *de Abscessibus*, *Tract. ult.*

Nous avons aussi découvert que les nerfs qui passent à travers le grand trou occipital, ainsi que ceux qui se rendent aux muscles du cou, au larynx, à l'os Hyoïde & au pharynx étoient extremement endommagés dans cette maladie. THOMAS BARTHOLINUS, *Comment. in dictum affectum*, *exercit.* 1. Voyez *Ægyptia ulcera.*

OBSERVATION IV.

Un homme qui paroissoit avoir été suffoqué par une *esquinancie*, n'avoit rien d'extraordinaire dans le larynx, mais son foie étoit tellement pourri, qu'on eût pu le réduire en poudre comme un morceau de terre. La raison de cela est que les vapeurs & le pus qui provenoient du foie, venant à pénétrer à travers les membranes du larynx, le resserrerent si fort, que le malade en mourut au bout de trente heures, quoique le pharynx & autres parties contenues dans le fond de la bouche fussent restées dans leur état naturel : mais il faut convenir que cet effet fut principalement dû au poids excessif de la matiere corrompue qui étoit enfermée dans le foie.

Cela semble être confirmé par une maladie, connue sous le nom d'*avives*, qui attaque les chevaux, lorsqu'étant extraordinairement échauffés par un violent exercice, ils boivent de l'eau froide. Les glandes de leur cou s'enflent, & ils meurent au bout de deux jours, & comme Glisson l'a observé, leur foie se convertit entierement en une matiere putride. *Bonet*, *Sepulchretum Anatomicum.*

DIAGNOSTIC ET PROGNOSTIC.

Les Latins donnent le nom d'*angina* à la maladie dont nous parlons, & les Grecs la distinguent en plusieurs especes qui ont chacune leur nom particulier. Souvent il ne paroît ni rougeur ni enflure, mais le corps est brûlant, le malade respire avec peine, & tombe dans une foiblesse générale. Cette espece est appellée συνάγχη. Quelquefois la langue & la gorge s'enflent, deviennent rouges, la voix manque, les yeux se tournent en haut, le visage pâlit, & le malade est saisi du hoquet. Cette seconde espece est appellée, συνάγχη. Ces deux sortes de maladies ont cela de commun à l'égard des symptomes, que le malade ne peut manger ni boire, & que sa respiration est interrompue. La maladie est beaucoup moins violente lorsqu'elle n'est accompagnée que de la rougeur & de l'enflure sans aucun symptome, & on lui donne le nom de παρασυνάγχη. CELSE, *L. IV. c.* 4.

L'*Esquinancie* est une véritable maladie aiguë, elle empêche la respiration, & elle est de deux especes. L'une est une inflammation dans les organes de la respiration; & la cause de l'autre réside dans l'air même que l'on respire.

Les organes dans lesquels la premiere espece établit son siége, sont les amygdales, l'épiglotte, le pharynx, la luette & l'extrémité supérieure de la trachée-artere, & si l'inflammation fait de plus grands progrès, la langue & l'intérieur des joues sont encore affectés, & la langue augmente si considérablement, que ne pouvant plus demeurer dans la bouche, elle sort en dehors. Cette espece est appellée κυνάγχη, à cause que les chiens sont fort sujets à cette maladie, ou bien parce que ces animaux ont accoutumé de sortir la langue quoiqu'ils se portent bien.

Dans l'autre espece, les organes dont nous venons de parler ci-dessus, deviennent beaucoup plus petits que dans leur état naturel, & cet accident est suivi d'une suffocation excessive, de sorte que le malade semble ressentir une inflammation dans la poitrine. (*a*) ARETÉE, περὶ ὀξέων παθῶν. *Lib. I. cap.* 7.

Dans l'espece d'*esquinancie* appellée *cynanche*, le malade est attaqué d'une inflammation dans les amygdales, dans le pharynx & dans la bouche; la langue sort hors des dents & des levres, il sort une grande quantité de salive, & un phlegme froid & visqueux de la partie affectée. Le visage est rouge & enflé, les yeux sortent hors de la tête, ils sont égarés & enflammés; le malade rend ce qu'il boit par les narines à cause que le canal de l'œsophage est bouché; la douleur est excessive, quoiqu'elle se fasse moins sentir dans certains tems à cause de la violence de la suffocation; on sent une chaleur dans la poitrine & autour du cœur, qui fait qu'on désire continuellement la fraîcheur de l'air, qu'on ne respire cependant qu'en petite quantité, jusqu'à ce que le passage par où il pénetre dans la poitrine venant à se boucher entierement, occasionne une suffocation qui cause la mort au malade. Cette maladie s'empare promptement des poumons dans quelques personnes, & leur cause la mort : la fievre est lente, modérée, (μαλακοὶ) & elle ne cesse pas aisément.

Lorsque l'issue de la maladie doit être heureuse, il se forme des abscès par-ci par-là ou extérieurement autour des oreilles, ou intérieurement dans les amygdales; si la suppuration se fait peu à peu & qu'elle ne cause aucune douleur violente, le malade peut recouvrer la santé, quoique ce ne soit pas sans beaucoup de peine & de danger : mais si la tumeur est grosse, & qu'elle tende promptement à suppuration, il est subitement étranglé lorsque l'abscès est parvenu à son point de maturité. Voilà qu'elle est la forme de la *cynanche.*

Dans la *cynanche*, les parties dont nous avons parlé cidessus, deviennent pâles & exténuées, les yeux sont creux, le pharynx (φάρυγξ, c'est-à-dire, la partie qui fait le fond de la bouche) & la luette se retirent en dedans : les amygdales se retirent, & le malade perd la voix. La suffocation est plus grande dans cette espece que dans l'autre, à cause que le siége de la maladie est dans la poitrine où la respiration prend son origine. Ces deux especes sont très-violentes & deviennent funestes dans quelque tems qu'elles arrivent, quelquefois même avant qu'on ait le tems d'appeller le Medecin dont on peut rarement espérer du secours, à cause que le malade meurt avant que les remedes aient produit leur effet.

Lorsque la maladie prend un bon train, toutes les parties extérieures s'enflamment, & l'inflammation se change en une tumeur extraordinaire. C'est un bon signe lorsqu'il survient une tumeur considérable ou une érésipele sur la poitrine. Un habile Medecin doit donc attirer la maladie en dehors, en appliquant des ventouses ou des sinapismes sur la poitrine ou autour des mâ-

---

(a) *L'Auteur entreprend de prouver que la cause de cette seconde espece réside dans l'air qu'on respire : mais comme ce sentiment est évidemment faux, je ne ne m'arrêterai point à le rapporter plus au long.*

choires, & ne rien négliger pour chasser la matiere morbifique par le moyen de la transpiration. Il arrive néanmoins souvent que la maladie se jette par ce moyen pour peu de tems sur quelque partie extérieure, & que venant à la quitter aussi-tôt, elle suffoque subitement le malade.

On peut mettre au nombre des différentes causes de cette maladie le froid, les blessures, les arêtes qui s'arrêtent dans les amygdales, l'eau froide que l'on boit, l'intempérance dans le boire & le manger, outre les mauvaises qualités de l'air que l'on respire. (Aretée, περὶ ὀξέων παθῶν, *Lib. I. cap.* 7.)

Je joindrai à la doctrine précédente sur l'*esquinancie*, celle de Cælius Aurélianus, qui nous apprend qu'on a donné à cette maladie le nom de *lycanche* ou de *cynanche*, à cause que ceux qui en sont attaqués crient comme les chiens ou les loups. Il faut cependant observer qu'Aretée distingue la *cynanche* de la *synanche*, quoique Cælius Aurélianus les comprenne toutes deux sous celui de *synanche*.

Ces deux Auteurs ont cela de particulier, que les descriptions qu'ils donnent de ces maladies sont extremement détaillées & vraies, en quoi ils surpassent tous les autres Auteurs. C'est ce qui m'a engagé à les rapporter toutes les deux afin qu'elles puissent se donner du jour & servir de preuve l'une à l'autre.

L'une des especes de *synanche* n'est point accompagnée d'une tumeur manifeste, au lieu qu'elle est visible dans l'autre; l'une affecte le dedans & l'autre le dehors de la bouche, la partie intérieure & extérieure, droite ou gauche, ou toutes les deux à la fois. Quelques-uns, comme par exemple Valens dans son troisieme Livre *des Cures*, les ont distinguées par différens noms. On n'a cependant donné aucun nom à cette espece qui n'est point accompagnée d'une tumeur apparente: mais on appelle *cynanche* celle qui cause une tumeur visible lorsqu'elle affecte les deux côtés intérieurs du pharynx; elle empêche la respiration, elle cause la saillie des yeux & l'empêchement de la voix, comme cela arrive souvent aux chiens que la faim oblige de se jetter avec avidité sur une piece de viande qu'ils ne peuvent ni avaler, ni rejetter, lorsqu'elle vient à s'arrêter dans leur gosier par la précipitation avec laquelle ils l'ont prise; lorsque la maladie n'affecte qu'un des côtés ils l'appellent *paracynanche*. Si la partie extérieure des deux côtés est attaquée d'une tumeur, ils lui donnent le nom d'*hyanche*, qui est dérivé du mot ὗς, *cochon*, & du verbe ἄγχω, *étrangler*, à cause que les cous des cochons sont fort sujets à ces sortes d'enflures que les Grecs appellent *hyai*, ὗαι. Si la tumeur affecte la partie intérieure & extérieure des deux côtés, elle est proprement appellée *synanche*, & si elle n'est que d'un côté *parasynanche*. Il est inutile de donner des noms à toutes leurs différentes especes particulieres.

Quelques-unes des causes antécédentes de cette maladie sont cachées, d'autres apparentes & communes aux autres maladies: mais elle est principalement causée par un vomissement violent & pénible après qu'on a pris de mauvaise nourriture.

On peut encore mettre au nombre des causes de cette maladie l'ivresse, la boisson d'eau de neige, un cri violent continu & sur le même ton que les Grecs appellent *monotonon*. Elle est encore causée par un catarrhe, par une nourriture acre à laquelle on n'est point accoutumé, par un remede chaud & violent pris intérieurement, par une dose trop grande d'hellébore, & dans quelques femmes par la suppression de leurs regles. Les hommes y sont plus sujets que les femmes, & les jeunes gens aussi-bien que ceux d'un âge moyen, que les enfans & les vieillards.

Asclépiade dans le second Livre de ses Commentaires sur les Aphorismes d'Hippocrate, définit la *synanche* un flux d'humeurs ou une humectation du pharynx ou de la partie supérieure de la gorge, qui découle pour l'ordinaire de la tête. Mais cette définition est imparfaite, car tout flux d'humeur est causé par l'écoulement abondant d'une liqueur; au lieu que dans les personnes qui sont attaquées de la *synanche* il paroît, à la vérité une tumeur, mais on n'apperçoit pas un grand écoulement d'humeurs, à moins qu'il ne soit occasionné par la pression.

Je définis suivant le sentiment de Soranus, la *synanche* une difficulté d'avaler & une suffocation violente occasionnée par l'enflure extraordinaire du pharynx ou des parties qui servent à la déglutition.

Nous joignons dans notre définition la violence de la suffocation avec la difficulté d'avaler, pour distinguer cette maladie de la tumeur des amygdales & de la luette. Car là où est la *synanche*, il faut de toute nécessité que les parties dont nous avons parlé ci-dessus soient enflées, mais il ne suit point de là qu'on doive donner le nom de *synanche* à toutes les maladies qui sont accompagnées de la tumeur dont nous parlons: car ceux qui sont incommodés de la difficulté d'avaler dans un degré modéré, ne paroissent point être arrivés au période de la *synanche*, puisque l'essence de cette maladie consiste, à ce qu'on prétend, dans la grosseur de la tumeur, qui distingue encore la suffocation occasionnée par cette maladie, de celle qui est causée par des causes extérieures, car dans le dernier cas il y a bien une prompte & violente suffocation, mais elle n'est point causée par une tumeur. Coelius Aurelianus, *Acut. Morb. Lib. III. cap.* 1.

Les symptomes qui affligent le malade dans la *synanche*, sont premierement des douleurs sans aucune cause évidente, la difficulté de remuer le cou & la gorge, une grande perte de salive sans aucune tumeur apparente, une douleur pesante & la rudesse sensible du fond de la bouche, la difficulté d'avaler, le fluide ordinaire qui s'amasse dans la bouche, la difficulté de respirer, comme si l'on en étoit empêché par l'abondance d'humeurs.

A mesure que la maladie augmente, la partie devient rouge & s'enfle visiblement: enfin le pharynx, la luette, les parties qui sont autour de la langue, & la partie supérieure de la gorge sont élevées par la tumeur à un point considérable, qui est accompagné de la difficulté d'avaler ce qu'on reçoit dans la bouche, sans compter la suffocation qui augmente à proportion de la tumeur; la difficulté de respirer & le dégout. Lorsque le malade ouvre la bouche on apperçoit une violente tension dans la langue en la touchant avec le doigt.

Lorsque la maladie est parvenue à son plus haut période, le visage & le cou s'enflent, le malade rend par la bouche une humeur visqueuse, les yeux sortent de la tête, ils deviennent rouges, & les veines du visage paroissent enflées.

Si le malade va toujours de mal en pis, la langue sort hors de la bouche, la gorge se desseche; on sent un froid qui engourdit les articulations; le pouls est fréquent & agité; le malade ne se couche qu'avec peine, principalement sur le dos ou sur le côté; il a une envie continuelle de s'asseoir; & les paroles qu'il prononce avec peine, sont confuses & inarticulées.

Si la maladie tend à la mort du malade, à mesure qu'il se trouve plus mal, son visage devient livide, & la voix lui manque. On entend un râlement dans la gorge & dans la poitrine; il rend toutes les liqueurs qu'il prend; il survient une foiblesse dans son pouls, que les Grecs appellent ἀσφυγμία. Quelques-uns jappent comme les chiens, d'autres écument par la bouche, & ces symptomes sont nécessairement suivis de la mort.

Lorsque la maladie n'est accompagnée d'aucune enflure apparente, le cou s'allonge, & devient tendu & inflexible, le visage & les yeux deviennent creux, le front est tendu, la couleur du visage est plombée, la respiration devient extremement difficile: mais on n'apperçoit, comme je l'ai déja dit ci-dessus, aucune tumeur, ni aucune inflammation dans les parties intérieures ou extérieures. Le malade tombe dans la foibleſſe & la ſyncope, & il eſt attaqué d'une ſuffocation violente qui lui cauſe la mort.

Lorſqu'il ſurvient un éréſipele autour du cou & de la poitrine, & qu'il continue, c'eſt ſouvent un heureux prognoſtic; car cela prouve que les humeurs ſe portent des parties intérieures vers la ſuperficie du corps. Mais ſi, en dépit de tous les ſecours de la Medecine, l'éréſipele vient à diſparoître tout d'un coup, c'eſt un mauvais ſigne, puiſque les humeurs ſe portent de la ſuperficie en-dedans. S'il ne ſurvient aucun éréſipele pendant que la maladie eſt dans cet état, ou qu'il ne paroiſſe point en-dehors, ou qu'il précede ou accompagne la maladie, on doit regarder cela comme un mauvais prognoſtic.

L'abondance d'humeurs, ou la viſcoſité de la ſalive, eſt mauvaiſe dans le fort de la maladie, mais elle eſt ſalutaire dans ſon déclin; car dans le premier cas, elle prouve une violente ſuffocation, & dans le ſecond un relâchement. Quelquefois la maladie augmente à un tel point, qu'elle cauſe un rétréciſſement de nerfs dans le pharynx, la gorge & le menton; ce qui eſt une maladie violente & aiguë qui devient ſouvent continue, mais qui eſt auſſi quelquefois intermittente. (Cœlius Aurelianus, *Acut. Morb. Lib. III. c.* 2.) Voyez *Strictura*.

L'*eſquinancie*, qui n'eſt accompagnée d'aucune enflure apparente dans le cou ou dans le pharynx, mais d'une ſuffocation violente & de la difficulté de reſpirer, cauſe la mort au malade le premier ou le troiſieme jour. Hippocrate, *Coac. Prænot.*

Celle qui eſt accompagnée, comme la premiere, de la ſuffocation & de la difficulté de reſpirer, de l'enflure & de la rougeur du pharynx, eſt extremement dangereuſe; elle ne menace point cependant d'une mort auſſi prompte, lorſque la rougeur eſt conſidérable. Hippocrate, *Prædict.*

S'il ſurvient en même-tems une rougeur conſidérable dans le pharinx, ſur le cou & la poitrine, le cas eſt moins dangereux, la plupart des malades recouvrent la ſanté, à moins que la rougeur ne diſparoiſſe ſubitement. *Id. Coac. Prænot.*

Mais ſi la tumeur & la rougeur diſparoiſſent ſans aucun abſcès extérieur & ſans le moindre crachement de pus; ou ſi cela n'arrive point dans des jours critiques, la maladie devient funeſte. Il peut arriver alors que les poumons ſuppurent. C'eſt pourquoi la guériſon eſt beaucoup plus certaine, lorſque la rougeur & l'abſcès ſe portent vers les parties extérieures. *Id. ibid.*

Quand l'éréſipele ſe porte des parties intérieures vers les extérieuſes, c'eſt un très-bon ſymptome; au contraire, lorſqu'il ſe porte des extérieures vers les intérieures, il eſt funeſte. Il ſe porte en-dedans, lorſque la rougeur venant à diſparoître, la poitrine eſt oppreſſée, & que la difficulté de reſpirer augmente. *Id. ibid.*

Lorſque l'*eſquinancie* s'empare des poumons, le malade meurt ordinairement avant le ſeptieme jour: mais s'il échappe, il ſurvient une ſuppuration des poumons, à moins qu'il n'ait rendu une grande quantité de phlegme. *Id. ibid.*

Lorſque la violence de la ſuffocation oblige le malade à rendre tout d'un coup ſes excrémens, le cas eſt deſeſpéré. *Id. ibid.*

Dans l'*eſquinancie*, ſi les crachats ſont ſecs, *ὑπόξηρα*, épais & viſqueux, & que la gorge ne ſoit point enflée, c'eſt un mauvais préſage. *Id. ibid.*

De même ſi la langue ſe deſenfle ſans une cauſe ſuffiſante, c'eſt un ſymptome funeſte. C'eſt auſſi un ſigne de mort, lorſque les douleurs ceſſent ſans qu'on en découvre la cauſe. *Id. ibid.*

On ne ſauroit imprimer trop profondément dans ſa mémoire la derniere partie de ces prognoſtics, à cauſe qu'on peut les appliquer à toutes les inflammations internes, de quelque eſpece qu'elles ſoient. Lorſque les douleurs ceſſent tout d'un coup ſans aucune cauſe ſuffiſante, c'eſt une preuve que la mortification commence à ſe faire.

Si le malade, qui eſt attaqué de l'*eſquinancie*, ne rend point une ſalive qui ſoit dans un état de coction, le cas eſt deſeſpéré. Hippocrate, *Coac. Prænot.*

Dans l'*eſquinancie*, les maux de tête accompagnés de la fievre, ſans aucune diminution des ſymptomes de l'*eſquinancie*, ſont d'un mauvais préſage. *Id. ibid.*

C'en eſt encore un funeſte, lorſque le malade reſſent des douleurs dans les jambes, ſuivies de la fievre, pendant que les ſymptomes particuliers continuent ſans adouciſſement. *Id. ibid.*

Les douleurs dans les hypocondres qui accompagnent l'*eſquinancie*, qui finiſſent ſans aucune criſe réguliere, laiſſant une grande foibleſſe & un engourdiſſement, deviennent funeſtes dans les tems qu'on s'y attend le moins, quoique le malade paroiſſe ſe mieux porter. *Id. ibid.*

Dans l'*eſquinancie*, ſi l'enflure des parties diminue ſans aucuns ſignes ſalutaires, & que la douleur ſe retire dans la poitrine & dans le bas-ventre, avec la tenſion de la partie où elle ſe fixe, il ſurvient une diarrhée purulente, autrement la maladie ne ceſſe point. *Id. ibid.*

Toutes les douleurs ont une fin funeſte dans l'*eſquinancie*, lorſqu'elles ne ſe manifeſtent point extérieurement. Quelquefois elles paſſent dans les jambes, deviennent chroniques, & ne cauſent une ſuppuration qu'avec grande difficulté. *Id. ibid.*

Dans l'*eſquinancie*, les crachats qui ſont viſqueux, épais, blanchâtres, & qui ſortent avec peine, ſont très-mauvais, comme le ſont tous ceux qui marquent une coction imparfaite. Dans un tel cas, un grand nombre de ſelles réduiſent le malade à la paraplégie, & lui cauſent la mort. *Id. ibid.*

Si les crachats qu'occaſionne l'*eſquinancie*, ſont ſecs, *ὑπόξηρα*, épais & viſqueux; s'ils ſont fréquens, & qu'ils cauſent la toux & une douleur de côté au malade, c'eſt un mauvais ſymptome. Si le malade ne peut boire qu'avec difficulté, & qu'il rende ce qu'il a avalé avec la toux, le cas eſt dangereux. *Id. ibid.*

L'*eſquinancie* eſt une inflammation des parties connues ſous le nom général de *fauces*, le goſier, ſuivie d'une douleur violente, de l'enflure, de la rougeur, de la difficulté de reſpirer & d'avaler, & de la fievre. Elle eſt cauſée par une ſtagnation du ſang, ou d'une séroſité acre & viſqueuſe dans les vaiſſeaux ſanguins ou lymphatiques, & n'eſt jamais exempte de danger.

Il eſt néceſſaire, pour porter un jugement de cette maladie, de conſidérer d'abord les parties où elle forme ſon ſiége, leſquelles ſont principalement le pharynx & le larynx, avec les parties qui leur ſont contiguës. Ces parties en contiennent pluſieurs autres, qui ſont d'un grand uſage & d'un ſentiment fort exquis; telles ſont la racine de la langue avec l'os hyoïde, les arrieres-narines qui s'ouvrent dans la bouche, le commencement de l'œſophage, les muſcles du pharynx, avec les muſcles internes & externes du Larynx, ſans compter les grandes & les petites glandes, les amygdales, les muſcles qui ſervent à remuer la mâchoire, les petits vaiſſeaux ſanguins & lymphatiques, avec les petites branches des nerfs.

L'*eſquinancie* eſt plus ou moins dangereuſe, ſuivant les parties que l'inflammation affecte, & on lui donne différens noms. Il y a déja long-tems qu'on a diviſé cette maladie en interne & en externe: la premiere a ſon ſiége dans les membranes nerveuſes & muſculeuſes internes du larynx ou du pharynx; & elle ne ſe découvre par aucune tumeur ou inflammation extérieure du cou ou du viſage; mais on ſent intérieurement une chaleur brûlante, accompagnée d'une fievre aiguë; & ſi le cas eſt dangereux, non-ſeulement de la difficulté d'avaler, mais encore de reſpirer, & le malade eſt en très-grand danger.

L'*eſquinancie* extérieure eſt beaucoup plus apparente, & affecte principalement les muſcles extérieurs & les parties glanduleuses, les amygdales avec la racine de la langue & la luette, & est beaucoup plus aisée à guérir que l'autre.

Si nous considérons plus particulierement cette maladie, eu égard aux parties qu'elle affecte, nous reconnoîtrons que la plus terrible & la plus dangereuse de toutes, est celle qui se forme dans les muscles internes du larynx, & qui ne se découvre extérieurement par aucune rougeur ni autre symptome autour du cou & de la gorge, quoique le malade soit tourmenté d'une chaleur & d'une douleur interne violente. La contraction de l'orifice de la trachée-artere, fait que non-seulement il perd la voix, mais qu'il prend encore sa respiration avec peine, & qu'il la perd souvent tout-à-fait; ce qui cause la mort au malade, si nous en croyons les observations, dans l'espace de vingt-quatre heures, ou au bout de trois jours. C'est à cette *esquinancie* que les Grecs donnent le nom de *Cynanche*.

Celle qu'ils appellent *Synanche*, affecte les muscles internes du pharynx. Elle est, de même que l'autre, sans aucune tumeur, ni rougeur extérieure & apparente, mais elle est suivie d'une grande difficulté d'avaler & de respirer; car le malade rend avec effort par le nez ce qu'on essaie de lui faire avaler. Lorsque la tumeur & la rougeur deviennent sensibles à la vue & au toucher, l'inflammation qui a son siége dans les muscles externes du pharynx, est appellée par les Anciens *parasynanche*, & celle qui affecte ceux du larynx *paracynanche*.

Les Medecins qui exercent la pratique, divisent encore l'*esquinancie* en vraie ou parfaite, & en fausse.

La véritable *esquinancie* provient de la stagnation du sang, au lieu que l'autre est causée par un amas inflammatoire de sérosité dans les parties intérieures du gosier & du cou. La véritable *esquinancie* est une maladie aiguë, qui est toujours accompagnée du frisson & de la fievre: mais l'autre est plutôt accompagnée de la fievre catarrheuse que de la fievre aiguë. Dans l'*esquinancie* parfaite, on sent non-seulement une douleur brûlante & aiguë autour des parties intérieures de la gorge, mais la langue est encore enflée par le sang, & d'un rouge obscur; le visage est enflammé, & le battement des arteres des tempes violent. Elle est souvent accompagnée du mal de tête, de l'assoupissement & de l'engourdissement des sens, & quelquefois de la défaillance. Si la violence de la maladie augmente, le malade respire avec peine, & tombe dans de grandes inquiétudes, dans l'insomnie, & est saisi de froid dans les extrémités du corps. Ce cas est extremement dangereux, & exige un prompt secours. Mais dans l'*esquinancie* fausse, quelques-uns de ces symptômes sont tout-à-fait absens, d'autres sont moins violens, & le malade n'est point en si grand danger, pourvu qu'on le traite comme il faut. De plus, on peut encore diviser l'*esquinancie* en chaude & seche, & en humide. La premiere a son origine dans le sang, & est accompagnée de la fievre aiguë, de même que la véritable *esquinancie*. La seconde est plus chronique, & est suivie de la fievre catharreuse; elle est ordinaire aux personnes cachectiques & scorbutiques, & couvre la langue & le pharynx d'une mucosité épaisse & gluante qui rend l'haleine puante.

On doit encore distinguer toutes ces especes d'*esquinancie*, des autres maladies des *fauces*. On ne doit point confondre l'*esquinancie* seche véritable avec cette inflammation visqueuse de la bouche & de l'œsophage, appellé communément *prunella alba*. Car dans la derniere, toute la région du pharynx aussi-bien que la langue, sont couvertes d'une mucosité blanche, la langue est remplie de crevasses, & l'on sent une chaleur brûlante qui s'étend jusqu'au diaphragme. Cela arrive fréquemment dans les fievres malignes, & c'est pour l'ordinaire un très-mauvais symptome; car cela prouve une inflammation de l'estomac & de l'œsophage. Toute inflammation de la gorge n'est point une *esquinancie*; on ne donne ce nom qu'à celle qui est accompagnée de la difficulté de respirer & d'avaler. C'est pourquoi, il y a une grande différence entre l'*esquinancie* & une légere inflammation du cou & des parties internes de la gorge, accompagnée de l'enflure & de la douleur des glandes, qui arrive souvent aux personnes scorbutiques & à celles qui sont attaquées du mal vénérien, & qui est accompagnée de l'érosion lorsqu'elle devient obstinée. On doit encore distinguer la véritable *esquinancie* interne des spasmes, auxquels sont sujettes pour l'ordinaire les personnes hystériques & hypocondriaques, qui accourcissent le visage, & causent une difficulté de respirer & d'avaler. Ces symptomes surviennent sans fievre, abandonnent aussi-tôt le malade, & cedent aisément aux remedes. Enfin, l'*esquinancie* differe de ces pustules ardentes & douloureuses qui viennent sur la langue, & qu'on nomme *aphthes*; car elles n'affectent que certaines parties; elles sont accompagnées de douleur & de rougeur, & ne causent pas si souvent la fievre que l'*esquinancie*.

La cause immédiate de l'*esquinancie* est donc une stagnation du sang, & quelquefois un amas inflammatoire de sérosité dans les parties intérieures de la gorge, à la production de laquelle plusieurs choses peuvent contribuer; car il paroît par les observations qu'on a faites qu'elle survient souvent après la suppression d'une évacuation spontanée de sang par le nez, le vagin & les veines hémorrhoïdales, ou par celle des vuidanges; lorsqu'on néglige les évacuations artificielles auxquelles on est accoutumé, les scarifications & la saignée. Lorsque le corps se trouve dans cette disposition, cette maladie survient bientôt, après une agitation extraordinaire du sang, par l'usage immodéré des liqueurs spiritueuses, par un violent exercice, en poussant trop fortement sa voix, principalement dans un air froid. J'ai encore vu une *esquinancie* causée par un violent sudorifique pour s'être exposé trop tôt au froid après l'avoir pris; par une liqueur froide que d'un seul trait au sortir d'un bain extremement chaud, qui a été pourtant dissipée en peu de tems par le secours des remedes internes & externes. L'*esquinancie* n'est pas moins souvent occasionnée par l'usage des choses acres qui irritent & qui resserrent trop fortement les fibres & les vaisseaux du pharinx ou du larynx.

On sait par expérience que plusieurs personnes ont souvent été attaquées de cette funeste inflammation pour avoir habité & dormi dans des chambres qui étoient nouvellement enduites de chaux, & j'ai vu plusieurs enfans qui en sont morts. Personne n'ignore que les caustiques ont une qualité capable de causer une pareille inflammation. L'hellebore blanc parmi les cathartiques agit par une propriété particuliere sur la gorge & cause une suffocation. On sait que le mercure, surtout lorsqu'il est mal préparé, incommode & enflamme la gorge. Les Medecins ont observé que l'usage du *Solanum furiosum*, aussi-bien que la morsure d'un chien enragé produisent le même effet. Les vapeurs qui s'élevent des mines d'arsenic & de mercure, aussi-bien que les vapeurs des esprits minéraux sont très-propres à causer cette maladie lorsqu'elles sont attirées par la respiration; car les parties les plus subtiles & les plus pénétrantes de ces substances s'insinuant profondément dans les muscles qui meuvent les cartilages du larynx, excitent en irritant les membranes nerveuses, & en interceptant le passage du sang, une tumeur inflammatoire avec une pulsation & une douleur piquante, qui devient souvent fatale.

On ne sauroit douter que la seule inhérence de ces petits corps pointus & acérés dans ces parties ne soit plus que suffisante pour causer cette maladie après les effets que la plus petite arête produit lorsqu'elle vient à s'arrêter dans le gosier, qui sont souvent des inflammations de cette espece. On trouve une observation remarquable sur ce sujet dans *Hildanus*, *Cent. III. Observ.* 42.

L'*esquinancie* est produite naturellement par quelques-unes des causes dont nous avons fait mention ci-dessus mais elle succede souvent à quelques autres maladies en qualité de symptome, ce qui arrive fréquemment dans la diarrhée & dans la dyssenterie, surtout si on en arrête le flux mal-à-propos; c'est dequoi nous avons un exemple mémorable dans *Hildanus*, *Cent. III. Obs.* 27. La même chose arrive lorsqu'on repousse à contre-tems un érésipele, ou qu'on fait un mauvais usage de topiques dans la goute. L'*esquinancie* est souvent une suite de la petite vérole & des fievres malignes & pestilentielles. Nous lisons dans les Observations Anatomiques-pratiques sur la maladie appellée *Fievre d'Hongrie*, qu'elle se change ordinairement en une inflammation des meninges & de la gorge, qui s'étend jusqu'à l'estomac & à l'œsophage & tue le malade; mais cette *esquinancie* symptomatique est causée le plus souvent par une constipation opiniâtre, par le défaut de transpiration, ou par une matiere acre & caustique qu'on fait rentrer mal-à-propos dans le corps. Lorsque la maladie est épidémique on doit l'attribuer à quelque mauvaise qualité de l'air, qui possede dans ces occasions quelques degrés de malignité. Cela arrive souvent dans le printems & dans l'automne lorsque l'air a été long-tems pluvieux & humide, comme Hippocrate l'a autrefois observé, *Sect. III. Aph.* 16. 20. 22. & comme Bartholin en a fait lui-même l'expérience, *Cent. I. Obs.* 81. Cette maladie attaque ordinairement ceux qui respirent un air imprégné d'émanations de la nature d'un sel acre & subtil qui lui ont été communiquées par une multitude d'insectes, principalement au coucher du soleil: c'est la raison pour laquelle l'*esquinancie* est très-fréquente à Rome où elle fait quelquefois le même ravage que la peste, comme Hollerius nous en assure dans sa Medecine-Pratique, *Lib. I. chap.* 23.

L'*esquinancie* est extremement dangereuse, non-seulement à cause de la fievre dont elle est accompagnée & qui est souvent aiguë, mais encore par le danger que le malade court d'être suffoqué. L'*esquinancie* véritable interne & cachée est la plus dangereuse, comme nous l'avons dit ci-dessus, & c'est d'elle dont Hippocrate entend parler, *Prædict. L. III. cap.* 8. « L'*esquinancie*, dit cet Aureur, est une terrible maladie qui » cause promptement la mort lorsqu'elle ne se mani» feste point ni sur le cou ni dans le pharynx; car elle » suffoque le malade le premier jour ». Le danger de la suffocation est très-grand lorsque le muscle *thyroaritenoïdien*, qui sert à fermer le larynx, est affecté. L'*Esquinancie* symptomatique est encore pleine de danger; car la nature étant comme épuisée par la premiere maladie, n'a pas la force de se débarrasser & de chasser la matiere morbifique qui occasionne cette *esquinancie*. C'est encore un très-mauvais signe lorsque les symptomes, au lieu de diminuer augmentent, la tumeur extérieure ayant soudainement disparu; car dans ce cas la matiere morbifique quitte les parties extérieures & se porte ou vers le cerveau où elle excite la phrénésie & des convulsions, ou vers le poumon où elle cause une péripneumonie, qui suivant Hippocrate, *Sect. V. Aph.* 10. finit par la mort du malade. Lorsque la suffocation diminue, que la tumeur, la douleur & la rougeur se portent vers les parties extérieures & diminuent successivement, c'est un très-bon signe; au lieu que s'il arrive le contraire, la maladie finit par la mort ou dégenere en abscès, qui rend la maladie très-douteuse, suivant *Forestus*, *Lib. XV. Obs.* 24. si le pus se répand dans les bronches & dans les poumons. L'écume de la bouche, l'enflure de la langue, sa couleur d'un noir pourpré, le froid qui s'empare des extrémités, une inquiétude extraordinaire, la contraction des hypocondres, un pouls dur, intermittent & convulsif sont les avant-coureurs de la mort, lorsque la maladie y doit conduire le malade.

Cure de l'Esquinancie.

La méthode qu'Hippocrate conseille de suivre dans la cure de cette maladie consiste à saigner le malade aux deux bras, à ouvrir les veines qui sont sous la langue, à lui faire user de boissons capables de dissoudre les humeurs, à lui donner des gargarismes chauds, à évacuer une partie des humeurs par une salivation abondante & à raser la tête. On peut encore, suivant lui, appliquer un cérat sur la tête, & sur le cou en mettant de la laine par-dessus; on fomentera encore les parties extérieures avec des éponges fines imbibées d'eau chaude. La boisson du malade doit être de l'eau & de l'hydromel qu'on aura soin de faire chauffer, ou de la crême de décoction d'orge, lorsque l'on juge par la crise que le danger est passé. *De ratione victus in acutis.*

Ces deux especes d'*esquinancie* exigent qu'on saigne le malade, lorsque ses forces le permettent, quand même il ne feroit pas d'un tempérament sanguin, & qu'on le purge ensuite. On lui appliquera aussi des ventouses, directement sous le menton & autour de la gorge, afin d'attirer les humeurs qui causent la suffocation. On doit employer des fomentations humides, car celles qui sont seches rendent la respiration plus difficile: c'est pourquoi on appliquera des éponges qu'on trempera souvent dans de l'huile chaude plutôt que dans de l'eau. On peut encore employer efficacement pour cet effet des sachets remplis de sel qu'on fera chauffer auparavant. Il est encore à propos que le malade se gargarise avec une décoction d'hysope, de mente, de thym ou d'absinthe & même de son ou de figues seches dans de l'hydromel, & qu'il s'oigne le palais avec du fiel de bœuf ou avec une composition qui tire son nom des mûres. On peut encore y mettre dessus du poivre en poudre qui produira un très-bon effet.

Si ces remedes ne produisent pas tout l'effet qu'on s'en étoit promis, il ne reste plus d'autre remede que de faire de profondes scarifications sur la mâchoire autour du cou; ou dans le palais autour de la luette, & d'ouvrir les veines qui sont sous la langue, afin de donner passage aux humeurs qui occasionnent cette maladie.

Si le malade ne se trouve point soulagé, c'est une preuve que la maladie lui sera funeste: mais s'il l'est jusqu'au point de pouvoir boire & manger, il peut aisément recouvrer la santé. La nature peut même quelquefois venir à son secours, pourvu que la maladie passe des parties les plus étroites dans celles qui ont le plus d'étendue. C'est pourquoi si la tumeur ou la rougeur se font remarquer autour des hypocondres, on peut être assuré que la maladie finira bien-tôt.

Mais par quelque moyen que le malade soit soulagé, il ne doit prendre d'abord que des alimens liquides, & surtout de l'hydromel, il pourra user ensuite d'alimens solides qui n'aient point une nature acre, jusqu'à ce qu'il ait repris son état naturel.

C'est une opinion commune, que si l'on mange une jeune hirondele, on n'est point en danger d'avoir une *esquinancie* cette année-là. On assure même qu'étant conservée dans du sel, brûlée, réduite en poudre & mise dans de l'hydromel, elle fait beaucoup de bien aux malades qui la boivent. J'ai jugé à propos de rapporter ici ce remede quoiqu'il n'en soit fait aucune mention dans les Auteurs qui ont écrit sur la Medecine, parce qu'il a quelque réputation, qu'il est facile, & qu'il ne peut produire aucun mauvais effet. Celse, *Lib. IV. cap.* 4.

Voici quelle est, suivant Aretée, la méthode qu'on doit employer dans la cure de la *cynanche* qui est accompagnée de l'enflure du gosier. Il veut qu'on la mette promptement en usage, parce que cette maladie étant extremement aiguë, elle cause promptement la mort au malade.

Si la maladie est causée par un excès dans le boire & dans le manger, on donnera un ou deux lavemens au malade: le premier doit être composé à l'ordinaire, à cause qu'il n'est destiné qu'à chasser les excrémens: mais comme le second est pour chasser une partie des humeurs des amygdales & de la poitrine, il ne doit point être simple, mais fait d'une décoction de centaurée d'hyſope, d'abſinthe, de calament & d'ariſtoloche. On y ajoutera du miel & une forte doſe de nitre ; car ces drogues chaſſent les phlegmes.

Quand même le malade auroit vécu ſobrement, on ne laiſſera pas de le ſaigner au bras en faiſant l'ouverture la plus grande qu'il ſera poſſible, afin que le ſang puiſſe ſortir avec impétuoſité & en abondance, car on ne doit point douter que la chaleur, la ſuffocation & tous les ſymptomes ne diminuent par ce moyen. Il ne ſera pas mal-à-propos de tirer du ſang au malade juſqu'à ce qu'il ſoit ſur le point de tomber en ſyncope. On doit prendre garde cependant qu'il ne tombe point effectivement en défaillance, car il eſt ſouvent arrivé que des malades en ſont morts. Dans ces entrefaites on fera des ligatures au-deſſus de la cheville du pié & des genoux, mais ſurtout ſur le poignet, auprès du coude, & au-deſſus du coude près de l'épaule. Si le malade avale aiſément, on lui donnera autant d'*elaterium* dans de l'hydromel & du petit lait qu'il en faut pour le purger; car l'*elaterium* eſt le meilleur de tous les purgatifs dans le cas dont il s'agit. On peut encore employer efficacement le *cneoron* & la moutarde (νάπυ) à cauſe qu'ils ont tous deux une vertu purgative.

Si l'uſage de ces remedes ne diminue point l'inflammation, il n'eſt rien de meilleur pour ſoulager le malade que de le ſaigner des deux côtés de la langue & de lui tirer une grande quantité de ſang. On humectera enſuite la partie enflammée avec des aſtringens, afin d'arrêter tant ſoit peu le trop grand abord des humeurs; on employera pour cet effet de la laine trempée dans de l'eau commune, qu'on laiſſera imbiber de vin & d'huile d'olive encore verte. On uſera auſſi de cataplaſmes de même nature, faits avec des dattes pilées avec du vin & des fleurs de roſes, & afin qu'ils puiſſent avoir une conſiſtance convenable, c'eſt-à-dire, être mous & viſqueux, on fera entrer dans leur compoſition de la farine d'orge, de la graine de lin, du miel & de l'huile.

Si l'inflammation tend à ſuppuration, on ſe ſervira de topiques chauds, de même que dans les autres eſpeces d'*eſquinancie* : on employera de la farine de fœnugrec, qu'on mélera avec de l'encens, μάννα, & de la réſine, en y ajoutant des ſommités de pouliot de montagne. On y joindra des fomentations chaudes, au moyen d'éponges humectées d'une décoction de graine de laurier & d'hyſope. La fiente de chien & de pigeon paſſée à travers un crible, & appliquée ſur la partie, hâte extremement la ſuppuration. On préparera ſes boiſſons avec de l'hydromel, une décoction de lentilles, d'hyſope, de roſes, de dattes ou de toutes ces choſes enſemble. On oindra auſſi la bouche juſqu'au pharynx, ou avec des remedes ſimples, tels que peuvent être le ſuc de mûres & de grenades, pilées dans de l'eau ou dans une décoction de dattes ; ou avec des compoſitions telles que celles de mûres, de rue, de ſuc de grenade ou d'hirondelle. Si la bouche eſt ulcérée, & qu'il y ait des eſcarres, on préparera les gargariſmes avec des décoctions d'hyſope dans de l'hydromel, ou de figues graſſes dans de l'eau, en y ajoutant de l'amydon humecté avec de l'hydromel, ou de la décoction d'orge ou du *tragus*.

Mais dans cette eſpece d'*eſquinancie*, qui eſt ſuivie de l'exténuation des parties & qu'on appelle *ſynanche*, on doit faire tout ſon poſſible pour attirer les humeurs & la chaleur en dehors, afin que les parties extérieures puiſſent s'enfler : c'eſt pourquoi on fera enſorte que les embrocations ſoient chaudes, on les préparera avec de la rue, de l'aneth, & du nitre, & on appliquera deſſus les cataplaſmes dont nous avons parlé ci-devant. On peut appliquer encore efficacement un cérat avec du nitre & de la moutarde, afin d'exciter la chaleur, qui contribue beaucoup à la cure de ces maladies lorſqu'elle ſurvient dans les parties extérieures. L'enflure du cou auſſi-bien que la tumeur, garantiſſent le malade d'une péripneumonie lorſquelles pouſſent en dehors, au lieu qu'elles lui cauſent la mort lorſqu'elles ſe rétirent en dedans dans l'*eſquinancie*.

Ceux qui dans la crainte que l'*eſquinancie* ne cauſe une ſuffocation au malade, font une inciſion dans la trachée-artere afin de faciliter la reſpiration, n'ont point connu, à ce que je crois, les ſuites de cette opération ; car la chaleur que cauſe l'inflammation augmente à cauſe de la plaie, & accroît le danger & la ſuffocation & la toux. D'ailleurs, quand même le malade échaperoit de ce danger, les levres de la plaie ne ſauroient ſe réunir ni ſe conſolider à cauſe de la nature cartillagineuſe de la partie. Aretée, *de Curatione Acutorum*, *Lib. I. c.* 8.

Il manque ici quelque choſe dans les Ouvrages d'Aretée que nous avons aujourd'hui, car Aetius cite quelques paſſages de cet Auteur qui ne ſe trouvent plus comme on le verra plus bas.

Aretée entend par le mot de *Nitre*, la ſoude blanche, qui eſt une eſpece de ſel tout-à-fait différent de notre nitre.

Cœlius Aurélianus nous a conſervé la pratique d'un grand nombre d'anciens Medecins dont nous n'aurions eu ſans lui aucune connoiſſance. Il leur reproche avec beaucoup de liberté pluſieurs fautes dont il ne ſe met pas beaucoup en peine de rendre raiſon. Il ſuivoit la ſecte méthodique, & comme il croyoit que la cauſe des maladies réſidoit dans les ſolides, & qu'elles ne provenoient que de la trop grande tenſion ou du relâchement de leurs fibres, il réduiſoit la plupart des maladies à deux eſpeces, ſavoir de contraction *ſtrictum*, & de relâchement *laxum* : ainſi, par exemple, la frénéſie étoit, ſuivant lui, une maladie de contraction, au lieu qu'il donnoit à la diarrhée le nom de maladie de relâchement.

Les perſonnes attaquées de l'*eſquinancie* doivent habiter dans un appartement éclairé qui ne ſoit point trop vaſte, chaud & exempt de toute odeur nuiſible. L'air qui a les qualités dont nous parlons, eſt d'une nature laxative & propre à s'inſinuer dans les parties enflées. Le malade doit être couché ſur le dos, la tête un peu haute, dans une poſition ferme, immobile & commode pour le malade, car tout mouvement fait de la peine aux perſonnes qui ont une tumeur. On couvrira & l'on tiendra chaudement le cou & la poitrine du malade avec de la laine propre, douce au toucher & qui ne ſoit point teinte, trempée dans de l'huile chaude & d'une odeur agréable, on fera auſſi de légeres frictions ſur les articulations ; car le relâchement qui accompagne la tranſpiration qu'on occaſionne par ce moyen, ſe communique aux parties affectées.

On doit ordonner le repos & la diete au malade les trois premiers jours, auſſi-bien que l'uſage de gargariſmes laxatifs. On fera auſſi ſur les parties extérieures des fomentations avec de l'huile chaude & d'une odeur agréable, & on y appliquera des veſſies à demi remplies de la même matiere.

Si la maladie eſt violente, on ſaignera le malade avant le troiſieme jour, car la ſaignée eſt abſolument néceſſaire pour hâter le relâchement. S'il n'y a point de néceſſité preſſante, on peut la différer juſqu'au troiſieme jour, ou même davantage ſi les forces continuent, on pourra la mettre alors en uſage ſi l'occaſion l'exige.

On doit faire des fomentations ſur le cou & la tête des perſonnes qui ont été ſaignées avant le troiſieme jour, avec de l'huile chaude & qui n'ait point de mauvaiſe odeur, leur en mettre quelques gouttes dans les oreilles & leur ordonner l'uſage des gargariſmes. Ils boiront de l'eau chaude ou de l'hydromel à petits traits, de peur qu'une déglutition & une percuſſion trop violente n'irrite les parties qui ſont enflées.

Si l'on ſaigne le malade le troiſieme jour, on aura ſoin de lui oindre le corps avec de l'huile chaude qui n'ait aucune mauvaiſe odeur, & de lui fomenter le viſage avec de l'eau chaude ; on peut alors lui donner quelque aliment liquide ou quelque peu de pain trempé dans de l'hydromel.

Si le malade ne peut point avaler ce qu'on lui donne, il suffira pour conserver ses forces de lui faire tomber goutte à goutte de l'hydromel dans la gorge. On peut continuer à lui en faire prendre les autres jours jusqu'au déclin de la maladie.

Il convient encore d'user après la saignée, durant quelques jours, de cataplasmes qu'on lui appliquera autour du cou, en observant qu'ils soient composés de choses simples, comme de pain chaud trempé dans de l'eau, de l'huile, ou ramolli avec soin dans de l'hydromel, ou de fleur de froment, d'orge, de graine de lin ou de fœnugrec. On peut tremper les drogues dont nous avons parlé ci-dessus, seules ou mêlées ensemble, dans de l'eau chaude, de l'huile, du miel, dans une décoction ou infusion de racine de mauve ou de guimauve, & les appliquer ensuite.

On aura soin de changer souvent ces cataplasmes, de peur qu'ils ne contractent en demeurant trop long-tems sur la partie quelque aigreur, à cause des exhalaisons corrompues qui sortent du corps. On les chauffera aussi afin que leur vapeur se conserve plus long-tems & on appliquera extérieurement des sacs pleins de son bouilli dans l'eau, ou des vessies à demi remplies d'eau & d'huile chaude. Les éponges dont on a exprimé en partie l'eau chaude seule ou mêlée avec de l'huile, ou une décoction faite avec des plantes émollientes, produisent un très-bon effet. On doit encore appliquer ces éponges sur le cou, la gorge & sur les parties qui empêchent par leur enflure ou leur inflammation le malade d'avaler, sur la bouche & sur le nez; on doit lui faire tirer par le nez ces vapeurs qui pénetrent par ce moyen fort avant & relâchent la tumeur. On usera encore de gargarismes qui aient beaucoup de rapport avec les cataplasmes, & on employera pour cet effet de l'huile chaude & qui n'ait aucune mauvaise odeur, de l'eau chaude mêlée avec de l'huile, comme aussi de l'hydromel mêlé & bouilli avec de l'eau, du lait seul ou mêlé avec du miel & de l'eau, en observant d'en ôter toutes les parties qui peuvent s'être caillées, de peur que s'il en restoit quelqu'une elle ne vînt à s'aigrir à cause de la chaleur du lieu.

On employera aussi une décoction de son & de reglisse, de graine de lin ou de fœnugrec qu'on ne fera jamais épaissir, de peur que sa ténacité visqueuse jointe à celle des humeurs, n'occasionne une difficulté de respiration. On peut encore se servir utilement de décoctions de guimauve, de sebestes de Syrie, de grosse mousse, de dattes, de figues, aussi-bien que d'*alica* & de décoction d'orge.

Lorsque la maladie commence à diminuer, on peut employer utilement le vin de Sybaris, de Crete, ou le gros vin: mais je suis persuadé que les légers astringens & les médicamens épaississans, (*stymmata*) sont hors de saison dans le cas dont nous parlons; car on n'emploie ces remedes qu'au commencement de la maladie, lorsque les symptomes sont encore légers, & que le malade ne se plaint que d'une foible douleur dans la gorge & dans la luette; & Thessalus lui-même n'ordonne le *posca* qu'à ceux qui sont menacés de la *synanche* & non point à ceux qui en sont actuellement attaqués.

On peut se servir au commencement de la maladie, non-seulement du posca, mais encore de décoctions de légers astringens, tels que les roses, les dattes de la Thébaïde, les lentilles, le myrthe, le lentisque & le mastic, qu'on peut faire bouillir dans de l'hydromel ou quelque autre des liqueurs dont on a parlé ci-dessus, toutes les fois que leur qualité astringente a besoin d'être corrigée par le mélange d'une liqueur émolliente. Le suc de riz est encore très-bon, aussi-bien que le remede appellé *diacodion*, dissous dans de l'hydromel, souvent même en substance, si on en oint le palais. Le diamoron, le diaporon, le diamyrrhion, les trochisques d'Andron, le sphragis de Polyidas, les antheres avec du miel, & tous les remedes préparés avec du coin ou des grenades, des roses, des écorces de grenades, des noix de galles, du verjus, du nerprun & autres semblables, ont aussi la même vertu.

Lorsque la maladie est formée, on agira comme nous l'avons dit ci-dessus; outre cela, si l'on s'apperçoit que les humeurs qui sont condensées par la chaleur deviennent gluantes & qu'elles paroissent extérieurement, on les délayera & on les enlevera avec une éponge chaude: mais si elles sont en dedans, on se servira du dipyrene, (instrument pour nettoyer le gosier) dont on enveloppera la tête avec de la laine fort douce & fort déliée; car si on laissoit ces humeurs visqueuses, elles procureroient la suffocation. Si elles sont si avant qu'elles échappent à la vue, on les atténuera en se gargarisant avec de l'hydromel qu'on fera bouillir auparavant, ce qui augmente son efficacité; quelques-uns donnent au malade de la décoction d'orge mêlée avec un peu de sel.

On doit éviter de se servir de tous les remedes qui sont d'une nature acre; car ils épaississent en irritant la tumeur, les humeurs qui affluent dans cette partie.

Si le ventre ne fait point ses fonctions, on donnera au malade un lavement d'huile & d'eau chaude, dans lequel on mettra quelquefois du miel; car les vapeurs qui s'élevent de cette décoction relâchent les parties enflées qui sont autour de la gorge, sans compter que lorsque le ventre est libre la respiration l'est aussi, non-seulement dans la *synanche*, mais encore lorsqu'on se porte bien; au lieu que la rétention des excrémens accable la nature, & cause par une espece de compression des exhalaisons acres dans le corps, qui irritent les tumeurs & remplissent la tête.

On peut employer utilement après les lavemens dans le tems du déclin, les ventouses & les scarifications: mais si la maladie continue toujours avec la même force, on les appliquera beaucoup plus utilement, aussi-bien que les autres remedes qui font cesser la contraction, à la pointe du jour. On appliquera alors les ventouses sur la partie antérieure du cou ou de la gorge, à laquelle les Grecs ont donné le nom d'*anthereona*, aussi-bien que sur la partie postérieure du cou & sur ces grands nerfs qu'ils appellent *tenontes*, une de chaque côté sous le creux des oreilles, (*sub aurium lacunis*). On doit particulierement faire attention à ces endroits lorsqu'on veut examiner en quel état est la maladie.

Si la maladie ne diminue point & que la délicatesse du malade & la crainte qu'il a de la lancette ne permette point d'employer les scarifications, on appliquera des sangsues, que les Grecs appellent βδέλλαι, aux endroits que nous avons indiqués; & si après qu'elles se seront détachées l'évacuation n'est pas suffisante, on aura soin d'appliquer des ventouses sur les piquures qu'elles ont faites, afin d'évacuer autant qu'il le faut; on employera outre cela des fomentations d'huiles, des cataplasmes & des bains de vapeurs convenables. On appliquera ensuite sur le malade des épithemes infusés dans de l'huile avec des éponges imbibées de la même matiere; car je n'approuve point les fomentations seches au moyen de sachets, à cause qu'elles sont capables de condenser. Lorsque l'enflure est extraordinaire, je scarifie encore la langue, le pharinx, & le palais avec une lancette mince & longue (*phlebotomus*); car le sang qu'on tire par ce moyen diminue le gonflement des parties.

On usera après la scarification de gargarismes & on oindra le palais & les parties intérieures de la gorge lorsque la maladie commencera à diminuer, avec du miel bouilli ou avec un remede préparé avec une décoction de mauve sauvage, de graine de fœnugrec, de lin, d'amydon, du miel & de l'huile, ou avec des pépins de raisins pilés avec du pain, ou une décoction de graine de lin, ou avec du miel & du vin de Chypre, dans lequel on aura fait bouillir de la racine de mauve sauvage, ou bien de la fleur d'alica & de la graine de lin.

Si la maladie continue toujours avec la même force, on mettra en usage les scarifications, non-seulement de

la

la gorge ou des parties voisines des amygdales, appellées par les Grecs *anthereon*, & des grands nerfs du cou appellés *tenontes*; mais encore de la partie postérieure de la tête, des épaules & des parties entre-deux, que les Grecs appellent *metaphrenon* & de la poitrine : car quoique les parties qui servent à la déglutition soient les plus affectées, les autres parties du corps ne laissent pas de s'en ressentir.

Il y a un grand nombre de Medecins qui n'étant point au fait de la méthode de traiter cette maladie, dont ils placent la cause dans les fluides, ne cherchent qu'à détourner la matiere morbifique, en appliquant des ventouses, tantôt aux aînes, tantôt sur la région du diaphragme, & tantôt sur la poitrine, accompagnées de scarifications; ils font ensuite la même chose sur la gorge, le cou & les parties qui leur sont contiguës.

Si la maladie est évidemment sur son déclin, on pourra donner pour nourriture au malade du *pulse*, qui est une espece de panade, des œufs pochés, en rejettant entierement tout aliment acre, trop assaisonné, capable d'échauffer, vineux & âpre, & tout ce qui peut irriter les parties qui servent à la déglutition; car la moindre chose est capable de faire revivre la maladie. On peut encore appliquer sur la partie qui étoit le siége de la maladie, un cérat préparé avec de l'huile odoriférante, ou l'*Oleum Cyprinum*, ou *Gleucinum*, ou *Irinum*, ou *Malabathrinum*, (voyez la composition de ces huiles sous leur nom propre adjectif) avec de la racine de mauve de marais. On fera ensuite prendre les bains au malade, & on lui permettra l'usage du vin. Cœlius, *Acut. Morb. L. III. c.* 3.

Hippocrate, parmi les Anciens, dans son Traité *De Sententiis Cnidiis*, parlant du régime qu'on doit garder dans les maladies aiguës, avertit qu'on doit saigner aux deux bras ceux qui sont attaqués de la *synanche*; ce qu'on ne doit point faire, à cause qu'une trop grande perte de sang peut faire tomber le malade en défaillance; c'est ce qui fait que nous ne tirons qu'autant de sang qu'il en faut pour diminuer les contractions.

Il ordonne encore d'ouvrir les veines sublinguales, ce qui est non-seulement hors d'usage, mais encore pernicieux; car la matiere se portant en grande quantité vers le passage qui n'est point assez grand, elle s'y arrête, & remplit les parties qui se trouvent par ce moyen beaucoup plus chargées qu'elles ne l'étoient auparavant.

Il veut encore qu'on fasse une ligature autour du cou, afin de faire enfler les veines, surtout lorsque la *synanche* n'est accompagnée d'aucune enflure apparente. Il est certain cependant qu'une pareille ligature doit augmenter la difficulté de respirer. Il est difficile aussi, lorsque les veines sublinguales sont ouvertes, d'arrêter le sang qui en sort; car on ne peut y appliquer aucun astringent sans danger, & il est impossible d'y faire une ligature. D'ailleurs, il est ordinaire aux tumeurs, lorsqu'elles sont ouvertes, d'occasionner une hémorrhagie.

L'Auteur que nous avons cité ci-dessus, Hippocrate, emploie des gargarismes chauds & des fomentations : mais il ne nous dit point quels sont les ingrédiens dont il se sert. Il veut aussi qu'on rase la tête du malade, qu'on la fomente continuellement avec des éponges, & qu'on la couvre ensuite avec une toile cirée & de la laine. Il ne permet à son malade que l'usage de l'eau chaude & de l'hydromel; & il le nourrit sur la fin de la maladie, de crême, sans spécifier de quelle nature elle est; ne faisant pas attention que le déclin de la maladie n'étant que six ou sept jours après qu'elle a commencé, il est ridicule de défendre toute nourriture au malade pendant tout ce tems-là.

L'usage des fomentations est fort utile : mais elles font autant d'effet sur le cou & sur le haut de la gorge, que les Grecs appellent *anthereon*, que sur la tête. On doit tenir chaudement la partie, & y appliquer de la toile cirée sur le déclin de la maladie.

Il est bon d'observer encore, qu'il oublie de nous dire, quelle est la quantité de boisson qu'il permet au malade; de quelle maniere & en quel tems il en doit user. Bien plus, il nous avertit dans son second livre des maladies, qu'on doit lui donner des lavemens & des potions purgatives, que les Grecs appellent cathartiques, qui ne font qu'irriter davantage par leur acreté les parties enflées.

Quant à ce qu'il dit, qu'il faut saigner le malade dans les parties situées sous la gorge, je trouve que la chose est dangereuse & inutile; dangereuse, à cause qu'il est nécessaire de séparer plusieurs parties avant de pouvoir découvrir la veine; & inutile, à cause qu'on peut employer aussi utilement la saignée du bras; l'évacuation continuelle de la matiere, par des lavemens, des purgatifs, & la saignée ne peut gueres se tenter dans le sens de l'Auteur, qui conseille l'emploi de ces trois moyens dans le même tems.

Si le malade est en danger, dit-il, d'être suffoqué, on introduira dans son gosier l'*aulischus*, que nous pouvons comparer à la cannule d'une seringue, afin qu'il reçoive par ce moyen la fumée de l'hysope, du soufre & du bitume qu'on fera brûler. L'Auteur donne sûrement ici dans l'erreur; car comment est-il possible de pouvoir introduire cet instrument dans le gosier du malade, tandis que la violence de la maladie ne lui permet point de donner passage à l'air le plus subtil? Peut-il croire d'ailleurs qu'il puisse respirer une fumée épaisse qui cause souvent une suffocation aux personnes qui se portent bien?

Il trouve à propos qu'on saigne le malade aux deux bras & aux veines sublinguales, ce que nous avons condamné ci-dessus comme une chose dangereuse; car on ne peut mettre cette opération en usage sans incommoder extremement le malade.

Dioclès prétend, dans le livre qu'il a écrit sur les causes & la cure des maladies, qu'on doit saigner les personnes sanguines aux deux bras, & user de scarifications à l'égard de celles qui n'ont pas beaucoup de sang. Il veut qu'on oigne continuellement le malade avec du fiel de bœuf mêlé avec de la pédiculaire des prés, du nitre & des baies Cnidiennes, & qu'on les employe aussi pour des gargarismes. Il veut aussi qu'on garde du poivre dans la bouche; que l'on fomente le cou avec des éponges; qu'on le couvre avec de la toile cirée, & qu'on affoiblisse le malade le plus qu'il est possible.

J'approuve l'usage de la saignée, non-seulement pour les personnes sanguines, mais encore pour toutes celles qui sont attaquées de cette maladie, lorsque leurs forces le permettent, pourvu qu'on ne les saigne point aux deux bras, comme nous l'avons dit ci-dessus. Nous ne saurions approuver l'usage des gargarismes & des linimens qui ont une qualité extremement acre, que nous n'employons point non plus dans les tumeurs qui viennent aux yeux : la pédiculaire est capable de causer l'*esquinancie* aux personnes qui se portent bien, en leur causant une inflammation soudaine de la gorge. Il ne convient pas non plus d'affoiblir le corps en l'exténuant, mais de relâcher les parties qui sont enflées par des remedes convenables.

Praxagore, dans le quatrieme livre des Cures, traite les personnes attaquées de la *synanche* avec des lavemens, & les affoiblit en les faisant suer. Il emploie quelquefois la saignée, aussi-bien que les émétiques. Tantôt il coupe la luette, & quelquefois il la scarifie, & consolide la plaie avec du goudron. Nous souhaiterions savoir quel est le jugement des autres Medecins touchant cette méthode; car un vomissement excessif a souvent causé la mort au malade par une distension & une suffocation : on peut relâcher la luette sans la couper, & l'on doit employer pour cet effet les moyens les plus doux.

Erasistrate, dans le second livre de son Anatomie, dans lequel il traite des maladies particulieres, ordonne dans quelques occasions pour l'*esquinancie*, des fomentations avec des éponges, des cataplasmes, & un remede appellé *Catapotium*, (Pilules) dans lequel il entre du castor, & qu'il fait prendre aux malades dans du vin : mais ce remede ne vaut rien à tout égard ; car le vin est un astringent, & tout le monde sait que le castor a une qualité acre qui ne peut qu'être contraire aux tumeurs. Hérophile ne dit rien de la *synanche*.

Asclepiade dit, dans le second livre des maladies aiguës, qu'on doit saigner les personnes attaquées de la *synanche*, les purger, leur appliquer des cataplasmes, leur donner des gargarismes, & employer des onctions atténuantes & apéritives, préparées avec l'hysope, l'origan, le thym, le mélilot, l'absinthe, les décoctions de figues, le nitre, la pédiculaire des prés, la centaurée, l'élaterium, le fiel de bœuf, la résine de cedre, auxquelles il joint l'usage des ventouses & des scarifications. Il nie qu'on puisse tirer du sang de la partie tuméfiée par le moyen des ventouses, soit, comme il dit, à cause que cette maladie est accompagnée de la fievre, ou parce que la chaleur des ventouses est surmontée par la cause efficiente de la tumeur, & détournée vers un autre endroit; ce qui l'empêche de produire son effet. Il ordonne de saigner le malade au front, dans les angles des yeux, aux veines sublinguales, ou au bras. Il veut, si la maladie est violente, qu'on scarifie le gosier, c'est-à-dire, les amygdales, & les parties qui sont autour de la luette ; car c'est d'une incision égale & uniforme dans ces parties, qu'il appelle *homoïotomie*, qu'on doit attendre le plus de secours. Il est du sentiment qu'on ouvre la trachée-artere, en quoi il s'accorde avec les Anciens, qui donnent à cette opération le nom de *Laryngotomie*.

On découvre un grand nombre de fautes dans cette méthode, car tout ce qui est d'une nature acre irrite les humeurs ; la saignée est nuisible aux parties affectées comme nous l'avons prouvé ci-devant. Il tombe d'ailleurs dans une absurdité manifeste en ordonnant des lavemens pour détourner les matieres des parties affectées, pratique qui est contraire à l'évacuation de ces parties par l'ouverture de leurs veines, qu'il conseille pourtant de faire. Il se trompe lorsqu'il prétend qu'on doit employer les scarifications avant la saignée ; nous condamnons entierement tous les moyens dont on se sert pour tirer du sang des parties affectées tant que la maladie est dans toute sa force. Il donne encore une preuve de son peu d'expérience dans la Physique, lorsqu'il s'imagine que la fievre empêche les ventouses d'attirer la matiere peccante, puisqu'on voit communément qu'elles produisent leur effet nonobstant la fievre, & que la chair, le sang & les esprits sont attirés par leur force. On doit encore observer que nous n'employons point les ventouses pendant la violence du frisson, parce que la matiere se retire vers les parties intérieures.

La scarification des parties enflées est fort incommode & même dangereuse, elle cause des hémorrhagies si violentes, qu'il est impossible de les arrêter. Supposé qu'on essaie de les faire, elles occasionnent une prompte suffocation, & si on n'y remédie, il est impossible que la mort ne soit une suite de cette perte de sang ; ou si enfin le malade évite une hémorrhagie & la suffocation, l'augmentation de la tumeur lui cause à coup sûr un cancer ou la gangrene. Car si les parties qui sont saines & dans leur état naturel s'enflent lorsqu'on les scarifie, comme on l'observe tous les jours, quoiqu'on emploie des astringens, on doit s'attendre que celles qui sont actuellement enflées doivent s'enfler encore davantage lorsqu'on les scarifie, surtout lorsqu'on ne fait aucun usage d'astringens. En effet, il ne se peut qu'une profonde incision ou scarification des parties intérieures lorsqu'elles sont enflées au point que le malade n'use qu'avec peine de cataplasmes & de Gargarismes, & ne peut souffrir qu'on y touche, ne soit nuisible & très-dangereuse.

Pour ce qui est de l'ouverture de la trachée-artere qu'ils appellent *Laryngotomie*, pour faciliter la respiration, elle est fabuleuse ; les Anciens ne l'ont jamais pratiquée, & elle est de l'invention d'Asclepiade. Pour ne pas employer plus de tems à refuter cet Auteur, & pour faire voir l'horreur que j'ai d'une opération si desespérée, j'ai jugé à propos de renvoyer le Lecteur au Traité que j'ai dessein d'écrire sur les remedes auxiliaires, (*Adjutoria*) où l'on trouvera cette matiere traitée fort au long. Themison qui approuve la méthode que suit Asclepiade dans la cure des maladies aiguës qui ne sont point accompagnées d'une fievre considérable, mérite la même censure que lui.

Serapion dans son premier livre des Cures de la *Synanche*, ordonne des évacuations par le moyen des lavemens & de la saignée, & recommande l'usage des onguens & des cataplasmes acres, irritans & apéritifs qu'il appelle *Anastomotiques*. Il prescrit aussi une abstinence fort rigoureuse.

Ce Medecin ne mérite pas une moindre censure que les précédens, car tout le monde sait que les remedes acres & atténuans irritent les tumeurs, & que la saignée, jointe aux lavemens, est très-dangereuse. De plus, il oublie dans le dénombrement qu'il fait de la matiere médicale, les corps qui entrent dans la composition des remedes auxiliaires ; les alimens & les boissons ne sont pas de moindre importance que les autres remedes auxiliaires de quelque espece qu'ils soient lorsqu'on suit un régime convenable.

Héraclide de Tarente parlant dans son troisieme Livre, des Cures des maladies internes, nous avertit, qu'on doit commencer à évacuer par des lavemens ceux qui ont une trop grande abondance de sang, & qu'on peut ensuite les saigner quelquefois au bras & quelquefois aux veines sublinguales. Il veut aussi qu'on fomente le cou & la gorge avec des éponges trempées dans de l'eau chaude, dans laquelle on aura fait bouillir de la rue & du pouliot. Il approuve beaucoup l'usage du cataplasme que nous appellons ὠμὴ λύσις, qui est fait avec de l'hydromel, mêlé avec de l'encens de terre, de l'iris d'illyrie, ou de figues. Il veut qu'on applique pendant la nuit une toile cirée, préparée avec de l'huile d'iris, & une égale quantité de résine & de cire.

Dans le cas où il soupçonne que les humeurs sont épaissies, il veut qu'on oigne le gosier avec du miel & de l'*omphacium*, & il ordonne pour gargarisme de l'hydromel, dans lequel on fera bouillir des figues ou de l'origan & du poivre. Il donne encore aux malades jusqu'à sept dragmes d'*elaterium*, ce qui est une dose excessive, il en donne cinq grains à quelques-uns dans chaque verre d'hydromel ; il leur donne ensuite un remede qu'il appelle émétique, qui a une qualité vomitive, & qu'il prépare de la maniere suivante.

Prenez, dit-il, d'origan & de panacée d'Hercule, de chacun une poignée, & mettez-les dans un vaisseau de cuivre.

Prenez ensuite de ce que nous appellons du Sumach rouge (*rhus rubrum*) deux livres, & vingt oignons d'Allemagne (*Cepulæ Germanæ*, peut-être des Squilles) dont vous ôterez la peau extérieure, que vous mettrez ensemble dans un vaisseau après les avoir pilés. Versez dessus deux pintes de vin de Chio, de Rhodes ou de Cnide, & exposez-le vingt jours au soleil avant & après le lever de la canicule. Lorsque la liqueur sera consommée, mettez-y deux autres pintes, & exposez-le de nouveau au soleil ; enfin, mettez le tout dans un mortier, & reduisez-le en trochisques, dont le plus gros sera d'une dragme & demie, & les autres d'une dragme, & les plus petits d'une demi-dragme pour les donner les uns après les autres, suivant la force du malade, dans de l'hydromel ou en forme d'électuaire dans du miel ; ils facilitent l'évacuation des humeurs visqueuses par le vomissement, & lâchent le ventre. Quelques-uns y ajoutent, dit-il, du melanteria, & demi-dragme de suc de thapsie. Si le malade ne vomit pas aisément, on y remédiera en lui enfonçant dans le gosier une plume trempée dans de l'huile. Il use quelquefois d'une medecine préparée avec du verjus, de l'elaterium & du diagred avec de l'hellébore noir & du sel, si le malade a de la peine à vomir; ou bien il emploie l'elaterium avec du vinaigre & de la rue, ou avec de la moutarde & du sel.

Nous defendons, dit-il, l'usage de la saignée & des lavemens à ceux qui sont attaqués de la *synanche* pour s'être refroidis; mais nous les employons dans d'autres occasions: il veut outre cela qu'on ne donne d'autre nourriture au malade que de l'eau ou de l'hydromel.

Mais toutes ces expériences ou essais ne paroissent être autre chose que de prompts expédiens pour satisfaire à quelques conjectures douteuses. Un Empirique qui n'a d'autres choses en vue que des observations qu'on appelle τηρήσις, s'imagine que la saignée ne convient qu'aux personnes sanguines, sans faire attention qu'on doit saigner toutes les personnes qui sont attaquées de la *Synanche*, lorsque leurs forces le permettent à cause de la violence du resserrement: en un mot, c'est à tort qu'il défend la saignée dans la *Synanche* qui est causée par le froid, en examinant sa nature & en recherchant ses causes.

Les cataplasmes qu'il ordonne sont pernicieux, de même que ses fomentations, à cause de l'acreté des ingrédiens dont ils sont composés, qui sont d'une nature brûlante & caustique. Ses medecines vomitives auxquelles il donne le nom d'émétiques causent du gonflement où il n'y en avoit point auparavant. La plante du genre des férules appellée thapsie, suffit pour brûler les parties sur lesquelles on l'applique, & pour enflammer celles qui sont saines & dans leur état naturel. On peut porter le même jugement des médicamens qui sont composés avec des oignons, du verjus, du sumach rouge & autres choses semblables; la vieille huile a encore une qualité acre. Ceux qu'il appelle cathartiques auxquels nous donnons le nom de purgatifs & qu'il veut qu'on employe en forme de lavemens, causent un grand dérangement dans les humeurs, dans l'estomac & dans les autres parties nerveuses. C'est encore une preuve de négligence de n'avoir point marqué le tems auquel le malade doit user de nourriture.

Il y a encore quelques Medecins de sa secte (méthodique) qui étant toujours attachés aux erreurs des Anciens ont approuvé les remedes violens & extraordinaires, en ordonnant quelquefois de l'urine ou des excrémens humains avec du miel, de la myrrhe & de la rue, quelquefois de la centaurée, de l'absinthe, de l'aurone, du thym, de l'aristoloche, du tymbra, que nous nommons sariete & de la moutarde; l'on ordonne quelquefois les trochisques pythagoriques & ispériens, du nom de leurs inventeurs; d'autres ce qu'ils appellent le *sphragis* de *Polyidas*, des remedes astringens avec des onctions & des cérats d'onguens de marum & de romarin, qui sont tous des remedes qui par leur chaleur excessive & par leur qualité seche & attractive occasionnent le gonflement, au lieu que la maladie qui est par elle-même violente & dangereuse, doit être traitée avec des remedes simples & doux. Cœlius Aurelianus, *Lib. III. cap.* 4.

Pour l'*esquinancie*:

Prenez du laser de Cyrene, ou à son défaut de celui de Syrie; délayez-le dans de l'eau & oignez-en le gosier par le moyen d'une plume, en le laissant tant soit peu épais; ou bien servez-vous d'euphorbe que vous délayerez de la même maniere.

Prenez *de fiel de bœuf,*
de sel,
de vinaigre,
de miel,
de vieille huile, } *une égale quantité.*

Que vous mêlerez ensemble avec soin, & oignez-vous-en pendant quelque tems le gosier avec une plume. Ou bien,

Prenez *de la fleur de fenouil, que vous ferez frire, deux dragmes, cinq grains,*
pariétaire d'Espagne, une dragme, deux grains & demi,
Sagapenum, trente-un grains.

Réduisez-les en poudre ensemble & faites-en une masse avec du miel.

Un remede excellent est celui qui est composé de

fiel de bœuf, deux dragmes, cinq grains,
elaterium, une dragme, deux grains & demi,
graine de romarin, une dragme, deux grains & demi.

Faites-en une poudre que vous mêlerez avec du miel. Oignez en la gorge du malade après l'avoir délayée dans de l'eau chaude, & engagez-le à en avaler autant qu'il pourra; car elle lâche le ventre & soulage extrêmement par ce moyen. Scribonius Largus, *cap.* 16.

Voici l'essai qu'on a fait de l'excrément humain.

Une personne étoit souvent attaquée d'une tumeur phlegmoneuse autour de la gorge avec une telle violence, qu'elle étoit obligée de se faire saigner pour prévenir une suffocation. Elle fit par hasard connoissance avec un homme qui lui promit un remede, & qui la pria de le faire appeller toutes les fois qu'elle en seroit attaquée avant de se soumettre à la saignée, ce qu'elle ne manqua pas de faire quelque tems après & elle fut guérie par le moyen d'un remede avec lequel il lui oignit le gosier. Il eut le même succès avec plusieurs autres personnes qui étoient affligées de la même maladie. Le premier malade qui étoit continuellement en danger d'être suffoqué, qui étoit fort riche & fort généreux, le pria de lui faire part de son secret. Lorsqu'ils furent convenus de prix, le Marchand lui dit, que ce remede tiroit sa vertu d'une certaine qualité qui consistoit à laisser ignorer au malade la maniere dont il étoit composé; c'est pourquoi il obtint de lui qu'il substitueroit en sa place une autre personne sur la fidélité de laquelle il put s'assurer, & à qui il communiqueroit son secret après l'avoir obligée par serment de ne le découvrir à qui que ce fût, tant que l'Auteur seroit vivant. Après la mort de ce dernier, celui qui étoit chargé de ce secret guérit non-seulement l'acquéreur, mais encore plusieurs autres malades avec ce remede, & s'offrit de me le communiquer de bon cœur, quoique je ne le lui eusse jamais demandé, sans exiger de moi aucune récompense. Ce remede n'étoit autre chose que l'excrément d'un jeune garçon mêlé avec du miel Attique desséché & réduit en poudre. Le garçon ne se nourrissoit, suivant l'ordonnance de l'Auteur, que de lupins, tels qu'on les mange ordinairement avec du pain bien cuit & assaisonné avec une quantité raisonnable de sel & de levain. Il buvoit du vin vieux, dont il usoit de même que des lupins, avec modération, pour que la digestion pût mieux se faire. On ne prenoit l'excrément que trois jours après que le garçon avoit usé de cette nourriture. Le premier Auteur préféroit les lupins à tout autre alimens à cause qu'ils causent moins de puanteur; mais celui de qui je tiens ce secret, m'a assuré qu'il avoit souvent éprouvé de le nourrir avec de la viande de chapon & de perdrix bouillie & servie dans de l'eau ou du bouillon, & que ce remede avoit toujours produit le même effet. Galien, *de simpl. Medic. Facult. Lib. X.*

L'obstruction causée par l'*esquinancie* est très-dangereuse, surtout lorsque l'inflammation est intérieure & qu'elle ne se manifeste point par aucun signe extérieur, principalement si les amygdales & la luette sont enflammées. Dans cette circonstance on doit recourir à la saignée : mais si l'état du malade ne le permet point, on lui scarifiera les jambes, & on lui tirera par ce moyen du sang copieusement. On usera de lavemens d'une nature acre; on ne donnera aucune nourriture au malade, sur le cou duquel on appliquera des remedes attractifs ; car si l'on peut attirer en dehors la matiere qui séjourne dans ces parties, jusqu'à exciter une tumeur, on peut espérer de sauver la vie au malade. On employera pour gargarismes de la créme d'orge mêlée avec du miel qui ne soit pas fort épais, ou bien une décoction de figues seches ou d'hysope, d'origan & de marrube, afin de dissoudre les humeurs épaisses & gluantes qui se sont fixées dans ces parties. Oribase, *de Loc. affect. Curat. Lib. IV. cap.* 71.

Archigene prétend que l'*esquinancie* intérieure est causée dans quelques personnes par le dérangement des nerfs de l'œsophage qui occasionne une inflammation dans le cœur & dans les poumons, qui sont les principes de la respiration, d'où elle se communique aux arteres carotides aussi-bien qu'aux parties qui leur sont contigues. Ce qui fait que le malade n'est point attaqué dans cette occasion de l'apoplexie est, que la cause de cette maladie n'est qu'une intempérie sans aucune compression des parties. Ce Medecin prétend qu'il est à propos dans cette *esquinancie* d'oindre la partie avec un remede qui ait une qualité émétique tel que l'elaterium & les batitures de cuivre avec du miel. J'ai soulagé plusieurs personnes, dit cet Auteur, attaquées d'une *esquinancie* intérieure avec un gargarisme de graine de moutarde & par un bain que je leur ai fait prendre aussitôt après; j'en ai sauvé un grand nombre par ce moyen en distribuant la matiere partout le corps. Arétée nous avertit (ceci ne se trouve point dans les ouvrages qui nous restent de cet Auteur) d'appliquer d'abord des ventouses au-dessous du nombril du malade, & tout de suite sur les côtés, le dos & les épaules, en les changeant continuellement de place, & en les appliquant de telle sorte qu'elles attirent embas les humeurs contenues dans les parties supérieures. Si le malade est fort oppressé, on pilera de la graine de moutarde dans de l'eau,& après l'avoir étendue sur un vieux linge, on la lui appliquera sur la poitrine. On lui donnera ensuite un médicament préparé avec de la graine de moutarde, du nitre, de l'hysope, des squilles rôties, du soufre vif, en égale quantité, qu'on mêlera avec soin dans une petite cuillerée de miel. Ce qu'on vient de lire jusqu'ici est d'Arétée. On doit prendre garde lorsqu'on emploie la saignée, de faire l'ouverture assez grande pour que la partie la plus épaisse du sang, qui cause la maladie, puisse sortir. Si quelque raison empêche de saigner le malade, on lui donnera des lavemens d'une décoction de centaurée, d'absinthe, de calament & d'aristoloche mêlés avec du miel & une grande dose de nitre. On le purgera encore avec des phlegmagogues parmi lesquels l'elaterium semble quelquefois être le plus propre dans l'*esquinancie*; mais on ne doit jamais le donner que dans le petit lait, dans lequel on fera bouillir du chardon-beni. Les pilules d'aloès & de coloquinte sont encore fort bonnes lorsque le malade peut les avaler. Il est encore à propos de faire infuser trois dragmes d'hiera d'Archigene dans une des décoctions que nous avons indiquées ci-dessus pour les lavemens, après avoir auparavant vuidé le ventre par le moyen d'un lavement. Après ces évacuations générales on appliquera des ventouses sous la mâchoire ou sous le menton, supposé qu'il y ait quelque tumeur aux environs; on scarifiera aussi ces endroits pour en tirer une grande quantité de sang, & l'on répandra du sel sur les incisions. S'il n'y a aucune tumeur apparente, comme c'est l'ordinaire dans l'*esquinancie* cachée, on appliquera des ventouses sur les tendons du cou auprès de la premiere vertebre, qu'on ôtera promptement pour prévenir la luxation & la dislocation des vertebres. Après avoir laissé prendre quelque repos au malade, on mettra en usage les cataplasmes le même jour aussibien que le suivant. Les linimens & les gargarismes sont ce qu'on peut employer de mieux les jours suivans; c'est pourquoi si la maladie commence par une inflammation, nous employerons d'abord de cette façon des astringens qui n'aient rien de violent, comme une décoction de roses, de lentilles & de dattes, une infusion de feuilles de roses dans de l'hydromel, une décoction de sumach dans de l'hydromel, ou une décoction de sebestes. S'il survient une excoriation des parties, on donnera au malade de la crême de froment toute chaude, & on lui fera laver la bouche avec une décoction de son ou du lait seul. Je suis toujours pourvu, dit Archigene, d'un remede qui consiste en huit dragmes de sumach ordinaire, quatre dragmes de feuilles de roses, & deux dragmes de costus & de safran : je mets ces drogues dans de l'hydromel & je m'en sers en forme de gargarisme, avec lequel j'ai guéri sans peine des inflammations & des ulcérations aux amygdales, qui n'eussent point manqué d'avoir des suites funestes. Les linimens doux tels que la crême & le sumach ordinaire bouillis dans de l'hydromel jusqu'à une consistance solide, sont très-propres aux parties enflammées : mais on doit auparavant laisser ramollir le sumach jusqu'à ce que l'hydromel en ait pris la couleur & le gout. Le suc de la grenade entiere pilée & mêlée avec une troisieme partie de miel, est aussi un excellent remede si l'on en oint les parties affectées.

Si la maladie ne cede à aucun de ces remedes, & que l'affluence des humeurs augmente, on ouvrira les veines sublinguales, celles du front, ou celles qui sont auprès du grand angle de l'œil, on enveloppera le cou avec du linge trempé dans de l'huile chaude, & on y appliquera un cérat préparé avec de l'huile *cyprinum*, ou *gleucinum*, ou préparé avec du moût; c'est-à-dire, du vin qui n'a point encore fermenté. (Voyez la préparation de ces huiles sous les mots *Cyprinum* & *Gleucinum*.) Si la maladie continue toujours, on doit s'attendre à un abscès; dans un pareil cas, il est à propos que le malade se lave la bouche avec une décoction de figues, qui produira beaucoup plus d'effet, si on y ajoute de l'hysope. Il n'est rien de meilleur en ce cas d'ulcération que le safran dans de l'hydromel, & qu'une décoction de réglisse. Lorsque la maladie est à son plus haut période, le malade ne peut mieux faire que de se laver la bouche avec une décoction d'orge ou d'alica, ce qui prévient plusieurs accidens & empêche l'abscès.

Voici une fomentation pour l'esquinancie que le malade peut recevoir dans sa bouche :

Prenez origan, hysope, sariette & graine de fenouil, avec une quantité suffisante de vinaigre & de nitre, pilez-les dans un pot qui soit parfaitement bouché, à la réserve d'un trou qu'on laissera dans le milieu du couvercle, & dans lequel on ajustera un roseau, par l'extrémité duquel le malade recevra les vapeurs qui en sortent. Si le roseau devient trop chaud, pour que les levres du malade puissent le supporter, on vuidera la coque d'un œuf qu'on percera aux deux extrémités, dans l'une desquelles on passera le roseau, le malade devant recevoir l'autre dans la bouche. La fomentation sera beaucoup plus douce si l'on emploie au lieu de vinaigre, de l'oxycrat ou de l'eau. Il est quelquefois besoin d'un remede plus acre & plus pénétrant pour faire enfler les chairs, afin de faire cesser la compression intérieure qui tourmente le malade ; car la maladie devient quelquefois si opiniâtre qu'on a été obligé d'user de remedes dégoutans, tels que l'excrément humain qu'on a ordonné pour liniment avec beaucoup de succès; quelques-uns l'employent lorsqu'il est frais, & d'autres après l'avoir fait sécher

& réduit en poudre, le mêlent avec du nard ou de la myrrhe pour lui ôter sa puanteur.

Il est tems de passer des remedes acres & violens, à ceux qui sont d'une nature plus douce, comme sont les trochisques d'*Andron*, & autres semblables. Les émétiques sont fort salutaires, surtout à ceux qui ont un sentiment de pesanteur autour du ventre. Le remede d'Archigene dont je me sers dans l'*esquinancie* intérieure, & qui est encore admirable pour l'asthme est composé

de quatre ou cinq grains d'élaterium,
de trente-sept grains d'écume de nitre (spuma nitri,)
& d'une dragme de graine de moutarde, qu'on pilera, & qu'on mêlera dans l'eau.

L'élaterium broyé avec de l'huile ou du miel, excite le vomissement, lorsqu'on en frotte les parties aussi avant qu'on le peut, surtout si on le mêle avec de l'écume de nitre (*spuma nitri.*) Le cuivre brûlé & broyé avec de l'huile de Cyprès produit le même effet, lorsqu'on en oint les parties. Le fiel de bœuf est aussi fort bon pour cela, de même que le nitre bu dans de l'oxymel, le suc de centaurée avec du miel, & les cloportes, réduits en linimens avec du miel. Quelques-uns ont donné à leurs malades une cuillerée de graine de cresson pilé dans de l'hydromel qui leur a fait vomir aussi-tôt une espece de phlegme épais & ténace, ce qui les a extremement soulagés.

Prenez une grande quantité de fiente de coq qui soit de couleur de céruse; faites-la sécher pour en donner au malade lorsqu'il en sera besoin, une cuillerée délayée dans de l'eau ou de l'hydromel. Ce remede a guéri des personnes qui étoient abandonnées des Medecins: mais supposé que le malade ne puisse point l'avaler, on lui en frottera les parties affectées aussi avant qu'on le pourra. Ou bien,

Prenez *centaurée,*
nitre,
sel commun, } *de chacun huit dragmes.*

Pilez-les & faites-les sécher. Lorsque l'occasion l'exigera, mêlez-les avec du miel & frottez-en la partie avec une plume ou telle autre chose que vous jugerez à propos. Vous pouvez compter sur l'usage de ce remede dont on a fait l'essai. Ou bien pilez de l'absinthe, exprimez-en le suc, ajoutez-y quelque peu de nitre en poudre & faites-en un liniment avec du miel. Ou bien faites un liniment d'élatérium, de fiel de bœuf & de miel.

On doit prendre le *diabesasa* au commencement de la maladie, dans une décoction modiquement astringente, comme sont celles que nous avons ordonnées ci-dessus: lorsque la maladie est arrivée à son plus haut période, donnez-le dans une décoction d'orge; on doit le prendre lorsqu'elle est sur son déclin dans du miel, de l'hydromel ou de l'eau miélée, & dans de l'oxymel lorsque l'inflammation est invétérée.

Philagrius conseille après l'usage des évacuations générales dont on a déja parlé, de la saignée des veines sublinguales & des ventouses, de mêler avec le *diabesasa* des choses capables d'arrêter en partie l'affluence de la matiere & de dissiper celle qui s'est fixée dans les parties affectées: par exemple,

Prenez *de diabesasa,*
de noix de galle, appellées omphacitides,
fiente blanche de chien,
excrément humain desséché, } *de chaque huit dragmes.*

Mais on ne nourrira le chien pendant deux jours qu'avec des os.

Voici quel est l'émétique de Marcien pour l'*esquinancie* intérieure & extérieure. Demandez, dit-il, votre recompense avant de le donner; tant il est assuré de la guérison du malade.

Prenez *du cuivre brûlé,*
vitriol, } *de chacun douze dragmes.*
myrrhe,
elaterium,
écume de nitre, (spuma nitri) } *de chacun une dragme.*
fiel de bœuf, quatre dragmes.

Mêlez-les avec du miel & oignez-en avec une plume les parties affectées aussi avant qu'il sera possible.

Archigene conseille de prendre de l'excrément humain dont nous avons parlé ci-dessus, de le faire sécher & de le faire avaler au malade, après l'avoir brûlé dans un vieux linge, dans de l'hydromel; ce remede guérit ceux qui sont sur le point d'être suffoqués.

Antoine Musa veut qu'on le mêle avec du miel, de la fiente de chien pareille à celle dont on a déja parlé, après l'avoir pilée & passée à travers un tamis, & qu'on en oigne les parties aussi avant qu'on le peut: car, dit Galien, je ne connois pas de meilleur remede pour l'*esquinancie*, pour une violente inflammation des amygdales ou une suffocation dangereuse occasionnée par le gonflement des glandes ou les tubercules de la gorge. Ce remede produit aussi beaucoup d'effet lorsqu'on en frotte les parties après l'avoir mêlé avec du miel & du goudron.

Un excellent remede pour l'*esquinancie* est celui qu'on prépare avec des hirondelles brûlées de la maniere suivante.

Prenez *d'hirondelles brûlées, huit dragmes,*
safran, deux dragmes,
lavande, une dragme.

Mêlez-les avec du miel & servez-vous-en lorsque la maladie est dans sa plus grande violence.

Voici de quelle maniere on brûle les hyrondelles.

Prenez de jeunes hyrondelles qui aient leurs plumes, & mettez-les toutes en vie dans un pot de terre avec une quantité raisonnable de sel. Fermez le pot & couvrez-le avec des charbons ardens jusqu'à ce que ce qu'il contient soit réduit en cendres, dont on se servira dans le besoin.

Autre préparation d'hyrondelles pour l'*esquinancie.*

Prenez *onze jeunes hyrondelles brûlées,*
suc de myrthe verd, une chopine & demie,
myrthe en poudre, vingt-sept grains,
miel, un quart de chopine.

Brûlez les hyrondelles, réduisez-les en poudre & mêlez-les avec les autres ingrédiens.

Remede dont on a éprouvé l'efficacité dans le même cas.

Prenez *feuille Indienne,*
costus,
cloux de girofle,
poivre, } *de chacun une once.*
sandaraque, quatre onces.

Mêlez-les avec du miel clarifié pour en faire un liniment: ou,

Prenez des limaçons sans coquille, tels qu'on les trouve dans les jardins, & brûlez-les dans un pot jusqu'à ce qu'ils soient réduits en cendres; mêlez-les avec du miel & servez-vous-en. Ils soulagent promptement le malade.

On employera de la même maniere les cendres des écrevisses après les avoir fait brûler. La décoction qu'on fait avec ces animaux est fort bonne pour s'en laver la bouche. Je me sers d'écrevisses pilés que je fais bouillir dans un demi-septier d'eau que je coule ensuite pour la donner toute chaude à mes malades en forme de gargarisme. Elle chasse une grande quantité d'humeurs, ce qui soulage aussi-tôt le malade.

Faites sécher de la petite centaurée, brûlez la & mêlant ses cendres avec du miel, faites-en un liniment: ou bien,

Prenez *une once d'os de la mâchoire d'un jeune cochon*,
fiente de chien, *quatre dragmes*,
écorce de grenade, } *de chaque une once.*
noix de galles, }
costus, *quatre dragmes*,
poivre rôti, *six scrupules*.

Mêlez le tout avec du miel.

On doit prendre garde lorsque la maladie paroît diminuer, que la matiere qu'on a attirée des parties les plus intérieures vers le dehors, ne tombe par une métastase à laquelle on ne s'attend point, sur les poumons, & ne cause la mort au malade. Aetius, *Tetrab. II. Serm.* 4. *cap.* 47.

DE TRALLIEN.

Les Medecins les plus anciens ont donné le nom de *synanche* à toute inflammation de la gorge, soit interne ou externe: mais ceux qui sont venus après eux ont divisé cette inflammation en quatre différentes especes. Ils ont donné, par exemple, le nom de *cynanche* à l'inflammation interne des muscles de la partie intérieure, & celui de *paracynanche* à celle qui est extérieure. Ils appellent de même l'inflammation interne du pharinx ou du gosier *synanche*, & l'externe *parasynanche.* Paul Eginete ajoute une cinquieme espece aux précédentes, qui attaque les Enfans, quoique rarement, qui est causée par la luxation des vertebres du cou, & qui est incurable à ce qu'il prétend. (*Lib. III. cap.* 27.)

Cette distinction étant ainsi établie, il n'est pas difficile de fixer la cure qui convient à chacune d'elles. On doit savoir en général qu'on ne doit jamais employer des remedes répercussifs & résolutifs sans les mêler avec d'autres; & qu'eu égard au tems, on doit ordonner quelquefois les uns & quelquefois les autres. Dans le commencement de la maladie, & pendant que la matiere semble être en mouvement, on doit choisir les répercussifs; les résolutifs sont généralement utiles dans le fort de la maladie, & on doit en augmenter la force lorsqu'elle est sur son déclin. Ceux qui n'employent intérieurement & extérieurement que des médicamens relâchans, se trompent lourdement, & occasionnent par-là une suffocation violente, ou augmentent l'inflammation, ce qui met le malade dans un très-grand danger. On doit non-seulement considérer les périodes de la maladie, mais encore la nature des remedes. Car les constitutions tendres & délicates comme sont celles des eunuques, des enfans & des femmes, demandent des remedes moins violens, que celles qui sont plus fortes & plus robustes. Comme les personnes qui sont d'un tempérament vigoureux peuvent supporter les réfrigerans sans en être incommodées lorsqu'elles se portent bien, de même lorsqu'elles sont malades, elles ont besoin des remedes les plus forts pour recouvrer la santé: mais les personnes qui ont un tempérament plus délicat, éprouvent le contraire, car elles supportent assez-bien les remedes qui sont foibles, & se trouvent incommodées de ceux qui sont trop violens. C'est pourquoi nous devons mûrement examiner toutes choses pour connoître quand il est à propos d'augmenter ou de diminuer la force d'un remede, afin qu'il puisse détruire la maladie sans nuire au malade. Nous allons commencer par les remedes les plus simples & les moins violens, pour passer ensuite à ceux qui sont plus forts, en indiquant en même-tems les occasions où l'on doit les employer sans aucun mélange, aussi-bien que celles qui exigent qu'on les mêle avec d'autres.

Un des remedes les plus simples dans le cas dont il est question, est celui qu'on prépare avec du miel & du suc de mûres, il est bon au commencement de la maladie, & lorsque l'inflammation des amygdales, de la luette, du pharynx & des parties qui sont autour de la gorge, est dans un degré modéré, surtout pour les corps dont la chair est blanche & délicate. Ce remede que nous appellons *diamoron*, lorsqu'il est composé, est bon, non-seulement au commencement, mais encore dans le fort de l'inflammation. Il acquiert encore une qualité beaucoup plus dissolvante lorsqu'on le mêle avec de la myrrhe, & c'est ainsi qu'on doit le préparer au commencement de la maladie; il est beaucoup plus à propos de le préparer de cette derniere maniere dans le cas où il est besoin de digestifs & de dissolvans; & si on y ajoute alors quelque peu de l'antidote, appellé *diabesasa*, il produira un plus grand effet.

Lorsque la violence de l'inflammation est appaisée, mais qu'il reste encore une espece de dureté, il est à propos d'y ajouter un peu de soufre & de nitre; & supposé qu'il y ait quelque matiere épaisse & visqueuse, profondément située, il suffira de six dragmes de nitre & d'une de soufre. Mais si le malade ne peut supporter un médicament si pénétrant, & qu'il ait l'estomac foible, & sujet à être dérangé par ces topiques, on laissera le nitre & le soufre, & on se contentera d'y ajouter du diabesasa, ou du pouliot, de l'origan ou du calament, ou de l'hysope ou du poivre; on le mêlera pour empêcher le gosier de s'ulcérer avec du suc de réglisse, ce qui rendra le remede beaucoup plus adoucissant sans en diminuer l'activité.

Voici qu'elle est la composition du diamoron pour l'*esquinancie.*

Prenez *de suc de mûres*, *trois chopines.*
de myrrhe, } *de chacun deux dragmes.*
d'alun, }
de verjus,
de miel, *demi-livre.*

Faites bouillir le suc de mûres pendant une heure, laissez-le refroidir & épaissir peu à peu, ajoutez-y ensuite du miel, & faites-le bouillir de nouveau jusqu'à ce qu'il soit consommé aux deux tiers, & lorsque ces drogues seront refroidies, mêlez-les avec celles qui sont seches.

L'incomparable Galien prépare ce remede de la maniere suivante.

Prenez *du miel*, *une livre*,
du suc de mûres, *deux chopines & demie.*
de safran, } *de chacun une dragme.*
de verjus, }
de vin austere, *deux chopines & demie.*

Supposé qu'on ne puisse point avoir de verjus, on lui substituera le suc de sumach.

Faites-le bouillir jusqu'à ce qu'il ait une consistance solide, & y ajoutez du miel; après que ces deux drogues auront bouilli ensemble durant quelque tems, ôtez le vaisseau du feu, mettez-y les drogues seches, & faites-le de nouveau bouillir jusqu'à ce qu'elles soient entierement incorporées.

Le suc de mûres sauvages préparé, est un excellent remede de même que celui de coings; & à leur defaut celui de poires sauvages, de nefles, de prunes de Damas, de cormes & de prunes sauvages. Comme ces fruits sont astringens, ils ont besoin qu'on les mêle avec une quantité de miel, quelquefois double & quelquefois triple de celle de leurs poids. Tous ces remedes sont amis de l'estomac, ils ne sont point dangereux, & on peut les prendre lorsque l'inflammation est dans un degré modéré. Ces sucs peuvent être préparés avec les mêmes ingrédiens que celui des mûres.

Le remede préparé avec du suc de noix, est un peu plus efficace, il en est de même de celui dans lequel il entre des mûres de ronce, des grenades & des coings, qui est fortifiant & stomacal.

On prépare le remede de noix, appellé *Diacaryon*, de la maniere suivante.

Prenez d'écorces de noix vertes, cueillies au mois de Juillet ou d'Août, pilez-les dans un mortier, & exprimez-en le suc à travers un linge, faites légérement bouillir, & mêlez-y une quantité raisonnable de miel, de même que dans le *diamoron*, & faites cuire de nouveau jusqu'à consistance de miel. Ce remede est propre dans cet état & sans aucun autre mélange pour les femmes & les enfans au commencement de la maladie; on peut s'en servir dans le fort de la maladie, en y ajoutant de la myrrhe, & dans son déclin, en y mettant du soufre & du nitre; il est encore fort bon lorsque la trachée-artere, aussibien que le larynx sont dans un état de contraction.

Voici un autre remede très-efficace qui a sauvé la vie à un grand nombre de personnes.

Prenez *iris*,
balaustes,
poivre,
safran,
} *de chacun, une once;*
sumach de Syrie, deux onces,
vin, trois chopines,
moût bouilli jusqu'à consomption de sa troisieme partie, une livre,
miel, une livre,
alun, une once;

On peut user de ce remede en tout tems, surtout lorsqu'il est besoin d'échauffer & d'atténuer une tumeur opiniâtre.

La préparation du *Diabesasa* pour les inflammations malignes & desespérées, est encore appellée *Diaharmala*, d'Harmala, qui est le nom arabe de la rue sauvage.

Prenez *d'anis*,
graine d'ache,
poivrette,
fleurs de rue ordinaire,
alun,
iris d'Illyrie,
rue sauvage,
} *de chacun, une once;*
de la casse,
crocomagma, (*la partie la plus grossiere de l'onguent de safran exprimé*,)
roses seches,
} *de chacun, deux onces;*
liere,
cendres nouvelles de jeunes hirondelles brûlées,
} *de chacun, trois onces;*
lavande,
amome en grappe,
} *de chacun, quatre onces;*
safran, une once & demie,
noix de galles appellées omphacitides, (les moins remplies de tuberosités, sorte de noix de galles fort dures.) Dioscorides, *Lib.* I. *cap.* 146. *huit;*

Réduisez toutes ces drogues en poudre, & mêlez-les avec du miel.

Aëtius attribue la composition de ce remede à Andromachus, à qui il prétend avoir oui dire qu'il s'en servoit dans les *esquinancies* desespérées; & que c'étoit un remede excellent pour les douleurs d'estomac & les tranchées du ventre. Sa recette est tant soit peu différente de celle de Trallien; la voici:

Prenez *graines d'anis*,
d'ache,
fleurs de jonc odorant,
poivrette,
alun de plume,
iris d'Illyrie,
graines de rue sauvage,
canelle,
myrrhe throglodítique,
aristoloche longue,
casse,
crocomagma,
roses seches,
} *de chacun, une once;*
costus,
cendres d'hirondelles nouvellement brûlées,
} *de chacun, trois onces;*
safran, une once & demie,
lavande,
amome en grappe,
} *de chacun, quatre dragmes;*
noix de galle appellées omphacitides, huit;

Préparez ces drogues avec du miel. La dose est de la grosseur d'une feve. Aetius, *Tetrab. II. Serm.* 4. *cap.* 47.

On peut employer ce remede seul, si la maladie est modérée; & on peut en diminuer la force en le mêlant avec de l'amydon, ou des roses seches, de la terre de Crete ou de Lemnos, ou de la farine d'orge, ou autre chose de cette nature, dont on laisse le choix à la prudence du Medecin. Supposé qu'on ait besoin d'un remede plus efficace, on peut en augmenter la force, en y ajoutant du nitre, de l'élaterium, (on donne ce nom au suc du concombre sauvage) & de la fiente d'hirondelle brûlée ou non brûlée. On peut encore améliorer ce remede en le mêlant avec de la fiente de chien, ou, ce qui est encore mieux, de l'excrément humain brûlé ou non brûlé: mais ce dernier à moins de force. On doit avoir égard aux périodes de la maladie, lorsqu'on y ajoute les drogues dont nous parlons: on y mêle, par exemple, du sel ammoniac, lorsqu'il est besoin de remedes discussifs: on le rendra encore beaucoup plus résolutif en y ajoutant de la racine de bryoine: on fait beaucoup de cas des remedes de cette espece, lorsqu'il n'y a pas une grande affluence d'humeurs, & que l'inflammation est opiniâtre, & fait craindre un skirrhe. Un grand nombre de Medecins y ont mêlé de la graine de moutarde préparée à l'ordinaire avec de l'oxymel: ils en faisoient une espece de boisson, qu'ils employoient toute chaude en forme de gargarisme: ils achevoient de dissiper l'inflammation en oignant ensuite les parties avec du *diabesasa*. On doit réprimer le cours des humeurs, lorsqu'elles affluent en abondance, & user de dissolvans lorsqu'elles se sont fixées sur une partie, de peur que les conduits de la respiration ne s'obstruent, & que le malade ne soit étranglé comme avec une corde.

On peut oindre les parties avec beaucoup de succès, en y

ajoutant seulement trois choses au *diabesasa*. On a tiré plusieurs personnes d'affaire par ce moyen, sans le secours de la saignée & des purgatifs ; savoir, de l'excrément humain, de la fiente de chien & de l'élaterium: mais si quelques malades ont de l'horreur pour l'excrément humain, les deux autres suffisent, & font beaucoup de bien étant mêlés avec du miel ; & lorsque l'onction ne peut point avoir lieu, on peut les souffler dans la partie à travers un tuyau de plume, sans que cela empêche leur effet. Afin que l'excrément n'ait point de mauvaise odeur, on ne doit nourrir les chiens pendant trois jours qu'avec des os. Pour corriger la puanteur de l'excrément humain, ne donnez d'autre nourriture au jeune garçon pendant trois jours, que des lupins bouillis, afin que ses selles soient bien formées & bien liées ; on mange ordinairement ces lupins en petite quantité avec du pain bien cuit, (κλιβανίτης ἄρτος.)

On jettera ses deux premieres selles, & on gardera la troisieme pour la mêler avec du miel, après l'avoir réduite en poudre. L'usage de ce remede est autorisé par Galien, Philagrius, & plusieurs autres anciens Medecins, & appuyé par l'expérience que j'en ai faite. Mais les Modernes ont horreur de l'excrément humain, & n'employent que celui de chien, qui, sans avoir la même puanteur, produit un aussi bon effet dans cette occasion. S'il arrive cependant qu'il cause de la répugnance à quelque malade, on aura recours aux linimens préparés avec des hirondelles, (*Diachelidonium*, dont on peut voir la composition dans Aétius) aussi-bien qu'aux remedes dans lesquels il entre du sumach, & qui produisent un effet admirable : on peut mêler le premier avec une préparation de suc de noix. Il est bon d'observer que le *diabesasa* est bon non-seulement dans les maladies de la gorge, mais encore dans plusieurs autres ; car il guérit les dérangemens de l'estomac & du colon, & il est un stomachique & anti-dyssentérique excellent, lorsqu'il est mêlé avec l'*album græcum*, ou crotte blanche de chien. Il guérit aussi la dyssenterie, étant mêlé avec du lait, dans lequel on a éteint des cailloux de mer : il produit aussi beaucoup d'effet dans l'inflammation du gosier, des amygdales & de la luette, si on s'en sert avec le suc de raisins austeres, d'écorces de noix, cerises aigres, glands de chêne ou de cormes : on peut encore le mêler avec l'Ægyptia & les Anthera. Les astringens sont fort bons au commencement & dans l'augmentation de l'inflammation : mais lorsqu'elle est arrivée à son plus haut période, & qu'on se propose de la dissiper, on doit user de dissolvans. L'excrément de chien a encore plusieurs autres vertus ; car il guérit les aphthes & les ulceres invétérés qui ont de la peine à se consolider.

Au défaut des remedes précédens, on emploie les suivans, qui sont fort bons & fort aisés à préparer.

Prenez de la graine de raves pulvérisée dans de l'oxymel en forme de gargarisme : elle produit un fort bon effet en augmentant l'humidité.

Voici un autre gargarisme dont je me sers dans l'*esquinancie*, & que je tiens de mon pere :

Prenez *épine d'Egypte, une dragme,*
iris & régliſſe, de chaque demi-dragme.
son de farine de froment, une poignée,
roses seches, une petite quantité,
cinq ou sept dattes ;

Faites-leur prendre un bouillon dans du vin jusqu'à la diminution du tiers, ou dans de l'eau ; mettez-y tant soit peu de miel, & faites prendre cette décoction au malade en forme de gargarismes toutes les heures.

Le remede suivant est excellent, lorsque la maladie est à son plus haut période :

Prenez *du cuivre brûlé ou lavé, une dragme,*
du nitre rouge, deux dragmes ;

Faites-leur prendre un bouillon avec du miel dans un vaisseau de cuivre, & faites-en usage.

L'Absinthe mêlée avec le miel, est aussi bonne dans ce cas.

Autre remede pour les *esquinancies* invétérées qui sont exemptes d'ulcérations :

Prenez *d'euphorbe, deux dragmes,*
de miel, un quart de chopine ;

Faites bouillir avec soin ce dernier, & ajoutez-y l'euphorbe. Faites-en des pilules, & donnez en deux au malade dans un blanc d'œuf : elles lâchent le ventre sans effort, & préviennent la suffocation. Ce remede est très-efficace contre les inflammations qui proviennent d'humeurs épaisses & visqueuses, & qui ne sont accompagnées d'aucune ulcération.

Pour ce qui est de la saignée, on doit d'abord la mettre en usage dans l'*esquinancie*, mais non point se contenter d'une seule ; car les évacuations réitérées sont plus propres à chasser la cause de la maladie des parties affectées ; c'est pourquoi on doit saigner le malade trois ou quatre fois, en ayant soin seulement d'arrêter le sang avant qu'il tombe en défaillance ; car rien n'est plus dangereux dans l'*esquinancie* que la syncope, qui fait souvent que toutes les humeurs se portent vers les parties intérieures. Si l'inflammation ne diminue point après la saignée & que les passages de l'air & des alimens, (la trachée-artere & le pharinx) soient toujours obstrués, on n'hésitera point à ouvrir les veines sublinguales le même jour, sans renvoyer cette opération au lendemain. J'ai saigné moi-même un malade dans un besoin pressant de très-grand matin, je lui ai ouvert les veines sublinguales à la pointe du jour, & donné sur le soir une purgation de scammonée dans de la crême d'orge ; & j'ai eu nonobstant ces secours, toutes les peines du monde à rallentir la suffocation que l'inflammation avoit causée. J'ai fait donner à un autre après l'avoir saigné aux deux bras le même jour, dix grains de suc d'espurge nouvellement exprimé, dans le tems qu'il étoit encore liquide. On doit employer cette méthode à l'égard des personnes qui sont d'un tempérament robuste, dans la force de l'âge, lorsque la violence de la maladie ne leur donne aucun relâche & demande un prompt secours. J'ai encore ouvert les veines jugulaires au lieu des sublinguales, lorsque je l'ai trouvé plus à propos, ce qui a extremement soulagé le malade. Je fis aussi saigner à la veine du pié une femme dont les regles avoient été supprimées, ce qui avoit occasionné sa maladie ; d'où elle retira un double avantage, car ses regles reprirent leur cours & elle fut délivrée de sa maladie. On doit faire la même chose à l'égard des hommes qui sont sujets aux hémorrhoïdes.

Les ventouses sont encore fort utiles dans cette maladie, mais on ne doit les mettre en usage qu'après que l'affluence de la matiere a cessé ; car tandis qu'elle se porte vers les parties affectées, les astringens & les répercussifs sont beaucoup plus convenables que les attractifs. Mais lorsque l'affluence a cessé & que la matiere a besoin d'être dissipée, il est à propos de mettre en usage les ventouses & les fomentations, & d'appliquer des cataplasmes ; car dès que le corps est débarrassé des mauvaises humeurs, on ne doit plus appréhender qu'elles se portent vers les parties affectées ; & il est certain que les ventouses ont la vertu d'attirer la matiere peccante, qui occasionne seule le danger des parties intérieures vers la superficie du corps.

On

On peut appliquer extérieurement de la laine trempée dans de l'huile ou des cérats amollissans préparés avec de la cire, du beure & de la graisse d'oie.

On doit employer des cataplasmes propres à dissiper l'inflammation, qu'on préparera, par exemple, avec de la farine d'orge, de la graine de lin & des dattes bouillies dans de l'eau, ou du safran & de la mie de pain bouillis ensemble. On doit éviter avec soin ceux qui ne font que relâcher ou répercuter avec violence. Si l'inflammation est invétérée & opiniâtre, il est à propos d'y ajouter des figues seches, de la patience, de la graisse & tant soit peu de nitre; car on doit attirer dehors la matiere & aider les efforts que fait la nature pour cet effet.

Les inflammations qui dégénerent en skirrhe & invétérées, doivent être fomentées avec une décoction chaude de camomille ou de guimauve, qui produira beaucoup plus d'effet, surtout lorsque les humeurs sont froides, opiniâtres & profondément situées, si on y ajoute des baies de laurier.

Quant à la diete, on ne donnera d'abord au malade pour toute nourriture que de l'hydromel, qui produit seul tous les bons effets qu'on peut désirer, car il atténue & purge par les selles & par les urines. Il convient surtout dans les fluxions de poitrine & des poumons, lorsque ces parties sont violemment oppressées & qu'on a lieu de craindre une inflammation, une péripneumonie ou la *synanche*. On donnera de l'hydromel au malade jusqu'à ce que l'inflammation diminue & que la respiration soit plus libre, & trois jours après de la crême de décoction d'orge, qui n'est pas moins efficace que l'hydromel, car elle déterge, dissout & nourrit, & a la vertu d'appaiser la chaleur & l'inflammation. Lorsque la matiere est atténuée & la chaleur diminuée, on doit donner au malade quelques jaunes d'œufs, mais en petite quantité, car l'abondance d'alimens met le malade en danger d'être suffoqué. Dans un pareil cas on doit prévenir par tous les moyens possibles, une inflammation qui est plutôt causée par l'abondance que par le défaut de nourriture. TRALLIEN, *L. IV.*

La guérison de ceux qui sont attaqués d'une suffocation dans cette maladie, est désespérée, si l'on en croit Hippocrate, lorsque leur bouche se couvre d'écume. On sauve la vie à d'autres en leur faisant avaler goutte à goutte du vinaigre avec du poivre, ou des graines d'ortie pilées dans du vinaigre extremement fort: mais comme ils ont de la répugnance à prendre ce remede, on doit les y forcer. Lorsque la rougeur de la gorge est dissipée, ils ouvrent incontinent les yeux & se trouvent soulagés. On doit user des mêmes moyens à l'égard de ceux qui ont fait naufrage, & en un mot, de tous ceux qui sont attaqués d'une suffocation, pour ranimer leur chaleur naturelle. PAUL EGINETE, *Lib. III. cap.* 27.

La méthode de traiter cette maladie, varie suivant ses différentes especes & les causes de chacune, & c'est à les connoître que le Medecin doit donner toute son attention, afin de pouvoir employer les remedes qui sont propres à les détruire. C'est pourquoi dès qu'on s'apperçoit par des signes manifestes qu'il s'est fait une congestion de sang dans la tête, qui non-seulement augmente l'inflammation, mais occasionne encore des symptomes funestes, le premier soin du Medecin doit être de détourner l'impétuosité du sang de la partie affectée en ouvrant la veine qui en est proche; car c'est sur ce remede que les Medecins de tous les âges, tant anciens que modernes, ont fondé leur principale & presque unique espérance de soulager le malade. Ecoutons là-dessus Hippocrate, qui dans son Livre *de Loc. in Hom. Sect.* 1. ordonne la cure de l'*esquinancie* de la maniere suivante. « On doit saigner aux » bras & aux piés ceux qui ont une *esquinancie* causée » par le sang qui s'est amassé & coagulé dans les vei» nes du cou, & les évacuer en même tems par les sel» les, afin de détourner & de chasser ce qui entretient » la maladie. » Mais tous ne s'accordent point sur l'endroit & sur la maniere dont on doit s'y prendre. Il y en a un grand nombre qui conseillent d'ouvrir les veines sublinguales, ce que d'autres désaprouvent, à cause que le sang ne sort point en assez grande quantité si l'on ne fait pas l'ouverture assez grande, & qu'elle cause lorsqu'elle l'est trop, une hémorrhagie qui devient quelquefois funeste. Tulpius est un des premiers parmi ceux qui rejettent cette méthode, & la raison qu'il allégue est que le sang est poussé par ce moyen vers un endroit resserré de lui-même, & qu'il occasionne facilement une suffocation. D'autres, comme Zacutus Lusitanus, *Hist. Med. Princ. Lib. I. Hist.* 76. Joan. Steph. *in Hipp. de Struct. Hom.* Trallien, & Freind dans ses Commentaires sur les Epidémiques d'Hippocrate, sont pour l'ouverture des veines jugulaires externes, surtout lorsque la maladie est désespérée & qu'on appréhende une suffocation. D'autres, comme Platerus, Amatus Lusitanus, Zacutus Lusitanus, recommandent les scarifications sur la nuque du cou & sous le menton. Riolan veut qu'on les fasse autour du larynx, & Capivacci de même qu'Hollier, qu'on applique des sangsues derriere les oreilles & sur le cou.

Hippocrate conseille de purger le malade après l'avoir saigné, afin d'attirer les humeurs vers les parties inférieures, & de les évacuer par ce moyen: on doit employer pour cet effet des cathartiques qui n'aient aucune acreté, ni la forme de poudre ou de pilules, mais qui soient composés des drogues les plus modérées qu'on pourra trouver, & d'une forme liquide. Afin que nous puissions satisfaire à ces deux intententions à la fois, c'est-à-dire, chasser les humeurs superflues, & tempérer & adoucir en même-tems les humeurs acres & salées, il sera à propos d'ordonner au malade une décoction de deux onces de manne, & d'une dragme & demie de nitre antimonié, dans dix onces de petit lait. S'il ne peut rien avaler, on lui donnera un lavement de lait, de miel, d'huile d'amandes douces, de sel commun & de nitre.

Après avoir évacué, comme on vient de le dire, le sang superflu & les humeurs impures qui sont dans le corps, on doit tâcher par tous les moyens possibles de résoudre les humeurs sanguines ou séreuses qui obstruent les vaisseaux par des remedes convenables internes & externes, qui puissent en même-tems appaiser la chaleur de la fievre. Rien n'est meilleur pour cet effet que le fréquent usage d'un mélange diaphorétique & anodyn, d'eaux antispasmodiques & propres à faciliter la transpiration, comme sont celles de fleurs de sureau, de tilleul, de primevere, d'acacia, de rue, de feuilles de chardon béni, de scordium, (germandrée aquatique) avec du diascordium, l'antimoine diaphorétique & le crystal minéral, le vinaigre, des yeux d'écrevisses & du sirop de pavot rouge: les potions humectantes & délayantes, telles que le petit lait doux ou aigre, & préparées avec du suc de citron & du sucre, la tisane d'orge mondé, la racine de scorsonaire, & la poudre de corne de cerf avec le sirop de suc de citron; l'eau de gruau & le lait même mêlé avec une égale quantité d'eau & quelque peu de sucre & de nitre, sont encore très-propres à cet effet, lorsque le malade en boit copieusement.

Dans une maladie aussi dangereuse que l'*esquinancie*, on doit encore soulager le malade autant qu'il est possible par des topiques, & en appliquer quelques-uns dans l'intérieur de la bouche, quelques-autres sur le cou & la gorge, afin d'appaiser par ce moyen la douleur & la chaleur de l'inflammation, tempérer l'acreté des humeurs, & résoudre les sucs épaissis qui sont fortement engagés dans les passages étroits des vaisseaux. Les topiques les plus ordinaires sont les cataplasmes faits de drogues anodynes & dissolvantes, comme les fleurs de sureau, de mélilot, la camomile ordinaire, le bouillon, les racines de lis blancs, les figues, le safran, les graines d'anis & de fenouil, la farine de graine de lin bouillie dans du lait, auxquels quelques-uns ajoutent, comme des spécifiques, des nids d'hyrondelles & l'album græcum. On peut encore employer pour cet effet les emplâtres lénitives & émollientes, comme le diachylon simple, ou une emplâtre de mélilot amolli dans de l'huile d'amandes douces, qu'on rendra encore plus efficace en le mêlant avec du blanc de baleine, du safran & du camphre. Je suis fort éloigné de conseiller l'usage des injections dans les parties où résident la douleur, l'inflammation & la sécheresse. Il suffit que le malade se lave la bouche de fois à autres avec quelque liqueur chaude qu'on peut préparer avec du sirop de mûre, le rob de sureau, le sirop de limon, de pavot rouge, de violettes, du mucilage de graines de coings, de la crême & du crystal minéral, qu'on peut mêler suivant les circonstances avec du lait, une décoction de réglisse ou de figues, ou l'eau de gruau : l'huile nouvelle d'amandes douces mêlée avec du blanc de baleine, du safran & du sirop de violettes, jointe avec de l'eau de gruau gardée quelque tems dans la bouche, n'a pas moins de vertu.

Précautions & observations pratiques.

Lorsque l'*esquinancie* est sanguine & que le corps est pléthorique, on doit avant toutes choses employer la saignée ; si jamais elle a été de quelque utilité pour sauver un malade, c'est dans cette occasion. Mais on doit saisir l'occasion avec promptitude, car on n'a point de tems à perdre. L'ouverture des veines jugulaires soulage extremement le malade ; mais supposé qu'elle soit impraticable, on ouvrira celles qui sont sous la langue; on aura soin d'ouvrir auparavant celle du bras. Lorsque l'*esquinancie* sanguine est jointe à la fievre d'*Hongrie*, qu'on appréhende une frénésie & que la foiblesse du malade le met hors d'état de supporter la perte d'une grande quantité de sang, on doit promptement ouvrir les veines qui sont sous la langue: mais lorsque cette maladie est causée par une humeur acre & caustique qui s'attache aux tuniques nerveuses du larynx & du pharynx, & que le malade n'est pas pléthorique, on employera les scarifications des parties postérieures du cou & de celles qui sont sous le menton, ou bien on appliquera des sangsues. Lorsque les malades sont d'un tempérament phlegmatique & cacochyme, & que la trop grande abondance d'une sérosité visqueuse cause des tumeurs, des douleurs & une légere inflammation dans le pharynx & dans les parties extérieures du cou, on doit préférer à la saignée les scarifications de la nuque du cou & des épaules.

Il est nécessaire dans l'usage des topiques, de faire attention aux différentes especes d'inflammations qui surviennent dans la gorge, & d'opposer à chacune ceux qui leur conviennent. C'est pourquoi lorsque cette inflammation est ardente & douloureuse, on se servira avec succès d'un julep fait avec le sirop de roses, du nitre & quelque peu de camphre. La gelée de corne de cerf purifiée comme il faut avec un blanc d'œuf, assaisonnée avec du sucre & du suc d'oranges de la Chine, & prise par intervalles, soulage extremement. Si le fond de la gorge est sec & enflammé, la langue enflée, la respiration & la déglutition difficiles, on préparera un gargarisme avec deux onces de blanc d'œuf battu dans de l'eau, une once d'eau rose, du sirop de grenades & de mûres, de chacun demi-once & douze grains de crystal minéral, auquel on ajoutera, suivant les circonstances, vingt ou trente gouttes de quelque liqueur anodyne. On aura soin aussi d'oindre la partie postérieure & antérieure du cou avec de l'huile camphrée qu'on préparera avec une once d'huile d'amandes douces, deux dragmes d'huile de pavot blanc & une demi-dragme de camphre.

Lorsque l'*esquinancie* est interne, & qu'elle est accompagnée d'une violente chaleur, on se lavera de tems en tems la bouche avec du lait dont on n'aura point ôté la crême; on y ajoutera du crystal minéral & du sirop de coquelicot, & on boira abondamment du petit lait. On se servira dans l'inflammation de l'œsophage qui survient souvent dans le fort des fievres malignes, d'une poudre composée d'une dragme de nitre, de trois grains de camphre & d'une once de sucre, avec une émulsion d'amandes douces, on en avalera, & l'on s'en frottera extérieurement, on observera de la garder quelques-tems dans la bouche. Lorsqu'on est attaqué d'une inflammation pour avoir respiré les exhalaisons acres des métaux, des minéraux, de la chaux vive & du mercure; on ne se servira ni de purgatifs, ni de la saignée, mais d'humectans & d'adoucissans internes & externes, comme du lait, du nitre, des cataplasmes dont nous avons donné la description ci-dessus, & de lavemens.

On chasse efficacement cette douleur violente qu'on ressent autour du pharynx & du larynx, qui cause une rougeur, & une salivation abondante, qui est sans fievre, & qui est causée par une sérosité acre & salée qui s'attache aux glandes de ces parties, en se gargarisant dès qu'elle commence à se faire sentir avec de l'esprit de vin du Rhin ou de Franconie. L'effet de ce remede est attesté par *Walaus*, *Method. Med. p.* 112. « Si celui qui est attaqué d'une *esquinancie* a soin de se gargariser au commencement avec de l'esprit de vin, » l'inflammation de la gorge cessera au bout de trois » heures, quelque violente qu'elle soit, soit qu'on l'emploie seul ou mêlé avec quelqu'autre chose. » C'est pour cette raison que Martianus veut qu'on emploie dans la *cynanche* des remedes qui soient chauds de leur nature : & j'ai moi-même remarqué qu'on a fait cesser en peu de tems une inflammation de la gorge, en faisant avaler peu à peu au malade huit ou dix gouttes d'esprit de vin camphré, dans lequel on avoit fait dissoudre un grain de nitre. Quelques-uns recommandent pour le même effet une essence de pinprenelle faite avec de l'esprit de vin.

Lorsqu'il s'attache une grande quantité d'humeurs impures & séreuses aux glandes du palais, & du pharynx, on usera fréquemment de purgatifs composés avec de la manne, de la rhubarbe, du tartre, & des raisins de Corinthe. On se servira aussi utilement dans cette occasion du gargarisme dont Zobelius donne la description dans sa *Tartarologie*, dont la base est le sel qu'il nomme *Pharyngeum*, & qu'on prépare avec une once de crême de tartre & de nitre, demi-once d'alun brûlé, le tout dissous dans du vinaigre distilé, & crystallisé ensuite, suivant les regles. On fera dissoudre une dragme de ce sel ainsi préparé, avec deux dragmes de miel dans cinq onces d'eau de plantain, on se lavera souvent la bouche avec cette liqueur, & on y en injectera de tems à autre avec une seringue.

On préfere avec beaucoup de raison dans les tumeurs inflammatoires du pharynx, & de ses glandes, les emplâtres émollientes dont nous avons donné la description ci-dessus, aux cataplasmes; dont j'use très-rarement à cause de plusieurs raisons : mais j'emploie à leur place une décoction de plantes émollientes préparée avec du lait, que j'enferme dans une vessie. Pour ce qui est des gargarismes on doit observer qu'il ne faut point les injecter, à cause qu'ils irritent par la violence du frottement la douleur & l'inflammation. Il est donc plus à propos de se laver la bouche avec une liqueur qui puisse servir de gargarisme. Supposé qu'on ne puisse point le faire, on doit l'injecter le plus doucement qu'il est possible de peur d'exciter le vomissement. On doit aussi avoir soin de ne point pencher la tête en arriere de peur que venant à tomber sur la trachée-artere il ne cause une suffocation. On doit aussi répéter ce remede, supposé qu'il y ait une grande quantité de mucosité attachée aux parties affectées. Il convient enfin dans toutes ces différentes affections de la gorge, de ne point parler, à cause qu'une agitation de langue trop violente & trop souvent réitérée irrite la maladie.

Supposé que les tumeurs de la gorge tendent à suppuration, on pourra l'exciter aisément en y appliquant un cataplasme de figues grasses. Lorsque la tumeur inflammatoire des amygdales est pleine de pus; je n'ai rien trouvé de plus efficace que le miel rosat mêlé avec de l'esprit de vitriol dont on oindra souvent la tumeur avec un plumasseau ; ce qui diminue & déterge la tumeur, empêche qu'il se forme de nouveau pus, & dissout la matiere qui est trop épaisse. Dans les aphthes qui surviennent sur la langue des enfans, & y causent de la douleur & une ardeur, on aura soin d'oindre de tems en tems les pustules avec de la crême de lait, dans laquelle on aura mis quelque peu de nitre, ce qui est un remede très-efficace pour adoucir la violence du mal. Il est bon aussi quelquefois pour dissoudre les humeurs visqueuses, & pour en empêcher la trop grande affluence, d'appliquer du vitriol blanc dissout dans de l'eau de pluie, ou ce qui vaut encore mieux dans de l'eau rose ou de fleurs de sureau.

Pour empêcher l'inflammation du pharynx de revenir, comme cela arrive très-souvent, on évitera avec soin tout ce que nous avons dit ci-dessus, qui étoit capable de la causer. On entretiendra surtout la transpiration, & on garantira la tête & le cou de quelque sorte de froid que ce puisse être, de peur que les humeurs & la matiere acre qui doit être chassée à travers les pores, ne rentre dans le corps & ne s'arrête dans la substance du pharynx. Il faut éviter aussi tout ce qui est capable de mettre les liqueurs en mouvement, & prendre garde de ne point attirer les humeurs dans les parties supérieures en criant trop fortement. Supposé que le corps soit pléthorique, il est bon d'employer de bonne heure la saignée, & d'exciter les évacuations auxquelles on est accoutumé, lorsqu'elles n'ont pas leurs cours ordinaires. On doit aussi tenir le ventre libre en prenant de tems en tems un léger purgatif, afin de chasser les matieres impures qui sont dans le corps, & empêcher qu'elles se portent vers les parties supérieures.

HISTOIRE PREMIERE.

Exposition de plusieurs cas qui confirment & éclaircissent cette doctrine.

Une femme âgée de trente ans, d'un tempérament bilieux, & qui étoit extremement sujette aux rhumes & aux catarrhes, s'étant imprudemment exposée en automne au sortir du lit à la fraîcheur de l'air, sans avoir pris soin de se couvrir auparavant, fut attaquée d'un rhume accompagné d'une chaleur brûlante & d'une douleur dans la gorge. Elle avoit peine à parler & à avaler, & son pouls étoit agité pendant la nuit beaucoup plus qu'il ne devoit l'être. Ses regles ayant cessé, on la saigna au bras, & on lui donna ensuite un lavement qui ne lui apporta aucun soulagement. Elle ne pouvoit point supporter les gargarismes, tant étoient grandes les douleurs qu'elle ressentoit. Cependant l'enflure interne & externe du gosier augmenta si considérablement, que peu s'en fallut qu'elle n'en fût suffoquée. Elle diminua cependant tant soit peu le cinquieme jour, & la douleur s'appaisa. On lui appliqua extérieurement sur le cou une emplâtre émolliente de mélilot & de safran, sur laquelle on mit des linges chauds, & on lui donna pour gargarismes une décoction d'herbes émollientes. Ces remedes firent mûrir la tumeur qui s'ouvrit pendant la nuit sans que la malade s'en apperçût. Mais comme la matiere vint apparemment à tomber sur les poumons, elle fut sur le point d'être suffoquée. Pour prévenir ce funeste accident on lui donna de l'eau d'hyssope avec de l'essence de castor, & de la réglisse, à laquelle on ajouta quelques gouttes d'esprit de corne de cerf ambré, & une infusion d'herbes pectorales en forme de thé. La sueur survint partout son corps, & elle rendit six fois par jour pour le moins par les selles une matiere ténace & visqueuse avec des tranchées violentes. Le Medecin appréhendant que cette diarrhée ne lui devînt funeste, jugea à propos de l'arrêter, & lui donna un électuaire composé de diascordium, de conserve de roses, de pierre hematite, & de muscade. Le flux de ventre cessa sur le champ, mais la malade fut saisie du hoquet, d'une chaleur brûlante dans toute la région de l'œsophage, d'un crachement de matiere visqueuse, & d'une grande foiblesse. On fit appeller un autre Medecin qui attribua ces accidens à la suppression du flux de ventre, & qui lui conseilla de prendre des pilules de myrrhe choisie, de diagred sulphureux, de mercure doux, de safran, de castoreum, & de sel d'ambre dans un véhicule chaud. Ce remede fit cesser non-seulement le hoquet, mais excita encore de nouveau l'excrétion de la matiere séreuse par les selles, ce qui soulagea extremement la malade, qui recouvra la santé peu à peu.

REFLEXION.

C'est une chose remarquable que l'inflammation de la gorge ait été guérie par un flux de ventre pituiteux & séreux, & que la suppression de cet accident ait occasionné ces fâcheux symptomes qui ont cessé aussi-tôt qu'il est revenu. Il arrive souvent dans les inflammations du pharynx que l'œsophage, & même l'estomac paroissent affectés de la même maladie. J'ai souvent observé que les aphthes affectent l'œsophage & l'estomac, ce qu'on reconnoît à l'ardeur qu'on ressent dans cette partie, & qui s'étend jusqu'au diaphragme. Lorsque cela est arrivé les malades n'ont pu supporter les remedes salés, acres & chauds, & je me suis servi d'une décoction d'orge, d'avoine, de navets secs en forme de thé avec du lait, qui a fait cesser l'ardeur, la sécheresse & les douleurs incommodes qu'ils ressentoient autour du diaphragme. J'ai aussi remarqué dans les fievres ardentes que l'inflammation de l'estomac qui avoit été causée par le poison ou par de violens purgatifs, s'est répandue jusqu'au pharynx, & dans les muscles du larynx. Il est donc certain que les médicamens laxatifs sont d'un grand secours dans les affections du pharynx, & de la bouche, surtout lorsque ces parties sont couvertes d'une pituite crasse & visqueuse.

HISTOIRE II.

Un homme âgé de soixante ans qui avoit été long-tems affligé de la fievre quarte, devint très-sujet après qu'elle eut cessé, aux rhumes, & à des foiblesses d'estomac. S'étant mis en voyage pendant la nuit par un tems pluvieux, il fut attaqué d'une maladie qui lui laissant l'usage des alimens solides, faisoit qu'il ne pouvoit avaler les liquides qu'avec beaucoup de peine, & sans rendre aussi-tôt après une grande quantité de phlegme. Le gosier étoit tant soit peu rouge en dedans, mais on n'appercevoit aucun gonflement extérieur, ce qui me fit juger que l'épiglotte qui ferme l'orifice de la trachée-artere étoit enflée & couverte d'une sérosité visqueuse qui l'empêchoit de pouvoir fermer exactement l'orifice qui étoit dessous ; de sorte que la liqueur descendoit dans la trachée-artere, & causoit les accidens dont nous venons de parler. C'est pourquoi, je lui fis appliquer extérieurement de l'esprit de vin camphré, & lui ordonnai de se laver la bouche de tems en tems avec de l'eau de fleurs de sureau mêlée avec de l'esprit de sel ammoniac, & de l'essence de safran, & d'user tous les jours de mes pilules (d'aloès avec des balsamiques.) La maladie cessa au bout de quelques jours par le moyen de ces remedes, & le malade recouvra la santé.

REFLEXION.

C'est un symptome propre à l'*esquinancie* que la difficulté d'avaler les alimens solides & liquides ; car lorsque la tumeur occupe l'entrée de l'œsophage, & est assez considérable pour la rétrécir, elle ne permet que d'avaler les liquides : mais si elle vient à se former à l'entrée de la trachée-artere que l'épiglotte ferme, les alimens solides venant à comprimer cette derniere qui est enflée, tombent dans l'œsophage ; au lieu que les liquides qui ont moins de pesanteur se glissent par l'ouverture que laisse la tumeur dans la trachée-artere, & y causent de grandes incommodités.

HISTOIRE III.

Des Medecins qu'on avoit appellés pour visiter une femme, s'étant apperçus qu'elle étoit attaquée du mal vénérien, lui ordonnerent les frictions mercurielles qui exciterent la salivation. Il arriva de-là, que pour peu qu'elle s'exposât dans la suite au froid & au brouillard, qu'elle se mît en colere, qu'elle usa d'alimens acres, qu'elle se refroidit la tête, & que ses regles fussent interrompues, elle étoit attaquée d'une douleur aiguë, & d'une chaleur violente dans la gorge, autour du pharynx & du larynx, qui ne lui causoit à la vérité aucune fievre, mais qui l'empêchoit de respirer. Cette femme ayant dormi dans un appartement bas, bâti depuis peu & rempli de vapeurs de chaux, fut non-seulement attaquée d'un mal de tête, mais encore d'une ardeur & d'une douleur violente dans le gosier, & dans le cou, accompagnée d'inquiétude, de la difficulté de respirer, de douleurs & de la fievre. On me fit appeller, & comme je vis que les vaisseaux n'étoient pas fort gonflés, je ne voulus point la faire saigner, je lui fis seulement appliquer sur le cou un cataplasme de farine de graine de lin, de fleurs de sureau, de figues, de safran, d'huile d'amandes douces & de lait. Je lui ordonnai aussi un lavement de lait avec du nitre, du sel commun, du miel & de l'huile, & pour boisson du lait mêlé avec une demi-partie d'eau d'orge, ou de la tisane dans laquelle je mis une quantité convenable de nitre & de sirop de violettes, dont elle but copieusement, & qu'elle garda souvent dans la bouche, ce qui fit cesser la maladie en peu de tems. Je lui conseillai, pour prévenir les fréquentes rechutes auxquelles elle étoit sujette, de boire pendant un mois les eaux de Spa ou de Seltz avec du lait, & de se gargariser la bouche tous les matins avec de l'eau d'arquebusade, ou une décoction de plantain dans du vin.

REFLEXION.

On est aisément attaqué de l'*esquinancie* lorsque l'assemblage des glandes & des vaisseaux de la gorge est affoibli & dans l'atonie, ce qui arrive souvent par la salivation mercurielle. C'est ce qui fait que ceux qui ont été attaqués une fois ou deux de cette maladie, & qui n'ont point eu soin d'y remédier par un régime & des remedes convenables en sont de nouveau attaqués lorsqu'ils crient trop fort, qu'ils se laissent emporter à quelque passion, qu'ils boivent du vin avec excès & qu'ils s'exposent au froid, la meilleure maniere de prévenir ces rechutes est de guérir parfaitement cette maladie la premiere fois qu'on en est attaqué, de peur qu'elle ne cause quelque dommage dans les parties, qu'on a ensuite de la peine à réparer.

HISTOIRE IV.

Je connoissois un Gentilhomme âgé d'environ cinquante ans, d'un tempérament sanguin, mélancolique, mais vigoureux, qui n'avoit jamais été saigné, & qui se portoit fort bien quoiqu'il fit un grand usage de biere & de liqueurs spiritueuses. Cet homme ayant eu une dispute avec sa femme & s'étant extremement emporté, fut attaqué d'un violent mal de tête dont les arteres devinrent considérablement enflées, son visage étoit enflammé & ses yeux étincelans. Il passoit les nuits sans pouvoir dormir, & le battement des arteres étoit si violent, qu'il se plaignoit comme si on lui eut donné des coups de marteau dans la tête. On lui appliqua un cataplasme de mie de pain, de baies de laurier & de génevrier avec du vinaigre rosat. On lui appliqua aussi sur le front & sur les temples, par le conseil d'une vieille femme, du blanc d'œuf battu avec de l'alun. Après que le malade eut usé quelque tems de ce remede, il se plaignit d'une douleur aiguë dans la gorge, d'une difficulté d'avaler & d'une foiblesse de respiration. Sa langue devint extraordinairement enflée, noire & seche, il demandoit continuellement à boire, son pouls étoit violent, & la peine qu'il avoit à respirer ne lui permettoit point de demeurer couché. On employa pour dissiper ces fâcheux symptomes les remedes suivans qui produisirent un heureux effet. On lui fit une saignée très-forte, on lui donna un lavement, & on lui appliqua sur le cou un cataplasme de fiente de chien, de nid d'hirondelles, de figues, d'oignons rôtis, de fleurs de sureau, de camomille, de mélilot, de graine de cumin, de nitre & de camphre avec de l'eau de fleurs de sureau & du vin qu'on eut soin de faire chauffer auparavant. On lui fit souvent avaler quelques cuillerées d'une mixtion de fleurs de sureau & d'eau-rose, de chacune deux onces, de vinaigre distilé, six dragmes, d'yeux d'écrevisses, une dragme, de nitre, demi dragme, de camphre, quatre grains, le tout dissous dans de l'huile d'amandes douces & une quantité suffisante de conserve de roses. Sa boisson ordinaire étoit une infusion de véronique, de fleurs de sureau & de racine de réglisse, ce qui empêcha le danger de la suffocation. On lui donna ensuite un purgatif composé de sirop purgatif de roses, de crême de tartre, de diagred & de rhubarbe, qui le fit aller plusieurs fois à la selle. On eut encore soin de lui faire souvent laver la bouche avec de l'eau de pluie dans laquelle on avoit dissout quelque peu de nitre, de vitriol & de sucre pour la rendre plus agréable ; de sorte qu'on guérit en très-peu de tems par ce moyen cette dangereuse maladie.

REFLEXION.

L'origine de cette terrible maladie mérite qu'on y fasse attention, car elle fut causée par une congestion de sang dans la tête. On se servit pour y remédier d'astringens qui repousserent le sang vers les parties intérieures & le gosier, où venant à s'amasser en grande quantité, il cessa de couler & occasionna la chaleur & tous les autres symptomes dont nous avons parlé. On peut juger de la qualité répercussive & astringente du blanc d'œuf battu avec de l'alun, par l'usage qu'on en fait dans les maladies des yeux. La communication que les vaisseaux ont entre eux ne permet pas de douter que la contraction qui survient dans les parties extérieures ne se communique facilement aux intérieures. Cependant comme on eut soin de prévenir la stagnation du sang par la saignée & par des dissolvans internes & externes, cela fit que la maladie cessa heureusement. S'il est une occasion dans laquelle il soit nécessaire de saisir le moment favorable, c'est dans les congestions inflammatoires, car lorsqu'on néglige de les dissiper, elles causent une corruption funeste, & qui dégénere bien-tôt en sphacele. HOFFMAN, *Medecin. Ration. Systεm.*

Fait rapporté par Hildan.

L'Automne dernier M. Jean Merulam, Ecclésiastique, aussi recommandable par son savoir que par son mérite, fut affligé pendant deux mois d'une violente dyssenterie, dont il étoit presque entierement délivré, lorsqu'il fut de nouveau attaqué pendant mon absence d'une maladie beaucoup plus dangereuse que la premiere, car la nature étant affoiblie tant par la maladie que par son grand âge, car il avoit déja passé soixante-six ans, elle n'eut point la force de pousser ces pustules qui viennent ordinairement sur les levres vers la fin de cette maladie, assez loin, mais elle les jetta aux environs de la luette & de la racine de la langue, avec une douleur & une inflammation considérable.

Pendant que la matiere étoit ainſi fixée, il conſulta un ignorant qui lui ſouffla trois ou quatre fois par jour dans la gorge une poudre de poivre & de ſaffran, qui augmenta la douleur, l'inflammation & la fievre, dont l'accès le jettoit de tems en tems dans la défaillance. Il lui donna dans ces circonſtances, afin de le guérir, à ce qu'il croyoit, plus promptement & plus sûrement une potion purgative qui opéra par le vomiſſement & par les ſelles, & qui n'étoit autre choſe que de l'antimoine à en juger par les effets. Je me rendis chez lui, dès qu'on m'eut fait appeller, avec toute la diligence poſſible; je le trouvai à l'agonie, car il pouvoit à peine reſpirer, & étoit dans une grande anxiété. Sa langue & ſa gorge étoient ſi enflées, qu'il ne pouvoit ni reſpirer, ni avaler le moindre bouillon ſans reſſentir des douleurs violentes accompagnées d'une agitation involontaire & convulſive de tout ſon corps.

Je le traitai de la maniere ſuivante : Je le fis d'abord gargariſer avec du lait nouvellement tiré de la vache; il ſe lava de tems en tems la bouche avec de l'eau d'orge, de roſes & de ſcabieuſe, mêlée avec du miel de roſes,& prit toutes les heures quelque peu d'huile d'amandes douces. Je lui fis oindre trois ou quatre fois par jour,& ſouvent même pendant la nuit, la gorge, le cou & la poitrine avec de l'huile de lis blanc & d'amandes douces, ſur laquelle on appliqua de la laine graſſe chaude. On attira embas, par le moyen de lavemens, la matiere que la violence de la douleur avoit pouſſée vers les parties affectées. Après l'avoir traité comme on vient de le voir, pendant environ l'eſpace de trente heures, l'abſcès s'ouvrit dans la gorge, ce qui lui fit rendre par la bouche une matiere purulente.

La douleur diminua auſſi-tôt, ſa reſpiration devint plus libre & lui permit d'avaler quelque peu de bouillon : il recouvra enfin la ſanté d'une maniere miraculeuſe & contre l'attente de tous ceux qui avoient été témoins de ſa ſituation, en ſe lavant ſouvent la bouche avec de la tiſane d'orge, en prenant de tems à autre quelque peu de miel roſat, en uſant d'un régime convenable & de remedes reſtaurans. Il jouit d'une ſanté parfaite quoique âgé de ſoixante - dix ans, & s'acquitte de toutes les obligations de ſa charge à ſa propre ſatisfaction & à l'avantage de l'Egliſe. Hildanus, *Cent. III. Obſervat.* 27.

Je ne dois point paſſer ſous ſilence les ſentimens & la pratique du Docteur Sydenham, qui correſpond exactement à celle d'Hippocrate & de ſes ſectateurs.

1°. Cette maladie ſurvient dans quelque tems que ce ſoit de l'année, mais ſurtout entre le printems & l'été : elle attaque principalement les perſonnes jeunes, ſanguines & qui ont le poil roux : elle commence d'abord par le friſſon; la fievre ſurvient enſuite & à celle-ci ſuccedent immédiatement après, une douleur & une inflammation de goſier, qui, à moins qu'on n'y remédie promptement, empêche la déglutition & la reſpiration; l'inflammation & l'enflure de la luette, des amygdales & du larynx mettent le malade en danger d'être ſuffoqué. Cette maladie eſt très-dangereuſe & cauſe quelquefois la mort dans l'eſpace de quelques heures ; ce qui arrive lorſqu'une grande quantité de matiere ſe porte par une métaſtaſe dans la fievre, vers les parties dont nous avons fait mention ci-deſſus, & qu'on n'y remédie pas aſſez à tems par des remedes convenables.

2°. Quant à l'ordre que j'obſerve dans la cure, je ſaigne copieuſement le malade au bras & auſſi-tôt après aux veines qui ſont ſous la langue ; je lui fais oindre les parties enflammées avec du miel roſat fortement imprégné d'eſprit de ſoufre, & lui ordonne un gargariſme pour en uſer, non point à l'ordinaire ; mais pour le garder dans la bouche juſqu'à ce qu'il ſoit chaud, en réitérant ſouvent la même choſe. On peut voir l'ordonnance de ce gargariſme dans le dernier paragraphe de l'article *Albumen*.

Je fais encore prendre tous les jours à mes malades l'émulſion ſuivante ou telle autre choſe ſemblable.

Prenez *amandes douces pilées*, *ſept*,
de graine de melon,
de graine de courge, } *de chacune*, *demi-once*.
de graines de pavot blanc, *deux dragmes*,

Pilez-les enſemble dans un mortier de marbre en verſant deſſus peu à peu, une chopine & demie de décoction d'orge. Mêlez-les enſemble comme il faut, & après les avoir coulées; ajoutez-y,

d'eau roſe, *deux dragmes*,
de ſucre blanc, *demi-once*.

Faites prendre quatre onces de cette émulſion au malade de quatre en quatre heures.

Ce remede deviendra beaucoup plus efficace ſi on y ajoute du nitre.

3°. Je ſaigne de nouveau le malade au bras le lendemain, à moins que la fievre & la difficulté d'avaler n'aient diminué ; dans ce cas je lui donne un léger purgatif, l'expérience m'ayant appris qu'il eſt extremement néceſſaire & d'un grand uſage après la ſaignée. Si la fievre & les autres ſymptomes menacent de quelque accident même après la ſaignée, ce qui arrive pourtant très-rarement, on réitérera la ſaignée, & on appliquera un fort épiſpaſtique entre les épaules. On doit donner tous les matins au malade pendant le cours de la maladie, excepté le jour qu'il a pris medecine, un lavement rafraîchiſſant & émollient.

4°. Je lui défends entierement l'uſage de la viande, auſſi-bien que des bouillons qui en ſont faits, & je ne lui permets qu'une potion faite avec de l'orge,le gruau, des pommes cuites & autres choſes ſemblables pour nourriture; & pour boiſſon de la tiſane & de la petite biere. Le malade doit auſſi ſe lever tous les jours pendant quelques heures; car la chaleur du lit augmente la fievre & tous les autres accidens qui l'accompagnent, que je tâche de détruire par cette méthode. Sydenham.

DE LA BRONCHOTOMIE.

Comme la Bronchotomie eſt principalement d'uſage dans l'*eſquinancie*, j'ai jugé qu'il étoit plus à propos de donner un détail particulier de cette opération dans cet endroit que dans ſon propre article.

Paul Eginete eſt le premier, ſuivant M. Freind, qui ait décrit l'opération de la bronchotomie. Nos meilleurs Chirurgiens, dit Paul, en ont donné la deſcription, mais particulierement Antyllus qui en parle en ces termes. Nous croyons cette opération inutile & impraticable, lorſque toute la trachée-artere & les poumons ſont affectés : mais lorſque l'inflammation eſt principalement autour de la gorge, du menton, des amygdales & des parties qui couvrent l'ouverture de la trachée-artere, & que la trachée-artere n'eſt point affectée, on peut la haſarder pour prévenir le danger de la ſuffocation. Lorſqu'on veut la mettre en uſage, on doit ouvrir quelque partie de la trachée-artere au-deſſous du larynx, vers le troiſieme ou le quatrieme anneau;car il ſeroit trop dangereux de l'ouvrir toute entiere.Cet endroit eſt le plus commode à cauſe qu'elle n'eſt là couverte d'aucune chair & qu'il ne ſe trouve aucun vaiſſeau aux environs; c'eſt pourquoi le malade ayant la tête penchée en arriere afin que la trachée-artere devienne plus viſible,nous faiſons une inciſion tranſverſale entre deux anneaux; de ſorte que dans ce cas,ce n'eſt point le cartilage, mais la membrane qui enferme & qui unit les cartilages enſemble, qui eſt diviſée. Si l'Opérateur craint quelque accident, il peut commencer par diviſer la peau en la tenant tendue ; de-là paſſant à la trachée-artere & ſéparant les vaiſſeaux, s'il s'en rencontre quelqu'un, il fera l'incision. Paul ajoute, à ce qu'on vient de lire, qu'Antyllus ne préféroit cette maniere de faire l'incision à toute autre, que parce qu'il avoit observé (lorsqu'on la faisoit, comme je crois, à l'aventure) que l'air sortoit à travers avec une grande violence & que la voix étoit interrompue. Lorsque le danger de la suffocation est passé, on doit réunir les levres de la plaie par le moyen d'une suture, en cousant la peau & non point le cartilage, y appliquer après des remedes vulnéraires convenables. Si ceux-ci ne suffisent point, on doit en employer qui soient propres à faire croître les chairs. On doit user de la même méthode à l'égard de ceux qui se coupent la gorge à dessein de se donner la mort.

Heister décrit cette opération de la maniere suivante. Ce qu'il observe touchant les personnes qui sont noyées depuis peu, est assez important pour mériter qu'on y fasse attention, puisqu'on peut par ce moyen sauver la vie à un grand nombre de personnes, si l'on exécute comme il faut ce qu'il dit.

Les mots bronchotomie, laryngotomie & tracheotomie, sont des termes synonimes, & qui ne signifient autre chose qu'une incision de la trachée-artere, ou de ce que nous appellons communément la gorge. Il y a plusieurs causes & différentes raisons qui peuvent rendre cette opération nécessaire; car, en premier lieu, elle devient absolument indispensable, lorsque dans l'*esquinancie*, le gosier est si extraordinairement enflammé, que le malade est dans un danger éminent de perdre la respiration & d'être suffoqué. Secondement, elle devient nécessaire, lorsqu'une feve, une prune, un noyau de cerise, un pois, un petit caillou, ou quelque autre corps étranger & accidentel, tombe dans la trachée-artere & menace d'une suffocation. Troisiemement, on doit encore ouvrir la trachée-artere aux personnes qui ont été suffoquées pour être tombées dans l'eau, ou, comme nous disons, noyées depuis peu. Car il est quelquefois arrivé qu'on a rendu la respiration à des personnes qui étoient dans cet état en leur ouvrant la trachée-artere, & en donnant par ce moyen entrée à l'air dans les poumons. (Voyez la dissertation de Dethardingius sur la méthode de secourir ceux qui se sont noyés, par le moyen de la laryngotomie.)

Je n'ignore point qu'un grand nombre de Medecins défendent de faire une incision à la trachée-artere, & condamnent en conséquence cette opération, à cause qu'ils croyent qu'elle cause la mort, & qu'un zele indiscret les porte à noircir les jeunes Medecins qui hasardent une opération aussi dangereuse en leur présence, par les noms odieux de barbares & d'inhumains. Cependant, ceux qui pensent de cette façon, se trompent très-lourdement. Car dans cette opération, la petite incision que l'on fait à la trachée-artere, est si peu capable de causer la mort à celui qui la souffre, qu'elle ne produit pas même cet effet lorsqu'elle est grande & considérable. Garengeot cite des exemples de différentes cures qu'on a faites par le moyen de cette opération: c'est pourquoi, nous nous croyons suffisamment autorisés par le témoignage de Casserius, *Tractat. de vocis auditûsque organis*, à traiter d'ignorans, de lâches & même de cruels, ceux qui négligeant, dans le cas dont nous avons parlé ci-dessus, cette opération, qui n'a le plus souvent rien de dangereux par elle-même, & produit les effets les plus prompts & les plus salutaires, laissent mourir les malades faute de ce secours.

On peut voir plusieurs exemples de cette espece dans Nicolas Fontanus, *Observat. Rarior. Analect.* aussi-bien que dans Casserius.

Lorsque l'on veut faire cette opération, il n'y a point de partie de la trachée-artere plus propre à faire l'ouverture que celle qui est située entre son second & son troisieme anneau cartilagineux. On peut faire cependant l'incision un peu plus bas sans aucun danger.

Voici de quelle maniere on doit s'y prendre, surtout lorsqu'on veut retirer le noyau de quelque fruit, une feve, un gros pois, un petit caillou, ou quelque autre substance qui est tombée dans la trachée-artere & qui menace d'une suffocation.

On doit placer avant toute chose le malade dans une situation panchée sur un lit ou sur une chaise, & lui faire tenir la tête ferme par une personne qui se placera derriere lui. On fera ensuite une incision longitudinale dans la peau, la graisse & les muscles, environ deux travers de doigt au-dessous du cartilage thyroïde ou scutiforme dans le milieu de la trachée-artere, en tirant vers le sternum; de sorte que la longueur de l'incision peut être de deux ou trois, & même dans un malade d'une haute taille, de quatre travers de doigt. (Voyez *Planche* I. *fig.* 14. AA.)

On doit faire tenir avec soin par un Aide les levres de la plaie écartées l'une de l'autre, ou avec des crochets convenables, ou avec ses doigts; & après avoir étanché & essuyé le sang, soit avec une éponge ou un linge, ensorte qu'on puisse découvrir la trachée-artere, on en coupera trois ou quatre anneaux de telle sorte que les incisions ne forment qu'une ligne continue; après quoi on retirera adroitement & avec circonspection le corps qui a pu s'y arrêter, avec la sonde, des crochets ou des pinces. Cela fait, on essuyera la plaie avec une éponge; & après avoir réuni ses levres au moyen d'une emplâtre agglutinative, on y appliquera une compresse & un bandage convenable. On pansera la plaie avec soin avec des baumes vulnéraires, comme on le pratique dans les blessures de la trachée-artere. C'est de cette maniere que je retirai heureusement, étant à Helmstad, un morceau de champignon bouilli de la gorge d'un malade, qui ayant éclaté de rire en mangeant une soupe dans laquelle il y avoit entre autre chose des champignons, eut le malheur d'en faire tomber un morceau dans la trachée-artere qui pensa le suffoquer. J'ai su de Ravius, qu'il s'étoit servi avec le même succès du même moyen pour retirer une feve de la gorge d'un homme: mais les Chirurgiens modernes ne disent pas un seul mot de cette méthode. Quelques-uns sont d'avis qu'on emploie, pour fermer plus promptement la plaie, la suture, comme on le pratique dans le bec de lievre en passant des aiguilles à travers, soit qu'on mette cette opération en usage dans l'*esquinancie*, ou dans quelque autre maladie. Mais on a tort, suivant moi, d'user d'une méthode qui cause des douleurs infinies au malade, tandis qu'on peut en employer une autre beaucoup moins violente & aussi sûre.

S'il arrive dans l'*esquinancie* qu'il soit nécessaire d'ouvrir la trachée-artere pour prevenir une suffocation, quoiqu'on ait usé de remedes convenables & réitéré la saignée dans plusieurs endroits du corps, on peut faire cette opération de trois manieres différentes, dont je vais donner la description.

La premiere est de placer le malade sur un lit ou une chaise, la tête penchée à la volonté du Chirurgien, & dans une situation immobile, comme nous l'avons dit ci-dessus. On fera ensuite une incision dans le milieu de la gorge, & de la maniere qu'on a déja vu, jusqu'à ce qu'on ait atteint la trachée-artere; ou bien, si on le trouve à propos, on fera tenir la peau de chaque côté par des aides. On peut la lever ensuite, y faire une incision longitudinale, & couper la chair & les muscles qui couvrent la trachée-artere. Quelques-uns veulent qu'on commence par séparer ces muscles de la trachée-artere, ou qu'on les sépare avec soin les uns des autres: mais cette précaution est inutile, puisqu'on peut les couper en toute sûreté & sans rien craindre. Le Chirurgien nettoyera la plaie avec une éponge humectée avec de l'eau & de l'esprit de vin chaud, afin de mieux arrêter le sang, & ordonnera à celui qui l'aide dans cette opération, d'en séparer les levres ou avec des crochets, où avec ses doigts. Il passera ensuite son bistouri entre deux anneaux de la trachée-artere ; ou, comme je le crois, il peut le passer de telle sorte qu'il en coupe un, puisqu'on peut par ce moyen introduire plus commodément dans la plaie une cannule d'argent ou de plomb, ronde ou plate, comme nous l'avons représenté, *Planche* 8 *du I. Vol.* T, U, & X. Le Chirurgien doit, avant que de retirer son instrument, introduire dans la plaie une sonde convenable à côté du bistouri, afin qu'on puisse par son moyen y mettre plus commodément la cannule qu'on fixe dans la plaie avec le secours d'une ligature passée à travers des anneaux ou petits trous qu'on attache autour du cou, & à travers une emplâtre fenestrée. On doit prendre garde que l'extrémité du tuyau qui est dans la plaie ne touche la partie postérieure de la trachée-artere, de peur qu'elle ne cause une toux incommode. Afin que les poumons ne soient point offensés par le froid extérieur, ou par quelque corps étranger qui pourroit y tomber, il est à propos de laisser sur l'orifice de la cannule une éponge imbibée de vin chaud, qu'on aura soin d'exprimer auparavant ; ou, comme le conseille Garengeot, un linge fin, & par-dessus une emplâtre fenestrée. Après avoir exactement observé ce qu'on vient de voir, on ouvrira au malade les veines des bras ou du pié, ou celles qui sont sous la langue, ou les jugulaires. On mettra ensuite en usage les lavemens, les gargarismes, les injections dans le gosier, les cataplasmes émolliens sous le menton, aussi-bien que les ventouses sur la nuque du cou, au-dedans des cuisses & au-dessus du genou, & tel autre remede propre contre l'*esquinancie*, dont on continuera l'usage jusqu'à ce que la respiration soit plus libre, ou que le malade meure, ce qui arrive pour l'ordinaire avant le quatrieme jour qui suit l'opération. Si la maladie diminue trois ou quatre jours après, & que la respiration soit plus libre, comme on peut s'en assurer facilement en bouchant la cannule avec le doigt, on la retirera, & on consolidera la plaie de la maniere qu'on l'a enseigné ci-dessus. Mais si l'on trouve que le malade ait encore beaucoup de peine à prendre sa respiration par la bouche, on laissera encore quelque tems la cannule dans la plaie, & on continuera l'usage des autres remedes jusqu'à ce que la respiration devienne plus libre, ou que le malade meure.

Voici une autre maniere d'ouvrir la trachée-artere beaucoup plus abrégée que la précédente.

On appliquera le couteau à deux tranchans, représenté, *Planche II. I.* sur la partie de la gorge que nous avons indiquée ci-dessus, & on l'enfoncera avec précaution à travers la peau, la graisse & les muscles dans la cavité de la trachée-artere ; on introduira sur le champ dans la plaie une cannule, qu'on fixera & qu'on assurera de la maniere qu'on l'a déja enseigné. Cette méthode d'opérer est non-seulement plus abrégée que la précédente, mais elle a encore cet avantage que la cicatrice est beaucoup moins considérable.

La troisieme & la derniere méthode d'opérer, se pratique au moyen d'un instrument appellé *Trocar* par les Chirurgiens, (voyez *Pl. I. fig.* 16.) qui doit être construit de telle maniere, qu'en l'appliquant sur le milieu de la trachée-artere, on puisse l'enfoncer d'un seul coup à travers la peau, la chair & les muscles dans sa cavité ; après l'avoir retiré on laissera la canule dans la plaie, jusqu'à ce que le malade respire librement ou qu'il meure. J'ai appris cette méthode du célebre Frederic Decker Professeur en Medecine, à Leyde, dont j'ai été disciple, qui en a encore donné la description dans la page 243. *de ses Excercit. Pract.* Cette méthode paroît être préférable à toutes les autres ; car outre que l'opération est plutôt faite, cette cannule qu'on introduit dans la plaie, cause moins de douleur au malade. On doit cependant user des mêmes précautions dans ce cas, & tenir la même conduite que nous avons indiquée ci-devant.

On ne doit point non plus négliger une précaution importante qui est de faire cette opération le plutôt qu'il est possible, & pendant que les forces du malade laissent encore espérance au Chirurgien de réussir ; car lorsqu'elles sont trop abattues & que le malade est dans un état approchant de l'agonie, il est trop tard & hors de propos de risquer cette opération dans le dessein de le soulager. Il semble encore qu'il est de la prudence du Chirurgien, lorsque le danger est pressant, de consulter les plus habiles Medecins avant que d'entreprendre l'opération ; car puisqu'un grand nombre de personnes, qui ignorent sa véritable nature la croyent dangereuse & même mortelle ; on ne doit point douter si la cure ne réussit pas aussi-bien qu'on l'avoit espéré, qu'on n'accuse le Chirurgien d'avoir tué le malade, quoiqu'il n'ait été emporté que par la violence de la maladie, & qu'on ne l'accable de tous les reproches que l'ignorance & le préjugé vulgaire sont capables de lui faire.

Si les personnes qu'on retire de l'eau où elles sont tombées, ne paroissent suffoquées que depuis peu, on leur ouvrira la trachée-artere le plus promptement qu'il sera possible ou avec un bistouri ou tel autre instrument que les Medecins jugeront à propos. On soufflera ensuite fortement dans l'ouverture qu'on y aura faite, soit avec la bouche, ou par le moyen d'un tuyau, si on l'a à portée ; dans ce cas, plus que dans tout autre, tout retardement est dangereux : de-là vient que le célebre Dethardingius, autrefois Professeur de Medecine à Rostoch & maintenant à Copenhague, nous avertit dans une dissertation qu'il a publiée depuis peu sur ce sujet, que cette méthode, lorsqu'on la met promptement en exécution, rend la vie au malade avec l'air qu'on lui injecte, & le retire d'une maniere miraculeuse d'entre les bras de la mort. C'est pourquoi je suis d'avis qu'on mette en usage cette opération dans les cas de cette nature toutes les fois qu'on en a l'occasion, avec toute la promptitude & la diligence possible.

Il est bon d'observer encore ici que lorsqu'on ne met cette opération en usage ni sur le larynx ni sur les bronches, mais sur la trachée-artere, on ne doit point lui donner le nom de *Laryngotomie* ni de *Bronchotomie*, comme la plupart des Medecins & des Chirurgiens ont coutume de le faire pour l'ordinaire, mais plutôt celui de *Tracheotomie*, qui lui convient le mieux.

Frederic Montanus & Scacherus, Professeurs à Leipsic, ont publié un Livre sur la bronchotomie ; & Julius Casserius a traité de la Laryngotomie dans le Livre que nous avons cité ci-dessus, dans lequel il éclaircit cette opération par un grand nombre d'excellentes figures. René Moreau dans sa Lettre sur la Laryngotomie, & Th. Fienus dans ses Oeuvres de Chirurgie, ont écrit fort savamment sur cette opération. Heister.

M. Sharp observe que cette opération est fort aisée à pratiquer, & qu'elle est tout-à-fait exempte de quelque danger que ce soit, malgré les craintes que les Auteurs ont fait paroître à son sujet.

La maniere de la mettre en usage, selon lui, consiste à faire une incision longitudinale de trois quarts de pouces de long dans la peau, entre le troisieme ou quatrieme anneau de la trachée-artere, supposé qu'on soit libre de choisir l'endroit ; & lorsqu'on ne peut point la faire si haut, la regle est de faire la plaie un peu au-dessous de la tumeur. Il est de la prudence de pincer la peau pour cet effet, ce qu'on laisse néantmoins à la prudence du Chirurgien. Lorsque la peau est coupée, on doit faire une petite incision transversale dans la trachée-artere, & y introduire aussi-tôt une cannule recourbée, d'argent ou de plomb d'environ un demi pouce, qui ait à son extrémité extérieure une couple de petits anneaux à travers desquels on puisse passer un ruban qu'on attachera autour du cou, afin de la fixer dans la plaie.

Quelques-uns veulent qu'on perce tout à la fois la peau & la trachée-artere avec une lancette ou un bistouri, dans la persuasion que cette méthode est plus aisée & plus expéditive. On l'a même mise une fois en usage en ma présence, mais elle est sujette à plusieurs inconvéniens; car la trachée-artere se mouvant dans la respiration d'un côté & d'autre, ferme l'orifice de la plaie, & empêche qu'on puisse introduire la cannule,& la conserver dans la situation où elle doit être: c'est pourquoi je crois qu'il est absolument nécessaire de faire une incision externe longitudinale d'une certaine étendue, comme nous l'avons déja dit ci-dessus.

Pour ce qui est de la précaution d'écarter les muscles sterno-hyoïdiens & sterno-thyroïdiens avant que d'ouvrir la trachée-artere, elle ne vaut pas la peine qu'on y fasse attention; & quant à la section des nerfs recurrens & des grands vaisseaux sanguins qu'on appréhende si fort dans cette opération; elle n'est point du tout à craindre, puisqu'ils sont hors de la portée de l'instrument, comme le savent tous ceux qui sont versés dans l'Anatomie de ces parties.

La méthode de panser la plaie n'est pas difficile à entendre, puisqu'en retirant la cannule, lorsque le malade respire par le passage ordinaire, la plaie devient simple, & n'exige, quoiqu'elle pénétre à travers un cartilage dans une grande cavité, qu'un pansement superficiel. Sharp, *dans sa Chirurgie*.

Le cas suivant qui a été communiqué à la Société Royale par M. Martin, contient quelque chose de nouveau & d'ingénieux, qui ne nous permet point de le passer sous silence.

Un jeune garçon qui jouissoit d'une santé parfaite fut tout d'un coup attaqué d'un violent mal de gorge; quoiqu'il n'y parût rien d'affecté, que les amygdales & les autres parties que la vue peut découvrir fussent en apparence dans leur état naturel, excepté qu'elles étoient un peu plus desséchées qu'à l'ordinaire, & qu'il n'y eût aucune tumeur extérieure autour du larynx & aucune agitation considérable dans le pouls; le malade ne laissoit pas de sentir de grandes douleurs accompagnées d'une difficulté de respirer, & d'une impossibilité d'avaler aucun aliment solide & liquide; il rendoit par la bouche & le nez tout ce qu'il s'efforçoit d'avaler. Je jugeai par tous ces symptomes que le malade étoit attaqué d'une *esquinancie* de la plus mauvaise espece, sans aucune tumeur apparente, & que son siége étoit dans le larynx aussi-bien que dans les fibres qui lui sont communes avec le pharynx.

Nonobstant plusieurs saignées, des vésicatoires sur les épaules, des ventouses, &c. la maladie continua avec tant d'opiniâtreté & le malade fut si près d'être suffoqué, que le lendemain après-midi ses amis, qui s'étoient opposés le matin à la proposition que j'avois faite de lui ouvrir la trachée-artere, me presserent enfin de faire cette opération, & le malade me pria de tout hasarder pour lui sauver la vie. Il avoit raison d'en agir de même, car selon toute apparence il eût été suffoqué au bout de quelques heures. Je me disposai donc à l'opération, & je la fis avec tant de succès, qu'en moins de quatre jours il eut la liberté de respirer & d'avaler, de sorte que je retirai la cannule & laissai à la glotte la liberté de remplir ses fonctions.

Suivant Cœlius Aurelianus & l'Auteur de l'*Introduction* qu'on attribue à Galien, la Bronchotomie a été proposée par Asclépiade, quelque opposée qu'elle paroisse avec sa délicatesse & le reste de son caractere, & elle est décrite & fortement recommandée par tous les Auteurs Systématiques qui ont écrit sur la Chirurgie, par Paul Eginete, & à ce qu'ils prétendent par Antyllus & quelques autres des meilleurs Chirurgiens qui l'ont précédé jusqu'à leur siecle. La peine que prennent ces Auteurs pour prouver sa certitude, & l'empressement avec lequel ils citent un si grand nombre d'exemples de la guérison des plaies accidentelles de la trachée-artere, sans nous marquer s'ils l'ont pratiquée eux-mêmes, ce qui eût été la meilleure recommandation qu'ils en pouvoient faire; toutes ces considérations, dis-je, me portent à croire qu'ils l'ont rarement réduite en pratique. Elle a été si rare, qu'Aretée qui avoit une très-profonde connoissance des maladies, croit que cette opération n'a jamais été faite avec succès, & Cœlius Aurelianus regarde ce qu'en dit Asclépiade comme une chose impraticable. Avenzoar ni Albucasis n'ont connu aucun de leurs compatriotes qui ait entrepris cette opération, quoique les Arabes passent pour être assez habiles en Chirurgie. Tout ce qu'il m'a été possible de découvrir parmi eux sur ce sujet se trouve dans Avenzoar qui hasarda cette opération sur une chevre qu'il guérit, ce qui prouve le savoir & l'industrie de cet Auteur. Quant à ceux qui avancent qu'on trouve quelques Auteurs qui disent que Rases la vit pratiquer au Medecin Andrusius, (l'édition que j'ai vue des ouvrages de Rases, qui a été imprimée à Venise en 1505, le nomme Ancilisius, qui est peut-être le même qu'Antyllus) je crois que cela ne vient que de ce qu'on a mal pris la pensée de cet Auteur. Si on se donne la peine de lire tout le passage, je ne doute point qu'on ne s'apperçoive qu'il ne parle de cette opération que sur le rapport des autres; & par conséquent il a lu seulement dans les Auteurs, que tels & tels l'avoient mise en usage. Fabricius ab Aquapendente, un des plus célebres Chirurgiens & Anatomistes de son tems, avoue franchement que ni lui ni aucun de ses compatriotes n'a osé la hasarder. Julius Casserius de Plaisance, son rival dans l'Anatomie, & son successeur dans la profession de Chirurgien, convient qu'il ne l'a jamais faite, quoiqu'il ait essayé de l'éclaircir par un grand nombre d'excellentes figures, qu'on ne peut soupçonner avoir été copiées d'ailleurs que d'après des corps morts. Marc-Aurele Severin, homme judicieux & savant & un des plus habiles Chirurgiens de son siecle paroît n'avoir jamais eu occasion de l'éprouver, quoiqu'il la recommande avec beaucoup de chaleur, de sorte que le premier Auteur digne de foi, dans lequel il est parlé de cette opération, comme ayant été effectivement réduite en pratique, est Antoine Musa Brasavole, qui l'employa dans une *esquinancie* desespérée, après que le Chirurgien eut refusé de la faire, & qui la réitéra dans une pareille occasion. M. Arnaud, Chirurgien François la hazarda aussi sur un malade qui en mourut; mais M. Binard, son compatriote, réussit plus heureusement. M. Freind cite Purman comme l'ayant faite lui même, & rapporte un autre cas qui lui a été communiqué par un Chirurgien, dont il tait le nom. Malgré tout cela, je suis persuadé qu'il y a peu de Chirurgiens qui aient réellement hasardé cette opération sur des personnes vivantes. Je viens cependant, d'apprendre que M. Baxter, Chirurgien à *Coupar*, dans la province de *Fife*, qui n'est pas fort loin d'ici, aussi-bien que M. Oliphant, à *Gask Perthshire*, l'ont pratiquée avec beaucoup de succès, il n'y a pas longtems.

On ne doit point douter que ceux qui ont mis en usage cette opération, n'aient fait ou observé certaines choses que les Auteurs ont passé sous silence & même qui sont tout-à-fait différentes de la description qu'on en donne pour l'ordinaire. Une chose qui me paroît digne d'être observée ici, est, que dès la premiere incision & avant qu'on ait ouvert la trachée-artere & introduit la cannnue, le malade sent quelque soulagement; ce qu'on peut attribuer, à ce que je crois, au sang qui se répand dans l'opération, dont l'évacuation, quelque petite qu'elle soit, se faisant si près de la partie affectée, ne peut suivant les véritables lois de l'hydraulique & les observations & la pratique des anciens, (quelques contraires qu'elles soient à la théorie de Bellini,) qu'occasionner une révulsion beaucoup plus considérable, qu'une autre plus grande qui se feroit à une distance plus éloignée. C'est donc avec beaucoup de raison que le judicieux Fabricius ab Aquapendente suppose, que l'évacuation qui se fait dans cet endroit est beaucoup plus propre à soulager qu'à incommoder le malade; & Julius Guastavinus est du même sentiment que lui là-dessus, dans sa dispute contre Aretée. L'expérience a confirmé leurs suppositions & leurs conjectures, car j'ai observé que le sang qui sort continuellement

tinuellement de la plaie pendant la suppuration, rend la circulation qui se fait dans les muscles du larynx, beaucoup moins forte qu'à l'ordinaire, & contribue vraisemblablement à la diminution de la voix, qui est pendant un assez long tems après l'opération, beaucoup plus foible qu'elle ne l'est ordinairement; ce que l'on doit plutôt attribuer, à ce que je crois, à ce qu'on vient de dire, aussi-bien qu'à la foiblesse du corps occasionnée par le défaut de nourriture, qu'à aucune lésion des nerfs recurrens, qui peuvent bien, lorsqu'ils sont coupés, détruire la voix, mais qui sont moins exposés à cet accident à cause de leur situation, qu'on ne l'a cru anciennement.

Il est aisé de s'appercevoir en faisant cette opération sur une personne vivante, qu'on ne doit point faire la cannule aussi courte qu'on la représente ordinairement dans les Ouvrages de Chirurgie: car on observe en faisant l'incision, que ces parties & surtout la glande thyroïde, à laquelle on ne fait pas assez d'attention dans les descriptions ordinaires de cette opération, s'enflent si extraordinairement, qu'on a besoin d'une cannule de plus d'un pouce de long, afin qu'elle pénetre assez avant dans la trachée-artere, ce qui est le double de ce que Garengeot, Auteur moderne, qui nous a donné un Traité des opérations de Chirurgie, lui donne ordinairement. Si la cannule de plomb que j'ai décrite ne convient pas dans quelque cas, & qu'elle se trouve ou trop longue ou trop étroite, on peut se servir de celle que l'on emploie communément dans l'hydropisie ascite: comme elle est applatie par une de ses extrémités, il n'y aura point à craindre qu'elle tombe dans la cavité de la trachée-artere. On pourra encore l'empêcher de pénétrer trop avant dans la trachée-artere au moyen d'une forte compresse percée au milieu.

Les particules visqueuses & les vapeurs qui s'élevent des poumons, occasionnent un écoulement continuel d'une liqueur séreuse par l'orifice de la cannule, qui venant à boucher quelquefois sa cavité, empêche si fort la respiration du malade, qu'on est obligé de la retirer pour la nettoyer. Par conséquent lorsque quelques modernes ordonnent de couvrir l'orifice de la cannule avec un petit morceau d'éponge ou de mousseline, pour empêcher la poussiere, le duvet & autres choses semblables de pénétrer dans les poumons, il ne font que confirmer ce que j'ai dit ci-dessus de la rareté de cette opération, & ils parlent comme n'ayant examiné cette matiere qu'abstraitement, comme disent les Métaphysiciens, sans considérer qu'ils n'ont point affaire avec un air pur & sec, mais avec un fluide hétérogene, humecté & épaissi par des particules visqueuses & propres à former des concrétions. C'est pourquoi, encore qu'il faille convenir que la cannule est moins sujette à se boucher lorsqu'elle est plus courte & plus large, surtout à son entrée, je ne puis m'empêcher d'approuver l'idée d'un de nos Chirurgiens, qui est de faire la cannule double, afin de pouvoir retirer aisément & sans danger l'intérieure lorsqu'il est nécessaire de la nettoyer, sans incommoder le malade: car on ne lui cause pas peu de douleur lorsqu'on est souvent obligé d'ôter le bandage & d'ajuster de nouveau la cannule dans la plaie qu'on a faite à la trachée-artere.

Et de fait je ne vois point qu'il y ait d'inconvénient pour le malade de respirer l'air tel qu'il passe à travers la cannule sans aucun expédient propre à le purifier & à intercepter les corpuscules étrangers qui peuvent se mêler avec lui, quand même la maison ne seroit pas des plus propres, comme le sont pour l'ordinaire celles de nos Artisans. Mais supposé qu'en faisant le tuyau plus ouvert, ceux qui ont les poumons plus délicats fussent incommodés par les accidens dont nous parlons, je crois qu'on peut aisément fermer l'entrée à la poussiere, en étendant autour du cou du malade au-dessus de l'orifice de la canule, un morceau de mousseline ou de gase, & prenant garde qu'il ne la touche point & qu'il ne puisse point être mouillé par la liqueur qui en sort.

Le jeune homme dont j'ai parlé ci-dessus n'a pas tardé long-tems à recouvrer la santé: il respire, parle, mange, boit, fait toutes les fonctions ordinaires de la vie & vaque comme auparavant à son emploi. Je ne doute point cependant qu'il n'eût fallu plus de tems pour le guérir s'il eût été plus vieux. Je ne puis me dispenser de dire un mot de la peine inutile que se donnent quelques Auteurs, d'ordonner des sutures & des bandages pour consolider la plaie qui se ferme d'elle-même en peu de jours, en la pansant seulement d'un jour à un autre, ou par le moyen d'une tente qu'on diminue toutes les fois qu'on panse la plaie, & qu'on charge de baume d'Arcæus. *Phil. Transf. Abr. vol.* 8.

J'ai omis à dessein dans ce que j'ai dit de l'*esquinancie* le sentiment de Boerhaave touchant cette maladie, pour le rapporter dans cet endroit, afin qu'il puisse servir comme d'une récapitulation de tout ce qu'on a dit ci-devant, & que le lecteur voie d'un coup d'œil ce que nous ont laissé une infinité d'Auteurs, aussi bien que le sentiment de celui-ci, qui est un juge excellent de tout ce qui concerne la Medecine.

On donne le nom d'*esquinancie* à toute difficulté d'avaler ou de respirer, occasionnée par une cause morbifique qui agit sur les organes qui servent à ces fonctions & qui sont situés au-dessus des poumons & de l'œsophage. On en remarque de deux especes, l'une sans aucune tumeur apparente, interne ou externe, au lieu qu'on découvre toujours dans l'autre une espece de gonflement dans quelqu'un des organes dont nous avons parlé ci-dessus.

Celle de la premiere espece arrive pour l'ordinaire sur la fin des maladies longues, surtout après des évacuations abondantes & souvent réitérées. Elle est accompagnée de la pâleur, de l'exténuation & de la séchéresse du gosier; ce qui prouve que les nerfs & les muscles des parties affectées sont dans la paralysie. Elle est presque toujours un signe d'une mort prochaine & admet rarement de cure; on peut cependant l'entreprendre avec des remedes chauds & corroboratifs, & qui remplissent les vaisseaux vuides d'un suc vital de bonne qualité, tels que sont les alimens nourrissans pris en quantité proportionnée à la faculté digestive & le vin.

Cette espece survient quelquefois sans aucun signe apparent d'une maladie précédente, & dans ce cas elle est ordinairement funeste. On a découvert en ouvrant les corps des personnes qui en sont mortes, qu'elle est presque toujours accompagnée de la suppuration des poumons.

Celle qui est jointe avec le gonflement de ces parties, reçoit différens noms, ou de la nature de la tumeur, ou des parties qu'elle affecte. De-là vient qu'on divise l'*esquinancie* en œdémateuse, catarrheuse, inflammatoire, purulente, skirrheuse, chancreuse & convulsive.

Ces tumeurs affectent la langue & ses muscles, le palais, les amygdales, la luette & ses muscles, les sinus de l'os frontal, de l'os maxillaire & de l'os sphénoïde, lorsqu'un polype venant à se former dans quelqu'une de ces cavités augmente si considérablement, qu'il bouche les narines, déprime le voile du palais, resserre le gosier & obstrue les passages du pharynx & du larynx; ces tumeurs occupent aussi souvent quelqu'un & même tous les muscles de l'os hyoïde, les muscles internes ou externes, propres ou communs du larynx, la membrane musculaire interne de la trachée-artere, les muscles supérieurs du pharynx & l'œsophagien, autrement appellé *sphincter gulæ*, les parties musculaires de l'œsophage & les glandes qui sont situées si près de la trachée-artere & de l'œsophage qu'elles compriment ces conduits lorsqu'elles sont enflées; de ce nombre sont toutes les glandes salivaires & celles qui sont dispersées autour de ces parties, enfin la glande thyroïdienne.

L'histoire que nous venons de donner de cette maladie, peut servir à rendre raison de tous les différens accidens imprévus & funestes dont l'*esquinancie* est quelquefois suivie.

Mais comme elle est accompagnée d'une infinité de circonstances qui occasionnent divers accidens, il est nécessaire de spécifier ici les plus particulieres.

De l'esquinancie qui est occasionnée par une tumeur aqueuse, œdémateuse ou catarrheuse.

Cette maladie est une difficulté de respirer & d'avaler, causée par une tumeur lymphatique ou œdémateuse des parties destinées à ces fonctions, ou de celles qui leur sont contiguës.

Le siége de cette tumeur, de même que celui de tout amas de lymphe, est dans cette partie des glandes, où la lymphe, dont la sécrétion se fait par les arteres, est déposée après qu'elle a été séparée de la masse du sang.

Il suit de là que tout ce qui empêche la sortie de la lymphe de ces réservoirs, est capable d'occasionner une pareille tumeur. Les causes de ces sortes d'obstructions sont infinies & de différente espece, comme

Toute compression des vaisseaux dans lesquels les conduits excrétoires de ces glandes déchargent naturellement leur fluide après que la sécrétion en a été faite.

Une obstruction formée dans le follicule des glandes, par une concrétion gypseuse, pituiteuse & autres mélanges semblables.

La même espece de concrétion dans les conduits excrétoires de ces glandes.

La pression de quelqu'une des parties dont nous avons parlé ci-dessus.

Le froid agissant sur les extrémités des conduits excrétoires.

La circulation languissante des humeurs.

Les effets de ces obstructions sont une tumeur aqueuse froide & blanchâtre, la compression des parties contiguës, & par conséquent un retardement dans les fonctions qui dépendent de la disposition naturelle de ces parties.

Il est aisé de connoître par ce que nous venons de dire, les signes diagnostics aussi-bien que les prognostics, qui sont, que si l'on permet à la tumeur d'augmenter, elle étouffe en peu de tems le malade.

Le but qu'on doit se proposer dans la cure, est de résoudre & de dissiper la matiere qui cause l'obstruction, par des remedes émolliens, apéritifs & relâchans, appliqués en forme de fomentations, de cataplasmes, de gargarismes, d'injections ou de vapeurs, ou s'il est nécessaire, par des frictions sur la partie affectée, des cauteres portés jusqu'à la partie par le moyen d'une cannule, ou par des incisions qu'on doit préférer aux cauteres.

On ne doit point négliger non plus les remedes qui diminuent la quantité de la lymphe, en en évacuant une partie par la bouche ou par les extrémités, tels que sont,

Les *apophlegmatismes*, dans lesquels il entre des ingrédiens qui en aiguillonnant les parties affectées ou celles qui leur sont contiguës, les disposent à se décharger d'une quantité considérable de matiere morbifique ou de lymphe qui en acquerroit aisément la nature. De cette espece sont les racines de pariétaire d'Espagne, le raifort, le mastic, le gingembre, le poivre, & particulierement le nitre. On trouve une poudre dans la Pharmacopée des Pauvres, sous le nom de *Pulvis synanchicus*, qui est fort propre à cet effet, & qui semble très-efficace dans l'*esquinancie* œdémateuse, quoiqu'elle soit trop acre pour une de ces especes d'inflammations dans laquelle l'Auteur en recommande l'usage.

Prenez *de nitre purifié, une once & demie,*
poivre blanc, trois dragmes,
sucre blanc, quatre onces.

Faites-en une poudre que le malade gardera dans la bouche pour l'avaler peu à peu.

Elle cause une grande évacuation de salive.

Comme les vésicatoires attirent une grande quantité de lymphe dans des parties qui sont fort éloignées de la gorge, où elles sont moins capables de nuire, ils sont encore d'un grand usage dans cette espece d'*esquinancie*. On doit les appliquer sur le dos, sous les oreilles, ou à telle autre partie qu'on jugera à propos.

Les légers sudorifiques qui n'occasionnent point un degré considérable de chaleur, contribuant à l'évacuation des humeurs séreuses, sont encore fort utiles lorsqu'on les emploie intérieurement, ou qu'on les applique extérieurement. Les diurétiques de la même espece produisent encore le même effet. Ces sortes de cathartiques, qu'on appelle hydragogues à cause de la vertu qu'ils ont d'évacuer les humeurs séreuses, sont d'un usage admirable dans le cas dont nous parlons. On peut mettre dans ce nombre le jalap, la scammonée & leurs préparations.

Le malade ne doit pas faire un trop grand usage de fluides, & prendre des alimens chauds & secs; car il viendra à bout par ce moyen de diminuer la quantité de la lymphe, ce qui est le but qu'on se propose.

Enfin, on doit avoir égard à la circulation du sang: supposé qu'elle soit trop languissante, on peut l'accélérer par des moyens propres à cet effet; parmi lesquels on peut mettre les frictions des parties externes, & les sels volatils aromatiques huileux pris intérieurement.

Esquinancie skirrheuse.

Il arrive quelquefois qu'une tumeur skirrheuse occupe les amygdales, ou quelqu'autre des glandes dont nous avons fait mention ci-dessus, ce qui arrive souvent lorsqu'on expose ces glandes déja affoiblies par une tumeur précédente, avant qu'elles aient recouvré leur force naturelle, à l'action de l'air froid.

On peut reconnoître cet état par les signes ordinaires du skirrhe (voyez *Scirrhus.*) Si l'on prévoit qu'elle doive empêcher la déglutition ou la respiration, ou qu'elle les empêche actuellement toutes deux, le plus sûr est d'extirper le skirrhe par incision, supposé qu'on puisse le faire. On peut aussi le détruire insensiblement en y appliquant des corrosifs. Pour cet effet, on trempera un plumasseau de charpie qui ait la figure d'un tuyau de plume dans de l'huile de tartre par défaillance, & on l'appliquera sur la partie affectée par le moyen d'une cannule. On peut composer un caustique beaucoup plus fort avec de la chaux vive, mais l'usage en est plus dangereux.

Esquinancie inflammatoire.

Lorsque les muscles & les glandes qui servent à la respiration & à la déglutition, ou ceux qui leur sont contigus sont enflammés, ils occasionnent une *esquinancie* inflammatoire, à laquelle on doit faire une attention particuliere, à cause des douleurs excessives qu'elle cause, & de sa violence qui devient souvent insurmontable. Ses causes sont les mêmes que celles de l'inflammation à laquelle les autres parties sont sujettes (voy. *Inflammatio.*) Il y a cependant un grand nombre de causes qui peuvent contribuer à détourner l'inflammation sur les parties dont nous avons fait mention ci-dessus, particulierement sur le larynx, le pharynx, l'os hyoïde, & leurs muscles, aussi-bien que sur la partie supérieure de la trachée-artere, qui étant directement située sous l'épiglotte, contient un nombre prodigieux de vaisseaux sanguins qui ont une direction tout-à-fait particuliere.

On peut mettre au nombre de ces causes une disposition naturelle qui a lieu principalement dans les jeunes gens qui ont beaucoup de sang, surtout dans ceux qui ont les cheveux roux.

Un fréquent & violent exercice des parties dont nous venons de parler, soit en déclamant, en chantant, en criant; en courant à cheval contre un vent froid; en jouant des instrumens à vent; en passant d'un grand chaud à un froid piquant dans le printems, la sécheresse de la gorge occasionnée par la chaleur de l'air qu'on respire en été, ou par une fievre inflammatoire.

Lorsque l'inflammation provient d'une des causes dont nous avons fait mention, elle est accompagnée de symptomes extraordinaires qui varient suivant la différence des parties que la maladie affecte.

Ainsi, la tumeur, la chaleur, la douleur & la fievre aiguë ne se manifestent par aucun signe extérieur, lorsqu'il n'y a que la membrane musculaire interne de la trachée artere qui soit affectée. Dans ce cas la voix est foible, grêle, & ne se manifeste que par un sifflement. L'inspiration est très-douloureuse; la respiration foible & fréquente; encore faut-il que le malade soit sur son séant pour qu'il puisse respirer. Il arrive de-là que la circulation du sang dans les poumons est fort lente, le pouls s'affoiblit d'une maniere extraordinaire, le malade tombe dans de grandes angoisses, & meurt en peu de tems. Cette maladie est une de celles qui tuent le malade le plus promptement, & qui ne sont accompagnées d'aucun signe extérieur; plus le siége de la maladie est voisin de la glotte & de l'épiglotte, plus la maladie est dangereuse.

Si le larynx est attaqué d'une inflammation aiguë qui s'empare du muscle blanc de la glotte aussi-bien que des muscles charnus qui la ferment lorsqu'ils viennent à agir, l'*esquinancie* est des plus dangereuses, à cause que dans cette occasion la contraction de ces parties empêche l'air de passer aux poumons & d'en sortir.

Les signes de cette espece d'*esquinancie* sont les mêmes que ceux que l'on vient de rapporter, excepté que la douleur est insupportable lorsque le larynx s'éleve dans la déglutition; elle augmente considérablement lorsqu'on parle ou qu'on crie; la voix est extremement aiguë & grêle; & la mort est la suite des angoisses excessives dans lesquelles le malade tombe. Cette espece d'*esquinancie* est la plus dangereuse de toutes celles qui ne se manifestent point par aucun signe extérieur.

Voici les signes auxquels on peut reconnoître l'inflammation qui n'attaque que les muscles qui servent à élever l'os hyoïde & le larynx: le malade respire sans douleur & librement; mais il n'avale qu'avec peine à cause de l'inflammation de ces muscles. Ajoutez aux marques générales de l'inflammation, celles qu'on découvre en examinant ces muscles avec attention.

Lorsque le pharynx seul est affecté, on découvre les signes spécifiques de son inflammation par l'inspection du gosier. Dans ce cas la respiration est assez libre: mais la déglutition est extremement pénible ou entierement impossible; on rend par le nez tout ce qu'on prend aussi-tôt qu'on essaie de l'avaler; quelquefois même il en tombe une partie dans la trachée artere qui cause au malade une toux violente. De-là résulte une impossibilité de prendre aucune nourriture solide ou liquide, ce qui fait que le corps s'exténue & se desseche; & que les fluides contractent de l'acrimonie faute d'un nouveau chyle qui les adoucisse en se mêlant avec eux. La fievre n'est pas cependant aussi violente dans ce cas que dans les précédens, & ne cause pas si promptement la mort au malade.

Si les amygdales, la luette, ou le voile du palais, aussi bien que les muscles pterygo staphylins sont extremement enflammés, les symptomes sont presque les mêmes que dans le cas précédent. La respiration est cependant un peu laborieuse, & le malade ne la prend par le nez & par la bouche qu'avec quelque difficulté, quelque foible qu'elle soit; on rend par la bouche tout ce qu'on s'efforce d'avaler à cause de l'obstruction que les alimens rencontrent, & des douleurs excessives qu'ils occasionnent. Le crachement est continuel aussi-bien que la sécrétion d'une matiere muqueuse dans les cavités des amygdales; on sent une douleur aiguë dans l'intérieur de l'oreille & dans la trompe d'Eustachius qui a son origine dans le fond de la bouche. On entend un bourdonnement dans la déglutition qui occasionne quelquefois une surdité. Ce cas est fort fréquent aujourd'hui, il a le plus souvent pour cause le mal vénérien, & il met le malade dans un très grand danger.

La maladie est plus ou moins violente à proportion du nombre des parties que l'inflammation affecte; aussi-bien que les symptomes dont elle est accompagnée.

Le retour du sang étant empêché à cause de la compression des veines jugulaires externes, le gosier, les levres, la langue & le visage s'enflent, la langue sort hors de la bouche, & elle est enflammée; les yeux sont rouges, étincelans & avancent hors la tête; le cerveau est comme suffoqué par l'abondance du sang; ce qui émousse les sens de la vue, de l'ouie, & du toucher; occasionne le délire, un baillement continuel, un engourdissement, & une impossibilité de demeurer couché à cause de la suffocation dont cette posture est accompagnée; la rougeur, le gonflement, la douleur & un battement dans le cou & dans la gorge; ce qui fait enfin que les veines jugulaires & frontales, aussi-bien que celles qui sont sous la langue & qu'on appelle *ranines*, deviennent variqueuses & enflées.

Ces *esquinancies* inflammatoires sont accompagnées des mêmes symptomes que les autres inflammations, elles sont susceptibles des mêmes changemens & dégénerent comme elles en gangrene, en suppuration ou en skirrhe, à moins qu'elles n'étouffent le malade avant qu'aucun de ces accidens arrive. Voyez l'article *Inflammatio*.

C'est pourquoi dès qu'on est assuré par les signes dont nous avons parlé ci-dessus, que la membrane musculaire interne de la trachée artere, ou les muscles qui sont autour de l'épiglotte ou du larynx sont affectés, on doit examiner aussi-tôt si la maladie est toujours dans un état d'inflammation qu'on peut découvrir par les signes indiqués dans l'article *Inflammatio*; & supposé qu'elle soit telle, on doit aussi-tôt tenter de la faire cesser par tous les moyens possibles. Voyez *Inflammatio*.

On doit saigner copieusement le malade en faisant une grande ouverture à la veine, & réitérer cette opération jusqu'à ce qu'on s'apperçoive par la foiblesse, la pâleur & le froid dont le malade est atteint, que la quantité de sang qui reste n'est pas capable d'augmenter la tumeur & la tension des petits vaisseaux qui sont autour des parties affectées.

Cette pratique est conforme à celle d'Hippocrate qui veut dans son troisieme Livre des maladies, qu'on commence la cure par la saignée, qu'il prétend être beaucoup plus efficace lorsqu'on la fait sous la gorge. Il veut aussi qu'on emploie celle du bras.

On donnera ensuite au malade un fort purgatif en forme de potion ou de lavement, ce qu'on réitérera plusieurs fois.

Le purgatif suivant est très-propre pour cet effet.

Prenez *de diagred, dix-huit grains*,

Faites une émulsion, à une demi-once de laquelle vous mêlerez,

de sirop de sené, une once & demie,

Pour en faire une potion.

On peut aussi préparer un lavement de la maniere qui suit.

Prenez *de feuilles de sené, une once*.

Faites-en une décoction dans de l'eau, & sur huit onces mêlez,

de nitre, une once,
de sirop de séné, une once.

Boerhaave, *de Mat. Medic.*

Ceci est très-conforme à l'avis d'Hippocrate, qui nous avertit dans l'endroit que nous avons cité ci-dessus, qu'on doit évacuer le ventre par bas, par le moyen d'un purgatif ou d'un lavement.

On doit nourrir le malade avec des alimens & des boissons les plus foibles & qui passent le plus aisément.

Hippocrate veut encore dans le Traité dont nous venons de faire mention, qu'on interdise l'usage du vin au malade & qu'il ne boive que de la décoction d'orge.

Les autres remedes qu'on emploie doivent être surtout nitreux & acides; car le nitre est peut-être de tous les remedes celui qui est le plus propre à dissiper l'inflammation.

Le malade aura soin encore de recevoir par la bouche quelque fumée tiede, humide & résolvante; on employera extérieurement les fomentations & les véficatoires afin de détourner une partie des humeurs qui causent la maladie des parties affectées.

La formule suivante peut servir d'exemple.

Prenez *de vinaigre de sureau,*
de roses,
de souci, } *de chacun, une once.*
d'eau distilée de sureau, six onces.

Mêlez & déterminez-en la vapeur par un entonnoir dans le gosier. *De Mater. Medic.*

Hippocrate conseille aussi les fumigations du gosier avec de l'hysope de Cilicie, du soufre & du bitume de Judée.

Lorsqu'il n'y a que les muscles qui servent à lever l'os hyoïde & le larynx qui soient affectés, le cas n'est pas si dangereux, il exige cependant les mêmes remedes quoique dans un moindre degré de force. On peut employer utilement dans le cas dont est question les cataplasmes anodyns, relâchans & émolliens.

Pour cet effet:

Prenez *de lententille d'eau, six onces,*
de feuilles de nymphea recentes, cinq onces,
de pavot rouge, huit onces,
de guimauve, six onces,
de fleurs de sureau,
de mélilot, } *de chacun quatre onces.*

Faites-en une décoction dans de l'eau, & vers la fin, ajoutez,

deux nids d'hirondelle,
de graine de lin, une quantité suffisante.

Faites-en un cataplasme avec,

de l'huile de lis blancs, trois onces.

La décoction servira de fomentation. *De Mater Medic.*

Si la maladie n'affecte que le pharynx, les amygdales, la luette & le voile du palais, avec les muscles pterygostaphylins, ou toutes ou plusieurs de ces parties ensemble, & que l'inflammation continue toujours avec la même force, on doit recourir à tous les remedes que nous avons spécifiés ci-dessus, afin qu'ils puissent en réunissant leur forces, soulager le malade. On doit encore outre cela humecter continuellement la bouche & le gosier du malade avec des liqueurs nitreuses, douces, & atténuantes, aqueuses & délayantes, des décoctions relâchantes & huileuses; on doit les garder continuellement dans la bouche sans les agiter, s'en gargariser doucement ou les injecter avec une seringue; mais leur effet ne dépend que de l'usage continuel qu'on en fait, car autrement les parties se desséchent aussi tôt.

Prenez *de la décoction pour le cataplasme précédent, douze onces,*
de vinaigre de sureau,
de sirop de guimauve, } *de chacun deux onces.*
de nitre purifié, deux gros.

Mêlez le tout pour en faire un gargarisme: ou

Prenez *de figues grasses, vingt-deux,*
de feuilles de guimauve, deux onces.

Laissez-les long-tems en décoction & servez-vous-en de la maniere que nous avons dit ci-dessus.

Supposé qu'on ne fasse aucun usage des remedes que nous avons indiqués, qu'on les applique trop tard ou sans effet, on peut recourir à l'opération de la Bronchotomie, supposé que la maladie ne soit point invétérée, qu'on appréhende une suffocation, & qu'elle réside dans une partie au-dessus de l'endroit où l'on doit faire l'incision; mais on ne doit la tenter qu'après s'être assuré du danger de la maladie.

On peut après cette opération détruire les causes qui empêchoient la respiration, & qui l'ont rendu nécessaire; par la méthode que nous avons spécifiée ci-dessus; supposé que le malade ne puisse point, pendant la cure, avaler la nourriture dont il a besoin, on lui donnera de tems en tems un lavement nourrissant, après avoir auparavant évacué le ventre par un clystere purgatif.

Prenez *de bouillon de viande, dix onces,*
de sel de nitre, dix grains,
d'esprit de sel, six gouttes.

On donnera au malade un lavement pareil de huit heures en huit heures, qu'il aura soin de garder le plus long-tems qu'il sera possible.

Si l'inflammation est si fort augmentée que les parties qu'elle affectent commencent à suppurer, ce qu'on peut connoître aux signes qui sont particuliers aux abscès, (Voyez *Abscessus* & *Inflammatio*) la résolution n'étant plus possible, on doit tâcher de délivrer le malade de la matiere morbifique, en provoquant un abscès. (Voyez *Abscessus.*)

On usera continuellement pour cet effet de gargarismes; on appliquera des cataplasmes relâchans, & lorsque l'abscès sera tout-à-fait formé & qu'on sentira la fluctuation de la matiere, on l'ouvrira. On pourra aussi recourir à l'opération de la Bronchotomie, supposé qu'elle soit absolument nécessaire pour faciliter la respiration.

Il est bon de remarquer que l'*esquinancie* qui affecte la membrane interne de la trachée-artere, le larynx & ses muscles aboutit rarement à suppuration, à cause qu'elle tue le malade avant qu'elle puisse avoir le tems de se faire.

Comme toute inflammation peut dégénérer en gangrene, celle qu'occasionne l'*esquinancie* inflammatoire, de quelque espece qu'elle soit, le peut aussi. On peut distinguer ce cas par les signes généraux de la gangrene, (Voyez *Gangrena*) appliqués aux parties dont les fonctions sont interrompues, aussi-bien que par ceux qui sont propres à cette maladie.

Par conséquent on peut être assuré que la gangrene est déjaformée, & que les remedes sont inutiles si l'enflure & la rougeur disparoissent tout d'un coup sans aucune cauſe évidente, ſi la douleur ceſſe de la même maniere, ſi le goſier devient tout d'un coup égal, uni, ſec & livide.

L'inflammation des amygdales, de la luette & du palais peut dégénérer en ſkirrhe, ce qu'on peut promptement connoître par les ſignes généraux du ſkirrhe, (Voyez *Scirrhus*) qui n'eſt pas aiſé à guérir, ſurtout lorſqu'il dégénere en cancer.

Si les nerfs qui donnent du ſentiment & du mouvement aux organes de la déglutition & de la reſpiration, ceſſent d'exercer leur fonctions ſur ces parties, on peut être aſſuré d'une *eſquinancie* paralytique. On prétend qu'elle eſt quelquefois cauſée par la luxation de l'aphophyſe odontoïde de la ſeconde vertebre du cou.

Si quelque cauſe jette les muſcles du larynx & du pharynx dans des convulſions, cet accident peut occaſionner ſur le champ une *eſquinancie* ſuffoquante. Cela arrive fréquemment dans les affections épileptiques, ſpaſmodiques, hypocondriaques & hyſtériques, où ces muſcles ſortent de leur place & s'y remettent ſans aucun danger. Comme cet accident n'eſt qu'un ſymptome de la principale maladie & qu'il en dépend, on doit recourir aux remedes propres à détruire ſes cauſes.

Lorſque le muſcle œſophagien agit, il preſſe le pharinx vers la partie poſtérieure du larynx & ferme l'orifice du pharynx; cet état ſe trouve encore dans les contractions involontaires de ce muſcle, de ſorte que les vents qui ſortent de l'eſtomac ne trouvant aucun paſſage dans le pharynx, enflent l'œſophage & cauſent un ſentiment d'enflure dans la gorge.

On vient de voir dans l'hiſtoire que nous venons de donner de l'*eſquinancie*, un détail & une confirmation des prognoſtics que nous avons ſpécifiés ci-deſſus. Il me reſte à faire obſerver ici, que toute compreſſion artificielle des veines jugulaires eſt capable d'occaſionner un flux d'une ſalive écumeuſe par la bouche, auſſi-bien que celui que l'*eſquinancie* cauſe en preſſant ces mêmes veines.

ANGIOSPERMOS. Ἀγγειόσπερμος, d'ἀγγεῖον, *vaiſſeau*, & de σπέρμα, *ſemence*, eſt l'épithete des plantes dont la graine eſt enveloppée dans deux membranes qu'on ne ſépare pas aiſément du noyau, pour les diſtinguer de celles qu'on appelle *gymnoſpermoi*, γυμνόσπερμοι, qui eſt un mot dérivé de γυμνός, *nu*, &c. & qui ont la plus grande partie de leur graine entourée de trois tégumens. CASTELLI d'après *Volcamer*, *Flor. Noremberg*, & les *Actes de Leipſic*.

ANGLICUS SUDOR. Voyez *Sudor Anglicus*.

ANGOLAM, H. M. P. 4. T. 17 pag. 39. *Arbor Indica baccifera, fructu umbilicato rotundo, Ceraſi magnitudine, dicocco*.

C'eſt un arbre fort beau qui a cent piés de haut & douze piés de groſſeur, & qui croît parmi les rochers, les ſables & les montagnes de *Mangatti* & autres Provinces du Malabar; il eſt toujours verd, ſon fruit eſt ſemblable à celui du cerifier, & il dure très-long-tems.

Les habitans du Malabar regardent cet arbre comme le ſymbole de la Royauté, à cauſe que ſes fleurs ſont attachées à ſes branches en forme de diademe.

Le ſuc qu'on tire de ſa racine par expreſſion, tue les vers, purge les humeurs phlegmatiques & bilieuſes, & évacue l'eau des perſonnes qui ſont attaquées de l'hydropiſie. On prétend que ſa racine réduite en poudre, eſt bonne contre la morſure des ſerpens & autres bêtes venimeuſes. RAY, *Hiſt. Plant.*

ANGOR, *Angoiſſe*, Ἀγωνία, ἀδημονία, eſt une contraction & une concentration de la chaleur naturelle, qui eſt ſuivie d'un ſentiment de ſuffocation, de la palpitation & de la triſteſſe; elle eſt d'un très-mauvais préſage lorſqu'elle ſurvient au commencement des fievres aiguës. GALIEN. *in Hipp. Epid. Lib. I.* Voyez *Agonie*.

ANGOS, Ἄγγος, le même que ἀγγεῖον, qui ſignifie un vaiſſeau en général ou un réſervoir des humeurs. Hippocrate ne s'en eſt ſervi qu'une ſeule fois, *Lib. VI. Epid.* comme Galien nous l'apprend, pour ſignifier l'utérus.

ANGSANA, Offic. *Angſava*, Ephem. Germ. Anno 13. ſive Decur. 11. Anno 13. p. 107. *Draco arbor Indica ſiliquoſa, populi folio, Angſana vel Angſava Javanica*, Commel. Hort. Amſt. 1. 213. Tab. 109. Raii Dendr. 113.

Cet arbre croît dans les Indes Orientales, la partie qu'on en emploie dans la Medecine eſt une liqueur qui en découle par une inciſion qu'on y fait, & qui forme lorſqu'elle eſt condenſée, une larme de couleur rouge, enveloppée dans une écorce déliée : c'eſt dans cet état qu'on la vend dans les boutiques.

On vend la gomme de cet arbre dans les boutiques pour du ſang de dragon, à ce que prétend le ſavant Commelin. Surquoi il eſt à propos de remarquer qu'il faut ou que nos Auteurs qui ont écrit ſur la Botanique, ſe trompent au ſujet de cet arbre, ou bien qu'il y ait pluſieurs ſortes d'arbres qui produiſent cette gomme.

On prétend que cette gomme a une vertu aſtringente, & qu'elle eſt un excellent remede pour les aphthes. DALE, RAY, *Hiſt. Plant.*

ANGUILLA, *Anguille*.

Anguilla, Off. Schrod. 325. Mer. Pin. 188. Aldrov. de Piſc. 544. Geſn. de Aquat. 40. Charlt. de Piſc. 34. Solv. de Aquat. 75. Rondel. de Piſc. 2. 198. Schonef. Ichth. 14. Bellon. de Aquat. 295. Raii Ichth. 109. Ejuſd. Synop. Piſc. 37. Jonſ. de Piſc. 81.

Il y a deux ſortes d'*anguilles*, l'une grande & l'autre petite. On doit choiſir celles qui ſont tendres, graſſes, bien nourries & qui ont été priſes dans des rivieres dont l'eau eſt bien claire.

Elles ſont extremement nourriſſantes & d'un bon goût; on les ſale quelquefois pour pouvoir mieux les conſerver, & alors elles ſont beaucoup plus ſaines.

Elles rendent une huile épaiſſe & viſqueuſe; elles ſont mal-aiſées à digérer & ne valent rien pour ceux qui ſont attaqués de la goute, de la pierre & qui ont mauvais eſtomac. On prétend encore qu'elles empêchent le cours des regles. Hippocrate, *L. de intern. Aff.* en conſeille l'uſage à ceux qui ſont maigres, épuiſés & ſujets au gonflement de la rate. On trouve des perſonnes qui ſe font une peine de manger la tête des *anguilles* à cauſe, à ce qu'ils diſent, qu'elle leur fait du mal.

L'*anguille* contient beaucoup d'huile, de ſel volatil, auſſi-bien qu'un phlegme épais & viſqueux.

Elle eſt bonne en tout tems pour les jeunes gens qui ſont d'un tempérament chaud & bilieux, qui ont une grande quantité d'humeurs ſubtiles & pénétrantes, pourvu qu'ils aient bon eſtomac & qu'ils n'en mangent point avec excès.

REMARQUES.

L'*anguille* eſt un poiſſon d'eau douce très-connu; on le trouve quelquefois dans la mer, ce n'eſt pas qu'il y naiſſe, mais à cauſe qu'il y vient ſouvent des rivieres dans leſquelles il retourne de nouveau. Il ſe plaît dans l'eau vive & courante, & on aſſure qu'il maigrit & qu'il meurt enfin lorſqu'on le met dans l'eau trouble. Il demande encore une grande quantité d'eau, car autrement il meurt, comme cela arrive à pluſieurs autres poiſſons. On prétend qu'il ne peut ſupporter aucun changement conſidérable; & que ſi on le met en été dans une eau plus chaude que celle où il étoit auparavant, il meurt auſſi-tôt. On aſſure encore qu'il peut vivre cinq ou ſix jours hors de l'eau, pourvu que le vent ſoit au nord; il ſe nourrit de racines, d'herbes, de poiſſons, d'inſectes & de tout ce qu'il trouve dans le fond des rivieres. Athenée dit qu'il a vu dans certains pays des *anguilles* ſi apprivoiſées, qu'elles venoient prendre dans la main ce qu'on leur offroit à manger. Ce poiſſon vit pour l'ordinaire ſept à huit ans. Ariſtote nous aſſure qu'il n'a trouvé aucune différence de ſexe dans les *anguilles* qu'il a diſſequées, qu'elles n'ont ni ſemence, ni œufs, ni matrice, ni vaiſſeaux ſéminaires, & qu'elles ne peuvent engendrer, ce qui lui fait croire qu'elles s'engendrent de la corruption du limon. Voici la maniere dont Pline explique leur génération : il dit que lorsque les *anguilles* viennent à frayer contre les rochers, elles rendent une matiere qui venant à s'animer, donne l'être à une infinité de petites *anguilles*. Mais ces sentimens ne sont point soutenables. Je suis persuadé que si ces deux Auteurs vivoient aujourd'hui & qu'ils fussent au fait de l'Anatomie moderne, ils seroient plus retenus à avancer des opinions qui ont si peu d'apparence de vérité. On sait aujourd'hui que ce poisson est vivipare.

L'*anguille* est un bon aliment & qui est fort en usage; elle est délicate & nourrissante, à cause qu'elle contient beaucoup d'huile & de parties balsamiques : elle en contient encore un plus grand nombre qui sont pésantes, visqueuses & grossieres, & qui font qu'elle est difficile à digérer & propre à produire tous les mauvais effets dont nous avons parlé ci-dessus. Celles qu'on a salées pour les garder ne sont point si mauvaises, à cause qu'une partie de leur phlegme est dissipé & que le sel a atténué & détruit l'autre.

On mange les *anguilles* ou rôties ou bouillies : les premieres me paroissent beaucoup plus saines que les autres, à cause qu'elles sont dépouillées de la plus grande partie de leur phlegme, au lieu qu'il n'en est pas de même de celles qui sont bouillies. On doit encore les bien assaisonner & boire de bon vin après qu'on en a mangé, afin d'aider l'estomac à digérer leur phlegme.

On prétend que la graisse de l'*anguille* est bonne pour la surdité étant mise dans l'oreille; pour les taches de la petite vérole, pour les hémorrhoïdes & pour faire croître les cheveux.

Sa peau est employée pour amollir & résoudre les tumeurs & pour les hernies : on en fait un mucilage en la mettant infuser & bouillir dans de l'eau. Lemery, *Traité des Alimens*.

L'huile de l'*anguille* est si contraire à certaines personnes, qu'elles ne peuvent en manger sans en être malades.

Comme l'*anguille* est un poisson de proye, les sels en doivent être pour cette raison beaucoup plus abondans & exaltés.

ANGUIS, *Serpent*.

Serpens, Offic. Schrod. 5. 305. *Serpens anguis*, Schw. Rept. 137. *Anguis*, Gesn. de Serp. *Anguis coluber*, Mer. Pin. *Natrix torquata*, Aldrov. Hist. Serp. 287. Jonſ. de Serp. 89. Raii Synop. A. 334. Charlt. Exer. 35.

On emploie sa graisse & sa dépouille dans la Medecine. Sa graisse ramollit les tumeurs scrophuleuses, guérit la rougeur des yeux, dissipe les taches de la peau, aiguise la vue & appaise les douleurs de la goutte. Dale. Voyez *Anguium Senecta*.

Les *serpens* ne sont point si venimeux ni si terribles en Angleterre & dans les pays froids, que dans ceux qui sont chauds. On remédie à leur morsure avec la betoine, la giroflée sauvage, l'aigremoine ou germandrée, le panais d'eau. Il suffit d'appliquer les feuilles d'une ou de deux de ces simples sur la plaie, après les avoir pilées, & d'en boire le suc dans du vin pour opérer la guérison de ceux qui ont été mordus de cet animal.

Il faut savoir que la morsure des *serpens* est plus venimeuse lorsqu'ils sont affamés, & qu'elle fait beaucoup plus de mal à ceux qui sont à jeun, qu'à ceux qui ont mangé. De-là vient que ces animaux sont extremement dangereux lorsqu'ils couvent leurs œufs, & ce que l'on peut faire de mieux lorsqu'on les craint, est de ne point sortir à jeun. Celse, *Lib. V. cap.* 27.

Nos *serpens* ne font aucun mal, à ce que l'on croit communément, & leurs morsures ne sont accompagnées d'aucun danger. On leur a souvent attribué le mal que des viperes avoient fait.

ANGUIS ÆSCULAPII, *Serpent d'Esculape*. Johnston. C'est la seule espece de *serpent* qu'on connoisse qui puisse être apprivoisée sans qu'il fasse du mal; on en trouve en plusieurs lieux d'Italie, d'Allemagne, de Pologne, d'Espagne, d'Asie, d'Afrique & d'Amérique; il est d'un naturel doux, & l'on se fie si fort à sa débonnaireté, qu'on le laisse quelquefois dans les lits où on le trouve, sans craindre d'en être mordu; il est rempli de sel volatil & d'huile; on peut le préparer comme on prépare les viperes.

Il est bon contre la peste, il résiste au venin, il pousse les humeurs par la transpiration. Lemery, *des Drogues*.

ANGUIUM SENECTA. La dépouille du serpent cuite dans du vin, & sa décoction instilée dans les oreilles, en appaise les douleurs; employée en forme de gargarisme elle guérit le mal de dents. Elle entre aussi dans les collyres, mais on lui préfere celle de la vipere. Dioscoride, *Lib. II. cap.* 19.

La dépouille du *serpent* brûlée, pulvérisée & réduite avec de l'huile à la consistance du miel, est un remede admirable pour les maux de dents, lorsqu'on l'y applique & qu'on l'introduit dans leurs cavités. Il ne faut pour faire tomber les dents gâtées, que les frotter avec cette dépouille sans la brûler. Aetius, *Tetr. II. Serm.* 4. *cap.* 33.

ANGULI OCULI, Κανθοί, *les angles des yeux*. Voy. *Canthus*.

ANGURIA, espece de courge. Voyez *Citrullus* & *Cucumis*.

ANGUSTIA, dans le sens ordinaire signifie une anxiété ou une inquiétude dans les maladies : mais on se sert encore du mot *Angustia* ou *Angustatio*, pour signifier la petitesse des vaisseaux & des émonctoires du corps.

ANH

ANHALDINUM, épithete d'un médicament corrosif décrit par *Hartman*, *Praxis Chym. Tom.* 1. Castelli.

ANHALTINA REMEDIA. Médicamens qui facilitent la respiration. Telles sont les plantes vulnéraires & quelques préparations du soufre.

ANHALTINA, épithete d'une eau spiritueuse médicinale extremement confortative, dont on trouve la description dans quelques Dispensaires étrangers.

ANHELATIO, ANHELITUS, Ἄσθμα; courte haleine, ou respiration difficile, foible, mais fréquente, à laquelle les personnes qui se portent bien, mais surtout celles qui sont en convalescence, sont sujettes lorsqu'elles font un violent exercice, qu'elles montent un lieu escarpé, qu'elles courent ou qu'elles dansent. Les personnes grasses sont fort sujettes à cette incommodité, qui est souvent une suite de la réplétion, surtout de celle qui est occasionnée par des alimens crus & flatueux : elle les afflige soit qu'ils soient couchés ou assis, mais beaucoup plus lorsqu'ils courent, ou qu'ils montent quelque endroit escarpé; elle est encore plus considérable en été. Les fievres, l'hydropisie, les tumeurs de viscere, la pleurésie, la cardialgie & l'asthme, sont toujours accompagnées de la courte-haleine. Voyez *Asthma* & *Orthopnæa*.

Anhelitus, signifie chez les Chymistes, fumée, & quelquefois fiente de cheval. Ruland.

ANHIMA, *Johnston*, est un oiseau de rapine, aquatique du Bresil; il est plus grand qu'un cigne; sa tête n'est pas plus grosse que celle d'un coq; son bec est noir & recourbé vers le bout; ses yeux sont beaux, de couleur d'or, entourés d'un cercle noir, ayant la prunelle noire; il s'éleve dessus sa tête vers le haut du bec, une corne grosse comme une des plus grosses cordes à violon, & longue de plus de deux doigts, courbée en son extrémité, ronde & blanche comme un os, entourée de petites plumes très-courtes, blanches & noires; son cou est long de plus de sept doigts, & son corps de presque un pié & demi; ses ailes sont grandes, & de différentes couleurs; sa queue est longue de dix doigts & large comme celle de l'oie; ses piés ont chacun quatre doigts armés d'ongles; sa voix est forte, criant *vihu vihu*; on ne le trouve jamais seul, la femelle est toujours accompagnée du mâle; & quand l'un des deux meurt, l'autre le suit de près : c'est la femelle que j'ai décrite ici ; le mâle est encore une fois aussi gros : elle fait son nid de boue en forme de four, dans les troncs des arbres & sur la terre.

La corne de cet oiseau est estimée un bon remede pour résister au venin, pour les suffocations de matrice, & pour provoquer l'accouchement. On la met infuser dans du vin pendant une nuit, puis on en fait prendre l'infusion. Lemery, *des drogues*.

ANHUIBA. Voyez *Sassafras*.

ANI

ANIADA, terme par lequel les Alchymistes expriment ce qu'ils appellent les fruits & les pouvoirs du Paradis & du Ciel : ils entendent encore par ce nom les Sacremens des Chrétiens. Il signifie dans la Medecine le pouvoir des Astres qui prolonge notre vie par leurs influences. Ruland.

ANIADAY, dans le langage des Alchymistes, signifie la source céleste, le Nouveau-Monde ou le Paradis. Johnson.

ANIADON, ANIADUM, ANIADUS ; termes que l'on trouve dans Paracelse, & qui signifient ou l'efficacité & la force essentielle des choses, ou le corps céleste planté par l'Esprit-Saint parmi les Chrétiens par le moyen des Sacremens, ou l'homme spirituel régénéré. Castelli.

Ces termes paroissent être les mêmes qu'*Aniada* & *Aniaday*.

ANICETON, Ἀνίκητον ; *Invincible*. Epithete d'une emplâtre qu'on attribue à Criton, & à laquelle on a donné ce nom, à cause qu'elle est un remede infaillible pour les achores.

Voici la description qu'en donne Galien, *de Comp. Phar. Sec. Loc. Lib. I. c.* 8.

Prenez *de la litharge, trois-cens-douze gros,*
rha, (espece de rhubarbe) cent-quatre gros,
(quelques-uns n'en mettent que cinquante-deux,
de ceruse, cent-quatre gros,
encens, vingt-six gros,
alun de plume, seize gros, quarante grains,
térébenthine, vingt-six gros,
poivre blanc, trois gros, sept grains,
huile, une pinte ;

Pilez les drogues seches, & faites bouillir l'huile, la litharge & la céruse dans un pot de terre qui n'ait point encore servi ; & lorsqu'ils auront reçu quelque changement, ajoutez-y de la cire & de la résine, & remuez-les jusqu'à ce qu'ils ne s'attachent plus aux mains : retirez les du feu ; & lorsqu'ils seront quelque peu refroidis, ajoutez-y les drogues seches, & pilez-les toutes ensembles dans un mortier le mieux que vous pourrez. Etendez-les sur un linge, & changez l'emplâtre tous les trois jours.

Autre emplâtre *Aniceton* décrite par Aëtius.

Elle est fort en usage à cause qu'elle est attractive, perce, nettoye, consolide & attire le pus à travers les compresses. L'on s'en sert aussi en forme de collyre. Elle dissipe les duretés, & fait cesser les contractions des nerfs, si on l'emploie sans embrocation pour qu'ils ne puissent point se refroidir. Etant dissoute, elle tient lieu d'un onguent pour les lassitudes, & écarte celles qui surviennent au commencement d'une maladie, ou de quelque cause cachée. Elle amollit les extrémités, lorsqu'on l'applique sur de grandes compresses. Elle réunit les plaies qui saignent après une suture ou l'usage des crochets, en mettant par-dessus une compresse trempée dans du vinaigre, que l'on fait chauffer en hiver. Elle est bonne pour les maux ou les pourritures de la plante des piés, les maladies des doigts, pour les plaies & les fractures. On peut l'employer en toute sûreté sans recourir à aucun autre remede pour cicatriser & pour faire revivre les chairs. Elle guérit les morsures de l'homme, des chiens & des bêtes féroces : mais un de ses effets les plus extraordinaires, est d'empêcher qu'il ne se forme aucun abscès dans le colon ou le péritoine lorsqu'il n'y a point encore de suppuration ; & supposé qu'il y en ait une, de l'atténuer, & d'empêcher l'abscès de s'ouvrir dans les intestins : mais on doit mettre pardessus une compresse, & sur celle-ci un flocon de laine trempé dans du vinaigre ou de l'huile chaude. On doit humecter la compresse deux fois par jour, & ne changer l'emplâtre qu'au bout de trois ou quatre jours, pour la remettre de nouveau après avoir fait des fomentations sur la partie. Elle tire son nom de ses effets, qui sont étonnans & en très-grand nombre, & on la prépare de la maniere suivante :

Prenez *de battitures de cuivre, cinquante-huit gros,*
pariétaire d'Espagne,
herbe aux poux,
baies Cnidiennes,
graines de moutarde,
de romarin,
fiente de pigeons,
longue aristoloche,
verd-de-gris,
misy de Chypre,
graine de roquette,
cumin, } *de chacun, treize gros ;*
encens,
baies de laurier,
iris, } *de chaque, cent vingt gros ;*
de vinaigre fort, seize pintes,
d'une décoction de figues seches que vous aurez faite en faisant bouillir cinq livres de figues seches dans six pintes d'eau jusqu'à la diminution du tiers, demi-pinte ;

Broyez toutes ces drogues ensemble avec le vinaigre dans la chaleur de la canicule. Lorsque cette composition sera seche & qu'elle tirera sur le verd, versez dessus la décoction de figues seches, laissez-la ramollir & conservez-la dans une boîte de cuivre rouge.

Lorsque vous en aurez besoin, mêlez une partie de ce remede, après l'avoir délayé, dans du vinaigre jusqu'à consistance de miel, avec six parties de cire & de colophone fondues dans une quantité suffisante d'huile. Supposé que vous le vouliez plus fort, mettez-en quatre parties sur une de cire & de colophone ; & si vous voulez le contraire, prenez-en une partie sur huit de ces dernieres. On prétend que ce remede est excellent pour les dartres malignes, si on l'emploie sans beaucoup de mélange. Aetius, *Tetrab. IV. Serm.* 3. *cap.* 16.

ANIDROS, ἄνιδρος, *qui ne sue point*, d'α privavif, & ἱδρόω, *suer*.

Ἄνιδρος πυρετὸς καὶ ἄκριτος, dans Hippocrate, *De Rat. Vict. in Morb. Acut.* signifie une fievre de longue durée sans aucune sueur critique, à cause que la nature a été troublée dans ses fonctions par des remedes purgatifs.

ANIDROSIS, Ἀνίδρωσις, défaut ou privation de sueur. Hippocrate. *Lib. VII. Epidem.*

ANIDROTI, Ἀνιδρωτὶ, adverbe dont Galien donne l'explication dans plusieurs endroits de ses Commentaires sur Hippocrate, & qui, suivant Hesychius, signifie *sans sueur*.

ANIL. *Anil*, Garz. Acost. *Nil. sive anil*, Cam. *Agnil* Fragoso. *Coachira Indor. Anil sive indigo*, *Gali sive nil, herba rorismarini facie*, Linsc. 4. Part. Ind. Orient. *Herba anil, sive Enger*, 4. Part. Ind. Orient.

C'est une plante du Bresil haute d'environ deux piés, ressemblante au romarin ; ses feuilles sont rondes assez épaisses ; ses fleurs sont semblables à celles du pois, rougeâtres ; elles sont suivies de gousses longues & recourbées, contenant des semences semblables à celles des raves, de couleur d'olive ; toute la plante a un gout amer & piquant, on en tire l'indigo. Elle est vulnéraire, elle déterge & mondifie les vieux ulceres, étant appliquée dessus en poudre ; on s'en sert aussi en frontal pour les douleurs tête. LEMERY, *Traité des Drogues*.

Anil alia species, Marcgrav. *Caachira secunda*, Pison. *An Glasto affinis*? C. B.

Elle croît à la hauteur de deux piés & même davantage ; sa tige est ronde, remplie de nœuds, & d'une substance visqueuse, spongieuse, & rougeâtre. Des nœuds de la tige & des branches sortent deux feuilles directement opposées, sans aucun pédicule, de la longueur de trois ou quatre travers de doigt, aussi étroites que celles du saule, verdâtres, couvertes des deux côtés d'une espece de petit poil blanc un peu rude au toucher. Dans le même endroit où sont les feuilles, sortent de chaque côté deux pédicules fort près l'un de l'autre, droits, de deux ou trois travers de doigt de long, qui portent à leur extrémité une fleur ronde & blanche, de la grandeur d'une marguerite, avec des petites feuilles blanches entourées de petits filets blancs. Sa racine a un pié de long ou même quelque chose de plus, elle est tant soit peu courbée, garnie d'un petit nombre de branches, d'une substance visqueuse & ligneuse, & couverte d'une écorce d'une couleur brune que l'on peut séparer. Toute la plante sans en excepter sa racine, est remplie de suc ; & lorsqu'on rompt sa tige ou sa racine, il en sort aussi-tôt un suc de couleur bleue.

On fait l'*anil* avec cette plante, en pilant seulement ses feuilles, & en versant de l'eau dessus. On la laisse ensuite reposer, & après avoir jetté l'eau, on fait sécher le sédiment au soleil.

Cette plante est entierement différente de l'autre *anil* dont on tire l'indigo. RAY, *Hist. Plant.*

Les Medecins & les Voyageurs nous ont donné un détail si exact de la maniere dont on cultive cette plante, dont on extrait ses parties féculentes, & des différens usages auxquels on l'emploie, qu'il est inutile que je m'y arrête pour le présent.

Comme la rareté de cette plante fait que nous ignorons quel est l'usage que les Indiens en font dans la Medecine, & que les Auteurs qui en ont écrit ne s'accordent point sur la description qu'ils en ont donnée ni sur ses vertus médicinales ; je me contenterai seulement de rapporter les propriétés que les Botanistes & les Medecins s'accordent unanimement à lui donner. On convient généralement que sa racine mise en décoction est propre contre la colique néphrétique ; que ses feuilles pilées & macérées dans de l'eau & appliquées sur le ventre, operent un merveilleux effet dans la suppression d'urine, & qu'elles soulagent les douleurs de tête lorsqu'on s'en sert en forme de cataplasme. *Mémoires de l'Acad.* A. 1718.

ANIMAL. On donne ce nom à tout corps organisé, doué de vie, & d'un mouvement volontaire. De-là vient que toutes les substances que l'on tire des animaux sont dites appartenir au regne animal, afin de les distinguer de celles qui sont des regnes végétal & minéral.

On ne s'apperçoit point que la terre des animaux differe de celle des végétaux : mais il n'en est pas de même de leurs sels ; car celui des premiers est volatil, c'est-à-dire qu'il s'éleve dans la distilation par la force du feu, au lieu que celui de la plupart des végétaux qui sont encore exempts de corruption, est fixe & ne peut point s'élever quelque grande que soit la violence du feu. Voyez *Analysis*.

Les huiles des animaux different encore de celles des végétaux à plusieurs égards, comme on va le voir dans les observations suivantes d'Hoffman sur les huiles des animaux.

On trouve dans tous les corps que la terre produit une substance grasse, huileuse, & inflammable qui n'est point restrainte à ces corps seulement, puisqu'on la trouve en abondance dans tous les animaux de quelque espece qu'ils soient ; il est même impossible d'en trouver un seul qui n'ait quelque portion de graisse logée dans ses parties internes. Dans toutes leurs parties solides, dans leurs chairs, dans leurs os, & même dans leurs fluides, ce principe inflammable se découvre lui même après qu'on a fait dessécher ces parties comme il faut ; car outre qu'elles s'enflamment aisément, elles donnent encore une grande quantité d'huile dans la distilation. Mais il y a cette différence entre les huiles des végétaux, & celles des animaux, qu'on ne tire les dernieres que par une distilation seche ; c'est-à-dire, par la combustion ; ce qui fait que toutes les huiles des animaux ont une odeur empyreumatique qui affecte les nerfs du nez d'une maniere tout-à-fait désagréable.

Toutes les graisses & toutes les huiles que l'on tire des animaux different encore de celles des végétaux, en ce que ces derniers contiennent un acide subtil avec lequel elles sont étroitement unies ; au lieu que les premieres renferment, au lieu de cet acide, un certain principe alcalin. L'acide se découvre lui-même dans les huiles que l'on tire des semences & des fruits par expression ; puisque les huiles qu'on laisse séjourner pendant un tems considérable dans des vaisseaux de cuivre, en extraient une couleur verdâtre, qu'on ne peut attribuer qu'à un acide, au lieu que la graisse des animaux, lorsqu'on la garde quelque-tems dans des vaisseaux d'argent ou de cuivre, acquiert une couleur bleue fort éclatante ; effet qui ne peut être produit que par un principe alcalin.

Que les huiles éthérées des végétaux renferment un certain sel acide, c'est ce dont l'expérience suivante ne permet pas de douter. Qu'on lévige sur un marbre autant qu'il est possible du sel de tartre ; & qu'on y verse quelques gouttes d'huile distilée de genievre, par exemple, de térébenthine, ou de lavande, que l'on continue la trituration pendant quelques heures, jusqu'à ce que les particules huileuses les plus déliées soient mêlées avec le sel lixiviel, que la masse prenne la forme d'une bouillie, & qu'il ne paroisse plus d'huile. Qu'on expose cette masse en plein air sur un marbre pendant un tems considérable, jusqu'à ce que le sel soit desséché, & qu'on puisse léviger une seconde fois ; qu'on le laisse imbiber d'huile une deuxieme fois, & qu'on réitere cette opération jusqu'à ce qu'une livre de sel de tartre en ait absorbé deux d'huile. Lorsque cette masse sera seche on la dissoudra dans de l'eau commune, on jettera l'eau qui restera après la filtration ; & l'on aura après l'évaporation un sel neutre, tel que l'*arcanum tartari*, ou le tartre vitriolé.

On ne peut point douter après ce qu'on vient de voir, que l'acide, par le moyen duquel l'alcali a été changé en une substance d'une nature neutre, n'ait été contenu originairement dans l'huile qu'on y a versée, puisque l'air seul ne sauroit produire un pareil effet. Cependant, je ne doute point que l'acide universel qui est contenu dans l'air ne concourre en quelque chose à produire cet effet.

Qu'un acide entre dans la composition des huiles les plus épurées, c'est ce que prouve l'expérience dans laquelle on fait voir que l'esprit de vin le mieux rectifié, peut se convertir en une huile très-subtile & très-pénétrante pourvu qu'on y ajoute de l'huile de vitriol très-concentrée.

Mais le cas est tout-à-fait différent dans les huiles distilées des animaux ; car elles sont imprégnées d'une grande quantité de sel volatil, qu'il est aisé d'en tirer ; & ce qui est bien plus, ces mêmes huiles, celle de corne de cerf, par exemple, ou d'ivoire se changent en sels

sels volatils, lorsqu'on les met long-tems en digestion avec un sel lixiviel.

Le sel volatil alcalin contenu dans les huiles des animaux les rend plus subtiles & plus pénétrantes que celles des végétaux, & plus propres à mettre la masse du sang en mouvement. Personne n'ignore que l'esprit de vin le mieux rectifié absorbe & dissout entierement les huiles que l'on tire des substances animales, celle d'ivoire, par exemple, de vers de terre, ou de corne de cerf; ensorte que quelques gouttes de ces huiles teignent non-seulement une grande quantité de cet esprit, mais lui communiquent encore un gout & une qualité qu'il n'avoit point auparavant; trois ou quatre gouttes de ces huiles suffisent pour donner à trois onces d'esprit de vin, pour le moins, une couleur foncée.

On voit par là, quelle est la subtilité & la petitesse des parties de ces huiles qui conservent entierement les qualités & la conformation qu'elles ont reçues dans leur origine; car deux petites gouttes d'huile de corne de cerf mêlées avec demie once d'esprit de vin le mieux rectifié, suffisent pour causer des sueurs copieuses & abondantes, si on les divise en quatre doses, & si on les donne à quatre personnes différentes. Les Medecins ne sauroient donc user de trop de précaution lorsqu'ils ordonnent ces huiles surtout aux jeunes gens, & dans les maladies qui sont accompagnées d'une chaleur extraordinaire. On voit encore par-là d'où vient que ces huiles ont tant de force pour dissoudre & pour dissiper des tumeurs qui n'avoient pu céder à aucun autre remede.

Mais ce qui mérite le plus notre attention, est que les huiles que l'on tire des substances animales, peuvent, au moyen d'une rectification réitérée, acquérir un tel degré de subtilité qu'elles deviennent capables lorsqu'on en donne une dose un peu forte, de déraciner les maladies les plus opiniâtres, & les plus invétérées.

Voici la maniere de les préparer.

Prenez quelque huile que ce soit, tirée des substances animales par le moyen de la distilation; celle de sang humain, par exemple, de vers de terre, d'ivoire ou de corne de Cerf; mettez-la dans une cornue de verre sans y rien ajouter, & rectifiez-la à un tel point, qu'il ne reste au fond aucune matiere noire & brûlée, ce dont on vient à peine à bout à la douzieme distilation.

Cette huile qui étoit auparavant épaisse, & d'une odeur empyreumatique & insupportable, en acquiert peu à peu une beaucoup plus agréable, & devient d'un gout plus piquant.

Vingt gouttes & même davantage de cette huile prises à jeun avant l'accés d'une fievre intermittente, procurent le calme & un doux sommeil, & préservent souvent le malade du retour du paroxysme suivant. Ce remede est très-efficace encore pour guerir les épilepsies invétérées, & pour appaiser les mouvemens convulsifs, surtout lorsqu'on le prend avant le tems ordinaire de l'accès, & qu'on use auparavant de remedes propres à évacuer la trop grande quantité d'humeurs.

Il produit ses effets au moyen de ses qualités douces, anodynes & somniferes; car il procure le calme & un sommeil paisible, & qui bien loin d'être suivi de l'assoupissement, de la pesanteur & de la foiblesse, ranime & fortifie au contraire le corps. Il procure outre cela une sueur modérée sans augmenter la chaleur du sang. Les effets que produit ce remede viennent de la petitesse prodigieuse de ses particules sulphureuses, occasionnée par ses rectifications fréquentes & réitérées; & comme ses particules sulphureuses pénetrent à cause de leur subtilité dans les parties les plus éloignées & les plus petites, & se repandent dans la masse entiere des humeurs; elles changent & diminuent si fort la tension & la rigidité de la dure-mere, & de tout le systeme membraneux & nerveux, dont les mouvemens déréglés & spasmodiques sont la véritable cause des fievres intermittentes & des mouvemens épileptiques, qu'ils deviennent ensuite incapables de pareils mouvemens spasmodiques.

L'on voit par cette observation chymique & pratique, que les vertus extraordinaires de certains remedes ne viennent que des particules insensibles des substances huileuses & sulphureuses, qui penetrent dans les recoins les plus cachés des parties solides & surtout des nerfs & des membranes, dont le ton & le mouvement influent sur presque toutes les fonctions & les mouvemens de notre corps.

Cette expérience & cette observation pratique prouve encore, que les remedes qui ont le plus de chaleur & qui suffisent, étant donnés en petite quantité, pour jetter la masse du sang dans un mouvement violent & rapide, peuvent être si fort adoucis que loin d'augmenter le mouvement du sang lorsqu'on en donne une forte dose, ils l'appaisent au contraire & procurent un calme modéré; ce qui vient, comme il est aisé de s'en appercevoir du changement qui est survenu dans ce remede, c'est-à-dire de la subtilité de l'huile qui étoit auparavant ténace & visqueuse.

Enfin cette expérience sert à expliquer & à rendre raison des qualités anodynes & somniferes du camphre, qui n'est autre chose qu'une huile coagulée très-subtile, lorsqu'on s'en sert avec précaution & suivant que les circonstances l'exigent. HOFFMAN. *Observ. Physico-Chym. L. I. c.* 15.

L'huile rectifiée dont nous avons donné la description ci-dessus, contient certainement un grand nombre de vertus considérables. Son caractere principal est d'être un excellent remede contre la peste ou quelque maladie pestilentielle que ce soit: elle fortifie la nature, rejouit le cœur & ranime les esprits, elle facilite la circulation du sang, purifie toute sa masse, & guérit les érésypeles, la gale & la teigne, la gratelle & les dartres; elle est très-efficace dans la cure de la lepre; elle enleve les obstructions du foie & de la ratte, guérit toutes les maladies de la tête & du cerveau, comme les léthargies, les apoplexies, la migraine, les vertiges, les convulsions & la paralysie. Elle fortifie l'estomac & aide à la digestion; elle produit des effets surprenans dans la défaillance, les syncopes & la palpitation du cœur. On auroit peine à trouver dans la Medecine un remede plus prompt & plus efficace. Sa dose est depuis vingt jusqu'à trente gouttes dans du sucre, en buvant après un verre de vin.

ANIMAL BEZOARTICUM ORIENTALE. *Bezoar.* Voyez *Bezoar.*

ANIMAL BEZOARTICUM OCCIDENTALE. Voyez *Bezoar.*

ANIMAL MOSCHIFERUM. *Le Musc.* Voyez *Moschus.*

ANIMAL ZIBETHICUM. *Civette.* Voyez *Zibethum.*

ANIMALCULA, *animalcules*, ou *petits animaux.* Ceux qui ont fait les recherches les plus exactes & les plus scrupuleuses sur la nature des differens objets qui se sont présentés à leurs sens, ont découvert que les êtres qui faisoient l'objet de leur curiosité, étoient souvent tout-à-fait différens de ce qu'ils avoient paru au premier abord. Ainsi, par exemple, on a découvert que toute la terre étoit remplie d'une quantité inépuisable de petits animaux qu'on n'eût jamais soupçonné y être, qui flottent dans l'air que nous respirons, qui se jouent dans l'eau que nous buvons, ou qui sont attachés aux différens objets que nous voyons & que nous touchons. Les conjectures & les hypotheses que l'on a formées sur la production, la génération, la structure & l'usage de ces petits animaux, ont été aussi différentes, & peut-être aussi éloignées de la verité qu'aucune qui ait jamais été formée par le caprice, ou embrassée par la crédulité des hommes: mais ces conjectures, cette obscurité & ces tenebres ont été bannies, depuis qu'on a découvert par le secours des microscopes, non seulement que ces petits animaux existent, mais encore leurs différentes figures & leurs différens degrés de mouvement.

L'eau, le plus simple & le moins composé de tous les fluides contient non seulement un grand nombre de ces animaux, mais sert encore à leur multiplication.

Ceci se trouve confirmé par ce que rapporte un particulier dans l'Histoire de l'Académie des Sciences de l'année 1707. Il avoit cru dans quelques expériences qu'il avoit faites, que les petits animaux qu'on découvre dans l'eau avec le secours du microscope n'y multiplioient point, mais qu'ils provenoient de certaines petites mouches invisibles qui déposent leurs œufs dans l'air; & que puisque ces petits animaux étoient des especes de petits vers, on pouvoit naturellement supposer qu'ils devoient leur origine, de même que les autres, à quelque espece d'insectes ailés. Mais il découvrit son erreur par l'expérience suivante.

Il fit bouillir de l'eau & du fumier ensemble, & en remplit deux bouteilles de la même grosseur: lorsque la liqueur qu'elles contenoient fut devenue tiede, il mit dans l'une d'elles deux petites gouttes d'eau qu'il avoit prises dans un autre vaisseau qui étoit rempli de ces *animalcules*, & huit jours après il trouva que cette phiole fourmilloit d'un nombre prodigieux de petits animaux de la même espece que ceux que contenoit la liqueur d'où ces deux gouttes d'eau avoient été tirées. Il ne découvrit rien de semblable dans l'autre bouteille, quoique le fumier eut dû, ainsi qu'on l'auroit pensé, en avoir produit quelques-uns. Ces phioles avoient été exactement bouchées. Cette expérience est donc une preuve de la multiplication de ces *animalcules* dans l'eau; mais elle seroit encore plus assurée, s'il est vrai comme le prétend cet Observateur, qu'il les ait vus s'accoupler. Il est certain qu'il les vit se joindre de deux en deux, à quoi on répondra que c'étoit peut-être pour se battre: mais si cela est, d'où vient qu'ils ne se battent jamais que deux ensemble.

Si donc l'eau qui est le plus simple de tous les fluides, contient un nombre si prodigieux de petits animaux, & devient, s'il est permis de m'exprimer ainsi, un milieu propre à leur production & à leur multiplication, combien à plus forte raison en doit-on supposer dans les autres fluides, qui sont d'une nature plus composée? Que devons-nous penser, par exemple, de la quantité inconcevable & de la variété surprenante d'*animalcules* que l'air qui est un fluide hétérogene, contient? Qu'elle quantité ne doit-il point y en avoir dans les liqueurs qui ont fermenté, dans les vins spiritueux, & dans les liqueurs de toute espece? Combien dans les testicules, la semence & les autres sucs des animaux? Combien dans les oiseaux, dans les poissons & même dans les reptiles & les insectes les plus petits? Quelque surprenant que cela paroisse à ceux qui ne sont point accoutumés à pénétrer dans les merveilles cachées des ouvrages de la Nature; il s'en faut cependant de beaucoup que ce soit une de ces hypotheses curieuses dans laquelle on se joue de l'esprit des hommes, pendant un certain tems, sous une fausse apparence de vérité, pour les jetter ensuite dans l'embarras que leur cause le défaut de certitude à laquelle ils s'étoient attendus; car M. Leuwenhoeck à qui l'histoire naturelle a de si grandes obligations, & qui a observé avec tant d'exactitude jusqu'aux plus petits ouvrages du Créateur, a assujetti ces matieres aux sens, & prouvé d'une maniere incontestable, que le nombre d'*animalcules* que contient la semence d'une Merluche, est dix fois plus grand que celui de tous les hommes qui vivent sur la surface de la Terre.

En un mot ces *animalcules* sont en si grande quantité dans toute la nature, que tous les alimens dont nous faisons usage sont mêlés & incorporés avec les œufs qu'ils ont déposés. M. Homberg rapporte dans les Mémoires de l'Académie des Sciences de l'année 1707. qu'un jeune homme de sa connoissance qui jouissoit d'une santé parfaite, rendit pendant quatre ou cinq ans par les selles un grand nombre de vers de cinq ou six lignes de long, quoiqu'il ne mangeât ni fruit ni salade, & qu'il usât de tous les remedes imaginables pour être guéri de cette maladie. Il rendit une fois ou deux un ver qu'on appelle en François *solitaire*, plat & plein de nœuds, qui avoit une aune & demie de long. Il conclut de-là que tous les alimens que nous prenons sont remplis d'un nombre prodigieux d'œufs d'insectes qui n'ont besoin pour éclorre que d'un estomac qui leur tient lieu de four.

On trouve dans les Transactions Philosophiques des histoires surprenantes de petits animaux qu'on a trouvés dans plusieurs substances d'une espece différente. C'est ainsi qu'un Auteur anonyme a découvert dans le sable un insecte d'une figure tout-à-fait extraordinaire.

Comme j'examinois, dit-il, avec un excellent microscope quelques petits grains de sable que j'avois passés au tamis, je découvris un animal qui avoit un grand nombre de piés, le dos blanc & couvert d'écailles, mais beaucoup plus petit que tous ceux qu'on a découverts jusqu'ici. Car quoique le microscope grossit chaque grain de sable comme une noix ordinaire, cependant cet animal ne paroissoit pas plus gros que l'est un grain de sable vu sans le secours du microscope.

M. J. Harris rapporte (au mois de Juin 1694.) qu'examinant une petite goutte d'une eau de pluie, qui étoit depuis deux mois sur sa fenêtre dans un pot de fayence, & qu'il avoit prise avec la tête d'une épingle sur la surface de l'eau, il y découvrit quatre différentes sortes d'animaux. J'en découvris, dit-il, de deux especes & qui étoient très-petits dans la partie la plus claire de la goutte. Quelques-uns avoient la figure d'œufs de fourmis & étoient dans un mouvement continuel & très-rapide. J'ai remarqué que cette figure ovale est la plus ordinaire aux petits animaux qu'on trouve dans les liqueurs. L'autre espece qui étoit dans la partie la plus claire de la goutte étoit plus oblongue, ils étoient environ trois fois aussi longs que larges: ceux-ci étoient en très-grande quantité, mais leur mouvement étoit lent en comparaison de celui des premiers.

Dans une autre partie de la goutte (l'eau dont je l'avois retirée avoit contracté une écume épaisse qui l'environnoit) je découvris encore deux autres sortes d'animaux semblables à ces especes d'anguilles qu'on découvre dans le vinaigre, mais beaucoup plus petits & dont l'extrémité étoit plus pointue. Ils nageoient dans la partie la plus claire & se sauvoient ensuite dans la partie la plus épaisse & la plus bourbeuse de la goutte comme font les anguilles ordinaires dans l'eau. J'y découvris encore un animal semblable à un gros magot qui prenoit en se rétrécissant la figure d'une boule; le bout de sa queue étoit fait en forme de tenaille; je lui voyois distinctement ouvrir & fermer la bouche & rendre une grande quantité de bulles d'air. J'en comptai environ quatre ou cinq qui paroissoient occupés à manger.

Je découvris encore cette quatrieme espece d'animaux dans plusieurs autres gouttes de la même eau, c'est-à-dire dans la peau ou l'écume qui couvroit sa surface. Car il me fut impossible d'en découvrir aucun sous celle-ci & dans la partie la plus basse de l'eau à moins que je ne la troublasse en la secouant & que je ne mêlasse sa surface avec ses parties les plus basses.

Avril 27. 1696. j'examinai avec un meilleur microscope quelques gouttes d'eau de pluie qui avoient été à découvert pendant quelque tems, mais qui n'avoient point contracté une pareille écume que la précédente. Il me fut impossible de découvrir aucun animal dans sa partie la plus claire: mais quelque peu d'écume mince & blanche s'étant élevée sur sa surface en forme de graisse, j'y découvris un amas d'animaux d'une petitesse infinie, de grandeur & de figure différentes, semblables à ceux qui naissent dans l'eau lorsqu'on y fait tremper de l'orge.

J'examinai en même tems une petite goutte de la superficie verdâtre d'une eau bourbeuse qui étoit dans ma basse-cour, & je trouvai qu'elle étoit entierement remplie d'animaux de grandeur & de figure différente : mais les plus remarquables étoient ceux qui donnoient à l'eau cette couleur verdâtre. Ils étoient ovales, leur milieu étoit d'un verd foncé, leurs extrémités étoient claires & transparentes. Ils se racourcissoient & s'allongeoient, ils se culbutoient les uns sur les autres & s'élançoient comme des poissons : leurs têtes étoient toujours du côté le plus large par lequel ils se mouvoient. Ils étoient en très-grand nombre, mais si gros néanmoins que je les distinguois aisément avec un verre qui ne grossissoit pas extraordinairement les objets. Il y en avoit plusieurs autres entremêlés parmi ceux-ci, mais qui étoient plus petits & transparens comme ceux dont je viens de parler, & qu'on trouve dans l'écume blanche de l'eau de pluie qui a demeuré quelque tems à découvert.

Avril 29. 1696. j'ai découvert une autre espece d'animaux dans de l'eau qui avoit été à découvert dans un verre sur ma fenêtre; ils étoient trois fois plus gros que les autres dont j'ai parlé ci-devant, & ils avoient un anneau verd au milieu, ils étoient fort transparens, mais moins colorés. En examinant avec plus d'attention les bandes ou les ceintures qui entouroient ces animaux, je découvris qu'elles étoient composées de globules si semblables au frai des poissons, que je ne pus m'empêcher de croire qu'elles servoient au même usage dans ces petits animaux : car j'en trouvai plusieurs depuis le 27 Avril qui n'avoient aucune de ces ceintures; un grand nombre d'autres en avoient encore, mais qui étoient inégalement diminuées, l'eau étoit remplie d'une grande quantité de petits animaux que je n'y avois point vus auparavant, & que je regardai comme les fretins auxquels les plus vieux avoient donné naissance. Je continuai à les examiner pendant deux jours, & je m'apperçus que le nombre de ceux qui avoient les bandes dont j'ai parlé, diminuoit de plus en plus; de sorte qu'à la fin je n'en découvris plus aucun de semblable, & ils n'avoient plus la moindre couleur dans toute leur étendue.

J'examinai le 18 Mai de l'année 1696. la surface d'une eau bourbeuse qui étoit bleuâtre, ou plutôt d'une couleur changeante entre le bleu & le rouge, & je découvris dans de très-petites gouttes de cette eau, un nombre prodigieux d'animaux de grandeur différente, parmi lesquels je n'en trouvai aucun qui eût les ceintures dont j'ai parlé ci-dessus, ni du verd, ni aucune autre couleur.

J'examinai encore la surface de quelque autre eau bourbeuse qui tiroit un peu sur le verd ; & je la trouvai remplie d'un si grand nombre d'animaux, que je ne me rappelle point d'avoir rien vu de semblable, si ce n'est dans la semence de quelques animaux. Il y en avoit parmi ceux-là un très-grand nombre d'une couleur verdâtre, mais ils se mouvoient avec tant de rapidité, & étoient si près les uns des autres, qu'il me fut impossible de distinguer, quelque effort que je fisse, si cette couleur verte étoit répandue sur tout leur corps, ou si elle n'en occupoit que le milieu en forme de ceinture comme je l'ai dit ci-devant. Je jugeai à la rondeur de leur figure, aussi-bien qu'à leur petitesse, qu'ils n'étoient que le frai de cette espece d'animaux dont j'ai parlé ci-dessus. Je remarquai que la pointe d'une épingle trempée dans de la salive, les faisoit tous mourir sur le champ, & je suppose qu'il en est de même des autres animaux de cette espece.

J'examinai le même jour la surface de quelque eau minérale, qui avoit été environ deux semaines dans une phiole bien bouchée, & j'y découvris deux sortes d'animaux dont les uns étoient extremement petits & les autres d'une grandeur considérable. Ces derniers avoient sur leurs queues quelque chose qui imitoit les nageoires, mais il n'y en avoit qu'un petit nombre de chaque espece.

Le sel composé ou le vitriol contenu dans cette eau, étoit formé de particules de différentes figures, mais toutes irrégulieres. Elles ressembloient à des petits monceaux de petits bâtons posés en travers les uns sur les autres sous différens angles; elles étoient transparentes & tant soit peu verdâtres, comme le crystal qui tient de la nature du fer a coutume de l'être.

Je mis infuser des grains de poivre, des baies de laurier, de l'avoine, de l'orge & du froment dans de l'eau. Au bout de deux ou trois jours son écume fut remplie d'un grand nombre d'animaux. D'autres en avoient souvent trouvé avant moi : j'en trouvai un plus grand nombre & une plus grande variété dans l'eau d'orge & de froment, que dans celle où j'avois mis tremper des baies de laurier.

Il est difficile d'expliquer la production d'un si grand nombre d'animaux. Quoiqu'on puisse supposer ainsi que le font plusieurs, qu'ils s'y engendrent par la corruption, il semble néantmoins que l'hypothese d'une pareille génération renferme plus d'absurdités & de difficultés qu'il ne paroit d'abord au premier coup d'œil. Je souhaiterois cependant que quelque personne ingénieuse voulût s'occuper quelque tems de cette recherche. J'ai conjecturé que ces animaux pouvoient être produits par un des deux moyens suivans.

1. Il se peut faire que les œufs de quelques insectes extremement petits & qui soient en très-grand nombre aient été déposés dans les recoins de l'enveloppe du grain, par quelque espece qui habite dans ces semences comme dans un lieu qui lui est propre. Les insectes de la plus grande espece déposent ordinairement leurs œufs sur les fleurs & les feuilles des plantes, comme on l'a souvent éprouvé; & il est probable que ceux de la plus petite espece font la même chose. Ces œufs lorsqu'on les plonge dans l'eau, venant à se détacher de cette semence peuvent s'élever sur sa surface, & venant à y éclorre, y produire des animaux qu'on y découvre en si grand nombre.

2. Peut-être aussi que la surface de l'eau reçoit les œufs de quelques petits insectes qui sont répandus dans l'air, & que se trouvant par l'infusion d'un grain convenable, ou d'un degré proportionné de chaleur, rendue propre à cet effet, elle peut leur servir d'un nid, où la chaleur du Soleil les fait éclorre & produit ces animaux, qui (semblables à cet insecte d'eau extraordinaire d'où le moucheron est produit, dont parle le Savant Hook dans sa Micrographie, & dont j'ai souvent vu la métamorphose avec plaisir) se transforment ensuite en mouches ou insectes ailés, de la même espece que celui dont ils tirent leur origine. Peut-être aussi que ces deux circonstances, ou d'autres de la même nature, concourent à leur production.

Observations sur les Animalcules,

Par M. Gray.

J'ai observé dans de petites gouttes d'eau que j'avois prises avec la pointe d'un fil de métal, deux sortes d'insectes, qui ne pouvoient être vus qu'avec le microscope, les uns globuleux, & les autres elliptiques. Les premiers sont un peu moins transparens que l'eau dans laquelle ils nagent, & ont quelquefois deux taches obscures diamétralement opposées, mais qu'on apperçoit rarement. Ces insectes globuleux sont quelquefois joints de deux en deux ; peut-être est-ce pour travailler à la multiplication de leur espece : l'on apperçoit de l'obscurité dans l'endroit par lequel ils se joignent : ils ont un double mouvement, l'un très-prompt & irrégulierement progressif, & en même-tems une rotation sur leurs axes qui se fait à angles droits sur le diametre où sont les taches noires. On ne s'apperçoit de ce dernier que lorsqu'ils se meuvent lentement : ils font d'une petitesse presque incroyable.

J'ai examiné différens fluides transparens, tels que l'eau, le vin, le brandevin, le vinaigre, la biere, la salive, l'urine, &c. & je ne me souviens point d'y avoir découvert une plus grande ou une moindre quantité de ces insectes : mais je n'en ai vu aucun en mouvement, si ce n'est dans l'eau commune qu'on a gardé plus ou moins long-tems, comme M. Leuwenhoeck l'a observé; quoique je ne sache point qu'il ait remarqué qu'ils existent dans l'eau avant que de s'y animer. On trouve dans les rivieres, après qu'il a plu, une si grande quantité de ces petits animaux, qu'il semble que l'eau doit une grande partie de son opacité & de sa blancheur à ces globules. L'eau de pluie contient un grand nombre de globules : mais celle de neige en contient encore davantage. La rosée qui s'attache aux vitres des fenêtres, en est remplie; & d'autant que la pluie & la rosée montent & descendent continuellement, je crois qu'on peut dire que l'air en est rempli. Ils semblent avoir la même pesanteur spécifique que l'eau dans laquelle ils nagent; car ceux qui meurent, restent dans toutes les parties de l'eau où ils se trouvent. Quoique j'en aie vu plusieurs milliers, je n'ai jamais pu découvrir une différence sensible dans leurs diametres, & ils m'ont tous paru de la même grosseur : ils conservent leurs figures dans l'eau qui a bouilli, & quelquefois même ils y vivent.

Il est encore une autre espece d'insectes que j'ai découvert, & qu'on ne trouve pas aussi souvent que les autres, surtout en hiver : ils sont beaucoup plus longs que les premiers, ils peuvent prendre différentes figures : ils sont pour la plupart elliptiques, mais ils prennent quelquefois une figure presque sphérique en se racourcissant, & deviennent aussi quelquefois en s'allongeant trois fois plus longs que larges. Ils sont composés de parties opaques & transparentes, & se roulent en marchant autour de leurs axes & de leurs diametres. *Trans. Philosoph. Abreg. Vol. III.*

Observations sur les Animalcules,

Par M. Edmond-King.

Ayant examiné de l'eau de pluie dans laquelle j'avois fait tremper de l'avoine pendant neuf à dix jours, j'y découvris une substance qui me parut semblable à celle qu'on appelle communément la lie dans les autres liqueurs; j'en mis la grosseur de la tête d'une petite épingle sur la plaque objective de mon meilleur microscope, & j'y apperçus distinctement sept ou huit sortes de petits animaux de grandeur & de figure différente qui nageoient dans cette substance. Ils avoient un mouvement très-rapide, & ils paroissoient sept mille fois plus gros que dans leur grandeur naturelle, suivant la supputation que j'en ai faite.

Je mis de même sur la plaque objective de mon microscope cette écume mince qui étoit sur la surface de l'eau dans laquelle j'avois fait infuser du poivre, & qui ressemble à ces floccons de sel que l'on trouve dans quelques especes d'urine; & j'y découvris un amas de petits animaux, qui avoient assez de matiere liquide pour pouvoir nager, & dont le nombre, le mouvement, la variété & la petitesse me causerent de l'admiration.

Je découvris dans une décoction d'herbes que j'avois passée, que je gardois pour un usage particulier, & dont je pris la grosseur d'une tête d'épingle, des animaux semblables à des anguilles, qui avoient un mouvement très-rapide, & dont les deux extrémités me parurent pointues.

Je remarquai que ces petits animaux, dont j'ai parlé ci-dessus, ressembloient à des poissons en plusieurs choses.

1°. Ils vont en troupe, & se serrent les uns contre les autres, de même que les carpes, dans un étang qui n'a pas beaucoup de profondeur, comme je l'ai souvent remarqué, quelquefois dans un endroit & quelquefois dans un autre. Lorsqu'on trouble ces carpes, elles se dispersent, & on les perd de vue dans un moment : il en est de même de ces petits animaux dans la liqueur où ils ont pris naissance, si l'on agite la liqueur avant ou après qu'ils se sont assemblés; du moins je l'ai fait, & je n'ai pu en découvrir aucun dans cette parcelle de liqueur que le jour suivant, ou qu'après leur avoir donné le tems de s'assembler.

2°. Ils demeurent dans la liqueur & y paroissent en mouvement tant qu'ils peuvent y nager : mais lorsqu'elle vient à manquer, on les voit se débattre jusqu'à ce que leurs forces les abandonnent; & une minute après que toutes les particules aqueuses se sont évaporées, ils paroissent morts, étant exposés sur la plaque objective du microscope.

3°. Ils demeurent comme morts pendant une demi-heure, même davantage : mais si on leur met un peu d'eau, ils commencent dans une demi-minute à se mouvoir de nouveau & à nager peu à peu, d'abord d'une maniere foible & languissante (comme le feroient des petits poissons en pareil cas) mais reprenant ensuite leurs forces, leur mouvement devient aussi rapide qu'auparavant.

4°. Ceux qui sont presque morts paroissent plats & minces; lorsqu'ils commencent à se mouvoir, il se tournent de tous côtés sans observer un mouvement réglé : on les voit aussi minces & de la même figure que la plus petite paille, & ils demeurent dans cet état aussi long-tems qu'ils sont malades, & dans un état de foiblesse : mais au bout d'une heure, il s'enflent & reprennent leurs forces lorsqu'on leur donne de nouvelle eau.

Ces *animalcules* se portent pour la plupart vers le sommet de la liqueur, & je suis persuadé que c'est à cause de l'air.

Si l'on n'a pas soin, lorsqu'on les voit comme morts sur la plaque objective, de leur fournir de l'eau dans l'espace d'une heure, ils meurent tout-à-fait, & on les trouve plusieurs jours après dans la situation où on les a laissés.

Les observations suivantes serviront à détruire le doute de quelques personnes qui croient que ces substances ne sont point de vrais animaux.

Si l'on trempe la pointe d'une petite aiguille dans de l'esprit de vitriol, quelque imperceptible que soit la quantité qu'on en a prise, si on l'enfonce dans le milieu de cette goutte, qui n'est pas plus grosse que la tête d'une épingle, & dans laquelle il y a plusieurs milliers de ces *animalcules* qui nagent & qui s'agitent avec beaucoup de rapidité, on verra aussi-tôt ces petits animaux affectés par l'acidité de ces particules jusqu'au point de se séparer & de tomber comme morts.

Si l'on fait dissoudre du sel commun, & qu'on emploie sa dissolution de la maniere précédente sur quelques gouttes de la même liqueur, on verra les animaux dont nous venons de parler, affectés, & cesser leur mouvement, mais d'une maniere tout-à-fait différente : ils ne se sépareront point comme ceux sur lesquels l'esprit de vitriol agissoit, mais ils se racourciront en tout sens, & prendront la forme & la figure de l'avoine concassée; & au lieu que les premiers tomboient tout d'un coup sans tourner, ceux-ci au contraire ne sont pas plutôt affectés par cette dissolution du sel, qu'ils pirouettent avant que de tomber au fond & de mourir, à moins qu'on ne les sauve promptement avec de l'eau fraîche; car dans ce cas on les voit se ranimer peu à peu.

La teinture de sel de tartre les tue plus promptement : ils paroissent d'abord aussi malades & aussi affectés (donnez à cela le nom qu'il vous plaira) qu'ils pourroient l'être par des mouvemens convulsifs violens : ils deviennent ensuite tout d'un coup foibles & languissans, & on les voit se précipiter au fond de la goutte sur la plaque objective. Ils conservent cependant la même figure qu'ils avoient auparavant, & ne sont ni plats comme avec l'esprit de vitriol, ni cylindriques comme avec l'eau salée ordinaire.

L'encre les tue aussi promptement que l'esprit de vitriol, mais elle les fait racourcir en plusieurs manieres; ce que j'attribue à la solution de couperose qui entre dans sa composition.

Le sang nouvellement tiré d'une piquure que l'on se fait au doigt, les tue presque aussi promptement que l'esprit de vitriol, à cause, à ce que je crois, du sel qu'il contient.

Mais rien n'est plus surprenant & plus amusant que de les voir nager & s'agiter d'abord parmi les globules de sang, se pousser les uns contre les autres, semblables à des poissons auxquels on ôte l'eau tout d'un coup, & se précipiter tous ensemble, à ce qu'il me parut, dans le limon.

L'urine les tue aussi en peu de tems, mais non pas aussi promptement que le sang & le vitriol.

Le sucre dissous comme le sel, les tue encore lorsqu'on l'emploie de la même maniere : mais quelques-uns s'applatissent, & d'autres s'arrondissent en mourant.

Le vin d'Espagne les tue, mais non pas si promptement que les autres liqueurs. *Transf. Phil. Abr. vol. III.*

Animalcules dans la gale,

Par le Docteur BONONIO.

Je demandai à une personne qui étoit malade de la gale de me dire l'endroit où elle sentoit les demangeaisons les plus grandes & les plus aiguës, & elle me montra un grand nombre de pustules qui n'étoient point ouvertes: j'en piquai une avec la pointe d'une petite aiguille & j'en fis sortir une eau très-claire dont je pris un très-petit globule blanc que l'on discernoit à peine. Je découvris en l'examinant avec un microscope, qu'il contenoit un petit animal vivant semblable à une tortue, d'une couleur blanche, tant soit peu noir sur le dos, avec des poils longs & déliés, fort agile, ayant six piés, la tête pointue & deux petites cornes au bout du museau.

N'étant point encore satisfait de cette découverte, je fis la même recherche sur plusieurs personnes galeuses, d'âge, de complexion & de sexe différens, & dans différentes saisons de l'année, & je trouvai dans toutes, les mêmes animaux dans la plupart des pustules aqueuses; car il me fut impossible d'en découvrir de tems à autre dans quelques-unes.

Et quoiqu'il soit très-difficile de discerner ces animaux sur la surface de la peau à cause de leur petitesse & de leur couleur, qui est la même; néantmoins j'en ai quelquefois découvert aux jointures des doigts dans les petits creux de l'épiderme, où ils commencent d'enfoncer leurs museaux & causent en rongeant & en s'agitant, des demangeaisons très-incommodes jusqu'à ce qu'ils soient parvenus sous l'épiderme, & alors il est aisé de s'appercevoir du chemin qu'ils font en mordant & en rongeant, car chacun d'eux fait quelquefois plusieurs pustules. J'en ai souvent trouvé deux ou trois ensemble & pour la plupart très-près les uns des autres.

J'examinai si ces animaux ne laissoient point d'œufs, & enfin je découvris dans la partie la plus enfoncée un petit œuf blanc qu'on pouvoit à peine distinguer, presque transparent & oblong, semblable à la semence d'une pomme de pin. J'ai trouvé dans la suite plusieurs de ces œufs, & je ne doute point que ce ne soit d'eux que s'engendrent ces animaux.

Il n'est pas difficile, après cette découverte, d'expliquer la cause de la gale beaucoup mieux qu'on ne l'a fait jusqu'à présent, & il paroît très-probable que cette maladie contagieuse ne provient que de la morsure continuelle que ces *animalcules* font dans la peau, & qui donnant passage à une partie de la sérosité, occasionne des petites vessies dans lesquelles ces insectes continuant à travailler, ils obligent le malade à se grater & à augmenter par-là le mal, en déchirant non-seulement les petites pustules, mais encore la peau & quelques petits vaisseaux sanguins, ce qui occasionne la gale, les croûtes & les autres symptomes desagréables dont cette maladie est accompagnée.

On voit par-là d'où vient que la gale se communique si aisément; car ces animaux peuvent passer d'un corps à un autre avec beaucoup de facilité par le simple attouchement. Comme leur mouvement est extremement rapide, & qu'ils se glissent aussi-bien sur la surface de tous les corps, que sous l'épiderme; ils sont très-propres à s'attacher à tout ce qui les touche, & il suffit qu'il y en ait un petit nombre de logés pour se multiplier en peu de tems au moyen des œufs qu'ils déposent. Il n'est pas surprenant non plus que cette infection se répande par le moyen des draps, des serviettes, des mouchoirs, des gands, &c. dont les personnes galeuses ont fait usage; puisqu'il est aisé à ces animaux de se loger dans de pareilles choses, & qu'ils peuvent vivre hors du corps pendant deux ou trois jours, ainsi que je l'ai remarqué.

Nous n'aurons pas beaucoup de peine non plus à comprendre la raison pour laquelle les lixiviels, les bains & les onguens faits avec des sels, du soufre, le vitriol, le mercure simple, précipité ou sublimé, & tels autres remedes corrosifs & pénétrans, ont la vertu de guérir cette maladie, puisqu'ils ne peuvent que tuer la vermine qui s'est logée dans les cavités de la peau, ce qu'on ne sauroit faire en se gratant, à cause de leur dureté & de leur extreme petitesse qui les dérobe aux ongles. Les remedes internes ne sauroient être non plus d'aucun secours dans cette maladie, & s'il arrive quelquefois dans la pratique qu'elle revienne lorsqu'on la croit tout-à-fait guérie par les onctions, on n'en doit pas être surpris; car quoique les onguens puissent avoir tué tous ces animaux, il n'est pas cependant probable qu'ils aient détruit les œufs qu'ils ont laissés dans la peau comme dans un nid, où ils s'engendrent de nouveau pour renouveller la maladie. Sur ce principe, il est à propos, après que la cure est achevée, de continuer les onctions pendant un ou deux jours, ce qu'il n'est pas difficile de faire exécuter aux malades, à cause que l'on peut donner à ces linimens une odeur agréable. De cette espece est celui qui est composé avec de l'onguent de fleurs d'oranges ou de roses & une petite quantité de précipité rouge. *Transact. Philosoph. Abr. vol. III.*

Leuwenhoeck a calculé que mille millions de ces *animalcules* qu'on découvre dans l'eau commune, ne font pas si gros, pris ensemble, qu'un grain de sable ordinaire. Cet Auteur a découvert dans la liqueur spermatique de différens animaux mâles, qu'il a examinés, un nombre infini d'*animalcules* qui ne sont pas plus grands que ceux dont nous avons parlé ci-dessus. La matiere blanche qui s'attache aux dents est remplie de petits animaux de différente figure, auxquels le vinaigre cause la mort; & l'on verra dans l'article *Acetum*, que cette liqueur contient de petits animaux semblables à des anguilles. En un mot, on auroit peine à trouver quelque chose qui ne produise en se corrompant des petits animaux. Je ne suis point cependant satisfait de ce qu'avance l'Auteur que je viens de citer, qu'on ne découvre d'*animalcules* que dans les substances qui sont dans un état de corruption. Il est certain que les substances animales inclinent promptement à la putréfaction, & la semence beaucoup plutôt que toutes les autres, c'est-à-dire, dans peu de minutes ou peut-être de momens. Mais il ne s'ensuit point de-là que ces animaux s'engendrent par la corruption. Je suis plutôt porté à croire que la chaleur qui la cause peut faire éclorre les œufs qui ont été déposés dans les différentes substances qui se corrompent, & leur fournir peut-être un moyen convenable pour pouvoir y subsister.

Mais comme la plupart des découvertes qu'on a faites dans la Philosophie naturelle ont donné occasion à des personnes d'une imagination échauffée d'en faire le fondement d'une théorie imparfaite, au grand préjudice des Sciences; il est arrivé de même que celles que l'on a faites sur ces *animalcules* ont occasionné, quoique mal-à-propos, des systemes bisarres & chimériques.

C'est ainsi que quelques-uns ont avancé que les *animalcules*, que l'on trouve dans la semence des mâles, ne sont autre chose que les animaux qui doivent naître, mais en petit; & que c'est par leur moyen que se fait la génération. D'autres ont entrepris de prouver que toutes les maladies ne sont causées que par des *animalcules*, sans faire attention que ceux que l'on découvre dans les parties corrompues des animaux, sont l'effet & non point la cause des maladies. C'est ainsi que Desault s'est efforcé de prouver que la vérole & l'hydrophobie n'ont point d'autre cause; & je me souviens d'avoir vu, je ne sai où, un ouvrage de théorie sur la peste, dans lequel l'Auteur attribue la cause de cette terrible maladie, à des insectes que les vents apportent de l'Orient.

ANIMALIS FACULTAS, ou VIRTUS, faculté ou puissance animale. Voyez *Facultas*.

ANIMALIS MOTUS, *mouvement animal*.

ANIMALIS SPIRITUS, *esprit animal*. Voyez *Spiritus*.

ANIMATIO, est un terme énigmatique dont se servent les Alchymistes dans la transmutation des métaux, lorsque la terre blanche foliée doit fermenter avec l'eau philosophique ou céleste de soufre. On dit que le mercure est animé lorsqu'en le mêlant avec un métal parfait, on le réduit à une espece certaine. *Libav. Apoc. Hermet. I. cap.* 10. Les Alchymistes ont besoin d'un tel mercure pour travailler à la pierre philosophale. Castelli.

ANIME. *Anime gummi*, *gummi aminea*, Serap. *Minea*, Galeni. *Aminea*, *myrrha*, Cæs. *Anumum*, Amato.

C'est une gomme ou résine blanche qu'on nous apporte de l'Amérique, elle sort par incision d'un arbre moyennement grand, dont les feuilles approchent de celles du myrthe: son fruit est assez gros, on le nomme *lobus*.

La meilleure gomme *animé* doit être blanche, seche, friable, nette, de bonne odeur, se consumant facilement quand on la jette sur des charbons allumés; elle contient beaucoup d'huile & de sel essentiel.

Elle est propre pour discuter, pour amollir, & pour résoudre les tumeurs froides, pour la migraine, pour fortifier le cerveau; on en applique dessus la tête & l'on en parfume les bonnets; on s'en sert aussi dans les plaies pour déterger & cicatriser. Lemery, *des Drogues*.

On l'emploie extérieurement dans la Medecine dans les affections froides, douloureuses rhumatismales, œdémateuses de la tête, des nerfs, & des articulations, la paralysie, les contractions, les relâchemens, les contusions, &c. Elle entre dans les emplâtres & les cérats qui servent dans ces maladies. Ray, *Hist. Plant.* 1846.

Il y a deux sortes de gomme *animé*, l'une orientale, & l'autre occidentale.

La derniere est la larme ou la résine blanche d'un arbre qui croît dans la nouvelle Espagne. Elle approche quelque peu de la couleur de l'encens; elle est transparente blanche, tirant sur le citron, mais plus huileuse que la gomme copal. On nous l'apporte en grains tout comme l'encens, mais ils sont plus gros, & lorsqu'on les rompt ils paroissent d'une couleur jaunâtre pareille à celle de la résine. Son odeur est très-agréable, & lorsqu'on la jette sur les charbons elle se consume aisément. Elle differe de l'orientale en ce qu'elle n'est ni si blanche ni si brillante. On nous apporte encore cette derniere en gros morceaux transparens.

La gomme *animé* orientale est de trois especes; la premiere est blanche, la seconde noirâtre, & quelque peu approchante de la myrrhe, d'une odeur agréable. Dioscoride la regarde comme une mauvaise espece de myrrhe. Il l'appelle *minæa* du pays où elle croît plus communément. Sérapion l'appelle *aminæa*, d'où les Portugais ont fait *animé* par corruption. Nous devons la troisieme espece à Clusius, elle est pâle, résineuse, & seche.

Toutes ces especes répandent une odeur très-agréable dans les fumigations.

J. Bauhin compte cinq especes différentes de gomme *animé*.

1. Celle qui a la couleur de l'ambre jaune.
2. Celle qui est semblable à la résine, & d'un blanc tirant sur le jaune.
3. Celle qui est blanche & transparente, qui a le gout du vernis (la gomme du genevrier) & l'odeur du mastic.
4. Celle qui a la couleur de la colophone.
5. L'espece blanche que les Indiens appellent *copal*. Ray, *Hist. Plant.* Voyez *Bdellium*.

ANIMELLÆ, sont les glandes salivaires situées sous les oreilles, tout le long de la mâchoire inférieure. On les appelle encore *lacticinia*. Castelli, d'après *Vesale*.

ANIMI & ANIMÆ DELIQUIUM. Voyez *Deliquium*, *Lypothymia* & *Syncope*.

ANIMI PATHEMATA. Les passions de l'ame.

ANIMUS, *Ame*. Νȣ̃ς, νόος, θυμὸς, γνώμη, διάνοια; le même que *mens*. Ce mot dans un sens précis signifie pour l'ordinaire ce pouvoir & cette faculté qu'a l'*ame* humaine de discerner, de juger & de raisonner.

Comme il y a une union étroite entre l'*ame* & le corps, & qu'il est impossible que les dérangemens qui surviennent dans l'une n'influent aussi sur l'autre: je crois que les observations suivantes sur leurs effets réciproques, ne seront point hors de place dans un ouvrage de Medecine.

Un sang louable & bien mélangé, passant par les vaisseaux du cerveau, donne de la force & de la vigueur à l'*ame*.

Une expérience sérieuse & attentive fait connoître que la tranquilité de l'*ame* & la modération dans ses mouvemens, aussi-bien que la vigueur de l'esprit, dépend en grande partie de la circulation modérée d'un sang louable dans les vaisseaux du cerveau. Car dès qu'elle devient plus prompte, l'on a du penchant aux passions violentes, comme la colere & les querelles. Si la vélocité augmente encore, il y a danger qu'on ne passe jusqu'à la fureur, comme il arrive dans les fievres. Si le sang passe dans le cerveau en trop petite quantité, on a du penchant à la crainte & à la terreur. S'il y circule trop lentement l'ennui & la tristesse s'emparent de l'*ame*.

Les différentes dispositions de l'*ame* pour la vertu & le vice, dépendent en grande partie de la circulation du sang.

C'est ce qui fait que les inclinations de l'*ame* suivent le tempérament du corps. Nous observons en effet, que les fonctions animales se font dans le gout de la constitution du sang. Les colériques, dont le sang coule avec beaucoup de vitesse, sont disposés à la témérité, l'ambition, les factions, les séditions, les inimitiés, les haines. Les sanguins, dont le sang coule aisément & tranquilement, ont beaucoup de penchant aux plaisirs, à la luxure, à l'oisiveté, la débauche, en un mot, à tout ce qui flate les sens. Les phlegmatiques chez qui la circulation est très-languissante, sont portés à la paresse, la fainéantise, la mal-propreté, l'indolence; en un mot, ils sont indifférens pour tout. Les mélancoliques, qui ont le mouvement du sang pesant, sont très-timides, soupçonneux, opiniâtres.

La température & le mouvement du sang ne sont pas les seules causes qui concourent à modifier les mouvemens & les opérations de l'*ame*, l'abondance du sang y fait beaucoup.

Comme il y a beaucoup de différence du mouvement nécessaire pour remuer une petite masse, à celui qui est requis pour en mouvoir une grande: il y a aussi bien de la différence entre les impressions qu'un sang abondant cause dans l'*ame*, & celles qu'y cause une petite quantité de cette liqueur. Et c'est de-là que les actions d'un colérique se font avec plus de force, & de véhémence, lorsqu'il a beaucoup de sang. La force, la vigueur, le courage, la fermeté, la constance, & la véhémence augmentent donc dans l'*ame* par la grande quantité de sang, & diminuent par la petite. Si les mélancoliques ont beaucoup de sang épais, & qu'il s'en porte beaucoup au cerveau, & dans les petits vaisseaux de cette partie, leurs idées en deviennent plus fixes, l'impression des objets extérieurs plus profonde, & leurs actions se font avec plus de constance. Les sanguins, par l'abondance du sang, deviennent plus portés à la volupté, à la débauche, & ont plus de courage; s'ils en ont peu, ils sont timides, flottans, & inconstans.

Comme l'abondance & la consistance du sang contribuent à la force du corps & à la fermeté; sa ténuité & sa petite quantité est une disposition à la timidité & à la vivacité du sentiment.

Ce qu'Aristote a remarqué sur ce sujet mérite une attention particuliere. « Les animaux, dit-il, *Lib. II. de Partibus cap.* 4. dont le sang renferme beaucoup de » fibres épaisses, sont courageux & furieux. Car tous » les corps solides ont plus de chaleur que les autres » quand ils s'échauffent. Et comme le sang des taureaux » & des sangliers est plein de fibres, il n'est pas éton» nant qu'ils soient courageux, portés à la colere & fu» rieux. » Et dans le chapitre suivant, il dit que « le » sang épais & chaud, contribue à la force & non à l'in» telligence, & que le sang subtil donne plus de con» ception & de délicatesse de sentiment. »

Donc la circulation du sang n'est pas seulement le lien de l'union de l'*ame* & du corps; mais les opérations même de l'*ame* en dépendent.

Tant que la circulation du sang est saine & entiere, les fonctions vitales & animales se font bien; c'est-à-dire, que l'homme connoît, voit, entend, pense, raisonne; & dès que la circulation se rallentit ou s'arrête, le sentiment, la mémoire, l'imagination, le raisonnement languissent ou cessent tout-à-fait. Si l'on veut donc que l'*ame* reste long-tems unie avec son corps, & y fasse ses fonctions; il faut donner toute son attention pour que la circulation du sang & les mouvemens vitaux qui la reglent, demeurent sains & entiers; ce que le bon régime est en état de faire parfaitement; & si l'on veut conserver un esprit sain dans un corps sain, il faut faire tous ses efforts pour régler le mouvement du sang. C'est ce qui fait dire à Hippocrate, *Lib. de Flatibus*, « qu'il croît que de toutes les choses qui » sont dans le corps, rien ne contribue plus à la pru» dence que l'état du sang, qui se soutenant dans une » bonne température, soutient la prudence, laquelle » manque aussi-tôt que la disposition du sang change. » Aussi voit-on que les personnes ivres de boisson, lors» que le mouvement du sang est augmenté, ont tout » d'un coup l'*ame* & la prudence attaquée, & qu'ils » oublient les maux présens, pour se repaître de l'idée » des biens à venir. » C'étoit aussi le sentiment de Democrite, comme il paroît par une de ses Lettres écrites à Hippocrate. « L'intelligence, dit-il, augmente » dans l'état de santé, ceux qui pensent sensément ne » doivent donc pas la négliger. Lorsque le corps est » malade, l'esprit même n'a plus de facilité à prati» quer la vertu. Car la présence de la maladie obscur» cit considérablement l'*ame*, & entraîne l'intelligen» ce dans des maladies analogues à celles qui atta» quent le corps. » HOFFMAN, *Medecin. Raisonn. Systém. Tom. I.*

Il y a encore une harmonie ou une correspondance si noble, & si sublime entre l'œconomie des mouvemens vitaux & animaux, que le moindre défaut dans la circulation du sang, altere sur le champ les fonctions animales, comme le dérangement de l'imagination dérange toutes les fonctions du corps.

On pourroit établir cette vérité sur une infinité d'exemples: mais il suffira d'en rapporter quelques-uns. Le mouvement du cœur s'arrêtant, les opérations de l'*ame* cessent dans l'instant: elle ne forme plus de jugemens; elle ne pense plus. Un mouvement modéré du sang dans le cerveau entretient la force des mouvemens de l'*ame*, & la vigueur de l'esprit: dès que ce mouvement se dérange, soit qu'il se rallentisse ou qu'il s'accélere; l'*ame* est disposée à des mouvemens déréglés, & la raison à des aliénations. C'est par la même raison que les inclinations & les penchans de l'*ame* dépendent du tempérament du corps, ou, pour mieux dire, du mouvement du sang dans le cerveau. Le vin ou toute autre chose qui donne de la force & du mouvement au sang, aiguise ordinairement l'esprit, & le réveille. Les médicamens dont la mauvaise odeur & la vapeur maligne, alterent les liqueurs, tels que les narcotiques, diminuent la raison, l'esprit, la mémoire, le sentiment, & causent quelquefois la mort. Mais qui veut bien comprendre l'étroite liaison qu'il y a entre les mouvemens vitaux & animaux, n'a qu'à jetter les yeux sur les déplorables effets que produit dans la mélancolie le dérangement de l'imagination: il y verra les fonctions des parties troublées, & l'*ame* en proie aux passions les plus violentes. On peut aussi jetter les yeux sur l'appétit dépravé, & sur les effets des différentes aversions. HOFFMAN, *Medeci. Raisonn. Systemat. vol.* 1.

Les passions de l'*ame* sont une preuve évidente que la mauvaise disposition du suc nerveux, ou les commotions qu'il reçoit contre nature changent la tension, la force & le ressort des parties.

C'est ainsi qu'on observe que les parties extérieures se resserrent dans la terreur, de sorte que leurs vaisseaux comprimés font refluer le sang vers l'intérieur, & les grands vaisseaux du cœur & des poumons, d'où naissent la palpitation & les inquiétudes dans les hypocondriaques, & le froid des extrémités. La tristesse interrompt le cours du fluide nerveux; ce qui cause le relâchement & la foiblesse de presque toutes les parties du corps, & donne une grande disposition aux maladies chroniques. Cet affoiblissement même est cause que des maladies benignes de leur nature, deviennent malignes au grand danger du malade. Le fluide nerveux étant beaucoup plus agité dans la colere, toutes les fibres ont plus de tension, & de là, la vitesse du pouls & de la respiration, l'augmentation de chaleur & la force qui accompagnent cette passion. HOFFMAN, *Medecin. Raisonn. Systemat. Tom. I.*

Puisque le mouvement du sang a tant de puissance au moyen du fluide nerveux, sur les opérations de l'*ame*; il s'ensuit que ce qui peut changer le caractere & le mouvement du sang, a beaucoup de puissance sur l'*ame*.

Il ne faut donc pas s'étonner que le climat, le genre de vie, la Medecine, aient la faculté de changer l'esprit, les mœurs, les inclinations. C'est donc avec raison qu'Hippocrate a dit, *Lib. I. de Diæt*, que le régime peut rendre l'*ame* meilleure & plus sage; & dans un autre endroit du même Livre: « si le corps est sain, & » que les maladies ne le dérangent pas, l'*ame* en est plus » sage. » Il dit ailleurs que « la température du sang con» tribue beaucoup à la sagesse. » L'expérience nous apprend aussi qu'entre les Peuples qui habitent différens climats, les uns ont l'esprit plus pénétrant, d'autres plus grossier; que quelques-uns ont plus de conception & de jugement, & sont aussi sujets à différens vices. L'usage du bon vin rend les hommes plus ingénieux & plus alertes; une expérience indubitable prouve également que l'usage des alimens venteux, comme les pois & les feves, & les mixtes d'odeurs désagréables, comme l'opium, la graine de jusquiame, de datura, rendent stupide & insensé. Aucun Medecin instruit n'ignore qu'une fievre continue & ardente, cause le délire, & une affection venteuse, la mélancolie & la folie des hypocondriaques. HOFFMAN, *Medecin. Raisonn. Systemat. Tom. I.*

L'imagination a aussi dans un degré éminent la force de troubler les actions naturelles. Les taches, les difformités, les marques que les fœtus portent sur le corps à l'occasion des impressions fortes & subites, & accompagnées d'une espece de terreur faites sur l'imagination des femmes grosses, prouvent assez de quoi ces impressions sont capables. On ne peut douter du danger qui accompagne tous les désirs véhémens, si l'on fait attention au dérangement que causent à la santé le fol amour, la dépravation de l'appetit dans les femmes grosses, & le violent désir de revoir son pays & sa famille. Le dégout qu'excite la vue ou l'odeur de quelque substance désagréable, dérange l'estomac jusqu'au point d'exciter un vomissement pénible & laborieux. Une expérience journaliere fait connoître les cruelles révolutions que cause dans le corps l'antipathie pour certaines choses, comme les chats, le fromage, la saignée ou toutes autres choses. Les méditations profondes ou la contention d'esprit quand on étudie, détruisent la force de tout le corps & de l'estomac; on remarque même qu'elles causent un resserrement ou un relâchement des membranes du cerveau, qui cause de sérieuses maladies de tête. Une infinité d'observations médicinales font foi que le seul aspect des épileptiques, ou de malades attaqués de la petite vérole, a fait tomber beaucoup de spectateurs dans les mêmes accidens. Il n'y a point de doute que plusieurs personnes n'aient été attaquées de peste dans un tems où elle ne régnoit point, par la seule impression que l'idée de cette maladie a faite sur elles; & l'expérience fait voir quelquefois que l'imagination purge, fait suer, vomir, saliver certaines personnes. C'est surtout dans les corps sensibles, foibles de tempérament, ou affoiblis par la maladie ou quelqu'autre cause, que ces revolutions se passent, & que le pouvoir de l'*ame* sur le corps paroît avec plus d'éclat.

L'*ame* donc trouble & dérange d'autant moins les mouvemens du corps, & s'oppose d'autant moins à l'efficacité des alimens & des médicamens, qu'elle est plus libre de désirs & d'impressions, & que son assiette est plus paisible & plus tranquile. Aussi les Philosophes de tous les siecles ont-ils regardé la tranquilité de l'*ame* comme un des plus sûrs moyens de prolonger sa vie & de conserver sa santé. Hoffman, *Medec. Rais. Systém. Tom. I.*

L'expérience prouve que les femmes se portent ordinairement très-mal quand l'évacuation qu'elles souffrent tous les mois est supprimée, ou même dérangée, & qu'elles jouissent d'une bonne santé quand elle va bien.

Le Medecin doit donc avoir beaucoup d'attention à maintenir la quantité, le tems & l'ordre de cette évacuation, & à empêcher qu'un mauvais régime ou une imprudence ne la trouble ou ne la supprime. Or rien ne la trouble davantage que les violentes passions de l'*ame* & surtout la crainte & la terreur excessive, & il est même souvent arrivé qu'elle l'a entierement supprimée. Hoffman, *Medic. Raison. Systém. Tom. I.*

Pour mieux confirmer la doctrine générale d'Hoffman, je trouve à propos de faire part au Lecteur d'un cas presque incroyable d'une jeune fille, que ses dispositions naturelles ou la rigidité de son éducation avoient jettée dans une dévotion tout-à-fait extraordinaire. Sa maladie, car c'en étoit une en effet, dégénéra enfin en une mélancolie religieuse. La crainte mal raisonnée qu'elle avoit du souverain Etre, remplit son esprit des idées les plus noires, que la crainte & la terreur sont capables d'inspirer: la suppression de ses regles en fut la suite: l'on employa inutilement pour remédier à cet accident les emmenagogues les plus efficaces & les mieux choisis. Cette fâcheuse circonstance produisit des effets si fâcheux par rapport à sa santé, que la vie lui devint bien-tôt un fardeau insupportable. Elle étoit dans cet état déplorable lorsqu'elle eut le bonheur de faire connoissance avec un Ecclésiastique d'un caractere doux & liant, & d'un esprit raisonnable, qui partie par la douceur de sa conversation, qui a quelquefois beaucoup de force pour convaincre, aussi-bien que par la force de ses raisons, vint à bout de bannir ses frayeurs, de la convaincre de la bonté de son Créateur, de la reconcilier avec la vie, & de rendre le calme à son esprit. Ses regles reprirent leur cours, elle reprit son premier embompoint & sa vivacité ordinaire. Sa façon de vivre étoit pourtant toujours la même dans ces deux états opposés. Mais comme les maladies de l'esprit, de même que celles du corps ont du penchant à revenir dans certaines occasions, cette fille eut une nouvelle rechute, son esprit reprit son premier état & la replongea de nouveau dans la même maladie & dans tous les symptomes dont elle avoit été accompagnée. Elle guérit une seconde fois par les mêmes moyens, & sa santé revint avec ses regles. En un mot sa vie pendant quelques années fut un contraste de superstition & de religion raisonnable: lorsque la premiere dominoit, ses regles cessoient, & sa santé dépérissoit sensiblement, mais elles reprenoient leur cours & lui rendoient en même tems la santé lorsqu'elle se renfermoit dans les justes bornes de la seconde.

Cette histoire prouve qu'on ne sauroit déraciner de trop bonne heure de l'esprit des jeunes personnes, ces craintes mal-fondées & ces préjugés que ceux qui sont chargés de leur éducation ne leur inspirent que trop souvent dans leur jeunesse; car ce qui est arrivé à celle dont nous parlons peut aussi arriver aux autres. Je ne prétends point par-là approuver ce mépris pour les choses sacrées qui n'est aujourd'hui que trop en usage parmi les personnes du monde, mais effacer seulement de l'esprit ces idées sombres & souvent fausses qui représentent Dieu & la Religion sous un point de vue désavantageux. Les Medecins de la Secte Platonique étoient si persuadés de l'influence que la religion naturelle a sur la santé, que se contentant d'un petit nombre de remedes simples, ils munissoient leurs malades de préceptes & d'argumens contre la fausse dévotion, la superstition, l'enthousiasme & la crainte mal entendue des choses saintes.

Le fait que l'on vient de voir est si singulier, que j'ai cru ne pouvoir me dispenser de le rapporter pour appuyer le sentiment d'Hoffman sur l'influence que les passions ont sur les évacuations menstruelles des femmes. Cette histoire vient d'un homme qui avoit assez de connoissance pour détailler la chose comme elle s'étoit passée, & trop de candeur pour déguiser la vérité.

Le cas suivant prouvera encore mieux les effets que l'*ame* produit sur le corps.

Un Musicien illustre, grand Compositeur, fut attaqué d'une fievre, qui ayant toujours augmenté, devint continue avec des redoublemens; enfin le septieme jour il tomba dans un délire très-violent, & presque sans aucun intervalle, accompagné de cris, de larmes, de terreurs, & d'une insomnie perpétuelle. Le troisieme jour de son délire, un de ces instincts naturels que l'on dit qui font chercher aux animaux malades les herbes qui lui sont propres, lui fit demander à entendre un petit concert dans sa chambre; son Medecin n'y consentit qu'avec beaucoup de peine. On lui chanta les Cantates de M. Bernier. Dès les premiers accords qu'il entendit, son visage prit un air serein, ses yeux furent tranquilles, les convulsions cesserent absolument, il versa des larmes de plaisir, & eut alors pour la Musique une sensibilité qu'il n'avoit jamais eue, & qu'il n'a plus eue étant guéri. Il fut sans fievre durant tout le concert, & dès que l'on eût fini, il retomba dans son premier état. On ne manqua pas de continuer l'usage d'un remede dont le succès avoit été si imprévu & si heureux, la fievre & le délire étoient toujours suspendus pendant les concerts, & la musique étoit devenue si nécessaire au malade, que la nuit il faisoit chanter & même danser une Parente qui le veilloit quelquefois, & qui étant fort affligée, avoit bien de la peine

à

à avoir pour lui ces sortes de complaisances. Une nuit entr'autres, qu'il n'avoit auprès de lui que sa garde, qui ne savoit qu'un misérable Vaudeville, il fut obligé de s'en contenter, & en ressentit quelque effet. Enfin dix jours de musique le guérirent entierement, sans autre secours que celui d'une saignée du pié, qui fut la seconde qu'on lui fit & qui fut suivie d'une grande évacuation. M. Dodard rapporte cette histoire qu'il a vérifiée lui-même ; il ne prétend pas qu'elle puisse servir d'exemple ni de regle, mais il est assez curieux de voir comment dans un homme, dont la Musique étoit, pour ainsi dire, devenue l'ame par une longue & continuelle habitude, des concerts ont rendu peu-à-peu aux esprits leur cours naturel. Il n'y a pas d'apparence qu'un Peintre pût être guéri de même par des tableaux, la Peinture n'a pas le même pouvoir que la Musique sur les esprits, & nul autre art ne la doit égaler sur ce point. *Memoires de l'Acad. Roy. des Sciences, Ann.* 1707.

ANINGA-IBA Pisonis & Marcgr. *Arbor Brasiliensis aquatica, folio Nymphææ, fructu reticulato, pulpa alba humida.*

Cette plante croît dans l'eau à la hauteur de cinq à six piés, & ne pousse qu'une seule tige fort cassante, divisée par des especes de nœuds, de couleur de cendre, comme celle du coudrier. De ses extrémités sortent des feuilles, larges, épaisses & lisses, d'un beau verd, de la même figure à-peu-près que celles du nénuphar, ou de la sagittale, garnie d'une côte très-saillante d'où partent des fibres transversales. Chaque feuille est portée sur son pédicule plein de suc d'environ un pié de long. D'entre les aisselles des feuilles sort une fleur grande, concave, composée d'une seule feuille d'un jaune pâle, avec un pistil jaune dans le milieu, à laquelle succede un chaton qui se change en un fruit de la figure & de la grosseur d'un œuf d'autruche, verd, & plein d'une pulpe blanche & humide, qui acquiert lorsqu'elle est mûre & séche une saveur farineuse. On s'en nourrit dans les tems de famine : mais elle est dangereuse lorsqu'on en use avec excès, parce qu'étant aussi froide & aussi venteuse que le champignon de la mauvaise espece, elle peut causer une suffocation.

Lorsque son bois a atteint une certaine grosseur, on l'emploie à différens usages. Comme le tronc est léger, ténace, & d'une substance qui tient de celle du liége, on s'en sert pour faire des batteaux, & les Negres l'employent pour construire leurs *Jangada*, qui sont des radeaux composés de trois planches jointes ensemble, dont ils se servent pour passer les rivieres. Toute sa vertu médicinale se trouve dans sa racine, comme on le dira ci-après. Ray, *Hist. Plant.*

Aninga *simpliciter dicta*, *seu*, J. Pisonis.

Elle croît dans le même endroit & à la même hauteur que la précédente. Elle pousse aussi une tige qui en jette aussi-tôt plusieurs autres, épaisses, lisses & rougeâtres, pareilles à celles du platane, d'où sortent des feuilles grandes, oblongues, parsemées d'un grand nombre de nervures. Elle ne pousse qu'une seule fleur blanche qui se change en un fruit extraordinaire, qui est d'abord verd, ensuite de couleur cendrée tirant sur le jaune, oblong, épais, compact, couvert d'une espece de grain. Les naturels du pays en usent au défaut d'autre nourriture.

Ces deux especes d'*aninga* ont une racine bulbeuse, dont on fait plus d'usage dans la Medecine, que des feuilles & des fruits. Comme elle est composée de parties extremement subtiles & propre pour les obstructions, les naturels du pays, de même que les Portugais, l'employent à différens usages. On en met dans les fomentations contre les tumeurs & les obstructions des reins & des hypocondres. L'huile qu'on en tire par expression passe pour être très-salutaire dans les mêmes maladies, & l'on s'en sert au défaut de celle de nénuphar & de caprier. Une fomentation chaude de la décoction de la racine dans de l'urine, renouvellée plusieurs fois appaise les douleurs de la goute, soit qu'elles soient récentes ou invétérées. Ray, *Hist.*

ANINGA PERI, (*Pison,*) est une plante qui croît abondamment dans les bois & qui porte une fleur blanche, à laquelle succedent de petites grappes semblables aux baies de sureau, mais d'une couleur azur tirant sur le noir. Ses feuilles sont cotoneuses, de figure ovale, d'un verd sale, fort agréables à la vue, douces au toucher, ayant la même odeur que l'ortie, parsemée d'un grand nombre de nervures épaisses.

Ses feuilles broyées ou pulvérisées, guérissent les ulceres récens & invétérés. Ray, *Hist. Plant.*

ANISCALPTOR, d'*Anus*, *le fondement*, & *scalpo*, *grater.* C'est un muscle fort large, qui avec son pareil couvre presque tout le dos. On lui a donné ce nom, parce qu'il agit dans cette fonction. Voyez *Latissimus Dorsi.*

ANISOS, Ἄνισος, d'α privatif, & ἴσος, *égal*; *inégal.*

ANISOSTHENES, Ἀνισοσθενής, d'α privatif, ἴσος, *égal*, & σθένος, *force* ; *inégal en force.*

ANISOTACHYS, Ἀνισοταχύς, d'α privatif, ἴσος, *égal*, & ταχύς, *prompt* ; *inégal en vitesse* ; épithete que l'on donne au pouls.

ANISUM, Offic. Ger. 880. Emac. 1035. Park. Theat. 911. Raii Hist. 1. 450. *Anisum veteribus*, J. B. 3. 92. *Anisum vel anesum*, Chab. 396. *Anisum herbariis*, C. B. Pin. 159. *Anisum vulgare*, Mor. Umb. 25. Buxb. 21. *Anisum officinarum*, Rupp. Flor. Jen. 229. *Anisum vulgatius minus annuum*, Hist. Oxon. 3. 297. *Apium anisum dictum*, *semine suaveolente*, Tourn. Inst. 305. Boerh. Ind. A. 59. Dale. *Anis.*

L'*anis* en général a une qualité chaude & dessiccative, il donne une bonne odeur à l'haleine, il est anodyn, diaphorétique, diurétique, & résolutif. Il appaise la soif dans l'hydropisie étant pris en forme de potion ; il résiste au vénin & dissipe les vents ; il arrête le flux de ventre & les fleurs blanches, il fait venir le lait aux nourrices & excite la semence. Il appaise les maux de tête lorsqu'on en prend la fumée par le nez. Etant pulvérisé & mêlé avec de l'huile rosat, il guérit les crevasses des oreilles.

La meilleure semence d'*anis* est celle qui est nouvelle, bien nourrie, exempte de moisissure & d'une odeur forte. Le meilleur *anis* après celui de Candie, & dont on fait le plus de cas, est celui d'Egypte. Dioscoride, *Lib. III. cap.* 65.

L'*anis* bu dans du vin est bon contre la piquure du scorpion. Il est un des simples dont Pythagore recommande le plus l'usage, de quelque maniere qu'on l'emploie. Il entre dans les sauces & les assaisonnemens ; on en met dans la croûte inférieure du pain & dans les sachets medecinaux. Etant mis dans le vin avec des amandes ameres, il en augmente la force. Il corrige la puanteur de l'haleine & rend le visage frais lorsqu'on en mange à jeun avec quelque peu de miel, & qu'on avale un verre de vin par-dessus. Etant mis dans un oreiller qui donne passage à son odeur, il fait cesser l'insomnie. Il excite l'appétit, la sécrétion de la semence, & aide à la digestion, ce qui fait qu'on n'a pas besoin d'exercice après les repas quand on en a mêlé avec ses alimens. Ces vertus lui ont fait donner par quelques-uns le nom d'*anicetum* (*invincible.*) Il tient lieu de livêche dans les sauces. Jollas emploie sa racine broyée avec du vin en forme de cataplasme dans les maux des yeux. Il s'en sert encore après l'avoir pilée avec du vin & du safran, ou meme seule, dans les fluxions de ces mêmes parties, & pour en retirer ce qui peut y être entré. Employé avec de l'eau il consume les polypes qui se forment dans le nez ; il appaise l'esquinancie lorsqu'on s'en sert en forme de gargarisme, après l'avoir mêlé avec du miel & de l'hysope ; il évacue le phlegme lorsqu'il est rôti & mêlé avec du miel ; un demi-quart de pinte d'*anis* avec cinquante amandes ameres pelées & pilées avec du miel, composent un remede excellent pour la toux. Voici une recette fort aisée.

Prenez *trois gros*, *ſept grains d'anis*,
deux gros, *cinq grains de ſemence de pavot*.

Faites-en avec du miel des pilules de la groſſeur d'une feve, & prenez-en une pendant trois jours de ſuite.

Ce remede eſt bon contre les rapports, il guérit le gonflement de l'eſtomac, les tranchées & la colique. Il arrête le hoquet lorſqu'on le ſent, ou qu'on le prend en forme de décoction. Les feuilles d'*anis* en décoction diſſipent les crudités; ſon odeur ſi l'on y ajoute de l'ache, arrête l'éternuement; l'*anis* étant bu en décoction fait ceſſer le vomiſſement, diſſipe le gonflement des inteſtins, & fait beaucoup de bien dans les maladies de la poitrine & des nerfs.

Comme rien n'eſt plus ami du ventre & des inteſtins que l'*anis*, on le donne rôti dans la dyſſenterie & le teneſme: quelques-uns y ajoutent de l'opium & en donnent trois pilules par jour de la groſſeur d'un pois délayées dans du vin. Dieuches ordonne le ſuc de l'*anis* à ceux qui ont des maux de reins; ſa graine mêlée avec de la mente dans du vin aux hydropiques & aux perſonnes qui ont la colique, & ſa racine dans les maladies des reins. Dalian veut qu'on applique un cataplaſme d'*anis* & d'ache ſur le ventre des femmes qui ſont en travail d'enfant, ou qui reſſentent des douleurs aux parties naturelles; il veut même qu'on leur en faſſe boire la décoction avec de l'aneth dans les douleurs de l'accouchement. On frotte les perſonnes qui ſont dans la frénéſie avec les feuilles de cette plante & de la farine de froment, & on pratique la même choſe à l'égard des enfans qui ſont dans des convulſions épileptiques. Pythagore prétend qu'il eſt impoſſible que ceux qui gardent cette plante dans leurs mains ſoient attaqués de l'épilepſie, & conſeille à ceux qui ſont ſujets à cette maladie d'en avoir toujours dans leurs jardins. Il aſſure encore que ſon odeur facilite l'accouchement, & veut que les femmes en boivent la décoction auſſi-tôt après qu'elles ont accouché, avec de la farine de froment. Soſimenes l'emploie avec du vinaigre pour toute ſorte de tumeurs endurcies, & contre la laſſitude en le faiſant bouillir dans de l'huile & y ajoutant du nitre. La décoction d'*anis* délaſſe ceux qui ſont fatigués après un voyage. Héraclides ordonne pour les gonflemens d'eſtomac autant d'*anis* qu'on en peut prendre avec deux doigts, avec huit grains de caſtoreum dans de l'hydromel. On le donne de la même maniere à ceux qui ont le ventre & les inteſtins enflés. On en donne la même quantité avec de la ſemence de juſquiame dans du lait d'aneſſe, pour l'orthopnée, qui eſt une eſpece d'aſthme: quelques-uns conſeillent à ceux qui ſont ſujets au vomiſſement, de prendre après leur ſouper un demi-quart de pinte d'*anis* avec dix feuilles de laurier pilées dans de l'eau. L'*anis* appaiſe les ſuffocations de matrice lorſqu'on en mange, qu'on s'en frotte après l'avoir fait chauffer ou qu'on en boit avec du caſtoreum dans de l'oxymel. Trois pincées d'*anis*, de graines de concombres & de lin, priſes dans un demi-ſeptier de vin chaud, diſſipent les vertiges qui ſurviennent après l'accouchement. Tlepoleme employoit la même quantité d'*anis*, & de graine de fenouil dans du vinaigre, & un verre de miel dans la fievre quarte. Il appaiſe les douleurs de la goute lorſqu'on en frotte la partie affectée avec des amandes ameres. Etant pris dans du vin il excite la ſueur, il garantit encore les habits de la tigne.

L'*anis* le plus nouveau & le plus noir eſt le meilleur. Il ne vaut rien pour l'eſtomac, ſi ce n'eſt dans le cas de gonflement. Pline, *L. XX. c.* 17.

L'*anis* eſt une petite plante dont la tige n'a guere plus de deux piés de hauteur. Ses feuilles inférieures ſont rondes & dentelées: mais celles qui ſortent de ſa tige ſont larges, découpées, d'un verd pâle. Ses ſommités ſoutiennent des ombelles garnies de petites fleurs blanches auxquelles ſuccede une ſemence ronde, longue, groſſe par le bas & ſe terminant en une pointe de couleur verdâtre, d'une odeur agréable & d'un gout piquant, mais flateur. Elle fleurit & pouſſe des graines dans le mois de Juillet, & ſa racine meurt tous les hivers. On la cultive en Allemagne, mais la meilleure ſemence, qui eſt la plus petite, nous vient d'Eſpagne. C'eſt la ſeule partie de cette plante dont on faſſe uſage, & elle eſt une des quatre grandes ſemences chaudes.

L'*anis* eſt carminatif & chaſſe les vents de l'eſtomac & des inteſtins, ſoit qu'on le prenne par la bouche ou dans des lavemens. On le mêle communément avec la nourriture des enfans, pour les tranchées & les vents. On s'en ſert contre les affections froides des poumons, la difficulté de reſpirer & l'aſthme. Quelques-uns en recommandent l'uſage aux nourrices qui veulent avoir du lait. On s'en ſert ſouvent comme d'un correctif dans les purgatifs violens. L'huile que l'on tire de ſa ſemence au moyen de la diſtilation, ſert auſſi au même effet; & on l'applique ſouvent extérieurement avec les linimens carminatifs & anodyns, ſurtout pour la pleuréſie & les douleurs de côté.

Les préparations de cette plante ſe réduiſent à extraire une huile de ſa ſemence par le moyen de la diſtilation. Miller, *Bot. Off.*

Les modernes n'ont rien ajouté aux vertus de cette plante, dont les anciens nous ont laiſſé le détail, ſi ce n'eſt qu'elle eſt un correctif de la ſcammonée.

On trouvera dans l'Article *Oleum* la méthode d'extraire l'huile de l'*anis*.

* On retire des ſemences de l'*anis* une huile par expreſſion & par la diſtilation. Ses ſemences entrent dans les roſſolis des ſix graines, dans l'eau générale, l'eſprit carminatif de Sylvius, le ſirop compoſé de velar, d'armoiſe, de roſes pâles purgatifs, dans les clyſteres carminatifs, l'électuaire de *Pſillium*, (l'herbe aux puces) la confection hamech, la thériaque, le mithridat, l'électuaire lénitif, le catholicum, dans les poudres diatragacanthe, cordiale & hydragogue, & dans les pilules d'agaric. L'huile eſt un des ingrédiens des tablettes émétiques & du baume de ſoufre aniſé.

Anis de la Chine. Voyez *Zingi*.

ANISATUM, *Vin artificiel*, que l'on fait avec dix pintes de miel, trente pintes de vin d'Aſcalon, (ville maritime de Syrie) & cinq onces d'*anis*. Oribase, *Med. Coll. Lib. V. cap.* 33.

ANN

ANNETESTES. Nom que Paracelſe, *Frag. de morb. Gall.* donne par dériſion aux partiſans de Galien, pour marquer leur aveuglement & leur ignorance ſur les cauſes & les principes des choſes. Castelli.

ANNORA, *Coques d'œufs calcinées* ou *chaux vive*. Ruland & Johnson.

ANNOTATIO, le commencement d'un paroxyſme fiévreux, lorſque le malade friſſonne, a froid, baille, s'étend & eſt aſſoupi, &c. *Gal.* 2. *Aph.* 1. On l'appelle encore ἐπισημασία, & εἰσβολὴ παροξυσμοῦ, l'*attaque du paroxyſme*.

Il y a une autre *annotatio* ou *epiſemaſia*, qui eſt propre aux fievres hectiques & qui arrive lorſque le malade une heure ou deux après avoir mangé, ſent augmenter la chaleur, que ſon pouls devient plus agité qu'auparavant, mais ſans friſſon & ſans aucun des ſymptomes dont nous avons parlé. De-là vient que *Galien*, *Lib. de Diff. Feb. cap.* 9. l'appelle ἐπισημασία ἄδηλος, une *annotatio* qui ne cauſe aucune oppreſſion. Castelli.

ANNUENTES MUSCULI, les mêmes que *recti interni minores*, dont on peut voir l'Article.

ANNUITIO. Pline donne ce nom au mouvement que fait la tête lorſqu'on la porte en devant.

ANNULARIS CARTILAGO, le cartilage annulaire ou cartilage qui eſt au commencement du larynx. Voyez *Cricoides*.

ANNULARIS DIGITUS, le doigt annulaire, qui eſt le quatrieme de la main.

ANNULARIS VENA, eſt une veine ſituée entre le doigt annulaire & le petit doigt, qu'Aëtius veut qu'on ouvre dans les maladies de la rate. Aetius, *Tetrab.* I. *Serm.* 3. *cap.* 12.

ANNULUS, Δακτυλίδιον, κρίκος, *Anneau.* Quercetan *de Med. Hermet.* & Libavius après lui, parlent d'un *anneau* purgatif fait avec le verre d'antimoine.

On trouve encore dans Trallien & Marcellus Empiricus, différens *anneaux* superstitieux que l'on prétend être bons contre la colique & l'épilepsie, lorsqu'on les porte en forme d'amuletes. Scultet dans son *Armament. Chirurg.* nous donne la figure & la description de plusieurs *anneaux* de Chirurgie. Zecchius, *de Morb. Gall.* prétend qu'un *anneau* d'or mis dans la bouche, attire tout le mercure qui peut être resté dans le corps.

ANNUS, Ἔτος, ἐνιαυτός, *Année.* Les Anciens divisoient l'*année* en été & hiver, comme *Lind. Ex.* 11. *sect.* 196. le prouve par l'autorité de Théophraste. Ceux qui sont venus ensuite, l'ont partagée en quatre saisons, en y ajoutant le printems & l'automne.

Annus philosophicus ; année philosophique, est le mois commun. Dorn. & Ruland.

Annus amadin, est une longue vie. Dorn.

Les saisons de l'*année* & les vicissitudes auxquelles elles sont sujettes, occasionnent différens changemens dans les maladies, comme Hippocrate l'observe ; ce qui fait que l'on doit avoir égard à leurs températures & à leurs altérations.

Anni tempora constantia, καθεστῶτες καιροί ; les saisons fixes de l'*année* sont celles dont la température ne varie point, & qui ne promettent que des maladies d'une espece favorable & d'un prognostic aisé. Au contraire, les *tempora inconstantia*, καιροὶ ἀκατάστατοι, saisons variables, sont celles qui sont inconstantes, changeantes, & dont on ne peut porter un jugement assuré. Hippocrate, *Aphor.*

Anni unius opus ; l'ouvrage d'une *année* se dit de la Pierre philosophale, à cause qu'on peut en finir le procédé, & le porter à sa perfection dans l'espace d'une *année* ; il ne s'agit que de changer les parties grossieres en des parties plus subtiles, & de volatiliser celles qui sont fixes. Castelli.

ANO

ANO, Ἄνω ; *En-haut.* Il est opposé à κάτω, en-bas, & signifie les parties supérieures. Dans Hippocrate & plusieurs autres Auteurs, ce mot est souvent joint à κοιλία, le ventre ; ou bien on le sous-entend lorsqu'il signifie vomissement ; de même que κάτω joint avec lui, signifie purgation. Parmi les médicamens purgatifs, quelques-uns sont appellés ἄνω, & ce sont les émétiques ; d'autres κάτω, & ce sont ceux qui purgent par bas.

ANOCHEILON, Ἀνώχειλον, d'ἄνω & χεῖλος, *levre* ; la levre supérieure qui est opposée à κατώχειλον, la levre inférieure. Castelli.

ANODIA, Ἀνοδία, d'α privatif, & ὁδός, *chemin* ; *chemin impraticable.* Il signifie métaphoriquement une méthode impropre d'enseigner, Hippocrate, ἐν παραγγελ. ; & il est opposé à εὐοδίη, *evodia*, une route facile & abrégée pour acquérir la science. Hippocrate, περὶ εὐσχημοσ.

ANODINA, *Remedes narcotiques.* Johnson.

ANODMON, Ἄνοδμον, d'α privatif, & ὀδμὴ, *odeur* ; *sans odeur.* Ἄνοδμον πῦον, dans *Hippocr. Coac.* est un pus qui n'a point d'odeur ; ou pour le moins, qui ne sent pas mauvais. Il est le même qu'*anosmon*, ἄνοσμον, & il est opposé à *dysodes*, puant, fétide.

ANODON, Ἄνωδον, dans Hippocrate, est traduit par Erotien, βαθμὸν ἢ οἷον οὐδὸν, le seuil ou le pas d'une porte, ou une pierre placée sur le seuil de la porte pour rendre l'entrée de la maison plus aisée. Il dit qu'on l'appelle aussi φλιά. Supposé que l'interprétation d'Erotien soit juste, il paroît avoir eu en vue ce passage du *Livre de l'Art*, où Hippocrate ordonne τῆς κλίνης τοὺς πόδας ἐρηρεῖσθαι πρὸς τὸν οὐδὸν, d'attacher les piés du lit sur le seuil de la porte. Et dans un autre du même livre, Τὸ μὲν παρὰ τὸν οὐδὸν ἐρηρεῖσθαι, τὸ δὲ παρὰ τὸ ξύλον τὸ παραβεβλημένον ; l'un d'eux (leviers) est attaché au seuil de la porte, & l'autre à une piece de bois placée pour cet effet. Il paroît qu'Erotien a lu ἄνωδον pour τὸν οὐδόν. Dans Suidas, οὐδὸς signifie βατὴρ, φλιὰ καὶ βαθμὸς, & τὸ κάτω τῆς θύρας, la pierre, le pas ou seuil de bois, par-dessus lequel on passe en entrant dans une maison. Hesychius, οὐδὸς βατὴρ ὁ πρὸ τῆς θύρας, le seuil d'une porte. On l'appelle aussi ὁδὸς (odos.) Foesius.

ANODUS, est le terme dont les Alchymistes se servent pour désigner la matiere que les reins séparent du sang, l'*urine*, Ruland, Johnson. Le mot Grec, Ἄνοδυς, *anodus*, d'α privatif, & ὀδοὺς, *dent*, signifie *édenté.*

ANODYNA, *Anodyns*, Ἀνώδυνα, d'α privatif, & ὀδύνη, *douleur.*

Les Grecs donnent le nom d'hypnotiques & d'*anodyns* aux remedes qui procurent le sommeil & font cesser les douleurs ; & celui de narcotiques ou d'assoupissans, à ceux qui ont plus de force dans le même genre. Ces derniers sont des substances, qui, par leurs vapeurs subtiles, dégoutantes & desagréables, diminuent & détruisent quelquefois entierement le mouvement & le sentiment des parties solides.

On met au nombre des principaux remedes hypnotiques & *anodyns*, toutes les préparations médicinales du pavot, & surtout l'opium, que les Anciens appelloient les larmes de pavot, & le méconium ; qui est un extrait que l'on tire du pavot en le faisant bouillir. On compte parmi les narcotiques ou assoupissans, tous les remedes qui sont d'une nature plus active, comme les préparations de mandragore, de jusquiame, de morelle & de *datura.*

C'est avec raison que l'on met les narcotiques & les *anodyns* dans la classe des poisons, puisqu'ils sont très-pernicieux, & qu'ils causent la mort lorsque la dose en est un peu trop forte. Ils influent & produisent principalement leurs effets sur les parties du corps dans lesquelles résident le mouvement & le sentiment.

Celse veut qu'on ne les donne que dans une nécessité pressante, parce qu'ils sont d'une nature violente, & qu'ils nuisent à l'estomac. Galien prétend que le nom d'*anodyns* convient aussi peu aux narcotiques, que celui d'insensible à un homme qui seroit mort.

Sylvius disoit qu'il renonceroit à la Medecine, si on lui défendoit l'usage de l'opium. Je suis cependant persuadé malgré son sentiment, que pour une personne à qui l'opium fait du bien, il y en a cent qui perdent la vie pour en avoir fait usage. Comme il est rare que l'opium & ses préparations n'appaisent les douleurs, les Medecins ne sont que trop souvent tentés de s'en servir pour satisfaire à l'impatience des malades, qu'ils traitent, quoique ce soit quelquefois aux dépens de leur vie. J'ai vu moi-même mourir trois personnes en moins de six mois pour en avoir usé ; & il est rare qu'on ait le tems de remédier au mal qu'il a une fois causé.

Il faut cependant avouer que les *anodyns* sont d'un grand secours dans de certains cas, lorsqu'on s'en sert avec prudence & jugement. Dans les fausses-couches, par exemple, lorsque le placenta ou quelqu'une de ses parties reste dans la matrice, les *anodyns* en facilitent l'expulsion, en relâchant les parties, & en faisant cesser la contraction que les douleurs augmentent. Les *anodyns* sont encore d'usage dans le cas où une pierre s'est fixée dans l'un des ureteres, pourvu qu'on ait soin de les faire précéder par les évacuations convenables. Lorsque la suppression d'urine est causée par un sentiment douloureux occasionné par des matieres acres & par la contraction du sphincter de la vessie, les *anodyns* en facilitent l'évacuation en détruisant la cause du mal.

Hoffman prétend que le sommeil & les remedes *anodyns* appaisent la soif, parce qu'ils font cesser la contraction des glandes, & relâchent les vaisseaux de la gorge ; ce qui procure une plus grande abondance d'humidité.

On peut donner le nom d'*anodyns* dans un sens étendu à

tous les remedes qui appaiſent les douleurs. On peut regarder dans ce ſens la lancette comme un *anodyn*, parce qu'elle appaiſe les douleurs inflammatoires en facilitant l'évacuation d'une partie du ſang. Tous les remedes relâchans, délayans, & qui détruiſent l'acreté des humeurs ou chaſſent les vents, ſont des *anodyns* quant à leurs effets, lorſqu'on les applique convenablement.

ANODYNIA, Ἀνωδυνία; inſenſibilité ou abſence de la douleur. CASTELLI.

ANODYNUM MINERALE, *Cryſtal minéral.* CASTELLI.

ANOEA, Ἄνοια, d'α privatif, & νόος, *eſprit*; le même qu'*amentia*, folie.

ANOMALIA, ANOMALUS, Ἀνωμαλία, ἀνώμαλος, d'α privatif, & ὁμαλὸς, égal, uni; *irrégularité, inégalité; inégal, irrégulier.*

On appelle pouls *inégal* ou *irrégulier* celui qui étant plus grand dans une partie de l'artere, qui s'enfle & ſe dilate à un plus grand degré que dans une autre qui eſt plus étroite, & en quelque ſorte reſſerrée, bat avec une force inégale, de ſorte qu'une partie de l'artere paroît ſoulevée avec plus de force que l'autre. GALIEN, *in Definit. Med.*

Le pouls *inégal* eſt celui qui eſt tantôt plus fort & tantôt plus foible. GALIEN, *ibid.*

On appelle pouls *irrégulier* ou *inégal*, celui qui eſt composé de deux, trois ou quatre différentes eſpeces de pulſations. L'*irrégularité* ſe trouve quelquefois dans une ſeule pulſation, & quelquefois dans un plus grand nombre. C'eſt une *irrégularité* dans le pouls, lorſqu'en le tâtant avec les deux premiers doigts l'on ſent une pulſation différente ſous chacun. Quelquefois nous ſentons une eſpece de pulſation ſous deux doigts, & une autre tout-à-fait différente ſous deux autres, ou quelquefois une eſpece de pulſation ſous un doigt, qui n'eſt pas la même ſous les trois autres. ACTUARIUS, *L. I.* περὶ διαγνώσεως παθῶν, *cap.* 1.

L'*inégalité* du pouls ſe fait ſentir quelquefois dans un ſeul battement d'artere, & quelquefois dans pluſieurs; cette derniere *inégalité* eſt communément appellée par les Medecins ſiſtématiques, *collective.* GALIEN, *de Cauſ. Pulſ.*

ANOMOEOMERES, Ἀνομοιομερὲς, d'α privatif, ὅμοιος, ſemblable, & μέρος, partie; diſſemblable en ſubſtance, ou composé de parties d'une eſpece différente.

ANOMOEOS, Ἀνόμοιος, *diſſimilaire*, ou *hétérogene.* Hippocrate donne ce nom aux humeurs non-naturelles & vicieuſes qui s'engendrent dans les parties du corps. Il conſeille, lorſqu'elles ſe portent en haut, de les évacuer par bas, par voie de révulſion, & d'en procurer l'évacuation par haut lorſqu'elles tendent en bas. FOESIUS.

ANOMPHALOS, Ἀνόμφαλος, d'α privatif, & ὀμφαλὸς, nombril; *ſans nombril*, comme Adam & Eve, qui n'avoient point été nourris par les vaiſſeaux ombilicaux, comme pluſieurs Savans ont pris aſſez inutilement la peine de le prouver.

ANONA, eſt un arbre qui croît à la hauteur d'un pommier, ſes feuilles ſont pour la plupart ſéparées & oblongues, ſes fleurs compoſées de trois petites feuilles étroites, dont chacune a ſon pédicule. Ces fleurs ſont ſuivies d'un fruit de figure conique, couvert d'une écorce & dont la chair environne les cellules dans leſquelles eſt renfermée une ſemence dure & oblongue.

Ses eſpeces ſont

1. *Anona maxima, foliis latis ſplendentibus, fructu maximo viridi conoide, tuberculis ſeu ſpinulis innocentibus aſpero.* Sloan. Cat. Pl. Jam.
2. *Anona maxima, foliis oblongis anguſtis, fructu maximo luteo conoide, cortice glabro, in areolas diſtincto.* Sloan. Cat. Pl. Jam.
3. *Anona foliis odoratis minoribus, fructu conoide ſquamoſo parvo dulci.* Sloan. Cat. Pl. Jam.
4. *Anona aquatica, foliis laurinis atrovirentibus, fructu minore conoide luteo, cortice glabro, in areolas diſtincto.* Sloan. Cat. Pl. Jam.
5. *Anona foliis ſubtus ferrugineis, fructu rotundo majore lævi purpureo, ſemine nigro, partim rugoſo, partim glabro.* Sloan. Cat. Pl. Jam.
6. *Anona foliis laurinis glabris viridi-fuſcis, fructu minore rotundo viridi-flavo ſcabro, ſeminibus fuſcis ſplendentibus, fiſſurâ albâ notatis.* Sloan. Cat. Pl. Jam. *Sappadilla.*
7. *Anona maxima, foliis laurinis, glabris viridi-fuſcis, fructu minimo rotundo viridi-flavo, ſeminibus fuſcis ſplendentibus, fiſſurâ albâ notatis.* Sloan. Cat. Pl. Jam.

Ces arbres croiſſent dans les régions les plus chaudes des Indes Occidentales, dans la Jamaïque, & les Barbades, &c. où on les cultive à cauſe de leur fruit dont on fait beaucoup de cas dans ces Contrées, & ſurtout de la *Sappadilla* qui eſt l'eſpece la plus eſtimée, & qu'on ne connoit que depuis peu dans quelques-unes de ces Iſles. Il eſt vrai-ſemblable qu'aucun de ces arbres ne croît naturellement dans ce pays, qu'ils y ont été transportés de quelque autre partie du monde, & qu'ils y ont profité comme ſi le terrain leur eût été naturel, ſi l'on en excepte la *Sappadille* qui eſt d'une nature beaucoup plus délicate que les autres. MILLER, *Dictionn.*

Je ſuis perſuadé que la premiere de ces eſpeces eſt le *Ahate de Panucho Recchi.*

ANONIS. *Bugrande, arrête-bœuf*, ou *bugrane, anonis, ononis, areſta bovis*, Offic. Chab. 168. *Anonis ſive reſta bovis*, Ger. 1141. Emac. 1322. *Anonis ſive reſta bovis vulgaris, purpurea, & alba ſpinoſa.* J. B, 2. 391. *Anonis ſpinoſa, flore purpureo*, C. P. Pin. 389. Park. Theat. 994. Raii Hiſt. 1. 957. Synop. 3. 332. Tourn. Inſt. 408. Elem. Bot. 325. Boerh. Ind. A. 2. 33. Rupp. Flor. Jen. 214. Buxb. 21. *Anonis*, Rivin. Irr. Tetr. Dill. Cat. Giſſ. 147. *Anonis ſive ononis, reſta bovis remora aratri*, Merc. Bot. 1. 19. Phyt. Brit. 8. *Anonis purpurea vulgaris ſpinoſa, flore purpureo ſiliquis erectis lentiformibus*, Hiſt. Oxon. 2. 169. DALE.

Miller en compte de trente-ſix eſpeces.

L'*anonis*, que quelques-uns appellent *ononis*, (je lis ὀνωνίδα, ſuivant Theophraſte & Galien) a les tiges de neuf pouces de long & plus, pliantes, pleines de nœuds, touffues, garnies de têtes rondes, avec des petites feuilles minces comme celles des lentilles, & de même figure que celles de la rue, ou du treffle des prés, velues, odorantes & d'un gout agréable.

Etant cueillie avant qu'elle ſoit armée de piquans, elle eſt aſſez agréable. Ses branches ſont rondes, armées de piquans qui forment une eſpece de paliſſade.

Sa racine eſt chaude & atténuante. Son écorce priſe dans du vin, excite l'urine, & briſe la pierre dans la veſſie. Elle déterge auſſi les ulceres étant miſe deſſus en poudre. La décoction de ſa racine dans de l'oxycrat guérit les maux de dents lorſqu'on s'en lave la bouche. DIOSCORIDE, *Lib. III. cap.* 121.

Cette plante reſſemble au fœnugrec, excepté qu'elle eſt plus velue; elle pouſſe des épines après que le printems eſt paſſé. Elle déterge les ulceres lorſqu'elle eſt fraîche. On fait bouillir ſa racine dans du *poſca* pour les maux de dents, & on la prend dans du vin pour chaſſer la pierre & la gravelle. On la donne à ceux qui ſont ſujets aux défaillances, après l'avoir fait cuire dans l'oxymel, juſqu'à conſomption de la moitié. PLINE, *L. XXII. ch.* 4.

Les racines de la *bugrande* ſont dures & ligneuſes, de couleur de cendres, ſerpentantes en long & en large, & pénetrent fort avant dans la terre. Elles pouſſent un grand nombre de tiges liſſes & tendres au commencement, mais qui deviennent dans la ſuite, dures & armées d'épines longues, qui ſortent de l'endroit où ſont poſées les feuilles. Ces dernieres ſortent au nombre de trois de chaque jointure, elles reſſemblent au trefle, & ſont attachées aux branches par un pédicule applati. Elles ſont petites, longues d'environ un demi-pouce, crenelées aux extrémités. Ses fleurs naiſſent à l'extrémité des tiges, légumineuſes, & ſemblables à celles des pois, mais petites & plates, de couleur de pourpre, & portées sur un calice velu & découpé en cinq parties. Après que ces fleurs sont tombées, il leur succede des petites gousses, qui renferment trois ou quatre petites semences en forme de rein. Elle croît dans les champs, le long des chemins, & souvent parmi le blé. Elle fleurit dans le mois de Juin & de Juillet.

La racine que l'on met communément parmi les cinq petites racines apéritives, est la seule partie de cette plante que l'on emploie dans la Medecine. Elle est bonne pour la suppression d'urine, la pierre, & la gravelle; pour faire écouler la mucosité épaisse qui séjourne dans les reins & les uréteres, & pour guérir la jaunisse. Sa décoction dans de l'oxycrat employée en forme de gargarisme, appaise les maux de dents. On se sert préférablement de son écorce. MILLER, *Bot. Offic.*

ANONTAGIUS, la Pierre Philosophale, le don de Dieu, le soufre fixé par la nature. DORNOEUS.

ANONYMOS, Ἀνώνυμος, d'α privatif, & ὄνομα, *nom.* C'étoit autrefois une épithete du second cartilage du larynx, auquel on a donné dans la suite le nom de cricoïde & d'annulaire.

ANONYMOS est encore l'épithete de plusieurs arbres ou arbrisseaux exotiques, comme

Anonymos Ribesii foliis: c'est une espece particuliere d'arbrisseau, dont les feuilles ressemblent à celles des groseillers. Ses fleurs sont composées de cinq pétales, de couleur blanchâtre, disposées à l'extrémité des tiges en ombelle, & portées sur des petits pédicules oblongs. Le calice de la fleur est composé de cinq feuilles. Chaque fleur est remplacée par deux & quelquefois trois cosses, pareilles à celles de la consoude, mais sans semences, dans nos jardins, à cause de l'intempérie du climat.

On nous l'apporte de la Virginie & du Canada. RAY, *Hist. Plant.*

Anonymus flore coluteæ Clusii, *Myrto-genista quibusdam. Chamæbuxus sive Chamæpyxos quibusdam*, J. B. *Chamæbuxus flore coluteæ*, Ger. C. B. *Pseudo-chamæbuxus*, Park. Cette plante croît dans différens endroits de l'Allemagne. *Idem.*

Anonymos frutex Brasilianus, *flore keiri*, Marcgrav.

Son écorce est de couleur de cendres. Ses feuilles sont alternativement opposées, pointues, dentelées à leurs extrémités, d'un verd brillant, parsemées de nervures obliques. Les fleurs naissent en épis à l'extrémité des branches, & l'épi avant que les fleurs s'épanouissent, est d'une très-belle couleur de chair, mais qui jaunit à mesure que les fleurs sont prêtes à s'ouvrir. Ces dernieres sont composées de cinq pétales, & chacun de ceux-ci est porté sur une feuille pointue de couleur pâle. La fleur contient un grand nombre d'étamines & a la même odeur que la violette jaune. *Idem.*

Anonymos Brasiliana, floribus umbellatis albis hexapetalis.

Anonymos Baccifera, foliis salignis, Brasiliana, Marcgrav.

ANORA. Voyez *Annora.*

ANORCHIDES, Ἀνόρχιδες, d'α privatif, & ὄρχις, *testicule; qui est né sans testicules.* CASTELLI.

ANOREXIA, Ἀνορεξία, d'α privatif, & ὄρεξις, *appetit. Anorexie*, dégout ou aversion pour les alimens. Paulus, *Lib. III. cap.* 27. Ἀνορεξία σιτίων ἐστὶν ἀποστροφὴ, ἤτοι δυσκρασίας ὑπερεχούσης κατὰ τὸν στόμαχον, ἢ χυμῶν περιουσίας. « L'*anorexie* est une aversion pour les alimens, occasionnée ou par un dérangement d'estomac, » ou par une surabondance d'humeurs. » De-là vient qu'on appelle ἀνόρεκτοι (*anorectoi*) & ἄσιτοι, ceux qui ne veulent point prendre de nourriture faute d'appetit. *Galen. Comm.* I. *in Lib. I. Epidem.* Τοὺς ἀνορέκτους καὶ ἀσίτους ὀνομάζουσιν οἱ Ἕλληνες τοὺς μὴ προσιεμένους σιτία, τοὺς δ' ἀποστρεφομένους προσίεσθαι καλοῦσιν ἀποσίτους. « Les Grecs appellent ceux qui ne prennent aucune » nourriture *anorecti* & *asiti*, mais ils donnent le nom » d'*apositi*, à ceux qui ont de l'aversion pour les » alimens qu'on leur présente. »

ANORGISMENON, Ἀνωργισμένον, dans Hippocrate. Galien *in Exeg.* rend ce mot par ἀναμεμαλαγμένον, (*anamemalagmenon*,) *ramolli de nouveau.* Il est dérivé d'ἀνὰ, & ὀργίζω, le même que ὀργάζω, *préparer en ramollissant*, ou par d'autres moyens. Ainsi ἀνωργισμένον ou ἀνωργασμένον, σῶμα, signifie un corps ramolli & préparé pour prendre des remedes. FOESIUS.

ANOSIA, Ἀνοσία, d'α privatif, & νόσος, *maladie. Absence de la maladie.* CASTELLI.

ANOTASIER, *Sel ammoniac.* RULAND, JOHNSON.

ANOTHEN, Ἄνωθεν, adverbe de tems & de lieu, de même qu'*ano.* Il signifie suivant Galien le commencement d'une maladie, aussi-bien que les parties supérieures du corps humain. FOESIUS.

A N S

ANSER, *Oie*, est un oiseau fort connu, dont on fait un grand usage. Il y en a de deux especes, un domestique, & l'autre sauvage. La premiere est appellée;

Anser, Offic. Charlt. Exer. 103. Bellon. des Ois. 157. *Anser domesticus*, Schrod. 5. 314. Raii Ornith. 358. Ejusd. Synop. A. 136. Will. Ornith. 273. Aldrov. Ornith. 3. 102. Gesn. de Avib. 125. Jons. de Avib. 92. Mer. Pin. 179. DALE.

La seconde est appellée,

Anser ferus, Offic. Schrod. 5. 314. Aldrov. Ornith. 3. 147. Mer. Pin. 179. Raii Ornith. 358. Ejusd. Synop. A. 136. Will. Ornith. 274. Gesn. de Avib. 140. Jons. de Avib. 93. Charlt. Exer. 103. *L'Oie sauvage*, Bellon. des Oise. 158. DALE.

On doit choisir, dit Lemery, l'une & l'autre tendre, ni trop jeune, ni trop vieille, bien nourrie, & qui ait été élevée dans un air pur & serein.

L'*oie* nourrit beaucoup & est un aliment assez solide.

La chair d'*oie* est un peu difficile à digérer; & quand elle est trop jeune sa chair est visqueuse & propre à produire des humeurs grossieres & excrémentielles. Quand au contraire elle est trop vieille, sa chair est seche; dure, d'un mauvais suc, & elle cause des indigestions & des fievres.

L'*oie* contient beaucoup d'huile & de sel volatil. La domestique contient aussi beaucoup de phlegme, mais la sauvage en contient moins.

L'une & l'autre convient en hiver aux jeunes gens bilieux qui ont un bon estomac & qui font beaucoup d'exercice.

R E M A R Q U E S.

L'*oie* est un oiseau d'un manger agréable, particulierement la sauvage, qui est d'un gout beaucoup meilleur que la domestique, parce qu'étant dans un plus grand mouvement, sa chair est moins chargée de sucs visqueux & grossiers.

L'*oie* habite les lieux froids, humides & aquatiques. Elle se trouve presque dans tous les pays, elle vit fort long-tems & particulierement la sauvage, si nous en croyons quelques Auteurs. Guillaume Gratarolus remarque qu'elle vit jusqu'à vingt ans, & Albertus jusqu'à soixante.

La domestique ne vole que très-difficilement & s'éleve peu de terre, la sauvage au contraire vole fort haut & avec beaucoup de légereté.

L'*oie* habite la terre & l'eau à la maniere des animaux amphibies. La domestique vit cependant davantage sur la terre que la sauvage. En effet on trouve presque toujours cette derniere autour des lieux humides & marécageux. Il y en a un grand nombre dans l'Ethiopie qui y font un dégat considérable.

On remarque que l'*oie* est très-vigilante & qu'elle a le sommeil si léger qu'elle se réveille au moindre bruit. On prétend même que cet oiseau est du moins aussi propre que le chien a garder une maison pendant la nuit, parce qu'auſſi-tôt qu'il entend quelque choſe, il ne ceſſe de faire de grands cris par leſquels il ſemble appeller à ſon ſecours les Hôtes de la maiſon : on en cite un exemple fameux. Quand les Gaulois voulurent s'emparer pendant la nuit du Capitole, ils jetterent de la viande aux chiens qui le gardoient, pour les empêcher d'aboyer, ce qui réuſſit parfaitement bien : mais quoiqu'ils jettaſſent aux *oies* qui y étoient de quoi manger, ils ne les purent empêcher de crier & de réveiller les Romains.

On peut dire en général que la chair d'*oie* eſt plus agréable au gout qu'elle n'eſt ſalutaire. En effet, elle abonde toujours en ſucs lents & groſſiers qui la rendent de difficile digeſtion : c'eſt pourquoi on en doit uſer fort ſobrement. Cependant elle convient aux perſonnes robuſtes qui ont un bon eſtomac, parce qu'elle nourrit beaucoup & qu'elle fournit un aliment ſolide & durable.

On prétend que la chair d'*oie* dont les Juifs uſent aſſez fréquemment, ne contribue pas peu à les rendre d'un tempérament atrabilaire, d'une humeur ſombre, triſte & noire & d'une mauvaiſe couleur. Les anciens Anglois ſe faiſoient autrefois un ſcrupule de manger de la chair d'*oie ;* mais à préſent ils en mangent avec plaiſir.

Le foie & l'eſtomac de l'*oie* ſont les ſeules de toutes ſes parties dont Galien approuve l'uſage ; ſes ailes ſont auſſi très-bonnes à manger. L'on prétend que Scipion Metellus eſt le premier qui ait mangé le foie de l'*oie*, mais d'autres veulent que ce ſoit M. Seſtius, Chevalier Romain.

La premiere peau des piés de l'*oie* paſſe pour être aſtringente & propre pour arrêter les écoulemens immodérés, étant priſe en poudre au poids d'une demi-dragme.

Le ſang de l'*oie* eſt eſtimé propre pour réſiſter au venin. On en donne deux ou trois dragmes.

On ſe ſert en Medecine de la graiſſe d'*oie*. Elle eſt réſolutive & émolliente; elle adoucit les hémorrhoïdes ; elle appaiſe les douleurs d'oreilles étant miſe dedans. Elle lâche le ventre étant priſe intérieurement. On en frotte les parties attaquées de rhumatiſmes.

On réduit les excrémens de l'*oie* en poudre & on les donne au poids d'une demi-dragme pour raréfier & atténuer les humeurs, pour exciter les ſueurs, les urines & les regles aux femmes, & pour hâter l'accouchement. LEMERY, *Traité des Alimens.*

Dale prétend après Schroder, que la graiſſe d'*oie* eſt bonne dans l'alopécie & pour guérir les crevaſſes des levres ; (voyez *Adeps*) que ſa fiente eſt inciſive, deſſiccative & apéritive au plus haut degré, qu'elle chaſſe l'arriere-faix, & qu'elle eſt un remede excellent contre la jauniſſe, l'hydropiſie & le ſcorbut. Il eſtime la peau de l'*oie* propre à guérir les angelures étant appliquée deſſus.

Les ſels de l'*oie* ſauvage ſont beaucoup plus exaltés que ceux de la domeſtique à cauſe de ſon exercice continuel ; & les vers, les inſectes & les végétaux dont elles ſe nourriſſent toutes les deux, remplit leur chair & leur graiſſe d'un ſel extremement volatil & pénétrant qui les rend très-ſujettes à ſe corrompre.

ANSERINA. Voyez *Potentilla.*

ANSJELI. Voyez *Angelina.*

ANT

ANTACHATES, Ἀντάχάτης ; *Ambre*, ou eſpece de pierre bitumineuſe, qui répand, lorſqu'on la brûle, une odeur de myrrhe, au rapport d'Agricola. GORRÆUS.

ANTACIDA. Remedes qui corrigent l'acidité des humeurs, ou y réſiſtent.

ANTAGONISTA, Ἀνταγωνιστὴς, d'ἀντὶ, *contre*, & ἀγωνίζω, *faire effort ; antagoniſte.* On donne ce nom à certains muſcles qui agiſſent dans une direction contraire à d'autres ; par exemple, les muſcles abducteurs & les muſcles adducteurs du bras ſont *antagoniſtes.*

ANTALGICUS, Ἀνταλγικὸς, d'ἀντὶ, *contre*, & ἄλγος, *douleur*. On donne ce nom aux remedes qui appaiſent ou font ceſſer les *douleurs*. CASTELLI.

ANTALIUM, *ſive Antale*, *Tubulus marinus*, Rondel ; eſt un petit coquillage fait en tuyau, long d'environ un pouce & demi, gros par un bout comme une groſſe plume, & par l'autre comme une plume menue, ayant des petites lignes creuſes, droites, qui vont d'un bout à l'autre, de couleur blanche ou blanche verdâtre. Il ſe trouve ſur les rochers & au fond de la mer : il enferme un vermiſſeau marin : il contient un peu de ſel volatil & fixe, très-peu d'huile & beaucoup de terre.

Il eſt alkali, réſolutif, deſſicatif. LEMERY, *des Drogues.*

ANTAPHRODISIACOS, Ἀνταφροδισιακὸς, d'ἀντὶ, contre, & ἀφροδίτη, vénus ; *Antivénérien* ; épithete des remedes qui éteignent les deſirs amoureux.

ANTAPHRODITICA, le même qu'*Antaphrodiſiaca.*

ANTAPODOSIES, Ἀνταπόδοσις, d'ἀνταποδίδωμι, *réfléchir*. Je crois que l'on peut appliquer ce mot aux retours ou périodes des accès des fievres. Hippocrate, *Aph.* 12. *ſect. I.* dit, que les retours des paroxyſmes & la forme des maladies ſe manifeſtent par l'examen de la maladie même, les ſaiſons de l'année & la réciprocation des périodes, (ἀνταπόδοσις τῶν περιόδων πρὸς ἀλλήλας) c'eſt-à-dire, par la maniere ou le tems dans lequel ils ſe ſuccedent les uns aux autres, ſoit tous les jours, ou de deux jours l'un, &c.

ANTARTHRITICUM, Ἀνταρθριτικὸν, d'ἀντὶ, contre, & ἀρθρῖτις, goute ; *remedes contre la goute.* BLANCARD.

ANTASTHMATICA, Ἀντασθματικὰ, d'ἀντὶ, contre, & ἆσθμα, aſtme ; *remedes contre l'aſtme.* BLANCARD.

ANTATROPHON, Ἀντάτροφον, d'ἀντὶ, & ἀτροφία ; *conſomption.* Epithete de quelques remedes contre la *conſomption.*

ANTECEDENS, Προηγουμένη, de πρὸ, devant, & ἡγέομαι, mener ; *Précédent :* mot communément appliqué aux cauſes. Voyez *Cauſa.*

ANTECEDENTIA SIGNA, *ſignes précédens*, ſont ceux qui précedent une maladie, comme la mauvaiſe diſpoſition du ſang qui cauſe une infinité de maladies.

ANTELABIA, Προχεῖλα, de πρὸ, & χεῖλος, levre ; l'*extrémité des levres.*

ANTEMBALLOMENOS, Ἀντεμβαλλόμενος, d'ἀντὶ, au lieu de, & ἐμβάλλω, placer ; *ſubſtitué*, en parlant des remedes que l'on peut ſubſtituer à d'autres. On les appelle auſſi *Succedanea.* CASTELLI.

ANTEMBASIS, Ἀντέμβασις, d'ἀντὶ, mutuellement, & ἐμβαίνω, entrer ; *inſertion mutuelle.* Galien applique ce mot aux os.

ANTEMETICA, Ἀντεμετικὰ, d'ἀντὶ, contre, & ἐμετικὸς, *vomitif.* Remedes contre le vomiſſement exceſſif.

ANTENDEIXIS, Ἀντένδειξις, d'ἀντὶ, contre, & ἐνδείκνυμι, indiquer ; *contre-indication* : comme lorſqu'il arrive dans une maladie quelque choſe de contraire à la principale *indication* ; par exemple, une pleuréſie inflammatoire indique la ſaignée, mais la foibleſſe exceſſive du malade indique le contraire.

ANTENEASMUS, ou ANTENEASMUM ; eſpece particuliere de manie ou de folie, dans laquelle les malades entrent en fureur contre eux-mêmes & cherchent à ſe défaire.

ANTEPHIALTICUS, Ἀντεφιαλτικὸς d'ἀντὶ, & ἐφιάλτης, *l'incube* ou *cauchemar.* Epithete des remedes qui ſont bons contre cette maladie.

ANTEPILEPTICA, Ἀντεπιληπτικὰ, d'ἀντὶ, contre, & ἐπίληψις, *epilepſie ;* remedes contre l'*épileſie* & les maladies convulſives.

ANTEPRIMA MATERIA, dans Paracelſe, *Chirurg. Mag. Lib. III. cap.* 11. eſt le nom de la teinture qui a le pouvoir de teindre & d'altérer la *prima materia*, matiere premiere du corps, d'une maniere conforme ou contraire à ſa nature. CASTELLI.

ANTERA. Voyez *Anthera.*

ANTEREISIS, Ἀντέρεισις, d'ἀντὶ & ἐρείδω, *appuyer*; la résistance qu'un corps dur & solide fait contre quelque impression que ce soit. C'est dans ce sens qu'Hippocrate s'en sert, *Lib. de Artic.* eu égard aux côtes.

ANTERIT, *Mercure.* RULAND, JONHSON.

ANTEROS, Ἀντέρως; la pierre qu'on nomme proprement *Améthiste*, dont on peut voir l'article. GORRÆUS.

ANTHEDON; nom d'un arbre dont parle Theophraste, & que Ray croit être le *Mespilus Aronia.* Voyez *Mespilus.*

ANTHELIX, Ἀνθέλιξ d'ἀντὶ, & ἕλιξ, *Helix.* La protubérance interne de l'oreille externe, en-dedans de l'*helix*, dont on peut voir l'article.

ANTHELMINTHICA, Ἀνθελμινθικά, d'ἀντὶ & ἕλμινς, *Ver.* Remedes contre les *vers.*

ANTHEMIS. Voyez *Chamæmelum.*

ANTHERA, Ἀνθηρά, d'ἄνθος une fleur. Médicament composé auquel on a donné ce nom à cause de sa couleur vive & rougeâtre. Ses compositions sont différentes. Les suivantes sont de Celse qui les ordonne pour les ulceres recouverts d'une espece de croûte, qui viennent dans la bouche.

Prenez *de jonc quarré* (*du souchet rond*, suivant Parkinson)
de myrrhe,
de sandaraque,
& d'alun, } *une égale quantité de chacun*: ou

Prenez *du safran*,
de la myrrhe, } *de chacun deux gros, cinq grains*,
iris,
alun de plume,
sandaraque, } *de chaque quatre gros dix grains*,
souchet rond, huit gros, vingt grains,
ou *noix de galles*,
myrrhe,
alun de plume, } *de chacun deux gros, cinq grains*,
feuilles de roses, quatre gros douze grains.

Quelques-uns, dit-il, prennent:

safran,
alun de plume,
myrrhe, } *de chaque un gros 2 grains & demi*,
sandaraque, deux gros cinq grains,
souchet rond, quatre gros douze grains.

On réduit les trois premieres compositions en poudre, qu'on répand sur les parties affectées; mais on fait de la derniere un liniment avec du miel. CELSE, *Lib. VI. cap.* 11.

Anthere pour les ulceres de la bouche, & pour les gencives gonflées & puantes.

Prenez *iris de Florence*,
sandaraque,
souchet rond, } *de chacun quatre gros dix grains*,
alun de plume,
(quelques Copies ajoutent de la *myrrhe*,)
du safran,
crocomagma, } *de chacun deux gros.*

Pilez-les & mêlez-les ensemble. GALEN. *de Comp. Medic. Sect. Loc. Lib. VI. cap.* 2.

Anthere ou collyre pour les fluxions, & les douleurs des yeux, qui soulage au bout d'une heure.

Prenez *de safran, quatre gros dix grains*,
encens, deux gros, cinq grains,
cinnabre, quatre gros, dix grains,
gomme Arabique, deux gros, cinq grains.

Faites-les infuser dans du vin, & lorsque vous en aurez besoin, broyez-les jusqu'à ce que vous en ayez fait une masse, dont vous ferez un liniment avec du miel. *Idem, ibid. Lib. IV. cap.* 7.

Cette composition de la maniere dont Oribase & Aétius, *Aetii. Tetr. II. Serm.* 4. *cap.* 22. la préparent, est tant soit peu différente de la précédente, on s'en sert pour les ulceres de la bouche.

Cœlius Aurelianus, *Acut. Morb. Lib. III. cap.* 3. recommande l'*anthera* comme un remede excellent dans l'esquinancie.

P. Eginete, *Lib. III. cap.* 66. la recommande aussi pour l'ulcération de la matrice.

Anthera, dans Galien, Celse, Paul, Aétius, & plusieurs autres Auteurs, est le nom d'un médicament composé & propre à différentes parties du corps, comme l'*anthera* stomachique, &c. Quoique les uns soient en forme de poudre, & les autres en forme d'éléctuaire, ils conservent toujours le même nom qu'ils ne tirent point des feuilles de roses, puisqu'il n'y en entre aucune, mais de la couleur des ingrédiens, laquelle est très-vive.

ANTHERÆ, est le nom qu'on donne dans la Botanique aux sommités ou petites têtes qu'on trouve dans le milieu des fleurs, qui portent les étamines, mais principalement à celles de la rose.

ANTHEREON, Ἀνθερεών, le *menton*, ou cette partie du visage où la barbe croît. Hesychius veut que ce soit la partie de dessous le menton, où la barbe commence à pousser. *Pollu. Lib. II.* prend ce mot dans le même sens. Suidas prétend que c'est le commencement du cou & de la gorge; & c'est dans ce sens que le prend *Cælius Aurel. Lib. III. cap.* 3. & 4. *Acut.* où il le traduit par *Gutturis Exordium*, « le commencement de » la gorge. » Il dit encore *Lib. I. cap.* 3. *Tard. Utramque gutturis partem quam Græci* Ἀνθερεῶνα *vocant*, « les » deux parties de la gorge que les Grecs appellent *Anthereon*, & les Latins *Ruma.* » Hipp. *L. V. Epidem. & Lib.* περὶ ὀςέων φύσ. paroît par ἀνθερεὼν, entendre le *menton.*

ANTHERICOS, Ἀνθερικός, nom que les Anciens donnent à la tige de l'asphodele. « Theophraste, dit Pli» ne, *Lib. XXI. cap.* 17. la plupart des Grecs & entre » autres Pythagore, donnent à la tige de cette plante, » qui a quelquefois jusqu'à deux coudées de haut, avec » des feuilles semblables à celles du poireau sauvage, » le nom d'*anthericos*, & à sa racine bulbeuse, celui » d'*asphodelos.* Pour nous, continue cet Auteur, nous » appellons la tige *albucus*, & l'*asphodelos*, est notre » *hastula regia.* » Dioscoride, *Lib. I. cap.* 199. prétend que l'*anthericos* est la fleur de l'asphodele. Hesychius veut qu'ἀνθέρικας soit la tige de l'asphodele, & encore une autre espece de plante. Eustachius Varinus, & le Scholiaste de la premiere Idylle de Theocrite, prétendent que c'est le fruit ou la tige de l'asphodele. *Hippocr. Coacæ Præn.*) paroît le prendre pour la tige de l'asphodele, lorsqu'il veut que pour découvrir si les os de la tête sont fracturés ou non, on fasse mâcher au malade la tige de l'asphodele, ou du galbanum ἀνθερικὸν ἢ νάρθηκα.

Suidas nous dit que la tige de l'asphodele est appellée ἀνθέρικες par Theocrite & Herodote, & qu'elle est d'une substance si compacte, qu'on ne peut la rompre. Il ajoute que c'est dans ce sens que l'on doit prendre le mot ἀνθέριξ (*antherix*) dans le Scholiaste de Theocrite, dans Theophraste & Idæus. Apollodorus Doriensis, ne donne ce nom qu'à la tige. Quelques-uns prennent l'ἀνθέριξ pour les sommités de la barbe d'un épi de blé, ou la tige.

Plutarque, dans son Banquet des sept Sages, traduisant ce fameux passage d'Hesiode Ὅσον ἐν μαλάχῃ τε καὶ ἀσφοδέλῳ μέγ' ὄνειαρ; « quelle vertu rafraîchissante ne trou» ve-t-on point dans la mauve & l'asphodele; » paroît prendre l'ἀνθερικὸς, pour l'asphodele.

ANTHERON, Ἀνθηρὸν, fleuri. Voyez *Anthos.*

ANTHEROPHYLLUS, ou ANTHOPHYLLUS. Voyez *Caryophyllus.*

ANTHIA, Ἀνθία, espece de poisson, suivant Oppien; Arist. Rondelet, & Aldrovandi, qui en donnent tous une description différente. Kiramides recommande le fiel de ce poisson qu'Aldrovandi prétend être bon contre les *exanthemes*, & efflorescences de la peau, & sa graisse contre les tumeurs & les abscès. Castelli.

ANTHINES, ou ANTHINOS, Ἀνθινὴς, ἀνθινὸς, d'ἄνθος, fleur; épithete de quelques vins & huiles médicinales. Les vins dans lesquels on fait infuser des fleurs ou herbes odorantes, sont appellés *vina odorata.* L'huile à qui on donne cette épithete est l'*oleum liliaceum*, ou *Lirinum*, ou *Susinum*, qui sont les mêmes. Il y a encore l'ἀνθινὸν μύρον, *anthinum unguentum*, qui est le même que le *Susinum* ou *Liliaceum*, & qui ne differe de l'huile de ce nom, à ce que prétend Galien, que par le mélange de quelques aromates.

ANTHONOR. Voyez *Athanor.*

ANTHORA. Voyez *Aconitum.*

ANTHOS, Ἄνθος, *fleur.* Ἄνθος, dans Hippocrate signifie non-seulement toutes sortes de fleurs; mais encore suivant Galien, leurs semences. Dans les *Coac. Præn*, ἄνθεα (au nombre pluriel) signifie la même chose que ἐρυθήματα, rougeurs. On met souvent ἄνθος pour *flos æris.* Hippocrate se sert de l'adjectif *antheron*, ἀνθηρὸν, pour signifier, fleuri, fort rouge, & couleur de sang. Ainsi, *Lib. VI. Epid.* Galien traduit ἀνθηρὰ πτύσματα (crachats sanglans) par ἐρυθρὰ καὶ ὕφαιμα, rouges & sanglans, de même que dans plusieurs autres passages. Aretée dans *Peripn.* πτύελον ὕφαιμον, ἀνθηρὸν σφόδρα, « crachat sanglant, & extremement rouge. » Hippocrate *in prorrhet*, appelle ceux qui ont le tein extremement vif & rougeâtre, ἀνθηροὶ, « fleuris; » & ἀνθηρὸν σῶμα, « un corps fleuri, » dans *Epid. VI. Aph. III. Sect.* 3. c'est un corps qui est couvert d'une certaine rougeur, par l'augmentation de la chaleur naturelle, & le transport du sang & des esprits vers sa surface, ce qui est un signe d'une nutrition louable & suffisante.

ANTHOS. Ce mot, lorsqu'on l'emploie seul, signifie la fleur du romarin. On le donne quelquefois à la plante, quoiqu'improprement.

ANTHOSMIAS, Ἀνθοσμίας, d'ἄνθος, fleur & ὀσμὴ, odeur. Epithetes des vins odoriférans. Fœsius.

ANTHOUS. Est proprement le romarin; mais lorsqu'on l'applique aux métaux, il signifie la cinquieme essence, ou l'élixir de l'or. Ruland.

ANTHRACIA, ANTHRACOSIS, ANTHRAX. Voyez *Carbunculus.*

ANTHRACITES, Ἀνθρακίτης. Voyez *Schistos.*

ANTHRISCUS. Voyez *Scandix.*

ANTHROPE, Ἀνθρωπὴ, ou ἀνθρωπίη, d'ἄνθρωπος, *un homme.* La peau humaine à laquelle Hérodote donne ce nom, comme Vesale l'observe, *Liv. II. chap.* 5.

ANTHROPOLOGIE, Ἀνθρωπολογία, d'ἄνθρωπος, *un homme*, & de λόγος, *discours*; description de l'homme. Blancard.

ANTHROPOMETRIA, Ἀνθρωπομετρία, d'ἄνθρωπος, *un homme*, μέτρον, *metron*, *mesure*; vue de l'homme suivant toutes ses dimensions. Castelli.

ANTHROPOMORPHOS, Ἀνθρωπόμορφος, d'ἄνθρωπος, *un homme*, & μορφὴ, *figure*; un des noms de la mandragore.

ANTHROPOSOPHIA, Ἀνθρωποσοφία, d'ἄνθρωπος, *un homme*, & σοφία, *sagesse* ou *connoissance.* La connoissance de la nature de l'homme. Castelli.

ANTHYLLIS est une plante dont il y a deux différentes especes:

La premiere est,

Anthyllis prior, Offic. *Anthyllis leguminosa marina Bætica, vel Cretica, sive Auricula muris Camerarii*, Park. Theat. 1094. *Anthyllis falcata Cretica*, ejusd. *Loto affinis, siliquis hirsutis circinatis*, C. B. Pin. 333. *Loto affinis, siliquis hirsutis circinatis*, C. Bauhini, Hist. Oxon. 2. 181. *Loto affinis, Anthyllis falcata Cretica Parkinsono*, ejusd. *Trifolium falcatum*, Alp. Exot. 257. *Auricula muris Camerarii*, J. B. 2. 387. Chab. 167. Raii. Hist. 1. 922. *Medicago Cretica, vulneraria facie*, Elem. Bot. 328. Tourn. Inst. 412. *Medicago vulneraria facie, Hispanica*, Ejusd. & Boerh. Ind. A. 2. 35.

Cette plante croît en Candie & en Sicile, sur le bord de la mer, & fleurit en été. Dale.

La seconde espece est:

Anthyllis leguminosa, vulneraria, Offic. *Vulneraria rustica*, J. B. 2. 362. Raii Synop. 3. 325. Tourn. Inst. 391. Elem. Bot. 311. Boerh. Ind. A. 2. 48. Dill. Cat. Giff. 128. *Vulneraria rustica, Anthyllis magna, Anthyllis leguminosa*, Chab. 167. *Anthyllis leguminosa*, Ger. 1060. Emac. 1240. Raii Hist. 1. 922. Mer. Pin. 8. *Anthyllis leguminosa vulgaris*, Park. *Anthyllis leguminosa, Loto affinis, vulneraria pratensis*, Hist. Oxon. 2. 182. *Anthyllis*, Rivin. Irr. Tetr. *Anthyllis Rivini*, Buxb. 22. Rupp. Flor. Jen. 208. *Anthyllis Loto affinis, vulneraria pratensis*, C. B. P. 332.

Elle croît parmi les pâturages, & fleurit au mois de Juin. On se sert de sa feuille dans la Medecine & on la regarde comme un vulnéraire. Dale.

Il y a deux especes d'*Anthyllis*; l'une a les feuilles fort douces, semblables à celles des lentilles, & hautes d'une palme; sa racine est petite & fort mince; elle croît dans les lieux sabloneux & exposés au soleil, elle est d'un gout salé.

L'autre espece a les feuilles & les branches semblables à l'encens de terre, excepté qu'elles sont plus velues, plus courtes & plus rudes au toucher: elle porte une fleur de couleur de pourpre, dont l'odeur est très-forte; sa racine est semblable à celle de la chicorée.

La feuille de cette plante, lorsqu'on en boit en décoction la quantité de quatre dragmes, dix grains, est un puissant remede contre la rétention d'urine & les maladies des reins. Lorsqu'on les pile & qu'on les applique en forme de pessaire avec de l'huile rosat & du lait, elles appaisent les inflammations de matrice, & ont encore une qualité vulnéraire. L'espece qui ressemble à l'encens de terre a encore cette vertu outre plusieurs autres, de guérir l'épilepsie lorsqu'on la prend dans l'oxymel. Dioscoride, *Lib. III. cap.* 153.

Dioscoride a découvert le premier toutes les vertus qu'on attribue à l'*Anthyllis.* Dale traduit φλεγμονὰς τὰς ἐν ὑστέρα, par *uteri pituitas*, en quoi il se trompe; car cela ne signifie autre chose que les inflammations de l'utérus.

ANTHYPNOTICA, Ἀνθυπνωτικὰ, d'ἀντὶ, *contre*, & ὕπνος, *sommeil*; remedes contre un sommeil excessif ou non-naturel. Blancard.

ANTHYPOCONDRIACA, Ἀνθυποχονδριακὰ, d'ἀντὶ, *contre*, & ὑποχόνδρια, *les hypochondres*; remedes contre les maladies des hypocondres. Blancard.

ANTHYSTERICA, Ἀνθυστερικὰ, d'ἀντὶ, & ὑστέρα, l'*uterus*; remedes contre les affections hystériques.

ANTIADES, Ἀντιάδες, *les amygdales.* Ce mot s'applique quelquefois aux amygdales lorsqu'elles sont enflammées.

ANTIAGRI, tumeurs des amygdales.

ANTIARTHRITICA, Ἀντιαρθριτικὰ, d'ἀντὶ, & ἀρθρῖτις, *la goute*; remedes contre la goute.

ANTIBALLOMENA, Ἀντιβαλλόμενα. Voyez *Antemballomenos.*

ANTICACHECTICA, Ἀντικαχεκτικὰ, d'ἀντὶ, *contre*, & καχεξία, *la cachexie*; remedes qui corrigent la cachexie. Voyez *Cachexia.*

ANTICADMIA, une espece de *Cadmie*, qu'on appelle encore

encore *Pseudocadmia*, le mot d'*ἀντὶ*, *anti*, est joint ici, pour exprimer qu'on la substitue à la place de la véritable *Cadmie*. Voyez *Cadmia*.

ANTICAR, *Borax*. DORNÆUS, RULAND, JOHNSON, CASTELLI.

ANTICARDIUM, le même que *scrobiculum cordis*, le creux de l'estomac, dont voyez l'article.

ANTICATARRHALIS, épithete de quelque remede que ce soit qui est bon pour le catharre.

ANTICAUSOTICUS, d'*ἀντὶ*, *contre*, & *καῦσος*, *une fievre ardente*; épithete des remedes contre le *causus* ou fievre ardente.

ANTICHEIR. Ἀντίχειρ, d'*ἀντὶ*, *vis-à-vis*, & *χεὶρ*, *la main*, le *pouce*. Voyez *Pollex*.

ANTICIPANS, *anticipant*. Les Grecs expriment ce mot par celui de *προληπτικὸς*, *proleptique*. On donne ce nom aux maladies dont un paroxysme anticipe sur le tems auquel a commencé le paroxysme précédent, c'est-à-dire, dont chaque accès revient un peu plutôt que le précédent. Ainsi si une fievre quotidienne commence un jour à quatre heures, le lendemain à trois, & le jour suivant à deux, on dit qu'elle anticipe.

Si le flux menstruel revient plutôt qu'à l'ordinaire, on dit aussi qu'il anticipe.

ANTICNEMION, Ἀντικνήμιον, d'*ἀντὶ*, *vis-à-vis*, & *κνήμη*, *la jambe*, ou *le gras de la jambe*. Il signifie dans Hippocrate la partie antérieure de la jambe ou du tibia qui est peu recouverte de chair.

ANTICOLICA, remedes contre la colique.

ANTICONTOSIS, Ἀντικόντωσις, d'*ἀντὶ*, *contre*, & *κόντος*, *un bâton*. Il signifie dans Hippocrate le soutien qu'on donne à une personne au moyen d'un bâton ou d'une béquille.

ANTIDINICA, d'*ἀντὶ*, *contre*, & *δῖνος*, *tournoyement*. remedes contre le vertige, suivant Blancard.

ANTIDOTARIUM, livre dans lequel sont décrits les antidotes, ou le lieu où on les compose. C'est le même que *Dispensaire*.

ANTIDOTUS ou ANTIDOTUM, *antidote*, d'*ἀντὶ*, *contre*, & *δίδωμι*, *donner*. On trouvera l'explication de ce mot sous l'article *Andromachus*. Les Auteurs qui ont écrit sur la Chymie donnent encore le nom d'*antidote* à la pierre philosophale, comme pour marquer par-là son excellence.

ANTIDYSENTERICA, remedes propres contre la dyssenterie.

ANTIFEBRILES, épithéte des remedes propres contre la fievre.

ANTIFIDES, *la chaux des métaux*. RULAND.

ANTIGONI COLLYRIUM NIGRUM, *Collyre noir inventé par Antigonus*.

On le prépare de la maniere suivante.

Prenez *de cadmie, trente-six gros, vingt grains,*
d'antimoine, vingt-cinq gros,
de poivre, huit gros, vingt grains,
verd de gris, huit gros, vingt grains,
gomme arabique, vingt-cinq gros.

Pilez ces drogues & mettez-les macérer dans de l'eau de pluie.

Cosmus ajoute à ce remede,

de suc de centaurée, dix gros, vingt-cinq grains.

Ce qui, selon moi, rend ce remede beaucoup meilleur. MARCELLUS EMPIRICUS.

ANTIHECTICA. Remedes propres contre la fievre hectique. BLANCARD.

ANTIHECTICUM POTERII, *Antihectique de Poterius*, est un remede dont Poterius est l'inventeur. On l'appelle encore *Antimoine diaphorétique jovial*, & on le prépare de la maniere suivante.

Prenez une égale quantité d'étaim & de régule martial d'antimoine, faites-les fondre ensemble dans un creuset; ajoutez-y peu à peu trois fois autant de nitre, & après que la détonation & le bruit aura cessé, lavez ce mélange avec de l'eau chaude jusqu'à ce que l'eau qui en sortira soit tout-à-fait insipide.

On regarde cette préparation comme un remede très-puissant & capable de pénétrer à travers les plus petits passages & jusques dans les cavités des nerfs, ce qui le rend très-propre contre toutes les maladies qui ont leur siége dans ces endroits. Il est très-efficace dans les pesanteurs de tête, les vertiges & les éblouissemens qui sont des suites de l'apoplexie & de l'épilepsie. Rien n'est comparable à ce remede pour purger les visceres du bas-ventre de toutes les impuretés qu'ils contiennent. Il est aussi très-efficace dans la jaunisse, l'hydropisie & toutes les différentes sortes de cachexie; on l'emploie dans les maladies vénériennes les plus invétérées, pour purifier le sang de l'impression du virus vérolique, & pour purger les glandes des matieres corrosives que ces sortes de maladies y déposent souvent, & qui occasionnent des pustules & des ulceres difformes. En un mot on auroit peine à trouver dans la Chymie un remede plus efficace dans les maladies chroniques les plus obstinées, on l'ordonne cependant très-rarement, quoiqu'il se trouve toujours dans les boutiques. La dose est depuis six grains jusqu'à un scrupule pour les personnes qui sont d'un âge formé; car on le donne rarement aux enfans, parce que leurs vaisseaux ne sont pas assez forts pour résister à la violence de ce remede. *Pharmacopée de Quincy*.

ANTILEPSIS, Ἀντίληψις, d'ἀντιλαμβάνω, ou ἀντιλαμβάνομαι, *se saisir de quelque chose*. Hippocrate dans son Livre *κατ' ἰητρεῖον*, dit en parlant des bandages, que si l'on appréhende que le bandage glisse vers le haut, l'*antilepsis* doit être au-dessous, & au-dessus lorsqu'on appréhende le contraire. Il entend donc par *antilepsis*, un moyen pour fixer un bandage appliqué sur la partie saine au-dessus ou au-dessous de la partie qu'on veut recouvrir, de maniere qu'il ne puisse point glisser.

ANTILOBIUM, *ἀντιλόβιον*, partie de l'oreille opposée au lobe.

Je suis persuadé que ce mot ne signifie autre chose que le *tragus*.

ANTILOGIA, d'*ἀντὶ*, contre, & *λέγω*, parler; *contradiction*.

ANTILOIMICA, d'*ἀντὶ*, *contre*, & *λοιμὸς* *peste*; remedes contre la *peste*.

ANTILOPUS, Off. *Gazella Africana*, Raii Synop. A. 79. *Capra Strepsiceros*, Aldrov. de Quad. Bisul. 740. Charlt. Exer. 10. *Strepsiciceros*, Bellon. Obs. ed. Clas. 21. Caii de animal. 56. Gesn. de Quad. 294. *Gazelle*. DALE.

C'est un animal d'Afrique semblable au dain, & qui est remarquable par sa légereté. On emploie dans la Medecine les cornes de sa tête & de ses piés qu'on prétend être bonnes contre l'épilepsie & les vapeurs hystériques.

ANTILYSSUS, d'*ἀντὶ*, *contre*, & *λύσσα*, cette espece de *fureur* que cause la morsure d'un chien enragé; épithete que l'on donne dans la Pharmacie à une composition contre cette maladie, dans laquelle il entre une égale quantité de bétoine, d'hépatique & de poivre noir.

ANTIMONIUM. *Antimoine*, est un minéral qui fournit un grand nombre d'excellens remedes dans l'usage ordinaire de la Medecine, l'on a découvert que la plupart de ceux que les Empiriques ont si fort vantés n'en sont que des préparations. Plusieurs Auteurs & entre autres Basile Valentin, Lémery & Angelus Sala ont écrit un grand nombre de volumes sur ce sujet, le premier dans un livre qui a pour titre, *Currus Triumphalis Antimonii*, le Char de Triomphe de l'*Antimoi-*

ne, & le ſecond dans ſon traité de l'*antimoine*.

Le *Stibium* ou l'*Antimoine* des boutiques, le στίμμι de Dioſcoride qui eſt probablement le même que le τετράγωνον d'Hippocrate, le *Lapis ſpumæ candidæ nitentiſque non tamen tranſlucentis*, de Pline; l'*Ailmad* des Arabes, eſt une ſubſtance métallique, ſolide, peſante, fragile, de couleur de plomb, compoſée de filets longs, brillans, qui ſe fond au feu, & qui n'eſt pas malléable. Il y a différentes eſpeces d'*antimoine* naturel. Car on en retire de la terre, qui eſt ſemblable au fer poli ou au plomb; mais qui eſt friable, & mêlé ou de caillou ou de pierre blanche, ou de cryſtal. D'autre eſt compoſé de lignes brillantes, minces, ſemblables à des aiguilles, qui ſont tantôt diſpoſées en ordre, tantôt ſans aucun arrangement; & c'eſt ce que l'on appelle *antimoine* mâle. Un autre eſt compoſé de petites lames plus larges & plus brillantes; Pline l'appelle *antimoine femelle*. Un autre eſt formé d'un aſſemblage de petites branches de couleur de plomb, qui naiſſent d'une pierre tendre & blanche; & il fond très-aiſément au feu, comme fait le ſoufre, parcequ'il en contient une grande quantité: tel eſt celui que l'on tire de pluſieurs endroits d'Italie. Un autre eſt parſemé de côté & d'autre de taches tirant ſur le jaune ou ſur le rouge. Tel eſt celui que l'on tire dans les mines d'or d'Hongrie. Les Chymiſtes font grand cas de ce dernier, à cauſe d'un certain ſoufre d'or qu'ils s'imaginent que cet *antimoine* contient. On trouve l'*antimoine* dans des mines particulieres; ou, ce qui arrive le plus ſouvent, mêlé avec d'autres métaux, d'où eſt venu le nom d'*antimoine*, le même qu'Ἀντίμονον, ennemi de la ſolitude.

On trouve partout des mines d'*antimoine*: il y en a ſurtout beaucoup en France & de très-abondantes, comme en Auvergne, en Poitou, & en Bretagne. On retire de la terre les mottes d'*antimoine*, mêlées avec une matiere pierreuſe dont on ſepare le métal en réduiſant ces mottes en des morceaux médiocres, & en le raffinant enſuite de la même maniere que les autres métaux imparfaits.

L'*Antimoine* de France eſt compoſé de parties preſque égales de ſoufre inflammable, & d'une ſubſtance réguline. L'odeur & la flamme bleue qui ſort de l'*antimoine* quand on le calcine, fait voir qu'il contient du ſoufre: mais on n'apperçoit cette flamme bleue, que lorſqu'on fait la calcination dans un endroit obſcur. Deplus, lorſqu'on le jette avec du nitre dans un creuſet rougi au feu, il s'enflamme préciſément de la même maniere que le ſoufre lorſqu'il eſt mêlé avec le nitre. Si on diſtile l'*antimoine* avec le ſublimé corroſif, on retire le cinabre d'*antimoine* qui eſt compoſé du ſoufre de l'*antimoine* & du mercure qui étoit dans le ſublimé corroſif. Enfin on retire du ſoufre de l'*antimoine*, ſi on le fait bouillir dans de l'eau commune, après l'avoir fondu au feu avec quatre fois autant de chaux vive ou de cendres gravelées: car le ſoufre d'*antimoine* diſſout dans l'eau par le moyen des ſels alkalis, ſe précipite par le vinaigre, ou par quelqu'autre acide. La ſubſtance réguline ſe fond au feu; mais elle n'eſt pas malléable. Elle eſt brillante comme le fer poli, & elle paroît compoſée de grandes lames, qui ſont tellement diſpoſées en rayons, que lorſque le régule eſt bien fondu & refroidi, on voit ſur ſa ſuperficie la figure d'une étoile. Cette matiere réguline étant entierement dépouillée de tout ſoufre par une légere calcination au ſoleil, ſe change en une chaux griſe qui eſt vitrifiable, & qui étant fondue à un feu violent fait un verre de couleur d'hyacinthe. Si l'on verſe ſur ce verre, lorſqu'il eſt fondu, quelque ſubſtance ſulphureuſe ou inflammable, il recouvre auſſi-tôt ſa forme de régule & ſon ancien éclat. On peut retirer de l'*antimoine* une liqueur acide, qui n'eſt pas différente de l'eſprit de ſoufre commun à cauſe de la quantité de ſoufre dont il eſt rempli. Par où l'on voit que l'*antimoine* eſt compoſé d'un acide ſulphureux ou vitriolique, d'une ſubſtance bitumineuſe inflammable & d'une terre métallique vitreſcible. Le régule d'*antimoine* ne ſe diſſout que par l'eau régale, les autres acides le calcinent ſeulement. L'*antimoine* détruit & diſſout par la fuſion tous les métaux excepté l'or. C'eſt pourquoi les Chymiſtes l'appellent le *loup dévorant*, ou même *Saturne qui dévore ſes enfans*, le *plomb des ſages*, le *bain du ſoleil*; parce que lorſqu'on le fond avec l'or, il le purifie de tous les métaux qu'il contient, & il le rend plus brillant & plus pur.

On croit communement que l'*antimoine* contient un ſoufre ſolaire, mais qui n'eſt pas encore mûr. C'eſt pourquoi on lui a donné le nom de *ſoleil lépreux*, & de *premier être ſolaire*. Mais ce ſoufre métallique n'eſt point différent du principe ſulphureux que l'on obſerve dans le régne animal ou végetal.

Chez les Aciens l'*antimoine* étoit fort uſité, ſurtout pour peindre les ſourcils des yeux en noir. C'eſt ainſi que dans les Livres ſaints, *Liv. IV. des Rois, chap. 9.* on lit que l'impie Jezabel voulant appaiſer la colere du Roi Jehu, s'étoit peint les yeux avec de l'*antimoine*; & que les Prophetes reprenoient les femmes qui uſoient du même artifice. Delà vient que les Grecs appelloient l'*antimoine* γυναικεῖον. Voyez *Alcohol*.

L'*antimoine* reſſerre, dit Dioſcoride, il bouche les pores, il rafraîchit, il arrête les excroiſſances qui viennent aux chairs, il fait cicatriſer les ulceres, il arrête le ſang, il mondifie les ulceres des yeux. Galien y reconnoît une vertu deſſiccative & aſtringente; & il dit que c'eſt à cauſe de cela qu'on le mêloit avec les remedes qu'on appliquoit aux yeux, & que l'on appelloit *collyres ſecs*. Les Anciens le calcinoient, & l'éteignoient dans du lait de femme ou dans du vin, ajoutant de l'eau de pluie; on en faiſoit enſuite des paſtilles, qui avoient peut-être la figure quarrée: c'eſt pourquoi Hippocrate l'appelloit remede à quatre angles, *tetragonum*. Il paroît que ſa vertu émétique leur étoit inconnue, ou du moins on employoit très-rarement ce remede pour purger; puiſque parmi tant d'autres, Dioſcoride eſt le ſeul qui en faſſe mention une fois ſeulement dans la compoſition d'un remede purgatif fait avec l'élatérium, le ſel & l'*antimoine*; où cependant il paroît moins ajouté pour augmenter la vertu purgative, que pour donner la couleur à ce remede.

La vertu purgative de l'*antimoine* a été principalement reconnue autour du douzieme ſiecle, auquel un Moine de l'Ordre de Saint Benoît, Allemand de nation, qui s'appelloit Baſile Valentin, a fait un livre qui a pour titre: *Le Char de triomphe de l'Antimoine*; dans lequel il lui donne des éloges ſurprenans pour une infinité de maladies. Enfin dans le quinzieme ſiecle, Paracelſe, ayant ſuivi le ſentiment de Valentin, a beaucoup plus étendu ſa réputation. Cependant les Medecins ont diſputé long-tems & vivement ſur ſa qualité ſalutaire ou deſtructive. Mais préſentement preſque tout le monde convient de ſes vertus ſalutaires, & l'on en reconnoît deux, ſuivant les préparations que l'on en fait; l'une eſt émétique, & l'autre diaphorétique: car tous les remedes preſque ſans nombre que l'on prépare avec l'*antimoine*, purgent par haut & par bas, ou ſont diaphorétiques & ſudorifiques. On fait rarement uſage en Medecine de l'*antimoine* cru ou non préparé, quoiqu'il n'ait aucune vertu nuiſible; puiſqu'on peut le prendre intérieurement juſqu'à un ou deux gros ſans qu'il excite aucune nauſée. Souvent même on le fait bouillir dans des tiſanes ſudorifiques & deſſiccatives, qui n'acquierent par-là aucune vertu émétique, & qui ne deviennent point du tout nuiſibles. Cependant cette décoction de l'*antimoine* eſt entierement inutile, puiſque par l'ébullition la plus longue, l'eau ne diſſout rien & ne retient rien de ce remede. Il eſt donc certain que l'*antimoine* n'excite pas le vomiſſement ſans quelque préparation, ou à moins que les acides qui ſe trouvent dans l'eſtomac, ne développent ſa qualité émétique.

L'*antimoine* cru, pris intérieurement dans la quantité que nous avons dit ci-deſſus, diſſout & atténue les humeurs viſqueuſes, guérit les obſtructions, & eſt vanté par quelques-uns comme un remede sûr pour les maladies de la peau, la consomption & l'épilepsie. Il sert beaucoup pour engraisser les animaux. On le recommande aussi pour l'extérieur, pour dessécher les ulceres, pour guérir les maladies de la peau.

On le mêle dans des onguens; on l'emploie aussi utilement dans des emplâtres pour résoudre les tumeurs, & dans des collyres pour guérir les inflammations & les autres maladies des yeux.

Les préparations de l'*antimoine* les plus usitées, sont le foie d'*antimoine*, le safran des métaux, le vin émétique, le tartre émétique, le verre d'*antimoine*, le régule, le soufre doré, les fleurs, le beurre, le cinabre, la poudre d'algaroth, la panacée universelle, le bézoard minéral, la chaux diaphorétique ou le diaphorétique minéral, & les teintures. GEOFROY.

Voici la maniere dont M. de Reaumur décrit la contexture de l'*Antimoine*.

Rien n'est plus ordinaire que de voir de longues & brillantes aiguilles sur les cassures de l'*antimoine* : pour l'usage, on prend même par préférence celui où elles sont les plus distinctes. Quelquefois elles sont rangées avec tant d'ordre & de régularité sous certaines directions, que ceux à qui ce phénomene est le plus familier, ne sauroient s'empêcher de l'admirer. La figure des molécules élémentaires de ce minéral, entre probablement pour quelque chose dans la formation de ses aiguilles : mais si on cherche la cause de leur disposition & de leur arrangement les unes par rapport aux autres, on trouvera qu'on ne sauroit la déduire de la seule configuration des parties élémentaires; car si on casse des culots ou des masses différentes, quoique de même forme, & du même *antimoine*, on y observera souvent différens arrangemens d'aiguilles. Fixons-nous, par exemple, à des masses d'une figure constante & réguliere; prenons-en de coniques, parce qu'on fond, ou qu'on verse assez ordinairement ce minéral fondu dans des especes de creusets qui ont la figure d'un entonnoir ou d'un cone renversé. Qu'on casse plusieurs de ces cônes d'*antimoine*, & chacun en plusieurs endroits, on trouvera les aiguilles disposées dans le même cone sous différentes directions, mais qui ne seront pas les mêmes dans différens culots. Dans l'un, depuis une certaine hauteur, on les verra toutes dirigées vers la pointe du cone; plus haut, ces aiguilles seront couchées presque horisontalement, ou seront presque perpendiculaires aux précédentes : au-dessus de celles-ci, on en observera d'autres qui se redresseront, & qui tantôt tendront toutes vers quelque point du gros bout de notre culot conique, & tantôt se distribueront en des cônes qui auront des sommets différens.

Dans un autre culot d'*antimoine*, on n'en trouvera point de couchées horisontalement; elles seront distribuées en deux paquets coniques, dont l'un sera renversé sur l'autre, c'est-à-dire, dont l'un aura son sommet à la pointe, & dont l'autre aura le sien à la base du cone : dans certains culots on appercevra partout des aiguilles; d'autres n'en feront voir aucune: souvent il y en aura en quelques endroits du culot, & il n'y en aura pas partout ailleurs. Assez ordinairement on les verra distribuées par paquets de figure conique, quelle que soit la forme extérieure du culot; car les cones intérieurs ne dépendent nullement du cone extérieur. Quelquefois elles sont couchées le long des côtés du cone; leur direction semble suivre les parties du vase dans lequel le minéral s'est figé.

Malgré tant de variétés, la cause qui contribue à la production & à l'arrangement de ces aiguilles, est constante; & pour peu qu'on y pense, elle ne paroît devoir être autre que le refroidissement qui fait passer la matiere minérale de l'état de fluide à celui de solide. C'est à ce refroidissement & à ses progrès que les aiguilles doivent leur formation & leur direction.

Une matiere qui ne tient sa fluidité que des parties du feu grossier qui séparent & agitent ses molécules élémentaires, reprend sa premiere solidité quand elle est abandonnée à elle-même, quand les parties ignées se dissipent : or elles ne peuvent se dissiper que successivement, & dans un certain ordre, qui est tel que, généralement parlant, les parties de la matiere en fusion les plus proches, soit des parois, soit de l'ouverture du creuset, doivent prendre consistance les premieres. C'est ensuite aux molécules les plus proches des molécules déja figées, à se figer, & ainsi de suite. Or, chaque molécule qui se fige, s'applique d'autant mieux, & d'autant plus nécessairement contre sa voisine & dans sa direction, que l'attouchement de la molécule fixée ne contribue pas peu à en fixer une autre, & à lui ôter son mouvement.

Des molécules ajoutées successivement les unes au bout des autres, forment des especes de fibres, de filets, d'aiguilles, dont les directions montrent en quelque sorte l'ordre dans lequel le refroidissement s'est fait. Si le creuset avoit la forme d'une boule creuse, que ses parois fussent partout également épaisses, également chaudes, de même consistance, qu'elles fussent également frappées par un air également froid, & que la matiere en fusion fût en toutes ses parcelles de nature parfaitement uniforme, toutes les aiguilles, toutes les fibres seroient des rayons dirigés au centre de la boule. Si la matiere étoit telle que ses molécules figées dussent être toutes à peu près de même longueur, on trouveroit encore de plus des couches concentriques faites par des parcelles de chaque rayon qui seroient à égales distances du centre.

Mais il s'en faut beaucoup que tant de circonstances se réunissent dans le refroidissement des creusets ordinaires, & qu'il soit possible de les réunir; de-là naissent nécessairement les irrégularités dont nous avons parlé. J'ai pourtant fait plusieurs expériences avec des creusets coniques, dans lesquels j'ai pour l'ordinaire donné aux aiguilles des directions assez approchantes de celles que je leur voulois. Quand le creuset, après avoir été tiré du feu, plein d'*antimoine* fluide, a été posé sur un corps plus capable de le refroidir que ne l'est le simple attouchement de l'air; alors le fond & le dessus du creuset ont dû se refroidir les premiers : aussi dans ce cas ai je souvent trouvé les aiguilles distribuées en deux cônes, dont l'un avoit son sommet au bas du creuset, & l'autre le sien près de la surface supérieure. Quand après avoir retiré le creuset de la forge, je l'ai posé sur quelques charbons, & que j'en ai mis quelques-uns par-dessus, afin que les côtés pussent se refroidir aussi vîte & plus vîte que le reste, alors j'ai eu une partie des aiguilles couchées horisontalement, où au moins il y en a eu des paquets qui formoient des cones, dont les unes étoient presque perpendiculaires à certains endroits des parois. J'ai produit encore plus sûrement le même effet, en accélérant le refroidissement de certains endroits du creuset par l'attouchement d'un linge mouillé.

Quelquefois il se fait un creux au milieu du cone d'*antimoine*, & alors on voit des aiguilles dirigées du côté de ce creux. Les premieres couches figées ont-là tenu lieu des parois du creuset.

Pour que les aiguilles s'arrangent avec régularité, il est surtout nécessaire que le refroidissement se fasse avec lenteur, autrement une molécule se fige avant de s'être bien ajustée au bout d'une autre molécule figée. Si pourtant le même refroidissement se fait avec une lenteur excessive, on n'aura pas plus d'aiguilles que s'il eût été fait trop brusquement; l'arrangement qui étoit pendant la fusion se conserve, les parties du feu s'échappant de partout presque avec égalité, & insensiblement; alors toutes les molécules doivent leurs places comme leur repos à ce que le feu a cessé de les agiter; l'attouchement des molécules déja fixées, n'est plus, dans ce cas, ce qui contribue beaucoup à arrêter le mouvement des autres molécules. Aussi ayant laissé le creuſet plein d'*antimoine* fondu au milieu des charbons allumés, juſqu'à ce qu'ils ſe fuſſent éteints, il eſt arrivé quelquefois que je n'ai pu trouver une ſeule houpe d'aiguilles dans tout le culot; & quand j'y ai trouvé des aiguilles, ç'a été en très-petit nombre.

Enfin il paroît ſi vraiſemblable que la formation & la diſpoſition des aiguilles de l'*antimoine* ſont l'effet d'un refroidiſſement qui n'a été ni trop ſubit, ni trop lent, qu'il ſeroit peut-être ſuperflu d'appuyer cette idée par un plus grand détail d'expériences. Au lieu même d'être ſurpris de ce que ce minéral nous les fait voir, on le ſera au contraire de n'en pas trouver de pareilles dans toute autre matiere que le feu aura rendue fluide, & qui ſe ſera enſuite figée peu à peu; le refroidiſſement s'y doit faire dans le même ordre que dans l'*antimoine*; il y doit donc occaſionner des arrangemens ſemblables, & voilà de quoi jetter dans une juſte défiance ſur la vérité d'un raiſonnement très-vraiſemblable. Car pour nous arrêter à une des eſpeces de différentes matieres qui pourroient s'offrir, les caſſures des culots des métaux ne nous font rien voir de pareil à ce que nous montrent les caſſures des culots d'*antimoine*. Je ſai que d'habiles Phyſiciens les ont même fait refroidir à deſſein, le plus lentement qu'il leur a été poſſible, ſans pouvoir parvenir à rendre ſenſible l'arrangement de leurs parties.

Mais de ce qu'on ne peut voir cet arrangement dans un culot de métal, comme on le voit dans un culot d'*antimoine*, s'enſuit-il qu'il ne ſe trouve pas également dans l'un & dans l'autre? Non aſſurement. Le culot d'*antimoine* eſt caſſant, ſes parties ſe détachent avec plus de facilité totalement les unes des autres, qu'elles ne cedent mutuellement la place qu'elles occupoient. Frappe-t'on ſur cette maſſe, on la partage en morceaux, où les parties ſont arrangées comme elles étoient avant que la maſſe fût frappée. Il n'en eſt pas de même des culots de métal, leurs parties cedent aux coups, ils leurs font prendre de nouveaux arrangemens.

On ne parvient à les caſſer que quand ces arrangemens nouveaux ont mis les parties en un état où il leur eſt plus aiſé de s'écarter les unes des autres que de ſe diſpoſer autrement qu'elles ne le ſont, & par conſéquent dans un état très différent de leur premier état. Tout pourroit donc être arrangé dans un culot ductile, auſſi régulierement que dans un culot caſſant, ſans qu'on y pût découvrir l'arrangement qu'on ne peut guere s'empêcher d'y concevoir.

Mais il y a un moyen, malgré la ductilité & la plus grande ductilité d'un métal, d'obſerver ce qui juſques ici a échappé à nos yeux; le plomb même nous le permet, il n'y a qu'à le ſaiſir dans un moment favorable. Tous les métaux ſont ductiles à froid, il n'y a que du plus ou du moins. Ils le ſont auſſi à chaud, mais s'ils ſont chauds juſqu'à un certain point, alors ils n'ont point de ductilité, à proprement parler; leurs molécules trop écartées les unes des autres, tiennent peu enſemble & peuvent être entierement ſéparées par le premier coup qui tombe deſſus un peu rudement; il leur arrive en partie ce qui arrive à tous les corps caſſans. Ils ſont alors eux-mêmes des corps caſſans; leurs caſſures peuvent nous faire voir dans cette circonſtance la diſpoſition de leurs parties intérieures. C'eſt ce que j'ai d'abord obſervé ſur le plomb. Si on le caſſe à froid, on n'y voit certainement aucune grainure. J'en caſſai un culot qui étoit encore très-chaud, & il me parut fort ſingulier de voir la caſſure d'un morceau de plomb auſſi grainée que celle d'une bille d'acier trempé. Les morceaux du même plomb étant refroidis, ne ſe laiſſerent plus caſſer que par des coups réitérés, auſſi ne montrerent-ils plus de grains. Or dès que le plomb étant chaud, a des grains, s'il les a dans le tems où il a pris une parfaite conſiſtance, dans le tems où ſa chaleur eſt trop foible pour tenir ſes parties en fuſion, il eſt évident qu'il les aura de même étant entierement froid. Il n'y a plus de cauſe pour les réunir, qui de pluſieurs grains en puiſſe faire un ſeul. Mais les coups de marteau feront cette réunion dans le plomb froid, & ne le feront pas dans celui qui ſera chaud.

Ayant obſervé la grainure de plomb, j'eſpérai de voir auſſi un arrangement régulier à cette grainure. Je fis fondre de ce métal dans un creuſet conique; je l'y laiſſai prendre conſiſtance peu à peu, & quand il en eut ſuffiſamment, je le tirai encore très-chaud du creuſet; alors un coup de marteau le diviſa aiſément en quelques gros morceaux, dont les caſſures me montrerent les aiguilles, les eſpeces de fibres que je cherchois à voir. Les grains appliqués les uns contre les autres, ſuivant certaines directions, formoient ces fibres. Il y en avoit des paquets de paralleles les unes aux autres & à peu près perpendiculaires aux parois du creuſet. Dans d'autres paquets toutes les fibres étoient perpendiculaires au fond du creuſet, & en un mot je vis dans le plomb des fibres comme on en voit dans l'*antimoine*, dont la diſpoſition & l'arrangement tendoient à être les mêmes.

Mais en même tems j'obſervai des différences entre les fibres du plomb, car je conſerverai ce nom, & les aiguilles de l'*antimoine*. Ces dernieres ſont très-brillantes, ont un poli vif & éclatant, elles ſont comme autant de glaces de miroir, ou de petites glaces ajuſtées bout à bout, au lieu que les fibres du plomb ſont moins éclatantes; non-ſeulement elles ne ſont point plates, mais elles ont viſiblement une ſorte de rondeur. Elles ne paroiſſent à la vue ſimple, ou avec une loupe foible, qu'une file de petites boules arrangées comme les grains d'un chapelet. Une loupe plus forte ou un microſcope ne laiſſent pas à chacune de ces parcelles des fibres, des figures très-arrondies: mais toujours paroît-il que la fibre eſt formée de grains appliqués les uns contre les autres, ſeulement par une partie de leur bout; qu'au lieu que les côtés des aiguilles de l'*antimoine* ſont droits, ceux des fibres du plomb ont des dentelures. Quand la matiere, que je ne fais qu'ébaucher ici, ſera mieux approfondie, peut-être trouvera-t'on que c'eſt de cette figure des grains & de leur arrangement, que dépendent la ductilité des métaux & celle de quelques autres matieres. On voit déja que cette diſpoſition laiſſe des vuides, où les parcelles déplacées par le coup du marteau, vont ſe loger. Qu'à force de coups, ces vuides doivent ſe remplir en partie, & que c'eſt alors que le métal devient moins malléable, & eſt ce qu'on appelle écroui. Enfin des lames appliquées les unes contre les autres ſans laiſſer entre-elles des vuides proportionnés à leur grandeur, ne peuvent faire que des maſſes caſſantes comme celles de l'*antimoine*.

Je l'ai déja inſinué, mais je le répete: pour voir la diſpoſition des fibres du plomb, il faut ſaiſir le moment favorable. Si on frappe un métal trop chaud, il ſe diviſe trop ſous les coups de marteau ou s'écraſe en parcelles, dont la plupart ne ſont que comme des grains de ſable. Si le métal n'a plus aſſez de chaleur, il ſe laiſſe applatir & ne montre ni l'arrangement des grains, ni les grains mêmes. Du reſte, en répétant l'expérience deux ou trois fois, on rencontrera ce moment.

J'ai caſſé des culots d'étain, des culots de cuivre & des culots de zinc, qui eſt un minéral aſſez ductile à froid. Je les ai, dis-je, caſſés pendant qu'ils étoient chauds, & il ne m'a pas fallu beaucoup tâtonner ſur chacun pour y trouver la grainure que j'avois vue dans le plomb, & les filets que j'avois trouvés dans le même métal. Il n'y a guere lieu de douter ſi l'on trouvera ces mêmes filets dans l'or & dans l'argent, mais je n'en ai pas encore fait l'expérience.

Tous les corps mous ou trop aiſés à ramollir, comme la cire, le ſuif, les graiſſes, le beure, auroient beau avoir une pareille diſpoſition de fibres, on ne ſauroit jamais l'y appercevoir, jamais ils ne ſont aſſez caſſans.

Toutes les maſſes qui ont été fondues, quoique caſſantes, ne doivent pas auſſi la faire voir ſur leur caſſure. Nous avons déja fait obſerver qu'un refroidiſſement trop lent ou très-prompt, pouvoit l'empêcher de ſe produire dans l'*antimoine*. Les sels qui ont le plus de disposition à former des crystaux, n'en feront pas paroître, si on les fait crystaliser trop promptement, ou si on les agite trop pendant que la crystallisation doit se faire. De même les parties des corps fondus ne prennent pas d'arrangement régulier, si elles sont refroidies brusquement, ou agitées pendant qu'elles se refroidissent.

Une autre cause peut encore troubler cet arrangement, ou l'empêcher même totalement : c'est lorsque le corps fondu n'est pas un fluide uniforme, lorsqu'il est composé de parties qui ont plus de disposition à se figer que d'autres, qui n'ont pourtant qu'un degré de chaleur égal au leur. La formation des fibres, des filets, des aiguilles, est l'effet d'un refroidissement successif, ou plus exactement, de ce que les parties n'ont pris consistance que successivement.

Si des parties éloignées des parois viennent à se figer avant que d'autres qui en sont plus proches, aient perdu de leur fluidité, il n'y a plus de raison pour que ces parties forment une file droite & continue avec les autres, plus le fluide sera mélangé de parties qui ont d'inégales dispositions à se figer, plus il sera difficile qu'il s'y forme des aiguilles; lorsqu'il prendra consistance, les files y seront plus souvent interrompues. (*Mémoires de l'Acad. Roy.* 1724.)

M. Geoffroy fait les Remarques suivantes sur l'*antimoine* & sur ses différentes préparations.

Les acides tirés des végétaux étant déja unis à un soufre plus raréfié, & étant très-déliés, raréfient très-facilement les parties sulphureuses de l'*antimoine*; ils les séparent de l'acide vitriolique, & s'unissent avec lui ; d'où il naît un composé émétique. Mais les acides tirés des minéraux, tels que sont le nitre, le sel marin, le vitriol, embarrassent & fixent les parties sulphureuses de l'*antimoine* ; de sorte qu'elles ne s'arrêtent point dans le ventricule & les intestins, mais passent dans la masse du sang, avant que de pouvoir être débarrassées & libres. L'esprit de vin diminue & détruit la vertu émétique de l'*antimoine* préparé, à cause de la trop grande quantité des parties sulphureuses qui enveloppent & émoussent les parties salines ; de sorte que les molécules de l'*antimoine*, quoique développées & étendues, ne peuvent en aucune maniere piquer & irriter les membranes du ventricule, à cause du défaut de pointes acides.

L'*antimoine* est le plus excellent de tous les émétiques : c'est le premier de tous les remedes dans un très-grand nombre de maladies, pourvu qu'on l'emploie comme il convient. Mais quand on le donne, il faut faire attention à trois choses, qui sont le malade, la maladie & le remede même.

1°. Il faut s'informer si le malade vomit facilement. Car il y en a qui ne vomissent jamais, en prenant même la plus grande dose d'émétique. D'autres sont d'une constitution si délicate, qu'ils ne supportent que très-difficilement le vomissement ; de sorte que les forces leur manquent, & les esprits se dissipent. Il faut examiner aussi si les malades ne sont point sujets au crachement de sang : car si on leur donnoit un émétique trop fort, il surviendroit souvent une hémorrhagie mortelle par le vomissement. Si le malade a une hernie considérable, elle peut s'augmenter par les secousses que cause le vomissement, & l'exposer au danger de la mort. Si les vaisseaux sont trop pleins, il est à craindre qu'ils ne se rompent. Si c'est une femme enceinte, qui est malade, il y a aussi beaucoup de danger. Dans tous ces cas, il faut donner très-rarement l'émétique, & avec beaucoup de précaution & de prudence.

2°. Il faut faire attention à la nature de la maladie, pour savoir si elle vient de la masse des humeurs, si le foyer de la maladie est encore dans les premieres voies ; ce que l'on peut juger par l'amertume de la bouche, les rapports qui causent des nausées, les vomissemens bilieux, ou acides, &c.

Quelques-uns croyent qu'il est inutile de donner l'émétique lorsque le foyer de la maladie est passé dans la masse du sang, ou lorsque la maladie dépend du désordre des esprits, comme dans les spasmes & les affections hystériques & hypocondriaques. Cependant, dans ces maladies on prescrit souvent heureusement le tartre stibié, non pas tant pour évacuer les humeurs qui sont contenues dans les premieres voies, que pour attirer dans le bas-ventre, & tenter d'évacuer par des voies plus larges & plus ouvertes l'humeur qui bouillonne, & qui gonflant les vaisseaux est prête de se jetter sur une partie importante, comme le poumon ou la pleure, ce que l'on doit faire aussi-tôt, suivant l'avis d'Hippocrate, & dès la premiere attaque de la maladie. Or dans les maladies spasmodiques, où les fibres membraneuses sont dans l'éréthisme, l'émétique par une irritation légere, mais contraire à la premiere, détourne d'un autre côté cet éréthisme, & le détruit souvent. C'est ainsi qu'Hippocrate excitoit souvent le vomissement dans le cours de ventre, afin que la sécrétion des humeurs déterminée par bas fût divertie d'un autre côté, & entierement guérie. De plus, dans les affections soporeuses, la vertu de l'émétique est telle, qu'il excite de violentes secousses dans les visceres, qu'il augmente partout l'oscillation des fibres nerveuses; qu'enfin il ranime tellement le cours des liqueurs qui est trop lent ou arrêté, qu'elles sont portées hors du corps par les conduits étroits des canaux. C'est de-là que viennent ces évacuations copieuses, qui se font en même-tems par le vomissement, par les selles, & par les sueurs, par une seule dose d'émétique. Il faut prendre garde qu'il n'y ait quelque inflammation des visceres du bas-ventre ; car elle augmenteroit par les secousses violentes que cause le vomissement. Un Medecin ne doit pas non plus se laisser tromper par les efforts inutiles que l'on fait quelquefois pour vomir; ils dépendent souvent d'une convulsion symptomatique des fibres de l'estomac. Il doit bien se garder de donner alors l'émétique : car le vomissement seroit ou inutile, ou dangereux; puisque le mouvement convulsif de l'estomac pourroit augmenter, ou même ce viscere pourroit s'enflammer.

3°. Par rapport au remede même, il faut choisir la préparation de l'émétique que l'on puisse donner en sureté, & que le Medecin puisse proportionner aux forces du malade, & au besoin pressant de la maladie. L'*antimoine* sous la forme de poudre, trompe souvent le Medecin, en excitant tantôt un trop grand vomissement, tantôt en ne l'excitant point du tout. La vertu du vin émétique est trop incertaine; elle est différente, selon la nature différente du vin. De toutes les préparations d'*antimoine* la plus excellente est celle que l'on appelle tartre émétique, que l'on doit toujours donner dissoute dans une liqueur. Il ne faut pas la prescrire à une trop petite dose : car si la dose n'est pas suffisante pour exciter le vomissement, elle fatiguera le malade par des nausées inutiles, & qui ne lui donneront aucun soulagement. Il ne faut pas croire aussi qu'une trop grande dose d'émétique soit innocente : car elle produit souvent de trop violentes contractions de l'estomac, & de trop grandes secousses, qui causent le crachement, ou même le vomissement de sang, & des efforts inutiles pour vomir qui durent trop long-tems ; & enfin il succéde des convulsions, & l'inflammation des visceres.

Mais si après avoir pris une dose d'émétique d'*antimoine*, de quelque maniere qu'il ait été préparé, le vomissement est trop violent ou trop long; il faut donner au malade quelques gouttes d'esprit de soufre ou de vitriol, jusqu'à une agréable acidité, dans un verre d'eau ou de tisane ; aussi-tôt la vertu émétique de l'*antimoine* est arrêtée par ce remede plus surement que par l'opium.

Lorsque les malades vomissent, il faut qu'ils boivent abondamment de l'eau tiede, ou du petit lait, ou du bouillon de veau ou de poulet, pour délayer les matieres qui sont contenues dans l'estomac, pour en faciliter la sortie, & pour diminuer les efforts que l'on fait en vomissant. Les huileux & graisseux émoussent plutôt la force de l'émétique, & empêchent la dissolution des humeurs visqueuses qui sont contenues dans l'estomac.

Outre l'usage que l'on fait en Medecine de l'*antimoine*, differens Ouvriers s'en servent beaucoup. Les Potiers d'étain, pour donner à ce métal le brillant & le son de l'argent; les Fondeurs s'en servent pour les cloches, les miroirs métalliques, & pour les caracteres dont on se sert pour imprimer. On s'en sert aussi pour purifier l'or; car l'*antimoine* fondu avec l'or, ronge & change en scories tous les métaux qui sont mêlés avec lui, sans en excepter l'argent. GEOFFROY.

PROCEDE'S SUR L'ANTIMOINE.

PROCEDE' PREMIER.

*Dissolution de l'*Antimoine*, dans l'eau régale.*

Mettez une livre d'*antimoine* pulvérisé dans un vaisseau de verre peu élevé, assez grand, & coupé de maniere, qu'il ait une embouchure large. Placez-le sous la cheminée. Versez dessus une livre & demie d'eau régale. Il se fera une effervescence extrement forte, avec grande chaleur, fumées épaisses très-rouges, & bruit, ce qui cesse dans peu de tems. On trouve au fond une matiere de couleur cendrée tirant sur le jaune, humide, épaisse comme de la bouillie. Faites-la sécher à un feu très-doux, en la remuant avec un bâton.

REMARQUE.

On donne le nom de calcination immersive ou humide de l'*antimoine* au procédé par lequel ce fossile qui n'avoit auparavant aucune vertu émétique ou purgative, acquiert les qualités les plus violentes en ce genre. La matiere jaune qu'on trouve mêlée avec sa chaux est le véritable soufre d'*antimoine*, qui ne pouvant être dissous par l'acide, se sépare par le moyen de l'eau régale de l'autre partie métallique de l'*antimoine*. De-là vient qu'il se fait dans cette opération une calcination & une séparation. Ce procédé est nécessaire pour ceux qui suivent.

PROCEDE' II.

Vrai soufre d'Antimoine.

Délayez dans de l'eau régale cette chaux du procédé précédent, battez-la bien, & versez-la toute trouble dans un autre vaisseau. Remettez de nouvelle eau, & continuez de la sorte jusqu'à ce que vous ayez séparé la partie métallique, de cette matiere jaune & légere qui étoit dispersée dans l'eau. Gardez-la séparément. Jettez l'eau blanchâtre qui nage sur la partie sulphureuse qui est restée au fond. Séchez cette poudre à un feu très-doux: vous aurez un vrai soufre, qui portera tout le caractere du soufre. Si vous avez mis dans l'eau régale des morceaux de cette chaux un peu trop grands, & que vous ayez procédé ainsi à la dissolution, les morceaux de soufre seront un peu gros, parce que l'eau régale cherchant & saisissant les parties métalliques les plus grandes qui sont cachées dans le soufre, ce minéral forme des masses plus visibles.

REMARQUE.

On voit par cette opération comment le soufre peut se cacher sous l'apparence du métal, & la vertu surprenante qu'a l'eau régale pour le séparer des parties métalliques: mais il n'est pas aisé de comprendre comment ce soufre conserve sa nature sans souffrir aucune altération. C'est ce soufre que Van-Helmont veut qu'on tire. Il assure même qu'il ne differe presque point du soufre ordinaire, si ce n'est qu'il tire un peu plus sur le verd, & en effet à peine apperçoit-on quelque différence entre eux: peut-être que le cinabre qu'on prépare avec lui n'a pas assez de vertus pour qu'on se donne tant de peine: en effet ce n'est pas une chose aussi aisée qu'il le prétend, de le sublimer sept fois de suite. Quoiqu'il en soit, cette opération peut servir à nous convaincre que l'*antimoine* est composé de parties sulphureuses & métalliques.

PROCEDE' III.

Verre d'Antimoine.

1°. *Mettez* dans un grand plat de terre, qui ne soit point verni, deux livres d'*antimoine* en poudre très-fine. Placez-les sur des charbons ardens, ayant soin que la poudre fume seulement, mais qu'elle ne fonde pas. Tout l'art gît dans cette modération. Remuez incessamment la poudre avec une verge de terre. Il sortira une épaisse fumée blanche, puante, contraire aux poumons; il faut l'éviter soigneusement & se placer de façon que l'air aille contre la fumée & la chasse du côté opposé à celui où se tient l'Artiste. Continuez cette calcination également, jusqu'à ce que la matiere ne jette plus de fumée. Alors on augmentera un peu le feu; si les fumées recommencent, on le continuera jusqu'à ce qu'elles finissent. Augmentez encore le feu, jusqu'à ce qu'il soit assez grand pour faire rougir le plat & que la matiere ne fume plus. Vous aurez une chaux de couleur cendrée. Continuez ensuite la calcination à un plus grand feu, ensorte que la poudre rougisse; il se fera une chaux jaune & purifiée de sa partie volatile. Si au commencement de l'opération on faisoit un feu trop violent, l'*antimoine* fondu se ramasseroit en grumeaux, qu'il faudroit remettre aussi-tôt en poudre. On diminueroit aussi la quantité de feu. Telle est la calcination de l'*antimoine* entier faite seulement avec le feu: elle est d'un grand usage.

2°. *Mettez* cette chaux dans un creuset autour duquel vous ferez d'abord du feu de loin, l'approchant peu à peu, & enfin l'en couvrant entierement, de sorte que le creuset commence par tiédir, puis s'échauffe, brûle & rougisse également. Vous aurez soin de le couvrir, pour empêcher qu'il n'y tombe du charbon ou de la cendre. Faites un feu violent pour mettre la matiere en fusion. Vous la tiendrez en cet état pendant un demi quart-d'heure; ensuite vous la répandrez sur un marbre très-sec & très-chaud. Vous aurez une lame fragile, un peu transparente, dure, appellée verre d'*antimoine*; elle sera d'autant plus transparente, que vous l'aurez laissée long-tems sur le feu.

REMARQUE.

L'*antimoine* est composé de soufre commun & de terre métallique. Tout le souffre devient volatil au moyen du feu qu'on emploie pour le calciner; mais la partie métallique se fond, comme cela paroît, lorsqu'on le fond dans un cone; mais alors il rend toujours une fumée blanche suffocante. On voit par-là que lorsqu'on fait brûler l'*antimoine* après l'avoir réduit en poudre à un feu qui n'est pas assez fort pour le fondre, le soufre extérieur s'en sépare peu à peu; de sorte que la partie métallique se purifie par ce moyen & se change enfin en une chaux qui a une qualité émétique très-violente quoique l'*antimoine* en fût très-éloigné auparavant: on ne sait point encore parfaitement de quelle maniere cela se fait. Cette chaux étant mise en fusion se change en verre d'*antimoine*. On sait qu'il y a beaucoup de rapport entre le plomb & l'*antimoine*, comme cela paroît par le changement de cette chaux en verre. Cet émétique est très-violent. Si on le fait infuser dans un vin qui ne soit pas trop acide, il le rend émétique sans que sa substance soit presque changée. On peut cependant augmenter cette qualité dans le vin, en réitérant l'infusion, ce qui donne un vin émétique que tout le monde connoît assez. Ce verre d'*antimoine* consume presque tous les corps métalliques dans la coupelle; mais il rehausse la couleur de l'or. BOERHAAVE.

Ce verre, à ce que M. Geoffroy prétend, est de couleur d'hyacinthe; mais il devient blanc, citrin, rouge ou noir en y ajoutant du borax, du soufre, du sel gemme ou de l'orpiment. Le verre d'*antimoine* est un puissant émétique: mais on peut en émousser la force en le pilant bien fin sur un marbre, & en y brûlant trois ou quatre fois de l'esprit de vin. Alors on peut le donner depuis 10 jusqu'à 20 grains: il purge doucement par haut & par bas, & quelquefois il fait suer, ce qui le rend propre souvent à guérir les fievres intermittentes en le donnant un peu avant l'accès. Le verre d'*antimoine* perd sa vertu émétique & devient un véritable purgatif, si on le pulvérise bien, & qu'on le digere pendant deux ou trois jours dans l'esprit de vin, dans lequel on aura dissout demi-once de mastic. On l'agite de tems en tems: enfin on fait évaporer l'esprit de vin à une douce chaleur, & il ne reste que le mastic & le verre d'*antimoine* mêlés exactement. La dose de cette poudre va jusqu'à six grains. GEOFFROY.

PROCEDE' IV.

Régule d'Antimoine préparé avec les sels.

1°. Il se fait de même que la séparation de la partie métallique d'avec la sulphureuse. Plus cette séparation est exacte, plus le régule est pur. On met l'*antimoine* tel qu'on le retire de la mine, dans des vaisseaux de terre, creusés coniquement, étroits vers le fond. On le fait fondre à un feu doux qui rougisse légérement les vaisseaux: alors la partie la plus pesante, la plus pure, la plus métallique s'attache au fond. La partie supérieure la plus large, est moins compacte, plus obscure & plus sulphureuse: ainsi par la seule fusion se fait la séparation du régule.

2°. *Pulvérisez* séparément deux parties de nitre commun, trois parties de tartre, quatre parties d'*antimoine* pur. Ensuite mettez le tout ensemble & mélangez-le bien: faites chauffer cette poudre médiocrement; ayez soin surtout qu'elle soit bien seche. Faites rougir au feu un grand creuset; jettez-y alors deux dragmes de cette poudre, chaude & très-seche; elle prendra feu avec violence, fera grand bruit & jettera beaucoup d'étincelles. Quand cette détonation est cessée, jettez de nouveau une semblable quantité de matiere; continuez ainsi jusqu'à ce que vous ayez employé toute votre poudre. Il faut avoir soin de se servir d'un grand creuset, de peur que la matiere en détonant fortement ne se répande. Il faut observer aussi de mettre peu de ce mélange à la fois, crainte qu'il ne sorte du vaisseau en grandes étincelles. Il faut encore que la matiere de la premiere projection soit entierement enflammée & que la détonation soit passée, avant d'en faire une seconde, de peur que la matiere étant chaude audessous, froide au-dessus, il ne se forme une croûte épaisse, sous laquelle le feu retenu malgré lui, feroit une explosion plus violente qu'un coup de canon; car c'est avec ces matieres que se fait la poudre fulminante, savoir le nitre, le tartre, & le soufre. Il faut enfin que le creuset soit toujours étincelant, crainte que la même chose n'arrive avec grand danger. Un Artiste qui ignoreroit ces choses en voulant faire du régule, selon la méthode commune, se mettroit en danger de perdre la vie; au lieu qu'il pourra opérer avec sûreté, s'il observe ce que nous venons de dire. Après que toute la matiere aura détoné, augmentez le feu, jusqu'à ce qu'elle se fonde & se liquéfie, ayant auparavant couvert le creuset avec une tuile. Versez-la ensuite dans un mortier de fer chaud, que vous aurez frotté avec du suif. Frappez sur les bords du mortier; laissez-la reposer & refroidir: frappez ensuite sur le cul du mortier avec un marteau pour en faire sortir la masse, dont la partie inférieure est la partie métallique de l'*antimoine*, la supérieure est composée de sels & de soufre. La superficie supérieure métallique, située immédiatement au-dessous des scories, est étoilée. Les scories se fondent à l'air.

REMARQUES.

Comme ce procédé nous découvre les véritables principes de la métallurgie, il mérite que nous l'examinions avec un peu d'attention. Premierement, la motte fossile antimoniale étant mise en fusion à un feu convenable, devient liquide & pesante: par ce moyen les corps plus légers qui sont mêlés avec elle, tels que les pierres & autres semblables, & ceux qui ne sont point adhérens à la partie métallique, s'élevent suivant les lois de l'hydrostatique; & par conséquent la partie métallique devient plus pure. C'est ainsi que dans la métallurgie la matiere métallique est souvent séparée par la seule fusion des parties étrangeres avec lesquelles elle se trouve mêlée.

Par une autre opération métallurgique, la partie métallique de l'*antimoine* est séparée du soufre, qui eût toujours été étroitement uni avec elle, si l'on n'eût eu recours qu'à la simple fusion, & cela par le moyen de la poudre de tartre & de nitre, qui a une vertu dissolvante. Lorsque l'*antimoine*, qui est composé de parties sulphureuses & métalliques, est mêlé avec le nitre & le tartre, & qu'on le met au feu, le nitre, le tartre & le soufre s'allument avec une vitesse incroyable, & forment un alcali fixe. Celui-ci étant agité par la violence du feu, attire le soufre avec avidité, & s'unit étroitement avec lui; & alors la partie métallique ou mercurielle, comme on l'appelle, sur laquelle l'alcali n'a aucune action, étant dégagée de son soufre & mise en fusion, se sépare des parties les plus légeres, & se rassemble au fond en une masse à laquelle on donne le nom de régule.

Comme les aiguilles longues & roides de l'*antimoine* se disposent horisontalement depuis le centre jusqu'à la surface, elles forment une étoile, que les Chymistes appellent *Stella signata*, & pour laquelle ils ont beaucoup de vénération. Quoique ce régule paroisse pur, il laisse de nouvelles scories lorsqu'on vient à le fondre une seconde fois avec un alcali: peut-être même est-il impossible de le purger entierement du soufre qu'il contient; & de-là vient vraisemblablement qu'il demeure toujours fragile; car le soufre communique cette qualité aux métaux. Les scories ne sont autre chose que le soufre d'*antimoine* dissous & uni à un alcali fixe; ce qui sert à nous faire connoître leur vertu.

Le régule est un émétique de même que le verre, & nous fournit par infusion un vin émétique aussi-bien que l'autre. Il est donc une autre méthode de purifier les métaux par le moyen des sels de toutes les parties sulphureuses, huileuses & arsénicales qui rendent les mottes métalliques, friables, volatiles, qui étant une fois entierement séparées, font que les métaux deviennent purs & fixes. BOERHAAVE.

On fait des gobelets avec le régule d'*antimoine*, qui ont une excellente vertu pour exciter le vomissement; car le vin que l'on y verse devient émétique, si on l'y laisse pendant la nuit. On fait encore des boules dont la vertu est aussi constante que celle des gobelets; car quand on les auroit avalées mille fois, elles garderoient encore leur vertu émétique, ce qui leur a fait donner le nom de pilules perpétuelles.

On prépare différens régules métalliques, en faisant fondre l'*antimoine* avec le fer, le cuivre, l'étain, le plomb, l'argent & l'or. Les scories que l'on trouve au-dessus du régule dans le cone où on l'a versé, sont jaunes ou de couleur de safran, & sont remplies de soufre d'*antimoine*. GEOFFROY.

PROCEDE' V.

Régule d'Antimoine martial.

Faites rougir dans un creuset une demi-livre de limaille de fer. Jettez dessus peu à peu une livre d'*antimoine* bien pulvérisé, séché & échauffé. Faites un grand feu, pour qu'ils fluent entierement. Quand ils seront dans cet état, jettez-y petit à petit quatre onces de nitre très-pur, très-sec, très-chaud, réduit en poudre impalpable. Augmentez le feu, & faites fondre & liquéfier le tout. Laissez-le ainsi pendant un demi-quart-d'heure. Versez la matiere ensuite dans un mortier de fer, comme dans l'opération précédente. Vous aurez sept onces & demie de régule, blanc comme de l'argent, & étoilé. Les scories sont d'une autre nature, blanches, dures, ferrugineuses, sulphureuses, salines, acres, & se fondent avec peine.

REMARQUES.

Le soufre de l'*antimoine* s'unissant dans la fusion avec le fer, produit ces scories sulphureuses & martiales. Le nitre est mis ici pour pénétrer l'*antimoine*, & pour exciter une plus parfaite fusion. Lorsque la matiere est dans un état de liquidité, la partie métallique qui est la plus pesante, se précipite au fond par son propre poids, tandis que le soufre de l'*antimoine*, le fer & le nitre se portent vers la surface.

Paracelse assure que le fer est plus propre qu'aucun alcali tiré des végétaux à séparer la partie sulphureuse de l'*antimoine* de sa partie mercurielle; ce qui rend ce régule très-propre à nous fournir le cinabre d'*antimoine* dont on a besoin pour les opérations de Chymie les plus profondes. En effet, on voit par cet exemple que le fer est capable d'extraire le soufre des mottes métalliques, & de les rendre fixes & malléables. Alexandre Suchtenius, disciple de Paracelse, a composé deux Traités sur l'*Antimoine*, dont j'ai tiré le procédé suivant.

PROCEDE' VI.

*Régule d'*Antimoine *des Alchymistes.*

1°. *Mettez* dans un bon creuset huit onces de cloux, que vous ferez rougir à un feu conduit prudemment. Jettez dessus à diverses reprises, une livre de bon *antimoine* pulvérisé, bien sec & bien chaud. Couvrez le creuset d'un tuilot. Aussi-tôt que l'*antimoine* y a été jetté, il donne une fumée blanche, & ne tarde pas à fluer. Le fer se fond avec lui. Quand ils seront bien liquides, ce qui se voit, en introduisant un tuyau de pipe dans le creuset, vous y jetterez à plusieurs reprises, trois onces de nitre en poudre, bien sec & bien chaud. A chaque projection, il se fait une effervescence considérable, un grand bruit & quelquefois crépitation. Si par imprudence on y jettoit du nitre humide, la matiere sortiroit du creuset avec impétuosité, non sans grand danger pour l'artiste. Quand le tout a resté ainsi quelque tems, il sort des étincelles brillantes. On laisse fluer le mélange pendant cinq à six minutes; ensuite on le verse dans un mortier de fer. On frappe un peu sur les bords du mortier. Quand la masse est refroidie, on retire onze onces, six dragmes de régule; onze onces de scories. Il s'est perdu quatre onces, deux dragmes de matiere, outre ce qui s'attache au mortier.

2°. *Mettez* un nouveau creuset sur le feu, avec ce premier régule que vous ferez fondre; quand il sera en fusion, jettez dessus trois onces d'*antimoine* en poudre. Lorsque l'*antimoine* sera fondu, ajoutez successivement trois onces de nitre pulvérisé. Faites fondre le tout à un grand feu; tenez en fusion pendant cinq minutes; versez dans un mortier de fer, vous aurez dix onces, six dragmes de régule, plus que le précédent.

3°. *Faites* fondre ce second régule dans un autre creuset; quand il sera en fusion, ajoutez-y de la même maniere qu'il a été dit, trois onces de nitre. Faites fondre toute la matiere à un grand feu, elle fluera comme ci-devant. Versez-la dans un mortier de fer, vous aurez de plus neuf onces, deux dragmes de régule blanc, couleur d'argent, bien étoilé; deux onces, sept dragmes de scories. Il s'est perdu une once, cinq dragmes.

4°. *Faites* fondre ce dernier régule dans un nouveau creuset. Lorsqu'il sera en fusion, jettez-y trois onces de nitre; il faut alors un grand feu pour faire liquéfier le nitre, quoique le régule flue au fond comme de l'eau. Laissez la matiere en fusion pendant une heure; versez-la ensuite dans un mortier de fer. Vous aurez de plus sept onces, trois dragmes de régule très-pur, ressemblant à de l'argent, très-bien étoilé; deux onces, sept dragmes de scories, de couleur d'or, d'un gout très-igné & très-caustique.

5°. Dans cette opération, il faut avoir de bons creusets, grands, & les bien échauffer par degrés. Il faut continuer également le dernier degré du feu, sans quoi le nitre ne se fondroit pas, & l'on ne réussiroit point. Les mortiers seront modérément chauds, entierement secs, bien nettoyés, frottés avec du suif; avec ces précautions, l'opération réussira.

REMARQUES.

Cette opération nous apprend plusieurs choses dont on peut faire usage. Le fer dont la fusion est très-difficile, se fond dans l'*antimoine*, de même que tous les autres métaux dans le plomb; & alors le fer étant corrodé par l'*antimoine* en fusion, s'unit avec son soufre, tandis que la partie mercurielle du fer & de l'*antimoine* venant à composer une seule masse, tombent au fond, au lieu que leur soufre se porte vers la surface. Le nitre qu'on y met, s'enflamme d'une maniere extraordinaire avec ces corps sulphureux, les agite pendant qu'ils sont en fusion jusques dans l'intérieur de leurs parties, unit les homogenes, & sépare celles qui sont hétérogenes. Le fer est détruit par la force de l'*antimoine*; son soufre métallique, qui est l'or des Alchymistes, s'unit avec le soufre métallique interne de l'*antimoine* pour ne former qu'un seul corps avec la partie mercurielle de ce dernier; ce qui fournit un régule enrichi d'une étoile, & qui par sa couleur argentée découvre la pureté de son mercure. Les scories contiennent du fer, du soufre d'*antimoine* & du nitre mêlés ensemble, & changés en un corps, dont les vertus dans la Medecine operent des cures étonnantes entre les mains de ceux qui les connoissent, & qui savent l'appliquer comme il faut. Ces scories augmentent considérablement à l'air: mais en voilà assez sur cette premiere fusion. Dans la seconde, l'extraction du soufre extérieur augmente, les soufres métalliques du fer & de l'*antimoine* s'unissent plus étroitement avec leur terre mercurielle pour former un régule beaucoup plus pur. Dans la troisieme fusion, on commence

commence à découvrir le pouvoir surprenant du feu métallique sulphureux qui est concentré dans le régule ; car en fixant le nitre, il en rend la fusion très-difficile, quoiqu'il se fondît auparavant beaucoup mieux qu'aucun autre sel naturel à un feu médiocre, il lui imprime une qualité ignée remarquable, de sorte qu'étant appliqué sur la langue, il la brûle, quoiqu'il soit de sa nature extraordinairement froid : il le rend outre cela *alcalescent*, sans l'addition d'aucune substance végétale, & fait qu'il se fond à l'air de lui-même, quoiqu'il demeurât sec auparavant. La quatrieme fusion découvre ce que nous venons de voir avec beaucoup plus d'évidence ; car le soufre pur change par les vapeurs qui s'en élevent aussi-bien que par son simple contact, le nitre avec beaucoup plus d'efficacité, & démontre par ce moyen le pouvoir secret des soufres métalliques. Ce régule a presque fait tourner la tête à quelques-uns des plus savans Chymistes. On n'a qu'à consulter là-dessus Paracelse, Suchtenius, Philaletha, Pantaleon, Becher & Stahl. Lorsque je réfléchis sur la peine que m'a donnée l'examen de la nature de ce soufre, & sur le tems que j'y ai donné, je ne puis m'empêcher d'être surpris de la patience que j'ai eue ; je suis même honteux d'avoir employé une grande partie de ma vie à cette recherche. Ce régule rend à l'or la couleur qu'il avoit perdue, & rehausse celle qu'il a, & le nitre contracte sur le champ une couleur d'or lorsqu'on le jette dans ce régule en fusion. Ce dernier, purifié de la maniere dont on vient de le dire, excite le vomissement, & les scories donnent une très-belle teinture par le moyen de l'alcohol.

PROCEDE' VII.

Soufre doré d'Antimoine.

Faites bouillir dans de l'eau des scories du procédé V. jusqu'à ce qu'elles soient entierement dissoutes. Cette liqueur sera sans odeur. Versez-y du vinaigre goutte à goutte ; il en sortira à l'instant une odeur plus mauvaise cent fois que celle des excrémens les plus puans ; & la liqueur qui n'étoit chargée d'aucune couleur, deviendra très-épaisse ; continuez à verser du vinaigre, en remuant, jusqu'à ce qu'il ne se précipite plus rien. Laissez reposer la matiere. Elle se précipitera peu à peu & formera un volume bien moindre que celui qu'on attendoit. Versez la liqueur qui surnagera. Faites des lotions du précipité jusqu'à ce que l'eau que vous en retirerez soit insipide. Faites sécher doucement la matiere qui vous restera en petite quantité. C'est le soufre doré d'*antimoine*.

REMARQUES.

Le soufre d'*antimoine* mêlé avec un alcali, donne les scories du Procédé V. Celles-ci donnent une lessive sulphureuse lorsqu'on les fait bouillir dans l'eau, & on en précipite le soufre par le moyen d'un acide. Ce dernier a une vertu émétique fort douce. Si on en frotte l'argent, il le rend d'une couleur d'or, ce qui lui a fait donner le nom de soufre doré. BOERHAAVE.

Boerhaave compose le soufre doré d'*antimoine* avec les scories du régule martial que nous avons décrit ci-dessus, mais on le fait pour l'ordinaire avec celles du régule commun.

Plummer a donné dans les Essais de Medecine d'Edimbourg une méthode différente de préparer le soufre doré d'*antimoine*. On la trouve dans Angelus Sala, & elle est à peu près la même que celle du premier & second Procédé.

Pulvérisez grossierement l'*antimoine*, ou plutôt réduisez-le en petits morceaux de la grosseur d'un grain d'orge ; séparez par le moyen d'un tamis la partie la plus subtile & mettez-là de côté. Mettez ces petits morceaux dans un bassin de verre qui ait le fond plat, & versez-y de l'eau régale jusqu'à ce qu'elle surmonte l'*antimoine* d'un travers de doigt. Laissez-le fondre de lui-même ; & lorsque vous verrez surnager une matiere sulphureuse sur la liqueur, & que l'*antimoine* se couvrira d'une croûte jaunâtre, versez doucement l'eau régale dans un autre vaisseau & avec elle la matiere sulphureuse, & lavez l'*antimoine* qui reste, plusieurs fois de suite, avec de l'eau fraîche, jusqu'à ce qu'il ait perdu son acidité ; versez alors sur l'*antimoine* de l'huile de tartre par défaillance jusqu'à la hauteur de deux travers de doigt ; placez le vaisseau sur un feu de sable, & augmentez-le jusqu'à ce que la liqueur bouille ; versez cette teinture & ajoutez-y de nouvelle huile de tartre en procédant comme auparavant. Ajoutez à ces teintures ou solutions pendant qu'elles sont chaudes, du vinaigre distilé, jusqu'à ce que l'effervescence cesse. Remettez ce vaisseau sur un feu de sable, la poudre se précipitera au fond ; filtrez la liqueur & laissez la poudre sécher sur le filtre. Tachenius croit que ce soufre ou plutôt ce lait de soufre d'*antimoine*, est le même que celui que Van-Helmont désigne en termes obscurs, lorsqu'il dit que le vrai soufre d'*antimoine* ressemble beaucoup au soufre ordinaire, si ce n'est que sa couleur est plus jaune ; il prépare avec ce soufre un cinabre qui étant sublimé six fois & infusé dans du vin, produit des effets surprenans. Il paroît être le même que le mercure diaphorétique dont il parle dans ce même Traité. Tachenius assure qu'il a éprouvé la vertu de ce remede dans la tympanite. Il prépare avec ce soufre un liniment dans lequel il entre deux simples qu'il ne nomme point, & qui guérit infailliblement les fievres tierces lorsqu'on en frotte l'épine du dos, le poignet & la plante des piés du malade. Angelus Sala reconnoît pareillement dans ce soufre une vertu apéritive, sudorifique & dissolvante. *Edimbourg, Med. Ess. Tom. I.*

On prépare le soufre d'*antimoine* de plusieurs manieres, & on lui donne différens noms eu égard à ses excellentes qualités. Il est appellé soufre, parce qu'il s'enflamme comme le soufre ordinaire & qu'il a la même odeur, la différence qu'il y a entre eux, c'est qu'il conserve toujours quelques parties régulines qui le rendent beaucoup plus pesant. On l'appelle soufre doré à cause que les Chymistes s'imaginent qu'il approche de la nature du soufre de l'or, ou parce qu'étant mis sur de l'argent placé sur les charbons ardens, il lui donne la couleur d'or. On l'appelle aussi *embryon sulphureux tiré de la magnesie de Saturne* : car les Alchymistes s'imaginent que ce soufre d'*antimoine* contient quelque portion du soufre solaire, & ils désignent l'*antimoine* par le nom de magnésie de Saturne. Glauber l'appelle *panacée & soufre purgatif universel*, à cause de ses excellentes vertus. Cardilucius célebre Chymiste Allemand, l'a donné long-tems caché sous le nom de petite centaurée. C'est la même poudre qui a fait dernierement tant de bruit sous le nom de kermès minéral ou de poudre des Chartreux, à cause qu'un Religieux de cet Ordre la donna d'abord sous ce nom. Ce même soufre a fait beaucoup de bruit en Angleterre sous le nom de poudre de Russel. Toutes les préparations du soufre doré se réduisent à deux. La premiere & la plus commune se fait en dissolvant le soufre de l'*antimoine* par quelque sel alcali, & en le précipitant par le vinaigre distilé ou par quelqu'autre liqueur acide. La seconde se fait en précipitant par lui-même ce soufre dissous sans aucun acide.

PROCEDE' VIII.

Safran d'Antimoine.

Pulvérisez subtilement parties égales d'*antimoine* & de

nitre. Faites rougir sur le feu un poëlon de fer. Jettez-y un peu de cette poudre. Elle s'enflammera comme de la poudre à canon. La détonation achevée, jettez encore de la poudre, elle s'allumera comme auparavant. Continuez ainsi jusqu'à ce que vous ayez fait détoner toute votre poudre. Vous aurez une masse brune tirant sur le jaune, dont le fond sera en forme de verre, & le dessus recouvert de légeres scories. Ayant pilé votre matiere, lavez-là avec de l'eau, jusqu'à ce que la chaux soit insipide. Cette chaux est le safran d'*antimoine*. Filtrez les eaux qui ont servi aux lotions, versez-y un peu de vinaigre, elles deviennent de couleur d'orange, & laissent tomber au fond du vaisseau une poudre semblable à celle que l'on obtient par le Procédé précédent, mais plus subtile.

REMARQUES.

Le soufre, le nitre & l'*antimoine* noir, composent une espece de poudre qui fait en s'enflammant le même bruit que la poudre à canon. La partie métallique se change par le moyen de la calcination en verre & en scories qui sont tous les deux un violent émétique, & communiquent leur vertu au vin dans lequel on les met infuser. Le changement de couleur est ici fort remarquable. Si l'on fait cette opération dans un grand creuset, que le feu soit violent, les drogues abondantes & qu'on rende la matiere fluide, vous trouverez au fond un verre qui étant séparé des scories, produit les mêmes effets dans la Medecine que la préparation du Procédé III.

La méthode dont M. Geoffroy se sert pour faire le safran des métaux, est la même que celle que nous venons de rapporter.

On donne aussi à cette poudre le nom de *terre sainte de Ruland*. Donnée en substance depuis deux grains jusqu'à six, elle excite fortement le vomissement. On fait le vin émétique en faisant infuser trois onces de safran dans trois pintes de vin blanc ou de vin d'Espagne, pendant deux ou trois jours, en remuant la bouteille de tems en tems. On donne ce vin lorsqu'il est reposé depuis une once jusqu'à quatre, pour exciter le vomissement. Geoffroy.

Je donnerai la préparation d'un autre soufre d'*antimoine* sous le titre de *kermès minéral* ou *poudre des Chartreux*, dans le dernier de ces Procédés sur l'*antimoine*.

PROCEDE' IX.

Emétique doux préparé avec l'Antimoine.

Faites un mélange d'une partie d'*antimoine* & de deux parties de nitre pulvérisé; vous les ferez détoner dans un creuset rougi au feu. Vous aurez une matiere blanche, laquelle étant lavée vous donnera une chaux blanche insipide d'*antimoine*. L'eau qui a servi aux lotions est salée.

REMARQUES.

Le nitre dont on a augmenté la quantité dans ce Procédé, produit une autre couleur, quoique la déflagration se fasse de la même maniere. Cette chaux est beaucoup plus douce que la précédente, elle n'excite souvent que des nausées & un léger vomissement, un flux de salive abondant. Elle excite aussi la sécrétion de l'urine. Sa lessive lorsqu'on y jette du vinaigre, précipite une chaux blanche qui a à peu près les mêmes vertus.

PROCEDE' X.

Antimoine diaphorétique nitreux.

Pulvérisez subtilement une partie d'*antimoine* & trois parties de nitre; jettez une petite quantité de cette poudre dans un creuset rougi au feu, elle détonera; continuez jusqu'à ce que vous ayez fait détoner tout ce que vous en avez; mais ayez toujours soin de n'en point jetter de nouvelle, que la derniere n'ait détoné parfaitement. Tenez la matiere sur le feu pendant un quart-d'heure. Laissez refroidir, vous aurez une masse blanche dure. Retirez-là du creuset & mettez-là en poudre. C'est l'*antimoine diaphorétique nitreux*.

REMARQUES.

Si l'on prend demi-dragme de ce remede après l'avoir préparé comme il faut, il ne produit presque aucune altération sensible, si ce n'est que le nitre fixé qui est mêlé avec lui, lui donne une vertu doucement apéritive, ce qui le rend de quelque utilité dans les maladies aiguës. Les Chymistes l'appellent diaphorétique & s'imaginent que le poison arsenical de l'*antimoine* est fixé par la grande quantité de nitre. Il est certain cependant que l'*antimoine* n'avoit aucune qualité émétique, quoiqu'on le prît sans préparation ou sans addition de nitre, au lieu qu'il devient émétique si on le mêle avec une égale quantité de ce dernier. Il est inutile de nous arrêter ici à des hypotheses, puisque l'expérience prouve la certitude de notre conséquence. Les Sectateurs de Basile Valentin nous assurent qu'il est inutile de se donner beaucoup de peine pour séparer cet *antimoine* diaphorétique de son nitre fixe; car il ne produit ni anxiétés, ni nausées, ni vomissement, mais il aiguillonne sûrement & sans aucune violence. La chaux est beaucoup plus à craindre, même après qu'on l'a lavée.

PROCEDE' XI.

Antimoine diaphorétique ordinaire.

Versez de l'eau chaude sur l'*antimoine* calciné du procédé dixieme, après l'avoir réduit en poudre; remuez avec un bâton; laissez rasséoir la liqueur, il se précipitera une chaux blanche, vous verserez la liqueur salée qui surnage; ajoutez de nouvelle eau; la chaux sera douce, ensorte que le sel de nitre n'y sera pas sensible; faites sécher cette chaux, elle sera blanche, insipide, pesante.

REMARQUES.

On donne à cet *antimoine* le nom de diaphorétique pour la raison que nous avons donnée dans le procédé qui précéde celui-ci. Mais c'est une chaux pesante, nuisible, qui n'a aucune activité, comme il est aisé d'en juger par ses effets, & elle est dépouillée de toutes les vertus qu'elle avoit auparavant. Cet *antimoine* diaphorétique n'agit sensiblement que lorsqu'on le mêle avec une dose convenable de purgatifs; alors son opération est très-prompte, comme cela paroît par l'épreuve qu'on en a faite avec la poudre cornachine : à moins qu'on ne l'emploie, comme je viens de le dire; je ne trouve point à propos qu'on en fasse usage. Si le changement de couleur est si surprenant dans l'*antimoine*, lorsqu'on varie la proportion du nitre en le calcinant : quelle altération considérable ne doit-on pas trouver dans ses effets? Boerhaave fait beaucoup plus de cas de l'*antimoine* diaphorétique, lorsqu'il est joint avec son nitre, qu'après qu'on l'en a séparé par les lotions; & je suis persuadé qu'il a raison en cela. Mais il lui seroit difficile de prouver ce qu'il avance, que l'*antimoine* diaphorétique ordinaire est nuisible. Je ne me suis jamais apperçu qu'il ait produit aucun mauvais effet, lorsqu'on en a fait usage; & je ne connois personne qui ait eu sujet de s'en plaindre.

Cette préparation de l'*antimoine*, est, suivant Geoffroy, un excellent diaphorétique, pourvu qu'on en donne une dose suffisante. Ce remede leve les obstructions, il atténue & divise les humeurs épaisses & visqueuses, & il les chasse par les pores de la peau sensiblement, ou d'une maniere insensible. On le prescrit heureusement dans toutes les maladies d'une espece maligne; dans la pleurésie, le rhumatisme, les érésipeles, & les maladies de la peau. On l'emploie dans la poudre cornachine, & dans la poudre fébrifuge de Richard Morton. Vigani prétend qu'il n'a pas plus de vertu que le tabac à fumer.

PROCEDE' XII.

Nitre antimonié.

Mettez dans un matras les liqueurs aqueuses du dernier procédé, que vous aurez filtrées; faites évaporer jusqu'à siccité. Il restera une matiere blanche, saline, d'un gout qui n'est point désagréable, point nitreux, mais doux; c'est le nitre antimonié.

REMARQUE.

On voit par ce que nous venons de dire, que le nitre se change par sa détonation avec l'*antimoine*, en un nouveau sel. Ce sel est doucement apéritif, il dissout dans la disposition phlogistique du sang sa densité inflammatoire, sans aucune violence, & dispose à la transpiration, aux sueurs, & à une évacuation par les urines, ce qui le rend très-propre dans la petite vérole, la pleurésie, & la péripneumonie. C'est donc à tort qu'on jette cette eau, dans la croyance qu'elle ne peut être que nuisible.

PROCEDE' XIII.

Soufre fixé d'Antimoine.

Mettez dans un matras la liqueur nitreuse du procédé onzieme, filtrée, chaude, très-claire; versez dessus goutte à goutte, de bon vinaigre distilé, elle devient blanche comme du lait, & il se précipite une poudre très-blanche & très-menue; agitez le vaisseau, & continuez de verser du vinaigre & de secouer, jusqu'à ce que la liqueur ne se trouble plus. Laissez-la rasséoir, toute la poudre se ramassera au fond. Versez l'eau séparément dans un vaisseau net. Lavez la poudre avec de l'eau, ensorte qu'elle soit insipide; ensuite faites-la sécher. Vous aurez une poudre très-blanche, très-insipide, très-subtile. On l'appelle soufre fixé d'*antimoine*.

REMARQUE.

Dans la déflagration de l'*antimoine* avec le nitre, le soufre du premier s'unit avec le dernier comme dans le procédé huitieme; & se dissout avec lui dans l'eau; mais aussi-tôt que l'on y mêle quelque acide, il le sépare du nitre, comme cela arrive ici après l'instilation du vinaigre, & en même-tems l'acide s'unit au nitre sans aucun signe d'effervescence. La poudre qui se précipite au fond étant lavée est le véritable soufre d'*antimoine*. Tachenius prétend que cette poudre prise dans du vinaigre, est le plus puissant préservatif dont on puisse faire usage contre la peste: mais je crois qu'on ne doit la regarder que comme une chaux pesante & nuisible, à cause de sa pésanteur & de son indissolubilité, ou, pour le moins, comme un remede tout-à-fait inutile. J'ai pourtant observé que le vinaigre que l'on prend chargé de cette poudre, fait beaucoup de bien dans le cas dont j'ai fait mention. Les Chymistes sont quelquefois trop prompts à vanter les préparations de leur art, & particulierement celles de l'*antimoine*. La liqueur acide & nitreuse qui surnage la poudre précipitée, a une vertu très-efficace dans les maladies fébriles aigues, à cause du vinaigre & du nitre, qu'on a purgé de son soufre inactif. Il arrive souvent dans la Chymie, qu'on jette ce qu'il y a de meilleur dans une composition. On voit par ces exemples la maniere surprenante dont le soufre se dissout, se cache, & reprend en se révivifiant, différentes formes & diverses couleurs.

PROCEDE' XIV.

Distilation de l'antimoine en beurre glacial, & en cinabre.

Pulvérisez subtilement dans un mortier de verre chaud, sec, avec un pilon de verre, deux livres de sublimé corrosif. Pulvérisez ensuite séparément une livre de bon *antimoine*, bien choisi. Mélangez ces deux poudres dans un mortier de verre, elles s'échaufferont; évitez-en soigneusement la vapeur. Ayez une cornue de verre qui puisse contenir trois ou quatre fois autant de matiere que vous en avez, choisissez-en une qui ait le col bien large. Mettez-y votre poudre, ayant soin qu'il ne s'attache rien de noir au cou. Placez la cornue au feu de sable, de maniere que le ventre de la cornue touche presque le fond du chaudron de fer, & que cependant son embouchure soit un peu penchée en bas. Adaptez un récipient dont l'ouverture recevra exactement le col de la cornue. Entourez la cornue de sable; posez vos vaisseaux sous une cheminée qui ne laisse point échapper la fumée. Quand la cornue sera un peu échauffée par le feu, que vous aurez allumé dessous, vous luterez les vaisseaux avec une pâte faite d'argile & de chaux. Donnez un feu gradué prudemment: le récipient commencera par se remplir de nuages, & il se ramassera au fond un peu de liqueur. Soutenez le feu en cet état jusqu'à ce qu'il ne sorte plus de vapeurs. Augmentez le feu alors, mais avec circonspection, jusqu'à ce vous voyiez tomber dans le récipient une liqueur grasse, qui se congelera en tombant. Continuez ce degré de feu, il montera dans le col de la cornue une matiere blanche, glaciale, qui s'y arrêtera & se glacera. Approchez peu-à-peu du col de la cornue des charbons ardens, ensorte que ce col soit aussi chaud que le ventre. La matiere deviendra liquide & tombera dans le récipient. Continuez ce feu en l'augmentant insensiblement, jusqu'à ce qu'il ne monte plus de beurre, & qu'il soit tombé entierement dans le récipient. Retirez le récipient, & gardez-vous de la vapeur, qui est nuisible à la poitrine. Bouchez le récipient & gardez-le à part. A sa place, mettez-en un autre que vous aurez préparé pour cette opération; vous le luterez & vous augmenterez le feu: il montera une matiere jaune, rouge, noirâtre, de diverses couleurs, poussez alors le feu jusqu'au dernier degré; & en dernier lieu, mettez un feu de sable sur la cornue, ensorte que le sable rougisse; maintenez-la en cet état pendant deux heures. Laissez refroidir les vaisseaux d'eux-mêmes. Otez le récipient: vous y trouverez du mercure coulant, il y aura aussi du beurre salé & impur par le mélange des vapeurs du soufre de l'*antimoine*. Dans le col de la cornue vous verrez une matiere de différentes couleurs qui procede du mélange du mercure, du soufre & du beurre: dans le fond vous trouverez les feces que laisse l'*antimoine*. La masse compacte, dure, opaque, pesante qui se trouve à l'entrée du col, luisante du côté qui touche le verre & opaque & inégale de l'autre mise en poudre, donne le vrai cinabre d'*antimoine*, qui est assez prétieux. Ce procédé demande beaucoup de patience & de précaution, parce que les vapeurs qui sortiroient par les fentes des vaisseaux ou du lut ou bien de quelqu'autre façon attaqueroient la poitrine, & feroient mortelles par leur cauf-ticité.

REMARQUES.

Si l'on confidere la nature de l'*antimoine* & du mercure fublimé, on n'aura pas de peine à comprendre la raifon chymique de ce procédé. Pendant que le feu agit fur le fublimé, l'eau régale qui s'y trouve fe mêle avec la partie mercurielle, métallique & réguline de l'*antimoine*; & venant à quitter le mercure avec lequel elle étoit unie auparavant, il reprend fa forme naturelle, & fe précipite au fond de la cornue : par ce moyen le régule fe fublime avec l'efprit de fel, & devient un vitriol volatil d'*antimoine* auquel on donne le nom de beurre, & qui eft compofé d'un régule extremement pur & d'un efprit de fel marin mêlés enfemble. Lorfque ceux-ci font fublimés & féparés, le foufre de l'*antimoine* fe trouvant dégagé de la partie réguline, & le mercure cru de fon acide, reftent au fond de la cornue, s'uniffent enfemble par l'action du feu & fe fubliment en cinabre. Ce beurre d'*antimoine* eft le cauftique le plus prompt & le plus actif dont nous ayons connoiffance, il produit auffi-tôt un efcarrhe qui fe fépare en peu de tems & le plus fouvent le même jour. Il fe diffout aisément par l'humidité de l'air, & alors il perd fa tranfparence, il devient blanc, & précipite une poudre extremement blanche. La chaleur le diffout, mais le froid lui rend fa premiere forme. La variété des couleurs qu'on remarque dans ce procédé, eft occafionnée par le foufre de l'*antimoine*. Si au lieu d'*antimoine* cru l'on fe fert du régule du procédé VI. & qu'on opere de la même maniere, on n'aura que du beurre & du mercure extremement pur, à caufe qu'il n'y a aucun foufre, & que l'acide étant entierement attiré par le régule; le mercure reprend fa premiere pureté & fa forme coulante. On voit par-là quel eft l'effet extremement actif de l'efprit de fel qui eft uni au fublimé corrofif, puifqu'il fublime à un feu de fable le régule fixé de l'*antimoine* : il produit le même effet fur tous les corps métalliques, fans en excepter même l'or.* On ne peut s'empêcher d'admirer l'effet prodigieux du fel marin, & les Chymiftes ne fauroient trop s'attacher à connoître fa nature; car ils feront dédommagés des peines qu'ils fe donneront, par les découvertes curieufes & utiles qu'ils feront.

Geoffroy prétend que lorfqu'on réduit en poudre le cinabre qui s'eft attaché au col de la cornue, qu'on le mêle avec le *caput mortuum* refté dans cette opération, & qu'on le fublime à un feu médiocre; fa couleur devient rougeâtre de brune qu'elle étoit. On le recommande pour toutes les maladies de la tête; furtout pour l'épilepfie, ainfi que pour la vérole. Il chaffe les humeurs par les fueurs. La dofe eft depuis fix grains jufqu'à quinze.

On peut encore extraire le cinabre d'*antimoine* de plufieurs mixtions antimoniales, & de différentes préparations de mercure, fans compter le fublimé corrofif: mais il n'y en a aucune dont on puiffe l'extraire en plus grande quantité & avec plus de facilité que d'un mélange de parties égales d'*antimoine* cru & d'éthiops minéral préparé par la calcination; à caufe que cette préparation de mercure, eft un cinabre à moitié fait, qui s'unit promptement au foufre de l'*antimoine*, & s'éleve avec lui vers le col de la cornue : il eft néceffaire, pour réuffir dans cette opération, que le col de la retorte ait une longueur confidérable.

On fait généralement plus de cas dans la Medecine du cinabre d'*antimoine*, que du cinabre ordinaire. Je les ai cependant trouvés également bons après en avoir examiné les effets dans plufieurs occafions, avec cette différence que celui* d'*antimoine* caufe quelquefois des naufées lorfqu'on en donne une forte dofe. On doit prendre garde qu'il ne tombe aucune goutte de beure d'*antimoine* fur ce cinabre pendant l'opération, car cela fuffiroit pour lui donner une qualité affez émétique.

Le cinabre produit fouvent de très-bons effets dans les maladies du cerveau qui font causées par un phlegme épais & corromp qui arrête le mouvement des efprits; à caufe que montant au cerveau par une fuite de fa nature volatile; il atténue & diffout l'humeur pituiteufe qui fe diffipe enfuite par des voies convénables. On doit cependant ufer de ces remedes en petite quantité; car la diffolution exceffive des humeurs qu'ils occafionnent, lorfqu'on en ufe trop fouvent, ou que la dofe en eft trop forte, caufe fréquemment des maladies plus dangereufes que celles qu'on avoit deffein de guérir.

On fe fert encore des cinabres pour l'afthme; & ils agiffent dans cette maladie non feulement par leur foufre qui eft très-convenable pour faciliter la refpiration, mais par le mercure, qui aidant à raréfier & à diffoudre les obftructions des poumons & du diaphragme, rend aux fibres de ces parties la liberté de fe dilater & de s'étendre. LEMERY, *Cours de Chymie*.

PROCEDE' XV.

Diftilation du beure d'antimoine en huile liquide.

Mettez dans une cornue de verre, par le moyen d'un inftrument de verre tel que feroit, par exemple, le col d'une bouteille, du beure d'*antimoine*, prenant bien garde que l'air ne le rende liquide, car il feroit très-nuifible. Faites-le diftiler dans un récipient de verre fec à la faveur d'un feu doux, gradué infenfiblement. Continuez à augmenter le feu jufqu'à ce que tout le beure foit diftilé; fur la fin pouffez le feu affez fortement, vous aurez une huile d'*antimoine*. Si vous faites diftiler cette huile par trois différentes reprifes, elle fera plus claire; elle fe conferve très-long-tems fi on la ferre dans des vaiffeaux bien bouchés. Ce procédé a été très-long-tems fecret. On ne fauroit apporter trop de foin à éviter les fumées qui s'exhalent pendant l'opération.

REMARQUES.

Cette opération nous apprend la méthode de rendre les métaux volatils, & de les convertir en forme d'huile liquide, elle nous découvre auffi le pouvoir qu'a le fel marin, de volatilifer les métaux auffi-bien que fes qualités furprenantes, tant qu'il refte uni à l'*antimoine*; car autant qu'il eft dangereux alors à caufe des vapeurs arfenicales qu'il exhale, autant eft-il innocent lorfqu'il eft féparé de l'*antimoine*. Ne pourroit-on pas foupçonner qu'il y a ici quelque vertu alcahefticale cachée? En effet il rend tous les métaux diftilables dans la cornue fans qu'ils perdent de leur poids, & on l'en tire de nouveau fans que fa qualité foit diminuée. Cette huile eft extremement cauftique, & fournit aux Chirurgiens qui favent s'en fervir un très-prompt efcarrotique. Ce procédé a été mis au nombre des fecrets les plus profonds. Si jamais on avoit envie de l'éprouver foi-même, je confeille de fe garantir des vapeurs; car j'ai connu un très-grand homme à qui elles ont été funeftes. C'eft pourquoi je confeille encore une fois de s'en garantir.

PROCEDE' XVI.

Mercure de vie retiré de l'Antimoine, autrement appellé Poudre d'Algaroth, du nom de fon Inventeur.

Ayez de l'eau pure dans un vaiffeau de verre; faites-y tomber une goutte d'huile d'*antimoine* dépurée du procédé précédent: dans le même inftant elle tombe au fond du vaiffeau en forme de poudre. Continuez ainfi, & fur quatre parties d'eau, verfez une partie d'huile d'*antimoine* : elle fe ramaffera dans un inftant au fond, en forme de poudre blanche, pefante. Remuez le tout exactement avec une verge de verre. Laissez rasseoir ensuite, il surnagera une liqueur acide très-claire, que vous verserez doucement. Lavez cette poudre en changeant d'eau jusqu'à ce qu'elle soit parfaitement insipide, faites-la sécher à un feu doux; elle sera blanche, insipide, pesante.

REMARQUES.

On voit dans cet exemple que l'acide du sel marin demeure uni à l'*antimoine* aussi long-tems que sa force se conserve, & qu'il s'en sépare pour peu qu'on le lave dans l'eau, car celle-ci l'attire pour lors. Cette poudre donnée depuis deux jusqu'à trois grains, est un violent émétique dont les effets sont quelquefois si funestes, qu'on l'a appellée *Mercure de mort*; si on la met sur un verre, & qu'on l'expose pendant quelque tems à un feu médiocre, en la remuant continuellement, elle perd sa force & devient moins active; quelques personnes croyent qu'elle est pour lors la même que celle de Riverius. Cette poudre ne contient aucun mercure, quoique Billichius prétende le contraire dans ses paradoxes chymiques, mais un régule d'*antimoine* très-pur. Je prends onze onces de cette poudre que je prépare moi-même, je la mets dans un grand creuset placé dans un fourneau,& par ce moyen elle se fond aussi-tôt que le creuset est entierement rougi. Lorsqu'elle est totalement fondue, je la verse dans un cone, & j'ai dix onces de régule qui tire un peu sur le gris, & dont les aiguilles sont disposées entre elles d'une maniere surprenante.

PROCEDE' XVII.

Esprit philosophique de vitriol.

Filtrez la liqueur claire, acide, du dernier procédé; faites-en évaporer la moitié; la liqueur qui restera est l'esprit philosophique de vitriol.

REMARQUES.

Cette liqueur claire & agréable, a le gout de l'esprit de sel marin, & produit les mêmes effets dans toutes les opérations de la Medecine & de la Chymie. Elle n'a rien d'émétique; mais elle est un pur esprit de sel marin: nonobstant toutes les opérations qu'elle a essuyées avec le mercure sublimé, l'*antimoine*, son beure, l'huile & l'eau, elle n'a point changé de nature, & bien loin d'être corrompue par aucun mélange, elle a une acidité agréable & salutaire. C'est mal-à propos qu'on lui donne le nom de liqueur vitriolique; car elle ne contient aucun vitriol,elle forme du sel marin lorsqu'on l'unit avec du sel alkali du tartre. Les effets surprenans du sel marin, dans les opérations de la Chymie, me firent prendre la résolution de l'examiner plus particulierement. Pour cet effet je pris une grande quantité de cette liqueur, que je fis distiler dans une grande cucurbite de verre; j'en tirai une liqueur très-pure qui ne laissa aucun sédiment. J'appris par-là que l'eau extrait en un moment de telle sorte l'esprit de sel du beure d'*antimoine*, qu'il ne reste rien de ce dernier uni avec lui, quoiqu'il fût sorti auparavant de la cornue, mêlé avec le régule en forme de beure. Je distilai de nouveau toute la liqueur dans une cucurbite fort haute, d'abord avec un feu de cent-un degrés, ce qui me donna une eau très-pure, qui n'avoit aucun gout acide: je continuai le même degré de chaleur jusqu'à ce qu'il ne sortît plus rien. Je pressai la liqueur qui restoit,avec un feu un peu plus fort, & j'eus une liqueur qui étoit tant soit peu acide. Je séparai avec soin cette derniere, que je conservai sous le nom de *phlegme acide d'esprit philosophique de vitriol*. Elle est d'un grand usage lorsqu'on a besoin de remedes acides. Je distilai la liqueur qui restoit dans la cucurbite, & je trouvai que c'étoit un esprit acide, limpide & gras de sel marin qui jettoit quelque peu de fumée. J'eus par-là des lumieres sur la nature de ce sel, sa combinaison & la maniere de le séparer.

PROCEDE' XVIII.

Fleurs d'Antimoine de Van-Helmont.

1°. *Mettez* dans un vaisseau de verre, dont l'orifice soit large, une livre d'*antimoine* dissous dans l'eau régale; selon le procédé premier; faites-le bien sécher à un feu doux, remuant assidument avec une verge de verre.Réduisez le ensuite en poudre très-menue dans un mortier de verre avec un pilon de même matiere. Ajoutez-y ensuite autant de sel ammoniac très-sec qu'il y a de chaux d'*antimoine*. Brouillez-les ensemble bien long tems afin qu'ils soient mélangés bien exactement. Mettez cette matiere dans une cucurbite de verre qui ait une large embouchure. Appliquez-y un grand chapiteau, bouchez-les jointures avec un lut de farine de lin. Placez votre cucurbite sur un feu de sable, de maniere que le bec du chapiteau soit penché, afin que l'humidité puisse tomber facilement dans le récipient en se sublimant. Vous mettrez du sable jusqu'au col de la cucurbite. Vous ferez d'abord un feu doux que vous conduirez par degrés; il sortira une eau claire, acide; augmentez un peu le feu afin de la faire sortir entierement. Un feu plus fort fera ensuite élever quelque chose de blanc; soutenez ce feu qui doit être assez grand, ensorte cependant, qu'on puisse tenir la main sur le chapiteau. Continuez-le pendant huit heures. Laissez ensuite refroidir les vaisseaux. Tirez doucement votre cucurbite hors du sable; nettoyez-la & son chapiteau que vous en séparerez ensuite. Evitez les premieres vapeurs qui sortiront, vous verrez presque tout l'*antimoine* élevé avec le sel ammoniac qui feront une masse bigarrée. Retirez-la au plus vîte, & gardez-là dans un vaisseau de verre chaud & sec, sous le nom de *Fleurs salées d'antimoine de Van-Helmont*. Ces fleurs sont un puissant émétique à la plus petite dose. Il restera au fond quelque peu de matiere que l'on pourra faire sublimer avec de nouveau sel ammoniac.

2°. *Mêlez* exactement ces fleurs avec de l'eau, elle deviendra blanche comme du lait. Laissez-la reposer, il surnagera une liqueur salée, ammoniacale, que vous verserez. Lavez les fleurs jusqu'à ce qu'elles soient entierement insipides. Faites-les sécher à un feu très-doux; vous aurez une poudre très-menue, rouge, fort émétique, insipide: on l'appelle *Fleurs émétiques d'antimoine de Van-Helmont*. Les lessives évaporées rendent le sel ammoniac qui peut servir au même usage.

REMARQUES.

On voit par ce procédé la maniere dont Paracelse, par une mort & une résurrection chymique, comme il s'exprime lui-même, ouvre les métaux & les rend par ce moyen capables de produire les plus grands effets sur le corps. On découvre dans ce procédé un corps fixe qui devient volatil, aussi-bien qu'une production de toute sorte de couleurs. La poudre noire d'*antimoine* ou la tête de corbeau étant réduite en une chaux blanche, devient un cou de cigne, & se change, après avoir acquis une grande variété de couleurs, en queue de paon: elle conserve cependant toujours sa vertu émétique sous ces différens changemens.

PROCEDE' XIX.

Fleurs d'antimoine fixes, diaphorétiques de Van-Helmont.

Prenez une partie des fleurs du dernier procédé, trois

parties de nitre pur très-sec; broyez-les long-tems dans un mortier de verre, pour les mélanger exactement. Faites rougir un creuset au feu. Jettez-y un peu de ce mélange; il s'enflammera, mais très-foiblement. Quand cette détonation sera passée, vous ferez une seconde projection. Vous continuerez ainsi, jusqu'à ce que vous ayez fait détoner toute votre matiere. Laissez refroidir votre creuset: vous trouverez au fond une masse blanche, tirant sur le jaune, que vous pilerez bien. Vous la laverez ensuite avec de l'eau, puis la ferez sécher; vous aurez une poudre menue, blanche. Mettez cette poudre dans un vaisseau de porcelaine: versez dessus de l'esprit de vin alcoholisé; vous y mettrez le feu & vous remuerez la poudre avec un tuyau de pipe tant que l'esprit de vin brulera: il vous laissera à la fin le diaphorétique de Van-Helmont. On en donne trente-six grains pour guérir toutes les fievres intermittentes & continues, en excitant les sueurs.

REMARQUES.

Ce procédé nous fournit les moyens de fixer un corps volatil pour les usages de la Chymie. L'Auteur de ce diaphorétique lui attribue de grandes vertus. Je l'ai composé & essayé très-souvent moi-même: mais je n'ai jamais trouvé qu'il eût des vertus aussi extraordinaires que celles qu'il lui attribue dans son Aurore Médicinale, ce qui me fait croire qu'il a été un peu trop libéral dans les louanges qu'il donne à ses autres préparations.

PROCEDE' XX.

*Purgatif de Van-Helmont, avec les fleurs fixes d'*antimoine.

Prenez dix-huit grains d'*antimoine* diaphorétique fixe du procédé précédent, seize grains de résine de scammonée, sept grains de crême de tartre; faites du tout une poudre menue. Ou bien, prenez neuf grains d'*antimoine* diaphorétique fixe, neuf grains de résine de scammonée, trois grains de crême de tartre; réduisez-les en forme de poudre. Telle est la description du purgatif de Van-Helmont, que Paracelse appelle *Diaceltatesson*. La premiere dose est la plus forte qu'on donne aux adultes; la seconde est la plus petite. Il faut prendre cette poudre sans la mêler avec aucun acide. Si elle faisoit trop d'effet, on modéreroit son action, en prenant de quelque acide que ce soit. Il faut la donner avant l'accès des fievres intermittentes, & ménager si bien le tems, que son opération finisse un instant avant le tems que l'accès a coutume de venir. L'Auteur assûre qu'elle guérit toujours la fievre quarte, avant la quatrieme prise, & toutes les fievres intermittentes & continues. *Auror. Medicin.* publiée en Allemand, p. 187, 188, 289.

REMARQUES.

Nous avons ici un autre secret de chymie dont il est parlé dans l'édition Allemande que nous venons de citer sous le nom de *Diaceltatesson purgatif*. Van-Helmont prétend qu'il guérit radicalement la goute & les fievres, les ulceres du larynx, de la vessie & de l'œsophage, & qu'il ne purge le corps qu'autant qu'il est nécessaire. Voyez l'édition latine p. 775, 776. dans laquelle il fixe sa dose à huit grains, ce qui ne s'accorde point avec celle qu'on a faite en Allemand. Je soupçonne toujours que Van-Helmont donne à tous ces secrets des vertus que l'expérience dément quelquefois. J'ai moi-même préparé ces remedes, & quoiqu'ils aient produit plusieurs bons effets, lorsque j'en ai fait usage; je ne me suis jamais apperçu qu'ils aient été aussi surprenans que l'Auteur voudroit le faire croire. BOERHAAVE.

PROCEDE' XXI.

DE M. GEOFFROY.

On prépare la panacée universelle d'antimoine avec le beure d'antimoine de la maniere suivante.

Prenez beure d'*antimoine* demi-livre, crystaux de tartre bien pulvérisés, une livre; mettez-les dans un grand matras, & versez-y une pinte d'eau commune. Mêlez, & faites-les bouillir au feu de sable pendant sept ou huit heures. Versez peu à peu sur cette liqueur, lorsqu'elle est encore chaude, une livre d'huile de tartre par défaillance. Il s'excitera du tumulte par ce mélange. Lorsque l'effervescence cessera, passez la liqueur au travers d'un papier gris, & faites évaporer à un feu lent dans un vase de verre, jusqu'à siccité. Il restera au fond un sel que l'on doit placer dans un lieu frais, jusqu'à ce qu'il se résolve en une liqueur limpide, dont on séparera la lie. Il purge doucement par haut & par bas. La dose est depuis huit gouttes jusqu'à trente, dans un véhicule convenable. Cette liqueur ne differe du tartre émétique que par sa fluidité.

PROCEDE' XXII.

Tartre Emétique.

Prenez foie d'*antimoine*, crystaux ou crême de tartre, égale quantité de chacun. Faites-les bouillir dans une quantité suffisante d'eau commune pendant six ou huit heures; passez la liqueur, & faites évaporer jusqu'à siccité. C'est le tartre émétique soluble, qui est un excellent émétique, depuis deux grains jusqu'à six.

Il vaut beaucoup mieux que toutes les autres préparations émétiques. On peut le donner facilement sous la forme que l'on veut; & de plus, comme l'on connoît aisément sa vertu & sa dose, on peut l'augmenter ou le diminuer plus aisément, au gré du Medecin, selon les forces du malade, & l'éxigence des maladies; au lieu que le vin émétique l'est plus ou moins, selon que le vin est plus ou moins acide, ou plus ou moins mûr. Il y en a qui ajoutent le sel marin décrépité (comme ils l'appellent) au nitre, pour faire le foie d'*antimoine*; & de cette maniere ils font la magnesie *opaline*, ou rougeâtre d'*antimoine*, qu'ils appellent ainsi à cause de sa couleur, dont la vertu émétique est bien plus foible que celle du foie d'*antimoine*. Le foie d'*antimoine* donné aux chevaux & aux autres bêtes à quatre piés, n'excite pas le vomissement, mais la sueur ou la transpiration. On en donne jusqu'à trois onces tous les jours pendant plusieurs semaines pour les engraisser & guérir leur gale. Les Medecins se servent du safran des métaux pour effacer les taches des yeux, pour résoudre le sang extravasé, & pour guérir les ulceres de la cornée & des paupieres, ou la demangeaison & la gale qui vient en ces endroits.

PROCEDE' XXIII.

Bezoard Minéral.

L'*Antimoine* est entierement dépouillé de sa vertu émétique & purgative, & il n'excite plus que la sueur ou la transpiration, lorsque son soufre est fixé par les acides minéraux. C'est ainsi que se fait le Bezoard minéral.

Mettez dans une cornue de verre une quantité de beure d'*antimoine*, telle que vous voudrez; versez-y goutte à goutte de l'esprit de nitre une quantité suffisante, jusqu'à ce que l'effervescence cesse. Faites digérer ce mélange pendant douze heures ; ensuite distilez le au bain de sable jusqu'à siccité. Versez sur la masse qui reste autant d'esprit de nitre que la premiere fois, & distilez de nouveau jusqu'à siccité. Ensuite calcinez dans un creuset la matiere qui reste, jusqu'à ce qu'elle ne donne plus de fumée : lavez la poudre qui reste, dans l'eau tiede, & faites-la sécher.

Van-Helmont la recommande dans la peste, les maladies malignes & contagieuses, comme un excellent remede diaphorétique. La dose est depuis un demi-scrupule jusqu'à demi-dragme.

On peut faire plus facilement le Bezoard minéral, en versant quatre onces d'eau régale sur une once de régule d'*antimoine*. On les fait digérer pendant quelques jours à une lente chaleur, en remuant de tems en tems, jusqu'à ce que tout le régule soit changé en une poudre très-blanche. On verse ensuite dessus une grande quantité d'eau commune : on lave cette poudre, jusqu'à ce qu'elle soit parfaitement adoucie.

On tire différentes teintures de l'*antimoine*, sur lesquelles les sentimens des Auteurs sont partagés. Les deux suivantes serviront d'exemple, l'une est simple, & l'autre plus composée.

PROCEDE' XXIV.

Prenez huit onces de sel de tartre. Faites-le fondre dans un creuset rougi sur les charbons. Lorsqu'il est fondu, mettez-y de tems en tems & par cuillerées, six onces d'*antimoine* cru. Couvrez le creuset, & faites calciner à un feu violent pendant une demi-heure : ensuite jettez cette matiere fondue dans un mortier d'airain ; & aussitôt qu'elle s'est figée, pulvérisez-la. Mettez cette poudre dans un grand matras de verre, & versez dessus une quantité suffisante d'esprit de vin rectifié, pour qu'il surpasse de quatre doigts. Le vaisseau étant bien bouché ; faites digérer pendant quelques jours, jusqu'à ce que l'esprit de vin soit d'un rouge foncé. Filtrez cette teinture, & gardez-la pour l'usage.

Elle excite la sueur, rarement des nausées ; quelquefois elle ouvre le ventre & chasse les urines. On la recommande dans les maladies hystériques & hypocondriaques, pour désobstruer les visceres & dans les fievres malignes. La dose est depuis quatre gouttes jusqu'à vingt dans un vehicule convenable.

PROCEDE' XXV.

L'autre teinture plus composée, si vantée à présent, qui s'appelle *Lilium* ou *teinture de Lilium de Paracelse*, se fait avec le régule des métaux de cette maniere :

Prenez une once de cuivre divisé en lames très-fines ; faites-le rougir au feu dans un creuset. Alors jettez dans le creuset demi-once de régule martial d'*antimoine* réduit en poudre. Le cuivre & le régule se fondront aussi-tôt. Ensuite jettez-y peu-à-peu quatre onces d'étain, en remuant de tems en tems la matiere avec une baguette de fer. Lorsque tout est bien fondu, versez la matiere dans un cone fait exprès, qui soit frotté de suif. Il se formera une masse réguline.

Pulverisez cette masse, & la mêlez avec une livre & demi de nitre, & demi once de poudre de charbon. Jettez ce mélange par cuillerées dans un creuset rougi au feu, & à chaque fois couvrez le creuset, jusqu'à ce que la détonation soit faite.

Calcinez à un feu violent cette matiere, pendant deux ou trois heures, la remuant de tems en tems avec une spatule de fer. Versez la matiere dans un mortier de cuivre ou de fer ; & tandis qu'elle se coagule, pilez-la très promptement. Mettez cette matiere pulvérisée & encore chaude, sortant du mortier, dans un matras, dans lequel vous verserez aussi-tôt une quantité suffisante d'esprit de vin, de sorte qu'il surpasse la matiere de trois ou quatre travers de doigts. Faites digérer au bain de sable pendant 15 jours : & vous aurez la teinture de *Lilium*, ou plutôt une teinture des métaux, qui est sudorifique & diurétique. La dose est depuis vingt jusqu'à cent gouttes dans un véhicule convenable.

On la recommande dans les fievres malignes, l'apoplexie, la paralysie, le rhumatisme, la gale, le scorbut, l'hydropisie & la suppression des regles.

PROCEDE' XXVI.

On retire des fleurs argentées du régule martial d'*antimoine*, qui portent le nom de *Neige d'antimoine*, elles se font ainsi.

Prenez une livre de régule martial. Mettez-le dans une marmite de terre assez grande, sur les charbons ardens. Placez-y un couvercle percé dans son milieu, desorte qu'il y ait deux doigts d'espace vuide entre le régule & le couvercle. Couvrez la marmite avec un autre couvercle. Poussez le feu pendant l'espace d'une heure, afin que le régule se fonde parfaitement. Ayant écarté le feu, & les vaisseaux étant refroidis, on trouve des fleurs brillantes comme la neige sous la forme de pointes, dans l'intervalle qui est entre le régule & le premier couvercle.

Elles excitent la transpiration & les sueurs : c'est pourquoi on les prescrit heureusement dans les fievres malignes & dans les autres maladies où la transpiration est utile. Elles guérissent les fievres intermittentes. On les donne un peu avant l'accès. La dose est depuis dix grains jusqu'à quarante.

PROCEDE' XXVII.

Le 19 Décembre de l'année 1700. M. Charas communiqua à l'Académie une Méthode de tirer un acide de l'*antimoine*, dont voici le détail.

Il réduit l'*antimoine* en poudre, & le mêle avec trois fois autant de sable commun. Il met le tout dans une cornue sur un feu violent, pour recevoir ce qui en sort par la distilation, dans un grand récipient à demi rempli d'eau de riviere, & le rectifie ensuite en le faisant distiler une seconde fois. Il arrive souvent dans ce procédé, que l'*antimoine* fournit une liqueur acide, mais quelquefois aussi il n'en fournit point du tout. M. Charas prétend que la réussite de ce procédé dépend du degré du feu qu'on emploie, & que l'expérience ne manque jamais de réussir, lorsqu'il est tel que l'opération l'éxige.

On trouve la description de ce procédé dans le Traité de l'*Antimoine* d'Agricola, imprimé à Leipsic en 1639. J'ai tenté plusieurs fois cette expérience : mais il s'en faut de beaucoup que le sentiment de M. Charas se soit trouvé vrai en tout point. Il est vrai que ce procédé fournit un acide qui ne vient point de l'*antimoine*, mais d'une terre d'une couleur blanchâtre, qui tient de la nature de la craie & qu'on trouve presque toujours mêlée avec l'*antimoine*, laquelle donne au moyen d'une distilation violente un esprit acide, de même que le font généralement toutes les autres craies dans la même circonstance. Mais si l'on prend de l'*antimoine* pur sans aucun mélange de la terre dont nous parlons, ou bien de l'*antimoine* ordinaire sans aucune scorie, on ne viendra jamais à bout d'en tirer un acide à quelque degré qu'on pousse le feu. On ne peut donc pas regarder cet acide comme un vinaigre d'*antimoine*.

Je suis persuadé que l'acide de l'*antimoine* ne differe point de l'esprit du soufre commun ; & comme l'*antimoine* contient une grande quantité de soufre inflammable qui ressemble au soufre ordinaire, je crois que l'acide qu'il fournit n'est autre chose que l'esprit de soufre commun ou inflammable qui est mêlé avec l'*antimoine* ; & que la partie réguline, qui seule est le véritable *antimoine*, ne contribue rien à la production de cet acide.

Je n'avance point ceci au hasard, & sans une raison suffisante ; car après avoir extrait en plusieurs manieres l'acide de l'*antimoine*, sans aucun mélange, & avec des peines extraordinaires, je l'ai employé dans plusieurs procédés ; mais j'ai toujours trouvé qu'il ressemble parfaitement à l'esprit de soufre ordinaire, & qu'il produit le même effet que lui.

Voici une des méthodes dont je me sers pour extraire cet acide.

Je réduis l'*antimoine* en poudre très-subtile, & le mets dans un plat de terre non vernissé d'environ un pié de diametre ; je le couvre avec un pot de terre dont le fond est ouvert. Je place trois aludels sur ce pot de terre, & couvre l'orifice du plus élevé avec une grande cloche de verre, dont les bords sont élevés de trois ou quatre lignes au-dessus d'un grand bassin plein d'eau chaude, dont les vapeurs après avoir humecté la surface intérieure de la cloche retombent dans le bassin.

Je fais un trou d'environ un travers de doigt de diametre dans le milieu du pot de terre dans lequel je passe le manche d'une cuilliere de fer avec lequel je remue l'*antimoine* comme si je voulois le calciner pour le reduire en verre. J'ai par ce moyen des fleurs d'*antimoine* dans les aludels, une petite quantité d'acide dans le bassin qui est placé au-dessous de la cloche, & de l'*antimoine* calciné dans le plat que couvre le pot de terre.

Il est vrai que je retire dans ce procedé une petite quantité d'acide, mais je suis sûr qu'il n'est point mêlé. Il arrive même souvent quoiqu'on suive cette méthode, qu'on n'en retire point du tout. Mais cela dépend, 1. de l'exactitude du Chymiste. 2. De la température de l'air, des saisons & du tems auquel on opere. On retire beaucoup d'acide lorsque l'air est froid & humide, mais lorsqu'il est chaud & sec, on n'en tire point du tout. En un mot le Chymiste doit tenir la même conduite & observer les mêmes circonstances que lorsqu'on veut extraire l'esprit de soufre *per campanum*, & tenir pour certain que ce procédé est beaucoup plus difficile que celui dans lequel il s'agit d'avoir de l'esprit de soufre commun sans mélange. *Memoires de l'Acad. Royale 1700. par M.* HOMBERG.

PROCEDE' XXVIII.

Kermès minéral ou poudre des Chartreux.

Faites bouillir pendant deux heures quatre livres d'*antimoine*, une livre de liqueur de nitre fixe & trois livres d'eau de pluie. Passez cette décoction toute bouillante au travers d'un papier gris, & mettez-la à l'écart pendant vingt-quatre heures, jusqu'à ce qu'une poudre jaune se soit précipitée au fond du vaisseau & que la liqueur soit limpide. Versez peu à peu cette liqueur par inclination, & remettez sur du papier gris la poudre qui étoit au fond du vaisseau : versez plusieurs fois dessus de l'eau tiede, pour lui enlever tous les sels qu'elle peut contenir. Enfin faites sécher cette poudre : allumez dessus deux ou trois fois de l'esprit de vin jusqu'à quatre onces. Faites sécher cette poudre & gardez-là pour l'usage.

Cette poudre passe pour une panacée ou un remede universel. Elle fait quelquefois vomir, surtout lorsqu'il se trouve des acides dans l'estomac. Souvent elle lâche doucement le ventre, lorsqu'il y a un amas d'humeurs dans les intestins : elle excite l'urine, la transpiration ou la sueur, lorsqu'il y a des humeurs impures dans le sang. En un mot elle fait son effet, selon que la nature est portée à chasser l'humeur de quelque côté. On la donne depuis un grain jusqu'à quatre pour évacuer ; pour inciser, diviser & changer les humeurs, on en donne un demi-grain ou un grain seulement, à plusieurs reprises toutes les trois, les quatre, les six heures, dans les fievres aigues où les humeurs sont trop crues & trop épaisses. Ce remede change peu à peu les évacuations crues & séreuses du ventre : il les rend bilieuses & épaisses, & il dispose ainsi les tumeurs à l'évacuation, en incisant la bile qui est visqueuse & en la rendant plus fluide. Au commencement des maladies malignes, de la petite vérole & de la rougeole, on l'emploie utilement à petite dose, avec les poudres bézoardiques, terreuses & absorbantes, comme les yeux d'écrevisses, le corail rouge, les perles, les coques d'œufs, les pattes d'écrevisses & les autres de cette sorte. De cette façon il excite une légere salivation & la transpiration ; il guérit l'anxiété, il corrige la matiere muqueuse des premieres voies, les vices de la lymphe & de la sérosité : il releve le mouvement du sang qui tend à la dépuration. Glauber assure que c'est un préservatif contre la petite verole ; ce qu'il confirme par l'expérience de sept enfans. Frederic Hoffman recommande l'usage de cette poudre dans les fievres intermittentes, rebelles, chroniques & d'automne, car elle est puissante pour lever les obstructions, & surtout celles du foie qui engendrent toutes ces fievres. Il en met un grain pour une dose, avec des sels détersifs, précipitans & antifébriles, savoir le sel d'absinthe, le sel fébrifuge de Sylvius, le tartre vitriolé, &c. & il repete cette dose plusieurs fois. Schroder veut qu'on en donne la quantité d'un demi-grain ou d'un grain, trois ou quatre fois par jour dans les fievres intermittentes des enfans, & en recommande l'usage pour adoucir l'acrimonie de la sérosité ; celle des larmes, qui incommode si fort les yeux & qui produit la chassie & des ophtalmies très-fâcheuses. Le même Auteur a remarqué qu'en donnant une très-petite quantité de ce soufre d'*antimoine* à une femme qui avoit des douleurs scorbutiques dans les articulations, & des fluxions sur la poitrine d'humeurs si acres, qu'elles causoient l'érosion du poumon & le crachement de sang, il avoit calmé le mouvement de cette sérosité acre & ténue, & qu'il avoit empêché l'accroissement de cette dangereuse maladie qui eut eu sans cela des suites funestes. C'est un remede très efficace, dit Frederic Hoffman, dans les maladies chroniques, & qui naissent des obstructions invétérées des visceres. Dans l'hydropisie on le mêle très-avantageusement avec la limaille de fer & le nitre ; dans l'épilepsie, avec les remedes tirés du cinabre ; dans le scorbut, avec l'*arcanum duplicatum* ; dans la dyssenterie, avec de la confection d'hyacinthe ; dans la dysurie & la pierre de la vessie dans de l'eau d'ortie blanche ou de pariétaire. Dans la pleurésie & la péripneumonie on fait prendre au malade trois ou quatre grains de kermès dans un verre de bon vin, ou dans du vin d'Espagne, ou dans de l'eau de chardon-béni, ou dans une infusion de fleurs de coquelicot, du suc de dent de lion ou de bourache. Junker observe que cette poudre suspend d'une maniere surprenante & dans un instant le catarrhe suffoquant, ce qui a été observé non sur une seule personne mais sur plusieurs, dans lesquelles elle a produit tantôt un léger vomissement, tantôt la sueur ; tantôt elle n'a produit aucune excrétion visible. Il conseille de la mêler dans de pareils cas avec quelque sel digestif. On emploie utilement un grain de cette poudre avec dix grains de safran de Mars apéritif, & autant d'*arcanum duplicatum* donné deux fois le jour, dans la cachexie opiniâtre des filles. On peut donner cette poudre seule ou mêlée avec

avec un peu de sucre, & la délayer avec du vin, de l'eau ou quelqu'autre liqueur convenable. On la donne aussi quelquefois dans de l'huile d'amandes douces ou dans de la conserve de violette, de bourache, &c. en forme de bol.

Il faut cependant observer qu'il ne faut donner le kermès qu'après avoir diminué la masse du sang par des saignées convenables, à moins qu'on ne le délaye suffisamment par des remedes délayans. Car cette poudre divisant la partie sulphureuse du sang, la raréfie aussitôt; les vaisseaux qui sont déja pleins s'étendent encore davantage; d'où il naît une plus grande effervescence dans le sang & dans les humeurs, & de nouvelles congestions dans les visceres. Il ne faut donc pas la donner, à moins que l'on n'ait diminué la plethore & que les humeurs n'aient été rendues plus fluides par des délayans convenables pris abondamment.

Quelques-uns recommandent l'eau qui a passé par le papier brouillard, en faisant le kermès pour la gale, la dartre & les autres vices de la peau. On peut recueillir des fleurs blanches, jaunes ou rouges, de la fumée qui sort de l'*antimoine* rougi au feu pourvu qu'on se serve de vaisseaux convenables, en y ajoutant du sable, du verre pulvérisé, du sel ammoniac ou du nitre, afin qu'elles montent en plus grande abondance. On les adoucit ensuite par plusieurs lotions. Elles excitent le vomissement, les selles, & quelquefois même les sueurs données depuis deux grains jusqu'à douze. GEOFFROY.

Histoire du Kermès minéral.

Il parut en 1714. un remede nouveau qui fit beaucoup de bruit à Paris & y a encore beaucoup de vogue. On l'appelle la poudre des Chartreux, parce qu'un certain Dominique, Frere de cet Ordre, étant tombé dans ce tems-là dans une grosse fluxion de poitrine, qui augmentant toujours de plus en plus, malgré tous les remedes connus & placés avec toute l'attention possible, alloit enfin emporter le malade; le Frere Simon du même Ordre, demanda en grace que puisqu'on n'en espéroit plus rien, il lui fût permis de lui faire prendre le nouveau remede dont il avoit fait acquisition, & qui réussit alors si parfaitement, que bientôt après le Frere Dominique se trouva guéri au grand étonnement des assistans qui avoient été temoins de sa situation. Ce remede étoit auparavant entre les mains de M. de la Ligerie, de qui le Frere Chartreux reconnoît de bonne foi qu'il le tient; mais faute de quelque cure brillante, en un mot de quelque concours heureux de circonstances, la poudre n'avoit pas fait alors la même fortune qu'elle a faite depuis entre les mains du Chartreux. Le remede étant fort répandu, le secret de la composition fut bien-tôt découvert par d'habiles Medecins, entre autres par M. Lemery, qui conta si fort sur son efficace & sur la certitude de sa découverte, qu'il l'employa dans un cas très-important dont je vais donner le détail d'après lui.

Dans les derniers jours de Décembre de l'année 1718. le Marquis de Bayers fut attaqué d'une grosse fievre continue, accompagnée de grands redoublemens, de toux fréquentes, de crachement de sang, de douleur vive au côté, d'oppression & de difficulté de respirer très-considérable. On n'oublia rien de tous les secours que l'art indique en pareilles circonstances. & quoiqu'ils fussent placés avec tout le soin & toute la promptitude possible, le malade ne laissa pas de tomber dans les premiers jours de l'année suivante & vers le sept de sa maladie, dans un état déplorable. Le ventre se gonfla & se tendit considérablement; les crachats se supprimerent totalement, ce qui produisit un râle & une oppression épouvantable; le pouls devint petit, inégal, intermittent; la connoissance se perdit entierement, il ne parla ni ne répondit plus, en un mot, il devint parfaitement tel qu'on a coutume d'être quand on attend le dernier moment de sa vie & qu'on en est fort proche. On n'exagere rien ici sur la grandeur des accidens; comme le malade étoit homme de condition & de la Maison de la Rochefoucault, il étoit continuellement environné dans sa maladie d'un grand nombre de personnes distinguées & d'autres qui s'intéressoient à sa santé, & qui pourroient attester la vérité des faits que j'avance. Je pourrois encore citer pour temoin de cette vérité, les Sieurs Pradignac, Apothicaire, & Momblau, Chirurgien, qui suivirent exactement cette maladie. Enfin quoique l'extrémité où se trouvoit le Marquis de Bayers, ne parût laisser aucune lueur d'espérance de guérison, je crus cependant malgré le peu d'apparence d'y réussir, qu'il étoit toujours de la prudence & de mon devoir de faire des nouvelles tentatives jusqu'à la fin. J'eus donc recours alors à la poudre des Chartreux, dont je connoissois les bons effets, surtout dans les maladies de poitrine; & comme de toutes les maladies considérables que je savois avoir été guéries par cette poudre, aucune, sans en excepter même celle du Frere Dominique, n'avoit été portée aussi loin, & ne demandoit un aussi prompt secours que celle-ci, je fis prendre au malade en différentes fois à la vérité, mais en des tems peu éloignés, neuf à dix grains du remede, & voyant qu'il n'opéroit ni par le vomissement, ni par le ventre, ni par les sueurs, & que cependant le pouls devenoit un peu moins mauvais, & l'oppression un peu moindre, je fis continuer de quatre en quatre heures pendant vingt-quatre heures une dose de trois grains de cette même poudre, qui au bout de ce tems ne produisit d'autre effet que de rendre le pouls un peu meilleur & de diminuer l'oppression, mais tout cela sans aucune évacuation, soit par le ventre, soit par le vomissement, soit par les sueurs, & le malade resta sans connoissance, sans rendre aucun crachat & toujours avec beaucoup de tension de ventre. Enfin comme on continuoit encore dans la suite quelques doses du remede, la poitrine commença à se décharger par une quantité considérable de crachats, durs, récuits & chargés d'un sang noir & caillé que le malade rendit pendant trois ou quatre jours; & dès que cette espece de crise commença, la connoissance revint, l'oppression, la tension du ventre, en un mot tous les accidens s'évanouirent, & en assez peu de tems M. le Marquis de Bayers se trouva guéri: & ce qu'il y a de particulier dans cette guérison, ce n'est pas seulement que le malade soit revenu d'un état aussi désespéré que celui où il étoit, c'est encore dans la maniere dont le remede a opéré & la quantité qu'il en a fallu donner successivement pour produire la guérison. Et en effet le malade en prit trente-six grains dans l'espace de deux fois vingt-quatre heures, & ces trente-six grains au lieu de pousser par haut, par bas ou par les sueurs, comme le remede, quoique pris en beaucoup plus petite dose, fait assez ordinairement dans les cas où il réussit; ces trente-six grains, dis-je, débarrasserent d'une maniere insensible les parties qui servoient à la respiration; & l'expectoration étant devenue par là beaucoup plus facile, le malade se trouva tout d'un coup en état de chasser de sa poitrine la prodigieuse quantité de crachats qui y séjournant depuis plusieurs jours, s'y étoient desséchés par la chaleur de la fievre, précisément de même qu'ils l'auroient été si on les eût exposés à l'air & au soleil.

Une cure si surprenante faite sur une personne d'une aussi grande distinction que le Marquis de Bayers, acquit une si grande réputation à cette poudre, que le Roi acheta enfin ce secret de M. de la Ligerie en 1720. ce qui l'a rendu entierement public. C'est un soufre tiré de l'*antimoine* par le moyen de l'alcali du nitre fixé par les charbons. Il est moins vomitif que le soufre doré d'*antimoine* ordinaire qu'on employoit au même usage: il purge doucement, & quelquefois n'agit que par la transpiration, quoique avec assez d'effet; & il convient principalement aux maladies de poitrine. M. de la Ligerie n'a pas prétendu en être l'Inventeur; il le tenoit de M. de Chastenai, Lieutenant de Roi de Landau, à qui il avoit été donné par un Apothicaire, difciple du fameux Glauber. Ainfi Glauber feroit la premiere fource. Ce remede eft effectivement dans fes Ouvrages;mais décrit fi énigmatiquement,qu'on auroit peine à le trouver fi on n'en étoit prevenu.

Il eft auffi dans le Traité de l'*Antimoine* de feu M. Lemery, non que ce Chymifte en eût pris l'idée dans Glauber, où il l'auroit déchiffré ; mais parce que dans le deffein qu'il avoit en cet Ouvrage de tourner l'*antimoine* de tous les fens, & de le combiner avec toutes les matieres dont on pouvoit attendre quelque effet, il étoit impoffible qu'il ne rencontrât pas une combinaifon auffi fimple & auffi naturelle. Toujours eft-il certain que fon opération differe de celle de Glauber.

L'intention eft de tirer le foufre de l'*antimoine*; Glauber le tire par l'alcali du nitre fixé par les charbons; enfuite pour dérober le foufre d'*antimoine* à cet alcali qui s'en eft emparé, il emploie l'efprit de vin, & le fait digérer pendant quelques jours fur la liqueur nitreufe ; après quoi il fait évaporer l'efprit de vin qui laiffe au fond du vaiffeau le foufre d'*antimoine*, ou en forme liquide, fi on n'évapore pas tout l'efprit de vin ; ou en forme feche, fi on évapore tout. Dans ce dernier cas, c'eft une poudre rouge, & celle qu'on appelle poudre des Chartreux. Mais feu M. Lemery ne fe fervoit pas de l'efprit de vin; & en laiffant fimplement repofer fa matiere, il avoit la même poudre qui fe précipitoit d'elle-même. M. de la Ligerie en ufe de même, & M. Lemery le fils a trouvé par fes expériences, que l'efprit de vin eft inutile, fi ce n'eft pour avoir le remede fous une forme feche ou liquide, felon qu'on voudra; car fans efprit de vin on ne l'a qu'en forme feche.

De plus, pour tirer le foufre de l'*antimoine*, Glauber n'a connu que l'alcali du nitre fixé par les charbons; & feu M. Lemery a trouvé que tout alcali fixe y étoit propre. De-là, M. Lemery le fils conclut, que l'huile de tartre, le plus puiffant de tous les alcalis fixes, devoit être préférable à tout autre dans cette opération, & une longue fuite d'expériences qu'il a faites s'y accordent toutes. La propriété finguliere du remede confifte en ce qu'il n'eft pas trop émétique. S'il l'étoit autant que les autres préparations d'*antimoine*, il feroit, comme elles, promptement rejetté par l'eftomac, & n'auroit pas le loifir de fe répandre dans tous les petits vaiffeaux, où il fait fon grand effet, du moins celui qui lui eft particulier. Or pour le rendre peu émétique, il faut qu'il lui refte en certaine dofe des alcalis qui lient ou qui embraffent les foufres ; & il en refte d'autant plus, ou ils ont d'autant plus d'action, que l'alcali fixe, qui a d'abord agi fur l'*antimoine*, eft plus puiffant.

Enfin feu M. Lemery n'a point fait de la poudre rouge, comme Glauber, un remede univerfel. Il en a très-bien déterminé les ufages particuliers, qu'il n'a pu apprendre que de fon expérience médicinale, & cela plufieurs années avant que le nom de poudre des Chartreux eût été prononcé dans le monde. Tout cela s'accorde affez à lui donner la gloire de l'invention du remede, ou du moins celle de plufieurs additions confidérables équivalentes à la premiere invention. *Hiftoire de l'Acad. Royale*, 1720.

MEMOIRE

Sur le Tartre émétique & fur le Kermès minéral,

Par M. Geoffroy.

L'ufage du tartre émétique introduit avec fuccès dans la Medecine, lorfqu'il eft néceffaire de faire vomir les malades ; celui du kermès minéral, employé fagement pour cuire les humeurs, & les difpofer à une évacuation falutaire, feroient l'un & l'autre hors de tout foupçon (quand ils font ordonnés à propos) fi ces deux remedes étoient préparés avec toutes les précautions néceffaires, & fi l'on fuivoit partout le meilleur & le même procédé: mais il arrive fouvent qu'un tartre émétique donné à trois grains, fait de grands effets, pendant qu'un autre émétique préparé différemment, ne fera rien à fix ou fept grains, & cela dans des difpofitions à peu près femblables de la part des malades.

Il en eft de même du kermès minéral, l'un n'excite que très-peu de naufées à la dofe de trois & quatre grains; l'autre fait vomir à un grain ou un grain & demi, fans qu'on puiffe attribuer cette différence d'effet au plus ou moins d'acide féjournant ou introduit dans l'eftomac.

Une telle variété méritoit qu'on en examinât la caufe, puifque le public y eft intéreffé.

J'ai raffemblé de plufieurs endroits douze tartres émétiques, & un pareil nombre de préparations de kermès minéral.

La maniere dont je les ai analyfés, la différence de leurs produits, font en partie le fujet de ce Mémoire, & cette différence donnera une indication certaine, ou un moyen de connoître l'effet qu'on doit attendre de tel ou tel émétique, de tel ou tel kermès, en fuppofant dans les malades des difpofitions à peu près égales. Je propoferai à la fin du Mémoire un autre remede bien fimple, qui peut être fubftitué au kermès dans plufieurs cas, & fouvent avec un fuccès moins douteux.

L'*antimoine*, dont on fait que le tartre émétique & le kermès font deux préparations, eft un minéral compofé d'un peu de terre métallique facile à vitrifier, d'une portion affez confidérable d'acide vitriolique, & du bitume ou huile de la terre.

Cet acide, joint au bitume, forme le foufre brûlant; foufre qui eft quelquefois fi abondant dans l'*antimoine* minéral, que fouvent il s'en trouve qui s'enflamme comme le foufre commun. C'eft ce foufre uni à la terre métallique de l'*antimoine*, qui fait voir dans ce minéral (lorfqu'il n'a fubi que les premieres fontes fervant à le purifier) cette multiplicité d'aiguilles dont il eft compofé: mais c'eft à l'acide vitriolique, uni au bitume, & formant le foufre commun, que ces aiguilles font dues, & non à la matiere huileufe feule. Car fi l'on fond du verre d'*antimoine* avec un fimple phlogiftique qui n'ait point cet acide, comme le charbon de bois pulvérisé, on reffufcite ce verre en régule, qui n'eft pas aiguillé comme l'*antimoine*, mais rempli de facettes ou de lames brillantes. Si au contraire on emploie le foufre commun pour reffufciter de femblable verre d'*antimoine*, on trouve dans le creufet un *antimoine* aiguillé, comme l'*antimoine* ordinaire, parce qu'on a rendu à ce minéral vitrifié tout ce qu'il avoit perdu pendant fa calcination, c'eft-à-dire, fon acide vitriolique, & cette graiffe de la terre, formant enfemble le foufre commun qui lui eft effentiel pour être *antimoine*.

La preuve de l'exiftence d'une terre vitrifiable dans l'*antimoine*, eft la facilité à fe vitrifier, lorfque par la calcination on en a fait évaporer l'excédent de l'acide vitriolique & du phlogiftique qui interrompoient la continuité ou l'attouchement des particules intégrantes de cette terre métallique.

Ainfi il réfulte de ce que je viens de dire, que cette terre defunie ou divifée par beaucoup de foufre brûlant, fait de l'*antimoine*.

Que la matiere inflammable étant enlevée en partie, enforte qu'il n'en refte que ce qu'il en faut pour conferver à l'*antimoine* une forme métallique, on a du régule.

Que fi on enleve prefque totalement cette matiere inflammable par une calcination modérée, la terre métallique de l'*antimoine* prend la forme du verre lorfqu'on la met à un feu de fufion.

Qu'enfin, fi l'on pouffe cette calcination par degrés à un feu extrême, on a une chaux defanimée, ou une terre, qui, quant à l'émétieité, n'a plus les propriétés ni les vertus de l'*antimoine*, de fon régule, ou de fon verre.

Il y a quelques Auteurs, du nombre defquels eft Kunckel, qui fuppofent dans l'*antimoine* un principe mercuriel concourant avec le foufre & la terre vitrifiable pour la formation de ce minéral. L'Auteur que je cite, indique même énigmatiquement plusieurs voies pour découvrir ce mercure : mais je n'ose admettre ce principe mercuriel, jusqu'à ce que par quelque procédé hors de tout soupçon, je puisse me convaincre de l'existence d'un mercure coulant dans l'*antimoine*. J'ai déja commencé, sur la foi de Kunckel qui étoit un excellent Artiste, quelques-unes des opérations par lesquelles on prétend l'obtenir; & mes expériences, si elles réussissent, me fourniront de quoi donner un autre mémoire.

Quant à présent, je ne reconnois que trois principes secondaires qui soient sensibles dans l'*antimoine*, un acide vitriolique semblable à l'esprit de soufre, une matiere sulphureuse, bitumineuse, huileuse, (il n'importe, pourvû qu'avec l'acide vitriolique elle puisse former un soufre commun;) enfin une terre métallique, vitrifiable.

Le soufre commun n'est point émétique; l'acide vitriolique, ni la plupart des liqueurs huileuses avec lesquelles il pourroit produire du soufre, ne le sont pas non plus. La chaux desanimée de l'*antimoine* n'excite aucune nausée : cependant, de toutes ces matieres combinées il se forme un minéral; & de ce minéral, l'art extrait un régule, un verre, & d'autres préparations qui sont violemment émétiques.

Si l'on fait digérer du verre d'*antimoine* pulvérisé dans du vinaigre blanc, jusqu'à ce que le vinaigre n'en tire plus de teinture; si l'on refond la poudre jusqu'à la vitrifier, qu'on la pulvérise de nouveau, qu'on la fasse digérer dans du nouveau vinaigre blanc, & qu'on répete cela plusieurs fois; enfin à la quatrieme ou cinquieme vitrification, le verre se trouvera noir, n'aura presque plus de transparence, & ne sera plus du tout émétique, quoique les deux ou trois premiers le fussent considérablement.

Tous les vinaigres précédens sont émétiques à différens degrés: les premiers sont un peu plus salés que les derniers, qui semblent avoir un gout astringent. Ils ont presque tous une teinture rouge en digérant sur ces verres pulvérisés : (mais sur toute matiere purement sulphureuse, ils prendroient une semblable teinture, & ne seroient pas pour cela émétiques;) il faut donc que l'huileux du vinaigre ait extrait la teinture d'un reste de matiere sulphureuse, ou du phlogistique concentré dans le verre d'*antimoine*, & que l'acide du même vinaigre ait corrodé ou dissous une portion de la partie réguline du verre; ou, si l'on veut, de cette partie aisée à régulifer. Or, on sait déja, & je vais faire voir que c'est la partie réguline de l'*antimoine* qui constitue son éméticité; c'est-à-dire, que cette éméticité est résidente dans un combiné quelconque de soufre composé de très-peu d'acide vitriolique, & d'une portion de matiere inflammable, unis à une terre vitrifiable. Si cette terre a peu d'interstices remplis par le soufre, elle sera très-émétique; tel est le verre d'*antimoine*, qui est une des plus émétiques de toutes les préparations de ce minéral. Si ces interstices sont plus grands ou plus multipliés, comme ils le sont dans le régule qui contient plus de soufre que le verre, elle sera un peu moins émétique: enfin si ces interstices sont si larges qu'il y ait plus de soufre grossier que de cette terre vitrifiable, il n'y aura plus d'émétique que par accident; comme dans l'*antimoine*, qui ne fait vomir qu'à l'aide de quelque acide.

La principale raison pourquoi l'*antimoine* brut n'est pas émétique; c'est que l'acide vitriolique y est uni à un phlogistique onctueux avec lequel il forme un soufre grossier & bitumineux, qui lie si bien les particules de la terre métallique, qu'elles ne peuvent agir dans l'estomac sans un secours étranger. Mais quand la plus grande partie de cet acide & de ce phlogistique bitumineux est enlevée par le feu ou par tout autre moyen; alors il ne reste dans le régule qu'un soufre capable d'expansion, & par conséquent en état d'enlever avec lui des particules de la terre métallique vitrifiable, qui par leur roideur peuvent irriter le genre nerveux, & exciter des contractions violentes : car je suppose que cette irritation est la premiere cause du vomissement.

On m'objectera peut-être que tout ce que je viens de dire sur l'éméticité de l'*antimoine*, étoit en partie connu; cela peut être : mais je ne pouvois me dispenser, par rapport à la suite de ce mémoire, de faire voir que le phlogistique ou principe inflammable de l'*antimoine*, n'est émétique qu'autant qu'après avoir été dégagé de son acide vitriolique, il est uni à sa terre vitrifiable, c'est-à-dire, autant qu'il approche de la forme du verre, ou au moins de celle du régule: qu'ainsi plus le tartre émétique & le kermès contiendront de régule aisé à ressusciter, plus ils seront émétiques. Je vais passer à des expériences qui le prouveront.

J'ai employé une once de chacun des tartres émétiques que j'ai rassemblés; je les ai broyés séparément avec pareil poids ou un peu plus de flux noir, composé de deux parties de tartre rouge, & d'une partie de nitre calcinés ensemble : j'ai mis ces mélanges dans différens creusets faits en cone renversé; je les ai tenus au feu de fonte, jusqu'à ce que les sels fondus se fussent affaissés & parussent comme une huile tranquille au fond du creuset.

Des plus foibles tartres émétiques, j'ai eu par once depuis trente grains jusqu'à un gros dix-huit grains de régule.

Les scories de ces essais qui étoient jaunes d'abord, sont devenues vertes ensuite, puis elles ont noirci; & enfin elles se sont mises en *deliquium*.

L'action des plus forts tartres émétiques dépend donc de la quantité du régule d'*antimoine* que la crême de tartre a dissoute; & plus les préparations antimoniales sur lesquelles on fait bouillir la solution de la crême de tartre approchent de la forme de régule ou de verre, plus le tartre émétique est violent; parce qu'alors l'acide végétal du tartre agit plus immédiatement & dissout davantage de la partie émétique de l'*antimoine*.

Si au contraire on met cette solution de tartre bouillir avec l'*antimoine* cru, dont les parties régulines sont envéloppées & défendues par le soufre grossier; à peine cet acide agira-t-il dessus.

J'ai fait broyer deux onces de crême de tartre avec une once d'*antimoine* qui avoit été déja porphyrisé : j'ai fait bouillir ce mélange dans une grande quantité d'eau pendant dix-huit heures : la liqueur ayant pris une couleur jaunâtre & un gout styptique approchant du vitriolique; je l'ai filtrée chaude par un double papier. La masse restée au fond du matras répandoit une odeur sulphureuse. Cette imprégnation étant évaporée, j'ai eu un cristal de tartre qui a deux grains, n'a donné que quelques foibles nausées.

J'ai pris une once de ce crystal de tartre légerement empreint de l'éméticité de l'*antimoine*, & je l'ai fondu comme les autres tartres émétiques avec le flux noir; j'ai trouvé dans le creuset refroidi & cassé beaucoup de scories jaunes avec quelques petits grains épars de régule, mais si menus & en si petite quantité, qu'ils n'avoient pu par leur poids se rassembler au fond du creuset.

Quoiqu'il soit évident par cette expérience, que l'acide du tartre agit sur l'*antimoine*, & qu'il corrode un peu de sa partie réguline; cependant cette corrosion est si foible, qu'il n'est pas possible de rassembler par la réduction les particules du régule enlevées par cet acide végétal : aussi est-il certain que, quelque fine que soit la poudre de l'*antimoine*, chacune de ces petites parties reste toujours envéloppée de son soufre grossier, & ce souffre la défend & oppose un enduit à l'action de l'acide du tartre.

Il est donc prouvé que pour qu'un acide végétal devienne suffisamment émétique par son séjour sur l'*antimoine*, il faut que ce minéral soit délivré, le plus qu'il est possible, de son soufre grossier; qu'il soit réduit en un régule très-pur; & que plus il approchera de la forme du verre, sans addition d'aucune matiere étrangere qui en facilite la vitrification, plus l'acide du tartre enlevera, avec le soufre, de ces parties roides de la terre métallique que j'ai dit ci-devant être la cause du vomissement. Ainsi tout tartre émétique qui aura été préparé avec le verre d'*antimoine* & le foie d'*antimoine* lavé, qui est une espece de vitrification, sera beaucoup plus émétique qu'aucun autre.

J'ai fait voir ci-devant par la quantité de régule contenu dans les différens émétiques dont j'ai fait la réduction, qu'il n'est pas indifférent de savoir à quel degré ce remede est émétique, & qu'il peut arriver dans les campagnes de grands accidens de ces ordonnances de routine qui prescrivent quatre, cinq, & six grains d'émétique pour faire vomir un malade. Si donc on jugeoit à propos de suivre ma méthode pour connoître à quelle quantité un émétique quelconque doit faire vomir, sans que le vomissement soit suivi d'accidens; voici une table tirée du produit de mes réductions. J'ai choisi les deux extremes, c'est-à-dire, le plus foible & le plus fort émétique; & j'y ai ajouté celui qui m'a toujours paru contenir la proportion la plus convenable de régule.

Un tartre émétique dont on réduit trente-deux grains de régule par once, en contient quatre grains par gros, & un dix-huitieme de grain par grain; par conséquent il peut être regardé comme trop foible.

Celui qui fournit deux gros de régule par once, en contient dix-huit grains par gros; c'est un quart de grain par grain. Il est violent, à moins qu'on ne le donne en très-petite dose.

Enfin, celui qui rend un gros de régule par once, en contient treize grains & demi par gros; c'est trois seiziemes de grain par grain. Cette proportion est bonne; & je sai que ce dernier fait vomir suffisamment à la dose de deux ou deux grains & demi; c'est-à-dire, en introduisant six ou sept seiziemes de grain de régule dans l'estomac.

Quoique je fixe ici la quantité de régule contenue dans chaque grain d'émétique, relativement au produit total d'une simple réduction par le flux noir, je n'en prétens pas conclurre que chaque grain de tartre émétique non réduit, ne contienne précisément que la dose de régule ci-devant marquée: je sai qu'il en contient un peu davantage. Mais ce surplus étant dans les scories de la réduction, il faudroit les dissoudre dans de l'eau & en précipiter la poudre communément nommée soufre d'*antimoine*, puis réduire cette poudre par le flux noir, on en retireroit encore un peu de régule. J'abandonne cette réduction pour rendre mon opération servant d'épreuve, plus aisée & moins longue.

Examen du Kermès minéral.

Cette préparation publiée par ordre du Roi en 1720. se fait par une ébullition de l'*antimoine* dans de l'eau de pluie animée par la liqueur du nitre fixé par les charbons: c'est l'alkahest de Glauber; il se précipite, après la filtration de la liqueur encore chaude, une poudre, qui, bien édulcorée, est le remede en question.

Le kermès minéral a été regardé pendant un tems comme un soufre de l'*antimoine*. Suivant cette idée, je l'ai examiné d'abord par la déflagration, afin de savoir s'il ne brûloit pas différemment de l'*antimoine* en poudre & du soufre doré d'*antimoine*.

J'ai fait rougir trois morceaux de porcelaine épaisse à un même feu; j'ai fait tomber sur l'un dix grains d'*antimoine* porphyrisé; sur l'autre dix grains de soufre doré d'*antimoine* de la quatrieme précipitation, parce que c'est le plus fin; & sur le troisieme autant de kermès bien choisi & bien en couleur. Le kermès donne une flamme plus bleuâtre que les deux autres, il se consume plus vîte que le soufre doré de l'*antimoine*, qui bouillonne en brûlant comme l'*antimoine* même; ces deux derniers donnant des vapeurs ou une fumée beaucoup plus grossiere. L'odeur du kermès dans cette expérience étoit moins sulphureuse & moins piquante que celle des deux autres. En continuant le feu, ces trois matieres se sont évaporées, & ayant cessé de fumer, l'*antimoine* a laissé sur sa porcelaine une tache d'un brun rouge, ou couleur de caffé.

Le soufre doré a laissé une matiere rougeâtre parsemée de quelques points blancs.

Quant au kermès, il n'a laissé qu'une terre blanche, rare, spongieuse, avec quelques petits points jaunes.

J'ai dit que j'avois choisi un kermès haut en couleur, parce qu'il faut faire remarquer que si cette poudre rouge n'a pas été suffisamment édulcorée par de fréquentes lotions d'eau, & que s'il y reste trop de sel alcali, elle perd sa couleur à l'air, & se couvre d'une fleur ou couche blanche. J'ai même une masse de kermès de cette espece qui est devenu tout blanc, & qui en blanchissant a perdu presque toute son odeur sulphureuse, ce qui suppose beaucoup de volatilité dans la partie sulphureuse de cette poudre; car le soufre de cette préparation n'est plus de la nature du soufre grossier de l'*antimoine*, parce que l'acide vitriolique en a été dénaturé par l'alcali du nitre fixé. Pour le démontrer, j'ai pris du kermès très-édulcoré, une partie; avec cette poudre j'ai éteint dans un mortier de verre deux parties de mercure très-pur, que j'avois ressuscité sans distilation du sublimé corrosif par la limaille de fer. Il s'est formé de ce mélange une poudre noire ou éthiops, comme quand on éteint le mercure avec le soufre commun: cependant, voici la différence. L'éthiops fait par le soufre commun, est une préparation qui donne toujours le cinabre artificiel par la sublimation. Si le kermès eût été un soufre de même nature, c'est-à-dire, s'il avoit eû un acide vitriolique libre d'agir, j'aurois eu de mon éthiops de kermès un cinabre d'*antimoine*. Cependant, après l'avoir poussé au feu dans une cornue presque jusqu'à la fondre, le mercure a passé sans diminution de poids dans le récipient: il y a eu seulement à la partie du cou de la cornue sortant immédiatement du fourneau, un petit cercle rouge, mais qui n'étoit qu'une teinte presque sans consistance. J'ai trouvé au fond de la cornue le kermès fondu en plusieurs petites masses détachées les unes des autres, d'une couleur plus obscure que le foie d'*antimoine*; quelques-unes étoient pleines de bulles d'air, & toutes étoient cassantes. Aucune de ces masses n'avoit ni les aiguilles de l'*antimoine*, ni les facettes du régule. Je crois que ce qui a facilité cette fonte du kermès, quoiqu'imparfaite, ou qu'on ne peut regarder comme une réduction; c'est la portion de sel alcali nécessairement existante dans cette poudre, mais qui n'est pas suffisante pour faire la revivification complete du régule. Toutes les masses dont je viens de parler, étoient hérissées de petites aiguilles transparentes, roides & cassantes; la voute de la cornue étoit enduite d'une poussiere blanche très-fine, parsemée en quelques endroits de petits tas de semblables aiguilles, presque toutes rangées en étoile à plusieurs raies: elles étoient plus apparentes, près du col de la cornue, où elles s'étoient arrêtées sur un enduit de poussiere jaunâtre. Les différences de couleur de cette poussiere, & ces tas d'aiguilles sublimées n'ont été aisées à observer que lorsque j'ai fait cette opération avec peu de matiere; car, quand j'en ai employé une plus grande quantité, le feu en fondant le kermès, a fait élever une matiere beaucoup plus confuse & plus brute à la voute de la cornue.

Si donc on veut avoir du cinabre par le kermès & le mercure; il faut ou y ajouter un acide vitriolique, ou dégager celui qui a été saisi par l'alcali du nitre fixé, afin qu'avec la partie inflammable du kermès, il puisse agir comme un soufre commun reproduit.

PREMIER EXEMPLE.

J'ai pris une once de kermès, j'ai versé dessus en triturant, jusqu'à seize gouttes d'huile de vitriol blanche, & non sulphureuse; après une heure de trituration la poudre ne m'a point paru acide, ensuite j'y ai éteint petit à petit quatre gros de mercure purifié ; j'ai fait triturer pendant quinze à seize heures, car le mélange a été très-long-tems à prendre la couleur noire de l'éthiops ; enfin j'ai mis cet éthiops dans une cornue, il a monté dans le col, du soufre jaune en petite quantité, ensuite une matiere fort noire & bitumineuse, le mercure a passé coulant dans le récipient ; voyant qu'il ne montoit plus rien, j'ai augmenté le feu & fondu le fond de la cornue, & le lendemain j'ai trouvé à la voute & sur la surface de la masse restée dans le fond assez considérablement d'un fort beau cinabre d'*antimoine*, mais il a fallu un feu de fonte pour le sublimer.

SECOND EXEMPLE.

Pour dégager l'acide vitriolique du kermès embarrassé dans le sel alcali du nitre fixe ; j'ai pris trois parties ou neuf gros de kermès, & quatre parties ou douze gros de sublimé corrosif. (Ce sont les proportions de feu M. l'Emery qui a si bien analysé l'*antimoine.*) J'ai mis ce mélange dans une cornue, & je l'ai poussé au feu de reverbere ; la distilation m'a fourni du beure d'*antimoine* en liqueur, premiere preuve de l'existence d'un régule dans le kermès, puis du mercure ressuscité, & enfin du cinabre véritable d'*antimoine* ; j'ai trouvé aussi au fond de la cornue une matiere semblable à de l'*antimoine* fondu qui auroit un peu de scories, la voute de la cornue étoit tapissée d'une farine ou fleurs blanches d'*antimoine*.

Il paroît par cette expérience que l'acide du sel marin qui étoit dans le sublimé corrosif a abandonné son mercure pour attaquer la partie réguline du kermès, la dissoudre & en faire du beure d'*antimoine* : il paroît aussi que ce régule réduit en beure, a laissé libre la portion d'acide vitriolique qui étoit uni avant l'opération avec l'alcali du nitre fixé, avec la partie sulphureuse & avec la terre métallique de l'*antimoine*, dans le kermès (car ce sont-là les quatre matieres qui entrent dans le composé de cette poudre) ; & qu'alors cette portion d'acide vitriolique dégagée en partie de ces liens, a repris la proportion du phlogistique qui lui convenoit pour se régénérer en soufre commun, & s'élever en cinabre, en s'unissant au mercure. J'ai pris la masse du fond de la cornue, & l'ayant réduite par le flux noir, j'ai eu douze grains de régule de mes neuf gros de kermès employés dans cette expérience, c'est-à-dire, un grain un tiers par gros de kermès. Comme j'ai répété douze fois la précédente opération toute entiere sur douze kermès différens, les produits de la réduction ont varié ; car j'ai trouvé deux kermès qui m'ont rendu par le flux réductif jusqu'à deux grains un huitieme de régule par gros de poudre mise à l'épreuve. Aussi ce kermès, dont le régule est si aisé à ressusciter, est-il le plus émétique de tous. A ces produits de régule ressuscité, il faut ajouter la portion de régule qui a passé dans le beure d'*antimoine*, & celle qui est restée dans les scories de la réduction.

Pour prouver encore qu'il n'y a point de soufre commun dans le kermès, ou du moins que s'il en reste encore sous la forme de soufre commun, il est en trop petite quantité pour s'élever en cinabre avec le mercure ; j'ai mis dans une cornue une demi-once de kermès bien lavé, sans aucune addition, j'ai conduit le feu par degrès, & à une chaleur assez douce ; il s'est formé au col de la cornue un cercle jaune, c'étoit un véritable soufre ; mais il étoit en aussi petite quantité que le cercle rouge sans consistance de ma premiere expérience du kermès trituré avec le mercure.

J'ai donc fait voir que le kermès & le mercure joints ensemble, ne peuvent donner du cinabre qu'à l'aide d'un acide vitriolique, ou par le secours du sublimé corrosif. Voyons ce qu'il produira avec l'acide vitriolique concentré dans le mercure.

J'ai mis dans une cornue un gros de turbit minéral broyé avec autant de kermès ; la cornue ayant été placée au feu de reverbere, il est sorti d'abord un peu de plegme insipide, ensuite il s'est déposé & attaché au col de la cornue une vapeur d'abord blanche, puis jaune, ensuite rouge pâle, & enfin rouge foncé comme du cinabre. Ce rouge a bruni dans la partie du col la plus exposée au feu. Les parois intérieures de la cornue se sont enduites d'une couche jaune & rouge, & sur cette couche se sont sublimées des houppes ou floccons d'aiguilles pareilles à celles dont j'ai déja parlé. En ôtant le récipient, il est sorti une odeur sulphureuse très-pénétrante. J'ai retiré du récipient cinquante-deux grains de mercure ressuscité, & la cornue ayant été coupée, j'ai trouvé au fond une masse divisée en plusieurs parties toutes paroissant métalliques, quant à la couleur, mais spongieuses & hérissées de petites aiguilles blanches & brillantes.

Ainsi dans cette expérience l'acide vitriolique du turbit a abandonné son mercure, pour se saisir ou attaquer le phlogistique, l'alcali & la partie métallique du Kermès, une partie de cet acide s'étant unie au phlogistique, s'est régénérée en soufre brûlant, ce sont les cercles jaunes du col & de la voute de la cornue ; car en ayant un peu détaché, je l'ai vû brûler comme du soufre. De ce soufre régénéré, une partie s'est jointe à quelque portion de mercure, & s'est sublimée en cinabre, du moins le cercle rouge m'a paru en être de véritable : enfin le reste de cet acide s'est concentré avec la partie réguline, & c'est lui qui a fait végéter toutes ces aiguilles dont les masses du fond de la cornue paroissoient hérissées.

Le même acide vitriolique du turbit trouve dans le mercure précipité rouge de quoi sublimer une autre matiere qui n'est ni un cinabre ni un sublimé corrosif. Quoique l'expérience que je vais lire semble ne pas appartenir à ce mémoire, non plus que celle qui la suivra, j'ai cru cependant qu'elles méritoient d'y avoir place.

J'ai mis dans une cornue un mélange d'un gros de turbit minéral & d'un gros de précipité rouge, ces deux matieres ont donné d'abord un acide qui étoit nitreux à l'odeur & au gout, ensuite il est venu une odeur sulphureuse très-forte, qui ne peut avoir sa source que dans le phlogistique du mercure, ou dans celui de l'esprit de nitre, il n'importe.

Il a passé dans le récipient un gros & vingt-quatre grains de mercure, le reste s'est sublimé au col de la cornue en un sel mercuriel blanc, qui n'est pas un sublimé corrosif, mais un turbit sublimé, puisqu'il ne se dissout pas dans l'eau, & qu'il y jaunit comme le turbit minéral.

Le turbit minéral mis seul dans une cornue, ne m'a rendu par gros que trente-un grains de mercure coulant, encore a-t'il fallu pousser le feu jusqu'à fondre la cornue, au fond de laquelle il est resté une tache blanche qui avoit pénétré la substance du verre ; & dans le col j'ai trouvé sublimé un peu de soufre jaune régénéré apparemment avec le phlogistique du mercure, & une matiere blanche compacte que l'eau ne dissout ni ne change point de couleur, non plus que la tache du fond de la cornue. Ce sublimé blanc indissoluble est, selon Kunckel, le sel qui étoit dans l'huile de vitriol, & que le mercure a eu la force d'enlever ; ne seroit-ce pas aussi ce qu'il appelle en plusieurs endroits le sel des métaux ? Car selon le même Auteur, ce sel est dans l'huile de vitriol. Le précipité rouge poussé à grand feu, se ressuscite de lui-même sans addition, cela est connu : il rend par gros depuis soixante-cinq, jusqu'à soixante-six grains de mercure ; il reste dans le fond de la cornue une terre grise rougeâtre, & il paroît dans le col trois cercles, rouge, jaune & blanc.

Le même précipité étant distilé à un gros avec poids égal de Kermès bien lavé, il en sort une liqueur acide sulphureuse ; il paroît à la voute & au col de la cornue une très-petite teinte rouge, & il se ressuscite soixante-cinq grains de mercure.

Le même précipité rouge ayant été distilé avec l'*antimoine* cru porphyrisé au poids d'un gros de chacun, le mercure s'est ressuscité moins vîte que dans les deux expériences précédentes; parce que les fleurs qui s'élevoient de l'*antimoine* étant très-abondantes, les parois intérieures de la cornue en devenoient moins lisses, & par conséquent les vapeurs mercurielles glissoient dessus plus difficilement. Cependant ayant rassemblé tout le mercure, j'en ai eu soixante-six grains bon poids. Ainsi il est évident par ces trois expériences, que dans un gros de précipité rouge, il n'y a que six à sept grains d'acide du nitre.

Revenons au Kermès. J'ai fait voir que cette poudre, qu'on a pu regarder comme un soufre, est la partie métallique même de l'*antimoine*, puisqu'on en peut retirer un beure d'*antimoine* & un régule, mais le soufre brulant de l'*antimoine* a changé de nature. L'alcali du nitre fixé a formé avec lui un *hepar sulphuris* qui se trouve divisé & suspendu dans la liqueur pendant l'ébullition qui doit extraire le Kermès. On sait que l'*hepar sulphuris* a la vertu de dissoudre tous les métaux, même l'or, lorsqu'on le fond avec lui. Il est vrai que dans la préparation du Kermès par ébullition, ce n'est pas un *hepar sulphuris* en fusion: cependant rien n'empêche que simplement dissous dans l'eau, il ne puisse attaquer la partie métallique de l'*antimoine*, & cela est si vrai, que si l'on charge l'eau de pluie de trop de sel alcali, il s'en précipite un Kermès, dont on réduit par le flux noir beaucoup plus de régule, que lorsqu'il a été préparé par une liqueur moins acre. Donc le Kermès n'est autre chose qu'un *hepar sulphuris* chargé de la partie métallique de l'*antimoine*; mais cette partie métallique y est divisée en particules extremement déliées; plus ces particules seront fines, moins le Kermès sera émétique. Ainsi après qu'on l'a préparé, en suivant le procédé publié par ordre du Roi, qui est le meilleur de tous, si on veut avoir un Kermès qui n'agisse que comme fondant, sans exciter de nausées, il faut en prendre un gros, le mettre dans un matras assez grand, verser dessus quatre livres ½ d'eau, & y dissoudre deux gros ½ de nitre fixé qui ait été auparavant dissous, filtré, évaporé, & réduit en forme seche, pour le dépurer d'un sédiment assez considérable qu'il laisse sur le filtre, enfin le faire bouillir: il se précipitera une terre grise avec la portion du régule la plus grossiere; & en survuidant la liqueur, & la laissant refroidir, on aura un Kermès très-fin, très-rouge, beaucoup plus sûr que celui de la premiere préparation, quand on ne veut pas qu'il fasse vomir; car ce Kermès corrigé ou rectifié ne peut jamais devenir émétique que par accident. Il est vrai que par cette rectification on en perd près de la moitié.

Quant au Kermès non rectifié, comme il arrive souvent qu'on en trouve qui n'est pas préparé avec toutes les précautions qu'il est nécessaire, pour que la partie réguline y soit suffisamment divisée & atténuée, je crois qu'on peut en toute sûreté lui substituer l'*antimoine* lui-même, préparé comme je vais le dire.

Il faut prendre de l'*antimoine* d'Hongrie en petits pains, le choisir en belles aiguilles brillantes, le pulvériser & le tamiser, puis le faire broyer avec de l'eau sur un porphyre, jusqu'à ce qu'il ne craquette plus sous la dent: ensuite on le met dans une jatte pleine d'eau, on brouille l'eau avec une spatule de bois, & après avoir laissé déposer la poudre la plus grossiere pendant douze ou quinze secondes, on survuide l'eau par inclination, en la versant sur un ou plusieurs filtres. On prend la poudre subtile qui est restée sur ces filtres, & on la fait sécher dans une étuve: quand elle est bien seche, on la broye de nouveau sur le porphyre, en ajoutant un gros de sucre candi en poudre bien sec, sur une once de poudre d'*antimoine*, & l'on continue de broyer jusqu'à ce qu'en applatissant un peu de la poudre avec un couteau, on n'y apperçoive au grand jour aucun brillant.

Il y a déja long-tems qu'on a venté l'*antimoine* en poudre comme un excellent remede contre les maladies du poumon, & comme un bon fondant dans l'asthme, & dans plusieurs autres maladies.

En 1674. Kunckel ressentant des douleurs très-aiguës dans le bras droit, consulta Sennert, Medecin de Wirtemberg, fils du fameux Sennert, qui lui conseilla l'usage de l'*antimoine*, il en prit pendant un mois & fût guéri.

En 1679. le même Kunckel eut encore recours à l'*antimoine* porphyrisé, pour des vives douleurs de goute dans les mains & dans les piés. Il en fit faire des tablettes avec le suc rosat, & fut guéri. Ces tablettes antimoniales sont encore connues dans quelques villes d'Allemagne, sous le nom de tablettes de Kunckel, surtout à Francfort & à Nuremberg.

Si mon témoignage peut être ici de quelque poids, j'ose assurer que l'usage de ce minéral en poudre subtile, est un remede souverain pour les enfans rachitiques, ou noués, & pour tous ceux qui ont des glandes obstruées. Il réussit assez bien dans les enfans tourmentés par les vers, & j'ai vu des femmes, ayant des fleurs blanches, qui, après les remedes généraux, ont été bien guéries par l'usage de cette poudre; mais on ne la doit donner dans le commencement qu'en fort petite dose, comme d'un grain; & quoique l'*antimoine* ne soit point émétique par lui-même, il est bon cependant de joindre à sa poudre trois ou quatre parties de quelque alcali, comme des yeux d'écrevisses ou autres. On augmente les doses par degrés, & l'on peut aller ainsi jusqu'à huit ou dix grains par jours. Si l'on augmentoit les doses de ce minéral avec trop de précipitation, il exciteroit des mouvemens dans les entrailles, purgeroit ou donneroit des nausées. Il faut avoir aussi la précaution de défendre aux malades l'usage du vin, à moins qu'il ne soit très-mûr, du vinaigre & de tout autre acide, même des potages où l'on auroit mis des herbes acides, comme l'oseille, &c.

Il résulte de tout ce que j'ai lu dans ce Mémoire,

1. Que l'éméticité de l'*antimoine* est dans sa terre métallique vitrifiable (ce que les Chymistes savoient déja) que le tartre émétique ne fait vomir que parce qu'il est chargé de beaucoup de particules grossieres de cette terre: qu'en le réduisant par le flux noir, on peut savoir à quel degré il est émétique.
2. Que le kermès est un *hepar sulphuris* qui a dissous, mais plus subtilement que ne fait l'acide du tartre, une portion de cette terre métallique: qu'on peut rectifier le kermès pour le rendre simplement fondant & diaphorétique: enfin qu'on peut substituer au kermès une poudre subtile de l'*antimoine*. *Mém. de l'Academ. Roy. des Sciences.* 1734.

Suite d'observations sur le kermès minéral, par M. Geoffroy.

Je donnai en 1734. un Mémoire divisé en deux parties; la premiere sur le tartre émétique, l'autre sur le kermès minéral. Cette seconde partie ne contenant pas un examen suffisant de cette préparation de l'*antimoine*, il m'a paru nécessaire d'y joindre le supplément qui suit, dans lequel j'examine d'abord le kermès fait par ébullition, ensuite le kermès fait par la fonte, l'un & l'autre à l'aide des sels alcalis; après quoi j'espere de faire voir que l'*antimoine* traité par les acides, fournit une préparation peu différente, quant à ses effets des préparations qu'on obtient par les alcalis.

L'*antimoine*, quoique déja analysé par une main habile, peut fournir encore des faits, qui bien observés, ne feront que confirmer ce que feu M. Lemery en a déja publié, & l'examen chymique de ce minéral en sera plus complet.

Kermès par ébullition.

L'expérience qui suit exigeoit une patience bien obstinée, puisque c'est une opération repétée soixante & dix-huit fois sur le même *antimoine*, & avec la même lessive de sel alcali. A la vérité, il n'y a rien de brillant dans une telle opération : mais on est suffisamment récompensé quand on a vérifié un fait qui pouvoit être douteux, c'est-à-dire, quand on peut prouver qu'avec encore plus de patience que je n'en ai eu, il est possible de réduire tout l'*antimoine* en kermès, à quelques résidences près qui feront examinées séparément.

Je fais voir en même tems que le kermès n'est autre chose qu'un magistere ou précipité de la partie réguline de l'*antimoine* divisée en particules extremement fines, toutes enduites d'une couche d'*hepar sulphuris*, & par conséquent d'une espece de vernis composé de sel alcali nitreux & du soufre grossier ou brûlant du minéral; que ce sel alcali peut se détacher du kermès, & qu'on peut le rendre sensible en le faisant servir de base pour régénérer le nitre, le sel marin & pour former un tartre vitriolé; qu'on sépare aussi du kermès une terre blanche, difficile à connoître & qui appartient ou au sel alcali, ou à l'antimoine, ou à l'eau employée aux ébullitions, ou peut-être à tous les trois.

Pour faire ce magistere, j'ai suivi exactement le procédé publié par ordre du Roi, c'est-à-dire, que j'ai pris une livre d'*antimoine* de Hongrie, cassé en morceaux minces, selon la direction de ses aiguilles, quatre onces de liqueur de nitre fixé par les charbons & bien filtrée & une pinte d'eau de pluie. Après deux heures d'ébullition, on a filtré la liqueur chaude qui a laissé précipiter le kermès en se refroidissant. A une seconde ébullition on a ajouté trois onces de nouvelle liqueur de nitre fixé, & une pinte d'eau de pluie. A une troisieme ébullition on a remis sur la lessive décantée deux autres onces de la même liqueur alcaline & une pinte d'eau de pluie. Voilà le procédé du Roi exécuté à la rigueur; j'en ai retiré un kermès, qui bien édulcoré & séché, ne pesoit qu'un gros soixante grains, quoique l'*antimoine* eût diminué de deux gros.

J'ai refait la même opération avec quatre livres de nouvel *antimoine*, une livre de liqueur de nitre fixé, & quatre pintes d'eau de pluie. A la seconde & à la troisieme ébullition j'ai fait ajouter d'abord douze onces de liqueur alcaline & quatre pintes d'eau; ensuite huit onces de la même liqueur saline, & quatre autres pintes d'eau. Ces trois cuites ont donné une once, deux gros de kermès, & les quatre livres d'*antimoine* ont diminué de sept gros & demi.

Si le produit de ces deux opérations comparées eût suivi la proportion des matieres employées dans l'une & dans l'autre, je n'aurois dû avoir pour la seconde opération que sept gros, vingt grains de kermès, & les quatre livres d'*antimoine* auroient dû diminuer d'une once. Mais il y a quelque apparence que cette différence dans la diminution du poids de l'*antimoine* vient de la différence des surfaces de ce minéral, qui dans la seconde opération ne s'est pas trouvé quadruple de la somme des surfaces de la premiere livre d'*antimoine* employée dans la premiere opération; quant à l'augmentation de poids dans le kermès de la seconde, ne pourroit-on pas dire pour en rendre raison, qu'une plus grande quantité de sel alcali forme plus vîte une plus grande quantité d'*hepar*; que plus il y a d'*hepar*, plus il se détache de particules régulines, & que plus il y a de ces particules détachées, plus il y a de cet enduit ou de vernis salin & sulphureux dont j'ai parlé, & par conséquent plus il y a de poids, plusieurs circonstances concourant pour l'augmenter. D'ailleurs on sait que le produit de beaucoup d'opérations, faites en petit, n'est jamais égal en proportion au produit des mêmes opérations faites en grand.

Pour découvrir encore mieux ce qui se passe dans l'opération du kermès & quelles sont les matieres qui se séparent du minéral, j'ai rassemblé l'*antimoine* des deux opérations précédentes, pesant cinq livres moins les neuf gros & demi de diminution. J'ai pris aussi la liqueur du nitre fixé qui avoit servi aux six précédentes ébullitions, & dont j'avois deux livres treize onces; & sans y rien ajouter à chaque opération, que de l'eau de pluie bien filtrée, j'ai fait faire trente ébullitions & autant de précipitations de suite. Il s'élevoit du vaisseau une vapeur sulphureuse, qui noircissoit l'argent qu'on soutenoit au-dessus. On y pouvoit distinguer aussi avec cette odeur de soufre, une odeur de lessive forte & mêlée d'un peu d'urineux volatil.

Cette vapeur condensée & recueillie dans un chapiteau de verre, verdit le sirop violat, rend très-légerement laiteuse la solution du sublimé corrosif, & précipite en un citron très-clair la dissolution du mercure dans l'esprit de nitre.

A chaque ébullition, la liqueur du nitre fixé détachant, comme je l'ai déja dit dans mon premier Mémoire, des particules du soufre grossier de l'*antimoine*, il s'en est composé un *hepar sulphuris*. Cet *hepar* dissout ou divise la partie réguline du minéral, & cette division est facilitée par le frottement des morceaux d'*antimoine* que l'ébullition agite continuellement.

Ce frottement causé par l'ébullition, paroît nécessaire dans cette opération du Kermès, parce que le sel alcali de la lessive ne peut agir sur la partie réguline qu'après que le soufre grossier du minéral s'en est détaché pour se joindre à cet alcali & former l'*hepar*, qui est le dissolvant de cette partie réguline : or sans ce frottement l'alcali ne pourroit former d'*hepar* qu'avec le soufre des premieres surfaces des morceaux de l'*antimoine*. Il y auroit peu d'*hepar* & par conséquent peu de dissolution de la partie réguline. C'est par cette raison que la premiere ébullition ne rend jamais autant de précipité que la seconde, & la seconde que la troisieme, cette progression a cependant son terme.

La liqueur alcaline étant suffisamment chargée du soufre & du régule de l'*antimoine* cesse d'agir, & il faut la filtrer, premierement afin qu'elle se débarrasse sur le filtre des parties grossieres de l'*antimoine*, non décomposées, qui ont été détachées par les frottemens répétés des morceaux de ce minéral pendant l'ébullition, & en second lieu, afin qu'elle dépose, en se refroidissant, les parties du même minéral qui ont été assez divisées par l'*hepar*, & qui sont devenues assez fines pour passer avec la liqueur encore chaude au travers du filtre.

Tant que la liqueur est chaude elle est dans un mouvement assez rapide pour empêcher les particules fines du Kermès de se réunir en des molécules trop grossieres. En cet état les particules traversent les pores du papier avec la même facilité que la liqueur : mais à mesure que cette liqueur se refroidit, la rapidité du mouvement cessant peu à peu, ces mêmes particules se rassemblent, se glutinent les unes aux autres, & composent des molécules de telle masse, qu'elles ne peuvent plus être soutenues dans le liquide & tombent en un magistere.

Il est impossible que la lessive ne perde à chaque ébullition une petite portion de son sel alcali, puisque cette portion a dû être employée à composer l'*hépar*, qui a corrodé la partie réguline de l'*antimoine* précipité avec cette même portion d'*hépar* sous la forme de magistere rouge; car on verra dans la suite, beaucoup mieux que je ne l'ai fait voir dans mon premier Mémoire, que le Kermès est un magistere de régule d'*antimoine* uni au soufre grossier de ce minéral, & à une petite portion de sel alcali qu'on peut en détacher; ou, si l'on veut, c'est encore un *antimoine*, qui, à la rigueur, n'est pas détruit, mais dont on a seulement changé l'arrangement des parties, en détachant le soufre grossier des pores qu'il occupoit; ce qui a causé l'écroulement ou la rupture des parois de ces pores, qui en changeant & de situation & de forme, se mêlent avec le nouveau composé de l'*hépar*, & le font paroître un magistere plus ou moins coloré, à proportion de la quantité d'alcali & de soufre qui est uni avec lui.

Mais s'il est impossible que la liqueur alcaline ne perde pas une petite portion de son sel à chaque ébullition, on concevra aisément qu'elle en doit perdre peu à chaque fois, puisque sans addition de nouveau sel, elle peut, après la filtration, agir de nouveau sur l'*antimoine* un nombre de fois considérables ; & puisque les trente ébullitions répétées des cinq livres d'*antimoine* mises ensemble, ont rendu sept onces de Kermès toujours aussi beau & aussi fin que le Kermès des six premieres ébullitions faites sur une livre, & ensuite sur quatre livres de ce minéral.

Voyant qu'à la trente-sixieme cuite cette liqueur alcaline agissoit presque aussi-bien que dans les premieres, je l'ai fait servir encore à vingt autres ébullitions, sans autre précaution que de mettre à part les petites aiguilles d'*antimoine* qui restoient sur le filtre, & dont la quantité augmentoit à mesure que les ébullitions se multiplioient. Ces vingt nouvelles ébullitions m'ont rendu encore cinq onces, trois gros & demi de Kermès, au lieu que je n'en avois eu que sept onces des trente premieres.

J'ai refait dix autres ébullitions qui m'ont encore rendu quatre onces, un gros & demi de Kermès. Ainsi ces trente dernieres ébullitions m'ont donné deux onces, cinq gros de Kermès de plus que les trente premieres. Cette augmentation d'effet vient, comme je l'ai dit plus haut, de ce qu'en multipliant les frottemens des morceaux de l'*antimoine*, il se découvre de nouvelles surfaces qui fournissent un nouveau soufre à la liqueur alcaline ; & ce soufre ajouté, rend l'*hépar* plus actif & plus pénétrant, ou, si l'on veut, refait de nouvel *hépar* à chaque nouvelle ébullition.

Il reste, comme je l'ai dit, sur les filtres une quantité assez considérable d'aiguilles fines, mêlées avec une espece de bourbe terreuse. J'ai fait bouillir douze fois cette bourbe, qui pesoit près de huit onces avec la même liqueur alcaline, & elle m'a fourni deux onces, trois gros & demi de Kermès.

Par ces soixante-dix-huit ébullitions, j'ai eu de mes cinq livres d'*antimoine*, une livre, quatre onces, quatre gros, vingt-quatre grains de Kermès. Il n'est pas facile de dire au juste combien l'*antimoine* a perdu de son poids ; car il retient peut-être dans les interstices de ses aiguilles une certaine quantité de sel alcali, puisqu'il pesoit encore trois livres, six onces, qui, jointes au poids de tous les Kermès retiré des soixante-dix-huit ébullitions, donne une augmentation de deux onces, quatre gros, vingt-quatre grains, en y comprenant le poids de la matiere bourbeuse des filtres. Ainsi, il est évident ou que cette augmentation doit être attribuée à l'union d'une portion du sel alcali avec le reste des morceaux de l'*antimoine*, ou à l'union de ce même sel avec le magistere précipité. Il n'y a aucun doute que ce sel alcali ne soit uni à ce magistere ; je l'ai dit dans mon premier mémoire, je le prouverai dans celui-ci, mais je ne puis pas prouver de même l'union de ce sel avec l'*antimoine* ; ainsi ce ne sera qu'un soupçon. Examinons la lessive qui m'est restée des soixante-dix-huit ébullitions. Je l'ai distilée ; les premieres vapeurs ont fourni une liqueur légerement sulphureuse, qui a donné des marques d'urineux volatil. J'en parlerai dans la suite de ce mémoire : à la moitié de la distilation, il s'est précipité un peu de terre blanche.

Après la séparation de cette premiere terre, on a continué la distilation de la liqueur restante jusqu'à pellicule, il s'y est formé des crystaux longs, dont les plus fins fusoient un peu sur les charbons, ils étoient par conséquent nitreux.

Mais comme ces crystaux étoient encore mêlés avec une matiere bourbeuse, grasse & sale, j'en ai fait une nouvelle solution dans l'eau de pluie, & il s'y est précipité une seconde terre blanche, semblable à la premiere, qui pesoit quatre gros, soixante grains. La liqueur qui avoit été séparée de cette terre ayant été évaporée, il s'y est formé de nouveaux crystaux, mais figurés comme ceux d'une terre foliée, c'est-à-dire, en feuillets plats, presque tous quarrés, quelques-uns cependant triangulaires ; ils ne conservent cette figure que pendant qu'on les tient séchement ; car aussi tôt qu'ils sont exposés à l'humidité de l'air, ils se mettent assez vîte en *deliquium*, & alors ils se recrystalisent de nouveau dans leurs *deliquium*, lentement à la vérité, & reprennent dans un sédiment gras qui se dépose, une forme de crystaux prismatiques, mais dont aucune partie ne fuse plus sur les charbons. Ils y pétillent, & s'y brisent comme le tartre vitriolé, sans que ce pétillement ait rien de semblable à la décrépitation du sel marin.

Quelque ardent qu'on rende le charbon en soufflant dessus, ils ne s'y fondent pas : mais ils s'y convertissent en une matiere terreuse, blanche, qui paroît semblable à la terre qui s'en étoit déposée avant leur premiere & leur seconde crystalisation.

Ces crystaux prismatiques s'étoient formés, comme j'ai dit, dans un sédiment gras & onctueux provenant du *deliquium* & de l'eau-mere des crystaux en terre foliée. Examinons maintenant cette eau-mere par la distilation. J'en ai employé cinq onces.

Elle m'a donné d'abord une liqueur aqueuse, qui avoit l'odeur des matieres animales lorsqu'on les distile. Il est venu ensuite un esprit urineux volatil assez pénétrant, qui étoit d'un beau jaune, & qui pesoit deux gros. Ensuite il est resté dans la cornue, deux onces, deux gros & demi d'un *caput mortuum*, qui, poussé à plus grand feu, m'a rendu six grains de sel volatil en forme concrete ou seche. Après avoir cassé la cornue, j'y ai trouvé une masse blanche & rouge, dont il s'exhaloit une odeur ammoniacale, pareille à celle qui sort des vaisseaux, où l'on a fait des sublimations de sel ammoniac.

Cette masse étant cassée, ressembloit à des scories de régule pleines de soufflures ou cavités qui étoient parsemées de petits grains de régule fins & brillans, lesquels s'étoient ressuscités pendant le feu de fusion. Cette masse saline ou de scories en s'humectant à l'air, a pris une couleur verdâtre, ayant une odeur d'*hépar* : elle se seroit entierement mise en *deliquium*, si je l'eusse laissée long-tems exposée à l'humidité. Mais pour aller plus vîte, j'ai versé dessus de l'eau bouillante, qui est devenue d'un verd brun. En la filtrant chaude, il est resté sur le filtre une boue verte, qui étoit du soufre ; & il a passé au travers des pores du papier, une liqueur, qui, en se refroidissant, a laissé déposer une quantité assez considérable de Kermès.

Cette liqueur saline surnageant ce nouveau Kermès, étant évaporée, m'a donné des crystaux d'une autre nature que le sel prismatique précédent : ils se mettent assez vîte en *deliquium*, & ils paroissent être un alcali crystalisé, ou un sel alcali sulphureux, qu'on pourroit nommer, lorsqu'il est en cet état, un sel d'*hépar* ; car il a en même-tems un gout lixiviel & un gout d'*hépar* : mais si l'on dissout ce sel sulphureux avec de l'eau froide, il reste au fond de la solution du véritable tartre vitriolé.

Ce sel sulphureux ou d'*hépar*, bouillonne sur les charbons ardens, & il devient jaune ; preuve du soufre qu'il contient. Il noircit & corrode la lame d'argent sur laquelle on le fond au feu ; il verdit le sirop violat ; il précipite en orangé la solution du sublimé corrosif ; & à la surface de la liqueur, il laisse surnager une pellicule sulphureuse, qui, recueillie, brûle comme le soufre commun ; en un mot, il a tous les caracteres nécessaires pour pouvoir être appellé *sel sulphureux* ou *sel d'hépar*. Il est différent du sel qu'on peut retirer de la liqueur du nitre fixé qui n'a point passé par les ébullitions avec l'*antimoine* ; car de cette liqueur évaporée, je n'en ai eu, outre quelques petits crystaux qui étoient encore nitreux, que des crystaux longs & prismatiques, semblables à ceux que j'ai décrits ci-dessus, & qui, comme eux, blanchissoient sur le feu sans fuser ni décrépiter, &, comme eux, se rompoient en pétillant.

Revenons à la matiere blanche déposée pendant la crystalisation du sel sulphureux ou sel d'*hépar* de la lessive des soixante-dix-huit ébullitions du Kermès. A la vue, on l'auroit prise pour de l'*antimoine* diaphorétique :

tique : mais ce n'en est pas parce que l'eau régale la dissout & ne touche pas au diaphorétique ordinaire, elle fermente avec l'acide du nitre & du vitriol, il s'en ressuscite un régule sur les charbons ardens ; & avant que de se ressusciter, on en voit partir de petits éclairs de la couleur de la flamme du soufre, & qui s'évanouissent dans l'instant. Cette poudre, qui n'est pas l'*antimoine* diaphorétique, n'est pas non plus la *materia perlata*, puisque les acides n'agissent pas plus sur cette derniere préparation que sur le diaphorétique.

Toutes les matieres blanches que j'ai séparées de la fonte de l'*antimoine* avec différens sels alcalis, sont de même nature que celle dont je viens de parler ; & ne connoissant point de préparation d'*antimoine* à laquelle je puisse la comparer exactement, ne pourroit-on pas la nommer un *Kermès blanc*, ou une *Magnesie blanche antimoniale*, puisque d'ailleurs étant prise intérieurement en petite dose, elle est diaphorétique, & ne cause point de nausée?

Je reprens présentement le nouvel examen du Kermès que je m'étois proposé de faire, & qui devient nécessaire à mon premier mémoire.

Cette poudre se trouve presque toujours de différentes couleurs, à proportion que la liqueur alkaline qu'on a employée a été plus ou moins concentrée. Si elle est fort chargée de sels, le Kermès sera d'un rouge très-foncé, ou ce qui est la même chose, si l'ébullition a duré peu de tems, le Kermès sera pâle, parce qu'il ne se sera pas évaporé de la liqueur assez de phlegme pour concentrer les sels. En voici la preuve, on n'a qu'à verser sur le filtre où l'on a mis la liqueur bouillante qui contient le Kermès de nouvelle eau pure bouillante, le Kermès sera beaucoup plus pâle qu'il n'auroit été sans cette addition d'eau.

Lorsqu'on fait tomber du Kermès un gros, par exemple, dans trois gros d'eau régale faite par l'esprit de nitre, & l'esprit de sel, la dissolution s'en fait avec grande ébullition & chaleur vive ; il s'en éléve des vapeurs d'esprit de nitre très-rouges : l'ébullition cessant, l'odeur du mélange change, elle devient seulement sulphureuse. Après la fermentation totalement appaisée, il est resté un sédiment jaune surnagé d'une liqueur au-dessus de laquelle il y avoit une pellicule sulphureuse, qui, enlevée avec un petit morceau de papier, brûle comme le soufre commun. J'ai lavé & desséché ce sédiment, & j'y ai trouvé le lendemain un globule de mercure coulant, pésant un peu plus d'un quart de grain. En supposant que ce globule de mercure se soit trouvé là sans aucun soupçon, qui puisse faire douter de son existence antérieure dans l'*antimoine*, il ne seroit que la deux cens quatre-vingt-huitieme partie du gros de Kermès sur lequel j'avois fait l'expérience que je viens de rapporter, ce qui est bien éloigné de la quantité de mercure que plusieurs prétendent qu'on peut extraire de l'*antimoine* en l'élevant en fleur par le sel ammoniac, & en réduisant ces fleurs par des sels fixes. Je puis assurer en passant que les vaisseaux de verre dont je me suis servi n'avoient jamais été employés à aucune opération où il fût entré du mercure, mais il faut que j'avoue en même-tems qu'ayant répété tout le procédé que je viens de rapporter avec d'autre Kermès de même cuite & de l'eau régale semblable, je n'ai pu revoir du mercure.

La poudre blanche, au milieu de laquelle ce mercure s'est trouvé, pesoit quarante-deux grains. Je l'ai mise dans une cornue pour en faire élever ce qu'elle pouvoit contenir de soufre : ce soufre a monté au premier feu, & s'est attaché à la partie du col de la cornue qui sortoit du fourneau, il est venu ensuite un cercle noir, puis un troisieme cercle blanc de fleurs d'*antimoine*, ou plutôt de régule, parsemées de petites aiguilles : la liqueur du récipient étoit chargée de floccons sulphureux ; enfin la masse rouge du fond de la cornue étoit une espece de *crocus metallorum*, ou plutôt de *magnesia opalina*, qui se fait, comme on sait par le nitre & le sel marin. Or, dans cette expérience, j'ai employé une eau régale composée de l'acide du nitre, & de l'acide du sel marin. Ces deux acides ont repris une base dans le sel alcali du Kermès, se sont régénérés, & ont opéré pendant la fonte, ce que ces deux sels mélangés avec l'*antimoine* produisent dans l'opération ordinaire de la *magnesia opalina*. La régénération de ces deux sels, avec l'alcali du Kermès, sera encore mieux prouvée dans la suite de ce Mémoire.

Il résulte de tout ce détail, que l'eau régale ne dissout pas toute la partie réguline du Kermès ; qu'elle n'attaque apparemment que les particules de ce régule, dont quelques facettes se présentent à nu à l'action de cet acide ; que celles qui sont recouvertes d'un enduit non discontinué de la matiere sulphureuse de l'*hepar*, résistent à l'action de l'eau régale ; qu'on ne peut par le moyen de cet acide, séparer exactement la partie sulphureuse du Kermès, puisque la poudre blanche qui s'en précipite contient, avec le soufre grossier une portion considérable de régule, lequel pourroit bien faire la moitié ou environ de cette poudre ; mais cependant, malgré cet inconvénient, l'eau régale est l'acide qui convient le mieux pour faire la séparation du soufre grossier qui est encore en nature dans le Kermès ; car si j'emploie l'esprit de sel pur, il corrode la partie réguline, subtilise & atténue si fort ce soufre, qu'il s'évapore pour la plus grande partie, en sorte que lorsque je verse de l'eau de pluie sur ce dissolvant, tout le régule du Kermès, & ce qui y reste d'*hepar* & de sel alcali se précipitent confusément en une poudre blanche qui seroit une véritable poudre d'Algaroth, si on n'étoit en droit de soupçonner qu'il s'est précipité avec elle une portion de sel alcali du Kermès : enfin il ne se sépare de ce précipité aucun soufre surnageant, comme cela arrive lorsque je me sers de l'eau régale.

Si à la place de l'esprit de sel, j'emploie l'esprit de nitre pur & concentré, il survient, aussi-tôt qu'il est versé sur le Kermès, une effervescence si grande, qu'il n'y a aucun doute que ce mélange ne prît feu, si le principe huileux du souffre grossier de cette poudre étoit plus dégagé de l'acide vitriolique qui le retient & l'appésantit. Les vapeurs rouges de l'esprit de nitre se chargent même d'une partie de ce soufre qui se volatilise pendant l'effervescence, puisque recueillies par un chapiteau de verre, ou par quelque autre moyen, elles se condensent en un esprit de nitre teint en verd. Mais malgré cette grande effervescence, il ne se fait aucune dissolution de la partie réguline du Kermès, puisque si on laisse reposer le mélange après l'effervescence appaisée, & qu'ensuite on décante l'acide qui surnage la poudre devenue blanche, on ne précipite rien de ce régule en versant dessus de l'huile de tartre.

Ce Kermès devenu blanc par l'action de l'acide nitreux étant poussé au feu dans une cornue, rend beaucoup de soufre brûlant, des fleurs d'*antimoine*, & laisse une masse blanchâtre de chaux d'*antimoine* ; cependant cette masse étant encore unie à une portion considérable du soufre grossier de l'*antimoine*, qu'elle ne peut abandonner qu'avec peine, reste un peu jaune & parsemée de points rouges à sa surface. Si on la pousse vivement au feu, elle se vitrifie en partie, & l'acide du soufre le plus fixe, ou si l'on veut, le soufre entier que le feu n'a pu totalement chasser, forme des aiguilles antimoniales avec le reste de la partie réguline qui ne s'est pas vitrifiée.

En substituant à l'eau regale, à l'esprit de sel, & à l'esprit de nitre, une huile de vitriol bien concentrée, il n'en résulte qu'une odeur de soufre qui devient pénétrante, ou qui augmente par degrés, à mesure que la fermentation augmente : mais il ne se sépare point de soufre grossier brûlant, comme il s'en sépare de l'eau régale. Dont il faut employer un menstrue qui puisse dissoudre la partie réguline du Kermès, si l'on veut démontrer l'existence du soufre grossier uni au Kermès, & ce menstrue ou dissolvant est l'eau régale. Passons présentement à d'autres opérations.

J'ai fait voir dans mon premier Mémoire, que d'un

éthiops composé de Kermès & de mercure, j'avois eu du cinabre d'*antimoine*, principalement lorsque j'employois un certain Kermès du nombre de ceux que j'avois fait acheter. Je puis dire présentement avec une espece de certitude, que ce Kermès étoit altéré par une addition de soufre commun, puisqu'avec le mercure & du Kermès, de mes soixante-dix-huit ébullitions, je n'ai pu sublimer de véritable cinabre, mais bien une matiere rouge sulphureuse ou bitumineuse, qui, par un feu violent, se fond & coule le long des parois de la cornue, comme une cire d'Espagne fondue, à laquelle elle ressemble assez quant à sa couleur & à son luisant. La même expérience m'a fait faire l'observation qui suit.

J'avois mêlé deux gros de mon Kermès & deux gros de mercure bien pur; on se doute bien que pendant la trituration, qui dure fort long-tems, il a dû se perdre quelque petit globule de mercure: cependant en poussant cet éthiops à feu violent, il s'est ressuscité deux gros cinq grains de mercure. On ne peut attribuer cette augmentation de poids qu'au Kermès, & je l'avois déja observé dans mes opérations de 1734, quoique je n'en aie pas fait mention dans mon Mémoire. Je ne prétens pas en conclurre que le Kermès ait fourni du mercure au mercure que j'employois, mais qu'il s'est fait un amalgame de cinq grains de régule du Kermès avec les deux gros de mercure. La preuve est que ce mercure est resté gras, moins brillant, & laissant une queue, comme tout mercure allié de quelque substance métallique. Ainsi ce seroit-là un moyen, à la vérité un peu long, de faire l'amalgame de régule d'*antimoine* & du mercure, qu'on sait être très-difficile, & pour lequel M. Homberg employoit un régule d'*antimoine* où il avoit fait entrer le cuivre.

La masse du Kermès réduite en *crocus metallorum*, qui étoit restée dans la cornue, séparée de quelques parties de soufre brûlant sublimées & de quelques fleurs *antimoniales*, ne pesoit qu'un gros, trente-neuf grains: on a fait bouillir dessus de l'eau de pluie pour la dessaler, & cette lessive a précipité en jaune de turbit la dissolution du mercure dans l'esprit de nitre. Or cette couleur jaune fait voir que je ne me suis pas trompé, lorsque j'ai avancé dans mon premier Mémoire, qu'à l'aide d'un grand feu & par l'intermede du mercure, qui cependant ne sert ici qu'à diviser les parties des matieres différentes composant le Kermès, on pouvoit dégager du soufre grossier uni à ce magistere, une portion de l'acide vitriolique joint essentiellement à ce soufre grossier, transporter cette portion d'acide sur une partie de sel alcali de la même poudre, & former de cette nouvelle union un tartre vitriolé, puisque dans l'expérience présente je précipite le mercure en jaune de turbit, comme je le ferois par une solution de tartre vitriolé ordinaire.

La même masse dessalée ne pesoit plus que 84 grains $\frac{1}{2}$; ainsi il y avoit dans mes deux gros de Kermès vingt-sept grains de sel que je ne puis assurer être tout entier un tartre vitriolé, parce qu'il pourroit y avoir encore une portion de sel alcali qui n'auroit pas été saisi par l'acide du soufre. Mais cette précipitation du mercure en jaune de turbit, me suffit pour prouver ce que j'ai dit ci-dessus, que l'acide peut être détaché du principe inflammable, puisque dans le cas présent il l'abandonne en partie pour s'unir au sel alcali du Kermès. Enfin, tant par cette expérience que par les précédentes, il est démontré que le Kermès est un mélange de régule d'*antimoine*, du soufre grossier de ce minéral, & d'une portion assez sensible de sel alcali. Il est démontré aussi que ce soufre grossier peut être décomposé par la fonte à grand feu, comme le soufre commun se décompose dans l'opération de l'esprit de soufre. De ce fait se déduit aisément la raison pour laquelle on ne retire point du cinabre de ce mélange de Kermès & de mercure, c'est que dans cette opération le soufre grossier de l'*antimoine* ayant été décomposé par un grand feu, du moins pour la plus grande partie, l'acide qui avec le bitume de la terre, ou si l'on veut, avec un principe huileux, composoit du soufre commun dans le minéral entier, a quitté cette matiere grasse pour s'unir avec le sel alcali avide d'acide, & faire un tartre vitriolé, pendant que le reste du soufre non décomposé est resté uni au surplus de l'alcali sous la forme d'*hepar*: or tant que le soufre restera uni à un sel fixe, il ne peut l'abandonner pour se joindre au mercure, & s'élever avec lui en cinabre.

Voici encore une autre expérience déja rapportée dans mon premier Mémoire, mais qu'il étoit nécessaire de répéter. J'ai pris un gros, neuf grains ou quatre-vingt-un grains de Kermès, & un gros & demi de sublimé corrosif, le mélange bien broyé a été mis dans une cornue, le beure d'*antimoine* a passé, le mercure est venu ensuite, il a été suivi par un peu de cinabre sublimé à la voute de la cornue, & par un soufre excédent qui s'est sublimé en fleurs jaunes, lesquelles ont brûlé sur le charbon. Le mercure ressuscité pesoit soixante-dix grains, ainsi il y avoit trente-huit grains d'acide concentré dans mes cent huit grains de sublimé corrosif, c'est vingt-cinq grains $\frac{1}{3}$ par gros, sans compter l'acide qui s'est uni à l'alcali du Kermès, comme on va le voir.

Il ne faut donc pas s'étonner si le sublimé est la préparation du mercure la plus corrosive, puisque le précipité rouge, par exemple, ne contient par gros que sept grains d'acide. La masse d'un brun presque noir, restée au fond de la cornue, pesoit trente-deux grains $\frac{1}{2}$; quoiqu'elle ressemblât par ses stries à un *antimoine* fondu, elle contenoit encore quinze grains de sel, puisqu'après l'avoir édulcorée avec de l'eau distilée, elle n'a plus pesé que dix-sept grains $\frac{1}{2}$; l'eau de cette lotion a donné au sirop violat une couleur verte foncée, comme le fait la solution du sel marin, quoique plus lentement, elle fait un précipité blanc & abondant avec la dissolution du mercure dans l'esprit de nitre, elle ne cause aucune altération à la solution du sublimé corrosif, elle précipite l'argent en lune cornée; enfin en se crystallisant elle donne un sel cubique qui décrépite sur les charbons; ainsi c'est un sel commun régénéré par l'union d'une portion de l'acide du sel qui a abandonné le mercure du sublimé corrosif, avec une base alcaline, & cette base n'a pu être que le sel alcali du Kermès; donc cette expérience est encore une preuve surabondante de l'existence de ce sel dans le Kermès. Il s'agit de déterminer combien le Kermès contenoit de chacun des trois ingrédiens qui entrent dans sa composition; les expériences précédentes n'avoient pu me faire connoître cette proportion, la suivante me la donne avec une espece d'exactitude. J'ai fait broyer sur le porphyre vingt-quatre grains de limailles d'aiguilles que j'ai mêlées ensuite dans un creuset avec un gros de Kermès minéral, la fusion s'en est faite comme dans l'opération ordinaire du régule, il s'y est formé de même une scorie, mais pendant la fonte il s'est élevé aux bords du creuset qui étoit ouvert, une poudre aiguillée blanche qui n'étoit autre chose que des fleurs de régule. J'ai séparé le régule des scories, & j'en ai trouvé dix grains $\frac{1}{2}$; ces scories ayant été mises dans l'esprit de nitre, le fer s'y est dissous, & la partie sulphureuse du Kermès est restée séparée de la dissolution du fer, j'ai survuidé la liqueur, j'ai précipité le fer par la noix de galle; &, le soufre brûlant mis à part, j'ai donc eu dix grains $\frac{1}{2}$ de régule pur en culot, & près de quatre grains de fleurs régulines, ce qui fait quatorze grains $\frac{1}{2}$.

Je compte tout au plus pour deux grains la portion réguline qui a pu rester dans les scories, car elles ne m'ont paru contenir que du fer, du sel alcali & du soufre; ainsi il y auroit, selon cette expérience, seize à dix-sept grains de régule dans un gros de Kermès, treize à quatorze grains de sel alcali, & quarante à quarante-un grains de soufre commun.

Je finis ici l'examen du Kermès fait par ébullition, pour passer à celui de la même préparation qui se peut faire par la fonte, plus vite que par les ébullitions, en observant cependant & le choix & les proportions du sel alcali, sans quoi le Kermés n'auroit pas la finesse, la légereté & la couleur qui lui sont essentielles. *Mémoires de l'Academie Royale des Sciences*, 1735.

Suite des observations de M. Geoffroy sur le kermès minéral.

Pour n'avoir rien à désirer dans l'examen chymique de ce remede, il me restoit encore à imiter quelques Chymistes qui ont substitué à l'ébullition de l'*antimoine* avec un sel alcali, la fonte de ce minéral avec le même sel, & à déterminer en même tems la proportion du sel qu'il falloit employer pour avoir le Kermés aussi beau, aussi fin, aussi coloré que par l'ébullition.

Mais afin de connoître cette proportion avec plus de certitude, je me suis toujours servi de l'*antimoine* d'Hongrie réduit en poudre très-fine, ce qui rend son mélange avec le sel alcali & plus exact & plus facile; de plus j'ai fait toutes mes fontes dans des cornues de verre pour ne rien perdre des matieres qui pouvoient se séparer du mélange pendant la fonte. Enfin après les expériences où j'ai employé l'*antimoine*, je lui ai substitué son régule, & je l'ai fondu de même avec le sel alcali.

Une once d'*antimoine* porphyrisé & une demi-once de nitre fixé par les charbons & bien sec, ayant été bien mêlé & mis dans une cornue, ont donné du phlegme, des vapeurs blanches & épaisses; la surface de la matiere a pris au bout de quelque tems une couleur rouge, marque certaine que le soufre grossier de l'*antimoine* commençoit à s'unir au sel alcali & à former un *hepar*; ensuite il a distilé quelques gouttes d'une liqueur jaune, puis il a paru dans le col de la cornue un sel volatil concret, aussi pénétrant que le sel volatil ammoniac ordinaire.

Si l'on veut séparer ce sel, il faut ôter la cornue du feu aussi-tôt qu'il est formé, sans quoi la chaleur qui continue & les vapeurs nitreuses qui surviennent, le font disparoître, & la liqueur du récipient n'étant plus ni acide ni alcali, ne sent que l'empyreume. Si après avoir retiré le sel volatil pour en faire les essais, & s'assurer qu'il en a toutes les propriétés, on remet la cornue au feu & qu'on l'augmente peu à peu, la matiere se gonfle, toute sa surface prend une couleur d'un rouge vif, enfin il s'éleve au haut de la cornue quelques fleurs farineuses & blanches.

Cette proportion de deux parties d'*antimoine* sur une de nitre fixé, ne laisse point de régule au fond de la cornue, je m'en suis assuré en répétant l'opération cinq à six fois.

Mais si on emploie parties égales d'*antimoine* & de nitre fixé; par exemple, une once de chacun, la masse prend plus vîte la couleur rouge à sa surface, elle se fond plus également sans se gonfler, & l'on trouve à sa base un régule, qui à cette dose pese ordinairement dix-huit à dix-neuf grains, sans compter les petits grains non réunis au culot, qui restent épars dans les scories salines & sulphureuses qu'on trouve au-dessus de la petite masse réguline.

En faisant la même opération avec deux parties, ou une once d'*antimoine* & trois parties ou une once & demie du même alcali nitreux, on trouvera par once d'*antimoine* quarante-neuf grains de régule, sans compter les particules dispersées. Il est à remarquer qu'il s'éleve plus de vapeurs blanches avec cette proportion, qu'avec les deux précédentes, & qu'on en retire aussi plus de sel volatil concret.

Afin que le détail des procédés de ce Kermés fût complet, j'ai tenté la fonte de l'*antimoine* avec d'autres sels alcalis substitués au nitre fixé par les charbons. Je savois bien que tout formeroit un *hepar* avec le soufre grossier du minéral, mais il étoit nécessaire de savoir s'il n'auroit pas de différences & si les produits seroient uniformes.

J'ai d'abord employé le nitre fixé par le tartre; ce sel alcali avoit été dissous, filtré & réduit ensuite en masse saline seche & blanche. J'ai mêlé demi-once de celui-ci avec une once d'*antimoine* réduit, comme je l'ait dit, en poudre subtile: après le phlegme il s'est élevé des vapeurs rouges, ayant l'odeur & le gout de l'esprit de nitre, qui n'ont pas duré long-tems, ensuite des vapeurs blanches, puis du sel volatil en forme seche: lorsque j'ai levé le dôme du fourneau, je me suis apperçu que quoique le sel que j'employois eût donné dans les essais ordinaires toute la marque d'un véritable alcali fixe, il y avoit encore plusieurs parties du nitre qui n'avoient pas été alcalisées par la détonation de ce sel avec le tartre, puisqu'elles fusoient de nouveau avec le soufre de l'*antimoine* & s'allumoient les unes avec les autres. Cette fulmination a été beaucoup plus sensible dans une autre expérience où j'avois employé quatre fois la dose de ce mélange, & j'y ai remarqué de plus que dans les endroits où le nitre fulminoit, il y laissoit des taches blanches, qui enlevées avec attention, étoient un *antimoine* diaphorétique: je n'ai pas besoin de m'étendre davantage sur cette observation.

Enfin la masse restée dans la cornue ne m'a pas donné de régule rassemblé, non plus que dans la derniere opération faite dans les mêmes proportions avec le nitre fixé par les charbons; lorsque j'ai augmenté les doses du nitre fixé par le tartre, j'ai retrouvé du régule comme dans les précédentes expériences.

Ainsi ces deux alcalis provenans tous les deux du nitre fixé ou par les charbons, ou par le tartre, ne font appercevoir aucune différence dans leurs actions sur l'*antimoine*, cela devoit être, mais il étoit bon de s'en assurer par l'expérience.

Passons à l'épreuve du sel de tartre; c'est comme l'on fait le plus pur des sels alcalis: lorsqu'il est bien fait, on n'y trouve point de sel étranger, ni de sel volatil, comme on en trouve presque toujours dans le nitre de quelque maniere qu'il soit alcalisé. Ce sel de tartre, lorsque je l'ai employé au poids de quatre gros avec une once d'*antimoine*, n'a point séparé de régule, mais toutes les fois que j'ai répété l'opération avec six gros ou une once de ce sel, j'ai toujours retiré quarante à quarante-neuf grains de régule bien net de chaque once d'*antimoine*.

Dans cette opération, il ne se sublime point de sel volatil, par ce que j'emploie un alcali fixe pur; au lieu qu'en me servant du nitre fixé, ou par le charbon ou par le tartre, il se trouve des parties non alcalisées qui contiennent encore tout leur acide. Ces parties du nitre achevant de se décomposer, abandonnent leur sel alcali à l'acide du soufre dont il se fait une espece de tartre vitriolé, & la portion de l'acide nitreux qui s'en dégage, s'unit à une autre portion du principe inflammable du soufre, & forme avec elle un sel volatil, que j'ai trouvé, & dont j'ai parlé ci-dessus. Peut-être seroit-il plus simple de supposer un ammoniacal dans le nitre; en ce cas l'explication que je viens de donner seroit inutile.

Le sel extrait par lessive des cendres gravelées, puis séché & calciné, doit être un alcali pur de même nature que le sel de tartre; puisqu'il a une origine presque semblable; aussi ce sel étant fondu avec l'*antimoine*, n'a-t'il produit rien de différent. Il a paru, comme dans l'expérience, avec le sel de tartre une vapeur blanche, quelques fleurs farineuses & une liqueur salée légerement urineuse. J'en avois eu une semblable de l'opération avec le sel de tartre: l'une & l'autre précipitent en blanc la dissolution ordinaire de mercure dans l'esprit de nitre & ce précipité devient grisâtre. Comme je n'avois employé qu'une demi-once de ce sel des cendres gravelées avec une once d'*antimoine*, je n'ai point trouvé de régule séparé; mais en mettant six gros de ce sel, il a réduit comme avoient fait les six gros de sel de tartre, un poids égal de quarante grains de régule.

Il me restoit à savoir l'effet que produiroit le sel de potasse; une demi-once de ce sel qui avoit été purifié par sa fonte dans l'eau froide pour en séparer tout le tartre vitriolé qu'il contient, ayant été ainsi purifié & séché, puis mêlé avec une once d'*antimoine*, n'a donné aucun indice de sel volatil. Mais la folle farine ou poudre qui s'est sublimée comme dans les précédentes expériences étoit orangée, ce qui dénote une petite différence entre ce sel & les autres sels alcalis que j'avois employés précédemment. La liqueur reçue dans le petit ballon avoit une odeur volatile foible, elle a précipité la dissolution de mercure en un caillé blanc, qui prend ensuite la couleur jaune du turbit, d'où l'on peut conclurre qu'elle contient un peu de l'acide du soufre qui s'est développé pendant la fonte du mélange, & qu'outre cet acide il y a aussi dans la liqueur un peu d'esprit volatil urineux, puisqu'elle précipite en blanc la dissolution du sublimé corrosif: d'ailleurs après la précipitation faite, il se forme sur la liqueur une pellicule ayant les couleurs de l'iris, ce qui est toujours la marque assurée d'un acide sulphureux. Dans cette opération d'une partie de sel de potasse contre deux d'*antimoine*, il ne s'est point séparé de régule.

Sachant donc que cette proportion de sel alcali, quel qu'il fût, ne donnoit point de régule, qu'en l'augmentant, il s'en rassembloit une masse assez sensible, j'ai voulu voir ce qu'il arriveroit si je la diminuois.

Ainsi je n'ai employé le sel de tartre qu'à deux gros contre une once d'*antimoine*.

Il ne s'est sublimé aucune matiere sulphureuse. Il y a toujours eu quelques vapeurs blanches, & le peu de liqueur qui a passé dans le récipient a toujours été légerement urineuse, la masse fondue dans la cornue étoit à demi vitrifiée, & les aiguilles de l'*antimoine* totalement détruites. On la peut comparer à ces foies d'*antimoine* préparés pour les chevaux, & dans la préparation desquels on a épargné le nitre, en ne mettant pas la dose ordinaire qui est de parties égales de ce sel & d'*antimoine*.

Pour faire voir que cette comparaison est assez exacte, j'ai fait fondre dans un creuset une once de nitre avec quatre onces d'*antimoine*. Le nitre, en fulminant, a enlevé au minéral une portion de son soufre & même de sa partie réguline, puisqu'il s'est élevé des fleurs pendant la détonation, & que ces fleurs étoient très-rouges. Enfin la détonation étant appaisée, j'ai tenu le mélange quelque tems en fonte, & il est resté un *crocus metallorum* pareil à celui de mon opération par la cornue: mais ce dernier n'avoit rien perdu ni de son soufre ni de sa partie réguline, parce que j'y ai employé un sel alcali qui ne fulmine point, au lieu que dans l'expérience faite dans le creuset, je m'étois servi du nitre qui fulmine.

En augmentant la dose des sels alcalis jusqu'à trois gros sur une once d'*antimoine*, j'ai eu dans la cornue une masse rougeâtre qui approchoit de la couleur du foie d'*antimoine* ordinaire. Elle s'est trouvée intérieurement à facettes striées en aiguilles comme la pierre hématite. Ainsi ces proportions de deux & de trois parties sur huit d'*antimoine* sont trop foibles pour ouvrir suffisamment l'*antimoine*; car la masse qu'on en retire après la fonte, ne prend aucune humidité à l'air. Il faut qu'il y ait au moins quatre parties de sel alcali contre huit d'*antimoine*, pour que la masse fondue soit soluble, & l'on voit aisément qu'il faut qu'elle soit soluble, & soluble dans toutes ses parties, pour pouvoir ensuite précipiter le Kermès par ébullition dans l'eau commune, sans qu'il s'en sépare des parties régulines. Cette proportion étant devenue la proportion certaine par toutes les expériences que j'ai faites, & dont j'ai supprimé la plus grande partie; je vais passer à l'examen du Kermès précipité des masses qui sont solubles.

Je les ai fait bouillir pendant deux heures ou environ dans deux pintes d'eau de pluie, & lorsque la liqueur a été réduite à la moitié ou au quart, je l'ai filtrée. Il faut remarquer que pendant l'ébullition la liqueur avoit une odeur fort sulphureuse, & a donné des marques d'urineux volatil comme dans l'opération simple du Kermès fait à l'ordinaire par ébullition.

La liqueur ayant été filtrée toute bouillante par un double papier sur une jatte de porcelaine, où j'avois eu la précaution de mettre deux pintes d'eau bouillante pour les raisons que je dirai ci-après, il s'en est précipité à l'ordinaire une poudre rouge en refroidissant. J'ai décanté & filtré la liqueur froide, & l'ai renversée de nouveau sur le marc avec lequel je l'ai fait bouillir. J'ai filtré; enfin j'ai répété cette ébullition & cette filtration jusqu'à trois fois.

A l'égard des masses qui ne deviennent point humides à l'air, telles que celles où je n'avois mis sur une once d'*antimoine*, que trois gros de sel alcali, il ne s'en est précipité, après une longue ébullition, qu'un magistere grossier & de couleur d'ocre, qui est toujours la couleur du Kermès mal préparé, soit qu'il soit fait par la fonte, ou à l'ordinaire, par simple ébullition. Ce qui prouve que cette proportion de trois gros de sel alcali sur une once d'*antimoine*, n'est pas la bonne.

La masse qui en résulte doit être regardée comme un *crocus metallorum*, puisque d'ailleurs on retrouve sur le filtre des particules qui lui ressemblent. Il est vrai que si on répétoit les ébullitions, & qu'à chacune on ajoutât un peu de sel alcali, on parviendroit à réduire toute la masse en Kermès coloré: mais ce seroit un travail aussi long que celui dont j'ai parlé dans mon précédent mémoire, & les Chymistes qui préparent le Kermès par la fonte, n'ont d'autre objet que d'abréger ce travail.

Cependant quoique cette dose ne suffise pas pour réduire l'*antimoine* en Kermès, elle l'ouvre assez pour qu'il soit de quelque utilité dans les tisanes sudorifiques des bois, où l'on fait bouillir ordinairement l'*antimoine* cru, enfermé dans un nouet, sans considérer qu'il ne peut rien communiquer à la décoction, s'il n'est ouvert auparavant par quelque sel ou acide, ou alcali. C'est pour cette raison qu'un Empyrique fameux, dont les tisanes ont eu pendant sa vie une grande réputation, préparoit son *antimoine* par la fonte avec le sel d'absinthe, & le faisoit bouillir ensuite avec les bois.

Si avant que de filtrer la liqueur on l'a trop évaporée, il se fait, en refroidissant, un précipité grossier semblable à un mucilage grumeleux, parce que le Kermès n'est pas étendu dans une quantité suffisante de liqueur pour se précipiter partie à partie: d'ailleurs dans ce cas de concentration de la liqueur alcaline, saline, sulphureuse & réguline, la grande quantité de soufre rassemblée dans un trop petit espace, est bien plus disposée à se réunir, & les molécules de ce soufre rapprochées, forment malgré les lotions sur la masse des magisteres, une espece d'enduit résineux & luisant, très-sensible à la vue après l'exsiccation.

Mais la proportion du sel alcali étant telle qu'il convient, & telle que mes expériences me l'ont apprise, il ne se forme que la quantité d'*hepar* nécessaire pour diviser la partie réguline, & la réduire en particules fines qui puissent traverser les pores du filtre, & tenir ces particules nettes & libres de cet enduit glutineux qui les réduiroit en des molécules grossieres, & rendroit la précipitation grumeleuse. De plus, s'il y a trop de sel alcali, l'excédent de ce sel devient le réductible du régule, & ce régule réduit est en pure perte pour le kermès dont on a l'opération en vue.

Pour remedier à l'inconvénient du rapprochement trop subit des particules du kermès; je mets, comme je l'ai dit, de l'eau bouillante dans la jatte placée sous le filtre, afin que si l'évaporation de la liqueur a été poussée trop loin, le sel, qui par cela seul se trouveroit trop concentré, puisse s'étendre de nouveau dans cette eau chaude, & y tenir mieux divisées les parties d'*antimoine* qu'il a atténuées. Ce moyen que je propose retarde la condensation occasionnée par le froid de l'air extérieur, qui sans cela, seroit trop prompte. Enfin, l'expérience m'a convaincu que par ce même moyen le kermès se précipitoit beaucoup plus fin & d'une couleur plus vive, que lorsque je ne mettois point d'eau bouillante dans la jatte. Il faut de plus faire sécher à l'ombre le kermès, parce qu'à une chaleur trop vive les particules du soufre se rapprochent & forment ce vernis dont j'ai parlé plus haut.

Je ne prononcerai point en faveur d'aucun des sels alcalis que j'ai employés dans ces procédés du kermès par la fonte; parce qu'avec tous, j'ai eu ce magistere également beau lorsque je les ai employés à une même dose.

J'ai observé aussi que quelque sel alcali que j'employasse, soit dans la préparation du kermès par ébullition, soit dans sa préparation par la fonte, il s'est toujours séparé du mélange mis en dissolution dans l'eau bouillante une quantité assez considérable de terre blanche. J'ai parlé de cette terre dans la premiere partie de ce mémoire.

De tout ce que je viens de dire, il sembleroit que la dose précise d'une partie de sel alcali qu'il faut mêler avec deux parties d'*antimoine* pour le réduire en beau kermès par la fonte, ne peut se trouver que par des essais. J'avoue que c'est ainsi que je m'en suis assuré, mais j'aurois dû la trouver aussi en réfléchissant sur l'analogie que cette opération doit avoir avec la maniere dont on fait l'*hepar sulphuris* ordinaire, qui quand il est bien fait, doit dissoudre l'or par la fonte, & le rendre, pour ainsi dire, soluble; ensorte qu'il puisse passer par le filtre lorsque le mélange a été fondu dans l'eau; or cette proportion d'un *hepar* bien fait est de parties égales de sel alcali & de soufre fondu ensemble, & la masse entiere qui en résulte se fond totalement dans l'eau sans qu'aucune partie du soufre s'en sépare. Cela est connu: mais pour que l'analogie ou plutôt le rapport des deux opérations fût exacte; il falloit savoir, du moins à peu près, quelle est la quantité de soufre brûlant que l'*antimoine* peut contenir. On ne le peut faire autrement qu'en cherchant par différens essais quelle est la quantité de soufre commun qu'il faut rendre à un régule purifié pour le remettre en *antimoine* bien aiguillé; c'est ce que j'ai fait. Je supprime les détails: mais je me suis assuré, en faisant tous mes essais dans des cornues pour ne rien perdre du mélange, que si l'on mêle deux gros de soufre avec une once de régule, on trouvera un pain d'*antimoine* régénéré en belles aiguilles, & qui ne differe point de l'*antimoine* d'Hongrie bien choisi, sans qu'il se sublime aucune partie de soufre au col de la cornue, ce qui arrive lorsqu'on en met davantage. Il y a encore un autre moyen de s'assurer de cette proportion du soufre contenu dans l'*antimoine*; mais je le réserve pour un autre mémoire que je donnerai après celui-ci, & qui contiendra la maniere d'éprouver l'*antimoine*, & de connoître sa pureté.

Non content d'avoir régénéré le régule en *antimoine* par une proportion de soufre convenable & exactement déterminée (relativement à un morceau d'*antimoine* d'Hongrie bien choisi auquel je voulois le comparer,) je me suis servi de cet *antimoine* régénéré pour en faire le kermès par la fonte; j'en ai pris une once réduite en poudre, à laquelle j'ai joint une demi-once de nitre fixé par les charbons, & j'ai eu les mêmes sublimations, & les mêmes masses que j'avois eues en me servant de l'*antimoine* d'Hongrie; toute la différence que je crois avoir remarquée; c'est que la matiere m'a paru plus dure à fondre, que la masse s'est trouvée plus brune que les autres; mais lorsque je l'ai fait dissoudre dans l'eau bouillante, il s'en est précipité un magistere presque aussi beau que les précédens.

Après la précipitation entiere du kermès, la liqueur ou lessive m'a donné une terre blanche parfaitement semblable à celle dont j'ai parlé ci-devant.

La preuve que j'avois rendu au régule, la proportion du soufre qui lui étoit nécessaire pour en refaire de l'*antimoine*, c'est que s'il n'y en eût pas eu assez, j'aurois trouvé du régule en fondant cet *antimoine* avec demi-partie de sel alcali, parce que le sel alcali ne détruit point le régule lorsqu'il agit seul; & s'il y avoit eu trop de soufre, l'excédent se seroit sublimé en fleurs pendant la régénération: or pour faire voir que le sel alcali seul n'attaque point le régule purifié, & n'en peut séparer un magistere semblable au kermès, c'est que si l'on fond du régule réduit en poudre & mêlé avec du nitre fixé; il n'y a que la partie non fixée de ce sel qui agisse en fulminant légerement, & qui réduise les parties du régule qui le touche en une poudre jaunâtre qui est une espece de diaphorétique; le reste du régule se fond & s'éleve au-dessus du sel en gouttelettes, qui rassemblées par la solution du sel dans l'eau bouillante, ont presque le poids du régule employé; ce qui s'en manque est la partie du régule qui a été réduite en diaphorétique par les détonations momentanées, & de la solution du sel il ne se précipite aucune particule du kermès. Toute l'opération se fait sans aucune perte sensible du régule, si à la place du nitre fixé on emploie un sel alcali plus pur, tel que le sel de tartre: mais les détonations momentanées prouvent que dans l'opération ordinaire du régule, le régule, quelque purifié qu'il soit par des fontes répétées, contient encore une portion considérable de matiere sulphureuse plus subtile, à la vérité, que le soufre grossier & brûlant qu'on en a séparé, mais qui suffit pour faire fulminer le nitre qui n'est pas alcalisé; & vraisemblablement, c'est ce principe sulphureux qui est le véhicule des parties roides de la terre vitrifiable, & qui les aide à picoter & à irriter le genre nerveux, irritation qui est suivie du vomissement.

Ayant donc fait voir que la partie alcalisée du nitre fixé n'attaque point le régule dans la fonte, on ne sera pas surpris de ce que le *deliquium* du même sel n'agit pas davantage sur ce même régule dans l'ébullition, & de ce que d'une livre de régule, à peine en peut-il détacher un grain de kermès.

De tout ce que je viens de dire, je conclus que pour avoir le kermès par la fonte, il faut employer un sel alcali fixe, bien pur; que la proportion de ce sel est d'une partie contre deux parties d'*antimoine* bien pulvérisé, afin que le mélange s'en fasse mieux; que la masse qu'on retire du mélange fondu étant pulvérisée chaude, doit être mise & laissée dans l'eau bouillante pendant une heure ou deux avant que de la filtrer; qu'il doit y avoir de l'eau bouillante dans la jatte ou terrine qui reçoit cette liqueur saline & antimoniale pour les raisons que j'ai dites plus haut; que chaque once d'*antimoine* traitée ainsi, rend après trois ébullitions de la masse fondue dans l'eau, depuis cinq gros soixante grains, jusqu'à six gros trente grains de kermès presqu'aussi beau que celui qui est fait par ébullition, selon le procédé publié par ordre du Roi; que cependant il n'est pas si doux au toucher, & qu'il lui manque cette espece de velouté qui fera presque toujours reconnoître celui qui est fait simplement par ébullition: quant aux effets de l'un & de l'autre considérés comme remede diaphorétique; je les crois parfaitement semblables.

J'ai dit au commencement de la premiere partie de ce second mémoire, que de l'*antimoine* traité par les acides, on pouvoit avoir un remede, qui, en petite dose, faisoit les mêmes effets que le kermès: comme la préparation en est très-facile, elle pourroit lui être substituée, surtout dans les Hôpitaux. Voici à cette occasion de quelle maniere les acides agissent sur ce minéral.

J'ai pris pour mes expériences l'*antimoine* d'Hongrie fendu en lames, selon la direction de ses aiguilles, afin de mieux observer ce qui se passeroit.

Ni l'huile de vitriol blanche & concentrée, ni celle qui a été affoiblie par de l'eau commune, n'agissent point à froid sur ces lames d'*antimoine*, ni sur les morceaux de régule, cet acide obscurcit seulement le brillant des facettes de ce dernier; mais si on met dans une cornue un demi gros de semblable régule bien pur, & par dessus quatre parties ou deux gros d'huile de vitriol blanche & concentrée; au premier degré de chaleur, l'huile de vitriol deviendra brune, il s'en élevera une odeur de soufre très-suffocante qui augmentera à mesure que le régule sera pénétré & corrodé par l'acide; car il ne s'en fait pas de véritable dissolution.

En augmentant le feu, il s'en sépare une matiere qui paroît mucilagineuse; & lorsque l'huile a commencé à bouillir, le régule se réduit en une masse saline blanche, comme cela arrive au mercure dans l'opération du turbit minéral, il se sublime au col de la cornue un véritable soufre; enfin, toute l'huile de vitriol passe dans le récipient, & laisse dans la cornue le régule réduit en une masse blanche tuméfiée & saline. Le feu étant éteint, on a séparé la cornue de son récipient; & aussitôt que l'air extérieur a pu y entrer, il en est sorti une vapeur sulphureuse, blanche & épaisse comme la liqueur fumante qui est préparée avec le sublimé corrosif & l'étain.

La masse blanche & saline de la cornue pesoit soixante-dix grains, donc elle avoit augmenté de trente-quatre grains; augmentation qui ne peut venir que de l'acide vitriolique qui s'étoit concentré dans le régule; & l'huile de vitriol reçue dans le récipient avoit fait à peu près cette perte, & de plus elle s'étoit adoucie considérablement.

Cette masse saline m'a paru trop caustique pour être employée intérieurement.

Je n'ai point fait cette expérience avec l'*antimoine*, parce qu'elle est décrite dans les Observations de Fréderic Hoffman, & que je n'aurois pu en rien dire de plus que ce qu'il en a rapporté.

L'esprit de sel le plus pur n'agit pas sensiblement sur l'*antimoine*, ni sur son régule: mais il détache de l'*antimoine* en morceaux, quoique lentement, quelques floccons légers & sulphureux.

Il n'en est pas de même de l'acide du nitre, il attaque peu à peu ces lames d'*antimoine*, il s'en éleve une grande quantité de bulles d'*air*. L'esprit de nitre, pendant cette fermentation, prend peu à peu une couleur verdâtre tirant sur le bleu; & si on n'a pas mis dans le vaisseau plus de cet esprit acide qu'il n'en faut, il s'imbibe presque totalement dans ces lames, les pénetre & les écarte selon la direction de leurs aiguilles; s'il y a trop de cet acide, c'est-à-dire, s'il surnage l'*antimoine*, il détruit ces lames & les réduit en poudre blanche.

Mais si l'imbibition de l'acide s'est faite lentement, on découvre entre ces lames gonflées de petits crystaux salins & transparens qui végetent peu à peu à la maniere des Pyrites dans lesquelles on apperçoit assez souvent de petits crystaux de vitriol qui n'ont pas encore de figure bien déterminée; ces petits crystaux des lames antimoniales sont entre-mêlés de parties jaunes, qui, détachées avec soin, brûlent comme le soufre commun.

J'ai fait ce que j'ai pu pour séparer une certaine quantité de ces petits crystaux: mais je n'ai pu y réussir; car ils disparoissent peu de tems après qu'ils sont formés, & sont recouverts apparemment par la poudre blanche ou magistere qui se forme successivement à mesure que l'acide du nitre se délie & sépare les particules aiguillées de l'*antimoine*. Mais quoique je ne puisse faire voir de ces petits crystaux formés de l'union de l'esprit du nitre avec l'*antimoine*, la formation de ce sel nitreux antimonial n'en est pas moins réelle; & d'ailleurs j'en retrouve de semblable, si à l'*antimoine* je substitue son régule. Il faut cependant beaucoup d'attention pour séparer ces crystaux; aussi-tôt que l'air les frappe, ils perdent leur transparence; & si on laisse le régule se réduire en magistere jusqu'à un certain point, on ne les peut plus reconnoître.

Ainsi pour bien observer ces crystaux, il faut casser le régule en morceaux, les mettre dans une capsule de verre, & verser de l'esprit de nitre jusqu'à la moitié de la hauteur de ces morceaux, en sorte qu'ils n'y soient point noyés. Cet acide les pénetre, les exfolie en écailles blanches, & c'est sur la surface de ces écailles que les crystaux se forment d'un blanc mat. Ces crystaux végetent & croissent en forme de choux-fleurs dans l'espace de deux ou trois jours: c'est alors qu'il faut les retirer pour qu'ils ne soient pas confondus dans le magistere blanc qui continue de se former, & qui ne permettroit plus de les distinguer.

L'esprit du sel, qui seul ne paroît pas attaquer l'*antimoine*, le réduit cependant en magistere blanc lorsqu'on y ajoute l'esprit de nitre: mais le mélange de ces deux acides ne forme avec ce minéral aucune apparence de crystaux. Les lames d'*antimoine* deviennent jaunes en peu de tems; il s'en éleve des vapeurs nitreuses très-fétides: cependant la liqueur acide ne paroît pas retenir beaucoup de parties du minéral, ou, ce qui revient au même, elle précipite très-vite ce qu'elle en avoit retenu; & lorsqu'elle l'a précipité, l'huile de tartre qu'on verse dessus, ne fait plus avec elle aucun précipité.

Ainsi, ce n'est pas assez de dire, comme quelques Chymistes l'ont écrit, que l'eau régale est le dissolvant de la partie réguline de l'*antimoine*, il faut ajouter que l'eau régale doit être versée sur l'*antimoine* & sur son régule en grande quantité: d'ailleurs l'eau régale qui fait cette dissolution, doit être composée de quatre mesures d'esprit de nitre & d'une mesure d'esprit de sel. L'esprit du nitre régalisé par le sel ammoniac, ne dissout pas sans précipitation, comme le fait cette eau régale.

Dans deux onces d'une eau régale composée, comme je viens de le dire, j'ai dissous jusqu'à un gros de régule rompu en petits morceaux, & il faut, pour que la dissolution se fasse sans précipité, attendre qu'un petit morceau soit totalement dissous avant que d'en remettre un autre; l'expérience dure du tems: mais on sait qu'il faut avoir recours à tous les moyens de s'assurer d'un fait qui pourroit être contesté.

Il faut aussi faire observer que cette liqueur, à mesure qu'elle se charge de régule, prend une belle couleur d'or, qu'elle perd insensiblement par l'évaporation des vapeurs blanches qui s'en élevent continuellement.

La même eau régale dissout aussi dans l'*antimoine*, & avec les mêmes précautions, la partie réguline qui est dans les morceaux de ce minéral qu'on y jette les uns après les autres. Le dissolvant ayant enlevé cette partie réguline, le reste des morceaux d'*antimoine*, devenu par-là plus léger, surnage. Qu'on les enleve & qu'on les examine, on verra que c'est la partie du soufre que l'*antimoine* contenoit.

Je n'ai trouvé jusqu'à présent que cette eau régale, composée, comme je l'ai dit, de quatre mesures d'esprit de nitre, & d'une mesure d'esprit de sel employée au poids de seize gros sur un gros de régule, & sur un poids un peu moins fort du régule, au lieu que l'esprit de nitre, régalisé par le sel ammoniac, abandonne & laisse précipiter assez vîte la petite partie du régule qu'il a dissoute, comme feu M. Lemery l'a observé.

M. Lemery avoit fait plusieurs expériences avec ces magisteres, & je m'étonne qu'on n'en ait pas conservé l'usage dans les hôpitaux & dans les campagnes, où ce remede qui coute peu, & dont la préparation est facile, pourroit être substitué à beaucoup d'autres remedes antimoniaux plus difficiles à préparer. J'ai observé plusieurs fois que le précipité de l'*antimoine* fait par l'esprit de nitre, étant bien édulcoré par plusieurs eaux bouillantes, purge & fait vomir comme le Kermès à la dose de trois ou quatre grains; que celui qui est fait par l'eau régale ordinaire, étant de même bien lavé, purge par les selles à la même dose, & que donné à la dose d'un grain, il agit comme diaphorétique. Plusieurs petits enfans de pauvres gens, attaqués de maladies d'obstruction & de fievres, ont été d'abord soulagés, & ensuite guéris par ce remede pris à la dose d'un grain: on le leur fait avaler beaucoup plus aisément qu'aucun autre qui auroit du dégout, & qui seroit en plus grand volume. *Mémoire de l'Acad. Royale*, 1735.

CONTINUATION

Des remarques de M. Geoffroy *sur l'Antimoine.*

Je me suis engagé dans le Mémoire que je lus l'année

derniere sur le Kermès, de chercher quelle feroit la quantité de soufre commun ou brûlant que contiennent les différens *antimoines* qu'on trouve communément à Paris, & de déterminer en même-tems la quantité de régule pur qu'on peut espérer de ce minéral, en le travaillant avec moins de perte que par les procédés ordinaires.

C'est ce dont il est question dans ce Mémoire; & afin qu'on soit instruit d'avance de ce que j'ai dessein d'éclaircir, voici quel est mon objet.

1°. De réduire l'*antimoine* en une chaux autant dessulphurée qu'elle le puisse être, afin de savoir par la diminution du poids, ce qu'il s'est évaporé de soufre, j'entens de soufre brûlant.

2°. De faire voir que toute chaux d'*antimoine*, bien privée du soufre brûlant, n'est presque que du régule; & que ce qui ne l'est pas, est une terre qu'on peut regarder comme étrangere à ce minéral; que c'est un reste de gangue dont il n'a pas été exactement séparé dans les fourneaux de fabrique.

3°. De donner un moyen de retirer de l'*antimoine*, quel qu'il soit, beaucoup plus de régule qu'on n'en retire par le procédé célébré par M. Stahl, & par ses Compilateurs.

4°. Enfin, d'enseigner à purifier le régule sans addition de sel, & avec peu de perte.

Tout cela suppose des détails: mais ces détails seront accompagnés d'observations qui les rendront plus supportables. Quoique les moyens dont je me suis servi, ne soient pas propres à ceux qui font ces sortes d'opérations en grand, à ceux qui n'ont en vue que d'opérer vîte & avec profit; d'autres qui préferent l'exactitude à ces vues, me sauront peut-être quelque gré de mon travail.

Nous trouvons communément ici (à Paris) trois sortes d'*antimoine*; une de l'ancienne mine d'Auvergne, tel qu'on l'y travailloit autrefois, il étoit si sale & si peu dépuré, qu'il ne pouvoit servir qu'à des préparations grossieres; il étoit presque impossible d'en faire le diaphorétique. On l'a abandonné pour celui de la nouvelle fabrique, qui peut disputer de pureté avec l'*antimoine* de Hongrie le mieux choisi. Si les Entrepreneurs qui exploitent cette mine, continuent de le fournir aussi beau que celui sur lequel j'ai travaillé, & si la mine est abondante, il est presque sûr qu'on pourra se passer de celui de Hongrie; ce qui sera un avantage de quelque considération pour le Royaume.

Les Auteurs qui ont le mieux traité de l'*antimoine*, disent la plupart que ce minéral doit fournir environ la moitié de son poids de matiere réguline: mais on en peut retirer beaucoup plus. Je le prouverai dans la suite de ce Mémoire, en décrivant les différentes manieres qui m'ont le mieux réussi à rassembler cette partie réguline de l'*antimoine* en une seule masse.

C'est en essayant la réduction de diverses préparations d'*antimoine*, que le hasard m'a indiqué un nouveau phosphore, une préparation d'*antimoine* fulminante avec bruit & explosion, aussi-tôt que l'air la touche, & dont j'ai répété l'opération plusieurs fois de suite, toujours avec le même succès. Je la crois neuve, & je la donnerai comme telle à la fin du Mémoire.

En suivant l'ordre du travail dont on a vu ci-devant le précis, je commence par la calcination de l'*antimoine*. Je n'ai autre chose à ajouter à la maniere ordinaire de le calciner, si ce n'est que j'ai observé, que plus la poudre de ce minéral est fine, mieux le soufre commun s'en évapore: il n'est pas difficile d'en trouver la raison. C'est en cet état que je l'ai toujours employé. Comme j'avois à comparer & le poids & la couleur de la chaux de différens *antimoines*, il falloit fixer un tems égal à chaque calcination d'une égale quantité de chacun de ces *antimoines*.

Par expérience, le tems de dix heures est celui qui m'a paru le mieux convenir pour la calcination parfaite de 12 onces de ce minéral pulvérisé. La mesure du feu n'a pas été si aisée: mais enfin j'ai approché le plus qu'il m'a été possible de l'égalité, en me servant à chaque calcination du même vaisseau, du même fourneau, de la même quantité de charbon & du même Artiste, qui ne cessoit pas d'agiter la poudre d'*antimoine* pour empêcher qu'elle ne se grumelât.

Il est bon de faire observer ici que les vapeurs de l'*antimoine* ne sont pas si dangereuses que bien des gens se l'imaginent, & qu'elles le seroient en effet s'il contenoit un soufre arsénical, comme la plupart des Chimistes d'Allemagne le prétendent, puisque la personne que j'ai employée à ce travail, a fait presque de suite plus de soixante calcinations de douze onces d'*antimoine* chacune, sans qu'elle ait ressenti la moindre incommodité: cependant la cheminée sous laquelle le fourneau étoit placé, ne pompoit pas extrêmement bien les vapeurs.

Différentes calcinations répétées de l'*antimoine* de Hongrie, toujours pris au poids de douze onces, quantité qui convenoit à la capacité de mon vaisseau, ont réduit constamment ce minéral à neuf onces deux gros, & quelquefois à neuf onces trois gros.

Le même nombre de calcinations de l'ancien *antimoine* d'Auvergne a varié davantage. J'ai eu des chaux qui ont pesé dix onces moins douze grains, d'autres dix onces un gros, & d'autres dix onces trois gros; aussi ai-je calciné de cet ancien *antimoine* pris chez différens Droguistes. Ces différences ne viennent point du tems de la calcination, il a toujours été le même; ni du degré du feu; on a vu les précautions que j'ai prises pour qu'il fût à peu près égal. Ainsi je ne puis les attribuer qu'au plus ou moins d'impuretés de ces différens *antimoines* pris chez différens marchands, quoiqu'ils vinssent tous de la même mine, mais apparemment de fontes différentes. J'entens ici par impureté, une portion de gangue plus abondante que dans les *antimoines* appellés purs, qui restent fixes au feu sans diminuer de poids, parce qu'étant une pure terre, elle ne contient rien qui puisse s'en évaporer.

Les calcinations de l'*antimoine* de la nouvelle mine ou de la nouvelle fabrique, l'ont réduit à neuf onces deux gros & demi, à neuf onces trois gros, & à neuf onces quatre gros. Ainsi j'ai eu raison d'assurer qu'il étoit presque aussi pur que l'*antimoine* de Hongrie. D'ailleurs la couleur de sa chaux dessulphurée est d'un gris cendré, blanchâtre comme la chaux de l'*antimoine* de Hongrie; au lieu que celle de l'ancien *antimoine* d'Auvergne est toujours beaucoup plus brune. La pureté de l'*antimoine* qu'on examine, se reconnoît déja, par ce que je viens de dire, au plus ou moins de perte qu'il fait pendant sa calcination; plus il perd, plus il a, toute proportion gardée, de soufre commun, qui comme l'on sait, est une des parties qui entrent essentiellement dans la composition de ce minéral; moins il perd, plus il a de parties hétérogenes rebelles à l'action du feu de calcination, c'est-à-dire, que sa fonte a été mal faite, ou que sa mine est pauvre. Je n'ai pas besoin de m'étendre davantage sur cette remarque.

Il s'agissoit de s'assurer que ces chaux d'*antimoine* fussent dépouillées de soufre autant qu'elles le pouvoient être. Je les ai calcinées avec le nitre, leur détonation a été plus foible que celle du régule traité de même, en même tems, au même feu, & avec le même sel: la masse jettée dans l'eau, m'a donné un diaphorétique minéral; au moins aussi blanc que le diaphorétique fait avec le régule, & presque en même quantité, ce qui commence à prouver que la chaux d'un bon *antimoine* bien préparée est toute régule, & qu'il ne s'agit que de rassembler ses parties divisées.

Ces mêmes chaux mêlées avec le sublimé corrosif dans les proportions qu'on emploie ordinairement pour faire le beure d'*antimoine*, sont difficilement attaquées par l'acide du sublimé. Le transport de cet acide d'une matiere sur l'autre se fait si difficilement, qu'il ne distile qu'une très-petite quantité de beure d'*antimoine*; le reste du sublimé se ressublime de nouveau; il ne s'éleve aucun cinabre, aucun soufre, parce que ces chaux sont entierement dépouillées de ce dernier.

Mais pourquoi l'acide du sel marin n'a-t-il point d'action sur cette chaux? Pourquoi le transport dont j'ai parlé ne se fait-il point? C'est qu'il s'est fait en calcinant l'*antimoine* un commencement de vitrification, que la plus grande quantité des particules de la chaux étant enduites d'une couche de verre, l'acide glisse dessus sans trouver des pores; & s'il en a réduit une petite portion en beure, c'est que cette petite portion n'étoit pas vitrifiée. C'est peut-être aussi qu'il s'est concentré dans la chaux une portion de l'acide du soufre, en ce cas l'acide du sel marin ne sauroit l'attaquer.

Par les moyens ordinaires de faire le régule trop connus pour les détailler, feu M. Lemery en retire six onces un gros par livre d'*antimoine*. M. Stahl, dans ses Opuscules, dit qu'on n'en tire que le quart lorsqu'on se sert de parties égales de tartre, de salpetre & d'*antimoine*, mais que le produit du régule est plus considérable, si avec six onces d'*antimoine* on met cinq onces de nitre & six onces de tartre: puis il ajoute sa découverte, qui consiste, dit-il, à réduire la poudre antimoniale des scories, en les projettant dans le creuset avec moitié de leur poids de nitre pour en faire doucement la détonation, & à y jetter tout de suite de la poudre de charbon: on aura, ajoute-t-il, par ce second moyen un autre régule qui égalera presque le poids du premier régule qu'on en aura tiré, mais il ne dit pas précisément le poids de ce premier régule; d'ailleurs ce procédé est difficile, on a deux détonations, & par conséquent de la perte. Le soufre est si bien uni à l'*antimoine* cru, que dans ces détonations, surtout dans la premiere du nitre avec le tartre, une portion considérable de l'*antimoine* est enlevée partie en fumée, partie toute entiere, pendant que les autres particules dessulphurées par la détonation, se rassemblent en régule.

Je m'y suis pris autrement, & partant de ma supposition, que la chaux d'*antimoine* est un régule divisé en particules extremement fixes, il ne s'agissoit que de trouver un fondant ou réductif qui pût en même tems rendre aux particules de la chaux trop dépouillées de phlogistique, ce principe inflammable qui leur manquoit, & se réduire en un flux assez liquide pour que ces particules le traversassent aisément, se précipitassent au-dessous par leur propre poids, & qu'ainsi précipitées, la réunion s'en fît par la fonte. J'ai tenté les sels réductifs, les huiles, les graisses: mais rien ne m'a si bien réussi que le savon noir. Cette réduction se fait aussi par le charbon (car il ne faut rien omettre) c'est même un réductif qu'on emploie dans les préparations du régule en grand. Quant aux huiles & aux graisses, elles réduisent aussi: mais elles fermentent trop, elles se brûlent, & à mesure qu'elles se réduisent en charbon, il ne se fait point de scories fluides: ce qui surnage l'*antimoine* en bain est grumeleux, refendu, & le mineral fondu se trouvant à découvert, l'évaporation s'en fait avec une perte considérable.

Le nitre enleve trop vîte le soufre de l'*antimoine* en détonant; d'ailleurs on sait qu'il le réduit en diaphorétique, & l'on ne peut faire ensuite la réduction de ce diaphorétique en régule sans beaucoup de perte sur la totalité de l'*antimoine* avec lequel on auroit commencé l'opération.

Les sels déja alcalisés, fondus avec l'*antimoine* cru, le réduisent en cette matiere qu'on a nommée *Kermès par fonte, ou soufre doré d'antimoine*: si on les fond avec la chaux du minéral, ils en font à parties égales une espece de verre.

On peut employer le tartre rouge ou le savon blanc: mais j'ai reconnu que l'un & l'autre ne rassembloient pas tant de régule que le savon noir. Je supprime le détail des essais que j'en ai faits, pour ne pas allonger inutilement ce Mémoire. C'est donc à ce réductif que je m'en suis tenu. Il est composé comme l'on sait, d'une lessive forte & blanchâtre de potasse & de chaux vive qu'on unit par ébullition à l'huile de lin, à l'huile de navette ou à l'huile de chenevis, quelquefois même à des graisses. Je ne suis pas le premier, à la vérité, qui en ai fait usage; on m'a fait voir dans l'édition Angloise des Expériences chymiques du Chevalier Digby, que ce Physicien recommandoit le savon & le tartre pour la réduction d'un régule d'*antimoine*, qu'il nomma *spiritueux*, qui est, dit-il, le beure d'*antimoine* précipité avec le mercure, apparemment réunis ensemble de nouveau, car il n'en dit pas davantage. Quoiqu'il en soit, si c'étoit une réduction du mercure de vie dont il vouloit parler, le savon suffisoit, le tartre étoit inutile.

Mais puisque le savon noir est un si bon réductif de la partie réguline de l'*antimoine*, pourquoi convertir ce minéral en chaux pour le réduire ensuite, & pourquoi ne pas mêler tout d'un coup l'*antimoine* en poudre avec le savon? Ce seroit une opération de moins. Comme je prévoyois cette objection, je me suis mis en état d'y répondre par une expérience qui prouve que l'*antimoine* cru ne donne pas même avec ce réductif, tout le régule qu'on peut en séparer par ma Méthode. J'ai pris deux onces d'*antimoine* de Hongrie, pareil à celui que j'avois réduit en chaux: étant mis en poudre fine, je l'ai mêlé avec deux onces & demi de savon noir, j'ai eu une masse de régule bien réduit & bien net, mais qui ne pesoit que deux gros six grains, ce qui feroit deux onces quarante-huit grains pour une livre d'*antimoine*. Par le procédé de M. Stahl, on en retire environ sept onces & demie, ou au plus huit onces. Par le mien j'en ai près de dix onces, comme on le verra par la suite. Ainsi le savon noir qui réduit bien la chaux de l'*antimoine*, ne vaut rien pour séparer le régule de ce minéral cru.

Les scories qui surnagent cette petite partie de régule rassemblé, sont, étant refroidies, comme une espece de verre noir compact, qui ressemble à du jayet, qui se fond à la lumiere d'une bougie comme un bitume, & qui répand une odeur sulphureuse. Cette scorie, qui ne s'humecte point à l'air, auroit été de couleur de foie d'*antimoine*, si on eût employé seulement les sels alcalis qui entrent dans le savon. Mais en se servant du savon même, on voit que sa partie huileuse doit se brûler, s'unir à l'acide du soufre de l'*antimoine*, & former avec cet acide un bitume: le sel alcali s'en trouve enveloppé, ce qui le défend de l'action dissolvante de l'air humide. Ce que je viens de dire suffit pour prouver qu'il y a plus d'avantage à réduire la chaux d'*antimoine* en régule, qu'à chercher la réunion des parties régulines dans l'*antimoine* cru.

Le procédé de Kunckel n'est pas plus avantageux que celui de M. Stahl. Il prend une livre de chaux d'*antimoine* qu'il réduit en pâte avec du suif ou autre graisse & du charbon: il met le tout dans un creuset légerement couvert, jusqu'à ce que rien ne s'éleve en fumée, après quoi il y jette peu-à-peu une livre de nitre. On a par ce moyen sept onces trois à quatre gros de régule fort beau. J'en retire beaucoup plus par le savon. Kunckel joint aux graisses qui forment déja par elles-mêmes un charbon léger & une suie, un autre charbon plus grossier; c'est ce qui l'oblige d'y ajouter le nitre pour détruire ces deux différens charbons par fulmination. Ce même nitre se fond, s'alcalise, & devient fluide; les grains de régule déja réduits par le principe huileux, se précipitent aisément en fusion à travers de ce sel, ce qu'ils n'auroient pu faire à travers des scories qui seroient restées en masse presque solides sans l'addition du salpetre; car on conçoit que toute la pratique des réductions métalliques consiste à réunir en des molécules pésantes, les particules trop divisées des métaux, & à tenir ces molécules pésantes dans un milieu liquide qu'elles puissent traverser.

Mais le nitre devenu alcali, n'a pas enlevé en fulminant, toute la partie grasse du mélange, il devient *hepar* avec ce qui reste de soufre, & sous cette nouvelle forme, il convertit en Kermès les plus petites parties du régule qu'il corrode. Si ce même sel est surabondant aux soufres, il réduit une autre portion du régule en diaphorétique

tique ; ainſi voilà deux ſouſtractions à faire ſur la quantité de régule qui auroit dû être raſſemblée au fond du creuſet, ſans compter ce qui s'en éleve en fumée pendant l'opération qui eſt aſſez longue, & pendant la détonation.

On a vu ci-devant ce que douze onces de différens *antimoines* que j'ai calcinés, m'ont donné de chaux ſulphurée. Il eſt inutile d'en rien répéter. Voici de quelle maniere je réduis cette chaux avec le ſavon.

Je prens deux onces de chacune de ces chaux dont je forme une pâte un peu liquide avec une once & demie ou deux onces de ſavon noir. Je mets en pluſieurs fois ce mélange dans un creuſet que j'ai fait médiocrement rougir au milieu des charbons allumés ; afin de brûler lentement le ſavon, de donner aux huiles plus de facilité à imbiber chaque partie de la chaux d'*antimoine*, & d'éviter la perte des particules régulines, qui étant alors extremement diviſées, s'en éleveroient d'autant plus vite en fumée ſi le feu étoit trop vif d'abord.

Lorſque tout le mélange eſt entré partie à partie dans le creuſet, & que je m'apperçois que le gras du ſavon eſt brûlé, je couvre ce creuſet, je fais donner une chaude très-vive pour mettre tout le mélange en parfaite fuſion. On l'entend fermenter ou bouillonner conſidérablement : mais enfin ce bruit s'appaiſe ; alors je laiſſe refroidir le creuſet au milieu des charbons, j'y trouve, en le découvrant, une ſcorie bien glacée avec des cercles de différentes couleurs. Le milieu de cette ſcorie eſt quelquefois grumeleux, ayant des cavités où l'on voit des végétations blanches & ſalines.

Je caſſe le creuſet, & j'y trouve un culot de régule bien raſſemblé qui n'eſt pas encore pur, qu'il faut purifier, comme je le dirai dans la ſuite, qui dans ſon intérieur paroît un aſſemblage de petits grains brillans, mais non pas encore aſſez réunis, ni dans un arrangement aſſez ſerré pour former des facettes.

Deux onces de chaux de l'*antimoine* d'Auvergne, de la nouvelle Compagnie, m'ont donné trois fontes répétées toujours au même poids, une once, cinq gros & quelques grains de régule imparfait dont je viens de parler.

Deux onces de chaux de l'ancien *antimoine* d'Auvergne que j'avois chez moi comme inutile depuis 1712. fondu de même avec deux onces de ſavon noir, ne m'ont donné qu'une once, quatre gros de régule.

D'autres *antimoines* de même fabrique, pris chez différens Marchands, m'ont fourni une once, cinq gros, moins douze grains : mais il étoit encore moins pur que le précédent.

Enfin la chaux d'*antimoine* de Hongrie a donné une once, quatre gros & quarante-huit grains de régule plus pur qu'aucun de ceux dont je viens de parler, ayant à ſa ſurface des ſtries en forme de fougere, & dans ſon intérieur quelques facettes déja bien formées.

Lorſque j'ai mis ces culots de régule nettoyés des ſcories adhérentes, autant qu'ils le pouvoient être dans une jatte de porcelaine pleine d'eau pure, j'y appercevois une ébullition fort vive, qui duroit avec quelques-uns plus de vingt-quatre heures. Surpris de cela, j'ai découvert avec une loupe, qu'il y avoit dans ces régules de petits trous imperceptibles à la vue ſimple ; j'ai cherché quelle pouvoit être la cauſe de cette vive ébullition, & j'ai reconnu que c'étoit une portion de chaux vive précipitée comme peſante avec les parties régulines, qui occaſionnoit cette ébullition, parce qu'elle s'étoit calcinée de nouveau avec le régule en fuſion au fond du creuſet. D'où vient cette terre de nature de chaux ? C'eſt du ſavon ; la leſſive acre avec laquelle on le fait, eſt comme on le fait, & comme je l'ai dit, compoſée de ſels alcalis & de chaux vive.

Les réductions ci-deſſus ayant été faites en plus grande doſe, ont donné des produits peu différens, proportion gardée, enſorte que je puis dire qu'une livre d'*antimoine* de Hongrie, réduit par la calcination à douze onces, trois gros, vingt-quatre grains de chaux, fournit neuf onces, ſix gros, cinquante-quatre grains de régule, ce qui n'eſt pas bien éloigné de dix onces ; que le feu a enlevé de ce minéral cru pendant la calcination, trois onces, quatre gros, quarante-huit grains de ſoufre brûlant, & que les douze onces, trois gros, vingt-quatre grains de chaux doivent être regardées comme un régule mêlé avec une portion de terre ; que ſans cette terre ſuperflue, toute la chaux ſe convertiroit en régule avec un peu de principe huileux ou inflammable. Cette ſuppoſition cependant ne peut devenir une certitude, qu'autant qu'on pourra s'aſſurer de la quantité de régule qui s'évapore pendant la fonte, ce qui me paroît abſolument impoſſible. Mais que ce qui manque de poids au régule réduit, comparé avec le poids de la chaux d'*antimoine*, ait été comme terre, ſcorifié avec les ſels du ſavon, ou qu'il ſe ſoit évaporé, il n'importe. Il réſultera toujours de mes épreuves, que par la méthode de calciner l'*antimoine* en chaux, & de réduire cette chaux en régule par le ſavon, je retire plus de régule que par la méthode de M. Stahl & de Kunckel.

Il s'agit maintenant de purifier ce régule avec peu de perte. Je me ſers pour cela d'un moyen que je crois nouveau, du moins je ne connois aucun Auteur qui en ait parlé. Je prens ce régule bien nettoyé de ſes ſcories, je le réduis en poudre, & je le mêle avec moitié de ſon poids de chaux d'*antimoine* autant deſſulphurée que celle dont j'ai fait ce régule. Je les fonds enſemble dans un creuſet couvert juſqu'à ce que les ſcories qui doivent ſurnager le régule, ſoient en flux liſſe & tranquile. Voici ce qui en réſulte. Un culot de régule, peſant impur, une once, cinq gros quelques grains, qui provenoit de deux onces de chaux d'*antimoine* de la nouvelle mine, a été réduit à une once, trois gros, ſoixante-deux grains de régule pur, c'eſt $\frac{7}{78}$ de perte. La chaux ſcorifiée qui couvroit ce régule eſt devenue un verre opaque, une eſpece d'émail d'une couleur griſe & moulée ſur les ſtries fines de la ſurface du régule.

Un autre culot de régule d'*antimoine* de l'ancienne fabrique d'Auvergne, peſant impur, une once, quatre gros, purifié de même, a été réduit à une once, deux gros, quarante-huit grains, c'eſt $\frac{1}{9}$ de perte. Les ſcories étoient réduites en un émail noir.

Le culot de régule impur provenant de la chaux de l'*antimoine* commun d'Auvergne pris chez différens Marchands, peſant impur, une once, cinq gros, a été réduit à une once, quatre gros, dix-huit grains, c'eſt $\frac{11}{156}$ de perte. Les ſcories étoient moins noires que les précédentes.

Enfin le régule impur de l'*antimoine* de Hongrie, qui peſoit une once, quatre gros, quarante-huit grains, a été réduit en un régule pur & étoilé, peſant une once, quatre gros, quinze grains, c'eſt trente-trois grains de perte ou $\frac{1}{74}$. Les ſcories étoient un émail mat, d'un gris cendré, tirant un peu ſur le jaune, & aſſez ſemblable aux ſcories du régule de l'*antimoine* nouveau d'Auvergne.

Ces ſcories, que je nomme émail, ont été noircies par les matieres impures qu'elles enlevent au régule pendant la fonte : lorſqu'elles ſont opaques & de couleur griſe, c'eſt une marque qu'elles n'ont pas trouvé aſſez de matiere ſulphureuſe pour ſe convertir en verre tranſparent : car on ſait qu'une chaux d'*antimoine* qui a perdu tout ſon ſoufre, ne ſe vitrifie que très-difficilement ſans addition ; qu'il faut pour cela un feu de la derniere violence, & qu'on eſt obligé d'y ajouter un peu d'*antimoine* cru ou de ſoufre commun, ſi l'on veut avoir un verre d'*antimoine* tranſparent & de belle couleur. J'ai vérifié nouvellement cette obſervation ſur la chaux d'*antimoine* de Hongrie, que je n'ai jamais pu convertir en verre, qu'en y ajoûtant une petite portion d'*antimoine*. C'eſt pour cette raiſon que quand je veux purifier mon premier régule, je me ſers d'une chaux d'*antimoine* très-dépouillée de ſoufre, parce que je n'ai beſoin que d'une matiere, qui ſans ſe vitrifier entierement, puiſſe ſe charger des matieres impures qui mettoient obſtacle à la réunion des parties régulines de la premiere chaux réduites à l'aide de la matiere huileuse du savon.

Il est vrai que je puis purifier aussi ce premier régule grenu, en le fondant seul & sans addition de chaux : mais jamais sa surface n'est nette, elle est toujours salie par des scories extremement adhérentes, & d'ailleurs il ne s'y forme point d'étoile. De plus il faut le tenir long-tems dans un flux très-liquide pour donner le tems aux saletés qui empêchoient la réunion parfaite de ses parties vraiement régulines, de prendre le dessus par leur légereté : or plus on le tient en fonte, plus il s'en perd, donc ce n'est pas le moyen le plus court de le purifier.

Mais l'addition de la chaux fait naître une difficulté. On me dira, sans doute, que ce qui noircit les scories, ne peut être que la matiere fuligineuse de l'huile du savon, ou cette huile réduite en charbons, qui auparavant salissoit l'intérieur du culot de mon premier régule, & empêchoit la réunion des particules régulines, comme je l'ai dit plus haut : qu'admettant moi-même la présence actuelle d'une matiere qui contient réellement un principe inflammable, il s'ensuit nécessairement qu'une portion de la chaux, que je ne regarde que comme scorifiante, doit être réduite en régule par ce principe inflammable, & augmenter d'autant le poids du régule que je mets une seconde fois en fonte avec cette chaux; & qu'ainsi, quoique j'y trouve une diminution de quelques grains, cela ne prouve rien, parce que la diminution auroit été plus forte, si je n'y avois pas mis une chaux dont une portion se peut réduire en régule. Je n'ai rien dissimulé de l'objection qu'on m'a faite & qu'on pourroit me faire encore.

J'y réponds par deux ou trois expériences. J'ai substitué à la chaux d'*antimoine* le crystal factice mis en poudre, & dans un autre essai le sel alcali. Dans le premier essai fait avec le crystal, le régule impur qui pesoit deux onces, deux gros, trente-six grains, a été réduit à deux onces, deux gros, six grains, c'est trente grains de perte. Dans le second essai fait par le sel de tartre, le même poids de régule impur a été réduit à deux onces, un gros, soixante-six grains, c'est quarante-deux grains de perte. Si je fais la même opération, en mêlant la chaux d'*antimoine* avec le régule à purifier dans la même proportion, j'ai quarante-neuf grains de perte; c'est-à-dire, que le même poids de régule de deux onces, deux gros, trente-six grains, se trouve réduit pur à deux onces, deux gros, cinquante-neuf grains. Ainsi si avec les sels alcalis qui corrodent toujours quelques particules régulines, je n'ai que quarante-neuf grains de perte; & qu'avec la chaux d'*antimoine*, j'en perde cinquante-neuf : c'est une preuve que la chaux n'agit dans cette purification, que comme un flux qui scorifie les impuretés du premier régule, & qu'elle ne lui fournit aucune addition de parties régulines.

Si cependant on s'obstinoit à lui refuser cette propriété purement scorifiante, ce refus ne détruiroit rien de l'utilité de l'opération : mon objet est de tirer de l'*antimoine* le plus de régule qu'il est possible. J'ai fait voir que pour y parvenir, il faut la réduire en chaux. Il n'importe de quelle maniere je régulise cette chaux : si une partie de ce que j'en mets sur le régule à purifier, se convertit en régule, c'est autant de fait; le reste se réduit en scories presque vitrifiées, que je fonds aisément en régule avec le même savon noir.

Quelques précautions qu'on prenne, il se fait toujours une perte assez considérable de la portion réguline de l'*antimoine*, ce minéral dont la volatilité est démontrée par tant d'expériences, doit être fondu avec attention, quand on veut en perdre le moins qu'il est possible. Si dans mes essais j'avois fait la réduction de la chaux en régule, & la purification de ce régule d'un même feu, j'en aurois perdu beaucoup plus. Je fais donc les deux opérations à deux feux différens, & aussi-tôt que je m'apperçois par la fluidité des scories, que la réduction doit être faite, je retire le creuset du milieu des charbons pour faire cesser les fumées du régule.

D'ailleurs, j'ai observé qu'en le tenant quelque-tems au feu, après que la chaux s'est réduite en scories, cet émail d'*antimoine* rongeoit les parois du creuset, même jusqu'à le percer.

Je conclus donc cette partie du mémoire, en répétant ce que j'ai dit plus haut, que le meilleur moyen que j'aie connu jusqu'à présent de retirer de l'*antimoine* le plus de régule qu'il est possible, c'est de le calciner jusqu'à ce que sa chaux mise sur le charbon ne répande plus l'odeur de soufre; de réduire cette chaux en régule, en l'unissant avec un réductif qui fournisse de la matiere grasse, & qui donne des scories liquides, tel que le savon noir; de purifier ce premier régule avec la même chaux d'*antimoine*. Par ce moyen je retire deux onces de régule par livre d'*antimoine*, plus que Kunckel, & que feu M. Stahl n'en ont retiré par leurs procédés, & en même-tems je fais voir qu'il n'y a pas dans ce minéral une si grande quantité de soufre brûlant qu'on le croyoit, & que je l'avois cru moi-même lorsque j'ai lu mes mémoires précédens sur le kermés; puisqu'en le calcinant avec attention, il ne s'en brûle ou ne s'en évapore que trois onces & cinq gros au plus. Si le minéral dont je parle, étoit plus fixe au feu qu'il ne l'est, j'aurois approché d'avantage de l'exactitude des proportions : mais les plus grands Chymistes n'ayant pu réprimer sa volatilité; je crois bien qu'on n'exigera pas de moi l'impossible.

Je passe à d'autres observations qui me paroissent indépendantes de l'opération, & que j'ai réservées pour la fin de ce mémoire, afin de ne point interrompre l'ordre que je m'y étois proposé.

On a vû qu'en réduisant la chaux d'*antimoine* par le savon noir, j'obtenois un régule que j'ai appellé impur, par la raison qu'il n'étoit pas compact. Si l'on prend un de ces régules d'un volume un peu raisonnable, on le trouve plein de cavités; & dans les plus grandes on apperçoit aisément avec la loupe des lamines de régules toutes formées, que l'air renfermé & raréfié dans ces cavités a empêché de se coller les unes contre les autres; quelques-unes sont triangulaires, le plus grand nombre est exagone; enfin, il s'y en trouve d'assez longues, qui se joignant à angles droits par un de leurs côtés, forment des especes de gouttieres; on y apperçoit aussi quelques aiguilles, mais en assez petit nombre. Quant aux surfaces extérieures de ces régules, on n'y voit rien de remarquable que quelques stries partant d'un centre & formant des rayons. La partie de ces régules non purifiée, qui paroît la plus compacte, pourroit bien n'être que les mêmes lames collées les unes contre les autres, qui se laisseroient voir par leur tranchant & par le sommet de leurs angles. Ces lames sont-elles les premieres particules qui doivent composer ce régule, ou ne sont-elles que l'arrangement accidentel d'autres particules antérieurement plus petites? C'est ce que je n'ose décider.

Il m'est arrivé deux ou trois fois, en régulisant la chaux d'*antimoine* par le savon noir, d'avoir des végétations salines en arbrisseaux, assez élevées au-dessus de la surface des scories. Sans doute qu'elles étoient occasionnées par le refroidissement subit de la matiere en fonte. J'ai fait voir une de ces végétations salines à la Compagnie, afin qu'on fût sûr qu'elle étoit exactement représentée dans le dessein qu'on m'en a fait. Mais je ne puis donner un moyen certain de les refaire; car quelque soin que je me sois donné, je n'ai pu réussir à les répéter.

Toutes ces réductions de la chaux d'*antimoine* en régule ne se font point sans qu'il s'éleve une quantité sensible de fleurs argentées, qu'on nomme ordinairement *fleurs de régule*. Ce sont de longs filets déliés, roides, qui piquent comme des aiguilles très-fines. Si on les observe par un microscope à simple lentille, mais garni de son modérateur de lumiere, elles paroissent opaques; si l'on ôte le modérateur, ensorte qu'elles puissent être autant éclairées qu'il est possible, on les voit diaphanes, elles paroissent être des filets de verre. Cependant cette observation ne prouve pas absolument que ce soit du verre, puisque la plupart des objets qu'on regarde au travers d'une excellente lentille, paroissent transparens, pourvu qu'ils soient assez minces. Le Chevalier Newton a observé qu'en plaçant un corps opaque, mais très-mince devant le trou par lequel on fait entrer la lumiere dans une chambre obscure, ce corps y paroissoit transparent, le microscope fait ici à peu près l'effet de la chambre obscure; ainsi ce que je crois être verre, pourroit bien ne paroître tel que par une erreur de vision.

J'avois réussi à réduire le verre d'*antimoine* par le savon en le traitant comme la chaux, cela devoit être, ainsi j'en supprime le détail. Je croyois réussir de même avec le diaphorétique, à quelque différence près, qui n'auroit regardé que le poids. Mais l'*antimoine* diaphorétique, fait suivant les formules ordinaires, ayant été mélangé avec le savon noir, puis poussé au feu comme la chaux de ce minéral, s'est converti en une masse que j'ai laissée refroidir, dans l'espérance de trouver un régule au fond du creuset, après que je l'aurois cassé. L'ayant examiné presque froid dans un endroit exposé au grand air, je me suis apperçu que la masse s'échauffoit à mesure qu'elle prenoit de l'humidité de l'air. J'en portai quelques morceaux à la flamme d'une bougie où ils s'allumerent en pétillant. Je rejettai quelques-uns de ces morceaux allumés dans le creuset, où ils allumerent le reste de la masse qui pétilla de même en brûlant.

Je refis l'opération précédente, & me servis d'un diaphorétique minéral très-beau, que j'avois préparé quelques jours auparavant, de deux parties de régule & de trois parties de nitre. J'en pris une once que je mêlai avec deux onces de savon noir. Ce mélange mis peu à peu dans un creuset ardent, s'y allumoit, & boursouffloit beaucoup; lorsque la flamme finissoit, la masse s'affaissoit, & devenoit d'un rouge de charbon embrasé; il s'en élevoit des vapeurs lumineuses d'un verd bleuâtre. Tout cela est arrivé sans variété à chaque projection de la matiere. Lorsque tout le mélange fut projetté, & eut cessé de jetter des flammes & des vapeurs lumineuses, il se forma une espece de champignon renversé, creux, poreux & noir, j'en rabbatis les bords, & je mis dessus une nouvelle once de savon noir, afin de mieux couvrir la matiere que je voulois réduire. Quand ce dernier savon fut brûlé, & que j'apperçus une petite flamme bleuâtre sur la masse, je couvris le creuset de son couvercle, & de beaucoup de charbon, & je donnai une chaude vive d'environ cent coups de soufflet; mais malgré la violence du feu, qui fut un peu plus grande & plus longue que dans toutes les opérations dont j'ai parlé ci-dessus, il ne se forma point de scories fluides, & la masse resta spongieuse. Je laissai éteindre le feu, & je portai le creuset dans un coin de mon laboratoire, où il resta plus de cinq heures sans qu'on y touchât. Vers le soir je voulus examiner cette matiere, on prit ce creuset qui étoit très-froid; la personne qui le tenoit, sans avoir pris de précaution contre un effet qu'on ne pouvoit prévoir, voulut découvrir le dessus de la masse avec un morceau de fer: mais dans l'instant que l'air y eut accès, le feu y prit, & il se fit une explosion vive & avec bruit, qui lui lança sur ses habits une gerbe de feu très-considérable, & y fit plusieurs trous. Il se répandit une forte odeur de soufre, semblable à celle de ces phosphores en poudre, dont feu M. Lemery le cadet a donné plusieurs descriptions dans son Mémoire de 1714. (Voyez *Alumen*.)

Je n'ai point eu la réduction du diaphorétique que je cherchois, & le hasard m'a donné un phosphore très-singulier que je ne cherchois pas. Je l'ai refait cinq ou six fois depuis avec le même succès, soit en me servant du diaphorétique des formules ordinaires, soit en employant mon diaphorétique de régule : il est vrai que ce dernier réussit un peu mieux que les autres, pourvu qu'on ne donne ni trop ni trop peu de chaleur, après qu'on a ajouté la derniere once de savon.

Lorsque pour faire mon diaphorétique, j'ai fait détonner le régule avec le nitre pur, je le lave à l'ordinaire pour en séparer par les lotions le nitre alcalisé pendant la déflagration. La lessive qui en est très-caustique, prend une couleur bleue, ce qui vient vraisemblablement d'une portion du principe inflammable que ce sel a enlevée au régule; & cela est si vrai, que cette lessive noircit l'étain & l'argent, ce qu'elle ne feroit pas si elle n'étoit pas sulphureuse. Si au lieu de jetter cette matiere dans l'eau après la détonation, je la jette dans de l'esprit de vin, il prend presque sur le champ une belle couleur rouge qui augmente de teinte par la digestion. Cette liqueur, que M. Stahl a nommée *Tinctura alkalica acris*, est une teinture d'*antimoine* non émétique, simplement alcaline & diaphorétique, qui a enlevé à l'*antimoine* par le moyen du nitre, une portion de son soufre métallique (si cependant le soufre métallique est quelque chose de réel) d'où il résulte qu'un *lilium* bien fait n'est pas simplement une teinture de sels alcalis, comme quelques personnes le croyent. Il est bien vrai que l'esprit de vin digéré sur un sel fixe simple bien alcalisé, y prend à la longue une couleur rouge : mais ce même sel alcali, lorsqu'il est pur & seul, ne donnera jamais à l'eau une couleur bleue comme le nitre alcalisé avec le régule.

Cette digression ne sera pas si inutile qu'elle le paroît: elle sert à prouver qu'il y a une quantité considérable de principe inflammable dans le régule. De plus, on sait que le régule converti en diaphorétique, augmente considérablement de poids. Huit onces, par exemple, de régule bien édulcoré & bien sec, m'ont donné onze onces deux dragmes de diaphorétique. D'où peut venir cette augmentation, si ce n'est de la concentration de l'acide du nitre dans ces parties régulines? Or en admettant cette supposition, je puis prouver la cause de la défragration de mon phosphore.

Voici comme je l'explique. Il y a une grande quantité de parties de chaux, autrefois chaux vive, dans la lessive grossiere & non filtrée, qui sert à faire le savon noir. Lorsque je calcine le mélange qui fait mon phosphore, je brûle une partie de la matiere inflammable du savon, le reste se réduit en charbon. Pendant l'action du feu, l'acide du nitre quitte peu à peu les parties régulines qui le retenoient pour s'unir au sel alcali du savon, avec lequel il se fait un nitre régénéré : mais tout le sel alcali n'est pas employé à cette régénération, parce qu'il n'y a pas vraisemblablement assez d'acide nitreux. Par le même feu, les particules terreuses de la chaux, répandues dans le savon, se calcinent de nouveau, & redeviennent chaux vive. Toutes ces particules de différente nature, sont voisines les unes des autres dans le creuset; ainsi elles agiront pour l'effet dont il est question, aussi-tôt qu'un moyen extérieur y concourra. Cela supposé, on souleve la croûte qui couvre la masse du phosphore, l'air s'y introduit avec l'humidité, ou les parties aqueuses dont il est chargé, & dont le sel alcali du mélange est avide. La chaux s'humecte, s'échauffe, s'allume, & met le feu aux parties de charbons, & aux parties de nitre régénéré qui sont voisines, d'où s'ensuit la détonation de toute la masse. Une preuve que le nitre est actuellement dans ce mélange, soit par régénération, comme je le crois, ou de toute autre maniere; c'est qu'ayant tenté trois fois la même opération avec la poudre d'Algaroth, elle n'a point réussi, parce que dans cette poudre les parties antimoniales ne sont pas unies à l'acide nitreux, mais à l'acide du sel marin.

Si cette preuve ne suffisoit pas, en voici une autre. Lorsque dans la vue de faire la réduction du diaphorétique en régule, je m'opiniâtrois à pousser le feu, il se faisoit une détonation de ce nitre qui fusoit avec le charbon de l'huile du savon, comme auroit fait un mélange de salpetre & de charbon ordinaire : le diaphorétique se dissipoit en même tems en vapeurs blanches, & il ne restoit dans le creuset qu'une croûte noire & dure attachée à ses parois, qui ne produisoit plus que du feu sans aucune détonation. C'est par cette raison que la réussite de mon phosphore détonant, dépend du degré de la calcination que je donne au mélange, & qu'il faut être attentif à ne pas la pousser jusqu'à un degré de chaleur qui fasse fuser le nitre.

Quant à la probabilité du concours d'une matiere devenue chaux vive, qui peut s'allumer, & donner du feu, je rapporterai le fait suivant. Il y a environ cinq ans que pendant une débacle de la riviere de Seine, un bateau plein de chaux, du Port S. Paul, fut fendu par les glaces ; l'eau s'y introduisit, la chaux s'y alluma, mit le feu au bateau, celui-ci à d'autres, il y eut un incendie, dont j'étois alors à portée de vérifier l'origine.

Nous avons en Chymie différens mélanges qui prennent feu aussi-tôt qu'ils sont exposés à l'air. Telles sont les matieres végétales ou animales sulphureuses calcinées avec l'alun.

Le mélange du régule d'*antimoine* avec le sublimé corrosif s'allume quelquefois.

Le safran de mars antimonial de M. Stahl s'est enflammé au Jardin du Roy, où M. Boulduc l'avoit fait exposer au soleil pour le dessécher plus vîte.

L'or fulminant détone par la seule chaleur d'une trituration un peu rapide.

La verge de fer qui a servi à remuer le mélange des réductions de mes chaux d'*antimoine* étant ratissée avec un couteau, donne des étincelles de feu.

M. de Reaumur a observé que l'*antimoine* uni au fer, à peu près à parties égales, il en résulte une masse métallique, qui limée rudement, donne une grande quantité d'étincelles capables d'allumer toute matiere combustible.

Ainsi il semble que pour faire des phosphores, il ne s'agit que de concentrer la matiere propre à donner du feu dans des cellules, où elle puisse rester tranquille & comme assoupie, jusqu'à ce que par quelque moyen on rompe les parois de ces cellules, & qu'on y laisse introduire une autre matiere plus subtile & capable de lui imprimer un mouvement d'une rapidité extreme. Soit que cette explication suffise pour rendre raison de l'inflammabilité des phosphores, soit qu'on l'explique par des hypotheses beaucoup plus ingénieuses, elles auront toujours le défaut de n'être qu'ingénieuses. *Mémoires de l'Academie Royale des Sciences. A.* 1736.

Du Régule d'Antimoine médicinal.

PAR M. HOFFMAN.

Le régule d'*antimoine* a subi le même sort que les autres remedes tirés de la Chymie : lorsqu'il parut il y a quelques années, on le regarda d'abord comme un secret de la derniere importance, surtout dans les Pays-Bas. On ne s'accorde point sur le nom de son inventeur ; car quelques-uns en attribuent la découverte à Cranius & d'autres à Mœtsius, qui a inséré la préparation de ce régule dans sa Chymie raisonnée : on la trouve encore dans la Medecine chymique de Vigani. On n'est pas plus d'accord sur les vertus & les effets de ce remede que sur le nom de celui qui en a fait la découverte : car on trouva d'abord & on trouve encore un grand nombre de personnes qui le mettent au nombre des secrets les plus importans de la Medecine ; tandis que d'autres au contraire prétendent qu'il n'est d'aucune utilité, ou ce qui est bien pis, qu'il a une qualité vénéneuse & nuisible.

C'est pourquoi j'ai cru qu'il ne seroit pas inutile de rechercher en peu de mots quelle est la nature de ce remede, afin d'être plus en état de juger de la vérité ou de la fausseté des sentimens de ces deux classes de personnes. Comme personne avant moi n'a entrepris une pareille tâche, j'espere qu'on me pardonnera si je traite cette matiere avec moins d'exactitude que son importance l'eut exigé. Afin de pouvoir exécuter mon dessein avec plus de clarté, j'examinerai d'abord en peu de mots les principes qui composent ce régule, j'en donnerai ensuite les préparations pour passer à ses différens usages.

Les principes qui constituent ce régule sont premierement l'*antimoine* lui-même, qui est le principal, puisque la matiere de ce régule en est formée. Secondement le sel commun dont l'acide est d'une nature extremement volatile. Enfin un sel alcali qui produit des effets singuliers & remarquables sur les substances sulphureuses, surtout sur celles qui tiennent de la nature des minéraux, aussi-bien que sur les parties sulphureuses & huileuses des animaux & des végétaux.

De la préparation de ce régule médicinal.

Après avoir fait le dénombrement des différens principes qui composent ce régule, il nous reste à examiner la maniere dont on le prépare. Quoique plusieurs Auteurs & entre autres, Mœtsius dans sa Chymie raisonnée, les *Acta curiosorum, Leidens.* Koénig dans son Regne minéral, & Barkhyisen dans sa Pyrosophie, nous aient laissé diverses instructions sur ce sujet, je me crois cependant obligé d'en rendre compte.

Prenez cinq parties d'*antimoine* pur, quatre de sel ordinaire, & une once de sel de tartre. Quelques personnes alterent la proportion de ces ingrédiens, & prenent huit parties d'*antimoine*, sept de sel ordinaire & une de sel de tartre : mais la premiere, est la plus généralement reçue. Après avoir battu & mêlé toutes ces drogues ensemble, on les mettra peu à peu dans un creuset rouge, & on augmentera l'action du feu jusqu'à ce que la matiere soit entierement fondue, ce qui arrive ordinairement dans l'espace d'un quart-d'heure, lorsque l'on prend des mesures justes. Versez cette matiere dans un vaisseau de figure conique que vous aurez soin de frotter auparavant avec du suif, ou de noircir à la fumée d'une chandele. Agitez ce vaisseau de la maniere qu'on observe dans les autres fusions du régule, afin qu'il se sépare suffisamment de ses scories, & qu'il se précipite au fond du vaisseau. Quelques personnes regardent cette circonstance d'agiter le vaisseau comme la plus nécessaire, à cause que ce régule étant le plus léger de tous ceux qu'on prépare avec l'*antimoine*, il importe qu'on le sépare de ses scories, outre qu'il se précipite plus difficilement. Lorsqu'on néglige cette précaution, & qu'on verse ce mélange encore bouillant dans un vaisseau froid, il arrive souvent que pendant l'ébullition, une partie des scories se mêle avec le régule, & réciproquement, qu'une partie du régule reste dans les scories, de sorte qu'il n'est point aussi pur, si beau ni si brillant qu'il l'eût été sans cela. Lorsque ce régule est séparé de ses scories il est aussi poli que de l'acier ; lorsqu'on le pulvérise dans un mortier ou sur un marbre avec de l'eau ou sans eau jusqu'à faire disparoître ses particules brillantes, il devient rouge ou de couleur de pourpre.

Comme ce procédé n'a rien de difficile, je ne m'y arrêterai pas davantage : il est bon cependant d'observer ici par rapport au sel alcali qui entre dans cette composition, que quelques personnes qui admettent une différence considérable entre les alcalis sont si fort attachés au sel de tartre, tant par rapport à sa pureté qu'à ses effets ou ses qualités occultes, qu'elles ne veulent point qu'on substitue aucune autre sorte de sel à sa place. Je suis persuadé que l'observation de Vigani a donné lieu aux doutes qu'on a eus sur ce sujet ; car il rapporte dans sa *Med. Chym. pag.* 20. une expérience pour établir la différence des alcalis, & assure qu'il a eu un régule rouge, en préparant l'*antimoine* avec du sel commun & du sel de tartre, au lieu qu'il n'a eu qu'un régule ordinaire en mettant l'*antimoine* en fusion avec du sel de chardon-beni. J'avouerai pourtant que quoique j'aie fait plusieurs expériences dans cette vue avec beaucoup de précaution, je n'ai jamais remarqué une différence si considérable entre les régules qu'elles m'ont donnés ; & que le sel de chardon-béni & les autres alcalis n'ont pas produit un régule différent de celui qu'on obtient ordinairement avec le sel de tartre. C'est ce qui me fait soupçonner que le régule simple de Vigani a été produit par un mélange fortuit de charbon & de quelque autre substance sulphureuse. Comme je n'ai pu découvrir la différence des sels alcalis, je suis persuadé qu'on ne doit pas être fort scrupuleux sur le choix qu'on en fait, pourvu qu'on emploie un alcali pur, préparé comme il faut, & qui ne soit point altéré par quelque substance étrangere ou hétérogene.

Il est inutile d'hésiter sur le choix du sel commun, & d'examiner scrupuleusement lequel du sel marin, du sel gemme ou du sel de fontaine, est le plus propre pour cet effet, puisqu'on obtient également le but qu'on se propose, quelque sel qu'on emploie.

La méthode que nous venons de rapporter est celle qui est la plus ordinaire & la plus en usage dans la préparation du régule médicinal; quoique quelques personnes s'en écartent quelquesfois en ajoutant ou en retranchant quelque ingrédient, ou en changeant les proportions du poids suivant que le caprice ou quelque vue particuliere les y obligent. Il y en a, par exemple, qui au lieu de sel alcali employent le sel de tartre mais en plus grande quantité. Ils prennent huit parties d'*antimoine*, sept parties de sel ordinaire & six de tartre. On met ce mélange en fusion dans un creuset qu'on a fait rougir : mais on en vient à bout beaucoup plus difficilement que par la méthode ordinaire. On obtient avec celle-ci un régule qui ressemble au médicinal, & que je crois être de même espece que lui, quoiqu'il ne soit pas aussi beau ; car sa couleur est plus sombre, & sa substance plus poreuse : mais lorsqu'on le réduit en poudre, il devient d'une couleur pourprée de même que le régule médicinal. Ses scories sont légeres, poreuses & ressemblent aux bluettes qui sortent du fer rouge lorsqu'on le bat. D'autres qui attribuent peut-être trop de vertus au sel commun dans la production du régule, veulent qu'on rejette entierement le sel de tartre, & qu'on augmente le sel commun d'une quantité égale à celle du premier. C'est ce qu'ordonne Barckhyisen dans sa Pyrosophie, *Liv. III. Sect.* 3. *chap.* 2. où il soutient qu'on peut avoir ce même régule médicinal, en faisant fondre légerement l'*antimoine* avec une égale quantité de sel commun : mais lorsqu'on vient à en faire l'essai, on ne s'apperçoit point que le sel commun ait apporté le moindre changement à l'*antimoine*, bien loin de produire l'effet auquel on s'attendoit. Enfin nous pouvons mettre au nombre des différentes méthodes dont on se sert pour préparer ces régules, celle dans laquelle les Chymistes employent le sel commun pour corriger le safran des métaux de Ruland, dans la croyance qu'il devient semblable au régule médicinal, quant à ses effets. Ils employent pour cet effet trois parties d'*antimoine*, deux de nitre & une de sel commun : voyez *le Mort dans les Actes des Curieux de Leyde.* D'autres rejettent cette proportion & veulent qu'on emploie la même quantité de chaque ingrédient. Après avoir battu & mêlé ces drogues ensemble, on les met dans un creuset rouge, & on les réduit à un degré convenable de fusion que l'on obtient aussi-tôt. On verse ensuite la matiere dans un vaisseau de figure conique, ou bien, comme le Mort l'insinue dans le passage, que nous avons cité, on la laisse dans le creuset d'où on la tire lorsqu'elle est refroidie. Le régule qu'on obtient par ce procédé n'est point différent du safran des métaux de Ruland ; il est, de même que ce régule, médicinal, d'une consistance poreuse, peu poli, mais clair & d'une très-belle apparence. Lorsqu'on le réduit en poudre, il devient d'un rouge obscur semblable à celui du bol d'Arménie. Ses scories sont légeres, d'un jaune d'ambre & pareilles à celles que donne le régule d'*antimoine*, lorsqu'on le purifie avec le nitre.

Usage de ce Régule.

On peut employer ce régule dans la Chymie, dans la Pharmacie & dans la Thérapeutique. Je vais toucher en peu de mots chacun de ces usages en particulier.

Il n'est pas difficile de découvrir quel est son usage dans la Chymie, si l'on recherche sa nature aussi-bien que la maniere dont il est produit. Je ne m'arrêterai pas beaucoup sur cet article, & je passerai aux usages auxquels on peut l'employer dans la Pharmacie.

Quoique les Chymistes ne se soient pas mis en peine jusqu'à présent d'extraire d'autres médicamens de ce régule, je rapporterai cependant le plus brievement qu'il me sera possible, les préparations qu'on en fait, & qui sont le plus en usage. Notre savant Président a proposé, dans ses notes sur Poterius, chap. 12. une préparation de soufre d'*antimoine* faite avec le régule médicinal, qu'il fait bouillir dans de l'eau de chaux, & qu'il précipite avec de l'esprit de vitriol. Il assure que ce soufre a les mêmes vertus & la même efficace que la panacée de Glauber ; il le préfere même au régule, à cause que sa virulence arsénicale étant corrigée par l'esprit de vitriol, est beaucoup plus foible que dans le régule. Il enseigne dans le même Ouvrage la préparation d'une teinture d'*antimoine*, qu'il tire du régule médicinal qu'il met en fusion avec un alcali, au moyen de l'esprit de vin, ou tartarisé, ou retiré des scories de l'*antimoine.* Il nous enseigne encore à préparer une teinture anodyne avec ce régule, en faisant dissoudre de l'opium dans une décoction du régule médicinal avec de l'eau de chaux, & en extrayant l'essence de la solution qu'on a fait épaissir par le moyen du vin de Malvoisie, ou de l'esprit de vin. Voici ce qu'il dit des vertus de cette teinture : « Ce remede est très- » propre pour soulager les douleurs, & pour pro- » curer le sommeil.; car la lessive de la chaux étant » imprégnée du soufre d'*antimoine*, elle corrige la qua- » lité narcotique & assoupissante de l'opium ; ce qui » prévient les symptomes qu'il cause pour l'ordinaire, » tandis que les qualités atténuantes & anodynes du sou- » fre d'*antimoine* qui répriment les mouvemens impé- » tueux des esprits, se balancent heureusement l'une » l'autre.» Basile Valentin fait mention dans son *Char de Triomphe de l'Antimoine*, d'une teinture & d'un beaume antimonial qu'on prépare avec un mélange de tartre & d'*antimoine* en forme de foie, & qui n'est point différent du régule médicinal. On peut encore aisément préparer avec ce régule, une chaux, une céruse antimoniale & un verre, si après avoir lavé la partie alcaline on le fait calciner peu à peu afin d'en extraire le soufre ; car il sera aisé après cela de mettre ce qui a resté au fond en fusion pour en tirer un verre. En voilà assez touchant l'usage du régule médicinal dans la Pharmacie.

Je pourrois m'étendre davantage sur ce sujet : mais comme cela seroit inutile, je me contenterai de répéter ici, qu'on peut employer le régule médicinal à la place de l'*antimoine* dans un grand nombre de préparations.

Passons maintenant à la troisieme & derniere chose que nous nous sommes proposée, qui est d'examiner l'usage du régule médicinal dans la pratique de la Medecine. Je ne puis m'empêcher de condamner ici ceux qui exagerent les louanges de ce régule, & qui le regardent comme une panacée universelle & divine, & j'entre dans le sentiment de ceux qui gardent un milieu convenable sur ce sujet. On vante beaucoup son efficace dans les maladies chroniques qui proviennent d'une longue obstruction des visceres ; & notre savant Président dans ses notes sur Potérius, le recommande dans l'hydropisie, l'épilepsie, le scorbut & les fievres ; car comme ces maladies sont d'une nature obstinée & opiniâtre, elles demandent des remedes qui ne produisent point un effet aussi prompt que les substances végétales, mais qui demeurent un tems considérable dans le corps, & qui en agitant souvent les matieres opiniâtres, les surmontent & les détruisent enfin. Il est aisé de comprendre par-là pourquoi ce régule a tant d'efficace pour surmonter l'opiniâtreté des maladies chroniques. On trouve aussi un grand nombre de personnes qui vantent encore son efficace contre les fievres. Mœtsius prétend dans sa Chymie raisonnée & dans les Actes des Curieux de Leyde, qu'il est un diaphorétique spécifique dans les fievres de toute espece. Le même Auteur le recommande dans toutes les maladies, où, pour user de ses termes, les sueurs sont nécessaires, à cause qu'il n'enflamme point le sang comme les substances tirées des végétaux. Ceux qui ont connu cet Auteur lorsqu'il vivoit, m'ont assuré qu'il usoit journellement de ce régule, & sa pratique chymique est une preuve de ce que j'avance; car il soutient dans cet Ouvrage qu'il est d'une efficace extraordinaire dans toutes les maladies qui demandent qu'on mette la lymphe en mouvement, & qu'on facilite la transpiration. Ainsi il le recommande dans la goute, l'apoplexie, &c. mais surtout dans les fievres. Il en recommande encore l'usage, dans les Actes des Curieux de Leïde, en suivant un régime diaphorétique. Barkhuisen s'en rapporte au sentiment de Mœtsius, & exalte extremement sa vertu sudorifique dans les fievres & dans les maladies aiguës.

Koénig se déclare du même sentiment dans son Regne minéral, *chap.* 9. où il propose une espece de médicament qui consiste en ce régule médicinal qu'il réduit en bol avec le quinquina & la thariaque, qu'il fait prendre au malade quelques heures avant l'accès. Cependant, malgré les grands éloges que l'Auteur donne à ce remede, je ne conseille à personne d'en user dans les fievres quartes violentes, à cause que l'usage des remedes, qui sont aussi astringens & capables de produire une agitation aussi violente, causent très-souvent l'hydropisie & plusieurs autres maladies.

Quelques personnes recommandent encore ce remede dans quelques cas où l'état de la lymphe est mauvais, dans l'hydropisie, l'anasarque, &c. comme je l'ai observé ci-dessus. J'ai toujours beaucoup approuvé la méthode du savant & du judicieux Hennike, qui l'emploie dans l'anasarque, en le mêlant avec du mercure doux, avec un succès extraordinaire. M. Hoffman dans ses notes sur Poterius, en donne une petite dose mêlée avec des poudres bézoardiques au commencement des fievres malignes, de la petite vérole & de la dyssenterie, à cause, dit-il, qu'on excite par ce moyen une salivation & une sueur modérée, & qu'en atténuant les mucosités des premieres voies on dissipe la pesanteur & les inquiétudes que l'on ressent dans les hypocondres. Je me souviens que durant les fievres malignes qui firent un si grand ravage dans ce Pays, le fameux Chymiste Rollwagius employa souvent ce régule avec beaucoup de succès: il en composoit avec quelque absorbant terreux, une poudre Alexipharmaque, qui est encore aujourd'hui en usage dans de pareilles occasions. Alpinus a donné une description très-exacte de cette poudre dans son Traité des fievres épidémiques, où il confirme par sa propre expérience son efficacité, mais principalement celle du régule dans les fievres malignes & épidémiques. Je sai que M. Hennike, dont j'ai parlé ci-dessus, employoit ce régule dans les maladies dont nous parlons: mais il en usa moins souvent dans la suite, après qu'il eut été témoin de quelques inconvéniens, que sa mauvaise préparation avoit occasionnés, & lui substitua le bézoardique jovial, ou l'anti-hectique de Poterius. Mœtsius prétend que ses scories appliquées extérieurement, sont un remede excellent contre la gale; & je me souviens que mon pere m'en ayant conseillé l'usage, aussi-bien qu'à un grand nombre d'autres personnes qui étoient affligées de cette maladie, elle produisit des effets incroyables. Je me souviens encore d'avoir vu employer ce régule, mêlé avec une substance terreuse, dans la gale, & de lui avoir vu dissiper des tumeurs œdémateuses, principalement des piés, en observant un régime sudorifique. On peut voir par-là quelle est l'efficace de ce régule pour augmenter le mouvement des humeurs qu'il empêche dans ce cas d'augmenter à un point trop excessif au moyen des astringens terreux qu'on y ajoute.

Après avoir parlé de l'usage du régule médicinal dans la pratique de la Medecine, il ne sera pas hors de propos que j'explique la maniere dont il agit.

Comme le régule médicinal produit deux effets, qui sont de faciliter la transpiration & de mettre les humeurs en mouvement, de même il paroît opérer en deux différentes manieres, dont l'une consiste à occasionner différens mouvemens, & l'autre à corriger la qualité des humeurs: mais il ne paroît pas que cette derniere se manifeste avec autant de force que l'autre. Quant à son soufre en général, l'on sait assez qu'il contient non-seulement la véritable matiere du feu, qui est lui-même susceptible des mouvemens les plus rapides, & suffisamment capable d'augmenter celui des humeurs; mais encore qu'étant un mélange d'un phlogistique & d'un acide vitriolique, il possede une force tonique qui se manifeste tous les jours par la vertu qu'il a de chasser la gale. Par le moyen de cette force tonique, les vaisseaux qui sont relâchés reprennent leur ton naturel; & par ce moyen, le mouvement du sang devenant non-seulement plus violent, mais étant encore poussé dans les plus petits vaisseaux, il s'atténue & acquiert un plus grand degré de subtilité. Pour ce qui est de sa partie réguline, il est bon d'observer qu'elle reçoit une force picotante par l'addition des parties arsénicales, ce qui le rend capable d'exciter des mouvemens violens & très-vifs dans les esprits. Secondement, que sa nature mercurielle le rend capable de pénétrer & de dissoudre non-seulement les humeurs visqueuses & épaisses qui sont logées dans les premieres voies, mais encore celles qui sont mêlées dans la masse du sang, & retardent son mouvement intérieur & progressif. On voit par-là comment il est capable de corriger les défauts de la lymphe, nettoyer les visceres lorsqu'ils sont obstrués par des crudités de cette espece, occasionner différentes sécrétions, & rendre les liqueurs capables de mouvement. C'est dans les derniers effets que nous venons de rapporter, & dans les changemens qu'il cause dans les qualités des fluides, que consiste sa seconde maniere d'opérer.

Il nous reste à dire maintenant quelque chose sur la méthode d'administrer ce régule médicinal. On peut le donner assez commodément en forme de poudre, parce que la dose qu'il en faut dans les occasions où on en a besoin, n'est ni trop forte, ni trop dégoutante. S'il arrivoit qu'elle fût un peu trop pesante, on peut la mêler avec de légers absorbans, tels que la nacre de perles, les yeux d'écrevisses, &c. On peut encore la mêler avec d'autres substances, suivant qu'on jugera que la différence des maladies l'exige. C'est ainsi qu'Hoffman veut qu'on le donne, préparé avec le mars, dans l'hydropisie, avec des préparations de cinabre dans l'épilepsie, & avec des sels digestifs, des absorbans, &c. dans les fievres intermittentes. J'ai parlé ci-dessus de son efficace extraordinaire dans l'anasarque, lorsqu'on le mêle avec du mercure doux; car il est souvent arrivé par ce moyen, qu'un demi-scrupule de mercure doux a produit beaucoup plus d'effet que ne l'eussent fait deux scrupules sans son secours. Quelques Medecins l'ajoutent aux vomitifs comme un aiguillon, & s'en servent comme d'un digestif. On peut le mêler lorsqu'il est en forme de potion avec d'autres diaphorétiques anodyns, &c. avec le diascordium, la thériaque céleste, les teintures bézoardiques, celles d'opium corrigées avec le sel de tartre, & avec les eaux diaphorétiques de germandrée, de cerfeuil & de cerises.

Mœtsius dans sa Chymie raisonnée, & Alpinus dans son

Traité des fievres épidémiques, ont donné des formules pour ces préparations. On peut encore le donner en forme de pilules avec des gommes résineuses & résolvantes & avec des extraits amers d'absinthe, de chardon-béni, de germandrée, de fumeterre, de cueillerée, de safran, de gomme ammoniaque, de sagapenum, de liere, de myrrhe, d'aloès, &c. Lorsque le régule est mêlé & préparé comme il faut avec les substances dont nous venons de parler, il devient un excellent remede dans les maladies qui dépendent du dérangement des regles & dans les obstructions des visceres. Sa dose est depuis six grains jusqu'à un scrupule & même davantage, suivant que l'état du malade l'exige.

Mais avant que d'employer ce régule il faut le triturer si parfaitement, & le réduire sur un marbre en une poudre si déliée, qu'on n'y découvre plus la moindre particule brillante. Cette précaution est absolument nécessaire tant pour en faciliter la solution, qu'afin qu'il opere plus promptement: car lorsqu'on la néglige il reste trop long-tems dans les intestins, & peut occasionner des symptomes très-fâcheux; il sort même quelquefois avec les excrémens, ce qui arrive souvent dans les préparations de cinabre. HOFFMAN, *Medecine Raisonnée, Systemat. Tom. IV.*

M. Jean Pringle a donné dans les Essais de Medecine d'Edimbourg l'histoire d'un remede pour la dyssenterie, qui est préparé avec l'*antimoine*, & qui a été rendu public par M. Young. Il semble d'abord au premier coup d'œil que ce remede est un de ceux dont on doit le moins attendre l'effet qu'on se propose : mais comme je le tiens de bonne main, & que l'expérience qui seule est capable de fixer la valeur d'un remede, est toute en sa faveur, j'ai cru ne pouvoir me dispenser d'en parler dans un Traité de l'*antimoine*, quoique je n'aie point été temoin moi-même de ses effets salutaires.

Verre cérat d'Antimoine.

Prenez *de verre d'antimoine, une once,*
de cire, une dragme.

Faites fondre la cire dans une cuillere de fer & ajoutez-y l'*antimoine* pulvérisé. Mettez cette composition sur un feu médiocre & qui ne jette aucune flamme pendant l'espace d'une demi-heure, & remuez-là sans cesse avec une spatule; retirez-là du feu & versez-là sur un morceau de papier blanc bien propre, pulvérisez-là & gardez-là pour l'usage.

Cette quantité lorsque je l'ai préparée, a perdu un gros de son poids. Le verre s'est fondu dans la cire à un feu médiocre. J'étois si scrupuleux la premiere fois que je préparai ce remede, que j'eusse souhaité que l'Auteur eût assigné le degré de feu aussi-bien que le tems que cette préparation exigeoit : mais j'ai remarqué depuis en variant le tems & le degré de chaleur, qu'on n'appercevoit aucune différence dans l'opération de ce remede.

Après avoir demeuré environ vingt minutes sur le feu, il commence à changer de couleur, & dix minutes après il approche de très-près de celle du tabac. Je connois à cette couleur qu'il est suffisamment préparé, sans avoir égard au tems ni au degré de chaleur.

La dose ordinaire pour un adulte est de dix ou douze grains; mais pour plus grande sureté je commence ordinairement par six; j'en donne un scrupule aux personnes robustes; il opere cependant quelquefois si doucement, que je serois tenté de croire que la dose est encore trop foible.

J'en donne cinq ou six grains aux personnes d'une complexion foible, & j'augmente la dose à proportion de l'effet qu'elle produit.

La dose pour un garçon de dix ans est de trois ou quatre grains.

Celle pour un enfant de trois ou quatre ans, de deux ou trois.

On s'est servi de ce remede avec beaucoup de succès dans la dyssenterie, & on en a caché la préparation comme un secret pendant plusieurs années.

La premiere fois qu'on me le communiqua, je le crus si désagréable & si dangereux, que je passai plusieurs années sans oser en faire l'essai; la premiere dose même que j'en donnai ne fut que d'un grain, & je l'augmentai peu à peu jusqu'à vingt, ce qui est la plus forte que j'en aie jamais donnée. Aussi-tôt que je fus convaincu par un grand nombre d'expériences qu'il étoit doux & efficace dans la dyssenterie, j'en publiai la recette dans les Essais d'Edimbourg; car outre qu'on ne me l'avoit point confié sous promesse de le tenir secret, je me suis fait une loi de ne cacher aucun remede au public, de quelque espece qu'il soit.

Je ne crois point que les Medecins veuillent en donner d'abord une forte dose, sur une autorité aussi peu respectable que la mienne pour des étrangers; ils peuvent donc pour agir avec précaution en donner d'abord une aussi petite dose qu'ils le jugeront à propos, & en faire l'essai dans presque toutes les maladies où les purgatifs ne peuvent causer aucun préjudice, & l'augmenter insensiblement à proportion des effets qu'il produira.

Je le donne dans les dyssenteries sans m'embarrasser si elles sont accompagnées de fievres ou non, & si celles-ci sont épidémiques ou si elles ne le sont pas.

Je l'ai souvent hasardé après la saignée & le vomitif, & il a produit un effet qu'on avoit vainement attendu de ces premiers.

Je n'ai jamais jugé à propos de donner des opiates au commencement, surtout lorsque la maladie est considérable; car quoique l'opium soulage considérablement quelques personnes, je me suis apperçu dans un autre tems qu'il avoit fait augmenter la maladie le jour suivant.

La dose que j'ai commencé à donner n'a jamais été plus forte que de dix grains, parce qu'elle opere avec autant de violence au commencement que le feroient vingt grains à la fin sur le même malade.

Il fait quelquefois vomir le malade & il le fatigue; il purge beaucoup de personnes: mais je me suis souvent apperçu qu'il guérissoit sans aucune évacuation sensible & sans causer aucune lassitude lorsqu'on l'emploie dans les dyssenteries violentes.

Lorsqu'il purge suffisamment ou qu'il fatigue le malade, je mets un ou deux jours d'intervalle entre chaque dose, de même que je le pratique avec les autres purgatifs.

Comme j'ai guéri quelques personnes avec une seule dose, j'ai été obligé d'en donner cinq ou six à d'autres lorsque la premiere n'avoit pas produit assez d'effet, & que j'ai cru que la foiblesse de la dose me priveroit du succès que j'espérois de ce remede dans les maladies chroniques.

Après la seconde ou troisieme dose les selles sont rarement sanglantes, les tranchées & la maladie diminuent, & les selles sont moins visqueuses.

Je le donne à jeun, persuadé qu'il opere avec moins de violence.

Le malade ne doit boire que trois heures après, à moins qu'il ne soit extremement incommodé & qu'il ait envie de vomir; dans ce cas on lui donnera de l'eau chaude de même qu'avec les autres vomitifs.

On doit se garder de le donner pour la diarrhée à la fin d'une maladie de consomption. J'ai guéri quelques autres diarrhées opiniâtres en en donnant une forte dose : mais il a réussi moins souvent que dans la dyssenterie.

Je défends à mes malades l'usage de toutes les liqueurs qui ont fermenté; je leur ordonne pour nourriture du lait avec du riz ou du pain, des bouillons de poulet ou du gruau.

Je ne leur donne rien de froid, si ce n'est une petite cuillerée de gelée de corne de cerf toutes les fois que les malades en demandent; je leur permets quelquefois la gelée de groseilles pour leur rafraîchir la bouche.

On peut donner ce remede sans rien craindre aux femmes enceintes, & la dose d'un demi-grain aux enfans qui sont à la mamelle. *G. Y. Edimbourg, Med. Essais, Tom. V.*

L'*antimoine* a fourni de tout tems aux Empiriques depuis qu'on a découvert ses vertus, les secrets qui ont eu le plus de réputation, comme il est aisé de s'en convaincre par l'irrégularité de leurs opérations; car les remedes préparés avec l'*antimoine* ont cela de particulier, qu'ils agissent quelquefois avec beaucoup de violence, & quelquefois sans aucune opération visible, quoiqu'on les emploie en même quantité sur le même malade & sans qu'on puisse dire qu'aucune circonstance ait changé.

Quand on n'auroit point d'autres preuves que celles que nous venons d'alléguer, elles suffiroient pour nous convaincre que la pilule de M. Ward étoit composée d'*antimoine*, & c'est de quoi personne ne doute plus aujourd'hui; quant à la maniere dont il la prépare, elle n'est pas fort difficile, puisqu'on peut la composer de plusieurs façons, en ôtant à ce minéral une partie de son soufre, & en laissant sa partie réguline toute seule, elle produit toujours le même effet quoique donnée en petite dose.

Je finirai cet Article par l'histoire d'un remede qu'on a publié depuis peu & pour lequel l'Auteur a obtenu une patente; j'entens parler de la poudre de M. Hayward pour le rhumatisme & la goute. Il ne promet pas moins que la guérison de cette derniere maladie qui a embarrassé depuis tant de siecles tous les Medecins. C'est pourquoi il paroît de quelque importance d'examiner jusqu'à quel point ce remede peut vraisemblablement répondre au caractere que lui ont donné les personnes qui avoient intérêt à sa vente, puisqu'il se peut faire qu'elles se soient trompées à son avantage. Il est à propos que le lecteur sache auparavant, qu'on oblige tous ceux qui demandent une patente pour quelque découverte que ce soit, d'en spécifier les particularités & de les faire enregistrer en Chancelerie dans l'espace de quatre mois, afin que le public profite de cette découverte, & l'on donne à celui qui en est l'Auteur le privilege de le vendre seul pendant quatorze ans, après quoi on l'enregistre.

Le remede de M. Hayward est une préparation d'*antimoine* & de nitre broyés ensemble, jusqu'à ce qu'il ne paroisse plus aucune particule brillante de l'*antimoine*. Chaque dose de ce remede est de vingt-sept grains pour un adulte.

J'ai remarqué ci-devant que Kunckel fut soulagé de quelques douleurs qui l'affligeoient, en prenant suivant l'avis du jeune Sennert, de l'*antimoine* cru; que ces trochisques de Kunckel sont aujourd'hui fort renommés pour les douleurs vagues à Francfort & à Nuremberg: on les prépare avec de l'*antimoine* cru, & je ne doute point que ce minéral lorsqu'il est mêlé avec le nitre, ne puisse quelquefois être fort utile dans les légers rhumatismes si l'on en fait un bon usage. Mais je suis fort éloigné de croire qu'un tel remede puisse guérir la goute, de quelque espece qu'elle soit.

On me permettra d'observer ici sans blesser le respect que je dois aux privileges qu'on accorde en général à tous les remedes, qu'il n'est pas fort aisé d'avoir une connoissance certaine de l'effet de ces sortes de remedes; car premierement, il n'est pas toujours sûr que les cas rapportés par ceux qui en sont les propriétaires, soient vrais dans toutes leurs circonstances; & quand même ils le seroient, on ne cite que ceux qui ont réussi, & l'on supprime un millier de cas dans lesquels le remede a été nuisible au malade.

Comme on trouve dans le monde beaucoup plus de gens crédules qu'intelligens, il n'est pas surprenant que des personnes entreprenantes aient la hardiesse de vendre pour des secrets les compositions les plus ordinaires de la Pharmacie, dont ils retirent un très-grand bénéfice, à cause que le prix de ces sortes de secrets est pour l'ordinaire exorbitant.

Je ne sache point que le prix du remede dont j'ai parlé ci-dessus soit plus extraordinaire que celui des autres compositions que l'on vante comme des secrets, & si cela est, on peut juger des autres par celui-ci.

Le prix de l'*antimoine* cru est de quatre sols la livre, & il ne passe jamais six sols lorsqu'on l'achete en gros. On vend le nitre aujourd'hui, à ce que je crois, douze sols la livre, ce qui est pourtant assez rare. Supposant donc qu'on vende une livre de chacun, à trois livres pour chaque vingt-sept grains, les deux livres auront été vendues cent quarante-deux livres & quelque chose de plus, ce qui suffit, à ce que je crois, pour payer les drogues employées.

Stahl donne le nom de *tinctura antimonii alcalica acris* à cette teinture d'*antimoine* qui se fait en jettant l'*antimoine* diaphorétique aussi-tôt après la détonation dans de l'esprit de vin, & en le mettant en digestion.

J'ai oublié d'observer ci-dessus que le foie d'*antimoine* & le safran des métaux ne sont qu'une même chose, avec cette seule différence que le second est lavé, & que l'autre ne l'est point.

ANTYLION, Ἀντύλιον, est le nom d'un cataplasme extremement astringent, dont on trouve la description dans Paul Eginete, *Liv. VII. chap.* 18.

ANTIMONIUS LAPIS, *mine d'antimoine*. Myrepse, Serapion & quelques autres mettent l'*antimoine* au nombre des pierres; Myrepse particulierement, *Sect.* 1. *cap.* 470. comme Fuchsius l'observe dans ses notes sur cet Auteur.

ANTIMOROS, Ἀντίμορος, d'ἀντὶ, *contre*, & μόρος *la mort* ou *la maladie*; est le véritable nom, suivant Fuchsius, d'un antidote dont on trouve la description dans Myrepse, *Sect.* 1. *chap.* 25. au lieu de celui de *Diatamaron* qu'on y lit; ce qui prouve évidemment que Myrepse a tiré sa composition de quelque Auteur barbare qui avoit corrompu ce nom; quelques-unes des copies Latines les plus correctes portent *Antimoros*. FUSCH. *Not. sur le lieu que nous avons cité.*

ANTINEPHRITICA, Ἀντινεφριτικὰ, d'ἀντὶ, & νεφρῖτις, *douleur des reins*; sont des remedes propres pour les douleurs qu'on ressent dans ces parties. BLANCARD.

ANTIOCHI HIERA, l'*Hiera d'Antiochus*, est un médicament composé que l'on prépare de la maniere suivante:

Prenez *de germandrée,*
d'agaric,
de la pulpe de coloquinte,
de stœcas Arabique, } *de chacun dix gros vingt-cinq grains.*
d'opopanax,
de sagapenum,
de persil,
d'aristoloche, } *de chacun cinq gros douze grains.*
de poivre blanc,
de la cannelle,
de la lavande,
de la myrrhe troglodìtique,
feuille Indienne, } *de chacun quatre gros dix grains.*
de miel, une quantité suffisante.

Ce remede est bon contre la mélancolie, la rage, l'épilepsie, & pour tous ceux qui ont beaucoup d'humeurs impures dans le sang. AETIUS, *Tetr.* 1. *Serm. III. c.* 114.

ANTIOCHI THERIACA, Thériaque dont le Roi Antiochus le Grand se servoit contre toutes sortes de poisons, & dont la composition étoit écrite sur une pierre à l'entrée du temple d'*Esculape*.

Prenez *Thym,*
opopanax,
millet, } *de chacun 2 dragmes cinq grains.*
trefle, une dragme deux grains & demi;

semences

semences d'anet,
de fenouil,
d'anis, } *de chacune seize dragmes quinze grains;*
de poivrette,
d'ache,
farine d'ers, douze dragmes trente grains.

Pulvérisez ces drogues, passez-les par le tamis, & faites-en des trochisques de demi-dragme avec de bon vin. La dose est de demi-dragme dans un quart de pinte de vin. Pline, *Liv. XX. c.* 24.

ANTIPARALYTICA, Ἀντιπαραλυτικὰ, d'ἀντὶ, & παράλυσις, *paralysie*; remedes contre la paralysie.

ANTIPATHES, Ἀντιπαθὲς, espece de *corail*, différent du corail ordinaire. Il est noir, en forme d'arbre, & plus branchu que l'autre, mais il a les mêmes vertus. Dioscoride, *Lib. V. cap.* 140.

ANTIPATHIA, Ἀντιπάθεια, d'ἀντὶ, *contre*, & πάθος, *affection*; *antipathie*: on dit qu'il y a une espece de qualité occulte, contraire à la sympathie, lorsque deux êtres ont une telle aversion ou une haine opiniâtre l'un pour l'autre, qu'il ne cherchent qu'à s'éviter ou se détruire réciproquement. Galien, *Liv. XI. de Symp. Med. Fac.* §. dit que quelques Auteurs ont avancé que le cuir brûlé guérit la gale par une espece d'*antipathie*.

Charlton croit que l'on peut expliquer la cause de la sympathie & de l'*antipathie* par les différens mouvemens & configurations, la cohésion & combinaison mutuelle, l'union ou répulsion réciproque des corpuscules (*effluvia*) qui s'exhalent réciproquement & viennent à se rencontrer. Castelli.

ANTIPATRI THERIACA, *Theriaque d'Antipater* que l'on prépare de la maniere suivante.

Prenez *de la gentiane,*
trefle, } *quatre dragmes dix grains;*
semence de la même espece de trefle, deux dragmes cinq grains;
orge roti, quatre dragmes dix grains;
trufe, deux dragmes cinq grains;
fenouil,
galbanum, } *de chacun deux dragmes cinq grains;*
persil, quatre dragmes dix grains;
rue des bois, trois dragmes sept grains;
pariétaire d'Espagne, une dragme deux grains & demi;
herbe aux poux, deux grains & demi;
macis, trois dragmes sept grains;
racine de vigne blanche,
poivre blanc, } *de chaque deux dragmes cinq grains;*
gomme ammoniac, une dragme trente-quatre grains;
bouillon,
encens de terre,
mezereon,
petit marrube,
mort aux puces,
cumin d'Ethiopie,
opium,
castoreum, } *de chacun 2 dragmes cinq grains;*
semence de fenouil,
agaric,
casse,
fleur de jonc odorant,
rhubarbe,
carotte sauvage de Crete, une dragme trente-quatre grains;
autant d'opopanax;
sagapenum, deux dragmes trente-six grains;
aurone, une dragme trente-quatre grains;
styrax,
dictame, } *de chacun une dragme 34 grains;*
canelle,
lavende, } *de chacune 3 dragmes sept grains;*

myrrhe, quatre dragmes dix grains;
encens, une dragme deux grains & demi;
safran, huit dragmes vingt grains;
anis, une dragme deux grains & demi;
Cyrenaica lacryma, (je crois que c'est l'assa fœtida) une dragme deux grains & demi;
presure de biche, trois dragmes sept grains;
miel Attique, autant qu'il en faut.

La dose est de la grosseur d'une noisette. Elle guérit la morsure de l'aspic. Scribonius Largus, *cap.* 42.

ANTIPERISTASIS, Ἀντιπερίστασις, d'ἀντὶ, & περιΐστημι, *environner*; *Antipéristase*, resserrement ou compression d'un corps par l'air ou l'eau qui l'environne. Telle est l'*antiperistase*, ou compression du chaud ou du froid par la qualité contraire dont ces deux sont environnées. Teophraste, *Lib. de igne*, attribue la cause qui fait que les hommes sont plus vigoureux & digerent plus aisément en hiver, à l'augmentation de la chaleur causée par l'*antipéristase*, Συνέσταλται δὲ ἐν τῷ χειμῶνι καὶ συγκατακέκλεισται τὸ θερμὸν ὑπὸ τοῦ πέριξ ἀέρος, καὶ τὰ σώματα πέττει τὰς τροφὰς μᾶλλον, καὶ ὅλως ἰσχυρότερα τοῖς χειμῶσιν ἐστὶν, ὅτε συνήθροισται, καὶ ἀντιπεριέστηκε τὸ θερμόν. « Dans l'hiver la chaleur est comprimée & concentrée » par l'air qui l'environne, le corps digere mieux & » est beaucoup plus fort à tous égards à cause de la réu» nion & de l'*antipéristase* de la chaleur. » Theophraste, *de igne*.

ANTIPHARMACUM, Ἀντιφάρμακον, d'ἀντὶ, *contre*, φάρμακον, *poison*; *Antidote ou préservatif contre le poison*. Dioscoride, *Lib. II. c.* 185. dit, en parlant du cresson, ἑρπετῶν ἐστὶν ἀντιφάρμακον, « c'est un remede contre le » venin des reptiles. » Dans ce sens il est le même qu'*alexipharmacum*.

ANTIPHTHISICA, Ἀντιφθισικὰ, d'ἀντὶ, *contre*, φθίσις la phthysie, ou consomption; remedes contre la phthisie. Blancard.

Tinctura antiphthysica: Teinture contre la consomption.

Prenez *sucre de saturne,*
vitriol de Mars, } *de chacun une once,*
eau-de-vie, une pinte.

Tirez-en une teinture sans employer le feu. *Dispensaire d'Edimbourg.*

Quincy la propose, comme il suit dans son Dispensaire Anglois.

Prenez *sel de Mars,*
& sucre de Saturne, } *de chacun quatre onces.*

Mettez-les dans un matras avec deux pintes d'excellente eau-de-vie. Vingt-quatre heures de digestion donneront une fort belle teinture.

Elle passe pour spécifique dans les fievres hectiques, & selon toute apparence, elle doit être fort salutaire dans ces sortes de maladies, parce qu'elle resserre les fibres & en augmente le ressort, en même-tems qu'elle rétrécit les pores & les conduits sécrétoires, ce qui fait que les sucs & les liqueurs nourricieres ne se dissipent pas si-tôt par ces voies. Elle donne aussi un tissu plus solide au sang, qui, dans ces maladies, est presque entierement dissous. Elle est aussi extremement salutaire dans plusieurs maladies hystériques.

ANTIPHTHORA, Ἀντιφθορὰ, d'ἀντὶ, *contre*, & φθορὰ, *corruption*; espece d'aconit auquel on a donné ce nom parce qu'il empêche la corruption. Blancard.

ANTIPHYSICA, Ἀντιφυσικὰ, d'ἀντὶ, & φυσάω, ou φυσσάω, *souffler*; remedes contre les vents. Voyez *Carminativa*.

ANTIPHYSON, un des noms de l'aimant dans Marcellus *Empiricus*, *cap.* I.

ANTIPLEURITICUM, Ἀντιπλευριτικὸν, d'ἀντὶ, contre, & πλευρῖτις, la pleuréfie. *Remede contre la pleuréfie.* Blancard.

ANTIPODAGRICA, Ἀντιποδαγρικὰ, le même qu'*antiarthritica*, dont on peut voir l'article.

ANTIPRAXIA, Ἀντιπραξία, d'ἀντὶ & πράσσω, *travailler.* Ce mot fignifie une contrariété de fonctions & de tempérament dans les différentes parties, & les Anciens s'en font fervis pour exprimer la variété des fymptomes favorables & contraires qui fe réuniffent dans les affections hypocondriaques, comme quand la froideur de l'eftomac fe trouve jointe à la chaleur du foie. Castelli.

*ANTIPYICA, d'ἀντι & πύον, *pus*, font des médicamens que l'on emploie pour fupprimer, ou du moins pour diminuer la fuppuration. On peut rapporter à cette claffe ceux qui évacuent par quelques-uns des couloirs naturels la matiere qui auroit perpétué la fuppuration, ou, qui, fans procurer d'évacuation fenfible, en diminuent la quantité. Tels font en général les apéritifs, les délayans, les légers évacuans, les altérans, & en particulier les fleurs de foufre, la racine de dompte-venin, & le tartre vitriolé ou le fel polychrefte de Glafer, le cryftal minéral, le nitre antimonié, furtout fi on y ajoute quelques grains de cinabre, & qu'on en continue l'ufage pendant quelque tems. On s'en fert quelquefois avec fuccès lorfque le Medecin, pour prévenir une fuppuration trop abondante, veut diffiper une partie de la matiere morbifique, comme dans le période inflammatoire de la petite vérole. Boerhaave, *Aph.* 1399.

ANTIPYRETON, Ἀντιπυρετὸν, d'ἀντὶ *contre*, & πυρετὸς, la fievre; *fébrifuge*, ou remede contre la fievre. Castelli.

ANTIPYREUTICON ou ANTIPYRETICON. Le même que le précédent. Blancard.

* On donne ce nom non-feulement aux remedes *fébrifuges*, mais encore à ceux que l'on emploie pour guérir les brûlures, ou pour diminuer la trop grande effervefcence du fang occafionnée par la difpofition inflammatoire où il fe trouve. On donne particulierement à ceux que l'on emploie dans ce dernier cas le nom d'*antiphlogiftiques*; & on peut les confondre avec les *rafraichiffans*, d'où ils font prefque tous tirés.

ANTIQUARTANARIUM, ANTIQUARTIUM. Remede contre la fievre quarte. Blancard.

* L'*antiquartium febrifugum Riverii*, ou le *fpecificum antiquartanarium Riverii*, le remede de Riviere contre la fievre quarte, a donné lieu à bien des conjectures fur la nature des ingrédiens qui le compofent. L'Auteur le recommande comme un purgatif doux qu'il compare par rapport à fon action, à ceux qui font préparés avec la rhubarbe & la manne. Il le prefcrit dans les fievres quartes, depuis un fcrupule jufqu'à une demi-dragme ou deux fcrupules. Comme ce remede fait quelquefois vomir abondamment le malade, lorfqu'il fe rencontre des matieres dans les premieres voies, ou qu'il procure des fueurs ou des felles copieufes; Etmuller foupçonne que le mercure doux en fait la bafe, & qu'il y eft joint avec le foufre doré d'antimoine, l'or fulminant, & un peu de fcammonée pour animer ces autres ingrédiens.

ANTIQUI MORBI. Maladies invétérées qui paffent le quarantieme jour, & durent même plufieurs années, *maladies chroniques*.

ANTIRRHINUM, *Mufle de veau.*

Antirrhinum, Offic. *Antirrhinum minus*, Ger. 439. Emac. 549. *Antirrhinum fylveftre medium*, Park. Theat. 1334. Mer. Pin. 9. *Antirrhinum primum Matthiolo*, Merc. Bot. 1. 20. Phyt. Brit. 9. *Antirrhinum arvenfe*, Rivin. Irr. M. 82. Dill. Cat. Giff. 127. *Antirrhinum arvenfe majus*, C. B. Pin. 212. Tourn. Inft. 168. Elem. Bot. 137. Boerh. Ind. A. 233. Rupp. Flor. Jen. 196. *Antirrhinum arvenfe minus*, Hift. Oxon. 2. 505. *Antirrhinum anguftifolium fylveftre*, J. B. 3. 464. Raii Hift. 1. 760. Synop. 3. 283. *Antirrhinum anguftifolium quibufdam, minus aliis*, Chab. 483.

L'*antirrhinum* eft auffi appellé *anarrhinum*, & par quelques-uns *Lychnis fylveftris*. La tige & les feuilles de cette plante reffemblent à celles de la pimprenelle, fes fleurs font de couleur de pourpre, & femblables à celles du giroflier jaune, mais plus petites, ce qui lui a fait donner le nom de *lychnis fylveftris*. Son fruit a la figure des narines d'un veau, & eft de couleur de chair.

On prétend que cette plante portée en forme d'amulette a une vertu fecrete contre le venin, & embellit la peau de ceux qui s'en oignent avec de l'huile de lis ou de Cyprès. Dioscoride, *Lib. IV. cap.* 133.

L'*antirrhinum* appliqué en forme de peffaire avec du miel & de l'huile rofat, guérit les fuffocations de matrice, & excite les regles. Pline, *Lib. XXVI. cap.* 15.

L'*antirrhinum* a les vertus du *bubonium*, mais dans un moindre degré. P. Eginete.

Les différentes efpeces de cette plante font:

Antirrhinum Officin. le *Primum Matth.* le *Minus Tab.* le *Minimum Lob.* le *Sylveftre Dod.* le *Sylveftre medium*, Park. l'*Arvenfe majus*, C. B. & quelques autres. C'eft le *Bucranion* de Galien, le *Cynocephalion* d'Apulée, & l'*Os leonis* de Columelle.

On trouve cette plante en abondance dans les champs, & quelquefois dans les jardins: mais cette derniere efpece eft plus grande que l'autre, & a befoin d'être renouvellée. Elle eft de différentes couleurs, jaune, rouge, pourpre & blanche: mais fa partie fupérieure eft toujours armée de piquans. Ce qui lui a fait donner par Columella le nom de *Sæva Leonis ora.*

On trouve quelquefois cette plante dans les boutiques des Apothicaires: mais elle n'eft employée que par quelques femmes fuperftitieufes qui la regardent comme un préfervatif contre les fpectres, les charmes & les fortiléges. Elles la mettent pour cet effet dans le berceau de leurs enfans, elles en parfument leurs lits, la mettent dans leurs fouliers, & la gardent dans leurs maifons pour en bannir les fpectres. Theophrafte, *Hift. Plant. Lib. IX. cap.* 21. dit « qu'elle contribue en quel» que chofe à faire acquérir de la réputation à une per» fonne qui a foin de la porter. Elle paffe pour guérir » le mal caduc lorfqu'on la porte autour du cou. » Voyez *Plin. Lib. XXV. cap.* 10. *Joan. Agricol. Chirurg. parv. Salmaf. ad Solin. J. Johnfton Thaumatogr. Claff.* 5. *cap.* 1. *G. H. Velfch. not. ad Reufner. J. W. Weddel. Aman. Mater. Med. Franc. Paulin. Tr. de Bufone. Sylv. Rattray. Tr. de Sympath. & Antipath. in Theatr. Sympathet. & Joan. Hick. Cardiluc. Part. I.* où il parle de quelques médicamens préparés avec cette plante contre les fortiléges. Sa femence eft un des ingrédiens de l'emplâtre fétide de Mynficht dont on fait beaucoup de cas contre les fortiléges. Matthiole dit « qu'il a vu dans la maifon d'un Gentilhomme un chien » à l'attache, qui n'aboyoit que lorfqu'il avoit cette » plante pendue autour du cou. On prétend que fa dé» coction guérit la jauniffe. »

Le *mufle de veau* eft une plante dont Jean Bauhin décrit trois efpeces différentes.

La premiere,

Pouffe plufieurs tiges à la hauteur d'un pié & demi, &

quelquefois de plus de deux piés, remplies d'une moelle blanche. Ses feuilles ressemblent à celles du *Leucoium*, ou giroflier jaune, d'un gout tirant sur l'acre; ses fleurs entourent les sommités des tiges, elles sont de couleur de chair ou blanche, de figure oblongue, ou en tuyau, qui représente par un bout le *mufle d'un veau*, ou celui d'un lion, d'ou viennent les noms de la plante. Après cette fleur naît un fruit semblable à la tête d'un chien ou d'un cochon, contenant des semences menues noires. Sa racine est ligneuse & blanche.

La seconde appellée,

Anarrhinum, seu Lychnis sylvestris, Dioscoridis; en François, *mouron violet*, jette une tige & des feuilles semblables à celles du mouron. Ses fleurs sont faites comme celles du *Leucoium* ou giroflier jaune, mais plus petites, de couleur purpurine. Son fruit représente des narines de veau.

La troisieme appellée,

Anarrhinum seu Lychnis agria Plinii, en François, *œil de chat*, est semblable au lin. Sa fleur ressemble à celle de l'hyacinthe, son fruit a la figure des narines d'un veau. Sa racine est très-petite.

Le *mufle de veau* croît dans les champs aux lieux sablonneux, incultes, & dans les vignobles.

Cette plante n'est guere usitée en Medecine; quelques-uns prétendent que la racine de celle de la premiere espece décrite, est propre pour adoucir les fluxions qui tombent sur les yeux, & qu'étant portée, elle résiste à l'impression du mauvais air. LEMERY, *des Drogues*.

ANTIRRHOPE, ANTIRRHOPIE, Ἀντιῤῥοπὴ, ἀντιῤῥοπίη, d'ἀντὶ, *contre*, & ῥέπω, *pencher*; pente vers un côté opposé. C'est dans ce sens qu'Hippocrate s'en sert, *Lib.* περὶ ἄρθρων.

ANTISCOLICA, d'ἀντὶ, *contre*, & σκώληξ, *vers*. Le même qu'*Anthelmintica*. BLANCARD.

ANTISCORBUTICA, *antiscorbutiques*; remedes contre le scorbut. BLANCARD.

ANTISCORODON, Ἀντισκόροδον, d'ἀντὶ & σκόροδον, *ail*. Espece d'ail appellé *allium Ulpicum*. On l'appelle aussi *aphroscorodon*, ἀφροσκόροδον, d'ἀφρὸς, *écume*, à cause qu'il donne beaucoup d'écume lorsqu'on le bat avec du vinaigre. GORRÆUS.

ANTISECOSIS, Ἀντισήκωσις, d'ἀντισηκόω, *égaler*, ou *mettre en équilibre*, dérivé d'ἀντὶ, & σηκος, *poids*; *compensation*. *Hippocrate*, *Lib. de Rat. Vict. in Morb. Acut.* se sert du verbe Ἀντισηκῶσαι, pour signifier la compensation que l'on fait de la nourriture dont se prive une personne qui avoit accoutumé de faire deux repas par jour. Τὸν μὲν οὖν παρὰ τὸ ἔθος κενεαγγήσαντα ξυμφέρει ταύτην τὴν ἡμέρην ἀντισηκῶσαι. « On doit compenser la perte journaliere que font ceux dont les » vaisseaux sont réduits à une inanition à laquelle ils » ne sont point faits ».

Dans son Livre de l'*Art*, Ὅτι ἀσφαλεστέρως ἂν τὸ σῶμα, τὸ μὲν τῇ, τὸ δὲ τῇ ἀντισηκωθεὲν μετεωρίζοιτο. « A cause que » le corps étant plus sûrement suspendu, demeure dans » un plus parfait équilibre ». De-là ἀντισήκωσις est encore le même qu'ἀντισταθμησις, *équilibre*.

ANTISPASIS, Ἀντίσπασις, d'ἀντὶ & σπάω, *tirer*; *révulsion*, retour d'humeurs, cours qu'on leur fait prendre vers la partie opposée à celle sur laquelle elles se jettoient. On s'en sert à l'égard des humeurs qui sont déja en mouvement, pour les jetter sur une partie opposée; car une humeur qui est déja fixée dans une partie, ne peut point être évacuée par *révulsion*, mais par *dérivation*, à cause qu'on ne peut l'attirer que vers les parties voisines. La *révulsion* se fait vers un endroit opposé & fort éloigné de celui dans lequel la maladie a établi son siége.

La *révulsion* peut se faire en quatre manieres différentes, d'une partie supérieure vers une inférieure; de la droite à la gauche; de devant en arriere; de dedans en dehors & réciproquement. *Galen. Met. Lib. V. cap. 3. & Lib. IV. cap. 6.* nous assure que la *révulsion* est de l'invention d'Hippocrate, par où il paroît avoir en vue le commencement du Traité περὶ χυμῶν, d'où les regles pour la *révulsion*, ont été tirées. Dans l'*Aph. 21. Sect. 2. Lib. Epid.* il conseille Ἀντισπᾷν ἢν μὴ ᾗ δεῖ ῥέπῃ, ἢν δὲ ᾗ δεῖ τουτέοισι δεῖ στομοῦν, ὅκως ἕκαστα ῥέπει; » d'avoir recours à la *révulsion*, lorsque les humeurs » prennent un mauvais chemin, mais lorsqu'elles en » prennent un convenable, de leur donner le moyen » de suivre leur pente naturelle ». GORRÆUS, FOESIUS.

ANTISPASMODICUM, d'ἀντὶ, *contre*, & σπασμὸς, *convulsion*, remede contre les convulsions. BLANCARD.

ANTISPASTICON, Ἀντισπαστικὸν, épithete générale des remedes qui operent par révulsion. GALIEN. *Lib. XIII. M. M. cap. 11.*

ANTISPODA, Ἀντίσποδα, d'ἀντὶ, *contre*, & σποδίον, ou σποδὸς, *spodium*, (*Potée*); remedes doués de la même vertu que le *spodium*, & que l'on peut employer à son défaut.

Puisque les *antispodes* sont d'une grande utilité au défaut du *spodium*, il est bon de savoir quelles sont les choses qui lui sont équivalentes, aussi-bien que la maniere dont on doit en user.

Prenez des feuilles, des fleurs & des baies de myrthe, avant qu'elles soient mûres, & mettez-les dans un pot de terre non cuite, & après l'avoir couvert d'un couvercle rempli de trous, mettez-le sur un fourneau de potier. Lorsqu'il sera cuit, mettez ce qu'il renferme dans un nouveau pot, qui ne le soit pas; mettez-le de nouveau sur le feu jusqu'à ce qu'il soit dur, lavez-les drogues, & faites-en usage.

On peut aussi les préparer de la maniere suivante.

Prenez les bourgeons avec les fleurs de l'olivier sauvage, ou à leur défaut celles de l'olivier cultivé. Supposé qu'on ne puisse avoir ni les uns ni les autres, coupez des coings par morceaux, après avoir ôté les trognons, du fiel de bœuf, des chiffons de linge, des mûres blanches, non mûres, séchées au soleil, du mastic, de la térébenthine, de la filipendule, de jeunes feuilles de ronce, de buis, ou de cyprès bâtard avec ses fleurs. Chacune de ces drogues peut servir au même usage. Quelques-uns prennent des jeunes branches de figuier, les font sécher au soleil & les préparent de la même maniere. D'autres prennent de la colle forte, d'autres de la laine grasse qu'ils trempent dans de la poix ou du miel, & qu'ils préparent comme on l'a dit.

Toutes ces drogues peuvent tenir lieu de *spodium*. DIOSCORIDE, *Lib. V. cap. 186.*

Pline, *Lib. XXXIV. cap. 13.* parlant de l'*antispodium*, dit ces paroles remarquables: *Nec in alia parte magis est vita ingenia mirari, quippe ne inquirenda essent metalla, vilissimis rebus utilitates easdem excogitavit.* « La » sagacité de l'esprit humain n'est jamais plus admira» ble que lorsqu'on prépare des remedes avec les ma» tériaux les plus vils, pour suppléer aux minéraux, » dont on est privé ». Il parle ensuite de l'*antispodium* dont il donne la préparation de la même maniere que Dioscoride.

ANTISTATHMESIS. Voyez *Antisecosis*.

ANTISTERIGMA, ἀντιστήριγμα, d'ἀντὶ, *contre*, & στήριγμα, quelque chose qui s'appuie, ou porte sur une autre; *Appui*, *étaie*, *potence*, *béquille*. HIPPOCRATE, *Lib. de Artic.*

ANTISTERNON, Ἀντίστερνον, d'ἀντὶ, *contre*, & στέρτιν, *le sternum*. On donne ce nom au dos, à cause qu'il est opposé au *sternum*.

ANTITASIS, Ἀντίτασις, d'ἀντὶ, *contre*, & τείνω, *étendre*, *contre-extension*, terme de Chirurgie. L'action par laquelle on retient une partie luxée ou fracturée *contre* l'*extension* qu'on fait pour la remettre dans sa situation naturelle, est appellée par Galien, *Meth. Med. Lib. VI. cap.* 3. *Antitasis*. CASTELLI.

ANTITHENAR, Ἀντίθεναρ, d'ἀντὶ, *contre*, & θέναρ, *la paume de la main*. Le muscle appellé adducteur du pouce vers le petit doigt, dont on peut voir l'article *Adductor pollicis ad indicem*.

ANTITHORA, le même qu'*Anthora*.

ANTITRAGUS, Ἀντίτραγος, d'ἀντὶ, & τράγος, c'est suivant Ruffus, la partie la plus épaisse de l'*Anthelix*, opposée au *Tragus*. Voyez *Anthelix* & *Tragus*.

ANTITYPUS, Ἀντίτυπος. Voyez *Renisus*.

ANTIVENEREA, *antivénérien*; médicamens contre le mal vénétien. BLANCARD.

ANTONII SANCTI IGNIS, *feu S. Antoine*.

ANTONIUS MUSA, Romain célebre Medecin de l'Empereur Auguste. Voyez *Musa*.

ANTOPHYLLON, ANTOPHYLLUS, Ἀντόφυλλον, nom qu'Avicene donne au girofle mâle à cause de son épaisseur. Fuschius, *Not. in Myrep. Antid. cap.* 22. Suivant Ray, *Antophyllus* est le nom que les Droguistes donnent au *Caryophyllus* ou girofle, lorsqu'il a atteint sa maturité.

ANTRISCUS, *Antriscus Plinii, quibusdam semine longo cicutaria, vel Chærophylli*, J. B. *Chærophyllum sylvestre*, C. B. *Cerefolium sylvestre*. Tab. *Apium sylvestre*. Ger. Ico. *Daucus Sepianius*, Ger. Col.

Est une plante haute d'environ deux piés, rameuse, velue; sa tige est d'un verd brun, rougeâtre, velue, moelleuse en dedans; ses feuilles approchent en figure de celles du cerfeuil, ou de la ciguë, sont belles, d'un gout presque insipide; ses fleurs sont en ombelles aux sommités de ses branches, composées chacune de cinq feuilles blanches; sa semence est menue, longuette, noire, d'un gout aromatique, semblable à celle du cerfeuil, mais plus petite; sa racine est simple, ligneuse, blanche, aromatique, du gout de celle du panais; elle croît dans les haies. Elle contient du sel essentiel, de l'huile, beaucoup de phlegme.

Elle est apéritive, mais peu usitée dans la Medecine. LEMERY, *des Drogues*.

ANTRUM BUCCINOSUM, la coquille de limaçon ou le labyrinthe de l'oreille. CASTELLI.

ANTYLION, Ἀντύλιον, est le nom d'un cataplasme extremement astringent dont on trouve la description dans PAUL EGINETE, *Lib. VII. cap.* 18.

ANTYLUS ou ANTILLUS, fameux Medecin de l'antiquité cité par Oribase, *Lib. II. Euporist.* par Aétius, *Tetrab. I. Serm.* 3. & dans plusieurs autres endroits; par Paul Eginete, qui lui donne le titre de très-savant en Chirurgie, *Lib. III. cap.* 40. & *Lib. VI. cap.* 33. & *Lib. VII. cap.* 10. & 33. par Stobée, *Serm.* 99. Avicenne, *Lib. V.* & Rhasis, *Lib. II. Continentis*, *cap.* 2. & dans plusieurs autres endroits. Cet Auteur est le même qu'*Antilis* ou *Antiles*, & je crois que cette variété de noms propres qu'on remarque dans cet Auteur & dans les autres Arabes qui ont écrit sur la Medecine, provient de la négligence des Traducteurs & des Copistes. FABRICIUS.

ANU

ANUCAR, *Borax*. RULAND.

ANUS, l'orifice de l'intestin rectum, par lequel se déchargent les excrémens hors du corps.

Les maladies de l'*anus* sont difficiles à guérir pour plusieurs raisons.

Cette partie a un sentiment exquis, ce qui fait que les remedes acres & austeres l'irritent aisément. Outre cela le superflu des alimens est non-seulement acre par lui-même, mais encore à cause des humeurs bilieuses & séreuses qu'il entraîne. Le Medecin ne peut point fixer le tems dont il a besoin pour traiter ces sortes de malades, qui prennent quelquefois pour les évacuations du ventre un tems qui est hors de saison. L'humidité & la chaleur de cette partie qui exige des remedes secs & rafraîchissans, ne sont pas un petit obstacle à la cure des ulceres qui s'y forment. Les astringens acres sont peu propres à cette partie qui est d'un sentiment exquis. C'est pourquoi l'on doit employer des remedes qui soient astringens sans être acres. Les principaux métaux ont cette qualité, ils ne sont ni trop acres, ni extremement rudes; ils détergent & operent avec efficacité sans irriter la partie. AETIUS, *Tetrab. IV. Serm.* 2. *cap.* 1. d'après Galien.

Des rhagades de l'anus.

L'*anus* est sujet à un grand nombre de fâcheuses maladies que l'on guérit par des méthodes qui ne sont pas fort différentes entre elles. Premierement la peau s'entrouvre souvent en plusieurs endroits, ce qui est une maladie que les Grecs appellent ῥαγάδεια. Le malade doit, lorsqu'elle est nouvelle, demeurer en repos & s'asseoir dans l'eau chaude. On doit aussi faire bouillir des œufs de pigeons jusqu'à ce qu'ils soient durs, leur ôter la coque & fomenter la partie avec l'un tandis que l'autre est dans l'eau, pour que le malade puisse les employer alternativement. On délayera ensuite le *tetrapharmacum* ou l'emplâtre *rhypodes* (voyez la composition du tetrapharmacum à l'Article *Abscessus*, & de l'emplâtre *rhypodes* dans son Article) dans de l'huile rosat, ou bien on trempera de la laine grasse nouvelle dans un cérat liquide d'huile rosat, ou bien on ajoutera du plomb lavé au même cérat ou de la myrrhe mêlée avec de la térébenthine ou de la vieille huile avec de la litharge, & on oindra la partie avec l'une ou l'autre de ces compositions. Si le mal est extérieur & que le dedans de la partie soit sain, on mettra un bourdonnet de charpie trempée dans ce même remede sur la partie, & on aura soin de la couvrir d'un cérat. On doit s'abstenir de toute nourriture acre & irritante, & capable de constiper. Les alimens secs ne valent rien à moins qu'on n'en use en petite quantité, & on doit leur préférer ceux qui sont liquides, doux, gras & visqueux. Rien n'empêche le malade de boire du vin pourvu qu'il ne soit point austere. CELSE, *L. VI. c.* 18.

Des condylomes.

Le condylome est un tubercule qui est ordinairement causé par une inflammation. Lorsqu'il est une fois formé on doit observer le même régime que pour les rhagades. Il est à propos de fomenter la tumeur avec les mêmes œufs; mais le malade doit auparavant s'asseoir dans une décoction de quelque répercussif, tel par exemple que la vervene. On ne peut rien faire de mieux ensuite que d'y appliquer des lentilles broyées avec un peu de miel, du mélilot bouilli dans du vin ou des feuilles de buisson broyées avec un cérat d'huile rosat, des coings, ou l'écorce intérieure des grenades broyée avec le même cérat; on peut y appliquer aussi du vitriol bouilli & broyé, que l'on mêlera avec de la laine grasse, de l'huile rosat, ou bien la composition suivante.

Prenez *d'encens, une dragme, deux grains & demi,*
alun de plume, deux dragmes, cinq grains,
céruse, trois dragmes, sept grains & demi,
litharge, cinq gros, douze grains & demi.

Broyez ces drogues & versez-y du vin & de l'huile rosat alternativement. Le bandage doit être de toile ou d'un morceau de laine quarré, deux de ses angles auront des boutonnieres, & les deux autres des attaches. Ayant placé cette piece, les boutonnieres du côté du ventre & les attaches par derriere, on les passera à travers des premieres pour les serrer, en les croisant de la droite à la gauche & de la gauche à la droite, après quoi on les nouera.

Si le condylome est invétéré & qu'il ne veuille point céder aux remedes dont nous venons de parler, on pourra le consumer par le moyen du caustique suivant.

Prenez *de verd-de-gris, deux gros, cinq grains,*
myrrhe, quatre gros, dix grains,
gomme arabique, huit gros, vingt grains,
encens, douze gros, trente grains,
antimoine, opium, acacia, } *de chacun seize dragmes, quarante grains.*

Quelques-uns emploient cette composition pour r'ouvrir les ulceres dans les rhagades. Si le condylome résiste à ce remede on peut en employer un plus fort. Lorsque la tumeur est dissipée on peut y substituer des remedes plus doux. Celse, *L. VI. c.* 18.

Des rhagades & des condylomes.

Les tumeurs de l'*anus* qu'on nomme condylomes, consistent dans un gonflement extraordinaire de quelques-unes des rides de l'*anus* : car cette partie étant sinueuse ou remplie de plis, doit nécessairement être ridée. Lorsque ces rides sont extraordinairement enflées, elles forment un condylome qui est quelquefois sans inflammation & quelquefois accompagné d'inflammation, de dureté & de douleurs.

Les rhagades ou crevasses affectent quelquefois le sphincter seul & quelquefois l'*anus* entier. Elles doivent tantôt leur origine à l'acreté des humeurs & quelquefois à un condylome, qui étant enflammé & enflé, cause une rupture ou crevasse dans les parties qui l'environnent.

Les remedes peuvent être d'usage au commencement : mais lorsqu'on néglige les rhagades & qu'on leur donne le tems de devenir dures & calleuses, il est besoin de recourir au Chirurgien. Dans ce cas si c'est un condylome, on placera le malade dans une posture commode, & saisissant le condylome avec des pinces, on l'extirpera. Pour ce qui est des rhagades on scarifiera leurs bords calleux avec un bistouri, pour causer une plaie que l'on guérira avec beaucoup plus de facilité. On employera après l'opération des digestifs, des mondicatifs & des cicatrisans.

Les remedes propres à resserrer & à consumer le condylome au commencement, sont ceux qui suivent.

Mettez du misy rôti dans de la térébenthine liquide ; faites-en une emplâtre que vous appliquerez après avoir fomenté la partie avec de l'eau chaude. Ce remede produit un effet admirable.

En voici un autre dont Lucius est l'Auteur, pour les inflammations, les rhagades ou les condylomes de l'*anus* ; il est encore propre pour les rhagades enflammées des parties de la génération.

Prenez *de la céruse, six onces, quarante grains,*
litharge d'argent lavée, deux onces, cinquante grains,
recrémens du plomb lavé, alun de plume, encens, } *de chacun deux onces, quarante grains.*

Broyez-les dans de vieux vin blanc, & mêlez-les avec un cérat de myrthe & de roses.

Ce remede est excellent pour les ulceres de l'*anus*, principalement pour ceux qui viennent autour du gland & du prépuce, qu'on ne peut déterger avec un liniment, & qui s'irritent par des remedes propres aux ulceres qui s'étendent en rongeant. En un mot, on doit user d'embrocations astringentes pour les condylomes, & de remedes qui aient une qualité astringente.

Autre remede dont Andromachus se sert pour les rhagades & les condylomes qui sont accompagnés d'une inflammation.

Prenez *de pierre hematite, de la sanguine, gomme ammoniaque, encens, alun rond,* } *de chacun douze gros, trente grains,*
(dans un autre exemplaire, seize gros, quarante grains.)
noix de galles, safran, } *de chacun une dragme deux grains & demi.*
térébenthine, quatre gros, dix grains,
cire de Toscane, douze gros, trente grains,
huile rosat, dix gros, vingt grains.

Servez-vous-en pour l'*anus* avec de l'huile rosat, & pour l'utérus avec de l'huile de Salca. (Voyez *Salca.*) Aetius, *Tetrab. IV. Serm.* 2. *cap.* 3.

Des condylomes, des tubercules & des rhagades.

Le condylome de l'*anus* ne differe de celui des parties naturelles des femmes que par rapport au lieu, l'un & l'autre n'étant qu'une excroissance pleine de rides, occasionnée par une inflammation ou une crevasse. On donne à ces tubercules le nom de condylome lorsqu'ils sont devenus calleux. On doit les arracher après les avoir saisis avec des pinces, & employer ensuite des remedes propres à consolider la plaie. Comme les rhagades qui sont causées par la dureté des matieres fécales ont peine à se guérir à cause de leur callosité, il est besoin de les écorcher ou avec les ongles ou avec un bistouri, pour les disposer à une guérison plus prompte. Paul Eginete, *Lib. VI. cap.* 80.

Du thym de l'anus.

Le nom de thym tire son origine de la ressemblance de cette excroissance avec les sommités d'une herbe du même nom (le thym) qui croît sur les montagnes. Le thym est un tubercule éminent, raboteux, rougeâtre, oblong, qui rend lorsqu'on l'arrache, beaucoup plus de sang qu'on n'en eût attendu de sa grosseur. Cette maladie affecte pour l'ordinaire les parties qui sont aux environs de l'*anus* & des parties de la génération ; elle vient aussi dans le milieu des cuisses, & quelquefois au visage. On donne à cette excroissance lorsqu'elle est petite, le nom de thym, celui de *ficus* (à cause de sa ressemblance avec une figue) lorsqu'elle est d'une grandeur excessive ; quelquefois elle n'est point dangereuse, d'autre fois au contraire elle est très-maligne. Le thym de la premiere espece est une petite caroncule inégale dont la superficie est couverte par des éminences presque imperceptibles d'une couleur blanchâtre, ou tant soit peu rougeâtre, qui ne cause aucune douleur. Celui de la seconde espece au contraire, est beaucoup plus grand, plus dur & plus raboteux, d'une couleur livide, douloureux & accompagné d'élancemens. On l'irrite lorsqu'on le touche ou qu'on y applique des remedes. On guérit aisément le premier, mais le second est le plus souvent incurable ; on le guérit cependant quelquefois en faisant une profonde incision qui pénetre jusqu'à la partie sur laquelle il vient.

Prenez de la sauge seche que vous broyerez avec des figues seches ; faites-en manger au malade, & le thym se dissippera. Si l'on a quelque vache qui ait la même maladie, on exposera de l'orge à la rosée, & le mêlant avec la même plante, on lui en fera manger, ce qui opérera des merveilles.

Autre Remede,

Pour un thym à l'*anus*, aux parties naturelles, ou telle autre partie du corps que ce soit.

Prenez *de l'alun de plume, du vitriol calciné, de la colle forte,* } *de chacun, une once vingt grains;*
d'écaille de cuivre, deux onces, quarante grains;

Broyez-les, & mêlez-les avec la colle, que vous aurez soin de faire dissoudre auparavant dans l'eau, & frotez-en la partie. Aetius, *Tetrab. IV. Serm.* 2. *c.* 4.

Du fungus de l'anus & de la matrice.

Il arrive souvent que ces parties sont affectées d'un ulcere qui pousse des chairs fongueuses. Lorsque cela arrive en hiver, on doit le fomenter avec l'eau chaude; & si c'est en été, avec de l'eau froide. On saupoudrera ensuite la partie affectée avec du cuivre pulvérisé; & on appliquera par-dessus un cérat d'huile de myrthe mêlée avec quelque peu de lytharge, de la suye & de la chaux. Supposé qu'on ne puisse détruire ce fungus au moyen de ces remedes, ou d'autres de cette nature, on y appliquera un cautere actuel. Celse, *Lib. VI. c.* 18.

De l'herpes, & des nomes de l'Anus.

L'*Anus* est quelquefois sujet à l'herpes & aux nomes: si ces seconds affectent le sphincter de l'*anus*, on doit traiter avec soin cette maladie, suivant la méthode qui lui est propre; car le sphincter étant une des parties intérieures de l'*anus*, & extremement nerveux, on ne peut y faire des incisions, ni y appliquer un cautere qui ne soit suivi de convulsion, & ensuite de son relâchement. Ce que je viens de dire, est confirmé par l'expérience; car on a remarqué que le sphincter ayant été rongé par les nomes pour n'avoir pas été traité comme il faut, a perdu son ressort & sa disposition naturelle à se contracter.

C'est pourquoi, il est à propos de bien choisir parmi les remedes propres à cette maladie, telles sont les embrocations avec une décoction de myrthe, d'écorces de grenades, de ronce & autres semblables. On aura soin de cautériser auparavant les petites éminences contre nature, avec le trochisque appellé *Faustine*, (Voyez *Faustine*) ou quelques autres de cette nature. On employera ensuite le papier brûlé, & on appliquera l'emplâtre *Isis*, (Voyez *Isis*) que l'on fera dissoudre dans une quantité suffisante d'huile rosat, & que l'on étendra sur un linge.

Lorsque l'ulcere qui survient à l'*anus* ronge les chairs, on doit empêcher qu'il ne fasse de plus grands ravages en séparant avec le bistouri les parties dont la corruption s'est emparée, de celles qui sont encore saines, & appliquer ensuite sur la partie un cautere actuel; car cette partie étant charnue, peut aisément supporter cette opération. Le traitement doit être ensuite le même que celui des autres ulceres: mais il est à propos, lorsqu'on a employé le cautere, d'user des mêmes remedes que nous avons indiqués ci-devant dans un épareille circonstance dans la chute de l'*anus*. Aetius, *Tetrab. IV. Serm.* 2. *c.* 10.

Des tubercules, condylomes, crêtes, ficus & fungus de l'Anus.

L'*Anus* est quelquefois sujet à des tubercules internes & externes qui se forment à l'extrémité de l'intestin rectum.

Quoique l'on divise ces tubercules en différentes especes, eu égard à leur grandeur & à leur figure, & qu'on leur donne quelquefois le nom de condylomes, de crêtes, de ficus & de fungus, ils ont cependant cela de commun, qu'ils doivent leur origine à la surabondance & à la corruption du sang qui forme une stagnation dans ces parties, & surtout dans les petites glandes dont la grosseur augmente peu à peu, semblables à ces polypes qui se forment dans le nez, ou aux tubercules qui viennent dans le vagin. Ils surviennent souvent à ceux qui sont sujets aux hémorrhoïdes; & quoiqu'incommodes par eux-mêmes dès leur origine, ils le deviennent encore plus dans la suite par la douleur aiguë qu'ils causent; de sorte que le malade ne peut s'asseoir qu'avec beaucoup de peine, & est obligé d'avoir recours au Chirurgien. Celse prétend que ces sortes de tubercules qui viennent aux parties naturelles, sont d'une très-mauvaise espece, & j'y ai souvent découvert quelques semences du mal vénérien. Il n'est donc pas surprenant que les anciens, qui ne connoissoient aucun remede pour la vérole, aient regardé cette espece de tubercule comme la plus mauvaise.

* *Cet endroit d'Heister meneroit à croire qu'il ne regarde pas la vérole comme une maladie inconnue aux anciens. Nous ferons voir à l'article* Lues venerea, *le faux de cette opinion, en fixant l'époque de la découverte de cette maladie en Europe.*

Leur cure doit être la même que celle des autres especes de tubercules & excroissances charnues; c'est-à-dire, qu'on doit les extirper au moyen d'une ligature, ou les couper avec un bistouri ou des ciseaux, à moins que leur racine ne soit trop large. J'en ai guéri de plusieurs sortes par le moyen de cette opération. Supposé que leur racine soit si large qu'elle empêche la ligature, on saisira le tubercule avec un crochet ou des pinces, & on le coupera avec soin par le moyen d'un bistouri. On laissera couler le sang pendant quelque tems suivant les forces du malade, afin de prevenir l'inflammation. Après avoir employé des styptiques, on appliquera une compresse sur la plaie, & on la bandera ensuite avec soin. On continuera la cure avec des baumes vulnéraires, des onguens dessiccatifs, & enfin avec de la charpie seche pour hâter la consolidation de la plaie. Si l'on s'apperçoit en la pansant dans la suite qu'il ait resté quelque partie étrangere après la premiere opération, on aura soin de la couper entierement avec des ciseaux, ou de la consumer avec le vitriol bleu, la pierre infernale, ou tel autre caustique convenable. On peut dans certains cas extirper entierement les tubercules par l'usage des caustiques, comme Celse nous en avertit, pourvu que l'on ait soin qu'ils n'endommagent point l'intestin ou le sphincter. Lorsque les anciens ne pouvoient les guérir par l'usage des remedes ordinaires, ils avoient récours aux cauteres actuels. Heister, *Inst. Chirurg.*

De l'Anus qui n'est point ouvert.

Les enfans naissent quelquefois avec l'*anus* naturellement fermé par une membrane. On doit dans ce cas la rompre avec le doigt, s'il est possible, ou la couper avec un bistouri, & consolider la plaie en la bassinant avec du vin.

Les personnes avancées en âge sont encore sujettes à cet accident, lorsqu'elles ont eu une ulcere qui a été mal guéri. Lorsque cela arrive, on doit ouvrir la partie fermée avec un bistouri, & y introduire, de peur qu'elle ne se ferme de nouveau, un tuyau de plomb ou une cannule, que l'on oindra avec quelque épulotique, & qu'on laissera dans l'*anus* jusqu'à ce que le malade soit parfaitement guéri. Paul Eginete, *Lib. VI. cap.* 81.

METHODE

d'ouvrir l'Anus lorsqu'il est fermé.

Il arrive quelquefois que les enfans naissent avec l'*anus*

tout-à-fait fermé contre l'ordre de la nature. Les Medecins leur donnent alors le nom d'*Atreti*, d'*α* privatif, & τρᾶν, *percer*. On s'apperçoit aisément de ce défaut, lorsqu'ils ne rendent point leurs excrémens le lendemain du jour qu'ils sont nés. On peut cependant s'en appercevoir plutôt, lorsque les Sages-Femmes visitent cette partie, comme elles le devroient toujours faire, après avoir nettoyé les enfans, pour voir si leur conformation est telle qu'elle doit être. Lorsqu'on néglige cette précaution, le secours du Medecin devient souvent inutile, comme Roonhuysen l'a fort bien remarqué, *Observ.* 5. *Part. I.* parce qu'il est trop tard pour y apporter remede.

La nature de ce défaut varie suivant les différentes épaisseurs des membranes qui ferment l'*anus*. La nature indique pour l'ordinaire par quelque éminence ou par quelque creux le lieu où doit être l'ouverture ; quelquefois aussi on n'apperçoit aucune marque semblable ; quelquefois la partie est couverte par une membrane déliée, ou par une chair solide dont l'épaisseur varie.

Quelle que puisse être la cause de cette maladie, si l'on n'a soin d'ouvrir promptement l'*anus*, on ne peut éviter que le trop long séjour des excrémens, qu'on appelle *meconium*, ne cause à l'enfant des tranchées violentes, le vomissement, la jaunisse, des convulsions, l'épilepsie, un vomissement d'excrémens, accidens qui se terminent enfin par la mort. Si ce passage est seulement fermé par une membrane ou par un morceau de chair peu épais, on découvre l'endroit où doit être l'ouverture à une espece de cicatrice, ou par la saillie que les excrémens de l'enfant font faire à cette chair ou membrane. Dans ce cas, la cure n'est pas difficile, au lieu que ce n'est pas sans peine & sans danger que l'on perce l'*anus*, lorsque l'intestin rectum est tellement bouché qu'on n'apperçoit ni creux, ni éminence. Dans ce dernier cas, comme je l'ai remarqué moi-même plus d'une fois, tout l'intestin rectum est fermé jusqu'au colon, ou à la partie supérieure de l'os sacrum; ou bien il manque tout-à-fait, & les intestins finissent vers la partie inférieure des lombes, ou au sommet de l'os sacrum. On peut renoncer alors à toute espérance de guérison. Roonhuysen cite l'exemple d'un enfant, dont l'intestin restum se terminoit dans la vessie.

Si ce défaut est de telle nature qu'on puisse espérer de le guérir, tout se réduit à faire une ouverture convenable dans l'*anus*, ou à l'extrémité du rectum : mais il est à propos, si l'on veut que l'opération réussisse, d'observer ce qui suit.

La premiere chose que l'on doit faire, est de placer l'enfant sur les genoux de quelqu'un, de telle sorte que le Chirurgien puisse découvrir distinctement l'*anus*, afin de pouvoir opérer avec facilité. Ensuite avec une lancette, ou un bistouri à deux tranchans un peu plus grand qu'une lancette, il fera dans la membrane ou la chair une incision qui se termine dans le rectum, de la même maniere à peu près que lorsqu'on ouvre un abscès. On connoîtra que l'opération est bien faite à la sortie du *meconium* ou excrémens noirs, qu'on laissera couler jusqu'à ce qu'ils s'arrêtent d'eux-mêmes. Cela fait, le Chirurgien introduira son doigt, après l'avoir froté d'huile, dans le rectum, pour voir si l'ouverture est assez large pour donner passage aux excrémens. Si l'on trouve qu'elle ne le soit pas assez, on aggrandira l'incision suivant sa longueur, par le haut ou par le bas, selon qu'on le trouvera plus à propos ; ou bien on augmentera l'ouverture par une nouvelle incision faite en travers, afin que l'*anus* prenne plus aisément la figure circulaire qui lui est naturelle. Le Chirurgien aura soin d'attendre que l'enfant ait rendu tous ses excrémens ; & lorsqu'il jugera que l'évacuation qui s'en est faite est suffisante, il introduira dans la plaie une tente trempée dans l'huile, ou dans quelque onguent vulnéraire, pour empêcher que l'*anus* ne se ferme de nouveau, en observant de l'attacher avec un gros fil ou une petite ficelle, afin que si elle venoit à glisser dans le rectum, on puisse la retirer. Autant de fois que l'enfant ira à la selle, il sera à propos d'employer une nouvelle tente, que l'on trempera quelques jours après dans quelque onguent dessicatif, tel que celui de céruse, jusqu'à ce que les levres de la plaie soient desséchées & que l'*anus* ne puisse plus se fermer. Hildanus se sert, sur la fin de la cure, d'un tuyau de plomb frotté avec de l'onguent de céruse, au lieu de tente : pour empêcher l'un ou l'autre de tomber, on mettra une compresse sur la plaie, que l'on fixera par le moyen d'un bandage en forme de T. Si l'on s'apperçoit le jour d'après que l'ouverture qu'on a faite est trop petite, rien n'empêche le Chirurgien de l'aggrandir autant qu'il le jugera nécessaire.

Ce que j'ai si souvent recommandé dans les autres opérations, qui est de préparer tout ce qui est nécessaire pour panser la plaie avant que de la faire, n'est point si nécessaire dans le cas dont il s'agit, & est quelquefois dangereux, surtout lorsque l'enfant a demeuré quelque tems dans cet état. Comme il est souvent nécessaire d'ouvrir l'*anus* au plus vîte pour tirer l'enfant de l'état déplorable où il se trouve, on doit toujours commencer par l'incision à cause que l'on a assez de tems pour préparer tout ce qui est nécessaire pour panser la plaie, pendant que les excrémens s'écoulent par cette ouverture.

Lorsque le passage des excrémens est fermé par un morceau de chair, ou par une membrane épaisse, il est plus difficile de sauver l'enfant. Il est cependant plus à propos de tenter l'opération tandis qu'il reste encore quelque espérance, que d'abandonner l'enfant à une mort certaine. Dans une pareille circonstance on doit procéder à la cure, de la maniere suivante. Le Chirurgien tâchera d'abord de découvrir avec le doigt l'intestin rectum, il marquera l'endroit avec de l'encre, après l'avoir trouvé, pour y faire une incision de la longueur d'un travers de doigt. Supposé que les excrémens ne sortent point par cette ouverture, on tâchera de nouveau de découvrir le rectum en le pressant avec le doigt, & lorsqu'on l'aura trouvé, on percera l'*anus* ou tout d'un coup, ou peu à peu jusqu'à l'intestin. On doit se conduire avec beaucoup de prudence dans cette opération, & ne point diriger la pointe de l'instrument vers le pubis & la vessie, mais du côté de l'os sacrum ; autrement on court risque de blesser la vessie dans les garçons ou le vagin dans les filles. Après avoir percé l'*anus*, on traitera le malade comme nous l'avons marqué ci-devant.

Supposé qu'on ne voie aucune apparence d'ouverture à l'intestin rectum, c'est une preuve, ou que cette partie est solide, ou qu'elle manque tout-à-fait, ainsi que je l'ai vu moi-même ; ce qui rend la cure très-difficile, pour ne pas dire impossible. Dans un pareil cas, il ne convient point cependant d'abandonner l'enfant, & il vaut mieux risquer une opération douteuse, que de le livrer à une mort assurée ; c'est pourquoi après avoir choisi l'endroit qui paroît le plus convenable, on y enfoncera un instrument de figure triangulaire, ou un bistouri étroit que l'on plongera dans l'*anus*, jusqu'à ce qu'on ait percé l'intestin, ce que l'on découvrira par la sortie des excrémens. Saviard rapporte un exemple d'un enfant qu'il sauva après avoir été obligé d'enfoncer le bistouri de la longueur de trois travers de doigt, *Observ. III.* L'ouverture étant ainsi faite, on l'augmentera avec le bistouri par en haut & par embas, autant qu'on le jugera à propos, & on aura soin après la sortie des excrémens, supposé que la quantité des vaisseaux qu'on a été obligé de couper, occasionne une trop grande perte de sang, de l'arrêter par des remedes convenables. Il semble nécessaire pour cet effet d'introduire dans la plaie une tente d'une grosseur assez considérable, à laquelle on attachera une petite ficelle, & que l'on chargera de remedes propres à arrêter le sang, après quoi l'on suivra les instructions que nous avons données ci-devant. Au bout de douze ou vingt-quatre heures, on retirera la tente, supposé qu'elle n'ait point sorti d'elle-même, pour en remettre une autre après la sortie des excrémens, que l'on trempera pendant quelques jours dans un onguent digestif & ensuite dans un dessiccatif, jusqu'à ce que la plaie soit entierement guérie. Supposé qu'on ne puisse ouvrir l'intestin au moyen d'une incision aussi profonde, on ne peut sauver l'enfant : mais après avoir vomi pendant long-tems les excrémens avec beaucoup de violence, il meurt dans des convulsions.

Roonhuysen rapporte dans le supplément de ses obser-servations, *Part. II. Observ.* 1. qu'une fille de quatre mois avoit l'orifice de l'*anus* si étroit, que sa mere étoit obligée de lui tirer les excrémens de ses propres mains avec beaucoup de peine. L'*anus* étant enfin venu à s'enfler, à cause peut-être de la fréquente compression, le passage des excrémens se ferma tout-à-fait, de sorte que le ventre s'enfla, & l'enfant fut attaqué de douleurs violentes, de la fievre & d'une insomnie qui firent craindre pour sa vie. Il ne jugea pas à propos de différer plus long-tems, & après avoir percé l'*anus* avec une lancette, il aggrandit l'incision de tous côtés avec des ciseaux, ce qui donna passage à une grande quantité d'excrémens. L'enflure du ventre diminua aussi-tôt de même que les autres symptomes, & l'on guérit la plaie suivant la méthode que nous avons indiquée ci-devant.

Scultet rapporte dans son *Armamentarium Chirurgicum*, *Observ.* 71. l'exemple d'un enfant dont l'*anus* n'étoit pas assez ouvert. Il arrive dans quelques filles, dont l'*anus* est naturellement fermé, que les excrémens se font un passage par le vagin. Ce malheur est ordinairement sans remede, & celles qui en échappent conservent cette même incommodité durant toute leur vie. HEISTER, *Instit. Chirurg.*

M. de Jussieu rapporte dans l'histoire de l'Académie Royale des Sciences de l'année 1719. l'histoire d'une fille de sept ans dont l'anus étoit fermé, & qui rendoit ses excrémens par le vagin.

MANIERE

de remédier à la chute de l'Anus, ou de l'orifice de l'utérus.

Si l'*anus* ou l'orifice de la matrice, ce qui arrive quelquefois, viennent à tomber, on doit examiner si la partie tombée est nette & seche ou couverte d'une humeur gluante. Dans le premier cas on doit fomenter la partie avec de l'eau salée, ou dans laquelle on aura fait bouillir de la vervene ou des écorces de grenades. Si elle est humide, on la lavera avec du vin austere, ou on l'oindra avec de la lie de vin brûlée ; après quoi on remettra la partie à sa place, & après y avoir appliqué du plantain pilé ou des feuilles de saule bouillies dans du vinaigre, & l'avoir couverte d'un linge, on mettra un bandage & on liera les jambes l'une contre l'autre.

Pour la chute de l'Anus.

Nous commençons par fomenter la partie avec de la saumure ou avec de l'eau de mer, ce qui suffit quelquefois pour la guérison du malade. Quelquefois nous saupoudrons la partie avec du sel pilé, après avoir placé le malade dans une posture commode pour cet effet, & donné le tems à l'humidité de sortir ; après quoi nous remettons la partie à sa place après avoir mis en usage les embrocations & les linimens astringens, tels que l'acacia ou l'hipociste bouillis dans du vin. Le jour suivant nous préparons une infusion astringente, telle qu'une décoction de myrthe ou de feuilles d'olive, ou d'écorce de grenade dans du vin rouge. On ne doit point user d'astringens pour les enfans, il ne faut employer que des remedes doux : lorsque le cas est pressant, nous appliquons un cataplasme astringent, de dattes, de coings sur l'*anus* aussi-bien que sur les lombes. Le malade ne doit se nourrir que de bouillon, de lait, de riz, & autres alimens semblables, & ne prendre d'autre boisson que le lait.

Voici les remedes propres pour cette maladie.

Faites dessécher du fiel, & après l'avoir réduit en poudre saupoudrez-en l'*anus*. S'il est besoin d'un remede plus fort ; vous le ferez bouillir dans du vin, ou dans de l'eau, si c'est le contraire.

Prenez *d'écorce de pin, huit gros vingt grains,*
pilules de cyprès, } *de chacun deux gros, cinq grains.*
mine de plomb,

Après les avoir lavés dans du vinaigre astringent, réduisez-les en poudre, & saupoudrez-en la partie affectée, ou

Prenez *de scories de plomb, huit gros vingt grains,*
encens, deux gros, cinq grains.

Lavez-les, & réduisez-les en poudre.

Prenez *balaustes, un gros, deux grains & demi,*
de grenades, deux gros, cinq grains,
graines de jusquiame, } *de chacun huit gros, vingt grains,*
céruse,
myrrhe, deux gros, cinq grains ;

Lavez, & réduisez-les en poudre.

Autre remede pour la chute de l'anus dont je suis l'Auteur.

Prenez *de fruit de bruyere,*
noix de galles,
acacia,
céruse,
suc d'hypociste,
écorce de pin,
myrrhe,
encens,
} *de chacun, égale quantité.*

Réduisez-les en poudre & saupoudrez-en l'*anus*, après l'avoir lavé avec du vin austere.

Prenez *lentilles brûlées,*
pain brûlé,
farine de grosse vesce.
} *de chacun, égale quantité.*

Appliquez-les sur la partie avec du vinaigre & du savon.

Lavez auparavant l'*anus* avec du vin, & saupoudrez-le avec de la poudre de poix seche, ou de pots de terre calcinés.

Lavez la partie avec une décoction de cyprès, & saupoudrez-la avec de l'*album græcum* réduit en poudre ; faites une fumigation avec de la poix seche, du bitume & du cyprès : ou

Oignez la partie avec de la graine de coriandre ou de laser dans du vin, & appliquez-y tous les jours des écrevisses pilées.

Prenez *du bitume,*
des noix de galle,
} *de chaque, égale quantité.*

Réduisez-les en poudre & mettez-en sur la partie. Ce remede est très-estimé. AETIUS, *Tetrab. IV. Serm.* 2. *cap.* 7.

CURE

CURE

De la chute de l'anus, par le moyen d'un cautere d'après Leonidas.

Lorsque la maladie est invétérée, qu'elle est devenue presque incurable, & que les remedes ni le régime ne procurent aucun soulagement, on doit recourir aux cauteres; car quoique les intestins soient mis au nombre des principales parties du corps, il n'en est pas de même de l'extrémité inférieure de l'intestin rectum, & on peut la couper & la brûler sans que le malade coure aucun risque, comme l'expérience le prouve tous les jours. Il est donc à propos d'appliquer un cautere actuel en forme de noyau ou de boucle sur la partie extérieure de l'*anus*, durant un intervalle de tems raisonnable, car en formant une escarre autour de cette partie, il cause une contraction capable de retenir cette partie dans sa place. On appliquera ensuite une compresse trempée dans du lait & du miel, sur la partie affectée, & l'on l'y arrêtera au moyen d'un bandage. Lorsque l'escarre sera tombée, on y appliquera des lentilles & du miel; & lorsque la suppuration commencera à cesser, on usera d'une emplâtre d'orge ou de tel autre cicatrisant propre pour les maladies de l'*anus*. Aetius, *Tetrab. IV. Serm.* 2. *cap.* 8.

L'intestin rectum sort quelquefois hors de l'*anus* de quelques personnes, soit enfans, soit adultes; d'une maniere extraordinaire, comme de la longueur de quelques pouces, de la longueur de la main & même davantage. Muralte cite l'exemple d'une femme à qui l'intestin rectum sortit de la longueur d'une aune, après un accouchement pénible. Et Saviard rapporte celui d'un enfant à qui cette partie sortoit de la longueur d'un pié. Cette maladie est non-seulement incommode, mais encore très-douloureuse, surtout à ceux qui sont obligés de travailler, & il arrive quelquefois qu'une inflammation dangereuse, une tumeur accompagnée de la gangrene ou d'un cancer, s'empare de cette partie de l'intestin; & c'est de quoi l'on trouve un exemple sur la fin des Observations Chirurgicales de Meckrenius.

La cause originelle de cette maladie n'est autre chose que la trop grande foiblesse de l'intestin rectum, que plusieurs autres causes contribuent ensuite à augmenter, telles sont les cris violens, le tenesme, les douleurs excessives que causent les hémorrhoïdes, la dyssenterie, le calcul de la vessie, les ulceres de la vessie, les accouchemens laborieux, la constipation, &c. Cette maladie est pour l'ordinaire aisée à guérir au commencement: mais plus elle est invétérée, plus la cure en devient difficile, surtout lorsque le malade est infirme & d'une mauvaise complexion. Il est difficile même de pouvoir y remédier entierement lorsqu'elle est causée par une foiblesse invétérée de l'intestin. Mais lorsque la gangrene ou un cancer s'est emparé de la partie qui est tombée, le Chirurgien n'a autre chose à faire que d'appliquer des remedes lénitifs & des fomentations, ou couper la partie, s'il peut le faire surement, ce qui n'arrive que lorsque la partie qui est sortie est petite.

Le Chirurgien, qui assiste le malade, doit rétablir le plus promptement qu'il est possible la partie dans sa situation naturelle, sans perdre de tems à chercher à connoître la cause de la maladie ou la méthode de la traiter; car plus l'intestin reste dehors, plus l'enflure & l'inflammation augmentent, & plus la cure devient difficile.

Voici quelle est la méthode que l'on doit suivre pour remettre l'intestin dans sa place ordinaire.

On doit commencer par coucher le malade sur un lit ou sur une table, & fomenter avec soin l'intestin, surtout dans l'endroit où il est desséché & flétri, avec du vin chaud, de l'esprit de vin ordinaire, du lait ou de l'eau chaude, avec une éponge ou un linge en double qu'on aura soin d'exprimer auparavant. Après quoi, le Chirurgien remettra avec ses deux doigts qu'il enveloppera dans un linge fin, l'intestin dans sa place ordinaire, de la même maniere qu'on remet les intestins dans le ventre lorsqu'ils en sont sortis. Cette opération n'est pas fort difficile lorsque la tumeur & l'inflammation sont peu considérables: mais si la partie de l'intestin qui est sortie est extremement enflée, on employera, après la saignée, des fomentations digestives, jusqu'à ce que la tumeur soit entierement dissipée, & que la partie soit en état d'être replacée. Il arrive quelquefois que la difficulté de l'opération ne permet point à un Chirurgien de l'entreprendre sans le secours d'un second. Lorsque l'intestin est sujet à tomber à cause de sa foiblesse, ce qui arrive à quelques personnes aussi souvent qu'elles vont à la selle; les malades peuvent aisément le remettre eux-mêmes avec leurs doigts sans recourir au Chirurgien, qui peut aisément le faire pour eux, supposé qu'il en soit besoin. Dans ce cas toute la cure consiste à fortifier l'intestin par des remedes convenables pour qu'il puisse demeurer dans sa situation, sans craindre une nouvelle chute.

Il faut plus d'art & d'industrie pour fixer l'intestin dans sa place par des corroborans convenables, & pour empêcher qu'il ne tombe de nouveau, que pour le remettre.

Voici quels sont les moyens dont on se sert pour cet effet.

On commencera par préparer, avant toutes choses, deux compresses très-épaisses. On appliquera la premiere, qui est de figure oblongue, entre les fesses, & sur celle-ci la seconde, qui doit être quarrée, & couvrir l'*anus*, & que l'on assurera avec soin avec une bande roulée ou de lin ou de coton. Il est encore à propos de ne point employer les compresses seches, & de les humecter avec quelque décoction chaude corroborante: une des meilleures pour cet effet, est celle que l'on prépare avec des racines de bistorte, & de tormentille, de l'écorce de grenade & de chêne, des noix de galles, des feuilles de chêne, & autres choses semblables, que l'on fera bouillir dans du vin rouge. On doit encore fomenter l'intestin dans l'occasion avec la même décoction; c'est-à-dire, toutes les fois qu'il vient à tomber, ce qui arrive à quelques personnes qui ont depuis long-tems cette incommodité, presque aussi souvent qu'elles vont à la selle, toutes les fois qu'elles se promenent ou qu'elles font quelque effort. Si cette maladie excédoit le degré ordinaire; on peut préparer une poudre excellente pour fortifier l'intestin avec du mastic, de la colophone, du cachou, & du sang de dragon dont on saupoudrera la partie qui est sortie après l'avoir fomentée, avant que de la remettre à sa place, & de l'assurer avec un bandage. Saviard, après avoir remis l'intestin, enfonce dans l'*anus* une tente couverte de drogues astringentes. Les clysteres corroborans, tels que ceux que l'on prépare avec une décoction d'herbes corroborantes, aromatiques & astringentes dans du vin rouge, particulierement dans celui de Pontac, produisent encore un très-bon effet. Lorsque l'on a soin de suivre de point en point les instructions que je viens de donner; les malades guérissent très-souvent, à moins que la maladie ne soit invétérée & désespérée.

Supposé que la maladie ne cede point aux remedes dont je viens de parler, on se contentera de fumiger le malade, après l'avoir fait asseoir sur une chaise percée, avec du mastic, de l'encens, de l'ambre, du poivre noir, & autres drogues de cette espece. Mais il doit s'abtenir de toute nourriture pesante, grossiere, & qui resserre le ventre, de peur que les efforts que le malade seroit obligé de faire, ne fassent encore sortir l'intestin. On doit renouveller à chaque selle les fomentations & le bandage dont j'ai parlé ci-dessus. Il doit s'abstenir autant qu'il est possible de vomir & d'éternuer, & de toute agitation violente, & se tenir en repos jusqu'à ce que la maladie ait été entierement subjuguée. Dionis & quelques autres Auteurs assurent que le malade peut prévenir une nouvelle chute de l'intestin, pourvu qu'il ait soin toutes les fois qu'il va à la selle, de s'asseoir sur un siége qui ait une ouverture d'environ deux travers de doigts ou de la grandeur d'un écu, ce qui suffira pour empêcher la chute de l'intestin. Quelques-uns, après l'avoir replacé, introduisent dans l'*anus* une cannule de plomb pour empêcher par ce moyen une nouvelle chute : mais lorsque la maladie est invétérée, & qu'elle est occasionnée par une grande foiblesse des parties, tous les remedes, & tous les artifices dont se sert le Chirurgien, ne sont d'aucune utilité ; & il ne doit employer que des compresses & des bandages pour retenir l'intestin dans sa place naturelle, à moins qu'on ne veuille mettre la vie du malade en danger. Heister, *Institut. Chirurg.*

*De la fistule à l'*anus*, d'après Leonidas.*

Un ulcere mal gueri, surtout autour de l'*anus*, dégénere souvent en fistule. Lorsque cela arrive, on doit coucher le malade sur un lit de repos ou sur quelqu'autre endroit uni, pour que le Chirurgien puisse s'asseoir à côté de lui, tant soit peu sur la droite : il prendra ensuite une sonde qu'il introduira dans la fistule assez avant dans sa cavité. Après quoi il introduira le doigt du milieu de sa main gauche dans l'*anus* ; & saisissant la tête de la sonde, il la repliera ; & ramenant les deux extrémités de la fistule au même niveau, il les séparera de la main gauche pour couper tous les petits corps calleux qui sont autour, d'un seul coup, s'il est possible ; & s'il reste quelque callosité après l'incision, on la dissipera en la ratissant avec le bistouri. On distingue les callosités à la couleur blanchâtre, & à la dureté. Si l'on découvroit quelques rhagades aux environs, on les coupera après les avoir saisies avec des pinces, afin que l'ulcere étant uni, il puisse se guérir plus aisément. Après l'opération, on remplira la plaie d'oliban choisi, on mettra par dessus une tente de charpie, & un bandage convenable ; & l'on ménagera la cure de même, que celle des ulceres ordinaires.

Si le malade par timidité ou par foiblesse, ne veut point se soumettre à l'opération, & qu'il veuille qu'on le guérisse avec des remedes ordinaires ; on ne doit d'abord employer que ceux qui sont propres à dessécher & à fermer la fistule. Si ceux-ci ne produisent aucun effet, on aura recours à ceux qui ont la vertu de ronger & de consumer les parties calleuses, & qu'on appelle *collyres fistulaires*.

Les remedes propres à dessécher la fistule sont :

Une emplâtre préparée avec la litharge d'argent, le vinaigre & l'huile ; l'*emplastrum sine cera* de Galien ; l'emplâtre appellée *harmonia* ; l'*emplastrum ex salicibus, ex lolio*, & autres semblables.

La composition suivante est un remede excellent pour les rhagades, les condylomes, & pour les fistules, lorsqu'elles ne font que commencer :

Prenez *de la racine de pivoine brûlée, quatre onces,*
bitume de Judée, deux onces, quarante grains,
soufre en canons, une once, vingt grains,
cire, deux onces, quarante grains,
huile de mirthe, une quantité suffisante : ou

Brulez des coings jusqu'à ce qu'ils soient réduits en cendre, & mettez-en sur l'orifice de la fistule ; couvrez-le d'une compresse de charpie, & mettez sur celle-ci une emplâtre de vin & d'huile ou autre chose semblable ; arrêtez-la par le moyen d'un bandage, & pansez la fistule une fois tous les deux jours.

On prépare les trochisques pour la fistule de la maniere suivante :

Prenez *de calcitis brûlée, huit dragmes, vingt grains,*
cuivre brûlé, cadmie, terre de Crete, } *de chacun quatre gros dix grains,*
calamine blanche, aube-épine, } *de chacun trois gros sept grains,*
aloès, safran, } *de chacun 2 gros 5 grains,*
gomme Arabique, deux onces, quarante grains.

Broyez-les dans du suc de seneçon, ou de cette espece de *serapias*, dont la racine ressemble à trois testicules ; faites en des trochisques, que vous pourrez employer secs, ou avec du vinaigre ou du cérat. Aetius, *Tetr. IV. Serm. 2. cap. 11.*

Les fistules de l'*anus* qui sont cachées, & qui n'ont point d'orifice apparent, se manifestent par la douleur & l'humidité purulente qui sort de l'*anus* : elles sont souvent la suite d'un abscès. On découvre celles qui sont apparentes, en introduisant une sonde ou une soie de cochon, qui pénétrant dans la cavité rencontre l'index, qu'on a introduit dans l'*anus*, la fistule étant ouverte du côté des parties internes ; mais dans celles qui ne le sont pas, le doigt & l'instrument ne peuvent se rencontrer. On connoît que les fistules ont des sinus lorsque l'instrument trouve de la résistance, & ne peut point pénétrer fort avant, & qu'elles rendent néanmoins une grande quantité de pus. On découvre celles qui sont placées auprès des intestins, par les vers & les excrémens qui sortent quelquefois par leurs orifices. Elles ont toutes ou pour la plupart leurs orifices entourés de callosités. La fistule qui a percé le col de la vessie, ou qui a pénétré jusqu'au rectum, est incurable. Celles qui n'ont aucun orifice, qui sont aveugles & cachées, qui aboutissent à un os, ou qui ont plusieurs clapiers, sont difficiles à guérir : mais il n'en est pas de même des autres dont la cure est aisée.

Voici la maniere dont on fait l'opération de la fistule.

On couche le malade sur le dos, les jambes en haut & les cuisses pliées contre le ventre, dans la même posture que s'il devoit prendre un lavement ; & si la fistule aboutit à la superficie de l'*anus*, l'on coupe avec un bistouri ou une sonde que l'on introduit dans son orifice la peau qui la couvre. Lorsque la fistule pénetre fort avant dans l'*anus*, l'on introduit d'une main une sonde dans son orifice, & si elle perce l'intestin, l'on saisit avec l'index de l'autre main la tête de la sonde, & en la pliant on la tire hors l'*anus* pour couper entierement la substance qui se trouve entre les deux branches de la sonde. Si la fistule n'est point ouverte & qu'elle ait pénétré fort avant, ensorte qu'on ne puisse point rencontrer avec le doigt la tête de la sonde, à cause seulement de quelque corps membraneux qui se rencontre entre deux, on le perce avec la tête de la sonde que l'on tire hors de l'*anus* pour couper comme ci-devant la substance intermédiaire : ou bien l'on commence par percer le fond du sinus qui donne dans l'intestin, avec un instrument (*d'espèce*) fait exprès pour couper les fistules ; & le passant à travers l'*anus* on coupe avec le tranchant de la faulx toutes les parties intermédiaires ; ensuite saisissant les substances calleuses qui sont aux environs, on les coupe, en prenant garde de ne point offenser le sphincter : car il est arrivé à quelques personnes de blesser cette partie en faisant une incision trop profonde ; ce qui a causé au malade une perte d'excrémens involontaire. Si quelqu'un refuse par crainte de se soumettre à cette opération, on peut avoir recours au moyen proposé par Hippocrate, & faire usage d'une ligature. Car Hippocrate conseille de prendre une aiguille enfilée avec un fil de lin cru, plié en cinq, de le passer à travers la fistule, d'y faire un nœud & de le serrer tous les jours, jusqu'à ce que le fil ait coupé toutes les substances intermédiaires qui se trouvent entre les deux orifices. Si les parties sont trop long-tems à se séparer on saupoudrera le fil avec du sable sec, & on le passera à travers la partie. D'autres employent d'autres moyens pour conduire & passer le fil de la maniere qu'on l'a vu ci-dessus : mais je ne saurois approuver ces sortes de méthodes, car le malade en refusant de se soumettre à l'opération, donne lieu à plusieurs inconvéniens & prolonge extremement la cure.

Pour ce qui est des fistules cachées, voici ce qu'en dit Leonidas. « Lorsque la fistule qui a percé le sphincter » est intérieure, soit quelle commence à l'*anus* ou » qu'après avoir fait des progrès elle se soit terminée » à ce muscle, après avoir sondé la partie comme ci- » devant, on élargira l'*anus* avec un instrument appel- » lé *speculum*, de la même maniere qu'on élargit la » matrice d'une femme ; & lorsqu'on aura découvert » l'orifice de la fistule, on y introduira la tête de la » sonde jusqu'au fond, & on l'ouvrira avec un bistouri » ou un instrument propre à ouvrir les fistules. » Ayant trouvé un pareil cas, il me fut impossible de mettre cette opération en usage, à cause que je ne pus découvrir l'endroit où se terminoit la fistule, qui étoit au côté droit, entre l'*anus* & le sphincter.

Mais lorsque j'eus ouvert l'*anus* avec mes doigts, je découvris une fente auprès d'une des rides de l'*anus* & qui paroissoit être l'orifice de la fistule, car il en sortoit du pus. J'introduisis la tête d'une sonde dans cette fente comme le plus court chemin pour arriver à la fistule, & l'index de la main droite dans le sphincter ; & ne trouvant qu'un corps très-mince entre le doigt & l'instrument, je poussai la sonde avec un certain effort vers le doigt, & perçai par ce moyen le fond de la fistule, & retirai avec le doigt la tête de la sonde hors de l'*anus* : après quoi je séparai avec un bistouri toute la substance qui se trouvoit entre les deux orifices de la fistule, c'est-à-dire, entre la fente par où j'avois introduit la sonde & l'ouverture que j'avois faite, & dégageai la sonde par ce moyen. PAUL EGINETE, *Lib. VI. cap.* 78.

On donne aux ulceres qui attaquent l'*anus* & les parties qui sont aux environs du rectum tandis qu'elles sont récentes & qu'elles rendent un pus louable, le nom d'abscès : mais on les nomme fistules lorsqu'elles deviennent invétérées ou calleuses & qu'elles rendent un pus clair & fétide, qui est tantôt plus ou moins abondant. Ces fistules ont reçu ce nom des Medecins des premiers siecles, qui les ont divisées en différentes especes suivant la nature du mal : car quelques-unes d'elles sont petites & récentes, ou pour le moins ne sont pas si invétérées ; d'autres pénetrent plus avant & n'ont pas beaucoup de largeur ; d'autres au contraire sont si invétérées, si profondes, & ont fait tant de progrès, qu'elles ont découvert le rectum après l'avoir entierement dépouillé de ses muscles & de la graisse. Je me souviens d'avoir observé quelques fâcheux exemples de cette espece. Quelquefois les fistules n'ont aucune callosité considérable lorsqu'elles sont récentes : mais il y en a un très-grand nombre qui ont autour de leurs orifices une dureté ou callosité dont la substance est plus ou moins épaisse. Quelquefois la fistule ne fait que peu de chemin & est droite, quelquefois aussi elle s'étend par une infinité de sinus & de clapiers qui font plusieurs détours. Il ne sera pas hors de propos pour mieux distinguer ces fistules, de les diviser en trois différentes especes à l'imitation des plus célebres Chirurgiens.

Les fistules de la premiere espece sont celles qui sans percer le rectum ni le sphincter de l'*anus*, rendent par un ou deux orifices qui sont autour de l'*anus*, une matiere claire & puante ; elles sont presque toujours accompagnées de callosités. On découvre leur profondeur aussi-bien que l'endroit vers lequel elles s'étendent en introduisant une sonde dans leur cavité & l'index de l'autre main dans l'*anus*, après l'avoir auparavant frotté d'huile. Car lorsqu'il n'y a aucun passage, l'intestin qui est dans son entier empêche la sonde & le doigt de se rencontrer, & l'on peut même en découvrir l'épaisseur. Mais lorsque l'on s'est déterminé à sonder ces sortes de fistules, on doit auparavant introduire le doigt dans l'*anus*, car autrement on court risque de percer l'intestin avec la sonde dans un endroit qui pourroit ne pas être convenable. Il arrive quelquefois que les sinus prennent une route si compliquée, qu'il est impossible de découvrir avec la sonde, avec quelque soin qu'on la dirige, l'état & la direction des petits clapiers intérieurs, quoique l'on puisse s'appercevoir qu'ils sont en grand nombre par l'écoulement journalier du pus : il paroît nécessaire pour mieux découvrir la nature de la fistule, d'y seringuer du lait chaud, en observant la quantité qu'il en entre par où l'on pourra juger de la grandeur des sinus, & découvrir si quelque partie de ce lait revient par l'*anus*. Lorsque cela n'arrive point, c'est une preuve que l'intestin n'est point ouvert, au lieu qu'il l'est lorsque le lait revient par l'*anus*, ou que l'on rencontre avec le doigt la sonde à découvert. L'expérience nous apprend cependant que quoique l'intestin ne soit pas tout-à-fait percé, ses tuniques extérieures peuvent être très-minces, corrodées & séparées des autres par des sinus intermédiaires, dans ce cas il est impossible que la cure réussisse sans couper l'intestin.

On découvre l'autre sorte de fistule par le pus qui sort de deux ou un plus grand nombre d'orifices, dont les uns s'ouvrent dans le rectum & les autres en dehors autour de l'*anus*. On peut voir la figure de cette espece de fistule dans la *Planche III.* de ce *vol. Fig.* 1. *C C.* On la découvre encore plus aisément si la tête de la sonde que l'on introduit d'une main dans la fistule, rencontre le doigt de l'autre main que l'on a introduit dans l'*anus* à découvert ; ou si les lavemens, le lait ou les autres liqueurs qu'on y a injectées, reviennent par l'orifice externe de la fistule, ou, comme cela arrive quelquefois, lorsque les excrémens, le vent ou les vers prennent le même chemin.

La troisieme & derniere espece comprend ces fistules qui ont leurs orifices dans le rectum, la partie intérieure qui est contigue à l'*anus* demeurant dans son entier, telles qu'on les voit représentées dans la *Planche III.* de ce *vol. Fig.* 1. *F G.* Celles-ci sont ordinairement appelées cachées, aveugles ou imparfaites, & les autres apparentes & parfaites. Les premieres se manifestent par une matiere corrompue qui sort tous les jours de l'*anus*, surtout si les parties externes ne sont affectées d'aucun ulcere, ou si le malade se plaint d'une dureté ou tumeur douloureuse autour de l'*anus*. Il arrive quelquefois que l'orifice interne de la fistule est situé fort avant dans l'intestin, mais on le découvre pour l'ordinaire autour du sphincter de l'*anus* ou dedans, ainsi qu'elles sont représentées dans la *Planche III.* de ce *vol. Fig.* 1.

Quoiqu'il en soit, on doit examiner avec soin la partie affectée, ce que l'on peut faire en introduisant avec précaution le doigt dans l'*anus* après l'avoir frotté d'huile ou de beurre, & en s'en servant pour examiner le plus exactement qu'il est possible l'orifice interne de la fistule ; ou si cela ne suffit point on se servira du *speculum ani*, qu'on voit représenté dans la *Planche IV. Fig.* 15. ou de tel autre instrument propre à cet effet.

Une pareille recherche est quelquefois inutile, comme lorsque le siége ou le cours de la fistule se manifestent par une tumeur ou une dureté extérieure.

Les fistules qui ont un double orifice, dont l'un s'ouvre dans l'intestin rectum, & l'autre en dehors, sont appellées parfaites ou completes ; on donne aux autres qui n'ont qu'une ouverture, le nom d'imparfaites ; les François les appellent incompletes. On divise la derniere espece en deux autres, car eu égard à la situation de leur orifice, les fistules imparfaites ou incompletes de l'*anus* sont externes ou internes. Quelques fistules sont encore appellées simples & d'autres compliquées ou composées.

La premiere dénomination comprend celles qui pénetrent seulement dans les parties molles, la chair, la peau, la graisse & les intestins. Quelques-unes de ces fistules s'étendent vers chaque côté du podex; d'autres en-dehors vers le périnée, l'uretre, la vessie, ou le scrotum; d'autres en arriere vers l'os sacrum, ou le coccyx.

On donne le nom de compliquées à ces fistules qui corrodent de telle sorte l'os du coccyx, l'os sacrum, l'os ischion, la vessie ou l'uretre dans l'homme, ou le vagin dans les femmes, ainsi que Musitanus l'a observé, que le passage des excrémens & de l'urine se confondent l'un avec l'autre. Quelquefois les petits sinus de ces fistules pénetrent jusqu'au ventre, & celles-ci sont les plus dangereuses de toutes. Il y a certaines fistules qui sont si peu considérables & si peu incommodes, qu'on les garde jusques à un âge avancé sans aucun inconvénient remarquable, & c'est ce dont j'ai vu plusieurs exemples. D'autres au contraire causent non-seulement des douleurs insupportables, comme j'en ai été témoin depuis peu, mais sont encore accompagnées de la fievre, de l'exténuation du corps & de plusieurs autres accidens fâcheux. J'ai connu un homme qui se portoit très-bien pendant que sa fistule étoit ouverte, & qui fut attaqué de la goute si-tôt qu'elle vint à se fermer. Il recouvra la santé après qu'elle se fut ouverte de nouveau, & éprouva cette alternative plusieurs fois de suite. Quelques fistules ont leurs orifices si étroits, qu'on ne peut les appercevoir, ni les découvrir avec la sonde, & ils ne se manifestent de tems à autre que par un tubercule, dans lequel on découvre, après un examen soigneux, un petit trou qui sert d'issue à la fistule; d'autres au contraire ont un fort grand orifice. Quelques fistules font leur progrès par un seul & simple chemin, & d'autres se divisent en plusieurs branches, qui sont comme autant de petits ruisseaux qui partent de la même source. Quelques-unes font plus de progrès, & pénetrent plus avant que d'autres. Enfin, il y en a qui s'étendent tout le long du rectum, d'autres s'étendent obliquement sous la peau ou de travers, & forment une infinité de sinuosités qu'il est très-difficile de découvrir, & par conséquent de guérir.

Voici quelle est la méthode dont on se sert aujourd'hui pour découvrir la fistule de l'*anus*.

On couche le malade sur une table ou sur un lit, les jambes écartées, après quoi un Aide écarte fortement les fesses l'une de l'autre, afin que l'Opérateur puisse plus aisément introduire son doigt dans l'*anus*, après l'avoir frotté d'huile ou de beure. C'est une précaution nécessaire lorsqu'on visite les fistules de l'*anus* qui sont auprès de l'intestin, de ne point introduire la sonde qu'on n'ait introduit le doigt dans l'*anus*, autrement il est à craindre qu'on ne perce l'intestin avec la sonde dans un endroit qui n'est pas convenable; ce qui rendroit la maladie plus grande & la cure plus difficile. Après avoir introduit la sonde avec précaution, ainsi que je viens de le dire, on lâchera les fesses, afin qu'elles reprennent leur situation naturelle, & qu'elles n'empechent point par les angles qu'elles forment lorsqu'elles sont séparées, les progrès de la sonde. Lorsque les fesses sont dans leur place naturelle, & que la sonde qu'on a introduite & dirigée de tous côtés, vient à rencontrer un obstacle, l'endroit où elle s'arrête est pour l'ordinaire celui où la fistule aboutit.

L'origine ou la cause de cette maladie n'est pour l'ordinaire autre chose que l'ulcération des veines hémorrhoïdales, ou un abscès qui se forme autour de l'intestin rectum, surtout parmi la graisse abondante dont il est environné. Ces sortes d'abscès viennent ordinairement à la suite d'une contusion du podex, d'un coup, d'une chute, ou d'une inflammation du rectum, de la dyssenterie, d'un accouchement laborieux, de la vérole, de l'exercice du cheval, & de plusieurs autres accidens qui peuvent endommager ces parties. Cette maladie est fort ordinaire parmi ceux qui servent dans la Cavalerie, surtout lorsqu'ils marchent par un tems chaud, comme le savent les Medecins qui suivent les Armées; & j'ai vu moi-même depuis peu un grand nombre de Cavaliers incommodés de la fistule à l'*anus*. Il n'est pas surprenant que les abscès qui se forment dans cette partie, dégénerent en fistules lorsqu'on les néglige ou par une mauvaise honte, ou pour quelque autre raison, qu'on les ouvre trop tard, ou qu'on ne les déterge pas avec assez de soin. Car il ne se peut pas que la matiere corrompue qui reste dedans ne ronge & n'ulcere avec violence la graisse, l'intestin qui lui est contigu & les autres parties qui sont aux environs, & qu'elle n'affecte l'*anus* & sa région de sinus & de callosités d'une maniere si surprenante, qu'on ne puisse y remédier qu'au moyen de l'incision. C'est de quoi nous avons un exemple dans la personne du Roi Louis XIV. qui, après avoir essayé pendant long-tems tous les remedes que les plus habiles Medecins & Chirurgiens de France avoient pu imaginer, fut enfin obligé de se soumettre à l'opération pour pouvoir en être guéri. Sur ce principe, dès qu'un Chirurgien qui est au fait de son Art s'apperçoit, ou par l'inspection extérieure, ou par le moyen de la sonde, que le malade a un amas de pus dans ces parties, outre l'inflammation & l'abscès dont elles sont attaquées, il doit sans hésiter avoir recours au bistouri.

Selon que la fistule est opiniâtre & profondément située; que la quantité de graisse du rectum, & particulierement du sphincter, qui est corrompue & rongée, est grande que les sinus sont grands, que le calus qui l'environne est dur, que la maladie a fait de progrès, enfin, que le malade est foible, âgé & d'une mauvaise complexion; plus aussi la cure est difficile: quelquefois même elle devient impossible & desespérée. Mais ce qui mérite une attention plus particuliere, est, que plus l'orifice de la fistule est avant dans l'intestin, plus il est dangereux de couper les grands vaisseaux, ce qui occasionneroit des hémorrhagies funestes qu'on ne peut arrêter ni par des ligatures, ni par la compression, ou au moyen de styptiques, faute d'un point d'appui; ce qui ôte toute espérance de guérison. En effet, si l'on ne peut rencontrer avec le doigt qu'on introduit dans l'*anus* l'orifice de la fistule, à cause qu'il est trop profondément situé, on ne peut hasarder l'incision avec sûreté, crainte d'endommager les gros vaisseaux. Il n'est donc pas surprenant que Garengeot conseille au Chirurgien de se désister plutôt de l'opération dans pareil cas, que de mettre le malade en danger de perdre la vie par une hémorrhagie, en coupant les veines qui se trouvent dans cette partie de l'intestin. Je suis si éloigné de desapprouver son conseil, que je trouve au contraire qu'il est de la prudence du Chirurgien de ne rien promettre, & de se méfier toujours du succès de son opération, quelques belles que soient les apparences au commencement; car il arrive souvent après l'incision qu'on découvre non-seulement une grande quantité de sinus, mais qu'ils sont encore si profondément situés, & ont tellement offensé les os qui sont aux environs, la vessie, l'uretre, le vagin & même la matrice, que la cure devient extremement difficile, pour ne pas dire impossible. On doit traiter les abscès de l'*anus* qui reviennent souvent, comme de véritables fistules; car on ne peut les guérir sans couper l'intestin & le sphincter de l'*anus*. On ne doit point hasarder l'opération de la fistule sur les femmes qui sont enceintes, mais attendre qu'elles aient accouché, & que leur santé soit entierement rétablie; car Mauriceau a remarqué, que l'avortement ou la mort ont été la suite d'une telle opération. Lorsque ces sortes de fistules ont rongé la vessie, l'uretre, la matrice ou les os contigus, la maladie est pour l'ordinaire desespérée, & n'admet aucun remede. Les fistules borgnes ou cachées sont ordinairement plus difficiles à guérir que celles qui sont apparentes. Au contraire, lorsque la fistule est récente & extérieure, ou si elle est parfaite, ainsi qu'on la voit dans la *Planche III. fig.* 1. *CC.* mais qu'elle n'ait affecté qu'une petite portion de l'intestin rectum, ou du sphincter & de la graisse, que la maladie ne s'est point étendue jusqu'aux parties contigues que nous venons de nommer, qu'elle n'a pas pénétré fort avant, que les sinus ne sont point en grand nombre, & que leurs cavités ne sont ni trop dures, ni trop calleuses, que le malade est d'une bonne complexion, jeune & dans la vigueur de l'âge, la cure réussit heureusement pour l'ordinaire, pourvu que l'on compte plus sur le secours de l'opération, que sur celui qu'on pourroit attendre de l'usage des médicamens. On doit porter le même jugement des fistules cachées ou internes, dont l'orifice n'est pas fort éloigné de l'extrémité du sphincter de l'*anus*, comme dans la *Pl. III. fig.* 1. *FG.*

Lorsque les fistules externes sont peu considérables, on peut les garder long-tems sans qu'il en résulte aucun dommage remarquable; & lorsque la nature y est accoutumée, elles servent à donner passage aux humeurs nuisibles, & à garantir les malades des incommodités qu'ils eussent éprouvées sans cela. J'ai connu quelques personnes qui ont gardé des fistules jusqu'à un âge fort avancé; c'est pourquoi il vaut mieux quelquefois les laisser subsister que d'entreprendre de les guérir; & c'est ce qu'on doit observer à l'égard des ulceres invétérés. Lorsqu'une fistule externe ou un abscès a tellement rongé le rectum, qu'on s'apperçoit qu'il est extremement mince, en introduisant le doigt dans l'*anus* & la sonde dans la fistule, on ne doit point espérer de guérir la maladie sans couper l'intestin & le sphincter, quoique l'ulcere n'ait point percé le premier. Mais lorsqu'on découvre par la même méthode, que l'intestin a encore quelque épaisseur, on peut souvent guérir l'ulcere sans blesser ou ouvrir l'intestin. C'est ainsi qu'on guérit souvent par des remedes mercuriels, & sans recourir à l'incision, les fistules récentes qui sont occasionnées par le mal vénérien.

Nous avons traité jusqu'ici de la nature & des différences des fistules. Il ne sera pas hors de propos maintenant de parler de ce qui regarde leur cure en commençant par les fistules parfaites ou completes, puisque ce que nous en dirons ne contribuera pas peu à nous mettre au fait de la méthode qu'on doit observer dans la cure des autres. Voici quelles sont les précautions nécessaires dans la cure des fistules completes. Lorsque la disposition du malade & la nature de la maladie, nous donnent lieu d'attendre la guérison, la premiere chose que doit faire le Medecin est de disposer son malade à l'opération en le purgeant quelques jours auparavant & en le saignant même, supposé que ses forces le permettent. On doit négliger ces précautions lorsqu'il est foible & lui donner des corroborans, lui prescrire un régime exact & tel qu'on le jugera le plus propre à l'état du malade, en ne négligeant rien de tout ce qu'on croira nécessaire pour corriger le sang ou le rendre plus doux. Afin même que le Chirurgien ne soit point interrompu dans son opération par la sortie des excrémens & obligé d'ôter trop-tôt le premier appareil; il semble nécessaire de donner quelques heures auparavant un lavement au malade & de le faire pisser un peu avant l'opération, afin que la vessie trop tendue ne soit point en danger d'être blessée. Quant à la posture du malade, elle doit être telle que nous l'avons dit ci-devant, c'est-à-dire, qu'on doit le coucher sur le ventre. Les anciens, ainsi qu'on le voit dans Paul Eginete, plaçoient le malade sur le dos, les cuisses relevées: mais les Chirurgiens François modernes, ainsi que Garengeot nous l'apprend, croyent qu'il est beaucoup mieux placé pour l'opération lorsqu'il est couché sur le côté, comme si c'étoit pour prendre un lavement, sur le bord du lit, les fesses en avant, & les genoux contre le ventre. Quoique cette posture soit assez commode pour l'opération, j'ai vu cependant des cas où elle se faisoit avec beaucoup plus de facilité, le malade étant couché sur le ventre, à cause de la constitution particuliere de la fistule.

Après avoir placé le malade dans la posture qu'on jugera la plus convenable, il ne reste plus qu'à faire l'incision avec quelque instrument que l'on choisira parmi ceux qu'on a inventés pour cet effet. On se servoit anciennement d'une espece de bistouri particulier, fait en forme de faulx, dans la cure de ces maladies, que les Grecs appelloient *syringotome*, de *syrinx*, qui signifie en François tuyau ou chalumeau; quelques-uns de ces instrumens sont représentés dans la *Planche III. Fig.* 4, 5, 6, 7. où les lettres *A B* représentent le tranchant, *B C* la partie obtuse, menue ou le stilet qui doit être flexible, & *D D* le dos qui est obtus & convexe. Quelques personnes rejettent ces instrumens comme entierement inutiles, l'expérience m'a cependant appris qu'on peut s'en servir fort commodément dans le cas dont il s'agit, surtout lorsque la fistule n'est pas fort profonde. On les choisira grands ou petits, suivant la profondeur de la fistule, & l'on s'en servira de la maniere suivante. Introduisez la tête de votre syringotome dans la fistule extérieure & avec l'index de l'autre main que vous aurez soin de frotter d'huile avant que de l'introduire dans le rectum; conduisez-là dans l'orifice interne du sinus & tout le long de l'intestin, jusqu'à ce qu'elle ressorte par l'*anus*. Après avoir saisi ses deux extrémités on coupera tout ce qui est entre les deux orifices de la fistule, sans en excepter même le sphincter de l'*anus*, que l'on peut couper en toute sureté dans les personnes qui n'ont d'ailleurs aucune autre maladie. Un grand nombre d'Auteurs ont cru avec Albucasis & plusieurs autres Medecins anciens, qu'on ne pouvoit couper le sphincter sans occasionner une perte involontaire d'excrémens, & de-là vient qu'ils l'ont désaprouvé: mais l'expérience a fait voir qu'on peut le couper plusieurs fois s'il en est besoin dans les malades qui n'ont aucune autre maladie, sans qu'il en résulte aucun inconvénient. Supposé cependant que cette méthode fût suivie de l'incommodité dont nous venons de parler, on ne doit l'attribuer qu'à quelque dommage extraordinaire ou à la destruction du sphincter, qu'un ulcere ou une érosion a pu causer. Lorsque la fistule est si profondément située que la tête de la sonde a peine à revenir par l'*anus*, on doit la replier avec le doigt jusqu'à ce qu'elle y soit arrivée, & alors le Chirurgien fera son incision, comme nous venons de le prescrire.

Comme l'orifice supérieur de la fistule qui se trouve dans l'intestin est pour l'ordinaire calleux & qu'on ne coupe point sa partie supérieure en suivant la méthode dont nous parlons, & que cependant si l'on n'a pas soin de le faire cette partie de la callosité ne se réunit pas aisément avec le reste & occasionne une nouvelle maladie, on doit percer la partie contigue de l'intestin avec la tête du syringotome deux ou trois lignes au-dessus de l'orifice de la fistule, on les coupe tous les deux ensemble, ou si la chose n'est pas possible, on doit aussi-tôt après l'incision, ou si le sang s'y oppose, quelques jours après, faire une incision dans la partie calleuse ou la couper entierement avec des ciseaux.

Quelques Medecins prétendent que l'instrument fait en forme de faulx & à pointe émoussée, qu'on voit représenté dans la *Planche V.* du *I. vol. Fig.* 3. ou autre semblable, est beaucoup plus commode que ceux dont nous avons parlé ci-dessus pour l'opération de la fistule, à cause de son manche qui est d'un avantage considérable pour le Chirurgien. Je suis si fort éloigné de rejetter leur sentiment, que j'ose assurer sur l'expérience que moi & d'autres en avons faite, qu'ils sont d'un plus grand usage dans les fistules qui n'ont pas beaucoup de profondeur; & je m'en suis même servi dans plusieurs occasions avec beaucoup de succès. Les Chirurgiens François se servirent d'un pareil bistouri dans l'opération de la fistule qu'ils firent au Roi Louis XIV. mais ils eurent soin de couvrir sa pointe d'un bouton, ce qui est pourtant inutile. On a donné à cet instrument le nom de bistouri royal, à cause de la personne à l'occasion de laquelle on en fit usage. Je ne voudrois pas cependant conseiller l'usage de ces derniers bistouris indifféremment pour toutes sortes de fistules: il est certain qu'ils conviennent peu dans celles qui ont une grande profondeur & dont l'orifice supérieur est fort éloigné. C'est pourquoi Bassius, Professeur de Chirurgie à Hall, a eu raison de conseiller l'usage dans ce cas, dans sa Dissertation sur la fistule, d'un bistouri dont il donne la description, qui a une pointe d'argent longue & flexible, & dont quelques-uns attribuent l'invention à le Maire, Chirurgien de Strasbourg. (Voy. la *Planche III. Fig.* 8.

Après avoir introduit la tête ou la pointe *C* de cet instrument dans la fistule, de la même maniere que ci-devant, & l'avoir fait passer par sa cavité & ressortir par l'*anus*, il est souvent plus aisé de couper les parties qui se trouvent entre les deux orifices de la fistule, qu'en se servant des instrumens dont nous avons parlé ci-dessus. On peut aussi se servir pour cet effet du syringotome, *Planche III. Fig.* 3. dont on trouve la description dans Garengeot qui n'en a dessiné qu'une partie, dont l'usage est le même, & qui ne differe des autres syringotomes que par la courroie *E E* qu'on y a ajoutée, & qui sert à le tenir plus ferme & à faire l'incision avec plus de facilité. Mais comme le stilet *C D* de cet instrument a le défaut d'être trop long, j'en ai fait faire un autre dont le stilet ne va que jusqu'à *F*, & avec lequel j'ai fait cette opération avec beaucoup plus de commodité.

Quelques Chirurgiens au lieu du syringotome ou du bistouri dont nous venons de parler, introduisent une sonde, un fil ou un stilet d'argent flexible dans l'orifice extérieur de la fistule, & après l'avoir passé dans l'intestin par l'orifice interne, ils le courbent & le conduisent de telle sorte avec l'index qui est dans l'*anus*, qu'ils en font sortir une partie hors de ce dernier. Voyez la *Planche III. Fig.* 1. *D D*. Alors saisissant les deux extrémités *H H* du stilet d'argent, ils amenent doucement la chair qui se trouve entre *C C B E*, & la coupent avec un bistouri recourbé ou des ciseaux propres pour cet effet.

Quoique cette maniere d'opérer soit fort ancienne & qu'on en trouve la description dans Paul Eginete, Garengeot ne fait point difficulté de la préférer à toutes les autres à cause qu'elle empêche le retour de la maladie. Quoique j'en fasse beaucoup de cas, je ne puis comprendre les raisons qui ont porté cet Auteur à la croire plus propre à prévenir le retour de la maladie que les autres dont on se sert.

D'autres se servent d'une sonde pliante qui a une rainure; voyez la *Planche II. M*, ou *Planche III. Fig.* 2. on l'introduit dans l'orifice externe de la fistule & on la dirige avec toute l'exactitude possible, vers l'intestin rectum pour la replier ensuite vers l'*anus*, après quoi l'on coupe avec un bistouri ou une paire de ciseaux propres à cet effet, la chair qui se trouve sur la rainure. Quelques Chirurgiens modernes préferent cette maniere d'opérer à toutes les autres lorsque les fistules sont profondément situées dans l'intestin, sans que je sache la raison pourquoi. Mais de quelque maniere qu'on fasse l'opération, il est besoin de beaucoup de savoir & de précaution, pour ne pas couper les grosses branches des vaisseaux du rectum, comme cela arrive quelquefois dans les fistules qui sont profondément situées, ce qui occasionneroit une hémorrhagie dangereuse ou funeste. Après avoir fait l'incision comme on vient de le dire, on essuyera le sang avec soin, & on examinera la partie, pour voir s'il n'y reste point quelque sinus, quelque callosité ou quelques fibres à moitié corrompues. Si l'on trouvoit par hasard quelque sinus ou clapiers, après y avoir introduit le doigt ou la sonde, on coupera avec des ciseaux ou avec un bistouri la chair qui est dessus, afin de pouvoir mieux découvrir & déterger les parties corrompues. Le caprice, la foiblesse ou la timidité du malade, ne permettent pas quelquefois de faire cet examen, ni de découvrir les sinus & les clapiers à la suite de la premiere incision, comme je l'ai souvent éprouvé; & il y en a d'autres qui sont trop foibles ou qui ont perdu trop de sang pour pouvoir y résister, ce qui fait qu'on est obligé de panser la plaie, & de remettre cette partie de l'opération à un autre tems. Il faut couper en partie avec le même instrument, si tant est qu'on puisse le faire avec sureté, ou scarifier, ou y faire des fréquentes incisions avec un bistouri ou une lancette, tout ce qui peut rester de calleux ou de fibres corrompues après la premiere incision. On peut par ce moyen occasionner une suppuration prompte & copieuse, & on employera des caustiques mêlés avec des mondificatifs pour ronger & détruire peu à peu les callosités restantes, ainsi que les parties corrompues ou pourries. S'il m'est permis d'exposer ici mon sentiment, je ferai observer à mon Lecteur, que la plaie est plutôt nettoyée & consolidée lorsqu'on a soin de couper entierement avec les ciseaux ou le bistouri la graisse qui s'est corrompue & desséchée.

Dans le tems que je faisois ma résidence à Breme où je m'étois rendu pour tailler plusieurs malades; Rungius, Chirurgien dans cette Ville, me communiqua une méthode pour guérir ces sortes de fistules avec plusieurs instrumens particuliers qu'il avoit inventés pour cet effet, & dont je ne me souviens point d'avoir jamais vu la description nulle part. Il se servoit de trois sortes d'instrumens, le premier est une espece de sonde crenelée, *Pl. III. figure* 9. dont les lettres *A B* représentent le profil, faite d'argent ou de fer. Elle a un manche *CD* qui en se pliant au point *E* forme avec la sonde un angle obtus. La rainure de cette sonde est représentée en face dans la figure *X*. Le second instrument, est un tuyau d'environ un travers de doigt de diametre de fer ou d'argent, *fig.* 11. *AB*, dont le manche forme un angle obtus au point *B*, mais dans un sens different de l'autre, comme on le voit par la figure. La rainure de cet instrument, est représentée de front par la *figure* 12. Le troisieme instrument, est un bistouri droit, long, étroit, & acéré *figure* 13. Lorsqu'on veut mettre en usage ces instrumens pour une fistule, par exemple, située dans le côté gauche de l'*anus*, comme dans la *figure* 1. *CC*. on introduit l'instrument ou tuyau, *figure* 11. *AB*, après l'avoir trempé dans de l'eau chaude, & ensuite dans de l'huile, dans l'intestin rectum, & l'on a soin de la faire tenir ferme par son manche *D* par quelqu'un des aides. Le Chirurgien prend la sonde à reinure, *figure* 9. qu'il oint, comme l'instrument précédent, & l'introduit dans l'orifice externe de la fistule, & la conduit obliquement tout le long de cette même fistule jusqu'à son orifice interne *CC*; ensorte que sa pointe *A* tombe dans le creux ou le fond du tuyau *figure* 11. où elle se fixe, comme il est aisé de s'en convaincre au toucher, à l'ouie, & en introduisant le doigt dans l'*anus*. Tout cela étant ménagé, comme je viens de le dire; le Chirurgien prend le manche de la sonde de la main gauche, & avec le bistouri, *figure* 13. coupe la fistule *CC* sur la rainure de la sonde jusqu'au tuyau, *fig.* 11. & l'ouvre par ce moyen depuis la partie intérieure de l'intestin, jusqu'à l'extérieure ou l'*anus*. La fistule étant ouverte, comme je viens de le dire, on suit pour tout le reste de la cure la méthode qu'on a indiquée ci-dessus. Cette méthode paroît propre pour les fistules qui ont une profondeur considérable, à cause que la tête du syringotome ou du stilet ne peut se replier qu'avec beaucoup de peine, & qu'en déchirant l'intestin vers l'*anus*, par où elle ne peut même quelquefois sortir, lorsque les fistules sont trop profondes.

On doit prendre garde que le bistouri ne sorte hors de

la rainure ; car sans cette précaution on pourroit blesser dangereusement l'intestin aussi bien que les parties qui lui sont contiguës : c'est pourquoi il est à propos, pour prévenir cet accident, de donner au canal, *Fig.* 11. une largeur suffisante. Lorsque la fistule est au côté droit de l'*anus*, on doit appliquer les instrumens dans un sens opposé, comme la raison l'indique assez. Je sai qu'il y a eu autrefois quelques Chirurgiens qui ont ouvert ces fistules, en introduisant un petit tube dans l'*anus*, & qui ont ensuite ouvert le sinus, au moyen d'un bistouri, ou droit ou courbe. Je me souviens que Ravius recommande cette méthode dans ses Démonstrations de Chirurgie. Il faut cependant convenir que les instrumens de Rungius ont une figure qui donne au Chirurgien le moyen de conduire son bistouri avec plus de facilité, & qui l'empêche par conséquent de couper autre chose que le sinus de la fistule ; ce qui fait que je les préfere à tous ceux dont on s'est servi jusqu'à présent.

Lorsque la fistule ou l'abscès est extérieur & récent, qu'il est situé entre la graisse & la peau, & que l'intestin & le sphincter de l'*anus*, ne sont point endommagés, on doit en ménager la cure de la maniere suivante : Premierement, supposé que l'ouverture de la fistule ne soit point assez grande, comme cela arrive souvent, on l'aggrandira peu à peu avec un morceau d'éponge préparée, un morceau de racine de gentiane ou telle autre chose propre à se gonfler. On la nettoyera ensuite avec des escarrotiques légers, & l'on emploiera pour fermer la plaie la méthode qui est en usage dans la cure des fistules. Il vaut mieux quelquefois employer d'abord le bistouri, & comme Paul Eginete le conseille, diviser la peau par une simple incision ; lorsqu'on n'a pas pu par le moyen des tentes ou de l'éponge préparée, dilater suffisamment la fistule, il est à propos d'y donner un coup de bistouri pour en faire voir le fond & mettre en état d'en détruire les callosités. On pansera la plaie avec de la charpie dont on remplira la fistule, & après avoir levé le premier appareil, on examinera si elle n'a point de sinus & de clapiers que l'on ouvriroit de la même maniere s'il s'en trouvoit. Si l'on venoit à découvrir dans la suite en pansant la plaie, quelque reste de callosité, de dureté, ou de parties corrompues, on le retranchera entierement avec le bistouri, ou bien on le consumera peu à peu avec des caustiques, surtout avec le mercure précipité rouge. Monnier prétend que l'onguent des Apôtres est le remede le plus propre & le plus efficace que l'on puisse employer dans un pareil cas. Après avoir ainsi extirpé les parties viciées, on appliquera sur l'endroit un onguent digestif mêlé avec de l'huile d'œufs, & l'on couvrira le tout d'un bandage convenable. Supposé que l'on ne découvre plus aucun sinus, que la sanie se convertisse en pus, qu'il croisse de nouvelles chairs, fermes, grenues, & saines, que la sérosité diminue, change de couleur, & répande une meilleure odeur ; il ne manque plus pour achever la cure que de panser tous les jours la plaie avec du baume vulnéraire, de l'eau de chaux, de l'esprit de vin ou des compresses de charpie seche. Il arrive quelquefois, comme je l'ai dit ci-devant, & que je l'ai éprouvé moi-même, qu'on trouve au lieu d'une ouverture dans la fistule extérieure, un petit tubercule qui a un petit orifice qui sert comme d'égout au sinus, & qui est plus ou moins difficile à découvrir. Lorsque cela arrive, je commence par couper le tubercule avec des ciseaux afin de découvrir le sinus de la fistule ; après quoi je l'élargis, je l'ouvre, & le panse de la maniere qu'on la vu ci-devant.

Lorsque la fistule externe a pénétré assez avant pour affecter le sphincter de l'*anus*, ou le rectum, ou qu'elle a rongé les parties contiguës de telle sorte que cet intestin est extremement aminci, il est difficile que la cure réussisse à moins que d'ouvrir & de couper l'intestin & le sphincter, comme nous l'avons dit ci-dessus. Le moyen le plus sûr de réussir dans cette opération, est de placer le malade dans une posture avantageuse, d'introduire le doigt dans l'*anus*, & de faire passer ensuite un syringotome qui ait un stilet, voyez *Planc. III. Fig.* 5. ou une aiguille, *Fig.* 2. ou un stilet, ou une sonde pliante, & qui ne soit pas trop émoussée, dans l'orifice externe de la fistule vers l'intestin rectum, pour le percer à l'endroit où le doigt rencontre la tête de la sonde : mais on doit conduire l'instrument avec tant de précaution qu'on ne blesse aucune autre partie de l'intestin, encore moins la vessie. Ce qu'il reste à faire après avoir percé l'intestin est de diriger & de recourber l'instrument de telle sorte qu'il puisse sortir par l'*anus*. On coupera ensuite cette fistule imparfaite, conformément à la méthode que nous avons indiquée pour celles qui sont parfaites. Lorsque la fistule est auprès de l'*anus*, mais que le sinus qui est sous la peau se porte moins vers le rectum que vers le périnée ou vers un des côtés de l'*anus*, ce qu'on peut faire de mieux, à ce qu'il semble, est de l'ouvrir dans toute sa longueur avec un bistouri, & de mondifier, & de consolider la plaie de la maniere qu'on l'a dit ci-dessus. Il est bon d'observer que l'on peut, supposé que ces fistules soient trop profondes & qu'on ne puisse pas faire assez commodément l'opération avec l'instrument dont nous avons parlé, se servir du tuyau qui est représenté dans la *Planc. III. Fig.* 11. ou de tel autre semblable, qu'on introduira dans l'*anus*, de la maniere que nous l'avons dit, pour ouvrir ensuite entierement le sinus avec le bistouri, *Fig.* 13.

Les fistules internes, cachées ou aveugles composent une troisiéme espece différente des autres. Comme elles ne paroissent point extérieurement, il est difficile sans le secours du bistouri, de faire une ouverture suffisante pour découvrir leurs sinus. L'endroit le plus convenable pour l'incision est celui que l'on distingue par quelque tumeur, par la dureté, la douleur, & la rougeur, surtout lorsque l'on sent en pressant avec le doigt un sinus au-dessous avec un amas de matiere corrompue, comme dans les abscès. Ayant examiné ces choses comme il faut, & placé le malade dans une posture commode, on le fera tenir par des aides, après quoi l'on fera l'incision dans la tumeur que l'on sent sous le doigt à côté de l'*anus* jusqu'à ce qu'on ait rencontré le sinus, ou bien si l'on veut agir avec plus de précaution, on doit pousser en dehors avec le doigt qu'on a introduit dans l'*anus*, la partie affectée aussi bien que la tumeur qu'elle renferme pour la percer avec une grosse lancette ou un bistouri propre à cet effet. On rend par ce moyen la fistule complete & parfaite, d'aveugle & d'imparfaite qu'elle étoit auparavant, ce qui rend la cure beaucoup plus aisée. On aggrandira ensuite la plaie avec le bistouri ou sur le doigt ou sur une sonde crenelée, & lorsqu'on la jugera assez grande, on y introduira des bourdonnets de charpie, on mettra sur ceux-ci une compresse que l'on assurera par le moyen d'un bandage, ce qui suffira pour la premiere fois. Lorsqu'on aura levé le premier appareil, on aggrandira davantage la plaie, si tant est que cela soit nécessaire ; & après avoir recherché avec soin tous les sinus & les parties corrompues qu'ils renferment, on coupera aussi l'intestin & l'on suivra à l'égard de la cure la méthode que nous avons indiquée pour les fistules completes.

Supposé qu'il ne paroisse aucun des signes dont nous venons de parler, ou qu'ils ne suffisent point, mais qu'on apperçoive avec le doigt avec ou sans le secours de la sonde, *Planche IV. Fig.* 15. une fistule dans l'intestin rectum, on pourra menager la cure de la maniere suivante. On commencera par introduire dans l'*anus* avec les doigts de la main gauche, un gros fil ou un stilet d'argent flexible, *Planche III. Fig.* 14. recourbé d'un ou deux pouces, ensorte que la partie courbée *A* puisse pénétrer peu à peu dans l'orifice de la fistule interne, *Fig.* 1. *G*. que l'on découvrira, s'il en est besoin, par le moyen du *speculum ani*, *Planche IV. Fig.* 15. Cela fait on saisira de la main droite le fil ou le stilet par son autre extrémité *B*. & on le tirera jusqu'à ce qu'on apperçoive à la vue ou au toucher son sommet *A* par un tubercule qui se forme autour de l'*anus* au point F. On prendra ensuite le stilet avec la main gauche par son extrémité *B*, & l'on coupera adroitement avec un bistouri, la partie de la peau qui est autour de l'*anus*, & que la pointe *A* du fil d'argent avoit tant soit peu élevée lorsqu'on l'a tirée, jusqu'à ce que l'on découvre ce dernier dans la plaie. Après avoir saisi la partie *A* du stilet qui est hors de la fistule, on le recourbera encore plus, comme on le voit aux points *DD*, *Fig.* 1. afin de pouvoir attirer dehors les parties qui se trouvent entre-deux & les couper entierement. Peut-être ne seroit-il pas hors de propos dans ces sortes de fistules aveugles, qui ne sont pas profondes, mais voisines de l'*anus*, de se servir au lieu de ce stilet ou fil d'argent, de l'un ou l'autre des syringotomes représentés dans la *Planc. III. Fig.* 3. 4. 5. 6. 7. dont la courbure est très-propre pour découvrir la fistule & pour faire l'incision.

Mais de quelque maniere que l'on fasse l'incision & qu'on mondifie la plaie de toutes callosités ou parties corrompues qu'on peut y découvrir, il est à propos d'observer ce qui suit pour que la cure soit aussi parfaite qu'on le désire : on commencera par remplir la plaie autant qu'on le pourra de charpie ou de vieux linges entortillés, afin de pouvoir aggrandir & mondifier avec plus de facilité le sinus de la fistule. Supposé que l'hémorrhagie soit considérable, on mettra sur la charpie quelque poudre ou quelque liqueur propre à arrêter le sang. Lorsque la fistule est très-profonde, on attachera toujours aux bourdonnets que l'on enfonce jusqu'au fond du sinus, un fil très-fort ou une petite corde, de peur qu'on n'en laisse quelque partie dedans en renouvellant le pansement. On mettra sur ces bourdonnets trois différentes compresses; la premiere ou celle qui est dessous doit être étroite, mais longue & épaisse; la seconde sera un peu plus large, & celle de dessus presque quarrée, & telle qu'on l'emploie dans la chute de l'*anus*. Toutes ces choses étant placées dans l'ordre qu'il convient, on mettra par-dessus un bandage en T de toile, que l'on assurera autant qu'il le faut. Si l'on s'apperçoit, lorsque le malade sera au lit, qu'il ait trop de sang ou qu'il en ait perdu trop peu dans l'opération, on le saignera au bras pour prévenir l'inflammation. On ne levera le premier appareil que deux ou trois jours après, à moins que le malade ne soit obligé d'aller à la selle; mais supposé que ce ne soit qu'un tenesme qui le gêne, comme cela arrive très-souvent, il vaut mieux qu'il attende quelque-tems que d'ôter trop tôt le bandage. S'il arrivoit cependant que ce besoin fût réel, il vaut mieux l'ôter, afin qu'il décharge son ventre plus commodément, & que les excrémens ne salissent point le bandage; si les excrémens entroient dans la plaie, on la nettoyera avec soin ou avec une éponge trempée dans du vin chaud, ou avec de vieux linges. Pour empêcher que la plaie ne se ferme trop-tôt, on aura soin de la remplir pendant quelque tems de nouvelle charpie. Si l'on appercevoit dans la suite en pansant la plaie, qu'on eût laissé quelques particules calleuses dures ou corrompues, on commencera par examiner avec soin la plaie jusqu'au fond, & l'on trempera la charpie dans un onguent digestif mêlé avec quelque peu de précipité rouge ou d'onguent Egyptiac; dont on continuera l'usage jusqu'à ce que les parties viciées soient entierement extirpées, & que les chairs qui poussent paroissent saines & belles. On ne doit point négliger les quatorze premiers jours qui suivent l'opération, de chercher tous les sinus de la fistule, ou de faire toutes les incisions nécessaires pour découvrir les parties corrompues; ce que le caprice, la timidité, ou la foiblesse du malade avoient empêché de faire dès la premiere opération. On connoît qu'on a oublié de sonder & d'ouvrir quelques sinus de la fistule par l'inspection de la partie, ou par le moyen de la sonde, surtout par la quantité de matiere qui en sort, & par le peu de changement qu'on apperçoit dans sa couleur, son odeur & sa consistance. Car dès que la plaie & la fistule commencent à se guérir, la matiere est tous les jours moins abondante & devient blanchâtre, médiocrement épaisse & moins fétide. Quand le pus est dans ce dernier état, il est à propos de faire croître les chairs avec des incarnatifs & des balsamiques, & de consolider la plaie avec de la charpie seche. Le malade ne doit user dans tous ces cas que d'alimens tempérés, fluides & en petite quantité, surtout dans le commencement, de peur qu'il ne soit souvent obligé d'aller à la selle & d'ôter son appareil, ce qui seroit fort incommode au Chirurgien & empêcheroit la plaie de se fermer.

Les fistules compliquées accompagnées de la carie ou d'un ulcere dans la vessie ou dans l'uretre sont très-difficiles & pour l'ordinaire impossibles à guérir, comme nous l'avons dit ci-dessus : néantmoins, lorsque l'os ischion ou le coccyx sont affectés de la carie, on doit, non-seulement, dilater l'ulcere afin de pouvoir pénétrer avec plus de facilité jusqu'à la partie; mais employer encore des topiques propres à dissiper la carie. L'essence d'aristoloche ronde m'a toujours paru très-efficace pour cet effet. On ne doit point négliger non plus l'usage interne des remedes mercuriels & des décoctions des bois pour purifier le sang du virus vénérien par qui cet état est souvent occasionné, jusqu'à ce que la carie soit détruite, que le fond de la plaie se recouvre de nouvelles chairs, & que l'ulcere soit cicatrisé au moyen des remedes dont on se sert dans la cure des ulceres simples.

Les fistules qui sont jointes avec un ulcere de la vessie ou de l'uretre, sont toujours plus mauvaises que les autres, & se guérissent très-rarement : cependant lorsqu'on a soin de mondifier l'ulcere extérieur, d'user de balsamiques & des autres remedes internes que nous avons indiqués, on peut remédier quelquefois à ces sortes de cas lorsqu'ils ne sont point tout-à-fait incurables, & que le malade est d'ailleurs d'un tempérament fort & robuste.

Je n'ignore point qu'Hippocrate, Celse, Paul Eginete, Albucasis, & plusieurs autres Medecins de l'antiquité, ont indiqué un grand nombre de méthodes pour guérir la fistule, au moyen des ligatures, de cauteres actuels & de corrosifs. Je les ai passées à dessein sous silence, parce qu'elles sont inférieures à celles que j'ai proposées, loin qu'elles doivent leur être préférées. Je dois faire observer ici que lorsque le sphincter de l'*anus* est corrodé, détruit ou affoibli par quelque fistule qui est aux environs, cet accident cause à la plus grande partie des malades une perte involontaire d'excrémens. On peut cependant le couper deux ou trois fois, & même davantage lorsqu'il n'est pas considérablement endommagé, & que le malade est d'un tempérament robuste, sans craindre un pareil accident. Il arrive quelquefois que le grand âge & la foiblesse du malade, aussi-bien que l'opiniâtreté de la maladie, ne permettent point qu'on ait recours à l'opération, surtout lorsque la fistule est profondément située. Dans ce cas, on doit essayer d'appaiser le mal par des injections mondificatives, & par des remedes lénitifs & balsamiques. Plus l'état de ceux qui sont obligés de se soumettre à l'opération de la fistule est à plaindre, plus aussi est ridicule la folie de quelque François, qui, glorieux d'avoir la même maladie & d'être traités de la même maniere que l'avoit été le Roi Louis XIV. sollicitoient les Chirurgiens de leur faire l'opération de la fistule, quoiqu'ils en fussent exempts. On auroit peine à croire que les hommes fussent assez insensés pour tirer vanité d'un pareil malheur, si Dionis, un des plus célebres Chirurgiens de son tems, de qui nous tenons ce fait, & qui blâme fortement cette extravagance de ses compatriotes, n'en étoit garant.

Puisque l'opération dont nous parlons est une des plus difficiles de la Chirurgie, il ne sera pas hors de propos d'indiquer quelques précautions qu'on doit observer pour mieux y réussir.

Premierement,

Premierement, on doit faire l'incision de telle sorte, que la plaie extérieure soit toujours plus grande que le fond du sinus de la fistule, afin de pouvoir la mondifier avec plus de facilité, & qu'elle se guérisse plus aisément. C'est pourquoi, il peut n'être pas inutile quelquefois de faire deux incisions qui se croisent dans la partie affectée, & de couper avec un bistouri ou des ciseaux tout ce qu'on trouvera de dur, de calleux & de corrompu, surtout dans le fond de la fistule; car sans cette précaution, on la guérit difficilement, & elle est sujette au retour. On peut quelquefois exécuter plus commodément & avec plus de sureté ce que je viens de dire, en saisissant les parties viciées avec un crochet ou des pincettes, & les coupant ensuite.

2. De peur qu'en dilatant la fistule avec le bistouri on ne vienne à blesser l'intestin, on doit en tourner le tranchant en-dehors vers l'os ischion, & non point du côté de l'intestin.

3. Lorsque l'orifice externe de la fistule n'est point situé près de l'*anus*, mais dans le milieu des fesses, ensorte que le sinus touche la peau & s'avance insensiblement vers le rectum, on introduira une sonde crenelée dans le fond de la fistule, sur laquelle on coupera adroitement la peau avec un bistouri ou des ciseaux. Après quoi on remplira & on dilatera la plaie avec de la charpie, on examinera avec soin le lendemain la nature de la fistule, & l'on suivra pour tout le reste les instructions que nous avons données ci-dessus.

4. Supposé que l'intestin soit ulcéré & percé, comme il l'est pour l'ordinaire dans les fistules completes, on introduira le stilet ou la tête de la sonde, ou du syringotome dans l'intestin, plutôt deux ou trois lignes au-dessus que dans l'orifice interne de la fistule, afin de pouvoir couper avec plus de facilité les parties dures & calleuses qui s'y trouvent. Mais lorsque l'instrument passe par l'orifice interne de la fistule, il faut, après avoir coupé l'intestin & le sphincter, couper aussi avec des ciseaux la partie calleuse de l'intestin qui est au-dessus de la fistule, de la largeur de deux lignes.

5. S'il arrivoit qu'on vînt à ouvrir un vaisseau, & que l'hémorrhagie fût abondante, ce qu'on peut faire de mieux, est de passer par-dessous une aiguille courbe enfilée d'un gros fil, & de nouer ses extrémités. Supposé qu'on ne puisse point le faire, on appliquera sur le vaisseau une compresse trempée dans quelque liqueur styptique, & on la pressera fortement avec le doigt pendant une demi-heure, jusqu'à ce qu'il se soit formé une escarre; après quoi remplissant la plaie avec de grosse charpie entortillée, on mettra par-dessus une forte compresse, & on assurera le tout par le moyen d'un bandage. Le malade aura soin de se tenir en repos, & l'on fera serrer le bandage par quelqu'un pendant quelque tems; car l'on a souvent observé, que lorsque le vaisseau qu'on a ouvert n'a pas été suffisamment comprimé, le sang, au lieu de couler à travers le bandage & par l'*anus*, a pris son chemin par les intestins, & a causé la mort au malade.

6. Si quelques heures après que le bandage est établi, le malade avoit quelque peine à pisser, on doit l'exhorter à supporter cet accident avec patience, à cause qu'il est pour l'ordinaire de peu de durée.

7. Lorsque la fistule est jointe avec la vérole, il est difficile de la guérir sans avoir auparavant détruit l'autre maladie: mais il arrive souvent lorsqu'on a guéri cette derniere, qu'on guérit la fistule sans avoir recours à l'incision.

8. Arnauld a inventé un bandage particulier pour la fistule de l'*anus*, dont on trouve une description très-exacte dans Garengeot qui le préfere à tous ceux qui ont paru jusqu'ici, pour plusieurs raisons. On peut en voir la description au mot *Fascia*.

9. Enfin, lorsque la plaie commence à se fermer, Garengeot veut qu'on introduise dans l'*anus* une tente de charpie de la grosseur du doigt, & couverte de pompholix, pour mieux dessécher cette plaie. Mais cette précaution est rarement nécessaire; car j'ai remarqué que la charpie seche suffit pour cet effet lorsque l'ulcere est bien mondifié, & que les chairs sont revenues. HEISTER, *Part. II. Sect. 5. cap. 169.*

On observe qu'il n'est pas toujours à propos d'entreprendre la cure d'une fistule; car il est à craindre qu'en arrêtant l'évacuation qui se fait par son moyen & à laquelle on est habitué, on n'occasionne des accidens fâcheux dans les personnes d'un mauvais tempérament, & qu'on ne jette le malade dans la consomption, ou dans quelque autre maladie plus funeste que la premiere; & c'est dequoi j'ai vu des exemples. Voilà quel est le sentiment général: mais je ne saurois me former l'idée d'aucune humeur si opiniâtrément fixée dans le corps, qu'on ne puisse, au moyen d'un régime convenable, par des remedes prudemment appliqués, & par les autres évacuations réitérées, la surmonter à un tel point, que l'on vienne enfin à bout de guérir la fistule sans causer aucun préjudice au malade.

Des abscès de l'Anus.

Puisque la fistule à l'*anus* ne semble devoir pour l'ordinaire son origine qu'à un abscès qui se forme auprès de cette partie, il semble qu'en nous attachant à chercher les moyens de traiter ce dernier, nous comprendrons plus aisément la nature de cette sorte de fistule, la méthode de nous en garantir, & de la guérir, supposé que nous ayons le malheur d'en être attaqué. C'est pourquoi, il ne sera pas hors de propos de faire quelques remarques sur les abscès de l'*anus*.

Cet abscès commence de deux manieres; car ou il attaque le malade tout d'un coup, ou bien peu à peu, & comme par degrés. Le premier ressemble à un clou dans le commencement: mais il augmente considérablement aussi-tôt après, & cause en peu de tems un grand nombre de symptomes violens, surtout des douleurs excessives.

D'abord on n'apperçoit qu'une espece de tubercule, dont la grosseur égale à peine celle d'une feve ou d'une noisette, mais qui est extremement dur. On apperçoit autour de cette dureté qui se forme pour l'ordinaire près de l'*anus*, une rougeur; quelquefois la peau extérieure paroît attaquée d'une érésipele, avant que le tubercule ait paru: mais l'inflammation est alors si violente, qu'à moins qu'on ne la dissipe dans vingt-quatre heures, elle se change en un abscès accompagné de douleurs aiguës, de la fievre, la soif, l'insomnie, le dégout, d'une extreme foiblesse, & de plusieurs autres symptomes fâcheux.

La seconde espece d'abscès dont les progrès sont plus lents, reçoit de quelques-uns le nom de fistule dès le commencement, & il se manifeste, de même que les autres abscès, par la douleur & une tumeur: mais il est plus lent à suppurer.

De quelque maniere que cet abscès se forme, il est certain que la matiere corrompue se fait peu à peu un passage après sa formation, & qu'elle perce enfin la peau auprès de l'*anus* ou l'intestin. Mais avant que cela arrive, la matiere acre qui se trouve renfermée dans cet abscès, corrode & convertit plus ou moins en sanie la graisse qui est aux environs, ce qui occasionne différens sinus qui sont quelquefois seuls, petits & directs, d'autres fois grands, profonds & tortueux, & qui pénetrent à travers la peau extérieure ou dans l'intestin plutôt ou plus tard, suivant la nature & la qualité de la matiere qui s'y est amassée; de sorte qu'il n'est pas surprenant que parmi les fistules que ces abscès occasionnent, il y en ait quelquefois de plus opiniâtres les unes que les autres.

Pour ce qui est de la cure de cette espece d'abscès, on peut user au commencement de digestifs en forme de fomentation ou de cataplasmes: mais comme il est rare que cette maladie cede à de pareils remedes, on doit recourir à l'opération dans une saison convenable, en obfervant ce qui fuit : on commencera par placer le malade dans la même pofture que ci-devant pour l'opération de la fiftule ; après quoi le Chirurgien examinera avec foin la partie viciée ou la tumeur, en introduifant le doigt dans l'*anus*, ou en preffant tout autour de cette partie, & quoiqu'il ne paroiffe encore aucun figne extérieur de fuppuration, il ne laiff ra pas que de fonder auffi le finus dans lequel peut être renfermée la matiere corrompue. Suppofé qu'on n'apperçoive qu'une tumeur endurcie fans aucune fluctuation, on attendra que la matiere ait atteint un certain degré de maturité, avant que de recourir au biftouri.

Comme l'on doit dans quelque efpece d'abfcès que ce foit hâter & faciliter la fuppuration au moyen de quelque cataplafme émollient préparé avec de la mie de pain, du lait & du fafran, ou par une emplâtre de diachylum avec des gommes ; on doit de même avoir foin de ne point laiffer trop long-tems ce cataplafme ou cette emplâtre fur la partie affectée, car la fuppuration venant à augmenter plus qu'il ne faut & gagnant les parties intérieures, il feroit à craindre qu'elle ne détruisît & ne confumât les parties qui font aux environs, ce qui rendroit la maladie défefpérée ou tout au moins plus opiniâtre & plus dangereufe. C'eft pourquoi on ne doit point attendre que la matiere enfermée donne quelque figne extérieur de maturité, mais ôter le cataplafme toutes les deux ou trois heures ; & après avoir effuyé la peau on doit examiner en introduifant un doigt dans l'*anus* & en preffant avec l'autre les parties extérieures, fi l'on ne découvriroit point quelque matiere corrompue & en état d'être évacuée. On ne doit donc point s'en rapporter à ceux qui difent qu'il ne faut ouvrir l'abfcès que lorfque la matiere maligne a atteint toute fa maturité, car on occafionneroit par une telle conduite la deftruction des parties qui font aux environs.

Dès qu'on s'apperçoit qu'il s'eft formé un amas de matiere corrompue dans le tubercule, au moyen du doigt qu'on a introduit dans l'*anus*, on doit l'attirer vers la peau du côté de l'*anus*. Après quoi l'on fera avec un biftouri ou une lancette une incifion dans le milieu du tubercule jufqu'à l'endroit où la matiere féjourne, & retirant tant foit peu l'inftrument, on donnera paffage à la fanie qui fort pour l'ordinaire mêlée avec le fang, & l'on preffera modérément de tous côtés les parties extérieures, afin d'obliger la matiere qui pourroit y être reftée, à en fortir entierement.

Lorfqu'il fera forti une quantité de matiere fuffifante pour faire juger que l'abfcès eft ouvert, on coupera en droite ligne avec la lancette ou le biftouri, les parties gonflées qui fe trouvent au-deffus de l'abfcès afin d'aggrandir tant foit peu la plaie. Cela fait, on introduira le doigt jufqu'au fond à deffein d'élargir la plaie & de fonder fes cavités ou finus, & avec les cifeaux ou le biftouri qu'on y aura introduit avec précaution au-deffus ou près du doigt, on donnera à la plaie une ouverture fuffifante en dirigeant l'incifion vers l'*anus*. Enfin l'on fera des incifions en travers fur la partie affectée s'il eft néceffaire, afin de pouvoir pénétrer avec plus de facilité jufqu'à la fource du mal, & l'on retranchera de la même maniere qu'on l'a fait pour la fiftule, tout ce qu'on y trouvera de dur, de calleux & de corrompu.

Voici quelques précautions que Garengeot trouve néceffaire qu'on obferve pour panfer la plaie comme il faut. On commencera par remplir la plaie le mieux qu'on pourra de trois ou quatre bourdonnets de charpie, à chacun defquels on attachera un fil ou cordon qu'on aura foin de diftinguer les uns des autres, foit par la place qu'ils occuperont fur la furface extérieure de la plaie, ou par leur couleur, de peur que lorfqu'on vient à panfer la plaie, on ne tire les bourdonnets de deffous les premiers, & qu'on n'occafionne par-là une hémorrhagie dangereufe.

On mettra fur ces bourdonnets une grande quantité de charpie, & en tirant tant foit peu le fil du bourdonnet inférieur comme Garengeot le confeille, on comprimera beaucoup mieux l'appareil. On couvrira enfuite le tout de plufieurs compreffes toutes plus étroites les unes que les autres, qu'on placera de telle forte que les plus petites foient toujours les plus baffes, & l'on affurera le tout avec un bandage femblable à celui dont on fe fert pour les fiftules & dont on peut voir la defcription dans l'Article *Fafcia*.

Pour dire ici ce que je penfe, je ne vois point qu'il foit befoin pour un fimple abfcès d'une fi grande quantité de tentes, de cordons, ni d'un appareil auffi embarraffant. Je ne fais autre chofe que remplir cet abfcès de même que les autres, d'une grande quantité de charpie tortillée, après quoi je mets par-deffus des compreffes & j'affure le tout au moyen d'un bandage, qui n'eft autre chofe qu'une fimple bande de toile. Lorfque je viens à panfer la plaie je n'en retire point la charpie par force : mais j'applique fur l'ulcere un onguent digeftif avec une emplâtre de Diachylum, & lorfque la fuppuration vient à fe faire, elle tombe d'elle-même ; de forte que je préviens par cette méthode le danger d'une hémorrhagie ; après quoi je mondifie cet abfcès de la même maniere que les autres, & le guéris enfin avec des balfamiques.

S'il arrivoit que l'on vînt à couper quelque groffe veine en faifant l'opération, on aura foin de la lier, ou fuppofé qu'on ne puiffe le faire, on appliquera deffus une petite compreffe trempée dans quelque liqueur ftyptique que l'on preffera avec le doigt pendant quelque tems, jufqu'à ce que le fang fe foit arrêté. On mettra enfuite dans la plaie une plus grande quantité de charpie, on augmentera l'épaiffeur des compreffes, & l'on chargera celui qui garde le malade de preffer avec fes mains la partie du bandage qui eft au-deffus du vaiffeau qu'on a ouvert. Quoique Garengeot n'ait rien dit de la confolidation de la plaie, je me fers de la même méthode que pour celle des autres abfcès & des fiftules de l'*anus*. Quelquefois ces abfcès font entretenus par une caufe vénérienne, & il s'y forme des fungus & des callofités qui en empêchent la guérifon, & que l'on ne peut guérir que par le moyen des remedes mercuriels.

Il paroît étrange que Garengeot qui divife comme nous les fiftules de l'*anus* en parfaites & en imparfaites, & qui marque le caractere de chacune d'elles, n'ait rien dit de la cure des fiftules aveugles & imparfaites, quoiqu'elle demande beaucoup plus de précaution que celle des autres, comme il paroît par ce que j'ai dit dans le Chapitre précédent. Garengeot ne dit pas un mot non plus de la méthode de traiter les fiftules compliquées de l'*anus*, quoiqu'elles ne foient point affez rares pour qu'on doive les paffer fous filence. HEISTER, *P. II. Sect.* 5. *cap.* 169.

OBSERVATIONS

De M. SHARP, *fur les fiftules de l'anus.*

Si le Chirurgien qui traite cet abfcès apperçoit une inflammation extérieure fur un des côtés des feffes feulement, il attendra qu'il ait atteint une maturité convenable, après quoi il fera avec un biftouri une incifion dans toute fa longueur ; on ne doit point douter, quand même la veffie feroit affectée, que la largeur de la plaie, auffi-bien que la charpie qu'on y introduit, ne préviennent la corruption des inteftins & ne guérifent entierement la plaie.

Si le finus s'étend jufqu'à l'autre feffe & qu'il entoure prefque l'inteftin, on l'ouvrira dans toute fon étendue de la même maniere que ci-devant, car ce n'eft que par le moyen des incifions que l'on peut faire renaître les chairs dans des cavités auffi fpongieufes. Par la même raifon lorfque la peau eft extremement mince, lâche & mollaffe autour du finus, il eft abfolument néceffaire de la couper tout-à-fait. On ne fauroit croire avec quelle promptitude cette méthode contribue au fuccès de la cure, ce qui fait qu'on ne fauroit trop la recommander ; lorfqu'on la néglige & qu'on ne fait pas l'ouverture assez large, il arrive que la matiere qui reste enfermée corrompt l'intestin, & venant à pénétrer aux environs, forme plusieurs autres sinus, dont les différens détours rendent souvent l'opération inutile, ce qui fait que l'on a toujours cru la cure de la fistule si difficile.

Nous avons ici considéré l'abscès comme n'occupant qu'une grande partie des fesses: mais il arrive plus souvent que la matiere se manifeste par une légere inflammation sur la peau & que le sinus suit la même route que l'intestin. Dans ce cas après avoir fait l'incision, on pourra découvrir par le moyen de la sonde s'il pénetre dans l'intestin, en y passant le doigt pour voir si l'on ne sentiroit point la sonde dans sa cavité, quoiqu'il soit aisé de s'en convaincre pour l'ordinaire par la matiere qui sort par l'*anus*. Lorsque l'état de la fistule est tel qu'on vient de le dire, on doit sans hésiter mettre une pointe des ciseaux dans l'intestin, & l'autre dans la plaie, & y faire une incision d'un bout à l'autre.

Ce procédé est encore à propos lorsque l'intestin n'est point percé, mais que le sinus est étroit & peu éloigné de l'intestin; car si l'on se contente d'y mettre de la charpie, ce qui est la méthode assez ordinaire de le panser lorsque l'orifice externe est petit, comme je le suppose ici, on doit s'attendre à le voir devenir calleux, de sorte qu'il n'y a pas de moyen plus sûr de le guérir que de couper l'intestin, afin que les remedes puissent pénétrer jusqu'au fond de la plaie. Il est bon d'observer ici qu'il y a certains sinus qui, quoique près de l'intestin, n'y entrent point, & ne suivent point la même route que lui; dans ce cas on doit les ouvrir suivant leur direction. Il y a plusieurs cas où l'intestin est si ulcéré qu'il donne passage par l'*anus* à la matiere de l'abscès: mais je suis persuadé qu'il y a peu de sinus dont on n'apperçoive la route à travers la peau par le peu d'épaisseur, par la pâleur de celle-ci, aussi-bien que par quelque dureté; lorsque cela est, on peut l'ouvrir avec une lancette, & pour lors le cas devient le même que si la matiere s'étoit manifestée à l'ordinaire.

Lorsque le sinus qui pénetre dans l'intestin ou qui est autour n'est joint à aucune dureté qui puisse indiquer la route qu'il suit, il suffit quelquefois de l'ouvrir avec des ciseaux ou un bistouri que l'on dirige au moyen d'une sonde: mais il est plus sûr pour l'ordinaire de couper tout-à-fait le morceau de chair autour duquel on a fait ces incisions, ce qui devient absolument nécessaire lorsqu'il est calleux; ou de dissiper ces callosités avec des remedes escarrotiques, ce qui est une méthode tout-à-fait cruelle & ennuyeuse.

Lorsque la fistule est invétérée & que nous sommes maîtres de l'ouvrir quand il nous plaît, il est à propos de donner au malade le jour qui précede l'opération, une dose de rhubarbe qui en purgeant le malade & en le resserrant ensuite pendant quelque tems, prévient l'inconvénient qu'il y auroit à défaire le bandage s'il étoit obligé d'aller à la selle.

Il arrive quelquefois que les fistules ont leurs orifices si étroits, que la pointe des ciseaux ne peut y entrer: dans ce cas on doit se servir de tentes d'éponge pour les dilater.

Je ne crois point qu'il y ait d'instrument plus commode pour faire l'opération de la fistule que le bistouri & les ciseaux; car la plupart de ceux que l'on a inventés pour la faciliter, sont non-seulement très-difficiles à employer, mais causent encore beaucoup de douleur au malade. Il n'est pas besoin que je me rende caution du peu de danger qu'il y a de couper le sphincter dans toute sa longueur sans appréhender une perte involontaire des excrémens, puisqu'on en est assez convaincu par l'expérience journaliere: en effet ce muscle est si court qu'on doit toujours le couper lorsqu'il est besoin de dilater l'intestin.

La plus mauvaise espece de fistule est celle qui communique avec la vessie & qui affecte les prostates. Elle est ordinairement causée par une gonorrhée & paroît d'abord extérieurement dans le périnée; mais venant ensuite à augmenter auprès de l'*anus*, elle perce la peau en plusieurs endroits, qui deviennent aussi-tôt calleux & viciés; & l'urine dont une partie passe par ces orifices, cause souvent autant de douleurs que le calcul qui est dans la vessie.

Comme je n'ai jamais trouvé personne que je pusse prendre pour modele dans la cure de ces sortes de fistules, j'ai hasardé de faire saliver le malade, & j'ai trouvé que cela contribuoit beaucoup à la guérison de la plaie après l'opération. La maniere d'ouvrir cette fistule est de couper la peau calleuse aussi-bien que ses éminences jusqu'au muscle accélérateur de l'urine, & même un peu plus avant entre ce muscle & l'érecteur de la verge, lorsque la dureté s'est formée dans cet endroit. L'opération est douloureuse: mais le succès dédommage le malade du mal qu'elle lui a causé. On ne doit point se flater cependant lorsqu'il s'est formé plusieurs sinus qui s'ouvrent dans la vessie, que l'on puisse tous les guérir surement; mais on peut les réduire à un ou deux. Par ce moyen presque toute l'urine sort par l'uretre, & la douleur cesse entierement, comme j'en ai été témoin deux ou trois fois. Voyez l'article *hémorrhoïdes*.

CAS PREMIER,

Rapporté par LE DRAN, *d'une fistule aveugle interne à l'anus.*

Quoique toutes les fistules de l'*anus* commencent par des abscès plus ou moins grands qui se forment dans la graisse qui couvre le rectum, elles different néantmoins en plusieurs choses.

Les Auteurs ont parlé des fistules aveugles internes de l'*anus*: mais quelques-uns ont oublié de décrire l'opération qui leur est propre, & les instructions que les autres nous ont laissées ne suffisent point dans une affaire d'une aussi grande importance. L'observation suivante peut servir de modele dans des cas semblables à celui dont il s'agit.

On reçut le 13 Février de l'année 1726. dans l'Hôpital un homme qui rendoit depuis huit mois par le fondement plus ou moins de matiere, suivant l'intervalle qu'il y avoit entre ses selles. Il ne put point me dire de quelle maniere cette maladie avoit commencé n'ayant jamais senti aucune douleur considérable (il n'est pas surprenant qu'un petit abscès qui se forme parmi la graisse qui est auprès du rectum ne cause aucune douleur violente, puisque le pus peut s'étendre sans rencontrer aucune résistance.) Je trouvai en examinant la maladie une dureté du côté gauche, un pouce en dedans de l'*anus*, qui paroissoit avoir trois travers de doigt de profondeur; les fesses paroissoient saines, & je ne remarquai aucune altération dans l'épiderme ou le pannicule adipeux.

Comme le malade étoit robuste, je commençai par lui faire deux saignées copieuses, & par le purger une fois, après quoi je lui fis l'opération.

L'ayant fait placer le ventre sur le bord du lit, les piés à terre, les jambes & les cuisses écartées, je le fis tenir dans cette posture par deux Garçons que j'avois pris pour m'aider. Après quoi j'enfonçai ma lancette dans la tumeur que j'avois sentie avec le doigt, & rendis par ce moyen la fistule complete, d'aveugle qu'elle étoit auparavant. Après avoir retiré la lancette, j'introduisis à sa place une sonde de la main gauche, jusqu'à la callosité, dans le milieu de laquelle étoit une cavité qui me permettoit de remuer la sonde: j'introduisis ensuite l'index de ma main droite dans l'*anus*, & découvris le sinus qui s'étendoit depuis la callosité jusques dans l'intestin.

Pour ne rien laisser en arriere qui pût occasionner une nouvelle fistule, je perçai l'intestin avec ma sonde un peu au-dessus de la fistule, & après l'avoir retirée par le fondement, je terminai l'opération à l'ordinaire, en coupant & en détruisant toutes les callosités.

Le malade sortit de l'Hôpital au commencement d'Avril, après avoir parfaitement recouvré la santé.

REMARQUE.

La méthode que l'on doit préférer à toute autre, est de percer l'intestin au-dessus de l'endroit où la callosité est ouverte ; car sans cette précaution l'on court risque de laisser une partie de la callosité, ce qui peut retarder la cure, & rendre même l'opération infructueuse.

CAS II.

Rapporté par le même Auteur.

Le Roy m'ayant fait l'honneur de me nommer au mois d'Avril de l'année 1725. Chirurgien Major de l'Hôpital de la Charité, j'y trouvai un homme à qui on avoit fait l'opération de la fistule ; trois semaines auparavant la plaie paroissoit être en bon état, & diminuoit tous les jours ; de sorte qu'il sembloit que la cicatrice fût presque formée. Je découvris néantmoins en l'examinant avec plus d'attention une petite quantité de pus qui sortoit d'un petit sinus qui restoit dans la plaie auprès de la cicatrice. Surpris de cet accident, j'introduisis ma sonde dans son orifice, & trouvai un sinus le long de l'intestin rectum, qui avoit quatre travers de doigt de profondeur, & qui aboutissoit à une cavité entourée de callosités, l'intestin étant découvert dans toute la longueur du sinus. Je commençai de nouveau l'opération, suivant la méthode ordinaire, en divisant l'intestin dans l'endroit où il étoit le plus mince. Je détruisis la callosité autant qu'il me fut possible, & pour pouvoir mieux découvrir le fond de la plaie, je fis une incision dans la fesse, & en coupai les angles. Le sang coula d'abord en petite quantité : mais il survint une hémorrhagie six heures après. Après avoir ôté le premier appareil, je mis une petite compresse trempée dans de l'eau styptique sur le vaisseau d'où sortoit le sang, & la pressai avec mon doigt pendant une demie-heure, afin que le styptique pût produire son effet. L'hémorrhagie ayant cessé, je mis sur la compresse un bourdonnet, & assurai le tout au moyen de compresses & d'un bandage convenable. Deux jours après je pansai la plaie, suivant la méthode ordinaire, & le malade recouvra la santé au bout de six semaines. J'appris qu'il avoit eu cinq fois de suite une pareille hémorrhagie la premiere fois qu'il souffrit l'opération.

REMARQUES.

Il est deux précautions essentielles qu'on doit prendre dans la cure des fistules. Après que l'opération est achevée, on doit détruire toutes les callosités, celles principalement qui se trouvent au fond ; car comme les levres extérieures s'approchent toujours de plus en plus, on ne seroit plus à tems de les consumer si l'on différoit de quelques jours de le faire.

Il ne sera pas hors de propos de faire ici quelques remarques en faveur des jeunes gens qui s'appliquent à l'étude de la Chirurgie. On doit avoir soin en pansant la plaie de ne point irriter le bord de l'intestin qu'on a coupé, en plaçant le premier bourdonnet. C'est pour cette raison qu'à chaque appareil, surtout pendant les dix ou douze premiers jours, l'on doit introduire le doigt dans l'intestin pour en fixer les bords ; après quoi passant le bourdonnet avec des pinces entre le doigt & la fesse qui est saine jusqu'à ce qu'il ait atteint l'intestin, on retirera le doigt, & l'on fixera le bourdonnet de telle sorte qu'il y en ait la moitié dans la plaie & dans le rectum. C'en est assez de négliger cette derniere précaution pour empêcher la cure, quand même l'opération auroit été faite avec toute l'exactitude possible.

Quant à l'hémorrhagie qui suit, ou qui accompagne l'opération, il est plusieurs méthodes pour l'arrêter. Je les ai toutes mises en usage, & je n'en ai trouvé aucune qui soit plus sure & moins douloureuse que celle dont je me suis servi à l'occasion du malade qui fait le sujet de cette observation.

CAS III.

D'une fistule vénérienne à l'anus.

La suppuration des tumeurs vénériennes est différente de celles qui n'ont pas la même cause ; & les symptomes dont elle est suivie ne sont point aussi actifs pour l'ordinaire, à cause que le virus vénérien est plus propre à fixer qu'à faire fermenter les fluides, avec lesquels il se trouve mêlé.

Le 21 d'Avril de l'année 1725. un Domestique vint me trouver à l'Hôpital. Il avoit un abscès considérable au côté gauche de l'*anus*, mais qui n'étoit point accompagné de symptomes aussi fâcheux qu'on l'eût cru à en juger par sa grandeur. Personne n'ignore que ces sortes d'abscès sont fort incommodes au malade dans le commencement par la douleur excessive, la tension, la fievre & les symptomes avec lesquels ils sont joints, & qui augmentent tous les jours de plus en plus jusqu'à ce que le pus soit formé.

Lorsque le malade se présenta à l'Hôpital, le pus étoit tout-à-fait formé, & la peau étoit tellement pâteuse, que l'empreinte de mes doigts y restoit, & ce ne fut qu'avec peine que je découvris l'endroit où séjournoit la matiere.

Je l'ouvris & trouvai le rectum découvert de la longueur de plus de trois travers de doigt au-dessus de l'*anus* ; je fis une incision dans la portion de l'intestin qui étoit découverte, & coupai la peau qui étoit affectée & séparée de la substance adipeuse.

La plaie étoit en très-bon état, ses levres s'approchoient, & tout sembloit promettre une guérison prochaine, lorsqu'au bout de quinze à vingt jours, il parut un fungus dans le fond de la plaie qui s'élevoit en forme de couronne, & qui paroissoit chancreux. Je le coupai avec le bistouri : mais il revint de nouveau au bout de quelques jours, ce qui m'obligea à interroger le malade, & je ne doutai plus après le détail qu'il me fit des maladies vénériennes qu'il avoit eues auparavant, qu'il ne fût attaqué de la vérole. Je lui donnai des tisanes sudorifiques avec de l'éthiops minéral : mais ce fut inutilement ; le fungus revenoit à mesure que je le dissipois, ce qui m'obligea à le faire passer par les grands remedes.

Il quitta l'Hôpital pour se rendre dans un lieu commode pour cet effet, où je lui donnai le flux de bouche, ce qui produisit un si bon effet que la plaie étoit presque entierement fermée lorsqu'il eut cessé.

CAS IV.

D'un abscès fistuleux & vénérien.

On envoya à la Charité au mois de Septembre de l'année 1725. un malade qui avoit un abscès gangreneux dans l'*anus*, lequel avoit commencé de la même maniere que celui dont je viens de parler dans l'observation précédente. Je m'informai du genre de vie qu'il avoit tenu : mais il fut assez secret pour ne rien avouer qui pût me donner le moindre soupçon que son accident provînt de la vérole ; c'est pourquoi je lui fis l'opération, après l'avoir préparé à la maniere ordinaire.

Au bout de douze jours les levres de la plaie devinrent calleuses, & il se forma un fungus au fond. Je jugeai à propos pour découvrir la vérité de le tromper à mon tour. Je lui dis donc que tous ces symptomes étoient des signes assurés de la vérole, & qu'il ne pouvoit guérir sans prendre des remedes propres à détruire la cause de sa maladie. Comme il crut qu'il pouvoit passer par les remedes sans sortir de l'Hôpital, il m'avoua qu'il avoit eu deux chancres, & une gonorrhée, deux mois auparavant. Je lui dis alors qu'il ne pouvoit rester dans l'Hôpital, & lui conseillai de se rendre aux Petites-Maisons, où il fut parfaitement guéri après avoir passé par les grands remedes.

REMARQUES.

Les abscès qui se forment autour de l'*anus*, & qui se manifestent d'eux-mêmes dégénerent en fistules au bout d'un certain tems, & occasionnent des callosités. La même chose fût arrivée aux deux malades dont je viens de parler, si je n'eusse point eu recours aux opérations que je crus nécessaires.

Lors donc que des fistules invétérées qui n'ont rien de vénérien sont calleuses, comme l'étoient celles dont je parle, le Chirurgien doit commencer par interroger le malade, afin qu'il puisse prendre les mesures nécessaires.

Lorsque la fistule est simple, on doit recourir à l'opération: mais lorsqu'on s'apperçoit qu'elle est vénérienne, je crois qu'il est plus à propos de faire passer auparavant le malade par les grands remedes. Quelques-unes de cette derniere espece qui n'étoient point invétérées ont été guéries avec tous les symptomes dont elles étoient accompagnées, sans qu'on ait été obligé d'avoir recours à l'opération.

Supposé que la fistule ne se guérisse point par cette méthode, on soumettra le malade à l'opération.

CAS V.

*D'une fistule complete dans l'*anus *occasionnée par un corps étranger dans le rectum, qui m'a été communiqué par M. d'Estendau, Chirurgien à la Haye.*

Je fus appellé au mois de Décembre 1728. auprès d'un Gentilhomme de cinquante ans, pour le guérir d'une fistule qu'il avoit depuis huit ou neuf mois à l'*anus*. Les douleurs qu'il ressentoit, jointes à une fievre lente qui ne le quitoit jamais, l'avoient tellement maigri, qu'il sembloit n'avoir pas long-tems à vivre.

Après avoir sondé & examiné avec soin sa maladie, je jugeai qu'il n'étoit pas à propos de différer plus long-tems l'opération, puisque la fistule dont l'orifice externe étoit éloigné de deux pouces du côté droit de l'*anus*, ne pouvoit faire plus de progrès sans rendre l'opération impossible, puisqu'elle pénétroit dans le sphincter de la longueur du doigt. Je préparai aussi tôt le malade, & lui fis l'opération en présence d'un Medecin & Professeur d'Anatomie à la Haye.

Lorsque je crus que l'opération étoit achevée, j'introduisis mon doigt dans la plaie pour voir si j'avois suffisamment ouvert les sinus & scarifié les côtés de la fistule. Mais je fus fort surpris de trouver un corps étranger dans le fond de la plaie, dur, pointu & fait en forme de coin. Cela m'obligea à faire une incision pour pouvoir le retirer, ce que je n'aurois pu faire sans cela; & je tirai un éclat d'os de la longueur de deux travers de doigt, pointu à chaque bout comme une lancette, un peu plus large & un peu plus épais que la lame d'un canif. Il avoit la dureté & l'apparence d'un éclat d'os de bœuf. Je demandai au malade s'il ne se ressouvenoit point d'avoir avalé cet os, & il me répondit que non; mais qu'il se rappelloit que quelque tems avant que la fistule se manifestât, il avoit senti autour du rectum une douleur comme si on lui eût donné un coup de poignard, qui avoit pensé le faire tomber en défaillance, tant elle étoit excessive. Je ne doutai plus alors que l'os n'eût percé l'intestin, piqué les parties voisines, occasionné une inflammation, & enfin un abscès qui avoit dégénéré en fistule.

Je pansai le malade, & lui ordonnai ensuite des remedes convenables qui lui rendirent la santé le 30 Janvier de l'année 1729. cinquante jours après l'opération. LE DRAN.

Il est bon que l'on sache, puisque nous en sommes sur le chapitre de l'*anus*, qu'il donne souvent passage à plusieurs corps d'une nature extraordinaire, & quelques personnes ont rendu par-là des concrétions calculeuses qui s'étoient formées dans les conduits biliaires & cystiques. L'on trouve même dans les transactions philosophiques un exemple d'un grand nombre de pierres, dont l'une pesoit plus de deux onces, qui sortirent par l'*anus* après des douleurs excessives. Mais la sortie du fœtus par cet orifice est un cas si extraordinaire, que je ne puis me dispenser de rapporter ici un fait qui a été communiqué à la Société Royale par M. Giffard.

Je fus appellé vers le milieu du mois d'Août dernier pour voir une femme qui se croyoit grosse de trois ou quatre mois: elle avoit tous les symptomes qui précedent une fausse-couche; & comme je trouvai l'os coccyx quelque peu séparé, je ne doutai point qu'elle n'accouchât; & lui ordonnai tout ce que je crus propre à la délivrer bien-tôt. J'appris quelque tems après de son mari, que quoiqu'elle eût cru avoir fait une fausse-couche, elle croyoit néantmoins sentir remuer son enfant. Elle resta dans cet état six ou sept semaines; cependant son ventre grossit considérablement, le mouvement devint plus sensible, de sorte qu'on ne douta plus qu'elle ne fût grosse. Vers le trois d'Octobre, elle fut saisie de douleurs violentes dans le ventre & dans le dos. Comme elles augmentoient tous les jours, elle me fit appeller le six par sa sœur. Je me rendis chez elle, & je la trouvai dans les douleurs qui précedent ordinairement l'accouchement, ou une fausse-couche. Pour être plus sûr de mon sentiment, j'introduisis deux de mes doigts dans son vagin, pour voir si l'os coccyx ne commençoit point à s'éloigner & à se séparer: mais je sentis dans cet endroit une plénitude & une tension extraordinaire que je pris pour le corps de la matrice qui étoit tombé dans le vagin qu'il enfloit extraordinairement, qu'il poussoit en arriere en pressant le rectum, de sorte que les excrémens ne pouvoient passer, & elle ne pouvoit pas même, en pressant la vessie, uriner aisément. Je ne pus découvrir l'os coccyx, quoique je le cherchasse avec soin avec mes doigts; ce qui me fit croire que le fond de la matrice s'étoit éloigné de sa position naturelle, & s'étoit porté en arriere vers le rectum: ce qui me confirma davantage dans cette opinion, fut la plénitude que j'avois découverte auparavant, & qui s'étendoit en arriere; d'où je conclus que l'os coccyx devoit être fort reculé. C'est pourquoi, j'essayai de passer mes doigts entre l'os pubis & la tumeur qui appuyoit sur le bord supérieur de cet os. J'en vins à bout avec beaucoup de peine; enfin je sentis avec le bout de mes doigts l'os coccyx, trois ou quatre pouces au-dessus de l'os dont j'ai parlé. On comprendra beaucoup mieux la cause de cette situation par la suite de cette histoire. Je lui donnai des remedes anodyns & calmans pour appaiser les douleurs qu'elle sentoit; elle en prenoit de tems en tems avec des cordiaux convenables pour fortifier la nature. Elle demeura dans cet état jusqu'au 20 du même mois, excepté qu'elle rendit quelques jours auparavant par l'*anus*, une eau ensanglantée, qu'elle crut provenir des pilules dont elle faisoit usage quelquefois.

Son mari vint me trouver le 20 sur les six heures du soir, & me dit que la Sage-Femme avoit tiré le fœtus, mais que sa femme n'étoit point encore hors de danger. Je me rendis aussi-tôt chez lui, & j'appris de la Sage-Femme que le fœtus étoit sorti par l'*anus*. Elle me pria même de la voir pour mieux m'assurer de la vérité du fait; ce que je fis aussi-tôt. Je trouvai le cordon ombilical, sortant d'environ deux ou trois pouces hors de l'*anus*. Je passai les deux premiers doigts de ma main dans l'*anus* en suivant le cordon, & trouvai environ trois pouces en avant une ouverture qui aboutissoit, comme je le crus, pour lors dans la matrice, & qui avoit assez de largeur pour donner passage aux extrémités de quatre de mes doigts. Comme le cordon ombilical y aboutissoit aussi, je ne doutai plus que le fœtus n'eût pris cette route. Je tâchai de tirer le placenta avec mes doigts : mais comme il étoit pourri, il se déchira, de sorte que je fus obligé de le tirer par morceaux, & d'en laisser une grande partie. Le *septum* ou membrane située entre l'*anus* & le vagin, étoit entiere, & je n'y découvris aucun passage : tout cela me fit juger que la mortification pouvoit avoir commencé dans l'uterus, d'où elle s'étoit communiquée au rectum qui lui est contigu ; de sorte que la nature en faisant effort pour chasser ce qui y étoit renfermé, & le poussant avec force contre cette partie déja mortifiée, & disposée par conséquent à donner passage à ce qui feroit le moindre effort sur elle, avoit occasionné cette ouverture, & l'expulsion du fœtus dans le rectum & dans l'*anus*.

Il sortit par l'*anus* une grande quantité de grumeaux de sang & d'autres substances jusqu'au 26 du mois dont j'ai parlé, que la femme mourut vers les trois heures après-midi.

J'eusse dû faire observer, qu'il y eut une tumeur & une dureté sensible dans la partie antérieure du ventre, un peu au-dessous du nombril, depuis que le fœtus fut sorti jusqu'à sa mort. L'ouverture que je fis de son corps me convainquit qu'elle n'étoit autre chose que la matrice qui avoit été poussée en avant & en bas par un sac, qui, étant grand & enflé, remplissoit le bassin, & obligeoit par la pesanteur de sa masse, la matrice de se porter en avant. Le fœtus étoit entierement formé, mais fort endommagé ; ce qui n'est pas surprenant, vû qu'il y avoit déja quelque tems qu'il étoit mort.

Je trouvai, lorsque j'eus ouvert le corps, le vagin, l'uterus, les ligamens ronds, l'ovaire gauche, la trompe de Fallope, & le ligament large de ce côté, aussi bien que les vaisseaux hypogastriques & spermatiques, entierement sains & dans leur situation naturelle. Je distinguai exactement la trompe de Fallope du côté droit, depuis le fond de la matrice jusqu'auprès de sa frange ou pavillon, avec lequel elle se joignoit confusément & s'ouvroit dans le petit sac, dont je donnerai ci-après la description. L'ovaire de ce côté, de même que le ligament large, formoient en se dilatant un grand sac d'une forme irréguliere, qui s'étendoit derriere la matrice (aux parties postérieures de laquelle il se joignoit ;) & passant du côté gauche, s'unissoit à la partie du colon qui aboutit au rectum. Je trouvai dans ce sac une grande partie du placenta, & les restes des membranes qui s'étoient déchirées, sans compter l'orifice de la trompe de Fallope dont j'ai parlé cidessus, & un autre d'environ quatre pouces de diametre dans le milieu du rectum. La partie de l'uretere du côté droit qui est placée entre l'ovaire & les reins, s'étoit dilatée, de même que la portion du rectum située entre l'orifice dont nous avons parlé, & l'extrémité du colon ; ce qui venoit sans doute de la matiere enfermée dans ces conduits où elle n'avoit pu se faire un passage. *Phil. Trans. Abr. Tom. VIII.*

ANUS, en terme de Botanique, est l'orifice postérieur d'une fleur monopétale. M. Vaillant est le premier qui ait employé ce nom.

A N X

ANXIETAS, *Anxiété, inquiétude, angoisse.* Voyez *Alysmos.*

A N Y

ANYADEI, *source éternelle, le nouveau monde, le Paradis futur.* Ruland.

ANYDRYA, Ἀνυδρίη, d'α privatif, & ὕδωρ, *eau*, signifie dans Hippocrate, une saison seche. Ἐν καύμασιν ἀνυδρίης, *Lib. II. sect.* 1. *Epid.* 4. « dans une saison se» che & brûlante. » On dit qu'une pareille saison est *anydron*, comme, *Lib. II. Epid. sect.* 3. Τὸ ἔαρ καὶ τὸ θέρος πάνυ ἄνυδρον, « le printems & l'automne furent » extrêmement secs ; » & *Aphorism* 14. *Lib. III.* Βόρειον καὶ ἄνυδρον, « suivi des vents du nord & de la sé» cheresse. «

ANYDRON, espece de *Solanum.* Blancard.

ANYPERBLETOS, Ἀνυπέρβλητος, d'α privatif, & ὑπερβάλλω, *vaincre ; insurmontable, invincible.* Ainsi, Ἀνυπέρβλητος γάρ ἡ φύσις τῶν βοείων κρεῶν, καὶ ἡ τῆς τυχούσης κοιλίης καταπέψαι : « La chair de bœuf est d'une » nature insurmontable, & ne peut être digérée par un » estomac ordinaire. Hippocrate, *de Rat. Vict. in Morb. Acut.*

ANYPEUTHYNA, Ἀνυπεύθυνα, d'α privatif, & ὑπεύθυνος, *coupable* ; choses dont on n'est point responsable. Les *anypeuthyna*, dans la Medecine, sont les évenemens dont on ne peut point rendre le Medecin responsable. Hippocrate, παραγγελ. parlant des Medecins ignorans, dit Καταχλίδωσι καταμεμελημκότες τὰ τῆς τέχνης ἀνυπεύθυνα, ἐφ' οἷς ἂν ἰητρὸς ἀγαθὸς ἀκμάζοι ὁμότεχνος καλεόμενος : « Ils ne pensent qu'à vivre dans » le luxe, & négligent les regles & les principes de la » Medecine, qui font la gloire des véritables Mede» cins, de ces Medecins habiles qui sont appellés les » enfans de l'art ». Dans cet endroit *anypeuthyna* semble signifier les choses qui sont hors des limites de la raison, & dont on n'est point responsable.

ANYSTOS, Ἄνυστος, d'ἀνύσσω, *achever ; prompt, expert.* Hippocrate, περὶ εὐσχημ. exige du Medecin qu'il soit ἄνυστος πρὸς λόγους, éloquent, & qu'il parle avec facilité.

A O C

AOCHLESIA, Ἀοχλησία, d'α privatif, ὀχλέω, *troubler ; repos, calme, tranquilité.*

AOCNIA, Ἀοκνίη, d'α privatif, & de ὄκνος, *lenteur ; paresse ; diligence*, ou *promptitude*, ou *force.* Travailler avec alacrité, & ne jamais manger jusqu'à la satiété, ce sont, selon Hippocrate, *Epid. Lib. VI. Sect.* 4. *T.* 20. Les deux moyens principaux de conserver la santé.

A O N

AONCON, Ἄογκον, d'α privatif, & ὄγκος, *tumeur ; qui n'est point bouffi.* Hippocrate, περὶ φύσ. ἀνθρώπου, conseille dans les maladies épidemiques, Τὸ δὲ σῶμα ὁρῆν ὅκως ἔσται ἀογκότατον καὶ ἀσθενέστατον, « de tenir le corps dans un état foible & fort éloigné de l'embompoint». Il y en a qui entendent par ἀογκότατον σῶμα, un corps de la constitution la plus solide, qui cede le moins aux injures de l'air ; dont la substance n'est ni mollasse ni humide ni fusible ; mais dense, compacte, & capable de résister aux impressions extérieures. *Aoncon* signifie proprement, qui n'est pas bouffi.

A O R

AORGESIA, Ἀοργησία, d'α privatif, & ὀργή, *colere ;* douceur de caractere.

AORNOS, Ἄορνος, d'α privatif, & ὄρνις, *oiseaux* ; en parlant des lieux d'où les mauvaises exhalaisons chassent les oiseaux. Tel est le lac d'Averne dans la Campanie. Castelli.

AORTA, *aorte*, Ἀορτή, la grande artere qui sort du ventricule gauche du cœur. C'est d'elle que toutes les autres arteres, excepté l'artere pulmonaire, sortent, soit immédiatement soit médiatement, & c'est elle qui conduit le sang à toutes les autres parties du corps. Voyez *Arteria.*

L'*aorte* est sujette à plusieurs maladies ; on en a indiqué quelques-unes à l'article *Aneurysma*, & les cas suivans pourront nous servir à découvrir la nature des autres qu'il est nécessaire de connoître pour pouvoir les distinguer & en porter un prognostic assuré, car elles sont toujours incurables.

M. Littre ayant ouvert le corps d'une femme qui mourut subitement en pleine rue, & qui avoit joui jusqu'alors d'une santé parfaite ; il trouva entre autres choses les tuniques qui forment le tronc de l'*aorte* offifiées dans plusieurs endroits, sa partie intérieure pleine d'ulceres & d'excroissances fongueuses sans aucune inflammation ; les valvules sigmoïdes étoient pareillement dures & calleuses,

Cet état de l'*aorte*, joint à plusieurs autres causes, peut avoir contribué à la mort subite de cette femme ; car les arteres sont munies d'un bout à l'autre de fibres charnues qui, par leur action & leur ressort maintiennent le sang dans le mouvement qu'il a reçu du cœur; car il est certain, vu la foiblesse de cette partie, que sa contraction ne pourroit sans cette continuelle impulsion pousser le sang aussi loin dans des vaisseaux aussi petits & aussi tortueux. Il suit de-là que les arteres, aussi-bien que leurs ramifications, sont comme autant de cœurs qui secondent & facilitent l'action du premier, & que l'ossification & la consomption d'une partie de la substance du tronc de l'*aorte* doit avoir détruit entierement son ressort dans cette femme, & privé par conséquent le cœur d'un secours dont il ne peut se passer pour la circulation du sang.

M. Merry rapporte qu'ayant ouvert le corps d'un homme qui étoit mort subitement, il trouva l'*aorte* si dilatée qu'elle avoit commencé à se séparer de la base du cœur, ce qui ne pouvoit avoir manqué d'arrêter la circulation du sang. *Hist. de l'Acad.* 1710.

M. Morand le fils ayant ouvert le corps d'un Marchand de Paris, qui étoit mort subitement après avoir été sujet quelque tems aux palpitations de cœur, ne fut point surpris de trouver des substances polypeuses dans l'*aorte* & dans les rameaux des arteres & des veines pulmonaires ; mais ce qui l'étonna fut de trouver dans le côté gauche du cœur, une ou deux valvules mitrales du sac pulmonaire transformées en une espece de poche, dont le fond étoit tourné vers le sac même, & l'orifice vers le ventricule du cœur. Cette poche n'étoit autre chose que la valvule même ; mais tellement dilatée qu'on pouvoit y fourrer le pouce ; elle étoit fort épaisse & quelques-unes de ses parties contenoient des petits os. Les trois valvules sygmoïdes de l'*aorte* étoient pareillement fort épaisses & renfermoient plusieurs petits os durs, disposés irrégulierement & s'élevant en forme de petits rochers. Il est aisé de comprendre, par ce qu'on vient de voir, qu'une partie du sang qui couloit du sac pulmonaire dans le ventricule gauche du cœur, s'arrêtoit dans cette poche extraordinaire, & que l'autre partie ne pouvoit se faire un passage dans l'*aorte*, qu'avec beaucoup de difficultés, puisque ses valvules étant épaissies & ossifiées, ne pouvoient s'applatir pour faire leur fonction. *Hist. de l'Acad. A.* 1729.

AORTRA, Ἀορτρα, lobes des poumons, suspendus de chaque côté. C'est en nous en rapportant à une remarque critique de Fœsius, sur un passage d'Hippocrate, que nous donnons au mot *aortra* la signification précédente. Fœsius lit dans Hippocrate, *Lib. II. de Morb.* Ἀορτρα τῦ πνεύμονος σπασθῆ. Ἐὰν ἄορτρα σπασθῆ τῦ πνεύμονος. *Si aortra convulsionibus afficiuntur.* Par une bévue grossiere des Copistes, dit Fœsius, on trouve dans tous les manuscrits, ἄρτρα, au lieu d'ἄορτρα. Mais il n'y a aucun doute que ce ne soit à l'occasion de cet endroit que Galien a dit dans son *Exegesis*, ἄορτρον τὸ ἀπηρτημένον τῦ πνεύμονος ἑκατέρωθεν. « Ce qu'on entend » par *aortron*, c'est une partie des poumons suspendue » de chaque côté ».

A O U

AOUARA, *C. Biron* ; est un fruit gros comme un œuf de poule, qui croît avec plusieurs autres en maniere de bouquets enfermés ensemble dans une grande gousse attachée à une espece de palmier fort haut & épineux, qui croît aux Indes Occidentales & en Afrique.

Quand la gousse est en maturité, elle se creve & laisse paroître le bouquet de fruits, qui, étant mûrs, sont charnus & de couleur jaune, dorée ; les Indiens en mangent, sa chair renferme un noyau très-dur, osseux, gros comme un noyau de pêche, ayant à sa superficie trois trous aux côtés, & deux plus petits proches l'un de l'autre : l'écorce de ce noyau a deux lignes d'épaisseur, elle renferme une belle amande blanche, qui étant mâchée, a d'abord un gout agréable, puis on y trouve sur la fin une petite pointe & qui approche du gout du fromage de Sassenage ; on tire de cette amande une espece d'huile de palme.

L'amande de l'*aouara* est astringente & bonne pour arrêter le cours de ventre, étant mangée. Lemery, *des drogues.*

A P A

APAGMA, Ἄπαγμα, d'ἀπὸ, & ἄγω, *éloigner* ; *écartement*, *abduction.* Voyez *Abductio.*

APALLAGE, Ἀπαλλαγὴ, d'ἀπαλλάσσω, *changer* ; altération quelconque en général : mais ce mot signifie quelquefois dans Hippocrate, le changement causé par la guérison d'une maladie. On lit par exemple, *Aphorism.* 45. *Lib. II.* Τῶν ἐπιληπτικῶν τοῖσι νέοισι ἀπαλλαγὴν, &c. ποιέουσι. Les jeunes personnes guérissent de l'épilepsie, &c.

APANCHOMENOI, Ἀπαγχόμενοι, *étranglés* ; Hippocrate s'est servi de ce mot, *Aphor.* 43. *Lib. II.* Il vient d'ἄγχω, *étrangler.*

APANTESIS, Ἀπάντησις, d'ἀπαντάω, *prévenir* ; *affabilité.* On trouve ce terme dans Hippocrate, περὶ εὐσχημ. & c'est une des qualités qu'il exige dans un Medecin. Au reste l'endroit d'Hippocrate, où on lit ce mot, s'interprete de différentes manieres. Fœsius joint ἀπάντησις avec ἡσυχίη, qui le précede, & il entend par-là, *douceur*, *affabilité.* D'autres font signifier à ἀπάντησις, *réprimande*, sévérité marquée à censurer les fautes d'autrui ; quelques-uns entendent par ce mot, la circonspection, ou cette qualité qui met le Medecin en garde contre les erreurs que les autres pourroient faire, & qui lui fait indiquer soigneusement à ceux qui servent un malade, ce qu'ils ont à faire ou à éviter, selon les tems & les conjonctures.

APANTHISMUS, Ἀπανθισμὸς ; trait extremement fin & délié dans un dessein, auquel Galien compare, *Lib. de Ven. & Arter. cap.* 8. ces petites ramifications des veines, qui ne sont pas plus grosses que des cheveux ou que des fils de toile d'araignée, & que nous appellons veines capilaires.

APANTHROPIAI, Ἀπανθρωπίαι, d'ἀπὸ, & ἄνθρωπος, *homme* ; aversion pour la compagnie, & gout pour la solitude. Hippocrate se sert de ce mot, *Prænot. Coac.*

APANTICRI, Ἀπαντικρὺ, *clairement*, *évidemment.* Hippocrate, *de Artic.*

APARACHYTUM VINUM, Ἀπαράχυτος οἶνος ; vin qui n'est point trempé d'eau de mer. Galien, *de Comp. Med. Sec. Gen. & Meth. Med.* ainsi *athalassus*, ἀθάλασσος, qui vient d'α privatif, & de θάλασσα, *mer*, est synonyme à *aparachitus.*

APARAQUA, *Hernand.* Il paroît que c'est une espece de bryone qui croît au Bresil. Ray, *Hist. Plant.*

APARASCEUASIA, Ἀπαρασκευασία, d'α privatif, & de παρασκευάζω, *préparer*, *sans préparation* ; comme lorsqu'il est question de prendre le bain, & que les choses nécessaires pour cela ne sont pas prêtes. Hippocrate, *de Ratione vict. in Morb. Acut.*

APAREGORETOS, Ἀπαρηγόρητος, d'α privatif, & de παρηγορέω, *soulager* ; qui n'apporte aucun soulagement. Hippocrate, περὶ εὐσχημ.

APARINE, *reble*, *grateron.* Offic. Ger. 963. Emac. 1126. Raii Hist. 1. 484. Synop. 3. 225. J. B. 3. 713. Dill. Cat. Giss. 67. Hist. Oxon. 3. 331. Phyt. Brit. 9. Merc. Bot. 1. 20. Mer. Pin. 9. *Aparine vulgaris.* C. B. Pin. 333. Park. Theat. 567. Boerh. Ind. A. 150. Tourn. Inst. 114. Elem. Bot. 93. Rupp. Flor. Jen. 4. Buxb. 23.

Cette plante qu'on appelle encore *ampelocarpus*, *omphalocarpus*, *philanthrocarpus*, & *ixus*, jette plusieurs tiges menues, foibles, quarrées, rudes au toucher. Ses feuilles sont rangées circulairement autour des tiges à intervalles, comme celles de la garance.

Ses fleurs sont blanches ; sa semence est dure, ronde, blanche & un peu creuse vers le milieu, en forme de nombril.

Elle s'attache aux habits, & les paysans s'en servent au lieu de couloir, pour séparer les poils du lait.

Le suc que l'on exprime de ses tiges, de ses graines & de ses feuilles, pris dans du vin, est un remede contre la morsure du *Phalangium*, (espece d'araignée venimeuse) & contre celle de la vipere. Distilé dans les oreilles, il en calme la douleur. Les feuilles battues avec de la graisse de porc (ὀξύγγιον, qu'Herm. Barbar. a rendu par lie de vinaigre) résolvent les tumeurs scrophuleuses, si on en frotte la partie affectée. Dioscoride, *Lib. III. cap.* 104.

Pline ajoute que ses feuilles appliquées sur les plaies, les empêchent de saigner. *Nat. Hist. Lib. XXVII. cap* 5.

Le *grateron* est modérément dessiccatif & déterſif, & ses particules sont extremement déliées. Oribase.

C'est une plante qui naît tous les ans & qui pousse d'une seule semence plusieurs tiges menues, foibles, quarrées & qui ne peuvent se soutenir par elles-mêmes. Ses feuilles sont disposées en étoiles au nombre de huit ou dix autour des nœuds des tiges ; elles sont longuettes & étroites. Du milieu de ces feuilles sortent de petites branches garnies de feuilles semblables à celles dont les tiges sont ornées. Au sommet de ces branches naissent des fleurs très-petites, formées en cloches, blanchâtres, découpées chacune en quatre parties. Il leur succede, quand elles sont tombées, un petit fruit sec, composé de deux graines presque sphériques attachées ensemble, un peu creuses vers le milieu. Sa racine est petite & fibreuse. Toute la plante est rude au toucher & hérissée de petits poils : elle s'attache aux habits de ceux qui la rencontrent sur leur chemin.

Elle porte différens noms, mais ceux sous lesquels elle est le plus communément décrite sont, *Aparine*, *Asparine* & *Gratterona*. On la trouve presque partout, mais plus fréquemment dans les haies & au pié des buissons. Elle est divisée en plusieurs petits rameaux rudes au toucher. Ces rameaux sont ornés de fleurs & de feuilles ; les fleurs croissent à leur sommet ; elles sont blanches. Lorsqu'elles sont tombées, on trouve à leur place deux graines. Elle est ennemie de presque toutes les plantes qui naissent autour d'elle. Elle s'y attache ; elle les embrasse avec ses feuilles hérissées de poils, & elle les déracine presque entierement. Les Paysans qui habitent les Alpes s'en servent pour nettoyer le lait de toutes les ordures qui peuvent s'y trouver. Ses particules sont subtiles & déliées, elles sont apéritives, elles évacuent, purifient & dessechent. Si on boit la décoction des feuilles, elle résoudra les obstructions des reins & du foie, elle arrêtera la dyssenterie, & l'on en ressentira de très-bons effets dans les gonorrhées simples. Son suc dépuré & mêlé avec du vin blanc, pris en potion, peut être salutaire dans le commencement des hydropisies. Thomas Mayerne, *Lib. III. Prax. Med. cap.* 10.

Si l'on prend son suc dans du vin, il guérira de la morsure des animaux venimeux. Distilé chaud dans les oreilles, il en calmera la douleur. Les feuilles bouillies & appliquées en forme d'emplâtre, dissipent les excroissances. Réduites en poudre, elles guériront les ulceres & les plaies ; elles arrêteront les hémorrhagies, si l'on en croit Pline.

Tragus assure que l'eau de *gratteron* distilée est bonne dans la jaunisse & la dyssenterie ; qu'on peut aussi l'employer avec succès dans les maladies des reins & qu'elle calmera les douleurs violentes de poitrine & des hypocondres. Paul Quadr. *Botan. Class.* 3. Fr. Joel. *L. II. Pract. Sect.* 4. la recommandent dans la cardialgie des enfans.

APARTES, Ἀπαρτὴς, du verbe ionique ἀπαρτέω, *pour* ἀπαρτάω, *être suspendu ; suspendu, pendant.* Hippocrate, περὶ ἄρθ.

APARTHROSIS, Ἀπάρθρωσις. Voyez *Abarticulatio.*

APARTI, APARTIOS, Ἀπαρτὶ, ἀπαρτίως, adverbes dont Hippocrate s'est servi dans les Livres *de Ratione vict. in Morb. Acut.* & ailleurs, & que Galien, Suidas, Hesychius & Erotien ont rendu par *entierement, exactement, absolument, parfaitement.*

APARTISIS, Ἀπάρτισις, de ἀπαρτίζω, *perfectionner ; constitution ferme & robuste.* Hippocrate dit, περὶ ἄρθρ. Ἀπάρτισις τῶν νεύρων, *la constitution ou le sisteme des nerfs.*

APATEONES, Ἀπατεῶνες, de ἀπάτη, *fourberie ; imposteurs.* Hippocrate περὶ ἄρθ.

APATHES, Ἀπαθὴς, d'α privatif, & de πάθος, *passion ; qui n'a point de passions.* Pline pense qu'il y a eu des hommes qui ont mérité cette épithete en toute rigueur. On dit de Crassus, le grand-pere de celui qui fut tué chez les Parthes, ajoute cet Auteur, qu'il n'a jamais ri & qu'on lui donna par cette raison le surnom d'*Agelartus* ; d'autres n'ont jamais versé de larmes. Socrate, cet homme si connu par sa sagesse, garda toute sa vie la même contenance, ne montrant ni plus, ni moins de tristesse & de gaieté dans un tems que dans un autre. Si cette fermeté d'ame est poussée à l'excès, elle ne manque point de dégénérer en mélancolie, misantropie, & d'étouffer les affections & les sentimens qui sont attachés à l'humanité. C'est à ces personnes d'un caractere dur, telles qu'ils en avoient en grand nombre parmi eux, que les Athéniens donnoient le nom d'*Apathes* : ce qu'il y a de remarquable, c'est que ceux à qui il convenoit d'une maniere particuliere, étoient presque tous des sages de profession ; tels furent Diogene le Cynique, Pyrrhon, Héraclite & Timon, en qui cette dureté étoit si grande, qu'on l'appella le misantrope.

APATHIA, Ἀπάθεια, *Apathie ; insensibilité ou défaut de passion.* Voyez le mot précédent.

APE

APECHEMA, Ἀπήχημα, de ἀπὸ & de ἦχος, *son*, proprement l'action de raisonner ou de refléchir le son. Mais dans les Auteurs de Medecine, *apechema* est synonyme à *contrafissura.* Voyez *Contrafissura.*

APEIBA, *Arbor pomifera Brasiliensis fructu hispido Pomi magnitudine, seminibus plurimis minimis. Apeiba Brasiliensibus*, Marg.

Le fruit n'est d'aucun usage, mais le bois sert à faire des batteaux de Pêcheurs & des radeaux pour passer les rivieres. Ray, *Hist. Plant.*

APEIROI, Ἄπειροι, d'α privatif, & de πεῖρα, *expérience ; qu'on n'éprouve point, qui n'est pas ordinaire.* Hippocrate, *de Ratione victus in Morbis Acut.*

APEITHEUMENA, Ἀπειθεύμενα, d'α privatif, & de πείθομαι, *se laisser persuader, écouter.* Ce mot se dit des choses que le Medecin ne peut venir à bout de persuader au malade. Hippocrate, *Prorrh.* 1.

APELLA, Λειπόδερμος. Galien désigne par ce mot ceux en qui le prépuce ne couvre point le gland, soit que ce défaut provienne de maladie, d'amputation ou de contraction.

APELLIDES, fameux Machiniste qui disputa à Archimede l'invention d'une machine pour lancer les vaisseaux en mer. Les anciens Chirurgiens inventerent à l'imitation de cette machine, un instrument pour la réduction des fractures & des luxations ; & comme cet instrument agissoit par le moyen de trois cordons, de même que la machine d'*Apellides* ou d'Archimede par le moyen de trois cordes, ils l'appellerent *trispastrum Apellidis seu Archimedis.*

APEMPOLESIS, Ἀπεμπόλησις, de ἀπεμπολάω, *vendre ; trafic.* C'est la propre signification de ce terme, selon Hesychius. La phrase ἀναγκαίως καθαρσίων ἀπεμπόλησις qu'on lit dans Hippocrate περὶ εὐσχημ, signifie conséquemment qu'il est bon qu'un Medecin soit bien fourni de remedes purgatifs qu'il puisse vendre aux malades dans le besoin. D'autres interpretent cette phrase tout autrement ; ils entendent par *apempolesis*, aversion

aversion pour tout gain, & ils prétendent qu'Hippocrate dit dans l'endroit que nous venons de citer, qu'il est indécent qu'un Medecin vende les remedes & gagne sur ses malades. On n'aura pas de peine à adopter ce dernier sens, si on lit le passage tel qu'il est dans l'*édit. fol. Gen.* 1657. de Fœsius. Εἴδησις τῶν πρὸς βίον χρηστῶν καὶ ἀναγκαίων καθαρσίων· ἀπεμπόλησις, ἀδεισιδαιμονίη. « Il faut, dit-il, que le Medecin ait la con- » noissance des remedes purgatifs, dont l'usage est » utile, pour ne pas dire nécessaire à la vie; qu'il soit » ennemi du lucre, & qu'il ait l'esprit dégagé de tou- » te superstition. »

APEN. Voyez *Ambalam*.

APENES, Ἀπηνὲς, *dur, désagréable*. Hippocrate, *de Ratione vict. in Morb. Acut.*

APENSALUS, Vaisseau dont le col est étroit & qui sert à garder l'huile. Ruland.

APEPSIA, Ἀπεψία, d'α privatif, & πέπτω, *digérer; indigestion.*

APEPTON, Ἄπεπτον, *cru, indigeste.* Voyez *Crudum*.

APER, *Sanglier.* Voyez *Porcus*.

APERIENTIA, *Apéritifs.* Il se dit des remedes.

* On donne ce nom aux médicamens qui, considérés par rapport aux parties solides du corps humain, rendent le cours des liqueurs plus libres au travers des vaisseaux qui les renferment, en détruisant & dissipant les obstacles qui pourroient s'opposer à la liberté de leur cours. Cet effet peut être produit par tout ce qui entretiendra la souplesse & la flexibilité des fibres dont les membranes vasculaires sont composées; on doit ranger dans cette classe les émolliens & les relâchans, principalement si l'on anime leur action par l'addition de quelque substance saline, active & pénétrante, & qu'on les emploie dans un degré de chaleur qui ne soit pas capable de dissiper leurs parties les plus volatiles. Ces médicamens non-seulement entretiennent les vaisseaux dans un état de souplesse, mais en se mêlant avec les liqueurs ils leurs donnent encore un degré de fluidité qui les met en état de circuler avec plus de liberté. Les *apéritifs* conviennent dans tous les cas où l'obstruction est ou la cause ou l'effet de la maladie; ainsi leur usage est très-salutaire dans la fievre de lait qui survient aux femmes nouvellement accouchées, dans le période inflammatoire de la petite vérole ou dans le tems de l'éruption, ainsi que lorsque les pustules commencent à suppurer, &c. Les évacuans peuvent être compris sous le nom général d'*apéritifs*, parce qu'ils produisent l'effet de ces derniers d'après la façon qu'on les administre & le lieu où on les applique; dans ce sens les diurétiques, les sudorifiques, les diaphorétiques, les emmenagogues, les suppuratifs, les corrosifs, les caustiques, &c. appartiendront à cette espece; cette raison y range encore les *résolutifs*, qui en divisant les humeurs épaissies & les forçant à rentrer dans la route d'où elles s'étoient écartées, font à cet égard l'office des *apéritifs*.

* On compte cinq grandes racines *apéritives* officinales & cinq petites. Les grandes sont les racines d'ache, d'asperge, de fenouil, de persil & de petit houx; les petites sont celles de garance, de chien-dent, de chardon-roland, de bugrande & de caprier. Il y en a qui donnent aussi le nom d'*apéritives* aux quatre fleurs suivantes, de mélilot, de camomille, de matricaire & d'anet. L'élixir *apéritif* de la Pharmacopée de Londres est purgatif; on en peut donner de tems en tems à la dose d'une demi-dragme jusqu'à ce que le ventre se soit ouvert; on le prépare avec l'élixir de propriété, la terre foliée du tartre & l'extrait de quelques purgatifs résineux fait avec l'esprit de vin tartarisé. L'élixir *apéritif* de Gabriel Clauderius, autrefois premier Medecin du Duc de Saxe Altenbourg, tel qu'il est décrit dans les Pharmacopées d'Ausbourg & de Strasbourg, est l'élixir de propriété, préparé avec une lessive de cendres gravelées faite avec l'eau de fleurs de sureau. La liqueur *apéritive* minérale de la Pharmacopée de Strasbourg se fait de la façon suivante:

Prenez *de sel cathartique amer, une once;*
de tartre vitriolé, } *de chacun une demi-once.*
d'arcanum duplicatum,

(Ces deux sels que l'on paroît distinguer ici ne sont absolument qu'une même chose, c'est-à-dire l'acide vitriolique uni à une base alcaline.)

Faites fondre ces sels dans dix onces d'eau de fontaine, & faites-en prendre deux ou trois onces quand vous vous proposerez de lâcher le ventre ou de faire couler les urines. La recette suivante est celle des pilules *apéritives* de M. Stahll.

Prenez *de l'aloès le plus pur, deux gros,*
de l'extrait panchymagogue de Crollius, un gros,
de limaille de fer porphyrisée, une demi-dragme. Mêlez.

Elles lâchent le ventre de ceux qui sont constipés quand ils en prennent trois ou quatre grains avant de se mettre à table; quand on en a fait usage pendant quelque tems, il en faut augmenter la dose, autrement elles ne produisent plus l'effet qu'on en attendoit. On donne le nom de pilules *apéritives* de Hall à des pilules qui sont faites avec les extraits

de rhubarbe,
de fumeterre,
d'aigremoine, } *de chaque une dragme;*
de petite centaurée,
de chardon-béni,
de castoreum,
de limaille de fer porphyrisée, trois dragmes,
de myrrhe, } *de chaque un scrupule;*
de succin,
de sel volatil de succin, } *de chaque un demi scrupule.*
de camphre,

* La tisane *apéritive* de la Pharmacopée de Lemery se fait avec une once de racine de chien-dent, autant de racine de guimauve & de fraisier; sur une once de chacune de ces racines on ajoute deux pintes d'eau: on pousse l'ébullition jusqu'à diminution du quart, & on y ajoute en la retirant du feu une demi-once de reglisse mondée & coupée par petits morceaux. On prépare avec ces mêmes ingrédiens & les cinq grandes racines *apéritives*, en y ajoutant l'agaric & le polypode de chêne, une décoction dont on se sert dans les obstructions & dans les embarras des visceres du ventre. Si au lieu de l'agaric on y ajoute les figues, les raisins secs, les prunes de Damas & les feuilles de sené, on aura une autre décoction *apéritive* qui sera propre à lâcher le ventre, principalement si on ajoute quelque sirop convenable. Comme les parties les plus actives du sené & du polypode de chêne se dissipent pendant l'ébullition, il seroit mieux de ne les ajouter qu'en retirant la décoction du feu. On peut varier à l'infini ces sortes de décoctions en y faisant entrer ou les ingrédiens précédens ou la rhubarbe, ou le sel gemme, ou les aromates, &c. L'esprit *aperitif* de Penot, décrit dans la Pharmacopée de Strasbourg & qui est presque tombé dans l'oubli, se retire par la distilation du vitriol de Hongrie calciné, des cailloux calcinés & du tartre calciné en blancheur mêlés ensemble: on retire le sel du *caput mortuum* par une lessive, on fait digérer dessus l'esprit distilé, on le distile de nouveau & on le rectifie; on l'a regardé comme un bon remede dans les obstructions des visceres, donné depuis un scrupule jusqu'à deux ou trois dragmes dans un véhicule convenable. Le sirop *apéritif* magistral de Minder est fait avec les racines que nous avons nommées, l'eau, le vinaigre, & édulcoré avec du sucre. On l'emploie dans les embarras des visceres & dans l'hydropisie. La teinture *apéritive* de Mœbius n'est autre chose que l'esprit de

sel que l'on met en digestion au bain-marie sur du crystal de Venise pulvérisé pour en diminuer en quelque sorte la qualité corrosive, auquel on ajoute ensuite de l'esprit de sel ammoniac. Pour déguiser ce remede & pour lui donner une couleur plus belle, Mœbius le coloroit avec des fleurs de roses ou de marguerite. Cette teinture a été fort vantée pour exciter l'appetit; on l'a regardée comme un bon diurétique, & on l'a employée utilement pour appaiser ces chaleurs incommodes accompagnées de borborygmes que l'on ressent quelquefois dans les hypocondres.

APERISTATON, Ἀπερίστατον, d'α privatif, & περίστασις, *affliction*, *danger*; epithete que Galien donne aux ulceres qui ne sont ni douloureux, ni dangereux.

APERITTOS, Ἀπέριττος, d'α privatif, & περιττὸς, *superflu*; epithete des alimens qui engendrent peu d'excrémens. Telle est la chair des animaux sauvages & qui vivent dans des lieux arides. La qualité opposée est appellé *perittomaticos*, περιττωματικός.

APERTUS, *Ouvert*, pris pour *exulceratus*, *ulcéré*, comme *aperta struma* dans Scribonius Largus, *nombr.* 81. est le même que *struma exulcerata* de Pline, *Lib. XXX. cap.* 5. RHODIUS *in notis ad Scrib. Largum.*

APES. Voyez *Apis*.

APEUTHYSMENOS, Ἀπευθυσμένος, d'εὐθὺς, *droit*; nom que l'on donne à l'intestin rectum. GORRÆUS.

APH

APHACA. Offic. Ger. Emac. 1250. Park. Theat. 1067. Raii Hist. 1. 899. Synop. 3. 320. Tourn. Inst. 399. Elem. Bot. 318. Boerh. Ind. A. 2. 45. Rupp. Flor. Jen. 211. Merc. Bot. 1. 24. Phyt. Brit. 9. Mer. Pin. 9. *Lathyrus luteus annuus foliis convolvuli minoris*, Hist. Oxon. 2. 52. *Vicia lutea foliis convolvuli minoris*, C. B. Pin. 345. *Vicia quæ Pitine anguillaræ*, *latâ siliquâ*, *flore luteo*, C. B. 2. 316. Chab. 148.

L'*aphaca* croît dans les terres labourées; il est un peu plus grand que la plante qui porte la lentille. Sa feuille n'est pas é paisse; & ses gousses sont plus grandes que celles qui contiennent la lentille. Ces gousses contiennent trois ou quatre graines plus petites que le légume dont j'ai parlé.

Ces graines sont astringentes; ainsi on peut s'en servir dans les flux de ventre & d'estomac. Il faut les faire griller, les peler, & les cuire comme les lentilles. DIOSCORIDE, *Lib. II. cap.* 178.

Les Modernes n'attribuent à cette plante aucune autre vertu médicinale.

APHÆRESIS, *Aphérese*, Ἀφαίρεσις, d'ἀφαιρέω, *ôter*, *écarter*, signifie dans un sens général le retranchement d'une chose par le moyen des remedes, ce qui est opposé à la *Prothese*, πρόσθεσις, qui signifie addition. L'*apherese* dans un sens plus étroit, est cette partie de la Chirurgie qui retranche des corps ce qu'il y a de superflu.

Ἀφαίρεσις, dans Hippocrate περὶ εὐχυμίης, signifie *avidité*, *rapacité*; & ἀφαιρέσιες τῶν αἱμάτων, signifie dans les *Coacæ Prænot.* suivant Fœsius, une hémorrhagie spontanée.

APHANISMOS, Ἀφανισμὸς, de ἀφανίζω, *faire évanouir*, l'action de disparoître.

Hippocrate s'est servi plusieurs fois du verbe ἀφανίζομαι, que Galien rend, *Comment.* 2. *in Prog.* par s'évanouir ou disparoître subitement.

APHASSOMENOS, Ἀφασσόμενος, de ἀφάσσω, *manier*, *toucher*; senti, manié, touché avec les doigts. GALEN. *apud Hippocr. in Exeg.*

Hippocrate exprime souvent par ce terme l'action de toucher les parties naturelles de la femme, pour connoître les maladies dont ces parties peuvent être affectées. Voyez *Tactus*.

APHEBRIOC, *Soufre*. RULAND.

APHELIA, Ἀφέλεια, de ἀφελὴς, uni, simple; simplicité dans la théorie & dans la pratique de la Medecine, particuliere aux Medecins de la secte méthodique. GALIEN. *M. M. L. IV. cap.* 4. CASTELLI.

APHELICERTEROS, Ἀφηλικέστερος, de ἀπὸ, & de ἡλικία, *jeunesse*; qui n'est plus à la fleur de l'âge. HIPPOCRATE, *Lib. VII. Epid.*

APHEPSEMA, Ἀφέψημα, de ἕψω, *bouillir*; decoction. DIOSCORIDE.

APHESIS, Ἄφεσις, de ἀφίημι, *se rallentir*, *décliner*; en général, terminaison, ou déclin d'une maladie: mais Hippocrate entend par ce mot, *Epid. Lib. III.* selon l'interprétation de Galien, une résolution de toutes les parties du corps.

APHILANTHROPIA, Ἀφιλανθρωπία, d'α privatif & φιλανθρωπία, amour des hommes; le premier degré de la mélancolie, lorsqu'une personne fuit la société & cherche la solitude. CASTELLI.

APHLEGMANTON, Ἀφλέγμαντον, de α privatif, & de φλέγμα, *phlegme*; *qui est sans phlegme*. Ἀφλέγμαντον πύον, c'est du pus qui n'est mêlé d'aucun phlegme; circonstance qui sert à caractériser, selon Hippocrate *Prorrh. II.* un pus louable.

APHODOS, Ἄφοδος. Les excrémens, ou les parties grossieres des alimens que l'on rend par les selles. GALIEN, *Comm. V. in VI. Epid.* HESYCHIUS. FŒSIUS.

APHONIA, Ἀφωνία, de α privatif, & de φωνὴ, *voix*. *Extinction de voix. Aphonie.*

Le mot *aphonie* ne convient pas, selon Hippocrate, seulement à ceux qui n'ont perdu que la voix; mais comme entre les actions spontanées, la parole est une des plus remarquables; il embrasse quelquefois sous le terme qui marque la privation de celle-ci, l'absence ou la suspension de toutes les autres. Il donne cependant pour l'ordinaire l'épithete d'*aphonie* à ceux qui ont perdu la voix, quoique les sensations leur restent. Τοὺς ἀφώνους αἰσθανομένους συμβαίνει γίνεσθαι, πολλάκις δὲ ἀμφοτέρων πάσχειν, ὑπερ ἀποπληξίαν ὀνομάζουσι ἀφώνους. Quoiqu'ils aient perdu la voix, ils conservent quelquefois l'usage de leurs sensations: mais ordinairement ils sont privés de celles-ci, & de l'autre; alors c'est ce qu'on appelle *apoplexie*. GALIEN, *Comment. ad Aphorism.* 51. *Lib. VI.*

Il est assez ordinaire à Hippocrate de désigner par le mot *aphonie*, l'état de ceux qui ne donnent aucun signe de mouvement & de sentiment, & qui sont comme dans un accès d'apoplexie: & ce n'est pas sans raison; car l'*aphonie* ou la perte de la voix est un des symptomes les plus remarquables en pareil cas. *Idem*, *in Comment. ad Aphorism.* 58. *Lib. VII.*

On peut remarquer ici, dit Galien, *Comment. ad Aphorism.* 5. *Lib. V.* la maniere particuliere d'Hippocrate: Il designe par *aphonoi*, ceux qui sont tourmentés d'une espece de léthargie que nous appellons *carus*: Or cette maladie qui affecte tout le corps, consiste dans une privation subite de tout mouvement libre, & de tout sentiment; & comme l'usage de la langue & des organes qui servent à la voix, est particulierement remarquable entre les autres mouvemens libres dont les *aphonoi* sont privés; Hippocrate se sert ordinairement de ce seul symptome pour caractériser leur état, & du seul mot *aphonia*, pour le distinguer de tout autre. *Id. Comment. ad Aphor.* 5. *Lib. V.*

Hippocrate dit, *Lib. de Ration. Vict. in Morb. Acut.* Τὸ δὲ ἄφωνον ἐξαίφνης γενέσθαι φλεβῶν ἀπολήψιες ποιέουσι. « La privation subite de la voix sera l'effet de la suspension de la circulation du sang & des esprits. » Galien observe sur ce passage qu'Hippocrate désigne l'épylepsie, l'apoplexie, & la syncope, par un seul symptome qui leur est commun, l'*aphonie*. Il ajoute, que dans les personnes infirmes, l'*aphonie* est quelquefois occasionnée par une maladie qui attaque les organes de la voix & de la respiration, soit en les relâchant, soit en les dépravant de quelqu'autre maniere. Mais pour distinguer cette espece d'*aphonie* de la précédente, Hippocrate ajoute, ἢν ὑγιαίνοντι συμβαίνῃ, « si la personne qui est attaquée d'*aphonie* se porte bien. » Voilà ce qu'on lit dans Galien. L'*aphonie* de cette nature provient de quelque dérangement du cerveau, d'un refroidissement de la chaleur naturelle, & d'une suspension totale des actions spontanées : lorsque les organes de la voix sont dans cet état de résolution, le malade ne peut ni se plaindre, ni crier, ni gémir, ni proférer aucun son. C'est pourquoi j'ai rendu le terme ἄφωνος par *voce defectus & privatus*, privé de la voix, plutôt que par muet, *mutus*. Car Hippocrate περὶ σαρκῶν, & Aristote *Lib. IV. Hist. Anim.* attribuent la voix φωνή, aux muets. Foesius.

On entend communément par la parole, la production des sons articulés en vertu desquels les hommes se communiquent entre eux leurs idées : quant à la voix, elle ne consiste pas, à proprement parler, dans des sons articulés, mais dans un certain mouvement de l'air modifié par la violence avec laquelle il est poussé par la trachée artere, le larynx & son ouverture appellée la glotte, dans la cavité de la bouche & contre les mâchoires, & par la configuration de ces parties. Il s'ensuit de-là que, quoique la parole & la voix soient deux choses fort différentes, la premiere ne peut pas subsister sans la seconde; car s'il arrive que les organes nécessaires à la production des sons, particulierement la trachée artere, le larynx qui forme sa partie supérieure, avec les muscles relatifs de ces parties, leurs cartilages & leurs nerfs, ou le fond de la bouche soient affectés, la faculté de former des sons est suspendue, & conséquemment celle d'en produire d'articulés. Il y a long-tems que Galien a prouvé par des expériences réitérées, que si l'on coupe un des nerfs récurrens formés par la paire vague & le nerf accessoire, & qui s'étendent au larynx, & même jusqu'à la langue, selon M. Winslow, la prononciation devient imparfaite, & l'animal ne peut plus articuler les mots qu'à moitié; & que si on les coupe tous deux, l'animal perd aussi-tôt la faculté de produire des sons, conséquemment celle de parler; en un mot, il devient entierement muet.

Cette incapacité de produire des sons, qui est toujours accompagnée de la suspension de la parole, accident qui arrive souvent dans les suffocations hystériques, est appellée par les Auteurs de Medecine *aphonie*. Mais je prendrai ce mot dans un sens moins étendu, & je le restraindrai à l'incapacité de produire des sons articulés, incapacité qui naît de quelque défaut dans la langue & les autres organes; ou aux cas dans lesquels il y a de la voix, mais ou la parole manque ou du moins est embarrassée, comme dans le begayement qui n'est ordinairement jamais plus grand que quand l'on fait de plus grands efforts pour parler. Si l'embarras de la langue est si grand que les sons soient d'autant moins articulés, que les efforts de l'animal sont plus grands; si la langue est trop lente relativement à l'opération de l'esprit; si elle ne peut produire les sons avec la même vitesse que les idées se présentent; en un mot, si l'animal à force d'avoir des choses à dire, balbutie & n'en dit aucune; on aura en cela l'exemple d'une maladie fort analogue à celle que nous appellons *aphonie*.

La cause de l'*aphonie* résidant particulierement dans la langue; cette maladie étant communément une suite de quelque défaut dans cette partie : il ne sera pas hors de propos d'exposer ici de la structure de la langue, ce que nous croyons qu'il est nécessaire d'en savoir pour l'intelligence de ce que nous avons à dire de l'*aphonie*. La langue est peut-être le plus souple & le plus mobile de tous les muscles. Elle doit ces qualités à la variété singuliere qui regne dans la disposition de ses fibres, dont les unes sont longitudinales, les autres perpendiculaires, celles-ci droites, & celles-là défléchies, & aux muscles, tant mylo-stylo-hyo & genioglosses, qu'à ceux qui tiennent à l'os hyoïde. C'est à l'aide de ces muscles qu'elle est capable de se mouvoir avec rapidité, selon toutes les directions possibles. Ces muscles reçoivent leur force motrice, ou la faculté qu'ils ont d'agir, de la troisieme branche de la cinquieme paire des nerfs, qu'on appelle la branche maxillaire inférieure, laquelle semble être particulierement destinée à la production des mouvemens, de même que la neuvieme paire, à la sensation du gout.

Si la volubilité de la langue, & sa capacité de se mouvoir, selon toutes sortes de directions, sont employées à modifier les sons formés à l'aide du larynx, & à les déterminer à la prononciation de certaines lettres, la parole sera produite. Plus difficilement les mouvemens de la langue s'exécuteront; moins la prononciation & la parole seront aisées. La faculté de prononcer & de parler sera détruite, si la langue est privée de sa mobilité, quoique la faculté de produire des sons, puisse toujours subsister.

Puisque le mouvement d'une partie quelconque est diminué ou anéanti par la diminution ou la cessation du mouvement du fluide nerveux dans les nerfs de cette partie; & que les nerfs qui servent au mouvement de la langue dérivent particulierement de la cinquieme paire; il s'ensuit évidemment qu'il ne faut point chercher ailleurs que dans cette paire la cause de l'*aphonie*, & que cette maladie provient immédiatement de la diminution ou de la cessation du mouvement du fluide nerveux.

La dissection des cadavres de ceux qui ont été attaqués d'*aphonie* pendant qu'ils vivoient, nous confirmera dans cette opinion. Bonet assure dans son *Sepulchr. Anat. L. I. Sect. 22. Obs. 7.* qu'il a trouvé dans un homme, dont la mélancolie avoit dégénéré en folie, & qui avoit été frappé d'une *aphonie* qui lui dura jusqu'à sa mort, qu'il trouva, dis-je, le cerveau très-sec, & les nerfs à leur origine dans le même état, mais beaucoup plus petits qu'à l'ordinaire; quant à la langue, elle ne paroissoit point du tout affectée : il cite d'après Riviere, le cas d'une personne qui bégayoit, & dans le cerveau, de laquelle on trouva un kyste placé aux environs des nerfs qui vont à la langue. Il découloit perpétuellement de la sérosité de ce kyste, par un trou dont il étoit percé.

Tout ce qui tend à arrêter le mouvement du fluide nerveux dans les nerfs destinés aux mouvemens de la langue, tend proportionnellement à produire l'*aphonie*. La paralysie de la langue qui précede ou qui suit l'apoplexie ou l'hémiplégie mérite donc toute notre attention. Les vieillards & ceux qui sont dans un état de langueur ou dont le tempérament est très-affoibli, sont sujets à cet accident : s'il paroît seul, il faut le regarder comme l'avant-coureur d'une apoplexie, ou d'une hémiplégie imminente. S'il succede à ces maladies, & s'il est accompagné de la foiblesse de mémoire & d'embarras dans les fonctions de l'esprit, il annonce le retour de l'apoplexie ou de l'hémiplegie; alors la langue est gonflée, flasque, engourdie, moins fléxible & moins mobile que dans son état naturel; & le gout est diminué. Dans l'hémiplegie, elle n'est viciée & affectée que d'un côté.

L'*aphonie* pourra se terminer heureusement, si elle a pour cause la stagnation ou le séjour de quelques humeurs séreuses, qui compriment les nerfs de la cinquieme paire qui vont à la langue : mais elle n'en sera pas moins incommode pour le malade, & moins rébelle aux efforts du Medecin. Les *aphonies* de cette espece surviennent ordinairement dans les tems humides & pluvieux, & aux personnes qui se sont hâtées de dissiper des boutons & des pustules séreuses, & qui les ont fait rentrer.

Cette maladie est aussi quelquefois une suite de la petite vérole, de l'interception des sueurs, & des catarrhes mal traités; lisez *Forestus, Lib. XIV. Observ.* 32. Les efforts violens, les chutes & les coups peuvent aussi occasionner ces dépots de sérosités sur les nerfs qui servent aux fonctions de la langue. Poterius fait, *Cent. II. c.* 2. l'histoire d'une *aphonie* causée par une chute d'un lieu élevé.

L'*aphonie* provient aussi quelquefois d'une trop grande abondance de sang porté à la langue & à la gorge : mais pour la dissiper en ce cas, on n'a qu'à diminuer la quantité des humeurs.

On trouve dans les Actes de l'Académie des Curieux de la nature, un exemple de la guérison de cette maladie par une hémorrhagie par le nez. Si l'on saigne quelqu'un qui soit d'un tempérament pléthorique aux veines ranines, sans l'avoir auparavant saigné du pié, il pourra bien être attaqué d'*aphonie*. Nous savons par expérience, que si l'on ouvre ces vaisseaux sans avoir pris la précaution nécessaire que nous venons d'indiquer, il s'ensuit des inflammations terribles à la gorge.

Mais je ne connois point de causes plus fréquentes de cette espece d'*aphonie* que la suppression des ordinaires dans les femmes, & les maladies hystériques; les spasmes du bas-ventre forçant les humeurs vitales de remonter dans les parties supérieures, ils concourent aux progrès de cette maladie, à laquelle nous observons aussi que les filles sont fort sujettes à l'âge de puberté, ou lorsque leurs regles commencent à paroître. Alors l'*aphonie* est ordinairement accompagnée des symptomes suivans. Les yeux & le visage sont rouges & gonflés; tous les vaisseaux paroissent distendus, la pulsation des arteres est véhémente, & la déglutition se fait avec peine.

L'*aphonie* qui provient de vers logés dans les cavités de l'estomac & des intestins, est un cas assez fréquent, quoique la cause en soit fort singuliere. On auroit donc quelque reproche de négligence à nous faire, si nous n'en parlions point. Cette maladie saisit brusquement ceux qui en sont attaqués, & elle ne cesse que quand on en a détruit le principe, en chassant les vers. Les symptomes soit antécédens, soit concomitans, sont des tranchées, & quelques autres accidens causés par la présence des vers. Sa cause immédiate & directe, est la contraction spasmodique des parties nerveuses du bas-ventre, en conséquence de laquelle les humeurs vitales sont portées avec impétuosité à la langue & à la gorge, où elles demeurent en stagnation & compriment les nerfs. J'ai rencontré ce cas plusieurs fois, & j'en ai toujours terminé la cure avec succès. Les autres Praticiens en ont fait aussi mention. Voyez les Actes de l'Académie des Curieux de la Nature, *Dec.* 3. *An.* 3. *Observ.* 147. *Tom. II. Observ.* 62. Et dans le même *Vol. Observ.* 160. on lira l'histoire d'une *aphonie* périodique qui saisissoit le malade aussi-tôt que les vers lui donnoient des tranchées, & qui disparoissoit avec ces tranchées.

Il y a encore d'autres causes qui produisent l'*aphonie*, ou contribuent à sa formation; tel est l'usage immodéré des liqueurs spiritueuses, & les indigestions fréquentes. Hippocrate fait mention d'une *aphonie* causée par l'ivresse, *Sect.* 5. *Aphor.* 5. On peut mettre au même rang la frayeur excessive & le refroidissement, surtout des parties inférieures. L'action de ces dernieres causes sera d'autant plus puissante, que quelque évacuation naturelle des humeurs sera plus prête à se faire. Il ne faut pas non plus oublier dans cette occasion l'influence des saisons pluvieuses, & des lieux humides & marécageux; car ces circonstances ne sont pas indifférentes relativement à la maladie en question, surtout si le tempérament est phlegmatique, & si l'on est sujet à des catarrhes.

Les prognostics de l'*aphonie* varient selon les causes d'où elle provient. On guérit assez facilement l'espece qui a pour cause soit la présence des vers, soit les maladies hystériques, ou l'éruption difficile des regles. Quant à celle qui naît de la paralysie de la langue, ou elle résiste à tous les efforts du Medecin, ou elle ne cede que pour un tems. Elle revient facilement, & son retour est suivi des maladies du cerveau les plus terribles.

CURE.

Ce que l'on doit se proposer d'abord dans la cure de l'*aphonie*, c'est de détruire les causes qui font une compression sur les nerfs de la langue, & qui empêchent le fluide nerveux de s'y porter. Il faut travailler ensuite à rétablir & à fortifier les parties affoiblies.

Mais cette maladie provenant de causes fort différentes, il ne faut pas une grande attention pour s'appercevoir que le traitement n'en doit pas toujours être le même, & qu'il doit varier selon la nature de ces causes.

Une réflexion qui se présentera encore à ceux qui y feront la plus légere attention, c'est qu'une *aphonie*, dont les causes résident & sont cachées dans la cavité du crane, est presque impossible à guérir.

Il suit de ce que nous avons dit un peu plus haut, qu'il faut s'occuper à dissoudre & à évacuer les sérosités qui compriment les nerfs & le cerveau dans l'espece d'*aphonie* qui naît d'une paralysie de la langue. Pour cet effet, on peut faire usage de la saignée, des clysteres émolliens, des diurétiques, des sternutatoires, mais surtout des remedes balsamiques, & propres dans les affections des nerfs, qu'on fera prendre intérieurement, & qu'on appliquera même extérieurement sur la langue. On recommande entre autres les suivans.

Les eaux fortes de lis, de pavot, les eaux spiritueuses, le romarin, le serpolet, la matricaire, l'essence d'ambre & le baume du Pérou, l'huile de canelle, de girofle, & quelques gouttes de mon baume de vie, prises dans du sucre & gardées sous la langue.

On peut ordonner pour l'intérieur le même baume de vie, mêlé avec trois parties d'esprit de sel ammoniac, & deux parties de la teinture acre d'antimoine. Si l'on prend cette composition deux ou trois fois par jour, elle produira de très-bons effets; la dose peut être de 20 gouttes. Il ne seroit pas mal-à-propos d'appliquer sur la nuque du cou un vésicatoire modéré.

Si la suppression des sueurs, ou la suspension des excrétions ordinaires dans le catarrhe entre dans la cause de l'*aphonie*, il n'y a rien dont on puisse attendre plus d'effet que d'un usage raisonné des diurétiques & des diaphorétiques. Les embarras qui faisoient la suspension des excrétions ne seront pas plutôt levés, & les sueurs ne seront pas plutôt revenues, que l'*aphonie* sera dissipée. Les remedes les plus efficaces dans ce cas, ce sont les infusions prises en guise de thé, un régime modéré, l'esprit ambré de corne de cerf, la teinture acre d'antimoine, & l'essence d'ambre, mêlée surtout avec le baume du Pérou, ou mon baume de vie.

Un malade peut être attaqué d'*aphonie* dans la salivation causée par le mercure, s'il arrive que la salive & les autres humeurs séreuses se portent en trop grande abondance à la langue & au gosier. Le but que l'on doit se proposer, c'est de détourner & de faire évacuer de la tête ces fluides. On l'atteindra le plus promptement qu'il sera possible, en ordonnant au malade des décoctions diaphorétiques chaudes, des laxatifs, & surtout des pilules céphaliques qui soient un peu acres & discussives, sans négliger un régime convenable & continué pendant le cours de la maladie.

Dans l'*aphonie* qui suit une attaque d'hémiplegie ou apoplexie, & qui promet de l'opiniâtreté, j'ai employé avec succès les emplâtres de térébenthine ou de poix, de mastic & de gomme ammoniaque, appliquées sur la nuque du cou. Dans ce cas, quelques riches & énergiques que soient les autres remedes, ils ne produiront point les effets qu'on en attend.

Si l'*aphonie* provient d'un amas de sang dans la tête, toute la cure consiste à tirer du sang aux vaisseaux & dans la quantité convenable. La quantité doit être considérable, c'est aux circonstances à la déterminer. Quant aux vaisseaux, ce sont ceux du bras, des piés & quelquefois de la langue.

On peut recourir aussi recourir aux ventouses & aux scarifications. On donnera le demi-bain, pour déterminer les humeurs à se porter aux parties inférieures. On fera prendre intérieurement des remedes nitreux antispasmodiques, par la raison que dans ce cas les spasmes des parties inférieures se compliquent ordinairement avec d'autres accidens. C'est aussi pour cela qu'on doit attendre des effets salutaires des poudres absorbantes mêlées avec le nitre, ou le cinabre, ou de ma liqueur anodyne mêlée avec l'essence de castor.

Quoique la saignée soit un remede presque unique dans l'espece d'*aphonie* dont il est question, ce n'est toutefois qu'après un mûr examen qu'il faudra l'ordonner. Ce remede feroit plus de mal que de bien aux vieillards, aux personnes d'une constitution languissante, & phlegmatique, & à celles dont les forces sont épuisées. Il y a plus : si la saignée est plus copieuse que le cas ne l'exigeoit, elle fortifiera l'*aphonie*. Il ne faut donc saigner que lorsque le pouls est grand & fort, & que le visage est rouge & gonflé de sang ; alors même, il faut avoir eu la précaution de relâcher auparavant la constriction des parties inférieures par des clysteres, des frictions & le demi-bain. Les personnes qui ont quelque disposition à la pléthore, se garderont bien d'user, tant intérieurement qu'extérieurement, des remedes chauds, spiritueux & convenables dans l'affection des nerfs, avant que d'avoir été saignées, parce que ces remedes sont capables d'irriter les humeurs, d'en augmenter le mouvement, & de les porter en trop grande abondance à la gorge.

Si les constrictions spasmodiques de la gorge & de la langue ont produit l'*aphonie*, comme cela arrive dans les paroxysmes hystériques & hypocondriaques, & si cette *aphonie* est accompagnée d'embarras dans la déglutition, les parégoriques extérieurs seront plus salutaires que les remedes intérieurs. C'est pourquoi, on ordonnera au malade un peu de castoreum, de muscade, de thériaque ou de sauge, qu'il tiendra sous sa langue ; ou on arrosera cette partie avec quelques gouttes de mon baume de vie, mêlé avec quelques liqueurs anodynes ; & pour avancer la cure autant qu'il est possible, on y joindra les clysteres carminatifs, les bains & les fomentations émollientes.

Enfin, on traitera l'*aphonie* causée par les vers renfermés dans les cavités des intestins & de l'estomac, avec les anthelminthiques & les remedes propres à dissiper la constriction de ces parties. Les vers ne seront pas plutôt sortis du corps, & l'estomac & les intestins relâchés, que l'*aphonie* disparoîtra. Mais la voix s'éteindra derechef, si les vers renaissent, & avec eux la constriction de l'estomac & des intestins. Les spasmes ne sont pas plutôt cessés, que le Medecin doit s'occuper à la destruction de ces animaux mal-faisans.

PREMIERE OBSERVATION.

Une fille pleine d'embompoint, de sang & d'humeurs, d'un tempérament délicat, prit du froid dans un petit voyage qu'elle fit, après que ses regles eurent paru. De retour à la maison, elle se sentit un violent mal de tête ; les vaisseaux du visage lui devinrent rouges & gonflés. Elle passa une très-mauvaise nuit, & elle se trouva le lendemain matin totalement privée de la faculté de parler. Elle demeura dans cet état pendant quatre jours ; & dans cet intervalle de tems, elle n'eut ni appétit, ni soif. Elle étoit tourmentée d'insomnie : mais elle jouissoit de toute sa raison & de tous ses sens. Elle avoit les extrémités du corps fort chaudes. Son Medecin ayant appris qu'elle n'alloit point à la selle, lui ordonna sur le champ un clystere, & lui fit tirer au pié trois onces de sang ou environ. Cependant l'*aphonie* ne faisoit qu'aller en augmentant. Les choses en étoient-là, lorsque je fus appellé. Trouvant à cette malade le pouls prompt & étendu, je lui fis rouvrir la veine, & tirer sept onces de sang ; & comme cette saignée avoit encore laissé au pouls une force suffisante, j'ordonnai vingt gouttes d'essence de castor, avec de l'esprit de sel ammoniac dans ma liqueur minérale anodyne, à prendre de quatre heures en quatre heures dans de l'eau de lis des vallées. A peine eut-elle usé de ce remede, qu'elle eut une sueur abondante ; la rougeur de son visage diminua ; elle dormit sans que son sommeil fût interrompu ou troublé ; & en moins de 24 heures de tems, l'*aphonie* disparut, & la faculté de parler lui revint entierement.

OBSERVATION II.

Ce cas est un éclaircissement du premier. Une fille jeune & foible, âgée de neuf ans, passa une nuit le corps entier, mais surtout les piés exposés à l'air ; elle eut froid, & lendemain matin sa langue parut enflée, & elle se sentit de la difficulté à parler. On lui ordonna sur le champ les céphaliques, & les remedes qui conviennent dans les affections des nerfs, tant intérieurement qu'extérieurement : mais ce fut sans succès. Alors on eut recours à moi. Trouvant à cet enfant les piés froids, j'ordonnai qu'on les lui frottât, & qu'on les lui baignât deux fois par jour dans de l'eau commune, où l'on jetteroit du son.

Ce remede ayant trompé mon attente, je lui fis ventouser & scarifier les deux bras ; quelques heures après ces opérations, elle se sentit soulagée. On lui lava ensuite la tête avec du thym, de la sariette, du serpolet, & de la marjolaine, infusés dans du vin, l'*aphonie* disparut & elle jouit d'une bonne santé.

Réflexion sur ces deux Observations.

Ces deux *aphonies* avoient été produites par un amas de sang dans la tête, & cet amas avoit été occasionné par le refroidissement des parties inférieures du corps ; mais le danger étoit beaucoup plus grand dans le premier cas que dans le second ; car l'*aphonie* fut accompagnée de la suppression des regles. Dans les commencemens des maladies de cette nature, les remedes spécifiques, céphaliques, volatils & propres pour les affections des nerfs, font plus de mal que de bien ; car ils échauffent le sang & le mettent dans un mouvement violent ; il faut leur préférer ceux qui sont propres à dissiper l'amas du sang formé dans la tête & à calmer la constriction des parties inférieures, c'est-à-dire, le bain des piés, & la saignée. Si les piés étoient froids, j'ai toujours eu la précaution de les faire échauffer par des frictions convenables, avant que de les faire entrer dans le bain.

Je me suis quelquefois bien trouvé de la saignée du pié, aux femmes dont les regles avoient paru & avoient été suspendues par l'*aphonie* ; quant aux jeunes filles qui n'ont point encore eu de regles, aux jeunes garçons & aux enfans, je crois qu'il est plus à propos de recourir aux scarifications & aux ventouses. Mais si l'on se détermine pour la saignée, il est important de faire tirer une quantité de sang suffisante ; car si la saignée n'est pas assez copieuse, elle fera plus de mal que de bien ; aussi la fis-je réitérer dans le premier cas. Si la véhémence du pouls subsiste après cette évacuation, on se servira avec succès des antispasmodiques & des remedes les plus doux qu'on emploie dans les affections des nerfs.

OBSERVATION III.

Il y a quelque tems qu'une personne d'un mérite singulier & à qui notre profession a de grandes obligations, me consulta sur une maladie d'une nature extraordinaire, & dont je crois que le Lecteur verra l'histoire avec quelque plaisir.

Un enfant de onze ans, né de parens honnêtes gens, qui avoit joui jusqu'alors d'une bonne santé & qui n'avoit jamais éprouvé la moindre difficulté à parler, fut tout d'un coup privé de cette faculté ; & cette privation fut poussée au point que le seul mot qu'il prononçoit avec beaucoup de peine & d'un ton foible & bégayé, étoit *mama*. Il sentit en même tems des tensions spasmodiques en différentes parties du corps ; ces tensions agissant sur le dos & sur le cou par conspiration ; ces parties furent affectées d'une engourdissement qui leur ôta les mouvemens & les inflexions dont elles sont capables dans leur état naturel.

Le Medecin soupçonnant les vers d'être la cause de ces terribles symptomes, ordonna ce qui convenoit en conséquence de cette idée, c'est-à-dire, les différens laxatifs, les corroboratifs, les absorbans & les antispasmodiques. Tel fut l'effet de ces remedes, que l'enfant rendit quinze vers par les selles, que son ventre se trouva libre & dégagé & qu'il recouvra le sommeil & l'appétit: mais il y avoit cinq semaines que cela s'étoit passé, & la terrible *aphonie* dont il étoit attaqué, subsistoit dans toute sa force. Ce fut alors qu'on me consulta. Je crus qu'il étoit à propos de travailler plus efficacement qu'auparavant à l'expulsion des vers, & j'ordonnai les pilules les plus énergiques, que je connusse en pareil cas; le malade en prenoit sept, deux fois la semaine; & il usoit dans l'intervalle, surtout lorsque la lune changeoit de quartiers, de la poudre suivante.

de sel catarthique amer, quinze grains,
de nitre purifié, } *de chaque, six grains.*
de corail. Mêlez.

Quant aux pilules en voici la composition.

Prenez *d'assa fœtida,*
de la meilleure myrrhe, } *de chaque, une dragme.*
de l'extrait de tanaisie,
de mercure doux,
de l'extrait de safran, six grains.

Mêlez le tout & faites-en des pilules avec de l'essence de castor. Chaque scrupule doit fournir vingt pilules.

Mais pour rendre aux parties que les spasmes avoient affoiblies quelque force, par des applications extérieures; j'ordonnai de tems en tems la fomentation suivante.

d'eau d'anhalt, quatre onces,
de mon baume de vie, une demi-once,
de baume du Perou, deux dragmes.

L'usage journalier de ces remedes dissipa l'*aphonie*; le malade sentit sa langue se dégager de jour en jour, & recouvra enfin la faculté de parler, telle qu'il l'avoit auparavant.

REFLEXION.

Le genre nerveux est attaqué de plusieurs maladies terribles dont les vers sont la cause. Mais je serois porté à penser qu'ils font moins de mal par la corrosion des membranes nerveuses des intestins, que par les exhalaisons acres & brûlantes qui proviennent de leurs corps & de leurs excrémens; car les vers, ainsi que les autres insectes en fournissent en abondance. On compte un nombre prodigieux de remedes, qu'on dit propres à tuer ces animaux si mal-faisans: mais à l'exception du mercure doux mêlé avec quelque purgatif, comme la résine de jalap, ou le diagred, je n'en connois point qui produisent plus sûrement cet effet que l'assa fœtida, la tanaisie, l'ail, la mort aux vers, le camphre & le houblon. Ces remedes agissent sur les vers, plus par leur exhalaison, que d'aucune autre maniere.

OBSERVATION IV.

Il y a environ un an qu'un enfant âgé de huit ans eut la petite vérole; elle parut fort discrete ou rare, & l'éruption en fut presque aussi-tôt arrêtée. De-là le malade fut sujet à différentes maladies dont une des plus fréquentes fut une fluxion de sérosité accompagnée de toux, d'enrouement & de rhume. Les remedes en pareil cas suffisoient pour dissiper ces symptomes: mais ayant été accompagnés de tensions & de dureté dans le ventre, son Medecin jugea à propos de lui ordonner deux vomitifs sur le champ, le second immédiatement après le premier. L'effet en fut très-funeste; car le malade fut tourmenté pendant huit ou dix jours par un vomissement & une diarrhée spontanés, qui succéderent à l'action violente de ces remedes: mais ces accidens étant dissipés, le malade sentit sa vue s'affoiblir & s'obscurcir. Sa langue devint si parfaitement immobile, que quelque effort qu'il fit pour parler, il ne pouvoit parvenir à prononcer un seul mot.

Dans ces entrefaites, on apperçut à sa tête une enflure considérable; le tremblement & la foiblesse s'emparerent de ses articulations. A mesure que ces symptomes augmentoient en violence, les forces du malade alloient en diminuant; enfin ils parvinrent par des accroissemens journaliers, à un tel degré qu'ils l'emporterent, mais d'une maniere tranquile & douce.

RE'FLEXION.

Il n'y a point de maladies dont les suites soient si fâcheuses, par les accidens singuliers, durables & variés qui en naissent, que la petite vérole, si l'éruption ou la suppuration s'en font mal, ou si l'on néglige de restituer la masse des humeurs dans une juste température, par un régime convenable & par des remedes capables de purifier le sang, après qu'on en est guéri. Ceux qui ont quelque pratique de la Medecine, savent combien fréquemment à la petite vérole ou à la rougeole succedent des maladies de poitrine occasionnées par les injures que les poumons ont souffertes, sans compter les tensions & duretés de ventre, les flux provenans de l'affection des visceres, & la consomption des autres parties produites par les tumeurs skirrheuses des glandes mésaraïques: mais rien n'est plus absurde & plus dangereux que d'ordonner un émétique sans y être déterminé par quelque symptome; car c'est le moyen d'augmenter le flux & de porter au cerveau, par les spasmes terribles que l'émétique peut causer, avec une extreme impétuosité les matieres séreuses; d'où s'ensuivra, comme on a vu, dans le cas précédent, la paralysie des nerfs optiques & des nerfs de la langue, & la mort. J'ai fait l'histoire de cette maladie, afin qu'on connût quelles sont les suites terribles des remedes mal-à-propos administrés.

OBSERVATION V.

Un homme âgé de quatre-vingt ans, d'un tempérament sec & dans l'habitude de se faire saigner au moins trois fois par an, aux mois de Fevrier, de Juin & d'Octobre, jouissoit d'une excellente santé, & possédoit tout son bon sens: mais une saison ayant été beaucoup plus chaude qu'à l'ordinaire, il négligea par l'avis d'un certain Medecin, les évacuations ordinaires; mais ce ne fut point impunément. Il fut brusquement attaqué d'apoplexie; dans cet état, la pulsation de ses arteres étoit forte, ses yeux étoient rouges, & tout son corps extrêmement chaud, il avoit perdu tous ses sens & la faculté de parler; c'est ainsi que je le trouvai, lorsque j'approchai de lui. Je le fis saigner du bras sur le champ, & les clysteres émolliens succéderent à la saignée. Je lui fis appliquer au nez & à la bouche mon baume de vie, sans négliger toutefois les autres remedes. Nous parvînmes par ces moyens & la grace du ciel, a diminuer la violence des symptomes & du mal. Le malade revint peu à peu. Il lui resta pendant assez long-tems quelque embarras dans la langue, qui se dissipa toutefois à la longue, & à force de se laver la bouche avec du vin, dans lequel on faisoit bouillir quelques gouttes de mon baume de vie.

REFLEXION.

On peut déduire de cette observation, que la saignée est un remede excellent, soit pour prévenir soit pour emporter la plupart des maladies auxquelles les vieillards sont sujets. Au reste, il ne seroit pas difficile d'accorder là-dessus la raison avec l'expérience. Par une suite de l'indolence & du défaut d'exercice qu'on remarque dans les vieillards, il arrive, surtout dans ceux qui ont l'estomac sain & qui jouissent d'un bon appétit, que le superflu du sang est beaucoup plus lent à se consumer que dans les jeunes gens. Or si la nature n'a pas la force de se délivrer par elle-même de ce fardeau, il faut bien qu'elle succombe ou que l'art vienne à son secours: mais le secours le plus énergique que la nature puisse recevoir de l'art en pareil cas, c'est par la saignée. Que penserons-nous donc de ce Medecin qui défendit au vieillard de l'observation précédente, de se faire saigner dans les jours caniculaires ? Qu'il fit une faute d'autant plus grande que la chaleur & la dilatation des humeurs étant alors augmentées par celle de la saison, le danger étoit d'autant plus grand & la saignée plus nécessaire; car il ne faut point douter que l'accès léger d'apoplexie & l'espece d'*aphonie* dont il fut accompagné, ne provinssent de la stagnation du sang dans les veines de la tête. C'est pourquoi la premiere chose que j'ordonnai, ce fut la saignée, & le malade en fut soulagé sur le champ. C'est aussi par la même raison que je fis succéder les clysteres émolliens à la saignée, pour calmer le mouvement violent du sang; j'ajoutai à cela quelques doses de poudre de nitre, que le malade prenoit à différens intervalles, & en guise de thé, une infusion de mélisse, de bétoine, de chardon-béni, de fleurs de sauge & de romarin, avec quelques gouttes d'huile de macis versées sur un peu de sucre.

Il suit de-là que l'*aphonie* n'est un symptome concomitant plus fréquent d'aucune maladie, que de l'apoplexie. S'il arrive dans l'apoplexie, que la sérosité vienne à se séparer du sang, & à demeurer en stagnation dans la tête, elle s'insinuera dans les pores du cerveau, elle attaquera l'origine des nerfs; ils en seront relâchés, & la sensation, ainsi que le mouvement sera suspendue ou du moins affoiblie dans toutes les parties où les nerfs aboutissent. Conséquemment l'*aphonie* qui accompagneroit l'apoplexie, pourroit subsister après elle. HOFFMAN, *Med. Rat. Syst.*

OBSERVATION VI.

Une fille âgée de vingt à vingt-deux ans, d'un bon tempérament, après une fievre intermittente, qu'on arrêta par les remedes ordinaires, fut attaquée d'une extinction de voix, qui lui dura, sans intermission, pendant un an & demi. Les remedes qu'on a coutume de faire pour cette incommodité, ne la soulagerent point; seulement quand on lui faisoit prendre le demi-bain, elle recouvroit quelquefois la parole dans l'eau, mais avec beaucoup d'enrouement. Quand elle avoit la fievre, elle parloit dans le chaud. M. Lemery, à qui cette maladie fut consultée par relation, ayant ordonné différens remedes, que le raisonnement physique lui faisoit imaginer, & qui délivrerent la malade de quelques incommodités qui lui étoient restés après sa fievre, mais non pas de son extinction de voix, en ordonna un presque par hasard, qui fit un effet étonnant; ce furent des herbes vulnéraires en guise de thé. Dès qu'elle en eut pris la premiere fois, sa voix revint pour demi-heure, puis s'éteignit de nouveau; mais en continuant l'usage de cette infusion de vulnéraires, soit chaude, soit froide, elle fit revenir sa parole peu à peu, de sorte qu'elle ne la perdoit plus que le soir, principalement si elle se promenoit au frais; mais encore dans ce cas-là même, elle en étoit quitte pour prendre deux cuillerées de ses vulnéraires. A peine avoit-elle cessé de boire qu'elle parloit. On a cru que la vertu des vulnéraires pouvoit n'être que celle de l'eau chaude; mais elle a bu plusieurs fois de l'eau chaude inutilement. Les décoctions d'herbes qui abondent en acides, & même le caffé & le chocolat, la salade, les fruits cruds, le poisson, la soupe maigre, trop d'intervalle entre le tems où elle mangeoit, lui éteignoient la voix, au lieu que la viande, le lait, & le vin ne produisoient pas le même effet. Elle porte toujours une bouteille de son infusion de vulnéraires, pour s'en servir dans l'occasion, elle dit *qu'elle a sa voix dans sa poche*. *Hist. de l'Acad. Roy. des Sc.* 1700.

OBSERVATION VII.

Une fille de vingt-quatre ans est sujette depuis l'âge de seize ans à une extinction de voix qui lui prend dans le tems de ses regles & lui dure deux ou trois jours, pendant lesquels elle use fréquemment d'une tisane de chien-dent & de coquelicot. Cette boisson humecte sa poitrine qui en a grand besoin, mais sans lui rendre la voix, qui ne revient que quand ses regles sont passées & paroît revenir d'elle-même. Un coup qui lui cassa le bras dans le tems de ses regles, & un chagrin vif qu'elle eut en même tems, les arrêterent & lui causerent des étouffemens & des vapeurs violentes. Elle en fut guérie par un grand nombre de saignées du bras & du pié, par l'émétique & par plusieurs medecines: mais l'effet de tous ces remedes fut suivi d'une extinction de voix continue; à peine se faisoit-elle entendre, quoiqu'on approchât l'oreille tout près de sa bouche; pour peu qu'elle parlât, elle étoit si fatiguée, qu'elle étoit obligée de s'arrêter; elle sentoit un poids considérable à la région de l'estomac, & elle ne pouvoit se donner le moindre mouvement sans perdre presque la respiration: elle étoit bien réglée, mais toutes ses incommodités redoubloient dans ce tems-là. Du reste elle avoit le visage bon, de l'appétit, & faisoit bien toutes ses autres fonctions.

Cet état dura trois mois, malgré tous les remedes qu'on put imaginer. Enfin M. Lemery, sur l'exemple d'une pareille maladie rapportée en 1700. & guérie par feu M. son pere avec des vulnéraires pris en infusion, en ordonna à la malade. Dès qu'elle en eut pris une seule tasse, sa voix revint forte & vigoureuse, & telle qu'elle étoit avant la maladie; plus d'oppression ni de difficulté d'agir & de se mouvoir. Une circonstance singuliere qui accompagna encore une guérison si subite, c'est que le poids que cette fille se sentoit à l'estomac, elle le sentit dans le moment se précipiter vers le nombril, où il s'arrêta. Comme ensuite elle changea de lieu, M. Lemery ne l'a pas revue & n'a pas suivi l'histoire plus loin. *Hist. de l'Acad.* 1719.

APHORETOS, Ἀφόρητος, d'α privatif, & de φέρω, *porter; insupportable.* Hippocrate περὶ κρίσεων. Il a dit dans le même sens, *Lib. I.* περὶ γυναικ. Ἄφορος ἡ νοῦσος· ἄφορος est pris là pour ἀφόρητος, & en opposition à εὔφορος.

APHORISMUS, *Aphorisme*, Ἀφορισμὸς, d'ἀφορίζω, *séparer, distinguer*, est suivant la définition de Galien, *Com.* 1. *in Aph.* 1. une sentence qui comprend en peu de mots toutes les propriétés d'une chose.

APHORME, Ἀφορμὴ, d'ἀπὸ, & ὁρμὴ, *motif; occasion* ou *cause manifeste extérieure d'un événement.* Galien dit, *Comment.* 3. *in Lib. VI. Epid.* qu'Hippocrate & presque tous les anciens, entendoient par *aphorme* ce qui constituoit le motif d'une chose ou d'une action, soit que ce fût de l'argent ou quelqu'objet de la même nature, soit que ce fût le pouvoir, le lieu, la promesse, l'usage ou la raison, en un mot quoique ce pût être, pourvu que ce fût la cause d'une action. Hippocrate donne par métaphore ce nom à ce qui a donné lieu à une maladie. Dans presque tous les anciens Auteurs ce terme est relatif aux actions des hommes & à leurs motifs. FOESIUS.

APHRAINON, Ἀφραίνων, d'α privatif, & de φρονέω, *être raisonnable;* quelqu'un qui a perdu l'usage de la raison. EROTIEN dans Hippocrate.

APHRODES, Ἀφρώδης, d'ἀφρὸς, *écume; écumeux.* Ce mot est employé par Hippocrate en parlant du sang & des excrémens.

APHRODISIA, APHRODISIASMUS, Ἀφροδίσια, ἀφροδισιασμὸς, d'ἀφροδίτη, *venus; l'acte vénérien, le coït.* HIPPOCRATE, *Aphor.* 30. *Sect.* 6. CASTELLI.

Aphrodisia dans Johnson & Ruland, est l'âge où l'on commence à être habile à la génération, l'âge de puberté.

APHRODISIASTICON CLIDION, est un trochisque à qui Galien donne ce nom, & qu'on prétend être bon pour le crachement de sang, la dyssenterie, la colique & le flux hépatique. On le prépare de la maniere suivante.

Prenez *des fleurs de grenadier*,
de buisson d'Egypte,
balaustes,
suc d'hypociste,
d'acacia, — *de chacun six gros quinze grains.*
bouis épineux,
rhubarbe,
opium, — *de chacun quatre gros dix grains.*
myrrhe, deux gros cinq grains.

Faites infuser ces drogues dans du vin de myrthe, ou dans une décoction de roses ou de baies de myrthe. PAUL EGINETE, *Lib. VII. cap.* 12.

APHRODISIUS MORBUS. C'est la même chose que *lues venerea*, *la vérole*. BLANCARD.

APHRODITARIUM, Ἀφροδιτάριον, est le nom d'une poudre que Paul Eginete recommande pour les ulceres profonds. Elle est composée d'une égale quantité d'encens, de batitures de cuivre, rhoidarium, (voy. *Rhoidarium*) d'amydon & de céruse. PAUL EGINETE, *Lib. IV. cap.* 40. & *Lib. VII. cap.* 13.

APHROGALA, mot purement grec, Ἀφρόγαλα, composé de ἀφρὸς, *écume*, & γάλα, *lait*.

Ni Galien ni aucun autre Auteur qui ait écrit sur la matiere médicale, ne nous a appris ce que c'est. Ce mot à la lettre signifie comme on le voit, *écume de lait*: c'est peut-être ce qui surnage sur le lait, cette substance grasse, qui ressemble en effet à de l'écume, qui est peut-être la même chose que l'*épipagus*, ἐπίπαγος, (la crême) que Nicandre dans son *Theriac*, conseille de prendre pour dissipper l'effet du poison de l'ixias. Quelques-uns prétendent qu'il faut entendre par *aphrogala* du lait qu'on a battu jusqu'à ce qu'il écume. Pline dit, « qu'il y a quelques nations barbares qui ne » connoissant pas, ou bien dédaignant l'usage du fro» mage, condensoient leur lait en une substance acide » d'un gout assez gracieux, & un beure gras qui étoit » l'écume du lait. » *Lib. XI. cap.* 41. Par ce mot nous entendons l'*aphrogala* ou *oxygala* des Romains, qui étoit un excellent remede contre les chaleurs excessives d'estomac, & un très-bon aliment, en grande réputation chez eux. Ils y mêloient de la neige, à ce que dit Galien, *Method. Medic. Lib. VII. cap.* 4. Il paroît que c'est la même chose que ce que nous appellons *syllabub*.

APHRON. Nom d'une espece de pavot sauvage, *Pline Lib. XX. cap.* 19. & d'une emplâtre céphalique dont Aétius donne la description, *Tetrabib. IV. Serm.* 3. *cap.* 13.

APHRONITRUM, APHROLITRUM, en Grec, Ἀφρόνιτρον, ἀφρόλιτρον, d'ἀφρὸς, *écume*, & νίτρον, *nitre*, ou λίτρον selon le Dialecte attique; *aphronitre*, *écume de nitre*. Voyez *Nitrum*.

APHROS, du grec ἀφρὸς, *écume*.

APHROSELENOS, Ἀφροσέληνος, de σελήνη, *la lune*. Pierre précieuse, autrement appellée *selenites*, à cause qu'elle a dans le milieu la figure de la lune. GORRÆUS.

APHROSYNE, dérivé de ἄφρων, *imbécillité*; *folie*, *démence*. CASTELLI.

APHTÆ, Ἄφθαι, *Aphthes*, petits ulceres superficiels qui viennent dans la bouche.

Hippocrate, *Aph.* 24. *L. VII.* nous apprend que les enfans nouveaux-nés & en général les jeunes enfans, sont très-sujets aux *aphthes*. Celse dans sa traduction les appelle *serpentia oris ulcera*, ulceres qui viennent & s'étendent dans la bouche. *Lib. II. cap.* 1.

Mais il paroît par beaucoup de passages d'Hippocrate, que ce ne sont pas là les seuls ulceres qu'il appelle *aphthes*, car il parle d'*aphthes* aux parties naturelles des femmes grosses, & à la trachée-artere.

Celse, *Liv. VI. ch.* 11. dit que ces ulceres à la bouche, que les Grecs appellent *aphthes*, sont très-dangereux, surtout pour les enfans, mais qu'ils le sont beaucoup moins pour les adultes. Ces ulceres viennent d'abord aux gencives; de-là ils gagnent le palais & s'étendent par toute la bouche; il en vient quelquefois jusqu'à la luette & au fond du gosier; auquel cas il est difficile que les enfans en réchappent. C'est un malheur quand ces sortes d'ulceres viennent à un enfant qui tete encore; car il est difficile de trouver aucuns remedes qu'on puisse raisonnablement lui prescrire. Tout ce qu'on peut faire, c'est de faire prendre de l'exercice à la nourrice en la faisant promener, & l'engageant à se donner des mouvemens qui mettent en action les parties supérieures. Outre cela, il faut qu'elle prenne le bain, & que tandis qu'elle sera dans la cuve, elle se douche le sein avec de l'eau chaude. Pendant tout ce tems elle ne vivra que d'alimens doux, & qui ne fassent point de corruption. Si son nourrisson a la fievre, elle se réduira à ne boire que de l'eau; s'il ne l'a pas, elle pourra y joindre un peu de vin; s'il est resserré, elle se purgera; s'il a la bouche pleine de phlegme, elle se fera vomir. On oindra les ulceres avec du miel, à quoi on ajoutera de l'espece de *rhus* qu'on appelle *syriaque*, (voyez *Rhus*) & des noix ameres, (voyez *Nux*) ou bien avec une composition de feuilles de roses seches, de pignons, & de mente, préparée avec du miel, ou avec un médicament fait de mûres dont on fait bouillir le suc jusqu'à la consistance du miel, & à quoi on ajoute du safran, de la myrrhe, du vin & du miel. Cependant on doit avoir attention de ne rien prendre qui soit propre à fournir de la matiere aux humeurs. Si l'enfant est assez fort, il faut lui faire des gargarismes de la nature des remedes que nous venons de dire. Mais si les remedes doux ne font point d'effet, il faut employer des topiques qui, par leurs qualités caustiques, puissent former une croûte sur les ulceres; tels sont l'alun de plume, le chalcitis ou le vitriol. Une pratique encore bien utile, sera de faire jeûner l'enfant aussi long-tems qu'il le pourra supporter. Il faut toujours observer que les alimens soient doux. Quelquefois pour déterger ces sortes d'ulceres, on se sert de fromage mêlé avec du miel.

Aretée borne la signification du mot *aphthes* à des ulceres malins aux amygdales. Voyez l'Article *Tonsilla* où il en est parlé.

Oribase, après Celse, distingue les *aphthes* d'autres ulceres inflammatoires qui viennent à la bouche. Voici comme il s'en explique.

Quand quelqu'un a une inflammation dans la bouche, qu'il est d'une habitude pléthorique & qu'il est plein d'humeurs, alors nous avons recours à la saignée & à la purgation; nous lui ordonnons des clysteres & lui recommandons de se modérer sur le boire & le manger. Si rien de tout cela n'opere, nous lui appliquons des topiques, & le premier de nos soins est de tenter à dissipper le mal par des remedes astringens & rafraîchissans, tels que le diamoron, avec du verjus, ou des boutons de roses ou des feuilles de roses seches, des balaustes, des écorces de grenades, des noix de galle vertes, de l'alun, de l'encens, du chardon purgatif, de la décoction de myrthe, & de l'alun de plume. Ensuite quand il sera question de mûrir la matiere de l'inflammation, il n'y aura rien de meilleur à employer que de la confection de mûres, dans laquelle on aura mis du safran & de la myrrhe; & quand elle sera mûrie on employera des digestifs, tels que l'aphronitre, le nitre & le soufre vif, qui de ces trois médicamens est le plus efficace. On y ajoute quelquefois du sapa ou du moût, dans quoi on a fait bouillir de l'origan, de l'hysope, du pouliot, du thym, de la sariette ou du pouliot sauvage: car les médicamens dont les qualités sont modérées, sont faits pour être mêlés quand le cas le réquiert avec ceux qui influent plus directement sur le mal. Mais dans le fort de l'inflammation

flammation, il n'est presque jamais à propos d'employer aucuns médicamens: il faut se contenter de laver & de gargariser la bouche avec des liqueurs propres à tempérer la violence de l'inflammation, comme de la décoction de figues, de la décoction de son, ou de l'huile de lentisque chauffée au bain-marie. On peut cependant, au fort même de l'inflammation, se servir du médicament qu'on appelle *Stomatique*, à cause de son utilité pour déterger la bouche, en le mêlant avec une quantité suffisante de moût & de vin nouveau réduit aux deux tiers, & administré chaud, ou avec de l'eau chaude, si on n'a ni moût, ni vin nouveau. J'ai indiqué tous ces remedes, afin que le malade puisse choisir ceux dont il s'accommodera le mieux. En général, tous les ulceres à la bouche qui sont mollasses, demandent des dessiccatifs, tels que les scories du cuivre avec du miel & du moût, ou sans l'un ni l'autre. Le trochisque de musa, le suc de *rhus* & le verjus, sont aussi fort bons pour ces cas. Tout médicament propre à guérir les *aphthes*, comme le diamoron, ou une préparation de baies de ronces, est aussi propre à guérir tout autre ulcere à la bouche. Mais quand les ulceres de la bouche sont humides, & près des os, il y a à craindre la mortification. C'est pourquoi, dans ces cas il faut employer les remedes les plus forts & les plus actifs; & pour cela, il n'y a qu'à mettre en poudre un des trochisques ci-dessus indiqués, & l'appliquer sec sur les parties affectées, sans quoi l'humeur & la chaleur de ces parties ne tarderoient gueres à y causer la putréfaction: pour l'éviter, on est quelquefois forcé d'employer des remedes violens qui forment une escarre sur ces sortes d'ulceres, comme feroit un cautere actuel. Ces ulceres qui viennent au-dedans de la bouche s'appellent *aphthes*, & arrivent plus ordinairement aux enfans. On n'emploie assez souvent pour les guérir que des astringens doux: quelquefois aussi par la suite des tems, lorsqu'on les a laissés trop vieillir, ils deviennent difficiles à guérir, quand la putréfaction s'y met, & qu'ils dégenerent en une sorte d'ulcere que les Grecs appellent *νομαὶ*, à cause qu'ils s'étendent & qu'ils corrodent les parties voisines. Quand les enfans qui ont ces ulceres peuvent manger, il leur faut donner des lentilles avec un peu de pain, de la moelle de veau ou de cerf, quelques coings ou d'autres astringens, comme des poires, des cormes ou des nefles; & si leurs *aphthes* sont enflammés, il faut mettre de la laitue dans ce qu'ils mangent: mais si l'enfant ne peut point encore manger, il faut que ce soit la nourrice qui prenne toutes ces choses pour lui. Il ne sera pas cependant hors de propos de faire des remedes à l'enfant même. Si les *aphthes* sont rougeâtres au commencement, il y faudra appliquer des médicamens qui soient médiocrement réfrigératifs & astringens; ensuite on en appliquera qui puissent les faire digérer sans douleur: s'ils sont rougeâtres, on appliquera des médicamens de mêmes qualités, si ce n'est qu'il les faudra plus rafraîchissans; s'ils sont blanchâtres & pleins de phlegme, il faudra des médicamens détersifs; s'ils sont noirs, il faudra de forts digestifs. Mais dans les grandes personnes & celles qui ont la chair ferme, il suffira d'y mettre du misy avec un peu de vin astringent. Si l'ulcere est sordide & sanieux, il faudra joindre du moût au misy. Aux *aphthes* qui demandent des médicamens plus actifs que le misy, il faudra employer le vin & le moût, qui sont des ingrédiens fort efficaces. Les médicamens adoucissans qu'il est à propos d'employer quand le mal ne fait encore que de naître, sont le verjus & le moût, & le *Rhus*, à quoi on ajoutera aussi du moût comme au verjus. Pour les petits enfans qui auront de ces ulceres, il n'y faudra rien de plus que des feuilles de roses fraîches, ou même seches. Oribase, *De Loc. Affect. Curat. Liv. IV. chap.* 68.

Les enfans sont sujets à des especes d'ulceres qu'on appelle *ἄφθαι*, qui sont les uns blanchâtres, les autres rougeâtres, & quelquefois noirs. Ces ulceres ressemblent à une croûte, & sont très-dangereux, & même mortels. Un bon remede à ces sortes d'ulceres, est de l'iris mêlé avec de l'huile, ou bien en poudre, qu'on répand sur la partie affectée; ou bien des feuilles ou des fleurs de roses pareillement mises en poudre, du safran, un peu de myrrhe, des noix de galle; de l'encens, de l'écorce d'Inde, *φλοιὸς τῦ λιβάνυ*, qu'on prend avec de l'huile ou sans huile. Après cela, le malade peut prendre pour boisson de l'hydromel, ou du suc de grenades douces. Paul Eginete, *Liv. I. ch.* 10.

Actuarius dit, que ce qui fait venir des *aphthes* aux enfans, c'est si la nourrice n'a pas assez de lait, ou si l'enfant n'a pas l'estomac assez chaud pour le cuire & le digérer autant qu'il faudroit. La méthode qu'il indique pour les guérir differe si peu de celle d'Oribase que nous venons d'exposer, qu'à quelques diversités près, qui sont fort peu importantes, on peut dire que la méthode de l'un est celle de l'autre. Actuarius, *Lib. VI. col.* 318.

Ces pustules accompagnées d'inflammation qui viennent à la bouche, au gosier & à l'œsophage des enfans, sont ce que les Medecins appellent *aphthes*: ce sont de petits ulceres pas plus gros qu'un grain de millet ou de chenevi; mais qui nonobstant leur petitesse, deviennent quelquefois si enflammés & si cuisans, que non-seulement ils font souffrir & crier les enfans, mais qu'ils les empêchent même de téter, & de faire la digestion du lait, si ce n'est avec beaucoup de peine.

Ces pustules à la bouche sont plus ou moins malignes. Il y en a qui ne causent point de douleur, qui sont rouges ou jaunes, qui sont dispersées çà & là sur les gencives, sur la langue & sur la superficie interne des joues: ce sont là celles qu'on juge d'une nature plus bénigne & moins dangereuses. D'autres sont d'une couleur livide ou noirâtres, causent beaucoup de douleur, & garnissent toute la bouche en-dedans jusqu'à la luette, au gosier, & à l'œsophage; ensorte que tous ces petits ulceres semblent n'en faire qu'un qui regne par toute la bouche. Celles-ci sont pour l'ordinaire d'une qualité si maligne, qu'elles rongent & consument toutes les chairs de ces parties-là jusqu'aux os.

Ce qui fait élever des *aphthes*, est une matiere d'une grande acrimonie, extremement pénétrante & caustique. Cette matiere étoit d'abord répandue dans le sang; filtrée depuis à travers les glandes du gosier, elle corrode, enflamme & ulcere les chairs tendres de la bouche & du palais des enfans. De-là viennent les *aphthes*, & cette multiplicité de symptomes compliqués qui les accompagnent quelquefois.

Or, parmi les causes les plus éloignées & les moins immédiates qui concourent à la génération de cette matiere virulente, en voici deux sur-tout qui y contribuent le plus: la premiere, le lait soit de la mere, soit de la nourrice, s'il est corrompu par un mauvais régime, ou par une complication de maladies, ou par les saillies de passions turbulentes & indomptées; la seconde, ce même lait coagulé dans l'estomac des enfans, où il devient impur & corrosif en se chargeant de la bile qui s'y mêle; car quand ce lait vient à passer dans le sang, il ne peut pas manquer d'en infecter toute la masse par son acrimonie: de-là viennent les *aphthes* & quantité d'autres accidens.

Cela posé, il n'y a pas à s'étonner que des *aphthes*, soit d'une sorte, soit d'une autre, soient toujours accompagnés ou précédés de maladies qui tirent leur origine d'impuretés dans le sang, telles que les fievres malignes, les toux, les diarrhées opiniâtres, l'asthme, la douleur que font les dents pour percer, & autres de même nature; car dans les fievres, le sang, à raison de sa grande chaleur, étant dépourvu de parties douces & balsamiques, prend aisément une qualité saline & sulphureuse. Mais pour les autres maladies que je viens de nommer, il les faut attribuer à une certaine matiere acre & irritante, qui non-seulement excite la toux, les diarrhées & l'asthme, mais qui donne aussi naissance aux *aphthes*.

Il y a encore d'autres causes externes qui contribuent aussi fort souvent à la naissance des *aphthes*, comme de n'avoir pas soin de se laver la bouche & le gosier, d'employer des remedes chauds pour la guérison des fievres & autres maladies, d'exposer à l'air froid les petits enfans lorsqu'ils ont bien chaud en-dehors; ce qui, par la suppression de la transpiration, ne peut gueres manquer d'introduire & d'accumuler des parties salines & sulphureuses dans la masse des humeurs. Nous ne devons pas omettre ici quelques autres causes qui ont une influence immédiate & directe sur l'assemblage des parties lâches du gosier, telles que de la mie de pain ou du sucre enveloppé dans un linge en forme de nouet; ou bien encore un morceau de pain trempé dans de l'huile, qu'on donne à sucer à un enfant. C'est un usage non-seulement pratiqué par nos campagnardes, mais même, à ce que nous apprend Lentilius, *Ephemerid. German. Dec. III. Anno* 3. *Appendice*, *Obs.* 94. encore plus généralement dans la Souabe; pratique contre laquelle il s'éleve avec force comme étant très-préjudiciable: car le sucement violent de ces substances, & l'altération qu'elles causent dans les qualités qu'a la salive dans son état naturel, enflamment la bouche des enfans, & donnent naissance à des pustules: mais ces sortes d'*aphthes*, à moins qu'il ne s'y joigne des humeurs acres, non-seulement sont faciles à guérir, mais même fournissent au Medecin les moyens de discerner s'ils viennent de causes internes ou externes.

Les *aphthes* qui sont fort distants les uns des autres, ne causent point de douleur: ils sont rouges ou jaunes, & résistent bien moins aux médicamens que ceux qui couvrent toute la superficie interne de la bouche & du gosier, qui sont d'une couleur noirâtre, qui forment des ulceres profonds, & répandent une odeur fétide & dégoutante. Il n'y a pas tant à craindre non plus des *aphthes* qui procedent de causes externes, que de ceux qui ont pour cause quelque vice interne, & qui tirent leur origine de la dépravation & de la corruption des fluides, tels que ceux qui sont les symptomes concomitans des fievres aiguës & d'autres maladies violentes. Une des sortes d'*aphtes* les plus mauvaises, est celle qui est accompagnée d'une inflammation considérable, qui gêne la respiration & empêche la déglutition: ce sont de très-mauvais prognostics dans les maladies malignes; & lorsqu'on disseque les cadavres de ceux qui en sont morts, on leur trouve quantité de pustules parsemées par-tout l'œsophage jusqu'à l'estomac.

Cure des Aphthes, *d'après* Hoffman.

La maniere de traiter les *aphthes* doit être variée selon la différence des causes qui les ont produits. Car, par exemple, si l'on soupçonne que ce soit la dépravation ou la corruption du lait soit de la mere, soit de la nourrice, qui en soit la cause; ce qu'il y a à faire, est de corriger le vice du lait; & pour y parvenir, il faudra que la nourrice ou la mere s'abstienne de rien manger ou boire de salé, d'acre, de spiritueux & d'acide; qu'elle évite avec grand soin les mouvemens des passions violentes, & qu'elle use de médicamens propres à purifier le sang, & à le rétablir dans sa juste température: telles sont les décoctions de racines & de feuilles de plantes temperantes, diaphorétiques, absorbantes, & celles qui purgent doucement.

Si le germe du mal vient originairement de l'enfant lui-même, il faut le purger fréquemment, en laissant pourtant entre chaque purgation des intervalles convenables, avec une dose suffisante de manne ou de sirop chicorée, avec de la rhubarbe, & lui donner singulierement tous médicamens propres à prevenir la coagulation du lait, & l'empêcher d'aigrir; accidens auxquels il faut surtout avoir grand soin d'obvier, comme tendans à produire des *aphthes*, ainsi que je l'ai déja dit. Pour corriger l'acrimonie des humeurs, ou pourra faire usage de décoctions de gruau, à quoi on ajoutera du sucre candi & de l'huile d'amandes douces; & pour boisson ordinaire, de la décoction de navets ou de carottes communes.

Il sera aussi fort à propos de modérer l'acrimonie corrosive des *aphthes* par des applications externes, telles que des mélanges composés de diamoron, de suc de grenade & de miel; ou bien encore, du suc de navet, à quoi on ajoute des jaunes d'œufs & du sucre; ou de la crême mêlée avec du sirop de pavots, un jaune d'œuf & un peu de nitre: on met l'un ou l'autre de ces trois compositions dans un linge, ou on en imbibe une éponge pour bassiner les *aphthes* avec. On peut encore employer utilement au même usage, un jaune d'œuf, avec de l'eau-rose & du sucre candi; ou bien un mucilage composé de graine de coings & du miel, avec un peu de safran. Mais je ne voudrois pas qu'on fît usage pour les petits enfans des gargarismes qu'on prescrit d'ordinaire en pareil cas à des hommes faits, parce que de petits enfans ne sont pas capables de se gargariser comme il faudroit.

Lorsque les *aphthes* accompagnent une maladie aiguë, ou toute autre, il ne faut pas songer à les guérir que la maladie, dont ils sont les symptomes concomitans, ne soit entierement guérie, ou du moins considérablement diminuée. Dans les maladies aiguës spécialement, il faut bien se garder de traverser les opérations & les efforts de la nature par des purgatifs. On réussira mieux par des diaphorétiques doux & des émulsions adoucissantes, faites des quatre semences froides, avec un peu de graine de pavot. Hoffman, *Medic. rational. system. Tom. III.*

Riviere recommande les narcotiques pour la cure des *aphthes* les plus malins & les plus dangereux, parce qu'outre qu'ils appaisent la douleur, ils empêchent aussi la fluxion des humeurs sur les parties affectées. « Ainsi, dit-il, j'ai tiré moi-même des bras de la mort » un enfant de quatre ans, dont la langue & la bouche » étoient toutes parsemées d'ulceres profonds, accom» pagnés d'une telle inflammation, qu'il ne pouvoit » ni avaler du bouillon, ni endurer qu'on y appliquât » aucun topique. L'affluence de la matiere acre dans » sa bouche étoit si grande, qu'elle formoit une espe» ce d'écume qu'il rendoit en grande quantité; il pas» soit les jours & les nuits dans une anxiété, & des cris » perpétuels. Je le tirai d'affaire par le moyen du lau» danum. » Riviere, *Praxis Medica.*

Une femme étoit affligée d'*aphthes* douloureux & opiniâtres, qu'on avoit inutilement tenté de guérir par les saignées & les purgations, en lui faisant prendre des juleps réfrigératifs, & en bassinant les *aphthes* avec de l'esprit de soufre. Elle passoit les nuits sans dormir, & ne pouvoit manger qu'avec beaucoup de peine, parce qu'elle avoit la bouche toute pleine de petits ulceres. Elle prit trois nuits de suite un grain de laudanum, & l'écoulement acre de sa bouche s'arrêta, & les *aphthes* furent guéris en peu de jours. Riviere, *Obs. Cent. III.*

Le même Auteur rapporte un exemple d'*aphthes* venus pour avoir usé sans réserve & sans ménagement de jus de limon.

Ce que nous allons rapporter au sujet des *aphthes*, est de Boerhaave.

Les *aphthes* sont souvent produits par des maladies aiguës, accompagnées d'inflammation dans quelque viscere. Ce sont de petits ulceres ronds & superficiels qui viennent au fond de la bouche. A les bien examiner, il paroît que ce sont des ulcérations arrivées aux extrémités des conduits excrétoires des glandes qui séparent l'humeur salivaire, & la portent à la bouche; & que quand ce fluide est épaissi & rendu visqueux par quelque cause que ce soit, il s'arrête aux extrémités de ces canaux, & les ulcere en y séjournant.

Ainsi toutes les parties où se déchargent de pareils conduits excrétoires, sont sujettes aux *aphthes*: telles sont les levres, les gencives, le dedans des joues, la langue, le palais, le gosier, la luette, l'estomac, & les intestins grêles.

Il en peut venir même aux gros intestins, quoique plus rarement, & il arrive quelquefois qu'il s'en forme dans tout le canal intestinal.

Les peuples Septentrionaux, qui habitent des endroits marécageux, sont fort sujets aux *aphthes*, surtout dans les tems chauds & pluvieux; & il n'y a gueres d'enfans & de grandes personnes qui n'en soient attaqués: mais il est rare d'en voir dans les pays où il fait ordinairement beau & sec. Voyez *Ægyptia ulcera*.

Les *aphthes* à la bouche sont ordinairement précédés de la fievre continue, ou intermittente, mais qui dégénere en continue, accompagnée de la diarrhée ou de la dyssenterie, de nausées considérables & perpétuelles, de vomissemens, d'un dégout universel, d'anxiétés fréquentes autour des hypocondres, d'une grande débilité, d'une évacuation considérable d'humeurs, d'une pesanteur & d'un engourdissement, d'un assoupissement, tantôt plus léger, tantôt plus profond, mais perpétuel, d'une sensation de pesanteur, & de douleur dans l'estomac. Et, ce qu'il faut remarquer, c'est que ceux qui sont précédés d'une grande évacuation d'humeurs sont les plus dangereux.

Quelquefois dans le commencement, il commence à paroître quelques pustules isolées les unes des autres à differens endroits de la bouche, comme à la langue, aux angles des levres, au fond du palais, & comme ce sont toutes parties où il est aisé de voir, on s'en apperçoit d'abord: ce sont-là les *aphthes* les moins malins. Mais quelquefois il en vient dès le commencement au fond du gosier en forme de croûte blanche & épaisse, qui s'attache fortement aux parties sur lesquelles elle se jette, s'éleve lentement, & semble, comme cela est en effet, s'élever de l'œsophage. C'est une sorte d'*aphthes* qui est mauvaise & a ordinairement de funestes suites. Mais l'espece la plus maligne, & dont il arrive rarement qu'on guérisse, sont ceux qui couvrent tout le dedans de la bouche, & même les bords des levres, en forme de croûte dure, ferme, épaisse & ténace. Il y a apparence que ces deux dernieres especes ont leur origine dans l'estomac, d'où elles ont gagné jusqu'à la bouche.

On juge de la malignité des *aphthes* par leur couleur. Ceux, par exemple, qui sont blancs & luisans, ou gris de perles, sont moins malins; ceux qui sont blancs, mais opaques, attendu leur épaisseur, le sont davantage: mais il n'y en a pas qui le soient plus que les bruns, les jaunes & les livides; les noirs sont les plus mauvais de tous.

Quand les *aphthes*, ou ces croûtes ont adhéré quelque tems aux parties affectées, elles commencent à s'en détacher, elles s'en séparent & tombent tout-à-fait; de sorte que toutes les parties où il en étoit venu, s'en dégarnissent les unes après les autres. Dans quelques especes d'*aphthes*, ces croûtes tombent plus vîte, dans d'autres moins: & c'est à cela qu'on juge du degré de leur malignité; car plus les croûtes s'en détachent vîte & moins elles sont dangereuses.

Quelquefois à des *aphthes* passés, il en succede d'autres aussi-tôt: mais quelquefois aussi il n'en revient que long-tems après, où il n'en revient point du tout. Quelquefois aussi les *aphthes* qui viennent sont aussi épais, & même plus que les premiers; & c'est encore une marque par laquelle on peut juger de leur malignité; car ils en ont d'autant plus qu'ils reviennent plus vîte, & sont plus épais.

En faisant attention à ce que nous avons dit jusqu'ici des *aphthes*, on peut se former une idée de leur situation, de leur nature, de leur cause, de leurs symptomes, & des différentes sortes qu'on en distingue, & par-là comprendre leurs effets.

Par exemple, si ces *aphthes* en forme de croûte, que j'ai décrits, couvrent toute la superficie intérieure de la bouche & du gosier, ils interceptent toutes les sensations qui se seroient communiquées par le moyen des nerfs; & le malade perd le gout. Outre cela, les fluides qui devroient sortir par les pores qu'ils couvrent, sont retenus en dedans; de-là la desficcation de ces parties, la dilatation des vaisseaux subjacens, la putréfaction des fluides qui y croupissent, & l'inflammation même des parties où ils séjournent.

Il arrive aussi de-là que les orifices des vaisseaux absorbans sont obstrués de maniere, qu'il n'y peut plus entrer ni nouveau chyle, ni fluides, ni médicamens; ce qui produit tous les désordres qui sont les suites du manque de nourriture, & fait à la fin périr le malade.

Quand ces croûtes viennent à tomber, il sort un flux d'humeurs considérable des orifices des vaisseaux gonflés, lesquels ne se trouvent plus obstrués lorsque les croûtes sont tombées; ce qui cause un dégorgement copieux de salive, ou une diarrhée; symptome excellent si les croûtes ne reviennent pas, mais mauvais au contraire si elles reviennent.

Lorsque ces croûtes sont tombées, il vient immédiatement après une grande douleur aux parties qui sont audessous, où l'inflammation se met de nouveau; alors souvent elles rendent du sang; ce qui fait que la salive & la diarrhée sont sanguinolentes.

Si, comme nous avons dit que cela pouvoit arriver, les *aphthes* viennent à l'estomac, aux conduits excrétoires du foie, du pancréas, & autres glandes qui ont leurs ouvertures en dedans des intestins; il est aisé de s'imaginer quelle infinité de désordres différens il peut en arriver, de sorte qu'il n'est nullement besoin que je les décrive ici.

Si ces croûtes ulcérées sont long-tems à se séparer qu'elles soient épaisses, larges & compactes, les chairs subjacentes qu'elles obstruent s'enflamment, suppurent, & tombent même en mortification; d'où il arrive des ulceres malins qui, quelquefois affectent l'os du palais & son périoste: on peut juger de-là quels terribles effets ces ulceres produisent sur l'estomac & sur les intestins.

Méthode pour guérir les aphthes.

1. Il faut exciter & régir par des voies douces l'impulsion des fluides vitaux vers les parties affectées, afin que leur action détache les croûtes ulcérées, les sépare, & les fasse tomber. Le moyen d'y parvenir sera de boire chaudement une grande quantité de liquides délayans, résolutifs & détergens. Et comme il y a des cas où l'obstruction des vaisseaux lactés est telle, qu'il est fort difficile que les liquides pris de cette maniere puissent s'y introduire; pour les rendre plus efficaces, il faudra les employer en fomentations, en respirer la vapeur, ou s'y baigner. Quant aux alimens, le meilleur sera du pain bouilli dans de l'eau, à quoi on ajoutera ensuite du vin avec du miel.

Prenez *amandes douces, dépouillées de leur écorce, deux onces,*
pistaches, une once,
des quatre semences froides, tant des grosses que des petites, broyées, de chaque trois dragmes,
avoine mondée, trois onces.

Faites bouillir tout cela dans un vaisseau fermé, dans une quantité d'eau suffisante, pour qu'au bout d'une heure le tout soit réduit à deux pintes. Ajoutez-y ensuite

de racine de regliße, une once;

Faites bouillir le tout ensemble pendant quelques minutes: broyez alors dans la décoction les ingrédiens qui ont bouilli ensemble; que le malade en prenne souvent, & se gargarise la bouche avec. Ou bien

Prenez *carottes*,
chervis,
squine,
sarsepareille,
raves, } *de chaque quatre onces*;
orge entier, une once,

Broyez bien tous ces ingrédiens, & les faites bouillir dans de l'eau : & après avoir exprimé trente onces de cette décoction, mettez-y

une once de sirop de guimauve.

Et faites de ce remede le même usage que du précédent. Ou bien encore

Prenez navets sans les ratisser, une quantité suffisante. Rapez-les & exprimez-en le suc, & tandis qu'il bouillira, écumez-le ; & lorsque vous l'aurez retiré de dessus le feu, ajoutez sur seize onces de ce suc

deux jaunes d'œufs, &
deux onces de sirop violat.

Le malade prendra de cette composition une once toutes les demi-heures.

Aux alimens convenables indiquées plus haut, on peut ajouter des décoctions de végétaux farineux.

2. Il faut disposer les croûtes à se séparer promptement & sans peine; à quoi l'on parviendra par les fomentations, les gargarismes & les clysteres, lesquels seront faits de liqueurs chaudes, relâchantes, émollientes, & détergentes, qui, pendant le tems qu'elles séjournent sur les parties affectées les humectent, & empêchent la putréfaction. Pour cet effet

Prenez *feuilles de mauve*,
branque ursine,
guimauve,
pariétaire,
bouillon,
mercuriale; } *de chaque deux onces*,
racines de guimauve, une once;
navets, dix onces.

Après avoir fait bouillir le tout dans de l'eau, vous ajouterez sur trois pintes de cette décoction tirées par expression

quatre jaunes d'œufs, &
de miel rosat, deux onces.

Le malade s'en gargarisera fréquemment.

Faites de ce qui restera un cataplasme que vous appliquerez sur la région externe du gosier.

Les clysteres que prendra le malade, seront faits aussi de la même décoction.

Aussi-tôt que les croûtes seront tombées, employez des remedes anodyns, & adoucissans, & un peu fortifians, que vous appliquerez sur les parties relâchées. Pour cet effet.

Prenez *sirop de pavots blancs*,
crême, } *de chaque, deux onces*,
deux jaunes d'œufs,
eau-rose, deux onces.

Que le malade ait toujours de cette composition dans la bouche ; ou bien

Prenez de la gelée de corne de cerf, ou de viande; rendez-la plus épaisse qu'on n'a coutume de la faire, & coupez-la par tranches. Le malade en prendra une tranche à la fois, qu'il gardera dans sa bouche, & la fera fondre tout doucement, ne l'avalant qu'à mesure qu'elle se fondra.

Ces deux derniers remedes servent utilement pour rétablir les parties excoriées ; & les suivans contribuent à les fortifier.

Prenez *de la décoction de feuilles fraîches d'aigremoine*; *six onces*,
miel rosat, une once.

Vous aurez soin qu'il y ait toujours de cette composition sur les parties affectées.

Aussi-tôt que la fievre est appaisée, qu'on voit un sédiment au fond de l'urine, & que le pouls commence à être plus libre, & plus naturel; il faut employer des remedes corroboratifs. Pour cet effet

Prenez *racines d'oseille à feuilles pointues, & piquantes*; *une once*,
quinquina,
écorce de Tamarisque, } *de chaque six dragmes*,
feuilles d'aigremoine, une poignée.

Faites bouillir tous ces ingrédiens dans une quantité suffisante d'eau ; & sur chaque chopine de cette décoction, ajoutez

une once de sirop de kermès.

Le malade en prendra une demi-once d'heure en heure. Ce remede fortifie les vaisseaux relâchés des intestins.

Pour les *aphthes* qui arrivent à la suite d'une fievre & sont accompagnés de toux, Sydenham conseille un électuaire composé d'une once de quinquina avec du sirop de pavots rouges, ou les deux mêmes ingrédiens préparés en forme de pilule. Il veut que le malade en prenne une douzieme partie de quatre heures en quatre heures, & boive par-dessus un verre de petit lait ; & il dit qu'il ne connoît pas de remede plus efficace, pourvu cependant que le malade qui en use ne soit pas perpétuellement au lit, parce qu'en ce cas il perd beaucoup de son efficacité.

Lorsque cette maladie est à sa fin, il faut donner au malade quelques purgatifs convenables. Pour cet effet,

Prenez *rhubarbe, une dragme & demie*,
myrobolans jaunes avec leurs noyaux, une once & demie.

Faites bouillir l'un & l'autre dans une quantité d'eau suffisante pour avoir trois onces de liqueur après que la décoction sera passée, & alors vous ajouterez

douze dragmes de sirop de chicorée, composé avec la rhubarbe;

& vous ferez du tout une potion purgative.

L'histoire des *aphthes* & la méthode de les guérir que nous venons d'exposer, peuvent servir utilement à l'éclaircissement de problemes forts obscurs sur cette matiere.

Qu'on demande, par exemple, pourquoi lors d'une fievre accompagnée de diarrhée & de dyssenterie, il paroît assez souvent des *aphthes* à la fin de la maladie ?

On pourra répondre que c'est parce que les parties les plus fluides des sécrétions ayant été emportées, il n'en reste plus que de visqueuses dans les vaisseaux excrétoires des glandes.

Pourquoi les *aphthes* attaquent-ils singulierement les enfans & les vieillards?

C'est que dans ceux-là les forces vitales sont encore languissantes, & que dans ces derniers les fluides sont sujets à la viscosité.

Pourquoi les *aphthes* viennent-ils singulierement à ceux à qui au commencement d'une fievre on a donné des alimens & des médicamens échauffans ou astringens?

C'est parce que les astringens resserrent les orifices des conduits excrétoires, & que les médicamens échauffans dissipent les parties les plus subtiles des fluides.

Pourquoi une purgation administrée dans le commencement de cette maladie empêche-t'elle les *aphthes* de se former?

C'est parce que la purgation emporte ces viscosités qui s'épaississent dans les conduits & produisent les *aphthes* par la suite.

Pourquoi une toux fatiguante & dangereuse accompagne-t'elle ordinairement les *aphthes* de la plus mauvaise espece?

C'est parce que dans ces cas l'estomac est couvert de croûtes, qui en tombant laissent les extrémités des nerfs découverts, d'où il arrive qu'ils s'irritent aisément & ont des contractions convulsives, & enfin que l'estomac est aisément attaqué d'inflammation & de gangrene.

Pourquoi Hippocrate compte-t'il parmi les symptomes des *aphthes*, le relâchement du ventre & la perte de l'appétit?

C'est que lorsque la tunique interne de l'estomac est couverte d'*aphthes*, la perte de l'appétit & la diarrhée chyleuse en sont des suites nécessaires, parce que le chyle ne sauroit entrer dans les vaisseaux lactés : or l'estomac est rarement attaqué d'*aphthes* que les intestins ne le soient aussi.

Pourquoi la grande quantité d'*aphthes* qui couvre la surface interne de l'estomac, produit-elle la lienterie?

C'est que l'estomac n'étant plus en état de filtrer l'humeur gastrique propre à la dissolution des alimens, la digestion ne se peut plus faire, & par conséquent il faut de toute nécessité que les alimens sortent de l'estomac comme ils y sont entrés.

Pourquoi les *aphthes* noirs sont-ils regardés comme les plus dangereux?

C'est qu'ils tendent à la gangrene.

Pourquoi les *aphthes* dans la bouche d'une femme enceinte sont-ils regardés comme un présage d'avortement?

Premierement, parce qu'ils marquent évidemment une grande viscosité, & peut-être de l'acrimonie dans les humeurs.

Secondement, parce qu'ils empêchent qu'il n'entre dans les vaisseaux lactés un chyle bien conditionné; obstacles qui nuisent tous deux également à la nourriture du fœtus.

Pourquoi vient-il ordinairement des *aphthes* aux personnes qui ont les poumons, le foie & autres visceres principaux gâtés?

C'est parce que la matiere putride transportée de la partie ulcérée dans le sang, & de-là dans les glandes, répand son acrimonie dans plusieurs sécrétions, lesquelles ensuite corrodent les extrémités des conduits excrétoires.

Dans la phtisie il n'y a pas de présage plus certain de la mort que la formation des *aphthes*.

Pourquoi la tumeur, la chaleur, la suffocation & l'esquinancie sont-elles quelquefois les suites du refroidissement des *aphthes*?

C'est que ce refroidissement resserrant les *aphthes* & les parties subjacentes, il empêche les *aphthes* de se détacher, ce qui cause l'obstruction des vaisseaux qui sont dessous, & y cause du gonflement & de l'inflammation; & alors on peut compter que le malade ne manquera pas d'avoir du délire & des anxiétés, qu'il ne pourra pas reposer, & aura des sueurs froides; qui sont un très-mauvais symptome.

Il n'y a rien de plus dangereux que de laisser venir de l'air froid, sur une partie affectée d'*aphthes*, ou d'y laisser pénétrer de la boisson froide de quelqu'espece qu'elle soit : il y a eu des personnes qui sont mortes subitement pour avoir tenu dans leur bouche de l'eau froide, ayant des *aphthes* répandus sur cette partie.

En général on peut établir comme maxime certaine que les *aphthes* qui sont transparens, blancs, minces, semés de place en place & mous, & qui se détachent aisément sans être remplacés par de nouveaux, & ne sont que superficiels, sont ceux de l'espece la plus bénigne.

Et par la raison des contraires, ceux qui sont blancs & opaques, jaunes, bruns ou noirs, qui sont en grande quantité, épais, fortement adhérens, durs, ténaces, rongeans & se succédant perpétuellement les uns aux autres, sont les *aphthes* de l'espece la plus dangereuse.

Le Docteur Harris dans ses Dissertations Chirurgiques, blâme fort l'usage de l'esprit de vitriol, de l'huile de soufre ou de l'alun brûlé pour les *aphthes* : la raison qu'il en donne, c'est que ces applications corrosives tendent à les faire dégénérer en cancer. Il conseille en place de faire un gargarisme de décoction d'écorce d'orme avec des feuilles de saniclet; & en cela il est d'accord avec Boerhaave.

Dionis recommande le miel rosat rendu acide au moyen de l'huile de vitriol mêlée avec, & regarde ce mélange comme tout-à-fait propre pour les *aphthes* des enfans. Et Sydenham nous apprend que pour guérir un jeune enfant de qualité à qui il étoit venu des *aphthes*, à la suite d'une passion iliaque, fit usage avec succès du gargarisme suivant.

Prenez *verjus, une chopine,*
sirop de framboises, une once.

Mêlez l'un avec l'autre & faites-en un gargarisme.

Il est vrai que la plupart des Auteurs indiquent pour les *aphthes* des remedes corrosifs : mais je n'en ai parlé que très-superficiellement, parce que la raison & l'expérience sont en faveur de la méthode contraire, qui est aussi celle que recommandent Boerhaave & Harris.

Il y a quelques remedes empiriques pour les *aphthes* : mais en voici un surtout qui paroît fort extraordinaire : il consiste à oindre la couronne de la tête avec de bonne huile de laurier, qu'on dit être en effet très-bonne pour les *aphthes* des enfans. Je le tiens d'un Medecin très-véridique qui m'a assuré avoir été lui-même bien des fois témoin des salutaires effets de ce remede.

APHTARTOS, Ἄφθαρτος, d'α privatif, & φθείρω, *corrompre; incorruptible.* Castelli.

APHYA, APUA, Ἀφύα, *petit poisson.* De-là ἀφυώδης χρῶμα, dans Hippocrate, περὶ γυναικ. *L. II.* signifie un teint pâle & blanchâtre, tirant sur la couleur du poisson *apua*, lequel teint provient d'une hémorrhagie considérable. Galien, *dans ses Exeg.* Voyez *Apua.*

APHYLLANTES, Ἀφυλλαντὴς, d'α privatif, φύλλον, *feuille*, & ἄνθος, *fleur*; ce mot signifie la même chose que *flos apetalus*, *fleur apétale.*

APHYLLANTES ANGUILLARÆ, espece de marguerite. Ray, *Hist. Plan.* Voyez *Bellis.*

APHYLLANTES MONSPELL. Voyez *Caryophyllus.*

APHYSOS, Ἄφυσος, ἄφυσσος, d'α privatif, & φυσάω ou φυσσάω, *souffler*; qui n'engendre point de vents. C'est en ce sens que Galien a dit, *L. I. c. 6.* Τῶν κατὰ τὴν ἄφυσος δίαιτα, *mets, aliment qui n'engendre point de vents, qui ne gonfle point.*

APHYTACOR, sorte d'arbre dont Pline fait mention *L. XXXI. c. 2.* & qu'il dit produire de l'ambre.

APY

APYASTRUM. Voyez *Melissa.*

API

APICES, d'*apex*, *pointe*, *sommité*. Ce sont des petites houpes qui croissent sur les étamines dans le milieu d'une fleur. Elles sont communément d'une couleur de pourpre foncé ; & l'on a découvert à l'aide du microscope qu'elles étoient une espece de vaisseaux séminaux remplis de particules ovales & sphériques de différentes couleurs, & d'une forme très-réguliere. Il y a des Auteurs qui ont supposé que ces particules étoient une sorte de sperme mâle, qui venant à se détacher & à tomber dans la fleur, en fécondoient & mûrissoient la semence. *Dictionn. de* MILLER.

APIITES, *Poiré*, sorte de vin fait avec du jus de poires. RAY, *Hist. Plant.* Voyez *Apites*.

APINEL, est une racine qui naît dans quelques Isles de l'Amérique. Les Sauvages la nomment, *yabacani* & les François racines *Apinel*, du nom d'un Capitaine de Cavalerie qui y a servi & qui l'apporta le premier en Europe.

Elle a une si grande vertu contre les serpens, qu'il suffit pour les tuer de leur en présenter un morceau dans la gueule au bout d'un bâton. Qu'on en mâche, qu'on s'en frotte les mains & les piés, non-seulement on fait fuir le serpent, mais on le prend sans péril, & on en fait ce qu'on veut. Jamais il n'approchera d'une chambre où il y en aura un morceau. Ce sont là des faits attestés par M. de Hauterive. Cette même racine si utile à la conservation des hommes, seroit aussi utile à leur propagation, si la propagation avoit besoin de ces secours forcés, que l'on n'emploie guere dans les vues sérieuses de la nature. *Histoire de l'Académie Royale*, *Année* 1724.

APIOS. Offic. J. B. 3. *666*. Raii Hist. 1. 870. *Apios vera*, Ger. 407. Emac. 504. *Apios sive ischias*, Chab. 533. *Apios sive Tithymalus tuberosus*, Park. Theat. 195. *Tithymalus tuberosus pyriformi radice*, C. B. Pin. 292. Tourn. Inst. 87. Hist. Oxon. 3. 342.

L'*Apios* autrement appellé *Ischias* de montagne, ou bois de *Chamæbalanos*, & par quelques-uns *Linozostis*, pousse deux ou trois tiges menues, rougeâtres & peu élevées. Ses feuilles sont semblables à celles de la rue, excepté qu'elles sont plus longues & plus étroites. Sa semence est fort petite, & sa racine, qui ressemble à celle de l'asphodele, a la forme d'une poire, elle est ronde & pleine de suc. Son écorce est noire en dehors & blanche en dedans.

La partie supérieure de sa racine chasse le phlegme & la bile par le vomissement, la partie inférieure par les selles, mais le tout ensemble purge par haut & par bas. Lorsqu'on veut en extraire le suc, on coupe la racine par morceaux & on la met dans un vaisseau plein d'eau que l'on remue ; on ramasse la liqueur qui surnage avec une plume, & on la fait sécher. Elle purge par haut & par bas, lorsqu'on en prend la dose de quinze grains. DIOSCORIDE, *Lib. IV. cap.* 177.

Pline prétend que sa racine ressemble à un oignon, excepté qu'elle est plus grande, que sa moëlle est blanche & son écorce noire. On la déterre au printems, on la pile & on la met dans un vaisseau de terre, & après avoir jetté ce qui surnage, on prend le reste du suc à la dose de quinze grains dans de l'hydromel, lorsqu'on a dessein de purger par haut & par bas. On en donne la huitieme partie d'une pinte à ceux qui sont attaqués de l'hydropisie. On donne encore sa racine dans une potion, après l'avoir réduite en poudre. *Liv. XXVI. cap.* 8.

Cette plante est une espece de tithymale qui pousse plusieurs petites tiges basses, menues, rondes, rougeâtres, se couchant souvent par terre. Ses feuilles sont petites, courtes, ressemblantes à celles de la rue sauvage, mais plus petites. Ses fleurs naissent à ses sommités ; elles sont petites, faites en godet, découpées en plusieurs parties, de couleur jaune pâle. Quand cette fleur est passée, il se forme en sa place un petit fruit relevé de trois coins, lequel se divise en trois loges, qui renferment chacune une semence oblongue ; sa racine est tubéreuse, & a la figure d'une poire plus menue en bas qu'en haut, noire en dehors, blanche en dedans, contenant beaucoup de lait.

On a remarqué que quand cette racine est grosse & bien nourrie, la plante qu'elle pousse est petite ; mais quand la racine est moins grosse, la plante est plus grande. Elle croit dans les pays chauds, dans les lieux montagneux. Elle contient beaucoup de sel essentiel & d'huile mêlés dans une grande quantité de phlegme & de terre.

La racine de cette plante purge par le vomissement & par les selles avec violence. On prétend que sa partie supérieure purge par haut, & l'inférieure par bas ; mais toutes les parties de la racine ont une même vertu. LEMERY, *des Drogues*.

APIOS, *poirier*. ORIBASE, AETIUS. Voyez *Pyrus*.

APIS, *abeille*, Offic. Schrod. 5. 334. Aldrov. de Insect. 20. Jonf. de Insect. 1. Mouff. Insect. 1. *Apis*, Charlt. Exer. 36. *Apis*, Mer. Pin 196. *Apis domestica seu vulgaris alvearium*, Raii Insect. 240.

L'*abeille* est un insecte trop connu pour qu'il soit besoin d'en donner la description. Je laisse aux Naturalistes le soin d'en examiner l'œconomie: je me contente de remarquer ici que leur sel est extremement volatil & exalté, ce qui fait qu'elles sont diurétiques & diaphorétiques, lorsqu'on les prend intérieurement après les avoir fait sécher & les avoir réduites en poudre. Si l'on se frotte la tête avec cette poudre, après l'avoir mêlée dans des onguens, elle guérit l'alopécie & fait croître les cheveux.

Toutes les productions des *abeilles* sont d'usage dans la Medecine. Le miel, par exemple, est un remede admirable dans plusieurs maladies, & entre dans un grand nombre de compositions. Voyez *Mel*.

La cire est un ingrédient fort ordinaire dans les emplâtres, elle entre dans le baume de Lucatelli, qui est une composition très-simple. Voyez *Cera*.

Voyez *Ambra* & *Propolis*.

APITES, APITES VINUM, Ἀπίτης, ἀπίτης οἶνος, à d'ἀπίου, *poirier ; poiré*, vin fait avec des poires.

On le prépare de la maniere suivante.

Prenez des poires qui ne soient pas encore tout-à-fait mûres & coupez-les par morceaux, comme vous feriez un navet, après en avoir ôté les pépins. Mettez-en dix à douze livres dans quarante pintes & un quart de moût. Laissez-les macérer pendant trente jours. Exprimez-en la liqueur & la gardez pour l'usage.

Voici une autre maniere de le préparer.

Coupez & pilez les poires ; exprimez-en le suc, & sur douze pintes de celui-ci, mettez une pinte de miel. Gardez-le pour l'usage.

On prépare de la même maniere les vins de carouge, de nefles & de cormes. Tous ces vins sont astringens, ont une acidité agréable, sont amis de l'estomac & bons pour arrêter les diarrhées excessives. DIOSCORIDE, *Lib. V. cap.* 32.

APIUM, *ache*. L'*ache* de jardin est une plante qui sert aux mêmes usages que la coriandre ; employée en cataplasme avec de la fleur de froment, elle est bonne pour les inflammations des yeux ; elle fortifie l'estomac & résout les duretés des mamelles occasionnées par un lait grumeleux ; elle provoque l'urine, soit qu'on la mange cuite ou crue. Ses feuilles & sa racine en décoction résistent au venin & excitent le vomissement : mais elles resserrent le ventre. Sa semence est un diurétique & un alexipharmaque efficace; elle soulage ceux qui ont avalé de la litharge, chasse les vents ; elle entre communément dans les remedes anodyns & dans les thériaques, & dans ceux que l'on precrit contre la toux. Dioscoride, *Lib. III. cap.* 74.

L'*heleoselinum* ou *ache de marais*, qui croît dans les lieux aquatiques, est plus grande que celle de jardin, & sert aux mêmes usages. *Idem, cap.* 75.

L'*Oreoselinum*, *ache de montagne*, pousse de sa racine, qui est fort menue, une seule tige haute d'un palme, qui jette plusieurs petites branches & sommités pareilles à celles de la ciguë, mais plus déliées. Sa semence est oblongue, menue, acre & odorante comme celle du cumin. Cette plante croît aux lieux montagneux & pleins de rochers.

Sa semence & sa racine prises dans du vin, excitent l'urine & les regles. Elles entrent dans les antidotes avec les autres ingrédiens qui ont une qualité chaude & diurétique. On doit cependant prendre garde de ne point confondre l'*oreoselinum* avec le persil, ou la plante qui croît sur les rochers; car le persil est tout-à-fait différent. *Idem, cap.* 76.

L'*ache* que l'on appelle *petroselinum*, croît dans la Macedoine aux lieux escarpés. Sa semence ressemble à celle de la poivrette, mais elle est plus odorante, plus acre & plus aromatique. Elle est diurétique, & propre à exciter les regles; bonne pour les tranchées & les vents de l'estomac & du colon, pour les douleurs de côté, des reins & de la vessie, étant prise en décoction. Elle entre avec les autres diurétiques dans les antidotes. Dioscoride, *Lib. III. cap.* 77.

L'*hipposelinum* est appellé par quelques-uns *grielum*, par d'autres, *agrioselinum* & *Smyrnium*, quoique dans le fond le *Smyrnium* soit toute autre chose. Cette plante est plus grande & plus blanche que l'*ache* de jardin, & pousse une tige haute, creuse & fort tendre, divisée comme par des lignes. Ses feuilles sont plus larges & tirent sur le pourpre; les sommets des branches ressemblent à ceux du romarin & sont chargés de fleurs disposées en ombelle. Sa semence est noire, longuette, dure, acre & aromatique. Sa racine est blanche, d'un gout agréable, d'une odeur douce & de grosseur médiocre. Elle croît dans les lieux couverts, & sur les bords des marais, & on la mange comme les autres herbes potageres. On mange sa racine ou crue ou bouillie; on apprête ses tiges & ses feuilles, seules ou avec du poisson; on les confit aussi toutes crues.

Sa semence prise dans du vin miellé, excite les regles; elle échauffe ceux qui frissonnent, étant employée en potion ou en liniment, & fait cesser la strangurie. La racine produit les mêmes effets. Dioscoride, *Lib. III. cap.* 78.

L'*ache* est une plante dont on fait beaucoup de cas. Ses feuilles entrent dans les soupes, & sont extrêmement agréables étant confites avec du sucre.

On en fait un liniment avec du miel, qui a beaucoup d'efficacité dans les fluxions des yeux, lorsqu'on les en frotte, & qu'on les fomente en même tems avec sa décoction toute chaude, de même que dans les catarrhes. On l'emploie aussi étant broyée & appliquée seule ou avec du pain ou de la farine d'orge séchée au feu. Lorsque les poissons sont malades, on n'a, pour les guérir, qu'à jetter dans leurs viviers, de l'*ache* fraîche. Il n'y a aucune plante sur laquelle les Savans soient plus partagés, que sur celle-ci. Elle est de différent sexe. *Chrysippe* nous apprend que l'*ache* femelle a ses feuilles plus dures & plus crêpues, sa tige plus épaisse, & un gout plus chaud & plus acre que l'*ache* mâle. *Dionysius* dit qu'elle est plus noire, que sa racine est plus courte, & qu'elle engendre des vers. Ces deux Auteurs en défendent l'usage, parce qu'on l'emploie aux funérailles & qu'elle nuit à la vue. La tige de l'*ache* femelle engendre des vers, à ce qu'ils disent, & de-là vient que ceux qui en mangent deviennent stériles, & que les enfans qui sucent le lait des nourrices qui en usent, sont attaqués du mal caduc. L'*ache* mâle est moins nuisible, suivant eux, & l'on ne doit point la confondre avec les autres plantes dont on défend l'usage.

Ses feuilles dissipent les duretés des mamelles, & donnent un bon gout à l'eau dans laquelle on les fait cuire. Son suc, principalement celui de sa racine, pris dans du vin, appaise les douleurs des lombes, & guérit la surdité. Sa semence provoque l'urine, excite les regles, & chasse l'arriere-faix. La décoction de sa racine dissipe les taches du visage, lorsqu'on l'en fomente. Réduite en liniment avec un blanc d'œuf, ou mise en décoction dans de l'eau, elle guérit les maux de reins. Broyée avec de l'eau froide, elle guérit les ulceres de la bouche. Sa semence & sa racine prises dans du vin, brisent la pierre dans la vessie. On la donne encore dans du vin blanc aux personnes qui ont la jaunisse.

L'*olusatrum* que l'on appelle autrement *hipposelinum*, est bon contre la piquure des scorpions. Sa semence guérit les tranchées, & sa décoction dans du vin miellé fait cesser la suppression d'urine. Sa racine cuite dans du vin chasse le calcul, & appaise les douleurs des côtés & des reins; elle guérit les morsures des chiens enragés lorsqu'on en boit & qu'on en frotte la partie. Son suc échauffe ceux qui sont transis de froid.

Quelques Auteurs admettent une quatrieme espece d'*ache*, qu'il appellent *oreoselinum*. C'est une plante haute d'un palme, dont la semence qui ressemble à celle du cumin est propre à exciter l'urine & les regles. L'*heleoselinum* a une vertu particuliere contre les araignées; & les femmes prennent l'*oreoselinum* dans du vin en qualité d'emmenagogue. Pline, *Lib. XX. cap.* 11.

Il y en a une autre espece qui croît sur les rochers & que l'on appelle *petroselinum*. Elle a une efficacité particuliere dans les abscès, lorsqu'à deux cuillerées de son suc on ajoute un huitieme de pinte de suc de Marrube, & trois fois autant d'eau chaude. Quelques-uns ajoutent aux especes précédentes le *buselinum*, qui differe de l'*ache* des jardins par la petitesse de sa tige & la rougeur de sa racine. Elle possede d'ailleurs les mêmes vertus & fournit un remede admirable contre les morsures des serpens, soit qu'on la boive ou qu'on l'emploie en forme de liniment. *Idem. cap.* 12.

L'*ache* (*apium*) est de toutes les plantes potageres celle qui pousse le plus tard. Elle ne paroît hors de terre, lors même qu'elle croît le plus promptement, qu'au bout de quarante jours & ordinairement qu'au bout de cinquante. *Idem, Lib. XIX. cap.* 7. On la seme après l'équinoxe de Printems, mais on pile auparavant sa semence dans un mortier, dans l'idée où l'on est que cette préparation contribue à la rendre plus crêpue. On la rend encore telle en la pressant après qu'on l'a semée, avec un rouleau ou avec le pié. Elle change de couleur, ce qui est une propriété qui lui est particuliere. On en couronne dans l'Achaïe ceux qui remportent le prix aux Jeux Neméens. *Idem, Lib. XIX. cap.* 8.

Telle est la description que les anciens nous ont laissée des différentes especes d'*ache*.

Miller en compte treize especes différentes.

Dale admet six sortes d'*ache* dont on fait usage en Medecine.

La premiere est,

Apium & *eleoselinum*, Offic. *Apium vulgare sive palustre*, Mer. Pin. 9. Park. Theat. 296. *Apium vulgare ingratius*, J. B. 3. 100. *Apium palustre heleoselinum*, Chab. 396. *Apium palustre sive Officinarum*, Raii Hist. 1. 447. Synop. 3. 214. *Apium Officinarum sive Paludapium*, Merc. Bot. 1. 20. Phyt. Brit. 9. *Apium palustre & apium Officinarum*, C. B. Pin. 154. Tourn. Inst. 305. Elem. Bot. 254. Boerh. Ind. A. 58. Hist. Oxon. 3. 293. Rupp. Flor. Jen. 229. *Apium palustre Paludapium dictum*, Mor. Umb. 21. *Eleoselinum seu Paludapium*, Ger. 862. Emac. 1014.

Ache. La racine de cette plante est environ de la grosseur du doigt, chargée quelquefois de plusieurs têtes plongées profondément dans la terre, blanchâtre, & pousse plusieurs feuilles approchantes de celles du persil, mais plus larges & plus jaunes. Ses tiges ont deux ou trois piés de haut, légerement cannelées, quelque peu anguleuses & fort branchues. Ses fleurs viennent ou des aisselles des branches, ou à l'extrémité des rameaux; elles sont disposées en ombelle, petites, jaunâtres. Il leur succede des semences plus pâles & plus acres que celles du persil. Cette plante a une saveur forte extremement désagréable. Elle croît dans les lieux aqueux & fleurit en été.

On emploie sa racine, ses feuilles & sa semence en Medecine.

Sa racine est diurétique & bonne pour la suppression d'urine, pour la pierre & la gravelle, pour lever les obstructions du foie & de la rate, pour l'hydropisie, la jaunisse & pour exciter les regles. Ses feuilles ont les mêmes vertus & on les mange au Printems pour adoucir & purifier le sang, & pour guérir le scorbut. Sa semence est chaude, carminative. On la met parmi les quatre semences chaudes, & sa racine parmi les cinq grandes racines apéritives. Miller, *Bot. Off.*

Cordus a eu raison de dire que l'*apium sativum* qui est notre céleri, ne différoit de l'*ache* que par la culture. Cette plante est amere, acre & aromatique. Elle contient beaucoup de sel volatil huileux, dont le sel ammoniac n'est pas entierement dégagé, mais dissous dans beaucoup de phlegme & uni avec beaucoup de terre. Par l'analyse chymique, outre plusieurs liquides acides, l'*ache* donne beaucoup de soufre & beaucoup de terre, assez d'esprit urineux & un peu de sel volatil concret. Il n'est donc pas surprenant que cette plante soit apéritive, diurétique, sudorifique, fébrifuge & vulnéraire.

On fait boire six onces du suc de ses feuilles dans le commencement du frisson de l'accès des fievres intermittentes; on couvre le malade, il sue ordinairement. Un gros d'extrait des feuilles d'*ache*, mêlé avec deux gros de quinquina, est un fébrifuge assuré pour la fievre quarte, & pour toutes celles où il y a des obstructions dans le bas-ventre. Dans le scorbut, pour fortifier les gencives & pour nettoyer les ulceres de la bouche, le suc d'*ache* ne vaut pas moins que celui de *cochlearia*. On en bassine aussi le cancer & les ulceres extérieurs. On emploie la racine d'*ache* dans les tisanes, les bouillons, les aposémes & les sirops que l'on prépare pour désoppiler les parties. Pour faire passer le lait, il faut faire bouillir égales parties de feuilles d'*ache* & de menthe dans du sain-doux, le passer par un tamis, & saupoudrer ce qui est passé avec les semences d'*ache* pulvérisées. Cette plante vient le long des fossés & des ruisseaux. Tournefort.

Barthelemi Zorn dans sa *Botanologie*, dit, que l'*ache* croît naturellement dans les lieux couverts, humides & marécageux. On la cultive aussi dans les jardins sous le nom de *celeri*. On emploie sa semence & sa racine surtout dans les obstructions du foie & de la rate. L'une & l'autre échauffent, dessechent, purifient & atténuent, chassent l'urine & la gravelle, excitent les regles & guérissent les fievres, la jaunisse & l'hydropisie. Elles sont contraires à ceux qui sont sujets au mal caduc, à cause de certaine qualité particuliere, comme nous l'apprend Simeon Sethi. Les femmes qui en mangent lorsqu'elles sont enceintes, accouchent de monstres, & les enfans qu'allaitent les nourrices qui en usent sont sujets à l'épilepsie, si l'on en croit Pline. Sa racine portée au bras en forme d'amulete appaise le mal de dents. *Melch. Schitz. Disp. de Dentibus* 4. 186. Cette plante & sa racine dissolvent & atténuent le lait qui s'est figé dans les mamelles des femmes, & en dissipent ce qu'il y a de superflu. Quelques-uns y ajoutent pour cet effet de la menthe, de la coriandre & du cumin. Le suc que l'on tire de cette plante par expression étant mêlé avec du miel rosat, passe pour déterger les plaies & les ulceres. Voyez *Franc. Valeriola, Observat.* 1. *Lib. XV.* Quelques Chirurgiens en mêlent avec les remedes dont ils se servent pour les chancres & autres ulceres malins.

La seule composition officinale qui tire son nom de l'*ache* est le

Mundificativum ex Apio,

L'Onguent mondificatif d'*Ache.*

Prenez *suc d'ache, une pinte,*
miel, neuf onces,
fleur de froment, trois onces.

Faites bouillir ces drogues ensemble jusqu'à consistance d'onguent, S. A.

Cette composition est exactement la même dans tous les Dispensaires de notre College, mais je ne sache pas qu'on l'ait jamais mise en usage. Quincy, *Dispens. de Londres.*

La seconde espece d'*ache* dont Dale fait mention est,

Petroselinum vulgare, Offic. Park. Theat. 922. *Petroselinum*, Ejusd. Parad. 491. *Apium hortense*, Ger. 861. Emac. 1013. Raii Hist. 1448. *Apium hortense, sive petroselinum vulgo*, C. B. Pin. 153. Tourn. Inst. 305. Elem. Bot. 254. Boerh. Ind. A. 58. Rupp. Flor. Jen. 229. Hist. Oxon. 3. 292. *Apium hortense multis, quod vulgo petroselinum palato gratum*, J. B. 3. 94. *Apium, selinum, petroselinum*, Chab. 396. *Apium sativum vel hortense, vulgatius latifolium planum*, Mor. Umb. 22. Persil.

Sa racine est une des cinq racines apéritives.

Les especes de cette sorte d'*ache* sont en fort grand nombre. Elles passent toutes pour être apéritives, atténuantes, diurétiques; elles sont bonnes pour les obstructions du foie & de la rate, pour guérir la jaunisse, pour exciter l'urine, pour la pierre, la gravelle, & la strangurie. Miller, *Bot. Offic.*

On tire du persil par la distilation une eau qui possede les mêmes vertus & que l'on trouve dans les boutiques.

La troisieme espece d'*ache* dont Dale fait mention est,

L'*Apium Pyrenaicum Thapsiæ facie*, Tourn. Inst. 305. Boerh. Ind. A. 58. *Seseli Pyrenaicum Thapsiæ folio*, Pluk. Almag. 344. Raii Hist. 2. 1808. *Seseli Pyrenaicum Thapsiæ facie*, D. Fagon. Schol. Bot. 161. Parad. Bat. 229. *Persil de montagne.*

Cette plante croît dans les Pyrenées. Les Espagnols, à ce que prétend Chomel, se servent de sa racine à la place de celle du turbit, mais elle possede une qualité nuisible. Dale.

La quatrieme espece est le

Bunium, Offic. *Bunium dalechampii*, J. B. 3. 29. Chab. 385. *Daucus Petroselini vel coriandri folio*, C. B. Pin. 150. *Daucus Petroselini vel coriandri folio, seu bunium Dalechampii*, Park. Theat. 900. Raii Hist. 1. 449. *Saxifraga montana minor Petroselini vel coriandri folio*, Hist. Oxon. 3. 274. *Persil sauvage.*

Elle croît aux lieux pierreux & fleurit en été. Cette plante est en usage en Medecine. Elle est diurétique & fortifiante, bonne pour chasser l'arriere-faix, pour la rate, les reins & la vessie. Dale.

La cinquieme espece est,

Petroselinum Macedonicum, Offic. *Petroselinum Macedonicum verum*, Ger. 864. Emac. 1016. *Petroselinum Macedonicum quibusdam*, Park. Theat. 924. *Apium Macedonicum*, C. B. Pin. 154. Tourn. Inst. 305. Elem. Bot. 254. Raii Hist. 1. 463. Hist. Oxon. 3. 293. Boerh. Ind. A. 59. *Apium sive Petroselinum Macedonicum*

cedonicum multis, J. B. 3. 101. Chab. 397. *Apium semine villoso seu incano, Macedonicum*, Mor. Umb. 21. *Daucus Macedonicus apii folio*, Herm. Flor. 2. 17. *persil de Macedoine.*

Les Curieux cultivent cette plante dans leurs Jardins; elle fleurit au mois de Juillet. Ses graines sont petites, velues, cannelées, d'un verd très-foncé, d'une odeur agréable, & d'une saveur acre & aromatique.

On s'en sert particulierement en qualité de diurétique & d'emmenagogue. On en fait aussi quelquefois un remede contre les maladies qui proviennent de maléfice. SCHRODER.

Quelques personnes qui se piquent de rafiner sur la composition des médicamens, ont été assez mal-avisées pour bannir cette plante de la thériaque, & pour lui substituer le *Smyrnium perfoliatum Creticum*, ou l'*Olus atrum*, deux plantes dont les propriétés ne sont point analogues à celles des autres plantes qui entrent dans la thériaque. Cette observation sensée est de Vulckamer, *Flor. Nor.* 325. DALE.

La sixieme espece est,

Le *Selinum montanum*, Offic. *Selinum sive apium peregrinum*, Park. Theat. 928. *Apium peregrinum, foliis subrotundis*, C. B. Prod. 31. Pin. 154. Hist. Oxon. 3. 293. *Apium semine villoso incano, peregrinum primum Clusii*, Mor. Umb. 21. *Visnaga minor quorumdam, selinum peregrinum Clusii, semine hirsuto*, J. B. 3. 94. *Daucus tertius Dioscoridis*, Raii Hist. 1. 462. *Daucus peregrinus, foliis subrotondis, pinnatis*, Herm. Flor. 2. 17.

On trouve quelquefois cette espece dans les Jardins des Botanistes. On se sert de sa graine, & on lui suppose les mêmes propriétés qu'a la graine de sa premiere espece.

Barthelemi Zorn fait mention d'une sorte d'*Apium*, sous le nom de

Apium sylvestre, Alsnicium dictum, Offic. *Apium sylvestre*, Dod. *Thysselinum quorumdam, planta lacteo succo turgens, locis humidis proveniens*, J. B. *Thysselinum Plinii*, Lob. *Olsenichium*, Cord. Thal. *Olsnitium*, Tab. *Apium sylvestre lacteo succo turgens*, C. B. *Meum Sylesiacum palustre*, Schwenckf. *Daucus palustris*, Gesn. H. *Cuminum alnorum*, Al.

Entre les synonymes par lesquels Dale désigne cette plante, on trouve, *Oelnizium*, Offic. Germ.

Cette plante dont on fait grand usage en Allemagne, est peu connue de nos Herboristes.

Elle croît dans les lieux humides & marécageux, à l'ombre, surtout autour de l'aulne. On se sert en Medecine particulierement de sa racine, à laquelle on trouvera au printems une odeur assez forte, & une saveur mêlée d'amertume & d'acreté. Elle ouvre les pores, elle dissout, elle atténue, & elle chasse par les sueurs les humeurs peccantes.

Elle dissipe les douleurs d'estomac & de ventre; elle est bonne dans les fluxions de poitrine, elle calme la toux, elle procure la sortie du gravier, & elle s'oppose aux impressions de la peste, des fievres contagieuses, & des autres maladies virulentes. On peut encore l'employer avec succès contre la morsure des animaux vénéneux. Voyez *Leon Thurneisser, Hist. Plant. cap.* 14. *Casp. Schwenckfelt. Descript. Thesmar. Hirschbergens. Ed. Gorlic.* 1607. *Mich. Crugner. Chym. Garten. Baw. C.* 27. *Matth. Flacc. Tr. German. de Peste. p.* 2. *c.* 13. *edit. Witt.* 1566. *A. Q. Rivin. Dissertat. de Lipsiensi Peste, ed.* 1680. *Thomas Reines. Tract. German. de Pest. p.* 72. *edit. Altenb.* 1681. Quelques Auteurs ont regardé la racine de cette plante comme le vrai *Meum* des Anciens. *Bartholomæi Zorn Botanologia.*

* La Pharmacopée de Paris prépare l'onguent mondificatif d'*Ache* de la façon suivante :

Prenez *de feuilles fraîches d'ache, une livre*,
de nicotiane,
de joubarbe,
de morelle,
d'absinthe,
d'aigremoine,
de bétoine,
de grande chelidoine,
de marrube,
de mille-feuilles,
de pimprenelle,
de plantain,
de brunelle,
de pervenche, } *de chaque, une demi-livre*;
de sommités de mouron,
de petite centaurée,
de véronique,
de scordium, } *de chaque, deux onces*;
de racines fraîches d'aristoloche,
d'iris,
de grande scrophulaire,
de souchet long, } *de chaque, deux onces*;
d'aloès pulvérisé,
de myrrhe choisie & concassée, } *de chaque, une once*;
d'huile d'olive, quatre livres,
de cire jaune, douze onces,
de suif, une demi-livre,
de résine de pin,
térébenthine claire, } *de chaque, cinq onces*;

Faites fondre à un feu lent l'aloès & la myrrhe dans l'huile; ajoutez-y le suif, & ensuite les racines & les feuilles concassées; faites bouillir en remuant jusqu'à consomption de l'humidité des plantes. Passez au tamis, & exprimez. Ajoutez ensuite la cire, la résine & la térébenthine. Passez de nouveau, & servez-vous de cet onguent.

APL

APLESTIA, Ἀπληςία, d'α privatif, & πλήθω, *remplir*; *avidité, insatiable.* Vice opposé à l'αὐτάρκεια, contentement dans son état présent. GALIEN, *de Dign. & Cur. an. Morb. c.* 9.

APLEUROS, Ἄπλευρος, d'α privatif, & de πλευρὸν, *côte*; qui manque de côtes. GALIEN, *Lib. IV. de Hippoc. & Plat. Decret. c.* 4.

APLYTOS, Ἄπλυτος, d'α privatif, & de πλύνω, *laver*; qui n'a point été lavé. Cela se dit de la laine, que les Latins appelloient *lana succida*, & qu'Hippocrate appelle encore ἔριον ἄπλυτον.

APN

APNEUSTI, Ἀπνευςὶ, d'α privatif, & de πνέω, *respirer*; sans reprendre haleine. Κέλευε ἀπνευςὶ τοῦτο πιεῖν: Faites-lui boire cela sans reprendre haleine, tout d'un trait. HIPPOCRATE, *de Intern. affect.*

APNOEA, Ἄπνοια, *défaut de respiration.* « Ἄπνοος ἀναπνοή, « respiration presque insensible. » Héraclide, dans Galien, *Lib. I. de Diffic. Spir.* se sert de cette expression en parlant de la respiration des malades qui sont prêts de tomber en syncope, & dont les extrémités sont refroidies, laquelle est si foible, si difficile & si lente, qu'elle paroît en quelque sorte éteinte; & c'est ce que les Grecs appellent ἄπνοια. Elle survient dans la suffocation de matrice, l'apoplexie & la léthargie, & est une suite de la résolution des organes de la respiration.

Diogene Laerce rapporte, qu'Empédocle, le plus fameux de tous les disciples de Pythagore, acquit une réputation extraordinaire pour avoir guéri une femme qui passoit pour morte, quoiqu'elle n'eût, suivant ce Philosophe, qu'une suffocation de matrice. Il donna le nom d'ἄπνυς à cette maladie, & soutint que le malade peut vivre trente jours dans cet état.

Héraclide de Pont, qui avoit étudié quelque tems sous Aristote & sous Speusippe, disciple de Platon, a composé entre autres Ouvrages, un Traité qui a pour titre, περὶ τῆ ἄπνυ, de la maladie qui ôte au malade l'usage de la *respiration*, dans lequel il prétend que cet état peut durer trente jours sans que le malade périsse, & sans que son corps se corrompe, quoiqu'il semble mort.

A P O

APOBÆNON, Ἀπόβαινον, d'ἀποβαίνω, *arriver*; *évenement*.

APOBAMMA, Ἀπόβαμμα, d'ἀποβάπτω, *teindre légerement*. Terme synonime à *embamma*, teinture légere. On l'applique communément aux liqueurs dans lesquelles on a fait éteindre de l'or ou du fer rouge. CASTELLI.

APOBRASMA, Ἀπόβρασμα, d'ἀποβράσσομαι, *pousser*, jetter dans l'agitation & dans l'effervescence. Hippocrate, *de Nat. pueri*; Le son du froment, ou, selon d'autres, l'écume de la mer. FŒSIUS, CASTELLI.

APOBREGMA, Ἀπόβρεγμα, d'ἀποβρέχω, *délayer*; l'action de *délayer*.

APOCAPNISMUS, Ἀποκαπνισμός, d'ἀποκαπνίζω, *fumiger*; *fumigation*. Voyez *Suffimentum*.

APOCARTEREON, Ἀποκαρτερέον, dans Hippocrate, *De Rat. Vict. in morb. acut.* qui se laisse mourir de faim. Ἀποκαρτερεῖν ἑαυτὸν λιμῷ ἢ ἀγχόνῃ τοῦ βίου ἐξάγειν. Ἀποκαρτερεῖν signifie, se faire mourir de faim, ou en s'étranglant. SUIDAS, FŒSIUS.

APOCATASTASIS, Ἀποκατάστασις, d'ἀποκαθίστημι, *rétablir*; *rétablissement*, *amendement*, *suspension*, *cessation*. Hippocrate emploie en différens endroits de ses Ouvrages, ce terme dans toutes ces significations; & Aretée s'en sert, *Lib. I. cap.* 10. Τῶν ὀξ. παθῶν, pour marquer un *rétablissement* parfait dans l'état de santé.

APOCATHARSIS, Ἀποκάθαρσις, d'ἀποκαθαίρω, *nettoyer*, *purger*; *purgation*. Hippocrate se sert des mots ἀποκαθαίρεσθαι & ἀποκαθαίρειν, pour marquer l'évacuation du pus hors de la poitrine par les crachats. Ἀποκαθάρσεις χολῆς signifie dans Thucydide, *Lib. II.* ces excrémens bilieux que rendoient par le vomissement ceux qui étoient attaqués de cette peste furieuse dont Athenes fut désolée.

APOCENOSIS, Ἀποκένωσις. Voyez *Abevacuatio*, qui est la même chose.

APOCERUGMA, Ἀποκήρυγμα, d'ἀποκηρύσσω, *déclarer publiquement*; *avertissement*, l'action d'annoncer, de déclarer. Hippocrate entend par ἀποκηρύγματα, tout ce qu'il est à propos d'annoncer à un malade.

APOCHOREON, Ἀποχωρέον, d'ἀποχωρέω, *séparer*; excrément en général, ou ce qui sort du corps soit par les selles, soit par les urines.

APOCHREMPSIS, Ἀπόχρεμψις; l'action d'évacuer les crachats, de même qu'*apochremma*, ἀπόχρεμμα, signifie la matiere évacuée par le crachement. HIPPOCRATE, *Coac. & de Locis in homine*.

APOCHYLISMA, Ἀποχύλισμα; suc des végétaux extrait ou épaissi. *Apochylisma* signifie proprement ce que nous entendons par le terme Officinal. ROB. CASTELLI.

APOCHYMA, Ἀπόχυμα, est cette espece de *Zopissa* faite avec de la résine & de la cire, que l'on racle de dessus le corps des navires. C'est ainsi qu'Aétius l'entend: mais d'autres veulent que ce ne soit autre chose que la résine qui découle du sapin.

Oribase en donne la préparation suivante.

Prenez *de poix seche, une livre*,

du goudron, *de cire*, } *de chaque, quatre onces*;

résine de sapin, six onces;

Après avoir fait fondre ces drogues & les avoir coulées; on les jette dans un seau plein d'eau de mer ou d'eau commune, & on en fait des especes de trochisques qui ont une qualité extremement adoucissante. Voyez *Zopissa*.

APOCLASMA, Ἀπόκλασμα, ou *apagma*, ou *abductio*, *abduction*; *écartement*. Voyez *abductio* & *apagma*. Ce terme est encore synonyme à ἀποκεκαυλισμένον, terme métaphorique pour désigner une espece de fracture d'os aux environs d'une articulation, dans laquelle, comme disent les Grecs, καυληδὸν, l'os est cassé net, à peu près comme la tige d'une plante, καυλός.

APOCLEISIS, Ἀπόκλεισις, d'ἀποκλείω, *exclurre*; *exclusion*.

Hippocrate se sert en plusieurs endroits du verbe d'où *apocleisis* est dérivé pour signifier le dégout ou l'aversion pour les mets.

APOCOPE, Ἀποκοπὴ, d'ἀποκόπτω, *couper*; *amputation*. Voyez *abscissio*.

APOCRISIS, Ἀπόκρισις, est synonyme dans Hippocrate à *eccrisis*, ἔκκρισις Toute matiere superflue & excrémentitielle chassée hors du corps. Il signifie dans Hippocrate, *Lib. I.* περὶ ἐνυπνίων, ἀπόκρισις, toute humeur séparée des autres, qui cause & entretient la maladie. Hippocrate entend dans le même Traité par le même mot, tantôt la sécrétion des parties nourricieres, tantôt leur distribution. Ἀπόκρισις νοσερὴ, est dans cet Auteur une vapeur pestilentielle, une exhalaison insalubre, ou quelque qualité malsaine dont l'air est infecté.

APOCRUSTICON, Ἀποκρουστικὸν, d'ἀποκρούω, *réprimer*; épithete d'un remede dont la qualité est répercussive & astringente. GALIEN, *Lib. XI. Meth. Med.* 15.

APOCYESIS, Ἀποκύησις, d'ἀποκυέω, *donner la naissance*. GALIEN, *Lib. I. De Caus. morb. cap.* 7.

APOCYNUM, *Apocyn*, qu'on appelle encore *cynanchon*, *pardalianches*, *cynomeron* & *cynocrambe*, est un arbrisseau qui jette des branches longues, pliantes, & très-difficiles à rompre. Ses feuilles ressemblent à celles du liere, excepté qu'elles sont plus douces au toucher, plus pointues, quelque peu visqueuses, qu'elles ont l'odeur plus forte, & qu'elles sont remplies d'un suc qui approche du miel. Son fruit est couvert d'une cosse, semblable à celle des féves, il est de la longueur du doigt, il a la forme d'une guaine, & renferme une semence petite, dure & noire.

Ses feuilles étant mêlées avec de la farine, & réduites en forme de pain, tuent les chiens, les loups, les renards & les pantheres qui en mangent, & leur causent sur le champ une paralysie vers les lombes. DIOSCORIDE, *Lib. IV. cap.* 81.

Sa semence prise dans du vin, guérit la pleurésie & toutes les douleurs de côté de quelque espece qu'elles soient. PLINE, *Lib. XXIV. cap.* 11.

Dale fait mention de deux especes d'*apocyn*.

La premiere est,

Apocynon syriacum, Offic. Mont. 37. *Apocynum Ægyptiacum lactescens siliquâ Asclepiadis*, C. B. Pin. 303. *Apocynum erectum incanum latifolium Ægyptiacum, floribus croceis*, Par. Bat. 27. Tourn. Inst. 91. *Apocynum erectum majus latifolium Ægyptiacum, flore luteo spicato*, Breyn. Prod. 2. 14. Pluk. Almag. 34. Hist. Oxon. 3. 609. *Apocynum Ægyptiacum floribus spicatis*, Elem. Bot. 78. *Apocynum Syriacum*, Clusii, Raii Hist. 2. 1088. *Beidelsar ossar*, Alpin. Ægypt. 85. *Beidelsar Alpini sive apocynum Syriacum*, J. B. 2. 136. *Apocynum Syriacum & Ægyptiacum, Beidelsar Ale-*

xandrinum Alpini, Chab. 119. *Offar*, Hon. Belli Epist. ad Clusium, 306. *Mort aux chiens.*

Je ne sache point d'autres vertus à cette plante, que celles que Dioscoride & Pline, & après eux Galien, & les Auteurs qui l'ont copié lui ont attribuées.

La seconde est,

Pseudo-Ipocacuanna fusca, Offic. *Apocynum erectum, folio oblongo flore umbellato, petalis reflexis, coccineo*, Cat. Jam. 89. Hist. 1. 206. Tab. 129. Raii Hist. 3. 537. *Apocynum curassavicum, fibrosâ radice, floribus aurantii, chamænerii foliis angustioribus*, Herm. Parad. Bat. Prod. 213. Parad. Bat. 36. Pluk. Phytog. 76. 6. Almag. 36. *Apocynum erectum, Salicis latiori folio, umbellatum, floribus aurantiis*, Ejusd. Phytog. 138. Almag. 36. *Apocynum novæ Angliæ Subhirsutum, radice tuberosâ, floribus Aurantiis*, Herm. Cat. Hort. Lugd. Bat. 646. *Apocynum Canadense angustifolium, flore Aurantio*, Mor. Hort. Bles. 232. *Apocynum erectum minus latifolium Americanum, flore umbellato Aurantio, petalis reflexis, radice tuberosâ*, Breyn. Prod. 2. 15.

On apporte cette plante de l'Amérique, sous le nom d'*Ipocacuanna.* Sa racine a la couleur brune, & une qualité vénéneuse. Dale.

Boerhaave fait mention de vingt-deux especes d'*apocynum*: mais je ne sache point qu'elles aient rien de remarquable par rapport à leurs propriétés.

M. Sarrazin prétend cependant dans l'Histoire de l'Académie Royale des Sciences de 1730. que les habitans du Canada tirent de l'*apocynum majus syriacum rectum*, un suc qu'ils réduisent en sucre : il rapporte encore qu'ils conservent la rosée qu'ils trouvent au fond de la fleur.

M. Harris nous apprend dans ses Dissertations, que l'*apocyn* qui est une racine semblable à l'*ipecacuanha*, nous vient de la Jamaïque, de Porto-Belo, & de la Virginie : elle purge extremement par haut & par bas, jusqu'à abbatre entierement les forces.

Il est impossible lorsqu'elle est en poudre de la distinguer du véritable ipecacuanha : mais il n'en est pas de même lorsqu'elle est en racine ; car les filets ou fibres qui traversent l'ipecacuanha par le milieu sont d'une couleur blanchâtre ou cendrée, au lieu que celles de l'*apocyn* sont jaunes.

Je ne doute point de la justesse de cette observation. Je me souviens même, que j'ordonnai il y a quelques années une demi-dragme d'ipecacuanha à un Fermier qui m'étoit recommandé par un de mes parens dont il tenoit les terres. La personne pour laquelle j'avois fait cette ordonnance, n'ayant pû l'exécuter, le Gentilhomme, dont j'ai parlé, prit lui-même ce remede, ce qui lui causa un vomissement excessif, & lui fit rendre pendant plusieurs jours par les selles une matiere aqueuse, ce qui me fit juger qu'il avoit pris de l'*apocyn*, au lieu d'ipécacuanha.

APOCYRTUMENA, Ἀποκυρτώμενα, d'ἀποκυρτόομαι ; qui est formé en arc, qui décroît à mesure qu'il s'éleve. Ἀποκυρτώμενα εἰς ὀξὺ διαπυήματα, « suppurations qui s'amassent & forment une espece de concrétion conique. Hippocrate, *in Prognost.*

APODACRYTICA, Ἀποδακρυτικά, d'ἀπό, & de δάκρυ larme ; remedes qui excitent d'abord & qui dissipent ensuite l'humidité superflue des yeux, supprimant les larmes & desséchant les humeurs. *Apodacrytica*, est synonyme à *delacrymativa* ; car c'est en ce sens que Pline & Columelle prennent le verbe *delacrymare.* On trouve dans Aétius, *Tetrab. I. Serm.* 3. *cap.* 138. une liste de remedes de cette sorte, entre lesquels ce Medecin compte la chelidoine, la germandrée, la centaurée, les oignons, la pimprenelle, l'hellébore, &c.

APODEIXIS, Ἀπόδειξις, d'ἀποδείκνυμι, *démontrer ; démonstration.*

APODES, Ἄποδες, d'α privatif, & de πούς, *pié ;* espece d'oiseaux qui ont les piés fort courts. On les appelle aussi κύψελλοι, *Cypselli. Arist. Lib. IX. Animal. cap.* 30. Ces oiseaux ressemblent beaucoup aux hyrondelles. Comme ils ne peuvent se poser à cause qu'ils ont les piés fort courts, ils sont presque toujours en l'air. Ils font leurs nids dans des rochers ; ils volent sur les mers. Quoiqu'éloignés de la terre que soient des vaisseaux, ils rencontrent de ces oiseaux. Les autres oiseaux se posent ; quant à ceux-ci ou ils sont dans leurs nids où ils y sont attachés, ou ils sont en l'air. Ils ont aussi une œconomie, & une nourriture toutes particulieres. Pline, *Lib. X. cap.* 39.

Bouillis dans du vin, ils appaisent les tranchées. *Idem, Lib. XXX. cap.* 7.

APODYTERIUM, Ἀποδυτήριον, d'ἀποδύομαι, *dépouiller ;* salle qui étoit placée à l'entrée des bains, où se dépouilloient ceux qui les alloient prendre. On l'appelloit encore *conisterium* ou *spoliarium.* Castel.

APOEUM, Ἄποιον, d'α privatif, & de ποῖος, qui a quelque qualité ; qui n'a aucune qualité sensible au gout, qui est insipide, qui n'a ni astringence ni acreté, ni aucune autre saveur remarquable, aucune des propriétés communes à la partie aqueuse des substances humides, ou à la poudre ou farine des substances seches. Galien prétend que les alimens insipides sont plus nourrissans que les acres & les amers. Galien, *de Al. Fac. Lib. II. cap.* 64.

APOGALACTISMUS, Ἀπογαλακτισμός d'ἀπό & γαλακτίζω, *sucer le lait ;* l'action de sevrer. Voyez *Ablactatio.*

APOGLAUCOSIS, Ἀπογλαύκωσις. Voyez *Glaucoma.*

APOGONA, Ἀπόγονα, *qui promet de vivre.* Ἦσιν οὐδὲν ἔσω τοῦ τεταγμένου χρόνου, ἑκάστησι τὰ τικτόμενα ἀπόγονα γίνεται. « Les femmes à qui il n'arrive aucun accident » dans le cours de leur grossesse, mettent au monde des » enfans vigoureux, & qui promettent de vivre. » Hippocrate, *L. II. Epid.* Ἀπόγονα, est synonyme dans cet endroit, & dans le sixieme Livre *Epid. Sect. VIII. Aph.* 6. à γόνιμα ou γονά, dans le Livre περὶ σαρκῶν.

APOLEPSIS, Ἀπόληψις, de ἀπολαμβάνομαι, *arrêter, supprimer, retenir ; suppression, retention, embarras.* C'est en ce sens qu'on lit dans Hippocrate, *Prorrh.* ἀπολήψιες οὔρων, suppression ou retention d'urine, & *Prænot. Coac.* ἀπόληψις κοιλίης, suppression des selles. On trouve souvent encore dans le même Auteur ἀπολήψεις φλεβῶν, comme dans le Livre *de Rat. Vict. in Morb. acut.* où cette façon de parler signifie stagnation du sang causée par la trop grande plénitude des veines. On lit dans le même ouvrage ἀπολήψιες πνευμάτων ἀνὰ τὰς φλέβας ; ce que Galien rend de la maniere suivante : Πνευμάτων ἀπολήψεις ἀνὰ τὰς φλέβας εἰκός ἐστιν ἐπὶ τῆς ἀσφυξίας λέγεσθαι· φλέβας γὰρ ἐκάλουν οἱ παλαιοὶ τὰς ἀρτηρίας· ἀπολήψεις οὖν πνευμάτων τὰς οἷον κατακλείσεις τε καὶ ἡσυχίας δυνατὸν λέγειν. « Il est vraisemblable, dit Galien, qu'Hippocrate entend par » cette rétention des esprits dans les veines, la suspension ou la cessation du pouls ; car dans les ouvrages » des Anciens, le mot veines est commun aux veines » & aux arteres. Il faut donc interpréter l'ἀπολήψεις » πνευμάτων par la cessation ou l'interruption du mou- » vement ou de l'action des esprits. Cet accident ac- » compagne toujours la catalepsie, l'apoplexie & l'é- » pilepsie ; car dans ces maladies le cerveau s'étant re- » froidi, & le sang étant tombé en stagnation ; la coa- » gulation du sang arrête le cours des esprits. » Hippocrate dit dans le même Livre, que les personnes mélancoliques sont attaquées d'ἀπολήψιες πνευμάτων διὰ φλεβῶν ; ce qui signifie, selon Galien, « que si par » l'ἀπολήψεις πνευμάτων, Hippocrate entend la cessa- » tion de l'action des esprits dans les arteres ; cette » phrase sera alors synonyme à la cessation du pouls ; » car l'une est une suite nécessaire de l'autre : mais

» que s'il est question de la cessation de l'action des » esprits dans les poumons ; alors la maladie désignée » par-là, quoique d'une maniere obscure, pourroit » bien être celle que nous nommons *apnœa.* » Πνευμάτων δὲ ἀπόληψιν εἰ μὲν τῶν κατ' ἀρτηρίας λέγει, τί ἄλλο ἢ ἀσφυξία γένοιτ' ἂν τὸ πάθος; εἰ δὲ τῶν κατὰ τὸν πνεύμονα, πάλιν ἐνταῦθα τὴν καλουμένην ἄπνοιαν αἰνίττεται.

L'Ἀπόληψις φλεβῶν se prend encore dans un autre sens. Il y a des endroits dans Hippocrate où il ne signifie autre chose qu'une ligature faite sur une artere ou sur une veine, pour la comprimer & prévenir ou arrêter une hémorrhagie. Cet Auteur recommande cette pratique *Lib. VI. Epid. Sect. 7. Aph. 3.* Il entend ailleurs par ἀπόληψις νοσήματος, l'action d'arrêter les progrès d'une maladie, en écartant les humeurs qui y avoient donné lieu. *Epid. Lib. II.*

APOLEXIS, Ἀπόληξις, de ἀπολήγω, *cesser*, *finir* ; *la décrépitude.* Hippocrate παρακμή. On s'en sert par opposition à ἀκμὴ ἡλικίης, la fleur de l'âge.

APOLINOSIS, Ἀπολίνωσις, de λίνον, *lin.* C'est le nom que Paul Eginete donne à la méthode de traiter une fistule avec du lin cru. Voyez *Omolinon.*

APOLLINARIS, ou HYOSCYAMUS. Voyez *Hyoscyamus*, la *jusquiame.*

APOLYSIS, Ἀπόλυσις, d'ἀπολύω, *relâcher* ; solution ou relâchement. Le sens de ce mot est différent selon les matieres dont il est question. Dans les Traités d'accouchemens, il signifie expulsion du fœtus, Hippocrate, *Lib. V. Epid.* expulsion de l'arriere-faix ; *Lib. II. Prorrhet.* Dans les Traités des maladies, on entend par *apolysis*, la terminaison d'une maladie. *Caoc. Prænot.* & dans ceux des luxations, c'est le relâchement d'un bandage. HIPPOCRATE, *de fract.*

APOLYSIA, Ἀπολυσία ; c'est selon Erotien dans ses remarques sur Hippocrate, ou la résolution des membres, ou le relâchement d'un bandage.

APOMAGMA, Ἀπόμαγμα, d'ἀπομάττω, *nettoyer* ; tout ce qui peut servir pour essuyer & nettoyer une plaie, un ulcere, ou ce qui produit de la sanie & du pus ; comme un linge pour les yeux & une éponge pour les plaies.

APOMATHEMA, Ἀπομάθημα, d'ἀπὸ & μανθάνω, *apprendre* ; l'oubli de ce qu'on avoit appris. HIPPOCRATE, *Lib. de Fract.*

APOMELI, Ἀπόμελι, boisson douce faite avec des rayons de miel délayés & bouillis dans de l'eau. Aëtius donne, *Tetrab. II. Serm.* 1. *c.* 137. la maniere suivante de la préparer.

Prenez des rayons de miel, pleins d'un miel transparent ; faites-en sortir ce miel en les comprimant avec la main, & le mêlez avec la meilleure eau de fontaine. Si votre miel est épais, mettez quatre parties d'eau sur une partie de miel : si au contraire, il est clair, que l'eau soit au miel comme trois à un. Si les rayons vous paroissent un peu secs, coupez-les par petits morceaux, & les paitrissez dans de l'eau que vous aurez d'abord mesurée. Après cette opération, vous passerez le tout, que vous mesurerez ; & la comparaison de la quantité de liqueur que vous trouverez, avec la quantité d'eau que vous avez employée, vous indiquera la quantité de miel que vous avez à ajouter.

Mettez alors la liqueur dans un pot de terre neuf, dans lequel vous aurez fait bouillir de l'eau, pour lui ôter l'odeur & le gout de terre ; mettez ce pot sur un feu clair ; faites bouillir la liqueur, jusqu'à ce que l'écume ou la crasse de la cire s'en éleve. Lorsqu'il ne s'élevera plus d'écume & que l'évaporation aura dissipé un huitieme du tout ; ôtez le pot de dessus le feu & laissez refroidir le reste. Lorsqu'il sera tout-à-fait froid, écumez le jour suivant ce que vous verrez encore surnager ; enfermez ensuite votre liqueur dans des vaisseaux de terre neufs, & mettez ces vaisseaux dans votre cellier.

Galien observe, *Comment. III.* sur Hippocrate, περ ἀγμῶν, que cet Auteur, & quelques autres, nomment dans leurs Ouvrages, l'*apomeli*, ὀξύγλυκυ ou ὀξυγλυκὲς, *oxyglycy* ou *oxyglyces*, & que les uns le faisoient avec du miel & du vinaigre, & d'autres avec des rayons de miel & du vinaigre bouillis ensemble ; & il en distingue de deux sortes : il y en a, dit-il, qui est doux, & il y en a qui est un peu acide. Ce dernier est fait avec du miel & du vinaigre, ou du vinaigre & des rayons de miel. Quant à nous, ajoute Galien, nous le faisons avec des rayons de miel, que nous mettons dans du vinaigre. Nous faisons bouillir le tout, jusqu'à ce que les qualités de ces substances soient unies, & que la force du vinaigre soit abattue.

Les qualités principales de l'*apomeli* sont de diviser, de résoudre & de déterger. Il purge la bile par bas, il provoque les urines & prépare la matiere qui cause les fievres putrides a être évacuée. Il est contraire aux tempéramens chauds, & nuisible dans les inflammations des parties voisines du cœur. Il augmente la soif, bien loin de desaltérer. On le donne quelque tems après les repas ; car il ne manqueroit pas d'incommoder, si l'estomac étoit plein. AETIUS, *cap. Prædict.*

APOMYLENAS, Ἀπομυλῆνας, Galien rend ce terme, *Exeg. Voc. Hippoc.* par προβαλὼν τὰ χεῖλη συνημμένως, avancer les levres en dehors, comprimées l'une contre l'autre.

APOMYLLENE, Ἀπομυλλήνη ; Erotien commentant Hippocrate, dit : τοῦτο γίνεται ὅταν διαστροφὴ, καὶ οἷον σπάσμα περὶ τὸν γένον μετὰ παρέσεως ὀχῇ, μάλιστα δὲ ἐκ πληγῆς. Il y a *apomyllene*, lorsqu'il survient distension, ou comme qui diroit convulsion, avec relâchement d'une joue ou des parties adjacentes, accidens principalement occasionnés par quelque coup.

APONENOEMENOS, Ἀπονενοημένος, d'ἀπονοέω, *rejetter*, *avoir en aversion* ; adverbe qui marque une aversion totale pour quelque chose. Hippocrate dit, *L. Epid. III. Egr.* 2. Πρὸς τὰ γεύματα ἀπονενοημένος εἶχεν ; le malade avoit un dégout entier pour les mets.

APONEUROSIS, Ἀπονεύρωσις, d'ἀπὸ & νεῦρον, *nerf* ; *aponevrose.*

* La partie tendineuse d'un muscle, qui au lieu d'être ramassée en rond comme dans le tendon ordinaire, est étendue en forme de membrane.

APOPALLESIS, APOPALSIS, Ἀποπάλλησις, ἀπόπαλσις, d'ἀποπάλλω, chasser avec impétuosité ; expulsion ou protrusion ; comme lorsque le fœtus est chassé hors de la matrice dans l'avortement. HIPPOCRATE, περὶ γυναικ.

APOPATOI, Ἀπόπατοι. Hippocrate se sert fréquemment de ce mot qu'Erotien rend par ἀφοδεύσεις, qui signifie également & les commodités & les excrémens. Suidas fait ἀπόπατος, synonyme à ἄφοδος. Voyez *Aphodos.*

APOPHLEGMATISMUS, Ἀποφλεγματισμὸς, d'ἀπὸ, & de φλέγμα ; *apophlegmatisme*, ou remede dont la vertu est d'évacuer le phlegme par la bouche, ou de procurer & d'augmenter la salivation ; c'est pourquoi on tient ce remede sous la langue ou dans la bouche. Tous ces médicamens irritent par leur qualité chaude & poignante, les fibres des glandes ; par cette irritation des fibres, les glandes sont comprimées ; cette compression en exprime la liqueur qu'elles contiennent ; d'où il se forme un grand amas d'humeurs pituiteuses qui descendent dans la bouche, de toutes les parties de la tête, & cela par la conspiration mutuelle de ces parties. On se sert avec succès d'*apophlegmatismes* dans le *coma* ou assoupissement profond, dans la léthargie, l'épilepsie, la paralysie ; en un mot dans toutes les maladies qui proviennent de la constitution humide du cerveau.

Les *apophlegmatismes* varient, quant à la consistance, & quant à la forme. Morel les distingue en secs & en liquides ; Gobius en fait une troisieme classe qu'il appelle *apophlegmatismes* doux & qui ont la forme d'un électuaire. Les fumigations, & les vapeurs étant aussi une espece d'*apophlegmatisme* différente des trois précédentes, on auroit pu les distribuer en quatre classes.

Les *apophlegmatismes* liquides sont les décoctions, les infusions, les sucs exprimés, & les liqueurs officinales, & toutes ces préparations, soit prises séparément, soit mêlées.

Les *apophlegmatismes* solides sont les gommes, comme le mastic, les racines acres, comme l'impératoire ou le radis; les feuilles, comme celles de tabac; les sels, comme le nitre, le sel gemme, l'alun; les fruits, comme le poivre. On ordonne ces choses quelquefois seules & sans préparations; quelquefois on les mêle & on en fait des poudres, des pilules & des trochisques; on ordonne à ceux qui en ont besoin, de les tenir sous la langue & de les y laisser se dissoudre peu à peu. On prescrit les poudres de deux manieres; on les fait prendre purement & simplement, comme elles sont, ou on les enferme dans un sachet, que l'on ordonne au malade de mâcher.

Les électuaires sont composés de ces ingrédiens réduits en poudre, qu'on délaye avec quelque fluide propre à leur donner quelque consistance.

Les vapeurs sont transmises dans la bouche par le moyen d'un entonnoir, ou par le moyen des décoctions d'ingrédiens de la nature de ceux dont nous avons parlé.

Les fumées s'élevent des mêmes ingrédiens secs & allumés; & sont reçues de la même maniere que les vapeurs, ou par le moyen d'une pipe, comme la fumée de tabac; on mêle les ingrédiens ensemble, ou on s'en sert séparément.

Je n'ai garde d'omettre ici la forme d'un tabac médicinal dont celui qu'on vante tant sous le nom de tabac céphalique & opthalmique, n'est qu'une foible imitation.

Prenez *de fleurs de romarin,*
de bétoine,
d'euphraise, } *de chaque, deux poignées.*
de bois d'aloès,
du sassafras,
de l'ambre jaune,
de clou de girofle,
de storax calamite, } *de chaque, une once.*
de la pellicule extérieure, ou de l'écorce de pistache, une once & demie,
de l'écorce d'elaterium, une demi-once.

Mettez tous ces ingrédiens en poudre & les mêlez.

Prenez-en quatre onces, que vous joindrez à une livre de tabac, que vous fumerez de la maniere ordinaire.

Si cette préparation est bien faite, la fumée qu'elle rendra sera extremement douce. Comme je connoissois ce remede fort long-tems avant que d'être versé dans la Medecine, j'ai eu plusieurs fois occasion de m'assurer de son efficacité. Je sai par expérience qu'il soulage dans les affections des yeux & dans les autres maladies de la tête, qui proviennent d'une grande abondance de lymphe visqueuse: mais il faut pour cela que l'usage en soit continu; & je suis forcé de convenir que puisque le tabac ainsi préparé, devient agréable & bon à quelque chose; il faut que l'effet des ingrédiens auxquels on le mêle, soit d'un énergie singuliere.

Mais pour en revenir aux *apophlegmatismes*, ce sont les différentes circonstances de la maladie, & les desseins du Medecin qui doivent déterminer la forme, ainsi que le choix des ingrédiens.

Dans les cas de léthargie & de paralysie, le malade n'étant point en état de mâcher un solide, ni de conserver dans sa bouche un fluide; je crois qu'il faut donner la préférence aux *apophlegmatismes* doux, ou à ceux qui sont préparés en électuaires; parce qu'ils séjournent d'eux-mêmes, se dissolvent par degrés & produisent l'effet qu'on en attend, sans que le malade s'en mêle, ce qui devient nécessaire, lorsqu'ils sont sous une autre forme. Les fumées d'ingrédiens narcotiques sont funestes dans les mêmes conjonctures.

Mais il en est des *apophlegmatismes*, comme de toute autre chose concernant la Medecine & la cure des maladies: les circonstances sont si variées & si compliquées qu'il faut s'en remettre presqu'entierement à la discrétion, & au jugement d'un Medecin; c'est à son bon sens & à son expérience à le déterminer sur le choix des ingrédiens & sur la forme convenable aux différens cas qui se présentent. Il seroit à souhaiter, sans doute, qu'on pût donner en Medecine, comme dans la plupart des autres sciences, des regles générales & des maximes de pratique qui ne souffrissent aucune exception; les talens & les connoissances en deviendroient beaucoup moins nécessaires; ce qui seroit d'un très-grand avantage pour la nature humaine; car tous les hommes sont sujets à tomber malades, & par conséquent exposés à se traiter eux-mêmes, ou à recourir aux Medecins, en qui il seroit fort important que quelque chose pût suppléer l'expérience, la sagacité & les connoissances.

On entend communément par *apophlegmatismes* pris strictement, les médicamens seuls qu'on prend par la bouche; cependant on peut étendre l'acception de ce terme à tout ce qui affecte les glandes de la bouche, du gosier & celles de la membrane pituitaire décrites par Schneider, ensorte qu'il s'ensuive une évacuation d'humeurs pituiteuses; en ce sens tous les tabacs seront des especes d'*apophlegmatismes*.

On prépare de la maniere suivante un *apophlegmatisme* très-énergique, sous le nom de *pilules masticatoires*.

Prenez *de mastic, trois onces,*
de l'impératoire,
de l'herbe aux poux, } *de chaque, deux dragmes.*
de la racine d'angélique, une demi-dragme,
de cubebes,
de muscade, } *de chaque, une dragme.*
d'euphorbe, un demi-scrupule,
de la cire, autant qu'il en faut pour former du tout des especes de pilules.

Si on pense que l'euphorbe est trop chaud, on peut le soustraire. *Pharmacopée de Quincy.*

APOPHRADES, Ἀποφράδες, du nom singulier, ἀποφρὰς; *infortuné, malheureux*; on donne cette épithete aux jours dans lesquels une maladie aiguë vient à une crise fatale, ou ne vient pas à crise. CASTELLI.

APOPHTHORA, Ἀποφθορά, d'ἀποφθείρω, qui vient de φθείρω, *corrompre*; *avortement*. Ce terme est synonyme dans Hippocrate à *apophtarma*; & il les emploie indistinctement pour désigner un remede propre à procurer l'avortement, *Lib. V. & VII. Epid.* Voyez *Abortus*.

APOPHYAS, Ἀποφυὰς, d'ἀπὸ, *de*, & φύω, *croître*; *appendice*; quelque chose que ce soit qui croît ou qui sort d'un autre corps, comme sont les rameaux & les branches d'un arbre. Ἀποφυάδες, *Lib.* περὶ ὀςέων φύσ. sont les ramifications des veines.

APOPHYSIS, Ἀπόφυσις. *Apophyse*, Voyez l'étymologie de ce mot à l'Article précédent. *Processus* ou protubérance d'un os, ou cette espece d'éminence qui ne fait qu'un seul & même tout avec l'os & à laquelle les Grecs donnent le nom d'*apophyse*, qui veut dire excroissance, parce qu'elle est comme née & produite immédiatement de l'os même; telles sont les éminences pointues de la mâchoire inférieure, &c. WINSLOW.

APOPIESMA, Ἀποπίεσμα, d'ἀποπιέζω, *comprimer*; évacuation d'humeurs occasionnée par la compression, dans la réduction des fractures ou dans le pansement des plaies.

APOPLECTA. Nom qn'on a donné à la veine jugulaire interne qui monte à côté de la trachée-artere. CASTELLI.

APOPLECTICA, Remedes contre l'apoplexie. Blancard. On les appelle aussi *anti-apoplectiques*. Castelli.

APOPLECTICÆ VENÆ, *Veines jugulaires*. Voyez *Jugulares venæ*.

APOPLEXIA, Ἀποπληξία, d'ἀποπλήσσω, *frapper*, *abattre* ; *Apoplexie*. Les Ecrivains Latins appellent cette maladie *attonitus morbus*. Nous lisons dans Celse & dans Cœlius Aurelianus, que les Auteurs les plus anciens en Medecine désignoient par ce mot l'espece de paralysie qui succede à ce que nous appellons nous, une vraie *apoplexie*.

Si l'on s'en rapporte à l'étymologie du mot *apoplexia*, toute maladie qui privera de la vie un homme qui étoit ou qui paroissoit être quelque minutes auparavant en parfaite santé, sera une *apoplexie* : mais il y auroit plus de méthode à n'étendre ce terme qu'aux maladies subites qui proviennent d'une affection quelconque du cerveau, qui prive le malade de tout mouvement volontaire & de l'exercice des cinq sens, tant externes qu'internes.

OBSERVATION PREMIERE.

Un certain Envoyé de Florence au Roi de France, fut frappé subitement d'une *apoplexie* qui l'emporta, quoiqu'il parut quelques momens avant cet accident dans un état de santé parfaite ; je l'ouvris & je lui trouvai le cœur gonflé.

J'ouvris ce cœur & il en sortit trois ou quatre livres de sang. L'orifice de la grande artere étoit si prodigieusement dilaté, qu'on auroit pu y introduire le bras. André' Laurent, *in controversiis Anat.*

Mœbius conclut de-là que les *apoplexies* proviennent plutôt de l'obstruction des arteres que de l'obstruction des nerfs.

Bartholin se sert aussi du même exemple, pour prouver que les causes des *apoplexies* ne résident pas toujours dans le cerveau, puisqu'il est évident, dit-il, par le cas que nous venons de rapporter, que cette maladie provient quelquefois de l'interruption du sang dans les vaisseaux obstrués du cœur. Bonet, *Sepulch. Anat.*

OBSERVATION II.

Un Etudiant eut le malheur d'être blessé avec la pointe d'une épée aux environs du nez, immédiatement audessous de l'orbite de l'œil gauche. Peu après cet accident, il perdit la parole & la connoissance ; il fut attaqué d'une *apoplexie*, qui le priva promptement de la vie.

Je trouvai à l'ouverture du crane, que la blessure pénétroit non-seulement à travers l'orbite de l'œil & l'os cribreux aux environs du *crista galli*, mais qu'elle pénétroit jusqu'au ventricule droit du cerveau, d'où je tirai un caillot de sang noir, grumeleux & fibreux, aussi long & aussi épais que le doigt du milieu. La base du cerveau & la région du cervelet étoient couvertes de sang en travers, & toute la substance du cerveau même paroissoit d'une couleur rougeâtre, comme s'il y eût eu inflammation. Jacob. Wepfer, *Exercitat. de Apoplex.*

OBSERVATION III.

Une femme d'une naissance distinguée, après avoir été tourmentée pendant plusieurs années d'accidens spasmodiques, se flatoit enfin d'en être délivrée & de recouvrer la santé, lorsqu'il lui survint des maux de tête violens, accompagnés de pesanteur : ces maux de tête furent suivis immédiatement d'une convulsion violente qui dégénéra en une *apoplexie* qui l'emporta.

J'apperçus à l'ouverture du crane les vaisseaux dont la pie-mere & le cerveau sont parsemés, distendus & gonflés de sang ; je disséquai les autres parties du corps, où je ne trouvai presque point de sang. J'écartai la membrane la plus épaisse du cerveau, & je vis à travers celle qui est foible & transparente, que les différentes circonvolutions du cerveau étoient remplies d'une eau limpide, dans laquelle toute sa substance étoit comme noyée. Bonet.

OBSERVATION IV.

Un homme de soixante-dix ans s'étant laissé choir de fort haut, se fit une blessure considérable à la tête. Le jour suivant il parut un peu revenu de sa chute. Mais le quatrieme jour il fut attaqué brusquement d'une *apoplexie* qui l'emporta, après avoir craché un peu de matiere purulente. J'en fis l'ouverture ; & en examinant les parties internes de la tête, d'abord je trouvai les ventricules du cerveau pleins d'une grande quantité d'une certaine humeur. J'apperçus ensuite un fragment considérable de l'apophyse cunéiforme de l'os occipital séparé du reste, & portant sur les parties adjacentes ; dans les replis les plus éloignés de ces parties, il y avoit une grande abondance de sang caillé. Mais l'*apoplexie* provenoit en partie de la compression de la moelle allongée, où est la vraie origine des nerfs, & en partie de l'étranglement du *rete mirabile* formé par le concours & l'entrelacement des veines jugulaires & des arteres carotides & cervicales. L'obstruction s'étant formée dans ces parties importantes, le malade perdit conséquemment les sensations, le mouvement & la vie, selon la maxime de Celse, *S.* 2. *servari non potest cui basis cerebri percussa est.* Il n'y a point d'art qui soit capable de conserver la vie à celui qui a la base du cerveau blessé.

OBSERVATION V.

Un Sommelier s'étant avisé de prendre des fleurs d'antimoine qu'il avoit achetées d'un Charlatan, fut attaqué d'une *apoplexie*, pendant laquelle il eut une si violente salivation qu'il lui sortit tant par la bouche que par les oreilles, six mesures pleines d'un phlegme écumeux.

Il en mourut & je l'ouvris. Je lui trouvai les poumons, la poitrine & toute sa région, l'estomac & la tête, pleins d'un phlegme écumeux de la même espece que celui qu'il avoit rendu. Bonet.

OBSERVATION VI.

Je disséquai le corps d'un homme qui venoit de mourir d'une *apoplexie* ; dans le ventricule gauche du cœur je trouvai un morceau de graisse qui en montant se portoit dans l'oreillette dont il fermoit l'orifice & se partageoit en deux branches, ensorte qu'il avoit la figure d'une grande Y. Bonet.

OBSERVATION VII.

Un Prêtre disoit la messe, lorsque sur la fin de la consécration il tomba en syncope ; il lui survint ensuite des convulsions, & il mourut peu après en *apoplexie*.

Je le disséquai ; à l'ouverture du crane j'apperçus de petites vessies blanchâtres, pleines d'une espece de phlegme & placées sur le corps calleux ; je les regardai comme la cause immédiate de la maladie & de la mort de ce Prêtre. Bonet.

OBSERVATION VIII.

Une femme de Leyde avoit une tumeur à l'extérieur ; elle étoit placée au côté droit du front ; un Chirurgien habile lui en fit l'amputation : trois jours se passerent, sans qu'il y eût le moindre sujet de soupçonner quelqu'accident terrible. Le quatrieme jour, elle fut frappée subitement d'*apoplexie* & mourut, ainsi que le savant Walæus l'avoit prognostiqué, sur quelques expériences qu'il avoit de la même maladie & du même évenement, parce que dans ces cas le péritoine étant affecté, & les membranes internes adhérentes au cerveau étant dilatées, le cerveau suit cette dilatation & comprime ensuite en retombant, les ventricules. Bonet d'après T. Bartholin.

OBSERVATION IX.

Un vieil Ecclésiastique dont les mœurs avoient toujours été irréprochables, d'une habitude de corps extremement replete, & qui avoit le cou très-court, après avoir été long-tems valétudinaire & mené une vie sédentaire, fut attaqué d'une violente cacochymie scorbutique, accompagnée d'une difficulté de respirer, de maux & de pesanteur de tête, & d'un engourdissement dans les membres extraordinaire. Il étoit incapable de prendre aucun exercice, où de s'occupper à quelque chose que ce fût; tout ce qu'il pouvoit faire, c'étoit de passer de sa chambre dans sa Chapelle, tous les jours; un jour qu'il s'y étoit rendu un peu auparavant que les prieres commençassent & qu'il se fût mis à genou, il fut frappé d'une *apoplexie* qui le priva de la parole & du sentiment, & il tomba étendu par terre. On le releva sur le champ, on le deshabilla & on le mit chaudement dans son lit. Cependant je fus appellé auprès de lui avec quelques autres Medecins; nous le trouvâmes alors sans sentiment, sans pouls & sans respiration: mais il avoit encore tous les membres froids & roides; & quels que fussent les soins que nous prîmes & les remedes que nous ordonnâmes, nous ne pûmes jamais parvenir à lui rendre la chaleur & la vie. D'où nous conclûmes que l'accès avoit été si violent, que la pulsation du cœur & le mouvement du sang avoient été brusquement arrêtés.

Le lendemain nous fîmes l'ouverture du cadavre qui étoit encore devenu plus roide dans l'intervalle de tems qui s'étoit écoulé depuis la mort: l'accès avoit été si furieux & la mort si prompte, que nous n'eûmes aucun soupçon qu'il y eût dans le cerveau quelques traces remarquables de la maladie; aussi ne nous trompâmes nous pas; nous ne remarquâmes rien de considérable ni d'extraordinaire dans les parties contenues sous le crane: les vaisseaux qui sont répandus sur la dure-mere étoient remplis de la petite quantité de sang qu'ils doivent contenir, & il n'y avoit aucune apparence d'extravasation ou d'inflammation. Le cerveau, le cervelet, la moelle allongée, avec toutes leurs productions & toutes leurs protubérances, nous parurent sains & naturellement colorés, tant à l'intérieur qu'à l'extérieur. Aucun épanchement, soit de sang, soit de sérosité, dans leurs pores ou dans leurs cavités. Aucun amas de matiere dans les grands ventricules. Rien à reprendre dans le plexus choroide, soit au-dedans du cerveau, soit au derriere du cervelet; ensorte que telle étoit la finesse & la subtilité de la matiere morbifique dont ces parties avoient été attaquées; que pareille aux esprits animaux, ses effets étoient constans, sans qu'on put s'assûrer par les sens de son existence; nous ne conclûmes qu'elle existoit, que parce qu'elle avoit agi. Mais pour reconnoître si cette matiere ne séjournoit point ailleurs, après avoir soigneusement examiné les différentes parties du cerveau, nous descendîmes à la poitrine, où nous trouvâmes les poumons décolorés & distendus par une sérosité écumeuse. C'en étoit bien assez pour nous rendre raison de la difficulté de respirer, mais le cœur étoit sain, entier, & sans le moindre vestige d'obstructions & de concrétions polypeuses. Nous n'apperçûmes dans les parties adjacentes, ni dans les visceres circonvoisins, ni abscès, ni apostume, dont le contact ou les exhalaisons eussent pu en quelque maniere opprimer le cœur & arrêter la respiration. Willis.

OBSERVATION X.

J'ai eu occasion de voir une fille qui avoit été tuée d'un coup de tonnerre: il n'y avoit d'autres marques de violence sur son corps, que deux cicatrices qui s'étendoient le long de son dos & qu'on eût dit, à en juger par la forme, avoir été faites avec les tenailles rouges d'un Forgeron. Tout étoit sain au dedans; la seule chose qu'on remarquoit, c'étoit l'extrémité d'un des lobes du poumon qui paroissoit un peu brûlée. Brassaval. *Com. ad Lib. I. Hippocr. de Vict. in Acut.*

En 1581. à Besançon des hommes étoient employés à sonner des cloches pour prévenir les effets d'un violent orage; un d'eux fut frappé d'un coup de tonnerre & étendu mort sur la place. A l'aspect de son corps on ne remarquoit aucune blessure; sa peau étoit entiere, son cou étoit seulement un peu noirci, & le col de sa chemise emporté. On l'ouvrit; le cœur, le foie & la rate, ainsi que les autres principaux visceres, étoient entiers; il n'y avoit que les petits intestins de brûlés. Bonet *d'après Galien.*

Beneventius prétend (*de Abd. cap. 2.*) que l'*apoplexie* peut être causée par un coup de tonnerre, & il assure avoir vu un pere & un fils qu'un coup de tonnerre dont ils furent frappés l'un & l'autre en même tems, jetta dans une *apoplexie* dont on les tira, & dont ils furent ensuite parfaitement guéris. En effet qu'y a-t'il d'extraordinaire que le tonnerre excite un dérangement considérable dans les humeurs du cerveau & rende *apoplectique.*

Hildanus fait mention, *Cent.* 3. *Observ. XXVI.* d'un domestique dont la tête s'enfla prodigieusement, & devint noire, peu de tems après avoir été frappé d'un coup de tonnerre; d'où il est clair que le cerveau étoit la partie affectée.

Rien n'est donc plus certain que le tonnerre peut faire tomber en *apoplexie.* En effet, ceux qui en sont frappés ou sont tués, ou lorsqu'ils ne sont pas tués, ils perdent la couleur, le pouls & la respiration.

Cependant nous ajouterons que l'*apoplexie* occasionnée par le tonnerre, est très-rare.

OBSERVATION XI.

L'hiver étoit extremement froid, la terre étoit toute couverte de neige, lorsqu'un homme d'un savoir profond fut attaqué d'une douleur violente au côté gauche de la tête. Cet accident fut suivi de grandes douleurs à l'abdomen, & enfin d'une *apoplexie*, dont il mourut.

Je l'ouvris, & j'apperçus dans le bas-ventre la glande la plus considérable du mésentere skirrheuse & exulcérée. Quant au cerveau, l'artere carotide droite ascendante étoit entierement ossifiée, & même pétrifiée, s'il m'est permis de parler ainsi, & sa cavité étoit à peine perméable. D'ailleurs, l'artere vertébrale du côté droit étoit d'un tiers plus large que celle du côté opposé. Bonet.

OBSERVATION XII.

Un homme lourd & pesant fut attaqué d'une *apoplexie*, dont il mourut.

Je l'ouvris, & je cherchai les causes de sa maladie. Je lui trouvai le cerveau flasque, les membranes du cerveau étoient noyées dans une abondance d'humeur visqueuse, & le troisieme sinus même, avec les vaisseaux qui lui sont adhérens, en étoit entierement plein. Il y en avoit aussi en grande quantité dans les ventricules. Il s'étoit formé dans le ventricule gauche du cœur, un polype d'une matiere visqueuse, & la moelle spinale étoit aussi humectée d'un fluide lymphatique. Bonet.

OBSERVATION XIII.

Un homme de cinquante-six ans fut attaqué d'*apoplexie.* En moins de six heures de tems, tout le côté droit de son corps fut attaqué de spasmes convulsifs, mais particulierement le pié & la main. Quant au côté gauche il étoit dans un état de paralysie; il ne pouvoit parler;

il lui sortoit de la bouche une grande quantité de salive visqueuse. Le jour suivant, il se sentit frapper comme d'un coup aux environs de la poitrine, & il mourut, à peu près comme s'il avoit été suffoqué.

A l'ouverture du crane, nous trouvâmes la substance du cerveau saine & entiere. Le ventricule droit du cœur étoit rempli d'un sang extravasé, noir, purulent, & teint de différentes couleurs. Le fond du ventricule étoit affecté, &, pour ainsi dire, rongé & cavé. Le ventricule gauche ne nous offrit rien d'extraordinaire. Les poumons nous parurent noirs & flasques. Il y avoit un polype dans le ventricule droit du cœur.

Nous apprîmes de la femme du défunt, que son mari avoit été sujet pendant plusieurs années à une espece de vertige, qu'il s'étoit plaint plusieurs jours avant sa mort d'une douleur de tête violente, & qu'il avoit eu un saignement par le nez le jour même qu'il avoit été attaqué d'*apoplexie*. Bonet d'après *Baglivi*.

Il suit de toutes ces Observations que l'*apoplexie* a des causes fort différentes les unes des autres. Tout ce qui est capable d'arrêter subitement & entierement la circulation du sang, peut aussi produire ce terrible effet. Or, la paralysie du cœur, des poumons, ou des tuniques musculaires des principales arteres, suffit pour arrêter subitement & entierement la circulation; donc cette paralysie peut être la cause de l'*apoplexie*.

La plénitude excessive des vaisseaux produira le même effet; car s'il y a trop de sang, il aura de la peine à se mouvoir.

Les concrétions polypeuses soit dans le cœur, soit dans les oreillettes du cœur, dans les grandes arteres, dans les veines, surtout dans les veines jugulaires, dans les sinus du cerveau, principalement dans le *torcular*, ou aux environs du pressoir d'Hérophile, ou dans les vaisseaux les plus considérables de la pie-mere; les ruptures subites de quelques grands vaisseaux voisins du cœur, ou des plus petits dans la pie-mere, dans la substance du cerveau, ou dans les ventricules, soit que ces vaisseaux soient sanguins, soit qu'ils soient lymphatiques; une viscosité générale des sucs; la langueur des facultés vitales; un amas d'humeurs, de quelque espece que ce soit, dans le cerveau, ou aux environs du cerveau; les blessures, les coups; la compression du cerveau, par quelque cause qu'elle soit produite; tout ce qui est capable d'obstruer les canaux qui doivent porter le suc nerveux depuis la moelle allongée jusqu'aux extrémités du corps, tout cela, dis-je, peut être suivi de l'*apoplexie*.

Cependant les deux causes les plus générales de cet accident, ce sont la plénitude ou trop grande quantité de sang à laquelle les personnes qui vivent dans l'aisance sont fort sujettes, & la langueur des facultés vitales, & conséquemment l'abondance des sérosités & des humeurs visqueuses dont les personnes d'un certain âge sont assez communément incommodées.

Il arrive encore quelquefois que les maladies hystériques attaquent le cerveau, & attirent une *apoplexie* qui se termine ordinairement en une hémiplégie, & qui est tout-à-fait semblable à cette espece d'*apoplexie* qui emporte les personnes avancées en âge qui ont beaucoup d'embompoint, & qui naît d'une obstruction ou d'une compression des nerfs, occasionnée par une grande quantité de sérosités visqueuses contenues dans la substance du cerveau. Mais l'*apoplexie* semble procéder dans les femmes hystériques d'une autre cause tout-à-fait différente; car elles en sont quelquefois attaquées après un accouchement laborieux, accompagné d'une grande perte de sang: cette *apoplexie* est causée dans ce cas par quelque agitation violente des esprits. Sydenham.

La goute entraîne aussi fréquemment après elle l'*apoplexie*. Voyez l'article *Arthritis*.

Signes diagnostics & prognostics.

Voici la maniere dont Cœlius Aurelianus nous a transmis les sentimens des Anciens sur l'*apoplexie*.

La maladie en question a été appellée *apoplexie*, parce que celui qui en est attaqué tombe par terre, comme s'il avoit été frappé d'un coup, & comme s'il étoit mort.

On peut la définir une oppression prompte & subite, quelquefois accompagnée de fievre, qui ôte au malade l'usage des sens, & du mouvement, qui le saisit brusquement, & qui ne vient jamais lentement & par degrés.

Elle a pour causes antécédentes, les mêmes que celles de toutes les autres maladies: mais entre ces causes, les principales sont une chaleur brûlante, supportée pendant long-tems, un froid violent, de fréquentes indigestions causées par un usage immodéré des bains & des femmes, surtout dans les vieillards.

L'*apoplexie* peut aussi venir à la suite des plaies des meninges, ou de la concussion de ces parties dans les enfans.

Il y a des cas où elle n'est précédée d'aucun symptome antérieur. Il y en a d'autres où elle s'annonce par une pesanteur & des maux de tête, le vertige, le tintement d'oreilles, la difficulté à exécuter les mouvemens accoutumés, la mesaisance de tout le corps, le mouvement convulsif des parties, & surtout des levres, une voix tremblante & des sons mal articulés, l'interruption de la parole sans aucune cause apparente, l'oubli des choses dites depuis très-peu de tems, la pléthore & la difficulté d'aller à la selle. Mais tous ces symptomes antécédens sont communs à l'*apoplexie*, avec l'épilepsie & la phrénésie. Mais l'approche de l'attaque se fait sentir par l'embarras de la parole & la dépravation des sens: l'attaque est accompagnée d'une inaptitude entiere de tous les membres au mouvement, de distortion dans la contenance, & quelquefois de la contraction & de l'immobilité des sourcils; la bouche est ouverte, le pouls plein & embarrassé, les articulations froides & engourdies, la respiration courte & profonde, la couleur livide & plombée, les malades versent des larmes involontairement. En proportion que l'accès augmente, est violent, & que le malade est plus en danger de perdre la vie, la distortion dans la contenance augmente, le corps & le visage paroissent s'allonger extraordinairement, les parties circonvoisines du cœur prominent, le froid & l'engourdissement se répandent sur tout le corps, la respiration devient plus laborieuse & accompagnée de râlement, une sueur froide humecte les parties supérieures, les sourcils & les paupieres sont retirées en haut, & elles demeurent fixes dans cette position. Mais si l'accès diminue & prend un tour favorable, l'engourdissement diminue, le froid se dissipe, & la chaleur naturelle revient. Quelques parties seront affectées de spasmes convulsifs, même dans ceux qui n'y sont pas sujets. L'humeur arrêtée dans le gosier, s'en séparera, & passera, quoiqu'avec quelque difficulté. Si on pique ou si on appelle le malade, il remuera les sourcils & les levres, pour marquer qu'il entend ou qu'il a senti la piquure. Il arrive quelquefois que les uns meurent le jour de l'attaque; d'autres, deux ou trois jours après avoir été attaqués; que ceux-ci en reviennent à la longue, que ceux-là en reviennent sur le champ; qu'elle se dissipe quelquefois parfaitement, & qu'elle laisse quelquefois une paralysie sur un ou plusieurs membres. Il y en a qui sont tourmentés par des agitations d'esprit si violentes, qu'ils semblent avoir entierement perdu la raison: ils sont tristes & assoupis; si on les tire de leur sommeil, ils tiennent des discours qui n'ont ni liaison, ni suite. Dans ce cas, la maladie est vive, violente, & de la nature des aiguës; & ces accidens naissent de la constriction ou tension des parties. Les vieillards y sont fort sujets: lorsqu'ils ont à en être attaqués, c'est ordinairement dans l'hiver, ou vers la fin de l'automne. Il y a des Auteurs qui lui donnent le nom de *Paraplexie*. Cette maladie affecte particulierement la tête; c'est-là la partie souffrante, comme il paroît

paroît par les symptomes qui la précedent, & par la violence qu'elle fait au corps, lorsqu'elle survient. La cure en est difficile, dans les personnes mêmes de la constitution la plus ferme & la plus robuste; quant à celles qui sont d'un tempérament foible & délicat, elles y succombent presque toujours; la violence de la maladie se joignant à l'impossibilité où elles sont de soutenir les remedes énergiques qu'on donneroit à d'autres qui pourroient en être soulagés.

Il suit de-là que la cure de cette maladie est plus difficile dans les femmes que dans les hommes; dans les vieillards & les enfans, que dans ceux qui sont à la fleur de leur âge; & dans les personnes foibles & délicates, que dans ceux qui sont vigoureux & robustes.

Il faut porter le même jugement de cette maladie en ceux dont le tempérament a été fatigué, & peut-être usé par d'autres maladies, & en ceux qui n'ont jamais été malades, & dont la constitution, est, pour ainsi dire, toute neuve.

La saison contribue aussi à la difficulté de la guérison. Elle est plus dangereuse en hiver qu'en une autre saison; non-seulement à cause que le froid resserre & condense les corps; mais parce qu'il s'oppose à l'usage de certains remedes fort salutaires. tels que la promenade, & la commodité de prendre l'air dans une voiture ouverte.

La léthargie, l'épilepsie, les suffocations hystériques, la paralysie, selon quelques-uns, les especes de maladies que les Grecs désignoient par les noms de *caros* & de *syncope*, ont beaucoup de ressemblance & d'analogie avec l'*apoplexie*. Il y a pourtant une grande différence entre l'*apoplexie* & la léthargie; car toute léthargie suit la fievre ou en est accompagnée, rallentit la vitesse du pouls, & ne prive pas toujours le malade de l'usage de ses sens. Au lieu que l'*apoplexie* attaque sans que la fievre accompagne ou ait précédé, rend le pouls fréquent & vif, & fait tomber le malade, comme s'il étoit mort. Ajoutez à cela, qu'une *apoplexie* provient quelquefois de l'affection des membranes du cerveau; ce qu'on ne peut jamais dire de la léthargie. (*Ceci est une erreur de l'Auteur.*)

Il y a aussi de la différence entre l'*apoplexie* & l'épilepsie: les épileptiques sont affectés de convulsions dans tous les membres du corps & rendent de l'écume par la bouche; symptomes qu'on n'a jamais observés dans l'*apoplexie*. D'ailleurs, l'épileptique se leve après l'accès & agit ordinairement comme s'il se portoit bien; au lieu que l'*apoplexie* laisse ordinairement un ou plusieurs membres dans un état de paralysie. On met encore l'*apoplexie* au nombre des maladies promptes & aiguës; l'épilepsie au contraire est rangée entre les maladies longues & chroniques.

On la distingue aussi des suffocations hystériques; car les suffocations hystériques ne sont point précédées de maux de tête, & l'on s'apperçoit dans le paroxysme, qu'il y a convulsion à la matrice, & qu'elle se porte vers les parties supérieures, ce qu'on ne remarque point dans l'*apoplexie*. D'ailleurs, les femmes attaquées d'*apoplexie*, ne se ressouviennent de rien après que l'accès est passé; au lieu que celles qui sont travaillées de suffocations hystériques, se souviennent & parlent très-pertinemment de la douleur qu'elles ont soufferte dans le paroxysme. Les suffocations hystériques sont aussi comptées entre les maladies longues & chroniques, au lieu qu'on met l'*apoplexie* au nombre des maladies aiguës.

L'*apoplexie* est aussi fort différente de la paralysie; quoique plusieurs anciens les aient confondues: entre ceux qui ont confondu l'*apoplexie* & la paralysie, on peut compter Hippocrate, Diocles, Praxagoras, Asclepiade, Demetrius, & plusieurs autres. Ces Auteurs donnerent le nom d'*apoplectiques* à ceux dont la paralysie étoit générale; & le nom de paraplectiques à ceux qui n'avoient qu'un ou plusieurs membres d'affectés de paralysie. Themison appelle *apoplexie*, la paralysie de la tête, dans laquelle les opérations de l'esprit sont suspendues; & la maladie dans laquelle les opérations de l'esprit sont affoiblies conjointement avec affection de quelques autres parties du corps différentes de la tête, il la nomme purement & simplement, paralysie. Mais à quoi bon nous occuper de circonstances qui ne tendent point à nous éclaircir sur la cure de la maladie? La seule chose qu'il nous importe de savoir & de retenir, c'est que l'*apoplexie* est une maladie prompte & aiguë; & la paralysie, une maladie longue & chronique. Le *carus* & la catalepsie sont des maladies dont on guérit plus facilement: on ne remarque point que les parties voisines des hypocondres s'élevent dans ceux qui en sont affectés, & qu'il soit aussi difficile de les tirer d'affaire que ceux qui sont frappés d'*apoplexie*. Cœlius Aurelianus, *Acut. Lib. III. cap.* 5.

Quoique la maladie que les Latins appelloient *morbus attonitus*, & les Grecs ἀποπληξία, saisisse quelquefois le malade sans s'annoncer par aucun symptome antécédent; cependant on peut ordinairement la prévoir à un mal de tête violent & subit, au vertige, à l'affoiblissement de la vue, au grincement des dents pendant le sommeil, & à la froideur qui s'empare de tous les membres, surtout des extrémités. Le malade tombe ensuite frappé comme d'un coup de tonnerre, quelquefois en poussant un cri. Immédiatement après sa chute, ses yeux se ferment, l'assoupissement le saisit, il respire avec tant de difficulté qu'il y a danger de suffocation, & sa poitrine cesse de s'élever, précisément comme si elle étoit fortement serrée par des cordes; il n'a ni sensations ni mouvement; le seul signe de vie qu'il donne, c'est la continuation de sa respiration. On peut dire que dans cet accident la vie du malade est plus ou moins en danger, selon le plus ou moins de difficulté qu'il a à respirer: d'où nous conclurrons que l'attaque est mortelle, lorsque la respiration est intermittente, ou qu'elle se fait avec une peine extrême. Mais le danger est beaucoup moins grand, lorsque la respiration se fait avec quelque facilité, & lorsque les liqueurs qu'on met au malade dans la bouche ne reviennent pas par le nez, mais descendent librement dans l'estomac. Lorsque cette maladie est violente, la cure en est presque impossible; & lorsqu'elle est légere, la cure en est encore difficile. L'*apoplexie* légere dégénere ordinairement en paralysie de l'un ou de l'autre côté du corps, & cela communément dans l'intervalle de quatre jours, à compter depuis l'attaque: passé ce tems, si l'*apoplexie* dure, elle est mortelle. Il arrive cependant que quelques-uns en sont si foiblement affectés qu'on ne remarque en eux pendant l'attaque, que la distortion de la bouche & la privation du mouvement, sans écume, sans ronflement, & sans paralysie: dans ce cas, l'usage des remedes convenables est salutaire. Les hommes sont communément frappés d'*apoplexie* entre quarante & soixante ans, surtout s'ils sont malheureusement d'une constitution trop froide, s'ils sont sujets à des maux de tête fréquens & lourds, à l'assoupissement, à l'affoiblissement de la vue, s'ils ont le cou gros & court, s'ils vivent sédentaires, & s'ils sont livrés à la crapule. Un jeune homme, ou un homme qui est assez avancé en âge, ou même un homme à quelqu'âge que ce soit, ne sera point attaqué d'*apoplexie* en été, à moins que plusieurs causes ne viennent à concourir à la production de cet effet; en ce cas l'attaque est mortelle. L'hiver engendre cette maladie plus qu'aucune autre saison, surtout si l'air est chargé de nuages épais, & s'il regne des vents froids. L'évacuation hémorrhoïdale est d'un bon présage dans cette maladie; la froideur & l'insensibilité sont d'un présage funeste. Les sueurs qui sont occasionnées par la difficulté de la respiration, annoncent la mort. Dans l'attaque, un homme peut être encore vivant & paroître mort; les apparences de mort sont encore plus trompeuses dans les femmes & les personnes d'une froide constitution. On s'assurera de l'état d'un *apoplectique* relativement à la mort & à la vie, en lui suspendant une plume légere devant la bouche ou les narrines, ou en lui plaçant sur la poitrine un petit vaisseau rempli d'eau; si l'on remarque soit dans l'eau, soit dans la plume le moindre mouvement, le malade est encore vivant; mais si elles demeurent immobiles, il y a tout lieu de croire qu'il est mort. L'expérience m'a confirmé la vérité de l'aphorisme d'Hippocrate, que le mal de tête violent, accompagné de la perte de la voix & de l'assoupissement, emporte le malade en sept jours; mais que si la fievre le prend dans cet intervalle, on pourra lui conserver la vie. LOMMIUS, *Opusc. Aureum.*

La plus terrible & la plus fatale de toutes les *apoplexies* est celle qui provient d'un épanchement de sang dans le cerveau, les vaisseaux s'étant ouverts sans aucune violence extérieure; cet épanchement est suivi de l'extinction immédiate, & subite des fonctions animales & vitales.

Il est suffisamment démontré par les dissections qu'on a faites des corps de ceux qui sont morts d'*apoplexie*, que l'hémorrhagie du cerveau dont je viens de parler, & qui a pour cause la rupture des vaisseaux, n'est point une chimere. Dans ce cas, on remarque un épanchement de sang, quelquefois entre le crane & la dure-mere, d'autres fois entre la dure-mere & la pie-mere; mais plus ordinairement entre la pie-mere & le cerveau, & presque toujours dans les circonvolutions du cerveau, & dans la lame médullaire ou la cloison qui sépare ses ventricules. On trouve aussi ce sang extravasé à la base du cerveau, tantôt en petite quantité, tantôt en assez grande abondance. On trouve encore à la dissection de ces sujets, les vaisseaux sanguins répandus dans les membranes, & dans la substance corticale du cerveau, gonflés par le sang, tantôt fluide, tantôt coagulé, dont ils sont remplis; & l'on diroit presque qu'il y a anevrysme. Il y a des cadavres dans lesquels ils sont ouverts. Si l'on veut satisfaire sa curiosité sur ce point, on n'a qu'à parcourir les histoires des dissections de personnes mortes d'*apoplexie*, que le savant Wepfer nous a données.

L'origine de la maladie en question est donc dans le cerveau: le cerveau est donc la partie principalement affectée; aussi est-elle plus disposée qu'aucune autre à la stagnation du sang & à l'hémorrhagie qui s'ensuit: Car une très-grande partie, & tout au moins, selon Malpighy, la troisieme partie de tout le sang qui sort du ventricule gauche du cœur, pour se répandre dans tout le corps, est portée au cerveau par quatre arteres assez considérables. D'ailleurs, ces vaisseaux artériels sont extremement tortueux dans leurs cours, & font mille replis différens, surtout dans la pie-mere. Mais une circonstance des plus favorables à la stagnation, & sur laquelle il est très-important d'appuyer, c'est qu'à peine ces arteres sont elles entrées dans le crane, qu'elles se dépouillent de leur tunique tendineuse extérieure; or cette tunique étoit le principal instrument de leur mouvement de contraction; elles deviennent là beaucoup plus petites & leurs tuniques plus amincies qu'on ne les voit dans aucune autre partie du corps, & on les prendroit presque pour des veines; enfin leur petitesse est poussée à un point qu'il n'est pas possible d'observer le passage du sang de leur cavité dans la cavité des veines correspondantes. Toutes ces circonstances concourent à nous démontrer que le sang doit circuler très-lentement dans ces parties, s'y arrêter avec facilité; trouver beaucoup d'obstacles à surmonter avant que de passer des arteres dans les veines; conséquemment, qu'il est très-concevable que la quantité contenue dans les premiers de ces vaisseaux soit successivement augmentée, que cet accroissement parvienne à un point tel que leur capacité en soit sensiblement accrue, enfin qu'il y ait distension, & conséquemment fondement à l'extravasation, & à tous les accidens qui s'en ensuivent.

Mais pour développer ceci, il est clair par la disposition des choses, telle que nous venons de la représenter, qu'il est très-aisé que les vaisseaux distendus se rompent, & que le sang s'extravase; deux effets auxquels concourront toutes les causes qui tendent à porter ou à arrêter dans la tête une trop grande quantité de sang, à l'y porter avec trop d'impétuosité, & à mettre de trop grands obstacles à son retour dans les veines; car il s'ensuivra de ces premiers effets, que non-seulement les vaisseaux se gonfleront, mais que la distension augmentant successivement par l'importation continuelle du sang, à la fin ils s'ouvriront, & que le sang qu'ils contenoient, se répandra dans la substance du cerveau. Il n'y a point de vaisseaux plus sujets à cet accident que les petits vaisseaux répandus dans la pie-mere, & dans la partie corticale du cerveau, & que ceux qui forment le plexus choroïde; c'est ce dont on s'est convaincu par la dissection des corps de personnes mortes d'*apoplexie*.

L'extravasation du sang dans la substance du cerveau, empêche non-seulement la sécrétion & la distribution dans les nerfs de ce fluide subtil en vertu duquel le mouvement, la vigueur, & le sentiment existent dans toutes les parties du corps; mais encore le mouvement de toute la masse de sang circulant dans le cerveau; ce mouvement est troublé, embarrassé, & conséquement toutes les fonctions tant animales que vitales s'exécutent avec langueur, & tendent à leur extinction. Que les choses se passent ainsi que nous les exposons, c'est ce qui est suffisamment attesté par les terribles symptomes qui accompagnent l'hémorrhagie en question, qui en sont les signes diagnostiques, & qui la distinguent de toute autre maladie: car ceux qui en sont attaqués, tombent subitement à terre, perdent la connoissance & la réflexion, sont privés de tout mouvement & de tout sentiment; ont les membres flasques & languissans; la langue enflée, les paupieres retirées & immobiles, & la bouche ouverte; la déglutition est détruite en eux; & ils lâchent involontairement leurs urines & leurs excrémens. Or tous ces symptomes se réunissent pour démontrer que le cerveau est affecté, que ses fonctions sont troublées, & que la force & la vigueur des muscles sont conséquemment affoiblies & tendantes à l'extinction.

Quant aux autres phénomenes observés dans les cas de cette nature, il faut les rapporter à la difficulté que le sang trouve à circuler dans les vaisseaux internes de la tête. C'est par cette raison que les joues sont rouges & vermeilles; que le visage est enflé, que ses vaisseaux, ceux surtout qui serpentent aux environs des tempes, sont gonflés; que venant quelquefois à s'ouvrir, ils versent du sang dans la bouche, dans les narines & dans les oreilles, surtout lorsque le malade est mort. Si la tête devient d'une grosseur prodigieuse, lorsque la putréfaction commence à se faire dans le cadavre; c'est parce que le sang n'ayant pu passer librement dans les carotides internes; il fait nécessairement un violent effort sur les carotides externes. Si les yeux sont enflés, prominens, résistans au toucher comme du verre, & s'il en sort des larmes en grande abondance, tous ces phénomenes proviennent de la sécrétion abondante de lymphe qui se fait du sang extravasé. Si la palpitation du cœur est forte, la pulsation des arteres grande d'abord, & ensuite lente, foible & languissante; la respiration difficile & accompagnée de râlement, ce sont des suites du poids du sang qui charge les poumons extraordinairement, qui détruit l'égalité de leur mouvement alternatif, & qui les rend incapables de recevoir & de repousser l'air, comme ils feroient dans l'état de santé: enfin, s'il y a vomissement, convulsion, grincement de dents, il ne faut attribuer ces circonstances qu'à l'action du sang qui remplit les vaisseaux de la dure-mere, où il excite des spasmes.

Mais toute hémorrhagie supposant un amas de sang capable de causer une rupture dans les parties où il s'est fait; il s'ensuit qu'il en est ainsi de l'hémorrhagie du cerveau; on le déduit évidemment de la nature des symptomes antécédens, dont les principaux sont le mal & la pesanteur de tête, surtout dans sa partie postérieure, le vertige dont ce mal est accompagné, vertige assez semblable à celui qu'on remarque dans les personnes ivres; le pouls inégal & fourmillant, l'obscurcissement de la vue, l'inflammation des yeux, l'écoulement abondant des larmes, le mal & le tintement d'oreilles, la stupidité & la perte de la mémoire, l'assoupissement profond, le cochemart, les rêves fâcheux, le gonflement des veines jugulaires & la rougeur extraordinaire des joues & du visage.

Mais pour qu'il se forme un amas de sang dans une partie quelconque, l'abondance seule du sang ne suffit pas; il faut encore que le sang y soit porté avec une violence occasionnée par le spasme de quelque autre partie; & qu'il y ait foiblesse dans la partie où l'amas se fait: or nous n'avons aucune raison de douter que toutes ces circonstances ne se rencontrent dans la formation de l'amas du sang dans les vaisseaux du cerveau; car la raison nous dit, & l'expérience nous assure que toutes les causes antécédentes & procatartiques de cette maladie se réduisent à celles dont nous avons fait l'énumération.

Pour le démontrer & commencer par la trop grande quantité de sang; c'est par cette raison que l'hémorrhagie de cerveau arrive plus fréquemment aux personnes parvenues à un âge de maturité, & selon Hippocrate, *Aph. VI. Sect.* 57. qui sont entre quarante & soixante, qu'aux autres; parce qu'alors le corps ayant pris tous les accroissemens dont il est susceptible, les sucs s'accumulent de nécessité dans les vaisseaux en plus grande quantité qu'ils n'y doivent être, & y deviennent trop épais. Il s'ensuit de plus, que tous ceux qui sont de cette constitution, que nous appellons sanguine, que toutes les personnes repletes, que ceux qui menent une vie délicate, molle & sédentaire, & ceux qui se livrent trop au sommeil, sont très-sujets à ces fatales hémorrhagies; que le même accident arrive aussi fréquemment à ceux en qui les hémorrhagies, soit spontanées, soit habituelles, naturelles ou artificielles, ne se font plus, soit par négligence de la part des personnes, soit par quelque vicissitude du corps & de la nature; parce qu'alors la quantité de sang est trop grande en eux; ils en acquerent & conservent plus qu'il n'en faut à la nutrition; ils deviennent pléthoriques, ce que toutes les observations des Medecins s'accordent à prouver. Que l'*apoplexie* soit quelquefois amenée par la négligence de se faire saigner, quand on en a une fois pris l'habitude; c'est ce dont on s'assurera par la lecture des *Act. Med. Vratisl.* 1702. Il paroît par ce qu'on lit dans Hildanus, *Cent. III. Observ.* 2. qu'elle peut provenir de la suppression des hémorrhagies par le nez. Parcourez les écrits d'Hippocrate, d'Amatus & de Zacutus Lusitanus, & vous serez convaincu qu'elle peut arriver à la suite de la cessation du flux hémorrhoïdal. Les Ouvrages de Fontanus & les *Act. Nat. Curiof.* sont pleins de cas dans lesquels l'*apoplexie* a été causée par la suppression des regles & des vuidanges. On trouve dans Hildanus, *Cent. III. Observ.* 12. un cas dans lequel une femme qui rendoit ses regles par la bouche & par le nez, au lieu de les rendre par la voie ordinaire, fut en conséquence de ce dérangement terrible, frappée d'une *apoplexie* qui l'emporta.

Mais rien ne contribuera plus promptement & plus efficacement à la production de cette maladie, que la redondance du sang, s'il arrive par malheur que les spasmes de quelques parties extérieures se joignent à cette premiere cause & agissent conjointement avec elle. L'action des spasmes dans ces circonstances est si terrible qu'il est rare que le malade ne succombe; car non-seulement ils arrêtent brusquement le mouvement progressif du sang en roidissant les fibres & tenant en contraction les vaisseaux de la partie affectée; mais ils poussent encore le sang de façon qu'il est contraint de se porter avec impétuosité dans d'autres parties, de remplir les vaisseaux qui y sont, de les distendre & enfin de les briser; mais la dureté & l'étendue du pouls qui est une marque caractéristique évidente de la constriction de la tunique nerveuse des arteres, prouve qu'il n'y a presque point d'hémorrhagie qui ne soit accompagnée de spasmes, & qu'il en est de l'hémorrhagie de cerveau comme de toute autre. La froideur des extrémités du corps dont nous avons fait mention, de même que cette roideur que quelques apoplectiques ont senti s'emparer de tous leurs membres, concourent encore à prouver la proposition que nous avons avancée. La raison nous conduit donc à penser ce que l'expérience nous avoit déja indiqué, que ceux qui ont été sujets fort long-tems à des spasmes surtout à l'abdomen, c'est-à-dire, que ceux qui ont des coliques fréquentes, surtout spasmodiques; des maladies hypocondriaques, des douleurs causées par une pierre logée soit dans la vessie, soit dans la vésicule du fiel, & qui ont été resserrés pendant long tems, doivent être plutôt attaqués de l'hémorrhagie dont nous traitons, que les autres.

Nous pouvons donc conclurre encore de tout ce que nous avons dit que tout ce qui tend, de quelque maniere que ce puisse être, à exciter des spasmes, doit être mis au rang des causes productrices de l'*apoplexie*; elle est quelquefois l'effet de certaines passions de l'ame; particulierement de la colere, de la crainte, qui agissant immédiatement sur les parties nerveuses, y causent des mouvemens spasmodiques, mouvemens qui troublent la circulation du sang; trouble que suit l'*apoplexie*, comme on en a plusieurs exemples dont on pourra lire les Histoires dans les Ouvrages de plusieurs Medecins; mais surtout dans ceux de Forestus, d'Hildanus & de Schenckius. La passion vénérienne, poussée à un certain point, peut produire la même maladie, en détruisant l'équilibre qui regne entre les humeurs & leurs mouvemens, en mettant le sang dans une agitation qui ne lui est point naturelle; ensorte qu'on a vu des personnes mourir d'*apoplexie*, & tomber mortes entre les bras de celles sur lesquelles l'amour les précipitoit, comme si elles eussent été frappées d'un coup de foudre. Si le Lecteur est curieux de ces faits, il peut consulter Henri de Heers, *Observ.* 18. & Bartholin. Voyez l'article *Venus*.

Une agitation violente de corps ou d'esprit peut contribuer beaucoup à la formation d'un amas de sang dans la tête. Je pourrois rapporter un grand nombre d'exemples de ce fait: mais je me contenterai d'en citer un dont j'ai été témoin. Une personne mangeoit: un petit morceau de pain passa dans la trachée-artere; elle fit de si grands efforts pour le rejetter, qu'il lui survint une hémorrhagie de cerveau, dont elle mourut sur le champ.

Lorsque cette matiere acre, corrompue & presque pestilentielle, que la nature, qui veille à notre conservation, sépare de la masse commune des sucs vitaux, & pousse à la surface du corps, vient à rentrer soit d'elle-même, soit à l'occasion de quelque cause extérieure, telle est sa force qu'elle produit quelquefois l'*apoplexie*: parce qu'en se portant dans les membranes nerveuses internes, elle y excite des contractions spasmodiques par la violence desquelles le sang est porté à la tête avec impétuosité; y forme un amas. C'est pourquoi nous lisons dans Wepfer plusieurs histoires d'*apoplexies* produites par la cicatrisation de fontanelles & d'ulceres purulents; & que nous trouvons dans les *Ephémérides des Curieux de la Nature*, plusieurs exemples de la même maladie qui n'avoit pour cause que la suppression d'un rhume, d'une sueur des piés, d'un écoulement catharreux, & qu'une gale repoussée en dedans. Il en a été quelquefois de même pour avoir repoussé une humeur gouteuse.

Les astringens ordonnés imprudemment & mal-à-propos, surtout dans les grandes hémorrhagies, produisent le même effet sur les parties internes & nerveuses. On en peut voir un exemple fort étendu dans une dissertation imprimée à Altorf, & composée par le fameux Schultzius. Il est question dans cet écrit d'un homme qui mourut d'une *apoplexie*, causée par une suppression forcée d'un écoulement hémorrhoïdal.

Nous ne risquons rien à mettre l'air même entre les causes de l'*apoplexie*.

Lommius, Baglivi & Lancisi assurent que la constitution pesante & mal-saine de l'air peut produire des *apoplexies* épidémiques. Mais ce qui doit contribuer considérablement à la fréquence de cette maladie ; c'est d'un consentement unanime, un froid qui resserrant avec excès les fibres cutanées, & rétrécissant les vaisseaux placés fort près de la surface du corps, forceroit les humeurs de se porter aux parties intérieures & à la tête même : aussi Hippocrate compte-t'il, *Sect. III. Apho.* 23. l'*apoplexie* entre les maladies auxquelles les hommes sont exposés pendant l'hiver ; & Pison a-t'il observé qu'aux environs du solstice d'hiver, lorsque le vent du Nord, qui fait monter le mercure dans le Barometre & conséquemment resserre considérablement le corps, vient à souffler brusquement, ceux qui sont disposés à l'attaque d'*apoplexie*, en sont ordinairement attaqués. Un changement subit d'air peut produire le même effet. Une observation connue de tout le monde ; c'est que quand le vent du Nord succede subitement à un vent du Midi, qui a régné long-tems, & qui nous a procuré pendant tout son regne, un tems mou, humide & froid, ou lorsque l'atmosphere passe tout d'un coup d'un état froid, sec & resserré à un état humide & chaud, les *apoplexies*, sont fréquentes, & ceux qui y ont quelques dispositions ne manquent gueres d'en être attaqués. C'est de-là qu'il faut déduire la raison d'une *apoplexie*, dont on trouve l'histoire dans Amatus Lusitanus, *Cent. I. Curat.* 36. Il est question dans l'observation de cet Auteur, d'un homme qui en fut frappé pour avoir été exposé à l'air froid, au sortir d'un bain chaud.

Entre les causes principales de cette maladie, nous n'oublirons pas de mettre la foiblesse des vaisseaux & des membranes du cerveau ; ou la diminution de leur vertu élastique. Si l'abondance du sang & son impétuosité ne sont secondées de l'imbécilité de ces parties, elles ne produiront point cette maladie. Mais cette imbécilité supposée, les membranes ne chasseront plus le sang avec une force convenable, les vaisseaux céderont, la circulation sera trop lente, il y aura stagnation, distension & rupture. La foiblesse ou imbécilité dont il est question, est quelquefois naturelle. Les enfans l'ont reçue en naissant.

C'est par cette raison que l'on voit des familles détruites par une *apoplexie* héréditaire. On trouve des exemples de ce fait dans Hoeferus, Forestus & Sennert. Elle est d'autres fois adventice, comme dans les vieillards ; l'âge affoiblit toutes les parties, celles de la tête comme les autres ; aussi les personnes âgées, tout étant égal d'ailleurs, sont-elles plus sujettes à l'*apoplexie* que les autres.

Entre les causes qui ôtent aux vaisseaux & aux membranes du cerveau le ton convenable, les principales sont, la crapule, l'intempérance, l'usage excessif de biere où il y a beaucoup de houblon, du vin, surtout s'il est chargé de parties sulphureuses, & de l'eau-devie ; car telle est la nature de ces liqueurs qu'elles agitent & raréfient le sang & conséquemment qu'elles donnent lieu à la dilatation & distension des vaisseaux dans lesquels il coule. Or lorsque ces accidens arrivent aux vaisseaux du cerveau, la distension subsiste, la force élastique des membranes & des vaisseaux se dissippe & la stagnation des liqueurs se fait. C'est de ces circonstances que Henri *de* Heers déduit la raison pour laquelle les habitans du Nord sont si sujets à l'*apoplexie*. D'ailleurs Lancisi observe qu'ordinairement les personnes sobres n'en sont point attaquées.

Il faut raisonner de même de toutes les substances qui assoupissent & qui portent à la tête, comme les opiates, l'absinthe, le houblon, le tabac, le safran, le charbon ardent, les fumées de la biere & du vin nouveau ; toutes ces substances raréfient les humeurs, distendent les canaux, ralentissent la circulation & donnent lieu à la stagnation. Une habitude de corps cachectique, accompagnée de mal & de pésanteur de tête, dans laquelle les fibres médullaires & nerveuses du cerveau sont flasques, trop humides, & privées de leur force de contraction & de leur mouvement d'oscillation, tend directement à l'*apoplexie*. Il nous est démontré par une multitude infinie d'expériences que cette disposition du cerveau n'est pas suivie seulement de l'hémiplegie, mais encore d'une *apoplexie* sanguine des plus violentes. Nous savons encore par la pratique de notre art, que les asthmatiques sont sujets à cet accident, surtout lorsque leur asthme est entretenu & fortifié par des coagulations polypeuses formées dans les ventricules du cœur & dans les vaisseaux pulmonaires.

Nous avons encore observé que non-seulement les grumeaux, mais que tout amas polypeux logé dans les sinus du cerveau & surtout dans le sinus longitudinal & dans les jugulaires internes, produisent dans le cerveau une effusion de sang mortelle.

Il faut bien distinguer l'*apoplexie* qui provient d'une effusion de sang dans le cerveau, de cette espece d'*apoplexie* moins terrible qui est produite par des sérosités extravasées, & suivie de l'hémiplégie & de la paralysie de tout un côté du corps. Le malade ne perd pas la vie dans ce dernier cas, mais il n'en est gueres plus heureux.

Cette derniere espece d'*apoplexie* arrive, lorsque le sang est porté à la tête avec trop de force & en trop grande quantité, sans toutefois rompre les vaisseaux. Mais conséquemment à sa longue stagnation, sa sérosité passe à travers les pores des vaisseaux, tombe sur la base du cerveau ou sur les côtés de la moelle spinale, la comprime & empêche non-seulement la sécrétion du fluide actif & subtil qui se porte dans les nerfs, mais son passage dans ces parties ; d'où s'ensuit la privation de tout sentiment & de tout mouvement, de l'un ou de l'autre côté du corps.

Nous ne pouvons nous dispenser de marquer la différence qu'il y a entre l'assoupissement léthargique & l'*apoplexie*. Cet assoupissement prend & croît par degrés ; l'*apoplexie* au contraire frappe tout d'un coup. L'assoupissement ne détruit ni le sentiment ni le mouvement, excepté pendant le paroxysme même, & cela seulement par la profondeur du sommeil.

On lit dans Hippocrate, *Sect. II. Aphorif.* 32. une observation qui s'accorde parfaitement, tant avec l'expérience qu'avec la raison ; c'est que les *apoplexies* violentes, telles que celles qui proviennent d'une effusion de sang dans le cerveau, sont absolument incurables, & que les *apoplexies* moins fortes, telles que celles qui sont causées par la stagnation du sang & l'extravasation de la sérosité, peuvent se guérir, mais avec beaucoup de difficulté : car à moins que le malade ne se sente soulagé & que la violence des symptomes ne diminue dans l'espace de vingt-quatre heures après la saignée & l'application des remedes convenables, il n'y a plus d'espérance, & le malade ne passera pas le troisieme jour, selon Cœlius Aurelianus. Cet évenement est d'autant plus à craindre que le malade sera plus âgé & d'une habitude de corps plus replete ; car conséquemment les forces du corps & celles particulierement du cerveau seront d'autant plus diminués. Il en est de même, si l'*apoplexie* vient à la suite de l'ivresse, après une attention violente, un grand accès de colere ou de crainte, ou quelque autre maladie considérable.

Il résulte de tout ce que nous avons dit jusqu'à présent, qu'il ne faut presque avoir aucune espérance de conserver le malade, si le râlement & la difficulté de respirer vont toujours en augmentant, si le cœur palpite violemment, si la pulsation des arteres est grande, dure & inégale, si lorsque le malade paroît revenir de l'attaque, sa tête est toujours affectée & sa connoissance troublée, s'il se fait à l'un ou l'autre de ses côtés des mouvemens convulsifs, s'il s'en fait dans la poitrine, si les parties supérieures sont baignées d'une sueur froide &

tombante par gouttes, si l'haleine même est froide; enfin si l'évacuation des urines & des excrémens est involontaire.

Celse veut qu'on saigne ceux qui sont attaqués d'*apoplexie*, *attonitos*, qu'on leur donne de l'hellébore blanc & qu'on les purge. Il conseille ensuite les frictions & des alimens qui ne soient point gras & qui aient quelqu'acreté. Il leur interdit absolument le vin. *Lib. III. cap.* 36.

Aretée distingue de la maniere suivante, l'*apoplexie* des maladies qui ont quelque rapport avec elle.

L'*apoplexie*, la paraplégie, la *paresis*, παρέσις & la paralysie, ont toutes ceci de commun & peuvent être regardées en ce sens, comme des maladies de la même espece, qu'elles ôtent au malade, le mouvement, l'usage de la raison & quelquefois celui des sens : mais l'*apoplexie* affecte tout le corps, & c'est proprement une paralysie, παράλυσις des sens, de la raison & de la faculté de se mouvoir; c'est pourquoi une violente *apoplexie* est mortelle & une légere se guérit difficilement. La paraplégie est une perte de mouvement & de sentiment, mais limitée à une partie seule, comme le bras ou la jambe, & la paralysie, généralement parlant, est une perte seulement de mouvement & d'action. S'il y a privation de sentiment, ce qui arrive très-rarement, elle prend le nom d'*anaisthesis* pour celui de *paresis*. Lorsque Hippocrate dit qu'une jambe est frappé d'*apoplexie*, il entend par-là qu'elle est inutile, incurable & comme morte. L'*apoplexie* violente est à toute l'habitude du corps ce que la paraplégie est à une jambe. Il y a *paresis* de vessie, lorsqu'il y a rétention ou évacuation involontaire des urines. On a donné le nom de spasme cynique, *spasmus cynicus*, κυνικὸς σπασμὸς, à la distortion des paupieres, des joues, des muscles de la mâchoire & du menton, causée par la convulsion. La lipothymie, λειποθυμίη, est une résolution des genoux, accompagnée d'une courte suspension de l'usage des sens, de défaillance & de chute. Aretée, περὶ αἰτιῶν καὶ σημ. χρονίων παθῶν. *Lib. I. c.* 7.

Cure de l'Apoplexie.

L'Auteur que je viens de citer a traité d'une maniere plus claire & plus étendue de la cure de l'*apoplexie* qu'aucun des anciens. C'est pourquoi je vais rapporter son chapitre en entier.

Une violente *apoplexie* est mortelle en tous sens, surtout dans les personnes âgées, qui sont aussi les plus sujettes à cet accident. Il n'y a point d'apparence qu'ils y puissent résister, parce que le poids de leur âge se joint aux efforts de la maladie pour les accabler. Si l'*apoplexie* est légere & le malade à la fleur de son âge, la cure n'est pas facile, cependant on peut la tenter.

Le premier remede dont on se servira & le plus convenable en même tems à la violence du mal, c'est la saignée faite proportionnellement à l'exigence du cas. Mais il est très-difficile de déterminer la quantité de sang que l'on doit tirer. Si vous en tirez un peu plus qu'il ne faut, vous tuerez le malade, car ce petit excès suffisoit pour lui conserver la vie; il contenoit l'étincelle qui le soutenoit & la quantité d'aliment nécessaire à son corps. D'un autre côté, si vous en tirez moins qu'il ne faut, vous réduirez à rien un remede excellent, car la cause du mal subsistera toujours. Cependant il vaut mieux pécher par le trop peu que par le trop; car s'il paroît que le malade ait encore trop de sang, si quelque symptome favorable semble exiger une seconde saignée, on peut y revenir : la veine qu'il convient d'ouvrir en pareil cas, est celle du milieu du bras du côté de la flexion, on piquera cependant celle du bras qui sera disposée à fournir beaucoup de sang.

Dans une *apoplexie* légere, il faut examiner si la résolution affecte les parties du côté droit, ou si elle affecte celles du côté gauche. Car les parties saines étant plus disposées à fournir du sang que les parties malades, & étant à propos d'écarter de celles-ci & de tourner ailleurs les liqueurs qui s'y portent, c'est aux vaisseaux de ces premieres qu'il faudra tirer du sang. On se conformera à ces regles, si l'*apoplexie* n'a aucune cause évidente : mais si elle vient à la suite d'une chute, d'un coup, d'une compression, l'examen précédent n'a plus lieu; il faut ouvrir sur le champ & avec le plus de promptitude qu'il sera possible, une veine, quelle qu'elle soit. La saignée sera dans ces cas un remede assez puissant de lui-même; & d'ailleurs c'est le seul qui puisse rappeller le malade à la vie.

Si la froideur des membres, l'engourdissement & l'insensibilité du malade sont tels, qu'on ne juge pas à propos de lui ouvrir la veine, il faudra sur le champ lui ordonner un clystere; par ce moyen, on vuidera les intestins, on les débarrassera du poids dont ils seront chargés, (car cette maladie est une des suites ordinaires de la crapule) & l'on procurera peut-être par ce moyen une révulsion des humeurs qui se sont portées à la tête. Il faut que le clystere soit acre & qu'il puisse purger le phlegme & la bile. Ne vous contentez pas du nitre : mais jettez dans la quantité d'un clystere ordinaire, une demi-dragme d'euphorbe, avec de la poulpe de coloquinte, ou une décoction de sommités de centaurée, dans de l'huile ou de l'eau. Le clystere préparé de la maniere suivante est un des meilleurs qu'on puisse ordonner.

Prenez du miel, en quantité ordinaire, de la rue bouillie dans de l'huile, de la racine de térébenthine avec du sel commun au lieu de nitre, & une décoction d'hysope.

Si ce remede tire un peu le malade de son assoupissement, si la fievre le prend, s'il recouvre ses sens, si son pouls bat comme il faut, si l'on remarque quelque changement avantageux sur son visage, on peut espérer & travailler avec plus de confiance. Lorsque ses forces seront un peu revenues, purgez-le avec l'*hiera* que vous lui ferez prendre à jeun; vous lui en donnerez la dose entiere, si ses forces le permettent, sinon vous ne lui en donnerez que la moitié de la dose dans de l'hydromel; qu'on le promene ensuite dans une chaise dont le dos soit incliné, s'arrêtant fréquemment, afin qu'il puisse se reposer. S'il a le ventre lâche, il faut le lui conserver dans cet état, sinon qu'il prenne le quart d'une pinte d'hydromel. S'il est affligé de nausées après sa purgation, laissez-les se dissipper d'elles-mêmes. On s'expose en fatiguant le corps à réveiller & à dissipper le reste de chaleur qui le soutient. Le vomissement emportant le phlegme, emportera avec lui la cause de cette incommodité. L'*hiera* est un remede qui purge le cerveau, les nerfs & les sens : mais j'ai assez parlé des évacuations en commençant.

On couvrira le malade avec des couvertures de laine, & on le frottera partout d'huile *sicyonium* ou de vieille huile *gleucinum*, ou de l'une & de l'autre mêlées ensemble, à moins qu'on n'aime mieux préférer l'une à l'autre. Pour épaissir ces huiles, il feroit bon d'y faire fondre un peu de cire; & pour en augmenter la force, d'y ajouter un peu de nitre & de poivre broyé & passé. Le castor est un excellent remede dans les attaques de paralysie; il faut le mêler avec les huiles dont j'ai parlé & en frotter les parties. Mais il sera plus énergique encore, si on le prend en boisson dans de l'hydromel, dans la quantité d'une demi-dragme. C'est sur l'âge & l'état du malade qu'on se déterminera à lui en continuer l'usage pendant plusieurs jours de suite. Les onguens sont préférables aux embrocations; ils sont plus efficaces & l'usage en est moins incommode : ils demeurent attachés au corps & ne tachent point les draps & les couvertures, & il seroit à souhaiter que dans ces cas le malade eût ses convertures collées sur le corps. Lorsque les onguens viennent à se fondre, la chaleur les fait entrer dans les pores & pour être continuellement adhérens, ils n'en sont que plus salutaires; au lieu que les embrocations s'écoulent & se répandent. On composera les onguens des ingrédiens que j'ai déja spécifiés ; outre ceux-là, on y pourra faire entrer de plus,

le castor,
la résine de térébenthine,
l'euphorbe,
la grande centaurée, λεμ-νῆστις,
l'impératoire, } *de chaque, une égale quantité ;*

le poivre,
le galbanum, } *de chacun, la moitié autant que des ingrédiens précédens ;*

avec une quantité triple de nitre d'Egypte ;

Ajoutez à cela de la cire autant qu'il en faut pour donner au tout la consistance d'un onguent.

On appliquera des cataplasmes sur les parties dures & tendues. On composera ces cataplasmes de la maniere suivante :

Prenez *de la graine de lin,*
du fœnugrec,
de la farine d'orge,
du miel,
de l'huile dans laquelle on aura fait bouillir de la rue ou de l'anet,
de la racine de guimauve coupée par morceaux & bouillie dans de l'hydromel jusqu'à ce que le tout ait la consistance de la cire ;

Donnez à ce cataplasme une consistance molle & douce.

Si le malade a peu de fievre ou n'en a point du tout, voilà les remedes dont on se servira, sans égard pour leur chaleur.

S'il avoit une fievre aiguë, comme cette maladie seroit plus dangereuse que l'autre, & qu'elle mettroit seule la vie du malade en danger, il faudra recourir à la diete, aux remedes, & aux autres moyens que l'art suggere en pareil cas. La nourriture sera par conséquent foible & légere, & de facile digestion : on aura soin de marquer au malade les tems dans lesquels il pourra la prendre : pendant toute la durée de la cure, on lui défendra de manger quoi que ce soit avant l'accès ; en un mot, on se proposera pour but principal l'éloignement de la fievre.

Si l'*apoplexie* dure, & si la tête continue d'être embarrassée, on appliquera des ventouses à l'occiput, & l'on scarifiera ensuite cet endroit : ce remede donnera plus de soulagement que la saignée, & diminuera beaucoup moins les forces du malade. Mais on feroit sagement d'appliquer d'abord une autre ventouse entre les deux épaules, sans scarifications, afin d'occasionner une révulsion.

La paralysie affecte quelquefois l'œsophage: or cette partie est la seule à l'aide de laquelle on puisse procurer au malade quelque soulagement, puisque c'est le canal commun des alimens & des remedes. Dans ce cas, le malade est menacé de souffrir beaucoup de la faim, & d'être attaqué d'atrophie : il est aussi exposé à être tourmenté par la toux, par la difficulté de respirer, & d'être suffoqué ; car tout ce qu'on lui met de liquide dans la bouche, coule nécessairement dans la trachée-artere, les amygdales ne faisant plus leurs fonctions, elles ne descendent point & ne chassent point les alimens, & l'épiglotte n'occupe plus la place qui lui est propre, & ne couvre plus la trachée-artere. La précaution qu'on sera contraint de prendre alors, c'est de porter dans l'œsophage, au-delà de la trachée-artere, un peu d'hydromel ou de crême d'orge, & de suppléer au défaut de la déglutition avec une longue cuilliere.

Si le malade est sur le point de mourir, si les passages semblent bouchés, & si la respiration paroît interceptée, il faudra appliquer les remedes au cou même, & frotter avec des onguens & des fomentations chaudes les parties qui sont au-dessous du cou.

Ceux qui pour ouvrir & dégager le passage de l'estomac, appliquent une ventouse sous le menton, ne raisonnent gueres, & se donnent bien de la peine envain : ils ne considerent pas que la déglutition n'exige pas seulement la dilatation des parties, mais une compression de leur part. La ventouse dilate l'œsophage, il n'en faut pas douter : mais en tenant ses parties écartées par son action, il n'est pas moins évident qu'elle nuit à la déglutition spontanée. Il faut mieux laisser cette partie en liberté, afin qu'elle puisse agir tellement quellement sur les alimens, & les précipiter dans l'estomac.

D'ailleurs, la ventouse en question comprime tellement la trachée-artere, que le malade est en danger d'en être suffoqué. Si pour prevenir cet inconvenient vous l'appliquez à une autre partie du cou, elle ne produira plus aucun effet ; car la multitude des muscles, des nerfs, des tendons & des veines qui se trouvera entre elle & l'œsophage, l'empêchera d'agir sur lui.

La vessie & ses parties circonvoisines, comme le rectum, sont quelquefois attaquées de paralysie, & deviennent incapables de chasser les excrémens qu'ils contiennent ; d'où il arrive, que conservant tout ce qui y descend, ils deviennent d'une grosseur énorme, particulierement la vessie.

D'autrefois la paralysie dont la vessie & le rectum sont attaqués, est telle, que ces visceres ne retiennent rien : tout en sort involontairement, comme si la personne étoit morte.

Dans ce cas, il n'est pas sûr de passer une sonde dans la vessie ; on court risque dans cette opération de causer un sphacele dans cette partie, & de jetter le malade en convulsions.

Le meilleur remede dont on puisse user alors, c'est de laver fréquemment les intestins avec des clysteres légers de crême de décoction d'orge.

Un remede général dans toutes les paralysies, soit de tout le corps, soit de quelques membres seulement, c'est le bain d'huile. Aretée, περὶ θεραπ. ὀξ. παθ. *Lib. I. c.* 4.

CURE DE L'APOPLEXIE,

selon Cœlius Aurelianus.

Il n'y a aucun des Medecins anciens qui ait insisté sur la cure de l'*apoplexie*, parce qu'ils l'ont généralement confondue avec la paralysie. Hippocrate seul a dit, *Aphoris.* 42. *sect. II.* qu'il est impossible de guérir une *apoplexie* violente, & qu'il est très-difficile de guérir une *apoplexie* légere. Les partisans des autres sectes se contentoient en ce cas de fomenter la tête avec du vinaigre & de l'huile, & les autres parties du corps avec de l'huile & du vin, & de couvrir le malade avec des couvertures de laine. Ils avoient encore grand soin d'appliquer sur la tête une embrocation de lierre, de serpolet & de queue de pourceau ; ingrédiens dont les qualités acres & astringentes sont toutefois très-dangereuses dans l'*apoplexie*. Il faut dans toute maladie adapter la cure à la nature du mal. Ainsi dans le cas présent, on commencera par loger le malade dans un lieu où l'air soit léger & médiocrement chaud. On lui frottera doucement les articulations ; on lui couvrira le haut de la tête & le cou avec de la laine propre ; on se servira de fomentations chaudes d'huile douce ; on appliquera sur le visage une éponge chargée d'eau chaude ; on tâchera de lui faire boire de l'eau chaude ; on lui fera avaler peu à peu quelques gouttes de vin doux ; on aura recours aussi à la saignée. Il ne faut pas laisser écouler trois jours, comme dans quelques autres maladies, pour en venir à ce remede. Le moment où l'on pourroit l'employer avec le plus de succès, seroit celui où le paroxysme seroit le moins violent. On saignera à la pointe du jour, lorsque le froid & l'engourdissement qui s'étoient emparés du corps commenceront à se dissiper; & à céder à une chaleur douce. Ceux qui se sont hâtés d'ouvrir la veine, qui n'ont pas eu la patience d'attendre ce concours heureux de circonstances, qui ont tiré du sang dans le fort du paroxysme, se sont exposés à hâter la mort du malade, ou du moins à opérer sur lui lorsqu'il étoit sur le point d'expirer; ce qu'ils ont eu lieu d'appercevoir, puisque la veine étant ouverte, il n'en est point venu de sang. On fera observer l'abstinence au malade pendant 3 jours. On lui appliquera des onguens chauds; on lui donnera le bain de vapeurs par le moyen d'une éponge trempée dans des liqueurs chaudes. Lorsqu'il sera en état de prendre quelque nourriture, que ce soit des boissons, ou du pain trempé dans de l'eau chaude ou du vin doux. Si le malade n'est point resserré, il suffira de lui donner un clystere ordinaire. Dans le tems marqué, c'est-à-dire, dans les intervalles où l'on jugera que le paroxysme est moins violent, on lui appliquera au derriere de la tête & sur l'épine du dos, des ventouses avec scarification. Les bains de vapeurs par le moyen des éponges, & les cataplasmes laxatifs, ne doivent point être négligés. On lui rasera toute la tête, & on y appliquera des ventouses en différens endroits. On continuera ces remedes jusqu'à ce que le mal se rallentisse. On ne donnera de la nourriture au malade que de deux jours l'un, à moins qu'il ne perdît ses forces; en ce cas on la lui ordonneroit tous les jours. Lorsque la maladie sera sur son déclin, on se servira de la toile cirée, & l'on trempera & baignera tout le corps dans de l'huile, ou dans de l'eau chaude mêlée avec de l'huile. Il est à propos de varier les mets; on ordonnera quelquefois les légumes, d'autres fois le poisson ou la volaille. Il faudra souvent revenir aux bains. On permettra les pommes & le vin: mais cependant un usage immodéré de ces deux choses seroit funeste; il augmenteroit le danger de la maladie, & la difficulté de la cure. Cœlius Aurelianus, *Acut. morb. L. III. cap.* 5.

CURE DE L'APOPLEXIE,

selon Philumenus,

Il faut oindre avec de l'huile claire ceux qui sont attaqués d'*apoplexie*, & ne pas l'épargner. Il faut frotter la tête avec de l'huile de roses, dans laquelle on aura fait bouillir des panais, & distiler dans la bouche quelques gouttes de vin doux. Il ne faut pas négliger les parfums, comme le castoreum, l'opopanax & le galbanum. Il faut employer la force pour desserrer les dents du malade & lui ouvrir la bouche. On y introduira ensuite le doigt, ou une plume trempée dans de l'huile, & on en fera sortir toute la matiere qui auroit pu s'y amasser. On aura soin d'oindre l'anus d'ingrédiens attractifs, afin de vuider les vents des intestins. Si ces remedes ne diminuent point la violence du mal, on aura recours aux clysteres acres, dans lesquels on fera entrer du miel & de la saumure. Cela fait, on saignera, & l'on reviendra ensuite aux remedes qui agitent, picotent & irritent. Oribase, *L. VIII.*

La méthode selon laquelle Galien traitoit les *apoplectiques*, est à peu près la même que celle qu'Oribase attribue à Philumenus; elle est seulement un peu plus étendue & circonstanciée. A l'occasion des clysteres, il dit qu'il en faut provoquer la sortie en frottant le ventre & la région des reins. Il veut que ce soit au bras droit que l'on ouvre la veine, & que l'on fasse une attention singuliere pendant cette évacuation aux pouls du malade, à la couleur de son visage & à sa respiration. Il ordonne de réitérer la saignée, si la premiere n'a point eu de suites fâcheuses. Il faut encore, selon lui, tâcher de dissiper l'assoupissement par le moyen des odeurs fortes & fétides, & en appellant le malade à haute voix. Si quelque partie est plus affectée qu'une autre par la maladie; si ses forces en sont sensiblement diminuées, il faut, dit-il, y appliquer des compresses de laine trempées dans de l'huile *sicyonium*, ou dans quelque autre huile qui ait la même vertu.

Dans les cas où la saignée est impraticable parce qu'il ne vient point de sang, il faut tâcher de faire vomir le malade, en lui irritant le gosier. On lui oindra l'anus avec des substances attractives, & propres à faire sortir les vents. On appliquera fortement des ventouses sur la région des reins pendant quelque tems, ensuite sur l'os pubis & sur le bas-ventre. Si tous ces remedes n'ont point d'effet, il veut que l'on mette dans la bouche du malade de l'*hiera*, ou qu'on lui en injecte en clystere. Si la fievre se complique avec l'*apoplexie*, ce qui arrive, dit-il, le premier ou le second jour, il y a lieu d'espérer; ce symptome est favorable: il ne faudra point négliger la fievre. S'il reste quelque matiere nuisible dans les intestins, on travaillera à son évacuation: si cette matiere est proche de l'anus, les clysteres suffiront pour la faire sortir; sinon il faudra recourir aux purgatifs & à l'*hiera* d'Archigene. Lorsqu'on aura purgé le malade, on appliquera des ventouses avec scarification, à la tête & aux parties voisines du cœur. Si le malade sent ailleurs de la douleur, on y portera les ventouses, on scarifiera; c'est ce qu'il ne faut pas manquer de faire aux femmes, aux environs de la région de la matrice. Il faut tenir le ventre & la vessie, ou les évacuations des urines & des excrémens aisées & faciles. On fera prendre au malade de la nourriture tous les jours en petite quantité, mais une nourriture légere, chaude & détersive. Il est à propos dans ce cas d'adoucir presque tous les mets avec du miel. Aetius, *Tetrab. II. serm.* 2. *c.* 27.

Paul Eginete s'accorde dans les circonstances les plus importantes de la cure de l'*apoplexie* proposée par les Auteurs précédens: il ajoute seulement qu'il faut oindre le corps avec de l'huile imprégnée de soufre, & la tête avec de l'huile de camomile ou d'anet, dans laquelle on aura fait bouillir des panais, ou du calament. Il ordonne encore les sternutatoires, les apophlegmatismes, ou les décoctions de thym, ou d'origan dans du vinaigre, pour hâter l'évacuation des phlegmes par la bouche. Si le malade a perdu la parole, & si ses forces le permettent, on appliquera, dit-il, des ventouses avec scarification, au derriere de la tête & aux parties voisines du cœur, s'il est possible. On aura recours ensuite à la gestation: on fera porter le malade dans une chaise ou sur un lit suspendu. On passera au bout de quatorze jours à d'autres gestations: quant aux alimens, on ordonnera du vieux *apomeli*, avec des croûtes de pain ou l'*alica*. On fera prendre ensuite un peu d'*hiera*. Le vingt-unieme jour on mettra le malade dans le bain & on lui permettra le vin trempé avec de l'eau chaude. Il veut aussi que le malade aille vivre, s'il peut, dans quelqu'endroit voisin de la mer. Paul Eginete, *Lib. III. cap.* 18.

Le Pere Malbranche raconte qu'un homme fut guéri de l'*apoplexie* par des clysteres fréquens de caffé; & M. Chapelain, Medecin de Montpellier, a guéri un autre *apoplectique* par le secours du laudanum. *Histoire de l'Acad. Roy.* 1702.

Ceux qui sont frappés d'une *apoplexie* phlegmatique, deviennent pâles & tombent dans un profond assoupissement. Ils ont le pouls petit. Si on veut leur procurer quelque soulagement, il faut recourir à l'émétique & aux purgatifs. La saignée empire leur état; d'où nous pouvons inférer que ces sortes d'*apoplexies* sont produites par quelque substance visqueuse, médiocrement épaisse & qui se meut difficilement. Dans l'*apoplexie* de sang, le malade a le visage rouge, & les vaisseaux de la tête gonflés; on le soulage en lui ouvrant la veine; l'émétique & les purgatifs rendent les symptomes plus fâcheux. D'où il faut conclurre que les *apoplexies* de cette nature proviennent d'une obstruction dans les vaisseaux qui portent le sang ou dans les canaux qui portent les esprits dans le cerveau. Baglivi.

Jean Drumond fait dans ses Essais de Medecine une observation qui s'accorde parfaitement avec celle de Baglivi. Il suppose deux personnes frappées d'*apoplexie*. L'une est un jeune homme, replet & vigoureux, au sortir d'une débauche; l'autre est une personne foible, âgée & sujette à des catarrhes. Je présume, dit-il, que la saignée copieuse est le meilleur remede auquel on puisse avoir recours dans le premier cas, & que ce remede seroit mortel dans le second. La personne foible & âgée doit être traitée avec des remedes qui agitent, picotent & irritent.

Le Docteur Catherwood dans sa méthode nouvelle de traiter les *apoplectiques*, proscrit la saignée par quelque veine que ce soit; il en fait autant des émétiques, des clysteres acres & des vésicatoires: mais il insiste beaucoup sur les avantages de l'artériotomie, & recommande particulierement les cordiaux.

Une observation assez importante faite par quelques Medecins, c'est que dans les *apoplexies* violentes, où l'assoupissement étoit si profond qu'ils avoient employé inutilement tous les moyens ordinaires pour en tirer les malades, l'application des cauteres en divers endroits du corps avoit produit subitement cet effet. Quant aux endroits où le cautere doit être particulierement appliqué, ils ne s'accordent point entre eux. Scultet dit, *Observ.* 34. qu'il faut appliquer le cautere actuel sur le derriere de la tête. Zacutus Lusitanus, Riviere & d'autres veulent que cela se fasse entre la premiere & la seconde vertebre du cou, lieu, disent-ils, plus commode pour l'opération & plus avantageux relativement à la maladie. Il y en a qui prétendent que l'application du cautere est plus salutaire dans l'endroit où la suture sagittale se joint à la suture coronale. Quelques-uns désapprouvent entierement cette pratique. Mistichelli Auteur Italien, assure dans un Ouvrage qu'il a publié dans sa langue, sur l'*apoplexie*, que le cautere actuel n'opere nulle part avec plus de succès, lorsqu'il est question de dissiper l'assoupissement d'un *apoplectique*, que quand il est appliqué à la plante des piés.

Quant au détail de l'opération, il l'a exposé dans des figures que nous avons exactement copiées. Voyez la *Planche III. du I. vol. Figure* 11. Les lettres *AA* sont les endroits qu'il faut brûler: la lettre *B* marque le cautere même, il est ici quadrangulaire; mais il pourroit être d'une toute autre forme. J'ai moi-même essayé cette pratique nouvelle sur un homme qui avoit été frappé d'*apoplexie*: mais ce fut inutilement. Son assoupissement continua & il mourut peu de tems après l'opération. Heister.

L'attaque de cette maladie étant extremement prompte & le danger dont elle menace, imminent, il n'y a point de tems à perdre, il faut appeller du secours le plus vîte qu'on pourra si l'on veut qu'il arrive, lorsqu'il y aura encore quelqu'espérance de salut. Il faut placer le malade dans un lieu dont l'air soit léger & tempéré, dans une posture telle que son cou ne soit ni dans une situation verticale, ni dans une situation trop inclinée. Il faut surtout lui tenir les piés chauds, soit avec de la plume, soit avec des couvertures. Quant à la cure, c'est aux causes à déterminer tous les pas que l'on doit faire. Les principales de ces causes étant une effusion antécédente du sang qui étoit en trop grande abondance dans les vaisseaux du cerveau, un amas de sang contre nature, & le relâchement de la vertu motrice des membranes & des vaisseaux du cerveau, c'est à ces effets que la cure doit être relative, ce sont eux qui doivent diriger le Medecin & lui indiquer les remedes. La premiere chose qu'on se proposera donc, ce sera de rallentir le mouvement du sang & d'empêcher qu'il ne se porte à la tête avec la même impétuosité, de redonner aux parties affoiblies leur force naturelle & de les restituer dans leur premier état, afin que le sang qui est maintenant en stagnation, puisse rentrer dans le cours de la circulation.

Pour remplir la premiere de ces indications, tous les Medecins dans tous les âges, ont compté sur la saignée faite dans le commencement de la maladie; & en effet, si on prend la peine de comparer ce remede avec la nature du mal, on se convaincra sans peine qu'il doit être excellent. Dodonæus, de même que Nymannus, le regarde avec raison comme tel, dans ses *Observations Med. cap.* 8. *Exerc. Prat. pag.* 385. où il fait l'histoire d'une *apoplexie* dont une femme de soixante-douze ans fut guérie par la saignée. D'ailleurs je puis ajouter sur une observation de Lancisi que la nature même indique ce remede. Il raconte qu'un homme d'environ soixante-dix ans fut guéri des symptomes antécédens de l'*apoplexie* par une hémorrhagie de douze livres de sang qu'il rendit par le nez.

S'il est constant qu'il faut tirer du sang, si tous les Auteurs s'accordent sur ce premier pas, il n'en est pas de même sur la maniere de le faire. Il y en a qui sont pour l'artériotomie ou qui prétendent qu'il faut ouvrir l'artere préférablement aux autres vaisseaux. Le défenseur le plus intrépide de cette opération est Catherwood; il a écrit un petit Ouvrage en Anglois où il s'efforce d'en démontrer les avantages, & par la raison & par l'expérience. Quelques Medecins Allemands se sont aussi déclarés pour elle; Loew d'Erlsfeld l'a entre autres approuvée dans sa Medecine pratique; & j'avouerai qu'il seroit à souhaiter que cette pratique qui me paroît salutaire n'eût pas contre elle, la nouveauté & la mal-adresse de quelques Chirurgiens; deux inconvéniens sans lesquels je ne doute point qu'elle ne fût bien-tôt généralement suivie. D'autres persistent à défendre la phlébotomie: mais ils ne sont d'accord ni sur le lieu, ni sur la veine qu'il faut ouvrir. Les uns veulent que l'on ouvre les veines du bras, d'autres prétendent qu'il faut leur préférer les veines du front. Ceux-ci ordonnent de saigner aux narines, & ceux-là à la langue. Morgagni recommande la saignée à l'occiput, *Adversf. Anat.* 6. *p.*108. parce que les veines de l'occiput entrent dans le crane & ont communication avec les sinus latéraux. Ainsi lorsqu'elles sont ouvertes, dit-il, le sang qu'elles portoient dans ces sinus en est écarté; la quantité de sang qui les traverse est donc diminuée & son mouvement augmenté; deux effets dont le malade ne peut que retirer du bien. Mais comme les troncs de ces veines sont placés très-profondément & qu'on les trouve quelquefois divisés en ramifications extremement petites, il seroit d'avis qu'on préférât à la saignée en cet endroit, les ventouses & les scarifications profondes & multipliées. Zacutus Lusitanus assure, *Med. Princ. Hist. Lib. I. Hist.* 33. avoir guéri de cette maniere deux personnes attaquées d'*apoplexie*. Mais le gros des Medecins & même les plus versés dans l'Art, ordonnent la saignée aux veines jugulaires; c'est le sentiment de Severinus, de Lancisi & de Freind, par la raison, disent-ils, que ces vaisseaux étant fort voisins du cerveau, on ne peut pas manquer en les vuidant, de donner de l'espace & de la liberté au sang & de faciliter la circulation de celui qui s'est amassé dans les parties affectées de la tête.

Lorsqu'on se sera déterminé à la saignée, voici ce qu'il est à propos d'observer en la faisant. Pour que les petites arteres n'aient pas le tems de sortir de leur ton naturel, & que le cerveau ne vienne pas à être inondé du sang qui s'en extravaseroit, il faut saigner le plutôt qu'il sera possible. Afin que le sang coule promptement & à grand jet, on fera l'ouverture de la saignée assez large: une effusion de sang qui seroit lente, ne produiroit presque aucun effet salutaire. On ouvrira la veine la plus proche de la partie affectée; ainsi l'on choisira celles du bras ou les jugulaires. C'est à la plénitude des vaisseaux combinée avec l'état du pouls & la force du malade, à fixer la quantité de sang qu'on tirera. Mais en général il faut que la saignée soit copieuse. Si l'habitude du corps est pléthorique, si la constitution est sanguine, ou si l'*apoplexie* provient de la suppression de quelque évacuation habituelle de sang,

sang, il faudra réitérer la saignée. Dionis nous assure qu'il s'étoit fort bien trouvé d'avoir ouvert sept fois la veine dans un cas d'*apoplexie*. Si l'on fait plusieurs saignées, on saignera d'abord au pié, ensuite au bras ou au cou, de peur qu'en commençant par ouvrir une veine dans les parties supérieures, on n'invitât le sang à se porter avec abondance des parties inférieures & de la circonférence du corps, à la tête.

La saignée n'est pas le seul moyen que l'on ait pour empêcher le sang de se porter à la tête. Les purgatifs vigoureux produiront aussi le même effet. Par les purgatifs vigoureux, je n'entens point ces cathartiques furieux qui ont quelques caracteres du poison, mais ces purgatifs innocens & salutaires qui picotent seulement les membranes nerveuses des intestins, qui y causent une irritation modérée; tels sont le sel de gemme, le sel de Seltz & le sel ammoniac. Il en faut jetter une dose assez forte dans des clysteres, & y ajoûter toutes les poudres propres à dissipper les flatulences & à fortifier le ton des intestins. Les poudres de cette nature sont celles de rue, de sauge, de marjolaine, de sariette, de thym, de serpolet, de fleurs de lavande, de lis des vallées, de camomile Romaine, des graines d'anet & de carvi, avec les huiles exprimées de rue, de camomile & de laurier. Il faut donner ces clysteres fréquemment & en petite quantité, de peur que s'ils étoient copieux, le malade ne les retînt pas. Il faut encore en les donnant observer qu'ils pénetrent plus avant & qu'ils operent au loin.

Quant aux remedes capables de fortifier les parties nerveuses affoiblies, de les exciter à reprendre le mouvement qui leur convient, & de hâter par ce moyen la résolution des humeurs épanchées, il faut les employer tant extérieurement qu'intérieurement. Les applications extérieures les plus efficaces se font des substances volatiles urineuses, mêlées avec les céphaliques, dont le plus puissant en forme liquide est l'esprit de sel ammoniac préparé avec la chaux vive, & imprégné d'huile de rue, de marjolaine ou de lavande, & en forme seche, le sel volatil ammoniac humecté des mêmes huiles. Ces remedes appliqués sous le nez, de sorte que les corpuscules qui s'en élevent, puissent frapper les nerfs olfactifs, insérés même dans les narines avec le bout d'une plume, ou souflés dans les mêmes parties avec le tuyau, agiront vivement & seront très-capables de dissiper l'assoupissement. C'est dans la même vue & pour procurer au malade le même soulagement, qu'on a coutume d'appliquer à certaines parties du corps où la sensation est plus exquise qu'ailleurs, telles que la plante des piés, des substances propres à y exciter un mouvement douloureux. Ce mouvement passe de ces parties à tout le systeme des parties nerveuses, y produit une contraction, les irrite & les met en action. A cette fin, on peut se servir d'un linge rude ou d'une brosse, avec laquelle on frottera le corps fortement, ou d'orties avec lesquelles on piquera les parties.

Les véficatoires, de même que les cauteres actuels, sont encore très-utiles en pareil cas. Dominique Mistichelli a donné dans un Ouvrage Italien une nouvelle méthode d'employer le cautere actuel; & cette méthode a été approuvée par Lancisi.

Mais si le malade a conservé ou recouvré la facilité de la déglutition, il faut bien se garder de lui faire prendre intérieurement des remedes volatils & spiritueux; ils ne serviroient qu'à augmenter le mouvement & la raréfaction du sang, qui n'a déja fait que trop de ravage. Aussi Pitcairn, qui connoissoit bien leur effet en pareil cas, les a-t'il proscrits dans son Traité *de Circul. Sang.* Il ne faut employer ici que les substances analeptiques, légerement irritantes & discussives, entre lesquelles celles en qui ces propriétés sont le plus généralement reconnues, sont les diaphorétiques fixes unis avec le cinabre, l'ambre & le nitre. On peut les donner en poudre dans quelque eau convenable qui leur serve de véhicule; ou, ce qui vaut encore mieux, les mettre sous la forme d'une potion. Quant à moi, je fais un usage fréquent de la composition suivante, & j'y ai beaucoup de foi.

Prenez *de l'eau de lis de vallées*,
du vin,
du vinaigre distilé, } *deux onces de chaque*;
de l'esprit succiné de corne de cerf, *une dragme*,
de l'antimoine diaphorétique,
du cinabre,
des yeux d'écrevisse, } *de chaque, une demi-dragme*;
du sirop d'écorce d'orange, *deux dragmes*;

Mêlez le tout ensemble.

J'ajoute quelquefois à cela une très-petite quantité de tartre émétique, pour exciter une vellication légere aux petites fibres nerveuses de l'estomac qui ont communication avec toutes les autres parties nerveuses. Il faut bien observer que cette quantité de tartre émétique ne soit pas capable de causer un vomissement.

Mais comme l'hémorrhagie du cerveau est très-dangereuse en elle-même, & très-sujette à reprendre après qu'on l'a dissipée, le Medecin doit employer tous ses soins & tout son savoir pour finir le paroxysme & prevenir son retour.

Caspar Hoffman, *Inst. Med. Lib. III.* conclut ici avec Martianus & Ballonius, que tout *apoplectique* est pléthorique; d'où il infere judicieusement que le premier soin du Medecin doit être de diminuer la quantité du sang des plétoriques; en conséquence, qu'en quelque saison que l'on soit, il faut leur ouvrir la veine, mais surtout aux environs des équinoxes, lorsque le sang & les humeurs sont dans une agitation contre nature, & que celle-ci fait tous ses efforts pour chasser du corps ce qui l'incommode, & ce qui y est nuisible & superflu. C'est par la même raison, que dans ces conjonctures le flux hémorrhoïdal est salutaire, & qu'Hippocrate prétend que les suites n'en peuvent être que favorables à la santé, surtout si cette évacuation est habituelle. Mais lorsqu'il est question de procurer ou de hâter un flux hémorrhoïdal, c'est une entreprise qui demande de la part du Medecin, de l'art, de l'habileté & de grandes précautions. A cet effet, outre les frictions à l'anus, & l'usage des fomentations convenables, j'estime qu'on peut employer les sangsues, ce à quoi on se trouvera bien de joindre l'élixir balsamique d'aloès corrigé, de safran, de myrrhe & d'ambre, préparé avec un menstrue lixiviel aqueux, & non spiritueux. Si l'on ordonne à propos les pilules balsamiques, elles ne manqueront pas de produire un bon effet. Cependant il faut abandonner ce projet, & s'interdire tous les remedes qui tendent à procurer l'évacuation en question, si l'on vient à s'appercevoir que la nature n'y est point disposée d'elle-même. Pour procéder de la maniere que nous venons de prescrire, il faut que l'écoulement ait commencé, & qu'il ne faille seulement que le hâter. En toute autre conjoncture, les remedes propres à procurer le flux hémorrhoïdal, seroient plus nuisibles au malade que la pléthore même.

Pour prevenir l'attaque d'*apoplexie*, le moyen le plus sûr que je conseille, c'est de tenir le ventre en bon état, & les excrétions libres & faciles; car c'est une maxime générale de pratique, que la tête ne peut être affectée tant que le ventre fait bien ses fonctions. Il faut cependant se bien garder de procurer la sortie des excrémens par des purgatifs violens; car ces remedes agissant avec furie sur les membranes nerveuses des intestins, seroient capables d'exciter des spasmes, & de troubler la circulation du sang. Il ne faut employer dans ces occasions que des purgations douces, légeres & amies de la constitution du malade. Entre ces médecines, celles que je préfererois aux autres, ce sont les préparations de rhubarbe avec les sels abstergens, les pilules polychrestes & les clysteres.

Toutes ces eaux & tous ces baumes qui portent le nom d'*apoplectiques*, dont quelques Auteurs font si grand cas, qu'on ordonne tant à l'intérieur qu'à l'extérieur, & qu'on applique en forme d'onction, aux tempes, aux narines & à la nuque du cou, sont à mon avis, très-préjudiciables, soit qu'on les administre comme remedes à l'attaque actuelle d'*apoplexie*, soit comme préservatifs contre l'attaque que l'on craint, lorsque la raison qu'on a de craindre est tirée d'une plénitude de sang, & que la personne menacée est à la fleur de son âge. Le témoignage de Dodonæus dans cette matiere, doit étre d'un poids considérable. « Lorsque la quantité des humeurs est trop grande, dit-il, *Hist. Lib. VI.* surtout si » le sang est du nombre, l'usage de ce remede (il parle de l'eau de lavande distillée) est dangereux. » Il en faut dire autant de toutes ces compositions dont la base est l'esprit de vin, dans lequel on a fait macérer des herbes, des fleurs, des graines & des aromates de la même nature que la lavande, & que les Charlatans qui en font trafic, prescrivent à tort & à travers. Toutes ces choses chaudes & spiritueuses ne peuvent manquer de porter à la tête, augmenter le mal & doubler le danger du malade.

Il est bien plus sûr d'user d'infusion en forme thé, faite d'eau commune & d'herbes céphaliques, surtout de baume, de bétoine, de sauge & de petit cardamome; ces infusions prises en boissons, sont propres à conserver au sang l'égalité de son mouvement, & à rafraîchir & fortifier le cerveau & les nerfs.

Mais il faut desespérer du salut d'un malade qui refuse de se soumettre à un régime convenable & calculé, relativement à ce que nous appellons *non-naturels*. Dans les cas de la nature de celui dont nous traitons, le repos & l'abstinence sont deux grands préservatifs. Celse prétend qu'ils suffisent seuls, non-seulement pour prevenir, mais même quelquefois pour guérir les plus terribles maladies. Un homme menacé d'*apoplexie*, se gardera donc bien d'être intempérant dans le boire & le manger, & de varier ses mets. Il n'usera point de vins doux & agréables au palais : il s'interdira toutes liqueurs fortes, & tout exercice de corps violent, particulierement après les repas. Il ne se couchera point sur son souper: il aura soin de se tenir la tête élevée sur un oreiller quand il sera dans son lit. Lorsque la constitution tend à l'*apoplexie*, il faut employer tout ce qui s'oppose à cette pente. Il ne se faut jamais laisser refroidir les piés; on les baignera souvent dans de l'eau chaude, & l'on habitera un appartement modérément chaud. On se donnera un peu de mouvement; on se tiendra l'esprit tranquille & serein, & l'on ne dormira ni trop, ni trop peu. En un mot, on évitera soigneusement tout ce que nous avons compté entre les causes procathartiques de cette terrible maladie.

OBSERVATION PREMIERE.

Un Comte âgé de cinquante ans, plein de sang & d'humeurs, avoit été attaqué il y avoit quelques années d'une paralysie légere, dont il lui restoit quelque embarras dans la prononciation. Cela le détermina à venir aux eaux de Carlsbat qui étoient voisines de ses terres; & il les prit intérieurement & extérieurement. Il fit ce voyage sans avoir consulté de Medecin, & il prit les eaux sans avoir disposé son corps à leur effet par les évacuations convenables, la saignée & la purgation. Qu'en arriva-t'il? C'est qu'un jour en entrant dans un bain, qui étoit à la vérité un peu trop chaud, il fut privé subitement de tout sens, tant intérieurement qu'extérieurement. Immédiatement après cet accident, sa respiration devint prompte, sa poitrine s'éleva comme par une espece de mouvement convulsif, la pulsation de ses arteres étoit forte & dure, & son visage extremement rouge. On lui ouvrit la veine; on lui appliqua sous le nez des sternutatoires, ce qui ne servit qu'à lui donner une convulsion de poitrine des plus terribles, & à le jetter dans un ronflement violent. En un moment, tout son côté gauche fut privé de tout sentiment & de tout mouvement, excepté sa main, qu'une convulsion tenoit dans une agitation continuelle. Il perdit l'usage de la raison, & il mourut en cinq heures de tems. Après sa mort, il lui sortit par les narines une grande quantité de sang & des sérosités sanglantes; & cette effusion dura vingt-quatre heures, & davantage.

REFLEXION.

S'il y a des eaux minérales qu'il ne faille prendre en bains qu'avec une extreme circonspection, ce sont assurément celles de Carlsbat; car leur effet est de resserrer violemment la surface du corps, & de repousser avec force le sang & les humeurs aux parties intérieures; & cet effet est produit par les parties terrestres de la nature de la chaux & ferrugineuses dont elles sont chargées. C'est par cette raison qu'elles emportent avec tant de vitesse les tumeurs œdémateuses des piés, & que si la constitution est disposée aux spasmes & les vaisseaux remplis de sang, elles causent des douleurs violentes, de véhémentes palpitations de cœur, des maux de tête aigus, la perte des forces, la foiblesse des articulations, & même des fievres intermittentes & continues. Il n'est pas étonnant que le Seigneur dont nous avons parlé, en qui la quantité de sang étoit déja trop grande & les humeurs très-disposées à s'épancher dans le cerveau, se soit mal trouvé de ces eaux; que l'usage inconsidéré qu'il en faisoit, ait porté son sang avec impétuosité à la tête, & que ses vaisseaux, tant intérieurs qu'extérieurs, se soient rompus; accidens qui ne pouvoient pas manquer de le priver subitement de la vie, & qui lui arriverent, comme il paroît évidemment par l'effusion copieuse de matieres sanglantes qu'il rendit par le nez: or, cette effusion indique toujours, comme on sait, une hémorrhagie antérieure du cerveau. L'application des sternutatoires ayant augmenté la difficulté de respirer, & procuré le râlement, c'est aux Medecins à en conclurre, qu'on ne doit faire usage dans les *apoplexies* de sang, de tout ce qui tend à faire éternuer, qu'avec une extreme circonspection, même après qu'on a tempéré l'impétuosité avec laquelle le sang se portoit à la tête; car il y a toujours à craindre que l'irritation causée par ces remedes ne provoque derechef le sang, ne l'attire dans les parties irritées, & ne hâte la mort du malade.

OBSERVATION II.

Une femme de cinquante ans, d'une constitution sanguine, mais en méme-tems très-délicate & très-foible, avoit toujours eu des regles très-abondantes. Mais à l'âge de quarante-neuf ans, cette évacuation ayant cessé, selon le cours ordinaire de la nature, elle commença à se plaindre d'une mesaisance & d'une espece d'oppression qu'elle sentoit aux environs du cœur; le côté gauche de l'abdomen lui enfla, ses articulations devinrent foibles & douloureuses; elle eut des maux de tête accompagnés de pesanteur & tenans du vertige, & son sommeil fut mauvais & interrompu; cependant elle conservoit avec toutes ces infirmités, son embompoint & sa couleur vermeille. A l'approche de l'hiver, ces symptomes s'accrurent à un point, qui la força d'appeller un Medecin, qui, pour dissiper les flatulences, lui ordonna des sels volatils huileux, & des essences carminatives : il lui fit aussi prendre une poudre purgative, composée d'un demi-scrupule de résine de Jalap, & de six grains de tartre vitriolé. Elle avoit été purgée six fois de cette maniere, & toutes ces purgations lui avoient fait essuyer des tranchées furieuses, lorsqu'elle eut une attaque d'*apoplexie:* cette attaque la frappa le lendemain de sa derniere purgation. Son pouls ne changea point d'état, & sa respiration fut toujours libre. On lui ouvrit la veine sur le champ, & on lui donna un clystere acre. L'action de ces remedes dissipa à la vérité l'*apoplexie* : mais il lui resta une aphonie, avec une grande foiblesse de tête.

Pour emporter les symptomes, & les restes de sa premiere maladie, son Medecin lui ordonna une poudre purgative de douze grains de résine de jalap, & dix grains de tartre vitriolé, à prendre dans de l'eau de lis des vallées. Il n'y avoit pas une heure qu'elle avoit cette medecine dans le corps, qu'elle fut attaquée pour la seconde fois d'*apoplexie* ; & cette attaque l'emporta.

REFLEXION.

Les femmes d'une constitution sanguine, sont fort sujettes à l'*apoplexie*, lorsqu'elles viennent à perdre leurs regles; elles doivent donc alors se faire saigner fréquemment, de peur que d'autres causes venant à se réunir à cette suppression, il ne s'en ensuive des accidens terribles. Mais rien n'étoit plus capable de les hâter ces accidens, qu'un usage de purgatifs violens & capables de donner des tranchées. Entre ces purgatifs funestes en pareil cas, on peut compter avec raison, la résine de jalap en poudre; car à peine est-elle descendue dans l'estomac, qu'elle coule dans les intestins; là s'attachant à leurs membranes nerveuses, elle excite des spasmes & des tensions douloureuses : ces mouvemens forcent le sang de remonter dans les parties supérieures; & cette révulsion produit les plus terribles effets. Il s'ensuit de-là que le Medecin commit une lourde faute, d'avoir ordonné, au sortir d'un accès d'*apoplexie* qui s'étoit dissipé comme de lui-même, une dose de ce fatal purgatif si considérable, qu'elle rappella l'*apoplexie*, & que la malade en fut emportée. Quoiqu'en se proposant de déterminer par un purgatif violent, les humeurs à se porter dans les parties inférieures, sa pratique parût raisonnée ; cependant avec un peu plus de réflexion, il se seroit apperçu qu'il falloit tenter cet effet par des laxatifs doux, ou même des clysteres, & non avec des remedes capables d'exciter dans les intestins des spasmes sensibles, spasmes qui s'annoncerent par les tranchées, & de forcer le sang à se porter à la tête en si grande quantité, & avec une telle impétuosité que les vaisseaux en furent rompus, & que la malade en mourut.

OBSERVATION III.

Un Ecclésiastique qui n'avoit pas plus de cinquante ans, d'une constitution sanguine, & qui avoit toujours joui d'une santé ferme & vigoureuse, fut jetté, par un évenement fâcheux qui blessoit sa réputation, & qui déshonoroit son caractere, dans une violente agitation d'esprit, accompagnée de folie & des symptomes les plus cruels. Ce trouble lui laissoit peu de repos, il dormoit peu; il crut à propos, pour chasser sa mélancolie, & s'égayer les sens & l'esprit, de se livrer à un usage un peu libéral du vin, qu'il avoit aimé autrefois plus que de raison, à la longue il perdit entierement l'appétit; comme il faisoit une mauvaise digestion des mets qu'il prenoit, il étoit tourmenté par des rapports continuels; cependant il ne sortoit de son ventre aucune flatulence; il étoit extremement resserré. Il commença à perdre les forces; il fut attaqué d'une douleur, & d'un oppression violente qui se faisoient sentir dans les parties circonvoisines de son cœur. Des pensées tristes & affligeantes lui tourmentoient l'esprit: enfin, il perdit subitement, & contre toute attente, tous ses sens; son pouls & sa respiration ne souffrirent aucune altération. Au bout de deux heures, après qu'on lui eut appliqué les remedes convenables, il reprit en partie ses forces, & il revint à lui-même; mais il se plaignit aussi-tôt d'une extreme foiblesse de genoux, d'un engourdissement, & d'une langueur du côté droit, & de la perte de la mémoire. Il se détermina de lui-même à venir aux bains de Carlsbat dans le dessein non-seulement de guérir, par leur moyen, de sa maladie hypocondriaque, mais encore de chasser de son esprit toutes pensées affligeantes, & de dissiper sa mélancolie par le voyage, & par la conversation. Comme j'étois alors sur les lieux, il me consulta sur son état, & je lui conseillai de boire modérément des eaux tempérées de la source, appellée *Muhlen-Brunnen* ; ce qu'il fit avec succès pendant vingt jours ou environ. Il s'en retournoit, lorsqu'en passant dans une ville bien connue, il fut invité par ses amis à un grand repas qu'ils lui donnerent; il se livra à son gout pour le vin, & il en but un peu plus qu'il n'auroit dû Il s'en revenoit à son logis, par une nuit assez froide, lorsqu'il se sentit une difficulté de respirer dont il se plaignit : cela le détermina à prendre quelques poudres diaphorétiques, dont l'usage fit paroître sur son corps les symptomes d'une fievre pourpreuse. Mais comme il étoit tourmenté d'un mal de tête insupportable, son Medecin jugea à propos de le saigner du pié. Avant que d'en venir-là, il prit mon avis; & comme je craignois que la saignée ne fît rentrer le pourpre, je m'opposai de toute ma force à ce qu'elle fût faite. Mais le Medecin à force d'insister sur les suites fatales auxquelles on s'exposoit en différant ce remede, se fit écouter ; le malade fut saigné du pié, & cette saignée fut assez copieuse. Incontinent la douleur qui se faisoit sentir aux environs des parties adjacentes du cœur, augmenta, les extrémités du corps se refroidirent, le pourpre rentra, une violente attaque d'*apoplexie* survint, accompagnée de la perte de tous les sens, d'assoupissement & de râlement ; le pouls étoit inégal & fort, & le visage rouge & enflé. La violence de la maladie emporta en dix-huit heures de tems ce malade.

REFLEXION.

Il y a dans ce cas plusieurs circonstances qui méritent toute l'attention d'un Medecin, & qui peuvent lui servir de regles dans la partie pathologique & thérapeutique de son art. Premierement, nous remarquerons que dans un homme d'une constitution sanguine, la longueur & l'excès du chagrin, le mauvais régime, & surtout l'usage immodéré du vin, affoiblissent tellement le systeme nerveux, que les maladies hypocondriaques sont forcées de s'introduire dans cette constitution dont elles n'auroient vraisemblablement jamais approché, si on ne s'étoit servi de tous ces moyens pour les y contraindre. On remarquera en second lieu, que les longues agitations de l'esprit, les embarras & les afflictions de l'ame, accompagnées d'un chagrin profond, débilitent tellement le cerveau & le systeme nerveux, qu'il en est disposé, & qu'il en devient sujet à des attaques paralytiques. D'ailleurs, dans le cas qui fait maintenant l'objet de nos reflexions; la premiere attaque d'*apoplexie*, avoit été légere; puisqu'elle ne provenoit que de la violence avec laquelle le sang avoit été porté à la tête, à l'occasion des spasmes excités dans le bas ventre; & une saignée suffisoit pour la dissiper & pour résoudre & remettre en circulation le sang qui étoit en stagnation dans les vaisseaux du cerveau. Mais comme il n'y a point de malades plus exposés aux rechutes que les *apoplectiques*, surtout lorsqu'ils ne prennent aucun préservatif, qu'ils vivent sans régime, & qu'ils négligent l'usage des remedes convenables; il arriva que l'Ecclésiastique dont nous avons fait l'histoire, s'étant abandonné à son intempérance, après l'usage des bains de Carlsbat, qui sont vraiment excellens dans les maladies hypocondriaques, mais très-funestes dans les maladies de la tête, eut une seconde attaque plus violente que la premiere, & que cette attaque fut mortelle; ce qu'il faut encore attribuer à la grande quantité de sang qu'on lui tira ; en conséquence de quoi, la fievre pourpreuse attaqua avec violence les parties internes, & y excita des spasmes qui forcerent le sang à se porter avec impétuosité à la tête;

d'où il s'ensuivit que les vaisseaux internes s'ouvrirent. Hoffman, *vol.* 2.

OBSERVATION IV.

Tirée de C. Pison.

Claude Dionis, Habitant & Tailleur à Pont-à-Mousson en Lorraine, homme d'une constitution, & d'une habitude de corps foibles, noir de cheveux, & livré à la fainéantise & à la crapule, au sortir d'une débauche de vin, eut en 1603. une attaque d'*apoplexie*; il tomba subitement à terre & perdit tout sentiment & tout mouvement. Il fut privé dès cet instant de l'usage de la parole. Quoiqu'il respirât sensiblement, cependant sa respiration étoit inégale, troublée & intermittente, basse & accompagnée de râlement. Il demeura dans cet état de privation de voix, de mouvement, & de sentiment pendant quatre jours: tous ceux qui le virent le jugerent *apoplectique*. Le quatrieme jour, il revint à lui-même, ce que j'attribue à une faveur particuliere du Ciel, plutôt qu'à l'énergie des remedes, qu'on ne peut administrer dans les cas de cette nature, ou qui ne produisent aucun effet, quand même on vient à bout d'en faire usage; par la raison que l'oppression qui accable la faculté sensitive est trop grande, pour être dissipée. Cependant la guérison de cet homme ne fut pas complete; la matiere morbifique se fixa par une transmigration salutaire, non-seulement sur le milieu de l'épine du dos, ce qui lui rendit le tronc du corps paralytique, mais encore sur les branches de la septieme paire de nerfs, qui se portent à la langue, d'où il contracta un bégayement qui lui est toujours resté. La chaleur & les autres précautions convenables opérerent tellement sur sa paralysie qu'il fut en état, quelques mois après, de sortir & de se placer à la porte des Églises, pour y recevoir les aumônes des Chrétiens charitables. Mais un an & demi après cet accident, ce malheureux perdit l'usage de ses jambes, & fut obligé de garder le lit, où il fut presque aussi-tôt attaqué d'une fievre d'une espece particuliere qui m'est inconnue, & qui l'emporta.

OBSERVATION V.

Tirée du même Auteur.

En 1603. vers le commencement du mois de Septembre, un Habitant de Pont-à-Mousson, habile dans son métier, revint ivre d'une ville voisine, où il avoit été en voyage. Il tomba au milieu de sa route, perdit tout sentiment & tout mouvement, & demeura étendu sur la terre pendant trois jours. Le troisieme jour on le trouva; on le leva, & il fut transporté dans sa maison. Il recouvra l'usage des sens; mais il fut privé en même-tems de la faculté de mouvoir le milieu de son corps, du côté droit: Cette paralysie subsiste encore, quoiqu'il y ait plus de quatre ans que cet accident lui est arrivé. D'ailleurs, il n'a pas la prononciation libre, & il marche avec peine.

Je ferai observer que dans ce malade les parties paralytiques ont toujours été humides de sueurs.

OBSERVATION VI.

Je me rappelle qu'il y a environ dix ans, sur les confins de l'Evêché de Metz, une femme de distinction, (c'étoit, si je ne me trompe, l'épouse de M. Helmestat,) demeura paralytique au sortir d'une attaque d'*apoplexie*. L'*apoplexie* l'attaqua pour la seconde fois, dissipa sa paralysie, & termina ses jours en même-tems.

Cette espece de maladie est extremement fréquente dans le Duché de Lorraine; il n'y a presque point de Villes, de Bourgs, ni de Villages où les changemens de tems considérables qui se font pendant l'hiver, n'amenent des *apoplexies* subites & inattendues, dont les habitans sont frappés & emportés. Je ne déterminerai point quant à présent, s'il faut attribuer cette disposition à l'*apoplexie*, à la crapule des Habitans, où à l'humidité du climat, & aux mauvaises qualités de l'air; ou si c'est un effet que toutes ces causes réunies concourent à produire. Je ne m'embarquerai pas non plus dans des spéculations profondes sur la nature de cette maladie, & de ses différens symptomes; toutes ces choses à force d'être traitées, ont peut-être acquis tout le degré de lumiere dont elles sont susceptibles; j'observerai seulement qu'il y a trois especes d'*apoplexies*; une *apoplexie* forte & violente qui suffoque & tue le malade tout d'un coup; une *apoplexie* d'une force moyenne, qui rend la respiration violente, forte & haute, & que quelques-uns distribuent en deux sortes, qui different plutôt entre elles par leur degré de violence, que par leur nature; & une *apoplexie* légere dans laquelle le malade respire avec quelque difficulté. La premiere ou la plus violente provient d'une humeur gelatineuse, quelquefois seule, d'autre fois mêlée de sérosité; mais en proportion telle que la sérosité est toujours en moindre quantité que l'humeur mucilagineuse. L'*apoplexie* la plus légere, a pour cause la sérosité seule, ou mêlée avec une humeur mucilagineuse; mais en telle proportion que l'humeur mucilagineuse est toujours en moindre quantité que la sérosité. Enfin, l'*apoplexie* moyenne entre la violente & la légere est produite par un mélange en parties égales de sérosité & d'humeur mucilagineuse. En effet, l'Observation suivante semble confirmer cette théorie.

OBSERVATION VII.

Dans l'année 1660. Etienne Ruisseau, fils d'un Avocat célebre, jeune homme âgé de douze ans, vers le solstice d'hiver, tomba subitement sans sentiment & sans mouvement, si l'on en excepte un mouvement convulsif qui suivit presque immédiatement sa chute & qui fut accompagné de râlement. Nous essayâmes dans cette occasion peu de remedes, parce que nous jugeâmes l'attaque mortelle. En effet l'évenement ne trompa point nos conjectures; il fut suffoqué par la violence du mal & emporté douze heures après son attaque, versant, au grand étonnement de tous ceux qui l'approcherent alors, par les narines une grande quantité d'humeur mucilagineuse & écumeuse, non goutte à goutte, comme il arrive dans les maladies des poumons invétérées; ensorte qu'il n'y avoit aucune raison de penser que cet écoulement vînt de la poitrine; car quoique dans les cas de péripneumonie, la violence du râlement puisse procurer une effusion de matiere purulente par le nez, cependant on sait que cette matiere n'est point écumeuse, ne vient pas en grande quantité, qu'elle a quelque consistance & qu'elle tombe goutte à goutte: au reste, on pourroit attribuer la vitesse de l'écoulement en question à la longueur & au penchant de la route que la matiere avoit à faire pour sortir.

L'expérience m'a appris que le trop de fluidité du sang pouvoit aussi-bien causer une *apoplexie* que sa concrétion dans le cerveau. On m'a raconté qu'un homme avoit eu une attaque d'*apoplexie* qui l'avoit étendu mort sur la place; il dormoit alors devant un feu, la tête penchée; situation qui favorisoit extremement la maladie. Il y a trois ans que le fils d'Arnoud Richard s'étant exposé pendant le jour de relâche d'une fievre tierce, à l'ardeur d'un soleil brûlant, (on étoit alors dans la canicule) fut frappé subitement d'*apoplexie*, & le coup fut si furieux qu'il en mourut le jour suivant; c'est un fait dont je suis témoin. Charles Pison, *Observ. Select.*

De l'Apoplexie, selon Boerhaave.

L'*apoplexie* est la privation subite & entiere des sens externes, internes & de tous les mouvemens volontaires, tandis que la respiration & le pouls persistent souvent avec plus de force, ainsi que les fonctions qui en dépendent ; cette privation est accompagnée d'une élevation considérable de la poitrine, avec râlement & des apparences d'un sommeil profond & perpétuel.

Il est démontré par une multitude d'observations que cette maladie a pour cause tout ce qui est capable d'empêcher, soit totalement soit en partie, le passage du fluide nerveux séparé dans le cerveau, dans les organes des sens & des mouvemens volontaires, & le reflux du même fluide des mêmes organes au *sensorium commune* dans le cerveau; tandis que le progrès & peut-être le retour du fluide fourni par le cervelet au cœur & les organes de la respiration, subsistent dans un degré de force suffisant en quelque façon pour continuer leurs fonctions.

On peut pour la plus grande clarté des choses, distribuer en différentes classes, toutes les causes que les Auteurs ont assignées à cette maladie sur les diverses observations qu'ils ont faites.

1. La conformation naturelle du corps forme la premiere classe. Lorsque la tête est plus large qu'elle ne doit être, le col trop court, & comme il arrive quelquefois, n'ayant que six vertebres, au lieu d'en avoir sept, cette structure incline à l'*apoplexie* en favorisant l'amas du sang & des humeurs dans la tête. Lorsqu'il y a trop d'embompoint & de graisse, alors les arteres capillaires sont exposées à la compression; & conséquemment une trop grande quantité de sang & d'humeurs se portera dans les vaisseaux qui vont à la tête.

Lorsque l'habitude du corps est pléthorique & qu'il y a redondance d'humeur pituiteuse dans le sang, les sucs sont sujets à demeurer en stagnation & à occasionner la rupture des vaisseaux dans le cerveau.

2. La seconde classe est composée de toutes les causes qui occasionnent dans le sang, la lymphe & le fluide nerveux, une altération qui les rend incapables de circuler librement dans les canaux du cerveau qui leur sont propres. Entre ces causes on peut compter,

Les concrétions polypeuses dans les carotides & dans les arteres vertébrales, soit que ces concrétions soient formées originairement aux environs du cœur ou dans le crane; ce que l'on découvre par la palpitation du cœur, l'inégalité du pouls, le vertige & les affoiblissemens momentanés de la vue, se dissipant pour revenir ensuite & s'accroissant par le mouvement & la chaleur.

La disposition inflammatoire du sang qui s'annonce par une fievre aiguë continue, la phrénésie, une douleur inflammatoire considérable dans la tête; tous ces accidens tourmentent quelquefois long-tems un malade, avant qu'il soit attaqué d'*apoplexie*.

Ajoutez à ces symptomes, tous ceux qui indiquent que le sang ne pouvant circuler librement dans les vaisseaux du cerveau, est en conséquence porté en trop grande quantité & avec une force qui n'est pas ordinaire, dans les branches extérieures des carotides; d'où il s'ensuit rougeur, gonflement & inflammation des yeux, du visage & du cou, & une effusion involontaire de larmes.

L'état de la masse entiere du sang, comme lorsqu'il est épais, gluant, pituiteux & croûpissant. C'est ce qui fait que les vieillards, & entre eux ceux qui sont sujets aux catarrhes, & dont la constitution est froide & humide, qui sont pâles & leucophlegmatiques, sont aussi les plus sujets à l'*apoplexie*. Lorsque l'*apoplexie* provient de cette cause, il est assez facile de la présager, parce qu'elle est assez communément précédée d'une langueur générale & d'un grand affoiblissement des sens, de l'assoupissement, de l'aversion pour tout exercice, d'une lenteur dans la parole qui n'est pas ordinaire, de tremblement, de ronflement, de cochemart, de pâleur, d'enflure, d'humidité, d'obscurcissement de la vue, d'évacuations fréquentes d'humeurs pituiteuses par le vomissement, de vertige, de difficulté de respirer après le moindre mouvement, & de la compression des cartilages du nez. Cette mauvaise habitude du sang est produite & augmentée par toutes les causes génératrices de l'épaississement des humeurs. Voyez l'Article *Lentor*.

3. La troisieme classe comprend tout ce qui tend à comprimer les arteres mêmes ou les vaisseaux médullaires du cerveau, & à empêcher par ce moyen la circulation libre des fluides dans ces vaisseaux.

Les personnes pléthoriques, c'est-à-dire qui ont beaucoup de sang & qui sont pleines de mauvaises humeurs sont fort exposées à cette espece d'*apoplexie*; s'il arrive surtout que quelque agitation ou chaleur extraordinaire vienne à augmenter la vitesse de la circulation. D'où il paroît que le danger est augmenté dans ces constitutions par la débauche, & l'usage des liqueurs spiritueuses, par les remedes acres & qui mettent le sang en mouvement, comme les cordiaux, les sels volatils & les émétiques, par le mouvement & la chaleur excessifs, par la trop grande application, surtout si elle est continuée & réitérée, parce que tout cela tend à déterminer les fluides à se porter au cerveau en plus grande abondance.

Il faut ranger dans la même classe toutes les tumeurs qui se forment au dedans du crane, inflammatoires, purulentes, séreuses, pituiteuses, steatomateuses, skirrheuses ou osseuses, pourvu qu'elles compriment les arteres ou les sinus veineux qui sont aux environs du pressoir d'Hérophile, ou l'origine médullaire des nerfs ou la substance médullaire même du cerveau.

Ajoutez à ces causes la trop grande vitesse du sang dans les vaisseaux de la tête, lorsqu'il est chassé dans cette partie par quelqu'obstacle qui s'oppose à la circulation du sang dans les parties inférieures, ce qui peut arriver d'une multitude infinie de manieres différentes.

C'est encore à ces mêmes causes qu'il faut raporter les compressions des veines hors de la tête, qui portent le sang refluant de l'intérieur du crane vers le cœur, de quelque cause que proviennent ces compressions, de même que les effusions de sang, de pus, de sanie ou de lymphe qui agissent extérieurement sur la pie-mere ou sur la dure-mere.

4. La quatrieme classe est composée de ces causes qui dissolvent de quelque maniere que ce soit, le tissu des arteres, des veines ou des canaux lymphatiques, qui appartiennent aux parties intérieures du cerveau, & qui produisent l'extravasation des différens fluides qui y sont contenus, en conséquence de laquelle l'origine médullaire des nerfs est comprimée & offensée. C'est l'effet des sérosités acres dans les cas d'hydropisie & de leucophlegmacie, de la surabondance du sang dans la pléthore, de l'acrimonie atrabilaire qui domine dans les constitutions mélancoliques, scorbutiques & gouteuses : toutes ces causes produisent ordinairement l'*apoplexie*, & cela entre quarante & soixante ans. Elles demeurent quelquefois cachées pendant long-tems, mais elles ne manquent jamais d'agir, lorsqu'elles sont excitées par d'autres causes analogues: pour prévoir les accidens qu'elles produiront, la comparaison de ces matieres déja formées avec les choses capables de les mettre en action, telles que les passions violentes, l'étude forcée, l'intempérance, la débauche, le commerce excessif des femmes, cette comparaison, dis-je, suffit.

5. Enfin nous formerons la cinquieme classe de quelques especes de poisons qui donnent la mort subitement. Nous aurions pu sans manquer à la méthode, les distribuer dans la seconde, la troisieme & la quatrieme classe; nous pourrions même assurer que ces causes agissent plus sur les poumons que sur le cerveau. Entre ces poisons, nous mettrons les fumées des soufres minéraux, du charbon & le *gas sylvestre*, ou cet esprit qui s'exhale des végétaux pendant la fermentation.

L'inspection anatomique des corps des personnes qui sont mortes d'*apoplexies* & les observations historiques des circonstances qui accompagnent la cure de ces maladies, nous ont fourni la distribution que nous avons faite des causes précédentes; & cette distribution ne nous servira pas peu dans la recherche que nous ferons des méthodes les plus sûres de traiter les *apoplectiques*.

Voyez les observations & les histoires que nous avons rapportées au commencement de cet Article.

Il suit de-là que les *apoplexies* proviennent de causes différentes & quelquefois opposées, & qu'on peut les distinguer en *apoplexies* sanguines & pituiteuses, quoique cette distribution soit sans doute moins exacte que la précédente, par laquelle il est évident qu'il y a des *apoplexies* séreuses, bilieuses, polypeuses & d'autres especes encore.

La partie affectée dans l'*apoplexie* parfaite, est le *sensorium commune* en entier, dans le cerveau, au lieu que la paraplégie n'attaque que quelques parties de ce *sensorium*, qui sont plus comprimées que le reste, tandis que le cervelet & ses dépendances demeurent, du moins au commencement de la maladie, dans leur état ordinaire.

Le cerveau pourvoyant à l'entretien des parties instrumentelles de la sensation & du mouvement volontaire; ces parties recevant de-là leur portion de fluide nerveux; le cervelet au contraire fournissant le cœur & les organes de la respiration, il est évident que le pouls & la respiration doivent subsister, pendant que les sens & le mouvement volontaire s'anéantissent. Il y a plus; il s'ensuit même que le pouls & la respiration doivent augmenter, à mesure que les sensations & les mouvemens volontaires s'affoiblissent: aussi remarque-t'on communément, que plus le malade est proche de sa fin, plus le pouls & la respiration sont grands, ce dont on peut rendre raison de la maniere précédente.

Lorsque l'obstruction formée dans le cerveau est considérable, la quantité ordinaire de sang ne peut plus y circuler: mais cette quantité ordinaire y étant toujours portée par les carotides, la partie qui devient superflue, & que le cerveau ne peut plus recevoir à cause de son obstruction, est forcée de passer dans d'autres parties de la tête; de-là viennent la rougeur & l'enflure des joues, l'écume qui sort de la bouche: la trop grande quantité de sang qui entre dans les carotides externes, produit tous ces effets. L'obstruction du cerveau détermine aussi dans les vaisseaux du cervelet une trop grande quantité de fluides. La sécrétion des esprits s'y fait donc en plus grande abondance qu'auparavant. Mais comme ces esprits ne servent qu'à l'entretien des fonctions vitales, le pouls & la respiration doivent nécessairement être plus forts.

Ainsi, il faut estimer le danger & la violence de l'*apoplexie* sur l'âge, la constitution & la conformation du malade, sur la véhémence des symptomes, & surtout sur la privation absolue des sens & du mouvement volontaire, sur la force & la profondeur de la respiration, accompagnée de ronflement; sur la quantité d'humeurs visqueuses qui sortent par la bouche; sur une sueur froide légere qui coule par gouttes sur la peau; sur une paraplégie légere, une violente épilepsie, ou quelques autres accidens qui peuvent l'avoir précédée.

L'*apoplexie* légere, & qui peut être guérie, se connoît à la foiblesse des symptomes, & à l'absence de tous les accidens dont nous venons de faire l'énumération, & qui caractérisent l'*apoplexie* violente.

Dans l'*apoplexie* légere, s'il survient une sueur abondante, égale sur tout le corps, comme une rosée chaude, & qui affoiblisse les symptomes, elle résoudra la maladie, en emportant la matiere morbifique qui obstruoit les nerfs destinés à former les sensations & les mouvemens volontaires, & que les facultés vitales avoient préparée à sortir du corps en l'atténuant.

Une effusion abondante d'urines épaisses, produira le même effet salutaire, & par les mêmes raisons.

La matiere morbifique & la maladie, seront pareillement dissipées par un flux hémorrhoïdal abondant & continué, & dans les femmes, si leurs regles surviennent.

La diarrhée emporte aussi quelquefois la maladie: une fievre violente qui survient, surtout dans le commencement de l'*apoplexie*, atténue & dissipe la matiere qui occasionnoit l'obstruction, & ramene la santé. Mais une fievre légere ne suffisant point pour atténuer la matiere, & la disposer à sortir, est d'un fâcheux présage.

La fievre est salutaire dans l'*apoplexie*, mais surtout dans celle qui provient de la viscosité des sucs, parce que l'atténuation des matieres est dans ce cas plus à souhaiter que dans tout autre.

Lorsque la matiere qui faisoit obstruction n'est pas entierement atténuée & rentrée dans le cours de la circulation, ou lorsque la cause de la maladie subsiste en partie, alors l'*apoplexie*, si elle a quelque violence, dégénere en paralysie de quelques parties musculeuses. Si la paralysie affecte un côté entier, on l'appelle hémiplégie; & si elle affecte toutes les parties qui sont au-dessous du cou, elle se nomme paraplégie. On dit qu'elles surviennent dans l'intervalle des quatre premiers jours. On en guérit difficilement, & elles attaquent toujours la mémoire, le jugement & les mouvemens volontaires. Ainsi le malade reste pendant toute sa vie, pesant, stupide & pusillanime; il est sujet à trembler, & il a des vertiges fréquens.

L'*apoplexie* parfaite dans laquelle le cerveau est fort offensé, les fluides sont corrompus, & le cervelet est affecté par les causes de la maladie, emporte bien-tôt le malade. Il est rare qu'il passe le septieme jour.

Les Praticiens ont pour maxime, que toute *apoplexie* qui ne se résout pas avant le quatrieme jour, est mortelle, à moins qu'il ne survienne une fievre violente & aiguë avant le septieme.

On peut prévoir une *apoplexie*, en examinant premierement la constitution naturelle, l'habitude du corps & sa conformation.

Secondement, en connoissant l'état du sang & des humeurs, ou la présence de ces causes qui la produisent, lorsqu'elles sont mises en mouvement par des causes analogues.

Troisiemement, en s'instruisant de la maniere dont les causes procathartiques mettent les causes antécédentes en mouvement. C'est ce que nous avons déja dit jusqu'à présent.

Quatriemement, par les premiers effets de ces causes; savoir, le tremblement, la vacillation, le vertige, l'affoiblissement momentané de la vue, l'engourdissement, l'assoupissement extraordinaire, la perte de la mémoire, le tintement d'oreilles, l'enflure des parties supérieures, la respiration plus profonde que de coutume, la compression des cartilages du nez, & le cochemart fréquent.

On déduira de ce qu'on a dit plus haut, la connoissance de l'*apoplexie*, lorsque cette maladie se présentera, & ses différens degrés de violence.

Quant à la cure & à la maniere de prevenir l'*apoplexie*, ce sont deux choses sur lesquelles on ne peut donner des regles générales.

La méthode de traiter doit varier, selon la nature des causes antécédentes & des causes procathartiques, & selon les parties affectées. Nous pouvons cependant assurer que quelles que soient ces causes & les parties, il faut donner au malade du secours le plus promptement qu'il sera possible. Si la maladie est invétérée, il n'y aura presque aucune espérance de guérison.

Si à l'aide des signes dont nous avons fait l'énumération, on prévoit qu'il s'ensuivra une attaque d'*apoplexie*; & si d'ailleurs on est assuré que ces signes proviennent d'un principe froid, gluant & inactif, pour en prevenir l'effet, on s'appliquera premierement à éloigner de la tête la compression des sucs visqueux.

Secondement, à atténuer ces sucs, & à leur ôter leur viscosité, tant dans le cerveau que dans tout le corps.

Quant à la compression des vaisseaux du cerveau, on la diminuera, premierement, par la dérivation des humeurs de cette partie dans une autre, ou même dans les parties opposées.

Secondement, par des évacuations universelles.

On parviendra à la dérivation des humeurs par les bains de vapeurs; les fomentations & les bains des parties auxquelles on prétend attirer les humeurs; par les ventouses, par les sinapismes & les vésicatoires, entre lesquels les cantharides sont merveilleuses, en ce qu'elles déterminent les humeurs à se porter dans l'endroit où on les applique, & qu'elle les atténuent en même-tems; par les caustiques, les cauteres, les sétons & les frictions, & par les ligatures faites aux gros vaisseaux des piés, des bras & des cuisses. Ajoutez à cela les gargarismes & les masticatoires qui provoquent la salive à sortir, & les apophlegmatismes appliqués à la bouche, à la gorge & au nez.

Boerhaave donne dans sa matiere médicale, les remedes suivans:

Gargarismes dans l'Apoplexie.

Prenez *de racine d'impératoire, de piretre, de petit galanga,* } *de chaque, une once;*
de feuilles récentes d'origan, de rue, de thym, } *de chaque, une poignée;*
de fleurs de lavande, de matricaire, } *de chaque, une once;*
d'écorce d'orange, six gros;

Faites-en une décoction dans de l'eau, le vaisseau étant bien bouché,

Sur trois livres,

Mêlez *d'esprit de sel ammoniac, trois gros.*

Masticatoires qui font saliver.

Prenez *de mastic, cire blanche, gingembre,* } *de chaque, une once;*

Suivant l'art, on en fera des pastilles.

De ces mêmes plantes, on fait des apophlegmatismes.

On procure les évacuations universelles par des émétiques & des cathartiques violens, donnés en dose suffisante; par les scarifications & par la saignée: cependant l'effet de ces remedes n'est pas absolument certain.

Boerhaave recommande les cathartiques & vomitifs suivans:

Vomitifs.

Prenez *du vin émétique, deux onces & demie;*
oxymel scillitique, une once;

Mêlez pour une prise.

Prenez *de crême de tartre émétique, six grains;*

Pour une prise.

Prenez *de suc de raifort sauvage tiré par expression, une once,*
d'oxymel scillitique, deux onces.

Mêlez pour une dose.

Ou prenez *de poudre d'algaroth, deux grains.*

Purgatif.

Prenez *de diagred, dix grains,*
de résine de Jalap, deux grains,
d'esprit de vin rectifié, deux gros.

Après avoir exactement trituré & dissous le tout,

Ajoutez *de sirop de roses laxatif avec le séné, six gros;*

Pour une prise.

Quant à la saignée, dans ces especes d'*apoplexies*, les Auteurs sont partagés; les uns la conseillent; d'autres la desapprouvent. Quant à moi, je crois qu'il faut se déterminer sur la plénitude & l'habitude générale du corps, & sur l'abondance des humeurs: mais si le Medecin est prudent & éclairé, il saura bien distinguer les cas dans lesquels il doit ouvrir la veine, de ceux dans lesquels il seroit dangereux de le faire.

Après ces dérivations & évacuations, il faudra travailler à dissoudre les humeurs visqueuses, & à les atténuer par les remedes convenables. Entre ces remedes, il ne faut pas compter le régime. Dans le cas d'une *apoplexie*, comme on n'a pas le tems de le pratiquer, il n'a pas celui d'opérer. Mais ce remede qui produit si peu d'effet dans l'*apoplexie* actuelle, est peut-être le meilleur dont on puisse user pour la prevenir. Dans ce cas, il doit consister dans l'usage habituel d'alimens, tant solides que liquides, dont la fermentation ait entierement détruit la viscosité naturelle, & qu'on assaisonnera d'aromates & de sels. Quand je dis que la fermentation aura parfaitement détruit la viscosité naturelle, cela s'entend, à proprement parler, des seuls végétaux. Il n'y a point de sels, quels qu'ils soient, qui ne soient ici salutaires, parce qu'ils picotent les solides, & qu'ils excitent les sucs languissans & presque croupissans à se mouvoir; or le mouvement est le moyen le plus court de les atténuer. On se servira aussi avec beaucoup de succès & par les mêmes raisons des végétaux aromatiques & de leurs huiles essentielles & chymiques: le baume aromatique dont nous donnerons la composition à la fin de cet article, est excellent; quoiqu'il semble qu'on craigne de s'en servir, parce qu'on l'a vu si souvent mal appliqué. Au reste, nous ne pouvons trop le répéter, tous les remedes acres & irritans sont mortels, lorsque l'*apoplexie* provient d'une extravasation réelle, d'une plethore qui distend les vaisseaux, ou d'une disposition inflammatoire du sang. On peut permettre le bouillon fait avec la volaille; parce qu'il est contraire aux acides qui sont les promoteurs de la coagulation & de la viscosité.

En ajoutant de la force aux vaisseaux & aux visceres, en augmentant le mouvement des fluides, en délayant, résolvant, irritant, en ordonnant des remedes bilieux & savoneux, des frictions, des bains, & des vésicatoires; on travaillera à l'atténuation de la viscosité des humeurs. Mais on trouvera ce qui concerne l'atténuation des humeurs visqueuses traité plus au long à l'article *Lentor*. Voyez *Lentor*.

Il faut toutefois ménager ces remedes avec beaucoup de prudence; mal ou mal-à-propos administrés, ils augmenteroient la maladie qu'on prétend guérir, & ils produiroient des accidens terribles; ils doivent toujours être précédés de la dérivation & de l'évacuation, & il ne faut jamais les laisser agir avec trop de violence.

Il ne faut pas négliger les topiques qui picotent, évacuent & résolvent; on les appliquera sur la tête. De tous les remedes extérieurs, il n'y en a point de plus énergique que les cantharides.

Lorsqu'une *apoplexie*, qui provient de la cause dont j'ai parlé, est bien formée, on n'en guérit que rarement. Cependant il faut toujours essayer les remedes que nous avons indiqués & appliquer au nez, à la bouche & sur la tête, tout ce qui est capable de réveiller le sentiment. On peut employer en ce cas les remedes les plus acres & les plus irritans; on tâchera de procurer l'évacuation par les selles avec des clysteres acres. Celse ordonne l'hellebore blanc, comme un des plus puissans irritans que nous ayons.

Boerhaave ordonne les suivans.

Vapeur qui irrite les narines.

Prenez *de teinture de castoreum,*
d'esprit de sel ammoniac, } *de chaque 2 gros.*

Appliquez souvent au nez du malade ce mélange.

Prenez *vinaigre très-fort,*
teinture de castoreum, } *de chaque, 2 gros.*

Mêlez pour les mêmes usages.

Prenez *d'huile distilée de romarin,*
de tanaisie,
de lavande,
de rue,
d'absinthe, } *de chaque, 4 gouttes.*
d'infusion de castoreum, un gros,
d'onguent pour les nerfs, une once,
de sel volatil huileux, un gros.

Mêlez pour en faire un baume, suivant l'art, dont on frottera le dessous des narines & les tempes.

Lavement acre.

Prenez *de pulpe de coloquinte, demi gros;*
de feuilles de tabac, un gros & demi.

Après les avoir fait bouillir, dans dix onces d'eau de cette décoction, on mêlera,

de sel gemme, deux gros.

On en fera un clystere.

Fuller prescrit le lavement suivant.

Prenez *de racine d'impératoire, une demi-once,*
de feuilles de rue, deux poignées,
de pulpe de coloquinte, enfermée dans un sachet, une demi-dragme,

Faites bouillir le tout dans une quantité d'eau capable de fournir après l'ébullition, douze onces de liqueur.

Ajoutez *d'infusion de safran des métaux, trois onces,*
de teinture de castoreum, une demi-once,
d'huile d'ambre,
de sel gemme, } *de chaque, 2 dragmes.*

Faites-en un clystere.

Il faut avouer que l'effet assez ordinaire de tous ces remedes est d'augmenter le mal en augmentant le mouvement de la matiere morbifique & en la portant avec plus d'impétuosité qu'elle n'en avoit sur les parties affectées, par l'irritation qu'ils causent. Il peut arriver aussi que le malade soit trop affoibli, si l'on continuoit les évacuations. Il résulte de-là que dans la dissolution des humeurs visqueuses, l'évacuation & la révulsion exigent encore beaucoup de prudence de la part du Medecin; & il n'est pas moins évident, que si la saignée est un remede très-efficace, il peut aussi devenir très-nuisible; en un mot, qu'il tue lorsqu'il ne guérit pas.

Si l'on s'apperçoit par les signes que nous avons indiqués, que l'*apoplexie* est causée par une disposition inflammatoire du sang, par la pléthore, ou par la raréfaction du sang; ou par la trop grande vitesse avec laquelle il est envoyé à la tête, quelle que puisse être la cause de cet excès de vitesse; il faut avoir recours sur le champ aux remedes capables d'évacuer, de résoudre & d'écarter le sang de la tête.

1°. On tirera une grande quantité de sang. On choisira les veines jugulaires: l'ouverture de la saignée sera grande, & on réitérera cette évacuation tant que le cas l'exigera. Si la maladie n'est pas mortelle, ordinairement la saignée soulage sur le champ. Voyez l'article *Arteriotomia.*

2°. On ordonnera une forte dose d'antiphlogistiques, qu'on répetera de façon que l'on procure au malade une diarrhée presque continuelle; mais si ces cathartiques n'agissent pas assez promptement, il faudra en hâter l'action par des clysteres irritans.

Boerhaave recommande les antiphlogistiques suivans.

Purgatifs Antiphlogistiques.

Crême de tartre,
cristaux de tartre,
le tartre même, } *de chaque, 6 dragmes.*
sel Polychreste, cinq scrupules,
Pulpe de tamarins, deux onces,
Tamarins mêmes,
Rob de sureau, } *de chaque, quatre onces.*
de rhubarbe, une dragme & demie.

Prenez *de rhubarbe choisie, une dragme & demie,*
de sel Polychreste, un scrupule & demi,
de sirop de chicorée composé avec la rhubarbe, une once.

Après les avoir bien broyés ensemble selon l'art, délayez-les dans,

deux onces d'eau distilée de fleurs de sureau,
d'eau de canelle, deux dragmes.

Faites-en une potion; ou

Prenez *de pulpe de tamarins, deux onces,*
de crystaux de tartre bien pulvérisés, trois dragmes.

Mêlez. Le malade en prendra une dragme, chaque demi-quart-d'heure, jusqu'à ce qu'il soit assez purgé; ou

Prenez *de feuilles de séné mondé, deux dragmes,*
de bon agaric, une dragme,
de tamarins, deux onces.

Mettez le tout en décoction dans un vaisseau couvert, avec de l'eau distilée de fleurs de sureau, pendant un quart-d'heure; exprimez la décoction au travers d'un drap; & sur six onces, ajoutez,

de nitre purifié, une dragme,
de sirop de roses solutif composé avec le séné, six dragmes.

Faites une potion, ou

Prenez *de feuilles de séné, trois dragmes;*
de tamarins, deux onces,
d'agaric, trois dragmes.

Mettez le tout en décoction dans de l'eau, pendant un quart-d'heure. Sur une pinte, ajoutez,

de sirop de chicorée avec la rhubarbe, une once,

On en prendra une once par demi-heure, jusqu'à ce qu'on soit assez purgé.

Purgation

Purgation forte & stimulante.

Prenez *d'agaric, deux dragmes & demie,*
de sel Polychreste, un scrupule,

Mêlez & pulvérisez.

Prenez *de la seconde écorce récente d'yeble ou de sureau, une once.*

Pilez-la avec de l'eau de pluie; laissez-les un peu en décoction : enfin exprimez la liqueur.

La dose doit être de quatre onces.

Prenez *d'agaric, deux dragmes,*
de feuilles de séné, trois dragmes,
de racine de mechoacan, une dragme,
de tamarins, deux onces.

Après les avoir coupés, pilés & mis infuser pendant une demi-heure dans de l'eau de pluie; faites-les bouillir doucement pendant un demi-quart-d'heure; passez ensuite la décoction, & ajoutez sur neuf onces,

de sel végétal, demi-dragme,
de sirop de roses solutif, composé avec le séné, neuf dragmes.

La dose est d'une once de demi-heure en demi-heure, jusqu'à ce qu'on soit assez fortement purgé. Ou bien,

Prenez *de scammonée de Syrie, treize grains,*
d'antimoine diaphorétique, vingt grains,
de sirop de roses purgatif composé avec le séné, six dragmes,

Après avoir tout bien pilé, ajoutez en mêlant

d'eau distilée de chicorée, demi-once.

Faites une potion.

Dans tous ces cas, Boerhaave recommande particulierement les tamarins & le séné.

3°. Outre ces remedes, le malade doit faire usage, tant que la cure durera, des remedes qui peuvent rafraîchir, délayer, atténuer & provoquer les urines. Ces remedes diminueront assurément la vitesse & le mouvement du sang, que tous les aromates irritans tendent au contraire à augmenter, & en même-tems la maladie.

Boerhaave ordonne les suivans.

Prenez *de feuilles d'alleluya, trois onces,*
de mauve, une poignée & demie,
d'avoine entiere, une once.

Faites bouillir le tout dans une quantité de petit lait suffisante pour avoir douze onces. Ajoutez à cela,

jaunes d'œufs, deux,
de rob de groseilles, une once,

Faites-en boire au malade fréquemment.

Clystere.

Prenez *feuilles d'endive, fraîchement cueillies,*
de chicorée,
de fumeterre,
de mauve,
de guimauve,
} *de chaque, une poignée.*

Faites bouillir le tout dans une quantité de petit lait suffisante pour avoir dix onces de liqueur passées.

Faites prendre ce clystere deux ou trois fois par jour.

4. Cependant on tentera des révulsions perpétuelles & fortes, par les moyens que nous avons indiqués plus haut jusqu'à ce que la cure soit finie.

5. Quant aux alimens; le régime doit être extremement léger & antiphlogistique. Voyez *Inflammatio.*

6. Il faut proscrire tous les remedes capables d'irriter violemment ou d'exciter le mouvement & la chaleur dans le sang. On ne permettra point au malade d'être couché dans son lit, dans une posture basse; on l'y tiendra presque droit. Les narcotiques passent pour nuisibles dans cette maladie.

Si une *apoplexie* qui provient de cette cause est déja formée, il y a peu d'apparence que le malade en puisse guérir; toutefois les remedes dont nous avons fait l'énumération ci-dessus, sont les seuls qui puissent procurer quelque soulagement.

Nous avons traité à l'article *Caput*, des especes d'*apoplexies* qui ont pour causes l'extravasation d'un fluide entre le crane & la dure-mere, ou entre la dure-mere, & la pie-mere; une blessure, une contusion, une fracture ou la suppuration. Voyez l'article *Caput.*

L'espece d'*apoplexie*, qui provient d'un extravasation d'humeurs dans les cavités internes du cerveau, donne la mort à celui qui en est attaqué, & cela si brusquement, qu'ordinairement on n'a pas le tems de faire usage des remedes. Dans ce cas, s'il est possible de procurer au malade quelque soulagement, c'est en dégageant les vaisseaux par des saignées copieuses & des purgations réitérées, supposé toutefois que la premiere saignée & la premiere purgation aient produit un bon effet; car par ce moyen on vuidera les veines, & l'on pourra leur donner la facilité d'absorber les humeurs extravasés, à la faveur de l'action des puissances vitales. C'est encore en corrigeant la viscosité & l'acrimonie des fluides, par les remedes convenables à chaque espece de fluides.

L'espece d'*apoplexie* qui a pour cause l'extravasation de la lymphe, est beaucoup plus facile à guérir : il faut faire usage dans ce cas, des purgatifs hydragogues puissans, & y ajouter les topiques les plus capables d'attirer & de dissiper la partie extravasée de la lymphe; entre ces topiques, les principaux sont de larges vésicatoires qu'il faudra laisser appliqués pendant fort longtems. On prescrira d'ailleurs un régime dessiccatif, & l'on aura recours aux sinapismes, aux cauteres & aux setons, si les circonstances l'exigent.

Cette espece d'*apoplexie* est si fréquente, que quelques Auteurs ont regardé l'extravasation de la lymphe comme la cause de toute *apoplexie* en général.

Les Auteurs n'ont point prescrit de remedes particuliers pour les *apoplexies* produites par les poisons, ou par des concrétions polypeuses dans les grands vaisseaux.

Apoplecticum Balsamum. Baume Anti-apoplectique.

Prenez *des huiles distilées,*
de clous de girofles,
de lavande,
de citrons,
de marjolaine
de mente,
de ris,
de romarin,
de sauge,
de bois de roses,
d'absinthe,
} *de chaque douze gouttes,*
d'ambre, six grains,
de bitume de Judée, deux dragmes,
d'huile de muscade par expression, une once,
de baume du Perou, une quantité suffisante pour former du tout un baume d'une consistance molle.

Ce baume échauffe & picote les nerfs, appliqué aux narines, en en frottant les tempes, ou quelque autre partie. Il opere aussi sur les membres paralytiques, en les en oignant; il a eu beaucoup de réputation; & on le portoit dans de petites boîtes d'ivoire, ou dans des pommes de cane. Mais cette réputation est passée; & il a fait place à des compositions moins efficaces, que la mode a mises en vogue, & qu'elle réprouvrera de même. On l'ordonne cependant dans les affections de la tête & des nerfs. Dans ce cas, on le prend intérieurement soit en bol, soit en électuaire, depuis trois gouttes jusqu'à six. *Pharmacop. de Quincy.*

APOPNIXIS, Ἀποπνιξις, d'ἀποπνίγω, *suffoquer; suffocation;* ce mot se dit proprement des hystériques. Les Anciens croyoient que la suffocation dans ce cas provenoit de la matrice.

APOPSYCHIA, Ἀποψυχία, d'ἀπὸ, la marque de la privation, & de ψυχὴ, *ame, vie.* Le plus haut degré de la lipothymie. Voyez *Lipothymia.* Castelli.

APOPTOSIS, Ἀπόπτωσις, Erotien rend ce mot par τῶν ἐπιδέσμων ἄνεσις; relâchement d'un bandange; en ce sens il est synonyme à *apolysis.* Voyez *Apolysis.*

APORIA, Ἀπορία, ou *Alysmus.* Voyez *Alysmus.* Hippocrate a dit ἄπορον νόσημα, maladie équivoque, ou qui met la vie en danger, ou dont la terminaison est douteuse.

APORRAIDES, Ἀποῤῥαΐδες, pourpre dont l'écaille est hérissée de pointes. Espece de poisson à coquille. Castelli.

APORRHIPSIS, Ἀπόῤῥιψις, d'ἀποῤῥίπτω, ôter avec précipitation; l'action d'ôter avec précipitation. On lit dans Hippocrate, *de Rat. Vict. in Morb. acut.* Ἀποῤῥίψιες τῶν ἱματίων, l'action de se déshabiller avec précipitation; ou de jetter les couvertures, comme il arrive aux personnes qui sont en délire, dans le fort d'une fievre.

APORRHOEA, Ἀπόῤῥοια, d'ἀποῤῥέω, *couler de; fluxion;* il signifie aussi contagion, pollution, écoulement; il est synonyme à *apocrisis* & à *effluvium.* Voyez *Apocrisis, Contagium, effluvium.* Castel.

APORRHOE, Ἀποῤῥοὴ, *perte* ou *chute*, on dit ἀποῤῥοὴ τῶν τριχῶν, chute de cheveux. Voyez *Alopecia.*

APOS, nom d'un oiseau.

Apos, Offic. Aldrov. Ornith. 2. 698. Bellon. des Oyse. 377. Jonf. de Avib. 84. Gesn. de Avib. 506. *Apos major*, Charlt. Exer. 99. *Hyrundo, apus*, Raii Ornith. 214. Ejusd. Synop. A. 72. Mer. Pin. 178. Will. Ornith. 156.

Cet oiseau habite en Angleterre pendant l'été. Voyez *Apodes.*

Comme cet oiseau est toujours en mouvement, & qu'il se nourrit d'insectes, il contient beaucoup de sel volatil & d'huile exaltée. On prétend qu'il est bon pour l'épilepsie, pour fortifier la vue, pour les douleurs néphrétiques, & pour la colique.

APOSAEIS, Ἀποσαεὶς. Galien, dans son *Exeg.* rend ce terme par ἀποσβεσθεὶς, *extinction.*

APOSCEMMA ou APOSCEPSIS, Ἀπόσκημμα, ἡ ἀπόσκηψις, d'ἀποσκήπτω, qui signifie entre autres choses, transporter rapidement & fixer d'un lieu dans un autre; influx ou transmigration rapide des humeurs d'une partie du corps dans une autre. Galien, *Lib. ad Glauconem.* Cette transmigration est quelquefois une crise, & doit être attribuée à la force de la nature, comme le même Auteur l'observe, *Lib.* περὶ τοῦ προγινώσκειν. Il désigne encore par le terme ἀποσκήμματα, ces parties excrémentitielles qui sont précipitées dans les intestins, & dont le mouvement en embas décharge les autres parties du poids dont elles étoient surchargées. Ἀποσκήψιες, est dans Hippocrate synonyme à ἀποσκήμματα, ou fixation d'humeurs. Il signifie aussi dans le même Auteur, transmutation d'une maladie en une autre, comme dans l'*Aphorif.* 56. *Lib. VI.* Ἐς τάδε ἀποκινδυνοι αἱ ἀποσκήψιες; « sont sujettes à ces transmutations, à dégénérer de la maniere que j'ai dit. » Hippocrate veut dire dans cet endroit qui seroit fort obscur, si on y vouloit chercher un autre sens, que les maladies qui ont pour cause la mélancolie, sont sujettes à se transformer, à dégénérer en apoplexies, convulsions, folie, ou perte de la vue. On lit encore le mot ἀποσκήψεις dans cet ancien, *Lib. I. de Morb. majore;* selon la citation de Galien qui lui fait signifier dans cet endroit la même chose qu'ἀποσκάσεις, scarification.

APOSCEPARNISMUS, Ἀποσκεπαρνισμὸς, de σκέπαρνον, *hache;* espece de fracture d'un os dont un morceau est emporté, comme une esquille de bois est emportée d'un tronc d'arbre d'un coup de hache. Cette blessure se fait avec un instrument tranchant & léger, lorsqu'on porte le coup de biais. Castelli.

APOSCHASIS, APOSCHASMUS, Ἀπόσχασις, ἀποσχασμὸς, d'ἀποσχάζω, *scarifier, scarification*, ou incision légere & superficielle faite à la peau. Ἀποσχᾶν & ἀποσχάσαι, signifient dans Hippocrate, ouvrir, couper, scarifier; & dans le Livre I. & le Livre II. des Maladies, la piquure ou l'ouverture d'une veine; comme dans les passages suivans. Πρῶτον μὲν τὰς φλέβας τὰς ὑπὸ τῇ γλώσσῃ ἀποσχᾶν; « il faut premierement ouvrir les veines sous la langue. » Et τότε ξυμφέρει τὴν φλέβα ἀποσχάσαι τὴν ἐν τῇ χειρὶ, τὴν σπληνῖτιν καλεομένην ἢ τὴν ἡπατῖτιν: il seroit à propos pour le soulagement du malade, de lui ouvrir la veine du bras, qu'on appelle veine splénique, ou veine hépatique. Hesychius rend ἀποσχάσαι synonyme à φλεβοτομεῖν, *saigner*, & Varinus à διαχῆσαι, *disséquer.*

APOSIGESIS, Ἀποσίγησις, d'ἀποσιγάω, *garder le silence; l'action de garder le silence.* On lit dans Hippocrate περὶ εὐσχημ. πρὸς τὰς ἀποσιγήσιας ἐνθυμηματικοί; phrase que les Commentateurs ont rendue de plusieurs manieres fort différentes: les uns ont entendu par-là, « qui n'est point embarrassé de répondre, dont les réponses sont promptes, vives & sensées; » d'autres lui font signifier, « qui est grave & sententieux dans ses réponses; » ceux-ci, « un homme qui garde opiniâtrément le silence; » ceux-là, « ardent contre ceux qui gardent opiniâtrément le silence. » Foesius a adopté la premiere interprétation; « qui n'est point embarrassé de répondre, dont les réponses sont promptes, vives, & sensées; » s'accorde bien, dit-il, avec ce qui précede: πρὸς τὰς ἀναστασίας σιγηλικοί, ce qu'il rend par « qui écoute avec patience, modestie, & en silence les objections que ses antagonistes font. »

APOSITIA, Ἀποσιτία, d'ἀπὸ, privatif & de σιτίον, *aliment.* C'est la même chose qu'*anorexia.* Voyez *Anorexia.*

APOSITICA, ἀποσιτικά, il signifie dans Hippocrate, selon l'*Exegesis* de Galien, ἀποσιτίας καὶ ἀνορεξίας ποιητικά, tout ce qui donne du dégout & de l'aversion pour les alimens.

APOSPASMATA, Ἀποσπάσματα, d'ἀποσπάω, *déchirer* ou *séparer.* Galien, *Lib. de Constit. Art.* donne ce nom aux solutions de continuité qui surviennent dans les parties organiques. Dans le commencement du *Lib. IV. Meth. Med.* il appelle cette solution violente de continuité qui se fait dans les ligamens Ἀπόσπασμα, & ῥῆγμα & θλάσμα, celle des vaisseaux & des muscles. Il dit dans son troisieme Commentaire sur le Livre κατ' ἰητρ. qu'Hippocrate donne le nom d'ἀποσπάσματα à la séparation des parties qui servent à lier les os ensemble.

APOSPHACELESIS, Ἀποσφακέλισις, de σφάκελος, *mortification*, signifie dans Hippocrate la gangrene ou mortification de la chair dans les plaies & les fractures, qui est causée par un bandage trop serré.

APOSPHAGE, Ἀποσφαγὴ, d'ἀποσφάττω, *égorger comme une victime;* l'action d'égorger, ou de couper la gorge. Hippocrate, περὶ ἀρχ. ἰητρικ. Selon Pollux, σφαγὴ, signifie gosier, καὶ τὸ κοῖλον οὗ δήσασι αἱ κλεῖϑυς; la cavité qui est entre les clavicules. Foesius.

APOSPHAGMA, Ἀπόσφαγμα. Galien rend ce mot par τὸ τρυγῶδες παράθημα, écoulement fétide : *Aposphagma* signifie aussi, selon Pline & Athenée, le sang qui tombe dans le vaisseau destiné à la préparation des différentes sortes d'alimens, lorsqu'on égorge un animal.

APOSPHINXIS, Ἀποσφίγξις, d'ἀποσφίγγω, *presser ou serrer;* l'action d'arrêter. Hippocrate s'est servi de ce terme en plusieurs endroits, pour exprimer l'action exercée par une bande, sur une partie à laquelle elle est appliquée.

APOSPONGISMUS, Ἀποσπογγισμὸς, c'est l'action d'éponger, ou de nettoyer avec une éponge seche ou trempée dans de l'eau; on éponge encore pour adoucir, pour diminuer la demangeaison, & pour rafraîchir les esprits, &c. Castelli.

APOSTAGMA, APOSTALAGMA, Ἀπόσταγμα, ἀποστάλαγμα, d'ἀποστάζω, & ἀποσταλάζω, *distiler.* On entend par ces mots, cette liqueur douce qui distile des grappes de raisins, avant qu'elles soient foulées; & à qui sa grande douceur a fait encore donner le nom de γλεῦκος. D'autres l'appellent *protropum.* Castelli.

APOSTASIS, Ἀπόστασις, d'ἀφίστημι, *abscéder ; abscès.* Voyez *Abscessus.*

Outre cette signification ordinaire, ce mot en a d'autres encore qu'on trouve dans Hippocrate même. Entre ces significations, les deux plus remarquables sont les suivantes. Il dit dans un endroit, ἀποστάσις κατ' ἔκρουν, ἢ κατ' ἔκκρισιν : « terminaison par écoulement ou excré- » tion; » ce qui se fait lorsque la matiere morbifique se dissipe & s'écoule par quelque voie. Et dans un autre, ἀπόστασις κατ' ἀπόθεσιν; terminaison par fixation : ce qui se fait lorsque la matiere morbifique se jette entierement sur une partie, s'y loge & s'y fixe. On trouve dans Galien, *Com.* 8. *in Lib. VI. Epid.* Πολλάκις ἀποστάσεις εὕρομεν αὐτὸν ἐκ ἐπὶ μόνων τῶν κατ' ἀπόθεσιν, ἀλλὰ κἀπὶ τῶν ἐκκρίσεως ὀνομάζοντα. « Hippocrate ap- » plique quelquefois le mot *apostasis*, non-seulement » à des choses déposées sur quelques parties; mais en- » core à celles qui sont rendues par excrétion. »

Cet Auteur se sert aussi du même terme pour exprimer la transformation d'une maladie en une autre, *Lib. I. Epid.* Ἐστι δ' οἷς ἐκ ὀλίγοισιν ἐξ ἄλλων πυρετῶν, καὶ νοσημάτων ἀποστάσιες ἐς τεταρταίες ἐγένοντο. « La plu- » part des autres fievres & maladies s'altérent, se trans- » forment & dégénerent en fievre quarte. » Ici Galien rend ἀπόστασις par μετάστασις.

APOSTAXIS, Ἀπόσταξις, d'ἀποστάζω, de στάζω, *distiler, distilation. Distilation* se prend ordinairement dans Hippocrate, pour signifier l'écoulement de sang qui se fait goutte à goutte par le nez : il signifie quelquefois écoulement ou fluxion en général.

APOSTEMA, Ἀπόστημα, d'ἀφίστημι, *abscéder ; abscès.* Voyez l'article *Abscessus.*

APOSTEMATIAI, Ἀποστηματίαι; c'est le nom qu'Aretée donne, *Lib. I. de Cauf. & Sig. Chron. c.* 9. à ceux qui vuident par embas le pus d'un ulcere interne; de même qu'il nomme ἔμπυοι, *empyi*, ceux qui le rendent par en haut, & en qui il vient de la poitrine.

APOSTERIGMATA, Ἀποστηρίγματα, d'ἀποστηρίζω, *supporter, soutenir :* il se dit de tout ce qui sert à soutenir & à arrêter une partie foible, sans le secours des bandages, comme les compresses, les coussins, les oreillers, & autres choses semblables pour la tête. Galien, *Comment.* 3. *in κατ' ἰητρεῖον.* Hippocrate entend par le même mot, *Lib. de Flat.* toutes les maladies qui attaquent les intestins, & qui sont invétérées ou profondément enracinées.

APOSTOLORUM UNGUENTUM, Onguent des Apôtres.

Prenez *de la cire jaune, quatre onces,*

de la résine, *de la térébenthine,* *de la gomme ammoniaque,*	*de chaque une once, six dragmes,*
de la litharge d'or, une once, une dragme,	
de l'oliban, *du bdellium,* *de l'aristoloche ronde,*	*de chaque six dragmes;*
de la myrrhe, *du galbanum,*	*de chaque demi-once.*
de l'opopanax, trois dragmes,	
du verd-de-gris, deux dragmes,	
de l'huile commune, deux livres.	

Faites-en un onguent selon l'art.

On pulvérisera ensemble dans un mortier huilé au fond, la gomme ammoniaque, le bdellium, l'oliban & la myrrhe; d'autre part on mettra en poudre chacun séparément, le verd-de-gris, l'aristoloche & la litharge; on purifiera & on dissoudra dans le vinaigre en la maniere accoutumée le galbanum & l'opopanax; on mettra cuire la litharge avec l'huile, y ajoutant une livre d'eau ou davantage, s'il en faut, en remuant toujours avec une spatule de bois. Quand la litharge sera cuite, on y fera fondre la cire & la résine rompues par petits morceaux, les gommes purifiées & la térébenthine; on retirera la bassine de dessus le feu, l'on y mêlera le verd-de-gris, puis l'aristoloche, & enfin l'oliban pulvérisé. On fera un onguent qu'on gardera dans un pot bien bouché.

Il tire son nom du nombre des ingrédiens dont il est composé : ils sont au nombre de douze comme les Apôtres, sans compter l'huile & le vinaigre. Il est vulnéraire.

APOSTRACOS OSTEON, Ἀποστρακὸς ὀστέον, d'ὄστρακον, *coquille*, dans Hippocrate *de Vulnerib.* c'est un os tellement desséché qu'il semble être une coquille.

APOSTROPHE, d'ἀποστρέφω, *se détourner.* ἀποστροφὴ, signifie dans Paul Eginete, *Lib. III. cap.* 37. *dégout, aversion* pour les alimens.

APOSYRMA, Ἀπόσυρμα, d'ἀποσύρω, *chasser.* Ce mot est synonyme à *abrasum.* Voyez *Abrasum.*

APOTELESMA, l'effet ou la terminaison d'une maladie. Cœlius Aurelianus, *Chron. L. II. c.* 12.

APOTHECA, Ἀποθήκη, d'ἀποτίθημι, *mettre à l'écart*, ou *serrer.* Ce mot signifioit jadis un Cellier, c'est maintenant une boutique où l'on vend des drogues; on entend encore par *apotheca* un pot de fayence. D'*apotheca* vient,

APOTHECARIUS, celui qui prépare les médicamens.

APOTHERAPIA, Ἀποθεραπεία, d'ἀποθεραπεύω, *guérir*; en général, cure absolue & parfaite. C'est en ce sens qu'il paroît qu'Hippocrate a employé le verbe ἀποθεραπεῦσαι, *Praecept.* Il signifie quelquefois dans Galien la fin ou la derniere partie d'un exercice, lorsque pour dissiper la lassitude, la personne qui s'est exercée, se fait frotter ou oindre, ou prend le bain. On entend d'autres fois par ce mot, une espece même d'exercice qui consiste à se faire frotter, à suspendre la friction & à entremêler le repos. La partie de la Medecine qui traite de ces exercices s'appelloit *apotherapeutica*, *apotherapeutique*, ἀποθεραπευτική.

APOTHERMUM, Ἀπόθερμον, espece de sauce fort acre, telle que celle que nous faisons avec l'huile, la moutarde, le vinaigre ou le vinaigre seul. Galien, *de Atten. Diat. cap.* 11. Il y en a qui déduisent du *Lib. I. de Alim. Fac.* du même Auteur, que *apothermum*, *sapa*, *siraon* & *hepsema* sont trois mots synonymes. Mais le raisonnement qu'ils fondent sur le texte, n'est rien moins que concluant. Castelli.

APOTHESIS, Ἀπόθεσις, d'ἀποτίθημι, *placer ;* c'est dans Hippocrate l'action de placer convenablement un membre rompu & auquel les bandages sont appliqués; c'est l'action de lui donner la situation dans laquelle il faut qu'il demeure. Ce mot est synonyme à *thesis*, θέσις &

analepsis auquel on le joint quelquefois, signifie relativement au bras, ce qu'*apothesis* signifie relativement à la jambe. On lit dans Hippocrate, *Lib.* κατ' ἰητρεῖον. Ἡ ἀνάληψις, ἡ ἀπόθεσις, ἡ ἐπίδεσις, ὡς ἐν τῷ αὐτῷ ἢ διαφυλάσσειν. « Les soutiens, la posture & le bandage ne » doivent point changer d'état. »

APOTHLIMMA, Ἀπόθλιμμα, d'ἀποθλίβω, *presser, exprimer*; les feces, le marc & quelquefois le suc exprimé. Gorræus.

APOTHRAUSIS, ἀπόθραυσις, d'ἀποθραύω, *briser, rompre.* C'est l'action d'enlever une esquille d'os ou quelque partie qui s'en est séparée par exfoliation ou autrement.

APOTOCOS, Ἀπότοκος, d'ἀποτίκτω, mettre au monde trop-tôt; *Abortif.* Héfychius rend ἀπότοκυς par ἀποσβυνήσεις γεννημάτων, « les boutons tendres des arbres ou les fœtus des animaux. » Hippocrate se sert métaphoriquement de ce mot dans la phrase suivante, ἀπότοκυς νοσημάτων χρονίυς ποιέοντα, « qui donnent naissance aux maladies chroniques. »

APOTOS, ἄποτος, d'α privatif, & de πότος, *boisson*; qui ne boit point.

APOTROPÆOS, Ἀποτρόπαιος, d'ἀποτρέπω, *détourner*; un de ces Dieux que les payens appelloient *Dii averruncatores* ou *vejoves*, & ἀλεξίκακοι, Dieux chargés d'écarter des hommes les maux dont ils sont menacés.

Les *Apotropæa*, Ἀποτρόπαια, étoient les sacrifices qu'on offroit à ces divinités. Ce mot signifioit aussi quelquefois amulete ou enchantement; & dans ce sens il étoit synonyme à *periapta*, περίαπτα. On lit dans Hippocrate, *Lib.* περὶ ἐνυπνίων· Ἐπὶ δὲ τοῖσιν ἐναντίοισι τοῖσιν ἀποτροπαίοισιν καὶ γῇ, καὶ ἥρωσιν ἀποτρόπαια γενέσθαι τὰ χαλεπὰ πάντα. « Dans les tems d'adversités, adressez-» vous aux Dieux *Averruncatores*, à la Terre & aux Hé-» ros, afin qu'ils éloignent de vous les maux dont vous » êtes affligés. »

APOTYCHIA, Ἀποτυχία, d'ἀπὸ privatif & de τύχη, *fortune*; *malheur*, *infortune.*

APOXE, APOXERA, Ἀπόξη, ἀπόξηρα, signifie dans Hippocrate, *Lib.* κατ' ἰητρεῖον, selon Galien, *Comment.* 3. les parties du corps qui vont en s'affoiblissant par degrés & qui se terminent en pointe. Il y en a qui lisent ὑπόξυ, au lieu d'ἀπόξη & ὑπόξηρα au lieu d'ἀπόξηρα, & ils entendent par ces mots, toute partie qui étant flétrie & desséchée, diminue de plus en plus, s'affoiblit à mesure qu'elle approche de son extrémité & qui se termine enfin en pointe. Fœsius.

APOZEMA, Ἀπόζημα, d'ἀποζέω, *bouillir*; *décoction.* Voyez l'Article *Decoctum*, vous y trouverez la maniere de préparer cette sorte de médicament.

APOZIMOS, Ἀπόζυμος, de ζύμη, *ferment*; *fermenté.* On lit dans Hippocrate, *Prorrh.* 2. Ἅμα δὲ καὶ τὰς γαστέρας ἀπόζυμυς τε καὶ ῥυπαρὰς ἀποδεικνύυσι καὶ ῥυτιδώδεας. « D'ailleurs, elle rend (la diarrhée dont il vient » de parler) le ventre mal-propre & ridé, comme s'il » y avoit eu dessus quelque matiere fermentante. »

APP

APPARATUS, Κατασκευή, *Appareil.* En Chirurgie, c'est l'assemblage & la disposition réguliere de tous les instrumens nécessaires pour l'exercice de l'art, ou pour quelque opération particuliere qu'on est sur le point de faire. Ce terme a encore lieu dans quelques parties de la Medecine, comme dans la diététique & la Pharmacie, qui exigent un appareil d'instrumens & de moyens pour atteindre à leur but. Les Lithotomistes ont leur grand & leur petit *appareil*, le haut *appareil* & le latéral. Blancard, Castelli.

APPENDICULA VERMIFORMIS, *Appendice vermiculaire.* Sur le côté du fond du cœcum se trouve une *appendice* comme un petit intestin, presque de la même longueur, mais extremement grêle. On l'appelle *appendice vermiculaire* à cause de quelque ressemblance avec un ver de terre. Son diametre n'excede guere trois lignes pour l'ordinaire. Il s'ouvre par une de ses extrémités latéralemement & un peu obliquement dans le fond du cœcum. L'autre extrémité est fermée, quelquefois plus étroite, & quelquefois plus ample que le reste de sa longueur.

Cet *appendice* a quelques entortillemens à peu près comme ceux d'un ver quand on le touche; c'est pourquoi on l'a nommé *vermiculaire* ou *vermiforme.* Il ressemble aussi en quelque façon à la pendeloque charnue de la tête d'un coq d'inde. Sa structure est en général à peu près comme celle des autres intestins. La tunique interne de cet *appendice* a cela de particulier, qu'elle est toute folliculeuse à peu près comme celle du duodenum. Elle est même reticulaire & représente une espece de réseau, dont les trous sont des lacunes glanduleuses qui répandent continuellement une espece de liqueur dans la cavité de l'*appendice.*

On a souvent disputé s'il falloit donner le nom de cœcum à cet *appendice*, ou à la grosse portion qui fait comme la tête de l'intestin colon. La division générale des intestins en gros & en grêles, l'a enfin déterminé pour l'*appendice* à l'égard de l'homme; car en parlant des animaux & des oiseaux, il faudroit souvent changer de langage. Winslow.

L'extrémité qui est fermée n'est point attachée au mésentere, mais au rein droit par le moyen du péritoine. On ne sait point encore quel est son usage. Quelques-uns le regardent comme un second estomac, d'autres comme le réceptacle des excrémens du fœtus dont il est toujours rempli jusqu'à l'accouchement. Les uns prétendent qu'il contient un ferment, & d'autres les flatuosités des intestins; quelques-uns enfin veulent qu'il serve à séparer au moyen des glandes qui sont dans la cavité une liqueur qui sert à enduire les excrémens lorsqu'ils passent par le colon. Keill, *Anatomie.*

APPENDIX, Ἐπίφυσις, d'ἐπιφύω; croître par dessus; est la même chose qu'*Epiphysis.* Voyez ce mot à son Article.

APPENSIO, la suspension d'un membre rompu & principalement du bras, par le moyen d'une écharpe. Castelli.

APPETITUS, APPETENTIA, Ὄρεξις, ὁρμή, ἐπιθυμία, *Appétit.* Ce mot dans un sens général signifie l'inclination naturelle que tous les êtres ont pour certaines choses particulieres : mais dans un sens plus étroit & le plus communément reçu, il signifie l'envie qu'on a de manger & de boire. Cet appétit est de deux especes, la faim & la soif.

APPETITUS CANINUS, Ὄρεξις κυνώδης, *faim canine. Bulimia.* Voyez *Bulimia.*

APPLICATIO, Ἐφαρμογή, προσοικείωσις, d'ἁρμόζω, *accommoder*, & de προσοικειόω, qui lui est synonyme; *application.* C'est l'action du Chirurgien ou du Medecin, lorsqu'il applique sur le corps des remedes, tels que les emplâtres, les clysteres, &c. Castelli.

APPLUDA, paille de millet, de panicum & de sesame. Pline.

APPOSITIO ou ADDITIO. Voyez *Additio.*

APPREHENSIO, APPREHENSORIUM, ou ANTILEPSIS. Voyez *Antilepsis.*

Apprehensio est quelquefois synonyme à *catalepsis* ou *catoche.* Voyez *Catalepsis* ou *Catoche.*

APPROPRIATIO, cette action de la chaleur naturelle ou de la flamme vitale, en vertu de laquelle les humeurs & les esprits s'unissent & se joignent tellement avec les parties solides, qu'ils en sont inséparables, sans que celles-ci perdent la faculté de remplir leurs fonctions.

On donne quelquefois aux remedes l'épithete d'*appropriés* lorsqu'ils sont destinés particulierement à telles parties du corps, dans telles & telles circonstances déterminées.

APPROXIMATIO, méthode singuliere de guérir une maladie, en la transplantant à la faveur du contact immédiat dans un animal ou dans quelque substance végétale. Castelli.

APR

APRACTA, Ἄπρακτα, d'α privatif, & πράσσω, *agir*; qui est sans action. Epithete des parties de la génération dans l'état d'impuissance. Castelli.

APRONIA, ou NIGRA VITIS, ou CHIRONIA, ou GYNEANTHE. C'est la plante que nous appellons *bryoine*.

Sa racine broyée avec du lard, efface les rides, si celui ou celle qui s'en est frottée, fait immédiatement après la friction, le quart d'un mille de chemin. Pline, *L. XXIII. c.* 1. Voyez *Bryonia*.

APROXIS, est une plante à qui Pythagore a donné ce nom, & dont la racine prend feu à une certaine distance, de même que le naphte. Ce Philosophe prétend que de quelque maladie dont on soit attaqué dans le tems qu'elle fleurit, elle se fait sentir de nouveau au retour du printems quoiqu'elle ait été parfaitement guérie. Il en est de même du froment, de la ciguë & des violettes. Pline, *Lib. XXIV. cap.* 17.

APS

APSINTHATUM, Ἀψινθάτον, d'ἀψίνθιον, *Absinthe*; espece de boisson bonne pour l'estomac, dont on trouve différentes especes dans Aetius, *Tetrab. I. Serm.* 3. *cap.* 69. 70. 71.

APSIRRHOON, Ἀψίρροον, d'ἄψ, *en embas*, & de ῥέω, *couler*; *qui coule en embas*, si l'on s'en rapporte au Commentaire de Galien sur l'endroit d'Hippocrate, εἰς τούπίσω ῥέων.

APSYCHIA, Ἀψυχία, d'α privatif, & de ψυχὴ, *vie*, ou *lipothymia*. Voyez *Lipothymia*.

APT

APTISTOS, Ἄπτιστος, d'α privatif, & de πτίσσω, selon Erotien, *peler*, dépouiller de l'écorce extérieure. Hippocrate, περὶ ἀρχαίης ἰητρικῆς, compte entre les différentes sortes de pain, ἄρτος ἀπτίστων πυρῶν, ἢ ἐπτισμένον, « le pain de froment dont on a séparé le » son, & le pain de froment dont on n'a pas séparé » le son. »

APTYSTOS, Ἄπτυστος, d'α privatif, & de πτύω, *cracher*; épithete à la pleurésie ou à toute autre maladie dans laquelle on ne crache point. Hippocrate dit, *Coac.* αἱ ξηραὶ τῶν πλευριτίδων καὶ ἄπτυστοι χαλεπώταται. « Les pleurésies seches ou dans lesquelles on ne cra- » che point, sont très-dangereuses. »

APU

APUA, *Anchois*, est le nom d'un poisson.

Encrasicholus, Offic. Aldrov. de Pisc. 214. Charlt. Pisc. 24. Rondel. de Pisc. 1. 211. Jonf. de Pisc. 51. Raii Ichth. 225. Ejusd. Synop. Pisc. 107. *Encrasicholus, quos alii Engraules, alii Lycostomos appellant Rondeletii*, Gesn. de Aquat. 68. Halecula, Bellon. de Aquat. 169.

On sale ce poisson, & on le garde dans des barils. On l'applique, de même que le hareng, sur la plante des piés dans de certains cas. Leur saumure sert au même usage. Dale.

On doit choisir les *anchois* qui sont tendres, nouveaux, blancs par-dehors & rouges en-dedans, petits, gras, fermes & d'un bon gout.

Les *anchois* sont apéritifs, fortifient l'estomac & excitent l'appétit.

Ils échauffent lorsqu'on en mange avec excès, & rendent les humeurs acres & piquantes.

Ils contiennent beaucoup d'huile & de sel volatil.

Ils sont bons en hiver pour les personnes âgées & phlegmatiques, pour les mélancoliques, & pour ceux qui ne digerent pas aisément: ceux qui sont d'un tempérament chaud & bilieux, doivent s'en abstenir, ou n'en user que modérément.

REMARQUES.

L'*anchois* est un petit poisson de mer, gros & long au plus comme le doigt, que l'on pêche en différens endroits, entre autres près de Genes & sur les côtes de Provence. Il ne nage qu'en troupe d'autres *anchois*, & ils se tiennent fort serrés les uns contre les autres. Ils accourent au feu quand ils en voient, & les pêcheurs s'en servent comme d'un appas pour les prendre plus facilement. Mais plusieurs prétendent que les *anchois* qui ont été attrapés par ce moyen, sont plus mous que ceux qui ont été pris d'une autre maniere sans feu. Quand on les a pris, on en ôte la tête & les entrailles qui pourroient les faire corrompre, & on les garde dans des barils.

Ce poisson est fort en usage dans plusieurs endroits de l'Europe. Il est d'un gout excellent, & on l'emploie dans les sauces. Il aide à la digestion, & fortifie l'estomac par ses principes salins & volatils qui causent une chaleur douce & modérée dans cette partie, & atténuent les alimens qu'elle contient. Lorsqu'on en mange avec excès, il raréfie extrêmement les humeurs, & produit tous les mauvais effets dont on a parlé ci-dessus. Lemery, *Traité des Alimens.*

APULOTICUS, Ἀπουλωτικὸς, le même qu'*Epuloticus*, dont on peut voir l'article.

APY

APYETOS, Ἀπύητος, d'α privatif, & de πύων, *pus*; épithete qu'on donne aux maladies extérieures, ou tumeurs qui ne viennent point à suppuration. *Apietos* est synonyme à ἀνεκπύητος, *anecpuetos*, & il differe de *apuos*, ἄπυος; car celui-ci signifie, qui ne rend point de *pus*. Castelli.

APYREXIA, Ἀπυρεξία, d'α privatif, & de πυρεξία, ou πυρετὸς, *fievre*; absence de *fievre*. C'est cet intervalle de tems qui se passe entre deux accès d'une *fievre* intermittente, ou même c'est la cessation & l'extinction parfaite de la *fievre*.

APYROMELE, ou APYRENOMELE, Ἀπυρομήλη, ἢ ἀπυρηνομήλη, d'α privatif, de πυρὴν, *noyau*, & de μήλη, *sonde*; *sonde* sans bouton, ou l'instrument que Galien nomme *Melotris*, dans son *Exegesis*.

APYRON, Ἄπυρον, d'α privatif, & de πῦρ, *feu*; qui n'a jamais senti de *feu*. Dioscoride applique ce mot particulierement au soufre vif, *Lib. V. c.* 124. de même que Celse, *Lib. V. c.* 18. On donne encore cette épithete à une préparation chymique qu'on appelle l'*æthiops*, qui se fait par la trituration seule sans le secours du feu. Voyez *Æthiops*.

APYROTHIUM, un des noms du soufre vif. Blancard.

APYROTI, Escarboucles que Pline appelle de ce mot, parce que ces pierres précieuses ressemblent beaucoup au feu, & qu'elles n'en excitent point la sensation. *Lib. XXXVII. cap.* 7.

AQU

AQUA, *Eau.*

Voyez les articles *Acidulæ*, *Thermæ*, Hippocrate, *de l'air, des lieux & des eaux*, aux mots *Aer*, & *Balnea*.

Il est difficile de porter un jugement qui convienne à toutes les *eaux* en général, par la raison qu'elles changent de nature, selon la constitution & les qualités de l'air, des lieux, & d'une infinité d'autres effets qui influent sur elles. Tout ce qu'on peut dire de plus ordinairement vrai, c'est que la meilleure *eau* est celle qui est pure, douce, qui semble n'avoir aucune autre qualité, qui passe avec promptitude par les hypocondres, dont on n'est point incommodé, qui n'engendre point de gonflement, & qui est la moins sujette à se corrom-rompre. Dioscoride, *Lib. V. c.* 18.

De l'eau de mer.

L'*eau* de mer est chaude & acrimonieuse ; elle offense l'estomac, remue les intestins & chasse le phlegme. Si on l'emploie chaude en fomentation, elle sera attractive & diaphorétique ; elle est salutaire dans les affections des nerfs ; elle guérira les engelures, pourvu qu'elles ne soient point ouvertes. C'est un très-bon ingrédient dans les cataplasmes de farine d'orge, & dans les emplâtres & les malagmes discussifs. Donnée chaude en lavement, elle évacue les intestins. Prise de la même maniere, elle appaise les tranchées. Elle est très-efficace en fomentation dans la gale, la teigne, les demangeaisons, les dartres, & le gonflement de la gorge par le lait. Elle dissipe les marques livides des coups, si on en lave la place, après l'avoir fait chauffer. On prend le bain chaud d'*eau* de mer pour la morsure des animaux venimeux, tels que le scorpion, la tarentule & l'aspic, & de tous ceux en général dont le venin excite le frisson & glace le sang. On en est soulagé dans la cachexie invétérée & dans les maladies des nerfs. Sa vapeur chaude réveille & ranime ceux qui sont attaqués d'hydropisie, ceux qui ont des maux de tête & qui sont affligés de surdité. Conservée pure, sans être mélangée avec de l'eau potable, elle perd sa saveur saine. Il y en a qui commencent par la faire bouillir avant que de la garder. On s'en sert encore en guise de purgatif, soit qu'on l'ordonne seule, soit qu'on la fasse prendre avec de l'oxycrat, du vin ou du miel : mais il faut observer dans ce cas de faire prendre, après qu'elle aura agi, du bouillon fait avec de la volaille ou du poisson, pour tempérer son acrimonie & sa qualité irritante. Dioscoride, *Lib. V. c.* 19.

Nous avons deux choses à considérer dans cet article : premierement, cet élément pur & simple si bien connu, & dont on fait un si grand usage dans le cours de la vie, appellé l'*eau*. Secondement, les *eaux* médicinales ou médicamentées, les *eaux* distilées ou imprégnées de la substance des animaux, des minéraux & des végétaux ; en un mot, toutes les eaux qui se vendent chez les Apothicaires.

C'étoit aux Naturalistes à étudier, & à nous apprendre les propriétés de l'*eau* commune ; aussi l'ont-il fait, & ont-ils découvert sur cet élément un grand nombre de phénomenes surprenans. Mais je m'en tiendrai à ce que leurs découvertes ont de relatif à la Medecine. Il ne sera peut-être pas inutile non plus d'indiquer les bonnes & mauvaises qualités de la plupart des *eaux* dont nous usons, parce que selon qu'elles sont bonnes ou mauvaises, elles contribuent ou nuisent à la santé.

Une observation qu'on a faite partout, c'est qu'il y a des *eaux* dures, crues & âpres, & d'autres qui sont douces, agréables, & pour ainsi dire butireuses. Les premieres passent généralement pour mauvaises, & les autres pour bonnes.

Eau de glace & de neige fondue.

Nous pouvons compter entre les *eaux* dures & crues, celles que donne la glace fondue. Hippocrate a dit de ces *eaux*, que la partie claire, douce & légere s'en étoit dissipée & perdue, tandis qu'elles se convertissoient en glace, & qu'il n'en restoit après la dissolution que la partie grossiere & pesante. Car si l'on fait glacer en plein air une certaine quantité d'*eau*, & si l'on fait dissoudre la glace qui en proviendra dans un lieu chaud, le jour suivant ou quelque tems après qu'elle aura été formée, on trouvera l'*eau*, en la remesurant, fort diminuée en quantité. Le même Auteur explique parfaitement bien pourquoi l'*eau* de neige est plutôt nuisible qu'avantageuse aux animaux & aux végétaux ; c'est, dit-il, parce que sa contexture a été anéantie par la congélation, & qu'il est évident qu'alors les principes les plus subtils de l'*eau* se sont séparés des élémens grossiers, & ont été précipités au centre. Aussi appercevons-nous au milieu d'une masse de glace, un grande quantité de bulles larges, & ces bulles sont formées de la matiere la plus subtile & plus élastique dont l'*eau* soit composée, & qui a été précipitée en embas dans la décomposition, c'est-à-dire, lorsque la congélation s'est faite. C'est cette même matiere qui venant alors à se raréfier, écarte les parties de l'*eau*, & les contraint d'occuper plus d'espace en glace qu'elles n'en occupoient en fluide. De-là il arrive que si l'*eau*, qui remplit des pots de terre ou de verre, vient à se glacer, ils en seront fendus, rompus & brisés. Il paroît encore par-là, par quel mécanisme naturel la partie élastique déliée se sépare du reste, & comment il ne reste que la partie pesante & grossiere ; de sorte que l'*eau* dépravée, corrompue & dépouillée de ses qualités par cette opération du froid, est nécessairement devenue insalubre. L'usage de l'*eau* de neige surtout produira des gonflemens dans les glandes de la gorge, comme on le remarque fréquemment en ceux qui habitent au milieu des montagnes, que les neiges couvrent pendant toute l'année. Les femmes ont presque toutes dans ces lieux de grosses tumeurs qui leur pendent au cou. Les peuples qui vivent au pié des Alpes, des Pyrenées, &c. ne sont de la malignité de ces *eaux* qu'une expérience trop funeste. Il faut donc bien se garder d'en boire habituellement : il faut s'interdire généralement toutes les *eaux* qui descendent des côtes ou des ouvertures des rochers dans les vallées ; elles sont mal-saines en elles-mêmes, & elles communiquent leur mauvaise qualité aux *eaux* de fontaine & de riviere auxquelles elles se mêlent.

Des Eaux des mines.

En second lieu, les *eaux* qu'on a remarqué être crues, dures & mal-faisantes, ce sont celles qu'on trouve au fond des mines métalliques, ou qui descendent des hauts rochers, parce qu'elles se chargent dans leurs cours d'une grande quantité de particules âpres, terrestres, grossieres & astringentes ; qu'elles enlevent des fossiles, des minéraux, des pierres de chaux, & d'autres corps durs & compactes sur lesquels elles coulent. On peut donc les regarder comme des *eaux* composées dont peu de personnes sont en état de supporter les effets. Aussi l'usage habituel qu'on en fait est-il démontré funeste par l'expérience. Hippocrate avoit observé, qu'il falloit rejetter comme mal-saines les *eaux* qui sortent des rochers, parce que le séjour qu'elles y font avant que d'en sortir, leur donne de la dureté, de même que celles qu'on trouve aux environs des sources chaudes, des mines de fer, des carrieres, des lieux où il y a du souffre, de l'alun, &c. parce qu'on ne boira dans ces endroits que des eaux crues, échauffantes, qui suivront difficilement la route des urines, & conséquemment malfaisantes. Nous ne pouvons nous refuser à la vérité de cette observation ; surtout par rapport aux eaux communes qui sont aux environs des fontaines chaudes ; car il est certain qu'elles sont ordinairement telles qu'Hippocrate l'a dit, crues, mal-faisantes, & peu propres à diviser les substances dans l'estomac & à hâter les sécrétions du corps : ceux qui en feront habitude seront sujets à des obstructions & à toutes les maladies qui naissent de l'embarras des sécrétions. Ce qu'il faut principalement attribuer à la terre dure, styptique, calcinée qu'on trouve communément aux environs des sources chaudes.

Des eaux pierreuses & chargées de chaux.

Ces eaux qui coulent dans une terre pleine de chaux sont aussi crues, pesantes, & inactives, comme il paroît par les canaux qu'elles ont remplis pendant long-tems; car on les trouve enduits d'une matiere grasse, terrestre, de la nature de la chaux : cette matiere forme sur la surface intérieure de ces canaux, une croûte dure qui y est attachée. D'ailleurs, si on les fait bouillir, elles déposent un limon pierreux au fond du vase. En un mot, toutes les *eaux* pierreuses, de quelque nature qu'elles soient; toutes celles qui traversent des lits de chaux, sont crues, dures & mal-faisantes. Elles se chargent en passant de la matiere dont ces lits sont composés; elles en sont imprégnées & deviennent par conséquent crasses & pesantes : elles passeront donc difficilement à travers les canaux de nos corps, & elles ne parviendront pas toujours jusqu'à l'extremité de nos vaisseaux, sans avoir formé quelques obstructions.

Des Eaux croupissantes.

Enfin toutes les eaux qui s'amassent, forment des étangs, humectent des terres marécageuses, ou sont reçues dans des réservoirs, tels que ceux dans lesquels on conserve l'*eau* de pluie, qui coule de dessus les toits des maisons; celles des fontaines placées en pleine campagne & au fond desquelles on apperçoit un sédiment onctueux, terrestre & bitumineux; toutes ces *eaux* sont grossieres, troubles, & quelque peu fétides, & quoi qu'elles soient souvent rafraîchies par de nouvelles *eaux*, elles perdent leurs élémens les plus déliés, les plus fins & les plus salubres; l'action continuelle du soleil leur ôte plus qu'elles ne reçoivent des nouvelles pluies; elles sont donc sujettes, à causer des obstructions dans les plus petits vaisseaux de nos corps, & à produire des maladies chroniques.

De l'eau de Pluie.

Qu'entendons-nous par de bonnes *eaux* ? Par des *eaux* bien-faisantes ? Celles qui sont légeres, douces, molles, claires & qui passent avec facilité dans tous les vaisseaux excrétoires de nos corps. Telles sont sans contredit en premier lieu celles que le soleil éleve, & qui ont séjourné dans l'atmosphere. Hippocrate en a rendu raison d'une maniere plus chymique qu'on n'avoit lieu de s'y attendre : voici comment il s'est exprimé là-dessus. Le soleil, dit-il, éleve cette partie qui est la plus légere & la plus claire, laissant dans la mer la partie saline, la plus grossiere & la plus pesante. En effet l'*eau* de pluie peut être considérée comme une *eau* distilée par le soleil, qui éleve non-seulement de l'Océan, mais encore de toutes les rivieres & de toutes les fontaines, les parties les plus légeres & les plus volatiles des *eaux*, les disperse dans l'atmosphere, les atténue, les travaille, les perfectionne & les digere par l'action de ses rayons; elles ne descendent des hautes régions qu'enrichies de ce sel sulphureux, éthéré, & universel, ou de ce nitre raréfié & exalté, dont l'existence nous est constatée par l'expérience; de sorte que nous pouvons dire que le soleil agissant en habile Chymiste, prepare l'*eau* la plus pure, la plus parfaite & la plus saine; & qu'il n'y en a point qui puisse passer plus facilement dans les vaisseaux déliés de nos corps, en laver les ramifications capilaires & se hâter plus promptement à sa sortie, en suivant les lois de la circulation. D'un autre côté, il n'y a point d'*eau* qu'on puisse préférer à cette *eau* naturellement distilée, soit pour la nutrition des végétaux, soit pour la préparation de nos boissons, soit pour l'infusion des plantes, & tous les usages domestiques; elle est par elle-même, sans qu'on y fasse aucune altération, un des plus simples & des plus énergiques remedes que nous connoissions; c'est même le remede le plus général qu'il y ait dans la nature, quand on sait s'en servir, comme nous le démontrerons bientôt.

Nous n'ignorons pas l'objection que l'on fait communément contre ces *eaux* de pluie : nous savons que bien des personnes mettent en doute leur pureté & leur perfection; car, disent-ils, elles se corrompent, se putréfient, deviennent puantes & par conséquent mal-faisantes, en très-peu de tems. Mais à considérer la chose en rigueur & avec les yeux de la Chymie, il s'en suivroit seulement de ce fait, quand on conviendroit de sa vérité, qu'elles sont fort chargées de parties sulphureuses; comme en effet cela est démontré par les expériences & les analyses qu'on en a faites.

Mais ce défaut qu'on reproche à l'*eau* de pluie peut être assez facilement détruit; pour cela, il faut la recevoir en tombant du ciel, dans un lieu découvert, loin de toute habitation, & non comme on fait parmi nous, après qu'elle a lavé tous les toits d'une maison, qu'elle s'est chargée de toutes les ordures qui y sont & qu'elle a emprunté avec elle la mal-propreté des canaux par lesquels on l'a fait couler. Si l'on prend ces précautions, si on la laisse ensuite reposer & se purger; ce qui sera fait en peu de jours; si l'on enferme dans des vaisseaux de verre ou de terre, toute celle qui ne touchera point au fond du vase dans lequel elle s'est reposée, elle sera très-parfaite & se conservera telle fort long-tems. Mais si on la met dans des vaisseaux de bois surtout si ces vaisseaux sont neufs, elle ne manquera pas d'en extraire une grande abondance de particules sulphureuses, disposées à la fermentation, & de se corrompre, comme on dit. La raison de tous ces effets est assez claire; elle se déduit des expériences de la Chymie. Il en est de l'*eau*, comme de toute autre liqueur; en reposant, les parties grossieres dont elle est impreignée vont à fond; or ces parties dans l'*eau*, analogues à ce qu'on appelle lie dans la biere & dans le vin, sont précisément celles qui portent avec elles ce soufre subtil & propre à la fermentation, doué de la faculté de commencer & de renouveller ce mouvement intestin qui fait la putréfaction. Mais lorsque ces parties turbulentes sont séparées, soit par le repos seul, soit par la filtration, ou la distilation; ce qui reste de fluide après cette opération, doit nécessairement être pur, & conserver sans altération sa constitution & sa contexture naturelles.

Une observation qui mérite bien d'être connue, c'est que les pluies qui tombent aux environs de l'équinoxe du printems & dans le mois de Mai, lorsque les vents d'Orient & de Midi soufflent, sont d'une nature plus subtile & plus spiritueuse, rafraîchissent & nourrissent tous les végétaux plus solidement & plus promptement que celles qui tombent dans les autres mois de l'année & pendant le regne de tout autre vent. Il paroît qu'il faut expliquer ce phénomene par la raison même que dans les pays froids, dans les lieux où l'atmosphere est chargé d'épaisses vapeurs, les exhalaisons de la terre & des *eaux* ne peuvent point être si travaillées & si parfaites que dans les contrées où un soleil plus chaud les éleve, les cuit & les mûrit, pour ainsi dire.

Des Eaux de fontaine.

Les *eaux* de fontaine occupent le premier degré de perfection après les *eaux* de pluie, surtout si la source est élevée, si elle est placée sur une montagne couverte de terre, si cette terre est pure, si les *eaux* coulent sur un fond graveleux, ou sur une argile ferme; il faut encore qu'elles soient douces, c'est-à-dire, sans aucune saveur, limpides, transparentes, molles, fraîches en été, chaudes en hiver & exposées au soleil levant. Si toutes ces circonstances se réunissent, ces *eaux* seront fort saines; en passant à travers une terre poreuse, spongieuse, pure, & qui ne se dissout point, elles sont tellement purifiées, filtrées, & claréfiées, que la nature les donne telles alors, qu'elles seroient si elles sortoient de ces pierres spongieuses, de ces vases à travers lesquels on fait passer les *eaux* en Italie, en Sicile, en Hollande, pour les débarrasser des particules grossieres dont elles sont chargées : la terre a fait en grand, ce que nous voyons exécuter à ces vases en petit; elle a retenu entre ses parties toutes les impuretés, & elle ne nous laisse passer dans le cas dont il est question, que des *eaux* claires, pures, brillantes & tout-à-fait agréables à boire.

De la maniere d'éprouver les Eaux.

Il y a de certains moyens fondés sur des observations œconomiques d'éprouver la bonté, l'excellence, la clarté & les propriétés des *eaux*; c'est un fait que tout le monde sait que les *eaux* douces & légeres prennent le savon, lavent le linge, font cuire les pois plus promptement que les autres; & qu'à proportion qu'elles produisent plus ou moins promptement ces effets, elles passent pour plus ou moins âpres, crues & dures. Or, il n'y en a point qu'on puisse comparer à l'eau de pluie, en l'estimant par ces expériences. Elle lave le linge, elle fait cuire les pois & les herbes, de la maniere la plus parfaite. On regarde encore comme bonnes, comme excellentes, les *eaux* les plus propres aux Brasseurs, ou à la composition des bieres; car il est constant que la salubrité de ces liqueurs dépend beaucoup de la bonté des *eaux*; il est d'observation que les bieres sont d'autant meilleures que les *eaux* sont bonnes dans les lieux où on les fait; en général, les *eaux* dures font la meilleure biere de garde, & les *eaux* douces, la biere la plus prompte à boire; mais elle est sujette à s'aigrir. Mais une preuve de l'excellence de cette derniere, c'est qu'elle ne charge point l'estomac, qu'elle ne resserre pas le ventre & qu'elle passe par les urines avec facilité. Dans les contrées où les *eaux* sont épaisses, grossieres & bourbeuses, cette boisson est mal-saine; elle engendre des vents dans l'estomac & dans les intestins, passe lentement dans les différens canaux du corps, donne la pierre, produit des concrétions pierreuses dans les visceres, gâte les dents, relâche les gencives, &c. effets dont on n'a que trop d'exemples dans les pays où l'on manque de bonnes *eaux*. Une autre preuve de la bonté des *eaux*, c'est la bonne qualité du poisson qui s'en nourrit & qu'on y pêche; ajoutez à cela le peu d'aptitude qu'elles ont à se glacer; car tout cela prouve que leur particules sont déliées & que la masse est d'une nature moyenne & tempérée.

Des Eaux de rivieres.

On peut encore regarder comme saines les *eaux* qui se corrompent difficilement; car cela prouve qu'elles ne sont pas chargées d'une grande quantité de particules hétérogenes, & que le peu qu'il y en a n'est pas propre à la fermentation: conséquemment qu'elles sont simples, pures, & pleines d'élémens spiritueux. D'où il faut conclurre que, si l'on prenoit, pour l'*eau* de riviere, les mêmes précautions que nous avons indiquées pour l'*eau* de pluie, que, si on lui donnoit le tems de reposer, de se décharger de ses impuretés, si on la faisoit passer à travers une pierre poreuse, & si on la renfermoit ensuite dans de grands vaisseaux de terre, & si l'on plaçoit ces vaisseaux dans une cave, dans un cellier, ou dans quelque endroit frais, elle se garderoit mieux & plus long-tems que dans de petits vaisseaux & dans des endroits chauds. L'*eau* du Tibre, que le petit peuple boit à Rome, tout au sortir du fleuve, épaisse, bourbeuse & chargée, se clarifie chez les Grands dans de grands vaisseaux de terre placés dans les celliers, & ceux-ci la boivent très-pure. Elle peut y demeurer des mois entiers & même des années, sans s'altérer & se corrompre.

Outre les indices généraux que nous venons de donner de l'excellence des *eaux*, il y en beaucoup d'autres que la Chymie fournit: mais comme la plupart des hommes ne sont pas à portée de les consulter & de se servir de ces moyens scientifiques, nous n'en exposerons point ici le détail; nous finirons ce que nous avons à dire ici des *eaux*, par une observation qui peut importer à beaucoup de personnes; c'est que les *eaux* douces, subtiles, & surtout celles de pluie, sont plus propres que les autres pour emporter ce que nous appellons la chaux des métaux, & la séparer de leurs sels; opération qu'on tenteroit peut-être vainement avec des *eaux* dures.

M. Hoffman exposera dans la Dissertation suivante, la nature & les propriétés des différentes *eaux*.

Eaux considérées comme remedes.

De tous ceux qui se sont appliqués avec quelque soin à l'étude de la Medecine; il n'y a personne, à ce que je pense, qui puisse ignorer avec quelle ardeur on a souhaité & recherché, en tout tems & en tout lieu, un remede, qui, par sa vertu, pût guérir toutes sortes de maladies. On ne sauroit assurément trop témoigner sa joie & sa reconnoissance, s'il se rencontroit quelque Medecin assez ingénieux, & en même-tems assez heureux pour trouver cette *panacée* si salutaire à tous les malades. Mais comme nous ne connoissons encore, par expérience, pas même un seul remede, dont le succès soit toujours infaillible pour venir à bout d'une seule espece de maladie: à plus forte raison, en vérité, semble-t-il que nous devions désespérer qu'on en puisse jamais trouver un qui soit suffisant pour les guérir toutes. En effet, si nous considérons cette grande variété qui se rencontre dans les tempéramens des personnes; ce grand nombre, & souvent cette contrariété des causes des maladies, de même que le changement qui se fait si souvent, de la vertu des remedes dans différens sujets, par rapport à leurs divers tempéramens; si, dis-je, nous considérons tout cela, nous cesserons de nous fatiguer à la recherche d'un *remede universel*. Cependant s'il s'en trouve quelqu'un dans toute la nature, qui mérite ce titre; certainement il n'y en a point d'autre, selon moi, que l'*eau commune;* puisque sans son secours nous ne saurions jouir de la santé, ni même de la vie. C'est elle, en effet, qui éloigne de notre corps toutes sortes de maladies, & qui le conserve sain & exempt de toute corruption, laquelle est très-ennemie de la vie. Outre cela, l'usage de l'*eau* satisfait à toutes les indications du Medecin dans la pratique, de sorte que sans son secours on ne sauroit venir à bout heureusement d'aucune maladie soit aiguë, soit chronique. Mon dessein n'est pas de rapporter ici, pour confirmer ce que j'avance, les effets salutaires des *eaux* minérales tant chaudes que froides, & de prouver leur efficacité dans la guérison des différentes infirmités qui attaquent le corps humain: Je me contenterai seulement de parler de l'*eau commune* (j'entens de celle qui est pure, & qui a les qualités requises) c'est de celle-là, dis-je, dont j'entreprens de faire l'éloge, & de recommander l'usage universel.

M'étant donc proposé de traiter ici de l'usage universel de l'*eau commune* pour prévenir & guérir les maladies, & voulant prouver cette vérité d'une maniere très-évidente, je pense qu'il ne sera pas hors de mon sujet de dire quelque chose auparavant sur la nécessité naturelle où notre corps est de mourir, afin qu'on puisse ensuite juger de-là plus clairement, qu'elles sont les maladies guérissables, & quelles sont les incurables. A l'égard du premier point, c'est-à-dire, de la nécessité naturelle de la mort, tout le monde sait que la durée de notre corps, aussi-bien que ce qui le garantit de la corruption, à laquelle il a beaucoup de penchant de lui-même, dépend uniquement d'une circulation perpétuelle & non interrompue du sang & des humeurs. En effet, tant que cette circulation est entiere & bien réglée, nous jouissons de la vie; mais lorsqu'elle vient à manquer peu à peu, nous sommes fort près de la mort. C'est donc ce mouvement qui préserve seul notre corps de la corruption, parce qu'il est aussi le seul qui empêche le repos du liquide hétérogene, de la nature duquel sont en général les parties des animaux; car le repos est la cause & le fondement de toute putréfaction.

Il est sûr que notre corps dureroit à perpétuité, si nous pouvions

pouvions faire ensorte que la circulation du sang se maintînt toujours sans interruption ni altération. Mais comme la foiblesse humaine, & la misérable condition des mortels ne nous permet pas de compter sur cet avantage; il est bon de rechercher quelles peuvent être les causes de ce manquement; ce sont, à mon avis, les suivantes. Cette circulation des humeurs, qui nous fait vivre, est dirigée & s'accomplit par le moyen de certains organes, & des routes que tiennent les liquides : ces organes sont composés de fibres musculaires élastiques qui ont un mouvement successif & réciproque de dilatation & de contraction. Ces routes sont des vaisseaux, les uns de plus grande, & les autres de moindre capacité, lors donc que l'élasticité & l'impulsion des fibres vient à diminuer de telle sorte, qu'elle ne répond plus à la proportion des humeurs, nécessaire pour le mouvement, & qu'ainsi ces mêmes humeurs ne peuvent plus circuler à leur aise & promptement dans les petits vaisseaux; il faut alors absolument que ces liquides croupissent dans les vaisseaux capilaires; d'où s'ensuivent les corruptions, sources fécondes des maladies & de la mort. Or comme l'élasticité & les forces mouvantes des corps s'affoiblissent à la longue dans toutes les machines, à cause du changement qui se fait dans la matiere dont elles sont composées; le même inconvénient arrive aussi à notre corps, dont les fibres, qui sont les seules causes efficientes du mouvement, deviennent plus épaisses, plus dures, plus solides, & plus seches, à mesure que nous avançons en âge : C'est pourquoi non-seulement elles ont plus de difficulté à se mouvoir; mais outre cela, les pores & les capacités des vaisseaux se rétrécissant peu-à-peu, empêchent que les humeurs n'y puissent circuler d'un cours libre & égal. Cette vérité se prouve très-clairement par l'exemple des chairs des vieux animaux, lesquelles, à cause de leur dureté & solidité, demandent pour s'amollir, beaucoup plus de chaleur, & d'être cuites plus long-tems, que les chairs des jeunes animaux. D'où l'on comprend aisément, qu'il n'y a point de doute que, si l'on pouvoit toujours conserver le même état & la même mobilité dans les fibres & dans les vaisseaux, & enfin, la même ouverture dans les pores; qu'alors, dis-je, la vie de notre corps ne finiroit jamais, à moins qu'il ne lui arrivât quelque accident de la part d'une cause externe. Mais que nous puissions parvenir à ce point, soit par l'usage d'un remede particulier, soit en observant un certain régime de vivre; c'est assurément ce qu'on ne sauroit concevoir, lorsque l'on connoît jusqu'où peuvent s'étendre les forces des choses naturelles. Cependant, ce qu'il y a non-seulement de vraisemblable, mais encore de bien sûr; c'est que beaucoup de gens ne parviennent point au terme de la vie, que leur promet la constitution de leur corps, & le tempérament qu'ils ont reçu de la nature; & cela parce qu'ils ignorent ou bien qu'ils méprisent, & négligent les regles par le moyen desquelles ils pourroient atteindre ce terme naturel de la vie. C'est pourquoi la plupart des hommes rendent indubitablement leur vie plus courte qu'elle ne le seroit, & dérangent leur santé, tant par leur déreglement dans les passions, & dans le régime de vivre, qu'en négligeant la différence qu'on doit faire des choses qui sont saines ou mal saines.

Après avoir ainsi donné une idée suffisante de la cause & de l'origine interne & naturelle de notre mort; je crois qu'il ne sera pas mal-à-propos d'expliquer à présent en peu de mots, pourquoi il se rencontre des maladies incurables, & dont on ne sauroit venir à bout par aucun secours ni par aucun remede. En effet, non-seulement la droite raison, mais encore les lois mêmes du mouvement nous font assez connoître, qu'il doit y avoir de la proportion entre le principe actif & le passif, & que dans toutes choses les effets supposent une cause proportionnée. Ainsi donc, s'il arrive des obstructions très-fortes & très-rebelles dans les vaisseaux, si les visceres s'endurcissent, s'il se fait de grands épanchemens d'humeurs dans les cavités, & qu'il en résulte des corruptions, qui pourra trouver un remede assez efficace pour vaincre tous ces maux? Qui est-ce encore qui pourroit arrêter, par le moyen d'un remede convenable, les inflammations profondes & internes des parties nobles, & le sphacele qui leur succede? Enfin, qui est-ce qui surmonteroit & éteindroit les mouvemens convulsifs du genre nerveux, lorsqu'ils sont très-violens & invétérés? Assurément, s'il se trouvoit quelqu'un assez habile pour en venir à bout; je ne l'appelerois pas seulement un *Esculape*, mais je dirois encore qu'il est né pour le bonheur du genre humain, très-persuadé que je serois, que personne ne mourroit entre ses mains d'aucune maladie aiguë.

Au reste, il nous faut aussi examiner s'il se trouve dans la nature un remede particulier qui soit propre à guérir une certaine espece de maladie. Personne n'ignore que l'on recommande encore aujourd'hui extrêmement pour vaincre de certains maux, des remedes particuliers à qui l'on a donné le nom de *spécifiques* : c'est ainsi qu'on regarde le *quinquina* comme un fébrifuge sacré; qu'on donne tant de louanges au *mercure* pour la guérison de la vérole; qu'on dit de l'*opium* que c'est le remede le plus certain qu'on ait encore trouvé pour appaiser toutes sortes de douleurs; qu'on appelle le *mars* le soulagement des hypocondriaques; que le *soufre* est regardé comme un excellent pectoral; le *castoreum* comme très-ami du genre nerveux; que les *amers* sont réputés d'excellens remedes pour la cachexie & pour l'hydropisie, & qu'on estime le *nitre* très-propre à éteindre le feu de la fievre. Mais quoique tous ces remedes si vantés aient en effet beaucoup de vertus, & méritent des louanges, cependant un Medecin, qui est un peu versé dans la pratique de son art, jugera facilement que ces sortes de secours ne sont point suffisans pour venir à bout de tous ces maux. Car qui est-ce qui peut ignorer que presque toutes les maladies sont entretenues par des causes non-seulement différentes, mais encore souvent contraires? Qui ne sait que les maladies sont accompagnées de divers symptomes, & qu'elles sont ainsi plus ou moins dangereuses? Est-il enfin quelqu'un qui ne soit persuadé, que nos corps sont de différens tempéramens, sur lesquels les remedes agissent tout différemment? C'est pourquoi il faut absolument que d'un seul & même remede qu'on aura donné, il s'ensuive des effets non-seulement différens, mais encore souvent contraires, & cela suivant la diversité du tempérament des sujets; & en effet, chose à laquelle il faut bien faire attention, les remedes n'agissent pas seulement selon leur propre activité, mais aussi suivant la maniere dont ils sont reçus; c'est-à-dire, que leur vertu dépend de la maniere mécanique dont nos corps & les médicamens agissent mutuellement & réciproquement les uns sur les autres. D'où l'on comprend aisément quelle n'est pas l'audace & la criminelle témérité de ceux qui entreprennent la guérison des maladies, lorsque, sans avoir aucun égard à la différence des sujets & des causes morbifiques ou d'autres circonstances, ils se servent toujours indifféremment d'un même remede & d'une même méthode dans une même maladie; & c'est ce que font communément les Medecins ignorans, qui ne savent de quelle maniere ils doivent s'y prendre; aussi ne faut-il pas s'étonner qu'ils envoyent, de cette façon, tant de gens en l'autre monde : je parle des Medecins ignorans : car ceux qui auront assez d'étude, de génie & d'expérience pour distinguer comme il faut tous ces cas, se garderont bien de se servir dans une même maladie, d'un même remede indifféremment pour toute sorte de personnes.

Il me reste maintenant à expliquer en quel sens on peut donner à l'*eau* le titre de *remede universel*. Je soutiens donc en premier lieu, que l'*eau* convient parfaitement à toute sorte de *constitutions* & à toutes sortes d'*âges* & de tems : en second lieu, qu'il n'y a pas de meilleur préservatif contre les maladies : troisiemement, que le secours & le soulagement qu'on en tire est infaillible, tant dans les maladies aiguës, que dans les chroniques; & enfin que l'usage de l'*eau* satisfait à toutes les indications du Medecin, tant pour la conservation de la santé, que pour la guérison des maladies. Mais comme les *eaux* en général different beaucoup entre elles, il est très-important d'examiner quelles sont les *eaux* propres à ces deux indications générales de la Medecine : car on ne sauroit nier que les *eaux* ne different extremement de l'une à l'autre en nature & en vertus, comme les buveurs d'*eau* peuvent le remarquer facilement au seul gout. La meilleur méthode pour reconnoître la différente qualité des *eaux*, c'est d'en faire divers examens chymiques; savoir, de les peser & d'y mêler différentes matieres. Il ne faut pas croire, en effet, que l'*eau* soit une liqueur aussi homogene qu'elle le paroît d'abord; plusieurs expériences prouvent qu'elle est mêlée de quantité de parties hétérogenes. Car premierement, il n'est aucune sorte d'*eau* qui ne renferme en elle-même un fluide composé d'air & de matiere éthérée, avec lequel elle s'unit étroitement. Il semble aussi que c'est uniquement par-là qu'on doit expliquer la cause de la force élastique de l'*eau*. Car personne n'ignore que toutes sortes d'*eaux* peuvent se raréfier, & augmentant ainsi de volume, occuper un plus grand espace qu'auparavant; & qu'au contraire, elles peuvent aussi diminuer de volume, & être renfermées dans un moindre espace, & cela suivant qu'il s'insinue entre les pores de l'*eau* plus ou moins d'air ou de matiere éthérée, ou qu'il en sort plus ou moins des mêmes pores. Cela se voit très-clairement dans les thermometres, où le liquide qu'on y a renfermé, occupe tantôt un plus grand espace & tantôt un moindre, suivant les divers degrés de chaleur & de froid. Car telle est la nature de toutes les liqueurs, qu'elles admettent ordinairement, à l'approche de la chaleur, une plus grande quantité de matiere éthérée, & qu'elles la quittent ensuite lorsque le froid survient, comme nous l'avons éprouvé il y a quelques années pendant un très-rude hiver. Pour ce qui est de la quantité d'air & de matiere éthérée répandue dans l'eau, on ne sauroit mieux la reconnoître que par le moyen de la machine pneumatique : car les *eaux* qui sont les plus légeres & les plus subtiles donnent dans le vuide une grande quantité de petites bulles; & même, si elles ont été tant soit peu échauffées, on les voit s'élever au-dessus de l'orifice du vaisseau de verre qui les contient : au contraire, plus les *eaux* sont grossieres, chargées & pesantes, moins il s'en éleve de bulles.

Outre cela, l'*eau* paroît être composée de parties subtiles, & d'autres un peu plus pesantes : les premieres comme plus propres au mouvement, montent le plus aisément & s'élevent en haut, à l'approche de la chaleur, par le moyen de la distilation & de l'évaporation : mais celles qui sont plus pesantes & d'un plus gros volume, demandent un plus grand degré de chaleur. C'est pourquoi nous remarquons, qu'en faisant bouillir de l'*eau*, les parties les plus subtiles s'en exhalent, & que les plus grossieres & les moins utiles demeurent : c'est aussi ce qu'éprouvent manifestement ceux qui boivent du caffé; car lorsqu'ils le mettent dans une *eau* qui a bouilli trop long-tems, ils trouvent qu'il en a moins bon gout. On observe encore que dans la distilation, il est de certaines *eaux* qui montent fort vîte & très-facilement au haut de l'alambic, & d'autres plus tard & plus difficilement. Enfin les *eaux* different beaucoup entre elles par rapport à leur poids, puisque si on les pese, l'on trouve les unes pesantes & les autres légeres; car celles qui sont chargées de plusieurs sortes de parties terrestres & salines, surpassent de beaucoup en pesanteur celles qui sont pures. Quant aux *eaux* de pluie, comme elles sont les plus subtiles & les plus pures, elles sont aussi les plus légeres. On ne sauroit, au reste, mieux reconnoître la pureté des eaux, & y distinguer ces parties hétérogenes qu'elles contiennent, que par le moyen de la distilation, qui découvre à nos sens non-seulement la quantité, mais encore la nature & la qualité de ce qui y est contenu. C'est quelque chose de surprenant en vérité, de voir combien il reste de matiere terrestre ou pierreuse après la distilation de certaines *eaux*. J'ai fait autrefois une expérience de cette nature. J'ai distilé dans une cucurbite de verre de l'eau de fontaine jusqu'à siccité, y en ayant mis deux mesures, & réitérant la distilation dans le même vaisseau jusqu'à dix fois; par cette opération j'ai retiré du fond de la cucurbite une grande croûte pierreuse, compacte, dure & égale en épaisseur au dos de la lame d'un couteau. Il faut encore remarquer qu'il y a plusieurs *eaux* dont les unes contiennent une terre de la nature de la chaux, d'autres une matiere pierreuse : celles qui participent du mars se reconnoissent à leur gout un peu astringent, & à un sédiment d'ochre qu'elles déposent d'abord en sortant autour de leur source. Plusieurs aussi, & entre autres nos *eaux* de Hall en Saxe, contiennent un sel marin, comme on en peut juger par le gout de ce qui reste au fond après qu'on les a fait bouillir. Au reste, le mélange des parties hétérogenes avec l'*eau* & par conséquent son impureté, se découvre encore mieux par le moyen de quelques expériences chymiques. Il y en a deux, surtout dont je me sers ordinairement & que je recommande beaucoup pour bien reconnoître la pureté ou l'impureté des *eaux*; la premiere expérience, c'est d'y verser de l'huile de tartre par défaillance; & la seconde d'y mêler de la dissolution d'argent faite avec l'eau-forte. Si les *eaux* sont pures, telles que sont celles de pluie, ou bien les distilées, ou même quelques *eaux* de fontaine, il ne s'y fait aucun changement lorsqu'on y mêle l'une de ces deux liqueurs : mais si elles ne sont pas pures & qu'elles soient au contraire grossieres & pesantes, l'huile de tartre les fait blanchir comme du lait, particulierement si elles sont chargées d'une terre de la nature de la chaux; & si l'on y verse de la dissolution d'argent, elles se troublent, prenant une couleur cendrée qui tire presque sur le rouge; ce qui est la marque d'une matiere ferrugineuse cachée dans ces *eaux*.

D'un autre côté, les différens effets que produisent les *eaux* nous découvrent clairement leur nature, leur subtilité, leur légereté & leur pesanteur : c'est ainsi qu'on se sert des *eaux* légeres & subtiles pour faire cuire les chairs des animaux les plus dures, & les légumes, aussi-bien que pour ramollir les os, les dents, & les poissons de mer. Ceux qui ont accoutumé de laver & nettoyer le linge, ou de le blanchir au soleil, reconnoissent aisément la différence remarquable qu'il y a d'une *eau* à l'autre, en ce que celle qui est subtile, molle & légere, nettoye bien plus vîte & plus facilement les ordures visqueuses & grasses, que ne fait l'*eau* pesante, laquelle ne donne aucune écume, & se mêle difficilement avec le savon. Les Chymistes remarquent aussi dans leurs opérations une grande différence par rapport aux *eaux* dont ils se servent; car celles de fontaine & les autres, qui sont pesantes, se trouvent moins propres à l'édulcoration des chaux & des magisteres, comme de la chaux d'or, de l'or fulminant, de la terre douce de vitriol, &c. en ce que ces sortes d'*eaux* laissent quantité de petites parties dans les pores; c'est pourquoi ils employent les *eaux* de pluie & les autres qui sont subtiles, avec beaucoup plus de succès dans cette occasion. Les Boulangers savent aussi par expérience, que les *eaux* subtiles, légeres & molles font plutôt fermenter & lever la pâte, que celles qui sont grossieres & pesantes; car ces dernieres rendent le pain moins léger & plus compacte. Les Jardiniers n'ignorent pas non plus que les plantes & les herbes qu'ils arrosent avec un *eau* légere, subtile & spiritueuse, croissent beaucoup mieux & profitent davantage, que s'ils les arrosoient d'une *eau* dure & pesante, telle qu'est celle de fontaine ou quelque autre de même qualité.

Les Brasseurs de biere s'apperçoivent aussi d'une grande différence dans les *eaux* qu'ils employent pour faire leurs bieres : car l'*eau* dure & pesante fait une biere qui est de beaucoup meilleure garde ; & l'*eau* molle & légere lui communique un goût bien plus agréable, mais elle la fait aussi aigrir plus aisément. Les Maçons encore qui font le mortier, & ceux qui préparent le plâtre, savent assez que les *eaux* de pluie & celles qui sont subtiles se trouvent les moins propres à ce travail, n'y donnant point la consistance & la liaison requise, ce qui leur réussit beaucoup mieux avec des *eaux* dures & pesantes, comme celles de fontaine. Enfin l'expérience nous apprend tous les jours que les infusions d'herbes, comme de thé, de véronique, de sauge, &c. tirent beaucoup plus de teinture quand on les fait avec de l'*eau* de pluie, que lorsqu'on se sert d'*eau* de fontaine.

Quant aux *eaux* de pluie, ce sont assurément les plus subtiles de toutes, puisqu'elles sont distilées effectivement par la nature elle-même ; car les vapeurs de l'*eau* étant élevées de la terre en haut par la chaleur du soleil, sont subtilisées par le mouvement & la chaleur, & deviennent ainsi très-propres à servir aux dissolutions, aux lotions, à la nourriture & accroissement des plantes, aux infusions, au blanchissage du linge, & enfin à l'usage intérieur dans la Medecine. Mais comme il s'y mêle quantité d'exhalaisons différentes & sujettes à se corrompre, qui viennent tant des végétaux que des animaux ; il arrive de-là, que si on laisse les *eaux* de pluie trop exposées à l'air, ou qu'on les garde trop long-tems dans des vaisseaux de bois, elles se corrompent très-facilement ; ainsi celles qui tombent au mois de Mars durent le plus long-tems ; parce qu'elles n'ont pas été infectées d'une si grande quantité de différentes exhalaisons. Pour avoir donc de bonne *eau* de pluie, dont on puisse se servir utilement en Medecine ; il est à propos de la garder dans des vaisseaux de terre bien bouchés afin de la garantir de l'air extérieur. Outre cela, il ne faut pas prendre l'*eau* qui tombe des goutieres, mais recueillir dans des vases celle qui tombe en pleine campagne : c'est de cette façon qu'on peut la conserver plusieurs années sans qu'elle se gâte. Après les *eaux* de pluie, viennent celles de riviere, dont il y en a quelques-unes qui ne le cedent guerre aux premieres en bonté & en pureté. Tout le monde est convaincu que les fleuves croissent par le moyen des pluies, & qu'ils décroissent lorsque les pluies viennent à manquer : mais comme ils tirent leur origine des fontaines qui ont leur source dans des lieux élevés & montagneux, & qu'ensuite les pluies font croître les rivieres, qui en parcourant une très-grande étendue de pays, prennent & entraînent avec elles différentes sortes de matieres, qu'elles tirent des terres par où elles passent ; cela est cause ordinairement, que les rivieres sont d'autant plus troubles & impures, qu'elles ont traversé plus de pays dans leur cours ; sans compter qu'elles tirent aussi du fond de leur lit plusieurs parties hétérogenes ; ainsi l'on voit par-là qu'il y a une différence assez considérable entre l'*eau* de pluie & celle de riviere : on doit encore ajouter que les fleuves étant toujours exposés à l'air & à l'action du soleil, leurs parties les plus subtiles s'exhalent en vapeurs, qui forment ensuite les nuées & les pluies.

A l'égard des rivieres, il paroît qu'elles different considérablement de l'une à l'autre, quant à leur nature ; car celles dont le cours est très-rapide, & qui sortant de la cime des montagnes, où elles ont leur source, se précipitent dans des lieux bas, different beaucoup de celles dont le cours est lent & tranquile, qui ont ordinairement leur source dans des lieux moins élevés. En effet, celles qui roulent avec grande rapidité ont, pour la plupart, une *eau* légere & subtile moins facile à se corrompre, mais aussi d'un autre côté moins propre à la multiplication & à la nourriture des poissons ; parce que leur cours rapide ne permet pas aux œufs des poissons de s'arrêter sur la rive, & d'y éclorre par le moyen de la chaleur du soleil : mais quoique ces sortes de rivieres n'abondent guere en poissons, cependant ceux qu'on y trouve sont d'un très-bon gout & fort sains. De ce que je viens de dire on voit la raison pourquoi le *Rhin* & le *Rhône*, qui prennent leur source dans les hautes montagnes des *Grisons*, ont leurs *eaux* beaucoup plus légeres que les autres fleuves ; aussi est-il à remarquer, que les barques qui descendent le *Mein*, pour entrer dans le *rhin*, s'enfoncent beaucoup plus dans ce dernier fleuve, dès qu'elles y sont entrées, ce qui est dû à la légereté de ses *eaux* ; & si l'on pese l'*eau* du *Rhin* & celle du *Rhône*, on trouvera que ces deux *eaux* approchent beaucoup de l'*eau* de pluie en légereté. D'ailleurs, comme ces fleuves ont un cours des plus rapides, il arrive que leurs *eaux* se conservent assez long-tems sans se gâter. C'est pourquoi, quant à l'usage intérieur en Medecine, on doit donner sans difficulté la préférence à l'eau du *Rhin* & du *Rhône* sur celle des autres rivieres. M. Jacob Spon, célebre Medecin de Lyon, a donné des Observations qu'il a faite sur l'*eau* du *Rhône*, & on les a insérées dans les *Journaux des Savans d'Allemagne*, *l'an* 1683. *pag.* 519. où l'on lit ce qui suit. « Si vous prenez de l'*eau* du *Rhône*, que » vous la mettiez à la cave, renfermée dans de grandes » urnes ou vases de terre, & que vous l'y laissiez avant » de la boire pendant quelques semaines ou quelques » mois, afin qu'elle ait le tems d'y déposer toutes ses » feces, vous aurez une *eau* très-pure & excellente, » qui se conservera sans se gâter non-seulement plu- » sieurs mois, mais encore plusieurs années, & même » un siecle entier.

Il s'en faut beaucoup qu'il en soit de même des rivieres dont le cours est lent & tardif : celles-ci sont très-propres à la production & à la nourriture d'une fort grande quantité de poissons ; telles sont, par exemple, les rivieres de la Marche de Brandebourg, comme la *Sprée*, le *Havel*, & l'*Oder*, particulierement aux endroits où ce dernier fleuve fait plusieurs contours, & de même la *Teisse* dans la Hongrie ; car ces rivieres donnent une si grande quantité de poissons, qu'on n'en trouve guere dans toute l'Europe, de plus poissonneuses. En voici la raison, à ce que je pense : ces rivieres n'ont pas seulement un cours très-lent, mais coulent encore à travers de lieux & de terre grasses & visqueuses, pour la plupart, d'où elles entraînent assez d'alimens pour nourrir quantité de poissons ; c'est pourquoi l'on n'observe point dans leurs *eaux* cette limpidité & cette transparence crystalline qu'on remarque dans d'autres, comme dans celles du *Rhin* & de l'*Elbe*. D'un autre côté, comme l'*eau* de ces derniers fleuves est molle & légere, elle est aussi très-propre à nettoyer le linge, pour peu qu'on y mêle du savon : il faut cependant observer que le linge qu'on y lave n'acquiert pas cette blancheur, que lui communiquent les rivieres dont l'eau est blanche comme la *Saale* & la *Mulde*. C'est aussi un fait assez singulier, que la chair des poissons qu'on prend dans l'*Elbe*, est beaucoup plus blanche que celle de ceux qu'on trouve dans la *Sprée* ou dans le *Havel* ; parce que les poissons de ces dernieres rivieres, n'ont pas de l'*eau* aussi claire & limpide que ceux de la premiere. On peut donc conclurre facilement de ce que je viens de dire, que toutes les *eaux* de riviere ne sont pas d'une même qualité, & que par conséquent elles ne sont pas également propres à l'usage qu'on en doit faire en Medecine. On estime cependant & l'on doit regarder comme les meilleures celles qui sont claires, qui sont legeres, qui ne se corrompent pas aisément, & où l'on n'apperçoit aucun changement lorsqu'on y méle de l'huile de tartre par défaillance, ou de la dissolution de quelque métal. Enfin il faut se souvenir en général, que les *eaux* des rivieres, dont le cours est impétueux & rapide, sont toujours plus saines que celles qui coulent lentement.

Venons à présent à l'examen des *eaux de fontaine*, où l'on remarque souvent une nature & des propriétés différentes ; car quoiqu'elles tirent leur origine des *eaux* de pluie, cependant selon la différence du lieu où elles ont leur source, & suivant la diverse qualité des terres où elles coulent, elles acquierent aussi une nature & des vertus différentes ; ce qui fait qu'il est rare de trouver des *eaux* de source claires, pures & légeres. La plupart de ces *eaux*, si on les fait évaporer ou distiler, déposent une quantité considérable de concrétion terrestre, & il en est peu qui ne se troublent, si l'on y verse de la dissolution d'un métal, ou d'un sel alcali. Quelques-unes contiennent du sel marin, comme celles de *Hall* ; & d'autres, une substance subtile vitriolique, comme quelques-unes de *Zervest*. La liqueur du sel de tartre mêlée dans les premieres *eaux*, y manifeste la présence du sel marin ; & si l'on verse dans les secondes de l'infusion de fleurs de grenade, on y découvre du vitriol. Il y a aussi des sources qui participent du mars, parce qu'elles sortent d'endroits où il se rencontre des mines de fer : leur *eau* a un gout un peu astringent, & elle dépose un sédiment d'ochre.

Il est donc à propos de savoir connoître & distinguer parmi un si grand nombre de sources que la nature nous fournit, celles dont les *eaux* sont saines ; & c'est dequoi l'on doit s'assurer par leur légereté, leur limpidité, leur pureté & leur durée. Outre cela, il est bon de remarquer cette différence dans les *eaux* de fontaine, qui est, que les unes sont plus molles, douces & légeres, & les autres plus dures & pesantes. Les premieres sont ordinairement celles qui sortent de leur source par les côtés, & qui coulent sur du sable ou de la terre glaise ; & les dernieres sont celles qui sortent d'endroits qui vont en penchant, & roulent sur des rochers & des pierres ferrugineuses. Il est à remarquer à l'égard des premieres, qu'elles ne se gardent pas si long-tems, & se gelent avec plus de facilité ; & quant aux dernieres, qu'elles se conservent davantage, & ont beaucoup de peine à se geler. Les unes & les autres sont recommandables pour leurs bons effets, lorsqu'un Medecin sait s'en servir à propos & avec prudence, suivant la différence des maladies & du tempérament des personnes.

Après avoir examiné toutes ces especes d'*eaux* différentes, & avoir établi quelles sont les plus saines & les plus propres à l'usage de la Medecine, il ne me reste plus que d'en venir à mon but, qui est de faire voir l'excellence & même l'usage universel de l'*eau commune*, tant pour prevenir que pour guérir les maladies. Je dis donc, en premier lieu, que l'*eau* pure & légere convient à toutes sortes de *tempéramens*, quelques différens qu'ils soient les uns des autres. En effet, si la circulation des fluides bien réglée, à travers toutes les especes de petits vaisseaux qui se rencontrent dans notre corps, est l'unique fondement qui le conserve & qui le garantit de la corruption, il s'ensuit de-là clairement, que ce qui entretient la fluidité du sang, doit être la chose la plus convenable & la plus nécessaire à la vie. Or, les sucs de notre corps qui servent à la nutrition & à toutes les fonctions, & dont les parties solides sont aussi composées, contiennent des solides & des fluides. Le dessechement du sang démontre qu'il contient des parties solides ; & d'ailleurs son inflammation, sa distilation, & plusieurs autres expériences chymiques, nous convainquent clairement, & par le moyen de nos sens, que ces parties solides sont de différente nature, savoir, salines, sulphureuses, terrestres, visqueuses, &c. En un mot, il y a dans le sang des parties hétérogenes qui se corrompent très-aisément, s'il y survient un certain degré de chaleur, de repos, d'humidité ; car ces trois accidens sont les causes de toutes sortes de corruptions. De peur donc que ces parties ne se corrompent & n'infectent aussi celles qui sont saines, il est nécessaire qu'elles ne s'arrêtent jamais long-tems, & ne s'attachent point les unes aux autres ; autrement il ne se peut faire que la corruption n'y survienne bien-tôt. Il faut donc que ces parties solides, subtiles, sulphureuses, terrestres, &c. ne soient pas seulement dans un mouvement intestin continuel, mais encore qu'elles circulent toujours d'un mouvement progressif à travers tout ce grand nombre de tuyaux & de canaux qui sont d'une petitesse infinie ; car il arrive par le moyen de ce mouvement, que les parties solides du sang se divisent en de très-petits globules, moyennant un frottement continuel des unes avec les autres, & avec les parties fibreuses. C'est pourquoi, il est très-nécessaire qu'il entre dans notre sang une grande quantité de fluide élastique composée d'air & de matiere éthérée, & outre cela beaucoup de liquide aqueux. En effet, si nous examinons la proportion du solide & du fluide dans le sang qu'on aura tiré par la saignée d'une personne saine, nous y trouverons deux fois, pour le moins, plus de liquide que de solide : car j'ai observé très-souvent, que sur douze onces de sang, il y en avoit ordinairement huit de matiere liquide & quatre de solide. Outre cela, il paroît manifestement que le sang contient une grande quantité d'air subtil & de matiere éthérée, en ce qu'il boût d'une telle façon dans le vuide, qu'il monte jusqu'au haut du vaisseau de verre où il est contenu, & dont il n'occupoit auparavant que la moitié de la capacité. Il n'y a donc rien de si salutaire, rien de plus propre à la vie, ni de plus nécessaire à la conservation, que l'*eau* commune ; car c'est la chose du monde la plus convenable à la nature humaine, & c'est d'elle que dépend la vie & la durée de notre corps.

D'ailleurs, on ne sauroit trouver de meilleur remede que l'*eau* pour conserver la santé & prevenir les maladies. En effet, l'état de santé consiste dans un exercice libre & bien réglé de toutes les fonctions du corps ; & si nous considérons quelle est la cause de cet heureux état, nous n'en voyons point d'autre qu'une circulation libre & égale du sang & des humeurs à travers tous les vaisseaux, & même les plus petits qui sont aux émonctoires : car il arrive de cette maniere, que ce qui est utile & propre à la nutrition, demeure, & forme les sécrétions qui se font aux pores, tandis que l'inutile se sépare & sort du corps, comme étant sujet à la corruption & ennemi de la nature. Les excrétions, en effet, (chose qui mérite une attention toute particuliere) ne sont pas tant nécessaires, selon moi, directement, simplement & absolument pour la vie, qu'elles le sont indirectement pour la santé, & pour un exercice bien réglé de toutes les fonctions ; de sorte que la santé & même la vie peuvent être en péril, sans qu'il y ait cependant aucune cause ni défaut dans les excrétions qui le puisse occasionner. Car, est-il quelqu'un qui ne soit convaincu, que les fonctions naturelles peuvent être extremement troublées & en grand danger par quelque passion forte & violente de l'ame, par une douleur aiguë & très-vive, comme feroit l'érosion & l'inflammation de l'estomac causée par un poison corrosif qu'on auroit pris ? Et même dans les maladies considérables les plus chroniques, il ne faut pas tant avoir égard aux excrétions qu'aux obstructions des glandes, aux endurcissemens des visceres, aux corruptions, aux gangrenes & aux extravasations des humeurs ; de même que dans les maladies aiguës, on doit donner une attention toute particuliere aux stagnations inflammatoires du sang. Ainsi donc, le mouvement libre & égal du sang & des humeurs, est ce qui conserve la santé, qui produit les excrétions des choses inutiles, qui procure un aliment convenable aux parties solides, & qui fournit aux nerfs sensitifs & aux fibres ce fluide infiniment subtil qui les fait sentir & mouvoir. Mais si ce mouvement libre & égal vient à manquer, (ce qui peut arriver non-seulement par la surabondance, viscosité ou impulsion des humeurs, mais encore par l'affoiblissement de l'élasticité ou *ton* des fibres motrices) alors, dis je, la carriere est des plus ouvertes aux maladies, & particulierement à celles qui sont de longue durée. Car de ces mêmes sources naissent les stagnations des humeurs dans les grands vaisseaux, la suspension totale de leur cours dans les petits, les obstructions dans les émonctoires, les skirrhes dans les glandes; & tous ces accidens sont bien-tôt accompagnés de très-grandes impuretés, qui sont les causes des douleurs & des convulsions, aussi-bien que de putréfactions, qui sont les ennemis jurés de la santé & de la vie. Voilà l'ogine des causes qui entretiennent les maladies.

Je suis donc persuadé qu'il n'y a personne à présent qui ne comprenne fort clairement, qu'une fluidité exacte du sang & des humeurs est absolument nécessaire pour leur donner un cours libre & égal. Car de cette maniere les vaisseaux demeurent ouverts, les obstructions ne sauroient se former, & les excrétions sont bien réglées. Enfin, c'est par-là que sont empêchées les stagnations & interruptions du cours des humeurs, de même que leurs impuretés & corruptions, qui sont les causes de toutes les maladies. Je laisse maintenant à juger aux plus habiles Medecins s'il y a dans la nature quelque remede plus propre & plus excellent que la bonne *eau* pure pour donner au sang cette fluidité si nécessaire. En effet, l'*eau* pure & subtile divise & atténue parfaitement bien les parties solides & gluantes des humeurs, les empêchant ainsi de se coller les unes aux autres. C'est encore l'*eau* qui dissout tout ce qu'il y a d'inutile & de visqueux, & qui imbibe plusieurs sortes de particules terrestres, salines, sulphureuses, & les entraîne hors du corps par les couloirs convenables. Il paroît de-là que le manquement d'humidité & de mouvement, est la source d'une infinité de maladies.

Cela considéré, il est aisé de voir la raison pourquoi les buveurs d'*eau* (bien entendu que ce soit de celle qui a les qualités requises) se portent beaucoup mieux & vivent plus long-tems que ceux qui boivent de la biere & du vin. C'est même l'*eau* qui leur donne ordinairement meilleur appétit & plus d'embompoint que n'en ont les autres, comme l'a remarqué Fonseca dans son *Traité de la conservation de la santé*, *pag*. 51. En effet l'*eau* est une liqueur très-propre pour la dissolution des alimens, pour l'extraction des parties chyleuses, & pour faire entrer & conduire le suc nourricier dans les pores intérieurs des parties. Enfin l'*eau* déterge fort bien & promptement la mucosité visqueuse & ténace qui enduit les parois glanduleuses de l'estomac & du duodenum, donnant ainsi de la facilité aux sucs dissolvans (qui suintent dans ces parties & qui sont les sources de l'appétit & de la digestion) à pouvoir se mêler en plus grande abondance aux alimens pour les réduire en bon chyle. Il ne faut pas croire, au reste, suivant l'opinion commune, que l'*eau* qu'on boit en mangeant des fruits qui fermentent dans l'estomac, fasse du mal en cette occasion : car nous voyons que la plus grande partie des Portugais, des Espagnols & des François boivent de l'*eau* pour leur boisson ordinaire, & cependant ils mangent une très-grande quantité de ces fruits pendant l'été, sans en ressentir la moindre incommodité. Outre cela, les buveurs d'*eau* ont les dents beaucoup plus fermes & plus blanches, la pourriture & la carie des dents étant une suite du scorbut, dont la boisson de l'*eau* pure empêche la naissance parce qu'elle purge le sang des impuretés qui s'y rencontrent & les fait sortir facilement par les couloirs qui leur sont appropriés. D'ailleurs, les buveurs d'*eau* sont beaucoup plus dispos dans toutes les fonctions, tant du corps que de l'esprit, que ceux qui boivent de la biere; car il est un grand nombre de bieres qui engendrent des sucs grossiers, pesans, épais & visqueux, qui ont bien de la peine à passer par les petits tuyaux du cerveau & des nerfs; & c'est ce qui occasionne la langueur du corps & fait qu'on ne sent point dans ses membres cette disposition & cette vigueur pour le sentiment & le mouvement. Plus donc la boisson de l'*eau* pure & simple se trouve convenable à la santé & à la vie, plus, dis-je, est-il étonnant que les habitans des pays du Nord, comme de l'Allemagne, des Pays-Bas, &c. aient une si grande aversion pour cette boisson salutaire, que les autres Nations au contraire chérissent tant. Il est sûr cependant que les bieres, & particulierement celles qui sont trop épaisses & nourrissantes, donnent accès à plusieurs maladies très-considérables, surtout si l'on joint ordinairement à cette boisson celle d'une grande quantité d'*eau-de-vie*; il seroit beaucoup plus à propos, certainement, de s'accoutumer à boire de la bonne *eau* & de la boire ou pure, ou mêlée avec du vin, suivant les divers tempéramens.

Après avoir donc ainsi montré que l'*eau* est un excellent préservatif contre toutes les infirmités qui peuvent nous menacer, il me reste maintenant à examiner qu'elle est l'étendue de son pouvoir & de sa vertu dans la guérison des maladies. Je remarque en premier lieu, que les Medecins divisent toutes les maladies en aiguës & en chroniques. Parmi les aiguës les principales sont les fievres, qui ne sont autre chose que des augmentations de mouvemens, tant en véhémence qu'en vitesse, dans les parties solides ou fibres, de même que dans les fluides; & ces augmentations se terminent de différentes manieres, savoir, ou en surmontant la cause morbifique, & c'est alors que la santé revient, ou en détruisant notre corps, d'où la mort s'ensuit, ou bien en dérangeant & en corrompant ses parties; & c'est de-là que naît une disposition à d'autres infirmités. En effet la nature, dont le dessein est de nous guérir, & qui en vient à bout le plus souvent, ne sait cependant quelquefois comment s'y prendre, & produit les maladies & même la mort. On ne doit, au reste, nullement confondre avec l'ame raisonnable ce que j'appelle ici la nature, par laquelle j'entens ce mécanisme très-sage que Dieu a établi dans notre corps, & qui agit par des puissances & des forces mécaniques & nécessaires qui lui sont naturelles; ainsi donc pendant le tems que ces augmentations de mouvemens font leur cours ordinaire & limité, & que l'art ne sauroit les arrêter; pendant ce tems, dis-je, le Medecin ne peut faire autre chose que de fournir à ces mouvemens une matiere qui leur soit convenable. Car cette augmentation est jointe en même tems à une grande chaleur, qui dissipe extremement le liquide si nécessaire & si ami de la vie, c'est pourquoi il faut le remplacer. En effet, ce mouvement qui se trouve augmenté dans les fievres, ne sauroit, sans le secours d'une suffisante quantité de liquide, lever les obstructions, résoudre & discuter les stagnations inflammatoires des humeurs, ni chasser ce qui est nuisible. Il paroît donc de-là qu'il n'y a rien de plus convenable dans ces fievres, que de boire de l'*eau* & même en quantité; car c'est l'unique soulagement des fébricitans, & le meilleur remede qu'on puisse leur donner. C'est pourquoi Hippocrate & les autres Auteurs louent si fort l'usage de la tisane dans le traitement de ces maladies : & c'est souvent avec ce seul secours, en y joignant le repos & une chaleur modérée que des fievres très-considérables se guérissent sans Medecins & sans aucun autre remede. En effet, le Medecin ne peut faire guere autre chose dans cette occasion, si ce n'est qu'il doit aussi-tôt & dans le commencement de la maladie, faire saigner son malade s'il a trop de sang, ou bien lui donner un vomitif, si le siége du mal est dans l'estomac; ou lui faire prendre un sudorifique, pour chasser tout d'un coup le venin subtil répandu dans la masse du sang. Pendant le reste du cours de la fievre, il ne faut donner au malade que des remedes qui temperent le sang, des humectans & des médicamens qui entretiennent l'insensible transpiration. Il faut cependant avoir attention que la boisson ne soit pas trop froide, surtout vers le tems des crises & lorsqu'on craint de l'inflammation dans les premieres voies, non plus que durant le frisson, quand les parties externes sont resserrées : mais il faut attendre le tems qu'on s'apperçoive d'une disposition à la *diaphorese*; & c'est alors qu'il faut toujours donner beaucoup à boire au malade.

A l'égard des maladies chroniques, elles viennent le plus

souvent de l'obstruction des glandes & des visceres, de l'abondance & de l'impureté des humeurs & de leur stagnation dans les grands vaisseaux : la raison & l'expérience nous enseignent donc, qu'il faut ôter tous ces obstacles pour venir à bout de ces maladies : or on ne sauroit imaginer de remede plus propre pour y réussir, que l'*eau commune*. Tout le monde convient, & l'expérience prouve très-clairement, que les *eaux* minérales, tant chaudes que froides, font des merveilles dans la cure des maladies chroniques : cependant les bons effets de ces *eaux* sont dûs particulierement à la quantité de l'*eau* simple, & à la fluidité qu'elle procure aux humeurs; car ce seroit en vain qu'on donneroit, dans cette occasion, l'esprit minéral volatil & le sel alcali que les *eaux* minérales contiennent, si l'on n'y joignoit en même tems une suffisante quantité d'*eau*. En effet, les *eaux* de source, pourvu qu'elles soient pures & légeres, quelques privées qu'elles soient d'ailleurs des ingrédiens des *eaux* minérales, ne laissent pas d'avoir beaucoup de vertus pour la guérison des maladies de longue durée : & l'on voit assurément en plusieurs endroits quantité de fontaines qui sont très-recommandables pour leurs effets salutaires, dont la cause, tout bien considéré, doit être uniquement attribuée à la bonté de l'*eau* seule; ce qui n'étant point compris par de certains Medecins peu éclairés, ils attribuent à ces sources je ne sai quels ingrédiens qu'ils tirent de la terre ou de l'air. On doit compter particulierement dans ce nombre les Fontaines de Schleusing, dans la Principauté de Henneberg, qui n'ont autre chose que de l'*eau* pure & subtile, remplie d'une grande quantité d'air & de matiere éthérée; ces *eaux* conviennent à la plupart des maladies chroniques, & font du bien principalement à ceux qui sont attaqués de la gravelle, de la goute, du rhumatisme, du scorbut & de langueur de membres; outre cela, comme elles rendent la fluidité aux humeurs, elles rétablissent aussi le cours des regles & des hémorrhoïdes supprimées. Dans la Marche de Brandebourg il y a d'excellentes *eaux* à Freyenwald, qui cependant ne méritent pas le titre d'*eaux* minérales, parce qu'elles n'ont que peu d'esprit minéral; ce sont des *eaux* légeres, martiales & très-froides, qui sortent du fond de la terre; elles corrigent fort bien l'intempérie chaude des humeurs, de même que leur impureté saline & acre; ce qui est cause qu'elles produisent souvent de très-bons effets dans les personnes attaquées de la gravelle, de la goute, de la gale, de la paralysie & du retirement scorbutique des membres. Dans les confins du Pays de la Thuringe on vante beaucoup les *eaux* de Bebre, qui ne sont autre chose que des *eaux* très-pures remarquables par leur grande légereté, approchant fort de celle de l'*eau* de pluie, & qui participent d'un principe ferrugineux : ces *eaux* ne lâchent pas le ventre, mais elles font uriner & entraînent hors du sang les impuretés grossieres, bilieuses & sulphureuses; elles répriment la trop grande chaleur interne des parties, & remédient à la cachexie & aux maladies des reins & de la vessie. On a découvert depuis quelques années, près d'Osterode, dans la Forêt Noire, une source excellente dont on fait un merveilleux éloge. J'ai examiné l'*eau* de cette source & je n'y ai pas trouvé un atome d'ingrédient minéral; mais c'est de l'*eau* très-pure, & l'on a observé qu'elle est fort bonne pour les maladies invétérées de la tête, la langueur des membres, le scorbut, la mélancolie & les maladies bilieuses, dans lesquelles (pour parler avec les anciens) elle tempere la trop grande chaleur du foie. Que dirons-nous de nos *eaux* de Hall, qui ne sont autre chose que des *eaux* pures & martiales, qui passent sur des couches d'argile rougeâtre, d'où elles tirent quelque chose de ferrugineux? Nous voyons cependant qu'étant données avec prudence, elles font beaucoup d'effet dans la guérison du scorbut qu'on appelle chaud, & dans l'impureté bilieuse des humeurs, de même que dans la goute, le scorbut & la langueur du corps. Il y a près de Lebegin, à deux lieues de notre ville, une source qui sort des rochers, dont l'*eau* est très-légere & subtile & ne se corrompt presque jamais : les habitans de Lebegin en font de la biere, qui entre en fermentation d'elle-même, & qui après avoir été bien dépurée, est un excellent diurétique; ce qui fait qu'elle est très-bonne pour les personnes attaquées de douleurs néphrétiques, & pour les tempéramens bilieux & chauds.

On trouve encore en de certains endroits des sources d'*eaux* chaudes fort salutaires, qui ne contiennent cependant aucun esprit ni ingrédient minéral, & qui sont seulement des *eaux* subtiles & légeres. On compte dans ce nombre les *eaux* de Piper, qui sortent des Montagnes des Grisons, près de Coire, dont on vante beaucoup l'usage, & dont on éprouve d'excellens effets dans les maladies causées par des parties tartareuses, dans le scorbut, la goute, la gravelle & les retiremens des membres; elles sont outre cela très-diurétiques. On boit ordinairement trois mesures de cette *eau* chaque matin; & à quatre ou cinq heures après midi l'on entre dans le bain, qui fait le plus souvent sortir des boutons sur le corps, ce qui est d'un bon augure, & suivi d'un heureux succès. Ces sources, (chose remarquable) commencent à couler au mois de Mai, & cessent au mois de Septembre; ce qui arrive tous les ans. Elles tirent leur origine des neiges qui couvrent les hautes montagnes des Alpes : ces neiges étant fondues par la chaleur du soleil, traversent des lieux souterrains qui sont chauds, d'où ayant pris leur chaleur, elles sortent au pié de la montagne, & cessent de couler lorsque la chaleur du soleil n'est plus assez forte pour les fondre : ces *eaux* ne contiennent aucun sel, ni soufre, ni esprit minéral, & n'ont rien de ferrugineux, comme on peut s'en assurer en examinant leur sédiment; elles ne se troublent point non plus quand on y mêle quelque acide, ou quelque alcali, ou de la dissolution d'argent, & ce ne sont autre chose que des *eaux* subtiles & légeres, semblables à l'*eau* de pluie. Il y a encore dans le Pays de Hesse des bains fort connus, qu'on appelle *Schlangen-Bad*, (c'est-à-dire, *bains de serpens.*) Ce n'est de même que de l'*eau* très-pure, molle & légere, dont l'usage est excellent & très-vanté pour rétablir les membres tombés en langueur & ceux qui sont retirés, de même que pour guérir les maladies de la peau : on voit aussi en Italie quantité d'*eaux* de sources qui ont beaucoup de vertus, comme les *eaux* de Pise, de *Tettutio* de *Nocera*, dont presque tous les bons effets doivent être attribués à leur subtilité, & quelques autres *eaux* martiales dont il est fait mention dans les Consultations de Sylvaticus, qui enseigne leurs propriétés & la maniere de s'en servir.

Ainsi donc, puisque nous avons montré assez clairement, que les bonnes qualités de plusieurs fontaines dépendent uniquement de l'*eau* seule, il s'ensuit de-là visiblement que les autres *eaux* qui sont pures & simples, doivent avoir des effets semblables à ceux des précédentes : & c'est une vérité que l'expérience confirme. Riedlinus rapporte qu'une femme attaquée d'une mélancolie qui approchoit de la manie, s'étoit servie avec succès, pendant deux ans entiers, de l'*eau* de pluie en boisson : Et il dit ailleurs, « qu'on doit boire l'*eau* de » pluie en guise d'*eau* minérale; premierement, en » augmentant peu à peu la quantité qu'on en boit; con» tinuant à en boire dans le dernier degré pendant quel» ques jours, & diminuant ensuite peu à peu la dose. » C'est en faisant un tel usage de cette *eau* (ajoute-t-il) » que les Cakectiques, & Etiques peuvent se guérir. » Riviere assure dans ses Ouvrages, en parlant de la suppression des regles, que le bain d'*eau* tiede, préparé avec quelques plantes émollientes & aromatiques, est un des meilleurs remedes pour rétablir le cours des regles supprimées. Parmi les Anciens, Celse recommande beaucoup l'usage de l'*eau* froide : Disant « que » les personnes qui sont sujettes aux Rhumes & aux » fluxions de tête, se trouvent fort soulagées, par l'u-

» sage extérieur de l'*eau* froide, qu'elle convient de » même quand on a les yeux chassieux, lorsqu'on est » enchifrené, qu'on est incommodé de rhumes & de » distilations d'humeurs du cerveau, & qu'on a mal » aux amygdales. Je m'étonne, dit Baillou, pourquoi » nous n'avons pas plutôt recours à l'*eau*, & au suc de » plantain dans les dartres & les inflammations, ma- » ladies où l'indication du Medecin est d'humecter & » de rafraîchir. » Sylvaticus recommande aussi extremement l'usage de l'*eau* dans les rougeurs du visage, & lorsqu'on y a les boutons, qu'on appelle gouterose ou couperose; de même que dans la gale, & dans l'intempérie chaude du foie. L'*eau* froide en boisson fait encore beaucoup de bien aux Gouteux. Martianus rapporte dans son *Commentaire sur Hippocrate*, que le Cardinal Berneri fut entierement guéri de la goute, par la seule boisson de l'*eau* froide. Et Rondelet assure, dans sa *Pratique*, avoir guéri plusieurs Gouteux en leur faisant boire de l'*eau* froide; ce qui réussit mieux dans la goute bilieuse. Cependant, comme il se rencontre des personnes d'un tempérament fort froid, à cause de la foiblesse des nerfs & du rétrécissement de la capacité des vaisseaux, & que ces personnes ne sauroient supporter la boisson de l'*eau* froide sans incommodité : dans ce cas, dis-je, il est à propos de chauffer l'*eau* qu'on leur fait boire; mais avec cette précaution pourtant, qu'après avoir mis son *eau* dans des bouteilles bien bouchées, on mette ensuite tremper ces bouteilles dans un vaisseau plein d'*eau* bouillante; afin qu'en chauffant l'*eau* de cette maniere, les parties subtiles qu'elle contient ne puissent s'exhaler. L'*eau* chaude prise à jeun, suivant la remarque d'Avicenne, nettoye l'estomac, lâche le ventre, remedie aux douleurs de la colique, & dissipe les vents : elle est aussi fort bonne pour l'épilepsie, le mal de tête, l'ophtalmie, la distilation d'humeurs du cerveau, & pour ceux qui ont quelque rupture dans les poumons: Outre cela, cette *eau* provoque les regles, fait uriner, & appaise les douleurs. Ceux qui connoissent par expérience les vertus de l'infusion du thé, peuvent bien remarquer par-là quels sont les bons effets de l'*eau* chaude, tant pour prévenir les maladies, que pour en arrêter la violence, ou même les guérir : mais ceux qui prétendroient attribuer à cette herbe étrangere toutes les belles qualités de son infusion, se tromperoient beaucoup assurément : on boit dans cette occasion une grande quantité d'*eau* chaude, qui d'ailleurs est pure; & c'est à cette *eau* que sont dûs particulierement & même entierement les bons effets de l'infusion du thé. Quant à cette herbe, comme elle est un peu astringente, elle rétablit & fortifie le ton des fibres trop relâchées. C'est pourquoi, comme il arrive dans plusieurs maladies que les fibres sont trop tendues, il faut prendre garde dans ce cas, de ne pas faire un fréquent usage du thé; & c'est une chose à laquelle les bons praticiens font attention. D'ailleurs, à parler franchement, nous trouvons dans notre climat quantité de plantes, qui surpassent beaucoup le thé en vertus; mais on doit aussi les savoir choisir, & s'en servir à propos, suivant la différence de la nature & des causes des maladies. Ainsi nous voyons de très-bons effets dans différens maux, du fréquent usage de diverses plantes qu'on prend en guise de thé; c'est-à-dire, en les faisant infuser chaudement dans de l'*eau* très-pure, & buvant ensuite l'infusion toute chaude : Comme, par exemple, de la *véronique* dans les maladies de la poitrine; de la *betoine* dans celles du genre nerveux; de la *melisse* & du *pouliot* dans les maladies de la matrice; du *lierre terrestre* dans les ulceres des reins; du *treffle* d'*eau* dans le scorbut; des sommités de *mille-feuille* dans les convulsions hypocondriaques, & dans les grandes hémorrhagies; de la *camomille* ordinaire dans la colique; de la *fumeterre* dans la gale; du *persil* dans la gravelle & les sables des reins; & de la *renoncule des jardins* dans l'asthme humide. On peut, dis-je, suivant les maladies, faire infuser ces différentes plantes dans de l'*eau* chaude, & s'en servir utilement à la place du thé. Cependant, il est bon de remarquer ici en général, que lorsqu'on veut avoir une bonne infusion d'herbes, il ne faut pas faire bouillir l'*eau* trop long-tems, mais se contenter qu'elle bouille fortement une seule fois, & après la retirer du feu, de peur que ses parties les plus subtiles ne se perdent.

Il me reste encore à montrer, que l'*eau commune* est le remede universel, qui ne convient pas seulement à toutes sortes de constitutions; mais outre cela, qui remplit toutes les indications des Medecins dans les maladies. Je dis donc en premier lieu, que la boisson de l'*eau* est bonne pour tous les tempéramens : car dans les personnes sanguines, chez qui la capacité des vaisseaux prete & s'aggrandit facilement, & qui d'ailleurs en ont quantité de très-petits; l'*eau* facilite & accélere la circulation du sang, qui sans cela circuleroit plus lentement & avec plus d'embarras, & feroit ainsi des stagnations dans les visceres. Quant aux personnes bilieuses, chez qui les humeurs sont en grand mouvement, l'*eau* tempere leur trop grande chaleur, en ce que, rendant la transpiration plus libre, elle fait sortir les particules sulphureuses & chaudes par les conduits excrétoires de la peau, qui sont alors très-ouverts. D'un autre côté, elle fait un bien infini aux mélancoliques, & aux phlégmatiques en délayant le sang épais, & dissolvant la viscosité des humeurs. Outre cela, l'*eau* convient à toutes sortes d'ages. En effet, comme les enfans à la mamelle tombent souvent dans des maladies très-fâcheuses, causées par la viscosité & l'acrimonie du lait, nous voyons par expérience, qu'outre les absorbans, les délayans aqueux, pris chaudement, sont d'un très-grand secours dans tous ces cas. Pendant la jeunesse, à cause de l'abondance du suc nourricier & de l'épaississement des humeurs; il arrive quantité de différens maux, tels que sont les catarrhes, & les maladies de la peau : & l'on sait par expérience que les délayans pris en infusion, sont excellens pour toutes ces incommodités. Il en est de même des infirmités qui attaquent l'âge viril, & même la vieillesse, dans toutes lesquelles la boisson de l'*eau* est très-convenable. Car l'âge viril est fort sujet aux inflammations & aux fievres; & la vieillesse est attaquée de ces incommodités qui proviennent des obstructions : Or je ne vois pas assurément, qu'il y ait de meilleur remede dans toutes ces maladies, que de la bonne *eau*, soit qu'on la boive chaude ou froide. La pratique nous apprend encore, combien de fâcheux accidens la suppression des hémorrhoïdes & des regles, attire tous les jours aux hommes & aux femmes; & je sai certainement & par expérience, que les délayans entretiennent dans un bon ordre ces sortes de flux, qui sont ordinaires & salutaires au corps.

Tout le monde est convaincu que la pléthore (ou la trop grande abondance de sang) est une source féconde de plusieurs maladies; mais il n'y a rien de meilleur pour l'empêcher de se former, que de boire de l'*eau* chaude, ou des infusions d'herbes : car l'*eau*, en dissolvant la viscosité des humeurs, empêche qu'il ne se puisse engendrer & amasser une trop grande abondance de sang. La boisson de l'*eau*, en quantité, n'est pas moins utile pour corriger & détruire la cacochymie des humeurs; car elle entraîne & fait sortir très-promptement, par tous les émonctoires convenables, les parties impures & salines, qui sont des excrémens du sang. Outre cela, cette boisson tient ouverts tous les endroits par où le corps s'évacue, & fait sortir comme il faut les choses inutiles & les ordures : elle tient le ventre libre, & rend les excrémens liquides : elle débarrasse les conduits de l'urine, & en les lavant & nettoyant, elle empêche la concrétion & formation de la pierre; elle aide d'ailleurs parfaitement bien l'insensible transpiration, qui est la plus salutaire de toutes les évacuations : & si l'estomac est plein d'un amas de mauvaises humeurs, une quantité considérable d'*eau* chaude avalée, l'évacue le plus souvent très-promptement. Enfin, l'*eau* est le véhicule le plus convenable pour tous les médicamens. Les remedes antiscorbutiques, & ceux qui sont destinés à enlever les impuretés du sang, s'ils sont du nombre des végétaux, ne produiront pas grand effet pour corriger les humeurs vicieuses, à moins qu'avec le secours de l'*eau*, leur vertu répandue dans des infusions ou des décoctions, ne pénetre dans le sang, & jusqu'aux derniers replis des petits vaisseaux. En un mot, partout, & dans toutes les maladies où il faut se servir de remedes altérans, ou évacuans, ou apéritifs, ou résolutifs : dans toutes ces occasions, dis-je, l'*eau* est toujours & en tout tems d'un très-grand & très-prompt secours. Bien plus, la nutrition de notre corps ne sauroit se faire comme il faut sans le secours de l'*eau* ; car c'est le véhicule le plus propre pour le suc nourricier, qu'elle transporte jusqu'aux derniers & plus petits pores des parties.

Enfin, il est à propos d'avertir ici, que ceux qui ne sauroient avoir de l'*eau* pure & bonne, doivent avoir soin de recueillir l'*eau* de pluie, ou se servir à sa place de celle de riviere ; & s'ils ne peuvent avoir de l'une ni de l'autre, il faut qu'ils distilent leurs *eaux* impures pour les rendre meilleures, ou qu'ils les corrigent en les faisant bouillir avec de la corne de cerf brûlée. C'est assurément un très-grand don de la nature dans une Ville ou dans une Province, lorsqu'on y trouve de bonnes fontaines, qui valent mieux que le plus précieux de tous les remedes. Aussi est-il du devoir d'un sage Medecin, d'examiner soigneusement & le mieux qu'il lui est possible, les *eaux* du lieu où il exerce la Medecine ; afin de pouvoir s'en servir utilement dans la suite, tant pour prévenir, que pour guérir les maladies. Et c'est avec ce secours qu'il fera certainement plus de cures, qu'avec tous ces remedes chymiques, & autres secrets qu'on vante si fort ordinairement, & dont on éleve jusqu'au ciel les prétendues vertus. F. Hoffman.

Il n'y a point de Lecteur judicieux qui ne soit convaincu par cette dissertation des usages importans & des grands avantages de l'eau, soit pour prevenir les maladies, soit pour les guérir. Je passe maintenant aux *eaux* distilées.

Des eaux *distilées & médicinales.*

Toutes les *eaux* dont nos Apothicaireries sont fournies, sont simples, composées ou médicinales. Il y a différentes manieres d'obtenir des *eaux* simples des plantes par la distilation ; elles sont appropriées à la nature particuliere des végétaux sur lesquels on a à travailler. Les instrumens dont on se sert ordinairement pour la distilation des *eaux* simples, sont de deux sortes ; c'est, comme on les appelle communément, l'alambic froid ou l'alambic chaud. La construction du premier de ces instrumens est assez connue, pour que je sois dispensé d'en donner ici la description. On lui a donné le nom d'alambic froid, parce qu'il n'exige dans l'usage que la chaleur nécessaire pour élever une vapeur qui se condense ensuite, & qui revient par goutte & peu à peu dans le récipient. L'autre est un instrument de cuivre, qu'on échauffe avec un feu violent, dans lequel les matieres sont en ébullition, & d'où les particules les plus volatiles élevées se condensent & entrent dans un long canal spiral, d'où elles sortiroient en formant un filet fluide chaud, si ce canal spiral, qu'on appelle le réfrigérant, n'étoit point contenu dans un vaisseau d'*eau* froide.

Le premier de ces alambics me semble plus propre que l'autre pour la distilation de ces plantes, qui sont sujettes à perdre en se desséchant cette odeur agréable qui fait tout leur mérite, & qu'elles ne possedent que quand elles sont vertes. Le baume, la reine des prés, les roses blanches, les roses de Damas, & toutes les autres substances dont la nature & les propriétés sont analogues à celles de ces premieres, donnent par l'alambic froid des *eaux* dont l'odeur est beaucoup plus exquise que par l'alambic chaud. L'usage de celui-ci demande une chaleur trop grande, & cette chaleur une trop grande quantité d'*eau* ; car sans cette grande quantité d'*eau*, ces substances délicates pourroient être brûlées ; d'où l'on conçoit que les *eaux* qu'on obtient par l'alambic chaud, ont beaucoup moins d'odeur : mais quand on les travaille dans l'alambic froid, on ne met point d'*eau* sur elles ; il n'est pas nécessaire de les broyer ; on les jette dans l'alambic tout comme elles ont été cueillies, & l'on n'en tire que ce que leur seule humidité naturelle fournit. D'ailleurs il n'y a point d'empyreume à craindre dans ce cas ; car on se sert d'un feu si léger, qu'à peine suffit-il pour rendre la tête de l'instrument modérément chaud. Quiconque a vu travailler dans les boutiques de nos Apothicaires, peut se former une idée de l'état dans lequel les matieres sont réduites lorsqu'on les tire de l'alambic après la distilation. Quant aux roses de Damas, elles fourniront, après avoir été traitées de la maniere que nous venons de décrire, par une décoction, toute leur vertu purgative ; & le sirop qu'on en composera, sera beaucoup meilleur que si l'on eût suivi toute autre méthode. Au reste, il faut observer dans ce procédé, que les matieres qu'on veut travailler ne doivent point avoir le moindre mélange d'*eau*, en conséquence que si ce sont des fleurs, c'est une regle que de les cueillir seches, après que le Soleil a donné dessus pendant quelque tems, & de les jetter sur le champ dans l'alambic, si l'on veut avoir l'*eau* la plus parfaite qu'on en puisse tirer. On se convaincra par l'expérience qu'elle seroit moins odorante, si l'on avoit broyé les fleurs avant la distilation. Quoiqu'en dise Boerhaave, qui prétend qu'il faut cueillir les végétaux lorsqu'ils sont encore chargés de rosées ; je crois qu'il est à propos d'attendre qu'ils aient été séchés par le Soleil.

L'alambic chaud me paroît destiné principalement pour la distilation des matieres, dont les odeurs & les qualités sont assez fortes & énergiques pour n'être point trop altérées par la violence du feu, & par une addition considérable d'*eau* commune, telles que sont l'hysope, le pouliot, & d'autres semblables qui portent naturellement en elles quelque chose de chaud & d'ardent. Une expérience journaliere nous a appris qu'on dépouilloit celles-ci de leurs vertus beaucoup plus parfaitement lorsqu'elles sont seches, que quand elles son vertes ; & pour s'en convaincre, on n'a qu'à tenter d'en faire la décoction ou d'en avoir une infusion. On trouvera cette décoction ou cette infusion bien moins agréables, si l'on s'est servi des matieres vertes, que si elles eussent été seches. L'*eau* qu'on en eût obtenu par la distilation, auroit eu les mêmes desavantages.

Toutes les manieres différentes de traiter les substances diverses relativement à leur nature & à leurs propriétés, se réduisent principalement à celles-ci. Les plantes les plus légeres & dont les odeurs sont les plus douces, doivent être distilées sur un feu modéré & sans aucune addition : si elles perdent leurs odeurs en se desséchant, & si l'on veut qu'elles soient conservées dans les *eaux* qu'on en tirera, il faut les mettre dans l'alambic comme on les cueille ; car il est évident que si on les laisse sécher, les sucs dans lesquels consistent les odeurs qu'elles rendent, se dissiperont. Quant aux substances dont les odeurs & les propriétés médicinales dépendent de quelque chose de plus grossier & de plus fixe que ce qui s'en exhale avec leur humidité naturelle, il est évident qu'elles cederont beaucoup mieux à l'*eau* commune, par la décoction, les parties que nous en voulons extraire, que nous ne les obtiendrions par la distilation. Il n'y a point de procédés qui nous soient si clairement indiqués par la nature que ceux-ci. Lorsque nous avons à fixer sous cette forme quelque chose de si léger & de si volatil qu'il ne peut subsister en plein air qu'autant de tems que ce qui le produit

produit est dans toute sa vigueur, on comprend aisément que le meilleur moyen de l'obtenir & de le séparer de la substance génératrice, c'est de se servir d'un instrument, où, à mesure que la substance se seche, les parties volatiles sont recueillies, rassemblées & conservées. Or cet instrument est proprement celui que nous appellons un alambic froid, où la déficcation d'une plante ou d'une fleur se fait sur un feu modéré, & où tout ce qui s'en éleve est recueilli au profit de la Medecine. Mais lorsque ce que nous voulons extraire d'une plante n'est pas assez volatil pour s'élever à mesure que l'humidité naturelle de cette plante s'exhale par une dessiccation graduelle, il est raisonnable de pense rque cette méthode de dessiccation graduelle est insuffisante, & conséquemment d'avoir recours aux moyens que nous avons indiqués en parlant de l'usage de l'alambic chaud. QUINCY, *Prælect.*

Exemple d'une Eau retirée par l'alambic froid, tiré de BOERHAAVE.

Prenez du romarin fraichement cueilli, dans son degré de végétation le plus parfait, lorsqu'il est encore couvert de rosée; mettez-le légerement & sans être broyé sur une grande plaque de fer ronde, & bien nettoyée. Mettez cette plaque dans le corps cylindrique de l'alambic, où vous la fixerez à la hauteur de deux ou trois pouces. Couvrez ensuite l'alambic de son grand chapiteau conique, & adaptez à son bec un récipient de verre. Allumez dessous un feu de charbon qui ne fasse point de fumée, dont la chaleur soit uniforme, & qui n'en produise pas au-delà de quatre-vingt-cinq degrés au thermometre de Fahrenheit. Entretenez cette chaleur tant qu'il viendra de la liqueur. Lorsque la liqueur cessera de venir, ôtez la plante, mettez-en à sa place de nouvelle, & procédez comme auparavant; continuez jusqu'à ce que vous ayez la quantité d'*eau* que vous desirez. Vous laisserez reposer cette *eau* distilée dans un vaisseau de verre bien bouché pendant quelques jours, dans un lieu frais; elle s'éclaircira, deviendra limpide, & aura l'odeur & la saveur de la plante.

REMARQUES.

Cette *eau* est composée des particules de la rosée, qu'il est extremement difficile de séparer de la plante à laquelle elles demeurent attachées même pendant la dessiccation. Cette rosée en s'attachant à l'extérieur de la plante, s'est imprégnée des parties liquides de la plante que la chaleur du jour précédent avoit volatilisées, & qui se seroient exhalées pendant la nuit, si la rosée ne les avoit détenues; ensorte que la rosée & ces parties forment ensemble un fluide extérieur qui est quelquefois visqueux, comme il paroît dans la cire, la manne, le miel, &c.

Cette *eau* contient aussi le fluide qui s'exhale des vaisseaux du romarin; & la plus grande partie de ce fluide est de l'*eau* simple, comme on peut s'en convaincre en le laissant reposer longtems dans un vaisseau découvert: il perdra son odeur & sa saveur, & il ne restera plus qu'une *eau* insipide. Une autre partie de cette *eau*, c'est la substance subtile & volatile dont la plante reçoit l'odeur & la saveur qui lui sont particulieres: les sens nous assurent de son existence. Ce sont-là presque tous ses élémens. J'ajouterai pourtant qu'elle paroît encore contenir des semences ou d'autres petits corps, qui ont coutume de se transformer à la longue en une espece d'arbrisseau foible & blanchâtre, suspendu au milieu de la liqueur, qui croît de jour en jour, s'étend, & devient un mucilage qu'on n'appercevoit point auparavant.

J'ai conservé ces *eaux* dans un état de repos, dans des vaisseaux différens & bien fermés, & je me suis apperçu qu'au bout d'un an elles commençoient à s'épaissir; que cet épaississement augmentoit par degrés d'année en année, jusqu'à ce que la liqueur devînt à la fin entierement gluante & mucilagineuse. Cette *eau* contient le fluide élémentaire & l'esprit recteur de la plante; cet esprit est à la vérité en très-petite quantité, mais il est riche en vertu, & il donne au souverain degré l'odeur & la saveur spécifique de la plante. Cette *eau* en s'exhalant sert donc de véhicule à cet esprit qui contient en une substance déliée, subtile, extremement volatile, & par conséquent très-aisément séparable, la vertu particuliere de la plante; & le reste épuisé à cet égard, ne peut plus rien fournir de pareil. C'est de cet esprit que dépendent principalement les propriétés médicinales de ces plantes; car l'esprit ayant dans toutes ces plantes une extreme activité, il affecte les nerfs, & réveille dans nos corps les esprits lorsqu'ils sont abbatus. Outre ce principe commun d'activité, chaque plante en a un autre qui lui est particulier, & qui est d'une efficacité merveilleuse. Cet autre principe est précisément ce que Paracelse appelloit dans son jargon, *l'Essence appropriée.*

Les particules odoriférantes de la lavande & du baume, ont ceci de commun, c'est qu'elles raniment les nerfs languissans: mais outre cette vertu commune, elles en ont encore chacune une autre qui leur est particuliere, & celle de la lavande n'est point celle du baume. Les vertus particulieres des plantes produisent sur nos corps des effets singuliers, dont une histoire fidele des plantes, où leurs propriétés seroient exactement exposées d'après des expériences réitérées, devroit nous instruire. Ces vertus particulieres sont quelquefois contraires dans leurs opérations aux propriétés communes. L'hyacinthe Indien répand une odeur extremement forte, & il excite des spasmes étranges dans les personnes hypocondriaques & dans les femmes hystériques. La rue répand aussi une odeur très-forte: mais cette odeur dissipe les spasmes causés par l'hyacinthe.

Nous observerons ici que l'industrie des hommes a découvert que cette vapeur déliée des plantes est la cause génératrice des effets singuliers qu'elles produisent, soit en qualité d'évacuans, soit en qualité d'altérans. Car séparez entierement cette vapeur des plantes médicinales ou vénéneuses, il n'y aura presque aucune différence sensible dans le poids, & toute l'efficacité sera anéantie. Un Chymiste devroit donc être très-circonspect à assigner des propriétés à ces *eaux* & faire des expériences pendant quelque tems, avant que de prononcer sur leur usage. En général cependant, nous pouvons déduire de ces considérations que presque toutes ces *eaux* retirées de plantes aromatiques, sont bonnes dans la défaillance, & qu'elles peuvent servir de parfums; car rien ne porte plus directement & plus promptement de la vie & du mouvement aux esprits & dans le cerveau, que des *eaux* telles que celles de baume & de rue, qui sont pleines l'une & l'autre des esprits de leur plante génératrice.

Si le vaisseau est bien fermé & s'il est placé dans un endroit frais, les *eaux* conserveront leurs propriétés pendant un an entier. Mais si on les place indistinctement en tous lieux, & si le vaisseau vient à prendre l'air par quelque ouverture, l'esprit qui est extremement volatil se dissipera & le reste sera sans force & insipide. Nos opérations sur les plantes nous instruisent encore sur la nature de ce que les plantes perdent en se séchant à l'ardeur du soleil. Il est clair que c'est l'*eau* & l'esprit, tels que la distilation nous les donne. Nous avons encore appris par la même voie quelle est la nature de ce fluide qui s'éleve des plantes dans la distilation, & quelle est proprement la matiere qui fait l'odeur qui leur est particuliere, c'est-à-dire, leur esprit recteur. Enfin, nous connoissons en partie, en quoi consiste ces *effluvia* qui sortent des végétaux, surtout en été & en plein air; car il est très-vrai-semblable que ces exhalaisons continuelles des plantes, surtout pendant le jour, sont d'une nature fort analogue à la liqueur que nos procédés nous procurent, avec cette différence seulement, que l'exhalaison se fait des parties continuellement restituées par la racine, au lieu que dans nos opérations, les parties sont extraites des plantes où elles sont rassemblées, sans qu'aucune source répare les pertes qu'elles font dans la dessiccation. C'est là ce qui a fait dire à l'ingénieux & exact Naturaliste M. Hales, dans sa Statique des végétaux, que la distilation des sucs reçus dans des vaisseaux de verre artistement appliqués aux incisions récemment faites aux plantes pendant l'été, ne donne pas la même chose que les distilations ordinaires.

Il suit de tout ce que nous venons de dire, que les propriétés singulieres & diverses des plantes peuvent s'épandre considérablement dans l'air, & être portées par les vents à des distances considérables. Nous nous garderons donc bien maintenant de traiter comme des fables, la plupart des choses que nous lisons dans l'histoire des Plantes, sur les effets surprenans des *effluvia*. L'ombre du noyer affecte la tête & resserre le ventre. Les particules qui s'exhalent des pavots font dormir. La vapeur de l'if est mortelle, dit-on, pour ceux qui s'endorment sous cet arbre; & l'odeur continuée des feves en fleurs, trouble les sens. L'action violente du soleil sur les plantes en éleve certainement des exhalaisons d'une grande efficacité; & cette efficacité provient des esprits dont ces exhalaisons sont chargées & qu'elles répandent au loin, à l'aide des vents qui les agitent. L'ombre forte des bois épais où les vapeurs sont plus condensées qu'ailleurs, cause différentes maladies & même la mort à ceux qui les habitent. Les habitans de l'Amérique en font quelquefois des expériences funestes; ce qui n'étonnera point ceux qui jugeront de la nature des exhalaisons par la qualité des plantes; car elles sont presque toutes vénéneuses dans cette contrée. Cet esprit des plantes est une chose qui leur appartient tellement, qui leur est si particuliere, qu'il est absolument impossible de l'imiter & d'en produire par art. Il a donc des vertus qui ne lui sont communes avec quoique ce soit, mais cependant fort analogues avec la nature de nos esprits. Mais les esprits de quelques plantes se manifestent d'une maniere sensible, tandis que l'action de l'esprit de quelques autres est si foible, qu'il affecte à peine les organes de notre odorat & de notre gout; les Chymistes ne les employent pas toutes indistinctement à la composition des eaux. Ils ont choisi entre elles celles dont les esprits excitoient la sensation la plus agréable à notre odorat & ils les ont destinées à la distilation. Telles sont celles qu'on peut voir dans le catalogue suivant: elles sont toutes Officinales & la plupart Européennes, car il y en a très-peu d'Indiennes.

PLANTES.

L'Ail serpentain,
L'Anet,
L'Angélique,
L'Anis,
Les Aurones,
Le Basilic,
Le Baume,
Le Calament,
La Camomile,
La Canelle,
Le Cardamome,
Le Carvi,
La Casse aromatique,
Le Celeri,
Le Cerfeuil,
Le Citron,
La Coriandre,
Le Cresson,
Le Cumin,
Le Dictame,
La Feuille de mer,
La Giroflée,
Le Laurier,
Le Meum,
La Muscade,
La Noix,
L'Oignon,
L'Orange,
L'Origan,
L'Orvale,
Le Panet odorant,
Le Philadelphus Athenæi ou le Polium,
Le Pouliot,
Les Roses,
Le Safran,
La Sariette,
La Sauge,
La Tanaisie,
Le Thym sauvage,
La Tubereuse,
La Valeriane,
La Violette.

ARBRES.

Le Benjoin,
Le Bouis,
Le Cedre,
Le Citronier,
Le Gayac,
Le Genévrier,
Le Laurier,
Le Limonier,
Le Mastic,
La Melese,
Le Myrthe,
Le Noyer,
L'Oranger,
Le Pêcher,
Le Rosier,
Le Sassafras,
Le Sapin,
Le Savinier,
Le Storax,
Le Sureau,
Le Thuya,
Le Tilleul.

La plupart de ces arbres contiennent dans leurs différentes parties, une matiere aromatique, volatile, qu'on obtient par la premiere opération que nous avons décrite. Car quelquefois leurs vertus particulieres sont dans la racine, comme le baume camphré, dans la racine de l'arbre qui donne la canelle; ou dans le bois, comme dans le Rhodium; ou dans l'écorce, comme dans la canelle, ou dans les chatons, comme dans le noyer, & fréquemment dans les fleurs, les feuilles & les graines. Elles sont aussi quelquefois dans les *eaux* qui en distilent, comme dans le noyer; dans leurs baumes, dans leurs gommes, leurs larmes & leurs résines, comme dans les arbres qui fournissent du baume. *Chymie de Boerhaave, vol. II. Proced.* 1.

Comme il en coute beaucoup plus & de tems & de peine pour travailler avec l'alambic froid qu'avec l'alambic chaud; on préfere assez communément celui-ci à celui-là. Lors donc qu'il s'agira de quelque ingrédient dont il ne sera pas indifférent que les vertus aient été obtenues par l'une ou l'autre méthode, il y aura de grandes précautions à prendre pour n'être point trompé.

Mais pour éviter la longueur de l'un de ces procédés & les inconvéniens de l'autre, il y a un milieu à prendre; c'est de distiler par une méthode qu'on a trouvée nouvellement: elle consiste à suspendre dans le corps de l'alambic convenablement rempli d'*eau*, un vase d'étain qui contiendra les matieres que l'on veut distiler; de couvrir ensuite l'alambic de son chapiteau, auquel il y aura un refrigérant adapté, & ce refrigérant ou canal spiral trempera dans de l'eau froide, comme dans l'usage de l'alambic chaud. Les ingrédiens que l'on distile de cette maniere, c'est-à-dire au bain-marie, reçoivent beaucoup plus de chaleur que dans l'alambic froid : mais l'interposition de l'*eau* dans laquelle le vaisseau qui les contient est suspendu, empêche que le feu n'agisse aussi fortement sur eux que dans l'alambic chaud ; ensorte qu'il faut avoir recours à cette maniere, toutes les fois qu'on aura quelque matiere à distiler, qui tienne le milieu entre les substances qui demandent l'alambic chaud & celles qui demandent l'alambic froid ; entre ces matieres moyennes, il faut compter parmi les plantes, la mente, l'angelique, la camomile, & quelques autres qui sont d'un tissu entre les vaiement volatiles & les vraiement fixes ; & parmi les compositions, l'*eau* de lait alexitere, les *eaux* les plus douces de limaçon & celles de la même espece. Mais ce procédé moyen ne seroit point avantageux, ni aux plantes dont l'odeur est exquise & dont les particules sont très-volatiles, ni aux composés lourds & compactes, dont les particules spiritueuses se séparent difficilement.

Un des grands avantages de cette nouvelle méthode, c'est que les *eaux* ainsi distilées sont beaucoup plus fraîches que si elles l'eussent été dans l'alambic chaud ; c'est-à-dire qu'elles n'ont pas tant de feu en elles (pour m'exprimer dans les termes ordinaires); ensorte qu'une *eau* aromatique chaude ainsi préparée, sera aussi fraîche sur la langue immédiatement après qu'elle viendra d'être tirée, qu'elle le seroit long-tems après, si elle eût été préparée par une autre méthode. Un autre avantage qui revient encore de cette méthode, c'est qu'on évite qu'il ne se mêle des impuretés avec l'*eau* qui monte en haut, comme il arrive dans la distilation ordinaire, lorsqu'il y entre une trop grande quantité d'ingrédiens huileux : car quand même une composition seroit considérablement surchargée de ces parties huileuses, au moyen du peu de chaleur qu'on excite par la méthode dont est question, il y en a très-peu qui montent en haut, ce qui fait que l'*eau* est extremement claire. Cependant je ne prétens pas déterminer laquelle méthode vaut mieux pour éviter l'inconvénient que je viens de dire, ou de diminuer la quantité des ingrédiens, ou d'affoiblir l'action de la chaleur qui éleve l'*eau* ; quoique à dire vrai j'incline pour le dernier, parce qu'assurément ce sont les parties les plus déliées des aromates qui s'élevent d'abord, & par conséquent c'est la partie la plus substancielle qui a besoin de moins de force pour être poussée en haut. Mais ceci n'est praticable qu'à l'égard des *eaux* extremement spiritueuses : car la foible chaleur qu'on emploie pour élever celles-ci, ne suffiroit pas pour en élever d'autres.

Si nous parcourons les *eaux* distilées dans lesquelles on se propose de faire passer les propriétés des simples d'où on les retire, on trouvera que l'absinthe, le chardon-béni & la fumeterre, n'ont pas besoin d'être préparées avec le même menagement. Car en premier lieu s'il s'en éleve quelques parties odorantes dans la distilation, c'est tant-pis, parce que l'odeur de ces plantes n'a rien que de mal-faisant, surtout celle de l'absinthe ordinaire, & que toutes leurs vertus médicinales consistent dans un sel amer & terreux qui ne s'élevera pas dans l'alambic, & qu'on ne peut bien extraire que par la voie de la décoction. L'éclaire, le persil & la saxifrage n'ont rien non plus de volatil qui puisse s'élever dans la distilation : mais elles abondent en sel nitreux dont on fait un bon diurétique en le préparant comme il faut. Le plantain & le bourgeon de chêne produisent un suc visqueux & mucilagineux qui ne rendra qu'un phlegme insipide, lequel deviendra féculant & gluant. Il faut dire la même chose du frai de grenouille, de la chicorée & de l'eufraise, dont il ne s'éleve rien dans la distilation. Ce qu'on tire du fenouil se corrompt bien-tôt & rend une odeur si mauvaise, qu'elle n'est pas supportable : joignez à cela qu'il s'épaissit & devient gluant. Parmi les fleurs il y a celles d'oranges, de camomile, de romarin, les roses de Provins & les fleurs de sureau, dont on tire des *eaux* très-odoriférantes : mais c'est là à peu de chose près tout ce qu'on en peut extraire. Parmi les fruits il y a le citron de l'écorce duquel on fait une excellente *eau*. Mais les framboises & les noix ne fournissent rien dans la distilation qui frappe le gout ou l'odorat ; ni qu'on puisse garder. L'*eau* de cerises noires est incontestablement une des meilleures qu'on vende dans les boutiques : si l'on y met les amandes, elles y donnent une saveur des plus gracieuses ; & elles contiennent tant d'esprit, qu'elles conservent aisément la liqueur sans altération d'une année à l'autre, quand elle a été distilée avec soin. Mais on y est souvent trompé parce qu'il y a des Marchands qui n'y mettent que les noyaux, gardant le suc qu'ils expriment des amandes pour d'autres usages, au moyen de quoi ils peuvent la donner à bon marché ; quoiqu'ils les retirent de l'*eau*-de-vie avant d'avoir ouvert les noyaux, ils ne laissent pas de faire de cette façon une *eau* assez passable : mais d'autres qui ne goutent pas cette œconomie, y mettent d'autres amandes & souvent de simples amandes ameres : or il est difficile de découvrir cette fraude, à moins que, comme il arrive, vu le bon marché de ces sortes d'amandes, le Distilateur n'en ait mis avec tant de profusion que la liqueur en soit trouble, car alors la tromperie est manifeste, parce qu'on ne verroit rien de semblable si la liqueur étoit faite comme elle doit l'être.

On peut, il est vrai, quelquefois, pour de bonnes raisons, se proposer d'avoir des *eaux* simplement rafraîchissantes & qui n'aient d'autres propriétés que d'être de bons véhicules pour d'autres choses ; & on les tire des substances molles & sans odeur, telles que le plantain, le frai de grenouilles, & autres semblables; & assurément une *eau* distilée est plus exactement & plus strictement élémentaire, & plus délayante qu'aucune autre chose. Mais il est presque impossible de garder toute l'année celles qui ne peuvent être faites que de végétaux particuliers à certaines saisons ; & c'est pour cette raison que si l'on veut se servir pour délayans & pour rafraîchissans de l'*eau* de ces sortes de végétaux ; il faut choisir celles de la saison, les prendre nouvellement distilées,& choisir celles qui ont le degré de subtilité & de pureté convenable. Les *eaux* simples à la vérité tirées des plantes légeres & odorantes, comme le baume & autres semblables, sont sujettes aussi à dégénérer ; mais ce qui peut y obvier jusqu'à un certain point, c'est de répandre sur la plante verte avant de la mettre dans l'alambic, un peu d'esprit de vin, par où non-seulement on empêchera l'*eau* de dégénérer ; mais même on la perfectionnera & on augmentera sa vertu. *Quincy*, *Prælect. Pharmac.*

Exemple d'eau extraite d'une plante cueillie recemment, tiré d'une distilation de romarin, faite par Boerhaave.

Il est question à present d'examiner les parties des végétaux, qui séparées par la chaleur de l'*eau* bouillante s'envolent dans l'air ; l'opération la plus commode pour opérer cette séparation est de distiler la plante dans un alambic qui ait un chapiteau auquel soit ajusté un autre vaisseau propre à recevoir sans qu'il s'en perde rien, la vapeur amassée & condensée dans le chapiteau. Il faudra voir ensuite comment on recueille les parties qui s'échappent d'une plante récente par l'effet de la chaleur naturelle de l'été, lorsqu'elle est au-dessus de deux cens quarante degrés ; & pour cet effet il faudra prendre du romarin, afin que cette opération puisse être comparée avec celle dont nous avons parlé plus haut, faite sur la même plante; quoique pourtant on pourroit au lieu de romarin employer toute autre plante aromatique & odorante, lesquelles contiennent toutes des parties huileuses inflammables, & un sel qu'on peut fixer, de même que toutes les substances savoneuses qui consistent dans l'union de ces deux principes. Les plantes propres à cette opération doivent être cueillies lorsque les feuilles ont pris tout leur accroissement & un peu avant qu'elles soient en fleurs, sinon, du moins avant qu'elles soient montées en graine; parce que leurs parties essentielles qu'on en veut extraire dans l'*eau* sont souvent peu de chose, lorsque la graine ou le fruit sont formés, les plantes commençant pour lors à tomber dans un état de langueur. Le matin est le meilleur tems pour les cueillir; parce qu'alors les parties volatiles sont condensées par la fraîcheur de la nuit, & conservées par la ténacité de la rosée qui n'a pas encore été enlevée par le soleil. Ceci s'entend des plantes dont la vertu réside principalement dans les feuilles, telles, par exemple, que la mente, la marjolaine, le pouliot, la rue & bien d'autres encore: mais il faut dire autrement si la vertu aromatique ne se trouve que dans les fleurs, comme les roses, les lis de vallée & autres; car alors c'est la fleur même qu'il faut prendre, & cela dans le tems que son odeur est la plus agréable, lorsqu'elle n'est encore qu'en bouton, ou qu'elle ne fait que commencer à s'ouvrir; il faut la cueillir le matin avant que la rosée qui l'humecte soit dissipée. Dans d'autres plantes c'est la graine qu'on préfere, telles que l'anis, le carvi, le cumin, & autres, les feuilles & les fleurs de ces plantes étant inactives, & toute leur vertu se trouvant concentrée dans la graine seule, ce qu'on reconnoît bien à l'odeur suave & au gout aromatique de la semence. C'est lorsque la graine est mûre qu'elle possede cette vertu dans le degré le plus éminent. Il ne faut pas oublier de dire qu'il y a de certaines plantes où ces propriétés ne se trouvent que dans la racine, telles que l'orpin, &c. dont les racines ont une odeur semblable à celle de la rose, & dont il faut cueillir les racines pour l'opération dont il est question, dans le tems que leur qualité est dans toute sa force, ce qui arrive lorsqu'elles commencent à bourgeonner; ce sera aussi le matin qu'il faudra les cueillir. Si la vertu de quelques végétaux réside dans leur écorce ou dans leur bois, ce sera ou le bois ou l'écorce qu'il faudra choisir pour la distilation.

1. Après avoir fait choix du végétal qu'on veut distiler, on le broye ou on le hache, & on en emplit les deux tiers de l'alembic, sans le fouler; l'autre tiers reste vuide; ensuite on verse par-dessus de l'*eau* de pluie aussi jusqu'aux deux tiers de l'alambic, c'est-à-dire, autant qu'il en faut pour que toute l'herbe trempe; cela fait on ajuste le chapiteau sur l'alambic & on le lute de maniere que la vapeur ne puisse s'échapper par aucun endroit: vous luterez le tuyau de l'alambic qui part du rebord du chapiteau avec une pâte ferme faite avec de la farine de graine de lin & de l'*eau*. Ayez soin de bien nettoyer avec de l'*eau* bouillante le rebord creux qui regne au bas du chapiteau, de peur que l'*eau* distilée ne contracte quelque impureté. Vous adapterez le récipient à l'endroit de ce rebord, afin que la vapeur de la distilation ne se perde point, mais que la liqueur rafraîchie par l'*eau* froide dont est rempli le dessus du chapiteau, puisse être recueillie, & pour cela il faudra remettre assidument de nouvelle *eau* froide à mesure que celle qui y sera commencera à s'échauffer.

2. Les choses étant dans cet état on laissera la substance qui est dans l'alambic, en digestion pendant vingt-quatre heures, entretenant la chaleur à cent cinquante degrés; après quoi on augmentera le feu au point que l'*eau* dans laquelle nage la plante, puisse bouillir, ce dont on s'appercevra au bruit que fait la liqueur en bouillonnant, & par le tuyau du chapiteau ou par son rebord, qui alors sont si chauds qu'on n'y sauroit tenir la main, ou par la fumée de l'*eau* qui est sur le chapiteau, à la chaleur duquel elle participe; & enfin par la fréquence des gouttes qui tombent du tuyau dans le récipient immédiatement les unes après les autres, & sans interruption. A ces signes on reconnoît qu'on a donné au feu le degré de chaleur requis, & s'il n'a pas été assez fort pour faire bouillir la liqueur tout doucement, elle n'aura pas la qualité qu'on pourroit espérer d'y trouver: mais d'un autre côté, si le feu est trop poussé, la matiere s'éleve avec précipitation dans le chapiteau, en salit le rebord aussi-bien que la liqueur distilée. C'est pourquoi il est à propos, de crainte d'accident, de mettre un morceau de linge fin au bout du tuyau du chapiteau, afin qu'en tout cas les parties de la plante qui s'éleveroient ne troublent point la liqueur distilée. Nonobstant cette précaution, si le feu est trop violent il ne laissera pas de faire monter des herbes vers le tuyau lequel se trouvant bouché, la vapeur qui s'éleve forcera la liqueur & l'odeur de s'échapper & de sortir, ce qui sera capable de causer de grands accidens, & même de suffoquer le distilateur s'il ne prend de bonnes mesures; les matieres qui dans ce cas peuvent causer les effets les plus dangereux sont les matieres huileuses, ténaces, gommeuses & résineuses, lesquelles sont aussi par conséquent les plus écumeuses & les plus capables d'une violente explosion.

3. On aura donc soin de donner au fourneau le degré de chaleur convenable, & de l'entretenir jusqu'à ce que l'*eau* qui tombe dans le récipient soit blanche, épaisse, odorante, aromatique, écumeuse & trouble; il faudra bien prendre garde de mêler cette premiere *eau* avec celle qui viendra ensuite: c'est pourquoi il faudra que le Distilateur change souvent le récipient pour s'assurer si c'est toujours la premiere *eau* qui vient; après cette premiere, il en vient une autre qui est toujours transparente & claire, & n'a ni le gout ni l'odeur de la plante; qui ordinairement est aigrelette & limpide, mais qui, quelquefois aussi est trouble & gâtée par une espece de lie formée par les parties crasses du végétal, qui sont venues s'y confondre. Si le chapiteau de l'alambic n'est pas étamé, l'acidité de cette seconde *eau* dissoudra le cuivre, y fera venir du verd-de-gris, qui causera des nausées, fera vomir & pourra même empoisonner ceux qui s'en serviront, surtout les personnes foibles & les petits enfans qu'il fera aller par haut & par bas, & qu'il tourmentera de violentes tranchées. Si ce malheur arrivoit à quelqu'un, le remede seroit de lui faire boire beaucoup de lait édulcoré avec du miel ou des décoctions émollientes ordinaires.

4. La premiere *eau* décrite ci-dessus, contient l'huile & l'esprit essentiel de la plante, & toujours quelques parties salines, qui dans la plupart des plantes sont acides, & alcalines dans les antiscorbutiques les plus actives; le feu, lorsque la plante bout, en dissout l'huile, & la divise en petites particules qu'il éleve en haut par le moyen de l'*eau* avec des parties de la plante que l'agitation a rendues volatiles. Si le vaisseau est bien exactement fermé partout, ces différentes parties bien unies les unes avec les autres, se déchargeront sans perte & sans altération dans le récipient: si nous en croyons nos sens, ces sortes d'*eaux* distilées sont imprégnées abondamment de l'odeur, du gout, & de toutes les vertus particulieres des parties volatiles des plantes; & conséquemment si les vertus que les Botanistes assignent à chaque plante résident en effet dans les parties volatiles que la chaleur éleve lorsque l'*eau* bout dans l'alambic, les Chymistes peuvent donc aussi présenter ces mêmes vertus extraites & séparées par ce moyen de la plante. C'est ce qu'ont tâché de faire M. Tournefort, dans son Traité des Plantes, qui viennent sans aucune culture aux environs de Paris, & M. Ray dans son Traité des Plantes particulieres à l'Angleterre. Dodonæus s'explique peut-être trop hardiment & trop inconsidérément à ce sujet, surtout dans la derniere édition de son Ouvrage imprimé à Anvers. Pour moi j'ai observé très-formellement que la premiere *eau* distilée ne contient que les vertus de la plante, qui résident dans les parties volatiles que la chaleur de l'*eau* bouillante éleve; parce que dans le suc de la plante mêlé avec cette premiere *eau*, il y a une qualité qui en conséquence de ce mélange, tient quelque chose de la premiere *eau*; & quelque chose aussi de celle qui reste après qu'on a tiré cette premiere. Le suc de mente nou-

vellement exprimé a des propriétés tout-à-fait distinctes de celles de l'*eau* de cette plante, retirée par la distilation ; d'où les Medecins doivent conclurre que les vertus de cette premiere *eau*, & celles du suc de la plante ne sont point du tout les mêmes, mais sont au contraire très-différentes les unes des autres.

5. L'*eau* de la seconde distilation ne contient pas avec elle les parties volatiles que nous avons décrites ci-dessus : & cependant ne se charge guere des parties plus fixes de la plante, si ce n'est de celles qui sont acides & sans odeur. Si quand cette seconde *eau* est élevée on reverse de nouvelle *eau* de pluie sur ce qui reste de la plante, qu'on la fasse bouillir, & qu'on la distile à grand feu, il s'éleve une *eau* encore plus acide qui contient quelque chose de la vertu particuliere de la plante; & jusqu'à la fin on a toujours à peu près la même sorte d'acidité. J'oserois presque assurer que la vertu de faire mourir les vers, que de très-célebres Medecins attribuent à certaines *eaux* distilées, vient de cet acide de la seconde distilation qui dissout le cuivre, & que c'est cette dissolution qui leur donne cette vertu qu'elles n'auroient pas d'elles-mêmes. Quoiqu'il en soit cette opération fait voir que les plantes contiennent un sel acide assez volatil pour pouvoir être extrait & élevé dans l'alambic au moyen de deux cens quinze degrés de chaleur. L'expérience fait voir que l'eau de la seconde distilation n'a presque d'autre vertu que celle de rafraîchir, comme on peut s'en assurer en mettant à l'alambic un chapiteau de verre au lieu d'un de cuivre, au moyen de quoi on évitera l'inconvénient de la dissolution du cuivre par cette seconde *eau*.

6. Voilà de quelle maniere on fait les *eaux* distilées dans les Boutiques : mais il faut bien se garder de mêler ensemble la premiere & la seconde; parce qu'on les gâteroit toutes deux par ce mélange, & que celle qui en résulteroit ne pourroit pas se garder, sans altération, une année entiere.

REMARQUES.

La méthode que nous venons d'exposer fait voir,

1. Que la plante, au moyen de la chaleur de l'*eau*, fournit dans la premiere distilation une huile volatile, un esprit adhérent à cette huile, & un acide salin.
2. Qu'il reste dans l'alambic après la séparation de ces trois substances, un extrait, de la terre & des sels.
3. En quoi réside l'odeur & le gout de la plante ; que c'est dans l'*eau*, dans l'huile volatile que contient cette *eau*, & dans l'esprit que contient l'huile.
4. Par-là on connoît aussi quelles sont les parties qui s'exhalent lors de la cuisson des végétaux qu'on prépare pour la table, & dans les opérations de Pharmacie, & quelles sont celles qui restent. Si donc on fait bouillir dans du bouillon de viande du cerfeuil, du baume ou du persil, ces plantes perdront leur odeur, leur gout, & les qualités qui en sont des dépendances, & ce qui restera n'aura plus rien de gracieux : mais si on les hache menues, qu'on les mette sur la soupe, qu'on les y tienne chaudement & sans bouillir, ayant soin de tenir le plat bien couvert, de sorte qu'elles ne fassent qu'infuser pendant quelque-tems, elles communiqueront au bouillon leurs qualités. La canelle rend une premiere *eau* extremement gracieuse qui échauffe & fortifie à un point surprenant : mais quand cette premiere est venue, il en vient une seconde qui est acide & inactive & ne présente qu'une décoction acide, austere & rafraîchissante, qui ressemble à celle du bois de chêne.
5. On voit aussi par-là qu'avec un même degré de chaleur on tire successivement des qualités toutes contraires d'une même plante; car tant qu'il vient un *eau* laiteuse dans la distilation des plantes aromatiques, cette *eau* est échauffante & atténuante : mais devient-elle claire & transparente, elle est acide & rafraîchissante.
6. Enfin, ce que nous avons dit de cette distilation montre assez comment on y doit procéder; car si l'on cesse la distilation si-tôt que l'*eau* cessera de venir blanchâtre, l'opération sera bonne & bien faite : mais si pour en avoir davantage, on continue de tirer encore après cela, & que par ce moyen on mêle les parties acides de la seconde *eau*, avec la premiere, on gâte tout.

J'observerai ici en passant, que les *eaux* distilées de plantes qui n'ont point d'odeur ni de gout aromatique, ne laissent pas d'avoir des vertus très-réelles, quoiqu'on suppose ordinairement le contraire ; & qu'on peut jusqu'à un certain point, en faisant bouillir les végétaux dans l'*eau*, changer leurs vertus naturelles en d'autres. Par exemple, dans l'opération dont il est ici question, le romarin sans perdre sa verdeur ni sa forme, perd l'odeur & le gout qu'il avoit auparavant.

Eaux distilées par la méthode précédente, cohobées & remises dans l'alambic sur de nouvelle plante fraîche de la même espece que celle sur laquelle on a fait la premiere distilation.

On a vu par la méthode précédente, ce que l'*eau* & le feu peuvent séparer d'une plante dans un vaisseau bien fermé, & ce qui y reste après la distilation : à présent nous allons indiquer une méthode propre à développer la plante davantage, & une préparation au moyen de laquelle on retirera des *eaux* distilées plus abondamment chargées des vertus de la plante, que par la méthode précédente.

Prenez la plante & la liqueur qui restent au fond de l'alambic après l'opération précédente, & les passez dans un couloir, en exprimant bien exactement tout le suc; ajoutez à cette décoction la premiere *eau* distilée ; remettez le tout dans l'alambic, & ajoutez-y de la même plante sur laquelle vous avez fait la premiere distilation, & de l'*eau* nouvelle à proportion; fermez bien exactement votre alambic, & faites digérer le tout avec une chaleur de cent cinquante degrés, pendant trois jours & trois nuits, afin que la plante trempant long-tems dans sa propre liqueur, elle se développe & se dégage mieux & dépose plus facilement ses vertus. Il est à propos de continuer la digestion tout le tems que je viens de dire. Mais si on la continuoit trop long-tems cela pourroit occasionner la putréfaction ; la digestion finie il faudra faire la distilation comme dans l'opération précédente, mais avec plus de précaution, & à un feu plus lent; parce que la liqueur qui est dans l'alambic étant plus épaisse pour lors qu'à la premiere fois, plus imprégnée des vertus de la plante, & par conséquent plus flatueuse & plus disposée à se gonfler par l'action du feu, il ne faudroit qu'un peu trop de chaleur pour la faire monter tout d'un coup : mais quand à peu près la moitié de la liqueur à laquelle on s'attend sera passée dans le récipient, on ne risquera plus de pousser le feu un peu davantage, mais toujours néanmoins avec prudence. En observant la regle que je viens de prescrire, continuant l'opération jusqu'à ce que la premiere *eau* que j'ai décrite ci-dessus soit venue, & arrêtant tout court l'opération lorsqu'elle cessera de venir, on aura une *eau* plus blanche, plus épaisse, plus odorante, plus savoureuse, plus écumeuse, & plus trouble que celle qu'on retire par l'opération précédente.

Cette *eau* conserve ses vertus & les contient en un degré plus éminent, que celle qu'on retire par la premiere opération. Ce qui nous apprend un moyen de concentrer la vertu particuliere des plantes, lorsqu'elle réside dans leurs parties volatiles odorantes. La décoction qui reste après cette opération est aussi plus forte que dans la précédente. Or on peut répéter cette cohobation autant de fois qu'on voudra, & tant l'*eau* que la décoction se perfectionnant à chaque fois qu'on réitérera; elles seront à la fin l'une & l'autre abondamment chargées des vertus de la plante, & pourront devenir des médicamens extremement utiles. Par exemple, en 1730. je distilai du baume quatorze fois de suite, comme je viens de dire, & je trouvai à la fin que l'*eau* avoit un gout balsamique, & une odeur toute semblable à celle de la plante, qui faisoit plaisir seulement à la flairer ou à y gouter; & cela n'est pas étonnant puisqu'au moyen de ce grand nombre de distilations réitérées j'avois concentré plusieurs grandes corbeilles de baume dans une petite bouteille de verre qui en contenoit l'essence; ce qui s'étoit trouvé de reste au fond de l'alambic, emplissoit une autre bouteille, & étoit d'un gout assez gracieux, mais austere & fort; de maniere qu'en mêlant l'un & l'autre, les vertus de la plante se trouvoient prodigieusement concentrées, & dans un degré de force extremement actif. Cette méthode donne non-seulement d'excellentes *eaux*, mais même d'admirables extraits, qui mêlés ensemble de la maniere qu'il convient, donnent des médicamens d'une efficacité qu'on ne trouve presque nulle part ailleurs; car si les vertus des végétaux souffent quelque changement dans cette opération, il est du moins certain que celui qui arrive est bien moindre que dans toute autre opération. Je conviens qu'il ne peut pas se faire que la plante bouille si long-tems sans quelque altération: mais assurément, le gout, l'odeur, & les effets des *eaux* ainsi préparées, prouvent bien sensiblement qu'elles retiennent en un degré éminent les vertus spécifiques de la plante.

En faut-il davantage pour constater que les vertus médicinales des végétaux vraiment aromatiques, résident dans les parties que la chaleur de l'*eau* bouillante éleve, & qu'il est possible par l'art de concentrer ces vertus, au point de les rendre plus actives que dans l'état naturel de la plante? Et à cela il n'y a point de bornes; car en continuant de réitérer la même opération, on pourra exalter ces vertus à tel degré qu'on voudra; ce qui montre combien est grand le pouvoir de la Chymie.

Paracelse nous assure avoir trouvé que le baume insinué parmi les humeurs du corps, a la vertu spécifique de rendre la vigueur de la jeunesse à des vieillards, & de guérir parfaitement la goute. Isaac le Hollandois assure la même chose. Si ces deux Auteurs disent vrai, je ne doute pas qu'on ne puisse, par le moyen de l'opération que je viens d'indiquer, donner aux vertus d'une plante un degré de force de beaucoup supérieur à celle qu'a cette plante dans son état naturel; & en effet, j'ai éprouvé moi-même les effets extraordinaires de cette *eau* ainsi préparée, bue à jeun. Elle n'est pas moins efficace dans les accidens hypocondriaques, & hystériques, dans les chlorosis & la palpitation du cœur; toutes les fois que ces maladies procedent plutôt du désordre des esprits, que de l'amas d'aucune matiere morbifique: mais il est vrai que ce remede coute beaucoup à préparer. J'ai fait avec de la mente desséchée, au moyen de trois ou quatre cohobations, une liqueur balsamique pénétrante, qui m'a procuré un remede des plus efficaces & des plus assurés pour fortifier un estomac foible, & guérir un vomissement provenu de phlegmes visqueux qui s'y feroient logés; bon aussi pour la lienterie. J'ai fait par la même méthode une *eau* d'écorce de limon, qui par la suavité de son odeur, son gout, & ses qualités aromatiques, a guéri toute seule des flatuosités, des foiblesses, des défaillances, & des palpitations de cœur fréquentes, quoique prise en très-petite quantité. Je me suis servi utilement aussi d'une *eau* préparée par la même méthode, c'est-à dire, par des cohobations réitérées d'absinthe fraîchement cueillie, pour suppléer au manque de bile, pour exciter les parties qui concourent à la formation du chyle, pour faire mourir & chasser les vers. Une *eau* faite par la même méthode, de feuilles de savinier, sert à exciter un mouvement presque incroyable dans tout le genre nerveux: c'est le meilleur remede qu'il y ait pour procurer la sortie du fœtus, pour provoquer les regles, & pour les hémorrhoïdes. On ne sauroit trop recommander l'*eau* cohobée de rue pour les maladies de langueur, pour l'affection hystérique, pour chasser le poison hors du corps, & pour exciter la sueur & la transpiration. Je ne parle point ici d'une *eau* de baies de genevrier que j'ai faite, ni d'une autre de feuilles de l'arbre de vie, lesquelles guérissent toutes deux l'hydropisie, ni d'une troisieme faite de fleurs de camomile qui guérit les fievres tierces. On n'auroit jamais fait s'il falloit ici détailler toutes les différentes *eaux* de cette sorte qu'on peut faire. Mais je crois qu'on peut conclurre en général, qu'il n'y a pas de meilleurs moyens que ceux que je viens d'indiquer pour avoir d'excellentes *eaux* chymiques distilées. Mais pour faire l'application des deux méthodes générales que j'ai indiquées, aux différentes especes de plantes qui exigent quelques précautions particulieres; voici quelques regles auxquelles il faudra faire attention:

1. Les plantes aromatiques, balsamiques, oléagineuses, résineuses, celles qui tiennent de la nature de la gomme & de la résine, celles qui ont une odeur forte, & qui la gardent long-tems, telles que l'arbre de vie, le baume, le laurier, l'hysope, le genevrier, la marjolaine, la mente, l'origan, le pouliot, le romarin, la sauge; il les faut faire sécher un peu à l'ombre, ensuite les mettre en digestion dans la quantité d'*eau* que j'ai dit ci-dessus, pendant vingt heures, dans un vaisseau bien fermé, à un feu de cent cinquante degrés, & les distiler ensuite de la maniere indiquée plus haut.
2. S'il s'agit de tirer des *eaux* d'écorces, de racines, de graines, & de bois, qui sont des substances compactes, pesantes, dures & resineuses; tenez-les en digestion pendant trois ou quatre semaines ou même davantage, à une chaleur de quatre-vingt-seize degrés, dans des vaisseaux parfaitement bien fermés, avec une quantité suffisante de sel & d'*eau* pour les développer & les mieux disposer à la distilation. Vous y ajouterez une quantité considérable de sel marin, tant pour développer le sujet, que pour prévenir la putréfaction qui ne manqueroit pas d'arriver pendant une digestion si longue, au degré de chaleur que je viens de dire, & qui détruiroit l'odeur, le gout, & les vertus qu'on a dessein d'extraire. C'est ainsi, par exemple, qu'il faut préparer les *eaux* d'aloès, de buis, de cédra, de gayac, de genevrier, de rhodium, & autres bois semblables.
3. Les plantes qui répandent leur odeur à quelque distance d'elles, & qui par conséquent la perdent bien-tôt, doivent être distilées immédiatement après qu'on les a cueillies dans leur saison, sans aucune digestion préalable; telles sont la bourache, la buglose, le jasmin, les lis blancs, les lis de vallée, les roses, &c. qui souffriroient d'une digestion chaude, & de rester trop long-tems à l'air. Il y a même des bois auxquels la digestion seroit préjudiciable; les copeaux de sassafras, par exemple, bouillis dans l'*eau* perdent bien-tôt leur vertu, leur gout & leur odeur.
4. Jamais par ce moyen on ne peut faire passer dans les *eaux* distilées, les qualités de la plante astringentes, nourricieres, sarcotiques, consolidantes, farineuses, gélatineuses & rafraîchissantes: mais il les faut chercher soit dans la plante entiere, soit dans ses parties les plus fixes. Cela posé, la Pharmacie se trouve déchargée d'un embarras très-superflu, je veux dire celui de préparer des *eaux* qui aient ces qualités ou quelques-unes d'elles; & les Medecins sauront en même tems que c'est dans les infusions, dans les décoctions & dans les extraits des plantes, qu'il faut chercher ces mêmes qualités, en supposant qu'elles les aient. Ne seroit-il pas ridicule d'attendre quelque chose de nourricier d'une *eau* d'orge ou de chair de chapon hachée, distilée, laquelle est indolente & vappide? Peut-on raisonnablement espérer trouver dans l'*eau* distilée d'oseille les vertus excellentes de cette plante pour les

tempéramens chauds, lâches, putrides & bilieux? De même encore il seroit absurde d'attribuer les vertus excellentes du plantain à l'*eau* distilée de cette plante. C'est pourquoi il faut rejetter de la Chymie & de la Medecine, qu'on doit traiter comme des sciences sérieuses toutes ces puerilités vaines & inutiles.

5. Il faut dire toute autre chose des plantes dont la vertu réelle réside entierement dans la partie qui s'en sépare au moyen d'une chaleur qui n'excede pas 214 degrés: car les *eaux* de ces plantes bien préparées en contiendront toutes les vertus qui ne sont point dans leur décoction ou dans leur extrait. Les vertus connues des fleurs de lavande, des lis de vallée & de la rue, contre les especes de mal caduc qui viennent du dérangement arrivé dans le mouvement du fluide nerveux, résident dans l'*eau* distilée & ne se trouvent point du tout dans la décoction & dans l'extrait, au lieu que la vertu anti-épileptique de la pivoine se trouve dans la décoction & point du tout dans l'*eau*.

6. Il y a quelques plantes médicinales dont les vertus résident dans la partie qui est volatilisée par le degré de chaleur susdit; mais de sorte cependant qu'après que cette portion de la plante a été élevée par la distilation, la plante elle-même ou sa décoction possedent encore d'autres vertus qui sont d'une grande efficacité en Medecine. C'est pourquoi il ne faut pas jetter ces décoctions-là, mais les épaissir au moyen d'une chaleur modérée, afin qu'on les puisse garder sans qu'elles se corrompent; car lorsqu'on vient après cela à les mêler avec les *eaux* distilées, elles rassemblent par cette union toute l'efficacité de la plante. De cette espece sont la camomile, le chardon-béni, la petite centaurée, la germandrée, l'encens de terre, l'armoise, le romarin, la sauge, le scordium, l'absinthe, &c. Ces sortes de plantes en effet sont exaltées par la fermentation; de sorte qu'elles communiquent quelques qualités à l'*eau* distilée: mais quand une fois leur décoction est épaissie, elles en ont moins alors, ou les ont différentes de ce qu'elles les avoient dans leur état naturel.

7. Il est rare que le gout acide, amer, austere, doux ou fade, passe dans l'*eau* distilée: ordinairement il reste dans l'extrait de la plante, si l'on en excepte la camomile, l'absinthe & quelques autres en petit nombre. Mais ce qui est plus rare encore, c'est que la couleur de la plante passe à son *eau* distilée, ce qui arrive pourtant à la camomile, dont l'*eau* distilée tire la teinture bleue; & à l'absinthe, dont la couleur verte passe à son *eau*: mais communément les couleurs sont plutôt dans l'huile que dans les *eaux*. Les qualités savoneuses qui consistent dans l'union du sel avec l'huile ne s'élevent jamais, mais demeurent dans l'extrait: c'est pourquoi il est inutile de distiler de la maniere ci-dessus dite, les plantes qui ont ces sortes de qualités.

8. Voici des végétaux dans les *eaux* distilées desquels il ne passe rien qui soit de quelque utilité: ce sont l'épine-vinette, la poirée, les cerises communes, le chou, les groseilles, les baies de sureau, l'endive, le raisin mûr, la mercuriale, la laitue, les sucs de citron, de limon, d'orange, le pourpier, la scorsonere, l'oseille, les fraises & la chicorée. Il y a aussi quelquefois dans la même plante des vertus toutes contraires: par exemple, la premiere *eau* distilée de canelle est désobstruante, échauffante, excite, anime & est bonne dans le vomissement; la seconde au contraire, est astringente, refrigérative & fade, tandis que la décoction qui reste au fond de l'alambic est d'un rouge foncé, opaque, épaisse, d'un gout austere, coagulante & corroborative.

Le Collége des Medecins indique pour les substances dont on peut extraire des *eaux* simples,

Les feuilles & les bourgeons des

Absinthe, de l'une & l'autre espece,
Angelique,
Baume,
Chardon-béni,
Chêne,
Chicorée,
Eclaire,
Eufraise,
Fenouil,
Fumeterre,
Hysope,
Marjolaine,
Mente,
Persil,
Plantain,
Pouliot,
Reine des Prés,
Rue,
Saxifrage.

Les fleurs de

Camomile,
Feves,
Lis de vallées,
Oranges,
Pavot rouge,
Pivoine,
Romarin,
Roses, { blanches, rouges, incarnates.
Sureau,
Tilleul.

Les fruits de

Cérises noires,
Citron, dont on distile l'écorce,
Framboise,
Noix vertes.

De ces premieres broyez douze livres avec les noyaux; elles vous rendront quatre pintes d'*eau*.

Animal,

Frai de grenouille.

Dispensaire de Londres par Quincy.

A ces différentes substances le Dispensaire d'Edimbourg ajoute,

L'Armoise & le Savinier.

Voici aussi la maniere dont le même Dispensaire prescrit de préparer l'*eau* de frai de grenouille.

Suspendez votre frai de grenouilles dans un sac, de maniere que l'*eau* coule dans un vaisseau placé au-dessous pour la recevoir; & sur chaque pinte de liqueur que vous aurez extraite, vous ajouterez une dragme d'alun de roche.

Cette *eau* de frai de grenouille est de beaucoup supérieure à toutes celles dont on trouve la préparation dans d'autres Dispensaires: l'alun qu'on y ajoute & la méthode de la préparer par la voie de la résolution augmente considérablement sa qualité; au lieu que, préparée par la simple distilation, elle donne une trop grande quantité de phlegme inutile. Il paroît que l'usage dont elle peut être, ainsi préparée, c'est d'être employée par forme de refrigératif externe.

Le même Dispensaire observe fort à propos, que quand par la voie de la distilation on ne sauroit tirer d'une plante une *eau* qui soit bonne à quelque chose, un autre moyen d'en faire est de faire dissoudre une quantité suffisante de sel essentiel de cette même plante dans de l'*eau* de source ; (*on auroit dû dire plutôt dans l'*eau *distilée.*)

La méthode pour faire l'*eau* appellée *aqua lactis alexiteria*, *eau de lait alexitere*, est détaillée à l'Article *Alexiteria*. Voyez cet Article.

Aqua cinnamomi tenuis, *petite eau de canelle*. On la fait en mettant infuser douze onces de canelle dans huit pintes d'*eau*, & les faisant ensuite distiler jusqu'à ce que la liqueur cesse de venir laiteuse.

On a inventé depuis peu une nouvelle *eau*, qui ne se trouve dans aucun Dispensaire que je sache, sous le nom d'*eau* de mente poivrée. C'est, je crois, une *eau* distilée de *mentha spicis brevioribus, foliis menthæ fuscæ sapore fervido piperis*, de Ray, Synop. *Mentha saxifraga, angustiore folio, spicata, sapore acri fervido*, de Plukenet, Almag. 129. *Mentha piperata acuta*, de Petivier, *Herbarium Britanicum*.

Cette *eau* est extremement chaude dans la bouche & dans l'estomac, ce qui donne lieu de juger qu'elle est propre à échauffer, à fortifier, à dissiper les flatuosités, à détruire les acidités dans l'estomac & le duodenum, & à prévenir les coagulations qui en sont des suites.

Autre méthode pour retirer des eaux de végétaux, qui consiste à faire fermenter le végétal avant la distilation, suivant la pratique de Ludovicus.

Nous avons vu jusqu'ici par les effets de la distilation, de la digestion & de la cohobation, ce que peut dans la distilation & la cohobation un feu poussé au degré de chaleur qu'il le faut pour faire bouillir l'*eau*, & un feu plus doux dans la digestion. A présent nous allons exposer une méthode adroite & utile d'extraire les vertus des plantes, sans presque y causer d'altération & qui cependant les rend plus pénétrantes & plus volatiles.

1. *Prenez* du romarin nouvellement cueilli, hachez-le & le broyez si vous le jugez à propos; mettez-le dans un baril de bois de chêne & laissez par-dessus quatre doigts de vuide jusqu'au haut; versez-y ensuite ce qu'il faudra d'*eau* pour que la plante trempe, & y ajoutez un huitieme de miel, si c'est en hiver & dans un tems froid, ou un douzieme s'il fait chaud. En été on peut ajouter la même quantité de cassonade qui est un sucre non affiné, ou bien une demi-once de levure sur chaque pinte, ce qui fera la même chose : mais j'aimerois mieux le miel employé comme je viens de dire. Faites donc chauffer une quantité convenable d'*eau* & de miel & les versez ensuite sur la plante dans le baril; mettez le baril tout droit & fermez son embouchure supérieure ou le trou du bondon avec un couvercle de bois point trop serré ; ensuite mettez le baril dans une boîte de bois & l'y tenez chaudement, au moyen de charbon allumé que vous couvrirez de cendre, de maniere que la liqueur & la plante aient une chaleur de 80 degrés, laquelle vous entretiendrez en couvrant le baril avec des couvertures & en réglant le feu, dont vous prendrez un soin plus particulier pendant le froid ; car dans l'été quand il fait chaud il ne faut que peu ou point de feu. Le second jour on entend à travers les parois du vaisseau une espece de sifflement, il s'éleve des bulles & de l'écume, & l'on sent une odeur gracieuse de romarin, la plante remontant alors sur la surface de la liqueur. Ce mouvement s'appelle fermentation.

2. Quand la fermentation a continué jusqu'à ce que la matiere qui s'étoit élevée en haut soit affaissée & retombée au fond, alors l'opération est finie, il n'y a plus qu'à laisser refroidir le baril & le bien bondonner ; car si on le laissoit ouvert plus long-tems à la même chaleur, l'esprit & l'huile de la plante devenus trop volatils s'envoleroient, & elle perdroit les vertus qu'on en attendoit, comme si elles en eussent été séparées par la distilation.

3. *Prenez* donc de cette plante & de la liqueur fermentée autant qu'il en faudra pour emplir les deux tiers d'un alambic, & apportez tous vos soins à l'opération dès le commencement, car cette liqueur contenant un esprit qui est en fermentation, se raréfieroit aisément sur le feu, écumeroit, se gonfleroit & monteroit dans l'alambic. Et comme tous ces effets seroient beaucoup plus violens dans cette distilation que dans les autres dont j'ai parlé, il faut la mener doucement, surtout dans le commencement.

4. Vous aurez par cette méthode une premiere *eau*, limpide, onctueuse, pénétrante, odorante, savoureuse, que vous garderez séparément; ensuite il en viendra une seconde, laiteuse, opaque, trouble, qui ne laissera pas d'avoir encore du gout & de l'odeur; puis une troisieme qui sera claire, acide, sans odeur, & qui n'aura presque aucune propriété du romarin, après quoi il restera seulement au fond de l'alambic, un extrait indolent, qui n'aura rien des vertus du romarin, mais beaucoup de la substance du miel. Voilà les différentes substances qu'on retire quand on continue la fermentation jusqu'à ce que la plante tombe d'elle-même au fond du vaisseau, ce qui au moyen du degré de chaleur que j'ai dit, arrive au bout de cinq ou six jours.

5. On peut garder cette premiere *eau* ou plutôt cet esprit, plusieurs années, dans un vaisseau bien fermé, sans qu'il y arrive d'altération ou qu'il devienne gluant. Il retient même à peu de chose près, l'odeur & le gout de la plante : mais si l'on y mettoit moins de miel, qu'on y employât moins de chaleur, ou qu'on ne laissât durer la fermentation que deux ou trois jours, alors l'*eau* de la premiere distilation seroit blanche, épaisse, opaque, onctueuse, écumeuse, & retiendroit parfaitement l'odeur & le gout de la plante, dont elle ne dégénereroit pas à beaucoup près tant que dans le premier cas, quoique cette *eau* fût plus douce & moins pénétrante. Après cette premiere *eau*, il s'en éleveroit une autre, aigre, limpide & sans odeur, après laquelle ce qui resteroit auroit beaucoup moins des propriétés du romarin que dans le cas de l'opération faite comme il a été dit en premier lieu.

6. Dans ce second cas on a aussi trouvé quelque huile qui ne se trouvoit pas dans l'autre. Au contraire, si la fermentation avoit été continuée vingt-quatre ou trente-six heures de plus, la premiere *eau* n'auroit point été chargée de cette huile. A tous autres égards, les matieres sont à peu près les mêmes dans l'un & l'autre cas ; on trouve constamment que plus la fermentation a été continuée long-tems, moins il y a d'huile dans l'eau distilée : C'est pourquoi ce qui vient d'abord est toujours plus clair & plus fort ; mais en y mêlant de l'*eau* commune, le tout devient aussi-tôt laiteux. De-là vient que ces *eaux* sont fort différentes les unes des autres, selon la différente maniere dont on les a préparées à cet égard. Quand la fermentation a été complete, la premiere *eau* qu'on tire, sera limpide, la seconde laiteuse, & si on en tire une troisieme en poussant la chaleur jusqu'à faire bouillir l'*eau*, elle viendra acide, claire, limpide, & ressemblante à du vinaigre distilé. Dans ce cas, plus la fermentation a été continuée long-tems, plus elle a été complete, moins aussi l'extrait qui reste est imprégné des vertus de la plante, & réciproquement. Or l'huile qui flote sur la surface de l'*eau* dans le cas où la liqueur n'a point fermenté, est tellement atténuée lorsque la fermentation a été complete avant la distilation, qu'elle dispa-

roît entierement & demeure cachée, ou est du moins divisée en parties extremement subtiles dans la liqueur distilée, qui pour cette raison seroit mieux appellée du nom d'esprit que de celui d'*eau*. On éprouve dans ce second cas, que si on ajoute à l'esprit une grande quantité d'*eau*, elle devient tout aussi-tôt blanche, ce qui montre qu'il y avoit de l'huile cachée dedans; & souvent même on verra quelques gouttes de cette huile ainsi régénérées flotter sur la surface de l'*eau*.

REMARQUES.

1. Cet exemple de fermentation nous apprend que quand elle est continuée pendant tout le tems qu'il convient, qu'elle est poussée à un degré convenable, & qu'après la fermentation finie on garde la matiere quelque-tems dans le baril bien bondonné, on a des *eaux* extremement limpides, chaudes, aromatiques, odoriférantes, savoureuses, & pénétrantes, sans qu'il paroisse qu'elles contiennent aucune huile: & à proportion que ces propriétés, sont plus apparentes dans l'*eau*, les vertus naturelles de la plante sont plus changées, de maniere qu'à la fin on n'y reconnoîtroit plus aucune conformité: mais quand la fermentation est complete, chacune perdant son caractere spécifique, elles ne different presque plus l'une de l'autre. De-là il s'ensuit manifestement que les vertus particulieres des végétaux ne sont pas exaltées & menées à leur perfection par la fermentation, comme elles le seroient par la cohobation réitérée, mais aussi que par la cohobation les produits ne sont pas si spiritueux que par la simple fermentation. Et cela vient, je crois, de ce que par le mouvement vif & continué de la fermentation, l'esprit volatil que contenoit la plante, dégagé des parties & singulierement des particules d'huile, pour lors extremement atténuées, s'exhale librement; car la ténacité de l'huile étoit la principale cause qui retenoit & fixoit l'esprit dans la plante. Or une fermentation douce & modérée, qui ne dissipe pas l'esprit, mais ne fait que dissoudre la viscosité, dans laquelle il est embarrassé, donne une force merveilleuse à ces *eaux*, les rend durables, les préserve long-tems de la corruption, & les empêche de devenir féculentes & gluantes, comme l'a fort bien observé *Daniel Ludovicus*, Chymiste aussi sincere qu'habile dans son Dispensaire, accommodé au siecle présent. L'*eau* de chardon-beni ainsi préparée est recommandée, pour exciter, lorsqu'il en est besoin, la sueur & la transpiration.

2. Nous voyons encore par ce même exemple, que le gout & l'odeur des plantes communiqués à leurs *eaux* distilées, consiste principalement dans leur esprit: mais cet esprit est envéloppé dans une huile ténace, laquelle mêlée avec ces *eaux*, les rend d'autant plus odorantes & savoureuses qu'elle y est mêlée en plus grande quantité. Au moyen de la digestion & de la cohobation faite dans un vaisseau bien fermé, cette huile se subtilise, devient plus active, plus spiritueuse, & plus aisée à mêler avec l'*eau*: mais aussi l'esprit devenant en même-tems plus volatil & plus dégagé ne manqueroit pas de se dissiper, s'il trouvoit du jour par quelqu'endroit du vaisseau où se fait la distilation: Voilà le moyen de préparer des *eaux* d'une grande efficacité. Mais comme la fermentation demande beaucoup de tems, qu'elle exige qu'on laisse assez de jour pour faire entrer l'air dans le vaisseau, elle atténue les huiles par son mouvement, & les mêlant par ce moyen avec l'*eau*, elle en fait une liqueur inflammable; ce qui ne sauroit arriver sans qu'il se fasse de dissipation dans l'esprit de la plante. Cette même voie rend les huiles alliables avec les sucs animaux, & les rend capables de pénétrer dans les vaisseaux les plus déliés: mais aussi elle détruit les vertus particulieres de la plante. Par ce moyen elle donne un véhicule qui porte des vertus stimulantes & agréables en même-tems, aux nerfs, & principalement à ceux du nez, de la bouche, de la mâchoire, du gosier, de l'estomac & des intestins.

Afin de ne rien omettre de ce qui concerne la distilation des *eaux*, j'ajouterai ici la méthode de les distiler *per descensum*.

Les Chymistes ont appellé distilation, le mouvement qui se fait dans une matiere qu'on se propose de métamorphoser, lorsque par l'action du feu sur le vaisseau qui la contient; elle passe de ce vaisseau dans un autre ajusté au premier, soit que ce soit une matiere solide ou qu'elle soit fluide: or cette opération peut différer par trois circonstances différentes: Car 1°. ou le feu fait monter la matiere en haut perpendiculairement; 2°. ou bien obliquement, ou latéralement, comme il arrive lorsque la distilation se fait par le moyen d'une retorte; 3°. ou bien il la fait descendre en embas, comme il arrive lorsque le feu est mis par dessus. Cette derniere distilation est celle qu'on appelle *per descensum*, qu'on employoit autrefois pour séparer le vif argent d'avec sa pierre de mine; Paracelse s'en est aussi servi pour des végétaux. Je vais donner un exemple de cette sorte de distilation.

Fournissez-vous d'un vaisseau cylindrique, suffisamment large & profond, fait d'une matiere qui ne puisse ni laisser passer la liqueur à travers ses pores ni la boire, ni la gâter. Qu'il y ait une rainure en dedans de l'orifice du vaisseau, dans laquelle puisse s'engrener juste & s'arrêter une platine ronde toute criblée de trous, laquelle on enfoncera environ deux pouces au-dessous du haut de l'embouchûre du vaisseau; ensuite vous mettrez sur la platine la plante qu'il faudra, fraîche, verte & bien succulente, après l'avoir hachée ou broyée, autant qu'il en faudra pour emplir toute la capacité de l'orifice; alors vous mettrez par dessus un couvercle plat, que vous luterez afin de fermer plus exactement l'embouchure du vaisseau, & d'empêcher ainsi qu'il ne s'exhale aucunes vapeurs. Si vous voulez faire une grande quantité d'*eau* à la fois, il faudra que l'une & l'autre platine soit de tole; mais si vous ne voulez que faire une expérience, il suffira qu'elles soient de terre. Vous mettrez sur le couvercle un peu de poudre fine passée au tamis, & par dessus, du charbon allumé, afin que la partie humide de la plante puisse se résoudre en vapeurs, & que le suc liquefié tombe dans la partie inférieure du vaisseau, où étant condensé par le froid il tombera goutte à goutte & s'amassera, pourvu qu'on observe de ménager le feu prudemment, & de l'augmenter par degrés. On peut par cette méthode obtenir l'esprit, l'eau, la cire, la gomme, l'huile, la résine, & la partie saline & savoneuse de certains végétaux, dont on ne tireroit rien par la voie de la distilation ordinaire. Il faut cependant avoir grand soin de ne pas faire trop grand feu, de crainte de brûler la plante; quoiqu'en effet trop peu de feu aussi ne fera pas assez d'effet: mais un feu violent brouilleroit tout, la matiere huileuse brûleroit, le peu qui viendroit de cette distilation auroit un gout empyreumatique, & une odeur dégoutante de fumée, ce qui le rendroit incapable d'être employé intérieurement, surtout si la matiere distilée étoit seche ou onctueuse. Mais quand on emploie des végétaux succulens, tels que des fleurs de roses, & que l'on a l'attention de ne les point brûler, l'*eau* ainsi distilée ressemble à peu de chose près au suc naturel de la plante dont il contiendra tout à la fois la nature savoureuse & les vertus particulieres, quoique toujours un peu changées par le feu; ce qui fait que les sucs exprimés tout naturellement, sont non-seulement plus agréables, mais aussi plus médicinaux. Quoiqu'il en soit, Paracelse, en distilant le gayac de cette maniere, a obtenu une huile piquante, fétide, qu'il recommande qu'on emploie soit intérieurement, soit extérieurement. C'est de-là que cette opération a été en usage quelques-tems en Allemagne; mais on ne l'y pratique plus, on y en a substitué d'autres qui lui sont préférables. BOERHAAVE, *Chymie.*

Eaux composées & spiritueuses, dont la confection est indiquée par le College des Medecins (de Londres.)

En général pour la préparation de ces *eaux*, la premiere chose à faire, est de choisir des plantes vertes, si ce n'est que le contraire fût prescrit dans quelque cas particulier. Au défaut de vertes on en mettra le quart de seches, & on y ajoutera autant d'*eau* de source qu'il faudra pour empêcher que la plante ne brûle dans l'alambic.

Aqua Absinthii minus composita:

Eau d'Absinthe moins composée.

Prenez *feuilles d'absinthe seche, deux livres,*
graine de petit cardamome, deux onces,
graine de coriandre, demi-livre,

Infusez le tout dans douze pintes d'eau-de-vie de France, & tirez en la même quantité par la distilation.

Par la même méthode, si ce n'est qu'on ne mettra pas les graines que je viens de dire, mais en récompense quatre fois davantage de la plante; on peut faire des *eaux* d'angélique, de baume, de mente, de sauge, &c. de fleurs de romarin, de graine de carvi, de petit cardamome, de baies de genevrier, d'écorce d'orange, de citron, & de limon.

Cette *eau* differe principalement de celle qui étoit prescrite dans l'ancien Dispensaire, en ce qu'on substitue ici les graines de cardamome & de coriandre à celle d'anis; ce qui la rend plus cordiale & plus gracieuse pour l'estomac; la graine d'anis fournissant une huile trop impure pour l'usage qu'on en veut faire. Cette *eau* s'emploie communément dans les infusions stomachiques, dans la supposition qu'elle doit participer aux vertus de l'absinthe: mais il est pourtant vrai qu'elle ne participe pas à celles qui résident dans la teinture de cette plante; de sorte que ce n'est, je crois, qu'un carminatif qui tire ses propriétés des graines aromatiques qui entrent à présent dans sa confection.

Aqua Absinthii magis composita:

Eau d'Absinthe, dont la confection est plus composée.

Prenez *de l'absinthe marine, & de la commune, l'une & l'autre seches, de chaque une livre,*
de la sauge, / *de la mente,* / *du baume,* } *séchés, deux poignées.*
racines de galanga, / *gingembre,* / *jonc odorant,* / *énula-campana,* / *graine de fenouil doux, & de coriandre,* } *trois dragmes,*
de canelle, / *de clous de girofle,* / *de muscade,* } *deux dragmes,*
de petite cardamome, & de cubebes, } *une dragme.*

Hâchez & broyez tous ces ingrédiens autant qu'il faudra, & après les avoir laissés infuser pendant quelque tems dans douze pintes d'eau-de-vie, tirez-en la même quantité par la distilation.

Cette confection differe de celle de l'ancien Dispensaire, en ce qu'on en retranche la racine de reglisse, & les raisins secs qui ne servent de rien dans la distilation, qu'on y fait entrer une plus grande quantité d'esprit, & qu'on en retire davantage, la premiere étant trop chargée d'ingrédiens huileux pour rien admettre qui soit beau à la vue ou gracieux à l'estomac. QUINCY, *Dispensaire.*

Si l'on considere les *eaux* d'absinthe & de gentiane comme stomachiques, il n'y a pas lieu d'en attendre de grands effets; parce que les parties matérielles qu'on en tire ne sont pas fort propres à fournir dans la distilation des qualités qui répondent à cette fin; de maniere que s'il y a quelque chose de bon dans l'une & l'autre de ces plantes, c'est à leur esprit qu'il faut l'attribuer, plutôt qu'aux parties matérielles dont elles sont composées. QUINCY, *Prælect. Pharmaceut.*

L'*eau* d'absinthe & d'angélique plus composées, sont à peu près les mêmes quant aux effets: mais elles ont trop de semences huileuses, pour qu'on en tire rien de bien subtile, surtout de l'angélique: on ne fait guere d'usage de l'une ni de l'autre. QUINCY.

Aqua Angelicæ magis composita:

Eau d'angélique plus composée.

Prenez *racines d'angélique,* / *feuilles de chardon,* } *six onces;*
baume, / *sauge,* } *quatre onces;*
graine d'angélique, six onces,
graine douce de fenouil, neuf onces.

Après avoir fait sécher les herbes & les graines, concassez-les grossierement, & y ajoutez

de canelle, deux dragmes,
clous de girofle, / *macis,* } *une dragme & demie;*
de muscade, / *de graine de petit cardamome,* } *une dragme;*
de cubebes, / *de racine de galanga,* } *une dragme & demie;*
poivre & safran de la Jamaïque, } *une dragme;*

Faites infuser le tout dans deux gallons d'eau-de-vie de France, & tirez-en par la distilation la même quantité.

On a rejetté du nouveau Dispensaire l'ingrédient appellé *Species diamoschu dulcis*, & l'*Aromaticum rosatum*, qui étoient prescrits dans l'ancien: le premier de ces deux ingrédiens ne se trouve point du tout dans le nouveau; on y a substitué des aromates plus convenables. Pour le chardon qui y est prescrit, il ne sert à rien; & la dose de la graine douce de fenouil est trop forte: cette quantité excessive rendroit l'*eau* trouble & laiteuse. La derniere *eau* qu'on tire par la distilation de ces ingrédiens, mérite d'être gardée séparément pour être employée en forme de juleps carminatifs, & autres usages semblables. QUINCY, *Dispensaire.*

Aqua Bryoniæ composita. Eau composée de Bryoine.

Prenez *suc de racines de bryoine, quatre pintes,*
suc de rue, / *d'armoise,* } *deux pintes;*
feuilles de savinier, trois poignées,
matricaire, / *pouliot sauvage,* / *pouliot cultivé,* } *deux poignées;*
de basilic, / *de dictame,* } *une poignée & demie;*
de l'écorce nouvelle d'orange, quatre onces,
de myrrhe, deux onces,

de castoreum de Russie, une once,
d'esprit de vin, huit pintes;

Distilez le tout de la maniere ordinaire après une macération convenable; car plus on laisse infuser long-tems des végétaux de cette espece, meilleure est l'*eau* qu'on en tire.

On prescrit cette *eau* dans les maladies hystériques; elle est excellente pour débarrasser l'utérus: aussi la donne-t'on pour procurer la délivrance à une femme en travail, & ensuite pour faire sortir les vuidanges: elle est bonne aussi pour dégager les obstructions qui s'opposent à l'éruption des menstrues, & pour quantité de maladies de femmes. Elle est encore bonne contre les convulsions des enfans, & en général dans toutes les maladies qui attaquent les nerfs, dans l'un & l'autre sexe. La dose est depuis deux dragmes jusqu'à deux onces, qu'on mêle dans un délayant convenable. Quincy, *Dispensaire.*

L'*Eau de Bryoine composée* a quelques-unes des vertus les plus efficaces des simples fétides, & paroît être un remede merveilleux pour les maladies hystériques, pourvu qu'on la prépare par la méthode qui est ici prescrite. Mais si on veut l'avoir bonne, il faut qu'elle soit trouble & laiteuse; car si elle ne l'est pas, c'est qu'elle est privée des qualités de quelques-uns de ses meilleurs ingrédiens, ou que la plus grande partie de ces ingrédiens a été précipitée avec de l'alun, ou passée avec un couloir. Quincy, *Prælect. Pharmac.*

Aqua florum Chamæmeli composita:

Eau de fleurs de Camomile composée.

Prenez *fleurs de camomile séchées, une livre,*
écorce d'oranges, deux onces,
feuilles d'absinthe commune, & } *deux poignées;*
de pouliot,
graine d'anis,
cumin,
fenouil doux, } *une once;*
baies de laurier,
de genevrier,

Faites infuser le tout dans trois pintes d'eau-de-vie de France, & tirez-en deux pintes & plus par la distilation.

Cette *eau* est carminative, & on ne risque rien d'en user tant qu'on voudra pour cet usage. Quincy.

Aqua Cinnamomi fortis. Eau forte de Canelle,

Prenez une livre de canelle grossierement concassée, & quatre pintes d'eau-de-vie de France, & tirez-en par la distilation trois pintes.

Aqua epidemica. Eau contre la peste.

Prenez *feuilles d'éclaire,*
de romarin,
de rue,
de sauge,
de serpentaire,
d'aigremoine,
de baume, } *de chaque, deux poignées;*
de scordium,
de petite centaurée,
de chardon,
de bétoine,
de mûre,
racine d'angélique séchée,
zédoaire, } *de chaque, une once;*
gentiane,
racines de bistorte de Virginie, une demi-once;

Mettez infuser le tout dans quatre pintes d'eau-de-vie de France, & tirez-en six par la distilation.

Celle-ci est très-différente de celle indiquée dans l'ancien dispensaire; car outre qu'on ajoute dans celui-ci des plantes qui n'étoient pas dans l'autre, on en supprime qui y étoient, telles que l'impératoire & la pivoine; de sorte qu'il semble qu'on ait voulu changer entierement la nature de ce médicament; & d'un alexipharmaque, en faire un cardiaque. Cette nouvelle *eau* est tirée des additions de Shipton à l'ancien Dispensaire; & il y a bien des gens qui ne l'estiment pas tant que l'ancienne *eau* contre la peste, parce qu'ils trouvent qu'on a négligé d'y faire entrer bien des ingrédiens qui auroient été fort efficaces, pendant qu'on y en fait entrer d'autres tout-à-fait inutiles & étrangers au but qu'on se propose dans la confection de cette *eau.* Quincy, *Dispensaire.*

Aqua Gentianæ composita.

Eau de Gentiane composée.

Prenez *de la gentiane coupée par tranches, une livre & demie,*
des feuilles & des fleurs de petite centaurée, de chaque, quatre onces;

Faites infuser le tout dans six pintes d'eau-de-vie de France, & tirez-en par la distilation trois pintes.

Cette *eau* est souvent prescrite comme un bon stomachique; on l'emploie aussi comme détergent; on la dit encore bonne pour l'hydropisie, la jaunisse & autres obstructions des visceres. La dose est depuis deux dragmes jusqu'à trois onces: mais dans la vérité, il y a si peu de chose de tous ces ingrédiens qui s'éleve en vapeurs, que l'esprit ne monte en haut qu'avec une très-petite altération; de maniere que ceux qui sont entêtés de trouver dans ces ingrédiens les vertus qu'on dit y être, les cherchent dans l'extrait, & jamais dans la liqueur distilée, passant ce qui leur reste au fond de l'alambic, après que la partie la plus volatile aura été élevée, & en faisant évaporer la partie humide; & c'est ce qui se pratique ordinairement dans les boutiques, surtout lorsqu'il est question de faire des stomachiques & des desobstruans à prendre en pilules. Salmon dans ses notes au sujet de cette *eau*, dit que c'est un excellent préservatif dans un tems de peste; qu'elle est bonne pour les enfans noués, qu'elle soulage les points de côté, qu'elle provoque les regles, & facilite la sortie de l'arriere-faix. C'est sans doute avec autant de raison & de fondement qu'un Auteur obscur a écrit qu'elle guérit les cors, les fractures des os & l'apoplexie. Quincy, *Dispensaire.*

Aqua Imperialis. Eau Impériale.

Prenez *écorce de citron,*
muscade,
clous de girofle, } *de chaque, deux onces;*
canelle,
racines de souchet,
iris de Florence, } *de chaque, une once;*
jonc odorant,
zédoaire,
galanga, } *de chaque, une demi-once;*
gingembre,
sommités de lavande & de romarin, } *de chaque, deux poignées;*
feuilles de laurier,
de marjolaine, } *de chaque, une poignée;*
de baume,
de mente,

de sauge, } de chaque, une
de thym, } poignée;
eau de roses de provins, } quatre pintes;
eau-de-vie de France, }

Tirez-en huit par la distilation.

Cette *eau* est un bon céphalique; on en fait aussi des juleps très-salutaires aux personnes attaquées de maladies nerveuses; & quoiqu'à présent dans la pratique on n'en fasse pas un grand usage, elle a un mérite que le Dispensaire ne reconnoît que dans très-peu d'autres, qui est que tous ses ingrédiens concourent au même effet, & déposent leurs vertus par la distilation. On en peut donner depuis deux dragmes jusqu'à deux onces dans un véhicule convenable. Prise à la quantité d'une dragme seulement, c'est un cordial agréable, & très-bon pour des maux subits d'estomac. Quincy, *Dispensaire.*

Aqua lactis alexiteria. Eau de lait alexitére. Voyez *Alexiteria.*

Aqua limacum tenuis. Eau légere de limaçons.

Prenez *feuilles de baume,*
de mente,
de scolopendre,
de liere rampant, } *de chaque, une poignée;*
fleurs d'archangel,
de mauve &
de sureau,
limaçons lavés, } *de chaque, quatre onces;*
blancs d'œufs,
muscade une demi-once,
lait de vache, trois pintes.

Distilez le tout comme il est d'usage, soit au bain-marie, ou au feu de sable.

Si au lieu de trois, on met six pintes de lait de vache, & qu'on ajoute deux pintes de vin de Canarie, la liqueur qu'on tirera s'appellera *eau-forte* de limaçons.

Aqua admirabilis. Eau admirable.

Prenez *clous de girofle,*
galanga,
petit cardamome, } *de chaque, une dragme.*
muscade;
gingembre,
jus de la grande éclaire, une chopine,
eau-de-vie de France, deux pintes & demie,

Tirez la même quantité par la distilation.

Cette *eau* est un cordial gracieux & salutaire, qui chasse les vents de l'estomac & dissipe les flatuosités. Quincy, *Dispensaire.*

Aqua Nephritica.

Eau pour les personnes attaquées de la pierre.

Prenez *des fleurs choisies d'aube-épine, quatre livres,*
muscade concassée, trois onces.

Mettez infuser l'un & l'autre ensemble dans un vaisseau bien fermé dans six pintes de bon vin blanc, & tirez-en les deux tiers par la distilation.

Cette *eau* étoit un des remedes favoris du Docteur Radcliffe: mais elle ne se trouvoit pas dans l'ancien Dispensaire.

Aqua Pæoniæ composita. Eau de Pivoine composée.

Prenez *lis de valées, fraîchement cueillis, une livre,*

Faites-les infuser dans huit pintes d'eau-de-vie de France & ajoutez-y,

fleurs de pivoine, quatre onces,
racine de pivoine mâle, deux onces & demie,
dictame blanc, } *de chaque, une once.*
aristoloche,
gui de chêne, } *de chaque, 2 poignées.*
rue,
de la graine de pivoine avec ses cosses, dix dragmes,
graine de rue, trois dragmes & demie,
castor de Russie,
cubebes, } *de chaque 2 dragmes.*
macis,
canelle, une once & demie,
fleurs de romarin, six pincées,
fleurs de stœchas & de lavande, } *de chaque 4 pincées.*
bétoine,
clous de girofle, } *de chaque 8 pincées.*
fleur de primevere,
suc de cerises noires, quatre pintes.

Faites distiler le tout.

Dans le nouveau dispensaire on a passé par-dessus quelques ingrédiens inutiles qui étoient dans l'ancien, singulierement par-dessus les squilles; & on a évité l'embarras d'une double distilation qui ne servoit à rien. Cette *eau*-ci est la même que le Collége avoit insérée dans son premier Dispensaire sous le titre de *Aqua antiepileptica Langii.* On y blâme les doses de quelques ingrédiens, comme, par exemple, celle de la rue, dont on prescrit trois dragmes & demie, vu que cette petite quantité prise à la fois n'opere aucun effet sensible. Il y a aussi dans cette même recette quelques ingrédiens qui n'ont que peu d'efficacité ou qui n'en ont point du tout pour la fin qu'on s'y propose, d'autres qui n'y ont pas le moindre rapport; on met de ce nombre la racine du dictame blanc & d'aristoloche longue qui ne fourniront rien de considérable dans la distilation, non plus que la graine de pivoine & le gui de chêne qui employés de toute autre façon pourroient être bons pour les mêmes cas où on se propose ici assez inutilement de les employer. Par exemple la graine de pivoine feroit bonne avec sa cosse à faire des émulsions, & le gui de chêne devroit être employé en poudre: mais la graine de pivoine distilée avec ses cosses est en vérité une chose bien inutile. La dose du castor est ici plus forte qu'elle n'étoit dans l'ancien Dispensaire: mais quoique ce soit un des principaux ingrédiens pour la fin qu'on se propose, tout l'effet qu'il produira en distilation sera de donner à l'eau une couleur laiteuse & une odeur desagréable; c'est pourquoi il vaudroit mieux l'employer sous d'autres formes, quoique à la vérité, il est ici prescrit en trop petite quantité pour pouvoir faire grand mal à cet égard. Cependant au fond cette *eau* n'est pas mauvaise & on l'ordonne assez communément à quelque changement près dans la confection. Quincy, *Prælect. Pharmac.*

C'est un excellent cordial, & qui n'a pas son pareil pour les maladies nerveuses, soit dans les enfans, soit dans les grandes personnes. On en peut faire un julep en la délayant dans de l'*eau* de cerises noires ou tout autre véhicule semblable; on peut la donner depuis une dragme jusqu'à trois aux enfans, & depuis une demi-once jusqu'à deux onces aux grandes personnes; & s'il est besoin on réitérera cette dose de six heures en six heures ou de huit en huit; or il la faudra nécessairement réitérer dans les maladies sérieuses, si l'on veut qu'elle procure quelque soulagement. Quincy, *Dispensaire.*

Aqua Protheriacalis.

Eau qu'on peut substituer à celle de thériaque.

Prenez *feuilles de scordium, deux poignées,*

de scabieuse,
de chardon,
de salsify, } de chaque, deux poignées.
écorce de citrons,
écorce d'oranges } seches, } de chaque une demi-once,
graine de citron,
seseli,
moutarde à thériaque, } de chaque, une once.
fleurs de souci,
de romarin, } de chaque une poignée.
canelle, deux dragmes,
eau-de-vie de France, deux pintes.

Tirez-en autant par la distilation.

On ne parle point dans ce nouveau Dispensaire de la graine de chardon ni de l'*eau* de chardon, parce qu'on les a jugées tout-à-fait inutiles dans cette occasion. Quant au reste cette recette est la même que dans l'ancien dispensaire. On la donne comme propre à remplacer l'*eau* de thériaque, lorsque celle-ci manque, & qu'on n'est pas dans une saison où on en puisse faire. Quincy.

Aqua raphani composita. Eau de raifort composée.

Prenez *feuilles de cueillerée des deux especes fraîchement cueillies auprès de quelque source, de chaque six livres.*

Broyez-les & ajoutez au suc que vous en aurez exprimé,

du suc de brusc,
de cresson de fontaine, } *de chaque une pinte & demie;*
racines de raifort, deux livres,
racines d'arum fraîches, six onces,
gingembre,
muscade, } *de chaque 4 onces;*
écorce de limons, deux onces,
eau-de-vie de France, quatre pintes.

Tirez-en huit par la distilation.

Ici on exclut de la confection de cette *eau*, la racine de bryoine dont l'ancien Dispensaire prescrit une dose copieuse, mais qui rend l'*eau* dégoutante, sans lui donner de vertus qui tendent à l'effet qu'on se propose. On y a substitué une dose plus considérable de racine d'arum, six onces, au lieu d'une demi-once qui étoit ordonnée dans l'ancien Dispensaire; ce qui rend ce médicament plus piquant & meilleur contre le scorbut & la douleur néphrétique, qui sont précisément les maladies pour la guérison desquelles il est fait. Tous les ingrédiens dont cette *eau* est composée sont d'une nature subtile & pénétrante, & abondent en sels volatils qui sont très-salutaires aux personnes qui ont le sang épais & couenneux, parce qu'ils le divisent & le rendent plus fluide, ce qui fait qu'il se décharge mieux dans les veines, & est plus propre à dégager les obstructions de ces parties. Ce médicament est aussi d'un excellent usage pour les obstructions des autres visceres; on s'en sert aussi avec succès dans la jaunisse, la cachexie & l'hydropisie: il n'y en a pas de plus efficace contre le scorbut; comme il s'introduit dans les passages les plus déliés, il provoque la transpiration, débarrasse les pores de la peau & autres petites glandes lorsqu'elles sont embarrassées de particules grossieres qui nuisent à leurs fonctions. On peut donner de cette *eau* depuis une demi-once jusqu'à trois ou quatre onces; si ce n'est immédiatement après la distilation; parce qu'alors elle est si piquante qu'il feroit difficile de la pouvoir prendre sans qu'elle fût détrempée dans une quantité copieuse de délayant. Il faut recevoir cette *eau* lors de la distilation dans un récipient dont la jointure avec le chapiteau de l'alambic soit bien close avec une vessie, autrement il s'en perdroit beaucoup. Quincy, *Dispensaire.*

L'*eau* de raifort composée est faite pour être employée comme diurétique; & si elle est bonne, elle fera trouble & laiteuse, comme l'eau composée de bryoine quand elle est préparée comme il faut. Quincy, *Prælect. Pharmac.*

Aqua Doctoris Stephani. Eau du Docteur Etienne.

Prenez *canelle,*
gingembre,
galanga,
clous de girofle,
muscade,
graine de paradis,
graine d'anis,
fenouil doux,
carvi, } *de chaque, une dragme;*
feuilles de thym,
mente,
sauge,
pouliot,
romarin,
fleurs de roses rouges,
camomile,
origan,
lavande, } *de chaque, une poignée;*

eau-de-vie de France, six pintes.

Tirez-en quatre par la distilation.

Tous les ingrédiens dont cette *eau* est composée entrent parfaitement bien dans le dessein qu'on se propose en la faisant, qui est de l'employer en guise de céphalique, de cordial ou de carminatif. On l'emploie aussi comme un antihistérique; c'est pourquoi les Accoucheurs & les Sages-femmes en font souvent usage pour les femmes qu'ils gouvernent. On la donne depuis deux dragmes jusqu'à deux onces.

Aqua theriacalis. Eau thériacale.

Prenez *suc de noix vertes, quatre pintes,*
suc de rue, trois pintes,
suc de chardon & de baume, } *de chaque 2 pintes;*
racines de contrayerva, quatre onces,
de valériane sauvage, une demi livre,
angélique,
imperatoire, } *de chaque une demi-livre;*
scordium verd, quatre poignées,
thériaque de Venise, ancienne,
mithridate, } *de chaque, huit onces;*
jus de limons, deux pintes,
eau-de-vie de France, six pintes.

Tirez-en par la distilation trois gallons & demi, & y ajoutez, quatre pintes de vinaigre distilé.

Le nouveau Dispensaire omet, comme une circonstance inutile, & qui l'est en effet, une chose qui étoit recommandée dans l'ancien: c'étoit de purifier le suc de limon avant la distilation; & ajoute avec raison à la fin le vinaigre distilé, au lieu de le faire mettre dans l'alambic; ce qui vaut mieux en effet pour le but qu'on se propose, & ne met pas en risque d'emporter avec l'*eau* distilée des parties du métal dont l'alambic est fait, comme il arrive assez souvent lorsqu'on y met des acides. Cette *eau* est une de celles dont on fait le plus d'usage dans les Boutiques, quoique sa composition ne soit pas généralement approuvée; parce que les sucs qui y entrent ne peuvent pas contribuer beaucoup à sa qualité; & que d'ailleurs, comme on ne peut avoir les ingrédiens d'où on les tire, que dans certaines saisons déterminées, il y a des tems où on ne sauroit faire cette *eau*, quelque besoin qu'on en ait, à moins de faire comme quelques-uns qui expriment les jus dans la saison & les gardent pour le besoin ; mais alors ils ne sont bons à rien, parce que si peu qu'il y ait de parties volatiles dans ces simples lorsqu'on les cueille, elles sont bientôt dissipées. Pour ce qui est des autres ingrédiens, ils répondent fort bien à l'intention qu'on a de faire de cette *eau* un aléxipharmaque & un sudorifique ; à quoi les acides contribuent aussi beaucoup.

La dose de cette *eau* est ordinairement pour les grandes personnes, depuis une demi-once jusqu'à une once : mais c'est trop peu, car pour en recevoir quelque soulagement sensible, il n'y auroit rien de trop d'en prendre quatre onces, surtout pour les personnes au-dessus du commun, vu le genre de vie qu'elles menent ordinairement. QUINCY, *Dispensaire*.

Il est d'une grande importance dans la composition de ces sortes d'*eaux* d'en préparer les ingrédiens de maniere que leurs vertus puissent être extraites & conservées : mais il est fort inutile de s'appliquer à les faire belles & gracieuses ; premierement, parce qu'elles ne sont pas faites pour plaire aux yeux ou au gout, mais pour guérir les maladies ; & que d'ailleurs ce seroit perdre sa peine que de s'efforcer de rendre des remedes agréables au gout, attendu que le nom seul de médicamens qui leur reste laisse toujours dans l'esprit des malades l'idée de quelque chose de dégoutant.

Quant à la force des *eaux* spiritueuses, elles ne me paroissent point du tout propres à emporter aucunes maladies, quoique quelquefois elles en allégent quelques symptomes. Quiconque aura bien pesé ce qui a été dit à l'Article *Alcohol*, des esprits que procure la fermentation, pourra convenir avec moi qu'il est rare qu'on puisse prendre des *eaux* spiritueuses en assez grande quantité, pour qu'elles puissent produire quelques bons effets au moyen des qualités des ingrédiens dont elles sont imprégnées, sans en produire en même tems d'autres plus mauvais encore, par la qualité malfaisante de leurs esprits.

Dans la confection de la plupart des *eaux* composées, qui ont été détaillées plus haut, il est plutôt question de tirer l'esprit des ingrédiens, que d'y en introduire. C'est pourquoi le Distilateur doit avoir soin de mettre dans l'alambic autant d'*eau* qu'il faut pour la quantité d'esprit qu'il veut tirer.

Comme plusieurs Medecins étrangers ont parlé d'une *eau* qu'ils appellent *Anhaltina*, & d'une autre appellée *sclopetaria*, plus connue sous le nom d'*eau d'Arquebusade* ; je vais exposer ici la maniere de préparer l'une & l'autre. Je parlerai aussi d'une troisieme qui est une *eau* de limaçon, un peu différente de celle que prescrit le Collége des Medecins de Londres, laquelle mérite d'avoir place ici, attendu l'excellence de ses qualités.

Aqua Anhaltina.

Prenez *de la meilleure térébenthine, une demi-livre,*
de l'oliban, une once,
bois d'aloès en poudre, trois dragmes,
grains de macis,
fleurs de giroflée ou de romarin,
muscade,
cubebes ou galanga, } *de chaque six dragmes.*
canelle,
safran, deux dragmes & demie,
graine de fenouil,
baies de sureau, } *de chaque une demi-dragme.*

Mettez le tout en poudre & le laissez digérer pendant six jours, dans six livres d'esprit de vin, à quoi vous ajouterez quinze grains de musc enfermés dans un nouet ; ensuite vous distilerez le tout au bain-marie bien lentement, & séparerez ce qui est venu clair d'avec ce qui est trouble.

Nota. Il vaudroit mieux mettre le musc dans le canon de l'alambic.

Cette *eau* est échauffante, dessiccative, discussive, elle fortifie le cœur, l'estomac & les autres visceres ; c'est pourquoi on l'estime bonne dans les défaillances & les foiblesses. Mais on l'emploie bien plus en dehors, & on la dit très-bonne dans les catarrhes, les douleurs qui viennent de froid, dans la goute vague, dans la paralysie, l'épilepsie, l'apoplexie, le vertige, le tremblement & la léthargie, en en frottant les parties affectées. SCHRODER, *Pharmacopœia Medico-Chymica*.

Eau d'Arquebusade ou Vulneraire.

Prenez *des feuilles & des racines de la grande consoude,*
des feuilles de sauge,
d'armoise,
de bugle, } *de chacun quatre poignées.*
des feuilles de betoine,
de sanicle,
d'œil de bœuf,
de pasquerette,
de grande scrophulaire,
de plantain,
d'aigremoine,
de vervene,
d'absinthe,
de fenouil, } *de chaque deux poignées.*
de millepertuis,
d'aristoloche longue,
d'orpin ou reprise,
de veronique,
de petite centaurée,
de millefeuille,
de nicotiane,
de piloselle,
de mente,
d'hysope, } *de chaque une poignée.*

Hachez le tout & l'écrasez bien dans un mortier : mettez-le dans un grand vaisseau de verre : versez dessus vingt-quatre livres de vin blanc : brouillez la matiere avec un bâton : bouchez le vaisseau & le placez en digestion dans le fumier chaud, ou à une autre chaleur pendant trois jours : renversez-le dans une grande cucurbite de cuivre étamée en dedans ; & y ayant adapté sa tête de maure & son refrigérant, faites distiler l'humidité dans un récipient par un feu modéré en la maniere accoutumée : vous aurez l'*eau* d'arquebusade que vous garderez dans une bouteille bien bouchée.

Elle est bonne pour les contusions & les dislocations, pour résoudre les tumeurs ; appliquée extérieurement elle nettoye les plaies, les vieux ulceres, elle fait revenir les chairs, elle fortifie, elle résiste à la pourriture, elle arrête la gangrene, on s'en peut servir aussi contre les vapeurs.

Pour que le Lecteur soit mieux au fait de la nature, de l'usage & des vertus de cette *eau*, j'exposerai en peu de mots les propriétés des plantes & des drogues qui y entrent.

Les noms de cette *eau* désignent sa vertu, car *vulneraire* signifie propre pour guérir les plaies ; & d'*arquebusade*, qu'on s'en sert heureusement pour les blessures d'armes à feu.

1. La grande consoude est glutineuse & propre à consolider les chairs, c'est d'où vient son nom. Elle arrête les hémorrhagies & les cours de ventre ; elle contient peu de sel, mais beaucoup d'huile & de phlegme.
2. La sauge est appellée *salvia* par excellence, parce qu'on l'estime bonne pour beaucoup de maladies. Il y en a de domestique & de sauvage ; la domestique est divisée en deux especes, en grande & en petite. Cette der-

niere est la meilleure. Elle est remplie d'une huile exaltée en esprit & de beaucoup de sel. Elle a peu de principes passifs. Elle est céphalique, nervale, hystérique, stomacale & apéritive.

3. L'armoise contient beaucoup de sel, peu d'huile & de phlegme; elle est hystérique, apéritive, vulnéraire.

4. La bugle ou moyenne consoude contient beaucoup de sel & d'huile & de principes passifs. Elle est vulnéraire, propre pour les maladies des poumons & pour fortifier.

5. La betoine contient de l'huile exaltée & du sel essentiel ou volatil, peu de sel fixe, de phlegme & de terre; elle est céphalique, cordiale & vulnéraire.

6. La sanicle contient une grande quantité de sel, d'huile & de phlegme & peu de terre. Elle est astringente, consolidante, vulnéraire, propre aux hernies; on s'en sert extérieurement & intérieurement.

7. L'œil de bœuf contient beaucoup d'huile, de phlegme & de sel. Elle est vulnéraire, on l'emploie pour les écrouelles.

8. La pasquerette ou *bellis minor*, contient peu de sel & de terre, beaucoup d'huile & de phlegme. On l'emploie pour arrêter le sang, pour consolider les plaies, pour résoudre les tumeurs & pour l'inflammation des yeux.

9. La grande scrophulaire contient beaucoup de sel, d'huile, de phlegme & de terre; elle est bonne pour résoudre les tumeurs scrophuleuses étant appliquée dessus: on s'en sert aussi pour ramollir d'autres duretés, pour nettoyer les plaies & les vieux ulceres.

10. Le plantain contient de l'huile, un peu de sel, beaucoup de terre & de phlegme. Ce sel qui est acide étant mêlé dans l'huile & avec une grande quantité de principes passifs, s'y trouve presque absorbé, c'est pourquoi la plante n'est que légerement détersive, mais elle est astringente & rafraîchissante, à cause de cette terre & du phlegme. On l'emploie dans tous les cours de ventre, dans les hémorrhagies & dans les inflammations des yeux.

11. L'aigremoine ou *eupatorium* contient une grande quantité de sel & d'huile. Ses principes actifs sont mêlés avec beaucoup de terre & peu de phlegme, ce qui la rend détersive, astringente par le ventre, & apéritive par les urines. On l'estime bonne pour les maladies du foie, & pour arrêter le cours de ventre.

12. La vervene contient une quantité considérable de sel & d'huile. Elle est céphalique, vulnéraire, dessiccative. On l'emploie pour les maladies de la poitrine, pour la pierre, pour la dyssenterie, pour exciter le lait aux nourrices, pour la pleurésie, donnée intérieurement & appliquée extérieurement.

13. L'absinthe contient un esprit sulphureux ou plutôt une huile exaltée qui constitue son odeur, beaucoup de sel, peu de phlegme. Elle tue les vers & fortifie l'estomac. Elle est vulnéraire, apéritive & hystérique.

14. Le fenouil contient beaucoup de sel & d'huile à demi exaltée en ce qu'on appelle esprit, une quantité considérable de terre & de phlegme. Sa semence est fort en usage dans la Medecine; on préfere celle de Florence à celle des autres pays, parce qu'elle est mieux nourrie & plus grosse. Elle chasse les vents & est hystérique. Sa racine est apéritive & ses feuilles sont bonnes pour déterger la sanie qui vient quelquefois aux yeux & dans les plaies.

15. Le millepertuis contient une grande quantité d'huile, de sel & de terre, mais peu de phlegme. Elle est un vulnéraire, hystérique, apéritive, nervale.

16. L'aristoloche est appellée en latin *aristolochia*, à cause qu'elle est propre pour faire sortir l'arriere-faix. Il y en a quatre especes, la ronde, la longue, la petite & la clématite. Toutes les aristoloches contiennent beaucoup d'huile, de sel & de phlegme; mais peu de terre. Elles sont vulnéraires, détersives, hystériques, propres pour résister à la gangrene, pour atténuer la pituite, pour aider à la respiration. On se sert des deux premieres especes extérieurement, & on emploie les racines des deux dernieres dans les remedes qu'on donne intérieurement.

17. L'orpin ou reprise, appellé en latin *telephium*, contient beaucoup de phlegme & d'huile, peu de sel & de terre. Elle est vulnéraire, astringente, humectante, consolidante, propre pour les hernies, pour la dyssenterie, pour déterger & effacer les taches de la peau.

18. La véronique est de deux especes, dont l'une est mâle & l'autre femelle. La mâle est divisée en deux autres especes, une droite, & l'autre courbée & rempante. Cette derniere est la plus en usage, & celle qu'il faut employer dans la composition de cette *eau*. Toutes ces especes contiennent beaucoup de sel & d'huile; elles sont incisives, atténuantes, détersives, vulnéraires & sudorifiques, propres pour les ulceres de la poitrine & des poumons, & pour résister au venin.

19. La petite centaurée contient beaucoup de sel, d'huile & de terre, mais peu de phlegme. Elle est vulnéraire, détersive, dessiccative, apéritive, propre pour le scorbut, pour les fievres intermittentes, pour les vers, la rage, la rétention des menstrues, pour la goute sciatique, pour la jaunisse.

20. La millefeuille contient beaucoup de sel & d'huile. Elle est astringente, vulnéraire, résolutive, propre pour arrêter le cours de ventre, les hémorrhagies, les gonorrhées.

21. La nicotiane ou tabac, passe généralement pour être narcotique & vulnéraire. On le pile & on l'applique sur les tumeurs qu'on veut résoudre, parce qu'il est rempli d'esprits qui les raréfient & qui ouvrent les pores. On en met aussi tremper dans de l'*eau* commune, & on lave de cette infusion les dartres & les autres taches de la peau: mais il ne faut pas que l'*eau* en soit trop chargée, de peur qu'elle n'excite le vomissement. On en prépare un sirop qu'on fait prendre pour l'asthme; on l'emploie quelquefois en décoction pour les lavemens dans l'apoplexie, la léthargie, les suffocations utérines. Il contient un soufre & un sel volatil si pénétrant, qu'il aiguillonne les fibres de l'estomac dès qu'on l'a pris, & excite le vomissement. L'huile du tabac est un si grand vomitif, que si l'on met quelque tems le nez sur la phiole dans laquelle on le garde, on vomit. Je fis un jour une petite incision sur la peau de la cuisse d'un chien, & y ayant mis une très-petite tente imbue d'huile de tabac, l'animal fut purgé un moment après par haut & par bas avec de grands efforts.

22. La pilofelle contient une quantité considérable de sel essentiel, d'huile & de terre, mais peu de phlegme. Elle est astringente, vulnéraire, incrassante, propre pour les hernies, pour arrêter les hémorrhagies, les dyssenteries & les autres cours de ventre.

23. Il y a deux especes de mente, l'une sauvage, l'autre domestique, ou qui croît dans les jardins. Elles contiennent toutes les deux beaucoup d'huile exaltée & de sel volatil, peu de phlegme & de terre. Elles sont propres pour fortifier l'estomac, pour aider à la digestion, pour chasser les vents, pour guérir la colique, pour atténuer & résoudre les humeurs, & pour résister à la gangrene.

24. L'hysope contient beaucoup de sel volatil & d'huile exaltée, peu de phlegme & de terre. Elle est vulnéraire, détersive, apéritive; on l'emploie dans les maladies de la poitrine & des poumons, comme dans l'asthme & la phtisie.

Comme l'*eau* vulnéraire ou d'arquebusade est généralement estimée des Medecins étrangers, & qu'elle n'est pas fort connue en Angleterre, j'ai jugé à propos de rapporter en abrégé les remarques de M. Lemery sur chacune des plantes qui y entrent: afin que reconnoissant la nature & les propriétés de chaque simple en particulier, nous puissions mieux apprécier le composé qui résulte de leur union, & du mélange que nous avons indiqué.

Comme la plupart des plantes qui entrent dans cette distilation ne sont pas fort succulentes, il est bon d'y ajouter du vin blanc ; car cette liqueur excite la fermentation, & sert à détacher les parties salines, sulphureuses & volatiles de la matiere restante.

Il faut prendre garde que le feu ne soit point trop grand pendant la distilation, de peur que la matiere s'attachant au fond de la cucurbite, l'*eau* distilée ne sente l'empyreume ou le brûlé. Après qu'on a fait distiler la moitié de la liqueur, il est bon de renverser ce qui sera demeuré dans la cucurbite sur un linge, & de le mettre à la presse pour en tirer le suc : on le versera dans la cucurbite, & on le fera distiler. On évitera par ce moyen l'odeur du brûlé : mais si l'on a un bain de vapeur, ou un bain-marie assez grand, il est encore plus sûr d'y faire la distilation.

Si l'on met sécher & brûler le marc des herbes, qu'on fasse une lessive de ses cendres ; & qu'après en avoir tiré le sel par évaporation, on le dissolve dans l'*eau* distilée, elle en sera plus détersive & plus résolutive. LEMERY, *Cours de Chymie.*

Eau de Limaçon, différente de celle de la Pharmacopée de Londres.

Prenez *un boisseau de limaçons de jardin*; lavez-les dans une grande quantité de biere. Nettoyez bien votre foyer. Mettez-y ensuite un boisseau de charbon. Lorsque ce charbon sera bien allumé, écartez-le, & ménagez une espace dans le milieu : mettez les limaçons dans cet espace; augmentez le feu autour d'eux ; répandez même des charbons entre eux. Laissez-les griller jusqu'à ce qu'ils petent : alors retirez-les ; nettoyez-les avec un couteau ou avec un linge rude, & jettez toute l'écume verte qu'ils auront rendue & dont ils seront couverts. Mettez-les ensuite dans un mortier de pierre, & les pilez avec leurs coquilles.

Prenez *de plus une quarte de vers de terre*; lavez-les à plusieurs fois avec du sel.

Alors prenez *deux poignées d'angélique*, & les mettez au fond de l'alambic.

Ajoutez-y *deux poignées de chelidoine*,
une quarte de fleurs de romarin,
deux poignées d'hellébore,
d'aigremoine, *de fœnugrec*, *de curcuma*, } *de chaque, une once ;*
de racine rouge de patience, *d'écorce d'épine vinette*, *d'alleluya*, *de bétoine*, } *de chaque, deux poignées ;*

Mettez ensuite les limaçons & les vers sur les herbes ; & dessus les limaçons, deux poignées de fiente d'oie & deux poignées de fiente de brebis.

Versez là-dessus douze pintes de forte biere, & mettez le feu sous votre alambic.

Laissez l'alambic sur ce feu pendant une nuit & davantage.

Le matin, ajoutez au tout trois onces de clous de girofle bien battus, & une petite quantité de safran réduit en poudre, ensuite six onces de rapure de corne de cerf, qui formeront le dernier lit.

Mettez alors à votre alambic son chapiteau avec son réfrigerant, & distilez selon l'art.

Cette *eau* est un corroboratif excellent. On s'en sert dans les cas où la goute cause des vents dans l'estomac; & l'on dit qu'elle fait très-bien dans les jaunisses invétérées.

Eaux médicinales de notre Collége de Londres.

Eau d'Alun.

Prenez *d'eau de roses rouges*, *de plantain*, } *de chaque, une pinte ;*
de sublimé blanc, *d'alun de roche*, } *de chaque, deux dragmes ;*

Broyez ensemble l'alun & le sublimé, & faites-les bouillir avec les *eaux* précédentes dans un vaisseau de verre ayant un cou étroit, jusqu'à ce que le tout soit réduit à la moitié.

Au bout de cinq jours, les parties grossieres seront tombées à fond. Prenez le limpide pour vous en servir.

Cette *eau* s'emploie uniquement à l'extérieur. Les Chirurgiens en font un fréquent usage dans les ulceres & dans les éruptions cutanées.

En préparant cette *eau*, il ne faut pas s'exposer à sa vapeur lorsqu'elle sera en ébullition ; car on pourroit se trouver mal de ses qualités vénéneuses. Fallope est le premier qui ait parlé de cette *eau*. *Cap.* 93. *de Morb. Gall.*

Eau de Chaux.

Prenez une livre de chaux vive ; versez dessus douze pintes d'*eau* bouillante. Après que l'ébullition aura cessé & que la chaux sera tombée à fond, prenez la partie limpide pour votre usage.

Cette *eau* a différens usages, & l'on s'en sert tant pour l'intérieur que pour l'extérieur.

Eau styptique camphrée.

Prenez *de vitriol camphré, une once ;*

Délayez-le dans trois pintes d'*eau* de fontaine.

Laissez tomber les parties grossieres au fond, & servez-vous du limpide.

Eau de Saphirs.

Prenez *une pinte d'eau de chaux ;*
de sel ammoniac, une dragme & demie.

Dissolvez le sel dans l'*eau* & laissez le tout reposer dans une bassine de cuivre, jusqu'à ce qu'il ait la couleur du saphir.

Il y a des personnes qui font un très-grand cas de cette *eau*; ils s'en servent pour nettoyer les yeux & en dissiper les taches. Il faut en distiler de tems en tems deux ou trois gouttes dans l'œil.

Eau-forte simple.

Prenez *de vitriol cru, trois livres*,
de nitre, deux livres.

Battez & mêlez le tout ensemble.

Mettez-le dans un pot de terre ou cornue de grès. Mettez la cornue sur le feu. Adaptez-y un récipient, que vous luterez bien exactement avec de la terre, du sable & de la cire mêlés ensemble.

Entretenez un feu du premier degré pendant trois heures. Mettez ensuite votre feu au second degré & l'y entretenez pendant trois autres heures.

Passez au troisieme & au quatrieme degré.

Vous

Vous ferez durer le feu du quatrieme degré, jusqu'à ce qu'il n'y ait plus de vapeurs dans le récipient.

Laissez refroidir le tout. Séparez avec attention votre récipient, & renfermez l'*eau*-forte qu'il contiendra, pour votre usage.

Eau-forte double.

Prenez *du vitriol calciné jusques à être rouge, quatre livres,*
du nitre, deux livres.

Mettez le tout en poudre & mêlez ces poudres.

Mettez ce mélange dans une cornue; exposez la cornue au feu de reverbere; adaptez-lui un récipient bien luté.

Allumez votre feu & procédez du reste, comme pour l'*eau*-forte simple.

Eau régale.

Prenez *de nitre & de sel ammoniac, parties égales.*

Mettez-les dans une retorte, assez grande pour demeurer vuide aux deux tiers.

Placez-la dans le sable.

Faites dessous un feu du second degré, que vous entretiendrez tant que vous verrez quelque chose s'élever.

Autre eau régale.

Prenez *du sel ammoniac, quatre onces.*

Mettez-le en poudre dans un matras ou dans un vaisseau de verre assez grand.

Versez dessus *seize onces d'esprit de nitre.*

Mettez le mélange en digestion au feu de sable, jusqu'à ce que tout le sel ammoniac soit dissous.

Alors versez la liqueur dans une bouteille, que vous tiendrez bien fermée avec de la cire ou avec un bouchon de verre.

On donne à cette *eau* le nom d'*eau régale*, parce qu'elle dissout l'or que les Chymistes appellent le Roi des métaux. Mais elle ne seroit d'aucun usage dans la Medecine, si elle ne servoit de menstrue dans quelques préparations.

On trouve dans les Auteurs de Chymie beaucoup d'autres méthodes de faire l'*eau régale*, mais presque toutes consistent à unir l'esprit de nitre avec l'esprit de sel marin.

AQUÆDUCTUS, Ὑδραγωγὸν, *Aqueduc*; canal destiné à conduire des *eaux*: mais on donne ce nom par métaphore à un canal osseux pratiqué dans l'os pierreux, qu'on appelle aussi *meatus cæcus*, *cochlearis*, *capreolaris*; l'*aqueduc*.

AQUALA, *Arsenic* ou *soufre*. Jonhson.

AQUALICULUS, Ἐπίσιον, ἐπίσιον, c'est proprement cette partie du ventre qui s'étend depuis le nombril jusqu'à l'os pubis. On se sert quelquefois de ce mot pour désigner l'estomac ou le canal intestinal.

AQUARIUS, *Fer*. Ruland. Johnson.

AQUASTER. Ce mot signifie dans Paracelse, *Lib. I. de Vitâ longâ, c.* 3. une vision fantastique, ou l'opinion où l'on est de voir un objet qui n'existe point; *fausse apparence.*

AQUATUM, AQUEUM, ὑδαρὲς, de Ὕδωρ, *eau*; *aqueux*, *détrempé*. On trouve dans Scribonius Largus, N°. 42. 26. le comparatif *aquatior*, & le superlatif *aquatissimus*. Il signifie encore le germe d'un œuf.

AQUEUS HUMOR OCULI, *humeur aqueuse de l'œil.* Voyez *Oculus.*

AQUIDUCUS, Ὑδραγωγὸς, ou HYDRAGOGOS. Voyez *Hydragogos.*

On trouve le mot *aquiducus* dans Cœlius Aurelianus, *de Tract. Passion. Lib. III. cap.* 3.

AQUIFOLIUM ou AGRIFOLIUM. Voyez *Agrifolium.*

AQUILA, *Aigle. Aquila*, Offic. Mer. Pin. 170. *Aquila fulva sive aurea*, Will. Ornith. 26. Raii Ornith. 58. Ejusd. Synop. A. 6. Chryseatos, Aldrov. Ornith. 1. 110. Charlt. Exer. 70. Jonf. de Avib. 2. *Aquila Germana*, Gesn. de Avib. 149. *Aquila regalis*, Schw. A. 214. *Aigle royal*, Bellon. des Oys. 89.

On emploie le fiel & la fiente de cet animal dans la Medecine. Avicene prétend que le fiel distilé avec de l'huile de violettes est bon pour les douleurs & le tintement des oreilles, & la fiente contre les avortemens. Dale.

AQUILÆ, Ἀετοὶ, est le nom que Philistus a donné le premier aux veines qui passent par-dessus les tempes pour se rendre à la tête, à ce que prétend Rufus d'Ephese.

Le mot d'*aquila* reçoit différentes significations dans la Chymie; c'est l'*esprit du mercure* & le sel ammoniac à qui on a donné ce nom à cause de sa légereté dans la sublimation; & Paracelse donne souvent ce nom au mercure précipité. Il signifie encore, *arsenic, soufre, pierre Philosophale, &c.* Ruland. Jonhson.

Aquila Philosophorum, est le mercure des métaux réduit dans sa matiere premiere. Ruland.

Aquila alba, c'est le mercure doux, comme aussi la substance que l'on prépare avec le sel ammoniac & le sublimé commun: c'est encore ce sublimé spiritueux & crystallin qui entre dans la composition de la pierre Philosophale, dont la glue est la véritable eau mercurielle.

Aquila lacryma, c'est la liqueur préparée avec le sel dont on vient de parler, soit fixe ou volatil.

Aquila cœlestis, c'est la panacée ou remede pour toutes sortes de maladies, que l'on prépare avec le mercure réduit en essence.

Aquila nigra, c'est l'esprit de cette cadmie veneneuse appellée *cobalt*, que quelques personnes prétendent être la matiere du mercure Philosophique.

Aquila veneris, est un safran composé de verd-de-gris au moyen d'un feu de reverbere, auquel on ajoute du sel ammoniac, qui est quelquefois sublimé.

Les Chymistes ont donné au mot *aquila* plusieurs autres épithetes, comme celle de *rubra, salutifera, vitriolata, expansa, fixa, hæmatica, præcipitata, volans, &c.*

AQUILEGIA, *Ancolie. Aquilegia*, Offic. *Aquilegia cærulea*, Ger. 935. Emac. 1093. Mer. Pin. 9. *Aquilegia Sylvestris*, C. B. Pin. 144. Tourn. Inst. 428. Elem. Bot. 340. Dill. Cat. Giss. 82. Rupp. Flor. Jen. 131. *Aquilegia Sylvestris flore simplici*, Buxb. 25. *Aquilegia flore simplici*, J. B. 3. 484. Raii Hist. 1. 706. Synop. 3. 273. *Aquilegia*, Chab. *Aquilegia vulgaris flore simplici*, Park. Theat. 1367. *Aquilegia flore cæruleo*, Merc. Bot. 2. 16. Phyt. Brit. 9.

La racine de cette plante est assez forte, blanche, garnie de fibres au sommet. Ces fibres sont nombreuses, longues & larges, & s'enfoncent assez profondément dans la terre. Ses feuilles sont attachées à de longues queues partagées par trois divisions en autant de segmens un peu ronds, découpées & dentelées sur les bords, d'une couleur verdâtre tirant sur le bleu. Sa tige monte à la hauteur d'environ un pié & demi, menue, ferme, un peu velue, rougeâtre, rameuse, portant au haut de chaque branche une belle fleur pennachée embas, composée ordinairement de deux sortes de feuilles, cinq plates & cinq creuses semblables à un cornet, entremêlées alternativement de couleur blanche & quelquefois rouge. Lorsque cette fleur est passée, il paroît un fruit composé de plusieurs graines membraneuses, disposées en maniere de tête & remplies de semences menues, ovales, applaties, noires, luisantes; les *ancolies* viennent sauvages en plusieurs contrées de l'Angleterre, mais elles n'y sont pas communes : elles fleurissent aux mois de Mai & de Juin.

Outre le nom d'*aquilegia*, l'*ancolie* porte encore celui de *leonis officulum* : le nom d'*aquilegia* lui vient de ce que les cornets qui composent la fleur de cette plante sont crochus comme le bec & les ongles d'un aigle, ou de ce qu'à peine sont ils ouverts qu'ils sont propres à recevoir & à se remplir de l'eau qui tombe du Ciel. On peut encore la nommer à juste titre *theriacaria*, à cause de son efficacité remarquable dans les maladies malignes & virulentes. Les Fleuristes ne manquent pas d'en orner leurs jardins; sa fleur est fort belle, elle ressemble à celle de la grande consoude, & dure pendant tout l'été. Lorsqu'elle commence à se garnir de feuilles, elle ressemble à la grande Chélidoine, c'est pourquoi on la nomme quelquefois *chélidoine sauvage*. Ses fleurs sont de diverses couleurs; il y en a de bleues, de purpurines, de blanches, & quelques-unes sont dentelées. Les Apothicaires ne receuillent que les *ancolies* bleues. Ils en emploient la semence, la fleur & les feuilles. Cette plante est modérément dessiccative, apéritive & consolidante. Elle purifie le sang & leve les obstructions du foie & de la rate. Elle dissipe la bile & elle est d'une énergie singuliere dans la jaunisse : son extrait est aussi très salutaire dans la derniere de ces maladies.

Horung. Cist. Med. P. 6. voyez aussi Jo. Lang. Epist. Med. *Lib. III. c. 6.* B. Tim. Epist. & Conf. Med. P. M. 461. Joh. Camerar. Hort. Med. P. 19. Jo. Johnson *Syntagma*, Med. Pract. *L. V. Tit. 6. c.* 2. Artic. 6. Hieron. Braunschweig. *Thesaur. pauperum.*

Elle guérit le scorbut. Elle provoque les urines & l'écoulement menstruel. Elle remédie aux hydropisies naissantes : elle est bonne pour la poitrine & pour les poumons. Elle résiste à tous les poisons. Elle guérit les plaies & calme les douleurs du ventre & de la matrice. Les meres ont coutume de se servir de sa semence pour leurs enfans, lorsqu'ils ont la rougeole ou la petite vérole : elles enveloppent cette semence dans un morceau de linge & la font infuser dans de la biere.

Simon Pauli dit, (*Quad. Botan. Class.* 2.) avoir ordonné une demi-dragme de cette semence, avec de l'eau de chardon-béni, à des enfans de gens pauvres, qui avoient la petite vérole, & leur avoir conservé la vie par ce remede. En pareil cas, on fait de la semence d'*ancolie*, de la semence de moutarde, du cresson de fontaine & du melon, une émulsion avec l'eau de fumeterre, l'eau de chardon-béni, l'eau de viperine & celle de fleurs d'*ancolie* & de fenouil. On se sert de cette composition avec succès dans toutes les maladies pestilentielles, dans la peste même. On la recommande surtout comme un spécifique contre le scorbut. Joh. Michael, *Not. in Schrod. Pharm.* Clusius ordonne la quatrieme partie d'une once de cette semence, réduite en poudre & prise dans du vin, dans les accouchemens pénibles. C'est encore un remede excellent contre le vertige. *Fr. Hoffman. Meth. Med. L. I. c.* 29. *Paulin. Observ. Med. Phys.* 95. *Cent.* 3. *Obs.* 64. *Cent.* 4. contre la sciatique & l'épilepsie, dans l'eau de cerises noires. On en fait cas dans les maladies hystériques. On peut faire prendre sa semence réduite en poudre, aux enfans constipés. La racine réduite en poudre & appliquée sur les oreilles en forme d'emplâtre, en calmera les douleurs, & tueroit les vers, s'il y en avoit. Camerar, dit dans son *Hort.* que pour prévenir la formation de la pierre dans les reins, on a coutume en Espagne de prendre un bout de sa racine & de la mâcher peu à peu, tout en se levant. Ses fleurs sont cordiales & peuvent être prises comme telles, au lieu de toutes autres fleurs. Il y en a qui en font des sirops cordiaux, des conserves & de la teinture; & toutes ces compositions sont bonnes dans les fievres malignes, la rougeole & la petite vérole. Le sirop est excellent dans les maux de gorge, tels que l'esquinancie & dans les maladies de poitrine. On en use extérieurement dans le cas de scorbut à la bouche; dans ce cas on y ajoute un peu d'esprit dulcifié de sel. On fait aussi du vinaigre avec ses fleurs.

AQUILENA ou CONSOLIDA REGALIS, *pié d'alouette*, Johnson.

AQUOSA URINA, *urine crue & aqueuse.*

AQUOSUS HYDROPS. Voyez *Ascites.*

AQUULA. Voyez *Hydatis.*

ARA

ARA PARVA, Βωμὸς μικρὸς, *petit Autel*; espece de bandage qui, quand il est achevé, représente les coins d'un Autel. Sostraste en fut l'inventeur & Galien en fait mention dans son Traité *de Fasciis.*

ARABE, 'Αράβη. Erotien interprétant Hippocrate, rend ce mot par ἡ βλάβη, *blessure, coup.*

ARABICUS LAPIS, *pierre d'Arabie*; elle ressemble à de l'ivoire marqueté de taches.

Broyée & appliquée en cataplasmes, elle desseche les hémorrhoïdes. Calcinée, c'est un remede contre les douleurs de dents. Dioscoride, *Lib. V. cap.* 149.

La *pierre Arabique* est comme l'ivoire; elle desseche & elle resserre. Oribase, *Med. Col. Lib. XV.* Paul Eginete, *L. VII.*

ARABIS MALAGMA AD STRUMAS ET PHYMATHA, le malagme de l'Arabe pour les tumeurs scrophuleuses & pour les tubercules appellés *Phymata.*

Prenez *de myrrhe,*
du sel ammoniac,
de l'encens,
de la résine seche & liquide,
du crocomagma,
de la cire, } *de chaque, une dragme 2 grains & demi.*
de la pierre pyrite, quatre dragmes, dix grains.

Et à quoi quelques-uns ajoutent,

deux dragmes, cinq grains de soufre.

Celse, *Lib. V. cap.* 18.

ARABICA ANTIDOTUS HEPATICA, antidote Arabique hépatique, ou l'antidote Arabique pour le foie.

Prenez *de la myrrhe, quatre dragmes, dix grains,*
de costus, une dragme, deux grains & demi,
du poivre blanc,
de la feuille indienne, } *de chaque 4 dragmes dix grains.*

Broyez le tout, passez-le & le donnez dans du vin nouveau.

Il faut prendre en boisson avec cet antidote une décoction d'aurone dans de l'eau. Ou mangez quelques figues seches avec un poids égal de miel. Myrepse, *Sect. I. c.* 205.

ARABICUM GUMMI, *gomme arabique.* Voyez *Acacia* & *Gummi.* Nous observerons seulement ici que toutes les fois qu'on trouve le mot κόμμι, *gomme*, seul, sans aucune épithete qui restraigne sa signification, il faut entendre dans les Anciens, *gomme arabique.*

ARABIS ou DRABA. Voyez *Draba.*

ARACA GUAM, arbre de l'espece du guyara, selon Pison. Voyez *Guyara.* Ray, *Hist. plant.*

ARACA MIRI, arbrisseau qui croît en abondance dans le bresil, & qui porte un fruit qui mûrit aux mois de

Mars & de Septembre. Ce fruit a la saveur douçâtre du musc & quelque peu de celle du fruit de l'arboisier. Lorsqu'il est confit & gardé ; c'est un agréable rafraîchissant ; il est astringent, corroboratif,& il supplée fort bien au défaut de marmelade de coings, de conserve de roses & autres choses pareilles.

On prépare avec ses boutons & ses feuilles, un bain qui est très-salutaire dans plusieurs affections du corps ; car il est astringent. Sa racine est bonne dans la dyssenterie. Elle est surtout diurétique. Ray, *Hist. Plant.*

ARACHYDNA ou ARACOIDES. *Honorii belli.* J. B. *Viciæ similis supra infraque terram fructum ferens*, C. B. *An Theophrasti araco*, ὅμοιον ? Clus. *Arachydna Cretica.* Park.

C'est une des quatre plantes légumineuses dont Ray a fait mention, & qu'il dit porter fruit dans la terre, & hors de la terre.

Les autres sont :

Arachus sub terra siliquifera Lusitanica, Park.
Arachus, ὑπόγαιος, *Americana.* Park. *Mundubi Brasiliensibus.* Marcg.
Legumen trifolium sub terra fructum edens ; Mundubi de Angola. Marcg.

Outre ces trois especes dont on peut voir la description dans les Mémoires de l'Academie Royale des Sciences, année 1723. il y en a encore une espece appellée

Arachidnoides Americana ou
Arachidna quadrifolia villosa flore luteo. Nov. Plant. Americ. Gen. Plum. 49. *Pistache du tertre*, 2. 121. *Manobi*, Labat. 4. 59.

La seule différence qu'il y a entre cette plante & la premiere, c'est que cette derniere porte, comme ses plantes synonymes, des cosses sous terre, & ces cosses sont attachées aux fibres de sa racine.

ARACHNE, Ἀράχνη ; *araignée*, ou *Araneus.* Voyez ce dernier.

ARACHNOIDES, Ἀραχνοειδής, d'ἀράχνη ; *araignée*, & de εἶδος, *ressemblance*, *forme.* La lame externe de la pie-mere a reçu de quelques Anatomistes, le nom d'*arachnoïde*, & ils font de cette membrane une enveloppe distincte de la pie-mere. Voyez *Pia-mater.*

La tunique de l'humeur crystalline de l'œil porte aussi le nom d'*arachnoïde.* Le Docteur Nicholls, & après lui Albinus, ont trouvé le moyen d'injecter les vaisseaux de cette membrane ; ces vaisseaux sont disposés sur elle comme autant de rayons qui partent d'un centre. Dans Galien, Celse, Rufus l'Ephesien, la tunique *arachnoïde* est cette membrane qui enveloppe immédiatement l'humeur vitrée. Celse dit, *Lib. VII. cap.* 7. qu'elle fut ainsi nommée par Herophile.

ARACON, *Cuivre.* Johnson.

ARACUS, *vesce sauvage*, ou *vesceron.*

On la distinguera ainsi dans les Auteurs.

Aracus vicia sylvestris, Offic. *Aracus sive cracca major*, Park. Theat. 1070. Merc. Bot. 1. 20. Phyt. Brit. 10. Mer. Pin. 9. *Vicia sylvestris*, *sive cracca major*, Ger. Emac. 1227. Raii Hist. 1. 902. Synop. 3. 211. *Vicia semine rotundo nigro*, C. B. Pin. 345. *Vicia angustifolia*, Rivin. Irr. Tet. Dill. Cat. Giss. 107. Rupp. Flor. Gen. 211. *Vicia vulgaris acutiore folio*, *semine parvo nigro*, Tourn. Inst. 397. Boerh. Ind. A. 2. 43. *Vicia vulgaris sylvestris*, *semine parvo & nigro frugum*, J. B. 2. 312. *Vicia vulgaris sylvestris frugum*, *semine parvo & nigro*, *cracca quibusdam*, Chab. 146. *Vicia sylvestris*, *semine nigro*, *& variegato*, *folio auctiore*, Hist. Oxon. 2. 63. *Vicia segetum*, *aracus*, *cracca*, Mont. Ind. 55.

Cette plante croit dans les haies, sur les levées, & dans les blés. On se sert de son herbe, & elle a les mêmes propriétés que les autres especes de vesces. Dale.

ARACYNAPPIL, *malis aurantiis parvis similis fructus.* J. B. *Malo aurantio parvis fructibus similis*, C. B.

Cette plante est la seule dont Ray ait fait mention dans son Histoire, sans lui assigner aucune propriété ni usage.

ARADOS, Ἄραδος, signifie dans Hippocrate, cette agitation qui est excitée dans l'estomac par la coction d'alimens de différente nature. *Lib. de Rat. Vict. in Morb. Acut.* καὶ ὅτι στῦψιν ἔχον, ὅτι ἄραδον κακόν ; « qui n'a point d'astringence & qui n'excite point ordinairement d'agitation dans l'estomac » ; & Galien interprete le τὸ μηδὲ ἄραδον ἔχειν du même Auteur, par μηδεμίαν ἐν τῷ πέττεσθαι ταραχὴν ἐμποιεῖν, « qui ne trouble point la coction des alimens ». Ἄραδος, signifie encore quelquefois tout mouvement interne causé par l'action d'un purgatif, un violent exercice, ou quelqu'autre cause que ce puisse être.

ARÆON, Ἀραιόν ; *clair*, *rare*, *lent* ; il est opposé à πυκνός, *épais*, *serré*, *fréquent.* Ainsi ἀραιὸν πνεῦμα, signifie dans Hippocrate, *Lib. I. Epid.* une respiration rare, ou qui ne se fait que par de longs intervalles, & c'est ainsi qu'Erotien & Galien l'ont entendu. Ἀραιὰ σώματα ; ce sont des corps rares ou les parties lâches & molles des corps, où l'influx des matieres hétérogenes se fait facilement à cause du peu de résistance qu'elles y apportent ; or ces matieres hétérogenes sont, par exemple, les humeurs ; σπογγοειδέα τε καὶ ἀραιά, les parties spongieuses & molles du corps, telles que sont les poumons, la rate & les mamelles, *Lib.* περὶ ἀρχαίης ἰητρικῆς.

On entend proprement par *aræon* ; ce qui a les pores larges, de même que par *pycnum*, ce qui a les pores petits : mais on employe au figuré ces deux mots pour signifier lâche & serré. C'est par cette raison que nous disons de l'air & du feu qu'ils sont rares, Ἀραιά, & de la terre & de l'eau, qu'elles sont denses, πυκνά, transportant par méthaphore, les mots ἀραιά & πυκνά, aux élémens mêmes qui sont unis, composés de parties similaires en nature, & qui n'ont point de pores. Galien, *de Sanit. Tuend.*

ARÆOSYNCRITOS, Ἀραιοσύγκριτος, d'ἀραιός, *rare*, & de συγκρίνω, *constituer*, *former* ; qui est d'une constitution lâche & rare. Galien, *de Sanit. Tuend.*

ARÆOTICA, Ἀραιωτικά, d'ἀραιόω, *raréfier* ; remedes propres à raréfier.

ARALDA, nom que les Italiens ont donné aux gants Notre-Dame. Voyez *Digitalis.*

ARALIA, espece d'Angelique dont voici la description.

Ses fleurs ont plusieurs feuilles ; ces feuilles sont disposées en forme de roses ; elles sont nues ; elles croissent à la sommité de l'ovaire ; elles sont succédées par un fruit globuleux, doux, succulent & plein de semences oblongues. *Diction. de* Miller.

L'*aralia* est tout-à-fait ressemblante à l'*araliastrum* par la structure & la disposition de ses fleurs : mais son fruit est composé de cinq semences placées autour d'un axe, & ses feuilles sont branchues à peu près comme celles de l'angelique ; ses tiges, qui sont nues dans quelques-unes & qui dans d'autres sont garnies de feuilles placées alternativement, forment des bouquets à leurs extrémtiés en forme de grapes.

On compte les especes suivantes d'*aralia.*

1. *Aralia caule aphyllo*, *radice repente*, D. Sarrazin. *Christophoriana Virginiana*, *Zarzæ radicibus surculosis & fungosis*, *sarsaparilla nostratibus dicta.* Pluk. Almag. 98. Tab. 238. Fig. 5. *Zarsaparilla virginiensibus nostratibus dicta*, *lobatis umbellifera foliis Americana*, Ejusd. Almag. 396.
2. *Aralia caule folioso lævi*, D. Sarrazin. *Aralia Canadensis*, Hist. Rei Herb. 300.
3. *Aralia caule folioso & hispido*, D. Sarrazin.
4. *Aralia arborescens spinosa*, D. Vaillant. *Angelica ar-*

borescens spinosa, seu arbor Indica, fraxini folio, cortice spinoso, Raii Hist. 2. 1798. *Christophoriana arbor aculeata virginiensis*, Pluk. Almag. 98. Tab. 20.

Toutes ces especes d'*aralia*, excepté la derniere, sont très-communes dans le Canada. Les habitans de cette Colonie & ceux de la Virginie, donnent le nom de *Sarsaparilla* à la premiere espece d'*aralia*, parce que leurs graines ont à peu près la même forme & les mêmes propriétés. M. Sarrazin, écrit de ce pays, avoir guéri un malade d'une anasarque, par une seule boisson faite de racines de cette plante; & il nous assure que les racines de la seconde espece bien bouillies & appliquées en cataplasmes sont excellentes pour les ulceres invétérés; & que la décoction ne s'emploie pas avec moins de succès, si on en étuve & si l'on en baigne les plaies; & il ne doute presque pas que la troisieme espece n'ait toutes les vertus de la seconde. *Philos. Transf. Abr. vol.* 5.

ARALIASTRUM, est une espece de plante dont la fleur est parfaite, réguliere, à plusieurs feuilles, & hermaphrodite, posée sur l'ovaire qui est surmonté d'un calice découpé en plusieurs parties qui se change en une loge dans laquelle on trouve pour l'ordinaire deux semences plates & demi-circulaires qui représentent une espece de cœur. La tige qui est seule se termine en une ombelle dont chaque pointe ne porte qu'une fleur. Sur le milieu de la tige s'élevent plusieurs pédicules (comme sur celle de l'Anemone) de l'extrémité desquels sortent plusieurs feuilles semblables à des rayons, ou à une main ouverte.

Ses différentes especes sont:

1. *Araliastrum quinquefolii folio, majus, Ninzin vocatum*, D. Sarrazin. *Gin-Seng*, des Lettres édifiantes & curieuses, tom. 10.
2. *Araliastrum quinque folii folio, minus*, D. Sarrazin. *Plantula Marilandica, foliis in summo caule ternis, quorum unumquodque quinquefariam dividitur, circa margines serratis*, N°. 36. Raii Hist. 3. 658.
3. *Araleastrum fragariæ folio, minus*, D. Vaillant. *Nasturtium Marianum, Anemones sylvaticæ foliis, Enneaphyllon, floribus exiguis*, Pluk. Mantiss. 135. Tab. 435. Fig. 7. *Philosoph. Transact. Abridg. vol.* 5.

ARANEA, Ἀράχνη, ou ARANEUS. Voyez *Araneus*.

ARANEA TUNICA, ou ARACHNOIDES. Voyez *Arachnoides*.

ARANEOSA URINA, Ἀραχνιῶδες οὖρον, *in Coac.* Est une urine qui contient quelque chose de semblable à des toiles d'araignées, dont la surface est couverte de parties graisseuses, ce qui indique colliquation. *Celse L. II. c.* 8. dit de cette urine, *urinam quædam araneis similia subsidentia ostendentem*; « urine dans laquelle on » voit quelque chose de semblable à des toiles d'arai» gnées. »

ARANEOSUS PULSUS, Ἀραχνοειδὴς σφυγμός; Galien s'explique ainsi sur cette espece de pouls, & il le définit *ὁ μικρὸς, ὑπὸ βραχείας αὔρας σαλευομένης κινούμενος*; « un pouls petit, & qui se meut comme s'il étoit » agité par de petites bouffées d'air.

ARANEUS, *Araignée, araneus*, Offic. Schrod. 5. 337. Mer. Pin. 203. *Araneus subflavus hirsutus, prælongis pedibus, domesticus*, List. Hist. 59. Raii Insect. 27. *Araneus telarius, quibusdam araneus domesticus*, Mouff. Theat. Insect. 182. Jonf. de Insect. 92.

Cet insecte est plus fréquent dans les maisons qu'on ne le souhaiteroit. On l'emploie aussi-bien que sa toile dans la Medecine. On prétend que l'*araignée* prévient les accès des fievres, étant appliquée au poignet ou sur les tempes, & qu'elle est propre particulierement contre la fievre quarte, étant enfermée vivante dans une coque de noix, & attachée au cou au commencement de l'accès. Sa toile est astringente, consolidante, & vulnéraire, elle arrête les hémorrhagies, & prévient l'inflammation.

Araneus niger, Offic. List. Hist. 77. Raii Hist. Insect. 33.

Cette espece d'*araignée* est fort fréquente dans les bois, les bosquets & les pâturages. M. Matthieu Lister met au nombre des remedes approuvés dont il donne la liste, l'eau distilée d'*araignées* noires qu'il prétend être bonne pour les plaies, & qui étoit un des secrets de M. Walter Raleigh. LISTER, *Hist.* DALE.

L'*araignée* étant appliquée en forme d'emplâtre sur le front ou sur les tempes, est un préservatif contre la fievre tierce dont elle prévient les accès. Sa toile arrête les hémorrhagies & empêche l'inflammation des ulceres superficiels.

Il est une autre sorte d'*araignée* dont la toile est blanche, fine, & épaisse & qu'on estime propre à détourner l'accès de la fievre quarte, étant pendue au bras dans un morceau de peau. Si on la fait bouillir dans de l'huile rosat, & qu'on en mette quelques gouttes dans les oreilles, elle en appaise les douleurs. DIOSCORIDE, *Lib. II. cap.* 68.

On voit par ce qu'on vient de dire, qu'on a fait de tout tems beaucoup de cas des *araignées*, à cause de leur vertu fébrifuge. Et il est à remarquer qu'on en donne pour l'ordinaire aux singes, comme un excellent remede dans les maladies auxquelles ils sont sujets.

C'est une tradition parmi les Habitans de la campagne, qu'une petite quantité de toile d'*araignée* prise une heure avant l'accès de la fievre intermittente & réitérée aussi-tôt avant qu'il revienne, est très-efficace pour guérir cette maladie quelque fâcheuse & opiniâtre qu'elle soit. Les Anglois ne sont pas les seuls qui connoissent ce remede, & je sai que les Indiens qui habitent vers la partie Septentrionnale de la Caroline en font beaucoup de cas dans les fievres intermittentes auxquelles ils sont fort sujets. Je connois même un Gentilhomme qui a vécu long-tems dans ce pays, & qui m'a dit avoir éprouvé l'effet de ce remede.

Le fait suivant dont j'ose garantir la certitude peut servir en quelque sorte à constater les vertus qu'on attribue aux *araignées* dans les fievres intermittentes.

M. Crawley, Apothicaire, m'ayant fait appeller au mois d'Avril 1742. chez Madame Radcliffe, demeurant au bout de la rue du Duc, près la Place de S. James, j'appris dès ma premiere visite qu'elle étoit revenue depuis peu de *Nottinghamshire*, avec une fievre intermittente opiniâtre qui revenoit tous les jours à huit heures du soir, duroit environ neuf heures, accompagnée du délire, & ne la quittoit point tout-à-fait, même dans le tems de l'intermission. Elle étoit pour lors enceinte, & me dit qu'elle n'avoit plus que quinze jours à attendre, pour être à terme, & qu'elle avoit été sujette aux affections hystériques durant tout le tems de sa grossesse.

On lui avoit conseillé de prendre le quinquina, mais il n'avoit produit aucun effet.

Comme son terme approchoit, je crus qu'il convenoit de détruire la fievre avant qu'elle accouchât, pour des raisons qu'il seroit inutile de déduire. J'eus recours à des évacuations conformes à l'état dans lequel elle se trouvoit; j'employai les sels neutres & le quinquina, sous différentes formes, & avec différentes additions; mais tout cela fut inutile, la fievre ne lui donna jamais que trois jours de relâche, encore se trouva-t-elle pendant ce tems-là attaquée d'une diarrhée beaucoup plus incommode pour elle que ne l'étoit la fievre. Elle fut six semaines dans cet état, car elle s'étoit trompée d'environ un mois sur le terme de sa grossesse, jusqu'au 26 Mai au soir que les douleurs la prirent, accompagnées d'un accès de fievre qui la jetta dans un délire violent. La Sage-Femme qu'on fit appeller ne trouvant point qu'elle fût prête d'accoucher, la laissa après lui avoir ordonné un bol de contrayerva, avec un julep cordial. Elle accoucha la nuit, mais l'Apothicaire refusa d'en prendre soin, persuadé que sa guérison étoit impossible. On me fit appeller, j'appris que les vuidanges étoient entierement supprimées, que la fievre revenoit tous les jours à une heure, qu'elle en duroit neuf & n'étoit jamais sans délire. Je travaillai jusqu'au 3 ou 4 Juin à dissiper la fievre & à faciliter la sortie des vuidanges. Je vins enfin à bout du dernier, quoique ce ne fût pas avec tout le succès que j'eusse souhaité; mais la fievre qui revenoit tous les jours à une heure réglée, jetta la malade dans une très-grande foiblesse.

Je crus, dans une pareille situation, qu'il étoit de mon devoir de suivre le conseil de Celse, & j'aimai mieux hasarder un remede incertain que de laisser périr la malade faute de secours. Sur ce principe, je lui ordonnai le 4 Juin sur les dix heures du matin un bol composé d'un scrupule de toile d'*araignée*, & de quelque sirop qu'elle prit à onze heures, & avant une heure, comme je l'avois ordonné. Ce remede réussit comme je l'avois espéré, & l'accès quitta la malade ce jour-là. Elle dormit la nuit suivante pendant sept heures, ce qui ne lui étoit jamais arrivé depuis quelques semaines. Elle usa le lendemain du même remede, elle dormit neuf heures, & n'eut plus eu d'accès, sans un qu'une frayeur qu'elle eut quelques semaines après fit revenir, mais elle en fut délivrée par le même remede. Je ne dois point oublier que les vuidanges reprirent leur cours ordinaire dès que la fievre l'eut quittée.

Comme la toile d'*araignée* opére d'une maniere insensible, je n'entreprendrai point de rendre raison de ses effets; ce seroit une tâche trop difficile pour moi. Le fait n'en est pas moins vrai, & comme tel, il est digne d'attention.

On met l'*araignée* au nombre des insectes de la derniere classe, dont la morsure ou piquure est venimeuse, & quoiqu'elle soit moins à craindre dans les climats aussi froids que le nôtre, on ne laisse pas d'en trouver quelques-unes parmi nous (suivant l'observation de Lister, & telles sont généralement celles qui ont huit yeux) dont la piquure est dangereuse, si l'on en croit l'expérience suivante, qui a été faite par le fameux Harvey:

« Ayant piqué ma main en deux différens endroits avec » une aiguille, dont je trempai la pointe la seconde » fois dans le venin d'une *araignée*, je n'apperçus aucune différence dans la douleur que ces piquures » m'avoient causées; mais elle fut assez remarquable » sur la peau. Car celle que j'avois envenimée s'éleva » aussi-tôt en un tubercule rouge & enflammé, comme si la partie eût voulu se débarrasser du venin qu'elle avoit reçu. »

Les *araignées* qu'on avale ne sont pas toujours également nuisibles aux hommes, & aux animaux, comme il paroît par l'exemple que Mouffette rapporte dans son Traité des Insectes, & par celui des petits oiseaux qui en sont très-friands, & qu'elles piquent indistinctement. L'usage que les anciens faisoient de leur toile, & l'emploi qu'en fait encore aujourd'hui le peuple qui les applique sur les nouvelles plaies, pour en arrêter le sang, joint au sentiment de Celse, qui l'estime propre pour consolider les petites plaies, prouve assez qu'elles ne nuisent que par leurs piquures. Quelques-uns mêmes conservent l'humeur qui sort de leur corps; & tant sans faut qu'ils la croyent nuisible, qu'ils l'emploient au contraire pour le même effet.

Mouffette se sert d'une preuve encore plus forte que les précédentes, qui est que ces insectes déposent leurs œufs sur les arbres, & sur les fruits, & que quoiqu'on en mange tous les jours, comme il est aisé de le prouver, on ne voit pas cependant que les estomacs les plus délicats s'en trouvent incommodés.

M. Redi a observé qu'encore que le venin de l'*araignée* soit dangereux, lorsqu'il pénétre dans une plaie, il peut cependant se faire que cet animal ne porte aucun préjudice lorsqu'on l'avale. Ce sentiment se trouve confirmé par le Docteur Fairfax qui cite l'exemple de plusieurs personnes qui ayant avalé des *araignées* mêmes de la plus mauvaise espece, n'en ont pas plus reçu de dommage que les poules, les rouge-gorges, & les autres oiseaux qui en font leur nourriture journaliere.

Swammerdam prétend dans la description qu'il donne de cet animal, que les parties auxquelles quelques-uns donnent le nom de dents, ne sont autre chose que deux petites griffes fermes & pointues, ou les extrémités de deux piés moins apparens que les autres plutôt que des véritables dents, dont la structure n'est pas fort différente de l'aiguillon du scorpion, & qu'elles s'en servent pour le même usage, c'est-à-dire, pour piquer la partie. Si cela est, ajoute-t-il, on ne voit pas qu'il y ait d'autre différence entre l'*araignée* & le scorpion, sinon que la premiere a ses deux aiguillons dans la partie antérieure de la tête, au lieu que l'autre n'en a qu'un à l'extrémité de son corps. Ces aiguillons sont composés, à ce que prétend cet Auteur, de deux griffes, avec lesquelles elles saisissent & percent leur proie pour en sucer le sang. M. Lister fait mention de ces griffes, mais il dit qu'elles sortent de la bouche même de l'animal. Goedart est du même sentiment que lui: au lieu que le D. Mead assure que l'*araignée* qui se nourrit de mouches, de guêpes, & autres pareils insectes, est armée de deux pinces crochues, placées vis-à-vis la bouche, très-dures & déliées, dont elle se sert pour percer les animaux qui tombent dans sa toile, qu'elle insinue en même-tems son venin dans la piquure pour les tuer, & pour en sucer ensuite toute l'humidité.

Leewenhoeck veut que le venin sorte de l'aiguillon à l'instant même de la blessure, en quoi il est contraire au Docteur Mead, qui assure après plusieurs expériences, que l'*araignée* ayant fixé ses griffes sur sa proie, il sort de sa bouche une trompe courte & blanche, par le moyen de laquelle elle insinue son venin dans la plaie.

Jacques Hoefnagel (dont Swammerdam fait mention, à ce que je crois,) premier Peintre de l'Empereur Rodolphe, a peint d'après le naturel, trente différentes especes d'*araignées* & trois cens autres insectes, dont les figures ont été gravées sur cuivre & imprimées avec le privilége de l'Empereur. Elles ne sont point inférieures à celles de M. Goedart.

Si les *araignées* que nous voyons en Angleterre ne sont point venimeuses, celles de quelques autres pays le sont extremement; & Scaliger fait mention d'une espece d'*araignée* dont le venin est si subtil, qu'un Vicentin en fut affecté à travers son soulier pour avoir marché dessus. Il rapporte qu'il y a en Gascogne une petite *araignée* qui casse la glace de miroirs sur lesquels elle marche par la force de son venin. Mais on doit regarder ce rapport comme une pure fable.

L'inimitié qu'il y a entre l'*araignée*, le serpent & le crapaud est tout-à-fait extraordinaire. On rapporte que le serpent dormant en sûreté à l'ombre de quelque arbre, l'*araignée* descend, & qu'enfonçant avec force sa trompe ou son aiguillon dans la tête de cet animal, elle y insinue son venin, qui l'étourdit aussi-tôt & le tue peu de tems après.

Lorsque le crapaud se bat avec l'*araignée*, le lézard, le serpent ou quelque autre animal vénimeux, & qu'il vient à être blessé, il a recours au plantain dont la vertu le soulage, & qu'on prétend être un spécifique pour lui.

L'*araignée* se sert avec le crapaud du même stratageme qu'avec le serpent; elle se suspend par un de ses fils du haut de quelque arbre, & enfonce son aiguillon dans la tête de son ennemi, qui s'enfle & creve quelquefois. Erasme rapporte sur ce sujet un fait qu'il prétend avoir appris d'une personne qui en avoit été témoin. Un homme s'étant couché en été sur le plancher de sa chambre le visage à découvert, un crapaud sortit de quelques joncs qu'on venoit d'apporter pour orner sa cheminée; & lui sautant sur le visage, vint se poser sur sa bouche. Vouloir chasser le crapaud par la force, dit l'Historien, c'eût été vouloir tuer le dormeur; le laisser, c'eût été une chose cruelle & dangereuse; de sorte qu'on trouva à propos de chercher une *araignée*, que l'on plaça perpendiculairement avec sa toile & un volet où elle étoit attachée au-dessus du visage de cet homme. L'*araignée* n'eut pas plutôt apperçu son ennemi, qu'elle descendit & le piqua, après quoi elle remonta à sa toile. Le crapaud enfla, mais ne changea point de place: il reçut aussi-tôt après une seconde blessure qui fit augmenter son enflure, mais qui ne le tua point. L'*araignée* étant redescendue, le blessa une troisieme fois; de sorte qu'enfin le crapaud s'ôta de dessus la bouche & tomba mort.

En voilà assez pour un fait historique: mais il ne sera pas hors de propos que je dise maintenant un mot des effets que produit le venin de l'*araignée*, & des moyens d'y remédier. Je me souviens qu'étant encore jeune Praticien, je fus appellé chez une femme qui avoit coutume toutes les fois qu'elle alloit à la garderobe, de donner la chasse aux *araignées*, de brûler leurs toiles, & de les poursuivre avec la flamme de la chandelle jusqu'à ce qu'elle les eût brûlées. Il y avoit déja quelque tems qu'elle faisoit ce manege, lorsqu'il y en eut une qui vendit sa vie plus cherement qu'un millier d'autres qu'elle avoit tuées; étant tombée dans le suif fondu qui entouroit la flamme, & ses pattes s'y étant embarrassées, cette femme qui prenoit plaisir à ce spectacle, attendoit avec impatience que la flamme s'en emparât: mais l'*araignée* ayant brûlé avec éclat, jetta une partie de son venin dans les yeux & sur les levres de cette femme, que la frayeur obligea à abandonner la chandelle & à crier au secours, ne doutant point que ce venin ne lui causât la mort. La nuit suivante ses levres enflerent extraordinairement, l'inflammation s'empara d'un de ses yeux, sa langue & ses gencives se trouverent même affectées; & soit que l'idée du venin qu'elle avoit reçu dans sa bouche, ou que les petites fibres nerveuses de ces parties eussent communiqué les impressions du poison à celles du ventricule, ces premiers accidens furent suivis d'un vomissement continuel. Je lui donnai pour le faire cesser un verre de vin d'Espagne brûlé avec du sucre, avec un scrupule de sel d'absinthe, & quelques heures après un bol de thériaque qu'elle vomit de nouveau. Je lui frottai les levres avec de l'huile de scorpion mêlée avec de l'huile rosat; eu égard à l'ophthalmie, le cas rapporté par M. Boyle d'une personne que le venin d'une *araignée* vivante aveugla, suffit pour prouver le danger de ce venin; ayant fait réflexion que la chaleur seule n'étoit point capable de faire enfler les levres à un tel point, ni de causer les autres symptomes, je ne doutai plus que le venin n'en fût la cause: mais comme je craignois de saigner la malade au bras, je lui fis appliquer des sangsues sur les tempes, qui firent cesser l'inflammation. J'appaisai aussi les douleurs qu'elle ressentoit en lui mettant dans les yeux quelques gouttes d'un léger mucilage de graines de coings & de pavot blanc, dont je fis un extrait avec de l'eau rose. L'enflure des levres ne laissa pas cependant d'augmenter, ce qui m'obligea à lui appliquer la nuit suivante un cataplasme de feuilles de scordium, de rue & de fleurs de sureau bouillies & épaissies avec de la farine de vesces. Le vomissement ayant cessé, elle prit de tems à autre quelque peu d'eau distilée de chardon-béni & de scordium, dans laquelle j'avois fait dissoudre de la thériaque. Comme les symptomes les plus considérables l'avoient quitté, une vieille femme arriva, qui, avec une assurance dont l'ignorance & la pauvreté sont les motifs, ôta l'appareil, promit de la guérir au bout de deux jours, & eut l'honneur de cette cure, quoique ce ne fût qu'au bout de deux semaines. Elle n'employa que des feuilles de plantain broyées avec de la toile d'*araignée*, dont elle fit un cataplasme qu'elle lui appliqua sur les yeux; elle lui en mit même quelques gouttes dedans, & lui fit prendre quelques cuillerées du suc deux ou trois fois par jour.

[Je dois faire remarquer, puisque nous en sommes sur cette histoire qui est rapportée par Turner, que le plantain étant extremement froid, paroît beaucoup plus propre à remédier à de pareils accidens, que les applications chaudes & les autres remedes.]

Cette femme m'a raconté que quelque tems avant cet accident, l'odeur des *araignées* qu'elle brûloit lui avoit quelquefois tellement affecté la tête, que les objets qui l'environnoient lui sembloient tourner; elle étoit même tombée dans des pamoisons accompagnées de sueurs froides & d'un léger vomissement; cependant elle prenoit tant de plaisir à poursuivre ces animaux & à les tourmenter, qu'il ne fallut pas moins que l'accident dont j'ai parlé pour l'en détourner.

Nicol. Nichols rapporte, qu'un homme qui étoit à Florence dans la même auberge que lui, ayant reçu la vapeur d'une grosse *araignée* noire qu'il faisoit brûler à la flamme d'une chandelle, tomba en défaillance, & eut pendant la nuit une palpitation de cœur, & le pouls si foible, qu'à peine pouvoit-on le sentir. Il revint de ces accidens, dit l'Historien, en prenant de la thériaque mêlée avec une espece de *diamoschu* & de la poudre de zédoaire.

Nicol. Florent rapporte, que dans un Monastere de Florence plusieurs Moines furent empoisonnés pour avoir bu par mégarde du vin, dans lequel une certaine espece d'*araignée* venimeuse s'étoit noyée; ce qui détruit ce qu'on a avancé ci-devant, que cet insecte ne fait aucun mal étant pris intérieurement: mais il y a toute apparence que cette derniere étoit tout-à-fait différente des autres quant à ses parties intérieures, à sa malignité, & à ses propriétés, quoiqu'elle leur ressemblât peut-être par sa figure extérieure.

Qui croiroit, dit Galien, en parlant de l'*araignée*, qu'un si petit animal fût capable de causer une si grande altération dans tout le corps de l'homme en enfonçant seulement son aiguillon dans la peau; ce qui ne vient sans doute que de quelque liqueur venimeuse, ou quelque chose de spiritueux & de venimeux qu'elle insinue dans le sang.

Sennert prétend que les symptomes que cause la piquure de l'*araignée*, sont un engourdissement dans la partie affectée, un sentiment de froid, le frisson, l'enflure du bas-ventre, la pâleur du visage, des larmes involontaires, un tremblement, des contractions, une envie continuelle de pisser, des convulsions, une sueur froide que le venin ne manque jamais de causer lorsqu'il a pénétré dans l'intérieur du corps.

Quant à la cure, il veut qu'après avoir usé intérieurement des alexipharmaques ordinaires, on lave la partie aussi-tôt après qu'elle a été piquée, avec de l'eau salée, ou avec une éponge trempée dans du vinaigre chaud; qu'on la fomente avec une décoction de mauve, d'origan & de thym, & qu'on y applique ensuite un cataplasme de feuilles de laurier, de rue, de poireau & de farine d'orge bouillie dans du vinaigre, ou d'ail & d'oignons pilés avec de la fiente de chevre & des figues seches. Le malade doit aussi manger de l'ail & boire beaucoup de vin. Supposé qu'on ait avalé le poison, on doit en hâter la sortie par le vomissement & user de quelque antidote convenable, tel que la résine blanche qui ressemble à l'encens, & que Gesner préfere à tous les autres. Le bol & le vinaigre de Fracastor pris intérieurement, ont aussi beaucoup de vertu; & c'est à ce remede qu'une personne qui avoit été piquée au cou par une *araignée* venimeuse, dut sa guérison. TURNER, *de Morbis Cutaneis*.

Celse, *Lib. V. cap.* 27. veut qu'on applique un cataplasme de rue & d'ail pilé avec de l'huile sur la partie qui a été piquée par un scorpion ou une *araignée*.

ARANTIA ou AURANTIA. Voyez *Aurantium.* Blancard.

ARARA, *fructus secundus*, cap. 21. Lib. II. Exot. Clus. *Arara fructus Americanus*, J. B.

Il vient à Cayanca. Les habitans le broyent & le font bouillir dans de l'eau, dont ils lavent ensuite les ulceres malins. Ils disent qu'il relâche le ventre ; ce qu'ils entendent apparemment de ses pepins. Ray, *Hist. Plant.*

ARATICU. Ray fait mention de trois arbres différens qui portent ce nom.

Le premier est,

L'*Araticu prima seu simpliciter dicta*, Francisci Redi Experiment. natural. p. 77. *Araticu Ponhe*, Marcgrav. & Pison.

Il a le tronc, les branches & la couleur de l'écorce comme l'oranger : mais il ne lui ressemble ni par ses feuilles & ses fleurs, ni par son fruit.

Ses feuilles grillées sur le feu, trempées dans de l'huile & appliquées sur un abscès, le font mûrir, percer & se refermer d'une maniere surprenante.

Le second est,

L'*Araticu Ape*, Piso, Marcgrav. Redi. Experiment. nat. p. 77. *An anona Oviedi* ?

Le troisieme est,

L'*Araticu de mato Pison. An Baly insulæ fructus, aspero cortice*, Clus. ? Ray, *Hist. Pl.*

ARBOR, Δενδρον, *Arbre.* On définit l'*arbre*, une plante ligneuse, la plus considérable de toutes, soit par la hauteur, soit par la grosseur, qui n'a qu'une tige qui est vivace, qui se divise en plusieurs branches, que les Grecs appellent ἀκρεμόνας & ὄζυς, & ces branches en d'autres plus petites, que les Grecs nomment κλάδυς, & les Latins *Surculi*. Miller, *Dict.*

Arbor Virginiana, citriæ vel limaniæ folio, Benzoinum fundens, H. A. L'*arbre* qu'on appelle communément Benjoin. Il croît en grande quantité dans la plupart des contrées de la Virginie & de la Caroline. Les Curieux le cultivent dans leurs jardins avec d'autres plantes qui viennent de ces pays. Lorsqu'on nous l'apporta pour la premiere fois, il y eut un préjugé presque général, qu'on en tiroit la gomme qu'on nous vend sous le nom de Benjoin. Mais cette gomme passe maintenant pour être la production d'un *arbre* tout-à-fait différent.

Arbor Zeylanica, cotini foliis, subtus lanugine villosis, floribus albis cuculi modo laciniatis, Pluk. Phyt.

Arbor Americana, pinnatis fraxini foliis, fructu reniformi Phaseolum exprimente, Pluk. Phyt.

Arbor Baccifera, laurifolia, aromatica, fructu viridi Calyculato racemoso, Sloan. Cat. Jam. L'*arbre* qui porte la canelle sauvage. Il croît dans les contrées basses de la Jamaïque ; il y est fort commun : il s'éleve à la hauteur de trente piés & plus. Ses feuilles, son fruit, son écorce & toutes les parties de cet *arbre*, sont chaudes, aromatiques & ameres au gout. On se sert de son écorce en guise d'épices dans la plupart des colonies que les Anglois ont dans l'Amérique ; les Anglois même en faisoient jadis un assez grand usage dans la Medecine sous le nom de canelle blanche ; maintenant ils ne s'en servent plus.

Arbor laurifolia venenata, folio leviter serrato oblongo obtuso, copiosum lac præbens. Sloan. Cat. Cet *arbre* est fort commun dans la Jamaïque & dans les autres régions chaudes de l'Amérique. Il est plein d'un suc laiteux qui passe pour un dangereux poison. Pour obtenir ce suc, on n'a qu'à broyer ses feuilles. Si ce suc tombe sur du drap, il le ronge, à peu près de la même maniere que celui du mancenilier.

Arbor Americana, fraxini foliis, fructu conoide. Cet *arbre* se trouve principalement dans les pays septentrionaux de la Jamaïque.

Arbor excelsa, coryli folio ampliore, Houst. Il ne croît qu'à Campeachy.

Arbor in aqua nascens, foliis latis acuminatis & non dentatis, fructu oleagino minore, Catesb. Hist. Nat. Il croît dans la Virginie, le Maryland & la Caroline.

Arbor saponaria, Offic. *Arbor saponaria Americana*, Raii Hist. 2. 1548. *Prunifera, racemosa, folio alato, costa media, membranulis utrinque instantibus donata, fructu saponario.* Cat. Jamaic. Sloan. Hist. 2. 131. *Prunifera seu nuciprunifera, fructu saponario orbiculato monococco nigro, Americana*, Pluk. Phytog. 217. Fig. 7. *Nuciprunifera arbor Americana, fructu saponario orbiculato, monococco nigro*, Pluk. Almag. 265. *Arbor Mistica provinciæ fructu avellanæ simili*, Laet. 260. Jons. Dend. 114. *Quity*, Pison. (Ed. 1658.) 162. *Quity Brasiliensibus*, Marcg. 113. *Saponaria sphærulæ.* Chab. 12. *Saponaria sphærulæ arboris filicifolia*, J. B. 1. 312. *Nuculæ saponariæ non edules*, C. B. Pin. 511. *Sapindus foliis costæ alatæ innascentibus*, Tourn. Inst. 639. *Baccæ Bermudenses*, Marl. Obs.

Cet *arbre* croît dans la Jamaïque & dans d'autres contrées des Indes Occidentales. Son fruit est mûr en Octobre. Lorsqu'il est sec, il est sphérique, d'une couleur rougeâtre, plus petit qu'une noix de galle, amer au gout, mais sans odeur : il contient une pierre ronde & noire.

On le recommande dans les pâles-couleurs ; ce fruit passe pour un spécifique presque infaillible contre cette maladie : il la guérit parfaitement, surtout après qu'on a fait inutilement usage des eaux ferrugineuses. On croit que l'esprit, la teinture ou l'extrait du fruit est plus énergique que le fruit même.

Arbor vitæ, Offic. Ger. 1187. Emac. 1368. Park. Theat. 1478. Raii Hist. 2. 1408. *Arbor vitæ, sive paradisiaca*, Cab. 73. *Arbor vitæ, sive paradisiaca vulgo dicta odorata ad sabinam accedens*, J. B. 1, 286. *Arbor vitæ, Thuya*, Mont. Ind. 37. *Arbor cupresso similis in Syria*, Jons. Dendr. 332. *Thuya Theophrasti*, C. B. Pin. 488. Tourn. Inst. 587. Elem. Bot. 489. Boerh. Ind. A. 2. 180. *Arbre de vie.*

Cet *arbre* est originaire du Canada ; on ne le trouve en Europe que dans les jardins des curieux. On se sert de ses feuilles comme d'un alexipharmaque, & elles passent pour diurétiques. Mont.

Cette plante est chaude & apéritive, elle provoque les regles ; elle est bonne contre les pâles-couleurs. Broyée avec du miel, elle dissout les tumeurs. On en recommande l'huile pour la goute ; il faut en oindre la partie affectée : son action est analogue à celle du feu ; elle irrite & dissout. Elle purge les lits de puces & de poux. Boerhaave, *Inst.* Dale.

Cet *arbre* se trouve étranger dans nos Jardins, les seuls endroits où il se trouve, & il n'y prend jamais sa grosseur naturelle. Ses rameaux se répandent en aîles ; ses feuilles ressemblent en quelque maniere à celles du cyprès, mais elles sont plus plates & formées par de petites écailles posées les unes sur les autres. Il porte au lieu de chatons ou de fleurs, de petits boutons écailleux jaunâtres, qui deviennent ensuite des fruits oblongs, composés de quelques écailles, entre lesquels on trouve des semences oblongues & comme bordées d'une aîle membraneuse. Cet *arbre* est très-odorant partout, principalement en ses feuilles. Mais cette odeur est assez désagréable, elle est résineuse & quelques-uns la comparent à celle du fromage pourri. Il vient originairement du Canada.

Ses feuilles ont la vertu de digérer & d'atténuer. Parkinson dit que si on les mâche le matin à jeun pendant plusieurs jours de suite, elles débarrassent la poitrine & les poumons des phlegmes purulens qui peuvent y être contenus, comme on en a l'expérience, ajoute-t'il. On s'en sert rarement. Miller, *Bot. Off.*

Cet *arbre* a été nommé *arbre de vie*, parce qu'il est toujours verd & qu'il rend une odeur douce & agréable ; car il n'en est pas de l'*arbre* entier, comme de ses feuilles seules. On l'appelle encore cedre Américain, & l'*arbre* toujours verd. Il a passé du Canada en Europe, où on ne le trouve que dans les jardins des curieux. Il est dans toutes les saisons couvert de feuilles. Ces feuilles deviennent un peu pâles en hiver, mais elles ne tombent point ; au contraire, au printems elles reprennent leur couleur & leur éclat naturels. Il est droit assez, mais rude & inégal en sa surface. Son écorce est d'une couleur qui tient le milieu entre le rouge & le brun. Elle est inégale & raboteuse. Le bois contient une gomme & répand une odeur forte à la vérité, mais cependant agréable. Il porte au commencement de l'été de petites fleurs jaunes qui contiennent & enveloppent des semences ameres, comme dans une espece de turban.

Castor. Durantes nous dit qu'on trouve en France un *arbre* qui ressemble beaucoup à celui-ci, d'une nature chaude & dessiccative, d'une saveur un peu amere, mais répandant une odeur fort agréable, ami de la santé & prolongeant la vie des hommes. Quant au précédent, Camerarius a écrit dans son *Hort. pag.* 169. qu'il mérite toute l'estime qu'on en fait, non-seulement à cause de son odeur agréable, car elle est si forte, ajoute-t'il, que si l'on en arrache quelques branches, qu'on les broye & qu'on se les applique sous le nez, elles occasionnent quelquefois une effusion de sang par les narines, mais à cause de ses autres vertus & propriétés singulieres. On en tire une eau & une huile qu'on emploie au grand soulagement des malades dans les paroxysmes de la goute, si on fait l'appliquer, comme il convient, aux parties affectées. On fit grand usage du baume & de l'huile de l'*arbre de vie*, pendant le tems de la peste de Dresde. *Joh. Mich. Not. in Schroder. Pharm. Barth. Zorn. Bothanolog.*

Arbor baccifera Canariensis. Voyez *Verva mora.*
Arbor Benzoinifera. Voyez *Benzoin.*
Arbor Brasiliana Juglandi similis. Voyez *Capali.*
Arbor camphorifera. Voyez *Camphora.*
Arbor Coral. Voyez *Corallodendron.*
Arbor crepitans. Voyez *Hura.*
Arbor exotica fraxini fol. Voyez *Negundo.*
Arbor febrifuga peruviana. Voyez *Quinquina.*
Arbor fraxini folio, C. B. Voyez *Azedarach.*
Arbor Judæ. Voyez *Siliquastrum.*
Arbor Lanigera Bontii. Voyez *Gossypium.*
Arbor Lavendulæ fol. Clus. Voyez *Frutex Indiæ*, ou *Lav. fol.*
Arbor Laurifolia Sinensis. Voyez *Lichi.*
Arbor mannifera. Voyez *Manna.*
Arbor Pentaphyllos Virgin. Voyez *Pentaphyllos.*
Arbor de Rayz. Voyez *Ficus Indica.*
Arbor S. Thomæ. Voyez *Mandaris.*
Arbor spinosa Virgin. Voyez *Herculis Clava.*
Arbor Tinctoria. Voyez *Tinctoria.*
Arbor Tulipifera. Voyez *Tulipifera.*
Arbor Vinifera. Voyez *Couton.*
Arbor uvifera Tabacensis. Voyez *Uvifera.*

Arbor Dianæ, *Arbre de Diane.* C'est une espece de crystallisation de mercure & d'argent dissous dans de l'eau-forte & qui se divise en branches & prend la forme d'un arbre.

ARBOREUS. De la nature de l'arbre, qui appartient à l'arbre, ou qui lui est propre. Epithete que les Botanistes donnent à ces fungus ou à ces mousses qui croissent sur les arbres, pour les distinguer de celles qui croissent à terre, comme l'agaric & autres, &c. *Dictionn. de* Miller.

ARBUSCULA, δενδρίον, *diminutif d'arbre ; arbrisseau* ou *petit arbre.*

Arbuscula Africana repens, folio ad latera crispo, ad poligona relata. Boerh. Ind. Alt. C'est un petit arbrisseau rampant, dont les feuilles sont frisées & les fleurs à peu près semblables à celles de l'arroche. Les curieux l'ont dans leurs jardins, plutôt pour la variété que pour la beauté. *Add. de* Miller.

ARBUSCULA CORALLOIDES. Voyez *Corallodendron.*

ARBUTUS, Offic. Ger. 1310. Emac. 1496. Park. Theat. 1484. Raii Hist. Plant. 2. 1576. Synop. 3. 464. Mer. Pin. 9. *Arbutus, Unedo Theophrasti*, Phyt. Brit. 10. *Arbutus comarus Theophrasti*, J. B. 1. 83. Chab. 4. *Arbutus folio serrato*, C. B. Pin. 460. Tourn. Inst. 599. Elem. Bot. 471. Boerh. Ind. 4. 2. 217. Jons. Dendr. 64. Pluk. Almag. 49. *Unedo Plinii vulgò*, Herm. Cat. Hort. Lugd. Bat. 634. *Arboisier.*

Il croît dans les bois & les taillis qui sont dans une exposition chaude. On se sert de son fruit. Il est acre & austere de sa nature.

L'*arboisier* ressemble au coignassier ; son écorce est foible, ainsi que ses feuilles. Il porte un fruit de la grosseur à peu près de la prune, mais il n'a point de noyau : lorsqu'il est mûr, il est d'une couleur rouge ou d'un jaune foncé.

Ce fruit est très-cossu ; il attaque l'estomac & il donne mal à la tête. Dioscoride, *L. I. c.* 175.

Cet arbre est commun en Espagne, en Sicile, en Italie, & en France, aux environs de Narbonne. Juba rapporte que dans l'Arabie il s'éleve à la hauteur de cinquante coudées, Pline, *L. XV. c.* 24. P. Bellonius nous apprend qu'au pié du Mont Athos, dans cette vallée si célébrée par les anciens, l'*arboisier* est très-gros & très-haut. Il conserve pendant l'hiver ses feuilles vertes ; elles sont larges ; hérissées de pointes par les bords, & traversées dans le milieu d'une veine rouge. Cet arbre porte des fleurs blanches & odorantes, qui ressemblent aux lis des vallées.

Lorsque ces fleurs sont tombées, il paroît un fruit rond compacte, de la grosseur de la fraise, verd d'abord, ensuite jaune, & enfin rouge ; d'une saveur dure & acre. Il y en a qui appellent ce fruit *comarus* & *unedo*, par la raison qu'on n'en peut manger qu'un à la fois, selon Pline, Galien & Dioscoride. Il y en a qui disent que ce fruit mangé en trop grande quantité attaque l'estomac & donne mal à la tête. Quant à moi, dit Jean Bauhin, c'est un effet qu'il a produit sur moi toutes les fois que j'en ai mangé. Car. Clusius dit au contraire en avoir mangé souvent & n'en avoir jamais été incommodé, *L. I. rar. Plant. Hist. c.* 30. On distile ses fleurs & ses feuilles au bain-marie ; & on regarde la liqueur qu'on en tire comme un excellent préservatif contre la peste. Amatus Lusitanus nous assure qu'il produit le même effet contre les poisons. Matthiole y ajoute la poudre d'os de cœur de cerf. Il y en a qui font usage de la racine de l'*arboisier* contre la peste. Les Tanneurs se servent de son écorce pour préparer leurs cuirs, & les Oiseliers de sa semence pour attrapper les oiseaux en hiver. Bartholin, Zorn. *Botanolog.*

ARC

ARCA ARCANORUM ou MERCURIUS PHILOSOPHORUM, *Mercure des Philosophes.* Castelli.

ARCANUM, ἀπόῤῥητον, ἀπόκρυφον, μυστήριον, *secret* ; remede dont on tient la préparation secrete pour en relever l'efficacité & le prix. C'est, dit Paracelse, une de ces choses que l'expérience donne.

Qu'est-ce qu'un *arcanum*, selon les Chymistes ? C'est disent-ils tous, une chose secrete, immatérielle, immortelle, qui ne peut être connue de l'homme que par l'expérience. C'est, ajoutent-t'ils, la vertu des choses, mais d'une efficacité fort supérieure à celle des choses mêmes.

L'*arcanum matériale* est un extrait spécifique plus analogue à la matiere d'un corps qu'un *arcanum* pur : mais la matiere des corps est composée de deux élémens, l'humide & le sec, (car l'air & le feu sont plutôt des formes que des êtres, & ne doivent par conséquent

quent être regardées que comme des coefficiens) l'*arcanum materiale* est donc de deux sortes; il se distribue en *aqua stillatitia* & en *coagulum specificum*.

L'*arcanum specificum*, est un extrait, un dépouillement de la nature intérieure d'une chose; dépouillement qui représente la substance entiere de la chose en raccourci; ensorte qu'il est très-possible de la reconnoître: ainsi pour avoir l'*arcanum specificum*, il faut bien se garder de détruire le tissu substantiel, la contexture primordiale; parce que c'est par la conservation de cette contexture, qu'il est constitué *arcanum specificum* & qu'il differe de la quinte-essence, dont la subtilité est si grande & qui est si fort exaltée, qu'elle semble avoir fait passer de sa classe à une classe supérieure, le corps dont on l'a tirée.

L'*arcanum specificum* est de deux sortes:

L'*arcanum specificum* formel.
L'*arcanum specificum* matériel. RULAND.

Il y a trois compositions fameuses qui ont conservé le nom d'*arcanum*.

Arcanum Corallinum. Arcanum Corallin.

Prenez du précipité rouge, quatre onces; mettez-le dans une retorte; ajoutez d'esprit de nitre, huit onces: mettez ensuite le tout au feu de sable & tirez l'esprit par une chaleur que vous pousserez successivement jusqu'au quatrieme degré. Cette opération se fait en cinq ou six heures. Remettez cet esprit de nitre avec quatre onces de nouvel esprit, & tenez le sur le feu du quatrieme degré, pendant deux heures au moins. Distilez-le de nouveau, laissez ensuite refroidir le tout, & vous aurez une poudre très-rouge & très-menue, que vous mettrez dans un creuset: vous mettrez votre creuset sur un feu de charbon, qui le fasse rougir, & vous l'y tiendrez un demi-quart-d'heure. Remettez ensuite le tout dans un matras avec trois livres d'eau de fontaine ou de pluie distilée. Mettez-le ensuite sur un feu de sable, & le conduisez par degré à l'ébullition que vous entretiendrez pendant une demi-heure. Versez l'eau par inclination, & faites sécher la poudre peu à peu. Mettez dessus de l'esprit de vin tartarisé, douze onces. Distilez le tout sur un feu modéré; procédez ainsi jusqu'à deux cohobations. Ajoutez derechef douze onces de nouvel esprit de vin tartarisé; adaptez un vaisseau à l'orifice de la cucurbite, pour en faire un circulatoire. Laissez le tout sur un feu modéré de sable pendant quarante-huit heures. Enfin faites-le un peu bouillir, & ensuite se refroidir. Otez l'esprit de vin & faites sécher la poudre.

Cette poudre differe peu de la poudre du Prince. Il y en a qui en font un cas particulier & qui la regardent comme la meilleure de son espece. La dose est depuis trois grains jusqu'à dix. On dit que l'usage en est bon dans la goute, l'hydropisie, les écrouelles, la galle & dans les maladies vénériennes.

Arcanum duplex. Arcanum double.

Prenez une certaine quantité de *caput-mortuum* de l'eau forte: ajoutez parties égales de nitre & de vitriol; faites dissoudre dans de l'eau chaude, en remuant de tems en tems le mélange. Filtrez l'eau; évaporez jusqu'à ce qu'il paroisse une espece de peau sur la surface, & même jusqu'à ce que tout soit sec.

Gardez-le ensuite pour l'usage.

Quelques Auteurs en parlent sous le nom de nitre vitriolé, ou de sel du Duc d'Holstein. Il passe généralement pour diurétique, sudorifique & même quelques fois pour cathartique, selon que les humeurs sont disposées. On s'en sert très-rarement. Sa dose est depuis un demi-scrupule, jusqu'à une dragme.

Arcanum Joviale. Arcanum Jovial.

Faites un amalgame avec parties égales de vif argent & d'étain: réduisez le tout en poudre. Versez de l'esprit de nitre jusqu'à ce qu'il y en ait assez pour couvrir la poudre; mettez en digestion pendant quelques heures; ensuite tirez l'esprit de nitre par la retorte. Prenez la matiere qui restera; humectez-la avec de l'esprit de nitre rectifié. Réduisez en poudre derechef. Recommencez la même opération cinq ou six fois, jusqu'à ce qu'il n'y ait plus rien de piquant dans la saveur de cette poudre.

Cet *arcanum* est fort vanté daus la Pharmacopée de Bates comme un puissant sudorifique. Sa dose est depuis trois grains jusqu'à huit. *Pharmacop. de Quincy.*

ARCEUTHOS ou JUNIPERUS. Voyez *Juniperus*.

ARCHÆUS, Ἀρχαῖος, *ancien, premier*. Ἀρχαίη φύσις, signifie dans Hippocrate, l'état de santé du corps avant l'attaque de la maladie.

ARCHAGATHI EMPLASTRUM LENE, *Emplâtre émolliente inventée par Archagathus.* On en trouvera la composition dans Celse, *L. V. c.* 9.

ARCHAGATHUS, Medecin célebre parmi les Romains.

On a prétendu qu'avant la venue d'*Archagathus* à Rome, la Medecine n'y étoit point connue; & s'il en faut croire Pline, elle n'y a même été reçue qu'après tous les autres Arts libéraux & toutes les Sciences. « Le » Peuple Romain, dit cet Auteur, *Liv. XXIX. c.* 1. a » été plus de six cens ans sans Medecins, quoique d'ailleurs il n'ait pas été paresseux à recevoir les Arts, & » qu'il ait même été fort avide de la Medecine, jusqu'à ce que l'ayant connue par l'expérience, il l'a » condamnée. Cassius Hemina, continue Pline, nous » apprend qu'*Archagatus*, fils de Lysanias du Péloponese, fut le premier Medecin qui vint à Rome » sous le Consulat de Lucius Æmilius & de Marcus » Livius, l'an 535. de la fondation de la Ville; ajoutant qu'on lui avoit donné la bourgeoisie, & que le » public lui avoit acheté une boutique à ses dépens » dans le carrefour d'Accilius pour y exercer sa profession; qu'au commencement on lui avoit donné le » surnom de guérisseur de plaies, *vulnerarius*, & que » son arrivée fut très-agréable à tout le monde: mais » que peu de tems après, la pratique de couper & de » brûler dont il se servoit ayant paru cruelle, on changea son premier surnom en celui de bourreau, & l'on » prit dès-lors une grande aversion pour la Medecine & » pour tous les Medecins. »

Il paroîtra surprenant que les Romains se soient passés si long-tems de Medecins; & l'on opposera à l'autorité de Pline, celle de Denis d'Alicarnasse. « La peste, dit » ce dernier, *Liv. X.* étant venue à Rome l'an 301. de » la fondation de la Ville, & s'étant rendue plus furieuse qu'aucune autre qui eût été de mémoire d'homme, elle emporta presque tous les esclaves & la moitié des Citoyens, les Medecins ne suffisant pas pour » le nombre des malades. » Il y avoit donc alors des Medecins à Rome, c'est-à-dire, plus de deux cens ans avant le tems marqué par Pline, comme il y en a eu de tout tems chez tous les peuples. Mais pour concilier ces deux Auteurs, il faut entendre des Medecins étrangers, & particulierement des Grecs, ce que dit le premier. Il s'explique lui-même un peu plus bas en ces termes: « Pour être convaincu, ajoute-t'il, de » l'éloignement que les Romains de ce tems-là avoient » pour la Medecine, il ne faut qu'entendre là-dessus le » sentiment de Marc-Caton, qui a vécu soixante-dix

» ans après *Archagathus*, & qui étoit un homme duquel on peut dire, que l'honneur du triomphe qui » lui a été décerné, & la charge de Censeur qu'il a » exercée, sont ce qui le releve le moins, tant il y a » eu d'autres choses considérables en sa personne. Voi- » ci ses propres termes tirés d'une lettre qu'il écrivoit » à son fils : Je vous dirai quand il en sera tems, mon » cher Marcus, ce que je pense de ces Grecs, & ce » que j'estime le plus de tout ce qui est à Athenes. Il » est bon d'étudier comme en passant leurs lettres & » leurs sciences : mais il ne faut pas les apprendre à » fond. Je viendrai à bout de cette race méchante & » fiere : mais soyez assuré, comme si un devin nous » l'avoit dit, qu'aussi-tôt que cette nation nous aura » communiqué ses lettres, elle gâtera ou corrompra » tout; & cela se fera d'autant plus aisément, si elle » nous envoie encore ses Medecins. Ils ont juré entre » eux de tuer tous les barbares par le moyen de la Me- » decine; & encore exigent-ils un salaire pour cela de » ceux qu'ils traitent, afin qu'ils se fient mieux à eux, » & qu'ils les puissent perdre plus facilement. Ils sont » assez insolens pour nous appeller barbares aussi-bien » que les autres; ils nous traitent même plus insolem- » ment en nous appellant opiques, ὀπικοί. En un mot, » souvenez-vous, mon fils, que je vous ai défendu les » Medecins. »

Il est visible par la maniere dont Caton parle, qu'il n'avoit en vue que la Medecine étrangere; & c'est ce que Pline reconnoît lorsqu'il se fait cette objection : « Croi- » rons-nous donc, dit-il pour conclusion, que Caton » ait condamné une chose aussi utile que la Medecine? » Non assurément, puisque lui-même a bien daigné » nous apprendre par quelle Medecine lui & sa femme » étoient venus à un âge fort avancé; & qu'il avoit fait » un livre où il marquoit de quelle maniere il traitoit » son fils & ses esclaves, & même ses bœufs, quand ils » étoient malades. »

Les Romains n'ont donc pas été absolument sans Medecins au commencement de leur République : mais il y a de l'apparence qu'ils ne s'étoient servis jusqu'à la venue d'*Archagathus*, que de la Medecine naturelle, ou de la simple Empirique, telle qu'on peut supposer que les premiers hommes la pratiquoient; & c'est cette Medecine qui étoit du gout de Caton, & de laquelle il étoit le premier des Romains qui eût écrit.

Voici quelques particularités touchant la maniere dont il s'y prenoit.

On sait premierement que Caton approuvoit les remedes superstitieux, & l'on trouve dans ce qui nous est resté de ses écrits, des paroles qu'il prononçoit pour guérir une dislocation ou une fracture. Mais comme il est impossible de la traduire, je la rapporterai dans les mêmes termes qu'il l'a donnée : « *Luxum si quod* » *est, hac cautione sanum fiet. Harundinem prende tibi* » *viridem, P. 4. aut. 5. longam. Mediam diffinde, &* » *duo homines teneant ad coccendices. Incipe cantare in* » *alio. S. F. Motas vaeta Daries Dardaries, Astataries,* » *Dissunapiter, usque dum coeant. Ferrum insuper jacta-* » *to. Ubi coierint, & altera alteram tetigerit; id manu* » *prende, & dextrâ sinistrâ praecide. Ad luxum aut* » *fracturam alliga, sanum fiet, & tamen quotidie can-* » *tato in alio, S. F. vel luxato, vel hoc modo, huat, ha-* » *nat, huat, ista. Pista, sista, domiabo damnaustra,* » *& luxato. Vel hoc modo, huat, haut, haut, ista, sis* » *tar sis ardannabon dunnaustra.* » CATON, *de Re rustic. cap.* 160.

Pline nous apprend encore que Caton employoit beaucoup les choux, qui, selon la remarque du même Auteur, ont fait toute la Medecine des Romains pendant six cens ans. Cette panacée paroîtra sans doute ridicule aujourd'hui : mais on s'étonnera moins que ces bonnes gens aient fait tant de cas d'une plante si commune, si l'on se souvient de l'estime où elle étoit parmi les plus habiles d'entre les premiers Medecins Grecs.

Plutarque observe touchant la Medecine de Caton, qu'il n'approuvoit pas que l'on s'abstînt de manger dans les maladies, qu'il recommandoit les herbages & les chairs de canards, de pigeons & de lievres. Mais cet Auteur ne fait pas un si grand cas de cette Medecine de Caton qu'en fait Pline. Il remarque au contraire que la femme de ce Romain, & son fils moururent avant lui; ajoutant que si Caton lui même vint à un âge fort avancé, il en avoit eu plus d'obligation à son bon tempérament qu'à sa Medecine. Plutarque, étant Grec, pourroit être soupçonné d'avoir voulu venger les Medecins de sa Nation, quoique ce qu'il dit soit fort vraisemblable.

A l'égard de la Medecine Greque, il n'est pas surprenant que les Romains n'en eussent point eu de connoissance, jusqu'à la venue d'Archagathus, puisqu'ils ont d'ailleurs beaucoup tardé à recevoir les Sciences, & les autres beaux Arts; & si Pline a dit dans le passage que l'on a cité, que le Peuple Romain n'avoit pas été paresseux à recevoir les Arts, cela se doit seulement entendre des mécaniques, qui sont absolument nécessaires à la vie. Ciceron nous apprend (*Tusculan. Liv. I.*) que la Poésie ne s'étoit introduite chez les Romains que fort tard, & qu'ils avoient fort méprisé la Philosophie jusqu'à son tems. Suetone ajoute (*de illustrib. Grammaticis*) « que la Grammaire n'étoit point du » tout en usage chez les premiers Romains, bien loin » d'y être estimée; parce que ce peuple étoit encore » fort grossier en ces tems-là, & si uniquement attaché » aux affaires de la guerre, que personne n'y vaquoit » gueres aux Arts Libéraux. » Mais il ne faut point d'autre preuve que les Belles-Lettres sont venues fort tard à Rome, que la crainte qu'avoit Caton qu'elles ne s'y introduisissent de son tems, quoiqu'il ait vécu, comme on l'a dit, soixante-dix ans après Archagathus.

Quoique la plus grande partie de cet article ne semble être qu'une espece de digression, il paroît cependant en examinant la chose avec plus d'attention, qu'elle n'est qu'une suite de la vie & de l'Histoire d'Archagathus. D'ailleurs on y découvre tant d'érudition, & il est si propre à nous mettre au fait de l'état dans lequel étoit la Medecine à Rome, que le Lecteur ne peut que me savoir gré de l'avoir inséré dans cet Ouvrage. LE CLERC, *Histoire de la Medecine.*

ARCHALTES, ou selon Ruland, ARCHATES. Paracelse entend par ce mot les fondemens ou le point d'apui de la terre; point d'apui que Dieu seul peut avoir fixé. RULAND. CASTELLI.

ARCHANGELICA. Voyez *Angelica*.

ARCHE, Ἀρχὴ, *Commencement*. Ce terme a un grand nombre de significations différentes, selon Galien. Quelquefois, dit cet Auteur, *arche* signifiera la premiere attaque d'une maladie, sans aucun égard à la durée de l'attaque. D'autre fois, la même attaque continuée pendant un certain tems. Outre cela, on s'en sert pour designer le premier période de la maladie, sa formation; on appelle le second période *anabasis*, ἀνάϐασις, l'accroissement : le troisieme *acme*, ἀκμὴ; dernier degré d'accroissement; & le quatrieme *paracme*, παρακμὴ, déclin : Aétius entend par l'*arche* d'une maladie, l'état du malade lorsqu'il a été allité. Nous trouvons dans Galien qu'Hippocrate & tous les autres Medecins après lui, ont employé ce mot pour signifier le commencement d'une maladie périodique, ou le passage de l'état de santé à celui de maladie; passage qui se renouvelle de trois en trois jours, ou de cinq en cinq, selon la nature du période. Il ajoute toutefois que les mêmes Auteurs ont aussi entendu par ce mot, cet espace de tems dans lequel on pouvoit encore secourir le malade, soit par la saignée, soit par la purgation, ou par d'autres remedes convenables. En ce sens, dans la fievre hectique, l'*arche* n'étoit pas limité à quelques heures ni à quelques jours, comme dans d'autres maladies. Il embrassoit plus ou moins de tems, selon la nature & la violence de la maladie. Ciceron écrivant à Atticus, s'en est servi dans ce dernier sens. Δυσυρία, *tua mihi valdè molesta : medere, amabo, dum est ἀρχή*. Votre rétention d'urine me chagrine beaucoup, portez-y remede, tandis qu'il en est tems.

ARCHEGONOS, Ἀρχέγονος, d'ἀρχή, commencement & γίνομαι, être; *primordial*.

ARCHENDA, poudre préparée avec les feuilles de troene d'Egypte, qu'on appelle *alcanna* ou *elhanna*. Les Naturels de ces contrées s'en servent au sortir du bain; ils s'en frottent les piés; & ils vantent fort sa vertu, contre l'humidité, la mauvaise odeur, & la foiblesse des piés, parce qu'elle est astringente & corroborative. Voyez *Alcanna*.

ARCHEUS, terme inventé par Paracelse, & qui signifie, selon ses Interpretes, des formes substantielles, vagabondes, errantes, & se séparant d'elles-mêmes des corps, l'art du Medecin & l'énergie de la nature. Il dit que l'*archeus* est la nature, ou la puissance ordinatrice des choses, *de Tartaro*. Qu'il est le ségregateur des élémens; *de Elemento aquæ*. Qu'il arrange & fait tout dans la nature, qu'il compose & décompose les choses, les réduisant à leurs derniers principes, *de Mineralibus*. Qu'il met ensemble les choses qui sont destinées à l'union, *Ibid*. Qu'il désunit & détruit celles qui doivent être détruites; *Chirurg*. Que sa fonction dans le microcosme est de séparer le pur de l'impur; qu'il est le premier agent dans l'estomac; qu'il prépare & fait la distribution de tout ce que nous prenons en aliment; qu'il meut les puissances expulsives à faire sortir du corps les récrémens tartareux, soit par la voie des intestins, soit par celle de la vessie; qu'en proportion qu'il est plus ou moins parfait; qu'il agit plus ou moins puissamment dans l'estomac, en même proportion la séparation du pur de l'impur, est plus ou moins parfaite, & le microcosme plus ou moins sujet à des maladies, *de Morbis Tartar*. Que le grand *archeus* est le distributeur de la chaleur nécessaire, & l'ordinateur des différens degrés de chaleur, selon la nature des diverses matieres que l'estomac a à digérer; *Modus Pharmacandi. vol. I. p.* 815. Qu'il y a dans la nature une puissance, qu'il appelle *archeus*, qui donne à chaque chose leur essence, séparant les uns des autres, & fournissant les êtres des semences qui leur sont propres, *Meteorum, cap.* 4. *vol. II. p.* 202.

Van-Helmont se sert souvent de ce terme, & nous apprend que l'*archeus* consiste dans une union de l'esprit vital, comme matiere, avec la forme séminale, qui est comme le noyau intérieur, spirituel qui donne à la semence sa fécondité, & dont la semence visible n'est que l'écorce. Quel galimathias! Cet *archeus* est le principe & le promoteur de la génération, lorsqu'il se revêt d'une substance corporelle. Dans les êtres animés, il parcourt les lieux les plus secrets de la semence; il la pénetre, la transforme, se conformant toujours au modele qui lui est présenté; plaçant ici le cœur & là le cerveau, & assignant de son autorité souveraine, à chaque partie, une faculté modératrice qui la dirige selon sa nature & la fin qui lui convient, & qui remplit cette fonction, jusqu'à ce que la créature meure. L'*archeus* est toujours errant, vagabond; il n'est jamais fixé à aucun membre. Il a continuellement l'œil sur chaque faculté modératrice : il est toujours en action; toujours vigilant, prompt & clair-voyant. *Archeus Faber*.

Il est évident que tous ces Philosophes n'entendoient autre chose par cet *archeus* que la nature.

ARCHIATER. Il y a trois ou quatre différens sentimens sur la signification de ce même titre. Chassanée croyoit que *Archiater* ou *Archiator* signifie le *Portier du Palais du Prince*, comme qui diroit *Princeps Atrii*; mais cela se refute de soi-même. Accurse a mieux rencontré en traduisant *Archiater* par Prince des Medecins, ou qui est des premiers Medecins; (ἀρχίατρος; *quasi* ἀρχὸς τῶν ἰατρῶν.)

Ce sentiment d'Accurse avoit été suivi par les anciens Traducteurs de Galien, & par divers autres Savans, qui avoient rendu le même mot par *Medicus Primarius*. Mercurial est le premier qui se soit déclaré contre cette explication d'Accurse, & qui ait soutenu qu'*Archiater* signifie le Medecin du Prince (τοῦ ἄρχοντος ἰατρός.) Il appuie son sentiment, premierement par cette raison que le mot *Archiater* n'a jamais été employé par aucun Auteur Grec ou Latin avant les Empereurs Romains. Il croit même que ce n'est qu'après les regnes de Tibere & de Claude qu'on l'a mis en usage, ce qui se prouve par cette circonstance, qu'Andromachus qui vivoit sous Neron, est le premier qui ait pris le titre d'*Archiater*.

Ce titre, ajoute Mercurial, n'étoit pas en usage avant les Empereurs, parce que la chose qu'il désigne n'étoit pas encore, c'est-à-dire, qu'il ne pouvoit pas y avoir des Medecins des Empereurs avant que les Empereurs fussent établis. Voilà ce que dit cet Auteur, à quoi l'on peut répondre que les Rois, ou les Souverains qui ont été en d'autres pays, pouvoient également avoir donné le nom d'*Archiatres* à leurs Medecins, si ce nom signifie le *Medecin du Prince*. Mais on peut dire aussi en retorquant l'argument, que si *Archiater* signifie le Prince ou le premier des Medecins, il semble que les Grecs n'auroient pas manqué de donner ce titre à Hippocrate, à Erasistrate, & à divers autres grands Medecins. Quoiqu'il en soit, c'est un fait constant que le nom d'*Archiatre* a été inconnu avant les Empereurs.

Mercurial se sert encore de deux autres preuves : la premiere, c'est qu'Andromachus n'est pas simplement appellé *Archiatre*, mais l'*Archiatre de Neron* : La seconde, est que si *Demetrius* & *Magnus*, qui sont appellés *Archiatres* par le même Auteur qui parle d'Andromachus, & qui ont possédé ce titre sous les Antonins, n'avoient pas été les Medecins de ces Empereurs, on ne voit pas pourquoi ils auroient eu le titre d'*Archiatres* préférablement à Archigene, à Soranus, & à divers autres Medecins qui étoient à peu près du même tems, & qui ont été très-célebres.

Alciat est d'un troisieme sentiment, qui semble tenir le milieu entre celui d'Accurse, & celui de Mercurial. Il croit que l'*Archiatre* est effectivement le *Prince des Medecins*, parce qu'il est le *Medecin du Prince*; celui qui est Medecin du Prince, étant par la même raison au-dessus des autres Medecins, ou du moins étant regardé de cette maniere; mais il ne s'ensuit pas delà, selon ce Jurisconsulte, que le mot *Archiatros* soit formé de τοῦ ἀρχοῦ ἰατρός.

Voilà trois sentimens sur cette affaire, car celui de Chassanée ne doit pas être compté. Je ne sai si Alciat a été suivi par quelqu'un : mais le plus grand nombre des savans se trouve partagé à l'égard de l'explication d'Accurse & de celle de Mercurial. Ce dernier a pour lui Cujas, Zwinger; Casaubon, Mattius & Vossius; comme le remarque Meibomius, qui ne laisse pas nonobstant l'autorité de tant de grands hommes de se ranger du côté d'Accurse. La premiere raison qu'il apporte est que de tous les autres mots Grecs qui commencent par *archi*, comme *architectus*, *archiepiscopus*, *architriclinus*, *archilestes*, *archiereus*, pas un ne désigne rien qui appartienne ou qui regarde le Prince : mais tous ces mots marquent également quelque chose qui est la premiere ou la plus excellente en son genre. De même, dit Meibomius, l'*archiatre* n'est pas le *Medecin du Prince*, mais le *Prince* ou le *premier des Medecins*; autrement ce mot seroit le seul excepté de la regle dont on vient de parler. Casaubon avoit prétendu que le mot ἀρχικυβερνήτης marque dans le passage d'un Auteur qui le cite, *le Commandant du vaisseau du Roi*, & non pas le *Commandant de toute la Flotte* : mais Meibomius réfute ce savant critique avec beaucoup de jugement & de solidité.

La seconde raison que le même Meibomius emploie pour prouver que l'*Archiatre* n'étoit pas le Medecin du Prince, c'est qu'il est parlé dans quelques Auteurs d'un Theon, & d'un Glaucus, *Archiatres* d'Alexandrie, & d'un Cyrus *Archiatre* d'Edesse: or il n'y avoit point de Rois ou de Princes dans ces villes du tems de ces *Archiatres*. Il rapporte en troisieme lieu un passage d'Oribase, où cet Auteur dit, que l'Empereur Julien avoit mandé les *Archiatres* de tous les pays, & qu'il en avoit choisi soixante-douze, qu'il avoit cru les plus habiles, du nombre desquels étoit Oribase lui-même; d'où il s'ensuit que le nombre des *Archiatres* étoit très-grand, & qu'il y en avoit par tout l'Empire. Mais on peut répondre à Meibomius que ce passage ne se trouve pas dans l'Oribase Grec. Le quatrieme argument de ce savant Medecin est tiré de ce que Galien ou l'Auteur du Livre intitulé *de la Thériaque*, dit en parlant d'Andromachus, qu'il possédoit fort bien la Medecine, & que c'est pour cela que les Empereurs l'avoient choisi pour présider sur les autres Medecins, c'est-à-dire, pour être *Archiatre*, comme il en portoit le titre. La cinquieme preuve est tirée de ce que S. Augustin appelle Esculape *Archiatre*, c'est-à-dire, comme il est visible, *chef des Medecins*, & de ce que S. Jerôme donne le même titre au Sauveur du Monde, qui est comme s'il avoit dit que Jesus-Christ *est le souverain Medecin*. Meibomius ajoute que le mot *Archiater* se trouve traduit par celui de *Proto-Medicus*, dans les Auteurs de la basse latinité. Il dit enfin que les Medecins des Empereurs s'appelloient simplement *Medecins de César* ou de l'Empereur tel ou tel, comme cela paroît par quelques inscriptions, & qu'ils ne prenoient point le titre d'*Archiatres* qu'ils ne fussent du rang de ceux qu'on appelloit ainsi.

Godefroi qui écrivoit à peu près en même tems que Meibomius, & qui n'a pas vu le Livre de ce dernier, comme celui-ci n'a pas vu ce que Godefroi avoit écrit, est du sentiment de Mercurial par rapport à l'étymologie du mot *Archiater*. Mais il remarque qu'il y avoit deux sortes d'*Archiatres* que Mercurial a confondus. Les premiers étoient appellés *Archiatri S. Palatii*, qui ne servoient, dit Godefroi, que dans la Cour des Empereurs. Les autres qu'on appelloit simplement *Archiatri* ou *Archiatri Populares*, servoient le Peuple dans les Villes de Rome & de Constantinople. On les appelloit *Archiatri* aussi-bien que les premiers, poursuit cet Auteur, par rapport à la ville où ils pratiquoient; comme qui auroit dit, *Principis urbis Medici*, c'est-à-dire, les Medecins de la ville capitale ou de la ville dans laquelle le Prince fait sa résidence. Ces derniers *Archiatres* étoient au nombre de quatorze, autant qu'il y avoit de quartiers à Rome; & comme ils avoient un salaire du public, & d'ailleurs divers priviléges, ils étoient obligés de voir indifféremment tous les malades sans rien exiger d'eux; le but de l'établissement de ces *Archiatres* ayant été d'empêcher que les pauvres ne souffrissent faute de Medecins.

Tout ce que les Auteurs ont écrit touchant le salaire, les priviléges & l'élection des *Archiatres* est tiré de divers lois que les Empereurs ont faites sur ce sujet, & de quelques écrits des Auteurs qui vivoient en ce tems-là. On trouve premierement que les *Archiatres* avoient des salaires du Prince ou du public, & que moyennant ces salaires, ils devoient voir tous les malades, autant les riches que les pauvres, sans rien prétendre d'eux, que ce qu'on vouloit bien leur donner après la fin de la maladie. Il paroît en second lieu par les mêmes lois que l'on avoit attaché divers priviléges à l'emploi des *Archiatres*; que ces Medecins étoient exempts de tous les impôts de l'Empire Romain, pour eux, pour leurs femmes & pour leurs enfans; qu'ils n'étoient obligés de loger ni Soldats ni autres dans les Provinces; qu'ils ne pouvoient point être cités en jugement ou être obligés de se trouver eux-mêmes devant le Juge ou emmenés prisonniers; qu'il étoit défendu sous des grandes peines de leur faire insulte, &c.

La loi qui porte cela semble même rendre communs ces priviléges à tous les Medecins, ou du moins à quelques-uns de ceux qui n'étoient pas du nombre des *Archiatres*: mais il se trouve d'ailleurs qu'une autre loi n'attribue ces mêmes priviléges qu'aux seuls *Archiatres* du Palais, & à ceux de la ville de Rome. Il paroît en troisieme lieu, que les *Archiatres* servoient comme on l'a dit, les Empereurs & le public; & que ceux qui avoient servi assez long-tems, ou à qui l'on trouvoit à propos de donner congé étoient appellés *Exarchiatri* ou *Ex Archiatris*. Il paroît enfin qu'il y avoit un Collége des *Archiatres* composé d'un certain nombre de Medecins qui prenoient rang selon l'ancienneté de leur réception; ensorte que s'il en mouroit quelqu'un on en mettoit un autre en sa place qui étoit le dernier de tous; que c'étoit le Collége qui jugeoit de la capacité des prétendans & qui les élisoit; mais que l'Empereur les confirmoit après qu'on les avoit élus, ou même les nommoit auparavant & les proposoit aux *Archiatres*, qui les examinoient ensuite & les recevoient dans leur corps.

Les *Archiatres* du Palais étoient encore honorés d'un titre équivalent à celui de Comte. On distinguoit entre la *comitive* du premier rang & celle du second, & les *Archiatres* dont on vient de parler parvenoient à l'une & à l'autre. Ceux qui obtenoient la comitive du premier ordre alloient de pair avec les Ducs & les Vicaires; & il semble que ces dignités étoient au commencement communes à plusieurs *Archiatres*, ou qu'il y avoit plusieurs de ces Comtes dans un même tems: mais enfin l'on en établit un seul duquel dépendoient tous les *Archiatres* & même tous les autres Medecins. Ce fut sous les Rois Goths que ce dernier établissement commença. Le pouvoir de ce Comte des *Archiatres* étoit fort étendu comme il paroît par la clause de la formule de son instalation.

« Nous vous honorons dès-à-présent de la dignité de » Comte des *Archiatres*, afin que vous soyez seul dis» tingué entre les maîtres de la santé, & que ceux qui » auront quelque différend par rapport à la Medecine, » s'en remettent à votre décision. Vous serez l'arbitre » d'un art honorable, & le Juge de toutes les contesta» tions qui ne se décidoient auparavant que par la pas» sion de chaque particulier. Vous guérirez en quel» que maniere les malades, en tant que vous termine» rez des querelles qui leur sont préjudiciables. C'est » un grand honneur pour vous que les habiles gens se » soumettent à vous, & que vous soyez considéré par » ceux que le monde considere. » La même formule ajoute que ce chef des Medecins étoit aussi particulierement obligé d'avoir soin de la santé de l'Empereur, & qu'il avoit un libre accès auprès de sa personne. Voyez Cassiodore au sujet de la formule des *Archiatres*. Le Clerc.

Ce mot *Archiater* a fait tant de bruit dans la Medecine, que je pourrois, si je voulois, donner plusieurs volumes de ce qui a été dit sur ce sujet: mais comme le but que je me suis proposé s'y oppose, je ne m'y arrêterai pas davantage, persuadé que ce que j'en ai dit suffit pour fixer la juste signification de ce mot, & pour mettre au fait le lecteur de ce qui concerne ces *Archiatres*.

ARCHIDOXA, Titre d'un Ouvrage de Chymie de Paracelse, que Libavius rend synonyme à magique. Castelli.

ARCHIGENES, Nous apprenons de Suidas qu'*Archigene* vivoit sous Trajan, qu'il avoit pratiqué la Medecine à Rome, & qu'il mourut à l'âge de soixante-trois ans, après avoir beaucoup écrit sur la Physique & sur la Medecine. Le même Auteur ajoute qu'*Archigene* étoit d'Apamée en Syrie, & que son pere s'appelloit Philippe; ce qui peut avoir donné lieu à l'équivoque de Wolfgangus Justus, qui fait notre *Archigene* Medecin de Philippe Roi de Syrie.

Archigene auroit encore vécu ſous Adrien & même lui auroit ſurvécu, s'il eſt vrai que ce fut lui qui indiqua à cet Empereur un certain endroit ſous la mamelle, où il ſe bleſſa pour mourir fort promptement. Dion Caſſius qui eſt l'Auteur de cette hiſtoire, attribue ce fait à un Hermogene : mais Mercurial a cru qu'il falloit lire *Archigene* & non pas Hermogene. Je ne ſai s'il ne s'eſt point trompé. L'on a parlé ci-devant d'un Hermogene Sectateur d'Eraſiſtrate ; & rien n'empêche ce me ſemble, que celui-ci n'ait pu vivre du tems d'Adrien, la Secte ou l'Ecole d'Eraſiſtrate ayant ſubſiſté long-tems après ce tems-là. Il paroît même que Galien parle de cet Hermogene comme d'une homme qui ne l'avoit pas précédé de beaucoup. Or Galien étoit né ſous l'Empereur dont on vient de parler. Quant à cet autre Hermogene contre lequel Lucile fit l'Epigramme ſuivante, il ſeroit beaucoup plus ancien.

> Ἑρμογένην τ' ἰατρὸν ἰδὼν Διόφαντος ἐν ὕπνοις
> Οὐκέτ' ἀνηγέρθη, καὶ περίαμμα φέρων.

C'eſt-à-dire, « Diophante ayant vu en ſonge le Medecin » Hermogene, il ne ſe réveilla jamais plus, quoiqu'il » portât un préſervatif ſur lui. »

Martial qui a imité cette Epigramme, attribue la même choſe à un autre Medecin qu'il appelle Hermocrate : mais il ſe peut que ce dernier nom, auſſi-bien que le précédent, ſoit un nom ſuppoſé. Quoique l'Epigramme de Martial n'ait pas le ſel de celle de Lucile, elle eſt aſſez bonne cependant pour nous faire juger qu'elle part de main de maître. La voici :

> *Lotus nobiſcum eſt hilaris, cœnavit & idem ;*
> *Inventus mane eſt mortuus Andragoras.*
> *Tam ſubitæ mortis cauſam, Fauſtine, requiris ?*
> *In ſomnis Medicum viderat Hermocratem.*

« Andragoras après avoir fait un très-bon ſouper avec » nous, fut trouvé mort le matin dans ſon lit. Ne me » demandez point, Fauſtinus, la cauſe d'une mort » auſſi prompte, il avoit eu le malheur de voir en ſon- » ge le Medecin Hermocrate.

C'eſt du même *Archigene* qu'il faut entendre ce que dit Juvénal, *Sat. VI. v.* 236.

> . . . . *Tunc corpore ſano*
> *Advocat Archigenen, onoroſaque ; pallia jactat*
> *Quot Themiſon ægros.*

Le Scholiaſte conclut de ce paſſage qu'il falloit qu'*Archigene* fût fort fameux dans ſon ſiecle.

Et ailleurs, *Sat. XIII. v.* 98.

> *Nec dubitet Ladas, ſi non eget Anticyrâ, nec Archigene* . . . .

Et dans la *Sat. XIV. v.* 52.

> *Ocyus Archigenum quære, atque eme quod Mithridates*
> *Compoſuit* . . . .

Juvenal ayant vécu juſqu'à la douzieme année d'Adrien, il a été contemporain d'Archigene ; & la maniere dont il en parle, fait voir le grand emploi où étoit ce Medecin.

Mais ce n'eſt pas ſur le ſeul témoignage de Juvenal que la réputation d'Archigene eſt établie. Il a encore en ſa faveur celui de Galien, qui eſt d'autant plus fort, que cet Auteur eſt du métier, & qu'il n'eſt pas trop prodigue de louanges à l'égard de ceux qui ne ſont pas de ſon parti. « Archigene, dit-il, a appris avec autant de » ſoin & auſſi-bien qu'aucun autre, tout ce qui concer- » ne l'art de la Medecine ; ce qui a rendu, avec juſtice, » recommandables tous les écrits qu'il a laiſſés, & qui » ſont en grand nombre. Mais il ne me ſemble pas » pour cela qu'il ſoit irrépréhenſible dans tout ce qu'il a » écrit ; & comme il n'a pas fait difficulté de reprendre » ceux qui l'ont précédé, quoiqu'il eût beaucoup pro- » fité de leur travail, on ne trouvera pas mauvais que » nous, qui venons après lui, le traitions comme il a » traité les autres. Il eſt bien difficile, ajoute Galien, » qu'étant homme on n'erre pas en quelque occaſion, » ſoit pour ignorer entierement certaines choſes, ſoit » pour n'en pas juger comme il faut, ſoit enfin par- » ce qu'on écrit quelquefois un peu négligem- » ment. »

Il pourra paroître étrange que l'on mette Archigene au nombre des Medecins de la ſecte Choiſiſſante & Pneumatique en même-tems : mais il eſt aiſé de répondre à cela, que ſi Archigene eſt mis au nombre des Pneumatiques, ou s'il eſt entré dans le ſentiment d'Athenée, cela n'empêche pas qu'il n'eût la liberté de choiſir ce qu'il trouvoit de meilleur dans les autres ſectes principales ; & quoiqu'il reconnût peut-être les mêmes cauſes des maladies que les Dogmatiques & les Méthodiques, il ſe peut qu'ayant joint à ces cauſes celle ſur laquelle les Pneumatiques comptoient le plus, qui eſt l'eſprit ; il ſe peut, dis-je, qu'on l'ait mis pour cette raiſon au nombre des Pneumatiques. Quoiqu'il en ſoit, l'Auteur de l'introduction qui met Archigene dans la ſecte Eclectique, le place auſſi entre les Pneumatiques ; & Galien lui même qui ne parle nulle part de la premiere de ces ſectes, remarque en plus d'un endroit qu'Archigene étoit du parti d'Athenée, ou de celui des Pneumatiques. LE CLERC, *Hiſtoire de la Medecine.*

ARCHIGENI MORBI, *maladies aiguës*, ainſi nommées de ἀρχὴ, *chef*, & de γίνομαι, *être ;* parce qu'entre les maladies, les aiguës tiennent le premier rang. BLANCARD.

ARCHIMAGIA. La partie de la Chymie qui traite de l'art de faire de l'or & de l'argent, & qui par la dignité de ſon objet mérite le titre d'*Archimagie.* CASTELLI.

ARCHIMEDIS TRISPASTUM, qui eſt la meme choſe que *Apellidis triſpaſtum.* Voyez *Apellides*

ARCHYMIA, *Archymie.* L'*Archymie* differe de l'*Alchymie*, en ce qu'elle s'occupe en général de la transformation des métaux imparfaits en d'autres plus parfaits. CASTELLI.

ARCHOS, ἀρχὸς, *l'anus ;* ce mot ſignifie auſſi quelquefois le rectum, ou comme qui diroit le principal inteſtin. On lit dans Hippocrate, *Aph.* 58. *Lib. V. & Lib. de Fiſtulis*, ἀρχὸς φλεγμαίνων, ou ſelon l'interprétation de Galien, inflammation au rectum ; en nommant le rectum entier du nom d'*archos*, ἀρχὸν μὲν ὧν λέγων τὸ ὅλον ἀπευθυσμένον. On trouve encore dans le même Auteur, *Lib. de Art.* ἀρχοῦ τὸ χαλαρὸν, « relâchement du » rectum ; » ce qu'il faut entendre de la partie adhérente à l'os ſacrum, en-deçà du ſphincter. C'eſt dans le même ſens qu'il a dit, *Lib. de Moch.* ἀρχοῦ τὸ ἐγκεκλιμένον, « la partie inclinée du rectum. »

ARCION, ἄρκειον, *bardane.* Voyez *Bardana.*

ARCOS, *Cuivre brûlé.* RULAND.

ARCTATA PARS ; c'eſt dans Scribonius Largus, une partie reſſerrée, comprimée, tenue ferme à l'aide d'une bande.

ARCTATIO, ξυμ- ou συμπέλασις de ξυμ- ou συμπελάω, de πέλας, *proche ; rétréciſſement.* Ce mot s'applique particulierement aux inteſtins lorſqu'ils ſont reſſerrés par quelque cauſe inflammatoire, ou à un rétréciſſement contre nature de l'ouverture des parties naturelles de la femme, ou de la matrice. On l'appelle auſſi *artitudo.*

ARCTION, ἄρκτιον. Voyez *Bardana.*

ARCTOS ; la conſtellation appellée *la grande Ourſe.*

ARCTOSCORDON, ἀρκτόσκορδον, de ἄρκτος; *ourse*, & de σκόροδον, *ail*; *espece d'ail.*

ARCTOSTAPHYLOS, ἀρκτοσταφυλος, de ἄρκτος, *ourse*, & de σταφυλή, grape; *uva ursi.* Voyez *Vaccinium.*

ARCTURUS, ἀρκτοῦρος, d'ἄρκτος & d'οὖρος, *un Garde.* Erotien, dans ses Commentaires sur Hippocrate, interprete ce mot, Ὅν τινὲς Ἀρκτοφύλακα προσαγορεύουσιν, οὖροι γὰρ οἱ φύλακες καλοῦνται· ἔστι δὲ οὗτος λαμπρὸς ἀστὴρ ἐν τῇ ζώνῃ τοῦ Βοώτου κείμενος: « Quelques-uns appellent » Arctophylax (Garde-Ourse) car les Gardes sont ap» pellés *Uri*: c'est une étoile brillante qui est dans la » ceinture du Bouvier, » Hippocr. *Lib. I. Epidem.* Πρὸ ἀρκτούρου ὀλίγον, καὶ ἐπ' ἀρκτούρου: « Un peu avant, & au le» ver heliacal de l'*Arcturus*, &c. »

D'autres dérivent ce mot d'ἄρκτος & d'οὐρά, « une queue, » & font de l'*Arcturus* une étoile dans la queue de la grande Ourse; ce qui fait dire à Aratus, suivant la traduction de Ciceron,

> *Huic autem subter præcordia fixa videtur*
> *Stella micans radiis Arcturus nomine claro.*

Cette étoile se leve vers le second jour de notre mois de Septembre, & se couche le vingt-neuf Octobre.

ARCTURUS CRETICUS BELLI. Voyez *Blattaria.*

ARCUALIA OSSA; ce sont les os pariétaux; d'autres disent les os des tempes.

ARCUALIS SUTURA, ou SUTURA CORONALIS. Voyez *Sutura.*

ARCUATIO; c'est, selon quelques Auteurs, l'incurvation des parties antérieures, & du sternum. *Bosse pardevant.* CASTELLI.

ARCUATUS MORBUS, ou ARQUATUS MORBUS, ou ICTERUS. Voyez *Icterus.*

ARCULÆ, πυελίδες; les trous dans lesquels les yeux sont placés. *Ruf. Eph.* Les fosses orbitaires.

ARD

ARDABOR; espece d'*arum.* Voyez *Arum.*

ARDAS, ARDALOS, ἄρδας, ἄρδαλος; ce mot signifie, selon Galien & Erotien, la même chose que ῥύπος & μολυσμός; c'est-à-dire, *ordures* & *crasse.*

ARDEA. Offic. Schrod. 5. 315. *Ardea cinerea*, Mer. Pin. 181. *Pella & Ardea*, Bellon. *des oiseaux*, 190. *Ardea cinerea major*, Raii Synop. A. 98. Aldrov. Ornith. 3. 377. Charlt. Exer. 109. Jonf. de Avib. 103. *Ardea pulla sive cinerea*, Gesn. de Avibus, 186. *Ardea cinerea sive pulla*, Raii Ornith. 277. Will. Ornith. 203. *Le Héron.*

Cet oiseau est trop connu pour en faire la description. On en recommande la graisse aux gouteux; elle adoucira la violence des douleurs. Elle enleve aussi les taches des yeux, elle éclaircit la vue. Elle est bonne encore dans la surdité, en l'instilant dans les oreilles. DALE.

On mange quelquefois les jeunes *hérons.* Mais comme le poisson est l'aliment ordinaire de ces oiseaux, leurs sels doivent être très-exaltés, & leur chair doit être rance.

ARDEA STELLARIS, *Butor.*
Asterias, Offic. *Ardea stellaris*, Mer. Pin. 181. Will. Ornith. 107. Raii Ornith 282. ejusd. Synop. A. 100. Charlt. Exer. 110. *Ardea stellaris major*, Aldrov. Ornith. 3. 408. Gesn. de Avib. 193. Jonf. de Avib. 104. *Butor.* Bellon, *des oiseaux*, 192.

On dit que la cendre de la peau & des plumes de ces oiseaux arrête le flux hémorrhoïdal.

On mange quelquefois les *butors*: mais à en juger par leurs alimens, leur chair doit être rance, & leurs sels doivent être très-exaltés.

ARDENS FEBRIS, de *ardeo*, *brûler*; Fievre ardente, ou *Causus.* Voyez *Causus.*

ARDENTIA; ce sont des choses qui ne sont bonnes ni en aliment, ni en boisson, parce qu'elles sont d'une nature ardente & combustible comme l'ambre, la térébenthine, le jayet & autres semblables. RULAND.

ARDESIA. *Hardesia vulgaris, sive Ardesia*, Ind. Med. 57. *Lapides scissiles & crustosi*, Mer. Pin. 212. *Ardoise.*

Je ne sai pourquoi Dale a inséré l'*ardoise* dans sa matiere médicale, puisqu'il convient qu'il ne lui connoît aucune vertu relative aux maladies.

ARDOR URINÆ, *ardeur d'urine.* Voyez *Dysuria.*

ARE

ARE-ALU; espece de figuier d'Inde. Voyez *Ficus.*

AREA; c'est, selon Ruland, une masse tirée d'une mine, ou plutôt c'est dans la mine l'espace qu'elle occupoit. C'est en Medecine une espece d'alopécie. Voyez *Alopecia.*

ARECA, *Areque.* Offic. *Areca sive faufel*, Ger. *sive faufel Avellana Indiana versicolor*, Park. C'est le fruit d'une espece de palmier qui croît aux Indes Orientales. Il est ovalaire, & ressemble assez à la datte: il est plus serré aux deux bouts, & composé d'une écorce épaisse, lisse, membraneuse, & d'une pulpe d'un brun rougeâtre qui devient en séchant, fibreuse ou cotoneuse, & jaunâtre. La moelle, ou plutôt le noyau ou la semence qui est au milieu, est blanchâtre. Il est de la grosseur d'une muscade, le plus souvent en forme de poire. L'usage que les Indiens en font tous les jours, lui a donné une très-grande réputation. Ils le mâchent continuellement, soit qu'il soit mou, soit qu'il soit dur, avec le *Lycyon* Indien ou le *Kaath*, les feuilles de bétel & très-peu de chaux. Ils avalent la salive teinte de ces choses, & crachent le reste. GEOFFROY. Voyez *Catechu.*

AREFACTIO, ξήρωσις, *dessiccation.* C'est la maniere de dessécher & réduire en poudre les ingrédiens dont on use en Medecine, lorsqu'ils sont trop humides. CASTELLI.

AREMAROS, *cinabre.* RULAND.

ARENA MARIS. Offic. *Arena marina*, Kent. M. 57. *Arena littoralis*, Mer. Pin. 211. Math. 1390. *Sable de mer.*

On dit que le *sable de mer* emporte l'humidité superflue des constitutions hydropiques, si la personne en demeure couverte jusqu'au cou. On le fait chauffer, & on l'applique quelquefois en fomentation seche, au lieu de millet ou de sel. DIOSCORIDE, *Lib. V. c.* 167.

ARENAMEN, ARENARMEI, *bol d'Armenie.* RULAND, JONHSON.

ARENARIA; espece de pié de corneille, à qui l'on a donné le nom d'*arenaria*, parce qu'il croît volontiers dans les sables. BLANCARD.

ARENATIO; c'est l'action de couvrir un malade de sable de mer chaud, & au défaut de sable de mer, de sable de riviere. CASTELLI.

AREOLA; c'est le cercle qui forme la base du mamelon. Voyez *Mammæ.*

ARES; terme fait par Paracelse pour désigner l'action de la nature, qui, par le moyen de trois principes, produit tout, donne à chaque chose la forme & la substance qui lui conviennent, & par lesquelles elles sont distinguées les unes des autres. Dieu, disent les Alchymistes, a mis dans la nature trois choses dont elle dispose à son gré, & qui sont très-distinguées les unes des autres. La premiere est l'*iliastes*, ou la plus générale de toutes les substances, ou la matiere universelle & premiere dont tout est formé. La seconde est l'*archeus*, en vertu duquel cette matiere universelle & premiere est divisée en trois especes, le mercure, le soufre & le sel, qui donnent la naissance à toutes les autres especes. La troisieme est l'*ares*, qui distribue à chaque espece produite par l'*archeus* la forme qui lui est propre, & qui sous-divise les especes en individus. JONHSON.

L'Ares est, selon Paracelse, ou archéique ou chymique; c'est-à-dire, ou naturel, ou artificiel. C'est à cet *ares* qu'il faut rapporter le *melosinicum*, ou le principe de la transmutation, qu'il appelle aussi l'essence de la salamandre, ou la propriété principale de la pierre philosophale. PARACELSE, *de Vit. Long. L. III. c.* 12. & *L. IV. c.* 6.

ARESTA BOVIS, ou ANONIS. Voyez *Anonis*.

ARETÆUS, *Aretée*. Le Clerc qui est un Auteur d'un profond savoir & d'une pénétration extraordinaire, nous a donné une idée très-exacte des sentimens & du caractere d'*Aretée*.

Aretée est un Auteur d'un caractere & d'une réputation si extraordinaire, que ce seroit lui faire tort, aussi-bien qu'au public, de ne point nous informer de la Secte dont il étoit, ni du tems dans lequel il vivoit. Cette recherche ne peut être que fort curieuse & fort utile, puisque nous aurons occasion de rapporter certaines circonstances qui serviront à nous mettre mieux au fait des sentimens & de la méthode que ce Medecin a suivis.

Il n'y a rien dans toute l'histoire de la Medecine surquoi les Auteurs soient moins d'accord que sur la secte que cet Auteur a suivie, car Castellanus qui a écrit un petit abrégé des vies des anciens Medecins, dit expressément qu'*Aretée* n'étoit attaché à aucune Secte.

On devroit trouver quelque chose de plus précis dans les Commentaires d'Henischius, Medecin d'Ausbourg, sur *Aretée*: mais il est de même avis que Castellanus; & ce qu'il y a de particulier c'est qu'il semble n'avoir fait ces Commentaires que pour faire dire à *Aretée* des choses auxquelles celui-ci n'a jamais pensé. Au lieu d'expliquer les endroits difficiles de son Auteur, il a tâché de suppléer ce qui manquoit au texte, pour achever de traiter chaque matiere, non pas au sens d'*Aretée*; mais à celui de Galien ou au sien propre. Mercurial, qui étoit si fort versé dans la lecture des anciens Medecins, & qui n'avoit pas manqué de lire *Aretée*, comme il paroît par divers endroits de ses Ouvrages, n'a pas pris garde non plus à la Secte de ce Medecin. S'il m'est permis d'avancer mon sentiment sur un sujet aussi rempli d'incertitude, je ne ferai point difficulté de mettre *Aretée* au nombre des Medecins de la Secte Pneumatique. Voici surquoi je me fonde. Personne n'ignore que ceux de cette Secte établissoient un cinquieme élément qu'ils appelloient l'esprit, lequel recevant quelque altération, cause diverses maladies. Il paroît que c'est de ce même esprit qu'a voulu parler *Aretée* lorsqu'il dit, « qu'il y a deux sortes d'esquinancies; que l'une est causée par l'inflammation des instrumens de la respiration ou des amygdales, de l'épiglotte, du pharynx, de la luette & de la partie supérieure de l'âpre-artere, mais que l'autre est une affection de l'esprit, qui est lui-même la cause de cette maladie. » Dans la derniere de ces esquinancies, » ajoute notre Auteur, les instrumens de la respiration, » bien loin d'être enflés, sont plus resserrés & plus retirés qu'ils ne le font dans l'état naturel; & néantmoins » la suffocation & la difficulté de respirer sont beaucoup » plus grandes que dans la premiere. C'est ce qui fait » que les malades croient avoir une inflammation ca- » chée dans les parties les plus profondes du poumon & » dans le voisinage du cœur. Quant à moi, poursuit-il, » j'estime que c'est l'esprit seul qui souffre, & qui par » un mauvais changement est devenu très-chaud & très- » sec, sans qu'il y ait pour cela de phlegme, ou d'inflam- » mation, dans quelque partie que ce soit. » *Aretée* confirme son sentiment par l'exemple des exhalaisons qui s'élevent de ces fosses qu'on appelle charoniennes, lesquelles suffoquent en un moment sans que le corps ait aucun mal. Il le confirme encore par l'haleine des chiens enragés, qui fait mourir, dit-il, ceux qui la reçoivent, quoiqu'ils n'aient point été mordus par ces chiens. Il conclut de ces exemples, « qu'il peut arri- » ver un changement à l'égard de la respiration par des » causes intérieures qui ont du rapport aux extérieu- » res, de la même maniere qu'il se rencontre quelque- » fois au dedans de notre corps des sucs qui tiennent » de la nature des poisons, aussi-bien qu'il s'en trouve » dehors, & que l'on voit des maladies naturelles ac- » compagnées des mêmes accidens que ceux que cau- » sent les poisons, qui font rendre les mêmes matie- » res que l'on vomit dans les fievres. C'est pourquoi, » poursuit notre Auteur, l'on ne doit pas trouver » étrange que les Athéniens, qui ignoroient le rapport » qu'il y a entre les effets de certains poisons, & ceux » de certaines maladies pestilentielles, jugeassent que » ces maladies leur venoient de ce que ceux du Pé- » loponnese avec qui ils étoient en guerre, avoient » empoisonné les puits du Pyrée. »

On pourroit inférer de ces passages, que ce qu'*Aretée* appelle esprit, n'est autre chose que la matiere de la respiration; & il semble le confirmer lorsqu'il dit ailleurs que la cause de l'asthme est la froideur & l'humidité de l'esprit. Mais ce n'est pas en ces cas seuls que l'esprit a part aux maladies. L'ileus est causé, selon *Aretée*, par un esprit froid & lent qui ne peut aisément se faire passage, ni par-dessus, ni par-dessous. Dans le skirrhe de la rate, le ventricule se remplit d'un esprit épais & ténébreux, qui semble être humide, mais qui ne l'est pas. Dans l'hydropisie tympanite, notre Auteur reconnoît encore un esprit qui ne change point de situation, quoique le corps se meuve; & il ajoute, que si cet esprit se change en eau ou en vapeur, la tympanite se change en ascite. Il dit ailleurs que l'odeur, ou la vapeur du pavot épaissit l'esprit sec & subtil des phrénétiques, & que lorsque l'esprit se résout, le corps de l'homme s'en va tout en vapeur & en humidité.

L'on sait que les Medecins pneumatiques prétendoient que le feu, l'air, la terre, & l'eau ne sont pas les véritables élémens; mais que le nom d'élément appartient plutôt aux qualités dont ces corps sont revêtus, c'est-à-dire, au chaud, au froid, au sec & à l'humide. On n'a qu'à ouvrir le Livre d'*Aretée* pour être convaincu qu'il étoit dans les mêmes principes.

Il est vrai que les sentimens d'*Aretée* sont les mêmes dans certains cas que ceux de la Secte méthodique; car quoique les autres Medecins reconnussent une différence entre les maladies aiguës & chroniques, les méthodiques sont cependant les premiers qui aient écrit sur chacunes de ces maladies en particulier: les quatre Livres qu'*Aretée* a écrits sur les maladies aiguës, & ceux qu'il a composés sur les maladies chroniques ne permettant point de douter qu'il ne les ait imités en cela.

Ce n'est pas en cela seul qu'*Aretée* semble suivre ceux de cette Secte. Il regle encore avec eux fort exactement la maniere dont la chambre du malade doit être tournée ou disposée dans certaines maladies; quel doit être l'air qu'il doit respirer; le lit où il doit coucher, quelle coitte, quel matelas & quelles couvertures il lui faut. Il les imite aussi en ce qu'il pratique beaucoup les différentes sortes d'exercices qu'ils ordonnoient sur la fin des maladies, comme sont la promenade, les differentes manieres de se faire porter ou voiturer, l'exercice de la voix qui se faisoit en criant ou en parlant fort haut; celui qui consistoit à jetter un palet, ou de certaines machines pesantes qu'on appelloit *halteres*. Il ordonne encore une certaine gesticulation des mains, appellée *chironomia*. Tout cela avoit principalement été mis en usage par les méthodiques. *Aretée* va plus loin. Il ordonne à ceux qui sont sujets aux vertiges de s'exercer comme faisoient les Pugiles, c'est-à-dire, de se battre à coups de poing. Il est difficile de voir quel étoit son but en cette rencontre. Mercurial croit qu'il y a une faute dans le texte, ce qui est fort vraisemblable. En effet, quelle apparence que la tête des vertigineux, que le moindre bruit, ou le plus petit mouvement étonne, s'accommodât d'un semblable traitement? *Aretée* a enfin ceci de commun avec les méthodiques, qu'il donne beaucoup aux applications extérieures, comme sont les fomentations, les cataplasmes, les onctions, &c.

Voilà ce qu'*Aretée* pouvoit avoir tiré des méthodiques, quoique son raisonnement fût d'ailleurs fort différent du leur, comme on l'a vu par ce qui a été dit concernant l'idée qu'il avoit des causes des maladies. Il ordonne ensuite des remedes contre lesquels les véritables méthodiques, comme Thessalus & Soranus, s'étoient le plus ouvertement déclarés, tels sont les purgatifs. La composition appellée hiera est une de celles dont il faisoit le plus d'usage & le plus de cas. Il donnoit aussi quelquefois des purgatifs simples, comme de l'*elaterium*, du *cnicus*, de l'hellébore. Il n'étoit pas moins opposé aux méthodiques à l'égard des lavemens acres & irritans, qu'il ne craignoit point de donner en certaines occasions, contre la pratique de ces Medecins.

Il se servoit encore du castoreum en diverses rencontres, ce que ne faisoient pas les Medecins dont on vient de parler. Il ordonnoit aussi, contre leur sentiment, des médicamens somniferes, comme sont le pavot & l'opium : mais il paroît qu'il savoit très-bien prendre ses précautions à cet égard, par l'important avis qu'il donne sur ce sujet. « Il faut, dit-il, donner quelquefois des remedes somniferes à ceux qui ont une péripneumonie & de longues veilles, de peur qu'ils ne tombent en fureur, & afin d'adoucir leur mal & leur inquiétude. Mais il faut bien se garder de donner des médicamens de cette nature quand les malades sont prêts à être suffoqués par la fluxion, ou quand on les voit prêts de mourir, parce qu'on s'expose par là à être accusé de tout le monde de les avoir tués. »

Enfin *Aretée* saignoit tout autrement que les méthodiques. Voici quelques exemples de la maniere dont il s'y prenoit. Dans l'apoplexie, il remarquoit qu'une trop grande saignée tuoit, & qu'une trop petite ne servoit de rien. Il croyoit néantmoins qu'il valoit mieux tirer moins de sang, & y revenir plus souvent. Dans l'esquinancie, il laissoit couler le sang jusqu'à ce que l'on tombât presque en défaillance. Dans le vomissement de sang, il vouloit que l'on saignât toujours de quelque cause qu'il vînt; « soit, dit-il, que cette perte de sang suive la rupture d'un vaisseau, soit que le vaisseau ait été rongé par l'acreté du sang, la saignée est très-utile. Si cet accident est causé parce que le vaisseau est mince, la saignée empêche qu'il ne se creve pour être trop plein. Il faut, ajoute-t'il, empêcher que l'ouverture que l'on a faite à la veine du bras, ne se ferme, afin qu'on en puisse tirer plus commodément du sang pendant plusieurs jours, à diverses reprises. On en doit peu tirer à chaque fois, mais on doit y revenir, & le même jour & le jour suivant, & le troisieme & le quatrieme, si ce n'est qu'il y eût une trop grande foiblesse. » Quelques Medecins du tems d'*Aretée* tiroient en cette occasion du sang des veines de la main, mais il ne l'approuve pas. « Pourquoi, dit-il, ouvrirez-vous plutôt la veine auprès des doigts, qu'à l'endroit où le coude se plie, puisqu'en ce dernier endroit la veine est plus grosse, & mieux disposée pour l'évacuation du sang ? »

Dans la fievre continue ardente, que l'on appelloit *Causus*, d'un mot qui signifie *brûler*, notre Auteur vouloit aussi que l'on tirât à diverses reprises, & pendant quelques jours beaucoup de sang. Il faut encore remarquer qu'il croyoit que ces sortes de fievres viennent d'un *phlegmon* ou d'une inflammation proprement dite, du tronc de la veine-cave, ou de celui de la grande artere. Mais ce qu'il y a de plus particulier, c'est qu'on s'imaginoit de son tems que ceux qui étoient malades de cette fievre appellée *Causus*, prédisoient quelquefois l'avenir, & qu'ils parloient ou avoient des entrétiens avec les morts. *Aretée* semble lui-même en être persuadé, puisqu'il tâche d'en rendre raison, en disant que l'ardeur de la fievre ayant consumé ce qu'il y a de grossier, ou d'épais & de ténébreux dans les humeurs, l'esprit reste plus épuré, ce qui le fait appercevoir des choses qu'il ne voyoit pas auparavant. Cette opinion étoit sans doute venue de quelque superstitieux qui s'étoit attaché à écouter les reveries de ces malades, & à les vouloir expliquer, ou à y chercher quelque sens. Dans les douleurs aiguës des reins qui sont causées par la pierre, & dans les inflammations de cette partie, notre Auteur tiroit encore beaucoup de sang pour appaiser l'inflammation, & pour relâcher les passages dans lesquels la pierre étoit arrêtée, ou qui souffroient de l'inflammation, & qui étoient, disoit-il, comprimés ou serrés comme par une espece de lien, qu'on ne peut relâcher qu'en évacuant les veines.

Aretée ne tiroit pas seulement du sang des veines du bras, il faisoit aussi ouvrir la plupart des autres veines qu'Hippocrate ouvroit. Il saignoit au front ceux qui avoient de grandes douleurs de tête, & laissoit couler environ neuf onces de sang, après avoir fait auparavant d'autres saignées au bras. Pour le même mal il tiroit aussi du sang des veines du dedans du nez par le moyen de certains instrumens dont il appelle l'un καϊειάδιον, *cateiadion* & l'autre ςορύνη, *storyne*. Au défaut de ces instrumens, il se servoit d'une plume d'oie, dont il coupoit le bout du tuyau en forme de dents d'une scie, l'introduisant ensuite dans le nez jusques auprès de l'os ethmoïde, & remuant cette plume avec les deux mains pour faire couler le sang. Dans l'éléphantiase, que cet Auteur décrit fort exactement, il saignoit le même jour aux deux bras & aux deux piés.

Aretée mettoit aussi en usage les vomitifs, il se servoit quelquefois pour cela des bulbes d'une espece de narcisse; mais il faisoit beaucoup de cas de l'hellebore blanc. Voici de quelle maniere il en parle: « L'hellebore blanc, dit-il, ne fait pas seulement vomir ; il est encore le plus efficace, & le plus puissant de tous les médicamens purgatifs, non par la quantité, & par la variété des excrémens qu'il fait rendre; car dans la maladie appellée *cholera*, on en rend de la même maniere. Ce n'est pas non plus par les efforts qu'il fait faire, & par la violence avec laquelle il excite le vomissement; car les nausées & la navigation sur mer causent les mêmes efforts encore plus violemment : mais c'est par une vertu particuliere qu'on ne sauroit assez admirer; puisqu'encore que l'hellebore purge fort peu en de certaines rencontres, il ne laisse pas de guérir les malades qui en ont pris. D'ailleurs dans les vieilles maladies, lorsque tous les autres remedes ont été trop foibles, celui-ci est le seul qui opere. En un mot, l'hellebore blanc a du rapport avec le feu. Ce que le feu fait en brûlant & en enflammant, l'hellebore blanc le fait encore plus puissamment en parcourant tout le corps. Il rend la respiration aisée à ceux qui ne peuvent respirer qu'avec peine. Il donne une bonne couleur à ceux qui étoient pâles, & de l'embompoint aux maigres. »

La maniere dont notre Auteur se servoit des cantharides ne doit pas être oubliée. Les méthodiques, & même la plupart des anciens Medecins employoient les médicamens qu'ils appelloient *métasyncritiques*, pour tirer du centre à la circonférence. Ils prenoient pour cela de la moutarde, ou la plante appellée *thapsia*. *Aretée* le pratiquoit aussi, mais il employoit de plus les cantharides pour attirer plus puissamment, & pour faire venir sur la peau des vessies qui se remplissent d'une eau acre & chaude, qui se vuide ensuite au soulagement des malades. Cette sorte de remede s'appelle aujourd'hui *vésicatoire*. Je ne vois pas que les Medecins plus anciens l'eussent mis en usage, ou du moins qu'ils eussent choisi pour cet effet les cantharides, à la réserve d'Archigene, qui étoit de la même secte qu'*Aretée*, & peut être un peu plus ancien que lui.

La connoissance que les Anciens avoient des effets que les cantharides produisent par rapport aux voies de l'urine, leur faisoit regarder cet insecte ou cette mouche comme fort venimeuse, & comme une sorte de poison;

poison; ce qui les empêchoit de s'en servir comme d'un remede, si ce n'est dans les occasions que Galien a marquées. « On les mêloit avec des emplâtres ap-» propriées pour faire tomber les ongles des malades; » la poudre de cantharides entroit encore dans les mé-» dicamens contre la lepre & la galle, & dans ceux » qui sont faits pour consumer & pourrir les chairs. » On se servoit encore intérieurement de cantharides » pour faire uriner, en prenant les précautions néces-» saires, soit à l'égard de la quantité, soit à l'égard de » la maniere de les préparer, pour empêcher qu'elles » ne nuisissent d'ailleurs. »

Aretée propose dans l'épilepsie les frictions de la tête avec les cantharides; & lorsqu'il traite de la douleur de tête, il fait aussi mention des remedes qui font venir des vessies sur la peau, quoiqu'en cet endroit il ne spécifie pas les cantharides : mais comme Archigene les emploie dans le même cas, il est fort probable qu'*Aretée* s'en servoit aussi.

« Nous nous servons, dit Archigene dans Aëtius, du » cataplasme où entrent les cantharides, qui fait de » grands effets, pourvu que les petits ulceres qu'il ex-» cite demeurent long-tems ouverts, ou fluent long-» tems: mais il faut en même-tems garantir la vessie » par l'usage du lait, tant intérieurement, qu'extérieu-» rement. »

Aretée n'avoit pas moins de modestie que de savoir, comme il paroît par ce qu'il dit au sujet d'une espece d'hydropisie fort particuliere, dont les autres Medecins n'ont point parlé.

« Il y a, dit-il, une sorte d'hydropisie formée par un » grand nombre de vessies pleines d'eau, qui se trou-» vent dans le lieu où l'hydropisie ascite a son siége, » c'est-à-dire, dans le bas-ventre, chacune de ces vé-» sicules est fort remplie : & si l'on perce le bas-ventre » avec un instrument propre pour cela, la premiere » qu'on rencontre répand d'abord son eau, mais elle » se resserre ensuite; & si l'on veut avoir davantage » d'eau, il faut pousser l'instrument plus avant, pour » percer d'autres vessies. Quelques-uns, ajoute-t-il, » disent que ces vessies viennent des intestins, mais je » ne l'ai pas vu, & je n'en puis rien dire. »

Cette maladie qui est des plus rares, me fait souvenir d'une autre qui ne l'est pas moins, & qui est aussi rapportée par notre Auteur. « Il y a, dit-il, une espece » de manie où l'on voit ceux qui en sont atteints se » déchirer le corps, ou se faire des incisions dans les » chairs, poussés par une pieuse fantaisie; comme s'ils » se rendoient par ce moyen plus agréables aux Dieux » qu'ils servent, & que ces Dieux exigeassent cela » d'eux. Cette espece de fureur ne les tient que par » rapport à cette opinion ou à ce sentiment de reli-» gion. Ils sont d'ailleurs bien sensés. On les réveille, » ou on les fait revenir à eux par le son de la flûte, & » par d'autres divertissemens, ou en les enivrant, ou » en leur faisant des remontrances. Cette fureur est » une fureur divine, & quand ces gens en sont déli-» vrés, ils sont gais & de bonne humeur, se croyant » initiés au service du Dieu. Au reste, ils sont pâles » & maigres, & leur corps demeure long-tems affoibli » des blessures qu'ils se sont faites. »

Comme ce n'est pas ici le lieu d'entrer dans le détail de l'Anatomie d'*Aretée*, je me contenterai de remarquer qu'il a accoutumé de commencer chaque Chapitre par une petite description Anatomique de la partie dont il veut rapporter les maladies.

Au reste, si l'on compare les sentimens d'*Aretée* touchant les causes des maladies avec sa maniere de pratiquer, on ne trouvera pas que les sentimens particuliers qu'il avoit par rapport à la théorie aient beaucoup influé sur sa pratique qui approchoit de celle de quelques-uns des plus anciens Medecins, tant dogmatiques, qu'empiriques, & quelque peu de celle des méthodiques.

Il ne nous reste qu'à dire un mot du tems auquel il a vécu, ce que personne, que je sache, n'a encore bien éclairci. Quelques Auteurs veulent qu'*Aretée* ne soit venu qu'après Galien; d'autres le font beaucoup plus ancien. Le sentiment des premiers est fondé sur ce que Galien ne cite point *Aretée*. Mais outre que nous n'avons pas tous les écrits de Galien, on peut répondre qu'il n'est pas possible que ce dernier ait cité tout ce qu'il y a eu de Medecins avant lui. Il suffit qu'il ait parlé des principaux de chaque secte, & qu'il se soit attaché, par exemple, à Athenée & à Archigene, qui ont fait le plus de bruit, ou qui ont été les premiers des Pneumatiques, sans qu'il fût obligé de faire mention d'*Aretée*. D'ailleurs il se peut que Galien ne l'ait pas cité, parce qu'ils pouvoient avoir vécu tous deux dans le même tems; ensorte que l'argument qu'on tire du silence de Galien n'a pas assez de force, ou ne fait rien ni pour ni contre.

Vossius, qui est du nombre de ceux qui croyent *Aretée* beaucoup plus ancien, appuie uniquement sa conjecture sur ce que ce Medecin a écrit en langage Ionique, qui, à ce que prétend ce savant Critique, n'étoit plus en usage, non plus que le Dorique, long-tems avant les Cesars; ces deux langages ou dialectes n'ayant eu de cours que pendant que la Grece étoit florissante. Mais il s'est trompé, à ce dernier égard, comme M. Menage le prouve par l'un des Livres d'Arrian, intitulé *Indica*, qui est écrit en langue Ionique; & deux autres Livres écrits en la même langue; le premier par un certain Cephalio ou Cephalo, qui vivoit sous Adrien, aussi-bien qu'Arrian, & qui est cité par Suidas; le second, par un Dionysius Milesius, contemporain de Philostrate qui vivoit sous Severe, & qui est encore cité par le même Auteur.

Il n'y a rien à dire contre cela, & il ne faut d'ailleurs que consulter *Aretée* lui-même, pour voir qu'il n'est pas si ancien; ce que Vossius n'a pas fait avec assez d'attention ou de loisir. S'il l'avoit consulté, il eût vû que ce Medecin, bien loin d'avoir vécu avant les Cesars, n'a pu vivre, pour le plutôt que sous l'Empire de Neron. Il ne falloit pour cela que jetter les yeux sur les endroits où il parle, *de Curat. Diuturnor. Lib. I. cap.* 5. & *ibid. Lib. II. cap.* 5. de l'antidote des viperes ou fait avec les viperes; puisqu'on sait certainement que cet antidote est de l'invention d'un Medecin de Neron, nommé Andromachus. *Aretée* fait aussi mention au même endroit de l'antidote de Mithridate, par où il est clair qu'il a vécu après ce Roi, & par conséquent qu'il ne doit pas avoir précédé les premiers Empereurs, ce qui suffiroit seul pour détruire la conjecture de Vossius. Je ne parle pas des compositions de Philon, de Bystinus, & de Symphon, qu'*Aretée* recommande aussi, parce que l'âge de ces Medecins est incertain.

Concluons de tout ceci, que l'on ne peut pas savoir précisément en quel tems *Aretée* a vécu, quoique la connoissance que l'on a de sa Secte prouve qu'il n'a pu vivre qu'après Athenée, que l'on a supposé être contemporain de Pline qui vivoit sous Vespasien. On sait d'ailleurs qu'*Aretée* a écrit avant Paul Eginete & Aëtius, parce que ces deux Auteurs le citent. Mais on n'en peut point tirer de conséquence, qui marque au juste le tems auquel il vivoit, parce que les deux Auteurs dont on vient de parler, ne sont venus que plus de deux siecles après Pline. On ne peut point savoir non plus lequel d'*Aretée* ou de Galien a écrit le premier ou le dernier. Ce qu'il y a de certain, c'est qu'ils ont tous deux vécu dans l'intervalle qu'il y a eu entre Pline, & les deux Auteurs que l'on a dit qui citent *Aretée*: mais cet intervalle est trop étendu. Il n'est pas impossible, comme on l'a remarqué au commencement, qu'*Aretée* & Galien aient été contemporains, & il se peut aussi que l'un ait suivi l'autre de plusieurs années.

Nous avons rapporté jusqu'ici le sentiment de le Clerc : mais Wigan prétend qu'*Aretée* vivoit au commencement du regne de Neron, & avant celui de Domitien.

Editions d'Aretée.

Junius-Paul Craffus, a publié une traduction latine d'*Aretée, in*-4°. à Venife 1552.
Jacques Goupilus a donné le premier *Aretée* en Grec, & y a joint cinq chapitres qui manquoient dans la traduction de Craffus. Cette édition qui a été faite à Paris en 1554. *in*-8°. par Turnebe, eft tres-exacte & très-correcte.
C. Morel & J. Puteanus, réimprimerent à Paris en 1554. la traduction de Craffus avec des notes, & les cinq chapitres qu'on avoit omis dans la premiere traduction, par un Auteur anonyme que l'on prétend être Goupilus.
H. Etienne publia en 1567. la même traduction avec les *Principes Medicæ Artis.*
Pierre Perna publia la traduction de Craffus avec les cinq Livres qu'il avoit d'abord oubliés. Bafil. 1581. *in*-4°.
George Henyfchius a donné une édition d'*Aretée* en grec & en latin à Ausbourg 1603.
Jean Wigan a donné une magnifique & exacte édition du même Auteur, *in-fol.* Oxfort. 1723.
Menage, le Clerc & Wigan font mention d'un Commentaire que M. Petit Medecin de Paris, avoit fait fur *Aretée*, & femblent être fâchés de ce qu'il n'a pas été rendu public.
Il paroît par la Préface que Boerhaave a mis à la tête de l'édition d'*Aretée* qui a été faite à Leide, qu'il a trouvé le moyen d'avoir le manufcrit de ces Commentaires & de l'insérer dans l'édition qu'on vient de citer & qui a pour titre,

Aretæi Cappadocis de Caufis & fignis acutorum & diuturnorum Morborum libri quatuor; de Curatione acutorum & diuturnorum morborum libri quatuor, cum Commentariis integris Petri Petiti Medici Parifienfis, atque clariffimi Joannis Wigani doctis & laboriofis notis, & celeberrimi Mattairii Opufculi in eundem, tandemque eruditiffimi atque celebratiffimi Danielis Wilhelmi Trilleri obfervationibus & emendatis. Editionem curavit Hermannus Boerhaave, Lugd. Bat. 1735.

ARETE, Ἀρετὴ, force de corps ou fermeté d'efprit. ἀρετὴ σώματος, dans Hippocrate, *Prorrh.* 2. force naturelle du corps.
AREUS. Nom d'un peffaire décrit dans Paul Eginete, *L. VII. c.* 24. d'après Antyllus.

A R F

ARFAR, ARSAG, *Arfenic.* Ruland. Johnson.

A R G

ARGÆUS MONS, *Mont Argée*, montagne de la Cappadoce qui produit des pierres lithontriptiques. Paul Eginete, *Lib. VII. cap.* 3.
ARGEMON, ARGEMA, Ἄργεμον, ἄργεμα, d'ἀργὸς, *blanc.* Erotien interprétant Hippocrate, rend ἄργεμον par πάθος τὸ περὶ τοὺς ὀφθαλμοὺς λευκώματῶδες ὃ δὲ ἐκ τῆς παρεπομένης λευκότητος ὀνομάζεται; « affection des » yeux qui prend fon nom de la couleur blanche des » yeux lorfqu'ils en font attaqués. » C'eft par la même raifon que les Latins l'appellent *albugo*, taye blanche. Voyez *Albugo.*
ARGEMONE. Voyez *Papaver.*
ARGEMONIA, nom d'une plante que Marcellus Empiricus, dans lequel on trouve ce nom, dit être la même que celle que les Grecs appellent *farcocolla.* Si on la broye verte, ou fi on la macere dans de l'eau chaude, pour pouvoir la broyer plus aisément lorfqu'elle eft feche; & fi on en frotte les yeux, elle diffipera promptement la lividité & les meurtriffures.
ARGENTINA ou POTENTILLA. Voyez *Potentilla.*

ARGENTUM, Offic. Mer. Pin. 208. Fabr. 6. Aldovr. Muf. Metall. 72. Charl. Foff. 45. Worm. 115. Schrod. 373. Schw. 366. Calc. Muf. 439. Keptm. 59. *Argentum, luna*, Mont. Exot. 13. *Argent.*

L'*argent* eft d'un ufage beaucoup plus important dans le commerce que dans la Medecine. Ce métal précieux a beaucoup exercé les Chymiftes: mais ce n'étoit point la découverte de quelques remedes nouveaux, inconnus, qui les animoit dans leurs opérations. Ils en ont trouvé cependant; en courant après la transformation des métaux, ils ont rencontré fur la route des compofitions affez énergiques: enforte qu'on peut dire que l'amour des richeffes entre une infinité de mauvais effets, en a cependant produit un bon par occafion.

Tels font les caracteres de l'*argent.*

1. Dans la lifte des métaux confidérés relativement au poids, il occupe le rang immédiatement après le plomb.
2. Il eft très-fimple, &, examiné par les opérations communes, c'eft celui en qui l'on remarque le moins de parties hétérogenes.
3. Lorfqu'il eft pur, à peine le feu dans lequel on le fixe, lui enleve-t'il une partie fenfible de fon poids. Tenu en fufion pendant deux mois entiers, il perd à peine la douzieme partie de fa maffe; encore lorfqu'on a fait cette expérience, y avoit-il lieu de douter qu'il eût été bien purifié.
4. Il eft malleable & ductile; le feu lui donne cette derniere qualité.
5. Il rougit & fond en même tems.
6. Il fe diffout dans l'eau-forte.
7. On le purifie avec le plomb qui ne l'altere point & le laiffe pur dans la coupelle.
8. L'antimoine le réduit en fcories & le volatilife.

On trouve de l'*argent* dans plufieurs contrées & dans plufieurs mines. Lorfqu'on l'en tire, il eft ordinairement mêlé avec une petite quantité d'or.
La mine d'*argent* a ordinairement encore avec elle un foufre bitumineux corrofif qui dévore l'*argent*, le volatilife, le diffipe lorfqu'on le met fur le feu, & même le convertit en fcories, qui tiennent de la nature du verre, au grand dommage du propriétaire.
Ni les fels, ni le plomb n'ont pu empêcher cette diffipation de l'*argent*; pour la prévenir, il a fallu recourir au mercure. Et voici comment on s'en fert; on cuit la mine, on la réduit en poudre; on y ajoute du mercure; on les agite enfemble jufqu'à ce que l'*argent* & le mercure foient bien unis & amalgamés, & on les fépare enfuite par la diftilation. *Chymie de Boerhaave.*

Solution de l'argent pur dans l'efprit de nitre ou l'eau-forte, tirée de Boerhaave.

1. *Prenez* une once d'*argent* rafiné avec dix fois autant de plomb, fur la coupelle à rafiner. Faites fondre cet *argent* dans un creufet propre.

Verfez-le enfuite perpendiculairement dans de belle eau fraîche contenue dans un vaiffeau cylindrique.

Verfez de huit pouces de haut.

L'*argent* fera du bruit en touchant la furface de l'eau & s'y divifera en petits grains.

On l'appelle alors de l'*argent* en grains.

Mettez une once de cet *argent* dans un vaiffeau de verre propre. Prenez enfuite deux onces d'eau-forte, dans laquelle vous jetterez un grain de votre *argent* rafiné. S'il eft promptement & parfaitement diffous, enforte que la liqueur foit limpide comme auparavant, c'eft une marque que votre eau-forte eft bonne, & propre pour l'opération préfente. Mais fi ce grain d'*argent* ne fe diffout pas, ou si la liqueur paroît trouble, l'eau-forte n'est pas naturelle & ne peut servir dans l'opération présente.

Versez deux onces de cette eau-forte éprouvée sur une once d'*argent* en grains, contenu dans le vaisseau de verre.

La liqueur commencera sur le champ à s'agiter, il s'en élevera des bulles, elle s'échauffera, il se fera du bruit & de la fumée autour de la surface de l'*argent*; enfin elle deviendra d'elle-même fort chaude, violemment agitée; elle enverra des fumées rouges & dissoudra l'*argent* si parfaitement, qu'on cessera de l'appercevoir.

On aura une liqueur transparente, sans couleur, excessivement acre, amere & caustique au gout.

Il s'amassera toujours au fond du vaisseau un peu de poudre fort noire. Cette poudre sera de l'or pur qui adhéroit à l'*argent* ou qui a été produit, comme le prétend M. Homberg, par le plomb dans le feu.

Cet or ne pouvant être dissous dans l'eau-forte, est précipité au fond du vase dans la solution de l'*argent*.

Versez cette liqueur limpide dans un vaisseau propre & vous aurez la solution d'*argent*.

2. Si vous vous servez d'esprit de nitre au lieu d'eau-forte, la solution se fera plus promptement & plus vivement; mais du reste, de la même maniere, car l'eau-forte & l'esprit de nitre préparé avec le bol ou l'huile de vitriol, ne different que par le plus ou le moins d'acidité.

Mais si la moindre particule de sel commun ou de sel ammoniac venoit à se mêler avec l'esprit de nitre ou avec l'eau-forte dans la distilation, ou à tomber dedans après la distilation, l'*argent* ne se dissoudroit plus.

REMARQUES.

Si la solution est limpide, l'*argent* étoit pur. Si elle est verdâtre, l'*argent* contenoit quelque portion de cuivre, & n'étoit pas propre pour les expériences suivantes. L'*argent* dans ce procédé s'unit avec l'acide de l'esprit de nitre & demeure par ce moyen suspendu dans l'eau. Une goutte de cette liqueur appliquée sur quelque partie du corps douce & chaude, la brûle & la ronge sur le champ. D'où il suit qu'il n'en faut que toucher les bords d'un ulcere, pour en emporter les callosités & les parties dures : elle sépare les parties corrompues des autres. Elle dissipe les signes & les taches; elle enleve les verrues & guérit les petits chancres. On peut la délayer dans de l'eau sans qu'elle devienne épaisse ou qu'elle précipite. Mais si cette eau contenoit la moindre matiere saline, tout deviendroit trouble sur le champ. Cette solution affoiblie par l'eau, est extremement détersive. Les endroits de la peau qu'on en aura touchés, seront teints en noir; cette tache ne s'en ira qu'avec la peau tachée. Nous voyons par-là que l'*argent* tout pesant qu'il est, peut être soutenu dans un fluide transparent & léger : mais rien ne nous en convainc davantage que la saveur excessivement amere qu'il donne à ce fluide.

Vitriol d'argent.

1. *Jettez* dans la solution préparée dans l'Article précédent, des grains d'*argent* pur, les uns après les autres, autant qu'elle en pourra dissoudre. Lorsque vous en serez venu à un grain qui demeurera entier dans la solution; c'est une marque qu'elle sera chargée d'autant d'*argent* qu'elle en peut porter. Mettez cette seconde dissolution dans un lieu frais. Bien-tôt il s'y formera de petites couches blanches, claires & légeres, posées les unes sur les autres, & comme composées d'aiguilles triangulaires comme le nitre. Si on les sépare de la liqueur, on aura des crystaux, ou le sel, ou le vitriol d'*argent*, qu'on peut faire sécher : mais les pointes de ces aiguilles sont si aiguës qu'il est difficile d'y toucher impunément.

2. Si la premiere solution n'est pas chargée de plus d'*argent* qu'elle en portoit, mais seulement un peu épaissie, comme si on lui avoit ôté un dixieme, & si on la met ensuite reposer à l'écart pendant quelque tems, il se fera une concrétion de l'*argent* qui s'amassera au fond du vase en forme solide, en crystaux blancs, semblables du reste aux crystaux qu'on eût eu par la premiere opération, mais beaucoup plus aigus, étant chargés dans ce second cas de beaucoup plus d'acide. Ils auront aussi la vertu caustique dans un degré fort supérieur.

REMARQUES.

L'attraction mutuelle & particuliere de l'*argent* & de l'acide du nitre se fait ici remarquer bien sensiblement. Il n'y a presque aucun autre acide avec lequel l'*argent* s'unisse. Ce vitriol d'*argent* est un des caustiques les plus violens que nous connoissions; il tache la peau, & la noirceur qu'il y imprime, quelque légerement qu'il en approche, ne s'en va qu'avec la peau même.

Caustique de lune.

1. *Prenez* de la terre glaise bien travaillée & qui ne soit point trop humide. Faites-en un cube solide. Percez en la surface supérieure en y enfonçant un morceau de bois ou de fer conique, presque jusqu'à la base inférieure. Que la surface intérieure de ces cones ou de ces cavités coniques soit unie de peur que la matiere qu'on y versera ne prenne une surface raboteuse. Quand on aura fait de ces trous, autant qu'il est nécessaire, pratiquez en appuyant avec le doigt dans la partie supérieure sur cette terre molle, une rigole, afin que vous puissiez y verser la matiere plus commodément.

2. *Prenez* ensuite un petit vaisseau de verre, mettez-y les crystaux d'*argent* que vous a donnés le premier procédé : exposez ce vaisseau sur les charbons & ne craignez point qu'il se brise. Les crystaux rendront une fumée onctueuse, qui cessera de s'élever lorsque les crystaux seront en fusion; versez cette matiere fluide dans les cavités coniques que vous aurez pratiquées. Elle fera du bruit en y entrant. S'il arrivoit que la matiere contenue dans le petit vaisseau de verre vint à s'épaissir, remettez-là sur le feu & versez-là ensuite dans les moules creux.

3. Aussi-tôt que la matiere que vous aurez versée dans vos moules sera devenue solide, brisez votre cube & tirez-en les cones d'*argent*. Enveloppez-les dans du papier chaud & faites-les bien sécher dedans. Frotez ensuite leur surface avec une pate de lievre chaude & seche & enfermez-les tout de suite dans un vase de verre que vous boucherez bien avec du linge, & vous aurez un caustique excellent dans plusieurs occasions Chirurgicales, & qui conservera sa force pendant plusieurs années.

REMARQUES.

L'acide de l'esprit de nitre perd dans le vase mis sur le feu son phlegme qui s'évapore en fumée, de même que cette partie de son acide que la quantité d'*argent* dont on s'étoit servi ne suffisoit pas pour retenir : mais l'*argent* ne se départ pas de tout l'acide, il en conserve une partie, qui ne s'en va point en fumée & qu'il fixe même tandis que le reste est en fusion sur le feu. Cet acide engagé dans le corps de l'*argent* pur, forme une masse solide dans laquelle il est peut-être le plus fort & le plus pur qu'il soit possible de le prépager. Quand cet acide adhérent à l'*argent* en forme solide, est exposé à l'air, il en attire l'humidité & se dissout. Ce caustique même se dissout en entier dans de l'eau; d'où l'on peut retirer par le moyen du cuivre tout l'*argent* qui y étoit engagé; cet *argent* sera insipide, sans odeur, inactif, sans acidité, sans être corrosif, mais pur, métallique & sans aucune altération. Cependant il est étonnant que l'acide ait adhéré si long-tems à la surface des principes de l'*argent* sans les altérer; ensorte que la nature du métal se retrouve la même que s'il n'y avoit eu aucune adhésion de cette espece. Ce caustique est très-puissant; il ne faut que l'approcher pour brûler les parties d'un corps vivant, pour y faire une escarre que l'inflammation suivra, & la partie après qu'il y aura eu séparation des parties brûlées des autres, paroîtra pure, nette & vive; ensorte qu'en approchant ce caustique à plusieurs reprises de tous les ulceres superficiels & fongueux & des chancres de la même nature, on les guérira parfaitement.

Aussi les habiles Chirurgiens font-ils grand cas de cette Pierre; & elle est pour les Medecins la matiere d'une observation importante sur les effets prodigieux d'un acide, lorsqu'il est ramassé & fixé.

Si on en fait prendre intérieurement sous cette forme, c'est un poison corrosif qui agit sur le champ; aussi ne doit-elle jamais être employée de cette maniere. Je me suis apperçu qu'elle nuisoit aux Artistes qui la préparoient.

*Les pilules d'*argent *de* Boyle *ou d'*Angelus Sala.

1. *Prenez* une once de nitre pur, & le dissolvez dans l'eau pure distilée.

Prenez une once de crystaux purs d'*argent*, préparez comme nous l'avons enseigné ci-dessus.

Faites dissoudre ces crystaux dans trois fois leur poids d'eau claire & pure, ensorte que la liqueur soit après la dissolution des crystaux fort limpide.

Mêlez ensemble les deux solutions, elles composeront une liqueur homogene, uniforme & simple en apparence, où il n'y aura aucune précipitation d'*argent*; mais où ce métal au contraire sera parfaitement uni avec le nitre.

Mettez cette liqueur pure dans un plat de verre, & exposez ce vaisseau sur le feu dans un endroit où il n'y ait point de poussiere: laissez-le sur le feu, jusqu'à ce que l'eau, qui, avec ces précautions peut être supposée pure, s'exhale & s'évapore jusqu'à pellicule.

Mettez alors le vaisseau dans un endroit frais; couvrez-le bien, afin qu'il n'y ait aucun accès pour la poussiere, & il se formera des crystaux pareils au nitre. Versez le restant de la liqueur. Faites exhaler comme ci-devant. L'*argent* & le nitre réunis de cette maniere, auront la forme simple de crystaux.

Faites sécher doucement & peu à peu cette masse.

2. *Ayez* à portée le fond d'un matras de verre, dans lequel vous mettrez les crystaux de nitre & d'*argent* que vous aurez eu la précaution de faire sécher auparavant dans du papier.

Mettez ce vaisseau sur le feu, de façon que la matiere ne soit point exposée à s'enfuir, ou par l'excès de la chaleur, ou par son trop de proximité; que le feu ou l'approximation du feu soit telle, que la matiere puisse sécher seulement ou fumer. Tenez-la perpétuellement en agitation en la remuant avec une spatule de verre, ensorte qu'elle se trouve exposée en tout sens à un feu vif; mais de façon qu'elle ne fonde point, qu'elle se seche & qu'elle se délivre de l'acide aigu adhérent à la masse, & qui la rendoit caustique. S'il arrivoit que la matiere se fondît, l'acide s'unissant alors plus étroitement avec elle, y fixeroit la vertu corrosive, que cette calcination douce en séparera.

Procédez à cette calcination avec circonspection; ne plaignez pas le tems; tenez la matiere sur le feu, & continuez de la remuer jusqu'à ce qu'il ne s'en éleve plus de fumée, quoique le feu soit très-fort & presque suffisant pour la mettre en fusion.

Alors la chaleur aura si parfaitement dégagé de la masse tout acide, qu'il n'y aura plus de danger de la mettre en fusion; tout l'acide étant dissipé, il n'y a plus d'incorporation à craindre de sa part.

Vous aurez un *argent* purgatif, d'une saveur extremement amere: vous garderez cet *argent* pour l'usage dans un vaisseau sec & bien fermé.

REMARQUES.

L'art d'unir l'*argent* avec le nitre est un des plus beaux & des plus surprenans secrets de la Chymie.

Par ce moyen, les Alchymistes peuvent cacher l'*argent* dans le nitre, & cela en quantité considérable; la quantité du premier peut être la dixieme partie de l'autre. Ce nitre projetté ensuite en égale quantité sur le plomb fondu, augmentera le tout d'un dixieme, & ce dixieme sera de l'*argent*; ce dixieme d'*argent* se retrouvera ensuite sur la coupelle; & l'ignorant, aux yeux duquel cette opération se fera, se tiendra pour convaincu que la dixieme partie de plomb a été convertie en *argent*. La maniere de découvrir la fourberie, c'est de dissoudre la masse de nitre & d'*argent* dans dix fois sa quantité d'eau de pluie distilée, & de jetter ensuite une plaque polie de cuivre dans la liqueur; alors chaque particule d'*argent* se précipitera immédiatement sur le cuivre & au fond du vaisseau, & se séparera parfaitement pure du nitre. Si l'on vous présente donc quelque sel qu'on prétende être propre à faire de l'*argent*, ne manquez pas de l'examiner de la maniere que je viens d'indiquer.

Prenez cette masse séchée, composée de sels d'*argent* & de nitre; réduisez-la en poudre très-fine, elle aura un gout extremement amer: mais elle sera beaucoup moins caustique qu'elle ne l'étoit. Si vous l'appliquez à des ulceres, elle agira comme le caustique de lune, mais d'une maniere plus douce. Si l'on en prend deux grains & qu'on les broye avec six grains de sucre dans un mortier de verre, & qu'on mêle le tout ensuite avec dix grains de mie de pain, on aura de quoi faire neuf pilules. On ordonnera ces pilules à jeun; & sur ces pilules, quatre ou six onces d'eau chaude adoucie avec du miel: elles purgeront doucement, & elles chasseront une eau si fluide, que le malade la rendra quelquefois sans s'en appercevoir. Elles tueront les vers; elles guériront des ulceres invétérés & d'autres maladies de la même nature. On s'en trouvera soulagé dans les hydropisies. Elles ne donneront point de tranchées. Mais cependant il n'en faut point faire un usage trop fréquent, ni les prendre en trop forte dose; car elles sont toujours corrosives; elles affoiblissent les parties, surtout l'estomac. On remédiera à cet inconvénient avec le rob de genievre.

Argent inflammable.

Prenez de la tourbe enflammée, comme on en brûle en Hollande: lorsqu'elle cessera de fumer, placez-la sur sa surface plate parallele à l'horison. Pratiquez une petite cavité dans le milieu de cette surface, & mettez-y une dragme de caustique de lune sec. Il se fondra sur le champ, il bouillonnera, s'enflammera, fera du bruit, & brillera de tous côtés presque avec le même éclat que le nitre. Lorsque la flamme sera cessée, on trouvera l'*argent* pur dans la cavité qu'on avoit pratiquée, presque dans la même quantité qu'on avoit employée en faisant le caustique de lune, & on le tirera de cette cavité avec une pince, sans qu'il ait presque perdu de son poids.

REMARQUES.

Cette expérience démontre la maniere physique dont se fait & l'adhésion superficielle des acides à l'*argent*, & l'opération de ces mêmes acides, lorsqu'unis aux métaux, & environnant leurs masses en tous sens, ils arment ces masses d'aiguilles. Elle prouve l'immutabilité de l'*argent* dissous dans un acide, & elle indique les différentes façons de le déguiser, sans lui ôter son essence & son action. Elle constitue encore une grande différence entre l'*argent* potable, tandis qu'il existe sous une forme saline en vertu d'un acide adhérent, de cet *argent* potable des adeptes, où les principes de ce métal, sont supposés convertis en un fluide capable de se mêler avec les sucs des corps sans revenir à sa premiere forme. On voit de plus, & c'est proprement là le but de cette expérience, que l'esprit acide du nitre engagé en masse solide dans l'*argent*, n'est pas moins inflammable par un corps combustible, que le nitre même. Au reste, tout cela semble particulier à l'*argent* qui est inaltérable par l'esprit de nitre. Elle nous donne une maniere de séparer l'*argent* des matieres auxquelles il adhere, & de l'obtenir pur par la seule combustion. L'acide n'agit ici ni sur la partie mercurielle de l'*argent*, ni sur son soufre fixant.

Séparation de l'argent dissous dans l'esprit de nitre.

Dissolvez une once d'*argent* pur dans l'esprit de nitre. Délayez cette dissolution avec vingt fois son poids d'eau de pluie distilée. Faites chauffer la solution dans un vaisseau cylindrique de verre. Mettez dedans des plaques de cuivre polies, leurs surfaces commenceront à se teindre par-tout d'une couleur grise, & vous les verrez ensuite comme couvertes de duvet. La liqueur qui étoit auparavant aqueuse & sans couleur, deviendra successivement de plus en plus verte, & cet accroissement sera proportionnel à la génération du duvet sur les plaques de cuivre. Si l'on prend une de ces plaques, & si on la secoue, le duvet s'en séparera, tombera au fond du vase, & d'autre duvet pareil au premier, la couvrira derechef. Cependant la liqueur devient plus verte & les plaques moins épaisses. Il se forme une nouvelle couche de duvet qu'on peut encore séparer de la plaque; & cette opération continuera, jusqu'à ce qu'enfin le cuivre ne se dissolve plus. Alors laissez reposer le vase pendant six heures.

Otez ensuite tout le duvet verdâtre que vous trouverez attaché aux plaques; versez, filtrez, & vous aurez une liqueur d'un très-beau verd, & qui ne sera chargée que de particules de cuivre. Les plaques auront beaucoup perdu de leur épaisseur & de leur poids.

Lavez dans plusieurs eaux chaudes la matiere que vous trouverez au fond du vaisseau.

Faites-la sécher sur le feu, & vous aurez une poudre d'*argent* très-brillante. Le poids de cette poudre sera presque sans aucune diminution de celui de l'*argent* que vous aviez employé : elle sera pure, douce, limpide, sans aucune marque d'acidité, & il n'y aura pas le moindre alliage de cuivre.

REMARQUES.

Voilà la maniere de réduire l'*argent* en une poudre si menue, qu'il n'y a peut-être point d'autre moyen de l'avoir telle. Cette poudre broyée avec le mercure, donne presque sans difficulté un amalgame, qu'on auroit bien de la peine à obtenir autrement; & si cela se faisoit, ce ne seroit pas sans une grande perte de vif-*argent*.

Si l'on fait fondre cette poudre dans un creuset, elle rend à peu près tout l'*argent* qu'on avoit employé. Il s'ensuit de-là que l'acide du nitre adhere très-superficiellement à l'*argent*, puisque le cuivre l'en détache si parfaitement, qu'il n'en reste point. Si l'on examine dans cette opération la liqueur avec un microscope, on verra distinctement que les petites particules d'*argent* sont poussées avec violence, avec l'acide du nitre, vers les plaques de cuivre de tous les points de la solution : mais lorsque les petites aiguilles sont parvenues à la surface unie des plaques, elles se détachent de l'*argent*, s'unissent au cuivre; & l'*argent* dont elles sont séparées, demeurant sans action, se repose sur la surface de la plaque. C'est ainsi qu'une multitude infinie de particules s'approchant du cuivre successivement, & le cuivre les dépouillant toutes de l'acide, elles forment ce duvet qu'on apperçoit. L'attraction se fait dans ce procédé d'une façon si parfaite, qu'il ne reste dans la solution pas la moindre particule d'*argent*; d'où nous pouvons conclurre que le cuivre attire plus puissamment l'acide du nitre que ne fait l'*argent*, puisque l'*argent* en est dépouillé; & qu'après en avoir été spolié, cet acide s'insere dans le cuivre, & laisse sur sa surface extérieure l'*argent* sans action, & incapable de le suivre. Le microscope n'offre peut-être pas un plus beau spectacle que celui là, en quelque autre occasion que ce soit. Mais si l'*argent* n'est point altéré par l'acide du nitre, réciproquement l'acide du nitre ne souffre aucune altération de son adhésion à l'*argent*; & on peut le tirer du cuivre, où il séjourne à la fin de ce procédé, & l'avoir aussi pur qu'on l'avoit employé.

Lune cornée.

1. *Laissez* tomber goutte à goutte dans un grand vaisseau sur la solution d'*argent* pur faite avec l'esprit de nitre de la maniere que nous avons dit ci-dessus, & délayée avec quatre fois sa quantité d'eau pure, une petite quantité d'une solution forte & chaude de sel marin dans de l'eau. A mesure que les gouttes tomberont, toute la liqueur deviendra blanche, laiteuse & singulierement épaisse, sans la moindre effervescence.

Continuez de faire tomber des gouttes; agitez le vaisseau jusqu'à ce que la liqueur cesse d'être trouble. Alors laissez-la reposer, elle déposera au fond du vaisseau une grande quantité d'une matiere blanche & grossiere. Versez doucement la liqueur limpide qui surnagera, & laissez-y tomber derechef un peu de solution chaude de sel marin : si cette liqueur ne s'épaissit plus, l'opération est faite : si elle s'épaississoit, au contraire ce seroit une preuve qu'elle seroit encore chargée de particules d'*argent*, qu'il en faudroit séparer.

Versez de l'eau pure & chaude sur la matiere blanche précipitée, & lavez-la jusqu'à ce qu'elle soit devenue parfaitement insipide. Versez dessus un peu d'eau claire, & la faites bouillir. Agitez le tout; filtrez à travers un papier gris, l'eau passera : mais elle laissera sur le papier la matiere blanche dont nous avons fait mention. On fera sécher cette matiere sur un feu modéré, & on la gardera. C'est une chaux subtile d'*argent* précipité avec le sel marin, de l'esprit de nitre ou de l'eau forte. Cette chaux pesera plus que l'*argent* qu'on avoit employé; cet excès de poids sera près d'un cinquieme, & il proviendra des sels qui sont demeurés attachés à l'*argent*.

2. *Mettez* cette chaux d'*argent* dans un creuset bien propre. Mettez ce creuset sur un feu de fusion, jusqu'à ce que la chaux se fonde, ce qu'elle ne tardera pas de faire. Lorsqu'elle sera fondue, versez-la dans un mortier de marbre, vous aurez une masse pesante, brillante, opaque, brune, qui se cassera & qui paroîtra avoir quelque viscosité.

C'est de cette derniere qualité, qui lui est commune avec la corne, qu'on l'a appellée *Cornea*. Elle contiendra tout l'*argent* qu'on avoit employé; & avec cet *argent*, l'acide du nitre & le sel marin si fortement unis, qu'on ne peut les séparer; car si l'on tente de chasser par un feu violent l'esprit, (ce dont on vient à bout si facilement dans le caustique de lune) la plus grande partie du mélange se volatilise dans le cas présent, & l'on a beaucoup de peine à réduire le reste en *argent*; il demeure altéré par un alliage de sels qui lui sont si intimement unis & fixés, qu'ils ne se manifestent pas même par quelques propriétés salines. Si l'on mêle une partie d'*argent* pur calciné, comme nous l'avons prescrit ci-dessus, avec deux parties de mercure sublimé, & que l'on distile dans une retorte de verre à un feu de sable violent, on trouvera au fond de la retorte la lune cornée dans un degré aussi parfait que par le procédé précédent.

Si au lieu de sel on avoit ajouté à la solution de l'*argent* l'esprit de sel marin, la lune cornée auroit été exactement la même.

M. Boyle dit, que l'*argent* précipité de l'esprit de nitre avec l'huile de vitriol, lavé & mis en fusion, devient une vraie lune cornée.

REMARQUES.

On peut tirer de grands avantages de cette expérience. Elle fait voir quelle différence prodigieuse naît dans les êtres produits physiquement, à l'occasion de la plus petite différence dans les circonstances physiques. L'*argent* mêlé avec l'eau régale, ne s'unit point à son acide. Mais si l'on ajoute à l'*argent* dissous par l'esprit de nitre, du sel marin, quoique cela ne fasse qu'une eau régale, cependant il s'ensuivra une union intime de l'acide de l'eau régale avec l'*argent*, & d'autres effets surprenans. Si l'on broye bien & qu'on distile deux parties de chaux précipitée d'*argent* avec une partie de régule d'antimoine, il viendra un vrai beurre d'antimoine, égal en poids à l'antimoine employé, tandis que l'*argent* demeurant au fond, donne toujours de véritable or dans sa réduction. Nous savons par-là que l'accroissement de poids de la chaux d'*argent*, provient de l'eau régale qui y est fixée: elle s'unit ici à la partie mercurielle de l'antimoine. Il n'est pas étonnant que Becher, Boyle, Homberg & Stahl, ces célebres Chymistes, aient fait tant d'attention dans cette expérience au principe arsénical naturellement caché dans les métaux & dans les sels.

Qui auroit jamais pu s'imaginer qu'un corps aussi insipide que la lune cornée eût été chargé de l'acide excessivement corrosif de l'eau régale, & qu'il en eût contenu une cinquieme partie? Nous pouvons inférer de-là que le sel marin a une énergie bien singuliere sur les métaux; qu'il s'unit bien intimement avec eux, & qu'il est bien difficile de le dépouiller de ses propriétés, puisqu'on vient à bout de l'en séparer sans le détruire.

La même expérience nous montre combien les métaux peuvent être déguisés, & comment il est possible de tirer de l'or, de matieres ou les plus habiles Essayeurs n'auroient jamais soupçonné qu'il y en eût. Voilà ce qui a fait dire aux Adeptes, que le sel & l'or étoient les seuls êtres parfaits qui fussent sortis tels des mains de la nature. Elle nous apprendra à nous mettre en garde contre les pratiques frauduleuses de ces Charlatans qui mêlent adroitement la chaux d'*argent* avec le nitre, ou qui la jettent seulement sur le plomb fondu, & qui prétendent qu'il en provient un accroissement dans l'or, ou dans l'*argent*. Mais ce n'est point là l'usage que nous nous sommes proposé d'en faire quant à présent. Il est certain que l'industrieux M. Homberg a tiré par le tartre, la chaux vive, le sel ammoniac & le blanc d'œufs, d'une demie-livre d'*argent*, trois dragmes cinquante grains de mercure coulant.

Nous n'en dirons pas davantage ici sur la nature de l'*argent*. La lune cornée ne se dissout ni dans l'eau regale, ni dans l'eau forte, ni au feu. Boerhaave, *Chym. Tom. II.*

ARGES. Voyez Hippocrate *Lib. V. Epid.* Il paroît que c'est un serpent qui se glissa dans la bouche d'un jeune homme, qui s'étoit endormi la bouche ouverte, couché sur le dos, après une débauche de vin. Aussi-tôt que le jeune homme sentit le serpent dans sa bouche; on lit dans l'Auteur, que ne pouvant ni parler, ni crier, il serra les dents, avala le serpent, & fut incontinent saisi de douleurs cruelles. Il étendoit ses bras, comme quelqu'un qu'on étouffe ou qu'on étrangle; il se rouloit par terre, & il mourut enfin en convulsions.

ARGESTES ou CIRCIUS, *Nord-ouest*, vent qui souffle entre le Nord & l'Ouest. Aetius, *Tetrab. I. Serm.* 3. *cap.* 163.

ARGILLA, Offic. Mer. Pin. 219. Charlt. Foss. Worm. Mus. 2. Schw. Foss. 365. Aldrov. Mus. Metall. 227. *Argilla nostras figulina*, Ind. Med. 14. *Argille.*

Les *argiles* de toute espece passent pour dissicatives, astringentes & abstergentes. Dale.

L'*argile* dont on parle ici est une terre pesante, dense, grasse, gluante & glissante: quand on la tient dans la bouche, il semble qu'elle est composée de savon ou de suif. Lorsqu'il y a peu de tems qu'elle est tirée de la terre, elle est molle, & comme de la cire; elle est susceptible de toute sorte de figure: quand on la fait cuire au feu, elle devient une substance pierreuse.

Il y a une infinité de sortes d'*argiles*. Les unes sont blanches & ressemblent très-bien à du suif, comme celle qui se trouve à la source des eaux savoneuses de Plombieres en Lorraine. Les autres par leurs différentes couleurs imitent exactement le porphyre, différentes sortes de marbre; mais elles n'en ont pas la dureté; telles sont celles que l'on nous apporte de Bohême. Les autres sont de couleur de cendre, rousses ou noires ou de quelqu'autre couleur. Mais parmi les différentes especes d'*argiles*, celles qui sont en usage dans la Medecine, sont la terre de Lemnos, la terre de Malte, & plusieurs autres terres sigillées d'Allemagne. Geoffroy.

Les *argiles*, dont on fait usage dans la Medecine, sont connues dans les boutiques sous le nom de terres, dont les principales sont:

La craie blanche,
La craie rouge,
La terre de Chio,
La terre d'Eretrie,
La terre de Lemnos, blanche,
La terre de Lemnos, rouge,
Terra Noceriana, l'ocre,
Terra Pnigites,
La terre de Portugal,
La terre de Samos,
La terre sigillée blanche & rouge,
La terre sigillée de Livonie,
La terre de Silesie,

La terre de Turquie,
La terre vitriolique.

On parlera de toutes ces différentes terres à mesure que l'occasion s'en présentera.

ARGISTATA, *Incerata*, enduits de cire. RULAND. JOHNSON.

ARGOS, Ἀργὸς d'α privatif & de ἔργον, *ouvrage*, travail, comme qui diroit ἀεργὸς; non travaillé. Ainsi ἀργὸς ἄργυρος, c'est de l'argent qui n'est pas travaillé. ἀργοὶ πυροὶ, c'est dans Hippocrate περὶ ἀρχαίης ἰητς. du froment cru, qui n'est ni moulu, ni préparé, mais tel qu'il est au sortir de la gerbe. *Argos* signifie aussi oisif, paresseux, fainéant. Erotien rend en commentant Hippocrate ἀργὰ par ἀγόμενα ἢ λευκὰ; non ouvrables, jours de fête ou jours fêtés; car λευκὴν ἡμέραν διάγειν, c'est passer le jour en amusemens & en plaisirs; c'est dans le même sens qu'il faut entendre la fin du vers suivant: *de Silius Italicus.*

Albosque dies, horasque serenas.

ARGYRITIS TERRA, Ἀργυρῖτις γῆ, d'ἄργυρος, *argent*, espece de terre qu'on tire des mines d'argent, qui brille d'une infinité de petits points brillans & blancs, comme ce métal. GALIEN, *Def.*

ARGYRITIS a encore une autre signification. Ce mot est quelquefois synonyme à *spuma argenti.* C'est alors une espece de litharge. Voyez *Spuma argenti.*

ARGYROCOME, Ἀργυροκόμη, d'ἀργυρὸς, *argent*, & de κόμη, *chevelure*, espece de *gnaphalium.* Voyez *Gnaphalium.* BLANCARD.

ARGYRODAMAS, Ἀργυροδάμας, d'ἄργυρος, *argent*, & de δαμάω, *dompter*, espece de talc, de la couleur de l'argent, qui résiste au feu le plus violent. Les paillettes de ce talc s'attachent à l'estomac, à la gorge, à l'œsophage, & sont capables de causer une inflammation à ces parties, lorsqu'on a eu le malheur d'en avaler.

ARGYROGONIA, Ἀργυρογονία, d'ἄργυρος, *argent*, & de γίνομαι, *être fait.* Semence propre à engendrer de l'argent, obtenue d'une solution d'argent, après une digestion parfaite. On dit *argyrogonia*, semence d'argent, de même & dans le même sens que *chrysogonia*, semence d'or. Voyez *Chrysogonia.* CASTELLI.

ARGYROPHORA, Ἀργυροφορά, d'ἄργυρος, *argent*, & de φέρω, *porter.* C'est dans Myrepsus le nom d'un antidote, ainsi nommé parce qu'il est extremement précieux.

ARGYROPOEIA, Ἀργυροποιία, d'ἄργυρος, *argent*, & de ποιέω, *faire*; l'art de convertir les métaux & les minéraux les plus imparfaits en argent par le moyen de la pierre Philosophale ou du mercure des Philosophes, ou de la semence argentifique dont nous avons parlé plus haut, sous l'article *Argyrogonia.* Voyez *Argyrogonia.* CASTELLI.

ARGYRUS, Ἄργυρος, *argentum*, *argent.*

ARGYROTROPHEMA, Ἀργυροτρέφημα; d'ἄργυρος, *argent*, & de τροφὴ, nourriture, aliment. Espece d'aliment fait avec du lait, & bon pour calmer la chaleur du corps & humecter les parties. GALIEN, *de Suc.*

A R H

ARHEUMATISTOS, Ἀρευμάτιστος, d'α privatif, & de ῥεῦμα, *fluxion*; épithete qu'on donne aux parties extérieures du corps, & surtout aux articulations, pendant qu'elles ne sont attaquées d'aucune humeur goutteuse. CASTELLI.

A R I

ARIA, Offic. *Aria Theophrasti*, Ger. 1146. Emac. 1327. *Aria alni effigie, folio laniato major*, Jonf. Dendr. 69. *Sorbus Alpina*, J. B. 1. 65. Raii Hist. 2. 1459. *Sorbus Sylvestris, aria Theophrasti dicta*, Park. Theat. 1421. *Mespilus alni lanato folio, major*, Herm. Cat. Hort. Lugd. Bat. 424. *Mespilus alni folio subtùs incano, aria Theophrasti dicta*, Raii Synop. 3. 453. *Mespilus Alpina, folio alni lanato, major*, Rupp. Flor. Jen. 110. *Cratægus Alpinus, alni folio incano*, Ejusd. *Mespilus alni effigie, lanato folio, major*, C. B. Pin. 451.

Cette plante croît dans les bois, sur les montagnes remplies de rochers, & fleurit au mois d'Avril. On l'estime propre pour appaiser la toux, & pour faciliter l'expectoration. DALE.

ARICYMON, Ἀρικύμον, de la particule augmentative ἀρι, & du verbe κυέω, *concevoir*; qui conçoit aisément. On lit dans Hippocrate *Lib.* περὶ ἐπικυήσιος, ce mot, & Galien le rend dans son *Exeg.* par ἡ ταχέως ἐγκύμων γενομένη, qui conçoit aisément. Ἀρικύμων, est synonyme selon Hesychius, à εὐσύλληπτος, qui a la conception prompte & facile.

ARIDA MEDICAMENTA, Ξηρὰ φάρμακα, médicamens secs, tels que les poudres. Aëtius a fait dans son *Tetrab. II. Serm.* 3. un long chapitre entierement consacré aux collyres secs pour les yeux.

ARIDITAS CORPORIS, *sécheresse du corps.* Voyez *Marasmus.*

La superficie cotoneuse de la sommité des cheveux, lorsqu'ils sont dans cet état où on les prendroit pour poudrés, s'appelle par les Latins *ariditas*, ξηρασία, *Gal. Def. Med.* Il y a encore une occasion où l'on emploie le mot *ariditas.* On dit *ariditas linguæ*; sécheresse de langue; symptome commun à toutes les fievres.

ARIDUM, Ξηρὸν, *ou siccum*, *sec.* Voyez *Siccum.*

ARIDURA, consomption totale des parties du corps. *Aridura* est quelquefois synonyme à *syderatio.* RULAND. JOHNSON.

ARIES, *Belier.* La chair du belier est plus rance, & plus indigeste que celle du mouton, de la brebis & du veau. Voyez *Ovis.*

ARIGEOS, Ἀριγέως, d'α privatif, & de ῥῖγος, *froid*, *sans froid.* C'est en ce sens qu'Hippocrate a employé *arigeos* dans le Traité *de Rat. Vict. in Morb. acut.* Il est dans cet Ouvrage en opposition à ἀθαλπέως, qui vient d'α privatif, & de θάλπος, *chaleur*, *sans chaleur.*

ARILLA, Γίγαρτον, ou *gigarton.* Voyez *Gigarton.*

ARIOBARZANIUM EMPLASTRUM, sorte d'emplâtre dont on peut voir la composition à l'article *Abscessus.* Emplâtre d'ariobarzane.

ARIS, Ἆρις, est rendu par Galien dans son *Exeg.* par οὐ μόνον τὸ ὄργανον, ἀλλὰ καὶ βοτάνη τὶς οὕτως ὀνομαζομένη, » instrument & plante.» Quant à la plante, il y en a qui prétendent que c'est l'*arisarum* ou une espece d'*arisarum.*

ARISARUM, Offic. *Asarum angustifolium Dioscoridis forte*, C. B. Pin. 196. Boerh. Ind. A. 2. 73. Hist. Oxon. 3. 545. *Arisarum angustifolium*, Ger. 686. Emac. 835. J. B. 2. Park. Theat. 375. *Arum humile angustifolium, pistillo longissimo tenui inflexo mucronato*, Herm. Cat. Hort. Lugd. Bat. 60. *Arum Scorzoneræ folio*, Elem. Bot. 130. Tourn. Inst. 160.

Cette plante croît en Italie, & dans la Dalmatie.

C'est, suivant Dioscoride, une petite plante dont la racine ressemble à celle de l'olivier, plus acre que le pié de veau, & qui empêche le progrès des ulceres corrosifs lorsqu'on l'applique en forme de cataplasme. On fait aussi des collyres avec cette racine qui sont très-efficaces dans la cure des fistules. Par le mot de Collyres, Dioscoride entend des tentes. Cette racine corrompt les parties naturelles de quelque animal que ce soit lorsqu'on l'y introduit. DISCORIDE, *Lib. II. cap.* 198.

Elle est chaude, dessicative, incisive, apéritive, détersive, & digestive. DALE, d'après *Galien.*

ARISTA, c'est cette barbe pointue dont les épics de blé sont hérissés. MILLER *Dict.*

ARISTALTHÆA, Ἀριςαλθαία, d'ἄριςος, *excellent*, & de ἀλθαία, *guimauve*. Nom qu'on a donné à la guimauve, à cause de ses propriétés.

ARISTARCHI ANTIDOTUS PAULINA, *Antidote d'Aristarque*, appellé *Paulina*. On trouvera dans Aëtius *Tetrab. II. Serm.* 4. *cap.* 65. la préparation de cet antidote.

ARISTEAS, Medecin de Rhodes, Auteur de ces antidotes dont Myrepsus a fait mention sous le nom d'*acharisti*. Voyez la raison de cette dénomination à l'article *Achariston*.

ARISTI EMPLASTRUM NIGRUM, *Emplâtre noire d'Aristus*, fameux Chirurgien dont Scribonius Largus a fait mention, *c.* 80. Cette emplâtre est la même que celle que les Latins nomment *Tetrapharmacum*.

ARISTIONIS MACHINAMENTUM, Instrument inventé par *Aristion* pour la réduction des luxations; il paroît que cette machine n'étoit autre chose que le *glossocomum* de Nymphiodore, corrigé. ORIBASE, *de Machin.*

ARISTOGENIS MALAGMA, Malagme inventé par Aristogene pour les nerfs & les os. On en trouvera la composition dans Celse, *L. V. c.* 18.

ARISTOLOCHIA, *Aristoloche*. Il y a plusieurs especes de cette plante, dont ceux qui ont écrit de la Botanique ont fait mention.

Aristolochia longa, Offic. & Dod. Lob. J. B. *Longa vera* C. B. PARK. *Altera radice pollicis crassitudine*. Cæsalp. Ἀριςολοχία μακρὰ, Diosc. *Aristolochia longa Italica sive mascula.*

Les racines de cette *aristoloche* sont larges & rondes, quelquefois de la grosseur du poignet & d'un pié de long, sans aucunes fibres, si ce n'est à leurs extrémités: elles poussent plusieurs tiges quarrées à la hauteur de deux piés & davantage, revêtues d'espace en espace ou alternativement de feuilles presque rondes, d'un verd jaunâtre, à peu près semblables à celles du liere ou plutôt de la bryoine: il sort des aisselles des feuilles des fleurs faites en tuyaux fermés embas, ouverts & évasés en haut; coupés en forme de languettes, de couleur purpurine si foncée qu'elle approche du noir; elles sont placées sur des pédicules presque d'un pouce de long & elles font place à un fruit rond, à peu près de la forme d'une poire, de la grosseur environ d'une noix, rempli de semences applaties, minces, noires, & posées les unes sur les autres.

Elle croît en Italie, en Espagne & dans les contrées méridionales de la France. Elle fleurit au mois de Mai.

On appelle cette plante *aristoloche*, parce qu'on estime sa racine excellente pour hâter les vuidanges, *lochia*, ou cette évacuation qui se fait dans une femme, après qu'elle est accouchée & délivrée.

On trouve l'*aristoloche* en Sicile, en Espagne, aux environs de Narbonne en France; on la cultive dans les jardins, en Allemagne. La meilleure est celle dont la racine est d'un tissu fort serré, dure, intacte aux vers, grise à l'extérieur & jaunâtre au dedans.

Aristolochia vera rotunda & major, Offic. *Rotunda*, Matth. Dod. Lob. J. B. *Vera*, Trag. Cam. *Prima*, Cæsalp. *Rotunda vulgatior*, Park. *Rotunda flore ex purpura nigro*, C. B. *Malum terræ*. Gaz. & Larg. *Aristolochium*, Hipp. *Arist. rotunda Italica sive fœmina.*

Paracelse l'appelle la grande racine semblable à la matrice, parce qu'elle ressemble beaucoup à cette partie. On prétend d'ailleurs que sa fleur a aussi la même ressemblance.

La racine de cette *aristoloche* est épaisse & ronde, dure & tubereuse, d'une couleur noirâtre au dehors & jaunâtre au dedans, d'une saveur extremement amere. Ses tiges sont quarrées, foibles & croissent à la hauteur des tiges de la premiere espece. Ses feuilles sont un peu plus rondes & croissent sur des pédicules fort courts, mais qui semblent embrasser les branches. Ses fleurs sont semblables aux fleurs de la précédente, excepté qu'au dedans elles sont d'une couleur purpurine encore plus foncée. Son fruit est aussi à peu près de la même grosseur, mais un peu plus rond. Elle croît dans les mêmes contrées chaudes & fleurit à peu près dans le même tems.

Aristolochia adulterina sive rotunda vulgaris, Offic. & Trag. Cam. *Radix cavâ major*. Dod. Clus. *Cava herbariorum*. Lob. *Fumaria altera*, Matth. *Tuberosa sive bulbosa, radice cavâ, major*, C. B. *Radice cavâ, flore purpurascente*, J. B. *Radice cavâ major, flore carneo*, Park. *Bulbosa spuria flore, purpurea & alba, radice cavâ*, J. G. Volkham. Flor. *Pseudofumaria bulbosa*, *A. Q.* Rivin. *Pistolochia concava*, Fuchs. *Capnos phragmites*. Plin. καπνὸς χελιδόνιας. *Capnos chelidonia*. Lonicer. *Capnos bulbosa, capnicium chelidonium, capnos latifolia, pseudaristolochia, pes gallinaceus.*

Cette *aristoloche* croît naturellement dans les lieux humides & couverts; on la trouve dans les haies, les vignes & les forêts épaisses. On la cueille aussi sur certaines montagnes d'où on la transporte dans les jardins. Sa racine est extremement grisâtre au dehors & d'un jaune foncé au dedans, tout-à-fait creuse & amere au gout.

Aristolochia longua nostras, Offic. *Tenuis*, Koker. Cat. Hort. Med. Harmel. *Longa*. Trag. Matth. *Longa vulgaris*, Cam. *Saracenica*. Ger. Dod. *Clematitis recta*, C. B. *Clematitis vulgaris*, J. B. Arist. *Alterâ radice tenui*, Cæsalp. Ἀριςολοχία κληματῖτις. Dios.

Cette plante ressemble à la vraie *aristoloche* longue en tout, excepté que sa fleur est jaune ou d'un jaune foncé. On la trouve en beaucoup d'endroits, soit en Allemagne, soit en Espagne ou en France. Elle est sauvage en Allemagne: on la trouve dans la campagne, d'où on la transplante dans les jardins, mais on ne s'en sert point.

La racine de cette *aristoloche* est plus petite & plus foible que celle de la premiere espece d'*aristoloche*: elle s'étend & se répand beaucoup plus dans la terre. Ses tiges sont plus fermes & viennent plus droites, & au lieu que les deux premieres especes n'ont qu'une fleur à chaque pédicule, celle-ci en a trois ou quatre; plus petites chacune que la fleur des deux précédentes, mais de la même couleur. Leur fruit est pareillement plus gros & leurs feuilles plus étendues & plus larges.

On a toujours fait beaucoup de cas de l'*aristoloche*. Apulée, *L. de Virt. Herb. cap.* 19. & Oribase *de Herbar. & simpli. virt. L. I. c.* 5. ont dit qu'il étoit impossible à un Medecin de pratiquer son art avec succès, sans le secours de l'*aristoloche*.

Celles dont on fait principalement usage dans les boutiques d'Apothicaires sont l'*aristolochia longa & rotunda*. Toutes les especes de cette plante sont chaudes, dessiccatives, apéritives, subtiles, pénétrantes, mondificatives & consolidantes. On s'en sert particulierement dans les maladies de la tête, des poumons, du foie & de la matrice. Elles dessechent & purgent le cervelet des humeurs froides; elles sont d'une efficacité singuliere dans les épilepsies qui proviennent d'une affection de la matrice. SAM. SCHONBORN. *Man. Med. Pract.*

Elles sont salutaires dans les paralysies & dans les crampes. Elles font évacuer les humeurs grossieres logées dans la poitrine & dans les poumons: mais elles soulagent surtout ceux qui sont attaqués aux poumons, Arnaud de Villeneuve, *L. II. Brev. Pract. Joan. Fernel, L. V. Meth. Med.* Les asthmatiques s'en trouvent bien, *Hier. Reusner. Observ. Med.* 151. Dans les asthmes accompagnés de scorbut & dans les toux violentes, on se trouvera bien de leur usage. Elles fortifient l'estomac, tuent les vers, levent les obstructions du foie & de de la rate, dissolvent le sang coagulé, & emportent les fievres éphémeres. *Joan. Steph. Strobelberg. Remed. Sing. pro Cur. Feb. Introd.* Elles guérissent de l'hydropisie & de la cachexie, elles font revenir les regles suspendues, elles chassent le fœtus hors de la matrice & l'arriere-faix. Si on attache à la cuisse d'une femme la racine d'*aristoloche* longue, elle aura, dit-on, la vertu de hâter sa délivrance, *Lud. Merc. L. III. de mulier. Affect. cap.* 8. *& L. IV. cap.* 3. On s'en sert utilement pour exciter les évacuations nécessaires de la matrice après l'accouchement. Elles calment les douleurs excessives que les femmes nouvellement accouchées sentent à la matrice. Elles nettoyent & guérissent les ulceres internes, les ulceres & les écoulemens invétérés, surtout de la matrice. Elles enlevent les excroissances fongueuses qui se forment aux levres des plaies. Les poudres d'*aristoloches* rongent & emportent les chairs mortifiées, soit dans les ulceres, soit dans les fistules. *Gab. Fallop. L. II. Secret. P. M.* 214. *P. Bayr. L.* 16. *Pr. C.* 5. *Adr. Toll. Comment. ad Prax. Aur. Jo. Stocker, L. I. c.* 16. *Simon Pauli*, avec la seule poudre d'*aristoloche* longue, bouillie dans l'eau de bétoine de Paul & appliquée sur un linge, a consolidé dans l'espace de quelques jours, un ulcere malin qu'un Chirurgien avoit traité sans aucun succès pendant un an entier. Elles purifient la peau, dissipent la gale & les pustules, attirent les matieres peccantes des ulceres & des plaies; & pour cela, il ne faut qu'en appliquer les poudres ou les sucs.

L'*aristoloche* longue a particulierement la vertu de purger les oreilles, de les nettoyer d'ordures & de fortifier l'ouie. *Matth. Grad. Prat. P. I. c.* 34. Elle fait encore percer les abscès internes : elle est bonne contre les poisons & les morsures d'animaux venimeux, *Cicer. de Divinat. cap.* 10. Elle est salutaire dans la peste & elle résiste à la putréfaction, avec autant de force que la myrrhe, *Joan. Vochs. de Colon. Tr.* 1. *de peste. cap.* 14. *M. Unz. Antidot. Pestilent. L. II.* C'est par cette raison qu'on fait entrer les *aristoloches* dans la thériaque. On ordonnera avec succès la poudre d'*aristoloche* ronde dans les cardialgies & dans les maladies de l'estomac & du cœur. Il faut alors l'apprêter avec du sucre rosat, ou la faire prendre dans un œuf poché, ou dans quelqu'autre véhicule convenable. *Joan. Camer. in Hort. Med. p.* 21. « car, dit il, sa racine est très- » amie de l'estomac; elle y restitue la faculté fermen- » tative, elle aide la coction, & elle dissipe avec promp- » titude la malignité des humeurs. » L'*aristoloche* longue est aussi très-énergique contre les maux d'estomac *Gualt. Bruel. in Prax. Med. G. H. Velsch. Phil.* 1. *Exot. Curat. & Observ.* 439. L'*aristoloche* ronde selon Sennert, *L. V. Inst. Med. P. I. S.* 1. *P. IV. & J. Heurn. L. II. Meth. ad Prax. c.* 8. fait percer les abscès internes. Dans l'épilepsie & dans l'apoplexie, sa racine peut entrer dans un clystere. L'eau d'*aristoloche* longue distilée, est bonne dans la goute & pour les crampes; elle calme les tranchées, elle guérit les hydropisies naissantes, la jaunisse, les pâles couleurs, les douleurs de rhumatismes & les fievres. On peut l'employer avec succès dans la fistule à l'anus & dans toutes les maladies qui attaquent les parties de la génération, tant dans les hommes que dans les femmes. L'extrait de la racine d'*aristoloche* ronde est excellent dans les oppressions de poitrine & dans toutes les maladies des poumons. Dans ces cas on ordonnera les pilules suivantes.

Prenez *de la meilleure gomme ammoniaque réduite en poudre, une dragme,*
des fleurs de soufre bien préparées, un scrupule.

Mêlez le tout avec une quantité suffisante d'extrait de l'*aristolochia rotunda vera*, & faites-en soixante-six pilules que vous agiterez dans un vaisseau convenable, avec de la poudre de racine d'iris de Florence.

Le malade en prendra sept à chaque fois; ou

Prenez *de la meilleure gomme ammoniaque réduite en poudre, une dragme & demie,*
de la racine d'aristoloche vraie, ronde, réduite en poudre, une demi-dragme,
des fleurs de soufre, un demi-scrupule;

Mêlez le tout avec une quantité suffisante d'extrait de racines d'aunée & d'*aristoloche* vraie, ronde, dissous dans l'esprit de cuillerée;

Faites-en soixante-six pilules, que vous agiterez dans un vaisseau avec la meilleure poudre de racine de réglisse.

On en donnera sept le matin à jeun.

L'*Aristoloche* écarte & détruit aussi efficacement que le pourroit faire l'angélique, toute corruption & putréfaction, *Jo. Dan. Mylius, L. IV. Antidotar. c.* 3. dans les toux scorbutiques, la décoction d'*aristoloche* ronde, vraie, est d'un très bon usage. Fernel ordonne, *Dispensat. & Meth. Med. L. VII. p. M.* 1246. les pilules faites avec la racine d'*aristoloche*, dans les épilepsies, dans les affections qui privent un membre de ses fonctions, dans les maladies de poitrine & des poumons, dans les toux invétérées, les obstructions du foie & de la rate, les maladies des reins, les suppressions des regles, pour l'expulsion du fœtus mort & de l'arriere-faix. On en recommande l'huile distilée pour faciliter l'accouchement, *Ephem. N. C. Dec.* 2. *An.* 3. *Observ.* 207. Un bouquet d'*aristoloche* provoque les regles : il provoque aussi la sortie du fœtus & de l'arriere-faix, *J. Fernel. L. VI. Meth. M. C.* 9. L'*Aristolochia longa vulgaris*, est une racine merveilleuse pour les hémorrhoïdes aveugles, si on la mêle avec le populeum, *Joh. Wittich. Vade mecum. P. M.* 341. L'*aristoloche* réduite en cendres & appliquée aux hémorrhoïdes, en suspend l'écoulement, *J. Matth. Grad. Pract. c.* 2. *p.* 20. La quintessence d'*aristoloche* ronde, guérit toutes les plaies simples dans l'espace de vingt-quatre heures, & en moins de tems encore. Dans ce cas ses effets sont si prodigieux, qu'ils semblent surpasser les forces de la nature. Elle guérit de même les plaies profondes & compliquées si promptement, qu'on prendroit la guérison plutôt pour un miracle que pour une cure. On l'ordonne avec succès à ceux qui sont tombés d'une hauteur considérable, ou qui sont dans un état de langueur, de même qu'aux personnes qui ont quelques plaies internes. Elle est discussive, & elle résout les concrétions grumeleuses de sang dans l'estomac, ou dans quelque autre partie du corps que ce soit. *Barthol. Zorn. Botanolog.*

On trouve dans Apulée une recette bien extravagante pour desenchanter ceux à qui on a noué l'éguillette, ou qu'on a rendus impuissans. Elle consiste en plusieurs cérémonies superstitieuses, & à laver l'ensorcelé avec une décoction de ce qu'il appelle *Léontipodion*, & à le fumiger ensuite avec de l'*aristoloche*.

La Serpentaire de Virginie est aussi une espece d'*aristoloche*. Voyez *Serpentaria Virginiana*.

L'*aristoloche* donne, par l'analyse chymique, beaucoup de liqueur acide, de l'huile, de la terre, un peu d'esprit urineux & du sel concret non volatil. Ses sels fixes ne teignent point en jaune la solution du sublimé corrosif; d'où nous pouvons conjecturer que les sels de l'*aristoloche* seroient à peu près les mêmes que le sel de corail, si on versoit dessus un peu plus d'acide que le corail n'en peut prendre.

On trouve aussi que le sel d'*aristoloche* contient une petite quantité de sel ammoniac, enveloppé dans une grande quantité de soufre. TOURNEFORT.

ARISTON, Ἄριστον, *dîner*; ἀριστᾶν, *dîner*. Ce terme se prend dans Hippocrate par opposition à μονοσιτέειν, manger une fois par jour; c'est-à-dire, *Lib.* περὶ ἀρχ. ἰητρ. *souper*. Ceux qui font deux repas par jour, prennent leur *ariston*, ou *dîner*, trois heures après le lever du Soleil.

ARISTON MAGNUM ET PARVUM; ce sont des remedes contre la phtysie, les douleurs de ventre, accompagnées de fievre, &c. selon Avicene.

ARISTOPHANEION, Ἀριστοφάνειον. C'est le nom d'une emplâtre émolliente composée de quatre livres de poix, de deux livres d'*apochyma*, (Voyez *Zopissa*) d'une livre de cire, d'une once d'opopanax, & d'une demi-pinte de vinaigre. Gorræus, d'après *Paul Eginete*, *Lib. VII. cap.* 17.

RITHMOS, Ἀριθμὸς, *nombre*. Hippocrate entend, *Lib. de Rat. Vict. in Morb. acut.* par ἀριθμοὶ τῶν νοσημάτων, les différences numériques des maladies dans un individu; différences numériques dont les Cnidiens se servoient pour nombrer & distinguer les maladies. Voici le passage en entier: Ἔνιοι δὲ ἀριθμὸς ἑκάστου τῶν νοσημάτων σάφα ἐθέλοντες φράζειν οὐκ ὀρθῶς ἔγραψαν; « Quelques-uns se sont efforcés de nous » donner des idées claires des nombres, ou des diffé» rences numériques des maladies: mais ils se sont » lourdement trompés. » Cet endroit assez obscur par lui-même, me paroît avoir été bien entendu par Erotien: il prétend que dans cet endroit d'Hippocrate, ἀριθμὸς, est synonyme à ὀνόματα; c'est-à-dire, que les différences numériques ou les noms des maladies, c'est la même chose. En effet, si on considere attentivement le passage que nous venons de citer, si on le rapproche de quelques autres du même Auteur, surtout si on vient à le conférer avec ce qu'Hippocrate ajoute ensuite, on ne pourra gueres se dispenser d'approuver l'interprétation d'Erotien. Immédiatement après le passage cité, Hippocrate ajoute: μὴτ' ὦυτὸ δὲ νόσημα δοκέειν εἶναι ἢν μὴτ' ὦυτὸ ὄνομα ἔχει: « ne prenez point une » maladie pour la même qu'une autre, à moins qu'el» les n'aient l'une & l'autre le même nom.

ARL

ARLADA, ARLADAR, *Réalgal brûlé ou calciné*. Castelli.

ARLES CRUDUM; ce mot signifie dans Paracelse des gouttes qui tombent au mois de Juin, surtout pendant la nuit, qu'il appelle autrement *hydatis*. Paracelse, *de Grad. & Comp.*

ARM

ARMALA, ou HARMALA, ou HARMELA, dans Paul Eginete, *L. VII.* rue sauvage. Voyez *Harmela*.

ARMARIUM UNGUENTUM, Ὁπλόχρισμα. Voyez *Hoplochrisma*.

ARMATURA; en Arabe, *Abges*; en Grec, *Amnios*. Voyez *Amnios*. Castelli.

ARME, Ἄρμη, d'ἀρω, *adapter*, *consolider*. Ce terme signifie en général, consolidation d'une blessure. Mais Galien l'applique par métaphore dans son *Exeg.* aux sutures de la tête. Ἄρμη signifie, selon Hesychius, la réunion, l'arrangement mécanique des parties du corps.

ARMENA, Τὰ ἄρμενα; ce sont dans Hippocrate tous les instrumens avec tout le reste de l'appareil nécessaire pour une opération de Chirurgie. Dans le Traité, *de Rat. Vict. in Morb. Acut.* τὰ ἄρμενα, c'est l'appareil nécessaire pour prendre les bains. Et Hesychius rend τὰ ἄρμενα en général par τὰ πρός τι ὑποκείμενον πρᾶγμα ἐπιτήδεια: « tout ce qu'il est nécessaire de préparer pour l'exécution de quoi que ce soit que nous nous proposions.

ARMENA BOLUS. Voyez *Bolus*.

ARMENIACA MALUS, *Præcocia*, Offic. *Armeniaca malus major*, Ger. 1260. Emac. 1448. *Armeniaca, malus Armeniaca*, Mont. 37. *Malus Armeniaca major*, Park. Parad. 579. Jons. Dendr. 74. *Armeniaca mala majora*, C. B. Pin. 442. J. B. 1. 167. Raii Hist. 2. 1514. *Mala Armeniaca*, Chab. 11. *Armeniaca fructu majori, nucleo amaro*, Tourn. Inst. 623. Elem. Bot. 495. *Armeniaca malus, fructu majori ex luteo rubescente*, Herm. Cat. Hort. Lugd. Bat. 59. Boerh. Ind. A. 2. 242. *Abricotier*.

Cet arbre est trop connu pour qu'il soit nécessaire d'en donner une description fort étendue. Ses feuilles sont larges, rondes & pointues; ses fleurs plus grandes que celles du prunier, & d'une couleur blanche. Il porte un fruit rond, un peu applati sur les côtés, sillonné dans sa longueur, de couleur jaune mêlée de quelque peu de rouge: il se détache aisément lorsqu'il est mûr de son noyau qui est lisse, de même que celui de la prune, applati, avec trois filets durs & raboteux d'un côté, dans lequel on trouve une amande un peu amere. Il fleurit au mois de Mars & d'Avril, & son fruit n'est mûr que vers le milieu de l'été.

On fait peu d'usage des *abricots* dans la Medecine: mais on les mange de même que les autres fruits d'été. Leur chair est tendre & fort agréable au gout. On les confit pour l'ordinaire, & l'on fait avec leurs amandes, qu'on met infuser dans l'eau-de-vie, le célebre cordial qu'on appelle Ratafia. Miller, *Bot. Offic.*

Il y a trois sortes d'*abricots*, à ce que prétend Lemery. Les premiers sont charnus, presque ronds, croissans à la grosseur d'une petite pêche, applatis sur les côtés; d'un côté rougeâtres, & de l'autre jaunâtres. Leur chair est tendre, agréable & d'une bonne odeur; elle renferme un noyau assez dur & applati, dans lequel on trouve une amande amere.

Les seconds ne different des premiers qu'en ce qu'ils ont une couleur un peu plus blanche, & que l'amande de leur noyau est douce.

Les troisiemes enfin sont plus petits que les autres, moins agréables au gout & d'une couleur jaunâtre. Ces derniers naissent sur un arbre qui n'a point été cultivé comme celui des autres *abricots*. On doit choisir les *abricots* charnus, gros, colorés & d'un bon gout.

Ils humectent, excitent l'appétit, poussent par les urines; ils sont cordiaux, pénétrans, & facilitent l'expectoration. L'infusion des *abricots* est estimée propre pour appaiser les ardeurs de la fievre. On dit aussi que l'amande du noyau d'*abricot* tue les vers.

Les *abricots* remplissent l'estomac de vents, & s'y corrompent aisément; c'est pourquoi on en doit user sobrement.

Ils contiennent une médiocre quantité d'huile & de sel essentiel, & beaucoup de phlegme.

Ils conviennent dans les tems chauds aux jeunes gens qui ont un bon estomac, & qui sont d'un tempérament bilieux & sanguin.

Les *abricots* sont des fruits fort agréables au gout, & dont on se sert plutôt pour le plaisir que pour la santé. Ils humectent & rafraîchissent, parce qu'ils contiennent beaucoup de phlegme, chargé d'un sel acide propre à calmer le mouvement violent des liqueurs. Les *abricots* excitent encore l'appétit, à cause de ce sel acide qui picote légerement les parois de l'estomac.

On doit cependant se défier de cet aliment; car il contient un suc visqueux & épais, qui cause quelquefois dans les premieres voies, des vents & des crudités.

On confit les *abricots* pour les rendre plus agréables, & pour les conserver plus long-tems. Ils produisent de cette maniere moins de mauvais effets, parce que le sucre & la coction ont raréfié leur phlegme visqueux. Ils sont aussi plus pectoraux que les *abricots* crus, parce qu'outre les parties huileuses & embarrassantes qu'ils contiennent déja naturellement, le sucre dans lequel ils sont confits leur en fournit encore d'autres propres à adoucir les acretés de la poitrine.

On peut tirer par expression de l'amande du noyau de l'*abricot* une huile qui est propre pour les tintemens d'oreille, la surdité, & pour adoucir les hémorrhoïdes. Lemery, *Traité des aliments*.

Les fruits d'été sont extremement pernicieux lorsqu'ils ne sont pas murs & qu'on les mange crus, & sont capables de causer différentes maladies; rien au contraire n'est plus salutaire ou médicinal lorsqu'ils sont parfaitement mûrs ; car ils contiennent un suc savoneux capable de détruire les obstructions. Comme il est rare dans notre climat qu'ils acquierent une parfaite maturité, il est plus prudent de les faire bouillir, de les cuire au four ou de les confire ; car la chaleur augmente leur maturité & détruit l'élasticité de l'air qu'ils contiennent, lequel est quelquefois nuisible à l'estomac.

ARMENUS LAPIS, *pierre d'Armenie.*

Lapis Armenus, Offic. Calc. Muf. 468. Geoff. Prælect. 76. Schrod. 346. Worm. 66. Charlt. Foff. 27. *Lapis Armenus Officinarum*, Woodw. Att. Tom. I. p. 195. n°. 26. *Lapis Armenus*, Boet. 292. Matth. 1352. *Armenium*, Schw. 366. Aldrov. Muf. Metall. 351. *Azurum, sive caruleum fossile*, Mer. Pin. 218.

La *pierre d'Armenie* est une pierre opaque qui a des taches vertes, bleues & brunes ; elle est polie, semée de petits points d'or, comme la pierre d'azur dont elle differe un peu, en ce qu'elle se met aisément en poudre. On les trouve souvent dans la même terre, c'est pourquoi quelques-uns se servent indifféremment de l'une ou de l'autre.

Elle a les mêmes vertus que la pierre d'azur, si ce n'est qu'elle purge plus fortement par haut & par bas ; c'est pourquoi on la recommande dans les mêmes maladies. La dose est depuis six grains jusqu'à un scrupule. Extérieurement elle déterge avec une légere acrimonie & un peu d'astriction. On s'en sert rarement en Medecine.

Les Peintres ont coutume d'en préparer une très-belle couleur bleue, tirant sur un verd agréable. Geofroy.

Alexandre de Trulles préfere la *pierre d'Armenie* à l'hellebore-blanc, en qualité de purgatif dans les maladies de mélancolie.

ARMERIA, *Lychnis flore laciniato*, Mont. Ind. 37. *Armerius pratensis*, Ger. 480. Emac. 600. *Armerius sylvestris*, Merc. Bot. 1. 21. Phyt. Brit. 10. *Armoraria pratensis mas*, Mer. Pin. 11. *Lychnis plumaria sylvestris simplex*, Park. Parad. 253. Raii. Hist. 2. 1000. Synop. 3. 338. *Lychnis pratensis flore laciniato simplici*, Hist. Oxon. 2. 537. Tourn. Inst. 336. Elem. Bot. 281. Boerh. Ind. A. 213. Dill. Cat. Giff. 69. Rupp. Flor. Jen. 92. Buxb. 200. *Caryophyllus Pratensis, laciniato flore simplici, sive flos Cuculi*, C. B. Pin. 210. *Flos Cuculi, Odontis quibusdam*, J. B. 3. 347. *Flos Cuculi, Odontitis Plinii*, Chab. 445. *Attrape-mouches.*

Elle croît dans les lieux humides, & fleurit au mois de Mai ; on employe ses fleurs dans la Medecine. On l'estime propre contre les morsures & piquures des bêtes venimeuses & contre le poison. Dale.

ARMILLA, *ligament du poignet.* C'est ce ligament circulaire qui embrasse en formant un cercle dans la région du carpe, toute la multitude des tendons qui servent à la main. Comme il est assez facile de le diviser en plusieurs autres ; il y a des Auteurs qui le distribuent en deux, l'un qui environne le dedans du carpe ; qui est fort large, & qui rapproche tous les tendons des muscles fléchisseurs ; l'autre qui est placé sur la partie supérieure du carpe, & qu'on divise en six autres plus petits attachés les uns aux autres, & entortillés autour des muscles extenseurs, sur lesquels ils sont arrangés, comme autant de bagues. Castelli.

ARMONIACUM ou AMMONIACUM. Voyez *Ammoniacum.*

ARMORACIA, Offic. Schrod. *Raphanus sylvestris*, Ger. 185. Emac. 240. *Rapistrum album articulatum*, Park. Theat. 863. Raii. Hist. 1. 805. *Rapistrum flore albo, siliquâ articulata*, C. B. Pin. 95. *Rapistrum flore albo*, Mer. Pin. 103. *Rapistrum flore erucæ foliis*, Merc. Bot. 1. 64. Phyt. Brit. 103. *Rapistrum flore albo striato*, Chab. 273. *Raphanistrum flore albo striato, siliquâ articulatâ, striatâ minore*, Hist. Oxon. 2. 266. Tourn. Inst. 230. Elem. Bot. 197. Boerh. Ind. A. 2. 21. Dill. Cat. Giff. 116. *Raphanistrum siliquâ articulatâ glabrâ, majore & minore*, Raii Synop. 3. 296. *Raifort sauvage.*

Cette plante croît dans les blés & fleurit en Juin. On se sert de sa racine ; elle échauffe & desseche ; elle divise les concrétions mucilagineuses & tartareuses. Elle atténue, elle résout, elle leve les obstructions des visceres ; elle est diurétique, lithontriptique, & antiscorbutique. Dale, *d'après Schroder.*

ARMORUM PUGNA, *combat des armes.* Partie de la Gymnastique. Cette sorte d'exercice, dit Oribase d'après Antyllus, n'étoit point en usage chez les Anciens, comme un remede ; mais les Romains l'inventerent à dessein de perfectionner parmi eux l'art militaire ; & il fait maintenant partie de la Gymnastique.

Celui qu'on suppose se préparer à combattre, prend ses armes, s'habille en guerrier, & se met aux prises avec un adversaire, ou se bat contre un pilier.

Cet exercice est propre à rendre le corps plus souple & à augmenter l'embompoint. Il tend à donner de la légereté, & à relâcher les chairs ; il fait mal à la tête, qui doit souffrir d'être toujours enfermée sous un casque ; dont la pesanteur ne peut manquer de lui être incommode. Quels autres avantages en peut-on encore attendre ? La liberté & l'étendue de la respiration, & la fermeté du corps & de la santé ; car on remarque que ceux qui sont accoutumés à cet exercice, suffisent à ceux qui demandent le plus d'haleine & de force. Oribase, *Med. Coll. Lib. 6. cap. 36.*

ARMUTHEUS LAPIS, par corruption, pour *Armenius lapis*, par *Nechepsus.* Aetius, *Tetrab. I. Serm. 2. cap. 47.* Voyez *Armenius lapis.*

ARN

ARNABO ou ZEDOARIA. Voyez *Zedoaria.*

ARNACIS, Ἀρνακίς. On lit ce mot dans Hippocrate ; περὶ ἐπικυήσιος ; c'est la peau d'un agneau avec la laine.

ARNALDIA, c'est le nom d'une maladie longue, maligne & chronique, accompagnée ordinairement d'apoplexie ; d'où l'on pourroit conjecturer que c'est une espece de maladie vénérienne ; elle étoit jadis fort commune en Angleterre. Blancard.

ARNICA, espece de Doronicum. Voyez *Doronicum.*

ARNOGLOSSUM, Ἀρνόγλωσσον, d'ἀρν, *agneau*, & de γλῶσσα, *langue* ; *Langue d'agneau* ou *Plantain.* Voyez *Plantago.*

ARO

AROEIRA, espece de Lentisque. Voyez *Lentiscus.*

AROHOT, *mercure.* Ruland.

AROMA, ἄρωμα ; en général tout ce qui est odorant & d'un gout un peu acre ; mais il signifie quelquefois la myrrhe.

AROMATICA, Ἀρωματικά, d'ἄρωμα, *aromatiques* ; épithete que l'on donne à tout ce qui est odorant & acre ; soit épices, soit herbes, fleurs, semences, graines ou racines. On remarquera que les aromates, ou épices préservent les substances animales de la putréfaction ; & que la Providence en a pourvu abondamment toutes les contrées chaudes, où les habitans en font un grand usage, pour remedier apparemment à cette tendance spontanée à la putréfaction qui provient de l'excessive chaleur.

Poudre de roses aromatique.

Prenez *des roses rouges mondées, quinze dragmes,*
de la réglisse, sept dragmes,
de la meilleure canelle, cinq dragmes,
du bois d'aloès, } *de chaque trois dragmes.*
du sandal citrin,

des gommes arabiques, *adraganth,* *du girofle,* *du macis,* } *de chaque deux dragmes & demie.*

du spicnard Indien, *de la noix de muscade,* *du petit cardamome,* *du petit galanga,* } *de chaque une dragme & demie.*

Mêlez le tout & faites-en une poudre selon l'art.

On se sert de ce remede dans les cas où l'estomac est surchargé de matieres aqueuses. Il contribue à la coction des alimens, il prévient la putréfaction, il remet les fibres relâchées de l'estomac dans leur ton naturel, il dissipe la foiblesse de ce viscere; il rend l'appétit, il fortifie le bas-ventre, & les organes qui servent à la digestion. Si l'estomac est distendu par des flatulences, il les dissipe; il chasse les nausées; en un mot ceux qui ont l'estomac dérangé s'en servent avec beaucoup de succès; il réveille les convalescens, & tous ceux qui ont été tourmentés de quelque longue maladie, lorsque cette maladie vient enfin de cesser. ZWELFER, *Not. in Pharmac. August.*

* On donne le nom générique d'*aromates* aux végétaux qui sont pourvus d'une huile & d'un sel acre qui par leur union forment une substance savonneuse qui est le principe de l'odeur & du gout acre, stimulant & échauffant qu'on y découvre. Tels sont le cardamome, le clou de girofle, la canelle, le poivre, le gingembre, le macis, &c. Si dans les cas où la bile a perdu sa force & son énergie, où les fibres de l'estomoc sont relâchées, les *aromates* sont d'un grand secours; ils sont aussi très-nuisibles dans les dispositions contraires, par l'impétuosité du mouvement qu'ils occasionnent dans les humeurs qui en ont déja un trop violent; dans l'hydropisie l'absinthe en facilitant l'écoulement des eaux, en relevant le ton & le ressort des vaisseaux affoiblis, en divisant & incisant les humeurs muqueuses, est un excellent remede: mais dans les fievres inflammatoires, elle feroit certainement beaucoup de mal en augmentant le mouvement, le dessechement & l'acrimonie des humeurs.

AROMATITIS, Ἀρωματῖτις, *aromatite*; pierre précieuse d'une substance bitumineuse, fort ressemblante par la couleur & l'odeur à la myrrhe, qui lui donne son nom. On la trouve en Egypte & en Arabie. GORRÆUS.

AROMATOPOLA, Ἀρωματοπώλης, d'ἄρωμα, *épice*, & de πωλέω, *vendre*; *Droguiste*, *Epicier*. BLANCARD.

ARON, Ἄρον. Voyez *Arum*.

ARONIA, *Mespilus Aronia*, Offic. *Mespilus Aronia, Azarolus*, Mont. Ind. 48. *Mespilus Aronia*, Ger. 1265. Emac. 1454. *Mespilus folio laciniato, spinosa fructu majori esculento*, Raii Hist. 2. 1458. *Mespilus Aronia veterum*, J. B. 1. 67. Chab. 3. *Mespilus Aronia sive Neapolitana*, Park. Theat. 1423. *Mespilus apii folio laciniato*, C. B. Pin. 453. Jonf. Dendr. 44. Boerh. Ind. A. 2. 256. Tourn. Inst. 641. Elem. Bot. 503. *espece de Nefflier.*

Les Curieux & les Fleuristes le sement en Mai dans leurs Jardins. On se sert de son fruit. Il resserre modérément. DALE.

AROPH *de Paracelse*. Ce sont des fleurs préparées avec beaucoup d'art, d'une maniere chymique, par la sublimation de la pierre hématite, & du sel ammoniac, en parties égales; ou ce mot ne signifie autre chose que du safran & du pain humectés de vin, & renfermés dans un vaisseau bien exactement fermé, pour être distilés après avoir séjourné quelques jours dans le fiente de cheval. Paracelse parle encore ailleurs de son *aroph*, comme d'une chose préparée par la distilation, & qui avoit la vertu d'anéantir les fonctions des reins. *De Vir. Memb. Lib. II cap.* 10. Ce mot est synonyme à *Mandragore*. Ruland. Johnson. D'autres prétendent que c'est un terme d'art inventé par Paracelse, pour signifier une espece de remede lithontriptique, auquel ils donnent encore le nom d'*aroma Philosophorum*. HELMONT, *de Lithiasi. cap.* 7. *N°.* 14.

A R Q

ARQUATA, nom d'un oiseau dont Aldrovandi fait mention. Oppian lui donne le nom de τροχίλος, *le roitelet*.

ARQUATUS MORBUS ou ICTERUS. Voy. *Icterus*.

ARQUEBUSADE (eau d') *aqua sclopetaria*. Voyez *Aqua*.

A R R

ARRAPHON, Ἄῤῥαφον, d'α privatif, & de ῥάπτω, *coudre*; *sans suture*. On donne cette épithete au crane, lorsqu'il est naturellement sans suture. Il arrive ordinairement aux personnes qui ont la tête ainsi conformée, d'être tourmentées d'un mal de tête incurable & continuel.

ARRHEN, ARSEN, Ἄῤῥην, ἄρσην, *mâle*.

ARRHOEA, Ἀῤῥοια, Ἀῤῥοίη, d'α privatif, & de ῥέω, *fluer, couler*; cessation d'un flux ou d'un écoulement. Hippocrate applique ce mot à la suppression des regles. Ἀῤῥοία est synonyme dans l'*Exegesis* de Galien à ἐποχὴ ἐμμηνίων, suppression de l'écoulement menstruel.

ARRHOSTIA, Ἀῤῥώστημα, Ἀῤῥωστία, d'α privatif, & de ῥώννυμι, être en bonne santé; *infirmité, foiblesse*: il signifie quelquefois aussi maladie, comme dans les *Aphoris.* 2. 31. & 3. 5.

ARRHYTHMUS, Ἄῤῥυθμος. Voyez *Arythmus*.

A R S

ARSACUM ou ACRAI. Voyez *Acrai*.

ARSALTOS ou ASPHALTOS. Voyez *Asphaltos*.

ARSANEK, *Arsenic sublimé*. JOHNSON.

ARSATUM ou ACRAI. Voyez *Acrai*.

ARSENICUM, *Arsenic*. Il y a de trois sortes d'*arsenic*:

Arsenicum album, Offic. Ind. Med. 15. *Arsenicum factitium album*, Aldrov. Mus. Metall. 354. *Arsenicum*, Mont. Exot. 12. *Arsenicum album seu crystallinum*, Schrod. 3. 498. *Arsenicum album*, *Risagallum*, *quibusdam Realgar*, Worm. Mus. 29. Charl. Foss. 13. *Arsenic blanc.*

Arsenicum flavum, Offic. *Arsenicum factitium flavum*, Aldrov. Mus. Metall. 358. *Arsenicum citrinum seu flavum*, Schrod. 3. 498. *Arsenicum citrinum*, *Pharmacopolis*. *Arsenic jaune.*

Arsenicum rubrum factitium, Offic. Woodw. Att. 2. P. 1. p. 50. *Arsenic rouge*. DALE.

L'*arsenic*, proprement dit, est une substance que l'on retire d'une certaine mine de Saxe, que l'on appelle Cobolt. Il y a de trois sortes d'*arsenic*, le crystallin, le jaune & le rouge. Comme l'origine de l'*arsenic*, & la maniere de le faire n'est connue que de peu de personnes, il ne sera pas hors de propos d'exposer ici ce que c'est que le Cobolt, comment on retire l'*arsenic* & les autres substances qui sont cachées dans cette mine, & qu'elles sont les especes d'*arsenic* factice.

Le Cobolt, *Cobaltum*, Off. German. *Cadmia Metallica, agricolæ*, est un corps que l'on retire de la terre, pesant, dur; presque de couleur noire, fort ressemblant à l'antimoine & à quelques Pyrites; qui répand une odeur de soufre, puante, lorsqu'on l'allume parmi les charbons; qui participe très-souvent du cuivre, & quelquefois de l'argent. On en retire abondamment en Saxe assez près de Goslar, & dans les mines de Schnaberg; en Boheme dans les mines de la Vallée de Joachim; & en Angleterre, dans les montagnes Mendip-hills. Sa vertu est si corrosive que souvent il ulcere les mains & les piés des Mineurs qui n'ont pas soin de les couvrir. C'est un poison mortel pour toute sorte d'animaux.

On retire de ce Cobolt l'*arsenic* crystallin, le jaune & le rouge. On en fait aussi une drogue appellée *zaffera*, qui sert aux Potiers pour donner une couleur bleue à leurs vaisseaux de terre; & un émail bleu que l'on appelle *smaltum*, dont les Peintres & les femmes se servent beaucoup avec de l'amydon pour préparer leurs toiles. Kunckel expose de la maniere suivante la façon de faire ces préparations, dans son Traité de faire du verre. On place le Cobolt dans un fourneau de reverbere fait exprès pour la calcination, de maniere que la flamme puisse passer légerement dessus la mine & l'allumer. Quand elle est allumée il s'éleve une flamme bleue, avec une abondante fumée blanche, qui est reçue à la voute du fourneau, & qui passe dans un tuyau fort grand & fort large, fait de planches & long de plus de cent brasses; à l'extrémité duquel elle sort dehors. La plus grande partie de cette fumée s'attache aux planches du tuyau sous la forme d'une suie blanche. Tous les six mois des Ouvriers entrent dans ce canal, ils le balayent, & ramassent cette suie, dont ils font ensuite l'*arsenic* crystallin, le jaune & le rouge.

L'*arsenic* crystallin se fait seulement avec la suie que l'on sublime dans des vaisseaux de fer, en une substance qui est tantôt crystalline & transparente, tantôt blanche, opaque & brillante comme l'émail blanc, & même quelquefois parsemée de veines d'un rouge pâle, & de veines crystallines, selon le différent degré du feu.

L'*arsenic* jaune se fait avec la même suie que l'on sublime avec du soufre commun, dont on mêle dix livres avec cent livres de cette suie. Il se forme de petites masses jaunes comme du soufre, pesantes, brillantes, qui ne sont pas tout-à-fait opaques, fragiles, & nullement friables. On distingue facilement l'*arsenic* jaune de l'orpiment qui est formé en masses de couleur d'or, brillantes, qui se fendent aisément, qui sont comme du talc, & très-friables. D'ailleurs l'orpiment s'allume & s'enflamme sur les charbons ardens; ce qui n'arrive point à l'*arsenic* jaune. L'*arsenic* rouge se fait avec le même mélange de soufre & de suie, que l'on sublime avec une petite partie d'un certain minéral de cuivre, que l'on appelle écume de cuivre. Il se forme des masses pesantes, de couleur de cinabre, luisantes, mais opaques.

Quand on a calciné le Cobolt, & que l'on en a fait évaporer la suie *arsénicale*, on le pile & on le calcine derechef: on le pile encore une fois, & on le calcine encore; ce que l'on répete plusieurs fois, jusqu'à ce qu'il soit parfaitement calciné. Alors on le réduit en une poussiere très fine, & on le mêle avec deux ou trois fois autant de cailloux ou de pierres blanches bien pulvérisées: on l'humecte avec un peu d'eau, & on le met dans des tonneaux, où il forme une masse compacte & dure en très-peu de tems. C'est ce que l'on appelle *zaffera*, dont se servent les Potiers, les Vitriers, & les Emailleurs.

Si l'on fait fondre ensemble deux parties de Cobolt calciné sur une partie de cendres gravelées, & trois ou quatre de sable, il se forme une masse de verre opaque d'un bleu obscur, que l'on réduit en une poussiere bleue très-fine, par le moyen d'une meule. C'est-là ce que l'on appelle l'émail bleu, dont se servent les Peintres & les femmes avec de l'amydon, pour préparer leur linge.

L'*arsenic* est composé d'un sel acide, d'une certaine substance mercurielle ou métallique, & d'une petite partie de soufre. Son gout corrosif montre assez qu'il y a un sel acide; & d'ailleurs une portion de l'*arsenic* se dissout dans l'eau. La substance métallique qui est dissoute & cachée dans l'*arsenic* devient manifeste, si on le mêle avec du savon, du suif, de l'huile, ou quelqu'autre corps gras; & si on le distile ensuite, il se sublime par la force du feu au col de la cornue, comme l'antimoine, sous une forme métallique. La portion sulphureuse de l'*arsenic* est si petite qu'elle ne s'enflamme pas sur les charbons ardens. Le Cobolt contient à la vérité beaucoup de soufre; mais par la déflagration & la calcination, il a été séparé des parties *arsénicales*, & s'est dissipé presque entierement dans l'air. On conjecture seulement par l'odeur, qu'il reste un peu de soufre dans l'*arsenic*.

L'*arsenic* est très-volatil, il l'est tellement que si l'on en met un morceau dans un creuset sur les charbons, il se résout très-promptement en une fumée blanche, de sorte qu'il ne reste plus rien dans le creuset. Si on le fond avec du cuivre, ou que l'on en fasse la cémentation ou la stratification, il lui donne la couleur de l'argent, & il le rend moins ductile; c'est pourquoi cette couleur n'étant que passagere, cette préparation est inutile.

L'*arsenic* est un très-puissant corrosif, & on le place parmi les plus violens poisons. Pris intérieurement, il excite différens symptomes, soit communs à tous les autres poisons corrosifs, comme l'anxiété, la lipothymie, la palpitation, un abbatement subit, la perte des forces, la stupidité, le délire, les mouvemens convulsifs, la paralysie, l'ardeur, & l'érosion de la gorge, la soif, la fievre, le vomissement, les tranchées dans le ventre, les sueurs froides; soit des symptomes propres & particuliers, comme ceux de l'estomac, qui n'est pas tant rongé qu'il est rendu mince: de sorte que ses membranes en beaucoup d'endroits paroissent à peine surpasser en épaisseur les feuilles de pavot, tandis que les intestins se trouvent rongés & percés: le corps s'enfle tout à coup, & il est sphacélé, après la mort il est pourri promptement, & surtout les parties de la génération dans les hommes. Mais si la mort ne vient pas tout à coup, il survient des fievres hectiques, la phthisie, la paralysie, le tremblement, & quelquefois l'aliénation de l'esprit. Quelques-uns vantent le crystal de roche bien pulvérisé & alkoholisé, comme un contrepoison spécifique contre l'*arsenic*; mais la boisson abondante & fréquente de lait, d'huile, de bouillon, me paroît plus sure, tandis que le poison est encore dans les premieres voies; mais s'il a passé dans le sang, alors la thériaque, l'orviétan, la pierre de bezoard, la poudre de vipere, la racine de contrayerva, & les autres remedes confortatifs & alexiteres, & enfin la diete de lait, sont les remdes qu'il faut employer.

Quoique l'*arsenic* soit un puissant poison pour les hommes & pour les animaux; cependant quelques-uns le vantent pour guérir les fievres intermittentes; mais de quelque maniere qu'on le prépare, on diminue seulement sa vertu nuisible; mais on ne la détruit pas entierement. Au lieu d'être un remede puissant, il devient un poison lent, presque toujours suivi de funestes symptomes, dès que l'on en a fait usage. Nous regardons donc l'*arsenic* comme un remede pire que la fievre intermitente elle-même que l'on veut guérir. De toutes ces préparations tant vantées chez les Auteurs, nous n'en reconnoissons qu'une d'utile pour l'extérieur. La voici:

Prenez *d'antimoine cru*,
soufre jaune,
arsenic *crystallin*, } *de chacun deux onces*,

Réduisez-les en poudre, & mettez-les dans une cucurbite de verre.

Faites-les fondre à un feu de sable bien doux, comme de la poix: alors retirez le feu, laissez refroidir, il se forme une masse d'un rouge obscur. Gardez-la pour l'usage.

Ce remede qui ne s'emploie qu'à l'extérieur, est un caustique doux. On le croit capable d'attirer le venin du centre à la circonférence, comme l'aimant fait le fer, ce qui lui a fait donner le nom d'*aiman arsénical*. On l'emploie dans les bubons vénériens, avec l'emplâtre appellée le *grand diachylon*. On l'emploie aussi dans l'emplâtre magnétique d'Angelus Sala, & on le recommande pour faire mûrir & ouvrir les bubons pestilentiels : on croit qu'il attire le virus pestilentiel du centre à la circonférence. Il est aussi fort bon pour les écrouelles : il les ouvre, les mondifie, & les ferme, sans qu'il soit nécessaire de se servir d'aucun autre onguent. Geoffroy.

Après avoir rapporté l'opinion de Geoffroy sur l'usage interne de l'*arsenic*, il n'est pas besoin que j'avertisse les jeunes Medecins de se méfier du conseil de Pitcairn, qui veut qu'on donne l'*arsenic* intérieurement dans la dyssenterie, & de celui de Zacutus Lusitanus qui en ordonne l'usage dans les lavemens pour la même maladie.

* Non-seulement l'usage interne de l'*arsenic* doit être absolument banni de la Medecine : mais je crois même qu'on ne l'emploie gueres quoiqu'extérieurement avec impunité. Il en est presque toujours repris une portion par les vaisseaux absorbans, qui étant portée dans la masse des humeurs ne peut manquer, quelque petite qu'elle soit, de se manifester bien-tôt par ses fâcheux effets. Des observations trop souvent réitérées confirment ce sentiment. On peut lire dans Degner, *Dyssent. p.* 214. l'exemple qu'il cite de deux Soldats, qui s'étant frottés le corps avec une décoction où il entroit de l'*arsenic* pour dissiper une gale dont ils étoient attaqués, furent tourmentés par une fievre ardente accompagnée de l'inflammation des parties de la génération, que la gangrene suivit de près, & dont ils ne se rechapperent qu'avec des peines & des soins infinis.

Le realgal est encore appellé *arsenic* & sandaraque. Voy. *Realgar*.

ARSIORA, *Céruse*. Jonhson.

ART

ARTABA, 'Αρτάβη, mesure Egyptienne des substances solides. Elle contenoit à peu près un boisseau & un quart de boisseau.

ARTANECK, ARTANECH, *Arsenic*. Ruland.

ARTEMISIA, *Armoise*, est une plante célebre dont voici les différentes especes.

Artemisia, Offic. Chab. 375. *Artemisia vulgaris*, J. B. 3. 184. Raii Hist. 1. 372. Synop. 4. 190. Park. 90. *Artemisia vulgaris major*, C. B. Pin. 137. *Artemisia latifolia vulgaris major*, Hist. Oxon. 3. 5. *Artemisia vulgaris major, caule & flore purpurascentibus, & albicante*, Tourn. Inst. 460. Boerh. Ind. A. 127. *Artemisia mater herbarum*, Ger. 945. Emac. 1103. Dale.

Elle est encore appellée *mater herbarum* par Lobel, & *parthenium* par Apulée.

On l'appelle aussi *cingulum sancti Joannis*, parce qu'une grande partie du peuple s'imagine follement que lorsqu'on la porte en forme de couronne la veille de Saint Jean & qu'on la jette dans le feu en marmotant quelques vers, on est exempt pendant plusieurs années de l'apparition des spectres, de maladies & de malheur. Elle est appellée par d'autres *herba Regia*, *Toxitesia*, *anactorium*, *sanguis hominis*, ou *rapium*. La fameuse Reine Artemise se servoit de cette herbe pour guérir plusieurs maladies, ce qui a fait croire à Pline, *Lib. XXV. cap.* 7. que c'étoit d'elle qu'elle a reçu son nom. Mais d'autres veulent que le nom d'*artemisia* lui vienne d'*Artemis* ou Diane, que les anciens croyoient présider aux maladies des femmes, que cette herbe seule suivant eux est capable de guérir. Les Prêtres payens, à ce que rapporte Apulée, *Herb. cap.* 10. l'appelloient *bubasteocordium*, c'est-à-dire, le cœur de *Bubaste*. Il est bon de savoir que *Bubaste* est le nom d'une ville d'Egypte où l'on rendoit un culte particulier à Diane & aux chiens, suivant Herodote, *Euterp. L. II.* à quoi repond parfaitement l'ἀρτεμισία, c'est-à-dire, le *Dianæa* des Grecs, car Ἄρτεμις est le même que Diane. Il importe fort peu de savoir si les vertus de cette plante ont d'abord été découvertes par les chiens, qui l'aiment passionnément, & qui au rapport d'Antonius Musa, s'en servent comme d'un remede contre les maladies auxquelles ils sont sujets, ou si c'est Diane qui les découvrit la premiere. Voyez *Athan. Kircher. Œdip. Ægipt. Tom. III. pag.* 72.

Les feuilles de l'*armoise* sont larges & nombreuses, découpées jusqu'à la côte, d'un verd foncé en dessus, blanchâtres en dessous, elles rendent une odeur très-forte étant froissées entre les doigts. Ses tiges sont hautes de deux ou trois piés, cannelées, un peu velues & verdâtres dans quelques plantes, de couleur de pourpre dans d'autres, remplies d'une moëlle blanchâtre, garnies de petites feuilles placées alternativement. Ses fleurs sont petites, composées de plusieurs fleurons d'un jaune tirant tant soit peu sur le pourpre, disposées en épi de même que celles de l'absinthe. Sa racine est dure & grêle, elle s'étend en travers dans la terre & elle pousse un grand nombre de fibres blanchâtres. Cette plante croît dans les haies & dans les lieux qui ne sont point cultivés, & fleurit au mois de Juin.

Cette plante est connue de tout le monde, c'est la vrai *mere herbe* on herbe pour la matrice, pour la froideur de laquelle elle est un remede admirable. Elle purifie, échauffe & fortifie; elle appaise les douleurs de matrice, guérit les pâles-couleurs, excite les regles, chasse le fœtus qui est mort dans la matrice aussi-bien que les vuidanges, étant employée extérieurement ou intérieurement. Van-Helmont prétend que les sommités de l'*armoise* coupées par morceaux arrêtent les regles, au lieu que ses parties inférieures les excitent étant employés de la même maniere. Quoiqu'il en soit, on peut guérir avec cette seule plante toutes les maladies des femmes qui viennent de la matrice & de la suppression des regles. Elle facilite l'accouchement & est un excellent remede contre les maladies auxquelles les femmes sont sujettes, *Joh. Mich. Fher. de Scorzoner. pag.* 12. Elle guérit encore les obstructions du foie, chasse la gravelle des reins, excite l'urine, guérit la strangurie & appaise les maux de ventre. Elle résiste au poison & détruit la qualité pestilentielle de l'air, *Ambr. Paræus, Chir. L. XXI. de peste, c.* 25. *Gasp. Schwenkf. L. I. Catal. Stirp. Siles.* Si on en fait bouillir une ou deux onces dans du vin ou dans de l'eau & qu'on en prenne pendant quarante jours de suite tous les matins à jeun, elle guérit l'hydropisie & la jaunisse. C. Rayger prétend avoir vu un hydropique entierement guéri en buvant de l'*armoise* rouge infusée dans du vin. *Obs. Med.* 51. *in Schol.* Son suc pris dans du vin blanc ou dans de l'eau de capilaire, guérit la jaunisse. *Jo. Matth. Grad. Pract. p.* 2. *c.* 8. Elle est bonne aussi pour les blessures, & on la met au rang des autres herbes vulnéraires, contre la morsure des serpens & des scorpions, surtout étant prise dans du vin, ou appliquée immédiatement sur la plaie. On l'estime bonne contre les blessures des armes à feu, dans ce cas on la cueille fraîche, on la pile avec du vin blanc, & après en avoir exprimé le suc, on en donne deux cuillerées deux fois par jour au malade, & l'on en verse en même tems quelques gouttes dans la plaie. Elle appaise aussi les douleurs occasionnées par la chaleur de la poudre. Lorsqu'on ne peut point avoir cette plante fraîche on la prend seche & on la fait bouillir dans une égale quantité d'eau & de vin qu'on fait boire soir & matin au malade & dont on lave la plaie. Th. Tabernæmontanus acquit une grande réputation au siége d'Oketz & dans plusieurs autres occasions, par l'usage de ce remede, dont il prétend avoir toujours éprouvé les effets. Ceux qui sont attaqués de la goute & qui veulent en être soulagés en peu de tems, n'ont qu'à manger de la racine de cette plante. *Abraham Scilerus, Consil.*

inter Cratoniana, 235. nous assure que plusieurs personnes ont été guéries de la goute par l'usage seul des racines d'*armoise* qu'ils faisoient bouillir avec leurs alimens au lieu des racines de persil. On peut encore voir *Arn. Weckard*, *Thes. Pharmaceut. L. III. cap.* 2. L'*armoise* battue avec du sain-doux & du vinaigre appaise les douleurs que l'on sent dans les cuisses étant appliquée dessus. *P. Bayr. L. XVIII. Pr. c.* 1. *& 6. C. V. Schneider. Lib. de Catarrh. specialiss. Tr. de Arthrit. & Podagr.* p. 848. Quelques autres, comme *Craton*, *L. II. Conf.* 26. *Schenck. L. V. Obs. Med. Solenander*, *Conf. Med.* 24. *S.* 4. conseillent pour dissiper les douleurs des piés de les fomenter avec une décoction d'*armoise*. *Ant. Mizaldus*, *Cent.* 5. *Memor. Aph.* 79. recommande aussi l'huile d'*armoise* pour le même effet. *Simon Pauli*, *in Quadr. Bot. Class.* 3. rapporte qu'une vieille femme fut entierement délivrée des tumeurs œdémateuses qu'elle avoit aux genoux en y appliquant seulement un linge parfumé avec de l'*armoise*. Cette plante lorsqu'on la fait bouillir dans du vin avec des fleurs de camomile, de sauge & de romarin, fortifie & rétablit les membres mutilés & refroidis que l'on fomente avec cette décoction. On prétend que ceux qui voyagent à pié & qui mettent quelques feuilles de cette plante dans leurs souliers, ne sont pas sitôt fatigués que les autres, ou ne le sont pas même du tout à ce que prétend *Pline*, *N. H. L. XXVI. c.* 15. *& P. Bayr. L. XXIV. c.* 13. lorsqu'ils ont soin de porter de cette plante avec eux. Je permets à chacun d'ajouter foi à ce conte, dit Matthiole, pour moi je n'en crois rien. *Theodor. Tabernæmontanus* dit qu'il ne doute point de cette vertu pourvu qu'on n'ait pas grand chemin à faire. *Casp. Hoffman*, *L. II. de Med. Offic. cap.* 22. *sect.* 4. regarde tout cela comme une superstition & dit ingénieusement qu'il ne doute point qu'on ne soit exempt des fatigues d'un voyage, pourvu qu'on ait avec soi de l'*armoise* que les Allemands appellent *beyfus*, qui signifie un autre pié, c'est-à-dire, ajoute-t'il, les quatre piés d'un bon cheval. Mais quoique ce sentiment tienne de la superstition, on ne peut cependant nier qu'un bain d'*armoise* ne repare les forces de ceux qui sont affoiblis par les fatigues d'un voyage. Voy. *Gorop. Becan. Hermathen. Lib. VII. p.* 135. *David Frolich. Viator. P. I. L. II. c.* 7. *Honorat. Taber. de Plantis. Tr.* 1. *L. II. Chr. F. Paulin. Part. I.* 726. *Simon Paul*, *Quæst. Botan. L. C.* Avicene assure que cette plante, à laquelle il attribue une qualité froide, est très-efficace contre la lassitude. *Philadæmon*, *L. de Fuga Isidis*, prétend qu'Isis se servit de cette plante contre la lassitude lorsqu'elle parcourut l'Egypte pour chercher le corps d'Osiris. Quelques personnes superstitieuses cueillent cette plante en certains tems & à certaine heure, particulierement la veille de Saint Jean-Baptiste, l'attachent à leur cou & employent son charbon contre la fievre, la peste, l'épilepsie, les sortiléges & plusieurs autres accidens. La Pharmacopée de Wirtemberg assure *p.* 22. que si l'on creuse la veille de Saint Jean-Baptiste avant le lever du soleil autour d'un vieux tronc d'*armoise* rouge, on y trouve un charbon, qui étant porté au cou, est bon contre le haut-mal. *Joan. Chemnitius*, *Ind. Plantar. Brunsvic. pag.* 17. dit qu'on le vend chez quelques Apothicaires comme un amulete propre à guérir les fievres. *Tragus*, au contraire, *Part. II. Hebr. C.* 113. *& Jo. Bauhin, Hist. Plant. Univers. L. XXVI. c.* 78. appellent ces charbons les pierres des fous, parce qu'il n'y a que des fous & des personnes qui ont l'esprit foible qui les cherchent : mais *Mich. Etmuller*, *Comment. in Schrod. Pharm. sect.* 1. *& in Ludovic. Pharmac. tit.* 14. *& in Colleg. Practic. C. de Epileps. P. M.* 887. prétend qu'il n'y a rien de fabuleux ni de superstitieux dans ce qu'on rapporte de ce charbon, & qu'il est un remede infaillible contre l'épilepsie, comme une femme de Leipsic l'a vérifié sur son propre fils. *Christoph. Helwig*, *in Consil. Medic. de Peste*, *p.* 139. dit qu'il regarde cette pierre comme quelque chose de miraculeux. Quoiqu'il en soit, il me conviendroit d'autant moins de révoquer en doute les effets de ce charbon, qu'un grand nombre de personnes, qu'on ne sauroit taxer de folie, en ont été témoins. Fernel, qui certainement n'a jamais passé pour fou, conseille, *in Conf. pro Epileptico præscript.* de porter cette pierre pendue au cou comme un préservatif contre l'épilepsie. Voyez encore *Anton. Mizald. Cent.* 3. *Mem. Aph.* 10. *Casp. Bauhin. in Matthiol*, *p.* 619. *Ephem. N. C. Dec.* 3. *An.* 9. *&* 10. *Obs.* 128. *Osw. Gabelkhover*, *P. M.* 24. *H. Petræi Dissert. Harm. L. I. Diss.* 6. *sect.* 53. *Fr. Joel*, *Oper. Med. L. I. sect.* 3. *de Epilepsia. Fr. Decker*, *Not. ad Prax. Med. Pauli Barbett*, *L. I. c.* 1. *Th. Mayern. Prax. Med. L. I. c.* 3. *G. H. Velsch. Chil.* 1. *Exot. Cur.* 505. *& Hecatost.* 2. *Obs. Med.* 40.

(* *Cette foule d'autorités ne donnera pas plus de poids à l'efficacité de ce remede contre l'épilepsie : il faudroit montrer quelque rapport entre cet amulete & l'effet qu'on lui attribue, & il n'y en a aucun. Un premier Auteur a avancé ce fait qu'il a cru de bonne foi, & il a été copié par tous les autres.*)

La racine d'*armoise* se conserve plusieurs années.

On trouve dans quelques Pharmacopées de l'eau que l'on tire de cette plante par distilation, du sirop, de la conserve, de l'extrait & du sel d'*armoise*. La premiere de ces drogues facilite l'accouchement & la sortie du fœtus mort ou vivant, & de l'arriere-faix. Elle excite les regles, nettoie les reins & les passages urinaires, excite l'urine & chasse le calcul, guérit la jaunisse & l'hydropisie. On emploie le sirop & la conserve d'*armoise* dans toutes les maladies de la matrice, pour exciter les regles & faciliter l'accouchement. L'extrait d'*armoise* dissout le calcul & guérit la suppression d'urine, *Andr. Zeigler*, *Pharm. Spag. p.* 87. Sa conserve est bonne pour purifier & fortifier la matrice, & contre les pâles-couleurs. *Zacutus Lusitanus*, *L. II. Obs.* 99. *Prax. Adm.* guérit une jaunisse de dix ans avec cette plante. Son sel est un excellent préservatif contre la peste. *Ambros. Paræus*, *L. XXI. Chir. c.* 25. *Conrad. Khunrah Medull. Destill. p.* 2. *c.* 7. *Joh. de Cuba*, *in Hort. San.* font mention de l'*armoise*, & prétendent que le diable ne sauroit faire de mal à ceux qui sont munis de cette plante, & qu'aucun malheur ne peut arriver à une maison au dessus de la porte de laquelle on a mis un morceau d'*armoise*. Voyez *Dioscorid. L. III. c.* 127. *Joh. Wier. de præst. Dæmon. L. V.* 21. L'*armoise* placée à l'entrée d'une maison, la met à couvert des sortiléges, *P. Bayr. L. XVI. Cr. c.* 3.

Fernel rapporte après Pline, *N. H. L. XXV. c.* 10. que l'*armoise* gardée dans les mains, chasse les bêtes sauvages aussi-bien que le diable. Le duvet de l'*armoise* est le *moxa* des Allemands, *Ephem. N. C. Dec.* 2. *An.* 1. *Obs.* 6.

Ce que je viens de rapporter des vertus qu'on prétend qu'a l'*armoise* de chasser le diable, les spectres & les sortiléges, n'a été que pour montrer la grande vénération que le Peuple a pour cette plante, & qui va même jusqu'à la superstition.

L'*armoise* a un gout tant soit peu salé, & donne une couleur rouge au papier bleu. Il y a toute apparence que le sel que contient cette plante, est le même que le sel ammoniac : mais il est mêlé avec une grande quantité de soufre & de terre ; car l'on tire de l'*armoise* dans l'Analyse chymique, outre plusieurs liqueurs acides, quelque peu de sel concret, volatil, fixe & lixiviel. Tous ces principes rendent cette plante extremement apéritive & très-propre à exciter les regles. MARTIN TOURNEFORT.

Dioscoride fait mention d'une autre espece d'*armoise*, qu'il appelle λεπτόφυλλος, qui n'est autre, à ce que je crois que l'*Artemisia tenuifolia*, ou l'*Abrotanum campestre*. Voyez *Abrotanum*.

Il croît à la Chine une autre espece d'*armoise* d'où l'on tire le *moxa*, dont M. Guillaume Temple fait tant de cas. Après avoir fait sécher les feuilles, on en ôte les grosses fibres, & on les froisse dans les mains jusqu'à ce qu'il ne reste que celles qui sont lanugineuses. Dale appelle cette plante *Artemisia*:

Artemisia Chinensis, cujus mollugo Moxa dicitur, Pluk. Phytog. Tab. 15. Almag. 50. Hist. Oxon. 3. 5. *Artemisia Orientalis vulgaris facie*, Act. Philosoph. Lond. N°. 276. p. 1020. *Musia pattre*, Malab. *Moxa*, Kempf. Ed. Angl. App. 27. Amanit. Exot. 589. 600. *An Yzecuinpatli*, Hern. *Armoise de la Chine.*

ARTEMISION ; nom d'un mois chez les Macédoniens, au commencement duquel arrivoit l'équinoxe du Printems. GALIEN, *Com. I. in Lib. I. Epid.*

ARTEMIUS DIANIO. L'inventeur d'un dentifrice contre l'agacement des dents. Il consistoit en pain blanc, dur & sec assez pour grater, avec du sel, du poivre, de la feuille Indienne, du costus, de la corne de cerf, le tout en parties égales & réduit en poudre très-fine. MARCELLUS EMPIRICUS, *cap.* 13.

ARTEMONIUM, Ἀρτεμώνιον ; nom d'un collyre, dont on trouve la description dans Galien, *Lib. IV. de C. M. S. L. C.* 7.

ARTENNA ; nom d'un oiseau aquatique, qui a le pié comme le canard, qu'on appelloit jadis *diomedea*, parce qu'on le trouvoit dans les Isles Diomédéennes, que nous appellons aujourd'hui *Tremiti*. CASTELLI.

ARTERIA, Ἀρτηρία ; *artere.*

Ἀρτηρίη, *arteria* signifie ordinairement dans Hippocrate ce que nous appellons âpre-artere, *aspera arteria*, c'est-à-dire, ce tuyau qui conduit l'air dans les poumons. Quoique cet Auteur ait entierement ignoré la véritable origine & l'usage des *arteres* qu'il confond avec les veines, il ne sera pas hors de propos pour la parfaite intelligence de cet ouvrage, d'examiner quelles étoient ses connoissances sur les vaisseaux sanguins.

Hippocrate reconnoît en un endroit, *Lib. de alimento*, que les veines viennent du foie, qui en est l'origine & la racine, comme le cœur est celle des *arteres*. Ailleurs il soutient que les veines & les *arteres* viennent également du cœur, *Lib. de Carnibus*. Il y a, dit-il, deux veines-caves ou creuses qui sortent du cœur, dont l'une s'appelle *artere* & l'autre veine-cave. En ce tems-là l'on appelloit indifféremment du nom de veine tous les vaisseaux qui contiennent du sang, & le mot *artere* marquoit proprement (Ἀρτηρίη, ἀπὸ τοῦ τὸν ἀέρα τηρεῖν, à cause qu'elle renferme de l'air) l'âpre-*artere*, ou la canne du poumon. Hippocrate donne encore le nom de veines aux ureteres, & il semble même le donner aussi aux nerfs. Il y a d'ailleurs peu d'endroits où il distingue formellement les *arteres* des veines, & où il les nomme du nom d'*arteres*, ce qui pourroit rendre suspects les livres, ou du moins les passages où cette distinction se trouve.

« L'*artere*, ajoute-t'il immédiatement après, renferme » plus de chaleur que la veine-cave, & l'*artere* est le » réservoir de l'esprit. Il y a encore d'autres veines » dans le corps, outre ces deux. Quant à celle qu'on a » dit avoir la plus grande cavité, & être attachée au » cœur, elle traverse tout le ventre & le diaphragme, » & se partage à l'un & l'autre rein vers les lombes. » De même au-dessus du cœur cette veine se divise à » droit & à gauche ; & montant à la tête, se distribue à » chaque tempe. On peut joindre d'autres veines à » celles-ci, qui sont aussi fort grandes : mais pour le di» re en un mot, toutes les veines qui sont dispersées » partout le corps, viennent de la veine-cave & de » l'*artere*. »

Voilà déja deux sentimens sur l'origine des veines & des *arteres*. On en trouve un troisieme en trois autres endroits des œuvres du même Hippocrate, soit à l'égard de l'origine des veines, soit à l'égard de leur distribution, *Lib. de Ossium natura, Lib. de Natura humana, & Lib. de Locis in homine.* « Les plus grosses veines, » dit-il, qui soient dans le corps, sont disposées de cette » maniere. Il y en a quatre paires en tout. La premiere » paire sort de derriere la tête, & descendant par la par» tie extérieure de la nuque, de chaque côté de l'épine, » vient à la hanche & aux cuisses, & de-là passant par les » jambes, aux chevilles externes & à chaque pié. C'est » par cette raison que dans les douleurs du dos & de la » hanche, la saignée de la veine du jarret & de la cheville » externe soulage beaucoup. La seconde paire venant » aussi de la tête, descend d'auprès des oreilles le long » du cou. On lui donne le nom de jugulaire. & elle suit » l'épine en sa partie intérieure jusqu'à ce qu'elle arri» ve aux lombes, où elle se partage de côté & d'autre » vers les testicules, les cuisses & le dedans du jarret, » allant de-là par les chevilles internes au-dedans des » piés. C'est pourquoi dans les douleurs des testicules » & des lombes, la saignée des veines du jarret & des » chevilles internes est fort utile. La troisieme paire sort » des tempes, & passant du cou vers les épaules, s'en » vient au poumon ; & de-là croisant d'un côté, de la » droite à la gauche, va se rendre sous les mamelles, à » la rate & aux reins ; & de l'autre côté passant de la » gauche à la droite, vient aussi par-dessous les ma» melles jusqu'au foie & aux reins ; & ces deux bran» ches se vont enfin terminer au boyau rectum. La » quatrieme paire sortant du devant de la tête & des » yeux, passe sous le poumon & les clavicules, & de-là » par la partie supérieure des bras, vient se rendre au » pli du coude, aux mains & aux doigts ; & derechef » elle revient des doigts par la paume de la main, par le » coude & par-dessous les bras, pour aller se rendre aux » aisselles ; & par la partie supérieurie des côtes, d'un » côté à la rate, & de l'autre au foie. Ces deux rameaux » passant par-dessus le ventre, se terminent enfin aux » parties naturelles. »

On peut dire pour sauver la contradiction qu'il y a entre ce passage & les précédens, que le Livre de la nature des os d'où il est tiré, n'est pas d'Hippocrate, mais de Polybe son gendre. Ni Galien, ni Erotien n'ont fait mention de ce Livre parmi ceux d'Hippocrate ; ils n'en ont du moins pas reconnu le titre, quoiqu'ils paroissent avoir expliqué de certains mots qui se trouvent dans ce même Livre. Il y a aussi un passage d'Aristote, *de Generat. Animal. Lib. III. cap.* 3. dans lequel ce Philosophe parlant de l'origine & de la distribution des veines, & rapportant sur ce sujet le sentiment de divers Medecins, cite les propres paroles qu'on trouve dans le Livre de la nature des os que nous avons traduites, & les cite comme étant de Polybe. Cette preuve paroîtroit suffisante, mais cela n'ôte pas toute la difficulté, parce qu'on lit les mêmes paroles dans le Livre de la nature humaine, que Galien soutient fortement être d'Hippocrate., prétendant le prouver par l'autorité de Platon, qui, à ce qu'il dit, en a cité quelques passages, comme étant d'Hippocrate, quoique d'autres aient attribué ce Livre à Démocrite. Cependant le même Galien, *de Hippocratis & Platonis decretis, Lib. VI. cap.* 3. nie que ce dernier sentiment touchant l'origine & la division des veines soit d'Hippocrate ou même de Polybe, & il assure que cela doit avoir été ajouté au texte ; ce qui n'est pas probable, puisqu'on trouve encore ce sentiment dans le Livre *de Locis in homine.*

Il y a une autre difficulté à l'égard du Livre des chairs ou des principes d'où l'on a tiré ce que l'on a dit en premier lieu, « que les veines & les *arteres* sortent du » cœur. » Aristote dans le même endroit qu'on vient de citer, après avoir remarqué, « que presque tous les » Medecins s'accordent avec Polybe à faire venir les » veines de la tête, conclut qu'ils se trompoient tous, » ne sachant pas que c'est du cœur & non de la tête » qu'elles viennent. » Si Hippocrate est l'Auteur du Livre des chairs, où ce sentiment d'Aristote est clairement établi, quelle apparence que ce Philosophe ne l'eut pas su ? Et pourquoi n'auroit-il pas lu les écrits d'Hippocrate, aussi-bien que ceux de Polybe ? On pourroit inférer de ceci, que ce dernier Livre n'est pas mieux d'Hippocrate que celui de la nature des os. Mais il se peut faire qu'Aristote ait plutôt cité en cet endroit Polybe, ou même un Syennesis de Chypre & un Diogene

Diogene d'Apollonie, Medecins de peu de réputation au prix d'Hippocrate; qu'il n'a cité Hippocrate lui-même, dont on ne trouve le nom qu'en un seul endroit de ses écrits; (*Politicor. Lib. VII. cap.* 4.) il se peut, dis-je, qu'il ne l'ait point cité par malignité ou par envie, quoiqu'il semble en parler avantageusement dans le passage qu'on a indiqué. Platon en a usé avec plus d'honnêteté envers cet ancien Medecin, l'ayant nommé avec des marques d'estime en plus d'un endroit. Il se peut aussi que le Livre en question ne soit pas d'Hippocrate. On n'en trouve du moins pas le titre dans la liste de ses Ouvrages que donne Erotien. LE CLERC.

Les *arteres* sont des vaisseaux de figure conique qui reçoivent le sang du cœur & le distribuent à toutes les parties du corps.

Chaque *artere* est composée de trois tuniques, dont la premiere paroît être un tissu de vaisseaux sanguins & de nerfs très-déliés qui servent à nourrir les tuniques de l'*artere*. La seconde est composée de fibres circulaires ou plutôt spirales, dont le nombre est plus ou moins grand suivant la grosseur de l'*artere*. Ces fibres se contractent par leur élasticité qui est très-grande, lorsque la force qui les obligeoit à se dilater vient à cesser. La troisieme tunique qui est la plus intérieure est une membrane déliée, épaisse & transparente qui retient dans les vaisseaux le sang qui ne manqueroit pas de séparer les fibres les unes des autres lorsque l'*artere* vient à se dilater. Comme les *arteres* deviennent toujours plus petites, de même l'épaisseur de ces tuniques diminue de plus en plus, & les tuniques des veines ne semblent être qu'une continuation des tuniques des *arteres* capillaires.

La structure des *arteres* étant une fois connue, il n'est pas difficile de rendre raison de leur battement. Lorsque le ventricule gauche du cœur vient à se contracter & à pousser le sang dans la grande *artere*, celle-ci se dilate à mesure que le sang se porte vers son extrémité, car les fluides étant mis en mouvement pressent de tous côtés les vaisseaux dans lesquels ils sont enfermés, & leur effort est toujours perpendiculaire aux côtés de ces mêmes vaisseaux; comme le moindre effort est capable de dilater les tuniques des *arteres*, il arrive que le cœur venant à se contracter oblige le sang qui est renfermé dans le ventricule gauche à pousser celui qui est dans l'*artere* & à dilater ses parois. Lorsque l'action du sang vient à cesser, c'est-à-dire, lorsque la contraction du ventricule cesse, les fibres spirales de l'*artere* se remettent dans leur premier état par une élasticité qui leur est naturelle, & contractent le tuyau de l'*artere* jusqu'à ce qu'il se dilate de nouveau au moyen de la systole du cœur. Le diastole de l'*artere* est ce qui forme son battement, & le tems que les fibres spirales employent à se remettre dans leur premier état, forme l'intervalle qu'on remarque entre deux battemens. Ce battement se fait dans toutes les *arteres* du corps en même tems; car le sang qui passe du cœur dans l'*artere* venant à la remplir, il faut nécessairement qu'il se mette en mouvement dans toutes les *arteres* en même tems; & comme les *arteres* ont une figure conique & que le sang se meut de la base du cone vers son sommet, il faut nécessairement qu'il agisse contre les parois des vaisseaux, que chaque point de l'*artere* se dilate dès le moment que le sang est poussé hors du ventricule gauche du cœur, & que les *arteres* se contractent de nouveau dès que l'élasticité des fibres spirales vient à surmonter l'impétuosité du sang. Il y a donc deux causes qui concourent alternativement à tenir le sang dans un mouvement continuel, savoir, l'action du cœur & celle des fibres des *arteres*: mais comme l'une a plus de force que l'autre, il arrive lorsque l'*artere* est ouverte que le sang paroît se mouvoir *per saltum*, par jet, quoiqu'il soit dans un mouvement continuel. KEIL, *Anatomie.*

Distribution des arteres, suivant M. Winslow.

Le cœur pousse le sang dans deux *arteres* générales, dont l'une est appellée aorte ou grande *artere*, & l'autre pulmonaire.

L'aorte distribue le sang à toutes les parties du corps pour la nutrition de ses parties, & pour la sécrétion de différentes liqueurs particulieres.

L'*artere* pulmonaire ne fait que conduire le sang véneux par toutes les filieres des vaisseaux capillaires du poumon.

L'une & l'autre de ces deux *arteres* générales sont divisées en plusieurs branches & en quantité de ramifications. Je renvoie la distribution de l'*artere* pulmonaire à l'histoire particuliere du poumon, & je suivrai ici celle de l'aorte.

L'aorte.

La base du cœur étant fort inclinée vers le côté droit, & un peu tournée en arriere, l'aorte en sort d'abord directement, environ vis-à vis la quatrieme vertebre du dos. Elle en sort directement par rapport au cœur: mais par rapport à tout le corps de l'homme elle monte obliquement de gauche à droite, & de devant en arriere.

Aussi-tôt après elle se courbe obliquement de droite à gauche, & de devant en arriere, jusqu'à la hauteur de la deuxieme vertebre du dos, plus ou moins, d'où elle redescend dans le même sens en faisant une arcade oblique. Le milieu de cette arcade se trouve environ vis-à-vis le bord ou côté droit de la portion supérieure du sternum, & comme vis-à-vis l'intervalle des extrémités cartilagineuses ou articulations sternales des deux premieres côtes.

Ensuite elle va directement embas le long & un peu vers le côté gauche de la partie antérieure des vertebres jusqu'à l'os sacrum. Ici l'aorte se termine par une bifurcation ou division de son tronc général en deux troncs subalternes ou collatéraux appellés *arteres* iliaques. *Pl. V. Fig.* 53.

L'aorte est communément divisée par les Anatomistes en aorte ascendante & en aorte descendante, quoique ce ne soit qu'un même tronc. On lui donne le nom d'aorte ascendante depuis sa sortie de la base du cœur jusqu'à la fin de sa grande courbure ou arcade. Le reste du même tronc depuis cette arcade jusqu'à l'os sacrum, ou jusqu'à sa bifurcation dont je viens de parler, est appellée aorte descendante. *Pl. V. Fig.* 28.

On fait encore une subdivision de l'aorte descendante en portion supérieure & en portion inférieure, en nommant portion supérieure de l'aorte descendante ce qui s'en trouve au-dessus du diaphragme; & portion inférieure ce qui s'ensuit depuis le diaphragme jusqu'à la bifurcation.

L'aorte ascendante se distribue principalement à une partie du thorax, à la tête & aux extrémités supérieures. La portion supérieure de l'aorte descendante fournit au reste du thorax. La portion inférieure se disperse principalement au bas-ventre & aux extrémités inférieures.

Tout le tronc général de l'aorte produit immédiatement de toute sa longueur plusieurs branches ou *arteres*, qui ensuite se ramifient différemment. Ces branches peuvent être regardées comme les troncs particuliers d'autres différentes ramifications. Et plusieurs de ces ramifications peuvent de même être considérées comme de petits troncs d'autres ramifications plus petites.

Les branches qui sortent immédiatement de tout le tronc de l'aorte peuvent être appellées primitives ou capitales, dont quelques-unes sont plus ou moins grosses, & les autres sont petites ou menues.

Les grosses branches capitales de l'aorte sont celles-ci: deux *arteres* souclavieres, deux *arteres* carotides, une *artere* cœliaque, une *artere* mésenterique supérieure, deux *arteres* rénales, anciennement dites *arteres* émulgentes, une *artere* mésenterique inférieure & deux *arteres* iliaques.

Les petites sont principalement les *arteres* coronaires du cœur, les *arteres* bronchiales, les *arteres* œsophagiennes, les *arteres* intercostales, les *arteres* diaphragmatiques inférieures, les *arteres* spermatiques, les *arteres* lombaires & les *arteres* sacrées.

Ces *arteres* ou branches capitales sont pour la plupart paires. Il n'y a pour l'ordinaire que l'*artere* cœliaque, les deux *arteres* mésenteriques, quelques *arteres* œsophagiennes, l'*artere* bronchiale, & quelquefois l'*artere* sacrée, qui sont impaires.

Les ramifications de chaque branche capitale sont impaires par rapport à leur tronc particulier : mais elles sont paires avec les ramifications des pareilles branches capitales de l'autre côté. Parmi les branches impaires, il n'y a que l'*artere* sacrée, quand elle est solitaire, & des *arteres* œsophagiennes, dont on trouve quelquefois des ramifications paires.

Avant que d'entrer dans le détail de toutes ces *arteres* particulieres, dont plusieurs ont des noms propres, il est fort à propos, & même très-nécessaire de donner un abrégé de l'arrangement & de la distribution des principales branches *artérielles*, afin qu'on ait un plan général, auquel on puisse rapporter toutes les particularités de leur distribution : car j'ai trouvé que la méthode ordinaire de détailler la route de toutes les ramifications de ces vaisseaux, sans avoir auparavant donné une idée générale des principales branches, a fait beaucoup de peine aux commençans.

L'aorte donne dès sa naissance deux petites *arteres* qui vont au cœur & à ses oreillettes. On les appelle *arteres* coronaires du cœur. L'une se distribue antérieurement, & l'autre postérieurement. Quelquefois il y en a trois.

L'aorte produit de la partie supérieure de son arcade ou courbure, pour l'ordinaire trois, quelquefois quatre grosses branches capitales qui se suivent de fort près. Quand il y en a quatre, les deux mitoyennes s'appellent *arteres* carotides, l'une droite & l'autre gauche, & les deux éloignées sont nommées *arteres* souclavieres, l'une droite & l'autre gauche.

Quand il n'y a que trois branches, comme il arrive le plus souvent, la premiere est un tronc commun très-court de l'*artere* souclaviere droite & de l'*artere* carotide droite ; la seconde est la carotide gauche, & la troisieme l'*artere* souclaviere gauche. Rarement y a-t'il deux troncs communs de ces quatre *arteres*.

La naissance de la souclaviere gauche termine l'aorte ascendante. J'ai vu quatre branches, dont les trois premieres étoient les ordinaires, & la quatrieme étoit un tronc particulier de l'*artere* vertébrale gauche.

Il faut observer que ces grosses branches, qui montent de l'arcade ou courbure de l'aorte, sont arrangées obliquement, de sorte que la premiere, qui est à droite, est plus en devant que les autres, & la derniere, qui est à gauche, est plus en arriere. La premiere & la seconde, ou moyenne, sont ordinairement sur le milieu de l'arcade, & la derniere est la plus basse des trois. C'est quelquefois la premiere qui sort du milieu de la courbure. Cet arrangement dépend de l'obliquité de l'arcade.

Les *arteres* carotides montent droit vers la tête, & chacune avant que d'y arriver, se divise en deux ; l'une externe, & l'autre interne. L'externe va principalement aux parties externes de la tête, & à la dure-mere, ou premiere enveloppe du cerveau. L'interne entre dans le crane par le canal osseux de l'os pierreux, & se distribue par un grand nombre de ramifications dans le cerveau.

Les *arteres* souclavieres s'écartent latéralement & presque transversalement, chacune de son côté, derriere & sous les clavicules : c'est ce qui leur a fait donner le nom de souclavieres. La gauche paroît plus courte, & va plus obliquement que la droite.

L'*artere* souclaviere de chaque côté se termine sur le bord supérieur de la premiere côte, entre les attaches inférieures du premier muscle scalene, où elle prend le nom d'*artere* axillaire en sortant de la poitrine.

Dans tout ce trajet de l'*artere* souclaviere, en comprenant le tronc commun de celle du côté droit, naissent la mammaire interne, la médiastine, la péricardine, la petite diaphragmatique supérieure, la thymique & la trachéale.

La thymique & la trachéale de l'un & de l'autre côté, ne sont dans quelques sujets que des branches d'un petit tronc commun, qui naît du tronc commun de la souclaviere droite & de la carotide droite.

Ce sont pour la plupart de petites *arteres*, qui viennent tantôt séparément, tantôt en partie séparément, en partie conjointement.

L'*artere* souclaviere donne encore la mammaire interne, la vertébrale, les cervicales, & quelquefois des intercostales supérieures.

L'*artere* axillaire, qui n'est que la continuation de la souclaviere, depuis sa sortie jusqu'à l'aisselle, jette principalement la mammaire externe, ou thorachique supérieure, la thorachique inférieure, les scapulaires externes, la scapulaire interne, & l'humérale ou musculaire, &c. Ensuite elle va se continuer par différentes ramifications, & sous différens noms, sur tout le bras jusqu'au bout des doigts.

La portion supérieure de l'aorte descendante, donne les *arteres* bronchiales, qui naissent ou par un petit tronc commun, ou séparément, & quelquefois ne viennent pas immédiatement de l'aorte ; ensuite elle produit les œsophagiennes qui peuvent être regardées comme des médiastines postérieures ; & enfin elle donne postérieurement les intercostales, quelquefois toutes, quelquefois les inférieures au nombre de huit ou neuf.

Les petites *artérioles* antérieures que je viens de nommer, sont pour l'ordinaire, d'abord simples & impaires, mais aussi-tôt après leur naissance elles se divisent à droite & à gauche.

La portion inférieure de l'aorte descendante, en traversant le diaphragme, donne les *arteres* diaphragmatiques inférieures ou phréniques, qui, quelquefois, ne viennent pas immédiatement du diaphragme. Ensuite elle jette plusieurs branches antérieurement, postérieurement & latéralement.

Les branches antérieures sont l'*artere* cœliaque, qui fournit à l'estomac, au foie, à la rate, au pancréas, &c. la mésentérique supérieure, qui va principalement au mésentere, à presque tous les intestins grêles, & à la portion des gros intestins qui est dans le côté droit ; la mésentérique inférieure, qui donne aux gros intestins du côté gauche, & produit l'*artere* hémorrhoïdale interne ; & enfin les *arteres* spermatiques, l'une à droite, & l'autre à gauche.

Les branches postérieures sont les *arteres* lombaires, dont il y a plusieurs paires ; & les sacrées : celles-ci ne viennent pas toujours du tronc de l'aorte.

Les branches latérales sont les *arteres* capsulaires & les adipeuses, dont la naissance varie souvent ; les *arteres* rénales, autrefois nommées *arteres* émulgentes ; & enfin les *arteres* iliaques, qui terminent le tronc de l'aorte & font la bifurcation.

L'*artere* iliaque de chaque côté, est communément divisée en externe ou antérieure, & interne ou postérieure.

L'iliaque interne est encore appellée *artere* hypogastrique. Elle distribue ses ramifications aux visceres contenus dans le bassin, & aux parties voisines tant internes qu'externes.

L'iliaque externe, qui est la vraie continuation du tronc iliaque & mérite seule ce nom, va gagner l'aine pour sortir du bas-ventre sous le ligament tendineux de Fallope. Elle donne auparavant l'*artere* épigastrique, qui va au muscle droit du bas-ventre. Etant sortie elle prend le nom d'*artere* crurale, descend sur la cuisse, & se distribue par plusieurs branches & ramifications à toute l'extrémité inférieure jusqu'au bout du pié.

Après cet abrégé, je vais reprendre toutes les branches capitales ou primitives de l'aorte, depuis leur naissance jusqu'à leur entrée, & l'entrée de leurs ramifications dans toutes les parties du corps & dans les différens visceres & organes.

Les arteres cardiaques ou coronaires du cœur.

Les *arteres* coronaires du cœur, qu'on peut aussi appeller *arteres* cardiaques, *Pl. V. Fig.* 2. 2. naissent de l'aorte immédiatement après sa sortie du cœur. Elles sont deux, dont l'une est plus supérieure qu'antérieure, & l'autre plus inférieure que postérieure, selon la situation naturelle du cœur dans l'homme.

Elles sortent vers les deux côtés du tronc de l'*artere* pulmonaire qu'elles embrassent d'abord; & après avoir ensuite rampé autour de la base du cœur comme une espece de couronne, d'où on les nomme coronaires, chacune d'elles s'avance sur les traces superficielles de l'union des ventricules du cœur, depuis sa base jusqu'à sa pointe.

Elles se donnent mutuellement des branches de communication, qui se plongent ensuite dans la substance du cœur, comme on peut voir plus amplement dans la description particuliere de cet organe.

On en trouve quelquefois une troisieme, qui naît plus en arriere du tronc de l'aorte, & qui se distribue sur la face postérieure ou inférieure du cœur.

Les arteres carotides.

Ces *arteres*, *Pl. V. Fig.* 5. 5. ne sont ordinairement démontrées qu'après les souclavieres. J'en fais exprès la description d'abord, pour ne pas trop interrompre celle des *arteres* de la poitrine, qui naissent en partie des souclavieres, & en partie de l'aorte descendante.

Elles sont au nombre de deux, dont l'une est appellée carotide droite, l'autre carotide gauche. Elles naissent l'une auprès de l'autre de la courbure ou arcade de l'aorte; la gauche immédiatement, & la droite pour l'ordinaire du tronc de la souclaviere du même côté, comme il est déja dit ci-dessus.

L'une & l'autre montent à côté de la trachée-*artere*, entre elle & la veine jugulaire interne, environ jusqu'à la hauteur du larynx, sans aucune ramification. Jusques-là on les peut nommer les troncs des carotides, ou carotides générales, communes, primitives. Ensuite chacun de ces troncs se ramifie de la maniere suivante.

La carotide commune étant arrivée environ à la hauteur du larynx, se divise en deux grosses branches ou en deux carotides particulieres, dont on appelle l'une carotide externe, l'autre carotide interne, parce que la premiere va principalement aux parties externes de la tête, & l'autre entre dans le crane, où elle se distribue au cerveau.

La carotide externe est antérieure, & l'interne postérieure. L'externe est même plus en dedans & plus proche du larynx que l'interne, qui en est plus écartée & plus en dehors. Cela n'empêche pas leur nom ordinaire, qui se rapporte à leur distribution.

L'artere carotide externe.

La carotide externe est la moins grosse, & paroît par sa direction comme la continuation du tronc des carotides. Elles se porte insensiblement en dehors, entre l'angle externe de la mâchoire inférieure & la glande parotide, à laquelle elle fournit en passant. Ensuite elle monte devant l'oreille, & se termine sur la tempe.

Dans ce trajet elle donne plusieurs branches, que l'on peut assez commodément diviser en antérieures ou internes, & en postérieures ou externes. Les principales de ces branches de la carotide sont celles-ci:

La premiere branche antérieure ou interne sort de la naissance même de cette carotide, du côté interne. Elle fait d'abord un petit contour, & après avoir donné des rameaux aux glandes jugulaires voisines, à la graisse & à la peau, elle se porte transversalement, & se distribue aux glandes thyroïdiennes, aux muscles, & aux autres parties du larynx. Je l'appelle *artere* laryngée ou gutturale supérieure. Elle donne aussi quelques rameaux au pharynx & aux muscles hyoïdiens.

La seconde branche antérieure ou interne passe sur la corne voisine de l'os hyoïde, va aux muscles hyoïdiens & glossiens, aux glandes sublinguales, passe ensuite devant la corne de l'os hyoïde, & se plonge dans la langue, d'où elle reçoit le nom d'*artere* sublinguale. On l'appelle aussi *artere* ranine.

La troisieme branche ou *artere* maxillaire inférieure va à la glande maxillaire, aux muscles styloïdiens, au muscle mastoïdien, à la glande parotide & même aux glandes sublinguales, aux muscles du pharynx, & aux petits fléchisseurs de la tête.

La quatrieme branche interne, que j'appelle *artere* maxillaire externe, passe antérieurement sur le muscle masseter & sur le milieu de la mâchoire inférieure à côté du menton, ce qui lui fait donner le nom d'*artere* mentonniere. Ensuite elle se glisse sous la pointe du muscle triangulaire des levres, & lui fournit, aussi-bien qu'au muscle buccinateur & au muscle quarré du menton.

Elle produit un rameau particulier fort tortueux, qui se divise à la commissure angulaire des deux levres, en serpentant le long de la portion supérieure & de la portion inférieure du muscle orbiculaire, & en communiquant en dessus & en dessous avec la pareille *artere* de l'autre côté, d'où il résulte une espece d'*artere* coronaire des levres.

Ensuite elle monte à côté des narines, où elle se distribue aux muscles, aux cartilages, & aux autres parties du nez, d'où elle envoie encore embas quelques rameaux qui communiquent avec l'*artere* coronaire des levres. Elle va enfin gagner le grand angle de l'œil & se ramifie au muscle orbiculaire des paupieres, au muscle fourcilier, & au muscle frontal où elle se perd. On l'appelle dans ce trajet *artere* angulaire.

La cinquieme branche naît vis-à-vis le condyle de la mâchoire inférieure. Elle est très-considérable; je l'appelle *artere* maxillaire interne; elle passe derriere le condyle, & après avoir envoyé un rameau particulier entre les muscles pterygoïdiens, elle se partage principalement en trois rameaux plus étendus.

Le premier de ces trois rameaux va par la fente orbitaire inférieure, ou fente spheno-maxillaire à l'orbite, après avoir fourni aux muscles peristaphylins, & à la membrane glanduleuse des narines postérieures par le trou spheno-palatin. J'appelle ce rameau *artere* spheno-maxillaire.

Ce rameau se distribue inférieurement & latéralement aux parties contenues dans l'orbite, & renvoie un petit rameau subalterne par l'extrémité de la fente orbitaire supérieure ou fente sphenoïdale, lequel entre dans le crane, se distribue à la dure-mere, & y communique avec l'autre *artere* de la dure-mere qui entre par le trou épineux de l'os sphenoïde.

Il jette encore un autre rameau subalterne qui passe par l'embouchure postérieure du canal orbitaire, & après avoir fourni au sinus maxillaire & aux dents, sort par le trou orbiculaire inférieur, & communique sur la joue avec l'*artere* angulaire.

Le second rameau de la cinquieme branche se glisse dans le canal de la mâchoire inférieure, & se distribue aux alveoles & aux dents. Il en sort par le trou mentonnier, & se perd dans les muscles voisins, en communiquant avec les rameaux de l'*artere* maxillaire externe.

Le troisieme rameau de la maxillaire interne monte entre la carotide externe & la carotide interne, passe par le trou épineux de l'os sphénoïde, & se distribue à la duremere par plusieurs ramifications qui vont en devant, en haut & en arriere, & dont les supérieures communiquent avec celles de l'autre côté, par-dessus le sinus longitudinal de la dure-mere.

Cette *artere* de la dure-mere, que l'on peut appeller *artere* spheno-spinale, pour la distinguer de celles qui viennent d'autre part à la dure-mere, naît quelquefois de la tige de la carotide externe derriere l'origine de l'*artere* laryngée ou gutturale supérieure, & quelquefois elle vient du premier des trois rameaux de la maxillaire interne, immédiatement avant qu'il passe dans la fente spheno-maxillaire.

La sixieme branche antérieure ou interne, est petite, & va dans le muscle masseter.

La premiere des branches externes ou postérieures est nommée *artere* occipitale, *Planche V. Fig.* 11. 11. Elle passe obliquement sur la veine jugulaire interne, & ayant donné au muscle stylo-hyoïdien, au stylo-glosse, & au digastrique, elle se glisse entre l'apophyse styloïde & l'apophyse mastoïde le long de la rainure mastoïdienne, & va aux muscles & aux tégumens qui couvrent l'occiput, en montant en arriere par plusieurs tours ondoyans.

Elle communique par un rameau descendant avec l'*artere* vertébrale & avec la cervicale, comme on l'a déja dit. Elle communique aussi vers le sommet de la tête avec les branches postérieures de l'*artere* temporale, elle donne un rameau au trou mastoïdien.

La seconde branche externe se répand d'abord sur l'oreille externe par beaucoup de petits rameaux de côté & d'autre, dont plusieurs percent au-dedans & fournissent aux cartilages, au conduit, à la peau du tambour, & à l'oreille interne.

La tige de la carotide externe monte ensuite par-dessus le zygoma entre l'angle de la mâchoire inférieure & la glande parotide, & va former l'*artere* temporale, laquelle se divise en rameaux antérieurs, moyens & postérieurs.

Le rameau antérieur de l'*artere* temporale va au muscle frontal voisin, communique avec l'*artere* angulaire & donne quelquefois une artériole qui perce l'apophyse interne de l'os de la pomette, jusques dans l'orbite. Le rameau moyen va en partie au muscle frontal, en partie au muscle occipital. Le postérieur va à l'occiput, & communique avec l'*artere* occipitale. Ces rameaux donnent aussi aux tégumens. Ces rameaux de la carotide externe sont en quelque sorte representés dans la *Planche V. Fig.* 8. 9. 10. 11. 12.

L'artere carotide interne.

La carotide interne en sortant du tronc de la carotide générale ou commune, fait d'abord une petite courbure, comme si elle seule étoit la branche de ce tronc, ou un rameau de la tige de la carotide externe. Elle fait quelquefois la courbure un peu en dehors, se recourbe ensuite plus ou moins en dedans, & passe derriere la carotide externe voisine. *Planc. V.* 13. 13.

Elle est située un peu plus en arriere que cette même carotide externe, & monte sans aucune ramification ordinaire jusqu'à l'orifice inférieur du grand canal de l'apophyse pierreuse de l'os des tempes; elle y entre d'abord directement de bas en haut, & s'y coude aussi-tôt suivant la conformation du canal, dont elle traverse le reste horisontalement, y étant revetue d'une production de la dure-mere.

Au bout de ce canal, elle se courbe de rechef de bas en haut en montant pour entrer dans le crane par une échancrure de l'os sphenoïde; & y étant entrée, elle se courbe de derriere en devant, & fait un troisieme coude à côté de la selle sphénoïde, & se recourbe aussi-tôt après par un quatrieme coude sous l'apophyse clinoïde antérieure de la selle sphenoïde. *Planc. V. Fig.* 14. 14.

En quittant le canal osseux pour entrer dans le crane, elle envoye d'abord un rameau par la fente sphenoïdale à l'orbite & à l'œil. Elle en envoye encore un autre un peu après par le trou optique; & par-là elle communique avec la carotide externe. *Pl. V.* lett. *D. D.*

A la fin la carotide interne va sous la base du cerveau gagner le côté de l'entonnoir, à peu de distance de la pareille carotide interne du côté opposé; & là elle se divise pour l'ordinaire en deux grandes branches principales, une antérieure & une postérieure.

La branche antérieure se porte vers le devant sous le cerveau, en s'écartant d'abord un peu de celle de l'autre côté; elle s'en approche aussi-tôt après en s'y unissant par une anastomose ou communication dans l'interstice des nerfs olfactifs. Ensuite ayant donné quelques artérioles qui accompagnent ces nerfs, elle quitte sa pareille, & se partage en deux ou trois rameaux.

Le premier de ces rameaux va au lobe antérieur du cerveau; l'autre qui est quelquefois double, se renverse sur le corps calleux qui en reçoit les ramifications, de même que la faulx de la dure-mere & le lobe moyen du cerveau. Le troisieme, dans les uns, est un rameau particulier, & dans les autres n'est que le jumeau du second, s'étend au lobe postérieur du cerveau. On pourroit le regarder comme une troisieme branche principale, & qui alors feroit la moyenne des trois principales.

La branche postérieure communique d'abord avec l'*artere* vertébrale du même côté, & ensuite se partage en plusieurs rameaux qui se glissent entre les circonvolutions superficielles du cerveau, se ramifient en divers sens sur ces circonvolutions, & entre elles jusqu'au fond de tous les sillons.

Ces ramifications sont toutes revêtues de la pie-mere, entre la duplicature de laquelle elles se distribuent & forment quantité de réseaux capilaires; après quoi elles s'insinuent, & pour ainsi dire se perdent dans la substance interne du cerveau. La branche principale antérieure, de même que la moyenne produit aussi de pareilles ramifications; & cette branche antérieure jette en particulier un rameau sur le corps calleux. Les ramifications de la carotide interne sont representées entre les deux Figures 18. 18. de la *Pl. V.*

Les arteres souclavieres.

Les *arteres* souclavieres, *Planc. V.* 4. 4. sont ainsi nommées parce qu'elles sont derriere les clavicules, & en suivent à peu près la direction transversale. Il y en a deux, l'une droite, l'autre gauche, & elles naissent de l'arcade ou courbure de l'aorte à chaque côté de la carotide gauche qui est au milieu d'elles pour l'ordinaire; car les deux carotides sortent quelquefois séparément de cette courbure; & alors la souclaviere droite naît à côté de la carotide droite, & la souclaviere gauche à côté de la carotide gauche. Elles se terminent, ou plutôt elles changent de nom au-dessus du milieu de l'une & de l'autre premiere vraie côte, entre les attaches antérieures du muscle scalene.

La souclaviere droite est plus grosse dans son origine que la gauche, quand elle produit la carotide droite, & elle est toujours plus antérieure & plus supérieure dans sa naissance que la gauche, à cause de l'obliquité de l'arcade de l'aorte; ce qui fait aussi que la souclaviere gauche est plus courte que la droite, & qu'elle va plus obliquement. Au reste, elles se distribuent toutes deux à peu près d'une même maniere, & la description de l'une est semblable à celle de l'autre.

La souclaviere droite, qui est la plus longue des deux, présente d'abord de petites *arteres*, pour le mediastin, pour le thymus, pour le péricarde, & pour le larynx, &c. sous les noms d'*arteres* médiastines, thymiques, péricardines, & trachéales. Ces petites *arteres* sortent souvent de la souclaviere même, & cela tantôt séparément, tantôt par de petits troncs communs. Quelquefois elles sont des rameaux de la mammaire interne, principalement de la médiastine.

Ensuite la souclaviere droite, environ à un bon travers de doigt de distance de sa naissance, produit souvent la carotide commune du même côté. Après quoi, environ à un petit travers de doigt de distance de cette carotide ; elle donne ordinairement quatre branches plus considérables, qui sont l'*artere* mammaire interne, l'*artere* cervicale, l'*artere* vertébrale ; & quelquefois elle produit encore séparément une *artere* intercostale aux premieres vraies côtes, laquelle on nomme *artere* intercostale supérieure.

Artere Thymique.

L'*artere* thymique communique avec la mammaire interne, & on la voit quelquefois naître de la partie antérieure moyenne du tronc commun de la souclaviere & de la carotide. Le thymus reçoit aussi des rameaux de la mammaire interne & de l'intercostale supérieure. Ce qui se remarque aussi à l'égard de la médiastine & de la péricardine.

Les arteres du péricarde.

L'*artere* péricardine naît à peu près comme la thymique, & descend sur le péricarde jusqu'au diaphragme, qui en reçoit même de petites ramifications.

Les arteres du médiastin.

L'*artere* médiastine naît quelquefois immédiatement après la thymique, & se distribue principalement au médiastin.

L'artere Trachéale.

L'*artere* trachéale qu'on peut aussi appeller gutturale inférieure monte de la souclaviere en serpentant le long de la trachée-*artere* jusqu'aux glandes thyroïdiennes & au larynx. Elle jette des artérioles de côté & d'autre, dont une va gagner le dessus de l'omoplate.

L'artere Mammaire interne.

Elle vient antérieurement & un peu inférieurement de la souclaviere, auprès de la partie moyenne de la clavicule, & descend à côté du sternum environ un travers de doigt de distance de cet os derriere les extrémités des portions cartilagineuses des vraies côtes.

Elle donne des rameaux en passant au thymus, au médiastin, au péricarde, à la pleure, & aux muscles intercostaux. Elle envoie au travers de ces muscles, entre les cartilages des côtes, au grand pectoral, aux portions musculaires voisines, à la mamelle, à la graisse ou corps graisseux, & à la peau.

Elle communique ou s'anastomose par plusieurs de ses rameaux avec la mammaire externe & d'autres *arteres* thorachiques, surtout dans l'épaisseur du grand pectoral, & même avec les *arteres* intercostales. Enfin elle sort de la poitrine à côté de l'épiphyse xiphoïde, & se perd dans le muscle droit du bas-ventre, un peu au-dessous de la partie supérieure de ce muscle. Elle communique très-réellement en cet endroit par plusieurs petites ramifications avec l'*artere* épigastrique. Elle donne des rameaux en passant au péritoine, & aux parties antérieures des muscles obliques & des transverses du bas-ventre.

L'artere Cervicale.

L'*artere* cervicale naît supérieurement de la souclaviere & se divise d'abord en deux, lesquelles viennent quelquefois séparément, quelquefois par un petit trou commun. L'une de ces *arteres* est antérieure, & elle est la plus grandes des deux. L'autre est postérieure. Voyez la *Planche V. Fig. 19.*

La cervicale antérieure se glisse derriere la carotide du même côté, & se distribue aux muscles coraco-hyoïdien, mastoïdien, peaussier, sterno-hyoïdien, sterno-thyroïdien, aux glandes jugulaires, à la *trachée-artere*, aux muscles du pharynx, aux bronches, à l'œsophage, & aux autres muscles antérieurs de ceux qui meuvent le cou & la tête. On l'a vu aussi donner l'intercostale supérieure.

La cervicale postérieure naît quelquefois un peu après la vertébrale, & quelquefois de la vertébrale même. Elle passe sous l'apophyse transverse de la derniere vertebre du cou, & quelquefois par un trou particulier de cette apophyse. Elle monte en arriere sur les muscles vertébraux du cou par plusieurs contours serpentans, & revient par de pareils contours.

Elle communique avec un rameau descendant de l'*artere* occipitale, & avec un autre du contour de l'*artere* vertébrale au-dessus de la seconde vertebre. Elle se distribue aux muscles scalenes, au muscle angulaire de l'omoplate, au trapeze, aux glandes jugulaires & aux tégumens.

L'Artere vertébrale.

L'*artere* vertébrale sort postérieurement & un peu supérieurement de la souclaviere, presque à l'opposite de la mammaire interne & de la cervicale. Elle monte en perçant tous les trous transversaires des vertebres du cou, & jette dans ce trajet de petits rameaux par les échancrures latérales des mêmes vertebres à la moelle de l'épine & à ses enveloppes : elle en donne aussi aux muscles vertébraux, & à d'autres muscles voisins.

En traversant le trou transversaire de la seconde vertebre, elle fait pour l'ordinaire une courbure conforme à l'obliquité particuliere de ce trou. Ayant traversé ce trou, & avant que de passer par le trou transversaire de la premiere vertebre, elle fait encore une courbure plus grande & à contre-sens de la premiere. Enfin, après avoir traversé le trou transversaire de la premiere vertebre, elle fait une troisieme courbure, qui est un contour considérable de devant en arriere, en passant par l'échancrure supérieure & postérieure de cette premiere vertebre.

Elle donne à ce dernier contour une petite branche qui se ramifie sur les parties externes postérieures de l'occiput, & communique avec l'*artere* cervicale & avec l'*artere* occipitale. Etant arrivée au grand trou occipital, elle entre dans le crane en perçant la dure-mere. On la peut appeller *artere* occipitale postérieure, pour la distinguer de l'autre qui est latérale.

A son entrée dans le crané, elle donne à la partie postérieure de la moelle allongée, aux corps olivaires, & aux corps pyramidaux, plusieurs petites ramifications qui se distribuent aussi sur les côtés postérieurs du quatrieme ventricule du cerveau, & produisent le lacis-choroïde du cervelet.

Ensuite elle s'avance sur l'apophyse basilaire de l'os occipital, & se tourne peu à peu vers la vertébrale jusqu'à l'extrémité de cette apophyse, où les *arteres* vertébrales s'abouchent de l'autre côté par un tronc commun, qu'on peut appeller *artere* basilaire, ou le tronc uni des deux vertébrales.

Artere basilaire.

L'*artere* basilaire se glisse en avant sous la grosse protubérance transversale de la moelle allongée, en donnant des ramifications à cette protubérance & aux parties voisines de la moelle allongée. Elle se divise quelquefois de nouveau vers l'extrémité de l'apophyse basilaire en deux branches latérales, dont chacune communique avec la branche postérieure de la carotide interne voisine, & se perd dans le lobe postérieur du cerveau.

L'Artere spinale.

Les *arteres* spinales sont deux, l'une antérieure, l'autre postérieure, & toutes deux produites par les deux vertébrales, dont chacune, aussi-tôt après son entrée dans le crane, jette un petit rameau. Les deux petits rameaux se rencontrent, & par leur union forment l'*artere* spinale postérieure. Les mêmes vertébrales en s'avançant sous l'apophyse basilaire ou l'allongement de l'os occipital, renvoyent en arriere encore un petit rameau. Ces deux autres petits rameaux se rencontrent aussi, & produisent par leur union l'*artere* spinale antérieure.

Les deux *arteres* spinales descendent le long de la partie antérieure & de la partie postérieure de la moelle de l'épine, & par de petites ramifications transversales, communiquent avec celles que les *arteres* intercostales & lombaires y envoyent.

L'Artere auditive interne.

L'*artere* auditive interne part de chaque côté de ce tronc réuni, que l'on peut appeller *artere* basilaire. Elle va à l'organe de l'ouie & accompagne le nerf auditif, après avoir fourni plusieurs petits rameaux à la membrane arachnoïde.

L'artere postérieure de la meninge ou dure-mere.

L'*artere* meningée postérieure en naît encore, qui va à la dure-mere en arriere sur l'os occipital & sur l'os pierreux: elle donne aussi aux lobes voisins du cerveau.

L'artere intercostale supérieure.

Quand cette *artere* ne vient pas du tronc de l'aorte descendante, elle naît pour l'ordinaire inférieurement de la souclaviere, & descend sur la face interne des deux, trois ou quatre supérieures des vraies côtes, proche de leurs têtes, & jette sous chacune des côtes une branche qui se glisse tout le long de leur bord inférieur, & arrose les muscles intercostaux & la partie voisine de la pleure.

Ces branches ou *arteres* intercostales particulieres communiquent entre elles d'espace en espace par de petits rameaux qui montent & descendent de l'une à l'autre sur des muscles intercostaux.

Ces mêmes *arteres* intercostales donnent encore des rameaux au muscle sterno-hyoïdien, aux souclaviers, au sternal, aux muscles vertébraux & aux corps des vertebres. Elles envoyent aussi des rameaux au grand & petit pectoral, &c. en perçant les muscles intercostaux; & enfin elle fournit par les échancrures des quatre premieres vertebres, à la moelle épineuse & à ses enveloppes.

Quelquefois l'*artere* intercostale supérieure commune, au lieu de partir immédiatement de la souclaviere, vient de la cervicale. Quelquefois elle part de l'aorte descendante, tantôt par artérioles séparées, tantôt par un petit tronc commun qui se divise en montant obliquement sur les côtes. Enfin ces *arteres* intercostales supérieures naissent quelquefois de l'*artere* bronchiale voisine, & quelquefois de plusieurs *arteres* bronchiales.

Le canal ou ligament artériel.

Le canal artériel ne se trouve pour l'ordinaire que dans le fœtus & dans les petits enfans, & naît de l'aorte descendante immédiatement après la souclaviere gauche. Il est ordinairement fort rétréci & tout-à-fait bouché dans les adultes, & ne paroît que comme une espece de ligament fort court, qui tient par un bout à l'aorte, & par l'autre à l'*artere* pulmonaire; de sorte qu'il ne mérite que le nom de ligament artériel.

L'artere bronchiale.

Les *arteres* bronchiales viennent quelquefois de la partie antérieure de l'aorte descendante supérieure, quelquefois de la premiere artere intercostale, & quelquefois d'une *artere* œsophagienne. Elles viennent quelquefois séparément de côté & d'autre pour chaque poumon; quelquefois elles naissent solitairement, ou par un petit tronc commun qui se partage à droit & à gauche vers la bifurcation de la *trachée-artere*, pour aller suivre les ramifications des bronches.

L'*artere* bronciale du côté gauche vient assez souvent de l'aorte, pendant que celle du côté droit naît de l'intercostale supérieure du même côté, à cause de la situation de l'aorte. Il s'en trouve aussi une qui sort postérieurement de l'aorte proche de l'*artere* intercostale supérieure, & plus haut que la bronchiale antérieure.

L'an 1719. j'ai observé une communication très-manifeste entre des rameaux de la veine pulmonaire gauche, & des rameaux d'une *artere* œsophagienne qui venoit de la premiere *artere* intercostale gauche, conjointement avec une bronchiale du même côté.

La bronchiale jette sur l'oreillette voisine du cœur, une petite branche qui communique avec l'*artere* coronaire.

J'ai trouvé l'an 1719. ou 1720. une communication de l'*artere* bronchiale gauche avec la veine azygos. J'ai encore vu l'an 1721. au mois d'avril, un rameau de l'*artere* bronchiale gauche s'anastomoser dans le corps de cette veine.

Les Arteres œsophagiennes.

Ordinairement elles sont au nombre de deux ou trois, & quelquefois on n'en trouve qu'une. Elles viennent antérieurement de l'aorte descendante, & se distribuent sur l'œsophage, &c. Quelquefois la supérieure de ces *arteres* produit une des *arteres* bronchiales.

Les Arteres intercostales inférieures.

Les intercostales inférieures, *Pl.V. fig.* 31.31. sont ordinairement sept ou huit de chaque côté. Quelquefois elles passent ce nombre jusqu'à dix de chaque côté, ce qui arrive quand les supérieures naissent aussi de l'aorte descendante: & pour lors les supérieures montent obliquement en haut, comme je viens de dire à l'occasion des intercostales supérieures.

Elles naissent le long de la partie postérieure de l'aorte descendante par paires jusqu'au diaphragme, & se portent de côté & d'autre transversalement sur le corps des vertebres. Celles du côté droit passent derriere la veine appellée Azygos. Les unes & les autres vont ensuite aux muscles intercostaux tout le long du bord inférieur des côtes, jusques vers le sternum.

Elle jettent des rameaux à la pleure, aux muscles vertébraux, à ceux qui couvrent extérieurement les côtes, & aux portions supérieures des muscles du bas-ventre. Elles communiquent avec les *arteres* épigastriques & avec les lombaires.

Quelquefois au lieu de partir immédiatement de l'aorte par paires, il en sort de petits troncs communs, qui ensuite se divisent ou se bifurquent pour donner chacun des intercostales aux côtes voisines.

Avant que d'aller le long des côtes, elles jettent chacune entre les apophyses transverses de côté & d'autre un rameau aux muscles vertébraux, & un autre qui va dans le canal de l'épine du dos. Chaque rameau qui y entre, se divise pour le moins en deux artérioles, dont l'une cotoye transversalement la concavité de la partie antérieure du canal, & l'autre celle de la partie postérieure. L'une & l'autre s'abouchent & s'anastomosent avec les pareilles artérioles du côté opposé; de sorte qu'il en résulte comme des anneaux artériels, qui communiquent encore ensemble par d'autres petites ramifications. Les arteres lombaires font à peu près la même chose.

Ensuite chaque *artere* intercostale particuliere étant arrivée vers le milieu de la côte ou plus avant, se divise en deux branches principales, dont l'une est interne, & l'autre perce en-dehors. Celles qui accompagnent les fausses côtes, s'en détournent un peu après, en se courbant embas l'une après l'autre comme par degrés, & se répandant sur les muscles du bas-ventre. Elles se distribuent encore à d'autres muscles voisins, même à ceux du diaphragme, à peu près comme les phréniques ordinaires. Elles communiquent aussi avec les lombaires, & quelquefois avec des rameaux des hypogastriques.

Les Arteres axillaires.

L'*artere* souclaviere étant sortie de la poitrine immédiatement au-dessus de la premiere côte par l'écartement du muscle scalene, reçoit le nom d'axillaire, à raison de son passage sous l'aisselle.

Dans ce passage elle donne d'abord de sa partie interne une petite branche à la face interne de la premiere côte. Ensuite elle jette quatre ou cinq branches principales, savoir, la thorachique supérieure ou mammaire externe, la thorachique inférieure, la musculaire ou la scapulaire externe, la scapulaire interne & l'humérale.

L'Artere thorachique supérieure.

L'*artere* thorachique supérieure ou mammaire externe, *Pl. V. fig.* 21. 21. descend sur les parties latérales du thorax, en serpentant & se croisant avec les côtes. Elle donne des rameaux aux deux muscles pectoraux & à la mamelle, au muscle souclavier, au grand dentelé, au grand dorsal, aux portions supérieures du coraco-brachial & du biceps.

Ces rameaux viennent quelquefois en partie séparément; & il y en a un qui descend entre le muscle deltoïde & le grand pectoral, avec la veine céphalique, à laquelle il est comme collé, & même s'insinue par son extrémité dans la tunique de cette veine, comme s'il y avoit une anastomose entre eux. Quelquefois il y en a un qui descend entre le muscle brachial & l'anconé interne, & qui se joint à une branche de l'*artere* radiale.

L'Artere thorachique inférieure.

L'*artere* thorachique inférieure va le long de la côte inférieure de l'omoplate gagner le muscle sous-scapulaire, le grand rond, le petit rond, le sous-épineux, le grand dorsal, le grand dentelé, & les intercostaux voisins. Elle communique avec les scapulaires.

Les arteres scapulaires.

L'*artere* scapulaire externe passe par l'échancrure de la côte supérieure de l'omoplate pour aller aux muscles sus-épineux & sous-épineux, au grand rond & au petit rond, & à l'articulation de l'omoplate avec l'os du bras.

L'*artere* scapulaire interne naît de l'axillaire vers l'aisselle, & se jette en arriere pour se distribuer au muscle sous-scapulaire, en donnant des rameaux au grand dentelé, aux glandes axillaires & au grand rond, sur lesquels elle se ramifie diversement. Elle donne aussi au sous-épineux & aux portions supérieures des muscles anconés.

L'artere humérale.

L'*artere* humérale naît d'abord inférieurement & un peu antérieurement du tronc de l'axillaire. Elle se jette de devant en arriere entre la tête de l'os du bras ou humérus, & le grand rond, pour embrasser l'articulation & gagner la partie postérieure du muscle deltoïde, auquel elle se distribue.

Dans ce contour elle donne plusieurs rameaux aux portions supérieures des muscles anconés, au ligament qui environne l'articulation de la tête de l'humérus, & à l'os même par plusieurs trous immédiatement au-dessous de la grande tubérosité de cette tête. Elle communique avec l'*artere* scapulaire.

Vis-à-vis la naissance de cette *artere* humérale, l'axillaire en jette une autre petite qui va en sens contraire, & se glisse entre la tête de l'os, & la sommité commune du biceps & du coraco-brachial. Elle donne en passant des rameaux à la gaine & à la gouttiere du biceps au périoste, & va se rencontrer avec la précédente ou grande humérale.

L'artere brachiale. Voyez la Planche V. Fig. 23. 24. 25. 26. 27.

Après ces branches l'*artere* axillaire passe imédiatement au-devant du tendon du grand pectoral. Là on en change le nom, & on lui donne celui d'*artere* brachiale. Elle descend le long de la partie interne du bras sur les muscles coraco-brachial & l'anconé interne, le long du bord interne du biceps, derriere la veine basilique, donnant de petits rameaux de côté & d'autre aux muscles voisins, au périoste & à l'os.

Elle n'est couverte que de la graisse & de la peau, depuis l'aisselle jusqu'au milieu du bras, après quoi elle se cache sous le muscle biceps, & s'avance sur le devant à mesure qu'elle descend, en s'éloignant un peu du condyle interne, sans néantmoins aller jusqu'au milieu du pli du bras.

En descendant depuis l'aisselle jusques-là, elle jette plusieurs rameaux au muscle sous-épineux, au grand rond, au petit rond, au sous-scapulaire, au grand dorsal & au grand dentelé, aux muscles voisins, aux tégumens, & même aux nerfs. Au-dessous de ce pli du coude ou intervalle des deux condyles, elle se divise en deux branches principales, dont l'une est appellée *artere* cubitale, & l'autre *artere* radiale.

De sa partie supérieure interne elle produit un rameau particulier, qui descend en contournant en arriere, & traverse les muscles anconés pour revenir sur le devant vers le condyle externe, où elle communique avec un rameau de l'*artere* radiale.

Immédiatement au-dessous de l'attache du grand rond, elle donne un autre rameau qui se jette aussi de dedans en dehors, & de derriere en dedans autour de l'os du bras, descend obliquement de derriere sur le devant entre le muscle brachial & l'anconé externe, auxquels il se distribue en passant, & ensuite va gagner le condyle externe, où il s'unit avec le rameau précédent, & communique aussi avec un rameau des *arteres* de l'avant-bras, de sorte qu'il en résulte une triple anastomose.

Environ un travers de doigt au-dessous de ce second rameau, l'*artere* brachiale en jette un troisieme qui descend vers le condyle interne, & communique avec d'autres branches *artérielles* de l'avant-bras, comme on verra ci-après.

Sur le milieu du bras, & même un peu plus bas, à l'endroit où l'*artere* brachiale commence à s'enfoncer & à devenir couverte du biceps, elle jette un rameau qui se distribue au périoste, & s'enfonce dans l'os du bras, entre le muscle brachial & l'anconé interne.

Environ un pouce plus bas elle donne un rameau, qui après avoir fourni des ramifications au muscle anconé interne, descend sur le condyle interne, & communique aussi avec d'autres rameaux de l'avant-bras.

L'*artere* brachiale ayant passé la partie moyenne du bras, jette encore un rameau particulier qui va derriere le condyle interne avec un nerf considérable, & ayant traversé les muscles attachés à ce condyle, va communiquer avec un rameau de l'*artere* cubitale qui embrasse le pli du bras.

Quelquefois elle produit un peu plus bas encore un rameau particulier, qui passe au-devant de ce même condyle, & va aussi communiquer avec un rameau qui remonte de l'*artere* cubitale. On donne à ces trois rameaux particuliers qui communiquent ainsi au bras, le nom d'*arteres* collatérales.

Le tronc commun de l'*artere* brachiale étant parvenu au pli du bras, se glisse avec une veine & un nerf immédiatement sous l'aponévrose du muscle biceps, & passe sous la veine médiane, en donnant des rameaux de côté & d'autre aux muscles voisins.

Ayant fait environ un bon travers de doigt de chemin au

de-là de ce pli, elle se divise par une bifurcation en deux branches principales, dont l'une est appellée *artere* cubitale, & l'autre *artere* radiale, comme on l'a déja dit. La cubitale est intérieure ou postérieure, & la radiale est externe ou antérieure.

De cette bifurcation la brachiale jette de côté & d'autre des rameaux au muscle supinateur long, au pronateur rond, à la graisse & à la peau. Il arrive rarement qu'au lieu de cette bifurcation l'*artere* brachiale se divise dès sa naissance en deux grosses branches qui descendent le long du bras, & par leur communication sur l'avant-bras, forment la cubitale & la radiale.

L'artere cubitale.

L'*artere* cubitale s'enfonce entre l'os du coude & les parties supérieures des muscles pronateur rond, sublime, palmaire & radial interne. Ensuite elle quitte l'os & se glisse tout le long entre le muscle sublime & le muscle cubital interne jusqu'au poignet, pour aller gagner le ligament transversal interne, ou gros ligament du carpe. Dans ce trajet elle fait plusieurs contours en serpentant, & donne plusieurs branches.

Elle en produit d'abord une petite qui se jette en dedans pour aller gagner le condyle interne, où elle remonte comme une espece de récurrente, pour communiquer par plusieurs petits rameaux avec les *arteres* collatérales du bras, dont il est parlé ci-dessus, principalement avec la troisieme de ces collatérales. Un peu plus bas elle en jette une autre petite qui remonte un peu, & ayant presque environné l'articulation, communique avec la seconde des mêmes collatérales, entre l'olecrane & le condyle interne.

Ensuite l'*artere* cubitale va entre les têtes de l'os du coude & de l'os du rayon gagner le ligament interosseux, où elle donne deux branches principales, que j'appelle *arteres* interosseuses de l'avant-bras, l'une interne & l'autre externe.

L'*artere* interosseuse externe perce d'abord le ligament interosseux environ trois travers de doigts au-dessous de l'articulation. Elle jette aussi-tôt après un rameau qui remonte, comme un récurrent vers le condyle externe du bras sous le muscle cubital externe & le petit anconée en s'y distribuant, & au court supinateur. Ce rameau va communiquer avec les *arteres* collatérales du bras du même côté.

Après cela l'*artere* interosseuse externe descend le long de la face externe du ligament, & se distribue au muscle cubital externe, à l'extenseur commun des doigts & aux extenseurs propres du pouce, de l'index & du doigt annulaire. Dans ce trajet elle communique avec quelques rameaux internes de l'interosseux interne.

Enfin étant parvenue à l'extrémité inférieure de l'os du coude, elle s'unit à une branche de l'interosseux interne, qui dans cet endroit s'est glissée de dedans en dehors, & avec elle se distribue sur la convexité du carpe & sur le dos de la main, en communiquant avec l'*artere* radiale & avec des rameaux d'une branche interne de l'*artere* cubitale, dont il sera parlé ci-après.

Par ces communications l'*artere* interosseuse externe forme une espece d'arcade irréguliere, dont il part des rameaux pour les muscles interosseux externes, & pour les parties latérales externes des doigts.

L'*artere* interosseuse interne descend collée sur le ligament interosseux jusqu'au-dessous du muscle pronateur rond, entre lequel & le pronateur quarré, elle perce le ligament & gagne la partie externe ou convexe du poignet & le dos de la main, où elle communique avec l'interosseuse externe, la radiale & les branches internes de la cubitale, comme je viens de dire.

Après la naissance des interosseuses, l'*artere* cubitale descend entre les muscles sublime, profond & cubital interne le long du cubitus, en se ramifiant sur les parties voisines. Elle jette quelquefois au-dessous de l'interosseuse interne un rameau, qui descend entre le muscle fléchisseur du pouce, le muscle radial interne & le sublime, en s'y distribuant jusqu'au poignet, où elle se glisse sous le gros ligament annulaire ou ligament transversal interne, & va dans la main communiquer avec des rameaux de l'*artere* radiale.

L'*artere* cubitale passe ensuite par-dessus le ligament transversal interne du poignet, à côté de l'os pisiforme, donne à la peau, au muscle palmaire, au muscle métacarpien, & enfin se glisse sous l'aponevrose palmaire. Elle donne en cet endroit un rameau à l'hypothenar du petit doigt, & un autre qui s'avance vers le pouce entre les tendons des fléchisseurs des doigts & les bases des os du métacarpe.

Elle produit encore un rameau qui se glisse entre le troisieme & quatrieme os du métacarpe, & perce jusqu'au dos de la main, où il communique avec l'*artere* interosseuse externe; & enfin après avoir fourni aux muscles interosseux, il communique avec la radiale & fait avec elle une arcade *artérielle* dans le creux de la main, & cela de la maniere suivante.

La cubitale ayant passé environ deux petits travers de doigt au-delà du ligament transversal interne du poignet, forme une arcade, dont la convexité regarde les doigts. Cette arcade palmaire jette ordinairement de sa convexité trois ou quatre rameaux. La premiere va à la partie latérale interne postérieure du petit doigt jusqu'à son extrémité. Ce rameau est quelquefois la continuation ou une branche de celui qui va à l'hypothenar.

Les trois autres rameaux de l'arcade palmaire vont vers les interstices des quatre os du métacarpe, vers les têtes desquelles chacun se partage en deux rameaux qui passent tout le long des deux parties latérales internes de chaque doigt, depuis le côté antérieur du petit doigt jusqu'au côté postérieur de l'index inclusivement. Ces *arteres* digitales se communiquent par leur rencontre ou union aux bouts des doigts.

Quelquefois l'arcade palmaire de l'*artere* cubitale se termine par un rameau antérieur du grand doigt; & pour lors elle fait une communication particuliere avec la radiale qui supplée à ce défaut.

Cette arcade donne aussi de sa partie concave, vers la seconde phalange du pouce, un rameau pour la partie latérale interne de ce même doigt, & ensuite elle se termine vers la tête du premier os du métacarpe, en communiquant avec l'*artere* radiale, après avoir donné un rameau au côté antérieur de l'index, & un au côté voisin du pouce, lesquels rameaux communiquent aux bouts de ces doigts avec les pareils rameaux voisins, comme ceux des autres doigts.

L'arcade palmaire donne encore en passant de petits rameaux aux muscles interosseux, aux lombricaux, au palmaire, aux parties voisines & aux tégumens.

L'artere radiale.

L'*artere* radiale jette d'abord un petit rameau qui remonte en maniere de récurrent vers le pli du bras, & se tourne autour du condyle externe en arriere, où il communique avec des rameaux voisins du tronc de l'*artere* brachiale, principalement avec la premiere collatérale de ce côté.

Elle descend le long de la partie interne du rayon, & glisse entre le supinateur long & le pronateur rond, & les tégumens, en donnant des rameaux à ces muscles, au muscle sublime, au profond, & au supinateur court. De-là elle se glisse vers l'extrémité du rayon en serpentant, & donne aussi aux fléchisseurs du pouce & au pronateur quarré.

Elle va après cela à l'extrémité même du rayon, où elle s'approche de la peau, principalement vers le bord antérieur de l'os, & fait l'*artere* que l'on tâte ordinairement en examinant le pouls.

A l'extrémité du rayon elle jette un rameau qui va au muscle thenar, & après avoir communiqué avec l'arcade palmaire de l'*artere* cubitale, & produit quelques rameaux cutanés au creux de la main, elle en jette

jette un tout le long de la partie latérale interne du pouce.

Après avoir donné ce rameau, la radiale se glisse entre la premiere phalange du pouce & les tendons du même doigt, pour gagner l'interstice des bases de la premiere phalange du pouce & du premier os du métacarpe, où elle se contourne vers le creux de la main.

De ce contour elle donne d'abord une branche à la partie latérale externe du pouce, laquelle étant parvenue jusqu'à l'extrémité du pouce, y communique par une petite arcade de rencontre avec la branche qui va à la partie latérale interne du même doigt.

Elle jette en passant des branches en dehors, qui se glissent plus ou moins transversalement entre les deux premiers os du métacarpe & les deux tendons du muscle radial externe, & communique avec une branche opposée de la cubitale, en fournissant avec elle aux muscles interosseux externes, aux tégumens de la convexité de la main & à ceux du poignet.

Enfin la radiale se termine en traversant le muscle demi-interosseux de l'index vers la base du premier os du métacarpe, & en se glissant sous les tendons du fléchisseur des doigts, où elle s'abouche ou s'anastomose avec l'arcade palmaire de la cubitale.

Elle donne une autre branche qui coule le long de la partie antérieure du premier os du métacarpe, & gagne la convexité de l'index, où elle se perd dans les tégumens.

Elle donne en ce trajet un rameau à la partie latérale interne de l'index, qui au bout du même doigt, se rencontre avec le rameau opposé provenant de l'arcade. Elle en donne enfin un petit qui croise avec les muscles interosseux internes, & forme quelquefois une espece de petite arcade irréguliere, qui jette des artérioles de communication à la grande arcade palmaire.

Il arrive que l'arcade palmaire de la cubitale aboutit au grand doigt; alors la radiale se termine en se glissant le long de la partie interne ou concave du premier os du métacarpe; & étant parvenue jusqu'à la tête de cet os, elle se divise en deux rameaux.

L'un de ces rameaux coule le long de la partie latérale interne antérieure de l'index. L'autre se glisse entre les tendons fléchisseurs de ce doigt & l'os du métacarpe, & ayant communiqué avec le rameau cubital du grand doigt, passe le long de la partie latérale postérieure de l'index; & à son extrémité se rencontre & s'unit avec le premier rameau.

Les arteres diaphragmatiques.

La diaphragmatique gauche vient ordinairement du tronc de l'aorte descendante, dans son trajet entre les jambes du petit muscle ou muscle inférieur du diaphragme. La diaphragmatique droite vient quelquefois de l'*artere* lombaire voisine, mais le plus souvent de l'*artere* cœliaque. Quelquefois & la droite & la gauche partent toutes deux d'un petit tronc commun qui naît de l'aorte. On appelle aussi ces *arteres* phréniques.

Elles paroissent presque toujours par plusieurs ramifications à la concavité ou face inférieure du diaphragme, & rarement à la convexité ou face supérieure. Elles donnent de petits rameaux aux glandes sur-rénales, communément appellées capsules atrabilaires; lesquels rameaux s'anastomosent quelquefois avec les *arteres* capsulaires qui viennent d'ailleurs.

Elles donnent aussi de petits rameaux à la graisse qui couvre les reins, & qu'on appelle membrane adipeuse; c'est pourquoi on nomme ces petits rameaux *arteres* adipeuses. Les adipeuses viennent aussi immédiatement du tronc de l'aorte à côté de l'*artere* mésentérique supérieure.

Outre ces diaphragmatiques primitives ou capitales, il y en a de secondaires qui viennent des intercostales, des mammaires internes, des médiastines, des péricardines, & de la cœliaque, comme on voit dans l'exposition des *arteres* que je viens de nommer.

L'artere cœliaque.

Les ramifications de cette *artere* ne sont point représentées dans la planche avec autant d'exactitude que M. Winslow les a décrites.

Elle provient antérieurement & un peu à gauche de l'aorte descendante, immédiatement après son trajet par le petit muscle ou muscle inférieur du diaphragme, environ vis-à-vis le cartilage qui est entre la derniere vertébre du dos & la premiere des lombes. Le tronc de la cœliaque est fort court. Elle produit d'abord après sa naissance du côté droit deux petites *arteres* diaphragmatiques, dont il n'y en a quelquefois qu'une qui se trouve à droite, & se distribue ensuite vers les deux côtés. Elles communiquent avec les autres diaphragmatiques qui viennent des mammaires & des intercostales. La gauche donne des rameaux à l'orifice supérieur de l'estomac & à la capsule ou glande surrénale voisine. Celle qui est à droite fournit à la capsule de son côté & au pylore.

Aussi-tôt après elle donne une branche médiocre qu'on appelle communément *artere* stomachique coronaire, *artere* gastrique, ou *artere* gastrique supérieure; & incontinent après elle se divise en deux grosses branches, l'une à droite, nommée *artere* hépatique, & l'autre à gauche, appellée *artere* splénique, qui en paroît la plus considérable.

Quelquefois la cœliaque se divise tout à coup à très-peu de distance de son origine en ces trois branches, à peu près en maniere de trépié. Le tronc de la cœliaque sort presque directement de l'aorte, & ces trois branches dès leur naissance s'écartent fort angulairement sur ce tronc court, comme trois rayons sur un pivot. C'est ce qui a donné lieu d'appeller ce tronc court le pivot de la cœliaque.

L'artere stomachique coronaire.

Elle va d'abord à la portion gauche de l'estomac un peu au-delà de son orifice supérieur, & jette des rameaux autour de cet orifice & de tous côtés sur l'estomac; lesquels rameaux vont communiquer avec ceux qui viennent tout le long du fond de l'estomac jusques vers le pylore.

Ensuite elle va au côté droit du même orifice, passe le long de la petite courbure de l'estomac presque vers le pylore, où elle communique avec l'*artere* pylorique, & se contourne vers le lobule du foie, en lui donnant quelques petits rameaux.

Après cela elle s'avance sur le canal ou ligament veineux, & va gagner le lobe gauche du foie, où elle se plonge près le commencement dudit canal. Elle donne en passant quelques petits rameaux aux parties voisines du diaphragme & de l'épiploon.

L'artere hépatique.

Dès sa sortie de la cœliaque, elle va à la partie supérieure interne du pylore accompagner la veine-porte, en jettant deux rameaux particuliers, un petit appellé *artere* pylorique, & un grand nommé *artere* gastrique droite ou grande gastrique.

L'*artere* pylorique se ramifie sur le pylore, ce qui lui a fait donner le nom de pylorique. Ses rameaux se distribuent sur les parties voisines de l'estomac, & communiquent avec ceux de la gastrique droite. La pylorique se termine en s'abouchant sur le pylore avec la coronaire stomachique.

La gastrique droite ayant passé au-delà & derriere le pylore, jette d'abord un rameau considérable appellé *artere* duodénale, ou *artere* intestinale, dont il sera parlé ci-après, & quelquefois vient du tronc même de l'hépatique. La gastrique droite rampe le long de la portion droite de la grande courbure de l'estomac, en jettant des rameaux aux deux côtés de la portion voisine de l'estomac.

Ces rameaux communiquent avec ceux de la pylorique, avec ceux de la coronaire stomachique, & avec d'autres qui se répandent sur la portion voisine de l'épiploon, appellées *arteres* gastro-épiploïques droites, lesquelles communiquent avec l'*artere* mésentérique supérieure. Après quoi la gastrique droite aboutit à la gastrique gauche, qui est une branche de l'*artere* splénique.

L'*artere* duodénale ou intestinale va le long du duodenum du côté du pancréas, en fournissant à l'un & à l'autre des rameaux, de même qu'à la portion voisine de l'estomac. Quelquefois cette gastrique sort de l'*artere* mésentérique supérieure, & quelquefois elle est double.

L'*artere* hépatique ayant fourni la pylorique & la gastrique droite, s'avance derriere le conduit hépatique vers la vésicule du fiel, & lui donne principalement deux rameaux appellés *arteres* cystiques, & un autre appellé *artere* biliaire, qui se plonge dans le grand lobe du foie.

Enfin, l'*artere* hépatique entre dans la fissure du foie, & s'associe à la veine-porte. Elle s'insinue avec cette veine dans une gaine membraneuse, appellée capsule de Glisson, & l'accompagne partout dans le foie par autant de ramifications, lesquelles on peut appeller *arteres* hépatiques propres.

Avant son entrée dans le foie, elle donne de petits rameaux à la membrane externe de ce viscere, & à la capsule même. Les *arteres* gastriques aussi-bien que les hépatiques propres viennent quelquefois de l'*artere* mésentérique supérieure au défaut des ramifications ordinaires.

L'artere splénique.

Aussi-tôt qu'elle naît de la cœliaque, elle se porte à gauche sous l'estomac & sous le pancréas, & va gagner la rate. Elle est collée le long du pancréas à la partie postérieure de la face inférieure de cette glande, & lui donne plusieurs rameaux nommés *arteres* pancréatiques.

Vers l'extrémité du pancréas, sous la portion gauche de l'estomac, l'*artere* splénique jette une branche principale appellée *artere* gastrique gauche ou petite gastrique. Cette gastrique rampe de gauche à droite le long de la portion gauche de la grande courbure de l'estomac, en jettant sur les deux côtés de cette portion de l'estomac des rameaux qui communiquent avec ceux de la coronaire stomachique.

La même gastrique jette encore à l'extrémité du pancréas, un rameau pour le moins, qui communique avec les autres *arteres* pancréatiques. Elle en donne aussi à l'épiploon sous le nom d'*arteres* gastro-épiploïques gauches. Ensuite elle s'abouche & communique avec la gastrique droite, & ces deux gastriques produisent par leur rencontre les gastro-épiploïques moyennes.

On voit par tout ceci que l'*artere* coronaire stomachique, la pylorique, l'intestinale, les deux gastriques, les gastro-épiploïques, les épiploïques, & par conséquent l'hépatique & la splénique, & même la mésentérique, communiquent toutes ensemble.

L'*artere* splénique s'avance après cela vers la rate, en faisant un contour tortueux, tantôt plus, tantôt moins; & avant que d'y arriver donne à la grosse extrémité ou au grand cul-de-sac de l'estomac deux ou trois rameaux, que l'on appelle communément vaisseaux courts, *vasa-brevia*, & un à l'épiploon, appellé épiploïque.

La splénique étant arrivée à la rate, se divise en quatre ou cinq rameaux qui se plongent dans ce viscere, après en avoir donné quelques petits aux parties voisines de l'estomac & de l'épiploon.

L'artere mésentérique supérieure.

L'*artere* mésentérique supérieure, *Pl. V. fig.* 43. naît antérieurement de l'aorte descendante inférieure, très-peu au-dessous de la cœliaque. Elle en vient un peu à droite & se recourbe aussi-tôt à gauche.

Elle donne dès sa naissance une petite branche, qui se distribue par une petite bifurcation à la face inférieure de la tête du pancréas, & à la partie voisine de l'intestin duodenum, en communiquant avec l'*artere* duodénale par de petites arcades & aréoles ou mailles.

Elle passe après par-dessus le duodenum, entre cet intestin & la grande veine mesaraïque; se glisse entre les deux lames du mésentere, & en se courbant par un trajet oblique de gauche à droite & de haut en bas, peu à peu & par degrés, elle s'avance vers l'extrémité de l'intestin ileum. Par cette courbure elle forme une espece d'arc assez long qui produit quantité de rameaux de sa convexité ou grande courbure.

Les branches de la convexité de cet arc de l'*artere* mésentérique sont au nombre de seize ou dix-huit, plus ou moins, & elles sont presque toutes employées aux intestins grêles depuis le dernier tiers du duodenum. Les premieres branches sont très-courtes, & la longueur des autres augmente de plus en plus & à proportion jusqu'à celles du milieu de l'arc. Les branches qui sont après ce milieu, diminuent de longueur peu à peu, jusqu'aux dernieres.

Toutes ces branches en s'approchant des intestins se communiquent d'abord par des arcades réciproques, & ensuite par des lozanges, aréoles ou mailles de toutes sortes de figures, d'où il part une infinité de petits rameaux qui embrassent le canal intestinal partout, comme un réseau annullaire.

Ces arcades & ces lozanges ou mailles se multiplient à mesure que les branches deviennent longues, & elles diminuent en grandeur ou étendue à mesure qu'elles approchent du canal intestinal.

Les premieres branches de la convexité de l'arc sont très-courtes. Elles fournissent au pancréas & au mesocolon, & communiquent avec la duodenale. La derniere de toutes donne à l'appendice vermiforme, & jette une portion d'arcade à la tête du colon.

Les branches de la concavité de l'arc ne sont souvent que deux ou trois considérables, rarement plus. Avant ces branches il en part d'abord un petit rameau qui va au duodenum, & jette quelques artérioles au pancréas.

La premiere branche principale de la concavité de l'arc se porte dans le mesocolon vers la portion droite du colon. Avant d'y arriver elle se partage en deux rameaux, dont le plus grand monte tout le long de la partie supérieure du colon, où il se forme la fameuse communication avec la mésentérique inférieure. On pourroit nommer ce rameau *artere* colique supérieure. L'autre rameau de cette premiere branche descend le long de la portion droite du colon.

La seconde branche principale de la concavité de l'arc ayant fait quelque chemin par le mésentere, se divise en trois rameaux, dont le premier va à la partie inférieure de la portion droite du colon, où il communique avec le second rameau de la premiere branche. Le second rameau va au commencement du colon, où il communique avec le précédent, & à la tête de cet intestin appellé cœcum.

Le troisieme rameau de la seconde branche principale après avoir communiqué avec le rameau précédent, en donne aussi un petit au cœcum, à l'appendice vermiforme, & à l'extrémité de l'ileum. Il communique ensuite avec l'extrémité de l'arc ou du tronc courbé de l'*artere* mésentérique supérieure.

Toutes ces communications se font par arcades & par mailles, comme dans la distribution des branches de la convexité de l'arc. En général le tronc & toutes les branches de l'*artere* mésentérique supérieure se rangent selon les plis du mésentere, & selon les circonvolutions des inteſtins, & donnent en paſſant des rameaux aux lames du méſentere, à ſa ſubſtance cellulaire & aux glandes méſentériques.

L'artere méſenterique inférieure.

L'*artere* méſentérique inférieure, *Planch. V. Fig.* 45. ſort antérieurement de l'aorte deſcendante inférieure, environ un travers de doigt ou plus, au-deſſus de ſa bifurcation & au-deſſous des *arteres* ſpermatiques. Ayant fait environ deux travers de doigt de chemin ou plus, elle ſe diviſe en trois & quelquefois en quatre branches, qui s'écartent très-conſidérablement à meſure qu'elles avancent.

La branche ſupérieure ou premiere, après avoir fait environ un pouce de chemin ſans ſe ramifier, ſe diviſe en deux rameaux principaux dont le premier monte le long de la portion gauche du colon, & forme la communication des deux *arteres* méſentériques, dont il eſt parlé ci-deſſus. On peut nommer ce rameau *artere* colique gauche. Le ſecond rameau, après avoir communiqué avec le premier, deſcend ſur la même portion du colon.

La branche moyenne ne fait pas moins de chemin toute unie, & ſe partage enſuite en deux rameaux ; l'un remonte ſur l'extrémité du colon, en communiquant par arcade avec le ſecond rameau de la branche ſupérieure, & l'autre deſcend ſur la même extrémité de cet inteſtin.

Quand il y a encore une autre branche moyenne, elle va au premier contour de la double courbure du colon par une diſtribution pareille, & une pareille communication de haut en bas.

La branche inférieure va au ſecond contour du colon, ou à tous les deux contours au défaut d'une des branches moyennes, & jette auſſi un rameau en haut, qui communique avec le précédent.

Elle jette un autre rameau embas, qui eſt très-conſidérable, appellé *artere* hémorrhoïdale interne, qui deſcend derriere l'inteſtin rectum, s'y diſtribue par pluſieurs ramifications, & communique avec les *arteres* hypogaſtriques.

Les arteres Rénales.

Les *arteres* renales, appellées communément *arteres* émulgentes, ſont pour l'ordinaire deux, & ſortent latéralement de l'aorte deſcendante inférieure immédiatement au-deſſous de l'*artere* méſentérique ſupérieure, l'une à droite & l'autre à gauche; celle du côté droit eſt plus en arriere & plus longue que celle du côté gauche, à cauſe de la veine-cave, qui ſe trouve à droite entre l'aorte & le rein.

Elles vont ordinairement toutes unies, & par un chemin preſque horiſontal, gagner les reins dans leſquels elles ſe plongent par pluſieurs rameaux, qui étant entrés par les enfoncemens des reins, font des arcades dans la ſubſtance interne des reins.

Il ſort de ces arcades quantité d'autres petits rameaux vers la circonférence ou ſurface externe des reins. Quelquefois il y en a plus d'une à chaque côté ; quelquefois cette augmentation n'eſt que d'un côté. Ces rameaux ſurnuméraires viennent ſouvent immédiatement de l'aorte, & entrent dans la partie ſupérieure ou inférieure du rein.

Ordinairement l'*artere* rénale droite paſſe derriere la veine-cave & la veine rénale de l'autre côté. L'*artere* gauche paſſe d'abord derriere la veine aſſociée, & enſuite par-devant. Quelquefois elles jettent des rameaux aux capſules rénales & à la graiſſe des reins & même au diaphragme.

Arteres capſulaires.

Les *arteres* des capſules ſur-renales, qu'on peut appeller *arteres* capſulaires, naiſſent quelquefois de l'aorte au-deſſus des *arteres* rénales, & fourniſſent les *arteres* adipeuſes, qui vont à la graiſſe des reins. Quelquefois elles naiſſent du tronc de la cœliaque. Celle du côté droit vient le plus ſouvent de l'*artere* rénale du même côté, aſſez près de ſa naiſſance. La gauche part ordinairement de l'aorte même au-deſſus de la rénale.

Les arteres ſpermatiques.

Les *arteres* ſpermatiques, *Planch. V. Fig.* 51. 51. ſont ordinairement au nombre de deux, quelquefois plus. Elles ſont fort déliées & ſortent antérieurement de l'aorte deſcendante inférieure, l'une près de l'autre, environ un travers de doigt au-deſſous des *arteres* rénales, tantôt plus haut, tantôt plus bas, entre les deux méſentériques; en un mot, entre les rénales & les méſentériques inférieures. Quelquefois l'une eſt plus haute ou plus latéralement que l'autre.

Elles jettent d'abord à la membrane commune des reins de petits rameaux nommés *arteres* adipeuſes. Enſuite elles deſcendent ſur les muſcles pſoas pardevant les uréteres, entre les deux lames ou feuillets du péritoine.

Elles donnent pluſieurs rameaux aſſez conſidérables de côté & d'autre au péritoine, principalement aux parties voiſines du méſentere, & elles communiquent avec les *arteres* méſentériques, de même qu'avec les adipeuſes. Elles donnent auſſi des artérioles aux uréteres.

Enſuite elles paſſent dans les hommes par les ouvertures aponévrotiques des muſcles du bas-ventre dans la gaine du péritoine, & vont ſe diſtribuer aux teſticules & aux épididymes, où elles communiquent avec un rameau de l'*artere* iliaque externe.

Dans les femmes elles ne ſortent pas hors du bas-ventre, mais elles s'y diſtribuent aux ovaires & à l'utérus, & communiquent avec des rameaux de l'*artere* hypogaſtrique vers les extrémités frangées des trompes de Fallope.

Arteres Lombaires.

Les *arteres* lombaires ſortent poſtérieurement de l'aorte deſcendante inférieure, au nombre de cinq ou ſix paires & plus, à peu près comme les intercoſtales.

On les peut diſtinguer en ſupérieures & en inférieures. Les ſupérieures donnent de petits rameaux aux parties voiſines du diaphragme & des muſcles intercoſtaux, & même tiennent lieu de demi-intercoſtales. Quelquefois les paires viennent d'un petit tronc commun, & non pas ſéparément.

Elles ſe diſtribuent de côté & d'autre aux muſcles pſoas, aux quarrés ou triangulaires, aux tranſverſes & aux obliques du bas-ventre. Elles percent ces derniers & deviennent hypogaſtriques externes. Elles vont aux muſcles vertébraux, au corps des vertebres, & entrent dans le canal de l'épine par les échancrures latérales des vertebres pour les membranes, &c. & y forment des anneaux à peu près comme les intercoſtales. Elles donnent auſſi des artérioles aux nerfs.

Les arteres Sacrées.

Les *arteres* ſacrées, *Plan. V. Fig.* 52. viennent ordinairement de la partie poſtérieure de l'extrémité de l'aorte deſcendante inférieure, où plutôt de ſa bifurcation. Souvent elles en ſortent plus haut, ou des lombaires ; quelquefois plus bas, ou des iliaques. Elles ſont au nombre de deux, trois ou quatre; quelquefois il n'y en a qu'une. Elles ſe ramifient ſur l'os ſacrum, & aux parties voiſines du péritoine, de l'inteſtin rectum, de la graiſſe, &c. & entrent par les trous antérieurs de l'os ſacrum dans le canal de cet os, où elles ſe diſtribuent de côté & d'autre. Elles donnent auſſi des artérioles aux gros cordons des nerfs qui y ſont renfermés, & qui en ſortent par les mêmes trous. Elles s'inſinuent auſſi dans le tiſſu intérieur de l'os ſacrum.

Les arteres Iliaques. Planche V. Fig. 53. 53.

L'aorte deſcendante inférieure ſe termine vis-à-vis la derniere vertebre des lombes, & quelquefois plus haut, où elle fait une bifurcation & se divise latéralement en deux grosses branches, l'une à droite, l'autre à gauche, appellées *arteres* iliaques. Elles sont chacune les troncs communs de deux autres *arteres* de même nom. Cette bifurcation est placée au-devant & à gauche d'une pareille bifurcation de la veine-cave.

Les *arteres* iliaques communes ou primitives s'écartent à mesure qu'elles descendent, & elles s'avancent obliquement vers la partie antérieure inférieure des os des îles, sans aucune ramification considérable dans l'espace d'environ trois travers de doigt, excepté quelques artérioles qui vont à l'os sacrum, & dont quelques-unes entrent par les trous supérieurs de cet os, & s'y distribuent comme les sacrées; d'autres traversent même, & sortent par les trous postérieurs aux muscles voisins, &c. Elles donnent encore en passant de petites artérioles au péritoine, aux tuniques des veines, à la graisse, aux ureteres, derriere lesquels ces iliaques communes passent.

L'iliaque primitive droite passe d'abord par-devant la naissance de la veine iliaque gauche pour accompagner la veine iliaque droite, pardevant laquelle elle descend jusques vers la sortie du bas-ventre, où cette *artere* devient plus interne. L'iliaque primitive gauche descend par-devant la veine du même nom, & se place aussi vers le côté interne de cette veine en sortant du bas-ventre.

Chacune de ces iliaques primitives à trois travers de doigt ou environ, de son origine, se divise en deux secondaires, l'une externe, *Plan. V. Fig.* 54. 54. & antérieure, l'autre interne, *Pl. V. Fig.* 55. 55. & postérieure. On appelle la premiere l'*artere* iliaque externe. L'externe n'a point de nom particulier. L'interne est aussi appellée hypogastrique, laquelle souvent ne paroît qu'une branche de l'autre dans les adultes & après la jeunesse; car dans les petits enfans, & surtout dans le fœtus, l'hypogastrique paroît le tronc, & l'autre comme si c'en étoit une branche.

L'iliaque particuliere externe, *Planche V. Fig.* 54. 54. de l'un & de l'autre côté, descend obliquement sur le muscle iliaque jusqu'au ligament tendineux de Fallope, sous lequel elle sort du bas-ventre. Elle ne donne en chemin qu'un petit nombre d'artérioles jusques vers la sortie du bas-ventre, savoir au péritoine & aux parties les plus voisines. En allant sous le ligament tendineux, & étant sur le point de sortir du bas-ventre, chacune d'elles jette deux rameaux considérables, l'un interne & l'autre externe.

Le rameau interne est appellé *artere* épigastrique, *Plan. V. Fig.* 57. 57. il sort antérieurement de l'extrémité de l'iliaque externe, immédiatement avant son passage sous le ligament tendineux; de-là il remonte obliquement à travers de l'aponévrose du muscle transverse vers la partie postérieure du muscle droit du bas-ventre, qu'il gagne environ deux ou trois travers de doigt au-dessus de l'os pubis.

L'*artere* épigastrique monte ensuite en haut le long de la face postérieure ou interne de ce muscle, en se ramifiant sur les aponévroses des muscles voisins, &c. & à la fin se perd en s'anastomosant réellement par plusieurs petites ramifications avec la mammaire interne. Elle communique aussi avec les intercostales inférieures, qui se répandent sur les muscles du bas-ventre.

Cette *artere* épigastrique donne aussi quelquefois deux rameaux particuliers, dont l'un passe par le trou ovalaire du bassin avec un nerf particulier, & va aux muscle triceps, &c. l'autre rameau descend avec l'*artere* spermatique jusqu'aux testicules, où il s'anastomose avec elle.

Le rameau externe de l'iliaque externe, *Planche V. Fig.* 58. 58. sort latéralement du côté externe de cette *artere* sous le ligament de Fallope, va à la levre interne de l'os des îles, où il se partage communément en deux, & se ramifie pour le muscle transverse & sur l'oblique du bas-ventre, & communique avec l'*artere* lombaire voisine.

Outre ces deux rameaux, l'iliaque externe en donne encore du côté interne, sous le ligament tendineux, un petit qui va gagner la gaine du cordon des vaisseaux spermatiques, & quelquefois il en jette un autre petit du côté externe, qui se porte à l'os des îles.

L'*artere* iliaque interne ou hypogastrique, *Pl. V. Fig.* 55. 55. ayant fait environ un grand travers de doigt de chemin en dedans & en arriere, se recourbe peu à peu obliquement de derriere en devant, & un peu vers le côté externe; après quoi elle se rétrécit & se termine sous le nom d'*artere* ombilicale, *Planche V. Fig.* 56. 56. que l'on peut regarder comme la vraie continuation du tronc de l'*artere* hypogastrique.

L'*artere* ombilicale remonte à côté de la vessie, & après lui avoir donné, de même qu'aux parties voisines du péritoine, &c. de petits rameaux, elle se rétrécit & se trouve tout-à-fait bouchée dans les adultes, au-dessus de la partie moyenne de la vessie, comme on le voit dans la *Fig.* 56. de la *Planche V.* à laquelle elle donne des rameaux. Elle en donne à la matrice & aux parties voisines de l'un & l'autre sexe. De-là elle monte comme une espece de ligament jusqu'au nombril, où elle se joint à l'*artere* ombilicale de l'autre côté. Ce nom lui vient de son usage dans le fœtus.

La courbure de l'*artere* hypogastrique produit ordinairement de sa convexité quatre ou cinq branches principales assez près les unes des autres : quelquefois elles en naissent séparément; quelquefois il y en a qui en viennent par un petit tronc commun, & quelquefois celle qui est la premiere dans un sujet, en est dans un autre le rameau d'une branche principale; tant le nombre, l'arrangement, l'origine & la distribution de ces branches renferment de variété dans les différens sujets! C'est pourquoi je les distingue par des noms particuliers, en petite iliaque, en fessiere, en sciatique, en honteuse commune, ou honteuse hypogastrique, & en obturatrice.

La petite iliaque ou la plus postérieure de ces branches, qui n'est souvent qu'un rameau de la branche fessiere, passe entre les deux derniers nerfs lombaires & se divise en deux rameaux, dont l'un entre dans le canal de l'os sacrum par les derniers de ses grands troncs internes ou antérieurs; l'autre rameau passe derriere le muscle psoas, auquel il donne des rameaux, & derriere le nerf crural, & va se distribuer dans le muscle iliaque & sur la partie interne moyenne de l'os des îles, où il entre dans l'os même par un trou particulier, & quelquefois par plusieurs.

L'*artere* fessiere est pour l'ordinaire très-considérable, & quelquefois la plus grosse des branches hypogastriques. Elle produit quelquefois dès son commencement la petite iliaque, & quelquefois le petit rameau qui en part pour l'os sacrum & pour les parties attachées à cet os. Après cela le tronc de l'*artere* fessiere sort du bassin avec le nerf sciatique par la partie supérieure de la grande échancrure de l'os innominé, au-dessous du muscle pyriforme, pour se distribuer en maniere de rayons au muscle grand fessier & au moyen.

En passant elle donne quelques rameaux à l'os sacrum, au coccyx, au muscle pyriforme, aux muscles de l'anus, aux parties voisines de l'intestin rectum, en formant une hémorrhoïdale interne particuliere. Elle donne même à la vessie & aux parties voisines, & enfin un assez long rameau qui accompagne le nerf sciatique embas.

L'*artere* sciatique donne d'abord des rameaux au muscle pyriforme, aux quadrijumeaux, à l'os sacrum & même à la face interne & au tissu interne de l'os ischion. Elle jette encore sous le muscle quarré un rameau qui va à l'articulation du femur.

Elle traverse obliquement le nerf sciatique, passe avec lui par la grande échancrure postérieure de l'os des îles, en lui donnant des artérioles qui se distribuent au-dedans de ce nerf. Elle remonte enfin sur la face externe de l'os des îles comme par rayons, & se distribue au tissu interne de cet os, & aux muscles fessiers, principalement au moyen & au petit.

L'honteuse commune ou *artere* honteuse hypogastrique, que l'on appelle vulgairement honteuse interne, naît quelquefois par un tronc commun avec la fessiere. Elle produit deux principaux rameaux. Le premier sort avec la fessiere & la sciatique par la grande échancrure de l'os ilion, & se divise d'abord en deux autres rameaux subalternes.

Le premier rameau principal va derriere l'épine de l'ischion, se glisse entre les deux ligamens qui sont attachés à l'os ischion & à l'os sacrum, & passe par la face interne de la tubérosité de l'os ischion, jusqu'à la naissance du corps caverneux du même côté. Là il se divise en plusieurs dont un va au sphincter de l'anus, & prend le nom d'*artere* hémorrhoïdale externe.

Les autres petits rameaux arrosent les tégumens voisins, la tête caverneuse ou bulbe de l'urétere & le corps caverneux. Le dernier ou plutôt l'extrémité du premier rameau passe de derriere en devant par-dessus le col du femur, & communique avec une branche de l'*artere* crurale.

Le second rameau principal appellé communément *artere* honteuse externe, se jette dans l'union de la vessie & du rectum, va dans l'homme aux vésicules séminales, au col de la vessie, aux prostates & aux parties voisines du rectum.

Ensuite il passe sous l'os pubis à côté d'une veine considérable qui est directement sous la symphyse de cet os, & coule le long du penis entre cette veine & un nerf, en se distribuant en chemin aux corps caverneux, & en communiquant avec la petite honteuse qui vient de l'*artere* crurale.

Ce second rameau de la grande honteuse sort quelquefois séparement de l'hypogastrique, principalement dans les femmes, où elle se distribue par plusieurs ramifications aux côtés de l'utérus, & communique avec les *arteres* spermatiques vers les franges de la trompe de Fallope, & aux parties voisines du vagin.

L'*artere* obturatrice perce les muscles obturateurs, ce qui lui a fait donner ce nom, & sort du bassin par la partie supérieure du ligament qui occuppe le grand trou ovalaire de l'os innominé. Avant que de sortir elle jette un petit rameau qui passe par-dessus la symphyse de l'os des îles avec l'os pubis, pour aller aux glandes inguinales & aux tégumens.

En passant par les muscles elle se divise & se distribue au muscle pectiné & au triceps. Elle jette encore un rameau qui communique avec le rameau de l'*artere* sciatique qui va à l'articulation du femur, & jette des artérioles dans les trous du col de cet os.

Ensuite l'*artere* hypogastrique se termine par l'*artere* ombilicale, comme on l'a dit ci-devant.

Les arteres crurales. Planche V. Fig. 69.

L'iliaque sort du bas-ventre entre le ligament tendineux de Fallope & le tendon du muscle psoas sur l'union de l'os des îles avec l'os pubis, où elle change de nom & prend celui d'*artere* crurale.

Elle donne d'abord trois petits rameaux. Le premier est appellé petite honteuse externe, qui va sous la veine crurale à la peau & au ligament du pénis, aux glandes inguinales, & communique avec la honteuse interne. Le second va au muscle pectiné. Le troisieme va à la partie supérieure du muscle couturier. Ces rameaux donnent aussi aux tégumens antérieurs voisins.

Ensuite l'*artere* crurale descend sur la tête du femur, fait un contour sur la veine crurale, & se place au côté interne de cette veine, environ trois travers de doigt de sa sortie du bas-ventre. Depuis son origine jusqu'ici elle est seulement couverte de la graisse & de la peau, y étant couchée sur le muscle pectiné & sur la premiere portion du triceps.

A l'endroit de son déplacement ou contour, elle jette & produit trois branches considérables, une externe, une moyenne & une interne. Ces trois branches viennent plus ou moins postérieurement, quelquefois d'une seule origine, c'est-à-dire, d'un tronc commun fort court, quelquefois de deux, &c.

La branche externe va extérieurement ou supérieurement aux muscles crural, vaste externe, grêle antérieur, à celui du fascia lata & au moyen fessier. Elle jette un rameau en haut vers la pointe du grand trochanter, lequel rameau communique avec le premier rameau principal de la grande honteuse & la sciatique, comme on l'a déja dit.

La branche moyenne descend sur la partie interne de la cuisse entre les muscles du triceps, en leur donnant des rameaux, dont un perce le second de ces muscles & se distribue à la partie inférieure du muscle grand fessier, aux muscles demi-nerveux, demi-membraneux, au biceps & aux tégumens voisins.

La branche interne va en arriere sur les quadrijumeaux vers le grand trochanter, & après avoir donné un rameau qui entre dans l'articulation du femur, elle descend & jette aux muscles qui couvrent cet os en arriere, plusieurs rameaux, dont l'un entre dans l'os même à côté de la ligne âpre.

L'*artere* crurale après avoir donné ces trois branches, descend entre le couturier, le vaste interne & le triceps, en jettant des rameaux aux environs. Elle est couverte par le couturier jusqu'à la partie inférieure de la cuisse, où elle se tourne en arriere au bas & au travers du dernier triceps, un peu au-dessus du condyle voisin. Ensuite elle reçoit le nom d'*artere* poplitée, & descend le long du creux du jarret, accompagnée de la veine du même nom.

L'*artere* poplitée n'est couverte que des tégumens dans le creux du jarret. Elle jette de part & d'autre des branches qui remontent sur les condyles en communiquant ensemble avec les ramifications inférieures de l'*artere* crurale.

Elle donne à l'articulation du genou des rameaux, dont un au moins passe entre les ligamens croisés. En descendant elle jette des branches aux muscles grands jumeaux ou gastrocnémiens & au muscle poplité. Etant parvenue derriere la tête du tibia, elle jette deux rameaux, un de chaque côté.

Le premier ou interne de ces rameaux descend & embrasse la tête du tibia en devant, passe entre le ligament latéral interne de l'os, & après plusieurs ramifications donne une petite branche, laquelle monte & communique avec les *arteres* qui embrassent les condyles du femur.

Le second rameau ou l'externe, passe par-dessus la tête du peroné, & se glisse entre la tête du tibia & le ligament latéral externe du genou. Il embrasse l'articulation jusqu'aux ligamens de la rotule, en communiquant avec les branches qui embrassent les condyles du femur, & avec une branche du premier rameau ou rameau interne.

Immédiatement après la naissance de ces deux rameaux & avant que de se terminer, la poplitée jette une *artériole* embas sur la face postérieure du ligament interosseux, attenant le tibia, dans lequel elle s'insinue par un trou particulier un peu au-dessus de la partie moyenne de l'os.

La poplitée se termine en se divisant d'abord en deux branches principales, dont l'une se jette entre les têtes du tibia & du peroné, passe de derriere en devant à travers, ou plutôt par-dessus le ligament interosseux & reçoit le nom d'*artere* tibiale antérieure. L'autre branche se divise principalement en deux autres, l'une interne qui est la plus grande appellée *artere* tibiale postérieure, l'autre externe & la plus petite, nommée *artere* péroniere postérieure.

L'*artere* tibiale antérieure après avoir passé entre la tête du tibia & la tête du péroné, jette de petites branches en haut aux côtés. Celles d'en haut communiquent avec les latérales de la poplitée qui embrassent l'articulation. Celles des côtés vont aux parties voisines. Ensuite l'*artere* tibiale antérieure descend le long de la face antérieure du ligament interosseux vers le côté externe du tibia, entre le muscle jambier antérieur & le muscle extenseur du pouce.

Ayant parcouru environ les deux tiers du côté du tibia, elle se jette antérieurement sur le tibia, sous le ligament annulaire commun & sous le muscle extenseur du pouce, & va gagner l'articulation du pié. Elle donne en chemin à droite & à gauche des rameaux qui communiquent latéralement avec l'*artere* tibiale postérieure & la péroniere postérieure; de sorte que ces deux os en sont environnés.

Etant parvenue à l'articulation du pié; elle produit des branches qui se glissent entre l'astragal & le calcaneum & se distribuent à l'articulation du pié & aux os du tarse. Il se trouve tout autour d'ici des communications fréquentes en tout sens.

Ayant passé le pli du pié, elle a encore de part & d'autre des rameaux qui communiquent avec les branches latérales de la tibiale postérieure & avec la péroniere postérieure; de sorte que toutes ces ramifications font comme des cercles qui environnent le tarse. Après cela l'*artere* tibiale antérieure s'avance le long de la convexité du pié jusqu'à l'interstice du premier & du second os du métatarse, entre les têtes desquels elle jette un gros rameau qui perce les muscles interosseux supérieurs en dessous, & va s'aboucher avec l'extrémité de la tibiale postérieure, faisant avec elle sous la plante du pié un arcade *artérielle* nommée arcade plantaire.

Elle jette encore par-dessus les autres os du métatarse deux ou trois rameaux considérables, qui vont aux muscles interosseux & aux tégumens. Ces rameaux communiquent mutuellement les uns avec les autres.

Enfin l'*artere* tibiale antérieure se termine principalement par deux rameaux, dont l'un donne au muscle thenar & au côté interne du pouce; l'autre se partage pour le côté externe du pouce, & pour le côté interne du second orteil.

L'*artere* tibiale postérieure qu'on nomme aussi *artere* surale, descend entre les muscles soléaires, le jambier postérieur, le long fléchisseur commun des orteils, & le fléchisseur propre du pouce, en donnant à ces muscles, au tibia, & même à la moelle de cet os par une espece de canal osseux dans sa partie postérieure & presque supérieure.

Elle va ensuite derriere la malléole interne, en communiquant avec la tibiale antérieure, embrassée par les veines voisines, & passe sous la plante du pié entre la face concave du calcaneum & le muscle thenar, où elle se divise en deux rameaux, un grand ou externe, & un petit ou interne.

Le grand rameau ou l'*artere* plantaire externe, passe par la face concave du calcaneum obliquement sous la plante du pié, jusqu'à la base du cinquieme os du métatarse, & de-là fait une espece d'arcade jusques vers le pouce. Elle communique ici avec la tibiale antérieure, qui a percé les muscles interosseux supérieurs dans l'interstice du premier & du second des os du métatarse, comme on l'a dit.

La convexité de cette arcade fournit aux deux côtés de chacun des trois derniers orteils, & au côté externe du second orteil, en faisant de petites arcades de communication au bout & quelquefois sur le milieu de chaque doigt, comme dans la main. La concavité de l'arcade donne aux parties voisines.

Le petit Rameau ou l'*artere* plantaire interne, étant parvenu par-delà le milieu de la plante du pié, se divise encore en deux, dont l'un va au pouce, & communique avec le rameau de la tibiale antérieure; l'autre se distribue aux premieres phalanges des autres orteils suivans, & communique avec les ramifications que ces orteils reçoivent de l'arcade plantaire.

L'*artere* péroniere descend le long de la face postérieure du péroné, entre le muscle soléaire & le muscle fléchisseur du pouce, auxquels elle donne des rameaux en chemin & aux portions voisines.

Etant parvenue au-delà des deux tiers du péroné, elle jette un rameau considérable, qui se plonge embas entre le tibia & le péroné, passe entre leurs extrémités de derriere en devant, au travers ou au-dessous du ligament intérosseux, & se distribue sur le tarse en donnant aux tégumens.

Enfin l'*artere* péroniere continue son chemin, & descend sur la partie postérieure du péroné jusqu'au calcaneum, où elle forme entre l'astragal & le tendon d'Achille, une arcade de communication avec l'*artere* tibiale postérieure.

Après cela elle se jette en dehors, & communique un peu au-dessous de la malléole externe avec l'*artere* tibiale antérieure par une arcade, dont il part plusieurs petites ramifications aux parties voisines.

Je ne parle pas ici des anastomoses cutanées qui se trouvent par-tout, & qui sont d'une grande beauté dans le fœtus. Je n'y fais pas non plus le détail de la communication très-fréquente & très-considérable d'artérioles autour du périoste, laquelle communication représente un réseau très-fin, & une espece de *Rete mirabile*.

* M. Bertin, Docteur en Medecine de la Faculté de Paris, & de l'Académie des Sciences, doit bien-tôt donner au Public un traité des *arteres* orné de planches colorées, dans lesquelles le cours des *arteres* paroîtra comme si elles étoient injectées. La grande connoissance que l'Auteur a des matieres anatomiques, assure à cet Ouvrage l'exactitude & la vérité; qualités que l'on doit spécialement souhaiter dans les Ouvrages d'*anatomie*.

EXPLICATION

de la cinquieme Planche qui représente les arteres *disséquées d'après* DRAKE.

PLANCHE V.

1. L'aorte ou la grande *artere* coupée dans son origine à l'orifice du ventricule gauche du cœur.

A. Les trois valvules demi-circulaires de l'aorte, comme elles paroissent lorsqu'elles empêchent le sang de retourner dans le ventricule gauche pendant sa diastole.

2. 2. Le tronc des *arteres* coronaires du cœur sortant du commencement de l'aorte.

3. Le ligament artériel qui n'est pas exactement représenté.

4. 4. Les *arteres* souclavieres sortant de la grande *artere*, dont les *arteres* axillaires & celles des bras 23. 23. sont une continuation.

5. 5. Les deux *arteres* carotides, dont la droite sort de la souclaviere & la gauche de l'aorte.

6. 6. Les deux *arteres* vertébrales sortant de la souclaviere, elles passent par les apophyses transverses des vertebres du cou, d'où elles entrent dans le crane par le grand trou occipital.

7. 7. Les *arteres* qui conduisent le sang dans la partie inférieure de la face, la langue, les muscles adjacens & les glandes.

8. 8. Les troncs des *arteres* temporales sortant des carotides, & donnant des rameaux aux glandes parotides & aux

9. 9. Muscles, voisins au péricrane & au-devant, de la tête.

10. 10. Troncs qui envoyent le sang dans la cavité du nez, & particulierement aux glandes de sa membrane musqueuse.

11. 11. Les *arteres* occipitales dont les troncs passent sur les apophyses mastoïdes & se distribuent à la partie postérieure du péricrane, où elles s'anastomosent avec les branches des *arteres* temporales.

12. 12. *Arteres* qui portent le sang au pharynx, à la luette & à ses muscles.

B. B. Petite portion de la base du crane percée par l'*arte-*

re de la dure-mere qui est ici représentée avec une portion de la dure-mere.

13. 13. Contours que font les *arteres* carotides avant que de se rendre au cerveau par la base du crane.

14. 14. Parties des *arteres* carotides qui passent de chaque côté de la selle sphénoïde, où elles fournissent plusieurs petits rameaux qui servent à former le *Rete mirabile*, qui est beaucoup plus apparent dans les quadrupedes que dans l'homme.

* *Nota*. Les *arteres* du cervelet sont confondues avec celles du prétendu *Rete mirabile*.

C. La glande pituitaire hors de la selle sphénoïde, placée entre les deux troncs tortueux des *arteres* carotides, 14. 14.

D. D. *Arteres* ophtalmiques sortant des carotides avant qu'elles s'insinuent dans la pie-mere.

15. Contours que font les *arteres* vertébrales en passant par les apophyses transverses de la premiere vertebre du cou, vers le grand trou de l'os occipital. On a averti plus d'une fois que les cavités de ces *arteres* sont beaucoup plus larges dans l'endroit où elles se replient que leurs troncs inférieurs; ce qui sert à diminuer l'impétuosité du sang conjointement avec leur contour. Dans les quadrupedes, les angles des inflexions ou des contours des *arteres* du cerveau sont plus aigus, & servent par conséquent à diminuer davantage l'impétuosité du sang qui s'y porte avec force, à cause de la position horizontale de leurs troncs.

16. Les deux troncs de l'*artere* vertébrale qui passe sur la moelle allongée.

17. Les rameaux par lesquels les *arteres* carotides cervicales communiquent.

18. 18. Les ramifications des *arteres* au-dedans du crane, dont les troncs les plus grands sont situés entre les lobes du cerveau & dans ses circonvolutions. Les veines du cerveau partent des extrémités de ces *arteres*. Leurs troncs ont une position fort différente de celle des *arteres*; car celles-ci pénetrent dans le cerveau par sa base, & se distribuent de la maniere qu'on l'a dit cidessus, au lieu que les troncs des veines s'étendent sur la surface du cerveau, & déchargent le sang dans le sinus longitudinal. Ces veines n'accompagnent pas les *arteres* à leur entrée, de même que dans les autres parties, comme le font les *arteres* & les veines de la dure-mere, qui passent ensemble par le même trou dans la base du crane B. B.

E. E. Les *arteres* du cervelet.

19. 19. Les *arteres* du larynx, des glandes thyroïdiennes, des muscles & des parties contiguës qui sortent des *arteres* souclavieres.

20. 20. Autres *arteres* qui ont leur origine auprès des premieres, 19. 19. & qui conduisent le sang dans les muscles du cou & de l'omoplate.

21. 21. Les mammaires qui sortent des *arteres* souclavieres & descendent intérieurement sous les cartilages des vraies côtes, à un demi-pouce environ de distance de chaque côté du sternum. Quelques-uns de leurs rameaux passent par les muscles pectoral & intercostal, & donnent du sang aux mamelles, où ils se joignent avec quelques rameaux des *arteres* intercostales avec lesquels ils s'anastomosent.

Ces *arteres* mammaires s'unissent encore avec les grandes branches des épigastriques, 57. 57. ce qui augmente le mouvement du sang dans les tégumens du bas-ventre.

(* *Nota*. On peut à la faveur de cette anastomose expliquer le rapport qui se trouve entre la matrice & les mamelles, & les affections sympathiques de ces deux parties.)

Les extrémités des *arteres* lombaires & intercostales s'anastomosent avec elles, de même que les précédentes.

22. 22. Les *arteres* des muscles du bras, & quelques-unes de ceux de l'omoplate.

23. 23. Partie du grand tronc de l'*artere* du bras, que l'on s'expose à blesser en ouvrant la ei ne basilique, ou la plus interne des trois veines de l'avant-bras.

24. 24. Divisions de l'*artere* bracchiale au-dessous de la courbure du coude.

25. 25. Branche de communication d'une *artere* qui sort du tronc de l'*artere* bracchiale au-dessus de sa courbure dans le pli de l'avant-bras, qui s'anastomose un peu plus bas avec les *arteres* de l'avant-bras. On trouve dans quelques sujets au lieu de cette branche, plusieurs autres petits rameaux qui en tiennent lieu. Au moyen de ces rameaux qui communiquent de la partie supérieure de l'*artere* bracchiale avec celles de l'avant-bras, le cours du sang n'est point interrompu, quoique le tronc 23. soit fortement serré; ce que l'on fait en liant cette *artere* lorsqu'elle est blessée dans le cas d'un anevrysme: il est nécessaire de lier le tronc de l'*artere* au-dessus & au-dessous de l'endroit où elle est blessée, de peur que le sang, qui passe dans le tronc inférieur par les rameaux de communication, ne se fasse un passage par l'ouverture de l'*artere* en rétrogradant.

26. *Artere* extérieure de l'avant-bras qui forme le pouls auprès du carpe. *Artere* radiale.

27. 27. *Artere* des mains & des doigts.

28. 28. Tronc descendant de la grande *artere*, ou de l'aorte.

29. *Artere* bronchiale sortant de l'une des *arteres* intercostales: elle sort quelquefois immédiatement du tronc descendant de l'aorte, & quelquefois de l'*artere* intercostale supérieure qui sort de la souclaviere. Ces *arteres* bronchiales s'anastomosent avec l'*artere* pulmonaire. *Vid. Ruysch. Epist. Anastom. 6. fig. c. c. c.*

30. Petite *artere* sortant de la partie antérieure de l'aorte descendante pour se rendre à l'œsophage. Ruysch fait mention d'*arteres* qui sortent de l'intercostale supérieure, & qui aboutissent à l'œsophage.

31. 31. *Arteres* intercostales de chaque côté de l'aorte descendante.

N. B. La représentation de ces *arteres* dans cette Planche depuis la *fig.* 32. jusqu'à la *fig.* 42. est différente de ce qu'on découvre ordinairement dans les sujets. Les renvois ne s'accordent point non plus avec les figures.

* On trouve quelquefois de semblables variétés; ainsi on n'en doit pas blâmer l'Auteur qui a fait graver ce qu'il a trouvé dans le sujet qu'il examinoit.

32. Tronc de l'*artere* cœliaque, d'où sortent,

33. 33. 33. Les *arteres* hépatiques, &

34. L'*artere* cystique dans la vesicule du fiel.

35. L'*artere* coronaire stomachique inférieure.

36. La pylorique.

37. l'épiploïque droite, gauche & moyenne sortant de la coronaire.

38. Ramifications de l'*artere* coronaire qui embrassent le fond de l'estomac.

39. *Artere* coronaire supérieure du ventricule.

40. 40. *Arteres* phréniques, ou les deux *arteres* du diaphragme: celle du côté gauche sort du tronc de la grande *artere*, & la droite de la cœliaque.

41. Le tronc de l'*artere* splénique sortant de la cœliaque, & formant un contour.

42. Deux petites *arteres* qui aboutissent à la partie antérieure du duodénum & du pancréas; les autres *arteres* de ce dernier sortent de l'*artere* splénique à mesure qu'elle passe dans la rate.

43. Tronc de l'*artere* mésentérique supérieure, tourné vers le côté droit.

44. 44. Rameaux de l'*artere* mésentérique supérieure séparés des petits intestins. On peut observer ici les différentes anastomoses que les rameaux de cette *artere* forment dans le mésentere avant que de se rendre aux intestins.

45. L'*artere* mésentérique inférieure sortant de la grande *artere*.

46. 46. 46. Anastomoses remarquables des *arteres* mésentériques.

47. 47. Rameaux de l'*artere* mésentérique inférieure passant dans l'intestin colon.
48. Ceux du rectum.
49. 49. Les *arteres* émulgentes des reins.
50. Les *arteres* vertébrales des lombes.
51. 51. *Arteres* spermatiques qui descendent aux testicules, & qui sont si petites qu'elles échapent à la vue, à moins qu'on ne les injecte.
52. L'*artere* sacrée.
53. 53. Les *arteres* iliaques.
54. 54. Les rameaux iliaques externes.
55. 55. Iliaques internes qui sont beaucoup plus grands dans le fœtus que dans les adultes, à cause de leur union avec les deux *arteres* ombilicales.
56. 56. Les deux *arteres* ombilicales coupées. Celle du côté droit est telle qu'on la trouve dans le fœtus, & celle du côté gauche, semblable à celle qu'on découvre dans les adultes.
57. 57. Les *arteres* épigastriques qui montent sous les muscles droits de l'abdomen, & s'anastomosent avec les mammaires, comme on l'a remarqué ci-dessus.
58. 58. Rameaux des *arteres* iliaques externes qui passent entre les deux muscles obliques du bas-ventre.
59. 59. Rameaux des *arteres* iliaques internes qui conduisent le sang aux muscles extenseurs & obturateurs des cuisses.
60. 60. Tronc des *arteres* qui aboutissent au pénis.
61. 61. *Artere* de la vessie urinaire.
62. 62. *Arteres* internes des parties naturelles qui forment avec celles du pénis qu'on voit ici représentées les *arteres* hypogastriques chez les femmes. Les *arteres* externes des parties naturelles naissent de la partie supérieure de l'*artere* crurale qui est immédiatement au-dessous des épigastriques.
63. Le penis enflé & desséché.
64. Le gland du pénis.
65. La partie supérieure ou dos du pénis retranchée du corps du pénis afin de pouvoir découvrir les corps caverneux.
66. 66. Les corps caverneux du pénis séparés des os pubis, enflés & desséchés.
67. Les deux *arteres* du pénis comme elles paroissent après qu'on les a injectées avec de la cire sur chaque corps caverneux du pénis.
68. La cloison qui sépare les corps caverneux.
69. Les *arteres* crurales.
70. 70. Les *arteres* qui passent dans les muscles des cuisses & de la jambe.
71. Partie de l'*artere* crurale qui passe dans le jarret.
72. Les trois grands troncs des *arteres* de la jambe.
73. Les *arteres* du pié avec leurs rameaux qui communiquent de leur tronc supérieur à leur tronc inférieur, aussi-bien que leur communication à l'extrémité de chaque orteil qui est la même que celle des doigts. *Anatomie de* Drake.

* *Nota*. Cette planche a de la nouveauté & est très-curieuse.

ARTERIACA, Ἀρτηριακά; remedes dont on se sert dans les maladies de la trachée-artere & dans les affections de la voix. Ce mot vient de *aspera arteria*, trachée-artere. Blancard.

* On donne ce nom aux remedes qui dissipent l'atonie ou les autres maladies qui proviennent de la trop grande aridité de la trachée-artere ou du larynx, en leur rendant l'humidité qui leur manque. On peut ranger dans ce nombre, 1°. les huiles tirées par expression, ou les émulsions préparées avec les amandes douces, les semences de pavot blanc, les quatre semences froides, &c. ou les loochs & les sirops qu'on peut préparer avec ces substances. 2°. Les vapeurs qui s'élevent des décoctions de plantes émollientes ou farineuses, si on les dirige vers la partie affectée. 3°. Les opiates.

ARTERIOTOMIA, *arteriotomie; Saignée faite à l'artere.*

Les Anciens faisoient assez communément cette opération; elle est actuellement assez en usage chez quelques Nations éloignées. Les Européens y ont rarement recours. Oribase en a fait mention d'après Galien & Antyllus. Paul Eginete en parle comme d'une opération fort ordinaire; & Prosper Alpin nous apprend qu'elle se fait fort communément en Egypte. C'est de ces Auteurs & d'Heister que je tirerai tout ce que je dirai dans cet article de l'*artériotomie*.

Les Medecins coupoient les arteres temporales dans les fluxions d'humeurs chaudes & flatueuses sur les yeux, & les arteres situées derriere les oreilles, aux personnes sujettes au vertige, surtout si elles avoient été tourmentées pendant longtems par des maux de tête provenant de chaleur & de vents, ou de quelques autres maladies chroniques dont cette partie peut être affectée.

Si c'étoit une autre partie que la tête qui fût affectée, quelle que fût cette partie, ils n'ouvroient point les arteres; quoiqu'il y eût d'autres maladies que celles de la tête dans lesquelles ce remede pût être avantageux, (car on peut dire en général, que toutes les fois qu'il y aura amas d'humeurs chaudes & flatueuses dans les arteres, l'*artériotomie* sera salutaire) cependant ils préféroient l'ouverture des veines à celle des arteres.

Comme il est très-difficile d'arrêter le sang qui coule d'une artere, & comme il se forme ordinairement un anevrysme, lorsque la blessure d'une artere commence à se cicatriser, les Medecins ont été très-réservés par ces importantes raisons à piquer les arteres considérables. Quant aux petites arteres, ils y ordonnent rarement la saignée, parce qu'ils ne l'estiment pas fort avantageuse.

Je ne sai d'où leur vient ce préjugé; car il est constant qu'on s'est fort bien trouvé d'avoir ouvert les petites arteres, & que la blessure a cicatrisé sans qu'il se fît d'anevrysme. Il y a plus, on a même ouvert des arteres considérables, & elles ont cicatrisé, sans qu'on ait encouru cette fâcheuse suite. Et je ne fais aucune difficulté d'avancer qu'on peut réitérer l'opération avec le même succès. J'entens qu'il ne s'ensuivra point d'anevrysme & que l'hémorrhagie sera beaucoup moins dangereuse, si l'on a l'attention non de piquer, mais de couper entierement l'artere par laquelle on veut procurer une évacuation: car on sait que si l'on ouvre l'artere sans la couper, & qu'on y fasse seulement, comme en tout autre cas, une incision transversale; alors les parties divisées venant à se retirer, les unes tendront en haut & les autres en bas. Quant à moi, ayant pris pour un avertissement du Ciel, un rêve assez clair que j'eus sur cette opération, je me coupai à moi-même l'artere qui est entre le pouce & le premier doigt, & je laissai couler le sang jusqu'à ce qu'il s'arrêtât de lui-même; car telle étoit la circonstance de mon rêve; & il en sortit un peu moins d'une livre. Cette opération dissipa subitement une douleur invétérée qui affectoit principalement la partie où le foie s'approche du diaphragme. Une autre personne avoit été blessée à la cheville du pié; il y avoit eu une artere d'offensée par le coup; & le sang ne cessa d'en couler depuis le moment de la blessure reçue, jusqu'à mon arrivée. J'examinai le malade; & j'achevai de couper l'artere: ensuite j'appliquai à l'endroit un remede composé d'aloès, d'encens, & de blancs d'œufs, étendus sur une peau molle de lievre. La blessure cicatrisa, il ne s'ensuivit point d'anevrysme; les orifices de l'artere s'incarnerent parfaitement, & le malade se trouva guéri pour toujours d'une douleur qui se faisoit sentir à sa hanche depuis quatre ans, non perpétuellement, mais de tems en tems. Ces succès m'ont encouragé à tenter l'*artériotomie* aux articulations des extrémités supérieures & à la tête même, toutes les fois que j'ai conjecturé que la maladie provenoit d'une matiere chaude & flatueuse; mais particulierement, quand une membrane étoit affectée d'une douleur poignante qui s'étendoit comme par rayons, au centre desquels la sensation la plus incommode sembloit

bloit être fixée, tandis que les parties adjacentes étoient en grande tension. ORIBASE, *Med. Coll. L. VII. cap.* 13. d'après *Galien.*

Nous coupons l'artere qui est située au-dessous du sommet de la tête, vers l'occiput, entre les tendons, ou celle qu'on remarque derriere les oreilles, ou les arteres qui batent de l'un & de l'autre coté de la tête, sur le devant; parce qu'elles vont aux sutures moyennes & coronales. Nous ne travaillons point sur les arteres qui vont des tempes au-devant de la tête, parce qu'elles sont situées contre un muscle. On peut toutefois ne les point excepter, si l'on a affaire à un malade sur la docilité duquel on puisse compter; car on les pourra couper sans rien risquer, si le malade a soin pendant l'opération de mettre ses joues en distension; car il est évident que tous les muscles des tempes partageront sensiblement ce mouvement dans toute leur étendue; alors laissant intactes toutes les parties du devant de la tête, où l'on remarquera du mouvement, on fera la section dans cet endroit qui aura paru demeurer en repos. Il ne faut pas s'attendre que le sang coule bien rapidement ni en grande quantité de ces arteres; elles sont trop petites pour cela; ni qu'il s'en échappe beaucoup d'esprits, par la raison qu'elles approchent trop de la nature des veines. Les arteres situées derriere les oreilles, à l'origine des muscles des mâchoires, sont fortes & fermes; mais il y a toujours du danger à les couper, à cause de leur proximité des muscles & des convolutions de la membrane qui tapisse ces endroits. Dans l'opération de l'*arteriotomie* à l'occiput, il faudra couper l'artere tout contre l'os, qu'il faudra, pour ainsi dire, dépouiller pour donner lieu à la chair de se reproduire & d'embrasser les bouches de l'artere coupée. Lorsqu'on aura coupé une artere, la meilleure méthode de traiter la blessure est celle que l'on suit dans le cas des varices; c'est de la saisir avec une pince, ou quelqu'autre instrument pareil, & de ne pas faire une grande incision, mais d'en faire plusieurs petites. Lors donc que vous aurez tiré une quantité de sang suffisante, vous prendrez le vaisseau avec des pinces, & vous le couperez entierement; car par ce moyen vous en préviendrez la réunion, conséquemment tous les dangers d'une hémorrhagie; car les bouches de l'artere ne manqueront pas de rentrer dans les chairs. ORIBASE, *Med. Coll. L. VII. c.* 14. d'après *Antyllus.*

Nous avons coutume de couper les arteres situées derriere les oreilles dans les fluxions opiniâtres aux yeux, & dans le vertige. Pour en venir à cette opération, il faut commencer par raser le derriere de la tête; & tâter avec les doigts; car il est très-aisé de s'instruire par le pouls de la situation de l'artere dans ces endroits. Après quoi on coupera l'artere jusqu'à l'os, faisant une incision de la longueur de deux doigts; on aura soin de la tracer auparavant avec de l'encre. Si nous ne sentons pas l'artere, nous nous écarterons de la distance de trois doigts au-delà de l'oreille, & nous acheverons l'opération; coupant transversalement les arteres, & continuant l'incision jusqu'à ce que nous appercevions couler le sang avec pulsation, & notre instrument toucher l'os. Lorsque nous aurons laissé sortir une quantité de sang suffisante, nous diviserons le péricrane, afin qu'il n'y ait point de distension, & qu'il ne s'y fasse point d'inflammation. Après avoir râclé l'os, nous mettrons une tente dans la blessure, & nous travaillerons à la faire cicatriser avec des compresses convenables. Si l'os demeure toujours nu, on recommencera à le râcler. PAUL EGINETE, *Lib. VI. cap.* 4.

L'*artériotomie* ou la pratique d'ouvrir les arteres pour procurer une évacuation de sang, étoit très-commune chez les Egyptiens, & on n'y voyoit pas plus de danger qu'à la phlébotomie. Ils ouvroient l'artere dans différentes occasions, & ils regardoient cette opération comme un remede divin, & comme le moyen le plus sûr de guérir des inflammations d'yeux longues & invétérées; les maux de tête obstinés & des douleurs opiniâtres aux visceres.

Dans les siecles suivans, quelques Medecins s'aviserent de se déclarer contre elle & appuyerent leur sentiment d'un passage de Galien, qu'on lit, *L. de Curat. per Sang. Miss.* « L'artere intérieure du coude ayant été » malheureusement ouverte à quelques malades, ils en » sont morts, dit Galien. J'en ai vu d'autres en qui la » gangrene a succédé presque immédiatement à l'ap- » plication du bandage par lequel on se proposoit d'ar- » rêter l'hémorrhagie; quelques-uns ont expiré dans » l'opération de l'anevrysme. » Ces Medecins s'étoient imaginés qu'il étoit impossible qu'une artere ouverte cicatrisât, & que l'anevrysme & la mort étoient deux suites nécessaires de l'*artériotomie.* Mais en raisonnant ainsi, ils sembloient avoir oublié ce que Galien leur Maître, dont ils objectoient l'autorité, avoit dit dans le Chapitre cinquieme de sa *Meth. Med.* Voici comment il s'exprime dans cet endroit. « Il y en a qui assurent qu'une des membranes des arteres est dure & » cartilagineuse, & qu'il n'est pas possible qu'une subs- » tance de cette nature reprenne, s'agglutine, & cica- » trise; car il n'y a, ajoutent-ils, que les substances » molles & douces qui aient quelques dispositions à se » réunir: pour tirer une comparaison des corps exté- » rieurs applicable au cas présent; comme nous ne » voyons point, par exemple, qu'une pierre s'unisse » avec celle qui lui est voisine, ni une écaille avec une » écaille; il en est de même des cartilages de notre » corps; un cartilage ne se joint point avec un cartilage, » ni un os avec un os. Car vous remarquerez, conti- » nue-t-il, qu'un os rompu ne reprend point avec un » os, par voie d'union; cela se fait par un cal gluti- » neux que les Grecs ont nommé πόρος. Il faut conve- » nir, repond Galien, que l'artere est d'une nature à » rendre l'agglutination de sa membrane dure, assez » difficile. Mais il faut bien se garder de traiter cette » difficulté d'insurmontable; car l'artere n'est ni aussi » seche ni aussi dure qu'un os ou un cartilage; elle est » beaucoup plus molle & d'une constitution plus char- » nue que l'une ou l'autre de ces parties. Enfin, nous » aurions d'autant moins de raison de désespérer de » l'agglutination de l'orifice d'une artere, que cette » artere seroit petite & que le malade seroit d'un tem- » pérament plus charnu & d'une chair plus douce. » L'expérience ne vient-elle pas ici au secours de la rai- » son? J'ai vu des arteres agglutinées dans des enfans » & des femmes, dont les corps sont, comme on sait, » tendres & humides? J'ai vu le même effet produit » surtout dans un jeune homme qui s'étoit ouvert lé- » gerement une artere. Quoique l'ouverture d'une ar- » tere se referme beaucoup plus difficilement que celle » d'une veine; cependant les remedes dont on use dans » l'un & l'autre cas sont à peu près les mêmes; l'artere » demande des ingrédiens un peu plus dessiccatifs que » la veine: mais si l'on se proposoit dans l'un de ces cas » de reproduire des chairs autour de l'ouverture, quelle » qu'elle fût; il faudroit se servir des mêmes remedes » que dans l'autre cas. » Deux choses concourent à rendre l'agglutination des arteres & la cure des ulceres qui s'y forment, d'une assez grande difficulté. Car de même que le mouvement continuel des poumons rend la cure des ulceres qui y surviennent, fort difficile; ainsi, comme Galien l'a fort sensément remarqué, la pulsation & le mouvement des arteres forment un grand obstacle à l'agglutination des blessures faites à ces parties. Cet obstacle est encore augmenté par la dureté de leur substance. On suspendra le mauvais effet de la pulsation, si l'on applique sur l'artere une plaque de cuivre polie, ronde & forte, après avoir rapproché convenablement les levres de la blessure.

De toutes les arteres qu'on remarque à la tête, il n'y en avoit aucune que les Egyptiens n'ouvrissent dans les maux de tête violens, surtout lorsqu'ils étoient accompagnés de pulsation, & dans toutes les inflammations qui survenoient à cette partie; dans ce dernier cas, ils copoient les arteres placées derriere les oreilles. Cette opération leur réussissoit en quelqu'endroit de la tête qu'ils la fissent; mais ils choisissoient communément les arteres du devant de la tête, surtout lorsqu'il y avoit inflammation aux yeux; moi-même pendant mon sejour au Grand Caire, j'ai vu des personnes guéries parfaitement, comme par enchantement, de maux de tête invétérés & d'inflammations d'yeux très-opiniâtres; une évacuation de sang soudaine procurée par l'artere emportoit brusquement ces maladies. Cette pratique étoit, sans contredit connue de Galien. On lit dans le quatorzieme Livre de sa *Meth. Medic.* » que pour faire » l'opération de l'*artériotomie*, il faut raser la tête & » tâter soigneusement le pouls des arteres situées aux » environs des oreilles & celles qui sont derriere, de » même que de celles qui sont au front & aux tempes; » qu'il faut ouvrir celles où l'on trouvera plus de cha- » leur & la pulsation plus forte; que quant à celles qui » sont fort petites & qu'on apperçoit sous la peau; il » faut les traiter comme dans les varices aux jambes ». Cette pratique est très-commune en Egypte, & le choix qu'ils font des arteres qui leur paroissent les plus chaudes est très-raisonné; car elles doivent conséquemment contenir une plus grande quantité de sang chaud mêlé avec une espece de matiere flatueuse.

» Entre les différentes arteres de la tête, on brûle quel- » quefois les temporales. Le but de cette opération est » de prévenir la chute de certaines humeurs subtiles » sur les yeux: quant aux deux arteres situées derriere » les oreilles, on les ouvre dans des opthalmies, des fluxions d'humeurs aqueuses, dans les *nyctalopes* & dans les douleurs invétérées au foie: mais cette opération ne » se fait jamais sans danger, & ces arteres sont long- » tems à se consolider.

J'avouerai n'avoir jamais vu aucun Medecin Egyptien, couper entierement une artere, mais je les ai vus les ouvrir plusieurs fois comme nous ouvrons une veine. Pour prévenir des fluxions sur les yeux, ils brûlent assez souvent les arteres temporales. C'est par cette raison qu'on voit dans ces contrées un grand nombre de personnes qui ont les tempes brûlées. Ils tiennent des Ethyopiens cette pratique de brûler les arteres temporales; car elle étoit suivie par plusieurs Abyssiniens & Ethyopiens, avant que de parvenir en Egypte. Je ne me souviens point d'avoir jamais vu opérer dans ces contrées, sur les arteres situées derriere les oreilles, dans les maladies des yeux & du foie: lorsque le foie étoit affecté, ils ouvroient l'artere d'entre le pouce & le premier doigt, pratique scélée de l'approbation de Galien, comme on peut voir dans son Traité *de Curat. per sang. miss.* Les Medecins Egyptiens me dirent qu'ils ouvroient encore les arteres de la gorge, lorsque les malades étoient en danger d'être suffoqués: mais je n'ai jamais eu aucune occasion de leur voir faire cette opération.

Lorsqu'il y a douleurs & inflammations aux visceres, ils ouvrent celle d'entre le pouce & le premier doigt; & voici la maniere dont ils s'y prennent. L'opérateur commence par appliquer une ligature sur la partie où il doit ouvrir une artere, & cette ligature s'applique comme dans la phlébotomie. Il laisse l'artere s'enfler & s'emplir de sang; alors il y fait une incision oblique avec une lancette extremement aiguë, ou avec un bistouri à incision. Ils observent de faire une ouverture très-petite; parce que le sang contenu dans les arteres est très-fluide & qu'une grande ouverture se consolideroit plus difficilement qu'une petite. L'artere étant ouverte, ils en laissent sortir autant de sang qu'ils le jugent à propos. Quant à la quantité de sang à tirer, la plupart d'entre eux n'ont d'autre regle que de le laisser couler jusqu'à ce qu'il s'arrête de lui-même. Lorsque la saignée est assez copieuse, ils rapprochent avec leurs doigts les levres de la petite blessure qu'ils ont faite à l'artere, précisément comme nous faisons dans le cas de la saignée ordinaire. Ils appliquent ensuite un peu de coton à l'orifice de l'artere; sur ce coton ils posent une large plaque de cuivre, qu'ils appellent *follara*; ils tiennent cette plaque sur l'artere ouverte pendant trois jours; au bout de ce tems, ils ôtent cette plaque & la ligature sans user d'aucune autre précaution avant l'opération ni après. Je n'ai jamais vu faire l'*artériotomie* sans succès; j'ai observé pendant tout le tems que j'ai vécu en Egypte, que tous ceux à qui on a ouvert l'artere s'en sont bien trouvés: il y en a qui avant que d'appliquer le coton & de bander la plaie, rapprochent les levres & les tiennent unies avec un peu d'encens qu'ils font fondre à la chandelle. Ils mettent le coton sur cet encens & la *follara* sur le coton. Il y a donc dans la maniere dont les Egyptiens font l'*artériotomie*, deux choses à considérer. La premiere, qu'ils ouvrent l'artere avec un instrument extremement pointu & qu'ils en font l'ouverture très-petite & oblique. La seconde, c'est que la fermeté & la fraîcheur de la *follara* anéantissent si parfaitement la pulsation de l'artere, que la blessure qu'on y a faite reprend sans peine. Prosper Alpinus, *Medic. Egyptiorum.*

L'*artériotomie* est, selon l'étymologie du mot, cette opération chirurgicale par laquelle on procure une évacuation de sang salutaire à un malade, en lui ouvrant une artere, comme on ouvre une veine dans la phlébotomie. Quoique cette opération ne soit pas à beaucoup près si commune de notre tems qu'elle l'étoit jadis; (car nous craignons d'occasionner une trop grande effusion de sang & qu'il ne s'ensuive un anevrysme) cependant si on la fait avec circonspection, elle n'aura point de fâcheuses suites; elles procurera un soulagement considérable au malade; & elle aura l'approbation des plus grands Praticiens.

Nous lisons que les anciens Medecins ne se faisoient aucun scrupule d'ouvrir les arteres à différentes parties du corps, comme au front, aux tempes, derriere les oreilles, à l'occiput; entre le pouce & le premier doigt, & partout où la pulsation se faisoit sentir au tact.

Les Medecins d'aujourd'hui osent à peine ouvrir d'autres arteres que celles des tempes; par la raison qu'étant très-exposées au tact, il est d'autant plus facile de les ouvrir, & qu'étant couchées sur des os & pouvant par conséquent être bien comprimées, il n'y a ni anevrysme ni hémorrhagie à craindre. Il faudroit être dépourvu de bon sens pour nier qu'il ne soit presque toujours plus difficile d'ouvrir les arteres que les veines; car les premieres ne sont point exposées à nos yeux, & il en faut conjecturer la situation sur la pulsation qui s'en fait sentir au toucher. Mais pour ne point fatiguer le Lecteur des méthodes usitées des Anciens dans cette opération; je passe à la maniere dont quelques Chirurgiens modernes ont pratiqué l'*artériotomie*.

La premiere chose qu'on ait à faire, c'est de placer le malade dans une chaise ou sur un lit, & de lui incliner la tête du côté opposé à celui où l'on veut faire l'ouverture de l'artere. Le Chirurgien examinera ensuite le plus soigneusement qu'il lui sera possible, & s'assurera par le tact, de la situation de l'artere qu'il veut ouvrir. Après avoir découvert l'artere à la pulsation qu'il sentira en appliquant sa main sur la tempe, & s'être assuré de sa position; il la fixera en la tenant entre ses deux premiers doigts, qu'il tiendra écartés l'un de l'autre, de maniere que la lancette puisse aisément parvenir à la cavité de l'artere, en passant dans l'intervalle qu'ils laisseront. Il faudra pour l'ordinaire beaucoup plus enfoncer la lancette dans cette opération que dans la phlébotomie; on l'élevera transversalement en la retirant; ce mouvement conduira plus surement à l'artere que tout autre; il faut le faire avec d'autant plus d'assurance que, quand on viendroit à couper entierement l'artere, il n'y auroit aucun danger. L'incision faite, si nous voyons sortir un sang rouge & fleuri dont le jet marque par ses élancemens les différentes pulsations de l'artere, nous serons assurés d'avoir ouvert une artere & d'avoir bien fait l'opération. Mais si les choses sont autrement, il faut donner un second coup de lancette plus profond que le premier, jusqu'à ce que les signes que nous venons de décrire ne nous laissent point douter qu'il n'y ait une artere ouverte ou coupée. Mais comme la pointe d'une lancette ordinaire est foible & pourroit se rompre aisément dans cette opération, contre les os de la tête; l'expérience m'a appris qu'il n'y avoit point d'instrument dont on pût se servir plus commodément, surtout lorsqu'il étoit question de faire l'incision de haut en bas, & non pas de bas en haut, dans l'opération de l'*artériotomie*, que le bistouri court à incision, représenté *Planche II.* à la lettre *G.* mais pour que cette opération soit très-avantageuse, il faudra laisser sortir de l'artere une grande quantité de sang, comme une livre, ou s'il y avoit pléthore, une livre & demie, autrement on n'en aura pas tiré grand avantage: nous ne devons pas être surpris de la pratique des Anciens qui laissoient couler le sang dans ce cas, ainsi que dans les autres, jusqu'à ce que le malade tombât en défaillance. Si l'artere que l'on veut ouvrir est située derriere l'oreille, à l'occiput, ou en quelque autre partie du corps, il faudra toujours s'assujettir à la même méthode, j'entens autant que les différentes situations des parties & d'autres circonstances le comporteront.

Lorsqu'il y aura autant de sang tiré que le Medecin l'aura jugé à propos, on appliquera sur le champ le bandage; pour cela on aura la précaution de se pourvoir de trois compresses quarrées de différentes grandeurs. On posera la plus petite la premiere, immédiatement sur la blessure, la moyenne sur la premiere, & la plus grande sur celle-ci. Il seroit assez à propos dans ce cas, d'appliquer une piece d'argent ou une petite plaque de cuivre sur la compresse moyenne, ou de mettre à l'orifice même de l'artere un peu de papier mâché & les compresses par-là-dessus. Par ces moyens, non-seulement on facilitera la suspension de l'effusion de sang, mais on empêchera plus efficacement l'artere de se rouvrir: afin que tout cela soit plus fermement fixé sur la partie, on se servira du bandage à nœuds ou de quelque autre bandage qu'on tiendra assez serré & qu'on ne relâchera point de huit jours; c'est une précaution qui n'est point superflue, tant contre l'hémorrhagie que contre l'anevrysme: s'il venoit par hasard à se relâcher de lui-même, il ne faudroit pas manquer de le resserrer, & ordonner au malade de le conserver en cet état, jusqu'à ce que la blessure fut entierement agglutinée.

Quant aux avantages de l'*artériotomie*; il y en a tant & de si considérables qu'il y a des Medecins qui prétendent que les maladies les plus opiniâtres de la tête & des yeux, pourvu qu'elles proviennent d'une trop grande quantité de sang, seront emportées ou du moins considérablement affoiblies par ce remede, eussent-elles invinciblement résisté à tout autre. Une observation que tous les Medecins ont faite, c'est qu'elle est salutaire dans les vertiges, les maux de tête opiniâtres, les épilepsies, les fluxions & les inflammations des yeux, & autres maladies semblables, lorsqu'elles ont pour cause la trop grande abondance de sang. Catherwood, Ecrivain moderne Anglois, s'est efforcé de démontrer dans un Ouvrage intitulé, *Méthode nouvelle de traiter l'apopléxie*, que cette maladie devoit céder soudainement à l'*artériotomie*: mais l'intérêt de la vérité me contraint d'avouer qu'ayant fait cette opération à deux malades, l'un jeune, l'autre vieux, tout au commencement de l'attaque, ils moururent tous les deux presque sur le champ, quoique j'eusse appuyé ce remede de ceux dont on use en pareil cas; d'où il faut conclurre que l'*artériotomie* n'est point aussi efficace dans les apoplexies, que l'a pensé l'Auteur Anglois. Mais puisqu'il y a des cas dans lesquels on a observé que l'*artériotomie* étoit plus avantageuse que la phlébotomie, & puisqu'il est toujours possible d'en prévenir les suites fâcheuses par les compresses & les bandages convenables, nous sommes maintenant en état de porter un jugement éclairé de l'opinion de ceux qui prétendent qu'elle n'est pas plus efficace que la phlébotomie, & que l'opération en est dangereuse: malgré cela je ne peux me dispenser de conseiller aux Medecins, de consulter l'état des malades, de ne point exposer leur réputation, d'essayer tous les autres remedes, & de n'en venir à l'*artériotomie* que lorsque le malade sera évidemment en danger de perdre la vie. Mais si l'on veut qu'elle produise des effets salutaires, il faut y venir promptement & faire la saignée copieuse; il paroît qu'il faut y ajouter le régime & d'autres remedes qui tendent à détruire la maladie qui avoit exigé l'ouverture de l'artere. HEISTER, *Inst. Chirurg.*

ARTETISCIUS, ARTETISCOS, qui a souffert la perte d'un membre. RULAND.

ARTHANITA, *Pain de pourceau.* Dale dit qu'il y en a de deux sortes,

La premiere est,

L'*arthanita*, Offic. *Cyclamen*, Schrod. L. 4. p. 59. *Cyclamen orbiculato folio*, Ger. 694. Emac. 843. *Cyclamen orbiculato folio infernè purpurascente*, C. B. Pin. Tourn. Inst. 154. Elem. Bot. 158. Boerh. Ind. A. 2. 150. Hist. Oxon. 3. 552. *Cyclamen vulgare, folio rotundo*, Park. Parad. 198. *Cyclaminus folio rotundiore vulgatior*, J. B. 2. 551. Raii Hist. 2. 1205. *Cyclamen, panis porcinus*, Chab. 510.

La racine du *pain de porceau*, est grosse, large, ronde ou orbiculaire, de couleur obscure en dehors, blanche en dedans, garnie de fibres noirâtres. Elle pousse des feuilles presque rondes, larges, de couleur verte, brune, marbrées, d'un blanc en dessus, purpurines en dessous, portées sur des queues, en un mot, assez semblables à celles de l'asarabacca. Il s'éleve d'entre elles des pédicules longs, tendres qui soutiennent de petites fleurs purpurines d'un odeur agréable. Elles n'ont qu'une feuille pendante, divisée en cinq segmens pointus. Elles se tournent ordinairement vers la terre, lorsqu'elles sont entierement ouvertes; & quand elles sont passées, il leur succede un fruit sphérique & membraneux qui s'ouvre en plusieurs parties; alors la tige s'entortille autour du fruit, & s'approche de la terre, où elle est comme un petit serpent. Le fruit renferme des semences anguleuses.

Le *pain de pourceau* croît dans nos Jardins. Il vient naturellement dans les Alpes, & sur les montagnes de l'Autriche, & de la Styrie. Il fleurit en Septembre & en Octobre.

Sa racine est incisive, atténuante, détersive, apéritive; propre pour faire sortir l'arriere-faix, pour dissoudre les glandes, lever les obstructions, résoudre les tumeurs. On en recommande le suc dans le vertige. On l'emploie extérieurement & intérieurement. On en fait entrer dans les errhines. Elle est bonne dans certaines éruptions cutanées. *Bot. Offic. Miller.*

Dale avertit de n'en user intérieurement qu'avec circonspection.

L'autre espece est;

Le *cyclamen arthanita*, Offic. *Cyclamen hederæ folio*, Ger. 694. Emac. 843. Raii Hist. 2. 1206. C. B. 308. Tourn. Inst. 155. Boerh. Ind. A. 2. 151. Hist. Oxon. 3. 552. *Cyclamen folio hederæ, autumnale*, Park. Parad. 2[illegible].

Cette espece a les mêmes vertus que la précédente: & c'est celle qu'on nous distribue chez nos Herboristes. DALE.

ARTHETICA, ou ARTHRETICA, *Ive Moschate*; elle tire son nom d'ἄρτρον, *jointure.* Elle est bonne dans les maladies qui attaquent les jointures. BLANCARD.

ARTHOICUM, c'est une huile rouge extraite de racines de plantes digérée selon l'art dans du fumier avec du pain. RULAND. JOHNSON.

Il faudroit mieux écrire *artoicum*, selon la remarque de Castelli, car ce mot vient d'ἄρτος, *pain.*

Ruland fait *arthoicum* ou *artoicum* synonyme à *pannonium.*

ARTHREMBOLUS, Ἀρτρέμβολος, d'ἄρτρον, *jointure*, & de ἐμβάλλω, repousser, faire rentrer avec force. Instrument qu'on employoit à remettre les membres disloqués dans leur place. CASTELLI, d'après *Spon.*

ARTHRITICA, Ἀρθριτικὴ ou *arthritis.* Voyez *Arthritis.*

ARTHRITIS, *Goute*, d'Ἄρθρον, *jointure*, comme qui diroit maladie ou mal des jointures.

Tant d'Auteurs de tous les siecles ont écrit sur cette maladie; il y a eu tant de frivoles théories à ce sujet, qu'il faudroit un grand nombre de volumes uniquement pour l'extrait de ce qui a été dit sur cette abondante matiere. Aussi ne dirai-je mot de la plupart de ces systemes, & le Lecteur n'y perdra guere, parce que le succès dans la pratique, qui est la seule chose qui puisse donner du poids à une théorie, n'a encore justifié les spéculations d'aucun Auteur; de maniere que cette maladie est toujours demeurée radicalement incurable, nonobstant les systemes des spéculatifs, & les promesses des empiriques.

La méthode que je vais suivre sera d'exposer en premier lieu les sentimens de deux Auteurs anciens seulement qui sont Aretée & Cœlius Aurelianus.

2°. L'histoire de la *goute*, de Sydenham.

3°. L'histoire de la *goute* anomale ou irréguliere, & de sa cure, par Musgrave.

Et enfin, je hasarderai quelques remarques au sujet de cette opiniâtre maladie.

D'Aretée

Le mot *arthritis* est commun à la maladie qui affecte spécialement les jointures, telles jointures que ce soit: mais les noms qui la caractérisent sont, *podagra*, si elle est au pié; *sciatica*, si elle est à la cuisse, & *chiragra*, si elle est aux mains. Or voilà comme elle prend: ou elle est formée tout d'un coup, par quelque cause subite; ou bien la matiere de ce mal après être resté longtems dormante, vient à former un paroxysme à la plus légere occasion. Si la maladie devient universelle elle affecte tout le systeme nerveux. La douleur attaque d'abord les nerfs, les ligamens des jointures & toutes les parties qui couvrent des os & y aboutissent. Et une chose fort étonnante en fait de *goute*, c'est que les os qui dans toute autre maladie, sont totalement insensibles, lorsqu'on les coupe ou qu'on les casse, sont affectés dans celle-ci d'un sentiment si douloureux, que des coups de barre de fer, des cordes qui les serreroient fortement, des coups d'épée, des brûlures leur feroient moins de mal; de sorte même que le malade aimeroit mieux tous ces maux que celui qu'il éprouve, & les regarderoit comme un soulagement. S'il étoit question de lui amputer les os affectés, la douleur de l'amputation ne lui paroîtroit rien en comparaison de ce qu'il souffre, & si on la faisoit en effet, il trouveroit doux d'être délivré, même à ce prix, des douleurs qu'il enduroit. Il en est en cela des douleurs des os comme de celles des dents.

La cause certaine de ce mal n'est connue que de Dieu: mais cela n'empêche pas que les hommes ne puissent hasarder sur ce sujet quelques conjectures probables, & c'est ce que je vais faire en peu de mots. Les corps d'une substance extremement dense ne sentent pas quand on les touche ou qu'on les blesse, & par conséquent n'en éprouvent pas de sentimens douloureux; car la douleur est une sensation de déchirement: or une substance dense n'est pas sujette à être déchirée & irritée, & conséquemment n'est pas susceptible de douleur. Celle au contraire dont le tissu n'est point serré a des sensations vives, & ressent un sentiment de déchirement lorsqu'on la blesse. Mais comme les substances denses ne laissent pas d'être animées par leur chaleur naturelle, c'est aussi par le moyen de cette même chaleur que s'exercent leurs sensations. Quoiqu'il y ait alors une cause matérielle vulnérante, comme un coup d'épée, un coup de pierre, la substance du corps qui en souffre n'en reçoit point de sensation douloureuse, à cause de sa densité naturelle. Mais si le juste tempérament de la chaleur naturelle est altéré, la sensation en est dépravée, & la chaleur de ces substances étant excitée par l'impulsion interne de la faculté sensitive, cause pour lors une douleur d'un genre particulier, laquelle procede du regorgement, & de l'augmentation de la chaleur naturelle.

La *goute* se déclare d'une maniere ou d'une autre, selon les différentes articulations qu'elle attaque. Quelquefois elle vient à la hanche, & en empêche les mouvemens; mais elle est plus benigne aux autres membres, & spécialement aux plus petits comme le pié ou la main. Car si elle se fixe sur un gros membre où elle soit logée à l'aise, elle ne va pas plus loin, au lieu que si elle commence sur un petit, elle gagne plus avant imperceptiblement, & sans qu'on s'y soit attendu. La sciatique commence à la partie postérieure de la cuisse, du jarret ou du tibia; d'autres fois la douleur prend à la cavité des os innominés qui reçoit la tête de l'os fémur; alors elle attaque les fesses ou les reins, & on ne s'imagineroit pas que ce fût la sciatique. Voici le progrès qu'elle fait quand elle attaque les extrémités du corps. D'abord la douleur se fait sentir au gros orteil; après quoi elle avance sur le cou de pié, & gagne de là dans la cavité voisine de cette partie, & ensuite à la cheville du pié. Souvent les personnes qui en sont attaquées l'imputent à des causes tout autres que la véritable: les uns s'en prennent à leurs souliers neufs, qu'ils croyent les avoir trop serrés; d'autres croyent que ce mal leur est venu pour avoir trop marché, ou pour avoir reçu un coup à cette partie, ou pour s'être fait une détorse: mais aucuns ne s'avisent de penser qu'il faille s'en prendre à une cause interne, ni ne veulent croire ceux qui leur indiquent la véritable. Cela fait que la maladie devient incurable, parce que cette sécurité empêche qu'on ne s'adresse à un Medecin, qui en empêcheroit le progrès dans les commencemens: mais lorsqu'elle a acquis de la force avec le tems, tous les soins & toutes les mesures qu'on prendra pour y remédier seront inutiles. Il y a des gouteux qui gardent la *goute* aux piés toute la vie; dans d'autres elle court & s'étend par tout le corps: mais fort souvent elle remonte des piés aux mains. C'est à peu près la même chose qu'elle soit aux piés ou aux mains, ces différentes parties étant également minces & peu charnues, pareillement exposées au froid du dehors, & éloignées de la chaleur interne. De-là elle monte aux coudes, & aux genoux, & gagne jusqu'aux cavités des os innominés qui reçoivent l'os de la cuisse, ou changeant de route & se détournant un peu, elle s'introduit dans les muscles du dos & du thorax. Le mal s'étend d'une maniere incroyable, s'empare des vertebres du cou & de l'épine du dos, & va se placer à l'extrémité de l'os sacrum, & en même-tems que toutes les parties du corps souffrent la douleur qui leur est commune à toutes; elles en souffrent outre cela chacune une qui leur est particuliere; les tendons, les glandes, & les muscles, ont chacuns leur part de la douleur & de la tension, d'abord les muscles de la mâchoire & des tempes, ensuite ceux des reins & de la vessie; & ce qui est encore bien plus étonnant, c'est que le nez, les oreilles, & les levres en sont aussi affectées, par la raison qu'il se trouve des nerfs & des muscles dans chacune de ces parties. (*a*)

(*a*) Ici M. Petit nous fait part de l'étonnement où il est qu'Aretée, si exact d'ailleurs, & si étendu dans ses Descriptions, ait omis une particularité qu'Aétius a eu soin d'observer depuis, qui est que l'humeur de la *goute*, sur la fin, affecte quelquefois l'iris même.

Parmi les personnes attaquées de la *goute*, il y en a qui se plaignent de douleurs aux sutures de la tête, & qui sans savoir comment sont faites ces sutures, les décrivent néantmoins telles qu'elles sont, ou obliques ou droites ou transversales, sur le devant ou le derriere de la tête, & se plaignent d'une douleur sourde dans ces os; car l'humeur de la *goute* se fixe sur les sutures aussi bien que sur les jointures des piés & des mains. Les articulations sont de plus embarrassées par des callosités, qui dans le commencement ressemblent à un abscès, mais qui se condensant de plus en plus, empêchent à la fin le fléchissement de la partie, si ce n'est avec beaucoup de douleur; la matiere qui étoit auparavant humide s'étant épaissie par la concrétion. A la fin cette même matiere devient blanche, solide, crétacée, & donne naissance à de petits tubercules semblables aux boutons qui viennent au visage, si ce n'est qu'ils sont quelquefois plus gros, lesquels se répandent sur toute la partie. L'humeur elle-même devient blanche, épaisse, & d'une substance semblable à de la grêle: & en effet ce mal semble répandre naturellement sur le corps un froid semblable à celui de la grêle. On diroit en quelque sorte que cette maladie est différente & provient également du froid & du chaud, parceque quelques-uns de ceux qui en sont attaqués sont soulagés par la chaleur, d'autres par le froid. Mais pour moi, je pense que l'essence & la cause de cette maladie est unique, & que cette cause est un froid inné. Cependant si la *goute* tourmente vivement & que tous les symptomes qui paroissent soient des signes de chaleur, il faudra bien employer des rafraîchissans pour en calmer & en adoucir la violence, & on appellera cette sorte de *goute*, une *goute* chaude. Si au contraire, tant que la douleur interne des nerfs continue, l'articulation est froide sans qu'il y ait d'enflure; c'est une *goute* froide; & alors il faudra pour rétablir la chaleur dans la partie, employer des médicamens échauffans, & pour l'ordinaire les médicamens qu'il faut préférer en ce cas, sont ceux dans lesquels domine l'acrimonie, afin que par leur qualité stimulante ils puissent gonfler les parties affaissées, & rappeller la chaleur interne à la superficie; après il faudra peut-être user de rafraîchissans, comme on peut se le persuader, si l'on fait attention qu'il n'est pas à propos dans toutes les circonstances de tenir la même conduite avec le même malade; car souvent ce qui est salutaire dans un tems devient nuisible dans un autre: pour tout dire, en un mot, il faut, de la chaleur au commencement, & du froid à la fin. La *goute* aux piés est rarement perpétuelle; elle laisse quelquefois du relâche pendant longtems, parce qu'il arrive à la matiere qui l'occasionne de se raréfier. Un gouteux, pendant un intervalle que lui laissa sa *goute*, remporta le prix de la course à pié aux jeux Olympiques.

Les hommes sont plus sujets à cette maladie que les femmes, mais ils la supportent mieux: car les femmes qui en sont plus rarement attaquées, souffrent aussi bien davantage quand elles le sont; & cela vient de leur conformation bien différente de la nôtre. L'âge où l'on commence à être sujet à la *goute*, c'est celui de trente-cinq ans: mais on peut l'avoir plutôt ou plus tard selon le tempérament dont on est, ou le régime qu'on a tenu. Il faut avouer que les douleurs de la *goute* sont grandes: mais les symptomes qui les accompagnent sont encore plus à craindre; tels sont la lipothymie à l'occasion du moindre froissement de la partie souffrante, l'incapacité de se mouvoir, le dégout, la soif & l'insomnie. Lorsque les *gouteux* guérissent, comme s'ils étoient par-là affranchis d'une rechute, ils reprennent un train de vie moins gênant, se livrent à l'intempérance, la joie & les plaisirs, ne se privent de rien & tiennent un régime sensuel & délicat, & comme s'ils étoient sûrs de s'en tirer une seconde fois comme la premiere, ils ne songent qu'à jouir du présent sans s'embarrasser des suites. Souvent la *goute* dégénere en hydropisie, quelquefois aussi en asthme, auxquels cas la mort ne manquera pas de s'ensuivre. ARETÉE, *περὶ αἰτ. κ. σημ. χρον. παθ. L. II. c.* 12.

Entre autres alimens qui leurs sont propres, les *gouteux* feront bien de manger souvent des raves, & d'avoir ensuite recours à l'hellébore. La diete doit être pour la *goute* à peu près la même que pour les autres maladies chroniques. Quant aux remedes, quelques-uns des plus ordinaires sont de faire au malade des fomentations onctueuses & de le baigner à froid dans l'eau de la mer. L'hellébore est un bon médicament à employer lors des premieres attaques de *goute*: mais quand le mal est invétéré ou qu'on le tient de ses peres, on legarde jusqu'au tombeau.

Voici comme il est à propos de se conduire lors d'une attaque de *goute*: enveloppez la partie affectée d'un morceau de laine grasse & y faites des embrocations avec du vin & de l'huile rosat. On peut encore soulager le malade en lui appliquant au lieu de laine une éponge trempée dans de l'oxycrat; après cela vous y mettrez un cataplasme de mie de pain & de rafraîchissans, tels que les courges d'une espece ou d'une autre, du plantain & des feuilles de roses. On peut faire aussi un lénitif avec la plante appellée *sideritis*, avec du pain, de la mousse, de la racine de consoude, de la quinte-feuille, du marrube, dont on employera les plus petites feuilles; du tout on pourra aussi faire une décoction, qui prise en boisson, calmera la douleur; & de la plante *sideritis* avec de la mie de pain & de la fleur d'orge, on fera un cataplasme. Un autre remede encore fort bon, c'est de prendre la partie du citron qui n'est pas bonne à manger, avec du *polenta*, ou bien des figues & des amandes seches avec de la farine d'orge ou de froment. Ces remedes sont de la classe des réfrigérans, dont quelques-uns ont donné dans des cas particuliers du soulagement au malade, & ont même quelquefois tout-à-fait emporté la douleur.

Il faut d'autres fois pour la *goute* des remedes échauffans; lesquels sont bons en différens cas pour des raisons différentes aussi. Ceux qui suivent passent communément pour d'excellens lénitifs. Faites manger de l'iris à une chevre tant qu'elle voudra, & après lui avoir laissé un tems suffisant pour la digestion; tuez-là ensuite: vous ferez mettre au malade ses piés dans le ventre de l'animal ouvert parmi les excrémens. Il y a des milliers de remedes pour la *goute*. Cette maladie met souvent ceux qui ont le malheur d'en être attaqués, dans le cas d'être leurs Medecins à eux-mêmes. ARETÉE, *περὶ θεραπ. χρον. παθ. L. II. c.* 12.

Quant à la théorie d'Aretée, elle s'accorde assez avec celle des modernes.

Comme il n'apprend pas tout ce qu'il faudroit savoir au sujet de la cure, je vais rapporter ce qui manque pour être instruit des méthodes des anciens à cet égard.

De Cœlius Aurélianus.

Si le malade qui est attaqué de la *goute* est constipé, il faudra lui donner un simple clystere; & quand la maladie est arrivée à son plus haut période & que les parties paroissent gonflées & tuméfiées, il faut employer la scarification; &, si la situation de la partie le permet, y appliquer des ventouses ou des sangsues. Mais la scarification sans ventouses est une méthode plus douce, parce qu'elle n'endommage point les parties, comme le fait nécessairement celle que l'on fait en employant des ventouses. Les morsures des sangsues d'un autre côté excitent une douleur si sensible que celle que cause la simple scarification, est encore plus tolérable. On met aussi en usage la douche faite avec des éponges, ou des fomentations d'eau & d'huile chaude, ou d'eau chaude simplement, ou de décoction de fœnugrec, de graine de lin & de guimauve. On peut faire usage alors de cataplasme: mais il ne l'auroit pas fallu auparavant, parce qu'il ne faut rien mettre sur des parties enflées qui les charge, ou qui pese dessus. Pour cet effet, il faut se servir de pain bien amolli, ou seul, ou mêlé avec les racines bouillies de consoude, que les Grecs appellent σύμφυτις, ou de la racine de guimauve ou de toute autre chose qu'on jugera propre à cet effet. Mais quand il est certain & manifeste que la maladie va en diminuant, c'est alors qu'on peut prescrire les bains & les alimens, tant solides que liquides, qu'on jugera les plus convenables; & pour soulager la douleur, on pourra toujours user de cérats faits d'huile douce ou d'huile de Chypre, ou de ces sortes de médicamens graisseux, que les Grecs appellent διὰ στεάτων, ensuite un malagme de diachylum, ou celui de Mnasée, ou celui qu'on appelle communément *diateleos* ou *dioxeleum*, ou *diathalassestum*.

Il faut fortifier le malade petit à petit en le faisant promener avec des souliers aisés; il faut qu'il s'abstienne de tout ce qui pourroit lui faire mal, de tous excès, surtout du vin & des femmes, & de tout ce qui peut lui causer des indigestions. Il est bon aussi de donner aux *gouteux* de la cire molle à paîtrir entre leurs doigts, ou de leur faire tenir & remuer dans les mains certains instrumens que les danseurs publics appelloient *halteres*: or ces instrumens doivent être d'abord de cire ou de bois avec du plomb au milieu; ensuite on leur donne à tenir quelque chose de plus lourd à mesure que la cure avance. Et même quand la maladie traîneroit en longueur, il ne faudroit pas laisser d'observer ce que je viens de prescrire pendant les paroxysmes: mais pendant l'intervalle d'un paroxysme à l'autre, il faut songer à rétablir & à fortifier le corps. Pour cet effet, il faudra promener le malade en voiture, choisissant celle qu'il peut supporter, ou le faire marcher à pié, sur un terrein garni de gason, le faire parler d'un ton élevé, & lui oindre le corps; car dans ce cas, comme dans toutes les autres incommodités de longue durée, le malade faute d'un exercice suffisant devient gros & replet, au moyen de quoi les articulations souffrent davantage & les nerfs s'affoiblissent. Il faut aussi baigner les *gouteux* dans de certains tems & leur donner différens alimens d'une qualité neutre entre le froid & le chaud. Ce n'est pas même un mal de leur donner un peu de vin, observant seulement que ce ne soit pas un vin trop spiritueux, & cela à la fin du repas. On se servira ensuite de *dropax* & de *paroptese* pour exciter la sueur, ou on l'excitera par la chaleur du feu ou du soleil, ou en appliquant sur le malade des peaux chaudes ou du sable de mer chaud; apr s quoi on lui fera des douches, que les Grecs appellent συμπάσματα, avec du nitre, cette écume saline qui s'attache aux plantes marines, & de l'euphorbe. On lui appliquera ensuite des onguens & médicamens propres à dissiper la lassitude & la douleur, qui sont ceux que les Grecs appellent ἄκοπα, lesquels sont composés de squilles, de concombres sauvages, d'euphorbe & d'*adarce*, (cette écume salée qui se trouve sur les plantes qui croissent dans la mer.) On pourra ensuite se servir d'un malagme qu'on appelle *diahalon* ou *diadaphnidon*, ou *diadarce*, ou d'une lessive de *diastacte* ou de toute autre chose de pareille nature. Il faut aussi procurer la rubéfaction de la peau, que les Grecs appellent φοινιγμὸς, en y appliquant de la moutarde. Il sera bon aussi d'employer le régime des substances acres, qui est ce que les Grecs appellent δριμυφαγία, & celui du cycle métasyncritique, ou bien encore des vomitifs faits de racines émétiques, l'hellébore, les bains, en la maniere qu'on le pratique pour ceux qui sont affligés de la sciatique. On peut encore faire des fomentations avec de la décoction d'armoise ou de l'eau de mer chaude. Le malade fera bien, s'il peut, de se baigner lui-même, soit dans l'eau chaude, soit dans l'eau froide. Il y a même des eaux naturelles que les *gouteux* peuvent prendre pour boisson, soit chaudes, soit froides, telles que celles du Tybre & du lac Contigliano en Italie. Il ne faut point se lasser d'user des remedes que je viens d'indiquer; car s'ils ne produisent pas une guérison parfaite, ils rendront du moins les paroxysmes moins fréquens.

Quelques anciens prescrivoient pour cette maladie des boissons qu'il falloit prendre pendant un an, telles que celles qu'ils appelloient *diacentaurion* & *diascordeon*. Il ne falloit pas discontinuer pendant toute l'année, moyennant quoi aussi la maladie ne duroit pas longtems, pourvu toutefois qu'on n'en fût pas attaqué depuis plus de cinq ans: or avant d'entrer dans ce cours de remedes, ils vouloient que le corps du malade y fût disposé par des évacuations préalables. Si on avoit interrompu ces remedes dans le courant de l'année, il falloit remplacer le nombre de jours pendant lesquels on les avoit discontinués par un même nombre de jours après l'an revolu, quelque intervalle qu'il y eût eu. Quant à moi, je pense avec Soranus que ce long usage de médicamens pouvoit être très-dangereux dans ses conséquences, parce que le malade pendant tout le tems qu'il en usoit, étoit obligé de s'abstenir des alimens auxquels il étoit accoutumé auparavant, quoique très-bons & très-sains en eux-mêmes. Aussi lisons-nous dans quelques anciens que des *gouteux* sont tombés dans des maladies aiguës pour avoir été très-constans dans l'usage de ces remedes; que d'autres sont morts d'apoplexie, de pleurésie & de péripneumonie; & que d'autres enfin ont été attaqués d'une difficulté de respirer, que les Grecs appellent δύσπνοια. Ceux qui assurent qu'ils se sont trouvés bien de ces médicamens ne prennent pas garde que l'avantage qu'ils en ont retiré consistoit sans doute, en ce que le régime léger qu'ils observoient pendant l'usage de ces remedes, leur a facilité la digestion; & comme leurs humeurs peccantes se trouvoient considérablement diminuées, & qu'ils continuoient de se bien porter, ils ont craint de quitter l'usage de ces médicamens, tellement prévenus pour ce genre de traitement, qu'ils n'imaginoient pas se pouvoir procurer ou conserver autrement la santé.

Quelques-uns conseillent de brûler les tubercules formés par l'humeur *gouteuse* & les parties voisines infectées de la même humeur. Mais je n'approuve pas cette pratique, parce que cette ustion peut attirer la matiere des parties voisines & causer par-là des tumeurs.

D'autres sont d'avis de tenter différens moyens, & prescrivent successivement des onguens & des cataplasmes de qualités fort différentes, jusqu'à ce qu'après plusieurs tentatives ils aient trouvé quelque médicament qui soulage le malade; car telles choses sont bonnes à un malade, qui ne le seront pas à un autre; & différens remedes pourront sur différens malades produire le même effet, c'est-à-dire, calmer sa douleur: aussi a-t-on quelquefois ordonné en pareil cas des remedes d'une nature toute contraire, par exemple, des relâchans, avec des astringens & des restaurans, tels que le malagme de Mnasée ou le Diachylon. D'autres au contraire ont ordonné de violens astringens seuls, tels que le *diateon cizycenum* (διὰ ἰτεῶν dans Aétius) & l'*Emplastrum Erasistratium*, ou bien encore un cataplasme fait de farine de millet & de graine de lin, de choux sauvage, ou de seneçon, avec de l'eau de mer, ou de la mandragore, de la jusquiame ou des lentilles, des cœurs de citrons, de l'origan, du thym, des lupins ou du pourpier, des grenades avec leurs feuilles cueillies vertes, ou la fleur de ce fruit, que les Latins appellent *ampullagium*, bouillie dans du vinaigre, ou de la rue sauvage avec du vinaigre seulement ou de l'*alica* commun, ou du sédiment du vinaigre avec de l'ache, ou des feuilles de vignes avec du *polenta* ordinaire, ou de la farine fine avec des pois chiches, des feves, de l'orge ou des lupins, avec de la lie de vin ou de vinaigre, ou des figues bouillies avec de l'eau & du vin & réduites à consistance de miel; ensuite après en avoir séparé le plus épais, on fait rebouillir ce qui reste. Ou bien encore des tiges tendres de pavot, que les Grecs appellent κώδιαι, ou les feuilles de cette plante, ou des coings & des grenades bouillies dans du vin, ou la pulpe de l'un & de l'autre avec du miel, ou la racine de jusquiame avec du storax, ou des racines &

des feuilles d'hyacinthe & de marrube, ou bien de la chaux bouillie dans du miel, de l'opium, du storax, des amandes ameres, qu'on fera bouillir long-tems dans de l'huile de Chypre & du vinaigre : on s'en servira pour oindre les parties affectées. Ainsi sans observer aucun ordre & contre toutes les regles de la Medecine, ils ordonnent des choses directement opposées, & passent d'un remede à l'autre, jusqu'à ce qu'ils en aient trouvé un propre au mal, par la raison, disent-ils, qu'il faut pour différens malades différens remedes, quoique dans la même maladie. Cette méthode de tenter différentes expériences, s'appelle chez les Grecs χιδιαςικὴ πῦρα, laquelle consiste à ne s'arrêter à aucun remede déterminé pour la cure des maladies, mais à faire l'épreuve de différens l'un après l'autre jusqu'à ce qu'on en trouve un qui produise l'effet qu'on désire. D'ailleurs il y a des paroxysmes qui ne tiennent pas le malade long-tems, qui s'adoucissent par degrés, jusqu'à ce qu'insensiblement ils se dissipent tout-à-fait. Or les médicamens qui sont propres dans le déclin de l'accès feroient peut-être bien du mal au commencement, n'étant pas appliqués dans la circonstance pour laquelle ils sont propres. C'est encore une nouvelle raison pour laquelle les Medecins dont je parle se persuadent qu'il faut pour les uns un médicament d'une espece, & pour les autres un d'une autre.

Mais assurément on ne sauroit trop s'appliquer à proportionner & adapter les médicamens au degré de la maladie & à l'état du malade. Ainsi, par exemple, au commencement du paroxysme, il est à propos d'administrer des astringens modérés : mais lorsqu'il est dans sa violence & dans toute sa force, il en faut d'adoucissans & de relâchans ; & lorsqu'il commence à donner du relâche, il en faut d'émolliens. On peut à ces différentes sortes de médicamens en entre mêler qui soient propres à rétablir les forces du malade. Mais pour les médicamens froids & répulsifs, que les Grecs appellent ἀποκρουστικὰ, ils sont bons même quand la *goute* est accompagnée d'éréfipele : quelques-uns assurent de plus bien positivement, que tous les rafraîchissans sont bons dans ce cas, étant propres à modérer l'inflammation. Car, disent-ils, pour faire entendre combien il est à propos d'en faire usage dans le cas d'une chaleur brûlante qui occasionne des tumeurs, ils produisent le même effet que quand on verse de l'eau froide sur de l'eau chaude, laquelle par-là devient tiede & d'une chaleur douce. Mais la fin de ce raisonnement est tout-à-fait fausse, & n'est qu'un pur sophisme ; car s'il étoit concluant, il s'ensuivroit que les substances froides seroient bonnes pour les tumeurs. C'est pourquoi, je persiste à croire qu'il faut s'en tenir à proportionner les remedes à la nature de la maladie & à ses différens degrés.

Quelques-uns recommandent pour la *goute* un *acopum* fait de crapauds. D'autres oignent les piés du malade avec de la graisse de veau marin, & leur ordonnent de porter des souliers faits de la peau du même animal. D'autres font bouillir cet animal tout vif, ou bien un loup, & assurent que l'huile qu'on tire par cette voie, est d'une efficacité merveilleuse ; il y a des recettes tout-à-fait extravagantes qui ne laissent pas de faire fortune auprès de gens crédules, parce qu'employées dans un tems où la maladie n'étoit pas encore tout-à-fait formée, elles ont produit quelque changement apparent.

Quelques autres conseillent au malade de se faire vomir deux ou trois fois le mois, après le repas, s'imaginant que cette opération empêche la matiere peccante d'atteindre jusqu'aux articulations, & prévient l'indigestion ; ne prenant pas garde qu'ils le font souffrir encore bien davantage par de nouveaux accidens, attendu qu'au moyen de ces vomissemens ses gencives deviennent putrides, ses dents s'ébranlent, ses yeux se troublent & s'affoiblissent, sa tête se charge, son estomac est violemment affecté, & tous ses nerfs sont tiraillés à la fois. C'est pourquoi une diete sobre & légere est tout ce qu'on peut pratiquer de mieux en ce cas, & ce qui pourra plus contribuer à la cure.

Plusieurs Auteurs de Medecine conseillent dans cette maladie les purgatifs les plus acres & les médicamens les plus propres à provoquer les urines, qui sont ceux qu'on appelle diurétiques. Mais il faut bien prendre garde à ne pas irriter l'estomac, ce qui pourroit arriver par la variété des médicamens. Il faut éviter avec le même soin de causer de l'irritation à la vessie, qui est une substance nerveuse, & par conséquent extrêmement sensible, & qui lorsqu'elle est une fois affectée, en conséquence de cette qualité nerveuse, communique son mal & sa douleur à toutes les parties du corps. Pour ne nous point arrêter à détailler toutes les erreurs des Anciens, je dirai en un mot que je regarde tout ce qu'ils ont écrit sur la *goute* comme mal fondé, frivole & prolixe, & qu'il faut s'en tenir à quelques-uns des procédés qui viennent d'être indiqués plus haut : mais comme je n'ai pas encore parlé des Auteurs d'où on les a tirés, je m'en vais les nommer ici. Le premier est Dioclès, dans les livres qu'il a écrits des maladies, de leurs causes & de leur cure ; ensuite Praxagoras, dans son troisieme livre des maladies ; Erasistrate, dans le livre qu'il a écrit de la *goute*, où, quoiqu'il défende les purgatifs qu'on appelle cathartiques, il promet cependant un malagme au Roi Ptolémée, dont il n'a pas laissé la recette, quoique quelques-uns se vantent de l'avoir vue. Ajoutez-y Hérophile, Asclépiade dans ses livres adressées à Erasistrate, Héraclide de Tarente, & Thémison dans son second livre des maladies chroniques, où il parle tantôt comme étant de la secte des méthodiques, & tantôt comme n'en étant point ; car il recommande la saignée du pié ; en quoi il va contre sa pratique ordinaire, & ordonne indifféremment des cataplasmes de qualités toutes différentes, ne mettant point de distinction entre les astringens & les relâchans. Nous avons bien dequoi réfuter son sentiment en ce point depuis qu'il est avéré que la saignée du pié occasionne la dérivation des humeurs sur les parties affectées, comme de boire à l'excès affoiblit les nerfs. Thessalus, dans son second livre qu'il appelle *Regularis*, a indiqué une méthode de guérir la *goute*, qui à la vérité n'est pas parfaite en tout, mais qui ne laisse pas de s'accorder assez avec les principes de la secte méthodique. CŒLIUS AURELIANUS, *Chron. L. V. cap.* 3.

De Sydenham.

La *goute* vient le plus ordinairement aux personnes âgées qui ont passé la plus grande partie de leur vie dans l'aisance, les plaisirs & la molesse, & qui ont fait un usage immodéré du vin & autres liqueurs spiritueuses, & qui, devenues par l'âge incapables de se donner les mêmes mouvemens que dans la jeunesse, ne prennent plus d'exercice. On remarque que ceux qui sont sujets à cette maladie, ont ordinairement de grosses têtes, & sont d'un tempérament pléthorique, humide & lâche, qu'ils ont une constitution forte & vigoureuse, & tous les signes d'une longue vie.

Cependant la *goute* ne vient pas uniquement aux personnes grasses & repletes ; elle attaque aussi, quoique moins fréquemment, des gens maigres & fluets. Elle n'attend pas non plus toujours qu'on soit devenu vieux : on l'a quelquefois tout jeune, surtout si on en a reçu le germe de ses pere & mere, ou qu'on y ait donné occasion d'ailleurs en se livrant trop jeune aux plaisirs, ou en cessant des exercices auxquels on vaquoit régulierement, ou lorsqu'après avoir eu un apétit vorace & avoir usé sans modération de liqueurs spiritueuses, on se réduit tout d'un coup à ne gueres manger, & à boire des liqueurs rafraîchissantes.

Quand elle vient à des personnes fort avancées en âge, elle n'a pas d'abord des périodes si réglés, & ne devient pas tout d'un coup aussi violente que quand elle attaque des jeunes gens, parce que le malade périt ordinairement avant que la maladie, accompagnée de tous ses symptomes, soit parvenue à son plus haut période; & que la chaleur naturelle & la vigueur du corps étant diminuées, elle ne peut pas se fixer & s'enraciner si bien sur les articulations. Mais quand elle vient plutôt, quoiqu'elle ne puisse pas se fixer d'abord sur une partie, ni faire tout d'un coup le mal dont elle est capable, elle affecte le malade de tems à autres, lui causant seulement un peu de douleur pendant quelques jours, allant & venant sans laisser entre les accès des intervalles égaux; cependant au bout d'un tems elle prend une forme réguliere & devient périodique, tant par rapport au tems qu'elle vient, qu'à celui que dure le paroxysme; de sorte qu'elle est toujours plus cruelle après qu'elle a fait du progrès que dans son commencement.

Je vais traiter d'abord de la *goute* réguliere, ensuite de celle qui ne l'est pas, soit qu'elle soit occasionnée par l'usage de remedes impropres, ou par la foiblesse du sujet.

Quand c'est une *goute* réguliere, voici de quelle maniere elle commence. Elle prend tout-à-coup sur la fin du mois de Janvier ou au commencement de Février, sans qu'on l'ait pour l'ordinaire autrement pressentie qu'en ce que quelques semaines auparavant on a eu des indigestions, des crudités d'estomac, & surtout des flatulences & des pesanteurs qui ont augmenté par degrés jusqu'à ce que commençât le premier paroxysme, lequel toutefois est précédé quelques jours auparavant d'un engourdissement dans les cuisses, & d'especes de flatuosités qui descendent le long des parties charnues de ces membres, où ils excitent des mouvemens convulsifs, & la veille de l'accès d'un appétit vorace & desordonné. Le malade se couche & dort tranquillement jusqu'à deux heures du matin, qu'il est éveillé par une douleur qui se fait sentir au gros orteil, ou quelquefois au talon, au gras de la jambe ou à la cheville du pié: cette douleur ressemble à celle qu'on éprouveroit si on avoit un os disloqué, & est accompagnée à peu près de la même sensation que si on avoit versé de l'eau chaude sur les membranes de la partie affectée; & ces symptomes sont suivis immédiatement d'un froid, d'un frissonnement & d'une petite fievre. Le froid & le frisson diminuent à proportion que la douleur augmente: elle est très-supportable d'abord, mais elle prend de l'accroissement d'heure en heure, & est dans toute sa force le soir du même jour; elle se fixe sur les os du tarse & du métatarse, dont elle affecte les ligamens, de maniere qu'il semble au malade que ces ligamens soient tendus ou déchirés, ou qu'ils soient rongés par des chiens, ou que les membranes de ces parties soient serrées & chargées de quelque poids; ce qui lui cause une douleur si aiguë, qu'il ne sauroit supporter le poids des couvertures qui portent sur la partie affectée, & beaucoup moins encore marcher dans la chambre. De-là il arrive que non-seulement il passe la nuit dans les souffrances, mais qu'il ne fait tant qu'il est au lit, que changer la partie affectée de place & de posture; & l'agitation qui se communique à tout le corps & dure pendant tout le paroxysme, égale la douleur du membre où la *goute* s'est jettée. De-là les efforts continuels, mais inutiles, que fait le gouteux pour se soulager en changeant continuellement de situation & son corps, & la partie affectée, qui cependant continue d'être aussi douloureuse jusqu'à deux ou trois heures du matin, c'est-à-dire au bout de vingt-quatre heures depuis que l'accès a commencé. Alors le malade se trouve soulagé au moyen d'une digestion modérée & d'un peu de dissipation de la matiere peccante, quoiqu'il s'imagine, mais à tort, que ce relâche vient de la situation qu'il a su prendre en dernier lieu. Alors pendant une sueur qui lui est venue, il s'endort, & à son réveil il se trouve moins souffrant, & voit que la partie affectée est devenue enflée; au lieu qu'auparavant il n'y avoit d'apparent qu'un gonflement dans les veines: (comme il est ordinaire dans tous les paroxysmes de *goute*.) Le lendemain, & peut-être même deux ou trois jours après, si l'humeur gouteuse est abondante, on sentira quelque douleur à la partie affectée, laquelle augmentera sur le soir, & se calmera vers la pointe du jour. Au bout de peu de jours, elle s'empare de l'autre pié de la même maniere; & si la douleur devient violente à celui-ci, & que celle du pié affecté le premier soit tout-à-fait calmée, il reprend des forces, & en a bien-tôt autant que s'il n'avoit jamais été incommodé. Néantmoins la *goute* affecte le second pié comme elle avoit fait le premier, & quant à la durée, & quant à l'intensité du paroxysme. Quelquefois lorsque la matiere peccante étoit trop abondante pour se pouvoir loger dans un seul pié, elle se jette sur tous les deux à la fois avec une égale violence: mais le plus ordinaire est qu'elle ne les attaque que l'un après l'autre, comme nous venons de le dire. Quand elle s'est jettée sur tous les deux, les accès suivans sont irréguliers, tant par rapport au tems qu'ils reviennent, que par rapport à leur durée. Mais ce qui est commun à tous les cas, c'est que la douleur augmente le soir, & devient plus supportable sur le matin; & ce que nous appellons communément un accès de *goute*, lequel dure plus ou moins long-tems selon l'âge du malade, consiste dans un certain nombre de répétitions de ces paroxysmes particuliers; car quand la maladie dure des deux ou trois mois, on ne peut pas dire que c'est le même paroxysme; mais il faut dire que c'est une suite, une continuité de petits paroxysmes, dont le dernier est plus doux & plus court, jusqu'à ce que l'humeur peccante étant à la fin entierement expulsée, le malade recouvre une santé parfaite; ce qui arrive souvent au bout de quinze jours aux personnes d'un fort tempérament, & à celles qui n'ont pas de paroxysmes fréquens, & au bout de deux mois aux personnes plus âgées, & à celles qui sont sujettes à des paroxysmes fréquens. Mais pour ceux qui sont affoiblis, soit par le grand âge, soit par la durée de la maladie, ils n'en sont quittes que quand vient l'été qui dissipe l'humeur. Pendant la premiere quinzaine, les urines sont d'une couleur foncée, & déposent après qu'on les a laissé rasseoir, un sédiment rouge & graveleux: le malade ne vuide pas par les urines le tiers des liquides qu'il a pris, & il est ordinairement resserré pendant tout ce tems. Tant que dure l'accès, il est sans appétit: sur le soir il frissonne, & sent de la pesanteur & de l'indisposition même aux parties que le mal n'a point affectées. Quand l'accès est sur le point de finir, on éprouve une démangeaison insupportable au pié, surtout entre les orteils, qui fait peler la peau comme si on avoit pris du poison. L'accès passé, on reprend son appétit & ses forces plus ou moins vîte, selon que l'accès a été plus ou moins violent; en conséquence de quoi aussi l'accès suivant est plus ou moins long-tems à venir; car si le paroxysme passé a été violent, le suivant ne viendra qu'un an après dans la même saison que le premier.

Voilà comme se déclare la *goute* réguliere accompagnée de ses symptomes propres & caractéristiques: mais quand elle est irritée par un traitement inconsidéré ou par une longue continuité, de maniere que la substance du corps changée en quelque maniere, seconde, pour ainsi dire, la maladie, & que la nature n'est plus capable d'expulser l'humeur peccante par les voies ordinaires; les symptomes pour lors sont bien différens de ceux que j'ai décrits: car au lieu que la douleur dans le tableau que je viens de faire n'a affecté que les piés, (qui sont en effet la situation la plus naturelle de la matiere morbifique, laquelle n'attaque jamais d'autres parties que parce qu'elle trouve des obstructions dans son passage, qui l'arrêtent dans son cours) dans ce cas-ci elle se jette sur les mains, sur les poignets, sur les coudes, sur les genoux & autres parties avec la même violence qu'elle s'est jettée déja sur les piés; quelquefois

quelquefois même elle courbe un ou plusieurs doigts en dedans, les prive du mouvement avec le tems, & forme à la fin des concrétions crétacées dans les ligamens des articulations, qui détruisant l'épiderme & la peau qui les couvrent, laissent voir des especes de pierres semblables à de la craie ou à des yeux d'écrevisses, pierres qu'une aiguille ne sauroit percer. Quelquefois aussi la matiere morbifique se jette sur les coudes, & occasionne une tumeur blanchâtre de la grosseur d'un œuf ou environ, qui par degrés devient rouge & enflammée. D'autres fois elle se jette sur les cuisses, qui semblent alors appésanties comme si elles supportoient quelque lourd fardeau, sans cependant y causer de douleurs excessives : mais quand elle a gagné jusqu'au genou elle attaque cette partie avec plus de violence, lui ôte le mouvement & la tient roide, comme si on y eût enfoncé un clou qui l'attachât à quelque endroit du lit. Et quand le malade se trouve obligé de remuer, soit à cause de l'inquiétude du reste du corps, effet ordinaire de cette maladie, soit par toute autre raison qui l'y force, il faut qu'il le fasse avec beaucoup de précaution, parce que la moindre secousse, le moindre choc lui causeroit des douleurs qui ne seroient supportables qu'en ce qu'elles passeroient bien-tôt. Et en effet la nécessité où l'on est de ne remuer le malade qu'avec toutes les précautions & le ménagement possibles, n'est pas une des plus légeres incommodités de la *goute* : car si on pouvoit ne point remuer le malade du tout, on lui épargneroit de grandes douleurs, attendu que d'ailleurs la souffrance n'est pas toujours également excessive jusqu'à la fin du paroxysme.

Au lieu que la *goute* autrefois ne venoit gueres que sur la fin de l'hiver, & se passoit au bout de deux ou trois mois; à présent elle dure quelquefois toute l'année, excepté cependant les deux ou trois mois de l'été les plus chauds. Il est encore à remarquer que comme le paroxysme principal & général dure plus long-tems qu'autrefois : de même aussi les petits paroxysmes qui forment le grand, ne passent pas si vîte ; car au lieu qu'un de ces petits paroxysmes ne duroit qu'un jour ou deux; à présent quelque partie qu'il ait affectée, c'en est pour une quinzaine, surtout si ce sont les piés ou les genoux. Ajoutez à cela que le premier & le second jour du petit paroxysme, le malade outre la douleur qu'il ressent à la partie affectée, se trouve indisposé par tout le corps, & perd entierement l'appétit.

Anciennement avant que cette maladie fût arrivée au point où elle est, non-seulement le *gouteux* jouissoit de longs intervalles d'un paroxysme à l'autre, mais de plus il ne sentoit du mal qu'au membre & à la partie affectée, & ses fonctions animales n'en recevoient aucune altération; au lieu qu'à présent ses membres même entre un paroxysme & un autre sont si contractés & si foibles, que quoiqu'il puisse se tenir debout & marcher tant soit peu, c'est avec tant de lenteur, de souffrance & d'une maniere si gênée, que cela ne peut pas s'appeller marcher. Et s'il veut s'efforcer de marcher dans la vue de recouvrer totalement l'usage de ses piés, il est à craindre que la matiere morbifique qui n'est pas tout-à-fait dissipée dans cet intervalle, ne se jette sur les entrailles aux risques de la vie du malade, ne pouvant pas si aisément se rejetter sur les piés, qui dans cet état de maladie ne sont jamais entierement sans douleur, plus ou moins forte.

Le *gouteux* est encore affligé de plusieurs autres symptomes, comme de douleur aux veines hémorrhoïdales, de rots nidoreux, portant un gout semblable à celui des alimens qu'il a pris, mais qui se sont corrompus dans son estomac ; ce qui ne manque pas d'arriver lorsqu'il a mangé quelque chose de difficile à digérer, sans qu'il en mange plus qu'il ne faudroit pour une personne en parfaite santé. Ajoutez à tout cela la perte de l'appétit, la débilité de tout le corps, & l'anéantissement presque total des esprits ; ce qui lui rend la vie déplaisante & ennuyeuse. L'urine, qui auparavant & spécialement dans le tems de l'accès, étoit d'une couleur très-foncée & venoit en abondance, ressemble pour lors à celle qu'on rend dans le *diabetès*, tant par rapport à sa quantité qu'à sa couleur; le malade ressent une demangeaison douloureuse dans le dos & les autres parties, lorsqu'il est au lit.

Il arrive aussi quand la maladie est invétérée, qu'on a des baillemens, surtout le matin, à la suite desquels les ligamens des os du métatarse sont violemment contractés, comme si quelqu'un les pressoit avec une main vigoureuse. Quelquefois aussi, sans avoir eu de baillemens auparavant, le malade étant bien tranquile dans son lit, sent tout-à-coup une douleur aiguë, comme si on lui brisoit le métatarse d'un coup de bâton, & pousse des cris perçans éveillé en sursaut par le mal. Les tendons des muscles qui recouvrent la jambe, sont quelquefois saisis d'une convulsion ou crampe si aiguë & si violente, que si cela duroit plusieurs instans de suite, il n'y a pas d'homme si patient qu'il fût, qui pût y tenir.

Mais après ces douleurs inexprimables, les paroxysmes suivans sont plus supportables; ce qui est un présage de la cessation de tous maux, que va causer la mort qui est prochaine, la nature étant accablée en partie par la quantité de matiere morbifique, & en partie par l'âge, qui la rend incapable de pousser toujours avec la même vigueur, cette matiere vers les extrémités : mais au lieu de ces douleurs externes qui sont calmées, succede une certaine indisposition dans tout le corps, des maux de ventre, des lassitudes spontanées & quelquefois une disposition à la diarrhée. Quand ces symptomes sont violens, ils soulagent la douleur des membres qui cesse & revient ensuite, & les paroxysmes sont long-tems perpétués par cette alternative de douleurs & de simple indisposition. Car il est à remarquer que quand la maladie a duré plusieurs années, la douleur diminue par degrés à chaque paroxysme, & que le malade est plutôt emporté par l'indisposition générale du corps, que par l'excès de la douleur, qui dans ces derniers accès, quoique plus longue, est infiniment moins violente qu'elle n'étoit dans les précédens, lorsque la nature étoit moins affoiblie. Mais d'un autre côté lorsque le mal étoit plus violent, sa violence étoit compensée par de plus longs intervalles qui s'écouloient entre un accès & le suivant, & par l'état de santé parfaite dont jouissoit le *gouteux* pendant cette intermission. La douleur dans cette maladie est une espece de remede, attendu que, plus elle est violente, plus aussi l'accès est court & plus long est l'intervalle qui s'écoule jusqu'au suivant, & que tout le contraire arrive si la douleur a été supportable.

Mais outre les symptomes ci-dessus mentionnés, tels que la douleur, l'estropiement de la partie, l'incapacité où elle reste de se mouvoir, l'indisposition de tout le corps & les autres symptomes qui sont détaillés plus haut, la *goute* engendre quelquefois la pierre dans les reins, soit parce que le malade est obligé de rester couché tout de son long sur le dos, ou parce que les organes sécrétoires ont cessé de faire leurs fonctions, ou bien parce que la matiere qui forme la pierre seroit en partie la même que celle de la *goute*, ce que je ne prétens pas décider. Mais de quelque cause que ce nouveau mal procede, le malade seroit quelquefois fort embarrassé de dire lequel des deux le fait plus ou moins souffrir de la pierre ou de la *goute*. Il arrive même quelquefois que la pierre se logeant dans l'un ou l'autre des uréteres & bouchant ainsi le passage des urines fait périr le malade, sans laisser à la *goute* le tems de faire plus de progrès.

Non-seulement le malade est réduit sans espoir de guérison à cet état déplorable : mais aussi pour comble de malheur, son esprit pendant le paroxysme sympathise avec son corps, de sorte qu'on auroit peine à déterminer lequel des deux est le plus affecté : & l'on pourroit appeller avec raison chaque paroxysme, un accès de démence aussi-bien qu'un accès de *goute*, les facultés raisonnables étant si fort énervées par la foiblesse du corps, qu'un rien les trouble; ce qui rend le malade insupportable aux autres & à lui-même. De plus il devient encore sujet à d'autres passions incommodes, telles que la peur, l'anxiété & autres semblables, qui le tourmentent, jusqu'à ce que la maladie corporelle venant à cesser, son esprit se rétablisse avec le corps & recouvre en même tems sa premiere tranquilité.

Ajoutons pour finir, que ses visceres sont si considérablement offensés par la stagnation de la matiere morbifique, que les organes de la sécrétion ne font plus leurs fonctions; de-là le sang surchargé d'humeurs vicieuses, reste en stagnation, & la matiere *goutteuse* ne se jette plus sur les extrémités comme auparavant; de sorte que le malade se trouve réduit à regarder comme un bonheur d'être délivré d'une vie que les souffrances lui ont rendue à charge par la mort, qui est le dernier de tous les remedes.

Mais ce qui doit être une consolation pour moi & pour d'autres *gouteux* d'un état & d'une fortune médiocre, c'est qu'il est arrivé à des Rois, à des Princes, des Généraux d'Armée, des Amiraux, des Philosophes & plusieurs autres grands hommes, de vivre & de mourir ainsi. En un mot, on peut dire de cette maladie qu'elle enleve plus de riches que de pauvres, plus de sages que de fous; d'où il semble qu'on peut tirer une preuve de la justice & de l'impartialité de la Providence, qui dédommage abondamment ceux qui manquent de quelques commodités de la vie par d'autres dons, & qui tempere le plaisir de jouir de ces mêmes commodités dans ceux qui les possedent par un mélange égal de maux; de sorte qu'il semble être réglé invariablement dans les décrets éternels qu'aucun homme sur la terre ne pourra être ni heureux, ni malheureux, sans mélange de maux ou de biens; & que vraisemblablement cet assemblage de biens & de maux si étroitement annexé à notre condition foible & périssable, s'accorde merveilleusement avec notre état présent.

Les femmes ont rarement la *goute* à moins qu'elles ne soient fort avancées en âge ou d'une compléxion & d'une corporance mâle: car pour celles qui quoique maigres & fluettes, éprouvent dans leur jeunesse ou plus tard des symptomes qui ressemblent à la *goute*, elles doivent les regarder comme des suites de maladies hystériques, ou de rhumatismes qu'elles ont eus précédemment, & dont la matiere n'a pas été bien dissipée dans les commencemens. Pour moi je n'ai jamais vu d'enfans ni même de jeunes gens avant l'âge adulte, qui aient eu ce qu'on peut appeller une véritable *goute*. J'en ai vu à la vérité qui en avoient eu quelques atteintes avant l'âge viril; mais c'est que ceux-là avoient été engendrés dans le tems que leurs peres avoient la *goute*. Or en voilà assez de dit sur l'histoire de cette maladie.

En considérant bien attentivement les différens symptomes de cette maladie, je pense qu'elle procede d'une coction des humeurs entierement dépravée; car ceux qui y sont sujets ou sont épuisés par le grand âge, ou en ont contracté d'avance les infirmités par la débauche; ce qui les met dans une disette universelle d'esprits animaux, lesquels ont été dissipés dans le feu de la jeunesse, par des exercices vigoureux; par exemple, par l'usage prématuré & excessif des femmes, par l'empressement & la fureur avec laquelle on s'est livré au plaisir; à quoi il faut ajouter la cessation subite des exercices corporels auxquels on étoit accoutumé (soit que ce soit l'âge ou l'indolence qui les ait fait quitter;) lesquels servoient à donner de la vigueur au sang & à fortifier le ton des parties solides; car il arrive de-là que les forces s'affoiblissent & que la coction ne se fait plus comme elle devroit, mais qu'au contraire la partie excrémentielle des sucs, qui auparavant étoit expulsée au moyen de ces exercices, s'accumule dans les vaisseaux & y fournit un aliment à la maladie. Il arrive quelquefois que l'accroissement de ce mal est le fruit d'une application trop assidue à l'étude & à la méditation qui distrait les esprits les plus subtils & les plus volatils de leur fonction naturelle, qui est d'aider la coction.

On peut compter encore parmi ceux qui sont sujets à la *goute*, ceux qui ont un appétit vorace & qui aiment surtout les alimens de difficile digestion, mais qu'aussi ils digerent mal, par la dépravation de leurs organes s'ils en ont pris la même quantité qu'ils avoient coutume, lorsqu'ils faisoient plus d'exercice: l'usage de ces alimens indigestes ne donne pas si fréquemment la *goute* que l'usage excessif du vin, qui détruit les fermens destinés aux différentes coctions, trouble les coctions elles-mêmes, & dissipe les esprits naturels par l'abondance des vapeurs qu'il apporte avec lui. Or les esprits qui servent à la coction étant affoiblis, & le sang en même tems étant surchargé d'humeurs, toutes les coctions sont infailliblement dépravées & les visceres obstrués, ce qui acheve l'épuisement total des esprits; car si cette maladie procédoit simplement de la débilité des esprits, elle affecteroit également les enfans, les femmes & quiconque auroit eu une maladie suivie d'épuisement, au lieu que ce sont les personnes du meilleur & du plus fort tempérament qui sont les plus sujettes à la *goute*, qui ne leur vient pourtant qu'après qu'il s'est amassé en eux une grande quantité d'humeurs, amas causé par la destruction & le dépérissement de la chaleur & des esprits naturels; deux circonstances réunies qui concourent à la dépravation des coctions.

De plus, en même tems que chacune des causes que je viens de dire, tend à l'indigestion; le plus grand nombre contribue aussi à relâcher toute l'habitude du corps & les muscles surtout, ce qui fait qu'ils s'imbibent aisément de sucs crus & indigestes, toutes les fois qu'il y en a qui se jettent sur les parties externes; car quand ces sucs après avoir séjourné dans le sang, & avoir pris par là de l'accroissement, y ont acquis une qualité morbifique, la chaleur qu'ils acquierent les fait tomber à la fin en putréfaction, & la nature n'étant plus capable de les rectifier, ils donnent naissance à une maladie, se jettent sur les jointures, & par leur chaleur & leur acrimonie occasionnent des douleurs indicibles aux ligamens & aux mémbranes qui couvrent les os, lesquels étant affoiblis par l'âge ou par l'intempérance, leur laissent une entrée facile. Or cette translation d'humeurs qui occasionne la *goute*, & en forme le paroxysme arrive plutôt ou plus tard, à raison de l'action vive ou lente des causes qui mettent les humeurs en mouvement.

Pour ce qui concerne la cure, je commencerai par spécifier les choses qu'il faut éviter. Par rapport aux humeurs & à l'indigestion qui les fait naître, il sembleroit à la premiere vue, que les indications curatives tendent, 1°. à évacuer les humeurs déja formées; 2°. à fortifier les organes de la digestion, pour prévenir l'amas de nouvelles humeurs semblables à celles-là; ces indications les plus générales étant celles qui conviennent au plus grand nombre de maladies occasionnées par les humeurs. Néantmoins dans le cas de la *goute*, la nature semble s'être réservé la prérogative d'expulser la matiere peccante, selon la méthode qui lui est propre, & de la déposer sur les articulations pour y être emportée par la transpiration insensible. On propose toutefois trois moyens pour expulser la matiere morbifique de la *goute*, qui sont de saigner, de purger & de provoquer les sueurs; mais aucun de ces trois moyens n'est capable de répondre à la fin qu'on se propose.

Quoique la saignée passe pour être propre à évacuer les humeurs, tant celles qui sont prêtes à se jetter sur les extrémités, que celles qui se sont déja fixées sur les articulations, cependant elle est tout-à-fait contraire aux indications qui suivent des causes antécédentes, à savoir l'indigestion qui provient de la dépravation & du manque des esprits, que la saignée ne peut que diminuer encore davantage; c'est pourquoi il ne faut point saigner ni pour prévenir l'approche de l'accès ni pour l'adoucir, surtout quand le malade est fort avancé en âge;

car quoique le sang qu'on tire en cette occasion ressemble au sang des pleurétiques ou de ceux qui sont attaqués de rhumatismes ; cependant la saignée fait autant de mal dans ce cas là qu'elle feroit de bien dans ceux-ci. La saignée pendant l'intermission de la *goute*, quoique le dernier accès soit passé depuis long-tems, est sujette à en occasionner un nouveau par l'agitation du sang & des humeurs qui durent encore après la saignée faite ; & ce paroxysme sera accompagné de symptomes plus violens que le précédent, la vigueur du sang, au moyen de quoi la matiere morbifique seroit expulsée avec force & continuité, étant ainsi affoiblie. Cet inconvénient ne manque pas d'arriver à la suite d'une saignée faite au commencement d'un accès : ou si on la fait immédiatement après un, il est fort à craindre que la nature, attendu la débilité du sang qui a déja perdu beaucoup de sa vigueur par l'accès qui vient de passer, ne tombe dans un affoiblissement qui causera l'hydropisie. Cependant si le malade est jeune & échauffé considérablement par des boissons spiritueuses, on peut lui ouvrir la veine au commencement de l'accès : mais si on continue de faire la même chose à chaque paroxysme, même à l'égard d'un jeune homme, on enracinera la *goute* sur lui de plus en plus, on lui fera faire plus de progrès en peu d'années qu'elle n'en auroit fait sans cela pendant un tems bien plus long.

Quant aux émétiques & aux purgatifs, il faut observer que c'est une loi invariable de la nature, & qui est de l'essence de cette maladie, que la matiere morbifique dont elle se forme, soit toujours poussée vers les articulations ; au lieu que les émétiques & les cathartiques ne feront que rappeller dans le sang, la matiere gouteuse que la nature laissée à elle-même auroit portée aux extrémités ; & de-là il arrive qu'au lieu de se jetter sur les articulations, comme elle auroit dû, elle se fixera peut-être sur quelqu'un des visceres, & mettra par-là le malade en un danger extreme, où il n'auroit pas été. L'expérience a déja fait voir souvent combien il est ordinairement dangereux d'avoir recours aux purgatifs, soit pour prévenir l'accès, ou, ce qui est pis encore pour le dissiper lorsqu'il est formé. Car quand on empêche la nature de suivre sa méthode ordinaire de porter la matiere morbifique vers les articulations, ce qui est le plus sûr & le plus salutaire pour le malade, & qu'on force les humeurs à venir se jetter sur les visceres ; alors, au lieu d'une douleur légere aux articulations, qui même pourroit ne pas venir, le malade est miné & détruit par des maux d'estomac, des tranchées, des foiblesses & mille autres symptomes irréguliers que ce desordre entraîne avec lui.

Quant à moi je suis totalement convaincu par l'expérience que les cathartiques soit doux soit forts, qu'on imagine propres à purger les articulations de la matiere morbifique sont au contraire très-préjudiciables, soit qu'on en fasse usage dans l'accès même pour diminuer la quantité de l'humeur gouteuse ; ou lorsqu'elle est dissipée en partie, pour emporter ce qui reste ; ou dans une intermission complete & un état de santé parfaite, pour le retour d'un nouveau paroxysme. J'ai apris à mes propres risques & par l'exemple des autres, que les purgatifs donnés dans l'un de ces trois tems, au lieu d'être salutaires ne font que hâter le malheur qu'on se proposoit de prévenir. Concluons donc 1°. qu'un purgatif donné durant l'accès, troublant l'action de la nature occupée à séparer la matiere gouteuse & empêchant cette matiere de s'arrêter aux articulations, cause quelquefois un desordre considérable dans les esprits, & met la vie du malade dans un danger évident. 2°. Un purgatif administré à la fin de l'accès au lieu d'expulser ce qui reste d'humeur fait revenir un nouvel accès aussi sensible au moins que le précédent, & ainsi le malade trompé par des espérances flateuses, s'attire de nouvelles souffrances qu'il se feroit épargnées, si on n'eût pas irrité de nouveau ses humeurs en les remuant mal-à-propos. J'ai moi-même fait plusieurs fois l'expérience de cet inconvénient, pour avoir eu recours à des médicamens dans la vue d'expulser ce que je croyois rester d'humeur morbifique. 3°. Quant à la purgation administrée pendant l'intermission complete de la *goute*, quoiqu'il faille avouer qu'il y a moins lieu de craindre qu'elle n'occasionne un nouvel accès que dans le cas précédent ; c'est-à-dire, lorsque le malade n'est pas encore parfaitement remis de l'accès dont il sort ; il est cependant très-possible, même dans ce troisieme cas, qu'elle en occasionne un nouveau pour les raisons que j'ai dites plus haut : & quoique peut-être cet accès puisse ne pas venir immédiatement après la purgation ; au moins est-il vrai que cette voie, quoique employée pendant l'intermission totale de la maladie, n'est pas capable d'en dissiper entierement la cause : j'ai connu des gouteux, très-exacts à se purger au printems & en automne tous les mois ou même toutes les semaines, dans l'espérance de se guérir par là radicalement de la *goute*, qui non-seulement ne sont point parvenus à s'en délivrer, mais qui au contraire en éprouvoient après cela des paroxysmes plus violens, & accompagnés de symptomes plus terribles, que s'ils n'eussent pas pris la malheureuse précaution de se purger : & la raison de cela, c'est que si ces purgatifs emportent quelque partie de l'humeur gouteuse, comme cela peut être ; au lieu de fortifier les facultés digestives, ils les affoiblissent au contraire & blessent les forces de la nature ; ensorte que loin de guérir entierement cette maladie, ils ne font qu'y ajouter une nouvelle cause.

Ajoutons à ces observations, que le même vice des esprits qui déprave la coction dans les gouteux, affoiblit & rend languissant tout le systeme nerveux, de sorte que les esprits en général sont bientôt troublés par quelque cause que ce soit, qui agite violemment le corps ou l'ame ; que par conséquent ils sont extremement volatils & aisés à dissiper, comme ils le sont ordinairement dans les passions hystériques & hypocondriaques ; & cette tendance des esprits à un mouvement irrégulier, fait que la *goute* vient à la suite de la plus légere évacuation ; car le ton des parties, que la force des esprits, tant qu'ils ont été dans leur vigueur, a tenues dans un état de consistance & de santé, étant détruit, la matiere peccante vient les affecter, & de-là suit incessamment un accès de *goute*.

Mais quoique cette méthode soit extremement pernicieuse, il y a eu cependant des Empiriques qui se sont fait passer pour des gens d'un mérite singulier au moyen de l'adresse qu'ils avoient de cacher les cathartiques qu'ils employoient en ce cas ; car il est bon de remarquer que pendant que la medecine opere, la personne ne sent point de mal ou n'en sent que très-peu ; & que même, si l'on peut continuer le cours de la purgation commencée pendant quelques jours, sans qu'il revienne un nouvel accès, le présent paroxysme cessera bientôt : mais le malade en souffrira infiniment davantage dans la suite, en conséquence du tumulte occasionné par l'agitation des humeurs.

Enfin la méthode de dissiper la matiere peccante par le moyen des sueurs est incontestablement préjudiciable, quoiqu'elle le soit moins à la vérité que les autres évacuations dont nous venons de parler ; car quoique les sueurs ne poussent pas la matiere morbifique dans les visceres, mais qu'elles la chassent vers les parties externes, elles sont cependant nuisibles par les raisons suivantes.

La premiere, que pendant l'intervalle de l'accès, elles jettent sur les membres des humeurs encore crues & non suffisamment préparées, ce qui fait qu'il vient un nouvel accès plutôt qu'il ne seroit venu, & accompagné de symptomes qu'il n'auroit pas eus, si c'étoit la nature seule qui l'eût occasionné.

La seconde, que si la sueur est excitée pendant l'accès, elle jette & fixe la matiere gouteuse avec trop de force sur les parties affectées, ce qui occasionne des douleurs insoutenables ; & si cette matiere est en trop grande quantité pour pouvoir être contenue dans les seules parties déja affectées, elle se jette incontinent sur d'autres, d'où il arrive une violente ébullition du sang &

des autres liquides; & si le corps contient une grande abondance de matiere séreuse propre à la génération de la *goute*, il en pourra même arriver une apoplexie.

Il est donc fort dangereux dans cette maladie où l'on a coutume d'exciter les sueurs artificiellement, dans la vue d'expulser la matiere morbifique, sans attendre que la nature les excite elle-même; il est, dis-je, fort dangereux de la forcer par trop, & avant le degré de coction que les humeurs qu'on veut expulser auroient acquis d'elles-mêmes (*a*). L'excellent aphorisme d'Hippocrate qui prescrit de n'*évacuer les humeurs que quand elles sont dans un état de coction, & jamais lorsqu'elles sont encore crues*, s'applique merveilleusement aux sueurs & aux purgations; comme on le voit par les sueurs qui terminent d'ordinaire les accès de fievres intermittentes; car lorsqu'elles sont modérées & proportionnées à la quantité de matiere fébrile qui a été mise dans un état de coction par l'accès précédent, elles soulagent considérablement le malade; au lieu que si on les porte au-delà de ce que la nature demande, le malade est obligé à garder le lit, parce qu'il s'ensuit une fievre continue, & un surcroît de chaleur, bien loin que celle qu'on a prétendu éteindre ait été modérée. De même dans la *goute*, une sueur modérée qui ordinairement vient d'elle-même sur le matin à la fin de chacun des petits accès dont est composé le paroxysme entier, comme je l'ai dit plus haut, soulage la douleur & l'inquiétude que le malade a ressenties pendant toute la nuit. Mais si cette douce moiteur, qui ne dure que peu de tems quand on laisse la nature agir seule, est augmentée & continuée plus long-tems qu'il ne faut pour expulser la matiere morbifique de l'accès précédent, cela ne fait qu'aigrir le mal. Ainsi, dans cette maladie comme dans les autres, si on en excepte la peste, c'est plutôt l'affaire de la nature que celle du Medecin d'exciter la sueur, par la raison que nous ne pouvons savoir combien il y a déja de matiere préparée pour être expulsée, ni par conséquent s'il faut exciter de la sueur, ni comment il faut s'y prendre pour le faire.

A présent que je viens de mettre dans tout son jour la maxime que j'avois avancée, que c'est une méthode inutile & même pernicieuse que de tenter la cure de la *goute* par des médicamens évacuans; je vais discuter quelle autre voie exigent les indications curatives de ce mal; & en considérant avec attention les symptomes que j'ai détaillés ci-dessus, on verra qu'il faut pour le traiter avoir égard à ses deux causes principales.

La premiere qui marche avant tout & qui influe sur tout le reste, est l'indigestion des humeurs qui procede d'un défaut de chaleur naturelle & d'esprits. La seconde, qui est l'effet immédiat de la précédente, est l'ardeur & l'effervescence de ces mêmes humeurs, lorsqu'après avoir séjourné trop long-tems dans le corps, elles sont tombées en putréfaction, & ont acquis de l'acrimonie; effets qui proviennent l'un & l'autre de l'indigestion que nous venons de dire. Or, ces deux causes sont si différentes l'une de l'autre, que tels médicamens seroient bons pour l'une, qui seroient très-préjudiciables pour l'autre; & c'est ce qui fait que cette maladie est si difficile à guérir. Car en même-tems qu'on tâche de guérir l'indigestion par des médicamens chauds, on a à craindre d'un autre côté d'augmenter la chaleur des humeurs: & au contraire essaie-t-on de mitiger la chaleur & l'acrimonie de l'humeur par un régime & des médicamens rafraîchissans: on excite de plus en plus l'indigestion qui venoit elle-même de ce que la chaleur naturelle étoit déja trop foible. Mais ici je ne regarde pas seulement comme cause immédiate ce qui est actuellement déposé dans les articulations, mais aussi ce qui est encore mêlé dans le sang, & n'est point en état d'être expulsé; car il est rare que la matiere morbifique soit chassée par l'accès, si long & si aigu qu'il soit, assez parfaitement pour qu'il n'en reste point du tout dans le corps après que l'accès est passé, de sorte qu'il faut toujours, après comme devant, donner une égale attention aux deux causes que j'ai dites. Mais comme l'expulsion de la cause immédiate est l'affaire de la nature toute seule, qu'on ne doit rien faire qui la traverse dans son opération, & qu'on ne peut employer aucune voie pour refroidir les humeurs chaudes & acres, qui ne soit nuisible aux facultés digestives, si ce n'est simplement d'éviter tout régime & tout médicament échauffant: reste donc incontestablement pour l'objet qu'on doit se proposer, principalement dans la cure de la *goute*, de fortifier les facultés digestives; & c'est dequoi je vais parler, mais sans négliger, lorsque l'occasion s'en présentera dans le cours de cette dissertation, de désigner aussi les remedes qui tendent à mitiger la chaleur des humeurs & à corriger leur acrimonie.

Ainsi, tels remedes que ce soit qui aident la nature à faire ses fonctions comme il faut, soit en fortifiant l'estomac pour le rendre capable de bien digérer les alimens, soit en améliorant le sang pour le mettre en état d'assimiler suffisamment à sa nature le chyle qui vient s'y mêler, soit en rétablissant les solides, de maniere qu'ils puissent changer en leur propre substance les sucs destinés pour leur nourriture & leur accroissement; enfin, tels remedes que ce soit, qui conservent les vaisseaux sécrétoires & les émonctoires dans l'état qu'il convient pour que toutes les parties excrémentielles qui se trouvent dans le corps, soient poussées au-dehors dans le tems & de la maniere qu'il le faut; tous ces remedes, dis-je, & ceux de la même espece, tendent au but que je viens de dire, & peuvent être appellés avec raison des digestifs, soit qu'ils aient rang dans la classe médicinale ou dans la diététique, en y joignant l'exercice, & quelques-unes des six choses qu'on appelle *non-naturelles*.

Ces remedes en général sont ceux qui sont modérément échauffans, amers, ou d'un gout médiocrement piquant, lesquels sympathisent fort avec l'estomac, purifient le sang & fortifient les autres parties. Par exemple, les racines d'angélique & d'énula-campana, les feuilles d'absinthe, la petite centaurée, la germandrée, l'encens de terre & autres semblables, auxquels on peut ajouter tous les simples anti-scorbutiques, comme les racines de raifort, les feuilles de cueillerée cultivée, de cresson de fontaine & autres semblables. Mais quelque utiles & convenables que puissent être ces plantes à l'estomac, comme elles agitent la matiere morbifique déja formée depuis long-tems, & qu'elles augmentent sa chaleur, il en faut user avec beaucoup

(*a*) Quand Sydenham n'auroit jamais écrit que ce paragraphe, c'en étoit assez pour l'immortaliser; car on ne peut rien imaginer de plus pernicieux que de causer des sueurs forcées par des médicamens échauffans. Dès que les facultés vitales ont rendu la matiere morbifique de quelque maladie aigue, quelle qu'elle soit, propre à être expulsée, la nature trouvera bien d'elle-même le moyen de s'en décharger; & si les sueurs sont nécessaires pour cet effet, elle saura les exciter, pourvu seulement qu'on leve les obstacles qui pourroient gêner son action. Il faut avouer que l'art peut bien aider les facultés vitales à atténuer la masse des humeurs, & les rendre propres à être expulsées ensuite. Mais ce ne sont pas des sudorifiques chauds qu'il faut employer pour cela. Je sais que les remedes chauds, considérés comme cordiaux, peuvent être utiles lors de la terminaison de certaines maladies aigues, comme étant capables de réveiller les facultés vitales, & de ranimer leur action quand elles sont trop languissantes: mais l'abus excessif qu'on fait de ces sortes de remedes, a fait des progrès si surprenans, que j'ai cru ne pouvoir me dispenser d'ajouter ici cette note, pour prevenir les desordres qu'il occasionne, non-seulement dans le cas de la *goute*, mais plus encore dans le cas des fievres.

plus de ménagement que de celles qui par une chaleur & une amertume douce fortifient l'estomac & purifient le sang.

Je crois qu'un mélange raisonné de plantes d'une & d'autre sorte, répond mieux au but qu'on se propose, de digérer les humeurs, que de n'employer uniquement que des simples de cette derniere classe ; car quoique toutes les fois qu'on a besoin de la vertu spécifique d'un remede, ce soit un axiome avéré que les plus simples sont les meilleurs ; cependant si on se propose de satisfaire à plusieurs indications particulieres, chaque ingrédient contribue de quelque chose à la cure ; & en ce cas, plus un médicament en renferme, plus il opere efficacement. C'est pourquoi on peut faire différentes formes de médicamens artistement composés, avec les différens ingrédiens que je viens de nommer, & autres de même espece. Je donnerois la préférence à un électuaire fait en forme de thériaque de Venise, parce que la fermentation des simples ensemble augmente leurs vertus, & produit une troisieme substance, dont les qualités sont plus excellentes que celles d'aucuns des ingrédiens qui y entrent, pris en particulier & en même quantité. Mais je laisse au discernement des Medecins le choix des ingrédiens, & la forme dans laquelle il conviendra de les administrer ; car je ne me crois point obligé à donner ici des formules détaillées, mais simplement à montrer quelles sont les véritables indications curatives. Je vais pourtant indiquer ici une composition, qui est celle dont je fais usage ordinairement.

Prenez *racines d'angélique*,
glayeul odorant,
impératoire,
enula campana,
feuilles d'absinthe;
petite centaurée,
marrube blanc,
germandrée,
encens de terre,
scordium,
calament,
matricaire,
saxifrage sauvage,
herbe de S. Jean,
verge-d'or,
thym,
mente,
sauge,
chardon-béni;
pouliot,
aurone,
fleurs de camomile;
tanaise,
lis de vallée,
safran d'Angleterre,
graine de moutarde à thériaque,
cueillerée cultivée,
carvi,
baies de genevrier,
} *de chaque, une quantité suffisante*;

Que tous ces simples soient cueillis dans le tems de leur plus haute perfection : faites-les sécher dans des sacs de papier jusqu'à ce qu'ils soient en état d'être pulvérisés. Sur six onces de chaque bien mêlés ensemble, ajoutez suffisamment de miel clarifié & de vin de canarie, pour faire du tout un électuaire, dont le malade prendra deux dragmes matin & soir.

Ou au défaut de cet électuaire, vous ferez le suivant.

Prenez *de conserve de cueillerée cultivée*, *une once & demie*,
d'absinthe romaine,
d'écorce d'orange, } *une once*;
angélique
muscade } *confites*, } *demi-once*;
thériaque de Venise, *trois dragmes*,
poudre composée d'arum, *deux dragmes*;

Avec une quantité suffisante de sirop d'oranges, faites du tout un électuaire, dont le malade prendra deux dragmes deux fois par jour, observant d'avaler immédiatement après chaque prise, cinq ou six cuillerées d'une eau distilée, dont voici la composition.

Prenez *racines de raifort coupées par tranches*, *trois onces*;
cueillerée cultivée, *deux poignées*,
cresson de fontaine,
becabunga,
sauge,
mente, } *quatre poignées*;
la pelure de deux oranges,
deux muscades concassées,
biere de Brunswic, *deux pintes*;

Du tout ensemble, vous tirerez six pintes par la distilation.

De tous les médicamens ordinaires, la thériaque de Venise est le meilleur pour fortifier les organes digestifs : mais comme il contient quantité d'ingrédiens extremement chauds, & outre ce, une quantité considérable d'opium, il faut lui préférer pour le cas présent l'électuaire que je viens de décrire, lequel est composé des principales plantes échauffantes & corroboratives. Mais il faut observer de choisir des simples dont le gout puisse plaire au malade, parce qu'il en aura pour longtems à faire usage de ce remede, qu'il lui faudra peut-être prendre la plus grande partie de sa vie. De tous les médicamens simples, le quinquina est le meilleur ; car il ne faut qu'en prendre quelques grains le matin & le soir pour redonner de la force & de la vigueur au sang.

En effet ces médicamens & autres semblables qui donnent de la force au sang & rendent sa circulation plus vive, sont d'un excellent usage dans les maladies chroniques & en particulier dans celles-ci, (pourvu toutefois qu'ils ne soient pas redevables de leur chaleur à des esprits vineux) attendu que toute maladie de cette espece doit être imputée, à ce que je crois, à la même cause générale que celle-ci, je veux dire l'indigestion & le défaut de coction des humeurs.

Il est certain que les plantes échauffantes sont très-salubres, (pourvu qu'il n'y ait pas de contre-indication,) non-seulement dans la *goute*, mais dans les autres maladies chroniques, par la raison qu'elles procurent une chaleur semblable à celle de l'été, même dans le cœur de l'hiver : cependant si l'on s'accoutume à en prendre dans l'été même, on préviendra plus sûrement ces sortes de maladies qui sont occasionnées par la saison contraire ; & si on attend pour en prendre, l'approche de l'hiver, il est fort à craindre qu'on n'ait attendu trop tard.

Mais quoique la *goute*, comme je l'ai fait voir amplement, ait ceci de particulier, qu'elle empire par l'usage des cathartiques, ce n'est pas la même chose pour toutes les maladies chroniques dans la plupart desquelles on réitere souvent plusieurs fois la saignée & les purgations avant de mettre le malade aux remedes corroboratifs & stomachiques : mais quand une fois il les a commencés il faut qu'il les continue tout de suite sans aucune évacuation intermédiaire ; car il faut se souvenir une fois pour toutes, que quand on a entrepris la cure d'une maladie par les remedes corroborans, toute sorte d'évacuation devient préjudiciable. Enfin je ne prétens pas que les stomachiques que je viens de détailler soient les meilleurs qu'il y ait : mais ce que j'assure, c'est que quiconque peut découvrir les meilleurs médicamens de cette espece, est en état de procurer de plus grands secours dans les maladies chroniques qu'il ne s'imagineroit peut-être lui-même.

Mais entre les remarques que j'ai à communiquer au sujet de la cure de la *goute*, une des premieres & des plus essentielles est que tous les remedes stomachiques ou digestifs, soit qu'ils soient médicinaux, diététiques, ou consistant dans l'exercice, ne sont pas des remedes dont il faille se contenter d'user superficiellement, mais il faut les continuer journellement avec la derniere exactitude : car puisque la cause de cette maladie & des autres maladies chroniques est devenue habituelle & a passé en quelque façon en seconde nature, on ne peut pas raisonnablement imaginer qu'une pareille maladie puisse être parfaitement guérie par quelques changemens légers & momentanés opérés dans le sang & les autres fluides au moyen d'un genre de médicamens & de régime, à moins que la constitution ne soit reformée en entier & que le corps ne soit en quelque façon renouvellé. Car il n'en est pas de la *goute* comme de quelques maladies aiguës, qui viennent tout d'un coup, & accompagnées de la fievre à une personne pleine de force & de santé ; au lieu qu'ici c'est la personne même à qui la *goute* vient qui en se livrant à la luxure, en buvant des liqueurs fortes, en négligeant ses exercices accoutumés pendant plusieurs années de suite, & affoiblissant sa constitution par l'inaction ou par une application excessive à l'étude ou autres défauts dans la maniere de vivre, a altéré comme si elle l'eût fait à dessein, les différens fermens de son corps, & affoibli les esprits animaux, qui sont les principaux instrumens de la digestion. De-là les fluides viciés qui se sont amassés dans toute l'habitude du corps, font une espece d'irruption, lorsqu'ils sont parvenus à leur plus haut degré d'accroissement, & produisent de grands maux, relâchant les parties charnues & affoiblissant les articulations pour s'y faciliter un accès & s'y loger. De cette maniere il se forme une constitution toute nouvelle, à mesure que l'ancienne s'altere & se détruit, & ces accès qui attirent principalement l'attention des personnes qui ne savent ni penser, ni réfléchir d'après les regles de l'art, ne sont autre chose qu'une suite & une vicissitude de symptomes résultans de la méthode que la nature emploie ordinairement pour expulser la matiere morbifique.

De tout ceci il suit que c'est perdre sa peine que de tenter la guérison de cette maladie par l'usage de médicamens ou de régime momentanés ; car puisque la complexion actuelle du malade consiste dans la dépravation de toutes les digestions & dans le relâchement de toutes les parties, il faut remédier à ce double désordre, & rétablir par degrés la force des facultés digestives & le ton des parties relâchées, jusqu'à ce que le malade jouisse d'une santé aussi parfaite qu'il l'avoit avant d'être attaqué de la *goute*. Mais quoiqu'on puisse regarder comme impossible d'en venir là, non-seulement parce qu'on ne peut guere changer une complexion particuliere du corps en une toute contraire, mais encore parce que la vieillesse qui accompagne souvent cette maladie, est un obstacle qui empêche même d'y procéder : cependant il faut toujours tenter la cure autant que les forces & l'âge du malade le permettront : or il aura la *goute* plus ou moins violente, selon qu'il sera plus ou moins âgé.

De plus il est à remarquer que les remedes digestifs, soit de la classe médicinale, soit de la diététique, doivent être mis en usage principalement pendant l'intermission de la *goute* & le plus loin qu'on peut de l'accès à venir : car l'âge met un tel obstacle à la cure, que les médicamens qui fortifient les qualités digestives, qui rétablissent les fermens du corps dans leur vigueur naturelle, & le sang & les visceres dans l'état de perfection dont ils jouissent en pleine santé, ne peuvent pas produire en peu de tems un effet bien sensible, & qu'il faut continuer sans s'en lasser, l'usage de ces médicamens.

Mais quoique ces remedes & d'autres semblables soient incontestablement utiles, ils ne suffisent pas seuls pour répondre au but qu'on se propose de corroborer toute l'habitude du corps : mais il y faut joindre le concours de choses qui ne sont pas proprement du ressort de la Medecine : car c'est une erreur de s'imaginer que cette maladie, aussi-bien que les autres maux chroniques, puissent être guéris par le seul usage des médicamens. Ainsi,

1. Il faut observer de manger & de boire modérément, je veux dire ni trop, ni trop peu : car d'un côté il faut éviter de charger son estomac de plus de nourriture qu'il n'en peut naturellement digérer, parce que ce seroit vouloir accroître la maladie : mais d'un autre côté, il ne faut pas refuser au corps la dose de nourriture nécessaire pour entretenir ses forces, parce que par là on le rendroit plus foible qu'il n'est : or ces deux extremes sont également préjudiciables, comme je l'ai éprouvé, tant sur moi-même que sur les autres.

2. Quoique, toute autre considération mise à part, les alimens les plus aisés à digérer soient ceux qui méritent la préférence, cependant il faut que le goût & l'appétit du malade entrent pour quelque chose dans le choix, parce qu'il est arrivé souvent que des mets que le malade aimoit beaucoup, quoique de difficile digestion, ont cependant été mieux digérés que d'autres qui passent pour être moins lourds sur l'estomac, mais pour lesquels le malade avoit de la répugnance. Quoiqu'il en soit, je crois du moins qu'il faut user avec beaucoup de ménagement des alimens qui de leur nature sont indigestes ou lourds.

3. Je conseille au malade, pour ce qui est de la viande, de ne manger que d'une seule à son repas, parce qu'il est beaucoup plus préjudiciable à l'estomac de manger de plusieurs sortes, quoique modérément, que de manger la même quantité d'une seule : mais excepté la viande, il peut manger de tous les plats qui lui font plaisir, pourvu que ce ne soient pas des mets acres ou assaisonnés avec du sel ou des aromates ; non pas que ces alimens soient plus indigestes que d'autres, mais parce qu'ils peuvent nuire par l'agitation qu'ils donnent à la matiere morbifique.

Pour ce qui est de l'heure à laquelle on doit manger, je crois que le plus prudent est de ne manger qu'à dîner ; car la nuit semblant destinée singulierement à la digestion des humeurs, il seroit mal-à-propos d'employer ce tems à digérer des alimens. C'est pourquoi les *gouteux* doivent se priver du souper : mais ils pourront en place boire un grand verre de biere foible, par la raison qu'ils sont presque tous sujets à la pierre dans les reins : or cette boisson empêchera que la pierre ne s'y forme ou ne s'y accroisse en rafraîchissant & détergeant les reins.

La diete lactée ou l'usage du lait, soit tel qu'on le tire du pis de la vache, soit qu'on le prenne bouilli, sans y rien ajouter, si ce n'est tout au plus un morceau de pain, une fois par jour seulement, est une méthode qu'on a pratiquée depuis une vingtaine d'années & dont beaucoup de *gouteux* se sont mieux trouvés que de tout autre régime, tant qu'ils ont continué de s'y assujettir : mais dès qu'ils l'ont quittée & ont repris un genre de vie ordinaire & tel que le peuvent mener des gens en pleine santé, quoiqu'ils se nourrissent de mets doux & légers, la *goute* les a repris avec plus de violence que jamais ; car ce régime affoiblissant le tempérament, le malade ne peut pas si bien luter contre la maladie, lorsque par sa faute il l'a rendue plus dangereuse & plus longue. Quiconque donc veut commencer & continuer ce régime, doit d'avance s'examiner bien sérieusement & voir s'il est d'humeur à ne s'en départir de sa vie, ce qui même à un homme de résolution peut paroître trop fort. J'ai connu un homme de qualité, qui après avoir vécu de lait avec plaisir pendant un an entier, durant lequel tems il faisoit tous les jours une ou plusieurs selles, fut obligé de le quitter, parce que tout-à-coup il devint constipé ; son tempérament étoit altéré, & quoiqu'il ne fût pas dégouté de lait, son estomac ne pouvoit le supporter.

Il est encore à remarquer que les personnes hypocondriaques, d'un embonpoint considérable, ou celles qui ont été accoutumées pendant long-tems de boire à leur discrétion des liqueurs spiritueuses, ne peuvent pas supporter le lait. L'avantage foible & passager que peuvent retirer du lait ceux qui le supportent sans peine, ne vient pas seulement de la simplicité de cet aliment, car en cela je ne doute pas que l'eau de gruau n'eût le même effet, pourvu que l'estomac s'en accommodât, mais aussi de ce qu'il rend le sang plus fluide & plus coulant en émoussant les particules aiguës qu'il contient. Joignez à cela, & c'est ce que j'y trouve de mieux, que le lait étant un aliment qui n'est point du tout fait pour les adultes, il calme le mouvement tumultueux des humeurs, qui occasionnent la *goute*, & c'est pour cela que le peu de personnes qui s'en accommodent échappent à cette maladie tant qu'ils persistent dans le même régime, mais non pas plus long-tems : comme il est directement opposé à la cause originaire de la *goute*, qui est la débilité des digestions & des fermens, il est plus dangereux sous ce rapport qu'il n'est salubre sous un autre. Faute d'attention à ces particularités, bien des gens tombent sans réfléchir dans une faute également grossiere & fatale, en ce que dans la vue d'aller attaquer le mal dans son principe, qui est la chaleur & l'acrimonie des humeurs, ils détruisent les forces de la digestion & les autres fonctions naturelles.

Quant aux liqueurs, les meilleures, à mon avis, sont celles qui sont plus foibles que le vin, mais qui le sont moins que l'eau, comme peut être la biere foible qu'on fait à Londres, soit qu'il y ait du houblon ou qu'il n'y en ait pas, il faut éviter les deux extrémités. Quoiqu'en dise le proverbe, que soit qu'on boive ou qu'on ne boive pas de vin, on n'en aura pas moins la *goute* : cependant je regarde comme certain & comme avéré par l'expérience qu'en ont faite quantité de *gouteux*, que le vin leur est vraiment préjudiciable : car quoiqu'on le puisse supposer propre à fortifier les facultés digestives, dont la foiblesse paroît être la cause premiere & originaire de la *goute* ; cependant si l'on considere les effets du vin, on ne peut s'empêcher de convenir qu'il est tout-à-fait pernicieux en ce qu'il enflamme & anime les humeurs qui servent d'aliment à la *goute*. Il n'est point du tout constant que le vin, pris journellement comme boisson ordinaire, aide la digestion ; il est au contraire bien plus vraisemblable, qu'il y nuit, si ce n'est dans les personnes qui y sont habituées de longue main. Quoique le vin puisse en passant dans les vaisseaux communiquer quelque chaleur aux parties, il déprave infailliblement les fermens du corps & absorbe les esprits naturels ; & c'est ce qui est cause, à mon avis, que les buveurs pour l'ordinaire finissent par la *goute*, la paralysie, l'hydropisie & autres maladies froides. De plus, l'usage continuel & immodéré du vin, relâche, énerve le corps & le rend d'une complexion semblable à celle des femmes, au lieu que les liqueurs modérément échauffantes fortifient le ton des parties ; aussi voit-on rarement que les personnes qui n'ont usé pour boisson que de liqueurs médiocrement fortes, soient affligées de la *goute*.

Une chose qu'il est encore important de remarquer, c'est que les personnes les plus sujettes à la *goute*, sont celles, qui nonobstant la foiblesse de leurs facultés digestives, reçoivent de leur sang trop abondant une trop grande quantité de nourriture, & ont toute la masse du corps remplie d'une certaine matiere indigeste, au lieu d'une substance solide & saine. L'usage du vin ajoute encore à cette abondance de sang, & non-seulement cause un nouvel amas de cette matiere vicieuse ; mais même force la maladie à se déclarer, en remuant les humeurs qui en sont le principe, lesquelles depuis longtems étoient restées cachées & sans action. Ajoutez que le sang des gouteux étant à peu près le même que celui qu'on tire dans la pleurésie & autres maladies inflammatoires, il est absurde de l'enflammer encore davantage par des liqueurs spiritueuses. Mais il n'est pas moins dangereux d'avoir recours aux liqueurs raffraîchissantes, qui en détruisant tout à la fois les facultés digestives & la chaleur naturelle, causeroient encore un plus grand préjudice ; comme l'expérience nous l'apprend par l'exemple des personnes qui habituées depuis leur jeunesse à boire du vin à leur discrétion, & venant à rompre tout à coup cette habitude pour passer à l'usage des liqueurs foibles, en ont été les victimes, & sont péries pour l'avoir fait.

C'est pourquoi les gouteux qui sont dans ce cas doivent observer de boire des liqueurs qui ne puissent pas enivrer, quelque quantité qu'on en boive, ni faire de tort à l'estomac par une fraîcheur excessive ; comme, par exemple, ainsi que je l'ai déja insinué, la petite biere d'Angleterre, ou dans d'autres contrées des boissons tempérées au même degré, par le mélange de l'eau avec le vin.

Pour l'eau je la regarde comme trop crue, & comme pernicieuse par cette raison ; & cela entre autres raisons pour l'avoir éprouvé moi-même : mais les jeunes gens en peuvent boire sans rien craindre ; & c'est encore à présent la boisson du plus grand nombre des hommes, & singulierement des pauvres, lesquels sont plus heureux dans leur pauvreté que les riches au milieu du luxe, & de l'abondance. Et ce que je dis-là est confirmé par la multitude des maladies de ceux-ci, telles que la *goute*, dont il est ici question, la pierre, l'apoplexie & la paralysie ; outre que le genre de vie qu'ils menent fait tort même à leur esprit, qui prend par-là une tournure contraire à celle qu'il avoit reçue de la nature, par le trouble que jettent les esprits surnaturels des liqueurs fortes dans les esprits animaux, d'où dépend en partie notre jugement, en les volatilisant à l'excès, & nous suggérant par-là des idées vaines & frivoles, au lieu de raisonnemens solides & graves, ce qui fait que nous devenons plaisans, légers, & superficiels, au lieu d'être sages & raisonnables, deux tournures d'esprit qui different autant l'une de l'autre, que l'ombre differe du corps. En voilà assez sur ce sujet.

Mais quoique les personnes qui ont la *goute* modérément & seulement par intervalles, puissent user de petite biere & de vin trempé, parce que la maladie à ce degré-là n'exige pas un régime si étroit ; cependant quand l'humeur gouteuse a gagné en quelque façon tout le corps, on ne sauroit arrêter ses effets qu'en se privant de toutes sortes de liqueurs fermentées, si légeres & si douces qu'elles soient, attendu que ces sortes de liqueurs contiennent toujours un esprit irritant, & quelques degrés d'acrimonie ; & ce qui est pis encore, c'est que contenant un ferment, elles disposent les humeurs à une fermentation perpétuelle, de même que la levure de biere ajoutée à une liqueur faite de dreche, communique à toute la liqueur sa qualité fermentative. Il faut donc que la boisson ordinaire du gouteux soit réglée sur le degré d'intensité de sa *goute*, & composée d'ingrédiens qui y soient bien constamment appropriés. Mais il faut surtout prendre garde qu'elle ne soit trop forte, parce qu'alors elle enflammera les humeurs comme feroit le vin ; il ne faut pas non plus qu'elle soit trop foible, de peur qu'elle ne nuise aux fonctions naturelles par sa froideur excessive. Et cette sorte de boisson pourvu qu'elle soit composée d'ingrédiens qui plaisent au malade, après peut-être huit ou quinze jours de dégout, lui paroîtra ensuite tout aussi gracieuse que la liqueur à laquelle il étoit accoutumé auparavant, quelle qu'elle fût. Elle excitera même l'appétit & d'une maniere plus naturelle que s'il étoit réveillé par des liqueurs fermentées. Ce qu'il y aura encore de bon dans cette boisson, c'est que celui qui s'y bornera, aura besoin de moins de circonspection à l'égard de ses autres alimens, que s'il buvoit du vin ou de la biere ; car elle corrigera & amendera jusqu'à un certain point les fautes presqu'inévitables qu'il commettroit contre l'observance de son régime. Mais le grand avantage qui résulte de cette boisson, c'est qu'elle préserve de la pierre qui est la compagne ordinaire de la *goute*, au lieu que les liqueurs acres & atténuantes contribuent beaucoup à la formation de la pierre. Voici de ces sortes de boissons composées, celle que je préfere pour sa couleur & son gout:

Prenez *de salsepareille, six onces,*
de sassafras,
de squine,
de rapure de corne de cerf, } *deux onces,*
de racine de réglisse, une once.

Faites bouillir le tout ensemble dans six pintes d'eau de fontaine pendant une demi-heure; après quoi vous le mettrez infuser sur les cendres chaudes bien couvert, pendant douze heures: faites bouillir ensuite jusqu'à la réduction d'un tiers; & aussi-tôt que vous aurez retiré les deux qui restent de dessus le feu, faites-y infuser une demi-once de graine d'anis pendant deux heures. Pressez, tant que la liqueur viendra claire, & mettez la colature dans des bouteilles pour l'usage.

Il est à propos de se servir de cette décoction immédiatement après que l'accès de *goute* est passé; & dans la suite on en continuera l'usage même durant les accès qui pourroient survenir, durant les bons intervalles, & tant qu'on vivra. Car il n'est pas tems lorsque la maladie est dans toute sa force de songer à de nouveaux médicamens; par la même raison que la nature, lorsque les humeurs sont dans le trouble & l'agitation, seroit irritée, au lieu d'être soulagée, si on quittoit alors tout à coup les liqueurs spiritueuses & actives, pour se rabattre à des boissons légeres & sans esprits.

Il faut en même-tems se servir de l'électuaire que j'ai prescrit plus haut, le prenant de même pendant l'accès & après, parce que sa chaleur corrigera jusqu'à un certain point, la foiblesse de la boisson ordinaire, & se communiquera au sang & aux visceres, sans y causer l'agitation, qui est ordinairement l'effet des liqueurs fermentées.

Si l'on m'objecte que de se priver entierement de vin & d'autres liqueurs fermentées, c'est se rendre la vie insupportable: Je répons qu'il faut considérer lequel des deux est pire, d'être tourmenté par les douleurs affreuses qui accompagnent la *goute* invétérée; (car si la souffrance est supportable, je n'exige pas un régime si étroit) ou de s'en tenir à la décoction que je viens de dire, au moyen de laquelle le malade sera moins assujetti pour le choix de ses mets: sans répéter ici ce que j'ai déja dit, que l'habitude la fera trouver plus gracieuse avec le tems, comme il arrive de toutes choses. Assurément quiconque a éprouvé cette maladie, s'il n'a pas perdu le sens, n'hésitera pas dans le choix.

Malgré tout cela, si le malade par une longue habitude de boire, & de boire au-delà du besoin, des liqueurs spiritueuses, soit à cause de son grand âge, ou de sa foiblesse extreme, ne sauroit digérer ce qu'il mange, sans boire du vin, ou de quelque autre liqueur fermentée: il est hors de doute que ce seroit risquer sa vie que de lui retrancher le vin tout d'un coup. Et ce défaut de précaution a fait périr en effet quantité de gens qui étoient dans ce cas. C'est pourquoi, mon avis seroit ou que ces sortes de personnes ne fissent point usage de l'aposeme que j'ai décrit plus haut, ou qu'elles ne le fissent du moins que par degrés (buvant un verre de vin à chacun de leurs repas) & qu'elles le prissent d'abord plutôt par forme de médicament que sur le pié de diete réglée, jusqu'à ce qu'elles s'y fussent familiarisées tout-à-fait. Mais pour ce cas le vin d'Espagne est préférable au vin du Rhin, ou à celui de France, ces deux derniers étant sujets à irriter les humeurs & à augmenter la matiere morbifique, quoique l'estomac s'en accommode à merveille. Joignez à cela que comme ces deux sortes de vin sont pour l'ordinaire aussi crus & aussi indigestes que peut être le cidre; conséquemment ils ne sont pas aussi chauds & aussi cardiaques que le cas dont nous parlons le demande. Mais voilà un détail suffisant touchant la diete que doivent observer les gouteux.

Il y a un autre article qui mérite de leur part une singuliere attention, & qui, quoique léger en apparence ne laisse pas d'être fort important, tant pour digérer la matiere gouteuse pendant l'accès, que pour empêcher qu'il ne s'en forme de nouvelle dans l'intervalle d'un paroxysme à l'autre: c'est de se coucher de bonne heure, spécialement en hiver; car après la saignée & la purgation, il n'y a rien qui ôte tant les forces dans cet état que de se coucher tard; & il n'y a pas un valétudinaire qui ne soit en état d'en rendre un bon témoignage d'après sa propre expérience, pourvu qu'il ait seulement observé combien il se levoit le matin plus vigoureux & plus gai lorsqu'il s'étoit couché de bonne heure, & combien au contraire s'il s'étoit couché tard, il se trouvoit foible & languissant le lendemain. Et quoiqu'il semble que ce soit la même chose de se coucher de bonne heure ou tard, pourvu que dans les deux cas on reste au lit le même espace de tems; comme si, par exemple, on s'étoit couché à neuf heures, & qu'on se leve à cinq, ou qu'on se soit couché à onze, & qu'on se leve à sept: cela n'est pourtant pas indifférent; & la raison que j'en imagine, c'est que pendant le jour les esprits sont dissipés par les exercices du corps ou de l'esprit, qui sont foibles l'un & l'autre dans les valétudinaires; raison pour laquelle ils ont besoin de repos le soir de bonne heure. Ajoutez, que comme l'approche de la nuit occasionne une espece de relâchement dans toute l'œconomie animale, dont elle étoit garantie le jour par la chaleur du soleil; la chaleur du lit devient nécessaire le soir pour suppléer à celle du soleil, surtout en hiver. Les esprits étant donc rafraîchis & corroborés le matin par le repos de la nuit précédente, la chaleur du lit, jointe à celle du jour qui commence, fortifiant de plus en plus le ton des parties; il en coute moins au corps de se lever de bonne heure le matin, qu'à se coucher tard le soir; par où je n'entens pas pourtant interdire au malade de prendre encore une ou deux heures de repos sur le matin, s'il le veut. Ces maximes étant établies, je conseille donc aux gouteux de se coucher de bonne heure surtout en hiver, & de se lever matin à proportion, quand même n'ayant pas dormi autant que de coutume, ils seroient portés à réparer sur le matin ce qu'ils auroient perdu de leur sommeil pendant la nuit. Car tout ce qu'on prendra de sommeil le matin sera autant de diminué sur la nuit suivante: ainsi faisant violence à la naure & méprisant ses leçons, on parviendra par un renversement déraisonnable à faire du jour la nuit & de la nuit le jour.

Le malade fera aussi tous ses efforts pour conserver son esprit libre de tout appétit déréglé, & de toute passion violente, attendu que ces affections de l'ame dérangent le mouvement des esprits qui sont les instrumens de la digestion, & conséquemment augmentent la quantité des humeurs gouteuses. Il fera sagement de songer qu'il est mortel, & de ne pas se flatter de pouvoir se garantir des maux qui sont annexés inséparablement à la condition humaine. Car soit que les afflictions qu'il éprouve lui arrivent par sa faute ou par celle des autres; il est certain qu'il n'est pas en état de donner des lois à tout l'univers, & encore moins de les faire observer, puisqu'il n'y a pas d'homme, si sage & si puissant qu'il soit, en état de faire l'un & l'autre, & que jamais les choses ne répondent à notre attente de la maniere précisément que nous nous l'étions promis; & que peut-être tandis qu'il est livré tout entier aux affaires du monde, une mort imprévue donnera dans sa personne un exemple de la fragilité humaine; tandis qu'au lieu de se repaître follement d'espérances il auroit pu jouir tranquilement du présent.

Trop d'application à l'étude & aux affaires est aussi très-pernicieux; car comme cette maladie est plus ordinairement accompagnée de mélancolie qu'aucune autre, ceux qui y sont sujets ne fatiguent & n'accablent déja que trop leurs esprits par de longues & pénibles méditations qui épuisent le corps, sans se procurer encore un surcroît un surcroît de fatigue par l'étude ; aussi je pense que la *goute* ne vient guere à des sots.

Rien n'est si efficace pour prévenir l'indigestion des humeurs (que je regarde comme la principale cause de la *goute*) ni conséquemment pour fortifier les fluides & les solides que l'exercice. Mais il faut observer à ce sujet, ce que j'ai déja eu occasion de dire, que, comme il est ici question, plus encore que dans toute autre maladie chronique, de réformer le tempérament en entier, l'exercice ne servira de rien s'il n'est pas journalier ; car si on ne le met en usage que de tems à autres, il contribuera bien peu à réformer le tempérament ; dans l'intervalle pendant lequel on l'aura cessé on retombera dans un état foible & languissant, & si on est long-tems à le reprendre, il en arrivera peut-être même un paroxysme. De plus, il faudra que l'exercice soit modéré, parce qu'autrement, il détruiroit les esprits trop considérablement, & conséquemment nuiroit aux facultés digestives surtout dans les personnes âgées qui sont celles que la *goute* afflige le plus ordinairement. Et quoiqu'il puisse ne pas être du gout de quelques gouteux, qui outre le grand âge, la difficulté de se mouvoir, & la nonchalance qui sont naturelles dans cet état, sont de plus tourmentés par la douleur ; cependant si on le néglige, tous les remedes qui ont été indiqués jusqu'ici, seront sans effet. Et outre que les intervalles d'un accès à l'autre sont plus courts si le malade ne prend pas régulierement de l'exercice, il sera aussi plus sujet à la pierre, autre maladie plus dangereuse & plus cruelle encore que la premiere.

Ajoutez à cela une circonstance très-importante, qui est que faute de mouvement, il s'amassera une quantité considérable de concrétions semblables à de la craie, dans les articulations & spécialement dans celles des doigts, ensorte qu'à la fin ces parties se trouveront tout à-fait privées de mouvement. Car quoiqu'il en soit de ce que quelques-uns nous assurent que la matiere de ces sortes de concrétions, n'est autre chose que le tartre du sang qui se porte aux articulations ; on ne laisse pas de voir, en considérant cette matiere avec quelque attention, que quand il vient aux jointures beaucoup de ces humeurs indigestes, d'où procede la *goute*, & qui occasionnent une enflure permanente aux environs, alors, tant à cause que les vertus assimilantes de ces parties sont détruites, qu'à cause de l'obstruction qu'y cause l'humeur lente qui s'y vient rendre ; la matiere dont est question s'y engendre ; elle devient telle que j'ai dit par la chaleur & la douleur que l'on ressent à l'articulation, augmentant tous les jours de volume, convertissant en sa propre nature la chair & la peau des jointures ; durcit au point qu'on n'y sauroit faire entrer une aiguille, & ressemble à de la craie, à des yeux d'écrévisse, ou à quelque autre substance à peu près de même. J'ai éprouvé moi-même que non-seulement on peut prévenir ces concrétions par un exercice journalier & continué pendant long-tems, qui distribue par tout le corps l'humeur gouteuse, laquelle autrement se jetteroit sur quelque partie en particulier ; mais qu'on vient même à bout par ce moyen de dissoudre les concrétions déja endurcies, pourvu cependant qu'elles ne soient pas au point de changer la peau même qui les couvre, en leur propre substance.

Pour ce qui est du genre d'exercice qu'il faut choisir ; celui d'aller à cheval est sans contredit le meilleur, pourvu qu'il n'y ait pas de contre-indication qui le défende, comme le grand âge ou la pierre ; & en effet, il m'est souvent venu à l'esprit, que si quelqu'un possédoit un spécifique aussi effectif, pour la *goute* & autres maladies chroniques, que l'est l'exercice & qu'il eût l'adresse de n'en pas divulguer la composition, il feroit sans peine une grande fortune ; mais si le malade ne peut point aller à cheval, il faudra du moins qu'il aille souvent en carosse ; ce qui fera presque aussi-bien que le cheval ; & en ceci au moins je trouve que les gouteux n'ont pas lieu de se plaindre, si leurs richesses, qui leur ont occasionné la *goute* en leur donnant la facilité de se livrer aux excès dont elle a été l'effet, leur procurent assez d'aisance pour entretenir un carosse dans lequel ils puissent se promener & jouir de l'air, lorsqu'ils ne sont pas en état d'aller à cheval. Il faut observer de choisir pour le lieu de sa promenade, un lieu où l'air soit bon par préférence à tout autre. Par cette raison la campagne est préférable à la ville, où l'air est plein de vapeurs qui s'exhalent des fourneaux de différens ateliers, & où la cloture des bâtimens le rend encore plus dense, comme à Londres qui passe pour une des plus grandes villes du monde. Les gouteux sauront eux-mêmes par leur propre expérience, faire la différence entre les exercices de la ville & ceux de la campagne.

Quant au plaisir de la chair, si le malade est âgé, comme il n'a pas déja par lui-même une quantité suffisante d'esprits pour fournir à la digestion des humeurs, & que par conséquent ses articulations & les parties voisines ne sont déja que trop affoiblies & trop relâchées, sans ce surcroît de cause destructive ; je dis qu'en ce cas, s'il veut se livrer à ce plaisir, c'est comme si quelqu'un qui auroit un long voyage à faire, commençoit avant de partir, par consommer toutes ses provisions. De plus, outre le tort qu'il se fait pour ne pas vouloir dompter un reste de passion prêt à expirer, il se prive de la jouissance d'une faveur inexprimable que la nature réserve aux vieillards seulement, qui est d'être affranchis sur la fin de leur vie de la violence de cette sorte de passion à laquelle on est souvent en proie dans la jeunesse, comme les brutes ; tandis qu'assurément le foible plaisir dont il ne veut pas faire le sacrifice n'est pas capable de le dédommager du long enchaînement de souffrances dont il est accompagné & suivi. Voilà tout ce que j'avois à dire sur le régime.

Mais quoique les gouteux, en observant exactement la diete que je viens d'indiquer, & le reste des choses non naturelles, puissent bien obvier à la violence des accès, & en fortifiant le sang & les solides, se garantir en grande partie de cette foule de maux, qui, non-seulement rendent cette maladie insupportable, mais même la terminent par une catastrophe fatale ; cependant la *goute* pourra revenir au bout de quelque tems, singulierement à la fin de l'hiver ; car quoique pendant l'été, tems auquel le ton & la vigueur du sang sont rétablis & conservés, & la transpiration dûment excitée, les digestions ne puissent pas manquer de se faire mieux qu'en hiver ; cependant comme le sang est affoibli & la transpiration empêchée à l'approche de cette saison froide, il ne manquera pas de s'amasser, pendant qu'elle durera, une grande quantité de matiere indigeste qui séjournant dans l'habitude du corps, formera à la fin cette maladie qui se déclarera par les symptomes qui lui sont propres, & provoquera un paroxysme à la premiere occasion, telle que l'approche du soleil qui aura mis les humeurs en mouvement, ou l'usage du vin, ou de violens exercices, ou toute autre cause sensible.

Il est clair, par ce qui a été dit plus haut, que quiconque entreprend la cure de cette maladie doit faire tous ses efforts pour renouveller entierement le tempérament, & le remettre au point où il étoit lorsque le malade jouissoit encore d'une santé parfaite, du moins autant que l'âge & les autres circonstances le permettent : mais ces tentatives ne se doivent faire que pendant l'intervalle d'un accès à l'autre. Car quand la matiere morbifique est une fois formée & qu'elle s'est même déja jettée sur les articulations, il ne sera plus tems de songer à renouveller le tempérament & de vouloir faire prendre à la matiere une autre route que celle qu'elle prend ; parce qu'alors la nature elle-même saura l'expulser par la méthode qui lui est propre & qu'il ne faut pas aller imprudemment la troubler pendant son opération. Cette pratique a lieu aussi pour les paroxysmes des fievres intermittentes, que pour la même raison il ne faut pas essayer de faire passer, tant que dure l'ardeur de l'accès ; car il est également absurde de se mettre en frais de guérir l'ardeur de la fievre, la soif & l'inquiétude qui l'accompagnent, ou bien de croire qu'un moyen de dissiper la *goute*, soit de faire de son mieux pour en calmer les symptomes, tandis qu'au contraire ce sont-là les moyens de causer plus d'obstructions & de prolonger l'accès plus long-tems; car plus la douleur est mitigée, plus aussi la coction des humeurs est empêchée; autant l'estropiement de la partie est empêché, moins l'expulsion de la matiere morbifique se fait librement. Ajoutez que plus vous calmerez la violence de l'accès, plus vous le rendrez long, moins il y aura ensuite d'intervalle entre l'accès présent & le prochain, moins il sera possible de se garantir d'aucun de tous les symptomes qui accompagnent cette maladie; de quoi on sera convaincu si l'on veut bien se souvenir de ce que j'ai dit à ce sujet dans l'histoire de la *goute*.

Mais quoiqu'il ne faille entreprendre rien de considérable pendant l'accès, si ce n'est seulement de soulager des symptomes qui ont été occasionnés par quelque faute commise dans le traitement de la maladie; cependant comme il est avoué de tout le monde que la cause du mal est la plénitude des humeurs, il ne faudra pas manquer d'interdire au malade l'usage de la viande pour quelques jours, au commencement de l'accès; au lieu de viande on lui donnera de l'eau de gruau ou quelques autres alimens semblables; car cette diete légere contribuera beaucoup à diminuer la quantité de la matiere morbifique, & mettra la nature à portée de la digérer plus promptement. Mais comme les tempéramens ne sont pas tous les mêmes, & qu'il y a des personnes qui ne pourroient pas se priver de viande sans répandre le désordre dans leurs esprits, sans éprouver des foiblesses & autres symptomes hystériques: les personnes d'un pareil tempérament se feroient tort en s'en abstenant plus long-tems que leur estomac ne peut le supporter, c'est-à-dire, pour l'ordinaire le premier ou les deux premiers jours de ces accès particuliers, qui tous ensemble, comme nous l'avons dit assez de fois, ajoutés les uns au bout des autres, constituent le paroxysme total. Mais soit que le malade se remette à la viande plutôt ou plus tard, il doit également dans l'un & l'autre cas, faire attention à ne pas manger durant l'accès, plus que la nature ne peut supporter, & à la qualité des alimens qu'il choisit; car on ne sauroit prendre trop de soins pour ne faire aucune faute à l'égard de la diete, dans la quantité ou la qualité, soit des alimens solides, soit des liquides, même pendant l'intervalle d'un accès à l'autre, mais singulierement pendant l'accès même.

De plus, il ne faut pas davantage négliger pendant les intervalles les autres choses non-naturelles, dont j'ai parlé fort au long ci-dessus, & quoique la douleur & l'incapacité, dumoins apparente, de se mouvoir, semblent être une contre-indication qui interdise l'exercice, qui est une des choses que j'ai principalement recommandées dans cette maladie, il ne faut pas laisser de l'entreprendre; car quoique le malade au commencement de l'accès soit très-persuadé qu'il ne sauroit aller en carosse ni soutenir l'agitation de cette voiture; cependant après l'avoir éprouvé il se trouvera plus d'aptitude au mouvement, que quand il restoit chez lui dans un fauteuil. Outre cela, s'il prend cet exercice soit le matin ou l'après-dînée, il en résultera encore un autre avantage; c'est qu'il reposera du moins une partie de la nuit, ce qu'il n'auroit pas fait s'il fût toujours resté chez lui: un exercice modéré fatigue un gouteux précisément autant qu'il faut pour lui procurer du sommeil. Joignez encore à tout cela, que cette sorte d'exercice peut être un préservatif contre la pierre, qui s'engendre plus ordinairement dans le corps de ceux qui menent une vie oisive & sédentaire. Mais un des principaux avantages qui résultent de l'usage constant de l'exercice, c'est qu'on prévient par-là l'immobilité des membres, qui arrive à quantité de gouteux, après un premier ou un second accès, s'ils ont duré long-tems, & cela par la contraction des tendons des jarets & des talons; car quand la violence de la douleur leur a fait tenir pendant quelque tems leur jambe dans l'inaction & qu'ils n'ont pas eu la précaution de l'alonger fréquemment, surtout si le mal étoit au genou; à la fin ils perdent l'usage de leurs piés & de leurs jambes pour le reste de leur vie, aussi-bien pendant les bons intervalles que pendant les accès mêmes, dont ils ne sont pas quittes pour cela. Mais pour ce qui est des vieillards, dont les facultés digestives sont considérablement viciées, & dont par la longueur de la maladie, toute la substance semble être convertie en matiere gouteuse, il n'y a pas lieu de se flater qu'on puisse jamais leur procurer la digestion de la matiere morbifique, sans exercice: mais s'il excede leurs forces, les foiblesses & l'indisposition que causera l'abondance de la matiere morbifique indigestible & incapable d'assimilation, les fera périr, opérant au-dedans d'eux, le même effet que du poison.

Nonobstant ce qui vient d'être dit de l'utilité de l'exercice dans les paroxysmes de *goute*, cependant si l'accès est si violent dans son commencement qu'il abbate entierement le malade, (ce qui arrive surtout à ceux à qui la *goute* a coutume de prendre avec la plus grande violence, & qui en sont tourmentés pendant plusieurs années,) & qu'il le mette absolument hors d'état de sortir, le mieux sera de garder le lit pendant quelques jours, jusqu'à ce que la douleur se calme un peu, parce que la chaleur qu'il y éprouvera, suppléera en partie au défaut d'exercice: la matiere morbifique se digere mieux pendant un petit nombre de jours qu'on reste au lit, qu'elle ne feroit pendant un tems bien plus long, si on étoit resté debout, pourvu toutefois que le malade puisse se retrancher la viande sans être sujet à des défaillances ou autres symptomes fâcheux, & qu'il puisse se contenter pour tous alimens, d'eau de gruau, de petite biere & autres choses semblables. Mais il est bien important d'observer que si la *goute* est invétérée, & qu'elle cause au malade des foiblesses, des coliques & le dévoiement, ou autres pareils symptomes, il est en grand risque d'être emporté par quelque accès, à moins qu'il n'ait grand soin de prendre de l'exercice dans un air libre & découvert; car bien des gouteux ont succombé à ces sortes de symptomes, auxquels ils étoient devenus sujets pour avoir trop gardé la chambre, & spécialement le lit; qui auroient vécu plus long-tems, s'ils avoient voulu prendre sur eux de supporter la fatigue du carosse une partie de la journée. Quoique quelqu'un qui sent de grandes douleurs dans les membres, puisse garder la chambre, un autre qui au lieu d'une douleur violente n'y sentira que de l'indisposition ou de la pesanteur, ne pourra pas faire la même chose sans exposer sa vie. On peut dire que c'est un bonheur pour le malade, que ce ne soit pas pour lui une nécessité absolue de prendre de l'exercice & du mouvement tant que la douleur par son excessive violence le met hors d'état de le faire: cette douleur est ce qui le met en sûreté; & quoique ce soit un genre de préservatif qui coute beaucoup à la nature, au moins est-il vrai que c'en est un.

Quant aux symptomes de la *goute*, il faut calmer ceux qui mettent la vie en danger. Les plus ordinaires parmi ceux de cette espece, sont la langueur & la débilité de l'estomac, accompagnées de coliques, telles que celles qui seroient occasionnées par des vents; lesquels arrivent singulierement à ceux qui ont la *goute* depuis plusieurs années, ou à ceux qui ne l'ont pas à la vérité depuis long-tems, mais qui se la sont procurée plutôt qu'elle ne seroit venue, soit en quittant tout-à-coup l'usage de liqueurs spiritueuses pour n'en plus boire que de foibles & de rafraîchissantes, soit pour s'être mis des emplâtres répulsives ou autres topiques rafraîchissans sur les parties affectées pour en appaiser la douleur; ce qui fait que la matiere morbifique qui se seroit déposée sur les articulations, se jette sur les visceres. J'ai essayé de plusieurs remedes différens depuis quelques années dans les accès que j'ai eus, pour me rendre supportables les symptomes de cette maladie: mais je n'en ai éprouvé aucun qui m'ait tant fait de bien que de boire un peu de vin de Canarie. Je ne me suis pas si bien trouvé du vin de France, ni de la thériaque de Venise, ni de tous les autres que j'avois expérimentés jusqu'alors successivement. Mais qu'on ne s'imagine pas toutefois que le vin de Canarie ou tout autre cordial puisse mettre le Gouteux en sureté, s'il n'a soin en même-tems de prendre de l'exercice.

Mais si par le reflux subit de la matiere gouteuse, il survient tout-à-coup quelque symptome violent qui mette la vie en danger, il n'est pas question pour lors d'avoir recours au vin ni à l'exercice que j'ai prescrit plus haut; il s'agit de mettre les parties naturelles & vitales en sureté, & entre autres la tête; & pour cela, il faudra que le malade prenne vingt gouttes de laudanum liquide dans un verre d'eau vulnéraire, & qu'il se tienne bien tranquile dans son lit.

Que si la matiere gouteuse occasionne le relâchement du ventre, faute d'être portée dans les membres; si le malade n'est point dans la crise d'un accès particulier, & que ce desordre tienne contre le laudanum & contre toute sorte d'exercice; (car on a dû commencer par essayer de l'un & de l'autre;) en un mot, si le mal s'opiniâtre, & qu'il soit accompagné d'indisposition par tout le corps, de coliques & autres symptomes semblables, le seul remede que je connoisse en ce cas, est de procurer de la sueur au malade par des médicamens convenables; & quand on aura fait cela tous les matins & les soirs deux ou trois jours de suite, pendant deux ou trois heures chaque fois, on peut compter pour l'ordinaire que le relâchement cessera, & la matiere morbifique sera expulsée fortement dans les membres. C'est par-là que je me suis garanti il y a déja quelques années du péril imminent, (que je m'étois imprudemment attiré pour avoir bu de l'eau froide au lieu de ma boisson ordinaire,) après avoir usé de cardiaques & d'astringens, qui tous ne faisoient rien.

Il y a un autre symptome que j'ai vu arriver plus d'une fois, mais cependant moins fréquemment que ceux que je viens de dire, qui est la translation de la matiere peccante au poumon, occasionnée par un rhume d'hiver qu'on a gagné pour avoir pris du froid pendant l'accès, ce qui peu à peu attire l'humeur sur ce viscere; au moyen de quoi la douleur & l'enflure des membres disparoissent, ou diminuent du moins considérablement. Dans ce cas particulier, l'indication curative ne doit point avoir la *goute* pour objet: mais il faut traiter ce symptome comme une véritable péripneumonie; c'est-à-dire, par des saignées réitérées, par des rafraîchissans & des incrassans; car le sang qu'on tire alors au malade, est tout semblable à celui qu'on tire aux personnes attaquées de la pleurésie. On purgera aussi le malade doucement dans les intervalles d'une saignée à l'autre, pour faire sortir la matiere qui s'est logée dans le poumon. Mais la sueur, quelque efficace qu'elle puisse être pour repousser la matiere morbifique dans les membres, devient très-pernicieuse dans ce cas ci, en ce qu'elle endurcit la matiere qui est amassée dans les poumons, d'où il arrive de petits abscès, qui à la fin font mourir le malade. *Voyez plus bas ce que dit Musgrave à ce sujet.*

Il faut remarquer de plus, que bien des gouteux, après avoir eu la *goute* long-tems, deviennent sujets à la pierre dans les reins, & sont attaqués soit au milieu, soit vers le déclin d'un accès complet de *goute*, de douleurs néphrétiques extremement aigues qui abbatent considérablement le malade, déja affoibli & épuisé par l'autre maladie. Dans ce cas, laissant-là tout autre remede, il faut faire boire au malade une quantité considérable de petite biere où l'on ait fait bouillir deux onces de racines de guimauve, & lui administrer un clystere préparé de la maniere qui suit.

Prenez *de racines de guimauve*, *d'oignons de lis blancs*, } *de chaque, une once;*
feuilles de mauve, *de pariétaire*, } *de chaque, une poignée;*
de branque ursine, *fleurs de camomile*, } *de chaque, une poignée;*
graine de lin, *de fœnu-grec*, } *de chaque, une demi-once;*

Faites bouillir le tout ensemble dans une quantité suffisante d'eau, que vous réduirez à une pinte & demie. Après avoir passé la décoction, mettez dans la colature,

de la cassonade grise, *du sirop de guimauve*, } *de chaque, deux onces;*

Mêlez le tout pour un clystere.

Aussi-tôt que le malade aura vomi la petite biere & rendu le clystere, vous lui ferez prendre vingt-cinq gouttes de laudanum liquide, ou quinze grains de pilules de Matthieu.

Si l'on me demande des applications externes pour soulager la douleur de la *goute*, je n'en sai aucune, quoique j'aie essayé de beaucoup, tant sur moi-même que sur les autres, si ce n'est peut-être des rafraîchissans & des répulsifs: mais j'ai déja averti combien il falloit peu s'y fier. Et je ne ferois pas difficulté d'assurer, y étant fondé par le grand nombre d'expériences que j'en ai vues, que la plupart de ceux qu'on suppose être morts de la *goute*, ont plutôt été les victimes des ménagemens déraisonnables qu'on a eus pour eux que de la maladie même. Mais si quelqu'un est curieux d'éprouver l'efficacité de ces sortes de médicamens externes qu'on regarde comme des anodyns infaillibles; pour éviter toute méprise, au lieu de les appliquer lors du déclin particulier, auquel tems précisément la douleur se dissipe d'elle-même, il en faut user au commencement de l'accès, & alors on ne tardera pas à se convaincre de leur peu de vertu, & combien on avoit tort d'en attendre de merveilleux effets, attendu qu'il arrive assez souvent qu'ils font du mal; mais qu'il n'arrive jamais qu'ils fassent du bien.

C'est pour cette raison que depuis plusieurs années j'ai abandonné tout-à-fait l'usage des topiques: je me suis trouvé assez bien autrefois d'un cataplasme fait de pain d'orge & de safran bouillis dans du lait, avec un peu d'huile rosat que j'y ai ajouté ensuite; qui pourtant ne me soulagea point du tout au commencement de l'accès. C'est pourquoi, si la douleur est extremement aiguë, le malade fera mieux de garder le lit jusqu'à ce qu'elle s'appaise, que d'avoir recours à des anodyns: cependant, si la douleur est extremement violente, il ne risquera rien de prendre une dose de laudanum le soir; mais pour peu qu'elle soit supportable, il fera mieux de n'en pas prendre.

Tandis que j'en suis à parler des applications externes, il ne faut pas oublier de parler d'une certaine mousse des Indes appellée *Moxa*, dont on fait un grand cas pour la cure de la *goute* depuis quelques années. La maniere d'en faire usage, est d'en brûler un peu au-dessus de la partie affectée. Quoiqu'on fasse venir ce remede des Indes Orientales, & qu'on prétende qu'il n'est connu en Europe que depuis quelques années; il paroît cependant qu'il y a bien plus long-tems qu'on l'y connoît, en consultant les Ouvrages d'Hippocrate faits il y a plus de deux mille ans. En parlant de la sciatique, « si la douleur, dit-il, est fixée sur quelque partie, & » qu'elle ne cede à aucun médicament, quelque part où » elle soit; brûlez la partie avec du lin cru. » Et un peu plus loin, parlant de la *goute* aux piés: « il faut, » dit-il, la traiter à ces parties, de même que lors- » qu'elle est aux mains: c'est dans l'un & l'autre cas » une maladie longue & douloureuse, mais qui n'est » pas mortelle. Si cependant la douleur s'opiniâtre » dans les doigts, brûlez les veines au-dessus des arti- » culations avec du lin cru. » Pour moi, je ne pense pas qu'on puisse s'imaginer qu'il y ait une différence assez marquée entre la flamme de ce lin allumé & celle de la mousse des Indes, pour croire que l'une soit beaucoup plus efficace que l'autre ; de même qu'on ne supposera pas que du feu fait avec des buches de chêne vaille mieux que s'il étoit fait avec du frêne. On prétend que de brûler ainsi la partie, est un moyen propre à soulager la douleur, la partie la plus subtile & la plus spiritueuse de la matiere morbifique étant expulsée par-là. Mais le soulagement qu'on gagne par-là ne peut pas être de durée, parce qu'il ne remédie pas à l'indigestion des humeurs, qui est la cause antécédente de la *goute* ; & il paroît inutile d'observer, que si l'on pratique ce moyen, ce doit être au commencement de la maladie ; car quand une fois la *goute*, soit par le long tems qu'il y a qu'elle dure, soit par les mauvais traitemens qu'on y a apportés, se retire dans les parties internes, comme cela arrive souvent, & qu'aux douleurs aiguës succedent l'anxiété, les coliques & quantité d'autres symptomes de cette sorte : des personnes raisonnables ne s'aviseront pas d'y employer le feu. Voyez *Moxa*.

Voilà tout ce que je sai de mieux sur la cure de la *goute*. Que si l'on m'objecte qu'il y a plusieurs spécifiques pour cette maladie, dont je n'ai point parlé, j'avouerai tout bonnement que je n'en connois aucun ; & je crains fort que ceux qui les vantent n'en connoissent tout aussi peu que moi. Et en effet, il est déplorable qu'une Science aussi belle qu'est la Medecine, se trouve souvent décréditée à l'occasion de mille recettes frivoles, en faveur desquelles le peuple trop crédule se laisse prevenir par des Auteurs ignorans ou fourbes, & que ceux qui vendent ces remedes fassent un si grand étalage de l'efficacité qu'ils leur imputent pour quantité de maladies. SYDENHAM.

Avant de rapporter ici l'histoire de la *goute* par Musgrave, je vais commencer par donner les recettes de plusieurs médicamens qu'il recommande pour cette maladie. Le premier est celui qu'il appelle :

Alcohol Martis. Alcohol de Mars.

Mettez dix livres de limaille d'acier dans un vaisseau de terre bien vernissé ; humectez-la avec de l'urine humaine, & ensuite faites-la sécher soit par la chaleur du Soleil, soit par celle du feu ; après quoi vous la mouillerez encore avec la même liqueur, remuant la limaille deux fois par jour avec une spatule de fer pour empêcher qu'elle ne se lie. Continuez la même opération jusqu'à ce que toute la masse soit pour ainsi dire réduite en rouille. Cela fait, pilez cette rouille dans un mortier de fer. Après l'avoir pilée, mettez-la dans un vaisseau que vous aurez rempli de huit pintes d'eau de fontaine. Mêlez-bien la poudre avec l'eau. Un quart-d'heure après, retirez de cette eau tout ce qui viendra clair, & laissez le fond qui sera trouble, & la faites évaporer jusqu'à ce que la poudre, qui nageoit parmi, soit à sec. Faites évaporer la liqueur qui est restée dans le vase. Remettez de l'urine sur la poudre la plus grossiere qui sera restée au fond, & pratiquez la même manœuvre que nous avons déja dit. Recommencez en un mot la digestion, la trituration & la séparation au moyen de l'eau jusqu'à ce que toute votre limaille soit réduite en une poudre fine. Mettez cette poudre, quand elle sera seche, dans un cornet de papier gris ; versez dessus petit à petit & à différens tems de l'eau de fontaine chaude, jusqu'à ce que le sel de l'urine étant entierement emporté par cette lotion, il coule à travers le papier une eau insipide. Alors faites encore sécher votre poudre, & la gardez pour l'usage.

Cette fine rouille d'acier est un pur alcohol d'une vertu extraordinaire, non seulement pour la *goute*, mais encore dans d'autres maladies chroniques, surtout si le malade est foible & d'une complexion délicate.

La dose sera d'un demi-scrupule, qu'on prendra une fois ou deux par jour, selon que l'état du malade semblera l'exiger.

Pulvis ruber Exoniensis, Poudre rouge d'Excester.

Prenez *sommités de pimprenelle*,
de scabieuse,
de serpentaire,
de bétoine,
de germandrée,
de tormentille, } *de chaque quatre onces.*

Mêlez-les ensemble & les hachez. Faites digérer pendant vingt-quatre heures au feu de sable dans quatre livres de vin blanc de Porto, observant que pendant la digestion la bouteille soit bien bouchée. Vous exprimerez ensuite pour tirer le suc.

Prenez après cela une livre de poudre de bol d'Arménie que vous mêlerez dans l'infusion susdite, autant qu'il faudra pour y donner la consistance d'un liniment. Remuez souvent & remettez de l'infusion. Humectez ainsi avec la même infusion tant qu'il sera nécessaire, & ajoutez ensuite sur demi-livre de ce mélange,

mithridate, une once,
diascordium, une once & demie,
confection alkermès,
poudre de racine de turmeric, } *demi-once de chaque.*
racine de serpentaire de Virginie,
safran d'Angleterre, } *de chaque deux dragmes.*

Mêlez le tout & faites sécher. Faites-en des trochisques ou des tablettes, que vous garderez pour l'usage. La dose est depuis un scrupule jusqu'à deux.

Aqua Hispanorum Arthritica,

Eau Arthritique d'Espagne.

L'eau Espagnole pour la *goute* est estimée de bien des gens & a en effet une grande vertu. On la prépare de la maniere qui suit.

Prenez *clous de girofle*,
muscade,
gingembre,
macis,
canelle,
poivre noir,
safran,
zédoaire,
galanga,
baies de genevrier,
écorce d'orange,
écorce de citron,
spicnard,
cubebe,
aloès hépatique,
bois d'aloès,
glayeul odorant,
stœchas, } *demi-once de chaque.*
sommités de sauge,
de basilic,
de romarin,
de mente,
de marjolaine,
de baies de laurier commun, } *de chaque deux poignées.*

pouliot,
gentiane en morceaux,
fleurs de fureau,
roses blanches,
roses rouges,
encens de terre,
germandrée,
calamine,
baume,
origan,
matricaire, } *de chaque deux poignées*.
figues,
dattes,
amandes ameres,
pignons,
raisins séchés au soleil, } *dix onces de chaque*.
miel virginal,
sucre affiné, } *de chaque une livre*.
musc en poudre, *une dragme*.

Tous ces ingrédiens étant hachés & broyés, mettez-les dans quinze livres du meilleur vin de Canarie, infuser pendant dix ou douze jours. Distilez ensuite au bain-marie.

Cette eau passe pour excellente dans les désordres que cause la *goute* dans l'estomac & les intestins. La dose est d'une demi-once, qu'il faut prendre avec un peu de sucre ou de mie de pain. On peut réitérer autant de fois qu'on en aura envie. On l'emploie aussi extérieurement pour adoucir la douleur *arthritique* des articulations. La maniere de l'employer extérieurement est de la prendre bien chaude & d'en faire des embrocations à la partie affectée.

De la goute anomale, par Musgrave.

Quand la matiere *arthritique* s'est déposée sur les extrémités & singulierement sur les articulations, & qu'elle y est arrêtée sans qu'il y ait apparence qu'elle revienne sur ses pas, la nature persiste dans la voie qu'elle a prise & se garantit elle-même des inconvéniens qui arriveroient si l'humeur retournoit en arriere & s'alloit fixer sur quelque partie du tronc.

Les symptomes anomaux de la *goute*, quand ils viennent avant que le malade ait eu un premier accès, sont bien difficiles à distinguer des autres maladies, auxquelles est sujette la partie où l'humeur commence à se fixer. C'est pourquoi Musgrave regarde comme impossible de reconnoître la goute à ses symptomes anomaux, avant qu'elle se soit déclarée par un accès en forme.

La *goute* vague est accompagnée de douleur & d'une enflure blanche semblable à l'œdeme.

Ceux qui ont la *goute* réguliere, rarement sont sujets à d'autres maux, si ce n'est par accident.

La *goute* anomale se jette souvent sur l'estomac & les intestins, où elle cause la perte de l'appétit, la mauvaise digestion, le vomissement, la colique, la dyssenterie, la diarrhée & quelquefois des abscès arthritiques.

Quelquefois elle attaque la tête & cause la douleur céphalique, le vertige & l'apoplexie: d'autres fois elle se jette sur les nerfs & cause la paralysie.

Souvent aussi elle se fixe sur les organes de la respiration, & cause l'asthme, la toux, l'hémoptisie & la phtisie.

Elle se déguise aussi sous les symptomes de l'esquinancie.

D'autres fois elle se jette sur les gencives, & on l'appelle improprement *goute* des dents.

Si elle se loge dans les reins, elle cause la pierre, la dysurie & la strangurie.

Il n'y a point de partie du corps qui n'y soit exposée.

La foiblesse naturelle ou accidentelle de quelques-uns des visceres ou parties internes, est une disposition qui y attire la *goute*.

Tout ce qui repousse la *goute* des extrémités, comme les cataplasmes, les emplâtres, &c. est cause qu'elle se fixe sur les visceres.

Les symptomes de la *goute* anomale varient à l'infini; causant en apparence des maladies toutes différentes, selon les différentes parties qu'elle attaque.

Les symptomes varient encore, selon que la matiere peccante est purement *gouteuse* ou qu'elle est mélangée avec d'autres, comme la scrophuleuse, la scorbutique & autres semblables.

La *goute* est admise dans les extrémités par quelques parties, plus aisément que par d'autres. On l'éloigne du gosier sans beaucoup de peine & pour l'ordinaire même elle n'a besoin que d'être aidée, au lieu qu'au contraire il est extremement difficile de lui faire quitter les nerfs sur lesquels elle s'est jettée.

Des souliers trop serrés sont quelquefois cause qu'elle quitte les extrémités & va se jetter sur les visceres.

Les médicamens qui évacuent la matiere *gouteuse*, quoique quelquefois absolument nécessaires, guérissent rarement la maladie, & deviennent même très-pernicieux quand on les emploie mal-à-propos. Il n'y a pas d'autre moyen pour guérir cette maladie parfaitement, que de pousser la matiere de la *goute* aux extrémités.

Les médicamens propres à pousser la matiere *gouteuse* vers les extrémités, sont du nombre des cardiaques & des diaphorétiques, tels par exemple que les suivans:

Les poudres de zédoaire, de contrayerva, de gentiane, la racine de serpentaire de Virginie, la poudre de Gascogne, la poudre rouge de *Batès*, la pierre de Goa, de Contrayerva, le *species diambræ*, la confection libérante, la poudre alexipharmaque, la poudre stomachique amere de *Fuller*, la poudre bésoardique de Willis, la poudre rouge d'Excester, les fleurs de sel ammoniac & autres de même espece.

La thériaque de Venise, le mithridate, l'électuaire *de Ovo*.

L'esprit de corne de cerf, simple ou succiné, l'esprit de sang humain, d'urine, de foie & le sel volatil huileux.

Parmi les vins les meilleurs pour cet effet, sont le vin blanc de France, ceux de Champagne, de la Moselle, du Rhin, ceux de Bourgogne, de Bordeaux & de Portugal, auxquels on peut ajouter le cidre un peu acide.

Comme ces sortes de vins sont pour la plupart défendus aux *gouteux*, on peut trouver extraordinaire que Musgrave les leur recommande. Mais il faut prendre garde que l'on conseille aux personnes sujettes à la *goute* de s'en abstenir, parce qu'ils en provoquent l'accès: or c'est précisement là l'effet que Musgrave a en vue, puisqu'il se propose de rendre réguliere une *goute* anomale en poussant l'humeur vers les extrémités.

Mais de tous les médicamens, il n'y en a pas que Musgrave estime aussi efficace que l'acier préparé comme nous venons de dire en décrivant son *alcohol de mars*.

Si après que le malade a fait usage de ces médicamens pendant quatre ou cinq jours, il ne sent pas de douleur aux extrémités, il faut mettre en œuvre des applications externes pour attirer l'humeur *gouteuse* en embas. C'est pourquoi il faut appliquer sur la partie qui avoit coutume d'être affectée dans les accès de *goute* une emplâtre de gomme caranna, ou l'emplâtre appellée *oxycroceum*, ou l'emplâtre céphalique, avec la moitié, le tiers ou le quart de poix de Bourgogne.

L'*urtication* (qui consistoit à fouetter la partie affectée avec des orties) étoit une pratique usitée chez les anciens, aussi-bien que les bains extremement chauds, l'application de la peau toute chaude d'un animal qu'on venoit d'écorcher, ou des oignemens faits avec de l'huile.

Si le danger est extremement pressant & que le malade ait assez de force pour supporter un vésicatoire, il le faudra faire de la maniere suivante:

Prenez de *la levure de biere*, *deux parties*;

de la graine de moutarde,
du raifort,
de l'ail,
de sommités de rue,
de fiente de pigeons,
} *de chaque, parties égales.*

Brouillez & battez jusqu'à consistance de cataplasme, y ajoutant de bon vinaigre fait de vin blanc.

On en appliquera une portion aussi chaude que le malade la pourra supporter, & on recouvrira la partie pardessus, d'un morceau de flanelle, ou on étendra le cataplasme sur la flanelle & on le lui appliquera, le renouvellant aussi-tôt qu'il sera froid, jusqu'à ce qu'il s'éleve une tumeur. Et si pendant ce tems-là le malade est foible & abbatu par l'excès de la douleur, il faudra lui faire prendre un julep cardiaque, ou ce qui vaut encore mieux, un verre d'excellent vin. Quand la tumeur est formée, il faut en faire sortir la matiere qui y est contenue, de peur qu'autrement elle ne retournât dans le sang.

Quand il n'y a pas de nécessité urgente de donner du secours à l'instant, & que le malade est foible & délicat ou impatient dans la douleur, on lui mettra une épispastique ordinaire aux jambes ou à l'avant-bras, selon que la *goute* a coutume de se jetter, ou sur les parties inférieures ou sur les supérieures : au bout de douze ou quinze heures, on l'enlevera & on y substituera l'emplâtre suivante pour continuer de tirer.

Prenez *lard de cochon, deux dragmes & demie;*
emplâtre de melilot, une dragme & demie,
poudre de cantharide, une dragme.

Au moyen de quoi on pourra continuer d'attirer pendant six, huit ou dix jours, suivant l'exigence du cas.

L'un ou l'autre de ces procédés soulage ordinairement le *gouteux* en peu de jours. Or la matiere qui s'évacue par-là est si salée, qu'elle cause de la démangeaison aux parties adjacentes & quelquefois même de l'inflammation. Quand cet *ichor* est déchargé, les symptomes sont pour l'ordinaire allégés, le malade reprend vigueur, recouvre son appétit & ses esprits, & est quitte de sa *goute* pour quelque tems.

Musgrave pense que ce que peut faire de pis une personne affligée de la *goute* depuis long-tems & accoutumée à un genre de vie ordinaire ; est d'essayer de la dompter par l'abstinence.

De la goute dans l'estomac.

Comme la *goute* est ordinairement causée par l'indigestion, & par la foiblesse de l'estomac : il n'y a pas de partie qui soit si souvent ni si considérablement affligée de la *goute* anomale.

Cette aptitude de l'estomac à recevoir & à garder la *goute* vient souvent d'une débilité innée ; souvent aussi d'une foiblesse qui lui est survenue par l'usage excessif des plaisirs de la table, par des douleurs, par la peur, & autres passions de l'ame qui relâchent l'habitude du corps : or cette débilité de l'estomac le rend sujet à recevoir la matiere *arthritique* & inhabile à la repousser.

Mais il arrive fort souvent que la *goute* est attirée dans l'estomac par des sucs crus, acides, bilieux, ou autres sucs vicieux qu'il contient, lesquels picotent ses membranes; & la raison de cet effet est la même pour laquelle les sinapismes & les épispastiques attirent aux extrémités.

Quelquefois aussi les cataplasmes & les emplâtres répulsifs appliqués sans jugement sur les extrémités sont cause que la *goute* se jette sur l'estomac. Le froid extérieur pris à l'air ou dans le bain, peut aussi produire le même effet.

Quand la *goute* a été pendant quelque-tems réguliere, & que le malade en a eu des accès aux extrémités avec des intervalles entre chaque, il arrive souvent qu'un accès se trouve accourci, & qu'il cesse tout à coup sans qu'on s'y soit attendu ; & la cause de cela sera du froid qu'on aura pris, des emplâtres, des cataplasmes ou des onguens répulsifs dont on aura fait usage, ou même une débauche qui aura surchargé l'estomac, ou quelque faute commise contre la diete qu'on devoit observer : ou bien, ce qui procede de la même cause, il arrivera que l'intervalle qui suit le dernier accès sera plus long qu'à l'ordinaire, & que le paroxysme suivant viendra bien plus tard qu'il ne faudroit pour la santé.

Cette interruption de *goute* ou l'allongement de son intermission est souvent suivi de la perte de l'appétit & du dégout des alimens ; à quoi vient se joindre une pesanteur dans la poitrine ; & ensuite des rots, des vomissemens, & un sentiment d'ardeur à l'orifice de l'estomac. A ces premiers symptomes se joignent encore ordinairement l'oppression des hypocondres, accompagnée de douleur, de serrement, & même quelquefois de chaleur, une respiration gênée & entre-coupée, de fréquens baillemens, le mal de tête, le vertige & quelquefois un sombre abatement, l'obscurcissement de la vue, passager, mais fréquent & subit, la pâleur du visage, & au bout de quelque tems une débilité & une maigreur extreme.

Ces symptomes ne viennent peut-être jamais tous à la fois à une même personne : mais du moins il en vient ordinairement un grand nombre.

Dès que ces symptomes paroissent, il n'y a que peu ou point du tout de *goute* aux extrémités. Le malade, qui auparavant étoit étendu dans son lit, se leve alors & marche facilement. Cependant les maux internes empirent de jour en jour ; & le malade épuisé faute d'alimens, & excédé par sa langueur & ses souffrances, meurt enfin, après bien des tourmens, au bout de quelques mois, à moins que le changement de tems de froid en chaud, ou du moins tempéré, & des médicamens convenables ne puissent rendre de nouveau sa *goute* réguliere.

La *goute* dans l'estomac vient le plus ordinairement aux vieillards : mais elle ne laisse pas de venir aussi à des gens encore jeunes, vraisemblablement à cause du peu de soin qu'ils ont de s'astraindre à la diete qui leur convenoit; d'autant mieux que cet accident leur arrive d'ordinaire immédiatement après avoir fait quelque imprudence dans le boire ou le manger.

Quoique cette maladie arrive en tout tems de l'année, cependant elle est plus fréquente en automne ; ce qui vient, je crois, en grande partie des fruits qu'on mange dans cette saison, lesquels restent dans un état de putréfaction dans le canal intestinal.

Ces symptomes arrivent quelquefois sans aucune cause aussi remarquable que celles que je viens de dire plus haut, quelquefois dans le tems même que le malade est travaillé d'un accès régulier, & quelquefois longtems après le dernier accès fini.

Il y a des vieillards qui sont sobres sur le boire & le manger : mais si autrefois ils ont bu des liqueurs fortes, & ont passé leur jeunesse dans les délices, ils ne laissent pas, devenus vieux, d'être sujets à des affections hypocondriaques, qui ressemblent beaucoup aux symptomes de la *goute*, comme des langueurs perpétuelles, des rots, des anxiétés, l'abatement, quelquefois des douleurs, & autres désordres de l'estomac. Or pour être en état de distinguer ces symptomes-ci de ceux de la *goute*, il faut peser bien scrupuleusement les circonstances qui les accompagnent; comment, par exemple, en quel tems le malade en a été attaqué, quel a été le degré de leur véhémence, quelle est la durée des bons intervalles, & au moyen de toutes ces considérations réunies, on saura bien discerner les uns des autres.

On ne peut pas distinguer dans ces cas-là si la *goute* qui quitte les extrémités, va droit à l'estomac, ou si faisant des circuits, elle n'ira pas se jetter d'abord sur le gosier, sur quelque partie offensée, ou partout ailleurs, ni si la *goute* qui va se déclarer sera fixe ou vague.

Il est encore à remarquer que ceux dont la *goute* est une maladie héréditaire, sont plus sujets à ces désordres que d'autres; ceux qui sont nés de pere ou mere vieux, plus que ceux dont les pere & mere étoient jeunes; ceux qui ont l'appétit dépravé, plus que ceux qui l'ont bon; ceux qui ont une *goute* languissante & froide, plus que ceux qui l'ont chaude, aiguë, & extrement douloureuse.

Cure de la goute dans l'estomac.

L'indication curative consiste à soulager l'estomac le plutôt qu'il sera possible, sans rien risquer d'ailleurs, & de le débarrasser de l'humeur gouteuse: or deux choses sont nécessaires pour cet effet.

La premiere, c'est d'expulser de l'estomac par des vomitifs & des purgatifs, toutes les impuretés qui y attirent & y retiennent la matiere gouteuse dans les membranes.

La seconde, c'est, lorsqu'on a pris cette premiere précaution ou qu'on ne l'a pas prise, si on ne l'a pas jugé nécessaire, de faire passer la *goute* de l'estomac vers les extrémités.

Si le malade a la respiration courte & pénible, de la pesanteur & de l'enflure à l'estomac, & singulierement des rots, des nausées & des vomissemens; il faudra un vomitif doux, mais pourtant assez fort pour opérer, pourvu toutefois que le malade soit en état de le soutenir, & qu'il n'y ait pas de contre-indication.

Il faut bien de la prudence pour le choix d'un émétique convenable; car d'un côté ceux qui sont trop foibles pour opérer comme il faut, ne servent à rien; d'un autre, ceux qui operent avec trop de violence sont dangereux.

Ceux que peu de chose excite à vomir, n'auront qu'à prendre du thé verd ou des sommités de chardon-beni infusées dans quatre ou six pintes de petite biere, & en boire autant qu'ils le pourront supporter, jusqu'à ce qu'ils se soient fait vomir quatre, cinq ou six fois.

Ceux sur qui ce vomitif ne feroit rien, n'auront qu'à ajouter à chaque pinte de la même infusion une quantité convenable de sel de vitriol.

Ceux à qui il faut quelque chose encore de plus fort pour les faire vomir, prendront du vin ou de l'oxymel de squilles, ou de l'un & l'autre ensemble à la quantité de deux ou trois onces de chacun, & une demi-heure après s'exciteront à le rendre en buvant un peu de petite biere simple ou amere.

Mais pour ceux qui ne peuvent pas ou ne veulent pas boire une suffisante quantité de petite biere, d'eau chaude ou autres liqueurs semblables; je ne vois point d'émétique qu'on leur puisse donner; car il faut bien qu'ils se gardent de prendre de ceux des boutiques, parce que ce seroit le moyen d'attirer beaucoup d'humeurs dans l'estomac, dont il ne se déchargeroit point, ce qui seroit très-préjudiciable au malade.

Il y a des cas où on ne sauroit sans risque donner au malade de la petite biere, des décoctions ou autres médicamens de cette espece; c'est lorsqu'il est sujet après les avoir bu, à avoir des tranchées & des spasmes, ce qui arrive surtout à ceux qui étoient dans l'habitude de boire des liqueurs fortes.

La raison pour laquelle ces liqueurs produisent cet effet sur quelques personnes, c'est quelles sont trop froides pour leur estomac.

Musgrave rapporte qu'en pareil cas il a tiré plusieurs gouteux des portes de la mort, en leur donnant pour émétique une grande quantité de vin, qui en même-tems leur servoit de cordial.

La matiere qu'on évacue par le vomissement est tantôt bilieuse, tantôt crue, & elle est surtout de cette derniere sorte après un excès dans le boire ou dans le manger.

Le vomissement aura opéré utilement si la respiration est plus libre & la poitrine moins oppressée.

Il arrive même quelquefois que les grands efforts qu'on fait en vomissant & l'agitation que ces efforts causent au sang font passer la *goute* de l'estomac dans les extrémités.

Une heure après le vomissement, surtout s'il a été provoqué par quelque émétique composé dans les boutiques d'Apothicaire, il faut donner un clystere au malade pour balayer ce qui pourroit en être resté dans les intestins, & sur le soir un bol de thériaque de Venise, & de poudre de la Comtesse de Kent, avec un verre de vin bien mûr par-dessus. Après cela le malade prendra tous les jours trois ou quatre fois un verre de vin amer, avec un scrupule ou une demi-dragme de la poudre de la Comtesse de Kent, jusqu'à ce qu'il soit tems de le purger.

S'il est assez fort il n'y aura qu'à le purger dès le surlendemain de son vomissement: s'il ne l'est pas on differera un peu. Il faut cependant, le plutôt qu'il sera possible, lui donner un purgatif d'une force suffisante pour nettoyer ses intestins sans lui causer de superpurgation: car c'est une maxime certaine que la cure de la *goute* anomale ira bien si l'on commence par nettoyer l'estomac & les intestins.

Les purgatifs les plus convenables pour cet effet sont:

La teinture sacrée *à la quantité de trois ou quatre onces*,

Les pilules de Rudius, *à la quantité d'une demi-dragme ou deux scrupules.*

La poudre du Comte de Warwik, dose, une demi-dragme, ou une dissolution de manne & de sel cathartique amer, avec de l'élixir de Daffy.

Si la purgation n'a encore rien fait au bout de six heures il faudra donner un clystere.

Le soir le malade prendra un bol tel que je l'ai indiqué après le vomitif.

Quelquefois il arrive qu'après une quantité suffisante de vomitifs & de purgatifs, il reste cependant encore une nausée incommode qui fait que l'estomac rejette les médicamens aussi-tôt qu'il les a pris. Ce qui est vraisemblablement, causé par la matiere *arthritique* qui s'est logée dans les membranes de l'estomac. Pour obvier à ce désordre, donnez environ dix gouttes de laudanum liquide dans deux dragmes de bonne eau de canelle ou d'absinthe, ou d'esprit de mente, de quatre en quatre heures, ou de six en six; c'est-à-dire, en telle dose & à tels intervalles qu'il faudra pour empêcher le vomissement & mettre l'estomac en état de retenir les médicamens destinés à expulser la *goute*, lesquels doivent être donnés dans l'intervalle d'une prise de laudanum à l'autre; c'est-à-dire, que si le laudanum est administré à six heures ou à midi, les autres médicamens doivent l'être à neuf heures ou à trois. Si-tôt qu'il n'y aura plus de raison de donner le laudanum, il faut le supprimer, parce qu'il seroit dangereux de le continuer plus long-tems.

Ce qui vient d'être dit jusqu'ici des évacuations, doit s'entendre de ces cas où il est question d'exciter des vomissemens, & de purger, & dans la supposition que le malade puisse supporter l'un & l'autre. Mais quand il n'en est pas question, comme lorsque la *goute* anomale a été portée à l'estomac par accident, ou que le malade n'a pas assez de force pour supporter ces vomitifs & ces purgations; il faut commencer tout d'abord par les médicamens propres à expulser la *goute* de l'estomac, sans évacuations préalables.

Le mars est d'une grande efficacité pour expulser la *goute* de l'estomac.

Musgrave le recommande sous les formes suivantes :

Prenez *de la poudre de Gascogne, ou de la poudre purpurine, ou de la poudre rouge d'Excester,* } *un scrupule ou une demi dragme.*
de racine de serpentaire de Virginie, dix grains.
d'alcohol de Mars, cinq grains.

Melez le tout & faites-en une poudre.

Au lieu de serpentaire de Virginie on peut substituer la racine de gentiane, de zedoaire ou de contrayerva, en même ou en plus grande dose.

Prenez *poudre d'arum, poudre rouge d'Excester,* } *de chaque, un scrupule;*
d'alcohol de Mars, cinq grains.

Mettez en poudre, ou

Prenez *species diambra (ou aromat rosat,) poudre de gascogne,* } *de chaque, un scrupule, ou demi-dragme;*
alcohol de mars, cinq grains.

Mêlez & mettez en poudre, ou

Prenez *gingembre confit aux Indes, un scrupule,*
(ou *des cosses de poivre confites, six grains,*)
poudre purpurine, un scrupule ou demi-dragme,
alcohol de mars, cinq grains,
sirop d'absinthe, ce qu'il en faudra pour faire un bol. Ou

Prenez *species diambra, pierre de contrayerva,* } *l'un & l'autre en poudre, un scrupule de chaque.*
alcohol de mars, cinq grains,
confection alkermès, ce qu'il en faudra pour faire du tout un bol. Ou

Prenez *de l'espece appellée aromat rosat,* (ou *anthos*) *deux scrupules,*
fleurs de sel ammoniac, dix grains,
sirop de clous de girofle, ce qu'il en faudra pour former du tout un bol. Ou

Prenez *de la conserve d'absinthe romaine, poudre de gascogne,* } *de chaque un scrupule.*
huile de graine de carvi, une goutte,
alcohol de mars, cinq grains,
sirop d'écorce de citron, autant qu'il en faudra pour donner au reste la consistance de bol. Ou

Prenez *thériaque de Venise,* (ou *mithridate,* ou *électuaire stomachique de Fuller,*) *poudre de gascogne,* } *de chaque, un scrupule,*
alcohol de mars, cinq grains,
sirop de mente, ce qu'il en faudra pour faire un bol. Ou

Prenez *camfre, cinq grains,*
poudre de racine de contrayerva, quinze grains,
extrait de rue, ce qu'il en faudra pour faire des pilules. Ou

Prenez *poudre de poivre long,* (ou *de l'espece appellée diatrion pipereon,*) *cinq grains,*
poudre de gentiane, un demi-scrupule,
myrrhe, cinq grains,
extrait de petite centaurée, ce qu'il en faudra pour en faire des pilules. Ou

Prenez *poudre de bistorte de Virginie, un scrupule,*
alcohol de mars, cinq grains,
sirop d'oranges, ce qu'il en faudra pour faire du tout des pilules.

Après chaque prise ou dose de poudre ou pilules, il faudra boire un verre du julep, dont voici la préparation.

Prenez *eaux de chardon-beni, de mente, eau de lait aléxitere, eau composée de gentiane, eau composée d'absinthe, eau forte de canelle,* } *de chaque, quatre onces;*
perles préparées, deux scrupules,
sucre, ce qu'il en faudra.

Faites du tout un julep.

Les huiles chymiques incorporées avec le julep, au moyen du sucre, le rendent beaucoup plus efficace qu'il ne seroit sans cela. Je recommande l'infusion suivante.

Prenez *racine de zedoaire, gentiane, sommités d'absinthe Romaine, aigremoine,* ou *du trefle de marais,* } *de chaque, 2 dragmes.*
écorce d'orange, deux scrupules.

Mettez infuser dans deux livres de vin de Porto rouge, ou de vin d'Espagne, jusqu'à ce que le vin soit suffisamment imprégné. Filtrez & réservez pour l'usage. La dose est de deux ou trois onces.

On peut préparer de même les infusions d'autres aromats comme le *Cortex Winteranus*, les cubebes, la graine de cardamome, d'anis, de carvi, le fenouil doux & la cueillerée.

Dans chaque verre de vin amer ou aromatique, on mettra dix goutes de teintures d'acier, ou même d'alcohol de mars, cinq grains.

Les pauvres peuvent se procurer aisément l'infusion d'ail, celle de safran, de gingembre concassé, avec des sommités d'absinthe Romaine.

Il arrive quelquefois que le malade ne peut prendre aucun médicament en forme solide, ni de ceux qui sont préparés par infusion. Dans ce cas on pourra lui donner utilement l'esprit de mente, de genievre ou d'absinthe. Quelques-uns font grand cas de l'eau Espagnole pour la *goute*. On en a indiqué ci-dessus la préparation.

Après que le malade a été suffisamment purgé, Musgrave recommande de faire usage des médicamens ci-dessus indiqués, en la maniere qui suit.

Le matin sur les neuf heures, un verre de vin amer.

A trois heures après midi, des pilules ou des poudres.

A neuf heures du soir, un bol, surtout celui où il entre de la thériaque de Venise.

A trois heures du matin, de la poudre ou des pilules.

Le malade boira après chaque prise de poudre on de pilules, un verre de vin de Porto, ou quelque julep convenable.

Quelquefois au bout de deux ou trois jours, du moment qu'on a commencé à faire usage de ces remedes de la maniere que je viens de dire, la *goute* est sortie de l'estomac & s'est fixée sur les articulations. Quelquefois aussi il faut un bien plus long-tems; & d'autres fois on n'y parvient même pas du tout sans joindre d'autres remedes à ces premiers.

Si après avoir usé de ces médicamens pendant deux jours de suite, il ne paroît encore ni douleur, ni tumeur, il sera prudent d'appliquer sur la partie où la *goute* avoit coutume

coutume de se fixer anciennement, l'emplâtre céphalique avec partie égale de poix de Bourgogne, ou du cérat verd, ou même des vésicatoires aux bras ou aux jambes, pour attirer l'humeur vers les extrémités.

Si les remedes externes & internes ne peuvent par leur concours écarter la *goute* de l'estomac, il faut augmenter la force des uns & des autres, & y en joindre encore de nouveaux s'il est nécessaire. On peut, par exemple, porter la dose de l'alcohol de mars jusqu'à douze grains, & la teinture de mars jusqu'à vingt gouttes.

Outre cela, au milieu de chaque intervalle d'une prise de médicament à l'autre, le malade boira un verre de vin de Porto, de sorte qu'il se trouve en avoir bu une pinte & plus en vingt-quatre heures, en comptant aussi ce qu'il en aura pris avec les médicamens. Cette pratique est principalement utile à ceux qui ont été dans l'habitude de boire quantité de vin & qui ne sauroient s'en passer.

Ceux qui ne peuvent pas boire tant de vin, prendront dans les intervalles quelques gouttes d'esprit de corne de cerf succiné dans un julep convenable.

Enfin on continuera l'usage de ces médicamens & du vin jusqu'à ce qu'il y ait chaleur & orgasme dans le sang, & que l'estomac soit soulagé; si ce n'est qu'il y eût de fortes raisons pour cesser.

En même tems on augmentera l'action des applications externes jusqu'à ce que l'humeur gouteuse soit expulsée, & qu'il se soit élevé une tumeur sur quelque partie extérieure, propre à recevoir la *goute*. Pour cet effet on enveloppera les extrémités dans une peau de mouton à l'instant que l'animal vient d'être écorché, & lorsqu'elle est encore toute chaude.

Mais rien n'est plus à propos ni plus expéditif qu'un vésicatoire acre & stimulant appliqué sur une partie propre à le recevoir, lequel on renouvellera sitôt qu'il sera froid jusqu'à ce que la tumeur soit formée.

Ceux qui sont trop délicats pour soutenir l'odeur de la peau de mouton, ou trop foibles pour supporter la douleur qu'excite le vésicatoire, n'auront qu'à y substituer une brique ou une plaque de fer chaude qu'ils appliqueront sur la partie, enveloppée dans du linge.

Pendant tout ce traitement, le malade gardera le lit ou du moins la chambre, & aura grand soin de ne point prendre de froid.

Il vivra pendant ce tems-là de panade, de gelée de corne de cerf, de bouillons de poulet & autres alimens légers & de facile digestion.

Si la douleur excitée par les médicamens que je viens de dire étoit insupportable au point d'exciter des défaillances, il faudroit en affoiblir un peu l'action & les rendre un peu moins stimulans.

Si la fievre devenoit trop forte, il faudroit diminuer la dose des cordiaux ou les supprimer entierement; & le malade pour en tempérer l'ardeur boira du *decoctum album* à sa discrétion.

Aussi-tôt qu'il se fera élevé dans le sang un orgasme suffisant, la matiere gouteuse pour l'ordinaire viendra se fixer sur les parties où elle est attirée par les applications externes; de sorte qu'on verra quelquefois une tumeur toute formée au bout d'une heure qu'on aura appliqué l'épispastique.

Pendant ce tems on appliquera deux ou trois fois par jour sur l'abdomen, étendue sur de la flanelle, la fomentation dont la préparation suit.

Prenez *sommités d'absinthe commune,*
mente,
feuilles de roses rouges,
fleurs de camomile, } *de chaque, une once.*
graine d'anis,
graine de carvi, } *de chaque, 2 dragmes.*
poudre de canelle,
cubebe,
clous de girofle, } *de chaque 1 scrupule.*
eau-de-vie, une demi-livre,

vin rouge de Porto, trois chopines.

Mettez macérer le tout pendant trois ou quatre heures dans un vaisseau de verre bien bouché, au bain-marie. Passez la liqueur & l'appliquez aussi chaude que le malade la pourra supporter. Ou bien appliquez & laissez sur l'abdomen une emplâtre préparée comme il suit.

Prenez *du cachou,*
baume de Chili ou du Pérou, } *de chaque, une demi-dragme,*
gomme galbanum, une dragme,
poix de Bourgogne, deux dragmes,
emplâtre magistrale pour l'estomac, demi-once,
huile de canelle,
huile de muscade, } *de chaque, 2 gouttes;*

Ces topiques sont appliquables surtout après la purgation, uniquement sur les personnes d'une constitution usée par l'âge ou par la maladie: le Medecin doit bien prendre garde si son malade est une personne sanguine & robuste, qu'ils n'attirent la *goute* sur la partie qu'on en veut débarrasser, au lieu de l'en écarter.

Aussi-tôt que la tumeur & la douleur sont suffisamment excitées, il faut diminuer la dose des médicamens, & n'en plus donner si fréquemment.

Mais s'il arrivoit que par l'inclémence de l'air, & le froid de la saison, ou par quelque imprudence commise dans le boire ou le manger, la *goute* quittât les extrémités, & revînt à l'estomac, ce qui arrive souvent; il faut soigneusement examiner quelle peut être la cause de la rechute, & la faire cesser aussi-tôt qu'on l'a connue.

S'il s'est amassé de nouvelles crudités dans l'estomac, il faut les évacuer par des lénitifs & par des purgatifs extrement doux.

Si la peau est resserrée par le froid, il faut la relâcher par des échauffans externes, & par des habillemens chauds. Dans l'un & l'autre cas on n'épargnera pas les médicamens internes.

Il n'y a pas de cas qui demandent des *podagragogues* aussi forts & en aussi grande quantité que la rechute, ou lorsque le corps est chargé de crudités, qu'on ne sauroit expulser par les purgations, attendu la foiblesse du malade, provenante ou de son tempérament ou du longtems qu'il y a que la *goute* dure. En ce cas les médicamens seront composés de mars, de gingembre & de poivre, & abondans en sels volatils, & on les prendra en plus grande quantité qu'il n'étoit prescrit ci-dessus. Mais malgré ces précautions, il pourra arriver que rien ne soulagera, & que le malade mourra sans s'y être attendu, après s'être plaint jusqu'au dernier moment de l'abbatement inexprimable de ses esprits & d'un froid sensible dans l'estomac. D'autres fois l'irrégularité même de la *goute* vague anomale suffira pour la ramener de l'estomac dans les articulations. Mais quant aux irrégularités de la *goute* fixe, ce qu'il y a de mieux est de faire ensorte qu'elle se loge dans les extrémités.

Une remarque qu'il est à propos de placer ici, c'est qu'à mesure que la douleur, la tumeur & les autres symptomes de la *goute* réguliere se déclarent & augmentent, la douleur de l'estomac, la nausée, la cardialgie, & autres symptomes de cette espece disparoissent; à quoi succedent un bon appétit, des digestions louables, des yeux bons & autres signes qui annoncent le rétablissement de la santé.

Pour obvier aux accès irréguliers, rien n'est meilleur que les eaux ferrugineuses prises de la maniere & aussi long-tems qu'il le faut; à quoi on peut ajouter les stomachiques capables d'exciter l'appétit & d'aider la digestion, & en particulier les conserves d'absinthe romaine, de roses rouges, ou de mûres de Ronce, la poudre composée d'arum, le sel de mars & l'*ens veneris*. En même tems il faut avoir soin d'éviter les indigestions, le froid & autres causes manifestes des irrégularités.

Il feroit utile aussi d'avoir un cautere au bras ou à la jambe, selon qu'on est sujet à avoir la *goute* ou aux mains ou aux piés.

Musgrave observe que les affections de l'esprit font quelquefois revenir la *goute* des extrémités & la fixent sur l'estomac, & il en rapporte un exemple.

Il en rapporte aussi quelques-uns qui font voir que le froid & la gelée peuvent empêcher la *goute* de se jetter sur les extrémités, surtout si le malade est vieux, ou l'en faire revenir si elle s'y étoit portée.

Colique Arthritique.

La *colique arthritique* est très-ordinaire & extremement douloureuse : elle a son siége dans tout le canal intestinal, depuis l'estomac jusqu'à l'anus, quoiqu'elle n'occuppe pas tout cet espace à la fois : mais il est rare qu'elle se fasse sentir sans que l'estomac en souffre.

Tant la *goute* fixe que la vague, la réguliere que l'irréguliere, l'originaire que la symptomatique, paroissent quelquefois en forme de colique, mais surtout la symptomatique, qui est occasionnée par la colique même : car le siége de celle-ci n'a rien de certain, tantôt elle est aux extrémités, tantôt elle est dans les intestins. Elle attaque le plus ordinairement les personnes âgées & foibles, mais elle ne laisse pas d'attaquer aussi quelquefois des personnes d'un tempérament robuste & qui sont encore dans toute leur force.

Lorsque quelqu'un qui a eu depuis long-tems des accès de *goute* réglément en certain tems, devient vieux, ce retour réglé des paroxysmes cesse, il n'en vient plus du tout ou ils ne viennent que rarement, encore sont-ils très-légers & très-courts, soit à cause de l'affoiblissement de la nature, soit pour toute autre cause, ce qu'il faut en tout cas travailler à démêler : mais alors un mal d'une espece différente ne manque gueres de se jetter sur les parties internes.

Premierement le malade éprouve une indisposition générale, il perd l'appétit, est sujet à des nausées fréquentes & à des douleurs aux intestins, qui pour l'ordinaire se fixent à quelque endroit particulier de l'abdomen, mais le plus souvent près du nombril. Il y a encore un autre symptome qui est une oppression & une sensation de pésanteur à la poitrine, la même que s'il y avoit quelque poids qui pressât dessus. Ce symptome arrive à la plupart de ceux qui sont affligés de la colique, & est très-mauvais.

Ces deux symptomes, je veux dire la douleur à l'abdomen & l'oppression de poitrine, peuvent passer pour les premiers dans l'ordre du tems. Ceux qui suivent immédiatement sont une tension dans les visceres, des borborygmes, des rots, le vomissement d'une matiere ordinairement bilieuse, & la constipation. A ceux-ci s'en joignent d'autres qui en sont des suites sympathiques, comme la langueur des yeux, l'appauvrissement des esprits, l'insomnie, l'indolence, l'anxiété, & si la maladie dure long-tems, la débilité & l'amaigrissement de tout le corps.

C'est ordinairement en Automne que le malade tombe dans ce déplorable état, dans lequel il reste tout l'hiver suivant s'il n'est pas efficacement secouru. Car depuis que ses intestins ont commencé à être attaqués, il a la respiration serrée, il éprouve une indisposition générale, des douleurs aigues, passe les nuits sans fermer l'œil, ne fait que se lamenter tout le jour, jusqu'à ce qu'à la fin privé de sommeil, d'alimens & des autres secours qui réparent la perte des forces, abattu par les efforts violens qu'il fait perpétuellement pour vomir, épuisé, excédé de douleur, & réduit à un état de maigreur affreux, la mort vient enfin ou un peu plutôt ou un peu plus tard, terminer ses tourmens.

Il paroît qu'il n'y a pas lieu de douter que ce ne soit la matiere de la *goute* qui cause tous ces désordres, surtout si entre autres symptomes on voit ceux que j'ai dis plus haut, la douleur à l'abdomen & l'oppression de poitrine : cependant comme ils n'appartiennent pas si spécialement à la colique *gouteuse*, qu'ils ne puissent aussi accompagner quelque colique d'autre sorte, il faut tirer le diagnostic de la maladie précédente, je veux dire la *goute* réguliere, & observer pour cet effet, au cas que le malade ait eu un paroxysme depuis peu, s'il s'est calmé ou dissipé tout d'un coup, & si la colique a attaqué le malade immédiatement après l'accès passé, & par ces circonstances il sera aisé de juger de quelle nature est la colique.

Les causes externes de la colique sont le froid, des souliers trop étroits ou quelque autre chose que ce soit, qui a tenu les extrémités trop serrées, des emplâtres, des onguens ou des cataplasmes répulsifs.

Les causes internes sont la foiblesse naturelle des intestins, un amas d'impuretés dans les visceres, qui se déchargeant du foie, du pancréas & autres glandes qui se vuident dans les intestins, attirent l'humeur *gouteuse* à ces parties par leur picotement, de la même maniere que des topiques stimulans l'attirent aux piés quand on y en applique; c'est précisément de même qu'operent les crudités de l'estomac. Or ceux en qui ces impuretés abondent le plus, sont les bilieux, comme le font voir clairement leurs selles & les matieres qu'ils rendent par les vomissemens. Parmi les causes internes on peut encore compter les alimens d'une mauvaise qualité, tant solides que liquides, comme seroit du fruit, du cidre trop austere, pris en trop grande quantité, ou tout autre imprudence en fait d'alimens, surtout de ceux qui sont d'une nature froide.

La colique *arthritique* est souvent fatale & toujours dangereuse. Si la pésanteur de poitrine & la douleur aux intestins continuent long-tems, surtout dans le cas où elles sont aigues, c'est un mauvais signe; & le malade ne fera pour l'ordinaire qu'aller de mal en pis jusqu'à ce qu'il meure.

Il n'y a point de sureté du tout jusqu'à ce que la *goute* soit expulsée vers les extrémités; & même alors il n'y a pas toujours lieu de se rassurer. Car quoique la *goute* excite de la douleur dans les articulations, si la masse des humeurs est encore au centre, il ne faut se flater de rien, parce qu'il arrive fréquemment que la *goute* est ramenée par-là aux intestins & fait périr le malade.

Mais si la douleur des intestins, la pesanteur de poitrine & la constipation cessent tout-à-fait, & que la douleur se fasse sentir en même tems aux extrémités, il y a lieu pour lors de mieux augurer.

Si la douleur des parties internes étant cessée, l'appétit revient & qu'en même tems la douleur aux extrémités soit considérable, selon toutes les apparences le malade est entierement hors de danger.

Quant à la cure, attendu que ce désordre est souvent accompagné d'une fievre bilieuse, il faut faire attention à la fievre & à ses symptomes, tels que la soif, la chaleur, la fréquence du pouls.

C'est pourquoi, si l'occasion le requiert, il faudra commencer par saigner le malade, mais avec ménagement & seulement autant qu'il sera nécessaire pour prévenir l'inflammation, de peur que si on lui tire trop de sang, la nature n'ait plus assez de force pour expulser la *goute*.

Ensuite, si son estomac est chargé de crudités, il faudra le faire vomir avec du thé ou une infusion de chardon-béni, car il ne seroit pas à propos de lui donner aucun émétique fort.

Le lendemain du vomissement, s'il reste assez de force au malade, ou deux jours après, on purgera le malade avec de l'extrait de *rudius*, de la résine de jalap, à quoi on peut ajouter du mercure doux, ou avec du sirop de nerprun & de l'élixir de salut : ou si la fievre est considérable, avec une solution de manne & des sels purgatifs dans de l'eau d'orge; ou enfin quelqu'autre purgatif convenable. Mais après cela il ne faut pas donner de parégoriques sur le soir, si ce n'est dans le cas de la superpurgation, de peur d'empêcher par-là l'éruption de la *goute* sur les extrémités.

Il est fort important de purger dans cette colique *gouteuse*; car tant qu'on ne l'aura pas fait suffisamment, la cure sera toujours extrement douteuse. C'est pourquoi il faut réitérer jusqu'à ce que les intestins soient nettoyés autant qu'il faudra.

Cependant, dans l'intervalle d'une purgation à l'autre, le malade prendra de quelque poudre testacée, s'il y a beaucoup de bile dans ses intestins : si au contraire ce sont des acides qui dominent, il faudra lui donner une infusion amere altérante.

Cela fait, ce qui est la moitié de la cure, il faudra travailler à expulser la *goute* & y procéder lentement.

Pour y parvenir, outre les remedes indiqués ci-dessus, il y en a quelques autres qu'on a toujours regardés comme excellens pour la colique, tels que sont plusieurs aromatiques, qui sont indiqués ci-après, auxquels on fera bien de joindre ceux qui l'ont été précédemment.

poudre de racine de zédoaire,
poudre composée de racine d'arum,
poudre composée d'oranges, } de *Fuller*.
poudre bésoardique, }
species diatrium piperewn,
espece simple de calament,
espece de diambra & de dianthe,
électuaire de baies de laurier,
mithridate,
gingembre confit dans les Indes avec son sirop.

Les huiles chymiques de génievre, de cumin, de carvi, de fenouil doux, d'anis & autres carminatifs & aromates semblables.

Parmi les vins ceux qu'il faut préférer sont les meilleurs vins rouges d'Espagne & de Portugal, ou seuls ou imprégnés d'amers & d'aromates.

Le malade ainsi disposé, travaillez à transporter la *goute* & à la déterminer vers les extrémités de la maniere qui suit.

Vous le ferez tenir au lit, & lui ferez prendre une poudre, un bol ou une dose de pilules préparées de la maniere qui suit.

Prenez *poudre de Gascogne*, *un scrupule ou une demi-dragme*.
alcohol de mars, *cinq grains*.

Mêlez & faites une poudre. Ou,

Prenez *poudre de zédoaire*, *demi-scrupule*;
espece de calament ou de diambra, } *un scrupule*.
alcohol de mars, *cinq grains*.

Mettez en poudre.

Voici comme on fera les bols.

Prenez *électuaire de baies de laurier ou de mithridate*, } *de chaque un scrupule ou un scrupule & demi*.
yeux d'écrevisses en poudre, }
alcohol de mars, *cinq grains*,
sirop d'orange, *une quantité suffisante*.

Faites un bol. Ou,

Prenez *gingembre confit aux Indes*, } *de chaque un scrupule ou un scrupule & demi*.
poudre composée de racine d'arum, }
alcohol de mars, *cinq grains*,
huile chymique de génievre, *une goutte*;
confection alkermes qui soit sans musc, *une quantité suffisante*.

Faites du tout un bol.

Ou bien vous préparerez des pilules de la maniere qui suit.

Prenez *de species diatrium piperewn*, } *de chaque un scrupule*.
poudre de racine de serpentaire de Virginie, }
alcohol de mars, *cinq grains*,
extrait de rue, *une quantité suffisante*.

Faites du tout des pilules.

Après chaque prise de ces médicamens, le malade prendra un verre de vin d'Espagne ou de vin rouge de Porto ou de quelques-uns des juleps suivans.

Prenez *eau de chardon de mente*, } *de chaque trois onces*;
eau de lait alexitere, }
eau composée de camomile, }
esprit de genievre, *demi-once ou même une once*;
perles préparées, *demi-dragme*,
sucre affiné, *une quantité suffisante*.

Faites un julep. Ou,

Prenez *eau de lait alexitere*, *douze onces*;
esprit de biere de Brunswic, *quatre onces*;
perles préparées, *demi-dragme*,
quantité suffisante de sucre.

Faites un julep.

Si le malade aime mieux du liquide qu'autre chose, il n'y a qu'à lui faire une boisson de l'infusion suivante, à quoi on ajoutera du mars.

Prenez *racine de zédoaire*, } *de chaque deux dragmes*.
galanga, }
jonc odorant, }
sommités d'absinthe romaine, }
baies de genevrier, } *de chaque une dragme*.
safran d'Angleterre, }

Mettez infuser dans deux livres de vin d'Espagne, jusqu'à ce que la liqueur soit suffisamment imprégnée.

Passez ensuite.

Prenez trois onces de cette infusion, dans lesquelles vous mettrez *cinq grains d'alcohol de mars*. Il faudra remuer cette potion avant de l'avaler.

Le malade prendra quelqu'un de ces médicamens de quatre heures en quatre heures, ou de six en six ; & dans l'intervalle d'une prise à l'autre, il boira un verre de quelqu'un des vins que j'ai indiqués, ou d'autres de mêmes qualités, autant qu'il le pourra sans se faire mal.

Il faut observer la même regle par rapport à tous les remedes qui se prennent en pareille dose que les précédens, & réitérer aussi souvent qu'il sera nécessaire pour pousser la *goute* vers les extrémités, observant seulement de ne pas exciter une fievre plus forte, ni un orgasme dans le sang plus violent qu'il ne faut pour l'effet qu'on se propose.

Il arrive à quelques gouteux, surtout à ceux qui sont d'un tempérament vigoureux, qu'après le vomissement & la purgation, la *goute* se jette d'elle-même sur les extrémités & devient réguliere ; & alors il n'y a plus rien à faire que de la forcer à épuiser-là toute sa fureur, & l'empêcher de se transporter ailleurs.

Mais comme on rencontre souvent bien des difficultés avant de parvenir à fixer la matiere gouteuse sur les extrémités, il faut se munir d'expédiens autant qu'il est possible.

Quelquefois les intestins sont tellement contractés par les spasmes, que les plus forts purgatifs restent sans effet & ne purgent point le malade: en ce cas il faut appliquer une fomentation sur l'abdomen, & la réitérer autant de fois que les circonstances paroîtront l'exiger: or voici comment on pourra préparer la fomentation.

Prenez *sommités d'aurone*, *d'armoise*, } *de chaque, une once;*
racines d'aristoloche ronde, *fleurs de camomile*, } *de chaque, deux onces;*
baies de laurier, une once,
graine de carvi, *graine de fenouil*, } *de chaque, une demie-once;*

Faites bouillir dans dix pintes d'eau de fontaine, que vous réduirez à moitié. Passez, & ajoutez à la colature *eau-de-vie camphrée, une pinte.* Faites une fomentation que vous appliquerez, la plus chaude qu'elle se pourra endurer, sur la région du ventre.

Après chaque fomentation, vous oindrez avec le liniment suivant:

Prenez *onguent martial, deux onces*,
huile de térébenthine, ou de goudron, *huile chymique de Rhodium*, } *de chaque, six gouttes;*

Faites un liniment.

Ou bien au lieu de ce liniment, on peut oindre tout le ventre avec le *Galbanetum Paracelsi*, décrit par Riviere d'après Craton, *cap. de Colicâ*, dont voici la description.

Prenez *gomme élemi*, *lierre*, *galbanum*, *huile de laurier*, } *parties égales.*

Distilez dans une retorte au feu de sable. Mettez séparément l'eau qui sera montée la premiere, l'huile claire & l'huile épaisse de la consistance du miel, qui vient la derniere. C'est de celle-ci dont il faudra faire usage.

Il vient quelquefois après une purgation, surtout aux personnes délicates, des contractions spasmodiques considérables; & il reste alors encore une douleur fort aiguë, qui dans quelques-uns est continuelle, & intermittente dans d'autres. Il faut pour y remédier, employer les fomentations & le liniment que j'ai indiqués ci-dessus; & outre ce, le clystere suivant.

Prenez *vin de Canarie, demi-livre*,
électuaire de baies de laurier, demi-once;

Le malade le gardera le plus long-tems qu'il pourra.

Quelquefois le malade a les intestins si foibles, qu'il ne peut supporter le mars; ce qui fait qu'il le rend par embas avec tel médicament qu'on lui ait associé, immédiatement après l'avoir pris. En ce cas il faut bien imaginer quelque autre remede où il n'entre point de mars.

Quelquefois même il rend immédiatement après l'avoir pris, non-seulement le mars, mais aussi les poudres testacées. Quand cela arrive, il faut arrêter la diarrhée; car tant qu'elle continuera, il n'y a pas moyen d'espérer que la *goute* devienne réguliere; & pour cet effet, il faut employer le cachou, la craie, le sang de dragon, la thériaque de Venise, l'électuaire de baies de laurier, les especes indiquées ci-dessus, tirées du regne des végétaux, & même les huiles chymiques.

Sitôt qu'on a trouvé un médicament dont l'estomac du malade s'accommode, il faut continuer pendant deux ou trois jours; & si pendant tout ce tems on ne voit aucune apparence de *goute* aux extrémités, il faudra avoir recours aux emplâtres, aux cérats & aux cataplasmes stimulans. Après que la *goute* aura commencé à paroître aux extrémités, il ne faudra pas laisser de continuer encore l'usage des médicamens internes, jusqu'à ce qu'elle s'y soit fixée entierement, & qu'il n'en reste plus du tout dans les intestins; & même quand vous en serez parvenu-là, continuez encore à donner à votre malade des demi-prises de ces mêmes médicamens dont il s'est bien trouvé; ou vous les lui donnerez une fois moins souvent, mais sans en discontinuer l'usage, si ce n'est tout au plus après avoir continué de les administrer comme par surabondance pendant quatre, six ou huit jours; en un mot, jusqu'à ce que vous ayez quelque raison de croire que les intestins sont hors de danger, & que la *goute* n'y remontera pas.

Or, il est bon d'observer qu'aussi-tôt que la matiere gouteuse est une fois fixée sur les extrémités, les douleurs des intestins cessent à l'instant, on voit reparoître dans les yeux & dans la contenance une certaine vivacité que le mal avoit abbatue, l'appétit revient & les digestions se font comme il faut.

Voici la diete que le malade a à observer pendant qu'il use de ces médicamens.

Il prendra de la panade, de la gelée de corne de cerf, ou d'ivoire, du biscuit, du bouillon de poulet. Il boira aussi du vin, soit tel qu'il est naturellement, soit en le mélant avec le *decoctum album*.

On doit s'attendre que l'usage du vin bu copieusement, opérera de grands effets, surtout sur ceux qui étoient dans l'habitude d'en boire. Le meilleur qu'on puisse boire en ce cas, est le vin rouge de Porto, dont le malade peut prendre sans rien risquer depuis chopine jusqu'à une pinte, dans l'espace d'un jour & d'une nuit, si les circonstances le demandent. Que s'il se trouve considérablement resserré, ce qui est assez commun en pareil cas, il faudra qu'il prenne de deux jours l'un un clystere, soit d'huiles, soit de bouillons de mouton.

Il est à remarquer que quelquefois, quoiqu'il n'y ait plus du tout de matiere gouteuse dans les intestins, & qu'elle soit toute logée dans les extrémités, le ventre reste enflé par des vents, & est encore fort douloureux, au point que le malade desespere de sa guérison. Mais comme ce ne sont précisément que des vents qui causent ces douleurs, joints à la foiblesse que la maladie a laissée dans ces parties, on peut emporter ce reste de mal par des clysteres tels que je viens de dire, administrés tous les jours, ou au moins de deux jours l'un.

En ce cas on fera bien aussi de donner au malade une infusion amere de l'espece de celles qui augmentent l'apétit & fortifient les facultés digestives.

Pour ne pas retomber dans l'accident d'où il sort, le malade fera attention de manger modérément, & de faire tout ce qui dépend de lui pour faciliter la digestion. Pour cet effet, il prendra de tems en tems quelque purgatif doux qui soit stomachique, & fera usage aussi hors des purgations d'autres stomachiques, & de médicamens légerement astringens.

Les eaux minérales qui sont ou purgatives, ou diurétiques, ont été bien salutaires à plusieurs gouteux; d'autres se sont trouvés très bien d'avoir pris deux ou trois fois l'année les eaux d'Alford, des sels purgatifs amers, ou du tartre laxatif dissous dans de l'eau d'orge; d'autres, d'avoir mêlé des eaux purgatives avec des eaux diurétiques. Les eaux de Bath sont depuis longtems renommées pour les coliques, & singulierement pour celle dont il est ici question. Dans l'intervalle d'une prise d'eau diurétique à l'autre, on prendra quelques altérans, comme qui diroit, à dix heures du matin un verre d'infusion amere faite avec du vin blanc de Porto; ou tous les jours après dîner, quelques cuillerées de ce même vin prises pures; à cinq heures après midi, une dragme de l'électuaire suivant dans un véhicule convenable.

Prenez *conserve de mures de haies*, ou *de roses rouges, passée au tamis*, *absinthe romaine*, *gingembre confit aux Indes*, *de chaque, demi-once;*
sel de mars, quatre scrupules,
sirop de gingembre, une once & demie,
huile chymique de canelle, cinq gouttes;

Faites-en un électuaire, ou,

Prenez *de trochisque hedychroum*, *conserve d'écorce d'orange*, *de chaque, demi-once;*
sel de mars, *spécies diambræ*, *une dragme;*
alcohol de mars, trois dragmes,
sirop d'absinthe, une quantité suffisante;

Faites du tout un électuaire.

Comme la colique gouteuse est pour l'ordinaire causée par le froid extérieur, il faut s'en garantir, en se tenant vêtu chaudement, & ne s'exposant point à l'intempérie de l'air.

Ajoutons à ce que nous venons de dire, que les personnes avancées en âge, qui après avoir déja eu cette maladie, ont négligé de prendre des mesures pour qu'elle ne revînt pas, soit parce que leurs affaires les en ont empêchées, soit parce que ç'eût été une gêne qui eût troublé leurs plaisirs; ces personnes, dis-je, ne manquent gueres d'être punies de leur négligence, soit par la perte de leur santé, soit par celle de leur vie même.

Musgrave, pour prouver ce qu'il avance à ce sujet, rapporte un passage d'Hippocrate dans son *Liv. VI. des Epidem. sect.* 4. dont voici les termes : *ᾧ τὸ ἔντερον ἐπὶ δεξιᾷ ἀρθριτικὸς ἐγένετο, ἦν ἡσυχώτερος· ἐπεὶ δὲ τοῦτο ἰητρεύθη, ἐπιπονώτερος.* « Il y a des gouteux, qui, lorsqu'ils ont pour la premiere fois des douleurs dans les intestins causées par la *goute* au côté droit, s'en trouvent plus à leur aise; mais ils sont plus mal que jamais, si après avoir été guéris ils retombent. »

Hippocrate répete la même chose à la fin de son Traité, *περὶ χυμῶν*.

Musgrave auroit pu aussi rapporter en preuve de son sentiment ce que dit Hippocrate à la fin de son second Livre des *Epidémiques*, que *quand le malade sent un léger iléus, c'est-à-dire une douleur à l'iléon, il faut qu'il boive beaucoup de vin pur jusqu'à ce qu'il s'assoupisse & sente de la douleur dans les jambes.*

Si après qu'on l'a saigné on voit sur le sang qu'on lui a tiré une croute épaisse & blanche, il n'en faut pas davantage pour s'assurer que la colique est arthritique, parce que cela n'arrive point dans une colique ordinaire.

Cependant, dans une inflammation des intestins, qui ne va point sans colique, le sang paroît aussi pour l'ordinaire couenneux.

Musgrave, *Hist. III.* raconte, qu'un vieillard gouteux & paralytique, à la suite d'une suppression de salive qu'il eut pendant long-tems, & d'une cessation de *goute* & d'enflure aux piés durant plusieurs années, eut la colique arthritique : mais que moyennant les purgations, les gouttes de Goddard & l'alcohol de mars qu'il prit, la *goute*, la salivation, l'enflure aux piés lui revinrent, & qu'il fut ainsi guéri de sa colique.

Les purgations qu'il prit consistoient en mercure doux, avec de la résine de Jalap & l'extrait de Rudius.

Hist. VIII. Il parle d'un particulier affligé de la *goute* depuis vingt-cinq ans, qui, tous les ans en Automne, saison où sa *goute* le quittoit, avoit eu un larmoiement, qui lui faisoit décharger par les yeux pendant six semaines ou deux mois, une sérosité acre & picotante.

Diarhée arthritique.

Si quelqu'un, qui a la *goute* depuis long-tems, vient à avoir la diarrhée au milieu d'un accès, & qu'en même tems la douleur & l'enflure extérieure cesse, ou, pour mieux dire, disparoisse tout-à-fait, c'est une marque évidente que la diarrhée est arthritique.

Il arrive aussi quelquefois, avant que le malade sente de la douleur aux articulations, que la diarrhée détourne l'humeur gouteuse des extrémités où elle se seroit porté, & l'entraîne dans les intestins.

La diarrhée qui précede le paroxysme de *goute*, est ordinairement salutaire, & est suivie du rétablissement des forces & de la santé : mais elle ne vient qu'à des gens d'un bon tempérament, qui ont de la vigueur dans les fibres & de la force dans les esprits.

Voici dans quels cas la diarrhée arrive le plus ordinairement : c'est à la suite d'une purgation, ou lorsque les intestins sont chargés de crudités, qui par leur picotement, s'ouvrant un passage à elles-mêmes le facilitent par-là même à la matiere gouteuse.

L'évenement de cette diarrhée est extrèmement incertain : car si elle s'arrête à tems & n'est point excessive, il en résulte un grand avantage, qui est qu'elle emporte la matiere gouteuse par une voie qui, à la vérité, n'est pas la plus ordinaire, mais qui ne laisse pas d'être salutaire; & un second avantage, c'est que quand la matiere gouteuse s'est dissipée par cette voie, il se passe un long-tems avant qu'il revienne un nouveau paroxysme.

Mais pour les personnes dont les visceres affoiblis par la débauche rendent la nature incapable de modérer la crise; elle devient quelquefois excessive au point d'emporter le malade.

Dans le cas de cette diarrhée il y a du danger & de l'imprudence de faire trop de remedes: car cet excès de bonne volonté ne sert qu'à troubler la nature, & à interrompre son opération commencée; au lieu qu'il vaudroit mieux la laisser à elle-même & ne point l'empêcher de se décharger d'une matiere qui, retenue, ne pourra manquer de causer du désordre.

Mais si la diarrhée devient excessive & supérieure aux forces du malade, il faut la modérer par des astringens, & entretenir les forces par le moyen de cordiaux.

Soit que la diarrhée s'arrête d'elle-même, ou par l'effet de médicamens; il faut quelques jours après purger le corps de ce qui peut rester, par des eaux purgatives, auxquelles on ajoutera du tartre soluble ou de la manne, si le cas le requiert.

Si la diarrhée vient d'un purgatif pris antérieurement, il n'est pas nécessaire de purger, comme dans le cas précédent : il faut seulement prendre des mesures pour obvier à la superpurgation.

Que si la diarrhée vient de crudités, ce qui est de tous les cas le plus dangereux; il faut la traiter tout différemment. Il arrive quelquefois alors que l'estomac est chargé : c'est-là le cas de donner pour vomitif une infusion de thé ou de chardon-beni; après quoi, ou même sans avoir fait ce que je viens de dire, si on ne l'a pas jugé à propos, on donnera une petite purgation douce; ensuite on aura recours aux astringens & autres médicamens propres à modérer la diarrhée. Le malade prendra pour cet effet de quatre heures en quatre heures, ou de cinq en cinq ou de six en six un bol préparé de la maniere qui suit :

Penez *diascordium*,
confection d'hyacinthe,
crocus astringent de Mars,
cachou,
sirop de roses,

Après quoi vous donnerez au malade un verre d'un julep préparé avec les absorbans.

Il faudra aussi lui administrer un clystere de vin de Canarie avec l'amydon ou le diascordium.

Vous lui fomenterez le ventre fréquemment avec une décoction de racines de bistorte, de tormentille, de balaustes dans de la biere forte.

Sa boisson sera le *decoctum album*, ou une infusion de roses rouges, & quelquefois un peu de vin rouge, cuit.

Si la disposition du pouls le permet, il sera bon de lui faire prendre des opiates, tels que quelques gouttes de laudanum, ou environ un grain d'opium, avec une demi-dragme ou deux scrupules de thériaque de Venise.

Si l'on voyoit qu'il y eût à craindre que la diarrhée ne dégénérât en dyssenterie, il faudroit donner l'émulsion suivante :

Prenez *corne de cerf calcinée*, *demi-once*,
gomme Arabique, } *de chaque deux dragmes.*
tragacanth,

Faites bouillir dans trois livres d'eau de riz de la troisieme décoction jusqu'à consomption d'un tiers. La liqueur étant passée, versez-la sur des amandes douces pelées, & sur des graines de pavot blanc, le tout broyé. Passez la liqueur encore une fois & y donnez une saveur aromatique en y ajoutant de l'eau de canelle. Edulcorez ensuite avec du sucre.

Quand le malade est extremement affoibli par la diarrhée, ne lui faites prendre ni vomitifs ni purgations : donnez-lui seulement des cordiaux & des astringens.

Or de quelque cause que provienne la diarrhée arthritique, le meilleur préservatif contre ce désordre sont les eaux ferrugineuses, à quoi l'on peut ajouter quelques préparations du mars, parmi lesquelles je n'en sai pas de meilleures que l'alcohol de mars.

Musgrave dans les six Histoires qu'il rapporte de personnes gouteuses, donne les fréquens baillemens comme un pronostic de la diarrhée gouteuse.

Dyssenterie Arthritique.

La *dyssenterie arthritique* vient principalement aux personnes d'une complexion délicate, & à celles surtout qui ont les intestins débiles, & sont depuis du tems sujettes à la *goute*.

Elle est ordinairement précédée d'une colique *arthritique*, laquelle par ses accès réitérés ayant affoibli les intestins, s'il survient quelque cause externe qui pousse la matiere gouteuse vers le centre, ou quelque cause interne qui l'y attire; cette matiere se jette avec impétuosité sur les intestins par les arteres cœliaques & mésentériques.

De-là naît une douleur poignante & corrosive, accompagnée d'un pouls vif & d'un peu de fievre. S'il y a quelque humeur de *goute* aux extrémités, elle disparoît aussi-tôt, & se porte avec précipitation vers les intestins; là elle rompt les arteres qu'elle trouve tendues, le sang extravasé se verse dans les intestins, & de-là se décharge par l'anus, & même quelquefois par la bouche, à la quantité d'une pinte, & même deux. Alors succede immédiatement une langueur extreme; le malade reste sans force, ses extrémités sont foibles, il tombe dans de fréquentes foiblesses, & sa vie est dans un danger imminent.

L'évacuation cependant allege la douleur; & si le malade peut soutenir la violence de cette crise, il s'en trouve mieux après, & n'a plus la *goute* de long-tems; car la matiere gouteuse s'étant vuidée par cette voie, il ne peut plus arriver de nouveaux paroxysmes qu'il ne se soit formé de nouvelle matiere dans le sang.

On n'est pas toujours quitte de cette dyssenterie pour l'avoir eu une fois, elle revient quelquefois souvent, & périodiquement comme la *goute*; & soit dès la premiere fois, soit lors de quelques reprises subséquentes, elle laisse un ulcere ou un abscès dans les intestins.

Il faut que le malade reste au lit ou dans son fauteuil tant que dure le paroxysme, de peur que le mouvement ne donne une plus grande agitation à son sang, & n'en augmente le flux.

Dans ces circonstances, il peut être très-dangereux de donner des cordiaux assez abondamment pour qu'ils puissent enflammer le sang, & par ce moyen augmenter le desordre : mais il en faut donner avec précaution, seulement ce qu'il en faut pour entretenir les esprits & garantir le malade de la défaillance.

Si l'évacuation devient trop considérable pour que le malade la puisse supporter aisément, il faut l'arrêter avec du laudanum; & pour cet effet, le malade gardera le laudanum dans sa bouche, sur sa langue, & continuera la même chose jusqu'à ce que le flux soit tout-à-fait supprimé; car si le laudanum étoit introduit dans l'estomac, il pourroit être rejetté par le vomissement.

Notre Auteur juge en conséquence de plusieurs expériences, que le *decoctum album* est d'une grande utilité : il veut qu'on en prenne peu à la fois, mais souvent, & que le malade soit quelque tems sans prendre autre chose, soit en forme d'alimens, soit en forme de médicamens.

En même-tems qu'il faut prendre garde que les intestins ne soient pas trop dilatés, il ne faut pas non plus qu'ils soient trop resserrés; & si ce dernier cas arrive, il faut les relâcher tant soit peu. Il faut se souvenir que cette sorte de dyssenterie est critique, & que par conséquent il y auroit de l'inconvénient dans les deux excès opposés; ensorte que c'est un juste milieu qu'il faut observer; & ce milieu on le découvrira, & on y parviendra, si l'on a soin de consulter les forces du malade.

Il arrive souvent qu'après que la matiere de la *goute* a été expulsée par ces selles sanguinolentes, le malade est tranquile & sans douleur : mais si le contraire arrive & que la dyssenterie continue, il faut employer des remedes propres à l'arrêter & à fermer la plaie des intestins. Pour cet effet,

Prenez *une teinture de cachou faite avec du* decoctum album, ou
quelque décoction vulnéraire, ou
du baume de Lucatelli,
de l'oliban,
du mastic,
du sang de dragon,
du crocus de mars astringent, ou
du bol d'Armenie en forme de pilules, ou
de la conserve de mures de ronce, ou
des roses rouges passées au tamis,
de la confection d'Hyacinte, avec
du sirop de roses seches en forme de bol, qu'on prendra dans un véhicule convenable.

On fomentera l'abdomen avec un morceau d'étoffe trempé dans de la décoction astringente à laquelle on aura ajouté du vin rouge.

Si la veine par où le sang s'évacue est proche de l'anus, il faudra donner un clystere où il entre de l'amydon ou autre matiere collante, que le malade gardera le plus long-tems qu'il pourra. Dans ces circonstances, il s'abstiendra de tout ce qui est acide, comme étant dangereux, à cause du picotement que ces substances produisent.

La nourriture du malade sera de la gelée de corne de cerf ou d'ivoire, ou de piés de veau, des œufs pochés, du riz au lait ou de la crême de riz, ou tous autres alimens nourrissans, incrassans & propres à agglutiner les plaies.

Il est fort aisé de voir que la cure de la dyssenterie arthritique est bien différente de celle de la dyssenterie ordinaire; car celle-ci demande des purgations réitérées, au lieu qu'il n'en faut presque jamais pour l'autre.

Les eaux de Tunbridge, de Bampton & autres eaux calybées, sont ce qu'il y a de mieux pour empêcher le retour de cette maladie, surtout si l'on prend en même-tems quelque préparation de mars avec des astringens.

Musgrave, dans son *Hist. I.* nous apprend qu'il a conseillé d'appliquer sur le pié une peau de mouton encore toute chaude, à l'instant que l'animal venoit d'être écorché, pour faire revenir la *goute* dans cette partie.

Hist. II. Il nous donne un exemple de l'emploi de la térébenthine de Venise avec de la poudre de guimauve, préparées en forme de bol, données deux fois par jour, dans la vue de guérir une plaie aux intestins, qu'y avoit faite la dyssenterie, ou, pour mieux dire, la *goute*.

Abscès arthritique, ou *abscès gouteux aux intestins.* Voyez sous l'article *Abscessus*.

Mélancolie arthritique.

Cette sorte de mélancolie vient à beaucoup de personnes, surtout à ceux qui sont d'un tempérament mou, foible & délicat, qui sont naturellement craintifs, ou qui, pour telle autre raison que ce soit, ont du penchant à la mélancolie dès leur enfance. Tant que leur *goute* est réguliere & fixée aux extrémités durant les intervalles qu'elle leur laisse, ils sont dans une bonne assiette de corps & d'esprit : mais quand les paroxysmes cessent entierement, ou du moins qu'ils sont trop foibles pour pousser la matiere gouteuse, mais particulierement quand la *goute* se jette sur l'estomac & les intestins, l'appétit commence à tomber, & la digestion se fait plus imparfaitement. Alors le malade est incommodé de vents hypocondriaques, de borborygmes, de serremens de cœur, & d'une douleur presque continue dans les intestins. Ce desordre affecte le cerveau & tout le genre nerveux, en conséquence du concert des parties, & le malade devient mélancolique. Il n'y a rien au monde de plus déplorable que l'état des personnes dans cette situation; car ils ne dorment ni ne mangent, & sont si abbatus, que la vie leur est à charge, & qu'ils ne veulent pas même se flater de l'espoir de quelque adoucissement dans leur état.

Il n'y a point d'espece de *goute* anomale qui soit plus chronique que celle-ci, & il y en a peu qui soit plus fréquente. Elle prend pour l'ordinaire à l'âge de quarante-cinq ou cinquante ans, & ne quitte gueres prise, à moins qu'on ne lui oppose quelque remede fort efficace : mais même alors elle revient de tems à autres, & les intervalles qu'elle laisse ne sont pas longs. Cependant, plus la *goute* est mauvaise, & plus la mélancolie est bénigne, & alternativement.

Musgrave met une différence entre mélancolie arthritique & *goute* mélancolique : la seconde est, selon lui, une *goute* qui se termine par la mélancolie; & la premiere, une mélancolie qui se termine par la *goute*. Il faut commencer la cure par décharger l'estomac & les intestins de la masse d'humeurs indigestes qu'ils contiennent; & cela par des vomitifs, s'il est nécessaire, & par des purgations douces. Les vomitifs seront du thé, de l'infusion de chardon-béni dans de la petite biere; les purgatifs, de la rhubarbe, les pilules de tartre de *Bontius*, des pilules stomachiques avec des gommes, ou quelque chose de semblable.

Le soir après que la purgation aura fait son effet, on donnera un cardiaque au lieu de parégorique, & après cela quand on en sera venu à l'usage des altérans, on les donnera en quantité suffisante pour qu'ils puissent expulser la *goute* des parties internes vers les extrémités.

Dans la vue de prévenir une rechute, on fera boire au malade régulierement des eaux diurétiques pendant un tems considérable; & si la *goute* ne revient pas d'elle-même, le printems ou l'automne, ou à l'une & l'autre saison, il faut provoquer l'accès par des médicamens propres pour cet effet. Dans ces circonstances, il faut que le malade soit extremement exact à sa diete, & qu'il prenne de tems en tems quelque purgation douce, pour emporter ce qui peut rester d'alimens mal digérés. Musgrave recommande celle qui suit, qu'il appelle pilules mélancoliques.

Prenez *pilules de macrus*, (dans l'ancien Dispensaire de Londres.
pilules stomachiques avec les gommes, } *de chaque, une dragme & demie*;
pilules de Rudius, une dragme,
résine de jalap, une demi-dragme,
huile chymique de canelle, dix gouttes,
baume du Pérou, une quantité suffisante.

Mettez en pilules.

La dose est d'une demi-dragme qu'il faut prendre une fois tous les matins pendant un mois; ou bien,

Prenez *tartre soluble*,
manne, } *de chaque, une demi-once, ou une once.*

Vous les ferez dissoudre dans une pinte de quelque eau purgative.

Vous donnerez le soir un parégorique après chaque prise des médicamens susdits, pris par forme de préservatifs.

Rien n'est plus utile dans ce cas que l'exercice, surtout celui du cheval.

Nota. Il est important de remarquer les exemples que Musgrave rapporte, & singulierement un cas où il ordonne pour dégager la tête, l'espece de tabac qui suit.

Prenez *côtons de tabac, une dragme*,
sommités de marjolaine,
de romarin,
de sauge, } *de chaque*, 1 *dragme*;
racines d'hellébore blanc, un scrupule,
musc, deux grains.

Faites sécher le tout & mettez-le en poudre pour vous en servir comme d'un sternutatoire.

Syncope Arthritique.

La *goute* cause souvent une syncope, surtout lorsqu'on a bu des liqueurs froides & sans force, ou mangé quelque chose que l'estomac ne digere pas aisément.

Voici comment se passe cette syncope : le gouteux se trouve mal tout-à-coup, il pâlit & tombe dans une sueur froide; son pouls est foible, lent, inégal & quelquefois intermittent; à la fin il tombe tout-à-fait en défaillance & perd le mouvement & le sentiment.

Si alors il y avoit quelques signes de *goute* aux extrémités, ils disparoissent, & le malade meurt dans cet état, si l'on n'a pas quelque remede assez efficace pour l'en tirer.

Les meilleurs sont les cardiaques administrés copieusement & réitérés coup sur coup. Musgrave recommande pour ce cas l'eau arthritique Espagnole, où le julep suivant.

Prenez *eau d'absinthe composée, douze onces,*
esprit de mente, } *de chaque*, 2 *onces;*
esprit composé de lavande,
de sucre affiné, une quantité suffisante.

Faites du tout un julep.

La dose sera depuis une demi-once jusqu'à deux onces, & on réitérera autant que les circonstances l'exigeront.

Avec la premiere ou la seconde prise, on pourra donner le bol ou la poudre suivante.

Prenez *thériaque de Venise, demi-dragme,*
fleurs de sel ammoniac, demi-scrupule,
conserve de fleurs de romarin, un scrupule,
sirop d'écorce de citron, quantité suffisante.

Mettez en bol. Ou,

Prenez *poudre de racine de serpentaire de Virginie, demi-scrupule,*
species diambræ, un scrupule, ou un scrupule & demi,
poivre long, trois, quatre ou cinq grains,
huile chymique de canelle, une goutte.

Mettez en poudre.

Au défaut de ces médicamens on pourra se servir pour le même usage d'eau-de-vie brûlée, ou bien encore d'eaux cordiales, auxquelles on aura ajouté de l'esprit de corne de cerf succiné.

Il faudra aussi employer les frictions, & appliquer sur le creux de l'estomac & sur tout l'abdomen un morceau d'étoffe trempé dans du vin ou de l'eau-de-vie chauds, & renouveller fréquemment.

Il faut continuer jusqu'à ce que le malade revienne à lui & soit rétabli; ce qui cependant n'arrive gueres que quand la *goute* est repoussée vers les extrémités, & qu'elle s'y est fixée.

Si le malade a mangé quelque chose de difficile digestion & qu'il ait envie de vomir, sitôt qu'il sera revenu à lui-même, il faut pour lui débarrasser l'estomac lui faire prendre une infusion de thé ou de chardon: mais s'il est si mal qu'il ne faille pas perdre un instant, on lui fera prendre coup sur coup une grande quantité de vin, qui puisse tout-à-la-fois lui servir de cardiaque & de vomitif.

Si ces accidens lui prennent souvent, il faut qu'il ait toujours sous sa main quelque eau cordiale pour en prendre aussi-tôt qu'il se trouve mal.

Les eaux fortes, quoiqu'extremement préjudiciables aux personnes en santé, sont cependant excellentes pour les gouteux accoutumés à boire beaucoup de vin lorsqu'ils sont sujets à ces sortes de syncopes.

En pareil cas Musgrave donna à un malade quelques grains d'alcohol de mars avec son julep après qu'il eut commencé à se plaindre de douleur au pié. L'effet qui en résulta fut qu'au bout de quelques heures avant qu'il en eut pris un scrupule son pouls devint plus vif & plus fort, il commença à se sentir le corps réchauffé, ses veines hémorrhoïdales jetterent un peu de sang, il sentit une soif ardente, une violente agitation dans les esprits, & il vint de l'enflure & de la rougeur à son gros orteil.

Musgrave alors lui appliqua des vésicatoires en plusieurs endroits & lui mit une emplâtre sur l'orteil, faite de parties égales de poix de Bourgogne & d'emplâtre céphalique, il lui enveloppa tout le pié d'un chausson enduit en dedans de cérat verd, qu'il assura avec un bandage de laine.

Bientôt après la *goute* se jetta sur l'épaule du malade, pendant lequel tems il usoit toujours d'eaux cordiales, & pour attirer de plus en plus la *goute* à cette partie, Musgrave y appliqua une emplâtre de gomme caranna.

Pierre dans les reins, provenant de la goute.

Cette maladie se distingue aisément de la colique arthritique; car dans celle-ci, il n'y a point de difficulté de respirer ni de douleurs aiguës à la région ombilicale ni de mélancolie, ni d'évacuation de matieres crues, acides & bilieuses par le vomissement, comme il y a dans celle-là.

On procede à la pierre accompagnée de la *goute* tout autrement que si elle étoit seule à traiter; car dans le premier cas il faut bien se garder de saigner & d'user de médicamens acides; il ne faut pas appliquer non plus à la région lombaire de fomentations, de linimens & de cataplasmes, spécialement si le malade a un accès de *goute* en même tems.

Mais on peut lui donner un parégorique en telle quantité & répété tant de fois que la douleur puisse être soulagée, sans pourtant nuire à la tête en y faisant monter la matiere gouteuse.

Mais si la pierre vient à un gouteux dans un tems où il n'est pas dans l'accès de sa *goute*, la méthode de la cure est différente; car en ce cas il faut tirer beaucoup de sang au malade, s'il est pléthorique, & aussi-tôt après lui donner le clystere suivant.

Prenez *de la décoction ordinaire de clystere émollient,* } *de chaque, demi-livre;*
de l'huile d'amandes douces nouvellement faite,
térébenthine de Venise dissoute dans un jaune d'œuf, une once.

Administrez le clystere.

Le lendemain purgez avec un électuaire lénitif, de la rhubarbe ou de la manne dissoute dans une décoction de séné. Le soir donnez des pilules de Matthieu, où il entre un grain d'opium.

Si la douleur est extremement violente, pour la calmer, & prévenir le spasme des intestins, donnez un parégogique quelques heures avant la purgation; & si elle ne produit pas l'effet qu'on en attendoit, donnez un clystere après.

Quand les passages de l'urine sont dilatés par ces moyens, on peut faire sortir la pierre, en se servant d'opobalsamum, de baume de Chili ou du Pérou, pris deux, trois ou quatre fois par jour dans du sirop de guimauve ou du sirop balsamique.

La dose d'opobalsamum est un demi-scrupule.

Dans ces circonstances le malade peut boire de la bierre foible de l'espece qu'on appelle en Angleterre *grout-aile*, ou des aposemes faits de racine de guimauve, de réglisse, de chardon-roland, d'orge perlé, &c. ou autres choses de même nature, ou du thé verd, ou la décoction & l'aposeme ci-dessus indiqués émulsionnés avec les amandes douces.

Musgrave recommande l'émulsion suivante.

Prenez *dix amandes douces,*
infusion de thé, deux livres,
eau rose, ou
eau de canelle, } *ce qu'il en faudra;*
orgée,

sucre

sucre affiné, une quantité suffisante.

On peut encore faire une liqueur convenable pour le cas présent avec du vin blanc, de l'huile d'amandes douces & du sucre affiné.

Le même Auteur recommande de prendre tous les matins comme prophylactiques, les eaux de Bristol, y ajoutant de l'opobalsamum, & quelque sirop lubrifiant & diurétique, ou au défaut des eaux de Bristol, du thé verd.

Il faut cependant avouer ici que quelquefois les eaux de Bristol ont engendré des concrétions pierreuses & augmenté cette maladie au lieu de la guérir.

Musgrave dit avoir connu quelqu'un attaqué de la pierre qui ne s'en sentoit presque point au moyen de ce qu'il prenoit trois ou quatre fois l'année une dragme de térébenthine de Venise mise en pilules au moyen de la poudre de réglisse qu'il y ajoutoit; après quoi il buvoit quelques pintes de petite biere, & faisoit après cela quatre ou cinq mille sur un cheval qui alloit le trot.

Il faut toujours faire précéder les diurétiques de purgations lénitives.

Dans le cas de la dysurie provenant du spasme des conduits urinaires, il n'y a rien de plus efficace que des opiats auxquels on ajoute des diurétiques.

La dose du baume du Pérou est, de dix goutes, prises deux, ou tout au plus, trois fois par jour, dans une cuillerée de sirop balsamique.

Asthme arthritique.

Les personnes sujettes à l'asthme arthritique sont celles qui ont la poitrine & les organes de la respiration mal conformés; ceux dont les pere & mere étoient asthmatiques ou gouteux, ou l'un & l'autre.

Un opiat donné à contre-tems, tout ce qui peut faire remonter la *goute* des extrémités où elle est fixée, la suppression subite d'une évacuation habituelle, de sang, de vuidanges, de matiere provenant d'un ulcere, peuvent causer l'asthme arthritique; & il arrive souvent que cet asthme suit immédiatement la *goute* lorsque l'accès arthritique a été abrégé par quelque cause, comme aussi l'accès de *goute* survenant est souvent la guérison de l'asthme.

Les asthmes arthritiques sont comme les autres, de deux especes, l'asthme sec & l'asthme humide. Dans l'asthme sec le malade a la respiration courte & difficile, semble toujours hors d'haleine, & a une grande oppression de poitrine: cependant s'il tousse il ne tousse que très-peu & crache tout aussi peu. Ceux qui ont été dans l'habitude de boire de l'eau-de-vie & autres liqueurs spiritueuses sont sujets à cette sorte d'asthme.

Dans l'asthme humide le malade crache ordinairement une matiere épaisse & visqueuse dont l'évacuation le soulage, jusqu'à ce que le sang en ait rapporté de nouvelle. Cette seconde sorte d'asthme arrive plus volontiers aux personnes d'une complexion foible, lâche, & principalement en automne.

Musgrave dit que la matiere arthritique s'enveloppe dans ces phlegmes & est expulsée en même tems, & qu'il a connu quantité de gouteux, à qui cette sorte d'évacuation a sauvé de dangereuses maladies, qui leur seroient arrivées par la cessation des accès réguliers de *goute*.

Il pense que dans l'asthme sec, la matiere arthritique est fixée sur les membranes, les nerfs & les muscles des organes de la respiration; mais que dans l'humide elle est mêlée avec la sérosité du sang.

Quelquefois la *goute* paroît pour la premiere fois sous la forme d'un asthme, accompagnée de presque tous les mêmes symptomes que ceux de l'asthme ordinaire; ensorte même qu'il est très-difficile de discerner que c'est un asthme arthritique, jusqu'à ce qu'à la suite du tems la matiere de la *goute* venant à tomber sur les articulations laisse les poumons en liberté.

Les pronostics de l'asthme arthritique sont différens de ceux de l'asthme ordinaire; car au lieu qu'on dit du dernier que les jeunes gens n'en guérissent que difficilement & les vieillards point du tout, le premier se guérit fort aisément, & souvent même de maniere qu'il ne revient plus jamais. Quoiqu'il en soit, l'asthme sec est le plus dangereux, car souvent il étouffe le malade.

Il faut tenter de le guérir par des évacuations, ou en forçant la matiere *gouteuse* de s'aller loger aux extrémités. Pour ce qui est des évacuations, celle qui convient aux pléthoriques est la saignée, & la purgation à ceux qui n'ont pas su se gêner sur le manger.

Si la force du malade y peut suffire, vous lui tirerez neuf onces de sang & lui donnerez aussi-tôt après un clystere. Le lendemain vous lui donnerez une purgation d'aloës; de pilules cochiées ou de quelqu'autre cathartique: mais vous ne donnerez point de parégorique le soir après que la purgation aura opéré.

Après ces évacuations l'esprit de corne de cerf, les fleurs de sel ammoniac ou autres sels volatils semblables, sont d'une grande utilité dans l'asthme arthritique.

Prenez *poudre de Gascogne,* } *de chaque un scrupule.*
conserve de pas-d'âne,
fleurs de sel ammoniac, demi-scrupule,
sirop balsamique, quantité suffisante.

Faites un bol que vous ferez prendre au malade de cinq heures en cinq heures, ou de six en six, dans un véhicule considérable.

Dans le cas de l'asthme arthritique humide, des vésicatoires appliqués entre les deux épaules soulageront beaucoup le poumon. Les préparations de soufre, telles que la teinture balsamique de fleurs de soufre, détacheront les phlegmes & expulseront en même tems la matiere *gouteuse*. La gomme ammoniaque, la gomme bdellium, le baume du Perou, de Chili & de Copaïf seront bons aussi pour le même effet.

Donnez vingt gouttes de teinture de soufre dans une cuillerée de sirop balsamique, & réitérez la même dose au bout de six heures, de neuf ou de douze, ou prescrivez dix ou quinze gouttes du baume dont voici la préparation.

Prenez *teinture de gomme de gayac,* } *parties égales.*
baume du Perou,

Mêlez ensemble.

Nota. Ce baume est le même qu'on appelle baume Polychreste.

Quoiqu'on puisse réitérer sans inconvénient les clysteres & les purgations dans le cas de l'asthme ordinaire, il ne faut pas les réitérer quand l'asthme est arthritique, de peur que cela n'empêchât la matiere de la *goute* de tomber sur les extrémités.

Soit que l'asthme arthritique soit sec ou humide, le malade doit continuer l'usage des remedes ci-dessus indiqués, jusqu'à ce qu'il ne sente plus de mal aux poumons & qu'il respire sans difficulté.

Quelquefois il est à propos de soulager la toux par les expectorans ordinaires, tels que l'huile d'amandes douces, l'huile de graine de lin, le sirop balsamique, ou le sirop de capilaire.

Dans le cas où l'accès seroit extremement violent & où les remedes ci-dessus indiqués ne suffiroient pas pour procurer du soulagement, donnez de l'oxymel de squilles ou par cuillerées, que vous ferez prendre de tems à autres, ou en dose suffisante pour provoquer le vomissement, lequel aidera la matiere *gouteuse* à se porter vers les extrémités; car Musgrave dit avoir vu souvent une *goute* irréguliere devenir réguliere par le vomissement.

Le même Auteur recommande la fumée du tabac, le caffé & les frictions : mais il ne veut pas qu'on se serve pour cet asthme-ci des onguens & des linimens qu'on ordonne dans l'asthme ordinaire.

Musgrave recommande comme préservatifs contre l'asthme humide les diurétiques & anti-asthmatiques, après des cathartiques préalables, des cauteres aux épaules & des vésicatoires, mais surtout de ceux qu'on applique à demeure.

Dans le cas de l'asthme sec, il recommande l'usage du mars avec les anti-asthmatiques, comme la gomme ammoniaque, &c.

Dans l'un & l'autre asthme, l'air frais est très-salutaire, comme aussi de garder un régime exact, d'éviter différentes sortes de diete, & de s'assujettir à n'user que d'alimens simples.

Les hémorrhoïdes sont salutaires en ce cas.

Plusieurs malades respirent avec peine quand le vent est à l'est ou au Nord-est.

Les asthmatiques *gouteux* feront bien de s'abstenir du souper.

Catarre, toux & péripneumonie arthritique.

Les personnes sujettes à ces maladies sont celles qui ont la poitrine mal conformée, qui sont d'une constitution délicate, ou qui ont le poumon lésé pour avoir reçu quelque coup, pour être tombées, pour avoir crié, ou pour avoir pris quelque exercice trop violent ou dont les pere & mere avoient l'asthme ou étoient phtisiques.

Il est difficile de distinguer si c'est la *goute* qui est cause de ces maladies, quand le malade ne l'a jamais eue aux extrémités : mais comme les maladies des pere & mere peuvent donner des lumieres dans ces sortes de cas, il faut en être informé.

Lorsque des personnes qui avoient coutume d'avoir des accès de *goute* réguliers, les ont plus rarement ou les ont plus doux que de coutume, ou que l'accès est interrompu par quelque cause externe, comme des topiques appliqués mal-à-propos, le froid, &c. Il survient une pesanteur dans la poitrine, une barre qui semble la traverser, une respiration courte, une titillation dans la trachée-artere, la toux & en conséquence une décharge de matiere, d'abord claire & ensuite bien plus épaisse; & ce sont ces circonstances qui font voir que c'est à la *goute* qu'il faut imputer ce désordre.

Quelquefois ces accidens arrivent sans que l'accès de *goute* soit interrompu, lorsqu'il est extremement foible : & cela peut faire douter si c'est la *goute* qui en est la cause ou non : mais l'accès régulier revenant ensuite avec plus de violence, ne laisse plus lieu d'en douter.

La *goute* cause souvent du désordre dans le poumon, aux personnes avancées en âge, ou même d'un moyen âge : mais cela arrive plus rarement aux jeunes gens.

Les femmes sont rarement sujettes à ces symptomes arthritiques, qu'elles n'aient eu quelques couches ou perdu leurs regles. D'abord on crache, mais peu, & une matiere claire : mais petit à petit cette matiere augmente au point qu'elle oppresse considérablement la poitrine, remplit le poumon, cause en même tems un enrouement & une difficulté de respirer; & si tous ces symptomes durent long-tems ils font dépérir le malade & l'emportent à la fin tout-à-fait.

La *goute aux* extrémités diminue à mesure que le crachement augmente.

Quoique cette évacuation par les crachats puisse être ordinairement fort salutaire, cependant quand le malade est fort âgé, elle peut l'affoiblir à l'excès & l'emporter, mais ce n'est pas le plus ordinaire.

Tous ces symptomes se calment lorsqu'il vient un accès de *goute* réguliere aux extrémités : à mesure qu'elle augmente ils diminuent, & reciproquement.

La toux est le plus fréquent de tous ces accidens, & elle est la suite ordinaire d'un accès régulier : mais il est rare qu'elle vienne communément, si ce n'est quand le tempérament du malade est tout *gouteux* & que le poumon est extremement affoibli.

Cette toux dégénere quelquefois en un accès régulier, surtout si elle est sécondée de quelques cathartiques vigoureux qui soient capables d'agiter le sang.

Quelquefois la toux est fort incommode pendant quatre ou cinq jours avant l'accès, & on peut la regarder comme un des symptomes qui l'annoncent.

Le catarrhe est toujours accompagné d'asthme & d'hémoptisie, qui quoique fort incommodes au malade ne sont pourtant pas dangereux si les poumons sont naturellement bons, qu'ils n'aient été lésés par aucun accident, & qu'on n'attende pas trop tard à y apporter les remedes convenables.

Cette toux & ce catarrhe ont souvent des intervalles, & reviennent par accès quand la matiere *gouteuse* abonde dans le sang. Ils arrivent plus ordinairement en automne.

Cette toux est ordinairement sans fievre, ou s'il y en a il n'y en a du moins que fort peu. Mais si le malade prend du froid & use de liqueurs spiritueuses, il s'expose à une péripneumonie, dont les signes sont les mêmes que ceux de la péripneumonie qui provient de toute autre cause. Mais quand on s'apperçoit qu'elle est arthritique, il faut que la cause d'où l'on voit qu'elle procede entre en quelque considération dans la cure.

Dans cette maladie en général il est à propos de saigner s'il n'y a pas de contre-indication; si le malade est d'une constitution foible il y a peu de cas où on doive le faire; s'il est épuisé par l'âge & par les maladies il ne le faut en aucun cas. Il est vrai que dans le cas de l'hémophtisie & de la péripneumonie on ne tire guere le malade d'affaire autrement : mais du moins il faut le faire avec beaucoup de ménagement de peur d'affoiblir la nature au point qu'elle ne puisse plus expulser la *goute* & la fixer sur les extrémités.

La premiere chose qu'il faille faire ensuite est de purger : & c'est une pratique utile dans tous les désordres de cette sorte, mais singulierement si le malade est replet ou que ses intestins soient chargés, & qu'il n'ait point été saigné. Les meilleurs purgatifs en ce cas sont ceux qui agitent beaucoup le sang & l'aident à pousser la matiere arthritique. Après ces évacuations il faut en venir aux médicamens qui peuvent dégager les poumons de cette matiere & l'écarter vers les extrémités, & y joindre de bons pectoraux. Par exemple,

Prenez *alcohol de mars*, } *de chaque demi-*
baume de Copaü, } *scrupule.*
conserve de mûres de ronces, *un scrupule*,
gomme ammoniaque dissoute, *une quantité suffisante.*

Faites des pilules.

On prendra ce bol ou ces pilules deux fois par jour dans une cuillerée de sirop balsamique, & l'on boira pardessus un verre de décoction pectorale, pourvu qu'il n'y ait point de soupçon de fievre : le malade fera bien de prendre souvent de ce sirop pendant la journée.

S'il aime mieux quelque chose de liquide,

Il prendra *sirop de tussilage ou de capilaires*, *demi-once*,
teinture de soufre, *dix grains*,

Après avoir bien mêlé le tout, on y ajoutera

poudre d'oliban, } *de chaque demi-*
alcohol de mars, } *scrupule.*
eau d'hysope, *deux onces & demie.*

On prendra cette sorte de composition en forme de boisson.

On peut substituer à la teinture de soufre les médicamens suivans en dose convenable.

baume de soufre anisé,
baume de soufre préparé avec de la térébenthine,
baume de Copahu,
baume du Chili,
baume de Gilead;
baume du Perou.

Musgrave rapporte que dans les cas où la maladie étoit invétérée il a souvent donné avec succès le quinquina pour prévenir une colliquation excessive du sang.

Les pectoraux en forme de trochisques, d'Eclegmes, &c. ou autrement préparés sont propres à soulager la toux.

Si au bout de trois ou quatre jours que le malade aura usé de ces médicamens, il ne paroît point aux articulations de signes de *goute*, appliquez sur les parties qu'elle a coutume d'affecter, l'emplâtre céphalique, seule ou avec une égale quantité de poix de Bourgogne ou de cérat verd.

Mais si rien de tout cela n'opere & que les poumons n'en soient pas soulagés, employez des topiques stimulans tels que des cataplasmes acres & des vésicatoires, observez seulement de choisir les plus foibles, à moins que le malade n'eût assez de vigueur pour en supporter de plus forts.

Le malade aura toujours pour préservatif un cautere au dos, il fera ensorte de respirer un air sec & agité par le vent, & mettra tout en œuvre pour se procurer un accès de *goute* régulier après un intervalle convenable.

S'il y manque ou le fait trop négligemment, la toux ira en empirant, il deviendra maigre & décharné, la matiere qui se décharge dans les poumons, laquelle étoit claire auparavant, s'épaissira, ne pourra être chassée que très-difficilement par l'expectoration, & sera même quelquefois sanguinolente. Il arrivera de-là que les poumons seront exulcérés, & que le malade mourra phtisique.

La péripneumonie arthritique est encore plus dangereuse; il y faut prendre garde dès le commencement; car pour peu qu'on tarde à y remédier, il sera trop tard de le faire. C'est pourquoi il faudra tout d'abord tirer du sang au malade, quelques heures après lui donner un clystere, & le purger le lendemain. On lui fera prendre aussi d'heure en heure de l'huile d'amandes douces, ou de l'huile de graine de lin en forme de looch.

Il ne faudra pas lui donner d'émulsions trop froides; & si l'on voit quelque apparence de *goute* aux articulations ou qu'il y ait lieu d'espérer qu'elle y vienne incessamment, Musgrave conseille en ce cas des médicamens propres à l'y pousser, tels que les diaphorétiques & autres applications externes propres à déterminer la *goute* vers les extrémités; en quoi il est d'opinion contraire à Sydenham, comme on le peut voir par ce qui a été rapporté ci-dessus de ce dernier.

Phtisie ou consomption arthritique.

Quand la matiere de la *goute* est repoussée par quelque cause externe, & déterminée vers les poumons, ou qu'elle y est attirée par la foiblesse même de la partie, le malade commence par sentir une pesanteur dans la poitrine, accompagnée de respiration difficile & d'enrouement; ensuite il commence à cracher d'abord des phlegmes clairs, qui s'épaississent par degrés. Après cela sa chair devient flasque, ses forces diminuent par degrés à proportion que la matiere qui se décharge de ses poumons s'accroît. Pendant ce tems-là, il n'y a point de tumeur gouteuse ni de douleur aux extrémités; ou du moins s'il y en a, elle est légere & ne dure pas long-tems. La pâleur du visage & la maigreur augmentent de jour en jour; & la toux violente qui subsiste toujours, excite quelquefois le crachement de sang. Vient après cela une fievre hectique, pendant laquelle le poux est vif & la peau seche, surtout le soir; elle est suivie de sueurs symptomatiques; jusqu'à ce qu'enfin le malade succombe à la violence de la toux, au crachement excessif, aux sueurs colliquatives, à une diarrhée opiniâtre, ou à l'enflure des piés qui arrive, s'il n'y a pas de diarrhée.

La phtisie ordinaire attaque plus volontiers les jeunes gens: mais celle qu'on appelle arthritique ne s'attaque gueres qu'aux personnes âgées. Les femmes cependant y sont sujettes, lorsqu'elles cessent d'avoir des enfans; ou qu'elles perdent leurs regles.

La phtisie arthritique est ordinairement chronique & longue, & n'est gueres accompagnée de fievre hectique que sur la fin; au lieu que la phtisie ordinaire est accompagnée de chaleur hectique dès le commencement; & quelquefois c'est même-là le premier symptome.

Quelquefois la toux ne dégénere en consomption qu'après que la matiere arthritique a changé plusieurs fois de place pendant plusieurs années, & s'est jettée alternativement tantôt sur les poumons, tantôt sur les extrémités.

C'est pourquoi afin de suivre dans la cure de cette maladie une méthode qui y convienne: il faut que le Medecin examine avec soin quelle analogie elle a avec la *goute*.

Lorsque la maladie ne fait encore que commencer, on peut soulager la toux & la phtisie qui se déclarent, par la saignée & la purgation prudemment administrées: par ce moyen on vient à bout quelquefois d'évacuer la matiere gouteuse, ou du moins d'en dégager le poumon. Mais comme cet effet n'opere pas pour toujours, & qu'il ne faut pas en faire sa ressource unique, il ne faut provoquer ces évacuations qu'avec circonspection & modérément, de peur d'affoiblir le tempérament, & de le mettre hors d'état de pouvoir expulser la matiere gouteuse.

Après la saignée ou la purgation ou toutes les deux, si on les a jugées nécessaires l'une & l'autre, ou sans avoir fait ni l'un ni l'autre, si l'on a cru devoir s'en abstenir; il faudra donner des pectoraux ou des remedes propres à expulser la *goute* vers les extrémités. C'est pourquoi le malade prendra de deux heures en deux heures, ou de trois en trois, en forme de looch de l'huile d'amandes douces nouvellement faite, ou de l'huile de graine de lin, avec du sirop balsamique, du sirop de marrube blanc, du sirop de navet ou quelque autre sirop pectoral.

S'il n'y a point de signes de fievre, il prendra outre le looch, de six heures en six heures ou de huit en huit, une dose convenable de poudre de Gascogne, d'alcohol de Mars, de jus de réglisse, & de baume du Perou.

Ou bien il pourra prendre en forme liquide dix gouttes de baume du Perou ou de teinture de soufre dans une cuillerée de looch; & dans les intervalles, six ou huit grains d'alcohol de Mars.

Il faut faire usage de ces médicamens en telle dose & aussi fréquemment qu'il sera nécessaire pour expulser la *goute*, & qu'on le pourra sans craindre d'exciter la fievre.

Musgrave nous assure qu'il n'a jamais observé que cette méthode fût dangereuse, surtout à l'égard des gouteux qui sont âgés, lesquels sont les plus sujets à cette espece de phtisie.

Si la fievre est devenue trop violente, soit d'elle-même, soit par l'usage des médicamens échauffans, c'est-à-dire, si elle est plus forte qu'elle ne doit l'être pour expulser la *goute* vers les extrémités; il la faudra calmer en tempérant l'effet de ces médicamens par des clysteres, par la saignée, le quinquina, & par les remedes qu'on emploie d'ordinaire dans la péripneumonie; & quand on sera venu à bout d'éteindre l'ardeur de la fievre, le malade recommencera l'usage des médicamens échauffans autant que les circonstances le permettront.

Après qu'on aura fait usage de ces remedes pendant deux

ou trois jours au moins, si le malade sent quelque douleur de *goute* aux extrémités, il faudra appliquer des topiques stimulans à l'endroit où il la sent ; ou s'il n'en sent point encore, à l'endroit où il avoit coutume d'en sentir.

Les opiats & autres remedes semblables, qui épaississent la matiere qui se décharge par les poumons, ne doivent être employés qu'avec prudence, & en petite quantité.

Aussi-tôt que la *goute* est chassée & repoussée vers les extrémités, le malade se trouve extremement soulagé, & le poumon se sent allégé de plus en plus à mesure que la douleur augmente aux extrémités. Musgrave dit qu'il a vû par cette méthode, la toux devenir supportable, le crachement diminué, & l'un & l'autre guéris à la fin si parfaitement que le malade recouvra ses couleurs, son embompoint & ses forces.

Quand ces heureux effets commencent à se faire voir, il faut continuer sans interruption l'usage des remedes propres à expulser la *goute*, & des topiques qui l'attirent aux extrémités, jusqu'à ce que le poumon en soit entierement débarrassé.

Comme après cela les poumons sont ordinairement affoiblis, afin de prévenir la rechute, rien ne sera plus efficace que de prendre des eaux diurétiques ferrugineuses, & de respirer un bon air. On les prendra pendant un mois ; ou si quelque raison en empêche, on prendra tous les jours le matin pendant quelques mois, une chopine de thé, & pour boisson ordinaire une tisane faite d'ingrédiens pectoraux, tels que le liere terrestre, la scolopendre, le capilaire, les sommités de sapin & de cyprès, la bardane, la graine de carottes sauvages, les baies de genevrier, & les cloportes pulvérisées.

Musgrave recommande l'air de la mer comme excellent; d'autant qu'il est rare, dit-il, que les gens de mer soient incommodés de la toux, & plus rare encore qu'ils meurent de consomption.

L'exercice du cheval est encore bon pour le même effet, aussi-bien que les frictions des parties externes, faites avec un bras vigoureux deux ou trois fois par jour ; à quoi on peut ajouter qu'il est encore très à propos d'avoir un large cautere entre les deux épaules. Musgrave parle aussi du chocolat avec un jaune d'œuf, ou seul, comme d'un fort bon aliment ; & il prescrit singulierement qu'on ait l'attention de ne point prendre de froid, & de ne pas gagner de rhumes ; pour les prévenir, il ordonne de prendre deux fois par jour pendant les six mois froids de l'année une décoction de bois de sassafras avec son écorce, & des racines de squine & de sarsepareille.

Musgrave regarde le cidre comme préjudiciable dans cette maladie.

Esquinancie Arthritique.

Musgrave remarque que les Auteurs n'ont traité de cette maladie que légerement.

Souvent elle vient en même-tems que la douleur arthritique se fait sentir aux articulations, d'autres fois aussi elle vient quelque-tems après l'accès régulier.

Quand elle se termine par un abscès qui rend abondance de pus, elle tient lieu d'accès arthritique, rend la santé, & la gaîté au malade, & le met à l'abri d'un nouveau paroxysme pour quelque tems.

Quelquefois aussi l'esquinancie se termine par un accès de *goute*, au moyen de ce que la matiere est déterminée vers les extrémités, soit par l'effet de la maladie elle-même, soit par l'art de celui qui la traite.

Les personnes sujettes à cette esquinancie, sont celles qui ont le cou court, & sont d'une constitution humide, lâche & foible.

Elle n'est pas si ordinaire aux femmes qu'aux hommes. Elle vient à ceux-ci le plus ordinairement vers le milieu de leur vie ; & à celles-là quelque-tems après qu'elles ont perdu leurs regles. Mais dans l'un & l'autre sexe, les personnes qu'elle attaque sont celles qui ont le sang bilieux, chaud & ténu.

Musgrave croit que cette maladie ne se forme jamais que quand le sang est plein de matiere arthritique, & déja tout prêt à produire un accès.

Cette esquinancie est précédée d'une fievre plus forte que ne l'est aucune autre espece de *goute* anomale ; cette fievre est bien-tôt après suivie de douleur, & de tumeur inflammatoire au gosier, si excessives quelquefois, que le malade ne peut plus manger ni boire, & ne respire même qu'avec une extreme difficulté pendant trois ou quatre jours. Quelquefois il se décharge une grande quantité de salive du gosier, le malade ne rend rien par les selles, & le sang qu'on lui tire est extremement couenneux; & même plus qu'il n'a coutume d'être dans la *goute* réguliere.

Il arrive souvent que la matiere gouteuse quitte le gosier pour se jetter sur la main, le pié, le genou, ou toute autre partie du corps.

Si cette maladie a été précédée de nausées & d'indisposition dans l'estomac, de pesanteur, d'assoupissement, & de douleurs vagues, il y a lieu de croire qu'elle provient de la *goute*, surtout si ces symptomes arrivent à un malade qui avoit auparavant de violens paroxysmes à des tems déterminés, & qui n'en a plus depuis long tems.

Ce qu'il y a à faire à cette maladie, est de commencer par tirer beaucoup de sang au malade, de lui donner ensuite un clystere, le lendemain une purgation, qui sera d'une nature lénitive, attendu que la fievre, déja trop violente par elle-même, ne manqueroit pas d'être encore irritée par quelque remede stimulant.

Après que les intestins ont été évacués par la purgation, il ne faut pas la répéter plutôt que quatre ou cinq jours après, de peur d'y attirer la *goute*.

Après l'effet de la purgation, on appliquera sur le cou un large vésicatoire ; vingt-quatre heures après on mettra sur la même partie du mélilot avec des cantharides en poudre pour continuer de faire décharger la sérosité.

On fera usage dès le commencement de gargarismes incisifs & apéritifs.

Prenez *eau d'orge, une livre,*
sirop de mûres, quatre onces,
esprit de soufre, autant qu'il est nécessaire pour donner une légere acidité.

Faites un gargarisme, *ou*

Prenez *miel rosat*, à quoi vous ajouterez :
esprit de sel ou de nitre, seulement ce qu'il en faudra pour causer une acidité modérée.

Que le malade garde de ce mélange quelque-tems dans sa bouche, & le recrache ensuite avec sa salive.

Mais rien n'est plus efficace & ne cause une si abondante salivation que la poudre suivante :

Prenez *crystal minéral,* } *parties égales.*
sucre candi,

Mêlez l'un & l'autre, & que le malade en tienne dans sa bouche un scrupule jusqu'à ce qu'elle soit toute remplie de salive ; qu'ensuite il le crache avec la salive, & recommence la même chose au bout d'un quart d'heure ou d'une demi-heure, à moins qu'il ne se soit assoupi.

Il est encore très-bon de recevoir par la bouche, la vapeur de la décoction des plantes suivantes : l'armoise, la sauge, la marjolaine, le romarin, le sureau, la camomile, le calament & la matricaire.

Si le lendemain, ou même avant, on voit empirer les

symptomes, tels que la difficulté de respirer & d'avaler, il faut revenir à la saignée, & la faire à la veine jugulaire, souvent même plusieurs fois.

Si la gorge est extremement douloureuse, appliquez-y un cataplasme de racines de guimauve, de feuilles de mauve, & de figues broyées, bouillies dans de l'eau d'orge, y ajoutant ce qui suit:

Prenez *oignons bouillis, une once & demie,*
graine de lin, demi-once,
mie de pain, une once,
huile de lis blancs, une quantité suffisante;

Le malade s'en gargarisera la bouche, en y ajoutant égales quantités d'eau & de lait.

Si le mal devient si desespéré, que le malade soit près d'être suffoqué, si l'on n'y remédie sur le champ; il faut se déterminer à l'opération de la bronchotomie.

Pendant qu'on fait prendre au malade les médicamens que j'ai dits, il faut aussi tout mettre en œuvre pour pousser la *goute* vers les extrémités. C'est pourquoi, après la purgation il faudra lui permettre le cidre, le vin blanc, le vin du Rhin & autres liqueurs aigrelettes, & même lui en laisser boire un peu copieusement.

Mettez sur les articulations où la *goute* avoit coutume de se faire sentir, une emplâtre de parties égales d'*oxycroceum*, d'emplâtre céphalique & de poix de Bourgogne; & si les circonstances exigent des applications plus acres, des cataplasmes stimulans.

Le bain des piés dans de l'eau aussi chaude qu'on la peut supporter, est propre à attirer la *goute* dans cette partie.

Si-tôt que vous y verrez de la tumeur, enveloppez la partie dans une flanelle bien mollette, ou un linge double.

Dès que la tumeur paroît aux extrémités, celle de la gorge s'abaisse à proportion: la douleur aux extrémités amene avec elle tous les autres symptomes de la *goute* réguliere, & délivre le malade de l'esquinancie.

S'il s'est formé dans le gosier une vomique qui vienne à percer, il faudra employer des gargarismes émolliens & suppuratifs; par exemple, de la décoction d'orge, de réglisse & de figues, & après cela quelque astringent. Cependant le malade vivra de gruau, d'eau d'orge & autres alimens légers. Pendant le jour il restera couché le moins qu'il lui sera possible. Quand il sera au lit, il aura du moins la tête élevée; & quand il sera levé, il faudra que ses piés portent à terre.

Dans ce cas, il faut terminer la cure par une purgation lénitive.

Le cidre qu'on se permettra dans la maladie ci-dessus décrite, sera fort & austere, tel que celui de Devonshire.

Musgrave observe, que tous ceux qu'il a vus avoir cette maladie, étoient de jeunes gens.

Cet Auteur permet quelquefois une pinte ou deux de cidre en vingt-quatre heures.

Mal de tête & vertige arthritique.

Le mal de tête arthritique attaque les personnes qui ont la *goute* depuis plusieurs années, & qui ayant déja passé la premiere moitié de leur vie, boivent & mangent sans réserve tout ce qui leur plaît, & ne se donnent cependant que peu d'exercice, d'où il arrive qu'ils deviennent lourds & pléthoriques. Les personnes sanguines sont les plus sujettes à cette maladie, surtout si elles ont le cou court.

Le mal de tête est le plus souvent précédé des signes qui annoncent l'approche d'un accès de *goute*: ces signes durent pendant plusieurs jours, & finissent par amener un paroxysme régulier: mais la *goute* venant à se retirer, ou étant trop foible, il s'en ensuit un mal de tête qui dure pendant plusieurs semaines & quelquefois même plusieurs mois, & finit par une apoplexie, à moins qu'on n'ait poussé la *goute* vers les extrémités, ou tout au moins qu'on ne l'ait délogée de dedans la tête: sans cela il ne se termine gueres autrement que par un accès régulier, ou par l'apoplexie.

La douleur n'est quelquefois pas bien aiguë, mais elle est longue: d'autrefois elle est excessive & insupportable, & va presque au délire.

Quelquefois le malade ne se plaint uniquement que du mal de tête: mais plus ordinairement ce mal est accompagné de vertige, quelquefois aussi de tintement dans les oreilles, de difficulté de respirer, d'un pouls grand & dilaté, de douleurs vagues dans les membres & de rougeur de visage. Tous ces symptomes disparoissent dès que la matiere gouteuse se jettant sur les extrémités, cause un accès régulier.

Le vertige arthritique a beaucoup de rapport avec le mal de tête: les personnes qui sont sujettes à l'un, le sont à l'autre; ils ont tous deux les mêmes causes, sont accompagnés des mêmes accidens, & se guérissent également par un accès régulier de *goute*.

Le vertige est quelquefois léger, & est un signe de l'approche d'un paroxysme, lequel se déclarant, le vertige cesse: mais il est quelquefois si violent, que le malade ne peut presque pas faire un pas sans trébucher.

Celui de cette espece ne tarde gueres à dégénérer en apoplexie, à moins que l'accès régulier ne vienne assez à tems pour prevenir ce malheur.

Musgrave observe qu'il n'a jamais vu de vertige arthritique se terminer par l'épilepsie, suite ordinaire du vertige sans *goute*.

La premiere chose qu'on a à faire, soit dans le cas du simple mal de tête, soit dans celui du vertige, est de saigner, surtout s'il y a obscurcissement dans la vue, rougeur au visage & pulsations aux arteres des tempes, tous signes qui menacent d'apoplexie. Mais dans le cas de cet accident, comme dans tous les autres desordres arthritiques, il faut porter toute son attention du côté de la *goute*, & ne pas saigner en si grande quantité ni si fréquemment qu'on pourroit faire, si ce n'étoit pas un gouteux qu'on traitât. Il faut donc se borner à saigner simplement autant qu'il est besoin pour soulager la tête, & non davantage, de peur d'empêcher l'expulsion de la *goute* vers les extrémités.

Quelquefois on commence à sentir de la douleur de *goute* aux articulations immédiatement après la saignée.

Si le malade se plaint de l'estomac; il sera à propos de lui faire prendre de la décoction de thé ou de chardon par forme de vomitif.

On le purgera avec des pilules de Ruffus, des pilules cochiées, ou des pilules de *duobus*, à quoi on ajoutera quelques grains de résine de Jalap, que le malade prendra immédiatement après la saignée ou le vomissement, si on a jugé à propos de le saigner, ou de le faire vomir.

Pour les personnes qui sont aisées à purger, il suffira de leur donner une solution de sel cathartique amer dans de l'eau simple, ou dans des eaux d'Alford.

Une premiere purgation n'est quelquefois pas suffisante quand son effet est léger, ou qu'il y avoit beaucoup de matiere à évacuer: c'est pourquoi il faudra la réitérer autant qu'il sera besoin pour parvenir à la fin qu'on se propose, qui est de repousser vers les extrémités la *goute* qui s'est logée dans la tête.

Après la purgation, il arrive fort souvent que le malade commence à sentir de la douleur aux extrémités: mais s'il n'en sent point, il faut employer tous les médicamens propres à déterminer la *goute* vers les articulations, & toutefois le faire avec prudence & circonspection, de peur qu'au lieu de parvenir au but qu'on se propose, on ne fasse refluer le sang, & en même-tems la matiere gouteuse avec violence vers la tête; ce qui augmenteroit le desordre auquel il s'agit de remédier, & feroit périr le malade. C'est pourquoi il faut s'abstenir des martiaux trop violens, des podagragogues trop agiſſans, & y ſubſtituer les céphaliques ſuivans; encore ne faudra-t'il les employer qu'après qu'on aura calmé par la ſaignée & la purgation l'ardeur exceſſive qu'on avoit excitée.

Les céphaliques convenables en pareil cas, ſont le corail rouge, la poudre ſimple ou composée de pattes d'écreviſſes, & l'ambre blanc. On peut prendre ces céphaliques doux ou autres de même nature, ſoit en ſubſtance, ſoit en en faiſant des bols avec de la conſerve de fleurs de romarin, de fleurs de bétoine, du ſirop de Stœchas, du ſirop ſimple de pivoine; ou bien on en fera des pilules avec de l'extrait de gentiane, à quoi l'on ajoutera de la poudre de dictame de Crete, du caſtoreum, ou de la graine de pivoine.

Après des évacuations abondantes, on peut ajouter à ces médicamens trois ou quatre grains de ſel ou même d'alcohol de mars, & réitérer de ſix heures en ſix heures, ou de huit en huit.

Par-deſſus chaque priſe, le malade prendra un verre d'un julep fait avec des eaux composées de ceriſes noires, de fleurs de tilleul & de pivoine, avec de l'eſprit composé de lavende: il prendra dans l'intervalle quelques gouttes de teinture de ſuccin; ou ſi la fievre n'augmente point, de l'eſprit de ſel volatil huileux ou de corne de cerf dans une infuſion de ſommités de ſauge, de romarin ou de thé.

On peut ajouter à tout cela le *ſpecies diambræ*, dépouillé de ſa ſenteur ou de ſa teinture.

Le caffé eſt auſſi très-bon, ſurtout s'il eſt fait avec l'infuſion de quelque plante céphalique.

On peut prendre auſſi dans le vertige arthritique, après les évacuations, les médicamens ſuivans:

poudre de graine de rue,
pivoine mâle,
caſtoreum,
racine de valeriane ſauvage,
cyprès,
quinquina,
écorce d'orange,
poudre composée de fleurs de romarin,
ſpecies diamoſchi dulcis;

Ou bien on peut de quelques-unes de ces drogues faire un électuaire avec de la conſerve de fleurs de pivoine, ou de ſirop de pivoine, ou de ſirop de muſcade confite aux Indes.

Ou bien des pilules faites de poudre de guttete & d'*ens veneris*, avec un extrait de jonc odorant ou de ſolution d'*aſa fœtida*.

On y peut ajouter du ſel de mars ou du ſel de ſuccin, dont on prendra une doſe modérée de ſix heures en ſix heures, ou de huit en huit; c'eſt-à-dire, ce qu'il en faudra pour ranimer les eſprits, & non pas aſſez pour y jetter le trouble.

Après chaque doſe, on prendra un verre de julep céphalique.

Dans les intervalles on prendra une doſe de l'infuſion ci-deſſus décrite, avec quelques gouttes de teinture de ſuccin.

Il ſera auſſi fort utile d'approcher du nez des choſes fétides, telles que l'eſprit de ſel ammoniac, avec du ſel de tartre, du caſtoreum & de l'*aſa fœtida*.

Les choſes d'une odeur agréable peuvent auſſi produire un bon effet.

Muſgrave conſeille de frotter les tempes & les narines avec le baume ſuivant.

Prenez *des huiles chymiques de romarin, un ſcrupule,*
de lavende,
de marjolaine,
de thym,
d'origan,
d'hyſope, } *de chaque, un ſcrupule;*
huile de canelle,
d'orange,
d'angélique,
de rue, } *de chaque, une dragme;*
huile de ſuccin, une demi-dragme,
huile de clous de girofle, un demi-ſcrupule,
huile de muſcade par expreſſion, quatre onces,
ambre gris, deux dragmes,
muſc, une dragme,
baume du Pérou, cinq dragmes;

Mettez l'ambre gris & le muſc ſur un marbre; humectez-les d'huile & lévigez avec une pierre juſqu'à conſiſtance de pommade. A ce mélange, ajoutez du baume du Pérou, & continuez la lévigation pendant demi-heure; ajoutez enſuite l'huile de muſcade par expreſſion, & continuez la trituration pendant une bonne heure. Conſervez ce baume céphalique dans une phiole pour l'uſage.

Après qu'on aura pris ces médicamens céphaliques pendant un jour ou deux, dans l'un ou l'autre de ces deſordres, appliquez ſur l'articulation où la *goute* ſe faiſoit ſentir d'ordinaire, quelques topiques ſtimulans, comme une emplâtre faite de deux parties de gomme caranna, une partie de cire jaune, & une ſuffiſante quantité d'huile de vers: mais ſi cela ne ſuffit pas, & que le mal de tête ſubſiſte, ou même augmente, il faut mettre en œuvre les ſinapiſmes, les véſicatoires, la flanelle & les ligatures.

Muſgrave penſe qu'il eſt dangereux de ſe ſervir en ce cas d'émulſions & de décoctions rafraîchiſſantes, de narcotiques, d'embrocations rafraîchiſſantes, d'épithemes, & de ſe laver la tête avec de l'eau froide, quoique tout cela puiſſe être fort utile contre les mêmes accidens lorſqu'ils proviennent d'une autre cauſe.

Il n'approuve pas non plus qu'on applique les ſangſues aux veines hémorrhoïdales, de crainte d'y exciter l'inflammation ou la fiſtule.

Il ſeroit bon par forme de préſervatif, & pour empêcher le même deſordre de revenir, d'appliquer quelquefois des véſicatoires, ſoit au cou, ſoit aux épaules, de ſe faire ſaigner dans le Printems & ſe purger tous les mois; il faut ſurtout éviter ce qui peut cauſer la conſtipation, & avoir toujours les piés chauſſés chaudement.

Ceux qui ſont ſujets à ces deſordres, s'abſtiendront religieuſement de l'uſage des ſternutatoires, de dormir après dîner, & de prendre des boiſſons auſteres.

Apoplexie arthritique.

Les gouteux les plus ſujets à l'apoplexie arthritique, ſont ceux qui ont la *goute* depuis pluſieurs années, qui ont le cou gros & court, qui commencent à devenir vieux, & ſingulierement ceux qui mangent & boivent tout ce qui leur fait plaiſir, ou qui ſont devenus pléthoriques depuis qu'ils ont quittés certains exercices auxquels ils étoient accoutumés. Cette apoplexie arrive lorſqu'un accès régulier de *goute* a été interrompu, ou qu'il a été trop long-tems ſans venir, ou même qu'il n'a pas aſſez de force pour expulſer la matiere gouteuſe.

La cure de cette maladie eſt différente de celle de l'apoplexie ordinaire.

Les ſignes qui annoncent l'approche de l'apoplexie arthritique ſont la douleur de tête ou le vertige, ou l'un & l'autre à la fois. La tête devient peſante, le viſage rouge & bouffi, ſouvent la langue s'épaiſſit au point de ne pouvoir plus articuler, tous les mouvemens de corps que fait le malade ſont déréglés, ſa démarche inégale; & ſi le déſordre augmente, il perd tout-à-coup le mouvement & l'usage de ses sens, ses yeux deviennent verdâtres comme s'il étoit mort. Cette apoplexie est accompagnée de ronflement & de râlement comme l'apoplexie ordinaire, de laquelle on la distingue en faisant attention à la constitution actuelle du malade, & en examinant de quelles sortes de paroxysmes *goutteux* elle a été précédée.

Une cravatte ou autre chose qui serre le cou, contribue beaucoup à retenir le sang dans la tête & occasionne ainsi l'apoplexie, surtout si le malade fait usage de liqueurs spiritueuses : c'est pourquoi, afin de prevenir cet accident, il faudra avant de se mettre au lit détacher le collet de sa chemise.

L'usage excessif des opiats & des errhines, contribue aussi beaucoup à ce désordre, aussi-bien que tout ce qui peut faire remonter la *goute* des extrémités.

Le printems & l'automne sont des saisons propres à occasionner l'apoplexie arthritique.

Beaucoup de malades réchappent de cet accident lorsqu'on les traite comme il faut, & se portent beaucoup mieux après, que ceux qui sont revenus d'une apoplexie ordinaire, pourvu qu'ils vivent de régime & avec sobriété & tempérance.

La méthode qui convient en ce cas, consiste à soulager le cerveau par des évacuations, & par la révulsion, & à repousser la *goute* vers les extrémités, & en même tems à écarter tous les obstacles qui pourroient prévenir un accès régulier, comme des souliers ou des bas trop étroits. C'est pourquoi il faudra tirer au malade, sans différer, douze, quatorze ou seize onces de sang plus ou moins, à proportion de sa force & de son tempérament.

Immédiatement après on lui donnera un clystere d'urine humaine, ou de décoction ordinaire, avec du sel commun ou de l'aloès rosat, ou quelques autres ingrédiens stimulans.

Bien-tôt après on lui fera prendre une purgation stimulante; par exemple une demi-dragme ou deux scrupules de la poudre de la Comtesse de Warwick, ou bien un scrupule de l'extrait de Rudius, avec six ou dix grains de résine de jalap, & de l'élixir de propriété ce qu'il en faudra pour donner à la composition consistance de pilules, ou trois onces de décoction purgative amere, ou une once, ou une once & demie de sirop de nerprun.

Si la purgation n'opere pas vivement en trois ou quatre heures, il faudra donner un autre clystere.

Pendant tout ce tems on tiendra toujours le malade à son séant.

Après la purgation on réitérera la saignée au bras ou à la gorge.

On fera très-bien aussi d'appliquer les ventouses entre les deux épaules.

Après ces évacuations, appliquez sur l'articulation qui étoit le siége de la *goute* lors du dernier accès quelque emplâtre extremement stimulante, comme par exemple celle qu'on fait avec de la poix de Bourgogne & de la térébenthine de Venise ou une emplâtre céphalique avec de l'euphorbe. Pendant tout ce tems on tiendra toujours le membre bien chaud en l'enveloppant avec de la flanelle.

Musgrave rapporte qu'il a vu des effets merveilleux du bain des piés, tenus dans l'eau aussi chaude que le malade la pouvoit supporter; & qu'un malade qui sembloit prêt à expirer a été sauvé par ce moyen.

Si cette méthode ne soulage pas le malade, appliquez des vésicatoires au cou, au sinciput & par toute la tête, après l'avoir rasée, & les y laissez pendant quatre ou cinq jours.

Appliquez aussi des vésicatoires aux chevilles du pié, si la *goute* a coutume de venir principalement au pié, ou aux épaules si elle a coutume de venir aux mains.

Si le danger est pressant appliquez une ventouse au cou, ou à la partie de la tête où se rencontrent les sutures lambdoïdes & sagittales, si c'est le derriere de la tête qui est le plus affecté; ou si c'est le devant, à la place où se rencontrent la suture sagitale & la coronale.

Mais si on ne juge aucune de ces applications nécessaire pour la tête, il faudra du moins la raser ou la bien frotter dans la vue de relâcher la peau, & y mettre une emplâtre de cumin pour augmenter la transpiration de la partie.

Que si le désordre ne cesse pas encore, il sera à propos de faire usage d'errhines propres à tirer des sérosités par le nez, sans pourtant faire éternuer le malade, ce qui seroit fort dangereux dans ces circonstances.

Le malade aura souvent des plantes acres dans la bouche qu'il mâchera pour exciter la salivation. Pour cet effet,

Prenez *râclures de raiforts*, } *de chaque demi-*
graine de moutarde broyée, } *dragme.*
poudre d'impératoire, une dragme.

Mêlez avec du miel & mettez le tout dans un morceau de mousseline. Le malade tiendra ces ingrédiens ainsi enveloppés, entre ses dents & crachera à mesure les eaux qui lui seront venues à la bouche.

Cependant, tandis que se font ces évacuations, le malade prendra fréquemment une dose d'esprit de sel volatil huileux, ou d'esprit de corne de cerf succiné avec un julep céphalique; ou bien il prendra deux ou trois fois par jour une dose de pilules faites de poudre de guttete & de castoreum, mis en masse propre à faire des pilules, avec de l'huile de succin & une solution d'*asa-fœtida.*

Ces pilules raniment les esprits en même tems qu'elles contribuent à expulser la *goute* : mais il ne faut jamais en faire usage qu'après de copieuses évacuations préalables.

Si ces remedes ne suffisent pas pour pousser la *goute* vers les extrémités, il en faudra venir aux cataplasmes les plus stimulans.

Si-tôt qu'il paroît de la tumeur ou de la douleur aux extrémités, il faudra tout mettre en œuvre pour y retenir la matiere qui est venue s'y loger, & l'empêcher de revenir sur ses pas. Pour cet effet, il faut appliquer un vésicatoire sur la partie, que l'on tiendra en suppuration pendant long-tems, au moyen de mélilot qu'on y appliquera, avec des cantharides, s'il est nécessaire. Pendant tout ce tems il faudra toujours tenir la partie bien chaude, l'enveloppant pour cela de flanelle & de bandages de laine, & le malade tiendra tout le jour ses piés posés à terre, si c'est aux piés que la *goute* se fait sentir.

Il sera aussi d'une très-grande utilité de faire deux ou trois fois par jour de vigoureuses frictions aux extrémités.

Le transport de la *goute* aux extrémités est ce qui peut arriver de plus heureux dans ces circonstances. Alors, mais non auparavant, on peut donner quelques podagragogues doux, c'est-à-dire, quand on voit que la *goute* a pris un nouveau cours, & qu'il n'y a plus à craindre qu'elle remonte avec impétuosité à la tête.

La poudre de la Comtesse de Kent, prise à la quantité d'un scrupule, de six heures en six heures, ou de huit en huit, sera un excellent médicament. On y pourra ajouter une fois par jour ou même deux, si le malade est d'une constitution phlegmatique, cinq grains d'alcohol de mars.

Mais s'il arrivoit par quelque cause que ce fût que la *goute* remontât des extrémités & causât tout-à-coup une douleur de tête plus violente qu'auparavant; il faudroit quitter tout aussi-tôt l'usage des podagragogues & recourir aux topiques stimulans & aux remedes ci-dessus indiqués, qui raniment doucement les esprits.

Pendant l'usage de ces remedes le malade observera un régime extremement léger : il vivra, par exemple, de bouillons de poulet, de gruau ou de panade avec des groseilles ou du raisin; on pourra quelquefois lui permettre du chocolat. Au lieu de petite bierè il n'aura qu'à boire du cidre, du vin & de l'eau, du thé, une infusion de sauge ou de giroflée.

Rien n'est plus pernicieux dans ces cas là que des mets solides, surtout le soir.

Il faudra entretenir une liberté de ventre seulement modérée, car le dévoiement pourroit attirer la *goute* dans les intestins, & la constipation la faire remonter à la tête.

Par forme de préservatif, il est très-utile, surtout aux personnes d'un fort tempérament, d'avoir un cautere entre les épaules, de respirer l'air de la campagne, de se purger au printems & en automne, & de se faire saigner au commencement d'Octobre.

Mais le meilleur préservatif est ce qui procure des accès réguliers de *goute*.

Il y a une autre sorte d'apoplexie arthritique que Musgrave appelle symptomatique, dont la cause est dans l'estomac & dans les intestins. Il veut qu'on la guérisse par des vomissemens & des purgations & par les médicamens propres à animer les esprits & à expulser la *goute*.

Paralysie arthritique.

La matiere arthritique tombant quelquefois sur les origines des nerfs, cause la paralysie sur les parties où ils s'étendent, & cela plus ordinairement dans les gouteux qui ont de la disposition à la pléthore.

Les causes ordinaires de la paralysie arthritique sont un air humide & marécageux, une vie sédentaire, un mauvais régime, le trop fréquent usage d'opiats & de liqueurs spiritueuses, le coït trop fréquent, le froid; l'usage excessif de médicamens chauds dans les personnes d'un tempérament bilieux, ou tout ce qui empêche la *goute* de tomber sur les extrémités, ou qui l'en fait remonter lorsqu'elle y est.

Les nerfs de la langue en sont quelquefois affectés, & alors le malade perd l'usage de la parole, & ne prononce plus que des mots confus.

Si la branche de la paire vague qui s'étend à l'estomac est affectée, le malade perd l'appétit & la digestion, & prend en aversion toute sorte d'alimens; de maniere qu'il dépérit de jour en jour & se consume insensiblement de langueur.

Musgrave rapporte qu'il a vu ce cas arriver à des gouteux pléthoriques, & que ces deux causes ont produit d'abord l'apoplexie & ensuite la paralysie.

Quand la paralysie arthritique arrive à un malade d'un tempérament bilieux, surtout à la suite d'une colique bilieuse, il perd l'appétit, son embompoint dépérit, la transpiration ne se fait plus à travers sa peau; il devient sec, son teint est semblable à celui d'un ictérique & il en a surtout le blanc des yeux.

Quelquefois il n'y a qu'un côté seulement ou un seul membre d'affecté, comme la langue en particulier; tantôt la maladie est accompagnée de mouvemens convulsifs, tantôt elle ne l'est pas; quelquefois la paralysie est imparfaite & ne fait que rendre les parties qu'elle attaque pesantes & inhabiles au mouvement; d'autres fois elle est parfaite & les rend tout-à-fait inutiles & immobiles.

Cette maladie est très-difficile à guérir, surtout quand elle est la suite d'une apoplexie; & si l'apoplexie revient elle est pour l'ordinaire mortelle: cependant il peut arriver quelquefois que le malade en réchappe contre toute attente, si l'on le traite par une bonne méthode.

Si le pouls est plein & que le malade ait de la disposition à la pléthore, on commencera par le saigner, soit au bras ou à la veine jugulaire, ou par lui appliquer des ventouses & lui faire des scarifications au dos. Quelques heures après la saignée on lui donnera un clystere. On ne risque jamais de le purger: mais il faudra que le purgatif soit d'une nature stimulante, capable d'agiter le sang & de pousser l'humeur gouteuse vers les extrémités.

Aussi-tôt que le malade se trouve attaqué de paralysie arthritique, appliquez lui sur les articulations où la *goute* se faisoit sentir d'ordinaire, le cataplasme apoplectique de *Bates*, le cataplasme de raifort de Fuller, ou quelque autre également stimulant.

Aussi-tôt que la *goute* a quitté la tête pour se rendre aux extrémités, & non plutôt, le malade prendra quelques podagragogues doux, comme la poudre de Gascogne ou la poudre purpurine, deux ou trois fois par jour, avec un verre de julep céphalique après chaque prise.

Aussi-tôt qu'il paroîtra de la tumeur aux extrémités, on y appliquera un vésicatoire.

On fera bien aussi en ce cas d'appliquer un épispastique sur le cou; & sur la tête après l'avoir rasée, une emplâtre de cumin, ou quelque autre emplâtre attractive: mais il ne le faudra faire qu'après avoir procuré les évacuations nécessaires.

Les gargarismes qui causent une abondante salivation, sont ceux qu'il faut surtout employer, observant en même tems un régime très-léger.

Le malade prendra aussi de tems à autres une dose d'esprits volatils, de teinture de castoreum ou de succin dans un verre de julep céphalique, ou d'une infusion de romarin ou de sauge.

Quand la matiere gouteuse est entierement fixée sur les nerfs, il la faut atténuer par des décoctions de gayac & d'écorce de sassafras, par des préparations du sel, par des frictions, des bains, des embrocations, par des vetemens convenables, des linimens, des cérats & des emplâtres tels que ceux dont on fait usage dans la paralysie ordinaire.

Musgrave recommande la décoction de quinquina avec des martiaux, comme une chose qu'il croit être fort salutaire.

Musgrave nous recommande aussi d'examiner soigneusement si le malade est chaud ou froid, si la matiere de la *goute* est accompagnée d'un sang visqueux ou non; ou si elle est jointe à une abondance excessive de bile, comme dans le cas de la paralysie arthritique, qui est venue immédiatement après une colique bilieuse, & il en donne une exemple.

Dans ces cas les médicamens chauds pris en une certaine quantité pendant quelque tems, rendent le malade inquiet & fiévreux & le privent de sommeil: mais aussi ils le rendent plus fort, au lieu que l'usage des médicamens d'une qualité contraire l'affoiblit & lui fait tort.

C'est pourquoi Musgrave recommande les eaux de Spa, de Bristol, comme très-salubres en les buvant nouvellement puisées, au lieu que les autres eaux calybées, à ce qu'il prétend, n'ont pas le même effet; & si, dit-il, on y ajoute des martiaux à propos & en dose convenable, on parvient à la cure de ces desordres, sans peine & avec certitude.

Le meilleur préservatif & le plus sûr, est de procurer des accès réguliers de *goute*; car plus les extrémités sont douloureuses, moins le systeme nerveux est exposé à être attaqué.

C'est pourquoi, aussi-tôt qu'il paroît des signes qui annoncent une grande abondance de matiere gouteuse dans le sang, s'il n'y a pas de contre-indication, le malade fera bien de prendre un purgatif drastique, & après cela deux ou trois fois par jour, cinq grains d'alcohol de mars. Quelques jours après, mettez quelques topiques stimulans sur les articulations, pour y attirer la *goute*.

Pendant ce tems, il faut avoir soin de garantir le malade de la constipation. Il faudra aussi entre autres précautions, qu'il ait un cautere toujours ouvert aux épaules ou au dos.

Douleurs arthritiques irrégulieres par tout le corps.

Opthalmie, érésipele, achores arthritiques.

Il est assez ordinaire aux gouteux de sentir des douleurs errantes

errantes au dos, aux reins, aux épaules, au sternum & aux parties externes de la tête, qui, après avoir affecté quelque tems l'une ou l'autre de ces parties se portent ensuite ailleurs ; ensorte que ces douleurs sont très-souvent mêlées de rhumatisme. Mais quelquefois ces douleurs restent un tems considérable sur la même partie & font extremement souffrir le malade. Ces douleurs se font sentir volontiers à la région lombaire, & affectent le malade comme s'il avoit la pierre dans les reins. Le siége de la matiere gouteuse, en cette occasion, est l'épine du dos & ses membranes. Ces douleurs ne se font guere sentir qu'aux personnes épuisées par l'âge & par une *goute* invétérée, & dont la constitution par ces raisons est trop foible pour procurer d'elle-même un accès régulier en poussant la matiere gouteuse aux extrémités.

Musgrave rapporte qu'il a connu un gouteux qui sentit pendant un mois & plus, une douleur extreme à la paupiere supérieure, laquelle cessa tout d'un coup par un accès de *goute* qui suivit.

Le même Auteur a vu des érésipeles se terminer par un paroxysme de *goute*; d'où il infere que ces érésipeles étoient donc causés par la matiere arthritique.

Il y a des gouteux, en qui, lorsque les accès sont trop foibles, ou ont été interrompus, la matiere de la *goute* s'évacue par les oreilles, & dans d'autres par des achores seulement, sans qu'il paroisse aucun gonflement aux articulations.

Dans tous ces cas, le danger est beaucoup moindre que quand la matiere gouteuse se fixe sur les parties internes, & affecte quelqu'un des visceres. Il y a même cet avantage, que dans ces mêmes cas rarement la *goute* quitte entierement ces parties pour se jetter sur les visceres, elle se porte plus souvent aux extrémités, & y cause une *goute* réguliere.

Il faut suivre la même méthode pour la cure des autres desordres gouteux de cette espece.

C'est pourquoi la premiere chose qu'il y a à faire, si les accidens sont considérables, c'est de saigner ; ensuite on donnera de l'aloès, ou quelque autre purgatif drastique qui puisse en partie évacuer la matiere arthritique, & repousser le reste vers les extrémités.

Après ces évacuations générales, Musgrave conseille de de ne rien faire de plus, à moins que la douleur ne soit extremement violente ; & en ce cas on doit faire tous ses efforts pour évacuer la matiere arthritique, ou pour la repousser vers les articulations; pour cet effet, il faudra se tenir bien chaudement au moyen de bonnes couvertures ; ou prendre de l'esprit de corne de cerf, de la thériaque de Venise avec de la poudre de gascogne, la poudre rouge d'Excester ; ou quelques autres cordiaux semblables, avec une infusion de romarin.

Ces cardiaques sont utiles, soit que les douleurs soient fixes, soit qu'elles soient errantes, & dans le cas de l'érésipele.

Si l'opthalmie empiroit après ces évacuations, Musgrave conseille le collyre suivant.

Prenez *du blanc d'œuf*,

Battez-le; délayez-le dans de l'eau-rose, ajoutez-y quelques grains de camphre; faites-en un collyre dont vous distilerez quelques goutes tous les matins dans les yeux; appliquez dessus deux ou trois fois par jour un linge trempé dans le même collyre. On peut aussi ajouter à ce collyre de la pierre calaminaire ou de la tuthie bien préparée.

Quant aux achores dont on vient de parler, il faut les traiter comme celles qui proviendroient de toute autre cause que la *goute*; mais Musgrave les trouve si peu dangereux & même si utiles, qu'il ne conseille pas d'essayer à cette occasion de procurer de la douleur aux extrémités.

Larmoyement, & mal de dents arthritiques.

Jean Etienne Strobelbergerus a écrit un Traité de la *goute des dents*.

Quelquefois l'humeur gouteuse tombe sur les glandes qui sont dans les orbites, & y cause une décharge de sérosité acre.

Quelquefois aussi cette sérosité tombe sur les gencives & les membranes qui environnent les racines des dents. Quelquefois ces accidens arrivent après que la *goute* à été repoussée des extrémités, & ils finissent quelquefois par un accès régulier.

Si ces desordres deviennent considérables, saignez à la veine jugulaire plutôt qu'au bras. Ensuite donnez un purgatif drastique le lendemain au matin; après quoi vous appliquerez un épispastique sur le cou, & quand vous l'aurez ôté, vous mettrez en place quelque onguent stimulant pour prolonger la décharge de la matiere.

Mais si nonobstant tous ces remedes, la *goute* continue sur cette partie, vous aurez recours aux médicamens propres à l'en expulser & à la précipiter vers les extrémités.

Dans l'*épiphora*; (larmoyement) Musgrave recommande de faire dégouter du lait de femme dans les yeux, ou un collyre de mucilage d'encensiere & de graine de coings avec de l'eau-rose ou de l'eau de plantain, & des trochisques blancs de *rhasis*.

Pour le mal de dents le même Auteur conseille un gargarisme qui excite la salivation.

Si l'on ne peut se dispenser d'arracher la dent, le même Auteur conseille de gargariser la bouche avec de l'eau de fontaine, du miel mercuriel, du sel commun ; après quoi il veut qu'on remette la dent dans sa place, & il croit qu'elle en vaudra mieux pour avoir été tirée.

Observations diverses.

Quand la *goute* se jette sur quelque viscere ou autre partie, elle imite parfaitement l'espece de maladie qui pourroit venir à cette partie sans que la *goute* en fût la cause ; de sorte qu'il seroit quelquefois difficile de ne s'y pas méprendre.

Il est rare qu'on meure de la *goute*, sans qu'elle soit devenue anomale.

On est long-tems d'une santé imparfaite ; on se plaint de douleurs aux épaules, à la poitrine, au dos & aux lombes, qui quelquefois ressemblent à des douleurs de rhumatisme ; quelquefois de maux de tête semblables à ceux des hystériques, d'autres fois de maux semblables à ceux des scorbutiques, lesquels accidens se terminent à la fin tous par la *goute*.

Musgrave appelle *goute* symptomatique celle qui tire sa cause & son origine de quelque autre maladie, comme rhumathismes, maladie vénérienne, hydropisie ou scorbut.

Après avoir donné des regles pour le traitement de la *goute* réguliere, & même de plusieurs especes de *goute* anomale, il me reste à dire quelques mots de cette maladie cruelle & opiniâtre.

Sydenham, comme on l'a vu plus haut, & Boerhaave après lui, & la plupart des Auteurs qui ont écrit intelligiblement sur la *goute*, sont dans le sentiment que sa cause premiere est l'indigestion. Cependant cette maladie, à moins qu'on ne l'hérite de ses parens, vient ordinairement à des gens d'un tempérament fort & robuste, qui ont de l'appétit, & digerent bien ce qu'ils mangent, au moins en apparence. Ainsi on pourroit demander comment il se fait que ces sortes de gens aient la *goute*, tandis que d'autres qui sont d'une complexion foible, qui ont les organes digestifs, lâches & sans force, & en qui l'on voit clairement que les digestions ne se font que très-foiblement, ont pourtant le bonheur d'en être exempts.

Dans la vue de concilier ces contradictions apparentes,

& de donner de la *goute* une idée plus claire que celle qu'on s'en forme communément, il est nécessaire de remarquer deux choses.

La premiere, qu'il y a dans les corps animaux une suite décroissante de vaisseaux par où les fluides se portent dans les différentes parties.

Les Medecins entendent bien ce que je veux dire par cette suite décroissante de vaisseaux : mais afin que ceux qui ne sont pas Medecins l'entendent aussi, je vais m'expliquer plus clairement.

Il faut d'abord supposer que les vaisseaux du plus large diametre sont destinés à rouler les globules rouges du sang, (& en même tems toutes les autres especes de fluide circulant) que ces globules ou sont reportés au cœur par les veines qui y correspondent lorsqu'ils sont arrivés à des vaisseaux d'un diametre trop étroit pour les recevoir, ou peut-être que se divisant en plusieurs parties jusqu'à ce qu'ils deviennent transparens, ils continuent de circuler dans la classe suivante de vaisseaux que nous pouvons imaginer propres à transporter la sérosité ; la classe ultérieure est peut-être celle qui reçoit la lymphe ; celle d'ensuite est peut-être faite pour un fluide encore plus subtil, jusqu'à ce qu'enfin les vaisseaux les plus déliés contiennent un fluide subtil au delà de tout ce qu'on peut imaginer.

Cette supposition n'est pas sans fondement ; car si les globules rouges du sang circuloient dans les humeurs ou les membranes transparentes des yeux, ils détruiroient la vision, comme nous voyons qu'il arrive quand par erreur de lieu (*errore loci*) comme s'exprime Boerhaave, ces sortes de particules entrent dans les vaisseaux de ces parties, qui ne sont pas naturellement faits pour les recevoir.

C'est ce qui fait aussi que si l'on blesse une partie qui ait des vaisseaux propres à porter ces globules rouges, on verra un sang rouge s'extravaser, au lieu que si l'on blesse un tendon, il n'en sortira que de la lymphe ou de la sérosité.

La seconde chose à laquelle il est nécessaire de faire attention, c'est qu'il y a dans le fluide qui coule dans les vaisseaux une grande quantité de particules terreuses ; ce que je crois que personne ne me disputera. Il ne sera donc pas inutile pour la solution de la question dont il s'agit, de suivre pas à pas ces parties terreuses depuis le lieu dont elles ont été détachées, jusqu'à leur entrée dans le sang, après avoir observé que le corps humain aussi bien que ceux des animaux, tirent leur nourriture de végétaux & d'animaux qui l'ont tirée eux-mêmes de la terre.

Dans les cendres de tous les végétaux, on trouve une grande quantité de terre vierge, qui, quand elle est parfaitement débarrassée des sels qui lui étoient adhérens, ne peut être ni altérée par le feu ni dissoute par l'eau ; cependant sans une telle solution il n'est pas concevable comment cette terre peut passer par des pores aussi déliés que sont ceux des racines, monter avec la seve & contribuer à la formation des végétaux. C'est pourquoi il est extremement probable que cette solution se fait par des moyens qu'il n'est pas tems de détailler ici. Pour en avoir une exposition plus circonstanciée, voyez l'article *Acetum*.

Quand des végétaux ont été reçus dans l'estomac des animaux, il faut que la terre qu'ils contiennent, ou au moins une partie de cette terre, subisse une seconde solution, autrement elle ne pourroit point entrer dans les orifices étroits des vaisseaux lactés, circuler avec les fluides, & enfin être convertie par les facultés vitales en nourriture pour les parties solides des animaux : Qu'elle entre dans les vaisseaux lactés, qu'elle circule avec les fluides & se convertisse en nourriture, on en a la preuve en ce que l'on trouve quantité de terre dans les solides & dans les fluides des animaux, qui n'a pu être apportée là que par les lois de la circulation.

Si l'on prend en alimens des substances animales, il faut qu'elles subissent une troisieme solution peut-être plus difficile à faire que les deux premieres, les parties des substances animales étant plus fortement cohérentes que celles de ces végétaux tendres qu'on a coutume de prendre en nourriture.

Cette solution de la terre dans les substances animales & végétales se fait par les facultés digestives : & quand elles sont fortes & qu'elles font leurs fonctions régulierement, la masse du sang se trouve réparée par de nouveau chyle propre à fournir au corps tout ce qu'exige l'économie animale.

Mais si les facultés de la digestion sont défectueuses, cette solution se fait d'une maniere imparfaite ; de sorte que l'aliment n'étant presque point dissous, ou il sort du corps par le vomissement, ou s'en va par les selles, presque dans le même état qu'il a été pris, comme il arrive dans la lienterie.

De plus, supposons que la bile soit visqueuse & inactive & conséquemment incapable d'achever, par ses qualités savoneuses, la solution commencée dans l'estomac, ensorte que l'aliment ne soit pas assez atténué pour fournir un chyle de la finesse qu'il doit être pour circuler librement à travers les poumons ; la suite de cette dépravation sera qu'on respirera difficilement, comme il arrive dans le *chlorosis* (pâles-couleurs ;) & comme dans ce cas le chyle ne se trouve point façonné par l'action des poumons qui lui est nécessaire pour l'atténuer & le convertir en un sang louable ; le sang qui se forme de ce chyle est trop grossier pour circuler à travers les glandes ; les humeurs superflues qui devroient être emportées par les émonctoires destinés à cet effet, restent dans la masse ; de-là les obstructions des glandes & l'hydropisie.

Il seroit peut-être difficile de suivre pas à pas l'aliment dans tous les différens degrés de solution qu'il doit recevoir, & de détailler tous les différens désordres que cause sa stagnation dans ces vaisseaux de différentes classes, qui vont toujours en décroissant. Il me suffit d'observer pour le présent, que toutes les fois que des particules de sang, c'est-à-dire d'aliment dissous, arrivent à une sorte de vaisseau dont le diametre est trop petit pour les recevoir, il faut qu'elles y restent en stagnation, à moins qu'elles ne soient capables de se diviser en plus petites particules.

Maintenant, pour revenir à la *goute*, je suppose un homme plein de vigueur, qui mange & boit avec appétit, & qui, par le moyen d'exercices suffisans, conserve aux organes de la digestion, le ton & l'élasticité nécessaires pour bien dissoudre ses alimens. Je suppose encore, que le même homme cesse tout à coup, totalement ou en partie le genre d'exercice qu'il faisoit, & que son appétit ne diminue pas à proportion de la diminution qui est survenue par là dans ses facultés digestives. Il peut arriver en ce cas que l'aliment soit suffisamment atténué pour les principaux besoins de l'œconomie animale, tandis que la terre ne sera pas assez dissoute pour circuler librement dans la classe de vaisseaux la plus reculée ; c'est-à-dire, de ces vaisseaux qui portent des fluides dans les parties qui n'ont point de sang, qui sont nourries de lymphe, de sérosité, ou de quelques fluides plus déliés ; tels sont les tendons, les ligamens, & les membranes nerveuses.

C'est pourquoi lorsque ces particules terreuses qui ne sont dissoutes qu'en partie, arrivent aux vaisseaux les plus reculés, dont le diametre est trop petit pour les recevoir ; il faut qu'elles y restent en stagnation, étant par leur dureté incapables d'une division ultérieure, & qu'elles y distendent avec douleur les fibres nerveuses : mais étant continuellement poussées par le nouveau fluide qui succede, elles coupent & déchirent les fibres nerveuses ; ce qui occasionne aux gouteux ces douleurs excessives qu'ils ressentent dans leurs paroxysmes.

Quand après plusieurs accès de *goute*, il s'est fixé une quantité suffisante de cette terre obstruante, sur quelque partie, les tendons & les ligamens deviennent roides & immobiles ; & la matiere obstructive perce petit à petit à travers les tégumens, & paroît dans sa forme propre & originaire, c'est-à-dire, en forme de terre ou de craie.

Si la matiere obstructive étoit repoussée, & que quelque obstacle formé à dessein ou par accident, l'empêchât de se fixer sur les extrémités; il pourroit arriver qu'elle se jettât sur les membranes nerveuses de quelques organes plus nobles, & qu'elle y causât des désordres différens, selon les différentes parties où elles se feroit jettée, de la maniere qu'on l'a dit plus haut.

Nous pouvons comprendre par-là pourquoi la *goute* a été regardée dans tous les tems comme incurable : la raison en est qu'elle réside dans les vaisseaux les plus reculés, lesquels sont bien loin hors de la sphere des opérations médicinales.

C'est aussi pourquoi, selon le systeme de Sydenham, si l'on fortifie les organes digestifs par des aromatiques échauffans, les forces de la circulation étant augmentées, la matiere gouteuse sera poussée plus fortement vers les extrémités où conséquemment la douleur augmentera. Si au contraire on traite la *goute* par des remedes rafraîchissans, cette méthode cause du relâchement dans les organes de la digestion, & occasionne conséquemment un plus grand amas de matiere arthritique.

Afin que cette courte théorie de la *goute* puisse ne pas paroître entierement infructueuse, il faut remarquer de plus que les sels alcalins sont les seules substances qu'on connoisse dans la nature qui fournissent un menstrue capable de dissoudre la terre. Aussi les sels alcalins de toutes sortes disposent la terre à une solution suffisante pour une végétation subséquente, & fertilisent le terroir d'une maniere sensible.

C'est donc parmi les sels alcalins qu'il faut chercher un remede pour la *goute*; & si on peut le rendre assez pénétrant pour qu'il arrive dans la classe de vaisseaux la plus reculée où réside la cause matérielle de la *goute*, & qu'il la puisse atténuer au point de la rendre capable de transpirer à travers les pores de la partie affectée; ce sera ce qu'il faudra non-seulement pour guérir le paroxysme présent; mais même pour corriger si bien la constitution du corps qu'il ne ressente plus cette incommodité par la suite que très-légerement, & peut-être même qui ne la ressente plus du tout.

Il ne faut pas que je manque de donner place ici à une recette d'un topique pour la *goute*, qui m'a été donnée par un Gentilhomme d'un rang & d'une fortune élevés, duquel il s'est servi pendant plusieurs années avec beaucoup de succès, & qu'il conseilloit à beaucoup de ses amis, qu'il s'en sont tous parfaitement bien trouvés.

La voici :

Prenez un pot de terre de la capacité de douze pintes, emplissez-le jusqu'au haut de fleurs de sureau bien mûres & épluchées proprement; elles s'abbaisseront peu à peu : vous continuerez de remplir le pot tous les jours jusqu'à ce que le tems de cette fleur soit passé. Vous mettrez ensuite par-dessus trois pintes de vinaigre commun, & une demi-livre de sel marin gris ; alors vous boucherez bien le vaisseau, & le laisserez exposé au soleil pendant deux mois, remuant tous les jours avec un bâton; vous le boucherez bien ensuite & le mettrez à la cave. S'il s'y engendre des vers, mettez-y un peu de sel, remuez & mêlez bien le tout ensemble. Appliquez-en de douze heures en douze heures sur la partie affligée de la *goute*. Il le faut mettre froid. S'il est trop sec, versez un peu de vinaigre parmi. Il en faut mettre un demi-pouce d'épais sur la partie du pié qui est affectée dans le tems que la douleur commence à se calmer un peu.

Il est à remarquer que ce cataplasme fait transpirer excessivement la partie, ensorte qu'il n'y a pas un pore dont il ne sorte de la liqueur limpide.

Si on applique ce cataplasme de la maniere & dans le tems que je viens de dire ; c'est-à-dire, quand la grande douleur commence à diminuer, il guérit la douleur & l'estropiement de la partie, lesquels autrement auroient affligé le malade pendant plusieurs semaines, & même quelquefois plusieurs mois, comme me l'a assuré le Gentilhomme qui m'en a donné la recette, pour en avoir fait l'expérience lui-même.

Examinons de quoi il est composé, & nous trouverons qu'il est tout propre aux effets qu'on lui attribue.

Les ingrédiens qui y entrent sont le vinaigre, le sel & les fleurs de sureau.

La nature & les propriétés du vinaigre sont suffisamment expliquées à l'article *Acetum*. Quand au sel, je renvoie mon Lecteur à l'article *Sal*, après lui avoir fait observer que cette substance contient un esprit acide extremement pénétrant, & une terre alcaline.

Il n'est pas question ici de chercher quelles sont les propriétés des fleurs de sureau, ou quelles vertus médicinales elles possedent, quand elles sont dans leur état naturel; parce que ces fleurs, une fois mises dans le pot, s'amortissent, s'affaissent, dégénerent en une espece de pulpe fétide, perdent les vertus qu'elles avoient en tant que plante, & en acquierent de nouvelles, toutes différentes de celles-là. Ainsi on a vu plus haut à l'article *Alcali*, que les végétaux putréfiés procurent par la distilation un sel volatil urineux, qui ne differe en rien de l'esprit de corne de cerf, ou d'aucun autre esprit ou sel animal ; au lieu qu'avant la putréfaction on n'auroit pu par aucun moyen que c'eût été en tirer un esprit pareil.

C'est pouquoi du mélange des fleurs de sureau putréfiées & converties en une pulpe huileuse qui abonde en sel volatil alcalin, avec le vinaigre & le sel, qui sont imprégnés l'un & l'autre d'acides extremement pénétrans; il résulte une troisieme substance fort différente de chacun des ingrédiens qui entrent dans sa composition ; car l'acide du vinaigre agit sur les sels alcalins du végétal putréfié; celui-ci agit à son tour sur l'acide; ensorte qu'ils se détruisent l'un l'autre, d'où provient une substance neutre qui a quelque chose du *tartre régénéré*, qu'on appelle autrement *terre foliée de tartre*. Mais comme le sel qu'on emploie pour la préparation du tartre régénéré est fixe, & que celui des fleurs de sureau putréfiées est volatil, il doit résulter de l'union de ce dernier avec le vinaigre, un tout plus pénétrant.

On n'ignore plus à présent que les substances neutres sont extremement savoneuses & résolutives, & qu'elles agissent comme un menstrue sur les substances, surtout celles qui sont terreuses, ce que ne feroient pas les alcalis ni les acides. C'est sans doute un menstrue tel que celui-là qui dissout la terre dans un champ, & la dispose à servir à la végétation. Or nous avons tout sujet de croire que cette composition neutre dont il est ici question, pénetre la matiere obstructive qui cause les paroxysmes de *goute*, la résout & la rend capable de transpirer à travers les pores de la peau. Et je ne doute point que si jamais on découvre le moyen d'introduire jusques dans la classe de vaisseaux la plus reculée, des sels alcalis tellement envéloppés & neutralisés que leur qualité caustique ne puisse point nuire à ces vaisseaux, ou ne guérisse la *goute* aussi aisément, & aussi parfaitement que toute autre maladie.

ARTHRODIA, Ἀρθρωδία, d'ἀρθρόω, *articuler ;* la même chose qu'*articulation*. Voyez *Articulatio*.

ARTHRON, Ἄρθρον, *jointure*.

ARTHROSIS, Ἀρθρώσις, d'ἀρθρόω, *articuler ;* synonyme à articulation. Voyez *Articulation*.

ARTIA, Ἀρτία, ἀρτίη ; selon quelques-uns ce mot est pris dans un sens général pour ἀρτηρία ; d'autres, comme le remarque Erotian, veulent qu'il signifie simplement la trachée-artere.

ARTICOCA, ARTICOCALUS; *Artichaud*; la même chose que *cinara*. Voyez *Cinara*.

ARTICULARIS MORBUS, *la goute*. Voyez *Arthritis*.

ARTICULATIO, Ἄρθρωσις, *Articulation*. Les os ne peuvent servir aux usages auxquels ils sont destinés, à moins que toutes les différentes parties dont ils sont composés ne soient assemblées par un certain rapport entre elles, & ne soient unies ou tiennent ensembles en différentes manieres. Les plus anciens Ostéologistes, (en ne parlant que de l'histoire des os parfaits d'un adulte) ont donné le nom d'*articulation* à l'assemblage de ces parties, & celui de symphyse à leur union ou liaison.

L'*articulation* ainsi établie est de deux sortes, l'une mobile, pour donner du mouvement aux parties osseuses; l'autre immobile, pour les arrêter fixement ensemble. La premiere est ordinairement appellée diarthrose, c'est-à-dire, (selon l'expression de Charles Etienne, ancien Docteur de la Faculté de Medecine de Paris) *articulation* séparée, & l'autre synarthrose, c'est-à-dire, *articulation* conjointe.

Dans la diarthrose ou *articulation* mobile, les pieces sont réellement séparées, & chacune de ces pieces à l'endroit où elles se touchent, est revêtue d'un cartilage propre & très-poli, moyennant lequel l'une peut glisser sur l'autre. Dans la synarthrose ou *articulation* immobile, les pieces sont tellement jointes ensemble, que leurs portions qui se touchent n'ont point de surface lisse, & ne peuvent glisser l'une sur l'autre.

Il y a encore une sorte d'*articulation* qu'il est difficile de rapporter à l'une ou à l'autre de ces deux, parce qu'elle tient de l'une & de l'autre. C'est pourquoi j'en établis une troisieme espece sous le nom d'*amphiarthrose*, nom qui me paroît lui convenir mieux qu'à d'autres *articulations* auxquelles on a voulu l'appliquer.

Diarthrose.

La diarthrose ou *articulation* mobile est, ou manifeste avec un grand mouvement, ou obscure avec un petit mouvement. L'une & l'autre est encore de deux especes; l'une vague ou avec un mouvement en plusieurs sens, comme celui du bras sur l'omoplate, & celui de la cuisse sur l'os innominé; l'autre alternative ou avec mouvement borné à deux sens réciproquement opposés, comme le mouvement du coude sur le bras, & celui des deux dernieres phalanges sur les premieres.

Par le mouvement en plusieurs sens, on entend celui qui se fait en haut, embas, en devant, en arriere, à droite, à gauche & en rond.

Le mouvement en rond se fait ou en pivot, comme autour d'un axe, ou en fronde, c'est-à-dire, de façon que le chemin que fait l'os ainsi mû, décrit en quelque maniere un cone ou la forme d'un entonnoir, en ce que l'une des extrémités de l'os se meut dans un très-petit espace, pendant que l'autre extrémité fait un grand cercle.

Le premier de ces deux mouvemens en rond est appellé rotation par les Anatomistes: l'autre n'est qu'un tournoyement combiné de ceux qui se font en haut, embas, &c. Il faut remarquer que le mouvement en pivot n'a pas lieu dans toutes les *articulations* en plusieurs sens, par exemple dans celles des premieres phalanges avec les os du métacarpe, &c.

La diarthrose ou *articulation* mobile en plusieurs sens, est encore de deux sortes bien différentes, l'une arrondie & comme orbiculaire ou en maniere de globe, l'autre applatie ou planiforme.

La diarthrose orbiculaire se voit dans les os, dont une extrémité arrondie roule dans une cavité plus ou moins proportionnée d'un autre os, comme la tête du femur dans la cavité cotyloïde, ou dont la cavité roule sur l'éminence d'un autre, comme les bases des premieres phalanges sur les têtes des os du métacarpe.

La diarthrose planiforme est plus ou moins plate, dans laquelle les pieces articulées glissent l'une sur l'autre, à peu près comme quand on frotte la paume d'une main contre celle d'une autre. Cette *articulation* se remarque dans les os du carpe, dans ceux du tarse & dans les apophyses obliques des vertebres.

Les anciens ont appellé la premiere de ces deux sortes d'*articulations* énarthrose, & la seconde arthrodie. Quelques modernes paroissent vouloir comprendre l'une & l'autre sous le nom de genou, terme emprunté de certains ouvriers qui l'auront mal à propos pris du corps humain pour l'appliquer à leurs instrumens. Je conviens que ce terme, selon leur idée & leur langage, exprimeroit assez bien tous les degrés de la diarthrose orbiculaire: mais il faut aussi convenir qu'il y a des *articulations* si plates, que les plus habiles de ces mêmes ouvriers leur refuseroient le nom de genou.

La diarthrose alternative ou réciproque a quelque ressemblance avec les charnieres ou les gonds; c'est pourquoi les anciens Grecs lui ont donné le nom de ginglyme, qui signifie l'un & l'autre. Les modernes l'appellent aussi par la même raison charniere.

On en fait ordinairement plusieurs sortes. Il me semble qu'il n'y en a que deux à proprement parler. La premiere est bornée à la flexion & à l'extension; & parce qu'elle fait angle par ce mouvement, je l'appelle ginglyme angulaire: cette *articulation* est précisément en charniere. La seconde sorte n'est propre qu'à faire de petits demi-tours de côté & d'autre, ou de petites rotations latérales, selon le langage des Anatomistes; c'est pourquoi je l'appelle ginglyme latéral. Cette *articulation* est proprement en pivot ou en gond. L'une & l'autre se fait en différentes manieres.

Le ginglyme angulaire se fait ou avec réception réciproque d'éminences & de cavités de l'un & de l'autre os, comme dans l'*articulation* de l'humérus avec le coude, ou simplement avec réception de plusieurs éminences d'un os dans autant de cavités d'un autre, par exemple, celle de l'extrémité inférieure du femur avec l'extrémité supérieure du tibia.

Le ginglyme latéral est ou simple, comme dans l'*articulation* de la premiere vertebre du cou avec l'apophyse dentiforme de la seconde, ou il est double, c'est-à-dire, en deux différens endroits de l'os, comme dans l'*articulation* du rayon avec le cubitus.

Il faut remarquer en général que parmi ces sortes d'*articulations* les unes sont plus parfaites & plus serrées que les autres, & qu'il y en a qui ne sont pas tout-à-fait bornées à la flexion & à l'extension, ni aux demi-tours réciproques, comme on verra dans la suite.

La diarthrose obscure, ou celle qui ne permet que de petits mouvemens, est aussi de différentes especes, comme on verra dans le détail particulier des os; dans l'assemblage, par exemple, des os du carpe, de la plupart des os du métacarpe, du péroné avec le tibia.

Anciennement cette *articulation* a été appellée douteuse par les uns, neutre par les autres, par quelques-uns amphiarthrose, & il y en a qui l'ont rapportée à la synarthrose. Le premier de ces noms auroit pu convenir, mais les trois derniers étoient mal fondés.

Synarthrose.

Cette *articulation* qui est l'assemblage des os arrêtés ensemble pour demeurer fermes dans leur situation, est de deux sortes, l'une par engrenure, & l'autre en maniere de clou ou cheville. On peut encore diviser l'engrenure en deux especes, une profonde & une plus superficielle. La premiere espece d'engrenure se remarque dans les jointures des os larges. Les anciens l'ont appellée suture, parce qu'elle a quelque ressemblance avec une couture grossiere, par exemple, celle des os qui font la voute du crane. Elle se fait par des dentelures & des enfoncemens qui se reçoivent de côté & d'autre, à peu près comme la menuiserie, qu'on appelle queue d'aronde ou d'hyrondelle. Les anciens l'ont appellée ongle, apparemment parce que les tenons étoient alors arrondis en maniere d'ongles.

La seconde espece d'engrenure est celle que l'on observe dans les os qui sont joints par des surfaces plus étendues, ou dont les jointures externes ne paroissent pas sensiblement dentelées. Les anciens l'ont appellée harmonie, & ont donné pour exemple quelques-uns des os de la mâchoire supérieure. Quoiqu'ils l'aient décrite comme étant en simple ligne, ils n'ont pas pris cela rigoureusement, mais à peu près comme dans l'assemblage des planches raboteuses d'une cloison sans engrenure. Ils ont averti exprès, qu'ils avoient fort bien observé de petites inégalités dans cette sorte de jointure; & même il y en a eu qui se sont servis indifféremment de ces deux termes, & ont nommé suture ce qu'ils avoient ailleurs appellé harmonie.

La suture differe très-fort de l'harmonie, en ce que la suture a des dentelures & des tenons fort considérables qui s'entrelacent par beaucoup de petites avances ou éminences latérales; de sorte qu'on ne peut séparer les pieces ainsi jointes sans rompre une grande partie de ces tenons & de leurs petites éminences, au lieu que celles qui sont assemblées par harmonie se quittent souvent sans rompre rien ou que peu.

L'harmonie differe de la suture, en ce que dans l'harmonie les inégalités sont petites, superficiellement unies, & ne paroissent presque pas dans la surface des os, dont la jointure ne représente qu'une espece de ligne plus ou moins irréguliere.

La synarthrose qui se fait en maniere de clou ou de cheville, comme on voit dans l'*articulation* des dents, est appellée gomphose, terme retenu des anciens Grecs.

Amphiarthrose.

La troisieme espece d'*articulation* des os en général, participe de l'une & de l'autre des précédentes, savoir de celle qui est mobile & de celle qui est immobile; c'est pourquoi je l'ai appellée amphiarthrose, c'est-à-dire, *articulation* mixte, comme tenant de la diarthrose par sa mobilité, & de la synarthrose par sa connexion.

Les pieces qui la composent n'ont pas chacune un cartilage propre & particulier comme dans la diarthrose. Elles tiennent de part & d'autre à un même cartilage commun, qui étant plus ou moins souple, leur permet un mouvement de fléxibilité, quoiqu'elles ne puissent pas glisser l'une sur l'autre. Telle est la connexion de la premiere côte avec le sternum, celle des corps des vertebres entre eux.

Symphyse.

Après avoir examiné l'*articulation* ou l'assemblage des os, il faut voir leur union, leur liaison ou leur connexion proprement dite, que les anciens ont appellée symphyse. Ils ne se sont servis de ce terme à l'égard de la connexion des os, que dans un sens impropre ou étendu, & ils ne l'ont appliqué proprement pris, qu'à l'ossification.

Les Auteurs qui disent que les anciens prennent la symphyse pour une espece d'*articulation*, leur font injustice, de même que ceux qui avancent qu'ils ont regardé l'*articulation* & la symphyse comme deux choses tout-à-fait opposées, car ils ne font ni l'un ni l'autre. Je parle des premiers anciens.

En premier lieu, ils ne confondent pas l'*articulation* avec la symphyse, mais ils les distinguent fort nettement & prennent l'*articulation* pour le simple assemblage des os, indépendamment de leur liaison ou de leur union. En second lieu, ils ne les regardent pas comme opposées, c'est-à-dire, ils n'excluent pas la symphyse des endroits où ils mettent l'*articulation*, puisque l'on voit clairement par leurs écrits qu'ils ont établi toutes les deux ensemble pour la composition du squelette. Il suffit d'écouter le seul Galien, qui dit en général, « que » le squelette est un arrangement de tous les os liés ensemble, & ensuite que leur composition se fait en » deux manieres, par article & par symphyse : que » l'*articulation* est l'arrangement naturel des os, & la » symphyse leur union naturelle. » Enfin après avoir parlé des différences de tout ce qui regarde l'*articulation*, il déclare nettement, que par la symphyse ou l'union des os, non-seulement il entend celle par laquelle deux ou plusieurs pieces deviennent une seule avec l'âge, mais qu'il entend aussi celle qui unit & lie naturellement les os ensemble par différens moyens, dont il admet avec ses prédécesseurs trois sortes, savoir les cartilages, les ligamens & les chairs. Il donne avec eux à la premiere sorte de symphyse le nom de synchondrose, à la seconde celui de synevrose, & à la troisieme celui de syssarcose. Il avertit aussi que ses prédécesseurs n'ont pas pris le terme de synevrose à la lettre, comme si cette union se faisoit par le moyen des nerfs, mais parce qu'ils étoient accoutumés d'appeller les ligamens nerfs, & même de donner ce nom aux tendons, quoiqu'ils distinguassent très-bien ces trois choses.

La division vulgaire de la symphyse en une sans moyen, & en une avec moyen, n'a pas lieu ici; car la premiere, dont on donne pour exemple la machoire inférieure, n'appartient qu'à la formation des os encore imparfaite, & non pas à la connexion. Je nomme la premiere symphyse d'ossification, & la seconde symphyse d'*articulation*.

Cependant on pourra se servir de la même division par rapport à un corps adulte, mais dans un autre sens, & en la maniere suivante : Toutes les pieces qui font l'assemblage de la charpente osseuse, sont naturellement liées & unies ensemble. Cette union ou liaison que j'appelle avec les Anciens, symphyse, est ou sans moyen, ou avec moyen.

La symphyse sans moyen est celle où les os assemblés se soutiennent en cet état par eux-mêmes & par leur seule conformation; comme les os pariétaux qui se soutiennent mutuellement par leurs dentelures ou tenons, & ainsi donnent tout à la fois l'exemple d'*articulation* & de symphyse, ou d'assemblage & de connexion. C'est de cette maniere que les os de la base du crane sont embrassés & soutenus par ceux de sa voute. Cependant toutes ces pieces ne se touchent pas immédiatement dans l'état naturel, étant pour l'ordinaire comme séparées par des membrannes qui se glissent entre elles.

La symphyse ou connexion des os avec moyen, est de trois sortes, savoir, cartilagineuse, ligamenteuse & charnue, ou musculeuse. J'admets cette division des Anciens, qui les appellent synchondrose, synevrose & syssarcose, comme je viens de dire ci-dessus.

La synchondrose ou symphyse cartilagineuse, est ou mobile, comme celle qui unit ensemble les corps des vertebres, & celle qui joint la premiere côte avec le sternum; ou elle est immobile, comme celle des os pubis pour l'ordinaire. La symphyse d'ossification n'a pas lieu ici, & l'union des épiphyses lui appartient plutôt qu'à la symplyse d'*articulation*.

La synevrose ou symphyse ligamenteuse se trouve dans toutes les *articulations* mobiles, & cela de la maniere que j'exposerai en traitant des ligamens en général.

La syssarcose ou symphyse charnue, que l'on peut appeller encore musculaire, est aussi réelle que les deux précédentes; & on peut dire avec beaucoup de raison, que cette espece de symphyse est plus générale que les deux précédentes, en ce qu'elle les accompagne toutes deux, les fortifie, & même supplée à leur insuffisance. Le seul exemple de la connexion du bras avec l'omoplate, prouve assez ce que j'avance; car la sureté de cette *articulation* dépend plus des muscles que des ligamens. Winslow, *Anatomie.*

ARTICULI PLANTARUM; tous les endroits des plantes qui forment des nœuds ou jointures, desquels sortent ordinairement des branches.

ARTICULUS, Ἄρθρον, *jointure, articulation*; assemblage de deux os pour le mouvement de l'un & de l'autre. Blancard.

ARTIFEX, Δημιουργὸς dans Hippocrate, τεχνίτης dans Galien ; *un Artiste*. On sait bien ce que ce mot signifie en général : mais on le prend souvent dans un sens plus particulier, pour signifier un Medecin qui exerce son art par des principes raisonnés, confirmés par l'expérience. Quelquefois les Alchymistes & les Spagiristes prennent la liberté de se qualifier de ce nom. Castelli.

ARTIFICIALE ; tout ce qui est fait ou préparé, soit de la pierre même du cinabre, ou de la mine où il se forme. Ruland.

ARTIOS, Ἄρτιος, *entier*, *total*, *parfait* ; complet dans toutes ses parties, qui n'a point souffert d'échec, *Hesychius*. Ἀρτίως, adverbe ; signifie entierement, parfaitement, ἁρμοδίως, c'est-à-dire, avec adhérence, d'une maniere bien assortie, ainsi qu'Hesychius rend ce mot. ἀρτίως signifie aussi la même chose qu'ἀπαρτίως, ἀπηρτισμένως, & ἀκριβῶς, adverbes qui expriment l'exactitude, l'excellence, la perfection, ainsi qu'il faut les entendre dans les Aphorismes d'Hippocrate, *Lib. de Humoribus*.

Ἄρτιοι οἱ σπόνδυλοι ἐντὸς ἀλλήλοις, « les vertebres sont » emboîtées les unes dans les autres. » *Lib. de Art. & Mochl.*

Ἄρτιαι ἡμέραι, par rapport aux crises, sont les jours pairs, auxquels Hippocrate oppose περισσαὶ, les impairs, de même qu'on dit ἄρτιος ἀριθμὸς καὶ περισσὸς, un nombre pair & un nombre impair. C'est dans ce sens qu'il dit, *Lib. I. Epid.* Τὰ δὲ παροξυνόμενα ἐν ἀρτίῃσι, κρίνεται ἐν ἀρτίῃσι· ὧν δ' οἱ παροξυσμοὶ ἐν περισσῇσι, κρίνεται ἐν περισσῇσι. « Si le paroxysme est arrivé un jour pair, il en » sera de même de la crise : mais s'il est arrivé un jour » impair, la crise arrivera aussi un jour impair. » Et encore, *Lib. eod.* Ἔστι δ' ἡ πρώτη κρίσιμος τῶν περιόδων ἐν ταῖς ἀρτίῃσι κρινόντων δ'. « De toutes les fievres cri- » tiques dont la crise tombe un jour pair, le premier » jour de crise est le quatrieme. »

ARTIPHYES, Ἀρτιφυὴς, d'ἄρτι, *tout nouvellement*, & φύω, *produire* ; *nouveau-né* : mais *Artiphyes*, ἀρτιφυὴς, venant de ἄρτιος, *entier*, & φύω, signifie *complet*. C'est dans ce sens qu'on trouve dans Hippocrate, περὶ ἑπταμήνου· Ἀρτιφυὴς ἀριθμὸς καὶ τέλειος, « un nombre parfait » & complet. »

ARTISCUS, Ἀρτίσκος, d'ἄρτος, *pain* ; *artiscus* signifie un trochisque d'une matiere ou d'une autre, parce que les trochisques ont ordinairement la forme d'un petit *pain* : mais dans un sens plus restraint, *artisci* signifie des trochisques faits de chair de vipere. Castelli.

ARTISTOMA, Ἀρτίστομα ; dans Hippocrate, περὶ τῶν ἐν κεφαλῇ τραυμάτων, signifie, selon la traduction de Galien dans son *Exegesis*, πανταχόθεν ὁμαλά, « uni & poli de toutes parts. » *Artistomos*, ἀρτίστομος dans un autre sens, signifie quelqu'un qui prononce les mots d'une langue bien distinctement & sans les mutiler.

ARTIYPOCHROS COLOR, Ἀρτιύπωχρος χροιὴ, dans Hippocrate, περὶ τῶν ἐντὸς παθῶν, signifie une couleur pâle & jaunâtre, telle que celle qu'occasionnent les maladies de la rate.

ARTIZOA, Ἀρτίζοα, de ζωὴ, *vie*, signifie qui vit peu, & est synonyme à ὀλιγοχρόνια, employé par Galien & par Hesychius, pour signifier, « qui est de courte du- » rée. » On en voit un exemple dans Hippocrate, περὶ ἐπικυήσιος· ταῦτα τὰ παιδία ἀρτίζωα ; « ces enfans » ne vivent pas long-tems. »

ARTOCREAS, Ἀρτόκρεας, d'ἄρτος, *pain*, & κρέας, *viande*, la même chose que *pastetum* ; sorte de pâté.

ARTOMELI, Ἀρτόμελι, d'ἄρτος, *pain*, & μέλι, *miel* ; cataplasme fait avec du pain & du miel. Blancard.

ARTOPTA, Ἀρτόπτη signifie à la lettre un vaisseau dans lequel on fait cuire un pâté ou du boudin au four : mais il se dit dans un sens métaphorique des femmes qui ont des accouchemens faciles. Castelli.

ARTOPTICIUS PANIS, d'ἄρτος, *pain*, & ὀπτάω, *rôtir* ; *pain rôti*. Blancard.

ARTOS, Ἄρτος, *pain*. Ce mot dans Hippocrate, περὶ γυναικείης φύσ. est pris pour une masse de matiere farineuse & autres enfermées ensemble dans un morceau de linge, & appliqué chaud en forme de fomentation sur l'uterus. Mais ἄρτος, est pris aussi par Hippocrate dans une infinité d'endroits pour *pain* ; & il en distingue plusieurs sortes, telles que

Ἄρτος ἄζυμος, d'α privatif, & ζύμη, *ferment* ou *levain* ; *pain* non-levé. Ce *pain* est celui qui nourrit le plus & qui fait le moins d'excrémens. *Lib. II.* περὶ διαίτης.

Ἄρτος αὐτοπυρίτης ἢ αὐτόπυρος, d'αὐτὸς, *vrai*, *naturel*, & πυρὸς, *froment* ; *pain* fait de farine, où l'on a laissé le son avec la fleur.

Il est dessiccatif, & passe aisément, *Lib.* περὶ τῶν ἐντὸς παθῶν.

Ἄρτος διπυρίτης ἢ δίπυρος, de δὶς, *deux fois*, & πῦρ, *feu* ; *pain* cuit deux fois, ou qui a été mis au four deux fois. Hippocrate le prescrit dans l'hydropisie : Ἄρτῳ μὲν χρήσθω πυρίνῳ ἑφθῷ, ἢ τῶν σκληρῶν διπυρίτῃ ; « qu'il » mange du *pain* de froment rôti, ou qui ait été mis au » four deux fois, » *Lib. Prædict.* On appelle aussi ce *pain* δίεφθος : il est très-dessiccatif.

Ἄρτος ἐγκρυφίας, de κρύπτω, *cacher* ; *pain* cuit sous la cendre. On l'appelle en latin, *panis subcineritius*. C'étoit, selon Galien, le plus mauvais *pain* qu'on pût manger, étant très-sec & fort peu nourrissant, *Lib. II.* περὶ διαίτης, & *Lib. II.* περὶ γυναικ.

Ἄρτος ἐξοπτὸς, de ὀπτάω, *rôtir* ; *pain* rôti qui est très-dessiccatif, & qu'Hippocrate prescrit par cette raison dans la dyssenterie, *Lib. VII. Epid.* & *Lib.* περὶ τῶν ἐντὸς παθῶν, où il l'appelle dans un endroit, Ἄρτος ἐξοπτὸς ἕωλος, c'est-à-dire, « du *pain* rassis qu'on a fait » rôtir ; » & *Lib.* περὶ ἀρχ. ἰητρ. Ἄρτος ἐξοπτὸς ἢ ὠμὸς, « *pain* rôti ou cru, » sont opposés l'un à l'autre.

Ἄρτος ἐσχαρίτης, de ἐσχάρα, *croûte* ; *pain* cuit sur les charbons ou sur un gril : on l'appelle en latin, *panis focalis*, *focarius*, ou *craticularis*, de *focus*, foyer, âtre, & *craticula*, gril. C'est un fort mauvais *pain*, à ce que prétend Galien, parce qu'il est brûlé en-dehors, tandis que le dedans est encore cru. Il passe assez facilement : mais il fait mal à l'estomac. Selon le sentiment d'Hippocrate, *Lib. II.* περὶ διαίτης ; ce *pain* (οἱ ἐσχαρῖται ἄρτοι) est moins nourrissant que celui qui est mis au four, mais plus dessiccatif, parce qu'il est plus grillé.

Ἄρτος ζυμίτης, de ζύμη, *levain* ; *pain* levé qui a un peu fermenté. Ce pain est léger, il passe aisément, nourrit peu, & se digere facilement, Hippocrate, *L. II.* περὶ διαίτης.

Ἄρτος ἰπνίτης, de ἰπνὸς, *four* ; *pain* cuit au four. Il est très-nourrissant, parce qu'il n'est gueres séché, Hippocrate, *Lib. Prædict.*

Ἄρτος καθαρὸς, *pain pur* ; c'est-à-dire, un *pain* fait de fine fleur de farine. Hippocrate, dans plusieurs de ses traités, l'oppose à συγκομιστὸς (*Voyez ci-dessus*) & à αὐτόπυρος, (*Voyez plus haut.*) On peut aussi regarder comme ses opposés ἄρτος ῥυπαρὸς, & ἀχυρώδης, de ῥύπος, *ordure*, & ἄχυρον, *paille* ; *pain* où il y a des ordures & de la paille, aussi-bien que celui qu'on appelle πιτυρώδης, & πιτυρίτης, de πίτυρον, *son*, *pain de son* ; car, comme dit Galien, *Lib. II. de Cur. ad Glauc.* « de mê- » me que dans le *pain* blanc on a la farine, non pas telle » que la nature la fait, mais purgée du son, aussi du » gros *pain* de son on a ôté la fleur de la farine.

Ἄρτος κλιβανίτης, de κλίβανος, four mobile fait de terre, de fer, de cuivre ou autre matiere convenable ; *pain* cuit dans un four portatif : quelques-uns l'appellent en latin, *panis testuaceus*, de *testus*, qui est le nom qu'on donnoit au vaisseau dans lequel on le cuisoit. Ce *pain*, selon Hippocrate, *Lib. II. & III.* περὶ διαίτης, est fort sec, mais très-peu nourrissant. Galien le regarde, *Lib. I. de Alim. facult.* comme très-bon, à cause de la maniere dont on le prépare ; & Diphilus dans Athenée, *Lib. III.* le préfere à tous autres par ses bonnes qualités ; car il est gracieux à l'estomac, fait de bon chyle, se digere aisément, se distribue promptement, ne charge point le ventre, & n'y cause point de distention ni d'enflure.

Ἄρτος ὀβελιαῖος, d'ὀβελὸς, *broche*; *pain* rôti à la broche. Il est modérément nourrissant, dessiccatif, & n'est point trop brûlé, Hippocrate, *L. II.* περὶ διαίτης, où il est aussi appellé ὀβελίας. Nous lisons dans Athenée, *L. III.* qu'il s'appelle ὀβελίας ἄρτος, ἤτοι ὅτι ὀβολοῦ ἐπιπράσκεται, ὡς ἐν τῇ Ἀλεξανδρείᾳ, ἢ ὅτι ἐν ὀβελίσκοις ὀπτᾶται; « soit parce qu'il se vendoit une obole à Alexandrie, » soit parce qu'on le faisoit cuire à la broche. »

Ἄρτος ἐκ πυρῶν, *pain de froment*. Il est très-nourrissant & fait peu d'excrémens, *Lib. II.* περὶ διαίτης, & *Lib.* περὶ ἀρχαίης ἰητρικῆς.

Ἄρτος ἐκ πυρῶν ἀπτίστων ἢ ἐπτισμένων, de πτίσσω, ôter l'écorce, ou monder; *pain* de froment mondé ou non mondé, *Lib.* περὶ ἀρχαίης ἰητρικῆς. Le *pain*, ἐκ πυρῶν ἀπτίστων, paroît être la même chose que le πιτυρώδης, *pain* de son, dont on n'as ôté le son. Il y a aussi un πύρινος ἄρτος ὀπτὸς, ἢ τῶν σκληρῶν πυρῶν, *pain* de froment rôti, ou fait de froment durci: il est prescrit pour l'hydropisie, *Lib.* περὶ τῶν ἐντὸς παθῶν.

Ἄρτος πυρῶν σητανίων τῷ χυλῷ τῶν πιτύρων ἐζυμωμένος, *pain* de blé Sitanien (sorte de blé qui vient en maturité en trois mois) que l'on a fait fermenter avec du suc exprimé du son, *Lib.* III. περὶ διαίτης. Il passe aisément.

Ἄρτος σεμιδαλίτης, de σεμίδαλις, *fine fleur*; *pain* de fleur de farine. C'étoit un *pain* fort nourrissant, quoiqu'il le fût moins que l'*alica* ou le *siligo*: il faisoit peu d'excrémens. Galien, & avec lui Celse & Paul, nous disent que ce *pain* n'est gueres moins nourrissant que le *siligo*; (*Voyez plus haut*) & Philistion dans Athenée, prétend qu'il donne plus de forces que celui qui est fait d'*alica*.

Ἄρτος συγκομιστὸς, de συγκομίζω, rassembler, mettre pêle-mêle; pain où entrent toutes les parties du blé, le gros & le fin. Il est dessiccatif, & passe aisément, *Lib. II.* & *III.* περὶ διαίτης. Il est opposé à καθαρὸς, pur, *Lib. de Rat. Vict. in morb. acut.* & *Lib.* περὶ ἀρχ. ἰητρ. Galien, dans son *Exegesis*, rend συγκομιστοὶ ἄρτοι, par ῥυπαροὶ διὰ τὸ πάντα ἅμα τὰ ἄλευρα συγκομίζεσθαι, καὶ μὴ διακρίνεσθαι; « sale, parce que toutes les parties de » la farine y entrent sans distinction. »

Ἄρτος ἐκ χόνδρου ἢ χονδρίτης, de χόνδρος, *alica*; pain fait de l'*alica*; il faisoit peu d'excrémens, *Lib. II.* περὶ διαίτης.

Ἄρτος ἕωλος, pains rassis ou durci. Il n'est pas fort nourrissant: mais il est dessiccatif & attire les phlegmes, *Lib.* περὶ τῶν ἐντὸς παθῶν. Celse l'appelle, *Lib. I. c.* 3. *Panis Hesternus*.

Il y a encore d'autres sortes de pains dans Hippocrate, tels que τῷ χυλῷ πεφυρημένος; pain paîtri & macéré dans du jus de froment: il est très-nourrissant, léger & passe facilement, *Lib. II.* περὶ διαίτης. Ἄρτος πολλῷ ὕδατι πεφυρημένος, ἢ ἄφυρτος; pain paîtri avec une grande quantité d'eau, ou qui n'est point du tout paîtri, *Lib.* περὶ ἀρχ. ἰητρ. Ἄρτων οἱ μέγιστοι, pains d'un gros volume: ils sont plus nourrissans que les pains d'une forme plus petite, parce qu'ils sont moins brûlés & moins desséchés, *L. II.* περὶ διαίτης. Ἄρτοι θερμοὶ, pains chauds qui dessechent le corps Ἄρτοι ψυχροὶ, pains froids: ils dessechent moins que les précédens, mais nourrissent peu, & font maigrir, *Lib. II.* περὶ διαίτης.

Outre les différentes sortes de pains ci-dessus mentionnées, il y en a eu d'autres plus récentes usitées chez les Romains; tels que celui qu'ils faisoient avec la fine fleur du *siligo*, duquel Pline dit, *Lib. XVIII. c.* 8. *Siliginem propriè dixerim tritici delicias; candor est & sine virtute & sine pondere*: « on peut dire à la lettre, » que le siligo est ce qu'il y a de plus délicieux dans le » froment; il est blanc, & n'est ni trop lourd, ni trop » nourrissant. » Galien parlant de différentes sortes de pains, s'exprime en ces termes: Ὁ μὲν καθαρώτατος ἄρτος καλεῖται σιλιγνίτης ὁ δ' ἐφεξῆς σεμιδαλίτης, ἀλλ' ἡ μὲν σεμίδαλις Ἑλληνικόν τε καὶ παλαιὸν, σίλιγνις δὲ οὐχ Ἑλληνικὸν, ἑτέρως δὲ αὐτὴν ὀνομάζειν οὐκ ἔχω. « Le pain » le plus fin est appellé *silignites*; celui qui approche le » plus de ce premier pour la finesse, s'appelle *semidalites*: or *semidalis* est un ancien mot grec; mais *silignis* » n'est pas grec, & je ne sai point d'autre terme pour » le rendre. » *Silignis* vient du mot latin *siligo*. Il continue de comparer les différentes sortes de pains par rapport à leur qualité plus ou moins nutritive, & poursuit ainsi: Τροφιμώτατος δὲ ὁ σιλιγνίτης αὐτῶν, ἐφεξῆς ὁ σεμιδαλίτης, καὶ τρίτος ὁ μέσος καὶ συγκομιστὸς, ὁ καὶ αὐτοπυρίτης, ἐφ' ᾧ τέταρτος ἐστὶ τὸ τῶν ῥυπαρῶν εἶδος; ὧν ἔσχατος ὁ πιτυρίας, ὃς δὲ καὶ ἀτροφώτατος ἐστί. « Le plus nourrissant de toutes ces sortes de pains, est le *silignites*; » celui qui l'est le plus après ce premier, est le *semidalites*; le troisieme est une sorte moyenne entre le » plus fin & le plus grossier; on l'appelle *syncomiston* & » *autopyrites*: la quatrieme sorte est une espece de pain » sale & bis; celui de cette sorte qui l'est le plus s'appelle *pytirias*, il nourrit peu. GALIEN, *de Alim. fac.* » *Lib. I. c.* 2.

ARTUS, Τὰ κῶλα; les extrémités & les parties du corps les plus compactes, telles que les piés & les mains; selon d'autres, il faut entendre par *artus*, les membres qui sortent du tronc, & qui sont partagés dans leur longueur par des articulations. CASTELLI & BLANCARD.

ARTYMA, Ἄρτυμα, d'ἀρτύω, *assaisonner*, *préparer*; la même chose que *condimentum*. Voyez *Condimentum*.

ARU

ARUBUS, *Beurre cru*. JONHSON.

ARVINA, Ἀλπος, στέαρ; la même chose que *Adeps*. Voyez *Adeps*.

ARUM, Offic. J. B. 2. 783. Chab. 258. Raii Hist. 2. 1208. Synop. 3. 266. Dill. Cat. Giss. 56. *Arum vulgare*, Ger. Emac. 834. Merc. Bot. 21. Phyt. Brit. 11. *Arum vulgare maculatum, & non maculatum*, Park. Theat. 372. *Arum vulgare maculatum & sine maculis*, Mer. Pin. 11. *Arum maculatum maculis candidis vel nigris, & non maculatum*, C. B. Pin. 195. Tourn. Inst. 158. Elem. Bot. 130. Oxon. 3. 542. Rupp. Flor. Gen. 203. Boerh. Ind. A. 2. 74. Buxb. 26. DALE.

Les Syriens appellent l'*arum*, *lupha*. Il pousse des feuilles semblables à celles du *dracunculus*, mais plus petites & non tachées. Sa tige est haute d'un palme, rougeâtre, & figurée en forme d'un pilon, au haut duquel vient un fruit jaunâtre. La racine est blanche, & ressemble fort à celle du *draguncnlus*. Bouillie dans l'eau, elle perd tellement son acrimonie, qu'elle devient mangeable. On en confit les feuilles, qu'on mange après les avoir laissé sécher d'elles-mêmes, & fait bouillir.

La racine, la graine & les feuilles ont les mêmes vertus que celles du *dracunculus*. Outre ce on en peut appliquer la racine en forme de cataplasme avec de la fiente de vache sur les parties affectées de la goute. On la conserve comme la racine de *dracunculus*, & elle a ordinairement si peu d'acrimonie, qu'on la peut prendre en aliment. DIOSCORIDE, *Lib. II. c.* 197.

Les racines de l'*arum* sont rondes & tubéreuses, environ de la grosseur d'une noix, blanches en-dedans, & jettent sur les côtés plusieurs fibres blanches par où elles tiennent dans la terre; les feuilles sont longues & larges, d'un verd éclatant, figurées à peu près comme une lance, ou comme une fleche barbelée; elles sont dans quelques plantes tachetées de noir. Au milieu des feuilles s'éleve une tige ronde qui a à son sommet une longue cosse ouverte par en haut, laquelle est verte en dehors & purpurine en-dedans; elle laisse voir un long pistil cylindrique, de couleur pourpre, qu'elle contient, lequel est environné dans sa partie inférieure d'un cercle d'étamines, qui couronnent les baies naissantes. Après que le pistil & la cosse qui le couvroit sont tombés, il paroît de larges baies, rondes, d'un jaune tirant sur le rouge, pleines de pulpe & contenant chacune une graine ronde. Toute la plante, la racine, les feuilles & la graine sont chaudes & corrosives ; si on en mange, elles laissent dans la bouche & dans le gosier un sentiment d'inflammation qui dure encore longtems après. Elle croît communément parmi les haies & dans les fossés desséchés ; elle fleurit en Mai & ses baies sont mûres en Juillet.

On appelle encore cette plante *Aron*, *Jarus*, pié de-veau, barbe d'Aaron, *sacerdotis virile*, petite serpentaire, petite *dracontia*, *alimum*. Sa racine a un gout piquant qui brûle la langue, comme le gingembre. Mais on dit que dans les environs de Cyrene, il y a une espece d'*arum* qu'on mange comme des navets, & qui n'a point du tout d'acrimonie ; on le cueille au mois de Mars, & quand il est sec on en fait usage, surtout dans les boutiques des Apothiquaires. Il est d'une nature chaude & dessicative ; il dissout & liquéfie les humeurs coagulées du corps ; il est un excellent antiscorbutique & un bon desobstruant, surtout dans les cas de l'hydropisie. Il purifie & adoucit le sang, lorsqu'il se trouve imprégné de particules salines ; il dégage la poitrine & facilite l'expectoration dans les maladies de la poitrine & dans le rhume. Par exemple,

Prenez *racines d'arum fraîchement cueillies, demi-once*,

Faites-les bouillir dans du vin blanc, jusqu'à ce qu'elles soient amollies. Vous en ferez un looch avec du sirop d'hyssope.

Il soulage les rhumes invétérés, il est bon pour la consomption, surtout lorsqu'on l'a humecté bien des fois avec de la teinture de fleurs de marguerite & de pavot sauvage. *Joan. de Muralt. in Hipp. Helvet. P.* 653. *Ephem. N. C. Dec.* 2. *Ann.* 5. *Obs.* 180. *Dicuches*, conformément à ce que dit Pline, *Lib.* 24. *Nat. Hist.* donnent la recette d'une poudre d'*arum* mêlée avec de la farine & cuite dans le pain, qu'ils recommandent aux personnes incommodées de la toux, d'une difficulté de respirer, ou qui rendent en crachats de la matiere purulente. Il provoque l'urine & nettoye les vaisseaux urinaires & la matrice. Il provoque aussi les regles lorsqu'elles sont arrêtées, échauffe l'estomac quand il est froid, & fortifie la digestion. *Hartman*, dans sa *Prax. Chym. Helmont. Pharmac. ac Dispens. modern.* n°. 46. dit que l'*arum* guérit les ruptures, & qu'il remedie aussi aux fievres longues & opiniâtres. *Vid. Dan. Milii, Pharmac. Spagir. L. II. cap.* [illegible] *Pet. Lauremberg. Appar. Plant. L. II. c.* 6. L'*arum* est bon aussi dans les maladies hystériques & épileptiques. *Gregorius Horstius* avec la racine de cette plante seule à rendu la parole à une jeune enfant de cinq ans qui ne parloit plus depuis près d'un an, *Lib. III. Obs. Med.* 24. La même chose est rapportée par *Jean Hotnung* dans la *Cista Med. Epist.* 132. Cette même racine est encore fort bonne contre la peste & les poisons, *Pline L. H. Trag. L. II. Hist. Plant. C. de Aro. Joan. Bruyer, de re Cib. L. VIII. c.* 6. *Tarqu. Schnellcberg. Tr. de* 20. *herbis pestilentiæ veneno adversantibus*, où cette plante est appellée *miracle de la nature*, par rapport à l'efficacité singuliere dont elle est contre les plaies, *M. Unzer, Antidot. pestilent. L. II.* Si l'on fait bouillir la racine lorsqu'elle est fraîchement cueillie, elle échauffe & fortifie l'estomac, rétablit l'appétit ; dégage la poitrine, est bonne pour les rhumatismes & le vertige, pour la roideur des reins, les sueurs & les plaies fétides. La plante entiere bouillie avec ce qu'on mange au repas fait maigrir. Les feuilles nouvellement cueillies, ou la racine mise en poudre guérissent les ulcéres invétérés, les fistules, les cancers fétides & les morsures des animaux venimeux. Tragus dit qu'il ne sait pas de simple plus efficace pour les tumeurs pestilentielles, que les feuilles d'*arum* appliquées toutes vertes dessus. George de la Tour a observé plus d'une fois, à la faveur de plusieurs expériences incontestables, qu'on guérit les brûlures en appliquant les feuilles de l'*arum* dessus, & les renouvellant souvent, *de Hist. Plant. L. II. c.* 244. Il y a des gens qui pour guérir les ulceres & les plaies, font un très-bel onguent avec sa racine pulvérisée & bouillie avec du beure du mois de Mai. *El. Beynon*, recommande la racine d'*arum* avec les fleurs de soufre, comme un des remedes les plus efficaces dans la phtisie, *Joan. Dolæus, Encyclop. Med. Lib. II. c.* 4. Voyez aussi *Elem. Beynon. P. M.* 23. Le jus exprimé de sa racine broyée, mis sur un peu de coton dans la narine est bon pour le polype du nez. L'*arum* pousse dehors les fœtus de tous les animaux, à ce que dit Pline. Bien des gens pour la goute mettent la racine en poudre, qu'ils appliquent sur la partie affectée, *Crat. L. II. Cons.* 26. L'eau qu'on tire par la distilation de ses feuilles vertes cueillies au printems, est un remede admirable pour le scorbut, *Th. Willis Tr. du Scorbut, c.* 7. Il est bon aussi pour les maniaques & les mélancoliques. Plusieurs tirent par distilation de la plante entiere une eau qu'ils donnent aux personnes qui ont quelque chose de rompu dans le corps. Cette eau est bonne aussi contre la peste ; elle purifie les plaies & les ulceres, enleve les taches du visage, blanchit la peau & fait disparoître les rides. Bien des gens font épaissir le jus de la racine au soleil, & quand ils ont besoin de s'en servir, ils le délayent & s'en bassinent le visage. Quand les pépins de cette plante sont mûres, les filles de la campagne s'en servent comme d'un vermillon pour se donner de la couleur aux joues ; & se les frottent souvent jusqu'à s'emporter l'épiderme, *George de la Tour.* On connoît dans les Boutiques de quelques Apothicaires Etrangers le *Tragea stomachialis* de *Birckmanus*, fait de racine d'*arum*, & décrit par *Quercetan*, *Restit. Liv, II. c.* 20. Ce remede rechauffe les estomacs froids, facilite la digestion, donne de l'appétit, prévient le vertige, desobstrue le foie, la rate, & le mésentere, & est bon à toutes les personnes incommodées de desordres hypocondriaques, de mélancolie provenante de flatuosités & de scorbut. Il est bon aussi pour les filles qui ont le *chlorosis*, pour la cachexie, l'enflure du ventre, l'hydropisie, quand elle ne fait encore que commencer, pour les fievres quartes, les fievres continues & intermittentes, & autres désordres causés par une matiere grossiere & corrompue qui séjourne dans l'estomac. Il est bon aussi pour la pierre. Dans les boutiques des Apothiquaires, on préparoit autrefois avec la racine de l'*arum*, une certaine substance ou poudre blanche, que les Chymistes appellent *fœcula*, du mot latin *fœces*, parce que cette substance se sépare d'elle-même du reste de la liqueur, & descend au fond du vase. Elle opere de la même maniere que la racine, si ce n'est qu'elle agit plus doucement. C'est pourquoi on a coutume de l'employer avec succès parmi les teintures & les poudres pectorales, pour dissiper les phlegmes & les humeurs glutineuses, & pour faciliter l'expectoration. Elle sert aussi à résoudre les obstructions invétérées & est un remede efficace dans les fievres quartes, la cachexie & le scorbut. *J. Const. de Rebecqu. Atr. Medicin. Helvet. P. M.* 242. *Joan. Otto. Helbig. in Ephem. N. C. Dec.* 1. *An.* 9. & 10. *Obs.* 194. dit que parmi les Indiens on se sert de la racine d'*arum* bouillie, en guise de pain.

Pulvis radicum ari compositus.

Poudre de racines d'*arum* composée.

Prenez *racines d'arum tachetées, deux onces*,
racines d'acorus ordinaire, } *de chaque, une once*,
pimprenelle saxifrage, }
yeux d'écrevisses, demi-once,
canelle, trois dragmes,
sel d'absinthe, une dragme.

Mettez le tout en poudre.

Observez

Observez que la racine d'*arum* soit fraîchement cueillie.

Cet avis a été ajouté lors de la confection du nouveau dispensaire, où l'on a supprimé le sel de genievre qui étoit prescrit dans le précédent, par la raison que c'est une chose insitée, & qui ne sert à rien. On a mieux fait d'y substituer le sel d'absinthe : mais en même tems c'est une raison par laquelle il ne faut pas laisser cette composition exposée à l'air, parce qu'autrement le sel deviendroit humide & la gâteroit; outre qu'en la tenant inaccessible à l'air, on conserve la subtilité & la volatilité des ingrédiens qui la composent, lesquels sans cela s'exhaleroient bientôt. C'est pourquoi aussi l'on conseille ici de mettre toujours de la racine d'*arum* fraîchement cueillie, parce que c'est le principal ingrédient de cette composition & celui qui se gâteroit le plutôt. Quincy, *Pharmacopée de Londres*.

Ray dans son chapitre de l'*arum*, en décrit dix especes différentes que voici.

1. *Arum*, J. B. *Vulgare*, Ger. *Vulgare maculatum & non maculatum*, Park. *Arum*. 2. & 3. *sive maculatum maculis candidis vel nigris*, & *vulgare non maculatum*. C. B.
2. *Arum venis albis*, C. B. *magnum rotondiore folio*, Park. *Majus Veronense*, Lob.
3. *Arum Bysantinum*, Clus. J. B. C. B. Park. *Dracontium minus*, Ger. quoad. Icon.
4. *Arum montanum*, Alpin. Exot.
5. *Arum maximum Ægyptiacum quod vulgo Colocasia*, C. B. *Ar. Ægypt. rotonda & longâ radice, vulgo Colocasia dicta*, Park. *Colocasia*, Clus. J. B. *Ægyptiacum*, Ger.

La racine de celui-ci & la plante même en entier a de l'acrimonie comme l'*arum* ordinaire, mais en un degré plus supportable : aussi le prend-on plus volontiers, soit en alimens soit autrement. En Egypte, en Syrie, & autres régions Orientales, on en mange, comme on fait des navets en Allemagne, & les Esclaves Turcs ou Afriquains qui sont à Naples en sont fort avides. Bontius écrit que cette plante est d'une qualité venimeuse, & qu'avant d'être mangeable, il faut qu'elle ait été macérée trois jours dans l'eau.

6. *Dracunculus aquaticus*, Ger. J. B. *Noster aquaticus*, Park. *Palustris sive arundinacea Plinii*, C. B.
7. *Arum Orientale*, Ardabar *dictum Zanon*, Hist. Bot. cap. 12.
8. *Arum Indicum Rumphal*, *dictum Zanon*, Hist. Bot. cap. 92.
9. *Arisarum latifolium*, Park. Ger. *Latifolium quibusdam*, J. B. *Latifolium alterum*, C. B. *Item latifolium majus ejusdem*.
10. *Arisarum angustifolium*, J. B. Ger. *Longifolium*, Park. *Angustifolium Dioscoridis forte*, C. B.

ARUNDO, *roseau*. Dale en compte plusieurs especes. Voici la premiere.

Arundo, Offic. *Arundo vallatoria*, Ger. 32. Emac. 36. Raii. Hist. 2. 1275. Synop. 3. 401. Mer. Pin. 11. *Arundo vulgaris palustris*, J. B. 2. 485. Hist. Oxon. 3. 218. *Arundo vulgaris vallatoria*, Merc. Bot. 1. 21. Phyt. Brit. 11. *Arundo vulgaris, sive Phragmites Dioscoridis*, C. B. Pin. 17. Theat. 269. Tourn. Inst. 526. Elem. Bot. 418. Boerh. Ind. A. 2. 161. Dill. Cat. Giss. 175. Rupp. Flor. Jen. 155. Buxb. 27. *Harundo vulgaris sive vallatoria*, Park. Theat. 1208. *Harundo*, *Arundo calamus*, Chab. 193. Dale.

Le *roseau* a des racines grosses, nerveuses & entrelacées, qui s'étendent fort loin & serpentent obliquement dans la terre. Sa tige devient plus haute qu'un homme; elle est creuse, & a des nœuds d'espace en espace, à chacun desquels sortent des feuilles longues & étroites de la forme de celles des pailles lesquelles sont dures & rudes au toucher. La tige est terminée en en-haut par un espece d'épi ou de pannicule cossu d'un brun tirant sur le rouge, plein d'une substance molle & cotoneuse, le sommet penchant en embas, sans aucune semence visible. Les tiges meurent tous les hivers. Le *roseau* vient le long des rivieres & dans les marais.

Arundo Donax, Offic. Park. Theat. 1208. *Arundo Cypria*, Ger. 32. Emac. 36. *Arundo Sativa*, *seu Donax Dioscoridis*, Raii. Hist. 2. 1275. C. B. Pin. 17. Tourn. Inst. 526. Elem. Bot. 419. Hist. Oxon. 3. 219. Boerh. Ind. A. 2. 162. C. B. Theat. 271. *Arundo maxima & hortensis*, J. B. 2. 485. Chab. 193. Dale.

Les vertus médicinales de ces deux especes de *roseaux* sont à peu près les mêmes; les voici telles que les décrit Barthelemy Zorn.

Sa racine attire les matieres étrangeres qui pourroient s'être logées dans des plaies, si après l'avoir réduite en poudre on la met avec du vin sur la blessure; ou si aussitôt après l'avoir cueillie on la met en poudre avec de l'oignon, ou qu'on mêle cette poudre avec du miel. *Oribase, de Morb. Cur. L. III. c.* 32. Elle calme aussi la douleur qui provient de la dislocation des membres & celle des hanches. Broyée & appliquée sur une partie qui fait mal, telle qu'elle soit, elle y fait merveilles. *Hier. Mercurial. Med. Pract. L. IV. c.* 2. Qu'on la fasse bouillir dans une lessive & qu'on s'en lave la tête souvent, elle fait pousser des cheveux & guérit la teigne de la tête. *Julius Cæsar Claudinus, Ep. Vincenzo Tanar. fol.* 88. dit que la racine du roseau produit les mêmes effets dans le rhumatisme & les catarrhes, que le quinquina. Elle est bonne encore pour les personnes qui sont tombées en consomption. Aëtius dit qu'elle est d'une nature dessiccative & échauffante, raison pour laquelle elle est bonne aux hydropiques, *Serm.* 10. *c.* 32. *Voyez aussi Ephem. N. c. Dec.* 3. *An.* 3. *Obs.* 159. Elle fait suppurer les apostumes, *Lev. Lemn. de Herb. Biblic. c.* 27. Les feuilles vertes coupées & appliquées sur les feux sauvages & les éréspeles, les guérissent. Les pauvres en font bouillir les fleurs dans de l'eau ou dans de la biere, à quoi ils ajoutent du miel, & après avoir filtré cette liqueur, ils s'en font une boisson, pour les rhumes, les opressions de poitrine & les consomptions. Les anciens se faisoient avec le roseau des flutes & autres instrumens de musique.

Arundo scriptoria, Offic. Ger. 34. Emac. 37. J. B. 2. 487. Raii Hist. 2. 1276. Hist. Oxon. 3. 219. *Arundo scriptoria atro-rubens*. C. B. Pin. 17. Theat. 273. Tourn. Inst. 526. *Harundo minor sive elegia*, Park. Theat. 1211. Dale.

Je ne trouve nulle part qu'on lui attribue aucunes vertus médicinales.

Arundo tabaxifera, Offic. *Arundo mambu*, Pison. Mant. Arom. 186. Raii Hist. 2. 1315. *Arundo Indica maxima arborea cortice spinoso hermanni*, Syen. in Not. Hort. Mal. C. Comm. Flo. Mal. 36. *Arundo arbor tabaxifera*, C. B. Theat. 285. *Arundo arbor in qua humor lacteus gignitur, qui tabaxir Avicennæ & Arabibus dicitur*, C. B. Pin. 18. Hist. Oxon. 3. 219. *Arundo arborea mambu vel bambu dicta*, Park. Theat. 1630. *Tabaxir sive mambu arbor*, J. B. 1. 222. *Mambu arbor*, *Tabaxir garciæ & acostæ*, *Chab.* 67. *Bambu & Bombæ*, Nienhon. Leg. 91. Ily. Hort. Mal. 1. 25. Tab. 16. Dale.

Les *roseaux* appellés *bambou*, suivant la description qu'en fait Pison, lorsqu'ils sont jeunes sont remplis d'une substance légere, spongieuse & médullaire, (moins pressée que celle qu'on trouve dans les cannes à sucre ordinaires,) que les gens du commun aiment beaucoup à sucer à cause de son gout agréable. Les jeunes tiges qui sont les plus succulentes & les plus savoureuses sont aussi les plus estimées aux Indes, tant par les étrangers que par les habitans. C'est le principal ingrédient d'une composition qu'on appelle *achar*, qu'on apporte en Europe, & que les gens d'un gout fin estiment être d'une saveur extremement flateuse. Moi-même, dit Pison, j'en ai mangé plus d'une once, qui m'a fait beaucoup de plaisir. Mais quand ces cannes sont montées & devenues vieilles, la liqueur qu'elles contenoient a bien changé de substance, de couleur, de saveur & d'efficacité ; elle s'est condensée & coagulée proche des nœuds, par la chaleur du soleil, & est devenue aussi dure qu'une pierre-ponce blanche, en conséquence elle perd bien tôt après sa douceur naturelle, à laquelle succede un certain gout particulier, à peu près semblable à celui de l'ivoire brûlé ; cette nouvelle substance est un peu astringente, les naturels du pays l'appellent *sucar mambu* (c'est le tabaxir de *Garcias* & d'*Acosta* ;) & plus ce *sucar* est léger, blanc & poli, plus on en fait de cas ; & plus au contraire sa surface est inégale & sa couleur cendrée, plus on le juge mauvais.

Le *tabaxir* est d'un grand usage en Medecine : aussi les Persans & les Arabes le recherchent-ils avec empressement, & l'achetent son poids d'or ou d'argent. Les Indiens s'en servent pour les blessures aux testicules & au pénis. On le dit aussi très-bon dans les affections cholériques & la dyssenterie. On lit dans Garcias qu'il est bon pour appaiser les chaleurs, soit internes, soit externes, & dans les fievres & les dyssenteries bilieuses, mais surtout dans les fluxions bilieuses, la strangurie & l'urine sanguinolente. La décoction des feuilles & de l'écorce prise en boisson nettoye les plaies, du sang qui y étoit resté. Il est bon aussi aux femmes accouchées pour déterger l'utérus. Lorsqu'on coupe ces roseaux & qu'on les brûle, ils font des cendres extrememcnt propres à fertiliser les terres. Lorsqu'on les a mis au feu, ils crevent avec un grand bruit qu'on prendroit pour une décharge de Mousqueterie, parce que l'air qui est renfermé entre chaque jointure, venant à être raréfié par la chaleur, & n'ayant plus assez d'espace au moyen de cette raréfaction, il rompt les parois de toutes parts, & s'ouvre un passage par la force. Cette sorte de roseaux croît sur le sable au bord de la mer. RAII, *Hist. Plant.*

Le *gramen arundinaceum*, roseau de gasons, que Dale compte au nombre des différentes especes de roseau, a les mêmes vertus que le roseau ordinaire. V. *Calamus.*

A R Y

ARYSTER, Ἀρυστὴρ, d'ἀρύω, *tirer dehors* ; sorte de vaisseau dont parle Hippocrate, *Lib.* περὶ γονῆς, auquel il oppose ἄγγος μέγα, *vaisseau ample.* FŒSIUS.

ARYTÆNOIDES, Ἀρυταινοειδὴς, d'ἀρύταινα, *entonnoir*, & εἶδος, *forme* ; épithete qu'on donne à deux cartilages, qui ensemble avec d'autres, forment l'embouchure du larynx. On donne aussi cette même épithete à quelques autres muscles du larynx. CASTELLI, BLANCARD.

ARYTHMUS ou ARRHYTMUS, Ἄρυθμος ἢ ἄῤῥυθμος, d'α privatif, & ῥυθμὸς, qui proprement signifie une mesure, un tems en musique, mais qu'on emploie aussi pour signifier l'ordre & l'harmonie dans d'autres matieres. Galien donne cette épithete à un pouls déréglé. Ce terme est opposé, dit-il, non pas à *enrythmus*, ἔνρυθμος, *mesuré*, car toute sorte de pouls a une mesure telle quelle, mais à *eurythmus*, εὔρυθμος, *bien réglé* ; de sorte que *eurythmus* est le genre par rapport à *arythmus* & *eurythmus*.

Le *pulsus eurythmus* est un & individuel : mais le *pulsus arytmus* est de trois sortes, le *pararythmus*, l'*heterorythmus* & l'*écrytmus*. Pour faire entendre cette division par des exemples, chaque âge a un pouls d'une mesure qui lui est propre ; & tant que le pouls conserve cette mesure, on l'appelle *eurythmus* : mais s'il s'en écarte on l'appelle alors *pulsus arythmus*. S'il passe à une mesure qui convienne mieux à l'âge dans lequel la personne va entrer, on l'appelle *pararythmus* ; s'il en prend une propre à un autre âge, on l'appelle *heterorythmus* : mais s'il bat d'une mesure qui ne convienne à aucun âge, on l'appelle *pulsus ecrythmus*. On peut faire la même distinction dans les tempéramens, les saisons, les lieux & autres circonstances, qui chacune donne au pouls une mesure particuliere de laquelle lorsqu'il s'écarte il passe nécessairement dans une des trois classes d'*arythmus* qu'on vient de dire. GALIEN, *de Diff. Puls. Lib. I. cap.* 9.

A S

AS, ASSARIUM, Ἀσσάριον, μνᾶ, signifient quelquefois un poids particulier ; dans ce sens l'*as* Romain est synonyme à *libra* ou livre Romaine, laquelle est de douze onces. Quelquefois on le prend pour une monnoie Romaine, laquelle a été de différentes matieres & de différens poids, selon les différens âges de la République : c'est pourquoi Varron dérive le mot *as* de *æs*, parce que la piece de monnoie étoit dans les commencemens un morceau de cuivre d'une livre pesant ; & en effet *as*, *æs*, *pondo*, *mina*, sont employés dans les anciens Auteurs comme termes synonymes. On l'emploie aussi pour signifier un entier divisible en douze parties, ce qui revient à notre *as* ou *unité* ; & c'est pour cette raison que quelques-uns dérivent le mot *as*, du dorique ἄς pour εἷς, *un*. Dans Galien, *de Ponderibus & mensuris*, ἀσσάριον, est employé pour signifier le poids de deux dragmes.

A S A

ASA DULCIS, synonyme à *Benjoin.* Voyez *Benzoinum.*

ASA FOETIDA. Voyez *Silphium.*

ASABON, *Savon.* RULAND, JOHNSON.

ASÆSTUS, Ἀσαιστος. Voyez *Calcarius lapis* & *Calx.*

ASAGEN, *Sang de dragon.* RULAND, JOHNSON.

ASAGI, *Vitriol* ou *Atramentum rubeum*, *vitriol calciné.* RULAND, JOHNSON.

ASAMAR, ASAGAR, ASINGAR, *verd-de-gris.* JOHNSON.

ASAMAZ, *Vitriol.* RULAND, JOHNSON.

ASAPEOS, Ἀσαπέως, dans Hippocrate, *Lib. de Rat. Vict. in Morb. Acut.* signifie la même chose, selon Galien que ἀπέπτως, c'est-à-dire, sans coction. FŒSIUS.

ASAPES, Ἀσαπὴς, *qui n'est pas cuit*, qu'on pourroit exprimer autrement par *aseptus*, ἄσηπτος, d'α privatif, & σήπω, *corrompre*, *pourrir* ; *qui n'est pas putréfié*, selon l'idée des anciens, qui confondoient la coction avec la putréfaction. CASTELLI.

ASAPHATUM, est une espece de *serpigo* ou d'*impetigo*, ou gratelle entre cuir & chair, qui engendre dans les pores des especes de vers, qui sortent de la peau lorsqu'on la presse, en forme de longs filets avec une tête noire. JOHNSON.

ASAPHEIS, Ἀσαφεῖς, d'α privatif, & σαφὴς, *clair*, *manifeste*. Ce mot est employé par Hippocrate, *in Prorrh. & Coac.* pour signifier des malades qui n'articulent plus leurs mots distinctement. Ce vice est occasionné, dit Galien, *Comm.* 2. *in Prorrh.* Ἤτοι διὰ τὴν τῶν διαλεκτικῶν ὀργάνων βλάβην, ἢν ἐκ τῆς τῶν νεύρων κακώσεως ἴσχον, ἢ διὰ τὴν διάνοιαν αὐτῆς ; « soit par le désordre des nerfs qui a causé de la contraction dans les organes de la parole, ou par le délire. » C'est dans ce sens qu'il faut entendre par ἀσαφὴς γλῶσσα, *Lib. VII. Epid.* une langue embarrassée, qui hésite, qui ne prononce plus distinctement ; & par ἀσάφεια, dans le même Livre, des sons de voix confus qui proviennent du vice des organes vocaux. Ἀσαφεῖς παρακρούσιες, *Lib. I. Prorrhet.* signifie une sorte de délire peu apparent, dont il est difficile aux assistans & même au Medecin de s'appercevoir. Le malade demeure en repos comme quelqu'un qui est assoupi ; quelquefois il a les yeux fermés, comme s'il vouloit s'endormir, d'autres fois il les a ouverts, & promenant ses mains tout autour de lui il semble chercher quelque chose, & tâtonne partout : or comme dans cet état il est tranquile, & ne pousse pas de cris & ne fait point de bonds dans son lit, comme d'autres phrénétiques, on appelle sa phrénésie ou son délire, ἀναφὴς, *obscur* ou *douteux* ; & lorsque ce délire est accompagné du *coma* dès le commencement, on doit regarder cet état comme dangereux. Voilà en substance ce que contient le Commentaire de Galien sur ce passage d'Hippocrate.

ASARABACCA. Voyez plus bas *Asarum*, qui est la même chose.

ASARCON, Ἄσαρκον, d'α privatif, & σάρξ, *chair* ; signifie à la lettre qui n'a point de chair : mais Aristote emploie aussi ce terme pour signifier la tête, qui en comparaison de l'estomac & du bas-ventre a très-peu de chair.

ASARINA, une des especes d'asarum. Voyez *Asarum*.

ASARITES, Ἀσαρίτης, d'ἄσαρον, *Asarum*, en sous-entendant οἶνος, *vin* ; *vin d'asarum*, lequel se fait en mettant six pintes de moût sur trois onces d'*asarum*. Ce vin est diurétique & bon pour l'hydropisie & la jaunisse, pour les maladies du foie & la sciatique. DIOSCORIDE, *Lib. V. c.* 68.

ASARUM, Offic. Ger. 688. Emac. 836. C. B. 197. J. B. 3. 548. Chab. 510. Raii Hist. 1. 207. Tourn. Inst. 501. Boerh. Ind. A. 2. 95. Dill. Cat. 36. Buxb. 28. *Asarum vulgare*, Park. 266. *Asarum vulgare rotundifolium*, Hist. Oxon. 3. 511. *Nardus rustica*, Hoff. Flo. Altorff. *Asarabacca. Cabaret.*

L'*asarum* est appellé par quelques-uns *nard sauvage* : il a les feuilles semblables à celles du liere, mais plus épaisses & plus rondes. Sa fleur vient au milieu des feuilles, près de la racine ; elle est bleue & ressemble à celle de la jusquiame, & elle renferme une graine qui a la forme d'un pepin de raisin. Ses racines sont en grand nombre, noueuses, menues, s'étendant obliquement en terre, à peu près faites comme celles du chiendent, mais plus déliées, d'une odeur gracieuse & d'un gout chaud & acre au palais.

Les racines sont échauffantes, diurétiques & émétiques, & sont bonnes dans l'hydropisie ou la sciatique invétérée ; elles provoquent les regles. Mettez-en six dragmes dans de l'hydromel, vous aurez un purgatif aussi bon que l'hellébore blanc. Elles entrent aussi dans la composition de plusieurs onguens.

L'*asarum* se plaît sur les montagnes ombrageuses : il y en a quantité dans le Pont, dans la Phrygie, dans l'Illyrie, & dans l'Abruze en Italie. DIOSCORIDE, *Lib. I. cap.* 9.

On l'appelle *asaron*, nous dit Pline, parce qu'on n'en fait pas de bouquets. Il a les vertus du Nard. On le cueille quand il pousse ses feuilles & on le fait sécher. Il ne se garde pas long-tems sans moisir.

Les racines de l'*asarabacca* consistent en un grand nombre de fibres déliées, qui ont un gout aromatique quand elles sont seches. Ses feuilles sont polies & d'un beau verd de mer ; elles sont d'une substance ferme & épaisse, d'une forme à peu près ronde, un tant-soit-peu creuses près de la tige, & ressemblent en quelque chose à un rein. Du milieu de ces feuilles s'élevent de courtes tiges terminées par une fleur en godet ou cosse d'un verd-brun, divisées par le haut en trois parties, & contenant une graine semblable à des pépins de raisin. On cultive cette plante dans nos jardins ; elle fleurit au mois de Juin. Mais pour ses racines desséchées, on nous les apporte de Leghorn.

L'*asarum*, selon le sentiment de Pline, *Lib. XII. cap.* 13. & *Lib. XXI. cap.* 6. tire son nom du verbe Grec σαίρω, *orner*, & d'α privatif, *sans*, parce que les anciens ne l'employoient point dans leurs guirlandes & leurs bouquets. On l'appelle autrement *nardus montana*, *sanguis Martis Mogorum* & *nardus Sylvestris* & *rustica*, parce qu'il a l'odeur & les vertus du nard. Sa vertu réside principalement dans sa racine, laquelle est aromatique, d'un gout fort & qui brûle la langue comme le gingembre. Mais George de la Tour, *de Hist. Plant. Lib. II. cap.* 23. observe qu'il ne se conserve guere plus d'un an sans altération. Van-Helmont, *de Magic. Vuln. Cur. p. m.* 479. assure qu'il fait vomir & purge quelquefois copieusement. Dioscoride dit qu'une infusion de six dragmes de sa racine purge aussi-bien que l'hellébore. Mais il perd toutefois beaucoup de sa vertu émétique lorsqu'on le fait bouillir dans de l'eau. *Van-Helmont, in Pharmac. & Dispens. Modern. Sect.* 46. *Heurn. Meth. ad Praxin, Lib. II. Mich. Etmuller. Oper. Med. Tom. II. p. m.* 15.

Plusieurs Anglois assurent, pour l'avoir éprouvé, que la poudre d'*asarum* bouillie dans du vin, purge ; & que, bouillie dans de l'eau, elle provoque les urines. Elle désobstrue le foie & la rate, purge le corps de tout ce qu'il a d'humeurs malignes, provoque les regles, expulse l'arriere-faix, & même le fœtus, s'il est resté mort dans le sein de la mere.

M. Ruland, *in Thes. Med. a C. Reyger ; Ed. p.*77. dit que la décoction de racine d'*asarum* procure infailliblement aux femmes leurs évacuations menstruelles, fait sortir l'arriere-faix & le fœtus quand il est mort. Elle délaye la matiere épaisse & visqueuse logée dans les poumons. Voyez *Joan. Freytag. Auror. Med. L. II. c.* 31. *Gu. Rolfinc. Lib. de Purg. Veget. Sect.* 1. *art.* 4. *c.* 3.

Cette plante est d'une grande utilité dans la jaunisse, l'hydropisie, les douleurs des reins, la goute & les fievres ; & est la souveraine panacée de ceux qui sont affligés de fievres quartes. Voyez *Simon Pauli, in Quadr. Bot. Class.* 2. *Matth. in Diosc. Lib. III. c.* 42. *Alex. Pedemont. Secret. Lib. I. Joann. Steph. Strobelberg. Rem. Singul. pro Cur. Feb. intr. p.* 28. & 29. *Rosin Lentil. Miscell. Med. Pr. p.* 13. *p.* 197. *G. H. Velsch. Chil.* 1. *Exot. Cur. & Obs.* 664.

Les gens de la campagne en font leur fébrifuge.

Pierre Bayrus, *Lib. XII. Pr. c.* 6. dit qu'elle est d'une efficacité merveilleuse dans la jaunisse.

Jean. Soph. Cozak, *Tract. de Sale, Sect.* 14. *c.* 6. assure qu'il a guéri parfaitement avec cette plante quantité de personnes affligées de la jaunisse.

G. Rondelet, *Meth. Cur. Morb. Lib. III. cap.* 82. nous rapporte aussi, qu'il s'est servi quantité de fois utilement de la décoction de cette plante pour la guérison de douleurs sciatiques opiniâtres. Voyez aussi *Joan. Ruel. de Natur. Stirp. Lib.* 2. *c.* 8.

Dans la Ville de Dresde, il y avoit à la Cour un certain Medecin nommé Lotichius, qui méloit de la racine de cette plante dans la plupart de ses médicamens. Voyez aussi *Joann. Michael, Not. in Joann. Schrod. Pharm. Med. Chym. p.* 608. & 624. *Frid. Hoffman Clav. Pharm. Schrod. Lib. IV. Sect.* 4.

Une femme enceinte doit bien se garder d'user de cette racine, parce qu'elle feroit périr son fruit ; quoiqu'en dise Fernel. *Lib. V. M. M. c.* 13. qui nous assure qu'on en peut donner sans rien craindre à une femme grosse.

Les feuilles mises en poudre & appliquées sur le pouls font dormir & emportent la fievre.

B. Montagnan, *Consil.* 191. assure qu'une emplâtre des feuilles d'*asarum* appliquée sur la région lombaire, nettoie merveilleusement les conduits rénaux & urinaires.

Si l'on se lave la tête avec une lessive dans laquelle on ait fait bouillir les racines & les feuilles de cette plante, on fortifiera le cerveau & la mémoire, on noircira les cheveux, & on les empêchera de tomber. Sa racine mise en poudre & appliquée sur des plaies sales & invétérées les nettoie & les guérit. Si l'on en coupe la racine en morceaux & qu'on les mette tremper dans de l'eau-rose ; cette liqueur emportera les taches & les boutons du visage. *Forest. Lib. XXXI. Obs.* 3. *in Schol. & Lib. IV. Obs. Chir.* 11.

Quand les lievres & les autres animaux sauvages sont malades, ils mangent de cette herbe; & cela les guérit. Les Anciens, qui avoient fait cette remarque, méloient cette plante avec du sel, & en faisoient manger à leurs moutons, leurs bœufs & leurs vaches, pour préserver leurs chairs de la putréfaction. Quand les chevaux ne veulent pas manger, il y a des gens qui mettent dans leur avoine de la racine d'*asarum*; & alors les chevaux se mettent à manger & reprennent leur vigueur. Il y a des femmes qui en mettent les feuilles dans le lait nouvellement trait; s'imaginant que par là elles lui feront rendre plus de crême qu'il n'en auroit donné sans cela. Les Anciens regardoient aussi cette plante comme excellente contre les fortiléges.

On trouve dans *Jean Fernel, Lib. VII. Meth. Med.* une composition qu'il appelle *diasarum*, qu'il donnoit pour vomitif. Cette composition, dit *Hor. Augen. Epist. Med. Tom. I. p.* 297. donnée en différentes fois, fait un vomitif qui convient à tout le monde, de tout âge & de tout sexe, même aux femmes grosses. C'est aussi pour cet usage qu'on la prépare dans les boutiques des Apothicaires de ce pays & des autres, où l'on trouve aussi un extrait d'*asarum*, qu'on appelle autrement *coagulum asari*, excellent dans les désordres qui procedent de la mélancolie, qui guérit la jaunisse & le mal caduc, qui provoque les urines & les regles, tue les vers, & guérit les fievres, surtout les fievres quartes. *Hartmann. Prax. Chym. de Vomitor. Sennert. Instit. L. V. p. 3. Sect. 3. c. 9. Collectan. Chymic. Leydens. c.* 48. *Joan. Helf. Jungken. Corpus Pharm. Chym. Med. Sect. 3. c.* 12.

Plusieurs font une eau distilée de ses feuilles & de sa racine qu'ils prescrivent pour l'oppression de poitrine, la jaunisse, l'hydropisie, les fievres tierce & quarte. L'*asarum* est bon aussi pour les maux des yeux. *Joan. Camer. Hort. Med. p.* 22. Une conserve faite de ses feuilles, fortifie la mémoire & l'ouie. *Croll. Tr. de Sign. intr. rer. Marc. Ant. Zimar. Antr. Magico-Med. Part. II. p.* 113. *H. Petræus Nosol. Harm. Tom. I. Dissertat.* 11. *Sect.* 52.

Potion Emétique.

Prenez *suc d'asarabacca, six dragmes ou une once,*
oxymel de squilles, demi-once.
eau de chardon, deux onces.

Mêlez & faites une potion.

C'est un très-puissant émétique, & dont on fait un grand usage à Bedlam sur les Maniaques; car il opérera dans les cas mêmes où le *crocus metallorum* & les émétiques mercuriels ordinaires auront été inutiles. Il est avéré par une infinité d'expériences que ces sortes de malades sont bien plus difficiles à émouvoir que tous autres, soit par les cathartiques, soit par les émétiques; ensorte qu'on peut, sans rien risquer, leur en donner une dose six ou dix fois plus forte qu'à d'autres personnes, les fibres & toutes les parties du cerveau, qui servent le plus aux sensations, étant extrêmement embarrassées d'humeurs visqueuses que ce remede entraîne; par la même raison on l'emploie avec succès en forme de sternutatoire; car il décharge considérablement la tête par le pincement & le déchirement qu'il produit dans les fibres du nez & dans les parties adjacentes.

Asarum Virginianum, serpentaria nigra, Offic. *Asarum Virginianum folio cordato, cyclaminis more maculato*, Hist. Oxon. 3. 511. *Asarum Virginianum Pistolochiæ foliis subrotundis cyclaminis more maculatis*, Pluk. Almag. 53. Phytog. 78. Raii Hist. 3. 129. *Asarum cyclaminis folio Virginianum*, Banis. Mss. Cat. *Serpentaria major officinarum*, Bobart.

C'est l'*asarum de Virginie*, qui a les feuilles semblables à celles du *pistolochia*, & est tacheté comme la truffe, *Plukenet, Phytogr. Tab.* 78 ses racines nous sont apportées avec la véritable serpentaire de Virginie, & sont employées pêle-mêle avec cette derniere, étant estimées posséder les mêmes vertus diaphorétiques & aléxipharmaques. Miller, *Bot. Off.*

A S B

ASBESTUS, Ἄσϐεςος, d'α privatif, & σϐέννυμι, *éteindre*; qui n'est point éteint; par exemple, κονία ἄσϐεςος chaux vive. Mais ce mot est souvent employé substantivement pour chaux vive, sans y ajouter τίτανος, chaux. Quant à ses autres significations, voyez *Amianthus.*

ASBO, Ἄσϐο, est le nom d'un animal qui nous est inconnu, dont la graisse entre autres choses est recommandée par quelques Auteurs comme un des ingrédiens d'une emplâtre pour la pleurésie. Myrepse, *de Emplastris. c.* 79.

A S C

ASCALABOTES, Ἀσκαλαϐώτης & καλώτης, sorte de lésard dont parle Galien, 11. *de simp. fac.* & *Lib. de Theriac. ad Pis. c.* 9. Pour la description de cet animal. Voyez *Aldrovandi.*

ASCALONIA, ASCALONITIS, espece d'oignon. Voyez *Cepa.*

ASCARDAMYCTES, Ἀσκαρδαμύκτης, d'α privatif, & σκαρδαμύττω, cligner les yeux; ce terme est employé dans le *Liv. II. de Epidem. Sect.* 6. pour signifier quelqu'un qui tient ses yeux long-tems fixes & immobiles, sans cligner.

ASCARIDES, Ἀσκαρίδες, (d'ἀσκαρίζω, le même que σκαρίζω, sauter, palpiter, mouvoir, comme ἄσταφις & σαφὶς, ἄσταχυς & στάχυς, se prennent l'un pour l'autre dans Hippocrate) sont, selon Galien dans son *Exegesis*, Ἕλμινθες ἰσχναὶ καὶ μικραὶ ἐν τῷ ἀπευθυσμένῳ ἐντέρῳ γεννώμεναι, « de petits vers menus engendrés dans l'intestin rectum; » ce que *Paul, Lib. IV. c.* 18. exprime de la maniere qui suit: Αἱ ἀσκαρίδες εἰδὲς εἰσιν ἑλμίνθων σκώληξιν παραπλήσιοι, συνιστάμεναι περὶ τὰ ἔσχατα τοῦ ἀπευθυσμένου, καὶ τὰ πρῶτα τοῦ σφιγκτῆρος, ἐπιφέρουσαι τῶν τόπων τούτων κνησμὸν ἰσχυρόν. « Les *ascarides* sont » une sorte de vers fort semblables au *scolex*, qui se lo» gent à l'extrémité de l'intestin rectum, & à l'endroit » où commence le sphincter, & excitent une déman» geaison violente dans ces parties; » ou qui selon *Actuarius, Meth. Med. Lib. I. c.* 21. ἀεὶ ἐρεθίζουσαι καὶ γαργαλίζουσαι τὸν κάμνοντα, « qui incommodent le » malade par un chatouillement & une irritation perpé» tuelle. »

Les signes qui annoncent ces vers appellés *ascarides*, sont une demangeaison continuelle au fondement, qui cause quelquefois des défaillances & des syncopes. Cette demangeaison procede du mouvement de ces vers, & de la délicatesse des parties où ils séjournent: car il ne faut pas croire, comme l'a prétendu Mercurialis & quelques-autres, que les gros intestins ne soient capables que d'un sentiment foible & sourd; on a la preuve du contraire par les tourmens de la colique qui se font sentir dans le colon, & par les douleurs aigues que causent dans l'intestin rectum les vents qui s'y enferment.

Remedes contre les Ascarides.

Il est difficile d'expulser les *ascarides*, & cela pour plusieurs raisons: la premiere est, que ces animaux étant éloignés de l'estomac, les remedes qu'on peut prendre ont perdu leur qualité avant qu'ils soient parvenus à l'endroit où sont ces vers. La seconde est, que les *ascarides* sont enveloppés dans des humeurs visqueuses, qui empêchent l'action des remedes. La troisieme est, que ces vers montent quelquefois dans le cœcum : or ce boyau étant fait à peu près en cul de sac, les *ascarides* s'y tiennent, pour ainsi dire, retranchés. Quoiqu'il en soit, il vaut mieux les attaquer par embas ; & pour cet effet un des meilleurs remedes, est de mettre dans le fondement un suppositoire de coton trempé dans du fiel de bœuf ou de l'aloès dissout. Une chose que j'ai prescrite avec succès à plusieurs malades, étoit de se mettre dans le fondement un petit morceau de lard, lié avec un bout de fil, & de l'y laisser quelque tems ; & quand après cela on venoit à le tirer, il étoit tout plein de vers. Au lieu de lard, on peut aussi mettre de vieille viande salée. Des clysteres de décoction de gentiane, sont aussi très-bons contre les *ascarides*. On peut joindre à la gentiane, de l'aristoloche, de la chicorée, de la tanaise, de la persicaire, de l'arroche, & en faire une décoction avec de l'eau ou du vin blanc. Cela fait, on y pourra ajouter un peu de confection d'hiera.

Pour les enfans, on pourra se servir du clystere suivant :

Prenez *feuilles de mauve & de violette,* } *de chaque une poignée ;*
de chou, une ou deux poignées,
graine de coriande & de fenouil, } *de chaque deux dragmes,*
fleurs de camomile & de petite centaurée } *de chaque une petite poignée.*

Faites une décoction du tout avec du lait, & mettez fondre dans la colature une once de miel ou deux dragmes de confection d'hiera.

Hippocrate conseille, pour expulser les *ascarides* de prendre de la graine d'agnus-castus, de la bien broyer avec un peu de fiel de bœuf, & de mêler le tout avec un peu d'huile de cedre, & d'en faire un suppositoire avec un peu de laine grasse. ANDRY. Voyez les Articles *Lumbrici* & *Vermes*.

ASCELES, Ἀσκελὴς d'α privatif, & σκέλος, *jambe* ; qui n'a point de jambes. GALIEN, *de Hippoc. & Plat. Decr. Lib. IV. c.* 4.

ASCENDENTIA, *montans* ; en parlant des signes ou constellations célestes. CASTELLI, d'après *Dorneus, in Diction. Par.*

ASCENSUS MORBI, est la même chose que *Augmentum*, son accroissement. Voyez *Augmentum*. *Ascensus ou Ascensio*, signifie aussi une espece de sublimation & distilation chymique, opposée à *descensus*. Voy. *Aqua*.

ASCESIS, Ἄσκησις, d'ἀσκέω, *exercer* ; *exercice*. Voyez *Exercitatio*, qui lui est synonyme.

ASCETES, Ἀσκηταὶ, la même chose qu'*Athleta* ou *Athletes*, Lutteur. Aussi Erotian, *sur Hippocrate*, rend ἀσκητῆον par ἀθλητῆον ; car, dit-il, *Asceta* est la même chose que ce que les Attiques appellent *Athleta*.

ASCHEMON, Ἀσχημὸν d'α privatif, & σχῆμα, forme ou figure ; *défiguré*. Ἀσχημονέστερον σκέλος, jambe plus défigurée. HIPPOCRATE, *Lib. de Artic.*

ASCHIA, *Thymallus*, Offic. *Thymallus*, Schrod. 5. 333. Salv. de Aquat. 81. Jonf. de Pisc. 81. Aldrov. de Pisc. 593. Charlt. de Pisc. 36. Raii Ichth. 187. Ejusd. Synop. Pisc. 62. Bellon. de Aquat. 182. *Thymallus seu Thymus*, Gesn. de Aquat. 978. *Thymus*, Rondal de Pisc. 2. 187. *Ombre*.

Ce poisson se trouve dans les Fleuves rapides peu profonds & cailloutcux ; il passe pour un excellent manger. Ce qu'on en emploie en Medecine est la graisse, qui, dit-on, emporte les taches & les taies des yeux ; fondue au soleil & mêlée avec du miel, elle efface les taches de rousseur, & les marques que la petite vérole a laissées. DALE.

ASCIA, Σκέπαρνος ἢ σκέπαρνον ; à la lettre, *une hache* : mais par une métaphore prise de la ressemblance de figure, on l'emploie aussi pour signifier un simple bandage, décrit par Galien, *Com.* 2. *in Lib. de Art.* L'*ascia* est une sorte de bandage qui s'écarte un peu du sens transversal. Et sur un passage d'Hippocrate, ἐν τῷ κατ' ἰητ. il dit qu'Hippocrate appelle *ascia* un bandage qui ne s'écarte que peu de la position transversale ; mais qu'il appelle *sime* celui qui s'en écarte beaucoup. Or ; dit toujours Galien, *ascia* à la lettre est un outil de charpentier, qui, vers son extrémité par où il coupe le bois, est tant soit peu courbé, & se termine en talus. Mais Erotien, d'après Asclépiade, εἰς τὸ ἰητρ. nous en donne une idée plus claire par la définition qui suit : Ἔστι γὰρ ὁ σκέπαρνος, ὅταν ὁ ἐπίδεσμος ἐπιβάλλων αὐτὸς ἑαυτῷ, καὶ χιαζόμενος, κλάσιν τινὰ ποιῇ καὶ γωνίαν, ὥσπερ ὅταν φθάλοξος ἐπιδεθῇ. « Le bandage s'appelle *ascia*, » quand après une circonvolution il revient sur lui-» même en se croisant en forme de χ, comme fait le » bandage rectoblique. » Cela s'accorde avec ce qu'en dit Hippocrate, *de Fract.* Ἐπίδεσιων γὰρ ἐστι αὐτὴ ποικιλωτάτη, καὶ πλεῖστοι μὲν σκέπαρνοι ἔχουσα. « Ce banda-» ge varie beaucoup, & il y a quantité de différentes es-» peces d'*ascia*. » Hippocrate a employé σκεπαρνηδὸν dans le même sens, *Lib. de Fract.*

ASCITES, Ἀσκίτης, d'ἀσκὸς, *bouteille* ; *Ascite*, ainsi nommée, parce qu'en gonflant le ventre elle le rend à peu près semblable à la panse d'une bouteille ; c'est une espece d'hydropisie. Voyez *Hydrops*.

ASCITICUS, Ἀσκιτικὸς ; malade qui est affligé de l'*ascite*. BLANCARD.

ASCLEPIADÆ, *Asclepiades*. Les descendans d'Esculape, qu'on a appellé les *Asclépiades*, ont eu la réputation d'avoir conservé la Medecine dans leur famille, sans interruption. Nous en saurions quelque chose de plus particulier, si nous avions les écrits d'Eratosthènes, de Phérécides, d'Apollodore, d'Arius de Tarse, & de Polyanthus de Cyrene, qui avoient pris le soin de faire l'histoire de ces descendans d'Esculape. Mais quoique les ouvrages de ces Auteurs se soient perdus, les noms d'une partie des *Asclépiades* se sont au moins conservés, comme le justifie la liste des Prédécesseurs d'Hippocrate, qui se disoit le dix-huitieme descendant d'Esculape. La généalogie de ce Medecin se trouve encore toute entiere de la maniere suivante.

Hippocrate, de qui nous avons les écrits, étoit fils d'Héraclide qui fut fils d'un autre Hippocrate, fils de Gnosidicus, fils de Nebrus, fils de Sostratus troisieme, fils de Theodore second, fils de Cléomitidée second, fils de Crisamis second, fils de Sostratus second, fils de Theodore premier, fils de Chrisamis premier, fils de Cléomitidée premier, fils de Dardanus, fils de Sostrate premier, fils d'Hippolochus, fils de Podalire, fils d'Esculape. Etienne de Byzance donne encore deux autres fils à Gnosidicus, outre celui dont on a parlé : le premier de ces deux s'appelloit Ænius, & le second Podalire. Nébrus, pere de Gnosidicus, avoit encore un autre fils nommé Chrysus.

On dira sans doute que cette généalogie est fabuleuse : mais supposé qu'il y eût quelque erreur ou quelque chose d'inventé dans cette succession des *Asclépiades*, il est du moins certain que l'on connoissoit avant Hippocrate diverses branches de la famille d'Esculape, outre la sienne, & que celle d'où ce Medecin étoit issu, étoit distinguée par le surnom d'*Asclepiades Nebrides*, c'est-à-dire, de Nébrus. Celui-ci s'étoit particulierement rendu fameux dans la Medecine, surquoi la Prêtresse d'Apollon lui avoit rendu un témoignage très-avantageux, selon la remarque d'Etienne de Byzance.

Il y avoit encore d'autres branches des *Asclépiades* qui étoient répandues en divers lieux. On comptoit même trois célebres Ecoles qu'ils avoient établies. La premiere étoit celle de Rhodes, qui manqua aussi la premiere, par le défaut de cette branche des Successeurs d'Esculape; ce qui arriva apparemment long-tems avant Hippocrate, puisqu'il n'en parle point comme il fait de celle de Cnide qui étoit la troisieme, & celle de Cos la seconde. Ces deux dernieres fleurissoient en même-tems que l'Ecole d'Italie, où étoient Pythagore, Empedocle, & d'autres Philosophes Medecins, quoique les Ecoles Greques fussent plus anciennes. Ces trois Ecoles qui étoient les seules qui fissent du bruit, avoient une émulation réciproque, & disputoient continuellement à qui feroit le plus de progrès dans la Medecine. Cependant Galien donne la premiere place à celle de Cos, comme ayant produit le plus grand nombre d'excellens Disciples, parmi lesquels étoit Hippocrate. Celle de Cnide tenoit le second rang, & celle d'Italie le troisieme.

Herodote parle aussi dans son premier Livre d'une Ecole de Medecins qui étoit à Cyrene, où Esculape avoit un Temple, dans lequel le service étoit différent de celui qui se pratiquoit dans la Grece; ce qui pourroit faire soupçonner qu'il y avoit aussi là des *Asclépiades* d'une autre sorte.

Le même Historien fait aussi mention, au même endroit, d'une Ecole de Medecine qui étoit à Crotone, patrie de Democede, fameux Medecin qui vivoit en même-tems que Pythagore. Ce Medecin, à ce que dit Hérodote, ayant été chassé par la sévérité de son pere, qui s'appelloit Calliphon, vint premierement à Egine & ensuite à Athenes, où il fut en grande estime. De-là il passa à Samos, où il eut occasion de traiter & de guérir Polycrate, Roi de cette Isle, d'une grande maladie; ce qui lui valut deux talens d'or. Quelque tems après ayant été pris prisonnier par les Perses, il cachoit sa Profession: mais on le découvrit, & on l'obligea de travailler au soulagement du Roi Darius qui n'avoit aucun repos ensuite d'une dislocation de l'un des piés. Il traita aussi la Reine Atossa, femme du même Roi, d'un cancer qu'elle avoit au sein. Cet Historien ajoute, que Democede ayant réussi dans ces deux cures, reçut de très-riches présens, & s'acquit un si grand crédit auprès du Roi, qu'il le faisoit manger à sa table. Cela n'empêcha pas néantmoins qu'ayant trouvé occasion de retourner en Grece, sous la promesse qu'il avoit faite de servir d'espion, il n'y demeurât tout-à-fait, méprisant tous les honneurs qu'on lui avoit faits en Perse, & se moquant de ceux qui lui avoient donné cette commission. Il se maria ensuite, & épousa une fille du fameux Milon son compatriote.

On ne sait aucune autre particularité de la Medecine de Démocede, ni de celle des autres Medecins de Crotone. On n'a rien à dire non plus de l'Ecole de Rhodes. Quant à celle d'Italie, il se peut que Polyclete (Medecin dont il est parlé dans les lettres de Phalaris) en fût, puisqu'il étoit Medecin de ce Tyran d'Agrigente, ville de Sicile où étoit cette Ecole.

On peut juger de la méthode qu'on suivoit dans celle de Cnide, par quelques échantillons qu'on en trouve dans Hippocrate. « Ceux, dit cet Auteur, *de Ratione Victus in Acutis*, *Lib. I.* qui ont compilé les Sentences » ou les Observations Cnidiennes, ont fort bien marqué tout ce que les malades souffrent en chaque maladie, & décrit les symptomes qui leur arrivent; & » en un mot tout ce qu'une personne, qui ne sauroit » rien de la Medecine, pourroit écrire, après s'être informée des malades de ce qu'ils ont souffert. Mais ils » ont oublié la plupart des choses qu'un Medecin doit » savoir, sans avoir oui le rapport du malade. »

Le même Auteur remarque de plus, que les Cnidiens mettoient en usage très-peu de médicamens; l'élaterium, (qui est un purgatif tiré du concombre sauvage) le lait & le petit lait faisant presque toute leur Medecine. On recueille de ce que dit ici Hippocrate, premierement, que ces Medecins se contentoient de faire une énumération ou une description exacte des accidens qui accompagnent une maladie, sans raisonner sur les causes & sans s'attacher au prognostic. On en recueille en second lieu, qu'ils ne se servoient que d'un très-petit nombre de remedes, qu'eux & leurs Prédécesseurs avoient sans doute expérimentés.

Ces deux remarques suffisent pour faire connoître que les Cnidiens n'étoient gueres que des empiriques, ou pour le moins, qu'ils ne se piquoient pas de faire de grands raisonnemens. Le plus loin qu'ils allassent de ce côté-là, c'est lorsqu'ils avoient recours à l'analogisme, qui est une espece de comparaison des maladies & des remedes, comme on le verra par l'exemple que Galien en rapporte. « Les Cnidiens, dit cet Auteur, essayoient » de guérir ceux qui avoient des abscès dans le poumon par cette méthode. Comme ils avoient remarqué que la toux fait sortir ce qu'on a dans le poumon, » ils faisoient tirer la langue à ceux qui avoient un » abscès au poumon, & tâchoient de leur faire entrer » quelques gouttes d'eau dans l'âpre artere, à dessein » d'exciter par ce moyen une violente toux, qui leur » fît rendre tout ce qu'ils avoient de pus dans la poitrine. »

A l'égard des Medecins de Cos, on peut aussi dire que si les *Prænotiones Coacæ* qui se trouvent parmi les œuvres d'Hippocrate, ne sont qu'un recueil d'observations faites par les Medecins de Cos, comme plusieurs des Anciens l'ont cru; il ne paroît pas non plus que ces Medecins fussent de grands raisonneurs; & l'on ne voit pas même qu'ils se soient du tout mis en peine de rendre raison de leurs prognostics. Hippocrate a été, comme on l'a dit, du nombre de ces Medecins. On n'en connoît pas d'autres, que ses Prédécesseurs que nous avons nommés ci-devant.

Tout ce que nous venons de dire prouve qu'il n'est pas si absolument vrai que Pline & Celse l'ont cru, qu'on n'ait point eu de nouvelles de la Medecine pendant l'intervalle qu'ils marquent, & encore moins que la Medecine n'ait commencé qu'en même-tems que la Philosophie, comme l'assure le dernier; si ce n'est qu'il n'ait entendu parler de la Medecine Raisonnée, c'est-à-dire, de celle qui s'attache particulierement à la recherche des causes cachées des maladies, & à rendre raison de l'opération des remedes. A la vérité, celle-ci ne peut gueres avoir commencé qu'avec l'étude des Lettres & des Sciences.

On dira sans doute que j'oublie de parler ici d'une chose qui fait le plus d'honneur aux *Asclépiades*, & qui renverse non-seulement tout ce que Celse & Pline ont dit, mais ce que j'ai dit moi-même, lorsque j'ai soutenu que ces *Asclépiades* n'étoient presque que des Empiriques: c'est qu'ils ont passé pour de grands Anatomistes. Il est vrai que Galien est de ce sentiment: « Dans ce » tems, dit-il, que la Medecine étoit toute renfermée » dans la famille des *Asclépiades*, les peres enseignoient l'Anatomie à leurs enfans, & les accoutumoient dès l'enfance à disséquer des animaux, ensorte » que cela passant de pere en fils, comme par une tradition manuelle, il étoit inutile d'écrire comme cela » se faisoit; puisqu'il étoit autant impossible qu'ils » l'oubliassent, que les lettres de l'alphabet qu'ils » avoient apprises presque en même-tems. »

On trouve encore divers autres passages dans cet Auteur, par lesquels on voit qu'il a cru que les *Asclepiades* possédoient parfaitement l'Anatomie. Mais on peut premierement lui opposer l'autorité d'un ancien Commentateur de Platon, qui attribue au Philosophe Alcmæon, d'avoir été le premier homme qui ait disséqué quelque animal; ce qui détruit tout ce que Galien dit des *Asclepiades*, du moins de ceux qui ont précédé Alcmæon & qui sont ceux dont il s'agit; car pour ceux qui l'ont suivi, ou ils ont été contemporains d'Hippocrate, ou ils sont venus après lui. Mais quand on tiendroit pour suspect le témoignage de ce dernier Auteur, on peut dire secondement, qu'il est plus que probable, par le peu de progrès que l'on avoit fait dans l'Anatomie du tems d'Hippocrate même, que l'on n'avoit examiné avant lui le corps des animaux qu'assez superficiellement; ce qui est bien éloigné de ce qu'assure Galien, que l'Anatomie étoit en sa perfection du tems des *Asclepiades*.

Ce n'est pas qu'on veuille dire que les *Asclepiades* n'eussent aucune connoissance des parties du corps. Cette pensée seroit absurde, car sans cela ils n'auroient pu exercer ni la Medecine en général, ni la Chirurgie en particulier, qui est ce qu'ils entendoient le mieux. Ils devoient la plupart des connoissances qu'ils avoient acquises dans l'Anatomie, à ce qu'ils voyoient faire à la boucherie & dans les sacrifices. Et pour ce qui regarde le corps humain en particulier, ils profitoient avec empressement de l'occasion qu'ils avoient de s'instruire lorsqu'ils trouvoient dans les champs des os décharnés par les bêtes, ou par la longueur du tems, ou lorsqu'ils rencontroient en quelque lieu écarté le cadavre de quelque pauvre voyageur qui avoit été égorgé par des voleurs, ou ceux des Soldats qui étoient morts dans les combats. Il se peut encore que les *Asclepiades* aient encore profité des découvertes des Egyptiens, qui avoient coutume d'embaumer les corps morts pour les conserver. Mais la meilleure école pour eux & qui leur servoit plus que tout le reste, c'étoit la pratique de leur métier, qui leur fournissoit tous les jours des occasions de voir sur des corps vivans ce qu'ils n'avoient pu découvrir sur les morts, lorsqu'ils avoient à traiter des plaies, des ulceres, des tumeurs, des fractures & des dislocations. LE CLERC.

ASCLEPIADES, *Asclepiade.* Quoique les descendans d'Esculape s'appellassent les *Asclepiades*, c'est-à-dire, les enfans d'*Asclepius*, qui est le nom Grec d'Esculape; il n'a pas laissé que d'y avoir un Medecin qui portoit le nom d'*Asclepiade*, quoiqu'il ne fut pas de la même famille.

Ce Medecin étoit déja en grande réputation à Rome pendant la vie de Mithridate, c'est-à-dire, vers le milieu du siecle XXXIX. suivant le témoignage de Pline, d'où je conclus que cet Auteur s'est contredit, lorsqu'il a écrit dans le même Chapitre, que la Medecine s'étoit seulement introduite à Rome après la victoire de Pompée sur Mithridate. Archagathus, Medecin Grec, étoit venu dans cette même ville environ cent ans auparavant; on peut croire, selon toutes les apparences, qu'il y fut d'abord bien reçu, mais sa profession y fut ensuite décriée. Il est probable qu'*Asclepiade* fut un des premiers qui la rémit en crédit. Il étoit de Prusa dans la Bithynie, à ce que prétend Pline, *Lib. XXVI. cap.* 3. mais il vint s'établir à Rome à l'imitation d'un grand nombre d'autres Grecs qui avoient commencé à se jetter dans cette capitale du monde, dans l'espérance d'y faire une plus grande fortune que chez eux. Il enseignoit au commencement la Rhétorique: mais ne trouvant pas son compte à ce métier, il voulut essayer si celui de la Medecine seroit moins ingrat. Et quoiqu'il n'en eût, à ce que dit Pline, aucune connoissance, il crut que l'ayant étudiée quelque tems, il payeroit assez d'esprit pour suppléer à ce qui lui manquoit du côté de l'étude.

La voie la plus sûre que ce Medecin trouva pour se mettre en crédit, ce fut de prendre tout le contrepié d'Archagathus, qu'il savoit avoir été blâmé à cause de la méthode cruelle qu'il avoit suivie, & de condamner, non-seulement cette méthode, mais encore une grande partie des remedes que les autres Medecins employoient tous les jours. Ces remedes consistoient, suivant la remarque de Pline, *Lib. XXVI. cap.* 3. à faire suer les malades à force de couvertures, ou en les exposant à la chaleur brûlante du feu ou à celle du soleil. *Asclepiade* condamnoit une ancienne maniere de guérir les esquinancies, en introduisant dans la gorge avec beaucoup de peine & d'effort un certain instrument qui servoit à ouvrir le passage. Mais ce contre quoi il se récrioit le plus, c'étoit contre les vomitifs que l'on prenoit alors très-fréquemment & même contre les purgatifs, qu'il regardoit comme nuisibles à l'estomac.

En même tems qu'*Asclepiade* condamnoit les remedes dont on vient de parler, il n'en proposoit que de fort doux, & il disoit ordinairement qu'un Medecin doit guérir ses malades, sûrement, promptement & agréablement. Il seroit à souhaiter que cela se pût faire, ajoute Celse, *Lib. III. c.* 4. mais il y a ordinairement du danger de vouloir guérir trop vîte, & de ne donner rien que d'agréable.

La maniere superstitieuse de guérir les maladies à laquelle on s'étoit attaché jusqu'alors, ou les remedes magiques, qui étoient en grand usage avant la venue d'*Asclepiade*, & desquels Caton lui-même s'étoit servi, mais dont on commençoit à se lasser, parce qu'on n'en voyoit aucun effet, contribuerent encore beaucoup à faire recevoir cette nouvelle Medecine. C'est ce qu'a remarqué Pline dans le commencement du quatrieme Chapitre de son vingt-sixieme Livre, où on lit ces paroles: « les vanités de la magie lui servirent plus que tout le reste. » Un Allemand appellé Doringius, qui est l'Auteur du Livre de *Medicina & Medicis*, les ayant lûes & n'ayant pas pris garde qu'elles se rapportoient avec ce que Pline avoit dit à la fin du Chapitre précédent, a expliqué ce passage comme si Pline avoit voulu dire, qu'*Asclepiade* s'étoit particulierement servi de la magie dans l'exercice de la Medecine; ce qui est absolument contraire à la pensée de Pline & au sentiment d'*Asclepiade*, qui étoit Epicurien.

Jusqu'à *Asclepiade*, dit Pline, l'antiquité avoit tenu bon. Hérophile avoit eu beau raffiner, ni lui ni ses semblables n'avoient pas été suivis de tout le monde, & l'on voyoit encore des restes considérables d'ancienne Medecine soutenir le crédit qu'elle avoit eu dès le commencement. Mais ce nouvel Esculape ayant réduit toute la science d'un Medecin à la connoissance ou à la recherche des causes des maladies, la Medecine, qui étoit au commencement un Art fondé sur l'expérience, ne fut plus qu'une simple conjecture & changea entierement de face.

Ce qui fit que l'on se rangea plus aisément du parti d'*Asclepiade*, au préjudice de l'ancienne Medecine & que l'on gouta son raisonnement, c'est qu'il affecta, comme on l'a déja remarqué, de ne proposer que des remedes fort doux & fort faciles, que Pline réduit à cinq; l'abstinence des viandes, l'abstinence du vin en certaines occasions, les frictions, la promenade & la gestation. Chacun voyant qu'il pouvoit faire cela avec grande facilité, crut que cette Medecine étoit d'autant meilleure qu'elle étoit aisée à pratiquer; ensorte qu'*Asclepiade*, qui étoit d'ailleurs fort éloquent & en même tems grand Philosophe, attira, pour ainsi dire, tout le genre humain, & fut regardé comme un homme envoyé du Ciel.

Pline ajoute que ce Medecin savoit encore gagner les esprits par des manieres toutes particulieres, tantôt en promettant du vin aux malades, & en leur en donnant à propos, quoiqu'il le défendît ordinairement, tantôt en leur faisant boire de l'eau rafraîchie. Et comme il avoit été un des premiers qui eût mis en usage ce dernier remede, il prenoit plaisir qu'on l'appellât Ψυχρολούτης, le donneur d'eau fraîche, & qu'on le considérât par cet endroit. Cependant le vin ne contribua pas moins à établir sa réputation. Apulée témoigne qu'*Asclepiade* a été le premier des Medecins qui s'est avisé de secourir les malades en leur donnant du vin. Le même Auteur fait ensuite un fort joli conte d'un homme que l'on croyoit mort & que l'on alloit enterrer, & à qui *Asclepiade* rendit la vie. Il ne dit pas si ce Medecin se servit du vin en cette occasion, mais il me semble qu'on pouroit inférer de ce qu'il a dit auparavant de l'usage qu'*Asclepiade* en faisoit, que ce fut cette liqueur qui fit le miracle, quoique cet Auteur n'en parle pas, & qu'il attribue le rétablissement de cet homme à de certains médicamens qu'*Asclepiade* lui donna.

Asclepiade s'avisoit encore tous les jours de quelque nouvelle invention pour faire du plaisir à ses malades. Il les faisoit mettre dans des lits suspendus, qui étoient comme des especes de berceaux qu'on branloit pour les endormir, ou pour adoucir leurs douleurs. Il avoit même inventé cent nouvelles sortes de bains, & entre autres des bains suspendus.

Voilà quel étoit *Asclepiade*, selon Pline : mais comme cet Auteur ne parle presque jamais de sang froid quand il s'agit de louer ou de blâmer, il faut que nous cherchions ailleurs de quoi exprimer plus naturellement le caractere de ce Medecin, & faire connoître en même tems plus particulierement les changemens qu'il fit dans la Medecine.

Le témoignage de l'antiquité est presque tout à l'avantage d'*Asclepiade*. Apulée l'appelle le Prince ou le premier des Medecins après Hippocrate. Il est aussi appellé un très-grand Auteur de la Medecine par Scribonius Largus, (*in Epistol. ad Callistum.*) & un Medecin qui ne le cede à aucun autre par Sextus Empiricus, (*Adversus Mathematicos, Lib. VII.*) Celse en faisoit pareillement beaucoup de cas. Une autre preuve de la grande réputation qu'*Asclepiade* avoit acquise, c'est qu'il fut demandé par Mithridate pour être son Medecin : mais ce que je trouve de plus avantageux pour lui, c'est qu'il a été le Medecin & l'ami de Ciceron, comme celui-ci le témoigne lui-même (*de Oratore, Lib. I.*) faisant d'ailleurs beaucoup de cas de l'éloquence d'*Asclepiade*; ce qui prouve que ce Medecin n'avoit pas quitté son métier de Rhéteur faute de capacité.

Galien, qui n'étoit pas pour la Medecine d'*Asclepiade*, ne laisse pas d'avouer aussi qu'il étoit fort éloquent, mais il lui reproche d'ailleurs qu'il étoit un Sophiste, & qu'il étoit en possession de contredire tout le monde. Cœlius Aurelianus (*Acutor. Lib. I. cap. 15.*) lui impute aussi le même défaut. Lors, dit-il, qu'on appelloit *Asclepiade* pour voir un malade qui avoit eu un autre Medecin, il affectoit de rejetter tous les remedes que ce Medecin avoit proposés, & d'approuver tous ceux dont il n'avoit point parlé, comme si les mêmes remedes qui auroient été nuisibles étant administrés par un autre, devenoient utiles lorsque lui-même les avoit ordonnés. L'Auteur que l'on vient de citer tire cette conséquence d'un passage de l'un des Livres d'*Asclepiade*, où celui-ci avoit dit en parlant de la cure de la phrénésie, que si un homme atteint de cette maladie tomboit entre ses mains sans avoir passé par celles d'un autre Medecin, & sans avoir fait auparavant aucun remede, alors lui, *Asclepiade*, appliqueroit extérieurement des matieres odorantes, comme du castoréum, du peucédanum, de la rue & du vinaigre, ou de la liqueur où ces mêmes matieres auroient infusé, & qu'il feroit ensuite donner un lavement pour dégager la partie obstruée. Mais, ajoutoit-il, si un autre Medecin a traité auparavant ce malade, il faudra d'abord en entrant défendre toute sorte d'application de cataplasmes ou d'huile, & tout usage de drogues qui aient de l'odeur, tirer le malade de l'obscurité, & le faire mettre dans un lieu clair, &c. Il se peut qu'*Asclepiade* n'en usât pas de cette maniere par un esprit d'envie ou de contradiction, comme Cœlius le veut insinuer, mais par un tout autre motif. Comme on peut quelquefois guérir une même maladie en suivant différentes routes, il pouvoit croire que l'on réussissoit en de certaines rencontres en changeant la maniere de la cure qui avoit été pratiquée dès le commencement, & en passant du froid au chaud, & du chaud au froid. Une preuve qu'il pouvoit être dans cette pensée, c'est qu'il appelloit la cure qu'il propose en cet endroit, une cure hardie, c'est-à-dire, une cure extraordinaire & que l'on ne doit presque entreprendre que dans des cas désespérés.

Des traits de pratique comme celui-ci faisoient sans doute croire à plusieurs personnes, qui ne savoient pas par quel principe *Asclépiade* agissoit, qu'il étoit un insigne Charlatan ; c'est-là l'idée qu'il semble que Pline ait voulu donner de ce fameux Medecin dans ce que nous avons rapporté au commencement ; & l'on n'en doutera pas un moment, quand on verra ce que le même Auteur ajoute pour couronner les éloges dont il feint de l'accabler.

« *Asclépiade*, dit-il, *Lib. VII. cap.* 37. ayant défié la fortune, en disant qu'il consentoit qu'on ne le crût point Medecin, s'il étoit jamais attaqué de quelque maladie que ce fût, demeura victorieux, ou gagna cette espece de gageure ; car il mourut dans une extreme vieillesse, & encore par un accident, pour être tombé d'un escalier. » Il n'y a pas d'apparence qu'un Philosophe comme *Asclépiade* eût été assez fou pour parler de cette maniere.

Nous pourrions mieux juger des sentimens d'*Asclépiade*, si ses écrits étoient venus jusqu'à nous : mais ils se sont tous perdus, aussi-bien qu'un grand nombre d'autres pieces curieuses des plus habiles gens de l'antiquité, lesquelles nous serviroient beaucoup aujourd'hui. Quoiqu'*Asclépiade* ne fût peut-être pas un modele à suivre pour la pratique, il y auroit sans doute bien du plaisir à lire ses livres, qui devoient être fort bien écrits ; & s'ils n'étoient pas utiles aux Medecins, ils serviroient du moins aux Philosophes, & donneroient du jour à ce que nous avons d'Epicure, de Lucrece & de Démocrite. Au reste, la réputation d'*Asclépiade* ayant été fort grande & pendant sa vie, & après sa mort, il ne manqua pas d'avoir un grand nombre de Disciples & de Sectateurs.

Entre les Auteurs anciens qui ont écrit de la composition des médicamens, il se trouve deux *Asclépiades* qui sont cités par Galien, & qui sont tous deux différens du premier ; ce qui est évident par la remarque que fait le même Auteur, que ces deux *Asclépiades* ont vécu après Andromachus, qui a été Medecin de Néron.

Celui que Galien cite le plus souvent sur cette matiere, & qu'il nomme pour l'ordinaire simplement *Asclépiade*, étoit plus particulierement distingué par le surnom de Pharmacion, comme on l'apprend du même Galien. Ce surnom marquoit l'application principale de ce Medecin, qui étoit, comme on vient de le dire, la composition des médicamens appellés en grec *Pharmaca*.

Cet *Asclépiade*, que le Savant M. Di Capoa confond avec le premier dont on a parlé, avoit composé dix livres sur cette matiere, dont il y en avoit cinq qui traitoient des médicamens que l'on applique extérieurement, & cinq autres concernant les médicamens qui se prennent par la bouche. Galien rend témoignage à ce même *Asclépiade*, qu'il avoit fort bien écrit, & le met au rang des meilleurs Auteurs qui avoient travaillé sur la matiere dont on a parlé. Il le loue même en particulier de ce qu'il avoit eu soin de marquer exactement le *Modus faciendi*, ou la maniere dont on devoit s'y prendre pour bien faire les compositions qu'il décrivoit. Il le loue encore d'avoir marqué avec la même exactitude les qualités de chacun de ces médicamens, & la maniere de s'en servir.

Voici un exemple qui fera connoître en quoi consistoit cette exactitude, & de quelle utilité elle étoit.

*Emplâtre d'*Asclépiade *pour les ulceres chironiens, & autres qui se ferment difficilement.*

Prenez *de la batiture de cuivre, une once,*
de la cire, demi-livre,
de la résine de larix, (*térébenthine de Venise,*) *demi-once ;*

Il faut faire fondre la cire & la résine ; & après y avoir mêlé le reste, pulvérisé subtilement, on remuera bien le tout.

Voici

Voici la maniere de s'en servir :

Etendez une petite quantité de cette emplâtre sur une piece de peau qui ne couvre que la partie ulcérée. Mettez tout au tour quelque médicament qui empêche l'inflammation, & ne levez votre emplâtre qu'au bout de trois jours. Alors vous laverez doucement la partie ; & après avoir pareillement lavé & ramolli l'emplâtre qui a déja servi, vous la remettrez sur l'ulcere ; & pratiquez la même chose de trois en trois jours, jusqu'à ce que la cicatrice soit formée.

Galien qui rapporte cette méthode, après avoir témoigné qu'il l'approuve, tâche d'en rendre raison, par un certain rapport que l'emplâtre acquiert avec le corps du malade par le long séjour qu'elle fait sur la partie. Mais il semble qu'on peut rendre une raison plus sensible de l'effet du séjour de la même emplâtre sur la partie pendant plusieurs jours, qui est, qu'en levant rarement l'emplâtre, ou en la laissant trois jours sans la lever, la cicatrice a mieux le tems de se faire, ou les chairs se nourrissent plus commodément, parce que l'ulcere est moins souvent exposé à l'air, qui peut, en y introduisant des matieres étrangeres, rompre les fibres qui commençoient à se lier ensemble pour former les chairs & la peau. Outre que le mouvement qui se fait dans la partie en levant & en appliquant plus souvent l'emplâtre, interrompt de même la formation de la cicatrice, en brisant & en dérangeant les fibres qui sont fort tendres. Enfin le renouvellement de l'emplâtre retarde aussi la cicatrice par la même raison, c'est-à-dire, par le mouvement qu'une nouvelle emplâtre produit dans la partie ; une emplâtre qui n'a point servi ayant plus de force & de pénétration qu'une autre qui a déja servi.

Un grand nombre de Medecins ont encore porté le nom d'*Asclépiade* : mais comme leurs caracteres n'ont rien de remarquable, & qu'il seroit impossible de discerner la vérité à travers l'obscurité dont leur histoire est couverte, nous ne nous arrêterons pas davantage sur ce sujet. Le Clerc.

ASCLEPIAS, *dompte-venin* ; plante qu'on désigne ainsi :

Ἀσκληπιάς, Diosc. *Vincetoxicum hirundinaria*, Offic. Chab. 119. *Asclepias, flore albo*, Ger. 731. Emac. 898. Park. Theat. 387. C. B. Pin. 303. Raii Hist. 2. 1091. Hist. Oxon. 3. 611. Tourn. Inst. 94. Elem. Bot. 80. Boerh. Ind. A. 312. *Asclepias sive Vincetoxicum multis, floribus albicantibus*, J. B. 3. 138. *Apocinum Asclepias dictum*, Par. Bat. 43. *Vincetoxicon*, Rupp. Flor. Jen. 20. Buxb. 336.

L'*Asclepias* pousse de longues tiges, sur lesquelles viennent des feuilles semblables à celles du liere. Ses racines sont nombreuses, longues & de bonne odeur. Sa fleur a une senteur forte, sa graine est semblable à celle du *securidaca*, (grave ou feve de loup.) Cette plante vient sur les montagnes.

Ses racines, bues dans du vin, sont bonnes pour la colique & pour la morsure d'animaux venimeux. Ses feuilles appliquées en forme de cataplasme, sont bonnes dans les maladies opiniâtres de la poitrine & de l'utérus. Dioscoride, *Lib. III. c.* 106.

Les racines du *dompte-venin* sont déliées & fibreuses ; elles serpentent fort loin en terre, & poussent en-haut plusieurs tiges à la hauteur d'environ un pié & demi ou deux piés, lesquelles sont dures, mais flexibles. Ses feuilles naissent opposées deux à deux à chaque nœud des tiges, sur un pédicule court, rond à sa base ; elles sont larges au plus d'un pouce & demi, & longues d'environ trois, se terminant en une pointe très-fine par le bout. Aux sommités des tiges poussent des petits bouquets de fleurs, coupées en cinq quartiers, de couleur blanche, chacune desquelles dans les pays chauds, qui sont ceux où cette plante vient le mieux, est remplacée par deux cosses longues & menues qui renferment des petites graines plates, environnées d'un duvet soyeux. Elle ne croît chez nous que dans les jardins, & fleurit au mois de Juin.

Sa racine, qui est la seule partie qu'on en emploie, encore n'est-ce que fort rarement, passe pour un puissant contre-poison contre les mauvais effets de l'*apocinum*, & d'autres simples qui contiennent quelque poison, & contre les morsures & les piquures d'animaux venimeux. Elle est bonne aussi dans les fievres malignes pestilentielles, qu'elle emporte par le moyen des sueurs qu'elle procure ; & dans l'hydropisie & la jaunisse. Miller, *Bot. Off.*

Les racines du *dompte-venin* sont ameres, acres, & teignent le papier bleu en rouge foible. Ses feuilles ont un gout salin, & rougissent aussi un peu le papier bleu, mais plus foiblement ; ce qui me fait croire que le sel de cette plante ressemble en quelque chose à l'*Oxysal diaphoreticum* d'Angelus Sala, qui est un sel fixe imprégné de quantité d'acides : mais dans le *dompte-venin* il est enveloppé d'une grande quantité de soufre & de terre. Ainsi on ne doit pas s'étonner que cette plante soit sudorifique & détersive. Tragus assure, que le vin dans lequel on a fait macérer une livre de ses racines, & qu'on a fait bouillir jusqu'à réduction aux deux tiers, provoque efficacement la sueur & soulage les hydropiques. La décoction de cette plante volatilise les humeurs, & pousse par les urines & par la transpiration. Cette décoction est préférable à celle de la scorsonere dans les fievres malignes & dans la peste. Pour la suppression des regles, mettez une once de racine d'*asclépias* bouillir dans une pinte d'eau ; passez l'infusion, & faites-en boire trois verres chaque jour avec du sirop d'armoise, ou du sirop cachectique apéritif de M. Charas, qui est aussi très-bon pour les morsures des chiens enragés. L'extrait de ses racines & de ses feuilles à la quantité d'une dragme ou d'une dragme & demie, a le même effet. La plante elle-même appliquée en forme de cataplasme, dissout les tumeurs de la poitrine : la poudre de ses feuilles & de sa racine nettoie les ulceres, aussi-bien que l'aristoloche. Tournefort.

ASCLEPIOS, Ἀσκληπιός ; nom d'un *smegma* que décrit Paul Eginete, *Lib. VII. c.* 13. & d'un trochisque dont parle Aëtius, *Tetr. IV. serm.* 2. *c.* 50. C'est aussi le nom d'un collyre, qu'on trouve dans Galien, *de C. M. S. L. Lib. IV. c.* 7. rapporté par Scribonius, qui l'appelle autrement *Athenippum*.

ASCLITES, mot employé par corruption au lieu d'*ascites*, par Paracelse & Avicene. Castelli.

ASCOMA, Ἄσκωμα, d'ἀσκὸς, *bouteille* ; éminence du pubis à l'âge de maturité, surtout dans les femmes. Ruffus Ephesius.

ASCOS, Ἀσκὸς, *bouteille*. Ἀσκὸς σκύτινος, de σκῦτος, *cuir*, étoit une bouteille de cuir, remplie de quelque liqueur, comme de l'eau ou de l'huile chaude, qu'on employoit à fomenter & à échauffer une partie malade ; comme on le voit dans Hippocrate, *Lib. II. de Morb.* qui recommande d'en appliquer une semblable sur le front pour soulager le mal de tête. Il employoit aussi un *ascos* plein de vent ; pour empêcher l'épine du dos de se courber lorsqu'elle y paroissoit disposée, & pour la luxation du fémur, *Lib. de Art.* Galien dans son *Exegesis*, rend ἀσκοὺς par κεραμοὺς, οὓς καὶ πυριατὰς καὶ φακοὺς ὀνομάζουσιν ; « Vases de terre appellés aussi *Pyriati* & *Phaci*, » des lentilles ou vaisseaux de forme lenticulaire, dont on se servoit pour les fomentations. Celse, *Lib. II. c.* 17. parlant des fomentations, s'exprime ainsi : *Quin etiam calido oleo replentur utriculi, & in vasa fictilia ad similitudinem quas lenticulas vocant, aqua conjicitur.* « De plus on remplit des bou» teilles d'huile chaude, & l'on met de l'eau chaude » dans des vaisseaux de terre qu'on appelle lentilles à » cause de leur figure lenticulaire. » Hippocrate prescrit encore ces fomentations avec des vaisseaux de terre & de cuir, ou des petites bouteilles & des outres de peau, *Lib. II.* περὶ ὑγρῶν. & les fomentations avec les ἀσκοὶ ou *utriculi*, *Lib. VII. Epid. & Lib. de Rat. Vict. in Acut.* pour un *Tetanos*.

ASCYRUM, Offic. Ger. 434. Emac. 542. Raii. Hist. 2. 1019. Merc. Bot. 1. 21. Phyt. Brit. 12. Mer. Pin. 11. *Ascyrum vulgare*, Park. Theat. 574. *Hypericum Ascyrum dictum*, Chab. 445. *Hypericum Asciron dictum, caule quadrangulo*, J. B. 3. 382. Raii Synop. 3. 344. Tourn. Inst. 255. Elem. Bot. 222. Boerh. Ind. A. 241. Dill. Cat. Giss. 171. Rupp. Flor. Jen. 99. Buxb. 163. *Hypericum seu Androsæmum Ascyrum dictum, caule quadrangulo glabro*, Hist. Oxon. 2. 471.

Il vient dans les lieux aqueux & fleurit au mois de Juillet & d'Août ; on emploie la plante, les fleurs & la graine. La plante & les fleurs ont les mêmes vertus que l'*hypericum* ou herbe de S. Jean. La graine est bonne dans la sciatique, & évacue les humeurs bilieuses par les selles. Dale.

L'*Ascyrum* autrement appellé *Ascyroïdes*, & *Androsæmum*, est une espece d'*hypericum*, mais différent en grosseur, il a des branches plus larges, & est plus garni ; ses feuilles sont d'un bel écarlate. Il porte une fleur de couleur de pourpre & une graine semblable à celle de l'*hypericum*, qui a une odeur de résine & teint les doigts en couleur de sang, ce qui lui a fait donner le nom d'*androsæmum*.

Sa graine bue (*à la quantité de deux dragmes, selon Pline,*) dans une pinte d'hydromel, est bonne pour la sciatique ; car elle purge abondamment : mais il faut continuer d'en prendre jusqu'au parfait rétablissement de la santé. Elle est bonne aussi employée en cataplasme pour la guérison des brûlures. Dioscoride, *Lib. III. cap.* 172.

ASD

ASDENIGI, AZEDEGINI, la pierre hématite. Johnson.

ASE

ASE, ASSE, Ἄση, ἄσση, signifie quelquefois dans Hippocrate, dégout des alimens ou nausée causée par une surabondance d'humeurs dans l'estomac. Ainsi, dit-il, dans ses *Aph. Lib. V. Aph.* 61. Si une femme cesse d'avoir ses regles, sans que cette interruption soit suivie de frisson ou de fievre, ἄσαι δ' αὐτῇ προσπίπτωσι, « mais » qu'elle se trouve dégoutée, » c'est qu'elle est devenue grosse. *Lib. VII. Epid.* ἄση περὶ τὴν καρδίαν, se rend par une anxiété autour du cœur (de l'orifice de l'estomac ;) Ἄση est souvent employé par le même Auteur pour signifier une anxiété accompagnée d'agitation & de convulsions ; & les malades qui sont en cet état ne laissent pas d'être appellés ἀσώδεις, quoiqu'ils n'aient point de dégout ; car Galien s'exprime ainsi dans son *Comment. 2. in Prorrhet.* Les personnes indisposées sont ἀσώδεις pour deux raisons ; la premiere, quand le malade a si peu de force pour porter son corps, qu'il ne sauroit tenir en aucune posture ; la seconde, quand l'orifice de son estomac est picotté par des humeurs corrompues. La premiere cause est très-dangereuse, & la seconde est accompagnée de nausée : ainsi ἀσώδεις πυρετοὶ en plusieurs endroits d'Hippocrate, signifie des fievres accompagnées d'agitations & d'anxiétés extrêmes.

ASEB, *alun*. Ruland, Johnson.

ASED, *Leo*, Lion ; *Ibid.*

ASEDENIGI, *lapis hæmatitis*, *sanguine*.

ASEF, ALBASEF ; mots Arabes synonymes à *hydroa*. Voyez *Hydroa*. Blancard.

ASEGEN, *sang de dragon*. Ruland, Johnson.

ASELLI, *Cloportes*. Voyez *Millepedes*.

ASELLUS, *merlan*. *Asellus*, Offic. Jonf. de Pisc. 1. *Asellus major*, Charlt. de Pisc. 2. Schonf. Ichth. 38. *Asellus major vulgaris*, Raii. Synop. Pisc. 53. *Asellus major vulgaris*, *Belgis Cabeliau*, Ejusd. Ichth. 165. *Asellus Merluccius*, *Cabeliau*, Mer. Pin. 184. Gesn. de Aquat. 84. *Morhua vulgaris*, (*maxima Asellorum species*) Bellon. de Pisc. 118. *Morhua vel Molva altera*, Aldrov. de Pisc. 289. *Molua*, Rondel de Pisc. 1. 280. *Molua vel Morhua altera minor Rondeletii*, Gesn. de Aquat. 88. Dale.

On doit choisir le *merlan* le plus gros qu'il se pourra ; très-frais & d'une chair tendre, ferme, blanche & friable.

Sa chair nourrit médiocrement ; elle produit un bon suc ; elle est légere sur l'estomac & facile à digérer.

Le *merlan* salé n'a pas si bon gout que celui qui est frais & se digere plus difficilement. On doit avoir soin de le faire tremper dans l'eau avant que de le manger ; car autrement il échauffe & desseche extremement.

Il contient beaucoup d'huile & de sel volatil.

Il convient en tout tems, à toute sorte d'âge & de tempérament.

REMARQUES.

Le *merlan* est un poisson fort connu & dont on fait un grand usage. Sa chair étant fraîche & nouvelle, fournit un bon aliment & est très-nourrissante, parce qu'elle contient une grande quantité d'huile & de parties balsamiques ; mais quand elle a été salée & qu'elle est trop vieille, elle n'est plus ni d'un si bon gout, ni si aisée à digérer, soit qu'elle ait souffert une petite fermentation qui ait un peu altéré l'arrangement intérieur de ses parties, soit que cette fermentation ait donné occasion à ses parties les plus volatiles & les plus propres à exciter une saveur agréable de s'échaper, soit enfin que le sel marin dont on se sert pour le saler, ait en quelque sorte fixé & appésanti ses principes les plus volatils, & ait en même tems rendu sa chair plus dure, plus solide & plus compacte.

La saumure du *merlan* est résolutive & dessiccative étant appliquée extérieurement. On la méle dans les lavemens, & elle est laxative ; parce que contenant beaucoup de sel, elle irrite & picote les glandes intestinales & en fait suinter plus de liqueur qu'il n'en sortoit auparavant.

La morue dont on use en France ; & dans d'autres pays, n'est point si bonne que le *merlan* salé ; quelques-uns prétendent que ce n'est autre chose que la molue, appellée en latin *molua major* : quoiqu'il en soit, la merluche est un assez mauvais aliment, parce qu'elle est fort dure, fort coriasse & très-difficile à digérer. Cependant il y a beaucoup de gens qui s'en font un ragout.

La saumure de la molue a les mêmes vertus que celle du *merlan*. Lemery, *Traité des Alimens*. Voy. *Molua*.

ASEMOS, Ἄσημος, d'α privatif, & σῆμα, *signe* ; épithete qui s'applique aux événemens qui arrivent autrement qu'on n'avoit lieu d'attendre, & cela sans cause apparente. Ainsi cet adverbe, ἀσήμως, dans Hippocrate, est synonime à ἀκρίτως, ἀλόγως, ou παραλόγως. C'est ainsi qu'il faut traduire, *Lib. II. Epid.* ὁκόσα ἀσήμως ἀφανίζεται, δύσκριτα, « toutes les fois que les symptomes disparoissent sans cause ou sans aucuns signes » critiques, on peut s'attendre à une mauvaise crise ; » & cet autre passage dans son *Prorrhet.* Τὰ ὀλέθρια ἀσήμως ῥαστωνήσαντα θάνατον σημαίνει, « quand les mauvais symptomes sont allégés ou calmés sans cause & sans signes de crise, c'est un présage qui annonce la mort ; & ailleurs, τὰ ἀσήμως ῥαστωνήσαντα φιλυπόστροφα, « l'adoucissement & le relâchement des symptomes » sans les signes ordinaires qui accompagnent la crise, » annoncent le retour de la maladie » ; passages souvent cités par Galien, comme par exemple au commencement de son Livre, περὶ κρισίμων ἡμερῶν, & qui sont autant d'axiomes familiers dans la doctrine des crises.

Ἀσήμως ἐφάνη ἐπάρματα, « il parut des tubercules sans » que rien les eût annoncés ; Galien rend ce passage, *Comm.* 2. *in Prorrhet.* par χωρὶς σημείων, ἤτοι ἐκκρίσεως ἢ πέψεως, « sans aucuns signes, soit de concrétion, soit » de coction ; » & ἀσήμως ῥαςωνήσαντα, qui vient d'être cité est traduit par Erotian, τὰ χωρὶς φανερᾶς ἐπικαίρας εἰς τὸ βέλτιον ἀποκλίνοντα, « des circonstances qui chan- » gent en mieux sans causes ou moyens apparens ».

Ἄσημα πνεύματα, *Lib. VI. Epid.* est une respiration foible & qu'on ne voit que de loin en loin, & ἀσήμα κατὰ πλευρὸν ἀλγήματα, est une douleur au côté, légere & sans conséquence.

ASENEC, *le soleil.* Ruland, Johnson.

ASEPH, *alun de plume.* Ruland, Johnson.

ASEPTA, Ἄσηπτα, d'α privatif & σήπω, *putréfier* ; qui n'est pas dans un état de putréfaction ; mais ἄσηπτα, dans Hippocrate, *Lib.* περὶ παθῶν, est traduit par Galien, *Comm. ad Aph.* 1. *Lib. VI.* par ἄπεπτα, qui n'est pas cuit ; & il nous avertit que c'étoit l'usage chez les Anciens, ἄσηπτα καλεῖν ἅπερ ἡμεῖς ἄπεπτα λέγομεν, » d'appeller non-putréfié, ce que nous appellerions non- » cuit ». C'est ainsi que, *Lib. III.* περὶ διαίτης, ἄσηπτον διαχώρημα, est rendu par des selles crues ou non putréfiées, comme σεσηπὸς διαχώρημα, *Ibid.* se prend pour quelque chose de putréfié ou de cuit. Et Galien luimême, *Lib. I. de Loc. affect. c.* 3. a employé cette expression d'Erasistrate : Τὰ γίγαρτα, καὶ τὰ σήσαμα, καὶ πάντα τὰ διαχωρούμενα παντάπασιν ἄσηπτα τε καὶ ἀμετάβλητα, « les pepins de raisins, le sesamum & autres » matieres qui passent par les selles, sans être aucune- » ment pourries (ou sans être cuites) & changées ».

ASERON, Ἀσηρὸν, d'ἄση, *incommodité, indisposition ; fâcheux, incommode, nuisible.* Hippocrate, *Lib. de Fract.* ἀσηρὸν γὰρ εἴη πρὸς τὴν ἰγνύην προσβαλλόμενον ; « il » peut faire un très-mauvais effet, si on l'applique au » jarret » ; (il parle d'un instrument de Chirurgie. Et dans le même endroit, ἤν τε ἀσηρὸν ἦ, « s'il blesse », c'est-à-dire, si l'os blesse la chair. Et ailleurs, *Lib. de Artic.* on lit ἀσηρὸν φόρημα, « un fardeau incommode », parlant d'un bandage appliqué sur un nez fracturé. Dans les passages que nous venons de citer, Erotian rend ἀσηρὸν par ἄσης ποιητικὸν, qui cause de la gêne & de l'incommodité.

ASI

ASIGI, le même que *Asingar.* Voyez *Asingar.*

ASILUS, le même que *Oestrus* & *Tabanus*, οἶστρος, μύωψ. C'est un insecte qui a deux ailes, & un aiguillon dans la bouche & dont Aldrovandi donne la description. Pline appelle *asilus* une sorte de mouche qui incommode le bétail, & nous apprend que les Magiciens faisoient des vers, dont elle est formée, avant qu'il lui pousse des ailes, un amulete contre la fievre. Pline, *Lib. XI. c.* 28. & *Lib. XXX. c.* 11.

ASIMION, Ἀσίμιον. C'est le nom d'un ingrédient qu'on trouve nommé dans Myrepsus, *Antidot.* 465. Fuchsius, son Commentateur & son Traducteur, nous avoue ingénuement qu'il ne sait pas ce que c'est. Myrepsus.

ASINEOS, ASINES, Ἀσινέως, ἀσινὴς, d'α privatif, & σίνος, *blessure, lésion* ; qui n'a point été blessé ni endommagé. Hippocrate, *Lib. I. & II. Epid.*

ASINGAR, ASUGAR, ASMIAR, ASIGI, *verd-degris.* Ruland.

ASINUS, Offic. Schrod. 5. 269. Mer. Pin. 166. Schw. Quad. 61. Raii Synop. A. 63. Aldrov. de Quad. 295. Jonf. de Quad. 12. Charlt. Exer. 4. Gesn. de Quad. 1. *Asne.* Dale.

L'*Ane* est un animal trop connu pour qu'il soit nécessaire d'en donner une description. Il a le malheur d'être beaucoup moins estimé de nos jours qu'il ne l'étoit par les anciens, qui avoient un très-grand respect pour lui, comme on peut en juger par un grand nombre de passages qu'on trouve dans les Auteurs Grecs.

M. Baxter prétend que l'*Anchialus* dont Martial fait mention, comme de quelque chose de sacré parmi les Juifs, & par lequel il paroît insinuer qu'ils juroient, n'est autre chose que l'*âne*, *rudens Deus.* Car, pourquoi, dit il, ne peut-on pas dire אנחיאל, *anchiel*, c'est-à-dire, *Rudens Deus*, ou Ὀνόθεος, de la même maniere qu'on dit אריאל, *Ariel*, *Leoninus Deus*, ou Λεοντόθεος. On n'ignore point l'ancien reproche qu'on faisoit à Tertullien, *Deus Christianorum Onocharites* ; (car c'est ainsi qu'on doit lire.) Ce qui a fait dire à Pétrone,

Judæus licet & Porcinum numen adoret ;
Et cilli summas advocet Auriculas.

Epiphane parlant des Gnostiques : φασὶ καὶ τὸν θεὸν Σαβαὼθ οἱ μὲν ὄνου μορφὴν ἔχειν, οἱ δὲ χοίρου. « Ils disent que » le Dieu des Armées a la figure d'un *âne*, d'autres di- » sent d'un cochon. » Il paroît encore par un passage de Plutarche dans l'Article d'Isis, que l'*âne* & le cochon parmi les Egyptiens, étoient tous les deux consacrés à Typhon ; & les habitans de Jerusalem & les Juifs invoquoient ce même Typhon. Il paroît vraisemblable que les anciens Juifs épargnoient les *ânes* & les cochons par opposition aux Egyptiens, qui les tuoient comme des Divinités contraires. Baxter, *Glossarium.*

Fiente d'Ane.

On a éprouvé, dit Aétius, que le suc qu'on tire de la fiente d'*âne* est fort bon dans la dyssenterie, surtout lorsqu'on a laissé paître cet animal sur les montagnes & qu'il s'est nourri d'herbes astringentes. Si le suc ne suffit point, on la fera infuser dans du suc de plantain qu'on exprimera ensuite & dont on se servira. Aetius, *Tetrab. III. Serm.* 1. *cap.* 45.

On prétend encore qu'elle est propre pour arrêter le sang.

Ongle du pié de l'âne.

On assure que l'ongle du pié de cet animal étant calciné & pris tous les jours par la bouche, guérit l'épilepsie ; & qu'étant mêlé & préparé avec de l'huile, il dissipe les écrouelles : que si on le réduit en cendres, qu'on le batte dans du lait de femme pour en former un collyre, il efface les cicatrices des yeux. Aetius, *Tetrab. I. Serm.* 2. *cap.* 157.

On l'ordonne encore pour les engelures, pour les gersures de la peau, pour résoudre les apostumes, pour chasser le fœtus qui est mort dans la matrice, & pour les affections hystériques.

Chair d'Ane.

La chair de l'*âne* sauvage est fort inférieure à celle du cerf. Le suc en est mauvais, elle est fort dure & très-difficile à digérer ; celle de l'*âne* domestique, surtout lorsqu'il est vieux, a un mauvais suc, elle se digere difficilement, elle est tout à-fait étrangere à l'estomac & très-désagréable au goût, quoique quelques personnes en mangent. Oribase, *Med. Coll. Lib. II. cap.* 28.

La viande des animaux qui ont des ongles solides est une très-mauvaise nourriture ; cependant si l'on s'en rapporte à ceux qui ont voyagé en Asie, celle de l'*âne* sauvage est la meilleure & la plus légere. *Ibid. cap.* 68.

On prétend que le sang de l'*âne* est sudorifique, & qu'il guérit la jaunisse lorsque cet animal est jeune.

Le lait d'*ânesse* est très-nourrissant, & on en fait beaucoup de cas dans les maladies de consomption, dans celles de l'estomac, dans les abscès des reins, dans le calcul & dans les douleurs de la goute. Il est purgatif, & Hippocrate l'ordonne souvent en grande quantité pour cette raison. Il raffermit les gencives, il soulage les douleurs de la goute étant appliqué en forme de topique ;

& il donne au visage une blancheur agréable lorsqu'on s'en lave. Voyez *Lac.*

L'urine de l'*âne* est un remede efficace, à ce qu'on prétend, dans les maladies des reins; elle guérit appliquée extérieurement, la gratelle, elle détruit les porreaux & les excroissances calleuses; elle soulage dans l'atrophie, dans la paralysie & dans les douleurs de la goute. DALE d'après *Schroder.*

ASJOGAM, *H. M. Part. V. Tab.* 59. *Arbor Indica foliis adversis flore flavescente tetrapetalo odorato, fructu nondum comperto.*

C'est un arbre d'une grosseur médiocre, de quinze piés de haut, qui croît dans le Royaume de Malabar, aux Indes Orientales.

Le jus de ses feuilles mêlé avec de la graine de cumin pulvérisée, est, à ce qu'on prétend, un bon remede pour la colique; & ces mêmes feuilles pulvérisées & prises avec du sucre & du sandal jaune, rectifient & purifient le sang. RAY, *Hist. Plant.* 1786.

ASIRACUS, ἀσίρακος, espece de sauterelles appellées autrement *onoi*, ὄνοι, par DIOSCORIDE, *Lib. II. c.* 57. Voyez *Locusta.*

ASITOI, Ἄσιτοι, d'α privatif, & σιτίον, *alimens; ceux qui s'abstiennent d'alimens.* Hippocrate dans ses *Aphor. Lib. II. Aphor.* 32. appelle ἀσιτεῦντες, ceux qu'il dit dans l'*Aphor.* 8. du même Livre, τροφὴν μὴ λαμβάνοντες, « ne pas prendre d'alimens, » & il oppose ἀσιτεῦειν à εὐσιτεῦειν, qu'il exprime dans le même Aphorisme par τροφὴν λαμβάνειν, « prendre des alimens. » Cela s'accorde avec la maniere ordinaire de parler des Grecs: car, comme dit Galien, *Comm. ad Aphor.* 8. *Lib. II.* Λέγειν γὰρ ἡμῖν ἔθος ἐστὶ μὴ λαμβάνειν μὲν τροφὴν τοὺς ἀνορέκτους, λαμβάνειν δὲ τοὺς ὀρεγομένους τε καὶ τρεφομένους ἄχρι κόρου. « Il est d'usage chez nous de dire de ceux qui n'ont » point d'appétit, qu'ils ne prennent point d'alimens; » & de ceux qui ont faim & mangent autant qu'ils se » sentent d'appétit, qu'ils prennent des alimens. » Ainsi ἄσιτοι est synonyme à ἀπόσιτοι, » ceux qui ont » de l'aversion pour les alimens. » Aussi Galien, *Aph.* 32. *Lib. II.* rend-il ἀσιτεῦντες par ἀποσίτους & ἀνορέκτους; & ἀσιτίη signifie-t'il la même chose que ἀποσιτίη.

ASITIA, Ἀσιτίη, d'α privatif, & σιτίον, *aliment.* Voyez *Anorexia* & *Apositia.*

ASIUS LAPIS. Voyez *Assius.*

A S M

ASMAGA, mélange de certains métaux ensemble. RULAND, JOHNSON.

ASMUM, *Poids.* JOHNSON.

A S O

ASODES, Ἀσώδης. Voyez *Ase.*

ASOPER, *Suie.* RULAND.

A S P

ASPALATHUS. *Lignum aspalathi & Rhodium*, Offic. *Rhodium lignum*, Schrod. 4. 137. Geoff. Tract. 313. *Radix Rhodina, lignum Rhodinum*, Mont. Exot. 7. *Aspalathus*, Ind. Med. 15. L'*Aspalath.*

L'*Aspalath* que quelques-uns appellent *Erysisceptum*, est un gros buisson ligneux & épineux. Il croît le long du Danube, en Syrie, à Nisaro & à Rhode. Les Parfumeurs s'en servent pour épaissir leurs parfums. Le bon est pésant, rougeâtre ou pourpre sous l'écorce, il rend une odeur gracieuse, (telle que celle du castor, dit Pline,) & est amer au gout. Il y en a une autre espece qui est blanche, ligneuse & n'a point d'odeur; on l'estime moins que la précédente.

Il est échauffant & astringent: c'est pourquoi un gargarisme fait de la décoction de ce bois dans du vin, est bon pour les aphthes, & la même décoction est propre pour laver des ulceres & autres impuretés aux parties naturelles & la cavité du nez. Mêlé dans un pessaire, il est propre à expulser le fœtus. La décoction prise en boisson arrête le dévoiement & la dyssenterie, & soulage dans la dysurie & l'œdeme. DIOSCORIDE, *L. I. c.* 19.

L'*aspalath* croît en Egypte & dans l'Isle de Chypre. C'est un buisson à épines blanches, de la grosseur d'un petit arbre: ses fleurs ressemblent à la rose. On met de sa racine dans les parfums. Il y en a d'une espece plus petite, mais également épineuse, à Nisaro & à Rhode. On l'appelle aussi *Erysisceptrum, sceptrum, adipsatheon, dipsacon* & *diacheton.* PLINE, *Lib. XII. cap.* 24. & *L. XXIV. cap.* 13.

M. Herman & quelques autres croyent que l'arbre qui porte ce bois est le *Cytisus.* On nous l'apporte de la Morée, où il vient. Il est très-résineux, d'une odeur agréable qui ressemble à celle de la rose. Des Hollandois étant à la quête de quelques vaisseaux qui leur étoient péris sur les côtes de la Nouvelle Hollande, au trente-trois ou trente-quatrieme degré de latitude méridionale, trouverent sur la côte une grande quantité de ce bois. On en fait grand cas à la Chine, où l'on croit qu'infusé dans l'eau il est propre à guérir ou à prévenir quantité de maladies. On en fait une huile essentielle dont l'odeur est si semblable à celle de l'huile essentielle de rose, que souvent on donne l'une pour l'autre: mais l'huile de la premiere espece n'est jamais d'une odeur si forte que l'autre. Les Barbiers se servent quelquefois de cette huile pour donner à leur eau une odeur agréable. On ne sait si les anciens en appellant ce bois *lignum Rhodium*, ont voulu dire qu'il venoit dans l'Isle de Rhode, ou s'ils ont voulu faire entendre qu'il avoit une odeur toute semblable à celle de la rose. GEOFFROY.

ASPALTUM pour ASPHALTUM. Voyez *Asphaltum.* RULAND, JOHNSON.

ASPARAGUS, Offic. Park. Parad. 503. Raii Hist. 1. 683. Synop. 3. 267. Ἀσπάραγος, Dioscorides, *Asparagus sativus*, Ger. 953. Emac. 1110. Mer. Pin. 11. *Asparagus sativa*, C. B. Pin. 489. Tourn. Inst. 300. Elem. Bot. 249. Boerh. Ind. A. 2. 65. Rupp. Flor. Jen. 126. *Asparagus hortensis & pratensis*, J. B. 3. 725. *Asparagus sive Aspharagus*, Chab. 550. *Asparagus domesticus*, Hist. Oxon. 2. 3. *Asparagus vulgaris*, Merc. Bot. 1. 21. Phyt. Brit. 12. *Asperge.*

La racine de l'*asperge* a une tête dure & spongieuse; elle jette à l'entour des filets longs & ronds, environ de la grosseur d'une plume d'oie, & n'a que peu ou point du tout de fibres. Elle pousse au printems plusieurs tiges d'un verd tirant sur le jaune, dont les sommités sont écailleuses & cassantes, plus grosses ou plus petites, selon la différence de leur culture. L'été venu, la plante s'éleve & se couvre d'un grand nombre de branches garnies de petites feuilles aussi fines que celles du fenouil, mais plus courtes & environnant la tige en forme d'étoile: du milieu de ces feuilles sortent de petites fleurs verdâtres à six pétales, disposées en rose, auxquelles succedent des baies sphériques, vertes d'abord, & lorsqu'elles sont mûres, d'un rouge brillant, lesquelles contiennent quelques semences noires dures comme de la corne.

On trouve de l'*asperge* sauvage dans quelques endroits de l'Angleterre voisins de la mer, comme dans la Cornouaille, près le Cap du Lésard, aux environs de Bristol & ailleurs: mais la meilleure est la cultivée qui vient dans nos potagers.

Sa racine est une des cinq racines apéritives.

La sommité ou le bouton de cette racine est un mets dont bien des gens font cas. Auguste en mangeoit beaucoup, comme nous l'apprend Suétone dans la vie de cet Empereur. Erasme dans ses Proverbes nous le dit aussi. Ce mets fait plaisir, surtout quand on le mange au commencement du dîner. Il ouvre l'appétit; &

quoiqu'il ne soit pas extrêmement nourrissant, il l'est plus que les autres légumes, surtout quand il est bien digéré, comme Galien nous l'apprend, *Lib. de Alim. cap.* 59. Si l'on mange des *asperges* avant dîner, elles rafraîchissent & désobstruent le foie, la rate & les reins, mettent le corps dans une situation agréable, & excitent une abondante évacuation d'urine, laquelle est d'une odeur forte & fétide. *Rod. à Fonseca, Tom. I. Consil. Med. p.* 599. *Carol. Rayger, in Schol. ad Obs. Med.* 61. Elles sont très-salutaires à ceux qui sont incommodés d'une suppression d'urine ou de la gravelle. Elles sont bonnes pour les scorbutiques & les hydropiques. Elles procurent une plus abondante sécrétion de semence & excitent à l'amour. Elles ont aussi une vertu toute particuliere pour les maux d'yeux, *Pline, L. II. c.* 10. Mais elles sont pernicieuses à ceux qui ont la goute, *Crat. Lib. VII. Cons.* 21. Elles ne le sont pas moins à ceux qui ont l'estomac foible. C. Hoffman, *Lib. V. Instit. Med. c.* 12. *Sect.* 1. rapporte qu'il a vu des personnes, surtout des femmes grosses, les rendre au bout de deux jours telles qu'elles les avoient prises, quoiqu'elles eussent été bien apprêtées. Le trop fréquent usage de ce mets rend les femmes stériles, *Ephem. N. C. Dec.* 2. *Ann.* 5. *App. p.* 67. *Claud. Deodat. Panth. Hygiast. Lib. II. c.* 22. *Querc. in Diæt. Polyhist. S.* 3. *c.* 2. *Got. Mœbius, Epit. Instit. Med. Lib. IV. Part. II. c.* 3. *Chr. Fr. Paullin. Lib. Sing. de Jalapa. Lib. II. Part. III. c.* 23. *& Cent. III. Obs. Med. Phys.* 58. Sa racine est en usage surtout dans les boutiques : elle est d'une saveur douce & agréable & est une des cinq racines apéritives : c'est pourquoi on l'emploie dans les désordres qui proviennent d'obstruction. C'est un bon purgatif dans les maladies de la poitrine, du foie, de la rate & des reins : on la regarde aussi comme un bon remede pour la jaunisse, l'hydropisie & la consomption. Theodor. Tabernæmontanus nous apprend la préparation d'un vin d'*asperges*, qui produit des effets merveilleux dans le cas de la pierre, soit dans la vessie ou dans les reins. Voyez aussi *Gualt. Charlet. de Lithiasi. p.* 170. Si sa racine est placée à côté de celle d'ache, elle n'en devient que plus efficace dans les cas ci-dessus mentionnés. *V. Ant. Mizald. Cent.* 7. *Memorab. Aph.* 34. *Schenck. Obs. Med. Lib. I.* Les baies rouges de l'*asperge* séchées & mises en poudre, sont un bon remede dans la dyssenterie & les diarrhées.

Asparagus Sylvestris, Diosc. *Asparagus pratensis*, J. B. 3. 725. Chab. 550. *Asparagus Sylvestris tenuissimo folio*, C. B. Pin. 390. Tourn. Inst. 400. Elem. Bot. 249. Boerh. Ind. A. 2. 65. Bot. Monsp. 30. *Asperge sauvage.*

Cette espece ne differe des autres que par la culture. Dale.

Sa racine est odorante & contient un suc glutineux, qui donne une couleur rouge au papier bleu, ce qui fait croire que son suc a quelque ressemblance avec le tartre vitriolé qui seroit dissous dans une grande quantité de phlegme, & auquel on ajouteroit un peu de terre & de soufre. Cette racine est tempérante & apéritive. Tournefort.

Asparagus Petræa, corruda, Offic. *Asparagus Petræa*, Ger. 953. Emac. 1110. *Asparagus Petræus, sive corruda*, Raii Hist. 1. 683. Hist. Oxon. 2. 3. *Asparagus Petræus, sive corruda aculeata*, Park. Theat. 454. *Asparagus foliis acutis*, C. B. Pin. 490. Tourn. Inst. 300. Elem. Bot. 249. *Asparagus spinosus, corruda dictus*, Rupp. Flor. Jen. 126. *Corruda*, J. B. 3. 726. *Corruda, sive asparagus Sylvestris*, Chab. 550. *Asperge de montagne.*

On se sert de ses racines & de ses tiges dans les mêmes cas & de la même maniere que de celles de l'*asperge* cultivée.

ASPASIA est le nom d'un médicament astringent dont on se sert dans les maladies des parties naturelles des femmes. Il ne consiste qu'à prendre de la laine trempée dans une infusion de noix de galle verte, & à l'appliquer sur la partie. Castelli.

ASPER, est un petit poisson de riviere qu'on trouve ordinairement dans le Rhône. Son nom vient de la rudesse de ses machoires & de ses écailles. Sa tête est assez large & pointue, sa gueule médiocre : il n'a point de dents, mais ses machoires sont âpres au toucher. Sa couleur est rougeâtre, parsemée de taches noires, larges. Il est bon à manger, & passe pour être apéritif.

Le menu peuple demande souvent de l'huile d'*asper* aux Chymistes, parce qu'il passe pour attirer le poisson. C'est apparemment de celle d'Orfraye dont ils veulent parler ; car il s'est répandu depuis un tems immémorial une fable, qu'à mesure que l'orfraye plane sur la surface de l'eau, il y laisse tomber quelques gouttes d'une certaine substance qui attire le poisson, & lui donne la facilité de le prendre. On a cru de-là que l'huile de cet oiseau produisoit le même effet. Comme les Chymistes n'en ont point, ils donnent à ceux qui leur en demandent de l'huile de bouis, ou quelque autre huile fétide.

ASPERA ARTERIA. Voyez *Arteria* & *Pulmones.*

ASPERATA. Voyez *Asperum.*

ASPERELLA. Voyez *Asprella.*

ASPERGULA ASPERUGO. Voyez *Asperula.*

ASPERIFOLIUS, d'*asper*, rude, & *folium*, feuille.

Asperifolius est l'épithete que l'on donne aux plantes dont les feuilles sont rudes & placées alternativement ou sans ordre sur leurs tiges. Leurs fleurs sont monopétales & divisées en cinq segmens. Il leur succede ordinairement quatre semences ; telles sont la buglose, la bourache, la consoude, & la langue de chiens. Miller, *Dictionnaire.*

ASPERSIO, πρόσκλυσμα, ῥαντισμὸς, ῥαντὶς, ῥανὶς ; l'aspersion est l'application de quelque liquide ou poudre médicinale, d'une maniere superficielle, ou par petites portions, *Scrib. Larg.* N°. 46. 207. *& alibi.* De-là vient que les Grecs appellent les remedes que l'on emploie de cette maniere, *συμπάσματα*, & les Latins *aspergines.* Castelli. Blancard.

ASPERULA, *petit Muguet. Asperula odorata, Aspergula. Asperula*, Offic. *Asperula odorata*, S. Paul. 25. *Asperula*, Ger. 966. Emac. 1124. Raii Hist. 1. 483. Synop. 3. 224. *Asperula, aut Asperula odorata*, Park. Theat. 563. *Asperula seu Rubeola montana odorata*, C. B. Pin. 334. *Asperula odorata, flore albo*, Boerh. Ind. A. 149. Hist. Oxon. 3. 331. *Asperula sylvatica*, Rupp. Flor. Jen. 4. *Rubus accedens Asperula quibusdam, sive hepatica stellaris*, J. B. 3. 718. Chab. 548. *Aparine latifolia humilior montana*, Tourn. Inst. 114. Elem. Bot. 93. Buxb. 23. *Matrisylva Trago*, Wolk. 281. *Hepatica stellata*, Chom. 501. Dale.

La tige de cette plante a rarement plus d'un pié de haut ; elle est quarrée, grêle & peu branchue. Elle est garnie à chaque nœud de sept ou huit feuilles disposées en rayon, plus grandes que celles du mélilot, mais quelque peu âpres. Ses fleurs naissent aux sommités des tiges en forme de petites ombelles, composées de petites fleurs blanches à une seule feuille, découpée en quatre parties, d'une odeur fort agréable, auxquelles succedent deux petites semences rondes plus petites que celles du mélilot. Sa racine est pointue, filamenteuse, rampante dans la terre. Elle croît dans les bois & aux lieux marécageux, & fleurit au mois de Mai.

Cette plante est hépatique, bonne pour les inflammations du foie, les obstructions de la vésicule du fiel, & la jaunisse.

Les Allemands en mettent dans leur vin, comme nous faisons de la bourache & de la pimprenelle, pour le rendre plus cordial. Quelques personnes appliquent les feuilles de cette plante, après les avoir pilées, sur les tumeurs chaudes & inflammatoires, & les plaies récentes. MILLER, *Bot. Offic.*

ASPERUM, τραχὺ, *rude*. Epithete que l'on donne aux corps dont la surface est inégale & rude au toucher. Cette propriété est appellée *asperitas* ou *aspritudo*, τραχύτης, *rudesse*. Dans Scribonius Largus, nous lisons *asprum* pour *asperum* par syncope, N°. 180. Tout corps rude, dit Galien, est inégal : mais tout corps inégal n'est pas rude. La *rudesse* ou *âpreté*, suivant le même Auteur, est occasionnée par la contraction, par la trop grande sécheresse, ou par l'acrimonie. GALIEN, *Comment. in Lib. I. Hipp. de Morb. vulg. & Lib. de Ptisana, cap.* 5.

Asperata quæ levent; les médicamens simples qui adoucissent les âpretés, sont le spodium, l'ivoire, la gomme arabique, le blanc d'œuf, la gomme adraganth. CELSE, *Lib. V. cap.* 13.

ASPHALATUS. Le même qu'*Aspalathus*, dont on peut voir l'article.

ASPHALEIA, Ἀσφάλεια, d'α privatif, & σφάλλω, *décevoir, tromper, séduire*; *sécurité*; & ἀσφαλὴς, *sauf, hors de danger*. HIPPOCRATE, 5. *Aph.*22. & 2. *Aph.*15.

ASPHALTITIS, Ἀσφαλτῖτις, suivant Archigenes, est une espece de trefle à grande feuille dont se servent les faiseurs de guirlandes, *coronarii*. Mais Dioscoride écrit que l'on donnoit ce nom au trefle ordinaire, *Gorræus*. Dioscoride l'appelle ἀσφάλτιον, & non point ἀσφαλτῖτις, *Lib. III. cap.* 123. *Edit. Wechel*, 1598.

Ἀσφαλτῖτις est aussi le nom que quelques Auteurs donnent à la derniere vertebre des lombes. GORRÆUS.

ASPHALTOS, *Bitumen Judaicum*, Offic. *Bitumen*, Calc. Mus. 174. *Bitumen Judaicum*, Worm. 30. Charlt. Foss. 14. Aldrov. Mus. Metall. 381. *Bitumen nigrum crassum*, Kentm. 21. *Bitumen Judaicum asphaltum*, Mont. Ind. 12. *Bitume de Judée*.

Le bitume de Judée, *Asphaltum*, Dioscorid. *Bitumen Judaicum*, Offic. *Karabe Sodomæ*, & *Gummi funerum* de Sérapion, que quelques-uns appellent *mumia*, est une substance solide, fragile, pesante, rousse, d'une couleur fort obscure ou noire, brillante, inflammable, d'une odeur forte & bitumineuse, surtout lorsqu'elle s'échauffe, qui se fond au feu & qui s'allume à la flamme. On en trouve en différens endroits; mais on préfere celui qui vient de Judée, d'où il a pris son nom : on le ramasse dans ce Pays sur la mer morte, qui s'appelle à cause de cela, *lac Alphaltide*. Il est vraisemblable qu'il s'éleve une grande quantité de ce *bitume* du fond de ce lac jusqu'à la superficie de l'eau où il nage. Dans les commencemens il est mou, visqueux, & si gluant, que l'on a bien de la peine à l'ôter de l'endroit où il s'est attaché : mais il s'épaissit avec le tems, & il devient même plus dur que la poix seche. On l'appelle karabé de Sodome; car le mot karabé se prend souvent chez les Arabes pour du *bitume*, & on l'appelle karabé de Sodome, parce qu'il vient d'un lac qui porte ce nom : on l'appelle gomme des funérailles & mumie, parce qu'en Egypte le commun du peuple avoit coutume d'embaumer les corps morts pour les conserver avec du *bitume de Judée*, aussi-bien qu'avec du pissasphalte.

On nous apporte rarement de vrai *bitume de Judée*. Car Dioscoride dit qu'il faut choisir celui qui est brillant comme la pourpre, & qu'il faut rejetter celui qui est noir & mal propre : or, tout celui que l'on nous apporte, est noir; cependant si on le casse en petits morceaux, & qu'on le regarde vis-à-vis la lumiere, on apperçoit une couleur éclatante & safranée, que Dioscoride a peut-être voulu désigner. Quelques-uns nous envoyent à la place du *bitume de Judée*, du pissasphalte cuit & durci dans des chaudrons d'airain ou de fer.

On donne au *bitume de Judée* la vertu de discuter, d'amollir, de résoudre le sang qui est coagulé, & d'exciter les regles aux femmes. On s'en sert dans la composition de la thériaque d'Andromaque l'ancien, & de la poudre de Charas pour saupoudrer les corps morts embaumés. GEOFFROY.

ASPHARAGUS; le même qu'*Asparagus*, avec cette différence qu'on l'écrit avec un φ, au lieu d'un π, suivant la Dialecte attique. BLANCARD.

ASPHENDAMNOS, *Sphendamnos*; érable de montagne BLANCARD.

ASPHODELUS, *Asphodele*. L'*asphodele* est une plante fort connue; ses feuilles sont semblables à celles du poireau, & sa tige, qui est unie, porte à son sommet une fleur appellée *anthéricos*. (Le traducteur de *Nicandre* veut que l'*anthéricos* soit le fruit, & l'*anthérix* la tige de l'*asphodele*.) Voyez *Anthéricos*.

Sa racine est oblongue, unie, semblable à un gland, d'un gout acre & d'une nature chaude. Elle excite l'urine & les regles : mais prise dans du vin au poids d'une dragme, elle appaise les douleurs de côté, la toux, les convulsions, & guérit les ruptures. Elle excite le vomissement lorsqu'on en mange la grosseur d'un dé; & prise à la dose de trois dragmes, elle est très-efficace contre la morsure des serpens : mais on doit appliquer en même-tems sur la partie un cataplasme de sa racine, de ses fleurs, de ses feuilles avec du vin. Sa racine cuite avec de la lie de vin, est un excellent cataplasme pour les ulceres corrosifs & pour les inflammations de la gorge ou des testicules : on l'applique avec de la farine séchée au four sur les inflammations récentes. Le suc de sa racine mêlé avec du vin doux, παλαιοῦ γλύκεος, de la myrrhe & du safran, & cuit avec ces drogues, fournit un excellent collyre. Employée chaudement, seule, ou avec de l'encens, du miel, du vin & de la myrrhe, elle est bonne pour les oreilles purulentes, & pour appaiser les maux de dents lorsqu'on en met dans l'oreille opposée. Les cendres de sa racine guérissent l'alopécie, & font croître les cheveux & le poil. L'huile que l'on fait bouillir dans sa racine après l'avoir creusée, guérit les engelures, les brûlures, & appaise les douleurs d'oreilles. Sa racine déterge l'alphos blanc, (ἀλφὸν λευκὸν) lorsqu'on en oint la partie, après l'avoir auparavant frottée avec un linge. Sa semence & ses fleurs prises dans du vin, sont un antidote efficace contre les piqures de la scolopendre & du scorpion : mais elles dérangent le ventre. DIOSCORIDE, *Lib. II. cap.* 199.

Cette *asphodele* ne paroît pas la même que celle dont parle Hésiode, qui nous la dépeint comme bonne à manger, & qui la joint à la mauve.

Asphodelus verus albus, Offic. Ἀσφόδελος, Dioscoride. *Asphodelus ramosus*, Ger. 86. (*figura est transposita*,) Emac. 93. *Asphodelus albus ramosus mas*, C. B. Pin. 28. Tourn. Inst. 343. Elem. Bot. 286. Boerh. Ind. A. 2. 110. *Asphodelus major albus ramosus*, Park. Parad. 146. *Asphodelus major ramosus flore albo*, J. B. 2. 625. Chab. 221. Raii Hist. 2.1191. *Asphodelus albus ramosus*, Hist. Oxon. 2. 330.

Les tiges de l'*asphodele* blanche ont deux ou trois piés de haut; leur sommet est branchu, & divisé en plusieurs épis de fleurs blanches radiées, dont chacune est à une seule feuille découpée en cinq parties, avec une ligne couleur de pourpre sur le dos, & plusieurs étamines jaunes dans le milieu. Les feuilles sont longues, étroites, pointues, évuidées dans le milieu comme la lame d'une épée. La racine est composée d'un grand nombre de glandules longues, rondes, tubéreuses, qui sortent d'une tête fibreuse. Elle croît dans nos jardins; elle nous vient d'Italie, d'Espagne, & des Provinces méridionales de la France, & fleurit au mois de Mai.

Les Anciens employoient les racines de cette plante pour exciter les regles & l'urine : mais on en fait peu d'usage aujourd'hui. MILLER, *Bot. Off.*

Asphodelus verus luteus, hasta regia, Offic. *Asphodelus*

luteus, Ger. 87. Emac. 94. J. B. 2. 632. Chab. 221. Raii Hist. 2. 1192. *Asphodelus luteus*, *& flore*, *& radice*, C. B. Pin. 28. Rupp. Flor. Jen. 124. Tourn. Inst. 344. Boerh. Ind. A. 2. 110. *Asphodelus luteus minor sive hastula regia*, Park. Parad. 147. *Asphodelus folio fistuloso striato, non ramosus, luteus & flore & radice*; Hist. Oxon. 2. 331. Dale.

Cette plante est beaucoup plus basse & moins branchue que la premiere. Ses feuilles sont longues, creuses, en forme de tuyau, & quelque peu triangulaires. Ses fleurs sont en épi, de couleur jaune, plus grandes que les précédentes; mais elles ont la même forme & la même figure. La racine est composée de pareilles tubérosités de couleur jaune. Elle croît en Italie & dans la Sicile, on la cultive dans nos Jardins, où elle fleurit aux mois de Mai & de Juin.

On lui attribue les mêmes vertus qu'aux précédentes: mais on en fait peu d'usage. Miller, *Bot. Off.*

Barthelemi Zorn a donné une description fort exacte de l'*asphodele* que le Lecteur ne sera peut-être pas fâché de trouver ici.

Asphodelus, *affodilus & hastula regia. Asphodelus luteus*, Dod. J. B. Chabr. *Luteus & flore & radice*, C. B. *Luteus minor sive hastula regia*, Park. *Folio fistuloso striato, non ramosus, luteus & flore & radice*; Morif. H. 2. *Iphion* Theophrasti; ἀσφόδελος, Græc. *Erizambac*, Arab. *Bernhardi Testiculus.* D'autres l'appellent *anthericum*; & c'est d'elle dont Lucien prétend que les Damnés se nourrissent. Cette plante est assez connue dans nos Jardins où on la cultive à cause de la beauté de ses fleurs. Elle croît naturellement dans plusieurs endroits d'Italie, de France & d'Espagne. Le Poëte Hesiode en parle fort avantageusement. Il y en a trois especes, dont deux sont blanches & garnies de piquans à leurs extrémités, & la troisieme jaune. La racine qui est celle de ses parties dont on fait le plus d'usage dans la Medecine, est chaude & d'un gout extremement amer. *Falloppe*, *Lib. de Cauter. cap.* 10. la met au nombre des cathérétiques les plus doux. Elle est chaude, dessicative, apéritive, discussive, purgative & détersive. Elle provoque les regles & l'urine, elle est bonne pour les spasmes, elle guérit les ruptures, la jaunisse & l'hydropisie. La décoction des racines de l'*asphodele* est un remede très-efficace, lorsqu'on en fait sa boisson ordinaire. *Guil. Varign. Secret. Med. p. m.* 131. La racine de cette plante cuite dans du vin ou de l'eau, & suffisamment triturée lorsqu'elle est seche, déterge, & guérit les plaies & les ulceres invétérés & corrosifs, les enflures de la gorge & des parties naturelles, & les ulceres sanglans, *Plin. Lib. XXII. c.* 22. On prépare avec cette racine & de la poix un cataplasme qui dissipe la puanteur des piés, *P. Laurenb. Horticult. L.* 2. *c.* 7. *p.* 114. Etant pilée & appliquée sur les écrouelles, elle les guérit, *Forest. Lib. III. Obs. Chir.* 11. Elle guérit aussi les engelures, soit qu'elles soient ulcérées ou non, *J. Prævot. in Med. Paup. Joh. Scultet. in Armament. Chir. Obs.* 83. Le vinaigre dans lequel on a fait bouillir cette racine, guérit la galle & les éruptions scorbutiques, lorsqu'on s'en lave le corps. Quelques-uns font cuire la racine dans les cendres, & s'en frottent les mains & le visage pour emporter les taches. Cette racine fait encore croître les cheveux & le poil en très-peu de tems. Voyez *Laurenberg. Apparat. Plant. L. II. c.* 7. Cette même racine brûlée, réduite en cendres & mêlée avec du miel, fait renaître le poil sur les parties qui en étoient privées. Réduite en poudre & mêlée avec de l'alun calciné, elle mange les excroissances fongueuses des ulceres sur lesquels on l'applique. La fumée de cette racine chasse & fait mourir les souris. Infusée dans de l'eau elle garantit les cochons, à qui on en fait boire, de la lepre, & les en guérit, supposé qu'ils en soient déja affectés. Elle produit le même effet lorsqu'on a soin de les laver souvent avec cette même infusion. Florentinus.

ASPHYXIA, Ἀσφυξία, d'α privatif, & σφύξις, *pouls*, de σφύζω, sauter ou battre comme une artere. *Asphyxie*, intermittence, est une privation subite du pouls dans laquelle l'artere a un mouvement insensible au toucher. Le pouls, il est vrai, ne peut entierement cesser tant que l'animal est en vie; mais cela n'empêche pas que l'accident dont nous parlons n'arrive souvent par rapport au sentiment du toucher. *Galen. Lib. I. de Præcog. ex Puls.* Cet accident peut avoir deux causes, ou la cessation totale du pouls dans toutes les arteres, ce qui est un symptome mortel, ou sa foiblesse qui le rend insensible au toucher. Galien, *Lib. II. de Præsag. ex Puls.*

Cœlius Aurelianus, *cap.* 3. *Lib. IV. Tard. Pass.* rend ἀσφυξία par *Pulsûs parvitas & amputatio*, « foiblesse » & cessation du pouls. »

Ἄσφυκτοι dans Galien, *Lib. IV. de Diff. Puls. cap.* 3. sont ceux qui n'ont aucun pouls, où dont les arteres n'ont aucun battement sensible.

ASPIC. Il est une huile appellée *huile d'aspic* que l'on tire d'une plante nommée par C. Bauhin *lavendula latifolia*, par J. Bauhin *Pseudonardus*, en François *lavande* ou *aspic*.

Cette plante est commune dans toute la Provence, lorsqu'elle est venue en fleur, & que les épis sont presque secs, on les met dans un grand alambic avec beaucoup d'eau. Après quelques jours de macération on distile le tout. Il sort avec l'eau une huile qui est de couleur jaunâtre ambrée. Voilà la bonne huile d'*aspic* telle qu'elle doit être sans altération. On choisit préférablement l'épi de cette plante à tout autre partie; parce que c'est celle qui contient le plus d'huile essentielle, comme on le remarque dans les fleurs en gueule, dont le calice contient presque toute la partie huileuse de la plante.

Mais il faut observer que les plantes aromatiques fournissent généralement assez peu d'huile. Il n'y a donc que la facilité de ramasser abondamment ces fleurs, de les distiler à peu de frais, qui rend dans le pays l'huile essentielle de cette lavande plus commune & à meilleur marché que celle que l'on pourroit tirer de la plante que l'on cultive dans plusieurs autres endroits.

Cependant malgré la facilité qu'il y a de tirer cette huile sur les lieux, elle ne pourroit point fournir assez pour la grande quantité qui s'en emploie, & le prix qu'on en donne est trop modique pour l'avoir parfaitement pure. J'ai trouvé deux moyens différens dont ils se servent ordinairement dans le pays pour falsifier cette huile, & qui sont les moins frauduleux & les moins grossiers, l'un est d'y ajouter de l'esprit de vin, & l'autre de l'huile de térébenthine. On apporte cette huile de Provence & de Montpellier: mais comme on l'emploie beaucoup plus dans la peinture en émail, & dans le verni que dans la Medecine, il n'est pas nécessaire que je m'y arrête davantage. *Mémoires de l'Acad.* 1715. *par M.* Geoffroy *le cadet.*

ASPIDION, Ἀσπίδιον, diminutif d'ἀσπὶς, *bouclier*; nom que l'on donne à l'*alysson* de Dioscoride, à cause que ses cosses ont la figure d'un bouclier. Blancard.

ASPIDISCOS, Ἀσπιδίσκος, d'Ἀσπὶς, *bouclier*, signifie proprement un petit bouclier, ou ses ornemens extérieurs: mais on donne ce nom par métaphore au sphincter de l'anus auquel il sert en quelque sorte d'anneau; comme nous l'apprend Cœlius Aurelianus. *Tard. Pass. Lib. III. cap.* 3.

ASPIS, ἀσπὶς, *Aspic*, est un serpent fort venimeux, dont Galien, *Lib. I. de Theriac. ad Pison. c.* 8. admet trois especes. Il appelle le premier χερσαῖα; le second χελιδόνια, & le troisieme πτυάς. Ce dernier est le plus dangereux de tous; car il allonge son cou & darde son venin contre ceux qui sont devant lui, avec autant de justesse que s'il pouvoit juger de l'éloignement des objets. On tient que ce fut de cette espece de serpent dont Cléopatre se servit pour se donner la mort après la défaite d'Antoine, lorsqu'elle sut qu'Auguste la destinoit à orner son triomphe. Elle se fit mordre le sein par ce serpent, & prévint par sa mort la honte de l'esclavage. La piquure de l'*aspic* est aussi petite que celle d'une aiguille, elle ne cause aucune tumeur, & il ne sort qu'une petite quantité de sang noir par la plaie. Elle est aussi-tôt suivie de la perte de la vue, & de différentes especes de douleurs par tout le corps, qui causent un certain plaisir. Nicandre a donc raison de dire dans ses Vers que ce serpent tue sans causer de douleur. Le corps se couvre d'une couleur verdâtre, l'on sent une douleur mordicante légere à l'orifice du ventricule; le front est dans des spasmes continuels, les sourcils ont un mouvement involontaire, comme à l'approche du sommeil, & le malade meurt en moins de huit heures.

Le remede le plus prompt & le plus efficace contre la piquure de l'*aspic* est l'amputation de la partie affectée, lorsque c'est une de celles des extrémités; sinon, on doit scarifier les chairs qui sont aux environs de la piquure jusqu'à l'os, afin que le venin ne se communique point aux parties voisines, & l'on doit appliquer des cauteres sur les autres; car le venin de ce serpent de même que celui du basilic, & le sang de taureau, fige aussi-tôt le sang & les esprits dans les arteres. P. EGINETE, *Lib. V. cap.* 18.

On trouve dans Aétius, *Tetrab. IV. Serm.* 3. *cap.* 15. la maniere de préparer l'emplâtre d'*aspic* : *Emplastrum ex aspidibus*, pour les écrouelles & autres tumeurs skirrheuses, & pour la goute dans les intervalles de l'accès.

Il y a toute apparence que l'on peut guérir la piquure de l'*aspic* aussi-bien que celle de la vipere en oignant la partie affectée avec de l'huile d'olive chaude. Voyez *Aleipha* & *Vipera*.

ASPLENIUM, est une plante que l'on distingue de la maniere suivante :

Asplenium ceterach, scolopendria, Offic. *Asplenium, scolopendium, ceterach*, Chab. 556. *Asplenium sive ceterach*, J. B. 3. 749. Ger. 978. Emac. 1140. Raii Hist. 1. 139. Synop. 45. Park. 1046. Hist. Oxon. 1. 561. Elem. Bot. 434. Tourn. Inst. 544. *Ceterach officinarum*. C. B. 354. DALE, *espece de scolopendre*.

C'est une petite plante composée seulement de feuilles qui sortent d'une racine fibreuse. Elles ont environ trois pouces de long sur demi-pouce de large, & elles sont découpées en petits segmens arrondis, disposés alternativement, verdâtres par-dessus, brunes & couvertes d'une poudre grenue par-dessous, ordinairement bouchonnées, ou plissées en dedans, & à peu près de la figure d'un insecte appellé *scolopendre*, ce qui leur en a fait donner le nom. Elle croît aux lieux rudes, pierreux, sur les murailles, surtout dans les Provinces occidentales de l'Angleterre.

Elle est une des cinq plantes capilaires, & on lui a donné le nom d'*asplenium*, parce qu'elle est propre pour les maladies de la rate dont elle dissipe les enflures & diminue la grosseur. Elle leve les obstructions du foie, elle guérit la jaunisse & dissipe les nœuds qui viennent aux enfans. MILLER, *Bot. Offic.*

Vitruve rapporte un exemple extraordinaire des effets que produit la scolopendre dans l'Isle de Crete. On le trouvera dans un extrait que j'ai tiré de cet Auteur, au mot *Acr*.

ASPREDO, *cernua*, Offic. Bellon. de Aquat. 291. *Cernua fluviatilis*, Gesn. de Aquat. 192. Charlt. Pisc. 39. Raii Ichth. 334. Ejusd. Synop. Pisc. 144. Mer. Pin. 190. *Aspredo*, Caius de Rar. Animal. 107. *Aurata*, Rondel. de Pisc. 1. 115. *Perca fluviatilis minor*, Aldrov. de Pisc. 624. Jonf. de Pisc. 108. *Espece de perche*.

Ce poisson est très-commun dans plusieurs de nos grandes rivieres. Gesner recommande un os que l'on trouve dans sa tête pour le calcul des reins; les douleurs aiguës que l'on sent autour des côtes, & dans les autres parties du corps. DALE.

ASPRELLA, *prêle* ou *queuë de cheval*, est le nom que Blancard donne à l'*equisetum majus*, à cause de sa rudesse, qui fait que l'on s'en sert pour polir les tables & les buffets.

ASPRIS. Voyez *Ægilops*.

ASS

ASSA FOETIDA, le même qu'*Asa-fœtida*. Voyez *Silphium*.

ASSALA, *muscade*. RULAND. JOHNSON.

ASSALIÆ, vers qui s'engendrent dans les planches, & qu'on appelle aussi *cossi*, *teredones*, *termes*, *thripes*, *xylophagi*. RULAND.

ASSANEGI, ASANIRGI, ASARAGI, la poudre qui se détache des parois des mines de sel. RULAND.

ASSANUS, poids qui valoit deux dragmes chez les Anciens. GALIEN, *de Ponderibus & mens.*

ASSATIO, ὄπτησις, *assation*. C'est une préparation artificielle des alimens, par le moyen d'une chaleur extrinseque ou étrangere, qui les desseche par son activité. Elle peut se faire de plusieurs manieres; car ou l'on tourne l'aliment auprès du feu, ou on le met dans un vaisseau avec peu ou point de liquide. On peut ranger dans cette classe tout ce qui est frit, d'où il suit que la friture est une espece d'*assation*. On peut aussi y rapporter *Tostio*, φρύγανσις, l'action de rôtir. Les mets frits & rotis, suivant *Galien, Lib. III. de Alim. Fac. cap.* 2. donnent au corps une nourriture seche. La premiere est appellée en grec, ὀπτὰ, l'autre τηγανιστά. Scribonius Largus parle des *Ova assa*, n°. 221. *Assare* dans le langage spagirique, c'est dessécher une substance à un point que l'on puisse la réduire en poudre, il signifie aussi quelquefois la même chose que congeler. Ce que l'on fait entierement rougir, souffre une violente *assation*. On donne par allégorie à *assare* le nom de septieme pouvoir, qui est celui de la lune, dont l'office est d'échauffer & d'unir dans l'espace de vingt-cinq jours, les principes de l'union desquels est composé l'argent. Enfin *assatio* dans le magistere de la pierre philosophale, est une dessiccation douce & légere des corps que l'on a dissous & séparés de leurs menstrues, par un petit feu que l'on diminue sur la fin, laquelle dessiccation peut être regardée comme le commencement de la calcination. CASTELLI.

ASSATURA, est une piece de viande que l'on tire du feu aussi-tôt après qu'elle est rôtie, & que l'on enveloppe dans un linge; elle est appellée *assaturæ suffocatæ*, par Santes Ardoynus, qui la met au nombre des poisons. CASTELLI.

ASSERAC, le même qu'*Assis*, est une espece de *Bangue* qui est l'*assis* des Egyptiens, & differe de l'opium & du *maslac* des Turcs. CASTELLI.

ASSERVATIO, ou CONSERVATIO, en terme de Pharmarcie; c'est mettre les drogues dont on a besoin dans des lieux & des vaisseaux convenables. CASTELLI.

ASSIDENS SIGNUM, Συνεδρεύον, *signe* ou *symptome*, *assident*, c'est-à-dire, qui accompagne ordinairement une maladie. Il differe du signe pathognomonique, en ce que celui-ci est inséparable de la maladie à laquelle il est essentiel, au lieu que l'autre ne l'est point, *Galien, III. in* 3. *Epid. c.* 34. Nous prendrons pour exemple la pleurésie dans laquelle la fievre aiguë, la difficulté de respirer, la toux, & la douleur poignante dans le côté sont les signes pathognomoniques; au lieu que l'on ne peut regarder que comme des symptomes *assidens*, que la douleur s'étende jusqu'à l'hypocondre, ou aux clavicules, ou que le malade trouve plus de soulagement à coucher sur le côté affecté, que sur celui qui ne l'est point. CASTELLI.

ASSIDUUS. Quelques-uns employent ce mot au lieu de *Continuus*. Par exemple *assidua febris* est la même chose que *continua febris*, qui est opposée à *intermittens*. CASTELLI.

ASSIMILATIO, ἐξομοίωσις, ὁμοίωσις, *assimilation.* C'est l'action par laquelle les alimens sont altérés & assimilés à la partie qui les reçoit, *Galen. III. de fac. Nat. cap. 1.* pour cet effet il doit y avoir une apposition, *appositio* πρόσθεσις, ensuite une agglutination ou adhérence, *agglutinatio*, ou *adhærentia*, *Lib. I. de F. N. cap. 11.* Elle ne differe de la nutrition que par le nom. *Lib. III. de Cauf. Sympt. c. 2.*

ASSIS. C'est la même chose que l'opium ou le méconium; on l'emploie aussi pour signifier une poudre préparée avec des feuilles de chanvre & de l'eau, dont les Egyptiens, prennent cinq ou six bols de la grosseur d'une châtaigne, ce qui les jette dans une espece d'ivresse qui dure une heure, & leur donne des idées extrêmement agréables. PROSPER ALPIN. *de Med. Ægypt. Lib. IV. cap. 2.* Les Turcs l'appellent aussi *Asserac.* Voyez *Banque.*

ASSISTENTES ou ASTITES GLANDULOSI. Le même que *Parastatæ*, dont on peut voir l'article.

ASSITRA. Arbre des Indes, le même que le *Mandaru.* Voyez *Mandaru.* RAY, *Hist. Plant.* 1751.

ASSIUS LAPIS, Ἄσσιος λίθος, Diosc. *Pierre d'Asso. Lapis Asius*, Offic. Matth. 1380. Aldrov. Mus. Metall. 692. *Asius vel Assius lapis, quem etiam Sarcophagum vocant*, Worm. Aquat. Charlt. Foss. 21. *Sarcophagus, sive Assius lapis*, de Lact. 133. *Sarcophagus, & Asius seu Assius lapis*, Boet. 403. DALE.

Cette pierre tire son nom d'Ἄσσος, ville de la Troade dans l'Asie mineure où on la trouve. Elle est d'une substance spongieuse, légere & friable, couverte d'une fleur ou poudre farineuse pareille à celle qui s'attache aux parois des meules de moulins, à qui on donne le nom de *fleur de pierre d'Asso.* Les parties de cette fleur sont extrêmement pénétrantes & consument les chairs qui sont trop molles & spongieuses sans mordacité. La pierre sur laquelle on la trouve, possede les mêmes vertus, mais dans un moindre degré; cette fleur est non-seulement dissolvante, digestive & préservative, comme le sel, mais elle n'a aucune qualité corrosive. Elle est un peu salée, ce qui fait croire qu'elle se forme des vapeurs qui s'élevent de la mer, & qui se condensent dans les rochers, & se dessechent par l'ardeur du soleil. GALIEN, *de Sympt. Med. Fac. Lib. IX.*

La *pierre d'Asso*, à ce que prétend Dioscoride, doit être de la couleur de la pierre ponce, spongieuse, légere & friable & parsemée d'outre en outre de veines jaunes, & couverte d'une fleur ou poudre farineuse, légere, jaunâtre, ou blanche, salée & un peu piquante.

La pierre & la fleur dont elle est couverte, ont une qualité astringente & légerement dissolvante, étant mêlées avec de la résine de térébenthine ou du goudron, elles résolvent les tubercules. Sa fleur passe pour avoir plus d'efficacité, & en effet elle est, lorsqu'elle est seche, un remede excellent pour les ulceres invétérés qui ont peine à se cicatriser, & pour consumer les chairs spongieuses. Mêlée avec du miel, elle déterge les ulceres sales & virulens; elle déterge & incarne encore ceux qui sont profonds, & arrête les progrès des ulceres corrosifs, étant mêlée avec un cérat. On en fait un cataplasme avec de la farine de feves pour la goute, & avec du vinaigre & de la chaux vive pour les maladies de la rate. Sa fleur réduite en Eclegme avec du miel, est bonne pour la phthisie. On fait avec cette pierre des cuves qui soulagent les personnes gouteuses qui s'y lavent les piés. On en fait aussi des cercueils qui consument en peu de tems la chair des corps morts qu'on y enferme; rien n'est plus propre pour diminuer l'embonpoint des personnes qui sont d'une trop grosse corpulence, que de mettre dans leurs bains de cette fleur, au lieu de nitre. On lave cette pierre & sa fleur de même que la cadmie. DIOSCORIDE, *Lib. V. cap.* 142.

On trouve près d'*Assos*, ville de la Troade, une pierre qui consume tous les corps; on l'appelle *Sarcophagus*, de σὰρξ, chair, & φάγω, dévorer. *Pline*, *Lib. 2. c. 96.* Elle consume entierement en quarante jours les corps qu'on y enferme, excepté les dents. *Idem*, *L. XXXVI. c. 17.*

ASSOS, *Alun.* RULAND.

ASSUETUDO, le même que *Consuetudo.*

ASSUMTIO, πρόσληψις, προσφορά, *introduction.* On désigne par ce mot l'action par laquelle les alimens, les médicamens & l'air même sont introduits dans le corps par le moyen de la bouche. CASTELLI.

AST

ASTACUS, Offic. Gesn. de Aquat. 91. Rondel. de Aquat. 1. 538. *Astacus verus*, Aldrov. Exang. 112. *Astacus marinus communis*, Jons. Exang. 13. *Astacus marinus*, Mer. Pin. 191. Charlt. Exer. 55. Schonef. Ichth. 23. DALE. *Ecrevisse de mer.*

Ce poisson est trop connu pour avoir besoin qu'on en donne la description; sa coquille calcinée & prise dans du vin, passe pour atténuer les concrétions pierreuses qui se sont formées dans les reins, & il y a toute apparence qu'elle doit produire quelque effet dans ces sortes de cas, à cause que les coquilles de poissons calcinées sont une espece de chaux, & que les sels de cette derniere, sont les grands dissolvans de ces sortes de concrétions. On sait aujourd'hui que tous les effets du remede que Mademoiselle Stevens a découvert pour la pierre, sont dus, en grande partie, aux sels de la chaux.

Les *écrévisses de mer* sont extremement alcalescentes, & fournissent par conséquent un aliment convenable, lorsqu'une acrimonie acide domine dans l'estomac & dans toute l'habitude du corps: mais elle ne valent rien, lorsque les humeurs tendent à une putréfaction alcaline. Elles passent pour nourrissantes & d'une très-grande efficacité dans les maladies de consomption. Voyez *alimenta.*

Astacus fluviatilis, Offic. Rondel. de Pisc. 2. 210. Schonef. Ichth. 20. Gesn. Aquat. 104. Mer. Pin. 192. Charlt. Exer. 56. Aldrov. de Exang. 129. Jons. Exang. 15. *Cammarus*, Bellon. de Pisc. 355. *Cancer*, Schrod. 5. 325. *Ecrévisse de riviere.*

On trouve les *écrévisses* dans les rivieres. On emploie dans la Pharmacie leur chair, & ce que nous appellons pierre, ou yeux d'*écrévisses*, *Lapilli* ou *oculi Cancrorum.* Il naît dans leur tête ou plutôt dans leur estomac deux pierres blanches de la grosseur d'un pois, d'une forme lenticulaire ou orbiculaire, mais caves & commes creusées d'un côté, arrondies de l'autre, & disposées en forme de lames. Elles ont un gout terreux. On les contrefait quelquefois avec une terre blanchâtre à qui on donne la même forme: mais il est aisé de s'appercevoir de cette falsification en les écrasant; car elles n'ont point ces lames que l'on trouve toujours dans la partie convexe des véritables pierres d'*écrévisses.* La chair de cet animal est rafraîchissante, humectante & bonne pour les personnes qui sont attaquées d'atrophie. Les pierres ou yeux, sont absorbantes, rafraîchissantes, dessiccatives, abstergentes & discussives, propres pour résoudre les concrétions tartareuses & le sang coagulé; elles possedent aussi une qualité lithontriptique, ce qui fait qu'on les ordonne souvent dans les douleurs néphrétiques, on les emploie aussi dans la pleurésie, l'asthme & la colique. Elles sont bonnes pour nettoyer les dents. Les écailles de ces animaux possedent les mêmes vertus que les pierres dont nous venons de parler; elles sont très-efficaces pour guérir la gale des enfans, qui provient d'humeurs salines, & pour faire cesser les fievres intermittentes. SCHRODER.

ASTAPHIS, Ἀσταφὶς, dans le Dialecte Dorique, pour σταφὶς, *raisin.*

ASTARZOF, est le nom d'un onguent dont on trouve la description dans Paracelse. Il est composé

de litharge lavée, une once,
de frai de grenouilles, une once & demie,
de suc de poireau, } *de chaque, trois onces.*
de nénuphar,

Il donne aussi ce nom à un mélange

d'eau rose, deux onces,
de camphre, une once.

Il s'en sert pour la cure du *Formica*. PARACELSE, *de Apostem. cap.* 38.

ASTCHACHILOS, est le nom que Paracelse donne à un ulcere malin & sphacéleux qui commence à l'articulation du pié, & s'étend jusqu'aux genoux. Lorsqu'il y a, dit-il, une rougeur au-dessus de cette articulation vers le talon, que l'ulcération occupe beaucoup d'espace, & qu'elle s'étend jusqu'au genou par un grand nombre de petits ulceres, on peut dire sans crainte de se tromper, que c'est un *astchachilos*, que j'appelle aussi *araneus. Idem, ibid. cap.* 18.

ASTEION, ἀςεῖον, d'ἄςυ, *ville*, dans le même sens qu'*Urbanus* est dérivé d'*Urbs*; *bon, louable, civil, poli*. Dans Hippocrate, *Lib. de Alim.* ἀςεῖον, est opposé à βλαϐερὸν, nuisible; & un peu après à φλαῦρον, mauvais, corrompu. Dans Hippocrate, *Epist. ad Democr.* περὶ ἐλλεϐορισμῦ ἀςεῖοι τὰ σώματα, sont ceux qui jouissent d'un bon tempérament. Ἀςεῖον, dans le même Auteur, signifie civil, poli, louable, & est ordinairement opposé à ἄγριον, rude, barbare, malin. Ἀςεῖον, suivant Varinus, signifie τὸ χαριὲν, καὶ τὸ δεξιὸν, καὶ θαύματος ἄξιον, θαυμάσιον, σπουδαῖον καὶ αἰδέσιμον, « gracieux, « honnête, digne d'admiration, honorable, juste & « vénérable ».

ASTER ATTICUS, Ἀςὴρ ἀττικὸς, Dioscoride, *Inguinalis. Aster atticus*, Offic. *Aster atticus*, Ger. 392. Emac. 486. Raii. Hist. I. 338. *Aster atticus luteus verus*, Park. 128. *Aster luteus, foliolis ad florem rigidis*, C. B. 266. *Chrysanthemum conyzoides, foliis circa florem rigidis*, Hist. Oxon. 3. 18. *Chrysanthemum asteris facie, foliis ad florem rigidis*, Herm. Cat. *Astericus annuus foliis ad florem rigidis*, Elem. Bot. 398. Tourn. Inst. 497. Boerh. Ind. A. 164. Act. Reg. Par. An. 1710. 382. DALE. *Etoilée.*

L'*Aster atticus* (appellé par quelques-uns *Bubonium*, entre autres par Oribase) pousse une tige ligneuse à l'extrémité de laquelle est une fleur purpurine ou jaune, découpée tout autour comme celles de la camomile, avec des feuilles radiées en forme d'étoile. Les feuilles qui sont autour de la tige sont oblongues & velues.

Etant appliqué en forme de cataplasme, il est efficace dans les maladies chaudes de l'estomac, les inflammations des yeux, les bubons & les chutes de l'anus. On prétend que la partie purpurine de la fleur prise dans du vin, guérit l'esquinancie & garantit les enfans de l'épilepsie, & qu'elle est bonne pour les bubons inflammatoires étant appliquée lorsqu'elle est récente, en forme de cataplasme. Sa fleur étant cueillie de la main gauche lorsqu'elle est seche & attachée autour du bubon, en fait cesser les douleurs. DIOSCORIDE, *Lib. II. cap.* 120.

L'*Aster* est appellé par quelques-uns *bubonium*, parce qu'il guérit les bubons. Il guérit encore la sciatique, lorsqu'on l'attache autour de la partie. PLINE, *Lib. XXVII. cap.* 5.

Aster est aussi le nom d'un remede inventé par Andromachus, contre les fluxions & les douleurs. GALIEN, *de Comp. Med. Sec. Loc. Lib. VII. cap.* 5.

Les feuilles inférieures de l'*aster* ont environ quatre ou cinq pouces de long, & un pouce de large vers l'extrémité, qui est arrondie, & deviennent plus étroites vers la racine. Sa tige est velue, haute d'environ un pié & demi, garnie de semblables feuilles, plus petites que les précédentes, & disposées sans ordre. Elle se divise à son extrémité en trois ou quatre branches, à l'extrémité desquelles naissent des fleurs jaunes, semblables au souci, excepté que leur bordure est plus grande & les petales plus petits. Au-dessous de chaque fleur naissent six ou sept feuilles fermes & arrondies, disposées en forme d'étoile, ce qui a fait donner à la plante le nom qu'elle porte. Sa semence est oblongue, mince, plate, & de couleur noire. Sa racine petite, fibreuse & périt tous les ans. Elle croît en Italie, en Espagne, dans les Provinces méridionales de la France, & en Grece. MILLER, *Bot. Offic.*

On trouve cette plante dans les jardins des Botanistes; elle fleurit au mois de Mai. Ses feuilles ont une qualité vulnéraire; mais on en fait peu d'usage. Cette plante avec ses feuilles est extremement salutaire dans les soulevemens extraordinaires d'estomac, les inflammations des yeux, la chute du fondement, & les tumeurs qui viennent aux aînes. L'eau que l'on tire de ses fleurs par la distilation, est bonne pour l'esquinancie, & les accès épileptiques des enfans. DALE.

Le nom d'*aster* a été donné a plusieurs plantes qui sont des especes de conyse. Voyez *Conyza*.

L'*helenium* ou *Enula campana*, est aussi appellée *aster omnium maximum*.

ASTERES THALATTII, Ἀςέρες θαλάττιοι, de θάλασσα, ou θάλαττα, *étoile de mer*. Hippocrate l'ordonne avec le chou ou du vin odorant, *Lib. II.* περὶ γυναικ. pour la passion hystérique, & pour les douleurs de même nature, *Lib.* περὶ γυναικ. φυσ.

L'*étoile de mer* est un petit insecte fort petit dont la chair est revêtue d'une peau fort dure. On prétend qu'il est si chaud qu'il écorche tout ce qu'il touche, & qu'il digere en un instant tout ce qu'il a pris. PLINE, *L. IX. c.* 60.

L'*étoile de mer* est une espece d'insecte marin, grand comme la paume de la main, ayant la figure d'une *étoile*, de couleur grise ou noirâtre; il a cinq angles assez larges qui se terminent en pointe. Sa bouche est placée au milieu de ces angles, ou au centre de l'*étoile*, garnie de dents. Il a un grand nombre de jambes formées en corne de limaçon & attachées à ses angles, chacune de ces jambes contient une goutte d'eau claire & limpide. Il ne paroît point dans tout son corps de passage particulier pour la réjection de ses excrémens; il est couvert d'une peau dure & rude qui lui sert d'écaille. On trouve cette *étoile* sur les rivages de la mer, il y en a de plusieurs especes.

Elles sont toutes apéritives étant prises en décoction; elles sont propres pour l'épilepsie, lorsqu'on les brûle & qu'on en reçoit la fumée. LEMERY, *des drogues.*

ASTERGES, Ἀςεργὴς, d'α privatif, & ςέργω, proprement, aimer d'une affection naturelle; *inhumain, dénaturé, severe*. Dans Hippocrate, περὶ ἀδένων, il signifie dur, épais, compact, & il est opposé à ἀραιὸς, μαλθακὸς, rare, doux; comme τὸ δὲ ἄρσεν ὐκ ἄν τι προσδέξαιτο, πυκνὸν τε ἐὸν καὶ ἀςεργὲς; « mais le mâle ne « reçoit aucune humidité, parce qu'il est dense & com« pact ».

ASTERIA GEMMA, Offic. *Pierre étoilée, fausse opale. Asteria, aut solis gemma*. Bot. 226. DALE.

C'est une espece de pierre aussi transparente que le crystal, mais beaucoup plus dure. On prétend qu'elle est une espece d'*opale* que l'on ne trouve pas plus qu'elle dans nos boutiques. Elle passe pour procurer le sommeil, & pour empêcher les songes effrayans lorsqu'on la porte avec soi. BOET.

ASTERIAS, Ἀςερίας, ἄςριος, ἀςερίτης, ἀςροϐόλος, d'ἀςὴρ, *étoile*. Voyez *Astroites*.

ASTERION, le même, suivant Blancard, qu'*Aster*.

ASTERISCUS, d'*aster*, à cause qu'elle ressemble à cette plante, excepté que ses semences sont cannelées. Le calyce de la fleur est radié, composé de petites feuilles, qui s'étendent en longueur au-delà de ses pétales. On en cultive plusieurs especes dans les jardins des Curieux, mais on n'en connoît que trois en Angleterre, que l'on conserve pour leur beauté.

1. *Asteriscus annuus, foliis ad florem rigidis*. Tourn.
2. *Asteriscus annuus Lusitanicus odoratus*, Boerh.
3. *Asteriscus maritimus perennis patulus*, Tourn.

ASTERITES, *Pierre à fusil*. Ruland.

ASTEROIDES. Voici quels sont les caracteres de cette plante.

Elle pousse une fleur radiée dont le disque est composé d'un grand nombre de fleurons hermaphrodites & de demi-fleurs femelles, & porté sur des embryons enfermés dans un calyce écailleux. Les embryons se changent ensuite en des semences pour la plupart oblongues.

Ses especes sont,

1. *Asteroides Alpina, salicis folio*, Tourn. Cor.
2. *Asteroides Orientalis, petasitidis folio, flore maximo*, Tourn. Cor.
3. *Asteroides Americana minor annua*, Vaill.

ASTHENES, Ἀσθενής, d'α privatif, & σθένος, *force*; *foible*, *infirme*. Il y a cette différence entre ἀσθενὴς & ἀσθενέων, que le premier signifie une personne naturellement foible & sujette aux maladies, au lieu que le second marque un homme qui est actuellement malade. *Hipp. Lib.* περὶ ἀρχ. ἰατ. ἐγγύτατα δὲ τοῦ ἀσθενέοντός ἐστιν ὁ ἀσθενὴς, ἐστὶ δὲ ἀσθενέστερος ὁ ἀσθενῶν. « Celui qui » est foible est bien près d'être malade, mais rien n'est » plus foible que celui qui l'est actuellement. » Ἀσθενὴς est aussi appliqué à la δίαιτα, *Lib. VI. Epid. Aphorism.* 16. *Sect.* 4. ce que l'on doit entendre, suivant Galien, d'un régime exact & léger, propre à affoiblir une personne. Par diete foible on peut entendre aussi celle qui permet peu de nourriture. *Lib. VI. Epid. Sect.* 5. *Aph.* 20. Τὰ ἀσθενέστερα σιτία sont les alimens qui nourrissent peu, c'est ainsi que Galien explique ce passage; comme au contraire les alimens forts sont ceux qui contiennent beaucoup de nourriture. C'est dans ce sens qu'on doit prendre ἀσθενεστάτη πτισσάνη, *Lib. de Rat. Vict. in Morb. Acut.* décoction d'orge très-foible, pour désigner celle qui nourrit fort peu, ou suivant l'interprétation de Galien, τὴν ἀσθένειαν αὐτῆς, ἤτοι διότι βραχεῖαν τροφὴν τῷ σώματι δίδωσιν, ἀκουστέον ἐστὶν ἢ ὅτι ποιότητα μηδεμίαν ἔχει σφοδρὰν, ὡς ἤτοι τῶν νεύρων ἢ τῆς γνώμης ἅπτεσθαι, καθάπερ ὄξος τε καὶ οἶνος. « On doit » entendre par cette foiblesse, celle qui fournit peu de » nourriture au corps, ou dont la qualité n'est pas assez » forte pour offenser les nerfs ou troubler la raison » comme le vinaigre ou le vin. »

ASTHMA. Voyez *Dyspnœa*.

ASTITES. Voyez *Parastatæ*.

ASTOMOS, Ἄστομος, d'α privatif, & στόμα, *bouche*; *sans bouche*. On ne peut donner ce nom qu'à des monstres; car ce que dit Pline d'un Peuple des Indes qui n'a point de bouche & qui ne se nourrit que d'exhalaisons, est tout-à-fait extravagant & puérile.

ASTRABES, Ἀστραβὲς, d'α privatif, & στραβὸς, *tors*, *tourné*; *qui n'est point tourné*. Ἀγκῶνες ἀστραβέες, « les » mâchoires qui ne sont point luxées. Hippocrate, *de Articulis*.

ASTRAGALOIDES.

Voici ses caracteres.

Elle porte une fleur en papillon, du godet de laquelle s'éleve un pistil qui se change en une cosse qui a la forme de bateau & qui contient des semences qui ont la figure d'un rein.

Nous n'en avons qu'une espece, qui est,

Astragaloides lusitanica, Inst. R. H. Miller, *Dictionn Vol. II.*

ASTRAGALUS, *Astragal*, est le nom d'un os du pié & d'une plante.

Selon la situation naturelle du pié, & selon sa connexion avec la jambe, l'*astragal* est le supérieur & le premier de tous.

On peut le diviser en deux portions, une grande & postérieure, qui est comme le corps de l'os, une petite & antérieure qui en est l'apophyse ou la portion antérieure.

Le corps ou la portion postérieure a quatre faces, une supérieure, deux latérales & une inférieure. La face supérieure est la plus grande & toute cartilagineuse. Elle est voutée de devant en arriere par une convexité cylindrique avec un enfoncement superficiel au milieu de sa largeur, comme une moitié de poulie. Cette face supérieure se continue avec les deux faces cartilagineuses latérales, dont l'externe est plus grande que l'interne. La face supérieure s'articule avec la face inférieure de la base du tibia, la face latérale interne avec la malléole interne, & l'autre face latérale avec la malléole externe. Au-dessous de la face cartilagineuse interne il y a un grand enfoncement sans cartilage & des inégalités.

La face inférieure qui est aussi cartilagineuse, est obliquement concave pour s'articuler avec le calcaneum. Il y a tout au bas de la partie postérieure du corps de l'*astragal*, sur le bord commun de la face inférieure, une petite échancrure oblique & très-polie, qui est une espece de coulisse ou de passage pour des tendons.

L'apophyse ou la portion antérieure de l'*astragal*, est distinguée de la postérieure par un petit enfoncement en dessus, & celle-ci est distinguée en dessous par une échancrure longue, oblique, inégale, qui est fort ample du côté externe. La face antérieure de cette apophyse est toute cartilagineuse & obliquement convexe pour s'articuler avec l'os scaphoïde. Sa face inférieure est séparée en deux facettes cartilagineuses qui s'articulent avec le calcaneum. Ces deux facettes de l'apophyse sont distinguées de la face inférieure du corps de l'os par l'échancrure longue & oblique dont je viens de parler. Outre ces deux facettes cartilagineuses il y en a une troisieme au bas de la face antérieure, du côté interne, qui ne touche à rien dans le squelette. Winslow, *Anatomie*.

ASTRAGALUS. On distingue la plante de ce nom de la maniere suivante.

Astragalus, Offic. *Astragalus Dioscoridis quibusdam*, J. B. 2. 341. Chab. 153. *Astragalus Dioscoridis, vulgo Christianæ radix*, Rauwolff. *Astragalus Syriacus*, J. B. 2. 140. Ger. 1058. Emac. 1238. Park. Theat. 1085. *Astragalus Syriacus hirsutus*, C. B. Pin. 351. *Astragalus Syriacus Onobrychis peregrina quibusdam*, Chab. 151. *Astragalus argenteus*, Wheel. Itin.

C'est un petit arbrisseau rampant dont les feuilles & les branches ressemblent à celles du pois chiche, & qui porte de petites fleurs purpurines. Sa racine est ronde & aussi grosse qu'une rave, avec des appendices solides, noires, (Pline dit rouges) entrelacées comme des cornes & d'un gout astringent. Elle croît dans les lieux ombrageux & exposés au vent, (sur les rochers exposés au soleil, suivant Pline) & où il tombe beaucoup de neige. On en trouve une grande quantité à Memphis, (Pheneum, suivant Pline, Galien & Oribase) dans l'Arcadie.

Sa racine prise dans du vin arrête le cours de ventre & excite l'urine; réduite en poudre elle est bonne pour les ulceres & pour arrêter les hémorrhagies: mais elle est difficile à couper par morceaux à cause de sa dureté. Dioscoride, *Lib. IV. cap.* 62.

La racine de cette plante est douceâtre, astringente, & rougit beaucoup le papier bleu. Les feuilles ne le rougissent presque point. Elles sont ameres & sentent le sureau, ce qui fait connoître que l'huile fétide se trouve en plus grande quantité dans les feuilles, & qu'elle y enveloppe le sel acre & la terre. Cette plante n'est pas usuelle, cependant il y a des Herboristes à Paris qui, pour la rétention d'urine & pour la gravelle, font boire avec succès le vin, où ses feuilles ont infusé pendant la nuit. TOURNEFORT.

Dale observe que la description que Dioscoride donne de la plante de ce nom est imparfaite, & qu'on ne sait encore à quelle espece de plante elle convient. Sans m'arrêter aux sentimens des autres, j'ai mieux aimé, dit-il, l'appliquer avec Rauwolfius, à celle dont je viens de parler.

ASTRANTIA, un des noms de l'impératoire. Voyez *Imperatoria*.

Il y a une plante de ce nom que les Auteurs distinguent de la maniere suivante.

Astrantia nigra, Offic. Ger. 828. Raii Hist. 1. 475. *Astrantia*, Rivin. Irr. Pent. Buxb. 33. *Astrantia major*, Morb. Umb. 7. Elem. Bot. 263. Rupp. Flor. Jen. 226. *Astrantia nigra major*, Hist. Oxon. 3. 279. *Astrantia major, corona floris purpurascente*, Tourn. Inst. 314. Boerh. Ind. A. 73. *Astrantia nigra sive veratrum nigrum Dioscoridis*, Ger. Emac. 978. *Helleborus niger, saniculæ folio, major*, C B. Pin. 186. Park. Theat. 213. *Sanicula fœmina quibusdam, aliis helleborus niger*, J. B. 3. 638. Chomel. 567. *Impératoire noire*.

Cette plante est cultivée dans les jardins des Botanistes & fleurit au mois de Juillet. On n'emploie dans la Medecine que sa racine qui est noire & fibreuse. On prétend qu'elle purge les humeurs mélancoliques, & Dodonæus croit qu'elle ressemble au *veratrum nigrum* de Dioscoride, par sa forme & par ses vertus. Hildanus l'ordonne pour la cure de ceux qui ont un skirrhe dans la rate. DALE.

ASTRAPE, Ἀστράπη, *éclair*. Galien les regarde comme une des causes procatarctiques de l'épilepsie. CASTELLI.

ASTRICTA, est une épithete que l'on donne souvent au ventre. Elle signifie constipation & elle est opposée à *soluta*.

ASTRICTORIA. Le même qu'*astringentia*.

ASTRINGENTIA, *astringens*.

J'examinerai particulierement dans cet article les remedes *astringens* que l'on prend par la bouche; & je traiterai des topiques dans l'article des *Styptiques*.

Les *astringens* sont très-propres à rendre aux fibres animales le ton & l'élasticité qu'elles ont perdus par maladie, par la débauche, ou par quelque accident. On ne doit cependant jamais les employer qu'on n'ait auparavant diminué la surabondance des humeurs, & ôté les obstructions au moyen de remedes convenables; car les obstructions sont beaucoup plus difficiles à détruire, & les sucs visqueux circulent avec plus de peine lorsque les *astringens* ont rétréci le diametre des vaisseaux.

Les *astringens* ne tiennent pas un rang peu considérable parmi les différentes sortes de remedes corroborans. Les Latins leur donnoient le nom de *vulnéraires*, & les Grecs celui de *traumatiques*. Leur vertu en général est de rapprocher, resserrer, consolider & agglutiner, à raison d'un principe de nature fixe légerement *astringent*, les parties & les fibres trop relâchées, corrodées & blessées. Les principaux remedes de cette nature, sont les racines de benoite, de tormentille, de bistorte, de grande consoude, de quinte-feuille, de plantain, de rhapontic; les feuilles de perevanche, de sanicle, de pyrole, de grande consoude, de bugle, de verge d'or, de groseiller sauvage, d'aigremoine, le mille-pertuis avec ses fleurs, la mille-feuille avec ses sommités, la queue de cheval, la véronique, le fraisier, la verveine, la piloselle, le teucrium, les différentes especes de plantain, les feuilles de chêne, le piment, la melisse, la menthe, la bétoine, l'ortie blanche; les fleurs de roses, de grenadier; l'écorce de quinquina, de grenades, de racines d'acacia; le suc d'acacia, le cachou, le sang de dragon, les fruits du myrthe ou myrtille, les coings; entre les aromates, la noix muscade; entre les minéraux, la pierre hématite, l'alun & toutes les especes de terres & de marnes; entre les préparations chymiques, les fleurs de sel ammoniac martiales, la liqueur martiale tirée de la tête-morte des fleurs de sel ammoniac martiales; entre les préparations, l'essence traumatique de Wedelius.

Les especes dont nous venons de faire l'énumération, tirent leurs vertus d'un principe terrestre assez fixe joint avec un acide, & dans le tems qu'elles resserrent un peu les fibres trop relâchées; elles les dégagent de la stagnation des liqueurs qui y sont abordées en trop grande quantité: elles aident d'ailleurs la réunion & la consolidation des fibres, en les obligeant de se rapprocher. Mais la vertu astringente n'est pas au même degré dans tous ces mixtes; car la racine de tormentille, celle de bistorte & son extrait, les fleurs de grenadier, les écorces de grenades, l'alum, la liqueur martiale, les fruits & l'écorce d'acacia, les coings, & les baies de myrthe desséchées, sont bien plus *astringentes* que les plantes appellées vulnéraires, qui, seulement empreintes d'un principe alcalin, terreux, subtil, mêlé de parties sulphureuses, balsamiques, de nature fixe, operent plus doucement & plus surement, & sont d'un grand & excellent usage dans la pratique. Or on ne peut douter que ces vulnéraires & ces *astringens* ne renferment un principe subtil, soluble, terreux, de nature *astringente*, si l'on fait attention que leurs infusions un peu chargées prennent une couleur noire & semblable à l'encre, par le mélange du vitriol de mars, & même de toutes les liqueurs martiales, comme il arrive quand on mêle ces liqueurs avec l'infusion de noix de galle.

S'il y a dans la nature des remedes qui demandent de la prudence & de la circonspection, ce sont certainement les *astringens*. Car puisque la vie & l'intégrité du corps & de toutes ses parties, est entretenue par le mouvement progressif, circulaire & perpétuel d'humeurs déliées & fluides dans un tissu presque entierement vasculeux & composé de vaisseaux infiniment petits, & que l'effet & la propriété des *astringens* est d'épaissir les fluides auxquels ils se mêlent, & de resserrer & de rétrécir les pores & les canaux des parties solides; il est tout naturel de conclurre que ces remedes sont peu convenables à la nature des animaux, & aux mouvemens vitaux, & par conséquent que leur usage est peu sûr & infidele, si on ne les emploie avec beaucoup de prudence. L'expérience nous apprend tous les jours que ces sortes d'*astringens* employés imprudemment pour arrêter des pertes immodérées ou des cours de ventre, causent un préjudice notable, & jettent très-aisément les malades dans des fievres lentes, la cachexie, des tumeurs œdémateuses, des affections spasmodiques ou hypocondriaques, & des douleurs de colique. Il en faut dire autant de l'application imprudente de l'écorce de quinquina, dans l'intention d'arrêter les accès des fievres intermittentes; car sa vertu *astringente* retenant trop long-tems dans les premieres voies les impuretés visqueuses, bilieuses, salivaires, qui sont attachées aux canaux des visceres, & qu'il auroit fallu faire sortir, ne manque pas de causer une rechute, ou même quelque maladie plus dangereuse que la premiere.

Cependant s'il y a nécessité de recourir aux *astringens*, il faut les donner à petites doses, sauf à recommencer, s'il est besoin, les mettre dans une quantité suffisante de liqueurs, & faire prendre de l'exercice au malade; ce que j'ai toujours soin de recommander, quand je fais prendre le quinquina, ou les autres remedes tirés du mars.

C'est une méthode infidele & très-dangereuse d'employer les *astringens* pour arrêter les trop grands vomissemens, le pissement de sang, les hémorrhagies excessives par le nez, l'utérus ou l'anus. Car jamais le malade ne se trouve bien de ces remedes, si l'on n'a commencé par appaiser les spasmes qui sont ordinairement les causes prochaines de ces pertes de sang, par calmer la trop grande violence des mouvemens, & détourner vers d'autres parties les humeurs qui se portent en trop grande quantité vers celles d'où se fait l'écoulement.

Les plantes traumatiques ou vulnéraires, & leurs décoctions, sont d'un grand secours, non-seulement dans les blessures, les érosions & les solutions de continuité, mais dans quelques maladies longues & dangereuses, comme la phthisie, le scorbut, la cachexie, & les maladies occasionnées par la pierre, lorsqu'elles sont produites par l'affoiblissement du ton des visceres & des glandes, & la stagnation ou stase ennemie des liqueurs. Il faut cependant prendre toujours garde de ne les point employer lorsque l'obstruction des vaisseaux & le resserrement des fibres sont trop grands, & quand les poumons dans la phthisie sont remplis de tumeurs & de tubercules durs. L'usage des vulnéraires & des *astringens* doux en infusion est encore très-salutaire pour empêcher les progrès des concrétions calculeuses dans les reins, accidens des plus fâcheux, & qui viennent principalement du trop grand relâchement ou de l'exulcération des reins. On peut consulter sur ce sujet la Dissertation du célebre Hencher sur l'usage des *astringens* dans le calcul, qui mérite d'être lue. Dans ces circonstances, on tire tout l'avantage possible de l'infusion de mille feuille & de ses sommités, de véronique, de lierre terrestre, de fraisier, d'aigremoine & d'écorces de racines d'acacia. La vertu de ces mêmes infusions est encore éprouvée dans l'écoulement involontaire d'urine, qui vient, dans l'enfance & la vieillesse, du relâchement du sphincter de la vessie. Ces remedes ont toujours fait entre nos mains l'effet desiré, en appliquant en même-tems à l'extérieur de l'esprit de vin rectifié.

Le vulnéraire le plus efficace pour appliquer sur les lésions & blessures extérieures, en ce qu'il arrête promptement l'écoulement du sang & des humeurs, est l'esprit de vin seul bien rectifié. Ce remede n'a rien de supérieur, lorsque les parties nerveuses & tendineuses sont blessées avec des hémorrhagies excessives. Car non-seulement les spiritueux coagulent les liqueurs, comme leur mélange avec le sang & la lymphe le fait voir, mais donnent de la tension & du ressort aux fibres, en consommant le trop d'humidité, & détournent & préviennent les inflammations & les douleurs, en empêchant la stase & la stagnation du sang. Il ne faut point aussi refuser les éloges qu'elle mérite à cette eau vulnéraire spiritueuse connue de nos jours, sous le nom d'eau d'arquebusade, qui se tire des meilleures plantes vulnéraires macérées dans le vin du Rhin, & distilées au bain-marie; dont la vertu principale vient cependant plutôt du vin & de son esprit, que des plantes, dont l'astriction est attachée à un élément terreux fixe, qui ne monte pas jusqu'au chapiteau. Hoffman.

Lemery emploie le vin blanc dans la composition de l'eau d'arquebusade. Voyez l'article *Aqua*.

Les plantes qu'on nomme communément *astringentes*, contiennent une grande quantité de particules grossieres, terrestres & salines, ayant un tissu pesant & compact qui les empêche d'abord de se mêler dans la distilation. Elles ne peuvent point s'unir non plus dans les teintures qu'on en tire avec un menstrue spiritueux, à cause que leur pesanteur & leur masse les empêche de s'unir & de demeurer suspendues dans ces sortes de liqueurs.

Il y a cependant plusieurs *astringens* dont on peut se servir utilement en forme de décoction, surtout lorsqu'ils sont d'une nature saline & styptique, tels sont l'alun, les galles & les feuilles de chêne: mais il y en a très-peu dont on puisse se servir commodément, à cause qu'ils sont trop pesans pour demeurer suspendus dans un fluide aqueux.

On trouve, il est vrai, dans le quinquina quelque chose de particulier qui le rend plus propre que tous les autres *astringens* à cet usage: ses particules sont si déliées & si légeres, qu'on en perd une grande partie lorsqu'on le pile dans un mortier, à moins qu'on ne le mêle avec quelque chose d'humide & d'huileux. On emploie ordinairement pour cet effet des amandes, ou quelque chose de semblable: mais il est certain qu'un pareil mélange empêche l'effet de ce remede. Lorsqu'on l'emploie en décoction avec un véhicule aqueux, non-seulement on conserve ses particules les plus légeres, mais tout ce qu'il y a de plus subtil demeure encore suspendu dans la liqueur, & il n'y a que les parties les plus grossieres qui se précipitent au fond, comme il est aisé d'en juger par l'épaisseur de ces sortes de décoctions; de sorte que par ce moyen on retient les particules les plus déliées de sa substance, ce qu'on n'eût pu faire par une autre voie, & ce qui est bien différent de ce qu'on attend ordinairement de ce procédé. Dans le cas dont nous parlons, l'ingrédient est en quelque sorte dissous, & se mêle intimement avec la liqueur. En employant cette drogue en décoction, on en tire beaucoup plus que par la simple teinture, surtout lorsqu'on y ajoute des drogues qui donnent en bouillant une consistance plus épaisse à l'eau; car par ce moyen on la rend capable de soutenir une plus grande quantité de quinquina. On trouve des personnes qui employent dans ces décoctions une petite quantité de storax ou de benjoin, qui rend non-seulement la liqueur capable de supporter beaucoup de quinquina, mais lui communique encore une force & une odeur qui fait beaucoup de bien à l'estomac, que la fievre & les remedes ont affoibli.

La méfiance que l'on a du quinquina lorsqu'on le donne en cette forme, n'est point en place; car elle n'est fondée que sur une fausse supposition qu'on ne le donne point en substance: mais outre que cela est faux, on en retire beaucoup plus d'avantage qu'en le donnant autrement. Lorsqu'on l'emploie en poudre aussi déliée qu'il est possible par le moyen du mortier & du tamis, il est encore trop grossier pour un tempérament affoibli, & occasionne souvent des diarrhées en irritant les parties; au lieu que par cette méthode il est trop divisé pour causer un pareil dérangement dans les premieres voies; & non-seulement il resserre davantage étant porté partout par le cours ordinaire de la circulation, mais il occasionne encore une contraction plus uniforme & plus générale dans les fibres qui sont affoiblies & relâchées, outre que ceux qui l'employent de la maniere dont nous parlons, n'éprouvent point de rechutes aussi fréquentes qu'après l'avoir pris en poudre.

On peut encore augmenter la vertu de plusieurs de ces remedes qu'on emploie en décoction, en les mêlant avec des acides, à cause qu'ils améliorent leur qualité *astringente* ou styptique; & quiconque en fera l'essai avec le quinquina en particulier, éprouvera leur efficace dans quelque cas qu'on les emploie, surtout pour arrêter les hémorrhagies: dans ce cas, on peut ajouter sur la fin de la décoction, des roses rouges, qui, outre le bon effet qu'elles produisent, servent encore à donner un gout plus agréable à ce remede, & à le déguiser.

Il est encore une précaution qu'on doit avoir lorsqu'on donne aux *astringens* la forme dont nous parlons, & que je ne dois pas passer ici sous silence. On a coutume dans les boutiques de clarifier ces décoctions avec un blanc d'œuf afin de les rendre plus agréables à la vue: mais une pareille conduite empêche les effets qu'on devoit attendre de quelque chose de gluant, de grossier ou de terrestre, à cause que ces parties se mêlent avec le blanc d'œuf, & s'élevent avec lui en forme d'écume; de-là vient que presque tous les sirops que l'on tire de ces décoctions ne sont bons à rien, à cause qu'on les dépouille de leurs vertus en les clarifiant.

On trouve il est vrai, dans les boutiques, quelques sirops astringens, tels que celui de mente & de myrthe:

mais le peu de cas qu'on en fait dans la pratique, suffit pour nous faire juger du peu de secours qu'on doit en attendre. Peut-être les emploie-t'on comme des auxiliaires d'autres remedes plus efficaces, pour les adoucir ou pour les réduire en forme de bols ou d'électuaires, ou autres choses semblables : mais hors de là on ne doit pas faire beaucoup de fond sur eux.

Les drogues astringentes sont très-propres pour les électuaires que l'on fait sur le champ ; il y en a même quelques-unes dont on peut commodément faire des pilules à cause de la petite dose qu'il en faut : cependant les électuaires qu'on en compose dans les pharmacies, ne valent rien à cause qu'elles ont demeuré trop long-tems en forme liquide, surtout avec du miel & du sirop qui fermentent fort aisément, & qui y causent des changemens capables de détruire leurs vertus, car cette dureté & cette rigidité dans laquelle consiste leur astringence, s'adoucit & se corrompt, pour ainsi dire, par cette humidité continuelle.

De-là vient que la confection de Fracastor, qui est une composition au-dessus de toutes celles de cette espece, se corrompt avec le tems, & devient un mélange insipide & sans force, de chaud & d'astringent qu'il étoit auparavant. Il est vrai que la gomme arabique la *cassia lignea* contribuent beaucoup à altérer ses qualités. C'est pour cette raison qu'on conserve seches dans plusieurs boutiques, les drogues qui entrent dans cet électuaire & dans la confection d'hyacinthe, quoique le Collége ait jugé à propos depuis peu de rejetter cette derniere composition. On ne peut donc pas mieux faire que de réduire en poudre toutes les drogues de cette dénomination pour les mettre en usage lorsqu'il en est besoin. QUINCY, *Prælect. Pharmaceut.*

ASTRION, Ἄστριον. Voyez *Astragalus.*

ASTROBLES, Ἀστροβλὴς, ou ἀστρόβλητος, d'ἄστρον, *astre*, & βάλλω, *frapper* ; *brouie* ou *gâtée par la nielle.* Cela se dit proprement des plantes, mais on l'applique quelquefois au corps humain, & pour lors il signifie *apoplectique*, & quelquefois *sphacelé.* De-là

ASTROBOLISMOS, Ἀστροβολισμὸς, *sidération* ou l'*action de brouir.* On l'applique quelquefois au corps, comme dans les gangrenes parfaites & l'apoplexie.

ASTROCYNOLOGIA, d'ἄστρον, *astre*, κύων, *chien*, & λόγος, *dissertation* ou *traité* ; nom d'un Traité composé sur lês jours caniculaires.

ASTROITES, *Pierre étoilée. Astroites, seu stellaris lapis*, Offic. Cod. Med. 16. *Astroites primus*, Boet. 298. *Astroites quartus*, Plot. Hist. Nat. Ox. p. 88. Tab. 2. Fig. 7. Lithog. Brit. N°. 163. Charlt. Foss. 28. Worm. 67. Schw. 366. Mer. Pin. 211. *Stellaris lapis*, de Laet. 67. Schw. 97. Aldrov. Mus. Metall. 872. *Stellaris lapis primus*, Gesn. de Lap. 35.

C'est une pierre poreuse blanche, assez dure, quelquefois aussi grosse que la tête d'un homme. On la trouve dans quelques carrieres d'Angleterre & d'Allemagne. Elle passe pour résister à la contagion & pour tuer les vers des enfans.

ASTROLOGIA, *astrologie*, d'ἄστρον, *astre*, & λόγος, *discours.* Voyez *Astronomia.*

ASTRONOMIA, *Astronomie*, de Ἄστρον, *astre*, & νόμος, *loi.*

Il n'y a point de partie dans les sciences naturelles qui ait plus occuppé l'esprit des Savans que l'influence des astres sur le corps humain ; & en effet on ne peut ignorer, pour peu que l'on ait d'érudition, les disputes & les controverses qui se sont élevées sur ce sujet parmi les Medecins & les Philosophes de notre siecle. Quelques-uns nient entierement que les astres aient quelque influence, & admettent en même tems celle du soleil sur les corps terrestres. Ceux qui embrassent cette opinion prétendent que les planetes & les étoiles fixes sont si éloignées de notre globe, qu'il est impossible que la petite lueur qu'elles répandent puisse avoir quelque influence sur lui, encore moins produire aucun effet sur les corps qu'il renferme. Le soleil d'un autre côté est, suivant eux, le seul corps dont la douce influence s'étende jusqu'à notre terre, & dont la chaleur bienfaisante produit cette grande variété de plantes, & conserve les différentes especes d'animaux dont elle est remplie, car ils ne veulent point convenir que les planetes produisent aucun effet sensible sur aucune partie de notre habitation. Mais quoique je nie absolument que le destin, les mœurs & la fortune des hommes dépendent des astres seuls, j'ose cependant assurer qu'ils ont une influence surprenante & remarquable sur les différens corps qui composent notre globe. Cette opinion a été embrassée par un grand nombre d'Auteurs modernes, mais particulierement par les Savans d'Angleterre, dont l'industrie à éclaircir ce point, mérite tous les éloges que l'on doit à un profond savoir & à un amour désintéressé pour la vérité ; car ils ont prouvé avec beaucoup de jugement l'influence des astres, non-seulement par rapport aux phénomenes des météores, mais encore par rapport au corps humain considéré comme sujet aux maladies. Il ne se peut faire que cette doctrine ait été inconnue aux anciens qui en attribuoient une grande partie aux astres, & qui poussoient même la chose jusqu'à les regarder comme la cause immédiate des divers accidens & révolutions qui arrivent dans la vie. En un mot ils étoient si prévenus en faveur de ce sentiment, qu'ils attribuoient la santé, les maladies, les tempéramens & les inclinations des hommes, & ce qui est bien plus, le sort des Royaumes & l'origine des guerres à l'influence des corps célestes. C'est donc un point qu'il n'est pas moins utile qu'agréable d'examiner, savoir s'il est vrai que les astres aient quelque influence sur les corps terrestres, jusqu'où elle s'étend, aussi bien que les raisons & les faits qui peuvent nous autoriser à admettre un pareil sentiment ; & c'est ce que je me propose de faire ici.

L'*astronomie* ou la connoissance des astres, a été fort estimée dès les premiers siecles. On prétend que ce sont les Egyptiens qui l'inventerent, & que ce fut eux qui la transmirent aux autres Nations où elle trouva un grand nombre de partisans qui lui firent un accueil favorable. Il n'est pas difficile de deviner la raison pour laquelle les premiers hommes avoient tant de vénération pour cette science, puisqu'ils étoient instruits des grands avantages que les astres & les corps célestes procurent au genre humain : car l'*astronomie* nous apprend le cours différent mais toujours régulier des différens astres, elle nous découvre leur situation, leurs mouvemens & leurs conjonctions, qui sont non-seulement un exemple éclatant de la grandeur & de l'étendue du systeme universel, mais encore une preuve authentique de la science & de la sagesse infinie du Créateur. D'ailleurs tous les corps sublunaires éprouvent la bénigne influence des astres qui leur communiquent par leurs rayons une espece de force & de vie. C'est par l'observation des astres que nous venons à bout de découvrir la situation des différentes mers & des différentes contrées, d'établir la distance des lieux, & de mésurer le tems en le divisant en années, en mois & en jours. C'est par le moyen des corps célestes que les hommes ont appris à mépriser la fureur des flots ; & que les Phéniciens se confiant sur leur savoir dans l'*astronomie*, ont osé les premiers s'avanturer sur la mer & hasarder leurs vies sur un frêle vaisseau, que leur connoissance de cette science avoit rendu moins dangereux pour eux. C'est encore par son moyen que nous venons à bout non-seulement d'expliquer, mais encore de prédire & de calculer les différentes éclipses de soleil & de lune, avec l'exactitude & la précision la plus grande. On ne doit donc point douter que les différentes situations & positions des astres ne causent du changement dans les tems & dans les saisons de l'année, & par conséquent sur les végétaux & les animaux. C'est pour cette raison qu'il est nécessaire qu'un Medecin ait connoissance de l'*astronomie*, pour être en état de connoître la cause des maladies épidémiques : mais je suis bien aise d'avertir ici que lorsque j'exige une pareille connoissance dans un Medecin ; je ne prétens point parler de cette science ridicule & méprisable, qui remplie de superstition & dépourvue de vérité, prédit par le moyen de ce qu'on appelle horoscope, la fortune, les maladies & la mort des hommes, ou qui examine l'aspect & la position des astres à l'heure de leur naissance. Ceux qui s'appliquent à cette sorte d'étude, perdent leur tems d'une façon extraordinaire, en cultivant & en adorant une science (qu'on me pardonne ce nom) qui n'est recommandable par aucune vérité de spéculation ni de pratique. Ils peuvent cependant la respecter autant qu'ils le jugeront à propos, pourvu que leur folie & leur impertinence ne jettent point dans le mépris la véritable *astronomie* : mais je me sens animé d'une juste indignation, lorsque je pense que cet art a privé en quelque sorte l'*astronomie* de l'estime & de la vénération qu'on avoit autrefois pour elle & qu'elle mérite à si juste titre. Je conviens de bonne foi que les astres considérés comme des causes éloignées peuvent avoir quelque influence même sur les choses de cette nature : mais je n'accorderai jamais que l'on puisse par leur moyen prédire de pareils événemens : de-là vient que plusieurs personnes parmi les anciens, ont regardé cet usage non-seulement comme un abus, mais qu'elles l'ont encore censuré comme tel avec beaucoup de rigueur. Le plus célebre parmi ceux-là est Albert, auquel on ne peut refuser le titre de grand homme, eu égard au siecle dans lequel il vivoit. Voici qu'elles sont ses paroles dans son Livre *de Mineral. Tract.* 3. *c.* 3. « Plusieurs personnes, dit-il, qui prétendent connoître « l'avenir par le moyen des astres, se trompent souvent dans leurs prédictions, & jettent par leurs mensonges l'*astronomie*, qui est une science fort estimable & d'un grand usage, dans le mépris. » Averrhoes est du même sentiment, comme il paroît par ce passage du *Cantica Avicennæ*. « Les fondemens de l'astrologie, dit cet Auteur, sont peu sûrs, & ses principes faux pour la plupart. » Apollonius dans Philostrate, est du même sentiment que nous. « Je suis persuadé que le pouvoir de prédire les événemens par le moyen des astres, aussi-bien que l'art de la divination en général surpassent les facultés de l'homme ; « & je ne sache point que personne le possede véritablement. » L'insolence de ceux qui distinguent les jours en heureux & en malheureux, & qui dans cette vue composent des calendriers, n'est pas moins insoutenable. Ces infaillibles Prophetes, au moyen d'un s'il plaît à Dieu, qui leur sert de restriction, prononcent d'un ton d'oracles, que tels ou tels jours seront heureux & d'autres malheureux ; & ce qui couronne la farce est, que leur connoissance & leur savoir sur cette matiere s'étend jusqu'aux choses les plus ridicules & les moins importantes de la vie. Car ces heureux mortels ont soin de marquer dans leurs Ouvrages les jours qui sont les plus propres pour mettre un habit neuf, pour compter de l'argent, pour vendre ou pour acheter, pour couper vos cheveux ou pour vous faire raser. Ce seroit beaucoup s'ils bornoient là leurs imprudence & s'ils n'empiétoient sur les droits les plus sacrés de la Medecine, en fixant les jours qui sont propres pour la saignée, la purgation & l'usage des autres remedes. Langius qui avoit une grande connoissance de la doctrine des anciens, ne peut s'empêcher de s'écrier à cette occasion : *O flagris dignum facinus, quo innumeros perdunt ægros !* « O le plus noir de tous « les crimes, & qui mérite le plus rude châtiment, « puisque c'est par lui qu'un si grand nombre de malades perdent la vie ! »

Mais on doit prendre garde qu'en rejettant les superstitions fabuleuses des Astrologues, nous ne donnions dans une extrémité opposée en niant entierement l'influence & le pouvoir des astres. Une pareille conduite seroit peu respectueuse envers la prudence & la sagesse infinie de cet être qui a formé le grand & admirable ouvrage de la nature ; car on ne peut raisonnablement supposer qu'il n'ait eu d'autres vues en créant dans le Ciel un si grand nombre de globes & d'étoiles, que de diriger nos pas pendant la nuit, éblouir nos yeux par leur clarté, & fournir une carriere à notre imagination par l'immensité de leur nombre. Il est bien plus raisonnable de conclurre que l'Auteur adorable de la nature les a destinés à un usage beaucoup plus important pour l'espece humaine. Ce nombre surprenant, la grandeur prodigieuse & la régularité du mouvement des corps célestes, frapperent si vivement les anciens, qu'ils leur rendirent des honneurs divins, leur érigerent des autels, & en un mot, ne négligerent rien pour prouver la sincérité du culte impie & mal fondé qu'ils rendoient aux astres. Ils étoient parfaitement convaincus du pouvoir qu'ont ces corps de communiquer la vie & la force à presque tous les objets sublunaires. Sur ce principe on ne doit pas être surpris que les anciens Medecins consultassent si fort les astres dans la cure des maladies, & qu'ils comptassent si fort sur les observations qu'ils avoient faites. Mais quoique les soins qu'ils se sont donnés à cet égard méritent nos éloges, on ne peut que plaindre leur sort, puisque le défaut d'expérience & d'observations a été cause qu'ils ont ignoré la véritable maniere dont les astres agissent sur les corps terrestres. C'est sur la nature & l'étendue de cette influence ou opération que je prétens discourir en séparant la vérité d'avec le mensonge, & en distinguant ce qui est d'usage, de ce qui ne sert à rien. Je trouve donc qu'il est à propos pour cet effet, non-seulement d'appuyer mon sentiment de l'autorité des Savans, mais de le confirmer encore par les raisons & les preuves les plus fortes & les plus convainquantes.

Je suis donc persuadé que non-seulement le soleil & la lune, mais encore les autres astres, surtout les planetes agissent sur les corps terrestres au moyen de l'air & de l'atmosphere dont les changemens ne peuvent qu'influer sur les végétaux & sur les animaux. Ainsi il est hors de doute, comme je tâcherai de le prouver dans la suite, que les astres sont capables d'exciter différentes tempêtes, différens vents & différentes altérations dans l'atmosphere ; d'où il est aisé de concevoir la possibilité de celles qu'ils occasionnent sur nos corps. Il suit de-là que l'*astronomie* est non-seulement un ornement, mais encore un avantage réel pour un Medecin, comme en conviendront facilement tous ceux qui font usage de leur raison.

Les passages d'Hippocrate que je vais citer serviront à éclaircir la vérité ou à prouver l'importance de cette doctrine. Le premier se trouve dans son Traité de l'Air, des Eaux & des Lieux.

« Si l'on observe exactement, dit ce grand homme, les « changemens des saisons, le lever & le coucher des « astres, leurs causes & leurs effets ; on connoîtra parfaitement quelle sera l'année où l'on va entrer. » Il assure dans un autre Traité, « qu'on ne doit point confier le soin de sa santé à un Medecin qui n'a aucune « connoissance de l'*astronomie*, puisqu'il est impossible « qu'il soit habile dans son art s'il l'ignore. » Il faut « encore bien prendre garde, dit-il, dans le même « Traité, au lever des astres, surtout à celui de la canicule & à celui de l'arcture, & bien observer le coucher des pleïades ; car ces jours-là sont des jours critiques pour les maladies, & emportent les malades « ou les guérissent, ou font que les maladies changent « de nature & d'état. » En un mot, l'Anatomie est l'œil droit de la Medecine, & la connoissance des astres le gauche. « Un Medecin qui ignore l'*astronomie*, dit « Abenragel, fils d'Albo-Hazen-Hali, ressemble à un « aveugle, qui marchant sans bâton heurte de tous côtés à l'avanture pour trouver son chemin, ou à un « fou qui se laisse guider à une fausse apparence de « bien & de mal. »

Hippocrate prouve encore dans son Traité des Vents, que les corps celestes agissent sur notre atmosphere. « Tout ce qui est entre le ciel & la terre est rempli

» d'air, & c'est par son moyen que nous éprouvons les » effets du soleil, de la lune, & des étoiles. » Il n'y a point de doute qu'il n'entende par le mot d'esprit, ou τὸ πνεῦμα, dont il se sert dans ce passage les vents, l'air & l'atmosphere. Galien, *Lib. II. Prorrheticor.* prouve admirablement bien l'influence des astres sur les corps terrestres par ces paroles. « Si l'aspect mutuel » des astres n'avoit aucune influence sur les choses » d'ici-bas; & si le soleil, cette source glorieuse de » lumiere & de vie, agissoit seul sur notre terre, les » quatre saisons de l'année conserveroient toujours la » même apparence & la même température, puisque » le cours du soleil est le même dans une année que » dans l'autre. Mais les saisons de l'année ne sont pas » les mêmes & n'ont pas la même température; il faut » donc que les astres concourent à produire les quali- » tés différentes qu'elles ont toutes les années. » Je recourrai maintenant à l'expérience pour prouver le pouvoir & l'efficacité qu'ont les astres d'exciter des orages & des tempêtes, & de régler les saisons en général. Mais il est à propos d'observer ici, qu'on ne doit point tant avoir égard aux différens aspects de la lune par rapport aux planetes, qu'à celui de ces dernieres par rapport les unes aux autres, quoique la lune ne doive pas être entierement comptée pour rien dans le cas dont il est question. Cook & Goad, deux célebres Philosophes Anglois, ont fait judicieusement la même observation; & une expérience réitérée m'a convaincu de plus en plus de la vérité de leur sentiment.

Lorsque Saturne est en conjonction ou en opposition avec quelque planete, excepté le soleil; & que son aspect est ou sextile ou trine ou quadrat, il comprime l'air & excite des vents froids qui viennent pour la plus grande partie du Nord. De-là vient qu'il cause en hiver des froids cuisans, & qu'il rend les nuits claires & fereines. Dans le printems & surtout dans le mois de Mai, un pareil aspect occasionne des froids subits qui causent beaucoup de préjudice aux plantes surtout à celles qui sont étrangeres. Lorsque Saturne est en conjonction avec Vénus, on doit s'attendre à des pluies froides, accompagnées de vents d'Occident ou du Nord.

On observe généralement que lorsque Jupiter a quelqu'un des aspects dont nous venons de parler, avec une autre planete, il excite des vents surtout dans le printems & dans l'automne, & il est rare qu'un vent violent & impétueux souffle, sans que Jupiter soit en conjonction avec quelqu'une des planetes qui contribuent à sa production. Vénus est une des principales planetes qui causent la pluie, surtout lorsqu'elle est en conjonction avec Mercure, Saturne ou Jupiter. Les principales planetes qui réjouissent la face de la nature par la sérenité de l'air, & qui communiquent une chaleur agréable à notre atmosphere, sont le Soleil & Mars, surtout en été, & lorsqu'elles sont en conjonction. Elles produisent encore le même effet, quoique dans un moindre degré, lorsqu'elles sont en conjonction avec Jupiter & Mercure.

Mercure rend le tems si inconstant, que la pluie, le soleil succedent souvent l'un à l'autre dans le même jour. Il excite des vents lorsqu'il est en conjonction avec Jupiter, & des pluies lorsqu'il l'est avec Vénus. On doit encore observer que les opérations de ces planetes varient considérablement suivant la différente position du soleil & les différentes saisons de l'année; car Saturne excite des froids plus cuisans en hiver qu'en été. Le Soleil & Mars occasionnent encore des chaleurs plus foibles en hiver qu'en été. Jupiter & Mercure excitent plus de vent au printems & en automne qu'en été. Mais de toutes les saisons de l'année, il n'y en a aucune qui soit si désagréable & si pernicieuse que l'automne par ses orages & par l'inconstance du tems. De-là vient que cette saison est très-dangereuse & qu'elle cause la mort à un grand nombre de personnes par la grande variété des changemens qui surviennent dans l'air. Car il est chaud sur le midi & froid vers le soir, le matin & pendant la nuit.

Il ne sera pas hors de propos de rechercher ici jusqu'à quel point la lune contribue à augmenter ou à diminuer la force & l'influence des planetes; car on est convaincu par un grand nombre d'observations exactes, que la lumiere qu'elle leur communique lorsqu'elle est pleine augmente extremement leur pouvoir & leur influence. Et ce qui surprend encore plus, est que son influence sur elles est si considérable, qu'elles la ressentent deux ou trois jours avant que son aspect soit complet & parfait. D'ailleurs le pouvoir & l'influence de la lune sont suffisamment démontrés par cette circonstance, que dans toutes ses quadratures, l'état de l'air est non-seulement altéré, mais éprouve encore des changemens considérables. C'est pour cette raison que les Anciens l'appelloient la maîtresse du tems, à cause que c'est par son moyen que nous sommes en état d'expliquer & de prédire les changemens des saisons. Il n'y a personne qui ne sache combien les changemens de la lune alterent la face du tems; car à mesure que la nouvelle lune approche, le tems dont nous jouissions change à proportion, & fait place à un autre qui est tout-à-fait différent. Ceux qui seront curieux de s'instruire plus à fond sur cette matiere, n'ont qu'à consulter le savant Traité Météorologique de Cook & de Goad. Il est incontestable, comme le savant Kepler l'a observé, que les aspects des planetes occasionnent des changemens considérables dans les météores, & excitent des tempêtes & des orages. Il seroit à souhaiter qu'on pût prédire & déterminer avec plus d'exactitude leurs différens degrés aussi-bien que le tems auquel elles arrivent: mais on a besoin pour cet effet d'un nombre suffisant d'observations. Il est d'autant plus difficile de former un jugement infaillible sur une matiere de cette espece, que les aspects qui précedent produisent des changemens & des altérations considérables sur ceux qui les suivent. Ajoutez à cela la situation des lieux, la nature des *effluvia* (exhalaisons) & le climat même qui ne produit pas des changemens moins considérables.

L'expérience elle-même qui est le guide le plus sûr que l'on puisse suivre pour acquérir la vérité dans les sciences, prouve évidemment, que les aspects des astres ont une influence surprenante non-seulement sur les météores, mais encore sur nos corps. Cela paroît évidemment par l'équinoxe du printems & le solstice d'été, aux environs desquels la force & la violence des fievres intermittentes diminue considérablement ou est totalement détruite. A l'approche du solstice d'été les fievres quartes obstinées que l'automne produit pour l'ordinaire, & qui sont pour la plupart incurables dans les autres saisons, cessent d'elles-mêmes & cedent à l'efficace & à la force des remedes. C'est encore une chose confirmée par l'expérience que les humeurs de notre corps sont dans un plus grand mouvement vers l'équinoxe du printems & d'automne, que dans aucun autre tems. Le mouvement du sang est encore plus inégal dans ces saisons que dans les autres; ce qui fait que ceux qui sont sujets aux hémorrhagies en ont alors de plus grandes & de plus fréquentes. Ces saisons sont principalement funestes aux vieillards qui éprouvent en conséquence des pertes de sang par les hémorrhoïdes, ou qui se ressentent des efforts que fait la nature pour se décharger de ce sang par ces vaisseaux. Et si ces excrétions ne se font point comme il faut, surtout dans ceux qui sont d'un tempérament foible & délicat, ils sont emportés par les maladies que causent les spasmes & les douleurs du bas-ventre & des autres parties destinées à l'évacuation du sang. Ces saisons ne sont pas moins dangereuses pour ceux dont la circulation est languissante, & qui sont dans un âge avancé, & ils ont raison d'appréhender qu'il n'arrive différentes stagnations & divers engorgemens dans ces parties. Ceux-là ont donc la théorie & l'expérience de leur côté qui ordonnent avant les équinoxes la saignée aux personnes qui sont d'un tempérament pléthorique, & qui sont sujettes à des pertes de sang; car c'est la meilleure méthode

méthode que l'on puisse employer pour prévenir les maladies, & empêcher la perte de sang qui seroit arrivée sans cette précaution. Si l'on s'apperçoit que le sang cherche à se faire un passage par les veines hémorrhoïdales, il est à propos d'ordonner la saignée du pié, mais celle du bras est plus avantageuse s'il incline à sortir par les poumons & le nez.

Les Equinoxes sont surtout préjudiciables à ceux qui sont attaqués de la phthisie, de fievres hectiques & de maux de langueur. Les maladies chroniques qui surviennent dans ces saisons finissent ordinairement par la mort ou par la guérison des malades: mais il est rare que ceux qui en sont attaqués, survivent à l'équinoxe, & ils sont pour la plupart la victime de la maladie contre laquelle ils combattent.

Pendant le solstice d'hiver la nature est dans un état très-foible, le corps languit & est moins propre aux sécrétions & aux excrétions que dans un autre tems. Delà vient que ceux qui sont pour lors attaqués de maladies aigues sont dans un danger éminent & meurent très-souvent. La moindre faute que l'on commet dans cette saison, par rapport au régime & à l'usage des choses non-naturelles, est suivie de fâcheuses conséquences, & devient souvent la source de plusieurs maladies. Le savant Sanctorius observe fort bien dans sa Medecine statique, que nous transpirons une livre moins vers le solstice d'hiver, que dans un autre tems; il prouve évidemment par cette observation, que la transpiration est défectueuse dans cette saison, le mouvement du sang languissant, & la force des fibres mouvantes affoiblie & altérée. C'est pour cette raison que le divin Hippocrate dans son Livre de l'*Air, des eaux & des lieux*, défend l'usage des remedes dans le tems des solstices. « Il faut surtout observer, dit ce grand homme, les changemens des saisons pour ne pas donner alors des medecines sans une pressante nécessité, & pour n'inciser & ne pas cautériser les parties qui sont autour du bas-ventre; il faut laisser passer tout au moins dix jours ».

Il est tems de parler maintenant de la force & de l'influence du soleil sur les corps terrestres, dont on ne peut douter, si l'on fait attention aux différentes saisons de l'année, aussi-bien qu'aux changemens auxquels elles sont sujettes. Les altérations sensibles que causent dans notre corps le printems, l'été, l'automne & l'hiver, sont trop manifestes pour avoir besoin de preuves. Chacune de ces saisons a des maladies qui lui sont propres, comme l'expérience le prouve, & comme Hippocrate a soin de l'insinuer dans tous les aphorismes de la troisieme Section, mais particulierement dans le dix-neuvieme, où il parle en ces termes. « Quoique les maladies de différentes especes arrivent dans toutes les saisons, il y en a cependant quelques-unes qui sont plus fréquentes dans un tems que dans un autre; c'est ainsi que la rage, les desordres causés par la bile noire, l'épilepsie, les pertes de sang, les esquinancies, les pésanteurs, les enroumens, la toux, la lepre, les dartres, les pustules ulcérées, les tumeurs & les maladies des articles sont plus fréquentes dans le printems que dans aucune autre saison ». Il fait dans les Aphorismes suivans le dénombrement des maladies qui regnent dans chaque saison. Il rapporte dans le vingtieme, celles qui regnent en été; dans le vingt-deuxieme, celles de l'automne, & donne dans le vingt-troisieme un catalogue des différentes maladies qui fatiguent les hommes en hiver.

Une circonstance qui mérite encore une attention particuliere, est qu'il meurt plus de monde dans le mois de Mars que dans aucun autre de l'année, si on en excepte celui d'Octobre, dont les influences ne sont pas moins funestes à un grand nombre de personnes. Cela ne provient d'autre chose que de l'inégalité & des variations de l'air pendant ces mois où le froid & le chaud se succedent quelquefois alternativement. Outre cela l'atmosphere se trouve corrompu & rempli d'un grand nombre d'exhalaisons nuisibles, qui étant trop grosses & trop pesantes pour s'élever, demeurent aux environs de la surface de la terre où elles causent un grand nombre de maladies. Il arrive de-là que le corps n'étant point capable de supporter l'intempérie de l'air, il tombe aussi-tôt dans plusieurs maladies, & le ton des fibres est extremement affoibli; car leur force & leur élasticité est proportionnée à la disposition de l'air. La circulation des fluides, d'un autre côté, a beaucoup de rapport à l'élasticité & au ton des fibres; & enfin la circulation influe sur les différentes excrétions du corps. Comme les sécrétions sont foibles & languissantes dans ces saisons, il faut nécessairement que les humeurs se corrompent, qu'elles croupissent dans différentes parties, & qu'elles occasionnent différentes maladies; car ou elles bouchent les vaisseaux & disposent quelques personnes à des maladies chroniques, ou bien venant à les enfler par leur trop grande abondance dans quelques autres qui sont d'une complexion plus robuste; elles occasionnent des contractions spasmodiques, qui dégénerent en hémorrhagie, especes de maladies beaucoup plus fréquentes dans ces mois que dans aucun autres tems de l'année.

L'influence du soleil, quoique grande à plusieurs égards, a cela de remarquable, que son cours fait augmenter ou diminuer les maladies. C'est une chose confirmée par l'expérience, que les fievres continues augmentent vers le lever du soleil, & les accès de fievres tierces reviennent pour l'ordinaire vers le midi. Ceux des fievres quartes, d'un autre côté, reviennent généralement l'après-midi; & les fievres catharreuses, pour la plus grande partie, déployent leur violence vers le soir. La même chose a lieu dans les fluxions, les douleurs violentes & les tumeurs qui augmentent, pour l'ordinaire, vers le soir.

La lune occasionne encore des changemens considérables sur les personnes sujettes aux maladies. C'est pourquoi il ne sera pas hors de propos d'examiner les effets que produisent les éclipses, puisque c'est un phénomene dont les personnes valétudinaires & indisposées n'éprouvent que trop l'influence. Voici à ce sujet un fait rapporté par Jean Matth. Faber, *in Append. Dec. 2. ann.* 8°. *pag.* 49. « Un Gentilhomme de fort grande distinction, dit cet Auteur, & d'un tempérament naturellement mélancolique, devenoit rêveur, triste & pensif le jour qui précédoit une éclipse: mais lorsqu'elle étoit arrivée, il couroit comme un furieux l'épée à la main, non-seulement dans sa maison, mais encore dans celles de ses voisins & dans les ruës, blessant tous ceux qu'il rencontroit, & brisant les chaises, les portes & tout ce qu'il trouvoit sur son passage ». Le fameux Ramazzini a fait une observation très-curieuse & très-importante sur la constitution des années 1692. & 1693. qui est qu'après la pleine lune, & ce qui est bien plus à tous ses changemens, les fievres pétéchiales qui régnoient ces années devinrent beaucoup plus violentes; au lieu qu'elles s'appaiserent & furent suivies de symptomes moins fâcheux à l'approche de la nouvelle lune. Il ajoute qu'elles tuerent généralement tous les malades à l'arrivée d'une éclipse.

Les quartiers de la lune causent encore des altérations & des changemens considérables sur les personnes d'une complexion foible & languissante. C'est ainsi que les attaques d'épilepsie reviennent dans quelques-uns à certains jours & à certaines heures, c'est-à-dire, lorsque la lune retourne à un certain point de quadrature, aux nouvelles & aux pleines lunes: & les Ecrivains Sacrés (*Matthieu, chap.* 4. *v.* 24. *&* 47.) ne nomment les maniaques & ceux qui sont sujets aux attaques d'épilepsie, σεληνιαζόμενοι, qu'à cause qu'ils étoient particulierement affectés par les changemens de lune. Un certain Baron de Limbourg avoit à son service un jeune homme qui avoit coutume à toutes les pleines lunes, de mettre la tête à la fenêtre, & de se tordre le cou comme un serpent, jusqu'à ce qu'étant dans une espece d'extase, il tomboit à la renverse & demeuroit pendant quelque-tems immobile. *Observ. Rumleri*, 66. *ap*

Velsch. Curat. & Observ. Cent. Je connois moi-même plusieurs personnes qui sont souvent attaquées de maux de tête vers la pleine lune, & de cardialgies occasionnées par la pierre. Le savant Wepfer rapporte dans sa Dissertation sur l'apoplexie, *p.* 3. *& suiv.* plusieurs exemples de personnes qui ont eu alors des attaques d'apoplexie.

Que la lune ait une grande influence sur les femmes, c'est ce qu'il est aisé de conclurre de ce que les nouvelles & les pleines lunes occasionnent ces évacuations qui leur arrivent tous les mois & dont leur santé dépend. De-là vient que l'on donne, comme par une espece de distinction, le nom de tribut lunaire à ces évacuations, à cause qu'il est rare que les nouvelles ou les pleines lunes arrivent sans amener ces évacuations menstruelles dans les femmes qui jouissent d'une santé parfaite, & qui sont d'une bonne complexion.

C'est cette influence de la lune sur les corps qui porta les Anciens les plus superstitieux à lui rendre un culte extraordinaire, & à s'adresser follement à elle dans leurs prieres pour en obtenir la fertilité. Les Femmes Romaines s'imaginoient qu'elle facilitoit l'accouchement, & dans cette vue elles rendoient un culte religieux à Lucine ou à la Lune, dans le dessein de se la rendre propice. Il semble que la principale raison qui a porté les femmes à invoquer la lune, lorsqu'elles étoient en travail, est que son office principal est de dilater les ouvertures & d'élargir les passages du corps, ce qui est une circonstance qui ne leur étoit point inconnue, & qui n'est pas d'une petite importance pour accoucher heureusement. Voyez les Saturnales de Macrob. *Lib. VII. cap.* 16.

Aux pleines lunes les tumeurs scrophuleuses, celles du ventre & des parties glanduleuses augmentent beaucoup plus que dans un autre tems, mais elles diminuent insensiblement à proportion que la lune approche de son déclin. Le fameux Maurice Hoffman rapporte à ce sujet l'histoire suivante, *Deci.* 11. *an.* 6. *Obs.* 161. *Misc. Curios.* « Une fille âgée de quatorze ans, « dont la mere étoit épileptique, avoit le ventre qui « enfloit peu à peu à mesure que la lune croissoit, & « qui diminuoit de même à proportion qu'elle décrois« soit. Elle étoit encore tourmentée de douleurs cruel« les pendant le tems que son ventre étoit ainsi enflé ». Aulugelle, *Noct. Attic. Lib. XX. cap.* 8. nous apprend que les huîtres & les poissons à coquilles augmentent à mesure que la lune croît; & qu'ils diminuent à proportion qu'elle approche de son déclin. Il nous apprend aussi que les autres animaux augmentent ou diminuent suivant les divers changemens de la lune, & Hippocrate est du sentiment que la plupart des femmes conçoivent pour l'ordinaire vers le tems de la pleine lune.

R. Bennet, dont on ne peut assez admirer la sagacité a observé, dans son *Theatr. Tabidorum, p.* 98. 99. que durant le premier quartier de la lune, ou lorsqu'elle commence à former un croissant, & particulierement dans la nuit qui précede la nouvelle lune, les maladies causées par une matiere saline s'irritent; par la même raison, la gale & toutes les différentes especes d'éruptions exanthémateuses déployent dans cette occasion toute leur rage au grand préjudice des malades; au lieu que dans le dernier quartier de lune, ou lorsqu'elle est tout-à-fait pleine, les eaux & les humeurs augmentent dans le corps, comme cela paroît par les maladies causées par le vice de la sérosité. C'est aussi pour la même raison que la toux, les léthargies, les asthmes, la paralysie, la cachexie & toutes les maladies qui proviennent de la corruption de la lymphe regnent, davantage dans ce tems que dans un autre.

Galien, *in Lib. III. Prorrhet.* a écrit fort savamment sur l'influence qu'a la Lune sur le corps humain: ceux qui sont sujets à la goute ou à des fluxions vénériennes, n'éprouvent que trop les impressions qu'elle fait sur les corps terrestres; car suivant que la Lune a un aspect avec une planete tempérée ou intempérée, elle leur procure des jours de repos ou de douleur. Les mouvemens auxquels elle est sujette tous les mois, non-seulement produisent des altérations sensibles sur le corps humain, mais on éprouve encore les influences de son cours journalier. Plusieurs Auteurs ont observé ce fait: mais il n'y en a aucun qui en ait parlé plus clairement que Charles Piso, (dans son Histoire Natur. Liv. I. chap. 24.) « L'état du malade prouve évidem« ment que les maladies & les douleurs augmentent « pendant les six heures que la mer monte, & que les « symptomes s'appaisent pendant les autres six heures « qu'elle baisse. Cette observation a lieu dans les ma« ladies chroniques, aussi-bien que dans les aiguës; « mais particulierement dans celles qui sont causées « par des fluxions, & par la trop grande réplétion des « vaisseaux. Tout le monde sait, que lorsque les ma« rées arrivent vers la Pleine-Lune, plusieurs person« nes se trouvent incommodées, & meurent lorsque la « mer baisse. » Cet Auteur judicieux prétend que ces phénomenes dépendent pour la plus grande partie de l'influence des astres, & des qualités occultes de la mer & des cieux.

Il n'est pas besoin que je parle ici des influences de la Lune sur les plantes, puisque l'expérience des Botanistes & des Laboureurs rend cette vérité trop sensible pour qu'elle ait besoin de preuves. Parmi plusieurs exemples qui peuvent servir à prouver ce que j'avance, je me contenterai d'alléguer celui des arbres que l'on transplante après la nouvelle Lune, lesquels donnent de grandes espérances de leur fertilité. Il est encore à propos d'observer à cette occasion la différence qu'il y a entre les arbres que l'on greffe lorsque la Lune est dans son plein, & ceux qui le sont dans un autre tems; car les premiers portent plutôt du fruit que les autres: mais il est plus petit & plus graveleux. D'un autre côté, les arbres que l'on plante vers la nouvelle Lune portent plus tard: mais en revanche leur fruit est beaucoup plus beau & en plus grande quantité.

Toutes les plantes qu'on estime à cause de leurs fleurs, réussissent beaucoup mieux lorsqu'on les plante dans la Pleine-Lune; celles au contraire dont on garde les racines à cause de leur utilité, veulent l'être dans le déclin de la Lune. Le bois que l'on coupe dans la Pleine-Lune, se pourrit plutôt, & est moins propre pour bâtir que celui que l'on coupe lorsqu'elle est dans son déclin. Ce que je viens de dire, est confirmé par plusieurs expériences; & il paroît que Macrobe, *Saturn. Lib. VII. cap. ult.* en a eu connoissance, lorsqu'il dit: « Le bois que l'on coupe quand la Lune est dans son » plein ou qu'elle croît, n'est point propre pour » bâtir, à cause qu'il est amolli par la trop grande » quantité de suc qu'il contient; de-là vient que les » Fermiers ont soin de faire la moisson lorsque la Lune » est dans son déclin, afin que leur blé puisse se sé» cher. » Le même Auteur assure dans le passage que nous venons de citer, que le poisson qu'on transporte pendant la nuit à la clarté de la nouvelle Lune, se corrompt plutôt que l'autre. Il recherche la cause de ce phénomene, & il l'attribue à l'humidité de la Lune.

Sans nous arrêter plus long-tems sur l'influence de la Lune, nous allons examiner le pouvoir que les Astronomes anciens & modernes ont observé que les autres Planettes ont sur le corps humain, surtout lorsqu'il est malade. Premierement, on est persuadé que Mars & Saturne ne produisent aucun bon effet, & qu'ils occasionnent différentes maladies & divers mouvemens dans le sang & dans les humeurs lorsqu'ils sont en conjonction entre eux ou avec quelque autre Planete. On croit que Jupiter & Venus sont des Planetes dont l'influence est beaucoup plus bénigne; & plusieurs Auteurs ont assuré que le corps reçoit de nouvelles forces, & que les maladies ont une fin heureuse durant leur conjonction. Mercure a toujours été regardé comme une Planete d'une nature indifférente; l'on a cru qu'elle prenoit les qualités de la Planete avec laquelle elle se trouve en conjonction, & qu'elle étoit la principale cause des maladies qui tirent leur origine de la sérosité.

Mais il y avoit certaines conjonctions auxquelles ils attribuoient plus particulierement une qualité bénigne ou mal-faisante; c'est ainsi qu'ils croyoient avec assez de raison, que l'aspect mutuel du Soleil & de Jupiter favorisoit la cure des maladies chroniques, telles que les affections hypocondriaques & le scorbut. Cet aspect leur paroissoit outre cela très-propre pour la saignée, pour les purgatifs & l'usage des autres remedes. On croit encore que les aspects de Jupiter & de Venus, du Soleil & de Mercure, & de Jupiter avec cette derniere Planete, sont favorables à ceux qui sont attaqués de la phthisie, de fievres hectiques, de fievres ardentes & inflammatoires, & que ce dernier aspect procure des crises salutaires. Les aspects de Mars & de Mercure d'un autre côté, aussi-bien que celui de Mars & de Jupiter, sont mauvais, puisqu'ils causent non-seulement des inflammations, des crachemens de sang & des fievres ardentes, mais qu'ils sont encore d'un présage funeste dans ces maladies.

L'aspect du Soleil & de Mercure est favorable aux maladies qui proviennent du phlegme & de la sérosité: mais celui de Mars & du Soleil met en mouvement, à ce qu'on prétend, la bile jaune, & occasionne par-là des inflammations d'estomac, de gorge & de cerveau. Lorsque Mars est en conjonction avec Mercure, les personnes qui ont beaucoup de phlegme & une grande abondance d'humeurs, sont sujettes à la goute & à des douleurs. L'aspect de Mars & de Saturne est nuisible aux personnes colériques & mélancoliques: il cause encore des cardialgies, des céphalalgies, des phrénésies, & excite dans l'ame la colere & des mouvemens violens. La conjonction de Saturne & de Venus est dangereuse aux femmes enceintes, elle excite encore la toux, des catharres, la goute, des maux de tête, des paralysies, & est extremement nuisible aux enfans. L'aspect de Venus & de Mars est funeste aux femmes enceintes, & à celles qui sont en travail; & c'est principalement pour cette raison qu'elles doivent l'appréhender.

Les aspects de Saturne & de Jupiter, de Saturne & de Mars, sont les funestes avant-coureurs des plus terribles calamités; car les maladies contagieuses & épidémiques sont une suite ordinaire de leur conjonction. Les fievres violentes qui ont souvent ravagé l'Europe avec tant de furie, sont une preuve suffisante des funestes effets que produisent les aspects de ces astres. Matth. Zeisius, *in Orat. de Caus. & Period. Pestil. Morb.* a prouvé par plusieurs observations, que l'aspect de ces Planetes est un présage ordinaire de peste. Il rapporte qu'elle fit un si grand ravage l'année 1127. que peu s'en fallut qu'elle ne dépeuplât le monde, & que les Astronomes en attribuerent la principale cause à la conjonction de Saturne & de Jupiter. Boccace & Gui de Chauliac rapportent dans leurs ouvrages, que l'aspect de Jupiter, de Saturne & de Mars fut la cause de la peste qui fit tant de ravage dans l'année 1348. & Marcille Ficin, le plus grand Philosophe de son siecle, assigne l'éclipse du Soleil & de la Lune, & la conjonction de Saturne & de Mars comme la cause de celle dont on éprouva la fureur l'année 1478. C'est ainsi que le savant Gaspard Bartholin, Professeur à Tubinge en Allemagne, prédit dans un discours public, qu'il fit l'année 1628. après la conjonction de Saturne & de Mars, qui suivit un automne chaud & un hiver fort doux la peste qui ravagea l'Europe quelques années après. C'est encore la conjonction de ces mêmes Planetes qui donna lieu à Paul de Sorbact, Medecin de l'Empereur, de prédire avec tant d'exactitude la peste de Vienne. On peut joindre aux observations précédentes, celle de Daniel Sennert, *Lib. III. Part.* 2. *sect.* 2. *cap.* 7. touchant la dyssenterie épidémique qu'occasionna dans les années 1624. & 1637. la position de ces mêmes Planetes.

Presque tous les Anciens ont été convaincus de l'influence de la Lune & des autres Planette sur les jours critiques, ainsi qu'il paroît par leurs ouvrages. Ce n'est point non plus sans raison, quoiqu'ils semblent mériter quelque reproche sur ce sujet, qu'ils faisoient tant de fond sur la Lune lorsqu'il s'agissoit de fixer les jours de crise, qu'ils n'avoient aucun égard à l'état de la maladie & à la nature de la matiere peccante; car sans compter ce qu'on a dit ci-dessus sur ce sujet, tous les Savans conviennent que son aspect avec les autres Planetes est de la derniere importance. Je trouve à propos, pour confirmer ce que j'avance, de rapporter un passage d'Eichstad sur ce sujet. « Si la Lune n'a point « d'aspect avec aucune autre Planette au commence- « ment d'une maladie aiguë, mais qu'elle reçoive dans « la suite l'influence d'un astre mal-faisant, soit par « conjonction, par opposition ou aspect quadrat, ou « s'il arrive qu'elle soit exposée, lorsque la maladie « commence, à l'influence d'une Planete maligne, & « qu'elle ait dans la suite un mauvais aspect, on doit « s'attendre à de fâcheux accidens, à des desordres & « à des mouvemens dangereux, & souvent même à des « crises qui ont une suite funeste. C'est pourquoi, dit « le Savant Astronome Mœbius, *in Epist. Inst. Med.* « *Lib. III. pag.* 3. *cap.* 8. on doit non-seulement avoir « égard à la Lune, mais encore aux vertus des autres « Planetes dont elle reçoit l'influence. »

Les Anciens consultoient encore avec soin les astres lorsqu'il étoit question de donner des remedes; car l'on sait par expérience, & le savant Fréderic Hoffman a démontré, que les purgatifs & les saignées faites mal-à-propos & sans une pressante nécessité, ont pour la plupart des fâcheuses conséquences dans le tems des solstices & des équinoxes, des éclipses de Soleil & de Lune, ou à l'approche d'une Planete mal-faisante, par exemple, de Saturne avec Mars, & lors de leur conjonction avec la Lune à l'heure qu'on les met en usage. Hippocrate, dans le passage que nous avons cité ci-dessus, défend l'usage des remedes lors du solstice d'Eté; & tout Chirurgien peut observer un fait dont Lev. Lemnius est caution, qui est, que les blessures que l'on reçoit pendant les conjonctions ou les oppositions de ces astres, sont plus difficiles à guérir que celles que l'on reçoit dans un autre tems. Les remedes qu'on emploie pour les écrouelles, de quelque espece qu'ils soient, sont beaucoup plus efficaces dans le déclin de la Lune que dans un autre tems. Ceux qui sont sujets à l'épilepsie, aux maladies de la tête & des nerfs, doivent à tous les changemens de Lune user de remedes névrytiques, céphaliques & épileptiques, dont ils recevront beaucoup de soulagement. Les remedes contre les vers font beaucoup plus d'effet dans le déclin de la Lune, & il en est de même de la saignée. Cette coutume est généralement & religieusement observée par les habitans de la Suisse, qui sont extrement portés pour cette opération. Le Medecin qui veut exciter les regles qui ont été supprimées, y réussira beaucoup mieux en prescrivant l'usage des emménagogues vers la nouvelle & la Pleine Lune, que dans aucun autre tems. Ceux qui souffrent du calcul, & qui prennent toutes les semaines, les jours qui précedent immédiatement les quatre quartiers de la Lune, trois ou quatre petits oignons, en sont extremement soulagés. Voyez Fréderic Hoffman, *Clav. Pharmaceut. Schroed. p.* 406. Lorsqu'on a dessein de purger par les selles, on y réussit beaucoup mieux trois ou quatre jours avant ou après la Pleine-Lune.

Après avoir rapporté le sentiment de quelques-uns des plus fameux Medecins des siecles passés, sur l'influence qu'ont les astres sur le corps humain, il me reste à faire part à mon Lecteur de ce que je pense sur ce sujet. Afin de traiter cette matiere le plus brievement qu'il me sera possible, j'avertis une fois pour toutes, que pour garder un milieu convenable, je n'attribuerai point trop de pouvoir aux astres, ni ne nierai point absolument leurs influences & leurs opérations, & que je mettrai toujours la différence qu'il convient entre l'*astronomie*, qui est appuyée sur des fondemens certains, & celle qui n'a pour principes que la fable, la superstition & l'empirisme.

On ne peut nier que les anciens n'aient avancé plusieurs choses sur ce sujet, qui sont non-seulement superstitieuses & fabuleuses, mais, ce qui est encore pire, directement contraires à la raison & incompatibles avec la Providence divine : car quel est l'homme qui peut, à moins d'avoir perdu la raison & le bon sens, approuver la folie qu'ils avoient d'imputer à ces mobiles la fortune, les maladies & la mort des hommes? Qui d'un autre côté peut s'empêcher de déplorer le sort de cette partie de l'*astronomie* qui traite des météores, qui a été jusqu'ici cultivée avec si peu de soin, qu'elle est demeurée imparfaite, douteuse & dépourvue de véritables principes? Je ne puis à cette occasion m'empêcher de mépriser le peu d'exactitude de nos almanachs, qui prédisent avec tant de témérité certaines dispositions de tems, & dont les prédictions sont toujours démenties par l'évenement. Ce sont ces circonstances qui ont engagé plusieurs Medecins & plusieurs Philosophes modernes à donner dans les extrémités opposées, & à nier jusqu'à la moindre influence des corps célestes, si on en excepte le soleil. Un argument dont ils se servent pour prouver leur sentiment, est la distance immense qui les sépare de nous. Il est pourtant certain qu'elle n'est point assez considérable pour détruire leur influence sur notre globe, & puisqu'elle n'empêche point l'influence de la lumiere sur nos yeux, à plus forte raison ne sauroit-elle empêcher leur action sur notre atmosphere, puisqu'il est entre eux & nous. Qui peut être assez aveugle pour ne pas s'appercevoir & ne pas convenir que le Créateur, dont les desseins sont toujours vastes en eux-mêmes & ne tendent qu'au bonheur des hommes, n'a reglé le mouvement, les progressions & les conjonctions de ces planetes, avec tant d'exactitude que pour quelque fin importante? En effet, on ne peut rendre raison de la variété surprenante des tems & des saisons, qu'en reconnoissant les différentes opérations & les différentes influences des astres, en conséquence de leurs différentes situations & positions. Il est vrai que les effets du soleil sont si sensibles, qu'il faudroit être plus que sceptique pour ne pas les reconnoître; néanmoins son influence ne suffit point pour rendre raison d'une variété si surprenante dans les saisons; car nous éprouvons souvent un hiver doux & modéré, tandis qu'un autre est excessivement froid; une automne seche & une autre pluvieuse; la terre qui pendant un été est rafraîchie par des pluies fréquentes, est brûlée dans un autre par des chaleurs & une sécheresse continuelle. Les vents n'ont pas toujours non plus les mêmes qualités, & ne soufflent pas toujours du même côté, & suivent les influences des astres. Quoique ceux qui viennent du Nord soient pour l'ordinaire accompagnés d'un froid cuisant, on remarque cependant avec surprise, qu'ils se dépouillent quelquefois de leur inclemence & soufflent avec beaucoup de douceur pendant un tems considérable. Les vents d'occident qui amenent la pluie pour l'ordinaire, sont quelquefois suivis d'un tems clair & serein.

Mais rien ne prouve mieux cette influence des corps célestes que les altérations que cause dans l'air l'aspect de deux différentes planetes. Et quoiqu'il soit impossible de prédire & de déterminer les changemens qui surviennent dans l'air avec toute la précision & l'exactitude que nous souhaiterions, on est cependant forcé de convenir du fait, puisque l'expérience en garantit la certitude. Je ne puis m'empêcher de louer dans cette occasion l'industrie avec laquelle Messieurs Cook & Schlitters ont déterminé après un grand nombre d'observations plusieurs fois réitérées, les changemens d'air qu'occasionnent les situations des planetes. J'ai moi-même dressé avec soin pendant dix ans, des éphémérides météorologiques & barométriques, en observant tous les jours le tems, la différence des vents & la hauteur du mercure dans le barometre, & j'ose assurer sans crainte de blesser la vérité que l'aspect des planetes, surtout celui de Saturne, de Jupiter & de Mars entre elles ou avec d'autres planetes, ont toujours causé des changemens dans l'air, surtout lorsque plusieurs de ces conjonctions sont arrivées dans le même tems.

Il est inutile que je me serve d'un grand nombre d'argumens pour prouver que les changemens de tems arrivent vers les quadratures de la lune, puisqu'il n'y a personne, même parmi le menu peuple, qui n'ait connoissance de ce fait. Son influence sur notre globe est suffisamment prouvée suivant moi, par le flux & reflux de la mer, que tous ceux qui ont quelque teinture de la véritable Philosophie, attribuent unanimement à l'action de la lune.

L'influence des astres sur notre globe est donc trop sensible pour que ceux qui observent les altérations que les positions & les phases de la lune produisent dans les végétaux & les animaux, puissent la révoquer en doute. Je souhaiterois de tout mon cœur que l'on perfectionnât cette partie des sciences avec plus de soin, au moyen d'un nombre suffisant d'observations faites dans différens endroits en même tems, de peur qu'on ne soit privé des avantages que l'on peut retirer d'une pareille recherche. C'est ce qu'on peut prévenir par un nombre suffisant d'observations faites avec exactitude dans plusieurs endroits en même tems, non-seulement sur la nature du tems & de l'air, mais encore sur les vents, la hauteur du mercure dans le barometre, & les différens degrés du chaud & du froid par le moyen du thermometre. Rien n'est plus propre pour cet effet que le thermometre que nous avons découvert depuis peu, par le secours duquel on découvre non-seulement jusqu'aux moindres changemens de chaud & de froid, mais encore la proportion qu'ils gardent par rapport à l'air, sans qu'on ait à craindre l'influence de la pesanteur de l'air dont on s'apperçoit dans les autres thermometres.

Si les astres ont une influence sur notre globe, comme on ne peut en douter, il ne sera pas fort difficile de prouver qu'elle occasionne des changemens & des altérations considérables sur nos corps, car il faudroit ignorer entierement la Physique & la Philosophie pour ne pas savoir que la force & l'action de l'air sur les corps est très-considérable. L'air est celui de tous les élemens qui nous est le plus nécessaire; c'est par son moyen que se fait la respiration dans laquelle la vie consiste immédiatement. C'est par son moyen que l'ame, cette partie céleste & divine, demeure unie avec notre corps. L'air agissant par son élasticité sur notre corps & sur les humeurs qu'il contient, est regardé avec raison comme la cause productrice du mouvement des fibres motrices & de plusieurs muscles. L'air communique aux solides le ton & la force qui entretient & facilite la circulation du sang. C'est lui qui par sa pesanteur & par sa pression entretient les différentes humeurs de notre corps dans un juste équilibre, de peur que venant à se dilater par la trop grande vitesse & la trop grande violence de leur mouvement, elles n'interrompent la systole ou la contraction des vaisseaux qui est si nécessaire.

Enfin c'est aux changemens de l'air qu'Hippocrate, *Lib. de Flat.* attribue la cause des plus terribles maladies. Temoins les maladies épidémiques, qui causent la mort à un si grand nombre de personnes, & qui n'ont d'autres causes que la malignité de l'air; car la circulation du sang, toutes choses étant supposées égales, a la même proportion avec la nature de l'air, que la santé avec la circulation du sang. Un air pur & tempéré facilite toutes les fonctions animales, & rend le corps sain & vigoureux. Un air grossier & épais au contraire, le rend foible & languissant en interrompant les sécrétions : il arrive de-là que le ton des fibres étant affoibli, la circulation du sang est altérée & interrompue.

De-là vient qu'Hippocrate insiste dans tous ses Ouvrages sur l'air & sur ses propriétés. L'exactitude des observations qu'il a faites sur les saisons qui ont précédé, lui donne lieu de prédire avec tant d'exactitude la constitution de l'année suivante & les maladies qui doivent y régner, que ses pronostics paroissent renfermer quelque chose de divin. Son incomparable Livre *de l'air, des eaux & des lieux*, de même que celui *des vents*, méritent d'être lus avec soin par ceux qui veulent s'instruire sur cette matiere; puisqu'il n'a jamais donné dans aucun Ouvrage des preuves plus éclatantes de sa sagacité & de la profondeur de son savoir, il est le premier qui ait tiré cette doctrine du néant où elle étoit pour ainsi dire plongée, pour en faire une branche de la Medecine, qui est aussi curieuse par elle-même qu'utile au genre humain. Il seroit à souhaiter qu'un plus grand nombre de personnes eussent suivi ses traces, & qu'elles eussent travaillé avec soin à enrichir cette branche d'un nombre suffisant d'observations. Les paroles de ce divin Auteur dans son Traité des humeurs, renferment une observation si importante à la Medecine & au genre humain, qu'elles mériteroient d'être écrites en lettres d'or. *Les maladies & les tempéramens des hommes*, dit cet Auteur, *se ressentent toujours de la nature du tems & des saisons.* Si le tems est propre & naturel, les maladies ont bien-tôt une crise heureuse; & celles qui sont particulieres à chaque saison, se ressentent des changemens auxquels ces mêmes saisons sont sujettes.

Il est aisé de comprendre par ce qu'on vient de voir, que les situations & les positions des planetes doivent causer sur nos corps les mêmes changemens & les mêmes altérations qu'elles produisent sur notre atmosphere. On ne doit point douter non plus qu'elles n'agissent sur notre ame, & qu'elles n'affectent en plusieurs manieres le génie & les inclinations des hommes; & il n'y a point de Medecin judicieux qui ignore que le tempérament & le mouvement du sang influe sur l'ame, les mœurs & le genie. Il est si indubitable que la santé du corps dépend des influences des astres sur l'air, que ce seroit perdre du tems que de vouloir le prouver. Je suis persuadé que c'est ce qui a porté les anciens à attribuer aux astres une influence sur le corps & sur l'ame, & à se servir de leur secours pour prédire avec autant de superstition que de folie la destinée des hommes & les divers succès des affaires. Leur erreur sur ce sujet est manifeste & mérite d'être censurée comme superstitieuse & insensée.

Mais quoique les bornes étroites de notre raison ne nous permettent pas de comprendre la maniere dont se fait cette influence, on ne doit pas pour cela nier un fait dont la certitude est tous les jours confirmée par l'expérience. Combien y a-t'il en effet de phénomenes dans la Medecine & dans la Philosophie naturelle dont on ne peut rendre raison & dont cependant on ne peut douter! D'ailleurs c'est une maxime aussi raisonnable qu'ancienne dans la Philosophie, qu'il ne s'ensuit pas de ce qu'on ignore la façon ou la maniere d'être d'une chose, que cette chose n'existe point. Comme il est à propos cependant de faire quelque tentative pour détruire ce doute, nous remarquerons d'abord que cette influence paroît se faire par raréfaction, par compression & direction de mouvement, suivant telle ou telle ligne.

Il semble que Saturne agit sur nos corps & sur l'atmosphere en comprimant l'air, & en donnant à ses parties un mouvement suivant une ligne droite, ce qui fait qu'il excite du froid & du vent. Le Soleil & Mars, s'il est permis de raisonner par conjecture sur un sujet qui tombe si peu sous nos sens, produisent un mouvement intestin & vertical dans les particules de l'air, dont la chaleur est une suite nécessaire. Mais Venus & la Lune en raréfiant l'air donnent lieu à une grande quantité de vapeurs de s'élever, & rendent par-là le tems pluvieux. La Lune à toutes ses quadratures raréfie extrement l'air. De-là vient que nos corps & les liqueurs qu'ils contiennent se dilatent & que la transpiration devient trop grande. Lorsque la Lune est nouvelle ou éclipsée, l'air se trouvant comprimé, occasionne différentes maladies.

La plus noble de toutes les planetes, & celle qui contribue le plus à la conservation du corps c'est le soleil. Le pouvoir qu'il a d'entretenir la santé est si manifeste, que les Anciens lui attribuoient la vertu de guérir les maladies, après avoir observé que sa chaleur douce & modérée sert à les prévenir & à les dissiper: car Apollon qui préside à la Medecine est le même que le soleil. De-là vient, suivant Macrobe, qu'on l'appelloit *Sospitalis ac Medicus Deus*, & que les Payens lui rendoient un culte si religieux.

La conjonction de Jupiter, avec le Soleil & avec Vénus, aussi-bien que son aspect avec Mercure, ont une vertu particuliere pour prévenir les maladies que causent les spasmes & les contractions spasmodiques des fibres. De-là vient que ces planetes sont favorables à ceux qui sont sujets aux affections hypocondriaques & histériques, à la phthisie & aux inflammations; car comme elles rendent l'atmosphere léger; elles relâchent le ton des fibres & facilitent la transpiration des matieres impures qui sont dans le corps. De-là vient encore que la saignée, les purgatifs & les autres remedes qu'on met en usage pour conserver ou pour rétablir la santé, font beaucoup plus d'effet sous la conjonction du Soleil & de Jupiter.

L'aspect du Soleil & de Mercure est favorable aux maladies qui sont causées par le phlegme & par la sérosité. L'aspect du Soleil & de Mars produit encore le même effet, mais il est très nuisible aux personnes bilieuses; car en augmentant le mouvement intestin du sang, il cause des maladies bilieuses & ardentes & surtout des hémorrhagies. La conjonction de Mars & de Mercure produit à peu près les mêmes effets.

L'aspect de Vénus & de Saturne, en comprimant l'air, cause une tension dans les fibres, obstrue les pores, prépare & dispose le corps aux spasmes, aux rhumatismes, aux fievres, à la toux, aux catarrhes & aux avortemens. Celui de Mars & de Saturne en agitant intérieurement le sang, & en empêchant la transpiration extérieure, dispose à la colere & à des passions effrénées. Le même aspect augmente les maladies qui proviennent de la bile, & fraie une route à la corruption & à la peste. L'aspect continu de Vénus & de Mercure en rendant l'atmosphere plus léger qu'il ne doit être, dispose aux ulceres, aux maladies putrides, aux vers, aux aphthes, & aux fievres catarrheuses. Celui de Saturne & de Jupiter occasionne un grand nombre de funestes effets; car l'aspect de Jupiter raréfie les humeurs, au lieu que celui de Saturne en comprimant extérieurement le corps, empêche la transpiration.

J'ai dit ci-dessus que les tumeurs augmentent durant le plein de la lune; & la raison de cela est que cet astre relâche par la raréfaction, & par son humidité le ton des parties solides. Il arrive de-là que la transpiration est interrompue, & par une suite nécessaire, que les humeurs, le sang & la sérosité augmentent. Mais lorsque la lune est sur son declin la transpiration devenant plus considérable, elle rétablit & augmente le ton & l'élasticité des fibres. C'est ce qui fait que l'usage des remedes est si avantageux dans ce tems-là, & que les évacuations de toute espece aussi-bien que la saignée qui est un si excellent préservatif, produisent des effets si salutaires sur le corps.

L'abbatement des forces & la langueur des esprits que cause la violence de la chaleur pendant le solstice d'été, prouve évidemment que les purgatifs violens sont nuisibles durant les solstices, & qu'on doit s'en abstenir. Le solstice d'hiver au contraire est toujours accompagné d'une grande foiblesse, & la nature est pour lors dans un très-mauvais état. Comme les équinoxes relâchent les fibres à cause de leur humidité; il suit nécessairement qu'elles retiennent dans le corps les humeurs qu'on avoit dessein d'évacuer. C'est ce qui fait que les purgatifs violens qu'on emploie vers les équinoxes, chassant les humeurs dans de certaines parties, occasionnent des stagnations dangereuses & funestes. C'est pourquoi les Medecins doivent avoir soin d'éviter ces remedes, & n'ordonner que des laxatifs qui operent sans violence. Les remedes que l'on emploie contre les vers & les tumeurs sont beaucoup plus efficaces pendant le declin de la lune, parce que la nature étant alors dans toute sa force, augmente leurs effets & facilite leur opération.

On doit se souvenir sur toutes choses de ne regarder l'influence des astres, dans quelque état qu'ils soient, que comme la cause éloignée des maladies qui affectent nos corps; car les astres ne font que disposer à des maladies particulieres, mais ils ne sont point la cause immédiate & prochaine de ces mêmes maladies.

La maxime des Anciens que les astres disposent, mais ne peuvent nécessiter, est extremement juste. Il faut pour produire un effet nécessaire une cause immédiate & prochaine; au lieu qu'un grand nombre de causes éloignées ne peuvent que concourir à produire un effet quel qu'il soit. On doit encore se souvenir que les astres n'agissent point sur nos corps, *secundum modum activitatis*, ou purement par leurs propres forces, mais *secundum modum receptivitatis*, ou suivant la nature & la disposition des objets sur lesquels ils agissent. Cette observation est d'une telle importance eu égard à toutes les causes morbifiques de quelque espece qu'elles soient, aux effets des maladies, & aux opérations des remedes, qu'on ne sauroit l'imprimer trop fortement dans l'esprit. On se souviendra donc que les astres n'affectent pas tous les corps de la même maniere, & que le même effet qui est salutaire à l'un devient souvent funeste à l'autre. Que l'influence des astres est plus sensible dans les personnes d'une complexion foible & valétudinaire; la constitution lâche & spongieuse de leur corps, & le mouvement trop languissant de leur sang les exposant davantage à l'impression de leur influence, au lieu que ceux qui ont un tempérament plus fort & plus vigoureux, y résistent davantage.

Enfin, on doit se souvenir que dans un cas de nécessité pressante, on ne doit avoir égard ni à la position des astres, ni à la disposition de l'atmosphere; car aucun Medecin ne doit se désister de ce qu'il juge convenable dans les maladies aiguës, à cause que l'aspect ou la position des astres n'est point favorable, suivant l'avis du fameux Levinus Lemnius.

Dans l'esquinancie, la pleurésie, & les inflammations, par exemple, on doit, sans s'arrêter aux astres, recourir immédiatement à la saignée : car comme un habile Pilote qui prévoit une tempête, ne perd point de tems, mais combat pour sa vie & pour sa sureté contre les vents & les flots jusqu'à ce qu'il ait mis son vaisseau en sureté, de même un Medecin habile sans s'arrêter aux astres & à leur influence, emploie le plus promptement qu'il est possible des remedes propres à appaiser la violence de la maladie, & à mettre la vie du malade en sureté. Hoffman.

ASTRUM, Ἄστρον, le même que ἀστὴρ, *astre*. Ce mot chez les Chymistes signifie la plus haute vertu & la plus grande efficacité que les choses acquierent au moyen de leur préparation : ainsi l'*astre* de soufre, c'est lorsqu'on l'allume pour le changer en une huile très-excellente; l'*astre* de sel, c'est lorsqu'on dissout ce minéral dans de l'eau ou de l'huile pour augmenter sa force. L'*astre* du mercure, c'est sa sublimation par le moyen de laquelle il aquiert plus de force & de subtilité qu'il n'en avoit naturellement. On l'appelle encore *alcohol, quinte-essence, extrait, sperme*, &c. Ruland. Johnson.

On dit encore *astre* du soleil ou de l'or, de la lune, &c. l'*astrum ex igne*, est brûlant comme du feu & fait une forte impression. *Dictionn. Paracelsicum*.

Astrum est encore un nom que l'on donne à certains médicamens, tels que les trochisques, ou ceux qui ont la figure d'un petit gâteau marqué d'une astérique. Nous trouvons dans Galien, *L. VIII. de C. M. S. L. C.* 3. & dans plusieurs autres endroits le nom d'*aster* invincible, somnifere anodin. Quelques Chymistes donnent ce nom à un remede, non point tant à cause de l'empreinte, qu'à cause qu'il est extraordinaire. Ainsi je puis dire, pour exemple des *vertus astrales*, *astre* des serpens.

ASTUR, dans l'*Ornithol* d'*Aldrovandi*, est le même qu'*accipiter*, qui signifie un épervier.

ASU

ASUB, *la voix lactée*. Ruland. Johnson.

ASULCI, le même que *lapis lazuli*. *Iid.*

ASUOLI, *encre*, *suie*. *Iid.*

ASY

ASYMPHOROS, ἀσύμφορος, d'α privat. & συμφόρα, *malheur*, *calamité*; qui n'est point préjudiciable ou dangereux. Ainsi, Liv. I. de la Diete, καὶ ἀποβραχείης φλεγμονῆς καὶ ἀσυμφόρου μαίνονται, « après une espece » d'inflammation qui n'est point du tout dangereuse, » ils deviennent fous. »

ASYMPHYTON, Ἀσύμφυτον, d'α priv. & σύμφυτος, *uni*, *continu*; ce mot signifie dans Hippocrate. *Lib. de Art.* tout ce qui est divisé ou séparé naturellement.

ASYMPTOTON, Ἀσύμπτωτον, d'α privatif, & συμπτώτος, de συμπίπτω, *s'affaisser*, *être comprimé* ou *contracté*; qui n'est point comprimé. Ἀσύμπτωτον dans *Hippocr. Lib.* περὶ χυμῶν, signifie ce qui n'est point contracté ou comprimé par la sécheresse. Dans *Gal. Lib. I. ad Glauc.* Ἀσυμπτωτὸς ἡ πᾶσα ἕξις τοῦ σώματος, « toute l'habitude du corps se maintient exempte de « maladie, » étoit auparavant exprimé par οὐδὲ ὁ τοῦ σώματος ὄγκος συμπέπτωκεν, « l'habitude du corps n'étoit point « affaissée ou comprimée. » Σύμπτωσις, *L.* 6. περὶ χυμῶν signifie un affaissement ou une contraction de la circonférence du corps; & *Aph.* 3. *Lib. I.* ξυμπτώσιες est synonyme à κενώσιες, *évacuations*, comme pour signifier que ces sortes de compressions ne sont autre chose que l'affaissement des vaisseaux après une évacuation.

ASYNETHES, Ἀσυνήθης, d'α privatif, & συνήθης, ordinaire, commun; *inaccoutumé*. Hippocrate, *L. II. Aph.* 49. 50.

ATA

ATAC, *talc* ou *nitre*. Ruland. Johnson.

ATACTOS, Ἀτάκτως, d'α privatif, & τάξις, *ordre*; *confusément*, *irrégulierement*. Hippocrate joint souvent cet adverbe à πεπλανημένως « d'une manie« re irréguliere, » par exemple, *Lib. Epid.* « ῥίγεα « δὲ πᾶσιν ἀτάκτως, καὶ πεπλανημένως ἐγένοντο, tous « ont des frissons d'une maniere vague & irrégu« liere. »

ATA MARAM. H. M. *Pomifera Indica, fructu conoïde squamoso viridi.* Voyez *Abate de Panucho Recchi.*

ATANOR, *pot troué*. Ruland. Johnson.

ATARACTOPOESIA, Ἀταρακτοποίησια, d'α privatif, ταρακτὸς, *troublé*, & ποιέω, *faire*, l'action d'effectuer quelque chose que ce soit avec courage & intrépidité. Cette qualité est essentielle à un Medecin. Hippocrate, περὶ ευσχημ.

ATAXIA, Ἀταξία, d'α privatif, & τάξις, *ordre*; *ataxie*, *irrégularité*, *défaut d'ordre*, *trouble*, *confusion*; ce mot signifie dans un sens particulier un dérangement & une irrégularité dans les crises & les paroxysmes des fievres, *Hippocr. Lib. I. & 3. Ep.* On dit que le pouls est irrégulier ἄτακτος, lorsqu'il ne garde aucun ordre dans le tems ou ton de ses battemens. Une fievre est appellée ἄτυπος, ou ἄτακτος, lorsqu'elle ne garde aucun ordre, aucune regle dans son caractere & dans le retour de ses accès.

ATAXMIR, mot Arabe, qui signifie dans *Albucasis* la méthode de traiter un œil lorsqu'il est incommodé par des poils qui naissent sous les paupieres. Castelli.

ATE

ATEBRAS, *uncus aquinus*, c'est-à-dire, vaisseau sublimatoire. Ruland.

ATECHNIA, Ἀτεχνία, d'α privatif, & τέχνη, *Art*; *défaut d'art*. Τοῦτο γὰρ ἔγωγε φημὶ ἀτεχνίην εἶναι ὅπου μήτε ὀρθὸν ἔνι μηδὲν, μήτε οὐκ ὀρθόν. « Je prétens que » là où il n'y a point d'art, le bien ni le mal n'ont pas » de route certaine, ou plutôt il n'y a ni bien ni mal. » Hippocrate, περὶ τέχνης.

ATENES, Ἀτενὴς, *fixe*, *immobile*, *roide*; ainsi ἀτενὲς ὄμμα est un œil fixe & immobile, un regard févere, *Galen. Comm.* 3. *in Porrhet.* traduit ce mot par θρασὺ, regard, fier, violent, sauvage & féroce, qui présage une phrénésie. Ἀτενέως ἐκλάμποντες ὀφθαλμοὶ, « les yeux sont fixes & étincellans, » ce qui est un signe de délire. Ἀτενίζοντα ὄμματα, yeux fixes, attachés, regardant fixement. *Lib. V.* & *VII. Epid.*

ATER-SUCCUS ou ATRA-BILIS, on se sert quelquefois de ces noms pour désigner la *bile noire* ou *mélancolie*. Voyez *Bilis* & *Melancholia*.

ATERAMNA, Ἀτέραμνα, dans le passage suivant d'Hippocrate, *Lib. de Aere, Locis & Aquis*, διὰ τὰ ὕδατα ὄντα σκληρά τε καὶ ἀτέραμνα, καὶ ψυχρὰ, est traduit par Galien dans son *Exegesis*, par δυσκατέργαστα καὶ σκληρὰ, dures & difficiles à cuire; & dans ce sens on peut traduire le passage que nous venons de citer, par, « à cause que ces eaux sont froides, dures & difficiles à « cuire. » Le même Auteur, *Com. VI. in Lib. 6. Epid.* « écrit que quelques Anciens appellent les eaux qui ne « valent rien, » ἀτέραμνα, & ἀτεράμονα; & dans un autre endroit, *Comm. eodem*, il nous dit que l'eau de pluie vaut mieux que celle qui tombe par un ouragan, qu'on ne peut altérer ni digérer, & qui ressemble à l'eau de quelques fontaines que les Anciens appelloient ἀτεραμνώδη: ces mots veulent dire autant que *indomptable*, *qui ne se peut digérer*.

Ἀτέραμνοι κοιλίαι, *Lib. de Aere locis & aquis*, sont des ventres durs, opiniâtres, difficiles à ramollir, & opposés à εὐροώτεροι, « qui sont plus fluides ou lâches ». Ἀτεράμνοις, dans le même Traité, est traduit par Erotien, δυσμεταλλάκτοις, « difficile à altérer ». Ἀτεραμνίη signifie encore crudité, & coction difficile, mais lorsqu'on l'applique à l'esprit, il signifie un caractere intraitable, des manieres rudes & impolies, que l'on ne peut adoucir ni corriger, *Hippocrat.* ἐν παραγγελίαις· τῆς γὰρ ὢ πρὸς δ'ιὸς, ἠδελφισμένος ἰητρὸς ἰητρεύει πίστι ἢ ἀτεραμνίη. « Tout bon Medecin aime mieux exercer sa « profession avec honneur, décence & probité, que de se « faire mépriser par des manieres rudes & impolies ».

ATERES, Ἀτηρὴς, d'ἄτη, *dam*, *dommage*; *nuisible*, *pernicieux*, Hippocrate, *Lib. de Aere, locis & aquis*: εἰ μέντοι, ποταμοὶ μὲν μὴ εἶησαν, τὰ δὲ ὕδατα κρηναῖα τε καὶ στάσιμα πίνοιεν καὶ ἑλώδεα, ἀνάγκη τὰ τοιαῦτα τῆς γαστρὸς ἀτηρέα εἶναι, καὶ σπληνός. « Supposé qu'il n'y ait « point de riviere & qu'ils soient obligés de boire de « l'eau croupissante, il ne se peut faire qu'elle ne soit « nuisible au ventre & à la rate ».

ATH.

ATHANASIA, d'α privatif & θάνατος, *la mort*; *immortalité*, est le nom d'un antidote que Galien décrit dans le huitieme Livre de ses topiques, comme un remede propre pour les maladies du foie, la gravelle & la jaunisse.

On le prépare de la maniere suivante.

Prenez *de safran*, *deux dragmes*,
canelle, *une dragme*,
lavande, *deux dragmes*,
casse,
myrrhe,
jonc odorant, } *de chaque*, 1 *dragme*.

Réduisez-les en forme d'électuaire avec du miel. Il excite des sueurs abondantes lorsqu'on en prend la grosseur d'une feve.

Il y a un autre antidote de ce nom que Paul, *Lib. III.* attribue à Oribase. Il emploie les mêmes drogues, mais il en varie la dose & y ajoute de l'opium, qui suivant lui est propre pour calmer les douleurs, & pour la pleurefie, & produit les mémes effets que le Philonium.

Athanasia est encore le nom d'un collyre blanc dont Aëtius donne la description dans son septieme Livre des collyres blancs & doux. Gorræus.

On donne encore ce nom dans plusieurs Pharmacopées, dont celle d'Ausbourg en est une, à certaines compositions.

Athanasia, suivant Blancard, est la même chose que *Tanacetum*, dont on peut voir l'article.

ATHANATOS, c'est suivant l'Auteur que nous venons de nommer le *Lychnis Coronaria*, dont on n'a qu'à voir l'article.

ATHANOR. Lemery dérive ce nom de *Tannaron*, mot Arabe, qui signifie un four.

C'est une espece de fourneau qui conserve une chaleur modérée pendant long-tems, pourvu qu'on ait soin d'y mettre une quantité convenable de charbon toutes les vingt-quatre heures, ou même toutes les quarante-huit heures. On s'en sert dans les opérations qui ne demandent qu'un feu modéré & à peu près égal, comme les digestions.

ATHARA. Voyez *Athera*.

ATHARES, Ἀθαρὴς, d'α privatif, & φθείρω, *corrompre*; qui n'est pas corrompu. On donne quelquefois cette épithete à une vierge, & quelquefois au fer, à cause de sa dureté, de son incorruptibilité, ou qualité invincible.

ATHELXIS, Ἄθελξις, d'ἀθέλγομαι, *sucer*, ou *tirer en tétant*; succion ou cette attraction qui se fait lorsqu'on suce ou qu'on tete. Hippocrate, περὶ χυμῶν se sert du verbe ἀθέλγομαι, & du mot ἄθελξις dans son Traité περὶ ἄρθρων; mais les meilleures copies, à ce que prétend Fœsius, lisent ἄλθεξις, au lieu d'ἄθελξις. Il approuve cette leçon & traduit ce mot par *Sanatio*, cure.

ATHENA, Ἀθήνα est une emplâtre dont Asclépiade fait beaucoup de cas, & dont on trouve la description dans Oribase, Aëtius & Paul.

Elle est faite de la maniere suivante.

Prenez *de cadmie*, *vingt dragmes*;
de cuivre brûlé,
d'écorce de grenades,
noix de galles,
aristoloche longue & ronde,
sel ammoniac,
batitures de cuivre,
alun de plume,
iris,
misy,
chalcanthum,
calcite,
verd-de-gris,
aloès,
myrrhe,
encens,
gomme ammoniaque,
galbanum, } *de chaque* 30 *dragmes*.
de la cire,
de la poix, } *de chaque cent*, *ou selon d'autres*, *deux cens dragmes*.
de colophone, *quatre cent dragmes*,
d'huile, *six onces*.

Telle est la recette d'Oribase, mais Asclepiade ordonne

d'aloès, } *de chaque, douze dragmes;*
de myrrhe,
de gomme ammoniaque, seize dragmes.

Pilez pendant plusieurs jours au soleil toutes ces drogues; faites fondre celles qui sont liquéfiables & incorporez-les avec les autres.

Cette emplâtre est très-efficace pour les blessures de la tête & des nerfs, Paul la met au nombre des remedes qu'il appelle ἔμμοτα φάρμακα, & qu'on étend sur des charpies pour les introduire dans les plaies & les ulceres.

ATHENÆUS, *Athenée.* Ce Medecin étoit natif d'Attalie & fut le premier fondateur de la secte Pneumatique ou spirituelle. Il y a eu plusieurs villes de ce nom : mais je crois qu'il s'agit ici d'Attalie ville de Cilicie, sur ce que Cœlius Aurelianus parle d'un *Athénée* de Tarse, qui est probablement le même. Or Tarse étant une ville de la Province que l'on vient de nommer, Cœlius a pu fort aisément mettre l'une de ces deux villes pour l'autre.

Ce Medecin parut après Thémison, comme on peut l'inférer d'un passage de Galien, où il dit que Magnus, un des Sectateurs d'*Athénée*, avoit composé un Livre intitulé, *des choses qui ont été découvertes après Thémison.* Il est fort probable que Magnus n'avoit composé ce Livre qu'en vue d'y rapporter principalement ce que son maître avoit innové dans la Medecine. Le silence de Celse & de Pline à l'égard d'*Athenée*, pourroit aussi être une preuve qu'il ne vivoit pas, ou du moins qu'il n'étoit pas encore connu de leur tems; à cela près, il semble qu'en faisant mention des autres Novateurs, ils n'auroient pas oublié celui-ci. Il se peut véritablement qu'*Athénée* ne fût pas encore au monde pendant la vie de Celse, qui a vécu sous Auguste & sous Tibere. Mais à l'égard de Pline, si l'on considere d'un côté qu'il ne s'est écoulé qu'environ cinquante ans entre cet Auteur & Archigene, le premier ayant écrit sous les Empereurs Néron & Vespasien, & le second au plus tard sous Adrien; & de l'autre qu'Archigene a été disciple d'Agathinus, & celui-ci d'*Athénée*: on trouvera que ce dernier doit avoir eu pour le moins cinquante ans plus qu'Archigene, & par conséquent qu'il a du être contemporain de Pline. Cela étant, comme l'un des deux a pu écrire avant l'autre, si l'on suppose, que Pline ait écrit le premier, ou qu'il fût un peu plus âgé qu'*Athénée*, il n'y a pas dequoi être surpris qu'il n'ait point parlé de lui.

On va premierement rapporter ce que l'on fait du sisteme philosophique d'*Athénée.* Il croyoit, *Galen. Introduct. seu Medicus, cap. 9.* que ce n'est point le feu, l'air, l'eau, & la terre qui sont les véritables élémens. Il donnoit ce nom à ce qu'on appelle les qualités premieres de ces quatre corps, c'est-à-dire, au chaud, au froid, à l'humide & au sec; dont les deux premiers tiennent lieu, selon lui, de causes efficientes, & les deux dernieres de causes matérielles. *Athénée* ajoutoit un cinquieme élément qu'il appelloit esprit. Il concevoit que cet esprit pénetre tous les corps, & les conserve dans leur état naturel; sentiment qu'il avoit tiré des Stoïciens, & qui oblige Galien de donner à Chrysippe l'un des plus fameux d'entre ces Philosophes, le nom de pere de la secte Pneumatique. C'est la même opinion que Virgile insinue dans ces vers. *Æneidos, Lib. 6.*

Principio cœlum, ac terras, camposque liquentes,
Lucentemque globum lunæ, Titaniaque astra,
Spiritus intus alit: totamque, infusa per artus,
Mens agitat molem; & magno se corpore miscet.

Athénée appliquant ce sisteme à la Médecine, vouloit que la plupart des maladies vinssent lorsque l'esprit dont on a parlé souffre, ou reçoit le premier quelque atteinte, τοῦ πνεύματος πρωτοπαθοῦντος, *Galen. Introduct. cap. 9.* Mais comme les écrits de ce Medecin ne sont pas venus jusqu'à nous, on ne sait point plus particulierement ce qu'il entendoit par cet esprit, ni comment il concevoit qu'il souffre. On peut seulement recueillir de la définition qu'il donnoit du pouls, qu'il croyoit que cet esprit étoit une substance qui pouvoit être plus ou moins étendue, ou resserrée. « Le pouls, disoit-il, n'est au-« tre chose qu'un mouvement qui se fait par la dilata-« tion naturelle, & involontaire de l'esprit, qui est « dans les arteres & dans le cœur; lequel esprit se mou-« vant de lui-même, meut en même tems le cœur & « les arteres ».

C'est tout ce qu'on peut découvrir des sentimens d'*Athénée*, à la réserve de quelque chose qui concerne l'anatomie, en quoi il suivoit Aristote. Galien, *de Different. Pulf. Lib. IV. cap. 4.* remarque qu'aucun des Medecins de ce tems-là n'avoit si universellement écrit de la Medecine qu'*Athenée*: mais il ne nous reste de tous ses Ouvrages que deux ou trois chapitres qu'on trouve dans les recueils d'Oribase, & dont on ne peut rien tirer qui serve à l'établissement de l'opinion dont il s'agit, & encore moins qui fasse voir de quel usage elle étoit par rapport à la pratique de la Medecine.

ATHENATORIUM est un couvercle de verre épais dont on trouve la figure dans le *Theatrum Chymicum, Tom. III. p. 33.* on l'adapte à une cucurbite dont on a ôté l'alembic dans un procédé particulier que l'on décrit dans ce même Ouvrage.

ATHENIONIS CATAPOTIUM, nom d'une pilule que Celse, *Lib. V. cap. 25.* recommande contre la toux. Elle est composée de myrrhe, de poivre, de castoreum & d'opium.

ATHENIPPON, est le nom d'un collyre dont on trouve la description dans Scribonius Largus, 26. & qu'on appelle aussi *Diasmyrnes.* Il passe pour être très-salutaire dans quelques maladies des yeux.

ATHENIPPON PANCHRESTON, Ἀθήνιππον πάγχρηστον; Collyre dont il est parlé dans Galien, *Lib. VIII.* τῶν κατὰ τόπους. Il est tout-à-fait différent de celui de Scribonius Largus, d'où il paroît que le nom d'*athenippon* étoit commun à plusieurs collyres.

ATHER, Ἀθὴρ, à ce que prétend Galien, signifie dans Hippocrate, la barbe d'un épi d'orge, comme dans le *Lib. II. de Morbis*, & le sommet de cette partie de la pointe d'une fleche appellée πώγων, barbe, comme dans le *Lib. V.* τῶν ἐπιδημιῶν.

ATHERA, Ἀθήρα, ou *Athara*, comme on lit dans Pline, *Lib. XXII. cap. 25.* signifie une espece de bouillie fort claire, faite avec du froment, pilé & réduit en poudre, qui est aussi fort bonne pour les enfans, *Dioscoride, Lib. II. cap. 114.* nous dit que c'est un aliment liquide fait avec de la fleur de froment, que l'on peut employer aussi en forme de cataplasme. Ce mot a été reçu par les Grecs, quoique Pline nous assure qu'il est Egyptien d'origine. GORRÆUS.

ATHERINA, est un petit poisson dont Aldrovandi fait mention. Il est fort épineux, mais fort délicat & très-aisé à digérer.

ATHEROMA, Ἀθέρωμα, *Atherome*; c'est une tumeur sans couleur & sans douleur enfermée dans une membrane qui contient une matiere purulente, épaisse, blanchâtre, semblable à de la bouillie appellée ἀθήρα, laquelle est quelquefois mêlée avec des corpuscules durs & pierreux, & quelques autres semblables à des ratissures de soufre ou à des os de poulets mâchés. Leonidas écrit qu'il a souvent trouvé des especes de cheveux enfermés dans cette humeur épaisse; & Philoxene, des petits animaux semblables à des cousins ou des moucherons.

L'*atherome*, Ἀθέρωμα est une tumeur oblongue, peu élevée, dure, qui cede difficilement à l'impression des doigts, & qui ne la perd pas aisément lorsqu'elle l'a une fois reçue, ce qui la distingue du meliceris qui est plus rond, plus petit, plus large, plus uni, qui cede aisément à l'impression des doigts, & la perd aussi-tôt. GORRÆUS. Voyez *Tumor.*

ATHLETICUS, Ἀθλητικὴ ἕξις, *Athletica habitudo, habitude*

habitude athlétique du corps ; c'est ainsi que les anciens appelloient l'état du corps lorsqu'il étoit gros, charnu & robuste, car tels étoient les athletes. Ce tempérament ne leur étoit point naturel : mais ils le rendoient tel par une forte application à l'exercice de la lutte. Le but principal qu'ils se proposoient par cet exercice, étoit de fortifier leur corps, usant en même tems d'une nourriture solide & copieuse, qui remplissoit leur veines d'un sang louable & fibreux. Ils ne cherchoient pas seulement à donner de la force à leur corps, mais encore à le rendre pésant pour mieux frapper & terrasser leurs adversaires. Leur nourriture étoit d'une telle nature qu'elle ne se digéroit ni ne se dissippoit pas aisément, comme du bœuf, du cochon, du pain & du fromage, & à ce que dit Galien, de la meilleure fleur de froment, quelques especes de pâtisseries & autres pareilles choses, que cet Auteur, dans son premier Livre de la conservation de la santé, regarde comme très-propres à augmenter la force & la vigueur des Athletes. Le pain dont ils usoient étoit autrefois appellé *coliphium, ἀπὸ τῦ κώλυ κ) ἶφι, de la fermeté des membres.* Ils mangeoient & buvoient à toute heure, sans garder aucune regle, afin de s'accoutumer au changement. Ils dormoient beaucoup & se rouloient dans la poussiere & dans la boue. Ils étoient tout-à-fait inhabiles aux offices de la vie qui demandent de l'honnêteté & de la politesse. Ceux qui venoient à bout d'acquérir par ces moyens cette habitude du corps, passoient pour d'excellens Athletes ; & cette habitude du corps étoit appellée ἀθλητικὴ ἕξις, *habitude athlétique.* Mais on s'accoutuma dans la suite à donner ce nom à tout état du corps vigoureux & replet, quoiqu'on ne l'ait point acquis par ces moyens. De-là vient que dans Plaute *pugilicè, pancraticè* & *athleticè valere*, est mis pour *optimè & firmissimè ;* & dans Celse, *L. IV. c. 6.* une diete athlétique signifie une diete forte & propre à réparer les forces du corps, comme Budæus l'observe dans ses notes sur les *Pandect.* Cependant Hippocrate condamne cette habitude athlétique, comme n'étant point naturelle, ni si salutaire, parce qu'on est toujours en danger de la perdre par quelque maladie, à cause de la trop grande plénitude des vaisseaux. On doit donc la regarder comme neutre plutôt que saine, à cause du danger dont elle est accompagnée, à moins qu'on ne l'évite par κεναγγεῖα, *l'évacuation des vaisseaux.* Galien dit au contraire, *Comment. in Aphor.* 3. *Lib. I.* qu'il n'y a rien à craindre en ce cas, à cause que les Athletes abondent de bonnes humeurs, & ont le corps extremement robuste. Il reconnoît dans son Livre *de Atrabile*, que leur sang est très-bon. Gorræus. Voyez *Gymnastica.*

ATHLIPTOS, Ἄθλιπτος, d'α privatif, & θλίβω, presser ; *qui n'est point pressé.* Ἄθλιπτος εἰσβολὴ, à ce que prétend Galien, est une expression dont se servent quelques Auteurs pour signifier l'approche d'un paroxysme fébrile sans compressions. Cette espece de fievre, dit-il, se fait d'abord sentir par la force & la vitesse du pouls, elle ne commence point comme les autres fievres par le tremblement & le frisson, le froid des extrémités ou de la superficie, par le picotement, la pesanteur ou compression de l'estomac, & par la foiblesse du pouls ; car l'accès de la fievre est ordinairement accompagné de quelqu'un de ces symptomes, auxquels succedent quelquefois le vomissement, ce qui est une preuve que les humeurs se portent en quantité dans l'estomac. D'ailleurs le sang se retirant de la superficie du corps dans les visceres, doit occasionner des compressions, des obstructions & des gonflemens dans les principales arteres. Lorsque la fievre attaque un malade de toute autre maniere, on dit qu'elle fait un ἄθλιπτος εἰσβολὴ, « une attaque sans compression. » Galien, *de Præsag. ex Puls. Lib. III. cap. 7.*

ATHONOR. Voyez *Athanor.*

ATHORECTOS, Ἀθώρηκτος, *qui ne s'enivre point, sobre.*

ATHROESMA, Ἄθροισμα, d'ἀθρόος, *recueilli ensemble.* Ce terme est fort usité parmi les Medecins de la secte empirique. Il signifie la collection entiere de toutes leurs observations.

ATHROOS, Ἀθρόος, adjectif, ou ATHROON, ἀθρόον, adverbe dans les Auteurs qui ont écrit sur la Medecine, signifie *copieux, accumulé* ou *soudain*, & il est opposé à *par degrés, successivement.* On l'applique aux sécrétions, nutritions, &c.

ATHYMIA, d'α privatif, & θυμὸς, courage ; *pusillanimité, défaut de courage.* Il signifie pour l'ordinaire dans les Auteurs, cet abattement, ce découragement & ce désespoir qui s'empare des malades d'un certain tempérament dans le cours des maladies.

A T I

ATINCAR ou ATINKAR, *Borax.* Ruland. Johnson.

ATITARA, nom que les habitans du Brésil donnent à la *palma humilis spinosa.* Raii, *Hist. Plant.*

A T L

ATLAS, la premiere vertebre du cou. On l'appelle *atlas* parce qu'elle porte la tête, comme les anciennes fables marquent qu'un certain *atlas* portoit le globe de l'Univers. Cette vertebre n'a ni corps, ni apophyse épineuse. Son ouverture ou sa capacité est beaucoup plus grande que celle des autres. Elle est comme une espece d'anneau osseux très-inégal, & rempli tout autour d'éminences & de cavités. On peut la diviser en deux arcs, un antérieur ou plus grand, un postérieur ou plus petit.

L'arc antérieur est formé de deux grosses masses latérales, & d'une petite portion d'arc, qui avec les deux masses forme une échancrure dans la partie antérieure de la grande cavité ou capacité de la vertebre. On peut regarder les masses latérales comme un corps séparé en deux, sans lequel la premiere vertebre auroit été trop foible pour soutenir les articulations.

L'arc postérieur porte directement en arriere au milieu de la convexité un tubercule un peu pointu, plus large que le tubercule antérieur, & marqué d'impressions musculaires à chaque côté, sur le bord supérieur & sur le bord inférieur. Ce tubercule paroît ici tenir lieu d'apophyse épineuse.

Les apophyses transverses de la premiere vertebre naissent du milieu de la hauteur des masses latérales. Elles sont percées perpendiculairement à leur naissance. Elles sont au commencement larges, beaucoup plus longues que celles des cinq vertebres au-dessous, & vont peu à peu se terminer par une pointe mousse, qui quelquefois est comme double, & marquée en dessus & en dessous d'empreintes musculaires.

Les apophyses articulaires supérieures sont les plus grandes de toutes les apophyses articulaires de l'épine du dos. Ce sont des cavités cartilagineuses très-oblongues, fabriquées dans la face ou partie supérieure des masses latérales. Elles sont situées presque horisontalement, mais de façon que leurs extrémités antérieures sont plus en dedans, & par conséquent plus près l'une de l'autre que les extrémités postérieures. Elles sont proportionnées à la convexité des condyles de l'os occipital.

Les apophyses articulaires inférieures sont moins caves, moins oblongues ou étendues de devant en arriere, mais plus larges. Elles sont inclinées latéralement de dedans en dehors, & de haut en bas. Elles sont directement sous les supérieures ; de sorte que les apophyses articulaires, les apophyses transverses, les trous & la masse latérale de chaque côté se trouvent sur une même ligne.

Il y a une échancrure longuette comme une espece de gouttiere entre chaque apophyse articulaire supérieure de l'arc postérieur de l'anneau osseux, depuis le trou de l'apophyse transverse en arriere, par laquelle échancrure, dans l'état naturel, les vaisseaux vertébraux font un contour avant leur passage par le grand trou occipital. On trouve rarement un canal entier au lieu de cette goutiere. Il y a encore une pareille échancrure ou goutiere, mais moins profonde à chaque côté entre cet arc & les apophyses inférieures.

Dans la circonférence interne du grand trou de cette vertebre, au milieu de la grande échancrure, il y a une facette cartilagineuse pour l'articulation du pivot de la seconde vertebre, & à chaque côté de cette échancrure entre les apophyses supérieures & inférieures, il y a une petite facette ou impression inégale pour l'attache d'un ligament transversal qui sert à brider le pivot. Tout autour de la même circonférence, supérieurement & inférieurement, on voit plusieurs inégalités ou impressions. Winslow, *Anatomie*.

ATLE, nom que les Egyptiens donnoient au *tamaris*. Blancard.

ATM

ATMOSPHERA, *Atmosphere*. La masse entiere des vapeurs & de l'air qui environne la terre. Voyez au mot *Aer*. Il est dérivé de

ATMOS, Ἀτμὸς, qui signifie vapeur ou exhalaison.

ATO

ATOCIA, d'α privatif, & du verbe τίκτω, accoucher; *stérilité*. Blancard.

Ἄτοκοι dans Hippocrate, signifie pour l'ordinaire une femme qui s'abstient des moyens de concevoir, c'est-à-dire, des embrassemens de l'autre sexe.

ATOCIUM, un des noms du mouron violet, en latin *lychnis Sylvestris*. Blancard.

Atocium, ἀτόκιον, signifie encore un remede qui cause la stérilité.

ATOLLI, espece de bouillie faite avec de la farine de maïs & de l'eau, que les Indiens mêlent avec leur chocolat.

ATOLMIA, Ἀτολμία, d'α privatif, & τόλμα, intrépidité; *pusillanimité*, *abattement de courage*.

ATOMUS, *Atome*, Ἄτομος, d'α privatif, & τέμνω, *couper* ou *diviser*; particule de matiere qu'on ne peut diviser à cause de son extreme petitesse.

Asclepiade, dit Cœlius Aurelianus, *Acut. Lib. I. c.* 14. en parlant du systeme Philosophique de ce Medecin, établissoit pour principes de tous les corps des *atomes*, qui sont selon lui de petits corps perceptibles à l'entendement seul, qui n'ont aucune qualité, mais qui dès le commencement étant dans un mouvement continuel & venant à se rencontrer ou à se heurter les uns contre les autres, se rendent par ce moyen encore plus petits & se divisent en un nombre innombrable de particules ou fragmens d'une grandeur & d'une figure différente. Il ajoutoit que ces particules se réunissant dans la suite, & s'approchant réciproquement par leurs mouvemens divers, forment tout ce qu'il y a au monde ou toutes les choses sensibles, lesquelles conservent en elles-mêmes la même disposition au changement qu'avoient eu les particules dont elles étoient composées par rapport à la grandeur, à la figure, au nombre & à l'ordre. Et quand on lui demandoit d'où venoit donc que les *atomes* ou les particules dont on vient de parler, n'ont aucune qualité, & que les corps qu'elles composent en possedent plusieurs; il repondoit que ces qualités dépendoient de l'ordre, de la figure, du nombre ou de la grandeur, qu'ont plusieurs de ces particules jointes ensemble; & il se servoit de la comparaison de l'argent, qui étant blanc pendant qu'il est en masse, ne laisse pas de paroître noir, lorsqu'il est en limaille, & de la corne, qui est noire étant entiere, & blanche étant rapée.

On voit par ce que nous venons de dire, qu'il y avoit quelque différence du sentiment d'Asclepiade à celui d'Epicure ou de Démocrite, quoique les uns & les autres reconnussent les *atomes*; car ceux de ces derniers étoient différens des *atomes* du premier, ceux de celui-ci étant divisibles en plusieurs parties, au lieu que ceux des autres ne pouvoient être divisés. Je pense que ce que Cœlius appelle ici des *atomes*, est la même chose que Galien a appellé des molécules ou Ὄγκοι. Epicure reconnoissoit bien les molécules avec Asclepiade; Lucrece qui a été précisément contemporain de ce Medecin, parle aussi de quelque chose de semblable: mais il y a cette différence que les molécules d'Epicure & de Lucrece, ne sont pas regardées par ces Philosophes comme les premiers principes des corps, mais seulement comme la premiere chose qui résulte de l'assemblage des *atomes*, lesquels sont, selon eux, les premiers & les véritables principes des corps; au lieu qu'Asclepiade semble tirer les *atomes* des molécules, quoiqu'il donne le nom d'*atomes* aux molécules elles-mêmes, du moins dans l'Auteur d'où nous avons tiré ceci. On pourroit croire que cet Auteur n'a pas bien traduit ou n'a pas bien entendu Asclepiade, si l'on fait réflexion sur ce que dit Galien, *de Theriac. ad. Pison. c.* 11. « qu'Asclepiade retenant les sentimens de Démocrite & d'Epicure touchant les principes des corps « n'a fait que changer les noms, appellant les *atomes* « des molécules, & donnant au vuide le nom de po-« res. » Mais Galien lui-même établit ailleurs, *de Hippoc. & Platon. Decret. Lib. V. cap.* 3. une différence formelle entre le sentiment d'Asclepiade, & celui de Démocrite ou d'Epicure, opposant les principes de l'un à ceux des autres; « soit, dit-il, que les corps des « animaux se trouvent composés de molécules & de po-« res, comme le croyoit Asclepiade, ou de petits corps « indissolubles, comme l'a cru Epicure. » Le premier des Livres que l'on cite est soupçonné n'être pas de Galien, mais le dernier est certainement de lui. L'Auteur du Livre intitulé l'Introduction, *cap.* 9. que l'on a aussi attribué à Galien, quoiqu'il soit d'un autre Auteur, nous apprend aussi que les élémens d'Asclepiade étoient des molécules, ou de petites masses fragiles, ὄγκοι θραυστοί; & c'est proprement cette fragilité qui distinguoit les principes d'Asclepiade de ceux d'Epicure, qui étoient indissolubles ou qui ne pouvoient être partagés. Il semble que les principes de Descartes ont quelque rapport avec ceux du premier, comme ceux de Gassendi sont les mêmes que ceux du dernier. Le Clerc.

ATONIA, Ἀτονία, d'α privatif, & τείνω, étendre, élargir; *Atonie*, foiblesse, relâchement. Ce mot étoit fort en usage parmi les Medecins de la secte méthodique, qui attribuoient les causes de toutes les maladies au relâchement, à la tension, ou à un mélange de ces deux.

ATOPOS, Ἄτοπος, d'α privatif, & τόπος, *place*; *absurde*, ou *incommode*. Hippocrate s'en sert, *Aph.* 52. *sect.* 4.

ATR

ATRA BILIS. Voyez *Bilis*.

ATRACHELUS, Ἀτράχηλος, d'α privatif, & τράχηλος, *le cou*; qui a le *cou* court. Galien s'en sert, & il signifie quelquefois *décapité*, *décollé*.

ATRACTOS, Ἄτρακτος, *quenouille*, ou le bois d'un javelot. Hippocrate se sert quelquefois de ce mot.

ATRACTYLIS, Offic. Ger. 1008. Emac. 1171. Raii Hist. 1. 304. Ἀτρακτυλίς, Dioscorides, *Atractylis lutea*, C. B. 379. *Atractylis flore luteo*, Park. 963. *Atractylis vera*, *flore luteo*, J. B. 3. 83. Chab. 353. *Cnicus Atractylis lutea dictus*, Hort. Lugd. Bat. 164. Tourn. Inst. 451. Boerh. Ind. A. 140. *Carduus luteus erectus reticulatus*, *ramis fusum referentibus*, Hist. Oxon. 3. 160. *Carduo-Cnicus Atractylis dicta*, Pluk. Almag. 82. *Safran sauvage*.

Les feuilles inférieures de ce chardon sont longues & étroites, découpées profondément tout autour, tant soit peu velues & piquantes. Ses tiges sont aussi velues & sans aucune pointe: mais les feuilles qu'elles poussent sont fort minces, & plus larges à proportion que celle d'embas, plus dures, mais moins profondément découpées. Sa tige se divise à son extrémité en trois ou quatre branches, aux sommets desquelles naissent des fleurs entourées de feuilles épaisses, dures & piquantes, chacune de ces fleurs est un bouquet à fleurons découpé en lanieres, de couleur jaune. Quand cette fleur est passée, il paroît en sa place des semences garnies chacune d'une aigrette, blanchâtres, semblables à celles du Cartame, & couvertes d'un duvet. Cette plante croît dans les pays chauds, comme l'Italie & la Grece, où les femmes se servent de sa tige pour faire des fuseaux. Elle fleurit en Eté.

On ne se sert que de ses feuilles, encore est-ce très-rarement, quoique quelques Auteurs assurent qu'elles ont les mêmes vertus que celles du chardon-béni. On l'estime propre particulierement contre la piqure du scorpion. MILLER, *Bot. Off.*

Elle est apéritive, sudorifique, propre pour résister au venin, étant prise en décoction : on en tire par la distilation de l'eau qui a la même vertu que l'eau de chardon béni. LEMERY, *des Drogues.*

ATRAGENE, *Clematice*, *viorne*, ou *herbe aux gueux.*

Atragene, Offic. *Viorna*, Ger. 739. Emac. 886. Mer. Pin. 125. *Viorna vulgi*, Herm. Flor. 2. 12. Merc. Bot. 1. 77. Phyt. Brit. 130. *Clematis sylvestris latifolia*, C. B. Pin. 300. Boerh. Ind. A. 46. Tourn. Inst. 295. Elem. Bot. 244. Dill. Cat. Giss. 143. *Clematis sylvestris latifolia sive Viorna*, Park. Theat. 380. *Clematis latifolia seu Atragene quibusdam*, J. B. 2. 125. Raii Hist. 1. 620. Synop. 3. 258. *Clematis Arthragene Theophrasti quibusdam*, Chab. 116. *Flammula sepium foliis integris*, Rupp. Flor. Jon. 54. Buxb. 114.

Cette plante croît parmi les haies, & fleurit au mois de Juillet. Ses fleurs, son écorce, ses semences & sa racine ont une qualité caustique.

Son écorce étant appliquée sur la peau, y cause des pustules & des ulcérations. DALE.

ATRAMENTUM SUTORIUM, *Vitriol. Chalcanthum.* Voyez *Vitriolum.*

ATRAPHRAXIS, ou ATRAPHAXIS. Nom de l'*Atriplex*, dont on peut voir l'article.

ATRECEOS, 'Ατρεκέως, d'ἀτρεκής, *vrai*, *certain*, a différentes significations dans Hippocrate ; car le plus souvent, comme le dit Erotien, il est mis pour ἀκριβῶς exactement, & rarement pour ἀληθῶς, véritablement, certainement. Ce mot est aussi différemment interprété par les Traducteurs d'Hippocrate. Dans Bacchius il signifie ἀληθῶς, αὐτάρκως, ἀκριβῶς, « véritablement, suffisamment, exactement. » Dans Philinus il ne signifie qu'ἀκριβῶς. Epicles le traduit par σαφῶς, εἰλικρινῶς « ouvertement, sincerement, parfaitement. « Dans les *Prognost.* οὐ δύναται δὲ ὅλῃσιν ἡμέρῃσιν οὐδὲν τουτέων ἀριθμεῦσθαι ἀτρεκέως. « On ne peut exactement calculer tous les jours aucune de ces maladies. » Dans les *Prorrhet.* 2. ἀτρεκέως διαιτώμενος, est celui qui observe un certain régime. Dans le même livre, Ἀτρεκέστατα δὲ καὶ ἐπὶ πλεῖστον χρόνον τὰς φυλακὰς αἰεὶ τῶν δεινοτάτων ποιέεσθαι ; « nous devons être pendant « long-tems soigneusement en garde contre les accidens « les plus formidables. » Dans son livre *des Fractures*, ἀτρεκὲς δὲ οὐδέν, « il n'y a rien de certain. » Dans celui, περὶ ἄρθρων, κληῖς δὲ καταγεῖσα ἢν μὲν ἀτρεκέως ἀποκαυλισθῇ, une fracture de la clavicule, si elle est entierement rompue comme un bâton, c'est-à-dire, en « travers. » Ici Galien traduit ἀτρεκέως par ἀκριβῶς, δι' ὅλως, ὁλοκλήρως, « parfaitement, entierement, tout-à-fait. »

'Ατρεκείη dans Hippocrate, est l'assurance que l'on donne d'une chose comme certaine & parfaitement connue. Dans le second livre des *Prognostics*, ἀμφὶ δὲ τῶν γυμναζομένων καὶ ταλαιπορεόντων, τὰς μὲν ἀτρεκείας τὰς λεγομένας, ὡς λέγουσιν οἱ λέγοντες οὔτε δοκέω εἶναι, οὔτε, εἴ τις δοκέει, κωλύω δοκέειν. « Quant à ceux qui font beaucoup « d'exercice, on assure certaines choses comme véritables, que je ne crois pas ; mais auxquelles je laisse « la liberté à chacun d'ajouter foi, s'il le juge à propos. »

ATREMEAS, 'Ατρεμέας dans Hippocrate, est mis pour ἀτρέμας, d'α privatif, & τρέμω, trembler ; *paisiblement*, *tranquilement*, *nonchalamment*. Ainsi, *Lib. V. Epid.* οὐκ ἀτρεμίας, c'est-à-dire, οὐκ ἀτρέμας εἶχεν, « il n'a » point de repos, » est exprimé, *Epid.* 7. par οὐδ' ἠτρεμίζεν. 'Ατρέμας est traduit dans Hesychius par ἡσύχως, ἡσυχῇ, *paisiblement*, comme ἀτρεμία l'est par ἡσυχία, ἀτρεμέων par ἡσυχάζων, & ἀτρεμῆσαι par ἡσυχάσαι. Par ἀτρεμέοντα, Hippocrate entend ces parties du corps qui sont en repos, comme les parties qui sont autour de la cuisse & de la jambe, eu égard au genou. 'Ατρεμέοντα dans Erotien sur Hippocrate, est traduit par ἠρεμοῦντα, *repos*, en vue de ce passage du livre *des fractures*, καὶ τὰ μὴ ἀτρεμέοντα ἐν τῷ τοιούτῳ σχήματι ; « ces « os qui ne restent point en repos dans la même posture. »

ATRESIA, 'Ατρησία, d'α privatif, & τράω ou τρέω, *percer* ; *imperforation.*

ATRETI, 'Ατρητοι, *qui n'est point percé.* On donne ce nom aux personnes des deux sexes, dont l'anus & l'uretre ne sont point percés, & aux femmes dont le vagin est fermé. Voyez *Imperforatio.*

ATRICES ; petits tubercules autour de l'anus qui disparoissent & reviennent ensuite, surtout au commencement. Valesius de Tarante les met au nombre des condylomes & des *ficus*. CASTELLI.

ATRICI ; petits sinus à l'extrémité de l'intestin rectum qui ne pénetrent point dans sa cavité.

ATRIPLEX, *Arroche.* Il y a trois plantes à qui on donne pour l'ordinaire ce nom.

La premiere est,

Atriplex, Offic. Chab. 305. *Atriplex alba hortensis*, J. B. 2. 970. Raii Hist. 1. 191. *Atriplex sive olus aureum*, Park. Parad. 488. *Atriplex hortensis alba, sive pallidè virens*, C. B. 119. Hist. Oxon. 2. 606. Tourn. Inst. 505. Boerh. Ind. A. 2. 89. *Atriplex sativa alba*, Ger. 256. Emac. 325. *Atriplex spuria hortensis candida*, Volck. 53. DALE. *Arroche blanche.*

Dioscoride dit qu'on donne encore à cette plante le nom de *Chrysolachanon.*

Cette plante est annuelle, & se renouvelle tous les ans par le moyen de la graine qui tombe. Ses feuilles sont triangulaires, plus longues que larges, & comme allées vers leurs queues, couvertes, surtout lorsqu'elles sont jeunes, d'une légere farine, de couleur verte tirant sur le jaune pâle, d'un gout fade. Sa tige est anguleuse & branchue, haute d'environ deux ou trois piés, & porte vers son sommet des feuilles un peu plus grandes que celles qui sont au pié, & sans oreilles. Les sommités de ses branches sont chargées, d'un grand nombre de petites fleurs sans pétales, composées de plusieurs étamines, garnies de sommets jaunâtres ou verdâtres. Il leur succede une semence arrondie, brune, envelopée dans une capsule composée de deux feuilles.

Ces semences sont de deux especes, dont l'une est la moitié plus petite, plus brune & plus lisse que l'autre. Il y a une autre espece d'*arroche* qui ne differe de la précédente que par la couleur de sa tige, de ses feuilles & de son fruit, qui est rouge ou purpurine. On les cultive toutes les deux dans les jardins, & l'on s'en sert indifféremment. MILLER, *Bot. Offic.*

Les Grecs l'appelloient 'Ατράφαξις, d'ἀδρῶς, & αὔξειν, parce qu'elle croît en peu de tems à une hauteur considérable. Il y a trois especes d'*arroches* ; savoir, la rouge, la blanche & la noire. C'est une plante potagere fort connue, que l'on fait souvent cuire avec des choux, mais qui est rarement en usage dans les cuisines des bonnes maisons. *Ja. Joseph Joesper Manuduct. ad Vit. long. p. 2. cap.* 8. nous apprend cependant que les habitans du Brabant, des Pays-bas, les François & surtout les Bourguignons en font tant de cas, & en usent si souvent pendant l'Eté, qu'il est rare qu'on n'en serve à dîner & à souper. Elle nourrit peu, elle est froide & humide : mais l'humidité qu'elle contient est adoucissante & émolliente, puisqu'elle communique une vertu laxative aux alimens avec lesquels on la fait cuire. On assure qu'elle est bonne pour les personnes d'un tempérament chaud & bilieux, & pour celles qui sont sujettes à vomir du sang. Mais lorsqu'on en mange avec excès, elle rend la masse du sang aqueuse, & cause la jaunisse & l'hydropisie ; de-là vient que Pythagore, à ce que rapporte Pline, *Lib. II. H. N. c.* 20. en défendoit l'usage. Le même Auteur cite Dionysius & Dioclès, qui assurent que cette plante est extremement nuisible à l'estomac, & occasionne un grand nombre de maladies. Etant pilée & appliquée sur la partie, elle attire les épines & les éclats de bois qui y sont entrés, & guérit la plaie qu'ils ont faite. Elle tue & chasse les vers lorsqu'on l'applique sur le nombril. On l'emploie dans les lavemens émolliens & anodyns ; on l'applique aussi en cataplasme pour arrêter les inflammations & appaiser les douleurs. L'eau qu'on en tire par la distilation étant mêlée avec de l'aloès, arrête les hémorrhagies, & guérit la teigne. Sa semence est purgative, mais elle opere rarement par haut.

Les habitans de la Lombardie mêlent cette plante avec du beure & du fromage, dont ils font des pâtés qu'ils estiment fort. Ceux de la Virginie tirent de sa tige un sel dont ils se servent pour préparer leurs alimens. BARTH. ZORN. *Botanologia.*

Dioscoride prétend que la semence de l'*arroche* guérit la jaunisse étant prise dans de l'hydromel.

Atriplex sylvestris, Offic. J. B. 972. Raii Hist. 1. 197. Chab. 308. *Atriplex sylvestris altera*, C. B. 119. Ger. Emac. 326. *Atriplex sylvestris, folio sinuato, saturatè virente, spicâ rubrâ*, Hist. Oxon. 2. 604. *Atriplex sylvestris vulgatior sinuata*, Park. 747. *Blitum Atriplex sylvestris dictum*, Raii Synop. 63. *Chenopodium folio laciniato, comâ purpurascente*, Tourn. Inst. 506. Boerh, Ind. A. 2. 90. Buxb. 69. *Chenopodium folio sinuato candicante*, Dill. Cat. 106. *Arroche rouge.*

Ses feuilles & sa semence sont émollientes comme celles de la précédente. Elles passent pour résoudre les furoncle, soit qu'elles soient bouillies ou rôties. DALE.

Atriplex olida, Offic. Ger. 258. Emac. 327. Raii Hist. 1. 198. *Atriplex fœtida*, C. B. Pin. 119. Cod. Med. 16. J. B. 2. 974. Hist. Oxon. 2. 605. *Atriplex fœtida & vulvaria*, Chab. 307. *Atriplex olida, sive sylvestris fœtida*, Park. Theat. 749. *Blitum fœtidum vulvaria dictum*, R. Synop. 64. *Chenopodium fœtidum*, Elem. Bot. 406. Tourn. Inst. 506. Boerh. Ind. A. 2. 90. Dill. Cat. 106. Buxb. 68. *Atriplex Chenopodia fœtida*, Hort. Monsp. 29. DALE. *Arroche puante.*

Les tiges de l'*arroche puante*, ou de l'*orris*, qui est le nom qu'on lui donne pour l'ordinaire, sont rampantes & branchues, cannelées ou striées, de couleur blanchâtre. Ses feuilles sont arrondies, terminées en pointes, placées alternativement, petites, & couvertes d'une poussiere farineuse, grasse. Sa semence est enfermée dans une capsule qui étoit le calyce d'une petite fleur verdâtre ; elle est petite, lisse & noirâtre. Cette plante a une odeur puante comme celle du maquereau pourri. Elle croît dans les lieux incultes & parmi le fumier.

Elle convient particulierement aux femmes. Elle est apéritive, bonne pour lever les obstructions & pour les maladies de l'utérus, pour exciter les regles, pour faire sortir l'arriere-faix & les vuidanges, pour appaiser les suffocations de matrice, & dissiper les accès hystériques. On la donne pour l'ordinaire en décoction. On trouve dans les boutiques un sirop fait avec le suc de cette plante. MILLER, *Bot. Offic.*

ATROPHIA, Ἀτροφία, d'α privatif, & τρέφω, nourrir ; *atrophie.*

Morton définit les différentes especes de consomption, ou d'*atrophie* de la maniere suivante :

La consomption en général est un dépérissement des parties musculeuses du corps causé par la privation ou dissolution des humeurs avec la fievre ou sans fievre.

L'*atrophie* est originelle ou symptomatique.

La consomption originelle est celle qui vient purement de la disposition morbifique du sang ou des esprits animaux, qui réside dans le sisteme des nerfs & des fibres, & qui n'est point l'effet d'aucune maladie précédente. On peut diviser l'*atrophie* en *atrophie* proprement dite, & en consomption des poumons.

L'*atrophie* proprement dite, est une consomption universelle qui provient de toute l'habitude du corps & non point d'aucune maladie des poumons ou de quelque autre viscere, sans aucune fievre apparente. Elle est ou nerveuse, ou l'effet des évacuations.

L'*atrophie* ou consomption nerveuse, est celle qui doit son origine à l'état morbifique des esprits, & à la foiblesse ou destruction du ton des nerfs, d'où résulte une imbécillité & une consomption universelle dans toute l'habitude du corps qui a pour cause l'assimilation imparfaite du suc nourricier ; de sorte que dès le commencement de la maladie, l'appétit doit manquer, & la digestion ne doit point se faire, à cause de l'élaboration & la volatilisation imparfaite du chyle. On peut regarder cette espece d'*atrophie* comme un des plus fâcheux symptomes du scorbut.

L'*atrophie* d'inanition, est celle qui doit son origine au défaut ou soustraction du suc nourricier, laquelle varie suivant la mesure des issues qui se sont formées dans le corps naturellement ou par art, & par lesquelles cette liqueur précieuse s'est déja évacuée ou peut s'évacuer.

La consomption qui doit son origine à quelque affection des poumons, est un dépérissement universel des parties du corps, occasionné par quelque maladie des poumons, comme par des engorgemens, des inflammations & des ulcérations, ce qui fait qu'elle est accompagnée de la toux, de la difficulté de respirer, & de plusieurs autres symptomes, aussi-bien que d'une fievre, qui d'abord est lente & hectique, mais qui devient ensuite inflammatoire, putride, & intermittente.

La consomption symptomatique, est celle, qui, bien qu'elle procéde immédiatement de la mauvaise disposition du sang & des esprits, dépend cependant d'une maladie qui a précédé & qui a imprimé cette disposition morbifique sur les esprits & sur les humeurs.

Atrophie nerveuse.

L'*atrophie* ou consomption nerveuse est un dépérissement du corps, sans aucune fievre remarquable, sans toux, & sans difficulté de respiration ; mais elle est jointe au défaut d'appétit, & de digestion, la nature s'affoiblit, & le corps s'amaigrit tous les jours de plus en plus. Cette espece de consomption regne quelquefois en Angleterre, surtout parmi ceux qui sont revenus de la Virginie.

Au commencement de cette maladie, le corps paroît œdémateux & bouffi, & comme farci d'un chyle dénué d'esprits ; le visage est pâle & défiguré, l'estomac a de l'aversion pour toutes sortes d'alimens excepté pour les liquides, & les forces du malade diminuent si fort, qu'avant que les parties charnues du corps soient consumées, il est réduit à un état qui l'oblige de garder le lit. La couleur de l'urine varie : mais pour l'ordinaire elle est haute en couleur, & peu abondante, quelquefois cependant (& cela arrive souvent dans les maladies nerveuses) elle est pâle & abondante. Quelque forte que soit la couleur de l'urine, on ne s'apperçoit point que le malade ait la fievre, ni à son pouls, ni à la soif & à la chaleur qu'il ressent : de sorte que les signes pathognomoniques, ou ceux qui indiquent manifestement le commencement de cette consomption, sont la diminution des forces du malade, le dégout, sans aucune fievre, sans toux, & sans difficulté de respiration, quoique dans le cours de la maladie, lorsque la consomption de la chair a peu à peu affecté toute l'habitude du corps, la respiration est un peu plus difficile, comme il arrive à ceux qui sont extrémement affoiblis.

La cause immédiate de cette maladie réside, à ce que je crois, dans le sisteme des nerfs, & provient de la mauvaise disposition des esprits animaux, & de la destruction du ton des nerfs, ce qui fait que je l'appelle pour l'ordinaire *consomption dans l'habitude du corps*. Car comme l'appétit & la digestion sont détruits par l'affoiblissement du ton de l'estomac, l'élaboration, l'assimilation & la volatilisation des sucs nourriciers sont retardés dans toute l'habitude du corps, à cause du mauvais état du cerveau & des nerfs.

Les causes qui disposent à cette maladie, sont, comme je l'ai généralement observé, les violentes passions de l'ame, l'usage immodéré des liqueurs spiritueuses, le mauvais air, qui sont très-propres à détruire le ton des nerfs & le tempérament des esprits.

Cette maladie, de même que la plupart des maladies nerveuses est chronique, & très-difficile à guérir, à moins qu'on n'y remedie dès le commencement. Elle trompe d'abord, & le malade se flatte, ce qui fait qu'on appelle pour l'ordinaire le Medecin trop tard. Elle dégénere en une enflure hydropique & œdémateuse du corps, surtout des extrémités inférieures, & dans ce cas le malade ne peut échaper ; tout ce qu'on peut faire est de lui procurer quelque soulagement & de retarder sa mort de quelques jours.

CURE.

La cure, lorsqu'on l'entreprend à tems, consiste dans l'usage convenable des remedes stomachiques, & propres à fortifier les nerfs, tels que les chalybés, les antiscorbutiques, les céphaliques & les amers de toute espece : Par exemple,

Supposé que le malade soit constipé, il prendra tous les trois ou quatre jours à son lever, quatre onces de décoction amere avec le sené ; ou le soir avant de se mettre au lit, deux onces de teinture sacrée, ou de ma teinture céphalique sacrée, faite avec l'*hiera picra*, infusée dans de l'eau de rue, de cerise noire, & de l'eau de pivoine.

Sa boisson ordinaire doit être de la biere douce, dans laquelle on aura fait infuser un sachet de drogues céphaliques & antiscorbutiques. Une heure avant de dîner, il prendra trente gouttes d'*élixir de propriété* dans un verre de vin blanc d'absinthe. On lui appliquera sur la région de l'estomac l'emplâtre stomachique magistrale, avec quelques gouttes d'huile chymique de cannelle & d'huile d'absinthe. Ou bien on lui fomentera tous les jours l'estomac avec du vin clairet dans lequel on aura fait bouillir des sachets aromatiques de feuilles de mente, d'absinthe, de la canelle, du macis, de la zedoaire, du galanga, de la racine de souchet & du jonc odorant. Si c'est en été, il usera d'eaux calybées, & si c'est en hiver de sirop calybé, ou de notre vin calybé & aromatique, fait avec de la limaille d'acier, éteinte trois ou quatre fois dans du bon vin blanc, & avec des racines de zedoaire, de galanga, des noix muscades, de la canelle choisie, du macis, des cubebes, des clous de girofles pilés, & infusés dans le même vin. Je préfere à tous les calybés, l'extrait de Mynsicht, que je donne à mes malades pendant vingt ou trente jours en forme de bol ou de pilules. Par exemple :

Prenez *extrait calybé de Mynsicht, demi-scrupule ;*
baume du Perou, qui dans ce cas n'est pas peu agréable à l'estomac, & aux nerfs, sept gouttes ;
vieille conserve de roses rouges, une dragme,
poudre de réglisse, autant qu'il en faut pour leur donner la consistance de pilules.

Faites une masse de pilules de grandeur moyenne, enveloppez-les d'une feuille d'or, donnez-en une fois par jour au malade.

Le baume blanc, l'esprit de corne de cerf, & de sel ammoniac sont fort salutaires dans le cas dont nous parlons, à cause qu'ils sont amis des nerfs. Par exemple :

Donnez au malade huit ou dix gouttes de baume blanc, ou de l'esprit de corne de cerf, dans une quantité convenable de sucre candi, deux fois par jour.

Le malade tâchera de se distraire par l'exercice & la fréquentation de ses amis ; car cette maladie est presque toujours occasionnée par le chagrin & les soucis. La bonté de l'air est extremement salutaire aux nerfs & aux esprits ; c'est pourquoi il doit chercher les lieu où il est le meilleur & le plus pur. Comme l'estoma est de toutes les parties du corps celle que la maladie affecte le plus, le malade doit garder un régime convenable, user d'alimens qui lui plaisent, & ne pas s'accoutumer trop long-tems à la même nourriture.

Atrophie causée par l'inanition.

A cette espece de consomption générale de toute l'habitude du corps, appartient encore une autre sorte de consomption, qui provient de l'appauvrissement du sang, lequel est occasionné par la perte extroardinaire du suc nourricier. Il arrive de-là que la masse du sang étant dépouillée des sucs balsamiques & nourriciers s'échauffe, ou ne fournit que peu ou point du tout de nourriture aux parties musculaires, d'où il résulte une consomption de tout le corps, & une fievre hectique qui se fixe dans toute l'habitude, sans toux considérable, sans difficulté de respiration, sans autre affection remarquable des poumons, au moins dans le commencement de la maladie. Il faut avouer cependant qu'à mesure qu'elle augmente, les poumons semblent être en quelque sorte affectés, surtout lorsqu'on arrête les évacuations surnaturelles qui occasionnent cette maladie, sans avoir auparavant corrigé la masse du sang, pour lui redonner sa nature balsamique, & le rendre tel qu'il doit être pour servir de nourriture au corps. Dans ce cas il n'est pas surprenant que la sérosité chaude & acre du sang qui passe continuellement dans la substance molle & glanduleuse des poumons y cause, depuis que les passages par lesquels elle avoit coutume de s'évacuer, sont obstrués, des engorgemens & des inflammations & des ulceres à la fin ; d'où il arrive que cette consomption qui résidoit originellement dans l'habitude du corps, dégénere peu de tems avant la mort en une consomption des poumons, accompagnée de la toux, de la difficulté de respirer, & des autres signes pathognomoniques de cette maladie. De-là vient, comme je l'ai souvent remarqué, qu'à moins qu'on ne rende l'appétit & la digestion au malade, au moyen des remedes propres à fortifier l'estomac & à altérer le sang pour qu'il puisse se charger de nouveau d'un suc balsamique, la consomption continue & dégénere à la fin en une consomption mortelle des poumons ; au lieu qu'elle ne résidoit auparavant que dans l'habitude du corps.

Il est vrai que cette consomption n'est point différente

de l'*atrophie* nerveuse dont nous avons déja parlé. Car, comme dans celle qui provient du mauvais état des sucs & des esprits nerveux, le chyle nourricier qui passe sans cesse dans le sang, devient moins propre à nourrir les parties du corps, & que la masse du sang se trouve chargée de sucs dénués d'esprits & incapables de nourrir le corps, ce qui occasionne le dégout, une foiblesse d'estomac; & par une suite nécessaire une consomption de tout le corps, & une fievre hectique, & une chaleur dissolvante dans les parties solides, occasionnée par celle du sang & des esprits; de même dans cette derniere espece de consomption, les sucs nourriciers abandonnant la masse du sang, les parties musculeuses du corps se trouvent privées de la nourriture dont elles ont besoin, & tombent dans l'*atrophie*. Il arrive de-là que la masse du sang qui reste, ne recevant plus de nouveau chyle, manque d'esprits, & ne peut plus fournir de nourriture au corps, & qu'il s'allume une chaleur extraordinaire, fixe & hectique, non-seulement dans le sang, mais aussi dans les esprits, & dans toutes les parties solides, d'où s'ensuit la sécheresse & le défaut d'appétit. C'est de cette espece de consomption dont nous allons maintenant traiter: mais comme sa cure varie, suivant la différence des évacuations qui la causent; je ne dirai rien de plus touchant sa cure générale, puisque j'aurai occasion de m'y arrêter, lorsque je traiterai des différentes especes d'évacuations qui la causent, dans les articles qui leur conviennent.

Les causes de ces consomptions, sont suivant Morton:

Une hémorrhagie.
Une gonorrhée ou les fleurs blanches.
Les abscès & les ulceres.
De donner à teter à un enfant au-delà de ses forces.
La dyssenterie ou diarrhée.
Le diabetès.
La salivation,
L'hydropisie,
Des sueurs trop abondantes.

On traitera des consomptions qui proviennent de ces causes, dans les articles qui leurs conviennent.

Cette consomption générale qui provient des évacuations, dépend non-seulement des causes que nous venons de rapporter, mais encore de plusieurs autres maladies. Ce qui fait qu'on peut l'appeller avec raison *consomption symptomatique universelle*. Premierement elle peut avoir pour cause la lienterie, lorsque la faculté de l'estomac qui forme le chyle est offensée par la mauvaise disposition de la salive, & le mauvais tempérament du fluide nerveux. D'où il arrive que le sang & l'habitude du corps (depuis que les alimens ont passé dans les intestins & en sont sortis sans être digérés) ne reçoivent plus aucune nourriture, d'où résulte nécessairement une *atrophie* causée par l'inanition.

Cette consomption universelle provient souvent de l'altération & de l'affoiblissement extraordinaire de la bile & du suc pancréatique, ou même des sucs qui sont pour l'ordinaire séparés par les petites glandes qui tapissent la surface interne des intestins, & qui servent à la séparation des parties excrémentitielles des alimens, de celles qui nourrissent le corps. Il arrive de-là que les parties chyleuses des alimens qui sortent de l'estomac ne pouvant s'insinuer dans les petits orifices des vaisseaux lactés, sortent avec les excrémens par les selles qui sont blanches ou chyleuses, à cause du défaut ou de la mauvaise disposition de la bile, (qui est le véritable menstrue qui sert à la séparation du chyle) comme il arrive ordinairement dans la jaunisse, ce qui affoiblit le corps & amaigrit les chairs; ou jaunes, comme dans la passion cœliaque, à cause du défaut de sécrétion du suc pancréatique, ou de la liqueur que séparent les glandes des intestins, ou de l'altération de la nature de ces sucs. Dans le dernier cas, l'urine est teinte d'une couleur jaune ou bilieuse, au lieu que c'est tout le contraire dans le premier. Dans ces deux cas, le chyle n'étant point séparé des parties excrémentitielles des alimens, le sang est privé de la nourriture dont il a besoin; & j'ai souvent remarqué que lorsque cela arrive, le malade est attaqué d'une *atrophie* ou consomption extrêmement aiguë.

Enfin, cette consomption symptomatique universelle est quelquefois causée par un grand nombre de tumeurs scrophuleuses situées dans le mésentere, qui resserrant & comprimant les vaisseaux lactés, interrompent tout-à-fait ou en partie le passage du suc nourricier qui se sépare dans les intestins, & passe par les vaisseaux lactés dans la masse du sang. Dans ce cas les selles sont abondantes & chyleuses, le ventre devient dur & enflé, l'urine coule en petite quantité, & conserve sa couleur naturelle. Il arrive de-là que le sang ne recevant plus de nouveau chyle, les parties musculeuses sont privées de leur nourriture, s'amaigrissent & tombent insensiblement dans le marasme, quoique le malade ait bon appétit & n'ait point de fievre. Cet accident est arrivé à un enfant de ma connoissance qui avoit environ quatre ans.

Toutes ces consomptions symptomatiques sont évidemment incurables, à moins qu'on n'apporte d'abord une attention particuliere aux maladies dont elles dépendent: mais dès qu'une fois on a dissipé ces dernieres avec le secours de l'art, cette espece d'*atrophie* cesse d'elle-même, & c'est ce qui fait qu'on doit chercher la cure de cette consomption dans celle des maladies qui l'occasionnent.

ATT

ATTA, est le nom que l'on donne à ceux qui ont la démarche foible; *boiteux*. Ἄττα, ceux qui marchent sur la pointe du pié. *Isidorus. Atta, ὁ τοῖς ποσὶν ἀρχόμενος περιπατεῖν, Vet. Gloss.* c'est-à-dire, « qui pose d'abord » son pié sur la terre, » du verbe ἄττω, ou ἄσσω, *sautiller* ou *boiter*, ce qui est une contraction d'ἀΐσσω ou ἄττω. Le passage suivant de Festus a rapport à notre sujet. « Les *atta*, dit cet Auteur, sont ceux qui à cause « de quelque défaut dans leurs jambes ou leurs piés, « marchent sur la plante du pié, & semblent plutôt « toucher la terre que marcher; de-là vient qu'on don- « ne au Poëte Quintius, qui avoit ce défaut, le sobri- « quet d'*atta*, qui lui est toujours demeuré. »

ATTAGAR, *une pierre*. Ruland.

ATTAGEN, Ἀτταγᾶς, ou ἀτταγὴν, est une perdrix d'Asie qu'on appelle communément *francolin*. Les Grecs l'appelloient λαγώπους, d'où est dérivé le mot *lagois* que l'on trouve dans Horace, *leporipes* ou *leporarius*, « *pié de lievre*, » à cause que ses piés sont couverts de poil comme ceux du lievre. Pline l'appelle *attagena Phrygia*. Je crois que *attagas*, Ἀτταγᾶς, est un mot Phrygien, & qu'il vient d'ἄττα γᾶς, « le pere ou le » chef du pays, » car cet oiseau étoit fort estimé à cause de son gout qui est excellent. Mais ἄττα γᾶν approche beaucoup plus du Phrygien; γᾶν ou γάνος, est le même que l'Hebreu גן, *gan*, en langue Syriaque גנא *ganna*, en Arabe *ginna*, qui est le nom qu'ils donnoient au jardin toujours verd ou paradis terrestre. Les Phrygiens donnent au bouc le nom d'ἀτταγῶς, suivant Arnobe, comme étant ἄττα γώς, « le pere des chevres, » car le *cos* des Scythes est notre chevre & le γῆς גן des Hebreux.

Martial dit en parlant de l'*attagen*:

> *Inter sapores fertur alitum primus*
> *Ionicarum gustus attagenarum.*

Et Aristophane dans Athenée:

> Ἀτταγᾶς ἥδιστον ἑψεῖν ἐν Ἐπινικίοις κρέας;

« La chair de l'*attagen* est la plus délicate de toutes cel-
« les que l'on sert aux fêtes publiques. »

Horace dit encore :

Non afra avis descendat in ventrem meum,
Non attagen Ionicus.

On trouve dans Pline le passage suivant : *Attagen maxime Ionicus celebratur, vocalis alias, captus obmutescens, quondam existimatus inter raras aves* : « l'*attagen* « d'Ionie est fort estimé, il chante lorsqu'il est en li« berté : mais il ne dit plus rien lorsqu'il est enfermé. « On le regardoit autrefois comme un des oiseaux les « plus rares. » Ὁ ἀτταγὴν κονιστικὸς ὄρνις· τῶν γὰρ ὀρνίθων ὅσοι μὲν πτητικοὶ, ἀλλ᾽ ἐπίγειοι, κονιστικοί. « L'*attagen* est « un oiseau poudreux ; on donne ce nom à tous les oi« seaux qui ne font pas beaucoup d'usage de leurs aîles & « qui rasent la terre en volant. » Athenée prétend que l'*attagen* est un peu plus gros que la perdrix, & décrit ses couleurs de la maniere suivante : Ὅλος κατάγραφος τὰ περὶ τὸ νῶτον, κεραμοῦ τὴν χρόαν, ὑποπυρίζων μᾶλλον. « Tout son dos est de couleur de tuile, excepté qu'il « tire un peu plus sur le rouge. »

Toutes ces circonstances prouvent que l'*attagen* est le même que notre gelinotte, que l'on distingue de la maniere suivante.

Attagen, Offic. Aldrov. Ornith. 2. 75. Bellon. des Oys. 241. Jonf. de Avib. 41. Oem. de Avib. 199. *Attagen Aldrovandi, Francolino Italorum*, Raii Ornith. 174. Ejusd. Synop. A. 54. *Attagen Aldrovandi seu Francolino Italorum*, Will. Ornith. 125. *Lagopus altera Plinii. An Gallina Corylorum*, Schw. A. 277. *Gelinotte.*

Oribase prétend, *Medic. Collect. Lib. I. cap.* 3. que la chair de cet oiseau est beaucoup meilleure en automne que dans aucune autre saison. Il dit aussi dans les mêmes Collections, *Lib. II. cap.* 42. qu'elle est très-aisée à digérer, & Aëtius est du même sentiment que lui.

Trallien recommande cet oiseau dans la phthisie, Galien dans les douleurs néphrétiques, & Avicenne prétend qu'il augmente la semence.

Le dedans du gesier de cet oiseau est extremement odoriférant lorsqu'il est nouvellement tué.

La *gelinotte* se nourrit principalement de végétaux, & fait très-peu d'usage de ses aîles, si ce n'est pour éviter le danger, ce qui fait qu'elle contient très-peu de sel exalté. La chair de cet oiseau est très-saine & très-agréable.

ATTALUS & ATTALICUS, sont des noms appropriés à certains médicamens composés dont il est fait mention dans Galien, qui les a lui-même pris dans d'autres Auteurs.

ATTELABUS ARACHNOIDES, (*Aldrov. Jonst.*) est un insecte aquatique qui tient de l'araignée & de la sauterelle : sa tête ressemble à celle de la sauterelle, ses yeux sont élevés, les autres parties sont semblables à celles de l'araignée, mais il n'a que six pattes ; il nage dans l'eau ou il rampe sur la terre. Sa couleur est cendrée.

Il est estimé résolutif, appliqué extérieurement.

Cet animal est une espece de sauterelle.

ATTENUANTIA, *Atténuans.* Les remedes *atténuans* ou incisifs sont de la derniere importance dans la Medecine, comme il est aisé de s'en convaincre pour peu qu'on réfléchisse sur leur nature, leurs qualités & la maniere dont ils operent. Telle est la vertu des racines de boucage ou pimprenelle blanche, de pié de veau, d'acorus, de cabaret, de raifort sauvage, d'aunée, de chicorée sauvage, d'iris de Florence, de sçeau de Salomon, de dompte-venin, des feuilles de damasonium, de beccabunga, de cueillerée, de cresson de fontaine & des Indes, ou de capucine, de passerage, de rossolis, de fumeterre, de tresle d'eau, de petite centaurée, d'hysope, de scordium, de cerfeuil, de chardon-bénit, de petite joubarde, de toutes les especes d'aulx, de poireaux & d'oignons, du bois de gayac & de son écorce ; des aromates, poivre & gingembre ; des semences de moutarde, de cueillerée & de cresson ; des gommes ammoniaques, galbanum, sagapenum, opopanax, myrrhe & benjoin ; des préparations chymiques & pharmaceutiques suivantes, le mercure doux, l'Ethiops minéral, les fleurs de soufre, les sels alcalis fixes & ceux des végétaux tirés par l'incinération, en particulier le sel de tartre & celui d'absinthe ; les sels moyens, comme le sel digestif de Sylvius, notre sel apéritif, les sels ammoniac, polychreste, d'Epsom, de Sedlitz, le tartre vitriolé, la terre foliée de tartre, l'arcanum duplicatum, la solution des yeux d'écrevisses, le nitre, les sels volatils, comme le sel volatil de sel ammoniac, son esprit volatil urineux, l'oxymel scillitic, la teinture alcaline d'antimoine, celle de gomme ammoniaque & de poivre d'Inde, la résine de gayac, les sirops de Nicotiane, de Velard, les fecules de pié de veau, &c. des fontaines médicinales, qui outre la vertu délayante & apéritive, ont aussi celle d'inciser, comme les eaux d'Egra, de Sedlitz, de Carles-Bades ; des infusions en maniere de thé, dont la vertu incisive & dissolvante vient principalement de l'abondance du principe aqueux, & enfin le petit lait doux, qui, à raison du sel doux & délié qu'il renferme, déterge, & en même tems leve les obstructions des vaisseaux excrétoires.

De ces incisifs, les uns agissent sur les parties fluides, d'autres sur les parties solides du corps. Le nombre de ceux qui agissent immédiatement sur les fluides est très-petit, & leur effet ne doit être attribué qu'aux délayans aqueux, qui ont certainement beaucoup d'efficacité pour fondre les humeurs gluantes & visqueuses, & aux sels alcalis fixes & volatils, & aux parties nitreuses, lesquelles surtout mêlées en forme liquide ou solide aux humeurs épaisses & compactes, les résolvent & les divisent sensiblement. Tout le reste agit sur les solides en augmentant leur tension, leur force, leur contraction, & le ressort & la force systaltique des vaisseaux, ce qui fait qu'ils pressent & broyent plus fortement les liqueurs qu'ils contiennent, qu'ils accélerent leur mouvement progressif & augmentent leur mouvement intérieur, & que les sucs ténaces & épais étant obligés de passer plus souvent, & étant poussés plus fortement dans les vaisseaux capilaires, se séparent & se divisent en globules plus petits, d'où vient la fluidité des liqueurs. Or cette opération des incisifs sur les parties solides, vient à quelques-uns du sel acre fixe qu'ils contiennent. Telles sont les racines de pié de veau, de boucage, de cabaret, d'iris de Florence, de sçeau de Salomon ; les feuilles de damasonium, de passerage, de rossolis, le poivre & le gingembre, qui ont bien un gout piquant, mais distilés par l'alembic avec l'eau, ne donnent ni huile volatile acre, ni une eau de gout acre, & par-là font connoître la fixité de leur nature. D'autres incisifs doivent leurs effets à un sel acre subtil volatil. De ce nombre sont le raifort sauvage, l'aunée, le cresson, la moutarde & toutes les especes d'oignons, d'aulx & de poireaux. D'autres agissent au moyen d'un sel neutre irritant, comme font tous les sels neutres, dont l'acrimonie & la qualité irritante se connoissent, non-seulement au gout, mais à leurs effets, qui sont l'augmentation de l'excrétion intestinale & de celle de l'urine, quand on les fait prendre à grandes doses. Il y en a qui agissent à raison d'un sel acre marié avec beaucoup de parties sulphureuses, ce qu'on voit sans peine dans la gomme ammoniaque, le sagapenum, l'opopanax, le gayac & sa résine, qui donnent par la distilation du sel acre, & une grande quantité d'huile. Enfin d'autres agissent à raison d'un sel métallique subtil & pénétrant, comme le mercure, surtout le mercure doux & l'éthiops minéral.

La vertu des *atténuans* & des incisifs s'étend à bien des choses, & les différens effets qu'ils produisent leur font donner de toutes parts différentes dénominations. Car lorsque des humeurs ténaces & visqueuses non-seulement s'arrêtent dans les cavités & les canaux, mais qu'elles engorgent & obstruent les petits tuyaux des visceres & des excrétoires, les *atténuans* à raison de leur vertu incisive & dissolvante, débarrassant les humeurs arrêtées, ouvrant les tuyaux engorgés, ont une vertu apéritive & en méritent le titre. Ils méritent également celui d'anti-scorbutiques & de purifians le sang; car comme la pureté & la températuré des sucs vitaux dépend du bon état des sécrétions & de l'excrétion des parties inutiles & superflues, & que ces deux opérations sont interrompues par l'obstruction formée dans les vaisseaux excrétoires & les glandes par l'épaississement des liqueurs & leur viscosité; il est évident que les remedes qui ont la vertu d'inciser les liqueurs épaisses & de lever les obstructions, sont les meilleurs qu'on puisse employer pour purifier le sang, & combattre le scorbut, puisque dans cette maladie les humeurs sont très-intempérées & remplies de beaucoup de parties hétérogenes, visqueuses, salées, sulphureuses & acres. Comme les incisifs produisent des effets très-différens, il faut savoir ceux qui conviennent principalement à chaque maladie.

Dans les affections du ventricule & des premieres voies pour dissoudre & inciser les crudités visqueuses qui s'y rencontrent, on emploie avec beaucoup de succès les racines de pié-de-veau, de boucage, de jonc aromatique, le poivre, le gingembre, le tartre vitriolé ou l'*arcanum duplicatum*, le sel digestif de Sylvius, notre sel apéritif, le sel d'absinthe, l'esprit de sel simple ou dulcifié & la teinture apéritive de Mœbius; & lorsqu'on veut en même tems faire sortir par le bas ces humeurs crues & mal digérées, on se sert très-utilement des sels moyens, & surtout du sel de Sedlitz, d'Epsom & du Polychreste. donnés à grande dose, & dans un véhicule aqueux suffisant.

Lorsqu'il faut dissoudre dans les maladies de la poitrine & faire sortir par l'expectoration des humeurs visqueuses qui l'embarrassent, on emploie très-utilement la racine d'aunée, celle d'iris de Florence, le rossolis, l'hysope, le scordium, le capilaire, la gomme ammoniaque, la myrrhe, le benjoin, le soufre, le baume du Perou, le nitre antimonié, la terre foliée du tartre, l'oxymel scillitic, la solution des yeux d'écrevisses dans le vinaigre distilé, le sirop de nicotiane & celui de velar.

Lorsque le sang est surchargé d'impuretés épaisses & tenaces, qui ont causé des obstructions dans les vaisseaux excrétoires, & dans les liqueurs une intempérie salée, sulphureuse, scorbutique, les incisifs les plus convenables sont la racine de raifort sauvage, la cueillerée, le cresson de fontaine, la capucine, la passerage, le becca-bunga, la petite centaurée, le trefle d'eau, le chardon-béni, la fumeterre, la petite jombarde, la moutarde, la gomme ammoniaque, le sagapenum, la myrrhe, la liqueur de nitre fixe, l'huile de tartre par défaillance, la solution de nitre, notre élixir tempéré, la teinture d'antimoine avec les alkalis, celle des bois, l'esprit de sel ammoniac, le sel d'absinthe avec le jus de citron, & entre les eaux médicinales, celles de Sedlitz & d'Egra.

Quand il s'agit de résoudre & de fondre le sang caillé après des contusions ou des épanchemens, la racine de sceau de Salomon, les feuilles de damasonium, de cerfeuil, le vinaigre distilé avec les yeux d'écrevisses, la terre foliée de tartre, le nitre antimonié, réussissent merveilleusement.

Dans les maladies où la lymphe s'est épaissie, & surtout par le mélange du virus vénérien, les meilleurs incisifs sont le guayac, la saponaire, la teinture alcaline d'antimoine, le mercure doux & l'éthiops minéral, dont l'usage est admirable lorsqu'on l'emploie avec prudence, pour dissoudre & résoudre les liqueurs épaisses qui se sont arrêtées dans les glandes, & particulierement dans celles du foie. Hoffman, *Vol.* I. *Sect.* 2. *chap.* 4.

ATTENUATIO, *atténuation.* Voyez *Attenuantia.*

ATTICUS, Ἀττικός; *Attique*, *d'Attica*, *Athenien.* Le miel *attique* passe parmi les Auteurs qui ont écrit sur la Medecine pour être le meilleur.

ATTICUM, Ἀττικὸν doit être le nom d'un onguent, si l'on fait attention à l'usage auquel Hippocrate l'emploie dans le quatrieme livre des *Epidémiques*, où il dit: « une certaine personne avoit un ulcere à la jambe « qu'elle oignit avec l'*atticum*, » ἀττικῷ. Ἀττικὸν est aussi quelquefois une épithete dont on se sert au lieu d'ἀγγεῖον ou χύτρα, & signifie un vaisseau *Attique.*

Cire *attique.* Il en est parlé dans Scribonius Largus.

ATTILUR; poisson de riviere fort commun dans le Po, & semblable à l'éturgeon. Sa chair est mollasse, & d'un gout peu agréable.

ATTINGAR VENERIS; l'action de blanchir le cuivre pour le convertir en argent.

ATTINGAT; le même que fleur de cuivre, *flos æris.* Voyez *Æs.*

ATTINGIR, *boîte de terre.* Ruland.

ATTONITUS MORBUS, *apoplexie.* Voyez *Apoplexia.*

ATTRACTIO, *attraction.*

ATTRACTIVUM, *attractif.* Paracelse décrit son *attractif* spécifique de la maniere suivante.

« Il attire, dit-il, ce qu'il y a de superflu dans le corps, & « en chasse tout ce qui peut lui nuire; car il y a certains « *attractifs* spécifiques d'une nature si propre à agir sur « la chair, qu'ils peuvent en attirer une certaine « de livres, de la même maniere que l'aimant attire le fer. Il est arrivé de nos jours, qu'un homme « ayant usé d'un *attractif* de cette espece, il lui atrira les « poumons dans la bouche, & le suffoqua. Un autre « ayant eu le malheur de faire sortir la prunelle de son « œil hors de l'orbite de la même maniere, il fut im- « possible de la remettre dans sa place naturelle. Il y a « des *attractifs* qui agissent sur le fer, le bois, les plan- « tes, la chair & l'eau. J'ai vu moi-même une emplâtre « qui attiroit autant d'eau qu'il en eût fallu pour rem- « plir une citerne, d'où elle retomboit comme si on « l'eut jettée du haut d'une maison. »

« On peut de même au moyen de certaines compositions « *attractives*, attirer le plomb, l'étain, le cuivre, l'or & « l'argent; arracher des branches d'arbre, & ce qui « est encore plus surprenant, enlever une vache en l'air.

« Cela étant, on doit appliquer des remedes qui ont une « qualité *attractive* sur le corps, pour en tirer tout ce qui « est capable de lui nuire par sa mauvaise qualité. On « doit les appliquer sur un émonctoire de la partie affec- « tée, ou sur un ulcere qui sert d'émonctoire, ou bien « s'il se présente une glande, on doit la rendre telle en « l'ouvrant. J'ai vu un *attractif* de cette espece attirer & « chasser la matiere qui occasionnoit la peste d'une ma- « niere si surprenante, qu'elle surpasse toute croyance. « On n'a jamais vu mourir une personne à qui on a « donné ce remede, quelque affreuse qu'ait été sa maladie. «

Voici la maniere dont on prépare cet *attractif.*

Prenez *quintessence de chaque gomme*, *une quatrieme partie*,
de magistere, *la moitié de cette quantité*,
élément igné d'ambre, *une livre*,
élément du feu, *mastic*, &, *myrrhe*, } *de chacun*, *une quatrieme partie & demie*;
élément de scammonée, *dix onces*;

Faites de toutes ces drogues un cérat avec de la cire, de la gomme adraganth & de la térébenthine, pour en user de la maniere qu'on l'a dit ci-dessus. Paracelse, *Achidox. Lib. VII.*

Si j'ai inséré dans cet ouvrage le paragraphe précédent, c'est moins pour engager le Lecteur à en faire usage, que pour en montrer le ridicule.

On

On donne le nom d'*attractifs* aux remedes qui ont la vertu d'attirer.

ATTRACTORIUS, *attractif*; doué de la vertu d'attirer.

ATTRAHENS. On emploie souvent ce mot dans le même sens que le précédent.

ATTRITA; écorchures causées par le frottement d'une partie contre l'autre.

ATTRITIO, *attrition*; écorchure superficielle des piés, des cuisses ou autre partie, causée par trop d'exercice ou autrement.

On se sert encore de ce mot dans la Medecine & la Philosophie, pour exprimer le frottement de deux corps l'un contre l'autre pour emporter leur surface, ou exciter de la chaleur sans aucune perte de leur substance. Le mot *attrition* signifie en général quelque espece de frottement que ce soit.

ATTY-ALU. Nom que les Indiens donnent au *Ficus Malabarensis, folio oblongo acuminato, fructu vulgari amulo*. Raii Hist.

ATU

ATUREB. Ruland explique ce mot, si tant est que l'on puisse appeller cela une explication, par *vitrum azazeze*, sans nous dire, non plus que Castelli, ce que c'est qu'*azazeze*.

ATY

ATYPOS, Ἄτυπος, d'α privatif, & τύπος, *forme* ou *ordre*; *erratique*, *irrégulier*. On donne ce nom aux maladies qui ne gardent aucun ordre dans les retours de leurs accès. Il signifie aussi une difformité de membres.

Mais ἄτυπος, *atypos*, d'α privatif, & τύπτω, *frapper*, signifie une personne qui ayant quelque défaut dans les organes de la voix, ne peut modifier l'air au point de former certains sons.

ATZ

ATZOYATL; nom que les habitans du Méxique donnent à la *Mirabilis Mexicana*, ou *Marvel du Méxique*, que Ray prétend être tout-à-fait différente du *Marvel* du Pérou. RAY, *Hist. Plant.*

AVA

AVACCARI (*garciæ*,) est un petit arbre des Indes, dont les feuilles, les fleurs & le fruit sont semblables au myrthe, mais beaucoup plus astringens. Il croît sur les montagnes dans la Province de Malabar.

On l'estime beaucoup dans le pays où il croît pour les dyssenteries invétérées qui proviennent de cause froide. LEMERY, *des Drogues*.

AVANACU. Voyez *Cadel-Avenacu*.

AUANSIS, Ἀυανσις, d'ἀύω, *dessécher*; desséchement en général, mais proprement celui des plantes, occasionné par leur vieillesse.

AUANTE, Ἀυαντὴ ou ἀυαψὴ, dérivé du même verbe que le précédent. On peut traduire ce mot par *maladie seche*, dont Hippocrate donne la description suivante dans le second livre *de Morbis*.

« Ceux, dit-il, qui sont atteints de cette maladie, ne peuvent demeurer sans manger, ni supporter la nourriture qu'ils prennent. Lorsqu'ils sont sans manger, leurs entrailles font du bruit, & l'orifice de l'estomac leur fait de la douleur. Ils vomissent tantôt une sorte d'humeur, tantôt une autre. Ils rendent de la bile, de la salive, de la pituite, des matieres acres; & après avoir vomi, il leur semble qu'ils sont mieux : lorsqu'ils ont pris de la nourriture, ils sont travaillés de rapports & de rots; ils ont le visage rouge, & une chaleur brûlante. Il leur semble qu'ils doivent beaucoup aller à la selle : mais le plus souvent ils ne rendent que des vents. Ils ont mal à la tête, ils sentent des picotemens par tout le corps, tantôt en une partie, tantôt en l'autre, comme si on les piquoit avec des aiguilles. Ils ont les jambes pesantes & foibles; ils se consument enfin, & s'affoiblissent peu à peu. »

On doit dans ce cas commencer par purger le malade, lui donner ensuite l'émétique, mais surtout lui purger le cerveau. Il doit s'abstenir de la boisson, & de toutes sortes d'alimens doux, gras & huileux. On doit le faire vomir après les repas avec du suc de décoction d'orge, lui donner du lait d'ânesse ou du petit lait, supposé que la saison le permette, & ensuite un purgatif ou un émétique, suivant que le Medecin le jugera à propos. Il se baignera dans l'eau froide, si c'est au printems ou en été; & pendant l'automne ou l'hiver, il s'oindra le corps & fera un exercice modéré, & il montera à cheval, supposé qu'il soit trop foible pour supporter l'exercice à pié. Il usera d'alimens rafraîchissans & laxatifs; & s'il a le ventre trop serré, on lui donnera un lavement émollient. Cette maladie est chronique, & accompagne le malade jusqu'à la vieillesse; & alors ou elle le quitte, ou elle le conduit au tombeau. HIPPOCRATE, περὶ νόσων, *Lib. II.*

Le Clerc met cette maladie au nombre de celles qui n'ont pas conservé les noms qu'Hippocrate leur donne, quoiqu'on les reconnoisse par les accidens qu'il leur attribue. Il juge par la description que nous en avons donnée, que c'est l'affection hypocondriaque.

AVANTURINE. L'*avanturine* est une pierre rougeâtre ou jaunâtre, toute parsemée de paillettes qui ressemblent à de l'or, belle & agréable à la vue. Il y en a de deux especes, une naturelle, & l'autre artificielle. La naturelle se trouve en plusieurs lieux de France; on en mêle dans la poudre qu'on met sur le papier pour la rendre brillante.

L'artificielle est une vitrification ou un mélange de paillettes de cuivre qu'on a fait dans du verre pendant qu'il étoit en fusion sur le feu.

Les Emailleurs l'emploient dans leurs ouvrages : mais je ne sache pas qu'elle soit en usage dans la Medecine.

AVARAMO TEMO. Voyez *Abaremo temo*.

AUC

AUCHEN, Ἀυχὴν, *le cou*.

AUCHMOS, Ἀυχμὸς, d'ἀύω, *sécher*; tems extremement chaud & étouffant. Les Latins le traduisent par *squalor*. Hippocrate emploie souvent ce mot.

AUCTIO, *augmentation*, *accrétion*.

AUCUPALIS SORBUS, & AUCUPARIA, sont les noms que l'on donne à l'*Orne* ou *Cormier sauvage*. BLANCARD.

AUD

AUDACIA, dans un sens médicinal, est cette espece d'audace & de hardiesse qu'on a dans le délire, & lorsque l'on est attaqué de la phrénésie. Il signifie aussi impudence. Hippocrate veut qu'un Medecin en soit exempt.

AUDE, Ἀυδὴ, *voix*. Voyez *Vox*.

AUDITORIUS, *auditif*. Tels sont le conduit auditif, *meatus auditorius*, & le nerf auditif, *nervus auditorius*. Voyez *Auris*.

AUDITUS, *le sens de l'ouie*. Voyez *Auris*.

AVE

AVELLANA, Offic. *Corylus sylvestris*, Ger. 1250. Emac. 1438. Raii Hist. 2. 1379. Synop. 3. 439. Mer. Pin. 30. C. B. Pin. 418. Merc. Bot. 1. 31. Phyt. Brit. 31. Tourn. Inst. 582. Elem. Bot. 453. Boerh. Ind. A. 2. 176. Dill. Cat. Giss. 35. Buxb. 86. Rupp. Flor. Jen. 265. *Corylus seu nux Avellana sylvestris*, J. B. 1. 269.

Park. Theat. 1416. Chab. 38. *Nux Avellana sylvestris*, Jonf. Dendr. 112. Dale. *Aveline.*

Miller fait mention de six sortes de noisettes.

La premiere est celle dont on vient de parler, qu'il appelle *Noisette sauvage.*
La seconde est le *Corylus sativa, fructu albo minore, sive vulgaris*, C. B.
La troisieme est le *Corylus sativa, fructu rotundo maximo*, C. B.
La quatrieme est le *Corylus sativa, fructu oblongo rubente*, C. B.
La cinquieme est le *Corylus sativa, fructu oblongo rubente, pellicula alba tecto*, C. B.
La sixieme est le *Corylus Hispanica, fructu majore angulofo*, Pluk. Alm.

Le premier de ces arbres est commun dans plusieurs bois d'Angleterre, & les Paysans en apportent une grande quantité à Londres.
La seconde & la troisieme espece croissent dans les endroits couverts & humides des jardins: mais le fruit est beaucoup meilleur & beaucoup plus abondant lorsqu'il est en plein air, qu'on a soin de l'empêcher de devenir trop touffu, & d'être étouffé par d'autres arbres.
La quatrieme & cinquieme espece, c'est-à-dire, les noisetiers blancs & rouges, sont estimés pour leur fruit qui est fort doux, & qui a la coquille fort tendre.
La sixieme espece nous vient toutes les années d'Espagne, & on la vend à Londres en hiver. On en a planté dans les jardins : mais je n'ai point encore trouvé que ces arbres réussissent aussi-bien que ceux que l'on seme.
Tout le monde sait que le noisetier ne vient jamais fort grand, & qu'il pousse un grand nombre de branches longues, minces, tendres & pliantes, dont les feuilles sont grandes, rondes, dures & dentelées, & qui sont précédées au commencement du Printems d'un grand nombre de chatons de figure oblongue. Les noisettes naissent deux, trois ou quatre ensemble sur une même tige, & elles sont enveloppées chacune d'une coëffe membraneuse, ouverte & découpée à son extrémité. Lorsqu'elles sont mûres, leur coquille est dure & cassante, & leurs amandes fort douces. Cet arbre croît dans les bois & dans les haies.
Je ne sache point qu'on emploie aucune partie de cet arbre dans la Medecine. Plusieurs prétendent que les chatons & les coquilles des noisettes sont astringentes, & les amandes très-difficiles à digérer, qu'elles chargent l'estomac, empêchent la respiration, & rendent la voix rauque, quoique l'émulsion que l'on en fait avec de l'hydromel soit fort bonne contre la toux seche & invétérée. Miller, *Bot. Off.*
Les meilleures *avelines* sont celles qui sont grosses, mûres, dont l'amande est presque ronde, rougeâtre, pleine de suc, d'un bon gout, & qui n'est point vermoulue.
Les *avelines* sont plus nourrissantes que les noix, & quelques-uns les croyent pectorales.
Elles sont venteuses & difficiles à digérer.
Elles contiennent une moyenne quantité de sel volatil & essentiel, beaucoup de parties huileuses & terrestres.
L'usage modéré de ce fruit ne fait aucun mal, pourvu qu'on ait l'estomac bon.

REMARQUES.

Les *avelines* sont un fruit très-connu; il y en a de différente grosseur, elles croissent sur un même arbrisseau dans les haies & dans les bois, on en plante aussi dans les jardins.
Les *avelines* & les noisettes contiennent une grande quantité d'huile qu'il est aisé d'extraire. Les premieres ont meilleur gout que les secondes, parce que leur sel n'est pas si pénétrant, & qu'il est étroitement uni à leurs parties huileuses.

Les *avelines* sont pectorales & nourrissantes à cause de leurs parties huileuses; elles ont encore une qualité astringente à cause de leur principe terrestre qui donne beaucoup de consistance aux liqueurs & absorbe l'humidité superflue qui relâche les parties solides. Elles sont très-difficiles à digérer lorsqu'on en mange avec excès, à cause de leur substance solide & terreuse.
Les chatons des *avelines* sont astringens, propres pour le cours de ventre & pour exciter les urines.
On fait avec les *avelines* des confitures d'un gout excellent qu'on emploie pour dessert & pour faciliter la digestion. Lemery, *Traité des alimens.*
Les noisettes & les *avelines* sont purgatives lorsqu'on en mange beaucoup.
La creme des noisettes est bonne pour le calcul & l'ardeur d'urine. On peut en faire des émulsions. Quercetan donne une dragme de poudre de noisettes, mêlée avec une égale quantité de corail préparé dans un verre d'eau de chardon-béni ou de coquelicot, dans la pleurésie. Tournefort.

AVENA, Offic. Βρωμος, Dioscorides. *Avoine. Avena vesca*, Ger. 68. Emac. 75. Park. Theat. 1134. Mer. Pin. 13. *Avena alba*, J. B. 2. 432. Raii Hist. 2. 1253. Synop. 3. 389. Chab. 176. *Avena vulgaris*, Merc. Bot. 2. 16. Phyt. Brit. 14. *Avena vulgaris seu alba*, C. B. Pin. 23. Theatr 469. Hist. Oxon. 3. 209. Tourn. Inst. 514. Elem. Bot. 415. Boerh. A. 2. 161. Rupp. Flor. Jen. 244. Buxb. 34 Dale.

Ce grain ne croît point aussi haut que le froment ou le riz. Mais sa tige a beaucoup plus de nœuds: ses feuilles sont les mêmes que celles du froment; au sommet de sa tige est une quantité de plusieurs grains séparés, portés sur des pédicules longs & grêles; le grain est plus long, moins gros & plus uni que l'orge, & il est enveloppé d'une cosse. On le seme en Mars ou Avril.
L'*avoine* est astringente & dessicative; le gruau qu'on en fait est une nourriture excellente, tant pour les malades que pour ceux qui se portent bien; sa décoction est fort en usage dans toutes sortes de maladies. L'*avoine* torréfiée dans une poîle, & renfermée dans une toile fine, & appliquée toute chaude sur le côté, appaise les douleurs de la pleurésie; la colique & les tranchées, lorsqu'on l'applique sur le ventre. Miller, *Bot. Offic.*
L'*avoine* crue ne sert qu'à nourrir les chevaux & autres animaux: mais lorsqu'elle est réduite en gruau, on en fait des gâteaux & autres mets qui sont très-salutaires à ceux qui se portent bien, aussi-bien qu'aux personnes qui ont des maux de gorge & de poitrine, surtout lorsqu'on y ajoute du sucre candi, de la conserve de violettes, des groseilles ou des figues. On doit choisir pour cet effet l'*avoine* la plus grosse & la meilleure. Ces mets lâchent le ventre & chassent les humeurs visqueuses qui l'incommodent. Quelques Auteurs prétendent qu'ils engendrent des vers, à quoi l'on peut remédier en les préparant avec de l'anis ou de la semence de fenouil. Les gâteaux de gruau guérissent les tranchées & les flux de ventre; ils passent pour faire du bien à ceux qui ont des maladies de consomption, des apostumes, ou qui sont sujets aux douleurs de la pierre. *Pline, L. XVIII. N. H. c.* 17. nous apprend que les Allemands ne se nourrissoient que de gâteaux faits avec de la farine d'*avoine*; & l'expérience nous apprend que les enfans qui s'en nourrissent sont très-robustes & ont le tein frais. *Theod. Tabern. Herb. L. I. Sect.* 7. *c.* 21. & *Jean Gufers, Tab. Med. S. Medicin. Domest. Tab.* 60. Dans plusieurs pays on fait non-seulement du pain, mais encore de la biere avec l'*avoine*, & l'on prétend qu'il ne faut qu'en manger quelques grains pour être guéri de la cardialgie. Le pain qu'on en fait est noir, d'un gout desagréable, échauffe, se digere difficilement & resserre le ventre. *Galen. Lib. I. de Aliment. Fac. cap.* 14. *J. Bruyer. de Re Cib. L. V. c.* 20. *Claud. Deodat. Panth. Hyg. L. II. cap.* 2. Il est cependant fort bon pour dimi-

nuer l'embompoint qui est excessif, & pour réduire le corps dans l'état où il doit être. *Cardan. L. VIII. Subtil.* assure que les Moscovites font avec l'*avoine* une biere ou boisson, qui est d'une nature si chaude & si forte, qu'elle enivre plutôt que le meilleur vin. L'*avoine* en forme d'émulsion est fort salutaire dans les accès néphrétiques. La décoction d'*avoine* mêlée avec l'eau de pivoine est bonne pour les fievres, suivant *G. H. Velsch. Chil. 1. Exot. Cur. & Obs.* 643.

L'*avoine* cuite dans l'eau jusqu'à une certaine consistance & appliquée sur les tumeurs inflammatoires & les fistules, en hâte la guérison. Elle guérit la teigne étant mêlée avec du beure. L'*avoine* & la graine de cumin enveloppées dans une toile fine & appliquées chaudement sur le ventre, appaisent la colique & sont bonnes pour les maladies de la matrice, *Casp. Hoffman. in Consil. à L. Scholz. Edit. L. III. Cons.* 14. Quelques-uns y ajoutent des baies de laurier & de genievre. Il est bon d'observer ici que l'on en peut préparer avec de la fiente de cheval un remede qui est admirable pour la colique, la jaunisse, les douleurs du calcul & du côté, & pour chasser l'arriere-faix. Rien n'est meilleur pour corriger la rudesse des ongles & pour guérir les crévasses des doigts, qu'un cataplasme d'*avoine* préparé avec de l'eau & de la poudre de mauve de marais, *Ger. Blasius Med. Univers. Part. IV. cap.* 3. On emploie la paille d'*avoine* dans les bains qui sont destinés à appaiser les douleurs que cause le calcul des reins. Sa lessive teint les cheveux de couleur jaune. Cette paille est bonne pour les vaches, qui l'aiment beaucoup : mais elle n'est pas si bonne pour les chevaux, à qui elle donne des tranchées. Lorsqu'un cheval a une suppression d'urine, il n'y a qu'à lui donner de l'*avoine* cuite dans du vin le plus chaudement que l'on pourra, pour la faire cesser aussi-tôt. Lorsque les poules ne peuvent point pondre, on leur donne de l'*avoine* rôtie, pour remédier à ce défaut. Barthol. Zorn. *Botanolog.*

Les habitans d'Ecosse, de Galles, de Derbyshire & des Provinces septentrionales de l'Angleterre, ne se nourrissent pour l'ordinaire que de gâteaux plats faits avec de l'*avoine*. Mais on les paitrit avec du levain de biere pour en dissiper la viscosité, pour les rendre plus acescens, & par là plus propres à ceux qui font beaucoup d'exercice & qui mangent beaucoup de viande. La farine d'*avoine* qui n'est pas levée est sujette, de même que toutes les autres substances farineuses, à engendrer des viscosités dans l'estomac & les intestins : mais elle vaut beaucoup mieux que si elle avoit fermenté, lorsque l'alcali domine dans le tempérament.

L'excellent remede dont on retire tant d'utilité dans plusieurs maladies aigues, je veux dire le gruau, est fait avec de la farine d'*avoine* cuite avec de l'eau. Il a les mêmes vertus que l'eau d'orge d'Hippocrate, & fournit un aliment acescent fort propre dans les cas où les humeurs tendent à une putréfaction alcaline, ce qui est assez ordinaire dans la plupart des maladies aigues. Les végétaux farineux étant digérés & cuits dans l'eau, deviennent plus acescens. Voyez cette partie de l'Article *alcali*, où j'ai indiqué le régime qui convient dans les maladies aigues.

Dale fait mention d'une autre espece d'*avoine*, qui est la noire.

Avena nigra, Ind. Med. 16. Chom. 746. Raii Hist. 2. 1253. Synop. 3. 389. Mer. Pin. 13. J. B. 2. 432. Chab. 176. C. B. Pin. 23. Theat. 472. Tourn. Inst. 514. Elem. Bot. 415. Boerh. Ind. A. 2. 161. Hist. Oxon. 3. 209. Buxb. 35. *Avena semine nigro*, Rupp. Flor. Jen. 244.

On la seme de même que la précédente pour nourrir les chevaux.

Il y a encore plusieurs autres especes d'*avoine* dont il est parlé dans les Auteurs qui ont écrit sur la Botanique, qui ont les mêmes vertus que les deux que nous venons de décrire. Voyez *Ægilops*.

AVENQUA, est le nom que les Portugais donnent à l'*adianthum Brasilianum*, *capilaire du Brésil*.

AVENZOAR, nom d'un Medecin Arabe.

Quoique l'on ne puisse point déterminer précisément le siecle dans lequel cet Auteur vivoit, il y a toute apparence qu'il est moins ancien qu'Avicenne & qu'il a précédé Averrhoes, qui le comble d'éloges dans plus d'un endroit de ses Ouvrages, & lui donne le titre de glorieux, d'admirable, de thrésor de toute connoissance & du plus fameux Medecin qui ait vécu depuis Galien jusqu'à son siecle. Il naquit ou du moins il demeuroit à Sevile, capitale de l'Andalousie, où les Califes Mahométans faisoient pour lors leur résidence. Il vécut cent-trente-cinq ans, commença à exercer la Medecine à quarante, d'autres disent à vingt, & eut l'avantage d'acquérir plus d'expérience qu'aucun Medecin qui l'ait précédé ou qui soit venu après lui, car il jouit d'une santé parfaite jusqu'au dernier moment de sa vie. Il nous apprend lui-même la maniere dont il fut emprisonné & les traitemens barbares qu'il essuya de la part d'Haly, Gouverneur de cette ville, quoiqu'il ait guéri, comme il le rapporte, le fils de ce Ministre, de la jaunisse avant ou après cet accident. Il a écrit un Livre appellé *Thaisser*, dans lequel il indique les remedes, aussi-bien que le régime qu'on doit garder dans la plupart des maladies, & qui suffit pour nous faire juger de son savoir & de son expérience. Il paroît aussi par cet Ouvrage qu'il avoit la direction d'un Hôpital & qu'il fut souvent employé par Miramamolin.

La plupart des Auteurs lui donnent le nom d'Empirique sur je ne sai quel fondement, puisqu'il le mérite beaucoup moins que les autres Medecins Arabes ; ce qui pourroit faire juger qu'ils n'ont jamais lu que la Préface de ses Ouvrages, qui est un recueil des remedes dont lui ou d'autres s'étoient servis. Car sans compter qu'il étoit d'une famille qui exerçoit la Medecine depuis long-tems, comme il paroît par les éloges qu'il donne à son pere & à son grand-pere qui étoient tous deux Medecins, il nous apprend lui-même qu'on n'avoit rien négligé pour son éducation, & qu'il avoit appris non-seulement tout ce qui regarde la Medecine proprement dite, mais encore tout ce qui peut avoir rapport à la Pharmacie & à la Chirurgie. Il avoit pour maxime que l'expérience est le guide le plus sûr que l'on puisse suivre dans la pratique, & que c'est elle qui condamne ou qui fait l'éloge du Medecin durant sa vie aussi-bien qu'après sa mort. Il s'explique d'une maniere encore plus remarquable dans un autre endroit ; car après avoir prouvé combien peu il est important d'employer telle ou telle huile dans le cas de quelques tumeurs, il observe en passant que tant s'en faut que l'on puisse acquérir le talent de la Medecine par des distinctions de Logique ou par des subtilités de Sophistes, qu'il n'y a au contraire qu'une longue expérience jointe à beaucoup de jugement qui puisse nous procurer un talent si extraordinaire. Si quelqu'un entreprenoit, dit-il, par exemple, de faire une distinction scrupuleuse entre les remedes laxatifs, qu'il se mît en tête de découvrir la qualité & la quantité proportionnées d'un médicament, pour l'approprier avec exactitude au tempérament du malade & à la nature des humeurs que l'on a dessein d'évacuer, & à la calculer de telle sorte qu'il ne péchât ni par excès, ni par défaut, il n'en seroit pas plus au fait de la méthode qu'on doit suivre dans la cure d'une maladie. Je ne doute point qu'il n'ait eu dessein de désigner Alkindus qui a composé un Traité dans ce genre sur les doses & les propriétés des remedes.

Cet Auteur est si ennemi de la charlatannerie, & fait si peu de cas des simples recettes, qu'il s'emporte contre l'impudence des vieilles femmes & contre la superstition des Astrologues. Il rapporte que se trouvant un jour dans une circonstance épineuse & dans laquelle il ne savoit quel parti prendre, après avoir inutilement consulté plusieurs autres Medecins, il prit enfin le parti d'aller consulter son pere qui vivoit dans une ville fort éloignée de la sienne. Le bon vieillard se contenta pour toute réponse de lui indiquer un passage dans Galien qu'il lui ordonna de lire, en lui disant que s'il ne venoit point à bout après l'avoir lu de guérir cette maladie, il ne devoit jamais s'attendre à réussir. Cet avis eut tout le succès qu'il pouvoit désirer, car il eut le bonheur de guérir son malade, ce qui les satisfit extremement l'un & l'autre. En effet, il paroît si fort attaché dans tous ses Ouvrages à la secte dogmatique, qui est directement opposée à celle des Empiriques, qu'il ne manque jamais de raisonner sur les causes & les symptomes des maladies. Et comme il prend Galien pour guide dans ce qui concerne la théorie de la Medecine, il ne perd aucune occasion de le citer, & en parle plus souvent que tous les autres Medecins Arabes. Freind, *Histoire de la Medecine.*

Les Ouvrages qu'*Avenzoar* ou *Abhomeron Aben-Zoar* a composés, sont :

Liber Theisir Dahalmodana Vahaltabir, ou *Rectificatio medicationis & regiminis.*

Cet Ouvrage a été imprimé deux fois à Venise en 1496. & 1514. *in-folio.* On l'a réimprimé en 1531. *in octavo*, & on y a joint son Antidotaire & les Collections d'Averrhoes. Vander Linden, *de Scriptis Medicis.*

AVERICH, *soufre.* Johnson.

AVERRHOES vivoit peu de tems après Avenzoar, puisqu'il nous apprend lui-même qu'il étoit en liaison avec ses enfans. Il mourut à Maroc l'an 595. de l'Egire. Quelques Auteurs fixent sa mort huit ans plus bas. Il tenoit un rang considérable dans le monde, & ses Ouvrages l'ont rendu célébre dans toute l'Europe après sa mort. Il nâquit à Cordoue & fut élevé dans la Jurisprudence, mais il s'appliqua dans la suite à l'étude des Mathématiques & de la Medecine. J. Leo rapporte que son ayeul fut député par ses compatriotes pour offrir la couronne à l'Empereur de Maroc qui le nomma Grand-Prêtre & premier Juge du Royaume de Cordoue, il laissa ce poste à ses descendans après en avoir joui long-tems. *Averrhoes* se rendit fameux par sa générosité, sa patience, & son application continuelle à l'étude, la nature lui avoit accordé des grands talens, qu'il eut soin de seconder, & entre autres une grande subtilité dans le raisonnement. Le grand nombre de volumes qu'il a composés sur Aristote lui ont fait donner le titre de Commentateur, on l'a même appellé l'ame d'Aristote. Il composa par ordre du Miramamolin, de Maroc, un Livre sur la Medecine sous le nom de Collection, qu'il a divisé en plusieurs parties qui concernent tout ce qui appartient à la Medecine. Cet ouvrage est, comme il l'avoue lui-même, un recueil de ce que les autres Auteurs avoient écrits sur ce sujet à quelques changemens près. Il commence par les principes les plus généraux de cet art pour passer ensuite aux regles les plus particulieres, ce qui fait, suivant lui, qu'on ne sauroit comprendre ce qu'il a écrit à moins que d'être extremement versé dans l'étude de la Logique & de la Physique. En effet il n'y a point de Medecins Arabes qui aient fait plus d'usage de la Philosophie d'Aristote, dans la théorie de la Medecine, ce qui lui a attiré la critique des Savans de l'Andalousie. C'est, je pense, ce qu'il veut donner à entendre lorsqu'il dit qu'il se sert d'expressions & qu'il explique des choses qui avoient été inconnues à ceux qui l'avoient précédé, & qu'il déduit ce qu'il dit des principes de la Physique. Il avoue qu'il n'avance rien de nouveau dans ce qu'il a écrit sur l'anatomie; en effet il ne fait que copier Galien. Il n'y a rien dans la partie de son Ouvrage qui regarde la pratique qu'il n'ait emprunté des autres Auteurs; il paroît même n'avoir pas été fort versé dans cette partie de la Medecine, s'il faut en juger par ce qu'il dit & par les circonstances de sa vie. Il fait cependant une remarque que je ne me souviens point d'avoir vu dans aucun Auteur, qui est qu'on ne peut avoir la petite vérole plus d'une fois. Il paroît que la principale vue qu'il a eue dans cet Ouvrage a été de donner des idées justes sur la théorie de la Medecine, au sujet de laquelle il s'étoit élevé dans ce tems-là des grandes disputes; & comme il suit la même méthode qu'Aristote dans son Histoire des Animaux, de-là vient aussi qu'il a pris à tâche dans son Ouvrage, de concilier les opinions de ce Philosophe avec celles de Galien, auquel il paroît donner la seconde place dans son estime.

M. Bayle a recueilli un grand nombre de passages dans différens Auteurs touchant *Averrhoes* : mais comme il n'a jamais consulté, à ce qu'il semble, l'original, & qu'il suit ses Auteurs sans restriction; il n'est pas surprenant qu'il soit tombé dans l'erreur. Il rapporte, par exemple, sur la foi de *Champerius*, qu'*Averrhoes* étoit ennemi juré d'Avicenne, qu'il affecte pour cette raison de ne point nommer, quoiqu'il en parle souvent dans cet Ouvrage & dans ses Dissertations Métaphysiques, sans parler du Commentaire qu'il a composé sur le *Cantica* de cet Auteur. Il suffit pour prouver la fausseté de ce qu'il avance, qu'*Averrhoes* étoit ennemi juré d'Avicenne, de jetter les yeux sur le Commentaire que nous venons de citer; car il y parle du Traité d'Avicenne comme de la meilleure introduction à la Medecine qui ait jamais paru : mais comme il est fort abrégé & qu'il a besoin d'éclaircissemens, il entreprend lui-même cette tâche; & ce qui prouve encore mieux sa bonne-foi, lorsque Avicenne semble poser quelque faux principe, il indique en quel sens on doit l'entendre pour qu'il soit vrai. C'est ce qu'il fait surtout au sujet de la doctrine d'Avicenne sur la saignée des vieillards (qu'il distingue parfaitement) & sur l'usage des lieux souterrains. Cette méthode en particulier, dit-il, ne convient point à ceux qui vivent dans notre climat, qui est le cinquieme, c'est-à-dire, en Espagne; mais bien à ceux qui habitent le quatrieme, qui est plus froid & qui est celui où vivoit Avicenne. Ce que M. Bayle rapporte d'après M. Pasquier, qu'*Averrhoes* saigna son fils quoiqu'il n'eût que trois ans, est également faux, car *Averrhoes* nous apprend que c'est Avenzoar à qui cela arriva. Ce qu'il dit dans un autre endroit, d'après M. Petit, qu'*Averrhoes* ne donna jamais aucun remede à ses malades, comme il prétend qu'il l'avoue lui-même, est tout-à-fait contraire à ce que nous lisons dans son Ouvrage, quoiqu'il faille avouer qu'il ne fut jamais, selon toute apparence, fort habile dans la pratique de la Medecine.

M. Bayle s'étonne de ce que M. Herbelot s'étend si peu sur le chapitre de cet Auteur célebre; & moi j'aurois sujet d'être surpris de sa prolixité sur le même sujet, si je ne savois qu'il s'attache à rapporter quelques vieux contes que l'on a fait de son irreligion parmi lesquels on peut mettre ce fameux mot : *sit anima mea cum philosophis*, qu'on lui attribue peut-être avec aussi peu de fondement que toutes les particularités que nous avons rapportées. Cet Auteur a ramassé avec des peines infinies tout ce qu'il a pu trouver dans les Auteurs modernes sur cet article; mais rien n'approche de l'emphase avec laquelle il rapporte la dissertation que ce Medecin Arabe composa contre *Algazel*, fondateur de la secte appellée *Motazelas*, qui fut très-fameux dans le siecle précédent, & mourut l'an 503. de l'Egire, piece, qui au jugement de Rapin, est écrite avec beaucoup de délicatesse; mais qui, suivant lui, est très-dangereuse. Elle renferme un grand nombre de spéculations touchant la nature de l'ame, conformes à la doctrine d'Aristote, il y explique entre autres choses l'unité de l'entendement; M. Bayle prétend conclurre de cet Ouvrage, qu'*Averrhoes* est un impie qui s'efforce de nier l'immortalité de l'ame, & par une conséquence nécessaire, les récompenses & les peines réservées dans l'autre monde. Ce n'est point à moi à pénétrer les raisons qui ont engagé M. Bayle à préter de pareils sentimens à *Averrhoes* : je me contenterai seulement d'observer ici, que s'il eût pris la peine de consulter cet Auteur, au lieu des Compilateurs dont il cite l'autorité, il eût changé de sentiment; car *Averrhoes* soutient dans une Dissertation, que l'ame n'est point matérielle, & dans une autre qu'elle est immortelle. Il est assez ordinaire aux Compilateurs d'histoires particulieres de tomber dans une infinité de méprises, à cause qu'ils ne tiennent les faits que de la seconde main, & ne les rapportent que sur la bonne-foi des autres; au lieu que s'ils prenoient la peine de remonter à la source & de consulter les originaux, ils nous laisseroient des mémoires beaucoup plus exacts.

Ce qu'*Averrhoes* a écrit touchant la pratique de la Medecine est si peu important, que ce seroit perdre le tems que de m'arrêter plus long-tems sur ce qui concerne cet Auteur. Je me contenterai d'observer ici qu'il fait mention d'*Alkindus* Auteur d'un Traité sur la proportion & la dose des médicamens composés, qui a paru depuis peu, qui est peut-être le même que le fameux Péripateticien de ce nom qui vivoit sous Almanon. L'Auteur entreprend dans cet Ouvrage de soumettre les qualités des remedes aux regles de la musique & de l'arithmétique: mais *Averrhoes* condamne ces subtilités avec raison, & regarde cet Ouvrage, non-seulement comme purement spéculatif & fondé sur le faux principe que la qualité d'un remede composé augmente toujours en proportion double, mais encore comme une suite de la fausse interprétation qu'il a donnée à ce que Galien dit sur ce sujet. Freind, *Histoire de la Medecine.*

Les Ouvrages d'*Averrhoes* sont:

Collectaneorum de re Medica sectiones tres, à Johanne Bruyerino Campegio latinitate donata, Lugdun. 1537. *fol.*

Averrhois Opera, Venetiis, apud Juntas, 1552. *fol.*

Son Recueil & son Commentaire sur le *Cautica* d'Avicenne sont imprimés de même que quelques autres pieces avec les Oeuvres d'Avenzoar, *Venet.* 1496. *fol. & Lugd.* 1531. *quarto.*

Son Livre *de Venenis* a été imprimé à Lyon, en 1517. *in-quarto.*

Et son Commentaire sur Avicenne, *Venetiis*, 1484 & 1555. *in-fol.* Vender Linden, *de Scriptis Medicis.*

AVERSIO, c'est détourner les humeurs vers une partie opposée, soit par révulsion, dérivation, ou répulsion.

Aversio signifie aussi nausée, dégout, & l'on s'en sert quelquefois pour exprimer le dérangement de l'utérus, que les Anciens ont cru sortir de sa place dans les maladies hystériques.

AVES, *oiseaux.* On a exposé la nature des différens *oiseaux* considérés comme alimens, ou comme remedes dans les articles qui y ont rapport.

Aves ou Aviculæ Cypriæ, sont des chandelles parfumées, ou des bâtons de cire d'Espagne.

Aves est encore un mot dont quelques Chymistes enthousiastes se servent, pour exprimer, ou plutôt pour déguiser leurs pensées, en quoi ils réussissent admirablement. Ruland, par exemple, définit ainsi l'*Avis hermetis.*

Æs hermetis, avis volans, quia in altum evolat, & tamen iterum in terram propter nutrimenta descendit: unde nutrix omnium est terra.

L'explication que l'Auteur donne de ce passage en haut Allemand est encore plus inintelligible que le latin, le Lecteur ne doit donc point être fâché que je me sois évité la peine de le traduire.

AVIS MEDICA, est le *Paon.*

AVEVETL & AHOEHOETL, sont des noms que les Indiens donnent à l'*Abies Mexicacua.* Ray, *Hist. Plant.*

AUG

AUGARES, Αυγαρὲς est le nom d'un ingrédient qui entre dans un lavement pour la passion cœliaque, dans une ordonnance de *N. Mirepse*, *Sect.* 17. *cap.* 45. On ignore jusqu'à présent ce qu'il signifie, & les Traducteurs qui conservent ce mot, avouent qu'ils ignorent sa signification.

AUGITES, Αυγίτης, est le nom d'une pierre précieuse, que bien des gens, à ce que dit Pline, croyent être à peu près la même que le *Callais.* Elle est d'un verd pâle, & de moindre poids que la topaze. Pline dit que la *Callais* imite le saphir; mais qu'elle est plus blanche.

AUGMENTATIO, *augmentation, accroissement.*

AUGMENTUM. Les Auteurs divisent les maladies, surtout les fievres en *commencement, augmentation*, ou *accroissement, status, son plus haut période*, ou ἀκμή, & *déclin.* L'*augmentum* est cette partie de la maladie qui dure depuis le commencement jusqu'au *status*, ou jusqu'à ce qu'elle soit arrivée à sa plus grande violence.

AUGURISTA. Ce mot, suivant l'explication qu'en donne Castelli, signifie ce que nous appellons un Enchanteur. C'est une personne qui prétend avoir le pouvoir de faire paroître des images extraordinaires dans les miroirs, les verres & l'eau, & de prédire les événemens par le chant & le vol des oiseaux.

AUGUSTUM est une épithete que donnent à certaines compositions médicinales, les Auteurs qui les ont découvertes, ou ceux qui les décrivent.

AVI

AVICENNA, *Avicenne.*

Le célebre *Avicenne*, fils d'Hali, naquit à Bochara dans la Province de Chorasan, vers l'an 980. Il s'appliqua de bonne heure à l'étude de la Philosophie; de sorte, si l'on en croit Sorsanus son disciple, qu'il possédoit Euclide & plusieurs autres Ouvrages de Mathématique à l'âge de seize ans. Il fit même des progrès si rapides dans l'étude de la Medecine, que sa réputation se répandit dans les pays les plus éloignés. Les Historiens Arabes rapportent de lui qu'il connut au pouls la maladie qu'avoit le neveu de Cabous, qui ne venoit que d'amour, & qu'il vint à bout, par un stratageme dont il se servit, de connoître quel étoit l'objet particulier de sa passion. Apien rapporte la même chose du Medecin Erasistrate qui découvrit la cause de la maladie d'Antiochus, fils de Seleucus, & le fait est si semblable, qu'on seroit tenté de croire qu'ils l'ont puisé dans cet Auteur. *Avicenne* passa la plus grande partie de sa vie à Ispahan; on nous le dépeint comme fort adonné à ses plaisirs, ce qui lui attira différentes maladies. On disoit même de lui en proverbe, que sa Philosophie n'avoit pu lui apprendre à bien vivre, ni sa Medecine à conserver sa santé. Il mourut à l'âge de 58 ans, ou plutôt de 56 en 1036. à Medine & fut enterré dans la Ville d'Hamadan.

Les Historiens nous apprennent qu'il tenoit un rang considérable dans le monde, & qu'il fut élevé à la dignité de Vizir; ce qui a fait croire à quelques Auteurs modernes qu'il étoit né Prince. Quelques-uns même ont prétendu qu'il étoit Roi, mais on ne sait si c'étoit de Cordoue ou de Bithynie.

Voilà ce que les meilleurs Historiens nous apprennent touchant la naissance & l'âge d'*Avicenne* que quelques Auteurs ont fait Espagnol & Egyptien sans aucun fondement. Il est surprenant que Néandre ait trouvé assez de matériaux pour composer un Roman aussi étendu que celui qu'il nous a laissé de la vie de cet Auteur. Il dit formellement qu'il naquit à Edesse, Capitale du Royaume de Commagene l'an 1145. qu'il étudia à Alexandrie sous Rhazes, qu'il passa ensuite en Espagne où il fut disciple d'Averrhoes à Cordoue. Mais il n'est pas étonnant de trouver dans cet Auteur extraordinaire autant de faussetés & de contradictions que de pages.

Avicenne a fait un recueil sous le titre de *Canon*, qui a fait un si grand bruit dans toute l'Asie, que plusieurs Auteurs Arabes du douzieme & treizieme siecle l'ont commenté & réduit en abregé. Il avoit même aquis long-tems auparavant tant de crédit en Europe qu'on n'enseignoit d'autre doctrine que la sienne dans les Ecoles de Medecine, & *Avicenne* fut assez heureux que de conserver son empire jusqu'au rétablissement des Lettres.

On s'attendroit naturellement à trouver quelque chose dans cet Auteur qui répondît à sa réputation; mais je puis assurer que quoique j'aie parcouru son Ouvrage dans différentes occasions (car je ne crois point que l'on pense que j'aie fait une étude particuliere de cet Auteur;) je n'y ai rien trouvé qui ne soit dans Galien à quelques changemens près, dans Rhazes ou Haly Abbas. Il paroît en général prendre plaisir à multiplier les signes des maladies sans aucune raison; en quoi nos Auteurs modernes ne l'ont que trop imité, tant il est aisé de tomber dans les erreurs des autres! Il pose souvent pour principal symptome ce qui n'est qu'un pur accident, & n'a aucune connexion immédiate avec la principale maladie. Et s'il faut que j'avoue ici la vérité, je conseillerois à ceux qui ont dessein de choisir un sisteme de Medecine Arabe, de s'attacher à celui d'Haly qui est moins confus, plus intelligible & beaucoup plus solide que celui d'*Avicenne*. Freind, *Histoire de la Medecine*.

Les Ouvrages d'*Avicenne* ont été imprimés à Venise en 1596. *in-folio*.

Le *Liber Canonis*, *de Medicinis Cordialibus*, & *Cautica* ont été imprimés à Venise avec quelques autres pieces *apud Juntas*, 1544. & 1555. *in-fol. Basiliæ, apud Johan. Hervagium*, 1556. *in-fol. Venetiis, apud Octav. Scotum*, 1500. *in-4°. Groningæ*, 1649. *in-12*.

Canon Medicinæ. Venetiis, apud Juntas, 1595. & 1608. *in-folio 2 vol. apud Vinc. Valgrisium*, 1564. *in-folio 2 vol. ibidem* 1580. *in-4°. Lovanii, apud Mempœum*, 1658. *in-fol. Uratislaviæ, Fol. per Petrum Kirstinium*.

Libri quinque Canonis Medicinæ, Aben Ali, Principis filii Sinæ alias corruptæ Avicennæ. Arabicè nunc primum impressi. Romæ ex Typographia Medicea, 1593. *in-folio*.

Libellus de removendis Nocumentis, quæ accedunt in Regimine sanitatis: Tractatus de Syrupo acetoso, unà cum Syraci Medici expositione, in 2 & 3 partem 4. Fen. 1. Can. Avic. & Ebenesi super 5. Can. Venetiis apud Domitium de Tridino, 1547. *in maj. Fol.*

De corde, ejusque facultatibus, Libellus, Joh. Bruyerino Campegio interprete. Lugduni, apud Nicol. Edvardum, 1559. *in-8°*.

De Animalibus, per M. Mich. Schotur ex Arabico in Latinum translatus. Cet Ouvrage est *in-fol.* mais on ne sait ni où ni en quel tems il a été imprimé.

Canonis Libri 3. Fen. 1. Tractatus quartus, in quo scribit de ægritidinibus capitis, & noxa multâ illarum in functionibus sensûs, & moderaminis, sive partis rectricis, à Johanne Quinquaborræo Latinè versus, & ad fidem codicis Hebraici correctus, Parisiis, apud Martinum Juvenem 1572. *in-8°*.

Canonis Libri 3. Fen. 2. quæ est de Ægritudinibus Nervorum, à Quinquaborræo Latinè versa. Parisiis, apud Mart. Juvenem, 1570. *in-8°*.

Quarti Libri Canonis Fen. prima de febribus. Patavii, 1659. *in-12*.

De Tinctura Metallorum Tractatus. Francofurt. apud Cyriacum Jacobum, 1550. *in-4°*.

On croit cet Ouvrage supposé de même que le suivant:

Chymicus Liber, Porta Elementorum dictus. Basiliæ, apud Petrum Pernam, 1572. *in-8°*.

AVICULÆ HERMETICÆ, sel universel que l'on trouve, à ce que prétend Sendivogius, dans la rosée. Il en est parlé sous ce nom dans les Journaux d'Allemagne.

AVICULARIA SYLVII, est le nom du *Speculum Veneris majus*.

AVILA, est une espece de pomme des Indes qui surpasse en grosseur une grosse orange, de figure ronde, charnue, jaune; elle croît à une espece de liane ou de plante rampante qui s'attache aux arbres voisins dans l'Amérique Espagnole. Cette pomme renferme sous sa chair huit ou dix noix plattes, orbiculaire stirant un peu sur l'ovale, se terminant en un endroit en pointe obtuse. Ces nois sont jointes l'une à l'autre, mais elles se séparent aisément: elles sont convexes d'un côté & concaves de l'autre, larges à peu près comme nos pieces de trente sols, épaisses d'un demi-doigt, couvertes chacune d'une écorce médiocrement épaisse, dure, ligneuse, un peu raboteuse principalement en sa partie convexe, de couleur jaunâtre: sous cette écorce est contenue une amande tendre, amere, qu'on estime un grand contre-poison, & un remede excellent contre la malignité des humeurs. On en prend une ou deux à la dose. Lemery, *Traité universel des Drogues simples*.

AUL

AULOS, Αὐλὸς, signifie proprement un tuyau, un canal, ou un trou. Dans Hippocrate, *de Mulierum Morbis Lib. II.* il signifie l'orifice extérieur ou l'entrée du vagin, & ἐναυλὶν le vagin même.

Aulos signifie aussi un chalumeau.

Aulus, dans Pline, est un poisson à coquille que nous appellons *petoncle*.

AULISCOS, Αὐλίσκος, est une sonde ou cannule.

AVO

AVORNUS. Crescentius donne ce nom à l'*aune noir*.

AVOSETA, *Italorum*, *seu spinzago d'aqua*, est un oiseau aquatique, gros comme un pigeon; son bec est long de quatre ou cinq doigts, noir, relevé, pointu par le bout. Sa tête est noirâtre, son corps est blanc, ses piés sont bleuâtres, ayant les doigs joints par des membranes, ses jambes sont longues: il habite en Italie. Sa graisse est fort résolutive, émolliente, anodyne. Lemery *des Drogues*.

AUR

AURA, *sive Gallinassa* (Jonston) est une espece de corbeau du Mexique, qui approche de la grandeur d'un aigle; les Indiens l'appellent *tropillotl*, sa couleur est noire, son bec est fait comme celui d'un perroquet; son front est couvert d'une peau ridée sans plumes: il est armé d'ongles noirs crochus. Cet oiseau est commun dans la nouvelle Espagne, il se tient la nuit sur les arbres & sur les rochers, mais il vient le jour vers les Villes, il se nourrit d'immondices & d'excrémens. On dit que ses petits sont blancs, mais qu'ils noircissent en grandissant. Ils volent en troupe, assez haut; leur odeur est mauvaise. Ils contiennent beaucoup de sel volatil & d'huile. Le cœur de cet oiseau étant séché au soleil est fort odorant. Sa chair étant mangée est bonne pour la petite vérole; ses plumes brûlées sont déterfives, vulnéraires, & propres pour empêcher le poil de croître, si l'on en applique la cendre sur la chair. Lemery, *des Drogues*.

AURANCUM, *coques d'œufs*. Ruland.

AURANTIA, *oranger*; arbre fruitier que l'on distingue de la maniere suivante:

Malus aurantia, Offic. Ger. 1219. Emac. 1463. Raii Hist. 2. 1658. *Malus aurantia vulgaris*, Park. Theat. 1508. *Malus arantia major*, C. B. Pin. 436. *Aurantium, mala arantia*, Mont. Ind. 37. *Arantia malus*, C. B. 1. 97. Chab. 5. *Aurantium vulgare*, Ferr. Hesp. 377. Tourn. Inst. 620. Elem. Bot. 493. Boerh. Ind. A. 239. *Mala aurantia*, Aldrov. Dendr. 489. *Malus aurantia vulgaris major*, Jonf. Dendr. 22. Dale.

Cet arbre devient d'une grandeur considérable dans son pays natal. Il jette plusieurs branches dont les plus jeunes sont de couleur verdâtre, garnies de quelques épines. Ses feuilles sont d'un verd pâle tirant sur le jaune, semblables à celles du laurier, portées sur des queues feuillées qui ont la figure d'un cœur, d'une odeur aromatique agréable lorsqu'on les écrase. Ses fleurs naissent parmi les feuilles, rassemblées comme en un bouquet, composées de cinq pétales blancs avec plusieurs étamines jaunes dans le milieu, extremement odorantes. Il leur succéde un gros fruit sphérique, vert avant sa maturité & ensuite de couleur d'or, couvert d'une écorce raboteuse qui renferme une moelle composée d'un grand nombre de petites loges ou vésicules, remplies d'un suc acide & de pepins ou graines oblongues, pointues par les deux bouts séparées par une peau.

Cet arbre est fort commun en Italie, en Espagne, & dans le Portugal. Il porte des fleurs & du fruit toute l'année, mais on cueille ce dernier en Octobre & Novembre.

Le suc d'*orange* excite l'appétit, il est cordial & rafraîchissant, bon pour appaiser la soif, & pour les fievres ardentes. Il est d'un grand usage dans le scorbut, & on le mêle souvent avec les antiscorbutiques. Son écorce est cordiale & bonne pour l'estomac qu'elle fortifie & qu'elle échauffe, elle empêche la nausée & le vomissement, & appaise la colique.

On tire des fleurs d'*oranges* par la distilation, une eau à laquelle on donne le nom d'*aqua naphæ*, Offic. on fait encore des conserves & des confitures avec leurs écorces, & un sirop de leur suc. On trouve toutes ces préparations dans les boutiques.

Nota. On n'emploie dans la Medecine que les *oranges* de Sevile, celles de la Chine n'étant que pour le plaisir de la table. Miller, *Bot. Off.*

Ce fruit a differens noms, comme *mala arantia*, *aurantia*, *arangia*, *mala aurea*, *chrysomelea*, *poma anarantia*, *aurantia & nerantia*, *orangia* ou *aurangia*. Il y a toute apparence que les *pommes* d'or du jardin des Hespérides dont parlent les Poëtes, ne sont autre chose que les *oranges* ou les fruits de l'arbre dont nous parlons. C'est dans ce sens qu'on doit prendre ce passage de Virgile:

Aurea mala decem misi: cras altera mittam.

Les *oranges* n'ont pas toutes le même gout, & l'on en trouve d'ameres & de douces, il y en a qui tiennent le milieu entre ces deux qualités, ce qui fait qu'on les préfere aux autres avec juste raison, moins par rapport à l'écorce qui est au-dessus de celle du citron, par sa chaleur & sa sécheresse, qu'à cause de la qualité de leur suc qui est moins froid que celui du citron.

Les *oranges* ont les mêmes vertus que le citron & le limon, ce qui fait que l'on conserve dans quelques boutiques étrangeres l'écorce, l'eau, le sirop, l'essence, la teinture & l'huile distilée d'*oranges*, mais surtout des conserves & l'eau distilée de ces mêmes fleurs.

L'*orange* fraîche résiste à la corruption & prévient le scorbut. *Bald. Ronsteus, de Scorbuto*, assure qu'il a connu des personnes qui ont été guéries de cette maladie par l'usage des *oranges* qu'elles mangeoient avec leurs écorces. L. Riverius dans sa quatrieme Centurie, *Obs.* 84. fait mention d'un Cordonnier qui se délivra d'une fievre quarte qu'il avoit depuis six mois, en mangeant pendant quelques jours à jeun, des tranches d'*oranges* cuites dans du vin blanc. Le suc d'*oranges* douces mêlé avec du sirop violat, est excellent pour procurer le sommeil à ceux qui ont la fievre. *Jo. Camerar. Hort. Med.* L'écorce de ce fruit pulvérisée & prise dans du vin blanc fortifie l'estomac, facilite la digestion, excite l'appétit, corrige la puanteur de l'haleine & guérit les enflures du ventre, la colique, les douleurs qui suivent l'accouchement, & la suppression d'urine. Voyez *Ephem. N. C. Dec.* 3. *Ann.* 1. *Obs.* 35. L'huile distilée a beaucoup plus de vertu, & il suffit d'en prendre quatre ou cinq gouttes dans du vin. *Domin. Panarolus, Pent.* 2. *Obs.* 8. dit, que l'huile tirée par expression de l'écorce d'*orange*, guérit les fievres en peu de tems. Les fleurs confites avec du sucre sont un excellent cordial, & passent pour efficaces dans les fievres ardentes & pestilentielles. L'eau que l'on tire des fleurs par la distilation, a une odeur pénétrante & fort agréable; elle est bonne dans les fievres malignes & virulentes, car elle excite une transpiration abondante, elle fortifie le cœur, ranime les esprits, appaise la colique, les douleurs de l'estomac & tue les vers. On l'applique sur le pouls pour fortifier le cœur. On la prépare au mieux en Italie où on l'appelle *napha* & *angelica*. Voyez *Renod. L. I. de Mat. Med. sect. 6. cap.* 4. On la donne en Espagne aux femmes qui sont en travail. On l'emploie avec succès dans les accès hystériques: mais on doit la mêler avec du musc & du sang de dragon. *R. Solenandr. sect.* 5. *Consil. Med.* 15. *L. River. Lib.* 15. *Prax. Med. c.* 6. *& Cent.* 1. *Obs. Med.* 65. 94. L'eau que l'on tire de la semence de ce fruit par la distilation dissipe les douleurs que cause le calcul des reins. *Ferrar. Lib. IV. Hesper. Fol.* 478. Les feuilles, au moyen d'une préparation chymique, donnent une huile excellente dans les cas où les os de la jambe sont découverts. Cette semence résiste au poison & tue les vers. Les feuilles cuites dans du vin rouge arrêtent les pertes immodérées des femmes.

Je ne dois pas oublier ici les *oranges* de la Chine, appellées en Latin *poma sinensia* ou *mala aurantia Chinensia*, qui sont assez connues aujourd'hui, & au-dessus des autres par la délicatesse de leur gout. Elles portent le nom du pays où elles croissent & elles sont fort communes à Lisbonne & dans toute l'Espagne. Leur suc a beaucoup plus d'efficacité, mais on ne doit point en user avec excès, surtout lorsqu'on a l'estomac froid & foible. On tire de leurs écorces une essence ou teinture que l'on trouve dans les boutiques, qui est extremement cordiale & stomachique. Barthol. Zorn. *Botanolog.*

L'écorce d'*orange* amere échauffe beaucoup.

Le suc de l'*orange* douce, immodérément pris, débilite l'estomac & cause des vents. Pour le suc de l'*orange* amere il incommode quelquefois l'estomac & la poitrine, en picotant trop fortement ces parties.

Le suc de l'*orange* amere contient beaucoup de phlegme & de sel acide, & peu d'huile.

Les écorces d'*oranges* douces & ameres conviennent en tout tems & à toute sorte d'âge, aux personnes qui ont l'estomac foible ou qui sont d'un tempérament phlegmatique & mélancolique. Pour les sucs de ces fruits ils sont très-excellens dans les tems chauds, aux personnes bilieuses & à ceux dont les humeurs sont trop acres & trop agitées.

REMARQUES.

On nous apporte les *oranges* de plusieurs endroits. Les meilleures & les plus estimées pour leur gout exquis, sont celles qui croissent aux pays chauds, non-seulement parce que le terroir de ces lieux étant chargé de beaucoup de soufres exaltés & de sels volatils, en communique une grande quantité à ces fruits & leur donne une odeur agréable, mais encore parce que la chaleur du soleil y digere & y mûrit plus parfaitement leur suc & le rend d'un gout plus délicieux.

Le suc d'*orange* amere est aigre, parce qu'il contient beaucoup de sel acide, & que ce sel est peu embarrassé & retenu par des parties rameuses; c'est pourquoi il fait sentir aux fibrilles nerveuses de la langue presque toute son acidité. Pour le suc d'*orange* douce, comme il contient moins de sel que le suc d'*orange* amere, & que ce sel est lié & enchaîné par une plus grande quantité de parties huileuses, on conçoit aisément qu'il ne doit faire qu'une légere impression sur les endroits où il passe.

On préfere en Medecine le suc de l'*orange* amere, pour rafraîchir & humecter, & pour calmer l'ardeur de la fievre, parce que ce suc est plus chargé d'acide, & qu'il peut plus aisément épaissir les liqueurs trop tenues, appaiser leur mouvement violent & précipiter les matieres acres qui les jettoient dans une fermentation extraordinaire.

De la fleur d'Orange.

On doit la choisir blanche, belle, & nouvellement cueillie.

Elle ranime le cœur & le cerveau, elle excite les regles, elle fortifie l'estomac & aide la digestion.

L'usage immodéré de cette fleur échauffe, rend la bile plus acre & peut causer par ce moyen différentes maladies.

Elle contient beaucoup d'huile exaltée, de sel volatil & de phlegme.

La fleur d'*orange* convient en tout tems, aux personnes âgées, aux phlegmatiques, aux mélancoliques & à ceux dont l'estomac est foible & ne digere qu'avec peine.

REMARQUES.

La fleur d'*orange* est employée dans les alimens & en Medecine: on la confit toute entiere, ou l'on en fait des pâtes & des conserves. On en tire encore par la distilation une eau de fort bonne odeur & qui est très-usitée dans les potions cordiales, hystériques & céphaliques. Son odeur agréable vient de ce que quelques soufres & quelques sels de la fleur d'*orange* se sont élevés avec l'eau & s'y sont mêlés.

La fleur d'*orange* aide à la digestion par ses principes volatils, qui divisent & atténuent les parties grossieres des alimens. Elle ranime aussi le cœur & le cerveau, & fait venir les regles aux femmes, parce que ces mêmes principes exaltés raniment la masse du sang, augmentent la quantité des esprits, & raréfient les sucs visqueux qui empêchoient l'écoulement de l'humeur menstruelle. Lemery, *des alimens.*

AVRARIC, *Mercure.*

AURATA ou ORATA, *Dorade*, est un poisson dont les anciens faisoient beaucoup de cas, à ce que rapporte Athenée. On l'appelle aussi *piscis sacer.*

AUREA ALEXANDRINA, Opiat ou antidote inventé par Alexandre. Voyez *Alexander.*

AURES, *les oreilles.* Voyez *Auris.*

AUREUS, nom pompeux que l'on donne à plusieurs compositions, soit à cause de leur prix ou de leur efficacité, ou à cause de l'or qui y entre.

AUREUS RAMUS, est l'art de faire de l'or.

AUREUS, est encore un poids qui vaut un gros & demi. Castelli.

AURICHALCUM, *Cuivre jaune, laiton*, est un mélange de cuivre & de pierre calaminaire qu'on a mis ensemble en fusion par un feu très-violent dans des fourneaux faits exprès.

La découverte du *laiton* a été faite par des Alchymistes, qui cherchant à convertir le *cuivre* en or, trouverent le moyen de lui donner une couleur jaune. La pierre calaminaire embarrasse & étend le sel acre du métal, ensorte qu'il ne fait pas tant d'impression sur les liqueurs, que le *cuivre* rouge. Comme la calamine coute peu, le *cuivre* jaune est moins cher que le *cuivre* naturel. Lemery, *des drogues.*

On doit prendre garde dans la composition des remedes, de ne rien mettre d'acide dans un vaisseau de *cuivre* qui n'est point étamé, car l'acide en dissolvant le *cuivre* rendroit le remede émétique.

AURICOLLA, la cole ou ciment de l'or. Ce mot paroît avoir la même signification que *chrysocolla*, dont on peut voir l'article.

Ce mot se trouve dans le *Turba Philosophorum. Theat. Chym. Vol. V.*

AURICULÆ CORDIS, *Oreillettes du cœur.* Voyez *Cor.*

AURICULA JUDÆ, *Oreille de Judas. Auricula Judæ, & fungi sambuci*, Offic. *Fungus membranaceus auriculam referens, sive sambucinus*, C. B. 372. Raii Hist. 1. 106. Synop. 18. *Fungus membranaceus auriculam referens*, Hist. Oxon. 3. 642. *Fungus auriculæ Judæ, coloris ex cineraceo nigricantis, perniciosus, in sambuci caudice nascens*, J. B. 3. 840. *Fungus auriculæ Judæ, coloris ex cineraceo nigricantis, perniciosus*, Chab. 588. *Fungus sambucinus, sive auricula Judæ*; Ger. Emac. 1481. *Fungus sambuci, vel auricula Judæ*, Sterb. 256. Tab. 27. H. *Fungus sambucinus*, Park. 1320. *Agaricus auriculæ formâ*, Elem. Bot. 441. Tourn. Inst. 562. Boerh. Ind. A. 14. Buxb. 7. *Agaricum auriculæ formâ*, Mich. Nov. Gen. 124. Tab. 66. 1. *Peziza auriculam referens*, Dill. Cat. 195. Dale.

L'*oreille de Judas* est un champignon ou une espece d'agaric qui se trouve attaché & adhérent au tronc du sureau. Ce champignon a la figure & souvent la grandeur de l'oreille d'un homme, mais on en trouve de plus grands & de plus petits; sa substance est membraneuse, cartilagineuse & pliée, de couleur grise-noirâtre. Il contient beaucoup d'huile & de sel volatil.

Il est fort résolutif, propre pour les tumeurs & les inflammations de la gorge & des autres parties, étant écrasé & appliqué dessus. On ne doit point s'en servir intérieurement, car c'est une espece de poison. Lemery, *des drogues.*

On le fait bouillir dans du lait ou macérer dans du vinaigre, dont on se gargarise dans l'esquinancie: on le met aussi infuser quelquefois dans l'eau pour le même effet avec d'autres ingrédiens.

Dale l'estime astringent.

AURICULA LEPORIS, *Oreille de lievre.* Voyez *Bupleurum.*

AURICULA MURIS, *Oreille de souris.* Voyez *Pilosella.*

AURICULA URSI, *Oreille d'ours. Auricula ursi*, Offic. *Auricula ursi flore luteo*, Ger. 640. Emac. 784. Raii Hist. 2. 1082. Elem. Bot. 100. Tourn. Inst. 120. Boerh. Ind. A. 200. J. B. 3. 490. Chab. 492. Rupp. Flor. Jen. 14. *Auricula ursi flore flavo*, Park. Parad. 239. *Auricula ursi, sanicula Alpina*, Mont. Ind. 37. *Sanicula Alpina lutea*, C. B. Pin. Hist. Oxon. 2. 557. Dale.

Cette plante est fort commune aux environs d'Utrecht, dans la Stirie, le Tyrol, la Savoye & la Suisse où elle croît sur les montagnes. Elle pousse de sa tige des feuilles larges & épaisses & des fleurs de différentes couleurs. Les habitans d'Utrecht l'appellent *primula odorata*, à cause de son odeur agréable. Quoiqu'on ne trouve point cette plante ordinairement dans les boutiques, elle ne laisse pas d'être un bon vulnéraire & fort efficace, soit qu'on en use intérieurement ou extérieurement. Elle contient un suc laiteux, tempéré & gluant que l'on peut appliquer avec succès sur les vieilles plaies. Il est excellent pour les ruptures étant mêlé avec des onguens, *Jo. Camerar. Hort. Med. p.* 25. Quatre ou six cuillerées d'eau dans laquelle on a fait bouillir cette plante prises tous les matins, guérissent la toux & les ulceres des poumons. Ceux qui chassent sur les montagnes où elle croît, emploient sa racine contre les vertiges. Voyez *Conr. Gesner. de Lunar. Herb. p. M.* 34. *Sennert. L. I. Pract. p.* 2. *c.* 4. Le suc que l'on tire des fleurs efface les taches du visage & embellit la peau; l'eau que l'on en tire par la distilation a la même vertu. Barthol. Zorn. *Botanolog.*

AURICULARIA, *Plante cylonienne*, est une espece de mente. Voyez *Mentha.*

AURICULARIUS, qui appartient à l'oreille. *Auricularius Medicus* est un Medecin qui traite les maladies des oreilles.

AURIGA, espece de bandage pour les côtés, dont Galien donne la description.

AURIGA, signifie aussi le quatrieme lobe du foie. Castelli.

AURIGO, *Jaunisse.* Voyez *Icterus.*

AURIPIGMENTUM, *Orpiment.* *Auripigmentum*, Offic. Matth. 1367. Ind. Med. 17. Worm. 28. Kentm. 17. Agricol. 592. *Auripigmentum luteum*, Aldrov. Mus. Metall. 353. *Arsenicum croceum auripigmentum*, Charlt. Foss. 12. *Arsenicum flavum auripigmentum*, Mont. Exot. 13.

L'*orpiment* des boutiques, *auripigmentum* en Latin, ἀρρενικὸν, Dioscorid. ἀρσενικὸν, Galen. *narueth*, Sérapion; *Zarnick arsar* des Arabes, & en François *orpiment* ou *orpin*, est un suc arsénical rassemblé en mottes, composées d'écailles ou de feuilles minces comme le talc, qui se séparent aisément les unes des autres.

Il y en a trois especes : l'une brille comme l'or dont elle a la couleur; l'autre a une couleur rouge ou de cinabre, mêlée de couleur de citron; la troisieme est un peu verte, jaune, en masses & mêlée de terre : c'est la moins estimable. Toutes ces especes se trouvent dans les veines d'or, d'argent & de cuivre. Nous ne connoissons pas cette autre espece d'*orpiment* que Dioscoride appelle *balanoïde pâle.*

L'*orpiment* est d'un goût acre; il se dissout dans l'huile, il s'allume au feu, & répand une petite flamme & beaucoup de fumée : il répand une odeur de soufre qui approche de celle de l'ail. Par la chaleur du feu il donne de la fumée en abondance : si on la ramasse, elle forme des fleurs jaunes à peu près comme celles du soufre; il reste au fond une masse fondue rouge ou de couleur de sang, qui étant refroidie forme un regule compacte & solide semblable au cinabre. Quelques-uns l'appellent *orpiment rouge* ou *réalgar.* Enfin si on le tient trop longtems sur le feu dans un vaisseau sublimatoire, toute la masse s'éleve à la partie supérieure du vaisseau, & y forme une substance transparente, rouge, belle, & semblable au rubis, & il reste au fond du vaisseau un peu de terre métallique. Les exhalaisons qui sortent de ce dernier régule, blanchissent le cuivre & le rendent fragile.

L'*orpiment* est donc composé des mêmes principes que le soufre commun, avec quelques parties métalliques qui y sont unies, ou il est composé de sel acide, mêlé avec des parties mercurielles & une substance bitumineuse. Il est corrosif à cause des pointes acides mêlées avec des particules mercurielles : il est cependant moins corrosif que le sublimé corrosif du mercure, à cause de sa substance bitumineuse. Il est moins inflammable que le soufre commun, à cause des particules mercurielles qui diminuent la force & l'énergie des acides sur les soufres. L'*orpiment* est placé avec raison parmi les poisons à cause de sa qualité corrosive.

Les anciens Medecins l'employoient souvent à l'extérieur pour consumer les chairs superflues. Présentement on l'emploie très-rarement, parce que la Chymie fournit d'autres remedes cathérétiques beaucoup meilleurs. Il n'y a que les Baigneurs qui l'employent avec la chaux vive pour faire tomber les poils de la peau : mais il la ronge lorsqu'il y reste trop long-tems attaché.

Quelques Medecins recommandent l'*orpiment* dans la phthisie, le crachement de sang purulent, & dans l'asthme : ils le font prendre en substance, ou ils en font recevoir la fumée par la bouche. Bien plus, dans la Chine, il est placé parmi les remedes purgatifs; mais nous croyons que l'usage de ce remede n'est pas sûr; car c'est un poison très-puissant, entierement nuisible aux nerfs; qui étant pris intérieurement, produit d'horribles symptomes, des convulsions, des engourdissemens & des contractions dans les mains & les piés, des sueurs froides, des palpitations, des défaillances, la soif, & une ardeur intérieure, des vomissemens, des coliques, des corrosions & de cruelles douleurs suivant la différente dose de ce poison; la mort même suit bientôt ces symptomes. On découvre dans les corps de ceux qui sont morts de ce poison, la gorge, l'estomac, les intestins enflammés, rongés & percés en différens endroits.

Les remedes contre l'*orpiment* & les autres substances arsénicales, sont tout ce qui peut en réprimer l'acrimonie; tels que le lait & l'huile, que l'on fait boire en abondance, le bouillon gras, le suc d'althæa, de mauve, la décoction de semence de Psyllium, de lin, les racines de guimauve, & les autres de cette sorte. Nous ne croyons pas, comme quelques-uns, que l'*orpiment* ou l'arsenic pendu au cou comme une amulete, soit nuisible; ni qu'il ait assez de vertu & d'énergie pour garantir de la peste & des maladies pestilentielles.

Avec la lessive d'*orpiment* & de la chaux vive, on fait une encre appellée sympathique, qui fait paroître par sa seule vapeur les lettres écrites avec le vinaigre de Saturne. Les Peintres s'en servent pour donner une couleur d'or, & c'est de-là que lui vient son nom. GEOFFROI.

AURIPIGMENTUM RUBRUM. Voyez *Realgar.*

AURIS, *oreille.* Tout le monde sait que les *oreilles* sont au nombre de deux, qu'elles sont situées sur les parties latérales de la tête, & qu'elles sont l'organe de l'ouie. Les Anatomistes en font communément une division, ou plutôt une distinction en *oreille* externe & en *oreille* interne. Par l'*oreille* externe, ils entendent tout ce qui s'en trouve hors du fond du trou ou conduit auditif externe de l'os des tempes. Par l'*oreille* interne, ils comprennent ce qui est renfermé dans les cavités de cet os, & ce qui y a quelque rapport.

L'*oreille* externe est pour la plus grande partie, formée d'un cartilage très-ample & très-façonné, qui est comme la base de toutes les autres parties dont l'*oreille* externe est composée. L'*oreille* interne est principalement faite de différentes pieces osseuses, en partie fabriquées dans l'épaisseur de l'os des tempes, & surtout dans celle de la portion appellée apophyse pierreuse; en partie séparément contenues dans une cavité particuliere de cet os.

L'*oreille* externe dans son entier ressemble en quelque façon à une coquille de moule, dont la grosse extrémité seroit tournée en haut, la petite embas, la convexité du côté de la tête, & la cavité en dehors. On distingue dans l'*oreille* externe entiere deux portions, une grande & ferme, appellée en latin *pinna*, qui en fait le haut & la plus grande partie; une petite & molle nommée lobe, qui est embas. On y considere encore deux faces, une obliquement antérieure, & inégalement concave; une obliquement postérieure & inégalement convexe. Les *oreilles* qui n'ont pas été contraintes par des bandes dans la jeunesse, sont naturellement courbées en devant.

La face antérieure est divisée en éminences, & en cavités. On y comprend quatre éminences, & on les nomme *helix*, *anthelix*, *tragus*, *antitragus.* L'helix est le grand rebord plié, qui fait le contour de la grande portion de l'*oreille.* L'anthelix est la bosse ou la grosse éminence oblongue qui est entourée du pli de l'*oreille.* Le tragus est le petit bouton antérieur qui est au-dessous de l'extrémité antérieure du pli de l'*oreille*, & qui avec l'âge devient couvert de poil. L'antitragus est le bouton postérieur qui est au-dessous de l'extrémité inférieure de l'anthelix.

On y compte aussi quatre cavités de la face antérieure, savoir le creux du grand pli; la fossette de l'extrémité supérieure de la bosse, appellée fossette ou cavité naviculaire; la conque, ou la grande cavité double qui est au-dessous de la bosse, & dont le fond supérieur est distingué du fond inférieur par une continuation de l'helix, en maniere de crête transversale; enfin le conduit de l'*oreille* externe, lequel est au bas du fond inférieur de la conque.

La face postérieure de l'*oreille* externe entiere ne présente qu'une éminence considérable, qui est une partie de la convexité de la conque; l'autre partie est cachée par l'attache de l'*oreille* à l'os des tempes. Cette attache empêche aussi de voir le creux de la crête qui divise le fond de la conque en supérieur & en inférieur.

J'ai dit ci-dessus que l'*oreille* externe est principalement formée d'un cartilage particulier, qui est comme la base de toutes les autres parties dont elle est composée. Ces autres parties sont les ligamens, les muscles, les tégumens, les glandes sebacées, les glandes cerumineuses, les arteres, les veines, les nerfs. Je ne trouve pas à propos de placer ici l'histoire d'une grosse glande voisine, que les Grecs ont nommée parotide à cause de la proximité de l'*oreille*.

Le cartilage de l'*oreille* externe est à peu près de la même étendue & de la même forme que la grande portion ou portion ferme de l'*oreille* externe entiere. Il n'est pas de la même épaisseur, étant couvert des tégumens communs par les deux faces; il manque tout-à-fait au lobe, c'est-à-dire, à la petite portion inférieure & molle de l'*oreille*. Il représente sur la face postérieure, à contresens, toutes les éminences & tous les enfoncemens de la face antérieure, excepté la portion repliée du grand contour; il est tout d'une piece depuis le même contour jusqu'au conduit auditif externe, excepté les deux extrémités de la portion repliée de l'helix, qui sont un peu séparées d'avec le reste en maniere de lambeaux, & y tiennent par le moyen des tégumens.

La portion cartilagineuse du conduit auditif externe ne fait pas un circuit entier. Elle forme un tuyau interrompu par un côté, & très-court, qui se termine par un bord oblique & attaché au bord du conduit osseux par de petites inégalités, comme une espece d'engrenure. Cette obliquité fait que le bord du conduit cartilagineux va par embas comme en pointe ou en bec. L'interruption latérale du conduit cartilagineux est entre la partie supérieure & la partie postérieure de sa circonférence. Les deux côtés interrompus sont arrondis comme des languettes. Il y a outre cela dans le reste du circuit même deux ou trois incisures en maniere de petites fentes obliquement transverses par rapport au conduit. L'antérieure de ces fentes est comme quadrangulaire. Les languettes ne sont pas toujours directement vis-à-vis l'une de l'autre; car la supérieure est un peu plus éloignée de l'os des tempes que la postérieure.

L'*oreille* externe est attachée au crane, non seulement par la portion cartilagineuse du conduit, dont je viens de parler, mais encore par des ligamens qui sont au nombre de deux, un antérieur & un postérieur. Le ligament antérieur est attaché par une extrémité à la racine de l'apophyse zygomatique de l'os des tempes, à la partie antérieure du conduit osseux, un peu supérieurement tout au coin de la cavité glenoïde. Il est attaché par l'autre extrémité à la partie antérieure & supérieure du conduit cartilagineux.

Le ligament postérieur est attaché par un bout à la racine de l'apophyse mastoïde, & par l'autre à la partie postérieure de la convéxité de la conque, de sorte qu'il est vis-à-vis & à l'opposite de l'antérieur. Il y a encore une espece de ligament supérieur, qui paroît n'être que la continuation de la calotte aponévrotique des muscles frontaux & occipitaux.

Il y a des muscles qui attachent les cartilages de l'*oreille* externe à l'os des tempes, & il y en a qui ne passent pas le cartilage. Les uns & les autres varient dans les différens sujets, & sont quelquefois si minces qu'on les prendroit pour des ligamens plutôt que pour des muscles. Il s'en trouve ordinairement trois de la premiere espece; savoir un supérieur, un postérieur & un antérieur. Ils sont tous fort minces. Le supérieur est attaché à la convexité de la fossette naviculaire de l'anthelix, & à celle de la portion supérieure de la conque. De-là il monte sur la portion écailleuse de l'os des tempes, en s'épanouissant, dans les uns plus, dans les autres moins, comme par rayons, & s'attache principalement à l'aponévrose ligamenteuse qui couvre la portion postérieure du muscle crotaphyte.

Le muscle antérieur est petit, plus ou moins renversé, & comme une suite du supérieur. Il est attaché par un bout au-dessus de la racine de l'apophyse zygomatique, & par l'autre bout à la partie antérieure de la convexité de la conque cartilagineuse.

Le muscle postérieur est presque transversal & ordinairement large, attaché par un bout à la partie postérieure de la convexité de la conque, & par l'autre bout sur la racine de l'apophyse mastoïde. Il couvre le ligament postérieur. La division qu'on en fait en plusieurs bandes ne paroît qu'artificielle ou occasionnée par la dissection.

A l'égard des petits muscles qui ne passent pas le cartilage, ce sont des traits de fibres, qui se trouvent sur l'une & l'autre face des cartilages de l'*oreille* externe. Ces fibres sont très-pâles dans plusieurs sujets, & n'ont aucune apparence de fibres musculaires. Tels sont ceux que Valsalva a découverts sur les différens plis creux de la face postérieure du cartilage, & ceux que Santorini a montrés sur le tragus & le long de la convexité de la portion antérieure de l'helix.

La peau de l'*oreille* externe est en général la continuation de celle qui couvre les parties voisines de la région temporale. La peau de la face antérieure de l'*oreille* n'est accompagnée que de très-peu de tissu cellulaire ou adipeux; c'est pourquoi elle y exprime exactement toutes les éminences & toutes les cavités de cette face jusqu'au fond du conduit auditif externe. En parlant ici de la peau, j'y comprends aussi l'épiderme.

Elle couvre aussi par la même continuation la face postérieure: mais les plis y étant fort serrés, elle ne fait que passer là-dessus, excepté une portion de la conque, savoir celle qui environne l'entrée du conduit auditif, & qui moyennant le tissu cellulaire est appliquée à l'os des tempes. Sur cette face postérieure le creux du pli commun de l'anthelix & de la conque ne paroît pas; il est rempli du tissu cellulaire, & la peau passe par-dessus.

Le lobe de l'*oreille*, c'est-à-dire, la portion molle qui est au-dessous du tragus, de l'antitragus & du conduit auditif, est simplement composé de peau & de tissu adipeux. Le conduit auditif est en partie osseux & en partie cartilagineux. La portion osseuse est la plus longue & fait le fond du circuit. La portion cartilagineuse est la plus courte, & en forme l'ouverture externe dans les adultes.

Les deux portions jointes ensemble bout à bout composent un canal long d'environ huit lignes, inégalement large & un peu tortueux. Ce canal ou conduit est tapissé en dedans de la peau & de la membrane cellulaire, depuis l'ouverture de la portion cartilagineuse jusqu'au fond de la portion osseuse. Ainsi la peau avec la membrane cellulaire supplée aux interruptions de la portion cartilagineuse, & y forme un tuyau cutané dans l'autre conduit, la membrane cellulaire se confond avec le péricondre & le périoste du conduit auditif.

La peau qui couvre l'une & l'autre face du cartilage, renferme quantité de grains glanduleux, qui suintent toujours une humeur onctueuse & blanchâtre comme une espece de crasse, laquelle s'amasse principalement aux environs de l'attache de l'oreille à la tête, & sous le pli de l'helix. Ces grains sont des glandes sébacées. La peau qui tapisse la cavité du conduit auditif est environnée d'une autre espece de grains glanduleux. Ils sont jaunâtres & très-visibles autour de la convexité du tuyau cutané.

Ces derniers grains sont arrangés de maniere que leurs intervalles représentent une espece de réseau ou corps réticulaire; & ils s'avancent un peu dans l'épaisseur de la peau. On les appelle glandes cérumineuses, qui produisent la matiere jaunâtre & épaisse à laquelle on donne le nom de cire, & en latin *cerumen*. La surface interne du tuyau cutané est garnie de poils fins, entre lesquels s'ouvrent les pores ou orifices des glandes cérumineuses. Ces glandes se présentent d'abord à la vue sur la convéxité du tuyau cutané, dans la grande interruption du tuyau cartilagineux.

Les arteres de l'*oreille* externe viennent antérieurement de l'artere temporale, & postérieurement de l'artere occipitale, qui est un des rameaux de la carotide externe. Il est bon de remarquer ici que l'artere occipitale communique avec l'artere vertébrale, & par ce moyen avec la carotide interne. Les veines sont des pareils rameaux de la veine jugulaire externe. La veine occipitale communique non-seulement avec la veine vertébrale, mais encore immédiatement avec le sinus latéral voisin de la dure-mere.

La portion dure du nerf auditif étant sortie par le trou stylo-mastoïdien, de la maniere que je dirai dans la suite, donne aussi un rameau qui monte derriere l'*oreille*, & jette plusieurs filets sur la face postérieure de l'*oreille* externe. Le trou de ce rameau renvoie aussi des filets au conduit & à la face antérieure de l'*oreille*. Le nerf de la seconde paire vertébrale envoie aussi un rameau à l'*oreille*, lequel rameau par ses ramifications se rencontre avec celles du premier rameau de la portion dure.

Tout l'organe osseux de l'ouie se divise naturellement en quatre parties générales, qui sont,

1°. Le conduit auditif externe.
2°. La caisse du tambour.
3°. Le labyrinthe.
4°. Le conduit auditif interne.

On peut encore le diviser en parties immobiles ou contenantes, qui sont les quatre qui viennent d'être nommées ; & en parties mobiles ou contenues, qui sont quatre osselets renfermés dans la caisse du tambour, & nommés enclume, marteau, étrier & osselet orbiculaire ou lenticulaire.

Le conduit auditif externe.

Le conduit auditif externe commence par le trou auditif externe dont le bord est saillant, raboteux, & comme tout-à-fait interrompu en arriere vers l'apophyse mastoïdienne. Ce conduit a cinq ou six lignes au plus. Il est creusé obliquement de derriere en-devant, un peu courbé, & quelquefois comme en vis dans le milieu. Son calibre ou contour est à peu près ovale, plus large à son entrée que dans son milieu, d'où il s'élargit de nouveau à mesure qu'il avance.

Il se termine au-dedans par un bord circulaire très-égal, dont le plan est fort incliné ; de sorte que la partie supérieure du cercle ou de ce plan oblique est tournée en-dehors, & la partie inférieure en-dedans. Ainsi, le conduit a plus de longueur embas qu'en-haut. Le cercle ou bord circulaire est creusé dans la concavité de sa circonférence par une rainure.

Dans les enfans, le conduit osseux externe manque. Ils n'ont point non plus d'apophyse mastoïde; & le cercle dont je viens de parler, est tout à-fait distingué du reste comme une espece d'anneau particulier : mais avec l'âge il s'y unit entierement, & devient une même masse avec le reste. On l'appelle cercle osseux dans les enfans, dans lesquels en effet on peut le tirer & séparer du reste assez facilement.

Il paroît même que tout le conduit osseux des adultes n'est qu'un prolongement du cercle osseux des enfans, d'autant plus qu'on peut détacher sans beaucoup de peine le conduit entier dans un âge plus avancé. La rainure circulaire est située entre l'apophise mastoïde & la fissure, ou fêlure articulaire.

Figure & situation de la caisse du tambour.

C'est une cavité irrégulierement demi-sphérique, dont le fond est tourné en-dedans, & l'ouverture s'abouche avec la rainure circulaire dont je viens de parler. On y voit des éminences & des cavités.

Eminences.

Elles sont au nombre de trois : Une grosse tubérosité située au bas du fond de la caisse, & un peu en arriere. Une petite pyramide irréguliere située au-dessus de la tubérosité, & un peu plus en arriere. Sa pointe est percée d'un petit trou, & à côté de sa base se trouvent très-souvent deux petits filets osseux parallelement placés, qui sont assez constans, mais que l'on ne manque gueres de casser à cause de leur finesse. Un bec de cuillere placé à la partie supérieure, & un peu antérieure du fond de la caisse. C'est la portion d'un demi-canal dont il sera parlé ci-après.

Environ à une demi-ligne de distance de la pointe ou extrémité du bec, on voit une petite traverse osseuse aller d'un bord de sa cavité à l'autre bord. Quelquefois cette petite traverse n'est pas entiere.

Cavités.

Les principales sont, l'embouchure des cellules ou sinuosités mastoïdiennes, l'embouchure de la trompe d'Eustachi, le demi-canal osseux, la fenêtre ovale, la fenêtre ronde. On peut y ajouter le petit trou de la pyramide.

L'embouchure des cellules ou sinuosités mastoïdiennes est à côté de la partie postérieure & supérieure du bord de la caisse. Les cellules qui y aboutissent, sont gravées dans l'épaisseur de l'apophyse mastoïde : elles sont fort irrégulieres & très-anfractueuses.

L'embouchure de la trompe d'Eustachi est à côté de la partie antérieure & un peu supérieure du bord de la caisse. Cette trompe est communément appellée en France l'aqueduc. C'est un canal ou conduit qui va de la caisse vers les ouvertures postérieures des fosses nasales ou narines, & vers la voute du palais. On ne parle ici que de sa portion osseuse. Il est creusé dans l'apophyse pierreuse, le long du conduit de l'apophyse carotidale, & en sortant il est augmenté par l'apophyse épineuse de l'os sphénoïde. Ces deux cavités, savoir, les cellules mastoïdiennes & le conduit d'Eustachi, sont comme deux allongemens de la cavité de la caisse, l'un antérieur & l'autre postérieur.

Le demi-canal osseux, dont le bec de cuilliere est une extrémité, est immédiatement couché au-dessus du conduit d'Eustachi, & attenant la face supérieure de l'apophyse pierreuse, ou comme dans l'épaisseur de cette face. Il renferme dans l'état naturel un petit muscle.

La fenêtre ovale est un trou de communication entre la caisse & le labyrinthe. Il est immédiatement au-dessus de la bosse ou tubérosité. C'est un ovale, dont un côté est un peu arrondi & l'autre un peu applati. Le côté arrondi est en haut, & le côté applati embas; l'une de ses extrémités ou pointes est en-devant, l'autre en arriere. Le contour de l'ouverture a du côté du labyrinthe un petit rebord plat fort mince, qui la rend plus étroite vers le labyrinthe.

La fenêtre ronde est un peu plus petite que l'ovale. Elle est située dans la partie inférieure & un peu postérieure de la bosse ou grosse tubérosité. Son ouverture est tournée obliquement en arriere & en-dehors. C'est l'orifice d'un conduit particulier du labyrinthe.

Le trou de la pointe de la petite pyramide, est l'orifice d'une cavité qu'on peut appeller le sinus de cette pyramide.

Osselets de l'organe de l'ouie.

La caisse contient plusieurs petits os, que l'on nomme osselets de l'organe de l'ouie. On en trouve ordinairement quatre, dont chacun porte un nom particulier tiré de quelque ressemblance; savoir, l'enclume, le marteau, l'étrier, & l'os orbiculaire ou lenticulaire.

L'Enclume.

L'enclume ressemble en quelque façon à une des premieres dents molaires, dont les racines seroient fort écartées. Elle ne ressemble pas tant à une enclume. On la peut diviser en corps & en branches. Le corps en est la grosse masse ; les branches sont ceux que l'on nomme jambes, l'une longue, l'autre courte. Le corps est tourné en-devant; la jambe courte en arriere, & la longue en embas.

Le corps de l'enclume a plus de largeur que d'épaisseur

Il a deux éminences & une petite cavité double, ou deux petites cavités entre les éminences, à peu près comme la couronne des premieres dents molaires.

La jambe courte est large dans sa naissance, & va en diminuant se terminer en pointe. Elle est située horisontalement. Sa pointe est tournée en arriere, & attachée au bord de l'ouverture mastoïdienne de la caisse du tambour.

La jambe longue paroît située verticalement, étant vue directement par le conduit auditif externe : mais si on la regarde de derriere en-devant, ou de devant en arriere, on verra qu'elle est inclinée de façon, que son extrémité est beaucoup plus inclinée en dedans que sa naissance. La pointe de cette extrémité est un peu applatie & courbée en-dedans presque en maniere de crochet, & quelquefois légerement cave comme une espece de cure-*oreille*.

Par-là on distingue l'enclume de l'*oreille* droite d'avec celle de la gauche quand on les examine détachées de leur place ; car en tenant la jambe courte tournée en arriere, & la jambe longue en même-tems tournée en embas, si alors la petite courbure de la jambe longue est tournée à gauche, l'enclume est de l'*oreille* droite ; si elle est tournée à droite, elle est de l'*oreille* gauche.

Le Marteau.

Le marteau est un os longuet qui a une grosse tête, un petit cou, un manche, deux apophyses, l'une au cou, l'autre au manche.

La tête du marteau a le sommet assez arrondi, & se rétrécit ensuite peu à peu vers le cou. Elle est inclinée, de même que le cou. Elle a de très-petites éminences & cavités qui répondent à celles du corps de l'enclume.

Le manche est regardé par quelques-uns comme une des apophyses du marteau, & alors c'est la plus forte des trois. Il forme un angle ouvert, ou une espece de coude avec le cou & la tête. Il est un peu large & applati vers les côtés de l'angle, & cette largeur va en diminuant vers son extrémité.

L'apophyse du manche, appellée par d'autres la petite apophyse, ou l'apophyse courte du marteau, termine l'angle dont je viens de parler. Elle s'éleve du côté du cou, & fait une même ligne droite avec tout le côté ou bord voisin du manche.

L'apophyse du cou, autrement appellée apophyse grêle, est naturellement très-longue, & si mince, qu'elle se casse facilement, surtout quand elle est seche ; ce qui est cause que sa longueur a été si long-tems inconnue : elle naît naturellement du cou. Quelquefois elle paroît beaucoup plus longue qu'elle n'est, & cela par la portion d'un petit tendon qui en se séchant y reste attaché.

La situation du marteau est celle-ci : La tête avec le cou en-haut & en-dedans ; le manche embas parallelement à la cuisse longue de l'enclume, mais plus antérieurement : l'apophyse du manche en-haut & en-dehors proche la portion supérieure du bord de la caisse : l'extrémité du manche embas, & à peu près au centre de la circonférence de la caisse : l'apophyse grêle en-devant jusqu'à la fissure ou fêlure articulaire de l'os des tempes. On distingue facilement par-là le marteau du côté droit d'avec celui du côté gauche.

L'Etrier.

C'est un petit osselet ainsi parfaitement bien nommé à cause de sa ressemblance avec un vrai étrier. On le divise en tête, en jambes ou branches, & en base.

La tête n'est que la sommité d'une espece de col très-court & un peu applati sur les côtés. Le sommet de la tête est le plus souvent plat ou légerement cave.

Les deux jambes forment ensemble une espece d'arc forcé, & représentent très-bien celles d'un étrier. La concavité de leur arc est creusée par une rainure qui continue depuis l'extrémité d'une jambe jusqu'à celle de l'autre. L'une des jambes est plus longue, plus courbée & un peu plus large que l'autre.

La base imite assez celle d'un étrier par rapport à son contour ovale & à son union avec les jambes, excepté qu'elle n'est pas percée ou ouverte comme les étriers d'à présent, mais pleine comme dans ceux des Anciens. Son contour a un petit rebord du côté des jambes, qui fait paroître la face du même côté un peu cave. L'autre face est assez unie. Un côté de son ovale est moins arrondi que l'autre.

Il est couché, par rapport à la situation de l'homme considéré comme étant debout. Sa tête est en dehors auprès de l'extrémité de la jambe de l'enclume. Sa base est en dedans & enchassée dans la fenêtre ovale. La jambe longue est couchée en arriere, & la courte en devant, toutes les deux dans un même plan. Par-là on connoîtra sans difficulté si un étrier est du côté droit ou du côté gauche.

L'os orbiculaire.

L'os orbiculaire ou lenticulaire est le plus petit de tous les os du corps humain. Il est situé entre la tête de l'étrier & l'extrémité de la jambe longue de l'enclume, & il est articulé avec l'un & l'autre par ces deux faces. Dans les os secs des tempes on le trouve fort attaché, tantôt à l'étrier, tantôt à l'enclume ; de sorte qu'on pourroit le prendre pour une épiphyse de l'un ou de l'autre de ces deux osselets.

Le labyrinthe.

Le labyrinthe est divisé en trois parties, savoir, une antérieure, une moyenne, & une postérieure. La portion moyenne est nommée vestibule, l'antérieure limaçon ; & la postérieure labyrinthe en particulier qui comprend trois canaux, appellés canaux demi-circulaires.

Il faut ici se souvenir exactement de la situation particuliere de la direction de l'apophyse pierreuse. Ceci supposé, le limaçon est en devant & en dedans, vers la pointe de l'apophyse ; les canaux demi-circulaires sont en arriere & en dehors vers la base de l'apophyse ; le vestibule entre deux.

Le vestibule.

C'est une cavité irrégulierement arrondie, plus petite que la caisse du tambour située plus intérieurement & un peu plus antérieurement. Ces deux cavités sont comme adossées, & n'ont qu'un même mur mitoyen, percé environ au milieu par la fenêtre ovale, par laquelle elles communiquent ensemble.

La cavité du vestibule est encore percée de plusieurs autres trous. Sur le dehors ou du côté de la caisse, outre la fenêtre ovale, elle est encore percée par la fenêtre ronde, mais ce n'est ordinairement que dans les os secs. En arriere il y en a cinq, qui sont les orifices des canaux demi-circulaires. Sur le devant en embas, il y a deux trous pour l'entrée du limaçon, dont l'un est bouché dans les os frais. Sur le devant du côté du conduit auditif interne, & vis-à-vis la fenêtre ovale, il y en a plusieurs très-petits pour le passage des nerfs. En dessus il n'y a que des porosités.

Les canaux demi-circulaires.

Ils sont au nombre de trois ; un vertical supérieur, un vertical postérieur, & un horisontal. Le vertical supérieur est situé transversalement par rapport au rocher, & de façon que sa courbure est en haut, & ses extrémités embas, l'une en dedans, & l'autre en dehors. Le vertical postérieur est situé dans un plan parallele à la longueur de la roche, ayant la courbure tournée en arriere, les extrémités en devant, l'une en haut & l'autre en bas. L'extrémité supérieure du vertical postérieur se rencontre & se confond avec l'extrémité interne du vertical supérieur. L'horisontal a la courbure & les extrémités presque de niveau. Sa courbure est obliquement en arriere, & ses extrémités vont en devant se terminer sous les extrémités du vertical supérieur ou transversal, mais un peu plus près l'une de l'autre. Son extrémité interne est presque dans l'interstice des extrémités du vertical postérieur.

Le canal horisontal est ordinairement le plus petit des trois. Le vertical postérieur en est souvent le plus grand; quelquefois c'est le vertical supérieur qui surpasse les autres. On trouve aussi ces deux presque égaux. Ils sont tous trois plus que demi-circulaires, & forment chacun presque trois quarts de cercle. Ces orifices s'ouvrent dans le vestibule en arriere, comme j'ai déja dit, & ils ne sont que cinq, à cause de l'embouchure commune des deux verticaux; de sorte que dans la portion postérieure du vestibule, on en voit trois vers le dehors & deux sur le dedans.

Dans les enfans la substance de ces canaux est compacte, au lieu que celle qui les environne est spongieuse. C'est pourquoi on les y distingue, & on les sépare aisément du reste de l'apophyse pierreuse. Mais dans les adultes tout ensemble est si compacte, & si solide, que ces trois canaux ne sont que comme des conduits qui seroient pratiqués dans un morceau d'ivoire. Par cette description on peut distinguer parmi plusieurs labyrinthes détachés, ceux de l'oreille droite d'avec ceux de l'oreille gauche.

Le limaçon.

Le limaçon est une espece de cornet fait en forme de spirale à double conduit, creusé dans la partie antérieure du rocher, à peu près comme la cavité d'une coquille de limaçon. Il faut en considérer, & cela dans la vraie situation, la base, la pointe, la lame spirale ou demi-cloison osseuse, qui distingue la cavité du cornet selon sa longueur en deux demi-canaux; le noyau autour duquel tourne le cornet; les orifices & l'union des deux conduits.

La base est tournée directement en dedans vers le trou auditif interne. La pointe est tournée en dehors; le noyau est couché, & son axe est presque horisontal; le tout obliquement, suivant la direction de l'os pierreux qui les renferme.

La base du limaçon est légerement cave, & percée de plusieurs petits trous dans le milieu. Le noyau est une espece de cone fort court, dont la base est à proportion très-large, & fait le milieu de la base du limaçon. Il est taillé en vis par une double rainure qui tout autour paroît percée d'un grand nombre de pores, quand on l'examine avec un microscope.

Le cornet fait environ deux contours & demi depuis la base jusqu'à la pointe. Ces contours sont étroitement unis ensemble le long de leur rencontre, & forment par-là une cloison commune entiere, qu'il faut bien distinguer de la demi-cloison ou lame spirale, avec laquelle on la confond souvent. On peut nommer la premiere la cloison des contours ou cloison commune, & l'autre la cloison des deux conduits, cloison particuliere ou demi-cloison.

L'une & l'autre cloison sont intimement unies au noyau, & elles ont là plus d'épaisseur qu'ailleurs. La cloison commune fait une cloison parfaite, qui sépare entierement les contours; au lieu que la particuliere n'est dans le squelette qu'une lame spirale dont la largeur se termine tout autour vers le milieu de la cavité du cornet par un bord fort mince. Dans l'état naturel il y a une demi-cloison membraneuse qui avec celle-ci acheve entierement la cloison particuliere des deux conduits.

Les deux demi-canaux tournent conjointement autour du noyau, de façon que l'un est du côté de la base du limaçon, & l'autre du côté de la pointe. C'est pourquoi j'en ai toujours appellé l'un interne & l'autre externe. La division qu'on en a fait en rampe supérieure & en rampe inférieure, ne convient point à l'état naturel, dont elle peut donner une très-fausse idée.

La spirale ou volute du limaçon commence au bas du vestibule, monte en devant jusqu'en haut, redescend en arriere jusqu'en bas, d'où elle remonte derechef en devant, & ainsi de suite depuis la base qui est tournée en dedans, jusqu'à la pointe qui est tournée en dehors.

Ce détail fait assez connoître de quelle *oreille* est un limaçon qu'on aura trouvé séparément préparé. Il fait encore voir que dans le limaçon de l'*oreille* droite la direction des contours est comme dans la plupart des limaçons communs des Jardins, & dans presque toutes les especes de coquillages ordinaires; au lieu que dans le limaçon de l'*oreille* gauche, la direction des contours est dans un sens contraire, & comme on la trouve dans une espece de coquillage très rare.

Les deux demi-canaux communiquent en plein dans la pointe du limaçon. Leurs embouchures particulieres sont du côté de la base du limaçon. L'une de ces embouchures s'ouvre immédiatement dans le vestibule, au bas de sa partie antérieure; l'autre aboutit à la fenêtre ronde. Les deux embouchures sont séparées par un petit contour particulier, dont il sera parlé dans l'exposition de l'organe de l'ouie.

Le trou auditif interne.

Le trou auditif interne est dans la face postérieure de l'apophyse pierreuse. Il est comme derriere le vestibule & la base du limaçon. Ce trou est une espece de cul-de-sac qui se divise en deux fossettes, une grande & une petite. La grande est inférieure, & sert à la portion molle du nerf auditif, ou de la septieme paire. La petite est supérieure, & sert d'embouchure à un petit conduit particulier par lequel passe la portion dure du même nerf.

La grande fossette ou l'inférieure est percée de plusieurs petits trou. Dans l'état naturel ces trous sont pleins de filets nerveux de la portion molle, qui vont dans le noyau, dans les conduits demi-circulaires, & dans ceux du limaçon. C'est cette fossette qui forme la cavité légere de la base du noyau du limaçon.

Le conduit de la portion dure du nerf auditif va derriere la caisse du tambour, & s'ouvre par le trou stylo-mastoïdien. Fallope a donné à ce conduit le nom d'aqueduc, à cause de sa figure qu'il avoit trouvée ressembler à celle d'un aqueduc de son pays. Cet aqueduc commence à la petite fossette, & perce de dedans en dehors la partie supérieure de l'apophyse pierreuse, où il fait une espece d'angle ou courbure. Il se jette ensuite en arriere, passe derriere la petite pyramide de la caisse, & descend jusqu'au trou stylo-mastoïdien, par lequel il sort & se distribue. Ce même conduit communique par un petit trou avec le sinus de la pyramide, & plus bas par un autre avec la caisse du tambour.

Il y a des cranes où l'aqueduc de Fallope paroît à découvert dans son chemin à la face supérieure du rocher, où il est comme interrompu par un trou double. C'est l'endroit où le conduit fait la courbure dont je viens de parler. Pour l'ordinaire ce trou est couvert d'une lame osseuse.

Les autres parties principales de l'*oreille* sont la membrane du tambour ou peau du tympan, le périoste de la caisse, celui des osselets, du labyrinthe & de toutes ses cavités, la membrane mastoïdienne interne, les muscles des osselets, & les parties qui achevent la structure de la trompe d'Eustachi, les arteres, les veines, & les nerfs. Je trouve à propos & même comme nécessaire de commencer par la trompe d'Eustachi pour deux raisons: premierement, parce que ses parties osseuses ne peuvent donner aucune connoissance de toute sa composition & de sa structure entiere; secondement, parce qu'on est obligé d'en faire mention par rapport aux muscles des osselets.

On donne à la trompe d'Eustachius le nom de conduit Palatin de l'*oreille*, & celui d'aqueduc en France. On ne doit point le confondre par équivoque avec l'aqueduc de Fallope. C'est un canal ou conduit qui va de la caisse vers les ouvertures postérieures des fosses nasales ou narrines & vers la voute du palais; il est creusé dans l'apophyse pierreuse le long du conduit carotidal, & ensuite il est augmenté par l'épiphyse épineuse de l'os sphénoïde.

Ce conduit dans son état naturel s'étend depuis la cavité de la caisse du tambour jusqu'à la racine ou partie supérieure de l'aîle interne de l'apophyse ptérygoïde. Dans tout ce trajet il est composé de deux portions, une purement osseuse, & une dont le calibre est en partie osseux, en partie cartilagineux, & en partie membraneux.

La portion purement osseuse est tout au long immédiatement au-dessus de la fissure de la cavité glenoïde ou cavité auriculaire de l'os des tempes, & se termine à la rencontre de l'apophyse épineuse de l'os sphénoïde avec l'apophyse pierreuse, c'est-à-dire, entre cette apophyse épineuse & l'orifice inférieur du canal carotidal de l'os pierreux.

La portion mêlée s'étend dans la même direction, depuis cet endroit jusques vers l'aîle interne de l'apophyse ptérigoïde, ou le bord externe de la narine postérieure. Pour s'en former une idée plus juste, il faut la considérer comme divisée dans toute sa longueur en quatre quartiers, savoir en deux parties supérieures, & en deux parties inférieures.

Les deux quartiers supérieurs sont osseux, & de ces deux l'interne est fait par le côté de l'apophyse pierreuse de l'os des tempes; l'externe par le côté de l'apophyse épineuse de l'os sphénoïde; de sorte que la moitié supérieure de cette portion de la trompe est osseuse. Des deux quarts inférieurs l'interne est cartilagineux,& l'externe est simplement membraneux; de sorte que la moitié inférieure de cette même portion de la trompe est en partie cartilagineuse, savoir du côté de l'os sphénoïde, & en partie membraneuse, savoir du côté de l'os pierreux.

La trompe d'Eustachius ainsi formée, est fort étroite du côté de l'*oreille* & par sa portion osseuse. Elle devient un peu plus large par l'autre portion, surtout vers la narine postérieure, où le côté interne & cartilagineux de la trompe se termine par un bord saillant, & le côté externe s'unit à la paroi de la narine voisine. La cavité de la trompe est revêtue d'une membrane semblable à celle qui revêt les narines internes & dont elle paroît être la continuation. Cette membrane a une épaisseur particuliere & comme accessoire sur le bord saillant, de sorte que ce bord ressemble en quelque façon à un demi bourlet.

La situation des deux trompes est oblique. Leurs extrémités postérieures s'écartent vers les *oreilles*; leurs extrémités antérieures s'approchent vers les narines, & les bords saillans ou demi bourlets sont tournés l'un vers l'autre par leur convexité. Leurs ouvertures sont ici ovales, de même que leurs calibres, surtout celui de la portion mélangée.

La trompe d'Eustachi est munie de trois muscles si l'on en croit Valsalva, qui a découvert que les muscles *pterygostaphylin* & *sphenopterygopalatin*, n'appartiennent point proprement à l'épiglotte mais à cette trompe. Il en ajoute un troisieme aux deux précédens qui est le *palatosalpingée*, que quelques Auteurs ont nommé dans la suite *musculus tubæ novus Valsalvæ*. Il est large & tendineux en sortant de l'extrémité de toute la partie recourbée de l'os du palais, & plusieurs de ses fibres tapissent la membrane qui couvre l'ouverture des narines. Il se termine ensuite en un petit tendon délié qui se porte vers le *processus* de l'aile intérieure du *processus* ptérigoyde. Mais se changeant aussi-tôt en un corps charnu, mince & étroit, il s'étend le long de la face interne du muscle ptérygoïdien interne, & s'insere dans toute la partie membraneuse, charnue & cartilagineuse de la trompe. Son usage est de dilater & de tenir ce canal toujours ouvert, comme Valsalva l'a ingénieusement observé le premier.

La membrane du tambour est une pellicule mince, transparente & un peu plate, dont le bord est rond & fortement engagé dans la rainure orbiculaire qui distingue le conduit osseux de l'*oreille* externe d'avec la caisse du tambour. Elle est très-bandée ou tendue, sans être tout-à-fait plate; car du côté du conduit externe elle a une concavité légerement pointue dans le milieu, & du côté de la caisse elle a une convexité qui va pareillement en pointe dans le milieu, qui en fait comme le centre.

Cette membrane est située obliquement. La partie supérieure de sa circonférence est tournée en dehors & la partie inférieure en dedans, conformément à la direction de la rainure osseuse dont on a parlé ci-devant. Elle est composée de plusieurs lames très-fines & très-étroitement collées ensemble. La lame externe est une production de la peau & de l'épiderme du conduit auditif externe. On les en peut tirer ensemble comme un doigt de gand. La lame interne n'est que la continuation du périoste de la caisse. On peut encore séparer chacune de ces lames en plusieurs autres, principalement après avoir fait macérer la membrane entiere dans de l'eau. Je me souviens de l'avoir divisée en six lames. Elle est couverte extérieurement d'une toile mucilagineuse très-épaisse dans la premiere enfance.

L'enfoncement du centre de la membrane du tambour ou peau du tympan, se fait par l'attache de l'osselet appellé marteau, dont le manche est fortement collé à la face interne de la membrane, depuis la partie supérieure de sa circonférence jusqu'au centre, où est attaché le bout du manche. Ce manche paroît être dans une duplicature membraneuse extremement fine, au moyen de laquelle il est attaché à la membrane du tympan & qui lui sert aussi de périoste.

Le périoste du tympan produit celui des osselets; il devient assez visible par l'injection anatomique, qui fait paroître des vaisseaux capilaires très-distinctement ramifiés sur la surface de ces osselets. Il se continue sur les deux fenêtres, & s'insinue dans le conduit d'Eustachi, où il s'efface en se confondant avec la membrane interne de ce conduit.

Les cellules mastoïdiennes sont des cavités fort irrégulieres dans l'épaisseur de l'apophyse mastoïde, qui communiquent entre elles, & ont une embouchure commune sur le côté interne & un peu au-dessus du bord postérieur de la rainure orbiculaire. Ces cavités ou cellules sont tapissées d'une membrane qui est en partie la continuation du périoste de la caisse, & en partie marque une structure glanduleuse comme une espece de membrane pituitaire. L'embouchure mastoïdienne est vis-à-vis de la petite embouchure de la trompe d'Eustachi & un peu plus haut.

L'ordre que nous suivons nous conduit naturellement aux ligamens des osselets. L'enclume est attachée par la pointe de la jambe courte au bord de l'embouchure mastoïdienne, moyennant un ligament court & fort. Entre l'enclume & le marteau se trouve un petit cartilage fort mince. Le marteau est attaché par toute la longueur de son manche à la face interne de la membrane du tambour, de la maniere que je viens de dire. J'ajoute seulement ici, que par le microscope on trouve autour de la pointe du manche, dans l'épaisseur de la membrane, un petit plan orbiculaire d'une couleur légerement blanche tirant sur le rouge.

Le marteau a trois muscles, un externe, un antérieur & un interne; l'étrier en a un. Le muscle externe ou supérieur du marteau, attribué à Casserius & indiqué par *ab Aquapendente*, est un faisceau très-mince de fibres charnues, situé le long de la partie supérieure du conduit auditif osseux, entre le périoste & les autres tégumens. Il est large en dehors & se rétrécit à mesure qu'il avance vers la partie supérieure ou l'interruption de la rainure orbiculaire de la caisse, où il entre par un tendon grêle par-dessus la peau du tambour, & s'attache au cou du marteau attenant la petite éminence ou apophyse courte du manche. Ce muscle est souvent si pâle qu'on a de la peine à le connoître.

Le muscle antérieur du marteau ou celui que M. Duverney avoit nommé externe, est charnu, long & grêle. Il accompagne la paroi externe de la trompe d'Eustachi, à laquelle il est collé tout au long. Son extrémité antérieure est attachée à ladite paroi, devant l'épine sphénoïdale. L'extrémité postérieure se termine par un tendon long & grêle, qui se glisse dans la fissure articulaire ou glenoïdale de l'os des tempes, & par une petite échancrure oblique de cette fissure dans la caisse, en s'attachant à toute la longueur de l'apophyse longue & grêle du marteau. Il est en partie accompagné d'un nerf qui forme ce qu'on appelle la corde du tambour, comme on verra ci-après.

Le muscle interne du marteau est encore bien charnu & bien visible. Il est situé le long de la paroi interne de la trompe d'Eustachius, en partie sur la portion cartilagineuse, & en partie sur la portion osseuse, où il est attaché par son extrémité à l'os pierreux. Il va ensuite tout le long de la cavité du demi canal osseux de la caisse, dans lequel demi-canal il est renfermé & recouvert d'une demi-gaine membraneuse ou ligamenteuse, qui étant attachée au bord du demi-canal, forme avec lui un tuyau entier. Il faut même fendre la gaine pour voir le muscle à nu.

Vers l'extrémité du demi canal osseux, où est le bec de cuilliere, ce muscle interne se termine par un tendon, qui se courbe autour de la petite traverse osseuse ou ligamenteuse de ce bec, comme autour d'une poulie, & s'attache au cou du marteau au-dessus de l'apophyse grêle & s'avance même vers le côté du manche. Ces deux muscles se touchent quelquefois par leurs extrémités en couvrant la portion mélangée de la trompe d'Eustachi.

Le muscle de l'étrier est un petit muscle court & gros, caché dans l'épaisseur de la petite pyramide osseuse du fond de la caisse. La cavité qu'il occupe touche de fort près le conduit osseux de la portion dure du nerf auditif. Il se termine par un tendon grêle qui sort de la cavité osseuse, par le petit trou dont la pointe de la pyramide est percée. Ce tendon en sortant du trou se tourne en devant, & s'attache au cou de l'étrier du côté de la jambe la plus grande & la plus courbe de cet os.

Les trois différentes parties du labyrinthe, c'est-à-dire, le vestibule, les trois canaux demi-circulaires, & le limaçon sont tapissées d'un périoste très-fin, qui se continue sur toutes les parois de leurs cavités, & ferme les deux fenêtres communes de la caisse & du labyrinthe.

Les canaux demi-circulaires dans tous les sujets que j'ai examinés, se sont trouvés simplement tapissés d'un périoste collé aux parois de leurs cavités. Je n'y ai point encore trouvé des bandes membraneuses particulieres.

Les deux demi-canaux du limaçon sont tapissés de maniere que le périoste des deux côtés de la lame spirale osseuse s'avance au-delà du bord de cette lame osseuse, & forme une duplicature membraneuse qui s'étend jusqu'à la paroi opposite, & par-là acheve la cloison spirale.

Cette cloison spirale sépare entierement les deux demi-canaux, depuis la base jusqu'à la pointe, où la cloison laisse une petite ouverture par laquelle les petites extrémités des deux demi-canaux se communiquent. La grosse extrémité du demi-canal externe aboutit par un contour oblique à la fenêtre ronde qui est fermée par la continuation du périoste de ce même demi-canal. La grosse extrémité de l'autre demi-canal s'ouvre dans le vestibule. Ces deux extrémités sont tout-à-fait séparées par une continuation du périoste.

Tout le périoste de l'*oreille* interne, principalement celui de la caisse & des osselets, est dans les petits enfans comme morveux. La peau ou membrane du tambour y est épaisse, opaque & enduite d'une matiere limoneuse & blanche.

On découvre sur toute l'étendue du périoste interne de l'*oreille*, sur celui des osselets, même sur celui des canaux demi-circulaires & sur celui des demi-canaux du limaçon, quantité de vaisseaux sanguins, non-seulement par le moyen des injections anatomiques, mais aussi dans les inflammations, même sans microscope, sans lequel je les ai fait très-distinctement voir dans les canaux demi-circulaires & dans les demi-canaux du limaçon. Les arteres viennent en partie de la carotide interne, & en partie de la vertebrale basilaire, dont on voit des rameaux capilaires accompagner le nerf auditif dans le trou auditif interne.

La portion molle du nerf auditif aboutit par son tronc à la grande fossette du trou auditif interne, où les filets de ce tronc passent par plusieurs petits trous de la base du limaçon, en partie au périoste des canaux demi-circulaires, en partie au périoste interne des demi-canaux du limaçon.

La portion dure que j'appelle petit nerf sympathique va d'abord dans la petite fossette du trou auditif interne, & ensuite parcourt tout le conduit osseux appellé aqueduc de Fallope, & sort par le trou stylo-mastoïdien de l'os des tempes. Dans ce trajet il communique d'abord avec la dure-mere, sur la face supérieure ou antérieure de l'apophyse pierreuse, à l'endroit de l'interruption du conduit osseux.

Dans le même trajet, derriere la petite pyramide du fond de la caisse, ce nerf envoie un filet par une petite ouverture au muscle de l'étrier; ensuite un peu avant que de sortir par le trou stylo-mastoïdien, il en produit un autre plus considérable, qui perce de derriere en devant dans la caisse, passe entre la jambe longue de l'enclume & le manche du marteau, & ensuite traverse un peu obliquement toute la largeur de la caisse jusqu'au bord ou côté opposé, où il sort de la caisse par le même endroit, par lequel le tendon du muscle antérieur du marteau y entre.

La corde du tambour est le nom qu'on donne communément à ce petit nerf à cause de son trajet, par rapport auquel il a quelque ressemblance avec la corde dont on voit traversé le fond d'une caisse militaire. Etant sorti de la cavité de l'*oreille* interne, il s'avance vers le côté de la base de la langue, où il se joint au petit nerf lingual, & y est regardé comme une espece de nerf recurrent.

La portion dure passe par la petite fossette du trou auditif interne dans le conduit tortueux de l'apophyse pierreuse, & en sort par le trou stylo-mastoïdien pour se distribuer au visage & aux parties voisines en passant par le conduit tortueux ou aqueduc de Fallope, elle touche la dure-mere par la petite ouverture de la face supérieure de l'apophyse pierreuse, & elle se rencontre avec des filets de la cinquieme paire.

Elle donne aussi dans la même route un filet au muscle de l'étrier; & étant prête à en sortir, elle donne ou reçoit un autre filet qui passe par la caisse du tambour, & s'unit au rameau lingual du nerf maxillaire inférieur.

Je donne à cette portion du nerf auditif le nom de petit nerf sympathique, & j'en vais faire la description à part sous ce titre.

Le tronc de chacun de ces deux nerfs ayant traversé le conduit pierreux de Fallope, & ayant communiqué avec la dure-mere, comme on l'a dit ci-devant, jette environ à deux lignes de distance de sa sortie par le trou mastoïdien d'abord deux rameaux particuliers, un en haut & un en bas.

Le rameau supérieur du tronc monte & se distribue à l'*oreille* externe, principalement à ses parties postérieures. Il communique en son trajet derriere l'*oreille* avec un rameau de la seconde paire cervicale, & en devant avec un rameau du nerf maxillaire inférieur.

Le rameau inférieur du tronc se distribue sur les trois muscles styloïdiens, sur le muscle digastrique & à l'extrémité supérieure du muscle sterno-mastoïdien, d'où il se répand quelquefois jusques vers sa partie moyenne. Au lieu de ces deux rameaux solitaires, il part quelquefois du tronc même plusieurs petites ramifications.

Ensuite le tronc de la portion-dure se porte en devant & traverse la glande parotide, en lui donnant plusieurs filets. Quelques-uns de ces filets se jettent de dehors en dedans, & embrassent une des branches de l'artere carotide externe, principalement celle qui va derriere l'*oreille*. Rarement le tronc même se fend pour donner passage à l'artere.

Ce tronc ayant traversé la glande parotide jusques derriere l'angle de la machoire inférieure, se divise en deux grosses branches, dont l'une est supérieure, l'autre inférieure.

La grosse branche supérieure de la portion-dure est la plus forte des deux. Elle se porte un peu de bas en haut, & ayant fait un chemin d'environ trois ou quatre lignes, elle se divise principalement en sept ou huit rameaux.

Ces rameaux nerveux se répandent superficiellement en maniere de rayons irréguliers sur toutes les parties latérales du visage, depuis la chevelure jusqu'au niveau de la levre inférieure, entre l'*oreille* & le nez, & y distribuent un nombre prodigieux de nerfs cutanés.

Dans quelques sujets ces rameaux font à l'endroit de leur premier écartement une espece de *plexus*, qui ressemble à une pate d'oie.

Le premier, le second & le troisieme de ces rameaux se distribuent à la partie antérieure de l'oreille sur les parties latérales de la tête, sur le muscle temporal ou crotaphite, le muscle frontal & les parties voisines.

Un de ces premiers rameaux, quelquefois même la grosse branche supérieure, jette en dedans derriere le condyle de la machoire, immédiatement devant le tronc de la veine temporale, deux ou trois filets de communication avec le nerf maxillaire inférieur.

Le quatrieme rameau va gagner le trou sourcilier, ou trou sur-orbitaire, & donne en passant plusieurs filets à la partie latérale externe, & à la partie supérieure du muscle orbiculaire des paupieres. Ensuite il va communiquer avec le nerf orbitaire qui sort par le trou sourcilier.

Le cinquieme rameau se distribue par de petits filets sur la partie latérale de la joue, & se perd en partie dans quelques petits trous qui sont à la base ou racine du zygoma. Ce rameau donne aussi quelques filets à la partie inférieure externe du muscle orbiculaire des paupieres.

Le sixieme & le septieme rameau avec le huitieme, quand il s'y trouve, se distribuent dans toute la joue jusqu'au nez.

Un de ces derniers rameaux passe dessous ou derriere le muscle zygomatique, en lui donnant de petits filets. Ensuite il perce la partie moyenne inférieure du muscle orbiculaire des paupieres, à laquelle partie il donne aussi des filets, & va gagner le trou orbitaire inférieur, qui est dans l'os maxillaire où il communique avec le nerf maxillaire supérieur.

Le dernier de ces rameaux communique par quelques filets avec le rameau voisin de la grosse branche inférieure de la portion-dure.

La grosse branche inférieure de la portion-dure, qui est moins grosse que la supérieure, se porte sous l'angle de la machoire inférieure, & se distribue en plusieurs rameaux à toutes les parties latérales inférieures du visage, & à toutes les parties voisines de la gorge, & s'y termine principalement par un grand nombre de filets cutanés.

Les supérieurs de ces rameaux de la grosse branche inférieure de la portion-dure montent sur le muscle *masseter*, vont à la partie inférieure du muscle zygomatique, gagnent le muscle buccinateur & les autres muscles voisins des levres.

Un des rameaux supérieurs de la branche inférieure du tronc, communique avec un des rameaux inférieurs de la branche supérieure, comme on l'a dit ci-devant; & par le moyen de cette communication elle communique en quelque maniere avec le rameau sous-orbitaire du nerf maxillaire supérieur, c'est-à-dire, avec le rameau qui sort par le trou sous-orbitaire.

Le plus considérable de tous ces rameaux coule tout le long de la base de la mâchoire inférieure vers le devant, jette des filets en passant sur le muscle peaucier, & sur les mucles de la levre inférieure, les perce près du trou mentonnier, & y communique avec des rameaux du nerf maxillaire inférieur.

Les rameaux inférieurs se jettent sous la machoire inférieure, donnent des filets à la glande sous-maxillaire, & se distribuent à la gorge sur le muscle peaucier en se croisant avec la veine jugulaire externe. On en voit un & quelquefois plus, descendre vers la partie moyenne du muscle mastoïdien, & communiquer dans cet endroit avec un rameau de la seconde paire vertebrale.

Comme M. Winslow n'a point indiqué l'usage des parties de l'*oreille* dont nous venons de donner la description, nous emprunterons de M. Duverney de quoi suppléer à ce qu'il a omis.

On peut considérer l'*oreille* externe comme un cornet naturel, dont la cavité nette & polie sert à ramasser le son & à rendre par conséquent son impression plus forte sur les autres organes de l'ouie. L'expérience favorise cette pensée, en ce que ceux à qui on a coupé l'oreille, n'entendent pas si bien, & se servent de la paume de la main ou d'un cornet pour suppléer à ce défaut; & c'est aussi pour cet usage que les brutes comme les cerfs & les lievres tournent l'*oreille* du côté d'où vient le bruit, quand ils veulent mieux entendre.

Quelques-uns prétendent que les directions du son s'insinuant entre les plis de l'*oreille*, elles y font plusieurs reflexions avant que de parvenir à la conque; & qu'ainsi ces plis & ces reflexions réitérés servent à augmenter l'impression sur les autres organes; de même que dans une voute demi-circulaire les rayons du bruit se reflechissant à angles égaux le long de la circonférence de l'angle de la voute, passent enfin d'un bout à l'autre par plusieurs grandes & petites reflexions.

Le mouvement des muscles de l'*oreille* externe est assez obscur, il semble que leur action doit être de resserrer ou de dilater la conque selon la violence ou la foiblesse des tremblemens de l'air.

L'obliquité du conduit de l'*oreille* sert non-seulement à garantir la peau du tambour des injures de l'air, mais encore cette obliquité donnant plus de surface au conduit, il s'y fait plus de réflexions, & cela peut contribuer à rendre l'impression plus forte.

La cire ou l'espece de glu, qui se trouve dans la partie antérieure & cartilagineuse du conduit de l'*oreille*, que les Grecs appellent ῥύποι ἐν τοῖς ὠσὶ, & les anciens Medecins Latins *aurium sordes*, arrête les ordures & les insectes qui peuvent entrer dans l'*oreille*, & qui ne manqueroient pas d'altérer la peau du tambour. Mais si cette cire a ses utilités, elle a aussi ses inconvéniens, & si on n'avoit le soin de nettoyer l'*oreille*, cette humeur gluante s'y amasseroit en trop grande abondance, elle s'y épaissiroit par son séjour, & elle empêcheroit que les tremblemens de l'air ne parvinssent jusqu'à la peau du tambour. Il n'y a pas long-tems qu'en cherchant la cause de la surdité d'une personne qui en avoit été affligée quelques années avant sa mort; j'ai trouvé dans le conduit de l'*oreille* environ à deux lignes près de la peau du tambour une pellicule mollasse & assez épaisse, au-devant de laquelle il s'étoit amassé une quantité considérable de crasse endurcie, & je ne doute pas que cette espece de surdité ne soit très-ordinaire.

Le conduit cartilagineux qui est interrompu en plusieurs & différens endroits, forme comme une espece de languette, qui est à l'extrémité de la joue au-devant de la conque, & tout à l'entrée de ce conduit: cette languette empêche que les réflexions qui se font en dedans de la conque ne s'échappent hors de la cavité, & les fait entrer plus exactement au dedans du conduit de l'*oreille* : Il y a apparence qu'elle sert aussi à boucher l'*oreille* sur laquelle on est couché ; & par conséquent à empêcher l'impression de l'air sur ces parties, comme la paupiere fermée l'empêche sur l'œil.

Il y a trois rameaux de trois différentes paires de nerfs, qui se distribuent sur le conduit cartilagineux, qui sont la cause de l'exacte sensibilité qui se trouve dans cette partie, laquelle avertit l'animal du moindre corps étranger qui s'insinue dans le trou de l'*oreille*.

Voilà pour ce qui regarde l'*oreille* externe. La peau du tambour est la premiere partie qui se présente dans l'*oreille* interne, & quoique l'on puisse dire qu'elle n'est pas absolument nécessaire pour l'ouie, puisque quelques sourds en prenant le manche d'un instrument avec les dents, en peuvent entendre le son, sans qu'il semble que la peau du tambour y ait de part; elle est néanmoins de si grande conséquence, que si l'on vient à la déchirer ou à la percer à quelque animal, son ouie pourra bien se conserver encore quelque-tems, mais elle s'affoiblira insensiblement & elle se perdra enfin tout-à-fait.

Cette membrane est bandée & relâchée par le moyen des petits muscles, qui s'attachent au marteau, qui est appliqué derriere cette peau : le muscle externe la relâche en la remettant dans un plan droit, l'interne qui est couché sur la surface de l'os pierreux, la tire en dedans, & par conséquent il la bande plus qu'elle n'est en son état naturel. Or cela se fait de telle maniere que dans la tension de la peau du tambour, les deux muscles agissent ensemble, au lieu que le relâchement se fait par l'action de l'externe seul. La raison de cela est que l'insertion du muscle externe qui lui est opposé, étant plus proche de la tête du marteau, & l'insertion de l'autre muscle étant un peu au-delà, vers l'extrémité du manche, l'effet de la traction du muscle interne est augmenté par la traction de l'externe, ces deux actions faisant avancer en dedans l'extrémité du manche du marteau à qui on doit principalement attribuer la tension de la peau du tambour.

Il est donc certain que ces petits muscles agissent, il est encore évident du moins à l'égard des deux premiers que l'un bande la peau du tambour, & que l'autre la relâche : mais la difficulté est de savoir dans quelles occasions ils agissent, & ce qui les détermine à mettre la peau du tambour dans les divers états où il faut qu'elle soit pour recevoir les différentes impressions des bruits & des sons différens.

Est-ce la volonté qui les fait agir ? Il n'y a gueres d'apparence; car enfin un bruit nous surprend le plus souvent sans que nous y songions. Et ma pensée est que ce sont les seuls objets qui déterminent ces muscles à bander ou relâcher la peau du tambour dans les diverses occurrences selon leurs diverses impressions.

Je dis donc qu'il faut que la peau du tambour soit différemment disposée pour recevoir les différens tremblemens de l'air, & qu'en effet il seroit impossible qu'elle pût les transmettre tels qu'ils sont, si elle n'étoit en quelque maniere ajustée à leur caractere, & si dans les diverses occasions elle ne s'accommodoit, pour ainsi dire, à des tensions propres à représenter les tons différens des corps résonnans. On sait que quand on met deux luths sur une table, & que l'on pince une corde de l'un de ces luths, si l'on veut qu'une corde de l'autre luth se mette en mouvement, il faut de nécessité qu'elle soit montée à l'unisson avec celle que l'on pince, ou à l'octave ou à quelques autres accords comme la double octave, ou la quinte, ou la quarte, autrement elle fait bien à la vérité quelques tremblemens ; mais ils sont très-foibles, & jamais ils ne sont sensibles.

Cela supposé, on peut avancer avec assez d'apparence, que puisque la diversité des bruits & des sons, dépend de la différente nature & des différens chocs des corps résonnans, que le ton aigu, par exemple, procede du choc d'un corps dont les parties sont tellement disposées, qu'elles ne sont capables que de vibrations très-soudaines, qu'elles communiquent aussi-tôt à l'air ; qu'au contraire le ton grave est produit par le choc d'un corps tellement disposé, qu'il n'est capable que de vibrations assez lentes : on peut, dis-je, avancer que la peau du tambour dans ses divers états de tension & de relâchement, se conforme en quelque maniere aux différens états des corps résonnans, qu'elle se revet, pour ainsi dire, de leur caractere, qu'elle se bande, par exemple, pour les tons aigus, parce qu'en cet état de tension, elle est capable de frémissemens plus prompts, qu'elle se relâche au contraire pour les tons graves, parce que dans ce relâchement elle est mieux disposée pour des tremblemens plus lents, & qu'enfin elle se monte & se démonte en mille diverses manieres selon les diverses idées des bruits & des sons différens. J'avoue qu'il est difficile de comprendre comment cela se fait : ce sont des mouvemens mécaniques qui sont imperceptibles, & dont il est très-difficile d'expliquer la nature & les causes.

La peau du tambour reçoit donc les divers tremblemens de l'air, & les communique ensuite aux autres parties de l'*oreille* interne : c'est une membrane seche, mince, transparente; ces conditions la rendent très-propre à cet usage, & s'il lui survient quelques altérations en ces qualités, on ne doit pas s'étonner qu'il en arrive des duretés d'*oreille*. Il y a lieu de croire que l'air qui se rencontre dans la caisse étant ébranlé par les frémissemens de la peau du tambour, il contribue du moins en partie à les communiquer à l'organe immédiat : mais aussi il n'y a gueres d'apparence que ce peu d'air agité soit capable d'ébranler assez fortement l'os pierreux ou plutôt le labyrinthe que l'os pierreux contient; si bien que l'on peut dire avec assez de vraissemblance que les frémissemens de la peau du tambour sont encore communiqués au marteau; que le marteau les communique à l'enclume; l'enclume à l'étrier dont le frémissement ébranle enfin l'os pierreux & le labyrinthe ; de même que l'air qui est entre deux luths posés sur une table n'est point capable de communiquer entierement le tremblement de la corde de l'un à celle de l'autre ; mais qu'il faut que la corde pincée fasse frémir premierement le bois du luth, où elle est attachée, que le bois du luth fasse frémir la table, la table le bois du second luth, & enfin le bois de celui-ci la corde qui lui est attachée, & qui est d'acc[illegible] avec celle de l'autre; & cela est si vrai que si on ôte l'un des luths de dessus la table, & qu'on le tienne en l'air, l'expérience ne réussit pas.

La nature, la mécanique & l'articulation de ces trois osselets semblent très-favorables à cette conjecture : ils sont secs, ils sont durs, ils sont minces, & par conséquent très-capables d'être ébranlés; le manche du marteau est attaché selon toute sa longueur sur la peau du tambour, il est donc aisé de comprendre qu'elle ne peut être ébranlée sans lui communiquer les tremblemens, & successivement aux autres osselets, puisqu'ils sont articulés ensemble, & leur articulation sans cartilages peut beaucoup faciliter cette communication des tremblemens de l'un à l'autre.

Il est assez difficile de déterminer l'usage du muscle de l'étrier; on peut soupçonner qu'en tirant un peu en dehors la base de l'étrier, qui est immédiatement appliqué sur la fenêtre ovalaire, il bande la petite peau dont le dessus de cette base est revêtu, & qu'ainsi selon qu'il l'a bandée plus ou moins, il la rend aussi plus ou moins disposée à recevoir les tremblemens de la peau du tambour pour les communiquer au vestibule & au labyrinthe. On peut encore dire qu'en tirant l'étrier qui est d'ailleurs assez fléxible, il le bande en quelque maniere, & le tient dans un état plus ferme, & que par conséquent il le dispose à mieux recevoir les tremblemens du marteau & de l'enclume.

On trouve aux côtés de la caisse du tambour deux conduits, dont l'un se termine au palais, & l'autre se continue dans les sinuosités de l'apophyse mastoïde. Il y a assez d'apparence que quand la peau du tambour est tirée en dedans, l'air renfermé dans la caisse se retire dans ces deux conduits, & qu'il revient dans la caisse lorsque la peau du tambour se relâche, autrement le mouvement de cette même peau pourroit bien être empêché par le ressort & la résistance de l'air, s'il ne trouvoit point d'issue. Il y a même lieu de croire que le retour de cet air dans la caisse favorise la réduction de la peau du tambour en sa disposition naturelle.

Le canal qui va du palais à l'*oreille* fournit l'air nécessaire pour renouveller de tems en tems celui de la caisse; & comme le trop grand froid de l'air extérieur eût pu blesser les parties de l'*oreille* interne, ce même air en montant le long de la cavité des narines, & dans tout son chemin, jusqu'à la caisse reçoit les modifications nécessaires & convenables à l'état des parties qu'il doit approcher, sans pourtant perdre cette force de ressort qui le rend capable des usages auxquels il est destiné: c'est pourquoi l'air qui revient des poumons, & qui est mêlé de vapeurs impures, n'entre point si facilement dans ce canal, dont l'ouverture est tellement disposée au fond de la bouche, qu'elle donne plutôt passage à l'air qui entre par les narines, qu'à celui qui revient des poumons.

Presque tout le monde croit que c'est par le moyen de ce canal que certains sourds peuvent entendre le son des instrumens à cordes, & que leur surdité consistant en ce que la peau du tambour ne fait plus ses fonctions, il ne faut pas s'étonner si les tremblemens de l'air extérieur se communiquant à celui de la caisse par le moyen de ce canal, ces gens-là ne laissent pas d'entendre le son d'un instrument. Cependant pour faire voir que les ébranlemens de l'air de la caisse par le moyen de celui de ce canal, ne suffisent pas pour faire entendre à ces sourds le son d'un instrument; il faut remarquer qu'ils sont obligés d'en serrer le manche avec les dents, & qu'autrement ils ne l'entendroient point du tout, ou du moins ils ne l'entendroient pas si bien: mais il est aisé de concevoir que les dents étant ébranlées, le tremblement se communique aux os de la machoire, aux os des tempes & aux osselets; & cela est encore favorable à ma conjecture, touchant l'usage que j'ai donné à ces derniers; car ceux mêmes qui ne sont pas sourds, entendent mieux & plus fortement le son d'un instrument, lorsqu'ils en serrent le manche avec les dents, & qu'ils se bouchent les *oreilles*. Il se trouve encore de certains sourds qui entendent beaucoup mieux quand on leur parle par dessus la tête, & dans ceux-ci, il y a apparence que tout le crane étant ébranlé, les os pierreux & tous les autres le sont aussi successivement.

La fenêtre ovale est exactement bouchée par la base de l'étrier: cet osselet sec & délicat, dont l'un des côtés est couvert d'une membrane, & dont la base est très-mince, ayant reçu les tremblemens des deux autres & de l'air contenu dans la caisse, peut fort aisément les communiquer au vestibule & à l'air qui y est contenu, & ensuite au limaçon & aux trois canaux demi-circulaires.

Outre cette fenêtre ovale, il y en a encore une autre qu'on appelle ronde, qui est fermée par une membrane assez semblable à la peau du tambour; & l'on peut penser qu'elle reçoit les tremblemens de l'air contenu dans la caisse, & qu'elle les communique à celui qui est renfermé dans le chemin inférieur du limaçon, qui étant fort contraint & fort pressé en cet endroit où il n'a point d'issue, est très-capable d'ébranler fortement la lame spirale; & c'est ainsi que les tremblemens de l'air parviennent enfin jusqu'à l'organe immédiat de l'ouie, dont il me reste à parler.

Cet organe est compris sous le nom de labyrinthe, qui étant renfermé dans l'os pierreux consiste en deux parties principales; savoir, le limaçon & le vestibule avec ses trois canaux demi-circulaires.

A l'égard du limaçon, on ne peut pas douter qu'il ne fasse partie de l'organe immédiat: sa composition en est une preuve convaincante; car premierement, la lame spirale qui en fait la principale partie, est dure, seche, mince & cassante, qui sont les conditions requises dans les corps pour être capables de frémissemens.

2°. Cette lame n'est point couchée au-dedans du canal demi-ovalaire spiral: mais elle est tendue tenant d'un côté au noyau, & de l'autre à une peau très-délicate qui se joint à la surface de ce canal, si bien que cette situation de la lame spirale est très-favorable à la disposition qu'elle doit avoir pour être aisément ébranlée.

3°. La lame spirale partage par le moyen de cette petite peau tout le conduit du canal spiral comme en deux rampes d'escalier en limaçon, construites sur le même noyau, dont celle de dessus n'a point de communication avec celle de dessous. La fenêtre ronde s'ouvre dans celle de dessous, qui n'a aucune communication ni avec la rampe supérieure de ce canal, comme je viens de dire, ni avec le vestibule: ainsi l'air qui est renfermé dans la rampe de dessous, est agité tant par les tremblemens de la fenêtre ronde, que par ceux de l'air contenu dans la rampe supérieure du canal demi-ovalaire, lequel est aussi ébranlé, tant par les frémissemens de l'air contenu dans le vestibule avec lequel il communique, que par ceux de l'air renfermé dans la rampe inférieure de ce canal; & ainsi la lame spirale étant frappée des deux côtés, ses tremblemens doivent être plus vifs & plus forts.

4°. La figure spirale de cette lame est encore un puissant argument pour soutenir ce que j'avance; car enfin en faisant deux tours & demi à l'entour du noyau, elle reçoit les divers tremblemens de l'air en plusieurs parties, & cette mécanique s'observe dans la langue, dans le nez, &c.

5°. Une branche considérable de la portion molle du nerf auditif étant arrivée à la base du limaçon, se partage en plusieurs petits rameaux, qui passant par tous les petits conduits dont le noyau est percé, se distribuent & se perdent dans les différens contours de cette lame spirale. Enfin cette lame n'est pas seulement capable de recevoir les tremblemens de l'air: mais sa structure doit faire penser qu'elle peut répondre à tous leurs caracteres différens; car étant plus large au commencement de sa premiere révolution qu'à l'extrémité de sa derniere, où elle finit comme en pointe; & ses autres parties diminuant proportionnellement de largeur: on peut dire que les parties les plus larges pouvant être ébranlées sans que les autres le soient, ne sont capables que de frémissemens plus lents qui répondent par conséquent aux tons graves; & qu'au contraire ses parties les plus étroites étant frappées, leurs frémissemens sont plus vîtes, & répondent par conséquent aux tons aigus, de même que les parties les plus larges d'un ressort d'acier, font des frémissemens plus lents & répondent aux tons graves; & que les plus étroites en font de plus fréquens & de plus vîtes, & répondent par conséquent aux tons aigus; de sorte qu'enfin, selon les différens ébranlemens de la lame spirale, les esprits du nerf qui se répandent dans sa substance, reçoivent différentes impressions qui représentent dans le cerveau les diverses modulations des sons.

A l'égard du vestibule & des trois canaux demi-circulaires, quoique quelques-uns prétendent qu'ils ne servent simplement qu'à augmenter l'impression des tremblemens de l'air, les autres à l'amortir, je crois qu'ils font partie de l'organe immédiat pour les raisons suivantes.

Premierement, tous les oiseaux n'ont que trois conduits courbés en demi-cercle, & un quatrieme qui est droit & fermé par l'un de ses bouts, mais qui s'ouvre avec les autres dans une cavité qui leur est commune, & qui tient lieu de vestibule: ces trois canaux se trouvent aussi dans les poissons; il n'y a point de limaçon ni dans les uns ni dans les autres, cependant tous entendent: il est donc constant que ces canaux demi-circulaires font l'organe immédiat de l'ouie dans les oiseaux & dans les poissons. Pourquoi donc n'auront-ils pas le même usage dans l'homme, puisque leur structure est semblable & dans l'homme & dans ces animaux ? Du moins il s'ensuit de-là que dans l'homme ces canaux demi-circulaires doivent faire partie de l'organe immédiat, & qu'ainsi cet organe est composé de deux parties essentielles.

2°. On ne doute point que la portion molle du nerf auditif ne porte l'impression des sons au cerveau : or il y a deux branches de cette portion molle, qui entrent dans la cavité du vestibule, & qui se développent & s'étendent en filets & en membranes, qui tapissent intérieurement ces canaux demi-circulaires ; je conclus de-là que cette partie du labyrinthe fait aussi partie de l'organe immédiat.

3°. L'artifice du vestibule & de ces canaux demi-circulaires est tel, que l'on peut penser assez raisonnablement que l'impression des sons s'augmente & se fortifie dans ces chemins détournés, & qu'elle y devient par conséquent plus capable d'ébranler les nerfs qui y sont répandus.

Mais comme j'ai dit que la lame spirale ne reçoit pas simplement les vibrations de l'air, & que toutes ses parties ne sont pas capables indifféremment de répondre aux mêmes tons : j'en dis autant de ces canaux demi-circulaires. Chacun de ces canaux a la figure de deux trompettes qui sont embouchées l'une dans l'autre par leurs extrémités les plus étroites, c'est-à-dire, que les deux ouvertures de ces canaux sont larges dans la cavité du vestibule, comme sont les pavillons des trompettes, & que le milieu de ces canaux que je regarde comme l'endroit où s'aboucheroient les deux trompettes, est plus étroit à proportion. Il y a deux de ces canaux qui ont une ouverture commune dans le vestibule, & qui font ensemble un pavillon fort large à proportion des autres. Or il est démontré par expérience que les plus grands cercles des pavillons des trompettes peuvent être ébranlés sans que les plus petits le soient sensiblement ; que les vibrations des grands cercles sont plus lentes & plus sensibles, & que dans ces occasions le son de la trompette est grave, au lieu que quand les petits cercles de ces mêmes pavillons sont ébranlés sans que les grands le soient sensiblement, le son de la trompette est aigu, parce que les vibrations de ces petits cercles sont plus promptes & plus fréquentes. On peut avancer la même chose à l'égard des canaux demi-circulaires, leurs parties les plus larges peuvent être ébranlées sans que les autres le soient : alors les vibrations de ces mêmes parties seront lentes, d'où il s'ensuivra nécessairement l'apparence d'un ton grave ; au contraire, quand les parties les plus étroites de ces canaux seront ébranlées sans que les autres le soient, il s'ensuivra nécessairement l'apparence d'un ton aigu, parce que les vibrations de ces petites parties seront plus vîtes. De tout ce que je viens de dire, on peut conclurre que le limaçon & les canaux demi-circulaires sont les organes communs & immédiats qui reçoivent non-seulement les tremblemens de l'air en général, mais encore la vraie idée & les différens caracteres des tons, selon les divers endroits de ces parties qui sont ébranlées.

On pourroit objecter que ces canaux demi-circulaires sont trop continus & trop attachés au reste de l'os pierreux pour pouvoir être ébranlés si facilement en leurs différentes parties, & en tant de différentes manieres : mais outre qu'il ne se fait gueres de bruit un peu considérable que l'os pierreux ne soit ébranlé, il est certain que quand on prépare ces cercles pour les faire voir à nu, on remarque qu'ils ne sont environnés que d'une substance spongieuse : il est vrai que dans les vieilles têtes, les lames osseuses qui couvrent ces cercles par-devant & par-derriere, sont assez dures : mais ce qui remplit l'espace qui est à l'entour de ces mêmes cercles, est d'une nature plus poreuse ; c'est pourquoi ils sont toujours assez dégagés & assez capables d'être ébranlés, & de frémir.

Par la communication de la portion dure du nerf auditif avec les branches de la cinquieme paire qui se distribuent aux parties qui servent à former & à modifier la voix, on explique ordinairement la communication qu'il y a entre l'ouie & la parole, on prétend que l'ébranlement des nerfs de l'oreille se communique aux nerfs de la cinquieme paire ; ce qui fait que les esprits qui coulent du cerveau dans ces nerfs, lesquels vont aux parties qui forment la voix, en disposent tellement les muscles, que répondant à l'impression que la voix a faite dans le cerveau, ils les mettent en état de former une voix toute semblable. On dit que c'est par cette raison que les hommes & les animaux s'entre-excitent à chanter, & que les hommes qui sont nés sourds, sont aussi nécessairement muets.

On prétend encore que c'est par la communication de la seconde paire vertébrale avec l'*oreille* externe, qu'au moindre bruit on tourne la tête, & que tout le corps se trouve disposé à faire divers mouvemens, selon que les causes du bruit sont utiles ou nuisibles. Et comme ces nerfs communiquent avec ceux du cœur & des poumons, c'est ce qui fait aussi que l'on ressent les mêmes altérations dans le pouls & dans la respiration, selon la différence des bruits : mais tout le monde ne demeure pas d'accord des effets de toutes ces communications.

Maladies de l'organe de l'ouie.

Après avoir expliqué la structure & les usages de l'organe de l'ouie, pour achever cette matiere, il me reste à parler des maladies de l'*oreille*. Mon dessein n'est pas de les examiner à fond, mais seulement par rapport à la structure de cet organe, pour faire voir combien la connoissance des parties est avantageuse pour l'explication des maladies. Je ne m'attacherai point aux divisions que les Auteurs en font ordinairement : mais je suivrai ici, comme j'ai fait dans l'explication des usages, l'ordre de ma description, c'est-à-dire, que j'examinerai d'abord les maladies qui surviennent aux parties extérieures, ensuite celles qui attaquent la peau du tambour, la caisse & le labyrinthe, & enfin celles qui appartiennent au nerf auditif, après quoi j'expliquerai le tintement qui est un symptome commun aux maladies de toutes ces parties, & je ne fonderai mes raisonnemens que sur des observations rapportées par des Auteurs dignes de foi, & sur celles que j'ai eu occasion de faire en travaillant sur l'*oreille*.

Le symptome le plus ordinaire aux parties extérieures de l'*oreille* est la douleur ; elle occupe ordinairement la conque & tout le conduit jusqu'à la peau du tambour, & l'expérience nous apprend qu'elle est accompagnée de ponction, d'érosion, de tension, de pesanteur & de pulsation.

Ce n'est pas ici le lieu d'expliquer la nature de la douleur en général, cependant il est nécessaire de savoir que la douleur est causée par une solution de continuité des particules, dont l'union fait la premiere constitution des parties du corps des animaux : cette solution de continuité cause un mouvement irrégulier dans les esprits, & c'est dans ces deux choses que consiste la raison formelle de la douleur.

Cela supposé, on voit bien que tout ce qui peut causer une solution de continuité dans les particules de la membrane dont le conduit de l'ouie est revêtu, & exciter ce mouvement irrégulier des esprits, est capable de produire de la douleur. Ainsi l'inflammation, les corps étrangers mis dans le conduit, les vers, & en un mot tout ce qui peut causer de la douleur dans les autres parties, peut être appliqué à celle-ci. Mais outre cela, les anciens ont prétendu que les douleurs d'*oreille* survenoient sans inflammation & sans aucune cause conjointe ; d'où vient qu'ils ont expliqué ces douleurs par des intempéries nues & sans matiere, qu'ils ont cru provenir ordinairement des excès de froid ou de chaud :

mais comme ces intempéries sans matiere sont imaginaires, & qu'on peut trouver dans la partie des causes capables de produire cette douleur violente, je proposerai en peu de mots mon sentiment là-dessus.

Je remarque que la cire qui se ramasse dans l'*oreille* est amere & gluante, & que par conséquent elle est chargée de sels acres & lixivieux, qui sont mêlés avec des parties grasses & oleagineuses; ces principes lui donnent à peu près les mêmes qualités qu'on attribue à la bile avec laquelle elle a beaucoup de conformité; s'il arrive par quelque cause que ce soit que ces sucs salins se dégagent & se développent, & qu'étant plus exaltés qu'à l'ordinaire, leurs pointes agissent avec plus de force, il est évident qu'ils doivent causer de grands désordres dans le conduit de l'ouie, à cause de son extreme sensibilité: le froid & le chaud en sont les causes les plus ordinaires. En effet, le froid épaississant cette cire & la rendant plus visqueuse, fait qu'elle s'arrête & qu'elle bouche les canaux excrétoires des glandes, ainsi qu'on le peut observer dans les autres corps glanduleux qui sont dans le voisinage, où cette action de l'air cause de pareilles obstructions; d'où il s'ensuit que les sucs salins qui étoient en mouvement & en disposition de se cribler, s'arrêtant dans les glandes, les enflent & les tuméfient, & devenant plus acres par leur séjour, ils picotent les extrémités des nerfs, dont la membrane du conduit est parsemée, ce qui cause un très-grand désordre dans les esprits, & par conséquent cette grande douleur d'*oreille*. D'un autre côté le chaud extérieur dégage & fond les sucs salins de cette cire & produit par ce moyen le même effet. On observe la même chose dans les effets que la bile cause dans les parties de la nourriture, par les qualités excessives du chaud & du froid.

Mais la cire de l'*oreille* n'est pas la seule cause de ces douleurs cruelles & violentes: il arrive fort souvent que les sérosités acres & salées qui s'évacuent par les glandes de l'*oreille*, causent de la douleur dans le conduit, c'est ce qui paroît dans les suppurations qui se font en cette partie; car comme les matieres terreuses qui en sortent, sont quelquefois aigres ou salées, elles picotent la membrane du conduit & excitent une sensation fâcheuse, qui est ce que l'on appelle douleur.

Pour ce qui est des différences de la douleur, je crois qu'on les peut expliquer ainsi: lorsque les particules salines de la cire, ou même les autres humeurs contenues dans la substance des glandes sont devenues pointues & roides, & que par une plus grande agitation elles ébranlent rudement les filets nerveux de ce conduit, elles produisent une douleur poignante; ce qui arrive dans toutes les inflammations, & surtout dans les personnes d'un tempérament sec & bilieux, dont les humeurs sont remplies de ces sucs acres & salins, & dans les mélancoliques où la sérosité du sang est toujours aigre & salée. Lorsque ces mêmes sels deviennent fort acres & corrosifs, ils causent une douleur accompagnée d'érosion, qui se remarque principalement dans les ulceres de cette partie. Lorsque la matiere de la cire de l'*oreille* qui est encore contenue dans les glandes, fermente ou seule ou avec d'autres liqueurs, elle étend & dilate les particules de la membrane & cause un sentiment de tension: lorsque les glandes sont gonflées par l'abondance de la liqueur qui les abreuve, on ressent une sensation de pesanteur. Pour ce qui est de cette espece de douleur qui est accompagnée de pulsation, je ne crois pas qu'elle survienne jamais au conduit de l'*oreille*, qu'il n'y ait quelque inflammation.

Il n'y a rien de si surprenant que la violence de cette douleur; elle n'est presque jamais sans une fievre aiguë qui est accompagnée de l'insomnie, du délire, de la convulsion & de la défaillance; accidens qui causent souvent la mort, ainsi qu'on peut s'en convaincre par les observations rapportées par plusieurs Auteurs. Pour comprendre la violence de cette douleur il faut observer,

1°. Que la membrane dont le conduit de l'ouie est revêtu, est fine & nerveuse, & qu'elle a la même tissure que la membrane nerveuse de l'estomac & des intestins, si ce n'est qu'elle n'est point enduite d'un velouté pour la garantir de l'acrimonie des humeurs.

2°. Elle est parsemée d'une infinité de nerfs qu'elle reçoit de la cinquieme paire, de la portion dure du nerf auditif, & de la seconde paire vertébrale; de sorte que l'on peut dire qu'il n'y a point de membrane dans tout le corps qui ait plus de nerfs à proportion que celle-là.

3°. Il est certain que les membranes qui sont collées sur les os ont un sentiment plus exquis que les autres, ce qui dépend peut-être de ce qu'elles sont plus fermes & plus tendues, & qu'étant attachées aux os par tous les petits vaisseaux qu'elles leur fournissent, il est impossible qu'elles soient picotées, que tous leurs petits filets n'en soient en même tems ébranlés: c'est pourquoi le périoste & le péricrane ont un sentiment si exquis; & c'est peut-être pour la même raison que les plus cruelles douleurs de tête dépendent de l'adhérence de la dure-mere au haut du crane, ainsi qu'on l'a observé. Il n'est pas difficile d'appliquer cela à la membrane du conduit de l'ouie, car ce conduit est en partie osseux & en partie cartilagineux, & la membrane est tendue sur le cartilage, quoiqu'elle ne le soit pas tant que sur l'os; aussi remarque-t'on que les douleurs que l'on ressent au fond de l'*oreille*, qui sont celles du conduit osseux, sont toujours les plus cruelles.

4°. La connexion de cette membrane avec les parties voisines qui sont très-sensibles, peut beaucoup contribuer à la violence de la douleur, car cette membrane s'étend jusqu'à la peau du tambour, qui communique avec les membranes de la caisse & du labyrinthe, & par leur moyen avec la dure-mere; après cela doit-on s'étonner si les douleurs du conduit sont si cruelles & si violentes.

Quoique la plupart des accidens qui accompagnent la douleur du conduit se puissent rencontrer dans les douleurs des autres parties, néantmoins comme ces accidens sont plus ordinaires & plus violens dans celle-ci, j'ai cru qu'il étoit à propos de les expliquer.

Lorsque cette douleur est causée par une inflammation, il n'est pas difficile de rendre raison de la fievre & des autres accidens dont elle est ordinairement suivie. Mais comme je suis convaincu que la seule violence de la douleur peut causer tous ces symptomes sans inflammation ni tumeur, je m'attacherai précisément à ce dernier cas.

Je commence par la fievre aiguë qui accompagne presque toujours la douleur d'*oreille*, & je crois qu'elle peut survenir à cause que les esprits agités par la violence de la douleur, augmentent le mouvement du cœur & des arteres, ce qui fait l'élevation du pouls & l'augmentation de la chaleur, ainsi qu'on le voit dans quelques passions, & particulierement dans la colere. Mais cette augmentation du mouvement du cœur & du sang ne produiroit pas une véritable fievre, si elle n'altéroit les principes du sang: or il est aisé de comprendre que par ces fortes contractions du cœur, les parties du sang étant plus exactement froissées & brisées, il se fait une exaltation de ses particules les plus actives, & une plus parfaite dissolution de sa partie huileuse, dont le mouvement rapide cause la chaleur de la fievre. De plus, les sucs acres & corrosifs de la cire & des sérosités qui se ramassent dans l'*oreille*, peuvent se remêler dans la masse du sang, & y causer une fermentation extraordinaire dans laquelle consiste l'essence de la fievre; on comprendra aisément cette maniere de fievre, en considérant que dans les rhumes, la fievre ne s'allume que par le mélange des sucs acres, qui se détachant de la masse qui entretient le rhume, se joignent au sang.

Quoique ce que M. Duverney dit des maladies de l'oreille mérite beaucoup d'attention, je conseille cependant au Lecteur de ne pas trop compter sur ce qu'il rapporte au sujet des fievres, car son raisonnement n'a pas toute la solidité possible.

L'insomnie dépend de l'agitation extraordinaire des esprits, qui se trouvant irrités par la douleur coulent continuellement dans les parties, & les entretiennent dans leurs fonctions.

Le délire ne differe de l'insomnie qu'en ce que les esprits ayant un mouvement irrégulier dans le cerveau, ils touchent en même tems plusieurs traces de la mémoire & de l'imagination, ce qui fait une confusion dans les idées que ces mêmes esprits représentent à l'ame.

Les convulsions s'expliquent facilement dans cette hypothese, car les contractions involontaires des muscles étant causées par le mouvement déréglé des esprits, il suffit que les sucs salins picotent les nerfs qui sont repandus dans la membrane du conduit, pour faire que cette irritation se communique à tous les esprits par la communication des nerfs & des membranes, & cause ensuite des convulsions dans les muscles. D'ailleurs il se peut faire que ces sucs acres rentrent dans la masse du sang, & qu'étant portés au cerveau, ils causent des irritations dans le principe des nerfs.

Pour rendre raison de la défaillance, il faut considérer que les esprits coulant rapidement & en abondance dans les fibres musculeuses, qui resserrent & ferment les portes du cœur, ils arrêtent le mouvement du sang; & quand cette contraction cesse & que le sang entre de nouveau dans le cœur, le pouls & la chaleur se renouvellent; le resserrement du cœur & l'oppression de la poitrine que l'on sent dans cet état, marquent assez que la défaillance procede de la cause qui vient d'être marquée, & ce resserrement peut durer si long-tems, qu'il cause quelquefois la mort.

Pour exemple d'une grande douleur dans l'*oreille* accompagnée de grands accidens, je me contenterai de rapporter ici l'Observation 4. de la premiere Centurie de Fabricius Hildanus, parce qu'elle renferme tous les principaux symptomes.

Une jeune fille de douze ans ayant par hasard laissé entrer dans le trou de l'*oreille* gauche un grain de verre, de la grosseur d'un pois, qui ne put être retiré par aucune industrie, fut frappée de cruelles douleurs qui se communiquerent au même côté de la tête. Ces douleurs après un grand espace de tems, produisirent d'abord un engourdissement dans le bras & dans la main, ensuite dans la cuisse & dans la jambe, & enfin dans tout le côté gauche. Cet engourdissement étoit accompagné de très-grandes douleurs qui augmentoient la nuit & dans les tems froids & humides, d'une toux seche, du dérangement des regles, de convulsions épileptiques & de la maigreur du bras gauche.

Il y auroit plusieurs réflexions à faire sur cette observation : mais comme j'ai expliqué la plupart de ces accidens, je m'attacherai seulement à quelques faits qui lui sont particuliers. Les douleurs & les convulsions occupoient tout le côté gauche jusqu'au bout du pié. Hildanus a expliqué ce phénomene, en disant que la portion dure du nerf auditif se distribue dans tout le bras & dans la cuisse : mais comme cette distribution est imaginaire, je tâcherai d'en donner une raison plus conforme à la structure de ces parties. Je dis donc que les irritations & le mouvement irrégulier des esprits avoient passé dans tous les nerfs de la moelle de ce côté-là, par la communication de la seconde paire vertébrale; ce qui ne seroit pas arrivé, si l'irritation se fût communiquée au cerveau; car pour lors il y a apparence que cette fille eût souffert des douleurs & des convulsions dans tout le corps. Dès que je suppose le côté gauche de la moelle affecté, il n'est pas difficile de comprendre pourquoi cette mauvaise disposition passa dans le bras & dans la jambe, puisque nous savons que tous les nerfs vertébraux d'un même côté communiquent ensemble par des branches transversales, après qu'ils sont sortis des trous des vertebres.

Tous les accidens augmentoient la nuit & dans les tems humides, à cause que l'humidité de l'air gonflant les glandes & les membranes du conduit, faisoit qu'il embrassoit plus étroitement la boule de verre; ce qui augmentoit les irritations.

Les engourdissemens venoient apparemment de ce que les esprits irrités ouvroient & dilatoient les orifices des nerfs de telle sorte, qu'ils donnoient non-seulement passage aux esprits, mais encore à des matieres plus grossieres, qui étant entraînées dans leurs tuyaux, y causoient une espece d'obstruction capable d'empêcher le mouvement des esprits; ce qui est suffisant pour causer l'engourdissement. Ces matieres étant devenues acres par leur séjour, augmentoient les douleurs & les convulsions, qui se trouvant plus fortes dans le bras, ses nerfs s'abreuverent d'une si grande quantité de cette matiere étrangere, que le mouvement des esprits en fut interrompu; ce qui fit que le bras devint maigre, & se dessécha, comme il arrive dans les paralysies.

Dès que le grain de verre eut été ôté, les irritations qu'il causoit cesserent, & par conséquent les douleurs & les convulsions. Les esprits reprenant leur cours ordinaire, dissiperent insensiblement toutes les matieres étrangeres; ce qui fit que son bras reprit son mouvement & sa premiere vigueur.

Je passe présentement aux moyens que l'on doit employer pour guérir cette maladie. Ils doivent être différens à raison de la diversité des causes qui la produisent. Pour ce qui est de la douleur, celle qui est causée par le froid se guérit quelquefois, en ôtant seulement les causes externes, c'est-à-dire, en se garantissant du froid ou du vent, & en appliquant sur l'*oreille* tout ce qui peut l'échauffer, comme de la laine grasse, ou du pain chaud, qu'on peut mettre tremper dans l'esprit de vin : mais la plupart du tems la douleur ne cede pas à ces premiers remedes, & pour lors il en faut venir aux remedes généraux. La saignée est nécessaire pour empêcher l'amas des matieres que le froid a retenues; & pour la purgation, on ne doit l'ordonner que lorsque la violence de la douleur est diminuée. Pendant leur usage on se sert fort utilement de fomentations ou d'injections faites avec les sucs ou les décoctions de mélisse, d'hysope, de calament, d'origan, de marjolaine, dans lesquelles on peut mêler quelque goutte de fiel de bœuf, ou bien d'huiles d'amandes ameres, de camomile, de girofle, d'anis, &c.

Les Auteurs recommandent beaucoup de se boucher l'*oreille* avec du coton musqué. Il n'est pas difficile d'expliquer l'effet de ces remedes; ils sont tous chargés de sels volatils très-pénétrans, qui échauffant toutes ces parties, ouvrent les pores & les canaux des glandes, & font couler la matiere que l'action du froid avoit retenue.

La douleur qui provient d'un excès de chaleur, se guérit le plus souvent par ces remedes généraux, surtout par la saignée, laquelle est d'une nécessité absolue pour empêcher la fluxion & l'inflammation qui pourroient survenir à la partie. Pendant l'usage de ces remedes, on se sert fort heureusement des injections faites avec le lait, celui de femme est meilleur que tout autre, étant mêlé avec la liqueur d'un blanc d'œuf battu. On fait encore des injections avec quelque décoction émolliente & rafraîchissante, dans lesquelles on délaie de l'huile d'amandes douces. L'huile d'œuf est fort vanté par J. de Vigo. On peut même appliquer sur l'*oreille* quelque cataplasme anodyn & émollient; & lorsque les douleurs sont extremement violentes, il faut avoir recours aux narcotiques qu'on peut mêler avec les remedes topiques, & même donner intérieurement. Tous ces remedes sont si connus & si usités, que je ne m'arrêterai point à rendre raison de leurs effets.

Lorsque la douleur est causée par des sérosités acres & salées, on emploie l'eau de chardon-béni, dans laquelle on fait bouillir des cloportes, des vers de terre, des œufs de fourmi, &c. On y peut aussi mêler quelque goutte d'huile de buis. Comme ces remedes abondent en sel alcali volatil, ils détruisent l'acidité des humeurs séreuses qui étoit la cause de la douleur.

La seconde maladie que je remarque dans le conduit de l'ouie, est l'inflammation avec l'abscès & l'ulcere qui lui succede ordinairement. L'inflammation survient aux plaies & aux contusions de cette partie, & même elle peut être une suite de certaines fievres, de même que la pleurésie, l'esquinancie, & plusieurs autres maladies d'une nature inflammatoire. Il arrive souvent que l'inflammation peut survenir au conduit de l'ouie en deux manieres : la premiere est l'obstruction des glandes qui en comprimant les vaisseaux, fait que le sang s'arrête & qu'il les déchire; la seconde est l'acrimonie de la cire qui peut déchirer ces mêmes vaisseaux & en faire extravaser le sang. Quoiqu'il en soit, l'inflammation & l'abscès qui lui succedent n'ont rien de particulier, que la douleur violente dont on a déja parlé.

A l'égard des ulceres, ils se forment tout de même que dans les autres parties, ou par l'acrimonie de quelque liqueur, ou par la rupture d'un abscès. Je remarque qu'il en sort ordinairement une très-grande quantité de matiere, & qu'ils se guérissent très-difficilement, surtout ceux qui sont dans le conduit osseux. La quantité de matiere vient non-seulement du sang qui suppure, mais encore des glandes, qui se trouvant toujours irritées par le pus, fournissent par leurs canaux excrétoires une très-grande quantité de liqueur; & la difficulté qu'il y a de guérir ces ulceres, vient de ce qu'étant toujours abreuvés par la liqueur qui coule de ces glandes, ils ne peuvent pas se dessécher : outre que la matiere qui sort des glandes étant acre & saline, elle empêche la réunion & la cicatrice. La même chose arrive dans les ulceres du nez, des canaux salivaires, &c. Les ulceres qui sont dans le canal osseux, sont encore plus difficiles à guérir que ceux du conduit cartilagineux, à cause que la pente du canal osseux est du côté de la peau du tambour, & que le canal fait un enfoncement considérable dans l'endroit où il s'applatit; ce qui fait que le pus n'en peut sortir qu'avec difficulté, au lieu que la pente du canal cartilagineux étant du côté de la conque, le pus & les autres matieres s'évacuent d'abord, & n'y croupissent pas comme dans l'autre canal.

Il arrive quelquefois dans les vieux ulceres de l'*oreille*, qu'avec le pus il en sort des vers de grandeur & de figure différente, ainsi qu'on peut le voir dans les observations rapportées par Forestus Schenkius, & dans les Journaux d'Allemagne. Je ne m'arrêterai point ici à examiner si ces vers sont produits par la corruption des humeurs, ou si la chaleur de ces ulceres fait seulement éclorre les petits œufs que mille insectes qui voltigent dans l'air y peuvent laisser; j'aurai lieu d'en parler dans quelque autre occasion.

Outre le pus qui sort des *oreilles* dans les ulceres, on remarque que dans presque tous les enfans les *oreilles* fournissent beaucoup d'humidité, & que cette évacuation leur est très-avantageuse : c'est pourquoi l'on a soin de ne pas l'arrêter, autrement les enfans tomberoient dans des mouvemens convulsifs & épileptiques; ce qui a fait croire que cette liqueur venoit du cerveau aussi-bien que les sérosités claires & puantes que certaines personnes rendent par les *oreilles*, comme aussi le sang qui en sort dans les plaies de la tête. Cependant il est certain qu'il n'y a point de voies par lesquelles il paroisse qu'il puisse rien venir du cerveau dans cette partie (*a*); car il n'y a dans l'os pierreux qu'un trou qui forme un cul de sac à son extrémité du côté de l'*oreille*, & qui est exactement bouché par les nerfs auditifs; & ainsi il est difficile de croire qu'il vienne rien par-là. Mais quand même les sérosités & le sang qui sont à la base du crane pourroient ronger le fond de ce trou, & se frayer une issue par cet endroit, ces liqueurs ne pourroient entrer que dans le vestibule & dans le limaçon; & pour passer de-là dans la caisse, il faudroit qu'elles rongeassent la membrane qui bouche la fenêtre ronde, la base de l'étrier, & la membrane dont elle est revêtue; enfin étant arrivées dans la caisse, elles tomberoient infailliblement plutôt dans la bouche par l'aqueduc, qu'elles ne déchireroient la peau du tambour pour sortir par le conduit de l'ouie (*b*). Je ne suis pas dans cet embarras pour expliquer tous ces phénomenes : si les enfans rendent beaucoup de sérosités par les *oreilles*, il le faut attribuer à la disposition de leur sang, qui est aqueux & séreux, & au relâchement des glandes de l'*oreille* qui se trouve aussi dans les glandes des parties voisines; & si la suppression de cette évacuation leur cause des mouvemens convulsifs & épileptiques, il est aisé de comprendre que cela arrive, parce que ces sucs étant arrêtés, peuvent devenir plus acres par leur séjour, & causer des irritations dans la membrane du conduit, & même rentrer dans la masse du sang, & se décharger ensuite dans le cerveau. Pour ce qui est des personnes qui rendent des eaux claires & puantes par ce conduit, il faut remarquer que quoique les glandes de l'*oreille* ne soient destinées dans l'état naturel qu'à la séparation de la cire pour les usages que j'ai supposés, il n'y a pas d'inconvénient qu'elles puissent servir d'égout pour l'évacuation des mauvaises humeurs; ce qui se voit clairement dans toutes les glandes conglomérées; & à l'égard du sang qui sort dans les plaies de la tête par les *oreilles*, on sait que c'est par la rupture des vaisseaux qui en arrosent le conduit. Il n'est pas difficile de concevoir que cette rupture peut se faire dans cette partie aussi-bien que dans le cerveau, par la commotion violente que tout le crane souffre dans cette occasion. Enfin, voici des Observations qui peuvent persuader que les suppurations qui se font par l'*oreille*, n'ont aucune sorte de communication avec le cerveau.

Un homme âgé de soixante-cinq ans, d'un tempérament replet & sanguin, avoit eu une suppuration fort considérable par les *oreilles*, & surtout par la droite pendant vingt-cinq ans, quoiqu'il jouît d'ailleurs d'une santé

(*a*) Jacques de Mekeren, fameux Chirurgien d'Amsterdam, dans une lettre qu'il écrit à Barbet, tâche de lui découvrir la maniere dont le sang sort par les *oreilles* lorsqu'on reçoit quelque blessure à la tête, en ces termes :

« Après avoir observé un affaissement considérable dans la partie supérieure du crane, je découvris une grosse masse de sang caillé, dont une partie étoit sortie par les *oreilles*, & l'autre avoit bouché le canal auditif. Cet accident me donna la curiosité de rechercher par quel moyen ce sang avoit pu descendre dans le conduit auditif. Dans le tems que j'étois occupé à cette recherche, je découvris heureusement que le péricrane couvre dans cet endroit les muscles temporaux, mais non point l'os qui est dessous. Je reconnus à cette occasion la vérité de ce qu'avance Tulpius dans sa réponse à cette question, *D'où vient le sang qui sort quelquefois par les oreilles lorsqu'on reçoit une blessure à la tête?* Car j'ai découvert moi-même, comme Tulpius m'en a assuré, que ce sang descend de la partie supérieure de la tête entre le crane & le péricrane, & pénetre dans l'espace qui est entre l'os pariétal & l'os pierreux, d'où il se filtre comme à travers d'un crible dans le canal auditif. J'ai trouvé dans cette dissection l'os pierreux fort éloigné de l'os pariétal; de sorte que dans l'endroit où ils s'étoient séparés l'un de l'autre, on pouvoit remarquer les traces de leur mouvement. Elles commençoient à l'os pierreux, & aboutissoient à l'os pariétal à l'endroit où l'on découvre une articulation par symphyse avec l'os de la pomette, laquelle est revêtue d'un cartilage au-dedans pour empêcher le frottement des parties, de même que dans toutes les autres articulations. »

(*b*) Il est à remarquer que plusieurs personnes ont trouvé le moyen de rendre par les *oreilles* la fumée du tabac qu'ils tirent par la bouche; ce qui prouve que les substances, au moins dans certains sujets, peuvent passer de l'*oreille* interne dans l'externe, sans occasionner la rupture de la membrane du tympan.

Nota. Dans ces sujets la membrane du tympan étoit percée naturellement.

parfaite. La matiere qu'il rendoit étoit puante & assez épaisse. Cette suppuration s'étant arrêtée, il mourut d'apoplexie dans l'espace de vingt-quatre heures. Je fis l'ouverture du crane; & ayant examiné avec beaucoup de soin toutes les parties du cerveau qui regardent l'os pierreux, je les trouvai parfaitement saines, & l'os dans son état naturel, & je ne rencontrai précisément de sérosités que dans les ventricules & dans les anfractuosités du cerveau, lesquelles étoient extremement différentes de la matiere qui sortoit par les *oreilles.* J'ai ouvert l'*oreille* de plusieurs enfans, dont la caisse étoit pleine de boue; cependant je n'y ai jamais trouvé ni dans le cerveau, ni dans l'os pierreux aucune mauvaise disposition.

Pour guérir l'inflammation du conduit de l'ouie, il faut suivre les mêmes indications que dans toutes les inflammations des parties intérieures, c'est-à-dire, arrêter la fluxion par les saignées & par les remedes qu'on appelle anodyns, auxquels on peut ajouter l'huile rosat, celle de nenuphar, les sucs de laitue & de morelle. Mais si l'inflammation continue & qu'elle tende à suppuration, il faut se servir de maturatifs, tels que sont les cataplasmes de mie de pain, & ceux qu'on fait avec les oignons cuits, l'oignon de lis, le beure frais & de l'huile de camomile ou de mélilot.

L'abscès étant ouvert, il faut se servir d'injections détersives faites avec l'eau d'orge & le miel rosat; & s'il en faut de plus fortes, on fera des décoctions d'aigremoine, d'aristoloche & d'autres plantes vulnéraires dans du vin blanc, dans lesquelles on mêlera du miel rosat ou du miel scillitique; si l'ulcere est sordide & putride, on peut se servir de la teinture d'aloès faite avec l'esprit de vin, & s'il est profond, du baume verd de Metz.

L'ulcere étant détergé, il faut le dessécher & le cicatriser. On estime beaucoup pour cela les décoctions qui se font avec le plantain, l'aristoloche, les noix de galles, &c. Le vin de Grenade décrit par Vigo est admirable. Ces remedes n'ayant rien de particulier & étant en usage pour toutes sortes d'inflammations & d'ulceres, je ne dois pas m'arrêter à expliquer leur opération, je dirai seulement que pendant leur usage on ne doit pas négliger les généraux, qui sont d'un très-grand secours dans tous les tems de ces maladies.

Pour tuer les vers on met dans l'*oreille* des choses ameres, comme sont les sucs d'absinthe, de petite centaurée, la décoction de coloquinte, ou bien quelques gouttes d'huile d'amandes ameres ou de buis. Le Journal des Savans, 1677. dit que l'esprit de vin est un remede infaillible pour les vers qui se forment dans les *oreilles*: ceux de ces derniers remedes qui sont huileux & épais, sont excellens par la raison qu'ils bouchent les bronches des insectes, & les suffoquent dans un moment.

A l'égard des écoulemens des matieres séreuses que nous avons appellés suppurations, comme elles sont pour la plupart indolentes, & qu'elles ne peuvent être empêchées sans causer des accidens fâcheux, il ne faut pas les arrêter imprudemment: dans celles qui sont douloureuses il faut avoir recours aux remedes qui ont été décrits en parlant de la douleur de ces parties.

La troisieme maladie du conduit de l'ouie est l'obstruction. Elle suit le plus souvent l'inflammation, les abscès & les ulceres qui ont accoutumé de gonfler cette partie; outre cela elle peut arriver par plusieurs autres causes. Premierement des corps étrangers peuvent être introduits dans le conduit, comme des pois, des balles, des noyaux; & lorsque ces corps ont été mis bien avant, il est extremement difficile de les tirer, à cause qu'ils se trouvent renfermés dans le conduit osseux qui est fort oblique, & dont la pente est du côté de la peau du tambour, outre qu'ils y sont retenus par la cire visqueuse qui s'y ramasse. La plus grande difficulté est d'arracher les pois & les autres grains qui s'enflent dans le conduit, & qui peuvent même germer, comme on en peut voir des exemples dans Fabricius Hildanus & dans Schenkius. La cause la plus ordinaire de l'obstruction du conduit c'est la cire retenue & épaissie à ceux qui n'ont pas assez de soin de nettoyer leurs *oreilles.* Cette cire se ramasse en abondance & s'épaissit si fort par son séjour, qu'elle bouche entierement le conduit. Elle peut aussi quelquefois être naturellement fort épaisse dans les personnes d'un tempérament froid & pituiteux, dont les humeurs sont visqueuses, & le froid de l'air extérieur peut beaucoup contribuer à cet effet. Il y a même assez d'apparence que cette cire peut se pétrifier & causer une surdité incurable, ce qui paroît assez vraisemblable par la conformité qu'elle a avec la bile, qui se pétrifie très-souvent dans la vésicule du fiel, ce qui peut être confirmé par l'Observation 45. du premier volume des Journaux de Bartholin, qui rapporte que sa femme ayant été long-tems tourmentée d'une douleur autour de l'*oreille*, rendit par le conduit de l'ouie de petites pierres qui sortirent avec la cire, après quoi la douleur s'appaisa. Quoiqu'il en soit, on trouve très-souvent cette cire épaissie en forme de plâtre, qui remplit exactement le conduit osseux & le conduit cartilagineux, ce que j'ai observé dans plus de dix ou douze sujets, dans le tems que je travaillois sur l'*oreille.* J'ai consulté plusieurs habiles Chirurgiens là-dessus; & je puis dire que j'ai plus de trente observations qu'ils m'ont communiquées, qui font voir que c'est l'espece de surdité la plus commune & la plus guérissable; & ce fameux Chirurgien Mons qui a fait tant de bruit pour la guérison des surdités, n'en entreprenoit que de cette espece. Il exposoit, pour la connoître, l'*oreille* de son malade aux rayons du soleil; & quand il découvroit qu'il y avoit quelque obstruction dans le conduit, il se servoit d'un instrument particulier pour le nettoyer, & c'est de cette maniere qu'il guérissoit quantité de sourds.

Il se forme quelquefois des membranes au-dedans du conduit qui le bouchent exactement, & qui font une espece de surdité particuliere. J'ai rapporté là-dessus qu'en examinant après la mort la cause de la surdité d'une personne de mérite qui en avoit été affligée pendant long-tems, je trouvai dans l'*oreille* droite, qui étoit celle dont elle n'entendoit point, une membrane fort épaisse & fort lâche au-devant de laquelle il y avoit un amas très-considérable de matiere plâtreuse, ce qui étoit sans doute la cause de sa surdité, car la peau du tambour, aussi-bien que les autres parties de l'*oreille*, étoient dans leur disposition naturelle.

Les excrescences fongueuses & charnues qui surviennent quelquefois aux ulceres de ce conduit, ou aux excoriations qu'on y peut faire en se nettoyant l'*oreille* avec quelque instrument trop âpre, peuvent le remplir & le boucher entierement.

Il y a une autre espece d'obstruction dans le conduit qui se fait lorsque toutes les glandes qui l'environnent se gonflent & s'abreuvent par une sérosité surabondante, de même qu'on sait que les membranes spongieuses du nez peuvent si fort se gonfler qu'elles bouchent presque entierement le passage de l'air. Cette obstruction est toujours accompagnée du relâchement de la peau du tambour, & c'est par-là qu'elle cause une surdité, ou du moins une dureté d'ouie qui se dissipe par l'évacuation de cette sérosité surabondante, par l'*oreille* ou par quelqu'autre voie, de la même maniere que se guérissent tous les catarrhes.

Dans la premiere espece d'obstruction toute l'indication consiste à tirer les corps étrangers. Pour y réussir, il faut considérer si ce sont des corps qui puissent se ramollir, comme les pois, ou bien s'ils sont durs & solides, comme les balles de plomb, les noyaux, &c. & il faut encore observer si les corps sont renfermés dans le conduit cartilagineux, ou bien s'ils sont engagés dans le conduit osseux; pour ôter les corps mous qui ne sont que dans le conduit cartilagineux, il faut tâcher de les rompre ou bien de passer la curete par derriere, ce qui se peut faire dans un endroit souple & flexible comme le cartilage de l'*oreille*, & ainsi les tirer hors du conduit, ce qui réussit aussi pour les corps durs qui sont dans le même endroit, lesquels on peut tirer avec la curete ou avec le tire-fond. A l'égard des corps qui sont dans le conduit osseux, il est extremement difficile de les tirer, ainsi qu'on l'a déja fait remarquer, surtout quand ils remplissent exactement le conduit; car pour lors il est aisé de comprendre que ni la curete ni le tire-fond ne sont pas d'un grand secours: c'est pourquoi je crois qu'en cette rencontre on peut faire une incision au derriere & au haut de l'*oreille*, ce qui se peut pratiquer fort surement en cet endroit, où il n'y a point de vaisseaux considérables & où le tuyau n'est revêtu que de la peau glanduleuse. On évite en partie par ce moyen l'obliquité du conduit, & l'on peut se servir du tire-fond, dont le meilleur usage est pour les balles. Si c'étoit un noyau qui fût engagé dans le conduit osseux, comme il donne prise par une de ses extrémités à raison de sa figure ovale, on pourroit se servir de l'instrument décrit par Fabricius Hildanus, dans l'Observation 4. de la Centurie premiere, appellé *Tenacula*, & qui à proprement parler n'est qu'une double curete en forme de pincettes. Il faut pour cela que les branches soient faites d'une lame d'acier très fin pour avoir ressort & qu'elles soient fort minces. Je ne m'arrête pas à décrire toutes les circonstances de ces opérations, ni à dire qu'il faut faire couler dans l'*oreille* de l'huile d'amandes douces pour relâcher le conduit, parce que je suppose que ces choses sont assez connues.

Dans la seconde espece d'obstruction qui se fait par l'endurcissement de la cire, il la faut rompre & la détacher par le moyen des injections faites avec l'eau tiede, les décoctions émollientes, l'hydromel, l'huile de lin mêlée avec quelques gouttes d'esprit de vin, l'huile d'amandes ameres, l'huile de trefle odoriférant: quelques-uns emploient les eaux minérales, & en général on se sert fort utilement de tous les fiels des animaux; il y en a qui préferent l'eau tiede à toutes les autres liqueurs, & qui se contentent d'y ajouter quelques gouttes d'esprit de vin pour la rendre plus pénétrante.

Le détachement de la cire se fait quelquefois dans cinq jours, quelquefois au bout de quinze, ce qui fait voir qu'on ne doit point se lasser de continuer les injections.

Dans la troisieme espece d'obstruction, où il se ramasse ordinairement de la cire au devant de la membrane qui a été formée contre nature, il faut premierement nettoyer le conduit par les injections précédentes, & ensuite percer la membrane: mais les Chirurgiens doivent bien prendre garde de ne pas offenser la peau du tambour.

Pour se former une juste idée de la cure de la quatrieme espece d'obstruction qui est faite par des excrescences fongueuses & charnues, il suffiroit presque de lire la premiere Observation de la Centurie 3. de Fabricius Hildanus, où il fait la description d'une excrescence fongueuse & skirrheuse qui étoit survenue au conduit ensuite d'un abscès: avant d'en faire l'extirpation, il prépara soigneusement le corps de sa malade, après quoi il en coupa tout ce qu'il put par la ligature: mais comme la racine de l'excrescence étoit fort profonde & que ses instrumens ne pouvoient pas aller jusqu'au fond du conduit, il fut obligé de se servir de quelques caustiques qu'il appliquoit par le moyen d'une petite lame de cire, de peur de blesser le conduit, ce qui lui réussit heureusement. Pour éclaircir davantage la maniere de traiter ces maladies, il est à remarquer que si la carnosité est grande & qu'elle sorte hors du conduit, on la peut couper ou avec la pointe des ciseaux ou du bistouri, ou bien lier avec un fil tout ce qu'on en peut prendre: mais je crois qu'il seroit mieux de la couper, parce qu'en la coupant on en emporte davantage. Comme on est ensuite obligé d'arrêter le sang, on se sert d'une petite pierre de vitriol qu'on attache au bout d'une plume en maniere de crayon, afin qu'il n'y ait qu'une petite pointe qui paroisse au dehors pour ne toucher que les endroits où il est besoin, pour arrêter le sang en faisant une escarre, qui emporte aussi une partie de la carnosité. Pour consumer le reste qui est plus enfoncé dans le conduit, comme il faut se garder de blesser la membrane par les caustiques, dont les plus usités sont la poudre de Sabine, l'alun brûlé, le précipité rouge, cuits avec la cire & la térébenthine, je ne voudrois pas me servir de lames de cire, mais je crois qu'on pourroit appliquer surement les caustiques en forme d'onguent, mis au bout d'une tente qu'on pourroit introduire dans le conduit, y ayant auparavant un petit canal de cuir en maniere de doigt d'un gand, dans lequel il seroit aisé de pousser la tente, au bout de laquelle seroit l'onguent, sans craindre de toucher la membrane du conduit; au lieu du conduit de cuir on pourroit faire une cannule de cuivre ou d'argent fort mince & courbée comme le conduit. L'escarre étant faite il faut mettre quelques gouttes d'huile d'œuf ou d'amandes, tant pour adoucir le conduit, que pour procurer le détachement de l'escarre. Il faut réitérer l'application de ces remedes jusqu'à ce que toute la carnosité soit consumée; & quand elle le sera, on peut faire des tentes sur lesquelles on aura mis de l'onguent brun de Wurtz. Ces tentes doivent être introduites & poussées au delà de la cannule, afin que l'onguent s'applique sur les restes des chairs superflues qui ont demeuré sur la surface du conduit dans lequel étoit la carnosité pour empêcher qu'elles ne renaissent, & enfin pour procurer une bonne suppuration; après quoi il faut se servir de remedes déterssifs & adoucissans pour faire incarner & cicatriser l'ulcere, observant toujours d'y mêler de fois à autre quelque chose qui empêche la régénération du fongus. Un peu de vitriol dissous dans une suffisante quantité de quelque décoction vulnéraire & déterssive pour lui donner une petite adstriction, est fort propre à cet effet, si l'on en fait des injections dans l'*oreille* & qu'on y mette un peu de charpie trempée dans cette liqueur: la charpie est meilleure quand on la peut introduire facilement, parce qu'elle comprime l'ulcere & empêche les chairs de pousser.

Dans la cinquieme espece d'obstruction qui se fait par le gonflement des glandes du conduit, il faut prescrire les mêmes remedes généraux que dans tous les autres catharres. On fait des fumigations dans l'*oreille* avec la vapeur de chardon-beni ou des décoctions d'iris de Florence, de marjolaine, de chardon-beni, d'absinthe, de calament, de melisse, de semence d'anis, de fenouil, &c. Barbette se sert d'une décoction de girofle dans du vin rouge, dont on met quelques gouttes dans le conduit qu'il faut boucher avec un clou de girofle. On trouve dans Platerus une eau particuliere pour cela, qu'on dit être fort efficace. Il y en a une autre dans Mindererus, laquelle a été réformée par Zewelfer dans ses Remarques sur la Pharmacopée d'Ausbourg, & dans Mynficht un esprit de vin. Le suc exprimé de marjolaine tout seul est très-estimé. On vante encore beaucoup l'urine de lievre seule, ou mêlée avec l'esprit de vin, l'eau de frêne & l'eau de la Reine d'Hongrie. Il est encore très-bon de tenir l'*oreille* bouchée avec du coton musqué. Il se trouve des personnes qui ont la membrane du conduit & la peau du tambour si délicates qu'on ne sauroit leur faire des injections avec ces liqueurs acres & spiritueuses. Pour lors on se contente d'en jetter quelques gouttes sur du pain chaud qu'on tient sur l'*oreille*. Il est même bon de tenir de ces liqueurs dans la bouche, parce que leurs parties spiritueuses s'élevent, & montent par l'aqueduc dans l'*oreille*, & c'est par la même raison qu'on se sert fort heureusement de masticatoires.

Il est assez facile d'expliquer l'action de ces remedes, puisqu'étant tous subtils & pénétrans, ils ouvrent les conduits des glandes, & donnent lieu à l'évacuation de la sérosité superflue. J'ajouterai à tout cela une observation qui m'a été communiquée par M. Passerat Chirurgien très-célebre, d'un jeune Seigneur de l'âge de douze à quinze ans, auquel il est arrivé plusieurs fois au commencement du printems & de l'automne, que les

les glandes du conduit se sont tellement gonflées que les parties se touchoient, & qu'il étoit impossible d'y rien introduire. Au commencement on mettoit dans l'*oreille* de l'huile d'amandes douces pour appaiser la douleur, ensuite on se servoit de la décoction d'orge & d'aigremoine qui est détersive & dessicative, & par ce moyen l'*oreille* après avoir jetté durant trois ou quatre jours une humeur presque purulente, se remettoit dans son état naturel.

Je viens maintenant aux maladies de la peau du tambour, qui sont le relâchement, la trop grande tension, l'endurcissement, & la rupture. Le relâchement vient d'une humidité superflue, qui abreuve cette membrane. Ce symptome accompagne ordinairement cette obstruction du conduit qui est produite par le gonflement des glandes, dont il a été parlé ci-devant, & il contribue beaucoup à la dureté d'ouie des personnes qui sont sujettes aux fluxions catarrheuses. C'est par la même raison que les vents du midi, les brouillards & les tems pluvieux diminuent l'ouie, ainsi qu'on l'expérimente tous les jours.

La tension extraordinaire de la peau du tambour produit un effet tout contraire, en faisant que les moindres bruits deviennent insupportables. Cette tension arrive dans les grandes douleurs de tête & dans les fievres aiguës, à cause que les tensions & les irritations des membranes du cerveau se communiquent à toutes les membranes voisines.

L'endurcissement de la peau du tambour peut venir d'un trop grand dessechement, comme cela se voit dans les vieillards. Outre cela l'on sait par une infinité d'observations que les membranes du corps peuvent devenir calleuses & même osseuses: & c'est ce que j'ai observé particulierement dans la dure-mere & dans les tuniques de plusieurs arteres que j'ai souvent trouvées ossifiées, ce qui peut nous faire croire que la peau du tambour peut devenir quelquefois dure & cartilagineuse, & causer une surdité incurable.

Enfin, la peau du tambour peut se rompre ou par quelque cause extérieure, comme par un cure-*oreille* qu'on aura poussé sans y penser trop avant, ou par quelque effort en fermant les narines & la bouche, & repoussant avec violence l'haleine qu'on avoit retenue, ce qui est arrivé à une personne de ma connoissance. L'on remarque cette action dans l'air dans l'éternument où l'on sent que l'air qui remonte subitement par le conduit, repousse la peau du tambour en dehors & lui cause une tension douloureuse. C'est ce qui peut encore arriver dans les esquinancies & dans ces difficultés de respirer, où le fond de la bouche & du nez se trouvent gonflés par quelque rhume ou par quelque inflammation; car l'air qui est chassé de la poitrine n'ayant pas la liberté de sortir, s'engage avec une telle violence dans le conduit qui va du palais à l'*oreille*, qu'il peut déchirer la peau du tambour. Tulpius en rapporte deux exemples considérables dans l'Observation 35 de son premier Livre. Il est assez difficile d'expliquer comment la peau du tambour qui est si fortement enchassée dans une rainure, ne resiste pas aux impressions de l'air. Cependant si l'on fait réflexion que cette rainure ne fait pas le tour entier, mais qu'elle finit vers l'endroit qui répond à l'entrée du conduit qui pénetre dans les sinuosités de l'apophyse mastoïde, & qu'en cet endroit la peau du tambour est simplement collée au bord du conduit osseux de l'*oreille;* il sera aisé de comprendre qu'elle peut facilement être enfoncée & décollée par cet endroit, & par ce moyen donner passage à l'air dans l'*oreille* extérieure.

On voit par-là combien Tulpius s'est trompé quand il a cru que le conduit qui va de l'*oreille* au palais, servoit non-seulement à renouveller l'air de la caisse, mais encore à donner passage à l'air de la respiration dans certaines occasions, ce qu'il a prétendu établir par l'observation de ces deux asthmatiques dont nous avons parlé, & par l'opinion d'Alcmæon, qui au rapport d'Aristote, a cru qu'il y a des chevres qui respirent par les *oreilles*. Outre cela la peau du tambour peut être rongée par l'acrimonie du pus, qui est retenu dans la caisse ou au dedans du conduit de l'ouie, comme il s'en trouve plusieurs exemples dans Fabricius Hildanus, Schenkius, & plusieurs autres. De quelque maniere que la peau du tambour soit rompue, il arrive que fermant la bouche & les narines, le souffle sort avec bruit par cette *oreille*; ensorte qu'il peut éteindre une chandele. Pour l'ouie elle se conserve encore quelque-tems: mais elle s'affoiblit insensiblement, & elle se perd enfin tout-à-fait; ce qui fait voir que la peau du tambour n'est pas absolument nécessaire pour entendre, & que son principal usage est de transmettre les vibrations à l'air contenu dans la caisse & aux osselets, & d'empêcher les injures de l'air extérieur. Lorsqu'elle est rompue, l'air extérieur peut bien lui seul ébranler les osselets & l'organe immédiat, & exciter la sensation de l'ouie: mais comme il détruit par sa froideur & par ses autres qualités excessives toutes les parties de l'*oreille* interne, il abolit enfin la sensation de l'ouie.

Dans le relâchement de la peau du tambour, il faut employer les mêmes remedes que dans l'obstruction catarrheuse. Dans la tension outre les remedes propres aux maladies dont elle dépend; il faut fomenter l'*oreille* avec le lait, l'huile d'amandes douces, ou quelque décoction émolliente. L'endurcissement & la rupture sont incurables.

Pour ce qui est de la caisse & du labyrinthe, comme ce sont des parties osseuses revêtues simplement d'une membrane, je ne comprens pas qu'elles puissent avoir d'autres maladies que la carie d'os & l'inflammation des membranes. La carie d'os arrive quelquefois après ces abscès du conduit, qui s'ouvrent au derriere de l'*oreille*, & pour lors on a remarqué qu'il s'est fait une fistule au-dessus de l'apophyse mastoïde, qui a pénétré dans ses sinuosités, & qui a fait tomber en forme d'écailles les petites feuilles qui les composent. Cette carie est accompagnée d'une très-mauvaise odeur, & de très-fâcheux accidens, & elle pénetre aisément dans la caisse par le moyen du conduit dont on a parlé, ce qui détruisant toutes les parties qui y sont renfermées cause une surdité: mais cela est assez rare, & je n'en ai qu'une observation ou deux. A l'égard de l'inflammation des membranes, il m'est arrivé en travaillant sur l'*oreille*, de trouver souvent la caisse, le vestibule, les canaux demi-circulaires, & le limaçon tous remplis de boue fort épaisse, ce qui pouvoit venir de quelques abscès des membranes qui tapissent ces parties. Je ne doute pas que cela ne cause très-souvent des surdités, aussi-bien que les amas des autres humeurs qui se peuvent faire dans toutes ces cavités; d'autant plus qu'il est difficile que cela puisse sortir de la caisse, à cause que sa cavité descend plus bas que l'ouverture du conduit, qui va de l'*oreille* au palais, ce qui fait que ces liqueurs ne pourroient tomber dans la bouche qu'en penchant la tête en certain sens; & pour sortir par le conduit de l'ouie, il faudroit qu'elles déchirassent la peau du tambour, ce qu'elles ne sauroient faire sans une grande acrimonie. On peut aussi soupçonner que la lame spirale peut être rongée par l'acrimonie du pus, & même qu'elle peut devenir ou trop lâche ou trop calleuse à peu près comme la peau du tambour, ce que je n'assure pas positivement n'ayant pas d'observation là-dessus.

Pour traiter la carie d'os qui survient à l'*oreille*, je ne saurois indiquer de meilleurs remedes que ceux qui ont été prescrits dans cette occasion par M. Deymier, Maître Chirurgien très-habile, de qui je tiens cette observation. Il dilata d'abord l'entrée avec une éponge préparée, laquelle fit une ouverture assez considérable, ensorte qu'on pouvoit appliquer les médicamens sur l'os corrompu; pour lors il se fervit d'une charpie imbibée dans l'eau impériale, dans laquelle il avoit fait dissoudre un peu de camphre; mais comme ce remede incarnoit trop promptement les parties latérales de l'ulcere, pendant que la carie subsistoit encore, il eut recours à l'euphorbe en poudre, de laquelle il se servit avec un très-heureux succès, cela produisoit quelques petites douleurs cuisantes, mais légeres, & qui ne duroient pas. L'usage de cette poudre produisit l'effet qu'il demandoit, c'est-à-dire, qu'elle procura l'exfoliation, en empêchant que les chairs ne crussent. Il se servit aussi d'euphorbe en teinture, avec l'esprit de vin, y ayant ajouté de la myrrhe & de l'aloès. La carie étant consommée, & l'exfoliation faite, il retourna à l'usage de l'eau impériale, jusqu'à l'entiere & parfaite guérison, appliquant par-dessus les charpies, l'emplâtre de Janua à laquelle on avoit ajouté un peu d'essence de genievre & de girofle, & un peu d'huile de souci.

Dans l'inflammation de la caisse & du labyrinthe, les topiques ne servant presque de rien, il faut s'en tenir aux remedes intérieurs & généraux, qui n'ont pas même un meilleur succès, à cause que les abscès s'ouvrent en dedans de la caisse & des cavités du labyrinthe, d'où les matieres ne sauroient se vuider, ainsi que je l'ai déja fait remarquer; de sorte que ces humeurs se ramassant dans ces cavités causent une surdité incurable.

Les maladies du nerf auditif sont l'obstruction & la compression. Quand tout le cerveau est abreuvé de sérosités dans l'apoplexie & dans quelque paralysie, il est évident que ce nerf sera bouché de même que tous les autres. Outre cela on peut comprendre que la seule obstruction de ce nerf, précisément sans aucun autre vice dans les organes de l'ouie, peut causer une surdité, de même que l'obstruction du nerf optique, produit la goute sereine. La compression produit le même effet; elle vient de plusieurs causes, comme du sang & d'autres liqueurs extravasées, ainsi qu'on le remarque dans la plupart des apoplexies ou de quelque tumeur. J'en trouve un exemple dans M. Bonnet célebre Medecin de Geneve, au premier Livre de son *Anatomie Prat. Sect.* 2. *Observ.* 53. qui rapporte que M. Drelincourt trouva dans le cerveau d'un homme qui étoit mort d'apoplexie, un steatome entre le cerveau & le cervelet, lequel causa d'abord un aveuglement, ensuite une surdité, & finalement une entiere privation de toutes les fonctions animales.

Il est facile de connoître cette obstruction ou cette compression du nerf dans l'œil, où toutes les parties sont transparentes & diaphanes; car à mesure qu'on ne voit aucun vice dans ces parties, on a lieu de soupçonner quelque obstruction dans le nerf optique: mais dans l'*oreille* toutes les parties intérieures sont cachées à nos yeux, de sorte qu'on ne sauroit presque juger si le vice est dans l'organe ou dans le nerf. Cependant si quelque assoupissement ou quelque paralysie a précédé la surdité, ou bien s'il y a quelqu'autre sens qui soit aboli en même tems, il y a lieu de croire que le cerveau est affecté & le nerf aussi par obstruction ou par compression; en ce cas il faut se servir des mêmes remedes que dans les paralysies, des purgations fréquentes, des vomitifs, des eaux & des esprits céphaliques, des sudorifiques, des bains, des masticatoires, des sternutatoires, &c. La compression qui est causée par quelque tumeur est incurable.

Les maladies qui ont été expliquées jusqu'à présent abolissent ou diminuent la sensation de l'ouie, mais le tintement en est une dépravation. Cette dépravation consiste en ce que l'*oreille* apperçoit des bruits qui ne sont pas, ou du moins qui ne sont pas extérieurs; de sorte qu'étant déja occupée par un son, elle est moins capable de recevoir les impressions des sons extérieurs, à moins qu'ils ne soient extremement violens.

Les anciens ont cru que la raison formelle de ce symptome consistoit dans le mouvement & dans l'agitation de l'air implanté dans l'*oreille*. Ils disoient que cette agitation étoit causée d'ordinaire par des vents & des fumées qui venoient dans l'*oreille* de tout le corps, comme il arrive dans les fievres, ou de quelque partie, comme de l'estomac ou du cerveau, ou qui s'élevoient de quelque liqueur pituiteuse renfermée dans les cavités de l'*oreille*. Ils ont même voulu expliquer toutes les différences des tintemens par la qualité, la consistance & le mouvement des liqueurs ou des vents, qui se ramassoient au dedans des organes de l'ouie. Je ne m'arrêterai pas ici à remarquer tout ce qui se peut trouver de défectueux dans cette explication: on pourra assez le comprendre par l'idée que je donnerai du tintement. Je me contenterai de dire qu'il n'y a nulle apparence que tous ces bruits différens, que l'on croit entendre, soient causés par quelque chose qui frappe effectivement l'*oreille* pour produire les sons des cloches, le murmure des eaux & une infinité d'autres bruits que les personnes sujettes aux tintemens ressentent tous les jours, & qu'il est croyable que la plupart de ces bourdonnemens sont des faux bruits, & que ces apparences de bruits peuvent être sans qu'il y ait dans l'*oreille* ni vent ni matiere qui frappe extérieurement les membranes qui composent l'organe immédiat de l'ouie, ainsi que je vais l'expliquer.

Je conçois que le tintement consiste dans la perception d'un son qui n'est pas, ou d'un son qui est intérieur. Pour savoir comment on peut appercevoir des sons qui ne sont pas effectivement, il faut remarquer que l'action de l'ouie consistant dans un ébranlement de l'organe immédiat, il suffit que cet ébranlement soit excité pour faire un son, sans qu'il soit nécessaire que ce mouvement y soit causé par l'air. Car de même que l'on comprend que la vision, qui dépend de la maniere dont la rétine est ébranlée par les rayons visuels, peut se faire sans ces rayons, lorsque quelqu'autre cause produit ce même ébranlement, ainsi qu'il arrive quand les yeux voyent des étincelles dans l'obscurité, lorsqu'ils reçoivent quelque coup: on peut dire aussi que quand quelqu'autre cause que l'air ébranlé produit dans l'organe de l'ouie, j'entens au dedans de la substance des membranes, cet ébranlement modifié de la même maniere qu'il l'est ordinairement par l'air qui apporte le son, l'*oreille* paroît être frappée par un son qui n'est point véritable, non plus que la lumiere des étincelles dont il a été parlé, n'est point une véritable lumiere: mais ce qui rend encore cette comparaison assez juste, est que de même que ces fausses apparences de lumiere qui ne sont point causées par des objets extérieurs, n'ont rien de distinct & de particularisé, mais seulement une simple lumiere, la vue d'un objet plus circonstancié demandant le concours de trop de choses; il n'arrive presque point aussi que les bruits de l'*oreille* dont il s'agit, aient rien que de confus, les sifflemens & les tintemens qui sont les bruits les plus distincts dans ce symptome, étant très-simples.

Pour déterminer précisément quelle peut être la cause de cet ébranlement dans l'organe immédiat, il ne faut qu'examiner les maladies dans lesquelles les tintemens se rencontrent. Ces maladies sont l'inflammation, & l'abscès de la caisse & du labyrinthe & les maladies du conduit de l'ouie. L'inflammation & les abscès de la caisse & du labyrinthe, causent nécessairement des ébranlemens dans la lame spirale & dans les canaux demi-circulaires, soit par la tension des membranes ou par les vapeurs qui transpirent & qui se mêlent avec l'air de la caisse, les matieres acres, les vers, les corps étrangers, l'étrécissement du conduit qui survient au gonflement des glandes, & généralement tout ce qui cause dans le conduit de l'ouie la douleur & les autres symptomes dont j'ai parlé, ébranlent la membrane du conduit & la peau du tambour, ce qui suffit pour faire que cet ébranlement se communique à l'organe immédiat.

La seconde espece de tintement est celle où l'on apperçoit un bruit véritable, mais intérieur. C'est ainsi que l'on sent un bourdonnement lorsqu'on se bouche les *oreilles*. Ce bruit se fait par le frottement de la main, ou par la compression, qui froisse la peau & les cartilages, dont les particules remuées peuvent causer des ébranlemens en cet endroit. La vertu de ressort de l'air resserré & les vapeurs qui sortent incessamment des corps y peuvent aussi contribuer, lorsque celles qui sortent de la main jointes à celles qui sortent de la peau du conduit étant renfermées frappent les parois de cette cavité & produisent des ébranlemens, qui bien que très-petits ne laissent pas de former un son véritable qui devient sensible à cause de la proximité & de la continuité des parties, comme aussi par le moyen des réflexions qui se font dans cette cavité bouchée.

Les commotions du crane & les maladies qui étrécissent le conduit, peuvent causer de ces especes de tintemens, si l'on suppose que les secousses que tout le crane reçoit, sont communiquées à l'organe immédiat par la seule continuité de tout l'os des tempes, ce qui se doit entendre dans le tems de la commotion : car pour ceux qui surviennent après, il les faut attribuer au désordre des esprits, comme on le verra dans la suite. Tout de même le gonflement de la membrane interne du conduit, peut en s'étrécissant produire un effet pareil à celui de la main qui bouche l'*oreille* : outre cela il arrive assez souvent que l'on sent au dedans de l'*oreille* une pulsation, qui fait croire qu'on entend frapper quelque chose, & cette pulsation est quelquefois si forte que d'autres personnes la peuvent entendre. J'ai là-dessus une observation d'une Dame de Picardie qui sent au moindre exercice violent, une pulsation si fâcheuse dans l'*oreille*, qu'il lui semble qu'elle a une pendule attachée à la tête, & cette pulsation s'entend aussi par ceux qui s'approchent d'elle. Or ce frappement n'est rien autre chose que celui d'une artere dilatée, parce qu'il s'accorde toujours parfaitement avec le battement du cœur, & cette perception d'un son intérieur me paroît absolument semblable à ce symptome qui s'observe dans les suffusions imparfaites. Les personnes qui en sont attaquées voyent voler des fétus & des mouches au devant des objets. Ces fétus & ces mouches ne sont autre chose que les particules visqueuses & épaisses qui commencent à se ramasser dans l'humeur aqueuse, lesquelles par leur mouvement ébranlent la rétine, & produisent nécessairement une sensation. Mais, dira-t'on, si ce sont des bruits véritables, & si l'organe les distingue tels qu'ils sont, pourquoi les mettre au nombre des tintemens? Je répons qu'effectivement ces bruits sont apperçus tels qu'ils sont; mais que l'ouie est dépravée en ce qu'elle rapporte ces bruits à quelque objet extérieur, de la même maniere que ceux qui ont une cataracte qui commence à se former, rapportent ces apparences de mouches & ces fétus aux objets extérieurs, & avancent les mains pour les prendre.

Outre cela je comprens qu'il se peut faire une perception d'un faux bruit sans aucun vice dans les organes de l'ouie ; ce qui arrive toutes les fois que les parties du cerveau où se terminent les filamens du nerf auditif sont émues & agitées de la même maniere qu'elles ont accoutumé d'être ébranlées par les objets. Ce qui m'oblige à croire cela, c'est que je remarque que quantité de maladies du cerveau sont accompagnées de tintement : par exemple, le délire, la phrénésie, le vertige; & que ceux qui tombent en épilepsie & en syncope sentent des bourdonnemens d'*oreilles* qui sont comme les avant-coureurs des paroxysmes. Comme dans toutes ces maladies il y a un mouvement irrégulier & extraordinaire des esprits, il est beaucoup plus facile de comprendre que les esprits agités peuvent ébranler les extrémités du nerf auditif, & causer par ce moyen une sensation de bruit, que de s'imaginer quelque vice dans les organes de l'ouie. Cette maniere d'expliquer le tintement, me paroît assez raisonnable, & il me semble qu'on peut dire que comme le mouvement des esprits est fort irrégulier & fort déréglé dans toutes ces maladies, il faut que les sons & les tintemens y soient fort confus & fort différens des sons que nous entendons ordinairement. On me dira sans doute que c'est-là une fausse imagination & non pas un symptome de l'*oreille*, j'en demeure d'accord & c'est-là ce que je prétens : comme l'on s'imagine que nous ne pouvons jamais rien ouir sans que l'*oreille* soit frappée, nous rapportons tous les bruits à cet organe. Cependant il est indifférent que les fibres du nerf soient ébranlées du côté de l'*oreille* ou du côté du cerveau, il en résultera toujours la même sensation; & cela se fait de la même maniere que dans le vertige, où l'on sait que le seul mouvement circulaire des esprits produit le même effet que si les objets visibles avoient véritablement ce mouvement en rond, ou dans les phrénétiques qui croyent voir des fétus, qui ne sont point, ce qui se fait par le seul ébranlement des fibres du nerf optique au dedans du cerveau. Ainsi comme on rapporte les symptomes des suffusions & des phrénétiques à une imagination dépravée, il faut attribuer à la même cause les tintemens qui surviennent aux maladies de l'*oreille*, quoiqu'assez souvent ils ne dépendent en aucune maniere des indispositions de l'organe de l'ouie.

On peut établir de cette maniere deux sortes de tintemens dont les uns dépendent des maladies du cerveau, les autres des maladies de l'*oreille*. Ceux qui suivent les maladies de l'*oreille* sont comme il a été dit, ou vrais ou faux, & de ceux-ci les uns sont appellés tintemens, les autres sifflemens, les autres bourdonnemens, les autres murmures ; & en général on peut dire que les bruits sourds & bourdonnans sont causés par un ébranlement lâche, & les bruits sifflans & tintans par un ébranlement serré & tendu, ce qui est confirmé par les causes éloignées de ces symptomes; les rhumes, par exemple, & les suppurations où les membranes sont relâchées, produisent ordinairement un bourdonnement; & les inflammations & les douleurs d'*oreille*, où ces parties sont ordinairement tendues & desséchées, les sifflemens & les tintemens; il faut même croire que tous ces bruits font la même impression sur la lame spirale & sur les canaux demi-circulaires que les sons graves & les aigus.

La cure du tintement dépend en général des maladies du cerveau ou de l'*oreille* qui le produisent. J'ajoute à cela que dans les tintemens & les sifflemens, il faut se servir à peu près des mêmes remedes que ceux qui ont été décrits en parlant de la douleur chaude & de la tension de la peau du tambour, & que dans les bourdonnemens on se peut servir de ceux qui ont été prescrits contre la douleur qui est causée par le froid, & contre l'obstruction catarrheuse ; après quoi il ne sera pas difficile de choisir les plus convenables, si l'on a égard à toutes les circonstances qui peuvent fonder les indications. Du Verney.

Maladies des oreilles, d'après Celse.

Les *oreilles* sont après les yeux les organes à qui la nature a assigné l'office le plus utile : mais les maladies de ces dernieres sont les plus dangereuses; car celles des yeux ont leurs bornes dans la partie affectée, au lieu que les inflammations & les douleurs des *oreilles* rendent quelquefois le malade maniaque, & lui causent souvent la mort. C'est ce qui doit engager le Medecin à y remédier de bonne heure pour prévenir un plus grand danger.

Aussi-tôt donc qu'une personne sent une douleur dans l'*oreille*, elle doit faire diete & se tenir en repos. Le lendemain, supposé que la douleur augmente, on lui rasera la tête, on la lui oindra avec de l'onguent *irinum* & on la couvrira ensuite : mais la saignée est nécessaire lorsque la douleur est violente, & qu'elle est accompagnée de la fievre & de l'insomnie. Supposé qu'on ne la trouve pas à propos, on doit purger le malade. Les cataplasmes de fœnugrec, de graines de lin & de quelque autre substance farineuse, cuite dans du moût, appliqués chaudement & renouvellés de tems en tems, produisent de très-bons effets. Après que la douleur aura cessé, on appliquera tout autour de l'*oreille* un cérat fait avec l'onguent *irinum* ou *cyprinum*, auquel on peut quelquefois substituer celui d'huile rosat. Supposé que la violence de l'inflammation prive entierement le malade du sommeil, on doit ajouter au cataplasme la moitié d'une tête de pavot pilée, après l'avoir fait bouillir dans du vin de raisins passés ou du moût.

Il est bon encore d'instiler dans l'*oreille* quelque remede convenable qu'on aura toujours soin de faire chauffer. Après que l'*oreille* en est suffisamment remplie, il faut y appliquer une compresse de laine fine pour empêcher la liqueur d'en sortir.

Voilà ce qu'on doit faire en général.

Les remedes particuliers sont l'eau *rose*, le suc de racines de roseaux, l'huile dans laquelle on a fait bouillir des vers de terre, le suc d'amandes ameres ou de noyaux de pêches. Les médicamens composés dont on se sert communément pour appaiser la douleur & l'inflammation, sont le castoreum & l'opium broyés ensemble en égale quantité, & mêlés ensuite avec du *passum*; ou quantité égales d'opium, de safran & de myrrhe broyés ensemble & humectés de tems en tems avec quelques gouttes d'huile de roses ou du *passum*, ou de la partie amere de la feve d'Egypte broyée & mêlée avec de l'huile de roses. Quelques-uns y ajoutent quelques grains de myrrhe, d'opium ou d'encens avec du lait de femme ou du suc d'amandes ameres avec de l'huile de rose.

Du pus & de la puanteur des oreilles.

Lorsqu'il y a du pus dans les *oreilles*, il faut y instiler du *lycium* seul ou de l'onguent *irinum*, ou du suc de poireaux avec du miel, ou du suc de centaurée avec du *passum*, ou du suc de grenade que l'on fera chauffer dans une coquille avec un peu de myrrhe.

Le remede suivant est encore fort bon.

Prenez *de la myrrhe liquide*, *du safran*, } *de chaque, une dragme, deux grains & demi.*
d'amandes ameres, vingt-cinq grains,
de miel, demi-quart de pinte.

Pilez-les ensemble, & lorsque vous voudrez en user, faites chauffer ce mélange dans une écorce de grenade.

Les remedes que l'on emploie pour les ulceres de la bouche sont encore fort bons pour les ulceres des *oreilles*; mais lorsqu'ils sont invétérés & qu'ils rendent beaucoup de sanie ou de matiere corrompue, on peut se servir avec succès du remede suivant dont Erasistrate est l'inventeur.

Il est composé

de poivre, *safran*, } *de chaque, une dragme, deux grains & demi.*
myrrhe, *misy bouilli*, (*coctum*, } *de chaque deux dragmes, cinq grains.*
cuivre brûlé, deux dragmes, cinq grains.

Broyez-les dans du vin, & lorsque ces ingrédiens seront secs, ajoutez-y une pinte & demie de *passum*, & faites bouillir le tout ensemble. On s'en servira avec du vin & du miel.

Le remede de Menophile est encore très-efficace dans le cas dont nous parlons.

Il est composé

de poivre long, une dragme, deux grains & demi;
castoreum, deux dragmes, cinq grains,
myrrhe, quatre dragmes dix grains,
safran, *opium*, *nard de Syrie*, *encens*, *malicorium*, *écorce de grenade*, *le dedans de la feve d'Egypte*, *amandes ameres*, *miel choisi*, } *de chaque, 4 dragmes dix grains.*

Pendant que vous broyerez ces ingrédiens, ajoutez-y du vinaigre extremement fort, jusqu'à ce que le tout soit réduit en consistance de *passum*.

Lorsqu'il y a beaucoup de pus & que l'*oreille* sent mauvais.

Prenez *verd-de-gris*, *encens*, } *de chaque deux dragmes, cinq grains.*
miel, un sixieme de pinte,
vinaigre, un tiers de pinte.

Faites-les bouillir ensemble, & lorsque vous voudrez vous en servir, ajoutez-y du vin doux. Le suc de jusquiame est encore fort efficace dans le cas dont nous parlons.

Le remede suivant est admirable pour toutes les maladies des *oreilles*; & on en a éprouvé les effets plus d'une fois. Il est de l'invention d'Asclépiade.

Prenez *canelle*, *casse*, } *de chacun, une dragme, deux grains & demi;*
fleurs de jonc rond, *castoreum*, *poivre blanc & long*, *amome*, *myrobolans*, } *de chaque 2 scrupules;*
encens mâle, *nard de Syrie*, *myrrhe grasse*, *safran*, *aphronitre*, } *de chaque, deux dragmes, cinq grains;*

Broyez d'abord ces drogues séparément; mêlez-les ensuite & broyez-les de nouveau avec du vinaigre, & gardez-les pour l'usage. Lorsque vous voudrez vous en servir, vous délayerez ce mêlange avec du vinaigre.

Lorsque l'*oreille* rend de la sanie & qu'il y a une tumeur; il est bon d'y injecter du vin mixtionné & d'y instiler ensuite quelque vin austere mêlé avec de l'huile rosat, auquel on peut ajouter un peu de spode, ou bien du *lycium* avec du lait, ou le suc de centinode avec de l'eau rose, ou celui de grenade avec un peu de myrrhe.

Des ulceres sordides des oreilles.

Lorsque les ulceres sont sordides, il vaut mieux les nettoyer d'abord avec du moût, & employer ensuite quelques-uns des remedes que nous avons indiqués avec du miel. Si l'*oreille* rend du pus, on rasera la tête du malade, on la lui lavera avec de l'eau chaude, & on le fera s'en gargariser. Il se promenera jusqu'à ce qu'il soit fatigué, & prendra peu de nourriture. Supposé que l'ulcere rende une matiere sanglante, on instilera dans l'*oreille* du *lycium* avec du lait, ou de l'eau dans laquelle on aura fait bouillir des roses, & que l'on mêlera avec le suc de centinode ou d'acacia.

S'il se forme des excroissances fongueuses dans les ulceres, qu'elles sentent mauvais, & qu'il en sorte du sang, on les lavera aveo de l'eau chaude, & l'on infusera ensuite dans l'*oreille* un mélange d'encens, de verd-de-gris, de vinaigre & de miel, ou de verd-de-gris & de miel; ou bien on y instilera des batitures de cuivre battues avec de la sandaraque.

Des vers qui s'engendrent dans les oreilles.

Il s'engendre souvent des vers dans les *oreilles*. Lorsqu'ils ne sont pas fort avant, il faut les tirer avec un cure-*oreille*, ou les tuer avec des drogues convenables, & prendre garde qu'il n'en naisse d'autres. L'hellébore blanc broyé avec du vinaigre, est très-efficace dans ce cas. Il est bon aussi de laver l'*oreille* avec une décoction de marrube dans du vin, afin de faire glisser les vers qui sont morts vers l'orifice extérieur de l'*oreille*, & les tirer plus aisément par ce moyen.

Pour l'obstruction du canal auditif.

Lorsque le canal auditif est obstrué & que la cavité de l'*oreille* est farcie d'une sanie épaisse; il faut y mettre quelque peu de miel, & supposé qu'il ne produise pas assez d'effet, on doit ajouter à un demi-quart de pinte de miel, deux dragmes cinq grains de verd-de-gris, & les faire bouillir ensemble pour l'usage. L'iris avec le miel est encore très-efficace pour le même effet; on peut lui substituer, si l'on veut, un mélange de deux scrupules de miel & d'eau rose.

Ou bien,

Prenez *galbanum, deux dragmes, cinq grains;*
myrrhe,
miel,
fiel de bœuf, } *de chaque deux dragmes, cinq grains;*
de vin, autant qu'il en faut pour délayer la myrrhe.

De la surdité.

Si une personne a l'*oreille* dure ensuite d'un mal de tête opiniâtre, il faudra avant toutes choses examiner la partie, car il se pourra faire qu'on y découvrira une croûte pareille à celle qui se forme sur les ulceres, ou bien un amas d'ordures. Supposé qu'il s'y soit formé une croûte, on versera dans l'*oreille* de l'huile chaude, ou du miel avec du verd-de-gris, ou du suc de poireau, ou du moût avec quelque peu de nitre. Lorsque la croûte sera ramollie, on lavera la partie avec de l'eau chaude, pour pouvoir retirer plus facilement avec un cure-*oreille*, la matiere qui est déja ramollie. S'il y a des ordures d'une consistance molle, on les tirera avec le même cure-*oreille*: mais si elles sont durcies, on injectera dans l'*oreille* du vinaigre avec un peu de nitre, après quoi on en tirera la matiere, & l'on nettoyera la partie comme auparavant. Si le malade sent une pesanteur de tête, il faut la raser, la frotter légerement pendant quelque tems, & l'oindre ensuite avec de l'huile d'iris ou de laurier mêlée avec un peu de vinaigre; le malade se promenera long-tems, & après lui avoir oint la tête, on la lui fomentera légerement avec de l'eau chaude. Il doit peu manger, n'user que d'alimens légers, & tremper toujours son vin; il usera aussi quelquefois de gargarismes. On injectera dans son *oreille* du castoreum avec du vinaigre, de l'huile de laurier, & du suc de pelures de raves, ou de concombre sauvage, auquel on ajoutera celui de feuilles de roses pilées. Le verjus instilé dans l'*oreille* avec de l'huile de roses, est aussi très-bon pour la surdité.

Du tintement d'oreille.

Les *oreilles* sont encore sujettes à un bourdonnement qui les empêche de recevoir distinctement les sons qui leur viennent de dehors. Cet accident est peu de chose lorsqu'il vient du froid: il est plus fâcheux lorsqu'il est causé par quelque maladie, ou un mal de tête opiniâtre: mais il est pire lorsqu'il survient à l'approche d'une grande maladie, surtout de l'épilepsie.

Lorsque cette maladie est causée par le froid, le malade doit nettoyer son *oreille*, & retenir son haleine jusqu'à ce qu'il sorte par l'*oreille* quelque humeur écumeuse. Si elle provient d'un mal de tête, ou de quelque autre maladie, elle demande le même exercice, les mêmes frictions, les mêmes fomentations, les mêmes gargarismes que les précédentes. Il faut même que le malade s'assujettisse à un régime très-exact. On injectera dans son *oreille* du suc de rave avec de l'huile de rose, ou du suc de concombre sauvage, ou du castoreum avec du vinaigre & de l'huile de laurier. On mettra aussi dans les *oreilles* de l'hellébore blanc broyé avec du vinaigre, que l'on fera ensuite infuser dans du miel cuit, & dont on fera un mélange. Supposé que la maladie ne vienne d'aucune des causes dont nous venons de parler, & qu'elle présage une maladie plus terrible, on mettra dans l'*oreille* du castoreum avec du vinaigre, ou avec de l'huile d'iris ou de laurier; ou bien on mêlera du castoreum avec de l'huile de laurier & du suc d'amandes ameres; de la myrrhe & du nitre, avec du vinaigre & de l'huile de roses. On doit plus compter sur le régime que sur les remedes, & suivre celui que nous avons indiqué avec toute l'exactitude possible. Il faut même que le malade s'abstienne du vin pendant tout le tems que continuera le bourdonnement d'*oreille*.

Si ce bourdonnement est joint à une inflammation, on fomentera fréquemment l'*oreille* avec de l'huile de laurier ou d'amandes ameres, que l'on peut mêler avec du castoreum ou de la myrrhe.

Comment on retire les corps étrangers qui sont tombés dans les oreilles.

Il peut entrer quelquefois dans les *oreilles* des animaux, des petits cailloux. S'il vient à y entrer une puce, on mettra dans l'*oreille* un petit flocon de laine pour qu'elle s'y attache, & qu'on la puisse tirer par ce moyen. Si elle ne sort point, ou que ce soit un autre animal qu'une puce, on enveloppera une sonde avec de la laine; & après l'avoir trempée dans quelque résine gluante, comme de la térébenthine, on l'introduira dans l'*oreille*, & on la tournera jusqu'à ce qu'on en ait retiré l'animal. Si l'animal étoit mort, on se serviroit d'un cure-*oreille*, ou d'un crochet émoussé & tant soit peu courbe. Supposé que ces moyens soient inutiles, on le tirera avec de la résine. Les sternutatoires sont encore fort propres pour obliger ces corps étrangers à sortir; de même que les injections, lorsqu'on pousse l'eau dans l'*oreille* avec violence.

On fait encore coucher le malade sur une planche soutenue par ses deux extrémités, l'*oreille* affectée posée dessus, après quoi l'on frappe sur le bout qui est du côté des piés avec un maillet, afin de faire sortir ce qui étoit dans l'*oreille*. Celse, *Lib. VI. cap. 7.*

Maladies de l'oreille externe.

Les fractures du cartilage de l'*oreille* sont assez fréquentes; & lorsqu'elles arrivent, on doit, avant que le pus ait commencé à se former, y appliquer un remede agglutinatif, pour prevenir la suppuration & pour affermir l'*oreille*. Il est bon de savoir que le cartilage de l'*oreille* & celui du nez ne se réunissent jamais, & que la plaie ne se consolide qu'au moyen de la chair qui croît autour. Lors donc que le cartilage est déchiré, on doit avoir recours à la suture; ce qui ne peut avoir lieu que dans le cas où la peau demeure dans son entier. Supposé que le pus soit déja formé, on fera une incision dans la peau, on coupera le cartilage qui est vis-à-vis, en faisant la plaie en forme de croissant (*Lunata Plaga,*) après quoi on y appliquera quelque astringent, tel que le *lycium* trempé dans l'eau, pour arrêter l'hémorrhagie; on mettra dessus une compresse couverte de quelque onguent, & derriere l'*oreille* autant de laine qu'il en faut pour remplir le vuide qu'il y a entre elle & la tête. On évitera surtout avec soin tout ce qui eſt gras. On bandera la plaie, & on la fomentera le troiſieme jour avec un bain de vapeur. L'abſtinence eſt auſſi fort néceſſaire au commencement de cette maladie, juſqu'à ce que l'inflammation ait ceſſé. CELSE, *Lib. VIII. cap. 6.*

Pour la contuſion des oreilles.

Hippocrate conſeille de n'y rien faire : mais comme nous ſommes ſouvent obligés de contenter les malades qui nous demandent des remedes, voici ceux dont on pourra uſer.

Prenez *de la myrrhe*, *de l'aloès*, *de l'encens*, *de l'acacia*, } *de chaque, une égale quantité ;*

Mêlez-les avec du vinaigre ou avec un blanc d'œuf, & oignez-en la partie ; ou bien,

Prenez la mie d'un pain chaud, pilez-la dans un mortier avec du miel, & appliquez-la ſur la partie ; ou,

Prenez *du bitume*, *de l'encens*, *de l'aloès*, *de la chair de limaçons*, *d'oignons d'Afrique*, } *de chaque, une égale quantité ;*

Broyez-les avec du vinaigre, & uſez-en.

S'il ſurvient une inflammation, appliquez ſur la partie un cataplaſme de ſéſame ou d'alica cuit dans du vinaigre. Ce cataplaſme doit être léger & avoir peu de conſiſtance. Mettez outre cela dans la cavité de l'*oreille*, de la laine trempée dans de l'huile. PAUL EGINETE, *Lib. III. cap.* 23.

Plaies de l'oreille externe.

On doit unir & conſolider les plaies de l'*oreille* externe avec des emplâtres aglutinatives ; ou ſi le cartilage eſt tout-à-fait coupé, avec une ſuture convenable, obſervant en même-tems de panſer la plaie avec de la charpie trempée dans quelque baume vulnéraire, & d'aſſurer l'appareil avec des compreſſes & un bandage. Lorſque la plaie eſt près du canal auditif, il faut avoir ſoin qu'il n'y entre point de ſang ou autre matiere, parce qu'elle ne manqueroit pas d'offenſer la membrane du tympan. Pour prevenir cet accident, il faut toujours dans ces ſortes de cas garantir le canal auditif, en le bouchant avec de la charpie ou du coton. HEISTER, *Inſtitut. de Chirurg.*

De l'imperforation du canal auditif.

Les enfans naiſſent quelquefois avec le canal auditif bouché par une membrane, qui eſt tantôt ſuperficielle, & tantôt placée fort avant dans l'*oreille*. Ce défaut peut venir auſſi après l'accouchement, & être une ſuite de l'ulcération de ces parties qui occaſionnent des excroiſſances charnues qui bouchent ce canal.

Lorſque la membrane qui cauſe l'obſtruction eſt profondément ſituée, l'opération eſt difficile : il faut cependant tenter de la couper avec quelque petit inſtrument. Si elle n'eſt que ſuperficielle, on la percera avec la pointe d'un biſtouri, & on l'enlevera même tout-à-fait, ſi cela eſt néceſſaire. Supposé qu'une excroiſſance de chair obſtrue le canal, on la coupera avec l'inſtrument dont on ſe ſert dans l'opération du ptérygion ou du polype. On mettra enſuite dans la cavité de l'*oreille*, une tente de charpie d'une groſſeur proportionnée à celle de l'ouverture, après l'avoir trempée dans l'eau & roulée dans du chalcitis, ou quelque autre drogue de cette eſpece pulvériſée, afin d'empêcher la chair de renaître. On la retirera, s'il ſurvient une inflammation ; & s'il ſort du ſang par le canal auditif, on y appliquera une éponge trempée dans de l'eau froide, ou tel autre remede convenable. P. EGINETE, *Lib. VI cap.* 23.

Quelques enfans ont le malheur de naître avec le conduit auditif bouché & obſtrué par une membrane dont l'épaiſſeur n'eſt pas toujours la même, dont on s'apperçoit quelquefois auſſi-tôt après qu'ils ſont venus au monde, ou ſeulement lorſqu'ils ont atteint un certain âge ; car pour lors elle ſe manifeſte viſiblement en les privant de la parole, la ſurdité & l'incapacité de pouvoir parler, étant toujours inſéparables l'un de l'autre. Lors donc qu'un enfant ne parle point après avoir atteint l'âge néceſſaire pour cet effet, on doit examiner avec ſoin ſa langue & ſes *oreilles* ; car il y a ſouvent dans l'*oreille* interne quelque défectuoſité qui empêche les organes de l'ouie d'exercer leurs fonctions, à laquelle on remédie avec plus ou moins de facilité, ſuivant qu'elle eſt plus ou moins ſuperficielle. Lorſque l'orifice externe du canal auditif eſt fermé par une membrane, la cure eſt très-facile : mais elle eſt plus douteuſe & plus difficile lorſque cette membrane eſt ſituée bien avant dans l'*oreille*, parce qu'il eſt preſque impoſſible de percer ou d'enlever la membrane qui cauſe la ſurdité ſans offenſer celle du tympan qui eſt immédiatement deſſous. Dans le cas où la membrane eſt externe, il faut y faire une inciſion cruciale, & en empêcher la réunion par le moyen d'une tente qu'on laiſſera dans la cavité de l'*oreille* auſſi long-tems qu'on le jugera à propos. En ſuivant cette méthode, on rend au malade l'ouie avec la parole, ſupposé que quelque autre défectuoſité ne s'y oppoſe. Lorſqu'au contraire cette membrane ſuperflue eſt contiguë à celle du tympan, la cure, comme je l'ai déja dit, eſt généralement douteuſe & incertaine. Mais comme on ne ſauroit ſoulager le malade ſans employer l'opération, il vaut mieux dans certaines occaſions tenter la cure, quand même elle devroit ne point réuſſir, que d'abandonner le malade, & le livrer à une ſurdité certaine. On doit donc faire une inciſion longitudinale ou tranſverſale dans cette membrane, ſuivant que les circonſtances l'exigeront : mais on doit prendre garde de ne point offenſer ou même percer tout-à-fait avec la pointe du biſtouri la membrane du tympan, qui n'eſt pas ſituée fort avant dans les *oreilles* des enfans.

Des corps étrangers qui peuvent entrer dans le conduit auditif.

Il peut quelquefois entrer dans les *oreilles*, non-ſeulement des petits cailloux, mais auſſi du verre, des pois & des noyaux de ceriſes. Les cailloux & le verre conſervent leur groſſeur naturelle ; au lieu que les pois & les autres ſubſtances de cette eſpece s'impregnent de l'humidité naturelle du corps, s'enflent & cauſent de grandes douleurs au malade.

Le ſeul moyen de les faire ceſſer, eſt de retirer ces corps ou avec un cure-*oreille* ou des pincettes, ou de les obliger à ſortir au moyen d'une agitation violente, ou appuyant l'*oreille* ſur une eſpece de cercle. J'ai ſouvent retiré de pareils corps, auſſi-bien que de l'eau qui étoit entrée dans l'*oreille*, en la ſucant avec un chalumeau, après avoir bouché l'*oreille* avec de la cire pour empêcher l'air d'y entrer. Quant aux cailloux & autres ſemblables matieres, je les retire avec une ſonde que j'introduis dans le canal auditif, après l'avoir auparavant enveloppée de laine trempée dans de la térébenthine, ou telle autre ſubſtance gluante. Si ces moyens ne réuſſiſſent point, on donnera un ſternutatoire au malade, & on lui bouchera le nez & la bouche ; & ſi cela eſt encore inutile, on aura recours à l'opération ſuivante, avant qu'il ſurvienne une inflammation, ou des convulſions qui mettroient la vie du malade en danger.

Après avoir couché le malade ſur l'*oreille* oppoſée, l'on fera une petite inciſion lunaire à la baſe de l'*oreille* derriere son lobe, & l'on retirera avec le creux d'une sonde les corps qui y sont entrés, après quoi on coudra la plaie, & l'on achevera la cure avec des vulnéraires. P. Eginete, *Lib. VI. cap.* 24.

De quelle maniere on doit retirer les substances non-naturelles qui se trouvent dans les oreilles, & les corps étrangers qui y sont entrés.

Il arrive quelquefois que la cire des *oreilles* s'endurcit à un point extraordinaire, ou que des corps étrangers, tels qu'un pois, une feve, un petit caillou, un noyau de cerise, un petit animal & autres choses de cette nature, tombent par hasard dans le canal auditif. Deux raisons importantes obligent à les retirer le plus promptement qu'il est possible. L'une est que l'on délivre le malade des douleurs qu'il souffre, & qui sont quelquefois très-violentes. L'autre est qu'on lui conserve l'ouie qu'il est en danger de perdre.

On peut savoir quelle est la substance qui est entrée dans l'*oreille*, non-seulement par le rapport du malade, mais encore par l'inspection de l'*oreille*, ou en y introduisant une sonde ou tel autre instrument propre pour cet effet. Dans le cas où la dureté & la sécheresse de la cire rend l'ouie dure, ou la détruit tout-à-fait, il n'y a point de remede plus efficace que d'instiler quelques gouttes d'huile d'olive ou d'amande douce, ou un peu de lait chaud dans l'*oreille* affectée, en faisant pancher la tête au malade du côté opposé. Quelques minutes après on retirera peu à peu avec une sonde la matiere qui occasionnoit la surdité. Supposé que la cire soit trop dure pour céder aux moyens qu'on a employés une premiere fois, il faudroit les mettre en usage une seconde, & même une troisieme fois, jusqu'à ce qu'on eût entierement retiré la matiere qui forme l'obstruction. Mais si c'est un petit caillou ou un noyau de cerise qui est entré dans l'*oreille*, il faut commencer par humecter le passage, en y versant quelques gouttes de lait ou d'huile tiede, & retirer ensuite le corps qui y est entré avec un cure-*oreille* convenable, ou avec les pincettes, représentées par la lettre *E* de la *Planche II.*

Si un pois, une féve, ou telle autre substance de cette nature venoit à s'enfler dans l'*oreille*, au moyen des humeurs & de l'humidité dont elle est environnée, & qu'il fût impossible de l'en tirer avec les instrumens dont nous venons de parler; le plus court moyen est d'introduire un petit bistouri dans l'*oreille*, & de couper par morceaux le corps tuméfié avec toute la précaution possible, & de les retirer ensuite les uns après les autres.

Il entre quelquefois dans l'*oreille* des petits animaux ou insectes qui y causent une demangeaison incommode, & souvent des douleurs très-aiguës, par les efforts qu'ils font pour se débarrasser de la cire à laquelle ils sont attachés. Dans ce cas, si l'on peut appercevoir l'animal, il faut le tirer avec le cure-*oreille* ou des pincettes, sinon verser dans l'*oreille* quelques gouttes d'huile d'olive ou d'amande douce, ou de l'esprit de vin tiéde, en faisant pancher la tête du malade du côté opposé, pour que la liqueur demeure dans l'*oreille* jusqu'à ce que l'animal soit mort; car il n'y a aucun animalcule ou insecte à qui les substances dont nous venons de parler ne causent la mort. Après avoir fait sortir la liqueur qui étoit dans l'*oreille*, on la nettoyera avec soin avec une sonde couverte de charpie ou de coton. Il y a des Medecins qui se servent dans de pareils cas de liqueurs ameres, comme d'une décoction d'absinthe, ou de coloquinte, parce que ces liqueurs tuent généralement les animalcules ou insectes. Mais je préfere dans ces sortes d'occasions, l'huile & l'esprit de vin à toute autre liqueur; car il y a plusieurs animaux qui se plaisent dans les liqueurs ameres, loin d'en recevoir du dommage, au lieu qu'il n'y en a point à qui les huiles & l'esprit de vin ne soient funestes.

Des tubercules qui se forment dans le conduit auditif.

Il se forme très-souvent des tubercules, ou de certaines excroissances charnues dans le canal auditif, qui non-seulement incommodent le malade, mais le privent quelquefois totalement de l'ouie. Lorsque cette maladie est nouvelle, on peut, pour l'ordinaire, détruire ces sortes de tubercules ou excroissances fongueuses, avec des remedes corrosifs: mais on doit avoir soin en même-tems de boucher avec de la charpie ou du coton la partie la plus intérieure de l'*oreille*, de peur que le topique n'atteigne la membrane du tympan, & ne l'offense. Il paroît plus sûr d'extirper les tubercules de cette espece avec le bistouri, ou des ciseaux, surtout lorsqu'ils ne sont pas situés fort avant dans l'*oreille.* Lorsqu'ils sont trop éloignés de l'orifice externe du canal auditif, on doit les tirer dehors avec des crochets ou des petites pincettes, & les extirper ensuite le mieux & le plus surement qu'il sera possible. Il convient d'appliquer la pierre infernale sur les racines restantes du tubercule, pour l'empêcher de renaître. Supposé que les corrosifs usités ne satisfassent point à cette intention, & que le tubercule ne soit pas fort avant dans l'*oreille*; on peut quelquefois se servir avec succès d'un cautere actuel. Enfin, on peut encore avoir recours aux ligatures pour extirper ces sortes de tubercules, puisqu'il paroît par les cas rapportés par *Hildanus*, *Cent.* 3. *Observ.* 1. & par *Purmanus*, *Chirurg. p.* 28. qu'elles ont un très-bon succès.

Pour la méthode de brûler l'*oreille* pour guérir le mal de dents. Voyez *Odontalgia.*

Des instrumens acoustiques propres à aider l'ouie.

Il étoit juste qu'après avoir inventé des lunettes pour aider la vue, on cherchât quelque instrument propre à fortifier l'ouie, & c'est ce qu'on a trouvé le moyen de faire avec des instrumens que nous appellons *Acoustiques.*

Quoiqu'il y en ait de plusieurs figures, & que la plupart ressemblent à une trompette, l'expérience m'a cependant fait connoître qu'il n'y en a pas de plus commode que celui qui a la figure d'un tuyau un peu recourbé, étroit par un bout & terminé par l'autre par une espece de pavillon, comme une trompette, tel qu'il est représenté dans la *Planche VII. Figure* 2. On fait aussi beaucoup de cas de ceux que l'on voit dans la *Planche VII. Fig.* 3. & 4. dont Nuck & Deckkers ont donné la description. On se sert des deux premiers représentés par les *Fig.* 2 & 3. en introduisant l'extrémité *A* qui est la plus petite dans l'*oreille*, & la tenant dans cette position au moyen des manches *B*. Le troisieme de ces instrumens dont on voit la figure, *Planche VII. Fig.* 4. est très-petit & fait en forme de spirale. Deckkers, *in Exercit. Practicis*, le préfere à tous les autres, parce qu'on peut le cacher sous les cheveux ou sous la perruque, sans qu'on l'apperçoive. On introduit la partie *A* dans l'*oreille*, autour de laquelle on l'attache avec les cordons *B. B.* Mais j'ai trouvé, après un grand nombre d'observations, que ces deux derniers instrumens ne sont pas si propres à l'usage auquel on les destine, que celui qui est représenté par la *Fig.* 2. qui outre sa simplicité, est encore d'une plus grande utilité dans les cas de cette nature que les deux autres. Il courut un bruit il y a quelques années que le Pere Truchet, Religieux François & de l'Académie Royale des Sciences, avoit inventé un instrument acoustique que l'on pouvoit entierement cacher dans l'*oreille*, & qui étoit d'une utilité surprenante à ceux qui avoient perdu l'ouie. Mais j'ignore quel étoit cet instrument, & si ceux qui s'en sont servis en ont tiré les avantages dont on les flatoit. Je me suis adressé, pour en avoir des nouvelles, à quelques Medecins Allemands de ma connoissance, qui avoient demeuré quelque-tems à Paris, aussi-bien qu'à plusieurs Medecins

& Chirurgiens de cette Ville, qui ne m'ont donné aucune satisfaction là-dessus. Il seroit à souhaiter que ceux qui s'adonnent à la Mécanique, s'attachassent à inventer un pareil instrument, qui ne pourroit qu'être d'un très-grand avantage à un grand nombre de personnes. Il y a quelques années qu'un Medecin de Silesie, nommé Reusner, *Ephem. Nat. Cur. Cent.* 5. *Obs.* 6. recommanda l'usage d'un certain tuyau d'argent doré, d'environ une palme de long, dans la surdité, les douleurs & les bourdonnemens d'*oreille*. Il veut qu'on introduise ce tuyau dans l'*oreille* affectée deux ou trois fois par jour, & il assure que l'on peut en suçant vuider entierement l'air corrompu qui nuit à cette partie, & qui occasionne les maladies dont nous venons de parler. Mais outre qu'il n'est pas sûr que le mauvais air cause ces sortes de maladies, j'ignore la raison pour laquelle ce tuyau doit être d'argent plutôt que de tout autre métal, pourquoi il doit être doré, & quelle doit être sa grandeur & sa figure, puisqu'il n'en donne aucune description. En attendant qu'on ait découvert quelque instrument plus commode pour remédier à la surdité, je conseille à ceux qui se trouvent dans le cas d'en avoir besoin, de se servir de celui qui est représenté par la *Fig.* 2. il a la forme d'un cornet, & on peut le faire d'argent ou de cuivre sans que cela diminue l'efficacité dont il est dans les maladies de cette espece.

Méthode de percer les lobes des oreilles.

Cette méthode se réduit à ceci : on commence par marquer avec de l'encre dans le milieu du lobe l'endroit où doit être le trou. On saisit ensuite l'extrémité du lobe d'une main, & une grosse aiguille d'acier commune de l'autre, avec laquelle on perce le lobe dans l'endroit qu'on a marqué. L'on passe ensuite à travers du trou un gros fil, ou un filet de plomb pareil à celui qui est représenté *Planche VII. Fig.* 7. que l'on replie en forme d'anneau ; on l'oint pendant quelques jours avec de l'huile d'œuf, ou d'armoise, & on le tire de tems en tems en devant & en arriere, jusqu'à ce que les levres de la plaie soient endurcies & consolidées. Il est bon de faire le trou, un peu au-dessus du milieu du lobe, de peur que son extrémité ne soit déchirée par l'anneau de plomb, ou le fil qu'on y passe. Pour faire cette opération avec plus d'exactitude & de facilité, on a inventé un instrument représenté *Planche VII. Fig.* 5. On place l'*oreille* entre les deux lames de cette machine, ensorte que l'ouverture *B* réponde à l'endroit qu'on a marqué avec de l'encre. On avance l'anneau *A* autant qu'il le faut pour assurer suffisamment le lobe, que l'on perce ensuite avec une aiguille d'acier, d'or, ou d'argent ordinaire, ou ce qui vaut beaucoup mieux avec celle qui est représentée par la *Fig.* 6. *A B*. Cette aiguille est creuse à l'une de ses extrémités pour pouvoir y introduire le filet de plomb qui doit servir d'anneau, & le passer tout d'un tems à travers l'*oreille*, sans être obligé d'y revenir à deux fois. J'ai déja dit qu'il faut avoir soin d'avancer & de réculer de tems en tems cet anneau, jusqu'à ce que les levres de la plaie soient fermées. On peut encore faire cette opération commodément avec l'aiguille représentée par la *Fig.* 8. elle est fendue par une de ses extrémités, comme une lardoire, pour mieux embrasser le filet de plomb, que l'on ne doit y mettre qu'après que l'aiguille est à demi passée dans le lobe. Quoique l'on perce ordinairement les *oreilles* plutôt pour y attacher des pendans, que pour aucun autre motif, il est pourtant certain, si l'on en croit Riverius, *Obs. Med.* 100. & quelques autres Medecins, que cette opération est par son efficacité au dessus de tous les remedes dont on pourroit se servir dans certaines maladies : car, dit Riverius, si l'on perce le lobe de l'*oreille* avec une aiguille triangulaire rougie au feu, & que l'on passe dans le trou, en forme de seton, un cordon de fil ou de soie, pour le tenir ouvert, on ne sauroit croire la quantité d'humeurs nuisibles qui s'écoulent par cette ouverture, & l'utilité dont est cette opération pour guérir les maladies les plus terribles des yeux, des dents, & de la poitrine, & pour prévenir la consomption dont on est menacé. Il n'est donc pas surprenant que quelques Medecins modernes, ceux principalement qui s'attachent aux maladies des yeux, aient introduit peu à peu dans la pratique la perforation des *oreilles*. M. A. Severinus, *Lib. de Effic. Medic.* assure avec Paracelse, que cette opération est extremement avantageuse au commencement de la surdité. Heister, *Institut. Chirurg.*

EXPLICATION

Des Figures de la Planche VI. qui représentent les différentes parties de l'Organe de l'Ouie, d'après M. Duverney.

La *Figure* 1. représente l'os des tempes deux fois grand comme le naturel, dont on a coupé la partie écailleuse, & usé le conduit osseux autant qu'il est nécessaire pour voir à nu la peau du tambour.

A. La peau du tambour dans sa situation & vue de front.
B. Le manche du marteau qui est appliqué derriere cette peau.
C. La longue branche de l'enclume qui paroît au travers de cette peau, bien qu'elle en soit un peu éloignée.
D. La tête du marteau.
E. La partie massive de l'enclume avec sa courte branche
F. Qui dans cette section paroissent à découvert.
G. Le canal osseux à moitié usé.
H. L'apophyse mastoïde.
I. La styloïde.
K. Le muscle externe du marteau en situation.
L. Une ligne ponctuée qui marque l'apophyse grêle du marteau où s'insere ce muscle.

Fig. 2. représente la peau du tambour vue de côté, pour mieux faire voir son inclinaison.

Fig. 3. représente la peau du tambour dans la même vue & enchassée dans l'extrémité du conduit osseux. Elle fait voir aussi de quelle maniere la paroi de ce conduit qui regarde la face est éloignée par embas de la peau du tambour, & comment elle s'en approche insensiblement à mesure qu'elle monte, *A A A* la paroi du conduit osseux qui regarde la face.

Fig. 4. représente l'enclume & l'étrier en situation & vue de côté.

A. La partie massive de l'enclume.
B. La courte branche qui dans cette disposition se voit tout-à-fait de front.
C. La longue branche.
D. La tête de l'étrier qui se joint avec la longue branche par le moyen du quatrieme osselet.

Fig. 5. représente le bec de la longue branche de l'enclume ; le quatrieme osselet & la tête de l'étrier avec sa cavité, le tout quatre fois aussi grand que le naturel.

A. Le bec de la longue branche de l'enclume.
B. Le quatrieme osselet.
C. La tête de l'étrier avec sa cavité.

Figure 6. représente l'étrier cinq fois grand comme nature.

A. La tête de l'étrier.
B. Son cou.
C.C. Ses branches qui sont creusées en goutiere.

D. La

D. La baſe de l'étrier.
E. Sa membrane.

Fig. 7. repréſente la baſe de l'étrier vue dans le même ſens, pour faire voir qu'elle eſt auſſi creusée en goutiere.

D. La baſe de l'étrier.

Fig. 8. repréſente l'étrier avec ſon muſcle dans ſa ſituation naturelle.

A. L'étrier.
B. Son muſcle; le tout deux fois grand comme nature.

Fig. 9. repréſente les oſſelets en ſituation, vus l'œil étant dans le conduit qui pénetre dans l'apophyſe maſtoïde.

A. La partie maſſive de l'enclume.
B. Sa courte branche vue de front.
C. Sa longue branche.
D. Le manche du marteau vu par derriere.
E. L'étrier vu par-deſſus.

Fig. 10. repréſente les oſſelets toujours en ſituation vus du côté opposé, l'œil étant dans le conduit qui va de l'oreille à la bouche.

A. La tête du marteau qui cache la partie maſſive de l'enclume & ſa courte branche.
B. Le manche du marteau.
C. La longue branche de l'enclume.
D. L'étrier vu de côté. On a mis un bâton qui traverſe les oſſelets, pour faire comprendre ce qui eſt deſſus ou deſſous dans les différentes vues.

Fig. 11. repréſente l'os des tempes vu par derriere. On l'a usé autant qu'il a été néceſſaire pour voir la peau du tambour, ſur laquelle on découvre le marteau & l'enclume vus de derriere en devant, avec la petite branche de nerf qu'on appelle la corde du tambour, & le tendon du muſcle externe du marteau, le tout dans la ſituation naturelle; on y voit encore la cavité qui ſert à loger la tête du marteau & la partie maſſive de l'enclume.

A. La partie écailleuſe de l'os des tempes vue par derriere.
B. L'apophyſe maſtoïde vue dans le même ſens.
C C. L'os pierreux usé.
D. La peau du tambour.
E. Le marteau.
F. L'enclume dont la courte branche s'appuie à l'entrée du conduit qui pénetre dans les ſinuoſités de l'apophyſe maſtoïde.
G. Le trou du nerf auditif.
1. Le tendon du muſcle externe du marteau.
2, 3, la corde du tambour.

Fig. 12. repréſente une moitié de tête d'un tiers moins grande que nature, de laquelle on a emporté toute la partie ſupérieure du crane, & dont le reſte eſt coupé perpendiculairement par le milieu du nez, pour faire voir l'embouchure du conduit qui va de l'oreille au palais.

A A. La cavité du nez avec ſes lames.
B. Le fond du palais.
C. L'embouchure du canal qui va de l'oreille au palais.
1. Son côté cartilagineux qui fait un rebord de la figure d'un croiſſant.
D. La luette coupée par le milieu.

Fig. 13. repréſente l'os des tempes deux fois grand comme le naturel, on l'a préparé de telle ſorte qu'on voit le limaçon & les canaux demi-circulaires dans leur ſituation naturelle.

A. La voute du veſtibule.
B. La fenêtre ovalaire marquée par une ligne ponctuée.
C. La fenêtre ronde ouverte.
D. La lame ſpirale marquée par une ligne ponctuée, dépouillée du canal ſpiral qui la couvre, & de la membrane qui l'attache à la ſurface de ce canal.
1. 2. 3. Les trois canaux demi-circulaires dans leur ſituation naturelle.
1. Le ſupérieur, 2. le moyen, 3. l'inférieur. Le moyen & l'inférieur ſont ouverts pour faire voir qu'ils ſont creux.

Fig. 14. repréſente le couvercle du limaçon enlevé & vû par dedans, pour faire voir le canal ſpiral demi-ovalaire.

Fig. 15. repréſente le limaçon pluſieurs fois grand comme nature, & vu de ſa hauteur: pour le voir ainſi on a ſeulement enlevé le couvercle par le côté de devant, par une ſection perpendiculaire. Cela fait voir comment la lame fait deux tours & demi autour du noyau, comment elle s'attache à la ſurface du canal qui lui ſert de voute, & comment les côtés de ce canal qui s'attachent au noyau deviennent auſſi minces que la lame.

A. La portion inférieure du veſtibule qui eſt forcée dans cette figure, & qu'on a laiſſée ſeulement pour faire voir comment la lame ſpirale ſort de ſa cavité & paſſe devant la fenêtre ronde.
B. La fenêtre ronde fermée par une membrane mince comme la peau du tambour.
1. 2. 3. Les deux pas & demi de la lame ſpirale autour du noyau.
4. 5. 6. Les deux pas & demi du canal ſpiral.

Fig. 16. La lame ſpirale en l'air pluſieurs fois grande comme nature, avec la membrane qui l'attache à la ſurface du canal.

1. 2. 3. La lame ſpirale.
4. 5. 6. La membrane qui lui eſt attachée, & qui en paroît diſtinguée par la ligne qui eſt entre deux.

Fig. 17. le noyau pluſieurs fois grand comme nature, ſur lequel on peut remarquer les traces des pas de la lame ſpirale & du canal ſpiral.

1. 2. 3. Les traces des pas de la lame ſpirale qui ſont percées de pluſieurs petits trous qui donnent paſſage aux filets du nerf auditif.
4. 5. 6. Les traces des bords du canal ſpiral.

Fig. 18. Le limaçon vu debout & dont on a enlevé une moitié par une coupe perpendiculaire, à peu près comme dans la *Fig*. 3. hormis que tout l'os eſt ici plus usé. Cette figure n'eſt faite que pour faire mieux comprendre cette troiſieme figure; & pour ſon intelligence il ſuffit de remarquer que la lame y paroît détachée de la ſurface du canal, afin de laiſſer voir le dedans de ce même canal, & comment ſes côtés ſe prolongent pour s'attacher au noyau.

Fig. 19. le veſtibule & les trois canaux demi-circulaires ouverts pour faire voir la diſtribution de leurs vaiſſeaux.

a. La branche d'artere qui entre dans le veſtibule.
b. Un rameau de cette artere qui paſſe par la porte commune du veſtibule, & qui ſe diſtribue dans les canaux ſupérieurs & inférieurs.
c. La branche qui tapiſſe le canal moyen.

Fig. 20. les arteres du limaçon, du vestibule & des trois canaux demi-circulaires.

A. La fenêtre ronde.
B. L'ouverture du conduit qui donne passage aux vaisseaux, laquelle est à l'entrée de la rampe inférieure du limaçon. On voit qu'une partie de ces vaisseaux se distribue dans tout le limaçon, & l'autre dans le vestibule & les trois canaux demi-circulaires. Ceux-ci sont représentés en l'air.

Fig. 21. une portion du vestibule & les trois canaux demi-circulaires en l'air, pour faire voir leur situation naturelle & leurs embouchures.

A. La portion inférieure du vestibule.
B. Le canal supérieur.
C. L'inférieur.
D. Le mitoyen.
1. La porte du canal demi-circulaire supérieur.
2. Premiere porte du canal mitoyen.
3. La porte du canal inférieur.
4. L'autre porte du canal mitoyen.
5. La porte commune aux canaux supérieur & inférieur.
6. La premiere ouverture qui donne passage à une des branches de la portion molle.
7. La seconde ouverture qui donne passage à une autre branche du même nerf.

Fig. 22. Le vestibule dans la même disposition que dans la figure précédente avec les nerfs des trois canaux demi-circulaires en l'air.

a. Une branche de nerf qui entre dans le vestibule par l'ouverture marquée 6 dans la *Fig.* 21. Elle se divise en trois rameaux dont le premier entre dans la porte du canal demi-circulaire supérieur, le second dans la porte supérieure du canal mitoyen, & le troisieme qui est le plus petit, descend pour se jetter dans la porte commune.
b. La branche qui entre par l'ouverture marquée 7 dans la *Fig.* 21. & qui se divise en deux rameaux, dont l'inférieur entre dans la porte du canal inférieur, & l'autre s'avance dans la porte commune, & s'unit au troisieme rameau de la branche marquée *a*. Ces nerfs sont ici représentés un peu plus gros que le naturel.

AURISCALPIUM, d'*Auris*, oreille, & *scalpo*, grater. Cure-oreille, instrument dont on se sert pour enlever la cire ou autres corps étrangers qui sont dans les oreilles.

AURIS MARINA, est un poisson à coquille fort commun sur les côtes de Gernesey, de la Normandie & d'Ecosse. Il n'a qu'une coquille qui le défend des injures de dehors & qui approche beaucoup de la figure d'une oreille. Il s'attache aux rochers de même que le moule.

Ce poisson ne vaut rien lorsqu'il est cru, & les habitans du pays où on le trouve le font frire après l'avoir fait bouillir. On en fait des fricassées excellentes. Il est de même que tous les autres coquillages d'une nature alcaline. On l'appelle *aurmar*. Il approche du gout du ris de veau : mais il n'est pas si délicat. Les bords de la coquille sont percés de cinq ou six petits trous réguliers, & le dedans a la même couleur que la nacre de perles.

AURORA CONSURGENS. Mot bisarre dont se servent les Alchymistes pour exprimer la végétation de leur or.

AURUM, *Or. Aurum*, Offic. Fabr. 1. Schrod. 361. Worm. 114. Charlt. Foss. 45. Aldrov. Mus. Metal. 37. Mer. Pin. 208. Schw. 367. Calc. Mus. 436. Kentm. 58. *Aurum*, *Sol*, Mont. Exot.

L'*Or* ordinaire, *χρυσος*, *Græcorum*, *Sol Chymicorum*, est le métal le plus noble & le plus pésant de tous. Il est fort ductile, sonore, brillant, d'une couleur jaune. Il est naturel ou fondu. On appelle *or naturel* celui que l'on retire pur & net de la terre, du sable des fleuves, sous la forme de petits grains, de paillettes ou de petites masses, ou que l'on trouve dans les fentes des rochers. L'*or* fondu est celui que l'on retire par art de sa veine & que l'on purifie par le feu. La veine d'*or* est différente. L'une est une pyrite de couleur de cendre, ou d'un rouge éclatant : on la trouve souvent mêlée d'orpiment. Très-souvent aussi la veine d'*or* est cachée dans les veines des autres métaux & surtout dans l'argent, dont on la sépare par différens moyens. Il y a beaucoup de fleuves qui portent de l'*or*, ou dans le sable desquels on trouve de petits grains d'*or*. Il y a de plus des mines célebres d'*or* en Norvege, en Hongrie, en Guinée : mais les plus riches sont dans les Royaumes du Pérou & du Mexique.

L'*or* est le plus pésant non-seulement de tous les métaux, mais encore de toutes les choses connues. Il est mou & si ductile, qu'on peut l'étendre 651590 fois au-delà de la grosseur de sa masse. Il demeure fixe au feu ordinaire, & il ne se dissipe dans l'air qu'après l'avoir tenu très-long-tems exposé au foyer le plus ardent des rayons du soleil. Il ne contracte aucune rouille, & il ne se dissout que par l'eau régale. Le vif argent le pénetre & en dissous l'union, de sorte qu'il le réduit en un amalgame mou. Le souffre commun le calcine en l'approchant d'un morceau de soufre tout en feu. Quand l'*or* est dissous par l'eau régale, si on y mêle de l'huile de tartre, il se précipite en une poudre brune, laquelle étant légerement échauffée, ou par la chaleur du feu ou par la trituration, se dissipe aussi-tôt dans l'air avec un grand bruit : c'est pourquoi on l'appelle *or fulminant*. On fait la même chose par le moyen de l'esprit de sel ammoniac, ou par quelqu'autre esprit urineux : mais alors le bruit se fait plus tard, & seulement par la chaleur du feu.

Nous avons tenté jusqu'ici sans succès l'analyse de ce métal, ou sa résolution en ses principes. Le soufre & la terre y paroissent si unis, qu'on ne peut les dissoudre par le feu ordinaire ; & à un feu plus violent, ses parties sont plutôt emportées toutes entieres, que de se résoudre en leurs principes.

Autrefois les Grecs ne connoissoient pas l'usage de l'*or* dans la Medecine. Les Arabes sont les premiers qui en ont recommandé la vertu ; ils l'ont mêlé dans leurs compositions réduit en feuilles. Ils croyent que l'*or* fortifie le cœur, ranime les esprits & réjouit l'ame : c'est pourquoi ils assurent qu'il est utile pour la mélancolie, les tremblemens & la palpitation du cœur. Les Chymistes ajoutent de plus, que l'*or* contient un soufre fixe le plus puissant ; lequel étant incorruptible, si on le prend intérieurement & s'il est mêlé avec le sang, il le préserve de toute corruption, & il rétablit & ranime la nature humaine de la même maniere que le soleil, qui est la source intarissable de ce soufre, fait revivre toute la nature. Cependant beaucoup de personnes ne sont pas de cet avis, & d'autant plus que l'effet ne répond pas à ces promesses. C'est pourquoi ce n'est pas sans raison que l'on doute si on peut employer l'*or* dans la Medecine, & en attendre quelque effet salutaire. On emploie l'*or* en feuilles dans la confection royale d'alkermès de Charas, dans la confection d'hyacinthe, dans la poudre de perles rafraîchissante, dans la poudre de joie, & dans la poudre pannonique du même Auteur. On s'en sert aussi pour envelopper les pilules & les bols. Sa puissance n'est pas plus certaine lorsqu'on le prépare par l'art de la Chymie, puisque ces préparations ne paroissent pas tant tirer leur vertu de ce métal, que des menstrues dont on se sert, ou des substances qu'on y joint. C'est pourquoi nous pouvons conclurre que ce métal, qui est le plus noble & le plus précieux de tous, est aussi le plus inutile dans la Medecine, si ce n'est en ce qu'il est l'antidote de la pauvreté.

Cependant comme plusieurs personnes désirent la teinture d'*or*, ou l'*or* potable, je mettrai ici celle qui me paroît la plus belle & la meilleure.

> Prenez *d'or très-pur, demie dragme;*
> *d'eau régale, deux onces,*

Faites la dissolution & versez-y,

> *d'huile essentielle de romarin, une once,*

Et les remuez.

L'esprit de sel ira au fond du vaisseau, dépouillé de sa couleur jaune, & l'huile teinte de la même couleur surnagera. Séparez-la de l'esprit de sel, en la versant par inclination. Mêlez-la avec

> *de l'esprit de vin rectifié, quatre ou cinq onces.*

Faites digérer pendant un mois. Le mélange acquerra une couleur purpurine. Cette teinture est diaphorétique & sudorifique. On la recommande dans les fievres malignes.

La dose est depuis trois gouttes jusqu'à quinze.

Mais l'on ne doit pas même regarder cette teinture comme une véritable teinture d'*or*, puisqu'il est seulement divisé en des parties très-fines par les pointes de l'eau régale, & qu'il nage dans l'huile de romarin; car on peut le réduire en poudre par l'évaporation de l'huile, & le rétablir en forme de métal par la fusion. La vertu principale de cette teinture dépend de l'huile de romarin.

On estime l'*or* fulminant, non-seulement à cause de l'éclat qu'il fait, mais encore à cause des vertus médicinales qu'on lui attribue.

On le prépare ainsi.

> Prenez *esprit de nitre, une once;*

Faites-y dissoudre,

> *de sel ammoniac, une dragme;*

Jettez dans la liqueur,

> *de limaille d'or, une dragme.*

Faites la dissolution à une chaleur modérée. Versez-y goutte à goutte de l'huile de tartre jusqu'à ce qu'il ne se fasse plus d'ébullition. L'*or* se précipitera comme un limon jaune. La liqueur étant versée par inclination, on lavera la poudre dans l'eau commune & on l'adoucira. Ensuite on la sechera à l'ombre.

Cette poussiere étant échauffée seulement par une légere trituration, excite un très-grand bruit. On la croit diaphorétique prise intérieurement: mais elle lâche plutôt le ventre, comme l'ont observé M. Koning, Professeur de Médecine à Bâle, & Daniel Ludovic, qui assure que cette préparation a souvent excité le flux de ventre d'une maniere funeste & contre l'intention du Medecin, dans les fievres ardentes qui tendent à la diarrhée.

Enfin les Chymistes racontent beaucoup de choses surprenantes de la pierre Philosophale, ou de la teinture universelle, qui étant jettée sur les métaux imparfaits, les pénetre comme la foudre sans aucune corrosion sensible, & dispose tellement leurs parties, qu'elles deviennent semblables à l'*or* par leur poids & leur couleur. Ils vantent aussi beaucoup la Medecine universelle par le moyen de laquelle on peut guérir toutes les maladies, & purifier comme par irradiation le sang de tout ce qui peut lui nuire, de sorte que par ce moyen on peut au moins conserver la vie & la santé pendant très-long-tems, si on ne le fait pas pour toujours. Comme cette Medecine universelle nous est encore inconnue, nous n'en parlerons pas. Pour ce qui regarde la pierre Philosophale, la matiere dont on doit la préparer est encore incertaine, aussi-bien que la maniere de la faire. Quelques promesses que fassent les Charlatans, ils tâchent de vendre de la fumée & de voler l'argent; voilà ce qu'il y a de plus certain dans leurs procédés: c'est pourquoi un homme prudent se donnera bien de garde de se laisser tromper par leurs fraudes & leurs prestiges. GEOFFROY.

On ne peut ignorer, pour peu que l'on soit versé dans la Medecine, que pendant un fort long-tems, surtout depuis qu'on a commencé à cultiver la Chymie avec soin, les remedes préparés avec l'*or* ont été en grand crédit, & qu'outre la vertu confortative qu'on leur a attribuée, on leur a encore accordé celle de guérir presque toutes les maladies. Les Anciens croyoient fermement que les Planetes avoient une connexion particuliere avec les visceres du corps humain, & que ces derniers de même que les métaux qui sont enfermés dans les entrailles de la terre, se ressentoient de leur influence; & c'est ce qui les a engagés à donner aux métaux les noms de différentes Planetes. Comme ils remarquoient que le soleil communique la chaleur, la force, & la vie à tous les animaux & à tous les végétaux répandus sur notre globe, & que c'est de lui que dépend leur fécondité & leur fertilité, ils ont cru que l'*or* étoit capable de produire les mêmes effets que lui, & cette opinion, toute ridicule qu'elle est, a été embrassée par le peuple, les gens de Lettres & même des Medecins, à un tel point qu'ils ont regardé les préparations de l'*or*, comme des médicamens supérieurs à tous les autres, & comme des cordiaux & des confortatifs universels.

Cette fausse persuasion dans laquelle on est que l'*or* a la vertu de guérir les maladies, vient en partie de l'ignorance où l'on est de la Physique & de la vraie maniere dont les remedes agissent, & en partie de l'avarice de ceux qui en conseillent l'usage; car lorsqu'on vient à faire l'analyse de ces sortes de préparations, on s'apperçoit sans peine qu'elles sont plus propres à faire du mal que du bien à ceux qui en usent. D'ailleurs les préparations de l'*or*, lorsqu'on les donne en substance, en forme de *crocus* ou en poudre, ne produisent aucun effet puisque l'*or* ne peut être dissous que par l'eau régale. Comme les métaux n'agissent sur les corps que lorsqu'ils sont réellement dissous, & qu'on ne trouve dans le corps aucune liqueur ou menstrue capable de produire un pareil effet, il est évident que l'*or* pris en substance ne peut souffrir aucune altération, ni produire par conséquent aucun effet sur le corps humain.

De plus, on ne peut dissoudre l'*or* qu'avec l'eau régale ou le sel commun & le nitre, il est même nécessaire de faire bouillir ces deux sels avec des feuilles d'*or*, dans une quantité d'eau suffisante: mais la solution que l'on obtient par ces deux procédés, surtout par le premier, est d'une nature extremement styptique & corrosive; car comme le mercure, le cuivre & l'argent que l'on dissout avec les sels ou leurs esprits, acquierent une qualité assez forte & assez pénétrante pour corroder les tuniques nerveuses de l'estomac & des intestins, & pour causer des tranchées, des spasmes, des anxiétés, des vomissemens & des flux de ventre; de même la solution de l'*or* prise à la dose de quelques gouttes dans un véhicule aqueux cause souvent, ainsi que je l'ai éprouvé moi-même, des tranchées, des spasmes & des convulsions des intestins.

Il me paroît donc à propos que le Lecteur soit instruit des précautions qu'exige l'usage des remedes métalliques de quelque nature qu'ils soient, aussi-bien que des médicamens qu'il peut leur substituer sans appréhender les inconvéniens qui résultent de l'usage des premiers.

Les Chymistes & les Medecins s'étant apperçus que lorsque l'*or* est dissous par les sels ou esprits acides corrosifs, il acquiert une qualité drastique, violente, extremement nuisible au tempérament, au lieu de rétablir & d'augmenter les forces ; ils ont cru que l'*or* avoit besoin d'être dissous radicalement pour devenir un remede universel. Ils n'entendent autre chose par *solution radicale & intime*, qu'une solution qui desunit & sépare tellement les principes de l'*or* les uns des autres, qu'il est impossible, quelque moyen que l'on emploie pour cela, de les rapprocher de nouveau pour en former l'*or* véritable. Comme les menstrues ordinaires sont inutiles pour cet effet, ils ont cru qu'ils avoient absolument besoin de quelque menstrue insipide, d'une nature assez subtile & assez déliée pour s'insinuer dans les plus petits pores & dans les plus petits interstices des corps.

Quoique je n'aie point dessein de mépriser les partisans de cette opinion, on me permettra de déclarer ici pour l'honneur de la vérité, que ces idées ne sont que de pures chimeres, & que ceux qui font de pareilles promesses ont bien moins en vue l'intéret du public que le leur propre ; car la petitesse & la liaison des particules de l'*or* sont presque incompréhensibles, puisqu'un grain d'or dissous suffit pour donner un gout métallique & une couleur rougeâtre à une quantité d'eau incroyable. Il faut donc que le fluide dont on se sert pour rompre l'union de ces particules insensibles, soit composé de parties assez subtiles & assez déliées pour pénétrer dans des pores dont la petitesse est incompréhensible. Bien plus, on peut douter avec raison qu'il y ait dans la nature une substance propre à fournir un pareil menstrue. Il est vrai qu'il y a dans le mercure un fluide insipide extremement subtil qui pénètre dans les pores de l'*or* : mais il ne sauroit altérer la nature des molécules les plus petites de ce métal, puisqu'après en avoir séparé le mercure, l'*or* reprend la forme & la nature qu'il avoit auparavant.

Je suis extremement surpris que ceux qui possedent ce merveilleux secret, ne se vantent point de pouvoir dissoudre radicalement quelque autre métal, tel que l'argent, le mercure & le cuivre ; car leur menstrue doit être assez fort pour dissoudre tous les métaux, puisqu'étant moins nobles que l'*or*, ils sont composés de parties plus grossieres & moins étroitement unies entre elles. Mais où est le Chymiste qui ait osé jusqu'aujourd'hui faire un pareil essai en présence de quelque personne intelligente, & tenter la solution radicale du mercure ou du plomb.

Quand même on seroit assuré qu'il y a dans la nature, ou que l'on peut préparer artificiellement un menstrue capable de desunir les particules dont l'*or* est composé, au point de ne pouvoir plus le recomposer de nouveau; on pourroit douter que ce métal conserve, après avoir été ainsi dissous, les propriétés qu'on lui attribue, puisque personne n'ignore que la forme & l'essence des corps dépendent de la disposition de leurs pores & de la liaison de leurs parties, & que toutes leurs vertus & leurs effets en sont une suite tout-à-fait nécessaire. Puis donc, suivant leur hypothese, que les qualités analeptiques & salutaires que l'on attribue à l'*or*, ne dépendent que de la convenance qu'elles ont avec le cœur & les esprits vitaux, & que lorsque la contexture du métal est détruite, il cesse d'être *or*; il s'ensuit que l'on ne doit point attribuer les vertus de ses préparations à l'*or* en tant que tel, mais au nouveau mixte qui résulte de la dissolution de ce métal; ce qui fait qu'on ne peut donner proprement à un pareil remede le nom d'*Or potable, Aurum potabile*.

Les promesses des Chymistes n'auroient rien d'incroyable, s'ils pouvoient une fois prouver que l'on peut préparer un semblable remede avec l'*or*; car il faut observer qu'on n'a vu jusqu'ici aucun exemple qui puisse nous convaincre de la réalité ou de la possibilité d'une pareille solution. Je leur ai souvent nié l'existence d'un menstrue insipide, qui même sans occasionner une solution radicale, fût capable de dissoudre les métaux les plus ignobles, & encore moins l'*or* ; & je leur ai même offert un millier d'écus, s'ils vouloient me donner des preuves du contraire, les assurant que je n'exigeois point d'eux qu'ils me fissent part de leur secret : mais je n'ai jamais pu obtenir cette faveur. Leur subterfuge ordinaire lorsqu'on vient à faire l'analyse de leur *or potable*, & qu'on n'y découvre aucune trace d'*or*, est de dire que le métal est radicalement dissous, & qu'on ne peut par conséquent le rétablir dans son premier état.

Quant à moi, je préférerois toujours un remede dont l'*or* pourroit être rétabli dans son premier état, pourvu qu'il eût d'ailleurs les vertus nécessaires pour le rendre recommandable à celui qui auroit moins d'efficacité, & dont l'*or* ne pourroit reprendre sa premiere forme. Je ne prétens point que toutes les préparations que l'on vend sous le nom d'*or potable*, n'aient absolument aucune vertu, puisqu'elles peuvent en recevoir des menstrues & des autres ingrédiens dont elles sont composées : mais on ne sauroit voir sans indignation, pour peu qu'on ait d'amour pour la vérité, que l'on vende ces préparations pour des remedes universels, & à un prix aussi exorbitant.

Ceux qui composent ces sortes de remedes, assurent fort souvent que leur préparation est telle, qu'on peut les donner sans rien craindre dans quelque maladie que ce soit : mais la question est de savoir si ces préparations ont plus d'efficacité que les remedes ordinaires.

Je ne doute point qu'on ne fasse entrer l'*or* dans la composition de ces remedes universels : comme ceux qui les composent ignorent les vrais principes de la Chymie, il n'est pas surprenant qu'ils s'abusent eux-mêmes, & qu'ils s'imaginent follement que l'efficacité de ces remedes dépend de l'*or* qu'ils y ont mis : mais un homme qui est au fait de l'art de la réduction des métaux, peut aisément en tirer tout l'*or* que l'on y a employé. Peut-être trouvera-t'on à redire que j'expose mes sentimens touchant ces remedes d'une maniere si libre & si ouverte.

Je passe maintenant à l'examen de la *teinture solaire cordiale*, que l'on prépare avec l'*or* & l'huile de canelle de la maniere suivante.

Faites épaissir jusqu'à un certain point une solution parfaitement saoulée du meilleur *or* que vous pourrez trouver. Faites dissoudre ensuite une dragme d'huile de canelle dans de l'esprit de vin rectifié, & mêlez une partie de la premiere solution avec trois parties de cette derniere dans une petite cucurbite, que vous placerez dans un feu de sable. Ces deux solutions formeront une espece de masse d'une couleur approchante de celle de la poix, laquelle étant dissoute dans de l'esprit de vin rectifié, donnera une essence d'une couleur brune foncée & d'un gout agréable, mais quelque peu amer & astringent, que l'on peut donner avec succès lorsqu'il est question de rétablir les forces d'un malade.

Il s'agit de voir maintenant si les vertus de ce remede dépendent de l'or que l'on a dissous par les moyens qu'on a indiqués; ce que je nie absolument. Car lorsqu'on laisse reposer cette teinture pendant un tems considérable, elle dépose une poudre noirâtre, laquelle étant lavée dans de l'esprit de vin; & séchée ensuite, se dissout en peu de tems par le moyen de l'eau régale, en une liqueur jaunâtre qui rougit la peau, de même que la solution d'or.

Voici les raisons de ce procédé :

L'eau régale concentrée de la solution de l'or venant à s'unir intimement à l'huile de canelle au moyen de la chaleur extérieure, compose la masse résineuse avec laquelle les corpuscules d'or ne s'unissent en aucune maniere; car lorsque l'on vient à dissoudre cette substance résineuse imprégnée d'huile de canelle dans de l'esprit de vin rectifié, les particules de l'or s'en séparent & tombent au fond du vaisseau.

La teinture que l'on prépare communément avec du sucre, suffisamment trituré avec des feuilles d'or, & ensuite exposé à un degré de chaleur convenable, participe peu de l'or dont ce mélange est chargé; car quoique l'acide du sucre puisse causer quelque altération sur ce métal, cependant la teinture que l'on retire dans ce procédé par le moyen de l'esprit de vin, n'est autre chose qu'un extrait du sucre que l'on a calciné, tout de même qu'il arrive dans la préparation ordinaire de la teinture de corail. Cette teinture n'est pas cependant tout-à-fait à mépriser; car le principe huileux, sulphureux, dégagé par la calcination du sucre, peut augmenter le mouvement du sang & des humeurs qui est trop languissant; ce qui est une circonstance extremement importante dans les maladies qui ont abbattu les forces, & dans les cas où les remedes trop chauds ne valent rien. Mais ce remede ne doit aucune de ses vertus à l'*or* que l'on tire sans beaucoup de peine du sucre liquide avec lequel il est mêlé.

D'autres, après avoir mêlé de l'*or* avec de l'antimoine & du sel de tartre, font fondre cette masse, & y ajoutent sur la fin une certaine quantité de sucre. Ils pulvérisent ensuite ce mélange, & en tirent, par le moyen de l'esprit de vin tartarisé, une teinture de couleur rouge foncée, d'un gout & d'une odeur agréable, qu'ils croyent être la véritable essence d'*or*. Il est vrai qu'ils réduisent l'*or* en poudre en le préparant de cette maniere avec un sel alcali sulphureux : mais l'esprit de vin tartarisé n'en prend aucune partie. On ne peut pas dire cependant que la teinture que l'on obtient par ce procédé, & qui est composée en partie de celle du sucre & de celle du soufre, soit tout-à-fait inutile.

Voyons maintenant si l'on peut préparer avec l'*or* un remede qui ait quelque vertu singuliere & extraordinaire. Je suis persuadé que la chose n'est pas impossible; car quoique l'*or*, considéré comme un métal d'un tissu extremement serré, & qui acquiert une qualité corrosive des sels avec lesquels on le mêle, semble n'être pas d'un grand secours dans la cure des maladies, il ne laisse pas d'avoir un usage particulier, mais que peu de gens connoissent, lorsqu'on le prépare comme il faut avec le mercure, ou avec le régule d'antimoine, qui est lui-même d'une nature mercurielle. Tout le monde sait que le mercure, par sa qualité active & pénétrante, met la lymphe du corps humain dans un mouvement très-violent. On connoît aussi la qualité émétique du régule d'antimoine. Ces deux minéraux se dissolvent aisément par le mélange de quelque sel que ce soit, à cause de la petitesse des parties dont ils sont composés, pénetrent fort avant dans le corps, surtout dans les systemes membraneux & nerveux, où venant à causer un mouvement violent, ils excitent un tumulte extraordinaire dans les fonctions naturelles. Mais lorsqu'on s'en sert à propos, ils sont d'une efficacité singuliere dans les maladies chroniques les plus obstinées.

On ne peut mieux corriger cet excès de volatilité du mercure & du régule d'antimoine, qui est si nuisible aux parties du corps destinées au sentiment & au mouvement, qu'en les mêlant intimement avec de l'*or*; car par ce moyen la division excessive des parties du mercure & du régule d'antimoine est non-seulement prevenue par la substance de l'*or* qui est plus fixe, mais on empêche encore la solution pernicieuse de ces deux minéraux que les sels pourroient occasionner dans le corps; & comme l'*or* n'est lui-même qu'un mercure extremement fixe, il arrive, en le mêlant avec un mercure plus volatil, qu'on le met en mouvement, & qu'il en résulte un remede, qui, donné à petites doses, ranime les mouvemens vitaux en fortifiant le systeme nerveux, ce qui est un effet d'une extreme importance dans un grand nombre de maladies aigues & chroniques.

Mais plus le mercure est pur & parfaitement séparé de sa substance phlogistique & hétérogene par plusieurs amalgames avec l'argent & le régule d'antimoine, par triturations, par les lotions & les sublimations, mieux il s'unit avec l'*or*, & fournit un remede extremement efficace. C'est une preuve que le mercure est pur & animé, lorsque quelques parties de ce minéral, quatre ou cinq, par exemple, sur une d'*or*, suffisent pour son amalgame ou solution, & lorsqu'il s'échauffe étant mêlé avec l'*or*.

On prépare encore un excellent remede avec l'*or*, en mêlant deux parties de régule d'antimoine avec une partie d'*or* sur un feu convenable, & en convertissant la poudre en une chaux purpurine dans une cucurbite de verre, au moyen d'un feu suffisant. Cette poudre, lorsqu'elle est parfaitement préparée, est à cause de sa vertu diaphorétique, préférable à toute autre préparation solaire quelconque.

J'avertirai en finissant ceux qui veulent préparer des remedes avec l'*or*, de choisir le plus pur & le plus exempt de tout le mélange d'argent & de cuivre, auxquels, pour me servir du langage des Chymistes, on a coutume de l'associer; il est absolument faux que l'*or* des ducats soit le plus pur, puisque sur vingt-quatre parties d'*or* il y en a une d'argent & de cuivre. Comme le cuivre passe dans l'eau régale avec l'*or*, & qu'il n'y a personne qui ne soit instruit des qualités violentes de ses plus petites particules, il est aisé de comprendre que les préparations de cet *or* doivent nécessairement posséder une qualité préjudiciable & mal-faisante.

L'*or* fulminant de la maniere dont on le prépare ordinairement, cause des tranchées violentes, & possede une qualité violente, surtout lorsqu'on n'a pas eu soin de le laver avec de l'eau de pluie; au lieu qu'on n'a pas à craindre ces mauvais effets lorsqu'on le prépare avec de l'*or* très-pur & affiné avec soin.

Il n'y a pas de meilleure méthode pour purifier l'*or*, que celle que les Chymistes appellent le *quatrieme traitement*, qui consiste à faire fondre une partie d'*or* avec trois d'argent; car lorsqu'on vient à dissoudre ce mélange dans l'eau-forte, la portion d'*or* reste au fond du vaisseau. On fait ensuite dissoudre cet *or* dans l'eau régale jusqu'à ce qu'elle en soit entierement saoulée: mais l'on doit se servir pour cet effet de l'eau régale préparée avec l'eau-forte, à laquelle on ajoute du sel commun, ou du sel ammoniac. Hoffman, *Obs. Chym.*

On a donné dans l'article *Æther* une méthode de faire l'*or* potable, dont une goutte passe pour un excellent cordial : on en rapporte dans quelques Provinces d'Allemagne des choses qui tiennent du prodige; & je sai de bonne part qu'il s'est souvent vendu un ducat la goutte dans ce Pays.

Glauber fait mention d'un remede mercuriel, qu'il appelle *Aurum horizontale*, dont Van-Helmont a parlé avant lui avec de grands éloges.

S'il est vrai que ces Auteurs aient possédé ce remede, comme il y a lieu de le croire, on ne peut que leur savoir mauvais gré d'en avoir donné le procédé d'une maniere si inintelligible, & d'avoir privé le monde d'un remede si efficace.

Van-Helmont paroît insinuer dans quelques endroits de ses Ouvrages les raisons qui l'ont obligé à tenir une pareille conduite : mais elles ne paroissent pas fort satisfaisantes. Il se plaint de ce que les Medecins, au lieu de louer son industrie comme elle le méritoit, l'ont accablé de reproches & l'ont persécuté avec la derniere violence, jusqu'à vouloir faire supprimer son Traité *de Febribus*. Il peut se faire en effet que le ressentiment qu'il avoit d'un pareil traitement l'ait obligé à cacher ce qu'il eût été de l'intéret de ses ennemis qu'il eût publié.

Voici la deſcription que Glauber donne de ſon *or* horiſontal, *aurum horizontale*.

Premierement, on peut purifier dans l'eſpace d'un jour le mercure commun par le moyen de notre ſecret *Salmiac* à un tel point, qu'on le coagule le jour ſuivant en une ſubſtance rouge fixe, par la ſeule abſtraction de l'eau de *Saltaberis*. *Paracelſe* & *Van-Helmont* priſoient beaucoup cette mortification, coagulation ou fixation. Paracelſe donne à ce mercure le nom de *Corallin*, & ajoute qu'il n'y a aucun remede dans toute la nature plus propre pour la goute & le mal vénérien : il prétend qu'il réjouit le cœur des Artiſtes, parce qu'il pénetre dans l'*or* & qu'il acquiert la même nature que lui; ce qui donne le moyen à pluſieurs Chymiſtes qui ſe ſont appauvris, de recouvrer les richeſſes qu'ils ont perdues. Mais depuis que ce Philoſophe eſt mort, on n'a trouvé aucun Chymiſte qui ait ſu préparer un tel mercure. La raiſon en eſt, qu'aucun Artiſte ne connoît l'eau de *Saltaberis*, dont on a beſoin pour donner au mercure une rougeur fixe : on n'a vu perſonne, dis-je, juſqu'à Van-Helmont, qui a été le plus grand Philoſophe de notre ſiecle, qui ait pu ſe vanter de pouvoir préparer le mercure, à qui il a donné le nom d'*Or horiſontal*, & qu'il prétend pouvoir ſuppléer lui ſeul à tous les remedes dont on ſe ſert dans la Medecine & dans la Chirurgie.

Le fameux Nuyſemantius ne parle pas moins avantageuſement de ce mercure; & il aſſure qu'il ne faut qu'en prendre deux ou trois grains dans quelque confortatif pour purger le corps de toutes les impuretés qu'il contient. Van-Helmont dit la même choſe en d'autres termes, mais qui inſinuent cependant qu'il débarraſſe les veines de toutes les humeurs nuiſibles qui s'y trouvent. Voilà donc trois hommes que l'on peut regarder comme les Princes de toute la Philoſophie & de la Medecine hermétique, qui ont parlé très-avantageuſement de ce mercure. Leurs ſucceſſeurs n'ont rien ajouté à leurs inventions, & ont mieux aimé ſe tenir en repos, que de chercher avec beaucoup de peine les moyens de préparer un remede univerſel.

Ceux qui ont à cœur la guériſon des malades & le bonheur du genre humain, ne peuvent mieux faire que de ſe ſervir de ce mercure fixe, plutôt pour détruire la goutte & la vérole, que pour faire de l'*or*, qu'ils ne doivent deſirer qu'autant qu'il leur eſt néceſſaire pour ſurvenir à leurs beſoins. GLAUBER.

AUS

AUSTER, Νότος, *Vent du midi*. Ce vent eſt chaud & humide, & occaſionne un grand nombre de maladies, à ce que prétend Hippocrate, *Aphoriſm.* 5. *Lib. III.* Voici la raiſon qu'en donne Galien, *Com.* 2. *in Lib. I. Epid. t.* 62. « Le *vent du midi* cauſe la diſſolution des « corps & diſſout les humeurs, ce qui les rend ſujettes « à la corruption, ſurtout lorſque ce vent eſt joint à « des pluies abondantes. » La diſpoſition des ſaiſons pendant leſquelles le *vent du midi* regne le plus, eſt appellée *Notia*, νότιος, *Auſtralis*, ou *Auſtrina*, *Auſtrale*.

AUSTERUS, *Auſtere*, dans Scribonius Largus, N°. 188.

AUSTER, Αὐστηρὸς, *auſtere*; eſpece de ſaveur, qui, ſuivant Galien, *Lib. I. de Sim. Fac. cap.* 37. eſt cauſée par une ſubſtance terreuſe mêlée avec une ſubſtance tartareuſe ſaline, & qui ne differe de l'*acerbe*, *acerbus* que par ſon excès. Les Carteſiens prétendent que la ſaveur *auſtere* des corps ne vient que de ce que leurs angles ſont émouſſés comme les dents d'une ſcie gâtée. Quelques Auteurs aſſurent que les ſubſtances qui ont un goût *auſtere* engendrent la pierre, à cauſe de leur qualité gluante & ténace, qui obſtrue les paſſages des fluides : mais elles ne laiſſent pas de produire de très-bons effets.

AUSTROMANTIA, *Auſtromancie*, l'art de prédire ce qui doit arriver par l'obſervation ſuperſtitieuſe des vents. RULAND.

AUT

AUTARCIA, Αὐτάρκεια, d'αὐτὸς, *ſoi-même*, & ἀρκέω, *ſuffire*; contentement que l'on reçoit de ſon état. Il eſt opposé à *apleſtia*, *inſenſibilité*. CASTELLI.

AUTETES, Αὐτέτης. Voyez *Autites*.

AUTHADES, Αὐθάδης, d'αὐτὸς, *ſoi-même*; celui qui a autant d'eſtime pour lui que de mépris pour les autres.

AUTHEMERON, Αὐθήμερον, αὐθημερὸν, d'αὐτὸς, *le même*, & ἡμέρα, *jour*; *le même jour*, Hippocrate, 4. *Aph. Lib. III.* On appelle un remede *authemeron* lorſqu'il ſoulage un malade le même jour qu'il l'a pris. Il y a deux remedes de cette eſpece pour les maladies de la rate dans *Galien*, *de C. M. S. L. Lib. IX. cap.* 2. & dans *Aëtius*, *Tetrab. III. Lib. II.* un *phœnigmus authemeros* pour les ſkirrhes de cette même partie.

AUTHIS, Αὖθις, *derechef*, *encore*, *une ſeconde fois*. Il ſignifie dans Hippocrate, *Lib. Epid. déſormais*, comme ὁ δὲ πυρετὸς αὖθις οὐκ ἔφλει, « la fievre *déſormais* ne le « quitta plus. »

AUTITES, Αὐτίτης, eſt dérivé par quelques-uns d'αὐτὸς le même qu'ἔτος, *année*. Ainſi αὐτίτης οἶνος eſt traduit dans l'*Exegeſis* de Galien ſur Hippocrate par ὁ αὐτοετίτης, ὁ ἐκ τοῦ ἐνεστῶτος ἔτους, « vin de la préſente année. » Pollux rend αὐτίτης οἶνος par ὁ ἐπιχώριος, « vin du même « pays; » & Suidas par αὐθογενὴς, « le produit du même « pays. » D'autres le traduiſent par ὁ ἀμιγὴς καὶ ὁ χωρὶς παραχύματος, « qui n'eſt point mêlé ni délayé, » & Erotien par ἀπαράχυτος, « qui n'eſt pas délayé. »

AUTOCINETOS, Αὐτοκίνετος, d'αὐτὸς, *ſoi-même*, & κινέω, *ſe mouvoir*; *qui ſe meut de ſoi-même*; mot par lequel Galien rend l'αὐτόδρομος d'Hippocrate.

AUTODROMOS, Αὐτόδρομος, d'αὐτὸς & δρέμω, *courir*. Voyez le mot qui précede.

AUTOGENES, Αὐτογενὴς, d'αὐτὸς, *ſoi-même*, & γίνομαι, *être produit*. Epithete que l'on donne au narciſſe à fleur blanche, à cauſe que ſon oignon pouſſe des feuilles avant qu'on le mette dans la terre; de ſorte que la plante paroît croître d'elle-même. BLANCARD.

AUTOLITHOTOMOS, Αὐτολιθότομος, d'αὐτὸς, *ſoi-même*, λίθος, *pierre*, & τέμνω, *couper*; nom que l'on donne à celui qui a aſſez d'adreſſe pour ſe tailler lui-même de la pierre. CASTELLI.

AUTOMATOS, Αὐτόματος, *ſpontanée*. Hippocrate appelle *ſpontanée*, αὐτομάτος, les choſes que l'on doit aux efforts de la nature contre la violence de la maladie, plutôt qu'aux ſecours du Medecin, *Aph.* 2. *Lib. I.* & *Lib.* περὶ χυμῶν. Αὐτόματα ἰόντα, *Aph.* 4. *L. IV.* ſont les choſes qui ſortent naturellement, ou dont la nature ſe décharge d'elle-même. Ἀπὸ ταὐτομάτου, *Aph.* 77. *L. IV.* ſignifie, ſuivant Galien, ἐξαίφνης, « ſoudainement, » ou ἄνευ φανερᾶς αἰτίας, « ſans aucune cauſe « manifeſte. » Αὐτόματον, *Lib.* περὶ τέχνης, ſignifie tout ce qui arrive fortuitement ou ſans qu'on ait travaillé à le produire. Le même mot, *Lib.* περὶ φυσῶν, ſe dit d'un vent qui ſort ſans effort, auſſi-bien que de l'air qui s'inſinue inſenſiblement dans les veines. αὐτόματοι χυλοὶ, *Lib.* περὶ τροφῆς, « ſucs ſpontanés, » ſont ceux que nous préparons nous-mêmes pour notre nourriture relativement aux organes de la digeſtion. Αὐτομάτως ſignifie auſſi la même choſe qu'ἑκουσίως, « volontairement « & de propos délibéré; » de même qu'ἑκούσια ἑλκώματα ſont des ulcérations *ſpontanées* qui proviennent de quelque cauſe externe.

AUTOPHOSPHORUS, Αὐτοφωσφόρος. Voyez *Phoſphorus*.

AUTOPSIA, Αὐτοψία, d'αὐτὸς, *ſoi-même*, & ὄπτομαι, *voir*; *évidence oculaire*. Les Medecins de la Secte empirique employoient le mot *autopſia* pour ſignifier le ſouvenir des choſes qu'ils avoient ſouvent vues de la même maniere. Cette *autopſie* ou obſervation & ſouvenir de ce que chacun voit de ses propres yeux, est extremement nécessaire dans la Medecine dogmatique ou raisonnée. GALIEN, *de Part. Art. Med. cap.* 2.

AUTOPYROS, Αὐτόπυρος. Voyez *Artos*.

AUTOS, Αὐτός. Αὐτὸς ἑωυτοῦ γενέσθαι dans Hippocrate, *Lib. VII. Epid.* signifie revenir à soi-même ou reprendre ses sens. On dit de même ἐξ ἑωυτοῦ εἶναι, « être hors « de ses sens; » & ἐντὸς ἑωυτοῦ εἶναι, dans le même Livre, c'est être dans son bon sens.

Αὔτως dans l'*Exegesis* de Galien est traduit par ματαίως, « vainement, avec précipitation. » Hésychius le traduit aussi par μάτην, *vainement, en vain, inutilement.*

AUTOUR, est une écorce qui approche en figure & en couleur de la canelle, mais elle est un peu plus épaisse & plus pâle, ayant en dedans la couleur d'une muscade cassée avec beaucoup de petits brillans; son gout est presque insipide & elle n'a point d'odeur : elle nous est apportée du Levant. Elle entre dans la composition du carmin. LEMERY, *des Drogues.*

AUTUMNUS, Φθινόπωρον, ὀπώρη, l'*Automne*. Les madies qui regnent dans cette saison sont les fievres anomales, les maux de rate, l'hydropisie, la consomption que les Grecs appellent φθίσις, (*phthisis*) la difficulté d'urine qu'ils appellent στραγγουρία, (*strangurie*) cette maladie des intestins grêles appellée par eux εἰλεός, (*passion iliaque*,) sans compter le flux, (*levitas intestinorum*,) appellée λειεντερία, (*lienterie*,) les sciatiques (*coxæ dolores*) & l'épilepsie. Cette saison est encore sujette à des maladies longues & chroniques, & est funeste à ceux qui ont essuyé pendant l'été qui a précédé, une maladie dont ils n'ont pas pu se bien rétablir. Elle jette quelques personnes dans des maladies mortelles, & cause à d'autres des maladies de longue durée, & surtout des fievres quartes qui ne finissent qu'avec l'hiver. Il n'y a aucune saison plus exposée aux maladies pestilentielles de toute espece, & de toutes sortes de degrés de malignité: CELSE, *Lib. II. cap.* 1.

L'*Automne* est de toutes les saisons de l'année la plus dangereuse, à cause de la variété du tems, ce qui fait que l'on doit se garnir de vetemens, surtout les jours qu'il fait froid, & ne point dormir à l'air qu'on ne soit bien couvert. On doit aussi manger un peu plus copieusement, & moins tremper le vin qu'à l'ordinaire, sans donner cependant dans l'excès. Il y a des gens qui croyent que rien n'est plus mal-sain que les pommes dont on se nourrit pour l'ordinaire dans cette saison, lorsqu'on ne diminue point la quantité des alimens solides dont on use. Ce ne sont point les pommes qui font du mal alors, mais le total de ce qu'on mange. Il est bon cependant de n'en pas faire un trop grand usage; il faut, lorsqu'on en mange, diminuer à proportion la quantité des alimens solides dont on se nourrit. CELSE, *Lib. I. cap.* 3.

L'*Automne* étant une saison inégale & déréglée qui occasionne un grand nombre de maladies, on doit suivre un régime extremement exact, tant à l'égard des alimens, des plaisirs des sens & de l'usage des liqueurs froides, qu'à l'égard de toutes autres choses. On doit pour cet effet se précautionner contre l'intempérie de l'air qui est froid le matin & chaud vers le milieu du jour, & ne point user avec excès des fruits d'*Automne* qui sont très-préjudiciables à cause de la quantité & de la malignité des humeurs & des flatuosités qu'ils engendrent. Les meilleurs qui sont les figues & les raisins, causent des vents & corrompent les autres alimens, à moins qu'on ne les mange seuls, car pour lors ils ne produisent pas de si mauvais effets. On doit chauffer les corps à proportion que l'air se refroidit, & envisager en tout l'approche de l'hiver. Il est bon après l'équinoxe d'user de quelque remede évacuant, afin que les humeurs ne causent aucun dérangement dans notre corps & n'alterent point notre santé pendant l'hiver. ORIBASE, *Euporist. Lib. I. cap.* 10.

AUV

AUVER, *Eau pure* ou *douce*. RULAND.

AVULSUM, AVULSIO, Ἀπόσπασμα, ἀπόσπασμα. Voyez *Apospasmata.*

AUX

AUXESIS, Αὔξησις, d'αὐξάνω, *augmenter*. Voyez *Augmentum.*

AUXILIUM, Βοήθημα, βοήθεια, *assistance*, *aide*, *secours*. C'est dans un sens médicinal tout ce qui aide la nature contre une maladie, & la même chose par conséquent que *remedium* ou *medicamentum.*

Celse répond à ceux qui soutiennent que les remedes sont toujours nécessaires au commencement d'une maladie, mais qu'ils deviennent superflus lorsqu'elle est sur son déclin, puisqu'elle ne laisseroit pas de finir d'elle-même quand on n'y en apporteroit aucun, *omne auxilium necessarium esse increscentibus morbis, non cum jam per se finiuntur*, que ce sentiment est faux, parce, dit-il, qu'une maladie qui finiroit d'elle-même, peut cesser encore plutôt lorsqu'on y apporte les secours convenables qui sont nécessaires pour deux raisons: premierement, pour redonner la santé au malade le plus promptement qu'il est possible, & en second lieu, afin que la maladie ne revienne pas à la premiere occasion. Car une maladie peut être plus légere qu'auparavant sans quitter le malade, ce qui ne seroit point arrivé si l'on eût détruit les causes qui ont occasionné la rechute & qui prolongent la maladie: CELSE, *Lib. II. cap.* 14.

Dans les maladies tout-à-fait désespérées, ce seroit une imprudence d'exposer les remedes les plus efficaces, en les employant alors inutilement, aux reproches des ignorans. Je connois quelques Medecins qui n'ont aucune méthode, qui croyant imiter ma pratique, ont donné mes remedes à des personnes qui étoient presque mortes, & qui par-là ont rendu suspects des remedes qui n'eussent pas manqué de produire de très-bons effets s'ils les avoient appliqués à tems. AETIUS, *Tetr. II. Serm.* 1. *cap.* 78.

AUXYRIS. Voyez *Osyris.*

AXE

AXEA COMMISSURA, Τροχοειδής, Espece d'articulation. Voyez *Trochoides.*

AXEDO, *charme*, dans Marcellus Empiricus, *cap.* 33. pour rendre une personne impuissante.

AXI

AXICULUS, *Rouleau* ou *cylindre*. RULAND.

AXILLA, Μασχάλη, μασχάλις, la cavité qui est sous l'aisselle.

AXILLARIS VENA, ἡ διὰ τῆς μασχάλης φερομένη φλέψ, la veine qui passe sous l'aisselle. GALIEN. *Veine axillaire*. Voyez *Vena.*

AXIOLOGOS, Ἀξιόλογος, d'ἄξιος, *digne*, & λόγος, *parole; digne d'être connu*. Hippocrate dans ses *Prænot. Coac.* donne ce nom à l'apostume ἀπόστημα. Il signifie là considérable, suffisant pour la crise.

AXIOMA, Ἀξίωμα, *Axiome*, est une proposition qui n'a pas besoin de démonstration & dont la vérité est évidente & manifeste. Chaque science a ses *axiomes* & la Medecine a les siens.

AXIOPISTIA, Ἀξιοπιστία; d'ἄξιος, *digne*, & πίστις, *foy*. Il signifie *autorité.*

AXIRNACH, graisse superflue qui naît quelquefois dans les tuniques des paupieres supérieures & que l'on trouve souvent dans les enfans. CASTELLI d'après *Albucasis.*

AXIS, Ἄξων, est le nom que l'on donne à l'apophyse de la seconde vertebre du cou qui ressemble à une dent. Voyez *Vertebræ.*

AXU

AXUNGIA, Ἀξούγγιον, ἀξούγγια, ἀξύγγιον, signifie proprement du vieux sain-doux ou en général du vieux lard, ou le suif de tel autre animal que ce soit. Voyez *Adeps*.

AXUNGIA DE MUMIA, c'est la moelle.

AXUNGIA VITRI, est le suin ou le sel du verre. C'est une espece de sel qui se sépare du verre lorsqu'il est en fusion. Son gout est acre & amer : les Maréchaux s'en servent pour nettoyer les yeux des chevaux. Il est bon aussi pour nettoyer les dents. On l'applique quelquefois sur les ulceres corrosifs, l'*herpes* ou la galle, en forme de dessicatif.

A X Y

AXYRIS, le même qu'*auxyris*, dont on peut voir l'article.

A Y B

AYBORZAT, *Galbanum*. JOHNSON.

A Y C

AYCOPHOS, *Cuivre brûlé*. RULAND.

A Z A

AZAA. Ruland rend ce mot par *magra*, *terra rubea*. Je crois qu'il entend l'agaric minéral, *la marne rouge*.

AZAGOR, *Verd-de-gris*. RULAND.

AZAMAR, *Vermillon* ou *Cinabre naturel*. RULAND.

AZAMO. Ruland traduit ce mot par *color Indus*. Je ne sai ce qu'il veut dire. Peut-être est-ce le noir ou un mélange de bleu & de pourpre qui est l'*Indicum* de Pline.

AZANEC. Le même Auteur rend ce mot par *armoniacus*. Je crois qu'il veut parler du sel de ce nom.

AZANITÆ ACOPON, nom d'un *acopum* ou onguent dont il est parlé dans Paul Eginete.

AZANITÆ CERATUM, nom d'un cérat dont on trouve la description dans Oribase.

AZARNET, *Orpiment*. RULAND.

A Z C

AZCI, *Encre*. RULAND.

A Z E

AZEC, *Encre verte*. *Ibidem*.

AZEDARACH, *Pseudosycomorus*, Offic. Mont. Ind. 37. *Azedarach*, Tourn. Inst. 616. Elem. Bot. 489. Boerh. Ind. A. 2. 236. *Azedarach Avicennæ*, Park. Theat. 1442. *Azedarach arbor Fraxini folio, flore cœruleo*, Raii Hist. 2. 1546. *Azadaracheni arbor*, J. B. 1. 554. Chab. 44. *Arbor Fraxini folio, flore cæruleo*; C. B. Pin. 415. *Ziziphа candida*, Ger. 1307. Emac. 1491.

Quelques personnes prétendent que les fleurs de cet arbre sont apéritives, & qu'elles ôtent les obstructions ; & d'autres qu'elles sont un poison.

AZEDEGRIN, *Pierre hematite*. RULAND.

AZEFF, *Alun de plume*. RULAND.

AZEG, *Vitriol*. Ibidem.

AZEGI, le même qu'*Asagi*.

AZEM, ou AZOM. Ruland traduit ce mot par *Butyrum coctum*.

AZEMASOR, *cinabre naturel*. RULAND.

AZENSALI, sorte de pierre noire que l'on trouve parmi l'or. Il signifie encore une espece de mousse qui croît sur les rochers.

AZERNEC, le même qu'*Alfatida*, dont on n'a qu'à voir l'article.

A Z I

AZIMAR, *fleur de cuivre* ou *cuivre brûlé*. Voyez *Æs*.

AZIUS LAPIS. Voyez *Assius lapis*.

A Z O

AZOB. Ruland rend ce mot par *Alumen saccharinum*.

AZOCH, AZOCK, AZOTH, nom barbare donné par Paracelse au mercure des Philosophes, c'est-à-dire, au vif argent que l'on retire des métaux, qui est le véritable mercure corporel. *Azoth* signifie encore dans Paracelse le remede universel composé de mercure, d'or & d'argent, exempt de toutes les différences spécifiques, & doué de la plus grande efficacité & de l'espece la plus générale de vertu centrale, qui renferme en lui même tous les autres remedes, de même que la substance premiere renferme toutes les autres en excluant les accidens. On prétend que Paracelse portoit ce remede avec lui dans le pomeau de son sabre. RULAND.

On donne encore le nom d'*azoth* au mercure sublimé liquide (ou au vif-argent mêlé avec le vitriol & le sel que l'on sublime ensuite) qu'on appelle encore *aqua permanens*, *crystallus Philosophorum*, *luna Physica*, ou de tel autre nom mystérieux qu'il a plu aux Auteurs de lui donner. LIBAVIUS.

Azoth est encore pris pour le laiton ou cuivre auquel on donne une couleur d'or en le mêlant avec la calamine pour en faire le cuivre jaune. JOHNSON.

A Z R

AZRAGAR, *verd-de-gris*. RULAND.

A Z U

AZUB, *alun*. RULAND.

AZUBO. Ruland rend ce mot par *vas chymicum*, vaisseau chymique : mais j'ignore s'il prétend parler de quelque espece particuliere de vaisseau, ou des vaisseaux de Chymie en général.

AZUR, *corail rouge*. RULAND.

AZURIUM, est le nom d'une préparation de Chymie dont Albert le grand donne la description. Elle consiste en deux parties de mercure, un tiers de soufre & un quart de sel ammoniac. On pile toutes ces drogues ensemble dans un mortier, & on les met sur le feu dans un vaisseau de verre jusqu'à ce qu'il en sorte une fumée bleuâtre, on les retire du feu, on casse le vaisseau & on pulvérise ce qu'il contient.

A Z Y

AZYGES, Ἀζυγὴς, nom de l'*os sphénoïde*.

AZYGOS, Ἀζυγος, d'α privatif, & ζυγὸς, *paire*, est une veine située dans le côté droit de la poitrine, à qui on a donné le nom d'*azygos* ou de veine sans paire, *vena sine pari*, parce qu'elle n'a point de compagne dans le côté gauche. Voyez *Vena*.

AZYMAR, *cinabre naturel*; *vermillon*.

AZYMOS, Ἄζυμος, d'α privatif, & ζύμη, *levain*; c'est en général tout pain dans lequel on n'a fait entrer aucun levain, comme le biscuit de mer, que Galien prétend être fort mal sain. Tout le monde sait qu'en mêlant de la fleur de farine avec de l'eau, il se forme une pâte ténace & visqueuse. Il arrive la même chose au biscuit de mer lorsqu'il vient à se ramollir dans l'estomac, à moins que la faculté digestive ne soit extremement forte. La fermentation détruit cette viscosité, & rend les végétaux farineux plus aisés à digérer ; mais en même-tems plus sujets à s'aigrir. C'est pourquoi le pain sans *levain* ne convient qu'à ceux dont l'estomac est rempli d'acidités.

J'ai cru ce que je viens de dire du pain sans *levain*, d'autant plus nécessaire, que l'on fait depuis peu beaucoup d'usage du biscuit de mer, & que quelques personnes le préferent sans aucun fondement au pain levé, quoiqu'il soit extremement mal sain.

B

B, Dans l'alphabet Chymique, designe le *mercure*, suivant Raymond Lulle.

BAB

BABUZICARIUS, Βαβυζικάριος, de βαβάζω, parler sans articuler les mots; l'*incube* ou *cauchemar*.

BAC

BACANON, Βακάνον, ce mot qui est employé par Trallien & Paul Eginete, signifie la semence du chou. On trouve dans Myrepse, *cap.* 150. un antidote qui tire son nom de *Bacanon*, & qui passe pour un excellent hepatique.

BACAR. Castelli prétend avec Ruland que c'est la même chose que *pondus* un poids.

BACCA, *baie* est un fruit rond, mou, couvert pour l'ordinaire d'une peau lisse & mince, contenant une semence renfermée dans une substance charnue. On l'appelle pomme *pomum* lorsqu'il est plus dur & couvert d'une peau épaisse.

BACCÆ, *baies* sont des petits fruits de figure sphérique qui croissent sans ordre sur les arbres & les arbrisseaux, en quoi ils different des *acini* qui sont des *baies* disposées en forme de grappes.

Bacca dans ce sens plus précis est un petit fruit couvert d'une peau mince, dont la pulpe & la chair sont mollasses, les semences humides & enfermées dans une membrane mince. De-là

Baccifere, (*Baccifer*, Lat. de *bacca baie*, & *fero*, je porte,) est l'épithete que l'on donne aux arbres & aux arbrisseaux qui portent des *baies*, comme à la brioine, au chevre-feuille, au lis des vallées, à l'asperge, au brusc, à la morelle, au sceau de Salomon, & à plusieurs autres plantes. Miller, *Dictionn.*

Baccæ Bermudenses, *Pilulæ saponariæ Anglorum.* Ce fruit, lorsqu'il est nouveau, est d'un noir tirant sur le rouge, & quelque peu transparent. Il noircit de plus en plus à mesure qu'il vieillit. Il contient une amande jaunâtre, d'un goût désagréable, qui jette une écume pareille à celle du savon lorsqu'on la met dans l'eau. On emploie cette infusion dans les pâles couleurs, & dans les obstructions du foie. Geoffroy.

C'est le fruit de l'*arbor saponaria.*

BACCHARIS, Offic. *Monspeliensium*, Ger. 647. Emac. 792. Raii Synop. 83. Parkinson, 114. Dill. Cat. 149. *Conyza major*, Schw. 55. *Conyza major vulgaris*, C. B. 265. Raii Hist. 1. 292. Tourn. Inst. 454. Boerh. Ind. A. 116. Buxb. 81. *Conyza major Matthioli Baccharis quibusdam*, J. B. 2. 1051. *Conyzæ majoris genus, Baccharis quibusdam*, Chab. 327. *Eupatorium montanum verbasci folio, vulgarius Baccharis dictum*, Hist. Oxon. 3. 99. *Conise.*

Quelques-uns l'appellent *Baccar.*

La *conise* est une plante odorante dont on fait des guirlandes. Ses feuilles sont rondes, & d'une grosseur moyenne entre celles de la violette & du bouillon. Sa tige est anguleuse, de la hauteur d'une coudée, quelque peu rude, & garnie de quelques rejettons. Les fleurs sont de couleur de pourpre tirant sur le blanc, & odorantes. Les racines sont semblables à celles de l'hellebore blanc, & ont la même odeur que la canelle. Elle croît dans les lieux secs & montagneux.

La racine de cette plante cuite dans l'eau est très-efficace pour les convulsions, les descentes, les chutes, la difficulté de respiration, la toux opiniâtre, & la strangurie. Elle excite les regles, & donnée dans du vin elle est bonne pour les morsures des animaux venimeux. Une des racines les plus tendres, employée en forme de pessaire, chasse l'arriere-faix, & sa décoction est bonne pour servir de demi-bain aux femmes qui sont en couche. Comme elle est extremement odoriférante, on l'emploie avec succès dans le *diapasme.* Les feuilles sont quelque peu astringentes & très-propres étant employées en forme de cataplasme pour les maux de tête, l'inflammation des yeux, l'*ægilops* qui ne fait que commencer, l'inflammation des mamelles après l'accouchement, & l'érésipele. Son odeur provoque le sommeil. Dioscoride, *Lib. III. cap.* 51.

La racine de cette plante qui est ligneuse & garnie de plusieurs fibres, pousse un grand nombre de tiges rondes, pliantes & velues, hautes de trois ou quatre piés. Les feuilles inférieures sont portées sur des pédicules fort long, elles ont trois ou quatre pouces de long sur environ demi-pouce de large, elles sont velues, dentelées, émoussées à leurs pointes. Celles qui sortent de la tige sont plus étroites. Les tiges se divisent vers leurs sommets en plusieurs branches qui portent un grand nombre de fleurs jaunâtres, soutenues sur un calice écailleux qui se couvre de duvet. Sa semence est longuette. Ses fleurs & ses feuilles ont une odeur forte & agréable. Elle croît sur les montagnes, dans les endroits où il y a beaucoup de craie, & fleurit au mois de Juillet.

Cette plante dont on fait trop rarement usage, est estimée un excellent vulnéraire; elle passe pour être efficace contre les meurtrissures, les contusions, les ruptures, les plaies internes, les douleurs de côté & l'asthme. Miller, *Bot. Offic.*

Nous apprenons d'Aristophane, de Pline & d'Athenée, que les anciens possédoient un onguent très-précieux qu'ils appelloient βάκχαρις, à cause sans doute que cette plante étoit un des principaux ingrédiens qui y entroient. Hésychius dit qu'on l'appelloit encore *onguent de myrthe* & *onguent Lydien*, & Galien traduit ce mot par *une espece d'onguent de Lydie.*

Hippocrate dans son Traité *de Natura Muliebri*, décrit un cas qui paroît être un abscès dans la matrice, & qui est à peu près la même chose que celui que la Motte rapporte, *Observ.* 429. dans lequel au rapport d'Hippocrate, on sentoit une dureté dans les intestins & des douleurs dans le bas-ventre. Il conseille à la malade de se coucher sur le côté le moins affecté, & d'y appliquer cet onguent (βάκχαριν) ou ce qu'il appelle de l'huile blanche. Il parle encore de cet onguent dans un autre passage de son Traité des maladies des femmes.

BACCHICA. Le même qu'*hedera*, le *liere.* Blancard.

BACCHUS, *Vin.* C'est encore une espece de poisson qui ne differe point du mulet. Castelli.

BACCINIA. Voyez *Vaccinia.* Blancard.

BACHARIS, le même que *Baccharis.*

BACILLUM, est un petit bâton ou tout ce qui en a la figure. On donne le nom de *bacilla* ou de *bacilli*, quoiqu'improprement, à une espece de trochisque composé de drogues pectorales, qui a la forme d'un petit bâton. On appelle encore ainsi plusieurs instrumens de fer dont on se sert dans la Chymie & qui ont la même figure.

Les *Aves Cypriæ* ou chandelles parfumées, reçoivent aussi ce nom à cause de leur figure.

BACULUS, le même que *Bacilum.* On s'en sert plus communément pour exprimer la même chose.

BAD

BADISIS, βάδισις, l'action de se promener.

BADITIS, est le nom que Marcellus Empiricus donne au nenufar ou *clava Herculis*. Il prétend qu'il ne faut pour rendre une garçon impuissant, que lui en faire manger pendant dix jours avec du vinaigre.

BADUKKA, est le nom propre du *Capparis arborescens Indica, flore tetrapetalo*.

Le suc que l'on tire des feuilles mêlé avec la graisse d'un sanglier, compose un liniment pour la goute. La décoction des fleurs & des feuilles donne une liqueur purgative, dont la fumée déterge les ulceres de la bouche. Le fruit pris dans du lait rend impuissant. RAY, *Hist. Plant.*

B Æ

BÆOS, Βαιός, dans Hippocrate signifie *peu*. Βαιὸν est l'épithete que Paul Eginete, *L. VII. c.* 18. donne à une espece de cataplasme.

BAG

BAGÉDIA, est une livre de douze onces. JOHNSON.

BAH

BAHEI COYOLLI, est le même, suivant Ray, qu'*arica* ou *fausel*.

BAHEL SCHULLI, est un arbre des Indes qu'on appelle aussi *Genista spinosa Indica verticillata, flore purpuro-cæruleo*.

C'est un arbrisseau épineux qui croît dans les lieux aqueux, mais il y en a une autre espece qui vient dans les sables, dont les tiges & les feuilles sont d'un verd gai, & les fleurs blanches tirant quelque peu sur la couleur d'azur.

La décoction de sa racine excite l'urine & remédie à sa suppression, ce qui fait qu'on l'emploie dans l'hydropisie, surtout lorsqu'on l'a fait bouillir dans l'huile du *ficus infernalis*. Ses feuilles cuites & confites dans du vinaigre produisent le même effet. Ses feuilles réduites en poudre & prises dans de l'huile tirée par expression des fleurs du *ficus infernalis*, résolvent les tumeurs des parties naturelles. RAY, *Hist. Plant.*

BAI

BAIAC, *Céruse*. RULAND.

BAL

BALA, nom que l'on donne au *musa* ou *muza arbor*. RAY, *Hist. Plant.*

BALÆNA, *Baleine. Balæna*, Offic. Recch. Hist. Mex. 568. *Balæna vulgaris*, Aldrov. de Pisc. 688. Jonf. de Pisc. 152. Charlt. Pisc. 46. *Balæna vulgaris edentula, dorso non pinnato*, Raii Synop. Pisc. 6. *Balæna major, laminas in superiore maxilla habens, bipennis, fistula carens*, Sib. Phal. 27. *Balæna vulgo dicta sive musculus*, Rondel. de Pisc. 1. 475. *Balæna vulgo dicta sive mysticetus Aristotelis, musculus Plinii*, Gesn. de Aquat. 114. *Cetus*, Schrod.

Schroder prétend que la graisse de *baleine* est un excellent topique pour la gale. Son huile est d'un plus grand usage dans les mécaniques que dans la Medecine. Pomet donne la description suivante de la *baleine*.

La *baleine* est le plus gros de tous les poissons qui se trouvent dans la mer du Nord, puisqu'il s'est vu à Paris en 1658. le squelette d'un de ces poissons dont le crane étoit de seize à dix-sept piés, pesant quatre mille six cens livres, les mâchoires de dix piés d'ouverture, & de quatorze piés de longueur, pesant chacune onze cens livres; les nageoires qui ressembloient à des mains, de douze piés de long, pesant chacune six cens livres; les côtes de douze piés & demi, pesant chacune quatre-vingt livres; les nœuds de l'échine, depuis la tête jusqu'au bout de la queue, de quarante-cinq piés de long, les premiers nœuds pesant cinquante livres, & les autres diminuant jusqu'au bout. Je ne m'arrêterai point à décrire tout ce qui concerne cet animal, ni la maniere dont on le prend, parce qu'il y a quantité d'Auteurs qui en traitent. Je me contenterai de dire seulement qu'il y a deux especes de *baleine*, dont l'une est appellée *cachalot*, qui differe de celle qui est appellée *baleine*, en ce que la gueule du *cachalot* est garnie de petites dents plattes sans fanons, qui est le contraire de celle qui porte le nom de *baleine*, qui n'a que des fanons. C'est du lard de ces animaux qu'on tire l'huile de *baleine*, de laquelle nous faisons un fort grand commerce, surtout en tems de paix, à cause du grand usage dont elle est en France, tant pour brûler, que pour plusieurs Ouvrages où l'on auroit bien de la peine à s'en passer, principalement pour raffiner le soufre, & pour la préparation de certains cuirs où il en faut nécessairement. Nous avons deux sortes d'huile de *baleine* à Paris: la meilleure est celle que nous appellons *huile de grande baie*, qui est faite par les François tout aussi-tôt qu'ils ont tiré le lard de la baleine, ce qui fait que les huiles Françoises ne sentent pas si mauvais que celles que l'on fait en Hollande, parce que les Hollandois ne font pas leurs huiles aussi-tôt qu'ils ont tiré le lard de la *baleine*, mais le transportent en Hollande pour le fondre: ainsi l'on doit préférer les huiles Françoises à celles de Hollande, que l'on distingue aisément à leur rougeur, leur puanteur & à la petite quantité de graisse qu'elles contiennent. Les huiles de *baleine* nous viennent pour la plus grande partie de la mer glaciale, surtout du Groenland, d'où les Hollandois les tirent. POMET.

Tout le monde sait aujourd'hui que le *sperma ceti* est la cervelle d'une espece de *baleine* appellée

Cetus, Offic. *Cete admirabile aliud*, Clus. Exot. 131. *Balæna*, Mer. Pin. 190. *Balæna macrocephala, quæ binas tantum pinnas laterales habet*, Sib. Phal. 12. *Balæna major, inferiore tantum maxilla dentata, macrocephala bipennis*, Raii Synop. Pisc. 15. *Balæna*, Ejusd. Icht. Tab. A. *f.* 3. *Cete*, 41. *Cete*, Jonf. Tab. 42. *Trompa*, Park. Theat. 1607. *Sperma ceti falso dicta*. DALE.

On a long-tems disputé sur la nature du blanc de *baleine*: mais je n'ai trouvé personne qui nous mette plus au fait de la maniere dont on le prépare que Pomet, qui l'a vu faire & qui l'a préparé lui-même.

Le blanc de *baleine* est la cervelle d'une espece de *baleine* que les Basques appellent *byaris*, & ceux de Saint Jean de Luz *cachalot*. Cet animal, suivant quelques-uns, est appellé *baleine mâle*, & *orca* par les Latins. Il a environ vingt-cinq piés de long & douze de hauteur, & chacune de ses dents pese une livre. On les emploie à différens ouvrages. Ces animaux sont fort communs au Cap de Finistere, sur la côte de Galice & en Norvege. En 1688. il en fut pris un par un navire Espagnol qui le mena à Saint Sebastien, de la tête duquel on tira vingt-quatre barrils de cervelle, & de son corps quatre-vingt seize barrils de lard. On sera donc désabusé de croire que le blanc de *baleine* soit autre chose que la cervelle des *cachalots*; & je puis en parler, tant pour en avoir vu préparer, que pour en avoir préparé moi-même.

Le blanc de *baleine* se prépare ordinairement à Bayonne & à Saint Jean de Luz, & cette fabrique est si rare en France, qu'il n'y a pas deux personnes qui le sachent préparer comme il faut. Ceux qui y travaillent prennent la cervelle de cet animal, la fondent sur un petit feu, ensuite la mettent dans des moules faits comme ceux où l'on jette le sucre ; & après qu'elle est refroidie & égoutée de son huile, ils la retirent & la refondent, & ils procedent toujours de la même maniere, jusqu'à ce qu'elle soit bien purifiée & très-blanche ; alors par le moyen d'un couteau fait exprès, ils la coupent pour la réduire en écailles de la maniere que nous la voyons. Comme cette marchandise est assez de conséquence, à cause de son prix, je dirai qu'on doit la choisir en belles écailles blanches, claires & transparentes, d'une odeur sauvagine, & prendre garde qu'elle ne soit augmentée avec de la cire blanche, comme il n'arrive que trop souvent ; ce qui sera facile à connoître, tant par son odeur de cire, que parce qu'elle est extremement menue & d'un blanc mat. Nous n'avons point de marchandise qui appréhende plus l'air que le blanc de *baleine*, ce qui fait qu'on doit la conserver dans des vaisseaux de verre ou dans des barrils bien fermés, de peur que l'air y entre & ne la jaunisse. Pomet.

Il peut se faire que Pomet ait raison dans ce qu'il dit du procédé dont on se sert ordinairement pour faire le blanc de *baleine*; j'en ai pourtant vu qui n'avoit essuyé aucune préparation & qu'on s'étoit contenté de mettre dans des sacs de papier pour absorber l'huile qu'il contenoit. Le véritable blanc de *baleine* est très-blanc & en petits morceaux de la grosseur des crystaux de tartre. Il se convertit étant frotté dans les mains en une espece d'huile, & ne s'attache point au palais lorsqu'on le mâche, comme celui qu'on vend ordinairement, ce qui me fait soupçonner que ceux qui le font pour le vendre y mêlent de la cire. Je puis assurer avec certitude que le blanc de *baleine* n'est ni l'huile, ni le cerveau, ni le sperme de la *baleine*, mais une substance particuliere que l'on trouve dans la tête de ce poisson, & qui s'écaille comme le saumon cuit ou le merlus, lorsqu'on l'en tire. On le trouve dans d'autres parties du poisson, mais il est moins bon & en moins grande quantité que dans la tête.

Le blanc de *baleine* est un excellent remede dans plusieurs cas ; on l'emploie ordinairement pour les meurtrissures, les contusions internes & après l'accouchement. Il est un excellent balsamique dans plusieurs maladies de la poitrine, il déterge & consolide. Il est très-sûr & très-efficace dans les toux qui viennent d'un catarrhe opiniâtre, d'érosions & d'ulcérations, aussi-bien que dans les pleurésies & les abscès internes. Il est un excellent consolidant dans les cas où la mucosité des intestins a été emportée par l'acrimonie de la bile, comme dans les diarrhées & les dyssenteries. Il convient pareillement pour l'ulcération des reins & pour le pissement de sang, il ramollit & relâche les fibres & contribue souvent à l'expulsion de la gravelle en élargissant les passages. On l'emploie en forme d'électuaire & de bol, avec des conserves convenables & autres choses de cette espece, & lorsqu'on a eu soin de le mêler comme il faut, il est difficile que le malade le découvre sous cette forme. On le dissout encore fort aisément par le moyen d'un jaune d'œuf, ou bien on le réduit en émulsion. La dose ordinaire est d'environ demi-dragme.

Il est émolliant & consolidant lorsqu'on l'emploie extérieurement ; il sert surtout dans la petite vérole & l'on en oint les pustules lorsqu'elles commencent à se durcir après l'avoir mêlé avec de l'huile d'amandes douces. Il prévient efficacement les escarres qu'elles ont coutume de laisser en les adoucissant & les consolidant. Il n'y a pas long-tems qu'on s'en sert dans cette maladie, quoiqu'il ait été en usage du tems de Schroder pour dissiper les crevasses que laissent la gale & les pustules.

On l'emploie souvent comme un cosmétique dans le fard & dans les pâtes avec lesquelles on se lave les mains.

BALAM PULLI, est le nom du tamarin. Raii, *Hist. Plant.*

BALANDA ou VALANIDA, sont les noms du hêtre. Blancard.

BALANDINA est une pierre artificielle dont il est parlé dans Raimond Lulle. Comme je n'entends point l'original, & qu'il me seroit impossible de le traduire; je rapporterai le passage en latin dans la persuasion où je suis que ceux que cette matiere regardent l'entendront mieux que moi.

« Balandina *componitur in argento vivo ferri & est coloris rubei valde, & resplendet ratione sulphuris decocta & conversa in naturam aquæ aereæ ignita recipiens naturam argenti vivi; & quia sua natura est ex aere, ideò restringit sanguinem. Recipe ergo de aqua aerea ferri, & imple mollem ceream post virtutem restrictivam acceptam, & indura illam in aqua terrestri restrictiva ferri, & prosequere per informationes supra dictas* ».

BALANI ou GLANDES, *poucepiés*, sont de petits poissons à coquille à qui on a donné ce nom, à cause qu'ils ont la figure d'un gland de chêne. On les appelle aussi *pollicipedes*. On en trouve de plusieurs especes sur les rochers des côtes d'Espagne, de Bretagne & de la Normandie.

Ils sont apéritifs.

BALANOCASTANUM. Voyez *Bulbocastanum.*

BALANOS, βάλανος, signifie proprement un gland ; mais Hippocrate dans son Traité de *Affectionibus*, s'en sert pour désigner le chêne. Plusieurs Auteurs, entre autres Theophraste, appellent de ce nom tout arbre qui porte du gland.

On appelle souvent les suppositoires & les pessaires, *Balanos*, (βάλανος) à cause de leur ressemblance avec ce fruit.

Balanos, signifie encore le gland de la verge.

BALANUS MYREPSICA, *Ben.*

Ben, *Balanus Myrepsica*, Offic. *Balanus Myrepsica*, Ind. Med. 17. *Balanus myrepsica*, *Glans unguentaria*, *Nux Ben*, Mont. Exot. 9. Commel. Plant. Usu. 83. *Balanus Myrepsica*, *sive Glans unguentaria*, Ger. 1214. Emac. 1400. *Glans unguentaria*, C. B. Pin. 402. Raii. Hist. 2. 1738. Jons. Dendr. 130. *Nux unguentaria*, J. B. 1. 317. Chab. 24. *Nux Ben*, *sive Glans unguentaria*, Park. Theat. 238. *Balanus myrepsica*, *siliquâ triangulari semine minore alato*, Breyn. Prod. 2. 22. Commel. Flor. Mal. 50. *Nux Been Zeylanica*, *siliquâ triangulâ*, *seminibus alatis*, Herm. Parad. Bat. Prod. 357. Cat. Hort. Lugd. Bat. 692. *Arbor Exotica*, *Lentisci folio*, C. B. Pin. 399. *Moringa*, Ferr. Flor. Cult. 385. Park. Theat. 1650. *Moringa Lentisci folio*, *fructu magno anguloso*, *in quo semine*, &c. J. B. 1. 435. Raii Hist. 2. 1745. Pluk. Almag. 253. *Katumurungha*, Herm. Mus. Zeyl. 62. *Monringon*, Hort Mal. 6. 19. Tab. 9. *Coatlis*, *quam alii Tlapalex-patli*, &c. *vocant*, Jons. Dendr. 291. Hern. 119. *Lignum nephriticum*, Rech. in not. 6. *Coatl. aliis Tlapalex-patli*, Laet. Ind. Occid. 227. *Lignum nephriticum*, Park. Theat. 1664. Ind. Med. 68. Mont. Exot. 8. Raii Hist. 2. 1804. *Lignum nephriticum cæruleo & flavo tingens*, J. B. 1. 492. Chab. 37. *Lignum peregrinum aquam cæruleam reddens*, C. B. Pin. 416.

Dale prétend que le bois néphrétique, *Lignum nephriticum* est le bois; & le *Balanus myrepsica*, le fruit de cet arbre. Voyez *Nephriticum lignum.*

Dioscoride attribue les vertus suivantes au *Balanus myrepsica.*

Une dragme de ce fruit en poudre prise dans de l'oxycrat, dissipe les gonflemens de la rate. On l'applique sur la même partie en forme de cataplasme après l'avoir mêlé avec de la farine d'ivraie. On en fait avec de l'hydromel, un cataplasme pour la goute. Cuit avec du vinaigre, il déterge le psora & la lepre, avec du nitre, les alphes & les ulceres sanieux, & avec de l'urine, il dissipe les taches de rousseurs, le hâle, & les boutons. Pris dans de l'hydromel, il excite le vomissement,& lâche le ventre: mais il nuit beaucoup à l'estomac. L'huile qu'on en tire par expression opere par bas, celle qu'on retire des coquilles est plus astringente. La lie qui reste après qu'on l'a pilé & exprimé entre dans la composition des mélanges qui servent à nettoyer la peau. Dioscoride, *Lib. IV. cap.* 160.

Le *Ben* ou *Balanus myrepsica*, est un fruit triangulaire, de la grosseur d'une noisette, couvert d'une écorce grise ou blanche, sous laquelle est une amande blanche, d'un goût douceâtre desagréable.

On doit choisir le *Ben* nouveau, blanc, assez gros, pesant & bien nourri. On en tire par expression une huile qui a de très-grandes propriétés. Elle n'a ni goût ni odeur, & ne rancit jamais, ce qui fait que les Parfumeurs s'en servent pour tirer l'odeur des fleurs, comme du jasmin, des fleurs d'orange, de tubéreuses & autres fleurs semblables.

Ils employent cette huile pour faire toutes leurs essences, & ils ajoutent aux fleurs dont nous venons de parler, suivant qu'ils le jugent à propos, de l'ambre gris, du musc, de la civette, du benjoin, du storax ou du baume du Perou. Le *Ben* croît en Espagne, dans l'Arabie, l'Ethiopie & les Indes, où il acquiert une perfection qu'il n'a jamais en Europe.

La noix de *Ben* purge par haut & par bas les humeurs pituiteuses & bilieuses, la poudre qui reste après qu'on en a tiré l'huile, est dessiccative & déterfive; sa cosse ou coquille est extremement astringente. L'amande étant pilée & prise dans de la biere douce, purge le phlegme; son huile a la même vertu, elle excite le vomissement, & chasse de l'estomac les impuretés qui peuvent s'y être amassées.

La noix entiere est contraire à l'estomac, à moins qu'on ne la fasse rôtir; car pour lors elle perd beaucoup de sa qualité émétique, & ne purge que par bas. On l'emploie avec succès dans les lavemens pour nettoyer les intestins & pour guérir la colique. L'amande de cette noix prise dans de la petite biere à la dose d'une dragme, ramollit les duretés du foie & de la rate. Son huile est extremement utile aux Parfumeurs, elle sert encore aux Gantiers & aux Pelletiers pour conserver leurs peaux & les garantir de la moisissure à laquelle sont sujettes celles qui ont été préparées avec de l'huile d'amande. Elle tire & conserve plus long-tems l'odeur des fleurs qu'on y a fait infuser, qu'aucune autre huile que ce soit. Elle guérit le bourdonnement d'oreille & même la surdité. L'amande employée avec du vinaigre & du nitre est bonne pour la gale, la lepre, l'herpe la teigne, les pustules & les autres vices de la peau. Mêlée avec de la farine d'orobe, & appliquée sur le côté en forme d'emplâtre, elle diminue l'enflure de la rate; elle appaise les douleurs de la goute, elle remedie aux maladies froides des nerfs; elle en fait cesser la crampe & les spasmes, & en guérit les meurtrissures. Mêlée avec du miel, elle résout les nœuds, les écrouelles & les tumeurs dures. Pomet.

L'huile de *Ben* est quelquefois appellée *oleum Balanicum*.

On appelle la noix de *Ben*, *Glans unguentaria*, à cause qu'on en tire par expression une huile dont les Parfumeurs se servent pour tirer l'odeur des fleurs, & qui ne rancit jamais. Elle passe pour guérir la gratelle & les autres maladies de la peau; on la mêle quelquefois avec du bismuth & du précipité blanc. Quelques Auteurs prétendent qu'étant mêlée avec de l'huile de noisette ou d'aveline, elle purge par haut & par bas, & il est certain que ce fruit a une vertu purgative étant réduit en émulsion. Geoffroy.

Il y a encore une autre espece de *Ben* plus gros que celui que l'on vient de décrire; il est appellé par Monard, dans son Histoire des drogues, *Ben magnum, seu Avellana purgatrix*, *gros Ben*, ou noisette purgative. Il croît dans l'Amerique & on en apporte quelquefois de l'Isle S. Domingue, mais il est fort rare en France.

Il purge par haut & par bas. Les Indiens s'en servent pour la colique venteuse. La dose est depuis demi-dragme, jusqu'à une dragme. On diminue sa force en le faisant rôtir. Lemery, *des drogues*.

BALASIUS est une pierre précieuse de couleur de pourpre ou de rose, qui tient de la nature de l'escarboucle. Ruland rapporte quelques effets surprenans de cette pierre, qui sont trop fabuleux pour que le Lecteur y ajoute foi, ce qui fait que je n'en parlerai point.

BALATRO, suivant Blancard, est le même que *Bambalio*. Voyez ce dernier article.

BALAUSTIA, *Balaustes*. Ce sont les fleurs du *Balaustia*, Offic. Ger. 1262. Emac. 1450. *Balaustia Hispanica*, J. B. 1. 82. Chab. 3. *Balaustia flore pleno majore*, C. B. Pin. 438. *Balaustium*, Mont. Ind. 37. Aldrov. Dendr. 579. *Malus Punica sylvestris major, sive Balaustium majus*, Park. Theat. 1511. Raii Hist. 2. 1463. *Balaustium majus sive Malus Punica sylvestris major*, Park. Parad. 430. *Punica flore pleno majore*, Tourn. Inst. 636. Boerh. Ind. A. 2. 450. *Malus Punica pleniflora*, Jonf. Dendr. 29. *Balaustier.*

Les *balaustes* sont les fleurs du grenadier sauvage. Il y en a de blanches, de rouges & de couleur de rose. Elles ne different point du *cytinum*, fleur du grenadier domestique, & l'on en extrait le suc de la même maniere que de l'hypociste.

Elles sont astringentes, & servent au même usage que l'hypociste & la fleur du grenadier domestique. Dioscoride, *Lib. I. cap.* 154.

Nous avons deux sortes de *balaustes*, savoir les fines & les communes. Nous entendons par *balaustes* fines celles qui sont garnies de leurs fleurs, & par communes celles qui n'ont que le pécoul. Pomet.

Les *balaustes* de même que les *cytines*, sont d'une nature terreuse, extremement astringentes, épaississantes, rafraichissantes & dessiccatives, ce qui fait qu'on les emploie souvent dans les flux de toute espece, comme dans la diarrhée, la dyssenterie, & pour arrêter les hémorrhagies des plaies. Dale, d'après Schroder.

BALBIS, βαλβίς, est suivant Galien dans son *Exegesis*, une cavité oblongue. Hippocrate dans son Traité des Articles, donne le nom de βαλβιτώδης, à la cavité de l'extrémité de l'humérus dans laquelle le cubitus s'emboite.

BALBUTIES, *bégayement*. C'est proprement cette espece de *bégayement* dans lequel une personne hésite quelquefois, & parle ensuite avec beaucoup de précipitation.

BALISTÆ OS. Voyez *Astragalus*.

BALITISTERA. Ruland traduit ce mot par *Terra rubea*.

BALLERUS, *bordeliere*. C'est un petit poisson de riviere ou de lac; sa tête est courte, il n'a ni dents ni langue, mais les os de sa mâchoire sont durs, & son palais charnu; son corps est couvert de petites écailles minces de couleur noirâtre; il se tient toujours au bord de l'eau, ce qui lui a fait donner le nom de *bordeliere*. Il est bon à manger, mais on ne s'en sert point en Medecine.

BALLOTE, *marrube noir*, ou *marrube puant*. *Marrubium nigrum Ballote*, Offic. *Marrubium nigrum*, Ger. 566. Emac. 701. Raii Hist. 1. 571. Mer. Pin. 75. *Marrubium nigrum, sive Ballote*, J. B. 3. 318. Chab. 436. *Marrubium nigrum fœtidum Ballote dictum*, Park. Theat. 1230. *Marrubium nigrum fœtidum*, *Ballote Dioscoridis*, C. B. Pin. 230. Hist. Oxon. 3. 377. *Marrubiastrum*, Rivin. Irr. Mon. *Ballote*, Tourn. Inst. 185. Elem. Bot. 153. Raii Synop. 3. 244. Boerh. Ind. A. 175. Rupp. Flor. Jen. 183. Dill. Cat. Giss. 135. Buxb. 35. *Ballote*, *Marrubium nigrum fœtidum*, Merc. Bot. 1. 23. Phyt. Brit. 14.

Le *ballote* ou *marrube noir* pousse des tiges noires, quarrées & quelque peu velues. Ses feuilles sont semblables à celles du *marrube* ordinaire, mais plus grandes &

plus arrondies, noires, velues éloignées les unes des autres comme celles de la mélisse, ce qui leur en a fait donner le nom par quelques Auteurs. Ses fleurs sont blanches & disposées par anneaux.

Un cataplasme des feuilles avec du sel est très-efficace contre la morsure des chiens enragés. Cuites sous la cendre chaude, jusqu'à ce qu'elles blanchissent, elles sont excellentes pour dissoudre les condylomes. Pilées avec du miel, elles détergent les ulceres sordides. Dioscoride, *Lib. III. cap.* 117.

Le *marrube noir* croît plus vîte, & pousse un plus grand nombre de branches que le blanc. Ses tiges sont quarrées & velues; ses feuilles plus grandes & plus noires; elles ressemblent à celle de l'ortie morte, excepté qu'elles sont plus molles & d'une odeur plus forte. Ses fleurs sortent d'entre les feuilles en deux bouquets, de chaque côté & sur la partie antérieure de la tige. Chaque bouquet est porté sur un pédicule commun, & les fleurs sur un calyce fort ouvert partagé en cinq segmens. Elles sont de couleur rouge, partagées en deux levres & peu élevées au-dessus du calyce, dans le fond duquel sont quatre petites graines oblongues. La racine est longue, fibreuse, & s'étend beaucoup. Cette plante croît sur les bords des chemins, dans les haies, & fleurit au mois de Juillet.

Les sommités & les feuilles du *marrube noir* sont peu en usage dans la Medecine. Le Docteur Bowle recommande cette plante comme un remede extremement efficace dans les affections hystériques & hypocondriaques. Miller, *Bot. Offic. pag.* 285.

Elle contient beaucoup d'huile à demi exaltée, & de sel essentiel volatil. Lemery, *des Drogues.*

Ses feuilles sont très-ameres & d'une odeur pénétrante, & ne rougissent pas le papier bleu; ce qui donne lieu de croire que le sel naturel de la terre qui est amer, est uni dans cette plante avec une partie considérable d'huile fétide. M. Ray recommande la décoction de cette plante dans les affections hypocondriaques.

Rien n'est meilleur pour prevenir la goute, & pour rendre ses attaques moins violentes que de boire tous les jours trois ou quatre tasses d'une infusion faite de parties égales de marrube blanc, de marrube noir & de feuilles de bétoine. Tournefort.

BALNEABILIS, *Balnéable;* est une épithete que l'on donne aux eaux qui sont propres pour les bains.

BALNEA, *Bains.* On s'est servi de tout tems des *bains* pour la propreté; & il y a toute apparence que l'on doit à leur fréquent usage la premiere découverte de leurs vertus médicinales. La plupart des Religions qui ont été établies dans l'Orient, ont ordonné les fréquentes ablutions comme un devoir indispensable; & les Orientaux taxent encore aujourd'hui les Européens de mal-propreté, à cause qu'ils négligent de se baigner; & il faut avouer que ce reproche n'est que trop bien fondé.

L'on prétend que Médée est la premiere qui ait employé les *bains* chauds dans la vue de conserver la santé; & c'est ce qui a donné lieu à la fable qu'elle faisoit bouillir des hommes vivans.

Pelias, Roi de Thessalie, ayant voulu éprouver sur ses vieux jours l'effet de ce nouveau remede, il lui en couta la vie; & c'est vrai-semblablement ce qui donna lieu à la fable que nous venons de rapporter.

Mélampe baigna les filles de Prestus pour les guérir de leur folie.

Les Lacédémoniens plongeoient leurs enfans dans du vin dès qu'ils étoient nés, quoiqu'ils fussent persuadés qu'ils mourroient dans des accès d'épilepsie, en cas qu'ils fussent d'un tempérament maladif.

Ces especes de brigands à qui l'on donne le nom de *Bohémiens*, plongent leurs enfans aussi-tôt qu'ils viennent au monde dans la premiere fontaine qu'ils trouvent, afin d'éprouver leurs forces.

Virgile rapporte la même chose des anciens Latins.

Durum à stirpe genus, natos ad flumina primum,
Deferimus, sævoque gelu duramus & undis.

Asclepiade recommande les *bains* froids. Dion Cassius, *Lib. LIII.* nous apprend qu'Auguste étant dangereusement malade, & ne pouvant s'assujettir à prendre des remedes à cause de la répugnance qu'il y avoit, Antoine Musa lui conseilla de se baigner dans l'eau froide, & même d'en boire. Cela ayant fort bien réussi, valut à ce Medecin, outre de grandes largesses qui lui furent faites par l'Empereur & par le Sénat, le privilége de porter un anneau d'or, ce qui jusques-là n'avoit été permis qu'aux personnes de la premiere distinction.

Le même privilége fut commun à tous ceux de sa profession, & ils furent encore exemptés, à cause de lui, de tout impôt.

Musa ayant voulu traiter Marcellus, neveu & fils adoptif d'Auguste, comme il avoit traité l'Empereur, il en couta la vie à ce jeune Prince. Il est vrai que l'on soupçonna que Livie voyant avec chagrin Marcellus préféré à ses fils, avoit gagné Musa, & que celui-ci le fit périr en le baignant à contre-tems.

Ceux qui feront attention aux bons effets que les *bains* froids peuvent produire sur les personnes avancées en âge, ou dont les fibres sont relâchées, & au contraire de quelle fâcheuse conséquence ils peuvent être pour les jeunes gens dont les fibres ont toute leur élasticité, n'auront pas de peine à rendre raison des effets qu'ils ont produit sur Auguste & sur son neveu.

Suetone, *in Augusto, cap.* 59. & 81. nous apprend que le Sénat fit élever à Musa une statue d'airain, que l'on plaça à côté de celle d'Esculape; & à l'égard de la maladie d'Auguste, voici ce qu'il nous en apprend dans un autre endroit.

« Auguste, dit-il, étant de retour de son expédition de « Biscaye, & ayant le foie en mauvais état, ensuite « d'une longue fluxion; comme il desespéroit de son « mal, Antonius Musa lui proposa un remede hasar« deux, & contraire à ceux qui avoient été pratiqués « jusqu'alors; c'étoit de changer les fomentations chau« des dont on s'étoit servi, en des fomentations froi« des, qui sont quelque chose d'approchant des *bains* « froids »

Pline dit que Musa fut le premier qui mit les *bains* froids en crédit, & qu'avant lui on ne se servoit que des *bains* chauds.

Horace nous apprend que Musa lui avoit défendu les eaux de Baies, & qu'il le faisoit baigner dans l'eau froide, même en hiver, & que les habitans de Baies se plaignoient de ce qu'on méprisoit leurs eaux soufrées, ou qu'on leur préféroit les fontaines froides de Clusium & de Gabies, dont on recevoit l'eau sur la tête & sur la poitrine.

Musa avoit un frere nommé Euphorbe, qui étoit Medecin d'un Prince qui se plaisoit lui-même à la Medecine. Ce Prince étoit Juba, second fils de l'autre Juba qui avoit été Roi de Numidie & d'une partie de la Mauritanie; & qui s'étant attaché au parti de Pompée, avoit été ensuite vaincu par Jules-César, & s'étoit fait tuer immédiatement après. On ne sait rien de particulier touchant sa Medecine, si ce n'est que Pline le joint à son frere pour ce qui regarde l'invention des *bains* froids. Pline se trompe cependant lorsqu'il avance que Musa & son frere Euphorbe ont été les inventeurs des *bains* froids; car Asclepiade qui vivoit longtems avant eux, les ordonnoit à ses malades.

Pline, *Lib. XXIX. cap.* 1. parle d'un Medecin de Marseille appellé Charmis, qui vint s'établir à Rome sous le regne de Néron, & y amassa des sommes considérables. Son principal secret consistoit à faire prendre les *bains* d'eau froide à ses malades, même dans le plus fort de l'hiver.

Plutarque, dans ses *Sympofiaques, Lib. VIII. quest.* 9.

donne une idée très-desavantageuse des *bains* chauds dont se servoient les Romains. Il dit que rien ne contribue tant à altérer le corps & à causer des maladies, que la variété des *bains* qui étoient en usage dans son tems, par lesquels le corps se trouve ramolli comme le fer l'est par le feu, & se durcit ensuite comme l'acier par la méthode que l'on a de le tremper ensuite dans l'eau froide. Si quelqu'un de ceux, qui, dit cet Auteur, nous ont précédés revenoit aujourd'hui au monde, & qu'il vînt à jetter les yeux sur nos *bains*, il ne pourroit s'empêcher de dire,

Ἔνθα μὲν εἰς Ἀχέροντα, Περιφλεγέθων τε ῥέουσι.

Il ajoute que les *bains* d'eau tiede étoient en usage du tems de ses ancêtres; qu'Alexandre le Grand dormoit dans un de ces *bains* lorsqu'il avoit la fievre, & que les femmes des Galates y prenoient leurs repas avec leurs enfans; au lieu que l'air qu'on y respiroit dans son tems, étoit un mélange d'eau & de feu qui ne laissoit aucune particule du corps en repos, & leur faisoit perdre leur situation naturelle, jusqu'à ce qu'elles s'eteignissent d'elles-mêmes, après avoir été comme embrasées dans le *bain*.

On distingue assez proprement les *bains* en chauds & froids, qui different considérablement entre eux suivant les différens degrés de chaleur & de froideur, & la différence des matieres contenues dans les eaux dont on se sert.

Les *bains* sont encore généraux ou particuliers. Les premiers sont ceux dans lesquels on trempe tout le corps dans l'eau; & les seconds du nombre desquels sont les demi-*bains*, les *pédiluves* & quelques especes de fomentations, ne servent que pour quelques parties du corps.

Tout le monde sait que la chaleur dilate les corps, & que le froid au contraire les condense & en resserre les fibres, ce qui doit nécessairement rendre les *bains* chauds différens des froids quant à leurs effets.

Hippocrate s'étend fort au long sur l'usage des *bains* tant chauds que froids, considérés comme un préservatif & un remede pour les maladies. Mais il nous apprend dans son Traité sur le régime que l'on doit tenir dans les maladies aiguës, qu'il y avoit peu de maisons où l'on trouvât toutes les commodités nécessaires pour les *bains*; d'où Galien infere qu'il ne falloit pas que les *bains* fussent aussi communs dans son tems qu'ils l'ont été dans la suite.

Quant à l'usage des *bains* qu'Hippocrate employoit dans certaines maladies particulieres, il en est parlé dans les articles qui y ont rapport.

Voici les principales conditions qu'il juge nécessaires pour rendre ce remede utile.

Il veut que le malade qui se baigne se tienne en repos dans sa place, & qu'il ne parle point, mais qu'il laisse faire ceux qui le baignent, ou qui lui versent de l'eau sur la tête, ou qui l'essuient. Qu'on se serve d'éponges pour l'essuyer, & qu'on n'emploie point l'instrument appellé *strigil*, qui servoit à racler de dessus la peau les ordures que les huiles ou les onguens dont on s'oignoit y avoient laissées. Que l'on se précautionne contre le froid. Que l'on ne se baigne pas incontinent après avoir mangé & bu, & que l'on s'abstienne même de manger & de boire d'abord au sortir du *bain*. Que l'on prenne garde si le malade avoit accoutumé de se baigner lorsqu'il étoit en santé, & si le *bain* lui faisoit du bien ou du mal. Enfin, que l'on s'abstienne du *bain*, lorsque le ventre est trop libre ou trop resserré; & si on ne l'a pas déchargé auparavant, ou si l'on est trop foible; si l'on a des envies de vomir ou un grand dégout, ou que l'on saigne du nez.

L'utilité que le *bain* apporte, est, selon Hippocrate, d'ôter la lassitude, de ramollir la peau & les jointures, de faire uriner, de dissiper la pesanteur de tête, de rendre les narrines humides, & d'ouvrir les autres conduits. Hippocrate accorde jusqu'à deux *bains* par jour à ceux qui y sont accoutumés.

Celse donne les préceptes suivans touchant l'usage des *bains*.

Le *bain* est salutaire pour deux raisons; car quelquefois après que la fievre a cessé, il contribue au rétablissement de la santé, en mettant le malade en état de prendre plus de nourriture & de boire du vin; quelquefois aussi il fait cesser la fievre. On l'ordonne communément lorsque la peau qui couvre la superficie du corps, a besoin d'être relâchée; qu'il faut attirer les humeurs corrompues qui croupissent dans les parties internes, & changer l'habitude du corps.

Les Anciens employoient le *bain* avec beaucoup de précaution: mais Asclepiade agissoit avec moins de contrainte; & en effet ce remede n'est à craindre que par le mauvais usage qu'on en fait. Si une personne vient à être délivrée de la fievre, elle peut le lendemain du jour qu'elle en est quitte, se baigner en toute sureté, pourvu que ce soit après le tems ordinaire de l'accès. Mais si la fievre est périodique, & qu'elle revienne le troisieme ou le quatrieme jour, le *bain* ne peut que lui faire du bien, toutes les fois que l'accès cesse de revenir. Si la fievre continue sans augmenter pour cela, & que le malade soit depuis long-tems incommodé de la rate, le *bain* devient un remede extremement salutaire, pourvu néantmoins qu'il n'y ait aucune dureté ni aucune tumeur autour des intestins, que la langue ne soit point rouge, qu'on ne sente aucune douleur dans la tête, ni dans les parties mitoyennes du corps, (les visceres) & que la fievre n'augmente point.

Dans les fievres périodiques, il y a deux tems propres pour se baigner; l'un est immédiatement avant le frisson, & l'autre après que l'accès de fievre a cessé. Quant à ceux qui ont été long-tems affligés de fievres lentes intermittentes, ils ne doivent se baigner qu'après que l'accès a entierement cessé, ou du moins lorsqu'il est considérablement diminué, & que le corps est dans un aussi bon état qu'on peut l'espérer dans cette sorte de maladie.

Une personne foible qui va se mettre au *bain* doit prendre garde de ne point se refroidir avant d'y entrer. Lorsqu'elle y sera elle se tiendra un moment en repos, & elle examinera si elle ne sue point & si elle ne sent point quelque frisson autour des tempes. Si ce dernier symptome survient sans l'autre, le *bain* ne lui vaut rien pour ce jour-là. On se contentera donc de l'oindre & de la ramener chez elle, en observant de la garantir du froid & de lui enjoindre l'abstinence. Si elle n'apperçoit aucune altération autour des tempes, & que la sueur commence à paroître, d'abord sur ces parties & ensuite sur toutes les autres du corps, on lui fomentera la bouche avec de l'eau chaude, & on la fera asseoir dans le *bain*. Elle doit encore examiner si sa peau extérieure ne frissonne point à la premiere approche de l'eau chaude, car dans ce cas le *bain* ne produit aucun bon effet, il est rare cependant que cela arrive lorsqu'on a pris toutes les précautions nécessaires.

Une personne qui examinera avec soin l'état de sa santé, connoîtra aisément si elle doit s'oindre avant d'entrer dans le *bain*, ou après en être sortie.

En général, si on en excepte quelques cas particuliers, on doit après avoir sué, s'oindre doucement tout le corps avant que de se plonger dans l'eau chaude.

On doit encore avoir égard ici à la force du malade, & ne point souffrir qu'il tombe en défaillance par trop de chaleur. Celle-ci doit être ménagée à propos, le malade doit se couvrir autant qu'il le faut pour ne point sentir le froid, & ne rien prendre qu'il n'ait auparavant sué. Celse, *Lib. II. cap.* 17.

Les regles précédentes ne regardent que les *bains* chauds.

Hoffman a recueilli plusieurs particularités relatives à

l'usage des *bains* qui sont trop importantes pour les passer sous silence.

Les effets salutaires que produit l'usage extérieur de l'eau ne sont pas moins sensibles que les avantages qui résultent de son usage intérieur. C'est ce que prouvent les *bains* & les lavemens des piés, dont le principal ingrédient & la base est l'eau simple. Cependant cette eau seule & sans addition, pourvu qu'elle soit pure & légere, produit des effets très-salutaires, ainsi qu'il est attesté par les écrits des plus anciens Medecins, comme Hippocrate, Galien, Cœlius Aurelianus, Aretée, Celse & Trallien, où nous voyons que l'usage des *bains* d'eau douce a été très-commun dès la naissance de la Medecine, dans les maladies internes les plus dangereuses. C'étoit principalement dans les plus graves maladies de la tête, comme dans la folie avec la tristesse, ou jointe à la fureur, & dans les violentes douleurs de tête que les anciens s'en servoient avec le plus de succès. Voici comme Trallien s'en explique, *Lib. I. Si quelque chose fait du bien aux mélancoliques, c'est le bain d'eau douce, mais il faut qu'ils y restent long-tems, si c'est l'été qu'on l'emploie.*

C'est aussi le sentiment d'Aretée, qui veut que les mélancoliques prennent souvent les *bains* d'eaux naturellement chaudes & qu'ils y restent long-tems; & la raison qu'il en donne, est que la mollesse & la souplesse des muscles qui sont toujours secs & tendus dans la mélancolie, contribuent extremement au soulagement de cette maladie.

Cœlius Aurelianus recommande aussi beaucoup l'usage des eaux naturelles aux maniaques.

Prosper Alpin, (*de Medicina Ægyptiorum*,) atteste que beaucoup de mélancoliques ont été parfaitement guéris par les *bains* tiedes.

Le premier Auteur vante extremement les demi-*bains* dans le calcul des reins, s'il y a grandes douleurs. C'est aussi le sentiment d'Aretée.

Une infinité d'expériences me mettent en état d'assurer affirmativement que les *bains* des eaux de Toplitz & les demi-bains d'eau pure modérement chaude, ont procuré un soulagement très-prompt, même employés pendant l'accès & la force des symptomes, dans les plus grandes maladies de la tête, comme la manie, la mélancolie, la stupeur & l'engourdissement d'esprit, le sommeil inquiet & agité de songes effrayans, la migraine, le vertige, l'obscurcissement de la vue, les grandes douleurs de dents & des autres parties nerveuses, les douleurs cardialgiques de l'estomac, les passions iliaques, les coliques des intestins & les douleurs que produit le calcul des reins. En effet, l'efficacité des bains est si grande pour appaiser les douleurs & relâcher les contractions spasmodiques, que tant que les malades les prennent, ils sont libres de douleurs & des spasmes, qui reviennent quelquefois lorsqu'ils en sortent. Celse rapporte que les anciens, & Prosper Alpin que les Egyptiens, ont fait communément & avec succès, usage des *bains* dans toutes les fievres, tant continues qu'intermittentes, si l'on en excepte les pestilentielles, avec la précaution de ne pas les employer dans la force & l'état de la maladie, mais dans son déclin. J'ai plusieurs fois administré avec succès des *bains* composés d'émolliens & de remedes qui fortifioient les nerfs dans les fievres quartes des vieillards, pendant les jours d'intermissions.

Outre la vertu qu'ont les *bains* d'eau douce de ramollir les fibres roides, tendues & resserrées par les spasmes, & de détourner & de déterminer vers d'autres parties le sang & les liqueurs qui se portent à la tête & aux parties supérieures, ils aident parfaitement bien la circulation du sang, & la transpiration insensible qui se fait par les pores de la peau. Car leur humidité relâche les fibres & ses pores, & leur chaleur raréfie le sang & augmente la dilatation du cœur & des arteres, qui est suivie d'une systole proportionnée en force & en grandeur. En conséquence le pouls devient plus grand & plus vîte, la circulation des liqueurs s'accélere, le sang se divise, se subtilise & se porte à la peau avec plus de promptitude, & il se fait une évaporation plus abondante des impuretés les plus déliées des liqueurs, qui le devient encore davantage lorsqu'on entre dans le lit au sortir du *bain*, parce que les vapeurs que la pésanteur de l'eau empêchoit en quelque sorte de sortir pendant qu'on étoit dans le *bain*, n'étant plus retenues lorsqu'on est dans le lit, sortent en abondance par les pores plus ouverts, & même quelquefois en si grande abondance que tout le corps dégoute de sueur.

Un avantage tout-à-fait singulier des *bains* & des demi-*bains*, c'est d'aider merveilleusement l'effet & l'usage des remedes puissans dans la guérison des plus graves maladies. Rien en effet n'est plus connu que l'augmentation d'efficacité des eaux minérales chaudes ou froides ou des autres sources médicinales dans les longues maladies, quand on en entremêle l'usage de celui des *bains*. Les eaux de Carles-Bade & d'Egra font surtout des miracles, principalement dans les maladies spasmodiques hypocondriaques, & lorsque le genre nerveux est foible ou attaqué, quand après avoir cessé de les boire, on va prendre les *bains* chauds de Toplitz & qu'on les prend au dégré de chaleur qu'il faut pendant un tems suffisant & en suivant un régime convenable. Car ces eaux sont très légeres, subtiles & pures; ce qui se connoît tant par les instrumens statiques, que par l'évaporation, où elles ne laissent presque point de partie solide; & c'est à raison de cette grande pureté & subtilité, qu'elles sont si capables de pénétrer dans le tissu intime des parties solides & des fibres qui sont tendues, resserrées, & qu'en les relâchant & les ramollissant, elles les ramenent à leur état naturel.

Dans la vérole la plus dangereuse & dans ses accidens les plus cruels, les remedes mercuriels bien préparés & employés à propos, c'est-à-dire, après que le corps a été disposé à leurs effets par la saignée, les laxatifs & les remedes propres à adoucir le sang, font des effets merveilleux, soit pour exciter la salivation ou la sueur, lorsque pendant leur usage les malades se mettent presque tous les jours dans le *bain* d'eau douce, puis au lit quand ils en sortent, pour attendre tranquilement la sueur. Les décoctions faites dans l'eau des racines, des bois & des remedes qui purifient le sang dans les maladies de la peau, les douleurs, les exulcérations & celles qui naissent d'une extreme acreté des liqueurs, font bien plus heureusement & plus promptement l'effet désiré, quand on entremêle leur usage de celui des *bains*. Il est inconcevable quelle quantité d'impuretés épaisses & grasses & de mauvaise odeur, le *bain* tire des plus petits vaisseaux de la peau, & fait nager sur l'eau. Si par hasard il est besoin de forts purgatifs ou de diurétiques acres, il est beaucoup plus sûr de faire précéder leur usage de celui des *bains*. Il est certain que les anciens se sont servis très-utilement dans des maladies fort opiniâtres, de l'hellébore blanc, mais ils ne l'employoient gueres qu'après que les malades avoient pris le *bain*, parce que non-seulement il rend les liqueurs plus fluides & plus coulantes, & ramollit les vaisseaux excrétoires, ce qui facilite la sortie de la matiere corrompue; mais que relâchant les fibres des parties solides, il garantit de tout le dommage que pourroit causer ce remede violent, & qui cause par lui-même des spasmes si considérables. Les Egyptiens, qui au rapport de Prosper Alpin, (*de Medicin. Meth.*) faisoient tous les mois usage des émétiques, pour se garantir des maladies, ne les prenoient jamais que dans le *bain*.

Quand on a à traiter des maladies causées par le vice de l'utérus & la trop grande atonie ou extension de ses vaisseaux, comme les fleurs blanches; ou qu'il s'agit de prévenir une fausse-couche, ou de faire sortir des concrétions charnues, qui ressemblent à un polype ou des moles, qui sont des causes très-ordinaires de l'avortement, ou même quand les regles ne coulent pas en assez grande abondance, & qu'il faut les faire rentrer dans l'ordre, je ne puis trop conseiller de joindre le fréquent usage des *bains* à celui des remedes utérins, emmenagogues, balsamiques & purgatifs convenables, & j'ose assurer que ce sera toujours avec succès. Les médicamens martiaux bien préparés, surtout liquides, l'infusion ou la décoction de l'écorce de quinquina dans le vin, fortifiant le ton des parties à raison de leur astringence balsamique douce, produisent les effets les plus avantageux & les plus salutaires dans la cachexie & les fievres intermittentes invétérées: mais leur usage est beaucoup plus sûr & plus heureux, quand on fait en même tems de l'exercice, ou qu'on assouplit les fibres par le fréquent usage du *bain*. C'est ce qu'une infinité d'expériences m'ont appris.

Pour préparer ces especes de *bains*, il ne faut point se servir d'eau de fontaine, d'eaux dures, pesantes & chargées de beaucoup de terre de la nature de la chaux, mais il faut les choisir légeres & déliées, telles que l'eau de pluie, ou celle de riviere, surtout puisée après la pluie. Il faut aussi regarder comme très-bonnes pour le même usage celles qui décrassent promptement le linge, qui cuisent bien & promptement les légumes & les plantes potageres, qui ne laissent point, ou ne laissent que peu de matiere solide après l'évaporation, & qui tirent aisément & promptement la teinture du thé & des autres plantes qu'on y fait infuser quand elles bouillent. Mais si l'on n'en trouve pas de telles, il faut que l'art les corrige & les rende plus douces, ce qu'on fait à merveilles en y ajoutant une portion de lessive, de savon de Venise, ou du lait, ou bien en y mêlant de la décoction de son de froment, de fleurs de camomile, des fleurs, feuilles & racines de lis blancs. Cœlius Aurelianus rapporte que les Anciens y ajoutoient des huiles pour calmer les douleurs & pour guérir la difficulté d'uriner que produit le spasme & la contraction du sphincter de l'orifice de la vessie. Ces sortes de *bains* émolliens sont d'un grand secours pour faciliter l'accouchement, surtout quand c'est le premier, & que les femmes sont un peu avancées en âge & d'un tempérament sec. On en fait usage dans les derniers mois de la grossesse. On les emploie aussi avec succès dans la consomption des enfans, & dans le rachitis, parce qu'ils ouvrent les canaux des parties obstruées & resserrées, & qu'ils facilitent la libre & égale distribution du suc nourricier, en lui donnant de la fluidité.

Il n'en est pas de même des *bains* naturels, qui, à raison du principe martial qu'ils contiennent, ne ramollissent pas les parties, & ne font que les fortifier & les raffermir. On connoît parfaitement par toute l'Allemagne de ces sources martiales, & celles de Freyenwald dans la Marche, de Brebra dans la Thuringe, de Radeberg, & de Lauchstad, dans la Misnie, que j'ai découvertes moi-même, celles d'Eppag & de Weissembourg dans la Franconie, se sont fait une réputation à ce titre. Toutes ces sources donnent une eau légere & subtile, & cependant à raison du safran sulphureux de Mars très-divisé qu'elles contiennent & qu'elles laissent précipiter lorsqu'on les laisse reposer, & au moyen duquel elles donnent une teinture jaune aux linges & aux œufs qu'on y met tremper, elles ont un gout légerement astringent, & peuvent être employées avec succès par un Medecin habile dans les maladies où les martiaux trouvent leur place. On fait pourtant beaucoup plus de cas de ces eaux employées en forme de *bain*; & de cette maniere elles sont très-avantageuses à ceux qui sont d'un tempérament phlegmatique, qui ont l'habitude du corps spongieuse, & dont les vaisseaux sont petits & en grande quantité; on les emploie encore lorsque les liqueurs s'épaississent aisément à cause de la lenteur de la circulation, & que la même cause les remplit d'impuretés & leur donne une disposition scorbutique qui produit les langueurs, les douleurs de rhumatisme, la goute, les tumeurs œdémateuses, les raccourcissemens, les foiblesses & les réfroidissemens des membres, tous accidens auxquels ces *bains* fortifians remédient parfaitement à cause de leur principe martial sulphureux délié, qui donne de la force & de la tension aux parties languissantes, & resserre les fibres trop relâchées.

Et bien que telle soit la nature & la disposition de ces *bains* martiaux astringens, qu'on ne doive les employer que tiedes & très-tempérés, parce que quand ils sont trop chauds ils dérangent notablement le corps, mettent le sang dans un grand mouvement, causent des maux de tête, & des langueurs des parties, cependant lorsqu'en sortant de ce *bain* tiede, où la partie supérieure du corps a plus froid que chaud, on entre sur le champ dans le lit, le corps s'échauffe, & le pouls devient plus fort, & souvent il coule de tout le corps une sueur abondante avec augmentation notable des forces, & raffermissement des parties externes.

Nous passons aux *bains* fortifians artificiels, dont l'opération est plus douce, qui se font avec la décoction de remedes céphaliques, & amis des nerfs, dans l'eau pure & légere, & dont les effets sont aussi très excellens.

On prépare ces *bains* principalement avec les feuilles de laurier, de mélisse, l'aurone, la marjolaine, l'origan, le serpolet, le thym, le romarin, l'hyssope, l'hormin, le baume frisé, l'herbe aux chats, le pouliot, la matricaire, les feuilles de camomile ordinaire & romaine, qu'on fait bouillir peu de tems dans l'eau, enfermées dans un sac, en y ajoutant quelques poignées de sel commun, ou de cendres gravelées. Ces *bains* médicinaux sont très-salutaires dans les affections paralytiques, l'impuissance de mouvoir les membres, & leur foiblesse, la foiblesse de tout le corps, la cachexie, le froid, la vieillesse, lorsque les forces sont détruites par la maladie, & que les nerfs & les ligamens sont dans une espece d'atonie. On en fait encore usage avec beaucoup de succès dans toutes les maladies de l'utérus qui sont produites par les fausses-couches, l'accouchement laborieux, ou naturel, & quand le tissu des vaisseaux de la matrice regorge d'humidités, ou qu'il sort des parties naturelles de la femme une liqueur visqueuse blanche, qui cause la stérilité. Ils aident aussi beaucoup la sortie du flux menstruel, ou hémorrhoïdal arrêté.

Il y a encore une espece de *bains* qu'on appelle *bains* de vapeurs, ou étuves. Dans ces *bains* on expose tout le corps à une vapeur seche, chaude, comme celle qui s'exhale de l'esprit de-vin allumé, ou chaude & humide, telle qu'elle s'exhale des décoctions des plantes dans de l'eau ou du vin, où l'on n'y expose que de certaines parties. Or ces vapeurs chaudes possedent dans un degré éminent la vertu de faire sortir la sueur, d'ouvrir les vaisseaux de la peau, de ramollir les parties dures, de relâcher celles qui sont roides & tendues, & même de dissoudre les humeurs, ténaces & visqueuses; ce qui n'a rien d'étonnant, puisque ces vapeurs chaudes suffisent pour ramollir les os les plus durs, & les cornes des animaux, comme les Pharmaciens, & même les cuisiniers le savent; c'est ce qui rend si excellent l'usage des *bains* de vapeurs dans les maladies froides, l'anasarque, les tumeurs œdémateuses, le relâchement paralytique des membres, la vérole, les tumeurs des testicules, la chute de l'utérus, ou de l'anus pour raffermir ces parties. On compose ces *bains* de différens mixtes appropriés au dessein du Medecin. Les vapeurs du lait & des fleurs de sureau, procurent un soulagement très-prompt dans cet incommode ténesme, qui est presque inséparable de la dyssenterie. Ces vapeurs, ou des fomentations de même espece, sont aussi fort utiles pour exciter le flux hémorrhoïdal, & nécessaires avant l'application des sangsues; & comme elles débarrassent parfaitement les orifices des vaisseaux de la matrice farcis de mucosités; on les emploie avec beaucoup de succès lorsque les regles ont de la peine à sortir.

Mais

Mais comme il n'y a point de remede, quelque excellent qu'il soit, dont on ne perde le fruit, lorsqu'on l'emploie avec trop peu de prudence & de circonspection, de même les bains mal administrés, & sans précaution, sont plus nuisibles que profitables. C'est ce qui fait que Galien demande trois choses à ceux qui prennent le *bain*, de ne frissonner par quelque cause que ce soit, de n'avoir aucun viscere foible, & de n'avoir pas les premieres voies remplies de crudités. Voici à quoi se réduisent les principales attentions que demande l'usage des *bains*. Avant que de les administrer, il faut enlever la pléthore, & rendre le ventre libre: autrement la chaleur du *bain* fait craindre avec fondement les mauvais effets des conjestions du sang, & des humeurs dans la poitrine & dans la tête.

En second lieu, il faut prendre garde de faire les *bains* si chauds qu'ils brûlent les malades, & que les sueurs coulent; car quand cela arrive, on tombe en défaillance, il survient des maux de tête, des lassitudes de tout le corps, des engourdissemens de l'esprit, des secheresses de bouche avec soif, maux qui pourroient devenir plus fâcheux, si on vouloit étancher la soif avec une boisson froide.

Le tems le plus avantageux pour le *bain* est le matin après le sommeil, quand l'estomac est vuide, & la digestion achevée, surtout si l'on a été à la selle. Il est plus à propos de ne pas entrer tout-à-coup dans le *bain*; mais de commencer par y mettre les jambes, puis les cuisses, puis le bas-ventre jusqu'au creux de l'estomac, en augmentant peu à peu la chaleur de l'eau. Il ne faut point aussi rester trop long-tems dans le *bain* chaud, surtout dans le *bain* martial, de peur de s'affoiblir. Après le *bain* il faut se mettre au lit pour faire sortir la sueur, dont on peut aider l'excrétion au moyen d'un bouillon, d'une décoction, ou d'une infusion appropriée. Mais il faut rester souvent pendant plusieurs heures dans les *bains* naturels tempérés comme sont ceux de Wolkestein & de Wisenbad dans la Misnie, surtout si la maladie est grave & opiniâtre, causée par la contraction spasmodique des parties nerveuses, si l'esprit est attaqué par le vice des hypocondres, ou de l'utérus, s'il y a des raccourcissemens des parties par rapport à la trop grande roideur des ligamens & des nerfs.

Il faut s'abstenir soigneusement du *bain*, quand on a la tête foible, qu'on est attaqué de catarrhes, ou de rhumes de cerveau, qu'on a de la disposition à l'asthme, & à la défaillance, ou qu'on est desséché par une chaleur lente habituelle. Si ce que nous venons de dire est vrai des *bains* humides, il l'est encore bien plus des *bains* de vapeurs, surtout de ceux qui se préparent en brûlant de l'esprit de vin, lesquels mettent le sang dans un grand mouvement, & sont très-contraires aux pléthoriques & aux cacochymiques, & dont l'usage imprudent cause des maladies de la tête, des affections soporeuses, l'apoplexie, l'épilepsie, des vertiges avec obscurcissement de la vue & la goute sereine, comme l'expérience le prouve. Les *bains* sont aussi très-nuisibles à ceux qui se sont livrés à la colere, & je me souviens de plusieurs exemples où leur usage dans ces circonstances a causé des fievres hectiques, des douleurs considérables dans différentes parties, & des paralysies: & comme la douleur de colique est souvent produite par la stagnation dans les membranes des intestins, d'un sang qui fait effort pour sortir par les veines hémorrhoïdales, & que souvent aussi il y a pléthore dans les grandes douleurs de calcul, dans ce cas il faut se comporter avec beaucoup de prudence dans l'usage des *bains* échauffans, qu'on ne doit employer que quand on a enlevé la pléthore. Hoffman.

Le *bain* chaud est encore d'un usage merveilleux dans cette maladie cruelle & terrible connue sous le nom d'hydrophobie, maladie dans laquelle on est en même tems tourmenté de la soif & de la crainte de l'eau, circonstances où le malade n'a plus guere d'espérance. Il n'y a pour lors de ressource que dans le *bain* que les Anciens ont employé chaud & froid. Ils jettoient le malade dans l'eau lorsqu'il ne s'y attendoit pas, comme le remarque Celse. « Quelques-uns, dit ce grand « homme, aussi-tôt que quelqu'un a été mordu d'un « chien enragé, le mettent dans le *bain*, & l'y laissent « suer autant que ses forces le permettent, laissant la « blessure à découvert afin que le virus en sorte plus ai- « sément. Ils bassinent ensuite la partie affectée avec « beaucoup de vin pur, qui est contraire à toutes les es- « peces de poisons, & quand ce traitement a été conti- « nué pendant trois jours, ils croyent qu'il n'y a plus « rien à craindre ».

Un Medecin de Duderstad me marqua il y a quelque tems que beaucoup de personnes furent mordues, quelques-unes même étranglées par un loup enragé. Un paysan réussit à en guérir plusieurs en les faisant mettre dans un bain modérément chaud, après leur avoir fait avaler une prise de thériaque avec un champignon d'églantier, ce qui fut répété tous les jours. Le bain est avantageux dans ce cas, parce qu'il attire le virus à la surface du corps où il trouve une libre issue. Je remarquerai pourtant que l'usage du bain froid employé par les Anciens à la même fin n'est pas exempt de danger, parce qu'en fermant les pores, il retient le virus, & le repousse au-dedans, au lieu de le faire sortir. Je ne prétens pourtant pas condamner entierement son usage, mais je le trouve fort délicat; car si le froid que le bain a causé, est suivi d'une grande chaleur de l'intérieur, de vitesse dans le pouls, & de sueur, ce qui arrive souvent, on en peut sans contredit faire usage: mais si cela n'arrive pas, & que le froid au contraire cause une tension des nerfs, il y a du danger; & pour l'éviter, je ne vois rien de mieux que ce que Celse conseille, c'est de mettre le malade dans un bain d'huile chaude au sortir du bain d'eau froide. Hoffman.

On trouve dans les Mélanges de l'Académie des Curieux de la Nature, *Dec. 2. Ann. VI. Obser. p.* 239. une histoire tout à-fait remarquable.

Une femme souvent fatiguée d'une douleur de reins, après avoir épuisé toutes les ressources de la Pharmacie, ne trouva presque de soulagement que dans le bain d'eau douce, dont elle n'eut pas fait usage pendant quelques jours, qu'elle commença à se mieux porter, & qu'il sortit de son corps une crasse graisseuse qui nageoit sur l'eau, où on la pouvoit ramasser avec une cuillere.

On lit aussi dans le même ouvrage l'histoire d'un hypocondriaque du corps de qui, après s'être servi du bain pendant quelques jours, il commença à sortir des impuretés noirâtres, épaisses, qui donnerent à l'eau une fort mauvaise odeur, & dont l'acreté augmentoit de jour en jour, de sorte qu'il falloit tous les jours employer des herbes nouvelles à cause de la puanteur & de l'acrimonie qui picotoient la main de la garde. Les matieres étant sorties, le malade se trouva parfaitement guéri. Le célebre Wolckhamer a guéri de la même maniere une femme veuve, du corps de laquelle il sortoit tous les jours dans le bain assez d'impuretés fétides pour en remplir plus de trois fois la main. Hoffman.

Quoique le fréquent usage des bains soit extremement salutaire dans les pays chauds, on auroit tort d'en conclurre qu'il l'est également dans les climats où l'air est froid & humide: mais l'on doit en user plus modérément dans ces derniers. Hoffman.

M. Lemery ayant entre les mains un malade qui avoit tous les symptomes de la petite vérole, & à qui il voyoit qu'elle ne pouvoit sortir, s'avisa de le mettre dans un *bain* d'eau chaude, qui la fit sortir abondamment. Il falloit remédier à la sécheresse & à la dureté de la peau. Cette pratique extraordinaire & hardie est remarquable. *Hist. Acad.* 1711.

M. Homberg avance une proposition que quelques-uns regarderont sans doute comme un paradoxe. Il prétend que le *bain* d'eau froide est plus propre à guérir un rhumatisme que celui d'eau chaude, ou que les sueurs mêmes, & voici les raisons dont il appuye sont sentiment.

« Le rhumatisme, dit-il, est causé par une sérosité acre, « devenue assez subtile pour se frayer un passage à tra- « vers les tuniques des veines, d'où se jettant sur les « muscles, elle picote leurs fibres, & interrompt leur « action.

« La grande subtilité de cette sérosité fait qu'elle se ré- « pand de plus en plus dans le corps, & qu'elle ne peut « plus être absorbée par les veines d'où elle est sortie.

« On peut dissiper la maladie qu'elle occasionne, ou en « l'évacuant totalement, ou en la forçant de rentrer « dans les vaisseaux où elle faisoit auparavant son sé- « jour.

« Une chaleur suffisante la chasseroit entierement hors « du corps par la transpiration, de même qu'un degré « de froideur convenable suffit pour la condenser & la « disposer à rentrer de nouveau dans les veines. Cela « étant, il suffit que le froid empêche une nouvelle éva- « cuation de sérosité, puisqu'il faut de toute nécessité « que celle qui est sortie la premiere soit atténuée & « dissipée ; au contraire quoique la chaleur facilite l'é- « vacuation de la matiere peccante, elle dispose les « veines à en laisser échapper de nouvelle. » *Mémoires de l'Acad. ann.* 1710.

M. Jean Floyer recommande les *bains* d'eau froide dans les maladies suivantes :

L'Apopléxie,
L'Asthme,
L'Avortement,
Le Bourdonnement d'oreilles,
Le Calcul,
Les Cancers,
La Cardialgie,
Les Catarrhes,
Les Cors,
Les Consomptions qui ne font que commencer.
La Constipation,
Les Convulsions,
Contre la contagion,
Le Crachement de sang,
Les Dartres farineuses,
Le Dégout,
Le Diabetes,
Les Douleurs, soit hystériques, rhumatisques, chaudes, flatueuses & vagues,
Les Ecrouelles,
L'Enrouement,
L'Embompoint excessif,
L'Engourdissement des membres,
L'Erésipele ou feu sauvage,
L'Esquinancie,
Les Fievres,
La Fievre quarte,
Les Flatuosités dans quelque partie que ce soit,
Les Fleurs blanches,
Pour prévenir la gangrene,
La Foiblesse de vue,
La Folie,
La Gale,
La Gonorrhée,
La Gravelle,
La Goute,
L'Hydropisie,
Les Hémorrhoïdes,
Les Hernies,
Le Hoquet,
L'incontinence d'urine,
Les Inflammations,
La Jaunisse,
La Léthargie,
La Lépre,
Les Maux de tête,

Les Mauvaises digestions,
La Morsure des chiens enragés,
Les Meurtrissures,
La Mélancolie,
Le Mal de dents,
Les Nodus ou tumeurs skirrheuses,
L'Ophthalmie,
Les Obstructions & les inflammations des reins,
Les Pâles couleurs,
La Passion hystérique,
La Paralysie de la langue, des levres ou de tel autre membre que ce soit,
Les Palpitations de cœur,
La Petite vérole,
Le Point de côté,
Le Priapisme,
Le Rachitis,
Les Rhumatismes,
Les Rougeurs du visage,
Le Saignement de nez,
La Sciatique,
Le Scorbut,
La Soif,
La Stérilité,
La Strangurie,
La Suppression d'urine, des selles & des regles,
La Surdité,
La Teigne,
La Tension des membres,
La Tympanite,
Les Ulceres de la bouche,
Les Varices des veines des jambes,
La tension & la roideur des membres,
Le Vertige.

Pour que les *bains* produisent tout l'effet qu'on en attend, il est nécessaire d'user des précautions suivantes :

1°. Il faut purger & saigner le malade tant avant qu'après le *bain*, & lui prescrire les remedes & le régime que l'on jugera convenable à sa maladie & à sa constitution.

2°. On ne doit point se baigner lorsqu'on a chaud, & que l'on est en sueur, ni rester dans le *bain* plus de deux ou trois minutes pour pouvoir plus aisément le supporter. On se plongera dans l'eau & on en sortira à différentes reprises après qu'on y sera une fois entré.

3°. On prendra le *bain* d'eau froide avant dîner a jeun, ou même l'après-midi sur les quatre ou cinq heures du soir : il est dangereux d'y entrer après qu'on a beaucoup mangé & bu.

4°. On se baignera neuf ou dix jours de suite ou tout au moins deux ou trois fois la semaine.

5°. On fera ensorte de suer après avoir pris les *bains* d'eau froide dans la paralysie, le rachitis, & dans plusieurs autres maladies qui obstruent les nerfs.

6°. Cette derniere précaution devient inutile, lorsqu'on prend les *bains* pour dissiper les flatuosités des humeurs & pour en détruire la viscosité, pour entretenir la santé & ranimer les esprits.

Pour que le Lecteur conçoive mieux l'action mécanique des *bains* sur le corps, je rapporterai ici la Dissertation que le Docteur Wainwright a donnée sur ce sujet. Elle n'est pas moins recommandable par sa clarté que par l'air de vérité qui y regne.

Sanctorius prétend que rien n'empêche plus la transpiration que de se baigner dans l'eau froide.

Que l'on guérit le flux de ventre en facilitant la transpiration, c'est-à-dire, par les *bains* chauds.

Que les personnes hypocondriaques reçoivent beaucoup de soulagement lorsqu'elles peuvent venir à bout de transpirer par le fréquent usage des *bains*.

Que le *bain* d'eau froide échauffe les personnes robustes & refroidit celles qui sont foibles.

Que les *bains* chauds aident la transpiration, & rafraîchissent les visceres, à moins que des crudités ne s'y opposent.

On s'est quelquefois servi des *bains* avec succès pour la gale, la lepre, l'éléphantiasis dans plusieurs maladies de la peau, & dans différentes especes de douleurs, comme dans les rhumatismes chroniques, la goute, la sciatique, le boitement occasionné par la trop grande contraction ou relâchement des tendons.

J'envoyai aux eaux froides de S. Mongath un Gentilhomme qui avoit une tumeur œdémateuse à la cheville du pié. Il en fut guéri, quoiqu'elle eût résisté à toute sorte de remedes, tels que les emplâtres & les fomentations discussives dans lesquelles on avoit fait dissoudre du sel ammoniac, les teintures de myrrhe & de camphre, l'huile de tartre par défaillance, &c. Il se baignoit une fois par jour pour donner une contraction & une tension générale à tous les vaisseaux, & pour hâter la dissolution & la circulation des humeurs : mais il baignoit sa jambe plusieurs fois le jour sans la laisser trop long-tems dans l'eau, dans la crainte de la transir; de sorte que les vibrations des fibres étant devenues de jour en jour plus fortes & plus accélérées, la matiere qui causoit les obstructions fut dissipée, & les vaisseaux devinrent par-là plus propres à résister à l'effort que les humeurs faisoient pour les dilater.

Je suis persuadé que les *bains* froids ménagés à propos sont extremement propres à soulager les cachectiques & les hydropiques, pourvu que la maladie n'ait pas fait trop de progrès. Je les crois même fort salutaires pour dissiper certains symptomes dangereux qui surviennent dans la consomption, lorsque les poumons ne sont point endommagés : mais on ne doit employer ce remede qu'après avoir consulté un Medecin expérimenté. Ce remede est un spécifique dans le rachitis : non-seulement il arrête les hémorrhagies du nez, de l'anus, & de l'utérus, mais il les prévient encore. Rien n'est plus propre à appaiser les douleurs du calcul, & à en faciliter la sortie que les *bains* chauds. Baglivi nous apprend que les demi-*bains* appaisent presque toujours les douleurs de colique, *dolor colicus fere semper mitescit in semicupio*.

Les *bains* agissent toujours comme diurétiques, & rien ne contribue plus efficacement à la cure de la mélancolie, de la phrénesie, surtout de celle qui est occasionnée par la morsure d'un chien enragé que de plonger la tête dans l'eau froide, & surtout dans l'eau salée. Le *bain* froid est ce qui convient le mieux à la cure de cette espece de froid, qui doit son origine à un trop grand usage des plaisirs vénériens.

Ce remede ne contribue pas peu aussi à la cure de la gonorrhée simple, & des fleurs blanches. Il réussit souvent dans la paralysie, & ceux qui en font usage sont rarement incommodés dans les changemens de tems. L'abus que l'on fait des *bains* par leur usage immodéré ne laisse pas cependant que d'être préjudiciable; car l'on remarque que les Garçons de *bain* ont ordinairement le visage pâle, le corps bouffi, les jambes enflées & ulcérées, & sont sujets à l'hydropisie.

Quoique les *bains* aient produit de très-bons effets dans tous les cas dont nous venons de parler, il n'y en a cependant aucun où ils ne puissent devenir nuisibles dans quelques circonstances. Il est donc nécessaire, pour retirer tout l'avantage que l'on peut espérer, de l'histoire des cures qui ont été opérées par leur moyen, d'examiner auparavant quelles sont les altérations que ce remede produit dans le corps humain, afin que nous puissions être en état de connoître quand il est à propos de s'en servir ou non.

Lorsque le mercure est au plus haut degré du barometre, le poids de l'air sur notre corps est égal à 39900 livres de douze onces chacune. S'il arrive donc que ce poids vienne à augmenter ou diminuer considérablement, comme cela est assez ordinaire dans les changemens de tems, peut-être par l'influence des planetes; il ne se peut faire que cela n'occasione une altération considérable dans les fluides de notre corps. Mais cette pression n'est jamais plus considérable que lorsque nous nous baignons : car l'eau étant 800 fois plus pesante que l'air, doit nécessairement augmenter cette pression; de sorte qu'un corps plongé de 35 piés dans l'eau soutient le double du poids qu'il porteroit dans l'air; & quoique lorsque nous sommes vers la surface de l'eau, cette pression soit considérablement diminuée, elle est néanmoins beaucoup plus grande qu'en plein air, d'où il suit que le *bain* doit produire tous les effets qui résultent d'une très-grande pression.

Les petites fibres dont la peau de notre corps est composée, n'étant pas toutes également fortes ni également tendues, il doit y en avoir qui résistent plus que d'autres à la pression de l'eau; & de-là viennent les rides qui paroissent sur la peau lorsqu'on se baigne.

Il est certain que la surface du corps & les parties qui lui sont contiguës, doivent se ressentir les premieres, & plus fortement de cette pression que celles qui occupent le centre : il faut donc que le sang se porte en plus grande quantité dans les visceres où il trouve le moins de résistance. C'est ce qui fait qu'il est extremement dangereux pour ceux qui ont les visceres affoiblis ou ulcérés, de se baigner; & que les personnes qui ont le pouls foible, ne sauroient entrer dans l'eau froide sans courir risque de perdre la vie, ou du moins sans tomber en défaillance. C'est par-là seulement qu'on peut expliquer le quatrieme Aphorisme de Sanctorius, qui dit que *le bain d'eau froide échauffe ceux qui sont robustes, & refroidit les personnes foibles*. Car la contraction du cœur étant plus forte dans les personnes robustes, il se fait un plus grand choc entre elle & la résistance qu'elle trouve à faire circuler le sang dans les vaisseaux de ceux qui entrent dans un *bain* froid; par-là le sang est broyé davantage, & ses particules chaudes mises en liberté. Au contraire, dans les personnes foibles la contraction du cœur n'a qu'autant de force qu'il en faut pour entretenir la circulation, qui devenant beaucoup plus lente qu'auparavant à cause de la résistance que le sang rencontre dans le *bain* froid, il ne se peut faire que ceux de ce tempérament qui se baignent, ne sentent, même long-tems après, les impressions du froid.

Une personne qui entre dans un *bain* froid ne manque pas d'être attaquée du mal de tête lorsqu'elle n'a pas soin de s'y plonger entierement; & la raison de cet effet n'est pas difficile à comprendre après ce que nous venons de dire. Le sang trouvant moins de résistance dans la tête qui n'est pressée que par l'air, il doit y affluer en assez grande quantité pour distendre les vaisseaux au-delà de leur ton ordinaire, & occasionner par-là un sentiment douloureux dans cette partie. Ce qui fait que ceux qui sortent du *bain* sont plus dispos, plus gais & plus vifs qu'auparavant; c'est non-seulement parce que la matiere, capable de transpiration, est évacuée en plus grande quantité, (suivant l'observation de Sanctorius, qui est, *que la mélancolie cesse lorsque la transpiration augmente; & que la gaieté, qui n'a point de cause apparente, vient de ce que la transpiration se fait comme il faut*;) mais encore parce que le corps se trouve chargé d'un moindre poids. Une personne qui est plongée de deux pieds dans l'eau, comme le sont souvent ceux qui se baignent, soutient une quantité d'eau, dont le poids ajouté à celui de l'air, en supposant toujours la surface de sa peau égale à 15 piés quarrés, est égal à 2280 livres; car 2 qui est le nombre des piés cubes d'eau qui pressent sur un pié quarré de la peau multiplié par 76, qui est le nombre de livres que pese un pié cube d'eau, est égal à 152, qui multipliés par 15 que l'on a supposé être le nombre des piés quarrés de la surface de la peau, donne 2280 livres de douze onces chacune.

Il paroît donc que le principal effet des *bains* & celui qui est le plus sensible, est de rétrécir les vaisseaux par une plus grande pression sur notre corps, & par-là de dissoudre les humeurs, & les disposer à passer dans les glandes par où elles doivent être évacuées; comme aussi d'exprimer l'humeur visqueuse & obstruante qui est attachée aux parois des vaisseaux, & de rendre le mouvement des fluides de notre corps plus prompt & plus libre. En second lieu, le sang de ceux qui entrent dans le *bain* froid se porte en bien plus grande quantité dans leur cerveau & leurs visceres, où il trouve le moins de résistance; & le mouvement de la matiere séparée dans les glandes venant à augmenter, de même que celui du sang, il faut nécessairement que les esprits animaux, l'urine, la bile & le suc pancréatique augmentent considérablement, & que les obstacles que les fluides rencontroient dans leur chemin soient dissipés par la rapidité avec laquelle ces liqueurs circulent.

De sorte que,

1°. Si nous voulons dissoudre le sang,
2°. dissiper toute matiere visqueuse qui est attachée aux parois des vaisseaux,
3°. débarrasser les glandes,
4°. engendrer une plus grande quantité d'esprits, & en augmenter le mouvement dans les nerfs,
5°. forcer l'urine à sortir,
6°. ou lever les obstructions du foie, de la rate, du pancréas & du mésentere, pourvu qu'elles ne soient point trop invétérées; car il seroit pour lors dangereux de l'entreprendre: nous devons recourir aux *bains* froids.

C'est pour la premiere, seconde & troisieme raison que le *bain* guérit la gale, la lepre & l'éléphantiasis; c'est pour la quatrieme & la premiere qu'il guérit la paralysie, la mélancolie, la folie & la morsure des chiens enragés; pour la cinquieme, qu'il facilite la sortie de la gravelle; pour la sixieme, jointe à la précédente, qu'il soulage les personnes cachectiques, ictériques & hydropiques, pourvû que la maladie ne soit pas trop invétérée.

Tout ce qui est capable d'augmenter la pesanteur de l'eau & de contracter les fibres de notre corps, nous procure plus efficacement ces avantages qui résultent de la pression. Le sel dont l'eau de la mer est imprégnée & qui en augmente le poids, est ce qui la rend préférable à toute autre pour la cure de ceux qui ont été mordus d'un chien enragé: son efficacité est d'autant plus grande, qu'on les plonge plus avant pour les raisons que j'ai déja alléguées.

L'expérience nous apprend que le froid resserre, & qu'il opere avec d'autant plus de violence qu'il est plus soudain: mais on ne peut savoir au juste la part qu'il a aux bons effets dont nous avons parlé ci-devant, puisque nous n'avons aucune regle qui puisse nous faire connoître le degré de contraction qu'il a occasionnée.

On ne sauroit douter que cette derniere ne soit extremement considérable après le grand nombre d'expériences qu'on a faites pour s'en convaincre. La contraction des fibres extérieures se communique à celles de tout le corps, par conséquent toutes les humeurs doivent être poussées avec plus de force dans les vaisseaux où elles circulent: d'ailleurs la tension des fibres étant plus grande, leur vibration doit nécessairement être plus forte & plus accélérée, & cela à proportion que leur tension augmente; de sorte que le sang & les esprits doivent se mouvoir avec plus de vitesse dans les vaisseaux, & être extremement atténués; d'où il suit que l'usage des *bains* froids doit nécessairement produire tous les bons effets qui résultent de la fluidité du sang & des esprits, & de l'accélération de leur vitesse.

Ce que je viens de dire, comparé avec la constitution du malade à qui on ordonne les *bains*, suffit pour nous faire connoître le tems qu'il doit rester dans l'eau, le nombre de fois qu'il doit en user, l'intervalle qu'il doit y avoir entre eux, les préparations que ce remede exige, & les précautions dont il faut user après l'avoir employé.

C'est à la contraction que cause le *bain* froid, qu'on doit principalement attribuer la vertu qu'il a de supprimer les hémorrhagies, la gonorrhée & les fleurs blanches, & de faire cesser l'impuissance.

Lorsque la matiere peccante qui cause les rhumatismes chroniques, la goute, la sciatique, le boitement, &c. a été rendue plus fluide soit par les remedes, le régime ou l'usage régulier des *bains* chauds & tempérés, il ne faut souvent, pour achever la cure, que recourir au *bain* froid. L'atrophie nerveuse, que Baglivi attribue à un relâchement universel des nerfs qui aboutissent à la peau, doit vrai-semblablement céder au *bain* froid autant qu'à aucune autre méthode, pourvu que les pores ne soient pas trop promptement fermés par la violence de la contraction; car dans ce cas la matiere venant à se jetter sur quelque autre glande, pourroit occasionner une autre maladie très-dangereuse.

Une propriété des *bains* indépendante de la froideur & de la pesanteur de l'eau, c'est d'amollir, de relâcher & de rendre flexibles par leur humidité toutes les parties de notre corps, comme il est aisé de s'en convaincre en faisant tremper dans l'eau telle partie d'un corps animal que ce soit. Les cornes & les sabots même des animaux se ramollissent lorsqu'on les laisse tremper long-tems dans l'eau, surtout dans celle qui est chaude.

Cette eau en tant qu'humide, a la propriété de relâcher, comme l'expérience le prouve; & cela n'est point incompatible avec ce que j'ai dit ci-devant de la pression de l'eau en général, & de la force de contraction des *bains* froids en particulier. La pression de l'eau s'accorde assez avec la vertu qu'elle a de relâcher & d'amollir les corps qu'on y plonge; car sa pesanteur l'obligeant à s'insinuer dans leurs pores, les rend plus mous & plus flexibles. Néantmoins avant d'avoir produit cet effet, elle doit presser les parois des vaisseaux qui lui cedent, comme sont ceux du corps humain, & pousser le fluide qu'ils contiennent avec une vitesse proportionnée à la force de la pression. Mais si après que les humeurs ont été mises dans un mouvement violent par la pression de l'eau sur le corps, on reste dans le *bain* pendant un tems considérable, les parties solides se relâcheront, & deviendront nécessairement plus molles & plus flexibles. Cette observation est d'un grand usage pour déterminer le tems qu'une personne doit demeurer dans le *bain* dans quelques maladies plutôt que dans d'autres.

Examinons maintenant comment il peut se faire que le pouvoir de contracter par le froid & de relâcher par l'humidité existent dans le même sujet. On comprendra sans peine qu'ils ne peuvent agir intensivement en même-tems sans se détruire l'un l'autre, si l'on considere que des qualités opposées ne sauroient subsister en même-tems dans le même sujet: mais, comme je l'ai observé dans la derniere section, l'humidité agit fort lentement, & est long-tems à produire son effet, au lieu que le froid agit avec plus de promptitude & en moins de tems, comme une infinité d'expériences le prouvent. C'est pourquoi, bien que le *bain* froid puisse d'abord resserrer, il ne laisse pas de relâcher lorsqu'on y reste trop long-tems: mais il n'y a personne qui puisse supporter assez long-tems le froid pour lui donner lieu de produire ce dernier effet. La principale raison pour laquelle le froid resserre avec tant de violence les membranes de notre corps, c'est qu'il cause une sensation desagréable: car telle est la structure & la constitution de l'économie animale, que l'ame a le pouvoir de resserrer ou de relâcher les membranes & les vaisseaux du corps autant qu'il est nécessaire pour la conservation de la vie; quoique nous ne comprenions point la maniere dont l'ame opere sur notre corps, ce seroit cependant la plus grande folie du monde de nier une chose de la vérité de laquelle nous sommes tous les jours témoins. Nous éprouvons sans cesse que les membres de notre corps se meuvent en mille manieres différentes lorsque l'ame de leur commande ; & il est aussi facile d'imaginer que l'ame agit immédiatement sur les nerfs & les autres parties solides de notre corps, que sur les esprits animaux, n'étant pas plus difficile de concevoir qu'une substance purement spirituelle puisse agir sur une matiere solide que sur celle qui est fluide. Lorsque le corps est dans un état de relâchement, il est foible, languissant & sans action, & il se trouve tel dans toutes les passions qui sont accompagnées de plaisir. Au contraire toutes les passions de l'ame qui causent de la douleur, du chagrin & de l'inquiétude, comme la haine, la vengeance, l'épouvante & la surprise, jettent tout le corps dans un état de contraction, comme cela paroît par le rétrécissement des veines, la vivacité des yeux, la contraction de la prunelle, la pâleur du visage & surtout des levres; ce qui n'est pas une petite preuve de la sagesse de l'Auteur de notre être, qui veille sans cesse à notre conservation. Car par ce moyen la force du corps augmente lorsqu'il en a le plus besoin, soit pour résister au danger ou pour l'éviter. Quelques-uns ont montré une telle agilité dans un accès d'épouvante, qu'elle passeroit toute croyance, si tout le monde ne savoit combien on est vigoureux & agile dans de pareilles circonstances. La raison de cette force excessive que nous sentons lorsque les vaisseaux sont contractés, est évidente par la proposition du Docteur Cheyne touchant la force des animaux, par laquelle il prouve qu'*elle est en proportion triplée de la quantité de sang qui coule dans les vaisseaux.* Maintenant la quantité du sang augmente en proportion à ce qu'elle est lorsque les vaisseaux sont rétrécis ou relâchés; car c'est la même chose à tous égards que les vaisseaux subsistent dans la même grandeur, & que le sang augmente, ou que celui-ci demeure toujours dans le même état, & que les vaisseaux dans lesquels il coule se rétrécissent; de sorte que l'on remarque toujours la même force dans un animal dont les vaisseaux sont rétrécis de moitié, que dans celui dont les vaisseaux subsistent dans leur premier état, quoiqu'ils contiennent le double de sang. Ainsi outre les avantages communs à tous les *bains*, ceux d'eau froide ont cela de particulier, qu'ils donnent une contraction violente & universelle à toutes les membranes & à tous les vaisseaux du corps, & rien n'est si surprenant dans les cures qu'ils operent, que les effets qui résultent de cette cause.

L'eau a certainement la propriété de ramollir & de relâcher notre corps lorsqu'elle lui est appliquée, & d'y causer de grandes altérations; & comme la pression de l'eau est rendue plus efficace par le froid, de même la chaleur augmente en elle la vertu qu'elle a de relâcher. Car une chaleur douce relâche toujours les fibres de notre corps par le sentiment agréable qu'elle cause; de sorte que lorsque nous voulons jouir des avantages d'un relâchement universel, nous devons recourir aux *bains* tempérés, comme est celui de Buxton, qui est le plus tempéré de tous les *bains* d'Angleterre. Le premier avantage que ce *bain* procure est de délasser. C'est la coutume ordinaire de ceux que le cheval a fatigués de se mettre pour quelque tems au *bain*, aussi-tôt qu'ils ont mis pié à terre, & par ce moyen ils se trouvent aussi frais & aussi dispos qu'ils l'étoient à leur lever; la lassitude n'étant autre chose qu'une trop grande tension des fibres occasionnée par un exercice trop violent & trop continu, elle doit cesser après qu'on les a relâchées : c'est par la même raison que le sommeil dissipe la lassitude.

Ce relâchement universel que le *bain* cause, élargit si fort les pores, que la transpiration en devient beaucoup plus abondante qu'en aucun autre tems. Il est arrivé à des personnes extremement repletes de perdre dans moins de quinze jours plus de seize livres de leur poids par le seul usage du *bain*. On peut se procurer par ce moyen tous les avantages d'une transpiration libre, quoiqu'il soit vrai de dire qu'on devient ensuite plus sensible au froid. Je suis persuadé que l'usage circonspect du *bain* froid au sortir du chaud, peut non-seulement prévenir cet inconvénient, mais rendre encore le *bain* chaud plus salutaire dans plusieurs cas. Le *bain* ainsi pris a dissipé des douleurs violentes dans la tête, le dos & les articulations. Un Gentilhomme de ma connoissance avoit une douleur fixe dans la poitrine depuis environ deux années, & il en a été guéri en usant quatre ou cinq fois de ce *bain*. Il guérit les rhumatismes chroniques, la goute, la colique & la contraction des tendons. Il est aisé de savoir comment tout cela se fait par la théorie que nous venons d'établir.

Le *bain* chaud produit de bien meilleurs effets lorsque l'eau s'insinue dans le corps par les pores de la peau; car venant à se mêler avec le sang, elle délaye & dissout les sels acides que sa sérosité contient, & en facilite l'évacuation par les glandes destinées à cet usage. C'est ce qui fait que le *bain* est si salutaire dans toutes les maladies causées par la surabondance des sels, telles que le scorbut & la plupart des maladies de la peau.

Quoique ce soit une notion généralement reçue que l'eau dans laquelle on se baigne pénètre dans le corps & se mêle par ce moyen avec le sang, plusieurs l'admettent cependant sans savoir pourquoi, soit pour n'avoir pas examiné avec assez de soin la cause de cet effet, ni considéré les objections qu'on a faites contre ce sentiment. Plusieurs expériences prouvent que l'eau a le pouvoir de s'insinuer dans les corps qu'elle touche. L'on sait qu'un ais de sapin contre lequel la pluie donne se gonfle considérablement; les particules aqueuses qui flottent dans l'air sont obligées par la pression de celui-ci sur elles, de s'insinuer dans les pores du bois, où elles ne rencontrent aucune résistance, & dans lesquels les particules d'air ne sauroient pénétrer à cause de leur grosseur. Il est certain, malgré toutes les apparences contraires, que les particules dont l'eau est composée sont plus petites que celles de l'air, puisque les premieres se frayent un passage à travers plusieurs corps, que les autres ne sauroient pénétrer. Elle s'insinue dans la peau des animaux, même après qu'elle est desséchée & convertie en cuir. Bellini en a fait l'expérience sur la peau d'un homme mort qu'il plongea dans l'eau, au moyen d'une pierre qu'il y attacha, après l'avoir fait médiocrement sécher; au bout de quelques heures l'eau s'étoit fait un passage à travers. Mais rien ne prouve mieux la force qu'a l'eau de pénétrer dans les corps qui lui sont contigus, que l'expérience suivante.

Attachez un bout de fouet ou de corde de telle longueur qu'il vous plaira, (mais plus elle sera longue, plus l'expérience sera sensible,) à un crochet ou telle autre chose qu'il vous plaira, & à l'extrémité de cette corde un poids d'une grosseur suffisante; vous vous appercevrez qu'il s'éloignera de la terre lorsque le tems sera humide, & qu'il s'en approchera lorsqu'il sera sec. Vous pouvez encore faire monter ce poids en mouillant la corde avec une éponge; par ce moyen un petit nombre de particules d'eau surmonteront quelque résistance finie que ce soit, pourvu que la corde puisse y résister. Or comme le peu d'eau qui s'insinue dans les pores de la corde n'y est poussée que par une force égale au poids de la colonne d'air qui pese sur l'eau, il faut nécessairement que cette derniere agisse par quelque propriété capable d'augmenter considérablement sa force & qui ne peut être autre que celle du *coin*. Les forces des coins sont réciproquement proportionnelles aux angles que leurs côtés forment; dans les spheres leur plus ou moins de courbure, doivent être considérés selon les angles qu'elles forment; lorsqu'on considere les spheres comme des coins, les degrés de courbure dans les spheres sont réciproquement comme leurs rayons. Or les particules de l'eau quoiqu'infiniment petites, étant beaucoup moindres que celles de l'air, il faut nécessairement lorsqu'elles agissent comme coins, que leur action augmente infiniment & qu'elle surmonte une résistance finie. Supposons maintenant la résistance que l'eau rencontre lorsqu'elle pénetre dans nos corps telle qu'on voudra, il n'est pas croyable qu'elle soit au-dessus de celle dont j'ai parlé & qui cede pourtant à une petite quantité d'eau. Les expériences dont j'ai fait mention eussent mis cette matiere hors de toute dispute, si elles eussent été faites sur des peaux d'animaux vivans, comme elles l'ont été sur des peaux d'animaux morts. La seule différence qu'il y a en ceci est, que dans les animaux vivans, il s'éleve continuellement dans l'air des fumées ou vapeurs à travers les pores de la peau par une transpiration insensible, au lieu qu'il n'en est pas de même de ceux qui sont morts. Quoique ces vapeurs s'élevent avec une force considérable, elles n'en ont point cependant assez pour résister à l'impétuosité avec laquelle l'eau cherche à s'insinuer dans les pores des corps qu'elle rencontre, cette impétuosité étant aussi considérable que je l'ai dit. Et quoique la quantité de matiere qui sort du corps par la transpiration dans l'espace de vingt-quatre heures soit très-grande, puisqu'elle est les cinq huitiemes des alimens que l'homme prend en un jour; néantmoins en supputant la quantité de matiere qui sort par la peau dans le tems donné, nous la trouverons beaucoup au-dessous de ce qu'il faudroit qu'elle fût, pour empêcher l'eau de s'insinuer dans notre corps, lorsque nous sommes dans le *bain*. Le Docteur Pitcairn a démontré que la matiere qui sort par la transpiration insensible dans une minute, est la 1200 partie de celle d'où elle sort, c'est-à-dire, qu'un scrupule de peau transpire $\frac{1}{1200}$ d'un scrupule dans une minute, & conséquemment une dragme de peau $\frac{1}{1200}$ d'une dragme dans le même tems. Supposons maintenant qu'un morceau de peau d'un pouce en quarré pese une dragme, il s'ensuivra qu'un pouce quarré transpire $\frac{1}{1200}$ partie d'une dragme dans une minute: mais un pouce quarré de peau lorsque nous nous baignons est pressé par un plus grand poids que lorsque nous sommes en plein air, & ce poids est égal à quatre-vingt-seize dragmes; car nous pouvons établir que notre corps, une partie compensant l'autre, est plongée de deux piés dans l'eau lorsque nous nous baignons; de sorte que chaque pouce quarré de peau doit porter un poids de vingt-quatre pouces cubiques d'eau égal à quatre-vingt-seize dragmes; un pouce cube d'eau pesant quatre dragmes $\frac{384}{1728}$, en négligeant la fraction, vingt-quatre pouces cubes doivent peser quatre-vingt-seize dragmes. Maintenant puisqu'il ne transpire que $\frac{1}{1200}$ parties d'une dragme de matiere à travers un pouce quarré de peau dans une minute, il s'ensuit que cette matiere trouve en s'élevant une résistance 115200 plus grande qu'elle; car $1200 \times 96 = 115200$. Quelle doit donc être la vitesse avec laquelle la matiere de la transpiration se meut, si nous supposons qu'elle souleve un poids 115200 fois plus pesant qu'elle? Cela seroit, si la quantité totale de matiere qui sort par la transpiration en une minute, déployoit sa force tout à la fois sur la colonne d'eau qui pese sur elle: mais tant s'en faut que cela soit; l'exhalation des vapeurs n'est point continuelle, comme l'est la pression de l'eau, néantmoins les intervalles entre les instans qu'elles mettent à sortir du corps sont extrement courts. Supposons que seize de ces instans dans une minute, soient égaux environ à un pareil nombre de pulsations de l'artere d'un homme sain: pour lors la quantité de vapeurs qui déploie sa force tout à la fois sur l'eau qui pese sur elle, sera soixante fois plus petite que celle que j'ai d'abord assignée; cette quantité multipliée par $1200 = 72000$, qui est le nombre des parties dans lesquelles une dragme de matiere capable de transpiration est divisée, & dont il n'y en a qu'une qui agisse contre quatre-vingt-seize dragmes d'eau en une seconde; de sorte que la matiere qui s'éleve dans l'espace d'une seconde doit lever un poids 6912000 plus pesant qu'elle, supposé qu'elle résiste à la colonne d'eau qui porte sur elle; car quatre-vingt-seize qui est le nombre de dragmes d'eau que porte un pouce quarré de peau, multiplié par 72000, qui est le nombre de parties que contient une dragme de matiere capable de transpiration, est égal à 6912000, qui est la différence entre la quantité de matiere qui transpire en une seconde, & la quantité d'eau qui résiste à son mouvement.

Je crois qu'il est assez visible que l'eau du *bain* se mêle avec les humeurs de notre corps, & il n'y a rien de si extraordinaire dans ses effets, qu'on ne puisse déduire de quelqu'une des propriétés dont je viens de faire mention sans être obligé de recourir aux sels dont les eaux sont imprégnées, quoiqu'ils puissent avoir quelque part dans la cure de certaines maladies. J'ai cru qu'il étoit d'autant plus nécessaire d'appuyer mes raisons d'expériences connues, que ce que j'ai dit touchant le *bain* est tout-à-fait nouveau. Je laisse au Lecteur à juger de la justesse des conséquences que j'en ai tirées, dans la persuasion où je suis qu'il a toutes les qualités nécessaires pour s'en bien acquiter. Wainwright.

Il ne me reste pas grand chose à dire sur une matiere que le Docteur Wainwright a si bien traitée. Je me contenterai de remarquer au sujet des *bains* froids, qu'à mesure que le froid contracte les vaisseaux du corps, les solides agissent avec plus de force sur les fluides, ce qui contribue extremement à l'atténuation de ces derniers; le froissement entre les solides & les fluides augmente aussi, ce qui fait que l'on a chaud au sortir d'un *bain* froid. En conséquence aussi de l'augmentation de l'action des solides sur les fluides, la circulation est accélérée, & par-là les sécrétions, du nombre desquelles sont les sueurs, la transpiration & les urines, deviennent beaucoup plus abondantes.

Pour que ces effets salutaires aient lieu, nous devons supposer un certain degré d'élasticité, ou pouvoir de contraction dans les fibres animales; autrement l'eau froide refroidiroit, & par une suite nécessaire, coaguleroit en quelque sorte les liqueurs sans augmenter la force des solides, qui est cependant nécessaire à leur atténuation. Il suit de-là que ce seroit vouloir se procurer une mort certaine que de recourir aux *bains* froids dans les cas où l'on sent une espece de relâchement accompagné de foiblesse.

Je crois qu'il n'y a point de Medecin qui n'ait entendu quelques-uns de ses malades se plaindre de certaines douleurs vagues autour de la poitrine, lesquelles ont leur siége dans les muscles, quoique j'en aie connu qui se sont trompés au point de les prendre pour des douleurs internes qui provenoient des poumons; & il peut se faire qu'une sensation de pesanteur sur la poitrine & une certaine difficulté de respirer, quoique peu considérable, ait donné lieu à cette erreur. Dans ces sortes de cas je recommande le *bain* froid à mes malades, persuadé que je suis par l'expérience que j'en ai faite, que c'est le remede le plus efficace que l'on puisse employer. On doit en user de deux en deux jours pendant quelques semaines, se plonger dans l'eau à deux ou trois différentes reprises & en sortir aussi-tôt. Lorsque la maladie est une fois dissipée il n'est plus besoin de ce remede. On doit avoir grand soin dans quelque espece de cas que ce soit, de ne point s'habituer si fort aux *bains* froids, que l'on soit absolument forcé d'en continuer l'usage. Cette précaution n'est pas moins nécessaire à l'égard des autres remedes, surtout de l'opium & du quinquina, dont l'usage immodéré a ruiné le tempérament d'un grand nombre de personnes.

On a remarqué que le *bain* froid est extremement nuisible dans les maladies des poumons qui tendent à la consomption, parce qu'il ne fait que hâter l'inflammation des tubercules qui se sont formés dans les poumons, & par conséquent la suppuration.

Willis dans son Traité de la phrénésie rapporte un exemple remarquable d'une fille qui fut guérie de cette maladie en se baignant dans l'eau froide. Le Lecteur ne sera pas fâché d'en avoir connoissance.

Je fus appellé, dit cet Auteur, il y a quelque tems, au secours d'une servante robuste & vigoureuse, que la fievre avoit rendue si furieuse, qu'on étoit obligé de l'attacher dans son lit. Je lui tirai une grande quantité de sang à deux différentes reprises, je lui fis donner plusieurs lavemens, & tels autres remedes usités dans pareils cas, sans compter les juleps, les émulsions & les potions hypnotiques: mais tous ces secours ne lui furent d'aucune utilité; elle passa huit jours entiers sans fermer la paupiere, toujours aussi furieuse qu'auparavant, & demandant sans cesse quelque liqueur froide pour appaiser la soif dont elle étoit dévorée. On lui donnoit autant d'eau qu'elle en vouloit, mais elle n'en étoit pas moins furieuse ni moins altérée. Comme l'on étoit pour lors dans le fort de l'été, j'ordonnai à la femme qui avoit soin d'elle de la mener au milieu de la nuit dans un batteau, de la dépouiller toute nue & de la plonger dans la riviere après lui avoir auparavant attaché une corde autour du corps de peur qu'elle ne se noyât. Mais cette précaution fut inutile, car cette fille nageoit avec tant de dextérité sans l'avoir jamais appris, qu'on eut eu de la peine à trouver un homme qui se fût mieux acquitté qu'elle de cet exercice. Environ quinze à vingt minutes après on la tira de l'eau rassise & dans son bon sens. On la mit au lit où elle dormit & sua abondamment, & sans qu'il fût besoin d'aucun autre remede, elle recouvra parfaitement la santé. Une cure aussi prompte & aussi heureuse fut l'effet d'un remede propre pour les chaleurs excessives & brûlantes; c'est-à-dire, que l'eau en humectant & rafraîchissant, modéra l'excès de la chaleur vitale & animale, qui étoient l'une & l'autre considérablement augmentées. Willis, *de Delirio & Phrenitide.*

Je trouve à propos pour confirmer la vérité de cette histoire, d'en rapporter une autre qui m'a été communiquée par M. Jean Floyer & par une Dame qui étoit mieux instruite de ce fait que ce Medecin, quoiqu'il eût assisté la femme, qui fait le sujet de ce que je vais raconter.

Le Docteur Floyer fut appellé pour voir la femme d'un Fermier qui habitoit dans un Village situé à quatre milles de Lichfield, laquelle avoit une fievre accompagnée de délire & d'une insomnie continuelle. Une nuit que la malade paroissoit reposer, la femme qui la gardoit pressée de quelque nécessité, quitta la chambre pour quelques minutes. Elle trouva à son retour toutes choses dans le même état où elle les avoit laissées, & demeura environ un quart d'heure assise à côté du lit de la malade. Comme elle ne l'entendoit point respirer elle tira les rideaux croyant qu'elle étoit morte: mais quelle fut sa surprise, lorsqu'elle ne la trouva plus au lit. Après l'avoir inutilement cherchée dans toute la chambre, elle mit l'allarme dans la maison, mais l'on trouva quelque tems après cette femme plongée jusqu'au cou dans le bassin d'une fontaine qui étoit dans la cour, qui n'avoit pas plus de cinq piés de profondeur & qui étoit presque rempli. On l'en tira aussitôt pour la mettre au lit, où elle s'endormit sur le champ. Aussi-tôt après il survint des sueurs abondantes qui continuerent plusieurs heures. Elle s'éveilla sans délire & se trouva parfaitement guérie.

Les Chymistes ont appliqué le mot de *bain*, *balneum*, à plusieurs choses relatives à leur art. C'est ainsi que les Chymistes font mention du

BALNEUM ARENÆ, feu ou *bain* de sable pour la purification du mercure.

BALNEUM MARIÆ ou MARIS, comme on écrit quelquefois, signifie la chaleur de l'eau bouillante. On place le vaisseau qui contient la matiere qu'on veut distiler ou mettre en digestion dans un autre rempli d'eau sous lequel on allume du feu, afin que l'eau s'échauffant échauffe aussi la matiere contenue dans l'alembic, & ne lui communique pas une chaleur plus grande que la sienne.

C'est la coutume des Chymistes de donner des noms grands & sonores à tous les instrumens dont ils se servent, & à tous les phénomenes qui surviennent dans leur art. Ils appellent, par exemple *fulmination*, ce que l'on nomme communément *explosion*; & *bain-marie*, la chaleur de l'eau bouillante.

BALNEUM SICCUM, *Bain sec*, est lorsqu'on entoure le vaisseau qui contient les matieres sur lesquelles on veut opérer de sable, de limaille de fer ou de cendres qu'on a eu soin de faire chauffer auparavant.

BALNEUM VAPORIS, *Bain de vapeur*; c'est lorsqu'un vaisseau qui contient quelque matiere est échauffé par la vapeur de l'eau chaude.

Comme l'on a droit d'exiger que je dise dans cet article quelque chose des eaux de Bath, je m'en tiendrai à la description du Docteur Cheyne, qui est la plus exacte & la plus distincte que j'aie vu jusqu'ici.

Des Eaux de Bath.

Les Savans ont été fort partagés sur la cause de la chaleur des eaux de Bath. Je n'ai rien négligé pour la découvrir moi-même, & j'ai toujours tâché de la déduire de l'expérience ordinaire qui consiste à mêler ensemble parties égales de limaille de fer & de soufre en poudre, & à en faire une pâte avec de l'eau. Si l'on enferme cette pâte dans une terrine & qu'on la place dans une cave sous le robinet d'une fontaine, ensorte que l'eau tombe dessus lentement & régulierement, elle fermentera à un tel point que l'eau qui en sortira aura la même chaleur & les mêmes vertus que celle de Bath, quoique moins agréable & moins appropriée au corps humain. Cette expérience est fort commune, & les corps dont je viens de parler sont les seuls dans la nature, dont le mélange échauffe l'eau sans le secours du feu. « Il est certain, dit Tournefort, que la limaille « de fer s'échauffe considérablement dans l'eau com« mune, & beaucoup plus dans l'eau de mer. Que si « l'on y ajoute quelque peu de soufre en poudre, ce « mélange acquerra une telle chaleur qu'il sera impos« sible d'y tenir la main ». M. le Chevalier Newton, dans la derniere Edition de son Traité d'Optique, pag. 354. dit, « que le soufre, tout grossier qu'il est, étant ré« duit en pâte avec une égale quantité de limaille de fer « & un peu d'eau, agit sur le fer, s'enflamme au bout de « cinq à six heures & acquiert une chaleur insupporta« ble ». Une preuve que la chaleur des eaux de Bath ne vient que des principes qu'elles contiennent; c'est qu'elles la conservent beaucoup plus long-tems qu'aucune autre eau que ce soit, échauffée au même degré. Il est donc inutile de recourir aux Volcans ou feux souterrains pour expliquer ce phénomene. On ne connoît aucun Volcan dans la partie Septentrionale de l'Angleterre, & il est difficile de concevoir comment le feu eût pu se conserver si long-tems sous terre, sans se frayer un passage, ou sans se manifester par quelque autre signe. Le soufre contenu dans les eaux de Bath est sensible aux sens, il nage par gros pelotons sur leur surface mêlé avec de la terre & quelques substances minérales dont on se sert ordinairement pour dorer l'argent, & l'on a trouvé qu'il est un remede efficace pour le scorbut, la lepre, les dartres & autres maladies de la peau. Le fer qu'elles contiennent se manifeste par la couleur bleue que leur donne l'infusion de la noix de galle. Il est vrai que cette teinture n'est ni aussi forte ni aussi sensible un moment après que l'eau est sortie de la pompe, qu'il faudroit qu'elle fût, s'il y avoit dans leur composition une quantité de fer proportionnée à celle qu'on y découvre par l'expérience dont nous allons parler.

Mais pour mettre tout ceci dans un plus grand jour, il est bon de faire les observations suivantes.

Premierement, que lorsqu'on distile les eaux de Bath, il ne reste au fond de la cornue qu'un peu de chaux commune, ou de sel marin pareil à celui que l'on trouve en distilant l'eau de pluie, si l'on en excepte quelque peu de sable ou de terre que la violence de la pompe a obligé de monter avec l'eau; de-là vient que les eaux de

Bath ne contenant aucun principe salin, ne sauroient conserver dans leur propre substance que les parties les plus légeres du soufre & du fer.

Secondement, que cette eau est autant imprégnée de soufre qu'elle le peut être.

Ce qui prouve que cette eau contient une plus grande quantité de fer qu'on n'en découvre par les sens & par les expériences qui ont été faites jusqu'ici, c'est qu'elle échauffe, & qu'on ne connoît aucun mélange que le fer qui ait cette propriété. Il n'y a que ceux qui l'ont éprouvé qui puissent croire les effets salutaires qu'elle produit dans la plupart des maladies chroniques. Quelle autre substance que le fer est capable, au bout de quelque semaines de redonner au sang, qui étoit d'un blanc bleuâtre, ou de couleur de suif, qui résistoit au couteau comme la colle forte, & nageoit dans sa sérosité comme une isle au milieu de la mer, les qualités qu'il avoit perdues, rendre toutes ses parties homogenes, d'une belle couleur rouge, & établir une proportion convenable entre ses parties nourrissantes & celles qui sont purement aqueuses? Il n'y a que le fer seul qui puisse redonner à une personne, dont le teint est d'une couleur pâle, cendrée, dont les yeux sont creux, qui n'a ni force ni appétit & qui dort encore moins, qui puisse, dis-je, lui rendre le sommeil avec l'appétit, & cette vivacité dans le regard, qui est un témoignage assuré de la bonne disposition du corps? On voit toutes les années un millier de ces exemples dans le lieu où sont ces sources salutaires.

Troisiemement, il n'y a personne qui ignore la vertu qu'a le soufre de déguiser les apparences & réprimer les opérations sensibles des remedes les plus actifs. On en voit des exemples dans les corps naturels, tels que l'antimoine & le cinabre naturel, & dans quelques autres corps artificiels, tels que l'éthiops minéral & le cinabre d'antimoine, dans lesquels le mercure est tellement bridé par le soufre, que sans paroître agir à l'extérieur, ils produisent les changemens les plus surprenans dans les corps animaux.

Puis donc que les eaux de Bath tirent leur chaleur du principe qu'elles ont au-dedans d'elles-mêmes, qu'il n'y a parmi les corps naturels, que le soufre & le fer qui soient capables de produire un degré de chaleur pareil à celui qu'elles possedent, puisque le fer seul a la vertu d'opérer sur le corps humain des cures aussi surprenantes que celles des eaux de Bath; que le soufre déguise les apparences & réprime les effets sensibles des corps les plus actifs, sans détruire leurs vertus salutaires & médicinales; il s'ensuit que les eaux de Bath doivent nécessairement leur chaleur à un mélange de particules ferrugineuses & sulphureuses & leurs effets salutaires à une plus grande quantité de fer que celle qu'on a découverte par les sens ou les expériences qu'on a faites jusqu'ici, jointe à un soufre leger dont on a fait voir les vertus & l'efficacité dans toutes les maladies chroniques. Les montagnes qui entourent le lieu où naissent ces sources ne sont, comme tout le monde le sait aujourd'hui que le réservoir d'un grand nombre de minéraux & des eaux qui les entretiennent; & (ce qui confirme d'autant plus mon opinion) ces montagnes s'étendent jusqu'à la mer.

Toutes les eaux chaudes paroissent être principalement composées de ces deux principes, & ne différer qu'à proportion que le fer & le soufre y dominent plus ou moins. Celles où le soufre prédomine sont plus chaudes, plus dégoutantes & plus purgatives.

Des trois sources médicinales chaudes qui sont les plus célebres en Europe, savoir celles d'Aix-la-Chapelle, de Bourbon, & de Bath, la premiere est celle qui contient le plus de soufre, ce qui rend ses eaux si chaudes, si dégoutantes & si purgatives, qu'il y a peu d'estomacs capables d'en supporter la chaleur & le dégout, & peu de tempéramens, surtout s'ils sont foibles, qui puissent résister à la violence avec laquelle elles purgent. Les eaux de Bourbon sont d'une nature moyenne entre celles d'Aix-la-Chapelle & celles de Bath, elles sont moins chaudes, moins dégoutantes & moins purgatives que les eaux d'Aix-la-Chapelle, mais beaucoup plus que celles de Bath. Ces dernieres contiennent moins de soufre & plus de fer que les deux autres, & de-là vient qu'elles sont plus agréables, qu'elles ont un gout de lait, & ne purgent jamais à moins qu'on ne les prenne avec trop de précipitation, ou en trop grande quantité, qu'elles donnent toujours de l'appétit, & raniment les esprits. Les eaux chaudes les plus foibles ne sont employées que dans les maladies les moins considérables, & par les personnes sujettes à la phthisie & à la consomption: mais pour les usages de la Medecine, on peut rendre les eaux chaudes les plus foibles d'une force égale aux autres par l'évaporation du principe aqueux & la concentration de leur principe sulphureux, de même que l'on peut diminuer la force des autres par dilution, comme je l'ai souvent éprouvé. La même proportion de fer, de soufre, ni la même chaleur ne conviennent pas indistinctement à toutes sortes de tempéramens. En général la force (c'est-à-dire, la quantité de fer & de soufre) des mêmes eaux chaudes est proportionnée à leur chaleur, de sorte qu'il ne faut pour les proportionner à la foiblesse des tempéramens, que les boire plus ou moins froides.

Les eaux de Bath ayant une telle origine & possédant les qualités dont on vient de parler, doivent être nécessairement un excellent remede pour la goute & les autres maladies chroniques, pour les raisons suivantes. (1) A cause de leur chaleur proportionnée aux besoins de la nature, & qui étant un peu plus forte que celle du corps humain, suffit pour communiquer une chaleur & un mouvement étranger aux vaisseaux & aux fluides qui en sont privés, & augmenter par-là la chaleur naturelle, & ranimer la circulation du sang. (2) Ces propriétés jointes à leur gout agréable & la douceur du lait, qu'elles possedent, les rendent amies de l'estomac & un véhicule excellent pour introduire dans le sang d'autres médicamens spécifiques sans causer ce dégout & cet abattement dans les esprits qui accompagnent l'usage des eaux chaudes que l'on connoît jusqu'ici, ni ce frissonnement & cette humidité que causent les eaux minérales froides, ce qui les rend inutiles, & même nuisibles dans quelques maladies nerveuses. Ajoutez à cela (3) leur principe calybé, qui est si visible dans son union avec le soufre, que les malades en retirent tout le bénéfice, & ressentent tous les effets salutaires des meilleures préparations de ce remede, (& quels effets ne sont pas capables de produire ces deux puissans remedes combinés ensemble?) sans causer ce dégout & ce dérangement d'estomac que produisent toutes les autres préparations martiales. (4) Le soufre en s'unissant avec le mars compose une espece de savon naturel propre à nettoyer les vaisseaux des viscosités qui s'attachent à leurs parois, & à lever les obstructions des petits vaisseaux. Mais (5) ce qui, joint avec le reste, les rend un spécifique dans la goute, c'est leur qualité relâchante qui fait qu'elles ramollissent & rendent flexibles, les fibres trop roides & trop tendues, & facilitent la transpiration des humeurs qui causent cette maladie. J'aurois encore bien des choses à dire sur l'efficacité de ce remede, dont nous sommes redevables aux soins que prend la nature de soulager les miseres de la vie humaine, mais cette foule innombrable de personnes percluses de leurs membres & affligées de maladies chroniques, qui viennent à Bath toutes les années pour obtenir leur guérison, ou du moins un soulagement dans leurs maux, est plus propre à confirmer ce que j'avance, que tous les raisonnemens que la Philosophie ou la Réthorique pourroient me fournir.

Il est aisé de démontrer que la force, la pression & le poids des eaux de Bath, suffisent pour surmonter plusieurs millions de fois la force de la transpiration, & par conséquent, que ces eaux en relâchant les fibres de tous les vaisseaux, & pénétrant à travers l'épiderme, & même à travers les tuniques des petits vaisseaux, s'insinuent

nuent dans les plus petites glandes, entrent par le moyen des veines dans la masse du sang, & contribuent par la force de la circulation à lever les obstructions de toute l'habitude du corps; ce qui suffit pour rendre raison des effets surprenans que produit le *bain* de ces eaux dans les enflures, les paralysies, la sécheresse scorbutique de la peau, les écrouelles & tumeurs scrophuleuses, l'atrophie nerveuse des membres, les douleurs sciatiques, celles des articulations, les rhumatismes froids, & les foiblesses qui suivent la goute. Cela paroîtra beaucoup plus évident, si la doctrine de l'attraction des corps animaux que le Docteur Keil a si fort perfectionnée est vraie. Il y a quelques années qu'un Gentilhomme, sur la bonne foi duquel je pouvois compter, m'assura qu'ayant gagé une somme considérable sur un cheval de course, & la personne qui devoit le conduire étant venue à mourir peu de jours avant celui qu'on avoit indiqué pour disputer le prix, il se résolut à courir lui-même, ce qui l'obligea de jeuner & de faire beaucoup d'exercice pour réduire son corps au degré d'embompoint qu'il jugeoit convenable. Qu'après que la partie eut été acceptée, & la course faite, il se fit peser avec soin à la poste, & revint aussi-tôt après chez lui, où après avoir bu une pinte de bouillon de poulet, qui pouvoit peser environ une livre, il se mit au lit où il dormit douze heures de suite. S'étant fait peser ensuite de la même maniere qu'auparavant, il trouva son poids augmenté de trois livres, si je m'en souviens; par où il conclut que son corps avoit absorbé environ deux livres de l'air qui l'environnoit. Ce fait prouve plus manifestement que les eaux de Bath qui sont chaudes, & par conséquent plus actives, peuvent s'insinuer par les pores de la peau dans les vaisseaux sanguins, & concourir avec ce que l'on en boit à la production des effets salutaires qui résultent ordinairement des *bains*. Il est impossible de rendre raison des sueurs copieuses dans lesquelles tombent les personnes qui demeurent long-tems au lit au sortir du *bain*, si l'on ne suppose que leurs corps semblables à une éponge, ont absorbé une partie de l'eau dans laquelle elles se sont plongées. Mais ces sueurs sont préjudiciables aux personnes foibles, & dont les esprits ont été dissipés: de-là vient qu'elles doivent les prévenir ou en ne se mettant point du tout au lit, ou n'y demeurant que peu de tems.

Il est étonnant que le *bain*, qui pendant un si grand nombre de siecles, a opéré des cures aussi surprenantes que celles dont on nous a conservé le souvenir, & maintenu le crédit, & la réputation des eaux de Bath, soit tombé dans ces derniers tems, (qu'on a commencé pour la premiere fois à boire les eaux) dans une telle disgrace, qu'il est rare qu'on y vienne pour cet effet. Avant qu'on eut introduit la coutume de boire les eaux de Bath, on y voyoit un grand nombre de personnes qui y cherchoient la guérison des douleurs vagues, dont elles étoient affligées, & de plusieurs autres maladies telles que la roideur ou contraction des tendons, le boitement, ou l'amaigrissement des membres, la paralysie ou le rhumatisme; mais aujourd'hui l'on guérit les maladies chroniques de quelque espece qu'elles soient par l'usage interne de ces eaux. Il faut de toute nécessité, si l'on se baigne indistinctement, sans avoir pris conseil d'un Medecin expérimenté, sans avoir préparé comme il faut le corps & évacué les premieres voies, sans connoître la maladie & consulter ses forces, la saison convenable pour se baigner, & le tems qu'on doit demeurer dans le *bain*; il faut, dis-je, qu'il survienne des accidens fâcheux capables de décréditer les *bains* en général. D'un autre côté, si ceux qui ont la direction des *bains* entreprennent plus qu'ils ne peuvent faire; il faut nécessairement qu'il y ait des personnes qui restent dans le *bain* beaucoup plus long-tems que leurs forces & la maladie ne l'exigent. Telles ont été les causes du mépris qu'on a eu dans ces derniers tems pour le *bain*. Mais je suis persuadé que s'il étoit ménagé avec autant de prudence & de discrétion qu'il le faudroit, il y auroit peu de maladies chroniques où il ne fût utile, & à la cure desquelles il ne contribuât, pourvu qu'on y joignît la boisson & les autres remedes convenables. Si l'on fait attention d'un côté à l'usage & à la réputation qu'ont eu les *bains* chauds parmi les Romains, & aux dépenses excessives qu'ils ont faites pour les rendre aussi beaux & aussi commodes qu'ils pouvoient l'être: si l'on fait attention que la plupart des maladies chroniques sont accompagnées du défaut de transpiration, & sont par conséquent de l'espece froide & phlegmatique, & toujours occasionnées par les obstructions que causent les sucs gluans & visqueux: si d'autre part l'on réfléchit sur ce que j'ai dit ci-dessus, que l'eau chaude dans laquelle on se baigne, s'insinue à travers la peau dans les veines, & contribue par-là avec celle que l'on a bue à lever les obstructions des petits vaisseaux, à délayer le sang & les liqueurs séparées ou contenues dans les glandes, à échauffer, ranimer, mettre en mouvement & nourrir les parties qui dépérissent; on conclurra aussi-tôt que le *bain* ménagé avec prudence peut être extremement salutaire dans un grand nombre de maladies chroniques. Pour que le *bain* produise tous les bons effets qu'on a lieu d'en attendre; il est nécessaire de distinguer les maladies auxquelles il est contraire, d'avec celles auxquelles il est utile. Ces maladies sont de trois especes: (1) il y en a qui affoiblissent les facultés raisonnables, ou rendent la tête douloureuse & pesante. Le *bain* chaud ne vaut rien dans ces sortes de maladies, parce qu'il peut en envoyant des fumées ou des vapeurs dans la tête, les faire augmenter. De ce nombre, sont l'affection hystérique, les convulsions, l'épilepsie, &c. Le *bain* ne vaut rien non plus tant qu'on est attaqué du vertige & d'une pesanteur de tête occasionnée par la plénitude de l'estomac. (2) Les maladies de la seconde espece sont celles qui affectent les poumons; car le *bain* en augmentant la vélocité du sang, peut dans ces sortes de cas causer une pleurésie, une péripneumonie ou un crachement de sang. (3) Les maladies de la troisieme qui sont accompagnées d'inflammations, de tumeurs mobiles, ou de douleurs vagues, telles que celles de la goute, ou d'un rhumatisme inflammatoire, exigent qu'on rejette l'usage des *bains* chauds, qui peuvent augmenter la premiere ou obliger la derniere à se jetter sur quelqu'autre partie. Ces cas exceptés, je ne connois aucune maladie chronique (à moins qu'elle ne soit tout-à-fait désespérée) qu'on ne puisse guérir par l'usage modéré des *bains*, qui peut débarrasser les canaux, lever les obstructions, augmenter la chaleur naturelle & faciliter la transpiration. Je finirai en donnant une regle générale par laquelle on pourra connoître si le *bain* est à propos, & si l'on ne l'a pas continué trop long-tems en tout ou en partie. On sera assuré que le *bain* est salutaire, s'il n'abat ni les esprits, ni les forces, ni l'appétit; car le *bain* chaud étant de la classe des évacuans, s'il n'entraîne que les humeurs peccantes, il ne peut produire aucun de ces mauvais effets dont nous parlons, & doit nécessairement être salutaire s'il les évacue: il ne peut au contraire qu'être extremement nuisible, s'il dissipe les sucs nourriciers, & entraîne plus de matiere qu'il ne faut.

Guidot a observé au moyen de plusieurs expériences que les eaux de Bath, soit qu'on les expose à l'air ou qu'on les garde dans une bouteille de verre exactement bouchée, retiennent plus long-tems la propriété qu'elles ont de recevoir une teinture d'un pourpre bleuâtre avec la noix de galle, lorsque le tems est froid & serein, que lorsqu'il est pesant & humide; c'est-à-dire, qu'elles retiennent plus long-tems leur principe calybé lorsqu'il gele, que lorsqu'il fait chaud ou qu'il pleut. On ne peut qu'avoir observé, pour peu qu'on ait fait usage des eaux de Bath, qu'elles réussissent beaucoup mieux, aiguisent davantage l'appétit, rendent la digestion plus forte, & raniment davantage les esprits lorsque le tems est sec, vif & serein, que lorsqu'il est pesant & humide : c'est à quoi contribuent la quantité des principes subtils, actifs, calybés, qui est pour lors beaucoup plus grande dans ces eaux, & la force que reçoivent les fibres, de la froideur, de la sérénité & de la sécheresse de l'air. Mais la principale observation que je veux que l'on tire des expériences dont j'ai parlé, est que ce principe calybé est si délié, si subtil, & si actif, qu'au bout de quelques heures, & qui plus est, de quelques minutes, il s'évapore à travers le liege & le verre, & qu'il peut retenir pendant un tems considérable, par la seule action de l'air qui l'environne, ses propriétés & sa gravité spécifique. On voit par-là comment on peut faire passer ce remede calybé si subtil & si volatil de l'estomac jusques dans les nerfs les plus reculés en aussi peu de tems & avec autant de promptitude qu'on le veut. L'eau élémentaire ainsi aiguisée produit cet effet beaucoup plutôt qu'aucune autre préparation artificielle du fer, & devient par-là un remede admirable dans le relâchement des nerfs & les maladies nerveuses, à quoi les eaux de Bath animées par ce principe calybé, subtil & pénétrant, contribuent lorsqu'on en use intérieurement & même extérieurement, en s'insinuant à travers la peau dans les plus petits vaisseaux, comme on l'a dit au sujet des *bains*. La petite quantité de fer qui s'introduit dans le corps par ce moyen, paroît en général suffisante pour les besoins de la nature : mais dans certaines maladies chroniques on peut l'augmenter par de plus grandes doses de fer artificiel, après que celui qui est contenu naturellement dans ces eaux a préparé les voies. En effet, il est beaucoup plus sûr & plus prudent lorsqu'on emploie le mars & les amers, de commencer par des petites doses, & de les augmenter à mesure que le pouls & les forces augmentent, & qu'on s'apperçoit que ces remedes ont perdu de leur efficacité par le fréquent usage qu'on en a fait. Je me souviens d'avoir observé dans quelques ordonnances du Docteur Radcliff qu'il donne quatre ou cinq gouttes de teinture de mars de Mynsicht, avec quelques gouttes d'élixir de propriété, dans de l'eau simple, comme un amer calybé, même aux personnes parvenues à la maturité de l'âge. J'avois blâmé cette méthode dans les premieres Observations que je donnai : mais j'ai eu raison dans la suite de condamner la précipitation de mon jugement, & de reconnoître que c'est agir avec beaucoup de prudence que de commencer par des petites doses dans certaines maladies.

Il paroît difficile de concevoir comment la même eau chaude peut relâcher les fibres contractées, comme dans la goute & le rhumatisme, & contracter & resserrer celles qui sont relâchées, comme dans la paralysie & le dépérissement des membres. On ne sauroit cependant douter que cela n'arrive dans les cas dont je viens de parler, & dans plusieurs autres où il est question de contraction & de rélaxation. Pour éclaircir cette matiere, il ne faut qu'examiner ce que c'est que contraction & rélaxation. Tous les fluides du corps humain étant enfermés dans des vaisseaux, la contraction ne peut venir que, ou du sang & des autres fluides, (quelle que soit la cause du mouvement des muscles) en ce que leur viscosité s'oppose à leur cours en obstruant les passages ; ou, de ce que la substance du muscle est offensée par quelque cause externe, ce qui le rend plus tendu & plus ferme & l'oblige à se contracter. La rélaxation est occasionnée par une obstruction des nerfs ou des vaisseaux qui transportent les fluides, qui les empêche d'arriver jusqu'aux muscles, comme cela paroît dans la paralysie & l'atrophie nerveuse des membres; de sorte, que dans ces deux cas, les obstructions sont la cause de la contraction & de la rélaxation. C'est pourquoi tout remede qui peut dissoudre les fluides, lever les obstructions des petits vaisseaux, rendre la transpiration plus libre, & fortifier les fibres, est capable de contracter ce qui est rélâché & de relâcher ce qui est contracté. Que ces effets soient appropriés à la nature des eaux de Bath, c'est ce que je crois avoir suffisamment démontré ci-dessus.

Si l'on demande dans quels autres cas, outre la goute, les eaux de Bath peuvent être salutaires : il sera aisé d'y repondre par ce que nous allons dire, savoir, qu'elles doivent faire beaucoup de bien dans tous les cas où le mars & le soufre en font, c'est-à-dire, dans la plupart des maladies chroniques, de quelque espece qu'elles soient. Dans les maladies aiguës & inflammatoires, dans toutes celles où le pouls a beaucoup de force & de vitesse, les eaux minérales ni les remedes calybés ne sauroient être convenables : mais dans tous les autres cas, (si l'on en excepte ceux où il y a hémorrhagie*) elles sont non-seulement sûres, mais extremement bien-faisantes : on a souvent éprouvé leur efficacité, surtout, dans la cachexie, le scorbut, le calcul, le rhumatisme & la jaunisse, dans les affections hypocondriaques & hystériques, les vapeurs & la mélancolie, dans la paralysie, l'épilepsie & autres maladies céphaliques & nerveuses, dans celles de l'estomac & des intestins, les obstructions du foie & de la vésicule du fiel; les pâles-couleurs, la stérilité & la foiblesse qui suit l'accouchement; dans la suppression des regles & les autres maladies particulieres aux femmes.

Si une personne d'un tempérament foible & délicat, affligée des douleurs & des inquiétudes inséparables de quelqu'une des maladies chroniques dont nous venons de parler, sans que ses visceres soient endommagés, avoit à choisir un lieu en Angleterre où elle voulût passer sa vie commodément & agréablement, en prenant à la fois tous les avantages du lieu, la salubrité des eaux, tant pour recouvrer l'appétit qu'on a perdu, & ce qui n'est pas peu, la liberté & la gaieté de l'esprit, la vie reglée, la bonté des alimens, la chaleur, la propreté & les commodités du logement, la fraîcheur, & la serenité de l'air, la facilité des amusemens & l'avantage de converser avec qui l'on veut; en prenant, dis-je, tous ces avantages à la fois, j'ose assurer après une expérience de près de vingt années, sans craindre d'être accusée de flaterie ou d'être contredit, que c'est à Bath qu'on doit se fixer.

Quelques personnes qui menent une vie frugale & réglée croyent qu'en buvant simplement ces eaux pendant quelque tems, sans prendre aucun autre remede ni avant ni après, c'en est assez pour être guéries des maladies chroniques dont elles sont affligées: mais elles apprennent bien-tôt à leur dépens, si leur maladie est autre qu'un simple défaut d'appétit, qu'on ne doit jamais prendre les eaux de Bath sans avoir auparavant débarrassé l'estomac & les intestins, de peur que l'usage continuel de ces eaux venant à délayer les impuretés adhérentes aux parois des vaisseaux lactés, ne les oblige à s'insinuer dans le sang. Elles ne doivent pas non plus s'attendre à être guéries de certaines maladies chroniques, surtout lorsqu'elles sont invétérées, sans le secours des remedes qui passent pour spécifiques dans ces sortes de cas, & auxquels les eaux de Bath fournissent un véhicule aussi agréable qu'efficace. Car c'est être prudent que d'employer toutes les forces dont on est capable contre un ennemi aussi puissant & aussi redoutable que l'est une maladie chronique.

Il est impossible de déterminer au juste la quantité d'eau de Bath qu'il est à propos de boire tous les jours : on doit se régler en cela sur l'état du malade & la nature de sa maladie. Les personnes dont le corps est fort, plein & replet, supportent une plus grande quantité d'eau que ceux qui ont le corps mou, délicat & amai-

* Dans les hémorrhagies qui sont occasionnées par des obstructions, les remedes calybés employés prudemment, peuvent être d'une grande utilité en en détruisant la cause. C'est peut-être le plus sûr moyen d'arrêter l'écoulement immodéré des regles produit par les obstructions de la matrice.

pri ; les jeunes gens plus que les vieillards, ceux dont les fibres sont fortes & fermes, plus que ceux qui les ont foibles & relâchées ; ceux qui ont la gravelle ou un rhumatisme, plus que ceux dont les organes de la digestion sont dérangés, ou qui sont sujets à des foiblesses scorbutiques ou nerveuses, &c. Mais en général, il seroit à souhaiter que ceux qui viennent à Bath pour leur santé, bussent moins d'eau tous les jours qu'on ne le fait communément, & en continuassent plus long-tems l'usage dans les maladies chroniques. Je crois que l'on peut avancer en toute sureté que toute quantité plus grande qu'une quarte ou deux pintes d'Angleterre dans la matinée, bue dans deux heures de tems, demi-pinte toutes les demi-heures est plus qu'il ne faut.

Tout le monde peut s'appercevoir que cette quantité est plus que suffisante pour satisfaire aux intentions de ceux qui boivent les eaux minérales. Une plus forte dose ne sert qu'à distendre & relâcher les passages alimentaires, qu'à se frayer un chemin dans les vaisseaux les plus grands & les plus ouverts, & à pousser le sang à travers les rameaux & les anastomoses des plus grandes veines & arteres, où les obstructions & les matieres peccantes sont moins fréquentes, tandis qu'elle laisse les plus petits vaisseaux capilaires dans l'état où ils étoient, quoique ce soit dans ces vaisseaux qu'est le plus grand danger.

Le célebre Docteur Keil a prouvé d'une maniere évidente que le moyen le plus court d'altérer la masse du sang par le secours de ces eaux minérales, est de les boire peu à peu & à fréquentes reprises. Dans la plupart des maladies il suffit d'une pinte le matin, & même d'une demi-pinte pour les personnes dont le tempérament est affoibli, les organes de la digestion dérangés & qui ont de la disposition à vomir. Quelque quantité d'eau qu'on prenne, il vaut toujours mieux que ce soit à petites doses & par intervalles raisonnables, pourvu qu'on ne laisse pas passer la matinée. L'eau de Bath que l'on boit aux repas contribue autant à la cure que l'autre, quoique froide, pourvu qu'elle soit récente & qu'elle ne soit point dépouillée de ses principes. Les prises de l'après midi & du soir sont plus arbitraires, & c'est au malade à en déterminer la quantité, suivant qu'il s'apperçoit qu'elles conviennent plus ou moins à son estomac. Lorsque la dose du matin n'a point été trop forte, elles ne peuvent que lui faire du bien, pourvu que la quantité en soit proportionnée à celle du matin, & qu'on ne les prenne que sur les quatre ou cinq heures du soir, & deux ou trois heures après souper, ces tems étant les plus propres pour aider la digestion & entraîner ce qui peut rester des alimens dans l'estomac. Rien n'est plus nécessaire dans le cours de l'usage de ces eaux que de le commencer à propos ; c'est à l'expérience & à la prudence du Medecin à en savoir proportionner les préparatifs, la dose & les remedes que l'on doit prendre après à la maladie & à la constitution du malade ; ces choses une fois posées, le malade ne peut manquer d'en ressentir les bons effets.

Il n'est pas moins difficile de déterminer la saison la plus propre pour boire les eaux de Bath, que le tems le plus propre à produire les maladies chroniques : généralement parlant, la plupart des maladies chroniques regnent au printems & en automne, & c'est dans ce temslà qu'on a coutume de venir aux eaux de Bath. Mais ces eaux sont toujours les mêmes, & l'on ne s'est jamais apperçu que le tems ni les saisons y apportent aucun changement, quoique les variations de l'air & des saisons influent quelque peu sur leurs qualités sensibles. Ceux qui les prennent depuis long-tems en discontinuent quelquefois l'usage dans le fort de l'été : mais il y en a un grand nombre d'autres, ceux principalement qui sont d'un tempérament froid & délicat, qui s'en trouvent fort bien dans ce tems-là. Elles valent mieux pour quelques-uns dans la plus grande rigueur de l'hiver, leur chaleur suppléant alors à l'inclemence de l'air. D'ailleurs elles passent beaucoup mieux lorsque les fibres sont racourcies par le froid extérieur, ce qui rend la circulation plus prompte & plus forte. C'est donc la coutume & les commodités qui proviennent des circonstances extérieures, plutôt que la nature de ces eaux & les effets qui en résultent qui obligent à les prendre dans une saison plutôt que dans une autre. Il est aussi difficile de déterminer le tems pendant lequel on doit les prendre, que de fixer la durée de la maladie chronique qui oblige de recourir à ce remede : s'il est vrai, comme on n'en sauroit douter qu'elles soient de la nature des altérans, on doit les continuer jusqu'à ce qu'on en soit dégouté, ou que la maladie cesse. Ce tems doit être proportionné à la nature & à l'opiniâtreté de la maladie. Celle qui est héréditaire en demande plus que celle qui est accidentelle ; & celle qui est invétérée plus que celle qui est légere ; les maladies nerveuses plus que celles qui ont leur siége dans la masse du sang. Une Dame d'un tempérament languissant, foible & hystérique, ayant demandé au célebre Sydenham, ainsi que je l'ai appris de lui-même, combien de tems elle pouvoit prendre le mars en sureté ; il lui répondit qu'elle pouvoit le prendre trente ans de suite, & recommencer, supposé que sa maladie continuât. Cette question revient au même que si l'on demandoit combien de tems on doit manger & boire ; car lorsqu'on est malade & que les remedes sont nécessaires, la nature s'en trouve aussi-bien, que du boire & du manger lorsqu'on a faim. Je sai que l'on doit changer de remedes dans les maladies chroniques, lorsqu'ils ne produisent plus aucun effet pour être devenus trop familiers ; de même que l'on doit changer d'aliment lorsqu'on en est dégouté. Mais cela n'a aucun rapport à la question proposée, dans laquelle on suppose que les eaux n'ont rien perdu de leur efficacité, & qu'on s'en trouve de plus en plus soulagé. Cela supposé, il n'y a point de doute qu'on doit les continuer jusqu'à ce qu'on soit parfaitement guéri, ou qu'elles ne produisent plus l'effet qu'on en attendoit. Quelques personnes les ont bues pendant plusieurs années avec succès, & il y en a qui ne sauroient vivre ni se bien porter sans en boire, comme cela paroît par les familles qui se sont établies à Bath pour être plus à portée d'en faire usage. Tant que la principale maladie ou celle qui sert comme de base aux autres, subsiste en quelque degré, & que l'on reçoit du soulagement de ce remede, il faut le continuer, mais dans tout autre cas, il est plus sûr d'y renoncer.

On a prétendu que les eaux de Bath prises trop long-tems, disposent aux fievres & aux maladies inflammatoires, en enrichissant, échauffant & exaltant le sang : mais cette objection subsiste avec toute sa force à l'égard des meilleurs alimens & des remedes les plus efficaces. Le plus sûr est de faire usage de cette modération & de cette tempérance si nécessaire en toutes choses pour la conservation de la vie, & de discontinuer l'usage de ces eaux quand on ne s'en sent plus de besoin : mais tant que la maladie chronique continue, il n'est pas à craindre qu'on ne sur-enrichisse le sang en les prenant, le cas dont nous parlons supposant tout le contraire, c'est-à-dire, qu'il reste une certaine viscosité & une acrimonie dans le sang & les humeurs : on ne doit donc point appréhender cet effet tant que la maladie originaire subsiste : mais lorsqu'on a été assez heureux que d'en être délivré, il faudroit être plus qu'imprudent pour se jouer des remedes, de quelque espece qu'ils soient. Il est vrai que peu de personnes sont dans ce cas ; & lorsque j'en ai trouvé, je leur ai conseillé de renoncer aux eaux & à tout ce qu'on pouvoit appeller remede, par la raison que le meilleur médicament devient nuisible lorsqu'il est inutile. La plupart des maladies chroniques pour la cure desquelles on ordonne les eaux de Bath, sont de l'espece froide, & supposent le sang gluant, pauvre & dénué d'esprits ; de sorte que tant que la maladie dure, on ne doit pas craindre de trop enrichir ou de trop exalter le sang ; supposé même que cela arrivât, il seroit aisé d'y remédier par la saignée, la diete & l'usage de quelques purgatifs rafraîchissans. CHEYNE, *Histoire de la nature & des qualités des eaux de Bath.*

* Ce que Cheyne dit des eaux de *Bath* peut s'appliquer à quelques différences près à la plus grande partie des eaux minérales chaudes, telles que celles de Bourbon, &c. J'en ferai voir le rapport lorsqu'on en parlera sous leurs articles propres.

BALOIOS, βάλλιος, comme Galien l'écrit; ou βαλοῖος, comme on le trouve dans le septieme livre des Epidémiques d'Hippocrate, où il signifie un habitant de *Valœa*, ville de Macédoine; ou le nom d'une personne dont il rapporte le cas.

BALSAMATIO, *Embaumement.*

BALSAMELÆON; le même que *Balsamum è Mecha.* Voyez *Balsamum.*

BALSAMELLA, suivant Blancard, est le même que *Balsamina.*

BALSAMICA, *Balsamiques.* Les remedes *balsamiques* sont d'une nature quelque peu chaude & acre. Cette classe comprend les remedes appellés céphaliques, névritiques, apoplectiques, antiparalytiques, les cordiaux spiritueux & autres de cette espece. On met principalement au nombre des *balsamiques*, le bois d'aloès, sa résine, sa teinture; le bois d'aloès blanc, ou l'aubier du bois d'aloès, le sandal citrin, & sa teinture concentrée en baume liquide; l'ambre gris, le liquidambar, le baume blanc, le succin, le benjoin, le styrax calamita & sa résine, le styrax blanc, le ladanum & sa résine; les baumes du Pérou blanc & rouge, de Copaü, de Tolu; la vraie écorce de quinquina, le costus amer, la cascarille, la canelle, le girofle, la graine de paradis, les cubebes, le macis, la noix muscade, la sarriette, le thym, la rue, le serpolet, la lavande, le nard Celtique, l'origan, le dictamne de Crete, la marjolaine, la melisse, la molucque, la camomile Romaine, le marum de Syrie, le basilic, l'aurone, le stœchas, le spicnard, le jonc odorant, les feuilles de laurier & de myrthe, & les huiles essentielles, véritables & non falsifiées de ces simples, tirées par la distilation. Entre les compositions, nous mettrons le baume apoplectique de Crollius, celui de Zeller, de Scherzerus, notre baume liquide de vie, l'esprit de baume du Pérou tiré suivant notre méthode, les esprits de succin & de mastic, l'eau apoplectique de Sennert, l'eau d'Anhalt, la vraie essence d'ambre, les esprits volatils huileux, faits en aromatisant ces esprits avec les huiles de canelle, de macis & de cedre.

Les simples dont on vient de donner la liste, & les médicamens qui en sont composés, agissent & répandent leur vertu sur les liqueurs & les parties solides de notre corps, au moyen d'une huile ténue, éthérée, subtile & volatile, qui est très-douce & amie de la nature, & qui rend au sang & aux liqueurs les parties sulphureuses, chaudes & éthérées, dont elles manquent, augmente leur mouvement intestin de chaleur, & donne de la volatilité aux humeurs vitales. Ils contiennent encore un sel subtil, acre, balsamique, qui augmente la force & la puissance élastique des arteres & des fibres musculeuses, & en conséquence accélére puissamment le mouvement progressif & circulaire des liqueurs; ce qui est suivi par la suite de la division des humeurs épaisses & visqueuses, de la résolution des obstructions & entretient la transpiration, qui est le meilleur préservatif contre les maladies.

Les *balsamiques* sont donc d'un grand secours dans toutes les maladies de la tête, des nerfs, de la moelle, de l'épine, de l'estomac & du cœur, qui sont entretenues par une cause froide, pour parler comme les Anciens, c'est-à-dire, l'épaississement, la condensation des liqueurs, & l'atonie des parties nerveuses & membraneuses, comme dans l'apoplexie, la paralysie, la stupeur & l'engourdissement des sens, la foiblesse de la mémoire, la dureté de l'ouie, la défaillance, la grande foiblesse, soit qu'on les emploie intérieurement ou extérieurement avec prudence.

Ils font aussi beaucoup de bien dans les vices de l'estomac & des intestins qui sont causés par l'atonie, l'abondance de crudités acides, visqueuses, le dérangement de la digestion, comme les gonflemens, les diarrhées, les coliques venteuses, le vomissement; & conviennent merveilleusement aux vieillards, à toutes les personnes foibles, & à ceux qui ont l'habitude du corps lâche, & sont d'un tempérament phlegmatique.

On les emploie utilement, surtout comme préservatifs, lorsqu'une longue disposition humide & froide de l'air, notamment pendant l'automne & l'hiver, & spécialement dans les pays voisins du septentrion, fait régner des toux humides, des diarrhées, des asthmes pituiteux, des tumeurs œdémateuses, des rhumes de cerveau, des rhumatismes, des fievres intermittentes, & des affections causées par une disposition scorbutique des liqueurs, ou quand on a lieu de craindre ces accidens.

Mais il faut se garder d'en faire un grand usage lorsque les corps sont pleins de sang & d'humeurs, & que le ventre est constipé, dans la jeunesse, & dans les sujets d'un tempérament colérique & sensible.

Il y a vingt ans & plus que je me sers d'un médicament liquide *balsamique*, que j'appelle *Baume de vie*, qui est composé des meilleurs *balsamiques*, & surtout des vraies huiles *balsamiques* non-falsifiées, dont la bonté est si éprouvée, que l'on peut se passer aisément de tous les autres fortifians & *balsamiques*, quand on fait faire usage intérieurement de ce remede. Ce médicament très-agréable & très-efficace, est déja connu dans les pays éloignés, où l'on a rendu justice, comme dans le nôtre, à l'excellence de sa vertu fortifiante & restaurante. Mais il est bon d'avertir qu'on en distribue sous mon nom à ceux qui ne sont pas sur leurs gardes, un assez semblable au mien, mais qui n'est composé que d'huiles falsifiées, ou plutôt qui n'en est qu'un mélange confus, incapable de soutenir la réputation que le mien s'est acquise. HOFFMAN.

Voyez *Balsamum.*

Voyez *Vitæ Balsamum.*

BALSAMINA, *Balsamine.* Il y a deux plantes de ce nom, dont la premiere est ainsi distinguée.

Momordica balsamina, Offic.* *Momordica*, Schrod. 4. 105. *Momordica Officinarum*, Volck. Flor. Nor. 293. *Momordica vulgo*, Hort. Lugd. Bat. 429. *Momordica vulgaris*, Tourn. Inst. 103. Elem. Bot. 87. Boerh. Ind. A. 2. 76. Rupp. Flor. Jen. 41. *Momordica*, *Balsamina*, *Cucumeraria*, *Pomum mirabile*, Chab. 135. *Momordica Balsamina mas*, Ger. 290. Emac. 362. Park. Theat. 714. *Momordica*, *Balsamina rotundifolia repens seu mas*, C. B. Pin. 306. Raii Hist. 1. 647. *Balsamina cucumerina Indica*, *folio integro*, *fructu variegato*, Chom. in Not. Hort. Mal. 8. 22. Flor. Mal. 52. *Balsamina cucumeraria*, J. B. 2. 251. *Cucumis puniceus Cordii*, Hist. Oxon. 2. 33. *Piperitis*, Tourn. Mat. Med. 357. *Balia-Mucca piri*, Hort. Mal. 8. 21. Tab. 2. *Cucumerina Indica*, *folio integro*, *fructu variegato*, Chom. in Not.

On la cultive dans les jardins, & elle fleurit au mois d'Aout.

Le fruit qui est celle de ses parties dont on fait usage, a une qualité vulnéraire, rafraîchissante & quelque peu dessiccative. Il appaise les douleurs, surtout celles des hémorrhoïdes. Employé extérieurement, il est bon pour les blessures des nerfs, les hernies & les brûlures.

Le baume que l'on a tiré pendant long-tems du fruit de cette plante, en le faisant tremper dans l'huile & sécher au soleil, a une vertu admirable dans les blessures, les ulceres, les hémorrhoïdes, les ulceres de la matrice & les ruptures.

On distingue la seconde espece de *Balsamine* de la maniere suivante.

Persicaria siliquosa, Offic. Ger. 361. Emac. 446. Raii

Hist. 2. 1328. Merc. Bot. 2. 28. Phyt. Brit. 90. Mer. Pin. 92. *Balsamina lutea, sive noli me tangere*, C. B. Pin. 306. Tourn. Inst. 419. Elem. Bot. 332. Boerh. Ind. A. 320. Raii Synop, 3. 316. *Balsamina, herba impatiens, seu noli me tangere*, J. B. 2. 908. Chab. 287. *Mercurialis sylvestris, noli me tangere dicta, sive persicaria siliquosa*, Park. Theat. 296.

On la cultive dans les jardins. Ses feuilles que l'on emploie sont un diurétique si violent, qu'elles causent le diabete, & passent pour avoir une qualité pernicieuse & mortelle.

BALSAMITA MAS, *Costus hortorum*, Offic. *Balsamita mas*, Ger. 523. Emac. 648. *Balsamita mas, sive Costus hortorum major*, Park. Parad. 482. *Balsamita major*, Boerh. Ind. A. 125. Hist. Oxon. 3. 3. Act. Reg. Par. An. 1719. 280. *Costus hortorum major*, Park. 78. *Mentha hortensis corymbifera*, C. B. 226. *Mentha corymbifera, sive Costus hortensis*, J. B. 3. 144. Raii Hist. 1. 363. *Mentha corymbifera Græca, Romana, Sarracenica, sive Costus hortensis*, Chab. 368. *Tanacetum foliis & odore menthæ*, Herm. Cat. 697. Tourn. Inst. 461. *Tanacetum hortense, Lepidii foliis serratis, Ageratum intensè redolens*, Pluk. Almag. 361. *Tanacetum hortense, foliis & odore menthæ*, Hort. Lugd. Bat. 697. *Ageratum latifolium serratum*, Hort. Monsp. 7. *Mentha Sarracenica*, Offic. Ger. *Cocq.*

Les racines du *cocq* sont dures, longues, fibreuses, & pénetrent fort avant dans la terre ; les feuilles inférieures sont presque aussi larges que celles de la mente des jardins, d'un verd pâle en tirant sur le jaune, portées sur des longues queues, & dentelées tout autour d'une maniere très-réguliere. Ses tiges ont plus d'un pié de haut, elles poussent un grand nombre de feuilles pareilles aux précédentes, mais plus petites. Elles se divisent vers leurs sommets en plusieurs rameaux, dont chacun est terminé par des fleurs d'un jaune foncé, disposées en ombelle sans pétales, contenues dans un calyce écailleux, mais plus petites que celles de la tanesie. Cette plante a une odeur douce, fort agréable. On la cultive dans les jardins, & elle fleurit au mois de Juillet.

On emploie ses feuilles en Medecine. Elles sont chaudes & dessiccatives, propres pour échauffer & fortifier l'estomac, pour appaiser les maux de tête occasionnés par le dérangement de ce viscere, pour chasser les vents & prévenir les rots acides. Elles levent les obstructions du foie & de la rate, elles guérissent l'hydropisie & la jaunisse. Elles entrent dans les fomentations & dans les bains destinés à ranimer & fortifier les membres. MILLER, *Bot. Offic.*

BALSAMUM, *Baume*. Il y en a un grand nombre de naturels & d'artificiels.

Boerhaave donne l'analyse de tous les *baumes* naturels dans le procédé, où il traite de la distilation de la térébenthine.

La voici telle qu'il l'a laissée.

Vinaigre, esprit, deux sortes d'huile, résine & colophone tirés de la térébenthine distilée par le moyen de la rétorte.

1°. *Prenez* une cornue de verre qui n'ait jamais servi, coupez-en le col qui doit être grand, afin que son orifice ait une capacité considérable ; ce qui est extremement important dans cette opération. Mettez de la térébenthine naturelle & pure dans un vaisseau de terre, placez-le dans l'eau bouillante, & l'y laissez jusqu'à ce qu'elle soit devenue liquide comme de l'eau. Versez-la dans la cornue que vous aurez fait chauffer auparavant, de peur qu'elle ne casse. Il doit y avoir un tiers de la cornue vuide. Placez-la le col en-haut, jusqu'à ce que la térébenthine soit toute tombée au fond ; car s'il en restoit dans le col, elle s'éleveroit dans le récipient par la distilation, & saliroit la liqueur qui monte la premiere. Mettez votre cornue au feu de sable, & y adaptez un récipient.

2°. *Faites* un feu capable de communiquer environ cent degrés de chaleur au sable, & le continuez au même degré jusqu'à ce qu'il ne sorte plus rien. Vous trouverez dans le récipient une liqueur claire semblable à l'eau, sur la surface de laquelle vous verrez surnager une autre liqueur huileuse. Lorsqu'il ne sortira plus rien, vous changerez le récipient. La liqueur est claire & acide, saline, aqueuse, se mêle facilement avec l'eau, rafraîchit l'estomac ; elle est spiritueuse & extremement diurétique ; elle fermente avec la craie, son acide se joint à cette derniere ; & dans la distilation, on retire l'eau toute pure. La liqueur huileuse qui surnageoit dans le récipient, est inflammable, légere, pure, spiritueuse, ce qui fait qu'on l'appelle *Huile éthérée de Térébenthine*. Elle est si pénétrante, qu'elle disparoît lorsqu'on en frotte le corps, pénetre dans la masse du sang, & communique en peu de tems à l'urine une odeur de violette, ce qui prouve la facilité avec laquelle elle passe à travers tous les pores du corps.

3°. *Changez* de récipient, & augmentez le feu à peu près au degré de l'eau bouillante, ce que l'on fait en versant de l'eau sur le sable, & l'échauffant pardessous avec une chaleur de cent & douze degrés. Entretenez-la au même degré, en ajoutant continuellement de l'eau bouillante, à mesure que la premiere se consume. La matiere qui a resté dans le récipient après la premiere opération, est aussi épaisse que si le froid l'avoit condensée : mais elle se fond de nouveau, pétille de tems à autre, & donne une liqueur acide pareille à la précédente, qui se précipite au fond, & une huile surnageante qui ne differe de l'autre que parce qu'elle est un peu plus jaune. L'une & l'autre ont à peu près les vertus dont on a fait mention ci-dessus.

4°. *Adaptez* un nouveau récipient & augmentez le feu jusqu'au dernier degré, mais avec précaution pourtant. Vous retirerez une eau acide rouge & pésante qui se rend seule dans le fond du récipient, & une huile rouge & pénétrante, quoiqu'un peu visqueuse, qui flotte sur sa surface. Il faut remarquer que l'huile sort par la distilation en même tems que l'eau acide, qu'il n'arrive jamais que l'eau sorte la premiere & ensuite l'huile. Ce qui reste dans la cornue après cette derniere distilation étant refroidi est extremement rouge, dur & friable.

5°. J'ai poussé cette derniere matiere avec précaution & peu à peu jusqu'au plus haut degré de chaleur que le sable & le feu de suppression peuvent donner, & j'ai eu par ce moyen une huile rouge épaisse ressemblante à la térébenthine, dont elle ne differe que par la couleur. Il sort aussi quelque peu d'eau acide, rouge & pésante, & il ne reste presque rien au fond de la cornue.

6. On doit avoir grand soin dans cette opération que les vaisseaux ne se rompent point, parce que la fumée subtile de la térébenthine prendroit feu, le communiqueroit dans la cornue & la feroit casser, ce qui exposeroit à mettre le feu à la maison.

On peut retirer de la térébenthine une eau acide, une huile éthérée ou esprit de la maniere suivante. On met dans un alembic de l'eau de pluie jusqu'au tiers & la moitié autant de térébenthine ; on adapte un chapiteau à la cornue & on fait la distilation par le réfrigérant. On retire par ce moyen une eau acide & une huile pure & légere, & il reste dans la cornue une espece de colophone. On peut rendre l'huile que donne cette opération extremement odorante en mettant dans la cucurbite des fleurs de lavande, des roses & d'autres plantes odoriférantes. Il s'ensuit donc que la térébenthine se résout en une eau, en un esprit salin & acide, en une huile volatile & de la colophone plus fixe. On peut remarquer ici que le résidu devient toujours plus épais, plus rouge, plus dur & plus friable, à proportion qu'il sort plus d'eau acide & d'huile volatile : on peut cependant rendre le tout liquide, & le faire distiler en poussant le feu au plus haut degré de violence.

Cette eau acide étant rectifiée & parfaitement séparée de son huile, est peut-être le meilleur acide végétal que l'on connoisse jusqu'aujourd'hui.

REMARQUES.

1. On voit par l'opération précédente quelle est la forme sous laquelle les huiles naturelles résident dans les plantes; car d'abord, le suc nourricier que fournit la terre paroît être une liqueur, quelque peu acide & aqueuse, qui dépose peu à peu sa partie la plus grasse dans certaines parties de la plante, & qui venant dans la suite à augmenter par la chaleur, la maturation & l'assistance de tous les pouvoirs de la plante, paroît sous la forme d'une huile grasse, laquelle étant chassée dehors & essuyant les mêmes altérations dans un plus grand degré, composé à la fin un *baume* qui contient une eau, un acide salin, un esprit onctueux & différentes especes d'huiles, le tout mêlé ensemble & néantmoins séparable. Le *baume* acquiert cependant une forme différente par la séparation de quelqu'une de ses parties. On voit encore par-là quelle est la différence des *baumes* naturels dans la Medecine & dans la Chirurgie, lorsqu'ils agissent en substance & par l'union de tous leurs principes ensemble, ou au moyen de certaines parties séparées. La térébenthine employée seule & mêlée avec un jaune d'œuf, devient un peu plus liquide & un remede admirable pour les usages de la Chirurgie. Donnée intérieurement elle est admirable dans plusieurs maladies, où elle donne des marques de sa vertu extraordinaire, par sa nature pénétrante & l'odeur de violette qu'elle communique à l'urine. Nous avons un grand nombre de *baumes* de cette espece, qui ne different pas tant par leurs vertus, que par leur prix & le lieu où ils naissent. Tels sont ceux de Judée, du Grand-Caire, d'Asie, d'Egypte, de Jerico & celui de la Mecque; car tous ces noms ne signifient aujourd'hui que la même chose, savoir un *baume* blanc en forme de térébenthine liquide & d'une odeur de citron. Les *baumes* de l'Amérique sont de plusieurs especes & on les tire de différens arbres, tels sont le *baume* de copaü, dont la vertu est extraordinaire, celui du Perou, de Tolu & le Liquidambar. La véritable térébenthine découle du térébinthe de Chio, du sapin, du larix & du pin : mais toutes ces especes se résolvent généralement dans les mêmes principes par le moyen de la chaleur & de la distilation, changent de nature avec le tems & produisent les mêmes effets.

2. On voit pareillement que toutes les différentes especes de *baume* dont on a connoissance, contiennent une eau acide ou esprit qui est volatil, préservatif, apéritif & pénétrant, aussi recommandable par ses vertus que par son odeur. Cet esprit s'évapore aisément & en abandonnant les *baumes*, les dépouille de leurs vertus & fait qu'ils se conservent moins.

3. Les huiles qui montent les premieres sont légeres, limpides, totalement inflammables, extremement pénétrantes, ameres & d'un grand usage en Chirurgie à cause de leur qualité anodyne, résolutive & consolidante, qui fait qu'on les applique avec succès toutes chaudes sur les membranes, les nerfs ou tendons lacérés, piqués ou coupés. Elles sont encore un topique très-efficace dans les plaies des veines ou des arteres, & dans les hémorrhagies abondantes, en tant qu'elles garantissent les nerfs, arrêtent le progrès de la putréfaction & font renaître les chairs. Dans ces cas on doit les appliquer chaudement sur la partie & les y assurer avec des plumasseaux & un bandage convenable. Leur vertu balsamique est tout à-fait surprenante; car si l'on y fait tremper pendant quelque tems le corps ou quelques parties d'un animal, & qu'après les avoir retirées on les suspende à l'air, & ensuite qu'on les trempe de nouveau dans ces liqueurs, il s'y forme une espece de croûte qui les met à couvert de la corruption, quelque tems qu'on les garde. Les corps qu'on enferme avec cette huile dans des vaisseaux de verre, ne sont jamais exposés aux atteintes de la corruption. Elle a cependant cela de mauvais, qu'elle s'épaissit & s'obscurcit peu à peu. Cette huile étant employée extérieurement toute chaude, résout les tumeurs froides, visqueuses & muqueuses, garantit les parties du froid, les relâche & les ramollit. Lorsqu'on en use intérieurement elle est apéritive, fortifiante, sudorifique, diurétique, & communique en peu de tems à l'urine une odeur de violette. C'est ce qui la rend extremement utile dans les accès des fievres intermittentes, & lorsqu'on en frotte l'épine du dos avant que le frisson revienne, elle guérit quelquefois la fievre quarte. Il faut cependant en user avec précaution, car lorsqu'on en prend trop elle affecte la tête, la rend pésante & y cause de la douleur, elle cause encore une évacuation abondante d'urine, & un écoulement de la liqueur des prostates & de la semence; ce qui fait qu'elle excite à l'amour lorsqu'on en use avec modération. Ces raisons doivent nous porter à l'employer dans la cure de la gonorrhée, quoiqu'elle devienne souvent nuisible, lorsqu'on en prend trop, en enflammant les parties & en augmentant la maladie.

4. Les huiles les plus épaisses qui s'élevent dans cette distilation sont plus balsamiques, plus propres à incarner, plus anodynes, plus pénétrantes & plus émollientes, ce qui fait qu'on les emploie en qualité de topiques, préférablement à la premiere, dans les maladies de ceux dont le tempérament est plus chaud & par conséquent plus sujet aux inflammations; elles ne different d'ailleurs en rien des premieres. L'huile épaisse & visqueuse qui monte la derniere, est un incarnatif admirable qui consolide presque sans suppuration, & un anodyn extraordinaire. Cette huile par son mélange avec l'esprit de nitre de Glauber, occasionne une telle effervescence, qu'elle s'enflamme très-souvent.

5. Ce qui reste après qu'on a distilé la térébenthine avec l'eau, ou après que la premiere huile & le premier esprit sont montés, est dur, friable, transparent & rouge lorsqu'il est refroidi. Si on le fait fondre légerement, qu'on y trempe tel insecte que ce soit, & qu'on l'en retire ensuite, il sera couvert d'une espece de croûte transparente comme l'ambre, à travers de laquelle on peut voir le sujet, & qui conservera long-tems sa beauté, pourvu qu'on n'en ôte point le poli, ce qui arrive aisément à cause de la grande fragilité de cette croute résineuse. Mais la colophone qui reste après la seconde distilation, est plus dure & plus rouge, & se réduit aisément en une poudre subtile qui n'a presque point de gout ni d'odeur. C'est cette poudre que l'on applique avec tant de succès sur les os découverts, le périoste, les tendons ou les muscles lorsqu'ils sont brûlés, corrodés, écrasés, piqués, coupés ou lacérés, & qui fournit un si excellent remede dans les fluxions séreuses des jointures. Elle cicatrise encore très-promp-

terment les plaies & dissipe les excroissances fongueuses, des ulceres, d'où il paroît que la térébenthine a plusieurs usages dans la Chirurgie. Mais rien n'est plus extraordinaire ici que l'épaississement naturel & successif de l'huile précédente, qui reprend de nouveau la consistance de la térébenthine, ensuite celle d'un *baume* fort épais & à la fin celle de la résine, quoiqu'il y ait moins d'acide dans ces résines ainsi régénérées, que dans celles qui sont naturelles.

6. Peut-être que le sel naturel volatil acide contenu dans cette substance grasse, onctueuse & dans l'eau, est le même, qui dans les autres huiles essentielles constitue l'esprit aromatique; car il est logé de telle sorte dans la graisse naturelle, qu'il ne paroît avec l'eau qu'un seul & même corps : de-là vient que les *baumes* naturels se convertissent en huile, dès qu'on les dépouille de leur eau & de leur résine; ils se changent aussi en résine lorsqu'ils viennent à perdre leur eau, leur acide & leur huile volatile. Cela arrive naturellement par succession de tems lorsqu'on les laisse exposés à l'air, parce que l'action du soleil venant à dissiper l'acide, l'eau & l'huile légere, leur donne à la fin par différens degrés la forme de résine. C'est la raison pour laquelle les substances qui étoient des huiles au printems, deviennent résine en hiver, & fournissent en automne aux arbres une couverture qui les met à couvert du froid, de la sécheresse & de la gelée.

7. Cette expérience fait voir clairement, (1) que la chaleur du soleil, lorsqu'elle est violente & de longue durée, peut épaissir peu à peu les huiles liquides, & leur donner, quoiqu'en différens degrés, la consistance de la résine & de la colophone. (2) Que la chaleur de l'eau bouillante produit cet effet beaucoup plutôt, & qu'en évaporant l'huile, elle laisse en quatre ou cinq heures de tems la colophone toute seule, tandis que les vapeurs qui s'élevent ne sont qu'une eau acide & un esprit mêlé avec beaucoup d'huile, la colophone restant dans le vaisseau sous une forme dure. (3) Que cette colophone étant poussée à un feu de deux cens dix-huit degrés, se résout de nouveau en une eau acide, & en une huile rouge, visqueuse & pesante, & laisse une colophone transparente extremement dure, d'une couleur composée de rouge & de noir, qui se conserve long-tems sans souffrir la moindre altération. Mais lorsqu'on vient à la pousser de nouveau par un feu de suppression violent, tel qu'il doit l'être à peu près pour fondre le verre, la seule force du feu la convertit en une substance huileuse liquide, quelque peu visqueuse, sans qu'il reste la moindre partie de colophone. (4) Nous apprenons par-là à connoître la nature changeante des huiles végétales, & la variété surprenante de l'action du feu sur elles, lequel au moyen d'un certain degré de chaleur épaissit les huiles & les convertit en une masse solide, qui demeure toujours la même, tandis qu'un plus grand degré de feu les réduit de nouveau en une huile liquide, qui demeure long-tems dans le même état; mais qui par des distilations réitérées à un feu violent, devient entierement liquide, & extremement claire, preuve certaine que de la plupart des corps, les uns doivent leur dureté & les autres leur fluidité à l'action du feu. Boerhaave, *Chymie*.

On paroît avoir attaché de tout tems au mot *baume*, une idée d'excellence & d'efficacité qui a mis la drogue qui le porte au-dessus de toutes celles qui sont d'usage en Medecine. Les Anciens Medecins ont entendu par-là une espece de remede extremement recommandable par son odeur agréable, & par la vertu qu'il a de prévenir la putréfaction, & de résister à la corruption, soit qu'on en use extérieurement ou intérieurement. On se servoit autrefois des *baumes* pour embaumer & conserver les corps de ceux qui s'étoient signalés pendant leur vie par des actions héroïques, & s'étoient rendus recommandables aux hommes par la pratique de toutes les vertus. Des personnes intelligentes ayant remarqué que ces corps ainsi embaumés résistoient à la corruption pendant un grand nombre d'années, ne douterent plus que leurs vertus ne pussent leur être de quelque utilité pendant leur vie, soit pour la prolonger, soit pour fortifier cette chaleur innée qui réside dans le sang. Quelques obscurs que leurs raisonnemens aient été là-dessus, on ne peut cependant nier que l'idée qui les a fait naître n'ait été bien fondée, puisque l'expérience nous apprend que parmi ce grand nombre de remedes, que les regnes des végétaux, des minéraux & des animaux nous fournissent, il n'y en a point de plus puissans ni de plus efficaces que ceux à qui on donne le nom de *baumes* & de *balsamiques*. Mais comme tous les *baumes* ne sont pas également efficaces, ni également propres à tous les usages de la Medecine; je n'examinerai que ceux qui paroissent devoir le mieux satisfaire aux intentions du Medecin, soit en qualité de préservatifs ou de curatifs. Pour exécuter mon dessein avec plus d'exactitude & mieux satisfaire l'esprit du Lecteur, je spécifierai les principes par lesquels ils opérent, je ferai le dénombrement de leurs différentes vertus, & j'indiquerai la maniere d'en faire usage. Pour donner plus de clarté à mon discours, il ne sera pas inutile de rechercher l'origine du mot *baume*, & de fixer l'idée & la signification que je lui donne.

Puisque les habitans de la Palestine, des côtes de la Phénicie, & peut-être les Arabes & les Egyptiens, dont ils étoient voisins, ont été les premiers qui ont fait usage des *baumes*, comme cela paroît par les histoires que nous avons de ces Peuples, le bon sens veut que nous remontions aux Langues Orientales pour y chercher l'origine de ce nom. Soit donc que ce soit un mot simple, ce qui est plus vrai-semblable & plus conforme au génie des langues Orientales dérivé de כשם *bosem*, dont se servent les Hébreux pour exprimer une substance au-dessus de toute autre par son odeur & sa délicatesse, auquel les autres nations ont ajouté une lettre, comme c'est assez leur coutume; soit, comme d'autres le prétendent, qu'il soit composé de בעל שבין *baal schenum*, qui signifie la premiere des huiles & des aromates, c'est toujours la même chose pour nous, puisqu'il est évident par la signification de ce mot dans l'nn & l'autre cas, que l'on ne donnoit le nom de *baume* qu'aux huiles, aux aromates & aux résines qui étoient au-dessus des autres, autant par leurs vertus, que par leur odeur pénétrante, & la douceur de leur gout. Je n'attacherai dans le cours de cette dissertation d'autre idée aux mots *baume* & *balsamique* que celle d'un remede composé d'un principe sulphureux, résineux & huileux, qui est en même tems odorant & ami de la nature, & par le moyen duquel il opere. Deux choses doivent donc concourir à caractériser & constituer le *baume*. La premiere, que la plus grande partie de sa substance soit inflammable, c'est-à-dire, d'une nature huileuse ou résineuse. La seconde, qu'elle ait une odeur agréable & un gout piquant, pour que l'on puisse être assuré de la petitesse de ses parties aussi-bien que de son efficacité. Suivant cette hypothese, tous les soufres, les substances résineuses & les huiles inflammables, encore qu'elles aient la consistance du *baume*, doivent être entierement exclues de la classe des véritables balsamiques, si elles n'ont point cette odeur pénétrante, ni ce gout délicat qui sont nécessaires pour constituer un *baume*. On ne doit donc point mettre au nombre des véritables *baumes*, le naphthe ou huile de Petrole, la poix de Judée, la poix ordinaire, la résine de pin, les huiles de térébenthine & de Melesse, quoique leur substance soit inflammable & pénétrante, propre à embaumer les corps, & à produire des effets salutaires, soit qu'on en use intérieurement ou extérieurement; comme ces drogues contiennent un soufre extremement âcre & pénétrant, qui n'est point ami de la nature, elles sont moins propres à redonner de la vigueur & à rétablir les forces. On ne doit point non plus mettre au rang des *baumes* les substances dont la seule propriété consiste dans leur odeur, comme la civette, le musc, les fleurs d'oranges, de jasmin, & de tubéreuse, parce que leur odeur ne venant que d'un soufre subtil & qui s'exhale aisément, elle ne suffit point pour constituer un *baume*, mais il faut que ce principe odorant soit incorporé avec une huile acre & subtile & une résine inflammable.

Baume de la Mecque.

On a donc raison de douter que l'on puisse trouver dans le regne animal un véritable *baume*; mais le regne végétal nous fournit un grand nombre de remedes de cette espece, dont le plus ancien & qui a le premier porté le nom de *baume*, est l'*opobalsamum* d'Egypte & de Judée. On le tire d'un petit arbre qui croît dans la Judée, l'Egypte & l'Arabie, dont l'odeur est extremement pénétrante, & qui donne par les incisions que l'on fait à son écorce un suc résineux d'une odeur fort agréable, & doué de plusieurs vertus extraordinaires. Les Anciens appelloient le bois de cet arbre *Xylobalsamum*, son fruit *Carpobalsamum*; mais ils ne donnoient le nom d'*Opobalsamum* qu'à son suc ou à ses larmes. Voici la description que Strabon en donne dans le seizieme Livre de sa Géographie. « On trouve dans « un champ qui est auprès de Jéricho dans la Palestine, « une pépiniere d'arbres dont on tire le baume. Cet « arbre est petit, odorant, aromatique & porte du fruit. « Il ressemble au cytise ou térébinthe. Lorsqu'on fait « une incision dans son écorce, il en découle un suc « laiteux, visqueux & ténace, qui se fige dans les co- « quilles où on l'a reçu. Il est efficace pour guérir les « maux de tête, les inflammations des yeux qui sont ré- « centes & les pesanteurs. Ce qui rend encore ce reme- « de plus précieux, est qu'on ne le trouve point ail- « leurs ». Prosper Alpin, qui est celui de tous les Auteurs qui décrit les plantes d'Egypte avec le plus d'exactitude est d'accord là-dessus avec Strabon, comme il paroît par ce passage de son Traité des Plantes qui croissent en Egypte.

« Le *Xylobalsamum* est un petit arbre de la hauteur du « cytise. Ses feuilles sont en petit nombre, semblables « à celles de la rue, mais toujours vertes; ses rameaux « sont odorans, & si gommeux, que les doigts s'y atta- « chent. Il porte de petites fleurs blanches semblables « à celles du buisson d'Egypte, mais très-odorantes. Il « leur succede des semences jaunes enfermées dans « des cosses de couleur noirâtre, d'une odeur pénétran- « te, lesquelles donnent un suc fort approchant du « miel, d'un goût acre mêlé d'amertume & d'une odeur « semblable à celle de l'*Opobalsamum*. Son fruit a la fi- « gure & la grosseur de celui du térébinthe ». Plusieurs Auteurs assurent que cet arbre ne croît point naturellement en Judée, qu'il y fut transporté avec un grand nombre d'autres de la Mecque & qu'on transplanta ensuite en Egypte du tems de Marc-Antoine & de Cléopâtre. D'autres prétendent qu'on ne trouve plus aujourd'hui de véritable *baume*, & que celui que l'on vend dans de petites boîtes faites de coquilles de noix, est un composé de *baume* du Pérou, de benjoin & de storax, comme Pomet nous l'apprend dans son Histoire des Drogues. Il paroît cependant que l'on a encore aujourd'hui du vrai *baume*, car celui qu'on nous apporte de la Mecque sous le nom de *Baume de la Mecque*, & dont on trouve la description dans plusieurs Auteurs, a la même efficacité que l'*Opobalsamum*. C'est une liqueur huileuse, de la consistance de la térébenthine, d'un gout & d'une odeur agréable & pénétrante. On le vend si cher qu'on ne sauroit en avoir demi-once pour deux ducats. Clusius dans ses *Exotiques* est persuadé qu'on trouve encore aujourd'hui du véritable *baume*; car il dit dans son dixieme Livre Section 9. *de Balsamis*, que l'Arabie qui a produit de tous tems, & qui fournit encore aujourd'hui les plantes balsamiques, nous donne le véritable *Opobalsamum*.

Les Anciens ont toujours si fort estimé ce *baume*, qu'ils l'ont employé dans leur plus nobles antidotes, & qu'ils le vendoient, à ce que rapportent Theophraste, Pline & Dioscoride, le double de son poids en argent. Cela ne doit pas surprendre puisque l'arbre qui le fournit est fort petit & n'en donne que fort peu à la fois. Lobelius dans ses *Animadversions*, assure que c'est la raison pour laquelle on le falsifie souvent avec le *filaria*, la térébenthine, ou l'huile de macis. Puis donc que le *baume* de la Mecque est sans contredit le véritable *opobalsamum* des Egyptiens, & qu'il a les mêmes qualités que lui, on doit en recommander l'usage dans la Medecine; car on peut en le faisant dissoudre dans un menstrue spiritueux en composer un remede interne extremement efficace. HOFFMAN.

On distingue ce précieux *baume* de la maniere suivante:

Balsamum Judaicum, Gileadense è Mecha verum, & Opobalsamum, seu oleum balsami, sive balsamelæon, Offic. ***Balsamum Judaicum***, Ind. Med. 18. ***Balsamum de Mecha Judaicum, Gileadense, Opobalsamum***, Commel. Plant. Usu. 85. ***Balsamum è Mecha, balsamum verum***, Mont. Exot. 16. ***Balsamum verum***, J. B. 1. 298. Chab. 24. Raii Hist. 2. 1755. ***Balsamum genuinum antiquorum***, Park. Theat. 1728. ***Balsamum ab Ægyptiis Balessan***, Alp. Ægypt. 60. ***Balsamum***, Vesling. Obs. 17. ***Balsamum Alpini***, Ger. 1343. Emac. 1528. ***Balsamum Syriacum, Rutæ folio***, C. B. Pin. 400.

C'est une résine liquide qui découle d'un arbrisseau qui croît aux environs de la Mecque dans l'Arabie, & dont les feuilles qui sont toujours vertes ressemblent à celles du lentisque. Elles sont attachées à la même queue au nombre de trois, de cinq ou de sept, & il y en a toujours une impaire qui la termine. Les extrémités des tiges sont chargées de petites fleurs blanchâtres à six pétales, auxquelles succedent un petit fruit arrondi, raboteux & terminé en pointe. Ce fruit qui est le *carpobalsamum*, & le bois appellé *xylobalsamum* entrent dans quelques compositions anciennes; mais on substitue aujourd'hui dans les boutiques d'autres drogues en leur place.

Ce *baume* est une liqueur résineuse, qui, étant récent a la consistance de l'huile d'amandes douces: mais il s'épaissit en vieillissant comme la térébenthine, perd beaucoup de son odeur, & acquiert une couleur noirâtre. Lorsqu'il est récent, il a une odeur aromatique très-agréable, & le gout de l'écorce de citron. La plante qui le fournit s'appelle *Balsamum Syriacum, folio Rutæ*, C. B. P. M. Augustin Lippi ayant été envoyé en Ambassade par Louis XIV. auprès de l'Empereur des Abyssins, se rendit au Caire en 1704. où il eut beaucoup de peine à découvrir cette plante, & la maniere dont on en tire le *baume*. Tout ce qu'il put apprendre, c'est qu'on le recueilloit de trois manieres, & qu'il y avoit quelque différence dans la liqueur qu'on tiroit de la plante par chacune d'elles. La premiere découle naturellement de l'arbre; la seconde en sort par les incisions qu'on y fait, & la troisieme n'est qu'une préparation qui consiste à faire bouillir dans une chaudiere des feuilles & des rameaux de *baumier*. Le *baume* qui s'éleve le premier, après une légere ébullition, est très-bon & fort estimé, celui qui vient ensuite est beaucoup inférieur par sa qualité & par son prix au précédent. Le premier est entierement destiné pour le Serrail du Grand Seigneur, qui permet que l'on transporte les autres hors du pays. On ne trouve plus aujourd'hui de ce *baume* en Judée, où il étoit autrefois très-commun avant la destruction de Jerusalem: mais après cette expédition les Juifs détruisirent entierement tous les arbres qui étoient dans le pays, de peur que les Romains n'en profitassent. On le trouve à présent aux environs de la Mecque & du Grand Caire en Egypte, d'où on le porte à Constantinople. On le donne en Asie à la dose de deux scrupules, en qualité de diaphorétique

diaphorétique dans les fievres malignes ; & en effet, il est un excellent remede pour déterger les ulceres des poumons, des reins & de la vessie, & pour dissoudre les concrétions qui se forment dans les poumons. Mais on doit en éviter l'usage dans les inflammations de ces parties, quand même elles seroient ulcérées. On ne doit jamais le donner non plus lorsqu'il y a une érésipele dans quelque partie du corps que ce soit. On l'emploie avec succès dans la gonorrhée & les fleurs blanches. On en prend le matin à jeun depuis dix jusqu'à douze gouttes, après avoir auparavant préparé le corps comme il faut & laissé couler la gonorrhée pendant quelque-tems. On l'emploie extérieurement dans les plaies avec contusion, en qualité de détergent.

Les femmes d'Asie, surtout celles qui habitent dans le Serrail, en usent pour se rendre le visage poli & uni. Nos Françoises préparoient autrefois une espece de lait virginal avec le *baume* jaune de la Mecque dissous dans de l'esprit de vin : mais elles y ont bien-tôt renoncé, parce qu'elles se sont apperçues qu'il laissoit une croûte sur le visage.

Voici la vraie maniere de préparer ce cosmétique :

Prenez baume de la Mecque, huile d'amandes douces nouvellement tirée, de chacun parties égales ; mêlez ces drogues avec soin dans un mortier de verre pour en faire une espece de *nutritum*, sur trois dragmes duquel vous verserez, après l'avoir mis dans un matras, six ou sept onces d'esprit de vin. Laissez-le en digestion, jusqu'à ce que vous en ayez extrait une teinture suffisante. Séparez cette teinture de l'huile & mettez-en une once environ dans huit onces d'eau de fleur de féves, ou telle autre semblable.

Ce mélange est un lait virginal qui satisfait à toutes les intentions d'un cosmétique, sans qu'il en résulte aucun inconvénient. On emploie le *baume* de la Mecque dans la thériaque & le mithridate. Geoffroy.

Quoique le *baume* de la Mecque passe pour être le même que l'*opobalsamum* ; Pomet paroît être cependant d'un sentiment contraire. Cet Auteur parlant du *baume* de Judée, dit, que les Turcs ont fait transplanter les arbrisseaux dans les jardins du Grand Caire, où ils sont gardés par plusieurs Janissaires pendant que le *baume* en coule. Un de mes amis qui a été au Caire, m'a assuré que l'on ne pouvoit voir ces arbrisseaux que pardessus les murs d'un clos où ils sont, & dont l'entrée est défendue aux Chrétiens. A l'égard du *baume* il est presque impossible d'en pouvoir avoir sur les lieux, si ce n'est par le moyen des Ambassadeurs à la Porte, à qui le Grand Seigneur en fait présent ; ou par le moyen des Janissaires qui gardent ce précieux *baume*. Ainsi, cela peut faire connoître que celui que plusieurs Charlatans vendent, n'est que du *baume* blanc du Perou, qu'ils ont préparé avec de l'esprit de vin bien rectifié, ou avec quelque huile distilée.

Plusieurs personnes de distinction gardent ce *baume* comme une rareté. On en trouva en 1687. environ quatorze onces chez Madame de Villefavin, dans deux bouteilles de plomb, tel qu'il étoit venu du Grand Caire. Il fut vendu à un de mes amis qui me le fit voir. Je le trouvai fort dur, d'une couleur d'or pâle, & d'une odeur pareille à celle du citron. Un autre de mes amis m'en a donné depuis une once qu'il avoit apportée du Grand Caire. Ce dernier avoit la consistance de la térébenthine de Chio, & la même odeur que le précédent, ce qui est la preuve la plus certaine de sa bonté. Pomet.

Je ne me souviens pas d'avoir vu plus d'une fois de véritable *baume* de Judée. Ses caracteres étoient exactement les mêmes que ceux du précédent. On l'avoit apporté d'Orient pour l'usage du défunt Prince George de Danemarck.

Il n'y a point de Droguiste à Londres qui ne prétende avoir l'*opobalsamum*, mais il paroît par ce que nous venons de dire, qu'ils trompent les malades & les Medecins, en leur donnant pour du vrai *baume*, une drogue tout-à-fait différente.

Pomet parlant du *baume* de la Mecque dit, que les Turcs qui vont toutes les années en pélerinage à la Mecque, en apportent un certain *baume* blanc, sec, qui ressemble à de la couperose calcinée, surtout lorsqu'il est vieux. Une personne m'en a donné environ demi-once, & m'a assuré qu'elle l'avoit apporté de la Mecque en forme liquide, & qu'il valoit autant que le *baume* de la Mecque pour le fard. Pomet.

Je ne crois pas que cette raison soit suffisante pour nous faire regarder le *baume* de la Mecque comme différent de celui de Judée, malgré le sentiment contraire où sont plusieurs Auteurs.

Dioscoride décrit le véritable *baume* de la maniere suivante :

L'arbre qui produit le *baume* est de la hauteur du *lycium*, (*lycium*, suivant quelques-uns) ou *pyracantha*. Ses feuilles ressemblent à celles de la rue, mais elles sont plus blanches, & qui plus est, toujours vertes. Il étoit dans une certaine vallée de Judée, & en Egypte : mais ces deux arbres different par leur hauteur, leur rudesse & leur grosseur. La partie déliée & fibreuse de l'arbrisseau est appellée θερινὸν à cause peut-être qu'étant déliée, elle est plus aisée à cueillir. Ce que l'on appelle *opobalsamum* en sort dans la canicule, par les incisions que l'on fait à l'arbre avec des instrumens de fer qui ressemblent à un ongle. Mais il en sort si peu qu'on n'en retire pas plus de six ou sept chœ (voyez *Choa*, ou *Chus*) par an. Il se vend sur le lieu le double de son poids en argent.

Le *baume* pour être bon doit être nouveau, extrêmement odorant, ne point tirer sur l'aigre, facile à délayer, astringent & piquer médiocrement la langue. On le falsifie en plusieurs manieres : quelques-uns le mêlent avec des onguens, tels que celui de térébenthine, & ceux qu'on appelle *Cyprinum*, *Lentiscinum*, *Susinum*, *Balaninum* & *Metopium*, (voyez ces mots aux endroits qui leur conviennent,) du miel, du cérat de myrthe ou de celui de Chypre liquide. Mais il est facile de découvrir la fraude de la maniere suivante :

Lorsque le *baume* n'est point falsifié, on peut en mettre sur un morceau d'étoffe de laine, sans qu'il y laisse la moindre tache après qu'on l'a lavé ; mais celui qui l'est ne s'en détache jamais. Le premier fige le lait, ce que ce dernier ne fait point. Celui qui est pur se mêle à l'instant avec le lait ou l'eau & la rend laiteuse : au lieu que celui qui est falsifié, surnage comme l'huile, se ramasse en boule, ou s'étend en forme d'étoile. Bien plus, le baume qui est pur s'épaissit à mesure qu'il vieillit & perd ses vertus. Ceux-là se trompent qui croyent que le vrai *baume*, lorsqu'on en verse quelques gouttes dans l'eau va d'abord au fond, remonte ensuite & s'étend sur sa surface.

Le *bois* appellé *xylobalsamum* passe pour bon, lorsqu'il est nouveau, en petits rameaux, rouge, & odorant, & qu'il a à peu près l'odeur du *baume opobalsamum*. La semence (lorsqu'on est obligé d'en faire usage) doit être jaune, bien nourrie, grosse, pesante, d'un gout chaud mêlé d'amertume & d'une odeur approchante de celle de l'*opobalsamum*. On l'apporte de Petra, elle ressemble à celle de l'hypericum, avec laquelle on la falsifie : mais il est facile de distinguer cette derniere, parce qu'elle est plus grosse, moins nourrie, sans vertu, & qu'elle a le gout du poivre.

Le suc de cet arbrisseau possede des vertus extraordinaires : il échauffe beaucoup, ce qui le rend propre à déterger tout ce qui est capable d'obscurcir la vue. Employé en forme de pessaire avec du cérat rosat, il guérit les refroidissemens de l'utérus, il excite les regles & chasse l'arriere-faix. Il dissipe le frisson lorsqu'on en use en forme d'onguent, & déterge les ulceres. Pris intérieurement, il aide la digestion & provoque l'urine, il est bon pour ceux qui respirent avec peine. Pris dans du lait, il guérit ceux qui ont avalé de l'aconit, ou qui ont été mordus d'une vipere. Il entre dans les acopa, les cataplasmes, & les antidotes. Généralement parlant, le *baume* a plus d'efficacité que sa semence, & celle-ci plus que le bois. La semence prise dans quelque liqueur est bonne pour la pleurésie, la péripneumonie, la toux, la sciatique, l'épilepsie, le vertige, l'orthopnée, les tranchées, la strangurie, la morsure de la vipere & des autres animaux venimeux. On l'emploie encore très-utilement dans les suffumigations, dans les maladies auxquelles les femmes sont sujettes. Un demi-bain de sa décoction, leve les obstructions de l'utérus, & en consume l'humidité. Le bois a les mêmes vertus que le fruit, mais dans un moindre degré. Sa décoction guérit l'indigestion, les tranchées, les morsures des animaux venimeux & les convulsions. Il excite encore l'urine, & mêlé avec la poudre d'iris, il est bon pour les plaies de la tête, & pour hâter l'exfoliation des os. On le mêle aussi avec les onguens pour les épaissir. Dioscoride, *Lib. I. cap.* 18.

Baume de Tolu.

Le *baume* de Tolu mérite d'autant plus notre attention, qu'on le substitue aujourd'hui à l'*Opobalsamum* dans plusieurs endroits. On nous l'apporte de la ville d'Hiobi ou Tolu, dans une Province de la nouvelle Espagne, située entre Carthagene & Nombre de Dios. L'arbre qui le donne ressemble au pin, à ce que rapporte Ray dans son Histoire des Plantes. Il est de couleur d'or, & a l'odeur du citron, surtout lorsqu'on le frotte entre les paumes des mains. Il est sec, solide & transparent. Ce *baume* étant dissous dans de l'esprit de vin rectifié, donne une essence qui est aussi agréable qu'efficace dans plusieurs maladies internes & externes.

On distingue l'arbre qui produit ce *baume* de la maniere suivante.

Balsamum Tolutanum, Offic. *Balsamum Tolutanum, foliis ceratiæ similibus, quod candidum*, C. B. Pin. 401. Chom. 626. *Balsamum Tolutanum*, Mont. Ind. Exot. 12. Ind. Med. 18. *Balsamum de Tolu*, Park. Theat. 1570. J. B. 1. 296. Raii Hist. 2. 1758. De Laet. Ind. Occid. 367. *Balsamum Provinciæ Tolu, Balsamifera*, 4. Hern. 53. *Arbor Balsamifera Tolutana*, Jonf. Dendr. 308.

On apporte ce *baume* dans de petites calebasses de la Province de Tolu dans les Indes Occidentales. Il est d'une consistance résineuse, de couleur jaune foncée, d'une odeur très-pénétrante, & d'un gout aromatique. Il se seche avec le tems, & devient friable. On ignore de quel arbre on le tire; les uns disent qu'il ressemble au bas-pin, & d'autres au caroubier.

Il est extremement pectoral & d'une utilité admirable dans les maladies des poumons, comme la toux, l'asthme, la consomption; & ce qui le rend encore plus estimable, il n'a point ce gout huileux, desagréable des autres *baumes*. Mêlé avec un jaune d'œuf & du sucre, il compose une émulsion fort agréable. Il est restaurant, propre pour fortifier les vésicules séminales & pour en guérir les ulceres invétérés.

La seule préparation de ce *baume* que l'on trouve dans les Boutiques, est le *Sirop balsamique*. Miller, *Bot. Offic.*

Il est bon pour déterger & consolider les plaies; il résiste à la gangrene, fortifie les nerfs, & guérit le rhumatisme & la sciatique, étant appliqué extérieurement.

La Dose est depuis une goutte jusqu'à quatre. Lemery, *des Drogues*.

Geoffroy ajoute qu'il n'a point d'acrimonie; ce qui fait qu'on le préfere aux autres *baumes* pour les usages internes. On en donne depuis six grains jusqu'à huit. Geoffroy.

On prépare le sirop balsamique de la maniere suivante.

Prenez *baume de Tolu, deux onces,*
eau claire, ou telle eau pectorale que vous jugerez à propos, douze onces;

Faites-les bouillir dans un vaisseau bien lutté au feu de sable pendant deux ou trois heures. Faites dissoudre dans la colature froide vingt onces de sucre très-blanc, pour en faire un sirop sans le secours du feu.

Ce sirop n'a été reçu du College des Medecins de Londres, qu'après la derniere réforme du Dispensaire: mais Shipton l'a mis dans le premier parmi ses *Additamenta*. La maniere de le faire cuire est bien imaginée pour empêcher que les parties les plus subtiles ne s'évaporent; ce qui ne manqueroit pas d'arriver, si on le faisoit bouillir à découvert. Quincy, *Dispens.*

Baume du Pérou.

On nous l'apporte de l'Amérique & du Mexique dans la nouvelle Espagne, sous le nom de *Baume du Pérou* & de *Baume* des Indes. Pomet décrit ses diverses especes & leurs différences dans son Histoire des Drogues. On en distingue communément deux sortes, le blanc & le noir. Le premier passe pour le meilleur, & on l'appelle par excellence *Baume d'incision*, à cause, suivant Monard, qu'il découle naturellement d'un gros arbre par les incisions qu'on y fait. Il est limpide, de la consistance de la térébenthine, d'une odeur pénétrante, beaucoup plus rare & beaucoup plus cher que le noir: mais on doit prendre garde qu'il ne soit point falsifié avec la térébenthine de Venise, & qu'on ne le vende ainsi pour du véritable *baume*. Le noir, qui est le plus commun, se fait, suivant Clusius, dans son Commentaire sur Monard, avec les branches, l'écorce & les feuilles de l'arbre que l'on fait bouillir dans des chaudieres. Celui qui est naturel, est de couleur brune, d'une odeur & d'un gout pénétrant. Il est encore fluide, & se dissout très-promptement dans l'esprit de vin rectifié. Il est fâcheux que l'on ne puisse avoir ce *baume* tel que la nature le produit; car on le falsifie pour l'ordinaire avec du storax liquide, ou peut-être avec la lie qui reste après la préparation du *baume* du Pérou; de sorte qu'on a peine d'en trouver du naturel dans nos Boutiques. Il est cependant facile de distinguer le *baume* falsifié de celui qui ne l'est point; car le premier est épais & coagulé, il n'a ni gout ni odeur, il se dissout très-difficilement dans l'esprit de vin, & demeure sous la forme d'un marc épais & huileux. On prépare avec le second des remedes d'une efficacité admirable; car en le faisant dissoudre dans de l'esprit de roses extremement rectifié, il donne une essence qui possede un grand nombre de vertus. Si l'on mêle une partie de ce *baume* dans un mortier avec une égale quantité de sel de tartre, qu'on verse dessus de l'esprit de roses rectifié, & qu'on en fasse ensuite la distilation au feu de sable, on aura un esprit subtil & pénétrant, doué d'une efficacité singuliere, surtout lorsqu'on le donne dans une solution d'ambre ou de musc. Ce remede pris intérieurement, rétablit les forces; & comme il est extremement ami des nerfs, il guérit les maladies qui proviennent de leur foiblesse.

On peut préparer sur le champ un sirop balsamique fort utile, en mêlant une once de cet esprit avec une livre de julep de roses. On peut mêler ce sirop avec des esprits vineux, stomachiques & céphaliques. Il donne encore un gout extremement agréable aux potions & mélanges. En distillant le *baume* du Pérou avec le réfrigérant, il donne à l'eau dans laquelle il tombe, une odeur agréable, & la rend encore diurétique & amie des nerfs. Cette eau bue copieusement, est d'une utilité admirable dans les maladies chroniques qui naissent du vice scorbutique & de la foiblesse des nerfs. Une chose qui mérite d'être remarquée, est, qu'on trouve sur la surface de cette eau une huile douce éthérée qui s'incorpore très-promptement avec l'esprit de vin rectifié.

On distingue le *baume* blanc du Pérou de la maniere suivante :

Balsamum Peruvianum album, *seu styrax alba*, Ind. Med. 18. *Huaconex vel Balsamifera*, 11. Hern. 52. *Balsamum album*, Park. Theat. 1570. *Balsamum Peruvianum album*, Geoff. Tract. 349. Dale.

Le noir, comme il suit :

Balsamum Peruanum, Offic. Ind. Med. 17. Mont. Exot. 12. *Balsamum Peruvianum nigrum*, Park. Theat. 1570. *Balsamum ex Peru*, J. B. 1. 294. *Hoitziloxitl seu arbor Balsami Indici*, *sive Balsamifera*, Hern. 1. 51. *Hoitziloxitl Mexicanum*, Jons. Dendr. 309. *Balsamum Hutzochitl*, Laet. Ind. Occid. 224. *Caburiiba*, Marcg. 137. *Cabureiba Pison*, (Edit. 1648.) 57. *Cabureiba sive Balsamum Peruvianum*, ejusd. (Edit. 1657.) 119. Dale.

Le *baume* noir du Pérou est d'une nature chaude & fortifiante ; il conforte le cerveau & le genre nerveux ; il est utile dans l'asthme, la colique, & les douleurs de l'estomac & des intestins. Employé extérieurement, il fortifie les nerfs, guérit la crampe & toutes sortes de convulsions, les contractions des nerfs & les maux de têtes invétérés. Il est bon pour les coupures & les plaies récentes. Miller, *Bot. Offic.*

Pomet nous apprend que les Portugais composent un *Baume* du Pérou artificiel qu'ils vendent aux Hollandois.

Hoffman donne les procédés suivans sur le *baume* du Pérou.

L'odeur pénétrante & le gout aromatique du *baume* du Pérou, suffisent pour nous convaincre qu'il possede des qualités efficaces. On ne l'employoit d'abord qu'extérieurement : mais dans la suite, quelques Chymistes & quelques Medecins ont commencé à le donner intérieurement, le mêlant quelquefois avec des pilules, ou le faisant dissoudre dans de l'esprit de vin rectifié. On l'incorpore souvent avec du sucre, ou telle autre drogue que l'on juge pouvoir satisfaire à l'intention que l'on a.

Mais comme l'on peut, par le moyen de la Chymie, en tirer des remedes plus puissans & beaucoup plus efficaces, je vais rapporter les procédés auxquels je l'ai soumis.

Premierement, en le distilant avec de l'eau commune par l'alembic, il m'a donné une huile extremement odorante, de couleur rougeâtre, & tout-à-fait exempte d'empyreume. Mais il est bon de remarquer que demi-livre de *baume* donne à peine demi-once de cette huile, qui, pour pouvoir se dissoudre dans de l'esprit de vin rectifié, en demande une grande quantité. Etant dissout dans de l'esprit de roses rectifié, on le mêle avec succès avec l'essence d'ambre, de succin & de bois d'aloès, dont il augmente beaucoup la vertu balsamique & corroborante dans les maladies qui proviennent de la foiblesse du systeme nerveux.

Secondement, j'ai tiré du *baume* du Pérou un esprit pur & subtil de la maniere suivante : J'ai mêlé intimement deux parties de ce *baume* avec une partie de sel de tartre, au moyen de la trituration & de la lévigation, en y ajoutant une quantité suffisante d'esprit de roses. J'ai ensuite distilé le tout par un alembic, placé dans un monceau de sable humide : par ce moyen, en entretenant avec soin le feu dans un degré convenable, j'ai tiré toute la liqueur jusqu'à siccité. Ce procédé m'a donné un esprit d'une odeur pénétrante & d'un gout fort agréable, mais beaucoup plus recommandable par ses qualités analeptiques & corroborantes. J'ai aussi remarqué que cet esprit est extremement diurétique ; ce qui le rend propre à prevenir les concrétions sablonneuses & pierreuses qui se forment dans les petits vaisseaux de la substance tubulée des reins. Une dragme de cet esprit, mêlée avec trois onces de julep de roses, se convertit en un sirop balsamique d'une efficacité singuliere, & qui est préférable à tous les sirops à cause du gout agréable qu'il communique aux médicamens.

Troisiemement, il y a déja plusieurs années que je me sers d'un esprit balsamique volatil, que je prépare en versant de l'esprit de vin rectifié sur un mélange de parties égales de sel volatil d'ivoire, de sel de tartre & de *baume* du Pérou. Cet esprit, par la vertu résolutive & diaphorétique qu'il possede, & par l'efficacité dont il est pour rétablir la force & le ton des parties, est extremement salutaire dans les maladies auxquelles les personnes d'un tempérament froid sont sujettes ; puisqu'il augmente le mouvement du sang & des humeurs, & rend la transpiration plus abondante. Je ne crains pas même d'avancer qu'il est préférable à l'esprit de *bussius*, ou à l'esprit balsamique. Hoffman. *Obs. Physico-Chym.*

Maniere de faire le baume artificiel du Pérou.

Prenez	
térébenthine fine, *galipot*,	*de chaque une livre.*
huile de ben, *oliban*, *labdanum*, *gomme élemi*,	*de chacun six onces.*
fleurs de lavande, *muscade*,	*de chacune 4 onces.*
spicnard, *bois d'aloès*,	*de chacun deux onces.*
myrrhe, *aloès*, *sang de dragon*,	*de chacun une once & demie.*
petite valérienne, *iris*, *souchet long*, *acorus verus*, *azarum*, *macis*, *benjoin*, *storax*, *zédoaire*,	*de chacun un once.*
petit galanga, *girofle*, *canelle*, *castoreum*, *mastic*,	*de chacun six gros.*

Il faut pulvériser grossierement toutes les drogues ci-dessus, ensuite faire liquéfier sur le feu la térébenthine, le galipot, la gomme élemi & l'huile de ben, & lorsqu'elles sont fondues, y incorporer la poudre.

Quand cette pâte est faite, il faut la mettre dans une cornue de verre, dont un tiers demeurera vuide : & après l'avoir bien lutée & séchée, on la mettra sur le sable : lorsque la matiere commencera à s'échauffer, il en sortira une eau claire, ensuite une huile de couleur d'or, enfin un *baume* noir tirant sur le rouge, que quelques-uns prétendent être ce que nous vendons sous le nom de *baume noir du Pérou*.

L'eau est convenable prise intérieurement, pour ceux qui tombent du haut-mal, pour les convulsions & les débilités d'estomac & pour dissiper les vents. L'huile est bonne pour la paralysie, les blessures des nerfs & les maux des articulations, en s'en frottant chaudement. A l'égard du *baume* il approche des qualités de celui du Pérou. Pomet.

Les étrangers qui lisent nos gazettes doivent sans doute être surpris du nombre des morts dont on y donne la liste, car il n'y a aucune maladie, si l'on en croit les propriétaires des secrets annoncés au public qu'on ne puisse guérir avec autant de facilité que d'efficacité avec quelqu'un de leurs remedes, qui sont presque toujours tirés de quelque Auteur qui a écrit sur la Medecine. Il y a au moins dix personnes à Londres qui s'enrichissent de la vente d'un *baume*, sur la composition duquel elles gardent un grand secret, & qui est cependant le même que celui que l'on possede dans plusieurs familles sous le nom de *gouttes des Jesuites* ou *baume des Freres*. Il est fort célebre dans les pays étrangers, où il est connu sous celui de *baume du Commandeur de Berne* : en effet on ne peut disconvenir que ce ne soit un bon remede quand on sait l'employer à propos.

Pomet donne la recette suivante pour sa préparation, & l'on prétend que c'est la meilleure.

Balsamum Commendatoris, ou Baume du Commandeur de Berne.

Prenez *baume sec du Perou, une once,*
storax en larmes, deux onces,
benjoin en larmes, trois onces,
aloès succotrin,
myrrhe triée,
oliban en larmes,
racines d'angelique de Boheme,
fleurs de millepertuis, } *de chacun demi-once.*
esprit de vin, deux livres.

Battez le tout & le mettez dans une bouteille bien bouchée au soleil pendant la canicule. Au bout de ce tems-là on passe le tout au travers d'un linge, & l'on s'en sert pour les maladies suivantes.

Premierement, il n'y a point de coup de fer ou de feu, pourvu que la plaie ne soit pas mortelle, qu'on ne guérisse dans huit jours, en y mettant du *baume*, soit avec une plume, du coton ou l'injection, pourvu encore que l'on panse la plaie avec ce *baume*, & qu'il n'y ait point eu d'autre appareil. La raison est, qu'en ayant pansé la plaie d'abord, il ne s'y formera point de pus; au lieu que quand on panse avec les remedes ordinaires, il s'y en fait toujours. Il ne faut ni tente ni emplâtre quand on met le *baume*, surtout la premiere fois. Il cause de grandes douleurs, mais elles ne durent pas. Ce *baume* est si admirable dans la colique, qu'il ne faut qu'en mettre quatre ou cinq gouttes dans du vin clairet, le remuer & l'avaler pour en être guéri. Il est souverain pour la goute, en en mettant sur la partie affligée avec une plume ou du coton. Il est merveilleux pour le mal des dents, en appliquant sur la dent qui fait du mal du coton trempé dans ce *baume*. Il guérit toutes sortes d'ulceres, & même les cancers & les chancres. Il est efficace contre les morsures des bêtes venimeuses & celles des chiens enragés. Il empêche d'être marqué de la petite verole, lorsqu'on en frotte les grains qui sortent au visage, à mesure qu'ils paroissent: il les fait sécher sans qu'il y vienne du pus, & c'est ce dernier qui fait la marque. Il est excellent pour les hémorrhoïdes, en les frottant lorsqu'on se met au lit.

Il est merveilleux pour toutes sortes de fluxions & de meurtrissures, en s'en frottant.

Il est admirable pour le pourpre. Il faut en avaler cinq ou six gouttes dans quatre ou cinq cuillerées de bouillon. Il est bon pour le mal des yeux en y en mettant avec une plume. Il est encore admirable pour le mal d'estomac, le prenant, si on a la fievre, avec du bouillon, & si on n'en a pas avec du vin; il nettoye l'estomac & donne de l'appétit. Il ne faut jamais chauffer ce *baume*, mais le mettre toujours à froid; il devient sec si-tôt qu'il est appliqué. Il est propre pour exciter les regles aux femmes & pour arrêter les pertes de sang, en en prenant cinq à six gouttes dans du bouillon ou du vin. Quand on tire de ce *baume* d'une phiole, il faut la reboucher aussi-tôt, de peur qu'il ne s'évapore. Quand on a pansé une plaie avec les remedes ordinaires, & qu'on veut se servir de ce *baume*, il faut la laver avec du vin chaud & puis y appliquer le *baume*; on guérira sûrement, mais non pas si promptement que si on s'en fût servi d'abord. Il guérit toutes fistules, si vieilles qu'elles soient & en quelque endroit qu'elles puissent être. Il est bon contre le flux de ventre & le flux de sang, en en prenant cinq ou six gouttes dans du vin paillet, ou dans trois ou quatre cuillerées de bouillon. Il est aussi très-bon pour l'encloueure des chevaux, en jettant une goutte ou deux de ce *baume* dans le trou d'où on a tiré le clou il guérit dans le moment. Pomet.

Baume de Copaü.

Je vais maintenant parler du *baume* de *capivi* ou *copaü*, qui est universellement estimé. Il croît dans le Brésil & il nous vient dans des pots de terre par la voie des Portugais, de Rio de Janeiro, de Fernambouc & de Saint Vincent. Il est d'un blanc jaunâtre, d'une consistance fluide, résineuse & balsamique, comme la térébenthine de Venise, & d'un gout acre, amer aromatique. Il découle par incision d'un arbre de grandeur médiocre, que Ray appelle *arbor balsamifera Brasiliensis fructu monospermo*. Ce *baume* est de deux sortes, l'un est une liqueur limpide qui découle d'un certain arbre de l'Amérique appellé *copaiba*, que l'on perce jusqu'à la moelle, il a une odeur pénétrante fort agréable & un gout quelque peu acre. L'autre est plus épais & de la consistance de la térébenthine, mais cette différence dépend de celle du tems auquel on le cueille, car celui qui découle immédiatement après qu'on a fait l'incision, est transparent, blanc & d'une odeur résineuse. Celui qui vient après approche de la couleur de l'or, & est d'une consistance plus épaisse, ce qui lui fait donner le nom de *baume*. Cette derniere espece nous est apportée, comme je l'ai dit ci-dessus, par les Portugais, dans des vaisseaux de terre: mais l'autre est plus rare.

Celui qui est limpide est plus estimé, & passe pour être meilleur, de quelque maniere qu'on l'emploie. On le donne intérieurement après l'avoir dissout dans de la teinture de sel de tartre dans les fleurs blanches, la gonorrhée & les maladies des reins & de la vessie. C'est un excellent liniment qui est fort en usage pour consolider les plaies & les ulceres, & corroborer les parties nerveuses que les maladies ont affoiblies. Ses vertus dépendent principalement de la grande quantité d'huile qu'il contient, comme cela paroît par l'expérience suivante.

J'ai pris une livre du meilleur *baume* de Copahu que j'ai pu trouver, je l'ai mis dans un alembic muni de son refrigérant, & après avoir versé dessus quatre mesures d'eau, j'en ai fait la distilation au moyen d'un degré de feu convenable, ce qui m'a donné six onces d'une huile d'un gout extremement pénétrant & d'une odeur fort agréable, de couleur verdâtre & d'une assez bonne consistance. Comme j'étois le premier qui eusse soumis ce *baume* à la distilation, je ne pus m'empêcher d'être surpris de la quantité d'huile subtile & éthérée qu'il contenoit, surtout le *baume* noir du Perou ne donnant qu'une très-petite quantité d'huile lorsqu'on en fait la distilation de la même maniere; ce qui prouve clairement que le *baume* de Copaü est d'une nature très-chaude. Je trouvai après la distilation une masse résineuse épaisse au fond de l'alembic, qui répandit lorsque je l'eus mise sur les charbons ardens, une odeur très-agréable. Je suis persuadé qu'on pourroit l'employer utilement dans les emplâtres destinées à fortifier les parties nerveuses. Quoique ce *baume* possede en lui-même des vertus admirables, j'ai cependant découvert des qualités plus efficaces dans cette huile distilée : j'en ai mêlé quelque peu avec le double de graisse humaine, & l'ayant appliquée en forme de liniment, je me suis apperçu qu'elle fortifioit d'une maniere surprenante les parties affectées de paralysie, aussi-bien que celles qui sont privées de leur ton, de leur sensibilité & de leur mouvement.

Cette huile n'est pas moins efficace lorsqu'on l'applique sur les parties affoiblies & qui ont perdu leur mouvement ensuite de la goute. On peut encore en composer un *baume* vulnéraire & pectoral pour les usages internes, en la mêlant avec de l'huile d'armoise bien préparée, du blanc de baleine & de l'huile de jaunes d'œufs, & quelques gouttes d'huile de sassafras, de macis & de fenouil. Ce *baume* ainsi préparé doit être donné dans une émulsion, ou dans du lait d'anesse ou de chevre. Je ne doute point que ceux qui ont des abscès dans les poumons, les reins, la vessie & les prostates ulcérés ne reçoivent un prompt soulagement de l'usage de ce *baume*, s'ils savent s'en servir à propos.

Cette huile se dissout très-promptement dans l'esprit de vin pur, mais il faut quatre parties de ce dernier pour une d'huile, pour que la dissolution soit parfaite. Si l'on se sert au lieu d'esprit de vin, de teinture de sel de tartre ou de telle autre liqueur acrimonieuse, & qu'on y ajoute un peu d'esprit de nitre dulcifié, on a un remede qui excite fortement l'urine & qui est d'une efficacité admirable dans les rhumatismes & la cachexie. On prépare encore avec cette huile un *elæosaccharum* d'une nature balsamique & d'un gout agréable, qui étant pris dans du vin d'Espagne ou d'Hongrie, est d'une utilité admirable dans les cas où l'estomac a perdu son ton, dans les toux opiniâtres, lorsque les intestins sont trop relâchés ou distendus par les vents, & dans la paralysie.

Je ne dois pas oublier un autre usage de ce *baume*. M'étant apperçu qu'il contenoit une si grande quantité d'huile aromatique, je l'ai soumis à l'expérience suivante.

J'ai versé demi-livre de ce *baume* sur des fleurs de lavande & de romarin, ce qui m'a donné une quantité d'huile dont l'odeur & le gout different très-peu des huiles pures que l'on extrait de ces substances.

Il paroît suffisamment par-là que ce *baume* est plus commode que la térébenthine, pour augmenter la quantité des huiles éthérées que l'on retire de certaines plantes dans la distilation. Ce que j'avance n'est point à dessein de persuader à qui que ce soit de suivre cette méthode. HOFFMAN, *Observ. Chym.*

On distingue l'arbre qui donne le *baume* de Copaü de la maniere suivante.

Capivus, Offic. Pharmacopol. *Balsamum Copaiba*, Ind. Med. 18. *Balsamum de Copaiba*, Mont. Exot. 12. *Copaiba*, Pis. (Ed. 1648.) 56. (Ed. 1658.) 118. Jonf. Dendr. 309. Raii Hist. 2. 1759. *Arbor Balsamifera Brasiliensis, fructu monospermo*, Ejusd. *Copaiba Brasiliensibus*, Marcg. 130. *Balsamum album*, Park. Theat. 1570. *Balsamum certarum quarundam plantarum, quas Copaibas vocant*, J. B. 1. 306. *Balsamum Copaiba*, Geoff. Tract. 348. DALE.

Lorsque ce *baume* est récent, il a la couleur & la consistance de l'huile d'amandes douces, & l'odeur du bois de *Calambour*; mais son goût est un peu âcre & amer.

Fuller dit qu'étant donné à la dose de deux dragmes, il purge efficacement & rend l'urine amere. On peut composer un liniment très-propre pour la paralysie & le rhumatisme avec une partie de ce *baume* sur deux d'esprit de vin. GEOFFROY.

Pomet donne la description suivante du Baume nouveau.

Le *baume* nouveau est fort semblable en figure & en couleur à celui de Tolu, mais d'une odeur bien moins agréable. On le tire de la même maniere que l'huile de laurier, de petits fruits rouges qui viennent par grappes sur une espece d'arbre, dont les feuilles sont fort grandes & fort larges, vertes dessus & verdâtres dessous, qui croît dans les Indes Orientales, principalement dans l'isle de S. Domingue. Ce *baume* est si rare en France, qu'on n'y en voit presque point du tout. POMET.

On peut mettre au nombre des drogues qui tiennent de la nature du *baume*, le *Liquid'Ambar*; il découle d'un arbre du Méxique, appellé *Arbor Styracifera*, par une incision que l'on fait à son écorce. C'est une liqueur huileuse, résineuse & grasse, d'une consistance semblable à celle de la térébenthine de Venise, d'un jaune rougeâtre, d'un gout âcre, aromatique & huileux, approchant de celui du *Storax Calamita*. L'essence qu'on en tire avec la teinture de sel de tartre, ou l'esprit de vin tartarisé, fortifie le cerveau & le sisteme nerveux. En le distilant avec l'eau par l'alembic, il donne une huile limpide & odorante qui est d'une efficacité singuliere de quelque maniere qu'on en use. Voyez *Ambra*.

Après avoir décrit les *baumes* liquides que la nature nous fournit, je vais examiner ceux qui sont d'une nature plus seche & plus solide, savoir les gommes résineuses & odorantes imprégnées d'une huile agréable, dont les principales sont le benjoin, le storax calamita, le ladanum, la myrrhe & le mastic. Toutes ces gommes découlent par les incisions que l'on fait aux arbres qui portent le *baume*, dont les feuilles sont toujours vertes dans la belle saison. Il découle de ces arbres une liqueur épaisse qui se durcit peu à peu, à mesure que la chaleur du soleil dissipe ses parties humides, ce qui fait que l'on donne à ces gommes résineuses le nom de *baumes* secs, à cause qu'elles ne different en rien des *baumes*; car toute leur substance est inflammable, elles ont une odeur aromatique & un gout pénétrant, elles se dissolvent, mais non pas entierement, dans l'esprit de vin rectifié, & donnent une huile par la distilation.

Quant au benjoin, c'est la résine d'un arbre qui croît dans l'isle de Sumatra, appellé *Arbor Benzoifera*. Le meilleur est blanc, & se dissout avec l'esprit de vin rectifié en une essence, qui mêlée avec l'eau-rose compose un cosmétique laiteux. Cette gomme étant sublimée dans un vaisseau convenable, s'éleve en forme de fleurs; elle se dissout dans l'eau bouillante, & lorsque la décoction s'est épaissie, elle forme un amas de fleurs qui se précipitent au fond de l'eau, & qui prises intérieurement facilitent l'expectoration dans l'asthme, & levent les obstructions des poumons. Elles tiennent lieu aussi de sternutatoire en picotant les narines par leur qualité acre & pénétrante. Le principal usage du benjoin est pour les parfums & les fumigations, & lorsqu'on mêle comme il faut avec son extrait, quelques gouttes d'huile odoriférante & un peu de civette, il s'en forme une masse qui est fort estimée en Espagne à cause de la délicatesse de son odeur. Voyez *Benzoinum*.

Le *Styrax*, ou comme les Latins écrivent plus communément, *storax*, est de même nature & possede les mêmes qualités que le benjoin. Il croît dans les Indes, & dans quelques Provinces de France, suivant Lobel. Il découle d'un arbre dont les feuilles ressemblent à celles du coignassier, & le tronc à celui du bouleau, en forme de gouttes d'eau gelée. Lobel croit que c'est de-là que lui vient le nom de *styrax*, mais cette opinion ne me paroît pas suffisamment autorisée. La résine la plus pure est appellée larme de styrax. Elle est extrêmement odorante & divisée en grains & en morceaux. On l'appelle encore *calamita*, parce que, dit Strabon dans son douzieme Livre, il découle d'un arbre creux comme un roseau. Le styrax le plus grossier est un marc rougeâtre souvent entre-mêlé de brins de paille & de feuilles, que l'on obtient, à ce qu'il semble, en faisant bouillir les différentes parties de l'arbre, surtout ses rameaux, son écorce & sa racine. On tire une résine du storax en deux manieres, ou par expression, après l'avoir fait suffisamment macérer dans un peu de vin, ou par le moyen de l'esprit de vin rectifié. Voyez *Storax*.

Le mastic est une résine d'un jaune pâle, transparente, d'un gout aromatique & d'une odeur extremement pénétrante. Il découle par incision d'un arbre appellé *Lentisque*, qui est très commun dans l'isle de Chio. Ce dernier est le plus estimé; car celui qu'on nous apporte de France est moins pur, & plus grossier. Je prépare un esprit d'une efficacité singuliere en faisant distiler de l'esprit de vin rectifié avec deux parties de mastic, intimement mêlées avec une de sel de tartre. Ce procédé me donne un esprit odorant extremement utile pour fortifier l'estomac & le sisteme nerveux, & pour exciter l'urine; car le sel de tartre sépare l'huile subtile & volatile contenue dans les substances résineuses, de leurs particules terrestres visqueuses, & les met par-là en état de manifester leurs qualités. Voyez *Mastiche*.

Le *labdanum* est une concrétion résineuse balsamique ramassée en forme de spirale, quelque peu amere, & qui répand une odeur fort agréable, surtout lorsqu'on la met sur le feu. On cueille en Crete & en Espagne cette gomme sur les feuilles d'un arbre appellé *Cistus Ladanifera*; elle est mêlée de plusieurs grains de sable; parce que l'arbre qui la produit croît dans des lieux sablonneux. On en tire avec l'esprit de vin une résine qui, donnée en forme solide ou liquide, est très-efficace pour fortifier les nerfs. J'ai même éprouvé plusieurs fois ses vertus dans les maux de tête les plus obstinés. Voyez *Ladanum*.

La *gomme Elemi* est une substance résineuse, transparente, d'un blanc jaunâtre, molle comme la cire, d'un gout aromatique & d'une odeur pénétrante. Elle coule par incision du myrobolan dans l'isle de Ceylan, & les habitans du pays en mettent dans leurs lampes au lieu d'huile. En distilant cette gomme avec de l'eau par l'alembic, on en tire une huile pénétrante, qui employée extérieurement & intérieurement est d'une utilité admirable dans les gonorrhées, les plaies & les ulceres. Voyez *Elemi*.

La myrrhe, que l'on peut mettre au nombre des *baumes* solides, est un suc résineux, gommeux, entre-mêlé de taches blanchâtres, d'un gout acre, aromatique & d'une odeur pénétrante. Elle découle d'un arbre appellé *Pola*, qui porte des baies & croît dans les deserts de l'Arabie. On la donne en substance avec du sucre candi, pour dissiper toutes sortes de putréfactions, surtout celle des poumons. On l'emploie dans les compositions les plus estimées, comme dans l'élixir de propriété, dans les pilules de Ruffi & d'Avicenne, dans les antidotes anciens les plus renommés; en un mot dans presque toutes les pilules; il vaut mieux lorsqu'on l'ordonne intérieurement, la donner en substance qu'en essence parce que cette derniere est d'une nature trop chaude & met le sang dans un trop grand mouvement. Elle n'a pas tant de force lorsqu'elle est en substance, à cause de quelques parties mucilagineuses & gommeuses dont elle est entre-mêlée. Son essence appliquée extérieurement est d'une utilité considérable dans la cure des ulceres putrides. Voyez *Myrrha*.

Après avoir examiné ce qui concerne les gommes & les résines balsamiques, il me reste à parler des bois qui sont imprégnés d'un principe balsamique. On met ordinairement au premier rang le bois d'aloès, autrement appellé *Xylaloës*, dont la substance est résineuse, d'un gout amer aromatique, & d'une odeur pénétrante fort agréable, surtout lorsqu'il est réduit en poudre. C'est la substance interne d'un arbre des Indes appellé *Calambach*. On en tire la résine avec l'esprit de vin rectifié, & on en forme des poudres ou des pilules céphaliques. Son essence résineuse, qui possede la même efficacité, lorsqu'on la mêle avec la teinture de mars, compose la teinture balsamique, dont on a plus d'une fois éprouvé la vertu pour remédier à la foiblesse des visceres dans les affections hypocondriaques. J'ai autrefois préparé par la distilation avec l'alembic avec des copeaux de bois d'aloès une eau, sur laquelle flottoit une huile odorante, qui étant exposée au froid, se convertit en un *coagulum* blanc comme le camphre. Ce *coagulum* dissous dans l'esprit de vin rectifié, donne une essence qui a la vertu de fortifier le cerveau & les nerfs. Voyez *Agallochum*.

Examinons maintenant le bois de Rhodes appellé en latin *lignum Rhodium*. Sa racine est résineuse, d'un gout aromatique & d'une odeur de rose. Il croît dans les Isles des Canaries, & lorsqu'on le soumet à la distilation, il donne une huile odorante qu'on estime beaucoup. On ne sauroit nier que l'essence du bois de Rhodes, de même que sa décoction dans l'eau, ne soit d'une efficacité admirable, à cause de leur résine balsamique dans les désordres de la lymphe & les maladies qui en proviennent, dans la vérole même, & pour remédier à la corruption des humeurs la plus invétérée. Voyez *Rhodium* & *Aspalathus*.

Le second après lui est le santal citrin qui contient une grande quantité de résine odorante, ce qui est évident par l'esprit de vin qu'on en retire après l'y avoir mis en digestion, & qui a la même odeur que l'ambre. Si l'on fait cet extrait avec de l'esprit de vin rectifié, & qu'on en retire l'essence au moyen d'une chaleur douce, on aura une liqueur huileuse odorante de la même consistance que le *baume* du Pérou. La décoction de ce bois est fort estimée à cause de la résine pénétrante qu'elle contient. Voyez *Santalum*.

Les principales écorces balsamiques sont celles du bois de sassafras, le quinquina, l'écorce de Winter, celle de la cascarille & le vrai costus. Elles contiennent toutes un principe résineux balsamique quelque peu astringent, qu'elles manifestent non-seulement par leur gout & leur odeur, mais encore par l'huile pénétrante qu'elles donnent lorsqu'on les distile avec de l'eau.

Dans les pays du Nord, le genevrier est véritablement de l'espece balsamique; car non-seulement son bois & ses feuilles, mais surtout ses baies contiennent une huile subtile & pénétrante qu'elles donnent en grande quantité lorsqu'on les soumet à la distilation par l'alembic. Cette huile, quand elle est pure & naturelle, est excellente pour fortifier les nerfs & pour exciter l'urine, comme la plupart des autres balsamiques.

On prépare aussi avec son bois une décoction qui est efficace pour la cure du scorbut. On doit encore mettre au nombre des *baumes*, outre les simples dont on a déja parlé, les huiles qui possedent les mêmes qualités, & qui ont une odeur aromatique & un gout pénétrant; car les huiles subtiles éthérées ne sont autre chose que des résines ou *baumes* liquides, puisque leur premier principe, qui est la source de leur odeur, de leur gout pénétrant & de leur qualité consolidante, au moyen duquel tous les *baumes*, soit liquides ou solides agissent, n'est autre qu'une huile volatile subtile, qui étant une fois dissipée, les substances dans lesquelles elle résidoit, deviennent inutiles & sans effet.

On peut donc assurer que les aromates qui donnent dans la distilation une huile aromatique & pénétrante, comme la canelle, le clou de girofle, la noix muscade, le macis, le cardamome, les cubebes, l'écorce d'orange & de citron, sont mis à juste titre au rang des principaux balsamiques. C'est pour cette raison que Valerius Cordus, dans son Dispensaire, veut que l'on substitue l'huile de girofle à l'*opobalsamum* dans tous les antidotes où ce dernier entre. « On ne trouve plus « aujourd'hui, dit-il, l'*opobalsamum*, le *carpobalsa-* « *mum*, ni le *xylobalsamum* dont les Anciens nous ont « laissé la description. Mais comme l'expérience m'a « appris, que l'huile de canelle & de girofles distilée à « notre maniere, que les Anciens ignoroient, posse- « de les mêmes vertus que le vrai *baume* : j'ai trouvé à « propos de substituer dans ma thériaque l'huile de « clous de girofle à l'*opobalsamum*. On peut au lieu du « *carpobalsamum* employer les cubebes & les clous de « girofles, ou le cardamome, & le bois d'aloës à la « place du *xylobalsamum*. »

Ces huiles aromatiques sont donc des *baumes* spiritueux, d'une efficacité si extraordinaire, que les autres *baumes* Orientaux ne méritent point d'entrer en comparaison avec eux, puisqu'ils ne produisent leurs effets qu'au moyen de cette huile subtile. Il n'est pas non plus difficile de donner à ces huiles pénétrantes & liquides la consistance d'un *baume*, ou la forme de résine, pourvu que l'on mêle avec elles un esprit acide concentré, tel que l'huile de vitriol.

On trouve encore dans notre pays d'autres *baumes* spiritueux de cette espece dont l'odeur & la vertu sont telles, que l'on doute s'ils ne valent pas autant que ceux d'Orient & les huiles aromatiques. Les *baumes* dont je parle sont des huiles distilées de plantes aromatiques d'une odeur & d'un gout extremement pénétrant. Les principales sont le romarin, la lavande, la marjolaine, le *baume* commun & celui de Turquie, le basilic, le thym, la camomile Romaine, & toutes les especes de menthe, la menthe d'eau, le calement des champs & des montagnes, la menthe frisée, l'espece d'origan appellé communément marjolaine sauvage, &c. Ces plantes étant distilées comme il faut, donnent des huiles odorantes très-efficaces. Comme il est rare d'en trouver de pures dans les boutiques, & qu'on les falsifie avec la térébenthine; il arrive qu'elles ne produisent plus leurs effets, & qu'elles ne sont point aussi propres que si elles étoient pures, à fortifier le ton des nerfs & des autres parties solides. La meilleure maniere de s'en servir est de les dissoudre & de les réduire en essence. Voici ce qu'en dit Quercetan à la fin de sa *Pharmacopœia Restituta* : « On a trouvé derniere- « ment en Allemagne le secret de réduire les huiles « pénétrantes en des essences pures & agréables, qui « conservent la couleur, l'odeur & le gout, des huiles « simples, sans autres mélanges que celui de la man- « ne céleste purifiée, qui extrait les vertus de ces hui- « les & les corrige en se mêlant avec elles. » Je ne doute point que le menstrue que cet Auteur recommande si fort, ne soit l'esprit de vin préparé selon l'art, lequel a la vertu de dissoudre entierement ces huiles.

Il est évident, je crois, par ce que je viens de dire, que le regne végétal nous fournit les *baumes* les plus nobles & les plus efficaces, & que lorsqu'on les emploie comme il faut, ils ne sont pas moins utiles pour guérir les maladies que pour les prévenir. Je ne dois pas oublier de faire observer à mon Lecteur que les plantes & les arbres balsamiques que la nature produit pour le soulagement & la conservation des hommes, sont comme distinguées de toutes les autres, par une marque extérieure ou caractéristique, qui indique l'efficacité dont elles sont contre la corruption, & par conséquent leur nature balsamique; & ce signe caractéristique n'est autre que les fleurs dont ils sont toujours couverts, & leur verdure continuelle. Examinons maintenant, si le Ciel qui veille toujours à l'intérêt du genre humain, n'auroit point caché des *baumes* propres à lui conserver la vie, dans les entrailles de la terre & dans le fond de la mer. En recherchant avec soin la nature des corps logés dans ces deux élémens, nous découvrirons deux *baumes* secs cachés sous la terre & répandus dans la vaste étendue de la mer. Ces *baumes* sont l'ambre-gris, qui dans les pays Orientaux est extremement fin, & le succin qui naît dans les régions Septentrionales. Ces deux substances nous fournissent des remedes balsamiques dont les effets sont aussi prompts que certains. Quant à l'ambre-gris, c'est une substance résineuse, odorante, qui se dissout dans un menstrue particulier, & se convertit en une essence exempte de toute précipitation & coagulation d'ambre-gris. Il rétablit efficacement les forces, il les ranime par ses vapeurs agréables, appaise les douleurs & procure un sommeil tranquile & non interrompu. Il est encore extremement agréable lorsqu'on le mêle avec des eaux spiritueuses ou imprégnées de sucre. L'ambre jaune ou succin qui abonde d'une huile subtile & odorante étroitement engagée dans ses particules visqueuses & terrestres, donne difficilement son huile lorsqu'on le distile avec l'eau : mais il exige un feu extremement violent, auquel il cede enfin, & donne une grande quantité d'huile empyreumatique, qui étant rectifiée & suffisamment dépurée, peut être employée avec beaucoup de succès en Medecine. Mais je sai une méthode pour extraire de l'ambre jaune une huile odorante, sans en détruire le tissu. Il ne faut que le piler avec du sel de tartre bien calciné, y ajouter de l'esprit de vin rectifié, & soumettre ce mélange à la distilation. On a par ce moyen un esprit pénétrant qui est extremement utile dans la foiblesse des nerfs. En versant cet esprit sur du succin pur mêlé avec du sel de tartre, il s'élevera une essence encore plus odorante & plus pénétrante que l'essence ordinaire.

Voilà donc des *baumes* naturels extremement propres pour conserver la santé. Un Medecin instruit dans son art peut en les mêlant à propos avec d'autres substances en composer des remedes très-efficaces. De-là vient que les Medecins Grecs & Arabes les plus célebres employoient ces huiles dans leur plus précieux antidotes, comme cela paroît par la *Pharmacopée d'Ausbourg*, celle de *Schrœder*, & plusieurs autres semblables Ouvrages. Presque toutes les especes de *baumes* dont nous avons parlé entrent dans la *Thériaque d'Andromachus*, & dans le *mithridate*. Mesué & Nicolas employent ces especes en qualité de cordiaux, comme il paroît par la description que Mesué donne des clous de girofle. Voyez dans le Dispensaire de *Val. Cordus*, le *species diambra*, le *species Cinnamomi* de Mesué, le *species Diaxyloaloes*, l'*Aurea Alexandrina* de Nicolas, & le *species Diacastorei* de ce même Auteur.

Les Anciens ajoutoient encore ces especes balsamiques aux remedes laxatifs & purgatifs, dans la persuasion où ils étoient que les cathartiques violens étoient ennemis de la nature, & avoient besoin d'un correctif qui pût la fortifier, & la corroborer. De-là vient que l'*électuaire* de Mesué (voyez *Cordus*) le *Diasena* de Nicolas, son *Hiera Picra*, l'*Hiera simplex* de Galien; les *Pilules de Hiera composita* de Nicolas, les *Pilules Hiera Picra de Rhasis*; les *Pil. Aleophangina de Cordus*, & celles de *Lucis Majores*, ont dans leur composition une quantité considérable d'especes balsamiques aromatiques. Et pour ne point dissimuler, ces compositions laxatives & purgatives des Anciens sont supérieures à la plupart des nôtres, pourvu qu'on y mette peu d'ingrédiens purgatifs, surtout d'aloës. La plupart des pilules qui ont été inventées par les Auteurs modernes, comme sont celles de Succin, de Craton, les *Pilules Catholiques* de Poterius & celles de Becher dont on fait aujourd'hui tant de cas, ne fussent jamais parvenues à une si haute réputation, si l'on n'y eût mêlé une dose modérée d'ingrédiens purgatifs, surtout d'aloës, avec des *Gommes balsamiques*, & des extraits de végétaux.

Les especes balsamiques sont encore des correctifs excellens des remedes narcotiques & assoupissans. Les Anciens en mettoient toujours dans leurs opiates, croyant que les qualités froides de l'opium & des autres narcotiques étoient par-là détruites, & les esprits ranimés. Les *Pilules de Cynoglosse* seroient un remede peu sûr, si l'on n'avoit soin de mêler la racine de la langue de chien, les semences de jusquiame blanche, & l'extrait d'opium, avec de la myrrhe, de l'oliban & de la résine de storax. Celles de styrax n'auroient pas tant d'efficacité pour détruire les humeurs acres qui causent la toux & les catarrhes, si l'on ne faisoit entrer dans leur composition, l'oliban, la résine de storax, la myrrhe & l'ambre. Les pilules de Wildegansius, sont beaucoup plus sures qu'aucune autre préparation d'opium, à cause du mélange d'huile de girofles, de myrrhe & d'aloès qui entre dans leur composition. Le laudanum de Sydenham dont on fait un si grand usage en Angleterre & dans les autres contrées de l'Europe, n'est pas peu corrigé par les substances aromatiques, la canelle, la nois muscade, le girofle, & le vin d'Espagne qu'on y ajoute. L'*élixir de propriété* inventé par Paracelse, les pilules de Ruffi & d'Avicenne composées des mêmes especes n'ont conservé si long-tems leur réputation qu'à cause que l'on a eu soin de corriger & d'adoucir la violence de l'aloès par le moyen de la myrrhe, qui est d'une nature balsamique, & du safran. Il seroit à souhaiter que toutes les préparations des Anciens dans lesquelles il entre de l'aloès, n'en continssent qu'une petite quantité, parce qu'il met le sang dans un trop grand mouvement par son acrimonie sulphureuse & volatile, & fait très-souvent plus de mal que de bien à ceux qui sont d'un tempérament chaud. Les eaux & les élixirs de vie, les *balsama embryonum*, les eaux apoplectiques spiritueuses, les esprits & les *baumes* apoplectiques, & les eaux céphaliques chaudes, qui sont préparées avec les meilleures plantes balsamiques, aromatiques & céphaliques, qui contiennent une grande quantité d'huile balsamique subtile, ne doivent qu'à ces especes la vertu qu'elles ont de réparer les forces & de corroborer le ton des visceres & de l'estomac. Comme les compositions des Anciens sont la plupart inutiles, à cause de l'ignorance où ils étoient de la véritable théorie de la Medecine, des causes des maladies, & de la maniere dont les remedes operent, il ne faut point douter qu'on ne puisse, aujourd'hui que la Medecine a acquis plus de perfection, composer de meilleurs remedes, & leur donner une forme plus convenable. Puis donc que les balsamiques sont extremement propres à fortifier la nature, & qu'il n'y a presque point de maladies où ils ne soient nécessaires, il ne sera pas hors de propos, tant pour la satisfaction du Lecteur, que pour son utilité de donner quelques exemples de l'usage des balsamiques.

Premierement, on ne peut mieux faire que de mêler des balsamiques avec les évacuans, pour corriger non-seulement leurs qualités drastiques, mais pour aider encore la nature dans ses différentes excrétions, & entretenir les forces que les évacuans affoiblissent pour l'ordinaire. On les mêle aussi fort à propos avec les émétiques. Je me sers d'une eau-de-vie émétique balsamique que mes malades prennent avec plaisir, & qui produit l'effet que je souhaite; car elle opere promptement & sans violence, sans nuire ni à l'appétit ni à l'estomac. Mais on peut lui substituer le remede suivant, qui est composé d'eau spiritueuse de mente, d'eau de canelle distilée avec le vin, de chacune demi-once, auxquelles on ajoute deux grains de tartre émétique, & une dragme de sirop balsamique. Ce mélange compose une potion agréable que l'on peut prendre à une seule fois.

Si l'on a dessein d'user de pilules purgatives qui possedent en même-tems une qualité fortifiante & balsamique, on peut employer les suivantes.

Prenez *extrait d'aloès rosat*,
de chardon béni,
d'absinthe, } *de chaque, une dragme;*
extrait de rhubarbe,
de labdanum,
de bois d'aloès,
benjoin pulvérisé,
de la meilleure myrrhe,
de quinquina,
baume du Pérou, &
nitre, } *de chaque, demi-dragme*,

Faites-en une masse de pilules, dont un scrupule suffira pour une dose.

Supposé qu'on veuille leur donner plus d'acrimonie & d'activité, on y ajoutera ou de l'extrait panchymagogue de Crollius, ou de la résine de jalap intimement mêlée avec du mercure doux. Lorsque la nature de la maladie exige qu'on ait recours à une infusion purgative jointe aux balsamiques, on n'a qu'à faire usage de la composition suivante.

Prenez *racine fibreuse d'hellébore noir*,
de la meilleure rhubarbe,
& *de la racine de zédoaire*, } *de chaque, demi-once;*
trochisques d'agaric,
de canelle,
de clous de girofle,
écorces de sassafras, &
de cascarille,
écorces d'orange, &
de citron, } *de chaque, deux dragmes;*

Ajoutez aux drogues précédentes deux onces de raisins de Corinthe, de tartre cru, & du sel de tartre, de chacun trois dragmes. Après avoir suffisamment mêlé & légerement trituré ces drogues, versez dessus une dragme d'esprit de sel ammoniac, & sur le tout trois livres de vin.

Si le malade est sujet aux affections hypocondriaques, on peut ajouter avec succès à la formule précédente, de la limaille d'acier. Les balsamiques mêlés avec des sudorifiques, sont encore très-efficaces. De-là vient que le sel volatil épuré de corne de cerf distilé avec l'essence d'ambre, dont j'ai donné la description ci-dessus, est d'un usage admirable pour hâter la transpiration & provoquer la sueur; car on compose par ce moyen un esprit des plus pénétrans que l'on améliore par l'addition du *baume* du Pérou. On auroit peine à trouver un sudorifique qui lui soit comparable. On peut en donner cinquante gouttes pour une dose, & même plus si les circonstances l'exigent.

Si l'on veut avoir une décoction de bois résineux balsamique qui conservent leurs vertus sous une forme liquide, on usera de la méthode suivante.

Prenez *des copeaux de sandal*,
de bois de rose,
de genévrier,
de sassafras,
de bois de vie, &
de racine de sarsepareille, } *de chaque, une once;*
racines de pimprenelle, &
d'angélique,
canelle,
clous de girofle,
copeaux de bois d'aloès, } *de chaque, 2 dragmes;*

Mêlez ces drogues ensemble autant qu'il le faut, & faites-les bouillir dans un vaisseau bien fermé.

Plusieurs

Plusieurs maladies chroniques demandent une évacuation abondante d'urine. Le remede suivant est le plus propre que l'on puisse employer pour satisfaire à cette intention.

Mêlez *quantité égale d'esprit de mastic*,
d'esprit de baume du Pérou,
teinture acre d'antimoine, &
d'esprit de nitre dulcifié;

On peut prendre demi-gros de ce mélange avec un avantage considérable.

Dans les maladies de la tête & des nerfs, il est quelquefois avantageux d'user de sternutatoires. Le remede suivant satisfait parfaitement à cette intention.

Prenez *poudre de marjolaine*, & *de basilic*, } *de chaque, une dragme*;
du vrai marum, & *copeaux de bois d'aloès*, } *de chaque, demi-gros*;
fleurs de benjoin, douze grains,
essence d'ambre, dix gouttes,
huile de clous de girofle, quatre gouttes;

Mêlez.

Il est quelquefois nécessaire dans la cure des maladies d'avoir égard aux forces du malade; car rien n'est plus dangereux & plus contraire au rétablissement de la santé que de les trop abbattre. Il faut donc employer les analeptiques, & entre autres le suivant, qui est préférable à tous ceux dont on a connoissance.

Mêlez *quantités égales d'esprit de Baume du Pérou*, & *d'essence d'ambre & de musc, préparées avec de l'esprit de roses extremement fort*.

Ajoutez-y *quelques gouttes d'huile de canelle*,
de cedre,
de bergamote,
de baume de Turquie, ou d'autres semblables.

On fait grand cas des sels volatils huileux, & l'on n'a pas tort; car ils produisent des effets admirables lorsqu'on sait les employer à propos. On peut, si l'on veut, leur communiquer une qualité balsamique de la maniere suivante.

Mêlez *de la teinture de sel de tartre*, & *de l'esprit urineux de sel ammoniac*, } *de chaque, une once*.

Ajoutez-y *d'huile de cedre*,
de mente,
de macis, &
de girofle, } *de chaque, dix gouttes*;

Ce remede est bon pour fortifier l'estomac, & rétablir le ton des fibres des intestins. L'elixir stomacal, dont le célebre Michaelis de Leipsic faisoit un si grand usage, étoit entierement composé de drogues balsamiques. Je les emploie pour la même raison dans la composition de mon *Elixir balsamique*, dont on peut voir la description aux pages 186 & 882 de mes annotations sur Poterius. Il a été reçu dans la plupart des boutiques d'Allemagne depuis la publication de cet ouvrage. Voyez *Elixir* & *Vitæ Balsamum*.

L'on sait assez de quelle utilité sont les remedes balsamiques dans la cure des maladies des glandes, & pour remédier à celles qui proviennent de leur trop grand relâchement, des humeurs qui y affluent en trop grande quantité; ou de la décharge trop abondante de la matiere qu'elles contiennent. De-là vient que les remedes suivans sont d'une efficacité admirable dans la gonorrhée & les fleurs blanches.

Prenez *teinture acre d'antimoine*,
essences des baumes de la Mecque,
de Copahu, &
du Pérou,
essences des bois sudorifiques, } *de chaque, demi-once*;

Mêlez ces drogues, & y ajoutez *un grain de camphre*.

Mais il est bon d'observer qu'on ne doit user de cet élixir & des autres remedes de cette nature, qu'après avoir préparé le corps par des évacuations nécessaires.

Si l'on veut avoir un remede sous une forme plus solide, on usera des pilules suivantes.

Prenez *Baume de Copahu*, &
de Tolu,
succin,
mastic,
oliban,
cachou,
terre sigillée,
antimoine diaphorétique, &
corail préparé, } *de chaque, une dragme*,
huile de sassafras, dix gouttes.

Après avoir préparé ces drogues comme il faut, faites-en des pilules avec du sirop balsamique. Elles produisent des effets admirables dans la gonorrhée.

Les balsamiques sont encore des pectoraux excellens, en ce qu'ils levent les obstructions des poumons, facilitent l'expectoration, & fortifient les vésicules pulmonaires.

On peut, pour satisfaire à cette intention, prescrire la formule suivante.

Prenez *benjoin*,
myrrhe,
baume du Pérou,
safran,
muscade,
teinture de sel de tartre,
gomme ammoniaque, } *de chaque, deux dragmes*;
huile d'anis,
de macis,
de fenouil, } *de chaque, dix gouttes*;

On peut y ajouter aussi *de l'esprit de sel ammoniac*.

Il n'est pas inutile de donner aux balsamiques la forme de pilules avec d'autres ingrédiens, pour l'usage de ceux qui sont sujets à l'asthme. La formule suivante servira d'exemple.

Prenez *gomme ammoniaque*,
de la meilleure myrrhe,
benjoin,
safran,
baume du Pérou,
extrait d'aunée, } *de chaque, demi-dragme*;

Ajoutez *poudre de cloportes*, & *nitre dépuré*, } *de chaque, un scrupule*;

Supposé que l'on veuille appaiser les douleurs que cause le calcul des reins & de la vessie, on ne peut mieux faire que d'employer les balsamiques. Une dragme de la poudre suivante dans du lait d'amandes ou du bouillon, suffit pour cet effet.

Prenez *fleurs de sureau, une dragme*,

graine de lin en poudre,
noyaux de pêches,
poudre de réglisse,
pierres d'écrevisses,
succin,
mastic, } de chaque, une dragme;

Jettez dessus *quelques gouttes d'huile de sassafras*,
de macis, &
de genievre,

Lorsque les regles pechent par excès ou par défaut, que la stérilité ou de fréquens avortemens ôtent toute apparence d'avoir des enfans, il faut de toute nécessité fortifier le ton de la matrice qui est relâchée, afin que la nature ait assez de force pour surmonter & chasser tout ce qui lui nuit, & préparer un endroit commode pour la production du fœtus.

Je ne trouve aucun remede plus propre à satisfaire à cette intention que le remede suivant.

Prenez *feuilles de baume*,
de marjolaine,
de bétoine,
de pouliot,
de mille-feuille,
fleurs de romarin,
de lavande, &
de sauge, } *de chaque, une poignée*;
écorces d'orange,
de limon,
de la meilleure myrrhe,
baies de genevrier, } *de chaque, deux dragmes*;

Faites macérer ces drogues dans une quantité convenable d'eau, ou plutôt de vin; car ce dernier paroît satisfaire davantage à l'intention qu'on a alors.

C'est au Medecin à connoître si le cas dans lequel se trouve la malade exige un purgatif ou non. Supposé qu'il soit nécessaire, on ne peut rien employer de mieux que la rhubarbe & les feuilles de séné.

Il ne me reste plus qu'à dire un mot des *Baumes* vulnéraires dont l'usage est admirable dans les plaies des intestins, ou lorsque quelque partie externe est corrompue ou altérée. Le meilleur que je connoisse pour les usages internes & externes, est celui dont je vais donner la composition. Je le préfere même au fameux *Baume* Anglois, communément appellé *Baume de Lucatelli*.

Prenez *essence de myrrhe*,
succin,
gomme élemi,
sandal rouge,
baume du Pérou, &
de Tolu, } *de chaque, une once*;
huile d'armoise,
de sommités de mille-feuille, &
de pommes de merveille;

On tire de ces drogues intimement mêlées, par le moyen d'un petit feu, un esprit, & l'on emploie ce qui reste dans les cas & de la maniere qu'on l'a dit ci-dessus.

Voici encore la composition d'une essence vulnéraire, dont on peut se servir extérieurement pour déterger & incarner les plaies.

Mêlez ensemble *quantités égales d'essence de mille-feuille*,
d'armoise,
de myrrhe,
d'ambre,
de mastic,
de gomme élemi,
de baume du Pérou, &
de roses;

On y ajoute quelquefois du miel dont l'efficacité est admirable.

Il ne faut, pour connoître l'estime que les Anciens avoient pour les *baumes* composés, que lire l'Ouvrage de Conrad Gesner, intitulé *Thesaurus de Remediis secretis*, où il propose un grand nombre d'excellentes compositions balsamiques préparées avec des aromates, des résines & des gommes odorantes, dont les Anciens faisoient un très-grand cas. Il paroît par cet Ouvrage, qu'au tems que la Chymie commença à fleurir & à être cultivée avec soin, on usoit principalement des *baumes* retirés par la distilation des ingrédiens les plus odoriférans & les plus aromatiques, mêlés avec de l'esprit de vin rectifié & de térébenthine. En voici un exemple que je tire de Raymond Lulle; & quoique cette composition soit sans térébenthine, les autres ingrédiens ne laissent pas d'être admirables.

La voici.

Prenez *clous de girofle*,
muscade,
gingembre,
zédoaire,
galanga,
baies de genévrier,
écorce d'orange,
sauge,
basilic,
romarin,
marjolaine,
menthe à feuilles rondes,
baies de laurier,
pouliot,
gentiane,
calament,
roses,
fleurs de sureau,
poivrette,
spicnard,
bois d'aloès,
cubebes,
cardamome,
canelle,
jonc odorant,
stœchas,
germandrée,
baume,
mastic,
aloès hépatique,
semences & fleurs d'aneth,
semences d'armoise, } *de chacun une once*;

Mettez ces drogues dans trois ou quatre fois leur poids d'esprit de vin rectifié cinq à six fois, distilez-les à petit feu, elles donneront une eau pure & précieuse dont voici les effets.

Il n'y a point de plaie, pourvu qu'elle ne soit point mortelle ni invétérée, qu'on ne guérisse au bout de trente-six heures au plus, en y mettant de ce remede. On guérit les ulceres malins, putrides, invétérés & fongueux au bout de quelques jours, en les lavant de cette eau; pour dissiper l'inflammation des yeux & les taches qui s'y forment, il ne faut qu'en verser quelques gouttes dans l'œil affecté.

Dans les douleurs sans ulceres qui proviennent d'un coup ou d'une chute, il ne faut que fomenter la partie avec quelque peu de cette liqueur, pour les dissiper en moins de trois heures.

On rapporte des effets surprenans de son usage interne. Elle rajeunit, elle guérit les maladies les plus désespérées, & tire les malades d'entre les bras de la mort : une personne valétudinaire qui en boit tous les jours pendant une année de suite croit à la fin de l'an appercevoir un renouvellement total dans ses chairs, son sang, en un mot dans tout son corps. On trouve dans le Livre que j'ai cité un grand nombre d'autres *baumes* composés, mais il est à observer qu'il n'y en a presque aucun où il n'entre de la térébenthine, qui donne une huile quelque peu contraire à la nature ; car sa chaleur est si grande qu'elle agite le sang & le met dans un mouvement extraordinaire. C'est pourquoi je serois d'avis de rejetter cette drogue de tous les *baumes* & de toutes les liqueurs spiritueuses dont les anciens faisoient usage.

Qu'il me soit permis de dire un mot de mon *baume de vie liquide spiritueux*, à qui ses vertus extraordinaires ont acquis dans plusieurs endroits une réputation peu commune. L'efficacité de cette composition consiste dans la solution des huiles les plus pures & des *baumes* les plus naturels mêlés dans une proportion convenable. La pureté de ces ingrédiens communique à ce *baume* une efficacité qu'on trouveroit à peine dans quelqu'autre remede que ce soit. Voyez *Vitæ Balsamum*.

Il ne me reste plus maintenant qu'à dire ce que je pense des vertus & de l'efficacité de ce qu'on appelle *remedes balsamiques*. Je soutiens donc que ces remedes sont d'un usage universel dans la Medecine, & que leurs vertus égalent celles de tous les autres médicamens dont on a connoissance, puisqu'ils conviennent à toutes sortes de tempéramens, qu'ils s'incorporent aisément avec tous les autres remedes & qu'ils surmontent presque toutes les maladies, de quelque nature qu'elles soient. Les balsamiques ont cela de particulier sur tous les autres remedes, qu'ils sont amis du tempérament humain & s'allient, pour ainsi dire, avec lui. On en sera aisément convaincu si l'on fait attention à la promptitude avec laquelle les balsamiques réparent les forces que les maladies chroniques, la vieillesse ou quelque accident ont détruit, lorsqu'on en use à propos. C'est ce qui fait qu'il n'y a point de remedes comparables à ceux-là pour faire cesser les défaillances, de quelque cause qu'elles viennent. Enfin ils renforcent, rétablissent & entretiennent ce qui est la source originelle de la vie, communiquent des forces & du ton au cœur, aux arteres & aux nerfs, de quelque nom que nous appellions cet effet, principe, esprit, &c. ils paroissent se transformer & acquérir la nature & le génie de cette substance étonnante, qui est la directrice & la source du mouvement de tous nos membres. Dans la syncope, par exemple, ils rétablissent si promptement le mouvement du cœur par leur odeur seule, qu'on ne peut s'empêcher d'admirer leur efficacité : car telle est la nature de toutes les substances qui contiennent beaucoup d'huile odorante & pénétrante, que soit qu'on en use extérieurement ou intérieurement, elles entretiennent & augmentent puissamment nos forces ; au contraire tout ce qui est putride, fétide & puant est extremement préjudiciable aux forces & aux mouvemens vitaux, qu'il opprime & détruit en très-peu de tems ; tout degré de putréfaction nuit à la vie, & lorsqu'il commence ou qu'il augmente dans le corps humain, ses forces & tous ses mouvemens tombent à la fois, comme cela est évident dans la peste, les fievres malignes & les mortifications des parties internes. De-là vient que l'on donne le nom de *baumes*, d'eaux & d'esprits de vie aux remedes tirés des balsamiques, à cause de l'influence qu'ils ont sur elle.

Puis donc que les balsamiques donnent du mouvement, de la force & du ton à toutes les parties du corps, il est aisé de comprendre qu'ils doivent être d'une efficacité singuliere dans les maladies & les indispositions où les forces & les mouvemens vitaux sont affoiblis, les visceres & les autres parties du corps trop relâchées & privées du ton qui leur est nécessaire. De-là vient qu'ils ne frustrent jamais l'attente du Medecin qui sait les donner à propos dans les foiblesses du cerveau & des nerfs, l'imbecilité de la mémoire & des sens, la paralysie des membres, la privation de la voix, l'hémiplégie, le dégout & l'aversion pour les alimens, le vomissement, la diarrhée & les tranchées ; dans les cas où les vents deviennent incommodes, dans l'abattement de tout le corps, les défaillances, les fluxions catarrheuses froides, les toux humides, le *coryza* ou rhume du cerveau, les fleurs blanches, la gonorrhée, l'asthme humide, en un mot dans tous les cas où les parties ont besoin d'être fortifiées.

Comme les meilleurs balsamiques donnent de la force & de l'énergie aux parties solides de notre corps, surtout au cœur & aux fibres musculeuses qui mettent nos fluides en mouvement, il suit qu'ils sont les meilleurs préservatifs que l'on puisse employer contre toutes sortes de maladies, comme il paroît par ce qui suit. Tant que le sang & les humeurs circulent comme il faut dans les vaisseaux du corps, & que ce qu'il y a de superflu & de recrémentitiel est évacué par les couloirs & les émonctoires convenables, le corps & chacune de ses parties sont en bon état & exercent les fonctions qui leur sont naturelles : mais dès que ce mouvement est troublé ou interrompu dans tout le corps, ou quelqu'une de ses parties, ou que les sécrétions naturelles ne se font pas comme il faut, on doit s'attendre aux maladies. Rien n'est plus efficace pour entretenir la circulation des humeurs & faciliter la transpiration, que les substances qui fortifient le cœur, la plus noble partie de notre corps, par leurs qualités balsamiques. Ceux dont nous parlons sont d'une utilité particuliere, en tant que préservatifs contre les maladies putrides & celles qui sont les plus formidables à cause de leur nature maligne & contagieuse. De-là vient qu'on les emploie avec succès dans les tems où les maladies épidémiques font le plus de ravage. On les mêle encore fort utilement avec les antidotes dans les maladies putrides & pestilentielles, parce qu'ils résistent à la putréfaction, réparent les forces & entretiennent la circulation des humeurs. Puis donc qu'ils résistent avec tant de pouvoir à la putréfaction, qui est si préjudiciable à la vie, on ne peut mieux faire que de les employer dans la vérole ; qui est une maladie putride, & dans cette espece de scorbut, qui est occasionné par l'impureté de l'air & l'usage des mauvais alimens ; car les décoctions, les élixirs & les essences des bois, reçoivent leurs vertu & leur efficacité de la qualité balsamique des ingrédiens qui y entrent. Bien plus, les balsamiques, ceux principalement qui sont odorans, ont cette propriété de modérer le mouvement déréglé des fluides & d'appaiser les douleurs. De-là vient qu'ils procurent souvent un prompt soulagement dans les maux de tête, les maux de dents & les douleurs d'oreilles les plus violentes, lors même qu'on ne les emploie qu'extérieurement. Je ne dois pas non plus oublier que les balsamiques sont des correctifs excellens des remedes qui ont trop de violence, surtout des évacuans & des anodyns, dont ils augmentent les vertus par leur qualité corroborante. De-là vient qu'on les joint avec succès à presque tous les remedes évacuans & anodyns. Il paroît par ce qu'on vient de dire, que les balsamiques sont extremement efficaces pour la cure d'un grand nombre de maladies.

Mais comme il n'y a rien qui n'ait ses défauts, & que les remedes les plus efficaces deviennent nuisibles lorsqu'on les emploie mal-à-propos, on ne doit point douter qu'il n'en soit de même des balsamiques. Lorsqu'il y a dans le corps une trop grande abondance de sang chaud & bouillant, que son mouvement est trop accéléré & le pouls trop fort & trop violent, la nature a plus besoin dans ces cas d'un frein que d'un aiguillon : c'est pourquoi on ne doit jamais travailler alors à exciter & augmenter le mouvement des fluides. D'ailleurs les substances odorantes ont cet inconvénient, qu'elles causent souvent lorsque le sang circule dans le cerveau avec difficulté à cause de sa foiblesse, & que les vaisseaux de la tête regorgent d'humeurs, un plus grand abord de liqueurs dans l'une & l'autre de ces parties, & augmentent les douleurs, l'assoupissement, le vertige & l'oppression des sens.

Une preuve que les Medecins ne connoissent point assez l'utilité des balsamiques dans la pratique de la Medecine, c'est qu'ils leur attribuent des vertus & une efficacité beaucoup inférieure, à celle qu'ils possedent.

Les *baumes* spiritueux que l'on vend dans les boutiques & qui devroient être préparés avec des huiles aromatiques éthérées & céphaliques, sont pour la plupart falsifiés, de sorte que les Medecins ne doivent pas être surpris qu'ils ne produisent pas l'effet qu'ils auroient lieu d'en attendre, s'ils étoient préparés avec des huiles pures & naturelles. J'observerai en finissant que les Medecins commettent une faute grossiere, lorsqu'ils noyent, pour ainsi dire, les *balsamiques* dans des liqueurs spiritueuses, en les mêlant presque toujours avec l'esprit de vin dans la distilation; car par-là ils détruisent les vertus des balsamiques, & leur font prendre une qualité extremement chaude & violente. Ils sont d'autant plus salutaires & plus efficaces, que leur nature est moins altérée. Hoffman.

Outre les *baumes* dont on a parlé ci-dessus, il y en a quelques autres qui sont très-rares dans les boutiques, & dont il est parlé dans les Auteurs qui ont écrit sur la matiere médicale. Un de ceux-là est le

Balsamum Ipecuebæ, que l'on tire du *becuiba nux*. Les habitans du Bréſil en font grand cas dans les rhumatismes & la paralysie. Geoffroy.

L'*Index Medicamentorum* fait encore mention d'un *baume* appellé *Balsamum Thomæum*, & d'un autre appellé *Balsamum Viride*, ou *Oleum Mariæ*.

On a dernierement apporté de la Nouvelle Angleterre un *baume* liquide qui ne le cede à aucun de ceux dont nous avons parlé, par son odeur & par sa pureté. Je ne crois point qu'on lui ait encore donné de nom. Les Apothicaires l'on souvent vendu pour du vrai *Opobalsamum*.

Baume minéral d'Alsace.

Dans la vallée appellée *Liberthal* près de *Geesbach*, (ancienne mine d'Alsace) il découle d'une caverne une liqueur sale, grasse & huileuse, qui donne un *baume* excellent au moyen de la préparation suivante.

On en met une certaine quantité dans un pot de terre bien luté, pour qu'il ne s'exhale aucune vapeur, & on la fait bouillir pendant trois heures, d'abord à petit feu & ensuite avec un feu plus violent. Elle diminue dans ce tems-là d'un quart, & il reste au fond du vaisseau une matiere épaisse comme de la poix, laquelle étant refroidie se trouve couverte d'une substance grasse semblable à l'huile de graine de lin, limpide & quelque peu jaunâtre. Après l'avoir séparée de son sédiment par la décantation, on la distile dans un alembic au feu de sable, & l'on a par ce moyen deux liqueurs différentes, l'une phlegmatique & l'autre huileuse. Celle-ci surnage le phlegme dont on doit la séparer. Ce phlegme passe pour résister & pour guérir la putréfaction des poumons & du foie, & pour consolider les plaies & les ulceres putrides. La partie huileuse étant délayée avec le double de vinaigre distilé dont on la recouvre de près de trois doigts, donne un *baume* d'une efficacité admirable contre la corruption interne & externe, les ulceres fétides, la teigne & la gale héréditaire. On l'emploie aussi contre l'apopléxie, la paralysie, la consomption, le vertige & les douleurs de tête. On le prend avec de l'eau de chicorée comme un préservatif contre la corruption des poumons. C'est une espece de *Pétrole* qui ne contient d'autre suc minéral que celui du soufre, que la nature paroît avoir distilé dans les entrailles de la terre. Il n'est pas aisé de tirer une huile de ce minéral par la distilation. *Transactions Philosophiques.*

Baume minéral d'Italie.

M. Marc-Antoine Castagna étant dans le terroir de Pergame sur les confins de sa Jurisdiction, fut conduit par une odeur de *baume* qui frappa son odorat sur une montagne remplie de rochers, où il trouva des pierres qui avoient la même odeur. Elle étoit si forte & tellement amie de la matrice, qu'en très-peu de tems elles délivroit les femmes des maladies auxquelles elles étoient sujettes par le dérangement de cette partie. Encouragé par cette découverte, il fit creuser cette montagne, & il y trouva des pierres grisâtres, qui paroissoient avoir été creusées par art, & qui contenoient la liqueur ou *baume* qui répandoit cette odeur, dont la distilation sembloit avoir été faite par les mains de la nature. Elle étoit limpide & de la couleur du blanc d'œuf, quelque peu oléagineuse, & flottoit de même que l'huile sur toutes sortes de liqueurs. Il trouva aussi dans le même creux quelques petits grains figés de cette liqueur, semblables à ce qu'on appelle ambre blanc, lesquels étant distilés avoient la même odeur que le *baume*. *Transactions Philosophiques.*

Baume du Chili.

J'ai parlé plus d'une fois dans cet ouvrage du *baume* du Chili, surtout dans les citations que j'ai tirées de Musgrave & d'Hoffman. La réputation que ces Auteurs ont acquise, m'oblige à rechercher la nature de ce *baume*, ou pour mieux dire s'il existe effectivement. J'ai appris après bien des perquisitions que j'ai faites, qu'on ne le connoît ni en Angleterre, ni en Espagne, d'où je conclus qu'il est également inconnu au reste de l'Europe. Le seul Auteur qui en assure l'existence est Salmon, qui dans son *Polygraphice*, le recommande comme une espece de panacée universelle.

On a apporté, dit-il, depuis peu du Chili, Province de l'Amérique, un *baume* naturel excellent qui differe très-peu de ceux du Pérou & de Tolu, & qui posséde les mêmes vertus, comme plusieurs Savans Medecins l'ont éprouvé dans la cure de plusieurs maladies.

Personne au monde ne sauroit composer ce remede, puisque c'est un *baume* naturel qui découle d'un arbre qui croît dans la Province du Chili, dont les feuilles sont quelque peu différentes de celles de l'olivier. Il paroît être au-dessus de tous les *baumes* naturels, autant par ses vertus, que par son odeur admirable qui surpasse toutes celles qu'on estime le plus.

Le Marchand qui l'a apporté l'a donné pour le vendre à M. Thomas Passenger à l'enseigne des trois Livres, sur le Pont de Londres, où l'on peut en avoir telle quantité qu'on veut. Il est enfermé dans des phioles scellées d'un baumier. Il se vend vingt-quatre chelins la livre ou dix-huit sols l'once. Salmon.

Ce recit est entierement faux, & je suis parfaitement informé que ce *baume* est factice & composé dans la maison du Marchand qui le fait débiter par sa servante. Salmon s'est donc trompé, ou peut-être que des raisons d'intérêt l'ont obligé à en imposer au public, ce qui est assez commun aujourd'hui, que l'on dégrade la Medecine, le plus noble de tous les Arts, de la maniere la plus indigne.

Lorsqu'on veut en extraire beaucoup de *baume* de telle espece qu'il soit de l'arbre qui le produit, on choisit les rameaux les plus petits lorsqu'ils ont le plus de seve, parce qu'ils en donnent plus alors que dans aucun autre tems. Ensuite on les fait bouillir dans l'eau pour en séparer les parties résineuses les plus fluides, que l'on ramasse sur la surface de l'eau. Telle est la méthode de préparer quelques *baumes* liquides. On peut l'employer pour extraire la résine de nos pins & de nos larix, supposé que l'incision ne suffise pas pour cet effet. Geoffroy, *Mem. Acad.* 1721.

Balsamum album. Baume blanc.

Le *baume* à qui les Chymistes donnent ce nom est un composé de parties égales de vinaigre de Saturne évaporé jusqu'à consistance de miel & d'huile rosat. Il a quelque réputation chez les Chirurgiens, qui l'employent en qualité de dessiccatif.

Balsamum anodynum Batai. Baume anodyn de Bates.

Prenez *savon d'Espagne, une once,*
opium, demi-once,
camphre, six dragmes,
safran, une dragme,
esprit de vin rectifié, dix-huit onces,

Mettez ces drogues en digestion pendant dix jours, & exprimez-en le *baume.*

Telle est à peu près la composition d'Horstius, qu'il donne sous le nom de *Balsamum antipodagricum.* C'est un excellent remede, non-seulement pour appaiser les douleurs les plus aiguës, mais encore pour faciliter l'évacuation des humeurs qui les causent. Il est fort utile dans les coliques nerveuses, il nettoye les visceres & les parties glanduleuses. Il est bon aussi pour la jaunisse, & pour les maladies des conduits urinaires, qui proviennent des obstructions que causent la gravelle, ou des humeurs limoneuses. Mais rien ne lui est comparable pour appaiser les douleurs de la goute, pour hâter la transpiration de la matiere peccante qui les cause, & pour en dissiper l'accès. Quelque obstinée que soit cette maladie, on vient à bout de la guérir avec ce remede joint à quelque secours convenables. On peut le donner intérieurement depuis vingt jusqu'à cinquante gouttes. Lorsqu'on veut s'en servir extérieurement, on y trempe un morceau de linge que l'on applique sur la partie douloureuse. Quincy, *Dispens.*

Les gouttes pectorales de Bateman sont faites à l'imitation de ce remede. La seule différence que j'y trouve est que les premieres sont moins spiritueuses & par conséquent moins fortes, ce qui fait qu'on peut les donner en plus grandes doses, & qu'on y fait entrer la semence d'anis.

Balsamum anodynum, vulgo Guidonis.

Baume anodyn, communément appellé de Gui.

Prenez *Aloès hépatique, gomme ammoniaque, bdellium, caranna, castoreum, galbanum, labdanum, myrrhe, baume du Pérou, oliban, succin, gomme Tacamahac, storax solide,* } *de chaque, demi-once;*

Pulvérisez ce qui peut l'être, & ajoutez à ces drogues leur poids de térébenthine de Venise. Mettez-les dans une retorte dont elle ne puisse remplir que les deux tiers, & faites-en la distilation suivant les regles de l'art, en observant de séparer avec dextérité l'huile rouge ou *baume*, de la liqueur qui nage sur sa surface.

Si l'on fait la distilation par l'alembic avec quatre fois autant d'eau de source, on aura un *baume* tout-à-fait exempt d'empyreume. *Dispensaire d'Edimbourg.*

Balsamum sive spiritus embryonum.

Prenez *chapons dégraissés, trois;*

Pilez & coupez-les menu.

Ajoutez-y,

dattes, une livre,
raisins séchés au soleil, une livre & demie;
baume, quatre poignées,
angélique, marjolaine, cerfeuil, } *de chaque 3 poignées;*
semences de basilic, demi-once,
fenouil, angelique, écorce d'orange, écorce de citron, racines de pivoine, de bourrache, } *de chaque, trois onces;*
angelique, une once & demie,
safran, cinq dragmes,
conserve de fleurs de bourrache, giroflée musquée, marjolaine, } *de chaque quatre onces;*
vin d'Espagne, trente-deux livres,

Distilez jusqu'à siccité.

Ajoutez à cette eau,

d'esprit d'orvale, une livre;
eau de cerises noires, de baume, } *de chaque, trois livres,*
eau de bourrache, quatre livres,
amandes pelées, une livre & demie,

Faites-en une émulsion.

Ajoutez ensuite,

conserve de fleurs de pivoine, six onces,
de bourrache, de giroflée musquée, } *de chaque, quatre onces;*
fleurs de violettes, de primevere, de roses, souci, } *de chaque, quatre poignées;*
bois d'aloès, trois gros,
sandal citrin, deux gros & demi,
canelle, huit onces,
aromaticum rosatum, une once.

Distilez selon l'art.

On donne ce remede avec succès aux femmes qui ont avorté plusieurs fois, aussi-bien qu'à celles qui sont enceintes, lorsqu'elles languissent ensuite d'une frayeur ou de quelqu'autre accident. Il guérit encore les défaillances, les évanouissemens & les hydropisies du ventre. Il fortifie le fœtus lorsqu'il est foible, corrobore les ligamens de la matrice, prévient l'épilepsie, & aide la sanguification. La dose est de deux, trois, ou d'un plus grand nombre de cuillerées, suivant que les circonstances l'exigent. *Pharmacopœa Bateana.*

Balsamum Genovefæ: Onguent de Genevieve, ou *baume* interne & externe.

Prenez *huile d'olives, trois livres,*
eau rose, demi-septier,
cire neuve, demi-livre,

térébenthine de Venise, une livre,
sandal rouge en poudre, deux onces.

Il faut faire bouillir le tout dans un pot de terre neuf, avec trois demi-septiers de vin rouge; ayant bouilli demi-heure, vous ôterez le pot du feu, & le laisserez refroidir, après vous séparerez le *baume* d'avec le vin, & les poudres qui restent au fond du pot.

On se sert de ce remede non-seulement pour toutes sortes de blessures, soit qu'elles pénetrent ou qu'elles ne pénetrent pas; mais encore dans les ulceres gangrenés, rhumatismes & toutes sortes de douleurs, même les douleurs intérieures, comme dans la pleurésie, la colique, les maux de tête, &c. en oignant chaudement la partie, & en en prenant deux gros par la bouche. On s'en sert aussi dans toutes sortes de fievres malignes, & contre la morsure des animaux venimeux.

Aux blessures qui pénetrent dans les cavités, il en faut séringuer dans la plaie, & en faire prendre avec du bouillon de veau, de chapon, ou autre, ou même avec quelques eaux ou tisanes vulnéraires.

L'Histoire suivante rapportée dans les Mémoires de l'Académie des Sciences de Paris 1702. par M. Duverney le jeune, servira de preuve des vertus que l'on attribue à ce *baume*.

Un homme âgé de quarante à quarante-deux ans, d'un bon tempérament, fut blessé la veille de S. Thomas 1701. d'un coup d'épée à la partie moyenne inférieure & interne du bras droit: le coup pénétroit en montant obliquement de quatre à cinq travers de doigt, le sang sortit avec impétuosité, & le blessé tomba bien-tôt en foiblesse. En cet état, il fut porté chez le premier Chirurgien qu'on rencontra, on s'assura de l'artere par une compresse & une forte ligature appliquée au-dessus du coude. Le blessé revenu de sa foiblesse fut conduit chez lui; on ouvrit l'entrée de la plaie, on porta dans le fond de la charpie baignée dans des liqueurs astringentes, on tampona bien, & on fit tenir l'appareil par un fort bandage. Le malade fut saigné, réduit à des bouillons très-légers, & à la tisane. Il ne fut pansé que deux fois vingt-quatre heures après; on découvrit jusqu'aux plumaceaux pour humecter seulement les linges & les bandes, on apporta pour le bandage la même précaution qu'au premier pansement, on continua à peu près de même jusqu'à la veille de sainte Genevieve: le sang donna abondamment, on fit encore une petite incision, & on pansa le blessé presque comme au premier appareil, quoiqu'il y eût déja quelques jours que le malade s'apperçût que l'avant-bras changeoit de couleur, néantmoins sans douleur. La fievre étoit continue & ardente, l'inquiétude & l'insomnie très-grandes. Enfin, le jour de sainte Genevieve on trouva non-seulement l'avant-bras gangrené, mais encore que la pourriture avoit gagné la partie interne du bras. Le malade & les assistans effrayés, on demanda du conseil, & on choisit trois Chirurgiens accoutumés à voir des accidens extraordinaires. Ils examinerent le malade & la maladie; l'avant-bras étoit entierement cadavéreux, de même que la partie interne du bras jusqu'à l'aisselle, & l'os du bras découvert par la pourriture jusqu'à trois ou quatre travers de doigts de l'aisselle. Le progrès de la pourriture, la fievre avec oppression, les joues livides, le pouls petit & chancelant, firent conclurre d'écouter la nature, & d'employer les remedes capables de l'aider tant intérieurement qu'extérieurement.

Le même jour il se présenta une femme nommée Genevieve, qui promit de guérir le malade; les deux Chirurgiens qui le traitoient le lui abandonnerent. Genevieve commença par frotter tout le bras & l'avant-bras, sans égard à ce qui étoit cadavéreux, d'un onguent, ensuite elle couvrit le tout avec des linges qu'elle arrêta avec des épingles jusqu'au soir qu'elle pansa le malade de la même maniere; elle ordonna des alimens succulens, & du meilleur vin. En vingt-quatre heures la suppuration commença à se faire; elle continua le même pansement, & chaque fois, la plaie étoit plus belle, la pourriture se séparant sans peine, restant attachée aux linges & au papier brouillard dont elle se servoit très-souvent. On proposa à Genevieve de séparer l'avant-bras dans la jointure, tant à cause de la mauvaise odeur, qu'à cause qu'il étoit presque séparé par la pourriture; elle ne le voulut point, disant qu'il n'y falloit pas toucher, que son remede feroit tout ce qui seroit nécessaire.

Enfin, tout l'avant-bras se détacha entierement du bras dans la jointure six semaines après, à compter du jour que Genevieve commença à traiter le malade: elle continua à mettre sur l'os du bras découvert comme sur tout le reste son onguent, sans avoir égard à la boue qui paroissoit suinter entre l'os & les chairs, ni à aucune autre circonstance. Les suites n'en furent pas moins heureuses; car un mois après la chute de l'avant-bras, l'os du bras qui avoit été découvert tomba, & se sépara entierement du reste de l'os sain.

Avant cette séparation, on ne savoit ce que deviendroit cette grande portion d'os, ni le lambeau de peau de la partie postérieure du bras; on avoit aussi appréhendé l'hémorrhagie, tout cela n'embarrassoit pas Genevieve; elle continua ses pansemens, il coula des sucs nourrissiers de chaque fibre restante, chaque tuyau s'allongea. Enfin, le bras a acquis sa longueur naturelle, l'extrémité paroît figurée comme elle doit être naturellement, & le bout du lambeau de la peau s'est renversé sur la partie inférieure de l'os & le couvre à demi. Il reste seulement le long de la partie interne une cicatrice difforme en maniere de croute un peu écailleuse; ce qu'on auroit aisément évité, si on avoit empêché les bords de la peau de se renverser en dedans; & cela est arrivé parce qu'elle ne pouvoit s'attacher à l'os, & qu'on n'a pas eu soin d'approcher les bords après la chute de l'os.

Tout cela s'est passé pendant quatre mois, sans que le malade ait eu un accès de fievre ni aucune incommodité, il a été purgé deux fois, & jouit d'une parfaite santé.

REFLEXIONS.

On a lieu de croire que la pourriture a été occasionnée par la maniere de panser le malade; car outre qu'on avoit fort serré l'endroit de la plaie, on avoit encore mis une forte compresse le long de l'artere jusques sous l'aisselle, de maniere que la matiere de la nourriture a été dérobée à l'avant-bras, & aux endroits pressés par le bandage. On peut éviter ce désordre, ou en liant le vaisseau quand il est possible, ou en se servant du bandage anevrysmale qui est une espece de brayer, ou en portant à l'orifice du vaisseau de la meche d'Allemagne, ou de la vesse de loup préparée ou non préparée, qui est une espece de champignon: mais quand on se sert des deux derniers remedes, il faut faire tenir le champignon ou la meche jusqu'à ce qu'il soit attaché & collé au vaisseau, ensuite garnir la meche de poudres absorbantes & balsamiques, & dans l'une & l'autre de ces occasions entretenir la circulation dans la partie.

La grande hémorrhagie, quatre fortes saignées, & un régime très-sévere avoient épuisé & appauvri le sang du malade; ainsi dépouillé de sa partie onctueuse & chyleuse, il n'a pu se réparer ni fournir des matieres capables d'animer la partie blessée, ce qui a occasionné la fievre, & augmenté la pourriture, n'étant pas adouci & corrigé par les moyens convenables. Dès que le malade eut pris de bons alimens il parut beaucoup mieux, le progrès de la pourriture cessa, & la vie commença à paroître par un suintement qui mit des bornes entre la partie saine & la partie morte. Il y a lieu de juger que les vaisseaux ont été cautérisés ou bouchés par les sucs corrosifs, de même qu'ils l'auroient pu être par les caustiques ordinaires ou par la ligature, puisque l'artere n'a pas donné dans le tems de la suppuration, quoiqu'elle ne fût assujettie en aucune maniere, qu'elle fût proche de son tronc, & que le malade prît de bons alimens & de bon vin; la maniere douce & insensible dont s'est fait la suppuration & la séparation des parties mortes ou cautérisées a donné le tems à l'artere de se remettre; ce qui fait connoître qu'il ne faut jamais hâter la chute de l'escarre, ni la ligature des vaisseaux où on les a appliqués. Au contraire il faut se servir de remedes capables d'absorber les humidités superflues des environs, afin que la ligature ou l'escarre dure plus long-tems, & donne lieu aux chairs & aux vaisseaux de s'allonger, de s'unir & de s'opposer à l'impulsion du sang.

On doit de même penser que la plupart des précautions qu'on prend ordinairement pour faire exfolier les os, ou en tout, ou en partie, sont souvent inutiles ou nuisibles; c'est l'ouvrage de la nature. Le plus grand secret est de conserver à la partie sa chaleur naturelle, ou l'augmenter quand elle est languissante; & souvent cela se fait avec peu d'appareil, comme il paroît par l'observation précédente, & en peu de tems malgré le désordre où étoit le bras, & le peu de chairs qui y restoient. Dans cette occasion, par exemple, la rugine, le trepan & le caustique auroient été inutiles; on pouvoit scier l'os lorsque la pourriture a été détachée; mais on n'auroit pas guéri plutôt le malade, l'exfoliation auroit sans doute été retardée, & le malade n'auroit pas un allongement de parties qui lui tient lieu de bras.

J'ai vu plusieurs Chirurgiens attendre l'exfoliation ou séparation d'une partie de quelque os sept à huit mois, même des années entieres inutilement, nonobstant la charpie seche, l'esprit de vin, les caustiques & la rugine, tandis que d'autres les tiroient heureusement d'affaire en moins de tems.

Balsamum Lucatelli : Baume de Lucatelli.

Prenez *de la meilleure cire jaune, une livre.*

Faites-la fondre à petit feu dans une pareille quantité de vin de Canarie :

Ajoutez-y *huile d'olive,*
& térébenthine de Venise, lavée & blanchie dans de l'eau rose, } *de chacune une livre & demie.*

Faites-les cuire à petit feu, jusqu'à ce que le vin soit évaporé. Retirez-les &

Mettez-y *de sandal rouge en poudre subtile, deux onces.*

Remuez ce mélange continuellement jusqu'à ce qu'il soit tout-à-fait refroidi, pour qu'il acquiere la consistance de *baume.*

Cette composition est fort moderne, & le College des Medecins de Londres ne la connoissoit pas autrefois. On en fait aujourd'hui un grand usage & on l'emploie extérieurement & intérieurement. Quincy, *Dispens.*

On ne sauroit voir un procédé plus mal conduit que celui-ci. A quel dessein en effet faire fondre la cire dans le vin de Canarie, à moins qu'on ne juge de la bonté d'un remede par la difficulté qu'il y a à le composer. Je ne vois pas non plus qu'il soit fort nécessaire de laver la térébenthine dans l'eau de roses. Supposé que les drogues qu'on emploie soient bonnes chacune dans leur espece, il ne faut que faire fondre la cire & la térébenthine, & y mettre ensuite le sandal sans le faire cuire du tout. Le sandal que les Apothicaires sont obligés d'employer pour obéir à la Pharmacopée, est une drogue fort inutile dans cette composition, & ne peut être d'aucun usage en qualité de balsamique ni pour l'intérieur ni pour l'extérieur, & supposé qu'on l'emploie pour lui donner de la couleur, il seroit beaucoup mieux de lui substituer le sang de dragon que l'on feroit bouillir pendant quelque-tems dans l'huile, avec une quantité d'eau suffisante pour l'empêcher de brûler. Par ce moyen on donnera à ce mélange un plus beau rouge que le sandal ne l'auroit fait. Après que l'huile sera teinte, on la coulera, on y mettra la cire & la térébenthine, & tout sera fait. C'est ainsi que l'on compose ce remede dans nos Hôpitaux. Par ce moyen on ne le surcharge point de poussiere pour lui donner de la couleur, & il est beaucoup plus propre pour les usages auxquels on le destine. Il passe pour un vulnéraire interne excellent, on l'ordonne dans la toux qui fait soupçonner des tubercules & des ulceres dans les poumons, aussi-bien que dans les maladies internes qui proviennent de la même cause, soit qu'elles aient leur siége dans la poitrine ou dans quelque-autre partie. On le donne pour les contusions & les hémorrhagies internes. Appliqué extérieurement il déterge & incarne les plaies & les ulceres vifs qui ne sont point trop invétérés, à quoi le sandal n'est point propre, puisqu'au lieu de déterger les plaies, il ne fait que les salir. On le donne intérieurement depuis une dragme jusqu'à deux, avec du sucre, ou quelque conserve agréable. Quincy, *Dispens.*

Le Dispensaire d'Edimbourg prépare ce *Baume* d'une autre maniere que le Collége de Londres.

Prenez *de la meilleure huile d'olive que vous pourrez trouver, une pinte & demie,*
vin de Canarie, une pinte,
sang de dragon pulvérisé, une once;

Faites bouillir ensemble ces drogues à petit feu jusqu'à la consomption du vin.

Ajoutez-y *de la cire jaune, une livre,*
de la térébenthine de Venise, une livre & demie,
de Baume du Pérou, deux onces;

Mêlez-les en les faisant encore un peu bouillir: mais n'y mettez le *baume* du Pérou qu'après que vous aurez retiré le vaisseau du feu.

Le sang de dragon que l'on substitue au sandal rouge, améliore considérablement ce remede, augmente sa couleur & ses vertus balsamiques; ce que ne font point les sandaux. Mais si l'on s'attache à la couleur, rien ne donne un plus beau rouge à l'huile que d'y faire infuser de la racine d'*Alkanet.*

Balsamum polychrestum : Baume polychreste.

Prenez *esprit de vin, deux pintes & demie;*

Faites-y infuser à petit feu & en remuant toujours, douze onces de gomme de gayac; ajoutez-y ensuite une cuillerée de *baume* du Pérou, & donnez à ces drogues, en les mêlant, la consistance de *baume.*

Cette préparation est très-moderne, & il n'y a pas longtems que le Collége des Medecins de Londres l'a reçue: mais elle differe ici en ce qu'on a rejetté la farsepareille & augmenté la gomme de gayac, ce qui est certainement à l'avantage de ce remede, dont la vertu réside dans ce dernier ingrédient, joint au *baume* du Pérou. La farsepareille ne contribue en rien à la principale intention, qui est d'échauffer les nerfs & de ranimer les esprits.

Ce remede est extremement efficace dans plusieurs cas, mais surtout pour échauffer les nerfs, & les garantir des fluxions qui nuisent à leur mouvement, & causent la goute dans les jointures lorsqu'elles sont d'une espece saline tartareuse. Si l'on considere la facilité avec laquelle on peut préparer & prendre ce remede, on conviendra qu'il n'y en a point de meilleur pour se garantir de cette derniere maladie. Il satisfait pareillement à toutes les indications que l'on se propose de remplir par les infusions des bois. Il desseche & dissipe par la transpiration insensible l'humidité superflue. Il est bon dans les maladies vénériennes & scrophuleuses. il prévient la corruption du sang, dont on a auparavant détruit la virulence. Il rend l'eau qui lui sert de véhicule laiteuse: on peut le donner aussi dans quelque autre liqueur depuis dix jusqu'à trente gouttes, deux ou trois fois par jour. Il est étonnant que l'on ait presque entierement négligé ce remede dans la pratique ordinaire, & qu'il procure cependant du profit & de la réputation aux Empiriques, chez quelques-uns desquels il passe pour un secret de famille, de même que l'*élixir de santé*, *elixir salutis*, ou *élixir de Daffy*, & quelques autres que l'on a dérobé à quelques Auteurs qui ont écrit sur la Medecine. QUINCY, *Dispens.*

Balsamum contra rhumatismum, ou

Baume contre le rhumatisme.

Prenez *de la résine*, & *de la poix de Bourgogne*, } *de chaque, demi-livre*;
de la cire de cordonnier, deux onces,
de la cire jaune, quatre onces,
de la térébenthine de Venise, deux onces,
du sain-doux, *du beure frais*, } *de chaque, une livre*;
de l'essence de romarin, trois ou quatre cuillerées.

Mêlez & faites un baume selon l'art.

Ce *baume* a été communiqué à M. Duverney le fils, comme un grand secret, sous le titre de *Baume pour les rhumatismes, les plaies d'armes à feu, & les ulceres avec carie*, &c.

Avant de s'en servir, il faut avoir soin de laver la plaie ou l'ulcere avec du vin chaud, faire ensuite chauffer le *baume*, en verser dans la plaie ou l'ulcere quelques gouttes aussi chaudes que le malade pourra le souffrir, mettre par-dessus un morceau de gros papier souple, & l'envelopper d'un linge. *Mémoires de l'Académie*, 1701.

Balsamum Samaritanum. Baume Samaritain.

Prenez *parties égales d'huile commune & de vin*;

Faites-les bouillir à petit feu dans un vaisseau vernissé jusqu'à la consomption du vin, & gardez ce *baume*. Il nettoie & consolide les plaies: il fortifie les nerfs & résout les catarrhes. Ce *baume* a pris son nom du Samaritain de l'Evangile, qui s'en servit pour guérir un malade tout couvert de plaies.

Balsamum sulphuris anisatum. Baume de soufre anisé.

On prépare ce *baume* avec l'huile d'anis de la même maniere que celui de soufre térébenthiné avec l'huile de térébenthine.

Balsamum sulphuris crassum. Baume épais de soufre.

Prenez *huile de graine de lin, ou d'olive, une livre*,
fleurs de soufre, quatre onces;

Faites-les cuire à petit feu jusqu'à consistance de baume, en remuant continuellement la matiere. *Dispensaire d'Edimbourg.*

Balsamum térébenthina. Baume de térébenthine.

Prenez *de la résine choisie*, & *du sable*, } *égales quantités*;

Mêlez-les ensemble pour les distiler à un feu de sable lent. Le phlegme s'élevera d'abord, ensuite l'huile; & enfin en forçant le feu & changeant le récipient, le *baume* montera aussi.

Le sable ne sert ici qu'à diviser la résine, & à l'aider à monter dans le balon. QUINCY, *Disp. Lond.*

Balsamum viride. Baume verd.

Prenez *huile de graine de lin, demi-pinte*,
gomme élemi, deux onces,
verd-de-gris en poudre, deux gros;

Mêlez ces drogues, & faites-les cuire à petit feu jusqu'à consistance d'onguent. S. A.

La découverte de ce *baume* est très-moderne, & nos Chirurgiens en font un grand usage dans quelques pansemens particuliers. QUINCY, *Disp. Lond.*

La composition de ce *baume* est quelque peu différente dans le Dispensaire d'Edimbourg.

Prenez *de l'huile de graine de lin*, *de l'huile de térébenthine*, } *de chaque, une livre*;
verd-de-gris en poudre, une once;

Faites cuire ces drogues ensemble, en les remuant sans cesse pour dissoudre le verd-de-gris.

Balsamum viride detersivum. Baume détersif verd.

Prenez *de l'huile de graine de lin*, *de l'huile de térébenthine*, } *de chaque, une livre*;
gomme élemi, *huile de laurier*, *térébenthine choisie*, } *de chaque, 4 onces*;
verd de-gris en poudre, une once;

Mêlez ces drogues, & faites-les fondre à petit feu en les remuant toujours, jusqu'à ce qu'elles aient acquis la consistance du *baume*. S. A.

Nos Chirurgiens se servent de ce *baume* comme d'un excellent détersif. QUINCY, *Disp. Lond.*

Balsamum viride Metensium, seu Dominæ Feuillet.

Baume vert de Metz, ou de Mademoiselle Feuillet.

Prenez *huile de semence de lin tirée par expression*, & *de celle d'olive*, } *de chaque, une livre*;
huile de laurier, une once,
térébenthine de Venise, deux onces,

Fondez ces huiles à petit feu; & quand elles seront refroidies,

Ajoutez-y *de l'huile distilée de baies de genevrier, une once & demie*,
de verd-de-gris, trois dragmes,
d'aloès sucotrin, deux dragmes,
de vitriol blanc, une dragme & demie,
d'huile de girofle, une dragme;

Faites-en un baume selon l'art.

REMARQUES.

On pulvérisera bien subtilement, chacun séparément, le vitriol

vitriol blanc, l'aloès & le verd-de-gris; on mêlera ensemble sur un petit feu, la térébenthine & les huiles de lin, d'olive & de laurier. Quand le mélange sera à demi refroidi, on y incorporera exactement les poudres, agitant la matiere quelque tems avec un bistouri; puis on y ajoutera les huiles distilées de genievre & de girofle, pour faire du tout un *baume* qu'on gardera dans un vaisseau bien bouché.

Il est propre pour mondifier les plaies & les ulceres, pour les incarner & cicatriser, pour les morsures des bêtes vénimeuses. On en fait chauffer & l'on en applique dans la plaie avec la barbe d'une plume, ou avec des plumasseaux de charpie. On met pardessus l'emplâtre styptique de Crollius.

Ce *baume* a été inventé en premier lieu par M. Duclos, Medecin de Mets. Madame Feuillet l'a mis en usage à Paris, & l'a fait appeller de son nom. LEMERY, *Phar. Univers.*

Balsamum viride vulnerarium. Baume vulnéraire verd.

Prenez *de l'huile de semence de lin, une livre & demie,*
térébenthine, deux onces,
feuilles de langue de serpent cueillies au mois de Mai, six poignées;

Mêlez ces drogues, & mettez-les infuser dans l'eau chaude; faites-les bouillir ensuite jusqu'à ce que les feuilles soient devenues friables, &

Ajoutez-y *de la gomme élemi, quatre onces,*
huile de laurier nouvellement extraite, deux onces,
térébenthine choisie, une once,
fleurs de verd-de-gris, deux dragmes;

Faites-les fondre à petit feu en les remuant sans cesse pour faciliter leur mélange; coulez-les, & les laissez refroidir. QUINCY, *Lond. Disp.*

Il y a un grand nombre de *baumes* de soufre dont on fait grand cas en Medecine.

Voici la maniere de les préparer.

Baume de soufre avec des huiles tirées par expression.

Mettez sur le feu dans un vaisseau vernissé telle quantité qu'il vous plaira d'huile tirée par expression de quelque végétal. Ajoutez-y une quatrieme partie de fleurs de soufre, lorsqu'elle sera suffisamment chaude pour les dissoudre. Elles se précipiteront sous la forme d'une liqueur extremement rouge, qui ne se mêlera point avec l'huile tant que ce même degré de chaleur subsistera. Augmentez le feu peu à peu, mais pourtant avec précaution, de peur que la matiere ne s'enflamme. L'huile se mêlera à la fin avec le soufre; ce mélange deviendra opaque, & ne composera plus qu'un seul & même corps. On peut y dissoudre une plus grande quantité de soufre, en poussant l'huile jusqu'au point à peu près de la faire bouillir; & par ce moyen on pourra dissoudre une quantité assez considérable de soufre dans un peu d'huile; le soufre perdra entierement sa premiere nature.

REMARQUES.

C'est-là le fameux *baume* de soufre de Van-Helmont, de Ruland & de Boyle, qui l'ordonne extérieurement pour échauffer, ramollir & résoudre, & intérieurement contre la suppuration & la putréfaction des reins & des poumons. Il assure en même tems qu'il est efficace pour la consomption des poumons: mais je suis persuadé que les parties acrimonieuses, indigestibles, onctueuses & chaudes qu'il contient, offensent les poumons, l'estomac & les visceres des personnes languissantes, détruisent l'appétit, augmentent la soif & brûlent le corps déja desséché par la maladie. Je n'avance ceci que sur les expériences que j'en ai faites. Je conseille donc d'en user avec précaution en observant avec soin les effets qu'il produit. Ce n'est que par sa qualité caustique qu'il guérit lorsqu'on l'emploie extérieurement, les ulceres pâles, froids, aqueux, muqueux, sanieux & corrosifs. Peut-être a-t'on tort d'en conclurre qu'il produit les mêmes effets lorsqu'on en use intérieurement? Mais ce qu'il y a de certain, est qu'il cause la fievre lorsqu'on s'en sert. On voit par cette expérience que le soufre qui ne reçoit aucune altération de la part de l'alcohol, la plus subtile de toutes les huiles, se dissout tout-à-fait & en très peu de tems, dans une huile épaisse & grossiere extremement chaude, ce qui prouve évidemment qu'un exrreme degré de subtilité & de pénétrabilité ne feroit point ici le même effet qu'une matiere visqueuse & grossiere. Ce n'est pas tout: les Chymistes s'étonnent souvent qu'un grand nombre de fossiles sur lesquels les liqueurs les plus acides ne causent aucune altération, se dissolvent peu à peu dans une huile douce & indolente. Le soufre ne cede à aucun menstrue acide, car on n'en connoît aucun aussi fort que celui qu'il contient, ce qui fait que les autres n'ont aucune prise sur lui: cependant l'huile vient à bout de le dissoudre. Toutes les fois donc, qu'un fossile donne un *baume* sulphureux, lorsqu'on le fait bouillir dans l'huile, il faut que celle-ci agisse sur la partie sulphureuse du mixte, si on en excepte cependant le plomb, dont la partie métallique se résout en *baume*, par le moyen de l'huile.

Baume de soufre préparé avec la térébenthine.

Mettez une once de fleurs de soufre dans une cucurbite de verre fort haute; versez dessus six fois autant d'huile éthérée de térébenthine, & faites-les bouillir pendant une heure. Le soufre se fondra d'abord au fond, une portion se dissoudra avec bruit dans l'huile qui la couvre, & il arrivera successivement la même chose à toutes ses autres parties. Ce mélange étant refroidi, une grande portion du soufre se précipitera au fond du vaisseau en forme d'aiguilles & le *baume* surnagera, de sorte que le soufre paroît précipité dans ce *baume* par une véritable crystallisation. Versez la liqueur dans un autre vaisseau; ajoutez au résidu de nouvelle huile de térébenthine, faites-les bouillir comme auparavant & le soufre se dissoudra en *baume*. Lorsqu'on le laisse trop refroidir, il se convertit de nouveau en crystaux sulphureux. Réitérez la même opération, jusqu'à ce que tout le soufre soit entierement dissous. On verra qu'une partie de ce minéral en demande environ quinze d'huile pour pouvoir se dissoudre entierement. Gardez tous ces *baumes* ainsi préparés sous le nom de *baumes de soufre térébenthinés*. Cette opération demande d'autant plus de soin qu'elle ne se fait pas sans danger; car si l'orifice du vaisseau venoit à se boucher, il se briseroit avec une violence qu'on n'a jamais observée dans aucune autre expérience.

REMARQUES.

On voit par-là qu'une huile distilée, claire, pénétrante & acide, peut à peine dissoudre le soufre, tandis qu'une autre plus douce, plus grossiere & moins active le fait avec beaucoup de facilité, comme on l'a vu ci-devant. Cela prouveroit que les huiles sont d'autant moins propres à dissoudre le soufre, qu'elles sont plus pénétrantes, comme on le voit manifestement dans l'*alcohol*. Il paroît aussi que le soufre se dissout dans les huiles distilées, comme le sel dans l'eau, jusqu'à ce que celle-ci soit parfaitement saoulée, mais ensuite il se précipite en forme de crystaux. La force explosive de ce *baume* de soufre est la plus violente que l'on connoisse. Il est composé de l'huile du soufre, d'huile de térébenthine, d'un acide parfait qui est celui du soufre, pareil à celui que l'on tire par la campane & d'une terre fixe. Il est efficace dans les douleurs des nerfs, & pour guérir les ulceres sanieux, sinueux, aqueux & fistuleux. Pris intérieurement il est fortifiant, diurétique & sudorifique. On le recommande pour déterger & incarner les ulceres internes, pour la consomption, les ulceres des reins, pour chasser & dissoudre le calcul : mais les Medecins qui ont quelque prudence, préferent les remedes doux & se méfient toujours de ceux qui operent avec violence. Il est certain, que la moindre dose de ce *baume*, communique sur le champ à l'urine une odeur de violette. On donne à cette composition le nom de *baume* de soufre de térébenthine; & comme l'on peut mêler pareillement d'autres huiles distilées avec le soufre, on donne aux *baumes* qui en résultent le nom de l'huile qu'on emploie dans leur composition & qui leur donne l'odeur qu'ils ont. Tels sont les *baumes* appellés *balsamum sulphuris anisatum, succinatum & juniperinum. Baume de soufre anisé, succiné, &c.*

On prépare pour l'ordinaire le *baume* précédent avec l'huile commune de térébenthine, de la maniere suivante.

Prenez *fleurs de soufre, quatre onces,*
huile de térébenthine, une livre.

Placez ce mélange sur un feu de sable; couvrez légerement le matras avec un autre vaisseau; faites un petit feu pendant une heure. Augmentez-le ensuite jusqu'à ce que l'huile bouille & conservez-le dans ce degré trois ou quatre heures. Laissez refroidir le mélange, & séparez l'huile imprégnée de ce qui n'est point dissous.

Ce remede est excellent pour toutes les maladies de la poitrine & pour les ulcérations & les obstructions des conduits urinaires : mais il est fort dégoutant à cause de l'odeur d'empyreume qu'il a au sortir du vaisseau, & que le tems seul lui fait perdre. La dose est depuis six gouttes jusqu'à quinze ou vingt dans du sucre en poudre. C'est la meilleure maniere de le prendre, à cause qu'il ne sauroit se mêler comme il faut avec aucune liqueur. On prépare de même un *baume* avec telle autre huile que ce soit, celle d'anis, par exemple, que l'on donne en pareille dose, ou telle autre que le Medecin juge à propos.

On doit prendre garde que le mélange ne répande en cuisant, parce qu'il s'enflammeroit & briseroit le vaisseau, ce qui mettroit la maison & l'opérateur en danger. Pour que ce malheur n'arrive point, il faut se servir d'un vaisseau assez grand pour que le mélange n'en occupe que les deux tiers, afin qu'il puisse bouillir sans se répandre. Quincy, *Dispens.*

Voici un cas extraordinaire rapporté par Hoffman, qui peut servir d'avertissement à ceux qui composent le *baume* de soufre térébenthiné.

La Chymie étant aussi universellement cultivée aujourd'hui qu'elle l'est, je crois que peu de gens ignorent les effets surprenans de la poudre à canon, de l'or fulminant, de la poudre fulminante, qui est un mélange de trois parties de nitre, sur deux de sel de tartre, & d'une de soufre ordinaire : mais l'on sera peut-être surpris que l'huile distilée, surtout celle de terébenthine dans laquelle on a fait dissoudre du soufre commun, égale & surpasse même par la violence de son explosion celle de la poudre à canon, lorsqu'on l'enferme dans un vaisseau, & qu'on l'expose à un feu violent. Cet effet, pour être surprenant, n'en est pas moins vrai, & c'est pour en attester la certitude que je vais rapporter un accident extraordinaire arrivé le 7 Novembre 1698. à Zellerfeldt en Allemagne, au grand étonnement de tous les habitans.

Un Apothicaire mit dans une retorte de verre fort épaisse, du *baume* de soufre fait avec l'huile de térébenthine, & la posa sur un feu de sable. Après avoir bien bouché les jointures du récipient, il poussa la matiere avec un feu très-vif & très-violent : mais aussi-tôt un bruit extraordinaire qui se fit entendre, fit croire à ceux qui étoient dans la maison, qu'il s'étoit élevé un ouragan qui alloit la renverser de fond en comble. Un apprentif qui étoit à piler des drogues dans une cour peu éloignée du laboratoire, fut jetté contre la muraille, un autre qui étoit sur la porte du vestibule fut frappé comme d'un coup de foudre, tomba à la renverse sans connoissance. Lorsqu'il eut repris ses forces, il sentit une odeur extremement fétide & sulphureuse, & ayant soupçonné que cet accident n'avoit été causé que par le mauvais ménagement du soufre, il courut aussi-tôt avec un voisin que ce bruit avoit attiré, au laboratoire. Il trouva une moitié de la retorte sur le sable & l'autre à laquelle le col tenoit, jettée bien loin dans le vestibule contre les fenêtres d'une cuisine qu'elle avoit mis en piece.

Ce ne fut pas les seuls effets que produisit cette explosion; elle brisa encore la porte d'un cellier, & jetta dans la cour des pots & des plats qui étoient dans la cuisine. Une autre porte de communication entre le cellier & le laboratoire fut mise en pieces, la serrure qui étoit fort pesante fut arrachée. Ce même cellier communiquoit par un escalier dérobé fait en forme de spirale à un appartement supérieur dont elle enfonça la porte & renversa sur le plancher une caisse dans laquelle étoient des vaisseaux destinés à renfermer les compositions. Il y avoit dans ce même appartement quelques autres vaisseaux de même espece, qui furent brisés les uns contre les autres, sans parler des fenêtres qui furent jettées dans la cour. Elle endommagea les fenêtres qui faisoient face à la porte qui donnoit dans la rue, elle brisa le plancher d'un petit appartement, & en renversa la porte avec la serrure & les gonds, sans épargner les fenêtres. Elle enfonça aussi la porte de l'endroit où l'on gardoit les préparations, avec celle d'un appartement qui avoit communication avec le laboratoire. Les vitres de ce dernier furent aussi brisées, les chambranles des fenêtres ébranlés, mais elle ne les renversa point.

Les voisins assurerent avoir vu sortir par la cheminée dans le même instant qu'on entendit le bruit, une fumée extremement épaisse. Que le bruit avoit égalé celui du canon, qu'on l'avoit oui de tous les quartiers de la Ville, & que presque toutes les maisons avoient été ébranlées comme par un tremblement de terre.

Cet accident surprenant dont j'ai été témoin oculaire, fait voir quelle est la nature, & la force de l'éclair & du tonnerre, & sert à nous convaincre en même-tems que leurs effets ne viennent que de la violente percussion de l'air, qui est agité avec impétuosité & chassé de la place qu'il occupe par un principe igné, expansif & extremement élastique; de sorte que toute la colonne d'air, qui a un poids considérable produit des effets surprenans sur les objets qui lui sont opposés, surtout lorsqu'ils sont d'une nature capable de lui résister, en les brisant, les agitant & les réduisant en poussiere. En effet, on ne doit point attribuer la force d'explosion de la poudre à canon au nitre ou au soufre, comme cause matérielle; mais plutôt à la colonne d'air qui est chassée de sa place par la dilatation & la raréfaction de l'air renfermé dans ces matieres. D'où l'on voit qu'une substance sulphureuse peut produire lorsqu'elle est enfermée, & qu'elle vient à s'enflammer, les mêmes effets que le tonnerre, sans le secours du nitre.

On ne doit point douter non plus que les tremblemens de terre ne doivent souvent leur origine aux substances sulphureuses qui s'enflamment dans les entrailles de la terre, où elles sont fort abondantes; car, quant au nitre, il n'y a que l'air qui puisse le produire, & il ne sauroit s'engendrer ni se former dans le sein de la terre.

Nous apprenons de cette expérience que toutes les substances inflammables, sans en excepter les huiles & les esprits doivent être ménagées avec précaution & avec un degré de chaleur convenable, surtout lorsqu'elles sont enfermées; car sans cela elles mettent la vie de l'Opérateur en danger & exposent la maison à être renversée de fond en comble. Il y a quelques années que des Chymistes de Leipsic en firent la funeste expérience; car ayant voulu distiler à un feu violent dans un alembic de cuivre de l'esprit de vin rectifié, les vaisseaux se briserent, la matiere prit feu, & il leur en couta la vie.

Je trouve à propos, pour mieux appuyer ce que j'avance, de rapporter une observation que Mauchard a fait insérer dans les Ephémérides d'Allemagne.

« Un Tonnelier mit quelques mesures d'esprit de vin déphlegmé dans un tonneau pour ôter le gout du bois qui étoit nouveau; & après avoir allumé du soufre dessus, il en boucha avec soin toutes les ouvertures. L'esprit de vin ne fut pas plutôt allumé qu'il se fit une explosion si violente, que les voisins crurent qu'il étoit arrivé un tremblement de terre. Le fond du tonneau, quoique épais de trois pouces fut non-seulement brisé en deux par le travers, mais encore jetté à la distance de quatre piés contre une muraille où il se mit en mille morceaux. L'autre fond ne bougea point, mais la traverse qui le soutenoit fut chassée avec tant de violence, que les clous de fer qui l'attachoient entrerent dans des ais qui étoient vis-à-vis comme si on les y eût enfoncé à grands coups de marteau. » Hoffman, *Observ. Physico-Chymiq.*

Balsamum sulphuris martis, ou *Baume* de soufre préparé avec le mars.

Prenez de la limaille de fer bien nette, ou d'aiguilles rompues, une livre: mettez-les dans une cucurbite, avec cinq livres d'esprit de sel. Laissez-les sur un feu de digestion pendant cinq ou six jours, le fer sera presque entierement dissous au bout de ce tems là. Filtrez la liqueur & mettez-la dans une cucurbite de verre, que vous placerez sur un fourneau avec beaucoup de sable tout au tour. Poussez-la par un feu du premier degré pendant une heure, augmentez-le jusqu'au second, & entretenez-le de même jusqu'à ce qu'il ne monte plus rien. Changez de récipient, & augmentez le feu au troisieme degré pendant une heure, passez jusqu'au quatrieme, & entretenez-le pendant quatre ou cinq heures. Vous trouverez des fleurs rouges attachées au col de la retorte, & un esprit jaune dans le récipient. Laissez refroidir le tout, & retirez le vaisseau. Il y aura dans le récipient environ quatre onces d'esprit jaune, & si le procédé est régulier, environ la même quantité de fleurs rouges foliées dans le col de la retorte. Prenez de ces fleurs, trois onces, d'esprit jaune, une once; mettez-les dans un matras, & versez dessus huit onces d'huile de térébenthine. Mettez-les en digestion sur du sable chaud pendant vingt-quatre heures, augmentez le feu jusqu'à faire bouillir la matiere pendant deux heures. Laissez refroidir la liqueur, & séparez-la avec soin de la lie pour en faire usage.

Ce remede passe pour un des meilleurs vulnéraires, soit qu'on l'applique extérieurement, ou qu'on s'en serve intérieurement. Il est bon dans toutes les maladies de la poitrine & des poumons, pour la gravelle, & les ulceres des reins. Il cicatrise & consolide les ulceres lorsqu'on l'applique extérieurement: mais il est rare dans les boutiques, & on l'ordonne rarement, quoiqu'il mérite mieux qu'un autre d'avoir place dans la pratique. La dose est depuis quinze gouttes jusqu'à vingt. Quincy, *Disp.*

Baumes odoriferans préparés avec des huiles distilées, de la cire, &c.

Prenez une once de pomade sans odeur, faites-la fondre à petit feu dans une tasse de porcelaine, & ajoutez-y peu à peu une dragme de cire blanche. Le tout étant bien mêlé, retirez le vaisseau. Lorsque le mélange commence à s'épaissir, versez-y une dragme d'huile essentielle, en remuant la matiere pour que le mélange soit plus parfait; mettez le vaisseau dans l'eau froide pour qu'il se refroidisse plutôt. Lorsque le *baume* sera tout-à-fait froid, mettez-le dans de petites boîtes de plomb bien bouchées. Il se garde plusieurs années sans se corrompre. On peut au lieu de pommade & de cire, employer l'huile exprimée de noix muscade, après l'avoir lavée si long-tems dans l'eau qu'elle devienne blanche, sans gout, sans odeur, & pure. Telle est la maniere ordinaire de préparer ces *baumes*. On peut leur donner une plus belle couleur en y ajoutant, par exemple, une once de cochenille pulvérisée, qui suffit pour teindre une once de *baume* d'une couleur de pourpre fort agréable. La même quantité de suc épaissi de nerprun le teint en verd, un peu de cinabre naturel pulvérisé en écarlate, la poudre de turmeric en jaune, ou quelque peu d'émail en bleu. On peut choisir telle couleur qu'on voudra, pourvu qu'elle n'ait point de mauvaise odeur, ni de qualité pernicieuse.

REMARQUE.

Comme ces *baumes* tiennent lieu des parfums les plus précieux, & servent à réveiller les esprits, lorsqu'ils sont languissans, on peut y employer les meilleures huiles, ou séparément ou mêlées artificiellement. Les principales sont celles de *baume*, de calamus aromaticus, de canelle, de cedre, de citron, de girofles, de jasmin, de lavande, de lis, de marjolaine, de macis, de muscade, d'origan, d'oranges de la Chine & de Seville, de roses, de bois de Rhodes, & de sandal jaune. On peut y ajouter le *baume* du Perou, & celui de Judée, qui sont naturellement odorans, sans qu'il soit besoin d'avoir recours à la distilation. Boerhaave, *Chymie.*

Balsamum Philosophorum. C'est l'or potable des Chymistes.

On n'auroit jamais fait si l'on vouloit spécifier tous les *baumes* artificiels qui ont été découverts par les Auteurs qui nous ont laissé des Dispensaires. Lemery en compte soixante-treize especes différentes dans sa *Pharmacopée Universelle*, en y comprenant quelques-uns de ceux dont nous avons parlé plus haut. On en trouve un grand nombre d'autres dans les Dispensaires étrangers. Voici ceux de Lemery.

Baume blanc de Leon Fioraventi, Medecin de Boulogne. Il est tout-à-fait différent du *Baume* blanc dont on a déja parlé.
Baume d'absinthe ou stomachique de Mynsicht.
Baume de la Framboisiere pour les piquures des nerfs.
Baume d'Angelique de Sennert.
Baume d'Angelique réformé.
Baume anodyn ou arthritique, de Bates.

Baume contre la goute, de Muller.
Baume antipodagrique de Philippe Muller.
Baume apoplectique.
Baume apoplectique réformé.
Baume apoplectique d'Ettmuller.
Baume d'Arcæus.
Baume aromatique de Mynsicht.
Baume ou onguent de sympathie de Bates.
Baume de balsamine.
Baume bezoardique.
Baume céphalique d'Angelus Sala.
Baume céphalique d'Italie.
Baume de Christ de Paracelse.
Baume de Christ de Paracelse réformé.
Baume cordial d'Angelus Sala.
Baume cordial de Sennert.
Baume anodyn.
Baume du Chevalier de S. Victor.
Baume uterin de galbanum de Sennert.
Baume de Gui.
Baume d'Heurnius.
Baume d'Espagne.
Baume d'Houllier.
Baume hypnotique de Mynsicht.
Baume hystérique de Penicher.
Baume de Jacques Pinto.
Baume d'Italie.
Baume de Joseph Balsame, Chevalier de Sainte Croix.
Baume Hemesien.
Baume de Lucatelli.
Baume Magistral de Bates.
Baume des Medecins de Florence.
Baume admirable de Fuller.
Baume admirable de du Renou.
Baume de Mumie de Lazare Riviere.
Baume néphrétique de Fuller.
Baume nerval.
Baume de palme.
Baume paralytique de Mynsicht.
Baume paralytique de Bates.
Baume polychreste.
Baume polychreste de le Mort.
Baume pour faciliter la sortie des dents aux enfans.
Baume Samaritain.
Baume pour arrêter le sang.
Baume sarcotique.
Baume de Saturne.
Baume ou huile bénite d'Apparit.
Baume ou huile tranquile de l'Abbé Rousseau.
Baume de Soliman.
Baume contre la convulsion, de Mynsicht.
Baume de soufre anisé.
Baume pour les maux d'épine, de Bates.
Baume styptique de Mynsicht.
Baume de soufre d'antimoine.
Baume de soufre composé.
Baume de soufre de Ruland.
Baume de soufre de Ruland réformé.
Baume de soufre simple ou térébenthiné.
Baume ou beure de succin de Bates.
Baume vénérien de Mynsicht.
Baume utérin de galbanum de Sennert.
Autre Baume utérin.
Baume vulgaire.
Baume vulnéraire de Fallope.
Baume vulnéraire de Minderere.
Baume de civette de Mynsicht.

BALUX; est le nom que l'on donne au sable de quelques rivieres qui est mêlé avec de l'or.

B A M

BAMBALIO; est un homme qui bégaie, ou qui grassaie.

BAMBAX ou BOMBAX, *Coton.*

BAMBU. Voyez *Arundo Tabaxifera.*

BAMIA. Voyez *Alcea Indica.*

BAMMA. Voyez *Embamma.*

B A N

BAN, est le nom d'une plante d'Egypte, que l'on appelle aussi *Calaf.* Voyez *Calaf.*

BANANA, Offic. Raii Hist. 2. 1375. *Musa caulice maculato, fructu recto rotundo breviore odorato*, Cat. Jam. 192. Sloan. Hist. 2. 147. *Ficoides, seu ficus Indica, longissimo latissimoque folio, caule maculato, fructu minore*, H. Beaum. 21. Boerh. Ind. A. 2. 171. *Musa fructu cucumerino brevi*, Plum. Nov. Gen. 24. *Senoria*, Jons. D. 143. *Pacoeira*, Pis. (Ed. 1658.) 154. *Bacoba*, ejusd. (Ed. 1648.) 76. *Pacoeira Lusitanis*, Marcg. 137.

Les vertus qu'on attribue au fruit de cet arbre, sont de nourrir beaucoup, d'exciter la sécrétion de l'urine & de la semence. Il croît dans l'Amérique.

BANANIERA, est le nom du *Ficus Indica.*

BANAUSIA, βαναυσία, *Art illibéral* ou *mécanique.* Hippocrate emploie ce mot dans son traité, περὶ εὐσχημοσύνης, pour exprimer un métier bas & deshonorant, indigne du caractere d'un Medecin ou d'un honnête homme, & qui n'est pratiqué que par des Charlatans; à dessein de tromper en cachant leur ignorance.

BANDURA *Congalensium Gentianæ Indicæ species*, P. Amman. *Planta mirabilis destillatoria*, Grimmii.

Elle ressemble à la gentiane par ses semences & par son fruit : mais elle est particulierement remarquable par une gaine ou follicule qui a la figure d'un penis, qui a quelquefois plus d'un pié de long, & est beaucoup plus grosse que le bras d'un homme : elle est attachée à l'arbre par une feuille, & est à moitié remplie d'une liqueur fort agréable à boire.

Grimmius ajoute à cette description dans les *Journaux d'Allemagne*, que la racine absorbe l'humidité de la terre, laquelle après avoir été attirée dans la plante par le Soleil, se rend ensuite par les tiges & les fibres des feuilles dans ce vaisseau naturel, comme dans un réservoir, d'où on la tire pour les usages de la vie. Ces réservoirs sont couverts jusqu'à ce qu'ils aient acquis toute leur maturité, d'une écorce fort mince, qui cede quelquefois à la pression du doigt, & donne cette liqueur douce, limpide, rafraîchissante & confortative. Dix ou huit de ces réservoirs suffisent pour étancher la soif d'un homme, & la liqueur qu'ils fournissent est très-agréable.

Voici quelles sont ses vertus médicinales :

Sa racine a une qualité astringente; ses feuilles rafraîchissent & humectent; & le suc qu'on en tire par expression, peut être utile étant pris intérieurement avec quelque liqueur distilée convenable, dans les fievres ardentes, & appliqué extérieurement dans les inflammations, les érésipeles & autres maladies semblables.

Elle croît à peu de distance de Columbo, dans des bois toufus & humides. Ray, *Hist. Plant.*

BANGUE, Offic. Park. 1624. Garz. ab. Hort. 233. C. a Costa, 290. Raii Hist. 1. 159. *Bangue Cannabi simile*, J. B. 3. 440. *Cannabis Indica trifoliata, sive Bangue Indorum*, Pluk. Almag. 80. Phytog. 273. *Cannabis peregrina, gemmis fructuum longioribus, Bangue dicta*; Hist. Oxon. 3. 433. *Cannabi similis exotica*, C. B. 330. Com. Flor. Mal. 68. *Althæa alia species, foliis Cannabinis, à Garzia ab horto Bangue dicta*, Herm. Hort. L. Bat. 26. *Kalengi Cansjava*, H. M. Tom. 10. 119. Tab. 60. *Tsyeru-Cansjava*, Ejusd. 121. Tab. 61. Dale. *Bangue* ou *Chanvre des Indes.*

Acosta, de qui nous tenons la description de cette plante, dit qu'elle eſt preſque ſemblable au chanvre; ſa tige eſt haute de cinq palmes, quarrée, de couleur verte, claire, mal-aiſée à rompre, moins creuſe que la tige du chanvre: mais ſon écorce peut auſſi-bien être filée que celle de l'autre. Ses feuilles ſont faites comme celles du chanvre, vertes en haut, & au bas velues & blanchâtres, d'un gout terreſtre & inſipide.

Les Indiens, continue Acoſta, mangent la graine & les feuilles de cette plante pour augmenter leur vigueur dans l'acte vénérien, & pour exciter l'appétit.

Les perſonnes de condition, & principalement les militaires qui veulent ſe délaſſer de leurs travaux & dormir ſans inquiétude, en font une poudre à laquelle ils ajoutent de l'*areca*, quelque peu d'opium & du ſucre. S'ils ont envie d'avoir en dormant des rêves & des illuſions agréables, ils y mêlent du camphre, du macis, des girofles & de la muſcade. Si au contraire ils veulent être animés, réveillés & plus enclins aux plaiſirs de l'amour, ils y ajoutent de l'ambre gris & du muſc, & en font un électuaire avec du ſucre. Quelques-uns aſſurent que les feuilles & la ſemence ſeule de cette plante produiſent le même effet. « D'où il paroît, dit « Jean Bauhin, qu'elle n'a aucun rapport avec le chan- « vre, quoiqu'elle lui reſſemble beaucoup, puiſque le « chanvre, ſuivant Dioſcoride, eſt chaud & ſec, & éteint les deſirs amoureux.

Ray, de qui cette deſcription eſt tirée, dit avoir appris de M. Hans Sloane, qu'elle eſt différente du chanvre.

Elle croît dans l'Indoſtan & dans pluſieurs autres contrées des Indes Orientales, où l'on en fait un grand uſage.

BANILIA. Voyez *Vanilia*.

BANISTERA, *Houſt.* eſt une plante qui porte le nom d'un célebre Botaniſte qui mourut dans la Virginie, où il avoit été pour chercher des plantes.

Voici ſes caracteres:

Sa fleur, qui eſt en papillon, eſt remplacée par une ſemence unie, dont la membrane extérieure forme une feuille aîlée, de la même maniere que la ſemence de l'érable.

Miller en compte cinq eſpeces.

Elles croiſſent toutes dans les endroits les plus chauds de l'Amérique, dans les bois, & s'attachent aux branches des arbres & aux plantes qu'elles rencontrent. Quelques-unes ont quatre ou cinq piés de haut, & d'autres s'élevent à la hauteur de huit, dix, douze ou quatorze piés: mais elles ont beſoin d'être appuyées ſur d'autres plantes; car ſans cela elles romproient.

Les trois premieres eſpeces ſont fort communes dans les bois de la Jamaïque: les deux autres ont été découvertes dans les Indes Occidentales près de Carthagene, par le Docteur Houſtoun.

M. Hans Sloane & le P. Plumier ont donné à ces plantes le nom d'érable, à cauſe de la reſſemblance que leurs ſemences ont avec celles de cet arbre: mais leurs fleurs ſont ſi différentes, que le Docteur Houſtoun a eu raiſon d'en faire une eſpece ſéparée, & de leur donner le nom de *baniſtera*. Miller, *Dict. Vol.* 2.

BAO

BAOBAB, ou plutot BAHOBAB, eſt un fruit d'Afrique, dont Proſper Alpin donne la deſcription ſuivante.

Le *Bahobab*, dit-il, eſt un fruit de la groſſeur d'un limon; il reſſemble à une courge, & renferme des ſemences noires, dures, dont les extrémités forment un demi-arc. Sa pulpe eſt ſemblable à celle de la courge; & lorſqu'elle eſt récente, elle eſt humide, rouge, & d'un gout acide fort agréable. Ce fruit eſt fort ſavoureux; & dans les contrées de l'Ethiopie où les chaleurs ſont inſupportables, ceux qui en ont le moyen corrigent ſon acidité avec du ſucre. Il rafraîchit & déſaltere beaucoup. J'ai appris qu'on l'emploie en Ethiopie contre toutes les maladies chaudes, les fievres putrides, ſurtout contre celles qui ſont d'une nature peſtilentielle. On a différentes manieres de s'en ſervir pour cet effet; car ou l'on mange ſa pulpe avec du ſucre, ou l'on boit le ſuc qu'on en tire par expreſſion avec du ſucre, ou bien on prend une doſe convenable du ſirop que l'on prépare avec ce fruit. Au grand Caire, où l'on ne peut l'avoir dans ſa fraîcheur, on réduit ſa pulpe en une poudre qui reſſemble à une terre rougeâtre d'un gout aſtringent, approchant de celui de la terre de Lemnos. Pluſieurs perſonnes ſe ſervent de cette poudre dans les fievres peſtilentielles, le crachement de ſang, les lienteries, les dyſſenteries & le flux hépatique, comme auſſi pour arrêter le flux immodéré des regles. Quelques-uns ordonnent dans ces maladies une dragme de cette terre diſſoute dans de l'eau de plantain. D'autres la donnent dans des décoctions & d'autres dans des infuſions appropriées. J'ai vu moi-même un de ces arbres dans une pépiniere, & j'ai trouvé qu'il reſſemble beaucoup à l'oranger, tant par ſes feuilles, que par ſa figure & ſa groſſeur. Prosper Alpinus, *de Plantis Ægypti.*

Il y a auſſi une eſpece de pierre que l'on appelle *Baobab lapideum*, à cauſe de ſa reſſemblance avec ce fruit.

BAP

BAPTISECULA. Nom du *Cyanus minor.*

BAPTISTERIUM, *Fontaine* ou *bain.*

BAPTUS, eſt une eſpece de foſſile bitumineux d'une odeur fort agréable, dont il eſt parlé dans Agricola.

BAR

BARA. *Joſeph* dans le troiſieme chapitre de ſon ſeptieme Livre de la guerre des Juifs avec les Romains, donne une deſcription de cette plante, qui tient beaucoup de la fable & du roman. Voici ſes propres termes. « On trouve au côté du Nord de la vallée qui en- « toure Macheron, dans un endroit appellé *Bara*, une « plante du même nom qui reſſemble à une flamme. « Lorſque la nuit approche, elle jette des rayons écla- « tans qu'elle retire lorſqu'on veut la ſaiſir. Le ſeul « moyen de s'en rendre maître, eſt de jetter deſſus de « l'urine ou du ſang menſtruel. On ne ſauroit la tou- « cher ſans mourir, à moins qu'on ne ſoit muni de ſa « racine. On a découvert un autre moyen de la cueil- « lir ſans danger. On creuſe tout autour juſqu'à ce « qu'elle ne tienne plus à la terre que par une petite « portion de ſa racine; on y attache enſuite un chien « qui l'arrache en voulant ſuivre ſon maître, & qui « par ſa mort ſauve, pour ainſi dire, celle de la per- « ſonne qui l'a attaché. On peut la toucher enſuite en « toute ſureté & approcher de celles qui reſtent encore « ſur terre ſans aucune crainte. Les démons, qui ne « ſont autre choſe que les ames des méchans qui en- « trent dans le corps de l'homme, qu'ils ne manque- « roient pas de tuer ſi l'on n'y apportoit les remedes « convenables, ſont forcés de l'abandonner dès qu'on « applique cette plante ſur ceux qui en ſont poſſedés. »

BARACH PANIS. Ruland rend ce mot par *nitrum ſalis.*

BARAS, dans M. A. Severini, ſignifie la même choſe qu'*Alphus* ou *leuce.*

BARATHRA, Βάραθρα. On donne ce nom aux grottes de Memphis ou aux puits de Charon dont il eſt parlé dans Strabon.

BARBA, *Barbe.* Cette partie eſt ſi connue qu'elle n'a pas beſoin de deſcription.

BARBA HIRCI. Voyez *Tragopogon.*

BARBA JOVIS, la *Barba Jovis* de Caſpar Bauhin, la *Jovis barba pulchrè lucens* de Jean Bauhin, la *Jovis barba frutex* de Parkinſon eſt l'*argentine*. Ray, *Hiſt. Plant.*

Je ne ſache point qu'on lui attribue de vertu médicinale.

Le *barba Jovis Plinii forte gesnero* eft le *coggygria*, qui eft une efpece de fumache. Parkinson.

Quelques-uns prétendent que le *barba Jovis Plinii* eft l'*oleafter Germanicus*. Parkinson.

On donne auffi ce nom au *femper vivum majus*. Ray, *Hift. Plant.*

BARBAREA, Offic. Ger. 188. Emac. 243. Raii Hift. 1. 809. J. B. 2. 868. Mer. Pin. 14. *Barbarea, pfeudobunias*, Merc. Bot. 1. 23. Phyt. Brit. 14. *Barbarea, Carperitaria*, Chab. 278. *Barbarea flore fimplici*, Park. Theat. 819. *Eruca lutea latifolia, five barbarea*, C. B. Pin. 98. Raii Synop. 3. 297. *Eruca latifolia lutea, feu Barbarea major & minor*, Hift. Oxon. 2. 230. *Nafturtium hybernum*, Thal. 80. *Sifymbrium erucæ folio, flore luteo*, Elem. Bot. 192. Tourn. Inft. 226. Boerh. Ind. A. 2. 15. Dill. Cat. Giff. 64. Rupp. Flor. Jen. 63. Buxb. 305. Dale. *Herbe aux Charpentiers.*

C'eft une efpece de *fifymbrium* ou une plante qui pouffe plufieurs tiges à la hauteur d'un pié & demi, branchues, creufes, portant des feuilles plus petites que celles de la rave, & ayant quelque reffemblance avec celles du creffon, de couleur verte, noirâtres, luifantes. Ses fleurs font petites, jaunes, ayant chacune quatre feuilles difpofées en croix. Il leur fuccede de petites gouffes longues, rondes, tendres, qui contiennent des femences rougeâtres. Sa racine eft oblongue, médiocrement groffe & d'un gout acre. Elle croît dans les champs & on la cultive dans les jardins potagers pour les falades. Elle contient beaucoup de fel effentiel & d'huile.

Elle eft déterfive & vulnéraire, elle excite l'urine; elle eft fort bonne pour le fcorbut, pour les maladies de la rate & pour la colique néphrétique. On s'en fert intérieurement & extérieurement. Lemery, *des Drogues.*

Cette plante croît naturellement dans les lieux humides & fabloneux, fur les vieilles murailles, dans les prés & fur les bords des ruiffeaux. Elle a les mêmes vertus & les mêmes qualités que le creffon. Elle eft bonne pour la rate, pour le fcorbut & pour les plaies. On l'emploie quelquefois feule, quelquefois auffi on la mêle avec d'autres plantes. Ses feuilles pilées & mifes infufer dans du vin & du fucre, font excellentes pour le fcorbut. Le fuc qu'on en tire par expreffion guérit les fluxions des humeurs fétides & fcorbutiques dans la bouche, le faignement des gencives & les excroiffances qui viennent dans la bouche, lorfqu'on s'en frotte les gencives. Elle eft deflicative & guérit les plaies fanieufes & fétides étant mêlée avec d'autres onguens vulnéraires. Cuite dans du vin ou du lait, elle guérit les douleurs fciatiques, lorfqu'on applique fur la partie de la charpie trempée dans fa décoction. On prépare avec cette plante & avec l'eau tirée des oranges vertes, un remede excellent contre la goute des piés & des genoux & la fciatique. Chabr.

Sa femence provoque l'urine & chaffe le calcul. Elle entre auffi dans les veficatoires & les finapifmes. Barthol. Zorn. *Botanolog.*

BARBARUM, eft l'épithete d'une emplâtre pour les plaies récentes, dont on trouve la compofition dans Scribonius Largus.

BARBOTA, *Barbotte*, eft un petit poiffon de riviere qui a la tête fort groffe & environ demi pié de long.

Ce poiffon doit être choifi bien nourri, d'une chair tendre, blanche & délicate. Il nourrit médiocrement & fe digere affez aifément.

Il a une chair un peu molle & vifqueufe. Ses œufs auffibien que ceux du *barbeau*, ne font point bons à manger, car ils purgent par haut & par bas.

Il contient beaucoup d'huile, de phlegme & de fel volatil.

Il convient en tout tems aux jeunes gens d'un tempérament chaud & bilieux.

REMARQUES.

La *barbotte* eft un petit poiffon de riviere fort connu dans les poiffonneries. Elle vit de boue & d'écume. Plufieurs perfonnes ne l'eftiment pas beaucoup, parce qu'elles prétendent qu'elle conferve la faveur des ordures dont elle s'eft nourrie.

Son foie eft agréable au gout, & fort grand en comparaifon du refte du corps. Quelques Auteurs affurent qu'il n'y a que cette partie qui fourniffe un bon aliment. Lemery, *des Alimens.*

BARBUS, *Barbeau. Barbus*, Offic. Aldrov. de Pifc. 597. Charlt. de Pifc. 37. Schonf. Ichth. 29. Gefn. de Aquat. 123. Raii Ichth. 259. Ejufd. Synop. Pifc. 121. Rondel. de Pifc. 2. 194. Salv. de Aquat. 86. *Barba & Barbus*, Mer. Pin. 189. *Barbo*, Schrod. 5. 325. *Myftus fluviatilis, Barbus*, Bellon. de Aquat. 301. Dale.

On doit préférer les petits *barbeaux* aux plus grands, parce qu'ils font plus aifés à digérer. Ils doivent auffi avoir été pris dans des eaux pures, limpides & éloignées des rivages. On en connoît de deux efpeces, les uns font garnis de poils, les autres n'en ont point.

Le *barbeau* nourrit beaucoup, il produit même un aliment affez folide & affez durable. Il eft eftimé propre pour appaifer la colique, pour exciter les hémorrhoïdes & pour guérir la morfure des bêtes venimeufes & le flux hépatique. Les œufs de ce poiffon font purgatifs.

Le *barbeau* eft un peu dur & difficile à digérer. Pifanelli & d'autres Auteurs rapportent que le vin où on l'a fait tremper & mourir étant pris intérieurement, rend les hommes impuiffans & les femmes ftériles.

Ce poiffon contient beaucoup d'huile & de fel volatil, & médiocrement de phlegme.

Il convient en tout tems aux jeunes gens bilieux, à ceux qui ont un bon eftomac, & qui font accoutumés à un grand exercice de corps.

REMARQUES.

Le *barbeau* eft un poiffon de mer, de figure oblongue & de grandeur médiocre. Il eft couvert d'écailles tendres & minces. Il pefe rarement plus de deux livres, fuivant le rapport de Pline. Cependant quelques Auteurs prétendent avoir vu des *barbeaux* beaucoup plus péfans. Ce poiffon fe nourrit d'algue, d'huîtres, de petits poiffons, de cadavres d'animaux, & furtout de lievre marin, & de-là vient qu'on le confacroit autrefois à Diane: il engendre trois fois l'année. C'eft pourquoi il eft appellé en latin *trigla*, comme on peut le voir par ce vers.

Accipiunt triglæ terno cognomina partu.

La chair du *barbeau* eft un peu difficile à digérer à caufe de quelques fucs groffiers qu'elle contient. Cependant ces mêmes fucs la rendent fort nourriffante & propre à produire un aliment folide & durable. Ce poiffon eft d'un bon gout. Les anciens Romains en faifoient fi grand cas, qu'il étoit parmi eux à un prix exceffif, comme plufieurs Hiftoriens le rapportent. La partie du *barbeau* la plus eftimée, eft le foie. La tête tient le fecond rang. Mais Galien fait auffi peu de cas de l'un que de l'autre, non-feulement pour le gout, mais encore pour la fanté. Lemery, *des Alimens.*

Les œufs du *barbeau* font extremement purgatifs dans certains tems de l'année.

BARDADIA, *Libra, livre.* Ruland.

BARDANA MAJOR, *Lappa*, Offic. *Bardana major*, Ger. 665. Emac. 809. Raii Hift. 1. 332. Synop. 88. Schw. 27. *Bardana vulgaris major*, Park. 1222. *Lappa major, arcium Diofcorides*, C. B. 198. Hift. Oxon.

3. 146. Tourn. Inst. 450. Boerh. Ind. A. 146. Dill. Cat. 168. Buxb. 179. *Personata sive Lappa major aut bardana*, J. B. 3. 570. *Personata, lappa major, bardana*, Chab. 514. Dale. *Bardane, glouteron.*

Les racines de la grande *bardane* pénetrent fort avant dans la terre, elles sont épaisses, noirâtres en dehors, blanches en dedans & poussant un grand nombre de feuilles amples, blanchâtres par-dessous & d'un verd foncé par-dessus, rondes, terminées en pointe, creuses vers leurs pédicules, dentelées & souvent assez larges pour garantir la tête & le visage du soleil. Ses tiges sont épaisses, un peu velues, remplies d'une substance blanchâtre, quelquefois purpurine. Elles sont divisées en plusieurs branches d'où sortent un grand nombre de petites feuilles, & de leurs sommets plusieurs têtes écailleuses terminées en pointe, ce qui fait qu'elles s'attachent fortement aux habits. Du milieu de ces têtes s'élevent des fleurs creuses de couleur de pourpre, auxquelles succedent des semences noirâtres, oblongues, applaties & anguleuses. Cette plante croît sur les chemins & fleurit aux mois de Juin & de Juillet. Ses racines, ses feuilles & sa semence sont d'usage en Medecine.

Ses racines sont sudorifiques & alexipharmaques, bonnes dans les fievres malignes, ce qui fait qu'on les emploie en grande quantité dans l'eau thériacale. Elles sont aussi fort salutaires contre la goute & les douleurs dans les membres. Ses feuilles cuites dans du lait & appliquées sur la partie, sont très-efficaces dans la même maladie. Elles guérissent les brûlures & les inflammations, & sont un des ingrédiens de l'onguent *populeum*. Le menu peuple les applique souvent aux piés & au poignet dans les fievres. Sa semence pulvérisée & prise dans du vin blanc, excite l'urine & appaise les douleurs du calcul. Miller, *Bot. Offic.*

Bardana arctium, Offic. *Lappa major montana, capitulis tomentosis, seu arctium*, C. B. 198. Tourn. Inst. 450. Boerh. Ind. A. 146. Dill. Cat. 162. Buxb. 174. Hist. Oxon. 3. 147. *Bardana major altera*, Ger. Emac. 810. Raii Hist. 1. 332. *Bardana major, lanuginosis capitulis*, Park. 1222. *Bardana montana*, Schw. 28. *Personata seu lappa altera, cum capitulis villosis*, Chab. 514. *Personata altera, cum capitulis villosis*, J. B. 3. 571. *Personata montana, capitulis magis tomentosis*, Raii Synop. 88.

Cette espece de *bardane* croît dans les lieux ruinés, le long des sentiers & fleurit au mois de Juillet.

Sa racine & sa semence sont d'usage en Medecine, & ont les mêmes vertus que celles de la précédente. Cuites dans du vin elles appaisent le mal de dents, lorsqu'on en garde la décoction dans la bouche ; on en fomente aussi les brûlures & les engelures. On boit celle qui est faite avec du vin, pour la sciatique & la strangurie. Dale.

Bardana, Offic. *Bardana minor*, Ger. 664. Emac. 809. Schrod. 4. 25. Schw. 28. *Lappa minor, Xanthium Dioscoridis*, C. B. 198. *Xanthium*, Elem. Bot. 348. Tourn. Inst. 439. Boerh. Ind. A. 2. 103. *Xanthium, sive Lappa minor*, J. B. 3. 572. Raii Hist. 165. Synop. 55. Chab. 514. Hist. Oxon. 3. 604. Park. 1223. Buxb. 342. *Marrallumeta Malab.* Act. Philosoph. Lond. n°. 224. pag. 318. Dale. *Bardane.*

Cette plante est beaucoup plus petite & plus basse que la *bardane* ordinaire, elle n'a ordinairement qu'une tige qui est peu branchue, & haute d'un peu plus d'un pié, un peu velue, ronde & couverte de taches noires. Ses feuilles sont portées sur de longs pédicules, elles ressemblent à celles de la guimauve, plus larges & moins longues, dentelées à leurs bords, d'un verd jaunâtre, & quelque peu raboteuses des deux côtés. Ses fleurs naissent aux extrémités des branches, elles sont verdâtres & garnie d'étamines. Ses semences ne succedent point aux fleurs, mais naissent parmi les feuilles; elles sont oblongues & convexes, armées de longues épines crochues, & divisées en deux parties dont chacune renferme une semence longue. Sa racine est petite, fibreuse, & périt après que la semence est venue à maturité. Elle n'est pas commune en Angleterre, elle aime les lieux gras & fertiles. On la trouve particulierement près de *Dulwich*, sa semence est mûre au mois de Septembre.

On fait rarement usage de cette plante, quoique quelques Auteurs la recommandent pour les tumeurs scrophuleuses. On boit son suc, & on applique ses feuilles sur les tumeurs. Matthiole l'exalte beaucoup, comme une plante d'une efficacité admirable dans la lepre. Miller, *Bot. Offic.*

* BAREGIENSES AQUÆ, *eaux de Barege*. Ces eaux célébres depuis long-tems, se trouvent dans la Bigorre. Elles ont une saveur douce à peu près comme si on y avoit fait fondre un peu de manne qu'elles perdent en peu de tems lorsqu'on les expose à l'air; leur odeur est bitumineuse, & il s'éleve de dessus la fontaine des vapeurs plus ou moins dense selon la différente température de l'air. L'eau fraichement puisée se recouvre d'une pellicule huilleuse qui se dissipe promptement. En exposant cette eau à l'air pendant vingt-quatre heures, elle perd son gout, son odeur, & sa consistance graisseuse & ne differe plus en rien de l'eau commune; elle dépose pendant ce tems un sédiment composé d'une substance légere, un peu grasse & disposée par filamens ; en exposant ce sédiment au feu il s'évapore tout entier & donne une odeur sulphureuse. Ces eaux ne changent point de couleur par le mélange de la noix de gale, & ne fermentent ni avec les acides ni avec les alkalis soit fixes ou volatils. Quatre livres de cette eau évaporées jusqu'à consomption des trois quarts & plus ont donné une liqueur assez semblable à l'huile de pétrole, grasse, huileuse, salée, douceâtre; après l'évaporation entiere, il est resté un sédiment terreux, alkalin, d'une saveur approchant de celle du sel d'absinthe, qui fermentoit avec l'esprit de nitre, mais dont le mélange avec les alkalis fixes ou volatils, ne donnoit pas le moindre signe de fermentation. Douze livres de cette eau distilées ont donné quatre scrupules de sel volatil urineux. Il est clair par ces expériences que les eaux de *Barege* sont bitumineuses, sulphureuses, & imprégnées en petite quantité d'un principe alkali très-volatil. Par le soufre léger & le principe alkali volatil dont les eaux de *Barege* sont chargées, elles sont en état de diviser, de dissoudre, & d'atténuer toutes les humeurs épaissies, de leur tendre la fluidité qu'elles ont perdues & de faciliter par là les secrétions & les excrétions suspendues ou retardées. Par leur principe alkalin, elles irritent & picotent les petites fibriles dont les plus petits vaisseaux sont composés, elles relevent leur élasticité diminuée, en rendent les oscillations plus fortes, & par ce moyen augmentent la trituration & le broyement des liqueurs qu'ils contiennent, ce qui rend la séparation des parties excrémentielles plus prompte & la dépuration des liqueurs plus parfaite. Elles chassent & résolvent les matieres muqueuses & la bile endurcies; elles fortifient les organes de la digestion, rendent le chyle plus pur & plus homogene, & par conséquent plus propre aux différentes réparations auxquelles la nature l'employe. On s'en est servi utilement dans les ulceres de l'estomac & des intestins.

BARLERIA. Ce nom a été donné à une plante par le P. Plumier, en l'honneur de Jacques Barelier, un des plus fameux Botanistes de Paris. Elle n'a point de nom en notre langue, mais les habitans de la Jamaique l'appellent *Snap-Dragon*.

Voici ses caracteres.

Elle a une fleur en gueule, composée d'une seule feuille,

dont la levre ou crête supérieure est droite & l'inférieure divisée en trois parties. Il s'éleve du calyce dans la partie postérieure de la fleur un pistil qui se change en un fruit quadrangulaire, oblong & membraneux avec une capsule, dans laquelle sont renfermées des semences rondes & plates.

Miller en compte deux especes.

On ne lui attribue aucune vertu médicinale.

BARNA. Jonhson rend ce mot par *Vas Vitreatum*. Je crois qu'il entend un vaisseau vernissé.

BARNABUS. Ruland explique ce mot, si cela peut s'appeller explication, par *Barnaas. Sal Petræ urinarium; urina salis Petræ; acetum acerrimum.*

BARNACLES, *barnaques*. Ces oiseaux qui sont extremement communs dans les parties septentrionales de l'Angleterre & de l'Ecosse, ont fourni à Gerard la matiere d'une fable extravagante. Cet Auteur prétend qu'ils sont produits de la coque d'un fruit qui venant à tomber dans la mer, s'ouvre & laisse sortir les jeunes *barnaques*.

La *barnaque* est un aliment extrememement alcalescent & fort sujet à se corrompre, quelques-uns lui trouvent un gout fort agréable.

Je ne sai si la *barnaque* est la même que le *Vulpanser*, ou si elle en differe. Voyez *Vulpanser*.

BAROMETRUM, *barometre*. Instrument pour mesurer la pesanteur de l'air.

BARONES. Sont des petits vers appellés aussi *Nepones* par *Joannes Anglicus*.

BAROS, βάρος, *pesanteur*. Hippocrate emploie souvent ce mot pour exprimer une sensation incommode de pesanteur ou gravité dans quelque partie du corps.

Βαρὺς signifie *véhément*, *violent*, *aigu*, ou *pesant*, dans les Auteurs qui ont écrit sur la Medecine.

BARURAC, *verre*. RULAND.

BARYECOIA, βαρυηκοΐα, de βαρὺς, *émoussé*, *pesant*, & ἀκούω, *ouir*. *Difficulté d'ouie.*

BARYOCOCCALON, est le nom du *stramonium*, *pommier épineux*. BLANCARD. Voyez *Stramonium*.

BARYPHONIA, de βαρὺς, *émoussé*, *pesant*, & φωνὴ, *voix*; *difficulté de parler*. BLANCARD.

BARYPICRON, est le nom de l'*absinthium latifolium*. BLANCARD.

BAS

BASAAL, est le nom d'un arbre des Indes, qui croît dans les lieux sabloneux, particulierement auprès de Cochin. Il porte des fleurs & des fruits une fois l'an, depuis la premiere fois qu'il a commencé à produire, jusqu'à sa quinzieme année.

La décoction de ses feuilles dans l'eau avec un peu de gingembre sert de gargarisme dans les maux de gorge. Ses baies frittes dans du beure donnent un onguent dont on frotte le front & les tempes des phrénétiques avec beaucoup de succès, à ce qu'on dit. Les amandes qu'elles renferment tuent les vers. RAY, *Hist. Plant.* 1570.

BASALTES, est une pierre de la couleur & presque de la dureté du fer, ce qui la rend fort mal-aisée à couper.

BASANISMOS, βασανισμὸς, de βάσανος, *pierre de touche. Recherche*, *examen*, ou *essai* d'une chose.

BASCANON, βάσκανον, *fascination.*

BASELLA, *morelle grimpante du Malabar.*

Voici ses caracteres.

Sa racine est annuelle. Ses tiges grimpent fort haut & sont de couleur de pourpre. Ses feuilles sont rondes, épaisses, succulentes & d'un verd foncé. Des pédicules des feuilles sortent des fleurs en épis, qui sont mâles & femelles dans différentes parties de l'épi. Aux fleurs femelles succedent des baies plattes dans chacune desquelles est enfermée une graine fort dure.

Miller en compte trois especes.

Je ne sache point que cette plante ait quelque vertu médicinale.

BASIATIO, le même qu'*Amplexatio*.

BASILAREOS, est un nom que l'on donne à l'os cunéïforme.

BASILEION, βασίλειον, Epithete d'un collyre dont on trouve la description dans Aétius.

BASILICA VENA; la *veine basilique*, une de celles du bras. Voyez *Vena*.

BASILICON, est l'épithete d'un onguent ou cérat, dont on trouve la description dans Aétius, *Tetrabiblos IV. Serm.* 3. *cap.* 21. & qui differe peu de celui que l'on compose à présent sous ce nom. Quincy s'est trompé lorsqu'il en a attribué l'invention à Mésué.

On le prépare de la maniere suivante.

Prenez *cire jaune*,
résine grasse, } *de chaque, une livre & demie.*
poix,
huile, neuf onces.

Mêlez ces drogues & donnez-leur la forme d'onguent en les faisant fondre, S. A.

Cet onguent a toujours été le même dans tous les Dispensaires, surtout dans ceux de notre College de Londres, & on l'emploie pour incarner les plaies. Quelques Chirurgiens modernes ont cependant commencé à lui en substituer d'autres qui ne sont pas si sujets à produire des fongosités.

Unguentum Basilicum flavum. Onguent Basilicon jaune.

Prenez *de la cire jaune*,
de la résine, } *de chaque, trois livres.*
térébenthine de Strasbourg, douze onces,
huile de lin, trois livres, six onces,

Faites fondre ces drogues à petit feu.

Et ajoutez-y,

de poix de Bourgogne, trois livres.

Pour en faire un onguent, S. A.

Cet onguent qui n'étoit en usage dans aucun Dispensaire, a pour Auteur une personne très-distinguée, qui paroît avoir voulu principalement imiter l'onguent doré de Mésué: mais celui-ci est mieux composé, quoiqu'ils satisfassent tous les deux à la même intention. *Nicolaus* a donné, il est vrai, une composition sous le titre d'*Unguentum Basilicum citrinum*, que le Dispensaire d'Ausbourg a adoptée, quoique ce ne soit qu'un mélange peu judicieux de drogues de différentes vertus, malgré les soins que Zwelfer s'est donnés dans ses Animadversions pour en diriger la composition. Tous les Dispensaires de Londres, excepté le dernier, ont pareillement retenu de Mésué un *Unguentum Basilicon majus*: mais comme la composition en est fort embarrassante & qu'il n'est d'aucun usage, nous n'en parlerons point ici. QUINCY, *Dispensaire.*

BASILICON, est encore l'épithete que l'on donne à un grand nombre de compositions que l'on trouve dans les anciens Auteurs. Il signifie *Royal*.

BASILICUM, *basilic.*

Ocimum Basilicum, Offic. *Ocimum medium citratum*, Ger. 547. Emac. 673. *Ocimum vulgatius*, C. B. Pin. 226. Rai Hist. 1. 547. Tourn. Inst. 204. Boerh. Ind. A. 170. Rupp. Flor. Jen. 178. *Ocimum medium vulgatius & nigrum*, J. B. 3. 247. Chab. 419. *Ocimum vulgare*

gare majus, Park. Theat. 18. *Basilicum, seu Ocimum medium vulgatius*. Hist. Oxon. 3. 406.

Plusieurs Auteurs prétendent que le *basilicon* d'Hippocrate est l'*ammi*, mais la plante à qui nous donnons aujourd'hui ce nom, est tout-à-fait différente.

C'est une plante tendre qui croît à la hauteur d'environ un pié. Ses feuilles sont succulentes, arrondies à leurs extrémités, posées deux à deux à chaque nœud, portées sur des pédicules fort longs, semblables à celles de la pariétaire, mais plus amples, & peu ou point dentelées à leurs bords. La tige est quarrée, un peu pesante, peu garnie de feuilles, & porte à son extrémité des fleurs en gueule disposées en épi assez long, de couleur blanche, sous chacune desquelles naissent deux petites feuilles vertes. Le calyce est grand, ouvert, & contient quatre petites semences noires. Sa racine est petite, fibreuse, & périt au premier froid. Les feuilles & les sommités ont une odeur de parfum fort agréable, surtout lorsqu'on les froisse légerement. On la cultive dans les jardins, elle fleurit aux mois de Juillet & d'Août.

Le *basilicon* est peu d'usage en Medecine, quoique d'une odeur & d'un gout fort agréable. Les anciens en condamnoient l'usage, comme étant nuisible à la vue. Schroder prétend qu'il évacue le phlegme des poumons, & qu'il excite les regles aux femmes. Il entre dans l'eau de bryoine composée, ou eau hystérique. MILLER, *Bot. Offic.*

Selon Hoffman, l'huile que l'on retire du *basilic* par la distilation est très-odoriférante, & convient dans les maladies de la tête & des nerfs.

BASILIDION. Nom d'un cérat décrit par Galien, & recommandé pour la gale.

BASILIS; nom d'un collyre liquide dont il est fait mention dans Galien.

BASILISCUS, *basilic*; serpent très-dangereux, sur le compte duquel on débite plusieurs fables extravagantes. On dit qu'il naît d'un œuf de coq un oiseau auquel on a donné le nom de *basilic*, & qu'on regarde comme l'animal dont le poison soit le plus dangereux de tous ceux que l'on connoît dans la nature.

En Chymie, on donne le nom de *basilic* au mercure sublimé philosophique. On entend encore par-là une pierre, que quelques Chymistes disent avoir la vertu de fixer le mercure, & de le convertir en argent sans le secours du feu. C'est aussi dans quelques Auteurs le nom de la pierre philosophale. La vérole est désignée dans Paracelse par le terme *Basiliscus*, *basilic*.

BASIOGLOSSUS; une des têtes de ce muscle de la langue qu'on nomme *Ceratoglossus*. Voyez *Ceratoglossus*.

BASIS, βάσις, de βαίνω, *aller*. Le soutien d'une chose, sa base, & surquoi elle est posée; ou, pour suivre l'étymologie, ce qui la porte. C'est pourquoi, Hippocrate appelle dans son traité *de Articulis*, la plante ou le dessous du pié, la *base* du pié. On donne aussi le nom de *base* à la partie supérieure du cœur, pour la distinguer de la pointe.

La *base* d'une composition médicinale, est l'ingrédient qui y entre en plus grande quantité qu'aucun autre; ou quelquefois l'ingrédient le plus énergique relativement à la maladie.

BASIUM, *baiser*. Ce mot ne paroît pas plus du ressort de la Medecine que d'aucune autre science; cependant on en fait quelquefois mention comme d'une voie de communication des maladies contagieuses, surtout des maladies vénériennes, lorsqu'il y a ulcere aux levres ou aux environs des levres. On a quelques exemples de maladies vénériennes communiquées de cette maniere.

Le même mot pris au figuré, signifie une teinture de Mars & de Venus, ou de cuivre & d'acier, de l'invention de Closseus. CASTELLI.

BASSI COLICA; nom d'un médicament dont il est fait mention dans Scribonius Largus: il est composé d'aromates & de miel. Marcellus Empiricus en parle: il en est aussi question dans Aëtius & dans Actuarius.

BASURA. Ruland rend ce terme par *semen*, semence.

BAT

BATEMANI *Pectorales guttæ*, *Goutes pectorales de Bateman*. Voyez *Balsamum anodynum*.

BATHMIS, βαθμὶς, *lien*, *base*, *fondement*. Hippocrate & Galien se sont servis de ce mot pour désigner le sinus ou la cavité pratiquée par la nature dans un os pour recevoir l'éminence d'un autre os, surtout à l'articulation de l'humerus & du cubitus.

BATHRON, βάθρον, ou βάθριν, comme on lit dans Hippocrate, traité *de Flatibus*; *base*, *soutien*. C'est en ce sens que l'Auteur que je viens de citer a dit dans le même traité, que l'air est le soutien de la Lune.

BATHRON est aussi synonyme à *Scamnum Hippocratis*; instrument inventé par cet Ancien pour l'extension des membres dans les luxations ou les fractures. Les Chirurgiens d'aujourd'hui ne font aucun usage de cette machine: ils lui en ont substitué une plus commode. Ceux qui seront curieux de voir une description exacte du *scamnum* d'Hippocrate, n'ont qu'à recourir soit à Scultet, soit à Oribase, *de Machinamentis*, *c.* 29.

BATHYPICRON, ou *Absinthium latifolium*. BLANCARD. Voyez *Absinthium*.

BATHYS; espece de fromage qu'on servoit souvent sur la table des personnes distinguées par leurs richesses dans Rome. Galien dit que le *Bathys* est le meilleur fromage qu'on ait, c'est-à-dire, celui auquel les personnes qui l'aiment doivent donner la préférence. *De aliment. facultat. L. III. c.* 17.

BATIA, une *retorte*.

BATINON MORON, *Framboise*. BLANCARD.

BATIS, βατὶς, ou *Crithmum*, ou *Baticula*. Voyez l'un ou l'autre.

BATIS, *Raye*, poisson. Voyez *Raya*.

Hippocrate fait mention de ce poisson, & il recommande sa langue comme un pessaire convenable dans le cas où les regles sont trop abondantes.

BATITURA ou BATTITURA. Voyez *Battitura*.

BATOS, βάτος, *Ronce* ou *églantier*.

BATRACHIOIDES; c'est, selon Blancard, une espece de *geranium* ou de *ranunculus*.

BATRACHITES; espece de pierre qui tire sa dénomination de βάτραχος, *grenouille*; de même que la pierre appellée *bufonite*, tire la sienne de *bufo*, *crapaud*. Je ne connois aucun usage en Medecine à cette pierre.

BATRACHIUM ou RANUNCULUS. Voyez *Ranunculus*.

BATRACHUS, βάτραχος; tumeur inflammatoire qui vient sur la langue, surtout aux enfans. P. EGINETE, *L. III. c.* 26.

Le *batrachos*, dit Aëtius, *Tetrab. II. serm.* 4. *c.* 23. est une tumeur qui vient aux parties situées sous la langue, mais principalement aux veines.

BATTATAS HISPANICA, *Batates*, *topinambours*, *pommes de terre*.

Battatas, Offic. C. B. Pin. 91. J. B. 2. 790. *Battatas planta peregrina*, *Indica camotes*, *amotes*, *& Aies etiam dicta Clusii*, Chab. 259. *Battates Occidentalis Indiæ*, Park. Theat. 1383. *Battatas Hispanorum*, Parad. 517. *Convolvulus Indicus Batatas dictus*, Raii Hist. 1. 728. Pluk. Almag. 114. *Convolvulus Indicus*, *radice tuberosâ eduli*, *cortice rubro*, *Batatas dictus*, Parad. Bat. Prod. 325. *Indicus Orientalis Inhama*, *seu Batatas*, *Sisarum Peruvianorum*, *seu Battata Hispanorum*, Hist. Oxon. 2. 11. *Battata radice tuberosâ esculentâ*, *spinachiæ folio*, *flore albo*, *fundo purpureo*, *semine post singulos flores singulo*, Cat. Jamaïc. 53. Hist. 1. 150. *Sisarum Peruvianum*, *sive Battatas Hispanorum*, Ger. Emac. 925. *Jetica*, *vulgò Batata*, Pis. 93. *Jetica Brasiliensi-*

bus, Marcg. 16. *Kappa-Kelengu*, Hort. Malab. 7. 95.

On mange les racines de cette plante, après les avoir fait bouillir ou rotir sur le feu. Elles ont fort bon gout, & il y a beaucoup de personnes qui les préferent au panais. Lorsqu'elles sont fraîchement tirées de terre, on n'a qu'à les broyer, les macérer avec un peu d'eau, & elles fermenteront d'elles-mêmes, & donneront une boisson forte, très-ordinaire dans le Bresil.

Cette plante croît sans culture en Newfoundland & dans les Isles circonvoisines. C'est de-là qu'elle fut transplantée & portée d'abord en Espagne, & d'Espagne dans toutes les autres contrées de l'Europe. Ray, *Hist. Plant.*

Battata Virginiana, Offic. Park. Theat. 1383. *Battata Virginiana, sive Virginianorum & Pappus*, Ger. 781. Emac. 927. *Papas Americanum*, J. B. 621. *Papas Americanum Pycnocomum, Opanank Insulæ Virginiæ radix chunno*, Chab. 523. *Papas seu Battatas Virginianum*, Park. Parad. 517. *Solanum tuberosum esculentum*, C. B. Pin. 167. Prod. 89. Raii Hist. 1. 675. Synop. 3. 265. Hist. Oxon. 3. 522. Tourn. Inst. 149. Elem. Bot. 124. Boerh. Ind. A. 2. 67. Rupp. Flor. Jen. 37. Buxb. 306. *Batates de Virginie.*

Cette plante vient d'elle-même dans la Virginie; quant à nous, nous sommes obligés de la cultiver dans nos jardins. Elle fleurit dans le mois de Juin & de Juillet. On ne se sert que de sa racine; encore ne s'en sert-on que dans les cuisines, & jamais dans les boutiques d'Apothicaires ou d'Herboristes. Elle paroît avoir les mêmes qualités que les *batates* d'Espagne, excepté qu'elle est un peu narcotique. Dale.

On doit choisir les *topinambours* gras, bien nourris, tendres, rougeâtres en-dehors, blancs en-dedans, & d'un gout approchant de celui de l'artichaud.

Ils nourrissent, ils humectent beaucoup, & ils adoucissent les acretés de la poitrine. Ils produisent des humeurs grossieres, & ils excitent des vents.

Ils contiennent médiocrement d'huile, beaucoup de phlegme & d'acide: on en retire aussi un peu de sel volatil alcali.

Ils conviennent en tout tems aux jeunes gens bilieux, & à ceux en général dont les humeurs sont trop acres & trop agitées.

Les *topinambours* sont appellés *poires de terre*, parce qu'ils naissent dans la terre, attachés aux branches de la racine qui les porte; leur origine vient du pays des *Topinambours* dans le Bresil. Ils sont ici assez en usage parmi les alimens.

Ils nourrissent beaucoup, & adoucissent les acretés de la poitrine par leurs principes huileux & balsamiques, propres à s'attacher aux parties qui ont besoin de réparation, & à embarrasser les sels acres qui picotent la poitrine. Ils produisent des humeurs grossieres, & ils excitent des vents, parce qu'ils contiennent un suc visqueux & épais.

Les *batates* sont très-émollientes, & conséquemment bonnes soit pour prévenir, soit pour dissiper les maladies qui naissent ou qui sont accompagnées de la rigidité ou de la constriction des fibres. C'est un aliment très-convenable à ceux qui font beaucoup d'exercice.

Battata Canadensis, Offic. *Battatas de Canada*. Park. 1383. Parad. 516. *Flos solis pyramidalis, parvo flore, tuberosâ radice, Heliotropium Indicum quorumdam*, Ger. Emac. 753. Raii Hist. 1. 335. *Flos solis tuberosus Indicus, sive Adenes Canadensis*, Grisl. Virid. Lusitan. *Corona solis, parvo flore, tuberosâ radice*, Elem. Bot. 391. Tourn. Inst. 489. Boerh. Ind. A. 102. *Helianthemum Indicum tuberosum*, C. B. 277. *Helenium Indicum tuberosum*, H. R. P. 85. *Chrysanthemum Indicum, radice tuberosâ*, Herm. Hort. Lugd. Bat. 142. Pluk. Almag. 99. *Chrysanthemum perenne majus, foliis integris, Americanum tuberosum*, Hist. Oxon. 3. 23. *Chrysanthemum Canadense strumosum*, Florent. Schw. Cat. Leyd. 22. *Flos solis Farnesianus, sive aster Peruanus tuberosus*, Col. Ecyh. 2. 11. *Flos solis tuberosus, seu flos Farnesianus*, Aldin. 91. *Tournesol de Canada, Artichaud de Jérusalem.*

On cultive cette plante dans nos potagers, & elles n'est employée que dans nos cuisines.

BATTITURA, *battiture*; écailles des métaux qui se détachent de la masse, lorsqu'elle est battue à coup de marteaux.

BATCIA; c'est, selon Blancard, un synonyme à *Pastinaca sylvestris.*

B A U

BAUDA; vaisseau d'usage dans la distilation. Ruland.

BAUHINIA, *Ebénier des montagnes.*

Le Pere Plumier a donné le nom de *bauhinia* à cette plante, en l'honneur des deux fameux Botanistes, Jean Bauhin & Caspard Bauhin.

Voici comment on la décrit.

Sa fleur est polypétale anomale, composée de cinq feuilles, & même d'un plus grand nombre: ces fleurs sont toutes rangées d'un côté. Du dedans de la fleur s'éleve un pistil recourbé, accompagné de plusieurs étamines de la même forme: cette fleur dégenere en une gousse qui renferme des semences semblables par la forme à de petits reins.

Miller distingue sept especes de *bauhinia.*

BAUL, *Urine.* Ruland.

BAURAC, terme Arabe qui signifie *Nitre* ou *Sel* en général. Ruland. C'est de Baurac qu'on a fait le mot *borax.*

B A X

BAXANA; plante Indienne, ainsi caractérisée dans les Auteurs.

Baxana arbor venenata, J. B. *Arbor fructu venenato, radice venenorum antidoto*, C. B.

A Queyonne proche Ormuz, naît un arbre appellé par les habitans circonvoisins de cette Isle déserte, *Baxana.* On dit que son fruit suffoque ceux qui en goutent, en quelque petite quantité qu'ils en prennent; & que si l'on demeure un quart-d'heure à l'ombre de l'arbre, on ressent le même effet: mais je regarde tout cela comme des fables, d'autant plus volontiers, que la racine, les feuilles & le fruit du même arbre passent dans d'autres contrées pour un antidote à toutes sortes de poisons. Ray, *Hist. Plant.*

B D A

BDALSIS, βδάλσις, de βδάλλω, *sucer, téter*; l'action de sucer, de téter.

B D E

BDELLA, βδέλλα, *sangsue.* Hippocrate dans le second Livre des *Prorrhet.* parle de la *sangsue*, ou de la *bdella* comme d'une maniere de saigner dans la gorge: mais il est difficile de concevoir comment on peut appliquer une *sangsue* dans cet endroit; c'est ce qui a donné lieu à quelques Interpretes de cet ancien Medecin, de rendre l'endroit où il est question de *bdella*, d'une façon différente; & d'entendre par ce mot une veine variqueuse; ce qu'il signifie évidemment dans Dioscoride. Mais Galien n'est point de cet avis; il entend par *bdella* une *sangsue*; & il dit qu'il est question dans Hippocrate d'une *sangsue* qui se seroit insérée fortement dans la gorge, où elle se seroit ensuite attachée.

S'il arrivoit qu'on avalât une *sangsue*, les Auteurs prétendent que cet accident auroit des suites fâcheuses. Dans ce cas, Celse ordonne de boire du vinaigre avec du sel, par forme d'antidote. Celse, *Lib. V. cap.* 27.

On conjecturera qu'un malade a avalé une *sangsue*, lorsqu'il sentira à l'orifice de l'estomac qu'il est mordu & sucé. Si la *sangsue* s'étoit arrêtée dans le gosier, il ne manqueroit pas de cracher un sang rouge & fleuri. Pour détacher cet animal & le faire sortir, on se servira de saumure, de suc Cyrénéen, de feuilles de silphium ou de betes, avec du vinaigre, ou de neige dissoute dans le *posca* (le *posca* est un mélange d'eau & de vinaigre :) on ordonnera encore un gargarisme d'eau & de nitre, ou de vinaigre & de vitriol. On parviendroit encore à faire sortir une *sangsue* qui se seroit attachée au fond du gosier, en faisant mettre le malade dans de l'eau chaude jusqu'au cou, & en lui faisant tenir la bouche pleine d'eau froide : car il est naturel que cet animal qui sentira la chaleur, se jette dans l'eau fraîche où il a coutume de vivre. Il y en a qui ordonnent à ceux qui auront eu le malheur d'avaler une *sangsue*, de prendre des punaises (κόρεις ;) remede, dit Galien, auquel je n'ai jamais été dans le cas d'avoir recours ; car l'ail m'a toujours réussi. Paul Eginete, *Liv. V. c.* 36.

Je ne sai si Paul Eginete entend par κόρεις, des punaises, *cimices*, comme l'a traduit Cornarius ; ou une espece d'hypericum que Dioscoride appelle κόρις. Voyez *Hirudo*.

BDELLERUM, synonyme à *hyrudo*, sangsue, selon Johnson.

BDELLIUM, Offic. Park. Theat. 1571. C. B. Pin. 503. J. B. 1. 317. Chab. 73. Mont. Exot. 11. *Bdellium omnium auctorum*, Raii Hist. 2. 1844. *Bdellium gummi*, Ind. Med. 18. *Bdellium gomme.*

Le *bdellium* que les uns appellent aussi *madelcon* & d'autres *bolchus*, est la larme d'un arbre qui croît en Turquie.

On reconnoîtra qu'il est bon aux marques suivantes. Il doit être amer au gout, transparent, gras dans sa contexture intérieure, facile à amollir ; purgé de crasse & de nature étrangere ; rendant une odeur qui approche de celle de l'*unguis odoratus*, lorsqu'on le brûle.

Il y a une autre sorte de *bdellium*. Cette sorte est noire, & chargée de crasse, elle a le grain gros & elle est en masse. On l'apporte de l'Inde.

On distingue encore une troisieme espece, seche, résineuse, de couleur de plomb ; elle vient de *Petra* ; & elle ne le cede en rien pour l'énergie au meilleur *bdellium*.

Le *bdellium* peut s'adultérer avec de la gomme ordinaire. Ce que l'on pourra connoître aisément ; car dans le cas d'altération, il n'aura ni cette amertume au gout, ni cette odeur qu'on aura remarquée au *bdellium* pur & vrai.

Cette gomme échauffe, amollit, & résout les duretés, les tumeurs à la gorge ; elle est bonne dans l'hydrocelle, en la délayant avec de la salive d'un homme à jeun. Si l'on s'en sert en pessaire ou en fumigation, elle relâchera les vaisseaux de la matrice, hâtera l'accouchement & facilitera l'expulsion des vuidanges. Prise en boisson, elle dissoudra la pierre & provoquera les urines. On l'ordonnera avec succès dans les toux, & dans les cas où le malade auroit été mordu ou piqué par des animaux vénéneux. Elle est bonne dans les ruptures, les spasmes, les convulsions, les pleurésies, & les flatulences errantes. C'est un ingrédient merveilleux dans les malagmes composés pour la rigidité, les duretés, & la nodosité des nerfs. Alors il faut la broyer & la paîtrir avec de l'eau chaude ou du vin. Dioscoride, *Lib. I. cap.* 80.

Les Arabes donnent au *bdellium* le nom de *mokel*, & non celui de *molechil*, comme on lit dans la Traduction de Serapion, à laquelle tout le monde s'en rapporte. Personne n'ignore que c'est une gomme qui vient d'un arbre odoriférant, qui croît aux Indes ou dans l'Arabie. Les Arabes donnent encore le nom de *mokel* au fruit d'une espece particuliere de palmier. Ils ont donc deux sortes de *mokel*. Serapion a traité de l'une & de l'autre, dans deux chapitres différens. Quant à Avicenne, il confond le *mokel* gomme, & le *mokel* fruit ; il n'en fait qu'un chapitre, quoiqu'ils n'aient peut-être de commun que la dénomination. Pour les distinguer, les Arabes nomment l'un *mokel de la Mecque*, & l'autre *mokel de Judée.*

Brassavolus, dont l'autorité n'est suspecte à personne, s'est toutefois trompé, lorsqu'il a dit qu'Avicenne avoit distingué le *bdellium* des Anciens en Judaïque, & en Arabique. Cet Auteur, je veux dire, Avicenne, distingue le *bdellium* Judaïque qui est une gomme, du *bdellium* de la Mecque, qui est le fruit d'un arbre, il distribue le premier en deux sortes, l'une qu'il appelle *bdellium* d'Esclavonie, & l'autre *bdellium* d'Arabie, laissant à toutes les deux l'épithete de Judaïque, pour faire discerner le *bdellium* gomme, du *bdellium* fruit ; c'est par la même raison, que les Anciens ont donné le surnom de Syriennes à plusieurs plantes Indiennes, & Arabiques, ils n'avoient en cela d'autre fondement que l'importation de ces plantes de l'Arabie & de l'Inde dans la Syrie.

Marcellus Empiricus a dit des simples exotiques, & aromatiques dont on fait usage dans la Medecine :

Adde & aromaticas species, quas mittit eous
Vel quæ Judaïcis fragrant bene condita capsis.

« Ajoutez les simples aromatiques que l'Orient nous « envoie, ou les plantes dont les Juifs entretiennent « l'odeur en les enfermant dans des boîtes. » Le mot Judaïque est pris ici pour Syrien ; car dans les Geographes Grecs, la Judée est designée par Συρία Παλαιστίνη, *Syria Palæstina*. Ces simples étoient dits Indiens du nom de la contrée où ils croissoient, & Syriens ou Judaïques du nom de l'endroit où on en faisoit commerce ; ainsi le *bdellium* Judaïque est le même que le Syrien. Il y en avoit de deux sortes, l'Indien & l'Arabique. Il paroît qu'Avicenne a pensé que le *bdellium* Judaïque étoit différent de l'Arabique, & du Sclavonien ; car on lit dans ses Ouvrages qu'outre le *bdellium* Judaïque, il y avoit encore le *bdellium* Sclavonien, & l'Arabique. Dioscoride est tombé dans une erreur toute semblable, en distinguant mal-à-propos le nard Syrien, du nard Indien ; il y a toute apparence que cet Auteur reconnoissoit aussi trois sortes de *bdellium*, quoiqu'il en ait parlé d'une maniere assez obscure. « Nous avons, dit-il, la larme d'un arbre Sarrazin, « c'est-à-dire, Arabique ; cette larme est transparente, « & semblable à de la colle de bœuf : » Il ajoute « qu'il « y a aussi une autre substance de la même espece, à « l'exception qu'elle est grossiere, & chargée de par- « ties hétérogenes, qui vient des Indes en morceaux. » Enfin, il en distingue une troisieme sorte, seche, résineuse, noirâtre, ὑποπέλιον, qu'on apportoit de Petra. On pourroit soupçonner Avicenne d'entendre par le *bdellium* Judaïque, le *bdellium* de Petra ; car Pline, où cet Auteur a vraissemblablement puisé tout ce qu'il a dit de cette drogue, prend quelquefois πέτραιον, pour *Judæum*, & fait mention de *Petræa Judæa*, & Stephanus fait de Petra, d'où vient le nom d'*Arabia Petræa*, une ville de la troisieme Palestine, qui étoit assurément la Judée. Avicenne parle dans un autre endroit d'un *bdellium* de couleur cendrée, qui est, selon toute apparence, le même que le *bdellium* de Petra de Dioscoride, ou que celui que cet Auteur appelle ὑποπέλιον, *hypopelium* : car le *bdellium* Indien est noir ; au lieu que l'Arabique est de couleur des ongles humains, ou de la couleur d'une cire transparente.

Tous les Auteurs Grecs depuis Dioscoride n'ont reconnu que deux sortes de *bdellium*, savoir, pour me servir de leurs termes le Σκυθικὸν & l'Ἀραβικόν ; le Scythien & l'Arabique, ainsi parlent Galien, Aëtius, Paul Eginete, & les autres : quant au Scythien, je remarque qu'ils en donnent la même description que celle que Dioscoride a donnée de l'Indien ; d'où il s'ensuit que leur Σκυθικὸν, est le même que l'Ινδικὸν de Dioscoride, il faut entendre par le *bdellium* Σκυθικὸν celui qui venoit de l'Indo-Scythie, ou de la Scythie Méridionale située à l'embouchure de l'Indus ; on lit dans l'Auteur du *Periplus*, que le *bdellium* vient de ces contrées.

Puisqu'Avicenne & Serapion mettent de la différence entre le *bdellium* Judaïque, (dont l'Arabique est une sorte,) & le *bdellium* de la Mecque, qu'ils conviennent être le fruit d'un Arbre ; & puisque la Mecque est en Arabie, comme tout le monde sait, il est démontré qu'il y a deux sortes de *bdellium* Arabique, l'un gomme & l'autre fruit. Avicenne lui-même fait mention dans le même chapitre d'un *bdellium* de la Mecque, qu'il dit être le même que le *bdellium* Judaïque, & n'être point le fruit d'un arbre, ce qui donne à penser que ce dernier *bdellium* étoit le même que celui que Dioscoride dit être apporté de Petra ; car le sentiment général des Auteurs, est que la Mecque des Modernes est la même Ville, que celle de Petra des Anciens ; c'étoit jadis un entrepôt très-fameux des Marchandises Indiennes, & Arabiques qui y venoient d'Albus Vicus, Port du Golfe Arabique. Peut-être même que le *bdellium* Indien ne differe point de celui que Dioscoride appelle *bdellium* de Petra ; du moins il est constant que les Grecs qui ont écrit depuis Dioscoride l'entendoient ainsi, & ne distinguoient que deux especes de *bdellium*, l'Arabique & l'Indien, auquel ils donnent aussi le nom de Scythien ; l'Arabique passoit pour le meilleur, & l'Indien qu'on apportoit de Petra l'entrepôt des marchandises Arabiques, lui étoit fort inférieur en qualité. Quoi qu'il en soit, je ne puis nier qu'on ne puisse inférer de la maniere dont Dioscoride a parlé du *bdellium*, qu'il en distinguoit de trois sortes. Quant à Pline, il en comptoit beaucoup davantage, il a parlé du *bdellium* Babylonien, Mede, & Bactrien.

Quant au terme βδέλλιον, *bdellium*, il est dérivé de l'Hébreu בדלח, *Bedolach* ; car *bdellium* est le diminutif, & *bdella* le primitif. Démocrate, dans ses notes sur l'Auteur du *Periplus*, l'appelle βδέλλην. Marcellus Empiricus, *bedella*.

. . . . *Crocon atque bedellam.*

Je n'ignore point que la plupart des Commentateurs Juifs entendent par le *bedolach* Arabique, une perle : mais je sai aussi que quelques Anciens ont désigné par ce mot une épice, ce qui ne comporte aucun doute ; car les Grecs dériverent du *bedolach* des Hébreux, leur μαδαλκὸς, & leur μαδαλκὸς, qui signifient *bdellium* ; car le μ & le β sont souvent pris l'un pour l'autre, & la différence de son qui se trouve entre βδέλλα & μαδαλκὸς ne doit point empêcher de croire que ces mots viennent l'un & l'autre du mot *bedolach*, surtout, quand on vient à considérer qu'ils ont l'un & l'autre la même signification. Aussi trouvons-nous dans plusieurs Auteurs, que l'*Agallochon* des Grecs vient de חולחא l'*Ahaloth* des Hébreux ; d'où par contraction d'autres on fait *Aloth*, & ont dérivé d'*Aloth*, le mot *Aloë*. La contrée, d'Havilach, חוילה ou de Chavila où croît le *bedolach*. Gen. cap. 2. ℣. 11. peut être prise pour l'Inde avec autant de vraisemblance que pour l'Arabie. Tout ce que l'Auteur sacré en dit convient également à l'une, & à l'autre contrée ; car l'or ou l'onyx viennent de l'Inde, ainsi que de l'Arabie ; d'ailleurs, l'Auteur du *Périplus*, parle fréquemment de l'ὀνυχίνη λιθία, qu'il dit venir de l'Inde. Les Εὐιλαῖοι (*Evilæi*) Peuples de l'Inde n'étoient pas éloignés de la contrée d'Havila. Epiphanius leur donne aussi le nom d'*Evilæi*. L'ancienne Périegesis, ou l'ancien Itineraire du monde, fait mention des Evilites (*Evilitæ.*) L'Inde produit aussi le *bdellium*, c'est-à-dire le *bedolach* ; mais il faut convenir que ce qui est dit de la contrée, où la Genese fait croître le *bedolach*, convient beaucoup plus parfaitement à l'Arabie ; il est beaucoup plus naturel d'entendre l'Arabie par Chavila que l'Inde ; car l'or le plus pur vient de cette premiere contrée, & l'on y trouve un Peuple χαυλόται (*Chaulotæ*) ou, selon Eratosthene χαυλοταῖοι (*Chaulotæi.*) Le *bdellium* le plus pur est celui d'Arabie, il est transparent & de la couleur de la cire. « Isodore dit que le *bedella* est un arbre qui croît « dans l'Inde, & dans l'Arabie ; que la larme de celui « qui croît dans l'Inde, est légere, grasse, semblable « dans toute sa substance à de la cire, & la meilleure ; « au lieu que la larme de celui qui croît dans l'Inde, « est noire, grossiere, chargée de parties hétérogenes, « & en morceaux plus gros. » On lit dans Avicenne que le *bdellium* Arabique est rouge, & que les Anciens n'en ont rien dit ; peut-être entend-t-il par rouge, la couleur de cire. Βδέλλιον τὸ Ἀραβικὸν διαυγές τε καὶ ξανθόν. « Le *bdellium* Arabique est transparent & « jaune. » Aetius, *Lib. III.*

Il est évident, par ce que nous venons de dire, que le *bdellium* des Anciens étoit cette espece de gomme que les Portugais appellent aujourd'hui *Gum anime.* C'est la larme d'un arbre, elle est blanchâtre, résineuse, transparente, à peu près de la couleur de l'encens en grains, mais un peu plus grosse, & de la couleur de la cire dans sa substance intérieure ; le *bdellium* Oriental ou l'Indien est ἀδρόβωλον, (*hadrobolum*) en gros morceaux. Salmasius, *de Homonym. Hyl. Iatric. cap.* 109.

Le *bdellium* est une gomme d'un brun rougeâtre, plus foncé que celui de la myrrhe, & d'une consistance plus compacte & plus tenace ; il se dissout difficilement dans quelque liqueur que ce soit ; il rend une odeur à peu près semblable à celle de la myrrhe, mais un peu moins agréable, il est amer & chaud au gout. Le meilleur est celui qui vient de l'Inde & de la Turquie ; il y en a d'une autre sorte qu'on nous apporte de Guinée. Sa couleur est plus blanche, il est en morceaux gros & ronds, il rend peu d'odeur & il est moins estimé ; l'arbre qui produit cette gomme nous est presque inconnu. Ce que nous en avons de plus certain, c'est qu'il est épineux & que sa feuille approche de celle du chêne.

Cette gomme est chaude & dessicative ; elle est bonne dans les toux & dans les abscès aux poumons ; elle provoque les urines & les regles, & elle hâte l'accouchement & la sortie de l'arriere-faix ; on l'emploie à l'extérieur dans les emplâtres résolutives & discussives. Miller, *Bot. Off.*

Geoffroy dit qu'il est certain qu'il nous vient de l'Abyssinie les deux especes de *bdellium.*

Il y en a qui pensent que le *bdellium* des anciens n'est autre chose que la gomme animé des modernes.

Pline dit, H. N. *Lib. XII. cap.* 9. que l'arbre qui produit le *bdellium* est épineux, noir & de la hauteur de l'olivier ; que ses feuilles sont toujours vertes & à peu près semblables à celles du chêne ; que la meilleure espece de cette gomme est pure, jaunâtre, amere au gout, fort agréable à l'odorat & transparente, quand elle est broyée ; qu'elle est grasse, combustible, qu'elle se fond promptement & qu'elle s'enflamme avec facilité ; celle qui est noire, impure, n'est bonne à rien. Voyez *Jo. Jacob. Wecker. Antid. Spec. Lib. I. Sect.* 17. Galien donne au *bdellium* les épithetes d'Arabique & de Scythien ; Pline celle de Bactrien, *Lib. VI. cap.* 16. & *Lib. C.* Celse l'appelle aussi, *Lib. VII. cap.* 4. Bactrien, soit qu'il dérive ce nom de la contrée d'où il naît, de la Bactriane, soit de la riviere Bactrium qui n'est pas éloignée de la Judée ; il y en a qui pensent que le *bdellium* & la myrrhe sont produites par le même arbre, & qu'il n'y a aucune différence entre ces deux drogues. Monard prétend que le *bdellium* est la vraie gomme animé. Voyez *Matthiole, Comment. in Lib. I. Dioscor. cap.* 70. *Ruel. Lib. I. cap.* 57. *Ol. Worm. Museum. Lib. II. cap.* 15. & 23. *Joan. Dan. Mylii Antidotar. Med. Chymic. Reform. Lib. II. cap.* 9. *Georg. à Turre. de Hist. Plant. Lib. I. cap.* 81. *Paul. Amman. Ma-*

nuduc. ad Mater. Med. p. 128. Le *bdellium* est chaud, confortatif, adoucissant, absorbant, discussif & apéritif. Pris intérieurement il nettoie la poitrine d'humeurs acres. Il soulage dans les toux, il purge les reins, il déterge les ulceres des poumons, il provoque les urines & entraîne la pierre & les graviers, Galien, *S. 6. de simpl. Med. Fac.* Il arrête le flux immodéré des regles & des hémorrhoïdes. J'avertis que l'usage intérieur en est rare. Extérieurement il adoucit, résout & mûrit toutes les especes d'enflures & d'abscès; il guérit les blessures récentes & les arteres offensées. Nos Apothiquaires le font entrer dans un grand nombre d'emplâtres, & d'onguens adoucissans & discussifs. C'est aussi un des ingrédiens du *mithridate*, de l'*emplast.* de mélilot, de l'*emplast.* Apostol. de Mes. de l'*emplast. Ceron. de Nicolas Alexand.* de l'*emplast. styptique Croll.* de l'*emplast. diaphoret. Mynz.* du *cérat ammoniac.* de Forest. du cérat matricaire ou *de Galbano August.* de l'onguent des Apôt. d'Avicenne. Barthol. Zorn. *Botanolog.*

BDELLOS, Βδέλλος, l'odeur d'une lampe mal éteinte. Il signifie aussi un vent lâché par l'anus, d'où l'on a fait le mot

BDELYGMIA, Βδελυγμὴ on βδελυγμία, ou βδελυρὴ, odeur désagréable, fétide & capable de causer des nausées, ou comme on dit communément, de faire soulever le cœur, telle est quelquefois celle des excrémens grossiers & de certains ulceres.

BEC

BECABUNGA ou ANAGALLIS AQUATICA. Voyez *Anagallis aquatica.*

BECHICA, βηχικὰ, de βὴξ, *toux*; on donne ce nom à tous les remedes indiqués dans la *toux*, mais surtout à différentes especes de trochisques dont on trouve la composition dans tous les Compilateurs de Pharmacopées. *Bechique* est synonyme à pectoral.

Trochisques bechiques blancs ou tablettes pectorales blanches de la Pharmacopée de notre Collége de Londres.

Prenez *sucre fin, une livre,*
sucre candi blanc, demi-livre,
racine d'iris de Florence, demi-once,
racine de régliss, six dragmes,
empois, une once & demie.

Faites de petites tablettes avec une quantité suffisante de mucilage de gomme adraganth dissoute dans l'eau rose.

Dans l'occasion on peut y ajouter

de l'ambre gris, quatre grains,
du musc, trois grains.

La composition de ces tablettes se trouve dans les anciennes Pharmacopées, telle que nous la venons de donner sans la moindre altération. On s'en sert assez communément dans les toux & dans les rhumes. Il y en a qui y ajoutent l'ambre gris & le musc; ce qui les rend propres à adoucir l'haleine : mais pour en parler avec sincérité, il ne faut pas attendre grand effet de ces tablettes; & si l'on en use, ce ne doit être que par plaisir.

La Pharmacopée d'Edimbourg les compose d'une maniere un peu différente.

Tablettes pectorales blanches, de Quincy.

Prenez *des quatre semences froides majeures écossées, de chacune une once & demie,*
de semence de pavots blancs, } *de chacune une dragme.*
de pignons,
d'iris, } *de chacun trois onces.*
d'empois réduits en poudre fine,
sucre fin, dix-sept onces.

Faites une pâte des semences.

Ajoutez-y les poudres.

Donnez au tout une consistance convenable avec le mucilage de gomme adraganth & l'eau rose, & faites des tablettes.

Cette composition de Quincy est préférable à celle qu'on trouve sous le même nom dans la Pharmacopée de notre Collége de Londres : mais je crois qu'elle seroit encore plus parfaite si l'on substituoit les amandes douces aux pignons. Au reste elle est tirée de la Pharmacopée Royale de Zwelffer, qui donne à ces tablettes une couleur rouge, en ajoutant aux ingrédiens précédens deux onces de bol. Ce qui fait un tout assez bon dans les ardeurs d'estomac, & un remede aussi bon, sinon meilleur que tous ceux que les Charlatans distribuent sur nos places publiques ou font placarder aux coins de nos rues avec de si grands éloges.

Trochisques bechiques noirs ou tablettes pectorales noires; de la Pharmacopée de notre Collége de Londres.

Prenez *suc de réglisse,* } *de chacun dix dragmes.*
sucre blanc,
de gomme adraganth, } *de chaque six dragmes.*
amandes douces blanchies,

Faites-en des tablettes avec une quantité suffisante de mucilage de graine de coin & d'eau rose. S. A.

Ces trochisques sont surchargés dans la Pharmacopée d'Ausbourg de beaucoup d'autres ingrédiens: mais ils sont décrits dans celle de notre Collége, comme nous avons fait ici, & on y attribue cette composition à Rhazes. On trouve dans la Pharmacopée d'Ausbourg plusieurs autres compositions destinées aux mêmes usages: mais elles ne sont pas assez connues pour en faire mention ici, & les conserver dans la pratique. Au reste, nous avons des remedes beaucoup plus efficaces que ces trochisques contre la toux causée par des humeurs acres : mais ils ne sont pas si agréables à prendre. Il y en a qui se servent de la gomme adraganth réduite en poudre, mais cette poudre est très-désagréable au gout & n'adoucira pas tant que si on la délayoit avec de l'eau rose assez pour en faire une pâte avec les amandes douces, auxquelles on ajouteroit les autres ingrédiens.

La composition de ces trochisques n'est pas dans la Pharmacopée d'Edimbourg, telle que nous la venons de donner; elle ordonne de prendre,

du jus de réglisse, deux onces,
de baume de Tolu, } *de chacun une dragme.*
storax calamite,
de sucre blanc, demi-livre,
de mucilage de gomme adraganth & d'eau d'hysope, dans la proportion requise par l'art pour faire du tout des tablettes.

Quincy donne un trochisque sous le même titre, dont voici la préparation.

Prenez *des quatre grandes semences froides écossées, de chacune deux onces,*
de graine de pavot blanc, une once.

Mettez le tout dans un mortier de marbre, & versez dessus une suffisante quantité de jus de réglisse délayé avec de l'eau rose, & de la consistance d'un sirop.

Faites du tout une pulpe douce.

Passez par un tamis, après avoir ajouté quatre ou cinq onces de plus de pulpe de réglisse.

Ajoutez de *storax dissous & passé*, *une once*,
de poudre d'iris, *trois onces*,
de graine d'anis, } *de chacune une once.*
de fenouil,
de sucre fin, *deux livres & demie.*

Faites du tout une pâte.

Cette composition est aussi tirée de Zwelfer, elle est infiniment supérieure à celle de la Pharmacopée de notre Collége de Londres. On aura dans ces tablettes un pectoral excellent dans toutes les toux, quelles qu'elles soient, & dont on pourra user à discrétion.

BECHION ou TUSSILAGO, *Tussilage*, *pas d'âne*. On a donné ce nom à cette plante, parce qu'on la croit bonne pour la toux.

BECIOIS, *βηχίοις* ou *βηχείοις*; Galien rend ce mot par *προβατίοις*, *brebis*.

BECUIBA NUX, espece de noix brune qui est fort commune au Brésil. Elle est de la grosseur d'une noix muscade; elle est composée d'une amande huileuse renfermée dans une coquille ligneuse. On met cette amande au rang des balsamiques & on l'emploie dans les paralysies & les rhumatismes.

B E D

BEDEGUA, c'est dans les Auteurs Arabes le nom d'une espece de chardon. RAY, *Hist. Plant.*

Blancard dit que *bedegua* est synonyme à *spina alba*.

BEDEGUAR, c'est le nom que quelques Auteurs qui ont écrit sur la matiere médicale donnent aux excroissances spongieuses du rosier sauvage. On dit que les cendres du *bedeguar* sont bonnes dans la gravelle & dans la dysurie & qu'elles disposent ceux qui en mettent sous leur oreiller, à dormir. RAY, *Hist. Pl.* DALE.

B E E

BEENEL, Arbrisseau toujours verd qui croît dans le Malabar.

On fait avec la racine de cet arbrisseau bouillie dans l'huile de sesame, un liniment qui passe pour être bon dans les maux de tête & dans les douleurs invétérées des membres.

BEESHA, espece de *bambu* qui croît dans le Malabar; on se sert de sa décoction dans la suppression des regles, & on en fait un gargarisme dans les érosions des gencives & dans les maux de dents.

B E G

BEGMA, *βῆγμα*, de *βὴξ*, *toux*. Ce mot signifie dans Hippocrate, & la toux & les crachats qui l'accompagnent.

BEGUILL; fruit de la grosseur d'une pomme avec une écorce rude & noueuse, dans laquelle est renfermée une pulpe semblable au fruit de l'arbousier. RAY, *Hist. Plant.*

B E H

BEHEM. La racine de *behem*, telle qu'elle nous est envoyée par les Arabes, a jetté nos Auteurs dans une erreur considérable par son homonymie ou sa dénomination commune avec l'hermodacte. On a fait très-mal à propos le *been* & *ben* synonyme au *balanus Myrepsica*. Le nom de cette racine en Arabe est *behem* & *albehem*. Les Grecs prononcent *πεχὲμ*, (*pechem*) parce qu'ils rendent le *he* des Arabes par *χ*, comme dans *ταμαρχένδι*, pour *tamarhendi*. C'est pourquoi nous lisons dans Charito & les autres Medecins des derniers siecles, *πεχὲμ*, *λευκὸν* & *ἐρυθρὸν*, « *bechem* rouge & blanc; » ce qu'il faut entendre du *behem* Arabique, dont il y a deux sortes, le *behem* blanc & le *behem* rouge. Aussi Avicenne qui en a traité, met-il au titre de son Ouvrage, ce mot au nombre duel *behemen*. Cet Auteur comprend les deux especes sous la description suivante. « Ce sont, « dit-il, des parties ligneuses de racines séchées, ra- « cornies, resserrées & ridées, & il y en a de deux es- « peces, l'une blanche & l'autre rouge. » Les Auteurs Grecs des derniers siecles ont aussi distingués deux especes d'hermodacte, le blanc & le rouge, & il leur arrive presque toujours de désigner par ce nom le *behem* arabique, quoique les Arabes entendent par hermodactes, toute autre chose que le *behem*. Fuchsius nous assure que Myrepse dans son Antidote, *διὰ μαργαριτῶν Galeni*, s'est exprimé dans un manuscrit Grec de la maniere suivante : *Μπεὲμ ἄλϐε ῥίμπιε τὰ ἐπιλεγόμενα εἶμαι ἑρμοδάκτυλα μακρά*. Nous lisons encore dans un manuscrit de la Bibliotheque du Roi, sur cet endroit, *ἀρμοδακτύλη λευκῆ καὶ ἐρυθρῆ*. Cet ancien manuscrit substitue partout, *ἀρμοδάκτυλον ἀ ἑρμοδάκτυλον*. On trouve encore dans un ancien Lexicon Grec, Arabe, *μπυσαίταν καὶ μδηας τὸ ἑρμοδάκτυλον*, passage dans lequel *μπυσαίταν* est dit pour *βυσαίδαν*, ou pour le *buzidan* ou *buzaidan* des Arabes. Or Avicenne nous apprend que le *buzaidan* est une drogue Indienne ligneuse, douce des mêmes vertus que les deux especes de *behem*. Ce bois, dit-il, a coutume d'être adultéré avec une autre espece qu'on appelle *albaba de Barbarie*; c'est une racine qu'on apporte d'Afrique, contrée que les Arabes appelloient Barbarie, *Barbaria*, nom qu'elle porte encore aujourd'hui. Avicenne dit encore dans ce chapitre où il traite particulierement de ce *chabe alberberi*, c'est-à-dire, du *chabé* de Barbarie ou d'Afrique, que c'est quelque chose d'assez semblable à l'hermodacte qu'on apporte d'Afrique, & avec lequel l'hermodacte est adultéré; ensorte que le *chabé*, cette racine Africaine servoit à adultérer également le *buzidan* & l'hermodacte, & que le *buzidan* avoit les mêmes vertus que le *behem*; il n'y avoit donc guere de différence entre l'hermodacte & les racines de *behem*, puisque la même chose servoit à adultérer l'hermodacte & le *buzidan*, qui étoit fort semblable au *behem*, il n'est donc pas étonnant que les derniers Grecs aient substitué le nom d'hermodacte à celui de *behem*.

Hermodacte en Arabe se rend par *alsurengian*, mot dont nous allons développer la signification. *Surengian* n'est pas exactement synonyme à l'*hermodactulon* des Grecs. Mais ce dernier est la fleur de la plante que les Arabes appellent *surengian*. C'est un point que nous sommes en état de constater par l'autorité d'Avicenne, qui appelle cette fleur *Asaba Hermes*, c'est-à-dire, doigts de Mercure, ce qui revient parfaitement au mot Grec *hermodactulon*; il ajoute positivement que l'*asaba Hermes* est la fleur du *surengian*, & qu'elle en a les vertus. C'est-à-dire, que le *surengian* est la plante & que l'hermodacte est la fleur. On lit dans le même Auteur que le *surengian* est la racine d'une plante qui porte des fleurs blanches & de couleur de citron.

Paul Eginete est le premier des Grecs que je sache avoir fait mention de l'*hermodactulon*, & il n'en dit autre chose, sinon qu'il est d'une efficacité particuliere dans les douleurs des jointures, lorsque l'humeur est fluide. Cet Auteur entend par *hermodactulon* cette espece d'*éphemeron* qui n'est point vénéneuse, dont Dioscoride a dit qu'elle résout les enflures, & les Arabes qu'elle diminue les douleurs de la goute, si on en frotte les parties affectées. Voilà ce que c'est que leur hermodacte blanc, auquel ils donnent aussi le nom de *surengian*: mais comme ce nom est parmi eux commun à deux plantes, l'homonymie a donné lieu à des erreurs.

Une de ces plantes étoit la léthifere de Colchos, d'une espece bulbeuse appellée par les Grecs *éphémeron*, parce que son poison est si violent qu'il ôte la vie dans l'intervalle d'un jour. Quant à l'autre plante du même nom & qu'on appelloit encore iris sauvage, elle n'est point du tout vénéneuse; c'est peut-être celle-ci que les Grecs ont appellée *hermodactulon*, car sa racine est longue & de la grosseur du doigt, ce qui pourroit avoir donné lieu à la dénomination de Ἑρμοῦ δάκτυλον « doigt de Mercure » ; dénomination qui convient beaucoup mieux à la racine qu'à la fleur. Ainsi, c'est en suivant la même analogie, que l'*Asaba safra*, autre racine est appellée par les Arabes, à cause de sa couleur & de sa forme, doigt jaune. Il est constant que Paul Eginete attribue à l'*hermodacte* les mêmes effets qui sont attribués par Avicenne au *surengian*, qui n'est point vénéneux, c'est-à-dire, de soulager dans les douleurs des jointures lorsque l'humeur est fluide.

Les Grecs ne connoissoient qu'une espece d'hermodacte, savoir l'innocent *éphémeron*, qu'ils appelloient ἶρις ἀγρία, iris sauvage, & à qui ils donnerent encore le nom d'*hermodacte*, à cause que sa racine longue avoit la forme & la grosseur du doigt. Quant à l'*éphémeron* dont la racine étoit longue & bulbeuse, il n'avoit rien par où il méritât le nom d'*hermodacte*. Cependant les Arabes comprenoient ces deux plantes sous le nom commun de *surengian*. Un ancien Botaniste Arabe rend le *Colchicon* de Dioscoride ou l'*éphémeron* léthifere par le mot *surengian*, & il fait de l'autre *éphémeron*, qui vient immédiatement après le premier dans le Dioscoride une autre espece de *surengian* : ainsi il divisoit l'*éphémeron* en deux especes, le rouge & le blanc ; le rouge étoit l'*éphémeron* de Colchos, où l'*éphémeron* léthifere, dont la racine a l'écorce rouge. Avicenne appelle cet *éphéméron* du nom de *surengian* noir & rouge, & il ajoute qu'il est vénéneux ; il dit qu'il est noir & rouge, parce que son fruit est d'un noir tirant sur le rouge ; on lit dans Dioscoride à propos de l'*éphémeron* de Colchos, καρπὸν ἔχοντα πυῤῥὸν, ἐν τῷ μέλανι, ῥίζαν φλοιὸν ἔχουσαν ἐγκίῤῥον ; c'est-à-dire, qui a le fruit noir, tirant sur le rouge, & l'écorce de sa racine rouge. C'est ainsi qu'on lit dans un manuscrit ancien & fort bon, & c'est ce qui est encore confirmé par Néophytus dans les éditions communes ; ces épithetes sont données à la racine & non au fruit, φλοιὸν ἔχουσαν ἐγκίῤῥον ἐν τῷ μέλανι ; il a la racine noire tirant sur le rouge. Cette plante n'est donc pas proprement l'hermodacte rouge ; car ce nom ne convient qu'à l'*éphémeron* dont la racine longue a la grosseur & la forme du doigt. Quant à l'*éphémeron* précédent, on l'appelle communément *hermodacte blanc*, & c'est la seule plante à laquelle Paul Eginete donne le nom d'*hermodacte*. Lorsqu'Avicenne dit du *digitus Mercurii*, que c'est la fleur du *surengian*, il parle de l'une & de l'autre espece ; aussi les habitans de Barbarie, ou d'Afrique appellent-ils la racine de l'un & l'autre, *éphémeron*, *hermodacte*. On peut encore reprocher une seconde erreur à Avicenne : c'est d'avoir avancé que le *surengian* est la racine d'une plante qui porte une fleur de couleur blanche & citron ; car les deux *éphémerons* ont la fleur blanche. Cela vient d'avoir mal entendu l'endroit où Dioscoride parlant de l'*éphémeron* de Colchos dit, ἀνίησιν ἄνθος λευκὸν ὅμοιον κρόκῳ ἄνθει » « il produit une fleur blanche, ressemblante à celle du safran. Avicenne a interprété cet endroit, comme si Dioscoride eût écrit, ἄνθος λευκὸν, καὶ ὅμοιον κρόκῳ ἄνθει, « fleur blanche & semblable à celle du safran » ; au lieu que l'Auteur ne parle que de la ressemblance par rapport à la forme, & non par rapport à la couleur. La fleur de l'*éphémeron* de Colchos a la même forme que celle du safran ; mais non la même couleur ; car elle est blanche. Pline dit que la fleur de l'autre *éphémeron*, est bleue & non blanche, mais ne croyez pas que cet Auteur soit alors fondé sur quelque autorité ; il s'est laissé tromper par la similitude des sons, & il a entendu χυάνεον ἄνθος, pour χιόνεον, « fleur bleue, pour blanche comme neige ; car il avoit l'habitude de se faire lire par son copiste ; cette habitude a donné lieu à mille fautes pareilles que l'on rencontre dans ses Ouvrages.

La plante que nous appellons *Pentaphyllon*, se nommoit aussi *hermodactulos*. On lit dans l'Auteur des synonymes de Dioscoride, προφῆται ἴβεως ὄνυξ, οἱ δὲ πτερὸν ἴβεως, οἱ δὲ ἑρμοδάκτυλον, « les Prophetes l'appellent *pié d'ibis*, d'autres *aile d'ibis*, & plusieurs, *hermodacte*. On trouve à l'article *pentaphyllum* le même passage latin, dans le Traité des plantes faussement attribué à Apulée. On l'appelloit encore ἀνθρωπόχειρα, « *main de l'homme*, » & Ἑρμοῦ βοτάνη, « *herbe de Mercure* » : je lui ai trouvé ces noms dans le Lexicon d'Harpocration. Cette plante est bonne aussi pour les douleurs aux jointures & pour la sciatique, & peut-être faut-il entendre de cet *hermodacte*, tout ce que dit Paul Eginete ; il est vraissemblable qu'il ne faut point appliquer ses paroles à l'*éphémeron*, car il en fait mention séparément, ainsi que de l'*éphémeron* de Colchos. Cependant Sérapion confond l'*hermodactulon* de Paul Eginete avec l'*éphémeron* qui n'est point léthifere. Ces deux Auteurs lui attribuent la vertu de guérir les douleurs des jointures, ce qui ne peut être entendu de l'*éphémeron* léthifere. Abix, dans son Commentaire sur cet Auteur, estime que le meilleur des deux *hermodactes* est celui dont la racine est blanche tant à l'intérieur qu'à l'extérieur, & que celui dont la racine est rouge & noire, est pernicieux. Il entend apparemment par ce dernier l'*éphémeron* de Colchos qu'il semble distribuer en deux especes, l'une rouge, & l'autre noire ; quoiqu'il soit certain qu'il n'y ait qu'un *éphémeron* de Colchos, & qu'il est d'un noir tirant sur le rouge. Abix ajoute dans son Commentaire sur Sérapion, que ceux qui pensent que le *lagias sauvage* vient d'Afrique, se trompent ; le Traducteur écrit, *lagias agrestis*, mais il est constant qu'il faut corriger & lire, non-seulement *lagia*, mais *labia*, plante qui n'est autre chose que le *caaba*, ou *chabe* d'Avicenne, qui est semblable, dit cet Auteur, à l'*hermodacte*, & dont on se sert pour l'adultérer. Les Interpretes Arabes remarquent que ce *chabe* ressemble beaucoup à un petit *radis*, & la plupart d'entre eux le placent entre les especes d'*hermodacte*, & les Arabes le désignent par le nom de *buzeidan*. Mais ce que l'on doit observer ici, c'est que ces Plantes ne different que par les lieux où elles croissent ; cette derniere croît aux Indes, & l'autre en Barbarie ou en Afrique. Le *labia* arabique & l'*hermodacte*, ou l'*éphémeron* noir se ressemblent si fort, tant pour la forme que pour les effets ; qu'il étoit fort naturel qu'on s'y trompât, & qu'on les prît pour la même plante, d'ailleurs c'étoit assez la coutume d'adultérer une espece avec l'autre, c'est-à-dire, l'*hermodacte* avec le *labia*.

Les Arabes attribuent au *caaba* la vertu d'augmenter la grosseur du corps : aussi les femmes en font-elles usage pour se donner une habitude de corps replete, ou ce qu'on appelle du port. Nous lisons dans Avicenne que le *behem* a la même propriété. Les derniers Auteurs Grecs lui donnent le nom d'*hermodactulon*, ainsi toutes les fois que nous rencontrons dans ces Auteurs le nom simple d'*hermodacte*, nous devons tenir pour certain qu'il est question du *pentaphyllon*, ou de l'une des deux especes d'*éphémeron* ; mais quand nous lirons dans Myrepsus & les autres ἑρμοδάκτυλος λευκὸς καὶ ἐρυθρὸς, « *hermodacte* blanc & rouge » ; il faut entendre le *behem* rouge & blanc. Myrepsus le met ordinairement au nombre des cordiaux, des corroboratifs, & des remedes dont on peut se servir pour fortifier le cœur & restituer les forces au corps, ainsi que pour guérir des palpitations ; effets que les deux sortes de *ben* sont très-propre à produire, selon Avicenne & les autres Auteurs Arabes.

Puisque les *hermodactes* rouges & blancs sont des ingrédiens qui entrent dans la même composition pharmaceutique, on en doit inférer qu'ils ne sont pas la même plante que l'*hermodacte* rouge & blanc des Arabes, car l'*hermodacte* rouge des Arabes a des propriétés fort différentes de l'*hermodacte* blanc, & ces propriétés ne leur permettent pas d'entrer dans la même composition. L'*hermodacte* rouge, ou celui de Colchos a passé chez les Grecs & chez les Latins pour un poison très-violent, & n'a jamais eu lieu dans la Medecine, que quand il étoit question de donner la mort ; c'est-à-dire, qu'il en a toujours été banni ; car la Medecine s'occupe beaucoup plus à chercher des remedes contre les choses nuisibles qu'à employer les choses nuisibles en remedes. Lorsque les Auteurs disent que la décoction des feuilles d'*hermodacte* dans de l'eau, prise en boisson, diminue les douleurs des jointures; il faut entendre cela de l'*hermodacte* blanc, ou de l'*éphémeron* qui n'est point vénéneux; Myrepsus fait mention d'un antidote d'*hermodacte*, pour la goute aux piés & aux jointures, ce qui ne peut convenir qu'à l'*hermodacte* à longue racine. C'est pourquoi Brassavolus s'est trompé lourdement, lorsqu'il a dit d'après Mésué que l'*hermodacte* rond est plus efficace dans les cas où il lui accorde quelque énergie, c'est-à-dire dans les affections aux jointures, qu'aucune autre *hermodacte*; car l'*hermodacte* rond, ou l'*hermodacte* de Colchos n'a rien d'analogue avec les jointures, & ne peut être pris intérieurement dans les maladies des jointures sans être fort nuisible. Il est constant qu'il faut entendre par l'*hermodacte* rond celui de Colchos à racine longue & bulbeuse, car l'*hermodacte* à longue racine s'appelle, ἑρμοδάκτυλον μακρὸν, *hermodacte* long.

Enfin les *hermodactes* des Grecs sont fort différens de ceux des Arabes. Les Arabes donnent à la fleur de *surengian* ou *doigts de Mercure*, le même nom qu'aux deux especes d'*éphémeron*, & les Grecs appellent *hermodacte* blanc & noir « ἑρμοδάκτυλον λευκὸν καὶ ἐρυθρὸν » ce que les Arabes nomment *behem* blanc & noir. Les Grecs donnent encore le nom d'*hermodacte* au *buzidan* des Arabes, plante assez semblable au *behem* blanc; ils prétendent encore que ce *buzidan* est une espece de *satyrion*; car c'est dans cette classe qu'il est rangé par Sérapion; on l'appelle vulgairement *satyrion basilicum*, & chez les Herboristes *palma Christi*. De Savans Medecins ont prétendu que le *buzidan* des Arabes n'étoit autre chose que les *doigts jaunes* d'Avicenne. Brassavolus d'après lequel Fuchsius a écrit, dit qu'Avicenne a traité du *buzidan*, qu'il appelle par corruption *bucheidan*, sous le titre *de doigts de couleur de citron*: mais le chapitre du *buzidan* & celui des *doigts jaunes*, sont deux chapitres très-différens, & très-distingués dans Avicenne.

Il arrive, à la vérité, souvent à cet Auteur de traiter de la même chose sous des noms différens, dans des chapitres fort distincts: mais ce n'est jamais sans en avertir son Lecteur. Les *doigts jaunes*, ou l'*asaba safra* sont assez semblables, dit-il lui même, au *palma Christi*, qu'il appelle *alcaf*, terme qui revient au mot hébreu, *chaph*, qui signifie proprement le creux de la main; car le mot כף, *chaph* vient du verbe כפף, qui signifie fléchir, recourber. C'est par cette raison que *cochleare* signifie un instrument concave, & la plante du pié. Un ancien Lexicon Latin-Arabe, rend ce mot par *pugillum*, & *alapa*, parce que le soufflet se donne avec la paume de la main, d'où vient *depalmare*, κολαφίζειν, frapper avec la paume de la main. C'est par sa ressemblance aussi avec la paume de la main, que cette racine a été appellée *palma Christi*. Avicenne parle du *doigt citron* comme d'une racine commune. Quant au *buzidan*, dit-il, il nous vient de l'Inde. Les *doigts citrons* désignent leur couleur par leur nom, mais le *buzidan* est blanc. Sérapion dit qu'il ressemble au *behem* blanc, qu'il est de la même couleur, & qu'il vient des Indes. Il seroit donc absurde de confondre le *buzidan* avec le *doigt citron*. Scaliger s'est aussi fort éloigné de la vérité lorsqu'il a dit que le *buzidan* n'étoit autre chose que ce que les Peintres François appellent *turmeric* (*terra menta* ou *curcuma*;) d'où il s'ensuivroit toujours qu'il est très-différent des *doigts citrons*. SAUMAISE, *de Homonym. Hyl. Iatric. c.* 116.

Nous connoissons les especes suivantes de *behen*.

Behen album, Geoff. Tractat. 286. *Behen album Rauwolfii*, J. B. 3. 37. *Behen album Rauwolfii, folio lapathi, flore luteo, & radice longâ, flexili*, Chab. 448. *Behmen aliud*, Park. Theat. 1572. *Jacea Syriaca spinosa, folio laciniato, flore luteo*, Rauwolf. Itin. Ed. Angl. 231. *Jacea Orientalis patula, Carthami facie, flore luteo magno*, Tourn. Corr. 32. Raii Hist. 3. App. 104. *Serratulæ affinis, capitulo squammoso luteo, ut & flore*, C. B. Pin. 235. *Raphonticoïdes lutea, foliis inferioribus dissectis, cæteris Carthami*, Vaill. Mem. Acad. Scienc. 1718. 1. 229.

Les Auteurs distinguent deux sortes de *Behen*, l'un blanc l'autre rouge, & qui different l'un & l'autre du *ben* arabique, qui n'est autre chose que le *Glans unguentaria*, Offic.

Le *Been* blanc est une racine que Rauwolfius trouva au pié du Mont Liban, & que Tournefort apporta de l'Asie mineure. La plante qui pousse cette racine s'appelle *Jacea Orientalis Carthami facie*, J. R. H. selon Vaillant.

Elle est cordiale, antispasmodique & bonne pour tuer les vers. GEOFFROY.

Behen album, Offic. Germ. 550. Emac. 679. Mer. Pin. 14. *Behen album Monspelianum, & Officinarum*, Mer. Bot. 1. 23. Phyt. Brit. 14. *Behen album Officinarum*, J. B. 3. 356. *Lychnis sylvestris, quæ Behen album vulgò*, C. B. Pin. 205. Raii Hist. 2. 998. Synops. 3. 337. Tourn. Inst. 335. Elem. Bot. 281. Buxb. 201. Dill. 4. Giss. 110. Boerh. Ind. A. 211. *Lychnis sylvestris, perennis, quæ Behen album vulgo*, Hist. Oxon. 2. 535. *Papaver spumeum vulgare*, Herm. 4. Hort. Lugd. Bat. 387. *Papaver spumeum, sive Ben album vulgo*, Park. Theat. 263. *Muscipula pratensis vesicaria*, Rupp. Flor. Jen. 100. *Been blanc*.

Cette plante a une racine longue, épaisse, blanchâtre, ligneuse, pas trop branchue, de laquelle partent des tiges unies, foibles s'élevant à la hauteur de deux piés avec des nœuds assez gros, auxquels croissent deux feuilles opposées l'une à l'autre, sans pédicules, longues de deux ou trois pouces, & larges d'environ un pouce, se terminant en pointes, d'une couleur bleue, ou d'un verd bleuâtre, unies & sans aucune découpure sur les bords. Les fleurs croissent aux sommets de longs pédicules, elles y sont plusieurs ensemble, elles sont composés de cinq petites feuilles blanches placées sur une gousse, ou vessie lâche sphérique gonflée, d'une couleur blanche tirant sur le verd, avec plusieurs petites veines très-fines, & plus foncées. Elles sont enfermées dans un calyce à peu près sphérique, qui contient aussi de petites graines brunes; on trouve fréquemment cette plante dans les prés; elle est aussi commune dans les champs semés de grain, & elle fleurit en été.

On n'employe que les racines. Quant à leur propriétés, elles passent pour cordiales, céphaliques, alexipharmaques, & pour provoquer à l'acte vénérien; on s'en sert rarement. MILLER, *Bot. Offic.*

Behen rubrum limonium, & Behen rubrum, Offic. *Limonium*, Ger. 332. Emac. 411. Raii Hist. 1. 395. Synop. 3. 201. Chab. 508. *Limonium majus vulgatius*, Park. 1234. *Limonium maritimum majus*, C. B. 192. Hist. Oxon. 3. 600. Boerh. Ind. A. 76. Tourn. Inst. 342. *Limonium majus multis, aliis Behen rubrum*, J. B. 3. 846. *Lavande marine*. DALE.

Le *been* rouge nous est apporté en morceaux ronds; quelques Auteurs ont pensé qu'on le tiroit d'une espece de *limonium*, ou lavande de mer: mais son origine n'est pas encore bien connue; on lui attribue les mêmes propriétés qu'au *been* blanc des Anciens, & l'on veut de plus qu'il soit astringent. GEOFFROY.

La racine de *behen* rouge, ou de la *lavande de mer* est assez longue & épaisse, elle s'enfonce profondément en terre; elle est ordinairement unique; il sort de son extrémité différentes fibres d'une couleur brunâtre à l'extérieur, & rougeâtre en dedans; il en sort un grand nombre

nombre de feuilles larges, fermes, fortes, épaisses, vertes, croissant sur des pédicules longs & larges, arrondies par le bout, & un peu ressemblantes à celles du limon, d'où cette plante tire le nom de *limonium*. Ses tiges s'élevent à peu près à la hauteur d'un pié, sans aucunes feuilles; elles se divisent vers le sommet en différentes branches sur lesquelles croissent de longs épis de petites fleurs rouges purpurines chacune à cinq feuilles assez semblables à celles de la *lavande*. Il leur succede des cosses verdâtres qui renferment chacune une seule semence oblongue.

On la trouve dans tous les marais salins, comme au-dessous de Gréenhith & aux environs de Gravesende, en grande quantité. Elle fleurit en Juillet & en Août.

Sa racine & sa graine sont astringentes & toniques, & bonnes dans la diarrhée, dans la dyssenterie, pour les fleurs blanches, & dans le cas où les regles sont trop abondantes.

Qoiqu'on ne puisse prouver démonstrativement que cette plante, ou la précédente, soit le vrai *behen* des Arabes, les descriptions qu'ils nous en ont données étant tronquées & trop imparfaites, cependant les meilleurs Auteurs conviennent tous qu'elles ont beaucoup de ses vertus; & qu'on peut les lui substituer avec succès. Ce que les Droguistes vendent pour le *behen* blanc, n'est autre chose qu'une racine foible, blanchâtre, & un peu plus petite que celle du panais sauvage. Quant à ce qu'ils appellent le *behen* rouge, ce sont des morceaux d'une racine dont la couleur est brune & rougeâtre, & la forme assez semblable au jalap. Mais il est difficile de déterminer au juste ce que c'est que ces racines : on s'en sert fort peu maintenant, & elles n'entrent dans presque aucune composition pharmaceutique.

B E I

BEID-EL-OSSAR, ou BEID-EL-SSAR. C'est une plante Egyptienne dont Prosper Alpin & Veslingius nous ont donné la description. Elle croît aux environs d'Alexandrie dans un lieu appellé Mattharia, sur un des bras du Nil appellé Calig. Cette plante abonde en un suc laiteux qui coule de ses feuilles quand on les coupe. On s'en sert pour préparer les peaux, & les dépouiller de leurs poils; à cet effet, on fait macérer les peaux dans ce suc. Pris intérieurement, il cause une diarrhée violente, & quelquefois mortelle : mais on en use à l'extérieur avec assez de succès dans la gratelle & dans les maladies cutanées. Ses feuilles broyées, soit crues, soit bouillies dans de l'eau, sont très-bonnes en application sur les tumeurs froides & sur les parties douloureuses.

Le fruit de cette plante est enfermé dans un duvet ou espece de coton plus doux que la soie, dont on se sert pour faire des lits, des coussins ou des meches.

Les abeilles aiment cette plante, & en tirent un miel excellent.

B E L

BELEMNITES LAPIS, ou LAPIS LYNCIS, *Belemnites*, Offic. Geoff. Prælect. 70. *Lapis Lyncis*, Schrod. 353 Gesn. de Lap. 92. *Belemnites*, Worm. 70. Charlt. Foss. 29. Mer. Pin. Aldrov. Mus. Metall. 618. Schw. 369. *Belemnites lapis, seu dactylus Idæus*, Boet. 476. De Laet. 150. *Belemnites parvus*, Kentm. *La Belemnite*, ou *pierre de Lynx*.

On écrit quelquefois *belenite*.

C'est une pierre polie & ronde, qui se termine en une pointe émoussée, de couleur tantôt jaune, tantôt blanche, tantôt obscure, qui est quelquefois concave, quelquefois remplie, remarquable par des lignes qui partent du centre, & qui vont à la circonférence, & qui est pour l'ordinaire de la grosseur & de la longueur du doigt, quoiqu'on en ait trouvé de la grosseur du bras. Elles ont toutes une goutiere ou une fente dans toute leur longueur. Le mot de *belemnite* vient d'un mot grec qui signifie *fléche*. On l'appelle aussi *dactylus Idæus*, à cause de sa ressemblance avec le doigt, & à cause du mont Ida dans l'Isle de Crete, où on la trouve. On en tire aussi des Alpes & de plusieurs endroits de la France, de l'Allemagne & de la Suisse. On la confond mal-à-propos avec la pierre de Lynx des anciens; car il est certain, selon Dioscoride, que celle-ci n'est autre chose que du succin qui attire la paille. Il observe que le succin a été appellé par quelques-uns *pierre de lynx*, parce qu'ils croyoient que ce n'étoit autre chose que l'urine du lynx qui s'étoit durcie & changée en pierre. Les Allemands croyent que la *belemnite* est bonne contre le cochemar & le calcul des reins. Ils en ordonnent la poudre depuis une demi-dragme jusqu'à une dragme & demie, dans une liqueur appropriée.

BELEMNOIDES, BELENOIDES, ou BELOIDES PROCESSUS, *Apophyse styloïde*. On donne aussi ces noms à l'*apophyse* de la partie inférieure du cubitus, d'où partent quelques ligamens qui unissent cet os au carpe.

BELESON, *baume*. RULAND.

BELI, ou SERIFOLE BENGALENSIUM; c'est le nom que Jean Bauhin donne au *Covalam*. Voyez *Covalam*. C'est un grand arbre fruitier qui ressemble assez au coignassier.

BELILLA, *sive frutex Indicus baccifer fructu oblongo polyspermo*; arbrisseau Indien qui porte des baies : on se sert avec succès de la décoction de sa racine pour rafraîchir le foie, & purger les humeurs pituiteuses. Broyée avec de l'eau, on en fera une embrocation bonne pour les douleurs qui se feront sentir à quelque partie du corps que ce soit. Appliquée sur les yeux, elle en dissipera la rougeur & l'inflammation. Digérée & bouillie dans de l'huile, on se trouvera bien d'en faire boire aux enfans pour les pustules dans la bouche. La décoction de son écorce dans de l'huile sera fort bonne dans le même cas. La vapeur de la décoction de ses feuilles adoucira les douleurs extérieures. Le suc de ses feuilles & de son fruit distilé dans les yeux, en dissipera les taches & les taies.

BELLA-DONNA. On reconnoîtra de la maniere suivante cette plante dans les Auteurs.

Solanum lethale, Offic. Ger. 269. Emac. 340. Raii Hist. 1. 679. Park. Theat. 346. Mer. Pin. 114. *Solanum Melanocerasus*, C. B. Pin. 166. *Solanum maniacum*, Chab. 523. *Solanum maniacum multis, seu Belladonna*, J.B. 3. 611. *Solanum furiosum luridè purpureo flore Calathoide Melanocerasus*, Pluk. Almag. 1. 352. *Solanum somniferum*, Merc. Bot. 1. 70. Phyt. Brit. 115. *Solano congener, flore campanulato vulgatius, latioribus foliis*, Hist. Oxon. 3. 532. *Belladonna*, Clus. Pan. 504. Elem. Bot. 68. Raii Synop. 3. 265. Dill. Cat. Gis. 143. *Belladonna majoribus foliis & floribus*, Tourn. Inst. 77. Boerh. Ind. A. 2. 69. Rupp. Flor. Jen. 204. *Belladone*, ou *Belledame*.

C'est la plus grande de toutes les morelles : elle a plusieurs racines épaisses, longues, éparses, fortes, d'où partent de grandes tiges angulaires qui s'élevent à la hauteur de l'homme & plus, environnées de feuilles d'un verd sale, de la figure de celles de la morelle ordinaire, mais beaucoup plus larges; ses fleurs sont dispersées parmi les feuilles : elles croissent séparément sur de longs pédicules; elles sont larges, profondes, en cloche, divisées en six segmens à leurs extrémités, d'un brun foncé, verdâtres à l'extérieur, & purpurines au-dedans. Elles font place à des baies larges, luisantes, rondes, noires, comme des cerises, placées sur un caylce brunâtre, & pleines d'une pulpe purpurine & succulente, d'un gout fade & douceâtre. Cette pulpe est parsemée de petites graines plates; cette plante croît en différens endroits de l'Angleterre, cependant on ne peut pas dire qu'elle y soit commune. On en trouve dans un fossé situé au bout de Goswell-Street, sur le chemin d'Islington; à Cuckston, proche Rochester, dans la Province de Kent; toutes les basse-courts & les derrieres des maisons en sont couverts. MILLER, *Bot. Offic.*

Les fruits de cette plante, pris intérieurement, sont très-dangereux, comme il paroît par plusieurs histoires que l'on trouve dans les Auteurs de Botanique. Les Peintres en mignature font macérer ce fruit, & en préparent un fort beau verd. Les feuilles de *belladone* sont fort adoucissantes & fort résolutives: on les applique sur les hémorrhoïdes & sur le cancer. Quelques-uns les font bouillir avec le sain-doux, ou se servent de leur suc. M. Ray confirme ces expériences, surtout pour les ulceres carcinomateux, & pour les durillons des mamelles. TOURNEFORT.

Au mois d'Août, quelques enfans de Grandvaux, village à quatre lieues de Paris, entrerent dans un Jardin inculte, & y mangerent du fruit de *Solanum belladona*, ou de *melanocerasum*. Peu de tems après ils eurent une fievre violente, avec des convulsions & des battemens de cœur terribles: ils perdirent la connoissance des personnes, & tomberent dans une aliénation d'esprit. Un petit garçon de quatre ans mourut le lendemain. On lui trouva trois plaies dans l'estomac, avec des grains de *solanum* écrasés, & des pepins enfermés dans les plaies, le cœur livide, nulle sérosité dans le péricarde. Ce fut M. Boulduc qui attesta ces faits à l'Académie. *Histoire de l'Académie Royale de Sciences, An.* 1703.

Nous pouvons trouver un grand nombre d'exemples d'accidens causés par les baies de cette plante sans sortir de notre pays. Je connois un Gentilhomme, dont le fermier, sa femme, le beau-pere & les enfans furent privés de leurs sens pendant quelque tems, pour avoir mangé des herbes cuites avec du lard au printems, parmi lesquelles il s'étoit trouvé de jeunes tiges de *belladone*. Un chien qui avoit bu de l'eau dans laquelle on les avoit fait cuire, fut attaqué de la même maladie: mais tous recouvrerent la santé au bout de quelques jours.

Cette plante a reçu le nom de *belladona*, de l'usage qu'en font les Dames en Italie. Elles tirent de son suc ou de l'eau distilée, une espece de cosmétique, avec lequel elles se lavent le visage lorsqu'elles ont trop de couleur.

Malgré les qualités funestes de cette plante, quelques Auteurs se sont hasardés d'en ordonner une infusion dans le vin comme un remede contre la dyssenterie; d'autres ont fait prendre à leurs malades une petite quantité de son suc cuit, réduit en sirop avec du sucre, comme un narcotique: mais cette pratique est plus empirique que raisonnée, & ces essais sont au moins très-équivoques.

Quant à la cure de la maladie causée par cette plante, Gérard, qui nous raconte l'histoire de trois enfans de Wisbich dans l'Isle d'Ely, qui en avoient mangé des baies, dit que deux en moururent; mais que le troisieme s'étant procuré un vomissement violent en buvant copieusement de l'eau avec du miel, recouvra la santé.

Ray rapporte, d'après Hæchstetterus, qu'un frere mendiant à Rome ayant bu d'une infusion de *belladone* dans du vin, perdit les sens, & qu'il les recouvra en buvant un verre de vinaigre.

BELLARIA, *tablettes, gâteaux, tartes*, & autres mets préparés avec le sucre, dont on forme les desserts.

BELLERICE; épithete que l'on donne à une espece particuliere de myrobolans. Voyez *Myrobolani*.

BELVEDERE; c'est le nom que les Italiens donnent à la *Scoparia*. Voyez *Scoparia*.

BELLICULUS, ou BELLIRICUS MARINUS; espece de coquillage, comme le pétoncle ou limaçon de mer.

BELLIS MAJOR, Offic. J. B. 3. 114. Chab. 362. Ger. 509. Emac. 634. Schw. 28. Raii Hist. 1. 350. Synop. 91. *Bellis major vulgaris, sive sylvestris*, Park. 528. *Bellis sylvestris folioso caule major*. C. B. 261. *Bellis, Polyclonos, sylvestris major caule folioso*, Hist. Oxon. 3. 28. *Leucanthemum vulgare*, Elem. Bot. 393. Tourn. Inst. 492. Boerh. Ind. A. 107. Dill. Cat. 82. *Bellidioides vulgaris*, Act. Reg. Parr. an. 1720. 281. *Paquette*. DALE.

Les feuilles de cette espece de *paquette* sont longues & rondes par le bout, dentelées par les bords, devenant d'autant plus étroites qu'elles sont plus voisines de la racine, & finissant en pédicules longs & larges. Ses tiges sont ordinairement de la hauteur d'un pié & plus, rayées, & environnées des feuilles les plus petites & les plus étroites. Elles portent à leur sommet des fleurs larges composées de plusieurs pétales larges & blancs, rangés autour d'un large bonnet jaune composé d'un nombre de fleurs concaves, creuses, serrées les unes contre les autres. Sa racine est petite, foible & rampante.

Elle croît dans les pâturages & aux bords des champs. Elle fleurit en Juin. La fleur de cette Marguerite est d'un usage assez commun. On lui donne assez communément le nom d'œil de bœuf. Sa nature est balsamique; elle passe pour salutaire dans toutes les maladies de la poitrine & des poumons, comme les toux, la difficulté de respirer, la pleurésie, la consomption & l'amaigrissement. On s'en sert aussi avec quelque succès contre les coups qui ont affecté l'intérieur, les blessures & les ruptures. Dans tous ces cas, on en fait des aposemes & des décoctions. MILLER, *Bot. Off.*

BELLIS MINOR, *Symphytum minimum, consolida minima*, Offic. *Bellis sylvestris minor*, C. B. 261. Act. Reg. Par. an. 1720. 278. Raii Hist. 1. 349. Synop. 91. Tourn. Inst. 491. Elem. Bot. 392. Dill. Cat. 46. Boerh. Ind. A. 108. *Bellis minor sylvestris simplex*, Park. 531. *Bellis minor sylvestris*, Ger. 510. Emac. 936. *Bellis minor sylvestris spontanea*, J. B. 3. 111. Chab. 361. *Bellis minor pratensis, seu vulgaris*, Hist. Oxon. 3. 31. *Margueritte des prés*. DALE.

La racine de cette plante est un amas épais de fibres. Ses feuilles croissent circulairement, serrées contre la terre: elles sont épaisses & charnues, longues & étroites par le bas, larges & rondes par le bout; elles ne sont pas plus larges qu'un petit sol, un peu découpées par les bords. Sa fleur sort immédiatement de ses racines: elle est posée sur des tiges foibles de trois ou quatre pouces de hauteur, portant une petite fleur unique à leurs extrémités. Cette fleur est composée d'un pétale blanc, ou de feuilles rangées autour d'un bonnet jaune; quelquefois ce pétale blanc, ou cette bordure a l'extrémité de couleur rougeâtre, & le dessous tout-à-fait rouge. Sa semence est blanchâtre, petite & plate. Les *paquettes* ou *margueritttes* croissent par trois dans les champs & dans les prés, & fleurissent en Avril & en Mai. On se sert de ses feuilles, & quelquefois de ses racines. On les compte entre les plantes vulnéraires; elles entrent dans les potions vulnéraires; on les estime propres à dissoudre le sang caillé & coagulé, & à soulager dans la pleurésie & dans la péripneumonie; dans les écrouelles, la décoction prise intérieurement, & le cataplasme des feuilles appliqué extérieurement, passe chez quelques Auteurs pour un remede excellent. MILLER; *Bot. Off.*

Ses feuilles sont acres, gluantes, & ne rougissent presque pas le papier bleu; ce qui marque que son sel n'est gueres différent du sel naturel de la terre, c'est-à-dire qu'il est composé de sel ammoniac, de nitre & de sel marin, enveloppé dans beaucoup de soufre & de terre qui épaississent la seve de la *paquerette* & la rendent visqueuse. Cette plante prise en tisane ou en extrait, est propre à fondre le sang épaissi par un air trop froid, comme il arrive souvent dans la péripneumonie; elle emporte les obstructions, facilite le jeu de la circulation, & donne lieu aux fibres de reprendre leur ressort; c'est pourquoi elle passe pour très-vulnéraire. Ruel assure qu'un cataplasme fait avec la *paquerette* & l'armoise, fond les tumeurs scrophuleuses, résout celles où il y a de l'inflammation, & soulage les gouteux & les paralytiques. TOURNEFORT.

Il y a un grand nombre d'autres plantes qui portent le nom de *bellis*. Les *Aphyllantes anguillaræ* ou *globularia* s'appellent *Bellis cærulea monspeliaca*. Voyez *Globularia*.

BELLOCULUS; espece de pierre précieuse ressemblant à l'œil, d'où l'on a dit superstitieusement qu'elle étoit bonne dans les maladies des yeux.

BELLON; maladie extremement commune en Derbyshire, à laquelle les animaux & même la volaille, ainsi que les hommes sont sujets; en général elle regne dans toutes les contrées infectées de l'odeur de la mine de plomb; c'est pourquoi, on distingue un certain espace autour des lieux où l'on travaille la mine de plomb, que l'on appelle la sphere du *bellon*: il est très-dangereux pour tout animal de paître dans cet intervalle.

Les symptomes concomitans de cette maladie, sont la langueur, la foiblesse, des douleurs insupportables, des tiraillemens dans le ventre, & généralement la constipation: elle est ordinairement mortelle. La méthode de la guérir, qu'on a suivie jusqu'à présent avec le plus de succès, c'est d'ordonner au malade la crême, ou les crystaux de tartre en petite dose, mais fréquemment réitérée, par exemple, deux ou trois fois par jour.

Une observation que je ne dois point omettre, c'est que j'ai eu deux fois à traiter une maladie toute semblable à celle-ci, causée par l'usage du sucre de saturne, pris en remede contre les fleurs blanches. J'avertis donc que cet ingrédient est très-dangereux en pareil cas. Voyez *Plumbum*.

BELLONIA; plante à laquelle le Pere Plumier a donné ce nom en mémoire du fameux *Pierre Bellonius*, de qui nous avons un grand nombre de Traités fort estimés sur l'Histoire naturelle.

Voici ses caracteres.

Elle a la fleur en forme de molette d'éperon. Cette fleur n'a qu'une feuille divisée en plusieurs segmens à son sommet, du fond de laquelle s'éleve un pistil fixé dans le milieu comme un clou: ce fond se transforme dans la suite en un fruit dur, ovale, pointu, qui contient plusieurs petites semences.

Il n'y a qu'une espece de *Bellonia*, qu'on appelle *Bellonia frutescens, folio melissæ aspero*. PLINE, *Nov. Gene.*

Je ne lui connois aucune propriété médicinale. MILLER, *Dictionn.*

BELMUSCUS. Voyez *Abelmuscus*.

BELONE, Βελόνη, *aiguille*. Voyez *Acus*.

BELONOIDES. Voyez *Belemnoides*.

BELOERE, plante Indienne toujours verte; ses feuilles réduites en poudre purgent avec une violence excessive; sa graine broyée & prise chaude, purge plus modérément. RAY, *Hist. Plant.*

BELOS, Βέλος, *fleche*, *dard*. Ce mot n'a lieu dans un Dictionnaire de Medecine, qu'à cause des blessures qu'il fait.

BELULCUM, de βέλος, *fleche*, & de ἕλκω, *tirer*. Instrument pour l'extraction des dards ou des fleches. On trouve dans les Auteurs de Chirurgie les descriptions de plusieurs instrumens de cette espece.

BELUTTA, TSJAMPACAM; c'est le nom d'un grand arbre qui croît dans le Malabar.

Sa racine broyée avec du gingembre frais & prise intérieurement, provoque puissamment la sueur. Son écorce prise de même ou réduite en poudre & répandue sur la blessure faite par la morsure d'un serpent, la guérit. Les cataplasmes faits de ses feuilles bouillies dans du lait frais, avec une addition d'huile de palmier, appliqués sur le sommet de la tête, passent pour avoir la vertu de résoudre les humeurs visqueuses & pituiteuses ramassées dans le cerveau, de les atténuer & de les faire sortir par le nez. La décoction de ses feuilles prise en boisson, atténue le phlegme visqueux, & par ce moyen guérit la toux. Le fruit quand il est frais, cuit dans le miel, relâche le ventre; au contraire il est astringent quand il est sec. On en tire une huile qui dissipe doucement les douleurs des membres, si on les en frotte. RAY, *Hist. Plant.*

BELZOINUM. Voyez *Benzoinum*.

BEN

BEN ou BALANUS MYREPSICA. Voyez *Balanus Myrepsica*. Voyez aussi *Behem*.

BENATH, nom que les Arabes donnent à de petites pustules qui s'élevent sur le corps pendant la nuit, après la sueur.

BENEDICTUS, *béni*. Epithete pompeuse que l'on donne à quelques plantes: on dit, par exemple, le chardon-béni & l'herbe bénite, qui est la même chose que la *caryophillata*.

On la donne aussi à plusieurs compositions; ainsi, on appelle quelquefois l'infusion émétique du *crocus metallorum*, ou safran des métaux, *aqua benedicta*. Les Alchymistes appellent aussi de ce nom la pierre Philosophale, qui est aussi désignée dans leurs Ouvrages par *lapis benedictus*. Mynsicht entend par *eau bénite* une eau distilée du serpolet. Bates parle de deux eaux, sous le nom d'*eau bénite*. La premiere ne differe de l'eau de chaux que par la proportion de l'eau à la chaux. En voici la préparation.

Eau bénite de Bates.

Prenez *de la chaux vive, une livre.*

Versez dessus,

huit livres d'eau bouillante.

Laissez reposer le tout pendant quelque tems.

Versez par inclination & filtrez pour votre usage. Cette eau est recommandée comme un remede extraordinaire dans plusieurs cas opiniâtres. On dit que prise en boisson à la dose de trois ou quatre onces, trois ou quatre fois par jour, elle guérit les rougeurs du visage, les écrouelles, les dyssenteries, les fleurs blanches, les douleurs de rhumatisme & le diabetes. C'est assurément un dessicatif puissant & très-propre dans les décoctions de bois & les autres ingrédiens de cette nature.

Quoiqu'elle soit extremement aisée à préparer, si toutefois l'on ne veut point en prendre la peine, on en trouvera en tout tems ici (à Londres) chez les Rafineurs de sucre, sous le nom d'*eau de chaux*, parce qu'ils en font un grand usage. On s'en sert avec beaucoup de succès pour déterger & dessécher les ulceres vieux & sordides, soit en la prenant intérieurement, soit en en lavant fréquemment l'ulcere.

Eau bénite composée, de Bates.

Prenez *régliße fraîche, une once;*
écorce de saßafras, demi-once,
raisins pilés, six onces,
muscade, six dragmes,
eau bénite précédente, six pintes.

Faites infuser le tout à froid pendant deux jours, & passez la liqueur pour votre usage.

Cette eau a les mêmes vertus que la précédente, mais il y a des cas dans lesquels elle est plus énergique.

Eau bénite laxative, tirée de la Pharmacopée de notre Collége de Londres.

Prenez *de turbith choisi, dix dragmes,*

diagrede,
écorce de racine d'épurge préparée, } *de chacune cinq dragmes.*
hermodacte,
graine d'anis,
de fenouil, } *de chacune une demi-once.*
de sel gemme, une once,
de miel clarifié, trois fois la quantité de tous les ingrédiens précédens.

Faites un électuaire selon l'art.

Les Compilateurs de la premiere Pharmacopée de notre Collége de Londres & de celle d'Ausbourg, ont tiré cette composition de Nicolaus. Elle a subsisté dans ces Pharmacopées, telle qu'elle étoit à peu près dans son Auteur, jusqu'à la réformation présente de la Pharmacopée de notre Collége de Londres, par laquelle on en a rejetté un grand nombre d'épices & de carminatifs dont elle étoit inutilement surchargée à titre de correctifs, ceux qu'on y a laissés étant suffisans pour produire cet effet. Il y en a qui, selon Zwelffer, doublent la quantité de racine d'épurge: mais cet Auteur est d'avis que celle que nous avons assignée dans la préparation précédente suffit, ajoutant que cette préparation demande beaucoup de soin; surtout qu'il ne faut pas manquer de faire infuser la racine d'épurge pendant trois jours dans un vinaigre fort, & de la faire sécher ensuite. Cependant ce remede est si parfaitement négligé dans la pratique actuelle, qu'on ne le trouve point chez nos Apothicaires. Quincy, *Pharmacopée.*

BENEOLENTIA, remedes doux & odorans.

BENGI-EIRI, espece de *ricin Indien* toujours verd, qui croît dans le Malabar.

Ses feuilles réduites en poudre & répandues sur les ulceres, emportent les chairs fongueuses & luxuriantes. On fait encore de ses feuilles broyées & mêlées avec de la bouse de vache, & cousues dans un sachet, un fort bon topique pour les parties attaquées de convulsion. Ray, *Hist. Plant.*

BENIGNUS, *benin, doux.* On donne cette épithete aux maladies qui ne sont point virulentes & aux remedes qui operent doucement.

BENINGANIO, fruit qui croît dans la Baie de Saint-Augustin, de la grosseur du limon, rouge au dehors & bien-faisant à l'estomac.

BENZOINUM, *Benjoin. Benzoin, benzoinum,* Offic. *Benzoin,* Comm. Plant. Usual. 87. Park. Theat. 1572. Boerh. Ind. A. 2. 259. *Benzoin, Asa dulcis,* Mont. Exot. 11. *Belsoinum Officinarum,* Jonf. Dend. 355. C. B. P. 503. Raii Hist. 2. 1875. *Benjovinum,* Chab. 74. *Benjoinum cujus arbor folio citri,* J. B. 1. 328. *Arbor benzoini Grimmi,* Ephem. Germ. A. 11. 376. f. 31. *Arbor benzoinifera,* Breyn. Prod. 2. 16. *Arbor Virginiana pisaminis folio baccata, benzoinum redolens.* Pluk. Almag. 42. Phytog. Tab. 139. f. 3. 4. *Arbor Virginiana citria, vel limonia folio benzoinum fundens,* Hortus Amstel. 1. 187. f. 97. *Benjui Garzia,* Clus. Exot. 155. Dale.

Le *benjoin* s'appelle encore *asa dulcis, asa odorata belzoe, benzoe, gummi benzoe, benzoinum* & *belzoinum.* C'est une gomme d'une odeur douce & agréable. Elle est produite aux Indes Orientales, où on la tire d'un arbre haut & gros, qui porte de longues feuilles ressemblantes à celles du citronnier & du limonier, mais un peu plus petites & moins vertes; elles sont aussi blanchâtres d'un côté. Cet arbre est appellé par *Herm. Nic. Grim. in Ephem. N. C. Dec. 2. An. 1. Obs.* 152. *Arbor benzoini* Par *Jac. Breyn. in Prodrom. Arbor benzoinifera.* Par *Garzia, Arbor benirifera,* & par *Chab. Benivi arbor.* Il y en a qui le confondent avec le *lazerpitium Cyreniacum,* & le *benjoin* avec le suc d'une plante ferulacée, dont les Cyreniens faisoient jadis dans leur pays une composition fort vantée. C'est peut-être de-là qu'est venu le nom de liqueur Cyrenaique ou Sirenaique.

Jacques Bontius dit que le *benjoin* est en abondance à Ceylan, à Sumatra, à Siam, à Camboya, à Java & à Malacca, mais que la meilleure sorte vient de Boninas & Bairos; on nous l'apporte sec.

Quelques Auteurs ont écrit qu'il étoit composé de plusieurs morceaux de couleur différente. Le meilleur est dur, solide, luisant, transparent, parsemé de taches blanches & d'une odeur agréable. Quelques-uns lui donnent le nom d'*amygdaloides,* parce que ses taches blanches lui donnent quelque ressemblance avec une amande pelée. Voyez *Ol. Worm. Mus. c.* 34. *Joann. Dan. Horst. Pharmac. Part. I. L. VI. c.* 260. *Erasm. Francisc.* Quoique le noir & le brun aient une odeur agréable, cependant comme ils sont chargés de beaucoup de parties hétérogenes, il s'en faut bien qu'ils soient aussi bons que le premier. La nature du *benjoin* est d'échauffer, de dessécher, de discuter, de résoudre, de purifier & de résister à la putréfaction; il est bon dans les maladies de la poitrine & des poumons; il en guérit l'oppression. On en use rarement à l'intérieur: cependant les fleurs, le magistere & la teinture qu'on en prépare dans les boutiques de nos Apothicaires, sont d'une efficacité singuliere dans les toux, les oppressions de poitrine & les ulceres au poumon. Les fleurs, surtout prises dans un œuf poché, operent merveilleusement dans la suppression des regles. *Amat. Lusit.* dit avoir guéri avec ces fleurs & celles de soufre, une toux invétérée, *Cent. VI. Cur.* 90. Jean Beguin dans son *Tyrocin. Chym. Lib. II. cap.* 28. assure s'en être bien trouvé dans les asthmes & dans toutes les maladies du poumon. Son Commentateur les recommande dans le même chapitre, lorsqu'il y a asthme & phthisie invétérée. *Fabr. Bartolet. Lib. V. de Dysp. c.* 1. raconte du *benjoin* des merveilles dans les maladies de la poitrine, dans les difficultés de respirer, & il l'appelle le baume du poumon: mais *Marc Banzer* s'efforce de démontrer le contraire, *Controvers. Medico-Miscellan. Dec.* 4. *Thes.* 7. & il prétend que les fleurs de *benjoin* sont fatales dans la phthisie & dans les maladies du poumon. Ces fleurs sont plus désagréables au gout que la gomme même. Quant à l'usage extérieur du *benjoin,* il entre dans toutes les compositions odoriférantes; son odeur est cordiale, elle fortifie les sens, desseche les humeurs froides du cerveau, dissipe les fluxions & guérit les maux de dents; il faut toutefois avoir soin lorsqu'on brûlera le *benjoin* de ne pas avaler une grande quantité de sa fumée, parce que non-seulement il affecte vivement le cerveau, mais encore parce qu'il agit avec tant de force sur la poitrine & les poumons, qu'il est capable d'ôter la respiration.

Il y a une teinture cosmétique de *benjoin* qu'on prépare de la maniere suivante.

Prenez *benjoin,*
storax calamite, } *de chacun une once.*

Réduisez-les en poudre, mettez-les dans une phiole & versez dessus quatre ou six onces d'esprit de vin rectifié. Tenez cette phiole dans un lieu chaud, où vous la laisserez en repos, observant seulement de la secouer de tems en tems jusqu'à ce que la teinture soit extraite.

Filtrez-la à travers un papier.

Versez-en un peu dans de l'eau rose, dans de l'eau de fleur de feve ou dans quelqu'autre eau pareille.

Elle donnera sur le champ à l'eau dans laquelle vous la verserez, la couleur du lait & vous aurez ce qu'on appelle par cette raison lait virginal; si vous vous lavez le visage avec ce lait, il en emportera toutes les taches & rendra la peau blanche, nette & claire. On peut s'en servir aussi pour dissiper les pustules causées par le virus vénérien. Selon *P. Amman. Manuduc. ad Mater. Med. p.* 122. il fait cesser les maux de dents, si on en impregne un peu de coton & qu'on l'applique sur la partie douloureuse. Voyez *Collect. Chym. Leydens. cap.* 94. *&* 95. *& Chem. Rational. P. T. cap.* I. *Articl.* 10. Voyez aussi *Pharmacop. Brandenburg. p.* 170. L'huile odoriférante du *benjoin* purifie aussi & guérit les maladies de la peau, si on la mêle avec l'esprit de vin ou avec le blanc d'œuf. Barthol. Zorn. *Botanolog.*

Le *benjoin* est une substance résineuse inflammable, quelquefois rougeâtre, d'autres fois d'une couleur pâle & ordinairement fort sale. Lorsqu'il est marqueté de taches blanches, on l'appelle *benjoin amygdaloide.* Il est agréable au gout, tant soit peu acre & fort employé dans les parfums. Il n'est pas fort certain que les anciens aient connu ce suc. Il nous vient des Isles Philippines, de Siam & de Sumatra. M. Grimma décrit l'arbre qui le produit & la maniere de le préparer, dans les Ephémérides des Curieux de la Nature, *An.* 1. *Dec.* 2. Il convient dans les asthmes; il atténue le phlegme qui opprime les poumons; il est bon dans les ulceres qui attaquent la même partie, mais on donne la préférence à ses fleurs dans les maladies internes. Geoffroy.

C'est la gomme résineuse d'un arbre qui croît aux Indes Orientales; la meilleure est de Siam, on la tire des jeunes arbres qui n'ont pas plus de cinq ou six ans; pour cet effet on fait à leurs écorces des incisions longitudinales en différens endroits de la partie supérieure des arbres d'où cette gomme découle; elle est d'abord douce & glutineuse & elle se durcit avec le tems. Ces arbres ont la feuille large & semblable à celle du citron, mais d'un verd plus pâle; elles sont blanchâtres en dessous. Le fruit qu'ils portent est à peu près de la grosseur d'une muscade, un peu applati, couvert d'une écorce pareille à la coque extérieure d'une noix, à l'exception qu'elle est un peu cotoneuse en dehors. Miller, *Bot. Offic.*

Les Droguistes ont ordinairement deux sortes de *benjoin*, le *benjoin* en larmes comme ils l'appellent, & le *benjoin.* Le vrai *benjoin* qui fut apporté en France par des gens de la suite de l'Ambassadeur de Siam, étoit d'une couleur d'or, jaunâtre à l'extérieur, mais blanc au-dedans & parsemé de petites veines claires, blanches & rouges. Il étoit friable & sans aucun gout, mais d'une odeur très-agréable & très-aromatique. Il étoit fort différent de ce *benjoin* en larmes que nous trouvons chez nos Droguistes, & qui n'est qu'une masse claire & transparente, d'une couleur rougeâtre, parsemée de larmes blanchâtres, semblables à des amandes; ce qui lui a fait donner le nom de *benjoin amygdaloide.*

Il faut choisir celui de ce dernier *benjoin*, dont les qualités seront les plus approchantes de celles du premier. On observera surtout qu'il soit pur & débarrassé de parties grossieres & hétérogenes, ce qui est très-rare à trouver.

L'autre sorte de *benjoin* qui est la plus commune, & qui est assez fréquemment adultérée avec plusieurs gommes fondues ensemble, doit être aussi choisie pure, d'une odeur agréable, très-résineux & chargé d'un grand nombre de larmes blanchâtres. Il faut absolument rejetter celui qui est noir & sans odeur. Savary.

PREPARATIONS DU BENJOIN.

Teinture de Benjoin.

Prenez le *benjoin* qui coule de lui-même en abondance de l'arbre qui le produit. Réduisez-le en poudre. Faites-le bouillir dans un vaisseau de verre avec l'esprit de vin une fois rectifié, sans aucune autre préparation. Il en viendra une liqueur rouge, & odoriférante, laquelle vous verserez claire par inclination & vous mettrez ensuite de nouvel esprit sur le reste, avec lequel vous le ferez bouillir. Alors à peu près tout votre *benjoin* sera dissous, & il n'en restera qu'un peu de matiere grossiere.

Si l'alcohol dont vous vous servirez, & que vous ferez bouillir de la maniere que nous avons dit avec le *benjoin*, étoit parfait, votre teinture seroit plus riche; quoiqu'il en soit, elles seront l'une & l'autre odoriférantes, & chaudes, ameres & balsamiques au gout.

REMARQUE.

Il suit de-là qu'une résine onctueuse peut être dissoute dans un alcohol, si parfaitement qu'on l'aura après la dissolution sous la forme d'une liqueur homogene, & très-claire, dont une petite quantité étant versée sur une quantité considérable d'eau, il en naîtra sur le champ un mélange blanc, opaque & laiteux, appellé par cette raison lait virginal. Si on se lave le visage avec ce lait, il prendra une couleur douce & vermeille, & il se couvrira d'une peau claire & brillante, si on laisse sécher le lait virginal dessus. Ce mélange passe pour un cosmétique innocent, & il donne aux savonnettes une odeur agréable. La résine de *benjoin* est extremement volatile, elle s'évapore au moindre degré de chaleur, & se dissout dans l'alcohol, d'elle-même, sans alcali. Boerhaave, *Chym.*

Ce procédé est un peu différent de celui que nous avons décrit plus haut, d'après Zorn.

Teinture de Benjoin de Quincy.

Réduisez en poudre quatre onces de *benjoin* choisi. Mettez cette poudre dans un matras, & ajoutez-y une livre d'esprit de vin tartarisé.

Adaptez le matras à une curcurbite, lutez-les ensemble & tenez le matras sur un feu de sable violent pendant trois ou quatre jours, observant de le secouer de tems en tems: vous obtiendrez par ce procédé une teinture très-fine que vous décanterez & garderez pour l'usage.

Cette teinture est bonne dans les asthmes & autres maladies du poumon, on en donne depuis vingt gouttes jusqu'à soixante, ou soixante-dix, dans un véhicule convenable. Au reste on en use beaucoup plus fréquemment à l'extérieur, elle sert à adoucir la peau & à enlever les taches du visage; si vous en versez une dragme dans quatre onces d'eau claire, vous aurez un mélange blanc, qu'on appelle lait virginal.

On peut ajouter à cette teinture du storax, une once, & du baume du Perou, une dragme. Cette addition la rendra non-seulement d'une odeur plus agréable, & lui donnera une couleur plus foncée, mais la rendra meilleure encore pour l'intérieur.

Ces trois teintures de *benjoin* ne different que par les ingrédiens ajoutés avec le *benjoin* à l'esprit de vin.

Fleurs de Benjoin.

Mettez dans un vaisseau sublimatoire deux ou trois onces de *benjoin* en poudre grossiere, mettez dessus son couvercle sans le luter; tenez le vaisseau sur un petit feu de charbon ou à un feu de sable du second degré, incontinent les fleurs commenceront à s'élever au couvercle que vous aurez soin de lever une fois dans une heure, ou dans une heure & demie pour en enlever avec une plume les fleurs que vous ferez tomber sur un papier blanc, il faut avoir deux couvercles tout prêts, l'un dont on couvrira le vaisseau sublimatoire lorsqu'on levera l'autre. Lorsque les fleurs commenceront à prendre une couleur jaune, ôtez avec une cuillere le *benjoin* fondu du vaisseau sublimatoire, dans lequel vous remettrez du *benjoin* en poudre comme ci-devant, & vous procederez de la même maniere jusqu'à ce que vous ayez des fleurs autant que vous en desirez.

Il faut avoir soin dans cette opération que le feu ne soit pas trop fort; car sans cette précaution il s'élevera quelque huile qui décolorera les fleurs.

Ces fleurs sont merveilleusement pectorales, mais particulierement dans les asthmatiques; car elles atténuent puissamment, résolvent les obstructions qui naissent de viscosités, & nettoyent les bronches. On peut les prendre presque sous toutes sortes de formes, & elles donnent une odeur agréable à toutes les compositions dans lesquelles on les fait entrer; leur dose est depuis trois grains jusqu'à dix ou douze.

Huile & esprit de Benjoin.

Prenez de ce qui reste après la sublimation des fleurs du *benjoin* noir fondu, une livre; mettez cette matiere dans une retorte que vous placerez dans un fourneau au bain de sable; couvrez bien la retorte de sable, lutez-y le ballon, & faites un feu du premier degré pendant une heure; poussez ensuite ce feu au second degré, & il vous viendra quelque huile, & quelque esprit avec un peu de fleur décolorée. Faites passer ensuite le feu au troisieme degré, & enfin au quatrieme que vous entretiendrez jusqu'à ce qu'il ne s'éleve plus de fumée, & vous aurez une huile noirâtre avec un esprit acide. Le col de la retorte sera rempli de fleurs décolorées, que vous en pourrez tirer & mettre sur un papier brouillard qui soit propre, pour en tirer l'huile.

Quoique ces fleurs ne soient pas aussi belles que les précédentes, elles ne sont pas moins bonnes dans l'usage, & quoique l'huile, l'esprit, & les fleurs aient alors une odeur empyreumatique; cette odeur se dissipera en six ou huit mois, & fera place à une plus agréable.

On peut obtenir de la même maniere l'huile, l'esprit, les fleurs, & même le sel volatil de quelque baume que ce puisse être, comme de celui de Tolu, du Perou, & d'autres semblables. L'esprit est diurétique, mais l'empyreume lui donne une odeur désagréable. L'huile passe pour un bon vulnéraire, tant à l'intérieur qu'à l'extérieur.

Pour l'usage intérieur, mettez dedans une cucurbite capable de contenir six pintes de liqueur, deux ou trois onces de cette huile; jettez dessus cinq ou six livres d'eau, & mettez le tout sur un fourneau au bain de sable. Après avoir luté le récipient, augmentez le feu successivement jusqu'à ce que l'eau soit sur le point d'entrer en ébullition; alors la partie spiritueuse de l'huile s'élevera avec l'eau, elle aura une très-belle couleur d'ambre avec une odeur fort agréable, & vous trouverez en elle un remede merveilleux pour l'intérieur, ce sera un puissant diurétique; & il y a même des Auteurs qui la regardent comme un spécifique contre la pierre & la gravelle formée dans les reins, & dans la vessie. Sa dose est depuis cinq gouttes jusqu'à quinze, avec un peu de sucre rafiné. *Pharmacopée de Quincy.*

BER

BER, c'est le nom d'un arbre qu'on trouve en plusieurs contrées des Indes Orientales, il porte un fuit semblables aux jujubes.

BERBELICE, nom que Nicolas Myrepse donne au *tussilage* ou *pas-d'âne.*

BERBERI, Βέρβερι, c'est selon Athenée, le nom de l'écaille dans laquelle on trouve les perles.

BERBERIS, *Oxyacantha, Galen.* Offic. *Berbaris*, Park. Theat. 561. Mer. Pin. 15. Chab. 50. *Berberis vel Oxyacantha*, Ind. Med. 20. *Berberis crespinus*, Mont. Ind. 38. *Berberis dumetorum*, C. P. Pin. 454. Raii Hist. 2. 1605. Synop. 3. 465. Tourn. Inst. 614. Elem. Bot. 487. Boerh. Ind. A. 2. 233. Jons. Dendr. 219. Dil. Cat. Giss. 66. Buxb. 36. *Berbaris vulgo, quæ & oxyacantha putata*, J. B. 1. 52. *Spina acida sive oxyacantha*, Germ. 1144. Emac. 1325. *Oxyacantha Galeni*, Merc. Bot. 56. Phyt. Brit. 86. *Epine vinette.*

L'arbre ou plutôt l'arbrisseau qui porte l'*épine-vinette* ne s'éleve jamais à une grande hauteur. Son écorce est à l'extérieur d'une couleur blanchâtre ou cendrée, & à l'intérieur d'un jaune foncé. Ses branches sont longues & fragiles, armées d'épines aigues à l'origine des feuilles qui ont une forme ronde, à peu près, ou ovale; elles sont très-proprement découpées, ou entaillées sur les bords, elles sont acides au gout; les fleurs croissent parmi les feuilles en longs bouquets, elles ont six feuilles de couleur jaune, & elles font place à des baies rondes, cylindriques, rouges, & pleines d'une pulpe acide qui contient deux graines longues & dures. On cultive souvent l'*épine-vinette* dans les Jardins: mais il y a beaucoup d'endroits où cet arbrisseau est sauvage. Il fleurit en Avril & en Mai, & ses baies sont mûres en Septembre. On se sert en Medecine des baies, de la graine & de l'intérieur de l'écorce.

L'écorce interne est apéritive & atténuante; on la met au nombre des spécifiques contre la jaunisse, prise soit en infusion, soit en décoction. Le fruit est astringent, très-rafraîchissant, & bon pour humecter la bouche, & étancher la soif dans les fievres ardentes. On en fait une conserve qu'on ordonne avec succès dans toutes les especes de diarrhées & de flux, & même dans la jaunisse; la graine est resserrante, mais on s'en sert rarement. La conserve du fruit est la seule préparation officinale qu'on tire de cet arbrisseau. MILLER, *Bot. Off.*

La racine de cette plante est jaune, fort amere, & rougit fort peu le papier bleu. Son suc le rougit aussi vivement que l'alun. Cette plante analysée donne beaucoup de liqueur acide, peu d'esprit urineux, assez d'huile & de terre. On se sert principalement du fruit de l'*épine-vinette*. Il appaise la trop grande fermentation des humeurs, surtout lorsqu'elle est causée par des matieres bilieuses. Tragus assure que le vin que l'on fait avec le suc des fruits de cette plante, arrête le cours de ventre, la dyssenterie & les fleurs blanches. On fait boire l'infusion de ces fruits. On les confit au sucre. On en fait du sirop, de la gelée, du rob. Et on emploie ces préparations dans les juleps rafraîchissans.

Simon Pauli enseigne la maniere de faire le sel essentiel qu'il appelle le tartre du *Berberis.*

Prenez *du suc des fruits de l'*épine-vinette, *deux livres, du suc de limon, deux onces,*

Faites évaporer doucement sur le feu.

Passez par la chausse, & faites crystalliser à la cave.

Ces crystaux sont fort rafraîchissans. Dans l'ardeur d'urine & dans les inflammations internes, on dissout le nitre dans le suc de *berberis*, pour le faire crystalliser. L'écorce de la racine de cette plante est astringente, & détersive. TOURNEFORT.

BERDIRAMON. C'est ainsi que Nicolas Myrepse appelle le *Jarus*, ou *Dracontium majus*, ou *Bistorta major*, ou *Serpentaria major*; car tous ces noms désignent la même plante.

BEREAS. Ruland rend ce mot par *Rotundum; rond.*

BEREDRIAS, nom d'un onguent décrit par Aëtius, *Tetrabib. IV. Serm. cap.* 113.

BERENI SECUM, ou *Artemisia ; armoise.* Castelli.

BERENICIUM, espece de nitre mentionné par Galien & par Actuarius.

BERETINUS FRUCTUS, Fruit que les Matelots trouverent dans les Isles Malaga, lors de l'expédition, ou du voyage autour du monde par François Drake.

BERGAMOTE, la *Bergamote*, ou l'essence de cédra, si odorante, si cordiale, & si estimée dans les parfums, est tirée d'une espece de citron d'Italie nommée *bergamote*, dont on dit que l'origine vient de ce qu'un certain Italien s'avisa d'enter une branche de citronnier, sur le tronc d'un poirier *bergamote.* Les citrons qui en sont provenus, tiennent du citronnier & du poirier. L'Inventeur fit un secret de cette découverte pendant long-tems & en fut enrichi.

Pour tirer l'essence du cédra, on coupe l'écorce jaune ou superficielle du citron cédra par petits morceaux ; & on les rompt tout d'un coup l'un après l'autre, en les pressant avec les doigts dans un vaisseau de verre, comme on presse le zest d'orange dont on veut parfumer un verre de vin ; mais il faut que ce vaisseau soit étroit d'embouchure ; ensorte qu'il n'y ait d'ouverture que pour laisser entrer les bouts des deux doigts qui presseront l'écorce, & même que cette ouverture soit fermée autant qu'il se pourra, les bouts des deux doigts y étant entrés, avec du parchemin mouillé, afin d'empêcher l'évaporation de ce qu'on recherche ; il est bon aussi que le vaisseau soit ventru, & que sa capacité soit beaucoup plus large que son col, pour donner de l'espace & de la facilité à la partie essentielle de l'écorce qui a été exprimée par les doigts, de circuler en sortant, & de se résoudre en liqueur. Cette liqueur est une huile éthérée très-subtile, & d'une odeur charmante ; mais il faut employer dans ce procedé un grand nombre de morceaux de l'écorce de citron *bergamote*, nouvellement coupés, pour avoir un peu d'essence.

L'essence de cédra étant préparée sans feu, comme il a été dit, est bien plus agréable à l'odeur, & a beaucoup plus de qualité que l'essence qu'on peut tirer de l'écorce de citron *bergamote*, par la distilation, à la maniere des autres essences.

Elle est cordiale, stomachale, céphalique, propre pour résister à la malignité des humeurs. La dose en est depuis une goutte jusqu'à six. Lemery, *des Drogues.*

BERIBERII, espece de paralysie fort commune dans quelques contrées des Indes Orientales. Le terme *Beriberii* signifie dans la langue du pays *Brebis*, & Bontius pense que les Naturels ont donné ce nom à cette maladie, parce que ceux qui en sont attaqués semblent imiter les mouvemens de la brebis, lorsqu'elle marche ; car ils élancent leurs genoux, & leurs jambes en devant : c'est, dit le même Auteur, une espece de paralysie, ou plûtôt de tremblement de toutes les parties du corps, accompagné de la privation du mouvement, & de sensations aux mains, aux piés, & quelquefois dans tous les membres.

Cette maladie a pour cause principale une humeur pituiteuse, grossiere & visqueuse, qui dans les tems pluvieux, qui durent ordinairement sans intermission depuis le commencement de Novembre, jusqu'au commencement de Mai, tombe pendant la nuit sur les nerfs, aux personnes qui, fatiguées de la chaleur du jour, se déshabillent entierement, & couchent sans couverture ; car dans ces cas il arrive que l'humeur pituiteuse engendrée en quantité, particulierement dans le cerveau, se répand aisément sur les nerfs. D'autant que les nuits dans ces contrées, comparées avec les jours, peuvent passer pour trop froides. Alors les jointures sont relâchées, en conséquence du même effet produit sur les nerfs & les ligamens, par la matiere pituiteuse qui s'y est insinuée ; quoique cette maladie vienne ordinairement par des degrés successifs, & lents ; il arrive cependant quelquefois, qu'on en est attaqué subitement, comme, lorsqu'après avoir beaucoup souffert de la chaleur, on s'avise de boire sur le champ, un grand coup de la liqueur que l'on tire du palmier Indien. Cette liqueur prise dans cette circonstance, produit, ce que nous voyons souvent opérer parmi nous dans les jours caniculaires, par la biere, le petit lait, ou le lait caillé sur ceux qui en prennent, après s'être considérablement échauffés, soit à la course, soit à quelque autre exercice violent ; c'est-à-dire, qu'elle les met dans un danger éminent de perdre la vie, & qu'elle l'ôte même quelquefois.

Mais pour avancer dans le détail de cette maladie, nous dirons d'abord que ses symptomes se manifestent à la vue ; il se répand sur tout le corps une lassitude spontanée, le mouvement & la sensation cessent, surtout dans les mains & dans les piés. Cette espece de titillation sautillante, telle que celle que l'on sent dans les doigts & dans les orteils en hyver, dans les pays froids, se fait sentir dans les malades du *beriberii*, mais avec un peu plus de violence & de douleur ; il arrive quelquefois que la voix s'éteint au point qu'ils ont beaucoup de peine à articuler : Il m'est arrivé à moi-même dans cette maladie de perdre la voix, pendant un mois entier ; ensorte qu'à peine pouvois-je être entendu de ceux à qui je parlois, quelque voisin que j'en fusse. Ces symptomes sont accompagnés de beaucoup d'autres, mais qui tous ont évidemment pour cause une humeur froide, ténace & visqueuse. Les principaux étant toutefois ceux dont je viens de parler, nous pouvons passer à d'autres choses.

Nous allons maintenant parler de la cure qui est ordinairement très-longue, parce que l'humeur froide & visqueuse, ne se résout pas facilement. Cependant il n'arrive gueres que les malades en meurent, à moins que la matiere morbifique ne se jette sur les muscles de la poitrine, & ne ferme le passage de la respiration & de la voix.

Les malades doivent éviter surtout, autant qu'il sera possible de demeurer dans leur lit, & l'on aura soin de leur faire prendre de l'exercice, soit à pié, soit à cheval, ou d'une autre maniere, autant qu'ils seront en état d'en supporter ; on ne leur conseille pas la course, parce que pour l'ordinaire, ils ne sont pas en état de courir. Les frictions violentes sont très-salutaires dans ce cas, & les domestiques de Bengale, de même que les femmes de Malaga sont très adroites à les administrer ; quant aux domestiques Européens, c'est un soulagement qu'il ne faut point en attendre. Le bain & les frictions qui sont ici fort en usage, leur étant entierement inconnus ; il faut recourir à d'autres pour se faire servir, quand on a besoin d'être baigné & d'être frotté. On prépare aussi contre cette maladie des fomentations, & des bains avec une plante appellée *lagondi*, fort énergique ; elle a la feuille comme la persicaire, & l'odeur douce & aromatique ; outre les vertus de la camomile, & du melilot, qu'on m'a bien assuré qu'elle possédoit dans un degré supérieur ; elle l'emporte, à mon avis, sur ces plantes, par ses propriétés discussives & résolutives ; on frottera de plus les piés & les mains avec les huiles de clous de girofle, & de macis ; mais on les mêlera avec l'huile rosat ; car elles sont par elles-mêmes trop caustiques, & elles pourroient corroder la peau, si on s'en servoit seules. Outre ces remedes, nous avons encore une espece excellente de *Naphta*, qu'on nous apporte de Sumatra, qui est située à la vue, & à l'opposite du Royaume de Java. Les Indiens appellent cette drogue *Minjac Tannah*, ce qui signifie huile de terre, parce qu'elle sort de la terre, de la même maniere que l'huile de Pétrole, qui coule des rochers, & se mêle à leur pié, aux eaux des ruisseaux qui s'y trouvent.

Les Barbares font si grand cas de cette huile, que le Roi Achem, le Prince le plus puissant de l'Isle, en a défendu l'exportation sous peine de mort ; ensorte que les habitans sont contraints de la porter à la dérobée pendant la nuit, de leur pays dans le nôtre, & sur les vaisseaux Anglois qui bordent leurs côtes. Lorsque l'on frotte de cette huile les parties affectées, le malade en est soulagé d'une maniere presque miraculeuse. Son odeur est forte & désagréable.

Lorsque cette maladie est devenue chronique, il n'y a aucun remede plus salutaire que les décoctions de racine de squine, de sarsepareille & de bois de gayac; en effet, toutes ces choses sont extremement propres à communiquer aux parties une chaleur douce & bienfaisante, & par conséquent à résoudre les humeurs froides & épaisses, & à les évacuer par les sueurs & par les urines; il faut toutefois en couper de tems en tems l'usage par celui de quelque minoratif. Le cathartique le meilleur dont on puisse user en pareil cas, est celui que nous préparons ici d'un extrait d'aloès, & qu'on appelle communément *gutta cambodia*, & par corruption *gutta gamba*.

La phlébotomie seroit fatale dans ce cas, car ce n'est pas une pléthore, mais une cacochymie qui constitue la maladie. Or qu'est-ce qui est assez peu versé dans la connoissance de l'œconomie animale, pour ignorer que le sang est la source de la chaleur & le trésor de la vie?

Après avoir attaqué le *beriberii*, comme nous venons de dire, on en emportera les restes avec la thériaque de Venise, le mithridate, les sudorifiques, les diurétiques & les autres remedes dont la vertu est de fortifier les nerfs; un exercice convenable aideroit aussi beaucoup la nature à surmonter les symptomes fâcheux, dont cette maladie est accompagnée. Bontius, *de Medicina Indorum*.

BERILLISTICA, espece prétendue d'art magique, qui consiste à tirer des augures, des apparences extraordinaires qui se font dans les miroirs. Ces miroirs s'appellent *berilli*, d'où est venu le mot *berillistica*. Ruland.

BERMUDIANA. Cette plante tire son nom des Isles *Bermudes*, d'où nous vient la semence de sa premiere espece.

Voici ses caracteres.

Elle a la fleur du lis, elle est composée de six pétales, dont le calyce dégénere en un fruit triangulaire qui s'ouvre en trois endroits & qui est partagée en trois cellules pleines de graines rondes.

Il y en a de deux especes. *Dictionnaire de* Miller.

BERNA ou BIRMINA. Ruland rend ces mots par *vas vitreatum*, *vaisseau vernissé*.

BERNARDIA, Plante à laquelle Guillaume Houstoun a donné ce nom en l'honneur de M. Bernard de Jussieu, Démonstrateur des Plantes au Jardin Royal à Paris.

Voici ses caracteres.

Elle est mâle & femelle en différentes plantes; les plantes mâles produisent de petits chatons qui tombent lorsqu'ils sont mûrs.

Les plantes femelles ont des fleurs dont le pétale est couleur de vermillon; elles font place à un fruit à trois coques semblable à celui du ricin.

Il y a quatre especes de cette plante.

Je ne leur connois aucunes vertus médicinales. *Dictionn. de* Miller.

BERRIONIS, *Colophonne*, *gomme de génévrier* ou *vernis*. Ruland.

BERS, espece d'électuaire dont les Egyptiens font usage dans la débauche, pour exciter en eux un délire gai & momentané, dans lequel ils trouvent vraisemblablement la même satisfaction monstrueuse que les Européens dans l'ivresse.

Voici comment ils préparent cet électuaire.

Prenez *poivre blanc*,
graine de jusquiame blanche, } *de chacun vingt dragmes.*
d'opium, *dix dragmes*,
de nard Indien,
d'euphorbe,
d'impératoire, } *de chacun une dragme.*
de safran, *cinq dragmes*.

Réduisez tous ces ingrédiens en une poudre fine dans un mortier de marbre, & faites-en un électuaire avec trois parties de miel pur.

Il faut laisser reposer cet électuaire pendant six mois avant que de s'en servir, il differe fort peu ce me semble du *Philonium Romanum*, dont Avicenne nous a donné la recette, & l'expérience a appris aux Egyptiens qu'il en avoit l'énergie & les propriétés. Prosper Alpin.

BERULA, Offic. Chom. 539. *Sium.* Rivin. Ir. Pent. Dill. Cat. Giss. 142. *Sium erectum umbellatum*, *sive pastinaca aquatica*, Raii Hist. 1. 444. Merc. Bot. 1. 69. Phyt. Brit. 114. *Sium sive apium palustre*, *foliis oblongis*, C. B. P. 154. Raii Synop. 3. 211. Rupp. Flor. Jen. 230. Tourn. Inst. 308. Elem. Bot. 258. Boerh. Ind. A. 55. Buxb. 305. *Sion*, *sive apium palustre foliis oblongis*, Botan. Monspelliana. 243. *Sium umbelliferum*, J. B. 3. 172. Chab. 173. *Sium Medicum ejusdem* 174. & J. B. 173. *Sium minus alterum*, Park. Theat. 1241. *Sium majus angustifolium*, Ger. Emac. 256. *Sium erectum foliis serratis*, Dood. *Nasturtium aquaticum*, Ger. Icon. 200. *La berle*, *l'ache d'eau*.

Cette plante croît pour l'ordinaire dans les lieux humides & aqueux; elle fleurit au mois de Juin, on ne se sert que de ses feuilles; elle passe pour anti-scorbutique; on lui attribue de même qu'au sium, la vertu de dissoudre & d'évacuer la pierre, de provoquer les urines & les regles, de hâter la sortie du fœtus & de guérir les dysenteries, prise avec les alimens. Dale.

BERYLLUS, Offic. Boet. 214. Calc. Mus. 221. Mont. Exot. 14. De Laet. 44. Aldrov. Mus. Metal. 952. Kentm. 47. *Berillus*, *sive beryllus*, Charlt. Foss. 40. *Beril.* Dale.

C'est une pierre précieuse, luisante, transparente, dont la couleur est ordinairement de verd de mer: mais il y en a de couleur d'huile ou d'ail, de pâle, de jaune, de couleur d'or. On appelle ces derniers *chrysoberils*, comme qui diroit *berils dorés*. On trouve cette pierre dans des mines aux Indes, en l'Isle de Ceylan, au Martaban, au Pegu, en Camboya.

Elle est propre pour arrêter le cours de ventre & les hémorrhagies; pour cet effet il faut la broyer & la prendre intérieurement: mais on n'en fait aucun usage en Medecine. Lemery, *des Drogues*.

BERYTION, βηρύτιον. C'est le nom d'un collyre décrit par Galien, qui le recommande dans les inflammations des yeux. C'est aussi celui d'une pastille dont le même Auteur fait mention, & qu'il dit être bonne dans les dyssenteries.

BES

BES, Nom d'une espece de poids; c'est les deux tiers d'un entier, communément d'une livre, ou huit oncse.

BESACHAR, un *fungus* ou une *éponge*. Ruland.

BESASA, βησασᾶ, ou RUTA SYLVESTRIS, *Rue sauvage*.

BESLERIA

BESLERIA, plante ainsi nommée de *Basilius Besler*, Apothicaire à Nuremberg, Auteur d'un Ouvrage intitulé, *Hortus Eystetensis*.

Voici ses caracteres.

Sa fleur n'est composée que d'une feuille, elle est tubuleuse, d'une figure anomale ou en gueule, à deux levres, du fond de laquelle s'éleve un pistil fixé dans sa partie la plus profonde comme un clou. Ce pistil dégénere en un fruit ovale, doux & charnu, qui contient plusieurs petites semences.

Il y a quatre especes de cette plante.

Je ne leur connois aucunes vertus médicinales. Miller, *Dictionn.*

BESONNA. Ruland rend ce terme par *muscarum fungus*, & il entend apparemment par *muscarum fungus*, quelqu'espece d'éponge, qui sert de nid à une sorte de mouche.

BESSANEM. Avicenne entend par ce mot une rougeur des parties extérieures, semblable à celle qui précede la lepre; elle occupe quelquefois le visage, & plus souvent les extrémités du corps.

Il paroît que c'est ce que nous entendons par *mules* aux talons, ou bien *engelures*.

BESTIA, un animal en général.

BESTO, nom qu'Oribase donne à la *saxifrage*.

BET

BETA, *Bette*, plante fort connue; il y en a de deux especes; la rouge noirâtre ou plutôt sa racine cuite avec les lentilles, est un puissant resserrant. Quant à la blanche, elle tient le ventre modérement libre: cependant on peut dire que le suc de l'une & de l'autre est mal-sain, parce qu'il a quelque nitrosité; qualité en vertu de laquelle mêlé avec du miel & distilé dans les narines, il purge la tête & adoucit les maux d'oreille. La décoction des feuilles & des racines de *bette* guérit la teigne, tue les lentes & adoucit les engelures en les en fomentant. Les feuilles crues s'appliquent en cataplasmes dans la lepre blanche ou l'*alphus*, après une friction avec du nitre; on s'en sert encore en cataplasme dans l'alopécie, après avoir bien graté l'endroit affecté; on les emploie aussi dans les ulceres qui s'étendent; bouillies elles guérissent les exanthemes ou pustules qui se répandent sur le corps, les brûlures & les érésipeles. Dioscoride, *Lib. II. cap.* 149.

Il y a une autre espece de *bette*, appellée *beta sylvestris* ou *bette sauvage*, dont Dioscoride traite sous le nom de *limonium*.

Beta alba, Offic. Germ. Emac. 318. Raii Hist. 1. 204. *Beta*, Chab. 302. *Beta alba, vel pallescens, quæ Sicula & Cicla, Officin.* Hist. Oxon. 2. 596. Boerh. Ind. A. 2. 94. *Beta communis alba*, Park. Parad. 489. Ger. 251. *Beta candida*, J. B. 2. 961. *Beta alba vel pallescens, quæ Cicla Officin.* C. B. 118. Tourn. Inst. 502. *Bette blanche.* Dale.

La racine de cette plante est large & épaisse, s'enfonçant profondément en terre, & poussant des feuilles assez larges, sur des pédicules larges & longs; ses feuilles vont en s'arrondissant par la pointe, elles sont un peu froissées, insipides & fades au gout. Quant aux tiges de la *bette* blanche, elles sont épaisses & angulaires & elles s'élevent à la hauteur de deux piés & même davantage, branchues & environnées de feuilles, mais un peu plus petites que celles qui partent de la racine; ses fleurs croissent en grappe, elles sont de couleur verte, petites & herbacées. La graine est dure & épineuse. Cette plante croît ordinairement dans les jardins, il y en a cependant des especes qui sont sauvages & qui croissent en plusieurs endroits sur les côtes de la mer.

La *bette* est plutôt une plante potagere que médicinale; elle relâche le ventre & tempere les humeurs chaudes & cholériques; on emploie quelquefois le suc de sa racine en guise de sternutatoire; ce suc respiré par le nez débarrasse la tête de phlegme & de mucosité, & soulage conséquemment dans les maux de tête invétérés.

La *bette* est une des cinq herbes émollientes. Miller, *Bot. Offic.*

Beta rubra, Offic. Ger. 251. Emac. 318. Raii Hist. 1. 204. Chab. 302. J. B. 2. 961. *Beta rubra vulgaris*, C. B. 118. Hist. Oxon. 2. 596. Tourn. Inst. 502. *Beta communis rubra*, Park. Parad. 489. *Bete rouge.* Dale.

Cette plante est à tous égards semblable à la premiere, excepté qu'elle est un peu plus petite, qu'elle a les feuilles plus étroites, & que sa tige, ses feuilles & surtout sa racine, sont d'un rouge ou d'un pourpre foncé; elle croît dans les mêmes endroits que la blanche, elle a les mêmes vertus & on l'emploie aux mêmes usages.

On se sert plus fréquemment de sa racine dans les potages, qu'en remedes.

BETLE, Offic. *Betle, sive betre*, Germ. 1357. Emac. 1541. *Betre, betle, betel* ou *bethle*, Park. Theat. 1615. *Betre, sive Tembul.* C. B. P. 410. Jonf. Dend. 172. C. Com. Flo. Mal. 60. *Betle, sive betelle*, J. B. 1. 437. Chab. 33. *Betele*, Bot. 91. *Beetla, Codi.* Hort. Mal. 7. 29. Tab. 15. *Piper longum foliorum nervis decurrentibus tenuioribus, & mollioribus betle dictum*, Hist. Oxon. 3. 603. *Bulatwala*, Herm. Mus. Zeyl. 34. *Betele ou poivre bâtard.*

Cette plante est de l'espece scandante; elle est fort vantée aux Indes Orientales; ses feuilles dont on fait principalement usage, passent pour n'être jamais si bonnes que quand elles sont tout-à-fait mûres; leur couleur est jaunâtre, on leur ôte leur vertu en les maniant, lorsqu'elles sont nouvellement cueillies.

Dans les Isles Malacca la *betle* porte une espece de fruit tortillé en forme de queue de lésard, que les habitans de ces contrées mangent & qui est fort agréable au gout. Bontius nous apprend que ce fruit ressemble beaucoup au poivre long blanc, ou plutôt à la queue d'un loir. Les habitans des Isles Malacca l'appellent *Sirii Boa*, & l'estiment beaucoup plus que les feuilles de la plante qui le porte. On plante la *betle* comme la vigne, & l'on se sert d'échalas pour la soutenir, & l'aider à s'étendre & à s'élever. Il y en a qui pour en tirer meilleur parti, la marient aux arbres qui portent l'*arcea* ou la noix Indienne, & ils ont encore l'avantage de former ainsi de très-beaux ombrages; elle croît dans toutes les Provinces des Indes, sur les bords de la mer; on ne la trouve dans le milieu des terres ou dans les contrées éloignées de la mer, que quand elle y a été transplantée.

La plupart des anciens Botanistes ont confondu la *betle* avec le *malabatrum* ou la feuille d'Inde: mais ce sont des plantes tout-à-fait différentes; car selon Garcias, la derniere est un petit arbre, au lieu que la premiere est de l'espece rampante & a besoin de support pour s'étendre; les Indiens ont continuellement de la *betle* dans les mains & ils la mâchent le matin, l'après-midi, au coucher du soleil, & sur le soir, mais son amertume les empêche de la mâcher seule; ils prennent une noix Indienne, ils l'enveloppent avec un peu de chaux dans une feuille de *betle*, & ils assurent que ce mélange est très-agréable au gout; il y en a qui la joignent au *licium*. Les personnes opulentes en usent avec le camphre de Borneo, & d'autres avec le bois d'aloès, le musc, l'ambre gris; lorsqu'elle est ainsi préparée, elle est si gracieuse au gout, & donne à l'haleine une odeur si gracieuse, que les habitans opulens en mâchent presque continuellement; quant aux autres, ils en proportionnent l'usage à leurs facultés, & au défaut de *betle* ils prennent de la noix d'Inde avec du safran ou des clous de girofle.

Voilà ce que Garcias nous apprend: mais nous lisons dans d'autres Auteurs qui ont fait eux-mêmes le voyage des Indes, que tous les Indiens riches & pauvres, mâchent continuellement l'*arcea* seule broyée & enveloppée avec un peu de chaux dans des feuilles de *betle*; ce qui rend une odeur si agréable & si forte que les appartemens en sont remplis. Le premier suc qui sort de la *betle* ainsi mâchée, que quelques-uns conservent & que d'autres rejettent, a la couleur du sang; couleur qui ne vient point de la *betle*, mais de l'*arcea*. Ils augmentent successivement la dose & l'usage des feuilles de *betle* préparées de la maniere que nous avons dit: si les Indiens ne prenoient point cette précaution, on prétend qu'ils auroient l'haleine fort désagréable. Bontius assure que les feuilles de *betle* prises sans l'addition des substances ci-dessus mentionnées, minent les dents & les font même tomber quelquefois. J'ai vu moi-même aux Indes deux jeunes gens qui n'avoient pas plus de vingt-cinq ans, à qui l'usage fréquent des feuilles de *betle* n'avoit laissé aucune dent dans la bouche.

Lorsque les Indiens font leurs adieux à quelqu'un, ils ont coutume de lui faire présent d'une bourse de soie pleine de ces feuilles ainsi préparées; & parmi eux les amis ne se séparent jamais sans s'être présenté de la *betle*. C'est ainsi dans ces contrées que l'on prend congé les uns des autres.

Lorsqu'on a à parler à quelque grand, on a coutume de mâcher de la *betle* avant que de se présenter à son audience, pour se rendre l'haleine agréable. Chez les Indiens, sortir sans avoir l'haleine parfumée c'est une faute impardonnable contre la décence & les manieres. Lorsque les personnes d'un état subalterne se trouvent dans la nécessité de parler aux grands, elles mettent la main sur la bouche, de peur que quelques particules, poussées par leur haleine, n'aillent offenser l'odorat du grand auquel ils ont affaire. Les femmes ne manquent jamais de mâcher de la *betle* avant que d'approcher des hommes, s'imaginant que cette odeur invite aux plaisirs de l'amour. Lorsque ces peuples se visitent entre eux, ils portent toujours de la *betle*, & ils se la présentent avec l'*arcea* & la chaux dans une espece de tabatiere faite pour cet usage, comme une des plus grandes démonstrations de bienveillance. Ils en mâchent surtout après dîner, pour prévenir les maux d'estomac.

Ils s'en abstiennent quelquefois dans les jours de jeûne, & lorsqu'ils célebrent les funérailles de quelques-uns de leurs parens.

Elle raffermit les gencives, fortifie le cœur & l'estomac, dissipe les flatulences, & purge l'estomac & le cerveau. Mâchée le matin immédiatement après le déjeûner, elle rend l'haleine agréable: mais elle noircit les dents, elle les ronge même, si l'on en croit Bontius, & les fait tomber.

Les femmes Portugaises imitent en cela les Indiens, & elles mâchent de la *betle* avec tant de passion, qu'elles croiroient leur santé en danger, si elles y manquoient. Ray, *Hist. Plant.*

BETONICA, Offic. Ger. 557. Emac. 714. Raii Hist. 1. 550. Synop. 3. 238. Merc. Pin. 15. Rivin. Irr. Mon. Dill. Cat. Giss. 126. *Betonica vulgaris*, Merc. Bot. 1. 23. Phyt. Brit. 15. *Betonica purpurea*, C. B. P. 235. Tourn. Inst. 202. Elem. Bot. 172. Boerh. Ind. A. 154. Rupp. Flor. Jen. 136. Buxb. 37. *Betonica vulgaris purpurea*, J. B. 301. *Betonica vulgatior flore purpureo*, Park. Theat. 614. *Betonica, sive Vetonica*, Chab. 431. *Bétoine*, Dale.

La racine de la *bétoine* est assez compacte à son sommet, d'où part un grand nombre de petites fibres d'un gout fade & desagréable. Ses feuilles croissent sur de longs pédicules: elles sont rudes, velues, un peu froissées, pleines de veines, plus larges au commencement qu'à l'extrémité; elles se terminent en pointe émoussée, & elles ont les bords découpés en rond.

La tige de la *bétoine* est quadrangulaire, & elle s'éleve à la hauteur d'un pié & plus. Elle a quelques nœuds; il y a à chacun de ses nœuds deux feuilles opposées l'une à l'autre, chacune sur un pédicule fort court. Ses fleurs sont verticillées au haut de la tige, formant un épi assez gros, de couleur purpurine; chacune de ses fleurs est en gueule, ou en tuyau découpé par le haut en deux levres. Elles croissent sur des calyces rudes & divisés en cinq segmens. Aussi-tôt qu'elles sont passées, il se forme dans le calyce quatre petites graines.

La *bétoine* croît dans les bois, dans les brossailles & sur le bord des haies. Elle fleurit en Mai & en Juin. On se sert de ses fleurs & de ses feuilles.

La *bétoine* est céphalique, hépatique & vulnéraire. Les Anciens en faisoient si grand cas, qu'Antonius Musa, Médecin de César-Auguste, écrivit un Traité entier sur ses propriétés. Elle est fort bonne dans les douleurs de tête, les convulsions, les affections des nerfs. Ses feuilles séchées, coupées & mêlées avec le tabac, dissiperont le mal de tête, le vertige & les maux d'yeux, si on en fume fréquemment. Mêlée avec la sauge des bois & la pomme de terre, on en tirera une boisson très-bonne dans la goute & les douleurs de rhumatisme. Les feuilles fraîches de *bétoine* broyées, s'appliqueront avec succès sur les blessures récentes, surtout lorsqu'il sera question d'attirer au-dehors des esquilles.

L'emplâtre de *bétoine* est la seule préparation officinale de cette herbe qui soit en usage. Miller, *Bot. Off.*

Les feuilles de cette plante ont un gout d'herbe un peu salé; elles sont un peu aromatiques, & ne rougissent point le papier bleu; la fleur le rougit tant soit peu, ainsi que les racines, qui sont d'ailleurs considérablement ameres. La *bétoine* est toute pleine de soufre, mêlé avec un peu de sel volatil huileux, & de terre.

On en tire par l'analyse chymique beaucoup d'huile, peu de terre & de sel fixe, point de sel volatil concret, mais un peu d'esprit urineux.

La *bétoine* est vulnéraire, apéritive & diurétique, adoucissante, propre pour les maladies du cerveau & du bas-ventre. On se sert de ses feuilles à la maniere du thé, pour les vapeurs, pour la sciatique, pour la goute, pour les douleurs de tête, pour la jaunisse & pour la paralysie. La tisane des feuilles de *bétoine*, l'eau où elle a infusé à froid, la conserve de ses fleurs, le sirop des fleurs & des feuilles, le suc & l'extrait de ses parties ont les mêmes vertus. Ces remedes procurent aussi l'expectoration, & font cracher les matieres purulentes. Ils consolident les ulceres intérieurs, rétablissent les fonctions des premieres voies, font passer les urines, & levent les obstructions des visceres. On prépare des feuilles de *bétoine*, une poudre à éternuer, une emplâtre pour les blessures, & surtout pour celles de la tête. Les racines n'ont pas les mêmes vertus, elles purgent par haut & par bas. Tournefort.

On recommande la décoction de *bétoine* & de turquette pour la pierre dans les reins & dans la vessie. D'autres conseillent la décoction de *bétoine* seule contre le flux immodéré des vuidanges après l'accouchement. Les Chirurgiens la font entrer dans les cataplasmes céphaliques. Ils composent une emplâtre de ses feuilles pour les blessures, surtout pour celles de la tête. Boerhaave.

On trouve dans l'ancienne Pharmacopée de notre Collége de Londres, la préparation d'une conserve de fleurs de *bétoine*, qu'on a omise dans la nouvelle; quelques Auteurs en font toutefois beaucoup de cas.

Emplâtre de bétoine.

Prenez *bétoine verte*, *pimprenelle*, *aigremoine*, } *de chaque, six onces*;

sauge, *pouliot*, *millefeuille*, *petite centaurée*, & *orvale*; de chaque, six onces;
d'encens, & *de mastic*, de chaque, deux dragmes.
d'iris, *d'aristoloche ronde*, de chaque, six dragmes,
de cire, *de térébenthine*, de chaque, six onces.
de résine de pin, *six onces*,
de gomme élémi, & *de goudron*, de chaque, deux onces.
de vin blanc, *trois livres*.

Broyez-bien dans un mortier toutes les plantes; laissez-les en macération pendant une semaine dans le vin blanc; remuez-les beaucoup ensuite, & les faites bouillir.

Tirez-en le vin blanc par expression; passez-le, & le faites bouillir jusqu'à la diminution d'un tiers.

Ajoutez le goudron, la cire fondue, la résine, les gommes, & enfin le dernier de tous les ingrédiens, la térébenthine.

Faites bouillir doucement le tout; retirez-le de dessus le feu, & le laissez refroidir; alors répandez dessus l'iris & l'aristoloche réduites en poudre très-fine. Battez-bien le tout ensemble, ensorte qu'il soit de la consistance convenable à l'emplâtre.

Cette préparation a passé par toutes les révisions de la Pharmacopée de notre Collége de Londres, sans presque souffrir aucune altération. On ne la trouve telle qu'elle vient d'être rapportée, dans aucune autre Pharmacopée officinale que je connoisse. Elle demande, de la part de l'Artiste, beaucoup de soin & d'attention. Cependant comme on ordonne cette emplâtre assez souvent, nos Apothicaires sont contraints d'en être fournis.

Betonica aquatica. Voyez *Scrophularia*.
Betonica Pauli. Voyez *Veronica mas*.

BETULA, Offic. C. B. P. 427. J. B. 1. 148. Raii Hist. 2. 1410. Synop. 3. 443. Chab. 60. Ger. 1295. Emac. 1478. Park. Theat. 1408. Tourn. Inst. 588. Elem. Bot. 460. Boerh. Ind. A. 2. 182. Dill. Cat. Giff. 42. Rupp. Flor. Jen. 265. Buxb. 38. Merc. Bot. 1. 23. Phyt. Brit. 15. Mer. Pin. 15. Jonf. Dendr. 33. *Bouleau*.

Cet arbre est gros & grand, couvert à l'extérieur d'une écorce blanchâtre, dont il se dépouille tous les ans. Il a un grand nombre de rameaux foibles, touffus, rouges, ou de petites branches chargées de feuilles petites, vertes, à peu près rondes & découpées par les bords. Elles sont précédées par de petits cones écaillés qui contiennent la semence. Il croît dans les bois en différens endroits.

Les feuilles de *bouleau* passent pour bonnes dans l'hydropisie, ainsi que dans la gratelle, employées soit intérieurement, soit extérieurement. La liqueur qui coule de cet arbre, percé avec une tarriere au printems, passe pour bonne dans la pierre & la gravelle, dans le pissement de sang & la strangurie.

Le bois de *bouleau* fait bon feu; & c'est celui à qui on donne la préférence après le genievre pour être brûlé dans le tems de peste & de maladies contagieuses. Miller, *Bot. Off.*

L'écorce de *bouleau* est fort fine. Tragus dit qu'il a vu dans une Bibliotheque à Coire en Suisse, des vers écrits sur cette écorce. On s'en sert aujourd'hui pour faire des cordes à puits. On assure que l'eau qui sort du tronc de cet arbre, après l'avoir percé avec une tarriere dans le printems, est fort apéritive, détersive, & propre à embellir le teint. On attribue les mêmes vertus à son suc dépuré & à son eau distilée. Tournefort.

BETULUS, arbre appellé autrement, *Ostrys*. Voyez *Ostrys*.

BEX

BEX, βήξ, *toux*. La *toux* n'est autre chose qu'une expiration véhémente, par laquelle une grande quantité d'air étant poussée à l'extérieur avec vitesse, entraîne par son impétuosité tout ce qui pouvoit embarrasser son passage. Si la vitesse de cet air ne suffit pas pour emporter du premier coup la matiere qui fait obstruction; le malade se sent contraint de renouveller ses efforts, jusqu'à ce que cette matiere soit expulsée au-dehors; ce qui arrive toutes les fois que l'haleine a l'impétuosité requise, & que la matiere obstruante est disposée à sortir, c'est-à-dire lorsque le malade a de la force dans les poumons, & que l'humeur obstruante n'est ni trop aqueuse, ni trop visqueuse. Galien, *de Sympt. Causis, L. II. cap.* 4.

La fin de la *toux* est de nettoyer le canal de la respiration. *Idem, in 6. Hipp. de Morb. vulg. Comm.* 5. Voyez *Tussis*.

BEXUGO; c'est la racine de la *Clematis Peruviana* de Caspard Bauhin. Elle est purgative. Sa dose est d'une dragme. Les Indiens la préferent au *méchoacan*.

BEY

BEYA est synonyme en jargon Alchymiste à *Aqua mercurialis*, ou *eau mercurielle*. C'est la femme du *Gabrien*; ou *sulphur Philosophorum*, soufre des Philosophes.

BEZ

BEZOARD. Avenzoar est le premier qui ait fait mention du *bézoard*, comme d'un remede. Il dit dans l'histoire qu'il en fait, que le meilleur vient d'Orient, & qu'on le trouve dans la tête des cerfs, aux environs des yeux. Mais la pierre qu'on a désignée par ce nom dans ces derniers siecles, est formée, selon les Auteurs les plus fideles, dans l'espece d'estomac, nommé *omasum*, d'une chevre sauvage.

Quant au mot *bézoard* ou *badzcher*, ou *bazcher* il signifie en Persan ce qui chasse & dissipe le venin; & l'on entend par ce mot tout ce que les Grecs ont appellé antidotes ou simples, ou composés. Mais en particulier, on l'applique à la pierre, que nous appellons par corruption du mot Persan, *bézoar*. Quelques Auteurs Arabes ont cru que cette pierre se trouvoit dans les mines, & d'autres dans la tête de certains serpens. Mais les plus habiles ont écrit, ce qui a été confirmé depuis par les relations de plusieurs voyageurs, qu'elle se forme dans les angles des yeux des cerfs qui ont mangé des serpens, où grossissant peu à peu & par croûte, dont l'une couvre l'autre, elle se détache d'elle-même lorsqu'elle est arrivée à un certain poids, & tombe dans les sables des campagnes de la Chine & du Tobut ou Tebet. Sa propriété est d'attirer le venin d'une plaie qui en est infectée; car lorsque vous l'en approchez, elle s'y attache d'elle-même; & après avoir tiré ce qu'elle en peut prendre, elle s'en décharge dans de l'eau où on la trempe. Après ce premier essai, on l'applique de nouveau à la plaie, où elle continue de faire son effet jusqu'à ce qu'elle soit parfaitement guérie. Herbelot, *Bibliotheque Orientale*.

Il me semble que M. Herbelot raconte un peu trop affirmativement des fables tant sur la production que sur les vertus du *bézoard*. Si nous n'étions mieux informés d'ailleurs, son autorité nous en imposeroit.

Le *bézoard* n'est autre chose qu'une pierre formée dans la vésicule du fiel de différentes sortes d'animaux qu'on trouve tant aux Indes Orientales qu'aux Indes Occidentales. Ces animaux sont le bouc, le sanglier, le singe, la chevre, &c. Les vertus de cette pierre naissent d'un sel volatil alcalin qu'elle contient; car, à l'examiner à la rigueur, ce n'est autre chose qu'une concrétion de la bile de l'animal qui la fournit. C'est par le moyen de ce sel alcalin volatil qu'elle détruit les acides & qu'elle pousse par la transpiration. Tout ce qui nous reste à dire sur ce remede, c'est que sa nature & son activité varient selon l'animal dans lequel on l'a trouvé, & selon le climat sous lequel l'animal a vécu; & que tout *bézoard* étant composé de fiel, il suit nécessairement la nature de ce fluide. Cependant, on dit qu'on trouve encore des *bézoards* dans d'autres cavités du corps des animaux que dans la vésicule du fiel. Mais nous allons voir ce qui concerne cette pierre plus au long dans le Mémoire que M. Geoffroy a inséré sur cette matiere dans le recueil annuel de l'Académie Royale des Sciences.

Parmi les drogues dont on se sert en Medecine, il y en a beaucoup d'un usage très-commun & dont on ne sait pas encore bien l'origine. Elles passent quelquefois par tant de mains, avant que de venir jusqu'à nous, qu'il est difficile d'être parfaitement instruit de leur nature, ou de leur composition.

Les Marchands qui en font le commerce n'en connoissent souvent que le nom & ne se mettent en peine que du débit. Les voyageurs ne sont pas toujours au fait de ces connoissances, de sorte qu'ils se laissent souvent tromper par de faux recits, ou qu'ils ne vont pas eux-mêmes à la source. Ainsi sur ces sortes de matieres un bon examen vaut quelquefois mieux que bien des relations: ce n'est pas qu'il ne faille les consulter; mais il ne faut pas toujours les croire. Voilà ce qui m'a porté à examiner soigneusement les matieres qui portent le nom de *bezoard*; nom que l'on donne ordinairement à certaines pierres qui se trouvent dans le corps de quelques animaux. Les uns prétendent que ce nom dérive du mot Persan *pazar* ou *pazan*, qui veut dire *bouc*; & il vient selon quelques autres du mot Hébreu ou Chaldéen, *beluzaar*, qui signifie, *contre-venin*.

Les premieres pierres connues sous le nom de *bezoard*, ont été apportées d'Orient. Depuis la découverte de l'Amérique, il en est venu, qui étant à peu près semblables aux premieres pour la structure & pour les vertus, ont aussi porté le même nom, avec cette différence qu'on appelle *bezoard Oriental*, celui qui vient du Levant, & *bezoard Occidental*, celui qu'on nous envoie d'Amérique. Il y a encore d'autres substances pierreuses tirées des animaux & disposées par couches, qui ont été nommées *bezoard*, en lui conservant le nom de l'animal dont on le tiroit. Telles sont les pierres que que l'on nomme *bezoard de singe* & *bezoard de cayman*. Quelques-uns prenant le nom de *bezoard* dans la signification de *contre-venin*, l'ont appliqué indifféremment à toutes les matieres qui pouvoient avoir cette vertu. C'est de-là que ce nom a été donné à des compositions de Chymie, qui sont le *bezoard minéral*, & le *bézoard jovial*; d'autres ont nommés *bézoard animal*, la poudre de cœur & de foie de viperes. On a aussi donné le nom de *bezoard* ou de *bezoardique* à certaines poudres ou pierres artificielles dans lesquelles on fait entrer du *bezoard*. Telles sont les différentes poudres bézoardiques, la poudre de la Comtesse de Kent, les pierres formées de cette poudre, & la pierre de Goa.

Sur ce qu'on a observé que le *bezoard* étoit disposé par couches, on en a donné le nom à une espece de pierre figurée de la même maniere, que l'on trouve en Amérique en différens endroits de la terre, & à laquelle on attribue aussi les mêmes vertus. Il se trouve de ces *bézoards* en Italie, en Sicile, & même en France en différens endroits & surtout en Languedoc.

Voilà en général les différentes matieres que nous connoissons sous le nom de *bezoard*. Mais à proprement parler, le *bezoard* est une substance pierreuse tirée de quelque animal, composée de plusieurs couches ou enveloppes comme les oignons, & qui a quelque vertu pour résister aux venins. Les deux principales especes sont, comme nous avons dit, l'oriental & l'occidental. Nous ne démêlons pas bien qui sont les animaux qui les produisent, parce qu'on peut avoir dit de tous les deux ce qui ne convient qu'à un seul. Nous savons en général que cette pierre se trouve dans l'estomac d'une espece de chevre sauvage qui broute des plantes aromatiques. S'il en faut croire Tavernier, il s'en trouve plusieurs dans le même animal, & qu'on peut connoître au toucher. Ces pierres sont de figure & de grosseur différentes. Il y en a qui ont la forme d'un rein ou d'une faséole, d'autres sont rondes ou oblongues, ou de figure irréguliere.

Chaque pierre est composée de plusieurs lames & formée d'une matiere verdâtre ou olivâtre, tachetée de blanc dans leur épaisseur. Ces lames sont attachées les unes aux autres, ensorte qu'en les rompant on observe diverses couches de matieres de différentes épaisseurs & quelquefois de diverses couleurs. Il se trouve même en cassant ces pierres, des lames qui s'éclatent & se séparent fort uniment les unes des autres. La même chose arrive lorsqu'on les chauffe un peu vivement. Ce qui occupe le milieu ou le centre de cette pierre, est pour l'ordinaire une masse dure, graveleuse & assez unie. Les couches bézoardiques qui couvrent cette masse, s'écrasent sous la dent assez facilement & s'y attachent comme une matiere légerement glutineuse, qui teint un peu la salive.

J'en ai brûlé, elles s'enflamment aisément & paroissent contenir du sel volatil & de l'huile. La matiere restante ressemble au *caput mortuum* qui reste dans la cornue après la distilation des matieres animales. Ces pierres sont fort polies extérieurement; mais quelquefois un peu rudes, & en façon de chagrin dans certains contours. Elles sont assez tendres & teignent en couleur jaune, verdâtre ou olivâtre, le papier frotté de craye, de céruse ou de chaux, quand on les passe dessus un peu rudement, parce qu'elles s'usent & laissent de leurs parties sur la craye, la céruse ou la chaux. J'ai fait tremper à froid deux de ces pierres, l'une dans l'eau & l'autre dans l'esprit de vin pendant douze heures, sans qu'elles aient paru altérées. J'ai laissé dans l'eau pendant quelques jours la même pierre, il ne s'en est détaché que très-peu de chose, ce qui n'a fait que troubler l'eau légerement, cependant l'eau & l'esprit de vin les avoient pénétrées toutes deux.

Dans le grand nombre de pierres de *bezoard* que j'ai ouvertes, j'ai trouvé qu'il y en avoit beaucoup, comme le rapportent quelques Auteurs qui avoient dans leurs milieux des pailles, du poil, des marcassites, des cailloux, des matieres graveleuses, unies ensemble & aussi dures que la pierre. J'y ai aussi trouvé du talc, du bois, des noyaux presque semblables à ceux des cerises, des noyaux de mirobolans, des quartiers de quelques autres noyaux: & enfin des especes de noyaux de casse & des faséoles renfermées dans une tunique ou membrane extérieure durcie par la matiere qui a formé le *bezoard* & dont la membrane propre se trouve retirée & séchée après avoir été gonflée. Dans d'autres pierres, la premiere enveloppe de la faséole, étant consumée, les pierres en leur entier sonnoient comme des pierres d'aigles. J'ai essayé de piquer ces pierres avec une épingle rougie au feu, pour voir si elles étoient contrefaites; cette aiguille ou épingle n'y a pu entrer & a seulement bruni l'endroit où elle a été appliquée; ce que les Auteurs proposent comme une des principales marques à quoi on peut connoître le bon *bezoard*, croyant au contraire qu'on doit rejetter ceux où l'on trouve de ces faséoles qu'ils regardent comme une preuve qu'ils ont été falsifiés par les gens du pays.

Ils veulent donc qu'on choisisse le *bezoard* en pierres de moyenne grosseur, d'une couleur brune, jaunissant la chaux-vive, verdissant la craie, ne se dissolvant point dans l'eau, & lorsqu'on le perce d'un fer rouge, qu'il ne s'éleve point de bulles autour qui fassent connoître qu'il a été falsifié par le mélange de quelque résine ; que les lames en soient fines, disposées par couches & que ces pierres aient été tirées des animaux qui vivent sur les montagnes, tels que sont ceux de Perse. Après tout, il me paroît assez difficile de contrefaire le *bezoard*, & pour peu qu'on en ait employé, on s'appercevra à la simple vue, de la fourberie, s'il y en a, aussi-bien qu'aux marques que je viens de rapporter; car s'il étoit contrefait avec du plâtre, ou avec quelque matiere semblable, il ne changeroit ni au feu ni à l'eau. Il pourroit colorer la chaux de la teinture qu'on lui auroit donnée ; en un mot soutenir toutes les épreuves, quoiqu'il fut contrefait.

Il n'est pas à croire non plus qu'on eût été chercher pour le contrefaire, toutes ces différentes matieres qui servent comme de base aux couches dont il est composé ; puisque sans tant de façon, on n'auroit qu'à le commencer sur une petite boule de la même pâte, qui n'est apparemment pas assez rare pour l'épargner.

Je crois que les matieres renfermées dans le *bezoard* servent précisément à nous indiquer la maniere dont il se produit, comme l'observe Tavernier, qui dit que ces pierres se forment autour des petits boutons ou autour des sommités des petites branches d'une plante. Ces boutons de Tavernier peuvent être les faséoles dont parle Monard, & que j'ai observées. Ces corps solides & indigestes restés dans l'estomac de l'animal, peuvent en irriter les glandes, dont la lymphe épaissie avec le levain de l'estomac encore chargé du suc des plantes aromatiques qu'il vient de brouter, aura pu former ces couches polies, unies & exactement liées, que l'art auroit bien de la peine à imiter. Je vois même que quelque corps que ce soit qui fasse le centre de cette pierre, les couches en sont finies & si bien contournées, qu'extérieurement la pierre a la figure de la matiere qui est renfermée au dedans.

Si, par exemple, il s'y rencontre une paille, la pierre sera longue; si c'est un caillou, elle en gardera la figure, si c'est une faséole, on y remarquera extérieurement la radicule, & une raie qui sépare fort distinctement les deux lobes de la faséole ; enfin on peut connoître à la forme & la pesanteur ce qu'elles contiennent. Ainsi comme dans le choix d'une matiere aussi précieuse que le *bézoard*, on n'a pas la liberté de tout ouvrir ; après s'être assuré d'un certain nombre des plus douteux sur lesquels on aura essayé les expériences précédentes, il faudra s'en rapporter à la vue & au toucher. A la vue, on examine d'abord la couleur qui ne doit être ni trop pâle, ni trop foncée : en second lieu, la finesse du grain, le poli & un tissu serré, ensorte que les lames ne se levent point trop aisément les unes de dessus les autres. Il faut encore observer qu'elles aient une figure réguliere, comme celle d'un rein, d'un œuf d'oiseau, ou quelque autre approchante. Le toucher peut aussi faire juger de la matiere qui est renfermée intérieurement dans le *bézoard*, ce que sa pesanteur ou sa légéreté nous détermineront fort bien. Si, par exemple, la pierre est pesante, la base en sera un caillou, ou quelque autre sorte de matiere qui en occupera la plus grande partie. Si, au contraire, la pierre est légere, elle sera creuse intérieurement, ou ne renfermera que quelque matiere légere comme du poil ou de ces substances végétales dont j'ai parlé. Les pierres qui donneront quelque son, marqueront un fruit qui s'étant desseché occupe moins de volume, quelquefois même il s'est pourri ou brisé en une poussiere que quelques Auteurs estiment fort.

J'ai encore observé que lorsque les *bézoards* sont formés en maniere de reins, accompagnés de légereté, & qu'ils sonnent, c'est ordinairement une faséole qui en occupe le milieu. Il s'en est trouvé d'autres qui étoient légers, de figure ronde & un peu applatis ; ces pierres contenoient un fruit rond & plat, à peu près de la figure d'un noyau de caffé. Au reste quand ces mêmes pierres renfermeroient un noyau ligneux, comme il s'en est trouvé, ou même des morceaux de bois, la légereté doit toujours les faire préférer à ceux qui renferment des cailloux & qui seront beaucoup plus pesans, pourvu cependant que les matieres *bézoardiques* soutiennent les autres épreuves.

Pour l'usage qu'on en fait en Medecine, toute la préparation que l'on donne au *bézoard*, c'est de le réduire en poudre fine, soit que ce soit pour le prendre en substance, ou pour le faire entrer dans quelques compositions ; observant seulement de ne pulvériser que ce qu'il y a de bézoardique, & de séparer toutes les matieres étrangeres qui se pourront trouver dans le cœur du *bézoard*, surtout lorsqu'il s'y rencontre des cailloux, ou d'autres substances qui n'ont aucune vertu du *bézoard*.

Les sentimens me paroissent fort partagés sur l'animal qui porte le *bézoard* oriental, & sur celui qui porte le *bézoard* occidental : il paroît que l'oriental qui nous est apporté d'Egypte, de la Perse, des Indes, & de la Chine, est produit par une espece de bouc que les Persans nomment *pazan*, ou par une chevre sauvage plus grande que l'ordinaire, agile comme le cerf & qui a des cornes renversées sur le dos; d'où Clusius la nomme *capricerva*.

On la distingue ainsi.

Capra sive Gazella bezoardica orientalis, Offic. *Gazella Indica, cornibus rectis longissimis nigris, propè caput tantum, annulatis*, Raii Synop. A. 79. *Capricerva orientalis, è qua lapis bezoar orientalis*, Shrod. 5. 277. *Caper sive hircus Bezoarticus*, Aldrov. de quad. Bisul. 755. *Capra sive hircus Bezoarticus vel potius Pazaharticus*, Jonf. de Quad. 56. *Hircus Bezoarticus*, Charlt. Exerc. 11. *Bezoard*.

Celui qui est apporté de l'Amérique est produit par une espece de chevre qui n'est point ou qui n'est que très-peu différente de l'autre, à l'exception des cornes.

Voici comme on la distingue dans les Auteurs.

Cervus minor Americanus Bezoarticus, Offic. *Capricerva orientalis*, Schrod. 5. 278. *Maxama seu cervus*, Hern. 324. *Caguacu-ete*, Marcg, 235. *Caguacu-apara*, Gud. *Sive mas & fæmina*, Raii Synop. A. 90. Pis. (Edit. 1658.) 98.

Pomet donne d'après M. du Renou, la description suivante de la chevre qui produit le *bézoard* oriental. C'est, dit-il, un animal très-agile, qui saute de rocher en rocher à son aise; il est fort cruel, & il tue souvent les Chasseurs Indiens, lorsqu'ils le pressent trop. De plus, il a les ongles des piés fendus en deux, ni plus ni moins qu'une chevre, ses jambes sont assez grosses, sa queue courte & retroussée, son corps velu comme celui d'un bouc, mais d'un poil beaucoup plus court, de couleur cendrée tirant sur le roux, ou plutôt de couleur de ventre de biche ; sa tête est quasi comme celle d'un bouc, & est armée de deux cornes fort noires, creuses en la partie inférieure & renversées, presque couchées sur le dos, sur lequel elles font un angle obtus en se réunissant.

Les différens sentimens des Auteurs sur le nom & sur la figure de cet animal me font croire, qu'il peut y avoir plusieurs especes d'animaux, dans lesquels on trouve de ces pierres, & que chacun aura décrit celui qu'il aura vu. Cette même raison peut servir à prouver la cause des différentes couleurs de *bézoard*.

Le *bézoard* occidental est facile à distinguer à sa couleur plus pâle ; il est quelquefois gris-blanc, engendré sur des matieres étrangeres, comme le *bézoard* oriental. Les lames en sont quelquefois plus épaisses & striées dans leur épaisseur.

Les *Bezoards* fossiles sont des especes de pierres formées par couches, ayant la figure du *bezoard* animal. Ils ont ordinairement une couleur grise blanchâtre ; les couches en sont assez minces ; ils n'ont point d'odeur, &

s'employent dans les mêmes maladies où on emploie les autres *bezoards*. L'Amérique, comme j'ai déja dit, nous fournit beaucoup de ces *bezoards*, aussi-bien que l'Italie & plusieurs endroits de France.

Ceux qui ont traité du *bezoard*, comme entre autres Caspard Bauhin, ont compris sous ce nom bien des matieres qui n'y ont nul rapport; ce qui ne peut apporter que de la confusion dans l'Histoire Naturelle. Si l'on vouloit donc ranger dans un ordre convenable tout ce qui peut participer au nom de *bezoard*; je crois qu'il seroit à propos d'en faire cinq classes. Avant que de passer aux classes de M. Geoffroy, nous allons donner la maniere de connoître dans les Auteurs le *bezoard minéral*, & faire mention de quelques substances qui portent ce nom.

Bezoar Minerale, *Terra Sicula. Bezoardicum minerale*, Mont. Ind. Exot. 14. *Bezoar minerale*, Aldrov. Mus. Metall. 805. *Lapis bezoar minerale Siculus*, Bocc. Obs. Ed. Ital. 379. *Lapis bezahan Siculus albus, Orientali fragilior*, Cup. Hort. Cath. Supp. 1. 246. *Lapis bezoar fossilis*, Geoff. Prælect. 69. de Laet. de Lap. 114. *Belzuar mineralis Siciliana*. Bocc. Mus. Di Fisica. 55. *Bezoard minéral*.

Autres substances auxquelles on a donné le nom de *bezoard*, parce qu'elles se forment d'une maniere fort analogue à celle du *bezoard* vrai.

Bezoar Germanicum, *Bezoard d'Allemagne*. Voyez *Ægagropila*.

Bezoar Hystricinum. Voyez *Hystrix*.

Bezoar Microcosmi, c'est la pierre qui se forme dans les reins & dans la vessie de l'homme.

Bezoar Simiæ. Voyez *Simia*.

Revenons aux classes de M. Geoffroy.

La premiere contiendroit les véritables *bezoards* qui sont l'Oriental & l'Occidental.

On mettroit dans la seconde toutes les pierres tirées des animaux qui approchent du *bezoard* par leur structure, & par leur vertu, comme sont le *bezoard* de singe, celui de Cayman, & même les différentes sortes de perles, & les yeux d'écrevisses.

Dans la troisieme, les différentes sortes de *bezoards* fossiles.

Dans la quatrieme, les matieres figurées comme le *bezoard*, sans en avoir les vertus; savoir, la pierre humaine tirée de la vessie, celle des reins, celle de la vésicule du fiel, avec celles qui se trouvent dans la vésicule du fiel des bœufs & des autres animaux.

Dans la cinquieme & derniere classe, les *Egagropiles*, qui sont des especes de boules de différentes figures, assez légeres, formées par un amas de poils & de fibres des plantes que les animaux n'ont pu digérer. Ces fibres & ces poils s'ourdissent de maniere qu'ils ne forment plus qu'un corps qui ressemble à une boule de feutre. Il s'en trouve qui sont recouvertes d'une croûte *bezoardique* fort mince. Elles naissent ordinairement dans le premier ventricule de tous les animaux qui ruminent, ou dans l'estomac de ceux qui ne ruminent point. Tels sont la pierre de porc-épi sauvage, & les autres boules de poil trouvées dans les chevres, dans les bœufs, dans les vaches & dans d'autres animaux. *Mémoires de l'Acad. Roy. des Sciences*, 1710.

M. Geoffroy poursuit la même matiere dans un autre mémoire, ainsi qu'on va voir:

J'ai remarqué dans mes premieres Observations qu'il y a presque toujours au centre de chaque *bezoard* quelque corps étranger, autour duquel les couches *bezoardiques* se forment & s'arrangent. Il m'a même paru que ce pourroit être une marque que ces pierres ne sont point falsifiées, d'autant que ceux qui se mêleroient de les contrefaire, ne s'aviseroient pas de s'assujettir à une précaution qui leur seroit fort inutile; d'ailleurs, ils ne s'étudieroient point à rechercher une si grande variété de matieres que celles qui servent de bases aux différentes pierres de *bezoard*.

Il n'y a pas jusqu'au *bezoard* fossile qui ne soit formé de la même maniere. Bocconi y a observé des noyaux de différentes especes, des cailloux, des graviers, du bois, du métal, du charbon, &c. J'en ai examiné qu'on nomme *priapolites*, qui croît au Languedoc; & il m'en a été donné un par M. Bon, dont le centre est occupé par une matiere de crystal de roche.

Entre les différens noyaux qu'on trouve dans les pierres du *bezoard* animal, j'en ai remarqué un qui me paroissoit assez semblable au noyau de casse ou de tamarin, mais plus petit. J'ai cependant trouvé depuis que ce pouvoit être le fruit d'une gousse que je n'avois pas encore vue pour lors, qui approche de celui de la gousse de l'arbre nommé *Acacia vera Ægyptiaca*. Cet arbre croît en Egypte, en Arabie, & en d'autres lieux. Cette gousse qui nous est venue du Sénégal est longue de trois pouces, ou de trois pouces & demi, large de neuf à dix lignes. Elle est composée de deux membranes, une externe & une interne. La membrane externe est fort tendre, de couleur brune, & attachée à l'interne qui est cartilagineuse & fort mince. La matiere qui les unit est gommeuse, de couleur jaunâtre, transparente; elle se fond en la bouche, & est d'un gout fort acerbe. Dans les plus longues gousses, j'ai trouvé huit graines séparées les unes des autres par une espece d'étranglement qui réunit les deux parois de la membrane. Chaque cavité de ces gousses contient une graine plate, approchante d'un lupin, tantôt exactement circulaire, & tantôt un peu comprimée par l'étranglement de la gousse qui est plus serrée dans son milieu que dans les deux extrémités; ensorte que les fruits du milieu de la gousse sont un peu comprimés, & que ceux des deux extrémités sont exactement ronds.

Ce qui m'a fait juger que ces fruits étoient ceux que j'avois observés dans le *bezoard*, qui est rond & un peu applati; c'est que je les ai trouvés avoir les mêmes marques & entre autres, une ligne blanchâtre, circulaire, tracée sur chaque face du fruit, telle qu'elle paroît sur celui qu'on trouve renfermé dans le *bezoard*. J'ai mis de ces fruits dans l'eau, ils s'y sont renflés à peu près de la même maniere qu'ils l'ont pu être, lorsqu'ils se sont trouvés dans l'estomac de l'animal, où ils ont commencé à s'enduire de la matiere *bezoardique*. La teinture que j'ai tirée de ces fruits étoit rouge & très-acerbe; j'y ai jetté un peu de vitriol, elle a noirci. On se sert dans le pays, de ces fruits & de leur gousse pour taner les cuirs; de leur décoction faite dans l'eau, on tire un suc qu'on épaissit & qu'on nous apporte sous le nom de *suc d'acacia*. On prétend aussi que c'est de cet arbre d'acacia que coule la gomme que nous nommons gomme Arabique ou gomme du Sénégal. Y a-t-il quelque apparence que les prétendus auteurs du *bezoard* allassent chercher entre autres choses, le fruit de l'acacia pour faire une des bases de leur composition; & n'est-il pas plus vraissemblable que ces fruits, & quelques autres qui servent à la nourriture des bestiaux, causent par leur astriction un épaississement des liqueurs dans l'estomac des animaux qui en mangent le plus. Cet épaississement des liqueurs peut causer la formation des pierres de *bezoard*.

Voilà de quelle maniere ces pierres naissent dans l'estomac de l'animal qui les porte, & s'accroissent au point que nous les voyons. Il s'en peut trouver plusieurs dans le ventricule d'un seul animal. Tavernier dit formellement que six de ces chevres dont on lui fit present avoient en tout dix-sept *bezoards*; qu'on pouvoit les tâter par dehors & les compter; ce qui augmentoit le prix des animaux, à proportion du nombre de *bezoards* qu'on y sentoit.

Cela quadre parfaitement avec ce que rapporte Clusius

de l'animal qui porte le *bezoard* occidental. Il dit, qu'un ami qu'il avoit au Pérou, & qui le premier avoit fait la découverte du *bezoard* occidental; voulant savoir comment ces pierres se formoient dans le corps de ces animaux, en disséqua un, & trouva dans le ventricule une espece de poche où ces pierres étoient rangées de suite, comme les boutons d'un habit.

Ces deux passages sont entierement opposés à ce que nous dit Pomet, qui prétend qu'il ne se peut trouver qu'un *bezoard* dans le ventre de chaque animal. Aussi nous assure-t-il qu'il n'oseroit pas contredire les Auteurs qui en ont traité, s'il n'avoit eu piece en main pour justifier son opinion; c'est ce qu'il sera bon d'examiner ici, d'autant plus que personne, que je sache, n'a encore exposé publiquement l'erreur de Pomet sur la prétendue tunique du *bezoard* animal, qu'il disoit être une des plus grandes curiosités qu'on eût vue depuis long-tems en France, au rapport de ce qu'il y a d'habiles gens.

Cette tunique, dit-il, est de la grosseur d'un œuf d'oie, garnie au-dehors d'un poil rude, court, d'une couleur tannée, laquelle étant coupée en deux, il s'y rencontre une coque mince & brune qui sert de couverture à une autre coque blanche & dure comme un os, où est contenue cette pierre, à qui on a donné le nom de *bezoard*.

Or cette enveloppe si singuliere du *bezoard*, dont il prétendoit avoir fait la découverte, n'est point du tout une partie de l'animal qui porte le *bezoard*; c'est un fruit exotique dans lequel, ou Pomet ou quelque Charlatan, par qui il s'étoit laissé tromper, avoit enchassé une pierre de *bezoard* fort adroitement; cette fraude n'a été découverte que depuis un an. Comme j'étois à examiner avec M. Vaillant, & M. de Jussieu, Démonstrateur des Plantes au Jardin Royal, cette piece singuliere du Droguier de feu M. Pomet; nous nous apperçûmes que cette prétendue enveloppe ne pouvoit point être une partie d'aucun animal, & qu'il falloit que ce fût quelque fruit peu connu: c'est ce qui fut ensuite vérifié par M. Vaillant, qui se trouva avoir de ces sortes de fruits, & qui n'eut pas de peine à en faire des *bezoards* avec leur enveloppe, tout semblables au *bezoard* tant prisé par M. Pomet. J'en ai fait aussi de pareils.

Ce fruit vient sur une sorte de palmier décrit par Jean Bauhin, qu'il appelle *Palma cuciofera*. Ce fruit est aussi décrit par Théophraste; cet arbre croît en Egypte, dans la Nubie & l'Ethiopie. Cordus l'appelle *Nux Indica minor*; & a donné une description de ce fruit, telle que je la viens de rapporter de Pomet, en parlant de la tunique du *bezoard*. Il ne manque à cette description qu'une particularité omise par Pomet, qui est la peau qui recouvre tout le fruit qui est de couleur jaune tané; ce fruit a un pédicule partagé en six parties, trois grandes & trois petites. Cela eût suffi pour le détromper, lui ou ceux qui ont été trompés après lui. Et il n'est pas inutile pour la perfection de l'Histoire Naturelle, que de pareilles fraudes soient révelées avec soin. *Mémoires de l'Acad. Roy. des Scienc.* 1712.

M. Geoffroy le cadet a fait voir à l'Académie un *bezoard* d'une espece fo t singuliere. C'est une pierre d'une sphéricité irréguliere, de trois pouces & trois lignes de diametre dans sa plus grande dimension, & de deux pouces & demi de diametre dans sa plus petite. Elle ne pese que cinq onces; elle est d'un jaune verdâtre. On l'a trouvée dans la vésicule du fiel d'une tortue de terre dans l'Isle de Bourbon. M. de Jussieu en a une de la même espece, mais plus plate, d'un pouce d'épais, & de la largeur de la main d'un homme. Elles sont l'une & l'autre formées par lits, comme tous les *bezoards*. D'où nous devons conclurre, dit l'Histoire de l'Académie des Sciences, que les concrétions pierreuses peuvent se trouver dans toutes les cavités du corps de chaque espece d'animaux.

Schroder assure que les *bezoards* sont alexipharmaques, & qu'ils provoquent les sueurs. Qu'on peut s'en trouver bien dans les apoplexies, les palpitations de cœur, la jaunisse, les dyssenteries, la pierre, & les suppressions des regles; qu'ils guérissent la mélancolie, & qu'ils hâtent la délivrance des femmes enceintes. Dans tous ces cas importans la dose est, selon lui, de trois grains jusqu'à douze. Mais c'est dommage que l'expérience n'ait point confirmé toutes ces propriétés merveilleuses. Les *bezoards* n'ont ni odeur, ni saveur. Cette substance reçue dans l'estomac, n'y produit aucune sensation, aucun effet sensible; d'où l'on peut conjecturer qu'elle n'est bonne à rien. Quelques Medecins en font cependant usage, & l'ordonnent en une dose beaucoup plus considérable que celle que Schroder prescrit: Il y en a qui en ont fait prendre d'une seule fois une demie dragme, & quelques autres une dragme entiere.

La poudre *bezoardique* de Gascogne, qu'on appelle en Latin *Pulvis è Chelis compositus*, est chere; cependant il ne faut en attendre aucun effet, en qualité d'alexipharmaque: si elle a quelque réputation, c'est qu'on lui a attribué ce qui provenoit uniquement des autres ingrédiens qui entroient avec elle dans certaines compositions alexipharmaques. Elle doit tout son crédit à l'ignorance de ceux qui l'employent. Quincy.

Plusieurs circonstances concourent à rendre les propriétés du *bezoard* précaires & difficiles à fixer. Premierement, l'incertitude où l'on est presque toujours d'avoir usé d'un vrai *bezoard*; cette pierre étant adultérée, même par les Indiens, & les Européens en composant une grande quantité de factices qu'il est très-aisé de prendre pour vraies. Secondement, elle est d'un si haut prix, qu'il est rarement possible d'en ordonner l'usage, surtout en suffisante quantité, pour déterminer si ses propriétés sont réelles ou imaginaires. Sans ces épreuves cependant on ne peut rien prononcer sur l'énergie du *bezoard*, non plus que d'aucun autre ingrédient; la formation & l'analyse ne nous suffisent point. Les conjectures que l'on tireroit de la saveur ne seroient pas plus certaines, quoiqu'en puisse dire Quincy.

Quant à moi, j'estime le *bezoard* de peu d'importance dans la pratique; car quelle confiance avoir en un remede qu'on a rarement occasion d'ordonner, & dont par conséquent les effets ne sont presque point connus? Je ne peux me dispenser d'ajouter que je tiens de quelques Medecins qui en ont examiné les propriétés avec quelque exactitude, qu'ils ne lui en ont point apperçu de médicinale: d'où j'infèrerois volontiers qu'il faut donner la préférence aux poudres testacées. Peut-être les choses seroient-elles autrement, si nous avions la vraie pierre *bezoardique*. Mais voilà le jugement qu'il faut porter de celles que nous possédons.

L'espece de *bezoard* que les Hollandois appellent *Pedro de Porco*, & les Portuguais qui l'apporterent les premiers en Europe, *Pedro de Vassar*, se trouve dans la vésicule du fiel, d'un certain sanglier des Indes. Ce *bezoard* n'est gueres plus gros qu'une noisette ordinaire, à laquelle il ressemble assez pour la forme, quoique pourtant il l'ait un peu plus irréguliere. Il n'est pas toujours de la même couleur, il est d'un blanc verdâtre; mais sa couleur ordinaire approche beaucoup de celle du savon de Toulon. Sa surface est douce au tact & comme polie.

Lorsqu'il arrive quelques-uns de ces *bezoards* à Amsterdam (& les vaisseaux marchands les plus richement chargés en rapportent rarement des Indes Orientales, où se trouvent ces *bezoards*, plus de cinq ou six;) ils y sont poussés à un très-haut prix; ils vont jusqu'à trois ou quatre mille livres chacun, & quelquefois plus loin. Ce ne sont point des marchands qui les achetent; mais de riches particuliers qui en font présent à des Personnes de distinction, ou qui les conservent dans leur famille, comme des choses précieuses, qui n'en doivent point sortir, & qui passent de pere en fils, jusqu'à une postérité fort reculée.

Les Indiens appellent ce *bezoard*, *Mastica de Soho*, & ils lui attribuent un grand nombre de propriétés surprenantes. Les Habitans du Royaume de Malaga en font plus de cas que du *bézoard* Oriental; ce n'est pas qu'ils en fassent un préservatif universel contre les poisons; mais c'est qu'ils le regardent comme un remede excellent dans le *mordoxi*. Le *mordoxi* est une espece de maladie à laquelle ils sont sujets; & qui n'est pas moins dangereuse dans cette partie de l'Asie que la peste en Egypte.

Ils assurent encore qu'il est très-énergique dans les fievres malignes, la petite verole, & la plupart des maladies des femmes qui ne sont pas enceintes. Quant aux femmes grosses, ils savent par expérience qu'il les fait avorter.

Pour conserver cette pierre précieuse & en faciliter en même-tems l'infusion, on l'enferme dans une petite boîte d'or toute ronde, percée en différens endroits; cette boîte est suspendue à une chaîne, par le moyen de laquelle on la tient dans une liqueur, lorsqu'on veut s'en servir.

Les *bezoards* qu'on tire des porc-épics & des singes, ne different de ceux qu'on trouve dans les sangliers d'Inde, qu'en ce qu'ils viennent d'animaux différens; à moins que nous n'assurions avec Tavernier, que les deux pierres qu'il appelle *Pierres de Malaga*, sont engendrées non dans la vésicule du fiel du porc-épic, & dans celle du singe; mais dans la tête de ces deux animaux, & que ces *bezoards* sont si rares, si précieux & si estimés par les Habitans de cette contrée, qu'ils n'en souffrent point l'exportation; & qu'ils conservent chez eux tous ceux qui ne sont point donnés en présent à des Ambassadeurs, & à quelques puissans Potentats de l'Inde.

Il y en a qui assurent que le *bézoard* de Siam, tant vanté pour ses merveilleuses propriétés, est une pierre qu'on trouve dans le singe, & qu'il y en a à Siam, de même qu'à Malaga: cependant on a cru, sur le témoignage des voyageurs, qu'il n'en falloit point chercher ailleurs que dans cette derniere contrée, jusqu'au retour de M. Chaumont, de son Ambassade à Siam, où il avoit été envoyé de la Cour de France en 1686.

Il y a plusieurs compositions qui portent le nom de *bézoards*, ou l'épithete de *bézoardiques*. Les suivantes sont les principales.

Bézoard animal qu'on prépare ainsi:

Prenez de la corne de cerf calcinée jusqu'à ce qu'elle soit aussi blanche qu'elle peut le devenir, & réduisez-la en poudre; prenez-en quatre onces.

Broyez-la sur un marbre, jusqu'à ce qu'elle soit extremement menue, versant cependant goutte à goutte une quantité d'esprit de vitriol suffisante pour en faire une pâte, dont on fait de petites boules qu'on fera sécher sur le champ.

On donne encore le nom de *bézoard animal* au foie & au cœur de vipere réduit en poudre.

Ce remede est alexipharmaque, sudorifique, & tue les vers. Il arrête les flux immodérés d'humeurs quelconques, étanche la soif, & fait un très-bon remede pour les enfans.

Bézoard jovial.

Il se prépare de la maniere suivante.

Prenez *de régule d'antimoine fondu dans un creuset, trois onces;*

Ajoutez *d'étain d'Angleterre fondu de la même maniere, deux onces;*

Broyez le tout, & le mêlez avec six onces de mercure sublimé, & distilez avec une retorte.

Fixez le beure qui viendra par la distilation, avec l'esprit de nitre; distilez trois fois pour cela.

Calcinez; & lorsque tout sera ardent, éteignez dans l'esprit de vin, & faites sécher.

Cette opération vous donnera une poudre verdâtre.

Cette poudre est un puissant diaphorétique; elle est d'une efficacité singuliere dans les maladies de la matrice, & dans plusieurs autres maladies des femmes, de même que dans les fievres pestilentielles, la peste & le scorbut. Sa dose est depuis trois grains jusqu'à cinq.

Bézoard lunaire.

Il se prépare de la maniere suivante.

Faites dissoudre de l'argent dans l'esprit de nitre; servez-vous de cette solution & du beure d'antimoine, procédant de la même maniere que quand il est question de produire le *bézoard jovial*.

Ce remede passe pour un spécifique contre l'épilepsie, les convulsions, les migraines & l'apoplexie. Il est anodyn, sudorifique, & d'une énergie singuliere dans la cure des érésipeles. Sa dose est depuis six grains jusqu'à douze.

Bézoard martial.

Il se prépare de la maniere qui suit.

Servez-vous du safran de mars dissous avec du beure d'antimoine, que vous fixerez comme dans le procédé du *bézoard jovial*, ou,

Préparez-le en dissolvant une once de limaille d'acier dans une quantité suffisante d'eau régale, mêlant peu à peu huit onces de beure d'antimoine, & procédant avec l'esprit de nitre.

Ce remede opere puissamment dans les flux hépatiques & autres. Il fortifie les visceres. Sa dose est d'un demi-scrupule.

Bézoard minéral.

Prenez *du beure d'antimoine, trois onces;*

Versez dessus peu à peu, égale quantité d'esprit de nitre.

Distilez le tout au feu de sable.

Versez derechef dessus une once du même esprit.

Distilez encore, & répétez le même procédé deux ou trois fois.

Mettez en poudre la matiere restante.

Faites-la calciner dans un creuset pendant une heure.

Adoucissez-la ensuite en la lavant.

Et faites brûler dessus de l'esprit de vin, à trois ou quatre reprises.

Cette préparation paroît être de l'invention de Crollius; quoiqu'on trouve dans Quercetan, Sennert & Hartman différentes manieres d'obtenir le même remede. On trouve même dans Schroder un procédé qui est à peu près le même que celui que nous avons donné.

Il y a eu différens sentimens sur cette composition; les uns veulent qu'elle fût antimoniale, & d'autres mercurielle. Mais j'omets le détail de cette contestation, comme n'étant d'aucune importance. Je me contenterai d'avertir que les Chymistes, & d'autres qui font trafic de drogues, peuvent être tentés de sophistiquer ce remede. Le vrai *bézoard* minéral revient au double de ce ce que les falsificateurs le vendent communément, sans parler du danger de l'évaporation des particules auxquelles on est exposé en le travaillant. On le mêle ordinairement avec la moitié & même deux tiers de fleurs de sel ammoniac pour le falsifier.

Les fumées qui s'élevent du premier mélange sont vraiment nuisibles; il faut se précautionner là-contre.

Cette composition opere par les sueurs; elle purge quelquefois. Elle est plus efficace que l'antimoine diaphorétique Elle est capable de déraciner la lepre & les autres maladies de cette espece, si on sait l'employer à propos. Il y en a qui en font un spécifique contre les poisons; d'autres la recommandent dans les maladies pestilentielles. Sa dose est depuis dix grains jusqu'à une demi-dragme.

On fait quelquefois calciner la matiere dans un creuset au sortir de la retorte. Quelques Chymistes prétendent qu'il vaut mieux lui laisser la partie d'esprit de nitre qui lui reste. Ce qu'il y a de certain, c'est qu'on rendra par ce moyen son action plus douce.

Ne lutez point le récipient que la violence des fumées ne soit passée, de crainte que le feu venant à en augmenter le mouvement, la retorte & le récipient ne soient mis en pieces. Ne poussez-pas le feu au-delà du troisieme degré; ne le laissez pas durer long-tems après que l'esprit de nitre sera tiré, car cela décoloreroit votre composition.

L'esprit de nitre que vous tirerez, étant chargé de celui du sel commun qui étoit dans le beure d'antimoine, sera une eau régale, & dissoudra l'or. On l'appelle *esprit de nitre bézoardique*. Quincy.

Bézoard Mercuriel.

Il se prépare de la maniere suivante.

Le *bézoard mercuriel* se fait en extrayant une teinture du verre fait avec le mercure de vie, avec le beure d'antimoine, & fixant avec l'esprit de nitre.

Il passe pour un remede excellent dans les maladies vénériennes.

Bézoard de Saturne.

Il se prépare de la maniere qui suit.

Le *bézoard de saturne* se prépare avec une teinture de verre de plomb, avec le beure d'antimoine non-rectifié, & fixant selon l'art avec l'esprit de nitre.

Ce remede est anti-hystérique & très-énergique dans les maladies de la rate. Sa dose est de six grains.

Bézoard Solaire.

On le prépare avec des petites lames d'or dissoutes dans l'esprit bézoardique de nitre, versant cette solution peu à peu sur le beure d'antimoine, & procédant comme ci-dessus.

C'est un excellent sudorifique. On l'emploie dans la vérole, la peste, la goute, l'hydropisie, les fievres & les obstructions de la rate. Sa dose est depuis trois grains jusqu'à huit.

Bézoard de Venus.

On le prépare en extrayant une teinture de limaille de cuivre, avec le beure rectifié d'antimoine, & fixant selon l'art avec l'esprit de nitre.

Il y en a qui se servent de cette composition pour la lepre, & dans les maladies de la tête & du cerveau. Sa dose est de six grains. On s'en sert à l'extérieur pour les ulceres invétérés, les fistules & les dartres. Alors on le mêle avec quelque onguent convenable. *Pharmacop. Batean.*

Spiritus nitri bezoarticus; on obtient l'esprit bézoardique de nitre par la distilation de l'esprit de nitre & de beure d'antimoine mêlés ensemble dans une retorte. Voyez ci-dessus *Bezoarticum minérale.*

BEZOARTICUM, *bézoartique*, ou qui a les propriétés du *bézoard. Alexipharmaque.*

BHA

BHACTA. Ce terme est synonime, selon Jonhson, à *terra rubea*, terre rouge.

BIA

BIA, βία, *force*, *violence*, d'où vient βιαίως, *violemment, par force.* μετὰ βίας signifie quelquefois *avec peine*, *non sans difficulté*. Galien.

BIARGHETNUSIM, *Céruse*. Ruland.

BIB

BIBINELLA, ou PIPENULLA, ou PIMPERNELLA. Voyez *Pimpernella*. Blancard.

Ray prétend que c'est le *Plantago angustifolia serrata* de Clusius & de Parkinson.

BIBITORIUS MUSCULUS. C'est un nom qu'on donne quelquefois à l'*adducteur de l'œil.*

BIC

BICAUDALIS MUSCULUS. On donne quelquefois ce nom au *triceps auris*. On l'appelle aussi *tricaudalis* & *intricatus*, *à deux têtes*. Castelli.

BICEPS. Il y a plusieurs muscles de ce nom. Un de ces muscles s'appelle

Biceps interne de l'humérus, pour le distinguer du *biceps externe*, autrement appellé *Gemellus*. Voyez *Gemellus*. On le nomme plus ordinairement *biceps humeri*, sans ajouter l'épithete *internus*.

Le *biceps humeri* a deux têtes, ou commencemens. La premiere, ou la plus éloignée, prend son origine par un tendon rond & long, de la partie supérieure du bord de l'*acetabulum scapulæ*, (la cavité glénoïde de l'omoplate,) & s'avance sous le ligament de l'articulation dans un sillon ou goutiere, jusqu'à la tête de l'os du bras, où il s'insere par le moyen d'un ligament convenable. Il devient en descendant charnu, à mesure qu'il procede sous l'extrémité du muscle pectoral; où s'étendant lui-même en un corps large & charnu, il se joint avec son autre tête ou commencement. Cette autre tête naît par un tendon long, plat, & tant soit peu large, de l'extrémité de l'apophyse coracoïde de l'omoplate: il s'attache fortement en descendant au coraco-brachial. C'est pourquoi, quelques Auteurs qui n'ont pas bien connu ce muscle, & qui l'ont mal décrit, l'ont pris pour un commencement charnu du coraco-brachial. Mais le *biceps* dont il est question, se séparant bien-tôt du coraco-brachial, ses deux têtes forment un large ventre charnu qui devient tendineux aux environs du coude, & passe communément pour s'insérer par un tendon fort & long à la tubérosité du col du rayon. Nous avons observé que ce tendon est double, sa partie extérieure est foible, & passe obliquement sur le muscle pronateur rond du rayon, d'où s'étendant ensuite en aponevrose comme une membrane, elle se réunit à la membrane commune des muscles qui embrasse tous les muscles extérieurs du carpe & des doigts.

Lorsque ce muscle agit, le coude est fléchi.

La double terminaison tendineuse de ce muscle se remarque très-évidemment. Je ne connois cependant aucun Auteur qui en ait fait mention. J'en fis le premier la découverte il y a quelques années, en disséquant les muscles dans la compagnie de l'infatigable & curieux Botaniste M. Samuel Doody, mon ami.

On trouve la terminaison tendineuse de ce muscle immédiatement sous la peau & la membrane graisseuse du pli du bras.

Quant aux usages du tendon extérieur que nous appellons l'aponévrose du *biceps*, la bande tendineuse, (*fascia tendinosa*;) cette bande me paroît avoir été destinée, non seulement à favoriser l'élevation ou inflexion de l'avant-bras, qu'elle meut d'autant plus facilement, qu'elle s'éloigne davantage du centre de son mouvement ou point d'appui, vers la partie inférieure de l'os du bras, mais encore à embrasser fortement tous les muscles extérieurs, soit de l'avant bras, soit du carpe, soit des doigts, & à les fortifier par ce moyen, & les soulager dans les actions violentes auxquelles ils sont nécessairement & presque continuellement employés. Ce dernier usage nous a été suggéré par celui de ces bandages artificiels de cuir dont se servent quelques artisans laborieux qui les adaptent sur les ventres des muscles de l'avant-bras. C'est une observation que nous avons faite particulierement sur les Tourneurs & ces Ouvriers occupés à travailler les bois des chaises à fond de cannes.

Il faut faire beaucoup d'attention dans la phlébotomie au cours de ces fibres tendineuses extérieures, & diriger le coup de lancette selon leur longueur, si l'on veut en éviter une trop grande division, & conséquemment tous les fâcheux symptomes qui suivent la saignée, lorsqu'elle est faite par des Phlébotomistes imprudens qui se croyent au-dessus de cette attention.

Je suis tombé dans la pratique sur un cas fort extraordinaire relatif à ce muscle. Une femme crut s'être disloqué l'os du bras trois jours avant que de venir nous consulter, en tordant du linge au sortir de la riviere, comme c'est la coutume de faire pour en exprimer l'eau. Elle ajoutoit qu'en étendant son bras dans l'action, elle avoit senti comme quelque chose se déplacer dans son épaule. J'examinai cette partie & je fus convaincu qu'il n'y avoit rien de disloqué : mais ayant remarqué un enfoncement vers la partie extérieure du muscle deltoïde, & trouvant les deux tendons inférieurs du *biceps* roides, ensorte que l'avant-bras ne pouvoit faire toute son extension; je soupçonnai que la tête extérieure tendineuse du muscle dont j'avois déja connoissance, s'étoit échappée de sa goutiere à l'os du bras : mais m'appercevant en même tems que cette partie étoit un peu enflammée, parce qu'il y avoit très-peu de tems qu'elle avoit été fatiguée, je conseillai à cette femme une application émolliente & le repos jusqu'au lendemain matin : alors ma conjecture se vérifia, je lui pris le bras & le tournant dans son entier à droite & à gauche, la partie du muscle dérangée reprit sa place, & la malade recouvra l'usage du bras sur le champ.

Biceps de la cuisse.

Le *biceps* de la cuisse a deux têtes; la supérieure qui est aussi la plus longue, naît par un tendon rond de la protubérance de l'os ischion; à mesure qu'elle descend, elle devient large & charnue, jusqu'à ce qu'elle soit parvenue au milieu de son cours; alors elle va en diminuant jusqu'à l'endroit où elle se réunit avec son autre tête. Celle-ci est large, partie tendineuse & partie charnue à son origine qu'elle tire de la ligne apre de l'os fémur, immédiatement au-dessous de la terminaison du *glutæus maximus*. Après cette réunion ce muscle devient tendineux, à mesure qu'il s'avance dans une goutiere pratiquée à l'épyphise extérieure de l'os fémur, ensorte qu'il est parfaitement tendineux à son insertion dans l'épyphise supérieure du péroné.

Outre l'usage communément attribué à ce muscle de fléchir la jambe avec le couturier & le membraneux, il sert encore à la tourner en dehors avec les piés lorsqu'on est assis & qu'on a les genoux fléchis. Cowper, *Myotomia reformata*.

BICHICHIÆ, nom de certains pectoraux ou plutôt trochisques décrits par Rases composés de jus de réglisse, de sucre, d'empois & d'amandes pelées. Castelli.

BICONGIUS, deux gallons ou douze septiers. Castelli.

BICORNE OS ou *os hyoides*. Voyez *Hioïdes*.

BICORNIS MUSCULUS ou EXTENSOR CARPI RADIALIS. Voyez *Extensor*.

BICUCULLATA, *Canadense radice tuberosâs quammatâ*. M. Marchand a donné ce nom à la *fumaria tuberosa insipida Cornuti*, dont il fait un nouveau genre de plante, parce qu'elle differe des autres *fumariæ*, surtout par la structure de sa fleur. *Mem. de l'Academ. Roy. des Scien.* 1733.

BID

BIDENS, Offic. *Bidens Verbasina*, Mont. 38. *Bidens foliis tripartito divisis*, Tourn. Inst. 462. Elem. Bot. 367. Herb. Par. 60. Boerh. Ind. A. 122. Buxb. 39. *Verbesina*, Dill. Cat. 166. *Verbesina, sive cannabina aquatica, flore minus pulchro, elatior ac magis frequens*, J. B. 2. 1073. *Cannabina aquatica folio tripartito diviso*, C. B. 321. *Eupatorium aquaticum fœmina*, Ger. Emac. 701. Raii Hist. 1. 360. Synop. 93. *Eupatorium aquaticum alterum*, Park. 596. *Chrysanthemum cannabinum, bidens folio quinque partito, sive vulgare*, Hist. Oxon. 3. 17. *Chysanthemum aquaticum, folio tripartito diviso*, Herm. Flor. 2. 47. *Ceratocephalus vulgaris tripteris, & pentapterio folio*, Act. Reg. Par An. 1720. p. 327. *Eupatoire femelle bâtarde.*

Cette plante croît dans les lieux aqueux & fleurit en Août; on s'en sert en Medecine, son herbe est hépatique & vulnéraire. Dale.

BIF

BIFIDUS, *fourchu*, *spina bifida*, est un nom par lequel on a désigné dans les Actes des Savans certaines tumeurs aux apophyses épineuses des vertebres du dos dans les enfans nouveaux nés. Castelli.

BIFOLIUM, Offic. *Bifolium sylvestre vulgare*, Park. Theat. 504. *Bifolium majus vulgare*, Hist. Oxon. 3. 489. *Bifolium majus seu ophris major quibusdam*, J. B. 3. 533. Raii Hist. 2. 1232. Synop. 3. 385. *Bifolium vulgare sylvestre ophris*, Merc. Pin. 15. *Ophris*, Chab. 506. Merc. Bot. 1. 54. Phyt. Brit. 82. *Ophris bifolia*, C. B. Pin. 87. Tourn. Inst. 437. Elem. Bot. 346. Boerh. Ind. A. 2. 153. Ger. 326. Emac. 403. Buxb. 239. Dill. Cat. Gis. 75. *Ophrys, sive ophris*, Rupp. Flor. Jen. 238. *Orchis bifolia, herbaceo flore major*, Herm. Catal. Hort. Lug. Bat. 461. *La double feuille.*

Cette plante a une racine foible avec plusieurs fibres, de laquelle sort une longue tige ronde de la hauteur d'un pié ou davantage, unique, point branchue, au milieu de laquelle croissent deux larges feuilles, ovales, pleines de nervures un peu pointues, & de la figure des feuilles du grand plantain; leur pédicule est fort court. Ses fleurs croissent au sommet en épi, comme celles du satyrion. Elles sont d'un verd pâle, d'une figure à peu près circulaire & sans éperon.

Cette plante croît dans les bois, dans les broussailles & dans les prés humides, surtout dans ceux de Battersea proche la tamise; elle fleurit au mois de Juin, elle est astringente & incrassante, bonne pour consolider les ruptures & guérir les blessures : cependant on s'en sert rarement. Miller, *Bot. Offic.*

BIFURCATUS ou BIFIDUS, *fourchu*.

BIG

BIGNONIA. M. Tournefort a donné à cette plante le nom de *Bignonia*, en mémoire de M. l'Abbé Bignon, Bibliothéquaire de Louis XIV. Roi de France, & grand ami des Lettres & des Sciences.

Voici ses caracteres.

Sa fleur est tubuleuse, elle n'a qu'une feuille qui s'ouvre

au sommet comme deux levres. Cette fleur est succédée par une gousse divisée en deux cellules, qui contiennent plusieurs semences ailées.

Il y a sept especes de *bignonia*. Je ne lui connois aucune vertu médicinale. Miller, *Dictionn.*

BIH

BIHAI. C'est le nom d'une plante qui croît en Amérique. Elle porte une fleur monopétale en cloche, assez semblable à celle du lys. Cette fleur est divisée en deux parties, entre lesquelles sont renfermées les étamines. A ces étamines succede un fruit qui renferme trois semences raboteuses. Les fleurs sont contenues dans un calyce commun. On connoît deux especes de cette plante. Elle n'est d'aucun usage en Medecine. Miller, *Dictionn.*

BIL

BILADEN, *acier* ou plutôt *fer*, car par *acier* on entend *fer* en Medecine. Ruland.

BILIMBI, C'est le nom d'un petit arbre de la hauteur de huit ou dix piés, appellé par Bontius *billingbing*, & par les Botanistes Européens, *malus Indica fructu pentagono.*

On le cultive assez communément dans les jardins de Malabar; il porte fleurs & fruits pendant toute l'année. Il est fécond depuis la premiere année de sa plantation jusqu'à la quinzieme & par-delà.

Le suc de sa racine pris en boisson calme la chaleur causée par la fievre. Les cataplasmes faits de ses feuilles broyées, avec une infusion de riz, amollissent puissamment & résolvent toutes sortes de tumeurs; ses feuilles bouillies ou macérées dans la même infusion, font une excellente décoction vulnéraire. Le suc exprimé du fruit guérit la gratelle, la teigne, la galle & les autres maladies de la peau, en appliquant dessus des linges imbibés dans ce suc, prise en boisson avec.

Bu avec de l'arroche mise en cendres il guérit les tranchées & arrête la diarrhée; on fait de ses feuilles broyées avec le suc des fleurs du palmier, un cataplasme bon dans toutes sortes d'inflammations; on prépare avec son fruit séché & les feuilles broyées du betel, une poudre qui prise avec les cendres de l'arroche, hâte l'accouchement & l'expulsion du fœtus mort & de l'arriere-faix.

Les fruits murs du *bilimbi* sont délicieux au gout; quant à ses fruits verds, on les conserve dans du suc, ou on les fait confire dans du vinaigre.

Bontius nous dit qu'il avoit coutume de tirer du suc du fruit, un sirop qu'il ordonnoit dans les maladies chaudes du foie & dans l'intempérie inflammatoire du sang. Nous nous en servons encore, dit-il, dans une décoction de riz non pelé, que nous appellons *pada*, comme d'un remede excellent dans les fievres ardentes & continues, car il contribue beaucoup à étancher la soif & à calmer l'effervescence de la bile.

Il y a une autre espece de *bilimbi* qu'on appelle *nebipouli* ou *bilimbi altera minor*. H. M.

Il y a deux especes de *bilimbi* ou plutôt le *bilimbi* à deux sexes. Il y en a un qui ne porte jamais de fruit, quoiqu'il fleurisse & qui a le nom particulier de *alapouli*.

Il croît dans toutes les contrées du Malabar & dans beaucoup d'autres endroits.

La racine de cet arbre broyée avec les graines de moutarde & de cumin, & prise intérieurement, provoque le vomissement & relâche le ventre; mais si on en use avec le fruit tomara-tonga, elle arrête le flux immodéré du ventre & guérit la dyspnée. La décoction des feuilles dans de l'eau commune excitera la sueur & fera sortir la petite vérole; on fait avec la même décoction & le safran de Malabar que les naturels appellent *manja cavas*, un bain très-salutaire dans toutes les douleurs des membres. Le fruit est très-rafraîchissant & par cette raison très-propre pour calmer la violence de la soif dans la fievre continue. Ray, *Hist. Plant.*

BILIS, *Bile.* Il y a peu de sujet sur lequel les Medecins, tant anciens que modernes, aient écrit plus au long que sur la *bile*; & il faut avouer qu'il y en a peu qui le méritassent autant, ou qui fussent d'une aussi grande importance. La premiere chose que j'ai donc à faire, c'est de donner une esquisse générale des notions que les anciens avoient des différentes especes de *bile*.

Cette esquisse servira beaucoup plus à rendre leurs écrits intelligibles, qu'à expliquer la vraie nature de ce fluide. C'est aux modernes qui ont étudié cette matiere avec le plus de soin, & qui en ont parlé avec le plus de clarté, que nous aurons recours pour exposer la génération, & les usages de la *bile*.

Bilis, χολὴ, pris absolument, & employé sans aucun épithete, signifie dans Hippocrate, *bile pâle*, *ou jaune* : c'est Galien qui nous l'assure en plusieurs endroits, comme par exemple dans son Commentaire III. sur le Livre *de Rat. Vict. in morb. acutis*, εἴθισαι γὰρ τοῖς ἰατροῖς χολὴν μὲν ἁπλῶς ὀνομάζειν τὴν ὠχρὰν τε καὶ ξανθὴν, τὴν μέλαιναν δὲ χολὴν ὅλον τοῦτο λέγειν οὐχ ἁπλῶς χολήν. « Les « Medecins pour désigner la *bile* pâle ou jaune, sont « dans l'habitude de se servir simplement du mot *bile* : « mais pour désigner la *bile* noire, ils disent *bile* noire, « & non pas seulement *bile*, » & *Comment. IV.* ὅτι δ' ὅλαν, &c. « nous avons dit ci-devant que par *bile* simple« ment, on entend la *bile* amere; » & dans son Commentaire sur le second aphorisme du septieme Livre, τὸ δὲ χολῶδες, &c. « la *bile* est toujours la cause des « maladies aiguës; car, comme nous avons dit, les an« ciens Medecins entendent ordinairement par ce mot « une humeur bilieuse amere; & pour désigner l'hu« meur mélancholique, ils ne se servent pas simple« ment du mot *bile* sans épithete, comme lorsqu'il est « question de la *bile* jaune, mais ils disent *bile* noire. » On lit encore dans le Commentaire sur le Livre *de Naturâ humana*, οὐ μόνον ἰατρῶν ἔθος, &c. « C'est la coutu« me non-seulement des Medecins, mais encore de tous « les Grecs, de se servir du mot *bile*, sans aucune épi« thete; lorsqu'ils prétendent parler de la *bile* pâle, ou « jaune, à laquelle ils ont donné les noms de ces deux « qualités, selon que cette humeur est plus ou moins « humide, ou plus ou moins seche : mais lorsqu'ils ont « parlé de toutes les autres especes de *bile*, ils les ont « caractérisées par les épithetes qui leur convenoient, « comme celle d'érugineuse, de noire, de rouge, de « porracée ». Il dit dans un autre passage du même Commentaire; que c'étoit la coutume des Grecs de nommer la *bile* jaune, simplement *bile*; mais qu'ils n'ont jamais parlé de la *bile* noire sans la désigner par cette épithete. On trouve de plus dans le Traité du même Auteur, sur les humeurs contre nature, le passage suivant : « il s'est introduit, je ne sai comment, parmi « les Medecins la coutume de dire simplement *bile*, ou « humeur bilieuse, lorsqu'il est question de la *bile* pâ« le, ou amere : mais s'il s'agit de la *bile* noire & acide, « ils n'en parlent jamais sans la désigner par l'épithete « qui convient à sa couleur ». Il s'exprime d'une maniere beaucoup plus étendue, & plus positive dans le Commentaire cinquieme, sur le sixieme Livre des Epidémiques, où il fait l'énumération de différentes especes de *bile*, χλωρὰς οὖν γλώττας εἴρηκεν, &c. « Lorsqu'Hippocrate, dit Galien, donne à la langue, l'é« pithete de pâle; il s'exprime selon la maniere ordi« dinaire de parler, & il n'entend par cette épithete au« tre chose que ce que nous entendons lorsque nous di« sons que quelqu'un a la couleur pâle; quand la cou« leur de son visage a été altérée par quelque humeur « pâle ou bilieuse. Dans ces occasions nous nous ser« vons simplement du terme de *bile*, mais il n'en est pas « ainsi des autres; nous ne manquons point d'ajouter « l'épithete qui convient, & nous disons *bile* noire, « *bile* érugineuse, *bile* rouge, *bile* vitelline, ou de la « couleur du jaune d'œuf. Mais de toutes les *biles*, il « n'y en a point qui approche plus de la *bile* jaune, que « la *bile* pâle, elles sont l'une & l'autre presque de la « même espece : or quand nous voulons désigner la *bile*

« pâle, nous nous servons du mot *bile* tout simplement, « & nous disons qu'un homme a vomi de la *bile*; mais « lorsqu'il est question de la *bile* jaune, il nous arrive « rarement de nous servir du mot *bile* sans épithete; « nous disons alors qu'un homme a vomi de la *bile* jau- « ne, ou de la *bile* toute pure. Mais jamais aucun Me- « decin, ni aucun autre Ecrivain, ne s'est avisé de parler « de la *bile* érugineuse ou noire, sans la désigner par l'é- « pithete convenable: il en est de même de la bleuâtre, « de la porracée & de celle de couleur de jaune d'œuf, « ou vitelline. C'est ainsi que quelques Medecins ont « distingué les *biles* par leur couleur: mais ils enten- « dent aussi par *bile* rouge la sérosité du sang; quant à la « vitelline, c'est, selon eux, la *bile* jaune épaissie, de « même que la *bile* pâle & la *bile* jaune délayée avec « quelque humeur aqueuse. » Cette *bile* pâle est, selon Hippocrate, dans l'endroit précédent commenté par Galien, c'est-à-dire, *Aphorisme XIII. Section* 5. *Liv. VI. Ep.* une production de la graisse τὸ δὲ χυλῶδες ἐκ πίονος.

Lorsque Hippocratte se sert des mots simples χολῶδες & χολῶδη, il entend *bile* pâle ou jaune, comme on peut s'en convaincre par le Livre quatrieme du Commentaires de Galien, sur le sixieme Livre des Epidémiques, λέλεκται δ' ἤδη πολλάκις, &c. « Nous avons observé « plusieurs fois, dit Galien, que quand Hippocrate em- « ploie le terme simple bilieux (χολῶδη), il entend la « *bile* pâle ou jaune; car toutes les fois qu'il parle des « autres especes de *bile*, il ne manque pas de les distin- « guer par leurs différentes couleurs, il dit qu'un hom- « me a vomi de la *bile* érugineuse, rouge, brune & « noire. On lit encore, *Comment. II. in Lib. III. Epid.* « il est vraisemblable qu'elle rendit une matiere pure- « ment bilieuse (χολῶδη), c'est-à-dire, jaune ou rou- « ge; car c'est la coutume d'Hippocrate & des autres « Medecins de désigner la *bile* rouge & érugineuse, en « faisant mention de leur couleur. Nous disons ordinai- « rement qu'un malade a rendu une matiere bilieuse, « lorsqu'il est question de la *bile* jaune: mais nous ne « parlons jamais des excrémens érugineux, noirs, ou « d'une autre couleur purement bilieuse, sans faire « mention de cette couleur. Cette coutume est deve- « nue générale: parce que non-seulement les personnes « malades, mais encore celles qui sont en santé, ren- « dent tous les jours, soit par les selles, soit par le vo- « missement de la *bile* pâle & jaune: mais il n'en est pas « de même des autres sortes de *bile*; elles ne sont ren- « dues que par ceux qui sont affectés de quelque ma- « ladie ». Hippocrate entend encore par χολὴ ξανθὴ, *Lib.* περὶ ἀρχ. ἰητρ. πικρότης, l'amertume d'une humeur ou l'espece la plus amere des humeurs; il ajoute, *L. IV. de Morb. Lib. II. de Nat. humana*, & *Aphorism.* 42. *Lib. VII.* que la *bile* est la cause productrice de toutes les fievres, par où il entend toutes les fievres putrides.

Il arrive aussi de tems en tems à Hippocrate d'entendre par le terme simple χολὴ, un flux de *bile*, & *Lib. de Loc. in Hom.* un flux général causé par une humeur claire logée dans quelque partie d'une nature propre au mouvement & à l'agitation. Il a employé en ce sens le même mot dans tout le cours de l'Ouvrage que nous venons de citer; nous n'en apporterons qu'un exemple: Ὡς τὰ πολλὰ, dit-il, ἔμπυοι γίνονται ὅταν ῥεῦμα ἐς τὸ αὐτὸ ὥσπερ ἐν τῇσι χολῇσιν γένηται, ἀλλὰ τῇσι μὲν χολῇσι πολὺ ἀπορρέει. « Un empyeme survient pour « la plupart du tems, lorsqu'un rhume tombe sur quel- « que partie, comme dans le cas des fluxions bilieuses « qui entraînent avec elles quantité de matieres ».

Bilis Atra, χολὴ μέλαινα. On ne fait presque jamais mention de la *bile* noire, ou mélancolie, sans la désigner par sa couleur, on lui donne deux origines, on la fait naître de la partie la plus épaisse, ou pour ainsi dire limoneuse du sang, & on l'appelle proprement humeur mélancolique; elle tire son origine de la *bile* jaune échauffée & trop cuite. Il paroît que c'étoit-là le sentiment de Galien, à en juger par différens endroits de ses Ouvrages, comme par le Commentaire VI. sur le sixieme Livre des Epidémiques, & sur le vingt-unieme Aphorisme du troisieme Livre, ainsi que par le Commentaire sur le Livre *de Rat. Vict. in Morb. Acut.* & par celui sur le cinquante-troisieme Aphorisme du sixieme Livre: μεμνῆσθαι γὰρ, dit-il, χρὴ τῶν περὶ τῆς μελαίνης χολῆς ἐν ἄλλοις διωρισμένων, ὡς, &c. « Il faut que « le Lecteur se rappelle les définitions que j'ai données « de *bile* noire en d'autres endroits de mes Ouvrages, « & qu'il se rappelle qu'il y en a une espece produite « par la *bile* jaune trop cuite, (ὑπεροπτηθείσης) & « qu'elle est la plus mauvaise de toutes: une autre es- « pece engendrée du limon, s'il est permis de s'expri- « mer ainsi, & des parties grossieres du sang. Celle-ci « à la vérité, est d'une consistance beaucoup plus épaisse « que la premiere, mais d'une qualité beaucoup moins « maligne. Nous avertissons encore que la *bile* pro- « duite par une espece de lie du sang ne doit point, « à parler exactement, être appellée *bile* noire, mais « humeur mélancolique: s'il arrive quelquefois qu'on « lui donne le premier de ces noms, c'est abusive- « ment, & par la raison seule que, si ce qui s'appelle « proprement humeur mélancolique, n'est pas éva- « cué en peu de tems, il deviendra *bile* noire. Foesius.

Χολὴ μέλαινα, *bile* noire, selon l'acceptation commune de ces termes, signifie une humeur quelconque épaisse & noire, soit que cette humeur soit une partie limoneuse du sang; soit que ce soit du sang brûlé ou de la *bile* cuite outre mesure, ou de la *bile* engendrée d'une autre maniere quelconque. Mais *bile* noire, selon l'acceptation propre de ces termes, ne se dit que d'une humeur que la coction a rendue contre nature, mordante, acide, dure, luisante, corrodante, maligne, qui répandue sur la terre y bouillonne, éléve des bulles comme les fermens, ou le vinaigre, est la cause des ulceres incurables, & a un gout si fade, que ni les mouches ni les souris, ni aucun autre animal n'en approchera. Elle s'engendre de deux manieres: premierement & principalement elle naît d'une humeur noire & féculente cuite & putride outre mesure. Secondement d'une *bile* jaune violemment torréfiée, & cette espece est beaucoup plus maligne que la précédente; d'autant que la *bile* jaune l'emporte en malignité sur l'humeur mélancolique, ou la lie du sang. Elle est quelquefois engendrée par la combustion de la *bile* vitelline, ou de couleur de jaune d'œuf: cette combustion de la *bile* se fait par une chaleur excessive, & par une putréfaction contre nature qui lui donne de l'acreté, & qui la réduit comme en cendre: il en est dans ces cas de la *bile* comme des lies de vin qui sont froides, & seches avant que d'être enflammées, mais qui deviennent par la chaleur extremement brûlantes; ainsi la *bile* torréfiée consomme les chairs, les met en fonte, & y produit la putréfaction. Galien nous dit qu'il n'a jamais vu l'excrétion de cette espece de *bile*, sans de fâcheuses suites. Ce que l'on entend par μέλαινα χολὴ est à proprement parler, fort différent de l'ἀπὸ τοῦ μελαγχολικοῦ χυμοῦ ἢ μέλανος, « ou de l'humeur « mélancolique & noire »; car l'humeur mélancolique est comptée entre les élémens du corps, & contribue avec le sang auquel elle est mêlée à la nutrition, & à l'accroissement de l'animal, n'ayant en elle aucune qualité acrimonieuse ou rongeante, mais étant, s'il est permis de s'exprimer ainsi, le limon, ou sédiment du sang, ou la partie de ce fluide correspondante à la lie dans les vins épais. La rate attire à elle-même cette humeur; elle en purge le foie, & le sang; elle se l'approprie quand elle est altérée, & elle s'en nourrit, repoussant le superflu avec les autres sucs excrémentitiels dans les intestins, pour en être ensuite évacué. Cette excrétion de la *bile* noire, soit par les selles, soit par le vomissement est quelquefois salutaire; lors, par exemple, qu'elle signifie que le corps est dans une juste température, & que la nature vigoureuse s'est délivrée par elle-même d'un fardeau d'humeur dont elle étoit surchargée. Mais si cette humeur séjourne trop long-tems dans le corps, si elle n'en est évacuée par les voies sensibles, ou par quelque passage secret; elle affoiblit,

& opprime le foie, elle s'altere, & se putréfie, il survient une inflammation fievreuse qui la rend aduste, & enfin elle dégénere parfaitement en cette humeur que nous avons appellée ci-dessus *bile* noire.

Athénée entend aussi par χολὴ μέλαινα, une humeur rongeante (χυμὸς ξυςικὸς); un *Trapehorethor* exprime la même chose, & Galien nous assure que quelques Auteurs se sont exprimés de la même maniere en parlant de la *bile* noire, ὄνομα οὐδὲν ἴδιον, dit-il, τῷ τοιούτῳ χυμῷ, πλὴν εἴπη τινὲς, ἢ ξυςικὸν ἢ ὀξώδη κεκλήκασιν αὐτήν. « Cette espece d'humeur n'a pas de nom « particulier, sinon celui d'humeur rongeante & de la « nature du vinaigre, que quelques Auteurs lui ont « donné ».

Χολὴ signifie aussi un vaisseau contenant de la *bile* (τὸ χοληδόχον ἀγγεῖον), *Pollux*, *Lib. II.* Ce terme se dit aussi quelquefois pour désigner la liqueur noire de la seche.

Bilis, *fel*, χολὴ, *bile*, *fiel*; C'est cette humeur du corps humain qu'on distingue par sa chaleur & sa sécheresse. Il y en a de deux especes; l'une naturelle, qu'on nomme simplement *bile*, χολὴ; & l'autre contre nature. La *bile* naturelle qui est mêlée avec le sang, contribue à la nutrition des parties; elle est d'une couleur pâle ou jaune, d'un gout amer, d'une consistance fluide, semblable à celle de la fleur du vin, & d'une qualité échauffante & dessiccative. Les premiers principes de cette humeur sont dans les mets & les boissons. Lorsque la coction de ces alimens est bien faite, la partie de la *bile* la mieux préparée va nourrir le corps avec le sang. Quant à la partie excrémentitielle, elle a son réservoir tout prêt dans la vésicule du *fiel*. Ainsi que l'on distingue dans le vin nouveau, lorsqu'il est en fermentation, deux especes de substances excrémentitielles séparées par la chaleur, l'une légere, que l'on appelle la fleur; l'autre terrestre & pesante, que l'on nomme la lie: ainsi dans la coction des alimens il s'engendre deux humeurs, dont l'une est la *bile* jaune d'une consistance fluide, & l'autre la *bile* noire d'un tissu plus dense & plus grossier. Mais toute la *bile* naturelle qui est en nous ne provient pas des alimens seuls. Si la chaleur du foie & des veines se trouve exaltée un peu au-dessus de l'état naturel de tempérie, elle convertira quelquefois la partie la plus pure du sang, la plus fluide en *bile* jaune. De même que l'humeur qui fait le *cholera* provient d'une chaleur foible, le sang d'une chaleur modérée, ainsi la *bile* naît d'une chaleur excessive qui lui donne les qualités dont nous avons parlé ci-dessus. Cette humeur est tellement amie de notre constitution, qu'on doit la regarder comme un des élémens de notre corps tant qu'elle est dans un état sain & naturel. Mais s'éleve-t'elle en s'échauffant, ou en se refroidissant au-dessus ou au-dessous de la tempérie convenable, elle perd bien-tôt le nom simple de *bile*, pour prendre celui qui est indiqué par sa mauvaise qualité. Comme l'excès & le défaut de chaleur & des autres qualités génératrices de la *bile* ont des degrés variés à l'infini; il doit y avoir une multitude infinie de *biles* vicieuses. Mais presque toutes les différences que les Medecins ont remarquées entre elles, se bornent à celles qui résultent de la couleur & de la consistance. Ainsi ils ont distingué, relativement à ces deux qualités, les *biles* suivantes.

Ἐρυθρὰ, la rouge. C'est ou une sérosité acrimonieuse & mordicante du sang, ou une humeur qui a ces qualités avec la consistance à peu près d'un sang fluide: mais parce qu'elle ne se coagule pas après l'effusion comme le sang, on l'appelle *bile*.

Ἰσατώδης. La glastée, ou celle qui est à peu près de la couleur du *glastum*, pastel, mais un peu plus noirâtre, & approchante de la couleur du choux. Cette *bile* est extremement acrimonieuse, chaude & poignante, & à peu près semblable en consistance, en couleur & en énergie, à la *bile* noire; c'est de toutes les especes de *bile* la plus maligne: elle est engendrée dans l'estomac ou dans les parties adjacentes par une chaleur violente.

Ἰώδης, l'érugineuse, la verte, ou celle qui est de couleur de verd-de-gris. Elle est acrimonieuse, chaude & poignante à un grand degré, & elle ne le cede en malignité qu'à celle de couleur de *glastum*. Elle s'engendre dans l'estomac, ou dans le foie affecté d'inflammation.

Κυανῆ ἢ κυανίζουσα, l'azurée. Cette *bile* paroît approcher beaucoup de la glastée; car l'*isatis* ou le *glastum* marque la même couleur.

Λεκιθώδης, la vitelline, ou celle qui est de la couleur & de la consistance d'un jaune d'œuf cru. Cette espece est d'une consistance grossiere & d'un jaune fort haut; elle est formée de la *bile* jaune trop cuite, & desséchée par une chaleur excessive; & c'est par cette raison qu'elle se condense dans la suite. Elle tient à peu près le milieu entre la *bile* naturelle, & celle qui est parvenue au plus haut degré de malignité. Galien dit dans son Livre de *Atrâ bile*, qu'elle est engendrée dans les vaisseaux, quoiqu'on la rende quelquefois par les selles & le vomissement.

Ξανθὴ, la jaune. Elle approche beaucoup de la *bile* naturelle, qui tient le milieu entre la *bile* pâle & la *bile* jaune.

Ὀρφνώδης, la brune, ou obscure. Galien s'est servi de cette épithete dans son *Comment. IV.* sur le sixieme Livre des *Epidémiques*. Il me semble entendre par-là, τὴν κυανῆν καὶ τὴν ἰσατώδη.

Πρασοειδὴς ἢ πρασώδης, la porracée. Elle s'engendre souvent dans l'estomac d'alimens non-digérés, ou dans les veines, à la suite d'une maladie, par quelque chaleur contre nature; & des veines elle est portée dans l'estomac & dans les intestins. Mais on ne peut pas dire que la chaleur qui la produit soit véhémente comme dans l'érugineuse; car quoiqu'il y ait deux sortes de *bile* verte, l'érugineuse est, en raison de l'excès de la violence de la chaleur qui la produit, plus acrimonieuse, plus mordicante & plus épaisse que la porracée, qui a à la vérité toutes ces qualités, mais dans un degré inférieur. Galien dit, dans son troisieme Livre *de Aliment. facult.* que l'on rend dans les grandes maladies toute sorte de *bile*, excepté la porracée; mais que les personnes en santé rendent, tant par haut que par bas, la jaune pâle, & la porracée même, ce qui est une preuve, ajoute-t'il, que la porracée & l'érugineuse n'ont pas été engendrées par le même degré de chaleur.

Πυῤῥὰ. Celle de ce nom procede d'un degré de chaleur moins grand qu'il ne le faut pour la jaune. Sa couleur est moyenne entre la jaune & la pâle; aussi le peu de différence qu'il y a entre sa couleur & celle de la *bile* jaune, est-elle cause, à ce que nous dit Galien, *Lib. de Crisibus*, *cap.* 12. qu'on les confond ordinairement.

Ὑγρὰ, la liquide. Cette *bile* est délayée avec de la sérosité, ou quelque autre humeur.

Ὑδατώδης, l'aqueuse. C'est la même que la précédente.

Ὑπέρυθρος, la rougeâtre. Elle est composée de la sérosité, ou de la partie la plus fluide du sang mêlée avec une autre substance, d'une couleur différente de celle du sang.

Φαιὰ la brune. C'est la même que l'ὀρφνώδης, & la κυανῆ.

Χλωρὰ, la verte ou la pâle; car τὸ χλωρὸν signifie pâle & verd, ainsi que Galien l'a remarqué en plusieurs endroits: mais ce mot convient proprement à ce qui a une teinture de pâle & de jaune.

Ὠχρὰ, la pâle. Cette *bile* est la moins chaude & la plus tempérée de toutes les *biles*. Elle est amere & poignante; elle s'engendre dans les veines du corps dans son état naturel. Sa nature est humide: mais quant à sa couleur, elle tire un peu sur le jaune, parce qu'elle est mêlée de quelque humeur excrémentitielle, claire & pituiteuse, ou aqueuse; on désigne plus fréquemment cette espece par le nom simple de *bile*, que la jaune; celle-ci supposant un excès de chaleur qui est toujours contraire à la nature. Gorræus.

La chaleur naturelle étant répandue dans toutes les parties du corps pour que la coction des humeurs s'y fasse ces humeurs s'y engendrent & s'y séparent, mais de manieres différentes. Chaque partie a une génération & séparation d'humeurs qui lui est propre. C'est ainsi que la chair engendre & sépare la sueur; les yeux, les larmes; les jointures & les narines, la mucosité; les oreilles, la cire. Si donc la chaleur naturelle est incapable de produire ces différentes fonctions, les humeurs deviennent acrimonieuses, & se changent toutes en *bile*; car c'est la chaleur qui donne aux humeurs leur amertume, & qui les rend bilieuses. Si l'espece d'indigestion dont il est question survient dans le sang, il devient bilieux, & répand son infection dans toutes les parties du corps, à la nutrition desquelles il sert. Aussi ces effets sont-ils universels, & la *bile* est-elle visiblement épanchée de tous côtés.

Il y a une espece de *bile* subtile, transparente, d'une couleur jaune, & d'une espece plus déliée que celle qui tire sur le noir ou sur le livide. Celle qui est d'une couleur plus foncée, comme de safran ou de jaune d'œuf, passe pour la même espece.

Il y a une seconde espece de *bile* d'une couleur plus obscure, tirant sur celle du porreau ou du *glastum*, ou tout-à-fait noire.

Entre ces deux especes, il y en a une infinité d'autres qui varient par la couleur: cette variété dépend de la chaleur & des humeurs. Les visceres ont aussi quelque influence sur elle, comme le foie, si elle est jaune; la rate si elle est livide. Aretée. περὶ αἰτ. καὶ σημ. χρον. παθ. *Lib. I. cap.* 15.

Si une inflammation est produite par une irruption de la *bile*, ce que l'on se propose ordinairement en pareil cas, c'est d'évacuer la matiere peccante soit par le vomissement, soit par les selles. Pour cet effet, on ordonne quelques colagogues, tels que le thlaspi, qui agissent par l'une & l'autre voie. Un *acetabulum*, ou deux onces & demie du suc de cette plante, (la plus grande dose possible,) évacuera par haut & par bas.

Tous les remedes préparés avec la scammonée agiront sur la *bile* jaune, & la purgeront. Nous ne nous ferons donc aucun scrupule en pareil cas d'ordonner une purgation, & d'y revenir même, s'il est besoin; car les évacuans subjuguent cette maladie en agissant immédiatement sur elle. Si le malade a quelque raison de refuser la purgation, ou s'il n'est point en état de la supporter, alors on appliquera sur le nombril des ingrédiens capables d'agir sur les intestins, & de procurer l'évacuation. On pourra produire le même effet par les suppositoires. On ne manquera pas non plus d'ordonner un clystere, & de faire appliquer des cataplasmes composés de farine d'orge ou de feves, avec de la graisse de cochon récente & non salée, de la fine fleur de camomile: mais il ne faudra recourir à ces remedes que sur la fin de la maladie. Dans son commencement, lorsqu'elle est à son plus haut période, il faut user de médicamens composés de porreaux, de roses fraîches, de *perdicium*, ou helxine, d'orcanette, de corne de cerf, d'impératoire, de crapaudine, de pourpier, de patience sauvage, d'arroche, de douce amere, de plantain, de jusquiame, de lentilles de marais, d'herbe au lait, de blette, de laitue, de chicorée, de mauve des jardins, de rapure de callebace, de nombril de Venus, de violette & d'écorce de grenade.

Chacune de ces plantes appliquées avec le pain de farine de polenta, soulagera le malade: mais il faut donner la préférence à la semence de *psyllium* macérée dans l'eau bouillante, & réduite ensuite en un mucilage, qu'on appliquera en forme de cataplasme. L'onguent de litarge est aussi très-propre pour réprimer l'influx du sang, de même que les pommes appliquées avec la mie de pain, & autre chose semblable. On se trouvera bien aussi des cérats composés de cire, de camomile & d'huile de roses, avec le suc de l'un ou de l'autre des réfrigérans dont nous avons fait mention ci-dessus; le blanc d'œuf, l'eau, & un peu de vinaigre. Le cérat d'huile de rose, avec une quantité suffisante de suc de bette, est un excellent remede. J'ai vu des personnes travaillées de la maladie dont il est question, qui se sont trouvées merveilleusement soulagées, après avoir mis & tenu pendant quelque tems leurs piés dans l'eau froide. J'en ai vu d'autres qui usoient en pareil cas de la chair d'huitres avec la litharge, de feuilles de jusquiame, & de vieille huile, en parties exactement égales, & qui ont été guéries par des linimens & des applications faites avec ces ingrédiens. Si l'inflammation & la chaleur sont modérées, ces remedes suffiront: mais en cas qu'elles fussent excessives, il faudroit changer la curation, & traiter le malade comme dans les érésipeles, c'est-à-dire, avec la ciguë, le pavot, la mandragore, la jusquiame, les narcotiques composés d'opium, & autres choses semblables. Mais il faut observer que notre but, en nous servant de ces remedes, n'étant que de modérer l'excès de la chaleur, ce qui se fait quelquefois en une heure, nous ne manquons point d'écarter, au bout de ce court intervalle, tous ces remedes assoupissans, & de leur substituer un cataplasme de farine de feves, de graisse & d'eau. Car si ces rafraîchissans violens séjournoient long-tems sur la partie, ils la jetteroient dans l'engourdissement, la stupeur & l'insensibilité. Lors donc que dans les douleurs aiguës nous serons contraints d'avoir recours aux narcotiques, nous aurons soin de réveiller ensuite & de ranimer les parties par des remedes chauds. Aetius, *Tetrab. III. serm.* 4. *cap.* 28.

La *bile* est la plus chaude de toutes les humeurs de l'animal. Ce degré de chaleur varie selon la couleur, car la *bile* jaune est plus chaude que la pâle, & l'érugineuse plus chaude que la jaune, elle n'a pas même un égal degré de chaleur dans différens animaux. La *bile* ou le fiel de cochon est la plus foible de toutes, & elle guérit les ulceres dans les oreilles sans qu'on y remarque rien de mordicant; la *bile* de mouton est plus acrimonieuse que celle de cochon, & celle du bouc plus acre que celle de brebis; le fiel de bœuf est plus fort que les précédens, & celui d'hyene plus fort que celui de bœuf. Celui du *callionymus* & du scorpion est plus fort que celui de l'hyene, il dissipe les cataractes, il guérit l'*albugo* & éclaircit la vue: on dit que le fiel de tortue de mer a les mêmes propriétés, & que celui de bouc sauvage est bon dans les nyctalopies.

La *bile* des animaux ailés est plus acre & plus dessicative que celle des quadrupedes; & entre ces premiers, celle de coq & de perdrix passe pour l'emporter sur les autres. Le fiel d'aigle & d'épervier est cependant plus acrimonieux & plus corrosif; sa couleur est érugineuse & même quelquefois noire. Paul Eginete, *L. VII. c.* 3.

La *bile* jaune est un excrément jaune & amer; la *bile* porracée est acrimonieuse & verdâtre; l'érugineuse ou de couleur de violette, est extremement pure & dégagée des parties étrangeres; la noire n'est qu'un sédiment épais du sang; il y a même des Auteurs qui donnent le nom de *bile* noire au sang noir. Ruffus Ephesius, *L. I. c.* 36.

Je vais maintenant passer à ce que les Modernes ont dit sur la *bile*.

Une des observations les plus sensées qu'Hippocrate ait faites, c'est que nous ne devenons malades que par le moyen des choses mêmes qui sont immédiatement nécessaires à la vie & à la santé. Nous avons une triste, mais sensible preuve de cette vérité dans ce que nous appellons *les choses non-naturelles*. L'air, les alimens, les boissons, le mouvement, le sommeil, le repos, sont absolument nécessaires à la conservation de la vie, & il n'est pas moins constant que la plus légere imperfection dans ces choses, produit les plus terribles maladies & les plus fatales à notre constitution. C'est ce que nous pouvons assurer non-seulement par rapport aux choses qui nous sont extérieures, mais encore par rapport à ces substances intérieures qui servent immédiatement & par elles-mêmes au soutien de la vie & à la conservation de la santé, telles que le sang, la lymphe, le chyle & les esprits animaux; car la perfection des fonctions vitales dépendant de l'état, de la température, du mélange & du degré de mouvement de ces substances, c'est dans les défauts qu'elles auront relativement à ces différentes qualités, & dans l'éloignement plus ou moins grand où elles seront de leur état naturel, que nous devons chercher les causes les plus directes des maladies. Outre ces fluides, il y en a d'autres dans le corps, qui pour ne pas servir si immédiatement à la conservation de la santé, lui sont toutefois si nécessaires, qu'ils ne peuvent se dépraver, sans que l'œconomie animale s'en ressente,& sans donner lieu à des maladies. Je n'entrerai point ici dans le détail infini des exemples qui confirmeroient ces maximes: je me bornerai quant à présent, à la *bile*. L'utilité de cette liqueur, je dirai même sa nécessité, pour la conservation de la vie & de la santé, est suffisamment connue de tous ceux à qui les principes solides & raisonnés de la Medecine ne sont pas entierement étrangers. Une preuve de sa nécessité qui doit satisfaire tout le monde, c'est qu'elle se trouve dans les plus petits animaux: il n'y a peut-être pas dans toute l'étendue de la nature un seul insecte destitué de l'humeur bilieuse: & comment cela pourroit-il être autrement? Car lorsque nous en viendrons à l'exposition de nos sentimens sur cette matiere, on sera contraint d'avouer que la *bile* logée dans les corps des animaux, est une réelle & vraie médecine préparée par la sagesse de la nature pour prévenir les maladies, détruire leurs causes, & corriger les défauts de notre constitution; en un mot, que c'est par la vertu & l'énergie incomparable de ce fluide, que les animaux continuent de vivre & qu'ils sont conservés dans l'état de santé. Voilà ce que je démontrerai plus au long dans la suite de ce discours. Puisque la *bile* est si efficace, puisqu'elle est si nécessaire pour maintenir le corps dans l'état de santé, en devenant pour ainsi dire, une medecine universelle & naturelle, il s'ensuit nécessairement que cette liqueur ne peut pécher, soit par sa quantité, soit par sa qualité, ni s'éloigner de sa vraie température, sans jetter les fondemens d'une multitude de maladies. Puisque la plupart des maladies & même des plus terribles, tirent leur origine de quelque défaut de la *bile*, l'énergie & la vertu principale des remedes qu'on emploie pour les guérir, doit donc tendre à corriger cette liqueur lorsqu'elle peche en qualité; à la régénérer lorsqu'elle peche par défaut; & à l'évacuer, lorsqu'elle peche par excès. Si la *bile* dans son état naturel doit être regardée comme une réelle & vraie medecine du corps, il faut convenir que les plus importans de tous les autres remedes, ce seront ceux qui auront la vertu de restituer cette liqueur dans son état naturel & tempéré; & que la fonction principale d'un Medecin consiste à inventer & à appliquer ces remedes avec jugement. Je ne me contenterai donc pas de considérer ici la *bile* dans son état naturel comme une medecine universelle du corps: mais je l'examinerai de plus dans son état dépravé & contre nature, comme la cause & l'origine de toutes les maladies.

Les Medecins & les Anatomistes n'ignorent point que par les lois d'un mécanisme admirable, la principale, pour ne pas dire la seule fonction du foie, est de passer & de filtrer cette humeur active, saline & sulphureuse, apportée du sang, par les troncs de la veine porte & par l'artere hépatique.

Il faut convenir que les Anatomistes ne sont point d'accord entre eux sur la maniere dont la vésicule du fiel, qui est adhérente au foie, se remplit de *bile*. Les uns pensent que la tunique glanduleuse la separe du sang qui y est porté par les arteres cystiques, d'autres au contraire prétendent qu'il y a au fond de la vésicule du fiel quelques canaux extremement petits, par le moyen desquels la *bile* y est apportée: & ces Anatomistes osent assurer qu'elle se rend immédiatement dans ce réservoir par de certains conduits cysti-hépatiques. Quel parti prendrons-nous entre ces Auteurs? Quel jugement porter de ces différentes opinions? C'est sur quoi nous allons être décidés par les expériences suivantes, que Bohnius & d'autres ont faites. Un chien ayant été ouvert, on fit sortir toute la *bile* de la vésicule du fiel, & le canal cystique fut lié; mais l'animal ayant encore vécu pendant quelque tems, on s'attendoit à voir la vésicule du fiel se remplir de *bile*, malgré la ligature qu'on avoit faite au canal cystique & les précautions qu'on avoit prises, pour couper toute communication entre la vésicule du fiel & le pore hépatique: mais les choses ne furent point, comme on avoit présumé; au lieu de *bile*, on ne trouva dans la vésicule qu'un peu de sang grumelé, d'où les Anatomistes les plus exacts ont eu raison de conclurre que la liqueur qui remplissoit la vésicule du fiel y étoit portée par le canal hépatique commun lui-même. La communication entre ces canaux est très-palpable: en soufflant dans le canal cholidoque, on voit la vésicule du fiel, & le canal hépatique s'enfler; d'un autre côté, si l'on introduit un petit tuyau dans le canal hépatique biliaire, & qu'on souffle par ce tuyau, on verra le canal hépatique même, le canal cystique & le conduit cholidoque s'enfler. Dans l'homme ainsi que dans d'autres animaux, les conduits hépatiques & cystiques s'unissent & forment ensemble un seul canal commun. Maintenant, si nous considérons la situation de la vésicule du fiel, si nous faisons attention que son fond est placé dans un lieu bas & incliné, mais que son col & les conduits biliaires, ont une position plus élevée; nous en inférerons qu'il est vraisemblable que, quand la *bile* descend lentement par le canal cholidoque, à cause de son insertion oblique entre les tuniques du duodénum; surtout lorsqu'il arrive que cet intestin est vuide, elle tombe dans la vésicule du fiel qui est placée plus bas, & cela d'autant plus commodément qu'elle est moins pleine, & qu'elle y demeure jusqu'à ce qu'elle en soit chassée, soit par la compression des intestins, soit par une contraction propre à la vésicule même. Tout cela se fait évidemment dans le bœuf, où le canal hépatique est tellement ouvert dans le col de la vésicule du fiel qui est suffisamment tendineuse & nerveuse, que la *bile* peut descendre aisément dans la vésicule même, & passer avec la même facilité de la vésicule dans le duodénum par le canal commun. On remarque dans le même sujet une circonstance assez singuliere. C'est une espece de petit mamelon situé presque au milieu de la membrane intérieure de la vésicule du fiel, & prominent presque de la même maniere que l'extrémité du canal commun paroît faire dans le duodénum. On a tout lieu de conjecturer que ce petit mamelon est l'orifice du conduit qui passe entre les membranes de la vésicule du fiel & que la protubérance fait la fonction d'une valvule qui empêche la *bile* passée de revenir sur ses pas.

Mais la *bile* dans la vésicule du fiel est fort différente de ce qu'elle est dans le foie. Dans la vésicule, elle est plus épaisse, plus acre, plus amere & d'une couleur plus foncée que dans le foie, où on la trouve plus fluide, plus délayée & moins amere. Par quel moyen & à quelle fin la *bile* contenue dans la vésicule souffre-t-elle un pareil changement? C'est une question importante & qui demande les recherches & l'attention la plus exacte. Pour jetter sur cette partie de notre dissertation toute la lumiere dont elle est susceptible, je crois qu'il est à propos de faire précéder quelque chose sur la structure de la vésicule du fiel. Nous observerons d'abord que la vésicule du fiel est composée de différentes membranes, dont la plus intérieure est presque semblable à la tunique veloutée du duodénum; on voit de plus dans cette membrane différens plis & canaux avec des valvules qui leur sont appropriées, mais on n'y découvre pas la moindre glande. La membrane couchée immédiatement sur celle-là, est un tissu spongieux, vasculeux, & fait pour ainsi dire, de différentes pellicules dans lesquelles sont logées de petites bulles d'air. Il ne faut pas douter que cette membrane ne donne naissance à un grand nombre de vaisseaux lymphatiques, quoique la plupart de ceux qu'on trouve dans la vésicule y viennent immédiatement du foie. La troisieme membrane ou tunique est musculaire ou fibreuse : mais nous ne remarquons point aucune membrane nerveuse ou tendineuse, soit au fond de la vésicule, soit dans le reste de sa cavité ; cependant il est constant, que non-seulement son col, mais même les canaux hépatiques & cystiques consistent en une tunique nerveuse & tendineuse assez forte. La membrane ou tunique extérieure vient du péritoine. On remarque des canaux artériels & veineux distribués entre cette membrane & la musculeuse. Le col de la vésicule est fort étroit, & cette étroitesse est très-remarquable dans la vésicule du bœuf, mais on n'y remarque point de valvules. Cependant Spigel & Bauhin ont découvert dans l'homme une valvule semilunaire qui s'étend en forme de coquillage spiral, & couverte de plusieurs sillons ou rides qui en rendent la surface inégale ; j'avoue n'être jamais parvenu à appercevoir dans l'homme la valvule de Bauhin & de Spigel : mais j'y ai bien vu le passage étroit dont je viens de parler ; il n'est point rectilinaire, au contraire il s'avance d'une maniere si oblique & si tortueuse, que je l'ai toujours trouvé résistant à l'introduction de la sonde. Cette étroitesse & cette obliquité du passage ne paroissent être destinés à d'autre usage qu'à celui de prévenir le retour de la *bile* la plus épaisse, lorsqu'une fois elle est parvenue dans la vésicule, & de laisser un passage assez commode à la *bile* hépatique la plus délayée & la plus claire.

La tunique intérieure de la vésicule étant veloutée comme celle du duodénum, elle fait la fonction de couloir en séparant la partie claire & aqueuse de la *bile*, & en la transfusant dans les vaisseaux lymphatiques ; car on ne peut nier que les vaisseaux distribués non-seulement dans la vésicule elle-même, mais encore autour d'elle, contiennent une lymphe qui a quelque amertume. D'ailleurs on sait par un grand nombre d'observations que, quand les choses sont dans un état contre nature, il se filtre une plus grande quantité de *bile* claire à travers les pores des tuniques de la vésicule du fiel. Mais cette membrane intérieure séparant la partie la plus fluide de la *bile*, il est nécessaire que ce qui reste prenne plus de consistance & soit plus amer. Or la vésicule étant douée d'une extreme sensibilité & d'une grande mobilité en vertu de sa tunique charnue, & des nerfs dont elle est parsemée ; les conduits biliaires eux-mêmes étant encore plus mobiles & plus sensibles en vertu de la même cause, il s'ensuit qu'il doit survenir dans ces parties les douleurs & les spasmes les plus terribles. Selon une des plus exactes observations de Vieussens, il part six fibres nerveuses du plexus hépatique sémilunaire du nerf intercostal droit. De ces six fibres, les trois plus petites & inférieures sont distribuées aux vaisseaux cholidoques de la vésicule du fiel, au pylore, au duodénum & au pancréas, pour leur donner la constriction & le ton convenable. C'est par ces fibres, dont l'origine est commune, qu'il faut expliquer la sympathie que l'on remarque entre ces parties. Il ne faut point douter que la *bile* ne descende dans les intestins par son propre poids, & qu'elle ne soit aidée dans son cours, par l'action propre des canaux : d'ailleurs nous ne devons pas manquer de porter notre attention sur l'insertion du canal cholidoque qui serpente presque de la longueur d'un pouce entre les tuniques intérieures & extérieures du duodénum, & qui s'ouvre enfin par un orifice rond dans la cavité de cet intestin.

Mais avant que de traiter des usages remarquables & de la nécessité absolue de la *bile*, ou de considérer les différens défauts ou imperfections auxquelles elle est sujette, je crois qu'il est à propos de faire précéder les choses que l'expérience nous a apprises sur sa nature & ses qualités, afin que nous soyons plus en état de porter un jugement des différens phénomenes & des différentes maladies qu'elle produit. Commençons donc par celles que nous tenons de l'évidence de nos sens, car l'odeur & le gout d'une substance quelconque nous rendent capables de juger en quelque maniere de la nature des principes qui entrent dans sa composition. Je tiens pour généralement vrai que l'amertume de la *bile* d'un animal quelconque est si grande, qu'il n'en faut verser qu'une très-petite goutte dans une demi-once d'eau, pour lui communiquer la même qualité. Or ce qu'il y a de Chymistes les plus savans & les plus expérimentés, conviennent que l'amertume au gout procede d'un mélange intime d'un soufre terreux avec un sel. Mais quelle est la nature & le caractere de ce sel ? C'est ce que nous allons maintenant chercher. Selon les notions chymiques que nous avons des choses, & le résultat des expériences, nous assurons qu'un acide intimement uni avec une substance terreuse, alcaline & sulphureuse, formera un mélange amer. C'est ainsi que l'esprit acide & sulphureux de vitriol coagulé avec le sel de tartre ou le nitre fixé, produit un sel neutre comme dans le tartre vitriolé, ou l'*arcanum duplicatum* ; un vinaigre très sulphureux versé sur du corail, ou des yeux d'écrevisse préparés donne un sel neutre amer. D'ailleurs nous savons par des expériences chymiques, que les substances les plus ameres, telles que l'aloès, la coloquinte & l'absinthe, perdent beaucoup de leur amertume, lorsqu'on les méle avec des sels alcalins. D'où il s'ensuit, qu'un acide ne contribue pas peu à la production de l'amertume que l'on remarque dans la *bile* des animaux, puisque cet acide une fois détruit, la *bile* devient fade & insipide. L'expérience nous apprend encore que les végétaux amers donnent par l'incinération une plus grande quantité de sel que les autres : mais il est constant qu'un sel fixe alcalin est produit par la combinaison intime d'un acide sulphureux avec quelque chose de terreux.

D'ailleurs le gout pénétrant, & permanent de la *bile*, quand on en prend sur la langue, est une circonstance qui prouve suffisamment combien elle est active de sa nature : car toute substance qui pénetre & s'étend sur les organes du gout, est subtile de sa nature. Parmi les autres observations qui démontrent la force pénétrante de la *bile*, une des plus importantes ; c'est que, quand il s'en est répandu quelques gouttes sur la membrane interne de l'estomac ou des intestins, l'endroit touché par les gouttes est teint sur le champ d'un jaune foncé, que l'art avec tous ses secrets ne peut emporter. Sa qualité pénétrante est aussi bien connue des Chapeliers, qui ne manquent point de la méler avec les substances dont ils forment leur noir, pour donner une couleur plus foncée & plus durable à leurs ouvrages. Sa couleur de safran peut aussi passer pour une indication bien certaine de la présence d'un soufre actif & subtil ; si l'axiome des Chymistes est vrai, que les couleurs vraiment jaunes ou rouges sont produites par le soufre. Mais rien n'est plus capable de nous éclairer sur les élémens, ou les parties composantes de la *bile*, que sa distilation chymique, & ses mélanges avec d'autres substances. Ainsi douze onces de fiel de bœuf donnent onze onces d'un phlegme parfaitement insipide. On tire ensuite de l'once restante un esprit d'une odeur désagréable, & empyreumatique qui produit sur le champ une effervescence avec l'esprit de nitre, & qui teint le sirop violat en verd, preuve de sa nature alcaline. On en obtient encore quelque chose d'huileux qui tient de la nature de cet esprit, & qui produit les mêmes effets. Le *Caput mortuum* terreux qui reste dans la retorte, pese deux dragmes & demie, & donne par l'incinération une dragme d'un sel fixe évidemment alcalin. Il s'ensuit de cette expérience qu'il y a une grande quantité d'eau dans la *bile* ; ce qui est encore démontré par la facilité que l'on a de la réduire en extrait : car deux onces de fiel de bœuf épaissi sur un feu modéré, donnent une dragme, & rien de plus d'extrait épais. D'ailleurs, on sait par le moyen d'un instrument inventé pour estimer la pésanteur rélative des fluides, que quatre onces de *bile*, pesent à peine deux dragmes de plus qu'une égale quantité d'eau pure distilée. Si on méle l'extrait de fiel de bœuf avec une égale quantité de sel de tartre, & qu'on distile le tout dans une retorte de verre au feu de sable ; alors on aura un un esprit urineux, & manifestement alcalin, qui fera une ébullition violente, avec un acide quelconque. Cet esprit donnera aussi à la solution de sublimé corrosif, une couleur laiteuse, & au sirop de fleurs de giroflée une couleur verdâtre ; effet que tous les sels volatils urineux produisent généralement. Quant à la raison pour laquelle une addition de sel de tartre produit un sel volatil urineux plus alcalin ; la voici, ce me semble : Les sels alcalins calcinés attaquent avec force le tissu des substances huileuses, & détruisent leurs parties acides, & volatilisent & alcalisent beaucoup plus leur soufre. Il se passe quelque chose de fort analogue à ce que nous venons de dire, dans la distilation de la suie, de l'ambre & du tartre. Ces substances distilées seules donnent un esprit acide, huileux : mais mêlées avec un sel fixe avant la distilation, elles donnent un esprit plus urineux & plus huileux.

Je passe maintenant au mélange de la *bile* avec les autres substances. Cette méthode d'examiner les corps, jette un grand jour sur leurs propriétés, & sur leurs parties élémentaires. Nous savons par l'expérience que nous en avons faite, que la *bile* ne produit effervescence avec aucun acide, qu'avec notre esprit fumant de nitre. Ce phénomene semble croiser les expériences ordinaires ; car la *bile* passe pour être de nature alcaline : Le fiel de bœuf ne produit point d'ébullition avec l'huile de vitriol la plus concentrée, ni ne se teint point immédiatement d'une couleur verdâtre ; comme plusieurs se l'imaginent : mais le trouble, la coagulation & la précipitation sont plutôt les résultats de ce mélange. Une chose qui mérite d'être remarquée, c'est que l'esprit de sel rend la *bile* plus épaisse que l'esprit de nitre & de vitriol, & qu'elle n'est point du tout coagulée par l'esprit de nitre. Quand on mêle avec la *bile* l'esprit concentré de sel ammoniac préparé avec la chaux vive, sa couleur est exaltée, & elle devient plus foncée, & le mélange reste diaphane. Les mêmes phenoménes seront produits si l'on emploie dans l'expérience, l'huile de tartre par défaillance ; mais il faut observer ici qu'un alcali mêlé avec la *bile*, lui ôte considérablement de son amertume. Quand on la mêle avec le sirop de fleur de giroflée ou de violette, le mélange ne devient point verd, mais il prend une couleur telle que celle qui est produite ordinairement par l'addition d'une substance jaune ou rouge. L'esprit de vin bien rectifié rend la *bile* trouble, & il perd sa transparence mêlé avec elle : mais si la quantité de *bile* est fort petite, elle sera précipitée dans l'esprit de vin, & cet esprit deviendra très-amer. Au contraire, une petite quantité de sucre de Saturne répandue sur la *bile* donnera un *coagulum* fort épais. Si l'on verse sur la *bile* épaissie de l'esprit de vitriol, il n'y aura point d'effervescence : mais elle perdra sa couleur noirâtre, & deviendra peu à peu livide. Ce mélange répandra dans le même tems une odeur fort désagréable. Notre esprit fumant de nitre mêlé avec l'extrait de *bile*, produit une violente effervescence accompagnée de beaucoup d'écume, de chaleur, & de fumée rougeâtre ; l'extrait est dissous & réduit en mucosité, qui par le moyen de l'huile de vitriol devient un *coagulum* d'une couleur plus obscure. Cet extrait se dissout presque entierement dans l'esprit de vin, ainsi que dans l'eau, l'extrait de *bile* séché & exposé à la flamme se fond : mais il ne prend pas feu sur le champ. Il ne commence à brûler, que quand ses parties humides sont évaporées. Il répand une odeur de sel volatil, fétide, & ses cendres demeurent imprégnées d'une grande quantité de sel alcalin, comme on peut s'en assurer par leur gout.

J'ajouterai les observations suivantes aux expériences précédentes. La *bile* du bœuf nouvellement tirée de sa vésicule, est diaphane, & suffisamment fluide : mais quand elle a été exposée en plein air pendant quelques heures, sa transparence diminue, elle devient plus épaisse, elle change d'odeur, & elle devient fétide à la longue. C'est une chose presque incroyable que la facilité & la promptitude avec laquelle la *bile* contracte une puanteur abominable : le sang se putréfie moins promptement qu'elle ; ce qui prouve qu'elle est composée, ainsi que tous les autres fluides des animaux de parties dont la chaleur seule de l'air est capable de rompre l'union & le tissu. J'observerai encore que la sérosité du sang ou la lymphe, tenue dans une cuillere, se convertit en une masse gélatineuse ; expérience que j'ai vainement tentée sur la *bile* ; elle se laisse moins coaguler par la chaleur, par la raison que la lymphe nourriciere n'est point une de ses parties composantes.

Quant aux usages que les ouvriers font de la *bile*, on sait que les teinturiers s'en servent pour enlever les tâches de dessus les habits, & que les Peintres l'emploient pour relever leurs couleurs, & nettoyer leurs tableaux, ce à quoi elle est fort bonne. Outre ces usages, le fiel de bœuf est encore dans un clystere un stimulant excellent, & il y a des Auteurs qui ont ordonné avec succès le fiel d'autres animaux dans les épilepsies, les fievres quartes, les accouchemens laborieux, & les affections hystériques.

Voilà les expériences que j'ai faites sur le *fiel* de bœuf. Je ne nie point que celui des autres animaux n'en differe en quelque chose, & même que celui d'un seul & même animal ne varie, quant à sa nature & ses qualités. Je n'ai jamais été à portée de mettre en distilation une quantité considérable de *fiel* humain, parce que je n'ai jamais été à portée de m'en pourvoir : mais je pense qu'il ne differe du *fiel* de bœuf, qu'en ce qu'il est un peu plus épais ; d'où il s'ensuit que si l'on verse dessus de l'eau forte ou de l'esprit de vitriol, & que si on met le tout sur un feu violent, il y aura effervescence, & que le mélange deviendra verd ; de-là vient aussi qu'il est promptement coagulé par l'esprit de vin rectifié. Ainsi, il n'y a aucun doute que le *fiel* humain ne soit d'une nature plus active, & plus richement imprégné d'un principe salin & sulphureux que la *bile* des autres animaux. Une observation générale que j'ajouterai ici, c'est que plus les animaux sont chauds, & plus, proportion gardée, la nature de leur fiel est active & réciproquement.

Les expériences que nous venons de rapporter, prouvent suffisamment que la *bile* n'est point d'une nature purement alcaline. C'est par cette raison qu'elle ne produit effervescence qu'avec les acides les plus forts. Tout alcali pur, soit salin, soit terreux fait ébullition sur le champ, avec l'acide le plus doux & le plus foible : d'où nous inférerons que la *bile* est d'une nature huileuse & sulphureuse, puisqu'elle s'allume ; mais qu'elle n'est pas purement sulphureuse, autrement, quand on la mêle avec l'esprit de nitre ou notre esprit fumant de nitre, elle exciteroit une effervescence tumultueuse ; car telle est la nature des huiles subtiles, que quand on les mêle avec ces esprits, elles produisent une effervescence.

Il paroît donc que la *bile* est une liqueur fort tempérée, & qu'elle est composée de particules, huileuses, terrestres, aqueuses, salines, & volatiles ; & pour m'exprimer en peu de mots, le suc amer bilieux de tous les animaux, ressemble presque tant par son tissu, que par sa qualité, aux sucs des herbes ameres, surtout à celui de la petite centaurée, dont l'extrait ne differe presque en rien de la *bile* épaissie ; car les sucs de toutes les plantes ameres sont composés de soufre, & d'un sel alcalin terreux. Nous observerons, par rapport à ces plantes, que leurs sucs dépurés & distilés de la même maniere que la *bile*, produisent, quand on les mêle avec des menstrues acides, alcalins, ou spiritueux, les mêmes phénomenes que ceux qui sont produits par la *bile*. D'où nous avons la plus forte raison de croire que ces simples ressemblent parfaitement à la *bile*, tant par rapport à leurs parties constituantes, que par rapport à leurs propriétés. D'où l'on voit pourquoi les extraits & les essences des plantes ameres produisent un effet si surprenant, & si singulier, lorsqu'il est question d'augmenter la *bile* en quantité, quand il y a défaut de ce fluide, & de la corriger, quand elle est dépravée : deux choses qui ne contribuent pas peu, tant à prévenir qu'à guérir les maladies.

Après avoir examiné la nature & les qualités de la *bile*, il nous reste à chercher quelle est la maniere particuliere dont elle est engendrée, & travaillée dans le corps. 1°. Il faut observer que la *bile* n'existe point dans le sang sous la même forme & dans le même état où nous la voyons dans ses réservoirs, qui sont le canal hépatique, & la vésicule du fiel; car ni le sang ni sa sérosité ne sont amers, ils ne sont point jaunes non plus dans leur état naturel, & la sérosité ne prend cette couleur que par le mélange de la *bile*; d'où il s'ensuit que les principes dont elle est composée sont seulement épars dans le sang, ce qui ne paroîtra pas entierement dénué de vraisemblance à ceux qui savent combien grande est la quantité de soufre, de terre & de mucosité, qui sont tous autant de principes élémentaires de la *bile*, que l'on trouve dans le sang. Il est maintenant décidé par des expériences chymiques & mécaniques, que les qualités, propriétés, gouts, & odeurs des corps dépendent entierement du mélange, de l'union, de la position & du tissu de leurs différentes parties, & que ces choses une fois changées ou détruites, il se fait une altération proportionelle, ou un anéantissement dans le gout, l'odeur, la consistance & les propriétés des corps. C'est pourquoi un mélange particulier des parties huileuses, salines, terreuses & aqueuses du sang, séparées du sang même & de sa sérosité par le moyen de leur mouvement intestin, peuvent constituer & faire la *bile*. Quant à moi j'avoue qu'il ne me paroît point vraissemblable que la *bile* puisse être composée immédiatement des parties huileuses du sang, ou de celles qui leurs sont le plus foiblement unies : mais je pense que toutes ces parties étant résolues & séparées du sang par le moyen de son mouvement intestin, elles se réunissent ensuite & constituent la *bile*; d'où il est évident que ceux dont le sang est dans un mouvement intestin violent, doivent faire beaucoup de *bile* : aussi arrive-t'il que les jeunes gens sujets à la colere, qui font beaucoup d'exercice, & qui se nourrissent d'alimens chauds abondent en *bile*; au lieu que les vieillards, les enfans, les phlegmatiques, les indolens, & les paresseux ont une *bile* aqueuse, claire, & inactive.

Nous avons une preuve démonstrative de ces vérités dans les fievres tierces, ardentes & continues; car dans ces cas le mouvement intestin violent du sang en dissolvant la contexture, il se fait une quantité de *bile* excessive, & il est étonnant combien ceux qui sont attaqués des maladies dont nous venons de parler, en rendent par les urines, les selles, & le vomissement; ce qui avoit fait imaginer aux Anciens, que la *bile* étoit la cause génératrice de la fievre; au lieu qu'elle n'en est que l'effet : aussi remarquons nous que plus la fievre est violente & durable, plus les excrémens sont bilieux. La nature ne cesse pas même de produire de nouvelle *bile* pendant le paroxysme de la fievre : mais la fievre est-elle dissipée, ou plutôt suspendue par l'usage de l'écorce fameuse du Pérou, le quinquina; alors la couleur ardente de l'urine disparoît, elle devient claire, & aqueuse, & les excrémens grossiers reprennent leur couleur naturelle; la fievre revient-elle, tous les symptomes précédens renaissent avec elle.

Il est suffisamment démontré par tout ce que nous avons dit jusqu'à présent, que le sang lui-même peut être résolu, par un mouvement intestin trop violent, en *bile* & en d'autres liqueurs excrémentitielles. La vérité de cette proposition nous est encore démontrée par les fievres hectiques & lentes, où le sang étant dans une agitation intestine continuelle & excessivement violente, se consume lui-même & se convertit en *bile* & en excrément. Parmi ceux qui se sont apperçus de ce phénomene, aucun ne s'en est expliqué plus clairement que Hildan : voici comment il en parle dans *Select. Med.*

« C'est quelque chose de bien surprenant, dit-il, que la « quantité de *bile* que de certains malades rendent, & « dont toutefois on trouve la vésicule pleine encore de « cette liqueur aprèsleur mort. Cela ne nous permet pas « de douter, dit-il, que le sang desséché par une chaleur « inflammatoire ne se convertisse en *bile*». Nous observerons de plus, que, plus grande est l'abstinence d'alimens, plus violens sont les exercices; plus grande aussi est la quantité de *bile* engendrée, au lieu que l'inaction & la bonne chere prévienne sa formation.

Après avoir examiné l'origine de la *bile*, & ses causes génératrices, je vais maintenant exposer comment ses particules séparées du sang, par la violence de son mouvement intestin, se réunissent de rechef pour constituer ce fluide. Je déduirai ce phénomene de la circulation du sang, lente & languissante dans le foie : mais pour donner plus de jour à mon explication, je poserai d'abord les axiomes mécaniques suivans.

1°. Lorsque des substances peuvent être mêlées ensemble, plus elles sont agitées, plus leur mouvement est violent, plus leur molécules sont divisées & broyées.

2°. Plus les particules sont divisées par le mouvement, plus fortement elles sont unies, & plus difficilement elles sont séparées du reste; car les gros corps étant divisés ont plus de surface, & conséquemment plus petites sont les particules dans lesquelles ils sont résolus; plus grande doit être la force d'un fluide qui tâcheroit de les séparer. Or par la raison des contraires, il s'ensuit que des particules homogenes doivent s'unir, se rassembler, & se séparer d'elles-mêmes plus facilement d'un mélange de particules hétérogenes, quand leur mouvement est diminué ou détruit, que quand il est entier & violent : c'est ce que nous voyons évidemment arriver dans le sang extravasé, où la séparation de la sérosité du *coagulum* suit presque immédiatement la cessation du mouvement. Or, puisque nous savons par des observations anatomiques, que la circulation du sang est très-lente dans le foie, parce que ce fluide y est conduit par la veine-porte qui n'a point de pulsation, & qu'il est introduit dans des ramifications très-petites dispersées dans le parenchyme de ce viscere, où elle fait la fonction d'artere; puisque nous savons, dis-je, que le sang manque de force motrice dans le foie, & que par conséquent il doit s'y mouvoir très-lentement, & que cette langueur de circulation doit encore se faire sentir proportionellement dans toutes les parties qui reçoivent des vaisseaux émanés de la veine-porte, nous ne devons point être étonnés que le foie, la rate, le pancréas, le mésentere & les intestins soient pour l'ordinaire le siége des maladies chroniques les plus violentes; car il est évident qu'il n'y en a point qui soient plus sujettes aux obstructions, aux skirrhes, aux inflammations, & aux corruptions. D'ailleurs le sang étant dépouillé dans cette veine, de sa partie douce, & chyleuse; il s'ensuit par les deux axiomes que nous avons posés, que ses particules grossieres, sulphureuses & salines, brûlées, pour ainsi dire, par la chaleur, de même que ses parties lymphatiques & mucilagineuses, se mouvant d'ailleurs fort lentement, n'en ont que plus de facilité pour se réunir & se séparer : or le changement dans la couleur, le gout & le tissu est une conséquence nécessaire de cette séparation, & de cette réunion. Mais il n'y a aucun doute que la *bile* nouvellement engendrée ne s'assimile peu à peu à celle qui est dans la vésicule & dans les conduits biliaires, & que celle-ci ne lui serve, pour ainsi dire de ferment; car de même que le sang aidé par son mouvement intestin produit la transmutation du nouveau chyle en sang, & de même que le vinaigre convertit en vinaigre le vin que l'on verse sur lui; de même la *bile*, à l'approche d'un suc congeneré & séparé du sang comme elle, lui communique sans peine sa forme, son tissu & sa nature.

Après avoir considéré la nature de la *bile* & développé la maniere particuliere dont elle est engendrée, je vais maintenant faire voir qu'elle est dans toutes les especes d'animaux, une Medecine aussi énergique qu'utile; & voici les raisonnemens dont je me servirai pour le démontrer. Premierement il n'y a aucun animal dans la nature destitué de cette liqueur; car on la trouve non-seulement dans les quadrupedes, & les oiseaux, mais on la trouve encore dans les insectes les plus petits, & quoique quelques animaux manquent de vésicule, cependant ils ont un foie & des conduits qui portent la *bile* du foie dans l'estomac & dans les intestins. Secondement, ce qui prouve la nécessité de la *bile* dans les animaux, c'est la grosseur & l'espace considérable qu'occupe dans l'abdomen l'organe que la nature qui ne fait rien en vain, a destiné à sa sécrétion, & à sa distribution seulement. Or il est certain que cet organe ne manque dans aucun animal. Troisiemement, entre les choses du genre anatomique, il y en a une qui mérite bien notre attention, c'est que dans les animaux les plus considérables, la *bile* est portée par un double canal, du foie dans le duodenum; car outre le canal hépatique, qui reçoit la *bile* immédiatement du foie, il y a encore le canal cystique, & ces canaux se joignent ordinairement, & se réunissent pour ne former qu'un canal commun qu'on appelle le conduit cholidoque. Pour peu que nous arrêtions notre réflexion sur ce mécanisme surprenant, nous ne manquerons pas de prendre de son Auteur les idées les plus nobles & les plus élevées; car la *bile* étant absolument nécessaire à la vie de tout animal, il étoit important qu'un des conduits destinés à sa distribution pût être obstrué sans que l'animal pérît : or les choses sont ainsi, pourvu qu'un des deux conduits du canal choledique soit libre, cette liqueur balsamique n'en ira pas moins dans les lieux où elle est nécessaire; & si dans quelque occasion il s'en fait en trop grande quantité, elle sera conservée dans un réservoir pour les usages à venir. Quatriemement, ce qui constate l'usage & les avantages de la *bile*; c'est que dans tous les animaux, elle est portée dans le premier intestin, ou le duodenum, fort proche de l'estomac; c'est-à-dire, qu'elle est versée sur la masse des alimens. Si cette liqueur eût été excrémentitielle & nuisible à la constitution du corps, il est à présumer que le sage Auteur de la nature, l'auroit dirigée droit au colon, ou au rectum, afin que le chyle, qui est l'aliment du sang & la nourriture de tous les corps, ne fût point altéré par ces ordures. Enfin rien ne prouve mieux son usage singulier, & son absolue nécessité que la grande quantité qui en est engendrée; car selon quelques Auteurs, & spécialement selon Borelli, il s'en fait une livre par jour dans les gros animaux.

J'avoue que les raisonnemens précédens ne sont fondés que sur des conjectures seulement vraisemblables. Cependant je crois qu'ils suffiroient pour démontrer l'utilité de la *bile* : mais pour donner à ce point plus d'évidence, & plus de certitude, je poserai comme une maxime incontestable, que la vie & plus encore la santé, dépendent d'une circulation juste & égale, constante, & non interrompue du sang & des humeurs dans tout le corps. C'est avec raison qu'on a donné à ce mouvement du sang l'épithete de vital; car c'est par lui que le corps est garanti de putréfaction; c'est lui qui le rend sain & durable, & qui nourrit ou répare ce principe occulte & inconcevable en vertu duquel l'union & la correspondance entre l'ame & le corps subsistent : ainsi donc, tant que cette circulation des humeurs est libre, & non interrompue, nous jouissons de la vie & de la santé: mais aussi-tôt qu'elle commence à s'altérer, cette altération est suivie d'une foule d'indispositions, de maux, de dérangemens dans les actions animales, de putréfaction, & enfin de la mort. Or pour maintenir cette circulation, il est absolument nécessaire que le sang soit dans un état de fluidité qui lui donne la facilité de se mouvoir dans les canaux du corps les plus étroits, & les plus petits. Il faut de plus que les particules hétérogenes constituantes du sang soient intimement mêlées & unies; car c'est ce mélange & cette union qui lui donne la forme de sang & le tissu qui lui est propre. Maintenant nous savons par expérience que rien ne nuit & ne préjudicie davantage à la contexture du sang, que les substances tenaces, acides & visqueuses; car elles sont destructives de la fluidité, elles prennent difficilement un mouvement intestin, & ne peuvent s'unir intimement avec les autres fluides. Or il est constant que nous mangeons différentes substances qui abondent en un principe ténace & visqueux, & qui doivent en conséquence produire un chyle, & un sang épais, visqueux, & immiscible. D'ailleurs il est essentiel à la vie, non-seulement que le sang soit dans un état propre à la circulation : mais encore que cette circulation se fasse; car point de vie, point de santé sans circulation : mais il est évident que les fibres de nos corps qui sont destinées à donner aux fluides le mouvement, en se contractant, remplissent beaucoup mieux & beaucoup plus promptement leurs fonctions relatives, lorsque des corps qui leurs sont extérieurs, & qui sont mus agissent sur elles par des qualités actives & pénétrantes; car nous remarquons que la seule odeur pénétrante du vin, des liqueurs spiritueuses & des sels volatils réveille subitement, & ranime les mouvemens foibles & languissans de toute la machine. La nature a besoin d'une pareille force motrice innée pour donner le mouvement & l'impulsion nécessaire aux parties solides sans lesquelles la circulation ne se faisant point, la vie & la santé ne pourroient être conservées.

Je passe maintenant à l'examen des moyens par lesquels la *bile* devient dans nos corps une medecine naturelle & générale, & de la maniere dont elle entretient la fluidité & le mouvement du sang, deux qualités par lesquelles les maladies & la mort sont prévenues. J'ai déja fait voir que la *bile* est d'une nature très-active & très-pénétrante, puisqu'elle est composée de parties sulphureuses, huileuses, mêlées avec des sels fixes & volatils, & en même tems d'une nature fort tempérée par la présence des parties aqueuses & terreuses. Cette liqueur tant par sa qualité pénétrante que par sa contexture particuliere, divise, incise, tempere & corrige les matieres épaisses, acides & visqueuses qui viennent de l'estomac; & ce qui est un effet des plus importans, elle contribue beaucoup à rendre le chyle & conséquemment le sang, doux, volatil & spiritueux. Or il n'y a aucun doute que les alimens ne subissent non-seulement dans l'estomac, mais encore dans les plus petits intestins, une solution intime & une fermentation par lesquelles leur adhésion & leur tissu sont changés & détruits, comme l'altération produite en eux relativement au gout, à l'odeur & à la consistance, le prouvent suffisamment. Mais nous savons que les liqueurs actives & spiritueuses ajoutées aux substances qui sont en fermentation les dissolvent intimement par un mouvement intestin & leur donnent une qualité spiritueuse, excellente. La même chose arrive, lorsque la *bile* est versée sur les alimens pendant leur fermentation : car par ce moyen leurs principes acides & visqueux sont corrigés & réduits: mais il y a plus, la masse chyleuse elle-même en est rendue plus douce, plus spiritueuse, plus subtile, plus tempérée & plus propre aux usages auxquels elle doit servir. Que la *bile* excite une fermentation dans les intestins, c'est un fait démontré par la perte totale de son amertume; car d'où viendroit cette perte, sinon du mouvement intestin de fermentation qui dissout intimement & détruit l'union & le tissu des parties qui constituent son gout & sa qualité. C'est ainsi que la *bile* prépare le chyle dans les premieres voies, & le rend propre à suivre la circulation vitale, & à porter la nourriture dans toutes les parties du corps. Sans cette humeur, le chyle demeureroit épais, cru, non travaillé & inepte au mouvement progressif. Or le chyle porté en cet état dans la masse du sang, ne pourroit manquer de donner lieu à une multitude d'indispositions & de maladies.

J'ai été obligé de conserver ici le mot de fermentation dont s'est servi M. Hoffman, dans le dessein de rendre exactement ses pensées, mais j'avoue que je n'en tire aucune idée satisfaisante & qu'il n'éclaircit rien pour moi.

Le chyle assaisonné par ce moyen d'un baume spiritueux, lorsqu'il parvient à la souclaviere, se mêle intimement avec le sang; car plus les parties des fluides sont fines & déliées, plus il leur est facile de se mêler intimement, & au contraire plus les parties d'un fluide sont grossieres & visqueuses, moins elles ont de facilité pour s'unir & se mêler à d'autres parties hétérogenes. Le chyle imprégné de cette maniere d'un certain sel stimulant, devient un excellent promoteur de l'impulsion, & un excellent conservateur du ton des fibres motrices de tout le corps : de cette maniere la circulation des humeurs qui s'acheve toujours avec activité, tant que les fibres sont dans une vigueur convenable, en devient plus prompte & plus libre. La *bile* est donc appellée à juste titre, tant par les anciens que par les modernes, le baume du corps, non dans le sens qu'elle prévienne la putréfaction par sa qualité balsamique, mais parce qu'elle contribue à entretenir la circulation du sang prompte & libre. Car c'est cette circulation qui est, s'il est permis de s'exprimer ainsi, le vrai baume du corps, puisqu'il ne peut y avoir de corruption tant qu'elle subsiste dans un état de perfection, le mouvement progressif & perpétuel du sang se réunissant avec sa fluidité & sa qualité spiritueuse, pour résister au penchant à la putréfaction: d'ailleurs c'est par le moyen de ce mouvement périodique que les parties excrémentitielles & superflues qui ont le plus de tendence à la corruption, sont évacuées & chassées par les émonctoires convenables.

La *bile* produit encore dans les premieres voies un autre effet très-important & très-considérable : c'est d'irriter & de picoter doucement les intestins, d'y exciter leur mouvement péristaltique; mouvement très-nécessaire à l'impulsion du chyle dans les vaisseaux lactés & à la protrusion des excrémens grossiers. Il est constant que le vrai ton des intestins, qui constitue leur diastole & leur systole, contribue beaucoup à la sécrétion & à l'expulsion de ce qui est inutile & recrémentitiel. Il n'est pas moins constant que, si les excrémens n'étoient pas exactement & régulierement expulsés, ils porteroient dans le sang & dans la lymphe des impuretés, & qu'ils disposeroient les parties à des maladies spasmodiques. Mais la *bile* versée dans son état naturel & convenable sur la masse du chyle, hâte la précipitation des excrémens, en partie par son acrimonie irritante, & en partie par l'activité & la partie spiritueuse qu'elle communique au chyle.

Je pourrois m'en tenir à ce que j'ai dit, & regarder comme suffisamment démontré que la *bile* est dans nos corps un remede qui les préserve de maladie, & qui écarte les dispositions qu'ils y auroient : cependant l'efficacité peu commune & la vertu singuliere des amers, tant pour prévenir que pour dissiper les maladies, étant une confirmation de la même vérité, je vais encore ajouter la preuve qu'elles me fournissent à celle que j'ai déja donnée. J'ai déja fait remarquer combien il y avoit de ressemblance & d'affinité, tant par rapport au mélange qu'au tissu, entre la *bile* & entre les extraits & les sucs des plantes ameres, spécialement de la petite centaurée. Or l'expérience journaliere que nous faisons de tout ce qu'on appelle *amers*, nous convainc qu'il n'y a point de remede plus sûr qu'eux, soit pour la conservation de la santé, soit pour la cure des maladies. L'élixir de propriété & l'aloès même, réduits sous une forme convenable, avec les extraits amers & les additions de gommes balsamiques sont, de même que les essences d'absinthe, de petite centaurée, de fumeterre & de gentiane avec leurs extraits, des remedes si certains & si généraux pour prévenir ou guérir presque toutes les maladies chroniques, que la Medecine seroit très-imparfaite, si elle en étoit privée. On pourroit ôter à l'art un grand nombre de remedes sans presque lui faire de tort: mais les amers sont absolument nécessaires à sa perfection; ils produisent bien d'autres effets que les sels volatils, spiritueux, huileux, fixes & terreux : & cela ne doit point étonner, car ils sont beaucoup plus analogues à la constitution & beaucoup plus tempérés dans leurs qualités, conséquemment plus propres à corriger d'une maniere douce & successive ce qui est vicieux, supposé toutefois qu'on en fasse usage pendant un tems considérable. En un mot les amers considérés en eux-mêmes, ne peuvent manquer d'être des remedes excellens & très-efficaces, puisqu'ils concourent à la production des effets de la *bile* qu'ils augmentent, lorsqu'elle peche par défaut, & qu'ils corrigent, lorsqu'elle peche par la qualité. Il n'est pas possible que nous nous trompions sur les propriétés que nous attribuons aux amers, & sur le cas que nous en faisons, puisque la nature qui ne se trompe jamais, travaille & prépare dans nos corps une liqueur amere, qui y est un puissant préservatif contre les maladies.

Je passe maintenant à la solution de cette question, savoir si la *bile* circule. Borelli est le premier Auteur de cette opinion. Il suppose dans son Traité *de Motu Animalium*, que la *bile* étant une humeur extremement utile dans nos corps, il en passe par heure quelques onces des conduits biliaires dans les intestins, qu'il n'est pas possible que le sang suffise à la production de la quantité nécessaire; conséquemment que la plus grande partie de celle qui est produite repasse dans le sang par le moyen des veines mésaraiques, qui comme autant de sangsues tirent l'humeur bilieuse qu'elles renvoyent au foie par la veine porte, & qu'un grand nombre des particules actives de la *bile* se mêlant avec le chyle rentrent dans le sang, où elles augmentent la matiere propre à la génération de cette humeur. Cette opinion a été défendue il y a quelque tems à Leyde, dans une Dissertation en forme, intitulée, de la *Circulation de la bile*. L'Auteur de cet Ouvrage pense que dans l'espace de vingt-quatre heures, il entre au moins six onces de *bile* dans le duodénum; ce qu'il prouve par une expérience faite sur un chien, & il prétend qu'il n'est pas possible qu'une si grande quantité de *bile* soit engendrée dans le foie, & que par conséquent il faut en supposer la circulation. Il dit que la sécrétion de la *bile* dans l'homme va à une livre entiere par jour; ce qu'il entreprend de démontrer par la capacité des veines mésaraiques, qui est si grande, dit-il, qu'elles ne paroissent pas destinées à porter du sang seul, mais du sang avec un autre fluide. Il s'efforce de prouver le même fait par le méconium d'un embryon, qu'il regarde comme de la *bile* épanchée dans les intestins. Mais comme ces choses ne répondent point à la quantité de *bile* qui coule journellement dans l'intestin, il est d'avis que cette humeur passe derechef par les pores des veines mésaraiques: il croit ces veines d'autant plus propres à cet effet qu'en y introduisant un tuyau, on pousse, en soufflant par leur moyen, de l'air dans les intestins; & que dans les animaux ailés qui manquent de vaisseaux lactés, le chyle passe par les veines du mésentere.

Mais tout cela ne suffit point encore pour nous déterminer à adopter la circulation de la *bile* : car en premier lieu, il n'y a point encore de preuve bien satisfaisante & bien concluante, qu'il se sépare dans l'homme une si grande quantité de *bile*. Mais, quand nous conviendrions de l'abondance de cette sécrétion; je crois que la grande quantité de sérosité produite par les alimens que nous prenons, suffiroit pour l'expliquer. Car ces alimens étant perpétuellement en mouvement, & une chaleur continuelle agissant sur eux; ils doivent nécessairement être résous en des parties excrémentitielles & salines de différentes especes. Car quand nous prendrions nos alimens, insipides & sans sel, il s'en formeroit cependant tous les jours une grande quantité de sulphureux que nous remarquerions dans la *bile* & dans les urines : or à quoi attribuer la génération de ces sels, sinon à l'agitation intestine du sang seul. Puis donc que l'urine contient une si grande quantité de sel, de soufre, de graisse & de mucosité, que l'excrétion s'en fait tous les jours, que ces parties ne viennent point immédiatement des alimens, & que le sang seul les fournit, je ne vois point pourquoi il n'en feroit pas de même de la *bile*, en un mot, pourquoi le sang ne suffiroit pas seul à sa production : d'où je conclus qu'il n'y a point de nécessité d'en admettre la circulation. Quant aux embryons, la *bile* n'y doit point être engendrée en si grande quantité, parce que l'agitation de leurs fluides est très-modérée, & que ces fluides sont, pour ainsi dire, déja dépurés des excrémens bilieux par les visceres de leur mere. Cette opinion ne tire non plus aucune force de la capacité des veines mésaraïques : car les veines sont toujours dans tout le corps plus larges que les arteres, & lorsque le sang porté par les branches distribuées dans le foie, trouve quelque empêchement à sa circulation dans les ramifications de la veine-porte hépatique, il est naturel qu'il s'accumule & qu'il distende les vaisseaux de la veine-porte ventrale. D'ailleurs on ne peut prouver par aucune expérience que dans l'homme les veines mésaraïques reçoivent quelque substance fluide des intestins ; & les bouches des veines lactées étant ouvertes, ainsi que celles des veines mésaraiques, il n'y a point de raison de supposer que la *bile* passe plutôt dans les unes que dans les autres, & beaucoup moins encore de prétendre qu'étant mêlée avec le suc chyleux elle en soit spécialement séparée par les veines mésaraïques, ensorte qu'elle passe dans ces veines sans emporter avec elle la moindre particule de chyle. J'ajouterai à cela que la *bile* elle-même après son mélange avec les alimens dans les intestins & même dans les grêles, est évidemment transformée par la fermentation & la solution intime qu'elle y produit ; que son tissu est détruit, son amertume perdue ; en un mot, qu'elle cesse vraiment d'être *bile*. Je ne nie point que quand cette humeur est versée trop abondamment dans le duodénum, s'il arrive que l'estomac & les intestins soient vuides, comme cela arrive quelquefois dans des cas contre nature, une partie de cette *bile* ne passe actuellement dans les vaisseaux lactés. Si l'on est forcé de convenir que ce fait arrive, lorsqu'on prend des remedes amers en trop grande quantité, je ne conçois pas pourquoi l'on nieroit que la même chose se passe, lorsqu'il y a congestion de *bile*. Il faut aussi convenir que les parties sulphureuses & spiritueuses de la *bile* résolues par la fermentation passent derechef dans le sang, mais il est faux que ce soit sous la forme de *bile*.

Puisque la *bile* est si nécessaire dans nos corps, qu'elle y fait, ainsi que je viens de le démontrer, l'office d'un remede naturel & général, il s'ensuit évidemment qu'elle ne peut pécher, soit par sa quantité, soit par sa qualité, soit par le degré de mouvement qui lui convient, sans que notre constitution soit, je ne dirai pas simplement, disposée au dérangement, mais actuellement dérangée. La premiere chose que j'aie à examiner, c'est si une trop grande quantité de *bile* bien qualifiée & duement tempérée, peut être désavantageuse & nuisible au corps. Je dirai d'abord que, dans des contrées telles que les nôtres, où l'air est dense, où les habitans boivent de la biere, & où les eaux ne sont ni claires ni subtiles, il est difficile qu'il se fasse une trop grande quantité de *bile* louable & bonne. Cependant je ne nie point que, lorsque des personnes à la fleur de leur âge s'abandonneront indiscretement à l'usage du vin, des aromates & des alimens doux que fournit l'été, il ne descende une trop grande quantité de *bile* dans les intestins, & que cette *bile* venant à se mêler avec le sang, ne produise des maladies considérables, surtout si l'usage des alimens solides est en même tems trop rare. Car on sait assez que les remedes actifs, les plus salutaires nuisent, sans en excepter même les amers, lorsqu'on les prend en trop grande quantité. De même une trop grande quantité de *bile* produira des intempéries chaudes du sang, & disposera aux hémorrhagies, aux inflammations, aux vomissemens, aux diarrhées & aux consomptions. Mais le défaut de cette humeur, ou sa trop petite quantité est beaucoup plus fréquente. Les vieillards, les enfans, les personnes d'une constitution phlegmatique & séreuse y donnent lieu par un usage immodéré des opiates & des remedes rafraîchissans, par de fréquentes saignées, par des purgations réitérées & par la perte des forces causée par quelque longue maladie. Le défaut de *bile* incline, comme Van-Helmont l'a fort bien observé, aux cachexies, aux hydropisies, aux affections hypocondriaques & aux maladies chroniques les plus terribles. Fernel observe judicieusement dans sa Pathologie, qu'on n'a trouvé dans plusieurs personnes à l'ouverture de leur cadavre, d'autre cause de mort, sinon que la vésicule du fiel étoit entierement vuide de *bile*. Moebius nous apprend dans ses *Fundament. Physiol.* qu'ayant ouvert trois enfans qui étoient morts de consomption, il avoit trouvé leur vésicule vuide de *bile* : & l'on raconte, *Observat.* 224. *Dec.* 2. *Miscel an. Curios. Nat.* qu'une personne en qui des fréquens vomissemens de *bile* avoient épuisé ce fluide, en étoit morte.

Une certaine quantité de *bile* manque dans les intestins, où elle est toutefois nécessaire, s'il arrive que l'orifice du canal cholidoque soit obstrué par une pierre ou contracté par des spasmes. Cet accident est ordinairement suivi de plusieurs symptomes terribles, à la suite desquels vient ordinairement la jaunisse. Car quand la *bile* n'a plus de passage dans les intestins, & que la formation s'en fait toujours dans le foie, elle est contrainte de se porter impétueusement non-seulement dans la vésicule du fiel qu'elle distend alors considérablement, mais encore dans les canaux biliaires & dans les glandes du foie, où par la dilatation excessive qu'elle produit dans les pores, elle parvient jusqu'aux vaisseaux lymphatiques, d'où elle entre dans le sang, & teint toute la masse de la sérosité de cette couleur jaune & desagréable, qui se répand ensuite sur toute la surface du corps. Que dans ce cas il passe une grande quantité de *bile* du foie dans le sang ; c'est ce que nous sommes en droit de conclurre, de ce que l'urine est alors épaisse, semblable en couleur à la *bile*, & teignant le linge de couleur de safran. La constipation est encore un des accidens concomittans de la jaunisse. Dans cette maladie, les excrémens sont blancs, & l'on souffre des tranchées en les rendant ; l'expulsion en est aussi accompagnée de vents. On sent une douleur pesante de l'hypocondre droit ; elle est quelquefois violente & très-aiguë. On vomit, on a des nausées, on manque d'appétit, & l'on est attaqué de cardialgie, surtout si la pierre est logée dans les conduits, ou si la bile est extravasée ; car les conduits biliaires étant nerveux, sont très-sensibles, comme je l'ai déja fait remarquer. Si donc il arrive que ces canaux soient distendus ou picotés, soit par une pierre, soit par une *bile* épanchée, l'estomac, l'œsophage & le duodénum, souffriront en même-tems par sympathie. Plusieurs circonstances concourent à démontrer que le conduit biliaire & son orifice dans le duodenum, sont susceptibles de contraction ; ce qui produira une jaunisse qu'il sera à la vérité facile de dissiper. Nous remarquons souvent dans les maladies hypocondriaques & hystériques, dans les coliques violentes, & dans les grands accès de colere, qu'il se répand sur tout le corps une couleur jaune, accompagnée d'une douleur pesante dans le creux de l'estomac, du côté de l'hypocondre droit, & des lieux où sont placés le duodenum, le pylore & les conduits biliaires : cela vient de ce que l'orifice du canal cholidoque étant obstrué par des flatuosités, ou contracté par des spasmes, la *bile* est contrainte de refluer dans le sang. Il n'y a point de remede plus propre à dissiper ces causes, que les antispasmodiques carminatifs, & que ceux qui corrigent l'acreté des humeurs. Ainsi l'on se servira avec succès, selon les expériences de Sylvius, du safran, des opiates, du lait & des émulsions de graine de lin ou de chenevi. Quant aux sudorifiques chauds, & aux remedes stimulans & apéritifs, ils conviennent moins. Les fievres bilieuses ardentes & les fievres tierces, soit continues, soit intermittentes, sont fréquemment accompagnées d'une jaunisse, qui n'a d'autre cause que la constriction ou l'obstruction des conduits biliaires qui aboutissent au duodenum. Il survient quelquefois dans les fievres ardentes une inflammation au duodenum, ou à cette partie du pancréas qui y est adhérente, de même qu'au pylore, surtout lorsque la fievre est causée par un usage inconsidéré de liqueurs fraiches, ou par un chagrin violent qu'on a voulu surmonter. Il ne faut pas douter que dans ces cas les conduits ne soient comprimés par l'inflammation, & que le gonflement, la douleur & le spasme de ces parties ne préviennent l'importation de la *bile* dans le duodenum. Nous savons encore par expérience que les poisons, & la morsure des viperes & des chiens enragés, produisent entre autres choses, la jaunisse. Il me semble qu'il ne faut point chercher la raison de ce phénomene ailleurs que dans l'inflammation & dans les spasmes violens de l'estomac & des intestins grêles qui ferment en même-tems le passage à la *bile*.

Lorsqu'il y a obstruction considérable dans les conduits biliaires, alors la vésicule du fiel est extremement distendue par l'abord trop abondant de la *bile*. En conséquence de la stagnation & du repos, la partie la plus épaisse & la plus mucilagineuse de la *bile* se sépare, se ramasse, & donne lieu à une concrétion bilieuse. Quant aux parties les plus acres & plus les tenues, elles sortent par les pores dilatés de la vésicule, & excitent des tranchées, des cardialgies, des vomissemens, des constrictions violentes dans l'estomac & dans les intestins, & des convulsions. On trouvera un exemple de ces effets dans la *quarante-septieme Observation de la premiere Centurie de* Stalpart Vander Wiel.

Tulpius a démontré que la *bile* suintoit à travers la vésicule du fiel, par l'observation qu'il en a faite sur une femme grosse, dans le cadavre de laquelle il se trouva un abscès du mésentere qui s'étoit ouvert dans le travail: mais de plus le colon flottant dans une si grande abondance de *bile* jaune, qu'on auroit pu la prendre à cuillerée. *D. Melch. Fribe Ephem. nat. Curios. Germ. Dec. Ann.* 3. *Observ.* 100. rapporte quelque chose d'assez semblable à l'occasion d'un Cocher qui mourut d'une fievre ardente continue, dont le cadavre ayant été ouvert, il remarqua que la partie la plus fluide de la *bile* étoit sortie à travers la vésicule qui étoit entiere, & pas plus grosse alors qu'un œuf de pigeon; que cette *bile* avoit arrosé & corrodé les parties circonvoisines en tout sens, & qu'elles étoient teintes d'une couleur de safran, à la distance de deux ou trois pouces de tous côtés; ensorte que tout cet intervalle teint & imbu de *bile*, étoit devenu manifestement putréfié, & que cette liqueur avoit corrodé & corrompu, outre la substance du foie, une grande partie de l'hypocondre. Quant à la vésicule elle-même, elle étoit évidemment saine & entiere.

La *bile* est encore troublée considérablement dans son cours, lorsque la vésicule est pleine de mucosité, ou qu'une pierre est engagée dans son col; car dans ces cas cette vésicule ne peut recevoir la *bile* hépatique qui conséquemment doit être portée dans le duodenum en plus grande quantité qu'il ne faut, & qu'elle n'y est nécessaire, si l'estomac est vuide: s'il est plein, au contraire cette *bile* ne suffit pas; car pour la chylification & pour l'exaltation du chyle, il faut une *bile* plus épaisse, plus riche & plus foncée, telle en un mot que celle qui est préparée dans la vésicule. Faute de cette *bile*, il s'engendre au tems des repas, dans l'estomac des crudités acides & visqueuses qui disposent aux constrictions, aux tranchées de ventre & aux hydropisies. Je me souviens qu'il y a déja du tems on ouvrit à Gênes un Fourbisseur qui avoit été tourmenté pendant les vingt dernieres années de sa vie, de tranchées violentes, de cardialgies, & d'un sentiment de chaleur aux environs du creux de l'estomac. Il avoit la vésicule d'une structure singuliere; elle étoit si large & si longue, qu'on y trouva trois mil six cens quarante-six grains de *bile* coagulée, partie en forme de pois, & partie en forme de grains de plomb. Il n'est pas extraordinaire que dans des cas de cette nature les malades sentent des douleurs à l'hypocondre droit, ni qu'ils soient attaqués de vomissemens, de jaunisse, de coliques, & de symptomes hystériques & spasmodiques. La pierre dans la vésicule du fiel, est suivie fréquemment de l'hydropisie; ce qui nous est confirmé par Cnoefelius, *M. N. C. Dec. An.* 3. *Obs.* 260. Georgius Francus rapporte, *Dec.* 2. *An.* 6. *Obs.* 194. d'après un autre Medecin, un cas qui prouve la même chose: c'est celui d'un soldat qui mourut de l'hydropisie de poitrine, & dans la vésicule duquel on trouva une pierre qui pesoit une once & une demi-dragme. Le malade se plaignoit beaucoup pendant son indisposition d'une douleur dans la région du foie, si violente, qu'il ne pouvoit ni se tenir droit, ni marcher, mais qu'il fut obligé jusqu'à sa mort d'être assis sur son lit dans une posture courbée.

Il arrive quelquefois que la *bile* est poussée irrégulierement contre nature & en trop grande quantité hors les conduits du foie dans l'intestin; dans ce cas elle produit un grand nombre de maladies, & des symptomes vraiment terribles, surtout lorsqu'elle peche en mêmetems en qualité. Cette expulsion violente de la *bile* se fait principalement dans les violens accès de colere. Alors les fibres musculaires de la vésicule & des conduits biliaires étant en convulsion violente, on ressent de l'amertume dans la bouche, on a des nausées, on perd l'appétit, on est attaqué de cardialgie, de vomissemens, de tranchées & de diarrhées bilieuses. On a remarqué que cet accident n'a point de suites fâcheuses, lorsque la *bile* est évacuée sur le champ. Dans les cas où la colere a été contrainte, & surmontée, il arrive quelquefois que la *bile* séjourne dans les cavités des intestins, & que n'en étant point expulsée, elle passe dans la masse du sang: alors elle excite communément des fievres, des convulsions violentes, des spasmes & de la douleur. Mais c'est lui donner occasion de faire du ravage dans la constitution, que d'employer alors des sudorifiques violens, & des substances spiritueuses & volatiles; car par ce moyen on fera passer en abondance des particules impures dans la masse du sang; ces particules affecteront aussi les parties nerveuses, & exciteront les symptomes les plus dangereux. On trouve à cette occasion dans le Livre d'Hippocrate, *de Medicina veteri*, un très-beau passage à ce sujet: « Lorsqu'une certaine liqueur amere, dit-il, que nous appellons *bile* jaune, est répandue, quelles anxiétés, quelles ardeurs & quelle foiblesse ne sentira pas alors le malade? Mais si l'on emporte l'excès de cette liqueur par un purgatif ordonné à tems, ou si elle s'évacue d'elle-même, alors les douleurs & les ardeurs cesseront sur le champ. Mais devient-elle à la longue crue, intempérée & exaltée au-dessus de son état naturel, alors toutes les ressources de l'art ne suffiront pas pour calmer les douleurs & la fievre. En effet, de quelle rage, de quel desespoir, de quelle douleur de poitrine, de quels tiraillemens d'entrailles ne sont pas affligés ceux qui abondent en une *bile* acre, irritante & érugineuse? » Hippocrate observe sensément, que la *bile* ne produit ces terribles effets que dans son intempérie; car si une *bile* tempérée est poussée dans l'intestin en trop grande quantité dans un accès de colere, non-seulement elle n'est pas aussi nuisible que le passage précédent le feroit craindre, mais c'est au contraire un remede salutaire dans les constitutions froides, comme Hippocrate l'insinue en un grand nombre d'endroits.

Je passe maintenant aux maladies causées par une *bile* dépravée & corrompue, portée dans la masse du sang. Entre ces maladies nous pouvons compter à bon droit les fievres appellées bilieuses, & les fievres doublestierces continues. Quoique ces maladies engendrent elles-mêmes la *bile*, il ne faut point douter qu'elles n'en puissent être engendrées, surtout lorsque ce fluide peche en qualité. Ce sentiment se trouve confirmé par l'autorité d'Hippocrate. Il dit au Livre *de Naturâ hominis*, que la plupart des fievres, spécialement les continues, les fievres tierces & quartes sont produites par la *bile*. Car il ne faut point douter, & toute l'antiquité se réunit pour nous assurer, que l'origine & le siége de la plupart des fievres, spécialement des fievres intermittentes, des ardentes, & de celles qu'on appelle cholériques, est dans la région principale du corps, c'est-à-dire aux environs du cœur, dans les petits intestins, dans les cavités du foie, dans la rate, dans le pancréas & dans l'*omentum*; & la raison en est fort simple. La circulation se faisant généralement avec lenteur dans ces parties, il s'y engendre des impuretés, il coule des humeurs acres & corrompues du pancréas dans les intestins; & l'on voit naître les symptomes spasmodiques & fievreux qui accompagnent les maladies hypocondriaques, & toutes les fievres dont nous avons parlé ci-dessus. Les symptomes qui accompagnent généralement ces fievres, se manifestent ordinairement d'abord dans la région principale du corps, comme il paroît évidemment par le gonflement de l'estomac & de l'abdomen, les douleurs aux dos, les nausées, le vomissement & la constipation. Mais lorsque quelque partie considérable du corps est affectée de spasme, l'affection se répandant promptement sur toutes les autres par conspiration, voilà ce qui donne lieu au frisson, à la rigidité qui occupe toute la surface du corps, au froid, aux douleurs convulsives des parties extérieures, aux bâillemens, aux anxiétés; car tous ces accidens tirent leur origine de l'irritation des premieres voies. Ajoutez à cela que les diarrhées, les vomissemens bilieux, les urines rougeâtres & hautes en couleur, la soif insatiable, la chaleur considérable, les toux violentes, l'érosion de la gorge; ainsi que le soulagement que les malades reçoivent des réfrigérans, des évacuans doux, & de toutes les préparations de nitre qui corrigent & temperent l'acrimonie de la *bile*; & les mauvais effets que produisent au contraire les remedes volatils, chauds, huileux & acres, sont autant de preuves évidentes de mon opinion; je veux dire, que la *bile* corrompue est logée dans les premieres voies & dans la masse du sang. Nous observerons encore que les jeunes gens dont la constitution est bilieuse, & qui sont sujets à la colere, le sont aussi aux fievres; & que ceux qui ont des diarrhées critiques bilieuses, sont presque infailliblement attaqués l'année suivante de fievres tierces, accompagnées de douleurs aiguës & d'un tiraillement d'estomac, qui ne cessent qu'après une évacuation abondante d'une matiere bilieuse & jaunâtre, soit par le vomissement, soit par les selles, lorsque cette évacuation ne s'est pas faite d'elle-même, à peu près dans le tems de son retour périodique.

Entre autres passages d'Hippocrate qui confirment mon sentiment, il y en a un très-beau dans le Livre *de Affectionibus*. « Lorsqu'il y a de la fievre, dit-il, il y a « une soif insatiable, la langue est âpre & noire, & la « couleur est bilieuse, les crachats sont bilieux, l'ex- « térieur est froid, & l'intérieur assez chaud. Les réfri- « gérans sont alors les remedes convenables, & la ma- « ladie procede d'une *bile* renfermée dans le corps. »

Les fievres de cette espece se terminent ordinairement en sept jours, & la maniere dont cela se fait n'a rien de contraire à mon opinion; car elles se terminent communément le septieme jour par une jaunisse critique, sans aucun sentiment de pesanteur, de tension, ou douleur dans l'hypocondre droit, surtout lorsque la fievre est tierce continue. Hippocrate observe sensément dans son Livre *de Morbis*, que l'évacuation de la *bile* faite à propos ne contribue pas peu à la guérison des malades attaqués de la fievre.

Les Anciens, & surtout Hippocrate, & Fernel parmi les Modernes, donnent pour cause de l'accroissement des fievres la putréfaction de la *bile*. On lit dans la *Pathologie de Febribus* de ce dernier, le passage suivant: « La *bile* aquiert, en se putréfiant dans les fievres, une « qualité maligne. Or dans le commencement de l'ac- « cès elle est portée avec violence & en grande quan- « tité dans les membranes du duodenum, ce qui est « suffisamment prouvé par la toux seche, le bâille- « ment, la suffocation, l'anxiété, la distension des « parties voisines du cœur, la douleur, les nausées, le « vomissement & les urines claires & blanches. »

A la vérité, il faut convenir que la *bile* dans un état de repos & de stagnation est très-disposée à la putréfaction; mais rien n'est plus nuisible à la constitution, rien ne diminue tant la vigueur & les forces, rien ne trouble & ne pervertit davantage les mouvemens naturels, que des substances corrompues & putréfiées. C'est pourquoi nous avons raison de placer l'origine des fievres violentes dans les malades cachectiques & phlegmatiques, dans une grande quantité de *bile* corrompue dans les premieres voies. Mais si la *bile* putréfiée est logée dans les premieres voies, elle contractera facilement, multipliera & rendra active la contagion de la peste, les fievres malignes & pétéchiales, la petite vérole, la rougeole, la dyssenterie & les autres maladies pestilentielles. D'où il s'ensuit que tout ce qui tend à nettoyer les premieres voies, soit par le vomissement, soit par les selles, comme les eaux acidules, le nitre, l'esprit de vitriol, l'esprit dulcifié de vitriol, & l'élixir de propriété préparé avec un acide convenable, sont d'excellens préservatifs contre la peste, & les maladies malignes.

J'ajouterai à ce que je viens de dire, qu'une *bile* impure régénérée en grande quantité, est une source nouvelle pour les paroxysmes des fievres intermittentes. D'où il paroît que les remedes les plus propres pour éteindre l'origine, & détruire la cause des fievres intermittentes, ce sont les évacuans qui operent sans causer des spasmes, & sans altérer le ton des intestins; comme les pilules ameres, les sels neutres donnés à grande dose, le mercure doux, tous les ingrédiens qui tendent à corriger la trop grande acrimonie de la *bile*, comme les préparations de nitre, ceux qui peuvent en prévenir la corruption, comme les substances ameres, terreuses, l'écorce de quinquina, & ceux qui sont capables de fortifier le ton des parties nerveuses, & d'en prévenir les contractions spasmodiques.

Je passe maintenant à l'examen d'un phénomene de la derniere importance dans la pratique de la Medecine; c'est que dans toutes les fievres, non-seulement il se fait une grande quantité de *bile*; mais encore de *bile* vicieuse & peccante; en conséquence de la dépravation des humeurs, & de l'altération de la circulation du sang. Or cette *bile* coule nécessairement dans les intestins, & si elle n'est point évacuée, elle s'y loge & passe dans les vaisseaux lactés, & dans le sang même: d'où naissent les maladies les plus terribles. C'est pourquoi une des circonstances les plus heureuses qui puissent accompagner toutes les fievres, c'est la liberté du ventre procurée soit par la nature, soit par les remedes. Aussi, lorsque la constipation est jointe aux fievres de cette espece, voyons-nous paroître communément le pourpre, les aphthes, les inflammations à la bouche & au gosier, & les éruptions exanthémateuses de toutes sortes d'especes: & il n'y a point d'autre raison de ces accidens, sinon que les humeurs corrompues & bilieuses engendrées pendant l'agitation fievreuse, & contre nature, du sang, sont poussées à leur abord dans le sang à la surface du corps. J'observerai en cette occasion que les pourpres qui paroissent principalement en été, & dont communément sont attaquées les personnes en qui les fluides sont impurs, comme les femmes grosses, & ceux qui sont d'une constitution scorbutique, naissent, pour la plupart, ainsi que ceux qui paroissent le septieme, ou le neuvieme jour de plusieurs fievres aiguës, d'humeurs bilieuses fluctuantes dans les premieres voies. C'est pourquoi tous les remedes capables de corriger l'acrimonie, & d'évacuer doucement, préviennent & guérissent les pourpres; surtout si on en coupe l'usage de tems en tems, & à propos par celui des diaphorétiques doux avec des acides convenables. Les femmes en couche sont fréquemment attaquées de fievres pourpreuses causées par la suppression des vuidanges, & l'embarras des premieres voies.

Toutes les fois que cette maladie ne sera pas traitée avec jugement & circonspection, elle sera mortelle.

Examinons maintenant quelqu'autre maladie dont l'origine est proprement dans un vice de la *bile*. La premiere dont je ferai mention, est l'érésipele qui survient surtout lorsque le malade est constipé, & que la transpiration est suspendue ; car rien ne tend plus à corrompre la *bile*, & à la remplir de sels impurs & caustiques, que l'obstruction & la suppression des évacuations qui se font ordinairement par la peau. Or quant une *bile* de cette qualité caustique est logée dans les premieres voies, elle ne manque point d'exciter les frissons, les anxiétés, & les vomissemens, & passant de là dans le sang, elle se manifeste communément le troisieme jour par un accès de fievre. Les douleurs de la goute, qui proviennent, selon les Anciens, d'une cause chaude, sont aussi principalement produites par un vice dans les premieres voies occasionné par une *bile* corrompue, qui portée de-là dans le sang, devient la source de ces maux ; les sels caustiques, dont la *bile* est imprégnée, venant à se fixer sur les membranes des jointures : c'est par cette raison que les accès de la goute sont ordinairement annoncés par des maux d'estomac, des anxiétés, & la perte de l'appétit. Celui donc, qui dans ces occasions, saura débarrasser les premieres voies, & corriger en même-tems l'acrimonie des humeurs, sans exciter en même-tems une agitation tumultueuse dans l'œconomie animale, réussira vraissemblablement à éloigner, ou du moins à calmer les douleurs de la goute. Une chose qui mérite encore une grande attention de notre part, c'est que les hémorrhagies qui ont un retour périodique, de même que celles qui sont symptomatiques & critiques dans les maladies, ont aussi leurs causes principales dans les premieres voies : car dans ces cas on apperçoit des flatulences, des contractions, une douleur pesante & oppressive se fait sentir dans les hypocondres, & dans le dos ; le malade est constipé, les extrémités sont froides, & l'impétuosité du sang le détermine ensuite à se jetter sur quelque membre particulier du corps, comme la tête, les poumons, la matrice, ou l'anus. Les remedes les plus propres à suspendre ou à calmer la violence de cette impulsion, ce sont ceux qui purgent doucement, & sans altérer le ton des intestins, & qui rendent la *bile* tempérée & balsamique, comme les préparations de rhubarbe, les pilules de Becher, les pilules macrocostines, mon élixir balsamique, amer, corrigé, & les sels volatils huileux, donnés fréquemment, mais à petite dose : mais il n'y a rien qui soit plus efficace dans les cas où il est question de détruire l'acrimonie & la volatilité de la *bile* corrosive & caustique, que les préparations du nitre & les poudres précipitantes, ainsi qu'on les nomme quelquefois.

De tout cela, pourrions-nous balancer à conclurre que la *bile* viciée, accumulée dans les premieres voies provoque les hémorrhagies dans les constitutions qui y sont disposées, par les spasmes qu'elle cause ? A ce propos nous ferons observer que les évacuations de sang réglées & périodiques, de même que les goutes, & les catarrhes sont plus fréquentes, au printems & en automne, ou aux environs des mois de Mai & d'Octobre, que dans tout autre tems. Ce dont il ne faut point chercher d'autre raison, sinon que le ton convenable des fibres est altéré dans ces saisons, par les inégalités qui se font sentir successivement dans l'atmosphere, & dans le tems ; d'où il arrive que l'équilibre des fluides & des solides qui constitue la santé est détruit, & que les sels actifs excrémentitiels, qui devroient être dissipés par la transpiration, passent alors en grande partie dans la *bile*, d'où ils sont portés dans les intestins, & causent une multitude de maladies.

Mais il faut remarquer surtout que la corruption, l'acrimonie & la qualité corrosive de la *bile* causées par l'influx des particules hétérogenes, stimulantes & corrosives, causent des inflammations violentes dans les intestins mêmes ; d'où s'ensuivent des diarrhées, des *cholera*, des vomissemens, des tranchées, des dyssenteries. Les Modernes sont d'accord avec les Anciens, pour attribuer ces maladies à une *bile* érugineuse, & porracée, dont cette couleur contre nature prouve suffisamment que sa constitution, & son état naturel ont été détruits par un mélange de quelques acides corrosifs. Car il est certain que la couleur verdâtre que la *bile* acquiert, provient de l'addition d'un acide ; & les excrémens verds démontrent dans les enfans, qu'il s'engendre du lait dont ils sont nourris, une grande quantité d'acide. Les acides en détruisent la couleur naturelle, & la maladie suit cette destruction. Il y a long-tems qu'Hippocrate a proscrit la *bile* verdâtre. Voici comment il en parle dans son Livre *de Naturâ Hominis* : « La *bile* verdâtre épanchée aux environs du « foie, où elle est toujours en ébullition, est la cause « de la corruption & du trouble qui surviennent à l'in- « térieur. » D'ailleurs les Observations anatomiques & pratiques, prouvent suffisamment que les maladies mentionnées ci-dessus, sont produites par la *bile* verte. Diemerbrock assure qu'ayant ouvert le corps d'un malade qui étoit mort d'une violente diarrhée bilieuse, dans laquelle les excrémens étoient verds, il trouva la vésicule du fiel pleine d'une *bile* d'un verd foncé, & distendue jusqu'à la grosseur d'un œuf de poule. Le même Auteur nous apprend qu'ayant disséqué dans l'Hôpital, dont il étoit le Medecin, quelques malades ; il trouva la *bile* contenue dans la vésicule extremement verte, érugineuse, & ayant de plus une teinte noirâtre. J'ai moi-même trouvé dans la jeune fille de M. Ulyches qui mourut d'un flux dans lequel les excrémens étoient érugineux, dont j'ouvris le cadavre en présence de plusieurs Medecins, la vésicule distendue jusqu'à la grosseur d'un œuf de poule, & pleine d'une *bile* érugineuse ; particularité que j'ai encore eu occasion d'observer dans d'autres enfans qui sont morts d'une pareille diarrhée, & dans quelques personnes que le *Cholera morbus* a emportées. Pechlin dit dans son *Exercitatio de Purgantibus*, qu'il a vu plusieurs fois la *bile* hépatique, noire, livide, & de couleur de plomb. J'ai trouvé dans un jeune homme de distinction, d'un tempérament mélancolique, la *bile* contenue dans la vésicule épaisse & noire, comme celle d'un poisson ; ce que je me souviens d'avoir aussi remarqué dans un Maniaque, dont j'ouvris le cadavre. Nous lisons dans Bontius *de Medecinâ Indorum*, qu'il trouva dans un enfant asthmatique, qui mourut d'une dyssenterie, la vésicule du fiel pleine d'une humeur noirâtre ; couleur dont il ne faut chercher la raison que dans la grande quantité d'un acide qui la lui donne, en la mettant en stagnation. D'où il paroît que dans les maladies dont nous avons parlé, spécialement lorsqu'elles commencent, les émétiques doux, la rhubarbe, les poudres nitreuses précipitantes, le lait, le petit lait, l'huile d'amandes douces, les clysteres anodyns & émolliens, & les crêmes d'orge, doivent être de tous les remedes les plus efficaces ; car lorsque la *bile* est devenue très-acre, & très-caustique, elle excite les mêmes symptomes, que le poison. Borrichius, *Act. Med. Hafn. Tom. III. Obs.* 36. fait l'histoire d'un jeune homme attaqué des symptomes produits généralement par le poison, & dont la maladie étoit une érosion de la membrane intérieure de l'estomac, causée par une *bile* très-acre. Le même Auteur écrit, que non-seulement la *bile*, mais encore les autres humeurs affectent le corps, & l'estomac, de maniere qu'on seroit tenté de croire que le malade a pris une dose de poison. Dans ce cas il ne faut point douter que la *bile*, & les humeurs n'aient contracté une qualité maligne, en conséquence de laquelle elles picotent, rongent les membranes & les autres parties sensibles, de la maniere la plus cruelle ; & excitent les douleurs les plus insupportables.

Pour s'assurer que la *bile* peut devenir corrosive, au point d'exciter d'exciter une ébullition, comme l'eau forte, lorsqu'on la répand sur la terre. Voyez Borelli, *Observ. I. Centurie* 2.

De tout ce que j'ai dit jusqu'à présent, je pense qu'il s'ensuit évidemment que la *bile* dans son état naturel, tant par rapport à sa quantité qu'à sa qualité, est dans le corps une Medecine & une humeur d'une très grande importance & d'un très-grand usage; au contraire que c'est un poison quand elle est viciée; conséquemment que la santé de l'homme peut être entretenue ou altérée par la *bile*, & que par cette raison nous devons faire une attention particuliere, en examinant les symptomes des maladies, en prenant nos indications & en ordonnant des remedes, à l'état & aux qualités de cette humeur; & observer soigneusement en quoi elle peche, si c'est en quantité, en qualité ou dans le degré de mouvement; car il est constant que plusieurs remedes qu'on emploie avec beaucoup de succès dans la cure des maladies, n'operent toutefois qu'en augmentant la quantité de la *bile*, lorsqu'il n'y en a point assez, qu'en l'évacuant, lorsqu'il y en a trop, qu'en la corrigeant, lorsqu'elle est viciée, & qu'en conservant son abord dans les intestins dans un degré de vitesse juste & modéré; car il y a peu de medecines qui agissent directement & immédiatement sur le sang & les humeurs: la plupart exercent leurs vertus & leur efficacité sur les premieres voies, où elles corrigent d'une maniere secondaire les humeurs viciées qui sont les causes formelles & directes des maladies. Or entre ces humeurs, la *bile* est une des principales. Cette observation a lieu particulierement par rapport aux émétiques, aux relâchans, aux absorbans, aux acides, aux préparations de nitre, aux tempérans, aux émolliens, aux amers, aux sels fixes, aux martiaux, aux corroboratifs & autres remedes de la même nature. Hoffman.

Le même Auteur que je viens de citer fait dans un autre endroit de ses Ouvrages, les remarques suivantes sur la *bile* & sur les organes qui servent à sa préparation & à sa séparation.

La veine-porte amene le sang au foie & sa circulation est plus lente que dans les arteres, parce que c'est un vaisseau veineux; on peut voir ce que nous en avons dit plus haut. La veine-cave rapporte au cœur le sang apporté par la veine-porte; l'artere hépatique apporte à ce viscere le suc nécessaire à sa nourriture; & les pores biliaires conduisent la *bile* séparée du sang, en partie au duodénum par le canal cholidoque, & en partie à la vésicule du fiel, par le canal cystique L'usage du foie n'est donc que de séparer la partie sulphureuse, brûlée, & la partie lixivielle délayée d'un peu de sérosité, du sang qui y vient par la veine-porte, & les anciens se sont trompés en regardant le foie, comme le principe & l'agent de la sanguification.

La sécrétion de la *bile* qui est une liqueur épaisse, plus pésante que le sang, demande un mécanisme particulier.

La séparation d'une liqueur épaisse veut qu'un sang épais soit apporté au couloir, de peur qu'une liqueur plus déliée ne passe en trop grande quantité par un filtre trop large.

La séparation d'une liqueur épaisse supposant nécessairement des canaux & des vaisseaux sécrétoires proportionnés, une liqueur déliée y passeroit avec une aussi grande & même une plus grande facilité qu'une épaisse. Il falloit donc pour que la *bile* ne fût pas trop fluide, que le sang fût dépouillé avant d'arriver au foie, de la meilleure partie de la lymphe la plus déliée. C'est ce qui se fait dans les reins, le ventricule, tout le canal intestinal, l'épiploon & le pancréas, parties par lesquelles le sang doit passer avant d'entrer dans le foie.

Pour que la sécrétion de la *bile* se fasse dans le foie, il faut que les liqueurs aient un mouvement plus lent dans ce viscere.

Les sécrétions & les excrétions en général succedent mieux lorsque les liqueurs ont un mouvement plus doux, que quand il est trop violent, parce qu'alors les parties fluides se séparent beaucoup plus aisément des solides & que les parties aqueuses enfilent plus aisément les vaisseaux lymphatiques, & les plus épaisses, les canaux biliaires.

La situation & la connexion particuliere de la veine cave avec la veine-porte, dont il ne se trouve point d'exemples dans le reste du corps, contribuent beaucoup à la sécrétion de la liqueur épaisse qui fait la *bile* & mérite une attention particuliere.

Dans toutes les parties du corps, les extrémités des arteres répondent à celle des veines, & la jonction de ces deux vaisseaux ne forme qu'un canal continu. Les choses sont bien autrement disposées dans le foie, car les ramifications capilaires de la veine-cave, pénetrent dans les côtés de la veine-porte avec laquelle elles font des angles droits, sans doute pour que le sang qui est moins épais que la *bile* s'échappe par les orifices de la veine-cave, de la même maniere que le chyle est poussé dans le velouté des intestins, en laissant dans les rameaux de la veine-porte la liqueur épaisse dont doit être formée la *bile*, qui enfile les canaux biliaires, lesquels sont continus à la veine-porte, pour être portée par le canal cholidoque au duodénum, & par le canal cystique à la vésicule du fiel.

Quoique la *bile* (si on ne regarde que sa composition) soit une liqueur entierement étrangere & excrémenteuse pour les parties solides & fluides du corps; elle est extremement utile à la perfection du chyle: ainsi elle doit être employée à cet usage avant d'être portée hors du corps.

L'expansion du ventricule causée par les alimens & leur fermentation, aident beaucoup l'abord de la *bile* au foie.

La situation de la vésicule du fiel dans l'homme mérite une attention particuliere; car le fond regardant embas ou étant plus bas que le col, il est difficile que la *bile* monte, surtout ayant à passer d'un espace plus large dans un plus étroit. D'ailleurs le canal cholidoque coule assez long-tems entre la seconde & la troisieme membrane du duodénum, dans lequel il s'ouvre par un orifice rond. La *bile* ne peut donc entrer en tout tems dans cet intestin, mais seulement pendant le relâchement des intestins & lorsque la vésicule du fiel est comprimée par la partie droite du ventricule: ce qui arrive lorsqu'il est gonflé par l'abondance & la fermentation des alimens.

Plus on prend d'alimens, plus le ventricule s'étend & plus la vésicule du fiel, à cause de la compression qu'elle souffre, envoie de sa *bile* aux intestins.

C'est une observation bien singuliere, qu'après une longue diete on trouve aux animaux la vésicule du fiel toute pleine, & qu'elle ne le soit qu'à demi lorsqu'ils ont beaucoup mangé.

Il est aussi très-remarquable que la vésicule du fiel est pleine de *bile* dans les fœtus humains, parce que leur ventricule est oisif & ne souffre pas d'expansion. Hoffman.

Il y a d'autres choses relatives à la *bile* & d'une trop grande importance pour être omises.

La *bile* hors du corps est extremement amere; c'est le plus acre de tous les fluides des animaux; elle n'est ni alcaline ni acide, elle résiste à l'acescence, & elle communique la même qualité aux autres substances avec lesquelles on la mêle. Elle est extremement disposée à la putréfaction, & elle hâtera dans les autres substances auxquelles on l'ajoutera, & qui y auront quelques dispositions. Elle se mêle assez promptement avec l'eau. Si on l'expose à l'air après l'avoir fait épaissir sur un feu modéré, elle se dissoudra. Elle ne s'enflamme dans le feu qu'après avoir été desséchée. Elle rend les huiles & les substances oléagineuses miscibles avec l'eau. Si on paîtrit avec cette humeur quelque substance visqueuse, telle que les résines & les gommes, elle les résoudra & les atténuera. Le feu, l'esprit de vin, les extraits de noix de galle, & les esprits acides la coagulent. Voyez Boerhaave, *Chym. Vol. I. p.* 1. 343.

732. 736. 842. & ses Institut. de Med. Sect. 99.

Je vais maintenant exposer en abregé les différentes expériences que des Curieux ont faites sur la *bile* des différens animaux.

Lorsque l'on mit le fiel de bœuf en différens vaisseaux & qu'on le mêla avec diverses liqueurs pour découvrir quels changemens arriveroient soit dans sa consistance, soit dans sa couleur; on trouva constamment que l'esprit de sel ammoniac n'y produisoit aucune coagulation; que l'esprit de vin tartarisé n'y en produisoit qu'une fort petite, qu'il étoit un peu plus coagulé par l'esprit de vin pur, & que l'huile de tartre par défaillance ne le coaguloit point du tout. L'esprit de vinaigre & le vinaigre même y produisirent de larges concrétions fibreuses. L'esprit de verd-de-gris & de soufre, l'huile de vitriol, l'esprit de beure d'antimoine, l'esprit de miel & l'extrait de noix de galle préparé avec l'eau commune, formerent avec la *bile* un *coagulum* très-ferme; celui que l'esprit de nitre produisit étoit peu de chose; l'eau-forte fit un *coagulum* un peu plus considérable. Les sucs exprimés d'aconit ou de ciguë ne donnerent point de *coagulum*; le mélange des sucs de dulcamere vénéneuse, d'oignon, de grand raifort & de scorsonnaire, ne produisirent qu'un *coagulum* très-petit; les sucs de tanesie, de sauge, de menthe, d'impératoire, d'angélique, de lavande & de baume, n'y firent, ni condensation, ni changement; les sucs de chicorée, d'ache, de bistorte, d'armoise & de scrophulaire ne produisirent qu'une condensation & qu'un changement légers. Lorsqu'on mêla toutes ces liqueurs avec la *bile* & qu'on laissa reposer le mélange jusqu'au jour suivant, il ne se fit que des concrétions fibreuses & légeres, car elles flottoient dans la liqueur & n'avoient rien de solide. Quant aux parties non coagulées, elles ressembloient à la sérosité du lait ou à celle du sang. Outre ces parties séreuses & coagulées, on en appercevoit encore quelques graisses qui adhéroient aux côtés des vaisseaux. Les seules concrétions produites par l'esprit de nitre & par l'eau-forte, n'étoient point fibreuses, mais elles étoient grumeuses & écumeuses. Le *coagulum* fait par l'extrait de noix de galle, parut le plus ferme de tous; il étoit presque entierement dégagé de toute sérosité, & séparé du reste du fluide, il prit la consistance de la gelée. Duhamel.

Si vous prenez une livre de fiel de bœuf, avec une demi-once d'alun en poudre & que vous les battiez ensemble, il se fera sur le champ une ébullition très-considérable avec effervescence, & toute la liqueur deviendra trouble comme de la boue épaisse, à peu près de la même couleur qu'étoit le fiel de bœuf avant que d'avoir été précipité par l'alun, c'est-à-dire, d'un verd tirant sur le jaune, mais le précipité se jettant peu à peu au fond du vaisseau, la liqueur se clarifie au soleil & change sa premiere couleur en un rouge tirant sur le gris de lin. Si vous laissez reposer le tout pendant cinq ou six jours, & qu'après en avoir séparé les saletés qui surnageront & un épais sédiment, vous remettiez cette liqueur claire au soleil pendant trois ou quatre mois, dans une phiole bien bouchée: il se fera encore quelque sédiment & il s'amassera peu à peu sur la surface de la liqueur une graisse fort blanche & fort dure, de la grosseur environ d'une noix. Et la couleur rouge de la liqueur se changera en un jaune foible, couleur de citron, & acquerra une odeur semblable à celle des écrevisses cuites. Il se fait dans cette derniere opération une précipitation fort ample: comme ce précipité surpasse de beaucoup la quantité de l'alun qu'on y avoit mis, il faut, continue M. Homberg, que le fiel de bœuf y ait contribué en partie, & qu'une portion terreuse séparée de la *bile* ait été entraînée au fond du vaisseau avec l'alun. Quant à la graisse, il n'y a point de doute qu'elle ne provînt de la *bile*. Après avoir décrit cette expérience, M. Homberg indique la maniere d'en tirer un remede. Le fiel de bœuf, dit-il, ayant été dégagé de sa partie terreuse & grasse, par la chaleur du soleil, à laquelle on l'aura laissé exposé pendant deux ou trois mois, on aura un des meilleurs ingrédiens dont on puisse se servir pour ôter commodément les tanes qui paroissent à la peau, & particulierement au nez de la plupart des hommes. Ces tanes ne sont autre chose qu'une matiere épaisse & onctueuse, amassée & coagulée dans les pores de la peau, & qui lorsqu'on l'en tire a la forme d'un ver & se noircit à l'air.

Voici la maniere de le préparer.

Prenez *une demi-dragme de bile préparée comme ci-dessus.*

Ajoutez une égale quantité d'huile de tartre par défaillance.

Mettez là-dessus une once d'eau de riviere & gardez le tout pour l'usage.

Cet usage consiste à mouiller un doigt dans ce mélange, & à l'appliquer sur les tanes, sept ou huit fois par jour. *Mémoires de l'Académie Roy. des Sciences, Ann.* 1709.

Je passe maintenant aux expériences que Baglivi a faites sur le fiel de bœuf.

Le fiel de bœuf mêlé avec l'huile de tartre par défaillance, donne une espece de *coagulum* fibreux avec de l'écume: mais sa couleur ne change point. Mêlé avec le mercure sublimé, il se coagule sur le champ & prend une couleur d'un verd obscur, qui devient de jours en jours plus foncé. Avec l'esprit de vitriol, il produit d'abord beaucoup d'écume, il se coagule ensuite & forme une masse verdâtre: mais il conserve sa couleur & de l'acidité. Au bout de vingt-quatre heures on appercevra au fond du vaisseau un sédiment épais & verd, mais le gout de la liqueur ne sera point changé. La *bile* d'un veau fraîchement tué, perd sur le champ sa couleur jaunâtre, & devient verte en la mêlant avec l'huile de vitriol: elle conserve cette couleur pendant trois jours. L'esprit de nitre la rend moins verte; elle se coagule avec l'huile de tartre presque entierement, & elle se met en caillots blancs qu'on voit flotter dans le reste de la liqueur. Baglivi.

Six livres de fiel de bœuf mises en distilation ont donné huit onces au moins de liqueur, trois onces & deux dragmes d'huile, vingt-quatre dragmes de sel volatil, & cinq dragmes de sel fixe. *Hist. Acad. Roy. Sc.*

Hartman a fait l'analyse du fiel de bœuf en deux manieres différentes. Premierement en le distilant par la retorte. Il prit neuf onces & cinq dragmes de fiel, & les ayant mêlées avec du sable, il mit le tout dans une retorte: il en tira d'abord sept onces d'un phlegme de couleur d'eau: ce phlegme fut succédé par un autre de couleur de lait, mêlé d'un peu d'huile; le tout pris ensemble se montoit à deux onces & trois dragmes. Cette huile étoit de deux especes; une partie nageoit sur le phlegme laiteux, & l'autre descendit au fond du vaisseau: mais au bout de quelques semaines la partie flottante tomba aussi au fond de la liqueur; il observa qu'alors elle prenoit une consistance à peu près semblable à celle de la poix; il ne put découvrir la forme du sel volatil, quoiqu'il frappât son odorat. Le *caput mortuum* calciné donna sept grains de sel fixe. Une matiere obscure, noirâtre & presque insipide, adhéroit au col de la retorte sans presque aucune ténacité. Secondement, en distilant le fiel de bœuf à l'alembic; ce qu'il fit de la maniere suivante. D'abord il prit une livre, trois onces & deux dragmes de fiel.

Le phlegme rendu par cette quantité étoit tout de la même couleur, c'est-à-dire, aqueux; il répandoit une odeur saline sulphureuse semblable à celle du phlegme laiteux obtenu par la retorte.

Le phlegme qui vint ensuite avec l'huile n'avoit pas d'autre odeur que le premier : sa couleur n'étoit point laiteuse, mais elle ressembloit plutôt à celle du feu, lorsque le reste de la masse parut épais & noir dans l'alembic.

Le poids de cette huile & de ce phlegme pris ensemble étoit d'une once & demie. Mais une chose qui mérite quelque attention, c'est que l'huile rendue par cette distilation, ne ressembloit point à celle qu'on avoit obtenue par la retorte, & qui étoit de deux especes ; car elle demeura toujours flottante sur la surface du phlegme, & retint constamment la forme d'huile fluide.

Ce qui resta n'étoit point une colophone résineuse, mais un *caput mortuum* noir & poudreux. Quant au sel volatil qui devoit s'attacher à l'alembic dans sa propre forme & montrer ses pointes purement alcalines, il ne parut point.

Le *caput mortuum* donna une dragme & treize grains de sel fixe. Burggrave, *Lex.*

Baglivi a fait les expériences suivantes sur le fiel de mouton.

Je divisai, dit-il, un matin du fiel de mouton en différentes parties, que je mis dans différens vaisseaux. Le tems étoit pluvieux ; son odeur désagréable, & pour ainsi dire, urineuse & putréfiée, me porta à la gorge, & me donna un petit mal de tête. Ce fiel étoit transparent, & à peu près de la couleur du tabac ; les doigts avec lesquels j'en avois touché étoient propres & blancs, mais la peau en devint un peu ridée, à peu près comme quand on s'est lavé les mains avec du savon.

1°. La *bile* mêlée avec l'esprit de vin rectifié ne produisit point de fermentation en se mêlant. Vingt-quatre heures après le mélange fait, elle étoit d'une couleur brunâtre, dans cette liqueur transparente brunâtre flottoient confusément quelques petits filamens blancs, & il y avoit au fond du vaisseau un sédiment farineux. L'amertume étoit la même, sinon un peu plus grande. Elle étoit encore la même le troisieme jour. La couleur brunâtre devint un peu plus claire par l'addition d'eau commune. Le douzieme jour elle répandoit une odeur agréable, la liqueur étoit transparente, mais sa couleur étoit brunâtre, & il y avoit un sédiment au fond du vaisseau.

2°. L'huile de tartre mise sur la *bile*, ne produisit dans le mélange aucun phénomene nouveau. Vingt-quatre heures après la *bile* prit une couleur obscure brunâtre, mais la liqueur étoit parfaitement limpide & transparente, & au fond du vaisseau il y avoit une petite quantité de sédiment blanc. Son odeur approchoit de celle d'œufs brûlés. L'amertume étoit la même, sinon plus grande. Le troisieme jour elle étoit encore la même, & l'addition d'eau commune ne produisit rien de nouveau. Le douzieme jour elle avoit l'odeur de la chaux. Il y avoit au fond du vase un peu de sédiment, mais la liqueur étoit transparente & sa couleur étoit un peu verdâtre.

3°. Le sel d'absinthe réduit en poudre & ajouté à la *bile*, n'y produisit d'abord aucun changement. Vingt-quatre heures après, le sel étoit entierement précipité au fond sans être dissous. La liqueur étoit tant soit peu transparente & sa couleur tirant sur l'obscur, semblable à celle du tabac. Elle avoit la même odeur urineuse & putride & la même amertume ; mais peu après étant devenue plus acre, & son amertume s'étant beaucoup augmentée, une petite quantité que je goutai me causa un violent vomissement. Une addition d'eau commune changea sa couleur en un jaune foncé. Trois jours après l'addition, l'odeur étoit un peu fétide, mais la couleur étoit la même. Ce sel étoit toujours au fond du vaisseau sans être dissous, & il y séjourna pendant quinze jours sans souffrir la moindre altération.

4°. L'alun crud réduit en poudre & ajouté à la *bile* n'y produisit d'abord aucun changement remarquable. Cependant le second jour la liqueur parut fort trouble, sa couleur étoit obscure, mais transparente & verdâtre à la surface. Vers le fond du vaisseau elle étoit dense & visqueuse, & la portion qui touchoit au fond, étoit cendrée. Elle avoit l'odeur du poisson salé. Son amertume étoit un peu diminuée ; le troisieme jour elle étoit la même à tous égards. L'addition d'eau commune lui donna sur le champ une couleur semblable à celle du beure. Le douzieme jour la liqueur étoit transparente, mais sa couleur étoit la même. Il y avoit au fond du vaisseau un sédiment brunâtre.

5°. Vingt-quatre heures après une addition faite d'eau de canelle, il parut un sédiment blanc cendré au fond du vaisseau : mais la liqueur étoit transparente & d'une couleur brunâtre, mais peu foncée. L'odeur étoit la même que celle de l'eau de canelle qui s'étoit trouvée plus que suffisante pour surmonter l'odeur putride urineuse du fiel. L'amertume en étoit assez agréable, peu poignante, mais fort semblable à celle que j'ai remarqué avoir été produite par le sel d'absinthe. Trois jours après elle étoit la même à tous égards. L'addition d'eau commune n'altéra point sa couleur ; mais son odeur en devint beaucoup plus agréable : le douzieme jour la liqueur étoit trouble & son odeur desagréable.

6°. La teinture de cantarides extraite sur des cendres chaudes avec l'eau commune ajoutée à la *bile*, n'y produisit d'abord aucun changement. Deux jours après, il parut au fond du vaisseau une petite quantité de sédiment clair & farineux : mais la liqueur étoit transparente, & de couleur du tabac. Son odeur étoit desagréable, & semblable à celles des feuilles broyées de l'ieble. Son amertume n'étoit pas desagréable, & elle étoit la même le troisieme jour. L'addition d'eau commune ne produisit rien de nouveau. Le douzieme jour toutes les parties de la liqueur étoient troubles, d'une couleur rougeâtre, féculentes, & d'une odeur desagréable.

7°. L'addition d'esprit acide de sel commun produisit une fermentation & un changement de couleur ; la *bile* devint d'un jaune obscur. Le second jour la couleur étoit très-verte, & il paroissoit au fond du vaisseau une farine blanche grossiere. L'odeur étoit desagréable & semblable à celle du poisson salé. Son amertume n'étoit pas moins desagréable, & une petite quantité que je goutai me donna des envies de vomir. Le troisieme jour elle étoit la même à tous égards. L'addition d'eau commune rendit la liqueur plus transparente, & un peu blanchâtre. Le quinzieme jour l'odeur étoit la même ; mais seulement un peu moins forte. Il y avoit au fond un sédiment verdâtre. Quant à la liqueur elle étoit verte & transparente.

8°. L'esprit de corne de cerf ajouté à la *bile*, lui donna sur le champ une belle couleur, mais d'un jaune un peu obscur. Il ne parut aucun sédiment au fond du vaisseau. L'odeur de l'esprit se trouva plus que suffisante pour balancer celle de la *bile*. Son amertume étoit agréable, & fort approchante de celle que l'eau de canelle avoit produite. Le troisieme jour la couleur de la *bile*, sa transparence & son odeur étoient les mêmes, & demeurerent en cet état jusqu'au huitieme. L'addition d'eau commune faite alors en éclaircit toutes les parties. Le vingt-cinquieme jour une addition d'eau chaude rendit la liqueur trouble & sale, lui donna une odeur desagréable, & une couleur semblable à celle de jaune d'œuf.

9°. Dix-huit jours après le mélange de sel ammoniac, elle prit une belle couleur généralement transparente, & semblable à celle du rubis. L'odeur du sel ammoniac se trouva plus forte que celle de la *bile*. Le gout en étoit d'une amertume agréable, semblable à celle que produisent l'eau de canelle, & l'esprit de corne de cerf. Le troisieme jour tout étoit dans le même état, excepté que la couleur étoit un peu plus obscure. Les choses demeurerent les mêmes jusqu'au dixieme jour, que l'addition d'eau commune donna au mélange une belle couleur transparente semblable à celle d'un vin blanc pur; mais le tout devint, en conséquence de l'addition d'eau, trouble, sale, & d'une odeur desagréable.

10°. L'addition d'esprit de nitre donna sur le champ à la *bile* une couleur semblable à celle des jaunes d'œufs, & produisit une fermentation légere. Le second jour la couleur étoit extremement verte, plus même que dans le mélange de l'esprit de vitriol. L'odeur étoit acide, & desagréable, & il se forma au fond du vaisseau une masse blanche & épaisse. La partie supérieure de la liqueur étoit verte & tant soit peu transparente & limpide, mais son gout étoit acide & amer. Le troisieme jour elle étoit la même à tous égards: mais l'addition d'eau commune affoiblit un peu la couleur. Le douzieme jour il parut au fond une grande quantité de sédiment, & la liqueur étoit transparente, mais d'un grand verd qui demeura toujours le même.

11°. L'addition d'esprit de vitriol changea sa couleur naturelle brunâtre en couleur de jaune d'œufs, & il se fit une petite ébullition. Le second jour toutes les parties de la liqueur parurent troubles & parsemées de filamens grossiers qui flottoient confusément entre elles. Sa couleur étoit verdâtre par tout, tirant un peu sur le bleu d'azur. Son odeur étoit celle du poisson salé, & son gout entierement acide. Le troisieme jour elle parut dans le même état à tous égards. Son odeur acide affectoit fortement l'odorat.

12°. L'eau forte versée sur la *bile*, produisit sur le champ des bulles qui devinrent incontinent vertes. Une espece d'écume azurée flotoit à la surface de la liqueur. Vingt-quatre heures après, son odeur étoit extremement pénétrante & acide, & la liqueur extremement trouble. J'observai au fond du vaisseau un sédiment grossier farineux. La liqueur étoit tant soit peu transparente au milieu. Sa surface étoit couverte d'un mucilage grossier d'un blanc cendré, & les bords du vaisseau étoient couverts d'écume & de bulles. Le troisieme jour les apparences étoient les mêmes, excepté que l'odeur ressembloit à celle du lait aigre & corrompu. Le douzieme jour tout étoit dans le même état.

13°. L'addition de vinaigre changea sur le champ la couleur de la *bile* en celle de jaune d'œuf, & l'épaissit entierement. Le second jour, il parut au fond du vaisseau un sédiment grossier farineux; la liqueur surnageant étoit verdâtre & trouble; son odeur urineuse & putride comme celle du poisson salé, & son amertume un peu affoiblie. Tout étoit dans cet état au troisieme jour, & y persistoit au douzieme.

14°. L'eau commune ajoutée à la *bile*, change sur le champ sa couleur brunâtre & jaune: mais le tout est moins transparent qu'auparavant; l'odeur est la même, sinon plus forte. Elle est encore la même vingt-quatre heures après: mais la couleur est un peu plus verdâtre. Cette couleur verdâtre n'est point altérée par une addition d'un peu d'eau fraîche, mais son amertume s'affoiblit. Le troisieme jour la liqueur étoit trouble, & sa surface couverte d'une pellicule semblable à celle qui se forme ordinairement sur les liqueurs corrompues. Elle étoit extremement fétide.

15°. La même *bile* mêlée avec du vin modérément doux, devient trouble sur le champ, & se teint d'un jaune sale. Son acrimonie qui agissoit auparavant si puissamment sur l'odorat, s'affoiblit considérablement. Vingt-quatre heures après, son odeur desagréable est entierement dissipée. Il paroît au fond une substance semblable à de la farine blanche. La liqueur surnageante est jaune, transparente & extremement amere. Le troisieme jour tout étoit dans le même état, & sans aucune odeur fétide. Le douzieme, toutes les parties de la liqueur étoient troubles & fétides. Baglivi.

Cinq livres de fiel de cochon fraîchement tiré de l'animal, donnerent dans la distilation environ soixante onze onces de différentes liqueurs sulphureuses, & cinq onces & demie d'huile. Là-dessous il y avoit environ une once & demie d'une matiere épaisse & compacte, semblable au bitume ou à la colophone, & deux dragmes de sel fixe. Ces liqueurs ne firent aucun sédiment, ne devinrent point fétides, & ne souffrirent aucune altération. Mises ensemble en digestion sur un feu modéré pendant trente-un jours, elles perdirent quatre onces de leur poids. Les quatre livres & onze onces restantes déposerent au fond du vaisseau quatre à cinq onces d'un sédiment épais. La liqueur posée sur ce sédiment étoit transparente & d'un verd foncé. Duhamel, *Hist. Ac. R. S.*

La *bile* humaine mise en distilation sur un feu modéré, rend d'abord du phlegme, & il reste au fond du vaisseau une résine épaisse & prompte à s'enflammer. En augmentant le feu, on obtient une quantité modérée de sel acre volatil, qui laisse après lui dans la partie inférieure du vaisseau une grande quantité de sel fixe, acre & lixiviel, sous la forme d'une masse noire, d'un gout très-acre, & d'une odeur très-pénétrante. La *bile* humaine mêlée avec les acides, mais spécialement avec ceux qu'on tire du regne minéral, produit une légere effervescence, & change très-sensiblement de couleur. L'addition d'esprit ou de vitriol, ou de soufre, la met aussi dans une foible ébullition, & lui ôte par degré sa couleur verte. Il se forme en même-tems un sédiment acre au fond du vaisseau, & elle perd quelque chose de son amertume. Au contraire, les substances volatiles alcalines non-seulement la rendent plus transparente & plus claire, mais augmentent encore sa couleur jaunâtre. Baglivi.

Il paroît par toutes les expériences que nous venons de rapporter, que la *bile* est une humeur composée d'huile, de sel & d'eau. C'est pourquoi, on peut la considérer comme un savon liquide animal, d'autant plus qu'elle est abstergeante & résolutive. La pratique de quelques ouvriers prouve suffisamment qu'elle a ces qualités. Car les teinturiers se servent de savon ou d'urine putride qui a pris une nature alcaline, ou de la lessive de quelque alcali fixe, pour enlever la graisse qui s'attache à la laine, ou pour prévenir l'adhésion de la couleur, c'est-à-dire, pour empêcher que les couleurs ne prennent. Mais ils pourroient employer à la même fin & avec le même succès le fiel de bœuf. Les Peintres se servent aussi de la *bile* des animaux pour mélanger & délayer leurs couleurs. On en reconnoît aussi l'efficacité & les usages dans la Medecine, lorsqu'il est question d'employer les remedes savoneux, ou lorsque le but est de déterger, de stimuler les vaisseaux relâchés, de résoudre une substance ténace, ou d'atténuer une substance visqueuse. D'ailleurs, comme la *bile* porte avec elle un sel, qui pour n'être point alcali, cependant y incline, & en approche comme les autres sels animaux, ce doit être un remede efficace dans toutes les maladies où il sera question de s'opposer à un acide, ou de le corriger. Ainsi elle sera salutaire dans toutes les constitutions disposées à la génération des acides, c'est-à-dire, à toutes les personnes qui abondent en humeurs pituiteuses & mucilagineuses, à celles qui menent une vie sédentaire, ou qui ont perdu l'appétit. On la joint aussi aux remedes purgatifs, dans le dessein de faire glisser, de stimuler & de résoudre. La maniere de s'en servir, c'est de la faire un peu sécher, & d'en composer de petites pilules. La dose pour les adultes, est de trois ou quatre grains; mais un grain suffit pour les enfans. C'est à sa qualité résolutive & savoneuse qu'il faut attribuer l'effet salutaire que produisent dans la cure de l'épilepsie quelques gouttes de *bile* extraites d'un chien vivant, & mêlées avec l'eau épileptique de Langius. Voyez *Act. Haff. Vol. III. Observ.* 20. Toutes ces choses nous mettent en état de rendre raison de ce que Boerhaave recommande l'usage de la *bile*, non-seulement contre les viscosités spontanées en général, mais particulierement contre ces *coagulum* formés dans les premieres voies des enfans.

C'est par la même raison qu'il recommande le fiel des quadrupedes & des poissons, surtout du brochet & de l'anguille.

Voici la maniere dont il veut qu'on s'en serve.

Prenez *de fiels de bœuf*, & *de brochet*, } *de chaque, quatre onces.*

Faites-les évaporer doucement sur un feu modéré, jusqu'à ce qu'ils aient la consistance du miel.

Ajoutez *une quantité suffisante de poudre de racine fraîche d'arum.*

Faites-en des pilules qui pesent chacune trois grains, & couvrez-les de feuilles d'or.

Le malade en prendra une le matin, une à midi, & une le soir, une heure avant son repas.

Il faut ranger dans la même classe la Pierre que les Espagnols appellent *Pedra del porco*. Il faut en boire l'infusion dans de l'eau distilée de chardon-béni. La dose est de deux ou trois onces. A l'eau distilée de chardon-béni, on peut substituer le vin du rhin.

Mettez encore dans la même classe le remede d'Helmont préparé avec le foie & le fiel de l'anguille réduits en poudre sur un feu modéré. La dose est d'une dragme dans trois onces de vin du Rhin pour véhicule. Boerhaave, *Mater. Medic.*

On trouve dans le même Ouvrage, page 228, un clystere pour les enfans malades d'une coagulation caseuse du lait dont on les a nourris.

Prenez *du fiel de bœuf, une demi-dragme,*
miel mercuriel, une demi-once,
eau distilée de mente, une once & demie;

Faites un clystere.

On peut encore employer la *bile* pour déterger les ulceres sordides & glutineux, de même que dans les maladies des yeux, où le même effet est indiqué. Aussi lisons-nous dans Pline, *Lib. XXVIII. cap.* 1 que le fiel humain guérit les cataractes. Voyez *Dioscor. Lib. II. cap.* 17.

Et Muller nous apprend que le fiel de poisson, mais surtout celui de la lamproye de mer & du brochet, l'eau distilée de ce fiel & son essence, sont de bons remedes dans le *pannus oculi*, ou dans cette maladie des yeux qui a pour cause une inflammation dans les petits vaisseaux de la conjonctive; (Voyez *Pannus*) & que le secret de Burrhus pour cette maladie n'étoit que le fiel humain distilé par une petite cucurbite de verre, au moyen d'un alembic de cuivre ou d'airain.

Il faut conclurre de tout ce que nous avons dit, que le fiel des animaux doit être mis au nombre des remedes détergeans, anti-acides & résolutifs. Il ne s'ensuit pas moins évidemment que la vertu stimulante & anti-acide de ces pierres, qu'on trouve dans la vésicule du fiel des animaux, provient de la *bile*; ce qui semble être prouvé d'une maniere particuliere par la pierre appelée *Pedra del Porco.* Comme la *bile* se putréfie promptement, & conséquemment devient acre, il est évident que pour l'usage il vaut mieux la prendre récente que vieille. Il s'ensuit encore très-clairement de ce qui précede, que la *bile* ordonnée intérieurement aux personnes d'un tempérament chaud & sujettes à la colere, doit faire plus de mal que de bien. La *bile* des animaux prise inconsidérément, ou en trop grande dose, passe pour exercer sur les parties une qualité acrimonieuse, préjudiciable à la santé. C'est par cette raison que l'on met toutes les especes de fiel au nombre des poisons, parce qu'ils excitent tous des vomissemens bilieux & des syncopes. Voyez *Forest. Obs. Med. Liv. XXX. Obs.* 7. *Schol.* Mais je laisse à juger au Lecteur si ce n'est point jetter de l'absurdité sur la notion que nous avons des poisons, que d'en augmenter le nombre, en regardant comme tel tout ce qui, pris inconsidérément, produit un effet fatal. Quant aux autres propriétés du fiel, il paroît que Pline ne les a point ignorées. « Entre « toutes les substances, dit-il, *Lib. XVIII. cap.* 9. le « fiel est une de celles dont les effets soient les plus « importans & les plus salutaires; car il a la vertu d'é- « chauffer, de stimuler, d'inciser, d'attirer & de résou- « dre. Le fiel des plus petits animaux passe pour être « d'une nature plus subtile que celui des grands, & con- « séquemment il seroit meilleur dans les maladies des « yeux. Il est vraissemblable qu'il y a quelque différen- « ce entre les *biles* des différens animaux; car premie- « rement la *bile* des poissons est plus acre que celle des « animaux terrestres. Secondement, entre les animaux « tant terrestres qu'aquatiques, ceux qui sont les plus « petits, qui font le plus d'exercice, & qui se repaissent « des autres animaux, ont la *bile* plus acre & d'une au- « tre nature que celle des plus gros. Entre les poissons, « on donne la préférence à celles de l'anguille & du « brochet; & entre les animaux terrestres, à celles de « l'épervier & du serpent. » Dioscoride a observé, *Liv. II. cap.* 17. que la *bile* de quelques animaux l'emporte en acrimonie sur celle de quelques autres. Mais Paul Eginete s'est expliqué sur cette matiere d'une maniere si claire & si précise, que ce qu'il a dit mérite toute notre attention. Voyez *plus haut le passage tiré de cet Auteur.*

Quant à la maniere de conserver la *bile* pour les usages médicinaux, on donne les préceptes suivans.

Il faut prendre des animaux d'un âge moyen, qui n'aient souffert ni la faim, ni la soif, qui n'aient fait aucun exercice trop violent, & qui n'aient point été habituellement irrités. Après avoir lié les vaisseaux qui donnent l'entrée & la sortie à la *bile*, il faut l'aller chercher immédiatement dans le foie, & la jetter ensuite dans l'eau bouillante, où l'on la laissera pendant quelque tems; ensuite on l'en retirera pour la faire sécher, & on la tiendra renfermée pour l'usage. Pour la faire sécher, on la pend quelquefois dans la cheminée sans l'avoir jettée dans l'eau bouillante. On s'en sert aussi lorsqu'elle est toute récente & nouvellement tirée des animaux, spécialement des coqs, des perdrix, des poissons, & de tous ceux qu'on peut avoir aisément & à bon marché. Les Chinois emploient le fiel des animaux à l'usage le plus détestable qu'il soit possible d'imaginer: ils le mettent secretement avec d'autres ingrédiens pour prolonger la cure des plaies, & augmenter leur émolument avec le mal du patient. Pline a observé il y a long-tems, *Lib. XI. cap.* 37. que le fiel de bœuf teignoit de couleur d'or les substances sur lesquelles il étoit appliqué.

On trouve dans Lemery, *Pharmacop. Univers.* une autre préparation médicinale du fiel de bœuf.

Le fiel de bœuf contient du sel volatil qui le rend détersif & propre à nettoyer la peau: mais comme il est fort visqueux & qu'il se corromproit facilement étant gardé, on lui donne quelque préparation, comme on va voir.

Prenez *de sucre candi, une once,*

de l'alum de roche, demi-once,
de borax, } *de chaque trois dragmes ;*
de sel de verre,

Mettez toutes ces drogues pulvérisées dans une bouteille de verre.

Versez dessus une pinte de fiel de bœuf distilé.

Bouchez ensuite très-exactement la bouteille & l'exposez pendant quinze jours aux rayons du soleil, la remuant souvent pendant ce tems-là.

Ensuite filtrez-la & la gardez pour l'usage.

Ce cosmetique rend la peau douce & délicate ; il passe pour un remede excellent pour dissiper les taches de rousseur & de hâle. On s'en lave le visage le soir avant que de se coucher, & le matin avant que de sortir ; on enleve ce cosmétique avec l'eau de lis. Si l'on a quelque voyage à faire & que l'on craigne pour le teint les ardeurs du soleil, on en préviendra les effets en usant avant que de se mettre en route, de la préparation que nous venons d'indiquer, & en la laissant sur le visage pendant tout le jour.

On fait distiler le fiel de bœuf, afin qu'il se conserve mieux, & qu'il soit plus convenable à être employé sur le visage des Dames. On y ajoute ordinairement du camphre, mais il n'y sert gueres ; car il ne s'en dissout rien dans les liqueurs aqueuses, & il donne une odeur desagréable. J'en ai retranché l'alun de plume & le sublimé corrosif que quelques-uns y font entrer, parce que ce sont des ingrédiens dangereux.

Les sels qui entrent dans la préparation du fiel de bœuf, servent à le rendre plus pénétrant & plus détersif, afin qu'il efface mieux les taches du visage.

Il ne faut pas que la bouteille soit tout-à-fait pleine afin qu'on puisse commodément remuer la liqueur de tems en tems.

Il y a une maniere d'obtenir de la *bile* un cosmétique plus commode que la précédente.

C'est de prendre de la *bile* épaissie, de la dissoudre dans de l'esprit de vin tartarisé, & de la précipiter avec l'eau de frai de grenouilles.

Cette préparation est tirée des notes d'Hoffman sur Poterius.

BIN

BINARIUS, *binaire.* Le mot latin *binarius* ne signifioit chez les anciens Romains que le nombre deux ; mais les Alchymistes y ont attaché des notions qu'il n'est presque pas possible de rendre dans une autre langue que la leur. Je vais donc me servir de leurs propres termes, pour exposer leurs sentimens.

Le *binarius* est, selon eux, ou naturel ou contre nature. Le *binarius* naturel est celui que Dieu a produit en conséquence de la division qu'il a établi entre les objets supérieurs & les inférieurs, & qui enveloppé, pour ainsi dire, & renfermé dans la limite de l'unité, constitue le *ternarius*, lorsqu'il est sur le point de revenir à l'unité. Le *binarius* contre-nature est tout ce qui étant ennemi déclaré non-seulement de la nature, mais spécialement de Dieu même, tenta jadis de détruire tous les objets créés, c'est ce fatal *binarius* qui est, selon eux, source de toutes les maladies & de la mort, parce qu'il n'est renfermé dans aucune limite, & qu'il est au contraire le divorce primordial qui met tout en œuvre pour rompre les liens de paix & de concorde, non-seulement entre les êtres surnaturels, mais encore entre les créatures naturelles du Dieu tout-puissant qui a formé toutes choses. *Théat. Chymiq. vol.* I.

Je présumerois que ces Philosophes entendoient par ce galimathias, ce que les Perses entendent par leur *Ormozd* & leur *Arimanius.*

BINSICA, terme Rabinique qui signifie, selon Van-Helmont, maladie de l'esprit, ou plutôt de l'imagination, ou pour m'exprimer de la maniere mystérieuse de cet Auteur ; c'est une atrophie de l'organe de la fantaisie, telle que celle, dit-il, qui est causée par la piquure de la tarentule, ou par la morsure d'un chien enragé, dont la suite fatale est la mort binsique, *mors binsica*

BINTAMBARU *Zeylanensibus*, ou *convolvulus maritimus Zeylanicus folio crasso cordiformi. Pes capræ (à folii similitudine) Lusitanis.* Herman. Catal. Hort. Leyd.

Il croît dans le Malabar, dans l'Isle de Ceylan, & dans d'autres contrées des Isles Orientales. M. Herman pense que ce *convolvulus* abonde ainsi que les autres du même genre, en sel purgatif ; ce qu'il infere de l'acrimonie de son suc laiteux, qui picote la langue & le gosier, & de quelques autres expériences réitérées, telles que la suivante. C'est qu'une dragme de résine de sa racine donnée dans un jaune d'œuf, ou dans quelque autre émulsion appropriée, évacue doucement l'eau dans les hydropisies ; effet que l'extrait de sa racine préparé avec l'esprit de vin produit aussi. D'où il croit que l'opinion que les Portugais & quelques Indiens ont conçue de ses vertus diaphorétiques (& qui n'est peut-être fondée que sur la ressemblance extérieure avec la salsepareille) est un préjugé. Quoique sa racine soit dans la liste des cathartiques ; ses feuilles sont la nourriture ordinaire des lapins, des daims, & des boucs tant privés que sauvages. RAY, *Hist. Plant.*

BIO

BIOLYCHNIUM, *βιολύχνιον*, de *βίος*, *vie*, & de *λυχνίον*, *lampe ; la lampe de la vie.* Façon de parler usitée dans les Medecins Grecs du dernier âge ; elle est synonyme à chaleur naturelle & à flamme vitale. On entend encore par ce mot un secret préparé avec du sang humain, dont Beguinus fait mention. CASTELLI.

BIOS, *βίος*, *βιοτὸς*, *βιοτὴ*, en général la vie, ou la durée de nos jours. Quelquefois on entend par ces mots la vie, ou les élémens nécessaires pour la conserver. CASTELLI.

BIOTE, *βιοτὴ*, *vie* ; signifie aussi le sejour des alimens dans le corps, selon Galien, *Aphoris.* 20. *Lib. VI.* On lit *Epid. Sect.* 5. τὰ ἀσθενέστερα σιτία ὀλιγοχρόνιαν βιοτὴν ἔχει, « les alimens foibles abregent la vie ; ou « ceux qui usent d'alimens foibles ne vivent pas long-« tems ; ou selon le premier sens, les alimens foibles « ne séjournent pas long-tems dans le corps.

BIOTHANATI, *βιοθάνατοι*, de *βίος*, *vie*, & de *θάνατος*, *mort.* On donne cette épithete à ceux qui meurent de mort violente.

BIP

BIPINELLA, *plante*, ou PIMPINELLA. Voyez *Pimpinella.*

BIPULA, *espece de vers*, selon l'interprétation de Gaza, dont Aristote fait mention dans son Histoire des Animaux. CASTELLI.

BIR

BIRA ou CEREVISIA. Voyez *Cerevisia.*

BIRSEN, mot Arabe ou Persan, qui signifie une inflammation ou un abscès à la poitrine ; car *bir* signifie poitrine, selon Avicenne & d'autres Auteurs. CASTELLI.

BIS

BISCOCTUS, *δίεφθος*, *διπυρίτης*, *cuit deux fois ; remis sur le feu.* Cela se dit du pain qui est plus fait & plus cuit qu'à l'ordinaire, *biscuit.*

BISEMATUM, plomb le plus pâle, le plus léger & le plus grossier.

BISERMAS, espece d'*horminum*. Voyez *Horminum*.

BISLINGUA, *Laurier Alexandrin. Hipoglossum, Uvularia*, Offic. *Hippoglossum sive Bislingua*, Park. Theat. 702. *Hippoglossum mas & fœmina*, Ger. 761. Emac. 908. *Bonifacia sive bislingua*, J. B. 1. 575. *Hippoglossum Bislingua, Bonifacia*, Chab. 45. *Laurus Alexandrina, fructu pediculo insidente*, C. B. Pin. 305. *Rusus angustifolius, fructu folio innascente*, Tourn. Inst. 79. Elem. Bot. 70. Boerh. Ind. A. 2. 63.

On cultive cette plante dans les Jardins des Botanistes & on la met au nombre des vulnéraires. Dale, *Pharmacolog.*

BISMALVA ou ALTHÆA. Voyez *Althæa*.

BISMUTHUM, *bismuth*.

Bismuthum, Offic. Charlt. Foss. 49. Aldrov. Mus. Metal. 161. *Bismutum Plumbum cinereum*, Worm. 125. *Marcasita sive bismutum*, Schrod. 456. *Marcasita argentea*, Cæsalp. *Galena inanis, Germanis Blende*, Woodw. Att. Tom. 1. 182. *Bismuthum*, Idem. Tom. II. Part. 1. p. 28.

Le *bismuth* est une espece d'étain. C'est une matiere métallique blanche, cassante, disposée en petites facettes, luisante comme du verre, ce qui la fait nommer *étain de glace*. Il paroît être composé d'un sel minéral, d'un soufre grossier, de mercure, d'un peu d'arsenic, & de beaucoup de terre. M. Poli ayant pilé séparément une partie de *bismuth*, & deux de sublimé corrosif, & les ayant mêlées ensemble dans une cornue à laquelle il avoit adapté un récipient, en tira par la distilation une espece de gomme ou beure qui s'étoit attachée en partie au col de la cornue, & en partie étoit tombée dans le récipient. Il distila ce beure une seconde fois, & outre un nouveau beure qui vint comme le premier; il resta au fond de la cornue une poudre très-fine, de couleur de perle orientale, douce au toucher & gluante. Une troisieme opération lui donna une poudre encore plus fine, & plus belle; enfin il réitéra l'opération jusqu'à ce que le beure fût entierement changé partie en mercure coulant, partie en poudre de couleur de perle. Cette poudre pourra servir, soit à imiter les perles fines, soit à les représenter en peinture, soit à donner cette agréable couleur à tels ouvrages qu'on voudra. *Hist. Acad. Roy. An.* 1713.

Le *bismuth*, ou *l'étain de glace; Bismuthum*, Offic. *Plumbum cinereum, Agricol. Marcasita argentea, quorumdam*, est une substance métallique qui se fond au feu, qui n'est pas ductile, qui est pesante, fragile, différente du plomb par sa couleur & sa dureté, brillante, quelquefois de la couleur de l'argent, quelquefois de pourpre clair, qui ressemble au régule d'antimoine, mais qui est composée de lames plus larges.

Sa mine est semblable à celle du plomb, & elle noircit les mains de même.

Les Ouvriers ont coutume de la torréfier, & de la fondre en régule. On en trouve souvent dans les veines d'argent, & dans l'endroit où on la trouve, elle marque souvent qu'il y a de l'argent; c'est pourquoi les mineurs l'appellent le *toit de l'argent*. On ne trouve des mines de *bismuth*, que dans la Misnie & la Boheme.

Quelques-uns disent qu'en fondant le cobolt d'une certaine maniere, on en retire un régule qu'ils assurent être du *bismuth*; mais on n'est pas certain de cette origine.

Il paroît que les Grecs & les Arabes ne connoissoient pas le *bismuth*; car la marcassite des Arabes est une Pyrite.

On en fait rarement usage en Medecine. Cependant quelques-uns en préparent des fleurs, qu'ils assurent être diaphorétiques: mais beaucoup de personnes rédoutent l'usage intérieur de ce minéral, à cause de quelques parties arsenicales qu'il contient. On en prépare un magistere en le dissolvant avec l'esprit de nitre, & en le précipitant ensuite dans l'eau où l'on a fondu du sel commun. Cette poudre étant édulcorée est très blanche, & c'est un excellent fard que les femmes recherchent beaucoup pour se blanchir la peau. Les Perruquiers s'en servent aussi très-souvent pour donner la couleur de cendre aux cheveux.

Les Potiers d'étain mêlent du *bismuth* avec l'étain, pour lui donner plus d'éclat & de dureté, & afin qu'il coule mieux lorsqu'il est fondu. Geoffroy.

PROCEDE'S SUR LE BISMUTH.

Flores Bismuthi, Fleurs de Bismuth.

Réduisez le *bismuth* en une poudre très-fine. Sur quatre onces, mettez une demi-livre de nitre réduit aussi en une poudre très-menue.

Mettez de ces poudres mélangées, une demi-cuillerée à chaque fois dans un pot de terre, percé par le côté, auquel on aura ajusté des aludels. Lorsque le vase sera rouge & l'opération parfaite, ôtez les aludels & ramassez les fleurs avec une plume.

Ces fleurs sont très-blanches; c'est un excellent fard, si on les mêle avec de la pomade ou de l'eau rose.

J'estime pourtant qu'il faut être très-circonspect dans l'usage qu'on en fera, car les parties salines & arsenicales dont elles sont chargées peuvent nuire de plusieurs manieres. Si par une solution fréquente dans de l'eau chaude, on vient à bout de les débarrasser du nitre & des sels arsenicaux qu'on y trouvera, elles seront alors un excellent cosmétique; on pourra même en faire usage intérieurement, car il y a des Auteurs qui les regardent après cette correction, comme un diaphorétique salutaire. Cependant comme la matiere médicale fournit un grand nombre d'ingrédiens capables de produire les effets qu'on peut attendre des fleurs de *bismuth*, il n'est pas nécessaire de travailler ce poison pour en faire un remede. Il faut le laisser tel qu'il est, & recourir à d'autres choses. Sa dose est depuis dix grains jusqu'à deux scrupules ou une dragme. *Pharmacopée de* Quincy; *d'après la Chymie de Wilson.*

La méthode dont Lemery fait les fleurs de *bismuth* est un peu différente.

Cette opération n'est autre chose qu'une portion d'étain de glace élevée en forme de farine par des sels volatils.

Calcinez le *bismuth* comme on calcine le plomb, puis l'ayant mêlé avec une fois autant de sel ammoniac, procédez à sa sublimation comme à celle de l'étain: vous aurez des fleurs que vous pourrez dissoudre dans de l'eau, & les faire précipiter avec de l'esprit de sel ammoniac ou avec de l'huile de tartre.

Ce magistere ou précipité a les mêmes usages que celui dont nous allons parler.

Magistere de Bismuth.

Le magistere de *bismuth* est de l'étain de glace dissous & précipité en une poudre très-blanche.

Dissolvez dans un matras, une once de *bismuth* en poudre grossiere, avec trois onces d'esprit de nitre; versez la dissolution dans une terrine bien nette, & jettez dessus, cinq ou six livres d'eau de fontaine en laquelle vous aurez fait fondre auparavant demi-once de sel marin, vous verrez qu'il se précipitera au fond une poudre blanche. Versez l'eau par inclination, & lavez plusieurs fois ce magistere, puis le faites sécher à l'ombre: vous en aurez une once & une dragme; c'est un cosmétique appellé *blanc d'Espagne*, qui blanchit le visage. On s'en sert mêlé dans une pommade ou délayé dans de l'eau de lis. Les Perruquiers s'en servent aussi pour embellir leurs cheveux.

OBSERVATIONS.

On doit se servir d'un matras assez grand pour dissoudre le *bismuth*, afin de donner suffisamment de l'espace à une effervescence furieuse qui se fait aussi-tôt qu'on a jetté l'esprit de nitre sur ce minéral; il faut éviter autant qu'on peut, d'en recevoir les vapeurs par le nez ou par la bouche, parce qu'elles sont préjudiciables à la poitrine.

Cette prompte & violente effervescence procede de ce que les pores du *bismuth* étant assez grands, l'acide les pénetre aussi-tôt qu'il est dessus, & il écarte avec violence ce qui s'oppose à son mouvement; il arrive aussi que le matras s'échauffe tellement, qu'on ne peut souffrir la main dessus, parce que les pointes du dissolvant se frottent avec beaucoup de force contre le corps solide du *bismuth*, d'où résulte une chaleur approchante de celle qu'on remarque quand on a frotté long-tems deux corps solides l'un contre l'autre. Ajoutez à cela qu'une bonne quantité de parties de feu contenues dans l'esprit de nitre, peuvent beaucoup contribuer à cette chaleur.

Si la dissolution est trouble à cause de quelque impureté qui se sera trouvée dans le *bismuth*, il faut y mêler environ deux fois autant d'eau & la filtrer: car si on la filtroit sans eau, elle se coaguleroit en forme de sel dans le filtre & elle ne passeroit point. Cette coagulation procede des esprits acides du nitre qui se sont embarrassés dans les particules du *bismuth*, & qui trouvant trop peu de liqueur pour nager & se disperser, se ramassent en forme de crystaux quand la dissolution se refroidit.

L'impureté qui surnage ordinairement la dissolution du *bismuth*, est une matiere grasse ou bitumineuse qui ne se dissout point dans l'esprit de nitre.

On peut faire ce magistere en jettant beaucoup d'eau de fontaine sans sel sur la dissolution: mais il se fait plus vîte lorsqu'on y en met, & la précipitation en est plus exacte, parce que le sel ébranle & rompt quelques acides que l'eau seule n'avoit pas eu la force d'affoiblir en les délayant. Il y a aussi une difficulté; c'est de savoir pourquoi l'eau commune seule fait précipiter le *bismuth*, le plomb, l'antimoine que l'acide avoit dissout; & qu'elle ne peut faire précipiter l'or ni l'argent, ni le mercure, qu'elle ne soit aidée de quelque sel ou d'un autre corps. Je crois que c'est parce que les premiers ayant les pores grands, les acides n'y sont point si fort attachés que l'eau ne soit capable de les en faire sortir: mais l'or, l'argent, le mercure, qui ont des pores fort étroits en comparaison, retiennent l'acide si fort attaché, qu'il ne peut s'en séparer par l'ébranlement trop foible de l'eau seule, il faut quelque corps qui lui donne de plus rudes secousses.

L'augmentation qui arrive au *bismuth* quand il est en magistere, vient de quelque partie de l'esprit de nitre qui y est resté nonobstant la précipitation & la lotion. Si l'on veut le conserver dans sa grande blancheur, il faut non-seulement que l'eau qui a servi à le laver ait été bien claire & bien nette, mais après qu'il a été bien séché à l'ombre, le garder dans une bouteille de verre bien bouchée, car l'air le brunit.

On mêle d'ordinaire une dragme de ce magistere dans quatre onces d'eau de lis ou de feves, ou dans une once de pommade; il est bon pour la gratelle, parce qu'il mange les acides ou les sels qui fomentent cette maladie: mais il est rare qu'on emploie ce magistere à d'autres usages qu'en cosmétique; c'est le fard le plus ordinaire des femmes qui veulent se blanchir la peau, parce qu'il s'étend & s'attache mieux que les autres blancs: mais comme la marcassite dont il est tiré est métallique, la chaleur fait réunir & revivifier ses particules qui ne tenoient leur blancheur que de leur division, & les rend brunes, d'où vient que les personnes qui usent beaucoup de ce blanc, ont souvent un visage plombé & une peau rude ou moins polie qu'auparavant.

Si par curiosité l'on prend de l'eau qui aura servi à la précipitation du magistere de *bismuth*, qu'on la filtre & qu'on écrive avec cette liqueur, se servant d'une plume neuve sur du papier blanc, l'écriture ne paroîtra point: mais si après l'avoir laissé sécher on la frotte légerement avec un coton imbu de la décoction des scories d'antimoine, elle paroitra fort noire. LEMERY, *Cours de Chymie*.

BISON. *Bison* est une espece de bœuf sauvage des Indes Sa tête est courte, son front large, ses cornes crochues, pointues, noires, luisantes, ses yeux grands, féroces, affreux, enflammés, sa langue si rude qu'en léchant il enleve la peau & fait sortir le sang; son col revêtu & orné d'une grande quantité de crins longs qui ont une odeur de musc. Il habite les bois. Il est dangereux & cruel.

Ses cornes sont estimées sudorifiques & propres pour résister au venin, si on les prend en poudre. La dose en est depuis demi-scrupule jusqu'à une dragme. Sa fiente est fort résolutive. LEMERY, *des Drogues*.

BISTACIUM, ou PISTACIUM, ou PISTACIA. Voyez *Pistacia*.

BISTORTA, Offic. *Bistorta serpentina*, Chab. 507. *Bistorta major*, Ger. 322. Emac. 399. Raii Hist. 1. 186. Sinop. 59. *Bistorta major vulgaris*, Park. 391. *Bistorta major, rugosioribus foliis*, J. B. 3. 538. Dill. Cat. 89. *Bistorta radice minus intortâ*, C. B. 192. Hist. Oxon. 2. 585. Tourn. Inst. 511. Boerh. Ind. A. 2. 86. Buxb. 39. *Bistorte*.

Les racines de la grande *Bistorte*, sont à peu près de la grosseur du petit doigt, brunes au dehors & rouges au dedans, un peu tortillées, & garnies de petites fibres de tous côtés. Les feuilles ressemblent tant soit peu à celles de la patience commune: mais leur substance est un peu plus ferme; elles sont d'un bleu verdâtre en dessus, & cendrées en dessous, un peu plus étroites vers le bout proche la racine; n'ayant qu'un seul filament étroit de chaque côté du pédicule. Ses fleurs viennent en épi comme le blé; elles sont d'un rouge pâle; ces épis sont composés de petites fleurs imparfaites à étamines, dans lesquelles croissent des semences noires triangulaires; elles sont soutenues sur des tiges d'un pié, ou d'un pié & demi de haut, qui ont à chaque articulation une feuille ou deux qui les environnent, & qui sont plus petites vers le haut, & pointues sur le bout.

La *bistorte* croît dans les lieux humides, cependant elle n'est pas fort commune aux environs de Londres. On la trouve dans les prés de Battersea, sur les bords de la Tamise; elle fleurit au mois de Mai.

Les racines de la *bistorte*, les seules parties de cette plante dont on se serve, sont dessicatives, & resserrantes, bonnes dans toutes les especes de flux, & d'hémorragies, soit d'intestin, soit d'une autre partie. Elles soulagent aussi dans l'écoulement involontaire des urines, & dans le pissement de sang. Elles sont aussi alexipharmaques, & salutaires dans les fievres pestilentielles; elles resistent au poison, & l'on peut s'en servir dans les morsures & piqures d'animaux vénimeux. MILLER, *Bot. Off.*

La racine de *bistorte* est fort employée par nos Apothicaires, elle est astringente & salutaire surtout dans les dyssenteries, le flux de sang, les exulcérations dyssentériques des intestins, & les vomissemens de sang. Elle corrige le flux excessif des regles, & des hémorrhoïdes, & elle arrête les vomissemens violens. Elle étanche la soif: c'est pourquoi Paracelse l'appelle *Anasacra*, voulant dire apparemment *Anasarca*. Le principal usage qu'on en fait, c'est en la mêlant avec d'autres d'autres herbes convenables pour la cure de l'hydropisie. L. Thurneisser dit, *de Aquis Min. & Metall. L. VI. cap. 67.* qu'elle tue les vers dans les intestins. On s'en sert aussi dans les fluxions, les douleurs & les maux de tête, les fievres malignes, la petite vérole, la rougeole, & la peste. Elle calme l'ébullition trop violente du sang, & elle empêche l'effervescence de ses parties les plus spiritueuses. Elle prévient les avortemens, & guérit les blessures & les ruptures. Lorsqu'il y a quelques vaisseaux de rompus dans l'abdomen, on la fait entrer ordinairement dans les boissons vulnéraires qu'on ordonne. Sa racine mise en poudre, répandue sur les blessures récentes, arrête l'effusion de sang & les guérit. La décoction de sa racine avec le vin & le vinaigre suspend sur le champ l'hémorrhagie la plus violente d'une blessure qu'on en aura lavée; il y en a qui prennent deux parties de sa racine réduite en poudre, & une partie de chaux vive, qui les mêlent avec le vin, & le vinaigre, & qui après en avoir fait évaporer l'humidité se servent de la poudre qui reste au fond du vaisseau pour la cure du cancer. La racine mêlée avec quelques eaux convenables dans les maladies de la bouche, guérit le mal de dent, raffermit les dents ébranlées, & arrête l'écoulement d'humeur des gencives en les resserrant. Il y en a qui distilent sa racine, ses feuilles, & ses fleurs pour en avoir l'eau; d'autres font avec ses racines un sirop, qu'ils appellent *Sirupus Colubrinus.* Tous ces remedes passent pour excellens dans la peste, la dyssenterie, le flux, les vomissemens de sang, l'abondance excessive des regles, & les vomissemens. L'eau de cette plante nettoye, & guérit les ulceres invétérés, & les cancers, en en lavant les parties, & en répandant dessus un peu de la poudre de sa racine. On assure avec confiance qu'elle chasse tous les insectes d'une maison. Barthol. Zorn, *Botanolog.*

BIT

BITHNIMALCA, ou GASTERANAX, ce sont deux mots fabriqués par Dolæus, pour signifier certain principe actif, résidant dans l'estomac, & dominant sur les différentes fonctions de chylification, distribution & sécrétion.

BITHYNICI TONSORIS EMPLASTRUM, l'emplâtre du Barbier de Bithynie pour les maux de rate, & les hydropisies; on en trouve la description dans Aetius, *Tetrab. III. Serm. 2. cap. 22.*

BITHYNOS, Βιθυνός, nom d'une emplâtre décrite par Galien, *Lib. IX. de Comp. Med. Sec. Loc. cap. 31.* C'est aussi, dans le même Auteur, le nom d'un trochisque. *Lib. V. de Comp. Med. per Gen. cap. 12.*

BITI, nom d'un grand arbre toujours verd qui croît dans le Malabar, & dans d'autres contrées des Indes Orientales. Le seul usage connu qu'on en tire dans la Medecine; c'est l'huile qu'on prépare avec sa racine, & qui guérit les alopécies. Ray.

BITRINATI, *Vernissés.* Ruland.

BITTERN. Dans les endroits où l'on prépare le sel tiré de l'eau de la mer, on donne le nom de *Bittern* à la liqueur qui coule du sel commun, & qu'on reçoit dans des vaisseaux convenables; ou c'est la liqueur qui reste après la crystallisation du sel commun. *Phil. Transac.* Nous l'appellons *Eau Mere.* Voyez *Sal Catharticum amarum.*

BITUMEN, Offic. *Bitumen vulgare Pissasphaltum*, Mont. Exot. 12. Gæbal. 20. *Pissasphaltos nativum*, Schrod. 4. 208. Dioscor. *Pissasphaltum*, Worm. Mus. 30. Charlt. Foss. 14. *Bitumen fossile*, Aldrov. Mus. Metall. 382. *Bitume.*

Le *pissasphalte* est produit à Apollonie proche Epidaure, & il est entraîné du haut des Monts Cérauniens, par le courant d'une riviere qui le jette sur ses bords, où il se met en masse, & répand une odeur semblable à celle de la poix mêlée avec le souffre. Dioscoride, *Lib. I. cap. 100.*

Le *pissasphalte* de Dioscoride, est une espece de *bitume* roux & noir, d'une odeur forte, *bitumineuse*, qui n'est pas désagréable, gluant & visqueux, d'une consistance qui tient le milieu entre le pétrole & le *bitume*, semblable à la poix ordinaire, qui se fond à la chaleur, qui se condense par le froid, & qui s'allume aisément lorsqu'on l'approche de la flamme. On l'appelle *Pittasphalte* ou *Pissasphalte* des mots Grecs, qui signifient poix & *bitume*, comme si l'on disoit poix-*bitume*, ou poix *bitumineuse*; parce que comme le prétend Dioscoride, il a l'odeur de la poix mélangée avec le *bitume*, & non pas, parce que c'est un mélange de *bitume* & de poix, comme quelques-uns le soutiennent.

Il découle des rochers, où il s'éleve du fond de la terre en plusieurs endroits. Dioscoride recommande celui qu'on tiroit du territoire des Apolloniates près d'Epidaure. On se sert en Italie d'une poix minérale, que l'on ramasse auprès d'un Village appellé Castro, à soixante mille de Rome. Ce bitume découle en été par les fentes des rochers d'une certaine montagne. Il a une consistance de miel. Sa couleur est noire, & son odeur très-pénétrante. On l'appelle ordinairement *pece di Castro.* En Auvergne il y a une source très abondante de ce *bitume.* Il est mou comme de la poix noire, & il a une odeur de *bitume.* Si on le garde long-tems il se durcit: mais il retient cependant un peu de graisse, & il ne se seche jamais assez pour acquérir la dureté du *bitume.*

Le *pissasphalte* nouvellement tiré de la terre, est digestif, maturatif, & résolutif. On s'en sert pour faire mûrir les Anthrax & les bubons, pour résoudre les tumeurs, pour guérir les douleurs de la sciatique & les catarrhes, pour fortifier les parties luxées, après qu'on les a remises en leur place, & pour en affermir le ressort. Ce *bitume* mêlé avec le limon argileux, fait un ciment pour joindre les pierres des murailles, qui tient lieu de celui qu'on prépare avec la chaux. Vitruve dit qu'on s'en est servi pour cimenter les murs de Babylone. Geoffroy.

L'*asphalte* dont nous avons parlé à l'article de ce nom, est une espece de *bitume*, dont le Docteur Shaw parle de la maniere suivante, dans ses Voyages. Il dit à propos de la Mer morte.

On m'a raconté que le *bitume*, dont ce Lac a toujours abondé, s'éleve à certains tems du fond en gros globes, qui ne sont pas plutôt parvenus à la surface, & n'ont pas plutôt senti l'impression de l'air extérieur, qu'ils crevent avec bruit & fumée, comme la poudre fulminante des Chymistes & qu'ils sont dispersés de tous côtés en mille pieces. C'est ainsi que cela se passe seulement aux environs du rivage; car dans les endroits où les eaux sont profondes, l'éruption est censée ne se manifester que par ces colonnes de fumée qu'on apperçoit de tems en tems s'élever sur ce Lac. C'est peut-être à de pareilles éruptions qu'il faudroit attribuer cette multitude de trous, de fosses & de fondrieres, qu'on trouve aux environs de ce Lac, & que M. Maundrell a fort bien comparé à ces lieux de l'Angleterre, où il y a eu jadis des fours à chaux. Le *bitume* sort vraissemblablement des eaux accompagné du soufre; car on les trouve mêlés sur le rivage, ce dernier est exactement le même que le soufre naturel commun; le premier est friable, plus pesant que l'eau, & rendant, quand on le frotte, ou qu'on le met sur le feu, une odeur fétide. On ne lui remarque point, ainsi qu'à l'*Asphalte* que Dioscoride a décrit, une couleur de pourpre; il est noir comme le jayet, & exactement de la même couleur luisante à l'extérieur.

BIV

BIVALVA, BIVALVULA, à deux valvules ou deux panneaux, façon de parler en Botanique, qu'on applique aux gouffes des plantes, qui fe partagent en deux en s'ouvrant longitudinalement. MILLER, *Diction.*

BIVENTER, διγαστρικός, *à deux ventres*, *digastrique*. Voyez *Digaftricus*.

BIX

BIXA OVIEDI, ou ACHIOTL. Voyez ce dernier.

BLA

BLABE, βλάβη, *bleſſure*, *offenſe*, *préjudice*; d'où vient βλαβερὸς, nuifible, offenfant, préjudiciable.

BLACCIÆ, nom que Rhafes donne à la rougeole.

BLACHMAL. Johnfon dit que c'eft une matiere compofée de differens métaux fondus enfemble, & jettés dans du foufre.

BLACTARA, *Céruſe*, *blanc de céruſe*.

BLÆSITAS, *Bégayement*. Voyez *Balbuties*.

BLÆSUS, qui a les jambes tortues en dehors.

BLANCA, *Céruſe*, *blanc de céruſe*.

C'eft encore le nom d'une medecine purgative, & lénitive, dont on trouve la préparation dans l'*Antidotarium* de Nicolaus.

BLANCNON, nom qu'Oribafe donne à la fougere, *Med. Coll. Lib. XII.*

BLANDUS, ἠύς, ἡὺς, *doux*; épithete que les Chymiftes & les Apothicaires donnent communément au feu, par oppofition à *fortis* ou *véhémens*, violent. Ainfi, il faut, difent-ils, dans la préparation de la pierre Philofophale, un feu doux, *Blandus ignis*.

BLAPTISECULA, nom Grec & Latin, fynonyme à *Cyanus*, Bluet, de βλάπτω, offenfer, & de *ſeco*, couper, parce qu'il émouffe le tranchant des faucilles des moiffonneurs. BLANCARD.

BLAS, terme fabriqué par Van-Helmont, pour marquer, dit-il, la force du mouvement tant altérant que local. Il diftingue le *Blas* en deux efpeces, le *Blas Meteoron*, & le *Blas Humanum*: le premier convient aux corps céleftes, dont le *Blas motivum*, dit-il, n'eft autre chofe que la force motrice, en vertu de laquelle ils achevent leurs révolutions, & forment différens afpects, felon les lieux où ils fe trouvent, & c'eft-là leur *blas* local. Le *blas* altérant des étoiles, confifte dans la production du froid & du chaud par le changement des vents. Le *Blas humanum* qui opere dans l'homme, & dans la brute, eft analogue à ce *Blas meteorum*, & il y en a auffi de deux efpeces, le naturel, & le volontaire. Le premier, eft ce que chaque vifcere produit en lui-même, felon le modele de fa conftellation, d'où il eft appellé *Blas aſtrale*, *Blas* célefte; l'autre qui tient fon mouvement de la volonté des animaux, n'a aucune connexion avec le mouvement des corps fupérieurs; c'eft-à-dire, avec le *Blas céleſte*.

BLASIUS, *Blaiſe*, Martyr dont Aétius prétend que le nom a l'efficacité de faire remonter ou defcendre tout ce qui eft arrêté dans le gofier. Voyez l'Article *Aétius*.

BLASO ou PLASO. (Je ne fuis pas bien certain lequel des deux eft le vrai mot.) C'eft le nom d'un arbre Indien autrement appellé, *Arbor ſiliquoſa trifolia Indica flore papilionaceo*, *ſiliquâ grandi piloſâ unicam intus fabam continente*. Le fruit réduit en poudre & pris intérieurement tue les vers. On prend auffi l'écorce pulvérifée avec le gingembre réduit en poudre, contre la morfure de la vipere. RAY, *Hiſt. Plant.*

BLASTEMA, βλάστημα, de βλαστάνω, *pouſſer*. Ce mot fignifie proprement bouton ou rejetton de plante. Mais Hippocrate s'en fert pour défigner une certaine éruption cutanée. Fœfius foupçonne que ce pourroit bien être un bubon ou tumeur glanduleufe: mais ce foupçon ne me paroît fondé fur rien.

BLATTA BYZANTINA, Offic. *Blatta Byzantia*, Schrod. 5. 325. *Blatta Byzantia*, *ſive unguis odoratus*, Park. Theat. 1573. Ind. Med. 21. *Blatta Byzantina*, *unguis odoratus*, Mont. Exot. 6. *Operculum cochlearum marinarum ſubrotundum vulgare*, Lang. Meth. Tef. 56. *Blatta Byzantia Arabum*, Aldrov. de Exang. 346. *Operculi Conchylii & Buxini*, Rondel. de Pifcibus. 2. 86.

Pris intérieurement, il rend le ventre libre, il amollit la rate & difcute les humeurs vicieufes. Pris extérieurement en fumigation, il foulage les épileptiques & les femmes tourmentées de paffion hyftérique. Ses effets dans les autres maladies font à peu près les mêmes que ceux des autres fubftances teftacées. DALE, *Pharmacolog. d'après Schroder.*

Les Droguiftes & les Apothicaires attribuent communément le nom & les propriétés de l'*unguis odoratus* ou *Indicus* des anciens, ou de l'ὄνυξ Ἰνδικὸς de Diofcoride, au *blatta bizantia*, & ils l'employent au même ufage. Myrepfus fait mention de l'*unguis odoratus* en quelques endroits, fous le nom de ὄνυχος Ἰνδικὸς, (*onychus Indicus*,) mais furtout dans l'Antidote des cinquante drogues. Et ailleurs il nous donne fon βλάττια βυζάντια pour l'ingrédient appellé par les Italiens, τὸ ὀστοῦν τῆς ῥινὸς τῆς πορφύρας, « l'os du nez du pourpre poiffon. » Ceux qui ont traduit les Auteurs Arabes ont rendu les termes Arabes *adfar althaib*, qui fignifient en Latin *ungues odorati & aromatici*, & littéralement en Grec, ὄνυξ ἀρωματίζων, par *blatta Byzantia*; ont-il eu raifon ou non? C'eft ce que nous allons examiner, après avoir fait quelques remarques fur le nom même de cette drogue.

Blatta ou *blattea* étoit le nom que les anciens Latins donnoient à une bouteille de terre, comme Paul nous l'apprend d'après Feftus; dans la fuite on fe fervit du même terme pour exprimer un caillot de fang, comme l'Auteur des Glofes anciennes l'a remarqué. « *Blattea* « fignifie, dit-il, une concrétion grumeufe du fang. » Et on a coutume de regarder cet ingrédient comme le fang coagulé ou la fanie du pourpre, c'eft ce qu'on lit encore dans les glofes citées; *blattea* eft, felon elles, θρόμβος αἵματος τῶν κογχυλίων. Auffi *blatteum* fignifioit-il fous les Empereurs du moyen âge, quelque chofe de teint avec la pourpre, & *blatta infectum*, affaifonné avec le pourpre. Les anciens font encore mention des pourpres de Byzance, qu'ils appelloient *blattæ Byzantiæ*, & les Grecs de l'Empire de Conftantinople, βλάττια βυζάντια; c'eft pourquoi le Bibliothécaire Anaftafe parle fi fouvent dans fes vies des Papes, des *Pallia è blattio Byzantino*: d'où il paroît qu'on n'entendoit rien autre chofe par *blattæ Byzantiæ*, que les *conchylia Byzantia* ou les pourpres de Byzance. Mais comme le mot κογχύλιον, *conchylium*, fignifie quelquefois chez les Grecs & les Latins tantôt la chair d'un huître, tantôt fon écaille, il en eft de même de *blatta Byzantia*; on le prend & pour le pourpre & pour l'enveloppe pierreufe du pourpre.

Il eft donc évident que fous ce rapport, les *blattæ Byzantiæ* font toute autre chofe que l'*unguis odoratus* des anciens, qu'on recueilloit dans les marais des Indes, & que les Grecs appelloient par cette raifon ὄνυξ Ἰνδικὸς. Mais nous lifons dans Diofcoride que cet *onyx* des Indes reffembloit beaucoup à l'enveloppe du pourpre. Ὄνυξ ἐστὶ πῶμα κογχυλίῳ ὅμοιον τῷ τῆς πορφύρας; « l'*onyx* eft une « écaille ou une enveloppe de coquillage qui reffemble « beaucoup à celle du pourpre. » Accordons que la reffemblance des chofes ait fait donner le nom de l'enveloppe du pourpre, à celle de l'*onyx* des Indes: toute la difficulté ne fera pas levée; il en reftera beaucoup encore dans la fuite du paffage de Diofcoride. Qu'entend-il par πῶμα κογχυλίῳ? L'enveloppe d'un *conchylium* ou d'un coquillage. Tous les Interpretes modernes difent qu'il eft queftion dans cet endroit de l'écaille du *conchylium*. Braffavole rend cela par la croûte & l'écaille du *conchylium*, *cruſtas & conchas conchyliorum*: mais je fuis bien sûr qu'il fe trompe & qu'il n'a point rencontré la vraie fignification du mot πῶμα. Les Grecs entendent en général par ὄστρακον, l'écaille de toutes fortes d'huîtres. Dioscoride dit à propos de la chaux, τῶν θαλαττίων κηρύκων τὰ ὄστρακα, « les écailles du pétoncle. » D'ailleurs il est constant que Dioscoride n'entend pas par ὄνυξ qu'il dit être le πῶμα *conchylii*, l'écaille entiere. Cela est démontré par ce qu'on lit sur la fin du chapitre. « Le *conchylium* calciné, dit-il, produit « les mêmes effets que le pourpre & le pétoncle; » αὐτὸ δὲ τὸ κογχύλιον καὲν ποιεῖ ὅσα καὶ ἡ πορφύρα καὶ ὁ κῆρυξ. L'*onyx* ou *unguis* n'est donc qu'une partie du *conchylium*, & cette partie n'est donc pas même toute son enveloppe. C'est ce que les Arabes avoient fort bien compris. On rend les mots d'Avicenne *adfar althaib*, par *frusta vel fragmenta similia unguibus*, « des « morceaux ou des fragmens qui ressemblent à l'on- « gle: » mais Avicenne entend par *adfar althaib*, la même chose que Dioscoride par ὄνυχες ἀρωματίζοντες. Une ancienne glose interprete ces mots Arabes au plurier par *concisio*, *incisio*, *decisio*, *comma*, *morsum*, « concision, incision, décision, fragment, morceau. » On rend dans la même glose *mukatha* par *decerptum*, coupé, ou par une partie ulcérée du tout. Il faut donc prendre ici ὄνυξ pour une partie de l'écaille, & non pour l'écaille entiere; & cette partie de l'écaille pour le πῶμα de Dioscoride, qui sera alors expliqué selon sa propre signification.

Ce qui ferme ou l'orifice des vaisseaux à long col & à embouchure étroite, ou la partie par laquelle on les emplit de quelque liqueur, se dit en Latin *operculum* & en Grec πῶμα. Comme l'*operculum* a la forme ronde du bouclier, Severus Sulpitius l'appelle *umbo*. Mais on entend communément par πῶμα ce qui sert à boucher un vaisseau dont l'orifice a quelque largeur. Aussi lisons nous πῶμα χύτρας, πῶμα φρέατος, le couvercle « d'un pot, le couvercle d'un puits. » Or on peut considérer le pourpre, le pétoncle & les autres poissons de la même espece, que les Grecs appellent στρομβώδη, & les Latins *turbinati*, en quelque façon, comme des vaisseaux à petits orifices, car leur écaille n'a qu'une ouverture, par laquelle ils sortent leur tête & se nourrissent. Il y a plus; ces écailles ont même une espece de couvercle, dans l'endroit où le col du poisson est situé; c'est sous ce couvercle qu'ils passent leur langue, pour l'appliquer & attirer à eux tout ce qu'ils jugent à propos. Ce couvercle est appellé par Dioscoride, πῶμα, par Aristote ἐπικάλυμμα. Voici comment ce dernier parle du pourpre: ἔχει δὲ καὶ αὕτη καὶ ὁ κῆρυξ τὰ ἐπικαλύμματα κατὰ τὰ αὐτά, καὶ τὰ ἄλλα τὰ στρομβώδη ἐκ γενετῆς πάντα· νέμονται δ' ἐξείροντα τὴν καλουμένην γλῶτταν ὑπὸ τὸ κάλυμμα. « Le poisson appellé pétoncle & les autres de la « même espece, *generis turbinati*, ont tous des couver- « cles semblablement situés, sous lesquels ils passent ce « qu'on regarde comme leur langue, & prennent les « substances destinées à leur nourriture. » Le *calumma* & le *poma* sont donc une même chose; ils se disent donc l'un & l'autre du pourpre, du pétoncle & des autres poissons de la même espece, entre lesquels se trouve le *conchylium* Indien odoriférant, dont le couvercle s'appelle ὄνυξ, *unguis*, à cause de sa ressemblance, tant par sa forme que par sa blancheur, avec l'ongle de l'homme. Ce couvercle est ce qu'on appelle dans le pourpre, *blatta Byzantia*, parce que c'est de ce couvercle qu'on détache le *blatta* ou la partie dont on se sert pour la teinture. Pline dit que cette partie est située dans le milieu des mâchoires du pourpre; Aristote la place, ἀνὰ μέσον τραχήλου καὶ μήκωνος, « entre le cou & l'excrément. » D'où il s'ensuit qu'on a pris la partie *blatta* pour le couvercle même, pour le πῶμα que les Grecs des derniers âges ont appellé ὀστοῦν τῆς ῥινὸς τῆς πορφύρας, « l'os « du nez du pourpre, » & quelquefois ὀστοῦν τῆς πορφύρας, « l'os du pourpre; » ce qu'il faut entendre de l'os qui sert de couvercle à l'écaille du pourpre.

Sérapion traitant, *cap.* 433. des parties du pourpre, fait mention entre autres des *adfer*, c'est-à-dire, des *ungues*. Il nous apprend que ce sont des couvercles qui enferment ce poisson dans son écaille. Le traducteur éclairé a donné à ce chapitre le titre de *blatta Byzantia*, car ces couvercles du pourpre sont proprement les *blattæ* qui venoient de Byzance. Sérapion a fait un autre chapitre sur les *ungues odorati*, ou sur les couvercles d'un coquillage Indien, assez semblable au pourpre. Le traducteur a été cette fois moins heureux dans ses conjectures; il a pareillement entendu par *ungues odorati*, le *blatta Byzantia*: mais le *blatta Byzantia* est réellement, comme il l'a dit plus haut, l'*unguis* du pourpre, & cet *unguis* n'a aucune odeur aromatique. L'*unguis odoratus* est le couvercle d'un coquillage Indien; on faisoit ordinairement entrer cet *unguis* avec d'autres ingrédiens odoriférans, dans certaines fumigations. Il en est fait mention dans ce que Myrepsus a dit des fumigations, & cet Auteur l'appelle ὄνυχας μεγάλους καὶ μικρούς, « le grand & le petit *unguis*. » Nous lisons dans Dioscoride que le grand venoit d'Arabie & le petit, de Babylone. Myrepsus les appelle quelquefois simplement ὄνυχας, *ungues*; quelquefois Ἰνδικοὺς ὄνυχας; ce qu'il faut entendre des *ungues odorati*: mais lorsqu'il dit ὀστοῦν τῆς ῥινὸς τῆς πορφύρας, « l'os du nez « du pourpre, » cela doit s'entendre du couvercle de ce poisson, connu sous le nom de *blatta Byzantia*, & chez les Grecs sous celui de βλάττιον βυζάντιον: ce couvercle n'étoit point odoriférant; au contraire il communiquoit une mauvaise odeur aux mains, quand on l'avoit touché. Il paroît toutefois qu'on confondoit les deux especes sous la dénomination commune de *blatta Byzantia*. Alpagus dit dans son Lexicon que le *blatta Byzantia* est le couvercle d'un certain coquillage qu'on trouve dans la mer rouge, & que ce couvercle étoit dans la gueule même du poisson renfermé dans ce coquillage; qu'il s'abaissoit ou se levoit à discrétion de cet animal; qu'on l'appelloit *blatta Byzantia*, & qu'il l'a vu quelquefois adhérent à la coquille même. Rien ne répand plus de jour sur sa signification; & c'est tout ce qu'on pouvoit dire de l'homoymie des mots *poma* & *calumma*, tant dans le pourpre que dans le pétoncle & dans les coquillages Indiens odoriférans.

Les Grecs entendoient encore par ὄνυξ une espece d'huîtres autrement appellées σωλὴν καὶ αὐλός, « *solen* & *aulus*. » Pline leur donne le nom d'*ungues*, *Lib. IX. c.* 31. ainsi qu'Isidore, *Lib.* des Huîtres; *ungues à similitudine humanorum unguium dictæ*, dit ce dernier; on les appelle *ungues*, à cause de leur ressemblance avec les ongles humains.

Je suis surpris que Dioscoride nous dise qu'on trouvoit ce *conchylium* Indien dans les marais desséchés de l'Inde, où croît le nard, & que c'est par son séjour à côté de cet aromate qu'il acquéroit de l'odeur; & toutefois qu'il n'en compte que deux sortes, l'un qu'il appelle Babylonien, & l'autre qu'il nomme Arabique ou qu'il fait venir de la mer rouge. Si l'on trouve un *conchylium* dans les marais de l'Inde qui produisent le nard; pourquoi n'en compte-t'il que deux sortes, le Babylonien & l'Arabique? Il n'y a du nard ni à Babylone, ni dans la mer rouge; il croît dans l'Inde, aux environs du Gange, d'où il prend le nom de Γαγγιτική, *nard Gangetique*. Mais il faut avouer que ce qu'il raconte des marais qui donnent le nard, ne mérite pas qu'on y fasse une attention sérieuse: car qui d'entre les anciens a jamais avancé que le nard Indien croissoit dans l'eau & dans les marais? Mais Dioscoride lui-même ne nous assure-t'il pas qu'on le recueille sur une montagne de l'Inde. Il fait à la vérité mention d'une autre sorte de nard qu'il dit croître dans les lieux aqueux, ἐφ' ὑδατώδων. Mais il y a bien de la différence entre des lieux aqueux & humides, & le fond d'un marais ou d'une eau croupissante. Garcias nous apprend que le nard vient rarement de lui même dans l'Inde, & qu'il a besoin d'être entretenu par la culture. Dioscoride a compilé son chapitre de l'*unguis odoratus* sur deux Auteurs différens, sans s'appercevoir qu'ils étoient en contradiction; car il est impossible d'assurer sans se contredire, qu'il vient des marais de l'Inde, un *unguis odoratus*, & de n'en compter ensuite que deux sortes, l'une qui vient de Babylone & l'autre de la mer rouge, différentes en grosseur & en couleur. Je ne m'amuserai point à répondre à ce qu'on pourroit m'objecter sur la possibilité du transport des *ungues* Indiens de la mer rouge à Babylone. Cela ne tire point Dioscoride d'affaire. Car dans l'endroit où il fait mention des *unguis*, il n'en compte d'abord qu'une sorte, qu'il dit odoriférante ; & la raison qu'il rend de son odeur, c'est qu'il se nourrit de nard. Or il est constant que le nard ne vient que dans l'Inde. D'ailleurs il distingue partout l'*unguis* Indien de l'*unguis* Arabique.

Enfin, il est évident que l'*unguis odoratus* des Arabes n'étoit autre chose que l'ὄνυξ Ἰνδικὸς des anciens, non que cet *unguis* vînt de l'Inde, mais de Babylone & de la mer rouge. Quant à ce que Dioscoride raconte des marais qui donnent le nard & des *conchylia* aromatiques, ce n'est qu'une fable. Il paroît encore que les *blattæ Byzantiæ* different réellement des *ungues odorati*, quoiqu'on confonde assez communément ces dénominations, les *blattæ Bizantiæ* étant des couvercles du *conchylium* de Bizance, ou du poisson dont on se servoit jadis pour teindre en pourpre, & les *ungues odorati* étant des parties du *conchylium* Arabique, qui n'avoit du pourpre que la ressemblance. SAUMAISE, *de Homonym. Hyl. Iatr. cap.* 96.

Je trouve dans les Transactions Philosophiques les remarques suivantes du Docteur Lister, sur le *Blatta byzantia*, en réponse aux questions de M. Dale.

Le *blatta byzantia* me paroît avoir succédé à l'*unguis odoratus*, auquel nos Droguistes l'on substitué.

Je conjecturerois volontiers que le vrai *unguis odoratus* étoit quelque chose de fort semblable à la moitié du *pectunculus fluviatilis* ; si commun dans la Tamise, de la largeur & de l'épaisseur de l'ongle du pouce ; & voici surquoi je fonderois mes conjectures.

1. Parce que l'*unguis odoratus* paroît avoir été la coquille d'un petit limaçon d'eau douce ; car il demeuroit dans la riviere du Gange, jusqu'à ce que les lacs qu'elle forme fussent desséchés. Maintenant on les trouve ensevelis dans le sable & dans le limon. Il n'en sort point, ne nage point, semblable en cela au limaçon, avec cette différence que ce dernier est fort commun, & qu'il est fort aisé de le prendre.

2. Dioscoride appelle ce limaçon, *conchylium*, & le distingue par ce nom générique de toutes les autres especes de limaçons, dont il traite en différens chapitres ; & quoiqu'il l'applique en général aux *turbinati* & aux *bivalves*, cependant il s'en sert plus particulierement pour désigner les coquillages de l'espece des *bivalves*.

3. Pline compte expressément l'*onyx* entre les *bivalves* ; car il prend, *Lib. XXXII. cap.* 11. tous ces termes pour synonymes, *Solen, sive aulos, sive donax, sive onyx, sive dactylus* ; & plus positivement encore, *Lib. II. cap.* 61. *ex concharum genere, sunt dactyli ab humanorum unguium similitudine appellati*, d'où il s'ensuit avec quelque vraissemblance, que l'*onyx odoratus*, tiré anciennement des eaux douces des lacs du Gange dans l'Inde, n'étoit pas fort différent de l'*onyx* commun de la méditerranée, qui est de l'espece des *solen*.

Quoiqu'il en soit du *blatta bysantia* de nos Droguistes, il n'a certainement rien de l'*unguis aromaticus* des anciens, dont on a perdu, selon toute apparence, la connoissance, à cause de la difficulté du passage du Gange en Europe. Je regrette la perte de cette drogue, parce que son odeur forte aromatique que nos poudres testacées n'ont point, au nombre desquelles elle devroit être, & dont nous faisons si grand usage, quoiqu'elles soient toutes très-insipides ; son odeur, dis-je, aromatique me l'a fait regarder comme un très-bon remede.

BLATTA, Offic. Aldrov. de Insect. 499. *Blatta fœtida*, Mouffet. Insect. 138. Charlt. Exerc. 49. Jonst. de Insect. 82. Mer. Pin. 202. *Scarabæus impennis tardipes*, Pet. Gazophylac. Nat. & Art. Pl. 27. fig. 7. *Espece d'Escarbot*. DALE.

Le dedans du *blatta* qu'on trouve dans les boulangeries, broyé ou bouilli dans l'huile, calmera les maux d'oreille, si on y distile cette huile. DIOSCORIDE, *Lib. II. cap.* 38.

Dale s'est trompé en attribuant les vertus du *blatta* ou de l'*escarbot* qu'on trouve dans les boulangeries, qui est un insecte fort alerte, à une autre espece de *blatta* ou d'*escarbot* qui marche fort lentement.

BLATTARIA, Offic. *Blattaria lutea*, J. B. 3. 874. Raii Hist. 2. 1096. Synop. 3. 288. *Blattaria vulgaris lutea*, Chab. 495. *Blattaria lutea folio longo laciniato*, C. B. Pin. 240. Tourn. Inst. 147. Elem. Bot. 123. Boerh. Ind. A. 147. Buxb. 40. Rupp. Flor. Jen. 195. *Blattaria Plinii*, Ger. 633. Emac. 776. Mer. Pin. 16. *Blattaria major flore luteo, vel Blattaria Plinii*, Merc. Bot. 24. Phyt. Brit. 16. *Blattaria lutea minor, sive vulgaris*, Park. Theat. 64. *Blattaria annua ramosa, floribus luteis, staminibus purpureis*, Hist. Oxon. 2. 489. *Herbe aux mittes*.

On trouve peu de chose dans les Auteurs sur les propriétés médicinales de cette plante : tout ce qu'ils nous en disent, c'est qu'elle a celles du *verbascum*.

Cette plante ressemble à la mollene, & on la prend quelquefois pour elle : mais elle a plus de tiges. Ses feuilles sont moins blanches, & sa fleur est jaune. Lorsqu'elle est répandue par terre, elle attire les mittes ; c'est pourquoi, dit Pline, nous l'appellons à Rome *blattaria*.

Outre cette espece, Ray fait mention des suivantes.

Blattaria magno flore, C. B. J. B. *Flore amplo*, Ger.
Blattaria lutea major, sive Hispanica, Park.
Blattaria flore cæruleo, vel purpureo, J. B. *Flore purpureo*, Ger. Park. *Purpurea*, C. B.
Blataria perennis, flore gilvo, seu obsoleti coloris, Moris.
Blattaria lutea odorata, Park.
Blattaria pilosa Cretica, sive arctos quorumdam, J. B. *Verbascum humile Creticum laciniatum*, C. B. *Verbascum brassicæ folio*, Col.
Blattaria cretica incana rotundo, laciniato folio, Park. C'est l'*Arcturus Creticus Belli*.
Ab hac diversam, C. B. *Eumque secutus*, Park. *Verbascum suum, foliis subrotundis, flore blattariæ, quod in prodromo sic describit*.
Blattaria Cretica spinosa, Park. *Leucoium Creticum spinosum*, Clus. J. B. *Creticum spinosum incanum luteum*, C. B. *Galastivida Cretensium Belli*. *Leucoicium spinosum cruciatum*, Alp. *Spinosum Creticum*, Ger. Emac.
Blattaria incana multifida, Bocconi.

BLE

BLECHNON. *Blechnon minus, pinnulis integris. Filix querna*, C. B. Pin. 358. *Filix ramosa minor*, J. B. 741. *Filix arborea*, Trag. 538. *Espece de fougere*.

Elle croît dans les lieux couverts, mais elle y est assez rare.

C. Bauhin n'a pas eu raison de rapporter à cette plante celle que Tabernæmontanus a nommée *Filicula petræa fœmina*, 2. Il faut plutôt y rapporter, avec J. Bauhin, la *filicula petræa fœmina iv.* de cet Auteur. Aussi l'on ne doit pas distinguer la plante dont nous parlons de la *filix ramosa minor, pinnulis dentatis*, Pin. C. Bauhin s'est trompé, lorsqu'il a dit que le *pteridion masculum Cordi* étoit la même plante que celle-ci ; car Cordus la compare à la fougere mâle qui ne fait point de branches, & il n'y trouve d'autre différence que celle de la grandeur. J. Bauhin a mieux connu ces deux especes que son frere, qui a séparé de la *filix querna* la *filix pumila saxatilis*, Cluf. Ceux qui examineront bien la figure de Clusius, ne la distingueront pas de celle de Tragus. Cela posé, la plante dont nous parlons est répétée trois fois dans le *Pinax* ; savoir, sous les noms de *filix querna*, de *filix ramosa minor, pinnulis dentatis*, & de *filix saxatilis, ramosa, nigris maculis punctatis*. Pena & Lobel ont donné une mauvaise figure de cette plante. Quant à celle de Camerarius, elle ne paroît qu'une copie de la figure de Matthiole. Tournefort.

BLECHROS, βληχρὸς, *foible, léger*. Βληχρὸς πυρετὸς *L. V. Epid.* fievre légere, par opposition à περικαὴς, fievre ardente, *Aphor* 17. *L. VI. sect.* 1. On dit aussi βληχρὸς σφυγμὸς, « un pouls très-foible & très-bas, » par opposition à ὀξὺς, « pouls fort & élevé, » *L. I.* περὶ γυναικ. Βληχρὸς signifie dans l'*Exegesis* de Galien, une espece de pouls : alors on écrit encore βλήχιον.

BLEMA, βλῆμα. Voyez *Intritum*.

BLENNA, *Blena*, βλέννα, μύξα, κορύζα. Ces termes signifient dans Hippocrate, un phlegme épais & une mucosité qui coulent du cerveau par les narines, & qui sont des signes d'une coction commencée, selon le Commentaire de Galien sur plusieurs endroits de cet Auteur. Il dit aussi que φλεγμα (phlegme) est synonyme dans quelques Ecrivains à βλέννα, ou βλίνα. On lit encore βλαίννα dans le second livre des maladies d'Hippocrate. « S'il y a effusion d'eau ou de mucosité, « βλαίννα, par les narines, la maladie se termine. » Galien dans son *Exegesis*, écrit πλεννα, & rend ce mot par μύξα. Hesychius fait βλεννὸς synonyme à νωθρὸς & à μωρὸς, « fou, stupide, » comme qui diroit, hebeté par l'abondance excessive de mucosités. Festus a remarqué que *blennus* avoit la même signification dans Plaute. Dans Erotien, βλέννα est le nom d'un poisson, qu'il appelle aussi βλάξ, ou βλακὶς.

BLENNUS, Βλέννος, βλινὸς, ou, comme Suidas écrit, Βαιών ; poisson qu'on pêche dans les eaux bourbeuses qui n'est pas bon à manger ; ce qui est indiqué par son nom, qui revient à muqueux. Il est fade, insipide & excrémentitiel. Adrovandi en donne la description.

BLEPHARA, βλέφαρα, *Paupieres*. Voyez *Palpebræ*.

BLEPHARIDES, βλεφαρίδες. Hesychius & Celse rendent ce mot par les poils qui sont à l'extrémité des paupieres. Il signifie dans Hippocrate, *Coac.* les paupieres mêmes, comme dans βλεφαρίδων καμπυλότης, le rebroussement des paupieres. Cœlius Aurelianus rend, *Lib. IV. cap.* 3. *Tard. Pass.* βλεφαρικὰ, par *palpebraria*. (*Collyria*.)

BLEPHAROXYSTUM, βλεφαρξυστον, de βλέφαρον, *paupiere*, & de ξύω, *scarifier* ; instrument de Chirurgie pour la scarification des *paupieres*.

On a plusieurs instrumens pour la scarification des *paupieres*. Il semble qu'Hippocrate se servoit en pareil cas d'un chardon, ou de quelque plante épineuse, telle que l'*attractilis*. D'autres anciens Medecins inventerent un instrument de fer ou d'acier, à peu près semblable à une rape fine, de la forme d'une cuilliere, tel qu'on le voit représenté *Planche VII. fig.* 20. C'est de cet instrument qu'ils se servoient pour scarifier le dedans de la *paupiere*. Celse & Eginete nous apprennent qu'ils frottoient avec cette rape, que le dernier de ces Auteurs appelle *blepharoxyston*, le dedans de la *paupiere*, jusqu'à ce que le sang en coulât ; l'autre nomme cet instrument *asperatum specillum*, ou sonde en forme de rape. Il y en avoit qui se servoient d'une plante que les Botanistes ont appellée *equisetum majus*. Quelques-uns, au nombre desquels il faut compter Celse, se servoient de la feuille du figuier, d'autres de la pierre-ponce, ou de l'os de seche, ou d'autres choses propres à la même opération. Heister.

BLESTRISMUS, Βληστρισμὸς de βάλλω, *agiter* ; c'est dans Hippocrate une agitation irréguliere & continuelle, par laquelle le corps est fatigué, & jetté d'une posture dans une autre. Hippocrate appelle encore cet état, ῥιπτασμὸς : il se sert fréquemment de ce mot dans ses Epidémiques. Aretée se sert du verbe βληστρίζεσθαι, pour désigner l'agitation de corps, & les mouvemens irréguliers d'un phrénétique.

BLETA, *blanc* ; nom que Paracelse donne aux urines laiteuses rendues lorsque les reins sont affectés ; ce qu'il compte entre les symptomes de la phthisie, *de Tartaro. Tract. III. cap.* 3. Castelli.

BLETI, Βλητοί, de βάλλω, *frapper*. C'est ainsi que les anciens appelloient ceux qui étoient *frappés* subitement de suffocation, accompagnée de râlement & de difficulté de respirer, en conséquence d'une inflammation de la pleure. Ils les appelloient *syderati, bleti, frappés*, parce qu'on leur remarquoit les côtés marquetés de taches noires & bleues, comme s'ils y avoient reçu des coups, *Hippoc. de Rat. Vict. in Morb. Acut. & Coac.* L'*ecbolium*, ἐκβόλιον, est, selon cet Auteur, *Lib. I.* περὶ γυναικ. ce qui expulse le fœtus mort ou tué, ὅ τὸ παιδίον βλητὸν γενόμενον ἐκβάλλει. Hesychius rend le mot βλητὸς par ἀπόπληκτος, καὶ ὁ ὑπὸ τῶν ὀξέων νοσημάτων αἰφνιδίως τελευτῶν, « frappé d'apoplexie, » ou qui meurt subitement de quelque maladie aiguë. Le même terme signifie dans Varinus, « qui est attaqué d'apoplexie, *syderatus*, « ou dont le corps est privé de mouvement. » βλητὸς est aussi dans Hippocrate, *Lib. II.* περὶ γύναικ. une herbe qui a la figure de la langue. On trouve le mot βλῆτον dans l'Histoire des Plantes de Theophraste, *L. VII. cap.* 1. & βλῆτον pour βλίτον dans Dioscoride, *Lib. II. cap.* 143.

BLI

BLICARE ; c'est, selon Ruland, du *præsil* préparé : mais je ne sai ce qu'il entend par *præsil*.

BLICHODES, βλιχώδες. Epicles, commentant Erotien, rend ce mot par τὸ λελιπασμένον μετὰ γλοιώδους ὑγρασίας ἀκαθάρτου, « gonflé par quelque humeur impure & visqueuse. » Euphorion entend de son côté par le même terme, τὸ ἐκπεπιεσμένον καὶ κατάξηρον, « pressé & « desséché. » Au lieu de *Blichodes*, Bacchius & Lysimachus lisent πληρώδες, qu'ils interpretent pas ἐξεπτυγμένον, « poli, » comme qui diroit, plein, bien tendu, sans plis ni rides. Erotien nous apprend que quelques-uns substituoient γλισχρώδες à βλιχώδες, « glutineux ou « visqueux, à gonflé ; » ce qui s'accorde assez avec l'interprétation d'Epicles. Suidas fait signifier au βλιχώδες d'Hippocrate, τὸ λελεπισμένον καὶ καθαρὸν, « écossé & pur. » Hesychius a suivi Suidas.

BLINCTA, ou TERRA RUBEA, *terre rouge*, selon Ruland.

BLITUM, *Blette*, plante.

On cultive cette plante dans les Potagers, & on s'en sert en alimens. C'est une assez mauvaise nourriture, & le sang qu'elle engendre est fort mauvais. Pline en parle de la maniere suivante, *Lib. XX. cap.* 22. « Le *blitum* « paroît n'avoir aucune vertu, il est sans gout, ou sans « acrimonie, c'est pourquoi les femmes qui ont des « maris froids & indifférens, les comparent dans le « Poëte Menandre par mépris au *blitum*. » Il est nuisible à l'estomac, il cause à quelques personnes une agitation si grande dans les intestins qu'elle est suivie du *cholera*. Je n'omettrai point ici ce que Eoban. Hess. en dit dans son Poëme *de Bona Valetudine*.

> *Ignavum sine honore blitum sine viribus estur,*
> *Hoc solo, ventrem quod bene dejiciat.*

Galien met au nombre des herbes potageres, sans gout le *blitum*, ou la *blete*, *Lib. II. de Alim. fac. cap.* 42. on en fait si peu d'usage pour la table, que dans un proverbe, qui marque tout le mépris qu'on en fait, on dit de quelqu'un qui n'est bon à rien, qu'il est dans la société, comme la *blete* en ragout. On donne le nom de *blete* à tout ce dont on ne fait aucun cas. Les Grecs appelloient βλίτον, tout ce qui n'étoit bon à rien. Isidore pense, *Lib. XVII. Orig. cap.* 10. que *blitum* a été dit pour *vilis beta.* Nous lisons dans Suidas que les Grecs appelloient leurs Courtisannes βλιτανίδες, ou βλίταδες, ou *bliteæ uxores.* Plaute a dit, d'une Courtisane usée, vieille, & méprisable, que c'étoit une *blitea*, & *lutea meretrix*; Catulle a aussi une expression qui revient beaucoup à celle-là, *non assis facis, o blitum lupanar*; tu n'es bonne à rien, vile Courtisane. Hesychius nous apprend que les Grecs entendoient par (*blitas*) βλίτας; & (*blitonas*) βλιτώνας, fous, idiots, termes dérivés de βλὰξ, qui signifie stupide. Voyez JOAN. RUELL. *de Naturâ Stup. Lib. I. cap.* 20.

La semence de cette plante est employée dans les dyssenteries, & dans l'écoulement immodéré des regles. Tabernæmontanus, nous dit qu'on la fait bouillir en Silesie comme le millet, & que le petit peuple s'en nourrit. Le suc exprimé de la plante appliqué sur les cors aux piés les guérit. En fumigation, elle provoque les regles, lorsqu'elles sont supprimées, & elle hâte l'expulsion du fœtus & de l'arriere-faix. Selon Gaspard Schwenkf. dans son Catalogue des Plantes, les Habitans des campagnes s'en servent dans les hémorrhagies de leurs bestiaux. Tabernæmontanus nous apprend que son suc pris dans du vin guérit la piquure du scorpion & de l'araignée. BARTHOL. ZORN, *Botanolog.*

Il y a différentes especes de *blette*, voici comment on reconnoîtra dans les Auteurs l'espece la plus commune.

Blitum album, Offic. Park. Parad. 488. *Blitum album majus*, Germ. 252. Emac. 320. C. B. 118. Tourn. Inst. 507. Hist. Oxon. 2. 599. Boerh. Ind. A. 2. 91. Dill. Cat. 164. Buxb. 40. *Blitum pulchrum album magnum*, J. B. 2. 967. Raii Hist. 1. 200. *Grande blette blanche.*

La *blette* commune croît de la hauteur de deux piés, elle a des tiges fortes, creuses, environnées de plusieurs grandes feuilles assez semblables à celles de la *bette*, mais elles sont plus petites; elles croissent sur de longs pédicules, elles sont d'un tissu assez foible; ses fleurs forment de longs épis composés de petites fleurs en mousse, & verdâtres; elles contiennent de petites semences rondes & noires. Sa racine est assez épaisse, mais elle meurt dans l'année. Toute la plante a un gout fade & insipide, elle croît dans les Jardins & fleurit en Juillet.

Ses feuilles qui sont la seule partie dont on fasse usage, & même assez rarement, sont de la nature de celles de l'arroche, elles rafraîchissent & amollissent, & on les fait entrer quelquefois dans les clysteres. MILLER, *Bot. Off.*

Les *blettes* se mangent parmi les autres légumes, & elles sont bienfaisantes pour le ventre qu'elles lâchent sans devoir être regardées pour cela comme purgatives. DIOSCORIDE, *Lib. II. cap.* 143.

Une autre espece de cette plante c'est le

Blitum rubrum, Offic. Park. Parad. 489. *Blitum rubrum majus*, Ger. 252. Emac 320. Raii Hist. 1. 200. C. B. Pin. 118. Tourn. Inst. Elem. Bot. 407. Boerh. Ind. A. 2. 91. Hist. Oxon. 2. 599. *Blitum, pulchrum, rectum, magnum rubrum*, J. B. 2. 966. Buxb. 40. *Blitum*, Chab. 304. *Blette rouge.*

Les vertus médecinales de cette plante sont les mêmes que celle de la plante précédente.

Blitum, Cod. Med. 21. *Blitum sylvestre spicatum*, Tourn. Inst. 507. Herb. Par. 399. Mart. Hist. 106. Vaillant, Bot. Par. 21. *Blitum minus album*, C. B. Pin. 118. Hist. Oxon. 2. 599. J. B. 2. 967. Raii Hist. 1. 200. Boerh. Ind. A. 2. 91. Ger. 252. Emac. 321. *Blitum album sylvestre minus*, Park. Theat. 752. *Petite blette blanche.*

Camerarius est le seul Auteur qui ait décrit exactement cette plante; elle ressemble si fort au *blitum minus*, qu'on ne peut les distinguer que par leurs fruits. Cette espece-ci en est fort chargée; ils sont non-seulement au milieu des feuilles, mais ils forment même au sommet des tiges un assez grand épi. D'ailleurs, chaque fruit est une espece de vésicule membraneuse d'un rouge grisâtre, d'une figure ovale, pointue, applatie, & d'une ligne de longueur. Elle ne s'ouvre point transversalement comme le *blitum rubrum minus*, mais elle creve comme une vessie comprimée, & jette une petite graine noire, luisante & polie, de la figure d'une lentille.

Tournefort fait mention de l'espece suivante de *blitum.*

Blitum rubrum minus, C. B. Pin. 118. J. B. 2. 967. *Blitum, rubrum supinum*, Lib. Icon. 250. *Amaranthus sylvestris vulgaris*, Inst. *Petite blette sauvage, rouge.*

On la trouve souvent sur les fumiers.

J. Bauhin & Lobel ont donné de bonnes figures de cette plante. Celle du *blitum rubrum minus*, Cam. Epit. 235. convient mieux au *blitum album minus*, C. B. Pin.

La racine de cette plante est blanchâtre, tant soit peu purpurine, à peu près d'une demi-ligne de longueur, sur quatre ou cinq lignes d'épaisseur au haut, & composée de fibres capillacées. Ses tiges sont inclinées, branchues, environ d'un pié de long, cannelées, de deux ou trois lignes d'épaisseur, rougeâtres, pleines de suc, ornées de feuilles rangées alternativement, semblables à celles de l'impératoire, d'environ deux pouces de long, terminées en pointe, & soutenues par un pédicule assez court. Ses feuilles sont d'un verd luisant, tant soit peu purpurines par les bords, larges de sept ou huit lignes, divisées en deux parties égales, par une côte qui s'étend de l'un à l'autre bout, & forme de petites veines recourbées qui se perdent vers les bords. Du fond de chaque feuille, il en part quelquefois d'autres qui sont plus petites; de leurs aisselles naissent des fleurs qui sont rangées les unes au-dessus des autres, & font des grappes assez courtes; ces grappes ont trois ou quatre lignes de diametre. Ordinairement chaque fleur est composée de trois feuilles très-petites, pointues, en goutiere, d'une ligne de long, blanchâtres en dessus, & verdâtres en dessous. Du milieu de ces fleurs s'éleve un pistil ovale, pointu, environné de trois petites étamines fort foibles, qui ont à peine une ligne de long, & qui sont chargées de sommets jaunes pâles. Le pistil dégénere en une capsule ovale, plate, membraneuse, rougeâtre, d'une ligne de long, terminée par une petite fibre. Cette capsule est de deux pieces placées l'une sur l'autre, & se séparant transversalement. Dans chaque capsule est une semence presque ronde, noire, polie, luisante, & qui a à peu près la figure de la lentille.

Nous n'avons aucune bonne figure de cette plante; car on peut reprocher à celle de J. Bauhin d'avoir les feuilles trop obtuses, & de convenir beaucoup mieux à l'espece précédente; & celle du *blitum rubrum minus*, Cam. dont les feuilles sont plus ressemblantes à celles de la plante dont nous parlons, a des épis de fleurs que notre *blitum* n'a point. La figure de Lobel a précisément le même défaut. VAILLANT. TOURNEFORT.

BLITYRI, βλίτυρι, mot qui n'a proprement aucune signification, non plus que *Scindapsus* σκινδαψὸς; Galien les a imaginés l'un & l'autre, & il s'en sert souvent pour ridiculiser la vanité de faire de nouveaux mots. *Gal. de Diff. Puls. Lib. III. cap.* 1. *& Meth. Med. Lib. II. cap.* 7.

BLU

BLUMATI TERREUM, *vaiſſeau verniſſé*. Johnson.

BOA

BOA. Jonſt. Le *boa* eſt un ſerpent aquatique, d'une groſſeur prodigieuſe, qui ſuit les troupeaux de bœufs, d'où lui vient le nom de *boa*. Il ſuce les pis des vaches, car il aime fort le lait; on en trouve quelquefois dans la Calabre. On en tua un ſous le regne de l'Empereur Claude, dans le ventre duquel on trouva un enfant tout entier qu'il avoit avalé. Sa morſure cauſe de l'inflammation à la partie. On dit que ce ſerpent eſt quelquefois ſi gros qu'il peut avaler un bœuf; ce qui eſt difficile à croire. Lemery, *des Drogues*.

BOANTHEMON, βοάνθεμον, ſynonyme, ſelon Galien dans ſon *Exegeſis*, à *Buphthalmum*, βούφθαλμον, & à *Chryſanthemum*, χρυσάνθεμον. Fœsius.

BOAX. Voyez *Boops*.

BOC

BOCCA, la bouche, ou la grande ouverture d'un fourneau de verrerie.

BOCCARELLA, petite ouverture pratiquée au côté de la *bocca*, ou de la grande ouverture d'un fourneau de verrerie. Cette petite & cette grande ouverture, ſont à peu près ſur la même ligne horiſontale. C'eſt par la *boccarella* que les Ouvriers tirent de la fournaiſe la matiere la plus pure.

BOCCONIA, plante ainſi nommée de Bocconi de Sicile, qui a publié differens Ouvrages curieux ſur la Botanique. Cette plante a une fleur monopétale: du milieu de cette fleur s'éleve un piſtil qui devient un fruit ovale, pointu, plein de ſuc, & contenant une graine ronde, il n'y en a qu'une eſpece; elle eſt originaire de la Jamaïque, & M. Hans-Sloane l'appelle, dans ſon Hiſtoire Naturelle, *Chelidonium majus arboreſcens, foliis quercinis*. On ne lui attribue aucune vertu médicinale.

BOCHETUM, décoction ſeconde du gayac, de la ſarſepareille, de la ſquine & des autres bois ſudorifiques. Castel.

BOCIA, vaiſſeau de verre bien fermé, d'une figure ſphérique, avec un long col, d'un demi-pié de diametre ou environ; on l'appelle encore *Ovum, ſublimatorium, urinale*, & *cucurbita*. Il faut bien ſe garder de porter deſſus des mains froides, tandis qu'on s'en ſert, car cela pourroit le faire briſer. Castel.

BOCIUM ou **BRONCHOCELE**. Voyez *Bronchocele*.

BOD

BODAGI, c'eſt, ſelon Ruland, la même choſe que *aliud vas*.

BODID, *œuf*. Idem.

BOE

BOE, βοὴ. Voyez *Clamor* & *Anaphoneſis*.

BOERHAAVE. Sur le rôle que *Boerhaave* a fait dans le monde en qualité de Medecin, pendant qu'il vivoit; & ſur la réputation qu'ont eu ſes Ouvrages après ſa mort; le Lecteur eſt en droit d'attendre de nous la vie de ce grand homme, & un jugement de ſes écrits.

Herman Boerhaave naquit en Hollande le dernier Décembre de l'année 1668. à une heure après minuit, dans un Bourg nommé Voorhout, attenant la Ville de Leyde, du côté par où on va à Harlem. Ses ancêtres qui tiroient leur origine de Flandres, vinrent s'établir à Leyde au tems de la révolution des Pays-Bas, & y exercerent le commerce avec honneur. Son pere qui étoit Miniſtre du Bourg que je viens de nommer, s'appelloit Jacques *Boerhaave*; ſon ayeul Charles *Boerhaave*, & ſon biſayeul Marc *Boerhaave*; tous honnêtes Marchands de Leyde. Marc fut le premier de ſa famille qui s'acquit de la réputation par ſa ſcience; il fut Paſteur de la Ville de Medenblick. Nous avons de lui pluſieurs écrits qui ne reſpirent que la piété.

Jacques *Boerhaave*, pere d'Herman, ſavoit le Latin, le Grec & l'Hébreu; il avoit fait une étude particuliere de l'Hiſtoire. C'étoit un homme ouvert, d'une candeur & d'une franchiſe charmante; excellent pere de famille, qui n'ayant qu'un revenu modique pour l'éducation de neuf enfans; fit voir à combien de frais on peut fournir par une ſage œconomie. C'eſt ainſi qu'Herman, dans le petit abrégé qu'il a fait de ſa vie, fait l'éloge ſon pere.

Le dixieme Juillet 1663. Jacques *Boerhaave* épouſa Hagar Daelder, fille d'Herman Daelder, honnête Marchand d'Amſterdam, auſſi-bien qu'ingénieux Ouvrier, & de Magdeleine Dubois. Hagar Daelder aimoit la Medecine, & la ſavoit.

Jacques *Boerhaave* eut de ſa femme cinq filles, & pour fils unique, Herman dont il s'agit ici.

Hagar Daelder étant morte au mois d'Août 1673. Jacques *Boerhaave* fit une ſeconde alliance avec Eve Dubois, fille de Jacques Dubois, un des Miniſtres de Leyde. Cette ſeconde femme ſut ſi bien partager ſa tendreſſe entre ſes propres enfans & ceux du premier lit, que les uns & les autres la regarderent toujours comme leur véritable mere.

Herman l'eſtimoit tant, qu'après la mort de ſon pere, il reſta toujours avec elle, vivant enſemble dans une parfaite union. Il a auſſi toujours beaucoup aimé Jacques *Boerhaave* ſon frere du côté paternel, homme célebre dans le miniſtere; c'eſt à lui qu'il a dédié ſa Chymie, comme nous le dirons.

Herman, dès les premieres années, fit des progrès ſurprenans dans l'étude: ſon pere qui le deſtinoit au miniſtere, lui fit apprendre de bonne heure les langues ſavantes & l'hiſtoire. Herman, avant l'âge d'onze ans, poſſédoit à fond le Latin & le Grec, à quoi il joignoit une grande connoiſſance de l'hiſtoire univerſelle.

A douze ans il lui ſurvint une maladie qui interrompit conſidérablement le cours de ſes études; mais qui ne l'empêcha pourtant pas de faire toutes ſes claſſes dans la moitié moins de tems qu'il n'en faut aux autres. Ce fut un ulcere malin à la cuiſſe gauche, lequel dura ſept ans de ſuite, ſans qu'aucun remede ni de la Medecine ni de la Chirurgie pût y être d'aucun ſecours. Au bout de ſept ans, il renonça à tous les médicamens qu'il avoit eſſayés, & ſe contenta de baſſiner ſon ulcere avec de l'urine & du ſel, ce qui étant continué quelques jours, lui procura une guériſon entiere.

Malgré ce mal opiniâtre, Herman fut envoyé à Leyde en 1682. où il avoit fait ſa Rhétorique à quinze ans, & s'y étoit diſtingué comme dans toutes ſes humanités: mais il penſa être arrêté tout court au milieu d'une ſi belle carriere; car ſon pere mourut alors, laiſſant avec très-peu de bien une femme & neuf enfans, dont l'aîné n'avoit au plus que ſeize ans; on ne voyoit point d'où Herman pourroit tirer de quoi continuer ſes études, & mettre à profit ſes talens; heureuſement Jacques Trigland, un des amis de ſon pere, le prit en amitié, & le recommanda ſi fortement à Van-Alphen, qu'il ſe chargea de ſa fortune.

De l'avis donc de ces deux hommes célébres, *Boerhaave* apprit la Philoſophie ſous Senguerdius, le Grec ſous Gronovius, & la Geographie ſous Rickius. Jacques Trigland lui-même & Charles Schaaf lui enſeignerent l'Hébreu & le Chaldéen, toujours dans la vue de le pouſſer au miniſtere.

Au milieu de ſes occupations; il ſe ſentit du goût pour les Mathématiques; il ne s'y appliqua encore que légérement en 1687. mais quand ſon ulcere fut guéri, il ſe plongea bientôt tout entier dans cette étude, tant recommandée par Hippocrate, & si négligée par la plupart de ses disciples, qui est la base & comme la clef de toutes les autres, que l'évidence accompagne, & qui a cela de particulier, qu'elle transporte & fixe presque toujours ceux qui sont capables de s'y adonner.

En 1688. c'est-à-dire à 20 ans, il donna des preuves de son érudition & de son éloquence; car ce fut en ce tems-là qu'il prononça sous la présidence du célebre Gronovius, un Discours Académique dans lequel il fit voir que Ciceron avoit solidement réfuté le sentiment d'Epicure sur le souverain bien, sujet épineux. & qui ne pouvoit être traité que par un grand génie, *Boerhaave* s'en tira à merveilles : mais la multitude infinie des choses qui se présentent, m'empêche de m'étendre là-dessus; je ne dois pourtant point oublier que la ville, pour le récompenser & l'encourager, lui fit présent d'une médaille d'or.

En 1689. ses talens perçoient de plus en plus : outre le latin, le grec, l'hébreu, & le chaldéen qu'il savoit parfaitement, il s'attacha ensuite avec un succès prodigieux à l'étude de l'histoire Ecclésiastique, & à la lecture des Peres de l'Eglise.

En 1690. il fut fait Docteur en Philosophie, & pour répondre à l'honneur qu'il recevoit, il soutint dans sa dispute inaugurale, la distinction de l'ame & du corps: c'est dans cette these qu'il réfute avec une grande force Epicure, Hobbe son compilateur, & ce monstre d'incrédulité, Spinosa, dont l'athéisme ressemble assez au labyrinthe de Dédale, tant il y a de tours & de détours dans son systeme. Mais *Boerhaave* le suit partout, & par-tout il porte la lumiere; plus fort qu'Hercule, il abat d'un seul coup toutes les têtes de l'hydre. Ceux qui liront cette dissertation auront peine à croire qu'elle soit l'ouvrage d'un jeune homme, tant elle est forte de choses, de raisonnement & de Métaphysique. Son Président en cette occasion fut Volder, pour lequel il eut toute sa vie le plus profond respect, comme Volder eut pour lui l'amitié la plus tendre.

Il étoit tems qu'il s'appliquât à la Théologie, il eut le bonheur d'avoir en ce genre les plus grands maîtres, Jacques Trigland, Fréderic Spanheim, & Jean Markius. Il étudia sous Trigland les antiquités hébraïques; & sous Spanheim l'histoire Ecclésiastique; mais pour ces études, il ne s'arrêtoit point aux versions, il consultoit les originaux; de plus il lut assidument les Ouvrages des Peres, admirant tout à la fois & la sainteté de leur vie & la pureté & la simplicité de leur doctrine, qu'il trouvoit altérée & quelquefois corrompue par les subtilités de l'école. Avoit-il tort de ne pouvoir souffrir qu'on expliquât l'Ecriture sainte dans le gout des sophistes, & quelquefois par l'autorité de Platon, d'Aristote, de Descartes & par des regles de métaphysique?

Il s'étoit donc dévoué au soin des ames & aux fonctions de Ministere, sans que cela l'empêcha de faire de grands progrès dans les Mathématiques; mais comme il ne pouvoit suffire aux dépenses qu'il faut faire nécessairement dans les Académies, & qu'il avoit d'ailleurs trop de sentimens & de délicatesse pour continuer d'être à charge à ses Patrons, il s'avisa de donner des leçons de Mathématiques. Cela lui valut la connoissance de Jean Vandeberg, qui pour lui donner des marques de l'amitié qu'il avoit pour lui, le fit nommer pour conférer le catalogue des manuscrits de la bibliotheque de Vossius, que Leyde avoit achetée depuis peu, & qu'elle avoit fait venir à grands frais d'Angleterre. Il s'acquitta de sa commission en homme d'esprit, & son travail plut si fort au Senat, & à Vandeberg en particulier, qu'il résolut de faire tout pour la fortune d'un homme de ce mérite; & d'abord il lui conseilla de joindre à ses autres connoissances celles de la Medecine; mais ce qui surprendra beaucoup, c'est que *Boerhaave* n'eut jamais que quelques leçons du fameux Drelincourt, & qu'à proprement parler, il a été son maître dans une science qu'il a portée si haut, que la postérité en sera étonnée.

Il commença par l'Anatomie, qu'il étudia dans Vésale, le prince des Anatomistes; dans Fallope, Bartholin, &c. & pour joindre la pratique à la théorie, il assistoit régulierement aux leçons de Nuck; & de plus, il travailloit chez lui à des dissections particulieres, examinant toutes les parties du corps avec des yeux géometres. Il se mit ensuite à la lecture des Anciens Medecins dans l'ordre & suivant le tems qu'ils avoient vécu; il examina sans relâche tout ce que les Grecs & les Latins nous ont fourni d'hommes illustres en ce genre : mais il s'apperçut bientôt que les Auteurs postérieurs à Hippocrate avoient pris de lui tout ce qu'ils avoient de bon. Ce fut donc aux ouvrages de ce grand homme qu'il s'arrêta particulierement; il en considéra le plan & les preuves, il en fit des extraits; en un mot, il se remplit si bien de sa doctrine, qu'on eût dit qu'elle étoit passée du maître, dans le cœur & l'esprit du disciple. Il lut avec la même rapidité, & pourtant avec autant de soin & d'exactitude, les Ecrits des Medecins modernes; mais ce fidele Historien de la nature, qui en a, pour ainsi dire, suivi toutes les allures pas à pas, & qui nous les a tracées avec la derniere précision, Sydenham fut son Auteur favori. C'est lui, c'est cet homme sage, ce moderne législateur, qui, à force d'observer, nous a laissé les regles les plus sûres pour guérir; en Architecte judicieux, il a bâti sur les plus solides fondemens un édifice plus durable que le bronze & l'airain, où la critique & l'envie sont plus d'une fois venus se briser; qui fera toujours l'admiration des plus connoisseurs; servira de guide aux jeunes Praticiens; d'azyle assuré aux malades, & de modele aux plus grands Maîtres.

Aussi M. *Boerhaave* lut-il plusieurs fois tous les ouvrages de cet Hippocrate Anglois, & toujours avec le même plaisir, & cette sorte d'avidité qu'on ne sent gueres que pour les excellens Livres; mais parmi toutes les observations de Sydenham, il a toujours paru préferer celles qu'il nous a laissées sur la petite vérole, car lorsqu'il a eu dans la suite occasion d'écrire sur la même maladie, il s'est presque contenté de réunir les diverses descriptions de ce grand Observateur dans un petit tableau plein d'expressions, recommandant d'ailleurs de les lire dix fois : *Sydenhami*, dit-il, Aph. 1729. *adeò accurata variolarum descriptio, ut decies legi merenti pauca modo addenda habeam*, &c.

Notre Auteur passa à la Chymie, ensuite à l'étude de la Botanique, avec cette précaution, qu'il vouloit voir de ses yeux & toucher, pour ainsi dire, de ses mains, ce qu'il avoit remarqué dans ses Livres. On croiroit après cela que *Boerhaave* étoit tout Medecin, & qu'il ne songeoit plus à l'étude de la Théologie : mais son respect pour les ordres connus de son pere, son zele & son amour pour l'Eglise, lui firent prendre la résolution de se mettre au nombre des Proposans; mais avant tout, il voulut se faire recevoir Docteur en Médecine; Il fut pour cela à Hardevick, où le savant disciple d'Esculape reçut le bonnet le 10 Juillet 1693. Le sujet de l'acte qu'il soutint pour parvenir à ce degré, concernoit l'importance dont il est que les Medecins examinent avec soin les déjections de leurs malades: *disputatio habita de utilitate explorandorum excrementorum in ægris, & signorum.*

A son retour, il songeoit plus que jamais à être tout à la fois Medecin de l'ame & du corps; c'étoit aussi l'idée de son illustre ami Vandeberg : il avoit même déja composé le discours que font d'ordinaire les Proposans; & dans ce discours fait exprès, il entreprit de chercher la cause pourquoi on voyoit autrefois des gens grossiers du tems des Apôtres & des premiers Chrétiens, convertir tant d'hommes, & qu'aujourd'hui les plus savans ont bien de la peine à en convertir un petit nombre : on juge bien que ce sujet fut traité avec toute la piété & la religion qu'il demande; mais ce discours est resté parmi

parmi ses papiers, parce que une infame calomnie lui ayant alors fermé l'entrée au ministere, il n'eut plus d'occasion de le prononcer.

Voici comment le fait est rapporté dans M. Schultens.

M. *Boerhaave* revenoit à Leyde, déterminé à embrasser l'état Ecclésiastique : mais à son arrivée dans cette ville, il la trouva imbue des préventions les plus défavorables sur son compte. Il s'étoit répandu qu'il avoit abandonné le christianisme pour devenir disciple de Spinosa; & cette horrible calomnie qui n'avoit pour tout fondement que la chaleur avec laquelle il avoit soutenu quelques questions problématiques, mais que de petits esprits croyoient toucher de fort près à la Religion, étoit pieusement accréditée par une multitude prodigieuse de personnes qui n'étoient ni instruites des sentimens de *Boerhaave*, ni en état de connoître des matieres, sur lesquelles elles ne laissoient pas que de le travestir comme Athée.

Cette affaire désagréable, & qui eut des conséquences si fâcheuses, provint d'un évenement dont il paroissoit qu'on n'avoit rien à craindre de tel. *Boerhaave* s'étant trouvé dans une voiture d'eau, & la conversation ayant tourné sur le systeme impie de Spinosa, que tous convenoient être fatal à la religion, écouta en silence tout ce qu'on disoit, jusqu'à ce que quelqu'un s'étant laissé emporter par son zele, abandonna l'exposition des opinions de Spinosa, pour se jetter en reflexions personnelles sur cet Auteur; alors notre Auteur impatienté d'un discours qui n'avoit rien de commun avec les choses en question, & qui marquoit aussi peu de lumieres que de charité, se leva brusquement & demanda au Déclamateur s'il avoit jamais connu Spinosa.

Cette vive apostrophe excita en celui à qui elle étoit faite d'autant plus de ressentiment, qu'il étoit moins en état d'y répondre. Quelqu'un qui étoit dans le batteau s'en apperçut; on demanda au Batelier comment il s'appelloit : & lorsqu'il arriva à Leyde, il trouva que le bruit public étoit qu'il avoit embrassé le Spinosisme.

Ses amis mirent tout en œuvre pour le justifier : ils citerent les Discours admirables qu'il avoit prononcés contre l'Athéisme en général & contre le Spinosisme en particulier : mais c'étoit au tems à détruire ce préjugé. Cependant cela détermina *Boerhaave* à abandonner le projet qu'il avoit formé d'être Medecin du corps & de l'ame, & d'aider les hommes par des sermons & par des consultations. Il s'en tint au dernier parti & se livra tout entier à la Medecine du corps.

Jusques-là ce beau génie avoit allié l'étude de la Théologie avec celle de la Medecine : mais il se crut obligé de renoncer à la premiere pour se mettre à couvert des reproches que quelques ennemis, jaloux de son mérite, lui faisoient injustement, de favoriser les erreurs du Spinosisme. Ainsi il regarda la Medecine comme un pays plus tranquille pour lui, & où la malice de ses Adversaires auroit moins occasion de lui faire de tels reproches. Il embrassa donc cette profession par préférence & d'autant plus volontiers, qu'il détestoit tout ce qu'on appelle parti, & que sa propre expérience lui avoit fait connoître tout le fiel de certaines ames dévotes, & ce qu'a pu souvent la haine de ceux qui ne prêchoient que l'amour de Dieu.

Il faut avouer que ses commencemens ne furent point heureux, sa pratique ne rendit point d'abord autant que son habileté sembloit le lui promettre : mais il ne se découragea pas pour un mal nécessaire à presque tous ceux qui entrent en pareil exercice : au contraire, donnant à ses Livres l'heureux loisir dont il jouissoit, il amassa ces thrésors de science, qui lui ont acquis dans la suite tant de gloire & de fortune. Le vrai mérite perce tôt ou tard; le sien ne tarda point à se répandre. Un homme de la premiere condition, favori de Guillaume III. l'invita à des conditions très-honnêtes & sous des espérances encore plus flateuses, de fixer son domicile à la Haye, où il lui faisoit entendre que la fortune l'attendoit : mais il refusa poliment des offres si engageantes, préférant à tout une vie libre, éloignée des tumultes de la Cour, où c'est peu de parler autrement qu'on ne pense, quand pour parvenir il faut souvent agir contre son gré & ses propres lumieres.

Cependant ses amis songeoient à le faire entrer dans le corps de l'Université de Leyde : mais loin de se prêter à leurs vues, il s'y opposa, disant que le préjugé contre lui étoit encore trop récent ; & que ceux qui avoient cabalé pour l'exclurre du ministere, ne s'endormiroient pas en cette occasion ; qu'ils risqueroient leur crédit & leur autorité, & qu'il ne souffriroit jamais que pour lui rendre service ils s'exposassent à un réfus. Ces motifs ne firent aucune impression sur l'esprit de Van-Berg, qui de concert avec l'illustre Van-Alphen, travailla si efficacement à ce qu'il avoit résolu pour *Boerhaave*, qu'il le fit nommer le 18 Mai 1701. par les Curateurs de l'Académie à la place du célebre Drelincourt, dont il soutint & surpassa bien-tôt la haute réputation. Il préluda par un Discours, où il recommande fortement l'étude de la doctrine d'Hippocrate, persuadé, avec raison, qu'il n'y a point de meilleur modele à suivre pour un Praticien, que celui-là. Ce Prince de la Medecine étoit alors dans une espece de décri; on trouvoit & on vouloit que son regne fût passé, que le suivre encore, c'étoit adorer de vieilles imaginations, & un Auteur qui n'avoit rien de respectable que son antiquité. Mais il fit voir au contraire, que jamais homme n'avoit pénétré plus avant que lui dans les secrets de la nature; que ses regles pour connoître & distinguer les maladies, que ses remedes pour les guérir étoient de tous points conformes à l'expérience : il parla sur ce sujet avec tant de force, d'érudition & de clarté, qu'on n'osera plus vraissemblablement disputer à Hippocrate ce surnom de Divin, cet Empire que nos peres lui ont donné, & qu'il mérite à tant de titres. En effet, quelle prudence dans l'application des remedes! Quelle attention à en observer les effets! Quelle sagacité dans le diagnostic & le prognostic! Quelle franchise dans les événemens sinistres! Quelle modestie dans ses succès! Quelles vues! Quelle étendue de génie! Quelle profondeur de jugement & de connoissances! Quelle simplicité! Quelle clarté dans ses descriptions! Que de lumieres dans un seul Aphorisme! Quel art de commander aux maux, en sachant y obéir! Enfin, s'il entreprend de relever la nature accablée & expirante de langueurs, ou s'il en veut calmer les fureurs, qu'emploie-t'il? Peu de remedes, & des remedes très-communs, mais convenables pour l'indication & certains pour l'effet.

Parcourez les Grecs, les Romains & les Arabes, Dioclès, Carystius, Aretée de Cappadoce, Ruffus d'Ephese, Soranus, Galien, Eginete, Trallius, Aétius, Oribase, Celse, Pline, Rhases, Avicenne, &c. & vous verrez que tout ce qui se trouve de meilleur dans leurs Ouvrages est dû au fondateur de l'art; & que parmi tous les Praticiens modernes, le sage Anglois que j'ai déja cité, en est le seul & digne Emule, non qu'un Medecin doive ignorer les découvertes de Vesale, d'Asellius, de Harvée, de Glisson, de Willis, de Léal, de Louver, de Pecquet, de Warthon, des Bartholins, de Drelincourt, de Malpighi, de Hok, de Leuvenhoeck, d'Eustachi, de Fallope, de Nuck, de Boyle, de Borelly, de Bellini, de Pitcarn, &c. au contraire, ce n'est que par l'usage de ces connoissances qu'on peut mériter le titre de Physicien de la nature : aussi *Boerhaave* les réunit toutes, & les appliqua toutes à l'art doublement grand, d'enseigner & de guérir : mais il n'en est pas moins vrai que Hippocrate & Sydenham sont les meilleurs sources où l'on puise les vraies regles Thérapeutiques, puisqu'elles sont tirées d'observations mille fois vérifiées & incontestables.

Ce Discours prononcé en l'honneur du vénérable Esculape, & encore plus la profondeur des leçons du jeune *Boerhaave*, lui acquirent en peu de tems une si grande renommée, que l'Académie de Groningue lui offrit en

1703. une Chaire en Medecine : mais sur son refus, de l'avis encore de Van-Berg, qui ne manquoit jamais l'occasion d'avancer son ami, les Curateurs de Leyde lui promirent la premiere place vacante : en attendant, ils augmenterent ses gages, pour le dédommager de ce qu'il perdoit par zele & par attachement à son corps. C'est à ce sujet qu'il prononça le 24 Septembre de cette même année un second Discours sur l'usage & l'utilité des mécaniques dans la Medecine : *De Usu Mechanices in Medicina*. Il remarque avec douleur que la plupart des Medecins ignorent cette partie des Mathématiques, quoique pourtant elle soit dans l'exercice de la profession Médicale d'une indispensable nécessité, puisqu'en effet il est constant que c'est de ces lois purement mécaniques, que dépendent entierement les mouvemens des solides de notre corps, & que c'est sur ces mêmes regles que coule le sang dans nos veines.

Celui donc qui ne connoît point les moyens requis pour l'entretien des fonctions vitales, naturelles & animales, qui ignore quelles sont les causes de la vie & de la santé, qui ne sachant que ce que ses yeux lui découvrent de la superficie & de la forme du corps, est entierement aveugle sur toutes les merveilles qui sont cachées au-dedans; celui qui ne connoît pas même les parties, bien loin d'être au fait de tous les ressorts, comment peut-il être en état de s'appercevoir des dérangemens qui se dérobent souvent aux yeux les plus clair-voyans? Que penseroit on d'un homme qui entreprendroit de raccommoder une montre, sans connoître les parties qui entrent dans sa composition ! Aussi quel est le succès de ceux qui osent se charger du grand art de guérir, sans rien connoître de la composition de notre corps & des divers mouvemens des fluides? C'est ce que peuvent nous apprendre Paracelse, Van-Helmont, Tachenius, habiles Chymistes d'ailleurs, & tous les guérisseurs qui n'ont point l'Anatomie pour guide. M. *Boerhaave* les attaque & les renverse tous dans le Discours dont il s'agit, ainsi que cette foule d'autres Empiriques mieux marqués, qui ne semblent répandus dans le monde que pour le détruire : il veut, enfin, qu'un Medecin soit au fait des Ouvrages mécaniques d'Archimede, de Mariotte, de Boyle, de Descartes, de Newton, d'Huygens, de Borelli, & de plusieurs autres, tant Philosophes, qu'Anatomistes ou Medecins.

On sait avec quel succès *Boerhaave* exerçoit son emploi, & toujours sous le titre de simple Lecteur en Medecine, lorsqu'on le nomma enfin Professeur à la place d'Hotten.

Le décret de la nomination est du 18 Février 1709. son Discours inaugural, du 20 Mars suivant. C'est-là qu'il revient à la charge contre les Empiriques, qui croiroient se deshonorer s'ils traitoient tout simplement un art très-simple en lui-même, puisqu'au fond il ne s'agit que d'étudier, de suivre la nature comme à la piste, de l'aider, de la réparer par elle-même : mais l'extraordinaire a toujours été du gout des ignorans: & si l'on en croyoit les Paracelsistes, la Medecine seroit comme une Reine de Théâtre fardée, & qui ne marcheroit que sur le cothurne, tandis qu'elle tire son plus brillant éclat du simple & du naturel. Quiconque lira ses Discours avec attention, y remarquera le caractere aimable de vérité & de candeur qui se fait sentir dans tous les écrits de ce grand homme, mais dans celui-ci plus particulierement que dans aucun autre. Le titre est : *Oratio qua repurgatæ Medecinæ facilis asseritur simplicitas; de la simplicité de la Medecine.*

L'Académie de Leyde, pour s'attacher de plus en plus un aussi grand sujet, le nomma Professeur de Botanique. On s'attendoit bien à des augmentations : mais on fut surpris de trouver en lui un nouveau Tournefort. Il augmenta bien-tôt de moitié le nombre des plantes du jardin ; le tout avec un choix qui décele l'habileté du Collecteur, & la profondeur de ses connoissances.

En 1714. il fut nommé Recteur de l'Université. Peu de tems après, le 8. d'Août de la même année, il fut fait Professeur du Collége-Pratique; & outre ses leçons ordinaires, il en donnoit deux fois la semaine dans l'Hôpital sur les maladies régnantes, tant pour le soulagement des pauvres malades, que pour l'utilité de ses écoliers : & il en résultoit sans doute un grand avantage ; car de l'œil & de la main on voyoit joindre la pratique à la théorie. La théorie fait, pour ainsi dire, le corps de la Medecine : mais, puisqu'il faut le dire, la pratique en est l'ame. Ayez tant que vous voudrez des connoissances ; réunissez en vous seul ce que savent tous les autres, s'il est possible, vous serez très-habile : l'essentiel, c'est l'expérience; sans elle, on n'est jamais digne du nom de Medecin. Disons-le hardiment, sans cette pratique consommée, le grand *Boerhaave* eût été un Savant, mais non un Praticien du premier ordre ; sans elle, l'Angleterre n'auroit pas eu son Sydenham; la Grece, son Hippocrate ; ni Paris son Duret, son Fernel, &c.

Le nouveau Recteur prononça à la fin de son Rectorat un Discours sur le chemin qu'il faut tenir pour découvrir la vérité en Physique : *De comparando certo in Physicis*. C'est-là qu'il s'éleve contre la paresse de ces Philosophes, qui ne voulant pas se donner la peine de suivre la nature dans ses marches, aiment mieux se fabriquer à leur mode des principes des choses, que d'examiner en effet s'ils sont conformes à l'expérience. Une proposition si simple ne méritoit que des applaudissemens, bien loin de s'attirer des censures ameres. Un Professeur en Théologie s'éleva contre avec fureur : il prétendit, que soutenir, comme avoit fait *Boerhaave*, qu'on ignoroit les principes de la Physique, c'étoit renverser la Religion, établir sur ses ruines l'athéisme le plus monstrueux, élever sur ses débris le spinosisme le plus absurde. Jamais accusation plus folle. *Boerhaave* ne dit dans ce Discours autre chose, sinon qu'on ne peut connoître la nature que par la nature elle-même; qu'il faut l'étudier dans ses propres effets; faire en quelque sorte les mêmes pas avec elle ; & qu'à cet égard tout ce qui n'est point fondé sur l'expérience, est douteux, faux ou chimérique.

L'Université de Franéker ne put souffrir qu'un de ses Membres eût ainsi attaqué l'honneur & la Religion de l'illustre Professeur de Leyde ; & elle obligea cet Accusateur à se rétracter publiquement, offrant même, après lui avoir fait chanter cette palinodie, de le punir plus séverement, si *Boerhaave* le vouloit. Sa réponse fut, que la plus grande satisfaction qu'on pouvoit lui faire, étoit de laisser ce Théologien tranquile, & de lui pardonner sa faute aussi sincerement qu'il la lui pardonnoit lui-même.

Mais tandis que son mérite supérieur lui attiroit des ennemis jaloux de sa réputation, l'Académie des Sciences de Paris, comme pour le dédommager des injustices qu'on lui faisoit, lui écrivit, pour lier avec lui un commerce de Botanique & de Physique. Il ne fut pourtant reçu dans ce respectable Corps, à titre d'Associé étranger, qu'en 1728. à la place de l'illustre Comte de Marsilly. Après la mort de M. Freind, la Société Royale de Londres lui fit un pareil honneur ; car tant que ce savant Medecin Anglois a vécu, comme il étoit Président de cette Société, & qu'il n'avoit pas pour M. *Boerhaave* toute l'estime qu'il méritoit par je ne sai quels motifs qu'on n'a pu pénétrer, jamais *Boerhaave* ne put être reçu dans cette Compagnie; non qu'il fît un pas pour cela : mais tous ses amis parloient pour lui, & n'étoient point écoutés. Heureusement l'honneur que devoient un jour recevoir & *Boerhaave*, & le célebre Corps dont il s'agit, n'étoit que différé. La Société eût été trop flatée de posséder à la fois un Freind & un *Boerhaave*, les deux plus grands ornemens de leur nation ; & si le nuage, qui, aux yeux de l'un obscurcissoit l'autre, est une tache, on peut dire qu'il en est comme de celles que les Astronomes ont remarquées dans le Soleil, qui d'ailleurs n'en éblouit pas moins.

Mais tandis que *Boerhaave* se livre tout entier aux pénibles fonctions de ses charges, son corps ne pouvant plus résister à tant de fatigues, succomba enfin sous le poids de ses travaux. On verra ci-dessous l'histoire de cette affreuse maladie qui le retint au lit pendant cinq mois. Je remarque, quant à présent, qu'étant encore retombé en 1727. puis en 1729. il se démit cette derniere année de ses places de Professeur en Botanique & en Chymie, ne se réservant que son Collége-Pratique.

En 1730. il fut nommé une seconde fois Recteur. Suivant l'usage, en quittant l'emploi dont je viens de parler, il prononça un Discours intitulé : *De honore Medici, servitute*. Celui-ci me paroît, comme à M. Schultens, au-dessus de tous ceux que M. *Boerhaave* ait jamais prononcés. Voici comme il entre en matiere : j'ai des raisons pour en rapporter plusieurs traits.

« Tout ce que les hommes peuvent atteindre par la pensée, est, ou Dieu, ou quelques-unes des choses contenues dans ce vaste univers. Nous ne pouvons refuser notre hommage à la Divinité supreme, quoique nous n'en connoissions point la nature ; car Dieu seul se connoît. » Cela revient à ces beaux vers qui furent couronnés par l'Académie Françoise.

Loin de rien décider sur cet Etre supreme,
Gardons, en l'adorant, un silence profond,
Le mystere est immense, & l'esprit s'y confond,
Pour dire ce qu'il est, il faut être lui-même.

« Toutes les diverses merveilles que la nature étale à nos yeux, sont donc émanées d'une premiere cause ; mais d'une façon trop incompréhensible pour en pouvoir parler. Tout est ou planetes, ou étoiles, ou leurs athmospheres ; elles suivent chacune depuis plus de cinq mille ans le même ordre & les mêmes lois, sans jamais s'en écarter en aucune maniere, & sans qu'aucun mortel ait jamais osé porter la témérité jusqu'à vouloir troubler cette admirable harmonie. Cette terre que nous habitons est une vraie planete, composée d'animaux, de végétaux, de minéraux, de feu, d'air & d'eau ; toutes choses qui sont encore sujettes aux décrets inviolables du Créateur. »

« Dans la classe des animaux, est l'homme, cette machine pleine de confiance, curieux de tout, & au fait de mille connoissances : il prédit à point nommé les astres qui paroîtront plusieurs siecles après lui, & montre assez par-là quelle force & quelle étendue de génie Dieu lui a donné préférablement aux autres animaux. Mais ce même homme, si industrieux dans ses recherches, si heureux dans ses découvertes, est dans une honteuse négligence, dans une crasse ignorance de lui-même : il se gouverne plus mal que tout ce qui lui est soumis par la Providence. Qu'il est petit, quand il s'agit de mettre un frein à ses passions, de régler son esprit, & de rétablir les lois physiques du corps, quand elles sont dérangées ! »

« L'homme est composé de corps & d'ame, qui, quoique d'une nature différente, sont tellement unis, qu'ils ne font qu'un. Par le mot d'ame, j'entens l'intelligence, la mémoire, la volonté, les affections, l'imagination. Le corps est fait de solides & de fluides, qui se meuvent les uns par les autres. Les maladies du corps influent sur l'esprit, & celles de l'esprit se communiquent au corps. Je conviens que les Mathématiques aiguisent, rectifient l'esprit, & lui donnent de la sagacité ; que la Philosophie apprend à modérer les passions : mais la Medecine seule guérit le corps. Tout le monde sait que pour produire ce corps, il faut qu'un homme s'unisse à une femme, & lui fournisse la matiere propre à féconder l'œuf. Mais, s'il y a eu un premier homme, comment a-t'il été fait, mâle ou femelle ? Dès qu'on le supposera seul, on conviendra qu'il étoit hors d'état de multiplier son espece ; & si les deux ont été nécessaires pour être la source de tous les autres, il faut encore qu'ils ne soient pas nés comme les autres. D'où il suit, 1°. que cette terre n'étoit autrefois habitée par aucun homme ; & que s'ils venoient une fois à périr tous, il séroit impossible à toute la nature d'en faire revivre un seul. 2°. Que le premier homme est né d'une cause infiniment supérieure à la nature de l'homme & à tout l'univers, & qu'il a fallu au commencement de la création deux personnes, mâle & femelle, d'âge & de structure à procréer leurs semblables, & à faire conséquemment toutes les autres fonctions du corps. Tous leurs descendans ont participé au talent d'exercer avec aisance les mêmes facultés ; & voilà ce que j'entens par la nature humaine. Or, quiconque voudroit ajouter au corps humain, ou en retrancher quelque chose, violeroit sur le champ les lois de la nature, ou du Créateur. »

« Ce n'est que par les sens qu'on peut connoître la structure du corps, & encore a-t'on bien de la peine ; car toutes les parties sont enchaînées ensemble. Par où commencer pour débrouiller un ouvrage qui n'a ni commencement ni fin ? Notre corps est un cercle, dont le milieu, le principe & la fin se ressemblent. Pourquoi le cœur seroit-il la premiere partie ? Sa vigueur ne vient-elle pas des nerfs, de l'aorte & des veines qui s'y déchargent ? L'homme n'est en grand que ce qu'il étoit en petit ; tout est fait à la fois, & ce n'est qu'un développement de la nature. Le cœur, le cerveau, le poumon, le foie, &c. tout conspire à des usages qui ne sont différens qu'en apparence : mais comme le tout a besoin de chaque particule, chaque particule a besoin du tout. S'il n'existoit pas auparavant, tous les arts auroient beau concourir, ils ne sauroient pas produire un seul cheveu. Il n'est donc pas possible de rien comprendre d'une seule parcelle du corps, que par la connoissance des lois qui ont fait naître le tout dès la premiere origine. Mais, encore une fois, ces lois ne se manifestent que par les sens. »

« Quelle est la premiere cause du mouvement dans le corps ? Pour le dire, il faut en consulter la nature. Tant que le cœur bat, on vit ; dès que son mouvement vient à cesser, on meurt. Mais pour que le cœur agisse, il a besoin de la vertu des nerfs. Les nerfs qui servent au cœur, empruntent la leur du cervelet. Celui-ci tire la sienne d'un fluide très-subtil qui s'y sépare. Ce fluide vient du sang qui est porté par les arteres. La cause dépend donc autant ici de l'effet, que l'effet de la cause. »

« Mais le corps humain n'agit pas seulement sur lui-même, sur les alimens qui réparent ses pertes, & sur tous les corps ; ils agissent aussi tous sur lui, témoins les médicamens & les venins ; & comme ils n'agissent point sur le cadavre, si ce n'est le feu & un petit nombre de remedes corrosifs, il suit qu'ils doivent toute leur vertu à l'action continuelle des solides & des fluides, sans laquelle les os une fois rompus, ne pourroient plus se joindre. Ainsi, celui qui veut découvrir la maniere dont les remedes agissent, doit soigneusement examiner le changement qu'ils font dans le corps, & ceux qu'ils ont à essuyer de sa part. »

Notre Auteur cite tant d'autres exemples, que je m'écarterois trop si j'en voulois seulement faire l'abrégé. Son but est pourtant dans cette harangue, comme dans celle du *Mécanisme des corps*, de prouver la nécessité de l'étude de la nature. Que l'art de guérir les maladies n'est jamais plus puissant que lorsqu'il est soumis à la nature, & qu'il en est le fidele ministre ; que l'honneur du Medecin comme du Chirurgien, est de se rendre humble serviteur de cette souveraine maîtresse.

J'ai cru devoir rapporter quelques-uns des principaux traits de cette belle harangue, pour faire voir que le savant Professeur ne reconnoissoit d'autres causes de tout ce qui se passe dans le monde, que le souverain Créateur, & que c'est à cet Etre des êtres, comme aux loix qu'il a imprimées à chaque partie du corps humain, qu'il veut que le Medecin se soumette dans tous les cas. On eût dit que M. *Boerhaave* ne pouvoit traiter cette matiere sans attirer sur lui les traits de l'envie : on renouvella les accusations d'athéisme & de Spinosisme, &, ce qu'on n'avoit point encore fait, on l'accusa nettement de nier l'immortalité de l'ame. Or, peut-on mieux être convaincu que par ce que j'ai rapporté, que s'il étoit besoin de chercher des preuves de cette opinion, on n'en trouveroit nulle-part de plus fortes que dans ce discours ? Mais tel est l'affreux aveuglement de la calomnie. Après tout, la vie de *Boerhaave*, indépendamment de ses écrits, prouve assez ce qu'il pensoit de la vie future, & je croirois le deshonorer que de chercher à le justifier sérieusement sur ce sujet.

Il purgea la Chymie de toutes ses erreurs, comme porte le titre d'un savant discours qu'il prononça le 21 Septembre 1728. lorsqu'il fut fait Professeur de Chymie : je n'en ferai point l'extrait, parce que cela me meneroit trop loin. Ceux qui l'ont lu peuvent juger du soin que M. *Boerhaave* eut toujours de combattre les Paracelsistes. M. Schultens fait là-dessus une remarque fort simple ; il dit que ce qui est cause que leurs erreurs si opposées à la raison, se perpétuent & gagnent comme une espece de contagion, c'est que peu de gens ont de l'intelligence, & que tout le monde, cependant, veut juger & décider. *Pauci nempè intelligunt, omnes judicant atque decidunt.*

Voici maintenant la liste des Ouvrages de M. *Boerhaave*, telle qu'il la donne presque entierement lui-même dans la préface de sa Chymie.

Oratio de commendando studio Hippocratis.
De usu ratiocinii mechanici in Medicinâ, quâ repurgata Medicinæ facilis asseritur simplicitas.
De comparando certo in Physicis.
De Chymiâ suis erroribus purgatâ.
De vitâ & obitu Clarissimi Bernardi Albini, cùm Botanicam & Chemicam Professionem publicè exponeret.
De honore Medici, servitute.
Institutiones Medicæ.
Aphorismi de cognoscendis & curandis morbis.
Libellus de materiâ Medicâ & remediorum formulis.
Index Plantarum, quæ in horto Academico Lugduno-Batavo reperiuntur.
Epistola de Glandulis ad Clarissimum Ruyschium.
Atrocis nec descripti anteà morbi historia, secundùm Medicæ artis leges conscripta.
Atrocis, rarissimique morbi historia altera.
Editio procurata operum Anatomicorum & Chirurgicorum Andreæ Vesalii.
Tractatus de Peste.
Tractatus de lue Aphrodisiacâ, præfixus Aphrodisiaco.
Aretæi Editio de causis, signisque morborum, eorumque curatione.
Elementa Chemiæ.
Index alter Plantarum, quæ in horto Academico Lugduno-Batavo aluntur.
Observata de argento vivo.
Editio Swammerdamiana.

Le premier en date de ces Ouvrages, & peut-être d'un aussi grand mérite que les Aphorismes, est *les Institutions de Medecine*, que M. *Boerhaave* dédia à son beaupere Drolenvaux, pour le remercier de lui avoir donné une bonne femme. Un fait très-remarquable, c'est que le Moufti d'aujourd'hui traduit actuellement les Institutions en Arabe, qu'on imprimera incessamment à Constantinople ; la premiere édition de cet Ouvrage parut en 1707.

Les Aphorismes sont de 1708. ils sont aussi traduits en Arabe & en François, pour ne rien dire des autres langues dans lesquelles cet Ouvrage a été traduit. Voici le jugement que tous les connoisseurs en portent, même & plus encore de précision que dans les Institutions ; même enchaînement arithmétique, même clarté, mais pour les Savans ; car aux yeux des ignorans, ce qui n'est que profondeur devient un abîme d'obscurité impénétrable. *Qui antiqua scrutati, nova non ignorant, videbunt quid præstitum sit*, dit l'Auteur dans sa préface ; c'est-à-dire, que pour juger de ces Aphorismes, il faut avoir dans la tête tous les thrésors de l'antiquité, par rapport à la pratique ; & pour ce qui est de la théorie, tout ce que l'Anatomie & la méchanique ont fait découvrir aux Medecins modernes.

M. *Boerhaave* a été non-seulement le plus habile Professeur, l'homme le plus propre à enseigner & le plus grand Théoricien qu'on ait jamais vu, mais un Praticien du premier ordre, à en juger par le Livre dont il s'agit ; c'est en effet l'essence, & pour ainsi dire, le suc de la doctrine d'Hippocrate, & il falloit s'en être autant rempli qu'avoit fait notre illustre Hollandois, pour pouvoir ainsi la réduire en Aphorismes. Au reste, qu'on ne s'attende point à trouver ici du merveilleux, du spécifique dans les remedes ; rien de plus simple ; & dans leur simplicité, rien de plus conforme à la nature ; partout l'expérience & l'observation, diagnostics clairs, prognostics surs, peinture vive des accidens, point de terme qui ne soit le plus énergique, point de tableau qui ne soit plein de la plus forte expression ; à chaque cause, chaque remede, & chaque signe certain pour la distinguer ; c'est donc partout, non un étalage de médicamens spécieux (car comme il l'a dit luimême, il n'est de remede que ceux qui naissent de la circonstance, & sont appliqués à propos,) mais de justes indications.

J'avoue que la brièveté, qui est l'apanage du style aphoristique, n'éclaire point assez au lit des malades, les jeunes gens qui n'ont point eu le bonheur d'assister aux leçons de ce grand maître : aussi insinue-t'il à la fin de son admirable Préface, que ces Aphorismes auroient peut-être besoin d'un Commentaire, & je crois que ce *peut-être* est là par politesse.

* Nous avons l'obligation à M. Van-Swieten de ce Commentaire si nécessaire pour l'intelligence & l'explication des Aphorismes de *Boerhaave*. L'esprit de ce grand homme dont il a été le disciple a passé tout entier dans son Commentaire qu'il a enrichi de tout ce qu'une érudition sage & consommée pouvoient fournir d'utile & d'intéressant. La satisfaction avec laquelle le public en a reçu les deux premiers volumes, & l'avidité avec laquelle il attend les autres, sont le plus sûr & le plus grand éloge que l'on puisse faire de cet Ouvrage.

Son troisieme Ouvrage, *de materiâ Medica*, doit être bien distingué d'un autre Livre qui a été donné par quelques-uns de ses écoliers : il a pour titre *de Viribus Medicamentorum*, des vertus des médicamens, & Devaux, Chirurgien de Paris, l'a traduit en François, croyant qu'il étoit réellement de M. *Boerhaave*, comme porte le titre. Le volume dont il s'agit ne contient presque que des formules de remedes qui ont tant de rapport avec les Aphorismes, qu'on ne peut gueres séparer ces deux Ouvrages. Un habile Medecin peut bien entendre le premier sans le second : mais on ne peut entendre le second sans le premier, l'un donne la clef de l'autre : c'est comme un Commentaire qui seroit placé sous chaque article de curation ; tel est le rapport nécessaire de la matiere Médicale avec les Aphorismes. J'avoue avec tous les Connoisseurs, que ce petit Ouvrage est fort peu de chose dans le fond,

& M. *Boerhaave* en convient dans le discours préliminaire qu'il y a mis ; il dit même qu'il ne l'a fait que pour ceux qui assistent à ses leçons, & qu'un grand nombre de médicamens qu'il recommande, seroit fort dangereux entre les mains de ceux qui n'en sauroient pas la juste application.

Suivent ses écrits sur la Botanique, qui se réduisent à deux Catalogues raisonnés des Plantes du jardin de l'Académie de Leyde. Le second qui parut en 1720. est le double du premier, qu'on imprima en 1710. C'est que dans cet espace de tems le nombre des plantes s'augmenta tellement sous la direction de *Boerhaave*, qu'on voyoit dans un terrain beaucoup moins grand que le Jardin du Roy, de Paris, tout ce qu'il y a de plus rare en plantes dans les quatre parties du monde.

Plus heureux & non moins industrieux dans les recherches anatomiques que Malpighi, le prince des Observateurs, il remit en honneur le sentiment sur les glandes, qui paroissoit abandonné : il faut voir là-dessus son Epitre à son ami Ruysch, si connu par les surprenantes injections ; elle fut imprimée en 1722.

En 1725. il donna l'édition des Ouvrages anatomiques & chirurgiques d'André Vésale ; ce qui seul le feroit connoître assez avantageusement du côté de l'Anatomie & de la Chirurgie, si ses Instituts, ses leçons & la profondeur avec laquelle il a écrit dans ses Aphorismes sur les principales maladies chirurgicales, ne décidoient encore pour lui d'une façon plus heureuse. Il est vrai que notre Auteur partagea l'honneur de ce travail avec M. Albinus, mais c'est lui qui conçut, dirigea le projet, & qui se chargea en particulier de la vie de Vésale.

La description de l'étrange maladie du Baron de Vassenar, Seigneur de Rosembourg, est de 1724. & celle de la maladie du Marquis de S. Alban est de 1728. Ces deux écrits qui semblent ne présenter qu'une simple histoire, sont pleins d'observations & de raisonnemens sur la Medecine ; les jeunes Praticiens ne sauroient trop les lire, ne fut-ce que pour apprendre la maniere de donner une consultation, & de plus, l'extreme soin qu'il faut avoir de rencontrer jusqu'aux premieres causes du mal ; sans quoi on court risque de marcher à tâtons & de se tromper sur des effets dont on ignore l'origine.

En 1728. parut son Traité sur la Peste ; ouvrage excellent, & qu'on trouve à la tête des écrits composés en ce tems-là à l'occasion de la contagion de Marseille. Il n'est point parlé de cette maladie dans ses Aphorismes, non plus que de l'asthme, dont il n'a cependant fait aucune mention expresse dans aucun de ses écrits ; je ne sai pas pourquoi : n'auroit-il point eu des idées assez claires de toutes les causes de ce mal ?

M. Schultens ne fait aucune mention du tems que la peste se répandit à Leyde, ni de la façon dont notre second Hippocrate, après avoir délivré sa ville de cette contagion, en fut lui même attaqué & guéri : il se sentit à peine pris de la peste, qu'il envoya chercher ses Confreres, & leur fit écrire par ordre tous les accidens actuels & futurs de cette maladie, & les moyens de remédier à chacun en particulier quand sa tête seroit attaquée. Tout ce qu'il prédit arriva ; on suivit de point en point la cure marquée, & elle eut tout le succès que le malade attendoit.

Le prognostic n'est pas la partie guérissante de la Medecine ; mais il sert beaucoup, & fait bien de l'honneur au Medecin. Hippocrate est le premier de tous en cet art divin : nul Moderne ne l'emporte sur les deux dignes rivaux du Praticien Grec, Sydenham & *Boerhaave*. Il donna en 1731. la magnifique édition d'Aretée de Cappadoce, sur les causes, les signes & les remedes des maladies. Les bornes de ces mémoires ne me permettent pas de m'étendre sur Aretée, le premier émule d'Hippocrate, ni sur les notes qui accompagnent cette édition : mais je dois dire que *Boerhaave* profita des lumieres de Jean Van-Groemuld, aussi profond Jurisconsulte, que savant Medecin. Ces deux grands hommes, que la vertu & les mêmes études unirent ensemble, avoient résolu de donner au public la *Bibliotheque des Medecins Grecs*, & je ne sai ce qui a empêché l'exécution de ce dessein.

J'ai déja fait mention du mérite de *Boerhaave* comme Chymiste : mais pour mieux l'apprécier, il faut lire ses Elémens de Chymie, qu'il donna en 1732. car ceux qui ont paru avant ce tems ne sont point de lui ; & il ne seroit pas nécessaire d'en avertir, s'il ne l'avoit fait lui-même, en pleurant sur l'avarice ou l'intérêt sordides des Libraires & de ses Ecoliers, qui, pour donner plus de succès aux compilations les plus ridicules, ne manquoient pas d'y mettre son respectable nom. On ne sauroit croire combien ces Livres postiches se sont multipliés, & se multiplieront peut-être encore davantage à l'avenir. C'est ce qui ne laissoit pas de répandre beaucoup d'amertume parmi les délices de la réputation dont il jouissoit. Les plus beaux jours ne sont pas exempts de nuages. Que j'aime à entendre les plaintes intéressantes qu'il fait dans sa Préface. « *Ingratus auditorum quorumdam animus, quibus tamen commoda sedulo promovere annisus sum, & insatiabilis Librariorum quorumdam avaritia, qui in turpissimâ lucrum facere gestiunt, amaram mihi fecerunt Chemiæ professionem. Utrique scilicet falsò prætexentes artium bonum, in honestâ & legibus coercenda licentiâ, & in publicum, & in me peccaverunt, dum ignaro me, ausi sunt protrudere institutiones & experimenta Chemiæ meum inscripta nomen, in eo falsa, ridicula, barbara, in qualibet pagina mihi imputata haud indicabo, ne nauseam concitem : effecit interim sæculi calamitas, documenta infelicitatis suæ datura posteris, ut turpiter editum emptores mox invenerit, magno certè ementium, imò & laudantium malo & opprobrio.... Occurrebat Petrachæ recordatio, qui infortunia sæculi sui deflebat, quum tanti videret fieri sua carmina, ut eximiis ideò Poetis insereretur, &c.* »

Les faux Elémens de Chymie, qui ont heureusement engagé M. *Boerhaave* à donner les siens, étoient regardés comme des leçons prises de sa bouche même ; c'est pourquoi on en faisoit grand cas.

Avant que de finir cet article, je crois qu'il ne sera pas inutile de donner le titre des autres Livres postiches qui ont paru sous le nom de *Boerhaave*, outre ces trois :

Commentaria in Aphorismos.
Institutiones & Experimenta Chemiæ.
De viribus Medicamentorum.

Il faut encore en compter deux autres, dont le premier est intitulé : *Methodus discendi Medicinam.*

Et l'autre : *Index Plantarum quæ in horto Leydensi crescunt, cum appendicibus & caracteribus eorum, desumptis ex ore Clarissimi viri* H. B.

Je reviens aux vrais Elémens Chymiques de notre Auteur. On n'avoit point encore écrit sur cette matiere avec autant de profondeur, de justesse, d'érudition même ; car il a eu le secret d'en répandre sur un sujet dont le fond & le langage paroissoit trop obscur pour être susceptible de quelques agrémens. Aussi a-t-il dépouillé cette science de tout ce qu'elle avoit de barbare avant lui ; & en cela on peut hardiment avancer qu'il a surpassé son modele, le célebre Georges Agricola, dont il parle en ces termes : *Vocabula evitari quæ arti unicè familiaria exemplo suo docuit æterno opere de fossilibus, metallica re, & subterraneis, vir omnes exsuperans Georgius Agricola.*

Enfin, cet Ouvrage est le premier que nous ayons en ce genre, du moins pour ce qui est de la théorie de l'art, & principalement des quatre beaux Traités Physiques sur le feu, l'air, l'eau & la terre, &c.

Il faut ranger dans la classe des écrits de M. *Boerhaave* sur la Chymie, des observations sur le vif argent, qu'il envoya en 1734. à l'Académie des Sciences, & à la Société Royale de Londres. Je ne dis rien des expériences, parce qu'il est facile de les lire dans les deux sources que j'indique.

Je ne parle point du Livre de Swammerdam, intitulé, *la Bible de la Nature*; parce qu'au fond, c'est M. Gaubius, Professeur de Chymie à Leyde, qui l'a traduit en Latin, par le conseil, à la vérité, & peut-être avec les lumieres de son protecteur *Boerhaave*, qui se chargea de l'édition, & l'orna d'une magnifique Préface. Je ne dis rien non plus de tous ces discours préliminaires dont il embellit tous ces Auteurs, qu'il ressuscita, pour ainsi dire, par de nouvelles éditions; comme Prosper Alpin, Bellini, Borelli, & tant d'autres, qui n'avoient point été imprimés depuis long-tems; ni de cette belle Préface qu'il a mise à la tête de l'*Aphrodisiacus*, & qui est un petit Traité des maladies vénériennes.

Je passerai sous silence ce nombre infini de lettres, de réponses à des Consultations, de Mémoires sur des maladies. Je ne dis rien de cet empressement avec lequel les Rois, les Princes, le Pape, & tant d'autres personnes éminentes qui lui écrivoient, attendoient ses réponses. Un homme de ce mérite & de cette réputation pouvoit-il manquer d'être consulté de tous les coins du monde? Ce qui est surprenant, c'est que malgré le nombre infini de ses occupations, malgré son Collége public, ses leçons particulieres, & le tems qu'il donnoit aux malades, & à ses Ouvrages, il étoit très-exact à répondre de vive voix ou par écrit en quelque tems que ce fût, laissant tout pour le service & l'utilité des particuliers. Tel étoit le haut degré de renommée où *Boerhaave* étoit parvenu depuis plus de vingt ans, que sa maison étoit regardée comme le temple d'Esculape: on y venoit de toutes parts, & un chacun en sortoit satisfait. Une foule innombrable d'Etudians en Medecine, accouroient de toute l'Europe à Leyde, pour apprendre aux leçons de ce grand homme, les principes de leur art, ou perfectionner les connoissances qu'ils avoient déja acquises.

Je passe au désintéressement de *Boerhaave*: les pauvres étoient également admis chez lui comme les riches, aux heures marquées; mais il paroît par la fortune immense qu'il a laissée, que les riches le dédommageoient amplement.

Il ne venoit personne à Leyde d'un certain rang, qui ne se fît du moins un plaisir de rendre visite à cet oracle de la Medecine moderne: des Princes mêmes lui ont fait cet honneur. Le fameux Czar qui acheta une partie des injections de Ruysch, entretint *Boerhaave* en 1715. pendant plus de deux heures, & ne pouvoit se lasser d'admirer son beau genie, & la vaste étendue de ses connoissances. Le Duc de Lorraine, aujourd'hui Grand Duc de Toscane, le visita pareillement.

Boerharve garda long-tems le célibat. Ce fut à quarante-deux ans qu'il épousa le 16 Septembre 1710. Marie Drolenvaux, Demoiselle d'un mérite accompli, fille unique de cet Abraham Drolenvaux, célebre Sénateur de Leyde, à qui il dédia ses Institutions, comme il a déja été dit. Il eut en elle une épouse douée de toutes les qualités qu'un mari puisse souhaiter pour être heureux, & elle eut en lui un mari digne d'elle.

Le 19 Mars 1720. *Boerhaave* eut pour le premier fruit de son mariage, une fille, qui fut nommée Marie-Jeanne, & ensuite deux autres, l'une nommée Magdeleine, & l'autre Magdeleine-Jacobe; ces deux cadettes moururent dans leur enfance. Le 9 Juin 1721. vint un fils, qui ne vécut que trois jours. La fille aînée Marie-Jeanne, vit encore.

C'est dans ses écrits qu'il faut chercher l'image de son esprit & de son cœur. Ce que j'en puis dire, c'est qu'on ne vit jamais un ami plus tendre & plus sincere; il aimoit la vérité sur toutes choses, mais il ne la défendoit jamais aux dépens de la charité. Ceux qui se trouvent engagés dans quelques disputes, feront bien de lire sa lettre à son célebre ami Ruysch: ils trouveront-là de quoi s'instruire; point de reproches odieux, point de personnalités, point de recherches sur la vie & les mœurs de son adversaire: la question toute nue, preuve d'une part, objection de l'autre; le tout avec une bonne foi qui ne se trouve gueres dans la plupart des Auteurs polémiques; il n'étoit point soupçonneux, il ne jugeoit mal de personne, au contraire, il interprétoit tout en bien. Il ne se mettoit jamais en colere, quelque lieu qu'il en eût. Interrogé un jour par M. Schultens, d'où vient qu'il ne lui arrivoit jamais de se laisser aller à cette passion; il répondit que c'étoit par le moyen de la priere & de la méditation qu'il avoit résisté à ce formidable ennemi. Ses conseils étoient sages & modérés, la paix & encore la paix. Il a eu des ennemis, & le mérite n'en donne-t-il pas toujours? Il les forçoit à se taire par ses bienfaits; & s'il trouvoit de ces esprits opiniâtres qui ne veulent pas se rendre, il s'expliquoit publiquement sur leur accusation; après quoi il restoit tranquile, content du témoignage de sa conscience: souvent il ne répondoit rien, il étoit persuadé que c'étoit trop honorer la calomnie, que d'y répondre; il la comparoit à ces étincelles qui s'éteignent d'elles-mêmes, quand on ne les releve pas.

Il ne vantoit jamais ses Ouvrages, ne parloit de lui-même qu'avec une vraie modestie, & non avec cette fausse humilité qui cherche les louanges.

Boerhaave trouvoit qu'il n'y avoit pas de plus beau théâtre pour la vertu, que la conscience. Il étoit compatissant & très-charitable envers les pauvres. Il les assistoit le plus secretement qu'il pouvoit. Ce n'est qu'après sa mort qu'on a sû comme il soulageoit les misérables, les pauvres honteux, & tout ce qu'il donnoit à un grand nombre d'honnêtes familles indigentes. Il n'étoit cependant rien moins que prodigue; on l'eût même peut-être soupçonné de donner dans l'extrémité contraire; car au milieu de l'abondance, & dans le sein des plus grandes richesses, il vivoit chez lui avec une médiocrité qui tenoit pour le moins du Philosophe: il ne mangeoit chez personne, & personne ne mangeoit chez lui; ç'eût été trop se livrer ou s'exposer à perdre un tems précieux.

Génie supérieur, Philosophe inébranlable, l'adversité & la prospérité ne causoient aucune altération dans son ame; aussi tranquile à la mort de son pere, quand il manqua de tout, que lorsqu'il se vit un des plus puissans Particuliers de sa République. Mais sa vertu favorite étoit la reconnoissance; jamais cœur ne fut plus pénétré de ce sentiment qui fait tant d'honneur à l'humanité; on en pourroit juger par la dédicace de ses Instituts à son beau-pere, & par celle de sa Chymie à son frere Jacques *Boerhaave*, homme de beaucoup d'esprit, & profond Théologien.

Jacques *Boerhaave* étudioit en Medecine, lorsque Herman étudioit en Théologie: mais le premier céda l'étendart d'Esculape à son frere, & fit ainsi un heureux échange de Profession. Avant le changement d'études, ils travailloient nuit & jour de concert à la Chymie, comme on en peut juger par ces paroles de notre Auteur, qui marquent que son frere l'a beaucoup aidé à faire l'Ouvrage dont il s'agit.

« *Novisti & ipse, neque opinor, meminisse pigebit, ut solidos sæpè dies, noctesque ordine vigilantes impenderimus unà explorandis arte Chemicâ corporibus naturalibus, eo jam tempore, quo Medicinam tu imprimis, ego Theologica maximè cogitabamus. Deo aliter visum, dum sorte permutatâ, tu dein sacris totum te devovisti, cultumque Dei verum simplici sermone, vitæque integritate docere contendisti unicè. Ego contrà, minora modò ausus, atque impares altioribus facultates nimium expertus, ad medendi artem dilapsus fui. Jure ergo tibi debebatur, cui absolvendo & operam ipse contuleras, opus.* »

Telle étoit la reconnoissance d'Herman envers son frere. Pour Van-Berg, Van-Alphen, ses illustres Patrons, il n'en parloit qu'avec un zele, une effusion, une chaleur de sentiment, qui marquoit si véritablement sa gratitude, que son cœur sembloit passer sur ses levres : Bon pere, bon mari, bon citoyen, bon ami, bon chrétien : voilà en cinq mots le portrait de *Boerhaave*. Veut-on l'envisager du côté des Langues & des sciences qu'il possedoit : il n'y a qu'à faire une petite récapitulation de tout ce qui a été dit ci-devant. Il savoit le Hollandois, l'Allemand, le François, l'Anglois, l'Italien, l'Espagnol, le Latin, le Grec, l'Hébreu, le Chaldéen. Il nous a laissé sur toutes les parties de la Medecine, (Anatomie, Physiologie, Pathologie, Diagnostic, Prognostic, & cure des maladies Chirurgicales & Médicinales, matiere Médicale, Botanique, Chymie, &c.) des Ouvrages qui passeront éternellement pour des chef-d'œuvres.

Mais *Boerhavve* n'étoit pas seulement le plus éclairé Théoricien & le plus célebre Praticien que la Medecine ait vû naître ; il étoit de plus, profond Théologien, grand Mathématicien, Physicien, subtil Métaphysicien. La lecture des Ouvrages de M. *Boerhaave* peut faire juger combien il étoit grand Anatomiste. Personne n'a mieux fait voir ce que M. Freind desiroit tant, l'utilité de cette science dans la pratique.

M. *Boerhaave* eut de grandes connoissances dans l'Histoire Naturelle : mais leur détail me meneroit trop loin. Son édition de Swammerdam, suffiroit pour en juger d'une façon favorable, si on n'en trouvoit des preuves vivantes dans plusieurs endroits de ses Ouvrages, & surtout dans son discours *de Honore Medici*, *servitute*, & au commencement de sa Préface de l'*Aphrodisiacus*.

Boerhaave étoit naturellement d'une complexion forte ; & l'éducation qu'il avoit reçue, la promenade à pié, l'exercice de cheval qu'il aimoit beaucoup, les viandes seches, solides, le pain sec, bien fermenté, le biscuit même dont il faisoit sa nourriture ordinaire, & qu'il recommande tant à ceux qui ont les fibres lâches & sont sujets aux aigreurs ; toutes ces choses avoient encore augmenté la vigueur de son tempérament : mais à force de travailler tant d'esprit que de corps, pour ses Ecoliers, pour ses Lecteurs & pour ses Malades, dont le nombre l'accabloit partout ; de trop rudes épreuves lui attirerent trois maladies considérables.

La premiere commença au milieu du mois d'Août 1722. Celle-là par sa faute ; car s'étant exposé au sortir du lit, contre ses propres lumieres, à un air froid, & chargé d'un brouillard glacé & pénétrant, les pores ouverts par la chaleur, se resserrerent promptement, la transpiration s'arrêta, le froid pénétra jusques dans les nerfs & dans les articles ; la goute se joignit ainsi à une paralysie qui le rendit perclus des deux jambes ; il souffrit surtout pendant cinq mois, des douleurs extremes, avec une patience admirable. Il disoit à ses amis que son unique consolation, au milieu de ses maux, avoit été de rappeller à sa mémoire tout ce qu'il avoit vu en sa vie ; voilà le charme avec lequel il trompoit, pour ainsi dire, ses douleurs. Il tâcha en vain d'adoucir son cruel tourment par le secours de la Medecine ; semblable à Sydenham qui écrivoit sur la goute, dont il ne pouvoit se guérir, il se retraçoit tous les remedes vantés pour la cure des maux qui l'assiégoient, & se convainquoit par sa triste expérience, de leur *futilité*. Il fallut attendre que la maladie se détruisît d'elle-même, & se ruinât dans son propre fonds. Un an après, lorsqu'il crut pouvoir aider la nature avec plus de succès, il but pendant plusieurs jours beaucoup de suc de chicorée, d'endive, de fumeterre, de cresson & de véronique, & cela le guérit enfin.

Le malade reparut ; ce fut un jour de fête pour la Ville de Leyde ; il y eut des feux & des illuminations : témoignages bien flateurs, & il faudroit être bien Philosophe, même trop Philosophe, pour n'en pas gouter la douceur, dans des circonstances au moins où il est clair qu'on n'honore que le mérite. Bel exemple en même-tems, pour ceux, qui loin d'être flatés de l'élévation & de la célébrité de leurs Compatriotes, ne cherchent qu'à en diminuer le mérite, ne lisent leurs Ouvrages que pour y trouver des défauts, & qui ne sont jaloux que de ne pas les voir ramper, comme eux, dans un obscur oubli.

Une seconde maladie moins longue, moins douloureuse, mais beaucoup plus dangereuse que la premiere, l'attaqua sur la fin de l'année 1727. C'étoit une fievre ardente dans un sujet très-robuste : aussi les redoublemens étoient-ils si terribles, qu'en peu de jours on désespera de sa vie. Il fût traité comme il le prescrit dans ses aphorismes pour la même maladie, & il en rechappa. Mais comme il fut long-tems à se rétablir parfaitement, & sans parler en public : pour dissiper l'ennui de sa convalescence, il composa cette belle dissertation sur le mal vénérien, dont j'ai parlé ci-devant ; on en peut juger par ces paroles qui s'y trouvent à la fin......

Neque rectius mihi videbar posse locare tempus, quod resurgenti à fatali ferè morbo donec fallendum erat, dum languor virium vetabat in publicum prodire. Fastidiosæ certè ægrimoniæ sensum levat tristem tota cogitatio, quod hæc humano generi fortè quandoque prodessent. Vale, 1727.

Sa derniere maladie commença par une difficulté de respirer, qui augmenta toujours peu à peu, & en 1738. il sentit un battement d'arteres inégal, & d'une violence extraordinaire au côté droit du cou, qu'il attribua à un polype, & en conséquence à une dilatation de vaisseaux entre le cœur & les poumons. Voilà ce qu'on trouve sur cette maladie dans le petit Commentaire de sa vie : mais il s'explique plus au long dans une lettre à un de ses amis de Londres. Cette lettre est du huit Septembre, quinze jours avant sa mort.

« Mon âge, mes travaux, mon embonpoint, m'ont rendu lourd, pesant & paresseux. Comme j'ai de la peine à respirer, & que je suis fort replet, j'étouffe au moindre mouvement que je me donne. Ces étouffemens sont si continuels, & mon pouls si intermittent, que je suis incapable de tout exercice. Ce qui m'incommode le plus, c'est que ma respiration semble s'arrêter dès que je veux prendre du repos, en sorte qu'il faut que je combatte contre le sommeil, crainte d'être étouffé ; j'ai eu encore pendant du tems toutes les parties inférieures enflées, cela s'est dissipé, il m'en reste seulement une douleur dans le basventre, accompagnée de grandes inquiétudes, & d'une extreme foiblesse, jamais de repos, ou c'est un sommeil vague & interrompu. Jugez de la situation de mon esprit ; accablé sous le poids de tant de maux, & sans espérance de les voir finir, j'attens la mort avec une parfaite résignation aux décrets de la Providence. »

Les maux les plus ordinaires causent des désordres étonnans dans les esprits foibles : ceux mêmes qui paroissent plus forts, se laissent abbattre à de plus grands maux. Pour *Boerhaave*, tranquile au milieu de ses souffrances, il prenoit encore sur lui de consoler sa famille & ses amis affligés, & conserva cette paix jusqu'à la fin. Les piés s'enflerent de nouveau, le ventre devint plus douloureux, la respiration devint prodigieusement embarrassée, le délire survint, la raison se troubla, ce qu'il eut de mortel s'éclipsa peu à peu, & ce grand homme rendit enfin les derniers soupirs, le 23 Septembre 1738. âgé de soixante-dix ans, moins trois mois & dix jours. DE LA METRIE.

BOETHEMA, βοήθημα, *remede*.

BOETHEMATICA SEMEIA, βοηθηματικὰ σημεῖα, signes auxiliaires dans les maladies qui indiquent quelle est la méthode qu'il faut suivre en les traitant, (ἐξ ὧν ὑπομιμνησκόμεθα τῆς ἐπ' αὐτοῖς τελησομένης θεραπείας.) GALIEN, *Def. Med.*

BOF

BOF, *Chaux vive.* Ruland.

BOI

BOICININGA. Johnst. *Boicininga.* G. Pison. *Dominica serpentum*, Nieremb. en Portugais & en Espagnol, *cascavel* ou *tagendor*; en François, *serpent à sonnettes*, & en Anglois, *rattle-snake.*

Le *boicininga* est un serpent du Brésil & du Canada, long de quatre ou cinq piés, gros comme le bras, de couleur rougeâtre, tirant sur le jaune; sa tête est longue & large d'environ un doigt & demi; ses yeux sont petits, sa langue est fourchue, ses dents sont longues & aiguës, sa queue est chargée vers son extrémité d'un corps parallélogramme, long de deux à trois doigts, large d'un demi doigt, composé comme de petits chaînons entrelacés les uns avec les autres, secs, unis, luisans, de couleur cendrée, tirant sur le rouge; ce corps croît à chaque année d'un chaînon; il fait le même bruit que des sonnettes lorsque le serpent rampe, ensorte qu'on l'entend de loin. Il se tient dans les chemins détournés; il est fort venimeux & dangereux; on dit que les voyageurs pour s'en garantir, portent attaché au bout d'un bâton, un petit morceau d'une racine de Virginie appellée *viperina radix*, de laquelle je parlerai en son lieu; que, quand ils entendent par le bruit des sonnettes que le serpent approche, ils lui font sentir cette racine, qui par son odeur le fait mourir ou le met hors d'état d'avancer. Les Indiens du Mexique appellent ce serpent *hoacoalt.*

Sa chair a pour résister au venin, pour purifier le sang & pour exciter la sueur, la même vertu que celle de la vipere. Lemery, *des Drogues.*

Il paroît que cet animal est le *serpent à sonnettes*, si connu & si terrible par son poison. Je trouve dans les Transactions Philosophiques, les observations suivantes sur cette espece de vipere.

On dit que les Medecins du Mexique se servent avec beaucoup de succès de la graisse de ce serpent dans la sciatique, dans toutes les douleurs aux membres, & lorsqu'il s'agit de résoudre des tumeurs contre nature.

La pierre que les Portugais appellent *de Cobras de Cabelo*, passe pour un antidote présent contre le poison du *boicininga.* Elle est fameuse parmi les Indiens; Garcias, *ab Horto*, Kircher & d'autres en ont donné la description, mais particulierement Redi, qui a jetté beaucoup de doute sur tout ce qu'on rapporte communément de son énergie & de ses propriétés. Quoiqu'en dise Redi, je suis convaincu par l'expérience que plusieurs personnes en ont faite dans ce pays, qu'elle opere quelquefois. Entre autres exemples de son efficacité, je n'en citerai qu'un que je tiens d'un célebre Medecin de cette ville. Une personne des environs de Londres fut mordue par une vipere, sa main & son bras s'enflerent sur le champ, & il ressentit de grandes douleurs. Cette pierre ayant été appliquée sur la blessure pendant une nuit, la douleur cessa, le malade se crut guéri & ôta la pierre qui étoit fort attachée à son bras. Mais bien-tôt après les premiers symptomes reparoissant avec violence, il eut recours à son antidote, il l'appliqua sur la blessure, l'y laissa jusqu'à ce qu'il se détachât de lui-même, & il fut guéri.

J'ai fait moi-même l'épreuve de cette pierre sur une personne tourmentée d'une goute à l'estomac, je la chassai de là & elle descendit sur l'orteil, mais la malade ne pouvant supporter la douleur qu'elle sentoit, pour sembler travailler à sa guérison, & l'empêcher par ce moyen de faire usage d'une multitude de remedes qu'on lui apportoit de tous côtés & qui auroient été capables de faire remonter la goute à l'estomac, je m'avisai de ceci. Je tenois la pierre en main; sans en parler à la personne, je l'approchai tout contre la jointure, où la douleur la plus violente se faisoit sentir; alors je m'apperçus qu'elle faisoit effort contre mes doigts, & qu'elle tendoit à s'attacher à la partie. La malade m'avertit aussitôt qu'elle sentoit tout le long de sa jambe & de sa cuisse une titillation & une attraction considérable; effets que la suspension de la douleur ne tarda pas de suivre. Je croirois volontiers qu'on pourroit se servir avec succès de cette pierre dans les tumeurs pestilentielles. Edouard Tyson.

Ce serpent me semble tirer son nom des petits chaînons entrelacés les uns dans les autres, qui sont à sa queue au nombre quelquefois de vingt, & qui sont, pour ainsi dire, comme autant de petites sonnettes molles. Plus on les trouve du côté du septentrion, & moins ils sont venimeux: mais ils sont en grand nombre. On dit qu'on n'en a jamais vu au-dessus du Merimack, riviere qui coule à quarante milles environ au nord de Boston.

Tous les Indiens disent qu'on trouve souvent ces serpens entortillés au pié d'un grand arbre, les yeux fixés en haut sur quelque écureuil, qui après avoir manifesté pendant quelque tems sa frayeur par des cris, & son agitation, tombe enfin au pié de l'arbre & est dévoré par le serpent. Ce terrible reptile se retire pendant l'hiver dans des fentes de rochers inaccessibles, d'où il sort au commencement du printems pour s'exposer au soleil: il est alors très-foible, & c'est le tems que les Indiens prennent pour le détruire. La vésicule de son fiel est alors pleine d'une liqueur acre de couleur d'azur, si spiritueuse, que pour peu que l'on tarde à boucher le vase dans lequel on l'enferme, elle s'évapore & disparoît. C'est pourquoi l'on mêle ce fiel avec une quantité convenable de chaux réduite en poudre ou de farine de maïs, & l'on a un très-bon remede contre la morsure de ce serpent. Il y a quelques Auteurs qui l'appellent *trochisci Connecticotiani*, de Connecticut, Colonie où ils se font. Il faut remarquer que, lorsque les chaleurs de l'été se sont fait sentir, ce serpent n'a plus dans la vésicule du fiel cette liqueur azurée dont nous avons parlé. On n'y trouve alors qu'un sédiment épais qui n'est d'aucun usage; d'où l'on conjecture que le suc spiritueux dont il occuppe la place a été porté dans ses gencives, & qu'il remplit la cavité de ses dents, d'où il coule dans la blessure de ceux qui en sont mordus après qu'il a éprouvé une seconde digestion, & est devenu plus exalté en passant à travers différens couloirs & différentes glandes avant que d'arriver dans les gencives.

Voici un exemple de la prodigieuse virulence de cette liqueur. Un voyageur qui avoit assommé un de ces serpens, lui présenta le bout de la bâguette dont il l'avoit frappé. L'animal expirant la mordit. En chemin faisant une mouche s'étant par hasard attachée à sa tempe, il y porta l'extrémité de la baguette opposée à celle que l'animal avoit mordue. A peine s'en fut-il frotté que la tête lui enfla d'une grosseur excessive; le poison ayant vraissemblablement traversé toute la longueur de la baguette, s'étoit insinué dans les pores de la peau. Une autre personne ayant irrité ce même animal, lui présenta à mordre le bout d'une verge de fer qu'elle tenoit à la main, & la morsure lui fit changer sur le champ de couleur. De plus, au premier effort qu'il fit avec cette verge, elle se rompit & laissa dans l'endroit une grande fente. Mais pour en revenir aux trochisques faits avec le fiel, on les regarde comme un remede cordial, sudorifique, & comme un excellent anodyn. On en prend depuis trois grains jusqu'à quatre, pour se procurer du repos après le travail. C'est un bon remede pour toutes les fievres, surtout pour les malignes. Les Indiens le vantent comme infaillible dans les obstructions qui surviennent aux femmes lorsqu'elles prennent du froid pendant leurs couches.

Il est sûr dans la fievre quarte, pris en quantité convenable douze heures avant l'accès. La dose est de quatorze grains plus ou moins, selon la constitution du malade, dans un véhicule approprié. Mather.

Les habitans de l'Amérique ont différens remedes contre la morsure du *serpent à sonnettes.* Celui dont ils font le plus

plus d'usage est une racine qu'ils appellent sanguine, nom qui lui vient sans doute, tant de sa couleur rouge, que de celle de son suc. Elle croît en abondance dans les bois. Ils la broyent & l'appliquent sur la partie mordue, à laquelle ils ont commencé par faire des scarifications. L'effet de ce remede est d'arrêter les progrès du poison. Ils font aussi bouillir cette racine, & la personne mordue en boit la décoction. PAUL DUDLEY, *Phil. Transact. Abr.*

La racine *senekka* prise intérieurement, passe pour guérir la morsure du serpent dont elle porte le nom, car on l'appelle aussi racine du *serpent à sonnettes*. Mais il est vraisemblable que l'huile commune ou l'huile d'olive guérira aussi bien la morsure de ce serpent qu'elle fait celle de la vipere, en en frottant bien la partie devant un bon feu.

* Ce sera une question à examiner, savoir si les frictions avec l'huile d'olives font un spécifique infaillible dans les morsures de la vipere, j'exposerai à l'article *Oleum* ou à celui de *Vipera*, ce que l'on a dit pour ou contre cette opinion.

BOJOBI, Pison. Jonst.

Le *bojobi* est un serpent du Bresil, que les Portugais appellent *cobre verde*. Il est long d'environ une aune & gros comme le pouce, de couleur porracée, luisante. Sa gueule est grande & sa langue noire. Il se tient entre les pierres dans les édifices, & il ne fait point de mal si on ne l'irrite point. Mais alors il se leve droit sur sa queue & se jette sur la main la plus proche de lui. Sa morsure est si venimeuse, qu'à peine cede-t'elle aux remedes les plus puissans. Celui dont les Medecins Indiens se servent le plus, est de faire avaler au malade de la racine d'une herbe qu'ils appellent *coa-apia*. Cette racine est noueuse. Ils l'écrasent bien & la font prendre dans l'eau.

La chair de ce serpent a des vertus qui approchent de celle de la vipere; & si l'on en tiroit le sel, il pourroit produire contre sa morsure, un bien meilleur effet que celui que produit le *coa-apia*. LEMERY, *des Drogues*.

BOITIAPO, *Marcg. Jonst.* est un serpent du Bresil nommé en Portugais *cobus de Cipo*. Il a sept à huit piés de long & est gros comme le bras d'un homme. Il va toujours en diminuant vers sa queue, qui est aussi pointue qu'une alêne. Il est recouvert d'écailles fines, triangulaires, d'un blanc jaunâtre. Il se nourrit de grenouilles, & sa morsure est très-dangereuse. Sa chair est alexipharmaque, & on s'en sert pour purifier le sang comme de la chair de vipere. LEMERY, *des Drogues*.

BOL

BOLBIDION, βολβίδιον, petit polype, espece de poisson. On lit dans Hippocrate, περὶ γυναικ. *Lib. II.* ἢ δ' ἄρτον βούλεται, καὶ βολβίδια καὶ σηπίδια τῶν σμικρῶν. « Si elle a du « gout pour le pain, pour les petits oignons & pour les « petits polypes. » Il conseille encore dans le même Livre, lorsqu'il y aura inflammation de matrice, en alimens, « les petits oignons & les petits polypes dans « le vin, » βολβιδίοισι καὶ πολυποδίοισιν ἐν οἴνῳ καὶ ἐλαίῳ. FŒSIUS.

BOLBION, βόλβιον. Ce mot est un diminutif, ainsi que le précédent; il vient de βολβὸς, & on le rend en Latin par *bulbuli*, & en François par *petites bulbes*. Hippocrate conseille, *Lib. II.* περὶ γυναικ. les petits oignons, l'ail & le nitre en pessaire dans le relâchement de la matrice & dans la perte de la semence. Il recommande souvent les petits oignons comme un pessaire propre à déterger la matrice dans les affections de cette partie, comme on peut voir, *Lib.* περὶ ἐπικυήσιος, & *Lib. II.* περὶ γυναικ. si l'on broye les petits oignons avec de la myrrhe & du miel, on aura, dit-il, dans le dernier de ces Livres, un excellent pessaire contre les fleurs blanches; il ordonne dans le même Ouvrage le même ingrédient broyé dans du vin blanc & enveloppé dans de la laine pour dégager la matrice & disposer à la conception. On y lit encore ces mots βόλβιον ἐκ τῶν πυρῶν, « ou broyez, macérez dans le vin « & enveloppez dans de la laine la *bulbe* qui croît par- « mi le froment, & faites en un pessaire. » Ce pessaire sera bon pour les femmes nouvellement accouchées. Voyez *Bulbus*.

BOLBITION, βολβίτιον. Galien entend dans son *Exegesis* par *bolbition*, ce qu'il dit que d'autres entendent par *bombylion*, ou un petit polype; espece de poisson. FOESIUS.

BOLBITON, βόλβιτον, *fiente de vache*. On l'appelle encore βόλιτον, à ce que dit Galien dans son *Exegesis*. Hippocrate conseille, *Lib.* περὶ γύναικ. φυσ. pour l'hydropisie de matrice, de fomenter cette partie avec la *bouse de vache*, πυρίην ἐν τῷ βολβίτῳ; & dans tous ses traités sur les maladies des femmes, il prescrit à tout moment les fumigations de *bouse de vache*, lorsque la matrice est affectée. On lit dans Dioscoride, *Lib. II. cap.* 98. que la *bouse* de taureau arrête la descente de la matrice. On dit encore *bolbitos* & *bolitos*, selon la dialecte Attique. Hesychius lit *bolynthon*. FŒSIUS.

BOLBONAC. Voyez *Bulbonac*.

BOLBOS, βολβὸς. Erotien dit dans son Commentaire sur Hippocrate, que *bolbos* est le nom d'une plante, βολβὸν βολβώδης ὄνυμα: mais au lieu de βολβὸν, peut-être faudroit-il lire βόλβιον; cependant on trouve, *Epidem. Lib. VII.* βολβοῦ χυλὸς, « suc de bulbe. » Voyez *Bulbus*.

BOLCHON, βολχὸν, ou *Bdellium*.

BOLESIS ou CORALLIUM. Voyez *Corallium*. RULAND.

BOLESON, *Baume*. JONHSON.

BOLETTO. Voyez *Fritta*.

BOLETUS, *Mousseron*. Voyez *Amanitæ*.

On trouve dans M. Tournefort le catalogue suivant des *mousserons*.

Boletus major pileo fusco, poris albidis. Fungus porosus, magnus crassus, ex fusco albicans, J. B. 3. 817. *Lib. XL. c.* 29.

La tête de celui-ci a quelquefois dix à onze pouces de diametre. VAILL.

Boletus major, pileo purpurascente. Fungus porosus magnus, crassus purpurascens.

Celui-ci ne differe du premier que par la couleur.

Boletus major, pileo tuberculis aspero, coloris aurantii; poris albidis. Fungus porosus, magnus, crassus, tuberculis minimis exasperatus, colore pomi aurantii exsiccati, Vaill. 59.

La tête de celui-ci a depuis quatre jusqu'à six pouces de diametre. Sa tige s'éleve à quatre ou cinq pouces de haut; elle a plus d'un pouce d'épaisseur à la base, & va en diminuant vers son sommet. Elle est blanche, & pour ainsi dire, velue. Ce duvet qui la couvre se noircit avec le tems, & la peint de diverses couleurs.

Boletus major, pileo castanei coloris, poris ex luteo virentibus. Fungus porosus magnus crassus, coloris castanei nunc liquidioris, nunc magis sordidi, Vaill. 59.

Sa tête a depuis quatre jusqu'à neuf pouces de diametre. Sa substance est blanche: mais elle se teint en rouge aussi-tôt qu'il est cueilli. Il a un pouce d'épaisseur dans l'endroit où il est le plus épais. Le sommet de sa tête est d'une belle couleur de chataigne; mais quelquefois elle est d'un blanc sale, & d'autrefois de couleur d'ambre. Sa tige est blanche, & quelquefois jaune. Elle s'éleve à la hauteur de cinq pouces; elle en a deux ou trois à sa base, surtout lorsque la plante prend ses accroissemens; elle va en diminuant de la base au sommet. On trouve ce *mousseron* sur la fin d'Août & au commencement de Septembre. Le *Fungus porosus, maximus crassus luteus lacer, pediculo longissimo virescente*, Cimel. Reg. & le *Fungus porosus nostras brachiatus maximus*, ibid. ne sont que deux especes de celui-ci. Vaill.

J'imagine que c'est encore le même que le *Fungus porosus magnus*, Raii Hist. 100. qu'on trouve quelquefois sur la fin de l'été.

Boletus pileo purpurascente, poris flavis. Fungus porosus medius, sordide purpurascens. Vaill. 59.

Sa tête a environ deux pouces de diametre; elle est un peu convexe. Sa tige s'éleve à environ un pouce & demi; elle a cinq lignes d'épaisseur, & est de la même couleur que la tête. Ce pourroit bien être le *Fungus Italicus, pediculo tumente, pileolo supinâ parte coloris visci fæcum, pronâ vero luteo*. Cimel. Reg. Vaill.

Boletus pileo sordidè albo, tuberculis castaneis variegato, poris flavis. Fungus porosus medius, superficie sordidè albâ, tuberculis castaneis variegatâ, Vaill. 59.

Sa tête est d'abord hémi-sphérique; elle devient ensuite plus plate. Il s'éleve à la hauteur de deux ou trois pouces; il est d'un blanc sale. Sa base a environ un pouce d'épais: mais au sommet il n'a que six lignes. Je pense que c'est le même que le *Fungus brizzatus madidus*, Raii Supp. 25. Vaill.

Boletus lævis & viscidus, supernè coloris fusci castanei, infernè lutei, Dillen. Cat. Giss. 188. *Fungi lutei perniciosi sub pinu habitantes*, J. B. 3. 816. Lib. 40. c. 24.

Sa tête a depuis un pouce jusqu'à trois en diametre. Elle est un peu convexe; elle est de la couleur du pain d'épices, ou d'un jaune rougeâtre, unie, & tant soit peu luisante. Ce luisant vient d'une glu dont elle est presque toujours couverte, surtout lorsqu'elle commence à se former. Sa substance est blanche. Ses pores sont de la couleur du soufre & du citron. Il en distile une liqueur blanchâtre qui s'amasse en forme de gouttes. Sa tige est blanche; elle a un pouce ou deux de longueur, & elle est un peu enflée au-dessus de la base.

Boletus pileo sordidè albo, caule ovali. Fungus porosus, pediculo ovali, pileoli superficie sordidissimè albâ, Vaill. 60.

Sa tige; ses pores & sa tête sont de la même couleur. Si on le rompt ou qu'on le coupe, sa substance intérieure paroîtra bleuâtre, & teindra le papier de la même couleur. Vaill.

Boletus pileo crocco, caule ovali. Fungus porosus, pediculo ovali, pileoli superficie splendidè crocea, Vaill. 60.

Sa tête est d'une couleur de safran foncée; ses pores, d'une couleur légere de safran, ainsi que la partie supérieure de sa tige. Quant à sa partie inférieure, elle est de la même couleur que la tête. Sa substance est d'un jaune verdâtre, immédiatement après qu'on l'a divisée: mais elle devient bien-tôt d'un verd sale. C'est le *Fungus Italicus, fuscus, pileolo patulo, pediculo tumescente, & in apice rubro*, Cimel. Reg. Vaill.

Boletus pileo castanei coloris, poris albidis, pediculo ovali. Fungus porosus pediculo ovali, pileoli superficie castanea, Vaill. 60.

Sa tige est de la même couleur que sa tête. Sa substance est blanche, & ne change point de couleur après qu'elle est divisée. Vaill.

Boletus fuscus, pediculo tumescente. Fungus porosus fuscus, pediculo tumescente, Vaill. 60.

Voici ce qu'on entend communément par *boletus* ou *mousseron*: c'est le

Boletus, Offic. *Tubera cervina*, C. B. 376. Park. 1320. Hist. Oxon. 3. 638. *Tubera perniciosa terrestria sive cervina*, Sterb. 315. Tab. 32. B. *Tuberum genus quibusdam cervi boletus*, J. B. 3. 851. Raii Hist. 1. 111. *cervi boletus*, Chab. 591. *Espece de Truffe*.

On le tire de la terre. Il est tout entier d'usage. Il est de la grosseur d'une noix; sa surface est inégale. Il est de couleur cendrée à l'extérieur: mais au-dedans, de couleur purpurine. Il est agréable au gout.

On en fait rarement usage en Medecine. Quelques Auteurs le recommandent comme un ingrédient qui provoque puissamment à l'acte vénérien, & comme un remede très-propre pour faire venir du lait aux nourrices. On dit qu'il a quelque vertu dans les maladies hystériques & dans les accouchemens laborieux. Dale d'après *Schroder*.

BOLISMUS. On trouve ce mot dans Avicenne, où il s'est glissé pour *bulimus*. Castelli.

BOLUS, *bol* ou *bolus*; forme de médicament.

Le *bolus* ou *bol* est un remede pour l'intérieur, mou cohérent, un peu plus épais que le miel, & dont la quantité est d'une petite bouchée. C'est pourquoi quelques Auteurs se servent du mot *buccella*, au lieu de *bolus*.

Tout ce qui peut être pris intérieurement, ou seul, ou mêlé avec d'autres substances, peut être mis en *bol*, pourvu qu'il soit capable de recevoir la consistance dont nous avons parlé: telles sont toutes les substances seches qu'on n'ordonne qu'en petite dose, & toutes celles qu'on réduit en poudre pour l'usage. On leur donne en Pharmacie le nom d'*excipienda*, par la raison que n'étant point capables par elles-mêmes de former un *bol*, elles ont besoin d'une envelope ou *excipiens*.

Les substances molles plus ou moins épaisses, comme les conserves, les électuaires, les extraits mous, les robs, les pulpes, les confections molles, les baumes épais ou naturels, ou factices, les onguens liquides & les sirops, sont des excipiens; parce que mêlées avec les substances dont nous avons parlé plus haut, elles forment le *bol*; ce que quelques-uns de ces excipiens peuvent faire aussi par eux-mêmes, & sans mélange.

Les substances liquides qu'on donne en petite dose, comme les baumes liquides, ou naturels, ou factices; les huiles, les esprits, les teintures, les essences & les élixirs, étant par elles-mêmes incapables de former un *bol*, doivent par cette raison admettre avec elles d'autres ingrédiens, ou être admises avec eux, sans quoi on n'en pourra former un *bol*.

Le choix des matieres propres pour former un *bol*, doit être déterminé par les observations suivantes.

Une cohésion convenable, la mollesse & le mélange uniforme, sont des qualités très-convenables, pour ne pas dire essentielles, au *bol*, considéré rélativement à sa consistance. C'est pourquoi, les substances ou seches, ou liquides, ne sont pas propres par elles-mêmes pour former un *bol*. On ne les réduit sous cette forme que par l'addition de quelques ingrédiens d'une qualité molle & glutineuse qui leur donne la consistance convenable.

Il est nécessaire d'épaissir la plupart des substances molles par l'addition de quelques ingrédiens secs pour la formation du *bol*. Il y en a d'autres dont on peut former un *bol* sans aucune addition; telles sont les conserves, les électuaires & les robs les plus épais. Toutes ces dernieres substances peuvent faire par elles-mêmes un *bol* simple, & être ordonnées sous cette forme.

Tous les ingrédiens qui entrent dans un *bol*, doivent être

d'une nature propre au mélange & à la formation d'une composition uniforme.

Les substances acres, celles qui choquent l'odorat ou le gout, ainsi que les visqueuses, seront ordonnées plus convenablement en *bol* qu'en poudre. La premiere de ces formes dérobera beaucoup mieux au malade les qualités desagréables de ces substances que la derniere. Le *bol* est donc la forme & le véhicule le plus convenable que l'on puisse donner aux préparations de mercure violentes & drastiques.

Il est à propos de diviser les substances grasses, comme les baumes & les onguens liquides, en les mêlant avec le sucre, ou quelques autres ingrédiens secs qui en facilitent d'abord la déglutition, & ensuite la dissolution dans l'estomac.

Les sels alcalins fixes & volatils, ainsi que les autres substances qui deviennent aisément liquides, ne sont pas des ingrédiens propres à entrer dans un *bol* qu'on veut garder pendant quelque tems; car leur liquéfaction ne manqueroit pas d'occasionner la dissolution du *bol*, & la destruction de ses vertus par l'évaporation.

D'où il s'ensuit qu'il n'y a point de substances auxquelles la forme de *bol* convienne moins qu'à celles qui entrent soit en effervescence, soit en fermentation, lorsqu'elles sont mêlées, à moins que le malade ne prenne les *bols* aussi-tôt qu'ils seront préparés.

Il ne doit pas entrer dans un *bol* plus de trois ou quatre ingrédiens différens.

L'ordre qu'on observe le plus ordinairement dans une ordonnance entre les ingrédiens d'un *bol*, c'est d'abord de spécifier la quantité de l'excipient; ensuite la quantité des *excipienda*, ou des ingrédiens secs; puis celle des liquides. Enfin, s'il faut encore ajouter quelque excipient, & que cet excipient soit à la discrétion de l'Apothicaire, c'est une circonstance qu'il ne faut pas omettre.

On peut pousser la dose d'un *bol* depuis une dragme ou une dragme & demie, jusqu'à deux dragmes : mais il ne faut pas passer cette quantité inconsidérément, il faut se renfermer dans ces bornes, à moins que les différentes matieres du *bol* ne soient d'une pesanteur spécifique considérable, ou que le malade ne puisse prendre ce remede sans répugnance & avec facilité : mais si les ingrédiens sont légers, la dose doit à peine excéder une dragme. Lors donc que la quantité des ingrédiens doit passer la dragme ou la dragme & demie pour être efficace, il vaut mieux diviser la masse en différens petits *bols*, que de présenter à un malade un *bol* d'une grosseur si considérable, qu'ayant de la peine à l'avaler, il pourroit bien en être dégouté & ne le pas prendre. Lorsqu'il s'agit de poudres, on recommande de les broyer le plus menu qu'il sera possible : on doit observer, par rapport aux *bols*, de les faire petits; quand bien même ils ne devroient point excéder la quantité d'un scrupule, on ne risque jamais rien à les faire ainsi.

Le nombre des *bols* ne passe pas ordinairement celui d'un ou de deux; c'est très-rarement qu'il y en a trois ou quatre pour une dose : cela n'arrive que dans les cas où on les prend à de petits intervalles les uns des autres; car lorsque la masse est divisée en plusieurs parties, il arrive, si ces parties doivent être prises séparément, de ces deux choses l'une, ou qu'elle se seche, ou qu'elle se fond.

La proportion relative des ingrédiens se déterminera par leur consistance & leur efficacité. Ainsi on n'observera point indistinctement les mêmes rapports dans la composition de tous les *bols*.

Lorsque les substances molles, dont chacune prise séparément pourroit former un *bol*, sont préparées, on déterminera la quantité dans laquelle chacune doit entrer dans le *bol* par l'efficacité qu'elle auroit, si on la donnoit seule, & par la dose dont le *bol* ordonné doit être, dans ce cas il ne faut point avoir égard à la consistance.

Lorsqu'il est question d'incorporer des substances seches avec quelque excipient, leur dose peut être d'une demi-dragme, deux scrupules, ou tout au plus d'une dragme. Quant au rapport des excipiens avec ces substances, il variera selon qu'ils auront plus ou moins de consistance.

Les substances qu'on emploie le plus ordinairement en excipient, sont les conserves, les électuaires, le miel, les baumes épais; & la quantité en est depuis deux scrupules jusqu'à une dragme ou une dragme & demie.

Lorsque l'on prend pour excipient les robs, les pulpes & les confections molles, la quantité est depuis une demi-dragme jusqu'à une dragme, ou quatre scrupules.

Lorsqu'on se servira de sirops, comme ils sont plus liquides que les excipiens précédens, la quantité sera depuis un scrupule jusqu'à une dragme, ou une demi-dragme.

La quantité des ingrédiens secs étant supposée la même; pour donner au *bol* la consistance convenable, il faudra que la quantité de l'excipient soit d'autant plus petite, qu'il sera plus liquide.

De-là il est évident, que lorsque la quantité des ingrédiens secs est petite, il est à propos d'user d'excipiens épais; au lieu que si cette quantité est considérable, on choisira des excipiens plus liquides, afin que la dose totale du *bol* ne soit pas d'une grosseur déraisonnable.

S'il falloit ajouter aux ingrédiens mentionnés quelque fluide, sa quantité ne devroit point excéder une, deux, trois ou quatre gouttes au plus; & même dans ces cas, il faut diminuer proportionnellement la quantité des ingrédiens mous.

Il y a des occasions où les quantités précises des ingrédiens secs & liquides étant déterminées, on abandonne à la discrétion de l'Apothicaire la proportion des excipiens mous, ce que le Medecin exprime dans son ordonnance par les deux lettres *q. s.* qui signifient *quantité suffisante*. Il y auroit de l'imprudence à laisser la quantité de ces excipiens indéterminée, s'ils étoient capables de produire un effet considérable en petite dose : mais lorsque la quantité des ingrédiens secs est assez considérable, ou lorsque l'excipient principal est demandé fort épais, & en même-tems en si petite quantité, qu'il est incertain si elle suffira pour donner au *bol* la consistance qui lui convient; alors on demande quelquefois l'addition d'un excipient subalterne & plus liquide, comme, par exemple, d'une quantité suffisante de quelque sirop.

Au contraire, lorsqu'il est à présumer que la mollesse du *bol* sera trop grande, c'est la coutume de demander l'addition d'une quantité suffisante de sucre, de poudre de reglisse ou de quelqu'autre substance convenable; ce que l'on ne manque presque point d'observer lorsqu'il est question de donner de la consistance à des ingrédiens presque liquides, comme aux baumes, &c.

Voici la formule dont on se sert. *M. F. bolus ou boli*, N°. *ij. iij.* c'est-à-dire, faites un *bol* ou faites-en deux ou trois.

Quant à la division des doses, il faut y apporter toute l'exactitude possible, surtout lorsque les ingrédiens sont violens & drastiques. On ajoute quelquefois pour l'ornement ou pour tromper la répugnance d'un malade, *auri folio aut nebulâ obvolvatur*, ou *exhibeatur cum nebulâ*, c'est-à-dire, enveloppés dans une feuille d'or ou donnés dans une enveloppe. On met le *bol* dedans un papier ou dans un petit pot de fayence : mais ces circonstances sont trop légeres pour s'y arrêter.

L'ordonnance doit contenir l'effet présumé du *bol*, la dose, le véhicule, le tems de le prendre, & le régime qu'on doit observer après l'avoir pris. Il y en a qui ne veulent d'autre véhicule que l'enveloppe, quelques-uns au contraire exigent qu'on fasse d'abord dissoudre le *bol* dans quelque liqueur. On aura soin d'ordonner quelque liqueur convenable à prendre après le *bol*, si l'on soupçonne qu'il se dissoudra lentement & avec peine dans l'estomac. C'est une précaution qu'il faut avoir, surtout par rapport aux substances térébenthineuses & autres de la même nature.

L'usage des *bols* est presque universel, soit pour évacuer, soit pour altérer : cependant il y a des cas où cette forme est proscrite, soit par la nature de la maladie, son siege, ses symptomes, la constitution du malade, la coutume; soit par la nature de la curation indiquée, c'est un point à examiner avec attention. Il est évident que les *bols* ne conviennent point dans les esquinancies, les ulceres à la gorge, les apoplexies, les épilepsies & les syncopes. Quoique les poudres puissent être réduites en *bol* ainsi que toute autre substance, cependant comme elles ne produisent pas toujours sous cette forme leur effet aussi promptement qu'on pourroit le désirer, ce n'est pas l'ordinaire de la leur donner. Au reste, il y a des gens qui aiment la variété & qui aiment mieux ordonner un *bol* que des poudres.

Voici quelques formules de *bol* qu'on peut prendre en exemple.

Bol émétique pour une personne replete.

Prenez *vitriol blanc, vingt-quatre grains,*
rob de génievre, suffisante quantité.

Faites un *bol* que vous renfermerez dans une enveloppe de pain à chanter.

Maniere de le prendre.

Ce *bol* émétique doit être pris dans un peu de biere ou dans une infusion de thé-bout.

On prendra quelque gorgée de la même infusion tiede à chaque fois que l'on vomira.

Bol purgatif pour une personne qui a la fievre & qui ne repose point.

Prenez *électuaire diaprun de Sylvius, une dragme & demie,*
feuilles de séné en poudre, un scrupule.

Faites un *bol.*

Bol anti-hystérique.

Prenez *mithridate, une dragme,*
trochisques de myrrhe, un demi-scrupule,
huile distilée de succin, deux gouttes.

Faites un *bol* enveloppé dans une feuille d'or.

Maniere de le prendre.

Bol calmant, qu'il faut prendre dans un verre d'eau de pouliot.

Bol balsamique. Voyez Harris, de Morbis Infant. Lib. II. Observ. 2.

Prenez *térébenthine de Chio, deux dragmes,*
de poudre de réglisse, suffisante quantité.

Mêlez & faites deux *bols.*

Maniere de les prendre.

Bols pour les nerfs; on prendra l'un le matin & l'autre le soir, dans un jaune d'œuf frais; on boira après chacun deux onces d'eau de lait alexitaire.

Bol salivant. Voyez Boerhaave, Mat. Med.

Prenez *conserve de roses rouges, demi-dragme,*
de mercure doux trituré, neuf grains.

Faites des *bols* pareils & donnez-les en différens tems.

Maniere de les prendre.

Bols apéritifs; on prendra l'un à quatre heures de distance de l'autre, après s'être préalablement humecté d'une grande quantité de tisanne convenable.

Bol astringent.

Prenez *rob de cornouille, trois dragmes,*
extrait de tormentille, une dragme,
bol d'Armenie porphyrisé, deux scrupules,
sanguine préparée, demi-dragme,
sirop de myrthe, quantité suffisante.

Mêlez & faites quatre *bols.*

Maniere de les prendre.

Bols astringens, qu'on prendra à trois heures l'un de l'autre, dans un peu de gros vin rouge.

Il y a un grand nombre de terres dont on se sert en Medecine sous le nom de *bols, boli,* comme

Bolus Armena, Offic. *Bolus Armena Orientalis,* Mont. Exot. 13. *Bolus Orientalis,* Charlt. Foss. 5. Calc. Mus. 111. *Bolus Armena, sive Armeniaca,* Dugd. Ind. 118. *Bolus Orientalis, quibusdam Armena,* Worm. Mus. 11. *Bolus, seu terra Armenia,* Aldrov. Mus. Metal. 269. *Bolus Armenicus verus,* Kentm. 7. *Bolus vera quibusdam.* Dale. *Bol d'Armenie.*

C'est une substance terrestre, d'un jaune pâle, tirant tant soit peu sur le rouge. Elle est pésante, grasse, très-friable & styptique au gout; on la tire des mines de Turquie, d'où on nous l'apporte; elle est fort rare actuellement, car ce que l'on donne dans les boutiques de nos Apothicaires sous ce nom, vient d'Espagne & de Normandie, & ne differe presque en rien du *rubrica synopica.*

Elle est alexipharmaque, & corrige dans le corps les acidités nuisibles à la santé; elle est astringente à quelque degré, c'est pourquoi l'on s'en sert dans les fluxions; appliquée à l'extérieur elle desseche & fait cicatriser les plaies. Dale.

Nous lisons dans Fracastor que le *bol d'Armenie* donné à une personne qui étoit sur le point de mourir de la piquure d'une araignée, la guérit sur le champ.

Bolus Armena alba, Mont. Exot. 13. *Bol blanc d'Armenie.* Dale.

Ce *bol* nous vient d'Armenie; ses vertus sont les mêmes que celles du *bol* précédent, mais on ne le trouve point chez nos Apothicaires. Dale.

Bolus Armena lutea, Mont. Exot. 13. *Bolus luteus Theophrasti,* Kentm. 7. *Bolus Armenus naturalis flavus,* Aldrov. Mus. Metall. 270. *An terra Arabica sigillata sublutea,* Charlt. Foss. 6. *Bol jaune d'Armenie.*

Ce *bol* adhere à la langue; il est très-astringent & l'on dit qu'il résiste puissamment à la malignité.

Bolus Blesensis, Ind. Med. 21. *Terre de Blois.*

Cette terre est d'un rouge pâle, mais je ne lui connois aucune propriété médicinale. Dale.

Bolus Bohemica, Offic. Aldrov. Mus. Metall. 271. *Bolus Bohemicus rubens,* Kentm. 7. *Bol d'Allemagne.*

C'eſt une ſubſtance terreuſe de la même couleur que le *bol* d'Armenie oriental, excepté qu'elle eſt un peu plus foible. Elle eſt parſemée de quelques veines jaunâtres; elle eſt péſante, friable & aſtringente. On la tire des mines de Boheme, d'où on nous l'apporte.

Elle a les mêmes vertus que le *bol* d'Armenie,& nos Droguiſtes n'en manquent pas. Aldrovandi nous aſſure qu'elle eſt très-efficace dans toutes les fievres exanthémateuſes. Dale.

Bolus candidus, Offic. *Bolus candidus Lignicenſis ſeu terra ſigillata Goltbergenſis*, Charlt. Foſſ. 5. Worm. Muſ. 10. *Bolus candidus Lignicenſis*, Schw. Foſſ. 397. *Terra ſigillata Lignicenſis*, Schrod. 318. Aldrov. Muſ. Metall. 265. *Unicornu minerale*, Schrod. 111. 318. *Axungia lunæ Chymicis. Bol blanc, terre ſigillée.*

On tire ce *bol* de la terre à Gran en Hongrie & à Coltberg ſur le territoire de Liege.

Il calme & diſſipe les maux de tête, il fortifie le cerveau, & il eſt d'une efficacité ſinguliere dans les dyſſenteries & les fleurs blanches. Dale.

Bolus rubra nostras, Ind. Med. 21. *Bol François.*

Dale convient que ce *bol* lui eſt entierement inconnu. Quant à moi, je crois que c'eſt ce *bol* rouge qu'on a en différentes contrées de la France.

Voici ce que Pomet en dit.

« Le *bol* que nous vendons ſe trouve en divers endroits « de la France. Le plus eſtimé eſt celui qui nous vient « du côté de Blois, de Saumur ou de la Bourgogne; « il y en a de pluſieurs couleurs. Le jaune paſſe pour « le meilleur; c'eſt en effet celui qui approche le plus « du *bol* du Levant. D'ailleurs les Doreurs s'en accom« modent mieux. »

« Comme ces ſortes de *bols* coutent beaucoup à faire ve« nir de Blois ou de Saumur, ici, nous préférons celui « de Bâville ou d'autres endroits des environs de Pa« ris, par la raiſon que les payſans qui nous l'appor« tent, le donnent à beaucoup meilleur marché. Tou« tes ſortes de *bols* ne peuvent paſſer pour bons, qu'ils « ne ſoient tendres, friables, doux à manier, non gra« veleux, luiſans & fort aſtringens, c'eſt-à-dire qu'en « les approchant de la langue ou des levres, on ait de « la peine à les en tirer. Ils ſont tous d'un grand uſage. « Ils ont de l'aſtringence, ils ſont deſſiccatifs,& on les « ſubſtitue ſouvent à la terre ſigillée; d'ailleurs les « Doreurs s'en ſervent beaucoup, ſurtout du jaune. « Celui qui eſt contrefait & adulteré, eſt d'un rouge « foncé, graveleux, rude au toucher & ne vaut pas le « tiers de l'autre. Le *bol* eſt bon dans les flux & dans « les ulceres. Il épaiſſit les humeurs, réſiſte à la putré« faction & chaſſe les poiſons. On l'emploie auſſi dans « les crachemens de ſang, dans les plaies ſanglantes « & lorſqu'il s'agit de conſolider des os rompus & de « fortifier des membres foibles. »

Bolus Toccaviensis, Offic. Charlt. Foſſ. 5. Worm. Muſ. 2. *Bolus Hungaricus*, Crato. *Bolus Tokaikus*, Schw. 370. *Bolus Pannonicus verus*, Kentm. 7. *Bol de Tranſylvanie.*

Ce *bol* a tous les caracteres du vrai *bol* d'Armenie. Il ſe fond dans la bouche comme le beure. On le tire de la terre en Tranſylvanie, aux environ de Tokai.

On en parle comme d'un remede très-efficace dans les catarrhes & dans la peſte. C'eſt Craton qui l'a introduit le premier dans la Medecine; il le préfere au *bol* Armenien qui nous vient de Turquie. Je ne déciderai point s'il eſt ou n'eſt point différent des précédens. Dale.

Bolus fabrilis. Voyez *Rubrica Fabrilis.*

Bolus Judaicus ou althæa, *la guimauve.* Johnson.

BOM

BOMBAX, Offic. *Goſſipium, ſive xylon*, Ger. 753. Emac. 901. *Goſſipium fruteſcens annuum*, Park. Theat. 1553. *Goſſipium fruteſcens, ſemine nigro*, C. B. Pin. 430. *Xylon, ſive goſſipium herbaceum*, J. B. 343. Raii Hiſt. 2. 1064. Tourn. Inſt. 101. Elem. Bot. 84. Boerh. Ind. A. 273. *Goſſipium herbaceum, ſemine albo*, Hiſt. Oxon. 3. 517. *Le Coton.* Dale.

Le *coton* eſt un arbriſſeau qui s'éleve à la hauteur d'une aune ou plus, qui pouſſe un grand nombre de branches & de tiges ligneuſes & fragiles, ſur leſquelles croiſſent des feuilles diviſées en cinq ſegmens, peu différentes de celles de l'érable & placées ſur de longs pédicules. Parmi ces feuilles au ſommet des branches, pouſſent des fleurs d'un jaune pâle, dont le fond eſt purpurin, de la forme de celle de la mauve ou du petit ketmia; ces fleurs ſont ſuivies de capſules ou vaiſſeaux ſeminaires ronds ou ovales qui s'ouvrent ordinairement, lorſqu'ils ſont mûrs, en trois fentes & quelquefois quatre, à travers leſquelles on voit un *coton* blanc mollet, ſur lequel eſt poſée une graine brune, obſcure, ronde & longuette.

On cultive ce *coton* en Grece, en Turquie, en Sicile & à Malte; il fleurit en Juin.

La graine qui eſt la ſeule partie dont on faſſe uſage en Medecine, eſt d'une nature balſamique; on s'en ſert dans les toux, dans la difficulté de reſpirer & dans l'exulcération des poumons; elle facilite l'expectoration & elle réſout les phlegmes épais; elle eſt encore aſtringente & bonne dans les flux de toutes eſpeces. Miller, *Bot. Offic.*

Nos Droguiſtes ont de la graine & du *coton* de cet arbriſſeau. Le *coton* brûlé & réduit en poudre & mis ſur les bleſſures, y arrête l'effuſion de ſang. La graine eſt bonne dans les maladies du foie & des reins: mais elle eſt mal-faiſante à la tête & à l'eſtomac. Elle paſſe pour excellente dans les toux & dans la difficulté de reſpirer. Elle calme les douleurs de la pierre; elle fortifie la conſtitution & guérit la dyſſenterie; elle émouſſe par ſa qualité lénitive les humeurs acres & exulcérantes, *Caſp. Hoff. de Medic. Offic. Lib. II. cap.* 105. L'huile qu'on en exprime, diſſipe les taches de la peau & guérit les plaies purulentes de la tête. *Zacut. Luſitan. Prax. Hiſt. Lib. I. cap.* 2. *in Obſ.* Si l'on en croit Proſper Alpin, les Egyptiens en tirent un mucilage, comme ils font du pſyllium & du coing, qui eſt ſalutaire dans les fievres ardentes & dans les toux corroſives, il reſtraint auſſi l'écoulement immodéré des regles. *Rein. Solenand. Conſil. Medic.* 8. *Sect.* 4. Les habitans de Malte en engraiſſent leurs troupeaux, elle a le même goût que le gland. Voyez *Henr. Bunting. Itinerar. S. S. p.* 2. *fol.* 95. Voyez *Pline, Lib. XII. cap.* 10. *&* 11. *Theophraſt. de Plantis, Lib. IX. cap.* 4. *Claud. Salmas. ad Solin. p.* 2. 296. *&* 998. *& Eraſm. Franciſc. Part. I. p.* 552. Barthol. Zorn. *Botanolog.*

BOMBUS, βόμβος, mot qui imite le ſon de la choſe qu'il exprime, bruit raiſonnant & qui s'échappe en ſifflant par un paſſage étroit & va en s'étendant; s'il arrive que l'air qui cauſe ce bruit s'engage dans des paſſages plus étroits encore, le ſifflement augmente. Hippocrate dit, *in Coac.* que le *bombos* ou tintement d'oreille dans les maladies aiguës eſt un ſigne mortel; *βόμβος ἐν ὀξέσι, καὶ ἦχος ἐν ὠσὶ θανάσιμον.*

BOMBYLIUM, βομβύλιον; Galien rend ce mot, dans ſon *Exegeſis*, par vaiſſeau dont le col eſt étroit, & qu'on appelle ainſi du bruit qu'il rend quand on le frappe. On trouve ce mot, *Lib. III. de Morb.* « Que le malade, dit « Galien, prenne du vin doux, délayé, non froid, avec « un *bombylium* dont l'orifice ou le col ſoit large; » *καὶ οἶνον γλυκὺν, καὶ ὑδαρέα προπίνειν, μὴ ψυχρὸν, ὀλίγον ἐκ βομβυλίου εὐρυστόμου.*

BOMBYX, Offic. Schrod. 5. 339. Goedart. 1. 112. T. 42. Lift. Ed. Angl. 41. Num. 32. Mar. Eruc. Hort. 1. p. 1. Aldrov. de Insect. 278. Jonf. de Insect. 114. *Ver à foye.*

Cette insecte subit dans le cours de sa vie des métamorphoses bien surprenantes. Nos Naturalistes l'appellent *bombyx*. Il sort de petits œufs que la chaleur du soleil fait éclorre au printems. Il se repaît de feuilles de murier, jusqu'à ce qu'il soit dans sa force. Alors on l'enferme dans un petit cornet de papier, où il se travaille lui-même une coque avec un fil de soye qui lui sort de la bouche, & qu'il passe autour de son corps, jusqu'à ce que sa coque soit finie, sans interruption. Cette coque est quelquefois d'un blanc pâle & quelquefois jaunâtre. Il y demeure enveloppé, jusqu'à ce qu'il soit transformé en sa chrysalide; pendant tout ce tems il est comme mort, mais enfin il rompt sa coque & il en sort sous la forme d'un papillon à quatre ailes. Après un accouplement qui dure trois jours, & dont le mâle meurt, la femelle pond un grand nombre d'œufs, & meurt aussi. On se sert en Medecine du *ver*, de la soye & de la coque.

Il y a des Praticiens qui font appliquer sur le sommet de la tête, dans le vertige & les convulsions, le *ver à soye* séché & réduit en poudre. La soye & la coque ne sont ni froides, ni chaudes: mais elles fortifient & réparent les esprits animaux, naturels & vitaux. Dale, *d'après Schroder*.

Nota. Il faut avoir l'attention de ne point se servir de la coque, si elle est tachée d'excrémens, ou si la chrysalide est morte enfermée dedans. Dale.

La soye rend par la distilation un sel & un fort bon esprit volatil; c'est cet esprit qu'on appelle gouttes de Goddard, *gutta Goddardianæ*. Elles étoient jadis fort vantées.

BOMPOURNICKEL, espece de pain noir, fort compact, dont on mange beaucoup en Westphalie & qui a donné lieu à la dissertation suivante d'Hoffman.

C'est une vérité au-dessus de toute contestation, que les corps des animaux étant incessamment & diversement agités par la chaleur & le mouvement perpétuel de leurs fluides, doivent en conséquence perdre continuellement quelques-unes de leurs parties & avoir besoin d'une réparation continuelle.

Cette réparation se fait avec succès par les alimens qui entrent dans nos corps, les nourrissent & prennent la place des humeurs chassées ou dissipées, se revêtant de leur nature & se transformant en sang ou en autres humeurs. Mais entre les différens alimens, le *pain* tient la premiere place; car, selon Isidore, le mot Latin *panis* qui signifie *pain*, vient du mot Grec πᾶν, qu'on peut rendre en François par *tout en tout*. Il est constant que le *pain* est, pour ainsi dire, la base des alimens, l'aliment universel, la nourriture la plus conforme à notre constitution, la plus agréable à notre estomac, celle dont la plupart des nations depuis l'enfance du monde jusqu'à présent ont fait non-seulement un usage journalier, mais qu'ils ont encore le plus estimé; c'est donc avec raison que nous l'appellons l'aliment principal & universel. En effet, toutes les substances farineuses, ainsi que les *pains* qu'on en prépare contiennent des principes plus analogues à nos sucs vitaux, qu'aucune autre de celles dont nous nous nourrissons.

Il est constant que les fluides qui circulent dans nos corps sont composés de particules qui different considérablement, tant en masse qu'en figure, & qu'ils admettent, ainsi que les procédés chymiques ne nous permettent pas d'en douter, une grande variété de principes ou d'élémens tels, par exemple, que le soufre, l'huile, le sel volatil, le mucilage, la terre, l'eau & autres de même nature. Or le *pain* contient les mêmes élémens: car il rend dans la distilation un esprit huileux & un peu acide, qui outre beaucoup d'autres substances, dissout promptement le corail, & produit par une digestion préliminaire une teinture rouge, qui est un remede d'une grande efficacité. On en tire de plus une grande quantité d'huile inflammable; & l'on trouve au fond du vaisseau après la distilation, beaucoup de terre noire fixe. Quant à la substance épaisse & mucilagineuse que je dis qu'il contient; nos sens suffisent sans le secours de la Chymie pour nous assurer de son existence. Il est démontré non-seulement par l'autorité des Saintes Ecritures, mais encore par le témoignage de nos sens, qu'il est composé de parties spiritueuses, subtiles & confortatives; car la seule odeur du *pain* rafraîchit & les eaux qu'on en prépare, surtout avec l'espece la plus compacte, sont vantées en Medecine par leurs qualités analeptiques & cordiales. L'usage journalier que nous en faisons ne nous permet pas de douter qu'il ne nourrisse & fortifie; d'ailleurs son acide modéré & subtil en vertu duquel la force & l'activité résolutive du menstrue approprié pour la macération & la digestion des alimens, reçoivent de l'accroissement & de l'énergie, cet acide, dis-je, en fait une substance que l'estomac appete avec avidité.

Je pourrois dire ici beaucoup d'autres choses d'après les anciens sur la nature, les vertus & les différentes especes de *pain*, si mon but me le permettoit: mais je me contenterai de renvoyer le Lecteur à Hippocrate, *Lib. II. de Rat. Vict.* à Athenée, *Lib. III. cap.* 17. & 18. à Pollux, *Lib. VII. cap.* 11. & à Pline, *Lib. XVIII. cap.* 7.

Mon dessein ici est d'examiner en peu de mots, mais avec exactitude, la nature & les qualités du *pain* grossier que mangent les habitans de Westphalie, & qu'un voyageur François a nommé *bompournickel*. Je me propose de montrer combien il mérite peu le mépris qu'on en fait communément.

Cette espece de *pain* étoit connue de quelques-unes des Nations les plus anciennes, sous le nom de *panis furfuraceus*, parce que selon Aulu-Gelle, *Lib. II. cap.* 9. le son n'en avoit pas été séparé exactement. On l'appelloit aussi *panis impurus*, pain impur. Voyez Hippocrate. Athenée, *Lib. III.* lui donne le nom de *syncomiston*, ou de *pain* préparé avec de la farine non blutée. Les Grecs le nommoient *coliphium*, de χῶλον, *membre*, & de ἶφι, *force*, par où ils faisoient entendre que ce *pain* donnoit de la force au corps. Voyez *Pet. Faber Agonistices, Lib. III. cap.* 3. *Cœlius Rodiginus, Lib. IX. cap.* 16. l'appelle *panis cibarius* & *panis gregarius*, & Terence, *panis ater*. Cette espece de *pain* a toujours passé pour nourrir le corps & pour le fortifier. C'est par cette raison que le *panis furfuraceus* étoit appellé par les Grecs πολυτροφώτερος, c'est-à-dire, *pain* qui contient beaucoup de nourriture, & celui qui étoit fait avec la fleur ou la farine la plus fine, ὀλιγοτροφώτερος, ou *pain* qui nourrit peu; c'est ce qu'Athenée nous apprend dans le Livre que nous venons de citer. Aussi les Luteurs dont les membres étoient forts & robustes, & qui abondoient en chair & en sang, ne mangeoient-ils jadis à dîner que du *coliphium* ou *pain* grossier, & à souper que du porc non bouilli, mais un peu rôti au feu: ils buvoient là-dessus de l'eau chaude, non-seulement dans le dessein de tirer plus de nourriture de leur aliment épais & grossier, mais encore afin qu'il séjournât dans leur estomac & dans leurs intestins, & qu'ils en fussent remplis plus long-tems. Voyez *Pet. Faber*, dans le Livre que nous avons déja cité. Voyez Galien, *de Alimentis*, & Arrian, *Lib. III.* Verrius nous apprend dans ses notes sur Pline, que le peuple Romain n'a employé en *pain*, pendant trois cens ans, que le son de son blé. Voyez *Fulvii Ursini, Append. p.* 316. cet aliment ferme & solide, engendre des humeurs moins sujettes à corruption, nourrit beaucoup plus que celui qui est pur & mollet, rassasie mieux & pour plus de tems, & fait des corps propres à résister à la fatigue & aux travaux, & moins exposés aux maladies qui proviennent de la liquéfaction du sang, que la chaleur excessive ne manque jamais de causer.

Les habitans de Westphalie, peuple vigoureux & robuste, capable de supporter la plus grande fatigue & de soutenir les travaux les plus pénibles, sont des preuves vivantes des qualités salutaires du *bompournickel.* Il est d'observation que les Westphaliens sont rarement attaqués de fievres aigues, de ces maladies qui proviennent de l'ébullition des humeurs & d'une certaine dissolution du sang & des élémens, ou principes dont il est composé. Mais les maladies qui se font sentir parmi eux, sont presque toutes du genre froid & chronique; ce qu'il faut attribuer à la grossiereté de leurs mets & à la dureté de leurs alimens: car lorsqu'on n'a pris qu'une petite quantité d'alimens, & que ces alimens sont peu disposés à la putréfaction, alors la fermentation qui se fait, est plus lente & moins forte. La cohésion des parties visqueuses prévient l'excès de la chaleur, & les humeurs du corps qui ont acquis un tissu ferme & durable ne sont pas aisément altérées ou détruites par un ferment morbifique & contre nature. Je ne doute donc point que les Westphaliens ne doivent en partie à leur éducation & en partie à la maniere dont ils se nourrissent, cette vigueur d'esprit, cette égalité de tempérament & ce jugement exquis qu'ils apportent dans les affaires. Nous venons de voir que leur façon de vivre est la source de ces qualités. C'est à la même cause qu'ils sont redevables de cette aptitude au travail auquel ils sont accoutumés dès leur enfance. Mais on sait qu'un peuple s'habitue insensiblement à faire mal en ne rien faisant; il est donc naturel qu'en s'occupant honnêtement il devienne insensiblement vertueux, les semences du vice n'ayant guere occasion de fructifier entre des gens laborieux. Aussi remarque-t-on que les passions sont moins extravagantes en Westphalie qu'en aucune autre contrée. C'est encore un des heureux effets de leur sobriété. Aristote observe judicieusement, *Lib. I. Pol.* 3. que la diversité des mets & des alimens doit jetter une variété proportionnelle dans la vie & dans les mœurs; & cet effet est fondé en raison; car puisqu'il y a une union intime & un commerce continuel entre le corps & l'ame; tel sera l'état de ce que nous appellons les esprits animaux; telles seront les inclinations, les pensées & les opérations de l'esprit: mais cette vérité est si bien connue des Medecins, elle leur est confirmée par des raisonnemens si forts & par tant d'expériences, qu'il est inutile de s'y arrêter plus long-tems.

Qu'on ne dise pas que la grossiereté des mets auxquels les Westphaliens sont accoutumés, doit engendrer en eux des esprits grossiers; car le travail & le mouvement divisent suffisamment les particules visqueuses, & les préparent non-seulement à augmenter la grosseur des parties solides, par une union & une adhésion plus étroite aux parois des canaux, mais encore à former, s'il m'est permis de m'exprimer ainsi, des esprits solides en vertu desquels un peuple constant dans ses desseins & vigoureux dans ses actions, supportera les plus grands travaux de corps & d'esprit, & exécutera les choses les plus difficiles. J'avouerai que son sang sera un peu froid: mais cela n'empêchera point que ses esprits animaux n'aient une activité suffisante. Il est évident que la partie la plus volatile qui réside dans les pores d'un fluide quelconque, contenue par la pression des parties fortes & rigides, sera moins sujette à se dissiper. Au contraire repoussée au centre, & rendue plus forte par cette réunion, elle sera douée d'une vigueur & d'une énergie peu commune. On ne peut nier que cet aliment grossier ne soit peu salutaire pour ceux qui ont le malheur d'être nés d'une constitution foible, pour ceux qui menent une vie oisive & sédentaire, & pour ceux qui n'ont pas l'habitude du travail. Hippocrate observe avec raison, *de Med. Prisc.* « que les « alimens forts sont un excellente nourriture, si la na« ture a la force de les digérer, mais qu'ils produisent « des maladies froides, si la nature n'en peut faire la « coction; » & nous lisons dans Celse, « que les ali« mens forts se digerent difficilement, mais qu'ils nour« rissent beaucoup plus que les autres, lorsqu'ils sont « digérés. » D'où je conclus que le travail & & le mouvement sont absolument nécessaires. Les corps athletiques & accoutumés aux exercices & à la fatigue, reçoivent une nourriture plus solide que ceux qui vegetent dans un état tranquile & oisif. La nutrition est ordinairement soupçonnée d'être mauvaise dans les personnes oisives; car c'est le mouvement & la circulation du sang, qui par son attrition interne & sa force élastique, résout, digere, dépure & convertit les particules des alimens dans la substance de nos corps, au lieu que le repos déprave la nutrition & engendre des obstructions qui sont une source de maladies, & qui rendent le génie foible & flottant.

Il paroît évidemment par tout ce que nous avons dit, que le *bompournickel* des habitans de Westphalie est très-nourrissant, & que l'usage de cet aliment solide par lequel les forces de leur corps & de leur esprit sont réparées, est plus sain, & produit des effets plus salutaires chez ce peuple accoutumé au travail, que des alimens plus délicats n'en pourront jamais produire chez un peuple abandonné à l'oisiveté & à la paresse. Mais si, sans nous en rapporter à l'expérience seule, nous voulons encore consulter ici la raison, nous trouverons plus d'une preuve satisfaisante de l'excellence du pain de Westphalie. Sa nature & ses qualités sont bien différentes de celles du pain fait avec la farine la plus fine.

Le pain grossier de Westphalie rend dans la distilation une grande quantité d'huile inflammable empyreumatique: au contraire le pain mollet, celui qu'on appelle communément le pain blanc, ne rend qu'une quantité modérée d'huile semblable: le pain fait de la fleur la plus fine, n'en rend qu'une petite quantité, ou plutôt n'en rend point du tout. D'ailleurs on tire du son même par la distilation, une grande quantité d'huile, produite, à mon avis, par l'action continuelle de la chaleur de l'atmosphere environnant sur cette écorce dure extérieure. Mais personne n'ignore que l'huile distilée est un principe actif, très-analogue à notre constitution, & très nécessaire dans la masse du sang. En un mot, que c'est pour ainsi dire un baume dans les humeurs, & le soutien du tempérament naturel. Le sang même distilé donne une huile inflammable; & plus il abonde en ce principe oléagineux, plus il donne de force, & plus il est puissant pour conserver la vie & la santé. Ces huiles distilées sont les réservoirs, ou pour mieux dire, la matrice d'un sel volatil qui abonde dans le regne animal. Ceci est une vérité qu'il est inutile de démontrer à ceux qui sont tant soit peu versés dans la Chymie.

D'où il s'ensuit que le *bompournickel* est préférable à toutes les autres especes de pain, & qu'on peut l'appeller à juste titre un aliment médicinal, puisqu'outre la qualité de pain qui le rend si ami de notre constitution, il possede encore celle de rétablir les forces, de corriger les intempéries humides, de dessécher & de recruter des esprits épuisés & dissipés. C'est pourquoi, j'estime qu'on peut l'ordonner comme un remede dans un cas où les forces seroient perdues, la contexture du sang altérée, & la dissipation des esprits prochaine. Il faut alors le prendre dans du vin avec le sucre & la canelle, ou même dans son eau distilée qui est extremement douce au gout, & qui est excellente dans la dissipation des forces & dans les phthisies. Je peux me dispenser de m'étendre ici sur sa vertu singuliere lorsqu'on l'applique extérieurement dans les maux de tête, & dans les occasions où il sera question de dissiper des humeurs stagnantes.

Enfin, ce pain grossier a une qualité qu'on ne trouve point dans les autres; c'est que malgré la fermeté de son tissu, il rend le ventre libre. Hippocrate avoit observé il y a long tems cette propriété du gros pain. « Le pain, dit « cet Ancien, fait de farine non-blutée, est purgatif, « & le pain a d'autant moins cette qualité qu'il est plus « pur; ensorte que le plus pur de tous non-seulement ne

« purge point, mais au contraire constipe ceux qui en « usent habituellement. » Je pense que cette qualité purgative du gros pain lui vient du tissu roide & de la figure des particules du son, qui est un aiguillon prompt & continuel qui contraint les fibres des intestins grêles d'exercer leur mouvement excrétoire ; car, selon Galien, le son est détersif : aussi observons-nous que les gruaux faits de farine grossiere, possedent dans un degré éminent la vertu de relâcher.

Quant aux remedes que l'on retire du *bompournickel*, l'eau suivante est le principal, & le plus vanté : elle est excellente pour rétablir les forces, & restituer l'humidité homogene du corps dans les ardeurs de la phthisie.

On la prépare ainsi :

Prenez *de pain broyé, une livre,*
suc d'écrevisses, une demi-livre,
rosée de mai, quatre livres,
eau rose, quatre onces,
muscade, demi-once,
safran, une dragme,

Distilez le tout au bain-marie sur un feu modéré.

Cette eau est extremement cordiale ; elle a l'odeur fort douce, elle est bienfaisante à l'estomac, & son effet principal est de calmer les chaleurs de la phthisie. Pour cet effet il en faut prendre par jour une demi-pinte, ou seule, ou avec la poudre de corne de cerf calcinée.

Si l'on vouloit avoir une eau stomachique spiritueuse, distilez ce pain avec du vin du Rhin, ajoutant une suffisante quantité de muscade & de canelle; ce procédé vous donnera une eau d'une efficacité singuliere pour fortifier l'estomac, dans les cas où par un relâchement excessif il y auroit vomissement ou perte d'appétit. L'esprit de ce pain distilé sec dans une retorte, & bien purgé de son huile fétide, est un sudorifique assez ami de notre constitution, & très-bon pour purifier le sang. Cet esprit exposé pendant quelque tems aux rayons du Soleil, prend une couleur rougeâtre. Jo. Tackius a beaucoup insisté sur les vertus de cet esprit dans sa *Chrysog. Anim.* HOFFMAN. *Obs. Chymic.*

BON

BON ; arbre qui porte le caffé. Voyez *Jasminoides.*

BONA ou BOONA, *feve.* BLANCARD.

BONASUS. Le *bonasus* est une espece de bœuf sauvage, haut comme un taureau, & plus gros qu'un bœuf ordinaire. Sa tête & son cou sont couverts de longs crins jaunes, plus grands & plus mous que ceux du cheval. Ses cornes sont contournées en-dedans, ensorte qu'elles ne lui sont pas d'une grande défense; elles sont d'un beau noir, luisant. Le poil de son corps est gris, cendré, tirant sur le roux. Sa peau est fort dure, & à l'épreuve des coups. Son cri est semblable à celui du bœuf. Il naît entre la Pæonie & la Médie. Il habite les lieux montagneux. Sa chair est bonne à manger.

Ses cornes sont astringentes, sudorifiques, & résistent au venin. LEMERY, *des Drogues.*

BONATI ou VITREATI, selon Ruland ; c'est apparemment *vernissé.*

BONDUCH, Offic. *Bonduch Indorum*, Jonf. Dendr. 300. *Bonduch cinerea, foliis longioribus*, Act. Philos. Lond. N°. 267. 702. *Bonduch vulgare majus Polyphyllum*, Plum. Nov. Gen. 25. Boerh. Ind. A. 2. 59. *Bonduch Pistianta Indiano*, Zan. 44. *Bonduch Indiano*, Pon. Ital. Bald. 32. *Arbor exotica spinosa, foliis lentisci*, C. B. Pin. 399. Raii Hist. 2. 1743. Herm. Mus. Zeyl. [illegible]. *Arbor spinosa Indica, muricatis siliquis*, Park. Theat. 1251. *Lobus echinatus*, ou *Noix de bézoard*, Ger. Emac. 1554. *Lobus echynatus, fructu cæsio, foliis longioribus*, Herm. Parad. Bat. Prod. 348. Cat. Jam. 144. Hist. 2. 41. *Lobus alius exoticus hirsutus, cum piso duro cinerei coloris*, Chab. 92. *Lobus ἐχινώδης cum piso duro cinerei coloris*, J. B. 1. 439. *Acacia gloriosa, lentisci foliis, spinosa, flore spicato luteo, siliquâ magnâ muricatâ*, Pluk. Almag. 4. Phyt. Tab. II. fig. 2. *Caretti*, Hort. Mal. 2. 35. Tab. 22. *Inimboy Brasiliensibus*, Macg. 12. *Inimboy Brasilianorum frutex spinosus spicatus platylobis, echinoidibus, glycyrrhizæ foliis*, Breyn. Prod. 1. 40. *Inimboya sive Sylva de praya Lusitanis*, Pis. 95. (Ed. 1648.) *Inimboy*, ejusdem 205. (Ed. 1658.) *Crista pavonis, glycyrrhizæ folio minor, repens, spinosissima, flore luteo spicato minimo, siliqua latissima echinata, semine rotundo cinereo, lineis circularibus, cincto majore*, Breyn. Prod. 2. 38. Commel. Flor. Mal. 93. *Bonduch.*

Cette plante croît de la hauteur de l'homme ; elle est originaire des deux Indes. On se sert de ses baies rondes, de couleur cendrée, blanches en-dedans, extremement ameres & insipides.

Elles sont bonnes dans les hernies ; elles dissipent les flatulences, soulagent dans la colique, fortifient l'estomac, provoquent les regles, & chassent la pierre. DALE.

Il y en a encore une espece dont Ray ne nous apprend que le nom, qui est *Bonduch Indorum, siliquâ minimè spinosâ.*

BONIFACIA, ou *Laurus Alexandrina.* Voyez *Laurus.* BLANCARD.

BONTIA ; vulgairement *Olivier sauvage des Barbades.*

Cette plante a la fleur en gueule, composée d'une seule feuille, dont la levre supérieure est relevée, & l'inférieure divisée en trois parties. Le pistil part du milieu de son calyce, fiché comme un clou dans la partie postérieure. Ce pistil dégénere en un fruit oval, mou & plein de suc, qui contient une semence oblongue, enfermée dans une coque de la même forme. MILLER, *Dict. Vol.* 2.

On ne lui attribue aucune propriété medicinale.

BONUM, ἀγαθὸν καλὸν, *bon.* C'est en général ce que l'on doit aimer, faire & préférer, *Galen. Lib. VII. de Hippoc. & Platon. Dec. cap.* 2. Ce mot se peut prendre absolument ou en lui-même, & relativement : dans ce dernier sens, il signifie moins mauvais, *Galen. cap.* 20. *III Epidem. T.* 36. CASTELLI.

BONUS HENRICUS, *Tota bona mercurialis*, Offic. *Bonus Henricus*, J. B. 2. 965. Ger. 259. Emac. 329. *Bonus Henricus, tota bona*, Chab. 303. *Bonus Henricus, Officinarum*, Volck. 67. *Bonus Henricus, falso Mercurialis*, Pharmac. Edimb. 4. *Blitum bonus Henricus dictum*, Raii Hist. 1. 195. *Blitum perenne, bonus Henricus dictum*, Synop. 64. *Blitum perenne spinachiæ facie*, Hist. Oxon. 2. 599. *Atriplex chenopodia, folio triangulo*, Hort. Monsp. *Chenopodium folio triangulo*, Elem. Bot. 406. Tourn. Inst. 506. Dill. Cat. 67. Buxb. 70. *Lapathum unctuosum folio triangulo*, C. B. 115. *Lapathum unctuosum, sive Bonus Henricus*, Park. 1226. Munt. Herb. Brit. 207. *Mercuriale Angloise.* DALE.

Cette *mercuriale* a la racine épaisse, jaunâtre, vivace, & garnie de fibres. Ses feuilles croissent sur de longs pédicules triangulaires, comme l'épinar. Elles sont d'un verd jaunâtre, graisseuses ou onctueuses au toucher. Ses tiges croissent & s'élevent de la hauteur d'un pié ; elles sont garnies de feuilles semblables aux premieres, & portent sur leurs sommités des épis de petites fleurs herbacées, qui contiennent une graine, petite, noire, ronde, luisante. Elle croît parmi les décombres, & entre les moëlons. Elle fleurit au Printemps.

Cette plante est détersive. Ses jeunes rejettons bouillis, (avant qu'ils aient porté graine) comme l'épinar ou l'asperge, sont agréables au gout, rafraichissans, relâchans, bons pour le scorbut & provoquent les urines.

On en emploie souvent la décoction dans les clysteres; & les cataplasmes faits de ses feuilles, calment les douleurs de la goute.

Le miel *mercurial* est la seule préparation officinale qu'elle fournisse.

Voici comme on le fait.

Prenez *du suc de mercuriale, trois livres,*
de miel, deux livres,

Dépurez-les, & les faites bouillir ensemble, jusqu'à ce que le tout ait la consistance du miel.

On s'en sert rarement, si ce n'est en clystere.

BOO.

BOOPS, *boax, box*, βῶξ, βόαξ, βόωξ; c'est le nom d'un poisson qui ne s'éloigne pas du rivage. On compte sa chair entre les alimens faciles à digérer, & on la conseille aux personnes malades. On trouve la description de ce poisson dans Aldrov. *Lib. II. de Pisc.*

BOOS THALASSIU, βοὸς θαλασσίυ, de θάλασσα, *mer*, génitif de βῦς θαλάσσι☉, *bœuf de mer.* On trouve ces mots dans l'*Exegesis* de Galien sur Hippocrate; il les rend par σελαχώδης ἐςὶν, ὁ ἰχθὺς ὗτος, « c'est-à-dire, « poisson cartilagineux ». Pline nomme en sa langue, *Lib. IX. cap.* 24. cette espece de poisson, *plani*, & il met le *bœuf de mer* entre les *plani*; de même qu'Aristote qui nomme cette espece de poisson, σελάχη, « car« tilagineux »; à ce que dit Pline, qui cite le *Liv. V. Hist. Anim. chap.* 5. & le *Liv. VI. chap.* 12. d'Aristote. Les poissons cartilagineux sont distingués des autres, en ce qu'au lieu d'une épine, ils ont le long du dos un cartilage.

BOR

BORACO, *capistrum auri*, « litéralement *la bride de l'or.* Ruland. Voyez la remarque de Saumaise sur le borax, à l'article *Borax.*

BORADES, *limaille.* Ruland.

BORAGO, Offic. *Borrago*, Park. Parad. 249. Chab. 515. *Borrago hortensis*, Ger. 653. Emac. 797. Raii Synop. 3. 228. Hist. Oxon. 3437. *Borrago floribus caeruleis.* J. B. 3. 574. Tourn. Inst. 133. Boerh. Ind. A. 188. *Borrago floribus caeruleis & albis*, Raii Hist. 1. 493. *Buglossum latifolium, Borrago*, C. B. Pin. 256. *Bourrache.*

La racine de *bourrache* est épaisse, blanchâtre & un peu branchue; il en part plusieurs feuilles larges, longues & presque sphériques; elles sont ridées, rudes & presque épineuses au toucher. Sa tige est pareillement rude & épineuse; elle est entourée de feuilles plus petites que les précédentes; elle porte à sa sommité des fleurs composées d'une seule feuille divisée en cinq segmens étendue en forme d'étoile, d'une belle couleur bleue, avec un noir dans le milieu; ces fleurs font place à des graines brunes, angulaires; ces graines sont au nombre de quatre, & elles sont contenues dans un calyce rond. La *bourrache* croît dans les jardins; on la trouve aussi autour des maisons & sur les murs. Elle fleurit au mois de Juin.

On fait usage de ses fleurs & de ses feuilles.

Ses feuilles passent pour cordiales: on leur attribue la vertu de fortifier le cœur & de dissiper la foiblesse & la mélancolie. Pour cet effet, on prend les sommités que l'on met infuser dans du vin. Elles sont aussi aléxipharmaques & bonnes dans les fievres malignes.

Les fleurs de la *bourrache* passent pour une des fleurs cordiales. La conserve est la seule préparation officinale qu'on en fasse. Miller, *Bot. Offic.*

BORAX, espece de sel dont on se sert dans quelques Arts mécaniques & dans la Medecine.

Voici comment il est caractérisé dans les Auteurs.

Borax, Chrysocolla factitia, Santerna Plinii & Tincar; Offic. *Borax*, Charlt. Foss. 9. Dougl. Ind. 18. *Nitrum unde Borax coquitur*, Aldrov. Mus. Metall. 324. *Nitrum factitium, Arabice Borax*, Worm. 21. *Nitrum nativum aliorum fossilium, modò in terra repertum durum & spissum, ut lapidi non abs re assimilari possit. Tincar est Arabum, ex quo Chrysocolla Graecorum, Borax eorumdem Arabum, Venetiis conficitur*, Calc. Mus. 162. *Nitrum nativum scissile durum, ex quo Venetiis Borax coquitur*, Kentm. *Baurach*, Mayern. Syntag. 1. *Borace.* Dale.

Le *borax* le meilleur est celui qui vient d'Arménie & qui est d'un beau verd de poireau. Celui qu'on estime le plus ensuite, c'est celui de Macedoine. Celui de Chypre est inférieur en qualité aux deux premiers. Il faut choisir dans le *borax* de Chypre, celui qui est le plus pur, & rejetter celui qu'on remarquera chargé d'ordures & de pierres.

Voici la maniere de laver le *borax.*

Premierement, on le broye; ensuite on le met dans un mortier: on verse de l'eau dessus, & on le frotte avec la paume de la main, contre le pilon, de toute sa force. Après cette opération, on le laisse reposer & on le passe. Cela fait, on verse dessus de l'eau fraiche, & on le travaille, comme nous venons d'indiquer, & l'on recommence jusqu'à ce qu'il soit devenu pur & sans aucun mélange. Après quoi on le fait sécher au soleil & on le serre pour l'usage.

Voici comment on s'y prend pour le brûler.

On en prend une quantité suffisante, qu'on met dans un vaisseau, & le vaisseau sur les charbons. Le reste s'acheve comme nous l'avons enseigné en d'autres occasions.

Le *borax* efface les marques que les escarres ou cicatrices laissent après elles, & il arrête les progrès des excroissances. Il est détergent, astringent & chaud. C'est un styptique modéré; il a quelque degré de causticité. Il est compté entre les ingrédiens qui provoquent le vomissement; il passe aussi pour vénéneux. Dioscoride, *Lib. V. cap.* 104.

Le *borax* est une substance liquide qui coule dans les mines d'or & à laquelle le froid de l'hiver donne la consistance de la pierre ponce, en le condensant. Le meilleur est celui qu'on peut trouver dans les mines de cuivre; & après celui-là, celui qu'on trouve dans les mines d'argent. On en tire aussi des mines de plomb. Le plus mauvais est celui qui vient des mines d'or. On a de plus des méthodes pour en obtenir de tous ces métaux: mais le *borax* factice n'est pas comparable en qualité au *borax* naturel. Une de ces méthodes consiste à faire entrer un filet d'eau pendant l'hiver, dans les mines; cette eau qu'on a fait couler jusqu'au mois de Juin, se séche dans ce mois & dans le mois suivant, & laisse après elle le *Chrysocolla.* Il ne faut pas espérer de produire par cette méthode quelque chose de bien parfait; on n'aura qu'une veine ou matiere putride. Le *Chrysocolla* naturel a bien une autre dureté que celui-ci. Ils l'appellent *lutea*; apparemment parce qu'ils le teignent avec une plante qui porte ce nom. Il est de la nature de la laine ou du lin, en ce qu'il s'empregne de toute sorte de sucs. On le pille dans un mortier; on le passe ensuite à travers un tamis fort fin; puis on le broye; lorsqu'on l'a réduit de cette maniere, en une poudre très-menue, on le passe de rechef au tamis; ce qui reste sur le tamis, se remet dans le mortier, & se jette dans un moulin pour y être broyé. On met cette poudre dans de petits vaisseaux, *Catinos*. On la laisse macérer avec du vinaigre dans lequel elle perd sa dureté. On la pile pour la seconde ou troisieme fois; on la lave dans des bassins, & on la fait sécher. On la teint ensuite avec l'alun de plume & la *lutea* dont nous avons parlé ci-dessus. Ainsi avant que d'employer en couleur le *Chrysocolla*, on commence par le colorer lui-même. Il est bon qu'il boive facilement ou qu'il prenne facilement les sucs destinés à le teindre; mais s'il en arrivoit autrement, on y ajouteroit du *Schytanum* & du *Turbystum*, car c'est ainsi qu'on nomme les ingrédiens qui le disposent à prendre couleur. Lorsqu'il est teint ainsi que nous venons de l'exposer; les Peintres ont ce qu'ils appellent l'*orobitis*, & ils en font de deux sortes, du jaune, qu'ils emploient en peinture, & du liquide qui vient de la distilation des globules humides.

On prépare l'un & l'autre dans l'isle de Chypre.

L'espece la plus estimée de *Chrysocolla*, c'est l'Arméniene : vient ensuite le *Chrysocolla* de Macedoine; le plus commun est celui d'Espagne. Le plus grand éloge qu'on en puisse faire, c'est de dire qu'il fournit aux Peintres le verd d'herbe le plus naturel & le plus beau qu'ils puissent souhaiter. L'Empereur Néron fit joncher dans des jeux publics, l'arene, de *Chrysocolla*; il y parut ensuite habillé de la même couleur, & conduisant à sa suite une vile populace d'ouvriers, il se fit un honneur devant eux d'exceller dans l'art de conduire un char.

On distingue trois especes de *Chrysocolla* :

Le rude, qui se vend sept livres.
Le moyen, qui se vend cinq deniers.
Et l'*attrita*, qu'on appelle encore l'herbacé, qui se vend treize deniers.

On se sert en Medecine du *Chrysocolla* pour déterger les plaies; c'est pourquoi on le mêle avec l'huile & la cire. Comme il est sec de sa nature; il desseche & resserre. On l'ordonne dans l'esquinancie & dans l'orthopnée. Il provoque le vomissement; il entre dans les collyres qu'on prépare pour dissiper les cicatrices qui sont aux yeux, & dans les emplâtres verds qu'on emploie pour calmer les douleurs & faire cicatriser. Les Medecins comprennent sous la dénomination d'*acesis*, toutes les sortes de *Chrysocolla*, excepté l'*orobitis*. Les Orfevres s'en servent pour souder l'or; c'est de cet emploi que lui vient le nom de *Chrysocolla*, terme composé de χρύσ& & de κόλλη, *glu*; tous ceux qui en font le même usage, lui conservent cette dénomination. Si on y mêle du verd de gris, qu'on y ajoute de l'urine d'enfant avec du nitre, & qu'on pile le tout avec des pilons de cuivre de Chypre, dans des mortiers de même métal; on aura le *Santerna*. Le *Santerna* fait une soudure pour l'or, qu'on appelle *argenté*, ou allié avec de l'argent; il fait plus, si on l'unit à cet or, il lui communiquera de l'éclat. Quant à l'or cuivreux, ou mêlé avec le cuivre, on a beau y ajouter du *santerna*; il s'aigrit, se ternit, & se soude difficilement. On prépare pour cette sorte d'or une soudure particuliere; cette soudure est composée d'or, d'un septieme d'argent; le tout ajouté & mêlé avec la soudure dont nous avons parlé. PLINE, *Lib. XXXIII. cap. 5.*

On trouve parmi les métaux quelques especes de *Chrysocolla*; il y a même des Auteurs qui ne traitent de vrais *Chrysocolla*, que ceux-là : mais il y a un *Chrysocolla* factice qui se fait en pilant ces vrais *Chrysocolla* dans un mortier de cuivre rouge, avec un pilon de même métal, à la chaleur des rayons du soleil, dans de l'urine d'enfant. Cette composition est plus énergique en qualité de remede, que le vrai *Chrysocolla*; elle est excellente pour les ulceres malins, soit qu'on l'emploie seule, soit qu'on la mêle avec d'autres ingrédiens appropriés. Si on la brûle, on lui ôtera de sa qualité caustique. PAUL EGINETE, *Lib. VII. cap. 3.* AETIUS, *Tetr. I. Serm. 2. cap. 81.*

Borax est un terme barbare latinisé, & dont on se sert généralement, au lieu de *Chrysocolla*. Les Grecs des derniers âges disent aussi βοράχιον, *borachion*; ainsi qu'on peut lire dans Myrepsus, à propos de l'onguent διὰ κιτρίων, de citrons; entre les quarante-deux ingrédiens qui entrent dans sa composition, il compte une certaine dose λίθυ βοραχίυ, de pierre de *borax*; d'où l'on voit que le *Chrysocolla* étoit pour les anciens une pierre. Mais Dioscoride prétend qu'une des propriétés du meilleur *Chrysocolla*, c'est d'être sans pierre; c'est-à-dire, que la meilleure pierre de *borax* ne doit point être pierreuse; ce qui est absurde. Mais ce qui m'a surpris plusieurs fois, c'est que les Grecs & les Latins en soient venus à substituer les mots barbares βοράχ & βοράχιον, au terme de *Chrysocolla*. Il n'y a guere que les Arabes qui aient pu leur communiquer ces façons de parler; cependant elles ne sont point de leur langue. C'est pourquoi j'estime qu'un très-habile homme s'est trompé dans ses notes sur Garcias, *cap. 35. Lib. I.* lorsqu'il a prétendu que le terme *borax* étoit un mot corrompu & qu'il falloit dire *baurac*. *Baurac* est bien un mot Arabe, mais qui n'a jamais été synonyme à *Chrysocolla*. Il signifie nitre ou aphronitre. Avicenne l'emploie pour *nitrum*; car il appelle l'*aphronitrum*, *zebed baurac*, c'est-à-dire, écume de nitre. Ce n'est pas que les Arabes n'usent quelquefois du mot grec *nitron*; mais ce n'est point comme synonyme à *Chrysocolla*, qu'ils appellent *Tincar*. Un Glossateur Arabe, sur une copie fort ancienne de Dioscoride, rend χρυσόκολλα, *Chrysocolla*, par *Tincar va lezac alzeheb*, « *Tincar*, ou « soudure d'or »; phrase dans laquelle le *Chrysocolla* des Grecs est rendu en Arabe par soudure d'or. *Zeheb* est mis pour *deheb*, & Avicenne entend par ce mot le *Chrysocolla*, ainsi que par *lezac aldeheb*. Cette derniere maniere de dire est particuliere aux Chaldéens. Ils ont le mot דהב, *dahab*, qu'ils substituent au mot hébreu, זהב, *zahab*, or. Brassavole & d'autres Auteurs remarquent que les Arabes ont surnommé le *Chrysocolla*, *capistrum auri*, la bride de l'or. Ce qui les a induits en erreur, c'est l'autorité d'un ancien Interprete qui dit sur le *Tincar* d'Avicenne, qu'on l'appelle *capistrum auri*, *& dicitur capistrum auri*; & on l'appelle la bride de l'or. Il y a dans l'Arabe soudure ou consolidation d'or. Avicenne se sert par tout du verbe souder en arabe, pour ceux de joindre & conglutiner des parties séparées, & il en fait un synonyme aux verbes grecs συγκολλᾶν & κολλᾶν, *agglutinare*; d'où on a fait κολλητικὰ φάρμακα, remedes agglutinans. Mais comme il ne faut ajouter qu'un point au même verbe, pour lui donner la signification de *frænare*, mettre un frein, & pour pouvoir en dériver les noms *frænum* & *capistrum*, frein, brider; c'est-là, sans doute, la source de l'erreur de l'ancien Glossateur; il s'est laissé tromper par la ressemblance des mots; cette ressemblance l'a conduit à une absurdité; en effet, quoi de plus absurde que d'appeller le *Chrysocolla*, qui est la vraie soudure de l'or, la bride de l'or.

Les Arabes semblent reconnoître quelque affinité entre le *Chrysocolla* & le nitre, ou le *baurac*; car nous lisons dans Sérapion, *cap. de Chrysocolla*, 413. que le *Tincar* est une sorte de sel qui a quelque gout de nitre, ou du *baurac*. Il dit encore dans son chapitre du nitre, selon le sentiment de Rhasis, qu'il y a une espece de nitre, ou d'aphronitre d'où vient le *Tincar*, c'est-à-dire, le *Chrysocolla*. Quoiqu'il en soit, je ne doute nullement que les Barbares, n'aient tiré leur *borax*, ou leur dénomination du *Chrysocolla*, du *baurac*, ou *borac* des Arabes; quoique *baurac* en Arabe ne se dise que du nitre; ainsi qu'ils ont fait du *sandarac* des Arabes, leur *sandarax*, & du βερνίκη des Grecs, leur *vernix*; quoiqu'ils attribuent à *vernix*, un tout autre sens que celui qui convient au *bernice* des Grecs.

Ce qui acheve de démontrer que les Arabes instituoient quelque rapport entre le *Chrysocolla*, communément appellé *borax*, & le nitre qu'ils appellent vraiment *baurac*, c'est la maniere de préparer le *Borax* ou *Chrysocolla* factice.

On se sert pour cela de l'alun de plume & du sel ammoniac. C'est pourquoi Sérapion le met au nombre des sels.

Albert le Grand entend par le terme *borax*, une pierre que l'on trouve, dit-il, dans la tête du crapaud. Mais cet Auteur ne mérite aucune foi. SAUMAISE, *de Homonym. Hyl. Iatr. cap.* 121.

Aristote dit dans son Livre περὶ θαυμασ. ἀκουσμάτων, de Demonesus, Isle située en opposition à Chalcedoine, qu'elle produisoit l'espece la plus parfaite de *Chrysocolla*; & que comme on en faisoit un remede pour les yeux; il se vendoit au poids de l'or. *Idem. Plin. Exerc.*

Voici ce que M. Geoffroy nous apprend sur le *borax*.

Mémoire de M. GEOFFROY *sur le borax.*

Le *borax* est un sel dont la composition ou naturelle ou artificielle, est peu connue. L'histoire naturelle, tant ancienne que moderne, nous fournit sur ce sel étranger, peu d'éclaircissement; & de ce qu'elle en rapporte, nous ne pouvons conclurre que ce soit la véritable *chrysocolle* des Anciens; quoique les Espagnols qui travaillent les mines du Chili; les Venitiens, & d'autres modernes lui donnent encore ce nom qu'ils ont pris dans l'ancienne Histoire naurelle.

Pline en parlant de la *chrysocolle* de son tems, la divise en deux especes, la naturelle qui se tiroit des mines de cuivre; l'artificielle qu'on faisoit, en agitant & en triturant de l'urine d'enfant, dans des mortiers de bronze.

Paul Herman, dans sa matiere Médicale, de l'édition de Strasbourg de 1706. pag. 651. dit qu'on fait le *borax* aux Indes Orientales, d'une terre nitreuse; qu'après l'avoir calcinée & mise en poudre, on la fait bouillir & qu'on en fait une forte lessive, qu'on l'expose ensuite à l'air, pour la faire crystalliser, que ce sel ne se perfectionne pas davantage dans le pays, & que c'est dans les lieux où on le transporte qu'on le purifie.

A ces deux descriptions, & principalement à celle de Pline, on ne reconnoît pas le *borax* d'à présent; car, par les essais que je fais sur la solution de ce sel dans l'eau sans addition, je n'y ai pu trouver aucun atome de cuivre; quoiqu'il dût y en avoir considérablement, si c'étoit la *chrysocolle* de Pline.

Je ne trouve pas non plus qu'il puisse être fait d'une terre nitreuse, prise dans le sens & selon les propriétés de notre nitre d'à présent; parce qu'il crystalliseroit autrement & fuseroit sur le charbon; que si M. Herman entend par le nitre des Indes, le nitre d'Agra, & de quelques autres endroits des Indes Orientales, qui est un *natrum*, & par conséquent un fort alcali; le *borax* seroit un sel alcali, beaucoup plus penetrant, & auroit un gout beaucoup plus acre, à moins qu'en fabriquant ce sel on n'ajoute au *natrum*, quelque matiere qui adoucisse cette acreté, & en fasse un sel salé, imparfait, où l'alcali domine encore.

Feu mon Frere a dit dans les leçons qu'il dictoit au Collége-Royal, sur la matiere Médicale, & d'après des Mémoires qu'il avoit eus d'un Voyageur Allemand, nommé M. Narglin, bon Naturaliste, qui avoit fait beaucoup de recherches sur ce sel, tant aux Indes, qu'à Venise, où l'on le purifioit autrefois; que le *borax* se tiroit de divers endroits des Indes Orientales; mais en plus grande quantité des Etats de Mogol & de la Perse; qu'en différentes contrées de ces deux Etats, il couloit lentement de plusieurs mines, & principalement de celles de cuivre, une eau saline, trouble & verdâtre qu'on recueilloit avec soin; qu'après l'avoir évaporée jusqu'à une certaine consistance, on la versoit dans des fosses creusées en terre, & enduites d'une pâte composée du limon déposé des mêmes sources minérales, & de la graisse des animaux; qu'on recouvroit ces fosses d'une épaisseur convenable de la même pâte; qu'au bout de quelques mois on les ouvroit, qu'on trouvoit l'eau évaporée en partie, & le sel de *borax* crystallisé, qu'on en retiroit ces crystaux encore mêlés & recouverts de ce limon gras, & qu'on nous l'apportoit des Indes en cet état.

Nos Commerçans tirent aussi du *borax* de la Chine, où il coute peu; ce qui feroit soupçonner que ce seroit un sel naturel dans le pays, ou du moins d'une fabrique très-aisée.

On raffine à présent ces différens *borax* en Hollande: mais ce n'est pas un secret propre aux Hollandois, puisqu'il y a un particulier dans le Fauxbourg S. Antoine, qui en a raffiné, & qui en a livré aux Marchands d'aussi beau & d'aussi pur que celui de Hollande. En cet état de purification parfaite, il est transparent comme le crystal de roche.

Brut, tel qu'on l'apporte des Indes, ses crystaux sont ordinairement gros comme des avelines, d'une couleur verdâtre, sale & obscure comme la pierre de lare de la Chine, ou comme le jade verd pâle. Ils sont tous chargés d'impuretés, de terrestréités, & enduits d'une matiere grasse qui est peut-être celle de la pâte dont je viens de parler, ou quelqu'autre graisse dont on les a recouverts, pour les empêcher de se calciner & de se reduire en farine, pendant leur transport dans ces pays chauds; car on sait que le *borax* se calcine aisément à l'air; aussi-tôt qu'après l'avoir lavé dans de l'eau froide, on l'a dégagé de son enveloppe onctueuse, laquelle blanchit l'eau & s'y dissout comme le savon.

Les crystaux de ce sel ont la figure d'un prisme oblique à six faces, dont la base a six côtés, tels que les côtés opposés sont paralleles & égaux; le grand diametre ou la longueur de cette base est à peu près double & quelquefois plus que double de sa largeur. Une singularité de ces crystaux, est que si l'on considere les deux plans opposés qui peuvent réciproquement servir de base; on apperçoit un petit côté de ce plan, ou arrête de ce solide, émoussé dans toute sa longueur & quelquefois aussi l'angle aigu, qui l'avoisine & les deux arrêtes ainsi émoussées, une dans chaque plan, sont tellement situées qu'elles sont diametralement opposées. Quoique cela ne soit pas exactement vrai dans tous ces crystaux; on voit cependant qu'ils affectent assez généralement cette figure. Le plus grand diametre de la base des plus gros que j'aie pu trouver, a environ dix à douze lignes; & le petit diametre ou celui qui marque l'épaisseur a cinq ou six lignes. La longueur n'est pas toujours proportionnée à la grandeur de la base; car tel dont le grand diametre de la base n'a que huit lignes, en a treize à quatorze de hauteur; & tel autre dont le grand diametre de la base à douze lignes, n'a que dix lignes de hauteur.

Il y a des crystaux qui ne sont pas à beaucoup près si gros; il y en a même d'aussi petits que des grains de millet.

Comme il y a grande apparence que ce sel s'est formé dans une liqueur trouble ou bourbeuse; on y trouve en le dissolvant, beaucoup de terre grossiere ou de sable, & sa couleur verdâtre disparoît, si on le crystallise de nouveau.

Voilà à peu près tout ce que je puis dire de l'extérieur du *borax*; quant à son intérieur, qui a été l'objet des recherches de la plupart des Chymistes de l'Europe, je n'en pourrois rien dire que par conjecture. Becher semble avoir connu la composition de ce sel; si ce n'est pas au hasard qu'il a dit dans sa *Physica Subterranea*, & dans son *Alphabetum minerale*, que l'acide universel dissolvant une pierre ou terre fusible forme le *borax*; comme il forme l'alun, lorsqu'il rencontre une terre propre à faire la chaux.

Sur cette idée, j'ai tenté quelques expériences dont je ferai part, si elles réussissent.

Peut-être aussi quelques jours le *borax* se découvrira-t-il à nos yeux, dans des matieres où l'on ne soupçonne pas qu'il puisse être; comme on a trouvé le sel de Glauber, & le tartre vitriolé dans des eaux minérales, dans des plantes & dans d'autres mixtes naturels.

M. Homberg a cru que le *borax* étoit un ſel urineux minéral ; M. Lemery le pere l'a qualifié de ſel moyen, qui ne fermentoit ni avec les acides, ni avec les alcalis ; & en dernier lieu M. Lemery l'a défini un ſel alcali, parce qu'il précipite la terre métallique des vitriols, & la terre de l'alun, preſqu'auſſi-bien que le peut faire le ſel de tartre. Il a fait voir auſſi que le *borax* ſe ſublimoit, non-ſeulement avec l'acide vitriolique, mais avec les autres acides minéraux & avec le vitriol blanc. *Mémoires de l'Académie Roy. des Scienc.* 1732.

Les propriétés particulieres du *borax*, ſont les ſuivantes :

1. On nous l'apporte des Indes, ſous la forme de morceaux ſales, & ſous l'apparence d'une ſubſtance groſſiere, ſaline, & ſurtout fétide, chargée d'une matiere onctueuſe, terreſtre, & pierreuſe. Dans cet état on l'appelle communément *tincar* ou *tincal*.

2. Lorſqu'il eſt affiné, ſes cryſtaux purs & entiers ont la figure d'un priſme octogone, très-bien fait. Cependant ce minéral eſt rarement parfait par la méthode commune de le raffiner.

3. Son gout particulier eſt aſſez difficile à définir, il eſt douceâtre, âcre & un peu urineux ou lixiviel.

4. Sa grande propriété eſt celle de faciliter l'alliage des métaux, ou d'aider leurs particules à ſe mêler les unes avec les autres, & à s'unir étroitement ; mais particulierement celles de l'or.

5. C'eſt un excellent flux pour les métaux, & pour certaines mines. Si on le fait fondre avec une quantité convenable de ſable ou de cailloux, on aura en fort peu de tems un verre ſi dur, qu'on pourra s'en ſervir pour couper le verre ordinaire, preſque comme d'un diamant.

6. Il ſe vitrifie avec tant de facilité, que par lui-même ſur un feu modéré, & en quelques minutes, il deviendra un verre permanent & réel.

L'uſage du *borax* dans la Medecine, eſt le même que celui d'un ſel inciſif, & apéritif, ſalutaire dans les maladies qui proviennent de l'épaiſſiſſement des humeurs, & des obſtructions qui en ſont les ſuites. Il agit en même-tems contre les acides, ſans exciter d'efferveſcence. Sa doſe eſt d'une dragme entiere, il y a des Auteurs qui lui attribuent une vertu ſpécifique, emménagogue, & expulſive, qui lui vient apparemment des qualités inciſives, deſobſtruantes & apéritives, dont nous venons de parler. Cependant ſon aiguillon ne me paroît point aſſez fort pour procurer un ſecours prompt dans un accouchement laborieux, à moins qu'on ne le releve par quelques autres ingrédiens, dont les pointes volatiles, & aiguës ſoient plus énergiques. C'eſt pourquoi on l'ordonne communément en poudre avec le ſafran, la myrrhe, l'huile de canelle, le caſtor, le ſel volatil de ſuccin, & d'autres poudres dont on connoît l'efficacité dans les cas où il faut hâter l'accouchement & faciliter la délivrance.

Il y en a qui diſent que quelques grains de *borax* pris dans un œuf poché, produiront l'effet d'un remede aphrodiſiaque, particulierement ſur ceux que les œufs pochés ſeuls ſuffiſent pour exciter.

Le *borax* calciné paſſe pour un ſpécifique dans le flux de ventre, & dans l'écoulement de la ſemence, parce que c'eſt une eſpece de terre ſtyptique. La doſe eſt depuis un ſcrupule, juſqu'à une demi-dragme, dans la conſerve de roſes, ou ſeul, ou avec d'autres ingrédiens appropriés, comme la muſcade, ou l'os de ſeche torréfiés.

On s'en ſert à l'extérieur, mais rarement à la vérité, pour conſumer les excroiſſances ſpongieuſes & charnues dans les ulceres ſordides. On en fait cas pour la gratelle, & il entre dans les coſmétiques. Dans tous ces cas l'on ne doit attendre l'effet du *borax* qu'en conſéquence de ſes qualités ſalines, inciſives & réſolutives. Ce ſont elles qui l'ont fait admettre dans l'onguent de citron, dont la vertu eſt de nettoyer la peau & de l'adoucir. Le *borax* dans ſon état cru, tel qu'on nous l'apporte des Indes, ſeroit peut-être beaucoup plus propre à produire ſes effets, à cauſe de ſes vertus ſavoneuſe & déterſive. Cependant Garcias nous apprend que les Medecins Indiens ne s'en ſervent que pour la gratelle.

Le *borax* eſt la baſe du *pulvis diaboracis* de Mynſicht, & il y a pour acceſſoire des aromatiques ſtimulans & des abſorbans. On le donne aux femmes en travail pour faciliter l'accouchement, & expulſer le fœtus mort & l'arriere-faix. Sa doſe eſt d'une dragme.

J'apporterai pour exemples de la maniere d'ordonner le *borax*, la poudre emmenagogue de Fuller, & la poudre *diaboracis* de Mynſicht.

Poudre emménagogue de Fuller.

Prenez *borax de Veniſe, quinze grains,*
myrrhe, douze grains,
ſafran, trois grains,
huile de cloux de giroſle, une goutte ;

Mêlez, & faites une poudre.

Cette poudre eſt bonne pour provoquer les regles ; il faut en prendre deux fois par jour.

Pulvis Diaboracis de Mynsicht.

Prenez *borax de Veniſe, une once & demie,*
caſſia lignea, &
ſafran d'Orient, } *de chaque 3 dragmes.*
de ſabine,
d'ambre blanc préparé, } *de chaque, une dragme & demie.*
os de cœur de cerf,
gui, &
fleurs de violette jaune, } *de chaque, une dragme.*

Mêlez, & faites une poudre.

Il faut faire ſécher la *caſſia lignea*, la ſabine, le gui, l'os de cœur de cerf, le ſafran & les fleurs de violette, & en mettre les poudres enſemble, unir l'ambre au *borax*, & mêler le tout.

On fait cas de ce remede pour hâter l'accouchement & l'expulſion de l'arriere-faix. On le met au nombre des bons emménagogues.

BORBONICUS, BORBONENSIS. Nom patronymique de quelques ſources chaudes appellées communément les *eaux de Bourbon*. Castelli. Voyez *Bourbon*.

BORBORODES, Βορβορώδες, *limoneux, ſale, terreux, féculent.* βορβορῶδες πύον, « pus ſale & féculent, » *Hippoc. Prognoſtic & Aph.* 44. *Lib. VII. & Coac.* Βορβορώδεες ὀδμαὶ, « odeur terreuſe, *Lib.* περὶ χυμῶν. Βορβορώδεα οὖρα, « urine trouble. » Galien, *ad Aph.* 69. *Lib. IV.*

BORBORYGMUS, Βορβορυγμὸς, *Borborygme* ; bruit excité dans le ventre par des vents accompagnés de quelque humidité. Galien dit, dans ſon Commentaire ſur le ſoixante-treizieme Aphoriſme du quatrieme Livre, que le *borborygme* eſt un bruit de vents ſourds & longs, accompagné d'une humidité modérée, & qui ſe fait entendre en deſcendant vers les parties inférieures. On lit dans cet Auteur, *Lib. III. Symptom. cauſ. cap.* 4. que le *borborygme* eſt un murmure cauſé par des humidités contenues dans les inteſtins, & qui annonce ordinairement une excrétion humide. Ainſi, les tumeurs dans les parties situées dans les hypocondres, se terminent en *borborygmes*. Les vents, les flatulences, sortent par la voie des déjections avec les excrémens & les urines ; car le *borborygme* n'est pas seulement un signe de flatulence, mais il indique encore la présence de quelque humeur, ou même d'un corps plus solide. Βορβορυγμὸς γενόμενος ἐν ὑποχονδρίῳ, « bruit dans les hypocondres, *Coac.* » Βορβορίζειν & διαβορβορίζειν, se disent du κοιλίη, « ventre, » lorsqu'on y entend du bruit, & qu'il est sollicité à l'excrétion, *Lib. de Rat. Vict. in Morb. Acut.*

Διαβορβορύζουσα κοιλίη κεναῖς ἐξαναστάσεσι, « le ventre faisant du bruit & de vains efforts pour se soulager, « *Prorrhet.* Διαβορβορύζοντα ὑποχόνδρια μετέωρα, « les hypocondres bruyans & élevés, *Aph.* 73. *L. IV.* » On dit aussi ὑποβορβορύζειν, κοιλίη ὑποβορβορύζουσα φύσησι, « le ventre bruyant par des flatulences, » *Aretée, L. II. cap.* 6. *de Causis & signis, Acut. Morb.* οἱ [illegible] ὑποβορβορύζοντες, « au dedans desquels on entend du « bruit lorsqu'ils boivent, *Coac.* » Cette espece de bruit est semblable à celui que l'on produit en marchant dans la boue, βόρβορος, d'où vient *borborygme.*

BOREAS, BOREALES VENTI. Les *vents septentrionaux* sont froids, & par conséquent les plus sains, surtout pour les personnes chargées de chair & d'une complexion chaude. AETIUS, *Tetrab. I. serm.* 3. *cap.* 163.

On a remarqué que les *vents* d'Orient & de Nord apportent dans l'air l'acide dont il est rempli (*a*) ; d'où on peut conclurre avec raison qu'ils sont froids *à priori* ; & c'est ce que l'expérience nous confirme. C'est en conséquence de cette qualité qu'ils détruisent dans le sang toute tendance à la dissolution, & à la putréfaction alcaline ; c'est-à-dire, qu'ils sont en quelque degré contraires à toute contagion, que les *vents* de Midi, qui sont chauds, favorisent & accroissent.

Cela posé, il ne sera pas difficile de déterminer en général quelles sortes de maladies les *vents* du Nord doivent apporter, l'accroissement de la rigidité des fibres & de la viscosité des sucs étant la suite du froid, toutes ces maladies seront fondées sur ces deux effets. Aussi remarque-t'on que presque toutes les fievres, & celles surtout qui prennent pendant l'hiver, sont accompagnées dans les pays septentrionaux de coagulation de sang ; au lieu que dans les pays chauds où elles sont plus fréquentes, c'est la dissolution des sucs qui les accompagne, c'est-à-dire les maladies pestilentielles.

BORIDIA ; espece de mets salé, préparé avec une sorte de petit poisson qu'on mange cru. Ce ragout, ainsi que tous ceux de la même espece, sont nuisibles à l'estomac, durs à la digestion, & malfaisans pour le ventre qu'ils relâchent. ORIBASE d'après *Xenocrate. Med. Coll. L. II. cap.* 58. *sur la fin.*

BORITIS. La pierre des Philosophes qui fond le cuivre des sages, & qui le rend fluide comme l'eau.

BORIZA ou LUNARIA. Voyez *Lunaria.*

BOROMETZ ou AGNUS SCYTHICUS. Voyez *Agnus.*

BOROS, βορὸς, *Vorace.* Ainsi ὕδωρ βορὸν, eau *vorace*, ou qui excite l'appétit, *Aph.* 18. *L. VI. Epid. Sec.* 4.

Galien dit que tous les Grecs appellent les grands mangeurs dans la partie de l'Asie qu'ils habitent, du nom commun de *bori*, Βορὴ, en Ionique, pour βορά, signifie mets, *L. I.* περὶ γυναικ. Βορὰ est rendu dans Hesychius par βρῶσις, σῖτος, τροφὴ, « mets, nourriture, « aliment. »

Castelli a fait une bévue singuliere en confondant βορὸς avec βορρὸς.

BOROZAIL, ou le *Zail* des Ethiopiens. C'est une maladie épidémique aux environs de la riviere de Senega. Elle attaque particulierement les parties honteuses ; cependant elle differe de la vérole, quoiqu'elle doive son origine à un usage immodéré des femmes, pour lesquelles les habitans de ces contrées ont une passion violente. Cette maladie s'appelle dans les hommes *asab*, & dans les femmes *assabatus.* BLANCARD.

BORSELLA ; instrument dont on se sert dans les verreries, pour étendre ou pour resserrer les ouvrages de verre selon qu'il est à propos. CASTELLI.

BOS

BOS, Offic. Schrod. 5. 269. Schw. Quad. 63. Aldrov. de quad. Bisul. 13. Gesn. de quad. 25. *Bos domesticus*, Jons. de quad. 26. Charlt. Exer. 8. Raii Synop. A. 70. *Mas Taurus. Bœuf.* DALE.

On entend par le mot *bos* ou *bœuf*, une vache, un veau, une genisse, ou tout autre animal à peu près de l'espece du *bœuf.*

Le gros bétail, ainsi que tous les autres animaux qui paissent & vivent d'herbes, sont foibles, mollasses & d'un mauvais suc en hiver & au commencement du printems : mais à mesure que l'été s'approche & que l'herbe renaît, ils reviennent sensiblement en embompoint, & leur chair est meilleure. Quant aux animaux qui broutent le gason & l'herbe tendre, ils ne sont meilleurs dans aucune saison qu'au commencement & au milieu du printems ; il en est ainsi des brebis. Le commencement & le milieu de l'été, est, s'il est permis de s'exprimer ainsi, la saison des boucs & des animaux de leur espece ; leur chair est la plus saine, lorsqu'ils ont brouté les tendres rejettons des arbrisseaux.

Le *bœuf* nourrit beaucoup : mais il engendre un sang épais, & des humeurs difficiles à diviser. Celui qui sera naturellement d'un tempérament mélancolique, tombera infailliblement dans quelque maladie analogue à son tempérament, s'il mange beaucoup de *bœuf.* Autant la chair de *bœuf* surpasse celle du porc en solidité, autant celle-ci l'emporte sur l'autre en délicatesse, & en facilité à être digérée. ORIBASE, *Med. Coll. L. II. cap.* 8.

Lorsque les fibres de l'estomac sont tellement relâchées, que ce viscere ne peut plus retenir les alimens, il faut préférer les mets d'une nature froide & de difficile digestion, à ceux qui se corromproient aisément, l'estomac en sera moins incommodé ; c'est pourquoi nous voyons des personnes qui digerent très-bien le *bœuf*, & qui ne peuvent digérer autre chose. CELSE, *L. IV. cap.* 5.

Le même Auteur conseille de manger la rate d'un jeune *bœuf* à ceux qui l'ont enflée ou dure, *L. IV. cap.* 9.

Oribase estime la moelle de veau la meilleure après celle de cerf. Il dit que celle du *bœuf* & du bouc est plus acrimonieuse, & par conséquent moins propre que les autres pour résoudre les duretés ou tumeurs skirrheuses, *de Virt. symp. L. II. cap.* 1.

Le même Auteur compte, d'après Zopyrus, la graisse de *bœuf* entre les sudorifiques, *Med. Coll. Lib. XIV. cap* 56.

La fiente de *bœuf* varie aussi peu que leur nourriture ; elle est dessiccative & attractive. Un Medecin fort habile dans sa profession en faisoit couvrir ses malades dans l'hydropisie, & ensuite exposer au Soleil ; ce qui leur faisoit beaucoup de bien. Pour cette opération, il choisissoit le printems, c'est-à-dire, la saison dans laquelle les *bœufs* broutent l'herbe nouvelle, & que leur fiente est plus humide. Il la faisoit ramasser & sécher, & il la conservoit pour cet usage. Il l'appliquoit aussi en cataplasme sur les tumeurs écrouelleuses, & autres. AETIUS, *Tetrab. I. Serm.* 2. *cap.* 115.

---

* (*a*) Cette observation me paroît bien hasardée ; je crois qu'on feroit assez embarrassé de prouver que l'air est plus chargé d'acide quand les vents d'Orient & du Nord soufflent, & conséquemment qu'il est la cause du froid que l'on ressent alors. Je n'en connois point de preuves.

Il faut observer, par rapport au gros bétail considéré comme aliment, que les animaux de cette espece ne se nourrissent que d'herbe & d'eau, & qu'ils font peu d'exercice, employant presque tout leur tems à paître, dormir & ruminer, à moins qu'on ne les occupe à des travaux durs, comme c'est la coutume dans quelque contrée. L'exercice habituel ne rend donc pas leur chair trop dure; ni leur nourriture, leurs sels trop exaltés. Ce doit donc être un fort bon aliment lorsqu'il est bien apprêté, & qu'il est pris dans une quantité proportionnelle à l'exercice que l'on fait.

Mais les Anglois abusent généralement des dons de la Providence dans l'usage qu'ils font de ce mets salutaire : ils n'épargnent aucun soin pour convertir le *bœuf*, c'est-à-dire le plus solide & le plus nourrissant de tous les alimens, en poison, en le rendant dur, & conséquemment indigeste ; car c'est ce qu'ils operent en le laissant dans le sel pendant plusieurs jours avant que de le préparer, & en le mangeant pour la plupart du tems à moitié cru, d'où il arrive que les organes destinés à la digestion n'étant point en état de dissoudre cet aliment endurci, & d'en faire un bon chyle, la plus grande quantité des particules se trouve trop grossiere pour circuler dans les petits vaisseaux du corps, y demeure engagée, & y cause des obstructions, mais surtout dans les glandes ; telle est la cause de la maladie que nous appellons le scorbut, qui est elle-même la source d'une infinité d'autres, tant aiguës que chroniques, auxquelles nos marins qui ne mangent que des choses salées, sont particulierement sujets.

C'est moins à notre climat, qu'à ce défaut de préparation qu'il faut s'en prendre, si les Anglois sont plus sujets que les autres peuples à la mélancolie & à un abattement qu'on leur remarque, surtout dans les tems pluvieux, lorsque l'atmosphere est léger, & que l'élasticité de l'air est diminuée. J'ai remarqué que c'étoit alors qu'ils paroissoient sombres, tristes, insociables & portés à s'enfoncer dans quelque lieu obscur & retiré, où ils pussent se donner commodément la mort; coutume qui n'est que trop ordinaire parmi eux, & qui leur est particuliere ; le suicide si commun parmi eux, est presque inoui dans les autres contrées.

Les François sont beaucoup plus prudens dans la maniere d'user de cet aliment. Ils font bien bouillir leur *bœuf*, ils ne le salent point avant que de le mettre cuire, & ils en tirent une grande quantité de potage, n'y ajoutant que des végétaux & qu'autant de sel qu'il convient. Par ce moyen ils évitent les inconvéniens & les maladies dans lesquels les Anglois se précipitent volontairement. Aussi sont-ils toujours gais & vifs. Le scorbut & ses suites fâcheuses ne sont connus en France presque que des matelots.

Si l'on en croit Hippocrate, *de Diatâ*, *Lib. II.* le *bœuf* est un aliment fort, qui resserre le ventre & dont la digestion se fait difficilement, parce que cet animal abonde en un sang épais & que sa chair est pésante. Il dit ailleurs, dans le Traité *de Rat. Vict.* que le *bœuf* augmente les maladies atrabilaires, parce que la coction s'en fait difficilement, & que cet aliment n'est pas fait pour tout estomac; la digestion, ajoute-t'il, & la distribution, en seront plus faciles & plus parfaites, si on ne le mange qu'après l'avoir conservé quelque tems.

Simeon Sethi nous apprend dans le Traité qu'il a fait des sentimens des anciens sur les alimens, que le *bœuf* fournit une nourriture fort solide, & que le sang qu'il engendre est excessivement épais; c'est pourquoi, ajoute-t'il, il cause différentes maladies dans les constitutions mélancoliques, analogues à ces constitutions. La digestion & la distribution s'en font difficilement : mais il nourrit & soutient beaucoup, s'il est bien digéré. Relativement au mouton, il est d'une nature froide & il fait un sang mélancolique. Le bouillon qu'on en tire arrête le flux de ventre qui provient de bile jaune. Celui qui aimera le *bœuf* ou qui se trouvera dans la nécessité d'en manger, qu'il le corrige avec le vinaigre, l'ail & la rue, s'il en craint quelque suite fâcheuse pour sa santé. Quand je dis que le suc du bœuf est mal-faisant, ce n'est que dans les cas dont j'ai parlé; c'est un remede pour les estomacs trop chauds, & c'est l'aliment convenable à ceux qui font beaucoup d'exercice.

Il s'ensuit de-là que le *bœuf* est beaucoup meilleur pour les personnes fortes, que pour celles qui sont foibles; pour celles qui font de l'exercice, que pour les sédentaires; pour celles qui sont dans la force de leur âge, que pour les enfans & les vieillards, & dans les saisons froides de l'année, que dans les chaudes.

Voilà la raison pour laquelle Nonnius appelle le *bœuf* l'aliment des Héros : c'est aussi par la même raison que son bouillon arrête le flux, surtout lorsqu'il est d'une nature à être guéri par des substances glutineuses, vulnéraires & capables de tempérer l'acrimonie; enfin on voit en même tems pourquoi il est nuisible à ceux qui sont d'un tempérament mélancolique, & qui en font un trop grand usage. Si ceux qui font beaucoup d'exercice en mangent avec modération, ils vérifieront ce que Celse dit, *Lib. II. cap.* 24. qu'il est bon pour l'estomac.

La chair du taureau est inférieure en qualité à celle d'un *bœuf* qui se porte bien, surtout lorsque n'ayant point été employé à des travaux durs, ses fibres ne se sont ni endurcies, ni séchées. La chair du *bœuf* l'emporte aussi sur celle de la vache.

L'odeur de la peau du *bœuf* ou plutôt celle du vieux cuir brûlé ou grillé, est recommandée dans la passion hystérique. Son suif est bon toutes les fois qu'il est question d'amollir. Sa graisse fondue avec son sabot, est plus pénétrante & plus émolliente, parce que ses parties sont plus déliées. Mais sa moelle produit ces deux effets en quelque endroit du corps qu'elle soit appliquée. On dit que ses os calcinés & pulvérisés fortifient les entrailles, arrêtent les flux immodérés, & sont salutaires contre les vers & dans l'épilepsie, pris intérieurement, ou en onguent & emplâtre; ce qu'il faut entendre seulement des cas où la maladie provient d'un excès d'humidité ou d'une trop grande quantité d'acide auquel il faut opposer des dessiccatifs & des absorbans. Il y a des Auteurs qui prescrivent la rapure de corne de *bœuf* avant le coït, pour l'épilepsie & l'impuissance : mais j'imagine que ce remede n'opérera en pareil cas que comme anti-acide, par son sel volatil alcalin. Les Auteurs recommandent aussi la fumigation de corne de *bœuf* dans les tems de peste ; mais je laisse à décider si la fumée de cette substance étant d'une nature alcaline, ne rendroit pas les humeurs plus disposées encore à la putréfaction. Le sabot de cet animal a quelque vertu anti-épileptique, mais toujours dans les circonstances que nous avons indiquées. Si on le brûle & qu'on s'en serve dans la dyssenterie, on pourra s'en trouver bien, si cette dyssenterie demandoit un remede alcalin, anti-acide & glutineux. Forestus parle de l'astragal de la vache pulvérisé & pris dans du vin, comme un spécifique contre les vers logés dans les intestins. Le membre génital ou ce qu'on appelle communément le nerf, pulvérisé ou pris en décoction, passe pour exciter dans les hommes le désir du coït & l'aversion de cet acte dans les femmes; la raison de ces contrariétés ne se présente point, & elles ne sont point attestées par l'expérience. On trouve quelquefois dans la vésicule du fiel de cet animal, une pierre qu'on appelle bézoar de *bœuf* ou pierre *alcheron*, en Portugais *mesang de vaca*, & en Arabe *haraczi*, qu'on dit être alexipharmaque & anti-épileptique. Il ne faut pas confondre cette pierre avec le *bulithe*, ou masse que l'on trouve dans l'estomac ou dans les intestins du *bœuf*. Le *bulithe* qu'on désigne plus ordinairement par *tophi bovini*, est composé de poils que le *bœuf* détache de son corps en se léchant, qu'il avale & qui se ramassent peu à peu, & forment une boule dans son estomac. Cette boule est ordinairement de la couleur du poil de l'animal. M. Hans Sloane dit dans son histoire de la Jamaïque, que quelques Medecins en ordonnent une demi-dragme en poudre en qualité d'astringent. Ces boules sont quelquefois couvertes d'une croute luisante; ce en quoi elles imitent la vraie pierre bézoardique. Quant au fiel, nous en avons parlé fort au long à l'Article *Bilis*. Sa rate est non-seulement recommandée en décoction, mais encore en applications extérieures dans les maladies de la rate, telles que la dureté, l'inflammation, la douleur & la tumeur. Nous lisons dans Etmuller que Paracelse fit une épreuve remarquable de la vertu de cette partie. Il la fit bouillir dans de l'eau après l'avoir coupée en petits morceaux, & il parvint à guérir avec ce remede une suppression de regles & une cachexie qui en étoit la suite. La raison n'éclaire point sur cet effet, mais il faut céder à l'expérience. Etmuller ajoute que l'essence de rate de *bœuf*, préparée avec l'esprit de baume, est bonne dans la suppression des regles & dans la cachexie qui en provient. On pourroit mêler cette essence plus convenablement avec une essence liquide d'acier, ce second ingrédient étant beaucoup mieux approprié à ces cas, & surtout lorsqu'il est question d'agir sur les parties intérieures, de lever des obstructions & de dissiper les oppilations du mésentere. M. Michaeli possédoit une certaine essence composée de rate de *bœuf* mêlée avec l'essence d'acier, dont il usoit dans la suppression des regles accompagnée de douleur. Il y a des Auteurs qui recommandent cette préparation pour provoquer l'appétit. La rate de *bœuf* distilée avec l'esprit de vin, est recommandée dans toutes les maladies de l'estomac. Jusqu'ici nous avons suivi Etmuller.

Je penserois volontiers que la vertu de cette liqueur distilée provient de l'esprit de vin, ou de l'essence des autres ingrédiens, plutôt que de la rate de *bœuf*. On trouve dans la Pharmacopée de Berlin une préparation sous le titre de *Essentia splenis bovini*. Cette essence est extraite de la rate d'un jeune taureau nouvellement châtré, par le moyen de l'esprit de vin ou du baume, après avoir été coupée en petits morceaux, & macérée pendant quelques jours dans l'esprit de vin imprégné de myrrhe ou de poudre d'angélique, & ensuite séchée à l'air.

Le foie de *bœuf* séché & pulvérisé, passe pour un bon remede dans les flux de ventre & dans les hémorrhagies. S'il est vrai que l'on s'en serve dans ces cas avec succès, ce sera en qualité d'absorbant & de poudre alcaline; cela supposé, les foies de tous les autres animaux produiront le même effet. On dit que sa décoction est bienfaisante dans les maladies du foie, si on lui joint les plantes hépatiques. Mais il faut attribuer l'énergie de cette décoction, si elle en a quelqu'une, aux plantes seules.

La vertu discussive de la fiente de *bœuf* la rend très-recommandable en applications. On l'emploie récente en forme de cataplasme, comme un anodyn reconnu dans les inflammations & surtout dans la goute. Il y a des Medecins qui la font appliquer sur l'abdomen mêlée avec des vers de terre, pour guérir la colique & discuter les flatulences ou pour réprimer les tumeurs & dissiper les eaux dans l'hydropisie ascite. La fiente de *bœuf* ne le cede dans ces cas qu'aux excrémens humains. Etmuller dit qu'on s'en trouvera bien dans les tumeurs œdémateuses. On la recommande aussi dans la rétention d'urine, en application sur le periné & sur la région des os pubis. Le petit peuple en fait prendre le suc exprimé dans les douleurs de la colique; & Etmuller nous assure avoir des expériences qui constatent que ce suc est non-seulement un excellent remede pour la colique, mais encore pour la pleurésie; & que de cette fiente, ainsi que des excrémens humains, on obtient par des digestions & sublimations réitérées, le *zibethum occidentale*, ainsi nommé par Paracelse, parce qu'il exhale une odeur douce comme celle de la civette. Dioscoride dit, *Lib. II. cap.* 73. que la fiente de *bœuf* paissant, appliquée récente sur les plaies, en calme l'inflammation; il faut, ajoute-t'il, l'envelopper dans des feuilles, la faire chauffer sur la cendre & l'appliquer sur la partie affectée; il assure aussi qu'en fomentation elle calme les douleurs de la sciatique; qu'infusée dans du vinaigre elle résout les duretés & les tumeurs scrophuleuses, si on les en frotte; & qu'en fumigation elle empêche la descente de matrice: mais dans ce dernier cas il ajoute qu'il faut choisir la fiente du *bœuf* plutôt que celle de la vache. Il prétend que l'odeur de cette fiente allumée chasse les cousins.

Matthiole observe sur ces endroits de Dioscoride, que tous les remedes de cette espece sont proportionnés à la constitution robuste des habitans de la campagne, comme les moissonneurs, les laboureurs & autres gens accoutumés aux travaux les plus pénibles; que c'est sur eux qu'on peut appliquer en cataplasme la fiente de bœuf avec le vinaigre, lorsqu'ils sont affectés de quelque tumeur skirrheuse. Valescus de Tarante nous assure que la fiente de *bœuf*, ou de cheval, est d'un excellent usage dans la gangrene pour préserver les parties saines de la corruption. Sylvius & Barbette, qui se sont servis après lui du même remede dans le même cas, en faisoient un grand secret. Mais, si l'on en croit Heister, ce remede n'est pas moins foible que sordide, & il conseille à un Medecin de ne le jamais employer sur les personnes d'un certain état, mais de l'abandonner à ceux qui ne pourront s'en procurer de meilleurs. *Heister, Chir. p.* 323.

Etmuller dit que si l'on prend intérieurement l'urine de vache au mois de Mai, qu'on s'y baigne les piés pendant quelque tems, & qu'ensuite on y applique l'emplâtre de Nuremberg, on guérira de la goute. Dioscoride assure que l'urine de taureau, mêlée avec la myrrhe, & distilée dans les oreilles, en calmera la douleur. Helmont propose, comme un remede éprouvé dans la pierre, la liqueur qui remplit ordinairement la vessie du fœtus dans une vache, prise tous les matins, à la dose d'environ deux onces dans une quantité pareille de vin blanc.

Le sang de taureau recemment tiré cause la difficulté de respirer, & la suffocation, & passe pour un poison: mais Mathiole dit dans ses observations sur Dioscoride, qu'à moins qu'on n'en boive en grande quantité, chaud, au sortir de la veine, & avant qu'il soit coagulé, il fera peu de mal, ou n'en fera point du tout. Les dernieres expériences faites sur le sang de taureau ne confirment point cette qualité vénéneuse. Au contraire, on ordonne pour l'intérieur le sang de *bœuf* & de taureau dans la dyssenterie, dans la surabondance des regles, & dans d'autres hémorrhagies internes: ainsi que dans le crachement de sang, pris dans du vinaigre; on s'en sert encore, lorsqu'il est question d'amollir, & de discuter les tumeurs, & de nettoyer le visage de ses taches. Etmuller prétend qu'on ne se sert gueres du sang de taureau, que dans les cas d'atrophie des membres & des jointures, occasionnée par des blessures considérables; lorsqu'il y aura foiblesse & douleur dans les mêmes parties, on les fera plonger dans le sang de *bœuf*, ou d'un chien nouvellement tué, & elles en seront singulierement ranimées & rendues plus souples, & plus propres au mouvement. Le sang de *bœuf* appliqué à l'extérieur a les propriétés communes au sang des autres animaux; c'est-à-dire, qu'en conséquence de sa nature savoneuse, & de sa chaleur naturelle, il est dissolvant & apéritif; comme il est de son essence de se coaguler, il ne peut être que nuisible à l'estomac qui n'aura pas la force de le résoudre. Helmont dit que le sang de taureau est un poison, mais non celui de *bœuf* ou de vache; la raison qu'il apporte de cette différence; c'est que le taureau est un animal furieux qui ne meurt point sans être agité d'un desir violent de vengeance; ce qui transmet à son sang une forte impression; & une qualité qui le rend venimeux. Guainerius dit aussi que non-seulement le sang du taureau, mais encore celui du *bœuf* âgé est un poison. KIEGAR.

BOSA, terme Egyptien qui signifie une pâte faite avec la farine d'ivraye, de chenevis, & avec de l'eau, qui a la vertu d'enivrer, de même que l'*assis*. Voyez *Assis*.

BOSCADES, Βοσκάδης; épithete que l'on donne aux pigeons qui habitent des colombiers situés dans les campagnes. On leur donne aussi le nom d'*agrestes*, sauvages, pour les distinguer des pigeons domestiques, τῶν χαλοικιδιῶν, *Galen. Lib. II. de C. M. S. G. cap.* 10. βυσκὰς, est une espece de poix séche & tenace comme la glu. Gorræus.

BOSCI SALVIA, espece de sauge, qui prend sa dénomination de *boscum*, ou *boscus*, bois, parce qu'elle croît dans les bois. Blancard.

BOSMOROS ou BOSPOROS, de βόσκω, *nourrir*, & de μόρος, *division*. Espece de blé ainsi appellé, parce qu'il est divisé par les dents du moulin, ou de la meule, ou parce que les bœufs en le foulant sous leurs piés, le séparent de son épi. *Bosmoros* peut être dérivé de βῶς en dialecte Dorique, βῶς, *bœuf*; ou de βῶς, *bœuf*, & de πείρω, *passer par-dessus*. Blancard.

BOT

BOTAMUM, *plomb lavé*. Ruland.

BOTANE, Βοτάνη, *herbe*, d'où vient

BOTANICA, *Botanique*. C'est une science qui a pour objet les herbes & les plantes. Quoique les anciens Medecins n'eussent pas négligé cette partie de la Medecine; cependant comme ils l'étudioient sans principes, & qu'elle n'avoit point encore de forme réguliere, ils ne la regardoient pas proprement comme une science, & elle n'étoit pas encore distinguée par un nom particulier.

Mais avant que d'entrer dans l'histoire de la *botanique*, je crois qu'il est à propos de définir les termes les plus usités dans cette science, ne fut-ce que pour épargner au Lecteur la peine de recourir à une infinité d'articles, pour l'intelligence de ce que nous avons à dire dans celui-ci.

A

Abajour, c'est un terme d'architecture qui signifie une espece de fenêtre embrasée de haut embas, & qui sert à éclairer les lieux souterrains. Ce terme m'a paru propre pour exprimer certaines lucarnes qui se trouvent sous le chapiteau du fruit de plusieurs sortes de pavot; car ces especes de lucarnes éclairent les loges de ces fruits, & ressemblent tout-à-fait à des soupiraux de cave.

Aigrette, en latin *pappus*: c'est une espece de brosse ou pinceau de poil déliée qui se trouve au haut des graines des chardons, de la dent de lion, des aster, &c. Ces sortes de semences ressemblent à des volans: le vent les emporte facilement, & la graine qui est plus solide que l'aigrette, se présente toujours la premiere à terre lorsqu'elle tombe, ce qui fait que ces graines se sement d'elles-mêmes.

Aiguiere a deux becs: c'est celle qui dans son ouverture a deux becs opposés & propres à verser de l'eau. Le fruit du *geum* a la figure d'une aiguiere à deux becs.

Aiguille. Parmi les Architectes se prend pour un clocher haut & pointu, ou pour un obélisque dressé dans une place publique. Je me sers de ce terme pour décrire certains fruits qui ressemblent à ces sortes de pieces.

Aisselle, en latin, *ala*. On appelle aisselle en *botanique* l'espace compris entre les tiges des plantes & leurs feuilles, soit que ces feuilles soient soutenues par une queue, ou qu'elles soient attachées par elles-mêmes. On dit que certaines fleurs naissent dans les aisselles des feuilles.

Alternativement & Alterne, feuilles placées alternativement & feuilles alternes, ce sont des feuilles placées l'une après l'autre, & tour à tour des deux côtés d'une branche. On dit que les parties de certains fruits sont relevées & rabattues alternativement, lorsque leurs pointes sont tournées l'une en haut & l'autre embas tour à tour.

Ame ou Noyau. Parmi les Sculpteurs c'est le soutient d'une figure de stuc ou de plâtre. Je me suis servi de ce terme pour exprimer le soutien de certains fruits.

Analyse Chymique des Plantes. On entend par ce mot la résolution des plantes en leurs principes sensibles, faite par le moyen de la Chymie; c'est-à-dire, avec des vaisseaux propres pour séparer les substances qui composent les plantes, & avec le degré de feu qu'il faut pour les séparer aussi pures que l'on peut. M. Bourdelin, de l'Académie Royale des Sciences, a porté ces sortes de travaux à un tel point de perfection, qu'il est difficile de pouvoir aller plus loin.

Arbre, est une plante d'une grandeur très-considérable; qui n'a qu'un seul & principal tronc divisé en maîtresses branches; tels sont le chêne, le noyer, le peuplier, &c.

Arbre de plein vent, *arbre de haut vent*, *arbre de tige*. On se sert de ces termes pour exprimer des arbres qui s'élevent naturellement fort haut, & que l'on ne rabaisse pas.

Arbre de Brin. Parmi les Charpentiers est un arbre de belle venue, & dont la tige est haute & droite, tels que sont ceux dont on fait les poutres, les sablieres, les mâts, &c. Parmi les Jardiniers on dit un arbre d'un beau brin, pour dire un arbre droit, de belle venue & assez gros dans son espece.

Arbre Conifere. Voyez *Conique*.

Arbre Nain ou *buisson*. Ce sont les arbres que l'on tient bas, & auxquels on ne laisse qu'un demi-pié de tige. On les vuide en dedans, afin que leurs branches s'étendant sur les côtés, forment une boule ou buisson arrondi.

Arbrisseau ou *Arbuste*. On nomme arbrisseau une plante ligneuse de moindre taille que l'arbre, laquelle outre la principale tige, produit très-souvent de la même racine plusieurs piés considérables: tels sont le troêne, la filaria, &c.

Areste. Parmi les Menuisiers, c'est l'angle vif d'une piece de bois: on dit qu'une piece de bois est à vive arête, ou qu'elle est bien avivée, lorsque son tranchant est fort aigu. Ces termes sont propres pour les descriptions de certains fruits.

Argot ou *Ergot*, signifie proprement une pointe dure qui est au derriere de la jambe des coqs. L'on se sert de ce terme en *botanique*, pour signifier l'extrémité d'une branche qui a été taillée; & qui est morte dans le bout, comme il arrive souvent aux branches qu'on écussonne. On coupe ce bois mort jusqu'au vif ou jusqu'à l'écusson, & c'est ce qu'on appelle tailler l'*argot*. Cette coupe donne lieu à l'écorce de couvrir insensiblement ce qui reste de bois vif taillé.

Arrester ou *Châtrer*. On doit *arrêter* les melons, *châtrer* les melons, pour dire qu'il faut couper les bras des melons & des concombres qui s'allongent trop; car la séve trouvant plus de facilité à se mouvoir dans les vaisseaux de ces bras, qui sont en ligne droite, ne se détourne qu'en petite quantité dans les queues qui soutiennent les fruits, à cause que les vaisseaux de ces queues sont placés obliquement; au lieu que quand on a *châtré* les melons, la séve passe dans les queues des fruits, parce qu'elle trouve plus de facilité à se mouvoir en ce sens-là, qu'à forcer les orifices des vaisseaux coupés qui sont flétris, & que l'air extérieur comprime par son ressort.

Articuler, *articulation*; *pieces articulées*. Ce sont des termes empruntés de l'Anatomie, & dont je me sers dans la description de certains fruits, ou de quelques autres parties des plantes, pour faire connoître que ces fruits ou ces parties sont composées de quelques pieces jointes entre elles bout à bout, & avec quelque sorte de flexion à peu près comme sont les os des doigts de la main: mais comme ces mouvemens ne sont pas fort sensibles dans les parties des plantes, on juge de l'articulation de leurs pieces quand elles se cassent facilement dans l'endroit de leur jonction, comme on le peut voir dans les gousses de *securidaca*, du pié d'oiseau, de l'*hedysarum clypeatum*, de *coronilla*, &c.

Aubier, en Latin *Alburnum*, c'est une couche ou enveloppe

loppe tendre, ordinairement blanchâtre, & différente en couleur de l'écorce & du bois, entre lesquels elle se trouve dans le tronc des arbres ; l'aubier est proprement le jeune bois qui n'a pas encore acquis la dureté du vrai bois, & qui ne devient vrai bois que dans l'espace d'une ou de plusieurs années ; car les fibres de cette couche qui sont placées du côté du bois, se durcissent & deviennent ligneuses, tandis que les autres qui touchent l'écorce venant à se gonfler, forment ce qu'on appelle le nouvel *aubier* ; aussi l'on peut dire que le bois d'un arbre est l'ancien *aubier*, & que le nouvel *aubier* n'est autre chose que le jeune bois de ce même arbre. C'est de-là que viennent tous ces differens cercles concentriques que l'on découvre dans un tronc que l'on scie en travers : car toutes les couches que l'on appelloit *aubier*, lorsqu'elles étoient tendres, & qui sont devenues ligneuses en certain espace de tems, sont un peu différentes en couleur, les unes des autres ; soit qu'il y ait quelque diversité dans leur tissure, soit que le suc nourricier qui s'est arrêté & figé chaque année dans leurs pores, n'y ait pas toujours répandu la même quantité de certaines matieres que la terre lui devoit fournir, soit enfin que l'évaporation de ce même suc nourricier qui se fait plus facilement dans les couches ligneuses qui sont près de l'écorce, que dans celles qui forment le cœur du bois, contribue à ces sortes d'altérations. On peut ajouter à ces causes l'action du soleil, & celle de la matiere subtile qui n'agissent pas également sur toutes ces couches.

B

Base, c'est le soutien ou le pié de quelque chose. Le bas des feuilles ou des tiges, est appellé par les Botanistes la base des feuilles ou des tiges ; on l'appelle autrement la naissance des feuilles ; car on dit, ces feuilles sont arrondies à leur naissance ; cette tige est cannelée à sa naissance ; les feuilles entourent la tige par leurs bases ; elles sont découpées jusqu'à leur base, &c.

Bassin, espece de plat assez profond & dont les bords ne sont pas fort larges par rapport au reste. Je me sers quelquefois de ce terme dans la description de certaines fleurs, qui approchent de la figure d'un bassin.

Bale, en Latin *Gluma*. On appelle *bâle* les petites feuilles en écailles qui servent de calyce aux fleurs du blé, du chien-dent, &c. & qui servent ensuite d'enveloppes à leurs semences. On dit la *bâle* du froment, du seigle, &c.

Baie, en Latin *Bacca*. C'est un fruit mou, charnu, succulent, & qui renferme des pepins ou des noyaux. On se sert proprement du mot de *baie* pour exprimer les fruits clair-semés, comme le fruit du laurier, de l'olivier, & semblables : mais lorsque les fruits sont ramassés en grappe ou en bouquet, on les appelle des grains ; ainsi l'on dit un grain de raisin, & un grain de sureau, & non pas une baie de raisin ou de sureau : mais on dit une baye de laurier, & non pas un grain de laurier.

Biseau. Voyez *Chamfrain*.

Boite a Savonnette. J'entens parler de celles qui sont faites en boule, qui s'ouvrent en travers en deux hémispheres, & dont les Barbiers se servent pour porter une savonnette. Il y a plusieurs fruits qui ressemblent assez à une boîte à savonnette, & surtout celui du mouron, du céterac, de l'osmonde, &c.

Bordure, c'est ce qui termine la circonférence de quelque chose. Il y a des fruits plats, dont la bordure est taillée en chapelet ; c'est-à-dire incisée en grains qui se tiennent à peu près comme les grains d'un chapelet bien enfilé. Il y a quelques autres fruits dont la bordure est en feuillet délié.

Bosselure, c'est une espece de ciselure naturelle qui se trouve sur certaines feuilles. Les feuilles bosselées ont des éminences à grandes mailles, & ces éminences sont creuses en dessous, comme celles des plaques d'argent ciselé : telles sont les feuilles du chou, de la toute-bonne, &c.

Bossette, c'est un ornement rond dans sa circonférence, mais un peu applati & couvert, que l'on met aux deux bouts d'un mord de cheval. Il y a certaines parties de fruits qui ressemblent à des *bossettes*.

Botanique, c'est la science qui traite des plantes, tant médicinales, que potageres & autres. Ainsi l'agriculture & le jardinage, sont des parties de la *Botanique*. Ce mot vient de *βοτάνη*, *herbe* : *βοτάνη*, vient de *βοτὸς*, *mangeaille*, & *βοτὸς*, vient de *βόω*, *je nourris*. Car la plupart des animaux se nourrissent d'herbes. On appelle *Botanistes* ceux qui s'appliquent à la connoissance des plantes, & qui s'en servent pour la guérison des maladies : car une personne qui se contente de savoir le nom des plantes, n'est *Botaniste* qu'à demi, & celui qui cultive les plantes sans en connoître les vertus, n'est proprement que Jardinier. Toute la différence qu'il y a de *Botaniste* à Medecin, c'est que le *Botaniste* s'applique plus particulierement à cette partie de la Medecine, qui traite des plantes, qu'aux autres parties ; au lieu que le Medecin, pour être parfait, doit posséder également toutes les parties de la Medecine.

Botte, c'est un amas de fleurs & de fruits naturellement disposés en gros paquets. Les fleurs du millet naissent par *bottes* : dans ce sens-là une *botte* s'appelle *panicula*. On dit que certaines racines naissent par *bottes* ; mais les Auteurs Latins ne se servent pas du mot de *panicula* en cette rencontre.

Bonnet a la Polonoise, c'est un *bonnet* fort long & presque de même largeur, depuis l'ouverture jusqu'au bout. Ce bout est émoussé, & tant soit peu courbé. Je n'ai pas trouvé de terme plus propre pour exprimer la figure de la partie supérieure de l'aconit appellé *Tue-loup*.

Bouclier, arme défensive, propre à couvrir un soldat. Elle est couverte en dessus, & elle approche un peu de la figure conique. Je me sers quelquefois de ce terme dans la description de certains fruits.

Bout-a-bout. On dit que deux pieces sont assemblées *bout-à-bout*, lorsqu'elles sont attachées seulement par les deux bouts l'une contre l'autre. On voit quelques fruits dont les pieces sont assemblées *bout-à-bout*, & surtout ceux que j'appelle fruits articulés.

Bouton ou Bourse : *oculus* en latin & *gemma*, particulierement lorsqu'on parle de la vigne. Un *bouton* en ce sens-là est un bouquet de feuilles, ou une fleur qui n'est pas encore épanouie ; ainsi l'on dit un *bouton* à feuilles, & un *bouton* à fleurs. Ces *boutons* sont comme autant de petits œufs d'où sortent les feuilles seules, ou les fleurs entremêlées le plus souvent de quelques feuilles. Les *boutons* à feuilles sont plus pointus & plus minces que les *boutons* à fleurs qui sont plus gros & plus arrondis.

Bouton, morceau de bois applati par le bas, arrondi dans le reste, mais ordinairement un peu pointu dans le bout. Ce morceau de bois se couvre de soye, de fil, ou de quelque étoffe, & il sert pour arrêter quelque partie d'un habillement lorsqu'il est engagé dans une fente proportionnée à sa grosseur, & qu'on appelle boutonnière.

Bouton, parmi les Serruriers, est un ornement de fer ou de cuivre arrondi, mais un peu applati sur le devant. On met ces sortes de *boutons* aux portes ou aux tiroirs pour les tirer à soi. J'ai comparé certains fruits aux *boutons* pris dans ces deux derniers sens.

Bouture, en latin *Talea*. C'est une branche de plante ligneuse que l'on coupe des deux côtés, & que l'on plante par un bout tout droit, ou en la coudant dans une terre assez humide, afin de lui faire pousser des racines. Toutes les plantes ligneuses viennent de *bouture* jusques aux plus résineuses, comme le sapin, le Picea, la melese, mais c'est avec plus de peine que celles qui ne sont pas résineuses, & qui ont beaucoup de moelle.

Bras. On se sert ordinairement de ce mot pour exprimer les branches des melons, des concombres & des plantes semblables.

C

Calyce. Je me sers du mot de *calyce*, non-seulement pour exprimer cette partie extérieure qui couvre la plupart des fleurs, surtout lorsqu'elles sont en bouton; mais je me sers aussi du terme même de *calyce* pour signifier cette partie extérieure qui est différente du pédicule, & qui sert à soutenir certaines fleurs. J'emploie aussi le même terme pour exprimer la même partie qui soutient & qui couvre tout à la fois quelques autres fleurs; ainsi lorsque je dis que le *calyce* devient fruit, ou que le fruit tire son origine du *calyce*, j'entends que le fruit naît de cette partie extérieure, soit qu'elle couvre ou qu'elle soutienne simplement la fleur, soit qu'elle la couvre & la soutienne tout à la fois.

Calotte. J'ai employé ce terme dans la description des parties de certains fruits, & dans celles des calyces de certaines fleurs; car la figure de ces parties ou de ces calyces approche de celle d'une *calotte*.

Cambré : piece *cambrée* est une piece courbée, cintrée, voutée.

Cambrure; c'est le tour que l'on donne à une piece que l'on *cambre* : il y a trois pieces *cambrées* dans la fleur de l'iris.

Campane, sorte d'ornement que l'on emploie dans les dais, dans les thrones, &c. C'est une espece de cloche allongée & rétrécie par le haut, & de laquelle pendent ordinairement des cordons à houpes. Je me sers de ce terme pour décrire certaines fleurs qui approchent de la figure de ces ornemens.

Canelure & Canelures, demi-canaux ou sillons paralelles, ou tournés en vis, dont on se sert pour orner les colonnes. On emploie communément ces termes dans les descriptions des tiges & des fruits de quelques plantes.

Canelures a côtes, sont celles qui sont séparées entre elles par des côtes, ou plates en dessus, ou arrondies en côte de melon.

Canelures a vive areste, sont celles dont les séparations sont en feuillet vif & tranchant.

Capsule; c'est proprement une petite boîte, *capsula*, *capsa*. On appelle *capsule* en *botanique* généralement toutes les enveloppes des semences, soit qu'elles soient osseuses, cartilagineuses, ou membraneuses. Lorsque les *capsules* n'ont qu'une cavité, on dit simplement que ce sont des *capsules* : mais lorsquelles en ont plusieurs séparées par des cloisons, on dit que ce sont des *capsules* à plusieurs loges. *Capsulæ in plura loculamenta divisæ.*

Caractere. Le *caractere* d'une chose est ce qui la distingue comme essentiellement de toute autre chose. Le *caractere* des plantes est ce qui distingue si bien les plantes les unes d'avec les autres, qu'on ne sauroit les confondre quand on fait attention à leurs marques essentielles.

Cartouche, sorte d'ornement en maniere de table applatie, ou un peu convexe, dont la bordure a des enroulemens, & dont l'aire ou le champ, c'est-à-dire, l'espace compris entre les côtés de la bordure, est destiné pour recevoir quelque inscription. Je me sers quelquefois de ce terme pour décrire certaines fleurs qui ont du rapport à ces sortes d'ornemens.

Casque ou *Heaume*, se prend pour un pot-en-tête entier, ou pour la partie du pot-en-tête qui couvre le dessus de la tête, & qu'on appelle aussi l'armet; car outre cette partie, le pot-en-tête ou heaume a encore les oreillettes qui couvrent les oreilles, & la mentoniere qui couvre le bas du visage. Les fleurs de quelques especes d'aconit sont en *casque*, & l'on y trouve des parties qui représentent assez bien les oreillettes & la mentonniere. Il y a d'autres fleurs dont la partie supérieure est seulement tournée en *casque* : mais elles n'ont ni oreillettes ni mentonniere; telles sont les fleurs de l'ormin, du dracocephalon, de la brunelle, &c.

Cayeu ou Cayeux. On appelle *cayeu* ou *cayeux* les petits oignons qui naissent aux côtés des vieux oignons de la tulipe, de la jacinthe, du narcisse, &c. Chaque *cayeu* est un petit œuf que l'on dérache de la maîtresse racine, & que l'on plante séparément lorsqu'il a acquis une certaine grosseur. Ce qu'on appelle une gousse d'ail est proprement un *cayeu* de la racine de l'ail.

Cellule; *loculamentum & cellula.* On appelle *cellules* de petites chambres séparées entr'elles par des cloisons. En *botanique* le mot de *cellule* se prend pour les loges, ou les cavités des fruits, séparées entre elles par des cloisons.

Chagrin; sorte de cuir dont la surface est grainée à peu près comme les grains de la poudre à canon. On se sert de ce cuir pour couvrir des livres, des boîtes, des étuis, &c. On appelle surface *chagrinée*, feuille *chagrinée*, celles dont le dessus est grainé comme le *chagrin*; telles sont les feuilles de plusieurs sortes d'ormin, de sauge, &c.

Chamfrain ou *Biseau*; c'est une surface inclinée ou plate-bande faite par l'arête rabattue d'une piece de bois équarrie. On dit taillée en *chamfrain*, rabatu en *chamfrain*. Je me sers de ce terme dans la description de certains fruits.

Chapiteau. On appelle ainsi le sommet de quelque chose que ce soit, lorsque ce sommet sert comme de couverture à la chose qu'il termine; ainsi l'on dit le *chapiteau* d'une colonne, le *chapiteau* d'une lanterne, le *chapiteau* d'un moulin à vent, d'un alembic, &c. Je me sers de ce terme pour exprimer certaines parties des fleurs & des fruits qui ont quelque rapport à cette sorte de corps.

Chassis. C'est une espece de quadre divisé le plus souvent en plusieurs quarreaux que l'on garnit de verres, de papier ou de toile : ce *chassis* sert à remplir le vuide d'une croisée. Je me sers souvent de ce terme pour exprimer la partie de certains fruits qui ressemble assez à un *chassis*, & dont le vuide est rempli par une membrane ou peau délicate.

Chaton. *Julus, nucamentum, flos amentaceus.* On appelle *chaton* en *botanique*, certaines fleurs attachées ordinairement sur de longues queues, & qui approchent en quelque façon de la figure de la queue d'un chat. Ces sortes de fleurs ne laissent aucune graine après elles; telles sont les fleurs du noisetier, du chêne, du sapin, &c.

Chausse d'Hippocras, piece de drap ou d'étamine qui a une grande ouverture & qui aboutit en pointe comme un capuchon. Cette *chausse* sert pour clarifier les liqueurs. Il y a certaines parties des fleurs qui ressemblent dans quelques especes à une *Chausse d'Hippocras.*

Chenille, insecte qui se traîne selon sa longueur, & qui se roule quelquefois sur lui-même comme en volute. Il y a des fruits qui ressemblent assez à ces sortes d'insectes.

Cylindre, rouleau d'égale grosseur dans toute sa longueur.

Cylindrique, qui a la figure d'un cylindre. On appelle quelques fruits *cylindriques*, ou quelques parties des fleurs & des fruits *cylindriques*; mais on ne prend pas ce terme dans la rigueur géométrique, on se contente d'une figure qui approche d'un *cylindre.*

Classe de Plantes. J'appelle *classe de Plantes* l'amas de plusieurs genres de plantes qui conviennent tous en ce qu'ils ont certaines marques communes qui les distinguent essentiellement de tous les autres genres de plante.

Cloche. Je me sers du mot de *cloche* pour exprimer la figure de plusieurs fleurs, & celle de certains fruits qui sont en *cloche.*

Cloison; c'est parmi les Botanistes une séparation qui partage une capsule en deux loges. *Septum, paries integerrimus*, dans Pline, & *cratitius paries* dans Vitruve, se prennent pour une *cloison* qui sépare les chambres d'un appartement. On se sert quelquefois de ces termes pour signifier les *cloisons* des capsules des fruits; car le mot *septum* signifie aussi une enceinte dont on ferme un jardin, ou un parc.

Coife, *Calyptra.* Je me sers souvent du mot de *coife* pour exprimer l'enveloppe déliée & légere de quelques fleurs & de quelques semences.

Coin arrondi. Il y a plusieurs fruits dont les *coins* sont arrondis; c'est-à-dire, que leur arête est rabatue & arrondie.

Collet. Quand on parle du *collet* d'un arbre, on entend le bas de la tige qui est couverte de terre dans cet endroit; mais quand on parle du *collet* de la racine, on entend le haut de la racine d'où sortent la tige & les jets considérables. Lorsqu'on dit que les feuilles d'une plante sont disposées en *collet*, on entend qu'elles sont placées sur la tige à peu près comme le *collet* d'un manteau est placé sur le manteau; car tout le monde sait que ce *collet* est une piece de drap qui regne sur le manteau dans l'endroit où le manteau porte sur le cou.

Collier. Dans la description des anémones doubles, le *collier* est un cordon d'étamines qui se trouve dans quelques-unes de ces fleurs, & qui en diminue le prix & la beauté.

Colonne. Piece d'architecture qui approche de la figure d'un cylindre, mais qui est un peu renflée dans sa longueur, & qui est ordinairement destinée pour servir de soutien à un entablement. Le bas d'une *colonne* s'appelle la base, la tige de la *colonne* s'appelle le fût, & le haut se nomme le chapiteau. Il y a quelques parties des fruits qui approchent de la figure d'une *colonne*.

Colonne bandé'e. C'est une *colonne* qui d'espace en espace a des bandes placées horisontalement, & qui excedent le nu de son fût. Je me sers de ce terme pour décrire certains fruits qui ont la figure de cette *colonne*.

Cone. Espece de pyramide arrondie dont la base est un cercle & qui se termine en pointe.

Cone tronque'. C'est le reste d'un *cone* dont on a retranché le sommet.

Conique, qui a la figure d'un *cone*. On ne prend pas ces termes dans la rigueur géométrique en décrivant les plantes. On se contente d'une ressemblance considérable : ainsi l'on appelle *coniques* les fruits qui approchent de la figure d'un pain de sucre ou quelquefois d'une pomme de pin. Les arbres coniferes, *arbores conifera*, sont ceux dont les fruits sont de figure *conique*, comme le pin, le sapin, le picea, la melese.

Console. Ornement en saillie qui sert à porter des bustes, des vases, &c. Je me sers de ce terme pour exprimer les bases des feuilles de certaines plantes qui sont taillées en *console*.

Contrespalier. Voyez *Espalier*.

Coque. En parlant des semences on appelle *coque* les enveloppes qui sont presque ovales, légeres & déliées.

Corde'. On dit qu'une racine se corde ou qu'elle est *cordée*, lorsque de charnue & solide qu'elle étoit, elle est devenue creuse & filamenteuse.

Cornet. Morceau de corne tourné en gobelet, évasé par le haut, retreci en tuyau & applati dans le fond. On se sert des *cornets* pour jouer aux dés, & l'on compare souvent les calyces de certaines fleurs ou quelques autres parties des plantes à ces *cornets*. On les compare aussi à ces sortes de *cornets* qui ressemblent à un pain de sucre renversé, & qui sont faits d'une feuille de papier roulée en pointe par un bout, & évasée par l'autre.

Cosse & Cosses. Les *cosses* sont les parties qui forment les gousses des légumes.

Côte. On appelle *côtes* les arêtes relevées qui sont sur le dos des feuilles. *Côte* est aussi le brin qui soutient les feuilles de l'*acacia*, par exemple, & des autres feuilles composées. On appelle *côte branchue* celle qui est divisée en branches.

Couche. Dans la description des fleurs, la *couche* est l'endroit qui soutient les jeunes graines. On se sert de ce terme principalement dans la description des fleurs composées. *Couche* parmi les Jardiniers est une espece de planche élevée d'un, de deux ou de trois piés, & longue selon le besoin, large ordinairement de trois ou quatre piés. Cette planche est faite de fumier de cheval entassé, & sur lequel on met du terreau, suivant que la *couche* est chaude, c'est-à-dire, huit, douze ou quinze jours après qu'on l'a dressée. On seme dans ce terreau échauffé par le fumier, où l'on y enterre les pots des plantes qui demandent beaucoup de chaleur. On dit dresser une *couche*, semer sur *couche*, élever sur *couche*.

Couche sourde. C'est une *couche* faite dans la terre, telles que sont les *couches* où l'on fait venir les champignons.

Couler. On se sert de ce terme pour dire que les fruits de quelques plantes sont avortés, & qu'ils n'ont pas noué : ainsi l'on dit que la vigne a *coulé*, que les melons ont *coulé*, &c.

Couronne. C'est le tour des fleurs radiées, formé par des demi-fleurons qui entourent le disque de la même fleur.

Couronne antique. C'est une *couronne* formée par une feuille tournée en cercle & découpée en grandes pointes jusques vers la base ou cercle qui entoure le front, telle que sont les *couronnes* des Princes d'Italie. Il y a des especes d'amarante qui ont les étamines découpées en *couronne* antique.

Courson ou crochet. C'est proprement la branche de la vigne qui a été taillée & racourcie à trois ou quatre yeux.

Crenele', c'est-à-dire, dentelé à creneaux, à peu près comme les murailles des anciens Châteaux, terminées en haut par plusieurs embrasures placées à égale distance les unes des autres.

Crenelure. C'est cette maniere de dentelure.

Crossette, *Malleolus*. C'est une branche de vigne qu'on coupe de telle maniere qu'outre le bois de l'année, il y a encore du bois de l'année précédente. Les *crossettes* mises en terre poussent des racines, & c'est de cette maniere que l'on plante la vigne.

Cuilliere & Cuilleron. Une *cuilliere* est composée de deux pieces, savoir d'un manche & d'un *cuilleron* ovale ou rond à demi creux. Je me sers souvent de ces termes pour décrire les parties de certaines fleurs. La fleur du *lamium* a la levre supérieure en *cuilleron*, &c.

D

Damier ou Echiquier. Table divisée en plusieurs quarrés égaux, mais distingués par deux couleurs différentes, comme de noir & de blanc, & placés alternativement. La fritillaire a les fleurs, pour ainsi dire, marbrées en *échiquier*, &c.

Demi-fleuron. J'appelle *demi-fleurons* les feuilles qui forment la couronne des fleurs radiées. Ces feuilles sont fistuleuses par le bas, plates dans le reste, & elles portent ordinairement sur un embryon de graines qui pousse un filet pointu ou fourchu, lequel passe au travers d'une gaine dont le *demi-fleuron* est garni. Cette graine commence le plus souvent par cinq autres petits filets qui naissent des parois internes du *demi-fleuron*.

Dente' ne differe de *dentelé* qu'en ce que les découpures d'une chose *dentée* sont plus fines & beaucoup plus égales que celles d'une chose *dentelée* : ainsi l'on dit qu'une roue de montre est *dentée*, c'est-à-dire, qu'elle a des entailles fort délicates, fort égales & fort serrées.

Dentele', découpé en pointes assez écartées les unes des autres comme l'ancienne dentelle que l'on portoit aux rabats. On se sert de ce terme pour exprimer les découpures qui sont sur les bords des feuilles de plusieurs plantes.

Denticules. Ornemens de la corniche de l'ordre Ionique taillés en dents équarries. Je me suis servi de ce terme pour exprimer les découpures de la langue de serpent l'*ophioglossum* lorsqu'elle est mûre.

Depouiller. On dit qu'un arbre se *dépouille* lorsqu'il perd ses feuilles sans qu'il en revienne d'autres de quelques tems, comme il arrive au poirier, au pêcher, à la melese, &c. car les arbres qui sont toujours verds ne perdent leurs feuilles qu'à mesure qu'ils en poussent de nouvelles; ainsi ils ne paroissent pas dépouillés; tels sont l'if, le sapin, &c.

DISQUE. C'est la partie des fleurs radiées qui en occuppe le centre; je l'appelle quelquefois le bassin. Le *disque* est composé de plusieurs fleurons posés à plomb.

DRAGEONS OU PETREAUX, *Stolones*. Ce sont les rejettons enracinés qui naissent des piés des pruniers, de l'acacia, &c. On les confond souvent avec les boutures. On dit qu'un arbre *drageonne* trop.

DRAPÉ, fruit *drapé*, feuilles drapées. Ce sont des fruits ou des feuilles qui sont épaisses & velues comme du drap. Les fruits de la pivoine sont *drapés*, les feuilles de bouillon blanc sont *drapées*.

E

ECAILLÉ. C'est-à-dire, incisé, travaillé en *écaille*, la racine de la dentaire est *écaillée*, c'est-à-dire, incisée en *écailles*.

ECAILLEUX; composé de plusieurs écailles. La racine du lis est *écailleuse*.

ECHANCRÉ. Feuille *échancrée*; c'est une feuille dont le tour est vuidé en cœur, en croissant, ou d'autre maniere.

ECHANCRURE; c'est une coupe faite en croissant, en cœur, en pointe, &c. Les *échancrures* d'un calyce sont les entre-deux des crenelures d'un calyce.

ECHIQUIER. Voyez *Damier*.

ECORCE; c'est la partie de la tige, des branches, & de la racine qui couvre le corps ligneux.

EMBRYON DE GRAINE, ou simplement *embryon*. Je me sers de ce terme pour exprimer la jeune graine, ou le jeune fruit; car il y a apparence que toute la plante est renfermée en petit dans les germes des graines, tout de même que les poussins sont enfermés dans les germes des œufs.

EMONCTOIRE; partie destinée pour la séparation de quelque humeur, que l'on regarde comme inutile ou comme nuisible dans les animaux, après qu'elle a circulé quelque tems avec leur sang. Je crois que les fleurs qui ne sont pas nouées, sont des *émonctoires* qui servent à séparer quelques parties de la masse de la seve, qui doivent en être séparées dans un certain tems, suivant les lois de l'œconomie naturelle.

ENTONNOIR; c'est parmi les Ferblantiers une piece composée de deux parties; savoir, d'un bassin évasé que l'on appelle le pavillon, & d'un tuyau soudé au fond de ce bassin. Tout le monde fait l'usage que l'on fait d'un *entonnoir*. Je me sers de ce terme pour désigner la figure de certaines fleurs, & des calyces de quelques autres fleurs.

EPERON, parmi les Botanistes, se prend pour la pointe de certaines fleurs. Une fleur *éperonnée* est celle qui a des *éperons*. La fleur de la linaire est *éperonnée*, ou terminée en derriere par un *éperon*. La fleur de la grassette est *éperonnée*.

EPI, *spica*. C'est un bouquet de fleurs ou de graines fort grêle & fort allongé. Les fleurs & les graines du froment naissent en *épi*. Les fleurs de la lavande, de l'herbe aux verrues, de la *galeopsis*, naissent en *épi*.

ESPALIER. C'est une espece de haie plantée le long d'une muraille, & dont les arbres sont palissés; c'est-à-dire, appliqués & attachés contre le mur depuis le pié jusqu'en haut.

Le *contre-espalier* est une haie semblable, mais qui n'est soutenue par aucune muraille, & qui forme une allée avec l'*espalier* opposé.

ESPECE DE PLANTE. Sont celles qui, outre le caractere générique, ont quelque chose de singulier, que l'on ne remarque pas dans les autres plantes du même genre.

ETAMINES, *Stamina, Capillamenta*. Les *étamines* sont les filets qui sont vers le centre de la fleur, & qui sont chargés chacun d'un petit corps appellé sommet.

EVASER, c'est étendre & élargir l'ouverture de quelque chose en maniere de vase. S'*évaser*, c'est se dilater vers son ouverture en maniere de vase. Une piece *évasée*, c'est une piece qui est dilatée à son ouverture. On emploie très-souvent ces termes dans la description des fleurs & des fruits.

F

FAUSSE-FLEUR; c'est une *fleur* qui ne tient à aucun embryon, comme sont les fleurs des melons & des concombres qui ne sont pas nouées.

FEUILLE. Lorsqu'on parle des *feuilles* des plantes, on les appelle *folium* en latin, & *folia* au plurier: mais quand on parle des *feuilles* des fleurs, on les appelle *petalum* & *petala*. Columna est le premier qui a fixé le mot grec πέταλον, à signifier les feuilles des fleurs. Il seroit à souhaiter qu'on eût en françois un terme particulier pour signifier les feuilles des fleurs. *On se sert du mot de pétale.*

On peut considérer les *feuilles* des plantes par rapport à leur structure, à leur superficie, à leur figure, à leur consistance, à leurs découpures, à leur situation & à leur grandeur.

Par rapport à leur structure, les *feuilles* sont ou simples ou composées.

Les *feuilles* simples sont celles qui naissent seules sur la même queue, ou qui sont attachées immédiatement à la tige & aux branches sans être subdivisées en d'autres *feuilles*; telles sont les feuilles du poirier, du pommier, du giroflier, de l'œillet.

Les *feuilles* composées sont rangées plusieurs ensemble sur la même queue, ou sur la même côte, ou bien elles sont divisées en plusieurs autres *feuilles*; ensorte que le tout ensemble se prend pour une seule feuille: telles sont les *feuilles* du rosier, du persil, de l'angélique, du chanvre, &c.

Par rapport à la superficie, les *feuilles* sont plates, creuses, en bosses, lisses, rudes, velues, &c.

Les *feuilles* plates, considérées par rapport à leur figure, sont rondes comme celle de la nummulaire, rondes à oreillons, comme celles du cabaret; en fer de pique, comme celles de l'origan; oblongues, comme celles de l'*androsæmum*; à pans, comme celles de la *bryonia canadensis*; pointues par les deux bouts & larges vers le milieu, comme celles du laurier-rose; étroites & longues, comme celles de l'œillet & du chien-dent; presque ovales, terminées en pointe, commes celles du *cannabis lutea fertilis*.

Les *feuilles* creuses sont ou fistuleuses, comme celles du petit asphodele, de l'oignon, &c. ou pliées en goutiere, comme celles de l'asphodele commun, qui sont aussi relevées en côtes par-dessous.

Les *feuilles* en bosses sont cylindriques dans quelques plantes, comme celles de plusieurs sortes de soude, de salicat & de joubarbe. Elles sont quelquefois à trois coins, comme on le voit dans quelques especes de *ficoides*. Il y en a quelques-unes qui sont anguleuses & irrégulieres; savoir, celles de la *fritillaria crassa*.

Par rapport à la consistance, les *feuilles* sont ou minces & déliées, comme celles du mille-pertuis & du chien-dent; ou épaisses, comme celles du pourpier; ou charnues, comme celles de plusieurs sortes de joubarbe; ou drapées, comme celles du bouillon blanc.

Par rapport aux découpures, les *feuilles* sont découpées légerement ou profondément.

Les *feuilles* découpées légerement sont crenelées, dentelées, frisées & plissées.

Les *feuilles* crenelées ont les découpures à anse à panier, ou en tiers-point, comme celles des especes de *geum*.

Les *feuilles* dentelées sont découpées à dent de scie, plus ou moins régulierement, comme celles du rosier & du *cannabis lutea fertilis*.

Les *feuilles* découpées profondément sont découpées jusqu'à la côte, ou jusqu'à la base, ou d'une maniere particuliere; savoir, en trefle, ou fleche, &c.

Celles qui sont découpées jusqu'à la côte, le sont en différentes manieres. Il y en a quelques-unes qui sont découpées irrégulierement jusqu'à la côte, comme celles de l'armoise; quelques-autres le sont en *feuilles* d'acante, en *feuilles* de céterac, en *feuilles* de méliante. Cette derniere découpure est singuliere, & j'ai cru devoir la proposer, quoique la méliante soit une plante assez rare.

Les *feuilles* composées sont soutenues par une queue, ou rangées sur une côte simple, ou sur une côte branchue.

Les *feuilles* soutenues sur une queue, sont ou deux à deux, comme celles du *fabago*; ou trois à trois, comme celles du trefle & de l'*helleborus niger trifoliatus*; ou sur la même queue, comme celles de l'*agnus castus*, ou en plus grand nombre disposées en évantail ouvert; savoir, celles de la plupart des especes d'hellébore noir.

Les *feuilles* rangées sur une côte, sont ou rangées par paires, ou elles naissent alternativement sur une côte.

La côte de celles qui sont rangées par paires, est terminée par une seule feuille, comme celle de la réglisse; ou terminée par une paire de *feuilles*, comme celle de *sophera*, de l'orobe, &c. Les *feuilles* qui sont sur ces côtes sont à peu près égales, comme on le voit en celles dont on vient de parler: mais il s'en trouve aussi quelques-unes qui sont entre-semées de plusieurs autres *feuilles* plus petites, comme celles de l'aigremoine.

Les *feuilles* composées de plusieurs *feuilles* rangées sur une côte branchue, sont ou à grandes *feuilles*, ou à petites *feuilles*; ou bien elles sont laciniées, c'est-à-dire, composées de *feuilles* étroites & longues comme des lanieres. Celles de l'*Angelica alpina ad nodos florida*, sont à grandes feuilles: celles du persil ou de la ciguë sont à petites feuilles: celles du fenouil & du *meum*, sont laciniées ou découpées en lanieres fort étroites.

Par rapport à la situation, les *feuilles* sont ou alternes, c'est-à-dire rangées alternativement le long des tiges & des branches, comme celles de l'alaterne; ou opposées deux à deux, comme celle de la *phillyrea*; ou opposées en plus grand nombre, & disposées en rayon; ou en fraise, comme celle des especes de *rubia*.

Par rapport à la grandeur, les feuilles sont ou très-grandes comme celles de *colocasia*, de *sphondylium*, &c. ou médiocres comme celles du pié de veau, de la bistorte, du figuier, &c. ou petites comme celles du pommier, du poirier, du pêcher, &c. ou enfin, très-menues comme celles du mille-pertuis, de la renouée, du *coris*, & de plusieurs autres plantes.

Feuillet, c'est parmi les Menuisiers une bordure très-déliée, & comme aiguisée en feuilles. J'appelle feuilleté, ce qui est composé de plusieurs *feuillets* appliqués parallelement les uns sur les autres. Je me suis servi de ce terme pour décrire certains fruits dont l'intérieur est garni de *feuillets*.

Feston, ornement d'Architecture, composé de fleurs, de fruits & de feuilles liées ensemble, & disposées en cordon plus gros par le milieu que par les bouts. Le fruit du charme naît dans des festons à plusieurs feuilles.

Fleur. La *fleur* est cette partie de la plante qui se distingue ordinairement des autres parties par des couleurs particulieres, qui est le plus souvent attachée aux embryons des fruits, & qui dans la plupart des plantes, semble être faite pour préparer les sucs qui doivent servir de premiere nourriture à ces embryons, & qui doivent commencer le développement de leurs parties.

J'ai dit que dans la plupart des plantes, les *fleurs* semblolent être destinées à ces usages; car il y a quelques *fleurs* qui apparemment ne servent que d'émonctoires pour décharger la masse de la séve de plusieurs parties inutiles; telles sont les *fleurs* qui naissent sur des piés qui ne portent point de fruits, comme on le voit dans le houblon, dans le saule, &c.

Fleur en Campane, c'est une *fleur* qui a la figure d'une campane.

Fleur en cloche, c'est une *fleur* qui a la figure d'une cloche.

Fleur composée, celle qui dans son calyce renferme des fleurons ou des demi-fleurons, & souvent les deux ensemble: telles sont les *fleurs* à fleurons, à demi-fleurons, & les *fleurs* radiées.

Fleurs en croix, ce sont des *fleurs* composées de quatre feuilles: leur calyce est aussi à quatre feuilles, & leur pistil devient toujours fruit; telles sont les *fleurs* du giroflier, du chou, &c.

Fleur a demi-fleuron, c'est un bouquet composé de demi-fleurons. Les *fleurs* de la dent de lion, du laitron, de la laitue, sont des *fleurs* à demi-fleurons.

Fleur en entonnoir, c'est une *fleur* qui approche de la figure d'un entonnoir; c'est-à-dire, qui est évasée en pavillon sur le haut, & qui est rétrécie en tuyau par le bas. La *fleur* de l'oreille-d'ours est une *fleur* en entonnoir.

Fleurs a etamines, ce sont des *fleurs* qui ne sont point composées de feuilles, mais seulement de quelques filets chargés de sommets. Nous avons appellé ces filets des étamines. Les feuilles qui sont autour de ces étamines ne doivent point être prises pour les feuilles de ces sortes de *fleurs*, mais bien pour leur calyce, parce que ces feuilles deviennent dans la suite une enveloppe ou capsule qui renferme leurs semences, ce qui ne convient qu'au calyce des *fleurs*. Il est essentiel aux feuilles des *fleurs* de ne point servir d'enveloppe aux semences qui succedent à ces mêmes *fleurs*; & c'est par ce seul endroit que l'on peut distinguer les feuilles des *fleurs* d'avec leur calyce. Il est constant que la couleur particuliere des feuilles des *fleurs*, n'est pas une marque sur laquelle on puisse décider si les parties contestées sont les feuilles des *fleurs*, ou si elles sont le calyce de ces mêmes *fleurs*, puisqu'il y a quelques feuilles des *fleurs* qui sont verdâtres ainsi que le calyce; & puisqu'il y a quelques calyces qui sont colorés d'une maniere particuliere ainsi que les feuilles des *fleurs*.

Fleurs a feuilles, ce sont des *fleurs* qui sont composées de feuilles; & il est essentiel à ces feuilles, comme l'on vient de dire, de ne point servir d'enveloppe, ni de capsule aux semences qui succedent à ces mêmes *fleurs*.

Fleur fleurdelisée. Je me suis servi de ce terme pour décrire les *fleurs* de plusieurs plantes à parasol: car ces *fleurs* sont à cinq feuilles inégales, disposées en *fleurs*-de-lis de France, à l'extrémité du calyce, telles sont les *fleurs* du scandix, du cerfeuil, de la carote.

Fleurs a fleurons, ce sont des *fleurs* composées de fleurons. Les *fleurs* de l'absinthe & du bluet, sont des *fleurs* à fleurons.

Fleur en grelot, c'est une *fleur* qui a la figure de cette espece de sonnette qu'on appelle *grelot*. La *fleur* de l'arbousier & celle de la bruyere sont des *fleurs* en grelots.

Fleurs en gueule, les *fleurs* en gueules sont de petits tuyaux percés ordinairement dans le fond, terminés en devant par une espece de masque qui ressemble assez à la gueule des monstres, & des grotesques, que les Peintres & les Sculpteurs représentent dans leurs ornemens. Le calyce de ces *fleurs* est un tuyau ou cornet, du fond duquel sort un pistil composé de quatre embryons qui s'emboitent dans un trou qui est au bas de la *fleur*, & qui deviennent lorsqu'elle est passée autant de semences qui mûrissent dans le calyce de la *fleur*, comme dans une capsule: telles sont les *fleurs* de la sauge, de l'ormin, du marrube, &c.

Fleurs legumineuses. On appelle *fleurs* légumineuses celles des plantes légumineuses. Ces *fleurs* ont en quelque maniere la figure d'un papillon volant, c'est pourquoi on les nomme en Latin *flores papilionacei*. Les *fleurs* légumineuses sont composées de quatre ou cinq feuilles. La feuille d'en haut ou la feuille supérieure s'appelle *vexillum*, ou étendard. La feuille inférieure est double, & a été nommée *carina* en Latin, à cause qu'elle a la figure du fond d'un bateau. Les feuilles qui se trouvent entre la feuille supérieure & l'inférieure, ont reçu le nom de feuilles latérales, en Latin *alæ*. Le calyce des *fleurs* légumineuses est un cornet, du fond duquel sort le pistil enveloppé d'une gaine frangée en étamines. Ce pistil devient toujours le fruit, & ce fruit s'appelle ordinairement la gousse, en Latin *siliqua*. Les *fleurs* des pois, des féves, des astragales, sont des *fleurs* légumineuses.

Fleurs en lis. J'appelle *fleurs* en lis les *fleurs* de toutes les plantes bulbeuses, tubéreuses, & autres qui en approchent. Ces *fleurs* sont ou d'une seule piece découpée en six parties, ou de six feuilles, & rarement de trois. Leur calyce ou leur pistil devient toujours un fruit divisée en trois loges remplies de semences. Les *fleurs* de la jacinthe, du narcisse, de la tulipe sont des *fleurs* en lis.

Fleurs en muffle. Les *fleurs* en muffle sont des tuyaux percés ordinairement dans le fond, & terminés en devant par une espece de masque qui ressemble assez à ces muffles ou masques sculptés sur la clé des portes cintrées, ou qui servent d'ornement aux fontaines. Le calyce de ces *fleurs* est un tuyau dentelé sur les bords ou bien il est composé de cinq feuilles; mais c'est le pistil qui distingue essentiellement les *fleurs* en muffle des *fleurs* en gueule: car le pistil dans les *fleurs* en muffle devient une capsule tout-à-fait différente du calyce, & cette capsule renferme les semences; au lieu que dans les *fleurs* en gueule, le pistil est composé de quatre embryons qui deviennent autant de semences, à quoi ce même calyce sert de capsule. Les *fleurs* du muffle de veau, de la linaire, de l'eufraise sont des *fleurs* en muffle.

Fleur nouée, c'est une *fleur* qui est jointe à l'embryon du fruit, comme celles des melons & des concombres qui portent sur leurs jeunes fruits.

Feurs en œillet, ce sont des *fleurs* composées de plusieurs feuilles, disposées à peu près comme celles de l'œillet. Les *fleurs* du *lychnis*, de la *statice*, du *limonium* sont des *fleurs* en œillet.

Fleurs en parasol ou en ombelle, ce sont des *fleurs* à plusieurs feuilles disposées en rose, & dont le calyce devient essentiellement un fruit à deux semences unies ensemble avant leur maturité, & qui se séparent facilement l'une de l'autre lorsqu'elles sont mûres. On les appelle *fleurs en parasol*, parce que la plupart de ces *fleurs* sont soutenues par des brins ou filets, qui partans du même centre sont disposés à peu près comme les bâtons d'un parasol & forment un bouquet dont la surface est un peu convexe. Les *fleurs* du fenouil, de l'angelique, du persil, &c. sont des *fleurs* en parasol.

Fleurs radiées. Les *fleurs* radiées sont des bouquets composés de deux parties. Celle qui en occupe le centre s'appelle le disque ou le bassin de la *fleur*, & il est formé par un amas de fleurons. Celle qui en occupe la circonférence ou le tour est nommé la couronne, & cette couronne est formée par plusieurs demi-fleurons disposés en rayons. Les *fleurs* des especes d'aster, de doronic, de jacobée, &c. sont des *fleurs* radiées.

Fleurs regulieres & Fleurs irregulieres. Les *fleurs régulieres* sont celles dont le tour paroît à peu près également éloigné de cette partie que l'on peut regarder comme le centre de la fleur: telles sont les *fleurs* de l'œillet, les roses, &c. Les *fleurs irrégulieres* sont celles où cettte proportion ne se trouve pas, comme sont les *fleurs* de la digitale, de l'aristoloche, de l'aconit, de *lathyrus*, &c.

Fleurs en rose. Ce sont des *fleurs* composées de plusieurs feuilles disposées à peu près comme celles de la rose. Les *fleurs* du poirier, du pommier, des renoncules, &c. sont des *fleurs en rose*.

Fleurs en rosette. Les *fleurs en rosette* sont des fleurs d'une seule feuille coupée en rosette ou molette d'éperon. Telles sont les fleurs de la bourrache, du mouron, &c.

Fleurs simples. J'appelle *fleurs simples* celles qui ne renferment qu'une seule fleur dans le même calyce, ou pour parler plus exactement, qui ne sont point composées de fleurons ni de demi-fleurons, comme sont les fleurs de pêcher, de la renoncule, de l'*anthirrhinum*, &c. La *fleur simple* & la *fleur* double sont de même structure & ne different que par le nombre de feuilles, comme on le voit dans les œillets, dans les renoncules, &c. Ainsi la *fleur simple* n'est pas opposée à la *fleur* double, mais seulement à la *fleur* composée.

Fleur en soucoupe. C'est une *fleur* dont la figure approche de celle d'une soucoupe, comme la *fleur* de la primevere.

Fleurs verticillées. Ce sont des *fleurs* qui sont rangées par étage & comme par anneaux ou rayons le long des tiges: telles sont les *fleurs* du marrube, de l'ormin, de la *sideritis*, &c.

Toutes les *fleurs* naissent ou sur des pédicules, où elles sont attachées immédiatement par elles-mêmes. Elles sont ou dispersées le long des tiges & des branches, ou ramassées à la cime de ces mêmes parties.

Celles qui sont dispersées le long des tiges & des branches sortent presque toujours des aisselles des feuilles, & sont attachées par elles-mêmes ou soutenues par des pédicules.

Ces sortes de *fleurs* sont ou clair-semées & rangées sans ordre dans les aisselles des feuilles, comme celles de la germandrée, ou elles naissent par bouquets dans les aisselles des feuilles, comme celles de l'amandier; ou bien elles sont disposées en rayon & comme par anneaux & par étages dans les aisselles des feuilles, comme on le voit dans la *sideritis*, dans le faux dictamne, &c. Il y en a quelques-unes dont les anneaux sont si près les uns des autres, qu'ils forment un épi au bout de la tige: telles sont les *fleurs* de la bétoine, de la lavande ordinaire, &c. Quoiqu'il en soit, ces sortes de plantes s'appellent *verticillées* du mot Latin *verticillus*, qui est un petit poids percé d'un trou où l'on engage le bas d'un fuseau à filer, afin de le faire tourner avec plus de facilité. Les tiges des plantes *verticillées* ressemblent assez à des fuseaux qui seroient garnis dans leur longueur de plusieurs de ces poids. Il est vrai que l'on a fort étendu le nom de *plante verticillée*, & qu'on l'a même donné à plusieurs autres plantes, qui ont quelque rapport à celles qui sont véritablement *verticillées*: ainsi l'on compte le calament, la melisse, le thym & quelques autres parmi les plantes *verticillées*, quoique leurs *fleurs* ne soient pas exactement rangées par *verticilles*.

Les *fleurs* qui naissent au bout des tiges & des branches sont ou seules, comme on le voit souvent en la rose, ou ramassées en bouquet, en parasol, en épi.

Les bouquets sont ronds dans la rose de Gueldres, oblongs dans le *stœchas*, en grappe dans la vigne, en girandoles dans la valériane, en couronne dans la couronne Impériale, en parasol dans le fenouil. Le froment, le seigle, l'orge, &c. ont les fleurs en épi, ramassées par paquets rangés en écailles. On voit des épis formés par plusieurs *verticilles* de *fleurs*, comme sont ceux de la lavande commune, de la bétoine, de la *galeopsis*, &c. On trouve des épis courbés en volute comme ceux de l'herbe aux verrues. Il y en a quelques-uns où l'on ne remarque aucun ordre, comme ceux de la vervene commune.

Fleuron. Les *fleurons* sont ordinairement des tuyaux évasés sur le haut & découpés en pointes. Il s'en trouve quelques-uns qui ressemblent à de petites vessies. La plupart des *fleurons* portent sur un embryon de graine & sont garnis d'un autre tuyau plus délié, que l'on appelle la graine du *fleuron*.

Fraise. Sorte de collet arrondi & godronné qu'on portoit autour du cou. Il y a des plantes qui ont les feuilles disposées en *fraise*, savoir la garance, &c. *Fraise*, dans la description des anémones, c'est un cordon de feuilles très-menues & fort courtes qui se trouve entre la peluche & les grandes feuilles des fleu s anémones doubles. On estime une anémone double qui a la *fraise*.

Frange. Tissu d'où pendent plusieurs brins de soye, or ou argent, de même longueur. *Frangé*, découpé en maniere de *frange*. Je me sers de ces termes dans la description de certaines *fleurs*.

Fruit. Par le mot de *fruit* j'entens toutes sortes de graines, soit nues, soit renfermées dans une enveloppe osseuse, charnue, semblable à du cuir, membraneuse ou d'autre nature. La structure des fruits est décrite dans le caractere de chaque genre. Leur situation est la même que celle des fleurs.

Fruit en grappe. C'est un fruit dont les grains sont disposés comme ceux d'un raisin.

Fruit noué. C'est le jeune fruit qui tient au pédicule de la fleur, & qui grossit insensiblement à mesure que la fleur se flétrit.

G

Gaine. Je me sers de ce terme pour exprimer certains fruits dont la figure approche de celle de la *gaine* d'un couteau.

Genre de plantes. Un *genre de plante* c'est l'amas de plusieurs plantes qui ont un caractere commun établi sur la structure de certaines parties, qui distingue essentiellement ces plantes de toutes les autres.

Genre du premier ordre. J'appelle de ce nom les *genres* dans l'établissement desquels on n'a égard qu'à la structure de la fleur & du fruit. Cette structure doit être la même dans toutes les especes du même genre. L'aconit, la renoncule, le rosier, la mandragore, &c. sont des genres du premier ordre.

Genre du second ordre. J'appelle de ce nom les *genres* dans l'établissement desquels ont fait entrer outre la fleur & le fruit, quelque chose de plus particulier, de quelque nature que cette chose puisse être. Le lis, la fritillaire, la rave, le safran, &c. sont des *genres* du second ordre.

Germe. C'est la partie de la graine qui renferme en petit une plante de la même espece. C'est de ce *germe* gonflé que sortent la radicule & la plume : or la radicule en se gonflant devient racine, & la plume en se gonflant devient la tige garnie des feuilles, des fleurs & des graines.

Germination. C'est le premier développement des parties qui sont contenues dans le germe de la graine d'une plante. Ce développement se fait par l'introduction de la seve.

Girandole. Sorte de chandelier ou lustre à plusieurs branches. Les branches de la tige de la grande valériane chargées de fleurs, ressemblent assez à une *girandole*.

Gomme. Parmi les Botanistes se dit de certains grumeaux qui se fondent dans l'eau, & qu'on voit souvent sur les pêchers, pruniers, cerisiers, abricotiers, amandiers & autres arbres à noyau. Ces grumeaux sont formés par le suc nourricier, qui dans les grandes chaleurs étant devenu fort gluant, bouche les conduits par où il passe & donne lieu au nouveau suc que la racine fournit de s'extravaser. Ce suc en se desséchant forme ces grumeaux.

Gorge. Les endroits où certaines fleurs se dilatent avant que de se découper en deux levres, ressemblent en quelque sorte à la *gorge* d'un animal.

Gousse, en latin *siliqua*. C'est le fruit des légumes & des plantes qui ont la fleur légumineuse. Cette *gousse* est ordinairement composée de deux cosses plates ou convexes, qui étant appliquées l'une sur l'autre & collées par les bords, laissent entre elles un intervalle occupé par les semences. Les *gousses* sont simples, doubles & composées.

Gousse d'ail. Voyez *Cayeu*.

Greffer ou enter. C'est engager un brin d'une jeune branche d'un arbre dans le bois d'un autre arbre ; ou appliquer un bouton ou plusieurs boutons d'un arbre contre le bois d'un autre arbre, avec les précautions nécessaires & dans la saison convenable.

Les meilleures manieres de *greffer* sont en *fente* & en *écusson*.

Pour *enter* en *fente*, on coupe horisontalement la tige, ou le tronc du sujet ou souche que l'on veut *greffer*. On le fend en long & l'on introduit dans cette fente le bout de la branche d'un autre arbre un peu aiguisée en coin & chargé seulement de trois ou quatre boutons. Cette branche s'appelle la *greffe*. On tâche en insérant cette *greffe* de faire ensorte que son écorce réponde à l'écorce de la souche, & voilà tout le mystere : car le tronc fendu serre par son ressort cette nouvelle branche, & la seve qui passe des vaisseaux du sujet dans les vaisseaux de la *greffe* en fait éclorre les boutons, qui sont autant de petits œufs d'où sortent les feuilles. La même seve s'épanchant dans les pores de la *greffe*, colle insensiblement ses fibres contre les fibres de la souche ; de sorte que dans la suite la souche & la *greffe* ne font plus qu'un seul corps. Il faut prendre garde à trois choses pour *greffer* avec succès. 1. *Greffer* dans la saison qu'il faut. 2. Garantir la *greffe* & le sujet des injures du tems. 3. Couper les rejettons du sujet. Pour ce qui est de la saison, il faut prendre celle où les boutons de la *greffe* sont encore fermés : s'ils étoient fort épanouis, il est certain que les nouvelles feuilles qu'ils avoient poussées courroient risque de se flétrir faute d'assez de nourriture ; car la seve du sujet passe avec un peu de contrainte dans les vaisseaux de la *greffe* pendant les deux ou trois premiers jours, & dans cet intervalle les feuilles se flétrissent. Cette méthode m'a pourtant réussi quelquefois, & j'ai connu par expérience que lorsqu'on *greffe* un peu tard, la souche dont la seve est plus agitée fournit aussi une plus grande quantité de nourriture : ainsi la meilleure pratique est de couper la *greffe* & de l'insérer dans la fente lorsque l'on s'apperçoit que les boutons veulent s'ouvrir : d'ailleurs il se trouve que dans ce tems-là la seve de la souche commence à se mettre en mouvement. On garantit la *greffe* des injures du tems en passant une couche de poix fondue sur la partie du sujet qui a été coupée & fendue : il faut couvrir avec soin la partie de la *greffe* qui est engagée dans la fente ; mais il n'est pas nécessaire de lier le tronc pour coller la fente contre la *greffe*, le ressort de ce même tronc suffit ordinairement. Le cataplasme que l'on fait avec la terre glaise & la mousse, & que l'on applique sur l'*ente*, ne sert presque de rien, puisque l'eau passe au travers & s'imbibe dans le sujet, outre que les insectes s'arrêtent ordinairement sur le cataplasme, & quelquefois rongent les boutons de la *greffe*. Enfin il faut prendre soin de retrancher tous les rejettons du sujet, & d'empêcher les nouveaux de pousser : car la seve trouvant plus de facilité à se mouvoir dans leurs vaisseaux, dont les routes sont, pour ainsi dire, battues & sans interruption, se porte en moindre quantité dans ceux de la *greffe*. Il est certain que les vaisseaux de la souche & ceux de la *greffe* ne se répondent jamais bien directement, & la seve est obligée de se détourner pour passer des uns dans les autres, tout de même que fait le suc nourricier dans les blessures des animaux, & c'est ce qui fait les cicatrices dans les animaux & dans les plantes ; car il n'est gueres possible que les vaisseaux coupés puissent se rencontrer tous bout à bout & en ligne droite.

Pour *greffer en écusson*, ou *écussonner*, l'on applique les boutons d'un arbre contre le bois de la jeune branche d'un autre arbre : on enleve ce bouton tout entier, c'est-à-dire avec le cœur qui l'attachoit contre le bois, ou même avec un peu de bois, & c'est ce qu'on appelle proprement un écusson, parce qu'il a la figure d'un écusson d'armoirie. On l'applique sur le bois d'une branche qui est en séve, & dont on a fendu l'écorce en forme de T. On remet cette écorce fendue sur l'écusson ; on la lie avec de la filasse ; & la seve de la branche passant dans le bouton de l'écusson, fait éclore cet œuf, & développe les feuilles qui y étoient enfermées. On appelle en latin cette opération *emplastratio* ; & *emplastrare* signifie *écussonner*.

Il y a deux saisons pour écussonner ; car *greffer* ou *enter à la pousse*, c'est écussonner à la mi-Juin certains fruits à noyau ; savoir, les cerisiers, griotiers & bigarotiers sur merisiers, les pêchers sur des vieux amandiers, &c. On applique alors un écusson sur la branche d'une ou de deux années.

Greffer ou *enter en œil dormant*, c'est écussonner dans le mois de Juillet & d'Août : on applique alors l'écusson sur une branche de l'année.

Greffer ou *enter en couronne*, c'est appliquer plusieurs greffes en fente sur le même tronc.

Greffer ou *enter en écorce*, c'est ficher une greffe aiguisée entre l'écorce d'un tronc coupé & le bois. *Inter corticem & lignum, vel inter librum & materiem.*

Greffer, ou *enter en flute* ou *fluteau*; *inoculare*, & l'opération *inoculatio*; c'est détacher l'écorce d'une branche qui est en seve, & l'enlever toute entiere en maniere de tuyau ou flute, emportant un œil avec son cœur; & c'est appliquer sur le champ cette flute sur la branche d'un autre arbre qui est à peu près de même diametre, & que l'on a dépouillé à pareille hauteur.

Greffer ou *enter franc sur franc*; c'est greffer un arbre sur un sauvageon de même espece, ou sur un sauvageon du même genre, mais d'une espece différente, comme lorsque l'on ente un poirier sur un poirier sauvage, ou un pommier sur un sauvageon de pommier.

Grotesques. On appelle *grotesques* des figures capricieuses d'animaux, mêlées de feuillages, de fleurs, de fruits, &c. que les Peintres & les Sculpteurs anciens employoient dans les ornemens des grottes; & c'est apparemment ce qui leur a fait donner le nom de *grotesques*. Je me sers quelquefois de ce terme pour exprimer certaines fleurs qui approchent de la figure de ces *grotesques*.

Gueule; c'est l'ouverture de la bouche de certains animaux, dans laquelle les dents & la langue sont placées. On dit la *gueule* d'un lion, d'un chien, d'un crocodile, & aussi des animaux qu'on peint en monstres. J'ai appellé *fleurs en gueule*, celles qui ont une ouverture semblable en quelque maniere à la *gueule* de ces sortes de monstres: telles sont les fleurs de *lamium*, de la *cassida*, &c. Il est essentiel, comme on l'a dit plus haut, à ces sortes de fleurs, de laisser quatre graines qui mûrissent dans le fond de leur calyce.

H.

Heaume. Voyez *Casque*.

Herbe. Le nom d'herbe, à proprement parler, convient à toutes les plantes dont les tiges poussent tous les ans après que leurs semences sont mûres. Il y a des *herbes* dont les racines vivent pendant quelques années, & d'autres dont les racines périssent avec les tiges. On appelle *annuelles* celles qui meurent dans la même année, après avoir porté leurs fleurs & leurs graines, comme le froment, le segle & les autres. On nomme *bisannuelles*, celles qui ne donnent des fleurs & des graines que la seconde ou même la troisieme année après qu'elles ont levé, & qui périssent ensuite; telles sont l'angélique des jardins & quelques autres. Les *herbes* dont la racine ne périt pas après qu'elles ont donné leurs semences, s'appellent des *herbes vivaces*: telles sont le fenouil, la mente & les autres. Nous en trouvons plusieurs parmi celles qui sont toujours vertes, comme le cabaret, le violier, &c. & d'autres qui perdent leurs feuilles pendant une partie de l'année, comme le pas-d'âne, le pié-de-veau, la fougere, &c.

Herbier; c'est proprement un amas de plantes seches que l'on conserve dans des boîtes ou dans des livres, afin de les pouvoir examiner avec soin dans toutes les saisons de l'année. On l'appelle en latin *herbarium*, ou *hortus siccus*. La meilleure maniere de faire un *herbier*, c'est de couper les plantes lorsqu'elles ne sont pas mouillées, les étendre proprement dans des vieux livres ou dans du papier gris, de sorte qu'il y ait plusieurs feuilles de papier entre-deux, les presser médiocrement, les changer deux ou trois fois de papier, suivant qu'elles sont plus ou moins humides; & lorsqu'elles sont bien seches, les conserver chacune dans une feuille de papier, & renfermer toutes ces feuilles dans des boîtes où l'air penetre le moins qu'il puisse, & dont le dessus & le devant se relevent & se rabattent avec des charnieres, afin de pouvoir tirer ces feuilles sans embarras quand on veut examiner les plantes. On colle ordinairement les plantes sur du papier: mais outre qu'on n'en sauroit voir qu'un côté, savoir le dessus ou le dessous, il est certain que la colle entretient toujours des mites qui rongent les plantes, & qui gâtent tout. La meilleure colle que j'aie trouvée, c'est la colle faite avec les rognures de peau de gans, dans laquelle on mêle du mercure doux ou du sublimé corrosif à discrétion. Le mercure doux ou le sublimé corrosif, sont des puissans ennemis de la vermine: mais il faut prendre soin de remuer bien cette colle avec une brosse, lorsqu'on l'emploie; car le mercure se précipite facilement au fond du pot. La colle de gans faite avec la décoction de *semen-contra*, de l'absinthe commune, de l'aloès & de semblables drogues, ne m'a pas si bien réussi. On peut passer un vernis fort léger sur les plantes collées, pour les garantir de l'action de l'air & de la vermine: mais il altere toujours la couleur des plantes, & ce changement ne plaît pas à ceux qui veulent conserver les plantes pour vérifier les descriptions que les Auteurs en ont faites. Pour sécher les plantes à la campagne où l'on manque de vieux livres, & où souvent l'on n'a pas le tems de les changer d'un livre à l'autre, on peut se servir d'un fer applati, tel qu'est le fer dont les blanchisseuses polissent leur linge. Il faut le faire chauffer médiocrement, & le passer sur deux ou trois feuilles de papier gris, entre lesquelles on a mis la plante que l'on veut sécher, & dont on a pris soin d'applatir un peu les côtes, & de ranger proprement les feuilles.

Herbier signifie aussi un traité, ou une histoire des plantes. Gesner avoit dessein d'écrire une grande histoire des plantes, qu'il appelloit *Herbarium*. Brunfelsius a intitulé son traité des plantes, *Herbarium*, &c.

L

Laniere; sorte de courroie, ou bandelette de cuir étroite & longue. *Découpé en lanieres* ou *lacinié*, c'est être découpé en parties longues & étroites, comme sont les feuilles de fenouil, de *peucedanum*, &c.

Levre. Je me suis servi du mot de *levre* pour exprimer les découpures recourbées ou relevées des fleurs en gueules; car on peut dire que ces découpures sont en quelque maniere un prolongement des machoires de ces sortes de gueules: aussi les Botanistes ont donné aux fleurs en général le nom de *flores labiati*.

Lierré; c'est-à-dire à feuilles de *lierre*. On appelle anemones lierrées celles dont les premieres feuilles sont en quelque maniere semblables à celles du *lierre*.

Lobe. Les *lobes* sont les parties de la semence qui sont attachées au germe, & qui sont ordinairement plus grosses que ce germe.

Loge; cellule, en latin *loculamentum*, *cellula*.

M

Mains. On appelle en Botanique les *mains* des plantes, ce que les Latins ont nommé *capreoli*, *claviculi*, *clavicula*. Ces *mains* sont des filets qui s'entortillent contre les plantes voisines & les embrassent fortement, ainsi que l'on voit en la vigne, en la couleuvrée, & en la plupart des légumes. On les appelle aussi des *vrilles*.

Marcotter, c'est coucher les branches des plantes ligneuses, & les couvrir de quatre ou cinq pouces de terre, afin de leur faire pousser des racines. Ces branches, quand elles on fait des racines, s'appellent des *marcottes*. On les coupe & sépare de leurs meres; & c'est proprement ce qu'on appelle sévrer les *marcottes*. Toutes les plantes ligneuses viennent de *marcottes*, les unes plus, les autres moins facilement.

Masse d'armes; espece de bâton garni d'une tête ou massue de fer dont on se servoit autrefois à la guerre.

Cette

Cette tête étoit ordinairement anguleuse ou garnie de pointes. Je me suis servi de ce terme dans la description de certains fruits, qui par leur figure approchent de celle d'une *masse d'armes*.

Masque. Parmi les Architectes, c'est une tête d'homme, de femme, ou de quelques animaux, sculptée à la clef d'une porte ou à une fontaine. Je me sers de ce terme dans la description de certaines fleurs qui ont quelque ressemblance avec ces sortes de masques.

Matiere medicinale. On appelle matiere médicinale le grand amas de drogues qui se tirent des végétaux, des animaux & des minéraux, & qui entrent dans la composition des médicamens que l'on emploie en Medecine.

Mediastin. Le *médiastin* est une membrane qui sépare la poitrine dans sa longueur en deux parties. Je me suis servi de ce terme pour décrire des membranes qui se trouvent dans l'intérieur de certains fruits, & qui ressemblent en quelque maniere au *médiastin*.

Mentonniere; c'est la partie du casque qui couvre le bas du visage ou du menton.

Muffle; c'est la partie antérieure du bas de la tête de quelques animaux. On dit le *muffle* d'un bœuf, d'un lion, &c. & l'on appelle en sculptant *muffles*, les ornemens qui ressemblent au *muffle* de ces animaux. Je me suis servi de ce terme dans la description de certaines fleurs, comme dans celle du *muffle* de veau, qui a pris son nom de la ressemblance qu'elle a avec le *muffle* de cet animal.

N

Nervure. On se sert de ce terme pour exprimer les côtes élevées des feuilles des plantes.

Nombril. On appelle *nombril* certaines enfonçures qui se voyent dans quelques fruits, & qui ressemblent assez au *nombril*, le fruit de l'airelle a un petit *nombril* opposé au pédicule.

Nutrition. La *nutrition* des plantes se fait par la distribution du suc nourricier qui se répandant dans la tissure de leurs parties, les fait gonfler, s'y fige, & en augmente ou en entretient le volume, en réparant ce qui s'en est dissipé.

O

Oeilleton, se dit des bourjons qui sont à côté des racines des artichauds & autres plantes. On détache les *œilletons* pour multiplier ces plantes : car ils sont comme autant de petits œufs qui renferment une plante semblable à la mere d'où on les a tirés.

Oeuf, c'est cette partie qui se trouve dans les femelles des animaux, & qui renferme un petit animal de même espece dont les parties se développent, & se gonflent par le suc nourricier; il y a apparence que les semences des plantes renferment chacune en racourci une plante de même espece dont les parties se développent par le suc nourricier : ainsi l'on peut dire que les semences des plantes sont des petits *œufs*.

Ongle & Onglet, c'est une espece de tache différente en couleur du reste des feuilles de certaines fleurs. Cette tache a la figure d'un *ongle*, & se trouve à la naissance de ces feuilles; ainsi qu'on le voit en la rose, en la fleur des pavots, & en plusieurs autres.

Oreillettes, ce sont les parties latérales d'un casque qui couvrent les oreilles. Les fleurs de l'aconit ont deux *oreillettes* ou feuilles latérales.

Ovaire. Parmi les *Botanistes* se doit prendre pour l'endroit où les semences des plantes sont attachées, & où elles reçoivent leur nourriture. Il y a des plantes dont l'*ovaire* est découvert, comme celui des renoncules, du *clematitis*, &c. Il y en a d'autres dont l'*ovaire* est fait en cornet, en gaine, en boîte, &c. & par conséquent dont les semences sont couvertes, comme on le voit dans l'aconit, dans la linaire, dans l'apocin, &c. Ainsi le mot d'*ovaire* est plus étendu que celui de capsule : car toutes les capsules sont des especes d'*ovaire*, & tous les *ovaires* ne sont pas des capsules.

Ovale. L'*ovale* mécanique, qui est celle dont on parle en *Botanique*, est une figure ronde & oblongue qui approche de celle d'un œuf. On appelle un fruit *ovale*, non-seulement celui qui approche de la figure d'un œuf, mais encore celui dont la coupe d'un bout à l'autre ressemble à une *ovale* mécanique.

Ovale-pointu. J'ai appellé *ovale-pointu* quelques fruits qui ont la figure d'une *ovale* mécanique, mais qui sont pointus par un de leurs bouts.

P

Palais. Dans les fleurs le *palais* est cette partie qui se trouve entre deux parties semblables aux mâchoires; comme l'espace qui est compris entre les deux mâchoires de la fleur de *melampyrum*.

Palissade, c'est une haie de plusieurs arbres feuilleux dès le pié, & taillés en maniere de mur. Le charme est de tous les arbres le plus propre à faire de grandes *palissades*. On emploie, le buis, l'if, la *filaria*, & autres, pour les *palissades* qui sont à hauteur d'appuis.

Panneau. Parmi les Menuisiers, c'est une table d'ais minces, qui sert à remplir le quadre d'un lambris ou d'une porte. Je me sers de ce terme pour exprimer les parties de certains fruits qui ont du rapport aux panneaux de menuiserie.

Paquet. Je me suis servi de ce terme pour exprimer les petits tas de fleurs qui naissent sur l'épi du blé, du chien dent, &c. Car ces fleurs naissent par petits paquets attachés aux dents de la rape de l'épi. On les appelle *locustæ*.

Pas d'une vis. On appelle *Pas d'une vis*, chaque tour de la ligne ou de la lame qui forme la vis. Il y a des fleurs & des fruits qui ont la forme d'une vis, ou d'un tirebourre.

Patte. On dit une *patte* d'anemone, une *patte* de renoncule; pour dire la racine d'une anemone, ou d'une renoncule; parce que ordinairement ces racines approchent de la figure de la *patte* d'un animal.

Pavillon. Parmi les Ferblantiers, c'est la partie évasée de l'entonnoir qui sert à recevoir les liqueurs.

Pedicule, c'est proprement le petit brin qui soutient la fleur; car le brin qui soutient la feuille, s'appelle queue.

Pepin, c'est une semence dont l'enveloppe n'est pas osseuse, mais plutôt cartilagineuse, & semblable à un petit cuir. Telles sont les semences des poires, des pommes, &c.

Piquant. On dit un fruit garni de *piquans*, hérissé de *piquans*, armé de *piquans*, pour dire un fruit épineux.

Pyramide. La *pyramide* est un solide dont la base est triangulaire ou quarrée, & qui va toujours en diminuant, & se termine en pointe. Si la base est triangulaire, la *pyramide* s'appelle *pyramide* à trois faces : si c'est un quarré, elle s'appelle *pyramide* à quatre faces. L'ame du fruit de la langue de chien est une *pyramide* à quatre faces.

Pistil. J'appelle *pistil* la partie de certaines fleurs qui en occupe ordinairement le centre, & qui par conséquent est toujours renfermée dans la fleur; comme l'on peut voir dans la couronne impériale, dans le lis, dans le pavot, &c. On l'appelle *pistil*, du mot Latin *pistillum* & *pistillus*, qui signifie un pilon : car bien que la figure des *pistils* des fleurs ne soit pas déterminée, & qu'il s'en trouve qui sont d'une figure fort différente de celle d'un pilon; il est pourtant certain que le plus grand nombre des *pistils* approche plus de la figure d'un pilon que de toute autre chose. M. Malpighi a appellé cette partie *stylus*, à cause qu'elle est ordinairement en pointe. Il y a de savans *Botanistes* qui ne conviennent pas de ces noms : mais il me suffit d'avertir ici que je n'emploie le mot de *pistil*, dans tout cet ouvrage, que dans ce sens-là, soit que cette partie soit le jeune fruit, soit qu'elle ne le soit pas.

Placenta. Je me sers de ce terme pour exprimer un corps qui se trouve placé entre les semences & leurs enveloppes, & qui sert à préparer leur nourriture. Ce corps est différent du cordon qui porte la nourriture à ces mêmes semences; & je n'ai pas trouvé de terme plus propre pour le signifier que celui de *placenta* : car dans le sisteme des œufs, on peut comparer le corps du fruit au corps de l'*uterus*. La graine enveloppée de ses membranes doit être comparée au *fœtus*, & le corps spongieux ou de quelque nature qu'il soit qui se trouve entre ce *fœtus* & le corps de l'*uterus* doit être comparé au *placenta*; ainsi l'on trouve une analogie assez parfaite entre les œufs des animaux & ceux des plantes.

Plante. Une *plante* est un corps organisé qui a essentiellement une racine, & peut-être une semence : & ce corps produit le plus souvent des feuilles, des tiges & des fleurs.

Plante annuelle, bisannuelle, vivace.

Plante etiolée, c'est une plante qui s'éleve & s'allonge trop : telles sont les plantes qui sont trop pressées.

Plante marine, c'est une *plante* qui naît dans le fond de la mer; comme le corail, la madrepore, &c.

Plante maritime, c'est une *plante* qui naît sur le bord de la mer; comme la soude, la bacille, &c.

Plante a parasol, c'est une *plante* dont les fleurs sont verticillées ou approchantes; comme la mente, le marrhube, &c.

*Peluche ou Panne, c'est cette touffe de feuilles menues & déliées que l'on voit dans les anemones doubles, & qui fait leur principale beauté.

Plume. La *plume* est la partie supérieure du germe d'une graine qui commence à se développer sensiblement : car outre les deux lobes de la graine on découvre une espece de tuyau dont la partie inférieure s'appelle la *radicule*, & contient en petit la véritable racine; mais la partie supérieure de ce même germe qui renferme en petit la tige & tout le reste de la plante s'appelle la *plume*, à cause qu'elle ressemble quelquefois à un petit bouquet de *plumes*.

Poinçon ou Soutien, en Latin *Columen*, c'est une piece de bois posée sur une autre perpendiculairement, & contre laquelle sont assemblées les autres pieces qui servent à soutenir un comble. Je me sers quelquefois de ce terme pour exprimer le noyau, contre lequel sont assemblées les principales parties de certains fruits.

Port; le *port d'une plante*. On se sert de ce mot en parlant des plantes dans le même sens qu'on emploie celui d'*air* dans les animaux. On dit cette plante a le *port* de la ciguë; cette plante approche de l'angélique par son *port*, & non pas cette plante a l'air de la ciguë ou de l'angélique. Le *port* ne résulte pas de la structure particuliere de quelque partie; mais plutôt du tout ensemble. *Facies exterior plantæ*.

Q

Quarrément, *piece équarrie ou coupée quarrément*; c'est une piece coupée d'une maniere quarrée : presque tous les demi-fleurons sont coupés quarrément par le bout.

Queue, c'est proprement cette partie qui soutient la feuille; car le brin qui soutient la fleur s'appelle le pédicule.

R

Racine. La *racine* est la partie de la plante qui reçoit la premiere le suc de la terre, & qui le transmet aux autres. Cette partie est presque toujours dans la terre; il y a très-peu de plantes où elle soit hors de terre, & nous n'avons presque que le lierre & la cuscute qui aient une partie de leurs *racines* découvertes. Nous ne connoissons aucune plante qui n'ait sa racine attachée à la terre ou à quelque corps terrestre.

Toutes les racines sont garnies de fibres & d'une écorce plus ou moins épaisse; mais comme les différences des *racines* se tirent de leur principale partie, nous n'employerons le terme de fibres que lorsqu'elles feront cette principale partie.

On peut considérer les *racines* par rapport à leur tissu, à leur structure, & à leur figure.

Le tissu des *racines* est ou charnu ou composé de fibres sensibles. Les *racines* charnues ou d'un tissu charnu, sont celles dont le corps est une espece de chair dans laquelle on ne découvre pas de fibres sensibles; telles sont les *racines* de l'iris, du cyclamen, du safran, du lis, &c.

Les *racines* dont le corps est tissu de fibres entrelacées & serrées à peu près comme les brins de filasses, sont ou molles ou dures. Les molles sont semblables à celles du fenouil, du chardon-roland. On peut les appeller *racines à trognons*. Les *racines* dures & ligneuses sont celles du poirier, de l'amandier, du chêne, &c.

Par rapport à la structure, les *racines* sont composées, ou de fibres, ou de plusieurs autres *racines*, ou d'écailles, ou enfin de tuniques.

Les *racines* composées de fibres sont ou chevelues ou fibrées. On appelle chevelues celles dont les fibres sont très-menues, & semblables aux cheveux d'une perruque; comme celles du froment, du seigle, &c. On nomme fibrées les *racines* dont les fibres sont d'une grosseur considérable comme celles de la violette, de la primevere, &c. Il y en a quelques-unes parmi celles-ci qui poussent des jets qui courent entre deux terres. On peut les appeller *racines* fibrées & traçantes

Les *racines* composées d'autres *racines* ont les mêmes *racines* disposées en botte, & se nomment *racines* en botte, comme celles de la guimauve, ou bien elles ont les mêmes *racines* disposées sans ordre dans leur longueur, comme celles du poirier. Lorsque ces *racines* sont plusieurs navets joints ensemble, on les appelle *racines à navets*, comme celles de l'asphodele, de la pivoine, &c. Si ce sont des grumeaux entassés, on les nomme *racines grumeleuses*, comme celles de plusieurs renoncules. Il y a quelques *racines* composées, qui sont des tubercules appliqués l'un sur l'autre, comme on le voit dans le safran, & dans le glayeul. On en trouve quelques-unes qui sont des tubercules attachés l'un contre l'autre; savoir celles de la fritillaire, du colchique, &c.

Les *racines à écailles ou écailleuses* sont composées de plusieurs écailles attachées à un pivot. Il ne faut pas confondre les *racines* écailleuses avec les *racines* écaillées; car les *racines* écaillées sont d'une seule piece dont la surface est taillée en écailles comme celles de la dentaire, au lieu que les *racines* écailleuses sont à plusieurs écailles séparées les unes des autres.

Les *racines bulbeuses* ou les *racines* à oignons sont composées de plusieurs peaux ou tuniques appliquées les unes sur les autres & emboîtées, pour ainsi dire, les unes dans les autres; elles forment un massif presque rond ou oblong; telles sont les *racines* de l'oignon commun, du narcisse, de la jacinthe, &c.

Par rapport à la figure, les *racines* sont rondes & tubéreuses comme celles du cyclamen, du safran, du *bulbo castanum*, ovales comme celles de plusieurs oignons & de quelques especes d'orchis; aplaties en patte comme celles des anemones & de plusieurs especes d'orchis; longues & en pivot, que l'on appelle *racines* piquantes comme celles de la rave; à genouillet comme celle de l'iris, du sceau de Salomon; en perruque comme la plupart des *racines* chevelues, &c.

Radicule; c'est la partie inférieure du germe d'une graine qui commence à se développer sensiblement; car outre les deux lobes on découvre une espece de tuyau dont la partie inférieure s'appelle la *radicule*, & contient en racourci la véritable racine. La partie supérieure qui renferme le reste de la plante s'appelle la plume.

Rape. Je me sers de ce terme pour exprimer le noyau qui soutient l'épi du froment, du seigle, &c. Car ce soutien est élevé en denticules comme une rape.

Renure; c'est un petit canal fait sur l'épaisseur d'une planche pour arrêter les ais d'une cloison, ou pour servir de coulisse. Je me sers de ce terme dans la description de certains fruits dont les parties sont enchassées dans des especes de rénure.

Ressort, force qu'ont les corps de se remettre en leur premier état quand on les lâche après les avoir courbés, ou après les avoir étendus plus qu'ils ne le sont naturellement. *Ressort de l'air ou vertu élastique de l'air*; c'est la force par laquelle les parties de l'air se compriment les unes les autres, & se débandent comme autant de petits ressorts, lorsque les parties qui les environnent n'ont pas une force égale.

Rosette ou **Rose**, ornement de serrurerie rond, ovale ou à pans, relevé de quelques feuilles & qui a quelque rapport à une rose. Je me sers de ce terme pour décrire certains fruits qui approchent de la figure de ces ornemens.

S

Seve. La seve est l'humeur qui se trouve dans le corps des plantes, & qui leur tient lieu de sang; je n'ai pas fait difficulté de dire la masse de la *seve*, comme l'on dit la masse du sang.

Silique & **Gousse**, c'est la même chose. *Siliqua* en latin. Il seroit à souhaiter qu'on fixât le nom de *gousse* pour signifier les fruits des plantes qui ont les fleurs légumineuses, & qu'on n'employât celui de *silique*, que pour signifier les fruits qui sont à peu près de pareille structure; mais qui succedent à des fleurs qui ne sont pas légumineuses, ainsi que l'a proposé M. Marchant, très-habile Botaniste & Physicien, de l'Academie Royale des Sciences, digne fils de M. Marchant, qui étoit aussi de l'Academie Royale des Sciences & très-savant en Botanique.

Sommet, *apex*, *apices*, *antheræ*, *croci*. On appelle *sommets* dans la *botanique* les corps qui terminent les étamines ou filets des fleurs. Ces corps sont des réservoirs remplis de poussiere très-menue, & le plus souvent jaune.

Spirale, c'est une ligne courbe qui a plusieurs circonvolutions l'une dans l'autre, semblables à celles d'un limaçon.

Stile, *stylus*; c'est proprement la pointe d'un jeune fruit ou de quelque autre partie de plantes. M. Malpighi appelle *style* le jeune fruit entier, qui est placé au milieu de la fleur.

Structure. Par la *structure* des parties des plantes on entend la composition & l'assemblage des pieces différentes qui en forment le corps.

Suc nourricier; c'est la partie de la seve qui est propre à nourrir les plantes.

T

Talon. On appelle *talon* la petite feuille échancrée qui soutient la feuille des orangers. On appelle aussi *talon* la partie basse, & la plus grosse d'une branche coupée. On appelle encore *talon* l'endroit d'où sortent les feuilles de l'œilleton, que l'on détache d'un pié d'artichaud, & cet endroit a ordinairement un peu de racines.

Teste. On dit que les fleurs ou les graines sont ramassées en maniere de *tête*, lorsqu'elles sont entassées par petits bouquets. *Flores in capitulum congesti.*

Tige; c'est la partie des plantes qui naît de la racine, & qui soutient les feuilles, les fleurs & les fruits. La *tige* dans les arbres s'appelle tronc, *caudex*, *truncus*; dans les herbes elle se nomme *caulis* & *scapus*, lorsqu'elle est droite comme une colonne; les Auteurs Modernes l'ont appellée *viticulus*, lorsqu'elle est grêle & couchée par terre comme celle de la nummulaire; dans les différentes sortes de blé & dans les plantes semblables, on l'appelle *culmus*.

Tige ailée; c'est celle qui dans sa longeur est revêtue de quelques feuillets déliés qu'on nomme *aîles*.

Toque; bonnet de figure cylindrique en forme de chapeau, dont le bord est étroit. Il y a des fruits qui ressemblent à de petites toques.

Tracer; c'est en Botanique courir & couler entre-deux terres. Le chiendent *trace* extraordinairement, c'est-à-dire que ses racines entrent peu avant dans la terre, & s'étendent sur les côtés. On dit aussi que les fraisiers *tracent*: mais c'est par des jets qui courent sur la terre, & prennent racine à leur extrémité.

Trachée, ou vaisseau Aérien. La découverte des *trachées* des plantes est une des plus belles qu'on ait fait dans ce siecle-ci. Nous en sommes redevables à M. Malpighi. Ce savant Homme, qui a si bien étudié la nature, appelle *trachées* ou poumons des plantes, certains vaisseaux formés par les différens contours d'une lame fort mince, plate & assez large, qui se roule sur elle-même en ligne spirale ou tirebourre, forme un tuyau assez long, droit dans certaines plantes, bossu en quelques autres, étranglé & comme divisé dans sa longueur en plusieurs cellules. Quand on déchire ces vaisseaux, on s'apperçoit qu'ils ont un espece de mouvement péristaltique.

Ce mouvement vient peut-être de leur ressort; car ces lames qui ont été allongées & qui ressemblent à des tirebourres, revenant à leur premiere situation, secouent l'air qui se trouve entre les pas de leurs contours: cet air par son ressort les secoue aussi à son tour; de sorte qu'elles vont & viennent pendant quelque tems jusqu'à ce qu'elles aient repris leur premiere situation, ou qu'elles aient cédé à l'air; car si on les allonge un peu trop, elles perdent leur ressort & se flétrissent. M. Malpighi a remarqué que ces lames étoient composées de plusieurs pieces posées par écailles, comme sont les *trachées* des visceres.

Pour découvrir facilement les *trachées*, on n'a qu'à choisir dans le printems & dans l'été des jets de rosier, de *viburnum*, de tilleul, de tendrons de vignes & de quelques sortes d'arbres, d'arbustes, ou de telles autres herbes qu'on voudra: on les trouvera tous remplis de *trachées*, pourvu qu'ils soient assez tendres pour pouvoir être cassés nets; car s'ils se tordent, on ne pourra pas découvrir les *trachées*. Rien n'est si aisé que de faire ces observations; & j'ai toujours été très-satisfait de ces recherches dans toutes les plantes où j'ai examiné les *trachées*.

Il est vraissemblable que les *trachées* sont des vaisseaux destinés à contenir de l'air, & il y a beaucoup d'apparence qu'ils servent à faciliter le mouvement de la seve, & à la rendre plus fluide. Pour ce qui est du mouvement de la seve, quelque grande que soit l'agitation que cette liqueur acquiert à l'occasion du mouvement de la terre, ainsi qu'un des plus grands Philosophes de ce siecle l'a proposé, il est pourtant vraissemblable que l'air contenu dans les *trachées* des plantes y contribue aussi; car ces *trachées* doivent être plus ou moins dilatées, suivant que le ressort de l'air est plus ou moins fort; ce qui arrive assez souvent pendant le jour & la nuit, & selon les différens degrés de chaleur, de froideur, de sécheresse ou d'humidité qu'il est capable de recevoir dans les différentes saisons de l'année. L'air donc s'étendant plus qu'à l'ordinaire par son ressort, dilate les *trachées*, & comprime les parois de telle sorte, que la seve, qui est contenue dans les vaisseaux qui sont aux côtés des *trachées*, est obligée de se mouvoir vers l'endroit où elle trouve moins de résistance, & de passer d'une partie à l'autre, suivant que cette compression est plus ou moins soutenue. Il se peut faire aussi qu'il se filtre au travers des *trachées* quelque matiere aërienne qui augmente la fluidité de la seve contenue dans les vaisseaux voisins.

Tunique. On appelle *tuniques* les différentes peaux d'un oignon qui sont emboîtées les unes dans les autres. On se sert aussi quelquefois du mot de *tunique* pour signifier simplement une enveloppe.

V

Vaisseaux excrétoires. On appelle *vaisseaux excrétoires* ceux qui servent à vuider les humeurs qui ont été filtrées dans les glandes des animaux. Je me sers de ce mot pour exprimer les vaisseaux qui vuident les sucs qui ne sont pas propres pour la nourriture des plantes, & qui ont été filtrés dans leurs visceres. Les poils dont les feuilles sont revetues ou parsemées, sont les *vaisseaux excrétoires* de ces mêmes feuilles. Les étamines sont les *vaisseaux excrétoires* des fleurs.

Velu. On dit le *velu* d'une plante, pour dire la partie *velue* de sa surface.

Verticillé. Voyez *Fleur verticillée*.

Vis. Le pas d'une *vis*.

Viscere. On appelle *viscere* une partie du corps tissue ordinairement d'une infinité de petites glandes qui servent à la préparation & filtration de quelque liqueur. Le foie, la rate, le cerveau, les reins, le pancréas, sont des *visceres* considérables. Les feuilles & les fleurs des plantes, par rapport à leur usage, peuvent être appellées des *visceres*; & c'est dans ce sens-là que je me suis servi de ce terme.

Umbelle. Voyez *Parasol*.

Volute; ornement du chapiteau Ionique & du Composite fait en ligne spirale. Il y a des fruits & des épis de fleurs en *volute*.

Urne; espece de vase dont l'ouverture & la base sont plus étroites que le ventre. Il y a quelques fruits qui ont la figure d'une *urne*.

ELOGE

De M. de Tournefort.

Joseph Pitton de Tournefort naquit à Aix en Provence le 5. Juin 1656. de Pierre Pitton, Ecuyer, Seigneur de Tournefort, & d'Aimare de Fagouë, d'une Famille noble de Paris.

On le mit au Collége des Jesuites d'Aix: mais quoiqu'on l'appliquât uniquement, comme tous les autres écoliers, à l'étude du latin, dès qu'il vit des plantes, il se sentit Botaniste; il vouloit savoir leurs noms, il remarquoit soigneusement leurs différences, & quelquefois il manquoit à sa classe pour aller herboriser à la campagne, & pour étudier la nature, au lieu de la langue des anciens Romains. La plupart de ceux qui ont excellé en quelque genre, n'y ont point eu de maître: il apprit de lui-même en peu de tems à connoître les plantes des environs de sa ville.

Quand il fut en Philosophie, il prit peu de gout pour celle qu'on lui enseignoit. Il n'y trouvoit point la nature qu'il se plaisoit tant à observer, mais des idées vagues & abstraites, qui se jettent pour ainsi dire à côté des choses & n'y touchent point. Il découvrit dans le cabinet de son pere la Philosophie de Descartes, peu fameuse alors en Provence, & la reconnut aussi-tôt pour celle qu'il cherchoit. Il ne pouvoit jouir de cette lecture que par surprise & à la dérobée, mais c'étoit avec d'autant plus d'ardeur; & ce pere qui s'opposoit à une étude si utile, lui donnoit sans y penser une excellente éducation.

Comme il le destinoit à l'Eglise, il le fit étudier en Théologie, & le mit même dans un Séminaire: mais la destination naturelle prévalut. Il falloit qu'il vît des plantes: il alloit faire ses études chéries, ou dans un jardin assez curieux qu'avoit un Apothicaire d'Aix, ou dans les campagnes voisines, ou sur la cime des rochers. Il pénétroit par adresse ou par présent dans tous les lieux fermés où il pouvoit croire qu'il y avoit des plantes qui n'étoient pas ailleurs. Si ces sortes de moyens ne réussissoient pas, il se résolvoit plutôt à y entrer furtivement; & un jour il pensa être accablé de Pierres par des paysans qui le prenoient pour un voleur.

Il n'avoit guere moins de passion ponr l'Anatomie & pour la Chymie que pour la Botanique. Enfin la Physique & la Medecine le revendiquerent avec tant de force sur la Théologie, qui s'en étoit mise injustement en possession, qu'il fallut qu'elle le leur abandonnât. Il étoit encouragé par l'exemple d'un oncle paternel qu'il avoit, Medecin fort habile & fort estimé; & la mort de son pere arrivée en 1677. le laissa entierement maître de suivre son inclination.

Il profita aussi tôt de sa liberté, & parcourut en 1678. les montagnes de Dauphiné & de Savoye, d'où il rapporta quantité de belles plantes seches, qui commencerent son Herbier.

La *Botanique* n'est pas une science sédentaire & paresseuse qui se puisse acquérir dans le repos & dans l'ombre d'un cabinet, comme la Géométrie & l'Histoire, ou qui tout au plus, comme la Chymie, l'Anatomie & l'Astronomie ne demande que des opérations d'assez peu de mouvement. Elle veut que l'on courre les montagnes & les forêts, que l'on gravisse contre des rochers escarpés, que l'on s'expose au bord des précipices. Les seuls Livres qui peuvent nous instruire à fond dans cette matiere, ont été jettés au hasard sur toute la surface de la terre, & il faut se résoudre à la fatigue & au péril de les chercher & de les ramasser. De-là vient aussi qu'il est si rare d'exceller dans cette science: le degré de passion qui suffit pour faire un savant d'une autre espece, ne suffit pas pour faire un grand Botaniste, & avec cette passion même, il faut encore une santé qui puisse la suivre, une force de corps qui y réponde. M. de Tournefort étoit d'un tempérament vif, laborieux, robuste, un grand fond de gayeté naturelle le soutenoit dans le travail, & son corps, aussi-bien que son esprit, avoit été fait pour la *Botanique*.

En 1679. il partit d'Aix pour Montpellier, où il se perfectionna beaucoup dans l'Anatomie & dans la Medecine. Un Jardin des Plantes établi en cette ville par Henri IV. ne pouvoit pas, quelque riche qu'il fût, satisfaire sa curiosité, il courut tous les environs de Montpellier à plus de dix lieues, & en rapporta des plantes inconnues aux gens même du pays. Mais ces courses étoient encore trop bornées; il partit de Montpellier pour Barcelone au mois d'Avril 1681. Il passa jusqu'à la Saint Jean dans les montagnes de Catalogne, où il étoit suivi par les Medecins du pays & par les jeunes Etudians en Medecine, à qui il démontroit les plantes. On eût dit presque qu'il imitoit les anciens Gymnosophistes, qui menoient leurs disciples dans des déserts, où ils tenoient leur école.

Les hautes montagnes des Pyrenées étoient trop proches pour ne le pas tenter. Cependant il savoit qu'il ne trouveroit dans ces vastes solitudes qu'une subsistance pareille à celle des plus austeres Anachoretes, & que les malheureux habitans qui la lui pouvoient fournir, n'étoient pas en plus grand nombre que les voleurs qu'il avoit à craindre. Aussi fut-il plusieurs fois dépouillé par les Miquelets Espagnols. Il avoit imaginé un stratageme pour leur dérober un peu d'argent dans ces sortes d'occasions. Il enfermoit des réaux dans du pain qu'il portoit sur lui, & qui étoit si noir & si dur, que quoiqu'ils le volassent fort exactement & ne fussent pas gens à rien dédaigner, ils le lui laissoient avec mépris. Son inclination dominante lui faisoit tout surmonter; ces rochers affreux & presque inaccessibles qui l'environnoient de toutes parts, s'étoient changés pour lui en une magnifique Bibliotheque, où il avoit le plaisir de trouver tout ce que sa curiosité demandoit & où il passoit des journées délicieuses. Un jour une méchante cabane où il couchoit, tomba tout-à-coup, il fut deux heures enseveli sous les ruines & y auroit péri, si l'on eût tardé encore quelque tems à le retirer.

Il revint à Montpellier à la fin de 1681. & de-là il alla chez lui à Aix, où il rangea dans son Herbier toutes les plantes qu'il avoit ramassées de Provence, de Languedoc, de Dauphiné, de Catalogne, des Alpes & des Pyrenées. Il n'appartient pas à tout le monde de comprendre que le plaisir de les voir en grand nombre, bien entieres, bien conservées, disposées selon un bel ordre dans de grands Livres de papier blanc, le payoit suffisamment de tout ce qu'elles lui avoient couté.

Heureusement pour les plantes, M. Fagon, alors premier Medecin de la feue Reine, s'y étoit toujours fort attaché, comme à une partie des plus curieuses de la Physique & des plus essentielles de la Medecine, & il favorisoit la *Botanique* de tout le pouvoir que lui donnoient sa place & son mérite. Le nom de M. de Tournefort vint à lui de tant d'endroits différens, & toujours avec tant d'uniformité, qu'il eut envie de l'attirer à Paris, rendez-vous général de presque tous les grands talens répandus dans les Provinces. Il s'adressa pour cela à Madame de Venelle, Sous-Gouvernante des Enfans de France, qui connoissoit beaucoup toute la famille de M. de Tournefort. Elle lui persuada donc de venir à Paris, & en 1683. elle le présenta à M. Fagon, qui dès la même année lui procura la place de Professeur en Botanique au Jardin Royal des Plantes, établi à Paris par Louis XIII. pour l'instruction des jeunes Etudians en Medecine.

Cet emploi ne l'empêcha pas de faire différens voyages. Il retourna en Espagne & alla jusqu'en Portugal. Il vit des plantes, mais presque sans aucun Botaniste. En Andalousie, qui est un pays fécond en palmiers, il voulut vérifier ce que l'on dit depuis si long-tems des amours du mâle & de la femelle de cette espece, mais il n'en put rien apprendre de certain; & ces amours si anciennes, en cas qu'elles soient, sont encore mystérieuses Il alla aussi en Hollande & en Angleterre, où il vit & des plantes & plusieurs grands Botanistes, dont il gagna facilement l'estime & l'amitié. Il n'en faut point d'autre preuve, que l'envie qu'eut M. Herman, célebre Professeur en Botanique à Leyde, de lui résigner sa place, parce qu'il étoit déja fort âgé. Il lui en écrivit au commencement de la derniere guerre avec beaucoup d'instance; & le zele qu'il avoit pour la science qu'il professoit, lui faisoit choisir un successeur non-seulement étranger, mais d'une nation ennemie. Il promettoit à M. Tournefort une pension de 4000 livres de Messieurs les Etats Généraux, & lui faisoit espérer une augmentation quand il seroit encore mieux connu. La pension attachée à sa place du Jardin Royal étoit fort modique; cependant l'amour de son pays lui fit refuser des offres & si utiles & si flatteuses. Il s'y joignit encore une autre raison, qu'il disoit à ses amis, c'est qu'il trouvoit que les sciences étoient ici pour le moins à un aussi haut degré de perfection, qu'en aucun autre pays, la patrie d'un savant ne seroit pas sa véritable patrie, si les sciences n'y étoient florissantes.

La sienne ne fut pas ingrate. L'Académie des Sciences ayant été mise en 1691. sous l'inspection de M. l'Abbé Bignon, un des premiers usages qu'il fit de son autorité deux mois après qu'il en fut revêtu, fut de faire entrer dans cette Compagnie M. de Tournefort & M. Homberg, qu'il ne connoissoit ni l'un ni l'autre que par le nom qu'ils s'étoient fait. Après qu'ils eurent été agréés par le Roy sur son témoignage, il les présenta tous deux ensemble à l'Académie, deux premiers nés, pour ainsi dire, dignes de l'être d'un tel pere, & d'annoncer toute la famille spirituelle qui les a suivis.

En 1694. parut le premier Ouvrage de M. de Tournefort, intitulé, *Elemens de Botanique*, ou *Méthode pour connoître les Plantes*, imprimé au Louvre en trois volumes. Il est fait pour mettre de l'ordre dans ce nombre prodigieux de plantes, semées si confusément sur la terre & même sous les eaux de la mer, & pour les distribuer en genres & en especes, qui en facilitent la connoissance & empêchent que la mémoire des Botanistes ne soit accablée sous le poids d'une infinité de noms différens. Cet ordre si nécessaire n'a point été établi par la nature, qui a préféré une confusion magnifique à la commodité des Physiciens, & c'est à eux à mettre presque malgré elle de l'arrangement & un systeme dans les plantes. Puisque ce ne peut être qu'un ouvrage de leur esprit, il est aisé de prévoir qu'ils se partageront & que même quelques-uns ne voudront point de systeme. Celui que M. de Tournefort a préféré après une longue & savante discussion, consiste à régler les genres des plantes par les fleurs & par les fruits pris ensemble, c'est-à-dire, que toutes les plantes semblables par ces deux parties seront du même genre, après quoi les différences ou de la racine ou de la tige, ou des feuilles, feront leurs différentes especes. M. de Tournefort a été même plus loin; au-dessus des genres il a mis des classes qui ne se réglent que par les fleurs, & il est le premier qui ait eu cette pensée, beaucoup plus utile à la *Botanique* qu'on ne se l'imagineroit d'abord. Car il ne trouve jusqu'ici que 14 figures différentes de fleurs qu'il faille s'imprimer dans la mémoire; ainsi quand on a entre les mains une plante en fleur, dont on ignore le nom, on voit aussi-tôt à quelle classe elle appartient dans le Livre des Elémens de *Botanique*, quelque jour après la fleur, paroît le fruit, qui détermine ce genre dans ce même Livre & les autres parties donnent l'espece; de sorte que l'on trouve en un moment, & le nom que M. de Tournefort lui donne par rapport à son systeme, & ceux que d'autres Botanistes des plus fameux lui ont donné, ou par rapport à leurs systemes particuliers ou sans aucun systeme. Par là on est en état d'étudier cette plante dans les Auteurs qui en ont parlé, sans crainte de lui attribuer ce qu'ils auront dit d'une autre, ou d'attribuer à une autre ce qu'ils auront dit de celle-là. C'est un prodigieux soulagement pour la mémoire, que tout se réduise à retenir 14 figures de fleurs, par le moyen desquelles on descend à 673 genres, qui comprennent sous eux 8846 especes de plantes, soit de terre, soit de mer, connues jusqu'au tems de ce Livre. Que seroit-ce s'il falloit connoître immédiatement ces 8846 especes, & cela sous tous les noms différens qu'il a plu aux Botanistes de leur imposer?

Il parut être fort approuvé des Physiciens; c'est-à-dire, & cela ne doit jamais s'entendre autrement, du plus grand nombre des Physiciens. Il fut attaqué sur quelques points par M. Ray, célebre *Botaniste* & Physicien Anglois, auquel M. de Tournefort répondit en 1697. par une Dissertation Latine adressée à M. Sherard, autre Anglois habile dans la même science. La dispute fut sans aigreur; & même assez polie de part & d'autre, ce qui est assez à remarquer. On dira peut-être que le sujet ne valoit gueres la peine qu'on s'échauffât. Car de quoi s'agissoit-il? De savoir si les fleurs & les fruits suffisoient pour établir les genres, si une certaine plante étoit d'un genre ou d'un autre. Mais on doit tenir compte aux hommes, & plus particulierement aux Savans, de ne s'échauffer pas beaucoup sur de légers sujets. M. de Tournefort, dans un Ouvrage postérieur à la dispute, a donné de grands éloges à M. Ray, & même sur son Systeme des Plantes.

Il se fit recevoir Docteur en Medecine de la Faculté de Paris, & en 1698. il publia un Livre intitulé, *Histoire des Plantes qui naissent aux environs de Paris, avec leur usage dans la Medecine.* Il est facile de juger que celui qui avoit été chercher des plantes sur les sommets des Alpes, & des Pirenées, avoit diligemment herborisé dans tous les environs de Paris, depuis qu'il y faisoit son séjour. La *Botanique* ne seroit qu'une simple curiosité, si elle ne se rapportoit à la Medecine, & quand on veut qu'elle soit utile; c'est la *Botanique* de son pays, qu'on doit le plus étudier, non que la nature ait été aussi soigneuse qu'on le dit quelquefois de mettre dans chaque pays les plantes qui devoient convenir aux maladies des habitans; mais parce qu'il est plus commode d'employer ce qu'on a sous sa main, & que souvent ce qui vient de loin n'en vaut pas mieux. Dans cette Histoire des Plantes des environs de Paris, M. de Tournefort rassemble outre leurs différens noms, & leurs descriptions, les analyses Chymiques que l'Académie en avoit faites, & leurs vertus les mieux prouvées. Ce Livre seul répondroit suffisamment au reproche que l'on fait quelquefois aux Medecins de n'aimer pas les remedes tirés des simples, parce qu'ils sont trop faciles, & d'un effet trop prompt. Certainement M. de Tournefort en produit ici un grand nombre;

cependant ils sont la plupart assez négligés, & il semble qu'une certaine fatalité ordonne qu'on les desirera beaucoup, & qu'on s'en servira peu.

On peut compter parmi les Ouvrages de M. de Tournefort un Livre, ou du moins une partie d'un Livre, qu'il n'a pourtant pas fait imprimer. Il porte pour titre *Schola Botanica, sive Catalogus Plantarum, quas ab aliquot annis in horto regio Parisiensi studiosis indigitavit vir Clarissimus Josephus Pitton de Tournefort, Doctor Medicus, ut & Pauli Hermanni Paradisi Batavi Prodromus*, &c. *Amstelodami*. 1699. Un Anglois nommé M. Simon Warton, qui avoit étudié trois ans en *Botanique* au Jardin du Roi, sous M. de Tournefort, fit ce Catalogue des Plantes qu'il y avoit vues.

Comme les Elémens de *Botanique* avoient eu tout le succès que l'Auteur même pouvoit desirer, il en donna en 1700. une traduction Latine en faveur des étrangers, & plus ample, sous le titre *de Institutiones Rei Herbariæ*, en 3. Vol. *in*-4°. dont le premier contient les noms des plantes distribuées selon le sisteme de l'Auteur, & les deux autres leurs figures très-bien gravées. A la tête de cette Traduction est une grande Préface ou *Introduction à la Botanique*, qui contient avec les principes du sisteme de M. de Tournefort, ingénieusement & solidement établis, une Histoire de la *Botanique* & des *Botanistes*, recueillie avec beaucoup de soin & agréablement écrite. On n'aura pas de peine à s'imaginer qu'il s'occupoit avec plaisir de tout ce qui avoit rapport à l'objet de son amour. Cet amour cependant n'étoit pas si fidele aux plantes, qu'il ne se portât presque avec la même ardeur à toutes les autres curiosités de la Physique, pierres figurées, marcassites rares, pétrifications, & crystallisations extraordinaires, coquillages de toutes les especes. Il est vrai que du nombre de ces sortes d'infidelités, on en pourroit excepter son gout pour les pierres; car il croyoit que c'étoit des plantes qui végétoient, & qui avoient des graines; il étoit même assez disposé à étendre ce sisteme jusqu'aux métaux, & il semble qu'autant qu'il pouvoit il transformoit tout en ce qu'il aimoit le mieux. Il ramassoit aussi des habillemens, des armes, des instrumens de Nations éloignées, autres sortes de curiosités, qui quoiqu'elles ne soient pas sorties immédiatement des mains de la nature, ne laissent pas de devenir Philosophiques, pour qui sait philosopher. De tout cela ensemble, il s'étoit fait un cabinet superbe pour un particulier, & fameux dans Paris, les Curieux l'estimoient à 45 ou 50000 liv. Ce seroit une tache dans la vie d'un Philosophe, qu'une si grande dépense si elle avoit eu tout autre objet. Elle prouve que M. de Tournefort, dans une fortune aussi bornée que la sienne, n'avoit pu gueres donner à des plaisirs plus frivoles & cependant beaucoup plus recherchés.

Avec toutes les qualités qu'il avoit, on peut juger aisément combien il étoit propre à être un excellent Voyageur; car j'entens ici par ce terme, non ceux qui voyagent simplement; mais ceux en qui se trouvent & une curiosité fort étendue qui est assez rare, & un certain don de bien voir, plus rare encore. Les Philosophes ne courent gueres le monde, & ceux qui le courent ne sont ordinairement gueres Philosophes, & par-là un voyage de Philosophe est extremement précieux. Aussi nous comptons que ce fut un bonheur pour les Sciences, que l'ordre que M. de Tournefort reçut du Roi en 1700. d'aller en Grece, en Asie & en Afrique, non-seulement pour y reconnoître les plantes des Anciens, & peut-être aussi celles qui leur auront échappées; mais encore pour y faire des observations sur toute l'Histoire naturelle, sur la Géographie ancienne & moderne, & même sur les mœurs, la religion & le commerce des Peuples. Il eut ordre d'écrire le plus souvent qu'il pourroit à M. le Comte de Pont-Chartrain qui lui procuroit tous les agrémens possibles dans son voyage, & de l'informer en détail de ses découvertes & de ses avantures.

M. de Tournefort, accompagné de M. Gundelsheimer, Allemand, excellent Medecin, & de M. Aubriet, habile Peintre, alla jusqu'à la frontiere de Perse, toujours herborisant & observant. Les autres Voyageurs vont par mer le plus qu'ils peuvent, parce que la mer est plus commode, & sur terre ils prennent les chemins les plus battus. Ceux-ci n'alloient par mer que le moins qu'il étoit possible, ils étoient toujours hors des chemins, & s'en faisoient de nouveaux dans des lieux impraticables.

On lira bien-tôt avec un plaisir mêlé d'horreur le récit de leur descente dans la grotte d'Antiparos, c'est-à-dire dans trois ou quatre abîmes affreux, qui se succedent les uns aux autres. M. de Tournefort eut la sensible joie d'y voir une nouvelle espece de jardin dont toutes les plantes étoient différentes pieces de marbre, encore naissantes ou jeunes, & qui, selon toutes les circonstances dont leur formation étoit accompagnée, n'avoient pu que végéter. En vain la nature s'étoit cachée dans des lieux si profonds & si innaccessibles pour travailler à la végétation des pierres; elle fut, pour ainsi dire, prise sur le fait par des curieux si hardis.

L'Afrique étoit comprise dans le dessein du voyage de M. de Tournefort: mais la peste qui étoit en Egypte, le fit revenir de Smirne en France en 1702. Ce fut-là le premier obstacle qui l'eût arrêté. Il arriva, comme l'a dit un grand Poëte, pour une occasion plus brillante & moins utile, *chargé des dépouilles de l'Orient*. Il rapporta, outre une infinité d'observations différentes, 1356 nouvelles especes de plantes, dont une grande partie venoit se ranger d'elle-même sous quelqu'un des 673 genres qu'il avoit établis; il ne fut obligé de créer pour tout le reste que vingt-cinq nouveaux genres, sans aucune augmentation des classes, ce qui prouve la commodité d'un sisteme, où tant de plantes étrangeres & que l'on n'attendoit point, entroient si facilement. Il en fit son *Corollarium Institutionum rei herbariæ*, imprimé en 1703. Quand il fut revenu à Paris, il songea à reprendre la pratique de la Medecine qu'il avoit sacrifiée à son voyage de Levant, dans le tems qu'elle commençoit à lui réussir beaucoup. L'expérience fait voir qu'en tout ce qui dépend d'un certain gout du public, & surtout en ce genre-là, les interruptions sont dangereuses. L'approbation des hommes est quelque chose de forcé, & qui ne demande qu'à finir. M. de Tournefort eut donc quelque peine à renouer le fil de ce qu'il avoit quitté. D'ailleurs il falloit qu'il s'acquitât de ces anciens exercices du Jardin Royal, il s'y joignit encore ceux du College Royal, où il eut une place de Professeur en Medecine; les fonctions de l'Académie lui demandoient aussi du tems; enfin il voulut travailler à la Rélation de son grand Voyage dont il n'avoit rapporté que de simples mémoires informes & intelligibles pour lui seul. Les courses & les travaux du jour qui lui rendoient le repos de la nuit plus nécessaire, l'obligeoient au contraire à passer la nuit dans d'autres travaux: & malheureusement il étoit d'une forte constitution qui lui permettoit de prendre beaucoup sur lui pendant un assez long-tems sans en être sensiblement incommodé. Mais à la fin sa santé vint à s'altérer, & cependant il ne la ménagea pas davantage; lorsqu'il étoit dans cette mauvaise disposition, il reçut par hasard un coup fort violent dans la poitrine, dont il jugea bien-tôt qu'il mourroit, il ne fit plus que languir pendant quelques mois, & il mourut le 28 Décembre 1708.

Il avoit fait un testament par lequel il a laissé son cabinet de Curiosité au Roi pour l'usage des Savans, & ses Livres de *Botanique* à M. l'Abbé Bignon. Ce second article ne marque pas moins que le premier son amour pour les sciences. C'est leur faire un présent que d'en faire à ceux qui veillent pour elles dans un Royaume.

Des deux volumes *in*-4°. que devoit avoir la Relation du Voyage de M. de Tournefort, le premier étoit déja imprimé au Louvre quand il mourut, & on acheva le second sur le manuscrit de l'Auteur, qu'on trouva dans un état où il n'y avoit rien à desirer. Cet Ouvrage qui a conservé sa premiere forme de lettres adressées à M. de Pontchartrain, a deux cent planches en tailles-douces très-bien gravées de plantes, d'antiquités, &c. On y trouve outre tout le savoir que nous avons représenté jusqu'ici dans M. de Tournefort, une grande connoissance de l'Histoire ancienne & moderne, & une vaste érudition dont nous n'avons point parlé, tant nos éloges sont éloignés d'être flateurs. Souvent une qualité dominante nous en fait négliger d'autres qui mériteroient cependant d'être relevées. *Histoire de l'Acad. des Sciences*, 1708.

Systeme de M. de Tournefort.

La connoissance des Plantes a été estimée dans tous les siecles, & chez toutes les nations. Les hommes sont assez communément persuadés que les simples renferment presque toute la Medecine, & comme la nature a donné à certains animaux un instinct qui leur fait découvrir dans quelques plantes les remedes dont ils ont besoin; il semble aussi qu'elle ait donné aux hommes un instinct pour les plantes en général, & une extreme confiance pour les remedes qui en sont tirés; mais elle a laissé à notre raison à découvrir qu'elle peut être l'utilité de chaque plante en particulier, & c'est-là que la raison a bien de la peine à remplacer l'instinct de quelques animaux.

Les Ouvrages de Théophraste, de Dioscoride, de Pline, & de Galien, marquent assez que les Anciens ont eu quelque connoissance des plantes; mais peu étendue, & assez superficielle. Dioscoride qui s'y est attaché le plus particulierement, & qui s'est fait le plus grand nom sur cette matiere, n'a parlé que d'environ six cens plantes, & les a décrites de maniere qu'il est souvent difficile, & quelquefois impossible de les reconnoître.

Les siecles qui suivent celui de Dioscoride, n'enrichirent gueres la *botanique*. Enfin toutes les sciences s'éclipserent, & elles ne reparurent qu'au quinzieme siecle. Alors on ne songea qu'à entendre les Anciens pour en tirer les lumieres, qui avoient été si long-tems ensevelies: les Botanistes ne chercherent les plantes que dans les Livres des Grecs & des Latins, & Mathiole, le plus fameux Interprete de Dioscoride, n'alloit pas comparer les plantes que la nature a produites avec les descriptions de son Auteur; mais sur ces descriptions, il imaginoit des plantes que la nature avoit du produire, ou qu'elle avoit eu tort de ne produire pas.

Il n'étoit pas possible qu'enfin la raison ne revînt au monde après les sciences. On se mit à étudier la nature aussi-bien que les Livres, & on osa chercher les plantes dans les campagnes. Aussi-tôt la *botanique* devint plus étendue, & elle s'accrut de jour en jour.

Mais d'un autre côté cette immense quantité de plantes toutes différentes les unes des autres, commença à accabler les Botanistes. Quelle mémoire pouvoit suffire à tant de noms? Où prendre même tous les nouveaux noms dont on avoit besoin?

Les Botanistes songerent donc à inventer une méthode qui les soulageât: mais il faut avouer qu'il y en eut peu qui y songerent, qu'ils n'y songerent que tard, & que quelques autres contesterent ou la possibilité ou l'utilité d'une méthode, tant il est naturel que les progrès des sciences soient lents & traversés par les Savans mêmes.

La seule méthode que l'on put ou imaginer ou désirer, consistoit à distribuer toutes les plantes connues sous certains genres, de sorte que la connoissance de chaque genre contint en abrégé celle de toutes les plantes qu'il renfermoit, & qu'en même tems elles fussent toutes, autant qu'il seroit possible, appellées d'un même nom commun à tout le genre, & qui épargnât un trop grand nombre de noms particuliers tous différens. C'est ce que l'usage commun a fait de lui-même sur les renoncules, par exemple; mais la difficulté est plus grande sur une infinité d'autres plantes, dont les différentes especes ne présentent pas si aisément aux yeux ce qu'elles ont de commun, & ce qui peut servir à établir leur genre.

Pour garder dans le systeme des plantes l'uniformité si nécessaire à toute méthode, il faut que la même idée regne dans l'établissement des différens genres, & qu'ils soient tous tirés des mêmes principes. Une plante, selon la définition de M. de Tournefort, est un corps organisé, qui a toujours une racine, toujours vraissemblablement un fruit ou une semence, presque toujours une tige, des feuilles & des fleurs. Voilà cinq parties ou essentielles ou ordinaires aux plantes. Il est évident que la ressemblance entre quelques-unes de ces parties, constituera les genres; mais elle doit être toujours entre les mêmes parties, & il n'est question que de savoir lesquelles on préférera aux autres.

Après plusieurs raisonnemens que nous sommes obligés de passer sous silence, parce qu'ils sont déja connus du public, M. de Tournefort se détermine pour les fleurs & pour les fruits pris ensemble.

Gesner & Colomne, deux des plus habiles Botanistes qui aient jamais été, ont eu la même idée: l'intention de la nature nous conduit à regarder ces deux parties, comme les principales; car toute la plante, & tout l'appareil de ses organes, plus grand sans comparaison qu'on ne se l'imagine communément, ne paroît fait qu'en vue de la production de la semence, ou, ce qui revient au même, du fruit qui n'est que l'enveloppe & la nourriture de la semence; & pour ce qui regarde la fleur, elle n'est destinée qu'à donner, pendant un tems assez court, une nourriture au fruit naissant, plus délicate, mieux préparée & plus convenable que celle qu'il tireroit des feuilles.

Toutes les plantes dont les fleurs & les fruits auront la même figure & la même disposition, seront donc du même genre dans le systeme de M. de Tournefort. Les racines, les tiges & les feuilles ne sont alors comptées pour rien. Mais lorsque ensuite il s'agit de diviser un genre en ses especes, on considere les racines, les tiges & les feuilles, & on prend pour especes différentes celles qui different, ou en toutes ces trois parties, ou seulement en quelques-unes.

Comme il n'est pas précisément question dans tout ceci de suivre ou d'imiter la nature, qui ne paroît pas trop s'être mise en peine d'un systeme, mais seulement d'établir un ordre arbitraire qui facilite la connoissance des plantes, il n'appartient pas tant au raisonnement de prouver la bonté d'une méthode, qu'à la commodité, à la clarté, & peut-être aussi à un certain agrément qu'on y trouvera, & c'est sur ces principes que le public peut juger de celle de M. de Tournefort.

Il est vrai qu'elle n'est pas universelle; il y a des plantes qui n'ont ni fleurs, ni fruits ou semence; ils ne sont pas visibles sans le secours du microscope; ou avec le microscope même ils ne sont pas aisés à découvrir & on les suppose par raisonnement, sans les appercevoir. Or en cette matiere il faut des marques sensibles & manifestes aux yeux, le microscope n'y est point admis, & moins encore les hypotheses les plus solides. M. de Tournefort est donc réduit à faire de ces sortes de plantes des genres à part, qu'il régle sur leurs parties les plus remarquables, & comme ces genres sont en petit nombre, ils ne font qu'une assez petite breche à l'universalité de sa méthode, qui se trouve encore plus universelle qu'aucune autre n'eût été.

Quelquefois aussi, quand les fleurs & les fruits ensemble ne lui suffisent pas pour bien régler les genres, il appelle à son secours, non-seulement les racines, ou les tiges ou les feuilles, mais même, s'il le faut absolument, quelques propriétés sensibles, comme leur maniere de croître, ou ce que les Botanistes appellent le *port de la plante*, c'est-à-dire, sa conformation générale, & ce qui résulte du premier coup d'œil: car encore une fois, puisqu'il n'y a point ici de systeme naturel, dont les regles seroient sans exception, il faut se contenter d'un systeme artificiel, le moins défectueux qu'il soit possible.

La distribution des plantes sous leurs genres donne une plus grande facilité de les nommer. Elles ont d'abord le nom générique & commun, auquel on ajoute ce qui les spécifie, de sorte que leur nom est une définition. Il est vrai que comme les Botanistes précédens n'ont pas eu en vue, ou les genres ou les mêmes genres, M. de Tournefort est souvent obligé de changer les noms qu'ils avoient imposés; mais il marque avec soin les anciens noms, même selon les différens Botanistes, pourvu qu'ils soient assez fameux; & si l'on s'accoutume aux nouveaux noms qu'il propose, on y gagnera de connoître plus promptement les genres & les especes des plantes, dans un systeme qui semble devoir être fort avantageux à la *botanique*.

Des plantes nouvellement découvertes sont venues, pour ainsi dire, se ranger d'elles-mêmes sous certains genres déja établis par M. de Tournefort; & quand il se découvrira d'autres plantes, qui par leurs fleurs & leurs fruits demanderont des genres nouveaux, il n'y aura qu'à les établir.

M. de Tournefort a tout réduit dans ses Institutions à environ six cens soixante-treize genres, qui comprennent plus de huit mille huit cens especes de plantes, soit de terre, soit de mer, connues jusqu'à présent. Ainsi l'on connoît aujourd'hui plus de genres de plantes que Dioscoride n'en a connu d'especes.

Mais comme la mémoire seroit extremement chargée de 673 genres, dont il faudroit connoître les différens caracteres, sans compter que certainement le nombre en augmentera beaucoup, M. de Tournefort a trouvé le secret d'adoucir ce travail en réduisant les genres à des classes; & il est le premier *Botaniste* qui ait eu cette pensée. Pour établir les classes, il ne prend que la fleur des plantes, supposé qu'elles aient une fleur, comme elles en ont presque toutes. Il détermine toutes les figures connues de fleurs de plantes, & n'en trouve que quatorze classes, si le nombre n'en étoit augmenté par les plantes qui n'ont point de fleur, & par la distinction qu'il a fallu mettre entre les herbes ou sous-arbrisseaux, & les arbrisseaux ou arbres que la différence de grandeur n'a pas permis de ranger sous la même classe, quoique leur fleur fût la même. Cependant avec ces augmentations, il ne se trouve que 22 classes dans lesquelles est partagé tout le Livre des *Institutions de Botanique*.

Il suffit donc d'avoir dans la mémoire 14 figures de fleurs; & dès que l'on verra la fleur d'une plante que l'on ne connoîtra pas, on trouvera dans les Institutions à quelle classe elle se rapporte. Quelques jours après la fleur, paroîtra le fruit, & l'on aura le genre; & toutes les autres parties de la plante donneront l'espece. Si l'on n'a pas la plante inconnue dans le tems de sa fleur, il faut attendre pour prononcer surement.

M. de Tournefort a réglé ses classes par les fleurs plutôt que par les fruits, parce que quand on voit la fleur, on a peu de tems à attendre pour voir le fruit & pour déterminer le genre; au lieu que quand on voit le fruit, il faut attendre jusqu'à l'année suivante pour avoir la fleur.

Voilà toutes les difficultés de la *Botanique* applanies autant qu'on puisse espérer qu'elles le soient; & ce nombre prodigieux de plantes connues qui couvrent la surface de la terre, & même le fond de la mer, renfermé dans des bornes assez étroites pour se laisser aisément embrasser par notre mémoire & par notre imagination: ce ne sont-là que les institutions de la *Botanique*. Après cela, la connoissance des vertus des plantes, qui fait le fond de la science, est un autre champ d'une immense étendue, & encore plus immense, si l'on joint aux vertus qu'elles ont, celles qui leur sont attribuées.

M. de Tournefort, dans son Histoire des Plantes des environs de Paris, a déja donné un Essai de la maniere d'expliquer les vertus & les usages des plantes, & a proposé de nouvelles vues, fondées sur les plus solides principes de la Physique.

La *Botanique*, ou la science qui traite des plantes, a deux parties qu'il faut distinguer avec soin; la connoissance des plantes, & celle de leurs vertus.

Connoître les plantes, c'est précisément savoir les noms qu'on leur a donnés par rapport à la structure de quelques-unes de leurs parties. Cette structure fait le caractere qui distingue essentiellement les plantes les unes d'avec les autres. L'idée de ce caractere doit être inséparablement unie au nom de chaque plante; & sans cette précaution, le langage de la *Botanique* seroit dans une confusion étrange.

On ne craint pas de dire que la connoissance des plantes établie sur ce fondement, est tout-à-fait digne de notre application. L'art merveilleux & les variétés infinies que l'on découvre en faisant l'anatomie des parties, dont la structure différente fait le caractere essentiel de chaque plante, contentent agréablement la curiosité de ceux qui s'y appliquent; & l'on démêle aisément les plantes quand on les connoît par des endroits si remarquables.

C'est à la premiere partie de la *Botanique* qu'appartient le traité des genres des plantes, & celui de leurs classes. Car il ne suffit pas de rapporter les plantes à leurs véritables genres. Il faut réduire ces mêmes genres sous certaines classes; ensorte que l'on puisse voir d'un coup d'œil & comme dans une carte générale, toute la matiere qui fait l'objet de cette science.

L'examen des parties sensibles des plantes par où nous connoissons leur caractere essentiel, nous engage en quelque maniere d'en faire l'anatomie, afin de connoître leurs parties intérieures. Pour peu qu'on soit Philosophe, l'on est naturellement porté à disséquer les fibres, les vaisseaux & les petits sacs dont les plantes sont tissues. La germination, la nutrition, l'accroissement, la durée des plantes, & plusieurs autres phénomenes, de la connoissance desquels la *Botanique* enrichit tous les jours la Physique, dépendent entierement de la conformation, de l'arrangement & de la liaison de ces parties. Les analyses chymiques des plantes doivent être regardées comme une espece de dissection qui en développe les principes. On peut découvrir par ce moyen plusieurs remedes excellens; & l'on peut rendre des raisons vraissemblables des principaux effets des plantes par les hipotheses établies sur ces principes.

La connoissance des vertus des plantes qui fait la seconde partie de la *Botanique*, est sans comparaison plus utile que la premiere: mais la connoissance des noms des plantes doit nécessairement précéder celle de leurs vertus. Connoître les vertus des plantes, c'est proprement connoître les rapports qu'elles ont avec quelques autres corps, & principalement avec celui de l'homme. L'usage de ces vertus appliqué avec prudence dans la guérison des maladies, est le fruit des travaux que doivent surmonter ceux qui veulent acquérir une connoissance profonde d'une matiere d'où la Medecine tire de si puissans secours.

L'ordre naturel veut donc que l'on commence l'étude des plantes par celle de leurs noms.

Plusieurs choses ont éloigné de tout tems de l'étude des plantes la plupart de ceux qui ont voulu s'y appliquer. Le grand nombre de noms que l'on est obligé d'employer pour les désigner chacune en particulier; la diversité bisarre de ces mêmes noms; la multitude de figures qu'il faut avoir présentes à l'esprit pour distinguer les différentes especes de plantes, & l'incertitude des vertus qu'on leur attribue. Cependant, il n'est pas difficile de faire voir que l'on a outré ces difficultés.

I. Il est certain que les noms des plantes se peuvent réduire à un nombre médiocre, si l'on veut se fixer à ceux qui sont nécessaires. On aura, pour ainsi dire, la clef de cette science, en retenant les noms d'environ 600 genres, auxquels on peut rapporter la plus grande partie de plantes connues. Il feroit inutile de charger sa mémoire de tous les synonymes qu'on leur a donnés; on les

les trouve aisément dans les Auteurs. Pour ce qui est des noms superflus, il faut les rejetter hardiment, ainsi que les noms équivoques; ou si l'on retient ceux qui sont équivoques, il ne leur faut laisser qu'une seule signification. Si après ce retranchement on s'avisoit encore de se plaindre que les noms des plantes sont en trop grand nombre, ce seroit accuser la nature d'être trop féconde dans ses productions. Outre que l'on pourroit répondre à ceux qui feroient une plainte si mal fondée, qu'il n'est pas nécessaire que ceux qui cultivent la *Botanique* connoissent toutes les plantes décrites; mais qu'il suffit qu'ils en connoissent un assez grand nombre pour travailler à perfectionner la Medecine & la Physique.

II. Les noms des plantes paroissent quelquefois étranges, à cause qu'ils sont presque tous tirés d'une langue assez ignorée aujourd'hui: mais comme il n'est pas possible d'en donner qui soient du gout de tout le monde, il vaut mieux se servir de ceux qui sont en usage, & qui ont été presque tous donnés par les Grecs, dans le tems que cette nation étoit la plus polie. Si les plantes n'avoient point encore de noms, on pourroit en faciliter la connoissance en les désignant par des noms simples, dont les terminaisons marqueroient les rapports qui sont entre les plantes du même genre & de la même classe; mais il faudroit pour cela renverser tout le langage de la *Botanique*. Il n'étoit pas possible de garder cette exactitude dans les premiers commencemens de cette science, à cause que l'on étoit obligé de donner des noms aux plantes à mesure que l'on en découvroit les usages.

III. L'étude des plantes ne fatigue pas beaucoup l'imagination quand on s'y prend avec méthode. Leurs figures se présentent facilement à l'esprit quand on s'accoutume à les observer par les endroits essentiels. S'il y a de la fatigue à herboriser, c'est parce qu'il faut aller bien souvent chercher les plantes dans les plus hautes montagnes ou dans des précipices affreux; au lieu que l'on peut apprendre les autres sciences dans l'Ecole & dans le Cabinet: mais on est assez récompensé de cette peine par le plaisir qu'on a de voir une partie de ce qu'il y a de plus beau dans la nature.

IV. Pour ce qui regarde les vertus des plantes, elles ne sont pas aussi incertaines que l'on croit, on s'en est toujours servi avantageusement dans la Medecine: mais la plupart des habiles gens sont morts & meurent tous les jours sans communiquer leurs connoissances. D'ailleurs la guérison des maladies dépend de causes si différentes, qu'il ne faut pas toujours rejetter sur les herbes le peu de succès des remedes. Un des meilleurs moyens de perfectionner la Medecine, seroit de ramasser tout ce que l'on connoît de bon dans chaque pays sur l'usage des plantes, afin qu'on pût s'instruire réciproquement: mais il n'y a que des Souverains qui puissent faire exécuter un pareil dessein. Les maladies qu'on appelle incurables en Europe, cedent peut-être en quelque autre partie du monde à leurs remedes spécifiques, ainsi que la fievre intermittente, la dyssenterie & quelques autres maladies très-fâcheuses cedent au quinquina, à l'ipécacuanha, au laudanum, au mercure, à l'antimoine.

Enfin de quelque maniere qu'on prenne la chose, l'on doit convenir que ceux qui s'attachent par profession à la Medecine & à la Physique, doivent au moins connoître les plantes qu'ils ordonnent tous les jours, & celles qui renferment des phénomenes dignes de leur attention. Or l'expérience montre qu'il n'est guere possible de distinguer les plantes dont nous venons de parler, sans en connoître un très-grand nombre d'autres, qui leur ressemblent si fort, que l'on peut s'y tromper facilement.

Mais pour mieux éclaircir tout ce qui regarde la *Botanique*, il est à propos d'en donner ici une histoire abrégée, & de faire voir par quels degrés cette science est parvenue en l'état où nous la voyons aujourd'hui.

De tous les Livres de plantes qui sont venus jusqu'à nous, ceux des Grecs sont les plus anciens: mais soit que les Grecs aient les premiers donné des noms aux plantes, ou qu'ils les aient reçus des autres nations, il ne paroît pas qu'ils aient eu dessein de faire de la *Botanique* une science réglée, en distribuant les especes dans leurs véritables genres. La plupart de ces Auteurs considéroient la *Botanique* par rapport à la Medecine, & la Medecine ne consistoit presque alors que dans l'usage d'un certain nombre de plantes.

Pythagore, Anaxagore, Démocrite, Diagoras & plusieurs autres, que Théophraste & Pline citent souvent, composerent divers Traités de Plantes qui ont été perdus: ainsi nous devons reconnoître Hippocrate pour le premier qui nous ait instruits de leurs vertus. Ce fameux Medecin vivoit environ 453 ans avant Jesus-Christ. Cratere son contemporain se distingua fort dans cette partie de la Medecine: mais Théophraste, disciple d'Aristote, qui vivoit 310 ans avant Jesus-Christ, fit l'Ouvrage le plus considérable que nous ayons de ce tems là. Il traite amplement de la nature, des différences & des vertus de plusieurs plantes, & il explique ensuite quelques phénomenes qui regardent leur végétation & leur culture.

Les Romains n'écrivirent des plantes qu'après la défaite de Mithridate. Pompée fit traduire par son Affranchi plusieurs recettes que l'on trouva dans la cassette de ce Prince, qui avoit fait faire des recherches très-curieuses sur cette matiere. Caton, Æmilius Macer, Varron, Antonius Musa, Medecin d'Auguste, & C. Valgius, qui dédia son Ouvrage à cet Empereur, publierent plusieurs Traités sur les plantes. Il ne faut pas oublier Julius Bassus & Sextius Niger, lesquels, quoique Latins, écrivirent en Grec sur la même matiere.

Dioscoride de Cesarée, qu'on appelloit alors Anazarbe, dans la Cilicie appellée aujourd'hui la Caramanie, surpassa tous les autres par sa diligence & par la grande passion qu'il eut pour la matiere médicinale. Galien avoue que cet Auteur l'a traitée plus savamment que tous ceux qui l'ont précédé. Quelques Auteurs croyent que Dioscoride fut Medecin de Cléopatre & de Marc-Antoine: mais il témoigne lui-même dans la Préface de son Livre qu'il écrivoit du tems de Licinius Bassus, qui suivant la conjecture de quelques Auteurs, fut Consul sous l'Empire de Néron, l'an 64. de Jesus-Christ. Columelle vécut aussi sous cet Empereur, & l'an 57. de Jesus-Christ il composa cet excellent Livre *de re Rusticâ*, que nous avons de lui.

L'an 72. de Jesus-Christ, Pline se distingua sous l'Empereur Vespasien, par cette grande Histoire Naturelle, dans laquelle il tâcha de renfermer tout ce que l'on connoissoit de son tems, & tout ce que l'on avoit connu sur les plantes avant lui: mais selon la conjecture de Scaliger, il étoit si dissipé par les affaires publiques, qu'il ne laissa que des mémoires imparfaits.

Galien soutint la Medecine avec beaucoup d'honneur dans le second siecle, sous l'Empire d'Antonin, & l'an 140. de J. C. il ne traita pas seulement des vertus des plantes, il entreprit encore de déterminer ces vertus par certains degrés de chaleur, de froideur, &c.

La *Botanique* fut portée bien loin par les Auteurs dont nous venons de parler: mais comme ils ne cherchoient que des remedes, il semble que plus ils enrichissoient la Medecine, plus ils jettoient de confusion dans la *Botanique*, par l'introduction de nouveaux noms, qui n'étoient pas donnés suivant la méthode qu'il auroit fallu garder pour en faire une science réglée; car on remarque facilement dans les Ouvrages des anciens qu'ils ne donnoient ordinairement les noms aux plantes que par rapport aux circonstances suivantes. 1°. Par rapport à leurs vertus. 2°. Par rapport à certaines ressemblances qu'ils trouvoient entre les parties des plantes & les choses les plus connues. 3°. Par rapport aux noms de ceux qui les avoient mises en réputation. 4°. Par rapport aux lieux où elles naissoient. Ainsi la mauve & l'aristoloche reçurent ces noms, parce que l'une est propre à ramollir, & que l'autre soulage les femmes nouvellement accouchées. Les noms de buglose & d'iris furent tirés de la ressemblance qu'on crut trouver entre quelques-unes des parties de ces plantes & la langue d'un bœuf ou l'arc-en-ciel : l'armoise, la gentiane, la lisymachie, portent encore les noms de la Reine Artemise, & des Rois Gentius & Lisymachus. Enfin les anciens appellerent stœchas une certaine plante qui vient dans les Isles d'Hieres sur la côte de Provence, qu'on nommoit alors les Isles Stœcades. Le colchique & le carvi prirent leurs noms de la Colchide & de la Carie.

Cependant tous ces noms n'étoient fondés que sur des vues particulieres : on ne pouvoit pas prévoir que l'on dût se servir un jour de ces noms pour en faire des noms génériques, c'est-à-dire, des noms qui pussent convenir à toutes les especes de genres que l'on devoit établir dans la suite des tems. Ainsi nous n'avons pas sujet de nous plaindre de ce que les anciens n'ont pas réduit cette science à ses véritables principes. Il n'y avoit que l'expérience de plusieurs siecles qui pût montrer les regles que l'on devoit suivre dans l'imposition des noms; & c'est l'étrange confusion que la multiplicité des noms a jettée dans la *Botanique*, qui a fait sentir aux Auteurs modernes combien il importe de ne se servir que des noms convenables.

Nous aurions lieu de nous consoler en quelque maniere du peu d'exactitude qu'on a gardé dans l'ancienne *botanique*, par rapport aux noms; si les Ouvrages que nous avons des anciens étoient en état de nous faire connoître les plantes dont ils se servoient, nous profiterions par ce moyen des découvertes, & des travaux des premiers tems : mais les mémoires qui paroissent sous les noms de ces Auteurs sont si défectueux, & les matieres y sont traitées si légerement qu'on n'en peut tirer que très-peu de lumieres. Les Anciens n'avoient pas le secours de la gravure pour pouvoir laisser la figure des plantes dont ils se servoient. Ce n'étoit point leur coutume d'en faire des descriptions exactes. Il semble même qu'ils contoient plus sur la tradition que sur leurs écrits, & dans cette vue ils crurent qu'il suffisoit de proposer les plantes qui étoient les plus connues de leur tems, comme des modeles pour faciliter la connoissance de celles qui ne l'étoient pas. Ils se contenterent donc de les comparer ensemble, sans décrire exactement ni les unes ni les autres. Mais les choses ont bien changé depuis. Ce qui leur étoit si familier est un mystere aujourd'hui, & faute de connoître ces premiers modeles, nous ne trouvons que doutes, & qu'obscurités dans leurs Livres.

Dans le troisieme siecle, l'an 265. suivant Volf-Grangus Justus; mais l'an 330. suivant René Moreau, vint Oribase Medecin de Julien l'Apostat; & l'année 420. selon Volf. Justus, & 380. selon René Moreau, parut Paul d'Egine; ensuite vers le milieu du cinquieme siecle, l'an 455. suivant Vander-Linden, & suivant René Moreau 350. & 437. suivant quelques-autres, parut aussi Aëtius. Ces trois Auteurs s'attacherent avec soin à la matiere médicinale : mais ils ne se mirent pas fort en peine d'éclaircir les Ouvrages des premiers Maîtres dont ont vient de parler. Ils suivirent Galien à l'aveugle, persuadés que la connoissance qu'ils avoient des herbes dont les Anciens s'étoient servis, passeroit à nous avec la même facilité, qu'elle avoit passé jusqu'à eux.

Les Arabes ajouterent ensuite quelques drogues de leur pays, à la matiere médicinale des Grecs & des Latins: mais ils embrouillerent cette matiere, bien loin de l'éclaircir.

L'an 742. suivant René Moreau, & 1066. suivant Volf. Justus, parut Sérapion, qui est de tous les Arabes celui qui s'est le plus appliqué à la connoissance des plantes & des drogues. On voit à la tête de ses œuvres les noms de soixante-dix-neuf Auteurs, presque tous de son pays, des lumieres desquelles il avoit profité : mais le corps de l'Ouvrage est presque tout tiré de Dioscoride & de Galien. Rhasés écrivoit dans le dixieme siecle du tems d'Almanzor, Roi de Courdoue, en 966. selon René Moreau, & selon Volf Justus, en 1070. ou 1085. Avicenne professoit la Medecine avec éclat dans le Levant sur la fin de ce même siecle, & en 982. suivant René Moreau & suivant quelques Auteurs c'étoit l'an 1145 ou 1165. Quelques Auteurs le mettent dans le douzieme avec Mésué, qui vivoit en Arabie, & Actuarius; mais Volf. Justus le met en 1163. & René Moreau en 1158. Ces mêmes Auteurs le mettent aussi avec Averrhoës, qui vivoit en Espagne, l'an 1165. suivant Volf. Justus, & 1170. suivant René Moreau, & suivant d'autres en 1150. Abenbitar, dont Guillaume Postel, envoyé par François I. en Orient, apporta le manuscrit, fit un grand Ouvrage rempli d'une infinité de remedes. Postel étoit persuadé qu'avec ce secours, on pourroit rétablir plusieurs endroits de Dioscoride, de Galien & d'Oribase. Il seroit à souhaiter que feu M. Thevenot, de l'Academie Royale des Sciences, eût exécuté le dessein qu'il avoit de faire imprimer une traduction de cet Ouvrage.

Après la mort de ces Medecins Arabes, l'ignorance qui devint comme générale, fit oublier ce que la Tradition avoit conservé de meilleur touchant la connoissance des plantes. On peut juger de la barbarie de ces tems-là par les œuvres de l'Abbesse Hildegarde, qui suivant Gesner vivoit en Allemagne environ l'an 1180. par celles qu'on attribue à Arnauld de Villeneuve qui vivoit en 1340. & qui tenoit le premier rang parmi les Medecins de son tems dans le commencement du quatorzieme siecle. Par le dispensataire de Jacobus de Dondis, qui existoit en 1385. par le Traité des plantes & d'agriculture que Petrus Crescentius de Boulogne, fit imprimer dans le quinzieme siecle en 1473. & par celui que Cuba mit au jour en 1486.

On s'avisa sur la fin du quinzieme siecle, de tirer les Anciens Botanistes de la poussiere où ils étoient depuis long-tems, & l'on entreprit dans le commencement du seizieme siecle, de rétablir l'ancienne *botanique*.

Nous avons l'obligation à Théodore Gaza, de Thessalonique, mort en 1478. d'avoir traduit Théophraste de Grec en Latin. Hermolaüs Barbarus, noble Venitien, & Patriarche d'Aquilée, mort en 1493. fut le premier qui mit Dioscoride en Latin & qui tâcha de rétablir l'histoire naturelle de Pline. Dioscoride fut ensuite traduit par Marcellus Virgilius, Florentin, qui vivoit en 1506. mais la traduction que Ruel en fit quelque tems après fut la plus suivie. Il étoit de Soissons, Docteur en Medecine, & Chanoine de Notre-Dame de Paris; il mourut en 1537. Il parut dans la suite de ce siecle là une foule de Commentateurs, de Critiques & de Restaurateurs, de l'ancienne *botanique*. Les plus fameux furent Leonicenus de Vicence, mort en 1524. Antonius Musa, Brasavolus de Ferrare, il vivoit en 1534. ou 1540. Otho Brunfelsius de Mayence, mort en 1534. Euricius Cordus, de Simesuse dans la Hesse, mort en 1538. Ryffius, de Strasbourg, mort en 1539. Valerius Cordus, fils d'Euricius, mort en 1544. Amatus Lusitanus, mort en 1550. André Lacema, de Segovie, mort en 1552. Maranta, de Venuse dans la Pouille, mort en 1554. Tragus, mort en 1554. Cornarius, Saxon, mort en 1558. Goupil, Medecin de Paris, mort en 1560. Fuchsius, Grison, mort en 1566. Mathiole, de Sienne, mort en 1577. Dalechamp, de Caen, mort en 1587. Camerarius, de Bamberg en Franconie, mort en 1591.

On doit tenir compte à ces Auteurs de leur bonne intention : mais ils s'appliquerent peut-être avec trop d'attache à chercher dans les Livres des Anciens des éclaircissemens qu'il n'est pas possible d'y trouver, à cause qu'il n'y a presque rien dans les débris de leurs Ouvrages, sur quoi l'on puisse compter avec certitude. Il étoit à props de tenter ce qu'on pouvoit faire sur Théophraste, sur Dioscoride, sur Pline, & sur les autres Auteurs dont nous avons parlé plus haut : mais il falloit se consoler du peu de profit qu'on en pouvoit retirer, fur l'impoffibilité qu'il y avoit de pouvoir reconnoître les plantes dont les Anciens n'ont prefque laiffé que les noms. On auroit pu, ce femble, faire de la *botanique* une fcience fort utile & fort agréable, fi l'on eût joint à l'étude des Livres anciens une exacte recherche de la nature; & furtout fi l'on eût commencé par établir les genres, & les claffes des plantes fur des principes affurés.

Mais bien loin de donner dans ce deffein, il femble que l'application de la plupart des Auteurs de ce tems-là n'alloit qu'à ramaffer les bons & les mauvais endroits des Livres anciens dans lefquels ils croyoient entrevoir l'ombre, pour ainfi dire, de la plante qu'ils cherchoient.

Leurs plus grands efforts fe terminoient à retrancher du texte, ou à y ajouter quelques mots, fuivant qu'ils favorifoient ou qu'ils détruifoient leurs conjectures; & pour donner plus de poids à leurs fentimens, ils fuppofoient fouvent d'anciens manufcrits bien différens des communs. Mathiole même a pouffé fes conjectures jufqu'à faire graver quelques plantes fur l'idée que lui avoit fournie fon imagination fortifiée par quelques termes de Diofcoride.

J'ai peine à croire que les Anciens fe reconnuffent aujourd'hui dans les Ouvrages qui portent leurs noms. Peut-être que Théophrafte, & que Diofcoride ne conviendroient pas avec leurs Commentateurs fur foixante ou quatre-vingt plantes, & il femble que le feul moyen de découvrir les autres, dont ces Auteurs ont parlé, feroit d'aller fur les lieux où ils les ont eux-mêmes trouvées: car enfin les plantes qui y naiffent aujourd'hui font fans doute les mêmes que celles que ces Auteurs y ont obfervées dans leurs tems; & s'il eft permis de faire des conjectures fur une matiere fi peu connue, il eft hors de doute que celles qu'on feroit fur les lieux feroient incomparablement mieux fondées que celles que l'on fait dans nos campagnes. Que peut-on conclurre dans ce pays-ci fur une courte defcription dans laquelle on compare ordinairement la plante dont il s'agit à une autre qui eft auffi peu connue que celle que l'on cherche. Il fe peut faire que les noms que les anciens donnoient aux plantes ne foient pas fi fort déguisés que l'on ne reconnût encore dans le langage ordinaire de ceux du pays, quelques-unes de leurs fyllables. L'ufage de leurs vertus n'eft peut-être pas entierement perdu. Après tout, c'eft une recherche que l'on ne devroit pas négliger, & il y a lieu d'efpérer que l'on développeroit par ce moyen une partie des difficultés qui n'ont pas été éclaircies par Belon, du Mans, qui vivoit en 1564. par Rauvolfius, d'Ausbourg, qui vivoit 1576. par Profper Alpin, Profeffeur de Padoue, mort en 1616. ni par les autres Auteurs, qui, dans cette vue, ont parcouru la Grece, l'Afie & l'Egypte.

Si les Botaniftes n'ont pas réuffi dans le deffein qu'ils avoient d'expliquer les Livres des anciens Auteurs; il s'eft néantmoins trouvé de grands hommes fur la fin du fiecle paffé & au commencement de celui-ci, qui ont travaillé les premiers à former le corps d'une fcience dont on ne trouvoit que de foibles veftiges dans les Ouvrages de ceux qui les avoient précédés. Nous devons aux veilles & aux fatigues de Dodonée de Malines, mort en 1585. de Cefalpin d'Arezzo, mort en 1603. de Clufius d'Arras mort en 1609. de Lobel, de l'Ifle, mort en 1616. de Colomna de Naples, qui vivoit en 1616. de Profper Alpin, des deux Bauhins, & de quelques autres, ce que la *Botanique* a de plus précieux, & de plus folide. Ils l'ont enrichie de ce que l'Europe produit de meilleur fans fe trop embarraffer, fi Theophrafte & Diofcoride en avoient parlé. C'étoit le parti qu'il falloit prendre, & la facilité avec laquelle nous pouvons nous fervir des plantes qui naiffent parmi nous, doit nous porter avec plus d'ardeur à les connoître, qu'à découvrir celles des Pays étrangers. Les plantes du Levant ne font devenues célebres que par le foin des Habitans de ce pays-là. Les Princes qui s'appliquoient eux-mêmes à les connoître, permettoient qu'on leur fit porter leurs noms; & Pline nous apprend qu'Evax, Roi d'Arabie dédia à l'Empereur Neron un Ouvrage qu'il avoit écrit fur les plantes de fon Royaume.

On a donné dans ce gout en Europe depuis quelques années. Plufieurs perfonnes de grande diftinction ont honoré la *Botanique* de leur attachement: mais je ne vois rien de fi glorieux pour cette fcience, que cette admirable Hiftoire des Plantes peintes au naturel, qui fait un des plus beaux ornemens du Cabinet du Roi. Elle a été commencée par l'ordre de feu Monfeigneur Gafton, Duc d'Orleans, qui employoit à ce travail le fieur Robert, excellent Peintre en mignature. Et Sa Majefté, dont la puiffante protection fit fleurir les Sciences, & les beaux Arts, donna la conduite de cet Ouvrage à M. Fagon fon premier Medecin, qui a joint une profonde connoiffance des plantes, & de tout ce qui regarde la Phyfique, à une extraordinaire habileté dans la Medecine. L'Academie Royale des Sciences dont la *Botanique* fait un des principaux exercices fournira bien-tôt au public des Mémoires fervant à l'Hiftoire des Plantes, avec des figures, des defcriptions & des analyfes dignes, fi l'on l'ofe dire, de la magnificence du Roi, & qui feront voir jufqu'à quel degré de perfection cette fcience a été portée.

L'établiffement des genres auxquels il falloit travailler avec plus de foin qu'à toute autre chofe, fut propofé dans le fiecle paffé par les Auteurs de meilleur gout, mais l'on ne s'y eft appliqué que fort long tems après.

Pour avoir une idée claire du mot de genre au fens qu'on doit le prendre dans la *Botanique*, il faut remarquer qu'il eft abfolument néceffaire dans cette fcience, de ramaffer comme par bouquets, les plantes qui fe reffemblent, & les féparer d'avec celles qui ne fe reffemblent pas. Cette reffemblance doit être tirée uniquement de leurs rapports prochains, c'eft-à-dire de la ftructure de quelques-unes de leurs parties; & l'on ne doit point faire attention aux rapports éloignés qui fe trouvent entre certaines plantes, comme font les rapports des vertus qu'elles ont, ou des lieux où elles naiffent. Nous confidérerons donc les plantes, parmi lefquelles la même ftructure des parties fe trouvera, comme des plantes renfermées dans le même genre; de forte que nous appellerons un genre de plante, l'amas de toutes celles, qui auront ce caractere commun qui les diftingue effentiellement de toutes les autres plantes.

Mais comme les plantes de même genre different encore entre elles par quelques particularités, nous appellerons efpeces, toutes celles qui outre le caractere générique, auront quelque chofe de fingulier que l'on ne remarquera pas dans les autres plantes de même genre: par exemple, celles que nous appellerons des renoncules auront un caractere commun tiré de la ftructure de quelques-unes de leurs parties qui établira leur genre, & qui ne conviendra qu'aux feules renoncules. Mais comme toutes les renoncules ne fe reffemblent que dans ce caractere commun, & qu'elles font différentes dans quelques autres de leurs parties; la différence de ces parties établira les différentes efpeces de renoncules. Les caracteres des genres doivent avoir deux conditions: 1°. Etre auffi femblables qu'il fe peut dans toutes les efpeces. 2°. Etre fenfibles & faciles à remarquer, fans qu'on foit obligé d'employer le microfcope pour les découvrir.

Les genres étant établis, il eft néceffaire de fixer pour toujours les noms dont il faut fe fervir pour les exprimer. On ne doit attacher qu'un feul nom à l'idée de chaque genre, & ce nom ne doit jamais être employé à fignifier un genre different: il faut pour cela fe fervir des noms reçus jufqu'à préfent, comme nous avons remarqué plus haut. Mais comme il y a beaucoup de changement à faire pour reduire la *Botanique* à cette exactitude, & qu'il ne faut pas feulement retrancher plufieurs noms que l'on a quelquefois donnés au même genre; mais en donner auffi de nouveaux à plufieurs autres qui n'en ont point, ou que l'on a confondus avec quelqu'autre genre; nous ne proposerons rien que dans la vue de consulter le public, & tout ce que nous dirons doit être regardé comme un projet, auquel on a dessein d'ajouter, ou de retrancher selon le jugement qu'en feront les Savans, & selon les conseils qu'ils voudront bien nous donner.

Rien n'est si opposé à la réformation de la *Botanique*, que la grande habitude que l'on s'est fait de juger de la nature d'un genre par l'étymologie de son nom. Les premiers qui ont donné des noms aux plantes, n'ont eu égard qu'à des choses fort particulieres, qui ne conviennent le plus souvent qu'à deux ou trois especes du même genre; au lieu que nous devons avoir des vues générales qui conviennent à toutes les especes; car enfin, établir les genres des plantes n'est précisément que découvrir ce que plusieurs plantes ont de commun entre elles, & attacher cette idée générale à un nom qui leur soit commun. Il seroit bien souvent plus avantageux d'ignorer les étymologies des noms génériques que de les savoir: & pour bien faire, l'on ne devroit employer dans cette science, que des noms qui d'eux-mêmes, n'ont aucune signification, comme sont ceux de *Soldanella*, de *Stramonium* & quelques autres; ou au moins, il seroit à souhaiter que l'on se servît de ceux dont les étymologies ne sauroient brouiller l'idée que l'on a d'un genre de plante comme ceux de *Cortusa*, de *Lysimachia*, & quelques autres. On n'auroit alors qu'une idée nette du caractere qui exprimeroit chacun de ces noms; c'est-à-dire, que l'on se souviendroit seulement que par un tel nom on entend un genre de plante, dont le caractere consiste dans la structure particuliere de certaines parties; au lieu qu'il se trouve bien souvent qu'un nom générique fait naître deux idées fort différentes du genre qu'il exprime, savoir l'idée du caractere qui doit être indispensablement attaché à ce nom, & l'idée des raisons particulieres qu'ont eues en vue les premiers qui ont donné le même nom, lesquels ne conviennent pas le plus souvent aux especes que l'on examine. En voici des exemples.

Le nom de renoncule, qui par son étymologie, signifie une plante marécageuse, fait naître d'abord l'idée d'une plante aquatique, & ensuite celle d'un genre de plantes, dont le caractere est d'avoir certaine marque essentielle. Cependant comme l'on n'a pu se dispenser de placer sous le genre de renoncule plusieurs especes de plantes qui ont les mêmes marques essentielles, & qui naissent dans des lieux extremement secs, il semble qu'il n'y ait pas de raison de vouloir obliger ceux qui trouvent des plantes semblables dans des lieux arides, d'avoir l'idée d'une plante aquatique. Ne vaudroit-il donc pas mieux que le nom de renoncule fût dépouillé de son ancienne signification, & qu'il ne fût employé que pour exprimer un genre, dont le caractere essentiel est d'avoir une telle structure; le mot de *Leucoium*, qui signifie une violette blanche, ne conviendroit qu'aux seuls violiers blancs; & nous n'aurions qu'une idée confuse de ce genre, si nous voulions nous en tenir à son étymologie. L'angelique a reçu ce nom, à cause des grandes vertus qu'on a remarquées dans une espece de ce genre, qui est assez commune dans les jardins, & que l'on emploie contre la peste, & contre le poison. Cependant si l'on en trouvoit une autre qui eût le même caractere, laisseroit-on de lui donner le nom d'angelique, quoiqu'elle fût un poison? On voit par-là que c'est une nécessité d'oublier, pour ainsi dire, les anciennes significations, non-seulement des noms dont nous venons de parler; mais celles de presque tous ceux dont on se sert pour exprimer les autres genres. Il faut absolument les définir de nouveau par des marques essentielles tirées, comme nous avons dit si souvent, de la structure des parties des plantes.

La voie la plus sûre pour éviter les faux pas qu'on court risque de faire quand on commence à étudier les plantes, est de consulter une personne intelligente, qui prenne soin d'avertir que l'impératoire, par exemple, porte telle ou telle marque pour le caractere de son genre, & qui développe en même-tems les parties où se trouvent ces marques.

La seule chose qui reste à faire après ce que nous avons dit des genres des plantes, est de les disposer d'une maniere propre à dresser une histoire générale des plantes, qui soit réguliere & commode. Il est nécessaire pour cela de partager les genres en certaines classes. J'appellerai donc une classe de plantes, l'amas de plusieurs genres, entre lesquels se doivent nécessairement trouver certaines marques communes qui les distinguent de tous les autres genres.

On connut sur la fin du seizieme siecle de quelle importance il étoit d'établir les genres des plantes sur des principes assurés: mais ceux qui proposerent les premiers ce grand dessein, n'eurent ni le tems, ni l'occasion de l'exécuter. Ce projet fut même abandonné pendant plusieurs années; & il semble que cet ouvrage étoit réservé à notre siecle.

Nous devons à Gesner, Medecin de Zurich en Suisse, mort en 1565. la pensée d'établir les genres des plantes par rapport à leurs fleurs, à leurs semences & à leurs fruits. Ce savant Homme, à qui l'Histoire Naturelle est si redevable, s'explique assez clairement sur ce sujet en deux endroits de ses lettres imprimées l'an 1567. *Ex his potius quam foliis stirpium natura & cognationes apparent. His notis à fructu, semine, & flore staphisagriam & consolidam regalem vulgò dictam aconito congenerem facilè deprehendi*, Gen. Epist. p. 103. *Les caracteres des plantes sont plus sensibles*, dit-il, *dans les fruits, dans les semences & dans les fleurs, que dans les feuilles. C'est par leur moyen que j'ai reconnu que l'herbe aux poux & le pié d'alouette étoient de même genre que l'aconit*. Il dit à peu près la même chose dans une autre lettre adressée à Adolphus Occo, fameux Medecin d'Ausbourg: *Melissa Constantinopolitana ad lamium vel urticam mortuam quodammodo videtur accedere; seminis tamen unde ego cognationes stirpium indicare soleo, figura differt*, Gen. Epist. *Il semble*, dit-il, *que la Melisse de Constantinople approche en quelque maniere du Lamium: mais elle en differe par la figure de la semence, qui est la partie dont je me sers principalement pour juger des rapports des plantes.*

On doit regarder comme une perte considérable celle du grand herbier que Gesner avoit entrepris, & dont il parle si souvent dans ses lettres. On peut juger de la beauté de cet ouvrage par l'excellence des figures qu'il avoit fait graver, & qui étoient caractérisées de leurs marques particulieres. S'il avoit continué de même, nous n'aurions presque rien à faire aujourd'hui: mais la mort l'enleva dans le tems qu'il travailloit à jetter les fondemens d'une science qui n'est demeurée confuse qu'à cause que l'on n'a pas suivi ses vues. Camerarius, entre les mains de qui les écrits & les planches de Gesner tomberent, s'en servit pour illustrer un abrégé de Mathiole, avec qui Gesner avoit eu de grands démêlés. Il en inséra aussi une partie dans le Livre qu'il appella *le Jardin Médicinal & Philosophique*. Il auroit peut-être mieux fait de nous donner ces précieux débris sous le nom de leur Auteur.

Césalpin vivoit alors en Italie: il étoit d'Arezzo; & après avoir professé la Medecine à Pise avec applaudissement, il fut fait premier Medecin du Pape Clément VIII. Césalpin étoit un génie supérieur, dont l'exactitude & la pénétration surmontoient les plus grandes difficultés. Son Histoire des Plantes doit être regardée comme un ouvrage accompli pour ce tems-là; & si elle a fait moins de bruit que les ouvrages de Mathiole & de Fuchs, c'est qu'elle manque de figures; car on sait qu'en ces sortes de matieres, c'est souvent plus le secours des figures, que le mérite des Auteurs qui donne de la réputation aux ouvrages. Cet Auteur regardoit les fruits & les semences comme les parties les plus essentielles des genres. *Et meritò ex fructificandi modo multa emerserunt genera plantarum: in nullis enim aliis partibus tantam organorum multitudinem & distinctionem natura molita est, quanta in fructibus condendis spectatur*, Cesalp. Lib. 1. *On a eu raison*, dit-il, *d'établir plusieurs genres de plantes sur la production & sur la structure des fruits, puisque la nature n'emploie pour la production d'aucune autre partie des plantes un aussi grand nombre de différentes pieces.*

Fabius Columna, dont l'illustre famille tient un rang si considérable en Italie, fit imprimer en l'année 1592. un Livre des plantes intitulé *Phytobatanos*; & en 1606. il rendit publique son Histoire des Plantes, dont il donna la seconde partie en 1616. On voit dans ce dernier ouvrage l'excellence de son gout sur le choix des genres. Je ne sai s'il avoit lu les endroits de Gesner & de Césalpin que je viens de citer : mais je suis très-persuadé qu'il étoit capable de connoître de lui-même une vérité de cette importance. *Foliorum effigiem in conferendis generibus parvi facimus; non enim ex foliis sed ex flore seminisque conceptaculo & ipso potius semine plantarum affinitatem dijudicamus, respondente præsertim sapore in reliquâ plantæ parte*, Col. Part. Alt. 62. *Nous ne comptons presque pour rien*, dit-il, *les feuilles dans l'établissement des genres : mais nous jugeons de leur caractere par la fleur, par la capsule, ou, pour mieux dire, par la semence même; & surtout si le même gout se trouve dans le reste de la plante.*

Caspard Bauhin n'étoit pas tout-à-fait du sentiment de ces Auteurs : il considéroit beaucoup plus les vertus des plantes dans l'établissement des genres, comme il paroît par ce qu'il dit dans son édition de Mathiole; aussi étoit-il d'avis qu'on mît parmi les especes de safran bâtard la plante qu'il nomme *Helenum Indicum maximum*, à cause qu'il étoit persuadé que les vertus de cette plante approchoient de celles du safran bâtard. Suivant cette regle, le sené, la rhubarbe, la scammonée & tous les purgatifs ne feroient qu'un seul genre.

Quelques louanges que méritent ces grands Hommes, il est pourtant vrai qu'ils se sont contentés de nous indiquer la maniere d'établir les genres. Les plus habiles de leur tems, & ceux qui sont venus dans la suite, ont tout-à-fait négligé ces beaux commencemens. Peut-être que la chose seroit encore à faire, si Morison d'Aberdeen en Ecosse, mort à Londres en 1683. que les libéralités de Son Altesse Royale Monseigneur Gaston, Duc d'Orléans, arrêterent en France, ne s'étoit avisé de renouveller cette méthode. On ne sauroit assez louer cet Auteur : mais il semble qu'il se loue lui-même un peu trop; car bien loin de se contenter de la gloire d'avoir exécuté une partie du plus beau projet que l'on ait jamais fait en *Botanique*, il osa comparer ses découvertes à celles de Christophe Colomb; & sans parler de Gesner, de Césalpin, ni de Columna, il assure en plusieurs endroits de ses ouvrages, qu'il n'a rien appris que de la nature même. On l'auroit peut-être cru sur sa parole, s'il n'avoit pris la peine de transcrire des pages entieres de ces deux derniers Auteurs; ce qui fait voir que leurs ouvrages lui étoient assez familiers.

M. de Tournefort, dont on peut consulter ci-dessus le systeme, établit vingt-deux Classes de Plantes, qui se sous-divisent ensuite en genres & en especes.

Classe I.

Des herbes à fleur d'une seule feuille réguliere, semblable en quelque maniere à une cloche, à un bassin ou à un godet.

Classe II.

Des herbes à fleur d'une feuille réguliere, semblable en quelque maniere à un entonnoir, à une soucoupe ou à une rosette.

Classe III.

Des herbes à fleur d'une seule feuille irréguliere.

Classe IV.

Suite des herbes à fleurs d'une seule feuille irréguliere, que l'on appelle proprement des fleurs en gueule.

Classe V.

Des herbes qui ont les fleurs en croix, c'est-à-dire, qui sont composées de quatre feuilles disposées en croix.

Classe VI.

Des herbes dont les fleurs sont composées de plusieurs feuilles disposées en rose.

Classe VII.

Suite des herbes à fleur en rose, savoir des fleurs en parasol ou en ombelle.

Classe VIII.

Des herbes à fleur réguliere composée de plusieurs feuilles disposées en œillet.

Classe IX.

Des herbes dont les fleurs approchent en quelque maniere de la fleur du lis, & que l'on appellera dans la suite des fleurs en lis.

Classe X.

Des herbes à fleurs irrégulieres composées de plusieurs feuilles, & qu'on appelle ordinairement des fleurs légumineuses.

Classe XI.

Suite des herbes à fleurs irrégulieres, composées de plusieurs feuilles.

Classe XII.

Des herbes qui portent des fleurs à fleurons.

Classe XIII.

Des herbes qui portent des fleurs à demi-fleurons.

Classe XIV.

Des herbes à fleurs radiées.

Classe XV.

Des herbes qui ont les fleurs à étamines.

Classe XVI.

Des herbes qui ne fleurissent point & qui ne portent que des semences.

Classe XVII.

Des herbes dont on ne connoît ordinairement ni les fleurs ni les graines.

Classe XVIII.

Des arbres & des arbrisseaux, dont les fleurs sont à étamines & attachées aux jeunes fruits.

Classe XIX.

Des arbres & des arbrisseaux à chatons.

Classe XX.

Des arbres & des arbrisseaux dont la fleur est d'une seule feuille.

Classe XXI.

Des arbres & des arbrisseaux à fleurs en rose.

Classe XXII.

Des arbres & des arbrisseaux à fleurs légumineuses.

Ceux qui voudront en savoir davantage sur la maniere dont M. Tournefort a distribué les plantes en genres & en especes, n'auront qu'à consulter son Ouvrage intitulé, *Rei Herbariæ Institutiones*; il faudroit le transcrire, si l'on vouloit entrer dans les détails.

M. Tournefort eut un grand antagoniste. Ce fut le célebre Jean Ray, né à Black Notly, village obscur du Comté d'Essex, en 1628. Quoique son pere ne fût qu'un Forgeron, il ne négligea point son éducation, & il l'envoya étudier à Cambridge. Entre les différentes sciences dont on faisoit des leçons dans cette Université, Ray choisit la Phytologie: il se livra entierement à cette étude. Bien-tôt il se mit à parcourir les campagnes des environs de Cambridge; il chercha toutes les plantes qui y croissent & même celles que produit toute cette contrée de l'Angleterre; & le catalogue qu'il en donna, fut pour les connoisseurs un présage qui leur fit annoncer les grands progrès que Ray feroit dans la *Botanique*. En 1661. il entra dans les ordres sacrés: en 1673. il épousa une des filles de M. Oakley, de Launton dans la Province d'Oxford. Depuis 1648. jusqu'au tems de son mariage, il s'occupa à voyager dans les différentes parties de l'Angleterre, de l'Ecosse & de l'Irlande; & le but de tous ces voyages fut de s'instruire dans l'histoire naturelle de son pays. Mais ce théâtre ne suffisoit pas à sa capacité: il embrassa plus d'espace dans ses recherches. Il passa en Hollande, en Allemagne, en Italie & en France, compagnon de voyage de M. Willoughbi, homme de naissance, animé du même gout & livré aux mêmes recherches que Ray. Ce fut dans ces voyages qu'il ramassa les matériaux qui ont servi de fondement aux *Synopsis*, tant des plantes de l'Angleterre, qu'à un autre Ouvrage sous le même titre, sur les plantes de l'Europe en général. Tous ces travaux lui avoient fait beaucoup d'honneur: mais ils n'avoient point amelioré sa fortune: il étoit devenu membre de la Société Royale: après avoir passé quatre ans dans la Province de Warwick, il se retira dans l'endroit de sa naissance, où content de peu (car une modique pension viagere que lui avoit laissé M. Willoughbi étoit la plus grande partie de ses revenus) il s'appliqua à enrichir la *Botanique* de ses observations; en les comparant toujours avec celles de Jean Bauhin & de Clusius, il se fit une méthode, qu'il suivit dans une histoire générale des plantes, écrite d'un style rempli d'élégance & de modestie: sa Méthode fut un premier Ouvrage: l'Histoire générale des Plantes fut le second. Dans celui-ci regne un ordre plus naturel que celui qu'on avoit mis jusqu'alors dans la matiere qui y est traitée. M. Willoughby compiloit en même tems une histoire des oiseaux & des poissons; & si l'on vouloit déterminer sur la quotité de ce que M. Ray fournit à son protecteur, & sur ce que M. Willoughbi fournit de son côté, à qui appartient l'Ouvrage qui porte son nom; on ne balanceroit pas à l'attribuer à M. Ray. Il se préparoit à donner aussi une *méthode pour la connoissance des Insectes*, mais la caducité & des ulceres qui lui rongeoient les jambes, suspendirent ces travaux & l'emporterent en 1705.

Ce systeme de M. Ray differe beaucoup de celui de M. Tournefort: selon la derniere édition de l'Ouvrage intitulé, *Synopsis methodica stirpium Britannicarum*, auquel l'Editeur a fait quelques additions, il distribue les plantes en vingt-huit genres différens.

Le premier genre contient les différentes especes de *fungus*, qu'il divise en

I. *Fungi pileati & lamellati.*
II. *Fungi pileati lamellis Carentes.*
III. *Fungi pileis destituti.*

Ceux-ci se soudivisent en

1. *Fungoides.*
2. *Peziza.*
3. *Agarici.*
4. *Fungi pulverulenti.*
5. *Fungi subterranei.*

Le second genre contient les plantes qui croissent au fond de la mer; & il les divise en

I. *Spongiæ.*
II. *Alcyonia.*
III. *Eschara.*
IV. *Corallia.*
V. *Lithophyta.*
VI. *Corallinæ.*

Et celles-ci se divisent en

1. *Corallinæ per Gomphosin articulatæ.*
2. *Corallinæ vel denticulatim divisæ, vel capillamentis pilisve obsitæ.*
VII. *Fucoides.*
VIII. *Fuci.*

Et ceux-ci se divisent en

1. *Fuci non ramosi.*
2. *Fuci ramosi.*
IX. *Algæ.*

Le troisieme genre comprend les différentes sortes de mousses.

I. *Byssi.*
II. *Conferva.*

Et celles-ci se soudivisent en

1. *Confervæ simplices & æquabili filo protensæ.*
2. *Confervæ geniculatæ.*
3. *Confervæ nodosæ.*
III. *Ulvæ.*
IV. *Lichenoides.*

Et celles-ci se soudivisent en

1. *Lichenoides caulifera.*
2. *Lichenoides cauliculis destituta.*
V. *Mnia* qui se divisent en
1. *Mnion capitulis in eadem planta conjunctis.*
2. *Mnion capitulis tota planta remotis.*
VI. *Fontinales.*
VII. *Hypna.*

Celles-ci se soudivisent en

1. *Hypnum capitulis erectis, vel paulum saltem inclinatis.*
2. *Hypnum unicum capitulis reflexis.*
VIII. *Polytricha.*

Celles-ci se soudivisent en

1. *Polytrichum capsula quadrangulari.*
2. *Polytrichum capsula subrotunda.*
IX. *Brya* qui se soudivisent en
1. *Bryon capitulis erectis.*
2. *Bryon capitulis reflexis.*
X. *Sphagna.*
XI. *Selagines.*
XII. *Selaginoides.*
XIII. *Lycopodia.*

XIV. *Lycopoides.*
XV. *Lichenastra.*

Celles-ci se soudivisent en

1. *Lichenastrum capitulis bifariam se aperientibus.*
2. *Lichenastrum capitulis in quatuor segmenta florida tanquam totidem petala se aperientibus.*

XVI. *Lichenes*, qui se soudivisent en

1. *Lichen pileatus.*
2. *Lichen stellatus.*
3. *Lichenes* ou *lychenastra dubia duo.*

Le quatrieme genre contient les plantes capillaires & d'autres qui leur ressemblent.

Elles se divisent en

I. *Foliis integris & indivisis.*
II. *Foliis laciniatis aut pinnatis.*
III. *Herbæ capillares foliis semel divisis.*
IV. *Herbæ capillares foliis bis subdivisis, seu ramosis.*
V. *Herbæ capillaribus affines.*

Celles-ci se soudivisent en

1. *Ophioglossum.*
2. *Lunaria minor.*
3. *Lentes palustres*, dont il y a trois especes.
4. *Equisetum*, dont il compte douze especes.
5. *Charæ*, dont il y a, dit-il, cinq especes.

Le cinquieme genre renferme les plantes qui portent une fleur imparfaite, ou à étamine ou sans pétale.

Il les divise en

I. *Herbæ flore imperfecto, seu apetalo staminibus carente.*
II. *Herbæ flore apetalo, staminibus donatæ.*

Celles-ci se soudivisent en

1. *Calyce vel nullo, (secundum Tournefortium) vel monaphyllo & indiviso.*
2. *Calyce donatæ in plures lacinias diviso.*

Il faut mettre sous cette division

1. *Flore à semine sejuncto, vel totis plantis, quæ sexu differre dicuntur vel in eadem.*
2. *Herbæ flore imperfecto, quarum semina floribus contigua & triquetra.*
3. *Herbæ flore imperfecto, fructui contiguo, seminibus rotundis.*

Le sixieme genre contient toutes les plantes qui portent une fleur composée & qui donnent un suc laiteux.

Sous ce genre sont :

I. *Herbæ semine papposo.*
II. *Herbæ flore planifolio, naturâ pleno, lactescentes seminibus solidis, seu flore è flosculis irregularibus tantum composito.*

Le septieme genre contient les plantes qui ont une fleur composée en disque, une semence cotoneuse, mais qui ne donnent point de suc laiteux.

Le huitieme, celles qui ont la fleur composée en disque, la semence sans duvet & qu'on appelle *corymbiferes.*

Il joint à celles-ci, les *corymbiferis affines*, qui sont des especes de scabieuse & de *dipsacus.*

Le neuvieme, les plantes dont la fleur est composée de fleurons faits en forme de petits tuyaux.

Le dixieme comprend les plantes qui portent une fleur simple parfaite, & dont chaque fleur n'a qu'une semence.

Le onzieme, les plantes ombelliferes ou celles qui ont une ombelle.

Elles se divisent en

I. *Umbelliferæ semine lato compresso, seu foliaceo, aut ala foliacea cincto.*
II. *Umbelliferæ semine & tumidiore & longiore.*
III. *Umbelliferæ semini breviore.*
IV. *Umbelliferæ radice tuberosâ.*
V. *Umbelliferæ semine striato minore.*
VI. *Umbelliferæ semine hirsuto, hispido, aut echinato.*
VII. *Umbelliferæ foliis integris.*

Le douzieme genre est composé des plantes radiées, ou de celles dont la tige est environnée de feuilles écartées les unes des autres, & imitant par leur disposition l'arrangement des rayons de lumieres autour d'un corps lumineux.

Le treizieme, des *asperifoliæ.*

Le quatorzieme, des *suffrutices verticulatæ.*

Le quinzieme, des *polyspermées.*

Le seizieme, des *bacciferes.*

Le dix-septieme, des *corniculatæ.*

Le dix-huitieme, de celles qui ne portent qu'un seul fruit sec, sans fleur monopétale.

On les divise, relativement à leur fleur, en

I. *Flore regulari.*

Et celles-ci en

1. *Flore integro aut minus profundè diviso.*
2. *Flore tetrapetalum referente, seu tetrapetaloide.*
3. *Flore pentapetaloide.*

Et celles-ci en

1. *Unicapsulares.*
2. *Bicapsulares.*
3. *Multicapsulares.*

II. *Flore irregulari.*

Le dix-neuvieme & le vingtieme sont composés de plantes vasculaires, avec fleur tripétale ou bipétale.

Le vingt-unieme comprend les plantes *tetrapétales*, qui se divisent en

I. *Siliquosæ.*
II. *Siliculosæ* ou *Siliculæ*, au nombre desquelles on compte les *tetrapetalæ siliculosæ monospermæ.*

Le vingt-deuxieme comprend les plantes vasculaires, d'une espece anomale, à fleur tétrapétale.

Sous le vingt-troisieme genre on trouve les plantes dont la fleur est en papillon, ou les plantes légumineuses.

Elles se distribuent en

I. *Papilionaceæ, seu leguminosæ scandentes.*
II. *Papilionaceæ, seu leguminosæ, non trifoliatæ, claviculis carentes.*
III. *Herbæ papilionaceo flore, seu leguminosæ trifoliatæ.*

Le vingt-quatrieme contient les plantes vasculaires pentapétales qui se distribuent en

I. *Pentapetalæ foliis in caule ex adverso binis.*
II. *Pentapetalæ foliis in caule alterno aut nullo ordine positis.*

Et celles-ci se sous-divisent en

1. *Flore regulari.*
2. *Flore irregulari.*

Le vingt-cinquieme comprend les vasculaires hexapétales & les polypétales.

Le vingt-sixieme, les plantes qui ont la racine bulbeuse, & celles qui ont quelque affinité avec elles.

Le vingt-septieme, les culmiferes, avec une fleur imparfaite.

Sous ce genre sont:

I. *Culmiferæ grano majore, frumentacea & cerealia dictæ.*
II. *Culmiferæ grano minore, gramina dicta.*

Celles-ci se sous-divisent en

1. *Gramina spicata.*
2. *Gramina paniculata.*

Et celles-ci se divisent en plantes qui ont une gousse simple & en plante qui ont une gousse squameuse.

Et ces dernieres en

Muticæ, &
Aristata.

Le vingt-huitieme genre comprend enfin les *graminifoliatæ, flore imperfecto & stamineoso.*

Elles se divisent en

I. *Gramen Cyperoïdes Polystachion.*
II. *Gramina Cyperoïdea cum spicis in summo caule, quem spica paleacea non terminat.*
III. *Cyperi Botanicis Dicti.*
IV. *Scirpus.*

Ces dernieres se sous-divisent en

1. *Scirpi nudi.*
2. *Scirpi foliosi.*

V. *Juncus.*

Qui se sous-divise en

1. *Juncus aphyllos.*
2. *Juncus foliosus.*

Il ajoute à celles-ci les *Graminifoliæ non culmiferæ singulares & sui generis.*

Pour completter cette méthode, il a distribué de même en genre & en especes les arbres & les arbrisseaux, relativement à la différence de leurs fleurs.

Le premier genre comprend les arbres & arbrisseaux qui ont les fleurs séparées de leur fruit; comme les

I. *Nuciferæ.*
II. *Coniferæ.*
III. *Bacciferæ.*
IV. *Lanigeræ.*
V. *Vasculis foliaceis.*

Le second contient les arbres & les arbrisseaux dont le fruit est contigu à une fleur pétaloïdale : & ce sont les

I. *Arbores & frutices flore summo fructui insidente.*
II. *Arbores quarum flos basi fructus, seu imo fructui cohæret & primo fructu per maturitatem humido.*

Ceux-ci se sous-divisent en

1. *Pruniferæ.*
2. *Bacciferæ.*

III. *Arbores flore imo fructui adnascente, fructu per maturitatem sicco.*

Il y a encore de grands Botanistes, qui, quoiqu'ils aient fait honneur à leur pays & rendu de grands services au genre-humain, n'ont pourtant pas été nommés parmi ceux dont nous avons parlé ci-dessus. Le premier qui me revient est Charles Plumier. Il étoit né à Marseille en 1646. & étoit contemporain de Tournefort. Quoiqu'il fût d'une famille obscure, il devint bientôt célebre, non-seulement par les observations qu'il fit en matiere de mécanique & de *botanique*, mais aussi par les figures qu'il donna dessinées & gravées de sa main. Outre cette disposition admirable qu'il avoit pour les Mathématiques & la Mécanique, c'étoit encore un habile & industrieux Botaniste. Il présenta ses premiers travaux en ce genre à Louis XIV. qui pour récompenser son mérite naissant, lui donna le titre de Botaniste du Roi avec des appointemens. Outre sa description des plantes de l'Amérique, son histoire des fougeres, & la distinction de plusieurs especes dont on lui doit la connoissance; on a encore de lui plusieurs manuscrits qui appartiennent au monastere des Minimes de Paris. Ces Ouvrages contiennent non-seulement les figures & les descriptions d'environ neuf cens plantes Amériquaines, mais encore l'histoire d'un grand nombre d'oiseaux, de poissons, de coquilles & d'insectes qu'il a vus & dessinés en Amérique. Comme il se préparoit à entreprendre un voyage au Pérou pour faire quelque nouvelles découvertes au sujet du quinquina, il fut attaqué d'une pleurésie dont il mourut à l'âge de soixante ans, en 1704.

On peut juger du mérite de Samuel Doody, par les observations *botaniques* qu'il a faites sur l'histoire des Plantes de Ray. Il étoit né dans le Comté de Stafford, & par ses soins, son industrie & sa sagacité, il se distingua bientôt parmi les Apothiquaires de Londres; ce qui fit qu'en considération de son habileté dans l'histoire naturelle & la *botanique*, il devint le Directeur de leur Jardin de *Chelsea.* Ray avoue ingénuement qu'il a emprunté de lui bien des choses. Il mettoit tout en œuvre pour approfondir la nature des mousses, des plantes capilaires, des *fucus* & des coraux; de sorte que l'histoire naturelle & la *botanique* ont beaucoup perdu par sa mort qui arriva en 1706.

Parmi les illustres Botanistes qui sont morts depuis Monsieur de Tournefort, on doit compter Pierre Hotton. Il étoit né à Amsterdam en 1648. Après avoir pris le degré de Docteur en Medecine dans l'Université de Leyde, il évita de se jetter dans la pratique, afin d'avoir plus de loisir pour se livrer à l'étude de la *botanique.* Dans cette vue il fit un voyage en Danemarc afin de reconnoître les plantes qui croissent dans ce Royaume. Mais il en fut rappellé par les Magistrats de Leyde pour remplir la chaire de M. Herman, qu'on envoyoit aux Indes pour y faire des observations sur les plantes éxotiques; & cette chaire lui restoit pour toujours, si M. Herman fut mort dans son voyage. Hotton remplaça dignement le Professeur absent, lequel étant de retour reprit sa chaire; mais lorsqu'il fut mort, ce qui arriva en 1695. Hotton lui succéda.

Outre son élégant discours sur l'histoire & la destinée de la *botanique*, qu'il donna cette année là même, il entreprit de concilier les méthodes de Tournefort & d'Herman; mais sa mort qui arriva en 1709. l'empêcha d'exécuter un dessein si utile.

Parmi tous les Botanistes de ce siecle-ci, il n'y en a pas qui aient mérité plus d'éloge que M. Sherard. Il commença à se former dans l'école appellée *Merchant-Taylors*

Taylors, après quoi il devint associé du College de S. Jean d'Oxford. Sa capacité jointe à ses autres bonnes qualités lui procurerent la facilité de faire deux voyages en différens tems, avec deux Seigneurs, pendant lesquels il parcourut plusieurs contrées de l'Europe, observant soigneusement dans chacune les plantes qui leur étoient propres. A son retour dans sa patrie, il fut fait Consul de Smyrne, ce qui lui donna la commodité de voir les plantes de l'Asie. A sa mort il laissa trois mille livres pour l'entretien du Jardin de Medecine d'Oxford. Boerhaave le regardoit comme un grand homme & fait même une mention honorable de son frere Jacques Sherard, comme d'un Botaniste exact & curieux.

Messieurs Isaac Rand, Martin, Dillenius & Miller sont si fameux par leurs connoissances dans la *botanique*, que c'est faire leur éloge que de les nommer, ainsi que Messieurs Buddle, Lawson, Lhwyd, Newton, Stonestreet, Dubois, Dale, Manningham, Richardson.

Je ne dois pas omettre non plus M. Hans-Sloane, qui par sa capacité, son industrie & sa générosité a beaucoup contribué à la perfection de la *botanique*, & en a facilité les progrès.

Le dernier Auteur que je placerai ici, qui a aussi beaucoup concouru à l'avancement de la *botanique*, est M. Boerhaave, si digne de la réputation qu'il s'est acquise; en effet, par les Ouvrages qu'il a donnés dans ce genre, il a tout à la fois rendu de grands services aux hommes, & montré la force & l'étendue de son rare génie; car autant ses Aphorismes & ses Institutions annoncent un Medecin plein de pénétration & de sagacité; sa Chymie un habile Physicien & Chymiste; autant ses productions sur la *botanique* montrent un Botaniste actif, soigneux & intelligent. Quoiqu'on pût soupçonner, attendu le haut degré de perfection qu'il a atteint dans les différens genres de sciences qu'il a embrassés, qu'il ne lui pouvoit pas rester assez de tems pour faire quelques progrès considérables dans la connoissance des plantes; cependant lorsqu'on vient à voir la netteté, la précision qui regnent dans ses divisions, on est tenté de croire qu'il a passé sa vie toute entiere à l'étude de la *botanique*.

En 1710. un an après avoir été nommé Professeur de *botanique*, il publia dans un volume in-8°. une liste des plantes qui se conservent dans le Jardin de Medecine de Leyde. Cet Ouvrage, quoique peut-être le plus parfait qu'on eût jamais vu dans ce genre, parut pourtant au bout de quelque tems fort imparfait à son Auteur; car son impartialité, jointe à la supériorité de son jugement, le rendoient capable de découvrir dans ses productions, des défauts qui ne pouvoient être apperçus que par un très-petit nombre de personnes, à qui le ciel, par une faveur singuliere, a donné un discernement plus exquis qu'au reste des hommes. Il avoit donné des noms modernes aux plantes anciennes: mais comme il s'apperçut que rien n'étoit plus capable de jetter du desordre & de la confusion dans la *botanique*, il résolut de réparer cette faute, dont peut-être n'y avoit-il guere que lui qui se fût apperçu. En conséquence, il publia en 1720. un nouvel *Index* en deux volumes *in-quarto*, avec une ample préface en tête, & un plan & une courte histoire du Jardin de Medecine. Dans cette préface, il donne des preuves de cette candeur désintéressée qui le caractérisoit, & de cette noble modestie qui fait tant d'honneur, & qui en même tems dénote si spécialement une ame véritablement grande. Il est aussi ordinaire aux hommes de s'aveugler sur les productions de leur esprit, que sur les défauts de leurs enfans. Les peres les plus faciles, les meres les plus tendres sont moins aveugles sur les vices, les difformités & la mauvaise conformation de leurs enfans, que ne le sont certains Auteurs sur leurs Ouvrages, quelque défectueux, quelque imparfaits, quelque monstrueux qu'ils soient. Mais le Lecteur jugera par un morceau de sa préface, dont nous donnons ici la traduction, combien l'incomparable Boerhaave étoit éloigné de cette foiblesse si préjudiciable à l'intérêt réel de la vérité.

« Dans cette édition, j'ai eu soin d'éviter l'innovation des « noms autant que le sujet l'a pu permettre. Dans mon « premier *Index* j'avois péché contre cette loi fonda« mentale, en donnant de nouveaux noms à des plan« tes déja connues depuis long-tems sous d'autres dé« nominations. Je confesse ingénuement ma faute, & « j'en ai un sincere regret. Ce qui me la fit commet« tre fut la précipitation avec laquelle je fis cette com« pilation, & le peu de tems qu'il y avoit que j'étudiois « la *botanique* : mais je m'en corrige aujourd'hui, & le « peu de fautes semblables qui pourroient se trouver « dans l'Ouvrage que je donne, me sera, je crois « pardonné, par tous ceux qui ont reçu de la natu« re un caractere bon, & compatissant pour les foi« blesses auxquelles tout homme est infailliblement « sujet. Je pense très-fermement que ce seroit un grand « mal pour la *botanique*, que chaque Auteur, sans né« cessité & sans autre raison que son caprice, s'avisât « de donner de nouveaux noms à des plantes qui ont « été décrites avec exactitude & sont en possession de « dénominations qui leur conviennent ».

Rien ne peint si bien un homme véritablement grand, aux yeux des personnes qui savent juger avec justice, qu'un aveu de sa foiblesse sorti de sa propre bouche. Il n'usa pas de détours bas & indignes d'un homme d'honneur, comme de décrier les Botanistes plus anciens que lui pour établir sa réputation à leurs dépens : au contraire, l'histoire qu'il fait de ses prédécesseurs est une suite perpétuelle d'éloge, & de panégyriques. Il n'y a que les hommes sans mérite à qui il vient en tête de décrier les autres, & de se fonder une réputation qui, à la vérité, ne dure pas long-tems, quoiqu'ils fassent, sur la ruine de celle des personnes les plus considérées & qui méritent le plus de l'être.

Une chose entre autres fait connoître avec quelle activité & quelle affection il s'acquitta de l'emploi qui lui étoit confié. C'est qu'en dix ans qui s'étoient écoulés depuis la publication de son premier *Index*, jusqu'à celle de son second, il avoit enrichi le Jardin de Medecine du double des plantes qu'il contenoit auparavant. Ce n'est pas tout encore : il fit voir son bon gout par le choix qu'il en avoit fait, & par l'ordre admirable dans lequel il les avoit disposées; & outre qu'elles étoient rangées avec gout, elles étoient aussi cultivées avec beaucoup d'intelligence; car il ne faut pas oublier de dire que par les soins attentifs de Boerhaave, toutes ces plantes naturellement tendres & délicates, avoient acquis beaucoup plus de force & de vigueur qu'elles n'en avoient eu sous la direction des précédens Botanistes.

Dans ses Ouvrages de *Botanique*, il montra toujours un esprit ouvert à la vérité & entierement dégagé de ce bas & servile attachement aux noms & aux autorités, qui a été dans tous les tems la ruine de la science & du bon sens. Il avoit du jugement par lui-même, & il osoit en faire usage. Il suivoit la vérité par tout où elle le menoit & ne s'assujettissoit pas aveuglément comme quelques-uns de ses prédécesseurs à la méthode de Ray, ou celle de Morison : mais il choisissoit dans les différens Auteurs les matériaux qui lui convenoient pour former le systeme le plus raisonnable & le plus universel; & lorsqu'il les trouvoit en défaut, il tiroit de son propre fonds de quoi y suppléer.

Linnæus, Juge compétent dans ces sortes de matieres, lui rend ce témoignage dans son *Genera Plantarum*, fait avec tout le jugement possible; qu'il est le premier de tous les Botanistes qui ait fait entrer dans ses descriptions de Plantes toutes les parties qui concourent à la fructification, & qu'il les a développées avec tant d'exactitude & de détail qu'il eût été inutile après cela de les graver ou de les peindre. J. Bauhin, Morison, Tournefort & quelques autres recommandables à bon droit, pour avoir grossi le Catalogue des Plantes, ont cependant rendu plus rebutante la science de la *Botanique* qui n'étoit déja que trop fatiguante pour la mémoire, en la chargeant de nouveaux noms qu'ils forgeoient, pour exprimer des plantes déja connues sous de plus anciens qui leur convenoient assez. Cet inconvénient faisoit que Boerhaave soupiroit avec impatience après le *Pinax* qu'on attendoit du Consul Sherard, Ouvrage où l'Auteur se proposoit de fixer les différens noms donnés à chaque plante d'une maniere si correcte & si exacte, qu'il ne restât plus à l'avenir de prétexte pour s'aviser de leur donner de nouvelles dénominations. Par ce moyen il comptoit fixer pour toujours la *Botanique* quant à cette partie & la rendre immuable & invariable pour tous les siecles à venir. Mais je ne sache pas que cet Ouvrage ait jamais été publié.

Quoiqu'il soit certain qu'une espece individuelle de plantes n'est jamais essentiellement différente d'elle-même; il est cependant également avéré que par la différence de terroir, d'exposition & de culture, elles peuvent varier tellement quant aux apparences extérieures, qu'on s'y trompe, à moins de les distinguer comme a fait Boerhaave par les parties de la fructification qui ne varient jamais. C'est-là en quoi paroît l'excellence particuliere de la méthode de Boerhaave, au-dessus de toutes celles qu'on a vues jusqu'à lui. Car les Botanistes, après avoir comparé les plantes ainsi particularisées par les descriptions des Auteurs, ont ramassé tous les noms différens qui ont été donnés par différens Auteurs à chacune; & M. Vaillant & quelques autres, nous en ayant fourni des descriptions exactes conformes à ce qu'elles sont dans les différens lieux où elles viennent naturellement, & pouvant en les conservant complètes & entieres, entre des feuilles de papier, former ce qu'on appelle un *Hortus siccus*, ou herbier, on s'est vu en état de fixer le nombre précis de toutes celles qui sont connues jusqu'à présent, & de les transmettre bien spécifiées & bien distinctes jusqu'à la postérité la plus reculée: or cet avantage entre autres, est un de ceux dont nous sommes redevables à la perfection & à l'étendue du systeme de M. Boerhaave. La publication de son *Index*, sans parler du mérite de l'Ouvrage, quant au fond, produisit un effet très-avantageux & à l'Auteur, & aux autres Botanistes, qui auparavant ne vouloient pas donner de copies de ce qu'ils avoient sur les plantes, qu'on ne les assurât de leur donner en revanche de quoi suppléer à ce qui leur manquoit: car quand son *Index* parut, ils y trouverent des especes qui leur manquoient: & par-là il se vit assuré d'obtenir d'eux en échange celles qu'il n'avoit pas. Ainsi la même plante passa sous les yeux & dans les mains de plusieurs Botanistes, au moyen de quoi chacun d'eux eut la commodité de faire ses propres observations dessus; circonstance qui tend plus directement à l'avancement de la *Botanique* que peut-être on ne se l'imagine. A son habileté dans la *Botanique*, il ajoutoit les témoignages les plus marqués d'une vive gratitude; car dans le discours qu'il prononça en 1731. lors de la résignation qu'il fit de sa Chaire, il immortalisa les noms de ses correspondans, & dans la chaleur de ses remercimens, il fit le récit des services & des faveurs qu'il avoit reçues des deux freres Sherard, de M. Hans-Sloane, & d'environ quarante autres de differens pays.

De plus, les connoissances qu'il avoit dans la *Botanique*, n'étoient point en lui une science stérile; car il en tira de nouvelles matieres pour ses opérations Chymiques, & de nouveaux médicamens pour l'usage. Environ dix-sept ans après la publication de son *Index*, il donna dans ses leçons publiques une ample description des plantes avec une explication de leurs vertus: mais, ce qui est très-malheureux, elle n'a jamais été publiée.

Je vais maintenant exposer quelques découvertes des modernes touchant la structure & la végétation des plantes.

La structure des Végétaux.

La méthode que nous suivrons en traitant cette matiere intéressante, sera celle que suit la nature elle-même, comme le remarque très-bien M. Grew, dans les différens degrés de végétation; commençant à l'instant où la graine est semée, & suivant la plante dans ses progrès, lorsque la racine commence à se former, qu'ensuite il paroît un tronc, puis des branches, des feuilles, des fleurs & du fruit; & à la fin de nouvelle graine. Nous allons parler par ordre de ces différens degrés d'accroissement.

La graine de la plante est la portion d'elle-même, par laquelle elle se propage, & consiste dans un embryon enveloppé ou couvert, lequel contient toute la plante en petit; c'est pourquoi on l'appelle bouton ou bourgeon; elle est enfermée dans un placenta ou cotyledon, lequel sert au même usage dans les végétaux que le placenta, le chorion & l'amnios dans les animaux.

Mais quoique la constitution de la semence soit essentiellement la même dans tous les végétaux; cependant, comme il y en a quelques-uns sur lesquels les observations se font plus commodément que les autres; nous choisirons pour sujet la féve de marais; qu'on la dissèque, on la trouvera garnie d'une double tunique ou membrane, qu'on sépare & qu'on distingue aisément l'une de l'autre, tant que la féve est verte; mais quand elle est seche, elles sont si fortement collées l'une à l'autre, qu'on croiroit qu'il n'y en a qu'une, si l'on n'étoit pas prévenu du contraire; la tunique intérieure qui est celle dont la contexture est moins serrée, se serrant alors tellement, qu'il semble que ce ne soit que des rides de la tunique extérieure.

Au gros bout de la féve, à la tunique extérieure, il y a une petite ouverture ou trou, qu'on trouve, en en faisant la dissection, terminé à un point de la partie appellée radicule, dont nous parlerons ci-après. Ce trou est de grandeur à y pouvoir introduire un fil de fer menu: on l'apperçoit mieux quand la féve est encore verte.

On peut appercevoir ce trou non-seulement dans les féves de marais, mais aussi dans d'autres sortes. On le voit très-distinctement dans les féves de France, dans les pois, les lupins, les vesces, les lentilles & autres légumes, & même dans plusieurs autres graines qui ne sont pas de cette espece, telles que le fœnugrec, & plusieurs autres dans lesquelles pour la plupart, ce trou est si petit qu'on ne sauroit le distinguer sans le secours d'une loupe, & que même il faut dans quelques-unes enlever une partie de la graine, qui autrement empêcheroit qu'on ne le vît.

Toutes les graines qui ont des tuniques épaisses & dures, ont un trou au même endroit d'une façon ou d'une autre; & quoique ce trou ne soit pas apparent à celles qui sont enfermées dans des coquilles ou noyaux; il l'est du moins dans les noyaux & les coquilles elles-mêmes.

Dans les glands, les noix, les féves, les graines de concombres & beaucoup d'autres racines, la radicule est placée tout près de l'ouverture, afin que la féve puisse entrer facilement & librement au dedans de l'enveloppe qui la couvre.

Pour s'assurer par ses yeux mêmes sur les féves vieilles qu'elles ont cette ouverture, il n'y a qu'à les mettre auparavant tremper dans l'eau; car les en retirant ensuite & les écrasant un peu, il en sort successivement plusieurs petites bulles d'air. Et en effet le libre accès de l'air dans la graine seche, est aussi nécessaire pour maintenir le principe de la végétation, qu'à la plante, lorsqu'elle est germée pour sa nutrition: cette maxime n'est pas ignorée des Graineriers; ils ont reconnu par expérience que le meilleur moyen de conserver des graines de toute sorte est de les laisser dans les cosses ou gaînes dans lesquelles elles sont venues, & de ne les point enfermer dans un endroit où l'air ne puisse pas avoir d'entrée.

La tunique extérieure de la féve étant alors enlevée, on verra la graine à nu, laquelle, comme nous l'avons observé plus haut, consiste en une partie principale qui en fait le corps, son enveloppe ou cotyledon & un embryon ou jeune plante. Cette derniere partie se divise en deux, la radicule & la plume.

Or le corps de la féve n'est pas tout d'une piece : il est toujours partagé sur sa longueur en deux moitiés ou lobes qui se joignent ensemble à l'endroit de la base. Quand les féves sont seches, il est difficile de séparer & d'observer ces deux lobes : mais lorsqu'elles sont encore jeunes on les détache bien aisément l'un de l'autre.

Il y a quelques graines qui se divisent en plus de deux lobes; telles que celle du cresson qui en a six; il y en a aussi qui sont tout d'une piece comme le blé. Excepté ce très-petit nombre, toutes les autres, même les plus petites, se partagent comme la féve en deux lobes. Or dans toutes les graines, telles qu'elles soient, ces lobes ont le même usage pour les jeunes plantes que le placenta ou cotyledon, avec les membranes appellées par les Anatomistes le *Chorion* & l'*Amnios*, ou autrement l'arriere-faix, pour les embryons des animaux. Quand la plante commence à prendre racine & qu'elle reçoit quelque nourriture de la terre, ces lobes, si l'on excepte les graines des légumes deviennent des feuilles séminales ou feuilles de graine qui servent à préserver la jeune plante des injures du dehors. Mais aussitôt que la plante a assez pris racine pour se suffire à elle-même, les feuilles séminales qui ne lui sont plus nécessaires se flétrissent & meurent comme les membranes que je viens de dire, dans les animaux.

En dehors des lobes, & un peu au-dessus du gros bout de la féve, est la radicule qu'on appelle ainsi, parce que lors de la végétation de la graine elle devient la racine de la plante. On la voit très-distinctement en dépouillant la féve de son enveloppe, elle est d'une couleur plus blanche & plus luisante que le corps de la graine, surtout si c'est une jeune féve.

La partie qu'il faut examiner ensuite est la plume, laquelle est enclavée dans deux petites cavités formées dans les lobes de la féve pour la recevoir. Sa couleur approche beaucoup de celle de la radicule à la base de laquelle elle est attachée, quoiqu'elle germe en un sens tout contraire, c'est-à-dire, vers le petit bout de la féve; car c'est cette partie, qui avec le tems devient le corps & le tronc de la plante.

Elle ne forme pas comme la radicule un corps tout d'une piece; mais elle est divisée par le bout qui n'est point attaché en plusieurs parties pressées les unes contre les autres, comme des plumes en paquet d'où lui est venu son nom; & ces parties sont si serrées, que d'abord on n'en peut appercevoir que deux ou trois des plus sortantes : mais en les détachant avec bien de l'adresse & de la légereté, on en découvre encore d'autres, qui sont autant de véritables feuilles déja toutes formées, quoiqu'elles ne soient pas encore deployées, rangées le long du tronc, & empaquetées avec, comme on le voit ensuite plus distinctement quand la féve pousse. Dans la féve de France deux de ces portions de la plume, les plus sortantes, s'apperçoivent très-bien; on en voit deux aussi, sinon toujours, du moins très-ordinairement, dans la féve de marais, qui ne different de la plume principale que par la grosseur. Mais il est vrai que dans un grand nombre d'autres semences, on n'apperçoit que le tronc sans aucunes feuilles; & cependant ces autres parties qu'on ne voyoit pas ne manquent jamais à se montrer après que la semence est demeurée quelque-tems en terre. La graine ainsi conformée en dedans est enfermée dans deux membranes communes, la plus extérieure qui est mince, & l'interne qui est plus épaisse; & d'une propre que nous appellons cuticule, qui enveloppe les lobes par dehors & par dedans, aussi-bien que la radicule & la plume.

Mais avant que d'entrer plus avant dans la description des différentes parties des plantes, il sera très-à-propos de donner une idée de l'analogie singuliere qui est entre les plantes & les animaux, ce que nous allons faire en peu de mots.

Premierement, comme dans les animaux, la coopération du mâle & de la femelle est nécessaire pour la génération; elle l'est aussi, quoiqu'on en dise, dans les plantes, comme on le voit par un grand nombre d'expériences.

Secondement, de même que le premier effet sensible du mélange des deux sexes dans les animaux, est la production d'un œuf, lequel est déposé dans la matrice de la femelle, ou mis dans un nid pour y éclorre par la chaleur du corps de la mere, ou caché peut-être par elle dans quelque endroit convenable où la chaleur du soleil le puisse amener à sa perfection; il en est précisément de même de la plante où le premier effet du mélange des sexes opere la production d'une graine qui est, à proprement parler, l'œuf de la plante, lequel étant déposé dans la terre comme dans sa propre matrice, est aussi couvé dans sa saison par la chaleur du soleil, & devient une plante de même espece que celle d'où il est sorti.

Tandis que l'embryon de l'animal est dans l'œuf, il est enveloppé d'une double membrane, & nourri du fluide contenu dans l'œuf, qu'il reçoit par le moyen d'un cordon ombilical, ou quelque chose qui en tient lieu, étant environné dès le commencement d'un grand nombre de vaisseaux qu'on appelle le placenta, ou dans quelques animaux les cotylédons. De même aussi dans les graines des plantes, l'embryon est enfermé dans des membranes, & la jeune plante est pendant quelque tems nourrie par des vaisseaux analogues au cordon ombilical, & au placenta ou cotyledon, lesquels portent à l'embryon la nourriture qui lui est propre.

Quand l'animal est né ou éclos, sa nutrition se fait d'une façon toute différente de celle dont elle se faisoit dans l'œuf; car alors il y a un grand nombre de petits vaisseaux que les Anatomistes appellent lactés, qui puisent dans les intestins les parties les plus fixes des alimens que l'animal mange, & les portent dans les vaisseaux sanguins, où ils circulent avec le reste des fluides, jusqu'à ce que l'animal s'en décharge par la transpiration, les urines ou quelque autre évacuation. Dans la plante les fibres de la racine font l'office de vaisseaux lactés, & distribuent à toute la plante une nourriture convenable, qui, après avoir circulé dans ses vaisseaux, se dissipe aussi à la fin dans la transpiration; & comme des Observateurs curieux ont trouvé qu'un homme en santé dissipe par la transpiration environ trente-une onces en vingt-quatre heures : de même Monsieur Halés a démontré par une expérience, qu'un tourne-sol transpire vingt-deux onces pendant le même espace de tems; & ce n'est pas le tournesol seul parmi les plantes, ni l'homme seul parmi les animaux qui transpirent; mais toutes les plantes & tous les animaux dissipent une quantité de leurs fluides par la transpiration, tantôt plus, tantôt moins, à raison du degré de santé dont ils jouissent.

L'air est essentiellement nécessaire aux animaux pour vivre, il ne l'est pas moins aux végétaux; car telle plante que ce soit, se flétrira & mourra bien-tôt, si on lui ôte la communication avec l'air extérieur.

Ce qui fait vivre, ce qui nourrit & maintient en santé les animaux, c'est la circulation du sang : c'est aussi la circulation de la seve qui fait subsister les végétaux.

Ici nous ne pouvons assez admirer la sagesse du Créateur dans cette analogie étonnante qu'il a établie entre les plantes & les animaux.

Les lobes, ainsi que je l'ai déja observé, répondent à la même fin que les membranes pour les fœtus des animaux; car le tendre embryon est logé entre-deux, chaudement & surement, & par ce moyen garanti de toutes les injures du dehors, soit de la part de la terre même, soit par l'impression d'un froid nuisible; abri qui reste à la jeune plante, jusqu'à ce qu'elle soit accoutumée à son nouvel élément, & qu'elle ait pris assez de racine; auquel tems les deux lobes deviennent des feuilles séminales, destinées à conserver la plante encore tendre, jusqu'à ce que la plante ait pris assez de seve & de croissance.

Et ce n'est pas-là la seule utilité de ces lobes : car tandis qu'ils tiennent au petit embryon, non-seulement ils le garantissent & le préservent d'accidens de la maniere qu'on vient de voir : mais de plus, ils préparent pour la nutrition de la plante le suc de la terre, qui sans cela seroit trop cru pour elle, en le filtrant à travers leur propre substance, & l'y assimilant. La jeune plante tire ce suc à elle par un grand nombre de petits vaisseaux distribués chacun en plusieurs branches qui l'envoyent dans le placenta, & font l'effet que feroient des cordons ombilicaux dans des animaux.

De plus, nous trouvons que chaque plante ou cotyledon de la graine enferme dans des cellules faites exprès une grande quantité d'une espece de baume huileux & ténace, qui sert non-seulement à défendre l'embryon de l'humidité du dehors, mais qui est propre aussi par sa viscosité à envelopper & à retenir l'esprit le plus fin, le plus pur & le plus volatil, qui est la production la plus achevée de la plante, & qu'on appelle *spiritus rector*, ou *esprit recteur*. Il est vrai qu'on ne voit pas que cette huile entre dans les vaisseaux de l'embryon, qui sont trop déliées pour donner accès à un fluide si épais : mais cet esprit étant animé par une faculté active, insinue vraissemblablement parmi les sucs qui nourrissent l'embryon, ce principe vital qui lui imprime le caractere par où on le distingue de toute autre plante ; après quoi, tout ce qui sert à sa nutrition, continue de se transformer en sa substance.

Mais avant que de sortir de l'article des graines, il est à propos d'observer qu'il n'y a pas de plante si petite & si vile qu'elle soit, qui ne vienne d'une graine, & qu'il n'y en a aucune qui vienne par une autre voie; & quoique la terre nourrisse chaque individu, elle ne peut pas former elle-même un corps organisé.

Après avoir donné une idée de la graine, venons à la racine, ou cette partie de la plante qui la tient attachée à la terre & lui transmet la nourriture : mais avant que de l'anatomiser, il n'est pas inutile d'observer ici que les racines étant différentes selon les différentes plantes; les Botanistes ont soin de marquer ces différences. Voyez l'explication de ces différences au mot *Radix*.

Mais nonobstant ces variétés quant à la forme, les racines dans toutes les plantes ont les mêmes parties essentielles, qui sont :

1. L'Ecorce,
2. Le bois ou corps ligneux ; ou dans les plantes purement herbacées, ce qui répond au bois;
3. La moelle ou poix.

L'écorce, le bois & la moelle de la racine ne paroissent pas différens de ce qu'ils sont dans le tronc ou les branches.

L'usage de la racine est de recevoir dans ses vaisseaux le suc nourricier de la terre, & de le transmettre dans le tronc par des vaisseaux qui s'abouchent avec ces premiers, sans pourtant vouloir combattre le sentiment de quelques uns, qui veulent que les vaisseaux du tronc ne soient qu'une continuation de ceux de la racine. C'est pourquoi les observations que nous avons à faire sur l'écorce, le bois & la poix de la racine, doivent s'entendre aussi des mêmes parties dans le tronc & les branches.

L'écorce se doit diviser en peau extérieure ou cuticule, & en substance intérieure ou corticale.

Cette peau extérieure ou cuticule semble tirer son origine de la substance intérieure ou corticale, & n'être rien autre chose que l'écorce seche & ridée, qui est remplacée tous les ans par une nouvelle, de même qu'on voit le serpent se dépouiller de sa peau lorsqu'il s'en est formé une autre dessous.

Elle est composée de petites vessies, ou véficules, placées horisontalement en forme d'anneaux, parmi lesquels sont entrelacées quelques fibres ligneuses ou vaisseaux destinés à contenir la seve, & cela en plus grande ou plus petite quantité selon la nature de la plante.

La substance interne consiste, 1. en plusieurs tuniques de fibres ligneuses, tissues en forme de filet, enveloppées l'une dans l'autre comme les peaux d'un oignon ; 2. en une grande quantité de petites vessies ou véficules, soit de forme ovale ou de forme angulaire qui remplissent les petites places ou espaces que les fibres laissent entre elles, & sont rangées à peu près horisontalement sur le bois ; 3. Dans les vaisseaux qui lui sont particuliers, & qui contiennent le suc propre & spécifique de la plante.

Les fibres ligneuses sont certains corps tubulaires creusés pour recevoir le fluide propre à la plante, & composés de quantité d'autres fibres plus petites qui ont communication les unes dans les autres, & sont d'une forme carrée. Ces vaisseaux ne s'étendent point en droite ligne ou parallelement: mais ils sont ramassés pour l'ordinaire tous ensemble en paquets, qui en s'étendant & se séparant les uns des autres, forment une espece de filet ou de tunique réticulaire qui embrasse le bois. M. Grew les appelle des conduits lymphatiques, parce qu'ils contiennent un fluide aqueux, limpide, & pour l'ordinaire sans saveur.

Les vessies ou véficules qui sont pleines de la liqueur qu'elles reçoivent des fibres ligneuses, sont pour la plupart placées horisontalement en ligne droite, laquelle avance de la cuticule vers le bois. M. Grew les appelle parenchyme de l'écorce, parce qu'elles ont un usage analogue à celui des parenchymes dans les visceres des animaux. C'est dans ces véficules transversales que se dépose le fluide ascendant qu'on peut appeller le chyle de l'arbre; où après avoir séjourné quelque tems & s'être confondu avec le suc que nous avons dit, il s'exalte à la fin pour faire fonction d'aliment, & se distribue dans les autres parties de la plante. Et comme il y a une grande abondance de cette sorte de fluide dans ces petites vessies ou véficules, il n'est pas étonnant que l'écorce du bois fasse un feu plus ardent & plus durable que les autres parties.

La matiere enfermée dans les vaisseaux destinés à la seve, est différente selon les différentes plantes. Dans le sapin, c'est une résine qu'on y trouve ; dans l'espurge, c'est une liqueur laiteuse. M. Ray appelle ce fluide la quintessence de la plante, parce qu'elle en contient non seulement l'odeur & le gout, mais même toutes les autres qualités.

Le bois consiste dans les mêmes parties, & arrangées de la même maniere que dans l'écorce : à savoir, 1. en certaines fibres ligneuses, creuses en-dedans, ramassées en forme de paquet, & entrelacées comme les brins d'un filet. 2. En petites vessies qui remplissent l'espace que les fibres que je viens de dire laissent entre elles. 3. En des vaisseaux qui contiennent le suc spécifique de la plante. 4. En certains vaisseaux destinés à contenir l'air, qui répondent aux poumons dans les animaux.

Les fibres ligneuses sont précisément les mêmes que dans l'écorce, avec cette différence seulement, que si l'on coupe le tronc en travers, la seve découle de celles de l'écorce, & rarement de celles du bois. Elles forment la plus considérable partie du bois, & servent à le rendre plus fort & plus compact. Malpighi veut qu'elles aient communication les unes avec les autres, comme les branches des veines dans les animaux.

Les petites vessies sont rangées en ligne horisontale entre les fibres & les vaisseaux, avançant de l'écorce vers la moelle qui est au centre : si on en excepte quelques-unes qui ne s'étendent pas tout-à-fait si loin, étant quelquefois interrompues dans leur cours par de petits ronds qui se forment dans les parties les plus intérieures du bois. Dans les arbrisseaux & les plantes qui n'ont pas toute la consistance du bois, & qui ont beaucoup de moelle, on voit distinctement que ces véficules s'étendent jusqu'à la moelle & se résolvent en sa substance; ce qui prouve bien que ces véficules sont les mêmes dans l'écorce & dans la moelle. Elles sont composées de corps ovales qui se communiquent les uns aux autres ; elles se gonflent du suc de la plante, qui dans quelques-unes est une liqueur limpide, & dans d'autres, colorée. Chaque vésicule consiste en une membrane fine & transparente: elles different selon les différentes plantes, en nombre, en figure, en tissure & en extension.

Les vaisseaux qui contiennent le suc particulier & spécifique de la plante, sont disposés en maniere de cercles qui forment autant de tuniques ou d'enveloppes entre la moelle & l'écorce, que l'arbre a d'années d'accroissement; car ces enveloppes ne sont autre chose que la partie interne de l'écorce, qui tous les ans s'applique sur le bois, étant devenue ainsi compacte par la pression des fibres ligneuses qui l'environnent de tous côtés.

Les vaisseaux destinés à recevoir l'air, consistent en certaines lignes spirales composées chacunes d'un grand nombre de fibres squameuses, & d'un grand nombre d'autres plus petites qui traversent celles-là & les couvrent comme une tunique.

Ces petits tuyaux à air contiennent, pour ainsi parler, des especes de vaisseaux pulmonaires; & à l'endroit où ils s'abouchent l'un dans l'autre, ils sont quelquefois de forme ovale, & toujours fermés par l'autre bout, de sorte qu'ils ne ressemblent pas mal aux vaisseaux des poumons dans les insectes. Car la nature semble avoir donné, tant aux plantes qu'aux insectes, au lieu de poumons, de ces sortes de vaisseaux spiraux composés de fibres creuses & squameuses pour les mettre en état de supporter la pression & la dilatation subite de l'air, dans ces inflexions violentes auxquelles les arbres sont sujets, & le mouvement élastique de l'air qu'ils contiennent.

Il sont pour l'ordinaire soutenus & environnés de tous côtés, & quelquefois fortifiés par les fibres ligneuses; ce qui fait qu'en coupant le bois en travers, on en voit souvent les orifices qui sont ovales ou ronds, ou quelquefois angulaires. Ils s'avancent ordinairement en ligne droite de la racine vers le tronc, d'où ils se dispersent dans les branches, & se courbant dans les feuilles, s'y entrelacent en forme de filet. Ces vaisseaux, en en exceptant ceux de l'écorce qui portent la seve, sont les plus larges de tous, & se rencontrent en plus grande quantité dans toute la substance du bois: mais on n'en a point encore observé de semblables dans l'écorce.

La moelle qu'on regardoit anciennement comme une substance analogue à celle du cœur & du cerveau dans les animaux, consiste en un grand nombre de petits globules rangés longitudinalement. Ces globules qui sont autant de petites vessies ou de vésicules membraneuses, sont dans la plupart des plantes, d'une figure ronde, dans quelques-unes d'une figure angulaire ou cubique, ayant cinq ou huit côtés.

Or la moelle, qui a un nom différent de celui de la substance spongieuse du bois & de l'écorce, est pourtant de même substance & de même nature, comme il paroît & par sa tissure & par sa continuité; car les petites vessies qui forment cette substance spongieuse, passent entierement de l'écorce à la moelle à travers les fibres ligneuses, d'où il suit assez clairement qu'elles sont de même nature. Et en effet elles ne different en rien que par la capacité, les vésicules de la moelle étant les plus larges, celles de l'écorce un peu moins, & celles du bois encore moins que celles de l'écorce. La quantité de moelle est différente aussi selon la diversité des plantes; & en général il y en a plus dans les arbrisseaux & les plantes herbacées à proportion de leur grosseur, que dans les arbres.

Il faut mettre bien de la différence entre les vaisseaux & les vésicules; les vaisseaux sont placés aux extrémités de la moelle qu'ils environnent & embrassent: ils contiennent le suc propre & particulier de la plante.

Les vésicules de la moelle sont aussi de différente grandeur selon les différentes plantes, & sont cent fois plus grandes dans quelques-unes que dans d'autres, comme par exemple, dans le chardon commun en comparaison de ce qu'elles sont dans le chêne. Il faut aussi observer que la grosseur de ces vésicules n'est pas proportionnée à la quantité de moelle; car dans la moelle du sureau qui est en bien plus grande quantité que dans l'épine-vinette, les vésicules qui la composent sont aussi petites que celles de ce dernier.

La moelle n'a du suc & de la seve que la premiere année, ses vésicules devenant après cela seches, flasques & molles; elle tire vraissemblablement sa seve des vaisseaux réticulaires qui l'environnent.

La tissure des branches est précisément la même que celle du tronc.

Mais nous ne devons pas oublier ici deux parties importantes remarquées par les curieux observateurs de la nature, qui sont les nœuds & les boutons.

Les nœuds sont les parties de la plante dans lesquelles sont logés les boutons & d'où sortent les branches. Ils servent non-seulement à dilater la seve pour la mettre en état de déployer toute sa force au-dessus, mais aussi à empêcher qu'ainsi dilatée, elle ne quitte trop aisément la moelle.

Les boutons, pour me servir des expressions de M. Bradley, ont leur premiere origine dans la moelle. C'est-là qu'ils se forment; & devenus actifs après s'être fournis de toutes les parties nécessaires à la végétation, ils arrivent par de certains canaux à l'air libre, à travers l'écorce qu'ils percent, & ils tomberoient par terre s'ils n'étoient retenus par quantité de vaisseaux à seve, au moyen desquels ils tirent comme par des racines leur nourriture du corps de l'arbre. Ces boutons sont à quelques égards aussi parfaits que la graine, & même plus: car le bouton contient la plante toute entiere roulée sur elle-même, & il renferme pour l'ordinaire des sucs si bien digérés qu'ils mettent moins de tems à porter du fruit que la plante enveloppée dans la graine.

La différence qu'il y a entre le bouton & la graine, c'est que celle-ci consiste en lobes ou feuilles épaisses qui enferment la jeune plante & servent à lui donner sa premiere configuration, en lui déterminant l'espece de suc qu'elle doit tirer de la terre pour sa nourriture: au lieu que le bouton n'a pas de ces lobes, parce qu'il a sa racine dans le corps même de l'arbre où il trouve un suc déja tout préparé pour lui.

Il y a encore cette différence entre les boutons & les racines, que ces boutons ou bourgeons sont toujours parfaitement semblables à l'arbre qui les produit, au lieu que les graines donnent des especes différentes & de différentes complexions; chacune des plantes produites par la même graine, differant des autres en quelque chose, soit par de petites variétés dans la couleur de la fleur, par le gout ou par le tems auquel le fruit vient à maturité, par la configuration de la fleur ou par la forme ou la couleur des feuilles. Il semble que la nature ait observé à cet égard la même conduite que dans la formation des animaux, dont on ne voit pas deux dans une même espece qui se ressemblent parfaitement, ou qui ressemblent en tout soit au pere ou à la mere.

Cette parfaite ressemblance du bouton avec l'arbre qui le porte, semble avoir pour but de perpétuer le mérite & les qualités de la plante, & pour en faciliter la propagation en toute sorte de lieux; car au moyen du bourgeon on peut naturaliser dans tous les endroi.s du monde, tel fruit ou tel arbre que ce soit.

Mais il faut observer qu'il y a des boutons de plusieurs sortes: à savoir des boutons à feuilles & des boutons à fleur. La différence entre les uns & les autres se peut connoître sur beaucoup d'arbres fruitiers: elle consiste en ce qu'avant qu'ils soient ouverts, les boutons à feuilles sont longs, menus & pointus, au lieu que les boutons à fleurs sont courts & gros. De plus dans les boutons à feuilles les sucs sont plus fluides & plus aqueux, & dans les autres, plus digérés & plus gommeux. Or ces sortes de boutons, proviennent de la moelle du jeune bois, & sont destinés à différens offices, selon que la plante ou les branches qui les produisent sont plus ou moins vigoureuses. Celles qui le sont davantage poussent des boutons à feuilles, celles qui le sont moins, des boutons à fleurs.

En s'étendant ils forment des branches quand la température de l'air est de nature à donner à la seve ou aux sucs de la plante autant de fluidité qu'il en faut pour qu'elle circule dans les vaisseaux sans interruption; auquel cas la seve étant suffisamment fluide, elle pousse des boutons qui se développant par degrés, forment des rejettons & des branches, dont chacune est une espece d'arbre distinct de celui sur lequel elle est poussée; aussi peut-on la retrancher entierement sans faire périr l'arbre, au lieu que si elle ne faisoit avec l'arbre qu'un tout, comme font ensemble les différentes parties de l'animal, on ne pourroit la retrancher sans mettre l'arbre en danger.

Mais ce n'est pas seulement à la partie de la plante qui est hors de terre qu'il vient des boutons, il s'en forme aussi à la moelle de la racine aussi-bien qu'ailleurs; & il est important de remarquer ici que ceux qui viennent aux racines sont déterminés à prendre forme de racines en se développant, & ceux qui viennent aux branches à prendre forme de branches : mais dans leurs commencemens ils sont tous semblables. Car si on met les racines d'un arbre à l'air, après qu'elles seront accoutumées à cet élément, les boutons qu'elles pousseront produiront des feuilles; ou si au contraire vous faites entrer une branche d'arbre en terre, au bout de quelque tems les boutons qui se seront formés dans sa moelle venant à sortir, au lieu de feuilles, de fleurs ou de fruits qu'ils auroient produits, s'ils étoient restés en plein air, ils pousseront des racines desquelles par la suite il en viendra encore d'autres.

Il est encore à observer que comme la moelle ne se trouve que dans les jeunes pousses, si l'on vouloit marcoter un arbre, il faudroit ne se servir pour cela que de jeunes branches où la moelle soit encore dans sa perfection, autrement on n'auroit pas les graines ou boutons si nécessaires à la production de la racine.

La feuille consiste dans les mêmes parties que le tronc & les branches, c'est-à-dire, en des fibres ligneuses ou conduits remplis de lymphe, en vaisseaux qui contiennent le suc spécifique de la plante, en vaisseaux faits pour recevoir l'air, en un perenchyme ou des anneaux de petites vessies qui remplissent l'espace que laissent entre elles les fibres réticulaires & la cuticule. Mais la cuticule de la feuille, par exemple, n'est autre chose qu'une extension de celle de la branche, de même que les fibres ou les nerfs dispersés dans la feuille ne sont autre chose que des ramifications du bois de la branche ou du corps ligneux. De même aussi le parenchyme de la feuille, lequel est entre les nerfs & en remplit l'intervalle, n'est autre chose que la continuation du corps cortical, ou la partie intérieure de l'écorce, comme il est aisé de le voir distinctement dans la plupart des plantes dont la feuille est bien nourrie. Car il est à remarquer que le pédicule de la feuille lequel est composé de toutes ces parties, se divise en entrant dans la feuille en un grand nombre de branches, lesquelles se divisent elles-mêmes encore en un plus grand nombre de plus petites qui se croisant les unes les autres, forment une espece de filet, qui s'apperçoit très-distinctement dans quelques plantes, & singulierement sur le revers des feuilles de sauge.

Une preuve par laquelle on peut se convaincre que ces fibres sont aussi accompagnées de vaisseaux qui contiennent le suc spécifique de la plante, ce sont les différentes couleurs du liquide que contiennent ces vaisseaux dans différentes plantes : c'est ainsi que dans l'espurge & la chicorée ce liquide est laiteux, & dans l'éclaire, jaunâtre. Et quoique sa couleur ne soit pas si apparente dans les feuilles de plusieurs plantes où les vaisseaux dont nous parlons sont remplis d'un fluide aqueux & limpide, les exemples que nous venons de citer suffisent pour nous convaincre qu'il y en a d'une sorte ou d'une autre, dans les feuilles de toutes les plantes.

Les espaces que laissent entre eux ces vaisseaux & ces fibres, étant remplis, comme nous avons dit, par de petites vessies, forment le parenchyme ou partie charnue de la plante; & ces vésicules selon la nature de la seve qu'elles contiennent, selon aussi que leurs pores sont plus ou moins serrés, forment différentes figures sur la surface de la feuille, étant dans quelques-unes angulaires, & dans d'autres, de toute autre configuration.

Entre les vésicules & les fibres réticulaires, Malpighi observe qu'il y a d'espace en espace plusieurs petites cellules ou pores qui servent à la décharge de quelque fluide, ou à exhaler quelque vapeur.

Le tout est couvert d'une mince cuticule ou épiderme de la même couleur que les parties contenues en dedans.

M. Grew divise les fleurs des plantes en empalement, foliation & les parties intérieures ou la fourniture de la fleur en dedans.

L'empalement est la partie la plus extérieure de la fleur qui la couvre toute entiere avant qu'elle soit éclose, & qui lui sert après cela comme de support. Quelques-uns l'appellent *perianthium*, parce qu'il regne tout autour de la fleur; d'autres l'appellent calyce ou godet : mais ce n'est pas là ce qu'on peut appeller proprement calyce; car le calyce à la lettre, est une coupe ou godet creux que forme le perianthe ou empalement, duquel sortent les autres parties de la fleur. Il y a des fleurs dont les pétales ont une base ferme & assûrée autant qu'il le faut pour les soutenir, & qui par cette raison n'ont pas besoin d'empalement ou perianthe; aussi la nature ne leur en a-t-elle point donné, comme on le voit dans la tulipe. Cependant ces fleurs ont un calyce ou godet.

Par la foliation de la fleur, M. Grew entend l'assemblage des pétales, c'est-à-dire, ces feuilles de la fleur ornées d'une teinte agréable qui constitue sa beauté. Ces pétales naissent pour l'ordinaire immédiatement en dedans du perianthe ou empalement, s'élevent des bords du calyce ou godet, & enferment l'intérieur de la fleur ou ses parties mâles & femelles. Il y a des fleurs qui n'ont qu'un seul pétale & sont de différentes formes selon les différentes plantes, telles que la campanelle & le fenouil; d'autres en ont deux, trois, quatre ou cinq; d'autres en ont encore un plus grand nombre, telles que le souci & le tournesol.

Il y a quantité d'especes de plantes qui n'ont point de pétales du tout : c'est pourquoi on les appelle fleurs apétales, telles que le houblon, la mercuriale, l'ortie & la patience. On les appelle aussi fleurs staminées, à cause du grand nombre de leurs étamines ou filets.

Ces pétales sont destinés par la nature à la conservation des parties de la génération dans la fleur : aussi les voyons-nous s'ouvrir au lever du soleil pour recevoir la chaleur, & se fermer les unes plus, les autres moins, à l'approche de la pluie ou de la nuit. Et ce n'est pas-là leur seule fonction : ils tirent aussi du corps de la plante une nourriture qu'ils portent à l'embryon, au fruit & à la graine; car aussi-tôt que le pistil s'est transformé en un petit fruit, imprégné de petits arbres en graine, enveloppés de leurs secondines ou membranes, la fleur tombe, laissant l'œuf nouvellement formé ou le fruit naissant, prendre de la nourriture pour lui-même & pour les fœtus dont il est imprégné, laquelle nourriture il tire des feuilles qui l'environnent, au moyen de la faculté de suction dont il est doué.

Venons à présent aux parties génératives de la plante que M. Grew appelle l'intérieur ou la fourniture de la fleur. Elles consistent dans les parties mâles de la fleur qui sont les étamines ou filets, & leurs sommets, & les parties femelles qui sont le style ou pistil.

Les étamines sont des filets déliés qui viennent en dedans des pétales, à l'entour des pistils, comme on peut voir dans les tulipes & les lys.

Au haut des étamines ou filets sont des sommets ou bossettes, qu'on peut appeller proprement les testicules des fleurs, parce qu'ils contiennent une farine fécondante, ou la graine nécessaire pour l'imprégnation du pistil, qu'on peut appeller la matrice de la plante.

Dans quelques fleurs les étamines sont extremement courtes; dans quelques-unes même il n'y en a point du tout: mais dans ce cas les sommets avec la farine fécondante ou la poussiere dont il faut que la partie femelle soit imprégnée, sont fixés immédiatement à la capsule ou cosse qui contient la graine.

Dans d'autres fleurs, telles que celles du chardon & de la laitue, plusieurs de ces étamines unies ensemble forment une espece de tube ou tuyau, qui enferme des sommets fournis de la même poussiere.

La farine fécondante se forme dans les sommets qui crevent lorsqu'ils sont mûrs; alors la farine tombe sur la tête du pistil ou la partie femelle de la fleur, & est portée de là dans la matrice pour y imprégner la semence.

C'est cette farine que les abeilles ramassent pour faire leur cire.

Le pistil est la partie femelle de la plante. Il monte droit en enhaut, du milieu de la cavité que forment les pétales, laquelle on appelle calyce, & quand il mûrit il forme une cosse qui contient la graine, où il se transforme en fruit. Quelquefois il est plus gros à ses deux bouts qu'au milieu, c'est-à-dire, figuré comme un pilon, & c'est-là d'où lui vient son nom de pistil; de *pestel* ancien mot françois, qui signifioit pilon. Ce n'est quelquefois, pour ainsi dire, qu'une espece de filet. Quelquefois il se termine en plusieurs branches ou cornes, qui ont leur origine d'autant de cosses contenantes des graines. Quelquefois il est rond; dans d'autres plantes il est carré, triangulaire ou ovale.

Dans quelques fleurs, le pistil est couvert au sommet de petits poils fins qui le rendent semblable à du velours. Dans d'autres, il est garni d'une espece de plume: dans d'autres, il est couvert de vésicules ou petites vessies pleines d'un suc gluant: mais tous les pistils, de quelque forme qu'ils soient ont de petites ouvertures au sommet, par où entre la farine fécondante, & de petits canaux en-dedans qui la portent à la graine pour l'en imprégner.

Plusieurs Auteurs ne mettent point de distinction entre le style & le pistil; mais Malpighi & après lui Bradley, appellent ce tube ou filet, *pistil*, quand il contient la graine; & ils appellent *style*, celui qui dans quelques fleurs se desseche & tombe après que la graine est imprégnée.

Il y a plusieurs opinions différentes parmi les Auteurs sur la génération des plantes: sans vouloir nous en rendre juge, nous allons exposer les plus probables; après avoir observé préalablement que la plupart des plantes sont hermaphrodites; & que le plus grand nombre de celles de cette espece contiennent dans la même fleur les parties mâles & femelles de la génération. D'autres, telles que le melon, par exemple, portent sur la même tige des fleurs de différens sexes; la femelle qui produit le fruit, & le mâle qui ne produit rien. Il y a aussi quelques plantes qui portent des fleurs sans fruit; tandis que d'autres de même espece & de même nom produisent du fruit sans fleurs; ce qui fait qu'on distingue parmi ces plantes l'espece mâle & l'espece femelle. De cette derniere sorte sont le palmier, le peuplier, le houblon & le chanvre. La plante mâle est celle qui produit la fleur; & la femelle, celle qui produit la graine.

Or il est très-probable que l'embryon de la jeune plante, ou cette partie que nous avons dit se trouver au milieu de sa graine, & que nous avons distinguée en radicule & en plume, est formée par la farine fécondante qui tombant sur le pistil entre dans l'utérus ou la matrice de la plante où elle est reçue, & où elle se fixe; & que les lobes de la semence, que nous avons aussi décrits, lesquels sont dans les plantes la fonction de placenta, de cotyledon, ou d'arriere-faix, sont fournies par la partie femelle de la plante.

Quand les parties mâles & femelles de la fleur sont bien voisines les unes des autres, il n'est pas difficile de concevoir comment la farine fécondante, ou comme on peut l'appeller son sperme mâle, peut-être porté au pistil ou à la matrice: mais quand les fleurs mâle & femelle sont à quelque distance l'une de l'autre sur la même tige, & surtout quand elles viennent sur différentes plantes de même espece, il n'est pas aisé de comprendre comment la poussiere imprégnative de la plante mâle parvient à la plante femelle, surtout si elles sont à une grande distance l'une de l'autre.

On trouve dans Jovianus Pontanus, une histoire qui fait concevoir à quelle distance étonnante la poudre imprégnative peut être portée. Il dit qu'il y avoit un palmier femelle dans le bois d'Otrante, & un mâle à Brindes, à quinze lieues du premier; que pendant plusieurs années le palmier femelle avoit toujours été stérile, & n'avoit jamais porté aucun fruit; mais qu'avec le tems s'étant élevé au-dessus des autres arbres de la forêt, il commença à porter du fruit, & même beaucoup, quoiqu'il n'y eût pas de palmier mâle plus proche que celui qui étoit à Brindes.

La plupart des Auteurs qui ont traité de la génération des plantes rapportent cette histoire, &, à ce qu'il me semble pensent tous unanimement que c'est le vent qui a apporté la poudre du palmier mâle de Brindes au palmier femelle d'Otrante; d'où ils concluent que le vent est l'agent qui transporte la poussiere des plantes mâles aux plantes femelles. Cela pourroit être probable si ces deux palmiers eussent été situés entre les deux tropiques, où le vent les trois quarts de l'année vient d'orient, & que le palmier mâle eût été à l'orient du palmier femelle; mais si c'eût été le palmier femelle qui fût à l'Orient, c'eût été une situation très-malheureuse pour lui, & il n'eût pas manqué d'être stérile.

Quant à moi, je ne regarde point du tout comme plausible que l'Etre supreme qui a établi dans les opérations de la nature l'ordre le plus parfait, ait abandonné une chose aussi importante que la génération des plantes, à la conduite d'un agent aussi aveugle & aussi incertain que le vent, qui indubitablement laisseroit un grand nombre de plantes stériles, s'il arrivoit qu'il ne soufflât pas précisément à l'instant que la poudre du mâle arrivée à une parfaite maturité, seroit en état d'être portée à la plante femelle.

C'est pourquoi je pense qu'il y a dans la nature quelque faculté inconnue jusqu'à présent aux savans, qui est capable de procurer le transport de la poudre de la plante mâle, d'une maniere si infaillible que la plante femelle ne sauroit manquer d'en être imprégnée.

Il y a une faculté dans la nature que les Physiciens ont appellée *électricité*, parce qu'on l'a observée pour la premiere fois dans l'ambre qu'on appelle en Latin *Electrum*. C'est une force attractive ou magnétique qui se rencontre dans l'ambre, comme nous venons de dire, & même dans le verre & dans plusieurs autres substances, qui, lorsqu'on les frotte jusqu'à les échauffer, tirent à elles les corps légers qui les environnent & quelquefois les repoussent. M. Grew, qui étoit un des membres de la Société Royale de Londres, & M. Dufay, de l'Académie des Sciences de Paris, par des recherches infatigables, ont découvert quantité de propriétés surprenantes dans les corps électriques, qu'il seroit trop long de détailler ici. Mais ce qui revient très-fort à notre sujet, c'est d'observer que la cire d'abeilles possede cette faculté attractive en un degré au moins aussi éminent qu'aucune autre substance, & cela sans qu'il soit besoin de la frotter, & qu'elle la conserve aussi plus long-tems.

Or, si l'on fait attention que la cire n'est presque qu'une masse de farine fécondante, ou de la poudre imprégnative des fleurs ramassée par les abeilles; il paroît très-vraissemblable que chaque particule de cette matiere avoit elle-même quelque force électrique ou attractive avant d'être enlevée de dessus la fleur; & si cela est, pourquoi ne pourrions-nous pas présumer que le pistil ou la matrice de la plante, & la farine fécondante ou la poudre imprégnative s'attirent l'une l'autre avec beaucoup de force? Et comme il y a des corps qui attirent de très-loin, il me paroît aisé à concevoir comme très-possible que la farine fécondante du palmier mâle ait passé même contre le vent, de Brindes à Otrante, quoique distant de quinze lieues, lorsque le palmier femelle a été assez élevé pour recevoir cette farine, qui auparavant étoit interceptée en chemin par les autres arbres de la forêt.

Il y a quelques circonstances par rapport à l'électricité qui semblent confirmer cette idée sur l'attraction des plantes. L'une est que l'air humide diminue beaucoup la vertu électrique des corps; l'autre, que cette vertu n'agit pas avec tant de force pendant la plus grande chaleur du jour.

Les personnes qui étudient la nature avec soin, s'appercevront que cette poudre, principe de la génération des plantes est transportée précisément à l'heure du jour où la chaleur est le plus tempérée, & que le soleil toutefois est levé depuis un assez long-tems pour sécher l'air & en élever les vapeurs à quelque distance de la terre. C'est à cette heure-là en effet qu'on voit le mûrier & plusieurs autres arbres pendant la saison de leur génération, environnés d'une espece de nuage de poussiere; ce qu'on n'observe point dans toute autre saison de l'année que celle de leur génération, ni dans un autre tems de la journée que le matin de bonne-heure.

Ayant fini ce que nous avions à dire de la structure des plantes & de leur génération; il faut à présent passer à leur végétation & leur crue.

De la Végétation ou Crûe des Plantes.

Pour nous former quelque idée de la végétation des Plantes, je crois qu'il est à propos de la considérer dans un point de vue analogue aux opérations chymiques : ici la nature tiendra la place du Chymiste; & celui qui cultive la terre sera comme son aide.

La premiere chose qui se fait est de marner la terre, ou, ce qui est la même chose de lui procurer des sels alcalins. Ceci suppose que la terre qu'il est question de marner avoit perdu tous ses sels pour avoir travaillé trop long-tems sans relâche : autrement, cette premiere opération ne sera pas nécessaire; car la nature toute seule suffit pour réparer une perte modique de sels : mais quand ils sont entierement épuisés, elle est long-tems à en suppléer d'autres.

Tant que ces sels retiennent leur nature alcaline, conformément à la propriété qu'on leur connoît, ils divisent la terre en petites particules, la rendent légere, & la disposent à se briser de plus en plus en parcelles minces & ténues, ainsi qu'il arrive à la chaux, lorsqu'on verse de l'eau dessus; ce qui la rend plus fertile. C'est par cette même raison que la charrue & la bêche la fertilisent aussi; & c'est cette atténuation, cette division en plus petites parcelles qu'on entend lorsqu'on parle d'amollir la terre.

Cela fait, la nature fournit des sels alcalins avec un fluide propre à les dissoudre; car ils attirent eux-mêmes avec force les vapeurs & la rosée qui nagent dans l'air & sont elles-mêmes huileuses jusqu'à un certain point au moyen des huiles des animaux & des végétaux, perpétuellement répandues dans l'atmosphere. Par cette rosée huileuse ils sont dissous en une espece d'huile par défaillance, & pénetrent au fond de la terre, qui sert comme de vase dans l'opération de la végétation; là ils rencontrent encore une huile dont toutes les terres sont plus ou moins imprégnées.

Il a été observé à l'article *alcali*, que si l'on mêle des sels alcalis avec un acide, surtout s'il est dans un état fluide, il en arrive une effervescence accompagnée d'ébullition & d'une violente agitation au-dedans; & qu'ils attirent l'acide de l'air avec tant de force, qu'avec le tems ils s'en imprégnent & deviennent entierement neutres. Il est aisé de comprendre que tandis que ces sels séjournent au fond de la terre, dissous en cette espece d'huile que les Chymistes appellent *per deliquium*, ou autrement, *lixivium*, lessive, comme ils attirent perpétuellement l'acide de l'air, il doit se faire une douce effervescence ou ébullition qui rompt & divise les parties de la terre qui étoient auparavant fortement adhérentes, & rendent le sel plus léger & plus tendre.

Concevons ensuite que quand les sels alcalins sont digérés avec l'huile, ils s'y unissent intimement, & qu'il en résulte une substance pénétrante & détersive, qui se peut dissoudre dans l'eau, qui est d'une nature fort différente du sel & de l'huile dont elle est composée, & que nous appellons communément savon.

C'est pourquoi quand ces sels alcalins sont dans la terre, où ils se dissolvent en une espece de lessive, par la rencontre de l'huile qu'ils y trouvent; ces sels & cette huile digérés par la chaleur du soleil, s'unissent ensemble & se convertissent en un savon beaucoup plus parfait que l'artificiel dont nous nous servons; car ce dernier retient toujours quelque chose de l'acreté du sel qui entre dans sa composition, ce qui le rend impropre à contribuer à la végétation, jusqu'à ce qu'il soit devenu parfaitement neutre : au lieu que celui qui se forme dans la terre, est rendu entierement neutre dès qu'il est fait, les sels attirant à eux l'acide de l'air, & s'en imbibant en même tems qu'ils se mêlent avec les huiles de la terre pour s'y transformer en savon. Voyez l'article *Acetum*.

Tous les végétaux, quels qu'ils soient, contenant une grande quantité de terre, il paroît difficile à la premiere vue, d'expliquer comment elle a pu s'y introduire, les pores des racines étant trop petits pour y admettre de la terre non dissoute, ou peut-être même pour y donner entrée à l'eau; & quand même l'eau pourroit s'y introduire, elle n'est point du tout capable de dissoudre la terre. Nous allons donc tâcher d'expliquer comment la terre se dissout & devient capable d'entrer dans les pores des racines.

La solution d'un corps n'est autre chose que la division de sa substance en des parcelles assez petites pour qu'il puisse nager dans son menstrue ou son dissolvant sans être visible. Ainsi quand un sel d'une sorte ou d'une autre est dissous dans l'eau, ses parcelles sont tellement divisées dans l'eau son menstrue tant qu'il y nage, qu'on n'en peut appercevoir aucunes. Ainsi diviser la terre en petites parcelles, comme nous avons dit, c'est en avoir commencé la solution.

A présent considérons le suc saponacé neutre, formé dans la terre par le sel alcalin, l'huile & l'acide de l'air, comme un menstrue ou dissolvant, saponacé ou savoneux; & voyons comment il est capable d'agir sur la terre pour y parvenir. Je vais apporter un exemple dont il n'y a personne qui n'ait connoissance.

Quand de la toile, du linge ou toute autre chose sont sales, c'est-à-dire qu'il s'y est attaché des concrétions terreuses, ce que nous savons de mieux pour le nettoyer, est de le laver dans de l'eau où on a fait fondre du savon. Le savon pénetre les pores de la terre, la divise en particules extremement fines, & la dissout en quelque sorte. Ainsi le fluide saponacé est ce que nous avons de mieux pour servir de menstrue ou de dissolvant à la terre; & il y a toute apparence que le fluide savoneux qui est formé au fond de la terre par une longue digestion, est bien plus pénétrant qu'aucun savon artificiel, & conséquemment bien plus capable de dissoudre la terre.

Nous trouverons encore dequoi nous affermir dans cette idée, si nous considérons ce suc de la terre comme un menstrue ou dissolvant neutre; car il est avéré par un grand nombre d'expériences chymiques, que les menstrues neutres sont ceux qui dissolvent un plus grand nombre de substances, surtout celles qui sont d'une nature terreuse, sur lesquelles il n'y a que ces sortes de menstrues qui operent.

De ce qui vient d'être dit, il paroît clairement que quand au bout d'un tems considérable que la terre est restée en digestion dans une liqueur saponacée neutre échauffée par la chaleur du Soleil, la pluie vient à tomber en abondance, elle délaie de plus en plus cette liqueur

liqueur, & extrait pour ainsi dire une teinture de la terre, c'est-à-dire, en dissout assez pour opérer la végétation ; que ce qui est dissous entrant par les pores des racines, monte par-là dans la tige de la plante ; & que c'est ainsi que se fait la dissolution de la terre, qui ne se seroit point faite par le moyen de l'eau seule.

Les Anciens, qui avoient soin de cacher toutes leurs connoissances sous des allégories, semblent cependant nous donner à entendre que la terre est imprégnée des vapeurs de l'air. C'est ainsi qu'Homere nous dit, que quand Jupiter, par qui l'air est désigné, coucha avec Junon, qui signifie la terre, sur le sommet du mont Gargara, il sortit des fleurs pour leur former un lit.

Ἦ ῥα, καὶ ἀγκὰς ἔμαρπτε Κρόνου παῖς ἣν παράκοιτιν,
Τοῖσι δ' ὑπὸ χθὼν δῖα φύεν νεοθηλέα ποίην,
Λωτὸν θ' ἑρσήεντα, ἰδὲ κρόκον, ἠδ' ὑάκινθον
Πυκνὸν καὶ μαλακόν· ὃς ἀπὸ χθονὸς ὑψόσ' ἔεργε.
Τῷ ἔνι λεξάσθην, ἐπὶ δὲ νεφέλην ἕσσαντο
Καλὴν, χρυσείην· στιλπναὶ δ' ἀπέπιπτον ἔερσαι.

Il. XIV. 346.

« Il la contemploit en lui parlant ; & enflammé par sa présence, il s'élança vers elle avec ardeur, & la serra « étroitement dans ses bras. La Terre s'en apperçut ; & « pour en marquer sa joie, elle fit à l'instant sortir de « son sein un verd gason & de brillantes fleurs. La tendre violette forma un tapis mollet ; le lotus fournit « par son épais feuillage un agréable couvert ; le sol « que leurs piés fouloient, fut jonché d'hyacinthe ; & « le vif crocus fit paroître la montagne tout en feu. « Alors un nuage doré vint cacher le couple divin plongé dans une douce ivresse, & environné du souffle « gracieux des Zéphirs. Une rosée céleste descendant « sur la terre, parfuma toute la montagne, & y répandit une suave odeur d'Ambroisie. »

Virgile paroît avoir voulu rendre ce passage d'Homere par ces trois vers, où il parle du printems.

Tum Pater Omnipotens fœcundis imbribus Æther
Conjugis in gremium lætæ descendit, & omnes
Magnus alit, magno commixtus corpore fœtus.

Georg. L. II. v. 325.

« Le tout-puissant Jupiter descend, & verse dans le sein « de sa docile épouse ses pluies fécondantes ; & confondant son vaste corps avec le sien, il nourrit ses « productions par de doux sucs, & donne l'accroissement « aux fertiles semences. »

Ces deux grands Poëtes paroissent également persuadés que la terre doit sa fécondité à l'air : mais je ne sache pas que ni l'un ni l'autre, ni aucuns Auteurs modernes aient expliqué comment se fait cette imprégnation.

Nous avons observé déja qu'il y a une grande analogie entre les animaux & les végétaux. Nous allons jetter un grand jour sur la doctrine que nous venons d'établir au sujet de la préparation de la nourriture des végétaux, c'est-à-dire, des sucs qui entrent dans leurs racines pour leur nutrition ; en exposant la méthode que suit la nature, pour préparer les alimens des animaux dans leur estomac.

Il y a eu pendant plusieurs siecles de grandes disputes entre les Auteurs qui ont écrit de l'œconomie animale au sujet de la digestion des alimens reçus dans l'estomac. La plupart sont convenus qu'il faut nécessairement qu'il renferme quelque espece de menstrue propre à leur solution. Mais les uns ont assuré que ce dissolvant étoit alcalin, les autres qu'il étoit acide. Il y en a eu d'autres qui ont attribué sa dissolution à un ferment contenu dans l'estomac ; d'autres ont imaginé que la digestion se faisoit par la voie de la trituration, ou par une espece de broyement des alimens par l'action du diaphragme & des muscles du ventre. Mais Papin & bien d'autres depuis lui, s'accordent à dire que la digestion se fait par la chaleur de l'estomac, qui raréfiant l'air contenu dans l'aliment, le divise en plus petites particules, & le réduit en une substance fluide. Je ne finirois pas, si je voulois entrer dans le détail de tous les systemes qui ont été forgés à ce sujet : c'est pourquoi je me contenterai d'observer que la salive, conjointement avec les sucs que versent dans l'estomac ses glandes particulieres, lesquels sont de même nature que la salive, fournissent vraissemblablement un menstrue ou dissolvant, d'une nature saponacée ou savoneuse, extremement pénétrant & capable de dissoudre les alimens avec l'aide d'une chaleur douce, sans qu'il faille avoir recours à un menstrue acide ou alcalin, à des fermens ou à la trituration seule. Cette premiere opération finie dans l'estomac ; l'aliment ainsi bien digéré, est poussé par une douce pression du diaphragme & des muscles du bas-ventre dans l'intestin ou boyau, que les Anatomistes appellent *duodenum*, où il rencontre encore un autre fluide, peut-être le plus savoneux & le plus pénétrant de tous ; je veux dire la bile ; & s'y mêlant, il éprouve une seconde dissolution qui le rend encore plus fluide, & le met en état d'entrer dans les embouchures des vaisseaux lactés, qui ont leur ouverture dans les intestins, & font dans les animaux la fonction des parties fibreuses dans les racines des végétaux.

Si l'on doute que la salive soit d'une nature savoneuse, il ne faut, pour s'en convaincre, qu'une expérience bien facile à faire, si toutefois l'on croit que la chose en mérite la peine ; car on verra que la salive dissout des concrétions terreuses, ou saletés qui se sont attachées à quelque corps, bien plus vîte que ne feroit l'eau.

Il y a un remede que les bonnes femmes recommandent pour les boutons ou autres tubérosités sur la peau, qui, quoique vulgaire, passe néantmoins pour être fort bon, c'est d'oindre la partie avec de la salive à jeun : or l'effet de la salive en pareil cas, s'opere en conséquence de sa nature saponacée & pénétrante.

Le fiel est si connu pour être un savon naturel, qu'on l'emploie très-fréquemment pour laver, surtout celui de bœuf, parce qu'on peut se le procurer aisément, au lieu de savon artificiel.

Il est à remarquer que le brochet, l'anguille, & les autres poissons de proie qui ont besoin de digérer mieux qu'aucuns autres, ont aussi la bile la plus pénétrante & la plus savoneuse. Voyez l'article *Bilis*.

Par ce qui vient d'être dit sur la digestion, on voit combien peu consultent leur santé ceux qui se procurent une évacuation considérable de salive en fumant ou mâchant du tabac.

On voit aussi par-là que la nature est simple & uniforme dans la méthode qu'elle suit pour la préparation de la nourriture tant des minéraux que des végétaux.

Mais il ne faut pas quitter cette matiere sans faire connoître combien est mal fondée & fausse la comparaison que font quelques Auteurs des racines des plantes avec l'estomac des animaux. Car l'aliment des plantes, c'est-à-dire les sucs qui doivent circuler dans leurs canaux, sont préparés au fond de la terre avant d'entrer dans les pores de la racine ; qui ne semble gueres faite pour autre chose que pour fournir des conduits & des canaux par où les sucs arrivent à la tige ; si ce n'est que ces sucs, comme il y a apparence, reçoivent encore quelque modification en passant par les vaisseaux de la racine.

Les sucs nourriciers de la plante ainsi préparés au fond de la terre ; voyons à présent comment ils s'introduisent dans la semence. Pour y parvenir, commençons par remarquer que tous les corps, quels qu'ils soient, se dilatent, c'est-à-dire, grossissent par la chaleur. Lors donc que la graine est restée tout l'hiver en terre sans aucun signe de germination, le printems venu, comme elle est distendue par la chaleur du Soleil dans toutes ses dimensions, si peu qu'elle le soit, il faut qu'elle contienne des espaces vuides en-dedans d'elle. Or le suc nourricier qui est dans la terre, & dont la graine est environnée, pressé de toutes parts, entrera dedans par l'ouverture ou trou qu'elle a à un de ses bouts, comme nous l'avons décrit, & remplira ses vuides. Une fois entré dans la graine, comme il est extrememment pénétrant, il s'insinue dans les pores des cotyledons ou lobes, par la même raison que nous avons dit qu'il pénétroit dans la graine. De-là passant le long du *funis umbilicalis*, ou cordon ombilical, il parvient jusqu'à la radicule ou plume, qu'il distend & développe. Voilà comme se fait la circulation dans la jeune plante, jusqu'à ce que la radicule, s'allongeant par degrés en terre, s'y fixe, & devient à la fin capable de fournir à toute la plante du suc nourricier, tandis que la plume poussant en un sens tout contraire, perce en très-peu de tems le sol qui la couvre, & se montre au-dehors.

Quelques Auteurs se sont donné la torture pour tâcher d'expliquer par des raisons sensibles pourquoi la plume monte & la radicule descend, lorsqu'il arrive, comme il se fait très-souvent, que la graine est en terre sens-dessus-dessous, c'est-à-dire quand la plume, qui pour être dans sa situation naturelle, doit tendre en en-haut, se trouve tournée en embas. Il est certain dans le fait que toutes sortes de graines, depuis la plus petite jusqu'à la plus grosse, si confusément qu'elles aient été semées, & dans quelque situation qu'elles soient en terre, prennent la direction qui convient quand elles viennent à lever, & que la plume ne manque pas de monter perpendiculairement pour percer la surface de la terre: c'est-là un de ces exemples surprenans de la sagesse de la Providence, qui ne laisse jamais le succès de ses productions au hasard, mais qui se conduit dans les plus petits détails avec tant d'art & d'œconomie, que plus nous la suivons dans ses opérations, plus nous en sommes frappés d'admiration. Cette ascension de la plume en direction perpendiculaire, me paroît bien facile à expliquer, si l'on fait attention que tandis que la radicule est fixée en terre, la plume est couchée entre les deux lobes, lesquels sortent ensuite de terre avec la plume, & deviennent des feuilles séminales dans toutes les plantes, excepté dans celles qui sont de l'espece légumineuse, lesquelles pourtant ont quelque chose d'analogue à ces feuilles. Il faut considérer aussi que les fluides de toute espece contiennent une grande quantité d'air.

Voici, je crois, comme se fait cette partie de l'opération de la végétation : les lobes de la graine sont distendus & remplis du suc savoneux qu'elle a tiré de la terre pour sa nutrition : or, ce suc contient une grande quantité d'air, lequel étant raréfié ensuite par la chaleur du Soleil, fait des efforts perpétuels pour monter & s'élever au-dessus de la surface de la terre, afin d'y pouvoir transpirer à travers les pores des lobes, & s'y mêler avec l'atmosphere, comme nous voyons qu'il arrive en effet, quand ces lobes deviennent des feuilles séminales, & sont sortis de terre; au lieu que les pores des lobes étant bouchés par la terre qui les environne, l'air qui ne peut point alors s'échapper, agit perpétuellement dans la même direction au-dedans des lobes, & les force à monter perpendiculairement en en-haut, aussi-bien que la plume.

Si l'on m'objecte que les grains d'orge mis en infusion pour en faire de la dreche, ou que les glands, les chataignes, les pistaches ou autres graines qu'on met germer dans un lieu humide, ne laissent pas de pousser leurs racines en embas & leur plume en en-haut, quoiqu'en ce cas leurs lobes ne soient point environnés de terre qui puisse en boucher les pores : je répons que même en supposant que les pores des lobes ne soient point bouchés du tout, il ne laissera pas de s'ensuivre le même effet, & que les lobes, aussi-bien que la plume, seront élevés perpendiculairement par l'air raréfié qui transpire à travers des pores, en tendant toujours en en-haut.

Mais si nous supposons que l'air qui transpire porte avec soi une portion de sucs nourriciers, en forme de vapeur imperceptible aux yeux; comme ces vapeurs montent toujours, il faut qu'elles donnent la même direction aux lobes à travers desquels elles transpirent ; car elles doivent avoir cette tendance à monter en-haut, avant d'avoir quitté les vaisseaux dans lesquels elles étoient contenues, & tandis qu'elles circulent encore dans les lobes.

Or ce raisonnement sur la cause qui fait lever la plume, une fois admis, il n'est pas nécessaire de chercher pourquoi la radicule pousse en embas; car la radicule doit pousser nécessairement en une direction contraire à celle de la plume.

Suivons à présent les progrès du suc nourricier ou de la seve, & tâchons de découvrir par quelle méthode la nature conduit l'embryon à sa derniere perfection.

Nous avons observé plus haut que la radicule & la plume reçoivent leur premiere nourriture des lobes : mais quand la radicule s'est ancrée dans la terre, & a poussé assez de fibres pour tenir la plante assurée, il y a apparence que l'ordre de la circulation change, & que les lobes dans le tems qu'ils deviennent feuilles séminales, reçoivent à leur tour la nourriture de leur racine, soit par le canal des mêmes vaisseaux qui portoient originairement la nourriture à la radicule, ou par d'autres; & c'est ce dernier que je crois le plus probable.

Ces lobes devenus feuilles séminales & sortis de terre, sont d'une grande utilité à la plante : car si on les arrache avant que leurs feuilles véritables se soient suffisamment développées pour faire leur fonction, la plante aussi-tôt se flétrit & meurt. Or voici en quoi peut consister leur utilité.

C'est une maxime constante en hydraulique, que quand il part plusieurs branches d'un large tuyau ou canal, si l'une de ces branches est ouverte, il coulera dans chacune une plus grande quantité du fluide qui circule dans le principal tuyau. Or ces feuilles séminales une fois sorties de terre, sont dans un état de transpiration perpétuelle, quand une fois la chaleur de l'atmosphere est à un degré suffisant pour raréfier les sucs des plantes, ou dans un état d'aspiration si la chaleur n'est pas assez forte pour les faire transpirer ; ensorte que les plantes transpirent le jour par leurs feuilles, & la nuit pompent par la même voie, & l'air & les vapeurs dont il est chargé. C'est pourquoi quand les feuilles séminales sont dans un état de transpiration, il monte une plus grande quantité de suc nourricier non-seulement dans ces feuilles séminales, mais même dans la tige principale & à la sommité de la plante, qui est nourrie par des vaisseaux partant du même tronc que ceux qui nourrissent les feuilles séminales. Au moyen de cette transpiration il se fait un supplément perpétuel de fluide nourricier qui s'éleve dans les branches ascendantes de la plante pour sa conservation & son accroissement, qui cesse, si la transpiration de ces feuilles séminales est arrêtée par quelque voie que ce soit, ou si elles sont arrachées avant que les véritables feuilles soient développées & aient acquis assez de volume pour faire leur propre fonction, & transpirer autant qu'il est nécessaire pour que la principale tige ou la sommité de la plante tire assez de nourriture.

Aussi-tôt que les vraies feuilles sont en état de remplir leur fonction, les feuilles séminales n'étant plus alors bonnes à rien, elles ne tardent guere à se flétrir & à tomber; & leur chute est sans doute causée par l'air qui entrant dans les pores des véritables feuilles se communique de-là aux vaisseaux à air du tronc, lesquels étant par-là distendus jusqu'à la racine, les petits qui portoient auparavant le suc nourricier aux feuilles séminales, sont comprimés & bouchés; ce qui doit infailliblement faire périr les feuilles séminales. C'est encore là un exemple de la grande conformité qu'il y a entre les productions animales & les végétales ; & cette analogie qui est entre les unes & les autres, est une chose qu'on ne sauroit remarquer sans admiration.

L'animal avant sa naissance reçoit sa nourriture du placenta ou cotylédon par le canal du cordon ombilical. Mais aussi-tôt que l'animal est né & qu'il est capable de prendre de la nourriture par la bouche, comme il n'est plus besoin de placenta ni de cotyledon, le cordon ombilical se rompt & ne laisse plus de communication entre eux & l'animal. Cependant l'air entrant dans les vaisseaux des poumons change entierement la circulation du sang & des fluides.

C'est précisément la même chose dans les végétaux, où la plante est d'abord nourrie des sucs qu'elle reçoit des lobes par le moyen de vaisseaux analogues au cordon ombilical : mais aussi-tôt que les bouches de la plante, c'est-à-dire, les pores de sa racine sont suffisamment ouverts pour fournir à sa nutrition, le cours de sa circulation change, & la racine nourrissant les lobes, ils deviennent des feuilles séminales, lesquelles tombent aussi-tôt que la plante n'a plus besoin de leur assistance.

Les animaux sont conservés en vie par une inspiration & expiration alternative de l'air, c'est-à-dire, par l'air que les poumons reçoivent & rendent successivement; & pour peu que cette inspiration & expiration soient interrompues, l'animal meurt. Il y a aussi, selon toutes les apparences, quelque substance mêlée dans l'air qui se communique au sang des animaux & entre dans les poumons par les pores des vaisseaux sanguins pendant l'inspiration. Je m'imagine que cette substance est un acide qui flotte dans l'air; & elle est si nécessaire à la vie de l'animal qu'il ne tardera pas à périr, si on l'enferme dans un lieu qui n'ait point de communication avec l'air extérieur. (*a*)

Il arrive quelque chose de semblable aux végétaux. Ils inspirent ou reçoivent l'air par les pores de leurs feuilles, pendant la nuit & les tems humides; & le jour, surtout le matin, quand il fait chaud, ils expirent, c'est-à-dire, que l'air est expulsé de la plante, & emporte avec lui une partie du suc nourricier ou de la seve en forme de vapeur fine comme il fait au sortir du poumon des animaux d'une maniere assez sensible pour qu'on puisse s'en convaincre par les yeux dans un tems de gelée. Or cet acide de l'air ou telle autre substance que ce soit, si nécessaire à la vie des animaux, ne l'est pas moins pour celle des végétaux; car une plante telle qu'elle soit, mourra bien-tôt, si on l'enferme ou si on la couvre d'un vaisseau, de maniere qu'elle n'ait plus de communication avec l'air extérieur.

Les feuilles des végétaux peuvent justement passer pour leurs poumons, & sont si nécessaires à leur bien être, que si on les arrachoit toutes, la plante n'auroit plus ni inspiration ni expiration; ce qui l'empêcheroit de profiter & de croître, & même pour l'ordinaire la feroit mourir. C'est à cause de cette transpiration des plantes par les feuilles, que quand on transplante des arbres on leur coupe une grande partie de leurs feuilles & de leurs branches, afin qu'ils ne transpirent pas trop & ne se procurent pas la mort à eux-mêmes, avant que leurs racines aient suffisamment repris pour leur transmettre une quantité suffisante de nourriture. Et même les Jardiniers prudens tiennent leurs arbres nouvellement transplantés, à l'abri du soleil, de peur qu'il ne leur cause une transpiration trop abondante avant que les racines soient en état de transmettre autant de sucs qu'il s'en sera dissipé.

Mais l'inspiration & l'expiration des plantes par leurs feuilles n'est nécessaire que dans la saison où elles croissent : c'est pourquoi nous voyons qu'au retour de l'hiver les feuilles tombent, attendu qu'il n'en est plus besoin, excepté aux arbres toujours verds, qui selon toutes les apparences inspirent & expirent toujours un peu.

Voilà que nous avons amené les plantes jusqu'à la surface de la terre : il nous reste à examiner quelques circonstances concernant leur accroissement, & à faire voir par quels moyens elles parviennent à leur plus haute perfection.

Ce que nous avons dit de la maniere dont les feuilles séminales tirent leur nourriture, a lieu aussi pour les véritables feuilles; car leur nutrition & celle des parties adjacentes se fait par les mêmes voies : & comme cet air raréfié dont nous avons parlé, & les vapeurs dont il est chargé tend toujours en en-haut, il tient la plante droite & dans une direction perpendiculaire, à moins que quelque obstacle plus fort ne la contraigne à en suivre une autre.

Il y a encore une autre cause qui peut contribuer à la perpendicularité de la plante : c'est la différente densité de l'air à mesure qu'il est plus ou moins proche de la terre. On sait que l'air le plus proche de la terre est le plus pesant, & qu'il devient plus léger d'un pouce à l'autre à mesure qu'il s'éleve, jusqu'au plus haut degré de l'atmosphere. Or quand un végétal est une fois monté au-dessus de la surface de la terre, il est naturel qu'il tende en montant du côté où il trouve moins de résistance; & comme l'air est moins dense au-dessus de la plante qu'à l'entour, la plante trouve moins de résistance en en-haut, & conséquemment suit cette direction.

Je sai bien que la différence de pesanteur dans les différentes couches d'air à une si petite distance de la terre, est bien peu de chose : mais si petite qu'elle soit, elle peut faire beaucoup sur quelque chose d'aussi tendre qu'une plante naissante.

Comme le corps entier de la plante est de jour en jour plus distendu dans toutes ses dimensions par la chaleur du soleil; les fluides qu'il contient le sont encore plus par cette cause. Je dis plus, parce que les parties des fluides étant moins liées ensemble que celles des solides, elles s'écartent plus aisément les unes des autres, & occupent par conséquent plus d'espace; l'effet de cette dilatation des fluides est que les vaisseaux qui les contiennent s'élargissent; de plus l'air contenu dans les vaisseaux à air est aussi raréfié & distendu de maniere qu'il se trouve conséquemment au même degré de densité que l'air extérieur. Ainsi la plante, comme l'on voit, est toujours comprimée entre l'air intérieur & l'extérieur; tandis que les vaisseaux de la plante sont élargis par la raréfaction de l'air interne, l'air externe est aussi raréfié, & conséquemment pressant moins sur la surface de la plante, il lui laisse plus de liberté d'accroître son contour, & de céder à la pression de la seve & de l'air interne. Mais comme la chaleur de l'atmosphere n'est guere la même plusieurs momens de suite, la raréfaction & la densité tant de l'air interne que de l'air externe changent perpétuellement à mesure que la chaleur augmente ou diminue : de sorte que la force de l'air qui agit sur l'intérieur de la plante & de celui qui agit en dehors, varie presque à tous les momens, & fait à peu près le même effet qu'un Potier sur le vase qu'il paitrit, dont il presse le dedans d'une main & le dehors de l'autre.

Le lecteur attentif verra bien qu'il faut encore pour la végétation quelque autre chose que ce que nous avons dit jusqu'à présent : car la plante seroit bien à la vérité distendue, mais ses vaisseaux en deviendroient plus minces; de même qu'un vaisseau de verre sous la main de l'ouvrier s'amincit à mesure que le Verrier lui donne plus de volume. Il est donc à présent question d'expliquer comment les plantes augmentent en solité en même tems qu'elles augmentent en volume.

(*a*) * Cet acide flottant dans l'air qui s'insinue à travers les membranes des vésicules pulmonaires pour se mêler avec le sang; qui est absolument nécessaire à la vie de l'animal, est à ce que je crois un être de raison. Il faudroit avant d'en démontrer la nécessité en prouver l'existence, & c'est ce que l'on n'a point encore fait. D'ailleurs tous les phénomenes, pour l'explication desquels on a employé cet acide universel imaginaire, se déduisent beaucoup plus naturellement des propriétés connues de l'air. Si l'animal périt renfermé dans un espace étroit dont l'air ne communique point avec l'extérieur, cet air échauffé, raréfié, surchargé des vapeurs de la transpiration, dépouillé de son élasticité, en offre la véritable cause.

Ce phénomene arrive, je crois, par le moyen du froid; ce que nous allons expliquer de la maniere qui suit.

La chaleur du soleil pendant le jour ayant distendu la seve dans les vaisseaux, & en ayant fait transpirer une partie à travers les pores des feuilles, pour faire place à la nourriture qui montoit dans ces feuilles & dans les parties adjacentes, le froid de la nuit, qui succede immédiatement, arrêtant la transpiration condense les solides & les fluides de la plante; car il est de la nature du froid de condenser tous les corps, & de leur faire occuper ainsi un moindre espace; ce qu'il opere en approchant toutes les parties les unes des autres. De plus on sait que les particules de matiere s'attirent avec force lorsqu'elles sont proches les unes des autres, mais encore infiniment davantage lorsqu'elles se touchent. C'est pourquoi les parties fluides de la seve, qui sont les plus proches des parois solides des vaisseaux, sont appliquées par l'action du froid qui condense les fluides & les solides sur ces parois auxquelles elles s'attachent avec d'autant plus de force que leur vertu attractive se trouve augmentée par cette approche; & ainsi les sels & la terre qui sont dissous dans la seve s'appliquent aux vaisseaux & se réduisent en solides, en quoi les sels & la terre sont beaucoup aidés par l'huile & l'eau qui entrant avec chaque parcelle de matiere, remplissent les espaces vuides & rendent la cohésion plus forte; de même que si l'on applique deux marbres polis l'un sur l'autre, ils se colleront bien plus fortement ensemble, si on a huilé leur surface; & qu'un cuir ou un papier s'appliquent bien plus exactement sur quelque corps que ce soit, si on les mouille auparavant.

Lors donc que ces particules de matiere ont acquis le degré de cohésion que j'ai dit, la chaleur du soleil venant le jour suivant par degrés modérés, n'est point capable de rompre cette union, comme elle feroit si elle se faisoit sentir tout d'un coup dans toute sa force. En effet nous voyons que cette union est absolument rompue, si l'on donne aux végétaux une chaleur d'un certain degré; car quand les végétaux sont brûlés, l'huile & l'eau sont dissipés ou détruites, tandis que les sels & la terre subsistent sans aucune adhésion considérable.

Et bien loin que cette chaleur graduée du soleil puisse détruire l'adhésion réciproque de ces parties de matiere, elle l'augmente, & desséchant l'humidité superflue, les durcit & les rend plus solides; de même qu'avant de mettre la brique au four, on la fait sécher & durcir au soleil.

On voit par-là combien est nécessaire aux végétaux cette vicissitude de chaleur & de froid; car sans cela il ne viendroit pas une plante sur la terre. Si l'atmosphere étoit toujours chaud, les végetaux seroient dans un état de transpiration perpétuelle, tant que la terre pourroit fournir un nouveau supplément de sucs: mais aussi ils ne s'élargiroient jamais & ne grossiroient point mais seroient à peu près comme un tuyau d'alembic qui ne fait que servir de canal au fluide que le feu y a fait monter. Pour preuve de cela, qu'on observe ce qui arrive dans un été fort chaud à des plantes exposées à toute l'ardeur du soleil: elles s'épuisent par la transpiration jusqu'à périr, & cela sans avoir pris beaucoup d'accroissement, tandis que d'autres plantées à l'ombre & à l'abri de l'ardeur excessive du soleil, profitent & grossissent incomparablement davantage.

Si l'atmosphere étoit toujours froid, la plante ne seroit jamais distendue, & par conséquent ne croîtroit point du tout.

Dans l'un & l'autre cas les animaux n'auroient pas de quoi se nourrir, ni conséquemment l'homme non plus.

Ainsi comme nous avons été originairement créés par miracle, c'est aussi par une chaîne de miracles que nous sommes conservés: de sorte que si l'Etre supreme vouloit mettre fin à toute la race des animaux qui couvrent la terre, il n'auroit qu'à rompre un seul anneau de cette chaîne.

Il y eu bien des disputes entre les Naturalistes touchant la circulation de la seve dans les végétaux. Quelques-uns veulent qu'elle monte le long de vaisseaux analogues aux arteres des animaux, & qu'elle revienne ensuite à la racine par d'autres vaisseaux analogues aux veines: d'autres au contraire soutiennent que la seve ne rétrograde point ainsi; & les uns & les autres allèguent des expériences pour appuyer leurs sentimens. Quant à moi, je ne crois pas qu'il y ait dans les plantes des vaisseaux particuliers qui ressemblent aux arteres ou aux veines des animaux; mais que la seve monte & redescend tant-soit-peu par les mêmes vaisseaux, selon que les solides & les fluides de la plante sont dilatés par la chaleur ou condensés par le froid.

C'est ici la place de marquer encore une analogie qu'il y a entre les animaux & les végétaux. L'Anatomie nous apprend que les corps des animaux ont quantité de glandes de différentes sortes, lesquelles sont destinées par la nature à séparer du sang différens fluides, nécessaires, ou pour la conservation de l'animal ou pour sa propagation: ainsi le foie sert à la sécrétion de la bile ou du fiel, les glandes de la bouche & du gosier à filtrer la salive. Je ne doute aucunement qu'il n'y ait un mécanisme tout semblable dans les plantes, & qu'elles n'aient un grand nombre de glandes, dispersées dans leurs différentes parties, pour y introduire la liqueur particuliere qui y est propre; & je suis persuadé qu'elles servent à convertir le suc nourricier de la terre en celui qui est le suc spécifique de la plante; & que ce sont les sucs filtrés par ces glandes, qui constituent chaque plante dans son espece, & en caractérisent toutes les divisions.

Ce que nous avons appellé parenchyme, d'après M. Grew, je le regarde comme un amas de glandes destiné à séparer de la seve un fluide particulier. Je regarde aussi la moelle comme une assemblage de glandes tenantes les unes aux autres, ou ce que les Anatomistes appellent glande conglomérée: & comme cette moelle est bien plus abondante & plus succulente dans les plantes & les tiges jeunes; j'en conclus qu'elles fournissent un fluide absolument nécessaire à l'accroissement de la plante. Car, comme les boutons se forment & sortent de la moelle, ne puis-je pas conjecturer que ce sont les glandes de la moelle qui servent à filtrer la liqueur nécessaire pour la formation & la conservation du bouton? Et les sommets des fleurs ne pourroient-ils pas être considérés comme les glandes qui séparent la farine fécondante, pour l'imprégnation du pistil ou uterus de la plante?

Je suis bien éloigné d'embrasser le sisteme romanesque de quelques Auteurs modernes, qui se sont mis dans la tête que la premiere plante de chaque espece que Dieu créa, contenoit en petit toutes celles qui en dévoient provenir par la suite, avec leur graine: car il me semble plus conforme à l'ordre général de la Providence, que chaque plante, par un mécanisme particulier, soit rendue capable d'en produire une autre de son espece, sans autres matériaux que les sucs mêmes de la terre; que de vouloir que lors de la création, la premiere plante en contînt une autre; celle-ci une troisieme, & ainsi à l'infini, comme autant d'étuis enfermés les uns dans les autres.

Faisons ici quelques observations sur les fleurs. La premiere circonstance digne d'attention qui se présente à moi sur ce sujet; c'est qu'elles font aux parties génératives de la plante ce que font les feuilles aux autres parties; c'est-à-dire, que par leur transpiration elle procurent de la nourriture à ces parties. Or il est certain que les fleurs transpirent, & même considérablement, puisqu'elles transmettent à nos organes des corpuscules qui nous affectent de la sensation, qu'on appelle odorat. Ces corpuscules sont une portion du *Spiritus rector*, esprit recteur, lequel n'est pas le même dans deux plantes de différente sorte, mais le même dans toutes celles d'une même sorte, aux petites différences près que peut causer la diversité de terroir & de climat. L'art ne sauroit parvenir à l'imiter. Cet esprit recteur réside dans les huiles essentielles des végétaux, & est probablement formé des parties les plus fixes & les plus volatiles de ces huiles essentielles, exaltées par les particules de lumiere & de feu avec lesquelles elles sont incorporées, & qui y résident sous une forme solide; & cela, je crois, parce que les huiles des plantes sont d'une nature alcaline, surtout celles des plantes aromatiques qui viennent dans les climats chauds, & ont par conséquent en elles plus de ces particules de feu. On en voit la preuve dans les huiles de girofle, de sassafras, de carvi, qui produisent une violente effervescence quand on les mêle avec de l'esprit fumant de nitre. D'ailleurs, plusieurs exemples prouvent que le feu alcalise les corps sur lesquels il agit, ou du moins qu'il dissipe les acides qu'ils contiennent, & les rend neutres. C'est pourquoi, je regarde comme très-probable que les huiles essentielles, qui sont alcalines ont été rendues telles par les particules de feu qui entrent dans leur composition. Et quand je considere l'extreme volatilité de cet esprit recteur, je me confirme encore plus dans le sentiment, qu'il entre dans sa composition des particules de lumiere ou de feu.

Si l'on est curieux d'un exemple qui prouve que le feu détruit les acides, on en trouvera un dans la plupart des fruits, lesquels originairement sont d'une nature acide, mais dont l'acidité est détruite par degrés & les sucs neutralisés, à mesure qu'ils s'imprégnent de particules de feu, c'est-à-dire, à mesure que le fruit mûrit.

J'ai quelques observations à faire sur les fleurs, par rapport à leurs couleurs, dont nonobstant leur variété & leur beauté admirable, on peut aisément rendre raison par l'action de l'acide de l'air dont nous avons déja parlé, sur une partie de ces huiles, que les Chymistes appellent le soufre de la plante, lorsque la surface des pétales qui en sont pénétrés est exposée à l'air. En effet, si l'on considere que les variétés dans les couleurs dépendent entierement des différentes manieres dont les rayons de lumiere sont réfléchis, refractés ou absorbés par les surfaces des corps; il n'est pas surprenant que quelque chose d'aussi pénétrant qu'est l'acide de l'air, agissant avec force sur le soufre, qui est, comme l'ont prouvé les Chymistes, par une foule d'expériences, ce qui engendre les couleurs, il soit capable de changer ses dispositions & la tissure de ses particules, au point de produire ces admirables couleurs que nous voyons dans les pétales des fleurs. Et comme la plus petite différence qu'on puisse imaginer dans les soufres & dans les huiles, peut en produire aussi dans l'action de l'acide fur eux; on peut aussi par ces principes rendre raison des nuances & des variétés de couleurs dans la même fleur.

Il y a bien des liqueurs qui étant originairement claires & limpides deviennent rouges si on les expose à l'air; & si même on ne remplit une bouteille que jusqu'à moitié ou aux trois quarts, quoiqu'on la bouche bien, la petite quantité d'air qui y sera contenu ne laissera pas de produire le même effet sur la liqueur qui sera au fond. Et la preuve que c'est l'air qui le produit, c'est que si l'on remplit une autre bouteille de la même liqueur, & qu'on empêche l'air d'y entrer, la liqueur conservera sa limpidité.

Et en effet, rien n'est si commun que de voir des acides faire changer de couleur les corps. Ainsi le nitre qui contient de l'acide, & la fumée de bois, feront rougir la viande.

Ceux qui font métier de teindre des étoffes, observent qu'un air humide & couvert empêche leurs couleurs d'être aussi vives & aussi belles; & qu'au contraire un tems serein les exalte & les rend bien plus parfaites: or il est certain qu'il n'y a pas tant d'acide dans un air humide & couvert que dans un air serein.

Les couleurs mêmes des fleurs sont sujettes à ces impressions; car par un tems humide & pluvieux elles ne sont jamais si vives ni si exaltées que par un tems sec & serein.

Nous avons déja parlé assez au long des graines & de leur génération pour qu'il ne soit plus besoin d'y revenir ici. Tout ce qui nous reste à present est donc de parler du déchet des végétaux.

Lorsqu'une plante annuelle est parvenue à amener sa graine bien conditionnée, elle a fait tout ce à quoi la Providence l'avoit destinée. Alors les vaisseaux qui fournissoient de la nourriture aux feuilles, s'engorgeant & s'incrustant tellement en dedans qu'ils n'en sauroient plus transmettre, les feuilles ne pouvant plus transpirer se flétrissent & tombent. Il en arrive bien-tôt autant aux racines & aux tiges, la plante toute entiere meurt & sert à engraisser la terre, & à lui fournir des alimens pour l'année suivante.

Il y a une grande quantité de plantes qui durent plus d'une année: telles sont les arbres, qui vivent des siecles entiers. Celles-là comme les plantes annuelles, & par la même raison, perdent leurs feuilles au retour de l'hiver: mais les vaisseaux à seve du tronc & de la racine ne s'obstruent point pour cela, ensorte qu'il s'y fait toujours une circulation languissante, comme dans les tortues, les serpens & plusieurs sortes d'insectes qui restent en vie pendant l'hiver. Au retour du printems & de la chaleur, lorsque la terre pendant plusieurs mois a fait provision de nouveaux sucs; ces plantes repoussent des feuilles, transpirent & prennent de l'accroissement, & ainsi d'année en année, jusqu'à ce qu'enfin les vaisseaux à seve de la racine & du tronc s'obstruant & ne laissant plus monter de sucs, la circulation s'arrête d'abord dans une partie, puis dans une autre, l'air détruit leur tissure, elles périssent par degrés, meurent enfin & se pourrissent.

Comme c'est par le cœur que les arbres commencent à mourir; il est clair que l'air pénetre dans leurs parties les plus intimes; car rien ne peut pourrir s'il n'est exposé à l'air. Et cette observation sert encore à confirmer ce que nous avons dit plus haut, des vaisseaux à air des plantes.

Je me suis abstenu exprès de rapporter quelques objections qu'on pourroit faire encore sur les principes que j'ai établis, mais qu'il seroit aussi très-facile de résoudre; dans la crainte d'être trop long. C'est pour la même raison que je ne déduis pas de ce qui a précédé, des corollaires, ainsi que la matiere sembleroit en être susceptible. Au reste, je me flate d'avoir mis le Lecteur en chemin de faire par lui-même sur ces matieres de belles réflexions, propres à lui faire découvrir quantité de vérités philosophiques très-intéressantes, que je n'ai point placées ici, & quelques-unes peut-être que je n'ai point encore découvertes. Et plus il approfondira les mysteres de la Nature, plus il adorera le pouvoir & la bonté de l'Etre supreme, qui a créé toutes choses au commencement, & continue encore de les conserver & de les protéger par une suite de miracles qui ne sont pas moins dignes de notre admiration que la création même, sans quoi toute l'harmonie & l'arrangement de cet Univers seroient bouleversés en un instant, & on le verroit retomber dans son ancien chaos.

Il y a une expérience qu'il faut placer ici, avant que de finir l'article de la végétation: c'est que si vous plongez dans l'eau un petit tuyau de verre ouvert par les deux bouts, l'eau montera dans le tuyau au-dessus de la surface de celle dans lequel il est plongé, & montera d'autant plus haut que le tuyau sera plus étroit. C'est vraissemblablement ce mécanisme qui fait monter la seve dans les tuyaux à seve des plantes, & qui est le principal mobile de toute végétation.

Je vais terminer ce présent Article de *Botanique*, par une Liste des principaux Auteurs qui ont écrit sur cette matiere. J'y ajouterai même les noms de ceux qui ont écrit sur les autres parties de la matiere médicale; & en cela, je n'ai point en vue d'instruire les Medecins déja au fait de cette science; mais de guider ceux qui s'y destinent, en leur apprenant quels sont les Auteurs qu'il leur sera le plus utile de consulter. J'expliquerai aussi les abreviations des noms d'Auteurs usitées ordinairement, & les éditions citées dans cet Ouvrage.

Ac. Reg. Sc. C'est-à-dire, l'Histoire & les Mémoires de l'Académie Royale des Sciences de Paris.

Act. Med. 1. Thomæ Bartholini acta Medica & Philosophica Hafniensia, vol. 1. *Hafn.* 1673. *in*-4°.
——— 2. *vol. II. ibid.* 1675. *in*-4°.
——— 3. *vol. III. ibid.* 1677.
——— 4. *vol. IV. ibid.* 1677.
——— 5. *vol. V. ibid.* 1680. *in*-4°.
Act. Philos. & Transact. Philos. signifie les Transactions Philosophiques.
Agricol. Agricola de re Metallicâ, *Basil* 1657.
Albin. ins. Albin Eleazar, Histoire naturelle des Insectes d'Angleterre. *Lond.* 1720. 4°.
Aldin, & Aldin. Hort. Farn. Exactissima descriptio rariorum quarumdam plantarum horti Farnesiani, Tobiæ Aldini, *Romæ* 1625. *fol.*
Aldrov. Dendr. Aldrovandi Dendrologia *Bonon.* 1668.
Aldrov. Exang. Aldrovandus de animalibus exanguibus. *ibid.* 1642.
——— *de Insect.* Aldrovandus de Insectis, *ibid.* 1638.
——— *Mus. Metal.* Aldrovandi museum metallicum, 1648.
——— *Ornith.* 1, 2, 3. Aldrovandi Ornithologia, *vol. I. II. III.* 1640.
——— *de Pisc.* Aldrovandus de Piscibus, 1638.
——— *de Quad.* Aldrovandus de Quadrupedibus Bisulcis, 1642.
——— *de Quad. Digit.* Aldrovandus de Quadrupedibus digitatis, *ibid.* 1645.
——— *Hist. Serpent.* Aldrovandi historia serpentium, *ibid.* 1640.
Alpin. Ægypt. Prosperus Alpinus de plantis Ægypti, *liber* 4°. *Patav.* 1640.
——— *de Bals.* Prosperus Alpinus de Balsamo, *Patav.* 4°. 1639.
——— *Exot.* Prosperus Alpinus de plantis exoticis, *Libri duo*, 4°. *Venet.* 1627.
Amman. Pauli Ammani Brevis ad materiam medicam in usum Philiatrorum manuductio, ad finem suppellectilis Botanicæ, *Lipsiæ*, 1675. 8°.
Amman. Char. Plant. Ammani Character Plantarum, *Lips.* 1685. *in*-12.
Ang. & Anguil. Simplici d'ell'excellente M. Luigi Anguillara. *Venet.* 1561. *in*-8°.
Barr. Icon. Jacobus Barrelierus. Icones Plantarum per Galliam, Hispaniam & Italiam observatarum, *Paris.* 1714. *fol.*
——— *Spec. Insect.* Idem specimen insectorum quorumdam marinorum mollium, &c. *ibid.* 1714.
Bauhine. Voyez *C. B.* & *J. B.*
Bellon. de Aquat. Petrus Bellonius de aquatilibus, *Libri II. Paris.* 1553. *in*-8°. *forma longa.*
——— *des Oise. Ejusdem*, l'Histoire des Oiseaux, *Paris.* 1555. *fol.*
——— *Obs.* Observationes tribus libris expressæ, *Antw.* 1605. *fol.*

Elles ont été faites d'abord en François. Clusius les mit ensuite en Latin.

Besl. fascic. Basilii Besleri fasciculus rariorum, &c. *Norimb.* 1616. *fol.*
Besl. Gazophyl. Gazophylacium rerum naturalium Michaelis Ruperti Besleri. *Norimb.* 1613. *fol.*
Besl. Hort. Eys. Besleri Hortus Eystetensis, *Norimb.* 1613. *fol.*
Bocc. Plant. Rarior. Paulus Bocconus. Icones & descriptiones rariorum plantarum Siciliæ, &c. *Oxon.* 1674. *in*-4°.
——— *Obs.* Observationi naturali. *Bolog.* 1684. *in*-12.
——— *Mus. di Fis.* Museo di Fisica. *Venet.* 1697. *in*-4°.
——— *Museo di Piant.* Museo di piante rare di Paulo Boccone. *Venet.* 1697. *in*-4°.
Bod. à Stapel. Joannes Bodæus à Stapel in Theophrasti historiam Plantarum. *Amstel.* 1644. *fol.*
Boerh. Ind. Index Plantarum, quæ in horto Academico Lugduno-Batavo reperiuntur, 1710. *in*-8°.
——— *Index A.* Hermanni Boerhaave index alter Plantarum. *Lugd. Bat.* 1720. *in*-4°.
Boet. Anselmi Boetii de Boet Gemmarum & Lapidum historia. *Lugd. Bat.* 1720. *in*-4°.
Bonan. Philippi Bonanni Recreatio mentis & oculi, &c. *Romæ.* 1684. *in*-4°.
Bont. Jacobus Bontius de historiâ naturali Indiæ Orientalis à Guillelmo Pisone edit. *Amstel.* 1658. *fol.*
Boymii, Flora Sinica.
Breyn. Cent. Jacobi Breynii exoticarum aliarumque minus cognitarum Plantarum centuria prima. *Gedani*, 1678. *fol.*
——— *Prod.* 1. Ejusdem, Prodromus fasciculi rariorum plantarum, &c. *Gedani*, 1680. *in*-4°.
——— *Prod.* 2. Prodromus fasciculi rariorum Plantarum secundus, *Gedani*, 1689.
——— *Hist. Cocc.* Joannis Philippi Breynii historia naturalis Cocci Radicum Tinctorii, *Gedani*, 1731.
——— *Sched.* Schediasma de Echinis, *Gedani*, 1732.
——— *Dissert. Bot.*
Brom. Chlor. Goth. Olai Bromelii Chloris Gothica, seu Catalogus stirpium circa Gothoburgum nascentium, 1694. *in*-8°.
Brossæus. Description du Jardin Royal des Plantes médicinales, par Guy de la Brosse, 1633. *in*-4°.
Brunsfelsius (Otho) Historia Plantarum, 1. *vol.* 1530. 2. *vol.* 1531. 3. *vol.* 1536.

Elle a été publiée en Allemand à Strasbourg. 1539. *in*-4°.

Bry (Joannes Theodorus de) florilegii, *Pars I.* 1612. *Pars II.* 1614. *Pars III.* 1618. *fol.*
Buxb. Joannis Christiani Buxbaumi Enumeratio plantarum, *Halæ Magdel.* 1721. *in*-8°.
Cæs. & Cæsalp. Andreas Cæsalpinus. De plantis, *Libri* 16. *Florent.* 1583. *in*-4°.
Calc. Mus. Museum Calceolarium Veronense, *Veron.* 1622. *fol.*
Cam. Joachimus Camerarius de Plantis epitome, *Francofurti, ad Mæn.* 1586. *in*-4°.
——— *Hort.* Hortus Medicus & Philosophicus, *ibid.* 1588. *in*-4°.
Camel. Syllab. Georgius Josephus Camellus. Stirpium Insulæ Luzonis, &c. Syllabus.
Car. Steph. Præd. Rust. Caroli Stephani Prædium Rust. *Paris.* 1629.
Cast. Dur. Herbaria nuovo di Castore Durante. *Rom.* 1585. *Venet.* 1684.
C. B. Pin. Caspari Bauhini Pinax Theatri Botanici, *Basil.* 1671. *in*-4°.
——— *Phyt.* Ejusdem Phytopinax, *ibid.* 1596. *in*-4°.
——— *Prod.* Ejusdem Prodromus Theatri Botanici, *ibid.* 1671. *in*-4°.
——— *Cat. Basil.* Ejusdem Catalogus Plantarum circà Basileam sponte nascentium, *Basil.* 1622. *in*-8°.
——— *Theat.* Ejusd. Theatrum Botanicum, *Basil.* 1658. *in-fol.*
——— *Matth.* Idem. In Matthiolo, *ibid.* 1674. *fol.*
Chab. Dominicus Chabræus, M. D. stirpium Icones & Sciagraphia, *Genev.* 1677. *fol.*
Chalt. Exer. Gualterus Charltonus. Exercitationes de differentiis & nominibus animalium, *Oxon.* 1677. *fol.*
——— *de Pisc.* Idem, de Piscibus, *ibid.* 1677. *fol.*
Clus. & Clus. Hist. Carolus Clusius. Rariorum plantarum historia, *Antw.* 1601. *fol.*
——— *Exot.* Ejusd. Exoticorum, *Libri decem. ibid.* 1605.
——— *Hisp.* Ejusd. Rariorum aliquot stirpium, per Hispanias observatarum historia, *ibid.* 1576. *in*-8°.
——— *Pan.* Ejusd. Rariorum aliquot stirpium, per Pannoniam, Austriam, & vicinas quasdam Provincias ob-

servatarum historia, *ibid.* 1583. *in*-8°.

——— *Cur. Post.* Clusii curæ posteriores, *Antw.* 1611. *in-fol.* & *in*-4°.

Col. & Colum. Ecph. Fabius Columna. Minus cognitarum rariorumque stirpium Ἔκφρασις 1. 2. *Romæ*, 1616. *in*-4°.

——— *Aquat.* Ejusd. aquatilium & terrestrium aliquot animalium, &c. Observationes, *ibid.*

——— *Purp.* Ejusd. Purpura. *Romæ* 1616. *in*-4°.

——— *Phyt.* Ejusd. Phytobasanos sive plantarum aliquot historia, *Neap.* 1592. *in*-4°.

Col. in Rech. Columna in Rechum in Hernandez, *Romæ*, 1649.

Commel. Plant. usu. Casparus Commelinus. Horti Medici Amstelædamensis Plantarum usualium Catalogus, *Amstel.* 1724. *in*-8°.

Commel. Prælud. Idem, Præludia Botanica, ad publicas plantarum exoticarum demonstrationes, *Lugd. Bat.* 1715. *in*-4°.

——— *Flo. Mal.* Idem, Flora Malabarica, sive horti Malabarici Catalogus, *ibid.* 16[illegible] *in*-8°.

——— *Hort. Amst.* 2. Idem, Horti Medici Amstelædamensis rariorum plantarum, &c. Pars altera, *Amst.* 1701. *fol.*

——— *in Not.* Joannes Commelinus, Notæ ad hortum Malabaricum.

——— *Hort.* Idem, Catalogus Plantarum horti Medici Amstelædamensis, *Amst.* 1689. *in*-8°.

——— *Med.* Idem, Horti Medici Amstelædamensis rariorum plantarum descriptio & Icones, *Amst.* 1697. *in-fol.*

——— *Indig.* Idem, Catalogus Plantarum Indigenarum Hollandiæ, 1685. *in*-12.

Cord. Eur. Euricii Cordi Botanologicon, sive colloquium de herbis. *Coloniæ*, apud Joannem Gymnicum, 1534. *in*-8°.

Cord. Valerii Cordi historia stirpium, L. IV. *Argent.* 1561. fol.

Cordus a aussi écrit des Remarques sur Dioscoride.

Corn. Jacobus Cornutus, M. D. Canadensium plantarum, &c. historia, *Paris.* 1635. 4°.

Cup. Hort. Cath. & Hort. Cath. Supp. Franciscus Cupanus Hortus Catholicus, &c. *Neapol.* 1696.

——— *Hort. C. suppl.* Horti Catholici supplementum primum.

——— *Sup. Alt.* Idem. Supplementum alterum ad hortum Catholicum, *Panor.* 1697. 4°.

Dale. Samuel, Pharmacologia seu manuductio ad materiam Medicam, *Lond.* 1737. 4°.

——— Thomæ, dissertatio Medico-Botanica inauguralis, *Lugd. Bat.* 1723. 4°.

Dalechamp. Lugd. Historia generalis Plantarum Dalechampio Elaborata, *Lugd.* 1586. 2 vol. fol.

——— *App.* ejusdem appendix, ibid.

Dill. Cat. Giss. Joannes Jacobus Dillenus, Catalogus Plantarum sponte circa Gissam nascentium, &c. *Franc. ad Man.* 1719. 8°.

Diosc. Pedacius Dioscorides Anazarbeus.

Il y a plusieurs éditions des Ouvrages de cet Auteur; L'une a paru en grec à Venise, 1499. *in-fol.* chez Alde. L'autre en grec, en 1518. chez Alde. La troisieme sous la direction de Janus Cornarius, à Bâle, 1529. *in*-4°.

Editions Latines & Greques.

Colon. 1529. fol. avec la Traduction & le Commentaire de Marcellus Virgilius, & les Corollaires d'Hermolaus Barbarus.

Paris. 1549. avec la Traduction de Joan. Ruellius, revue par Goupilus.

Francof. 1598. avec une nouvelle Traduction & des Notes, par Janus Antonius Saracenus. Cette édition est la meilleure & la plus utile.

Il y a encore d'autres Traductions latines du même Auteur; & il a été aussi traduit en différentes langues vivantes.

Dod. Rembertus Dodonæus stirpium historiæ Pemtades

sex, sive Libri triginta *Antw.* 1616. fol.

Dodart. Description de quelques Plantes nouvelles, *Paris.* 1676. 8°.

Donat. Trattato dei semplice, &c. di Antonio Donati, *Venet.* 1631. 4°.

El. & Elem. Bot. Voyez *Tournefort.*

Ephem. Germ. Ephemerides Medico-Physicæ Germaniæ, sive Miscellanea Curiosa Medico-Physica, *Lipsiæ*, 4°.

Ferrar. Hesp. Ferrarii Hesperides, *Romæ*, 1646.

——— *Flor.* Ferrarius de Florum culturâ, *Romæ*, 1655. *Amstel.* 4°.

Flor. Altdort. Voyez *Hoffman.*

Flo. Lugd. Bat. Flor. Voyez *Herman.*

Fuch. Fuchsii de historiâ stirpium Commentarii, *Basil.* 154[illegible] fol.

Gal. & Galen. Claudius Galenus. Voyez *Galenus.*

Garid. hist. Petrus Garidel. M. D. Histoire des Plantes qui naissent en Provence, & principalement aux environs d'Aix, *Paris.* 1719. fol.

Garz. Garzia ab horto. Aromatum & simplicium aliquot medicamentorum apud Indos nascentium historia, sive Caroli Clusii exoticorum Liber septimus, *Antw.* 1695. fol.

Gazoph. Rup. Besl. And. Rar. Mus. Besl. Rariora Musei Bezleriani, &c. edita *Lochnero*, 1716. fol.

Ger. L'Herbier ou l'Histoire générale des Plantes, par Jean Gerard, *Lond.* 1597. fol.

——— *Emac.* L'Herbier ou l'Histoire générale des Plantes, corrigée & augmentée par Thomas Jhonson, *Lond.* 1636. fol.

Gesner. de Aquat. Conradus Gesnerus. Historia animalium, Lib. IV. Qui est de piscium, & aquatilium animantium natura, *Francof.* 1620. fol.

——— *Avib.* Ejusdem, historia animalium, *Lib. IV.* Qui est de Avium natura, *ibid.* 1617. *fol.*

Gesn. de Plant. Ejusdem, historia Plantarum & Vires, *Basil.* 1541.

——— *Quadr.* Ejusdem, historia animalium, *Lib. I.* de Quadrupedibus viviparis, *ibid.* 1603. *fol.*

——— *Ovip.* Ejusdem, 1586. *fol.*

——— *Serp.* Ejusdem, historia animalium, *Lib. V.* qui est de Serpentium natura, *ibid.* 1621.

——— *De Lap.* Ejusdem, de rerum fossilium, lapidum & Gemmarum, &c. *Liber*, *Tigur.* 1565. 8°.

Gæda. insect. 1. Joannes Gædartius, Metamorphosis & historia naturalis Insectorum, Pars I. *Medioburg.* 1662.

——— 2. Ejusdem, Pars altera, *ibid.* 1667.

——— 3. Ejusdem, Pars tertia & ultima, *ibid.* 1667. *in*-8°.

Grew (*Nehemiah.*) L'Anatomie des plantes.

——— Catalogue des choses curieuses qui sont au Collége de Gresham.

Grisley (*Gabriel*) Viridarium Lusitanicum, *Ulyssopon.* 1660. 12°.

Guiland. Melchior Guilandinus de Papyro, 4°.

Helw. Lithogr. 1. M. Georgius Andreas Helwing. Litographia Angerburgica, sive lapidum, & fossilium in districta Angerburgensi, &c. *Region*, 1717. 4°.

——— 2. Ejusdem, pars 2. *Lips.* 1720.

Herm. Cat. Hort. Lugd. Bat. Paulus Hermannus, Horti Academici Lugduno-Batavi catalogus, *Lugd. Bat.* 1687. 8°.

——— *Flor.* 1. Ejusd. Floræ Lugduno-Batavæ flores, *Lugd. Bat.* 1690. 8°.

——— 2. Ejusd. principio editionis, 2.

——— *Mus. Zeylan.* Ejusd. Museum Zeylanicum, sive catalogus Plantarum in Zeylana sponte nascentium, *Lugd. Bat.* 1717. 8°.

——— *Parad. Bat. Prod.* Ejusd. Paradisi Batavi Prodromus, sive Plantarum exoticarum in Batavorum hortis observatarum Index, *Amstel.* 1691. 12°.

Herman. Parad. Bat. Ejusd. Paradisus Batavus continens plus centum plantas affabrè ære incisas, & descriptionibus illustratas, *Lugd. Bat.* 1698. 4°.

Hern. Franciscus Hernandez, Nova plantarum, animalium, & mineralium Mexicanorum historia, &c. *Romæ*, 1651. *fol.*
Hieronymi Brufwicensis Apodixis Germanica, *Argent.* 1531. *fol.*
Hoffman. Casparus Hoffmannus, M. D. de Medicamentis Officinialibus, tam simplicibus, quam compositis, Libri duo, *Parif.* 1647. 4°.
——— *Flor. Alt.* Mauritius Hoffmannus, Floræ Altdorffinæ deliciæ hortenses, sive Catalogus Plantarum horti Medici, *Altdorff.* 1660. 4°.
——— Ejusdem, Deliciæ Sylvestres, sive Catalogus Plantarum in agro Altdorffino locisque vicinis sponte nascentium, &c. *Altdorff.* 1662. 4°.
H. Beaum. Herbertus à Beaumont, horti Beaumontiani exoticarum plantarum catalogus, *Hagæ Comit.* 1691. 8°.
H. M. & H. Mal. 1. Hortus Malabaricus Henrici Aldriani Van-Rheede, vol. 1. *Amstel.* 1678. *fol.*

——— Ejusd. 2. *ibid.* 1679.
——— 3. *ibid.* 1682.
——— 4. *ibid.* 1683.
——— 5. *ibid.* 1684.
——— 6. *ibid.* 1686.
——— 7. *ibid.* 1688.
——— 8. *ibid.* 1688.
——— 9. *ibid.* 1989.
——— 10. *ibid.* 1690.
——— 11. *ibid.* 1692.
——— 12. *ibid.* 1703.

H. Oxon. Voyez *Morisonus.*
Hort. Reg. Par. Antonius Vallot. Hortus Regius, *Parif.* 1665. *fol.*
Imperat. Historia Naturale di Farrante Imperato, *Venet.* 1672. *fol.*
Ind. Med. Index Medicamentorum, *Parif.* 1732. *fol.*
J. B. 1. Historia Plantarum universalis, autoribus Joanne Bauhino, & Joanne Henrico Cherfero, Tom. I. *Ebrod.* 1650. *fol.*
——— 2. Ejusd. Tom. II. 2. *ibid.* 1651. *fol.*
——— 3. *ibid.* 1651. *fol.*
Jonf. de Avib. Joannes Jonstonus, Historia naturalis de Avibus, *Amstel.* 1637. *fol.*
——— *Pisc.* Ejusd. Historia naturalis de Piscibus & Cetis, *ibid.*
——— *Exang.* Ejusd. Historia naturalis de Exanguibus aquaticis, *ibid.*
——— *Insect.* Ejusd. de Insectis, &c. *ibid.*
——— *Quad.* Ejusd. Historia naturalis de Quadrupedibus, *ibid.*
——— *Serpent.* Ejusd. de Serpentibus, *ibid.*
——— *Dendr.* Ejusd. Dendrographia, sive Historia naturalis de Arboribus & Fruticibus, *Francof. ad Mæn.* 1662. *fol.*
John. Iter. Thomas Johnson. Iter investigationis ergo susceptum, &c. in agrum Cantianum, *Lond.* 1629. 4°.
——— *Descript.* Ejusd. Descriptio itineris Plantarum investigationis in agrum Cantianum, *ibid.* 1632.
——— Ericetum Hampstedianum, sive Plantarum ibi crescentium, *ibid.* 1629.
——— Idem enumeratio Plantarum in Ericeto Hampstediano locisque vicinis crescentium, *ibid.* 1632.
——— *Merc. Bot.* 1. Mercurius Botanicus, sive Plantarum gratiâ suscepti itineris, anno 1634. descriptio, *Lond.* 1634. 8°.
——— 2. Mercurii Botanici pars altera, sive Plantarum gratiâ suscepti itineris in cambriam, sive Walliam, descriptio, *Lond.* 1641.
Joncq. Hort. Dionysii Joncquet hortus, *Parif.* 1659. 4°.
Juf. Obf. Antonius de Jussieu. Plantæ per Galliam, &c. in lucem editum, & ad recentiorum normam digestum, *Parif.* 1714. *fol.*
Kemp. Amænit. Exot. Engelberti Kempferi Amænitates exoticæ, *Lengov.* 1712.

Kentm. Joannes Kentmannus, M. D. Nomenclatura rerum fossilium, quæ in Misnia, &c. *Tigur.* 1565. *in-8°.*
Klein. Echin. Jacobus Theodorus Klein, naturalis dispositio Echinodermatum, *Gedani*, 1734. 4°.
Lal. Triumph. ad fratrem. Lælii Triumfetti catalogus Plantarum, cum observationibus J. Baptistæ Triumfetti ejus fratris editus.
Laet. & de Laet. Joannis de Laet, de Gemmis & Lapidibus, *Lugd. Bat.* 1647. 8°.
De Laet. Ind. Occid. Ejusd. Novus Orbis, seu descriptiones Indiæ Occidentalis, *ibid.* 1633. *fol.*
Lang. Hist. Lap. Carolus Nicolaus Langius, historia Lapidum Helvetiæ, &c. *Venet.* 1708. 4°.
——— *Meth. Test.* Ejusd. Methodus nova & facilis Testacea marina, &c. *Lucern.* 1722.
Lauremb. Petri Laurembergii apparatus Plantarius, *Francof.* 1632.
Lister & List. Hist. A. A. Martinus Lister, M. D. Historia animalium Angliæ, tres Tractatus, *Lond.* 1678. 4°.
——— *Conch.* Ejusd. Historia sive methodus Conchyliorum, *Lond.* 1685. *fol.*
——— *Exerc. Anat.* 1. Ejusd. Exercitatio anatomica, *Lond.* 1694. 8°.
——— 2. Ejusd. Exercitatio anatomica altera, *ibid.* 1695. 8°.
——— 3. Ejusd. Conchyliorum Bivalvium utriusque aquæ, exercitatio anatomica tertia, *ibid.* 1696. 4°.
Lob. adv. Matthias de Lobel, dilucidæ simplicium medicamentorum explicationes, & stirpium adversaria, *Lond.* 1605. *fol.*
——— *Obf.* Plantarum seu stirpium historia, *Antw.* 1576. *fol.*
——— *Icon.* Ejusd. Plantarum seu stirpium icones, *ibid.* 1581. 4°. *forma longa.*
——— *Illust.* Ejusd. Stirpium illustrationes, *Lond.* 1655.
Loef. Joannis Loeselii, Flora Prussica, *Regiomont.* 1703. *in-4°.*
Lugd. Voyez *Dalechampius.*
Luid. Litho. Brit. Edwardi Luidii Lithophylacii Britannici Ichnographia, *Lond.* 1699. 8°.
Magnol. Petrus Magnol, M. D. Botanicum Monspeliense, sive Plantarum circa Monspelium nascentium index, *Monspel.* 1686. 8°.
Marcg. Georgius Marcgravius, Historia rerum Naturalium Brasiliæ, libri octo, *Lugd. Bat.* 1648. *fol.*
Malp. An. Plant. Marcelli Malpigii Anat. Plant. *Lond.* 1686. *fol.*
Matth. Petrus Andreas Matthiolus. Commentarium in sex libros Pedacii Dioscoridis Anazarbei de Medica materia, *Venet.* 1565. *fol.*
——— *Compend.* Ejusd. Compendium, *Venet.* 1571. 4°.
Petri Matthioli opera illustrata à Casp. Bauhine, *Basil.* 1674. *fol.*
Mentz. Index nominum plantarum multilinguis, operâ Christiani Menzelii, *Berolini*, 1682. *fol.*
——— *Pugill.* Ejusd. Pugillus rariorum plantarum, *ib.*
Mer. Pin. Christophorus Merret, Pinax rerum naturalium Britannicarum continens vegetabilia, animalia & fossilia, in hac insulâ reperta, inchoatus. *Lond.* 1667. 8°.
Merc. Bot. Voyez *Jonstonus.*
Mill. Bot. Joseph. Miller. Botanicum Officinale.
——— *Cat.* Philippus Miller. Catalogus Plantarum Officinalium, *Lond.* 1730. 8°.
Philipp. Miller, Dictionnaire des Botanistes, vol. I. *Lond.* 1733. 2. vol. *Lond.* 1739.
Mont. Ind. Josephi Monti, index plantarum, quæ in Medicum usum recipi solent, *Bonan.* 1724. 4°.
Mont. Exot. Ejusd. exoticorum simplicium medicamentorum. *Ibid, &c.*
——— *Prod.* Ejusd. Catalogi stirpium agri Bononiensis prodromus, *Bonon.* 1719. 4°.
Mor. Pralud. Robertus Morisonus, hortus regius Blesensis

Blesensis auctus, &c. Præludiarum Botanicarum pars prior. *Lond.* 1669. 8°.
——— *Umb.* Ejusd. Plantarum umbelliferarum distributio nova, &c. *Oxon.* 1672. *fol.*
——— *Hist. Oxon.* 2. Ejusd. Plantarum historiæ universalis Oxoniensis, pars II. *Oxon.* 1680. *fol.*
——— 3. Plantarum historiæ universalis Oxoniensis, pars III. *ibid.* 1699.
Morton. John Morton, M. A. Histoire naturelle du Comté de Northampton. *Lond.* 1712. *fol.*
Mouf. Insect. Thomas Moufetus, insectorum sive minimorum animalium theatrum, *Lond.* 1634. *fol.*
Munt. Herb. Brit. Abrahamus Muntingius, de Vera antiquorum herba Britannica, &c. Dissertatio historico-medica, *Amst.* 1681. 4°.
——— *Aloid.* Ejusd. Aloidarium sive aloes, &c. Historia, *ibid.* 1680. 4°.
——— Dissertation sur le plantin. *Amstel.* 1682.
Mus. Pet. Voyez *Petiver.*
Offic. signifie ce qui se trouve communément dans les boutiques d'Apothicaires.
Ogilb. Chin. John Ogilby. Histoire de la Chine, part. I. *Lond.* 1673.
——— Ejusd. Pars II. *Lond.* 1671. *fol.*
Parad. Bat. Prod. Voyez *Hermannus.*
Park. Parad. Paradis terrestre de Jean Parkinson, ou jardin choisi de fleurs, &c. *Lond.* 1656. *fol.*
——— *Theat.* Theatrum Botanicum, &c. ou théatre des plantes, par Jean Parkinson, *Lond.* 1640. *fol.*
Petiver. Jacobi Petiverii, Musei centuriæ decem, *Lond.* 1695. &c. 8°.
——— *Gazoph.* Ejusd. Gazophylacei naturæ & artis decas I. &c. *Lond.* 1702. *fol.*
——— Phytologia Britannica, *Lond.* 1650. 8°.
Pis. & Pison. Guillelmus Pisonis, M. D. de facultatibus simplicium, *Amstel.* 1648. *fol.*
——— De Indiæ utriusque re naturali & medica, *ibid.* 1658. *fol.*
——— *Maut.* Ejusd. Mantissa aromatica, *Amstel.* 1658. *fol.*
Plin. C. Plinius secundus in historia naturali.
Plot. Hist. Nat. Staff. Histoire naturelle du Comté de Stafford, par le Docteur Plot.
——— Histoire naturelle du Comté d'Oxford.
Pluk. Almag. Leonardus Plukenetius, M. D. Almagestum Botanicum, sive Phytographiæ Pluknetianæ onomasticon, *Lond.* 1696. *fol.*
——— *Amalt.* Ejusd. Amalthæum Botanicum, &c. *ibid.* 1705. *fol.*
——— *Maut.* Ejusd. Almagesti Botanici Mantissa, *ibid.* 1700. *fol.*
——— *Phytog.* Ejusd. Phytographia, sive stirpium illustriorum & minus cognitarum icones, *ibid.* 1691. *fol.*
Plum. Description des plantes de l'Amérique, par le Pere Plumier, *à Paris* 1693. *fol.*

On a du même Auteur un Traité des fougeres de l'Amérique, imprimé à Paris en 1705. *fol.* & un autre de quelques nouveaux genres de plantes de l'Amérique, imprimé à Paris en 1704. 4°.

Pon. Bald. Monte Baldo descritto di giovanni Pon, *Venet.* 1617. 4°.
Pont. Julii Pontidera anthologia, *Petav.* 1720. 4°.
Rand. Ind. Isaacus Rand, index plantarum Officinalium, &c. *Lond.* 1730. 8°.
Rauwolf. Leonhartius Rauwolfius, itinerarium in orient. *Lond.* 1693. 8°.
Raii Hist. 1. Joannes Raius. Historia plantarum, Tom. I. *Lond.* 1686. *fol.*
——— 2. Ejusd. Tom. II. *Lond.* 1688. *fol.*
——— 3. Ejusd. Tom. III. *ibid.* 1704. *fol.*
——— *Dendr.* Ejusd. Dendrologia, 1704. *fol.*
——— *Cat.* Ejusd. Catalogus plantarum Angliæ & insularum adjacentium, *Lond.* 1670. & 1677. 8°.
——— *Cat.* Ejusd. Catalogus plantarum circa Cantabrigiam nascentium, *Cantab.* 1660. 8°.

Tome II.

——— *Meth.* Ejusd. Methodus plantarum nova, &c. *Lond.* 1682. 8°.
——— *A.* Ejusd. Methodus plantarum emendata & aucta, *ibid.* 1703. 8°.
——— *Ornith.* L'ornithologie de Willoughby. *Lond.* 1678. *fol.*
——— *Ichth.* Voyez *Willoughby.*
——— *Synop. A.* Ejusd. Synopsis methodica animalium quadrupedum & serpentini generis, *Lond.* 1693. 8°.
——— *Avi.* Ejusdem Synopsis methodica avium, &c. *Lond.* 1713. 8°.
Raii Pis. Ejusd. Synopsis methodica piscium, *Lond.* 1713. 8°.
——— *Synop.* Ejusd. Synopsis methodica stirpium Britannicarum, *Lond.* 1690. 1696. 1724. 8°.
Dillenius a donné, je crois, la derniere édition.
——— *Hist. Insect.* Ejusd. Historia Insectorum, opus posthumum, *Lond.* 1710. 4°.
Rea (J.) flora, ou florilege complet. *Lond.* 1702.
Rivin. Introd. Augustinus Quirinus Rivinus. Introductio generalis in rem herbariam, *Lips.* 1690. *fol.*
——— *Irr. Mon.* Ejusd. Ordo plantarum quæ sunt flore irregulari monopetalo, *Lips.* 1690. *fol.*
——— *Tetr.* Ejusd. Ordo Plantarum quæ sunt flore irregulari tetrapetalo, *Lips.* 1691. *fol.*
——— *Pent.* Ejusd. Ordo plantarum quæ sunt flore irregulari pentapetalo, *Lips.* 1699. *fol.*
Icon. Robert. Variæ & multiformes florum species appressæ ad vivum, auctore Nicolao Robert, *Paris*, 4°.
Rob. Joannis Robini catalogus stirpium, *Paris*, 1601. *in*-12.
Roch. Rochefort. Description des Antilles de l'Amérique.
Rondel. de Pisc. 1. Guillelmus Rondeletius, M. D. Libri de piscibus marinis, *Lugd.* 1554. *fol.*
——— *Aquat.* 2. Ejusd. Universæ aquatilium hist. pars altera, *Lugd.* 1555. *fol.*
Ruel. Joannes Ruellius de natura stirpium, libri tres, *Basil.* 1536. *fol.*
Rupp. Flor. Jen. Henricus Bernhardus Ruppius, Flora Jenensis, sive enumeratio plantarum, &c. *Franc.* & *Lips.* 1726. 8°.
Salv. de Aquat. Hippolytus Salvianus, aquatilium animalium historiæ liber primus, *Romæ*, 1557. *fol.*
Scheuchz. Joannes Scheuchzeri, Agrostographia, *Tiguri*, 1719. 4°.
——— Ejusd. Prodromus, *ibid.* 1708. *fol.*
Sch. Bot. Par. Schola Botanica Parisina, *Amst.* 1689. 8°.
Schonef. Ichth. Stephanus Schonefelde Ichthyologia, &c. *Hamb.* 1624. 4°.
Schrod. 4. Joannes Schroderus. Pharmacopœia, sive thesaurus Pharmacologicus, Lib. IV. *Ulmæ Suev.* 1649. *in*-4°.
——— 5. Ejusd. 5.
Schw. A. Casparus Schwenckfeld aviarium Silesiæ, *Lign.* 1603. 4°.
——— *Quad.* Ejusd. Quadrupedum, &c. *ibid.* 4°.
——— *Insect.* Ejusd. Insectorum, &c. *ibid.* 4°.
Sib. Phal. Robertus Sibbaldus, Eques Auratus, Phalainologia nova, sive observationes de balænis. *Edimb.* 1692. 4°.
——— Ejusd. Scotia illustrata, *Edimb.* 1684. *fol.*
Sloan. Cat. Jam. M. Hans-Sloane, Bart. Catalogus plantarum quæ in insula Jamaica sponte proveniunt, *Lond.* 1696. 8°.
——— *Hist. V.* 1. Voyage à la Jamaique, avec l'histoire naturelle de ce pays, vol. I. *Lond.* 1707. *fol.*
——— 2. vol. II. *ibid.* 1725.
H. Eding. Jacobi Sutherland hortus Medicus Edimburgensis, *Edimburg.* 1683. 8°.
Sterbeck. Theatrum fungorum.
——— Citri cultura.
Suvertii (Emanuelis) Florilegium, *Francof.* 1612. *fol.*
Tab. Tabernæmontani icones plantarum seu stirpium, &c. *Francof. ad Mœnum.* 1590. 4°.
Thal. Joannis Thalii Sylva Hercynia, cum Camerarii horto excusa, *Francof.* 1588. 4°.

Tourn. Elem. Bot. Pitton de Tournefort, Elemens de Botanique, ou Méthode pour connoître les plantes, *Par.* 1694. 8°.
——— *Instit.* Ejusd. Institutiones rei herbariæ, *ibid.* 1700. 4°.
——— *Cor.* Ejusd. Corollarium Institutionum rei herbariæ, *Par.* 1703. 4°.
——— *Hist.* Histoire des plantes qui naissent aux environs de Paris, *ibid.* 1698. 8°.
——— Voyage par le Levant, *Par.* 3. vol. 4°.
Trag. Hieronymus Tragus, de stirpium, maxime earum quæ in Germania nostra nascuntur, &c. *Argent.* 1552. 4°.
Triumf. Observationes de ortu ac vegetatione plantarum, autore Joanne-Baptista Triumfetti, *Romæ*, 1685. 4°.
——— *Syllab.* Triumfetti Syllabus plantarum horto Medico Romano additarum, *Romæ*, 1688. 4°.
Turn. William Turner, M. D. la premiere & la seconde partie de l'herbier, avec la troisieme considérablement augmentée, *Collen.* 1568. *fol.*
Vaillant, Discours sur la structure des fleurs, 1718. 4°.
——— Botanicon Parisiense, ou dénombrement par ordre alphabétique des plantes qui se trouvent aux environs de Paris, 1727. *avec figures.*
Vallet. Voyez *Hortus Regius.*
Veslingius, in Prosp. Alpinum, *Patav.* 1638. 4°. *Lugd. Bat.* 1735.
Volk. Joannes Georgius Volkamerus, M. D. flora Noribergensis, seu Catalogus plantarum in agro Noribergensi, &c. *Norib.* 1700. 4°.
Willugh. Ichth. Franciscus Willughbeus, Armig. de historia Piscium, Libri quatuor, *Oxon* 1686. *fol.*
——— *Ornith.* Ejusd. Ornithologia, *Lond. fol.*
Worm. Mus. Olaus Wormius, M. D. Museum Wormianum seu historia rerum rararum tam naturalium quam artificialium, &c. *Lugd. Bat.* 1655. *fol.*
Zom. Hist. Historia Botanica.
Zorn (*Bartholomeus*) Botanologia Medica.

* La nouvelle méthode pour diviser les plantes en classes, en genres & en especes, dont nous sommes redevables à M. Charles Linnæus, Docteur en Medecine, & Professeur de Botanique à Upsal en Suede, est trop importante, pour que l'on ne soit pas en droit d'en attendre un extrait ou précis. Dans cette nouvelle méthode M. Linnæus prend pour regle de ses divisions les différentes parties qui servent à la fructification.

Voici comme il s'exprime lui-même.

1. Pour se convaincre que toutes les plantes fructifient, il ne faut que l'œil seul dans les plantes de la grande espece; dans les plus petites, comme les mousses, les fungus, les algues & celles de la nature de la fougere, le microscope constate la même vérité : on s'en persuade de plus en plus en considérant leur analogie, leur usage, leur fin, leur structure & leur développement. Toutes les autres parties des plantes ne leur sont point essentielles, on voit manquer dans plusieurs la racine, la tige, les feuilles, &c. les seules parties nécessaires à la fructification s'y trouvent toujours.
2. La division systematique des plantes & leur réduction en genres & en especes, peuvent être regardées comme un des articles les plus importans de la *Botanique.* C'est aux Auteurs qui ont travaillé d'après ces principes que cette science est redevable de ses plus grands progrès.
3. La division systematique des plantes doit être faite selon leur partie premiere & essentiellement nécessaire : or la nature nous apprend elle-même que les pieces qui servent à la fructification sont seules dignes de ce nom; aussi les Botanistes les plus renommés, tels que Cesalpin, Morison, Herman, Boerhaave, &c. les ont-ils prises pour regles de leurs divisions.
4. Les parties de la fructification sont ou universelles ou particulieres.

Les universelles sont au nombre de deux, la fleur & le fruit.

Les particulieres au nombre de sept, avec leurs sous-divisions ou especes.

La fleur a quatre parties.

La premiere est le calyce, dont les sous-divisions ou especes sont, le *perianthium*, l'*involucrum*, l'*omentum*, le *spatha*, le *gluma*, & le *calyptra.*

La seconde est le *corolla*, dont les sous-divisions ou especes sont le pétale & le *nectarium.*

La troisieme sont les étamines, dont les parties sont les filamens & les sommités ou bossettes, qui contiennent la farine ou poussiere fécondante.

La quatrieme les pistils composés de trois pieces, le germe ou l'embryon, le stile & le *stigma.*

Le fruit a trois parties, dont la premiere est,

Le péricarpe, qui a neuf especes ou sous-divisions, la capsule, le *conceptaculum*, la gousse, le *legumen*, la nois, le *drupa*, la pomme, la baie & le *strobilus.*

La seconde est la semence, qui a deux parties, le germe, & la courone ou les lobes.

La troisieme est l'enveloppe ou *receptaculum*, qui quelquefois appartient à la fleur, au fruit & à la totalité des parties qui servent à la fructification.

5. L'essence de l'étamine consiste dans la sommité ou bossette, celle du pistil dans le *stigma*; les parties essentielles de la fleur sont donc l'étamine & le pistil; la semence du fruit étant sa partie essentielle, la fleur & le fruit sont donc les pieces de la fructification, & la nature de cette derniere constitue le caractere essentiel de la plante. Ainsi les sommités ou bossettes des étamines, *antheræ*, le stigma & la semence, sont les parties essentielles de la fructification, & même de toute la plante.
6. Comme toutes les plantes portent du fruit, que la semence est précédée de la fleur & que l'essence de la fleur consiste dans les sommités des étamines, *antheræ*, & le stigma, il est aisé de s'appercevoir de la justesse & de la simplicité d'un systeme de division des plantes fondé sur la diversité de leur sexe.
7. Ceux qui ont fait des observations sur les palmiers, savent que les étamines & le pistil, ou plutôt les bossettes *antheræ* des premieres, & le *stigma* du dernier constituent le sexe des plantes.
8. Les bossettes des étamines sont les organes mâles de la génération des plantes : lorsqu'elles déposent la farine ou poussiere fécondante dont elles sont remplies sur le *stigma* du pistil, que l'on peut regarder comme la matrice ou l'organe femelle de la génération des plantes, alors se fait la fécondation; effet prouvé par des observations constantes, des expériences réitérées, & l'analogie.
9. Les fleurs qui portent ces bossettes remplies de cette poussiere fécondante, se nomment fleurs mâles, celles qui ont le *stigma* fleurs femelles, celles enfin qui ont les deux parties ensemble fleurs hermaphrodites.
10. On donne aussi le nom de plante mâle à celle qui a des fleurs mâles, celui de plante femelle à celle qui porte des fleurs de ce sexe, celui d'*androgyne* à la plante qui porte des fleurs mâles & femelles. On l'appelle hermaphrodite si elle a des fleurs de cette nature, & enfin *hybrida* si elle porte à la fois des fleurs hermaphrodites avec d'autres mâles ou femelles.

Après ces expositions générales, M. Linnæus propose vingt-quatre classes des plantes, toutes déduites de la différence qui se trouve entre les parties qui servent à leur fructification.

Il donne à la premiere le nom de *Monandria*, de deux mots Grecs μόνος, *seul*, & ἀνὴρ, *mari*, & cette classe renferme toutes les plantes qui n'ont qu'une seule étamine dans une fleur hermaphrodite.

Il appelle la seconde *Diandria*, & les plantes qui ont deux étamines dans une fleur hermaphrodite lui appartiennent.

S'il y a trois étamines dans une fleur hermaphrodite, alors cette plante appartient à la classe des *Triandria.*

Mais s'il y en a quatre également dans une fleur hermaphrodite, alors cette plante est de la classe qu'il nomme *Tetrandria*.

Cinq étamines dans une fleur hermaphrodite constituent la classe *Pentandria*.

Six étamines égales ou alternativement plus courtes reglent celle qu'il nomme *Hexandria*.

Eptandria est la classe qui contient les plantes dont les fleurs hermaphrodites ont sept étamines.

Octandria sera celle des plantes dont les fleurs hermaphrodites auront huit étamines.

Enneandria celle des plantes à fleurs hermaphrodites & à neuf étamines.

Decandria celle des plantes à fleurs hermaphrodites & à dix étamines.

Dodecandria sera le nom de celle des plantes à fleurs hermaphrodites & à douze étamines.

S'il y a plus de douze étamines dans une fleur hermaphrodite & qu'elles tiennent à la paroi interne du calyce & non au *receptaculum*, alors cette plante appartiendra à la classe des *Icosandria*.

Si au contraire cette fleur qui a plus de douze étamines, les porte attachées au *receptaculum*, cette plante est de la classe des *polyandria*; elle doit aussi avoir deux étamines plus courtes que les autres.

La plante dont la fleur a deux étamines plus longues que les autres, est de la classe des *Didynamia*, mot dérivé de δὶς, *deux*, & de δύναμις, *puissance*.

Elle est de celle des *Tetradynamia*, si la fleur a quatre étamines plus longues que les autres, attachées par quelqu'une de leurs parties, ou ensemble ou avec le pistil.

Si les étamines sont ramassées en un seul corps avec des filamens, alors les plantes qui portent ces fleurs se rangent sous la classe des *Monadelphia*, de μόνος, *seul*, & ἀδελφὸς, *frere*.

Les fleurs dont les étamines sont rassemblées en deux paquets par des filamens, appartiennent à la classe des *Diadelphia*.

Au lieu qu'elles appartiennent à celle des *Polyadelphia* si les étamines sont ramassées en trois ou un plus grand nombre de paquets.

Il nomme *Syngenesia* la classe dans laquelle il range les plantes dont les fleurs ont les sommités des étamines réunies en forme de cylindre. Ce mot est dérivé de σὺν, *ensemble*, & γένεσις, *génération*.

Gynandria de γυνὴ, *femme*, & ἀνὴρ, *mari*, est la classe des plantes portant une fleur dont les étamines sont attachées au pistil & non au *receptaculum*.

Monoœcia de μόνος, *seul*, & οἰκία, *maison*, est le nom de la classe sous laquelle il range les plantes qui portent à la fois des fleurs mâles & femelles.

Si ces fleurs mâles & femelles sont sur des plantes séparées, alors ces plantes appartiennent à la classe nommée *Diœcia*.

Si des fleurs hermaphrodites & mâles ou femelles se trouvent à la fois dans une même espece, elles appartiennent à la classe qu'il nomme *Polygamia*, de πολὺς, *plusieurs*, & γάμος, *mariages*. Ces sortes des fleurs sont à peine sensibles à la vue.

La vingt-quatrieme classe enfin se nomme *Cryptogamia*, de κρυπτὸς, *caché*, & γάμος, *mariage*, & on y renferme toutes les plantes dont la fleur est ou cachée dans ce qu'on appelle communément le fruit, ou si petite qu'elle ne peut pas être apperçue.

Les classes se déduisent des parties mâles de la fleur de la plante ou de ses étamines : mais ces classes se sous-divisent ensuite en ordres différens, & ces ordres se tirent des différences des parties femelles de la fleur ou du pistil.

Ainsi la premiere classe, *Monandria*, se divisera en *monogynia*, *trigynia*, &c. de μόνος, δὶς, τρεῖς, &c. *un*, *deux*, *trois*, &c. & γυνὴ, *femme*, c'est-à-dire, un, deux ou trois pistils : ainsi ce sera le nombre des pistils qui reglera ces sous-divisions des classes en ordres.

Ce nombre se prend de la base du style. Quand le style manque, on compte alors par les *stigmata*.

Il y a cependant une différence dans la distribution des ordres pour la classe que nous avons nommée *Syngenesia*; par exemple, on y nomme *polygame* une fleur composée de plusieurs fleurons : si les fleurons sont hermaphrodites dans le disque & dans les rayons de la fleur, on la nomme *polygame égale*; si les fleurons du disque sont hermaphrodites & ceux des rayons femelles, on la nomme *polygame superflue*, si les fleurons du disque sont mâles, & ceux des rayons femelles, on la nomme *polygame nécessaire*, & enfin *monogame* quand elle n'est point composée de fleurons.

Parcourons maintenant les sous-divisions des différentes classes; je ne ferai que les indiquer, renvoyant le Lecteur qui en souhaitera davantage, à l'Ouvrage de M. Linnæus, intitulé, *Genera Plantarum*.

La premiere classe des plantes nommée *Monandria*, se sous-divise en *monogynia*, qui sont ou à fleurs recouvertes, comme le gingembre & le balisier, ou à fleurs nues, comme la criste-marine, & en *dyginia*, telles que la blete.

La seconde classe *Diandria* est composée des *monogynia*, qui sont ou à pétales égaux, comme le jasmin & le troesne, ou à pétales inégaux, comme la circée, la véronique; des *digynia*, comme l'*anthoxanthum*, & des *trigynia*, comme le poivrier.

La troisieme classe *Triandria* a pour sous-divisions, 1°. les *monogynia*, qui sont ou sans *spathum*, (cette écorce membraneuse qui se détache de la tige dont la consistance varie beaucoup, & qui embrasse souvent une ou plusieurs fleurs) comme la valériane, ou avec une portion de cette enveloppe, comme dans le safran, 2°. les *digynia*, qui sont ou à calyces d'une seule fleur, comme dans le millet, ou à calyce contenant plusieurs fleurs, comme dans le froment, 3°. les *trigynia*, de l'espece desquels est le *mollugo*.

La quatrieme classe *Tetrandria* se partage, 1°. en *monogynia*, ou à empalemens communs, comme dans la globulaire, ou à fruits solitaires, comme dans le grateron, ou à fleurs monopétales, comme dans le *blæria*, ou à fleurs tétrapétales completes, comme dans le fusain, ou incompletes, comme dans le pié de lion, 2°. en *digynia*, comme le percepier, 3°. *tetragynia*, comme le houx.

La cinquieme classe *Pentandria* se sous-divise en *monogynia*, qui seront ou monopétales à quatre graines, comme l'héliotrope; ou à fleur monopétale, l'empalement de la fleur étant recouvert d'une capsule, comme la soldanelle; ou à fleur monopétale, le fruit étant sous l'empalement de la fleur, comme le quinquina; ou à étamines inclinées, comme la belle de nuit; ou à fleur monopétale avec une baie au-dessus de l'empalement de la fleur, comme le nerprun; ou à fleur polypétale, comme le groseiller; ou à fleur incomplete, comme le *thesium*; ou à pétales découpés dont les bords panchent du côté droit, comme le laurier rose, 2°. en *digynia* qui sont ou avec un fruit à deux capsules, comme le dompte-venin, ou avec un fruit à une seule semence, comme la poirée, ou avec un fruit à deux loges, comme l'orme, ou avec une semence renfermée sous une double enveloppe, comme la carotte, ou avec une semence renfermée sous une seule enveloppe, comme dans le cerfeuil, ou avec une semence nue & sans enveloppe, comme dans le panais, 3°. en *trigynia*, comme le laurier tin, 4°. en *tetragynia*, comme la *parnassia*, 5°. en *pentagynia*, comme le lin, 6°. en *poligynia*, comme le *myosurus*.

La sixieme Classe *hexandria*, renferme sous elle. 1°. les *Monogynia*, ou à trois rangs de pétales comme l'ananas, ou à pétales reçus dans un calyce écailleux comme le narcisse, ou composé de six pétales nus comme la fritillaire, ou monopétales nuds comme le muguet, ou à fleurs renfermées dans une bale ou soutenues par un empalement, comme l'épine-vinette. 2°. les *Digynia* comme le ris. 3°. les *Trigynia*, comme l'oseille. 4°. les *Tetragynia*, comme la *Petiveria*. 5°. les *Hexa*-

gynia, comme l'*Alisma*. 6°. les *Polygynia*, comme le *Damasonium*.

La septieme Classe *Heptandria* n'a sous elle que cette sous-division, ou ordre, ou genre que nous avons nommé *Monogynia*, ou fleurs à un seul pistil, comme le maronier d'Inde.

La huitieme Classe *Octandria*, contient 1°. les *Monogynya*, tels que la capucine. 2°. les *Digynia*, comme le *Chrysosplenium*. 3°. les *Trigynia*, comme la bistorte. 4°. les *Tetragynia*, comme l'*Adoxa*. 5°. les *Polygynia*, comme la plante nommée *Michelia*.

La neuvieme Classe *Enneandria*, contient sous elle des *Monogynia*, comme le laurier, des *Trigynia*, ainsi que la rhubarbe, des *Hexagynia*, comme le *Butomus*.

La dixieme Classe *Decandria*, renferme; 1°. des *Monogynia*, ou à étamines recourbées comme l'anacarde, ou à étamines droites comme l'arbousier. 2°. des *Digynia*, comme l'œillet. 3°. des *Trigynia*, ainsi que la morgeline. 4°. des *Pentagynia*, comme l'alleluia. 5°. des *Decagynia*, comme la *Nevrada*.

L'onzieme Classe qui est celle des *Dodecandria*, renferme des *Monogynia*, comme le cabaret; des *Digynia*, comme l'aigremoine, & des *Polygynia*, comme la joubarbe.

La douzieme Classe *Isocandria* a des *Monogynia*, comme l'amandier, des *Digynia*, comme l'alizier, des *Trigynia*, comme le sorbier, des *Tetragynia*, comme le *Philalelphus*, des *Pentagynia*, comme le neflier, des *Polygynia*; comme le rosier.

La treizieme Classe *Polyandria*, se divise. 1°. en *Monogynia*, ou à styles raccoucis & *stygmata* déprimés, comme l'argemone, ou à styles très-longs, comme le tilleul. 2°. en *Digynia*, comme la pivoine. 3°. en *Trigynia*, comme le pié d'alouette. 4°. en *Tetragynia*, comme la *Tetracera*. 5°. en *Pentagynia*, comme l'ancolie. 6°. en *Hexagynia*, comme le *Statiotes*. 7°. en *Polygynia*, comme la clematite.

La quatorzieme Classe, ou *Didynamia*, se divise ou renferme sous elle, 1°. les plantes auxquelles on donne le nom de *Gymnosperma*, ou dont les graines sont à découvert, & elles ont ou la levre supérieure du *Corolla* applatie, comme la germandrée, ou concave comme le marrube. 2°. les *Angiosperma*, ou dont la semence est renfermée dans un vaisseau convenable, & elles ont ou les pétales représentant une fleur en masque comme l'euphraise, ou les pétales ouverts comme la scrophulaire, ou leurs fleurs sont polypétales comme la meliante.

La quinzieme Classe *Tetradynamia*, se sous-divise en *Siliculosa*, comme la passerage. 2°. en *Siliquosa*, comme le raifort.

La seizieme Classe *Monadelphia*, renferme, 1°. les *Pentandria*, comme la *Melochia*. 2°. les *Decandria*, comme le bec-de-grue. 3°. les *Polyandria*, comme la guimauve.

La dix-septieme Classe *Diadelphia*, se divise, 1°. en *Hexandria*, comme la fumeterre. 2°. en *Octandria*, comme le *Polygala*. 3°. en *Decandria*, ou dont toutes les bossettes des étamines sont réunies comme le genest, ou à fleurs légumineuses régulieres, comme le pois, ou à fleurs légumineuses d'une structure particuliere comme la coronile.

La dix-huitieme Classe est des *Polyadelphia*, qui sont ou *Pentadria*, comme le cacoier, ou *Icosandria*, comme le citronier, ou *Polyandria*, comme le mille-pertuis.

La dix-neuvieme Classe est des *Syngenesia*, qui se sous-divisent, 1°. en *Polygames égales*, qui sont encore ou planipétales, comme la laitue, ou à pétales radiés, comme l'*Atractylis*, ou à *Corollis* tubulés, comme l'artichaud. 2°. en *Polygames superflues*, qui sont ou composées de fleurs dont les pétales sont faits en tuyau, comme l'absinthe, ou de fleurs radiées, comme la camomile. 3°. *en Polygames nécessaires*, comme le porte-collier. 4°. en *Monogames*, comme la violette.

La vingtieme Classe *Gynandria*, renferme, 1°. les *Diandria*, comme la vanille. 2°. les *Triandria*, comme la bermudiene. 3°. les *Tetrandria*, comme le *Nepenthes*. 4°. les *Pentandria*, comme la grenadille. 5°. les *Hexandria*, comme l'aristoloche. 6°. les *Decandria*, comme l'*hélicteres*. 7°. les *Polyandria*, comme la serpentaire.

La vingt-unieme Classe *Monoœcia*, se sous-divise, 1°. en *Monandria*, comme l'alguette. 2°. en *Triandria*, comme la platanaire. 3°. *Tetrandria*, ainsi que l'ortie. 4°. en *Pentandria*, comme l'amaranthe. 5°. *Hexandria*, comme la *Zizania*. 6°. en *Polyandria*, comme le chêne. 7°. en *Monadelphia*, comme le sapin. 8°. en *Polyadelphia*, tel que le ricin. 9°. en *Singenesia*, ainsi que le concombre.

La vingt-deuxieme Classe *Diœcia*, a sous elle les *Monandria*, tels que la nayade; les *Diandria*, comme le saule; les *Triandria*, comme l'osyris; les *Tetrandria*, comme le piment royal; les *Pentandria*, comme le caroubier; les *Hexandria*, comme la salsepareille; les *Octandria*, ainsi que le peuplier; les *Enneandria*, comme la mercuriale; les *Decandria*, par exemple le papayer; les *Icosandria*, comme la barbe de chevre; les *Polyandria*, comme la *Cliffortia*; les *Monadelphia*, comme le genevrier; les *Syngenesia*, ainsi que le fragon; les *Gynandria*, comme la *Clusia*.

La vingt-troisieme Classe, *Polygamia*, renferme, 1°. les *Monoœcia*, comme l'arroche. 2°. les *Diœcia*, comme le frene. 3°. les *Triœcia*, comme la camarigne.

La vingt-quatrieme Classe enfin, *Cryptogamia*, renferme ou des plantes comme le figuier, ou des *Filices* des especes de fougeres comme le capilaire, ou des mousses, comme la perce-mousse, ou des algues comme la lentille d'eau, ou des *fungus*, comme l'agaric, ou des lithophytes comme l'éponge.

Moyennant cette courte exposition, il est aisé de concevoir comment les plantes viendront se ranger d'elles-mêmes aux Classes auxquelles elles appartiendront, & ensuite aux sous-divisions ou ordres qui leur seront particuliers: le seul examen des parties qui servent à leur fructification met en état de leur assigner la place qui leur convient. L'Auteur a été obligé d'employer de nouveaux mots inconnus aux Botanistes qui l'avoient précédés; mais outre que ces mots ne sont point employés pour désigner les plantes en particulier, comme ils sont tous tirés du différent arrangement des parties de la fructification, bien loin de charger la mémoire d'une nouvelle nomenclature (qui au reste seroit peu étendue) ils ne serviront qu'à fixer les idées & favoriser la libre application de ses principes. On peut dire à la louange de cette méthode qu'aucune de celles qui l'avoient précédée n'avoit encore offert autant d'universalité dans l'application, & autant de simplicité dans les principes, deux choses si difficiles à concilier. Je renvoie aux planches de ce volume pour l'explication des figures des différentes parties qui servent à la fructification des plantes. Chacune de ces pieces sera désignée par le mot latin qui lui est propre, & par le mot François correspondant, ou par une périphrase, quand il ne s'en trouvera point dans notre langue.

Outre la commodité qui résulte de cette méthode de pouvoir ranger d'après des marques infaillibles & non équivoques, les plantes de la même nature sous des Classes communes; on y trouve encore une autre avantage, des expériences réitérées ayant appris que les plantes qui portent ces caracteres communs possedent aussi à peu près des vertus analogues. Ainsi la Classe de plantes que nous avons appellé *Triandria*, dans sa sous-division nommée *Dyginia*, ne renferme que des plantes dont les feuilles sont propres à nourrir les bestiaux, les plus petites graines, les oiseaux, & les plus considérables les hommes.

La sous-division *Monogynia*, de la Classe nommée *Tetrandria*, contient des plantes astringentes & diurétiques.

La sous-division des *Monogynia*, de la Classe des *Pentandria*, est composée de plantes astringentes, glutineuses & vulnéraires. Dans la même Classe les monopétales portant des baies, sont pour la plupart vénéneuses. Les *Digynia* ou ombelliferes de la même Classe qui croissent dans les lieux secs, sont chaudes, aromatiques, & carminatives; celles qui viennent dans des lieux humides sont presque toutes vénéneuses. Leur principale vertu réside dans leur racine & leurs semences.

La Classe nommée *Icosandria* dans ses sous-divisions de plantes portant des pommes, des baïes, &c. pour fruit, fournit une bonne nourriture.

Il faut apporter une grande attention dans l'usage des plantes qui appartiennent à la Classe nommée *Polyandria*, parce que la plupart en sont vénéneuses,

La Classe des *Dydinamia* à graines nues donne des plantes odorantes, céphaliques & résolutives, dont la principale vertu réside dans les feuilles.

La Classe des *Tetradynamia* est toute composée de plante antiscorbutiques & diurétiques, dont l'exsiccation diminue les vertus.

Les plantes de la Classe nommée *Monadelphia* sont comptées entre les mucilagineuses & les émollientes.

Les plantes ameres & stomachiques appartiennent à la Classe que l'on a nommé *Gynandria*.

Si j'avois entrepris de célebrer ici tous les Botanistes qui ont enrichi cette science de leurs découvertes, & qui l'ont illustrée par leurs travaux, je courrois risque d'être trop long: je me contenterai de nommer Messieurs Vaillant, que l'on peut regarder comme le premier inventeur de la méthode qui divise les plantes en classes, &c. d'après leur sexe; Danti d'Isnard, & Chomel Medecin de la Faculté de Paris, de qui nous avons un Traité des plantes usuelles. Il en est peu à qui cette science soit plus redevable qu'à Messieurs de Jussieu, Medecins de la même Faculté, & actuellement Professeurs & Démonstrateurs au Jardin Royal des Plantes, à Paris: les nommer est faire leur éloge vis-à-vis les personnes qui ont pu assister aux leçons qu'ils donnent dans ce Jardin; les Mémoires qu'ils ont donnés & qu'on trouve répandus dans ceux de l'Académie Royale des Sciences, leur assurent l'estime de ceux qui auront pu les parcourir.

BOTANICON, Βοτανικὸν, nom d'une emplâtre décrite par Paul Eginete, *Lib. VII. cap.* 17.

BOTARGUM, frai salé du mulet, & préparé de la maniere suivante.

Prenez *les follicules du frai*,

Couvrez-les pendant quatre ou cinq heures de gros sel broyé,

Mettez-les ensuite en presse entre deux planches, & les y laissez pendant un jour & une nuit.

Lavez-les & les exposez au soleil pendant treize ou quatorze jours de suite, ayant soin de les mettre à couvert pendant la nuit.

Il y en a qui les pendent dans la cheminée, & qui les tiennent exposées à la fumée assez haut pour que ces follicules ne soient point endommagées par la violence de la chaleur.

Elles rappellent l'appétit, elles provoquent la soif & font trouver le vin meilleur. Dale, *de l'Ichthyolog. de Ray.*

BOTHOR, c'est dans quelques Auteurs un abscès aux narines. Ce mot a trois significations en Arabe. Il se dit en général de toutes les tumeurs; en particulier d'une tumeur avec solution de continuité; & dans son acception la plus étroite seulement des petites tumeurs. Castelli.

BOTHRION, βοθρίον, *petit fossé*; c'est un petit ulcere creux dans la cornée. Galien, *Def. Med.*

Entre les ulceres des yeux, celui qui est situé dans la cornée & qui est creux, s'appelle *Bothrion*; quant à celui qui est un peu plus large, mais qui n'est pas si profond, & qui attaque la même partie, on le nomme *Cœloma*, Paul Eginete, *Lib. III. cap.* 22. Actuarius, *de Meth. Med. Lib. II. cap.* 7.

BOTIN, BUTINO, *térébenthine*, ou baume de *térébenthine*, ou son odeur balsamique, lorsque l'on l'a ramassée dans une saison convenable. Ruland.

Paracelse fait mention du *botin* distilé, pour l'extraction de la fleur de cuivre ou d'airain, *Lib. X. Chirurg.*

BOTIUM, tumeur scrophuleuse, ou abscès à la gorge. Ruland. Voyez *Bronchocele*.

BOTOTHINUM, terme obscur de Paracelse, qu'il rend par *flos morbi*, la fleur de la maladie, dans l'endroit où il appelle la goute au pié, *locusta gummata Botothina, Lib. II. de Podagric. Necromantia.*

BOTOU ou BOTOUA, ou PAREIRA BRAVA. Voyez *Celui-ci*.

BOTRACHOU, βοτράχου, dans Hippocrate pour βατράχου, selon l'*Exegesis* de Galien: βάτραχου est le genitif de βάτραχος grenouille. Il y en a, dit Galien, qui lisent *Batrachou*. Hesychius rend aussi βότραχος, par βάτραχος. Fœsius.

BOTRYITES, BOTRITIS, βοτρυῖτις, de βότρυς, proprement grappe; espece de cadmie brûlée, qui ressemble à une grappe & qu'on tire de la partie supérieure du fourneau, où elle a été brûlée, on appelle *placitis* πλακῖτις, la partie qui s'est ramassée au fond du fourneau. Gorræus.

Schroder dit, *Lib. III. cap.* 19. que le *Botryites* se tire de la partie moyenne du fourneau, le *placitis* de la partie supérieure, & l'*ostracitis* de la partie la plus basse.

BOTRYS, Offic. Ger. 250. Emac. 1108. Pharmacop. Edimb. 4. Raii Hist. 196. *Botrys vulgaris*, Park. 89. *Botrys plerisque Botanicis*, J. B. 3. 198. *Botrys ambrosioides vulgaris*, C. B. 138. *Botrys sive ambrosia*, Cod. Med. 22. *Atriplex odora, seu suaveolens*, Hist. Oxon. 2. 605. *Atriplex chenopodia, ambrosioides folio sinuato*, Hort. Monspell. 29. *Chenopodium ambrosioides folio sinuato*, Elem. Bot. 406. Tourn. Inst. 506. Boerh. Ind. A. 2. 90.

Le *botrys* est une plante tout-à-fait jaune en buisson, s'étendant beaucoup, & poussant une grande multitude de branches, autour desquelles croissent ses graines. Elle est fort chargée de feuilles, & ses feuilles ressemblent assez à celles de la chicorée. Toute cette plante dans son entier est fort odorante; c'est pourquoi on la met dans le linge, & dans les armoires, & dans les habits. Elle croît surtout au bord des précipices, & des torrens; prise dans du vin, elle a une vertu calmante dans l'orthopnée. Les habitans de Cappadoce l'appellent *ambrosia*, & d'autres Peuples *artemisia*. Dioscoride, *Lib. III. cap.* 130.

Les feuilles de *botrys* sont assez semblables aux feuilles du chêne ordinaire, ce qui lui a fait donner le nom de chêne de Jerusalem; elles sont seulement un peu plus longues, & en proportion un peu plus étroites, pointues par le bout avec la même découpure; un peu rudes, d'un verd jaunâtre, & d'une odeur fort agréable. Sa tige est rayée ou cannelée; elle s'éleve à la hauteur environ d'un pié & demi, elle est fort branchue, & pleine de feuilles semblables à celles que nous avons décrites. Au sommet des branches croissent de longs épis chargés de bouquets de petites fleurs rondes, verdâtres, en forme de mousse; ces fleurs contiennent de petites graines rondes, noires & luisantes.

Cette plante est amere au gout, & son odeur est forte, mais non désagréable. Elle est chaude de sa nature, desséchante, résolutive, apéritive, détersive & purgative. Elle empêche la putréfaction, & elle est d'une efficacité singuliere dans les oppressions, les toux, la difficulté de respirer, & toutes les maladies froides de la poitrine. Elle est encore très-propre pour dissiper les matieres visqueuses contenues dans la poitrine. *Hyer. Cappivacc. Pract. Medic. Lib. II. cap.* 2. *Hyer. Mercurial. Med. Pract. Lib. II. cap.* 2. Elle leve les obstructions du foie, des reins, & de la matrice; guérit la jaunisse, prévient les hydropisies, hâte les regles, & les vuidanges, & calme les douleurs de matrice & de ventre. Les femmes Venitiennes regardent le *botrys* comme un remede infaillible contre les paroxysmes hystériques; elles s'en servent à l'intérieur, & à l'extérieur. *G. H. Velsch. Mictomim. ad Societat. Nat. Cur. Cent. 2. Observ.* 35.

Les fumigations de cette plante sont excellentes pour provoquer les regles, & expulser le fœtus mort. *Dom. Chabr.* Ses feuilles séchées réduites en poudre & mêlées avec du miel sont merveilleuses dans le vomissement de sang, & dans les maladies ou ulceres des poumons, *Camerar. in Hort. Med.* Mathiole nous assure n'avoir point employé d'autre remede pour guérir des personnes qui avoient craché des parties détachées du poumon. La décoction de *botrys* avec le sirop de violette est recommandée dans les abscès par *J. Heurn. Lib. II. Meth. ad Prax. cap.* 8. Les Apothicaires étrangers font une conserve de ses feuilles encore jeunes, & tirent de toute la plante lorsqu'elle est en fleur, une eau distilée. Cette conserve & cette eau sont de fort bons remedes dans les oppressions de poitrine, & dans les maux de ventre. On recommande le looch de *botrys* comme excellent dans toutes les maladies de la poitrine. Voyez *Pet. Forest. Lib. XVI. Obs. Med.* 4. *in Schol. Guil. Fab. Hildan. Cent.* 1. *Epist. Chirurg.* 49. Levin Fischer recommande son sirop dans la phthisie, *Lib. III. Corpor. Med. Imper. tit.* 4. L'herbe même bouillie dans une lessive quelconque tue la vermine, & si l'on en lave la tête, elle en emportera la gale. Jean Theod Tabernæmontanus nous assure que si on seme cette plante avec le grain, elle tuera tous les petits vers qui sont nuisibles au grain. BARTHOL. ZORN. *Botanolog.*

BOTRYS MEXICANA, Cod. Med. 22. *Botrys ambrosioides Mexicana*, C. B. Pin. 136. Raii Hist. 1. 196. *Botrys Americana*, Park. Theat. 89. *Atriplex odorata suaveolens Americana*, *Mexicanave*, Hist. Oxon. 2. 605. *Chenopodium ambrosioides Mexicanum.* Tourn. Inst. 529. Elem. Bot. 406. Boerh. Ind. A. 2. 90. *Epazoth*, *atriplex odorata Mexicana*, Hern. 159.

On ne trouve cette plante en Europe que dans les jardins des Curieux. Son herbe & sa racine sont d'usage, elles passent pour fortifier l'estomac, & pour soulager dans l'asthme & dans les obstructions. La décoction de sa racine arrête les dyssenteries, resout les inflammations, & l'on dit que les animaux venimeux ont beaucoup d'antipathie pour elle, & qu'ils s'en tiennent éloignés. DALE, d'après *Hernandez.*

BOTUS, BOCIA, BOTUS BARBATUS, vaisseau Chymique, autrement appellé cucurbite, ou vaisseau à faire fondre les métaux, ou creuset. CASTELLI.

BOU

BOUBALIOS, βουβάλιος, Galien rend ce mot dans son *Exegesis* sur Hippocrate par σίκυς ἄγριος, *concombre sauvage.* Hesychius sur Hippocrate lui donne la même signification, mais il lui donne encore celle de *pudendum muliebre.*

BOUBON, βουβὼν, ce terme signifie quelquefois dans Hippocrate, l'aine, & le lieu, où l'os de la cuisse & l'os de la hanche se rencontrent; d'autres fois les glandes de l'un & de l'autre côté des aines avec la tumeur & l'inflammation de ces glandes. De-là cette dénomination a été transportée aux tumeurs ou inflammations des glandes du cou & des aisselles, qu'on appelle quelquefois βουβῶνες. On lui trouve cette acception dans plusieurs passages d'Hippocrate. Voyez les Livres, *de Epid. Coac. & Lib. II. de Morbis.* Voyez aussi *Aretée* & *Galien.*

Βουβὼν se prend généralement pour l'inflammation d'une glande en quelqu'endroit que ce soit, au cou, sous l'aisselle, à l'aine, ou derriere les oreilles. On lit dans Hippocrate, οἱ ἐπὶ βουβῶσι πυρετοὶ, « fievres causées par « des bubons ou inflammations des glandes, » *Aph.* 55. *Lib. IV.* & *Lib. IV. Epid.* On lit encore *Lib. II. Epid.* οἱ ἐπὶ πυρετοῖσι βουβῶνες κακόηθεες, « les bubons « causés par la fievre sont les plus dangereux. » Galien dit *Meth. Med. Lib. XIII.* ὀνομάζουσιν δὲ τοὺς ἐξαρθέντας ἀδένας βουβῶνας, « on entend par bubons, des tu« meurs aux glandes; » & dans le premier Livre *de Diff. Febr.* βουβὼν ἐκ τοῦ γένους ἐστὶ τῶν φλεγμονῶν, « un bu« bon est une espece d'inflammation. » Voyez *Bubo.*

BOUCERAS, βούκερας, de βοῦς, *bœuf*, & de κέρας, *corne*; ce mot est synonyme dans l'*Exegesis* de Galien à τῆλις, *fœnugrec.* Il ajoute que Mnethrus dans son Vocabulaire de Medecine, prenoit le *bouceras* pour l'*anagallis.* On lit dans Theophraste βούκερως, de βούκερας, par contraction. Pline dit *Lib. XXIV. cap.* 19. que le *bouceras* est appellé tantôt *telis*, tantôt *carphos*, quelquefois *buceras*, d'autres fois *ægoceras*, parce que son fruit est en corne, & par les Latins *silicia.* Columelle l'appelle *siliqua*, parce que sa gousse ressemble à celle du *siliqua.* Hesychius dit qu'il faut entendre par βούκερας, la semence du fœnugrec. τὸ σπέρμα τῆς τήλιος. Hippocrate s'est aussi servi de ce mot, *Lib.* περὶ γυναικ. ἢ βούκερας, ἢ πτισάνης πυρίνης μᾶλλον χυλὸς, « & le fœnugrec, ou « plutôt le suc de tisanne faite avec le froment. »

BOVILLÆ. Les anciens Medecins entendent par ce mot, la même chose que par *morbilli*, c'est-à-dire, selon Raym. Vinarius, *de Peste Lib. III.* ce que les Modernes entendent par *rougeole.* CASTELLI.

BOVINA AFFECTIO, maladie qui attaque le gros betail. Elle est causée par un ver, logé entre la peau, & la chair, & qui les ronge.

Cette maladie a quelque analogie avec l'affection cutanée dont les constitutions scorbutiques sont souvent affectées. Il semble qu'il faille en chercher la cause dans l'obstruction de la matiere perspirable qui se fige dans les pores de la peau, & forme une substance sébacée assez semblable à un ver, avec une tête noire. On peut faire sortir cette substance, elle cause quelquefois une petite suppuration, & elle vient avec le pus. Je n'ai jamais entendu dire que cette maladie ait eu de fâcheuses suites: mais comme elle gâte la peau, j'ai donné à l'article *Bilis* une préparation du fiel qui passe pour un bon remede en pareil cas. Cette préparation est de M. Homberg.

BOVISTA. Voyez *Lycoperdon.*

BOULIMUS, βούλιμος, de βοῦ particule augmentative; & de λιμὸς, *faim*; c'est une maladie dans laquelle on a de fréquentes envies de manger. Les personnes affectées de cette maladie, sont foibles, dépérissent, ont les extrémités du corps froides, se sentent l'estomac opprimé, & ont le pouls foible. GALIEN, *Def. Med.*

Boulimos, est, selon l'étymologie du mot même, une grande faim. La raison semble nous suggérer que cette maladie provient d'une chaleur excessive, & d'une foiblesse à l'orifice de l'estomac; d'où il arrive qu'à moins que d'être soutenu par une quantité excessive d'alimens, on s'affoiblit & l'on dépérit. Il n'y a personne assez peu versé dans la pratique de la Medecine, pour ignorer qu'en pareil cas il faut avoir recours aux choses dont l'odeur est propre à rappeller, & à rassembler les esprits vitaux dissipés. Parmi les choses capables de produire cet effet; il faut donner la préférence au pain trempé dans du vin, à la chair du porc rotie, ou au chevreau, en général à tout ce qui a une odeur forte, & nidoreuse. Quand les malades sont dans un état de défaillance, on leur comprime les extrémités, on les pique par tout, on leur frotte les oreilles, & on les tire par les joues & par les cheveux. Ce qu'il y a de mieux à faire après que la lypothymie est dissipée, c'est de donner du vin, & ensuite d'autres alimens. Quant au reste du régime, il faut essayer de guérir ces malades, en leur faisant prendre des alimens qui fournissent une nourriture abondante & bonne; mais qui soient d'altération & de digestion difficiles. Il faut encore leur ordonner des remedes corroboratifs, & rafraîchissans; en suivant cette méthode on peut espérer de rétablir à la longue le tempérament dans son état naturel. Il y a des Medecins qui pour calmer la chaleur excessive, ont ordonné de l'opium dans de l'eau froide. Mon avis seroit qu'on n'usât de ce remede qu'avec la derniere circonspection. J'aimerois mieux en pareil cas, qu'on eût recours aux alimens qui s'alterent & se cuisent difficilement.

J'ai connu une femme qui mangeoit une grande quantité de mets, & de toute sorte d'especes, & qui n'étoit jamais rassasiée, elle les digéroit tous: mais elle étoit tourmentée d'un mal de tête, & d'un tiraillement d'estomac continuels. Enfin, ayant pris de la poudre cathartique appellée *hiera*, elle rendit par les selles un ver de la longueur de douze coudées; après quoi son appétit immodéré se passa, & il parut que ce n'étoit pas proprement de *boulimie* qu'elle étoit tourmentée, mais que ce symptome provenoit de la présence de ce dangereux animal, qui la contraignoit à prendre des alimens en grande quantité, & qui les consumoit tous. ALEXANDRE TRALL. *Lib. VII. cap.* 4.

On trouve dans Paul Eginete la même explication des causes de la *boulimie*, que celle que nous avons tirée d'Alexandre.

Dans la faim canine, l'envie de manger est violente, & la quantité d'alimens prise est très-considérable: mais ces alimens opprimant ensuite l'estomac, le malade est contraint de les rejetter. Le vomissement apportant quelque soulagement l'appétit revient, & cet appétit n'est pas plutôt satisfait, que le vomissement reprend; ainsi l'appétit succede au vomissement, & le vomissement à l'appétit.

L'assoupissement profond, la lienterie, l'hydropisie, l'atrophie, & la mort même sont quelquefois les suites de cette maladie.

Dans la *boulimie*, le malade commence par sentir une faim violente, mais qui dure peu; cette faim est succédée par une défaillance, dans laquelle il y a difficulté de respirer; alors il est à craindre qu'il ne survienne une syncope qui emporte le malade. LOMMIUS, *Med. Obs.*

On donne quelquefois à la *boulimie* l'épithete de phagedénique, qui lui est commune avec les ulceres rongeans, & qui s'étendent. On appelle encore cette maladie *faim canine*, parce que ceux qui en sont affectés dévorent les mets qu'on leur présente, comme on voit faire aux chiens.

Il faut remarquer qu'il y a des Auteurs qui mettent de la différence entre *boulimie* & *faim canine*, ce que les autres ont coutume de confondre.

Ils disent que dans la *faim canine* le malade est saisi d'un vomissement pareil à celui qui arrive aux chiens qui se sont trop gorgés d'alimens, quoiqu'il y en ait qui aient aussi le flux de ventre, la nature évacuant par ce moyen le superflu des alimens que l'estomac n'a pu digérer; au lieu que la boulimie, *boulimos*, ne cause point de vomissement, mais quelquefois des défaillances.

Il y a des personnes qui ont une faim insatiable, sans avoir ni vomissement, ni flux de ventre, & qui digerent tout ce qu'elles mangent: elles sont même malades lorsqu'on n'a pas soin de leur donner promptement à manger. Sennert rapporte l'histoire d'un Ecolier d'un tempérament mélancolique, qui mangeoit jour & nuit, & digéroit parfaitement tout ce qu'il prenoit sans vomir. Les mets délicats ne pouvoient le rassasier, & il lui falloit de ce pain dont se nourrissent les paysans, parce qu'il étoit plus solide & plus nourrissant. Il mangeoit souvent à jeun une grande quantité de panais crus, sans en ressentir la moindre incommodité.

Galien attribue la cause immédiate de cette maladie à une humeur vicieuse & acide qui picote l'estomac, & au besoin de nourriture qu'occasionne la trop grande digestion.

L'humeur vicieuse logée dans l'estomac, excite une faim immodérée, parce qu'elle contracte & picote par sa froideur, son acidité & son austérité excessive, l'orifice supérieur de l'estomac, & qu'elle excite par-là une sensation pareille à celle qu'occasionne la faim naturelle.

Cette faim insatiable dont on est tourmenté, même après avoir mangé, provient quelquefois du défaut de nutrition, à cause des évacuations excessives par une hémorrhagie, un flux de ventre, le vomissement, les sueurs, ou de la trop grande consomption de la substance alimentaire occasionnée par la chaleur immodérée des visceres, la fluidité des humeurs, le tissu rare du corps, le relâchement des pores, le défaut de sommeil, le trop d'exercice, ou le trop grand usage du plaisir vénérien. Toutes ces choses causent une grande dissolution de la matiere alimentaire, & par conséquent une grande inanition & un défaut de nutrition; d'où il arrive que les alimens sortent de l'estomac beaucoup plus vite qu'ils ne devroient.

Cette maladie vient quelquefois des vers qui consument le chyle, comme dans le cas rapporté par Trallien.

Les signes diagnostics de cette maladie sont assez sensibles, tant au malade qu'à ceux qui l'assistent, puisqu'on ne peut s'empêcher de remarquer dans lui un appétit excessif & dépravé qui le porte à se gorger d'une grande quantité d'alimens, qui surchargeant ensuite la nature, l'obligent à s'en débarrasser par le vomissement, & dans ce cas c'est une *faim canine*: ou bien, au lieu de vomissement, le malade tombe en défaillance; & pour lors, c'est une *boulimie*, *boulimos*.

Les causes de cette maladie sont aisées à distinguer par les symptomes qui la précedent, qui l'accompagnent & qui lui succedent. Les évacuations & les vomissemens acides, les selles crues & le défaut de soif, prouvent une surabondance d'acide dans l'estomac. Le défaut de nutrition paroît assez par la maigreur du malade; & enfin il est aisé de s'appercevoir qu'il y a des vers par les symptomes qui leur sont propres.

Quant aux prognostics de cette maladie, si elle dépend entierement de causes externes, il n'y a aucun danger pour la vie du malade, pourvu qu'on y remédie promptement. Celle qui provient des vers est peu dangereuse, parce que leurs effets cessent dès qu'on les a détruits. Si une femme enceinte a souvent un appétit desordonné, on ne doit rien en appréhender.

Mais cette maladie est extremement dangereuse lorsqu'elle est suivie d'évacuations copieuses, ou que le corps s'amaigrit, surtout lorsque le malade, après avoir mangé, quoiqu'il ait encore l'estomac plein, tombe en foiblesse; car lorsque les choses qui devroient le soulager ne lui sont d'aucune utilité, c'est une preuve que le ton de l'estomac est extremement dérangé.

La faim canine est aussi extremement dangereuse, lorsque le vomissement ou le flux de ventre sont obstinés; car elle dégénere pour l'ordinaire en cachexie, hydropisie, lienterie, atrophie, & autres fâcheuses indispositions.

Quant à la partie thérapeutique, puisque la faim canine est ordinairement causée par la surabondance des humeurs qui résident dans l'estomac, on doit user d'évacuans & d'altérans, sans oublier les remedes qui sont propres à fortifier la partie affectée.

On doit procurer l'évacuation ou par des émétiques, ou des purgatifs, & cela au moyen des remedes qui sont propres à ceux qui ont perdu l'appétit; car quoique ces maladies soient tout-à-fait opposées, elles sont néanmoins produites par les mêmes humeurs, qui ne different que par leurs degrés de froideur, & par quelques qualités secondes qui affectent l'estomac d'une maniere tout-à fait différente.

Un remede de cette espece dont Galien fait grand cas, c'est l'*hiera* réduit en pilules de la maniere suivante.

Prenez *d'aloès choisi, macéré* (nutritæ) *dans du suc d'absinthe, une dragme*;

trochisque d'agaric, deux dragmes,
rhubarbe en poudre & humectée avec du vin blanc, une dragme,
muscade, } *spicnard,* } *de chaque, demi-dragme.*
sel de tartre, } *mastic,* } *canelle,* } *de chaque, un scrupule.*

Faites-en avec du sirop d'absinthe une masse de pilules, dont six avec les feuilles d'or dont on les envelopera, doivent peser une dragme, & servir de dose le matin au malade, supposé qu'il veuille se purger. On peut aussi en prendre trois deux heures avant le dîner, deux ou trois fois la semaine.

Les remedes qui échauffent & fortifient l'estomac, soit qu'on s'en serve extérieurement ou intérieurement, sont encore d'une très-grande utilité. Tel est le sirop d'absinthe du Pont, pris le matin à jeun à la dose d'une once pendant quelques jours. On peut lui substituer si l'on veut le vin d'absinthe; ou bien,

Prenez *conserve de fleurs de romarin,* } *mente,* } *écorce de citron confite,* } *muscade confite,* } *de chaque, demi-once.*
myrobolans chebules, au nombre d'un,
confection alkermes, trois dragmes,
membrane interne de gésier de poule préparé, deux dragmes,
canelle pulvérisée, } *aromaticum rosatum,* } *de chaque, une dragme.*

Faites-en un opiate avec du sirop de mente, ou une conserve avec du sucre rosat. On doit en user le matin, & boire par-dessus un verre de bon vin.

On peut ajouter commodément du sel d'absinthe, ou de l'huile chymique de mente aux remedes précédens; ou,

Prenez *sel essentiel d'absinthe & écorce d'orange, ou l'un des deux, demi-dragme, dans du vin ou du bouillon.*

Le mélange suivant est encore très-efficace:

Prenez *sirop de coings,* } *écorce d'orange confite,* } *de chaque, deux onces;*
eau de canelle, une once,
huile de soufre, douze gouttes;

Mêlez, & donnez-en une cuillerée au malade par intervalles convenables.

L'eau de canelle est d'un usage admirable dans les grandes froideurs d'estomac. On peut la mêler avec du sirop d'absinthe, de mente ou de corail, auquel on joindra si l'on veut l'ambre-gris.

Les remedes externes sont les fomentations, les linimens & les emplâtres suivantes:

Prenez *racine de souchet,* } *galanga,* } *iris de Florence,* } *de chaque, deux onces.*
écorce d'orange seche, } *feuilles de mente,* } *d'hysope,* } *de sauge,* } *de romarin,* } *de chaque, une poignée.*
de marjolaine, } *semences d'anis,* } *baies de laurier,* } *de chaque, trois dragmes.*
muscade, } *clous de girofle,* } *canelle,* } *de chaque, trois dragmes.*
fleurs de stœchas, } *de jonc odorant,* } *de romarin,* } *de chaque, une pincée.*

Incisez & pilez-les pour les enfermer dans deux sachets, que vous ferez macérer dans du bon vin, pour les appliquer chaudement sur l'estomac; ou,

Prenez *huile d'absinthe,* } *de mente,* } *de houblon,* } *de chaque, demi once.*
huile de muscade, deux dragmes,
bois d'aloès, } *de macis,* } *de canelle,* } *de chaque, un scrupule.*

Faites-en un liniment avec un peu de cire. On peut le perfectionner en y ajoutant,

d'huile de clous de girofle, six gouttes,
du musc, } *de l'ambre gris,* } *de chaque, sept grains.*

On peut aussi composer un liniment avec de l'huile de muscade & du baume du Pérou, ou avec de l'huile d'absinthe & ce même baume.

Pour emplâtre,

Prenez *mastic, une once,*
aromaticum rosatum, une dragme,
huile de muscade, une quantité suffisante.

Mêlez & faites-en une emplâtre, que vous appliquerez sur la région de l'estomac.

Craton fait grand cas de l'emplâtre suivante:

Prenez *labdanum, deux onces,*
cire, quatre onces,
huile de muscade, trois dragmes;

Faites-en une masse pour une emplâtre, & y ajoutez

gomme tacamahaque, } *mastic,* } *de chaque, une dragme.*

Galien, *Lib. VII. Meth. Med.* conseille de ne pas laisser trop long-tems ces sortes d'emplâtres sur la partie, parce qu'elles alterent la chaleur naturelle.

Le vin pur, si on en croit Hippocrate, *Aphor. 21. sect. 1.* pris en quantité suffisante, est le meilleur remede que l'on puisse employer pour appaiser la faim. L'eau-de-vie est encore plus efficace pour cet effet.

Les remedes qui relâchent & humectent l'estomac, & corrigent l'acidité des humeurs, sont très-propres à appaiser la faim. De ce nombre sont toutes les substances grasses & huileuses, les graines, les huiles & les extrémités des animaux. Villanovanus rapporte, qu'un homme qui avoit une pareille maladie, mangeoit du pain chaud trempé dans du marc d'huile; & qu'une femme, dans une semblable circonstance, but deux fois de suite de la graisse de bœuf mêlée avec une égale quantité d'huile, & que l'un & l'autre conçurent une si grande aversion pour les alimens, qu'ils passerent cinq jours sans rien prendre; ce qui les guérit.

Les narcotiques, en émoussant le sentiment trop vif de l'estomac, ont aussi la vertu de modérer la faim canine. On peut user, entre autres remedes de cette espece, de la thériaque de Venise nouvelle; car outre sa vertu narcotique, elle possede en qualité d'antidote, celle de corriger la qualité maligne des humeurs, qui est ordinaire à cette maladie.

Mais

Mais comme l'on ne doit user des narcotiques que fort rarement & dans une extreme nécessité, on peut prendre dans d'autres tems de la vieille thériaque de Venise, tant pour les raisons que nous avons alléguées, qu'à dessein de fortifier les parties.

L'*ambre gris* pris à la dose de cinq ou six grains dans un œuf poché, non-seulement fortifie l'estomac, mais passe encore pour avoir une vertu spécifique contre cette maladie. Riviere, *Prax. Med.*

Voilà ce que dit Riviere.

Il faut avouer que le moyen le plus sûr de guérir une maladie qui est causée par une humeur acre qui irrite l'estomac, est de l'évacuer ou d'en corriger l'acrimonie, & de rétablir ensuite le ton de l'estomac & des organes qui servent à la digestion, pour qu'il ne puisse plus s'y en former de nouvelle.

BOUNIAS, βούνιας, espece de navet dont la racine est ronde & qui croît dans les lieux raboteux. Blancard. Voyez *Bunias*.

* BOURBON AQUÆ, *Eaux de Bourbon.*

Bourbon est une petite ville du Bourbonnois, célebre par les *eaux* minérales chaudes qui s'y trouvent. La grande réputation que ces *eaux* se sont acquises, & les cures surprenantes qui ont été opérées par leur moyen, m'obligent à rendre compte de leur nature & des principes que l'analyse y a fait découvrir & que l'on doit regarder comme les agens des cures merveilleuses qu'on leur attribue.

La source de ces *eaux* est dans la ville du même nom; elles sont fournies par trois puits qui communiquent ensemble, & dans lesquels l'*eau* est à la hauteur d'environ sept piés. On y puise l'*eau* que l'on fait boire au malade, dans laquelle on le baigne, ou que l'on lui applique par le moyen de la douche; car elles s'employent de ces trois manieres, selon que les Medecins le jugent à propos pour les maladies qui y font recourir.

Ces *eaux* qui dans les puits bouillonnent d'une maniere très-sensible & exhalent une fumée abondante, ont la surface un peu grasse & huileuse. Dans le verre elles ont une limpidité crystalline qui les rend semblables à l'*eau* commune; elles ne portent aucune odeur au nez.

Elles font sentir dans la bouche une chaleur assez vive qui n'a rien d'acre ni de brûlant, & qui y laisse un gout vif & salin, lequel y excite le sentiment d'une acidité obscure.

Ces propriétés des *eaux de Bourbon* comparées avec les effets qu'elles produisent, menent à y soupçonner le mélange d'un sel subtil & piquant, quelle que soit sa nature, & d'un soufre vif, mobile & animé, principe de leur chaleur. L'analyse a confirmé ces soupçons; car une pinte de cette *eau* nouvellement puisée à sa source & mise dans un vaisseau de terre en évaporation sur un feu de sable, a laissé une résidence saline, qui dissoute, filtrée & évaporée, a donné cinquante grains de sel bien pur, & sept grains d'une terre blanche, légere, restée sur le filtre.

Quand on fait cette évaporation dans un lieu froid & avec un vaisseau de terre rétréci vers son col & élargi dans son fond, placé sur un feu de sable; ce qu'il y a de plus léger & de plus volatil dans le sel de ces *eaux*, s'attache aux parois du vaisseau sous la forme de petits crystaux déliés, luisans & ayant une figure pyramidale, tandis que la partie la plus fixe & la plus pésante se coagule au fond en des monceaux plus épais & d'une couleur moins blanche.

Il est à observer que si le vaisseau où l'on évapore ces *eaux* n'est pas bien net & qu'il y ait quelques scories d'attachées à ses parois, le sel fixe de ces *eaux* en fera la dissolution & prendra par cet alliage une consistance de talc.

Le sel crystallisé de ces *eaux* n'a aucun gout d'amertume, de stypticité, de salure, de douceur, ni aucune de ces saveurs mêlées: on a trouvé seulement qu'il imprime un sentiment aigu sur la langue où l'on démêle quelque sorte d'acidité.

Ce sel mis en poudre & mêlé avec l'huile de vitriol, ne donne aucun signe d'effervescence, ce qui fait voir qu'il n'est pas alcali.

Etant dissous dans de l'eau de fontaine, cette dissolution jettée sur du sel de tartre, du sel de vipere, ou quelqu'autre sel alcali, n'a occasionné aucune effervescence; ce qui prouve que ce sel n'est point actuellement acide.

Ce sel jetté sur la flamme d'une chandelle, petille comme le sel marin qu'on décrépite, & éleve une flamme bleue à la façon du salpetre.

Sa dissolution blanchit celle du sublimé corrosif, comme fait la solution de nitre.

Elle précipite en blanc la dissolution du sel de Saturne, ainsi que fait le nitre dissous.

Elle rougit un peu la teinture de tournesol, comme fait l'imprégnation de salpetre.

Elle fait le même effet sur l'huile de tartre, & sur les dissolutions du camphre & du vitriol, que la dissolution du nitre y imprime.

Toutes ces expériences marquent sans doute que le sel naturel des eaux de Bourbon est une espece de nitre, un sel neutre d'une nature moyenne entre le volatil & le fixe.

Dans ce sel l'union de l'acide avec la base alcaline ou terreuse, qui constitue son état neutre est extremement foible, de sorte qu'une chaleur un peu considérable, quelquefois celle du feu de sable peut la détruire; alors l'acide comme plus volatil se dégage de sa base qui reste alors alcaline, & donne tous les signes de l'alcali; ce qui a engagé quelques personnes à croire que le sel naturel de ces eaux étoit alcali: mais si l'on en fait l'évaporation à la chaleur du soleil, l'union des principes dont le sel de ces eaux est composé subsistant dans son entier, on aura un sel absolument neutre, &, qui, comme nous l'avons dit plus haut, ne donnera aucun signe d'acide ou d'alcali.

Comme ces eaux ne pourroient par leur mélange fermenter avec les acides ou les alcalis qu'à raison du sel de l'un ou de l'autre espece qu'elles contiendroient, il est clair que leur sel naturel étant absolument dans un état neutre, elles ne doivent dans ce mélange donner aucun signe d'effervescence.

Le principe sulphureux qui entre dans la composition de ces eaux est trop subtil pour qu'on puisse le soumettre aux expériences; il s'évapore lorsque ces eaux ont resté quelque-tems exposées à l'air. Il n'est sensible que par ses effets; l'odeur que ces eaux répandent à leur source, celle qu'exhalent les vapeurs qui s'en élevent, sont des garans de son existence.

Nous n'examinons point ici quelle peut être la cause de la chaleur naturelle de ces eaux, ce détail nous meneroit trop loin. On proposera à l'article *Thermales* les conjectures les plus vraissemblables pour l'explication de ce surprenant phenomene: nous nous contenterons ici d'examiner les parties constituantes des eaux qui font le sujet de cet article, & d'en déduire leurs principales vertus.

On peut donc regarder les eaux de *Bourbon* comme composées d'une eau extremement légere, limpide & coulante, animée par le mélange d'un principe sulphureux, volatil, très-pénétrant, & imprégnée d'un sel subtil, neutre, d'une espece nitreuse, & tenant le milieu entre le fixe & le volatil; tous ces principes acquierent encore une nouvelle activité par le degré de chaleur qui est naturelle à ces eaux.

Il est aisé de s'appercevoir maintenant que dans toutes les maladies qui auront pour principe l'épaississement des humeurs, leur défaut de circulation, l'obstruction des vaisseaux ou l'affoiblissement des fibres dont ils sont composés, leur relâchement, leur atonie; on trouvera un secours sûr & efficace dans l'usage de ces eaux, qui par leur nature chaude & pénétrante, seront propres à délayer les humeurs visqueuses, à diviser les matieres épaisses qui occasionnent les obstructions à leur redonner la fluidité qu'elles avoient perdue, & à les faire entrer dans le cours de la circulation. Par les principes actifs dont elles sont chargées, elles ranimeront le mouvement languissant des fluides en redonnant un nouveau ressort & une nouvelle élasticité aux fibres qui composent les vaisseaux dans lesquels ils circulent. De-là vient que dans les paralysies & presque toutes les affections des nerfs de cette espece, elles produisent des effets si surprenans; car pénétrant jusqu'à leurs origines, elles divisent & elles atténuent les matieres visqueuses qui les obstruent, & qui interceptent la libre distribution des esprits animaux; elles animent leurs oscillations, & rendent à ces principes du mouvement & du sentiment, la liberté de le communiquer & de le recevoir: de-là vient encore que dans la suppression des regles, & dans les fâcheuses maladies qui en sont des suites trop ordinaires, dans la stérilité, dans les obstructions, soit du foie, du mésentere, ou de quelque autre viscere, elles sont d'un si grand secours; en ce que par leur vertu active & stimulante elles attaquent, brisent & atténuent les humeurs épaissies qui séjournent dans les cavités des glandes ou dans les plus petits vaisseaux dont elles sont composées, les forcent à sortir de l'état de stagnation où elles étoient réduites, & tant par la fluidité qu'elles leur communiquent, que par le ton des vaisseaux de ces parties qu'elles relevent; elles préviennent le retour de ces fâcheux états, & les suites dangereuses qu'ils auroient souvent entraînées après eux.

L'effet que l'on attend de l'usage intérieur de ces eaux, est accéléré encore par l'extérieur ou par les bains: c'est à la prudence du Medecin à les prescrire, & pour la forme & pour la durée, selon l'exigence des cas. Ce que nous venons de dire de l'usage intérieur des *eaux de Bourbon*, indique assez quel secours on doit attendre des bains de ces mêmes *eaux*. On a expliqué fort au long à l'article *Balnea* quel étoit leur façon d'agir: on peut consulter à cet égard ce que l'on y a dit.

Quant à la douche, qui est une troisieme façon d'employer les *eaux de Bourbon*, on s'en sert dans les paralysies, les foiblesses & les rhumatismes qui attaquent quelque membre en particulier. On expose cette partie nue à l'action d'une colonne des *eaux de Bourbon*, que l'on fait tomber d'une hauteur considérable. Par cette chute les *eaux* sont appliquées avec force sur la partie affligée, la pénetrent, s'y insinuent, & y portent avec plus d'énergie leur action & leurs vertus.

Il est des précautions à prendre avant de commencer l'usage des *eaux de Bourbon*; il en est d'autres qui doivent l'accompagner, il en est enfin d'autres qui doivent le suivre; c'est au malade qui se sert de ces *eaux* à consulter un Medecin, qui l'instruise de ce qu'il doit ou faire ou éviter: les regles générales ne pourroient être que dangereuses, en ce qu'elles souffrent presque autant d'exceptions que de cas.

Nota. Il se trouve quelques eaux minérales chaudes dont on n'a point parlé dans le cours de cet Ouvrage sous un article particulier; telles sont, par exemple, celles de Balaruc. On réserve à le faire à l'article *Thermales* avec l'étendue convenable.

BOUSTHE, βούσθη, mot corrompu, quoiqu'on le trouve, à ce que prétend Fœsius dans toutes les copies d'Hippocrate, comme dans un passage de ses préceptes, où il dit, ἀἰτήσαιμι δ' ἂν θαρσαλέως βούσθην. Il paroît clairement ici, dit Fœsius, qu'il y a faute au texte, car tous les Traducteurs lisent βουθεῖν & rendent ainsi ce passage. « Je leur demanderois hardiment leur avis, » ou, « je les prierois avec assurance de dire leur avis ». Il s'agit ici de ces Medecins qui étant dépourvus de la méthode qui dépend de la connoissance de l'art, s'insinuent dans les bonnes graces du peuple par des discours pompeux. Hippocrate déclare que s'il se trouvoit avec eux il ne consulteroit point sur la méthode de l'art qu'ils ignorent, mais qu'il leur demanderoit hardiment leur avis, & les sommeroit d'effectuer par leurs actions, ce dont ils se vantent avec tant de confiance.

BOX

BOXUS, *gui*, qui croît sur les Arbres, comme le *gui* de chêne. CASTELLI, d'*après* DORNÆUS.

BRA

BRABE, dans Oribase, est une plante haute d'une coudée, qui pousse de chaque côté des rameaux garnis de feuilles semblables à celle de la passerage, mais plus souples & plus blanches. Ses fleurs sont blanches & disposées en parasol comme celles du sureau. ORIBASE, *Med. Coll. Lib.* 11.

BRABYLA, τὰ βράβυλα, sont des grosses prunes d'un bleu foncé, douces, communément appellées prunes de damas ou de Hongrie. Galien, *Lib. II. de Alimen. Fac. cap.* 38. les met au nombre des alimens qui donnent peu de nourriture & engendrent des mauvais sucs; mais leur suc bouilli passe chez le même Auteur, *Lib. VI. de C. M. S. L. cap.* 2. pour un remede stomacal.

BRACHERIUM, *brayer, bandage pour les descentes.* CASTELLI. Scultet donne la figure de deux de ces *bandages, Planc. XXXIX. Fig.* 6. & 7. de son *Armamentar. Chir.* imprimé en 1657.

BRACHIA, βραχίονες, les rameaux des plantes, surtout des arbres ainsi nommés à cause qu'ils s'étendent comme les bras, *brachia*, d'un homme. BLANCARD.

BRACHIÆUS, *brachial.* Il y a deux muscles à qui on donne ce nom. Le premier est le *brachial* interne, *brachiœus internus.*

Il tire son nom de sa situation, étant placé en partie sous le *biceps.* Il sort tout charnu de la partie interne de l'humérus, à l'endroit de l'insertion des muscles deltoïde & coraco-*brachial*; & descendant sur l'articulation du cubitus sur l'os du bras, il s'attache en partie charnu & en partie tendineux à la partie supérieure & antérieure du rayon; il sert à fléchir l'avant-bras sur le bras.

Le second est le *brachial* externe *brachiæus externus.* Il part du milieu & de la partie postérieure de l'humérus & va aboutir à sa cavité, qui reçoit l'olecrane dans l'extension de l'avant-bras. où se joignant avec la partie extérieure tendineuse du gemeau, il va s'insérer dans la partie supérieure & externe du cubitus, appellée olecrane, *ancon*, ou coude. COWPER. Voyez *Gemellus.*

BRACHIALE, le même que *Carpus.* Voyez ce dernier mot.

BRACHIUM, *bras*, βραχίων, signifie dans Hippocrate l'os compris entre le coude & la jointure de l'épaule. GALIEN, au commencement de son second *Commentaire sur le Traité des Fractures d'Hippocrate.*

On entend proprement sous le nom d'avant-*bras*, cette partie des extrémités supérieures qui est située entre le coude & le poignet,

Afin que le Lecteur ne soit point obligé de parcourir différens articles pour s'instruire de ce qui concerne les parties du *bras*, je traiterai dans celui-ci des extrémités supérieures en général aussi-bien que des os, des cartilages & des ligamens qui les composent.

L'humérus ou os du *bras* est le plus grand de tous les os de l'extrémité supérieure, tant en longueur qu'en grosseur. Il est situé sous l'acromion, le long de la partie latérale du thorax dont on le peut écarter par embas en tous sens. Sa figure est longue, irrégulierement cylindrique, épaisse à une extrémité & large à l'autre.

On le divise en trois parties; savoir,

En corps, & en deux extrémités; ou en partie supérieure, moyenne & inférieure.

La partie ou extrémité supérieure est ordinairement appellée la tête de l'humérus, & on nomme col la partie qui se trouve immédiatement au-dessous.

On considere à la tête un demi globe obliquement incliné encroûté d'un cartilage lisse & poli ; deux tubérosités, une grosse élevée en pointe vis-à-vis le demi-globe, une petite à côté entre la grosse & le demi-globe ; une cannelure ou gouttiere entre les deux tubérosités ; quatre facettes musculaires, dont trois sont sur la grosse tubérosité, une sur la pointe, une à côté & à l'opposite de la gouttiere, la troisieme plus bas du même côté & vis-à-vis la petite tubérosité, sur laquelle se trouve la quatrieme. De ces quatre facettes celle de la petite tubérosité & la seconde de la grosse sont les plus larges. Toutes ces parties de la tête de l'humérus font ensemble dans la jeunesse une seule épiphyse dont les traces restent quelquefois très-distinctes jusqu'à un âge bien avancé.

La cannelure ou goutiere qui est entre les deux tubérosités, se continue par embas comme une espece de coulisse un peu oblique, & ayant parcouru en descendant un peu plus que le quart de la longueur de l'os du bras, elle devient raboteuse, & forme une empreinte musculaire plus ou moins sensible. Les bords de cette gouttiere ou coulisse sont comme deux lignes saillantes, & comme la continuation ou des allongemens des deux tubérosités. Celle qui vient de la grosse tubérosité est la plus considérable. Elle avance jusques vers la partie moyenne du bras, où elle va se confondre avec une empreinte musculaire, éminente, longuette, large & plus ou moins raboteuse. L'autre ligne qui naît de la premiere tubérosité est moins saillante & plus courte. Au bas & à côté de cette ligne, il y a deux marques musculaires, longitudinales, étroites & superficielles; l'une au-dessus de l'autre, de façon que l'extrémité inférieure de l'une passe devant & à côté de l'extrémité supérieure de l'autre.

La partie moyenne ou le corps de l'humérus approche plus de la figure cylindrique que les extrémités. Elle est un peu élevée à l'endroit de l'éminence raboteuse ou empreinte éminente dont je viens de parler. A chaque côté de cette éminence il y a une impression musculaire. Ces deux impressions se réunissent immédiatement au-dessous de l'éminence en une seule & l'embrassent en maniere de fourche. On y voit encore du côté qui répond au milieu du demi-globe une marque musculaire longitudinale ; & environ sur le milieu du côté qui regarde la grosse tubérosité, on voit un contour obliquement cave, long & large, qui descend à côté de l'empreinte fourchue, & fait paroître cette portion de l'os comme torse ou en vis.

L'extrémité inférieure de l'humérus en quittant la partie moyenne, devient comme triangulaire & ensuite fort large, plate & un peu recourbée par son extrémité vers le côté qui répond à la petite tubérosité de l'extrémité supérieure de l'os. Elle est divisée en trois faces, deux antérieures & une postérieure qui est la plus large, & en trois angles, un antérieur & deux latéraux.

Au bas de cette extrémité large il y a deux tubérosités, l'une courte & saillante, qui répond directement au milieu du demi-globe de la tête ; l'autre oblongue, raboteuse & comme une crête, qui répond à la pointe de la grosse tubérosité. On les appelle condyles, & on donne le nom de condyle interne au court, & celui de condyle externe au long.

Entre les deux condyles, tout au bas de la face cave de l'extrémité du bras, il y a deux éminences articulaires qui ne font qu'une seule piece, l'une double & en maniere de poulie, qui est du côté du condyle court ; l'autre arrondie & comme une petite tête, qui est du côté du condyle long. La poulie a deux bords, un grand & un petit, distingués par un enfoncement mitoyen. Le petit bord se confond avec la petite tête ; le grand est évasé, & se termine par une circonférence aiguë. Le tour de cette poulie est oblique, de sorte que vers la face cave de l'os elle s'approche du condyle court & vers la face convexe elle s'en éloigne.

On observe encore au bas de l'os du bras trois fossettes, deux antérieures, dont l'une est immédiatement au-dessus de la poulie, & l'autre au-dessus de la petite tête, une postérieure très-considérable, qui est aussi immédiatement au-dessus de la poulie. Dans la jeunesse ces parties, savoir la poulie, la petite tête & le condyle court, sont des épiphyses.

La substance extérieure est compacte, mais principalement dans la partie moyenne de l'os du *bras*, où elle forme un gros tuyau garni intérieurement d'un tissu réticulaire. Les extrémités de cet os sont moins solides en dehors, & en dedans elles sont spongieuses ou cellulaires.

La situation particuliere de cet os mérite d'être bien observée, à cause de l'idée peu exacte qu'en donnent souvent l'inspection du *bras* détaché du tronc, les figures & même les termes d'externe, d'interne, d'antérieur & de postérieur qu'on applique aux différentes parties de l'os. Ceci est très-important par rapport à plusieurs cas de Chirurgie.

Quand on examine l'os du *bras* comme placé le long de l'un ou de l'autre côté du tronc, dans sa situation naturelle, on en trouve la tête tournée de maniere que le demi-globe est en dedans & en arriere, & répond à la situation proportionnée de la cavité glénoïde de l'omoplate, la grosse tubérosité en dehors & en dedans, la gouttiere ou l'intervalle des deux tubérosités presque directement en devant, le long condyle nommé communément externe, tourné autant en devant qu'en dehors, le condyle court, appellé vulgairement interne, tourné autant en arriere qu'en dedans.

L'os du *bras* est articulé en haut avec la cavité glénoïde de l'omoplate par énarthrodie, qui ne paroît pas tant dans le squelete que dans les os frais. Il est articulé enbas avec les deux os de l'avant-*bras*, de la maniere qui sera exposée ci-après.

L'usage de ces os est naturellement assez connu. L'explication de ses mouvemens demande la connoissance des os frais, de leurs ligamens & de leurs muscles.

Les os de l'avant-bras & premierement le cubitus.

L'avant-*bras* est composé de deux os longs, dont l'un est nommé *cubitus* ou os du coude, & l'autre *radius* ou rayon.

L'os du coude est inégalement triangulaire, d'une épaisseur qui diminue de plus en plus. On le peut diviser en deux extrémités, une grosse & une petite, & en partie moyenne.

On voit sur la grosse extrémité deux éminences, une grande appellée olecrane ou *ancon* ; une petite nommée coroné ou apophyse coronoïde, deux cavités sémi-lunaires ou sigmoïdes, une grande & une petite.

L'olecrane ou *ancon* est une grande apophyse qui se termine par une tubérosité raboteuse, & par une pointe mousse. La tubérosité fait le coin du coude. La pointe se loge dans la cavité postérieure de l'extrémité du *bras*, quand on étend l'avant-*bras*. La tubérosité est suivie d'une facette presque plate, oblongue & triangulaire. Au côté externe de cette facette il y en a une presque pareille, mais plus longue & un peu cave, avec une fossette musculaire.

L'apophyse coronoïde est fort saillante & un peu aigue ou pointue, comme une espece de bec large & court. Elle se loge dans la cavité qui est au-bas de l'os du *bras* au-dessus de la poulie, quand on fléchit le coude.

La grande cavité sigmoïde est directement entre ces deux éminences, & s'étend depuis la pointe de l'une jusqu'à la pointe de l'autre. Elle est articulaire, revêtue d'un cartilage fort poli, & elle est partagée en deux demi-faces par une ligne angulaire qui va le long du milieu de sa courbure depuis la pointe de l'olecrane jusqu'à celle du coroné. Cette cavité est conforme à la poulie du bras, sur laquelle elle roule obliquement. Elle forme avec elle un ginglyme très-parfait, tant par rapport à la conformation, que par rapport à la fonction. Les deux demi-faces sont encore divisées transversalement par une ligne très-légere & un peu enfoncée, qui se termine de côté & d'autre au milieu de chaque bord par une très-petite échancrure.

La petite cavité sigmoïde, qu'on peut aussi appeller transversale ou latérale, est comme une échancrure transverse de la portion inférieure de l'un des bords de la grande cavité sigmoïde, à côté de la pointe coronoïde, précisément à l'opposite de la facette musculaire dont je viens de parler. Elle est aussi cartilagineuse comme la grande, dont elle paroît une vraie continuation, & fait une partie de l'articulation du rayon. Près de cette cavité, directement au-dessous de l'apophyse coronoïde, il y a une empreinte musculaire fort raboteuse & quelquefois élevée en maniere de tubérosité.

Il faut remarquer que cette extrémité supérieure de l'os du coude est oblique, & que cette obliquité répond à celle de la poulie du bras.

La petite extrémité est cylindrique, & plus étroite que le reste de cet os : elle est comme une espece de cou qui se termine en une espece de tête renversée, applatie par le sommet & cylindrique par la circonférence. Le sommet applati & le contour cylindrique, sont tous deux revêtus d'un même cartilage très-poli. Le contour a plus de largeur aux endroits du côté de l'apophyse coronoïde & de la petite cavité sigmoïde qu'ailleurs. Cette tête a une petite apophyse styloïde sur le côté qui répond à la tubérosité de l'olecrane. Elle est fort courte, & distinguée du contour par une petite échancrure.

La portion moyenne est comme le corps de l'os, & divisée en trois faces & en trois angles. Des trois faces, il y en a une étroite & arrondie, une large & cave, une plate & marquée d'une ligne oblongue à sa partie supérieure. La face arrondie répond à la tubérosité de l'olecrane, & n'est couverte que de tégumens. Les deux autres faces sont distinguées de celle-ci par deux angles mousses, & elles s'unissent par un angle tranchant à l'opposite de la face arrondie. Cet angle tranchant regarde la pointe de l'apophyse coronoïde. La face cave est du côté de la petite cavité sigmoïde, & la face plate du côté opposé. Ces deux faces donnent attache à plusieurs muscles; l'angle aigu qui les unit, sert d'attache à un ligament qu'on nomme interosseux. Au haut de cet angle aigu, il y a une impression musculaire, oblongue & étroite. L'angle commun de la face plate & de la face arrondie, se termine embas en une éminence musculaire, oblongue & inégale.

La substance de l'os du coude est à proportion comme celle de l'os du bras marquée ci-dessus. La tubérosité de l'olecrane, & la petite tête inférieure avec son apophyse styloïde, restent souvent épiphyses très-long-tems.

Il est articulé avec la poulie de l'os du bras par un ginglyme angulaire; avec les deux extrémités du rayon, par un ginglyme latéral composé; avec la main, par ligament, & non pas par articulation.

On peut considérer la situation particuliere de cet os en deux façons, ou selon l'attitude de l'avant-bras étendu & appliqué le long du côté du tronc, ou selon l'attitude de l'avant-bras fléchi & posé au bas de la poitrine. La premiere façon paroît la plus commode pour déterminer ce qui est supérieur, inférieur, antérieur, postérieur, externe, interne. La seconde paroît la plus naturelle, comme celle qui dans le vivant est la plus ordinaire, soit qu'on soit debout, soit qu'on soit couché. Elle a été suivie par quelques Anciens.

L'os du rayon.

L'os du rayon est presque de la même étendue que celui du coude, plus gros par un bout que par l'autre, irrégulierement triangulaire, & un peu courbé selon sa longueur. On lui a donné ce nom, à cause de sa ressemblance avec un rayon de roue. Il est situé à côté & le long de l'os du coude.

On considere dans cet os deux extrémités & une portion moyenne. Des deux extrémités, l'une est petite, & comme une espece de tête avec un cou; l'autre est grosse, & ressemble à une base. Ainsi on le peut aussi diviser en tête, en corps & en base.

La tête du rayon, qui en est la petite extrémité, est très-courte, c'est-à-dire, a très-peu de hauteur : elle est enfoncée & concave par le sommet, & cylindrique par le contour. La cavité du sommet qu'on appelle cavité glenoïde, & le contour ou le bord cylindrique, sont tous deux revêtus d'une même croute cartilagineuse fort polie & luisante. Ce contour ou bord a environ le quart de sa circonférence, plus épais ou large que le reste. Le cou est étroit & posé un peu obliquement. Il se termine par une tubérosité latérale, directement au-dessous de la portion épaisse de la tête. Cette tubérosité est raboteuse sur un de ses côtés & sur le milieu, & elle est polie & superficiellement cartilagineuse sur le côté opposé.

La base du rayon, ou la grosse extrémité de cet os, a beaucoup plus de largeur que d'épaisseur. Elle a deux faces larges, & une étroite. L'une de ces faces larges est légerement concave & assez égale; l'autre face large est inégalement convexe, & partagée par des éminences longuettes ou lignes osseuses, en trois ou quatre gouttieres longitudinales, plus distinctes dans les os frais que dans les os secs. La face étroite est concave selon sa longeur; & par la rencontre de ses bords avec les bords voisins des faces larges, elle forme deux angles qui distingent les trois faces. Les faces larges font à l'opposite un bord commun & un troisieme angle. La face étroite se termine par une échancrure sémi-lunaire, qui est bordée d'un cartilage poli, & à peu près dans la même direction que la tubérosité. Les faces larges se terminent à leur angle commun par un allongement en maniere de pointe mousse, à laquelle on donne le nom d'apophyse styloïde du rayon. Elle est la continuation d'une des lignes osseuses dont il est fait mention ci-devant.

Le contour de ces trois faces latérales, ou, pour mieux dire, de la base du rayon, se termine par une cavité glenoïde, oblongue & triangulaire, dont le cartilage se continue sur le bord échancré de la petite face latérale. Cette cavité est articulaire, & comme une arcade, qui d'un côté aboutit à l'apophyse ou pointe styloïde, & de l'autre côté est tronquée par l'échancrure de la petite face latérale. Elle paroît divisée en deux portions par la traverse d'une ligne très-mince. Sa portion tronquée a, dans l'état naturel, une espece de supplément par une languette cartilagineuse, dont la description appartient à l'histoire des os frais.

La portion moyenne, ou le corps du rayon, est un peu courbée, de maniere que la concavité de la courbure est entre la tubérosité de la tête & l'échancrure sémilunaire de la base. Elle a trois faces; une arrondie, qui fait la convexité de la courbure de l'os; deux concaves : trois angles; deux mousses qui distinguent la face convexe d'avec les faces concaves; un aigu & tranchant, qui est commun aux deux faces concaves, & se trouve du côté de la concavité de la courbure. Toutes les trois ont différentes marques musculaires.

La substance de cet os est à proportion semblable à celle de l'os du coude. Il faut remarquer que la tête & la base du rayon sont des épiphyses dans la jeunesse, & qu'elles restent quelquefois épiphyses très-long-tems.

L'os du rayon est articulé avec l'os du coude, l'os du bras & les os du carpe. Le rayon est articulé avec l'os du coude par les deux extrémités au moyen d'un double ginglyme latéral. Le bord ou contour cartilagineux de sa tête, roule dans la petite cavité sigmoïde de l'os du coude, pendant que l'échancrure sémi-lunaire de sa base roule autour de la petite tête de l'os du coude.

Dans cette connexion, les petites extrémités de ces deux os se rencontrent réciproquement avec les grosses.

Il est articulé avec l'os du bras par la cavité du sommet de sa tête, appliquée à la petite tête de l'extrémité inférieure de l'os du bras. Par cette conformation, il est mobile en tout sens ; au lieu qu'étant lié par les deux extrémités, il ne pourroit avoir que deux sortes de mouvemens sur la petite tête condyloïde de l'extrémité de l'os du bras; savoir, en pivot quand il roule sur les côtés des extrémités de l'os du coude ; & en charniere, quand l'os du coude l'emporte avec lui dans ses flexions & dans ses extensions : il peut avoir ces deux sortes de mouvemens tout à la fois.

Son articulation avec les os du carpe sera expliquée après l'exposition de ces os.

Les os de la main, & premierement ceux du carpe.

La main est la derniere partie de l'extrémité supérieure. On la divise en carpe ou poignet, en métacarpe & en doigts. On peut encore la diviser généralement en face cave & en face convexe. La face concave est aussi appellée face interne, parce qu'elle est pour l'ordinaire & comme naturellement tournée vers le corps, & cachée. La face convexe est pour la même raison nommée externe, comme étant le plus souvent en-dehors & en vue. On appelle communément la face interne, le creux ou la paume de la main ; & la face externe, le dos de la main.

Le carpe est composé de huit petits os très-inégaux & irréguliers. Leur assemblage représente une espece de grotte irrégulierement quadrangulaire, attachée principalement à la base du rayon. Cet assemblage, considéré en son entier, a deux faces & quatre bords. Des deux faces, l'une est convexe & externe, l'autre concave & interne. La face externe a une convexité assez uniforme. La face interne ou concave porte quatre éminences, une à chaque coin. Des quatre bords, un touche l'avant-bras, & est comme la tête du carpe, l'autre en est la base, & touche le métacarpe; un est vers la pointe du rayon, & un vers celle du coude. J'appelle ce dernier le petit bord, & l'autre le grand.

On distingue les os du carpe en deux rangs ; un premier qui regarde l'avant-bras, & un second qui regarde le métacarpe. Chacun de ces rangs est composé de quatre os, avec cette différence que le quatrieme du premier rang est comme hors de place. Tous ces petits os ont des feuilles cartilagineuses tout-au-autour pour leur articulation mutuelle. Quelques-uns en ont aussi pour s'articuler avec le rayon, & d'autres pour la connexion avec le métacarpe & le pouce.

Il n'est pas possible de distinguer en chacun de ces os les trois dimensions ordinaires, excepté un. On peut considérer dans la plupart six côtés ou six faces, une externe du côté de la convexité du carpe, une interne du côté de la concavité du carpe, une du côté de l'avant-bras, une du côté des doigts. J'appelle l'une de ces deux, face brachiale, & l'autre, face digitale; une du côté de la pointe du rayon, que je nomme face radiale; une du côté de la pointe de l'os du coude, que j'appelle face cubitale.

De ces faces, les unes sont osseuses, les autres cartilagineuses ou articulaires. J'appelle les articulaires, facettes ; & je donne aux autres le nom de faces, étant des portions de la surface générale du carpe dans sa situation naturelle.

Pour distinguer les huit os les uns des autres, on les nomme le premier, le second, le troisieme & le quatrieme du premier rang ou du second rang, en commençant du côté du rayon ou du pouce.

Lyserus a donné des noms à chacun de ces os. Il a nommé le premier du premier rang, os scaphoïde ou naviculaire; le second, os lunaire ; le troisieme, os cunéiforme; le quatrieme qui est hors du rang, os pisiforme ou lenticulaire.

Dans le second rang, il a nommé le premier os, trapeze ; le second os, trapézoïde; le troisieme, le grand os; & le quatrieme, l'os crochu ou unciforme.

L'Os scaphoïde.

Le premier os du premier rang a été ainsi appellé en Grec, ou naviculaire en Latin, parce qu'il est fait à peu près comme un petit bateau. Il a du côté du rayon une facette convexe, qui s'articule avec la base de cet os, & un tubercule qui est une des quatre éminences de la face concave du corps. Il a du côté du pouce deux demi-facettes, une grande pour l'os trapeze, une petite pour l'os trapezoïde. Il a une facette cave pour le grand os, & une petite semi-lunaire pour l'os lunaire. La face externe & la face interne sont raboteuses.

L'Os lunaire.

Le second os du premier rang est ainsi nommé de ce qu'une de ses facettes est en croissant. Il a quatre faces articulaires; une convexe pour la base du rayon, une semi-lunaire pour la pareille de l'os scaphoïde ; une comme triangulaire pour l'os cunéiforme, & une concave, qui avec la face concave de l'os scaphoïde, forme une cavité cotyloïde pour la tête du grand os. La facette convexe forme avec celle de l'os scaphoïde, une convexité oblongue qui repond à la cavité oblongue de la base du rayon. La face externe & l'interne sont petites & raboteuses. Je l'appelle os semi-lunaire.

L'Os cunéiforme.

Le troisieme du premier rang, ainsi nommé à cause de sa figure, paroît plutôt comme un coin enchassé entre deux rangs. Il a une face raboteuse qui porte un petit tubercule, & forme principalement le bord cubital du carpe. Il a quatre facettes articulaires; une convexe, qui acheve la convexité articulaire du carpe; une orbiculaire qui est interne, c'est-à-dire, du côté de la concavité du carpe, & qui porte l'os pisiforme; deux qui font un angle, & dont l'un repond à l'os semi-lunaire, & l'autre à l'os crochu.

L'Os orbiculaire.

Le quatrieme du premier rang, appellé aussi pisiforme, ou lenticulaire, est irrégulierement arrondi. Il n'a qu'une seule facette cartilagineuse irrégulierement orbiculaire. Le bord ou la circonférence de cette facette est comme une espece de collet fort étroit : le reste est une convexité raboteuse irrégulierement arrondie. Cet os fait une des quatre éminences de la concavité du carpe. On pourroit le regarder avec l'os cunéiforme, comme faisant avec lui un troisieme rang.

Les quatre os du second rang vont de suite. Le premier s'articule avec le pouce, & les trois autres avec le métacarpe.

L'Os trapeze.

Le premier du second rang, a été ainsi nommé parce qu'on l'avoit regardé comme une espece de quarré inégal. Sa face externe est raboteuse, & fait une portion de la convexité du carpe. Sa face interne a une éminence oblongue, qui est une des quatre éminences de la concavité du carpe. Elle a une gouttiere ou coulisse du côté de la même concavité. La face externe porte aussi un petit tubercule.

Cet os a plusieurs facettes articulaires; savoir, une brachiale, une digitale ou palmaire, & deux cubitales. Elles sont cartilagineuses.

La facette brachiale qui est cave, s'articule avec l'os scaphoïde; la facette digitale avec la premiere phalange du pouce ; l'une des deux facettes cubitales avec l'os trapézoïde ou le second os du même rang, & l'autre avec le premier os du métacarpe.

La facette qui s'articule avec la premiere phalange du pouce, est comme composée de deux demi-facettes légerement sigmoïdes ou semi-lunaires, & distinguée par une éminence figmoïde ou femi-lunaire. La concavité de ces demi-facettes eft plus creufe par les côtés que dans le milieu; ce qui fait comme une portion de poulie fuperficielle & ufée par les bords.

Des deux facettes cubitales l'une eft grande, qui s'articule avec l'os trapézoïde ou le fecond os du fecond rang, & l'autre petite, qui s'articule avec la bafe du premier os du métacarpe.

L'Os trapézoïde.

Le fecond os du fecond rang mérite mieux le nom de pyramidal que celui de trapézoïde. Il eft comme une efpece de pyramide dont la pointe eft rompue. Sa bafe fait partie de la face externe, ou de la convexité du carpe, & fa pointe fait partie de la face interne ou de la concavité.

Cet os a plufieurs facettes articulaires ou cartilagineufes; favoir, une facette brachiale qui eft la plus petite de toutes, & eft articulée avec l'os fcaphoïde ou naviculaire : une facette digitale ou palmaire, en maniere de poulie; elle eft longuette, entaillée des deux côtés, & comme angulaire ou composée de deux demi-facettes. Son articulation eft avec la bafe du premier os du métacarpe. Une facette radiale, irréguliérement triangulaire, qui eft articulée avec l'os trapeze ou le premier os du même rang. Une facette cubitale, un peu concave, articulée avec le troifieme os du même rang, nommé le grand os du carpe.

Le grand Os du carpe.

Le grand os du carpe, ou le troifieme du fecond rang, eft en effet le plus grand de tous. Il a un peu de longueur & une efpece de tête articulaire arrondie, qui eft reçue ou logée dans la cavité cotyloïde faite par les deux os du premier rang. Cette articulation peut faire un petit mouvement de ginglyme.

Sa facette digitale eft une bafe cartilagineufe, inégalement & obliquement triangulaire, dont la pointe eft tournée en dedans. Elle eft articulée avec le fecond os du métacarpe, & elle eft comme un peu entaillée fur le bord radial pour s'articuler avec le petit bord du premier os du métacarpe.

La facette radiale eft très-petite & près la bafe; elle eft articulée avec l'os pyramidal. Le refte de ce côté eft fans cartilage. La facette cubitale eft double, & articulée avec une pareille de l'os crochu.

La face externe qui fait partie de la convexité du carpe, eft large, raboteufe & inégale, pour l'attache des ligamens. La face interne eft plus étroite & pareillement raboteufe; toutes les deux font fans cartilage. Il y a tout autour de ces deux faces des enfoncemens, qui dans l'état naturel font occupés par de petites glandes & des ligamens.

L'Os unciforme.

Il faut confidérer dans le quatrieme os du fecond rang, le corps & l'apophyfe crochue, dont il a tiré le nom. Cette apophyfe crochue eft à la face interne du corps; elle eft plate, recourbée, & la concavité de fa courbure eft tournée vers le grand os. C'eft l'une des quatre éminences de la concavité du carpe. La face externe du corps de l'os eft raboteufe, & comme un peu triangulaire; elle acheve la convexité du carpe. Cette face fe termine du côté de l'os du coude par une très-petite tuberofité, qui tient lieu de la face cubitale de cet os.

On y diftingue trois facettes articulaires ou cartilagineufes; une radiale, une brachiale, & une digitale ou palmaire.

La facette radiale eft double, & repond à la facette cubitale du grand os. La facette brachiale eft très-oblique, en partie légerement concave, & en partie légerement convexe, conformément à la facette digitale ou palmaire de l'os cunéïforme. La facette digitale ou palmaire eft double, ou composée de deux demi-facettes un peu concaves & diftinguées par une ligne figmoïde. Elle eft articulée avec les deux derniers os du métacarpe.

Les os du carpe font articulés entre-eux par arthrodie. Le premier rang forme avec le fecond une efpece de ginglyme, en ce que la tête du grand os peut rouler dans la cavité cotyloïde du premier rang, en même-tems que les deux premiers du fecond rang gliffent fur la facette digitale de l'os fcaphoïde, & l'os crochu de même fur l'os cunéïforme.

L'arangement naturel de tous ces os forme fur la convexité générale du carpe, un enfoncement tranfverfal, qui diftingue le fecond rang d'avec le premier, & qui paroît principalement entre l'os fcaphoïde & les trois derniers os du fecond rang. Cet enfoncement eft comme un pli, par lequel le fecond rang eft un peu renversé fur la convexité du premier rang. Les quatre éminences de la concavité du carpe fervent d'attache à un fort ligament tranfverfal. Tous ces os font fpongieux en dedans, & leur furface eft un peu compacte.

Les Os du métacarpe.

Le metacarpe eft la feconde portion de la main, fituée entre le carpe & les doigts. Les anciens qui avoient donné au carpe le nom de brachial, d'où le mot de bracelet paroît être tiré, ont appellé port-brachial le métacarpe.

Le métacarpe eft composé de quatre os, & forme d'un côté une concavité large qu'on appelle la paume de la main, & de l'autre une convexité légere qu'on nomme le dos de la main. Les anciens Anatomiftes comptoient cinq os au métacarpe, parce qu'ils y rangeoient celui qu'on prend à préfent pour la premiere phalange du pouce.

Ces quatre os font longs, plus épais dans leurs extrémités que dans le milieu, inégaux en longueur & en grandeur. Le premier eft le plus grand de tous; les autres vont en diminuant par degrés dans toutes leurs dimenfions. Rarement on trouve les deux premiers égaux.

On divife chaque os en extrémité & en partie moyenne, ou en bafe, en corps & en tête. Les bafes font angulaires & tournées vers le carpe; les têtes font arrondies en maniere de condyles, & tournées vers les doigts. Les unes & les autres font recouvertes de cartilages. Les têtes reftent long-tems épiphyfes très-diftinctes.

Les bafes font fort étroites & comme angulaires vers la concavité de la main. Elles ont quelque largeur fur la convexité de la main. Elles font très-larges aux deux autres côtés, où elles ont de petites facettes articulaires, que j'appelle facettes latérales, & leur plus grande convexité s'avance vers la concavité de la main, où elle fe termine par deux pointes mouffes. Les facettes latérales font interrompues par des échancrures & des foffettes. Les côtés applatis des têtes font un peu enfoncés, & ont environ au milieu de cet enfoncement une petite tubercule.

Le corps de chacun de ces os eft rétréci, triangulaire, & diftingué en trois faces, dont une eft externe, un peu convexe, & qui aide à faire le dos de la main. Les deux autres faces font internes, un peu concaves, tournées obliquement, l'une vers le rayon, & l'autre vers l'os du coude. Ces trois faces font diftinguées par trois angles, dont celui qui fépare les faces internes eft aigu & comme tranchant. Ces faces internes avec leurs angles communs forment la concavité ou la paume de la main.

Le premier Os.

Le premier os du métacarpe eft le plus long, le plus gros & le plus grand de tous. C'eft celui qui foutient le doigt index. Sa bafe eft un peu cave, proportionnée à la face digitale du fecond os du fecond rang du carpe. Elle a une petite échancrure angulaire au bord externe. Sur le bord cubital de sa base, il y a une petite facette latérale qui s'articule avec la base de l'os voisin.

Le bord interne de la base se termine latéralement par un angle oblique qui s'articule avec l'angle voisin de la base du grand os. Autour de la base il y a des inégalités & des enfoncemens qui servent aux ligamens & aux glandes articulaires. La face externe du corps de l'os est plus large vers la tête que vers la base.

Le second os.

Le second os du métacarpe soutient le doigt long. Il a cela de particulier, que sa base est fort oblique, & se termine au bord externe par une pointe angulaire du côté du premier os. Il est articulé par la face triangulaire de cette base avec la base du grand os, & par ses facettes latérales avec les facettes latérales voisines du premier & du troisieme os du métacarpe.

Le troisieme os.

Le troisieme os du métacarpe soutient le doigt annulaire. Il est plus petit que les précédens. Sa base est irrégulierement triangulaire, & à proportion plus petite que celle des autres. Il est articulé par la facette principale de sa base avec la premiere demi facette de l'os crochu. Les petites facettes latérales de cette base le sont avec les facettes latérales voisines du second & du quatrieme os.

Le quatrieme os.

Le quatrieme os du métacarpe soutient le petit doigt. La principale facette de sa base n'est pas triangulaire comme aux bases des autres os du métacarpe. Elle est également large en rond, un peu oblique, en partie légerement convexe, & en partie légerement concave. Cet os est articulé par la principale facette de sa base avec la seconde demi-facette de l'os crochu, & par une facette latérale avec la base du troisieme os. Cette articulation est beaucoup plus libre que les articulations pareilles des autres os du métacarpe. Au côté opposé de la facette latérale il y a une petite tubérosité particuliere.

Les doigts en général.

Les doigts font la troisieme partie de la main, & terminent toute l'extrémité supérieure. Ils sont au nombre de cinq à chaque main, nommés le pouce, l'index, le long doigt, l'annulaire, l'auriculaire ou petit doigt.

En général ils représentent comme autant de pyramides osseuses, composées, longues, menues, convexes d'un côté, légerement caves de l'autre, attachées par leur base au carpe & au métacarpe, d'où elles vont ensuite en diminuant aboutir à une espece de petite tête.

Le pouce est le plus gros de tous les doigts. Après lui c'est le troisieme, auquel on donne en particulier le nom de long. Le second & le quatrieme sont moins longs & presque égaux, mais le quatrieme un peu moins que le second. Le cinquieme est le plus petit de tous.

Chaque doigt est composé de trois pieces, qui portent le nom de phalanges, dont la premiere a plus de longueur & d'épaisseur que la seconde, & celle-ci plus que la troisieme. Chacune de ces phalanges est divisée à peu près comme le doigt entier, en base, en corps ou portion moyenne, en tête, en deux faces, l'une convexe & l'autre concave, & en deux bords. Les bases des phalanges paroissent très-long-tems épiphyses, comme les têtes des os du métacarpe.

La premiere phalange du pouce.

La premiere phalange ne ressemble pas aux premieres phalanges des autres doigts. Elle a été regardée parmi les anciens Auteurs comme un os du métacarpe, & elle en a véritablement la ressemblance. On comptoit alors cinq os du métacarpe, & on ne donnoit que deux phalanges au pouce. La face convexe de cette phalange est fort applatie & plus large vers la tête que vers la base. Sa face concave est légerement distinguée en deux par une espece de ligne angulaire. Sa tête est comme celle des os du métacarpe, excepté qu'elle est applatie par le sommet.

La facette articulaire de sa base est proportionnée à la facette digitale de l'os trapeze du carpe, & taillée à contre-sens; de sorte que leurs cavités & leurs éminences sigmoïdes se croisent. Cette articulation est assez particuliere & comme une espece de double ginglyme, qui permet aisément la flexion, l'extension, l'adduction & l'abduction, mais difficilement les mouvemens obliques; car alors les deux facettes se barrent réciproquement.

La tête & la base portent toutes deux très-long-tems les marques d'épiphyses. Ainsi cette phalange paroît un os du métacarpe dégénéré.

La seconde phalange.

La seconde phalange du pouce est plus courte que la premiere. Son corps est convexe ou demi-cylindrique d'un côté, applati de l'autre & rétréci entre les deux bords. Sa base est légerement cave par sa facette articulaire & environnée de côté & d'autre par de petites tubérosités vers les bords & vers l'angle de la phalange. La tête est une portion de poulie assez réguliere, dont le tour s'avance plus sur la face concave ou plate de la phalange, que sur la face convexe. Cette poulie a sur chaque côté une petite fossette & des inégalités en maniere de tubercules. On voit sur la face plate ou concave de la phalange deux lignes raboteuses, une à côté de chaque bord de la face. On les détruit très-souvent en nettoyant les os pour un squelete. Ce sont des empreintes ou marques d'attache de gaines annulaires, dont il sera parlé dans l'exposition des os frais.

La connexion de cette phalange est avec la premiere par une espece d'arthrodie, ou par une énarthrose applatie, qui en permet le mouvement en plusieurs sens, mais plus borné qu'ailleurs. Elle est articulée avec la troisieme par un ginglyme très-parfait.

La troisieme phalange.

La troisieme phalange représente la moitié d'une espece de cone partagé en long; de sorte que mettant la troisieme phalange de l'un des deux pouces contre celle de l'autre, elles forment ensemble le cone entier. La face convexe est plus égale que la face plate. Les deux bords ont chacun une tubérosité attenant la base. Cette base a deux facettes caves unies ensemble par l'articulation ginglymoïde avec la tête de la seconde phalange. La tête de la troisieme phalange est petite & plate, & aboutit à un rebord demi-circulaire fort raboteux, qui du côté de la face plate représente un fer à cheval.

Les quatre doigts.

Les quatre doigts en général & leurs phalanges en particulier, se ressemblent beaucoup par rapport à leur structure, & ne different principalement qu'en volume. L'indice ou l'index & le troisieme sont presque égaux; l'indice néantmoins est ordinairement plus gros & quelquefois paroît le plus court des deux. Celui du milieu est le plus long de tous, & le quatrieme est le plus petit. On observe à peu près les mêmes proportions aux phalanges.

Les premieres phalanges.

Les premieres phalanges de ces quatre doigts sont faites à peu près comme la seconde du pouce : mais elles sont plus longues à proportion, plus plates sur leurs faces concaves, & plus arrondies sur leurs faces convexes. Les faces concaves ou plates ont le long de leurs bords une espece de ligne raboteuse comme la seconde phalange du pouce. Leurs bases sont plus caves, proportionément à leur articulation avec les têtes des os du métacarpe. Leurs têtes sont ginglymoides ou en poulie, comme la tête de la seconde phalange du pouce.

Les secondes phalanges.

Les secondes phalanges sont plus courtes, moins larges & moins épaisses que les premieres. Elles sont légerement courbées comme elles, & au reste elles leur ressemblent par rapport à la structure, excepté qu'elles se rétrécissent peu à peu depuis leurs bases jusqu'à leurs têtes, qui sont très-petites, & que leurs bases ont une double cavité pour s'articuler par charniere avec les premieres phalanges. Leurs faces concaves ou plates sont aussi marquées de deux lignes raboteuses comme celles des premieres phalanges.

Les troisiemes phalanges.

Les troisiemes phalanges ressemblent à la derniere du pouce, excepté qu'elles sont plus petites & proportionnées à chaque doigt.

Il faut remarquer en général de toutes les phalanges, que leurs bases ont de petites tubérosités, & que leurs têtes, excepté les dernieres phalanges, ont chacune à chaque côté une fossette inégalement arrondie, & bordée de petites éminences.

Situation particuliere & usage des os de l'extrémité supérieure.

La main est communément représentée par le squelete & par la plupart des figures, comme étant dans le même plan & dans la même direction longitudinale que les os de l'avant-*bras*. Cela donne une très-fausse idée de sa vraie situation particuliere par rapport à l'avant-*bras*. Cette situation est naturellement oblique en deux manieres. Le dos de la main est incliné sur la convexité du carpe, & fait angle avec les deux os de l'avant-*bras*. Le quatrieme os du métacarpe est outre cela incliné vers l'os du coude en particulier. En un mot, la largeur de la main fait angle avec la largeur de l'avant-*bras*, & l'épaisseur de la main fait en même tems angle avec l'épaisseur de l'avant-*bras*. Je parlerai ici de la portion de l'avant-*bras* la plus voisine de la main.

Cela dépend de la conformation & de l'assemblage des os du carpe & de leur connexion avec les os de l'avant-*bras*. Premierement les deux rangs de ces os font sur la convexité du carpe comme un pli transversal, & les facettes articulaires brachiales des deux premiers os du premier rang sont tournées un peu vers la convexité du carpe. C'est ce qui oblige la main d'être un peu renversée dans son attitude naturelle. Secondement, le bord qui répond à l'os du coude est beaucoup plus court que le bord qui répond au rayon. C'est ce qui fait incliner le bord voisin de la main vers le même côté.

Faute de cette attention on laisse communément dans les squeletes un grand vuide entre l'extrémité de l'os du coude & l'os cunéiforme du carpe. Il est encore à observer que le bord du métacarpe du côté de l'os du coude est aussi plus court que l'autre bord; de sorte qu'on peut également distinguer le grand bord & le petit bord dans le carpe ou poignet, & dans le métacarpe ou la paume de la main.

Dans cette situation oblique & naturelle de la main, les doigts étant étendus & un peu écartés, on verra que l'extrémité de l'index répond à l'interstice de l'os de l'avant-*bras*; & si avec cette attitude on fait alternativement les mouvemens de pronation & de supination, on verra qu'alors l'extrémité de l'index devient comme le centre commun de ces mouvemens.

Cet arrangement de tous les os de la main est encore très-commode pour lui donner plusieurs sortes d'attitudes; car elle peut par ce moyen s'allonger, s'applatir, s'accourcir, & se rétrécir. On la peut élargir & applatir par l'extension générale de tous les doigts, & par le renversement particulier du pouce. C'est ce qu'on appelle étendre & ouvrir la main. On la peut accourcir en fléchissant tous les doigts, soit pour faire ce qu'on appelle fermer la main, soit pour empoigner quelque chose; à quoi la situation du pouce contribue particuliérement, aussi-bien que la disposition oblique des os du métacarpe & des doigts; & comme dans ce cas le pouce contrebalance tous les autres doigts, l'articulation de sa premiere phalange avec l'os trapezoïde du carpe paroît rendue plus ferme & plus sûre, en participant un peu du ginglyme par sa conformation, quoique son mouvement en général soit en plusieurs sens. Enfin on peut rétrécir la main & en former une espece de rigole par l'adduction du pouce, & par la mobilité particuliere du quatrieme os du métacarpe dont j'ai parlé. Et si en même tems on fléchit & serre les doigts, on fait ensemble l'accourcissement & le rétrécissement de la main, d'où il résulte un creux qu'on appelle la tasse ou le gobelet de Diogene.

Les doigts ont encore cela de remarquable, que l'articulation de la seconde phalange du pouce, & celle des premieres phalanges des autres doigts étant mobiles en plusieurs sens, & faites à peu près comme l'articulation de l'os du *bras* avec l'omoplate, on ne peut cependant mouvoir ces phalanges autour de leurs axes. Cela ne dépend pas de leur conformation, mais du défaut des muscles propres à faire ce mouvement. L'articulation de la premiere phalange du pouce n'est pas dans le même cas, parce que quand il auroit des muscles propres à faire ce mouvement, sa conformation demi-ginglymoïde ne le permettroit pas.

Le pouce est dans une situation différente de celle des autres doigts. Ceux-ci par rapport à leurs faces & à leurs bords ou côtés, ont dans leur attitude naturelle & la plus ordinaire à peu près la même direction que le plan du métacarpe.

Le pouce étant dans son attitude naturelle & libre de toute action musculaire, sa face convexe répond à la face convexe du rayon, & sa face concave ou plate est tournée vers le petit doigt. Sa premiere phalange fait angle entrant avec le rayon, & angle saillant avec la seconde phalange, laquelle & la troisieme sont dans une direction droite & pareille à celle de l'avant-*bras*.

Le carpe est la base & comme le centre de tous les mouvemens de la main, excepté celui de rotation. Par son moyen on peut incliner la main en tous sens, mais avec plus de facilité vers les faces & vers les bords, qu'en tout autre sens. Les quatres os de ce second rang peuvent avoir un petit mouvement sur les trois principaux du premier rang. Ce mouvement est une espece de ginglyme.

Le rayon est comme le manche de la main, & c'est principalement par son moyen que l'on fait avec la main des mouvemens réciproques comme sur un pivot, en tournant l'un ou l'autre bord de la main vers le corps. Quand c'est le grand bord ou bord radial qui y est tourné, on appelle le mouvement ou l'attitude pronation. On leur donne le nom de supination, quand c'est le petit bord ou le bord cubital. Dans l'attitude naturelle la plus ordinaire, c'est la paume ou la concavité de la main qui regarde le carpe, & non pas les bords.

Cette attitude de la main détermine la vraie situation particuliere du rayon, qui n'est pas parallelement à côté de l'os du coude, comme on le représente vulgairement par les figures & par le squelete. Il se croise obliquement avec l'os du coude, de maniere que sa pointe ou apophyse styloïde est directement vis-à-vis celle de l'os du coude, & c'est sa vraie situation naturelle. La courbure du rayon fait qu'on le peut croiser davantage, & c'est ce qui arrive dans la pronation. Quand

Quand on la met parallelement, c'est l'état de la supination.

Le coude soutient le manche de la main, sans qu'il soit lui-même articulé avec la main. Il tient le rayon étroitement attaché par deux ginglymes latéraux & par le moyen des ligamens forts qui l'empêchent de s'en écarter dans les mouvemens les plus violens. Mais quand on pousse ou presse quelque chose avec la main, c'est le rayon qui soutient tout l'effort. Dans ce cas sa base large est un appui du poignet, & sa tête concave est fortement appuyée sur la petite tête inférieure de l'os du *bras*. L'obliquité de la poulie de l'os du coude fait qu'en fléchissant l'avant-*bras* de bas en haut, son extrémité se porte naturellement vers la poitrine, difficilement vers l'articulation de l'omoplate.

La connoissance des cartilages & des ligamens qui composent les extrémités supérieures n'étant pas moins nécessaires que celles des os, je trouve à propos de donner sur ce sujet les

Remarques de M. Winslow, sur les Os frais.

Le cartilage dont le demi-globe de la tête de l'os du *bras* est encroûté, est par degrés plus épais vers le milieu de la convexité, que vers le contour du bord.

Les quatre facettes qui sont aux tubérosités, & qui paroissent cartilagineuses dans les os décharnés & dans les os secs, ne servent que d'attaches tendineuses aux quatre muscles de ceux qui meuvent l'os du *bras* sur l'omoplate.

La gouttiere ou coulisse qui descend entre les deux tubérosités, est en partie enduite d'une croûte très-mince, qui paroît plutôt être ligamenteuse, que cartilagineuse, & en partie d'une couche tendineuse, dont il sera parlé dans la suite.

La poulie & la petite tête de l'extrémité inférieure de l'os du *bras*, sont revêtues d'un même cartilage commun & continu, dans lequel on observe la même proportion d'épaisseur que dans celui de l'extrémité supérieure. Cette remarque paroît assez générale dans les cartilages articulaires convexes.

Les fossettes voisines de la poulie & de la petite tête sont légerement enduites d'une espece de vernissure cartilagineuse ou ligamenteuse.

Le ligament capsulaire ou tunique mucilagineuse de l'articulation de la tête de l'os du bras avec l'omoplate, environne toute l'articulation assez largement. Depuis son attache autour du bord de la cavité glenoïde, il s'étend autour du bord de l'hémisphere de la tête du bord, & s'attache près de ce bord vers les facettes musculaires de la grande tubérosité, & la facette musculaire de la petite.

Ensuite il s'en éloigne de côté & d'autre dans le grand intervalle des deux tubérosités, c'est-à-dire, entre la petite tubérosité & la facette la plus inférieure de la grande tubérosité cartilagineuse, en descendant comme par degrés sur le col de l'os jusqu'au dessous, & à quelque distance de la portion inférieure de l'hémisphere cartilagineuse.

Dans tout ce trajet la capsule s'attache fortement à l'os, excepté au petit intervalle des tubérosités; c'est-à-dire, à l'endroit de la gouttiere ou coulisse où elle forme un allongement comme un tuyau d'entonnoir proportionné à la capacité de la coulisse, & fortement attaché à la portion supérieure de la même coulisse. Ce tuyau membraneux est la gaine du tendon inter-articulaire du biceps.

Le vrai ligament de cette articulation paroît être composé de deux sortes de ligamens fortement unis ensemble; savoir d'un ligament capsulaire qui environne tout-à-fait l'article, & de plusieurs vrais ligamens, qui d'espace en espace s'étendent sur le capsulaire, & s'y unissent fort étroitement.

Ainsi la capsule ou tunique mucilagineuse de cette articulation est en partie fortement unie aux quatre tendons plats attachés aux facettes des deux tubérosités; & elle est en partie couverte des vraies bandes ligamenteuses, qui entre ces quatre tendons & à côté du premier & du dernier d'eux, forment quelque épaisseur. Le reste de l'intervalle qui est entre la premiere ou la plus supérieure des trois facettes de la grande tubérosité & la facette de la petite tubérosité, est si peu garnie de fibres ligamenteuses qu'on a cru qu'il n'y en avoit point du tout.

On s'est contenté de dire qu'en ces endroits le ligament orbiculaire étoit fort raboteux en-dehors, quoique très-luisant & poli au-dedans.

Il y a sur le corps de l'os du *bras*, deux ligamens particuliers, que j'appelle ligamens inter-musculaires; ou ligamens latéraux de l'humérus, ce sont des ligamens longs, plats, minces; & très forts, sans beaucoup de largeur, attachés par un bord & comme de champ le long du corps de l'os, depuis environ le tiers supérieur de ce corps jusqu'à l'un & l'autre condyle; ils sont médiocrement bandés, fort étroits en haut; & plus larges vers les condyles.

L'extrémité inférieure de l'os du *bras* est jointe aux os de l'avant-*bras* par le moyen de deux trousseaux de ligamens, dont l'un est attaché au condyle interne; l'autre au condyle externe. Chaque trousseau est composé de filets ramassés ensemble à la pointe du condyle, ensuite écartés par bandes en maniere de pattes d'oie.

Le ligament capsulaire est immédiatement attaché aux condyles qu'il couvre à ces endroits; ensuite il est attaché tout autour de l'une & l'autre face de l'extrémité de l'os, au-dessus des cavités ou fossettes voisines de la poulie & de la petite tête. Son attache aux faces de l'os est comme en arcade; de sorte qu'elle est beaucoup plus éloignée de l'articulation sur le milieu de ces faces que sur les condyles. Les fossettes sont très-légerement vernissées d'une matiere cartilagineuse.

Cette capsule paroît fortifiée par une toile ligamenteuse dont les filamens se croisent en divers sens. Mais il faut avoir grand soin de ne pas prendre pour filamens ligamenteux quelques fibres tendineuses des muscles auxquelles elle est très-adhérente. Elle paroît plus lâche & plus ample quand on en a détaché les muscles; qu'elle ne l'est naturellement & pendant qu'elle y est attachée.

Les deux cavités sygmoïdes de la grosse extrémité sont encroûtées d'un cartilage commun à l'un & à l'autre. Il est un peu interrompu sur le milieu des bords de la grande cavité par les petites échancrures transversales dont on a parlé ci-devant. Cette croûte cartilagineuse paroît plus épaisse vers le bord des cavités que dans le milieu.

L'extrémité inférieure ou la petite tête de l'os du coude, est couverte d'un cartilage qui s'étend autour de son bord cylindrique, sur la petite échancrure du côté du stylet & un peu sur ce même stylet.

Le cartilage qui couvre la tête du rayon s'étend de même à proportion autour du bord cylindrique de cette tête. Une portion latérale de la tubérosité musculaire qui est immédiatement au-dessous du col, est encroûtée d'un cartilage luisant, très-mince.

La base du rayon est cartilagineuse par toute sa face concave, qui se trouve dans plusieurs sujets comme divisée en deux par une ligne saillante très-fine du même cartilage. L'échancrure latérale de la base est aussi recouverte d'une continuation de ce cartilage.

Les coulisses ou demi-gouttieres latérales de la base du rayon paroissent aussi un peu revêtues d'une matiere cartilagineuse, mais c'est plutôt par des portions de ligamens annulaires.

Outre ces incrustations le rayon porte à sa base un cartilage accessoire particulier. C'est une languette triangulaire d'environ une ligne d'épaisseur; plus longue que large, plus plate que cave par ses faces qui sont très-polies. Elle est attachée par sa base, c'est-à-dire par la petite côte de son triangle, à toute l'échancrure sigmoïde ou latérale de la base du rayon; de sorte qu'une de ses faces est de niveau avec la grande face cartilagineuse de la base du rayon, & sa pointe directement vis-à-vis ou à l'oppoſite de la pointe ſtyloïde du rayon. L'autre face touche le ſommet plat de la petite tête de l'os du coude, ſans y être attachée.

Ce cartilage peut être appellé cartilage inter-articulaire de l'articulation du carpe avec l'avant-*bras*. Il eſt attaché par des ligamens extrêmement courts au rayon, dont il ſuit les mouvemens en gliſſant ſous le ſommet de la petite tête de l'os du coude. Ainſi il eſt comme un allongement articulaire de la face inférieure de la baſe du rayon, & remplit dans l'état naturel le vuide qui paroît ſi grand dans le ſquelete, entre la petite tête de l'os du coude & l'os voiſin du carpe.

Quelques-uns des ligamens des os de l'avant-*bras* ſont communs avec l'os du bras ; il y en a qui leur ſont communs avec les os de la main, & il y en a qui leur ſont propres. Ces derniers ſont au nombre de deux ; un qu'on appelle le ligament interoſſeux de l'avant-*bras*, & un qu'on peut nommer le ligament coronaire du rayon. On y peut joindre des ligamens particuliers appellés ligamens annulaires, qui ne ſervent point aux os, mais ſeulement au paſſage d'un vaiſſeau ; & on y peut encore ajouter des expanſions ligamenteuſes, auxquelles on peut donner le nom de ligamens muſculaires.

Le ligament interoſſeux de l'avant-*bras* eſt à peu près comme celui de la jambe. Il eſt attaché d'une part du côté de l'angle tranchant de l'os du coude, & de l'autre part le long de l'angle tranchant de l'os du rayon. Il eſt principalement compoſé de deux plans de fibres très-fortes, qui ſe croiſent obliquement, & forment d'eſpace en eſpace des trous par où paſſent les vaiſſeaux ſanguins.

Ce ligament ſert à lier fortement enſemble les deux os, & ces plans ou faces ſervent d'attache à pluſieurs muſcles. Il eſt fort tendu dans la ſupination de la main, & paroît un peu plié ſelon ſa longueur dans la pronation.

Le ligament coronaire du rayon eſt comme un cerceau ligamenteux qui environne la circonférence ou le bord circulaire de la tête de cet os, depuis un côté de la petite cavité ſigmoïde latérale ou tranſverſe de l'os du coude juſqu'à l'autre ; de ſorte que ſon contour fait environ trois quarts de cercle. Il eſt très-fort, & approche beaucoup d'une ſolidité cartilagineuſe. Il eſt liſſe & poli du côté de la tête du rayon ; & quoiqu'il la tienne ſerrée contre l'os du coude, il lui donne aſſez d'aiſance pour pouvoir rouler de côté & d'autre par le mouvement de pronation & de ſupination.

Le ligament capſulaire de l'articulation de l'os de l'avant-*bras* avec l'os du coude, deſcend depuis ſon attache à l'os de l'avant-*bras*, & s'attache du côté de l'olecrane tout autour du bord de la grande cavité ſigmoïde, en renfermant la pointe de l'olecrane, & la pointe ou apophyſe coronoïde. Il s'avance auſſi ſur la tête du rayon, & s'attache tout autour au ligament coronaire. Ainſi il environne tout-à-fait l'articulation de ces trois os, & ſert de capſule à la liqueur mucilagineuſe fournie par les glandes, & la ſubſtance adipeuſe ou graiſſeuſe qui s'y trouvent, ſourtout à l'extrémité de l'os du coude.

Les vrais ligamens communs qui lient les os de l'avant-*bras* avec l'os du *bras*, nommés ligamens latéraux, ſont les deux trouſſeaux ligamenteux que j'ai dit ci-deſſus être attachés aux condyles de l'os du *bras*, & former par leur diviſion comme des pattes d'oie. On peut appeller ligament brachio-cubital celui qui eſt attaché au condyle interne, & brachio-radial celui qui eſt attaché au condyle externe.

Le ligament brachio cubital s'avance ſur le ligament capſulaire, auquel il eſt fort adhérent, deſcend enſuite au de-là du grand bord de la poulie de l'os du coude, & s'attache au côté de la grande cavité ſigmoïde de l'os du coude en maniere de rayons, dont le centre ou l'attache centrale eſt au condyle interne du *bras*. Il eſt couvert de pluſieurs tendons qui y ſont fortement collés, & paroiſſent le fortifier.

Le ligament brachio-radial eſt diſpoſé à peu près de la même maniere, mais avec plus d'étendue. Depuis le condyle externe de l'os du *bras*, il s'épanouit comme d'une eſpece de centre, & s'attache au contour du ligament coronaire du rayon, juſqu'au col de cet os, & même très-fortement aux parties voiſines de l'os du coude. Dans tout ce trajet, il recouvre le ligament capſulaire, & eſt lui-même recouvert de pluſieurs tendons qui ſont fortement attachés à tous les deux.

Des ligamens qui font la connexion de ces os avec ceux de la main, il y en a un qui eſt comme un cordon un peu rond, attaché à l'apophyſe ſtyloïde de l'os du coude, d'où il paſſe directement ſur l'os cunéiforme du carpe, en s'y attachant d'une maniere particuliere. Il y en a un qui eſt large, & attaché autour de la pointe du rayon, & qui de-là va s'attacher aux os du carpe.

Depuis ce ligament ſtyloïde du rayon, tout le long de chaque côté du bord de la baſe du rayon, il y a des rangées de fibres ligamenteuſes, dont la direction eſt à peu près comme celles du même ligament, leſquelles rangées ſont ſuivies d'autres ſemblables, juſqu'au ligament ſtyloïde de l'os du coude. Ces dernieres rangées renferment le cartilage acceſſoire ou inter-articulaire de la baſe du rayon ; & du côté du ligament ſtyloïde de l'os du coude, elles forment comme un trouſſeau particulier attaché à la pointe du cartilage inter-articulaire.

Tous ces ligamens recouvrent entierement & étroitement le ligament capſulaire, qui y eſt ſi intimement uni, que l'on a de la peine à l'en diſtinguer. Il eſt auſſi en partie recouvert d'une portion d'un grand ligament oblique, lequel étant très-largement attaché à la groſſe extrémité du rayon, environ deux travers de doigt au-deſſus de la pointe ſtyloïde, traverſe enſuite obliquement en partie la convexité de la baſe du rayon, en partie la convexité du carpe, ſe contourne enfin vers l'os orbiculaire, & s'y attache. On l'appelle ligament tranſverſal externe du carpe. On le peut auſſi nommer le grand ligament oblique du poignet.

Il y a pluſieurs petits ligamens annulaires de diſtance en diſtance ſur la convexité de la baſe du rayon, depuis ſa pointe ſtyloïde juſqu'à ſon articulation avec l'extrémité du coude. Il y en a pour le moins ſix ; quelquefois il y en a de doubles & de triples.

Le premier eſt attaché ſur la pointe ſtyloïde ; le ſecond, à la gouttiere voiſine de la pointe ſtyloïde ; le troiſieme, à la petite gouttiere étroite ou mitoyenne ; le quatrieme, à la gouttiere ſuivante ; le cinquieme au coin de l'échancrure ſémi-lunaire de la baſe, comme ſur l'arculation de la baſe avec l'os du coude ; & le ſixieme, à l'extrémité voiſine de l'os du coude vers ſon apophyſe ſtyloïde.

Ces ligamens particuliers ſont pour la plupart couverts du grand ligament oblique, & ils y ſont auſſi fortement attachés d'un côté, qu'ils le ſont à l'os même de l'autre côté. Ils ſont très-forts ; & leurs concavités, qui ſervent de paſſage & de bride aux tendons des muſcles particuliers, ſont très-polies, & accompagnées d'une eſpece de gaines, mucilagineuſes, très-minces.

On peut ranger ici les expanſions ligamenteuſes qui couvrent pluſieurs muſcles au-dehors, en maniere de bande de large, & qui en ſéparent pluſieurs comme par autant de cloiſons particulieres. Les unes & les autres ſervent d'attaches à des muſcles, & font l'office d'os. Elles ſont très-épaiſſes à leurs attaches aux os, & très-fortes. On peut appeller les unes bandes ligamenteuſes ou gaines muſculaires ; & les autres, cloiſons ligamenteuſes, ligamens inter-muſculaires.

Tous les os du carpe, du métacarpe & des phalanges des doigts, ſont encroûtés de cartilages aux mêmes endroits que j'ai appellés facettes cartilagineuſes. La ſeule différence, eſt, que les cartilages qui répondent à ces facettes deſſéchées, ſont dans les os frais plus épaiſſes, moins dures, & très-blanches. Leur figure eſt la même dans ceux d'un corps parfaitement adulte ;

elle est altérée dans les os secs des sujets plus jeunes, & très-dérangée dans ceux des petits enfans. Les impressions & les échancrures qui logent les glandes mucilagineuses, sont plus marquées dans les cartilages des os frais, à cause de leur épaisseur, que dans les os secs.

Les ligamens du carpe sont en grand nombre. Il y en a qui attachent chaque os en particulier immédiatement à un ou à deux des os voisins dans le même rang. Ces ligamens sont composés d'une grande quantité de filets: mais ils sont extremement courts, & ne permettent aux os qu'un petit mouvement fort obscur. Il y en a qui attachent les os d'une rangée à ceux de l'autre. Ils sont de même composés de beaucoup de filets, mais ils sont moins courts que les précédens; & aussi permettent-ils un mouvement plus manifeste, comme il paroît assez quand on fléchit le poignet. Il y en a enfin qui font la connexion des trois premiers os du carpe avec les os de l'avant-*bras*. On y peut encore ranger ceux qui attachent les os du second rang avec les os du métacarpe & la premiere phalange du pouce.

Les ligamens qui servent à l'articulation du carpe avec les os de l'avant-*bras*, ont été décrits ci-dessus avec ceux de ces deux os, excepté leurs attaches au carpe. Le ligament styloïdien du rayon s'attache autour de la tubérosité voisine de l'os scaphoïde. Le styloïdien du coude se colle d'abord à l'os cunéiforme, & ensuite à l'os crochu, d'où il s'étend quelque peu sur le quatrieme os du métacarpe.

Les rangées ligamenteuses qui sont entre ces deux ligamens, autour de la base du rayon & autour d'une partie de la petite tête de l'os du coude, s'attachent aussi autour de la convexité commune des trois premiers os. La capsule mucilagineuse qui revet intimement la surface interne de ces rangées ligamenteuses, s'attache avec elles aux mêmes endroits.

Outre ces petits ligamens courts de chaque os de l'un & de l'autre rang, les surfaces raboteuses de tous ces os, surtout celles qui composent la convexité du carpe, servent d'attaches à quantité de bandes ligamenteuses qui s'étendent sur les petits ligamens particuliers, s'y unissent très-étroitement, & semblent par-là les fortifier. Il s'en trouve aussi dans la concavité du carpe: mais ils sont en moindre quantité & moins forts.

Il y a encore un ligament considérable qu'on appelle le ligament transversal interne du carpe. On lui avoit donné le nom de ligament annullaire, qu'il peut toujours porter à juste titre, selon l'explication de ce terme annullaire que j'ai rapporté ci-devant en parlant des ligamens en général.

Les os du métacarpe, outre les ligamens courts qui les attachent au second rang des os du carpe, en ont de particuliers qui les attachent les uns aux autres par leurs bases & par leurs têtes. Les bases du troisieme & du quatrieme de ces os sont moins serrées que celles du premier & du second; ce qui rend le mouvement de ces deux os très-sensible, surtout celui du quatrieme os du métacarpe.

Les têtes de ces os sont aussi fortement attachées les unes aux autres par un ligament fort, qui est placé transversalement dans la paume de la main, & attaché par des allongemens particuliers aux extrémités voisines des têtes, de maniere qu'il forme sur les intervalles des têtes une espece de brides percées ou échancrées, par où passent librement les tendons des muscles qu'on nomme fléchisseurs des doigts. Ces brides ligamenteuses sont soutenues par des expansions aponévrotiques.

La premiere phalange du pouce est attachée à l'os trapeze par des ligamens courts qui passent obliquement sur leur articulation. Les premieres phalanges des quatre doigts après le pouce, sont attachées aux têtes des os du métacarpe à peu près de la même maniere & par des ligamens à peu près semblables, qui sont fortifiés par l'adhérence du ligament transversal dont je viens de parler. La seconde phalange du pouce est attachée à la premiere par des ligamens presque pareils aux précédens.

La troisieme phalange du pouce est jointe à la seconde, de même que les secondes phalanges des quatre doigts suivans, sont jointes avec les premieres, & les troisiemes, avec les secondes par des ligamens latéraux, à peu près comme les os de l'avant-*bras*, avec l'os du *bras*; c'est-à-dire, que les filets de ces ligamens latéraux sont ramassés comme en pointe dans leurs attaches aux tubercules latéraux des têtes de ces phalanges, & ils sont écartés comme en rayons sur les côtes des bases des phalanges voisines.

Les deux premieres phalanges de chaque doigt ont chacune une gaine ligamenteuse très-forte attachée aux lignes raboteuses de leurs faces plates. Le dedans de ces gaines est tapissé d'une membrane mucilagineuse qui s'étend en forme de tuyau d'une phalange à l'autre par dessus leur articulation. Elles servent de passage & de brides aux tendons des muscles fléchisseurs des doigts. WINSLOW.

Tous ces os seroient inutiles & embarrassans, s'ils n'étoient munis de muscles propres à les mouvoir dans toutes les directions que les diverses circonstances où l'on se trouve peuvent exiger. Tous ces muscles sont décrits, & leurs usages spécifiés sous leurs noms propres. Je me contenterai donc de donner leurs noms & quelques observations de Cowper qui y ont rapport.

Galien, Jacques Sylvius & Vesale donnent sept muscles à chaque *bras*, dont voici les noms:

Le pectoral,
Le deltoïde,
Le grand rond,
Le très-large du dos,
Le sus-épineux,
Le sous-épineux, &
Le sous-scapulaire.

Arantius, dans ses Observations Anatomiques, en ajoute un autre aux précédens, qui est appellé par Riolan.

Coraco-brachial.

Auquel Julius Casserius de Plaisance, ajoute

Le petit rond.

Que quelques Auteurs regardent comme le huitieme muscle de cette partie, ce qui lui a fait donner le nom d'*Octavus humeri Placentini*.

Les muscles de l'avant-bras.

La partie inférieure du *bras*, comprise depuis le coude jusqu'au poignet, est appellée avant-*bras*. Elle se fléchit & s'étend au moyen de cinq muscles, qui sont:

Le Biceps,
Le brachial interne,
Le jumeau,
Le brachial externe, &
L'anconé.

Les muscles de la paume de la main.

Les anciens Anatomistes ne donnoient qu'un muscle à la paume de la main, qui est le long palmaire.

Mais Fallope donne la description du court palmaire, dont Jean-Baptiste Cananus, un des plus célebres Anatomistes de son tems, lui donna la connoissance. Valverda en a parlé le premier dans le Traité d'Anatomie qu'il a écrit en Espagnol.

Les muscles des quatre doigts.

On divise les muscles des quatre doigts en communs & en propres. Les premiers sont attachés aux protubérances externe, ou interne des os de l'avant-*bras*. Ils se subdivisent ensuite, & vont s'insérer dans quelques-uns des doigts, si ce n'est dans tous. Ces muscles sont

Le perforé,
Le perforant,
Les lumbricaux,
L'extenseur commun des doigts.

Les propres sont ceux dont l'origine est distincte, & qui s'inserent sans aucune subdivision dans les doigts qui leur sont respectifs. En voici le nom

Les interosseux,
L'extenseur de l'index,
L'abducteur de l'index,
L'extenseur du petit doigt,
L'abducteur du petit doigt.

Les muscles du pouce,

Les Auteurs ne sont point d'accord sur le nombre, l'origine & l'insertion des muscles du pouce; ce que l'on peut attribuer en partie à la grande variété qu'on remarque dans divers sujets. Ces muscles sont

Le long fléchisseur du pouce,
L'abducteur du pouce,
Le fléchisseur du premier & du second os du pouce,
L'adducteur du pouce,
L'extenseur de la premiere phalange du pouce,
L'extenseur de la seconde phalange du pouce,
L'extenseur de la troisieme phalange du pouce.

Les muscles du poignet ou du carpe.

La description que les Auteurs nous ont laissée de ces muscles est généralement la même. Ils tirent leurs noms de leur situation & de leurs usages: ils sont au nombre de quatre.

Le fléchisseur radial du carpe,
Le fléchisseur cubital du carpe,
L'extenseur radial du carpe,
L'extenseur cubital du carpe.

Les muscles du rayon,

Le rayon a un mouvement commun avec l'os du coude. Il a outre cela un mouvement qui lui est propre, dans lequel le carpe avec la main se meuvent par haut ou par bas. Il y a pour cet effet deux sortes de muscles, dont les uns sont appellés pronateurs & les autres supinateurs. Les premiers le tournent en dedans & la paume de la main en bas, les autres en dehors & la paume de la main en haut. Ils ont reçu leurs noms de leurs figures & de leurs usages.

Le pronateur rond,
Le pronateur quarré,
Le long supinateur,
Le court supinateur.

Pour les vaisseaux sanguins des extrémités supérieures, voyez les articles *Arteria* & *Vena*, & pour leurs nerfs, voyez *Nervi*.

BRACHUNA. Le même qu'*Acrai*. Voyez ce dernier mot.

BRACHYCEPHALI, βραχυκεφαλοί, de βραχὺς, *court*, & κεφαλὴ, *tête*; espece de poisson dont Oribase, *Med. Coll. Lib. II. cap.* 28. condamne l'usage à cause du mauvais suc qu'il fournit, & de son odeur rance.

BRACHYCHRONIUS, βραχυχρόνιος, de βραχὺς, *court*, & χρόνος, *tems*; épithete d'une maladie qui ne dure que fort peu de tems. GALIEN, *Def. Med.*

BRACHYLOGIA, βραχυλογία, de βραχὺς, *court*, & λόγος, mot ou sentence. Sentence abrégée comme les aphorismes d'Hippocrate.

BRACHYPNOEA, *Brachypnée*, βραχύπνοια, de βραχὺς, *court*, & πνέω, *respirer*; signifie le plus souvent une respiration courte & lente, & prise par longs intervalles, suivant Galien, *Lib. III. de Diff. Resp. cap.* 8. Ainsi βραχύπνοος, est celui qui prend sa respiration peu à peu, & par longs intervalles, ce qui vient d'un refroidissement universel de tout le corps, & de l'extinction de la chaleur naturelle, *Lib. III. Epidem. Ægr.* 1. *&* 15. Mais, *Lib. I. Epid. & Lib. VI. Epid. Sect.* 2. *Aph.* 9. βραχύπνους, est une respiration courte prise à petits intervalles, ou une respiration foible & fréquente, opposée à μακρόπνους. GALIEN, *Lib. III. de Diff. Resp. cap.* 11. FOESIUS.

BRACHYPOTÆ ou BRACHYPOTI, βραχυπόται ἢ βραχυπόται, de βραχὺς, *court*, *foible*, & πότος, *boisson*; *petits buveurs*. Les phrenétiques sont, à ce que prétend Hippocrate, *Lib. I. Porrhet.* βραχυπόται, c'est-à-dire, qu'ils boivent peu & souvent. *Galen. Com. III. in* 3. *Epid.* les appelle aussi βραχυπόται, ce qu'il traduit par ὅσοι καὶ βραχὺ καὶ διὰ πολλοῦ πίνουσιν, ceux qui boivent peu à la fois & par longs intervalles.

Quelques-uns ont cru mal-à-propos qu'Hippocrate a voulu désigner par ce terme la crainte qu'ont des fluides les personnes attaquées de la rage: mais il est clair qu'il n'a voulu parler que d'un symptome très-fréquent dans les fievres de la mauvaise espece; & qui ne peut être que fâcheux, puisqu'il empêche les malades de boire autant qu'il le faut, ce qui est pourtant extremement nécessaire dans la cure des maladies aigues.

Il y a toute apparence que ce dégout pour les fluides ne vient que de la sécheresse, & par conséquent du resserrement des vaisseaux lactés qui empêchent les liqueurs d'y entrer. De-là vient que les liqueurs surchargent les intestins & occasionnent des nausées.

Je me souviens à ce sujet d'une observation qui m'a été communiquée par un Medecin fort célebre, qui assistant un malade qui avoit la fievre, ne put jamais venir à bout de le faire boire, quoiqu'il eût pu être guéri par ce moyen. Mais à la fin lui ayant offert de l'huile d'amande douce, il la prit avec plaisir & en grande quantité, jusqu'à ce qu'il eut entierement recouvré la santé. Si l'on considere dans ce cas les vaisseaux lactés, obstrués par trop de sécheresse, & que l'on fasse attention à la nature relâchante de l'huile, on comprendra facilement pourquoi cette liqueur devoit plaire à ce malade, tandis qu'il ne pouvoit souffrir les autres.

BRACHYS. Voyez *Brevis*.

BRACIUM, *Cuivre*. RULAND.

BRACTEA, Ἔλασμα, ἐλασμὸς, πέταλον, le même que *lamina*, une plaque ou piece de métal fort mince. RULAND.

BRADYPEPSIA, βραδυπεψία, de βραδὺς, *lent*, & πέπτω, *cuire*, *digérer*; *digestion lente, foible & imparfaite*. GALIEN, *de Diff. Sympt. cap.* 4.

BRADYS, βραδὺς, *lent*. Voyez *Tardus*.

BRANCA. Mot Italien qui signifie *pié*. De-là vient qu'on appelle l'acanthe *branca ursina*, c'est-à-dire, *pié* d'ours, à cause de la ressemblance qu'ont les feuilles de cette plante avec le pié de cet animal. BLANCARD.

BRANCA LEONIS ou PES LEONIS. Voyez *Alchimilla*.

BRANCA URSINA, *Germanica*. Voyez *Sphondylium*.

BRANCHUS, βράγχος, τὸ, fluxion d'humeurs sur la gorge, ou espece de catarrhe appellé par *Cœlius Aurelianus, Lib. II. Tard. Pass. cap.* 7. *Raucitas*, *enrouement*. De-là, *Lib. I. Epid.* βραγχώδεες φωναὶ, & βραγχωδήςαλα ὕδαλα, *Lib. de Aer. Loc. & Aqu.* font des eaux qui difpofent la voix à devenir rauque. FŒSIUS.

BRANCHI ou BRANCHÆ, eft le nom de ces tumeurs glanduleufes de la gorge, qui reffemblent à deux amandes, & qui font accompagnées de la difficulté de cracher & de refpirer. CASTELLI.

BRANCIA, *Verre.* RULAND.

BRANTA ou BERNICLA, eft une efpece d'oie que l'on trouve en Angleterre & en Ecoffe, & qui a donné lieu à plufieurs fables. On a prétendu qu'elle naiffoit fur les arbres, & demeuroit fufpendue à leurs branches. D'autres ont avancé qu'elle s'engendre du bois vermoulu. *Aldrov. Ornith. Lib. XIX. cap.* 23. en donne la defcription. Sa chair eft moins favoureufe & d'une odeur plus forte que celle de l'oie ordinaire, mais les Montagnards d'Ecoffe l'eftiment un mets très délicat.

BRASE, *Charbon.* RULAND.

BRASILIA, *Bois de Bréfil* ou *de Fernambouc*, Offic. *Arbor Brafilia*, Raii Hift. 2. 1736. Park. Theat. 1644. *Brafilium lignum*, J. B. 1. 490. *Brafilium lignum*, Chab. 37. *Lignum Brafilianum*, Geoff. Tract. 316. Mont. Exot. 8. *Pfeudifantalum rubrum, five arbor Brafilia*, C. B. Pin. 393. *Ibirapitanga five lignum rubrum*, Pif. (Ed. 1658.) 164. *Ibirapitanga Brafilienfibus*, Marcg. 101. *Crifta pavonis coronillæ folio tertia, five tinctoria maxima Brafiliana, flore variegato parvo odoratiffimo, filiqua aculeatâ, lignum Brafilium dictum ferens*, Breyn. Prod. 2. 37. *Etythoxylum Brafilianum fpinofum, foliis acaciæ*, Herm. Par. Bat. Prod. 333. DALE.

C'eft le bois d'un arbre appellé *pfeudofantalum rubrum, Brafilia*, C. B. P. Les Teinturiers l'employent pour teindre en rouge. Il y a encore un bois de Bréfil jaune qui eft en ufage pour la teinture. GEOFFROY.

Il eft chaud & fec; il paffe pour calmer la fievre, pour fortifier & pour refferrer, de même que les fandaux. DALE.

BRASIUM. Voyez *Byne.*

BRASMA, βράσμα, dans *Diofcoride*, *cap.* 189. *Lib. II.* eft une efpece de poivre noir vuide & léger qui n'eft bon à rien. Jean Bauhin affure que l'on doit entendre par ce nom celui qui fe pourrit fur la plante qui porte le poivre ordinaire fans jamais parvenir à maturité.

BRASMOS, βρασμός, le même que ζύμωσις, *fermentation*, d'après un Auteur Grec fort ancien nommé *Pharnuthus.* Elle eft encore appellée *ecbrafmus*, ἐκβρασμός. CASTELLI.

BRASSATELLA. *Braffadella*, le même qu'*ophioglofsum* ou *langue de ferpent.* RULAND.

BRASSICA, *Chou*, plante fort célebre parmi les anciens & d'un grand ufage chez les modernes.

Le *chou* de jardin eft agréable à l'eftomac quand il eft peu cuit; car lorfqu'il l'eft trop il refferre beaucoup, furtout fi on le fait cuire deux fois, ou fi on le fait bouillir dans une leffive. Le *chou* d'automne eft plus acrimonieux & plus nuifible à l'eftomac. Celui qui croît en Egypte eft fi amer qu'on ne peut le manger.

Le *chou* en tant qu'aliment eft bon pour fortifier la vue & pour guérir les tremblemens. Etant mangé après les repas il prévient les mauvais effets de la replétion & de l'ivreffe. Ses jeunes pouffes font plus agréables à l'eftomac, mais plus remplies d'acrimonie & plus diurétiques. Etant confites avec de la faumure elles nuifent à cette partie & dérangent le ventre. Le fuc de *chou* pris avec de l'iris & du nitre, lâche le ventre; & pris dans du vin il eft bon pour la morfure de la vipere. Mêlé avec la farine de fœnugrec & du vinaigre, il foulage la goute des piés & des mains, & on l'applique avec fuccès fur les ulceres fales & invétérés. Tiré par le nez, il dégage le cerveau; & employé en forme de peffaire avec de la farine d'ivraie, il excite les regles.

Un cataplafme de fes feuilles, feules ou pilées avec de l'orge féché au feu, eft efficace contre toutes fortes d'inflammations, les tumeurs œdémateufes & l'éréfipele, & guérit les épinyctides & la lepre. Ces mêmes feuilles appliquées avec du fel, font fuppurer les charbons & empêchent la chute des cheveux. Cuites avec du miel elles arrêtent les progrès de la gangrene; & mangées crues avec du vinaigre, elles foulagent ceux qui font affligés des maladies de la rate. Elles font revenir la voix lorfqu'on les mâche & qu'on en avale le fuc. La décoction de *chou* lâche le ventre & excite les regles aux femmes. Ses fleurs employées en forme de peffaire après l'accouchement, caufent la ftérilité. Sa femence, celle principalement du *chou* d'Egypte, chaffe les vers. Elle entre auffi dans la thériaque. Elle diffipe les taches de rouffeur. Ses tiges & fes racines récentes étant réduites en cendres & mêlées avec du faindoux, appaifent les douleurs invétérées des côtés lorfqu'on les applique fur la partie. DIOSCORIDE, *Lib. II. cap.* 146.

Le *chou* fauvage croît pour la plus grande partie dans les lieux fcabreux & fur le bord de la mer. Il reffemble au *chou* cultivé, excepté qu'il eft plus blanc, plus velu & plus amer. Ses jeunes pouffes cuites dans une leffive ne font point défagréables au gout.

Un cataplafme de fes feuilles confolide les plaies & difcute les tumeurs & les inflammations œdémateufes. *Id. cap.* 147.

Nous n'aurions pas fi-tôt fait fi nous voulions rapporter tout ce qui a été dit à la louange du *chou.* Le Medecin Chryfippe a composé fur ce fujet un volume, qu'il a diftribué en différens chapitres & fections, fuivant les différentes parties du corps humain; & Dieuches a imité fa conduite. Pythagore & Caton qui les ont précédés ne fe font pas moins étendus fur les louanges de cette plante. Il eft d'autant plus utile de favoir quelle a été l'opinion de Caton touchant les vertus du *chou*, qu'elle nous inftruit de l'état dans lequel la Medecine a été chez les Romains pendant fix cens ans.

Les anciens Grecs diftinguoient trois efpeces de *chou*, le *frifé*, qu'ils appelloient *felinas*, à caufe de la reffemblance que fes feuilles ont avec celles de l'ache. Cette efpece eft amie de l'eftomac & lâche le ventre. L'autre eft celui dont les feuilles font amples & unies, & qu'ils appelloient *caulodes*; il n'étoit d'aucun ufage en Medecine. Le troifieme eft le *crambe*, dont les feuilles font minces, unies & fort preffées. Ce dernier eft amer, mais poffede des grandes vertus. Caton préféroit le *chou* frifé à tout autre, & mettoit au fecond rang le *chou* uni dont les feuilles font amples & la tige épaiffe.

Il dit qu'il eft efficace pour les maux de tête, la foibleffe de la vue & les éblouiffemens, pour la rate, l'eftomac & les inteftins, lorfqu'on en prend le matin à jeun la quantité d'un quart-de pinte dans du vinaigre & du miel, mêlé avec de la coriandre, de la rue, de la mente & de la racine de lafer; que les vertus de ce remede font fi grandes, que ceux qui pilent les drogues fentent augmenter leurs forces. On peut le manger après l'avoir pilé avec ces fimples, ou tiré de la liqueur dans laquelle il trempoit. Mêlé avec de la rue, de la coriandre, un peu de fel & de la farine d'orge, il compofe un cataplafme excellent pour la goute. Sa décoction dans l'eau foulage les nerfs & les articulations; c'eft une fomentation admirable pour les plaies & même pour les cancers qui ont réfifté à tout autre remede. Il veut que l'on commence par fomenter la partie avec cette décoction tiede, & qu'on y applique deux fois par jour la plante après l'avoir pilée. Il affure que par ce moyen on vient à bout d'incarner les fiftules creufes & de réfoudre les tumeurs.

Rien n'eft meilleur, fuivant lui, pour rappeller le fommeil, que de manger le matin à jeun du *chou* cuit avec de l'huile & du vinaigre : cuit deux fois, & mangé avec de l'huile, du fel, du cumin & de la farine d'orge féchée au four, il appaife les tranchées : mais il produit beaucoup plus d'effet lorfqu'on le mange fans pain. Bu dans du vin rouge, il purge la bile noire. L'urine de ceux qui font usage du *chou*, étant gardée pendant quelque tems, & chauffée ensuite, est un excellent remede pour les nerfs. Je vais rendre la pensée de l'Auteur dans ses propres termes : « Si vous lavez, « dit-il, un petit enfant avec cette urine, vous le ren- « drez extremement robuste. » Il assure que le suc de *chou*, mêlé avec du vin & versé dans les oreilles, guérit la surdité, &, ce qui est bien plus, guérit les dartres vives sans ulcérer les parties. Voilà ce que Caton dit du *chou*. Je trouve à propos de rapporter ici ce que les Grecs ont dit de cette plante : mais je ne m'arrêterai seulement qu'aux circonstances que Caton a omises. Ils tiennent donc que le *chou* est cholagogue, & qu'il lâche le ventre lorsqu'il est bouilli : mais qu'il le resserre lorsqu'on le fait cuire deux fois ; qu'il empêche l'effet du vin dont il est ennemi ; qu'il prévient l'ivresse lorsqu'on le mange au commencement du repas, & l'indigestion lorsqu'on en use après. Ils assurent encore qu'il éclaircit la vue, surtout lorsqu'on met dans les angles des yeux quelques gouttes de son suc cru, mêlé avec du miel attique ; qu'il se digere aisément & réveille les sens. Les Disciples d'Erasistrate assurent d'une commune voix, que rien n'est plus efficace pour l'estomac & pour les nerfs, & l'ordonnent dans la paralysie, les tremblemens & les crachemens de sang.

Hippocrate l'ordonne après qu'on lui a fait prendre deux bouillons, avec du sel à ceux qui ont la colique & la dyssenterie. Il le croit bon encore dans le ténesme & les affections des reins, pour augmenter le lait & pour exciter les regles. Sa tige, mangée crue, chasse le fœtus qui est mort dans la matrice. Apollodore ordonne sa semence ou son suc contre le venin des champignons, (*fungi.*) *Philistius* en recommande le suc dans du lait de chevre, avec du sel & du miel, dans la convulsion appellée *opisthotonos*. Je trouve encore que quelques personnes ont été guéries de la goute par l'usage du *chou*. On en prend dans du vin blanc pendant 40 jours dans la cardialgie, l'épilepsie & les maladies de la rate. Le suc tiré de sa racine, est un gargarisme & une boisson excellente pour la jaunisse & la phrénésie. On l'ordonne dans du vinaigre avec de la coriandre, de l'anet & du poivre pour le hoquet. On en oint l'estomac pour en dissiper l'enflure. Sa décoction avec de la farine d'orge, ou son suc avec du vinaigre, ou du fœnu-grec, guérit les morsures des serpens, & les ulceres sordides invétérés. Quelques-uns appliquent ce suc sur les jointures affectées de la goute. Il guérit, étant employé de la même maniere, les épinyctides ou telle autre maladie de la peau, & les éblouissemens soudains, (*caligines.*) Il les dissipe aussi étant mangé avec du vinaigre. Il efface ces marques livides du visage, ou de telle autre partie du corps que ce soit, si on l'en frotte. Il guérit aussi, mêlé avec de l'alun rond & du vinaigre, la lepre & la *psore*, & empêche la chute des cheveux. Epicharme assure que le *chou* est un topique admirable pour les maladies des parties naturelles, & qu'on augmente sa vertu en le mêlant avec de la farine de feves. Il appaise les convulsions étant mêlé avec de la rue ; & pris avec les semences de cette plante, il modere la chaleur des fievres ardentes, il guérit les maladies de l'estomac, & chasse l'arriere-faix. Ses feuilles pulvérisées, guérissent la piqure de la musaragne.

De toutes les especes de *choux*, les plus doux sont les *cymæ* (les broccolis :) ils ne sont d'aucun usage en Medecine ; ils se digerent difficilement, & nuisent aux reins. Il est bon de savoir encore, que l'eau dans laquelle on a fait cuire des *choux*, & dont on fait tant de cas, répand une grande infection lorsqu'on la verse à terre. Les tiges du *chou* réduites en cendres, passent pour être caustiques, & guérissent la sciatique lorsqu'on les mêle avec du vieux oing. Avec le suc du silphium & du vinaigre, elles servent de dépilatoire, & empêchent le poil de renaître. Prises dans de l'huile chaude, ou dans l'eau où on les a fait bouillir, elles sont efficaces dans les convulsions, les ruptures internes, & les meurtrissures occasionnées par des chutes.

Le *chou* n'a-t'il donc point de mauvaises qualités ? Oui, sans doute ; & ces mêmes Auteurs reconnoissent qu'il rend l'haleine puante, & gâte les dents & les gencives.

Caton ne donne pas de moindres louanges au *chou* sauvage. Il assure qu'étant réduit en poudre & tiré par le nez, il en corrige la mauvaise odeur. Quelques-uns l'appellent *chou* de roche, & prétendent qu'il est ennemi du vin. Il a deux petites feuilles rondes & lisses, & ressemble beaucoup au *chou* cultivé, excepté qu'il est plus blanc & plus velu.

Chrysippe le recommande pour l'enflure & pour la mélancolie. Il l'estime propre pour les plaies récentes, pourvu qu'on l'applique avec du miel, & qu'on ne l'ôte qu'au bout de sept jours. Il veut qu'on le pile avec de l'eau pour les tumeurs scrophuleuses & les fistules. D'autres assurent qu'il arrête le progrès des ulceres chancreux appellés *nomæ*, qu'il consume les excroissances & rend la peau unie. Etant mâché, il consolide les ulceres de la bouche, & guérit les maladies des amygdales. Sa décoction avec du miel, employée en forme de gargarisme, produit le même effet. Un liniment composé de trois parties de *chou* sur deux d'alun, avec du vinaigre, guérit la *psore* & la lepre invétérée.

Epicharme assure qu'il ne faut que l'appliquer sur la morsure d'un chien enragé pour la guérir : mais qu'il produit beaucoup plus d'effet avec le laser fétide & du vinaigre très-fort. Il passe aussi pour tuer les chiens qui en mangent. Sa semence rotie est un remede contre le venin des serpens, les mauvais effets des champignons & du sang de taureau. On emploie ses feuilles cuites pour les maladies de la rate. On les applique avec succès toutes crues avec du soufre & du nitre sur la partie malade, comme aussi sur les mamelles pour en dissiper la dureté. Les cendres de sa racine dissipent l'enflure de la luette lorsqu'elles la touchent. Employées en forme de liniment avec du miel, elles répriment les parotides, & guérissent les morsures des serpens. J'ajouterai à ce que je viens de dire, une circonstance, c'est qu'il écure & nettoie parfaitement les marmites dans lesquelles on le fait cuire, quand même il s'y seroit formé une croute que rien n'auroit pu ôter.

Le *lapsana* est une espece de *chou* sauvage, haut d'un pié, dont les feuilles sont velues. Il ressemble beaucoup au navet, excepté que sa fleur est plus blanche. C'est un aliment qui a la vertu de lâcher le ventre.

Le *chou* marin purge avec beaucoup plus de violence que toutes les autres especes de *chou*. On l'apprête en gras pour corriger son acrimonie, qui est extremement contraire à l'estomac. PLINE, *Lib. XX. c.* 9.

Le *chou* que l'on a fait cuire deux fois resserre le ventre : mais il est plutôt laxatif qu'astringent, lorsqu'on ne le cuit qu'une seule fois, & qu'on le mange avec de l'huile, de la saumure ou du sel. Son suc est aussi plus purgatif que celui des lentilles. Le chou marin, *brassica marina*, a une qualité beaucoup plus purgative, comme cela paroît par son gout amer & salé. P. EGINETE, *Lib. I. cap.* 74.

Le *chou* est dessiccatif, soit qu'on le mange ou qu'on l'applique extérieurement, sans aucune acrimonie apparente ; ce qui fait qu'il consolide les plaies, qu'il guérit les ulceres malins, & les tumeurs qui sont difficiles à discuter. Il est aussi déterſif ; ce qui le rend propre à guérir la lepre. Sa semence, celle principalement du *chou* d'Egypte, tue les vers. Ses tiges calcinées ont une qualité caustique, & sont très-efficaces, étant mêlées avec de la graisse pour dissiper les douleurs invétérées de côté. Le *chou* sauvage a beaucoup plus de force que le cultivé ; ce qui fait qu'on ne sauroit en manger sans en être incommodé. *Idem*, *Lib. VII. cap.* 3.

Le suc du *chou* est quelque peu purgatif, bien que suivant la notion que nous avons des dessiccatifs, il dût plutôt resserrer que relâcher. Il desseche autant que les lentilles ; ce qui le rend nuisible à la vue, à moins que les yeux ne soient extraordinairement humides. Il n'est point aussi sain que la laitue, & contient un suc fétide. ORIBASE, *Med. Coll. Lib. II. cap.* 5.

Le même Auteur recommande la décoction de la racine du *chou* comme diurétique & emménagogue. SYNOP. *Lib. I. cap.* 22.

Maniere de préparer le chou citée par ORIBASE, *d'après Mnesithée de Cyzique.*

Coupez votre *chou* par morceaux, lavez-le bien & jettez l'eau, pilez-le ensuite avec une quantité suffisante de rue & de coriandre; arrosez-le avec de l'oxymel, & saupoudrez-le de quelque peu de silphium.

Ce remede, pris à la dose d'un demi-quart de pinte, ne souffre aucune matiere nuisible dans le corps, la prévient & la chasse, supposé qu'elle s'y soit déja amassée. Il éclaircit la vue, guérit la courte haleine, & toutes les maladies qui ont leur siége dans la région du diaphragme & des hypocondres, leve les obstructions de la rate, & la diminue lorsqu'elle est trop grosse. Il est extremement efficace dans les maladies causées par la bile noire dont il débarrasse les veines. Rien n'est comparable à cette préparation du *chou*, lorsqu'on en use à jeun, pour les maladies des articulations.

Pour les tranchées on le prépare de la maniere suivante.

Faites macérer le *chou* dans une grande quantité d'eau; mettez-le ensuite dans l'eau chaude, & faites-le cuire jusqu'à ce qu'il soit beaucoup diminué. Cela fait, égoutez-le, & mettez-y de l'huile. Faites-le bouillir de nouveau, & gardez-le dans un vaisseau. Il faut en manger tous les matins pendant plusieurs jours, ou froid, ou avec quelque autre aliment, mais sans donner dans l'excès, de peur qu'il ne fasse plus de mal que de bien. ORIBASE, *Med. Coll. Lib. IV. cap.* 4.

Simeon Séthi, qui vivoit vers l'an 1070. parle du *chou* en ces termes:

Le *chou* engendre des sucs grossiers & de la bile noire; il affoiblit la vue, & interrompt le sommeil par des songes effrayans. Son suc est purgatif, mais sa substance resserre: de-là vient que lorsqu'on veut arrêter une diarrhée, on fait bouillir le *chou* deux fois, & on en use sans l'exposer à l'air, ni sans le faire refroidir dans l'eau froide. Son suc est beaucoup plus nuisible en automne qu'en hiver. Il excite l'urine, il tue les vers, & empêche les mauvais effets de l'ivresse. On assure qu'il affoiblit la vue, & qu'il dissipe en mêmetems cette espece d'aveuglement qui naît d'une humidité superflue. On diminue sa qualité nuisible en le faisant cuire avec de la viande bien grasse. Sa semence appliquée sur les parties génitales, corrompt par une certaine qualité occulte la liqueur séminale, & empêche les femmes de concevoir. Elle nuit encore aux poumons.

On prétend que le *chou* est de tous les alimens le plus propre pour prévenir l'ivresse, & que son suc pris dans du miel fait revenir la voix lorsqu'on l'a perdue. Appliqué sur les plaies, il les consolide, il guérit les ulceres malins & les inflammations. SIMEON SETHI.

Il suit de ces observations que l'on doit considérer dans le *chou* deux especes de substances d'où dépendent les différens effets qu'il produit: l'une est un principe solide & terrestre, dont il tire sa qualité dessicative, astringente & obstruante, & le défaut qu'il a d'engendrer des mauvais sucs & de la bile noire. L'autre est son suc, auquel on doit attribuer sa vertu détersive, apéritive & désobstruante. Cette doctrine est confirmée par ce vers de l'Ecole de Salerne.

Jus caulis solvit, cujus substantia stringit.

« Le suc du *chou* lâche le ventre & sa substance le resserre. »

Mais comme l'autorité de M. Hoffman ne peut manquer d'être d'un grand poids dans notre siecle, je vais rapporter ce qu'il dit du *chou*.

Le *chou* rouge ordinaire, dit cet Auteur, possede une qualité médicinale & contient un suc, qui par sa qualité nitreuse, douce, émolliente, laxative, apéritive, atténuante & irritante, procure les excrétions qui sont absolument nécessaires pour la conservation de la santé. De-là vient qu'il est non-seulement un préservatif contre les maladies chroniques, mais qu'il contribue encore efficacement à leur guérison. *Bartholin, Lib. de Med. Danorum Domest. Diss.* 1. parle du *chou* en ces termes: « Le *chou* dont les paysans se servent est préférable aux « autres herbes potageres, puisque par ses qualités sa« lutaires, soit qu'on le mange cru ou cuit, il prévient « les maladies qui obligent de recourir aux remedes « des boutiques. Un Medecin étranger qui étoit venu « en Danemarc pour s'y établir, n'eut pas plutôt vu la « quantité de *choux* dont les jardins étoient remplis, « qu'il comprit qu'il n'y auroit pas grand chose à faire « & qu'il abandonna le pays. Il tient le ventre libre, « & la décoction de ses sommités évacue une si grande « quantité de bile & de phlegme, qu'on auroit peine à « trouver un purgatif plus sûr, plus efficace, sans en « excepter l'hellébore & la scammonée. » On trouve dans les pousses du *chou* rouge ordinaire, lorsque l'automne est fort avancé, un suc qui a le goût de la manne & du miel, & qui en découle lorsqu'on les laisse pendant quelque tems dans un lieu froid. J'ai souvent éprouvé qu'il possede une qualité purgative. C'est une très-mauvaise méthode de faire d'abord bouillir le *chou* pendant quelque tems, de l'écouler & de le faire bouillir dans de nouvelle eau, car par-là on le dépouille de la plus grande partie de son suc, dont les propriétés sont si salutaires; je ne puis donc m'empêcher de recommander la maniere dont le préparent les habitans de la Westphalie & du Duché de Brunswich. Ils ne jettent point l'eau qui est imprégnée des vertus de cette plante, mais ils y ajoutent de la graisse & du sel, & en composent un mets, qui non-seulement flatte le palais, mais qui est encore extremement sain. On prépare avec les sommités du *chou* rouge, le cresson d'eau, le lierre rampant, l'épinard, l'asperge, la racine de chicorée & l'ortie morte, cuites dans du bouillon de bœuf ou de chapon, un aliment préférable à tous les remedes dans la phthisie & le scorbut. HOFFMAN, *de Præstantia Medic. Domest.*

Le suc du *chou* est de telle nature qu'il nourrit non-seulement le corps, mais qu'il corrige encore l'acreté des sels contenus dans les liqueurs, adoucit l'acrimonie du sang, nettoye les intestins & les reins. De-là vient qu'il est extremement salutaire dans les maladies de la poitrine, lorsqu'on le fait cuire au four dans un vaisseau fermé & qu'on le mange avec du sucre ou du miel. Car par ce moyen il se change en moins de demi-heure en une gelée, qui employée en forme de looch, est d'une efficacité singuliere dans les toux seches, les écorchures de gosier auxquelles les vieillards sont sujets, & dans les cas où il est besoin d'évacuer par l'expectoration une matiere purulente. Quelques Prédicateurs & quelques Musiciens ont coutume de boire souvent de la décoction de *chou* rouge, avec des raisins secs, pour guérir l'enrouement qui survient quand on a beaucoup parlé. Son suc employé pour boisson ordinaire, est un excellent remede pour le scorbut, & c'est selon toute apparence la raison pour laquelle le Medecin dont Bartholin parle, se promit si peu de succès en Danemarc, où le scorbut est endémique, lorsqu'il vit une si grande quantité de *choux* dans les jardins des habitans. Les Italiens mangent les jeunes poussés du *brassica fimbriata*, ou broccoli en salade, à dessein de lâcher le ventre & d'exciter l'urine. Konigius rapporte l'histoire d'un paralytique, qui après avoir été abandonné fut heureusement délivré de sa maladie par du *chou* infusé dans du vin avec des correctifs convenables. Cette plante lorsqu'on la fait un peu cuire, & qu'on y ajoute du suc de citron & du beurre frais, est un remede excellent pour la phthisie & la consomption. Le *chou* rouge est préférable au blanc, dans les cas où le corps est affligé d'ulceres, parce que dans ces sortes de tempéramens, le blanc acquiert d'abord une qualité putride & devient fétide. Je suis persuadé que l'usage modéré de cette espece de *chou*, peut quelquefois produire des effets salutaires : mais je ne saurois croire qu'il engendre des bons sucs lorsqu'on en fait un trop grand usage. Quand il est question d'exciter l'urine & de lâcher le ventre, il ne faut qu'user de ce *chou*, car par sa qualité muriatique il produit cet effet sur ceux qui ne sont point accoutumés aux remedes. La plupart des Polonois se servent du *chou* mariné pour prévenir les effets de la débauche, & s'en trouvent fort bien. On a aussi remarqué que la saumure du *chou* bue copieusement, a guéri des fievres continues, l'hydropisie & des fievres tierces opiniâtres. Lorsque les Paysans de la Croatie ont la fievre, ils s'en délivrent en s'appliquant sur le front un cataplasme de *chou* mariné. La saumure dans laquelle on a fait mariner cette plante passe pour être efficace dans les brûlures, la gangrene & les inflammations du gosier qui ne font que commencer, lorsqu'il est question de rafraîchir & de répercuter, surtout lorsqu'on y ajoute du suc de citron. Le *chou* mariné n'est pas moins efficace lorsqu'on l'emploie à l'extérieur, puisqu'il est rafraîchissant, répercussif, apéritif & détersif. C'est l'ordinaire d'appliquer après les vésicatoires des feuilles de *chou* blanc ointes avec du beurre, mais on doit avoir soin de les changer toutes les heures. Suivant Etmuller, on peut en appliquer sur les cauteres, pour en évacuer la matiere & empêcher qu'ils ne se ferment. Les nourrices appliquent aussi ces mêmes feuilles sur leurs mamelles, pour prévenir la trop grande quantité de lait & d'empêcher de se coaguler. On applique de même sur les abscès qui viennent à ces parties, pour prévenir l'inflammation & consolider les plaies. Les paysans versent du suc de *chou* dans les plaies & les ulceres pour les déterger, ou y appliquent des feuilles pilées. Quelques-uns se servent des feuilles de *chou* rouge après en avoir ôté la premiere peau & les côtes en forme d'emplâtre dans les plaies accompagnées d'inflammation, & les ulceres qui causent de la demangeaison.

Les feuilles de *chou* ointes avec l'huile de rave sauvage, sont un topique excellent pour hâter la suppuration des ulceres & des charbons pestilentiels. *Diemerb. de Peste*. Ses feuilles cuites & employées avec du beurre en forme de cataplasme, murissent & percent les abscès. On assure que lorsque les achores des enfans viennent à rentrer, il ne faut qu'y appliquer des feuilles de *chou* nommé *brassica capitata*, pour les obliger à reparoître. Simon Pauli a vu des verrues frottées de ce suc de *chou* disparoître en quatorze jours, sur une servante qui en avoit les mains toutes couvertes. Elle les laissoit sécher d'elles-mêmes sans les essuyer. Dans les chaleurs des fievres on applique les feuilles de *chou* avec du sel à la plante des piés en forme de vésicatoires.

Etmuller nous apprend que l'on prépare avec la racine de *chou* mêlée avec du miel & de la giroflée musquée, un onguent admirable contre la pleurésie. Bartholin indique la méthode d'en faire usage dans ces maladies, & assure qu'il a vu plusieurs personnes guéries par ce remede, sans avoir besoin de la saignée. D'autres le préparent de la maniere suivante.

Prenez *sain-doux*, } *de chacun deux onces*.
suc de chou, }
semence de cumin, *trois dragmes*.

Faites-en un onguent que vous appliquerez sur la partie affectée. Etmuller.

Un Charlatan Hollandois a éprouvé l'efficacité du *chou* que les anciens ont si fort vantée dans les douleurs de la goute, sur plusieurs personnes, qu'il a guéries de cette maladie, aussi-bien que des enflures qu'elles avoient aux piés, aux mains & aux yeux. Lorsqu'on veut employer à cet usage les feuilles de *chou* rouge, on les fait chauffer au feu & on les applique sur la partie malade. Quelques-uns les oignent avec du beurre du mois de Mai. *Forest. Obs. Med. L. XXIX. Obs.* 10. Les semences du *chou* rouge, surtout celles du *brassica fimbriata*, possedent une qualité anthelminthique; & lorsqu'on les pile avec du sucre, elles fortifient les organes de la voix qu'elles rendent claire, forte & sonore. On assure qu'elles guérissent la colique lorsqu'on les pile grossierement & qu'on boit le bouillon dans lequel on les a fait cuire. Etant réduites en émulsion avec de l'eau de chicorée, elles sont admirables pour les douleurs néphrétiques & pour le scorbut. On peut à leur défaut se servir de celles du navet.

Le sirop de *chou* rouge, *syrupus brassicæ rubræ*, de la Pharmacopée de Strasbourg, est fait avec le suc de cette plante que l'on mêle avec du sucre. On le recommande beaucoup dans les maladies de la poitrine, surtout dans la toux & l'asthme.

Le *looch de Caulibus Gordonii*, dont on trouve la description dans les Pharmacopées d'Ausbourg & d'Anvers, est un mélange de suc de *chou* rouge, de safran, de sucre & de miel. Il est fort estimé pour l'enrouement & la toux qui provient du froid. Mesué prépare ce même remede avec le suc de *chou*, du sapa & du miel. Le *chou* est un aliment très-flatueux & fort difficile à digérer. On a donc raison de le faire cuire avec de la viande, pour le rendre plus tendre & plus aisé à digérer, & de le manger avec du poivre grossierement pilé pour empêcher qu'il n'engendre des vents. Une preuve que le *chou* est d'une substance fort dure, c'est que le froid le rend plus doux & plus tendre ; il est probable que le froid pénetre tellement les fibres & en charge tellement le tissu, qu'il devient plus tendre quand on le fait cuire, & par conséquent plus facile à digérer. Quant à la méthode de préparer le *chou*, écoutons ce qu'en dit Bruyerinus.

« Voici une erreur, dit-il, qui n'en est pas moins pernicieuse pour être plus commune. La plupart des cuisiniers ont coutume de faire cuire long-tems le *chou*, ignorant qu'ils lui ôtent par-là son gout, & le privent de ses qualités salutaires. Ceux qui savent un peu mieux leur métier, le font cuire légerement & l'assaisonnent avec de l'huile & du sel, & par ce moyen ils rehaussent non-seulement sa couleur, mais le rendent encore d'un gout plus agréable & plus propre à tenir le ventre libre. C'est une circonstance que ne doivent point oublier ceux qui font amateurs de ce mets. » Les anciens faisoient cuire leurs *choux* avec du nitre, qui le rendoit plus agréable au palais, & plus sain pour les yeux. C'est l'avis que donne Martial, *Lib. XIII. Epigr.* 17.

Ne tibi pallentes moveant fastidia caules,
Nitratâ viridis brassica fiet aquâ.

C'étoit une opinion reçue des Anciens, que le *chou* prévient non-seulement les mauvais effets de l'ivresse, mais empêche encore qu'on ne s'enivre, lorsqu'on en mange avant que de boire. Une preuve de l'intempérance des Egyptiens, c'est qu'ils faisoient servir des *choux* à l'entrée de tous leurs festins, pour pouvoir se livrer avec plus de sureté à la boisson. Plusieurs personnes chez eux se servoient de la semence de cette plante pour le même effet.

On étoit si persuadé de l'antipathie qu'il y a entre le *chou* &

& la vigne, qu'on n'eût osé en planter auprès, de peur qu'elle ne donnât du mauvais vin. Voyez *Athen. Lib. I. cap.* 25. *Alex. Trallian. L. I. cap.* 10. *Pallad. R. R. Lib. IX. cap.* 5. Ils expliquent cette antipathie par une fable que nous passerons sous silence tant elle est ridicule.

On assure encore que c'est par une suite de cette antipathie que le suc de *chou* cru remet la luette lorsqu'elle est relâchée, & que lorsqu'on plante des *choux* auprès des vignes, les sermens de ces dernieres, plutôt que d'en approcher prennent une autre route, comme s'ils étoient instruits de l'antipathie mutuelle qu'il y a entre eux & cette plante. On prétend aussi que lorsqu'on verse du vin sur du *chou* qui boût, il ne peut plus se cuire ni perdre sa couleur. Geopon. *Lib. XII. cap.* 17.

Aristote, *Lib. III. Probl.* 17. après avoir proposé cette question, d'où vient que le *chou* empêche les effets de l'ivresse, paroît en attribuer la cause à la douceur & à la qualité discussive de son suc. Que ce sentiment s'accorde avec la Philosophie ou non, il n'est pas moins certain que les liquides aqueux, doués d'une qualité astringente, comme l'est le suc de *chou*, non-seulement délayent les humeurs de nos corps, & en moderent l'ardeur, mais font encore une révulsion des parties supérieures vers les inférieures; & par-là préviennent les effets de l'ivresse, en débarrassant la tête de la matiere qui peut l'offenser; & que le *chou*, que l'on mange au commencement d'un repas, délaie les liqueurs spiritueuses qu'on a bues & en émousse la force, au point d'en empêcher l'effet. Cependant l'expérience nous apprend que les vertus du *chou*, à cet égard, ne sont point aussi grandes qu'on veut bien le faire croire.

Quant à l'antipathie naturelle qu'il y a entre la vigne & le *chou*, quelques Auteurs modernes ont tâché de la déduire de la nature de ces deux plantes. Ils disent donc, qu'elles sont toutes deux si avides de suc nourricier, qu'elles absorbent en peu de tems l'humidité qu'il y a dans la terre, d'où il arrive qu'on ne sauroit les planter l'une près de l'autre, qu'elles ne se nuisent, parce qu'il y en a toujours une qui prive celle qui est auprès, de la nourriture dont elle a besoin pour croître. *Levin. Lemn. Mir. L. II. cap.* 52. *L. IV. cap.* 10. *& Baron H. N. Cent. V. Exp.* 479. 480.

Cette raison toute ingénieuse qu'elle est a un très-grand défaut, qui est d'être contraire à l'expérience, puisque l'on remarque que les *choux* ne profitent jamais mieux que parmi les jeunes vignes, qui à leur tour réussissent aussi-bien, que s'il n'y avoit point de *choux* auprès. Voyez *Eph. N. C. D.* 2. art. 7. o. 64.

Voici le détail des différentes especes de *chou* connues, ou d'usage.

Brassica Sativa, *Caulis*, Offic. *Brassica capitata alba*. Ger. 244. Emac. 312. C. B. Pin. 111. J. B. 2. 826. Chab. 268. Raii Hist. 1. 794. Tourn. Inst. 219. Elem. Bot. 188. Boerh. Ind. A. 2. 21. Hist. Oxon. 2. 206. *Brassica capitata*, Park. Theat. 268. *Brassica capitata vulgaris*, Park. Parad. 503. *Chou pommé blanc.*

Les Allemands font un plus grand usage de cette espece de *chou* que de toute autre, & c'est avec elle qu'ils font leur *Sauer kraut*, dont Gesner dit que si Caton avoit goûté, il eût prié les Dieux de convertir toutes les parties de son corps en palais, *Totum ut se facerent Dii palatum*, pour mieux savourer cet aliment délicieux.

Brassica capitata rubra, Offic. Ger. 245. Emac. 313. J. B. 2. 831. Chab. 270. C. B. Pin. 111. Raii Hist. 1. 794. Hist. Oxon. 2. 207. Park. Parad. 204. Tourn. Inst. 219. Elem. Bot. 188. Boerh. Ind. A. 2. 10. Dale. *Chou cabus rouge.*

On cultive cette espece de *chou* dans les jardins, & l'on n'emploie que ses feuilles, dont la décoction adoucie avec un peu de sucre, & prise aux heures prescrites, est un excellent remede pour faciliter l'évacuation de la matiere purulente de l'empyeme par les urines. Dale, d'après *Etmuller*.

Cette plante resiste à l'hiver mieux que toute autre, & on la préfere au *chou* blanc dans les préparations des sirops & des loochs.

Caulis rubra, Offic. *Brassica rubra*, C. B. Pin. 111. Germ. 244. Emac 312. Tourn. Inst. 219. *Brassica rubra vulgaris*, J. B. 2. 831. Chab. 270. Raii Hist. 1. 796. *Brassica sativa rubra aperta lævis*, Hist. Oxon. 2. 207. *Chou rouge.*

On cultive cette plante dans les jardins. La décoction de ses feuilles adoucie avec un peu de sucre, est un remede excellent pour l'asthme. Dale, d'après *Riviere*.

Cette espece de *chou* supporte très-bien le froid, & ce n'est qu'après qu'il a essuyé les premieres gelées qu'on l'emploie dans les cuisines. Quelques personnes mangent au commencement du printems les sommités de ses tiges en salade.

Brassica sabauda, Offic. Ger. 247. Emac. 315. Park. Parad. 504. *Brassica alba capite longo non penitus clauso*, C. B. Pin. 111. Tourn. Inst. 219. Elem. Bot. 188. Hist. Oxon. 2. 207. Boerh. Ind. A. 2. 11. *Brassica Italica tenerrima glomerosa, flore albo*, J. B. 2. 827. Chab. 268. Raii Hist. 1795. *Chou de Savoie.*

Si l'on cultive cette espece de *chou* dans les jardins d'Angleterre, ce n'est que pour la cuisine. Dale.

Le *chou* frisé blanc est très-délicat & fort tendre, & ceux qui aiment les bons morceaux le recherchent avec empressement.

Brassica florida, Offic. Park. Theat. 269. Ger. 246. Emac. 314. Raii Hist. 1. 795. *Brassica cauliflora*, C. B. Pin. 111. Hist. Oxon. 2. 208. Tourn. Inst. 219. Boerh. Ind. A. 2. 11. *Brassica multiflora*, J. B. 2. 828. Chab. 269. *Caulis florida*, Park. Parad. 505. Dale. *Chou-fleur.*

On cultive cette espece de *chou* dans les jardins, & l'on en fait un grand usage dans les cuisines. Dale.

Les Cuisiniers préparent le *chou*-fleur comme les autres *choux*. Ils en font des ragouts & des pâtés qui ne sont pas moins agréables aux malades qu'à ceux qui se portent bien.

Brassica gongylodes, B. *Brassica caulorapa rapocaulis vulgo*; & *Brassica caule rapum gerens.*

On mange le cœur du tronc de ce *chou*, après l'avoir fait cuire dans du bouillon gras comme le navet.

En Egypte les Eunuques coupent ce *chou* par petits morceaux, & le font cuire dans du bouillon; quelquefois aussi ils le font bouillir dans l'eau avec de l'huile, du sel & du vinaigre. Prosp. Alpin.

La semence de cette plante donne par expression une huile fort propre pour les lampes, & pour la préparation des étoffes de laines: ce qui reste après qu'on en a tiré l'huile sert de nourriture aux bestiaux.

Brassica fimbriata, B. *Brassica tophosa*; *Brassica crispa laciniosa.* Chou sauvage.

Cette espece de *chou* n'est point inférieure au *chou* rouge, tant pour les usages de la Medecine, que de la Cuisine.

Ses semences sont noirâtres, & d'un gout aromatique, acre, d'une odeur assez agréable quoique foible.

Brassica campestris, *perfoliata, flore albo*, C. B. P. *Perfoliata siliquosa.*

Cette espece de *chou* croît naturellement en Espagne,

dans quelques endroits de l'Autriche, en Provence, & parmi les blés aux environs de Marbach, dans le Duché de Wirtemberg. Elle fleurit en été. Elle passe pour posséder une plus grande vertu que les autres *choux*, ce qui lui a fait donner par quelques-uns le nom de *Brassica rustica*, elle ne vaut rien à manger. D'autres Auteurs la distinguent par les noms de *Perfoliata, napifolia, Bauh. Moris. Gatidel. Boccler. & Clus. Hist.* Morison croit que c'est le κράμβη ἀγρία de Dioscoride, & le *Brassica sylvestris* des Latins. Quant à ses vertus on peut voir ce qu'en disent Pline dans le passage que nous avons cité, *Lib. XX. cap.* 9. & Dioscoride, *Lib. II. cap.* 114.

Brassica campestris, *perfoliata, flore purpureo*, C. B. Pin. ou, *Perfoliata siliquosa purpurea*.

Ses semences, sa racine & ses vertus médicinales sont les mêmes que celles de l'espece précedente.

Brassica radice napiformi, C. B. Pin. ou, *Brassica sylvestris*, appellé *Napobrassica*.

On cultive cette espece de *chou* dans les parties Septentrionales de l'Allemagne, surtout dans les montagnes, & vers la Boheme. On mange sa racine, & on la confit comme le *chou*-fleur.

Brassica asparagodes crispa, *Brassica Epiphyllitis*, C. B. Pin. *Brassica thyrsoïdes*.

Cette espece dure long-tems en Angleterre, & résiste aux froids les plus cuisans. Les Grecs l'appelloient *asparagodes* à cause qu'elle pousse des tiges comme l'asperge. On les fait cuire dans de la graisse de chapons, ou dans du bouillon de mouton. Ray.

Brassica sativa alba, *vel viridis, vulgaris aperta lævis*, ou, *Brassica vulgaris sativa. Brassica lævis Theophrasti, Catonis & Plinii.* Ce dernier Auteur l'appelle *caulodes*.

Brassica alba crispa; & *Brassica Sabauda rugosa*. Chou frisé blanc.

On cultive cette espece dans les jardins; mais elle ne sauroit résister au froid. Morison.

Brassica capitata alba minor muscovitica, H. A. *Chou* de Russie.

Cette espece étoit autrefois plus estimée qu'elle ne l'est aujourd'hui. On ne la cultive que dans les jardins de quelques particuliers, & il est rare qu'on l'apporte au marché. Miller.

Brassica capitata alba compressa. Boer. *Ind.*
Brassica *capitata alba pyramidalis.*
Brassica *capitata alba præcox.*
Brassica *Sabauda hyberna*, Lob. Ic.
Brassica *capitata viridis Sabauda.* Boerh. *Ind.*
Brassica *capitata virescens Italica crispa.* Munt. Hist.
Brassica *peregrina moschum olens.* H. R. Par.
Brassica *maritima arborea, seu procerior ramosa.* Mor. Hist.
Brassica *rugosa, longioribus foliis.* J. B.
Brassica *arvensis.* C. B. Pin.
Brassica *Alpina Perennis.* Tourn.

Soldanella, *Brassica marina*, Offic. Chab. 123. *Soldanella*, Merc. Bot. 1. 72. Phyt. Brit. 115. *Soldanella marina*, Ger. 690. Emac. 838. Mer. Pin. 114. Raii Hist. 1. 726. *Soldanella maritima minor*, C. B. Pin. 293. *Soldanella vulgaris volubilis marina*, Park. Theat. 167. *Brassica marina, sive soldanella*, J. B. 2. 160. *Convolvulus maritimus soldanella dictus*, Raii Synop. 3. 276. *Convolvulus maritimus nostras rotundifolius*, Hist. Oxon. 2. 11. Boerh. Ind. A. 245. Tourn. Inst. 83. Elem. Bot. 73. *Soldanelle* ou *Chou marin.*

Cette plante croît dans la plupart des endroits sabloneux qui sont sur le rivage de la mer, & fleurit au mois de Juin. Elle est d'usage en Medecine. La vertu qu'elle a d'évacuer les eaux, la rend extremement propre à la cure de l'hydropisie & du scorbut. Dale d'après *Schrod.*

Miller fait mention des trois especes suivantes.

1. *Soldanella alpina rotundi folia*, C. B. Pin.
2. *Soldanella alpina rotundi folia, flore niveo*, C. B. P.
3. *Soldanella alpina, folio minus rotundo*, C. B. P.

La plante que l'on appelle *chou marin* differe à tous égards de l'espece que l'on cultive dans les jardins. Elle jette un grand nombre de feuilles minces & déliées, pareilles à celles de l'aristoloche ronde, lesquelles sortent d'un rameau rougeâtre, & sont portées sur un pédicule comme celles du liere. Son suc est blanc, peu abondant, d'un gout salé mêlé de quelque amertume, & de consistance de graisse.

Cette plante est nuisible à l'estomac & acrimonieuse; elle purge violemment lorsqu'on en mange après l'avoir faite bouillir. Quelques personnes la font cuire avec quelque chose de gras pour corriger son acrimonie. Dioscoride, *Lib. II. c.* 148.

La racine de la *soldanelle* est petite, blanche & cordée. Elle pousse de longs rameaux qui s'attachent à tout ce qu'ils rencontrent, comme le liseron ordinaire. Ses feuilles croissent alternativement sur les tiges; elles ont la figure & la grosseur de celles de la petite éclaire, & sont portées sur de longues queues. Ses fleurs sont en cloches qui sortent des nœuds de la tige avec les pétales de couleur purpurine, semblables à celles du liseron. Sa semence est noire, anguleuse, & enfermée dans une capsule ronde. Sa racine, ses feuilles & ses tiges donnent un suc laiteux.

Elle croît sur le rivage de la mer dans plusieurs contrées septentrionales d'Angleterre, & fleurit au mois de Juin.

Le *chou marin* évacue avec beaucoup de force les humeurs aqueuses; & quelques Medecins l'ordonnent dans l'hydropisie comme un purgatif excellent. Il opere violemment, & dérange beaucoup l'estomac; ce qui fait qu'il a besoin de correctifs. On le donne dans le scorbut & dans le rhumatisme, quoique fort rarement. Miller, *Bot. Offic.*

BRASSIDELLICA, *Ars.* Méthode de guérir dans Paracelse, *Lib. II. de Vita longa, cap.* 14. en appliquant la plante appellée *brassidella*, ou *ophioglossum* sur la partie malade.

BRATHU, βραθὺ; dans Oribase & Aétius, est la *Sabine.* Voyez *Sabina.*

BRE

BREGMA, Βρέγμα, βρέχμα, βρέχμος, de βρέχω; *arroser*, ou *humecter*; la partie moyenne & antérieure de la tête, qui est située au-dessus du front, & s'étend des deux côtés jusqu'aux tempes. Cœlius Aurelianus, *Tard. Pass. Lib. I. cap.* 4. l'appelle *medium testæ.* Βρέγμα est traduit dans Hésychius par τὸ μέσον τῆς κεφαλῆς, « le milieu de la tête; » par d'autres, le *sinciput.*

Homere, *Iliad.* V. εὐεργέος ἔκπεσε δίφρου, κύμβαχος ἐν κονίῃσιν ἐπὶ βρεγμόν τε καὶ ὤμους; « il tomba de son « char, la tête la premiere, dans un endroit où le sable « étoit mou & profond. » Eustathius remarque sur cet endroit, que cette partie est appellée βρέγμα, parce que dans les enfans elle est non-seulement tendre, mais encore très-humide; ensorte qu'on diroit qu'elle est arrosée βεβρέχθαι. Hippocrate, *Lib. de cap Vul.* dit que l'os le plus mince & le plus foible de toute la tête, est τὸ κατὰ βρέγμα, celui qui est à l'endroit du *bregma.* Il dit aussi dans le même endroit, « le cer« veau est fort tendre, & très-sensible aux blessures qui « affectent la chair & l'os, κατὰ τὸ βρέγμα, qui est aux « environs du *bregma*; » καὶ ὁ πλεῖστος ἐγκέφαλος ὑπὸ τῷ βρέγματι κεῖται, « & cette grande portion du cerveau « située sous le *bregma*. »

BRELISIS; le *Caranna* (espece de gomme.) Ruland.

BRENTHUS, βρένθος; espece de toulque que les Bæotiens regardoient comme un mets délicieux. Aldrovandus, *Ornitholog. Lib. XIX.*

BREPHOS, τὸ βρέφος. Je laisse aux Philologistes le soin de déterminer si ce mot dérive de τρέφω, *nourrir*, en changeant τ en β, ou de φέρβω, qui signifie la même chose, par la transposition des lettres ρ & ε; *enfant.* Castelli.

BREVE VAS, ou VASA BREVIA, sont des vaisseaux formés par quelques rameaux de veines qui partent des veines coronaires de l'estomac, & se joignent avec les veines spléniques dans la rate.

Les Anciens croyoient que ces vaisseaux servoient à conduire de la rate dans l'estomac, une humeur mélancolique qui excitoit l'appétit en aiguillonnant ses membranes. Mais ce sentiment est réfuté par la découverte de la circulation du sang, qui a démontré que rien ne passe par ces vaisseaux de la rate dans l'estomac; mais qu'au contraire le sang passe de ce dernier dans la veine splénique, & de celle-ci dans la veine-porte. Drake.

BREXANTES, βρεξαντες; épithete d'une espece de petite grenouille verte. Elle se trouve dans Galien, *L. X. de San. tuend.* où cet Auteur fait voir l'inutilité d'un remede préparé avec le sang de cet animal pour empêcher le poil de renaître. Le mot *brexantes* est formé par onomatopée du son de voix de ces animaux. Castelli.

BREYNIA, est une plante à qui l'on a donné ce nom en l'honneur du Docteur *Breynius*, fameux Botaniste de Dantzick. Sa fleur, qui est en rose, consiste en un grand nombre de pétales disposés en rond. Il s'éleve du calyce un pistil, qui se change en un fruit ou cosse molle & charnue, qui contient plusieurs semences qui ont la figure d'un rein. Il y a deux especes de cette plante, qui sont la *breynia* avec les feuilles semblables à celles de l'amandier, & celle dont les feuilles ressemblent à celles de l'olivier sauvage. Elle est fort commune dans la Jamaïque & dans plusieurs autres endroits de l'Amérique. C'est un arbre qui a trente piés de haut, dont le tronc est aussi gros que la cuisse d'un homme. On ne lui attribue aucune vertu médicinale. Miller, *Dict.*

BRI

BRICUMUM, nom que les Gaulois donnoient à l'armoise. Marcellus Empiricus, *cap.* 26.

BRINDONES. *Indici fructus rubentes acidi*, J. B.

Il croît, à ce que rapporte Garcias, à Goa dans les Indes Orientales, un fruit que l'on appelle *brindones*. Il est un peu rougeâtre par-dehors, d'un rouge de sang en-dedans, & d'un gout fort aigre. Il est quelquefois noirâtre par-dehors lorsqu'il a atteint sa maturité, & moins aigre, mais également rouge en-dedans. Ce fruit plaît à un grand nombre de personnes: mais je ne saurois m'y faire, dit Garcias, tant il est aigre. Les teinturiers s'en servent. On conserve son écorce, & on la transporte en Portugal, où plusieurs l'employent pour faire du vinaigre. Ray, *Hist. Plant.*

BRITANNICA, βρεταννική; *espece de Patience.*

La plante que l'on appelle *britannica* ou *bettonica*, a ses feuilles semblables à celles de la patience sauvage, excepté qu'elles sont plus noires, plus velues, & d'un gout astringent. Ses tiges sont petites, & sa racine courte & grêle. On tire par expression de ses feuilles, un suc que l'on fait épaissir au Soleil, ou à un feu lent.

Elle a une vertu astringente, & elle est propre particulierement pour les ulceres corrosifs de la bouche & des amygdales. Elle est aussi très-efficace dans tous les cas où les astringens sont nécessaires. Dioscoride, *Lib. IV. cap.* 2.

Les animaux féroces ne sont pas les seuls dont les hommes aient à redouter la furie, les eaux & les lieux qu'ils habitent semblent aussi conspirer à leur perte. Germanicus Cæsar, ayant transporté son camp en Allemagne au-delà du Rhin, dans un endroit où il n'y avoit qu'une seule source d'eau douce, ses soldats perdirent au bout de deux ans toutes leurs dents, & furent saisis d'un relâchement & d'un affoiblissement dans les jointures des genoux. Les Medecins appellent cette maladie *stomacace* & *scelotyrbe*. On y remédie par le moyen de la patience aquatique, (*britannica*,) qui est une plante extremement salutaire, non-seulement pour les maladies des nerfs & de la bouche, mais aussi contre l'esquinancie & le venin des serpens. Elle porte des feuilles noires & oblongues, dont on tire par expression un suc de même que de sa racine. Ses fleurs sont appellées *vibones*. On prétend qu'étant mangées & cueillies avant que le tonnerre se soit fait entendre, on n'en a plus rien à craindre. Les habitans de la Frise qui servoient dans l'Armée Romaine, la firent connoître à nos soldats. Je ne sai d'où le nom de *britannica* lui est venu; il se peut que les peuples qui habitent sur les côtes de la mer d'Angleterre le lui aient donné par respect pour l'Isle de la Grande-Bretagne dont ils étoient voisins, où cette plante est très-abondante & très-commune. Pline, *Lib. XXV. cap.* 3.

Les vertus que les Anciens attribuent à cette plante, s'accordent fort bien avec celles de l'*Hydrolapathum*, Offic. *Hydrolapathum magnum*, Ger. 312. Emac. 389. *Hydrolapathum majus*, Park. 1225. *Lapathum aquaticum, folio cubitali*, C. B. 116. Hist. Oxon. 2. 579. Tourn. Inst. 504. Boerh. Ind. A. 2. 85. Dill. Cat. 111. Buxb. 178. *Lapathum palustre maximum*, Schw. 218. *Lapathum maximum aquaticum, sive Hydrolapathum*, J. B. 2. 986. Raii Hist. 1. 171. Synop. 35. *Lapathum maximum aquaticum*, Chab. 309. *Britannica antiquorum vera, sive Lapathum longifolium nigrum palustre*, Munt. Herb. Brit. 150. Dale. *Grande Patience aquatique.*

La racine de cette plante est épaisse, ronde, large, succulente, spongieuse lorsqu'elle est vieille, longue environ de la largeur de la main, divisée par le bas en plusieurs parties très-épaisses, & entourée de petites racines fibreuses. Lorsqu'elle est nouvellement cueillie, elle est noire par dehors & blanche en-dedans: mais elle devient bien-tôt après d'une couleur rouge, jaunâtre comme celle de la véritable rhubarbe; & sa racine est tout-à-fait brune lorsqu'elle est seche.

Ses feuilles sont peu nombreuses; les plus longues sont communes à toutes les especes de *patience*, situées tout près les unes des autres sans être collées, tournées en haut, longues d'un pié & demi ou de deux piés, & de trois ou quatre travers de doigts de large, larges dans le milieu & terminées en pointe, d'un verd foncé ou de couleur d'azur, tirant sur un verd foncé par-dessus, mais plus pâle dessous, avec des fibres d'un verd pâle, d'une substance épaisse, dure, serrée, ferme & compacte; leurs bords, principalement dans celles qui sortent de la tige, sont un peu frisés: elles sont portées sur des pédicules d'une longueur & d'une grosseur médiocre, & quelquefois rouges près la terre. Elles ont un gout astringent, mêlé de quelque acidité, & tombent vers la fin du mois d'Août.

La tige est seule ou multipliée suivant l'âge ou la grosseur de la plante, longue quelquefois de deux ou trois piés, droite, ronde, verte, creuse, couverte des deux côtés de petites feuilles, dont quelques-unes sont tournées en haut & d'autres embas, des ailes desquelles il sort par-ci par-là des petits jets chargés de petites feuilles, courtes, tendres & pendantes, & de fleurs pâles qui s'ouvrent vers la fin de Juillet, disposées en petit nombre autour des nœuds, mais non point en forme d'anneaux. Les trois pétales extérieurs de la fleur se font remarquer des deux côtés par deux petites éminences velues & d'un blanc pâle que l'on ne trouve dans aucune espece de patience, excepté dans la bétoine de Virginie. Sa semence est petite, triangulaire & d'un brun chatain.

Abr. Muntingius est persuadé que cette plante est la vraie *bétoine* des anciens, parce que sa figure & ses vertus s'accordent en tous points avec la description qu'ils en ont laissée. Il s'efforce aussi de prouver que le mot *britannica* est Frisien d'origine, parce, dit-il, qu'il n'est pas vraissemblable qu'elle ait reçu son nom de l'Isle de la Grande Bretagne, à qui les habitans de la Frise la dédierent par respect, suivant la conjecture de Pline. *Brit* en langage Frisien signifie consolider, rendre ferme & compacte : mais *tan* est une *dent*, *ica* ou *hica* signifie éjection. D'où il suit que *Britannica* veut dire tout autant que plante qui consolide & raffermit les dents ébranlées, ou qui guérit la maladie qui fait tomber les dents.

Toutes les parties de cette plante, comme les tiges, les feuilles, les fleurs, la semence, mais principalement la racine, sont astringentes, agglutinatives & consolidantes. De-là vient qu'elle arrête & remédie à la corruption, aux érésipeles, soit qu'ils soient ulcerés ou non, à l'herpes, aux ulceres phagédeniques & à la gangrene. Elle arrête les hémorrhagies, le flux menstruel & hémorrhoïdal, & fait beaucoup de bien dans tous les cas où il est besoin d'astringens froids.

Elle guérit toutes les maladies des nerfs, comme les picotemens, les contractions, les tremblemens, les convulsions, les paralysies, les chaleurs fébriles & les frissons. Elle chasse les serpens & les autres animaux venimeux & guérit leurs morsures, ce qui l'a fait mettre au nombre des plantes alexipharmaques. Elle procure du soulagement dans toutes les especes d'esquinancie, le relâchement de la luette, l'enflure des amygdales & autres semblables maladies de la bouche & de la gorge qui demandent des remedes astringens; elle guérit aussi les tumeurs, les abscès & les ulceres. Elle dissipe les fluxions, de quelque espece qu'elles soient, & enfin les maladies qui proviennent de causes cachées, comme le *stomacace*, le *scelotyrbe*, (scorbut qui affecte la bouche & les jambes) & les ulceres des jambes.

On applique ses feuilles fraîches sur la partie ulcérée pendant douze heures; on oint aussi les ulceres avec son suc, après l'avoir fait épaissir sur le feu ou à la chaleur du soleil dans la canicule.

Comme il est rare, dit Muntingius, que la décoction de *britannica* toute seule guérisse le scorbut qui est invétéré, je trouve à propos d'enseigner à mes Lecteurs la préparation d'un remede qui n'a point été encore rendu public, afin qu'ils puissent le préparer eux-mêmes dans le besoin. Ce remede est plus précieux que l'or, & on doit le garder dans les maisons comme un thrésor inestimable, & l'avoir à la main contre les attaques ou le moindre soupçon de scorbut.

Prenez *du safran, deux onces,*
macis,
reglisse,
canelle choisie,
poivre noir,
racine de gentiane, } *de chacun trois onces.*
de britannica, six onces.

Pulvérisez ces drogues grossierement & faites les infuser dans seize pintes de vin blanc d'Espagne, avec trois pintes de vinaigre de sureau, ou quelqu'autre vinaigre très-fort.

Et ajoutez-y trois jaunes d'œufs nouvellement pondus. Faites macérer le tout dans un vaisseau de terre vernissé, bien fermé, pendant vingt-quatre heures dans la cendre chaude, la fiente de cheval ou du sable chaud, ensorte cependant que la chaleur ne soit pas plus que tiede, & gardez-le pour l'usage.

On donnera trois, quatre, cinq ou six onces de cette décoction au malade tous les matins à jeun pendant quatorze ou vingt jours ou plus. Il boira tous les jours pour se désaltérer, du meilleur vin du Rhin qu'il pourra trouver, ou s'il est accoutumé à la biere, on ne lui en donnera que de la vieille, après l'avoir bien fait bouillir; & toutes les fois qu'il en boira, il prendra trois cuillerées de ce vin.

On observera ici que si le malade étoit attaqué de sécheresse, d'une toux violente, ou qu'on le soupçonnât atteint d'une maladie de consomption, il faudroit substituer au poivre six onces de réglisse. Lorsque le vin sera presque tout consumé, on versera sur ces drogues la même quantité ou le double de vin.

L'usage de ce vin guérit avec succès, non-seulement le scorbut invétéré, pourvu qu'il n'y ait point de fievre ni d'inflammation, mais encore toutes les maladies scorbutiques, les hernies invétérées, les paralysies, & diminue les symptomes de la vérole. Ray, *Hist. Plant.*

Les feuilles de *britannica* sont styptiques, un peu ameres & rougissent beaucoup le papier bleu. Son écorce est épaisse, de couleur de chair, rayée; le cœur est mou & d'un jaune pâle.

Il y a apparence que le sel de cette plante est un composé d'alun & de sel ammoniac enveloppé d'une grande quantité d'huile fétide. Tournefort.

Je crois que cette plante est très-efficace dans toutes les maladies scorbutiques, & je suis convaincu par expérience qu'elle arrête le saignement des gencives lorsqu'on en mange le matin à jeun.

Muntingius a écrit un volume *in*-4°. sur cette plante.

BRITHOS, βρῖθος, *poids, fardeau, Lib. I.* περὶ γυναικ. καὶ βρῖθος ἐν τῇ γαστρὶ ἐγγίνεται; « & il y a un sentiment de « pésanteur dans le ventre. » Et dans le même Livre : καὶ βρῖθος γίνεται ἐν τῇσι μήτρῃσι, « & il y a une même « pésanteur dans l'utérus. » De-là le verbe βρίθω, qui dans plusieurs endroits d'Hippocrate, a le même sens.

BRIZA, Offic. *Briza monococcos*, Ger. 67. Emac. 73. *Zea briza dicta, seu monococcos Germanica*, C. B. Pin. 21. Theat. 415. Hist. Oxon. 3. 205. *Zea monococcos, sive simplex, sive briza*, Park. Theat. 1124. *Zea monococcos briza quibusdam*, J. B. 2. 413. Raii Hist. 2. 1242. *Zea simplex & monococcos briza*, Chab. 174. *Hordeum distichum, spicâ nitidâ, zea seu briza nuncupatum*, Tourn. Inst. 513. Boerh. Ind. A. 2. 159. *Speautre, blé locular, froment locar, froment rouge.*

On cultive ce froment en Allemagne. Sa semence a les mêmes vertus que le *zea* ou *spelta*, & on en fait de la biere.

BRO

BROCHOS, βρόχος, le même que *laqueus, lac.* Voy. *Laqueus & Fascia.*

BROCHTHUS, βρόχθος, dans Hippocrate, *Lib. II. de Morb.* est une espece de petit verre à boire. Βρόχθος signifie aussi la même chose que βρόγχος, la gorge, d'où καταβρογχίζω & καταβροχθίζω, *in Coac.* pour exprimer l'action de la déglutition.

BROCHUS, βρόχος. On appelle ainsi ceux qui ont la levre supérieure fort avancée, ou suivant d'autres, ceux à qui les dents avancent hors de la bouche. Castelli.

BRODIUM, terme de Pharmacie, qui signifie la même chose que *jusculum*, jus. On l'emploie aussi pour signifier la liqueur qui sert de véhicule à quelque médicament ou dans laquelle on le conserve.

BROMA, Βρῶμα, *alimens solides*, au lieu que πόμα est employé pour signifier les liquides. Galien, *Lib. I. de Aliment. Fac.* rend βρῶμα par τὰ ἐσθιόμενα, ἢ ἔδεστα, ἢ τροφὰς, ἢ σιτία. Dans Hippocrate, *Lib. II. Epidem.* τὰ βρώματα καὶ τὰ πόματα πείρης δεῖ, εἰ ἐπὶ τὸ ἴσον μένει: « à en juger par l'expérience, les *alimens* liquides & « solides font un tems à peu près égal à parcourir les « endroits par lesquels ils passent dans le corps. » Et *Lib. VI. Epidem. Sect.* 5. *Aphor.* 35. βρώματα τὰ μὲν ταχέως κρατεῖται, τὰ μὲν ἐναντίως; « il y a des *alimens* « qui se digerent avec facilité, & d'autres d'une na- « ture toute opposée. » Et *Aphorism.* 31. ψυχρότατον βρῶμα φακοὶ, κέγχροι, κολοκύντοι, « les lentilles, le mil- « let & les concombres, font des *alimens* d'une qualité « froide. » *Lib.* περὶ ἀρχ' ἰατρ' ἰσχυρὰ βρώματα, signi- fient « des *alimens* durs & qui font de difficile diges- « tion : » dans le même Livre ἰσχυρὸν βρῶμα signifie « des « *alimens* très-nourrissans ; » quelquefois on prend βρώ- ματα pour πλήρωσιν, *plénitude*. Βρῶμα dans le *Livre IV. des Epidémiques*, signifie aussi l'érosion ou la carie des dents ; & Galien, *Lib.* τῶν εὐπορίστων, dit καταπλασσε τὸ βρῶμα, « il faut appliquer un cataplasme pour cal- « mer la douleur que causent les dents cariées. »

BROMION, βρόμιον, nom d'une emplâtre dont on trouve la description dans Paul Eginete, *Lib. VII. c.* 19.

BROMUS, Offic. *Bromus sterilis*, Ger. 69. Emac. 76. Mer. Pin. 16. *Bromus herba sive avena sterilis*, Park. Theat. 1147. *Ægilops*, Chab. 177. *Ægilops Matthiolo forte*, J. B. 2. 439. *Festuca avenacea sterilis elatior, seu bromos Dioscoridis*, C. B. Pin. 9. Theat. 146. Raii Hist. 2. 1289. Synop. 3. 412. Hist. Oxon. 3. 212. *Festuca & avena Græca*, Merc. Bot. 1. 35. Phyt. Brit. 41. *Gramen avenaceum, panicula sparsa, locustis majoribus & Aristatis*, Tourn. Inst. 526. Buxb. 142. *Gramen festucæ sterile elatius*, Tourn. Hist. Plant. Bar. 91. *Avoine sauvage.*

Le *bromus* est une plante très-approchante de l'ægilops. Elle est dessicative, de sorte qu'en la faisant bouillir toute entiere dans l'eau jusqu'à la consomption du tiers, en coulant la liqueur, y mêlant une égale quantité de miel, & la faisant cuire de nouveau jusqu'à consistance de miel liquide, elle donne un remede excellent pour la puanteur du nez, si l'on trempe un morceau de linge dans la décoction & qu'on le mette dans les narines. Elle produit cet effet d'elle-même, mais quelques-uns y ajoutent de l'aloès en poudre, & s'en servent de la même maniere. Cuite dans du vin avec des roses seches elle corrige la puanteur de l'haleine. DIOSCORIDE, *Lib. IV. cap.* 140.

On emploie la décoction de sa racine pour tuer les vers des enfans. DALE. Voyez *Ægilops*.

BRONCHIA, βρόχια, est le nom qu'Hippocrate donne à la grande artere, (*Lib.* περὶ ἀνατομῆς) ἀπὸ δὲ καρδίας ἐς ἧπαρ βρογχίη πολλὴ καθήκει, καὶ μετὰ βρογχίης φλὲψ μεγάλη καλευμένη, δι' ἧς ὅλον τὸ σκῆνος τρέφεται. « Il y a un grand « nombre de rameaux de l'aorte, (*bronchia*) qui com- « muniquent du cœur au foie, & avec eux ce qu'on ap- « pelle la grande veine (*vena cava*) lesquels fournis- « sent de la nourriture à tout le corps. » Galien dans son *Exegesis*, paroît avoir ce passage en vue lorsqu'il traduit le mot βρόγχης par τῆς βρογχώδους ἀρτηρίας, « les « arteres bronchoïdales ; » où je crois qu'au lieu de βρόγχης il faut lire βρογχίης. Voyez *Bronchos*.

BRONCHOCELE, βρογχοκήλη, de βρόγχος, trachée artere, & κήλη, tumeur. *Goetre* ou *gouetre*, *hernie gutturale*. C'est une grosse tumeur qui croît principalement à la gorge des femmes, que l'on appelle ordinairement *derby neck* en Angleterre, à cause vraissemblablement que les habitans de cette Ville, ou plutôt de cette Contrée y sont fort sujets. Il y a toute apparence qu'elle a chez eux la même cause, que chez les habitans des Alpes, & autres lieux circonvoisins, chez qui elle est si fréquente, que Juvenal en parle d'une maniere proverbiale :

Quis tumidum guttur miratur in Alpibus?

Je n'entreprendrai point de déterminer si cette maladie a pour cause la froideur des eaux qui servent de boisson à ces peuples, ou les matieres minérales dont elles s'impregnent dans les entrailles de la terre.

Il croît à la gorge entre la peau & la trachée artere une tumeur, appellée par les Grecs βρογχοκήλη (*Bronchocele*) qui renferme quelquefois une espece de chair insensible, quelquefois une espece d'humeur semblable à du miel ou de l'eau, & quelquefois aussi des poils mêlés avec des petits os. Quelle que soit la matiere contenue dans les tuniques de cette tumeur, on doit y employer les remedes caustiques, qui pénétrant la peau extérieure & la membrane ou enveloppe qui est dessous, donnent issue à la matiere qui s'écoule d'elle-même lorsque c'est une humeur, ou procurent les moyens de la tirer avec les doigts, supposé qu'elle soit d'une substance plus ferme. Cela fait, on panse la plaie avec des tentes de charpie. Mais la voie la plus coute est celle du bistouri. On fait dans le milieu de cette tumeur une incision longitudinale qui pénetre jusqu'à l'intérieur. On sépare ensuite avec les doigts la partie corrompue des parties saines ; & on l'enleve avec la tunique qui la renferme. Après quoi on lave la plaie avec du vinaigre que quelques-uns mêlent avec du sel ou du nitre. On joint les levres de la plaie par une simple suture, on y applique l'appareil usité dans ces sortes de cas, & l'on assure le tout par un bandage que l'on ne doit pas trop serrer, de peur d'offenser la partie. Dans les cas où l'on ne peut point enlever la membrane ou le kyste qui renferme cette tumeur, on introduit dans sa cavité des cathérétiques, & l'on panse ensuite la plaie avec de la charpie & des suppuratifs. CELSE, *Lib. VII. cap.* 13.

Il se forme souvent au cou une grosse tumeur sphérique qui tire son nom des parties sur lesquelles elle est située, & qu'on appelle *bronchocele*. Elle est de deux especes *stéatomateuse* & *évrysmateuse* (εὐρυσματώδης.) On connoît cette derniere aux mêmes marques que l'anevrysme, & sa cure, pour les mêmes raisons passe pour désespérée ; car presque toutes les opérations des anevrysmes sont dangereuses, surtout lorsqu'ils sont autour de la gorge, à cause de la grosseur des arteres. Quant à la tumeur stéatomateuse, on doit la traiter de même que le stéatome, en faisant des incisions, & la séparant avec circonspection des vaisseaux, auxquels elle peut être adhérente, de la maniere que nous avons indiquée dans les cas scrophuleux. P. EGINETE, *Lib. VI. cap.* 38.

Albucasis traite plus au long du *bronchocele* ou hernie, qui survient à la partie antérieure de la gorge, que les Grecs ou Celse, & distingue très-bien celui qui est naturel, de celui qui n'est qu'accidentel. On ne doit point toucher au premier. Le second est de deux especes. L'un est une tumeur qui contient une humeur épaisse ; l'autre ressemble à un anevrysme. Quoique cet Auteur soit fort prompt à se servir du bistouri, il ne conseille cependant l'opération que dans le premier cas, encore veut-il qu'on n'y ait recours que lorsque la tumeur est mobile, petite & enfermée dans un kyste. Il n'y a aucun doute qu'on puisse dissiper cette sorte de tumeur par le secours de l'art. Quelquefois ces excroissances sont pleines d'eau, quelquefois elles ne sont remplies que d'air, & dans ces deux cas on doit recourir à l'incision, aux frictions, & à la compression. Quelquefois elles dégénerent en une substance charnue, qui placée entre la peau & la trachée-artere, ressemble à un fanon pareil à celui du coq d'Inde, lorsqu'il est irrité. Cette maladie est fort fréquente dans les pays où l'on boit une grande quantité d'eau froide, surtout dans ceux où au lieu de mettre l'eau refroidir dans la neige, comme dans les autres climats chauds, on y met dedans de la glace, ce qui est ordinaire parmi les peuples qui habitent les montagnes de la Suisse & du Piémont. Cela est si vrai, qu'ils n'attribuent eux-mêmes cette maladie qu'à l'usage qu'ils font de cette eau, & pour peu en effet que l'on connoisse la nature du froid, il n'est pas difficile de rendre raison de cet effet. Car cette liqueur en passant par le gosier doit nécessairement en transir les muscles, c'est-à dire, contracter les vaisseaux, épaissir les humeurs qui y circulent, & par-là causer une stagnation ou obstruction; qui peu de tems après est suivie de l'enflure de ces parties. Il est à remarquer que les tumeurs qui doivent leur origine à cette cause, sont charnues & continuent de l'être toujours, au lieu que les autres *bronchoceles* qui proviennent d'un effort, d'une contusion, ou autres semblables accidens, suppurent souvent, ou se changent en meliceris, en stéatome, &c. comme l'observe Albucasis. Les Espagnols qui font un usage immodéré des liqueurs froides, sont fort sujets à avoir les glandes de la gorge enflées. Il est évident par les observations que les Auteurs ont faites, que ces sortes de tumeurs sont beaucoup plus fréquentes dans les contrées du Nord, que dans les pays Méridionnaux, parce que la froideur des liqueurs, aussi-bien que celle du climat sont très-capables de produire ces effets.

Il se forme souvent des tumeurs dans les glandes thyroïdales; mais on ne peut proprement les regarder comme un *bronchocele*, quoiqu'on les appelle quelquefois de ce nom; ce sont plutôt des tumeurs scrophuleuses. J'ai vu des personnes d'un mauvais tempérament, dans lesquelles ces glandes étoient tellement enflées, & d'une grosseur si extraordinaire, qu'elles descendoient presque jusqu'aux clavicules; & dans ces sortes de cas, elles deviennent ordinairement skirrheuses. Lorsque la tumeur est telle que je viens de dire, il est aisé d'apprendre de l'Anatomie, que la maladie est incurable de sa nature; car je suis persuadé qu'il n'y a point de remede interne ni de topique, qui puisse la resoudre; or les répercussifs seroient même très-nuisibles & forceroient l'humeur à se jetter sur quelqu'autre partie. Il n'y a aucun Chirurgien qui osât entreprendre d'extirper une pareille tumeur, à moins qu'il ne voulût s'exposer à couper une artere ou une veine considérable, ou le nerf recurrant, comme cela arriva à un Opérateur ignorant, dont parle Albucasis, lequel ayant voulu faire l'extirpation d'une pareille tumeur, ouvrit les arteres du cou, & tua le malade sur le champ. FREIND, *Histoire de la Medecine*.

Le *bronchocele* est une tumeur située sur la membrane qui enveloppe la trachée-artere, ou entre elle & les muscles de cette partie. Elle devient quelquefois d'une grosseur si démesurée qu'elle s'étend d'une veine jugulaire à l'autre. Sa figure est demi-sphérique, ou sphéroïdale.

Elle est ordinairement causée par les efforts que l'on fait en criant, en toussant & en vomissant, par une secousse violente, ou un mouvement du cou trop précipité, comme me l'ont assuré quelques personnes qui étoient affligées de cette maladie.

On l'appelle aussi *hernie bronchiale*. Mais supposé qu'il y ait rupture dans ce cas, comme le nom le signifie; elle doit vraissemblablement arriver à quelque vaisseau lymphatique, dont la liqueur venant à se répandre entre les membranes de la trachée-artere & les muscles qui portent dessus, & à s'y accumuler, distend à la fin les parties qui la contiennent, & se revet de leurs fibres comme d'une tunique, qui augmente avec elle, de même que celles des autres tumeurs enkystées.

D'autres personnes attribuent la cause de ces excroissances à un suc nourricier extravasé, qui se convertit en une substance charnue; de même que dans certains autres *sarcomes*; & en effet cela peut être vrai, puisque l'on trouve souvent le corps qui les compose fait en partie d'une substance fluide, & en partie d'une autre plus ferme & d'une nature glanduleuse. Passons au pronostic & à la cure de cette maladie.

Le *bronchocele* est une maladie dont la cure est fort hasardeuse & fort incertaine à cause de sa fâcheuse situation, parmi de gros vaisseaux sanguins, les nerfs recurrans, & la trachée-artere, ou pour le moins sa tunique qui y sont intéressées; lorsqu'on ne peut en venir à bout au moyen des remedes discussifs, il y a peu de fond à faire sur les autres remedes. Quand cette tumeur vient à suppurer, elle laisse pour l'ordinaire après elle un ulcere sordide & sinueux. Comme on ne peut le dilater aussi commodément qu'on le feroit dans une autre partie, ni le panser comme on le voudroit; on expose le malade à perdre la vie, ou à se voir dans un état pire que le premier, avec une fistule incurable, ou un ulcere dysépulotique. Supposé donc que l'on se hasarde à entreprendre la cure de cette espece de maladie, il vaut mieux la tenter d'abord par quelque discussif convenable. On peut employer pour cet effet l'emplâtre antimoniale du Docteur Fuller, dont on trouve la composition dans sa *Pharmacopœia extemp.* Si les discussifs ne produisent pas l'effet qu'on en attendoit, on aime mieux laisser ces tumeurs telles qu'elles sont, parce qu'outre le danger qu'il y a de les ouvrir par une incision, il est encore extremement difficile de consolider la plaie, lorsqu'on les a fait venir à suppuration. Le plus grand nombre de ceux qui en sont incommodés aujourd'hui, connoissant leur nature opiniâtre & l'incertitude du succès aiment mieux se passer du secours de la Chirurgie.

Les hommes sont bien moins sujets que les femmes à cette incommodité, ou pour le moins n'y sont pas si sensibles, à cause qu'elle est plus cachée, ce qui fait qu'ils se passent plus aisément du secours de l'art. Je puis assurer que pour un homme, à qui j'ai vu de ces sortes de tumeurs, j'ai trouvé six femmes qui en étoient incommodées.

Pour que le Lecteur soit mieux au fait de la nature de ces tumeurs, je transcrirai ici la description que M. Douglas en a donnée à la Societé Royale en ces termes.

J'eus occasion, dit-il, dernierement d'ouvrir une femme d'environ cinquante ans, qui avoit une fort grosse tumeur à la partie antérieure du cou, laquelle occupoit tout l'espace qui est entre la machoire inférieure, & le haut du sternum. Elle étoit fort élevée dans le milieu, sa pointe panchoit vers le côté gauche, quoique la partie la plus grosse de la tumeur fût du côté droit. La peau qui couvroit la pointe de cette tubérosité, étoit mince & ridée, d'une couleur différente du reste, & il sembloit que la tumeur voulût s'ouvrir dans cet endroit.

La peau étoit extremement mince, il n'y avoit aucune graisse dessous, si ce n'est dans une cavité placée entre les deux lobes, dont nous parlerons ci-après. Il en paroissoit quelque peu sur le côté droit; car la peau y étant moins tendue, les cellules de la membrane adipeuse n'étoient pas entierement vuides. Les fibres charnues du très-large du cou, étoient à peine visibles, le mastoïdien & le coracohyoïdien étoient extremement minces, & fortement attachés à la tumeur qui étoit dessous. Le sternohyoïdien & le sternothyroïdien qui s'étendoient sur la partie antérieure de cette tumeur, étoient si minces & si tendus, surtout le dernier, qu'il eût été difficile de les séparer. L'artere carotide droite s'étendoit en montant à la tête, le long de son bord extérieur, dont la grosseur devoit nécessairement retarder le cours du sang dans cet endroit.

La jugulaire interne, la paire vague & la paire intercostale passoient sur quelqu'une des parties de cette tumeur en descendant vers la poitrine. Deux des glandes lymphatiques de la veine jugulaire étoient enflées de la grosseur d'un petit œuf. Elles étoient éloignées l'une de l'autre, & il y avoit entre elles une cavité dans laquelle je trouvai quelque peu de graisse. Ces deux lobes rendoient aussi la tumeur fort inégale du côté droit.

Après avoir écarté les muscles, la jugulaire avec les glandes qui lui sont adhérentes & les autres vaisseaux dont j'ai parlé, il me fut aisé d'observer la grosseur, la figure & les bornes de cette tumeur extraordinaire, aussi bien que toutes ses adhérences aux parties voisines. Elle me parut deux fois aussi grosse que le poing. Sa figure étoit presque triangulaire, sa base fort large sous le menton, elle biaisoit un peu de chaque côté en descendant vers le sternum, où sa pointe étoit fort étroite. Sa surface étoit rendue inégale par trois éminences, dont la plus grande étoit tournée vers le côté gauche, la seconde vers le droit, comme on l'a remarqué ci-dessus. Elle étoit attachée par des filets membraneux aux glandes maxillaires, au muscle digastrique & au stylohyoïdien, sous lequel elle s'inséroit du côté droit par une petite portion en forme de mamelon sous la langue; elle adhéroit aussi à l'os hyoïde par sa partie supérieure antérieure.

Elle étoit attachée par ses côtés au releveur de l'épaule, & plus bas à cette partie du cucullaire qui aboutit aux clavicules, à toute la partie antérieure de la trachée-artere, entre son troisieme & son quatrieme anneau cartilagineux, à l'os hyoïde, comme aussi à ce muscle de la tête appellé le grand droit interne, & à une partie du scalene. Sa partie inférieure étoit engagée sous la gorge, dans les cornes de l'os hyoïde auquel elle adhéroit. Je n'eus pas de peine à la détacher de toutes ces différentes parties: mais il n'en fut pas de même de sa connexion aux glandes thyroïdiennes, qui étoit bien différente; car dans l'endroit où ces glandes se joignent un peu au-dessus du cartilage cricoïde, sur la partie antérieure de la trachée-artere, je ne pus la détacher sans couper sa substance, d'où il paroît que l'union de ces glandes formoit la racine ou le commencement de cette tumeur; & néantmoins, ce qui est très-remarquable, ces glandes avoient conservé leur figure & n'étoient pas plus grosses qu'à l'ordinaire.

Cette tumeur étoit dure, ferme & exactement de la même consistance qu'une tétine de vache lorsqu'elle est cuite, quoique plus molle dans quelques endroits qui contenoient un suc épais. Sa couleur étoit d'un blanc jaunâtre, excepté dans quelques-unes de ses parties, que la grande quantité de vaisseaux sanguins rendoient extrêmement rouges. J'en retranchai toutes les parties molles, & je fis cuire la substance dure qui restoit. Après quoi je la nettoyai bien: mais j'y laissai un corps mou presque cartilagineux, qui selon toutes les apparences auroit acquis la même dureté si la malade eût vécu plus long-tems. Elle ressemble parfaitement à un morceau de corail blanc encore brut, mais je ne déciderai point si c'est une substance osseuse, ou plutôt l'humeur visqueuse des glandes durcie & réduite sous la forme d'une substance gipseuse irrégulierement endurcie.

La cause de cette tumeur fut, comme le disoit cette femme, une veine qui se rompit dans une couche laborieuse qu'elle avoit faite trente ans auparavant. Elle grossit peu à peu, & ce ne fut que quelques années avant sa mort qu'elle augmenta au point qu'on a vu. Comme elle étoit véritablement skirrheuse, elle ne lui fit jamais grand mal. Elle avoit employé différens remedes qu'on lui avoit indiqués, mais sans succès. A la fin sa grosseur devint tellement incommode, qu'elle l'empêchoit de respirer & d'avaler, si bien qu'elle l'étouffa à la fin en comprimant la trachée-artere sur laquelle elle posoit. Turner *Chirurgie.*

J'ai autrefois connu une femme qui avoit la réputation de résoudre ces tumeurs. Tout son secret consistoit à oindre souvent la partie malade avec de l'huile de camomile faite par infusion.

Le remede le plus fameux que l'on connoisse pour cette maladie, est celui que l'on vend à Coventry, & dont la composition est tenue fort secrete par celui qui le possede. On le met sur la langue tous les soirs en se couchant.

J'ai enfin appris que l'on préparoit ce remede de la maniere suivante.

Prenez parties égales d'éponges, de liege & de pierre-ponce calcinées. Mêlez-en demi-dragme avec du sucre. Faites-en un bol avec quelque peu de sirop ou conserve, & gardez-le toutes les nuits sur la langue.

Ce qui me fait croire que c'est la vraie composition de ce remede, c'est que Musitanus en ordonne un tout-à-fait semblable pour ces sortes de tumeurs. Je me souviens aussi d'avoir vu une recette à peu près semblable dans un ancien Dispensaire Allemand, avec l'addition de la pelotte de mer, (*pila marina*) qu'il ordonne de tenir sur la langue, comme un remede pour le *bronchocele*.

Ronodæus donne aussi un remede pour la même maladie, sous le titre de *Pulvis pro botio D. D. Wolfangi Gabelchoveri.*

En voici la composition.

Prenez *éponge,*
pierre calaminaire calcinée, } *de chaque deux onces.*
pierre-ponce,
pierre d'éponge, } *de chaque quatre onces.*
sucre blanc, trois onces.

Mêlez & pulvérisez.

Tous ces Auteurs emploient unanimement l'éponge comme le principal ingrédient de cette composition.

BRONCHOTOMIA, βρογχοτομία, de βρόγχος, *la gorge*, & τέμνω, *couper. Bronchotomie.* Voyez *Angina.*

BRONCHUS, Βρόγχος, βρόγχη, βρογχίη. Βρόγχος, suivant Galien au commencement de son septieme Livre, *de C. M. S. L.* est la trachée-artere, qui aboutit du larynx aux poumons. Elle est composée d'une infinité de corps cartilagineux, appellés βρόγχια, (*bronchia*). Ce même Auteur, *Com. III. in Lib. de Art.* dit que βρόγχος est pris ou pour toute la trachée-artere, ou seulement pour la gorge. Βρόγχος, dans Hippocrate, signifie la gorge; de-là vient que, *L. de Artic.* ἐξεχέβρογχοι, est traduit par Galien, τοὺς ἐξέχοντα εἰς τὸ πρόσω τὸν βρόγχον ἔχοντας, « ceux qui ont la gorge fort avancée. » Et *Lib. V. Epid.* οἴδημα ὑπὸ τὸν βρόγχον, « tumeur sous « la gorge. Et *Lib. de Rat. Vict. in Morb. Acut.* ὥσπερ εἰ διαπτερώσειε τὸν βρόγχον, « rend la gorge étendue comme des especes d'ailes. » Voyez *Pulmones.*

Bronchia ou *bronchi*; on donne aujourd'hui ce nom aux ramifications de la trachée-artere, *aspera arteria.*

BRONTE, βροντὴ, *tonnerre.* Voyez *Tonitru.* Ce météore n'a rapport à la Medecine qu'autant qu'il purge quelques personnes par la peur qu'il leur cause.

BRONTIS, de βροντὴ, *tonnerre; pierre de tonnerre.* V. *Belemnites* & *Ceraunia.*

BROTOS, βροτὸς de βρώσκω, *se nourrir.* Epithete que l'on donne à l'homme pour signifier le besoin qu'il a de boire & de manger, & par conséquent sa nature mortelle. Mais ce mot est plus en usage parmi les Poëtes que chez les Medecins.

BROUILLAMINI, nom que les François donnent à ces masses de bol qui sont de la grosseur & de la longueur du doigt. Ils les appellent aussi *bol en bille.*

B R U

BRUCHUS; espece de chenille. Forestus rapporte dans

ses Observations, qu'un homme vomit un *bruchus* de la grosseur d'une petite balle, enfermé dans un morceau de chair comme dans une cosse. Hartman dans sa *Praxis Chymiatrica*, dit que les chenilles *bruchi*, desséchées & données à ceux qui ont été mordus d'un chien enragé, les guérissent en peu de tems: mais je crains qu'il ne se trompe.

BRUMA, le même qu'*hyems*, *hiver*, mais particulierement cette partie de l'hiver qui est voisine du solstice & dans laquelle les jours sont les plus courts.

BRUMASAR, est un terme Alchymique qui signifie l'argent ou la Lune. CASTELLI.

BRUMATI TERREUM, *vaisseau vernissé*. RULAND.

BRUNELLA, le même que *Prunella*. Voyez ce dernier mot.

BRUNSFELSIA, est une Plante qui porte le nom de Brunsfelsius, fameux Medecin.

Sa fleur consiste en une seule feuille faite en forme d'entonnoir. Elle est tubuleuse & découpée en plusieurs parties à son sommet. Il s'éleve du calyce un pistil qui se change en un fruit rond, mou & charnu, dans lequel sont enfermées des semences rondes, placées entre la chair & l'écorce.

La seule espece de cette plante que l'on connoisse est

BRUNSFELSIA *flore albo*, *fructu croceo molli*, Plum. N. G.

Cette plante est fort commune dans les Isles des Barbades & dans la Jamaïque, mais on ne lui attribue aucune vertu médicinale.

BRUNUS, *feu sacré*, *feu de S. Antoine*, ou *érésipele*. RULAND.

BRUSATHAER, est le nom d'un arbre des Indes, qui croît dans la Chine. RAY, *Index à son Hist. des Plantes*.

BRUSCANDULA, le même que *Lupinus*, *Lupin*. Voyez *Lupinus*. BLANCARD.

BRUSCUS, *Ruscus*, Offic. *Ruscus*, *sive Bruscus*, Ger. 752. Emac. 907. Mer. Pin. 107. *Ruscus*, J. B. 1. 579. Chab. 46. C. B. Pin. 470. Park. Theat. 253. Raii Hist. 1. 664. Synop. 3. 262. *Ruscus myrtifolius aculeatus*, Tourn. Inst. 79. Elem. Bot. 70. Boerh. Ind. A. 2. 63. *Ruscus*, *Bruscus*, *Oxymyrsine*, Merc. Bot. 1. 65. Phyt. Brit. 107. DALE. *Houx*, *frelon*, *petit Houx*, *Fragon*.

Le *fragon* ou myrte sauvage a ses feuilles semblables à celles du myrte cultivé, excepté qu'elles sont plus larges, & pointues. Il sort du milieu des feuilles un fruit rond qui rougit en mûrissant & renferme une ou deux semences dures. De sa racine sortent un grand nombre de tiges hautes d'une coudée, difficiles à rompre, & couvertes de feuilles. Sa racine est semblable à celle de l'*agroste*; elle est d'un gout acre & un peu amer. Cet arbrisseau croît aux lieux rudes & pierreux.

Ses feuilles & ses baies prises dans du vin excitent l'urine & les regles & brisent la pierre dans la vessie. Elles guérissent encore la jaunisse, la strangurie & le mal de tête; la décoction de sa racine dans du vin, produit les mêmes effets. Cet arbrisseau jette de sa racine, au printems certains rejettons tendres, que l'on mange comme les asperges. Ils sont diurétiques & d'un gout amer. DIOSCORIDE, *Lib. IV. cap.* 146.

Les racines du *petit houx* sont blanches, épaisses, pleines de nœuds, entrelacées & fort fibreuses. Ses tiges ont environ un pié de haut; elles sont pliantes & difficiles à rompre, striées & couvertes de feuilles roides, fermes & nerveuses, de la grosseur & de la figure, à peu près de celles du petit myrte, terminées en pointe & fortement attachées aux tiges. Ses fleurs naissent sur le milieu des feuilles, elles sont petites, purpurines & découpées en six segmens. Il leur succede des baies semblables à celles de l'asperge, qui contiennent deux semences. Cette plante croît parmi les haies & les bois & jette un grand nombre de fleurs en été.

La racine du *petit houx*, qui est la seule de ses parties dont on fait usage dans la Medecine est une des cinq racines apéritives. Elle leve les obstructions du foie & de la rate, guérit la jaunisse & l'hydropisie. Elle est un puissant diurétique, elle excite l'urine, chasse le calcul & la gravelle, & excite les regles. Tournefort recommande la conserve de ses baies pour arrêter la gonorrhée. MILLER, *Bot. Offic.*

Ce que Dioscoride a dit du *Ruscus* ne convient pas mal à la plante que l'on appelle aujourd'hui de ce nom; les semences qui sont dans les baies sont fort dures; ainsi je crois qu'il faut lire dans Cesalpin, *quasi cornea substantia* au lieu de *carnea*. La racine de cette plante est une des cinq racines apéritives ordinaires propres pour lever les obstructions des visceres, & pour faire passer les urines. Pour l'hydropisie, la cachexie, la jaunisse, le calcul & la rétention d'urine; on l'ordonne dans les bouillons, les tisanes, & les aposemes. Pour les tumeurs scrophuleuses, on fait boire pendant plusieurs jours un demi-septier de vin blanc, dans lequel on a fait infuser un gros de poudre de racine de *bruscus*, avec autant de celle de *Scrophularia* & de *Filipendula*. La conserve de baies de *petit houx* est fort bonne dans l'ardeur d'urine. On emploie sa semence dans la composition qu'on appelle *benedicta laxativa*.

Sa fleur est monopétale, de trois lignes de diametre, verte, divisée en trois grands & trois petits segmens. Elle a au lieu d'étamines une silique de couleur de violette qui soutient six sommités & est relevée de long en long par six côtes arrondies. VAILLANT, TOURNEFORT.

BRUTA, est la vertu de l'influence celeste, qui est manifestée à l'homme par l'entremise des animaux; comme la vertu de l'éclaire communiquée aux hommes par l'hirondelle; l'usage du sel dans les lavemens que l'on a appris de la cigogne. RULAND.

BRUTIA, épithete que l'on donne à l'espece de poix la plus grasse & la plus résineuse, & que l'on croyoit propre à la composition d'une huile factice appellée *oleum pisinum*, Pline, *Lib.* 15. *cap.* 7. On trouve souvent *pix brutia* dans les Anciens Medecins. Elle tiroit son nom de la Brutie, pays situé à l'extrémité de l'Italie, où elle naissoit.

Les Brutiens étoient un peuple de la Calabre, vis-à-vis la Sicile, au-delà des Lucaniens. Pline, *Lib. XVI. cap.* 11. donne la méthode dont se servoient les Anciens pour tirer la poix du *tæda*, du sapin.

BRUTOBON, nom barbare d'un onguent Grec dont on ignore la préparation. CASTELLI.

BRUTUM, ἄλογον; épithete des animaux qui sont privés de raison, qui signifie la même chose qu'*irraisonnable*, Galen. *Orat. Suasor. ad Artes.* Il les appelle encore βοσκήματα (*Boscemata*), 4. *de R. V. I. A.* Dans le Théâtre Chymique, vol. IV. la pierre philosophale est appellée *Cor Brutorum*. CASTELLI.

BRUXANELI, H. M. *Baccifera indica*, *flosculis umbellatis*, *baccis umbilicatis dicoccis*, est un grand arbre de la grosseur d'un pommier qui croît dans les bois & sur les montagnes du Malabar. Il fleurit au mois de Juillet & d'Aout, & son fruit est mûr en Novembre & Decembre. Cet arbre vit long-tems.

On prépare avec le suc de ses feuilles & du beure frais un liniment dont on se sert dans la cure du charbon. La décoction de son écorce est estimée diurétique. On fait avec l'écorce de sa racine mêlée avec du gingembre, du turmeric & du babeurre, une bouillie que l'on recommande extremement pour les douleurs du calcul. RAY, *Hist. Plant.*

BRY

BRYCHIOS, βρύχιος, *profond*, *enfoncé*; le même que ὑποβρύχιος. Dans le Livre περὶ ὀστέων φύσ. nous lisons; αὕτη δὲ διὰ τῆς ἐπιγουνίδος ἐς τὸ ἐντὸς διὰ τῆς κνήμης τῦ μυὸς, βρυχὶη τέταται. « Cette veine part de la rotule, « & passant par le muscle du tibia, pénetre fort avant « dans les parties internes ». Βρύχιον, dans Erotien sur Hippocrate, est traduit par οἱονεὶ βύθιον, καὶ κατὰ βάθος κείμενον, « comme submergé & coulé à fond ». Hesychius traduit βρύχιον & ὑποβρύχιον, par βυθιζόμενον; « submergé & coulé à fond ».

BRYGMUS, βρυγμός. Galien dans son *Exegesis*, traduit ce mot par ὁ ἀπὸ τῶν ὀδόντων συγκρουομένων ψόφος, « le « grincement ou craquement de dents ». Erotien veut que βρυγμὸς soit ἰδίωμα ποιῦ ψόφυ, « une espece de bruit « particulier »; c'est-à-dire, celui que font les dents en frottant les unes contre les autres. Hesychius traduit βρυγμὸς par τρισμὸς ὀδόντων ἢ ἀκόνησις μύλων, « *Stridor* « *dentium*, le grincement des grosses dents ou des mo« laires ». Βρυγμὸς *Lib.* περὶ γυναικ. φυσ. signifie grincement de dents, *stridor dentium*; comme καὶ πυρετὸς αὐτὴν καὶ βρυγμὸς λαμβάνει, « il fut saisi d'une fievre accompa« gnée de grincemens de dents ». Il a la même signification dans plusieurs autres passages d'Hippocrate.

BRYON, βρύον, est une mousse qui croît sur l'écorce des arbres, & qui est, pour me servir de l'expression de Pline, *Lib. XII. cap.* 23. comme leur poil grison. Elle est beaucoup plus abondante sur les chênes. Hippocrate, *Lib.* περὶ γυναικ. φυσ. & *Lib. II.* περὶ γυναικ. emploie le βρύον & le βρύα dans les suffumigations pour l'utérus.

Bryon Thalassium, βρύον θαλλάσσιον, est l'algue ou mousse marine qu'Hippocrate appliqua en forme de cataplasme, à une femme qui avoit une inflammation de matrice; *Lib.* περὶ γυναικ. où il l'appelle βρύον θαλάσσιον, ὃ ἐπὶ τὺς ἰχθύας ἐπιβάλλυσι, « mousse marine avec la« quelle on couvre le poisson ». Galien, *Lib. III. Met. Med.* veut que le bandage pour les ulceres soit doux & souple comme l'algue, βρυῶδες καὶ μαλακὸν; il lui oppose ὕτως σκληρὸν ὡς θλίβειν, « celui qui est si dur qu'il « presse ou comprime trop fortement la partie ».

Le *bryon* appellé par quelques-uns *splachnon*, croît sur les cedres, le peuplier blanc & les chênes; celui qui vient sur le cedre est le meilleur, & après lui celui qu'on trouve sur le peuplier. Le *bryon* blanc & odorant est meilleur & beaucoup plus estimé que le noir.

Il a une vertu astringente & une qualité tempérée qui tient le milieu entre le chaud & le froid. Sa décoction est un excellent demi-bain pour les affections de l'utérus. On le mêle avec les onguens appellés *unguenta balanina*, & avec les huiles ou linimens à cause de sa qualité épaississante. Il est encore un ingrédient fort utile dans la préparation des suffumigations & des medicamens appellés *Acopa*. DIOSCORIDE, *Lib. I. cap.* 20.

BRYON THALASSIUM, le *bryon marin* croît sur les rochers & sur les coquillages qui sont sur le bord de la mer. C'est une plante fibreuse, grêle, sans tige, d'un gout très-astringent, qui est fort efficace dans les inflammations, la goute & les autres maladies qui exigent des astringens. *Idem*, *Lib. IV. cap.* 99.

Le *bryon* doit être mis au nombre des plantes marines. Ses feuilles ressemblent à celles de la laitue, mais elles sont ridées. Elle est fort commune sur les rochers & les coquillages. Elle a une qualité dessiccative & incrassante, par laquelle elle réprime tous les amas de matieres, les inflammations, la goute & les autres maladies qui demandent du rafraîchissement. PLINE, *Lib. XXVII. cap.* 8. Voyez *Alga*.

BRYONIA ALBA, Offic. Ger. 720. Emac. 869. Raii Hist. 1. 659. Synop. 3. 261. Merc. Bot. 1. 24. Phyt. Brit. 17. Mer. Pin. 16. *Bryonia alba vulgaris*, Park. Theat. 178. *Bryonia aspera sive alba, baccis rubris*, C. B. Pin. 297. Tourn. Inst. 102. Elem. Bot. 85. Boerh. Ind. A. 2. 61. *Bryonia aspera incana alba, baccis rubris*, Hist. Oxon. 24. *Vitis alba, vel Bryonia*, J. B. 2. 143. *Vitis alba, Bryonia*, Chab. 120. DALE. *Bryone*, ou *Vigne blanche*.

La racine de cette espece de *bryone* est souvent aussi grosse que le bras d'un homme, & pénetre fort avant dans la terre. Elle est de couleur brune, claire en-dehors, blanchâtre en-dedans, & d'un gout amer fort desagréable. Elle pousse au printems un grand nombre de tiges rudes, grêles & velues, garnies de mains ou de longs filets tortillés qui s'étendent à une distance considérable en s'attachant aux haies qui sont autour. Ses feuilles sont semblables à celles de la vigne, ce qui lui fait donner le nom de *vitis alba*, *vigne blanche*: mais elles sont rudes & velues. Ses fleurs sortent plusieurs ensemble des aisselles des feuilles. Elles sont portées sur un long pédicule d'une seule piece, partagées en cinq parties, d'un blanc verdâtre, & il leur succede de petites baies rouges pleines de semences. Elle croît dans les sentiers & le long des haies, & fleurit au mois de Juin. Ses baies sont mures au mois de Septembre.

Paul Eginete, *Lib. VII. c.* 3. nous apprend, que les jets de la *bryone* blanche sont une nourriture fort agréable à l'estomac. Mais ou il s'est trompé, puisque cela n'est vrai que de la *bryone* noire; ou ceux par les mains de qui ses ouvrages ont passé, lui ont fait avancer une chose qui est absolument fausse. Je ne comprens point non plus comment la *bryone* blanche peut engendrer du lait, à moins qu'on ne dise avec Bauhin qu'elle produit cet effet en purgeant les nourrices valétudinaires, ou qui sont en mauvaise santé; car toutes les parties de cette plante ont une qualité acre & corrosive. C'est ce que Mesué, *R.* 111. *L. II. c.* 25. paroît avoir en vue, lorsqu'il dit: « On emploie les jets reçus de la *bryone* « blanche avec des aromates pour corriger la puanteur « de l'haleine, surtout lorsqu'elle a pour cause la cor« ruption des humeurs qui sont logées dans l'estomac. » Car on corrige en quelque sorte, au moyen des aromates, la qualité purgative violente de cette plante. Ce même Auteur donne pour purgatif une dragme ou deux du suc de *bryone*, & depuis une dragme & demie jusqu'à trois, lorsqu'il l'emploie en substance. Les Auteurs modernes ont observé, que les racines, les jets & les baies de cette plante sont extremement purgatifs, & propres par conséquent pour lever les obstructions. On n'emploie aujourd'hui que sa racine en Medecine; & tout le monde convient, je crois, qu'elle est extremement acre & dégoutante; qu'elle excite l'urine, & purge violemment par haut & par bas. On la met communément au nombre des médicamens phlegmagogues & hydragogues; & la violence de son opération la fait appeller *Rusticorum purgatio*, purgatif des Paysans. La dose de cette racine pulvérisée est depuis deux scrupules jusqu'à une dragme. On peut prendre une once de son suc, & trois dragmes de sa décoction ou infusion.

Tournefort croit qu'il est à propos, lorsqu'on s'en sert intérieurement, de corriger sa violence au moyen d'une quantité convenable de crême de tartre, ou de tartre tartarisé.

On peut, suivant le Mort, préparer avec la *bryone* un excellent purgatif de la maniere suivante.

Prenez *bryone récente, une quantité suffisante.*

Pilez-la, exprimez-en le suc, & faites-la sécher. Pilez-la une seconde fois, & ajoutez-y à une once de sa racine pulvérisée, trois gouttes d'huile de clous de girofle, & demi-dragme de vinaigre distilé. Mêlez le tout, & faites-le sécher à petit feu, ou au soleil, vous aurez un purgatif excellent dans la cachexie, & toutes les obstructions de l'utérus. La dose est depuis cinq grains jusqu'à un scrupule. *Coll. Leyd.*

Bauhin rapporte, après Jo. Stoffelius, que si l'on coupe la tête de la racine de *bryone* à niveau de la surface de la terre, & qu'après avoir creusé la partie qui est restée dans la terre on la recouvre avec la piece que l'on a coupée, on la trouve le lendemain remplie d'un suc laiteux qui s'y conserve jusqu'au troisieme jour, &

dont une cuillerée purge avec autant d'efficacité que de promptitude. Ray nous apprend aussi, après Dolæus, que ce suc pris tous les matins à jeun, à la dose de deux ou trois cuillerées, fait écouler les eaux des hydropiques, pourvu qu'il ait été cueilli au printems, lorsque la lune est dans son croissant. Hoffman rapporte que Platerus prenoit la racine de *bryone* blanche avant qu'elle eût germé; & qu'après en avoir ôté l'écorce & l'avoir coupée par tranches, il y passoit un fil, & les faisoit sécher ou au soleil, ou au feu; qu'il les mettoit ensuite infuser dans de bon vin, & les faisoit sécher de nouveau. Il réitéroit plusieurs fois cette opération, & assuroit qu'étant ainsi préparée, elle purge efficacement & sans violence.

Ce même Auteur prépare des trochisques de *bryone* de la maniere suivante.

Il réduit la *bryone*, ainsi corrigée, en poudre; & après l'avoir arrosée avec du vin de Malvoisie, dans lequel il a fait infuser du gingembre, il en forme de petits gâteaux qu'il réduit en poudre & qu'il emploie en infusion. Cet Auteur prétend, que lorsqu'elle est ainsi préparée, elle purge de la même maniere que les trochisques d'agaric.

Puis donc que cette racine, lorsqu'on en use intérieurement, agit par son acrimonie intérieure & résolutive, il est évident qu'on peut la donner avec succès dans les cas où il est besoin d'échauffer, d'irriter fortement les nerfs, & d'ébranler violemment tout le genre nerveux. C'est encore cette qualité qui la rend si efficace dans les fievres intermittentes, qui fait qu'elle excite les regles, qu'elle guérit les maladies utérines auxquelles les femmes sont sujettes; qu'elle tue & chasse les vers qui sont logés dans les intestins. Comme elle est extremement purgative, elle incise les sucs visqueux, & leve les obstructions d'une maniere surprenante. Ray assure qu'une dose de la grosseur d'une noix muscade, de conserve de cette racine, prise deux fois par jour pendant un tems considérable, guérit souvent l'épilepsie & les passions hystériques, & qu'on obtient le même effet en mettant un morceau de cette racine dans le verre où l'on boit. Bauhin rapporte, après Arnaud de Villeneuve, qu'un épileptique a été guéri dans l'espace de trois semaines, en se purgeant tous les jours avec le suc de *bryone* dépuré, auquel il ajoutoit un peu de sucre. Matthiole nous apprend dans son Commentaire sur Dioscoride, qu'une femme de sa connoissance, qui étoit sujette depuis plusieurs années à des accès hystériques, en fut enfin délivrée, en prenant une fois par semaine pendant un an, lorsqu'elle se couchoit, du vin blanc, dans lequel elle avoit fait infuser une once de racine de *bryone*. Forestus, *Obs. Chir. Lib. VI. Obs.* 22. *Schol.* dit, après Avicene, qu'on fait cesser le délire que causent les plaies dangereuses, en faisant boire au malade pendant quelques jours de la racine de *bryone* dans quelque liqueur rafraîchissante & délayante, ou dans quelque aliment propre à en émousser le goût. Cette racine appliquée extérieurement, a donné dans plusieurs cas des preuves de sa qualité résolutive. Etant pilée avec du sel & du vinaigre, elle résout les tumeurs froides, & efface les taches causées par un sang extravasé lorsqu'on l'applique sur la partie. Van-Helmont assure, que dans les contusions où il y a extravasation de sang, il ne faut que ratisser & appliquer la racine de *bryone*, pour résoudre le sang en eau en peu de tems, & l'évacuer à travers les pores de la peau. Suivant Etmuller, cette racine guérit non-seulement l'hydropisie étant prise intérieurement, mais fait écouler encore les eaux qui se sont amassées dans le bas-ventre, lorsqu'on l'applique en forme de cataplasme sur la région des reins, seule ou mêlée avec de la bouse de vache & de la fiente de pigeon ou de chevre. On l'applique aussi sur les tumeurs œdémateuses des piés & des jambes, sur l'hydrocele du scrotum & autres maladies semblables, parce qu'en évacuant la sérosité elle résout les tumeurs. On l'applique de même sur les écrouelles, soit qu'elles soient ulcérées ou non.

Prenez *racine de bryone blanche, une demi-livre*;

Coupez-la par petites tranches, & faites-la frire dans une poele jusqu'à ce qu'elle soit seche. Passez la liqueur, & donnez-lui la consistance d'onguent avec demi-livre de résine de sapin & cinq onces de cire. Appliquez cet onguent le matin & le soir sur les écrouelles.

Cet onguent résout les écrouelles ou les fait suppurer, & guérit les ulceres, comme l'assure Zacutus Lusitanus sur l'expérience qu'il en a faite. Si l'on creuse la racine de *bryone* pendant qu'elle est encore en terre & qu'on la couvre, il s'y amassera une liqueur excellente pour la goute, si on l'applique sur la partie affectée. Elle appaise encore la sciatique, étant pilée toute fraîche avec de l'huile de lin, & appliquée tiede sur la partie malade. On continue l'usage de ce remede jusqu'à ce que la matiere morbifique soit résolue & dissipée. Elle est encore excellente pour les contusions & pour dissoudre les grumeaux de sang. Ses feuilles pilées & appliquées, dissipent les taches livides de la peau, & discutent le sang grumeleux. De-là vient que Tackius emploie la racine de *bryone* fraîche pilée ou coupée par morceaux, seule ou mêlée avec du cerfeuil, en forme de cataplasme pour guérir les gangrenes & résoudre les tumeurs. Elle passe pour guérir par transplantation les douleurs vagues de la goute. Pour cet effet on attache pendant quelque tems cette racine sur la partie malade, après quoi on l'enterre dans le jardin, ou le lieu où elle croît. Enfin, lorsqu'on veut purger l'utérus, on peut employer cette racine en forme de pessaire, ou de fumigation. Voyez *Etmuller, Lib. I.*

Suivant Bauhin, la racine de *bryone* passe chez quelques Auteurs pour guérir la goute. Ils la coupent par morceaux, & la font macérer dans de l'eau-de-vie pour la distiler ensuite. On trempe des linges dans cette eau, après l'avoir fait tiédir, & on les applique sur la partie malade. Le Docteur Hopper nous apprend, *Eph. N. C. D.* 1. *a.* 4. *App. p.* 47. que les cendres de cette racine, mêlées avec son suc, dissipent les verrues, sur quelque partie du corps qu'elles soient.

Il ne sera pas hors de propos dans cette occasion de rechercher si nous ne pourrions point au moyen de la connoissance des parties qui constituent la *bryone*, rendre raison des effets qu'elle produit, & déterminer la forme sous laquelle on doit la donner pour qu'elle réponde aux intentions du Medecin, lorsqu'on juge à propos de la donner intérieurement. Suivant Tournefort, les feuilles de cette plante sont fades, gluantes, & ne rougissent pas le papier bleu; la racine le rougit beaucoup; & elle est amere & sent fort mauvais, ce qui fait conjecturer que l'acide du sel ammoniac qui domine dans cette plante est plus développé dans les racines que dans les feuilles, où il est embarrassé dans beaucoup plus de soufre. Par l'analyse chymique, ces racines donnent beaucoup d'huile fétide, beaucoup de liqueur acide, & considérablement de sel volatil concret.

M. Boulduc assure que la racine n'a que des principes salins & nulle résine, en quoi elle differe du méchoacan, à qui d'ailleurs elle ressemble beaucoup. Elle a plus de vertu prise en substance que de toute autre maniere. Il ne faut qu'une dragme de cette racine seche, ou quatre de verte, car pour lors elle est remplie d'humidité inutile. Mais comme il est à craindre qu'elle n'agisse avec trop de violence, il croit qu'il est beaucoup plus sûr d'employer les infusions, les décoctions & les extraits. Suivant lui, l'infusion est à préférer aux décoctions, & celle qui se fait dans le vin blanc, à celle que l'on fait dans l'eau. Lorsqu'on n'a en vue que de vuider les eaux, l'extrait du suc vaut mieux que celui de la racine même préparée, soit par les infusions, soit par les décoctions. *Hist. Acad. Roy. des Sc. Ann.* 1712.

Il est à observer que la racine de *bryone* lorsqu'elle est récente, passe pour opérer avec plus de violence que lorsqu'elle est seche. De-là vient, suivant Pomet, que les paysans de France l'appellent *nouveau enragé*.

Lemery dans sa Pharmacopée prépare l'eau de *bryone* composée, de la maniere suivante.

Prenez *du suc de racine de bryone, quatre livres,*
des feuilles de rue, d'armoise, } *de chacune deux livres.*
des feuilles de sabine seches, trois poignées,
des feuilles de matricaire, d'herbe au chat, de pouliot, } *de chacune deux poignées.*
de celles de basilic, de dictame de Crete. } *de chacune deux poignées.*
d'écorce d'orange nouvelle, quatre onces,
de la myrrhe, deux onces,
du castoreum, une once,
du vin de Canarie, six pintes,

Laissez le tout en digestion pendant quatre jours dans un vaisseau convenable, puis faites-en la distilation au bain-marie. Quand elle sera à moitié faite, on exprimera ce qui aura resté dans l'alembic, on continuera à distiler la liqueur exprimée, puis on en tirera l'extrait en faisant épaissir ce qui restera de liqueur au fond de la cucurbite.

REMARQUES.

On aura de la racine de *bryone* nouvellement tirée de terre, on la rapera & l'on en tirera le suc par expression. On aura des feuilles de rue & d'armoise récentes, on les pilera bien dans un mortier, & l'on en tirera le suc de la maniere ordinaire. La sabine doit être seche de même que le dictame de Crete & les autres feuilles. On les concassera & mêlera avec de l'écorce jaune ou extérieure d'orange amere, la myrrhe & le castoreum. On les mettra dans une grande cucurbite, on versera dessus les sucs & le vin de Canarie; on bouchera le vaisseau exactement, on le placera en un lieu chaud pour y laisser la matiere en digestion pendant quatre jours, puis on la mettra distiler au bain-marie: quand on en aura tiré environ la moitié, on exprimera ce qui aura resté dans l'alembic, & l'on fera distiler l'expression comme auparavant, jusqu'à ce qu'il ne reste plus gueres de liqueur. Alors on fera évaporer l'humidité jusqu'à consistance solide, & on aura un extrait qu'on gardera. On mêlera les eaux distilées ensemble & ce sera l'eau de *bryone* composée, que l'on gardera dans une bouteille bien bouchée.

Cette eau est hystérique, apéritive, propre pour les vapeurs, pour exciter les regles aux femmes, pour résister au venin, pour fortifier le cerveau & les nerfs, pour chasser par la transpiration les mauvaises humeurs. La dose est depuis demi-once jusqu'à trois onces.

L'extrait est aussi hystérique & propre pour exciter les regles aux femmes. LEMERY, *Pharm. Univers.*

Dans le Dispensaire de Londres, d'où M. Lemery a tiré la recette précédente, on emploie l'esprit de vin pour la distilation. Dans celui d'Edimbourg on s'en sert aussi, mais l'on rejette le castoreum. Au lieu de l'extrait, Tournefort recommande l'infusion de la racine dans du vin qu'il veut que l'on fasse épaissir. Dans les *Collect. Leyd.* on trouve un extrait de *bryone* que le Mort regarde comme un purgatif très-efficace, quoique d'un prix modique.

En voici la préparation.

Prenez *de la bryone seche, une livre,*
de fumeterre, deux livres,
de feuilles de séné, quatre dragmes.

Faites bouillir ces drogues ensemble pendant deux heures dans une quantité d'eau suffisante, & réduisez la liqueur que vous tirerez par expression à consistance d'électuaire. La dose est depuis demi-scrupule jusqu'à demi-dragme.

L'électuaire de *bryone* de Démocrite, dont on trouve la composition dans Mesué, passe pour très-efficace dans l'épilepsie, la paralysie, le vertige & autres maladies froides du cerveau, de la moelle épiniere & des nerfs qui en naissent.

On le prépare comme il suit.

Prenez *de la racine de bryone mondée & pilée, cinq livres,*
du vin cuit, quatre livres,
des squilles rôtis, des pignons mondés, } *de chacun demi-livre.*
d'agaric, trois gros,
de la noix muscade, du cardamome, du macis, du gingembre, } *de chacun deux dragmes.*
du girofle, du poivre long, du stœchas, } *de chacun une dragme & demie.*
de la semence de seseli, du sel gemme, des trochisques de gallia Moschata, } *de chacun une dragme.*
du spicnard, demi-dragme.

Faites-en un électuaire selon l'art, & laissez-le reposer six semaines. La dose en est depuis deux dragmes jusqu'à cinq ou six, quoique Lemery ordonne une once & demie.

M. Lemery ayant trouvé que cette composition péchoit en plusieurs choses, il a jugé à propos de lui substituer la suivante sous le nom d'électuaire de *bryone* réformé, dont voici la préparation.

Prenez *du suc de racine de bryone mondée, nouvellement tiré, quatre livres,*
du meilleur miel, deux livres.

Cuisez-les en consistance de miel.

Puis ajoutez-y,

de la poudre de turbith, d'hermodactes, de jalap, d'agaric, du sel de bryone, } *de chacun six dragmes.*
des fécules de bryone, demi-once.

Faites-en un électuaire selon l'art, dont la dose sera depuis une dragme jusqu'à une once. LEMERY, *Pharm. Univers.*

Mesué que nous venons de citer, attribue à Démocrite l'invention d'un sirop composé de suc de *bryone*, d'aromates, de robs de raisins & de miel. Ce sirop passe pour être aussi efficace que l'électuaire précédent lorsqu'on en prend deux onces pour dose.

On trouve dans le Dispensaire de Brandebourg un sirop de *bryone* préparé avec le suc de la racine de cette plante, du miel & du sucre. On peut le donner aux personnes asthmatiques & hystériques, & dans les cas où l'on soupçonne qu'il y a des vers dans l'estomac & les intestins. *Faber, in Myroth. Lib. VI. cap.* 10. prépare un sirop de *bryone* avec la décoction épaissie de sa racine mondée & du sucre, auquel il ajoute le sel qu'il tire de sa racine en la réduisant en cendres. Il met sur chaque livre de sirop demi-once de ce sel. Il nous apprend que ce remede évacue sans violence toutes les sérosités, excite les regles & guérit la plupart des maladies auxquelles les femmes sont sujettes, en levant les obstructions & purifiant le sang. On donne demi-once ou une once de ce sirop à ceux qui sont d'un fort tempérament, tous les matins à jeun dans quelque bouillon convenable, en leur faisant observer, de même que dans les autres cas, un régime convenable.

Quelques-uns donnent au malade une once de fécule de *bryone*, ou le sédiment que dépose le suc exprimé de sa racine, comme un remede beaucoup plus sûr que la racine même, & extremement propre à lever les obstructions de l'utérus. Cependant, comme Ludovicus le remarque fort bien dans sa Pharmacopée, cette préparation est tout-à-fait inutile & ne produit aucun effet, à moins qu'on n'y joigne des calybés, puisque, suivant Etmuller, c'est une chaux morte qui n'a aucune vertu, sans compter que celle que l'on vend est ordinairement falsifiée. Le *nectar succosum de Closseus*, que Schroder dans sa Pharmacopée prépare avec une once de suc exprimé de *bryone*, mêlé avec une dragme d'huile de vitriol ou de soufre, passe dans l'opinion d'Etmuller, pour un purgatif excellent, pourvu que la dose n'excede pas une dragme.

Voici quelques circonstances rapportées par Morison, qui serviront à faire voir que le métier d'imposteur n'est pas si rare aujourd'hui qu'on le croiroit bien.

« Il est des gens, dit-il, qui font avec la racine de *bryone* « des especes de monstres. Supposé qu'elle soit fourchue au sortir de la terre, comme cela arrive fort « souvent, ils y forment des parties génitales avec le « canif, ou y font une fente pour imiter les parties naturelles du sexe, appellées par Laurent, antre sacré. « Cela fait, ils enterrent pendant quelque tems ces racines dans du sable, ou plutôt dans un lieu sablonneux, jusqu'à ce que les parties qu'ils ont incisées « aient repris leur écorce, après quoi ils les vendent « sous le nom de mandragore mâle & femelle.

« On voit tous les jours des racines, celles des carottes, « par exemple, & quelques-unes des plantes dont les « fleurs sont en parasol, qui croissent naturellement « fourchues, & j'ose assurer que pour peu qu'on se « donne de la peine, on peut leur donner la figure « de telle partie du corps humain que l'on veut, de « même qu'à la racine de *bryone* lorsqu'elle est vieille, grosse & fourchue. Pour rendre l'imposture plus « parfaite & empêcher qu'on ne la découvre, ils mettent de la semence d'avoine dans les ouvertures « qu'ils ont faites à la racine de *bryone*, laquelle germe dans la terre & fait effort pour pousser des feuilles. Mais comme ces semences manquent de nourriture & que l'air ne peut en approcher, elles dégénerent en des petites fibres capillaires. Un Botaniste « qui a quelque pénétration, n'a pas de peine à découvrir cette fourberie. Je me souviens d'avoir vu à « Londres & à Paris de ces sortes de productions forcées que des Charlatans y montroient au public sous « le nom de racines de mandragore. »

Dioscoride décrit la *bryone* blanche de la maniere suivante.

La *vigne blanche*, autrement appellée *bryone*, *ophiostaphylum*, *chelidonium*, *melothrum*, *psilothrum*, *archezostis*, *agrostis* & *cedrostis*, ressemble à la vigne cultivée par ses rameaux, ses feuilles & ses jets, excepté qu'elle est plus velue. Elle s'attache par des mains qui sortent de ses tiges, aux arbrisseaux qui en sont à portée. Son fruit est en grappes, d'un jaune foncé, & sert aux Tanneurs à faire tomber les poils de leurs peaux.

Les jets de la *bryone* lorsqu'ils sont récens, étant cuits & mangés, lâchent le ventre & excitent l'urine. Ses feuilles, ses fleurs & sa racine ont une qualité acrimonieuse, & sont propres par conséquent, lorsqu'on en fait des cataplasmes avec du sel, pour les ulceres chironiens, grangrenés & phagédéniques, & pour les ulceres putrides des jambes. Sa racine mêlée avec des ers, de la terre de chio & du fœnugrec, efface & dissipe les rides, les taches de rousseur, le hâle & les meurtrissures. Elle produit le même effet étant cuite dans l'huile jusqu'à ce qu'elle soit fondue & dissoute. Elle efface les marques livides qu'impriment les coups, & dissipe le *ptérygion* des ongles. Appliquée avec du vin en forme de cataplasme, elle discute les inflammations & perce les abscès. Sa poudre, employée de la même maniere, attire les esquilles. C'est un fort bon ingrédient dans les remedes septiques & maturatifs. Rien n'est meilleur pour l'épilepsie, l'apoplexie & le vertige, qu'une dragme de cette racine prise tous les matins pendant un an dans quelque véhicule convenable. Deux dragmes de cette même racine, sont efficaces contre la morsure de la vipere.

Elle trouble quelquefois extremement la raison : elle excite l'urine lorsqu'on en boit; & chasse le fœtus & l'arriere-faix, employée en forme de pessaire. On en compose avec du miel un éclegme pour ceux qui ont peine à respirer, qui sont incommodés de la toux, qui ont des douleurs dans les côtés, des ruptures & des convulsions. Prise pendant trente jours à la dose d'une demi-dragme dans du vinaigre, elle consume la rate ; elle produit le même effet étant appliquée sur la partie avec des figues. Sa décoction est bonne pour un demi-bain : elle purge l'utérus, & fait sortir le fœtus qui est mort dans la matrice.

On tire au printems de sa racine un suc qui est propre aux usages dont nous avons fait mention, lorsqu'on le boit dans de l'hydromel. Il est encore un excellent phlegmagogue. Son fruit employé en forme de liniment ou de cataplasme, est efficace contre la lepre & le *psore*. Son suc mêlé avec du froment cuit, augmente considérablement le lait aux nourrisses. Dioscoride, *Lib. IV. cap.* 184.

Pline, dans le premier chapitre de son vingt-troisieme Livre, attribue à la *bryone* blanche les mêmes vertus que Dioscoride.

Il y a plusieurs autres especes de *bryone*, comme,

1. *Bryonia Zeylanica, foliis profundè laciniatis*, B. Les habitans de Ceylan l'employent fréquemment dans l'hydropisie. Elle croît naturellement dans cette Isle sur les vieilles murailles, & autres lieux incultes. Boccler.
2. *Bryonia alba vulgaris procerior, folio cucurbitæ.* Elle a les mêmes vertus que la *bryone* blanche.
3. *Bryonia Indica*, ou *Americana.* C'est la même que la méchoacanna, comme on peut le voir à son article.
4. *Bryonia Africana glabra, foliis in profundas lacinias divisis, flore luteo*, Olden.
5. *Bryonia Americana, olivæ fructu rubro*, Plum. Cat.
6. *Bryonia Africana, fructu variegato*, Hort. Elth.
7. *Bryonia Africana laciniata, tuberosa radice, floribus herbaceis*, Par. Bat.

Bryonia nigra, Offic. Ger. 721. Emac. 871. Raii Hist. 1. 660. Mer. Pin. 16. *Bryonia sylvestris nigra*, Park. Theat. 178. *Bryonia lævis sive nigra racemosa*, C. B. Pin. 297. Hist. Oxon. 2. 5. *Bryonia nigra, sigillum beatæ Mariæ Officinarum*, Merc. Bot. 1. 24. Phyt. Brit. 17. *Vitis nigra quibusdam, seu Tamnus Plinii folio cyclamini*, J. B. 2. 147. *Vitis nigra sive Bryonia nigra quibusdam*, Chab. 120. *Tamnus racemosa, flore minore luteo pallescente*, Tourn. Inst. 103. Elem. Bot. 85. Boerh. Ind. A. 2. 62. Raii Synop. 4. 262. DALE. *Sceau de Notre-Dame.*

La vigne noire, appellée par quelques-uns *bryone* noire, & par d'autres vigne *chironienne*, a les feuilles comme celles du liere, mais plus approchantes de celles du *smilax*, excepté qu'elles sont plus larges. Leurs tiges sont aussi les mêmes. Cette plante, de même que la *bryone* blanche, s'attache par ses jets aux arbres voisins. Son fruit croît en grappes ; il est d'abord verd, mais il noircit à mesure qu'il approche de sa maturité. Sa racine est noire par dehors, & de couleur de buis en-dedans. On mange ses jets comme les autres herbes potageres, lorsqu'ils sont jeunes.

Cette plante excite l'urine & les regles, diminue les gonflemens de la rate, & guérit l'épilepsie, le vertige & la paralysie. Sa racine a les mêmes vertus que celle de la vigne blanche, & produit les mêmes effets, mais dans un moindre degré. Un cataplasme de ses feuilles avec du vin, guérit les ulceres qui viennent au cou des bêtes de charge : on l'applique aussi sur les luxations. DIOSCORIDE, *Lib. IV. cap.* 185.

La *vigne noire*, proprement appellée *bryone*, est nommée par quelques-uns *chironia*, par d'autres *gynecanthe* ou *apronia*. Elle ressemble à la vigne blanche, excepté par sa couleur. Ses jets, à ce que prétend Dioclès, sont préférables à l'asperge pour exciter l'urine & diminuer les gonflemens de la rate. Elle croît parmi les arbrisseaux & les roseaux. Sa racine est noire par-dehors & jaune en-dedans. Elle est beaucoup plus efficace pour attirer les esquilles que celle de la *bryone* blanche : elle a aussi la vertu de guérir les écorchures qui viennent au cou des bêtes de charge. On prétend que les faucons n'approchent jamais des métairies où il y en a, & que la volaille y est en sureté. Cette plante attachée à la cheville du pié d'un homme ou d'un animal, guérit les fluxions de phlegme ou de sang qui se jettent sur la partie. PLINE, *Lib. III. cap.* 1.

La racine du *sceau de Notre-Dame* est plus petite que celle de la *bryone* blanche. Elle est noirâtre par dehors, blanche en-dedans, plus solide, mais plus gluante. Ses rameaux sont aussi longs que ceux de l'autre, & s'attachent aux buissons qu'ils rencontrent : mais ils sont sans mains. Ils sont lisses, de même que les feuilles qui sont d'un verd foncé, faites en forme de cœur renversé, mais plus pointues. Ses fleurs sortent des aisselles des feuilles ; elles sont en grappes beaucoup plus petites que celles de la *bryone* blanche, verdâtres, d'une seule piece, découpée en cinq à six parties. Il leur succede des baies rouges comme dans l'autre. Elle croît dans les mêmes lieux, & fleurit dans le même tems.

Quelques Auteurs assurent, que la racine de cette espece de *bryone* est extremement purgative. Mais Hoffman & le Docteur Lister, qui s'en sont servis plus d'une fois, ne lui ont jamais trouvé une pareille qualité. Elle excite l'urine & chasse le gravier des reins. Un cataplasme de sa racine avec du vinaigre & de la bouse de vache, appaise les douleurs de la goute. On l'emploie rarement en Medecine. MILLER, *Bot. Off.*

Il y a plusieurs especes de *Sceau de Notre-Dame* ou *Tamnus*, comme,

1. *Tamnus racemosa, flore minore luteo pallescente* de Tournefort.

Elle fleurit au mois de Juin, & l'on n'emploie que sa racine. Elle incise & atténue le phlegme visqueux, surtout dans les maladies de la poitrine, *R. H. p.* 661. Elle excite l'urine & les regles, & chasse le sable des reins, lorsqu'on la boit dans quelque liqueur convenable, LOBEL. Je ne me suis jamais apperçu qu'elle possede une qualité purgative, C. HOFFMAN. Gesner assure qu'elle ulcere les parties. Elle est extremement violente, & tient, à ce qu'on prétend, de la nature du poison ; ce qui fait qu'on ne doit jamais l'employer. DALE d'après les Auteurs que nous avons cités.

2. *Tamnus Cretica, trifido folio*, Tourn. Cor.
3. *Tamnus Americana tubifera, radice fungiformi*, Plum.
4. *Tamnus Americana racemosa minor*, Plum.
5. *Tamnus Americana racemosa major*, Plum.
6. *Tamnus Americana, amplis foliis, subtus purpureis*, Plum.
7. *Tamnus Americana anguriæ folio*, Plum.

BRYOPTERIS, ou DRYOPTERIS, de βρύον, *mousse*. ou δρῦς, *chêne*, & πτέρις, *fougere* ; *Fougere blanche de chêne* qui croît sur la mousse du chêne. BLANCARD, Voyez *Dryopteris*.

BRYTHION. Nom d'un cataplasme dont on trouve la composition dans Paul Eginete, *Lib. VII. c.* 18.

BRYTIA, βρύτια ; ce qui reste des raisins après qu'on en a exprimé le moût. GALIEN, *Lib. II. de Alim. Fac. cap.* 9.

BRYTON, βρύτον ; espece de boisson faite avec de l'orge, qu'Aristote appelle πῖνον (*pinon.*) Ceux qui s'enivrent avec cette liqueur, tombent toujours à la renverse le ventre en-haut. Hellanicus dit que le *bryton* est fait avec le riz. On peut encore le faire avec du millet, comme nous l'apprend Athenée, qui dit aussi que le *bryton*, τὸ βρύτον, est appellé par quelques-uns χρίθινος οἶνος, « vin d'orge. » Il dit dans le même endroit, que ce χρίθινος οἶνος est appellé πῖνον. Mais Eustathius prétend qu'il y a cette différence, que le πῖνον est fait avec de l'orge, & le *bryton*, βρύτον, avec dec racines. GORRÆUS.

BUB

BUBALUS, Offic. Schrod. 5. 272. Gesn. de Quad. 122. *Bubalus*, *Italis Bufalo*, Raii Synop. A. 72. *Buffelus*, Bellon. Obs. edit. Clus. 102. Jons. de Quad. 38. *Buffelus sive Bubalus vulgaris*, Aldrov. de Quad. Bisul. 365. DALE. *Buffle.*

On emploie en Medecine ses cornes, ses ongles, sa graisse & sa fiente. Les deux premieres sont bonnes contre les convulsions ; & les autres parties passent pour avoir les mêmes vertus que celles du bœuf.

Ceux qui ont écrit l'histoire des animaux à quatre piés, nient que cet animal soit le *bubalus* des anciens, & prétendent que c'est le bœuf d'Inde sauvage, qu'Aristote a décrit sans nous en dire le nom, & que l'on trouve, à ce qu'on dit, parmi les *arachotæ*. Mais Ray est fortement persuadé que le nom de *bubalus* a passé en Italie avec l'animal, à qui on le donne, & qu'il a tiré son nom de *bubalus* d'une contrée des Indes ou d'Asie où il naît. Bellonius, *Observ. L. II. cap.* 5. prend le bœuf d'Afrique pour le *bubalus* des Anciens.

BUBON, βουβών, *Bubon*. Le *bubon*, le *phyma*, & le *phygethlon*, sont des maladies des glandes. Le *phyma* est une tumeur inflammatoire qui a son siége dans les glandes ; le *bubon* est une tumeur de même espece qui tend à suppuration ; au lieu que le *phygethlon* est une tumeur inflammatoire, érysipélateuse de ces mêmes glandes. ACTUARIUS, *Meth. Med. Lib. II. cap.* 12.

Suivant Galien, le *bubon*, le *phyma*, & le *phygethlon*, sont des affections des glandes, le *bubon* une inflammation, & le *phyma*, une inflammation de même espece qui tend à suppurer. D'autres donnent le nom de *phymata* à toutes les tumeurs dans quelques parties du corps qu'elles viennent. Hippocrate dit que ceux dont les conduits urinaires sont affectés de *phymata*, en sont guéris en les faisant venir à suppuration. Les *bubons* qui doivent leur origine à des meurtrissures, à des ulceres ou des douleurs, ne sont point dangereux : mais ceux qui sont causés par la fievre, comme il arrive pour l'ordinaire dans les maladies pestilentielles, sont d'une nature extremement maligne, soit qu'ils viennent à la cuisse, sous les aisselles ou à la gorge.

On doit traiter les *bubons* de la premiere espece qui n'ont rien de dangereux, comme toutes les autres tumeurs inflammatoires, je veux dire, avec des rafraichissans, des astringens & des répercussifs, tels que sont l'éponge trempée dans l'oxycrat, ou la laine imbibée de vin & d'huile *omphacinum* (ἐλαίῳ ὀμοτριβὲς) l'huile de roses, celle de coings, de mastic & de myrte. On doit user ensuite de remedes discussifs: mais si le malade a beaucoup d'humeurs, il faut commencer par les évacuer. Supposé que les purgatifs ne soient point nécessaires, on doit travailler à la cure de l'ulcere qui a causé le *bubon*, & user des mêmes moyens que dans les autres ulceres, appaiser l'inflammation des glandes, en y appliquant de la laine trempée dans quelque huile émolliente, dont on entourera la partie malade. On ne doit point se hâter d'ouvrir la tumeur qui tend à suppuration, mais tâcher de la résoudre par des remedes en forme de cerat, surtout avec ceux qu'on nomme *Diapyrano* & *Botanicon*. Supposé que cette voie ne réussisse point, il faut l'ouvrir de la même maniere que les autres abscès, & y employer le même traitement. Dans les *bubons* qui sont causés par des fievres ou par une surabondance d'humeurs, on doit rejetter les répercussifs, de peur que la matiere ne se jette sur quelque partie interne; & en commencer la cure avec des maturatifs. Si les forces & l'âge du malade le permettent, il faut le saigner du bras, & user ensuite de décoctions de camomile, d'aneth & autres plantes semblables. Quant aux autres remedes, ce sont les mêmes que nous avons recommandés pour les parotides & les inflammations. On prétend que l'*aster atticus*, qu'on appelle aussi *bubonium*, a la vertu de guérir cette maladie, non-seulement lorsqu'on l'applique sur la partie malade, mais encore lorsqu'on le porte en forme d'amulete. P. Eginete, *Lib. IV. cap.* 22.

Il y a quelques especes de tubercules ou tumeurs, qui ne paroissent jamais qu'en certains endroits du corps, qui leur sont, pour ainsi dire, propres. De ce nombre sont les *bubons* qui ne viennent qu'aux aines, & sous les aisselles, & que l'on peut distinguer en benins & en malins. Comme ils demandent chacun une cure différente, il ne sera pas inutile de nous y arrêter un peu. On donne au *bubon* le nom de *benin*. 1°. Quand il paroît de lui-même, c'est-à-dire, dans un tems que le malade jouit d'une santé parfaite, & qu'il est exempt de toute maladie contagieuse ou pestilentielle, de la même maniere que le furoncle ou phlegmon vient, surtout aux enfans, sans mettre leur vie en danger. 2°. On dit qu'un *bubon* est benin, lorsqu'il paroît à la fin d'une fievre de bonne espece, la violence de la maladie se détournant de ce côté-là, par la force de la nature. Le *bubon* malin est celui qui doit son origine à quelque maladie pestilentielle ou à la verole, ce qui lui a fait donner le nom de *bubon pestilentiel* ou *vénérien*.

Quant aux causes du *bubon* benin, il faut remarquer qu'il provient, de même que toutes les autres tumeurs inflammatoires, de la stagnation d'un sang visqueux & épais, de sorte qu'il n'en differe que par les endroits où il vient, qui sont ordinairement les aines ou les aisselles, où la graisse est plus abondante, & les glandes en grande quantité.

Il n'est pas difficile de distinguer le *bubon* benin, si l'on fait attention que ce n'est qu'une tumeur accompagnée d'inflammation qui vient aux parties que nous venons d'indiquer, sans aucune contagion pestilentielle ou vénérienne.

Cette espece de *bubon* a rarement des suites fâcheuses, à cause qu'il se resout ou vient à suppuration. Il arrive cependant quelquefois que cette résolution ou suppuration sont long-tems à se faire, surtout dans les personnes d'un mauvais tempérament; de sorte que ces sortes de tumeurs dégénerent en des fistules opiniâtres. Le *bubon* qui vient aux aisselles suppure beaucoup plus aisément que celui des aines, mais il n'y en a point qui vienne plus mal-aisément à suppuration que la parotide.

Pour ce qui est des *bubons* qui viennent sans aucune autre maladie, surtout dans les enfans, le meilleur moyen de les dissiper est de donner souvent à ceux qui en sont attaqués, quelque purgatif mêlé avec le mercure doux, afin de détourner par révulsion le sang visqueux & coagulé de la partie affectée, & le dissoudre en même-tems. Les remedes qui atténuent le sang, tels que les décoctions des bois, ne doivent pas être oubliés dans le cas dont nous parlons. Supposé que le *bubon* soit accompagné de fievre légere, le Medecin doit ordonner au malade quelque remede fébrifuge.

Lorsque l'inflammation est médiocre, & qu'on a lieu d'espérer la résolution du *bubon*, il est à propos d'y appliquer quelque emplâtre digestive, telle que celle de diachylon simple, de blanc de baleine, de galbanum, de *diasaponis*, ou *de ranis cum mercurio*, car ces sortes de tumeurs se résolvent souvent au moyen de ces sortes de topiques.

Si l'inflammation est violente & la douleur aiguë, & que les digestifs ne produisent aucun effet, il faut sans différer recourir à la suppuration, en appliquant sur le *bubon* une emplâtre de *diachylon cum gummi*, laquelle est extremement utile dans ce cas. Supposé que la douleur augmente au point de devenir insupportable, rien n'est meilleur pour l'appaiser, & même pour resoudre la tumeur, que d'appliquer sur la partie malade des cataplasmes digestifs tiedes, que l'on aura soin de changer souvent. Ces cataplasmes doivent être composés de mie de pain & de lait cuits à consistance de cataplasme avec un peu de safran, ou de farine de froment avec du miel & de beure frais, auxquels il est bon d'ajouter quelque peu de thériaque de Venise. Il faut les appliquer chauds & les renouveller souvent.

Lorsque par le moyen de ces remedes, ou d'autres de même nature, on a mûri la matiere qui est en stagnation. Il faut user de quelque caustique, ou du bistouri: mais on doit prendre garde en faisant l'incision de ne point offenser les vaisseaux axillaires qui sont sous les aisselles, ou les cruraux qui rampent dans les aines; car on causeroit par-là une hémorrhagie très-dangereuse. L'abscès étant ouvert, on doit le traiter de même que les autres abscès; il est bon d'observer que l'emplâtre de diachylon est d'un utilité extraordinaire dans ce cas, parce qu'elle est propre à ramollir & à résoudre les duretés ou callosités qui se forment autour des levres de l'ulcere. Heister.

Guillaume de Salicet qui vivoit avant que l'on connût la vérole en Europe, parle d'un *bubon* que l'on prend en couchant avec une femme gâtée, *propter concubitum cum fœda muliere*. Le Docteur Freind ne croit point que ce soit un *bubon* vénérien, parce que tous ne le sont point, & que l'on peut contracter des *bubons*, des tumeurs & des abscès aux parties génitales en voyant une femme, qui sans avoir la lepre ou la vérole, a des ulceres & des abscès dans ces parties.

Hippocrate fait mention d'une espece de *bubon* causé par la suppression des regles, & qui vient à suppuration, dans son Traité *de Natura Pueri*. Il l'appelle φῦμα κατὰ τὸν βουβῶνα πῦον γενόμενον.

Des bubons pestilentiels.

On divise pour l'ordinaire les tumeurs pestilentielles, en *bubons*, *charbons* ou *anthrax*. On comprend sous le nom de *bubon*, toutes les tumeurs inflammatoires dont la cause est pestilentielle, & qui viennent non-seulement sous les oreilles, les aisselles, & aux aines, mais encore au cou, à la poitrine, aux bras, aux piés, ou telle autre partie charnue du corps, la nature détournant la matiere corrompue & pestilentielle vers les parties extérieures.

Le *bubon* pestilentiel differe des autres tumeurs, en ce qu'il paroît ordinairement dans les tems de contagion & qu'il est accompagné d'autres signes pestilentiels. Car il faut remarquer que nos meilleurs Auteurs qui ont vécu dans le tems des dernieres pestes, assurent, que ceux qui sont attaqués de cette maladie ont de pareilles tumeurs, à moins qu'ils n'en meurent sur le champ. Cette éruption se fait quelquefois plutôt, quelquefois plus tard; car elle vient à quelques-uns avant même qu'ils se sentent malades, ou qu'ils aient le moindre soupçon de peste; dans d'autres, ces sortes de tumeurs ne paroissent que deux, trois ou quatre jours après qu'ils sont attaqués de la contagion: mais il est rare qu'elles tardent davantage. Quelquefois ces *bubons* sont accompagnés de charbons ou d'*anthrax*.

C'est une ancienne observation de la certitude de laquelle on a eu lieu de s'assurer dans les dernieres pestes, que la plupart de ceux à qui ces tumeurs viennent, échappent pour l'ordinaire de la contagion lorsqu'elles ne sont accompagnées d'aucun autre symptome fâcheux, & qu'il n'y a point de complication de maux. De-là vient que les Medecins modernes sont persuadés, & avec raison, que leur principal soin dans le traitement de la peste, consiste à hâter par tous les moyens possibles la sortie du *bubon*, sans lequel le malade ne peut échapper, & qu'en le guérissant on guérit en même tems la peste. Cela étant, les remedes digestifs, dissolvans & répercussifs, la saignée & les purgatifs, bien loin de procurer la guérison du malade, lui causent la mort, en repoussant le virus pestilentiel dans le sang. Le Medecin n'a donc autre chose à faire dans ce cas, que d'aider la nature, en facilitant l'éruption des tumeurs qui se sont formées dans le corps, & en les faisant venir le plutôt qu'il est possible à suppuration ou maturité.

Pour mieux y réussir, le malade doit, dès qu'il apperçoit l'éruption d'une tumeur, s'enfermer chez lui, se garantir de l'air, & même se mettre au lit; car par cette méthode il est plus à couvert de la contagion de l'air, & le *bubon* vient plus aisément à suppuration lorsqu'on fait employer comme il faut les remedes internes & externes.

Quant au traitement extérieur, il est à propos de frotter la tumeur avec quelque violence, soit avec les mains ou avec un linge, & ce qui est encore plus efficace, y appliquer ensuite quelque remede émollient & maturatif pour en faciliter l'éruption. Pour cet effet, rien n'est meilleur qu'un cataplasme de levain chaud, seul ou mêlé avec du sel & de la graine de moutarde pilée. Par la vertu de ce remede les parties sont ramollies & aiguillonnées, jusqu'à ce que la matiere pestilentielle étant attirée du sang vers la partie tuméfiée, ait été évacuée par la suppuration. Les cataplasmes suppuratifs des autres tumeurs ont aussi la même vertu, surtout celui d'oignons cuits sous la cendre & préparé avec de la thériaque & du beure, ou de mie de pain cuite avec du lait & du safran. Quelques Auteurs préferent les emplâtres émollientes, celle surtout de diachylum simple & composé, aux cataplasmes précédens, qui ayant besoin d'être souvent renouvellés, exposent la partie à l'air, ce qui ne peut manquer d'interrompre les progrès de la transpiration.

Barbette, dans le Traité qu'il a composé sur la peste, ordonne l'emplâtre suivante, qui paroît être fort bonne.

Prenez *emplâtre diachylum*,
de mucilages, } *de chaque demi-livre.*
semence de moutarde pulvérisée, quatre onces,
onguent basilicum, quatre onces.

Mêlez ces drogues & faites-en une emplâtre que vous appliquerez sur la tumeur après l'avoir auparavant bien frottée. On la changera tous les jours, ou de deux en deux jours.

Hodges, Medecin Anglois, dans la description qu'il a donnée de la peste qui ravagea la ville de Londres en 1665. recommande beaucoup l'emplâtre suivante.

Prenez *emplâtre oxycrocéum, trois onces*,
galbanum coulé,
gomme caranna, } *de chacun une once*,
poix commune, deux dragmes.

Faites fondre ces drogues avec de l'huile de camomile & faites-en une emplâtre selon l'art, que vous appliquerez de la même maniere que la précédente.

On se sert aussi d'une emplâtre composée de farine, de miel & de jaune d'œuf, qui n'est pas à mépriser. La plupart des modernes les plus expérimentés dans la cure de la peste, rejettent les remedes dont les anciens se servoient pour hâter la suppuration, les vésicatoires, les cantharides & les ventouses seches.

Mais une chose singuliere & qui mérite une attention particuliere est, est que le célebre Beintema, Medecin de l'Empereur, assure dans le Traité Latin qu'il a composé au sujet de la derniere peste de Vienne, qu'il ne faut souvent pour résoudre & guérir les *bubons*, qu'y appliquer de la cendre chaude. Quoique cet Auteur soit le seul qui conseille de résoudre les *bubons* pestilentiels, il est bon de remarquer que le virus n'est point repoussé dans le sang par cette pratique, mais au contraire attiré hors du corps par le moyen de la cendre chaude qui l'évacue entierement en s'en imbibant.

Il est encore à propos de joindre aux remedes externes précédens, l'usage des internes, qui peuvent chasser par une sueur douce le venin qui est caché dans le corps. Les Medecins modernes ont reconnu le danger des remedes trop chauds & des sudorifiques violens, au lieu que l'usage modéré des liqueurs légerement sudorifiques a souvent produit de très-bons effets, parce qu'elles sont propres à exciter la transpiration & à modérer le mouvement trop violent du sang. Les remedes de cette nature sont entre autres les infusions de thé avec un peu de safran, ou celles d'autres plantes alexipharmaques, comme la sauge, le scordium, la rue, la mille-feuille, la bétoine, comme aussi la tisane ordinaire, avec ou sans la racine de scorzonere bue chaude, afin d'entretenir la sueur.

Les liqueurs froides ne sont pas moins dangereuses que les sudorifiques violens, car non-seulement elles interrompent la transpiration, mais empêchent encore l'éruption des *bubons*, de laquelle dépend la vie du malade. L'air de la chambre où le malade couche doit être entretenu dans une juste température; il en est de même du lit, qui doit être aussi commode qu'il est possible. Si le malade est foible & abattu, sans aucun degré de chaleur remarquable, il ne sera pas hors de propos de lui donner deux ou trois fois par jour, trente ou quarante gouttes d'élixir de propriété, ou de mélange simple, de teinture de bézoard, d'essence de myrrhe, d'essence de scordium, dans quelque liqueur chaude, ou à la place quelque bonne poudre bézoardique. Rien au contraire n'est plus propre pour ceux qui sont d'un tempérament chaud ou qui ressentent une chaleur immodérée, que le nitre dépuré, avec les pierres d'écrevisses & les poudres testacées, ou les acides tempérés, tels que le jus de citron, de groseilles & de grenades, ou le sirop & l'eau de bourache, de buglose, ou tel autre remede tempéré & rafraîchissant, que l'on donnera souvent au malade, en y mettant, supposé que la chaleur soit excessive, quelques gouttes d'esprit de vitriol dulcifié.

Les remedes que nous venons d'indiquer suffisent pour chasser le virus pestilentiel des parties internes, comme nous l'assurent les Medecins qui ont écrit sur la peste qui a ravagé dernierement la Pologne, la Prusse, le Danemarc, l'Autriche, la Hongrie & la ville de Ratisbonne. Il faut donc les répéter souvent jusqu'à ce que les tumeurs soient entierement résolues, ce qui, suivant eux, arrive quelquefois sans suppuration, ou ce qui est plus ordinaire, jusqu'à ce qu'elles soient tout-à-fait mures. Dans quelques cas la tumeur tend immédiament à la suppuration; quelquefois aussi elle est plusieurs semaines sans se ramollir. Lorsque cela arrive, il faut continuer l'usage de ces remedes jusqu'à ce qu'elle s'ouvre d'elle-même, ou qu'on l'ait percée avec le bistouri, que la matiere pestilentielle soit entierement évacuée & ne puisse plus se porter dans le sang, & la plaie parfaitement détergée.

L'abscès étant ouvert & la matiere tout-à-fait évacuée, il ne s'agit plus que de cicatriser la plaie par le moyen de quelque baume vulnéraire. Le meilleur détersif que nous ayons est l'onguent digestif (de térébenthine avec le jaune d'œuf) mêlé avec quelque peu de thériaque de Venise, & le baume de soufre avec l'huile de térébenthine. A chaque pansement, il faut faire sortir le pus de l'ulcere, le nettoyer comme il faut, & le panser ensuite avec l'onguent dont nous venons de parler, sans employer les tentes, à moins que son orifice ne fût trop étroit, appliquer dessus une emplâtre & l'assurer avec un bandage. Les meilleurs emplâtres pour ces sortes de cas, sont celles de diachylum, ou de farine & de miel, dont on peut se servir jusqu'à ce que la plaie soit tout-à-fait consolidée.

Les Medecins ne sont point d'accord sur le tems auquel on doit faire l'incision. Plusieurs Auteurs modernes qui ont écrit de la peste, ne veulent point qu'on ouvre les *bubons*, qu'ils ne soient tout-à-fait mûrs. Car outre qu'ils s'ouvrent presque toujours d'eux-mêmes, comme on l'a observé, il est à craindre, si l'on en croit ces Auteurs, qu'une incision trop précipitée ne cause une fistule de mauvaise espece, l'immobilité de la partie & même la gangrene. D'autres au contraire, soutiennent que le moyen le plus sûr de conserver la vie au malade & de le garantir de la contagion, est d'ouvrir le *bubon* dès qu'il commence à paroître.

Quoique quelques anciens Medecins aient ordonné l'excision totale des *bubons* pestilentiels, afin d'extirper le virus, les modernes ont eu d'assez bonnes raisons pour ne pas être de leur avis, car une pareille méthode est non-seulement violente, mais encore dangereuse, surtout lorsque le *bubon* est situé dans certains endroits du corps.

Les Medecins modernes rejettent de même d'un commun accord les émétiques de toute espece, la saignée & les remedes internes excessivement échauffans, tels que la teinture de bézoard, les huiles distilées, les esprits anti-pestilentiels chauds, volatils, la thériaque de Venise & le mithridate, quoique les anciens fassent beaucoup de fond sur eux. HEISTER.

Des bubons vénériens.

Les *bubons* vénériens ou poulains sont des tumeurs des glandes conglobées ou lymphatiques des aines, douloureuses, dures, résistantes, qui viennent difficilement à suppuration, & qui sont produites médiatement ou immédiatement par un commerce impur. Un homme ou une femme qui sont exposés à ce mal, par une cause immédiate & à la suite d'un commerce impur, ressentent quelques jours après l'action, une légere douleur en marchant, dans les glandes, d'un côté ou des deux côtés des aines. Ces glandes paroissent gonflées au toucher. Elles augmentent de volume plus ou moins vîte, & elles deviennent dures, tendues, rénitentes, douloureuses. Cependant la peau qui les couvre conserve sa couleur naturelle, mais on marche avec plus de peine. Enfin le poulain se manifeste; il est plus ou moins élevé, d'une figure ronde, oblongue ou cylindrique, tantôt gros comme un œuf de pigeon ou de poule, & tantôt comme le poing.

On distingue trois especes de poulains.

1°. Suivant la cause qui les produit. Les uns viennent uniquement & immédiatement d'un commerce impur, & c'est alors une *maladie essentielle*. Les autres surviennent à une gonorrhée virulente supprimée ou qui coule peu, ou bien à des chancres de la verge; & c'est alors une *maladie symptomatique*. D'autres arrivent d'eux-mêmes, sans qu'il y ait eu depuis long-tems aucun mauvais commerce; & c'est alors un *signe pathognomonique* d'une vérole cachée.

2°. Suivant leur qualité. Dans les uns il y a beaucoup de chaleur, de pulsation & de rénitence, & on les nomme *phlegmoneux*. Dans les autres la douleur, la chaleur, la pulsation & la rénitence sont médiocres, la tumeur en est même si peu dure, qu'elle conserve l'impression que le doigt y fait en la comprimant, & on les appelle *œdémateux*. D'autres sont sans douleur, sans chaleur & sans pulsation, quoique fort rénitens, & on les nomme *skirrheux*.

3°. Suivant la maniere dont ils se terminent. Les uns se résolvent & disparoissent peu à peu d'eux-mêmes ou par la force des remedes. Les autres suppurent & ensuite se cicatrisent d'eux-mêmes dès qu'on a évacué le pus par l'ouverture de l'abscès, soit avec le cautere, soit par une incision. D'autres enfin résistent aux maturatifs & aux émolliens & demeurent durs & rénitens.

CAUSES.

Les glandes inguinales ne peuvent point s'enfler à la suite d'un commerce impur, se durcir & former des poulains, à moins que la lymphe qui se rend des parties voisines dans ces glandes, comme dans un reservoir commun, & qui pour passer ailleurs, se trouve obligée d'en traverser les cellules, ne s'y arrête, n'y séjourne & ne s'y accumule. Or pour cela, il faut que cette lymphe soit plus épaisse, plus grossiere & plus visqueuse qu'à l'ordinaire. Donc les poulains sont produits par l'épaississement, la contagion & le séjour de la lymphe dans les glandes inguinales à la suite d'un mauvais commerce.

Mais comme ce commerce ne fait point d'autre changement dans le corps, que d'y introduire le virus vénérien, il s'ensuit que c'est uniquement à ce virus insinué dans le corps & mêlé avec la lymphe des glandes inguinales, qu'on doit attribuer l'épaississement de cette lymphe; & c'est un effet qu'on a d'autant plus de raison de rapporter au virus vérolique, qu'on sait que ce virus est d'une nature salée acide, & par-là très-propre à épaissir & à coaguler les humeurs sulphureuses, telles que la lymphe.

Le virus, dès qu'il a pénétré une fois dans le corps, peut se mêler avec la lymphe des glandes inguinales par deux routes différentes, l'une plus longue & plus difficile, qui est celle de la circulation du sang; l'autre plus courte & plus aisée, par le moyen des vaisseaux lymphatiques qui aboutissent aux glandes inguinales. La premiere route paroît peu probable, parce qu'en l'admettant on ne sauroit expliquer pourquoi toutes les glandes du corps, dont la lymphe vient également du sang, ne seroient pas engorgées de même que les glandes inguinales; ce qui est pourtant contraire à l'expérience.

Comme nous avons distingué trois sortes de poulains, les uns qui suivent promptement & immédiatement un commerce impur; d'autres qui surviennent à une gonorrhée supprimée ou qui ne coule pas assez, ou bien à des chancres; d'autres enfin qui sont produits par une vérole cachée, sans qu'il y ait aucune cause manifeste; il est nécessaire d'expliquer un peu plus en détail, les différences qui en résultent par rapport à la communication du virus.

Les parties extérieures de la femme, savoir la vulve, les grandes levres & le vagin, sont arrosées de la semence de l'homme dans l'action. Ainsi si cette semence est corrompue, le virus doit pénétrer facilement dans la substance de ces parties, se mêler avec la lymphe qui y circule, suivre la même route, & se porter par les mêmes vaisseaux dans les glandes juguinales.

De même les parties de l'homme, savoir le gland, la verge, & même le pubis, sont arrosées dans l'action, d'une humeur séminale & visqueuse que les femmes rendent

dent alors abondamment ; & par conséquent si cette humeur se trouve infectée d'un virus vénérien, ce virus doit s'insinuer dans les pores de ces parties, se mêler avec la lymphe & se rendre avec elle dans les glandes inguinales.

Quand la gonorrhée est supprimée, ou qu'elle coule trop peu, les prostates, les vésicules seminaires, les glandes de Cowper & les testicules dans les hommes, les prostates, les glandes de Cowper & les glandes vaginales dans les femmes, restent pleines d'une semence virulente ; ainsi les particules qui s'en exhalent doivent se mêler avec la lymphe qui revient de ces réservoirs, ou des parties voisines, comme du *scrotum* & du périnée dans les hommes, du périnée & de toute la vulve dans les femmes, se rendre avec cette lymphe dans les glandes inguinales & y causer bientôt des poulains, à moins que l'on ne donne une prompte issue à la semence retenue.

De même dans les chancres de la verge ou de la vulve, la lymphe qui revient de ces parties ulcérées, doit être chargée de plusieurs gouttes d'un pus virulent, qu'elle doit transmettre aux glandes inguinales ; & ces gouttes purulentes, en épaississant la lymphe & engorgeant les glandes qui la contiennent, doivent souvent donner lieu à des poulains.

Enfin dans une vérole cachée, la semence des testicules, des prostates, des vésicules seminaires, & des glandes de Cowper dans les hommes ; & celle des prostates, des glandes de Cowper & des glandes vaginales dans les femmes, qui est infectée du virus vérolique, doit communiquer l'infection à la lymphe de ces réservoirs & des parties voisines ; d'où elle doit être portée dans les glandes conglobées des aines, y déployer son action & y produire des poulains, supposé qu'elle ait assez d'activité. Au reste, de quelque cause que viennent les poulains, soit d'un commerce impur, soit d'une gonorrhée supprimée ou qui coule trop peu, soit des chancres, ou d'une vérole cachée, si la lymphe se trouve également infectée dans les deux aines, & que d'ailleurs tout soit égal des deux côtés, il est visible qu'il y aura alors des poulains de chaque côté ; au lieu qu'il n'y en aura que d'un côté, s'il se rencontre quelque inégalité.

Cette inégalité peut venir de trois causes ;

1°. Du vice de la partie qui transmet le virus. C'est ainsi qu'il arrive que les glandes d'un côté ou de l'autre sont plus infectées du virus, suivant que les prostates, les vésicules seminaires, les glandes de Cowper, & les testicules dans les hommes ; & dans les femmes, les prostates, les glandes de Cowper, & les glandes vaginales, d'un côté ou de l'autre, sont plus remplies de semence virulente, parce qu'alors la lymphe qui en revient & qui se rend dans les glandes du même côté, est plus virulente.

2°. Du vice de la partie qui reçoit le virus C'est ainsi qu'il arrive que les glandes d'un côté sont plus affectées, suivant que par leur conformation naturelle, elles sont plus serrées, plus remplies de détours & de cellules ; en un mot moins aisées à traverser, & par conséquent plus sujettes à s'engorger d'une lymphe épaissie.

3°. De quelque cas purement fortuit. C'est ainsi que tout étant d'ailleurs égal, & les glandes des deux côtés également infectées du virus, une simple compression, ou une contusion accidentelle donne lieu à la congestion de la lymphe, & détermine quelquefois d'un côté, plutôt que de l'autre la naissance d'un poulain ; ce qui peut encore arriver de la maniere dont on se couche sur un côté, plutôt que sur l'autre ; car cette seule différence dans la situation, rend le retour de la lymphe plus difficile & plus lent du côté où elle trouve moins de pente.

Symptomes.

1°. La lymphe épaissie par le virus vénérien doit s'arrêter dans les glandes de l'aîne, à cause du grand nombre de cellules qui y retardent son cours, & doit y produire une legere tumeur.

2°. A mesure que ces glandes viennent à s'enfler par le séjour de la lymphe, elles doivent devenir douloureuses à cause de la distension qu'elles souffrent. Le degré de la douleur qu'on y ressentira, doit répondre au degré & à la promptitude du gonflement.

3°. On ne sauroit marcher qu'avec douleur, & par conséquent qu'avec peine, parce que les muscles fléchisseurs de la cuisse, qui doivent se contracter pour marcher, ne peuvent point entrer en contraction, sans comprimer les glandes de l'aîne, qui sont enflées, & sans y causer de la douleur.

4°. La lymphe qui aborde & qui s'accumule dans ces glandes, doit les engorger & les grossir aussi de plus en plus, jusqu'à ce qu'elle ne puisse plus les dilater. Ainsi le poulain doit croître & se durcir de plus en plus chaque jour, & suivant la différente grosseur, & l'extensibilité des glandes qu'il occupe, ou le degré de force avec lequel la lymphe y aborde, s'élever en pointe en-dehors, ou s'étendre obliquement, suivant la situation de ces glandes.

5°. Comme les vaisseaux sanguins qui traversent la substance de la glande gonflée, se trouvent comprimés tout d'un coup, le sang doit être contraint d'y séjourner, jusqu'à ce qu'il se soit peu à peu frayé de nouvelles routes ; & de-là vient, du moins dans le commencement, la chaleur qu'on ressent dans le poulain.

6°. Que s'il arrive que les progrès rapides de la tumeur causée par voie de fluxion arrête subitement le cours du sang soit à raison de la constitution naturelle du corps, ou à cause de la fievre qui sera survenue ; si le sang naturellement chaud & bouillant, vient à se raréfier considérablement ; dans ce cas il se fera une irruption de sang dans les vaisseaux lymphatiques latéraux, ce qui produira une véritable inflammation ; & le poulain sera alors accompagné de douleur, chaleur, pulsation & résistance.

7°. Cependant comme les vaisseaux sanguins de la peau qui couvre le poulain, ne sont que peu ou point du tout pressés, la circulation continuera de s'y faire presque aussi librement qu'à l'ordinaire. Ainsi la peau ne sera point enflammée, & même ne changera pas de couleur, ou n'en changera que peu.

8°. Que si la tumeur croît lentement, si le battement des arteres est foible & lent, si le sang est naturellement aqueux & dissous, le sang n'abordera que foiblement & lentement dans les vaisseaux de la glande engorgée, & s'y engorgera moins. Dans ce cas, comme il ne séjournera point dans les vaisseaux voisins, ou qu'il n'y séjournera qu'en petite quantité, aussi n'y causera-t'il qu'une chaleur, une douleur & des pulsations médiocres : souvent même, en dilatant peu à peu ses vaisseaux, ou en s'ouvrant de nouvelles routes, il se frayera de nouveaux chemins où il circulera sans laisser suinter dans la substance du poulain, ou du moins dans le voisinage, qu'une partie de la sérosité ou de la lymphe dont il est surchargé. Ainsi le poulain sera alors œdémateux ; c'est-à-dire, que la chaleur, la douleur, la pulsation & la résistance y seront médiocres, qu'il cédera facilement à l'impression du doigt, & qu'il en conservera assez long-tems la marque.

9°. Enfin, si le sang épais & fort sec fournit une lymphe de la même qualité, & si cette lymphe ne s'amasse que lentement, & par voie de congestion dans les glandes de l'aîne, le poulain sera alors skirrheux, c'est-à-dire, qu'il sera dur & résistant, parce que la lymphe qui le produit sera naturellement épaisse, & qu'elle aura eu le tems de s'endurcir dans la partie, & qu'il sera sans chaleur, sans douleur & sans pulsation, parce que le sang ne séjournera point à l'entour, à cause que la congestion ne se faisant que lentement, les vaisseaux voisins qui seront comprimés auront le tems de se dilater peu à peu, & de regagner ainsi ce que la compression leur aura fait perdre.

10°. Le poulain phlegmoneux ou imflammatoire se résout facilement & parfaitement ; car d'un côté, le sang qui contribue à le produire par son séjour, rentre aisément de lui-même dans les voies de la circulation ; & de l'autre, la lymphe qui est arrêtée dans les glandes, y conserve toujours assez de fluidité pour reprendre son cours, soit à raison de la chaleur de la partie, soit à cause de l'oscillation des arteres, qui dans cette espece de tumeur sont plus grandes.

11°. Du moins si ce poulain ne peut pas se résoudre, n'a-t'il pas de peine à suppurer. Car d'un côté, le sang est aisément susceptible, par sa constitution naturelle, d'une fermentation de suppuration ; & de l'autre la lymphe y est facilement disposée par la chaleur vive qui l'agite, & par le battement violent des arteres qui la brise.

12°. Le poulain œdémateux se résout facilement, parce que la sérosité qui regorge dans les vaisseaux qui environnent la tumeur, reprend avec assez de facilité les routes ordinaires de la circulation. Mais cette résolution est imparfaite ; parce que la lymphe plus épaisse dont la glande est engorgée, ne peut ni être tenue en fonte faute de chaleur, ni être brisée & poussée dans ses vaisseaux, faute d'une oscillation d'arteres suffisante. Ainsi il reste souvent dans ce poulain une espece de noyau dur & difficile à résoudre.

13°. Les mêmes raisons font que ce poulain suppure difficilement ; car la lymphe épaissie & dénuée de parties salines & actives, se trouve de sa nature, peu propre à la suppuration ; outre qu'il n'y a pas assez de chaleur, ni une oscillation des arteres assez forte pour l'exciter.

14°. Enfin, le poulain skirrheux ne sauroit se résoudre ni suppurer que difficilement, & ordinairement il ne fait que durcir de plus en plus chaque jour ; ce qui vient tant de la grossiereté, de l'épaississement & de la viscosité de la lymphe arrêtée dans les cellules des glandes, que du défaut de chaleur & de battement d'arteres.

Diagnostics & Prognostics.

Les *bubons* vénériens ressemblent aux *bubons* simples, pestilentiels, scorbutiques & écrouelleux, par leur situation & par leur figure : mais il est aisé de les distinguer d'avec ces sortes de *bubons* par des signes particuliers.

1°. Dans les *bubons* simples & dans les *bubons* pestilentiels, la peau est rouge & enflammée ; ce qui n'arrive pas dans les *bubons* vénériens. 2°. Les *bubons* scorbutiques, ou écrouelleux, sont accompagnés de signes manifestes d'écrouelles, ou de scorbut. 3°. Les *bubons* vénériens se distinguent encore plus certainement de tous les autres, par le rapport des malades qui s'accusent d'un commerce impur, ou suspect ; ou qui avouent qu'ils ont une gonorrhée ou des chancres, ou qui fournissent des preuves évidentes d'un virus vérolique caché dans le sang.

Quoique les *bubons* vénériens aient moins de rapport avec le bubonocele ou hernie inguinale, cependant on les confond quelquefois ensemble, non pas, à la vérité, avec la hernie formée par l'épiploon, & appellée pour cela *épiplocele*, dont la tumeur est plus molle; mais avec celle qui est produite par l'intestin, & qu'on nomme *entérocele*, qui étant plus dure, approche plus du poulain ; encore n'est-ce pas avec cet *entérocele* où l'intestin se glisse par les anneaux des muscles épigastriques, parce que l'endroit où tombe l'intestin, & où se forme la tumeur, se trouve trop éloigné des glandes de l'aîne, & par conséquent du siege des poulains ; mais avec cet autre entérocele où l'intestin tombe dans l'aîne, en suivant la route des vaisseaux cruraux qui passent sous l'arcade des muscles du bas-ventre ; parce que cet entérocele occupe, ou peu s'en faut, les mêmes endroits que les glandes inguinales & les poulains qu'elles forment.

Mais de quelque espece que soit l'hernie, il est facile de la distinguer d'avec le poulain, par les signes suivans.

1°. La superficie de l'entérocele est unie, la figure en est presque ronde ; & quoique le volume en soit considérable, la base est fort mince, répond à l'ouverture du trou par où sort l'intestin, & sert à la tumeur comme de pédicule ; au lieu que la superficie du poulain est inégale, la figure le plus souvent oblongue, & la base large.

2°. La tumeur de l'entérocele cede aisément à la pression : mais elle se releve dès qu'on ôte le doigt. C'est tout le contraire dans le poulain ; car celui qui est phlegmoneux ou skirrheux, résiste à la pression ; & celui qui est œdémateux, ou qui est suppuré, conserve la marque du doigt dont il a reçu l'impression.

3°. En touchant l'entérocele, qui se comprime facilement & se releve promptement, on connoît que toute la tumeur contient des vents, qui sont ou seuls, ou mêlés avec quelque matiere liquide. Dans le poulain, au contraire, il n'y a point de vents; & si une fluctuation obscure y fait découvrir quelque matiere liquide, elle est en petite quantité, située profondément, & n'occupe que le milieu de la tumeur, comme il arrive dans le poulain qui suppure.

4°. L'entérocele produit de fâcheux symptomes; savoir, la fievre, la douleur de colique, la suppression des selles, le vomissement des matieres fécales, la passion iliaque, &c. au lieu que le poulain ne produit jamais rien de semblable. D'ailleurs, il est rare qu'un commerce impur & suspect, capable de causer le poulain, se rencontre si juste avec une chute, avec un coup au ventre, ou avec un mouvement violent, qui peuvent causer l'entérocele, qu'après un examen sérieux on puisse demeurer dans le doute sur la nature & sur la cause de la tumeur qu'on observe dans l'aine.

Au reste, quand on est une fois bien assuré qu'il y a un poulain, il est aisé d'en distinguer les différences par les signes qui ont été proposés dans la description de cette tumeur. Car si la douleur, la chaleur, la pulsation & la résistance y sont fort grandes, c'est évidemment un poulain phlegmoneux. Si tous ces accidens n'y sont que médiocres, & même si la tumeur est molle, & qu'en le comprimant la marque du doigt y reste, c'est un poulain œdémateux. Enfin, s'il y a peu de chaleur, de douleur & de pulsation, mais beaucoup de renitence, c'est un poulain *skirrheux*.

Les causes des poulains se découvrent par la relation des malades, ou par la connoissance de ce qui a précédé la maladie ; d'où l'on juge si le virus s'est communiqué aux glandes inguinales par un commerce impur, ou par une gonorrhée supprimée, ou qui ne coule pas assez, ou par des chancres de la verge, ou par une vérole cachée.

Prognostic. Quant au prognostic, le poulain est sans danger, pourvu qu'on le traite comme il faut. Néanmoins c'est une maladie considérable, parce qu'elle demande toujours beaucoup de soins & de remedes, & qu'on est même souvent obligé d'y faire des incisions.

On peut pourtant regarder le poulain comme dangereux, en ce qu'il produit souvent la vérole, si l'on néglige d'évacuer par une longue suppuration & par des purgatifs réitérés, le virus qui a pénétré dans le corps, & de corriger par des remedes spécifiques ce qui peut en rester dans le sang. Cependant le poulain qui vient d'un commerce impur, d'une gonorrhée supprimée, ou qui ne coule pas assez, ou bien de chancres de la verge, est moins dangereux que celui qui est produit par une vérole cachée. Le premier dépend d'un virus récent, qui n'ayant point encore infecté le sang, peut être évacué ou corrigé. Le second dépend d'un virus ancien, qui a corrompu entierement la masse du sang.

Le poulain phlegmoneux est plus aisé à guérir que l'œdémateux, & surtout que le skirrheux. Le premier peut se terminer en peu de tems par résolution ou par suppuration. Les deux autres aboutissent ordinairement à un véritable skirrhe, qui résiste à tous les remedes, & devient assez souvent carcinomateux.

CURATION.

Pour le traitement du poulain, il faut distinguer trois différens cas : 1°. Lorsque le poulain vient sans cause manifeste : 2°. Lorsqu'il est joint à une gonorrhée virulente, ou à des chancres de la verge : 3°. Lorsqu'il arrive seul, & peu de tems après un commerce impur.

Dans le premier cas, comme le poulain indique une vérole cachée, il faut, pour guérir radicalement l'une & l'autre maladie, en venir sans délai aux frictions mercurielles. Mais si les affaires du malade ne le permettent pas, ou qu'il ait de la peine à s'y résoudre, il faudra employer les remedes qu'on va proposer dans les méthodes suivantes, après avoir averti le malade, comme il convient à un Medecin honnête homme, qu'une pareille cure ne sera point radicale, mais seulement palliative.

Dans le second cas, on employera les mêmes remedes, suivant les mêmes méthodes : mais on y joindra ceux qui conviennent à la gonorrhée & aux chancres, pour guérir en même-tems ces différentes maladies.

Dans le troisieme cas, qui peut servir de regle pour les autres parce qu'il est le plus simple, on doit uniquement travailler à détruire ou à évacuer si efficacement le virus, qu'il n'en reste point dans le sang qui puisse renouveller le mal ou causer la vérole.

Il y a deux différentes méthodes également propres à remplir ces indications. La premiere consiste à résoudre les poulains par l'usage des mercuriels & des purgatifs, sans y appliquer des maturatifs & sans les faire suppurer. L'autre tend à procurer la suppuration du poulain, en joignant l'application extérieure des maturatifs à l'usage intérieur des mercuriels, afin de combattre le virus avec plus de succès.

La premiere méthode ne demande point d'opération ; elle est plus courte, sans douleur & également sûre : aussi plusieurs lui donnent-ils la préférence. Mais elle a cela d'incommode, que le malade est obligé de garder la chambre pendant tout le traitement, parce qu'il risqueroit beaucoup en s'exposant à la froideur de l'air.

La seconde est ordinairement plus longue & plus importune, & en même-tems douloureuse, à raison de l'opération qu'elle exige. Mais comme le plus souvent elle n'empêche pas le malade de vaquer à ses occupations ordinaires, elle a ses partisans ; & quelquefois même le Medecin est obligé, malgré lui, de la suivre, lorsque la suppuration est déja commencée. C'est pourquoi, pour ne rien omettre, nous rapporterons ces deux méthodes, mais en peu de mots.

Dans la premiere, 1°. On doit saigner dès le commencement, afin de diminuer l'engorgement des glandes, & de prévenir la trop grande inflammation. Si le poulain est phlegmoneux, on tirera plus de sang ; & on en tirera moins, s'il est œdémateux ou skirrheux. Mais qu'on ne s'avise pas de suivre les décisions ni l'exemple des anciens Medecins, qui, sur un préjugé démenti par l'expérience, craignoient d'employer la saignée dans le traitement du poulain, parce qu'ils s'imaginoient qu'elle devoit attirer le virus en-dedans, & causer la vérole.

2°. Il faut purger ensuite le malade, tant pour le disposer à l'usage des autres remedes, que pour évacuer au plutôt une partie du virus. Si le poulain est inflammatoire, on employera un purgatif doux & propre à tempérer l'ardeur ; tel que la pulpe de casse, la décoction de tamarins, quelque sel purgatif, avec le mercure doux ou l'*aquila alba*, de la maniere suivante.

Prenez *de mercure doux, quinze grains,*
de pulpe de casse extremement extraite, une once ;

Faites-en un bol pour prendre à jeun.

Ou bien,

Prenez *de tamarins, une once & demie,*
de sel végetal, un gros ;

Faites-les bouillir dans une livre & demie d'eau commune. Partagez la décoction en deux doses, qu'on prendra l'une trois heures après l'autre, ayant avalé par avance un bol fait avec quinze grains de mercure doux, incorporés avec de la conserve de roses.

Si le poulain est œdémateux ou skirrheux, on donnera un purgatif plus fort ; tel que le jalap, le diagrede, avec une dose plus grande d'*aquila alba*, ajoutant, si on le juge à propos, les trochisques alhandal, comme il s'ensuit.

Prenez *de mercure doux, vingt grains,*
de jalap, & / *de diagrede,* } *de chaque, douze grains ;*

Faites-en un bol avec une suffisante quantité de conserve de roses.

Ou bien,

Prenez *de mercure doux, vingt grains,* ou *un scrupule,*
de diagrede, dix grains,
trochisques alhandal, quatre grains,
d'huile d'anis, trois gouttes ;

Mêlez cela avec une suffisante quantité de conserve de roses, & faites-en un bol.

3°. On pourra donner ensuite les mercuriels qui ne sont point purgatifs, & qui pour cette raison demeurent plus long-tems mêlés avec le sang, & combattent plus efficacement le virus.

Tels sont :

La panacée mercurielle, le mercure violet, l'æthiops minéral préparé sans feu ou avec le feu ; ou, ce qui vaut encore mieux, l'æthiops préparé avec le mercure & le baume du Pérou ou du Canada, triturés ensemble. La dose de ces préparations mercurielles est depuis quinze grains jusqu'à vingt ou vingt-quatre dans de la conserve de roses, deux fois le jour, matin & soir, ou bien une fois par jour, ou seulement de deux en deux jours, suivant qu'ils opéreront plus ou moins promptement ; continuant ainsi jusqu'à ce que les gencives s'enflent, que la bouche s'échauffe, & qu'on soit menacé d'une salivation prochaine.

4°. Alors pour l'empêcher, on aura soin de donner un des purgatifs que nous avons prescrits ci-dessus, afin de précipiter par les selles une partie du virus qui cherche à sortir par les glandes salivales. Pour y mieux réussir, il faudra même durant quelques jours discontinuer l'usage des mercuriels, jusqu'à ce que l'orage soit calmé, & réitérer plusieurs fois, s'il est besoin, la purgation, afin de prévenir encore plus surement la salivation.

5°. Quand il n'y aura plus rien à craindre, on reviendra aux mercuriels ; & dès que la salivation voudra reparoître, on l'arrêtera comme auparavant, en répétant l'usage des purgatifs, & en cessant absolument celui des mercuriels, ce qu'on réitérera alternativement, jusqu'à l'entiere & parfaite guérison du poulain.

6°. Pour l'accélérer, on pourra employer utilement les topiques émolliens & résolutifs, comme l'emplâtre *de Ranis* avec le mercure ou sans mercure, l'emplâtre de mucilages, l'emplâtre de blanc de baleine; ou, ce qui est encore mieux, de légeres frictions d'onguent mercuriel, depuis un scrupule jusqu'à un demi-gros, qu'on fera sur le poulain ou sur les aines, chaque jour, ou de deux jours en deux jours, ou de trois jours en trois jours, suivant le besoin, & suivant qu'on fera plus ou moins menacé de la salivation. Rien n'est plus propre pour fondre & pour résoudre la lymphe épaissie qui séjourne dans les glandes des aines.

7°. De-là vient aussi qu'au lieu des mercuriels pris intérieurement, qui incommodent & qui gâtent l'estomac, & qui alterent le plus souvent le sang, on emploie assez communément aujourd'hui les frictions mercurielles que l'on fait sur les fesses & sur les aines, avec demi-gros d'onguent jusqu'à un gros, de deux jours en deux jours, ou de trois jours en trois jours, suivant le degré du mal & les effets du mercure. Mais dans ce cas-là, il faut au premier signe de salivation discontinuer les frictions & purger le malade, pour précipiter embas la matiere qui se porteroit à la bouche, comme on l'a déja dit plus haut. Quand ce premier orage sera une fois calmé, il faudra revenir aux frictions, & arrêter de nouveau la salivation, en continuant la même manœuvre jusqu'à la parfaite résolution du poulain.

8°. On auroit tort de craindre qu'en agissant ainsi, le virus qui restera dans les vaisseaux lymphatiques, & qui refluera dans le sang avec la lymphe, ne cause la vérole. Car le virus qui se remêle alors avec le sang, est adouci & corrigé par l'efficacité du mercure, & par conséquent il n'a plus d'activité. D'ailleurs, quand il en auroit encore, il ne pourroit point infecter le sang, parce qu'il est évacué par les purgatifs, à mesure qu'il y entre.

9°. Pendant tout le tems de ce traitement, le malade gardera la chambre, & se tiendra chaudement; autrement il seroit à craindre que la froideur de l'air, en arrêtant tout à coup la transpiration & les mouvemens de la salivation, par le resserrement subit des glandes cutanées & salivales, ne causât quelque fâcheux dépôt sur la poitrine ou dans le cerveau.

10°. Le malade se nourrira d'alimens légers, délayans & humectans, de soupes, de panades, de crêmes de riz, de gelées, de bouillons, & tout au plus d'œufs frais, s'abstenant de toute sorte de viande, même de la plus facile à digérer, telle que les poulets & les poulardes, ou du moins n'en mangeant que peu. Il faut qu'il évite avec la même attention, l'usage des femmes, les exercices, l'application d'esprit, & surtout le vin, & qu'il se réduise à l'usage de la tisane, dont il boira abondamment, afin que les gouttes mercurielles se mêlent mieux avec le sang, & divisent plus efficacement la lymphe trop épaissie.

Telle est la premiere méthode. Que si la seconde est plus du gout du malade, soit parce que ses affaires ne lui permettent pas de demeurer renfermé, soit parce que ce poulain est déja prêt à suppurer quand on appelle le Medecin, on pourra se conduire de la maniere qui suit.

1°. On commencera par les remedes généraux, la saignée & la purgation, en gardant les précautions recommandées ci-dessus.

2°. Ensuite on donnera, pendant tout le traitement, les mercuriels qui ne sont point purgatifs. La dose en doit être moindre que dans la méthode précédente, mais néantmoins assez grande pour détruire le virus; & il doit y avoir entre chaque prise de plus longs intervalles. S'il arrive qu'on soit menacé de la salivation, on aura recours aux purgatifs, comme on l'a dit plus haut.

3°. Il faudra en même-tems appliquer sur la tumeur des topiques émolliens & suppuratifs, tels que les cataplasmes suivans.

Prenez d'*oignons cuits sous la cendre*, *deux onces*,
de savon noir,
d'onguent diachylon, avec les gommes, } *de chacun une once & demie*,
de basilicum, *une once*.

Broyez cela ensemble dans un mortier de marbre, pour faire un cataplasme.

Ou bien

Prenez de racine de guimauve, de bryone, & d'oignons de lis blancs, de chacun une once. Coupez-les menus, & les faites cuire. Ajoutez-y ensuite de feuilles de mauve & de branque ursine, de chacun une poignée. Faites cuire le tout jusqu'à ce qu'il soit réduit en pulpe, que vous passerez par le tamis; & après l'avoir passée, ajoutez-y de vieux levain, & d'onguent basilicum, de chacun une demi-once, ou une once; un oignon blanc cuit sous la cendre, & pilé dans un mortier; d'huile de lis, ce qu'il en faut. Faites un cataplasme qui sera appliqué sur la partie, & renouvellé de tems en tems.

4°. Au lieu de cataplasmes, on pourra se servir d'emplâtres maturatives, qui s'attachent à la partie, & sont, par cette raison plus commodes. Les plus en usage sont

le diachylon simple,
le diachylon avec les gommes, c'est-à-dire avec la gomme ammoniaque,
le sagapenum,
le galbanum,
l'opopanax,
le diachylon délayé avec les huiles de galbanum & de gomme ammoniaque,
le diachylon mêlé avec égale partie de savon noir;
la poix noire, mêlée avec une égale partie de poix de Bourgogne.

5°. Nonobstant les marques évidentes de pus, il ne faut pas se trop presser d'ouvrir le poulain; mais attendre que la suppuration en ait consumé la plus grande partie; car comme les callosités se trouveront détruites par ce moyen, la cure en sera plus prompte & plus heureuse.

6°. On peut ouvrir le poulain ou avec le bistouri, ou avec le cautere potentiel. Si l'on se sert du bistouri, & que le poulain soit petit, on se contentera d'une incision, qui sera profonde, & suivra le pli de l'aine: mais pour un poulain d'un volume considérable, on fera deux incisions en forme de croix, & on emportera les angles avec les ciseaux. Si l'on emploie le cautere, on fera une escarre profonde, en appliquant sur la tumeur, au moyen d'une emplâtre fenêtrée, une traînée de pierres à cautere. Que si la premiere escarre ne pénétroit pas jusqu'à l'abscès, on remettra de nouvelles pierres à cautere, où bien on achevera d'ouvrir par une incision.

7°. Il est certain que le cautere convient beaucoup mieux que l'incision pour l'ouverture des poulains; non-seulement parce qu'en faisant une plus grande ouverture, il donne plus de facilité pour découvrir le dedans de la tumeur, & y appliquer les remedes; mais surtout, parce qu'en rongeant les callosités & les duretés des glandes, il les consume, ou les fait suppurer; d'où il arrive que l'ulcere se déterge & se cicatrise plus heureusement.

8°. Dès qu'on aura évacué le pus, au moyen de l'ouverture, on remplira de charpie seche le dedans de la tumeur. Le lendemain, après avoir retiré la charpie, on appliquera un digestif ordinaire, fait avec la térébenthine, le jaune d'œuf & l'huile de mille-pertuis, auquel, si l'ulcere est sordide, ou pourra ajouter l'onguent Egyptiac, & même la teinture de myrrhe & d'aloès. Enfin, on pansera la plaie dans la suite avec le baume d'Arcæus.

9°. Dès que la suppuration aura un peu diminué la phlogose, on reconnoîtra soigneusement la cavité de l'ulcere; & si on y découvre des finus, il faudra, si l'on peut, les ouvrir avec le fer, ou du moins les dilater de telle sorte, qu'il ne soit pas difficile de les déterger & de les guérir. Que s'il reste des callosités, comme il arrive souvent, on les consumera peu à peu avec des plumasseaux chargés de poudre de pierre à cautere, ou bien avec le précipité rouge, mêlé avec l'onguent *basilicum*.

10°. On ramollira la base du poulain, en la frottant plusieurs fois d'onguent mercuriel. On employera le baume verd de Mets, pour rendre plus ferme les chairs qui remplissent l'ulcere; & la charpie fine & seche, ou l'alun calciné, pour les dessécher & les réprimer, si elles sont trop élevées. Enfin, quand les glandes seront ramollies & désenflées, on consolidera l'ulcere.

11°. Le malade n'a pas besoin de garder un régime aussi exact que dans la méthode précédente, à moins que la fievre ne survienne dans le tems de la suppuration, & n'oblige de retrancher pour quelques jours les alimens solides. Il est à propos néanmoins qu'il s'abstienne durant tout le traitement, du vin, des femmes, des exercices violens, des alimens salés, poivrés, difficiles à digérer & de mauvais suc; & même qu'il ne s'expose que rarement & avec précaution à l'air froid, surtout pendant qu'il usera intérieurement des préparations mercurielles.

Les principes qu'on vient d'établir suffisent pour répondre aux questions suivantes :

1°. Vient-il des *bubons* vénériens ailleurs qu'aux aines ?

L'expérience montre qu'il en vient quelquefois sous les aisselles, au cou, & aux côtés de la mâchoire inférieure, ou du moins qu'il y vient des tumeurs semblables aux *bubons* des aines ; puisqu'elles viennent de la même façon, qu'elles ont les mêmes symptomes, & qu'elles se guérissent par les mêmes remedes.

2°. Quelles sont les causes des *bubons* qui viennent en ces endroits ?

Les mêmes que celles des *bubons* des aines; sçavoir, 1°. Un virus vérolique ancien, qui infecte & épaissit la lymphe jusqu'au point de l'obliger à s'accumuler dans ces glandes, à l'occasion du froid extérieur, d'un coup, d'une contusion, ou d'une compression fortuite. 2°. Un virus récent, qui étant reçu en certains endroits particuliers, est porté de là, avec la lymphe qui en revient dans ces glandes. C'est ainsi que les nourrices infectées par les enfans qu'elles allaitent, ont souvent des *bubons* dans les glandes conglobées, qui sont situées à la base des mamelles, ou dans les glandes axillaires; parce que la lymphe qui revient des mammelons, se rend d'abord dans les premieres glandes, & ensuite dans les autres. C'est ainsi qu'un enfant infecté par sa nourrice, ou un amant & une maîtresse, qui se communiquent le virus par des baisers tendres & amoureux, sont sujets à des *bubons* dans les glandes maxillaires, ou dans les glandes jugulaires, où se porte la lymphe qui revient des levres, de la langue, des gencives & de l'intérieur de la bouche, qui sont tous les endroits qui reçoivent les premieres impressions du virus mêlé avec le lait ou avec la salive.

3°. Quelle est la maniere de traiter ces sortes de *bubons* vénériens ?

On doit les traiter de la même maniere que ceux des aines, puisqu'ils sont de la même nature. Ainsi l'on s'attachera d'abord à les résoudre par le moyen des saignées, des purgations, & des frictions mercurielles; & si on n'y réussit pas, il faudra les amener à suppuration, les ouvrir, les déterger & les cicatriser de la façon que nous avons proposée ci-dessus.

4°. Vient-il quelquefois des *bubons* vénériens dans les glandes lymphatiques internes ?

Je n'en ai point vu de cette espece, & je ne sache point que personne en ait jamais observé. Mais il est assez ordinaire aux verolés, d'avoir des tubercules durs & skirrheux dans les poumons, & des engorgemens pareils dans les glandes du mésentere. Il est vrai que ces sortes de tumeurs ne se terminent pas comme les *bubons*; mais il est sûr qu'elles viennent de la même cause.

5°. D'où peut venir cette difference, puisque dans la vérole, le virus qui est mêlé avec tout le sang, & par conséquent avec toute la lymphe, devroit, ce semble, produire les mêmes effets également dans toutes les glandes ?

Cela vient peut-être de ce que comme les glandes lymphatiques internes sont enfermées dans des endroits toujours chauds, la lymphe y conserve mieux sa fluidité naturelle; de sorte qu'elle s'y épaissit & s'y arrête plus rarement; & que si elle vient à s'y épaissir & à s'y arrêter, elle s'y épaissit & s'y arrête moins, & a plus de facilité à se résoudre, que dans les glandes externes, qui sont exposées au froid. A quoi l'on peut ajouter que les glandes internes n'ont à craindre ni coup, ni contusion, ni compression ; ce qui occasionne souvent le séjour de la lymphe dans les glandes externes.

6°. Ceux qui se portent à un commerce antiphysique, ont-ils jamais des *bubons* vénériens ? & s'ils en ont, en quel endroit les ont-ils ?

Quant à la premiere question, je n'ai point vu, & je ne crois pas que d'autres aient jamais vu non plus dans ces gens-là, des *bubons* qui vinssent bien surement de leur abominable commerce.

Quant à la seconde, s'ils contractent quelque-fois des *bubons* par leur détestable commerce, j'ai peine à croire que ce puisse être dans les glandes inguinales, où ne se rend point la lymphe qui revient de l'extrémité du rectum, & du voisinage de l'anus. Je m'imagine que ce seroit plutôt dans les glandes lymphatiques qui sont situées dans l'*abdomen*, près de la bifurcation de l'aorte descendante, parce que c'est-là le rendez-vous de la lymphe qui revient de ces parties. Et ce qui fait que peut-être ces sortes de *bubons* n'arrivent jamais, ou n'arrivent que très-rarement, c'est que la chaleur que les parties voisines entretiennent dans ces glandes, empêche, comme on l'a déja dit, l'épaississement & le séjour de la lymphe. Mais que ces infames ne s'en félicitent pas. Car, outre un grand nombre de maladies très-fâcheuses, qui sont les suites particulieres de leurs abominations; ils ont encore en propre certains *bubons*, imparfaits, à la vérité, mais cependant pires que ceux des aines. En effet, la lymphe qui revient de l'extrémité du *rectum*, & du voisinage de l'*anus*, étant épaissie par le virus d'une semence infectée, & se portant d'abord dans les petites glandes qui sont en grand nombre autour de l'anus, & qui sont ensevelies dans la graisse; les gonfle, les distend & les tuméfie ; ce qui produit une sorte de *bubon* annulaire, qui environne l'anus en forme de cercle, qui est accompagné de chaleur, rougeur, rénitence, & d'une très-grande douleur, surtout quand il faut aller à la selle, & qui demande les mêmes remedes, & la même méthode que les *bubons* vénériens des aines.

Des Maladies qui surviennent au Bubon ou Poulain mal traité, & premierement

Du Poulain fistuleux.

Si l'on néglige le poulain lorsqu'il est une fois ouvert, les bords qui sont mieux détergés que le fond, se resserrent, & le *bubon* dégénere en fistule, c'est-à-dire, en un ulcere sinueux & calleux ; ce qui fait les deux caracteres essentiels de la fistule.

Différences. Cette fistule peut être distinguée en plusieurs especes.

1°. Par rapport à son ouverture, qui est tantôt plus grande & demeure toujours sans se fermer, & qui est tantôt plus petite, & se trouve quelquefois couverte d'une croûte ou d'une pellicule.

2°. Par rapport à ses sinus qui sont plus ou moins larges, plus ou moins nombreux, plus cutanés, ou plus profonds, droits, ou tortueux.

3°. Par rapport à l'humeur qui en sort, & qui est en plus grande ou en moindre quantité, purulente, fanieuse, ou simplement séreuse.

4°. Par rapport aux callosités qui occupent les côtés des sinus, & qui varient en grosseur, en nombre, & en dureté.

Causes. Le simple vice du sang & surtout le vice du sang qui vient du virus vérolique, produit un pus acre, qui peut bien faire dégénerer un poulain ouvert en un ulcere sordide, malin, & difficile à cicatriser ; mais qui ne peut jamais le changer en une fistule, à moins que le Chirurgien n'ait commis plusieurs fautes par ignorance.

1°. En faisant au poulain suppuré une trop petite ouverture, soit avec le fer, soit avec le cautere ; car comme après la sortie du pus, on ne sauroit presque appercevoir alors ce qui se passe au fond de l'ulcere, ni y porter les remedes nécessaires, le dedans demeure sordide, tandis que les bords, qui sont plus à la portée des remedes, se détergent & se resserrent ; ce qui produit une fistule.

2°. En laissant, malgré la grandeur de l'ouverture, former trop vîte la cicatrice, avant la parfaite suppuration de la glande ulcérée, ou du moins de la portion inférieure de cette glande qui occupe le centre de l'ulcere, & avant la chute des différentes tuniques avec lesquelles elle tient, & qui lui servent comme de pédicule : car on sait, par expérience, que l'ulcere ne guérit jamais parfaitement si le fond n'est bien détergé ; & qu'il ne peut l'être, tant que la suppuration n'aura pas entierement consumé la glande & fait tomber ses tuniques.

3°. En ne prenant pas garde à une fusée de pus qui vient d'une glande voisine, ou de l'entre-deux des glandes d'alentour, & qui pénetre jusques dans le fond de l'ulcere. Ce sinus caché, quelque leger qu'il soit, s'il n'est pas promptement dilaté par le bistouri, ou par le cautere, empêchera toujours la parfaite réunion, quelque disposition que les bords aient à se cicatriser ; ainsi il y surviendra nécessairement une fistule.

Laquelle de ces fautes que l'on commette, il arrivera delà,

1°. Que le fond du poulain ulcéré n'étant point détergé par les remedes, ou contenant encore quelque partie de la glande ou de ses tuniques, ou étant sans cesse arrosé du pus qui y coule d'ailleurs ; il ne sauroit se mondifier ni se remplir de chairs louables, ni tendre à la réunion ; mais au contraire, que l'ulcération maligne qui le ronge continuellement, y produira à la fin une cavité tantôt plus & tantôt moins grande.

2°. Que les bords de l'ulcere qui, étant à la portée des remedes, sans être exposés aux mêmes inconvéniens que le fond, peuvent se nettoyer, se déterger & pousser des chairs, se rapprocheront peu à peu, & ne laisseront qu'une petite ouverture, qui se trouvera quelquefois couverte d'une croûte ou d'une pellicule.

3°. Que cependant le pus retenu dans la cavité de l'ulcere agira sur les parties qui le renferment, & qu'en comprimant ou distendant leurs fibres, & en épaississant la lymphe qui les arrose, il produira en peu de tems, & de tous côtés, des callosités différentes en nombre, en grosseur & en dureté, à proportion de son activité, de la tension & de la grosseur des fibres sur lesquelles il agira, & la grossiereté naturelle de la lymphe.

4°. Que le pus, s'il est long-tems retenu, & qu'il se trouve fort acre, se creusera de divers côtés, des clapiers plus ou moins nombreux, & plus ou moins larges, à proportion de son acreté ; droits ou tortueux, profonds ou cutanés, suivant la diverse résistance que les parties feront à son action.

5°. Que l'humeur qui coulera de ces fistules, sera de différente nature : *lymphatique*, si elle ne vient que de l'érosion des vaisseaux lymphatiques, qui laissent échapper la lymphe : *sanieuse*, si le sang qui s'échappe des vaisseaux sanguins, par leur érosion, se mêle avec la lymphe : *purulente*, si la lymphe & le sang après avoir croupi, se changent en pus : en *grande* ou en *petite* quantité, suivant la quantité de sang & de lymphe qui se ramassera dans la cavité de l'ulcere.

Diagnostic. L'existence & l'état de cette fistule paroissent à l'œil. On reconnoît ces sinus avec la sonde. On s'assure des callosités par le toucher. On distingue les causes en examinant de quelle maniere le poulain a été traité auparavant.

Prognostic. Cette maladie est considérable, & jamais on ne doit la mépriser ; parce qu'elle est ordinairement causée ou entretenue par la vérole, & que pour la guérir, il faut toujours une opération qui rend le traitement long, facheux & difficile.

Cette fistule peut même être dangereuse, 1°. quand elle a des sinus qui pénetrent jusqu'aux vaisseaux cruraux, ou à leurs branches les plus considérables. 2°. Quand elle a des callosités fort douloureuses, & presque carcinomateuses.

Curation. S'il y a des preuves certaines, ou seulement de fortes conjectures, que la fistule en question est compliquée avec la vérole, il faut commencer par employer les frictions mercurielles, parce qu'on ne peut détruire l'effet qu'en détruisant la cause qui le produit. On pourra ensuite, sur la fin de la salivation, lorsque le sang aura été purifié, s'appliquer au traitement de la fistule, afin de guérir en même tems les deux maladies.

Si au contraire le poulain n'a dégénéré en fistule que par la faute du Chirurgien, sans qu'il y ait aucun soupçon de vérole, il faut alors, pourvu que la saison le permette, en venir sans délai à la curation de la maniere suivante.

1°. On préparera le malade non-seulement par les remedes généraux, c'est-à-dire, par les saignées & les purgations plus ou moins répétées, suivant ses forces & son tempérament, & suivant la nature de la maladie, mais encore par les bouillons délayans & rafraîchissans, faits avec un poulet ou du veau, & avec les racines & les herbes convenables ; par l'usage du petit lait calybé ; par l'usage du lait d'ânesse, ou de vache ; & même si la saison est propre, par les bains d'eau tiede, ou par la boisson des eaux minérales aigrelettes.

2°. Ensuite après avoir reconnu le nombre, la longueur & la direction des sinus qui communiquent avec la fistule, on les ouvrira tous les uns après les autres. S'ils sont cutanés & avec peu de callosité, on pourra se servir du bistouri, ou des ciseaux, en conduisant ces instrumens à la faveur de la sonde cannelée. On emportera avec les ciseaux les incisions, afin de découvrir le fond des sinus, & pour arrêter le sang, on remplira la plaie de charpie seche. Le lendemain, on levera l'appareil, s'il se détache facilement, & on pansera la plaie pendant quelque tems avec le digestif simple, & ensuite avec le baume d'Arcæus.

3°. Mais si les sinus sont plus profonds, ou fort calleux,

il sera plus à propos de se servir du cautere, comme on l'a déja dit au chapitre précédent. Ainsi, après avoir appliqué sur la fistule une emplâtre fenêtrée, placée de telle maniere que la plus grande partie des sinus réponde à l'ouverture pratiquée dans l'emplâtre, on rangera dans cette ouverture une traînée de pierres à cautere, capable de faire une profonde escarre. Que si elle ne pénétroit pas jusqu'aux sinus, on remettroit de nouvelles pierres à cautere, après avoir incisé l'escarre jusqu'au vif, ou même pour abreger, on acheveroit d'ouvrir avec le bistouri.

4°. Il faut travailler à faire tomber au plutôt l'escarre, par l'usage des émolliens & des relâchans; tels que le beure, le jaune d'œuf seul, ou mêlé avec l'huile de mille-pertuis, ou avec le *basilicum*, ou avec la térébenthine, & étendu sur des plumasseaux. Dès que l'escarre sera tombée, on pansera l'ulcere avec le digestif ordinaire, jusqu'à ce que la suppuration ait diminué; car alors on pourra employer le baume d'Arcæus.

5°. Quand les levres & le voisinage de l'ulcere seront une fois relâchés par la suppuration, il faudra examiner soigneusement l'état du mal, en se servant des yeux, du toucher, & de la sonde, pour découvrir s'il ne resteroit point quelque sinus caché, ou quelque callosité considérable, à quoi il fallût remédier avant que de laisser fermer la plaie; de peur de tomber dans une faute pire que la premiere, & de causer une seconde fistule.

6°. Si on découvre quelque sinus, & que ce soit dans un endroit où l'on puisse faire une incision sans danger, il faudra l'ouvrir aussi-tôt dans toute sa longueur, s'il se peut; ou du moins, il faudra dilater son orifice par l'introduction de quelque escarotique, de telle maniere qu'on puisse librement en déterger & en panser le fond.

7°. Mais si le virus pénétroit jusqu'auprès des vaisseaux cruraux, ou de quelqu'une de leurs branches considérables, de sorte que l'incision ne pût guere manquer d'être dangereuse, on se servira pour lors des cathérétiques ou corrosifs, & même des plus doux, qui en dilatant peu à peu l'entrée du sinus, donneront moyen de juger chaque jour de l'effet qu'ils auront produit, & mettront en état de juger si l'on peut en continuer l'usage sans risquer d'ouvrir les vaisseaux voisins. On aura grande attention en même tems de n'appliquer des cathérétiques que sur les bords du sinus les plus éloignés des vaisseaux cruraux, & où il y a par conséquent le moins de danger.

8°. Si l'on ne peut point amener à suppuration les callosités qui sont trop dures, on les consumera avec des cathérétiques; comme avec la pierre infernale, la pierre à cautere ordinaire, ou le précipité rouge mêlé avec quelque onguent: mais pour aider l'action de ces remedes, il sera bon de scarifier légerement les callosités avec la pointe du bistouri.

9°. Dès que les sinus seront remplis & qu'on aura consumé ou fait suppurer les callosités, si la chair qui pousse est ferme, serrée, grenue & d'un rouge couleur de rose, on laissera cicatriser l'ulcere en employant pour cet effet, ou des épulotiques, c'est-à-dire, des remedes propres à dessécher la superficie de l'ulcere, tels que le baume verd, le pompholix, le plomb brûlé, la céruse, les emplâtres faites avec ces drogues; la charpie séche, l'alun brûlé, &c. ou des remedes colletiques, c'est-à-dire, qui sont propres, par une espece de vernis qu'ils forment sur l'ulcere, à garantir la cicatrice encore tendre, des impressions de l'air. Tels sont la térébenthine mise en poudre après avoir été durcie, en la faisant cuire dans l'eau bouillante, la sarcocolle, l'encens mâle ou l'oliban, la myrrhe, &c.

10°. Enfin on prescrira, dès le commencement de la curation, un régime convenable. On pourra permettre au malade l'usage des soupes, des panades, des crêmes de riz, & même d'un peu de poulet, s'il n'arrive aucun accident. Mais si la fievre survient, si la suppuration est abondante & fétide, si les bords de l'ulcere s'enflamment, si l'ulcere pousse beaucoup de chairs molles & fongueuses, &c. on réduira le malade aux seuls bouillons légers.

Du Poulain skirrheux.

Description. Il arrive quelquefois que les remedes sont inutiles, & que le poulain ne peut être amené ni à la résolution, ni à la suppuration. Au contraire, il ne fait que s'endurcir de plus en plus, jusqu'à devenir un véritable skirrhe: ce qui est surtout ordinaire au poulain œdémateux & au poulain skirreux.

Différences. Ces sortes de skirrhes different entre eux:

1°. Par la figure & par le volume, ce qui varie à l'infini.

2°. Par le nombre & la situation des glandes affectées. Les uns n'en occupent qu'une. D'autres en occupent plusieurs disposées tantôt en forme de grappe, & tantôt en forme de chapelet.

3°. Par la maniere dont ils sont attachés. Les uns ne tiennent que peu à la partie où ils sont placés, & par là sont mobiles. Les autres sont si fortement adhérens, qu'ils sont absolument immobiles.

4°. Enfin, par le degré de sensibilité. Il y en a qui sont sans douleur, & véritablement skirrheux. Il y en a d'autres où l'on ressent quelque douleur, mais obscure, & qui par-là approchent du cancer.

Causes. Quant à ses causes, le Poulain ne se convertit en skirrhe, que parce que la lymphe, à force de séjourner dans les cellules des glandes, s'y épaissit, & qu'elle y acquiert par cet épaississement une dureté qui augmente de jour en jour. Plusieurs causes peuvent contribuer à cet épaississement de la lymphe.

1°. Sa grossiereté naturelle qui rend l'effet du virus vénérien plus grand qu'il n'auroit été dans une autre constitution.

2°. L'abondance ou l'activité du virus, qui augmentent l'impression qu'il doit faire sur la lymphe.

3°. La réunion de ces deux causes; ce qui fait que la lymphe se trouvant plus épaissie, & le virus plus abondant & plus actif, l'épaississement doit en être deux fois plus grand.

4°. L'usage mal entendu des topiques répercussifs que l'on s'avise quelquefois d'appliquer sur les poulains commençans pour les dissiper, ce qui est pernicieux, & aboutit ordinairement, en augmentant l'épaississement de la lymphe, à rendre skirrheux un poulain qui auroit pu facilement se résoudre.

5°. L'abus des topiques résolutifs ou maturatifs, qui n'ayant pas la force de fondre la lymphe arrêtée, contribuent par accident à la rendre plus épaisse, parce qu'ils dissipent les parties les plus ténues & les plus liquides.

6°. L'abus des topiques fort acres, tels que les cataplasmes maturatifs où entre la graine de moutarde pilée. Ces cataplasmes causent en irritant, des contractions systaltiques dans le tissu des glandes, qui sont quelquefois utiles, lorsque la matiere qui fait l'engorgement est capable de se fondre & de se résoudre, mais qui sont nuisibles toutes les fois que cette matiere est trop dure, & qu'elle résiste à la résolution, parce que les parties grossieres qui sortent après la dissipation des plus fines, forment une masse encore plus dure qu'auparavant.

1°. Tantôt il n'y a de skirrheuse qu'une seule glande de différente grosseur & figure; tantôt il y en a plusieurs, disposées en forme de grappe ou de chapelet; ce qui dépend de la nature & du caractere de la lymphe, de la maniere dont le virus lui a été communiqué, ou de la qualité du tissu plus ou moins lâche des glandes des aines.

2°. Le poulain & le skirrhe qui lui succede, sont tantôt

mobiles & vacillans, & tantôt fermes & adhérens; ce qui vient de la situation plus ou moins profonde de la glande engorgée, ou de la différente longueur & souplesse des fibres tendineuses ou des membranes qui l'attachent dans l'aine.

3°. Lorsque la lymphe, qui séjourne dans les glandes, est dans un parfait repos, les membranes de ces glandes ne sont alors exposées à aucun ébranlement, & la tumeur est absolument sans douleur & parfaitement skirrheuse. Mais dès que la lymphe vient à se raréfier, elle commence à distendre les membranes, & causer une douleur obscure; & c'est alors que la tumeur dégénere en cancer.

4°. Dans le premier cas, comme le sang & la lymphe ont dilaté insensiblement leurs vaisseaux, ou se sont déja formé de nouvelles routes dans les vaisseaux collatéraux, la matiere du skirrhe qui demeure en repos, ne cause aucune nouvelle compression sur les vaisseaux, & par conséquent il ne doit arriver aucun changement dans la couleur, ni dans la chaleur de la partie. Mais dans le second cas, c'est tout le contraire, comme on verra ci-après.

Diagnostic. On juge aisément, à l'œil & au doigt, de l'existence & des différences du skirrhe inguinal. Pour les causes qui les produisent, on peut les inférer sur le détail qu'on vient d'en faire.

Prognostic. On ne peut faire qu'un prognostic fâcheux du poulain skirreux, parce que le poulain converti en skirrhe, ne se résout & ne suppure que très-difficilement. Mais s'il commence à devenir douloureux, comme c'est alors une marque évidente qu'il dégénere en cancer, le prognostic doit être des plus fâcheux.

CURATION.

Il y a des Medecins, qui, pour procurer la résolution ou la suppuration du poulain devenu skirrheux, proposent d'y appliquer chaque jour pendant un quart-d'heure, une ventouse seche, afin d'échauffer, par l'abord du sang, la matiere qui y croupit, & de la rendre plus capable de céder à l'action des topiques résolutifs ou suppuratifs. Mais l'expérience a fait voir que cette méthode étoit toujours inutile, & souvent même dangereuse; parce que le skirrhe ainsi échauffé, tournoit aisément en cancer.

D'autres veulent qu'on le consume par des cathérétiques, ou qu'on l'extirpe avec le fer, supposé que les résolutifs & les maturatifs soient sans effet. Mais je ne saurois conseiller, tant que le skirrhe est indolent, d'en venir à de pareilles opérations, toujours longues, difficiles & périlleuses, surtout quand on se sert des cathérétiques dont l'usage aboutit souvent à convertir le skirrhe en cancer.

Le meilleur & le plus sûr parti, c'est de recourir aux frictions mercurielles. En effet, les parties de mercure qui entrent par ce moyen dans le sang, sont, d'un côté, très-propres à diviser & à fondre la lymphe arrêtée dans les glandes; & de l'autre, à corriger le virus qui contribue à l'épaissir; & par ce moyen, elles peuvent mieux qu'aucun autre remede procurer la résolution du poulain skirrheux, qui ne doit son origine qu'à une lymphe coagulée par le virus vénérien.

Mais il faut y joindre deux précautions importantes.

1°. On doit préparer le malade par un long usage des délayans & des relâchans, tant universels que particuliers. Les délayans universels serviront à adoucir & à rendre plus fluides le sang & la lymphe, & à les mettre en état d'être plus facilement pénétrés & atténués par les parties de mercure : tels sont les bains tiedes d'eau de riviere, les bouillons ou les apozemes rafraîchissans, le petit lait calibé, le lait d'ânesse, les eaux minérales aigrelettes ou ferrugineuses, &c. Les délayans & humectans particuliers sont nécessaires pour ramollir & détendre la tumeur, & faciliter un passage à la lymphe qui y séjourne : tels sont les cataplasmes de mie de pain, ou de pulpe des racines & des herbes émollientes, & l'emplâtre de mucilage, ou celle de blanc de baleine, dont il faut continuer long-tems l'usage.

2°. On ne donnera les frictions qu'à très-petite dose d'onguent, & on ne les donnera que de loin en loin, afin que les parties de mercure soient plus long-tems retenues dans le sang, & qu'à force d'y rouler, elles puissent fondre plus efficacement la lymphe qui séjourne dans les glandes des aines, & résoudre parfaitement le skirrhe.

Si par cette méthode on ne vient pas à bout de résoudre parfaitement le skirrhe, ce qui est rare, du moins le diminue-t'on à un tel point, qu'il ne reste qu'une tumeur à peu près de la grosseur d'une amande ou d'une noisette. Il est vrai pourtant que cette méthode n'est pas toujours certaine & immanquable. Il arrive quelquefois que le mal est si opiniâtre, qu'il résiste aux frictions, administrées même avec le plus de précaution.

Dans ce cas, pourvu que la tumeur ne soit pas encore dure comme une pierre, & qu'elle ne tende pas au cancer, il sera à propos d'aller aux eaux de Barege; de faire avec ces eaux plusieurs embrocations sur la tumeur; d'y donner plusieurs fois la douche; d'y appliquer chaque jour du limon qui se trouve au fond du bassin des eaux. De toutes les eaux thermales que je connois, ce sont celles qui agissent le plus doucement, & qui dissipent le mieux les engorgemens des glandes.

Il faut cependant prendre garde à l'état du skirrhe; & si ces eaux thermales le raréfioient, & le rendoient chaud & douloureux, il faudroit aussi-tôt en discontinuer l'usage, de peur d'attirer un cancer. Le seul parti qu'il y auroit alors à prendre, seroit de ne faire aucun remede, & de laisser à la nature le soin de la guérison, en se contentant d'ordonner un régime convenable, & d'appliquer sur la tumeur une emplâtre faite avec parties égales d'emplâtre diabotanum, & d'emplâtre de mucilages.

Du poulain carcinomateux.

Ce n'est que par degrès que le poulain skirreux devient carcinomateux.

1°. Il s'échauffe, il devient un peu sensible quand on le presse; il est plus dur & plus rénitent : on y ressent quelques élancemens par intervalles, mais rarement; & alors on l'appelle *cancer commençant.*

2°. La chaleur, la douleur, la tumeur & la rénitence augmentent ensuite. Les élancemens sont plus fréquens & plus sensibles; il change de figure, & il s'éleve en une pointe qui est couverte d'une peau tendre, unie, reluisante, un peu rouge; & alors c'est un *cancer confirmé*, mais *occulte.*

3°. Enfin, la peau qui couvre la pointe de la tumeur se déchire & forme un ulcere, d'où il sort des gouttes de sang, de sérosité & de sanie : cet ulcere s'accroît insensiblement; la matiere carcinomateuse s'épanouit & se montre; les bords de l'ulcere se renversent & se replient en-dehors; il croît au milieu une chair fongueuse & baveuse; la sérosité, le sang & la sanie coulent abondamment; la douleur est cruelle, brûlante, lancinante; le voisinage de la tumeur est livide; en un mot, c'est un *cancer confirmé & ulcéré.*

Le cancer, de même que le skirre, est tantôt vacillant & mobile, tantôt adhérent & immobile.

L'explication

L'explication de la nature & des causes du cancer, porte uniquement sur ce principe, inconnu jusqu'à présent, & néantmoins très-vrai; savoir, que la lymphe, dont l'épaississement forme le skirrhe, peut se raréfier par la chaleur; & qu'étant une fois échauffée, elle se dilate par son élasticité naturelle, avec d'autant plus de force, qu'elle étoit plus serrée & plus condensée.

Les preuves de ce fait, sont, que le skirrhe qui commence à tourner en cancer, grossit d'abord, sans qu'il y ait cependant aucune suppuration; qu'à mesure qu'il grossit, il s'y forme une élévation en pointe; enfin, que la peau étant une fois déchirée, la matiere carcinomateuse, qui étoit cachée au-dedans, trouvant le moyen de s'étendre, s'épanouit, dilate peu à peu l'ulcere commencé, &, en se gonflant de plus en plus, renverse & replie en-dehors les levres de l'ulcere.

Ainsi, la chaleur contre nature que contracte la matiere skirrheuse, est la cause prochaine & immédiate du cancer. Or cette chaleur vient, 1°. De ce que le sang est lui-même échauffé par une fievre ou ardente, ou de longue durée; par l'usage d'alimens acres, salés, poivrés, par des excès de vin, ou de liqueurs ardentes; par un trop grand usage des femmes; par des exercices & des veilles immodérées. 2°. De ce que le sang est contraint de s'arrêter & de croupir dans le voisinage du skirrhe, à l'occasion de quelque contusion, ou à force d'y avoir appliqué des ventouses, de l'avoir souvent manié, ou de l'avoir exposé à quelque compression, &c. 3°. De ce qu'on y a appliqué des topiques ou brûlans, ou d'une qualité trop échauffante; qu'on y a fait mal-à-propos des embrocations d'eaux thermales, ou qu'on s'est servi d'escarotiques, &c.

Quant aux symptomes,

1°. Le skirrhe ne dégénere en cancer, que parce que la matiere skirrheuse s'échauffe & se raréfie. Donc le skirrhe, en dégénérant en cancer, doit devenir plus chaud, plus gros, plus dur.

2°. La matiere skirreuse, en se raréfiant, distend avec plus de force les cellules & les enveloppes de la glande skirrheuse. Donc cette derniere, qui devient carcinomateuse, doit être douloureuse.

3°. Cette matiere, en se raréfiant de tems en tems avec plus de force, doit comprimer plus fortement les arteres voisines; doit y arrêter le sang en plus grande quantité; doit obliger ces arteres à battre plus fortement, à ébranler par-là avec plus de violence, & comme par élancement, les parties voisines. Donc la glande qui devient chancreuse, doit être exposée à une douleur qui redouble par élancemens.

4°. A mesure que la matiere skirrheuse s'échauffe & se raréfie de plus en plus, la douleur, la grosseur, la rénitence & l'élancement augmentent aussi dans la même proportion.

5°. Comme la matiere skirrheuse n'est pas parfaitement homogene & uniforme, & qu'elle se trouve dans les différentes cellules de la glande, plus ou moins disposée à s'étendre: comme d'ailleurs ces mêmes cellules opposent à l'effort de cette matiere une résistance inégale & proportionnée à la force de leur ressort, il s'ensuit que par une ou l'autre de ces causes, & quelquefois par toutes les deux, quelques parties du skirrhe qui dégénere en cancer, doivent s'élever au-dessus des autres, & former une espece de pointe.

6°. Plus cette pointe s'éleve, plus aussi la peau qui la couvre est-elle tirée & étendue; ce qui la rend lisse, unie, luisante, mince, & même un peu rouge, parce que ces vaisseaux sont si fort tiraillés, que le sang n'y circule qu'à peine.

7°. La peau à force d'être tendue & atténuée, se déchire: ce qui forme un ulcere d'abord petit & superficiel, mais qui ensuite par l'efficacité des mêmes causes, devient large & profond.

8°. Le cancer ulcéré rend du sang, lorsque les vaisseaux sanguins sont déchirés: de la sérosité simple, lorsqu'il n'y a de déchirés que les lymphatiques: de la sérosité purulente, lorsque la matiere fongueuse qui couvre la surface de l'ulcere, vient en pourriture: enfin de la sanie, c'est-à-dire, un mélange de sang, de lymphe & de pus, quand les trois cas qu'on vient d'exposer se trouvent réunis. Mais le cancer ne rend jamais de vrai pus bien conditionné, parce que la matiere skirrheuse ne peut jamais se convertir en vrai pus, tant à cause de sa nature lymphatique, que de son degré d'épaississement.

9°. Comme la peau ne sauroit s'étendre à proportion que le cancer grossit, il arrive de-là que les bords de l'ulcere se replient en dehors & se renversent d'une maniere hideuse.

10°. Enfin, les veines étant comprimées, le sang croupit dans la circonférence de la tumeur; & comme il perd par ce séjour une partie de sa rougeur naturelle & qu'il devient noirâtre, il arrive par-là que le cancer se trouve environné de vaisseaux livides & variqueux.

Il est aisé de connoître la nature, l'état & les différences du poulain carcinomateux, par la description que nous en avons donnée. On peut en découvrir les causes par la maniere de vivre qui a précédé.

Prognostic. Le poulain carcinomateux est une maladie considérable & dangereuse, que l'on guérit rarement, & qu'on ne guérit jamais que par le fer ou par le feu.

Le poulain qui est adhérent ne peut être entierement extirpé, ni par le fer, ni par le feu, ni par les cathérétiques: ainsi il est absolument incurable, & ne souffre qu'une cure palliative.

Celui qui n'est pas adhérent peut être radicalement guéri par l'extirpation, supposé qu'il se trouve assez éloigné des vaisseaux cruraux, pour qu'on puisse faire l'opération sans danger.

En général un gros cancer est plus fâcheux qu'un moindre; un cancer fort douloureux, plus fâcheux qu'un moins douloureux; un cancer ulcéré, plus que celui qui est occulte.

Curation. La curation radicale du cancer mobile, consiste à l'emporter au plutôt, de peur qu'il ne gagne les parties voisines, ou que grossissant de plus en plus, il ne devienne enfin adhérent.

C'est pourquoi, 1°. on préparera incessamment le malade à l'opération par les remedes généraux, savoir, la saignée & la purgation, les bouillons ou les aposemes altérans, le lait d'anesse ou de vache, ou le petit lait, les eaux minérales, les bains, &c. suivant le tempérament, l'état, l'âge du malade & la saison de l'année. On donnera même par avance les frictions mercurielles, si comme il arrive souvent, on soupçonne une vérole cachée.

2°. Quelques-uns conseillent ensuite de se servir de cathérétiques, & principalement de diverses préparations ou calcinations de l'arsenic, qui font tomber en mortification, à ce qu'ils prétendent, toute la glande carcinomateuse, de telle maniere qu'elle s'arrache ensuite avec la derniere facilité. On peut consulter là-dessus Fallope, Sennert, Jean Vigier, Pierre-Jean Fabre, Jean-Baptiste Alliot, &c.

3°. Cette méthode pourroit peut-être avoir lieu, lorsqu'il s'agiroit de petites glandes cutanées, où il ne faudroit employer qu'une très-petite dose de ce remede; mais pour un cancer d'une grandeur considérable, ou un peu profond, je la crois dangereuse & peu sûre, 1°. parce que les cathérétiques employés en grande dose, ne sauroient manquer, en irritant & en rongeant la partie, de causer beaucoup d'inflammation & de fievre; ce qui n'est jamais sans danger; 2°. parce que les douleurs aigues qu'ils attirent, peuvent rendre carcinomateuses les parties voisines qui sont saines; & qu'ainsi le cancer augmente, & que de mobile qu'il étoit, il devient adhérent; 3°. parce que l'arsenic est un remede toujours dangereux, de quelque maniere qu'il soit préparé, calciné, corrigé. On a plusieurs expériences des suites funestes qu'a souvent eues l'usage externe de ce remede: témoin, entre autres, la femme dont parle *Fernel*, *Method. Medendi*, *Lib. XVI. cap.* 18. qui ayant un cancer à la mamelle, où l'on appliqua de l'arsenic & du sublimé, mourut au bout de six jours accablée des mêmes accidens qu'elle auroit eues, si elle eût avalé ces drogues.

4°. C'est pourquoi il vaut mieux se servir du fer pour extirper le cancer mobile. L'ayant donc saisi avec les doigts ou avec des pincettes circulaires, ou avec les tenettes Helvétiennes, ou l'ayant soulevé par le moyen d'une ligature, on coupe avec un rasoir armé ou avec un bistouri, la peau & la base de la tumeur, ayant soin de tout emporter & de ne rien laisser de carcinomateux. On arrête le sang par la ligature des vaisseaux, s'ils sont gros, ou par l'application d'un bouton de vitriol, s'ils sont petits. On remplit la plaie de charpie seche, que l'on tient quelque tems comprimée avec la main, jusqu'à ce que le sang ne coule plus. Le lendemain ou le sur-lendemain, on ôte ce premier appareil s'il se détache facilement, & on panse la plaie avec le digestif ordinaire, ensuite avec le baume d'Arcæus, puis avec le baume verd, suivant les regles de l'art & suivant l'état du mal.

5°. L'unique attention du Chirurgien doit être, 1°. d'extirper soigneusement jusqu'à la moindre glande carcinomateuse ou prête à le devenir, qui pourroit se rencontrer dans le voisinage de la tumeur; car le cancer est une hydre qui repousse toujours de nouvelles têtes si on ne les abat toutes en même tems; 2°. de procurer une régénération de chairs louables, en pansant l'ulcere avec grand soin, pour qu'il ne dégénere pas en fistule, comme il n'arrive que trop souvent aux ulceres carcinomateux.

6°. L'ulcere étant guéri ou prêt à se cicatriser, il faut corriger la mauvaise qualité que le cancer a communiquée au sang, ou qui entretenoit elle-même le cancer, afin que ce vice du sang ne produise point ailleurs un nouveau cancer. On peut se servir pour cela des remedes que l'on va proposer pour la cure palliative du cancer adhérent: car tout ce qui sert à adoucir ce mal, sert aussi à le prévenir.

Quand donc l'adhérence de la tumeur en rend l'extirpation absolument impossible, on doit renoncer à l'opération, parce qu'elle seroit inutile & même nuisible, & il faut se réduire à l'usage des seuls remedes palliatifs.

1°. Il ne laisse pas de se trouver des gens qui promettent, même dans ce cas, une guérison radicale par l'usage des cathérétiques & surtout des arsénicaux. Mais les malades qui se laisseront éblouir par ces magnifiques promesses, payeront bien-tôt par une fin cruelle & misérable, la peine de leur folle crédulité. On vient de prouver que cette méthode est pernicieuse dans le cancer mobile, & par conséquent elle ne sauroit être utile dans le cancer adhérent.

2°. Ainsi, au lieu de repaître le malade de l'espérance chimérique & dangereuse d'une guérison parfaite, il faut uniquement travailler à empêcher l'accroissement du cancer, à corriger le vice du sang, à modérer la violence des douleurs, enfin à prolonger la vie autant qu'il est possible, & à rendre plus supportable des jours infortunés, en quoi consiste toute la cure palliative.

3°. Pour cet effet, on purgera de tems en tems le malade, non pas avec de violens purgatifs, comme quelques-uns le veulent mal-à-propos, mais avec les purgatifs les plus doux, comme la casse, la manne, la rhubarbe, le sirop de fleurs de pêcher, &c. qui sont propres à évacuer doucement les impuretés que le chyle laisse dans les premieres voies, & la bile trop acre qui y coule.

4°. On fera quelques saignées de tems en tems de l'un ou de l'autre bras, si la douleur & la chaleur augmentent. En désemplissant ainsi les vaisseaux, les arteres qui sont autour de la tumeur seront moins pleines de sang, battront plus foiblement, & causeront moins de chaleur & de douleur.

5°. On interdira au malade le vin, les femmes, les grands exercices, les passions violentes, les alimens acres, salés, poivrés & toutes sortes de ragouts.

On le nourrira d'alimens légers, humectans & tempérans, comme de gruau d'orge & d'avoine, de crêmes de ris, de soupes, de bouillons légers, de gelées & tout au plus de jeunes poulets, de poulardes, de veau, &c.

6°. On lui fera prendre de tems en tems des bouillons ou des aposemes rafraîchissans & délayans, des eaux ferrugineuses très-légeres, des bains ou des demi-bains d'eau douce & tiede, du lait d'anesse ou de vache, du petit lait, &c. Et pour faire encore mieux, on le mettra au lait de vache pour toute nourriture, pour toute l'année ou du moins très-souvent. Mais afin que le lait ne charge pas l'estomac, on pourra ajouter à la prise du matin, de la seconde eau de chaux, depuis une once jusqu'à trois, ou de la décoction amere de feuilles d'absinthe, de centaurée, de germandrée, &c. depuis trois onces jusqu'à cinq. Ou bien on donnera au malade, tous les matins avant la prise du lait un bol absorbant, composé avec le corail rouge, les yeux d'écrevisses, le quinquina, la pierre hématite, la terre sigillée, la craie & d'autres semblables drogues. La dose de chacune de ces drogues pourra être d'un scrupule, lorsqu'on n'en mettra que deux ou trois ensemble.

7°. Il ne faut appliquer aucun topique, quel qu'il soit, sur le cancer occulte. Les topiques acres, chauds, résolutifs, ne feroient en l'échauffant, qu'augmenter le mal. Les topiques rafraîchissans, anodyns, gras, adoucissans, produiroient un aussi mauvais effet, en bouchant les pores & en arrêtant la transpiration. Il suffit de garantir la tumeur du froid & de l'humidité de l'air; ce qui est aisé dans une tumeur placée à l'aine.

8°. Mais si le cancer est ulcéré, il faudra le panser chaque jour, le nettoyer doucement avec de la charpie seche, le laver avec la décoction d'aigremoine ou d'herbe à Robert, & corriger, ou du moins adoucir l'humeur corrosive qui en découle, par des topiques anodyns ou absorbans, mais nullement huileux. Entre un grand nombre qu'on vante pour cela, ceux qui me paroissent les meilleurs sont:

Un *nutritum* fait avec le suc de morelle nouvellement exprimé & le sucre, ou plutôt le magistere de Saturne, en les battant ensemble dans un mortier de plomb, avec un pilon de même métal; l'huile d'œuf fraîche & battue dans un mortier de plomb jusqu'à ce qu'elle devienne noire; une plaque de plomb, ou seule ou enduite de mercure, la chair d'escargots ou d'écrevisses de riviere, bouillie & pilée dans un mortier de plomb jusqu'à ce qu'elle soit réduite en pulpe, des tranches de chair de veau encore chaude, de petits chiens nouveaux nés, fendus par le milieu & appliqués tout chauds, l'huile de grenouilles vertes, distilée *per descensum*, en y ajoutant la poudre de ces mêmes grenouilles ou celle d'écrevisses de riviere, tous les remedes préparés avec la tuthie, le pompholyx, le plomb, &c.

9°. Si la douleur est violente, acre, mordicante, lancinante, il faut mêler dans ces remedes les narcotiques, comme l'opium, depuis un grain jusqu'à deux ou trois, qu'on doit même employer intérieurement à une dose convenable, pour calmer plus efficacement la douleur: ce qu'il faut aussi pratiquer dans le cancer mobile & dans le cancer occulte, si la douleur est aiguë.

10°. Enfin il faut réprimer de tems en tems, par un doux cathérétique, l'accroissement trop abondant des chairs fongueuses. Le baume d'acier est excellent pour cela. Il ronge & consume les chairs fongueuses, mais d'une maniere douce, parce que les pointes corrosives de l'esprit de nitre sont brisées par la fermentation, émoussées par les parties d'acier, & embarrassées par les soufres de l'huile d'olive. On pourra même, s'il en est besoin, rendre ce baume aussi foible & aussi peu corrosif que l'on voudra, en le lavant plusieurs fois avec de l'eau tiede, pour emporter la plus grande partie des acides de l'esprit de nitre. ASTRUC.

Baume d'Acier.

Prenez *de bonne eau-forte, trois onces.*

Jettez-y quelques aiguilles qui soient d'acier pur, ce que vous connoîtrez aisément par la facilité qu'elles auront à se casser. Dès qu'il se fera la plus légere ébullition, ajoutez-y

de la meilleure huile d'olive, trois ou quatre onces.

Mêlez tout cela ensemble. Il s'en formera un onguent ou un baume. Quand il sera refroidi, lavez-le plusieurs fois pour l'adoucir.

Ce baume est bon pour consumer les chairs fongueuses des cancers & des ulceres chancreux. On peut, si l'on veut, le rendre moins corrosif, par de nouvelles lotions qui emporteront une grande partie des pointes acides de l'eau-forte.

Tel est le sentiment de M. Astruc; mais je dois faire observer à mes Lecteurs, que la méthode de guérir les *bubons* vénériens par la suppuration, est préférable à tous égards à celle où l'on a recours à la résolution; car la premiere est moins incommode au malade, supposé même que la cure réussisse également par toutes les deux, & beaucoup moins sujette à laisser après elle d'autres symptomes vénériens de très-mauvaise espece, que j'ai presque toujours vus succéder à la résolution du *bubon* vénérien.

Je n'ignore point qu'Heister est d'un sentiment tout-à-fait contraire: mais je crois qu'on n'en peut rien conclurre contre la pratique constante de ceux qui sont les plus versés dans la cure de ces sortes de maladies. Je suis cependant persuadé qu'il n'est pas impossible de guérir un *bubon* vénérien par la résolution: mais je crois cette méthode moins sure & moins aisée. Cependant comme Heister a beaucoup de réputation; je vais rapporter la méthode qui lui est particuliere, & qu'il recommande dans ces sortes de cas.

Plusieurs Medecins ne veulent pas qu'on tente la méthode de résolution à l'égard des *bubons* vénériens, parce que le virus vénérien, contre l'intention de la nature, retourne par ce moyen dans les veines, infecte la masse du sang & occasionne la vérole. Ils défendent pour la même raison l'usage des purgatifs & la saignée, & ordonnent de pousser la suppuration autant qu'il est possible. Quant à moi, bien que j'aie pour ces Auteurs tous les égards qui leur sont dus, je tiens une conduite tout-à-fait différente. Comme la méthode par la suppuration est non-seulement lente & ennuyeuse, mais sujette encore à plusieurs autres inconvéniens, il est beaucoup plus sûr, comme je l'ai souvent éprouvé, de commencer immédiatement par les purgatifs, les remedes mercuriels, & ceux qui sont propres à purifier le sang, tels que les décoctions des bois & autres substances de même nature. On chasse par ce moyen le virus d'une maniere plus prompte & plus sûre que par la suppuration, outre que l'on peut résoudre la tumeur sans appréhender la vérole, ou telle autre maladie semblable.

Soit donc que les *bubons* soient accompagnés de la gonorrhée ou non, le mieux que l'on puisse faire est de purger le malade avec des doses copieuses & fréquentes de mercure doux, comme on le pratique dans la gonorrhée: car les *bubons* ne sauroient jamais être parfaitement guéris qu'on n'ait entierement chassé le virus vénérien hors du corps. Supposé qu'il y ait une inflammation considérable, il est nécessaire, surtout si le malade est jeune & d'un tempérament sanguin, de lui tirer quelques onces de sang, & de lui donner ensuite quelques purgatifs mercuriels, avec des essences propres à purifier le sang, & des décoctions des bois sudorifiques. On doit appliquer extérieurement sur la tumeur des emplâtres digestives; celles de mélilot, par exemple, *de Ranis* avec le mercure, de diachylum & autres de même nature. Le malade doit en même-tems observer un régime très-exact, & se borner surtout à l'usage des alimens liquides préparés avec de l'eau d'orge, du gruau d'avoine & autres semblables. Sa boisson ordinaire doit être une tisane faite avec l'orge, la régliсse, le fenouil, ou une seconde décoction des bois, ou de la petite biere. Il doit s'abstenir surtout du vin, de l'eau-de-vie, & de toutes les liqueurs fortes, qui ne font qu'augmenter l'inflammation. On peut, en observant exactement les regles que je viens de prescrire, résoudre les *bubons* vénériens, pourvu qu'ils ne soient point invétérés, sans mettre le malade en danger.

Lorsque le Medecin est appellé trop tard, que les *bubons* ont trop de malignité pour être guéris par la résolution, ou que de certaines raisons obligent à en tenter la cure par la suppuration, le principal soin doit être de hâter la suppuration autant qu'il est possible, afin d'évacuer la matiere virulente. Outre les emplâtres suppuratives, il ne sera pas inutile de frotter souvent & fortement le *bubon* avec un linge, ou avec les doigts enduits de beurre ou d'huile jusqu'à ce qu'il rougisse, & d'y appliquer immédiatement une emplâtre maturative; ce qui est le vrai moyen de hâter la suppuration. Ces sortes d'emplâtres, c'est-à-dire le diachylum avec les gommes, ou l'emplâtre de galbanum, sont à propos tant que le malade peut marcher sans inconvénient; & l'on peut les renouveller deux, trois ou quatre fois par jour, suivant que l'occasion l'exige, & frotter le *bubon* autant de fois & de la maniere que nous l'avons dit.

Les exercices violens, tels que la danse, l'escrime ou a lutte, sont encore des moyens très-propres pour accélérer la suppuration. Mais supposé, comme il arrive souvent, que la douleur empêche le malade de marcher, on peut appliquer sur le *bubon* quelque cataplasme maturatif, d'une plus grande efficacité que les emplâtres dont nous venons de parler. Les cataplasmes qui conviennent le plus dans de pareils cas, sont ceux d'oignons cuits sous la cendre, ceux de miel & de farine de froment ou de levain; ou, sans parler de plusieurs autres, de mie de pain blanc, cuite avec du lait & du safran. On peut faire usage de ces cataplasmes de tems à autre après les frictions.

On doit joindre à ces topiques les remedes internes, & donner au malade deux ou trois fois par jour, une potion de huit, dix ou douze onces d'une décoction des bois, avec trente ou quarante gouttes d'essence de pimprenelle blanche, de fumeterre, de germandrée, & quelques grains de mercure doux par jour. Ces remedes, en atténuant le sang & en corrigeant le virus vénérien, contribuent autant à la résolution qu'à la suppuration des *bubons*.

On doit persister dans l'usage des remedes, jusqu'à ce que la matiere soit tout-à-fait résoute, ou qu'elle soit parvenue à maturité. Dans ce dernier cas, on doit user du bistouri, & faire une incision à la tumeur, mais avec beaucoup de précaution, de peur d'ouvrir les vaisseaux des aisselles ou des aines, & d'occasionner par-là une hémorrhagie dangereuse.

La meilleure précaution dont on puisse user dans ce cas, est de saisir avec les doigts la tête du *bubon*, & le tirer en-dehors. L'incision ne doit point être faite ni trop tôt, ni trop tard; l'un & l'autre est dangereux. Car, comme une incision trop hâtée cause des douleurs, des inflammations dangereuses & plusieurs autres accidens fâcheux; de même un trop long délai, comme Hildanus l'assure, donne presque toujours occasion à la matiere du *bubon* de se mêler avec le sang, d'en corrompre la masse & de causer la vérole.

Supposé que le malade appréhende le bistouri, on peut ouvrir le *bubon* avec quelque caustique, comme on le pratique à l'égard des abscès. Après que le pus est évacué, on doit déterger parfaitement l'ulcere avec quelque digestif mêlé avec un peu de thériaque de Venise & du précipité rouge, & y appliquer une emplâtre de diachylum avec de la gomme pour ramollir les bords du *bubon*; & lorsque l'ulcere est suffisamment détergé, le consolider avec quelque baume vulnéraire & de la charpie.

Ces sortes d'ulceres sont quelquefois si opiniâtres, qu'aucun remede ne peut les consolider ni les dessécher, & qu'ils rendent continuellement une grande quantité de sanie. Dans ce cas, supposé que les remedes que nous avons indiqués, ni le précipité rouge, ni l'alun brûlé, ne produisent aucun effet, il n'y a, suivant moi, autre chose à faire que de cautériser la partie corrompue avec un fer chaud; ce qui ferme souvent avec succès les vaisseaux lymphatiques.

Il paroît clairement, je crois, par ce qu'on vient de dire, qu'il est toujours plus sûr de dissiper les *bubons* vénériens dès qu'ils commencent à paroître, & d'en tenter la cure par la résolution plutôt que par la suppuration. Mais lorsque le sang est une fois infecté & corrompu par le virus vénérien, & que la vérole se manifeste par des signes certains, il faut se conduire tout autrement, & suivre la méthode de la suppuration qui convient le mieux à cette maladie. HEISTER.

BUBONIUM. Voyez *Aster atticus.*

BUBONOCELE, Βυβωνοκήλη, de βουβὼν, *aine*, & κήλη, *tumeur*; est une tumeur molle qui vient à l'aine, & qui est causée par une plaie ou rupture du péritoine qui n'a pas été consolidée. Quelques Medecins lui donnent le nom d'exomphale, lorsqu'elle se forme autour du nombril.

La chute des intestins qui est occasionnée par la rupture du péritoine, est fort difficile à guérir: mais on y remédie plus aisément lorsqu'elle ne vient que de la ténuité de son tissu, surtout dans les enfans qui ont beaucoup plus d'humidité que les hommes faits.

Tant que la descente est bornée au pli de l'aine, la maladie se nomme *bubonocele*: mais on l'appelle *enterocele* lorsque l'intestin descend jusques dans le scrotum. P. EGINETE, *Lib. III. cap.* 53.

L'entérocele, qui est causé par la distension du péritoine, est toujours précédé du *bubonocele*; car le péritoine étant distendu, l'intestin tombe dans l'aine, & forme le *bubonocele*. P. EGINETE, *Lib. VI. cap.* 66.

Voici quelques remarques du Docteur Freind sur le *bubonocele* ou hernie inguinale, qui sont trop curieuses pour que je les passe sous silence.

L'hernie inguinale, suivant tous les Auteurs, n'est que le commencement de l'entérocele. L'intestin, à ce qu'ils disent, doit descendre par l'aine avant de tomber dans le scrotum; & de-là vient que Paul Eginete avance que le *bubonocele* précede toujours l'entérocele. Sur ce principe, tous les Anatomistes conviennent que dans le *bubonocele* l'intestin sort par ce qu'on appelle les anneaux des muscles épigastriques. Quoique je ne doute point que cela n'arrive souvent, peut-être trouverons-nous, en examinant la chose scrupuleusement, que l'intestin peut prendre une autre route que celle que l'on connoît pour causer le *bubonocele*. La cavité qui est dans la cuisse entre le pectiné & le couturier, par où les vaisseaux cruraux descendent, est très-remarquable; & les tendons des muscles épigastriques sont si déliés, qu'ils ne sont séparés du bas-ventre que par un peu de graisse & quelques fibres membraneuses. Il n'est donc pas difficile au péritoine de descendre, pour peu qu'on le presse, par cet interstice dans la cavité que nous avons décrite, puisqu'elle est plus à plomb, eu égard à la situation droite de notre corps, que les anneaux de ces tendons. Bien plus, si l'on compare les descriptions des Auteurs, qui prétendent que le *bubonocele* se forme toujours dans les extensions du péritoine, nous trouverons qu'elles ne conviennent souvent qu'à l'endroit dont je viens de parler. Aquapendente remarque qu'on a souvent pris le *bubonocele* & la varice de la veine crurale pour un bubon; de sorte qu'ayant voulu y faire une incision on a coupé la veine ou l'intestin & exposé le malade à perdre la vie. Tout le monde sait que les bubons se forment toujours dans les glandes qui sont situées sur les vaisseaux cruraux. Il est donc évident qu'il croit que le bubon & le *bubonocele* viennent au même endroit, c'est-à-dire, dans celui dont nous venons de parler. De-là vient encore, à ce qu'il semble, que Celse appelle le *bubonocele, varix inguinis.*

Feu M. Bernard Sergeant avoit un *bubonocele* dans lequel l'intestin descendoit par-dessous la peau jusqu'au milieu de la cuisse. Il falloit dans ce cas qu'il passât par l'interstice dont j'ai parlé, sous les tendons des muscles épigastriques; car s'il étoit sorti par les anneaux, il eût tombé directement dans le scrotum & non point dans la cuisse. Barbette paroît avoir connu cette route quoiqu'il en parle avec quelque obscurité de même que les autres Auteurs, en ces termes: *Experimur etiam processum peritonæi ita posse disrumpi, ut intestina non in scrotum, sed inter cutim & musculos, versus femur, sese urgeant.* S'il entend par ces mots *processum peritonæi* les allongemens de la tunique vaginale, nous avons fait voir que l'intestin ne sauroit prendre la situation qu'il décrit. Peut-être recevrons-nous plus d'éclaircissement sur cette matiere si nous examinons l'hernie inguinale dans les femmes. Fallope la déduit des ligamens ronds de la matrice, qui sortent par les ouvertures des aponévroses des muscles du bas-ventre: mais ces anneaux dans la femme sont placés directement sur l'os pubis, & les ligamens qui y passent vont s'attacher avec les tendons à cet os. Ce passage paroît donc trop étroit pour qu'il puisse s'y former une hernie; & supposé que cela arrive, l'intestin doit descendre sur l'os pubis & même jusqu'aux levres des parties naturelles, ce qui en effet est assez fréquent. Mais je crois que dans le *bubonocele* ou l'hernie inguinale chez les femmes, l'intestin doit se porter plus à côté vers l'os des Iles; & de-là vient que Celse dit expressément que l'hernie dans les femmes se forme principalement *circa ilia.* On ne peut douter que le péritoine ne puisse se distendre dans cet endroit, après l'histoire que Nuck rapporte d'une hydropisie dans cette membrane, qui s'étendoit, à ce qu'il dit, & formoit une poche dans la cuisse, *per vacua musculorum spatia*; & Hildanus expliquant les causes de l'hernie utérine, croit que l'extension du péritoine s'étoit faite *circa foramina illa, circa quæ bubonocele fit in mulieribus.* Si nous comparons ces paroles, qui sont assez ambiguës, avec la description que l'Auteur donne de l'endroit où la tumeur étoit située, nous trouverons qu'on ne peut les appliquer qu'à l'espace dont nous parlons. L'ascite seule suffit pour nous convaincre que le péritoine peut se dilater considérablement, & l'on trouve dans les Auteurs qui ont écrit sur la Chirurgie, des preuves suffisantes que cette sorte de distension, qui est ordinaire dans les cas dont nous parlons, peut se faire sans aucune rupture, non-seulement à l'endroit des aines, mais encore à celui du nombril. Barbette rapporte des exemples de pareilles hernies dans le dos, au-dessus & au-dessous du nombril, *longe supra ilia*, qu'il dit avoir été prises & ouvertes pour des abscès. Paul distingue l'hernie intestinale qui vient d'une rupture, de celle qui a pour cause la distension du péritoine, & dit expressément, que l'on ne doit employer le bistouri que dans le dernier cas. Je suis cependant persuadé que quiconque considérera attentivement la structure & la situation de ces parties, sera d'un sentiment tout-à-fait contraire; car si dans la rupture du péritoine on fait l'opération, & que l'on réduise l'intestin, il est facile de concevoir que toutes les parties du péritoine, de même que toutes les autres, peuvent s'unir tellement, qu'elles empêchent l'intestin de descendre une seconde fois. Mais dans le cas d'une distension, supposé que le péritoine reste dans le même état après l'opération, comme cela ne peut manquer d'arriver, quel moyen employer pour prévenir une seconde descente? Pour se former une idée distincte de cette sorte de distension, on n'a qu'à voir les préparations de Douglas, qui nous a donné le premier la vraie idée de la structure & de la disposition du péritoine; qui est une partie extremement intéressante, & dont il est nécessaire de connoître parfaitement la structure, non-seulement dans cette opération, mais encore dans le haut appareil. Freind, *Histoire de la Medecine.*

Voyez la description de l'hernie crurale dans la derniere partie de cet Article.

Toute tumeur causée par la chute de l'intestin ou de l'épiploon ou de tous les deux ensemble, hors du bas-ventre & bornée au pli de l'aine, est appellée par les Medecins *bubonocele*, du mot *bubon*, *bubo*, auquel elle ressemble. Quelques-uns l'appellent avec Celse rupture de l'aine, ou hernie inguinale, *hernia inguinalis*, d'autres *hernie incomplete*, pour la distinguer de l'*hernie complete*, dans laquelle l'intestin descend jusques dans le scrotum aux hommes, quoiqu'à dire vrai, la premiere de ces maladies ne differe en rien de l'*hernie complete*. Ce ne sont pour l'ordinaire que les intestins grêles qui descendent, mais quelquefois cela arrive au *colon* & au *cœcum*, surtout dans l'aine droite, comme j'en ai vu quelques exemples. Les femmes ne sont pas moins sujettes que les hommes à ces sortes de descentes, & elles sont quelquefois si considérables chez elles que l'intestin descend jusqu'aux levres des parties naturelles. Ruysch, Petit & Arnaud ont souvent vu des hernies où une partie de la vessie étoit renfermée; & Hildanus aussi-bien que Ruysch, font mention d'une descente de matrice dans l'aine. On doit donc prendre garde de ne point confondre un *bubonocele* avec le bubon ou telle autre tumeur semblable, de peur qu'en faisant une incision à la partie on ne coupe l'intestin & on ne cause la mort au malade. C'est un avis que Fabricius ab Aquapendente & plusieurs autres Auteurs nous donnent.

Le *bubonocele* peut avoir deux différentes causes; car quelquefois les anneaux des muscles épigastriques qui donnent passage aux allongemens du péritoine & aux vaisseaux spermatiques, ou les arcades à travers desquelles la veine & l'artere crurale passent, se relâchent insensiblement, & par différentes causes, au point d'occasionner la chute de l'intestin & de la lame interne du péritoine. Quelquefois des causes violentes, les sauts, par exemple, une chute, un coup, les efforts que l'on fait, pour lever ou remuer quelque fardeau, en toussant, en criant, en jouant des instrumens à vents, l'exercice du cheval, le cahottement du carosse, l'usage immodéré des plaisirs vénériens, le vomissement ou telle autre chose semblable, déchirent le péritoine à l'endroit dont nous venons de parler, ou suivant le sentiment général des modernes, le distendent tellement, que les intestins descendent quelquefois seuls & d'autres fois aussi avec l'épiploon. Quelquefois il n'y a que le bord de l'intestin opposé à celui qui touche le mésentere qui soit engagé dans les anneaux, comme Morgagni & Ruysch l'observent. On trouve l'histoire d'un cas semblable rapportée par M. Littre dans les Mémoires de l'Académie Royale des Sciences, année 1700.

Lorsque la maladie ne vient que peu à peu & par degrés, elle n'incommode pas beaucoup: mais si elle vient tout d'un coup, si ceux qui y sont sujets depuis long-tems s'exposent au froid, font quelque exercice violent, se laissent emporter à la colere ou usent avec excès d'alimens grossiers & de mauvais suc, ils en ressentent bientôt les fâcheux effets. Non-seulement les intestins sont distendus par les excrémens; mais quelquefois encore les anneaux à travers desquels passent les intestins, se rétrécissent tellement, qu'ils les pressent d'une maniere extraordinaire, jusqu'à empêcher la matiere qu'ils contiennent de s'y faire un passage, & à arrêter la circulation du sang dans leurs vaisseaux. Cela ne peut arriver sans une violente inflammation des intestins & sans causer des douleurs, des anxiétés, des vomissemens violens & la passion iliaque, appellée communément colique de *miserere*; de même que dans l'*omphalocele* ou *gastrocele*, & par-là il se forme une espece d'hernie que les Medecins appellent *hernia incarcerata*, hernie avec étranglement. Il est bon de remarquer en passant que ceux qui ont une hernie qui descend dans le scrotum sont souvent exposés aux mêmes inconvéniens. C'est pourquoi tous ceux qui ont des hernies de quelque espece qu'elles soient, ne doivent jamais demeurer sans bandage, ni le quitter même après la réduction, s'ils ne veulent s'exposer au danger d'une pareille hernie dont la mort est souvent la suite; il arrive même quelquefois que ceux qui sont munis d'un bandage sont souvent exposés à ces accidens lorsqu'ils vont à cheval ou qu'ils font quelqu'autre exercice violent; car le bandage ou se rompt, ou change de place ou se relâche au point de donner passage à l'intestin. Cet accident arriva au Maréchal de Villeroi tandis qu'il étoit à la chasse, comme le rapporte Dionis dans son Traité des Opérations de Chirurgie au chapitre des hernies. Ceux qui ont de pareilles incommodités ne doivent donc point aller à cheval, ou du moins n'y monter qu'avec beaucoup de précaution.

On connoît pour l'ordinaire le *bubonocele* ou hernie inguinale aux marques suivantes.

Il se forme une tumeur dans l'aine qui s'étend jusqu'aux anneaux des muscles épigastriques, & qui quand il n'y a point d'étranglement, rentre & ressort plusieurs fois suivant les différentes situations & les divers mouvemens du corps. Lorsqu'on touche la tumeur elle paroît également dure partout, de même que l'est un intestin enflé. A mesure que la maladie augmente, la tumeur, lorsqu'on la presse avec la main, surtout lorsque le malade est couché sur le dos, s'évanouit entierement, & rentre dans le bas-ventre avec une espece de bruit. Lorsque c'est l'épiploon seul qui est descendu, la tumeur est pour l'ordinaire plus molle, paroît au toucher comme de la graisse, ne change point de grosseur, comme dans l'hernie intestinale, mais paroît pour l'ordinaire toujours la même. Dans le cas où l'épiploon & l'intestin sont tombés, il reste toujours une espece de tumeur molle, même après qu'on a réduit l'intestin.

On connoît l'hernie qui survient tout d'un coup avec étranglement, aux marques suivantes.

La tumeur extérieure est quelquefois extremement rouge avec dureté & inflammation. Le malade ressent des douleurs externes & internes très-cruelles, accompagnées d'une chaleur excessive & de la fievre; pour l'ordinaire il survient un vomissement violent & opiniâtre, d'abord des alimens & ensuite des excrémens avec des angoisses & des agitations extremes qui affoiblissent beaucoup le malade & le jettent dans des défaillances fréquentes. A ces accidens succedent des sueurs froides & un refroidissement de tout le corps qui cause infailliblement la mort au malade, à moins qu'on ne lui procure à tems les secours convenables.

Une pudeur mal entendue est souvent cause que ceux qui ont des hernies les tiennent secretes. L'événement de ces maladies est pour l'ordinaire incertain & dangereux, surtout lorsqu'elles dégénerent en un *bubonocele* avec étranglement. Si les intestins ne sont point engagés, & que l'hernie vienne peu à peu, elle est beaucoup moins fâcheuse & bien moins dangereuse, surtout si après avoir réduit l'intestin, on a soin de l'assurer par un bandage, que l'on ne doit quitter de long-tems. Cette maladie est cependant très-incommode & rend ceux qui en sont affectés inhabiles à bien des choses; outre qu'il est à craindre que la pression de la tumeur occasionnée par le bandage, ne cause à la fin un étranglement accompagné de tous les fâcheux symptomes dont nous avons parlé. Dans l'hernie avec étranglement, si l'on n'a soin de dégager & de réduire l'intestin à propos, il survient pour l'ordinaire au bout de deux ou trois jours & même plutôt, une violente inflammation aux parties engagées, qui tue le malade en très-peu de tems. On ne doit donc point perdre de tems, & supposé que la maladie soit trop opiniâtre pour céder aux remedes, & qu'il y ait du danger, il faut avant que vingt-quatre heures soient expirées recourir à l'opération; car lorsque les forces du malade sont épuisées & qu'il paroît des taches noires & rouges sur la tumeur, le sphacele est déja formé, il survient des sueurs froides & un frisson partout le corps dont la mort est toujours la suite. Dans ces circonstances, le secours du Chirurgien est non-seulement inutile, mais il est même à craindre que le malade ne meure dans l'opération qui est assez dangereuse par elle-même, & qu'on ne le rende responsable d'une mort qui n'est que la suite du sphacele des intestins. Mais lorsque ces symptomes sont moins violens & les forces du malade suffisantes, on ne doit point appréhender l'usage du bistouri.

L'opération est beaucoup moins dangereuse lorsque l'épiploon est sorti avec les intestins, que quand il n'y a qu'un étranglement de l'intestin seul, bien souvent la chûte de l'épiploon seul a occasionné tous les symptomes de l'hernie avec étranglement, comme l'ont observé plusieurs Auteurs, qui après l'incision n'ont trouvé que l'épiploon seul de sorti. Dès que l'on voit la tumeur platte, molette, sans ressort, que la marque du doigt y reste quand on la touche, qu'il est arrivé un changement notable dans la couleur de la peau, & que de rouge & vermeille qu'elle étoit auparavant, elle est devenue livide ou d'un brun tirant sur le noir, que le malade ne sent point de douleur à l'endroit de la tumeur, & que les autres accidens, comme la fievre & le vomissement subsistent toujours, que le pouls est concentré, & les yeux égarés, tous ces signes ne nous font que trop connoître que la gangrene s'est emparée de la partie, & que le malade est en grand danger de périr. Enfin lorsque l'inflammation a gagné les parties intérieures du bas-ventre, ce que l'on connoît en le voyant extremement tendu, & le nombril s'élever en pointe, on peut presque désespérer de la vie du malade. Lorsque l'intestin a formé une adhérence avec les autres parties, l'opération est non-seulement douteuse, mais encore fort difficile, à cause qu'on ne peut réduire l'intestin sans le détacher avec le bistouri, des parties avec lesquelles il est adhérent; ce qu'il est quelquefois impossible de faire, surtout dans l'*hernie crurale*, lorsque l'intestin est adhérent à l'artere & à la veine crurale, suivant l'observation de Garengeot. Ceux-là n'ont donc pas tort qui croyent que les Anciens n'ont jamais hasardé cette sorte d'opération; car il n'en est fait mention ni dans Celse, ni dans Paul Eginete, ni dans aucun autre Auteur ancien, que je sache. Cependant comme cette méthode a quelquefois réussi, quoiqu'accompagnée de grandes difficultés, je crois qu'il y a des occasions où l'on ne doit pas la négliger.

La Chirurgie nous offre trois différentes méthodes, & c'est à l'opérateur à choisir celle qui convient le mieux à la nature & aux degrés de la maladie. Si l'hernie est récente & qu'on puisse réduire commodément l'intestin, on s'y prendra de la maniere suivante.

On fera coucher le malade sur le bord de son lit, la tête un peu plus basse que les fesses, les cuisses & les genoux à demi pliés, afin que la peau ait plus de jeu, après quoi on embrassera la tumeur avec les cinq doigts de la main, & en la comprimant doucement, on fera rentrer les parties qui étoient sorties de leur place; il ne faut rien précipiter, & il est plus à propos d'employer quelque tems à repousser les parties que de les meurtrir en se hâtant trop de les rétablir.

On mettra ensuite sur la partie qui donne passage à l'intestin, une emplâtre agglutinative avec une compresse que l'on assurera par le moyen d'un des bandages à écusson, dont on peut voir la figure, *Planche IX*. Cet instrument en comprimant pendant plusieurs mois de suite, le ventre & les parties relâchées, guérit souvent parfaitement les enfans & même les personnes adultes, ou du moins comprime & resserre tellement les parties par lesquelles étoient sortis l'intestin ou l'épiploon, que l'intestin ne peut plus sortir, ce qui donne le moyen au bas-ventre & à la partie relâchée de reprendre son ton & sa force. Il est certain que les enfans, les jeunes gens & ceux qui n'ont pas plus de vingt ans peuvent être parfaitement guéris par cette méthode sans la moindre incommodité. Il est donc inutile de leur faire souffrir l'opération, puisqu'on peut les guérir avec moins de peine. Les vieillards qui ont une fois été guéris par le moyen du bandage doivent bien se garder de le quitter, à moins qu'ils ne veuillent retomber dans le même accident; & surtout éviter toute agitation violente. Un grand nombre de personnes sujettes aux hernies ont été en état de vaquer à leurs affaires, & sont parvenues à un âge fort avancé sans autre secours que le bandage & certaines précautions convenables. Quant aux jeunes gens & à ceux qui n'ont pas passé trente ans, j'en ai vu plusieurs qui ont été parfaitement guéris de leur descentes par le moyen d'un bandage: mais je dois ajouter qu'ils avoient eu soin d'y remédier sur le champ. HEISTER, *Chirurg*.

Bubonocele ou hernie inguinale avec étranglement.

Lorsqu'il y a étranglement, & que l'intestin se trouve engagé dans les anneaux des muscles épigastriques, ou comme le Dran l'a observé, dans l'orifice du sac herniaire qui renferme l'intestin, & que les circonstances sont telles que non-seulement le malade souffre les douleurs les plus aiguës, mais encore, qu'on ne peut réduire commodément les parties: quelques Chirurgiens ont recours à l'opération, & prennent le parti d'inciser l'anneau qui fait l'étranglement, de la même maniere que dans l'*omphalocele*. Cependant, comme la cure de cette espéce d'hernie consiste à réduire l'intestin ou l'épiploon dans leur premiere situation, il est de la prudence du Medecin de tenter d'abord les moyens les plus doux avant que de soumettre le malade à une opération aussi dangereuse que cruelle; c'est pourquoi outre la saignée, qui est souvent très-utile dans le cas dont nous parlons, & que l'on réitérera s'il le faut, on appliquera souvent sur la partie, des huiles, des emplâtres ou des cataplasmes émolliens, on donnera des lavemens au malade, jusqu'à ce que les intestins & les anneaux par où ils sont sortis étant suffisamment ramollis, on puisse avec les doigts remettre les parties dans leur place.

Voici la meilleure maniere de se conduire dans cette opération.

Après avoir fait uriner le malade, on le couchera sur le dos sur le bord de son lit, les fesses un peu élevées, & la cuisse du côté affecté un peu fléchie, on comprimera doucement la tumeur, & l'agitant circulairement, on repoussera l'intestin du côté de l'os des iles pour le faire rentrer: mais de peur que les parties ne retombent, il faut qu'un Aide tienne la main sur la partie du bas-ventre qui donne passage à l'intestin jusqu'à ce qu'on y ait appliqué une emplâtre agglutinative sur laquelle on mettra deux ou trois compresses triangulaires, que l'on assurera par le moyen du *spica* de l'aîne. On ne doit quitter ce bandage qu'avec beaucoup de précaution: mais il faut le porter long-tems & même toute la vie, si l'âge du malade l'exige. Supposé que par cette méthode on ne puisse point réduire l'intestin, on pourra tenter la cure par un lavement de fumée de tabac très-fort que l'on injectera dans le fondement pendant un tems suffisant au moyen de la machine representée, *Pl. X. fig.* 13. J'ai guéri plusieurs personnes avec son secours, & entre autres un homme sur lequel tous les autres lavemens n'avoient rien fait, qui pendant trois jours de suite avoit souffert toutes les douleurs les plus cruelles de l'étranglement, & de la vie duquel on désespéroit à cause de l'odeur insupportable des excrémens qu'il vomissoit, & de la foiblesse dans laquelle il étoit. J'ai employé plusieurs fois depuis la fumée du tabac avec le même succès, de sorte que souvent le bistouri m'a été inutile dans ces sortes de cas. Clacius croit que l'on peut réduire aisément l'intestin en appliquant souvent sur la tumeur des compresses trempées dans l'eau froide. Cette méthode me paroît avoir son utilité tant que la maladie est récente : mais je la crois inutile lorsque les intestins ont déja commencé à se corrompre.

Lorsqu'on ne peut réduire l'intestin par la méthode précédente, ce qui arrive quelquefois, quand la tumeur est devenue trop dure, que l'inflammation, les douleurs & le vomissement des matieres stercorales sont excessifs; il est de la prudence du Medecin d'avertir les amis & les parens du malade, du danger où il se trouve, & de la nécessité où l'on est de recourir à l'opération, sans oublier de leur représenter en même-tems l'incertitude du succès. Mais on ne doit pas attendre que le malade soit affoibli, & que l'intestin soit gangrené, de peur que par un trop long délai on ne change l'espérance que l'on pouvoit avoir de lui sauver la vie, en une crainte trop bien fondée de lui causer la mort, & afin qu'on n'impute point au Chirurgien un malheur dont il n'est point responsable. Après donc que le malade se fera résolu à l'opération avec le consentement de ses amis, on doit le faire uriner avant toutes choses, de peur que la vessie étant gonflée par l'urine ne s'oppose au retour de l'intestin & l'expose à être offensé par le bistouri. On lui donnera ensuite une situation convenable. Celle qui est dans cette occasion la plus conforme à nos indications, est de l'approcher du bord de son lit, de le coucher sur le dos, de lui tenir les fesses un peu élevées, de faire ensorte que le ventre & la poitrine soient plus bas, enfin lui raser le poil de peur qu'il n'incommode dans l'opération. On fera tenir le malade par deux ou trois aides, & la cuisse du côté affecté étant un peu fléchie pour relâcher la peau, le Chirurgien la pincera avec la graisse à l'endroit de la tumeur avec sa main gauche, & fera faire la même manœuvre à un aide, en élevant la peau autant qu'ils pourront. Il fera ensuite une incision en long sur le milieu de la tumeur, & agrandira la plaie en haut & en bas autant qu'il le jugera nécessaire. Mais s'il arrivoit que la peau fût si tendue & si enflammée qu'on ne pût la pincer, alors l'Opérateur poseroit le doigt du milieu & le pouce aux deux côtés de la tumeur, anticipant même dessus, & tendroit la peau transversalement, afin de la couper par une incision longitudinale, qui doit être très-légere; car la peau étant pour l'ordinaire fort mince dans ces sortes de tumeurs, on pourroit, sans cette précaution, offenser l'intestin, & exposer le malade à perdre la vie. L'incision faite, comme on vient de le dire; il faut d'abord qu'on apperçoit le corps graisseux quitter le bistouri, & substituer en sa place une sonde crénelée fermée par le bout, & la pousser de force sous la peau en la soulevant, & introduire dans la crénelure de la sonde une branche de ciseaux mousse pour couper la peau. On fait la même manœuvre en bas, supposé que cette derniere incision ait été faite en haut. Cela fait, on éloignera les levres de la plaie avec deux crochets, l'on évitera de se servir d'instrumens tranchans, de peur d'offenser l'intestin, & l'on détachera avec une sonde, avec les ongles, le manche du bistouri, ou avec un déchaussoir, la graisse ou la portion des membranes cellulaires qui est adhérente au sac, jusqu'à ce qu'on découvre l'intestin, ou ce qui arrive plus fréquemment, son enveloppe, qui est une dilatation du péritoine, à laquelle on donne le nom de sac herniaire. Les Chirurgiens François modernes, comme l'assure Garengeot, coupent & déchirent les membranes cellulaires ou feuillets, non point avec un déchaussoir, mais avec le bistouri, qu'ils couchent presque à plat, le tranchant tourné vers la verge, car si on le mettoit perpendiculairement sur la tumeur, la vûe étant bornée au dos de l'instrument, on pourroit fort bien ouvrir le sac & l'intestin. Cette méthode est beaucoup plus prompte, mais elle demande une grande précaution. Supposé que l'on trouve à propos d'ouvrir le sac, il faut pour la sureté de l'intestin qui est dessous; le pincer avec le pouce & le doigt indice, & y donner un coup léger de bistouri ou de ciseaux. Le Chirurgien ne doit point s'étonner s'il voit sortir aussi-tôt une eau limpide ou roussâtre, ni craindre d'avoir percé l'intestin; car cette poche contient presque toujours une pareille sérosité, mais continuer son opération & ouvrir le sac dans toute son étendue jusqu'à ce qu'il soit parvenu aux anneaux du bas-ventre, ce qu'il fera ou avec des ciseaux ou par le moyen d'un bistouri droit ou courbe qu'il conduira avec une sonde crénelée, ou avec un bistouri dont la pointe est armée d'un bouton, (Voyez *Planche 5. du premier Volume, fig. 3. 4. & 5.*) & que Garengeot présere à tout autre instrument, ou bien avec des ciseaux ou un bistouri ordinaire qu'il dirigera avec le doigt. S'il arrivoit en faisant cette incision que l'on vînt à ouvrir quelques petits vaisseaux, & que l'hémorrhagie empêchât de continuer l'opération, il faudroit les faire comprimer par un aide; ou avec les doigts seulement ou avec une compresse, ou y faire une ligature & essuyer le sang avec un linge ou une éponge. Il faut ensuite faire rentrer l'intestin en le pressant doucement avec les doigts, supposé qu'il soit sorti par les anneaux des muscles épigastriques. Mais lorsqu'il en est empêché par les excrémens ou les vents qui y sont enfermés; le Chirurgien tirera un peu l'endroit de l'intestin qui paroît le dernier sorti, afin de donner plus d'espace aux matieres pour s'étendre, il maniera tout doucement l'intestin pour diviser les matieres qui y ont croupi. Mais si cette méthode ne réussit point, il faut sans tarder davantage dilater avec le bistouri, l'endroit qui s'oppose à la réduction, c'est-à-dire, les anneaux des muscles épigastriques autant qu'il est nécessaire, mais avec précaution & en dedans, ou vers la ligne blanche, de peur d'ouvrir l'artere épigastrique & causer une hémorrhagie abondante. Si par malheur cela arrivoit, il faudroit se rendre maître du sang au moyen de deux ou trois petits tampons trempés dans quelque liqueur styptique que l'on pousseroit du côté de l'os des îles. Si par hasard l'intestin formoit une adhérence, avec le scrotum, il faut l'en détacher le plus doucement qu'il sera possible. Les instrumens propres à faire la dilatation de l'anneau sont le bistouri & ceux dont nous avons parlé ci-devant. On peut aussi se servir pour la sureté des intestins d'une sonde qui a sous le milieu de son corps une plaque en forme de cœur (*Pl. X. fig.* 8.) du bistouri de M. Morand, (*Planche X. fig.* 9.) ou de celui de M. le Drand, (*Pl. X. fig.* 10.) dont la lame est enfermée dans une espece de sonde creuse. On a fait beaucoup de cas pendant quelque-tems des bistouris représentés dans la *pl. IX. fig.* 1. & 2. qui sont enfermés dans une gaine. Le premier de ces instrumens (*fig.* 1.) est enfermé dans son étui (*A C.*) Après l'avoir introduit dans les anneaux, il ne faut que presser la plaque (*B*) pour l'en faire sortir, comme on le voit dans la *fig.* 2. *A*, & faire une incision dans l'endroit de la descente, soit que l'étranglement de l'intestin soit formé par les anneaux des muscles épigastriques, ou par l'orifice du sac. Mais comme les parties intérieures sont plus sujettes à être offensées par la pointe de l'instrument, que celle qui comprime les intestins, on se sert des premiers instrumens préférablement à tout autre : De peur que les intestins, qui sont extremement glissans, ne viennent à sortir & à tomber sur la pointe du bistouri lorsqu'on se sert de la sonde simple crénelée ou du bistouri de M. Morand (*Planche X. fig.* 9.) il faut avoir soin de les repousser & les faire tenir par un aide. De-là vient que l'on a mis sous le milieu du corps de l'instrument représenté (*Plan. IX. fig.* 2.) une plaque (*D*) que Messieurs Petit & le Dran ont imitée & tâchée de corriger dans la suite, le premier dans la sonde représentée (*Plan. X. fig.* 8.) & l'autre dans celle qui est décrite (*Plan. X. fig.* 10.) Après avoir dilaté l'endroit de l'étranglement, on réduira les intestins, & on les assurera avec des bourdonnets, des compresses triangulaires, & par le moyen du bandage, appellé le *Spica* (Voyez *Fascia.*) Quelques Chirurgiens commencent par scarifier l'anneau pour former une cicatrice plus forte, & prévenir une nouvelle descente. Cette méthode me paroît avoir son utilité dans le cas où ces parties sont extremement relâchées. Il y en a d'autres qui bouchent l'ouverture qui a donné passage aux parties du bas-ventre avec une tente de linge en forme de grosse cheville, sur laquelle ils appliquent des compresses: mais cette pratique me paroît non-seulement inutile, mais encore nuisible lorsque la maladie est simple & récente. Cependant, je crois que les tentes peuvent avoir leur utilité lorsque la maladie est invétérée & compliquée: que les humeurs sont vitiées & putréfiées & qu'il y a un abscès interne.

Quoique l'on puisse réduire les intestins avec succès par les méthodes que je viens de proposer, il ne sera pas inutile de décrire ici quelques autres moyens que plusieurs fameux Chirurgiens ont mis en usage. On en trouve, qui, à l'imitation de M. Arnaud, célebre Chirurgien de Paris, après avoir fait une incision à la peau, poussent une sonde crénelée & mousse par le bout, comme on la voit représentée (*Plan.* 2. *M.* & *N.*) sous la peau, & conduisant dans sa crénelure une branche de ciseaux mousses, donnent à la plaie une grandeur suffisante. Après que la peau de dessus le milieu de la tumeur est coupée longitudinalement, le Chirurgien prend avec le pouce & le doigt indice d'une de ses mains, les levres de la plaie l'une après l'autre, & avec l'indicateur de l'autre main, il dissèque la peau à la circonférence de la tumeur; ensuite il glisse sur son doigt des ciseaux mousses pour agrandir l'ouverture autant que le volume de l'intestin l'exige. Cela fait, l'Opérateur pose le doigt du milieu & le pouce de la main gauche sur la tumeur, & prenant de la droite un bistouri courbe bien tranchant qu'il couche presque à plat, pour mieux voir ce qu'il fait, & pour ne point ouvrir le sac ou l'intestin, il fait une incision dans les feuillets de la lame cellulaire du péritoine qui couvrent le sac, & qui sont en plus ou moins grand nombre, suivant que la tumeur est plus ou moins invétérée. Supposé qu'il se présente quelques vaisseaux sanguins, on y fait une ligature en deux endroits avant de les couper, de peur qu'une hémorrhagie n'interrompe l'opération, & l'on a soin d'essuyer avec du linge le sang qui sort de la plaie. On coupe avec des ciseaux mousses que l'on conduit avec une sonde crénelée, où l'on déchire avec les doigts, les membranes ou feuillets qui adherent au sac. Ces opérations faites, suivant les regles de l'art, il ne s'agit plus que de pincer avec le pouce & l'indicateur la partie supérieure de la peau qui couvre la tumeur ou sac & l'élever. Ce sac ainsi découvert, M. Petit introduit une sonde crénelée & fermée par le bout, dans l'anneau qui a donné passage à l'intestin, & le dilate de la maniere que nous avons décrite ci-dessus. Il prend ensuite la partie inférieure du sac avec ses mains, repousse doucement l'intestin du côté de l'os des îles, & le remet peu à peu dans sa premiere place. L'intestin étant ainsi réduit, pour prévenir une seconde descente, il replie le sac & le fait aussi rentrer par la même ouverture, assurant qu'il s'y durcit peu à peu & que le trou se réunit promptement. Il met ensuite par-dessus, je veux dire, à l'entrée du trou qui a donné passage à la descente une petite pelote de linge dont voici la description.

On prend un morceau de linge qu'on coupe en rond & qu'on coud à sa circonférence comme si on vouloit faire un bouton. On tire le fil par une des extrémités, après avoir arrêté l'autre, & le rouleau de linge se ferme en se plissant comme une bourse. On met dans cette bourse de la charpie & de petits morceaux de toile fine & usée; & quand elle est remplie on serre davantage le fil, tournant tout à l'entour, de même que si l'on arrêtoit un bouton. On trempe cette pelotte dans un mélange fait avec le blanc & le jaune d'un œuf que l'on bat avec un peu d'eau-de-vie. On l'exprime ensuite & on la roule dans les mains pour lui donner une figure ovale ou cylindrique. On la pousse à l'entrée de l'anneau ou du trou qui a donné passage aux parties, puis on la couvre de bourdonnets & de lambeaux de toile. On met sur cet appareil trois ou quatre compresses triangulaires trempées dans de l'esprit de vin, qui font une élévation considérable, afin de presser toutes les parties, & on soutient le tout par le bandage appellé *spica de l'aine.*

S'il faut que j'avoue ici la vérité, cette derniere méthode qui ne permet point l'ouverture du sac herniaire n'est point de mon goût, ni de celui de plusieurs Chirurgiens qui en savent beaucoup plus que moi.

Premierement, parce que pour l'ordinaire ce sac adhere de tous côtés avec les vaisseaux spermatiques, que l'on offense facilement en les séparant de ce sac. (2) A cause que l'épiploon ou les intestins qui sont sortis, contractent souvent une corruption qu'il est impossible de connoître & de guérir lorsqu'on fait rentrer le sac dans le bas-ventre, & qui par conséquent peut causer la mort au malade. (3) Il arrive quelquefois que le sac contient une grande quantité de sanie fétide, que l'on ne peut repousser dans le bas-ventre sans un préjudice considérable; car Chefelden, un des plus célebres Chirurgiens Anglois de notre siecle, rapporte avoir trouvé environ deux chopines de matiere fétide semblable à de la lie d'huile (*amurca*) dans une hernie de cette espece, qui n'eût pas manqué de tuer le malade s'il l'eût enfermée dans le ventre. (4) Les intestins & l'épiploon dans ces sortes de cas, forment souvent une adhérence avec les parties externes, & il est impossible de les séparer & de les réduire si l'on n'ouvre le sac. (5) Ce sac demeurant entier, surtout s'il est considérable, peut aisément causer une nouvelle hernie, parce qu'il entretient le chemin par où les parties ont sorti. (6) Cette méthode n'est d'aucune utilité dans les cas où il y a rupture du péritoine. Telles sont les objections que Manchart, Professeur de Medecine dans l'Université de Tubingen, a faites à M. Petit, & elles ne me paroissent pas mal fondées. M. le Dran, que nous avons si souvent cité, n'approuve point non plus cette méthode pour les raisons suivantes, (1) parce qu'on ne s'apperçoit point qu'il en résulte aucun avantage considérable, & en second lieu, parce que si l'étranglement subsiste depuis plusieurs jours, l'intestin est souvent gangrené, de sorte que dans ce cas ses parties qui sont viciées se séparent d'elles-mêmes, comme cela arrive souvent, & pour lors le chyle & les excrémens venant à se décharger dans la cavité du bas-ventre, il faut de toute nécessité que le malade périsse. Cela étant, je crois qu'il est beaucoup plus sûr, surtout lorsque la maladie est invétérée, d'ouvrir le sac que de le laisser entier; & je suis persuadé que la méthode de M. Petit ne peut avoir lieu que dans le cas où la maladie est récente, que les intestins ne sont point gangrenés, & qu'il n'y a ni concrétion ni abscès; Garengeot même dans la seconde édition de son Traité des Opérations de Chirurgie, restraint cette méthode dans les limites de ces observations.

Cyprien, célebre Medecin & Chirurgien Hollandois qui a passé les derniers jours de sa vie en Angleterre, & à qui je suis redevable de ce que je sai sur cette matiere, se servoit de la méthode que j'ai décrite ci-dessus, je veux dire, qu'il ouvroit la peau & le sac herniaire du péritoine: mais il n'employoit d'autre sonde ni d'autre conducteur

conducteur que ses doigts, pour dilater la plaie du sac & de la peau. Lorsque l'anneau des muscles épigastriques n'étoit point assez dilaté pour réduire l'intestin, il y introduisoit une sonde crénelée par le moyen de laquelle il conduisoit le bistouri; ensuite il y glissoit sur son doigt des ciseaux mousses, avec lesquels il coupoit la peau, la graisse, les muscles & le péritoine autant qu'il est nécessaire pour réduire l'intestin sans aucun effort. Il recommande dans ces sortes de cas de faire l'ouverture fort large, ensorte que la réduction puisse se faire sans la moindre peine & presque sans aucune pression; parce que si la dilatation n'est pas suffisante, on ne peut faire cette opération sans comprimer extrêmement l'intestin, ce qui peut aisément occasionner une inflammation dangereuse, la gangrene & la mort même. Dans les cas où les intestins forment une adhérence avec les parties externes, il les sépare adroitement avec le bistouri & les remet dans le bas-ventre; après quoi il réunit les levres de la plaie par le moyen d'une suture nouée, comme on le pratique dans la gastrorapfie. Celse n'est pas le seul qui ait recommandé cette espece de suture dans la cure de cette maladie; Rouset s'en est servi dans l'hernie avec étranglement; & il y a environ cinquante ans que Roolfincius, Medecin Allemand, l'a employée avec succès dans la même occasion.

Cheselden Chirurgien Anglois, avoit coutume, à l'exemple de Rouset, dans l'hernie avec étranglement lorsque l'intestin étoit sorti avec l'épiploon, de faire une ouverture au bas-ventre, c'est-à-dire, de faire une incision longitudinale dans la peau, la graisse, les muscles épigastriques & le péritoine au-dessus des anneaux des muscles du bas-ventre, jusqu'à l'endroit de la descente, & de réduire avec ses doigts par cette plaie les parties qui étoient sorties. Lorsque l'épiploon formoit une adhérence, il y faisoit une ligature avec une aiguille enfilée d'un fil en double, & le séparoit avec le bistouri, & rendoit par ce moyen la santé au malade. Il a publié ce procédé dans son Traité d'Anatomie, & l'a accompagné de figures, sans nous apprendre le moyen dont il se servoit pour réunir la plaie. Il seroit à souhaiter pour le bien public & l'utilité des Chirurgiens, qu'il eût donné une description plus étendue d'une opération aussi extraordinaire.

Les intestins étant réduits de façon ou d'autre, comme je viens de dire, quelques Chirurgiens font avec le bistouri des incisions & des scarifications fréquentes à la partie supérieure des anneaux, pour que la cicatrice de la plaie soit plus ferme & plus solide, & que le malade ne soit plus exposé à une seconde descente: mais il faut prendre garde dans cette opération que l'intestin ne retombe point, car on courroit risque de le couper. Pour éviter ce malheur, il faut avoir soin de le tenir dans sa place avec une serviette chaude; après quoi on séparera ce qui reste de la tunique du sac; on y fera une ligature près de l'anneau & on le coupera au-dessous. Il faut de même couper toute la peau superflue. On pansera ensuite la plaie avec des plumasseaux de charpie, surtout on y appliquera la pelote de M. Petit. On mettra par-dessus de fortes compresses triangulaires, & on soutiendra le tout avec le *spica* de l'aine. On mettra le malade au lit, & quelques heures après on le saignera, à moins qu'il ne soit déja trop affoibli. Pendant tout le cours de la cure le malade doit rester couché, la tête un peu basse, manger peu, & n'user que d'alimens faciles à digérer, de même que dans les autres grandes plaies. Supposé qu'il n'aille point à la selle autant qu'il le faut, on aura soin de lui donner tous les jours des lavemens émolliens. S'il ne survient aucuns fâcheux symptomes les quatre ou cinq premiers jours après l'opération, on peut raisonnablement se flater du succès de la cure. Il ne sera pas même inutile pour la hâter de débarrasser les intestins dont on a fait la réduction, de toutes les humeurs vicieuses qui peuvent s'y trouver, au moyen de quelque remede laxatif que l'on donnera au malade pendant les premiers jours: mais s'il est attaqué du hoquet & de la fievre, on peut être assuré que sa vie est en grand danger; il est souvent impossible de le sauver alors, quelque remede qu'on emploie pour cet effet.

Voici les précautions qu'il faut observer à l'égard du pansement de la plaie.

Premierement, on ne doit point ôter l'appareil pendant les deux ou trois premiers jours, à moins qu'il ne s'y soit amassé quelque humeur nuisible, ou que quelqu'autre cause suffisante n'y oblige. Après avoir découvert la plaie, il faut la nettoyer des ordures qui peuvent s'y trouver, avec du vin chaud ou de l'eau-de-vie, & suivre pour tout le reste la même méthode que dans les autres plaies. Il faut avoir soin toutes les fois qu'on pansera le malade, ce qu'on ne doit faire qu'une fois par jour ou de deux jours l'un, de le placer de façon que la tête soit beaucoup plus basse que les hanches, & faire comprimer par un Aide la partie supérieure de la plaie pour empêcher la sortie de l'intestin, & observer la même précaution jusqu'à ce que la cure soit finie. La cicatrice étant fermée, il faut, si le malade est encore jeune, qu'il porte un bandage convenable un ou deux ans de suite: mais si c'est un adulte ou une personne avancée en âge, elle ne le quittera de sa vie. Quelques Chirurgiens trouvent à propos aussi-tôt après que l'opération est faite, & avant de panser la plaie, d'oindre toute la région du bas-ventre avec de l'huile de roses chaude, & de mettre par-dessus des serviettes chaudes. Mais cela ne me paroît point absolument nécessaire.

Quelques-uns des plus célebres Chirurgiens de Paris, tels que Dionis, Mery, Arnaud, Thibault, veulent qu'après l'opération & la réduction de l'intestin, on bouche l'ouverture qui a laissé passer les parties, avec une tente de linge en forme d'une grosse cheville à laquelle on attache un fil, afin de donner issue à la sérosité qui se trouve dans le ventre. Widenman Chirurgien Allemand, & Dionis, donnent à cette tente un pouce & demi de long, & un pouce d'épais, & veulent qu'on la laisse dans l'anneau jusqu'à ce qu'elle tombe d'elle-même par la suppuration. Mais M. Petit rejette l'usage de cette tente, parce qu'elle irrite les parties & fait communiquer l'air extérieur avec l'intérieur, ce qui peut avoir des suites fâcheuses. Je ne la crois pas cependant inutile lorsqu'il s'est amassé dans le bas-ventre des sérosités qu'il est besoin d'évacuer. M. le Dran l'approuve aussi dans ce cas; autrement on peut s'en passer, & il suffit d'appliquer à l'entrée de l'anneau, suivant la méthode de M. Petit, la pelote avec les compresses & le bandage dont nous avons parlé.

Si l'on s'apperçoit, après avoir ouvert le sac, que l'épiploon soit dans un état de suppuration, ou ait augmenté de volume, ensorte qu'on ne puisse le réduire; il faut y faire une ligature, retrancher la partie qui est gâtée, & réduire celle qui est saine, en laissant pendre le fil hors de la plaie. Il faut pratiquer pour le reste du pansement la même méthode que pour les autres plaies du bas-ventre, en faisant attention à la suppuration de l'épiploon. Supposé que l'épiploon n'ait point augmenté de volume, & qu'il ne soit que gâté, on réduira la partie saine, & on laissera l'autre hors de la plaie sans y faire de ligature. Elle tombera d'elle-même par la suppuration.

Si l'intestin qui est sorti, se trouve mortifié ou gangrené, comme cela arrive quelquefois lorsqu'on a différé trop long-tems l'opération, le malade est en danger de perdre la vie; car dans de semblables circonstances, il meurt dans l'opération, ou peu de tems après. Les Chirurgiens ont coutume pour lors d'abandonner leur malade, dans la supposition qu'il n'y a plus d'espérance de le guérir, & que l'opération est inutile. Mais comme il vaut mieux tenter une cure douteuse que de livrer le malade à une mort certaine, & que ce seroit la lui procurer que de réduire l'intestin dans cet état, le Chirurgien doit séparer la partie gangrenée de celle qui est saine, & coudre l'extrémité de cette derniere avec les levres de la plaie, comme on le pratique dans les plaies du bas-ventre; car on a connu plusieurs personnes à qui on a rendu la vie par ce moyen, quoique leur situation fût des plus déplorables. Je conseille cette méthode avec d'autant plus de confiance, que je suis convaincu de son utilité autant par mes propres expériences, que par celle des autres Chirurgiens qui l'ont mise en usage. M. Méry dit avoir été témoin de la guérison d'un homme à qui on coupa quatre ou cinq piés d'intestin gangrené: mais on eut soin de coudre les bords de la partie saine avec les levres de la plaie des muscles épigastriques. Garengeot rapporte aussi l'histoire d'un homme, dans lequel on trouva à l'ouverture du sac l'intestin mortifié. Les Chirurgiens ne laisserent pas de le remettre dans le ventre; & peu de tems après, il sortit par la plaie des matieres fécales. Cet écoulement dura environ vingt-cinq ou trente jours, après quoi non-seulement il diminua considérablement, mais les levres de la plaie se réunirent de telle sorte, quoiqu'on ne l'eût pansée qu'avec des bourdonnets liés, que le malade fut parfaitement guéri, à la réserve d'une petite fistule qui lui resta.

M. le Dran observe que c'est le malheur ordinaire des pauvres gens qui ont une hernie inguinale, de la prendre pour un abscès & de la traiter comme telle, sans appeller le Chirurgien que lorsque la partie étant venue à suppuration après des douleurs insupportables, il en sort des excrémens & des vers, comme je l'ai quelquefois observé. Il ne faut, à ce qu'il dit, dans ces sortes de cas, que nettoyer l'ulcere tous les jours, le panser avec quelque baume vulnéraire, & mettre pardessus une emplâtre de même espece. Plusieurs malades ont obtenu leur guérison par ce moyen plutôt par le secours de la nature que par celui de l'art, & l'ulcere s'est entierement fermé; au lieu qu'il est resté à d'autres une fistule dans l'aine par laquelle il sort quelquefois des matieres fécales & même des vers, comme par l'anus. C'est à l'imitation de la nature, qui produit souvent dans de pareils cas les effets les plus heureux, que le Dran, *Obs.* 60. veut que l'on laisse dehors l'intestin gangrené, de peur qu'en suivant une méthode opposée, les parties corrompues & les excrémens ne tombent dans la cavité du bas-ventre, ce qui causeroit infailliblement de fâcheux symptomes & la mort même. Il ne veut pas non plus que l'on coupe l'intestin: mais il ordonne de dilater l'anneau qui cause l'étranglement pour que le sang reprenne son cours, & d'ouvrir la partie gangrenée de l'intestin pour évacuer les matieres stercorales qu'elle renferme. Il applique sur la partie des onguens vulnéraires & des compresses trempées dans l'esprit de vin camphré; il soutient le tout d'un bandage, & attend la suppuration des parties corrompues, & l'agglutination de l'intestin avec les levres de l'ulcere, & par ce moyen s'évite beaucoup de peines inutiles. Enfin, si en ouvrant le sac le Chirurgien a eu le malheur d'ouvrir l'intestin, il veut qu'on l'attache par une suture avec les levres de la plaie; car l'inflammation qui survient, rend leur union beaucoup plus forte.

On peut joindre à l'exemple précédent celui de M. Ramdohr, Chirurgien du Duc de Brunswick, qui entreprit de guérir, sans le secours d'un anus artificiel, une femme incommodée d'une hernie inguinale qui avoit été suivie d'une inflammation considérable, & de la pourriture d'une très-grande partie de l'intestin & du mésentere. Il coupa cette partie gangrenée, qui étoit de la longueur d'environ deux piés, & qui étoit sortie par une ouverture que la suppuration s'étoit faite d'elle-même. Il rapprocha les deux extrémités saines de l'intestin, il les fit entrer l'une dans l'autre, & les tint en cet état par le moyen d'un point d'aiguille. Le succès fut si heureux, que dès le lendemain de l'opération les excrémens reprirent leurs cours ordinaire: ainsi la malade fut bien-tôt guérie. Après avoir vécu un an en bonne santé, elle mourut d'une pleurésie. A l'ouverture de son cadavre, on trouva que les deux extrémités de l'intestin qu'on avoit rapprochées étoient parfaitement réunies & adhérentes à la cicatrice. Je les garde dans de l'esprit de vin pour convaincre les incrédules, & ceux qui sont d'un sentiment contraire.

Si l'intestin tombe dans le scrotum, & qu'il y soit tellement embarrassé qu'on ne puisse en faire la réduction, le Chirurgien doit dans ce cas recourir à l'opération. On trouvera plusieurs observations utiles sur ce sujet dans Saviard, *Observ. Chirurg.* 19. & 20. Courtial, *Observ. pag.* 150. le Dran, *Observ. Chir.* & dans trois autres Dissertations ou descriptions de cas, *Commerc. Litterar. Norimb. ann.* 1735. *pag.* 3. par Werlhof, Medecin du Roi d'Angleterre, qui sont très-savantes & dignes de l'attention du Lecteur. Heister.

M. Sharp nous apprend que l'hernie inguinale & celle du scrotum, sont appellées du nom commun de *bubonocele*, quoiqu'il ne convienne proprement qu'à la premiere. Comme cet Auteur fait quelques observations dont on n'a point parlé, & que le sentiment de ce Chirurgien Anglois est d'un grand poids dans ce qui concerne une opération aussi difficile que celle dont nous parlons, je trouve à propos d'en faire part à mon Lecteur, persuadé que ceux qui ont dessein de s'instruire excuseront les redites dans lesquelles je pourrai tomber.

L'hernie inguinale ou du scrotum, est la plus commune, & les enfans y sont pour l'ordinaire très-sujets: mais il est rare qu'elle ait des suites fâcheuses dans ceux-ci. Car le plus souvent l'intestin rentre de lui-même dans le bas-ventre toutes les fois que le malade se couche, ou pour le moins le plus petit degré de compression suffit pour le réduire. Pour s'opposer à la sortie de l'intestin après qu'on la remis dans sa place, on a inventé des bandages d'acier faits avec tant d'artifice, qu'ils tiennent lieu de compresses & de bourdonnets, sans causer la moindre demangeaison ni la moindre incommodité au malade. Ces bandages sont d'une si grande utilité, qu'il est rare que ceux qui sont sujets à des descentes, & qui en usent, meurent de cette maladie; car on s'apperçoit tous les jours en faisant l'opération du *bubonocele*, qu'on l'auroit évitée, si on n'avoit point négligé d'en porter.

L'application de ces sortes de bandages demande beaucoup de jugement; & c'est pour en avoir manqué que l'on voit tous les jours des Chirurgiens en mettre sur des bubons, des duretés de testicules, des hydroceles, &c. Quant à leur usage dans les descentes, je vais donner deux ou trois regles qui serviront à faire connoître quand il est à propos ou non de les employer.

Lorsqu'il n'y a que l'intestin qui soit sorti, il est aisé, après en avoir fait la réduction, de l'empêcher de sortir une seconde fois. Mais si c'est l'épiploon, quoique l'on puisse le réduire aussi, je n'ai jamais trouvé que cela fût de quelque utilité; car il ne peut que former une masse fort incommode dans la cavité du bas-ventre, & retombe ensuite quand on quitte le bandage. Cela étant ainsi, comme cette espece de descente est peu dangereuse, & ne cause pas beaucoup de douleur, je n'ordonne autre chose à ceux qui en sont attaqués, qu'un suspensoire pour l'empêcher, s'il se peut, d'augmenter. La différence de ces tumeurs est facile à distinguer au toucher; car celle de l'épiploon est flasque & ridée, au lieu que l'autre est plus égale, plus polie & plus élastique.

Il arrive quelquefois que l'on peut réduire l'intestin, quoiqu'il soit sorti avec l'épiploon: mais ce dernier reste presque toujours dans le scrotum, & pour lors les Chirurgiens n'ordonnent qu'un suspensoire, dans la supposition que la pression du bandage ne peut qu'arrêter la circulation du sang dans les vaisseaux de l'épiploon, & le faire tomber en mortification. Mais l'expérience m'a appris que le bandage suffit, lorsqu'il est bien fait, pour contenir l'intestin, & qu'il n'est pas assez dur pour offenser l'épiploon; de sorte que quand même ce dernier seroit sorti avec une grande quantité d'intestin, le bandage ne laisseroit pas que d'être très-utile.

J'ai considéré jusqu'ici la descente comme réductible: mais il arrive souvent que l'intestin, après être sorti par les anneaux des muscles épigastriques, s'enflamme; & qu'augmentant de volume, il ne peut plus rentrer dans sa place; de sorte que l'étranglement croissant toujours de plus en plus, il tombe en mortification, à moins qu'on ne dilate le passage par où il est sorti, afin de pouvoir le réduire; & c'est dans cette dilatation que consiste l'opération du *bubonocele*.

Il est rare que les malades se soumettent à cette opération avant que l'intestin soit gangrené; & pour lors elle leur devient le plus souvent inutile, quoiqu'on ait vu des exemples de personnes qui ont survécu à des gangrenes légeres, & qui ont joui après avoir été guéris d'une santé parfaite. J'ai été moi-même témoin de la cure de deux malades, qui, quelque tems après l'opération, & après que l'escare fut tombée, rendoient leurs excrémens par la plaie. Mais au bout de quelques semaines l'intestin fit corps avec la plaie, & ils furent parfaitement guéris.

Il est assez ordinaire dans l'hernie ombilicale accompagnée de la mortification de l'intestin, de voir celui-ci se séparer de la partie saine, & le malade rendre ensuite ses excrémens par le nombril. On a même quelques exemples d'hernies completes dans lesquelles, ensuite d'une mortification, les excrémens ont pris leur cours par une fistule formée au scrotum, le malade se portant bien d'ailleurs. Je ne rapporte ces faits que pour faire voir la possibilité de ces sortes d'accidens; & non point pour que les Chirurgiens en tirent des conséquences pour se tranquiliser sur les suites de la gangrene des intestins, qui pour l'ordinaire est toujours mortelle.

Il est à propos, avant de se déterminer à l'opération du *bubonocele*, que l'on ne doit jamais faire que dans un pressant danger, de mettre en usage les moyens qui paroissent les plus doux. Tels sont ceux qui peuvent appaiser l'inflammation; car pour ce qui est de ramollir les matieres stercorales, je doute que l'ileum, qui est l'intestin affecté, contienne une matiere assez dure pour former une obstruction. En effet, les Opérateurs qui ont eu le malheur d'ouvrir l'intestin, ont reconnu aux dépens du malade, par l'écoulement de matieres liquides qui a suivi l'incision, que cette dureté n'est occasionnée que par la tension des parties, & non point par la dureté des matieres stercorales.

Il n'y a peut-être point de maladie, si on en excepte la pleurésie, que l'on guérisse plus promptement par des saignées copieuses que celle-ci. Les lavemens réitérés l'un après l'autre, trois ou quatre fois de suite, supposé que le premier & le second tardent trop long-tems à produire leur effet, ou que le malade les rende trop promptement, sont aussi très-efficaces; car outre qu'ils débarrassent les gros intestins des excrémens & des vents qui y sont enfermés, & qui sont extremement dangereux, ils produisent encore l'effet d'une fomentation confortative en circulant dans le colon tout autour du bas-ventre. On doit aussi pendant que le lavement est encore dans le corps, fomenter le scrotum & les aînes avec quelque liqueur émolliente, & si l'on pratique la même chose sur la partie affectée, on peut espérer de réduire la descente. Pour cet effet on couchera le malade sur le dos, les fesses beaucoup plus hautes que la tête, afin que les intestins en se retirant du côté du diaphragme, fassent place à ceux qu'on veut faire rentrer. Si ces tentatives sont inutiles, on peut au bout de deux ou trois minutes les réitérer de nouveau. Il m'est souvent arrivé de réduire en moins d'un quart-d'heure des descentes qui paroissoient incurables. Mais cette méthode demande beaucoup de précaution, car une compression trop violente ne manqueroit pas de nuire à l'intestin.

Si ces moyens ne procurent aucun soulagement au malade, & que les symptomes continuent sans qu'on ait lieu d'appréhender une mortification, on appliquera un cataplasme émollient sur le scrotum. Celui dont je me sers dans de pareils cas est composé de parties égales d'huile & de vinaigre, auxquels je donne une consistance convenable avec du gruau d'avoine. On réitérera au bout de quelques heures les fomentations & les remedes dont on a parlé, & supposé qu'ils soient inutiles, je serois d'avis que l'on piquât l'intestin en cinq ou six endroits avec une aiguille, suivant la méthode de Pierre Lowe, ancien Auteur Anglois, qui dit en avoir souvent éprouvé l'effet dans des hernies inguinales, après avoir inutilement tenté tous les autres remedes.

Enfin, si malgré toutes ces précautions, la douleur & la tension de la partie continuent toujours, que le malade soit saisi du hoquet & rende les excrémens par la bouche, on doit recourir à l'opération; car si l'on attend que son pouls baisse, qu'il tombe dans des sueurs froides, que la tumeur s'affaisse & devienne emphysémateuse, il ne sera plus tems, ces symptomes étant une marque certaine de mortification.

Pour mieux concevoir les accidens qui peuvent survenir dans cette opération, il faut se souvenir que dans toutes les descentes, le péritoine sort toujours avec les parties qui forment l'hernie; car les visceres du bas-ventre étant enveloppés dans cette membrane, ils ne peuvent sortir sans en entraîner une partie avec eux. Dans le *bubonocele* la tumeur est située dans le scrotum sur la tunique vaginale & le cordon des vaisseaux spermatiques.

La meilleure méthode de placer le malade est de le coucher sur une table d'environ trois piés, quatre pouces de haut, les jambes pendantes & de le faire tenir par deux ou trois Aides. On commencera l'incision au-dessus des anneaux des muscles épigastriques au-dessus de la tumeur, & on la continuera jusques vers le milieu du scrotum à travers la membrane adipeuse, que l'on séparera sans peine du prolongement du péritoine à qui l'on donne le nom de sac herniaire, ce qui mettra le Chirurgien en état d'opérer avec plus de facilité. Mais je le repete, il est extremement important de commencer l'incision assez au-dessus des anneaux, parce qu'elle n'est point à craindre dans cet endroit; c'est souvent pour ne point l'avoir faite assez grande que les Chirurgiens les plus habiles sont si long-tems à faire la dilatation. Si l'on coupe par hasard quelque artere, il faut s'assurer du sang avant que de passer plus avant.

Le péritoine étant découvert, il faut l'ouvrir avec précaution de peur de blesser l'intestin, quoiqu'à dire vrai, cela n'est pas si facile que bien des gens se l'imaginent; car pour l'ordinaire l'eau qui s'est amassée dans le sac le souleve assez pour mettre l'intestin à couvert de cet accident. L'écoulement de cette eau après qu'on a ouvert le péritoine, jointe à l'ignorance où l'on est de la structure de la tunique vaginale, ont fait croire à plusieurs personnes que les parties qui forment la hernie, tombent dans la cavité de cette tunique.

Bien des Chirurgiens modernes ont cru perfectionner cette opération en défendant d'ouvrir le péritoine & ordonnant de remettre le sac dans la cavité du bas-ventre, dans la croyance que la cicatrice est beaucoup plus ferme, & que l'on prévient plus surement par-là une seconde descente. Mais cette pratique n'est fondée sur aucune raison valable. D'ailleurs, comment peut-on la concilier avec ces préceptes: qu'il est nécessaire de faire sortir des eaux qui sont pour l'ordinaire fétides, de retrancher la partie mortifiée de l'épiploon, ce que l'on ne peut faire que par l'incision, & enfin de laisser une ouverture pour la sortie des excrémens, en cas que l'escarre vienne à tomber?

Le sac étant ouvert on découvre les parties qu'il contient, & c'est leur nature qui doit nous guider dans ce qui reste à faire; car si l'intestin est seul, on doit le réduire sur le champ; mais si quelque partie de l'épiploon est mortifiée, il faut la retrancher; pour cet effet, on conseille de faire une ligature au-dessus de la partie que l'on retranche, pour prévenir l'hémorrhagie; mais elle est entierement inutile & même nuisible, car elle comprime l'intestin, & dérange sa situation, si on la fait trop serrée. Comme je suis fortement persuadé que les plaies de l'épiploon sont très-dangereuses, je conseille au Chirurgien de n'en rien couper, à moins qu'il ne soit gangrené; & dans ce cas même, je trouve à propos qu'on ne coupe qu'une portion de la partie gangrenée, & qu'on remette l'autre dans le bas-ventre où elle se séparera d'elle-même, car cette méthode est aussi sûre que si on laissoit la même quantité au dessous de la ligature.

Après avoir écarté l'épiploon, il ne s'agit plus que d'agrandir la plaie. On a inventé un grand nombre d'instrumens pour cet effet: mais je n'en trouve point de plus commode que le bistouri, que je conduis beaucoup mieux avec mon doigt, qu'avec le conducteur dont on se sert pour l'ordinaire. Ce bistouri doit être un peu courbe & mousse à son extrémité de même qu'une sonde. Supposé que le Chirurgien ne se sente point assez d'adresse pour se servir du bistouri, il peut lui substituer des ciseaux mousses dont il introduira une branche entre l'intestin & l'anneau qu'il dilatera par ce moyen. Lorsqu'on n'emploie que le doigt & le bistouri, il faut baisser l'intestin avec le doigt indice & introduire le bistouri entre lui & l'anneau des muscles, que l'on dilate d'environ un pouce, ce qui fait une ouverture suffisante.

La dilatation étant faite, il faut réduire peu à peu l'intestin, & réunir les levres de la plaie par le moyen d'une suture. Quelques Chirurgiens se servent de l'enchevillée & d'autres de l'entre-coupée. Mais comme il n'est pas à craindre que l'intestin retombe une seconde fois lorsqu'on l'a assuré par le moyen de l'appareil & d'un bandage convenable, & que le malade demeure couché sur le dos; je crois qu'il suffit de faire un ou deux points à la peau, d'autant plus qu'une suture faite à ces parties tendineuses ne peut être qu'extremement dangereuse.

J'ai supposé jusqu'ici dans la description que j'ai donnée du *bubonocele*, que les parties ne formoient aucune adhérence avec le sac & le scrotum; mais il arrive quelquefois que le péritoine adhere non-seulement à la tunique vaginale & aux vaisseaux spermatiques, mais encore aux intestins par sa surface interne, ce qui oblige souvent le Chirurgien à extirper le testicule pour pouvoir débrider l'étranglement. Il vaut mieux cependant redonner la santé au malade & à tous ses membres, que de le guérir en lui faisant perdre une partie de lui-même. Il est rare que cet accident arrive, à moins que la descente ne soit invétérée, & pour lors l'opération est si dangereuse & si incertaine, que je ne saurois m'y résoudre, si ce n'est dans les cas où il y a menace d'inflammation à l'intestin. J'ai connu deux personnes tellement incommodées du poids que leur causoit la chûte de l'intestin & de l'épiploon dans le scrotum qui y étoient adherens au cordon des vaisseaux spermatiques, quoiqu'il ne leur causât aucune douleur, qu'elles se résolurent à l'opération, mais elle leur fut funeste. Cet évenement doit nous apprendre à ne point exposer la vie des malades mal-à-propos, & à eux de se contenter lorsqu'ils sont dans cet état d'un suspensoire.

L'opération du *bubonocele* dans les femmes est si semblable à celle que l'on fait sur les hommes, qu'il est inutile d'en donner une description particuliere. Leur descente differe seulement de celle des hommes en ce que l'intestin ou l'épiploon demeurent ordinairement dans l'aîne après être sortis par l'anneau qui donne passage au ligament rond, ou descendent jusqu'à une des grandes levres des parties naturelles. Comme leur étranglement dans cet endroit est accompagné des mêmes symptomes, il faut pour réduire les parties, recourir à la dilatation de ce passage. Sharp.

De la Hernie crurale.

Rien ne ressemble davantage au *bubonocele* que la maladie à qui les Medecins modernes donnent le nom *de hernie crurale* ou *fémorale*; car elle a son siége dans la partie supérieure & antérieure de la cuisse, près de l'aîne, ou l'artere & la veine crurale descendent du ventre dans la cuisse. Quoique cette maladie soit très-commune, surtout dans les femmes, il y a cependant peu d'Auteurs qui se soient donnés la peine de l'examiner & de la décrire, & elle a généralement passé pour un *bubonocele* ou *hernie inguinale*. Verheyen est je crois le premier qui en ait parlé; quoique Barbette semble en avoir eu quelque connoissance. Palfyn est après Verheyen, celui qui a décrit le plus au long cette maladie. Garengeot dans son Traité des Opérations de Chirurgie, chapitre des hernies; Koch dans sa Dissertation sur la hernie crurale; & le Dran dans le second tome de ses Observations de Chirurgie, en parlent aussi fort au long, & Garengeot prétend que Paul Eginete a eu connoissance de cette espece de hernie, mais il ne cite point l'endroit où cet Auteur en parle, & je n'ai jamais pû le trouver, quelque peine que j'aie prise pour cet effet. Il rapporte à cette occasion un passage de Barbette, que je n'ai point trouvé dans le chapitre où cet Auteur traite des hernies.

Il ne sera pas inutile pour mieux connoître la nature & les propriétés de cette maladie, de remarquer avec les Anatomistes, que l'endroit par où glissent les tendons des muscles psoas & iliaque, & les vaisseaux cruraux dans la cuisse, n'est point assez fort pour soutenir le poids de l'intestin, ce passage n'étant fermé en dedans que par le péritoine & couvert en dehors que par quelques fibres du *fascia lata*, & par les tégumens communs, qui sont la peau & la graisse. Bien plus, en examinant le squelete de l'homme, on découvre dans l'os des îles au-dessus de la cavité cotyloïde, une petite sinuosité qui est recouverte par la partie inférieure de l'oblique descendant en forme de bande ligamenteuse ou arcade, que quelques-uns appellent ligament de Vésale & d'autres ligament de Poupart. C'est par ce petit passage ou arcade que les intestins ou l'épiploon sortent quelquefois, & causent une hernie crurale. Garengeot assure que cette espece de hernie est plus fréquente que les autres: mais pour moi, quoique j'aie guéri une infinité de hernies de toute espece, je ne me souviens pas d'avoir vu deux exemples de celle-ci.

Quoiqu'il y ait beaucoup de rapport entre la hernie inguinale & la hernie crurale, il est pourtant aisé de les distinguer par l'inspection des endroits particuliers qu'elles occupent; car la premiere se forme auprès des parties de la génération, à l'endroit où sont les anneaux des muscles épigastriques, & par où la production du péritoine, dont il est nécessaire de connoître la structure, descend dans le scrotum, & la tumeur même s'étend depuis les anneaux jusqu'à cette partie. La hernie crurale au contraire, affecte la partie extérieure de l'aîne, & se forme pour l'ordinaire dans sa partie supérieure & antérieure, au-dessus de la cavité cotyloïde ou à l'endroit de l'articulation de la cuisse avec l'os des îles. Cette espece de hernie est encore assez souvent plus petite & plus ronde que l'inguinale, & par conséquent plus sujette à être confondue avec le bubon, car la hernie inguinale est pour l'ordinaire d'une figure oblongue. Néantmoins comme les Allemands n'ont point de nom particulier pour désigner la hernie crurale, je crois qu'il ne sera pas hors de propos de diviser la hernie inguinale en deux especes, savoir en hernie inguinale intérieure, & en hernie inguinale extérieure, qui sera la même que la hernie crurale.

Quant à la cure de cette maladie, elle ne differe pas beaucoup de ce que nous avons observé & indiqué ci-dessus touchant l'hernie inguinale: il est bon seulement de remarquer que ceux qui ont une hernie crurale courent plus souvent risque de perdre la vie, que ceux qui sont incommodés d'une hernie inguinale. Il faut encore observer, en réduisant l'intestin, de le pousser doucement vers la ligne blanche & non point vers l'os des îles, comme dans la hernie inguinale. Supposé que l'on puisse réduire l'intestin, la meilleure méthode de le retenir dans sa place, est d'y appliquer une emplâtre contre les ruptures, & de l'assurer avec un bandage, comme nous l'avons indiqué pour les hernies inguinales. Mais supposé qu'il y ait étranglement, & que les huiles, les onguens, les cataplasmes, les lavemens & les injections de la fumée de tabac que nous avons recommandées ci-devant ne soient d'aucun effet, & que les symptomes fassent craindre pour la vie du malade, on doit recourir à l'opération comme nous l'avons ordonné pour le *bubonocele*. Après avoir ouvert le sac, on doit dilater l'arcade qui a donné passage à l'intestin; & si la maladie est récente, remettre aussi le sac dans le bas-ventre, suivant l'exemple & le conseil de M. Petit, sans y toucher que le plus doucement que l'on pourra. Il n'est pas difficile pour l'ordinaire de faire cette réduction, à cause, comme Verheyen l'observe fort bien dans son Anatomie, qu'il ne sort ordinairement qu'une petite portion d'intestin. Les intestins étant ainsi réduits, on doit bander la plaie avec soin, de même qu'après l'opération du *bubonocele*, car c'est le seul moyen d'en hâter la cicatrice. Supposé qu'il soit sorti une partie considérable de l'intestin, qu'il ait formé une adhérence avec les parties voisines, que quelqu'autre circonstance empêche de pouvoir le réduire commodément sans ouvrir le sac, ou qu'il soit gangrené; dans ces cas, il faut ouvrir le sac, mais avec précaution, de la maniere que nous avons dit ci-dessus. Si l'intestin n'est point altéré, il faut le réduire, ou le détacher des parties avec lesquelles il forme une adhérence, en prenant garde de ne point ouvrir les vaisseaux cruraux, ce qui exposeroit le malade à perdre la vie. Lorsque les intestins ou l'épiploon sont gangrenés, il faut procéder de la maniere que j'ai dit cidessus. Heister. Voyez *Hernia*.

BUBULA. Scribonius Largus, N°. 188. 189. emploie ce mot comme substantif, c'est-à-dire, sans le joindre à *caro*. Celse en use de même dans plusieurs endroits, surtout dans le *Lib. II. cap.* 18. où il dit, *inter domesticas quadrupedes levissima suilla est, gravissima bubula:* « le cochon est de tous les animaux domestiques à « quatre piés, celui dont la chair est la plus légere; « celle du bœuf au contraire est extremement pesante. »

M. Theodore Mayence recommande la préparation suivante de la chair de bœuf, dans les cas où la gonorrhée a dégénéré pour avoir été négligée en un flux de semence habituel.

Prenez, dit-il, de la chair de bœuf endurcie à la fumée, & après en avoir ôté la superficie, divisez-la par filets que vous laverez à plusieurs reprises pour en détacher le sel. Essuyez cette chair avec une serviette; mettez-la au four après qu'on en a tiré le pain & laissez-l'y jusqu'à ce qu'elle puisse être réduite en poudre, dont vous mêlerez deux parties avec une de poudre de baies de lierre mûres: donnez une dragme de cette poudre au malade pendant plusieurs matins de suite, & faites-lui boire par dessus un verre d'hydromel ou de décoction de racine de chardon roland. Lorsque le malade est d'un tempérament phlegmatique, il suffit de faire sécher le bœuf sans le laver du tout.

BUBULCA, *Bouvier* ou *péteuse*, est un petit poisson de riviere long de trois ou quatre doigts, plat & large d'un doigt & demi, de couleur d'argent. Il se tient ordinairement dans le bourbier & il est toujours sale quand on le pêche; il est couvert d'écailles grandes, larges; sa gueule est petite, sans dents, sa queue est fourchue. Il est apéritif. Lemery, *des Drogues*.

BUC

BUCCA, γνάθος, *creux des joues*. Galien, *Comm. II. de Artic*.

On donne aussi ce nom à la *joue* même & quelquefois à la bouche.

BUCCACRATON, βυκκάκρατον, *Buccea* ou *buccella*, morceau de pain trempé dans le vin avec lequel on déjeunoit anciennement. Castelli.

BUCCATUM, *Vernissé*. Ruland.

BUCCEA, BUCCELLA, βύκκα, ψωμὸς, mot Grec barbare, qui signifie un morceau de telle chose que ce soit, que l'on peut mettre dans la bouche & manger tout à la fois. Castelli. Voyez *Bolus*.

Paracelse donne le nom de *buccella* à l'excroissance charnue ou polype qui se forme dans le nez, parce qu'il suppose que c'est une portion de chair qui partant de la bouche, s'insinue dans le nez. *Lib. de Apostem. cap.* 20.

Buccellare dans Ruland & Johnson, c'est mettre dans sa bouche de gros morceaux.

BUCCELATON, *Buccella purgatoria, buccellatus purgatorius*, βυκκέλατον; médicament purgatif fait en forme de pain, lequel consiste en scammonée préparée avec ses correctifs, que l'on fait fermenter avec de la farine & que l'on fait cuire au four, suivant *Aëtius, Tetrab. I. Serm.* 3. *cap.* 100. Mais Paul Eginete veut qu'on lui donne la forme d'un électuaire solide avec du miel, ou d'une talmouse, après l'avoir fait cuire. C'est un composé de scammonée rôtie, de semences d'ache, d'anis, de fenouil & de poivre. *Lib. VII. cap.* 5.

BUCCELLA. Voyez *Buccea*.

BUCCELLARE. Voyez sous *Buccea*.

BUCCELLATUS. Voyez *Buccelaton*.

BUCCINA, κήρυξ, le même que *buccinum*, dont on peut voir l'article.

BUCCINATOR, *Buccinateur*, est un muscle dont la substance forme les joues.

On lui a donné ce nom parce qu'il s'enfle & s'éleve chez ceux qui sonnent de la trompette. Il n'est point attaché par un bout aux gencives de la mâchoire supérieure & par l'autre à celles de l'inférieure. Il n'a point non plus la figure que certains Anatomistes lui donnent pour l'ordinaire, & n'est point composé de différens rangs de fibres, comme d'autres le prétendent. Il sort large & charnu de la partie antérieure de l'apophyse coronaire de la mâchoire inférieure, d'où s'avançant avec des fibres directes, il s'attache aux gencives des deux mâchoires, & va s'insérer dans les angles de la bouche.

Dans le milieu de ce muscle passe le conduit salivaire supérieur, *ductus salivalis superior*, que Placentinus, qui en a fait la découverte, appelle *vinculum robustum*, comme l'écrit Caspar Bauhin. Outre l'usage que les Trompettes font de ce muscle, il tire les levres & la bouche de côté. Cowper.

BUCCINUM, Offic. *Buccinum album læve maximum, septem minimum spirarum*, List. Hist. A. A. 135. *Buccinum rostratum majus crassum, orbibus paululum pulvinatis*, Ejusd. Hist. Conch. 4. Sect. 14. N. 4. *Pourcelaine* ou *Buccine*.

Les *buccines* calcinés produisent les mêmes effets que le pourpre, excepté qu'ils ont une qualité plus caustique. Remplis de sel, & calcinés dans un pot de terre crue, ils donnent un excellent detersif. On les applique avec succès dans les brûlures: mais on doit les laisser durcir sur la partie; car dès que la cicatrice est formée, ce remede tombe de lui-même. On en compose une espece de chaux vive. Dioscoride, *Lib. II. cap.* 5.

Le *buccine* est un poisson à coquille, dont il y a plusieurs especes: mais elles semblent posséder toutes les mêmes vertus médicinales; car elles sont alcalines & absorbantes, & se convertissent en chaux par la calcination. Ces propriétés leur sont communes avec tous les autres coquillages.

BUCCULA; la partie charnue qui est sous le menton. Castelli.

BUCELLATIO; maniere d'arrêter le sang en appliquant un bourdonnet de charpie sur la veine ou l'artere. Castelli.

BUCERAS, BUCEROS, βύκερας, βύκερως. Voyez *Bouceras*.

BUCRANION, βουκράνιον, de βοῦς, *bœuf*, & κράνιον, *tête*. Le *muffle de veau*, en latin *antirrhinum*, ainsi appellé, parce que la face extérieure de la fleur ressemble à une tête de veau.

BUCTON. Nom que Severinus Pinæus, *de Notis Virginitatis*, *Lib. I. cap.* 5. donne à cette partie que l'on appelle *Hymen* dans les filles. Voyez *Hymen*.

BUF

BUFFELI; anneau fait de la corne d'un buffle, que l'on prétend être bon pour la crampe. Jonhson.

BUFO, *Crapaud*; est un animal très-connu, que l'on distingue de la maniere suivante.

Bufo, Offic. Schrod. 5. 272. Mer. Pin. 169. Rondel. de Aquat. 2. 221. Aldrov. de Quad. Ovip. 609. Jonf. de Quad. 131. Charlt. Exer. 27. *Bufo sive Rubeta*, Raii Synop. A. 252. Ind. Med. 23. *Bufo terrestris major*, Schw. Rept. 159. *Rana rubeta, tum palustris, tum terrestris*; Gesn. de Quad. Ovip. 64. Dale.

Cet animal est appellé *rubeta* par les Latins, φρῦνος & φύσαλος par les Grecs. Il est du nombre des animaux qui n'ont qu'un ventricule au cœur, & de la même espece que les grenouilles, mais plus gros; ce qui l'a fait appeller par quelques-uns, *Rana terrestris, omnium maxima, & venenosa*. Il a le corps gros, le dos plat & large, & le ventre enflé. Sa peau est couverte de tubercules de différentes grosseurs, & si dure, & si forte, qu'on a toutes les peines du monde à la percer avec un pieu. Elle est de couleur de cendres, parsemée de taches noires, brunes & jaunâtres. Cet animal est fort lent à se mouvoir; il est amphibie, il s'accouple & pond ses œufs de même que les autres grenouilles; à l'exception de celui de Surinam appellé *Pipa*, dont la femelle dépose ses œufs sur le dos du mâle pour qu'il nourrisse les petits. Le *crapaud* vit d'insectes, d'herbe, mais non point de terre. Il ne croasse point comme la grenouille: mais il forme une espece de son obscur & confus, quelque peu approchant du mot *gru*, ou plutôt *bu*; ce qui, suivant quelques-uns, lui a fait donner le nom de *bufo*. En hiver & pendant le jour, surtout lorsque le soleil luit, il se cache dans les lieux sombres, dans les marais, dans les étables: il se tapit parmi les pierres, les planches de jardin, & surtout sous la sauge. On le trouve quelquefois dans le cœur des pierres: mais ces circonstances sont plutôt du ressort des Naturalistes que des Medecins. Quelques Auteurs assurent que le *crapaud* vit très-long-tems. D'autres prétendent que le nom de *rubeta* lui vient de *rubus*, parce qu'on le trouve parmi les buissons dans les pépinieres & les haies: d'autres enfin veulent que le nom de *rubeta* ne lui ait été donné qu'à cause des taches rouges dont son ventre est quelquefois parsemé: mais ce seroit abuser de la patience du Lecteur que de nous arrêter plus long-tems à de pareilles recherches.

Le *crapaud* meurt lorsqu'on le couvre de goudron, qu'on le saupoudre de sel de tartre, ou qu'on le met sur le sel commun; voyez *Oligarus Jacobæus de Ranis*, *Eph. N. C. D.* ou dans du suc de tabac. Etmuller a remarqué que lorsqu'on verse de l'huile de tartre par défaillance sur le *crapaud*, il entre dans des mouvemens qui marquent assez sa douleur, & meurt peu de tems après. Les Jardiniers chassent les *crapauds* de leurs jardins en y brûlant du vieux cuir; voyez *Jo. Baptista Ferrarius*, *de Florum cultura*. On peut voir sur ce qui concerne l'antipathie qu'il y a entre le *crapaud* & le serpent, les *Eph. N. C. D.* 1. *a.* 1. *o.* 135. Celle qu'il y a entre cet animal & l'araignée est si connue, qu'il suffit d'en faire mention: mais il ne sera pas hors de propos d'ajouter une circonstance rapportée par Van-Helmont, qui est, que lorsque le *crapaud* se sent piqué par l'araignée & qu'il commence à enfler, il prévient la mort en se frottant contre la troisieme espece de plantain dont la feuille est étroite. Mais Vallisnerus paroît douter de la vérité de cette observation. Voyez *Aranea*.

Kircher, *Mund. subt. T. II.* prétend que le *crapaud* ne sort jamais lorsqu'il fait sec, & que le soleil paroît, sans se munir de rue, de peur de rencontrer l'araignée, ce qu'il attribue à l'antipathie qui regne entre ces deux animaux. Je ne déciderai rien là-dessus: mais ce qu'il y a de certain, est, que les Jardiniers sont si fort persuadés que la rue déplaît au *crapaud*, qu'ils ont soin d'en planter avec leur sauge, pour la garantir du venin de cet animal. Il répugne à l'expérience que les *crapauds* naissent, comme on le prétend des corps des canards lorsqu'ils se pourrissent: ces derniers en font leur principale nourriture. Voyez *Kircher*. Il paroît par cette circonstance que les *crapauds* ne sont point un poison pour les canards. Les fourmis n'en reçoivent aucun mal non plus; car le même Auteur rapporte qu'on n'en a pas plutôt jetté un dans les nids de ces insectes, qu'il en est dévoré. Il est certain que les canards ni les fourmis ne possedent aucune qualité vénimeuse: mais il paroît par un grand nombre d'exemples, que le *crapaud* est un poison pour l'homme. On prétend même que ceux qui habitent dans les lieux secs sont beaucoup plus dangereux que ceux qui vivent dans les lieux humides & marécageux, & ceux qui demeurent dans les lieux froids & sombres, beaucoup plus que les autres. Les Auteurs nous apprennent que les fraises & autres végétaux qui ont été souillés par la bave ou l'urine du *crapaud*, produisent des effets très-fâcheux par leur qualité vénimeuse, lorsqu'on les mange sans les laver. Voyez là-dessus *Francisci Joelis Opera Medica*. Quant aux accidens funestes qui sont arrivés à plusieurs personnes, pour avoir manié trop souvent les pierres avec lesquelles on avoit frappé des *crapauds*, voyez *Eph. N. C. D.* 2. *a.* 1. *o.* 134. *a.* 5. *App. p.* 29. *a.* 6. *o.* 113.

On voit par les *Ephémérides des Curieux de la Nature*, *Cent.* 3. *p.* 256. que l'eau dans laquelle les *crapauds* vivent, produit les mêmes effets que le poison sur le corps de ceux qui s'y baignent. Valentin, *Pandectæ Medico-Legales*, prétend que l'air des endroits où il y a beaucoup de *crapauds*, est très-nuisible aux poumons. On prétend que lorsque le *crapaud* est irrité, il lance son urine dans les yeux de ceux qui le poursuivent, & se vange par-là de l'injure qu'on lui a faite; car elle passe pour posséder une qualité extremement nuisible à la vue. Brown doute de la vérité de ce fait, & il prétend qu'on ne peut pas dire proprement que le *crapaud* pisse, puisque semblable aux oiseaux, il rend son urine & ses excrémens par le même endroit; *Brown, erreurs vulgaires*. Suivant Vallisnerus, le *crapaud* rend une urine jaune & huileuse par un orifice qui n'est destiné qu'à cet usage. Mais il paroît par des faits incontestables, que cette urine ne possede aucune qualité vénimeuse, soit qu'on la prenne intérieurement ou qu'on l'applique à l'extérieur. Bien au contraire, elle possede une vertu ophthalmique, comme nous l'assure un Medecin qui en avoit fait lui-même l'expérience sans le vouloir. Il rapporte, que regardant de près un *crapaud* qu'il avoit enfilé avec son épée, il lui lança avec impétuosité son urine contre le visage & l'œil droit; que d'abord il sentit pendant l'espace d'une demi-heure une demangeaison très-incommode: mais qu'ensuite il s'apperçut que sa vue avoit augmenté & étoit devenue plus nette, & que la rougeur à laquelle il étoit auparavant sujet s'étoit dissipée. Voyez *Eph. N. C. D.* 3. *a.* 7. *o.* 59. Un autre Medecin prouve le contraire par un accident qui arriva à Venise à un Charlatan, qui ayant irrité un *crapaud* pour le faire pisser dans sa bouche, perdit la vie demi-heure après, quoiqu'il eût pris de son orviétan pour prévenir les suites qui pouvoient en arriver. Ce Medecin croit que la liqueur que lance le *crapaud* lorsqu'il est poursuivi, n'est point son urine, mais une liqueur qu'il darde de ses yeux. Il ajoute qu'une personne ayant reçu de cette liqueur dans l'œil gauche en frappant un *crapaud*, elle sentit sur le champ une démangeaison qui fut aussi-tôt suivie d'une chaleur brûlante, d'une inflammation, d'une enflure & d'une espece d'aveuglement, accompagné de douleurs lancinantes. Mais tous ces symptomes furent enfin dissipés au moyen de fréquentes instilations de suc exprimé de joubarbe & de plantain à larges feuilles. Voyez *Eph.*, *N. C. Cent.* 4. *o.* 107. D'autres attribuent une qualité venimeuse au sang & à la bave du *crapaud*, mais particulierement à la derniere. Voyez *Forest. Obs. Med. L. XXX. Obs.* 6. & 7. *in Schol.* Il y a des personnes qui prétendent que la nature a distingué les animaux venimeux par la couleur hideuse & horrible qu'elle leur a donnée. D'autres ont avancé, que lorsqu'on regarde long-tems & fixement un *crapaud*, on devient pâle & d'une couleur jaune. S'il est vrai que cela soit, je suis persuadé que cet accident n'est pas tant causé par les *effluvia* (exhalaisons) qui se communiquent de l'animal à la personne, que par la terreur que cause la vue d'un animal que l'on fait être venimeux, & communiquer ses mauvaises qualités à une distance considérable; car l'on appelle communément le *crapaud*, la *bourse magnétique du poison*.

Dioscoride, *Lib. VI. c.* 31. dit que le *crapaud*, lorsqu'on l'avale, fait enfler le corps, & qu'il rend la peau aussi pâle & à la fin aussi jaune que le buis; que le malade a de la peine à respirer, que son haleine devient puante, qu'il a le hoquet & quelquefois un écoulement involontaire de semence. On remédie, selon lui, à ces fâcheux accidens par le vomissement, en buvant beaucoup de vin, & en prenant deux dragmes de racine de roseau ordinaire, ou une égale quantité de souchet. Le malade doit sur le champ s'efforcer de marcher ou de courir pour dissiper l'engourdissement dont il est saisi. Il doit aussi se baigner tous les jours.

Paul Eginete, *Lib. V. cap.* 36. dit la même chose. Caspar Caldera assure que les œufs de *crapaud* tuent ceux qui les avalent, causent des douleurs violentes d'estomac, & une enflure de ventre prodigieuse, suivant Bartholin, *art. Haffn*, le *crapaud* tenu dans la main, guérit le mal qu'un autre a fait. Boerhaave dans ses *Institutions de Medecine* §. 1144. place le *crapaud* au nombre des poisons hétéroclites dont on ne connoît point encore bien les vertus, qui tuent d'une maniere dont il n'est pas aisé de rendre raison, & qui demandent outre les antidotes généraux, tels que les émétiques, les substances aqueuses, émollientes, relâchantes & huileuses, des matieres acides spiritueuses, salines & propres à resister à la putréfaction. Parmi les animaux les plus remarquables par leurs qualités venimeuses, on compte le *crapaud* de Surinam, appellé par les habitans du Bresil *Cururu*, & par les Portuguais *Capo*, qui a aux deux côtés de sa tête des excroissances semblables à des grosses verrues. Cet animal est très-grand & une fois aussi gros que le *crapaud* d'Europe lorsqu'il est enflé. Il est de couleur de cendre; son urine & sa bave produisent de très-fâcheux accidens, soit qu'on en use intérieurement ou extérieurement. Mais rien n'est plus terrible que les effets que produisent son sang, sa graisse, & surtout son fiel lorsqu'on l'avale. Quelques malheureux font calciner ces *crapauds* & préparent avec leur poudre un poison dont la moindre quantité cause une inflammation & une sécheresse de gosier, une difficulté de respirer, le hoquet, le vomissement, la dyssenterie, la défaillance, des vertiges, des convulsions, le délire & la pâleur. Supposé qu'on ait assez de tems pour remédier à ces accidens, il faut évacuer par les émétiques & les purgatifs, chasser ce qui peut être resté de poison dans le corps par l'exercice & le bain, & mettre le malade dans un four chaud, ou dans le ventre d'un animal nouvellement tué. On doit user pendant quelques jours des antidotes généraux, & faire boire au malade des infusions ou des décoctions des racines qui naissent dans ce pays & qui passent pour un antidote contre cette espece de poison. On doit lui donner surtout de la plante appellée *Nhambi*, à qui la nature a donné une vertu capable de guérir, ou du moins d'appaiser cette formidable maladie. Ceux de ces barbares qui sont les plus endurcis dans le crime, font sécher cette espece de *crapaud* au soleil, ramassent sa bave & son fiel, & les gardent comme un poison lent, auquel il est d'autant plus difficile de remédier qu'il est caché. On peut voir la figure de ce *crapaud* dans Albinus Seba.

Turner parle du *crapaud* de la maniere suivante:

Il y a des gens parmi nous qui prétendent que la peur que l'on a des *crapauds* est mal fondée; & l'on a trouvé des personnes qui se sont familiarisées avec eux, & qui après en avoir mangé par gageure ou par boutade, ont assuré les avoir trouvés aussi bons que les grenouilles. Il ne faut pas cependant que la témérité de quelques personnes, qui par un accident extraordinaire, comme une plénitude d'estomac, ou quelque *idiosyncrase*, ont échappé de ce danger, induise les autres à tenter la même avanture; car il pourroit se faire que cette folie leur coutât cher, comme cela arriva il y a quelques années à une personne de ma connoissance, qui ayant tenu pendant quelque-tems la tête d'un *crapaud* dans sa bouche, eut la même nuit & le jour suivant, la langue & les levres si extraordinairement enflées, soit que cet animal l'eût mordu, ou n'eut fait que répandre sa bave sur ces parties, qu'il lui fut impossible pendant plusieurs jours de prononcer un seul mot. Elle courut même risque de mourir de faim à cause que l'enflure avoit affecté les parties postérieures de la gorge avec les muscles qui servent à la déglutition.

Redi rapportant plusieurs exemples de personnes qui mangent des *crapauds*, ajoute, qu'encore que cet animal puisse n'être pas absolument venimeux, il peut cependant le devenir pour ceux qui le touchent. Il cite entre autres celui d'un enfant, qui ayant rencontré un *crapaud*, s'amusa à lui jetter des pierres, mais malheureusement pour lui, quelques gouttes de son suc ayant réjailli sur ses levres, elles s'enflerent de la grosseur de deux pouces, sans qu'elles aient jamais pu se remettre dans leur état naturel, parce qu'on négligea d'y appliquer les remedes convenables. *Philos. Transact. abr. vol.* 2.

Ardoynus rapporte que revenant de Boulogne en Italie, où il venoit de recevoir le grade de Docteur à Pesaro, il vit un jeune homme qui pour avoir percé un *crapaud* de sa lance, tomba dans un engourdissement général, & fut pendant deux jours entiers sans pouls. Si j'avois eu, dit-il, pour lors les connoissances que j'ai acquises depuis, je ne doute point que je ne l'eusse guéri. D'où l'on peut conjecturer que le malade mourut.

Voici un exemple rapporté par Ferdinand Pontellus, qui n'est pas moins remarquable que le précédent.

« Un homme, dit-il, s'amusa en se promenant sur ses « terres à percer d'un roseau qu'il tenoit dans sa main, « tous les *crapauds* qu'il rencontroit & les jetter dans « le grand chemin. Lorsqu'il vint à se mettre à table, « il vomit tout ce qu'il prenoit, & son vomissement « ne cessa que lorsqu'il eut changé de main pour manger. »

On ne peut rien voir de plus tragique, que l'histoire rapportée par Mizaldus dans la premiere Centurie de ses faits remarquables.

« Un jeune Gentilhomme étant à se promener avec sa « maîtresse dans un jardin où il y avoit beaucoup de « sauge, en cueillit quelques feuilles dont il se frotta « les dents & les gencives, mais il ne l'eut pas plutôt « fait qu'il mourut sur la place. Le soupçon de sa mort « tomba sur sa maîtresse, que l'on fit venir devant les « Magistrats. Elle leur dit que son amant avoit frotté « ses dents avec les mêmes feuilles que celles qu'elle « avoit apportées, & sur le champ elle fit la même ex- « périence sur elle, aimant mieux mourir que d'être « soupçonnée d'avoir ôté la vie à celui qui seul pouvoit « la lui faire aimer. Les Magistrats ordonnerent d'ar- « racher & de brûler cette sauge, & comme l'on re- « muoit la terre pour cet effet, on y trouva un *crapaud* « aussi gros que hideux; ce qui doit d'autant moins sur- « prendre que l'on prétend que cet animal aime beau- « coup cette plante. Il y a toute apparence, dit notre « Auteur, que celui qui a compilé le vers suivant, n'i- « gnoroit point cette particularité. »

Cur moriatur homo, cui salvia crescit in horto?

Il est plus naturel cependant d'attribuer ces effets de la sauge aux œufs que ces insectes venimeux déposent sur ses feuilles.

Quoique les *crapauds* n'aient point de dents, dit Paré, il ne laissent pas de presser la partie qu'ils saisissent avec leurs gencives qui sont dures & rudes, avec assez de force pour y insinuer leur venin à travers les pores de la peau. Ils empoisonnent aussi par leur urine & leur bave, les plantes & surtout les fraises qu'ils aiment passionnément. C'est en mangeant de ces fruits que plusieurs personnes se sont données la mort sans le savoir. Il rapporte que deux Marchands des environs de Toulouse, étant à se promener en attendant le dîner dans le jardin de l'hôtellerie où ils étoient, cueillirent quelques feuilles de sauge qu'ils mirent sans les laver dans le vin qu'on devoit leur servir. Ils n'avoient pas encore fini leur dîner qu'ils furent saisis d'un vertige, & de convulsions, ils perdirent la vue, tomberent en foiblesse, ils bégayerent, leurs langues devinrent noires, leurs yeux effarés, ils furent saisis d'un vomissement continuel, auquel succéderent des sueurs froides, avant-coureurs de la mort qui suivit bien-tôt après. Leurs corps étant venus à s'enfler considérablement, on ne douta plus qu'ils n'eussent été empoisonnés. On saisit donc tous ceux qui étoient dans l'Auberge, sans en excepter même les conviés, on les interrogea: mais tous soutinrent qu'ils étoient innocens, qu'ils avoient usé des mêmes mets que les défunts, à la réserve qu'ils n'avoient point mis, comme eux, de la sauge dans leur vin. Un Medecin à qui l'on demanda s'il se pouvoit faire que cette plante pût être empoisonnée, soutint l'affirmative, ajoutant qu'il n'étoit pas impossible que quelque animal venimeux l'eût infectée de sa bave ou de sa sanie. L'événement justifia la conjecture du Medecin; car l'on trouva vers la racine de ce lit de sauge, un trou rempli de *crapauds* que l'on fit sortir en y versant de l'eau bouillante, ce qui ne permit plus de douter que cette plante avoit été empoisonnée par leur bave ou leur urine venimeuse. On ne sauroit donc trop blâmer l'indiscrétion de ceux qui mangent des herbes ou des fruits nouvellement cueillis, sans les laver auparavant.

Paré met au nombre des symptomes que cause le venin du *crapaud*, la couleur jaune de la peau, l'enflure, la difficulté de respirer, le vertige, les convulsions, les sueurs froides, la défaillance, &c. Sennert y joint la pâleur, le vomissement, l'écoulement involontaire de semence, la chute du poil, & quelquefois celle des dents, avec l'engourdissement. Haffenreffer dit, qu'il cause ce dernier non-seulement par son urine & sa bave, mais encore par son haleine lorsqu'on se met trop près de lui.

Quant à la cure, supposé que l'on ait avalé le venin, il faut l'évacuer par des émétiques & des lavemens, & user ensuite d'antidotes convenables, comme peut être la thériaque de Venise dissoute dans un verre de bon vin, afin de disposer le malade à suer. D'autres ordonnent pour le même effet quelque exercice violent ou l'usage des bains chauds. Sennert traite le mal extérieur de la même maniere que Paré; il veut que l'on lave la partie avec de l'urine, de l'eau & du sel, & qu'on l'oigne ensuite avec de l'huile de jaune d'œufs, ou de l'huile rosat. Les antidotes qui ont le plus de réputation sont le suc de betoine, de plantain & d'armoise. Suivant Pline, le cœur & le foie de cet animal résistent au venin: mais l'on prétend que le *crapaud* pilé ou quelqu'une de ses préparations appliquées à propos, attirent par sympathie, de même que celles des autres animaux venimeux, le venin qui s'est insinué dans la partie.

Rondelet, dans son Traité *de Piscibus*, dit la même chose que les Auteurs dont nous avons parlé des qualités nuisibles de cet animal. Il prétend néantmoins qu'il mord rarement, mais qu'il lance son urine qu'il a soin de ramasser en grande quantité dans une vessie destinée à cet usage, ou sa bave, ou même son haleine, contre ceux qui le poursuivent. Les plantes qu'il a infectées de son haleine, surtout de sa bave ou de son urine, sont plus que suffisantes pour causer la mort à ceux qui les mangent.

Haffenreffer, que nous avons déja cité, veut que l'on traite les morsures & les piquures du *crapaud* de la même maniere que celles des viperes & des serpens. On doit, dit cet Auteur, laver la bave, l'urine ou la sanie du *crapaud*, avec de l'urine ou de l'eau & du sel, ou si on a avalé son venin, en procurer l'évacuation par les émétiques. Il ne trouve rien de plus efficace pour faire cesser les symptomes que la *confection de soufre*, dont Serapion donne la description suivante.

Prenez *soufre jaune*,
semences de jusquiame blanche,
cardamome,
storax,
myrrhe, } *de chacun une once*.
opium,
safran, } *de chacun deux dragmes*.
cassia lignea, *six dragmes*,
poivre blanc, *deux onces*.

Triturez ces drogues, passez-les par un tamis & faites-en une confection avec du miel.

Il emploie encore pour le même usage les écrevisses & la racine de gentiane prises intérieurement, tandis que l'on panse la partie avec le remede suivant;

Prenez *trois gousses d'ail*,
du castoreum, } *une dragme*.

Triturez-les, mêlez-les avec de la vieille huile & appliquez-les en forme d'emplâtre.

Ou bien,

Prenez *gomme sagapenum*,
castoreum,
asa fœtida,
fiente de pigeon,
calament, } *de chacun trois dragmes*,
pouliot,
huile d'olives,
poix, } *de chacune une quantité suffisante*.

Faites-en une emplâtre.

On

On peut encore appliquer sur la partie les squilles cuites avec de la farine de seigle ou de la farine d'orobe mêlée avec du vinaigre. Ou,

Prenez *nitre*,
moutarde,
sel commun,
sel ammoniac.

Faites-en un liniment avec du vinaigre très-fort. Ou,

Prenez *ail*, *sel*, *fiente de pigeon*, } *de chacun quantité égale*.

Mêlez ces drogues & faites-en une emplâtre. TURNER, *de Morbis Cutaneis*.

Puis donc qu'il paroît par ce que nous venons de dire que le *crapaud* est regardé par toutes les nations comme un animal venimeux, il ne nous reste plus qu'à faire mention de certaines circonstances relatives à cet animal. *Borelli*, *Cent. II. Obs.* 37. assure que l'on peut manger le *crapaud* sans danger, pourvu qu'on n'avale point sa sueur, sa bave ou son urine. Ceux qui ont eu le malheur de manger des *crapauds* au lieu de grenouilles, en sont quittes pour avoir les levres, le palais, la langue & le gosier légerement écorchés, d'où Vallisneri conclud que la chair du *crapaud* ne possede aucune qualité venimeuse, mais qu'elle contient une grande quantité de sel diurétique qui étant pulvérisé, peut être d'une grande utilité dans l'hydropisie. Mundius assure que le *crapaud*, cet animal si haï de tout le monde, n'est point absolument inutile; car, dit-il, on guérit dans quelques Isles de l'Amérique la vérole avec succès par l'usage de la chair du *crapaud*, aidé de la bonté naturelle de l'air. Nous lisons dans les *Eph. N. C. D.* 2. *a.* 7. *o.* 167. qu'un homme assuroit d'après l'expérience qu'il en avoit faite, qu'on peut manger en sureté le *crapaud*, pourvu qu'on en ôte la tête. La raison qu'il en donne est que, lorsque le *crapaud* est épouventé par la vue d'une personne, il ramasse toute la force de son venin dans ses yeux & dans la partie antérieure de sa tête, de sorte qu'il n'en reste pas la moindre partie dans tout son corps. Si cela est, les Charlatans ont tort de contrefaire des *crapauds* en remplissant avec du vin la peau de ces animaux, pour faire croire à la populace ignorante qu'ils mangent de vrais *crapauds*, comme nous l'apprenons de *Borelli*, *Cent. II. Obs.* 74.

Vallisneri nous apprend que les excrémens de cet animal ne sont point un poison & qu'ils possedent une qualité extremement diurétique. Au contraire, Etmuller prétend que la qualité venimeuse du *crapaud* consiste entierement dans ses excrémens, surtout dans son urine, qui est imprégnée d'un sel volatil, acre & caustique, dont l'acrimonie paroît venir des alimens dont il se nourrit, savoir des escarbots que l'on trouve dans son estomac. Si nous substituons à l'urine qui ne paroît point venimeuse par les circonstances que nous avons rapportées, la liqueur qui se porte du corps de cet animal dans sa tête & surtout dans ses yeux, cette conséquence ne paroîtra pas mal-fondée. Il ne s'ensuit pas cependant qu'on doive exclurre le *crapaud* de la classe des animaux venimeux; car quoiqu'on mange la vipere & qu'on l'emploie en Medecine à divers usages après en avoir ôté la tête qui contient auprès des dents une vessie remplie de venin, elle ne laisse pas cependant d'appartenir à cette classe.

Il nous reste maintenant à examiner les cas dans lesquels l'usage du *crapaud* est salutaire. Etmuller prétend que le *crapaud* étant pilé tout en vie est un remede efficace contre la morsure de la vipere & des autres especes de serpens, lorsqu'on l'applique sur la partie affectée. *Velsch. Hecat.* 1. *Obs.* 53. rapporte qu'un paysan fut mordu par un serpent avec tant de violence, que sa main & son bras s'enflerent aussi-tôt extraordinairement; le poison ayant atteint le cœur, il tomba dans des foiblesses si fréquentes qu'on ne doutoit point qu'il ne mourût en peu de tems. Tous les remedes en usage dans pareils cas ayant été inutiles, on s'avisa enfin d'appliquer sur la plaie un *crapaud* desséché qui s'enfla considérablement en attirant à lui tout le venin. On ne négligea point cependant l'usage interne des antidotes. Quelques Auteurs, entre autres Van-Helmont, assurent qu'un *crapaud* vivant appliqué sur les deux reins guérit l'hydropisie par une décharge abondante d'urine. Paracelse assure que les *crapauds* sont d'une utilité admirable dans la cure des bubons pestilentiels qui viennent à l'aine, & de ceux auxquels les femmes sont sujettes. Toute leur préparation consiste, selon lui, à leur percer la tête avec un morceau de bois & à les laisser pendus jusqu'à ce qu'ils soient parfaitement desséchés, à les faire macérer & ramollir ensuite dans l'eau rose & à les appliquer sur le bubon. Il assure qu'ils attirent le virus pestilentiel, puisque ceux qu'on applique successivement au nombre de quatre ou cinq, s'enflent considérablement en attirant à eux le venin contenu dans le bubon. Helmont de qui nous tenons ces circonstances, nous assure qu'il n'a jamais appliqué des *crapauds* sur les bubons & autres tumeurs inflammatoires formées sur la tête, la gorge & autres parties de l'un & de l'autre sexe, qu'ils n'aient appaisé la douleur & apporté un soulagement considérable: mais il ne s'est jamais apperçu, à ce qu'il dit, qu'ils se soient enflés en aucune maniere. Je vais maintenant rapporter les vertus antipestilentielles du *crapaud* dans les mêmes termes dont le savant Kramer s'est servi.

« M. Steikarte, Medecin à Vienne & moi, avons connu « plusieurs habitans de la campagne, qui pour avoir « assisté des personnes attaquées de la peste, ont eu tous « les symptomes de cette maladie, si l'on en excepte « des charbons, surtout des bubons qui n'étoient point « encore parfaitement formés. Les seuls moyens qu'ils « employent pour se guérir sont de mettre sur eux des « bonnes couvertures & d'appliquer sous leurs aisselles, « sur leurs cuisses & leur périné, entre le scrotum & l'a- « nus des *crapauds* entiers séchés à l'air & enveloppés « dans du linge. » Ils ont soin de ne rien faire qui puisse empêcher la transpiration de la matiere, & pour l'évacuer plus efficacement, ils laissent les *crapauds* sur les parties dont nous avons parlé, jusqu'à ce qu'ils ne s'enflent plus par le venin qu'ils attirent. On ôte les premiers & l'on en met d'autres à leur place trois ou quatre fois de suite, jusqu'à ce que le malade soit entierement guéri.

François Joël assure que le *crapaud* séché à l'air après l'avoir percé avec une sonde, trempé dans le vinaigre & appliqué sur les charbons pestilentiels, attire tout le venin qui est dans le corps. Van-Helmont prépare avec le *crapaud* un amulete pour la peste. D'autres, comme nous l'apprend Etmuller, employent pour cet effet les os de cet animal ou le *crapaud* entier mêlé avec du talc, & assurent que cet amulete pendu au cou attire le venin & sert de préservatif contre la peste. D'autres pilent le *crapaud*, le font bouillir dans du vinaigre de roses ou de rue, & en font avec du mucilage de gomme adraganth un trochisque qu'ils portent au cou. D'autres enfin veulent que l'on fasse sécher un *crapaud* à l'air dans le mois de Juin & de Juillet, & qu'on le porte pendu sur la région du cœur, assurant que cet amulete est un excellent préservatif contre la contagion. Mais ce dernier Auteur ajoute immédiatement après qu'un fameux Medecin lui avoit dit qu'il étoit nécessaire dans l'application des *crapauds*, de savoir distinguer les différentes especes de pestes. Que dans les cas où la contagion étoit causée par le *gas* terrestre qui s'exhale des mines & cavernes souterraines, rien n'est plus utile que ces sortes d'amuletes, à cause que le *crapaud* attire ce *gas* comme une nourriture qui lui eft propre. Mais que lorfque la pefte eft caufée par les malignes influences des aftres, les meilleurs amuletes font ceux que l'on prépare avec des araignées qui attirent le venin contenu dans l'air. Voyez *Etmuller*.

Vallifneri ne doute point que le *crapaud* ou fa peau ne puiffe étant appliqué fur les bubons ou autres tumeurs femblables, contribuer confidérablement à leur réfolution, & déterger les ulceres fordides: mais il ne croit point qu'il garantiffe ceux qui le portent de la contagion. Nous apprenons d'Etmuller qu'un *crapaud* defféché pendu au cou, appliqué fur le creux de l'eftomac, fous les aiffelles & même gardé dans la main, arrête toutes fortes d'hémorrhagies, celles principalement qui furviennent dans les fievres malignes, dans la petite vérole & autres maladies femblables.

« Rien n'eft plus infenfé, dit Willis, *Pharmaceutice Rationalis*, que de croire qu'un *crapaud* defféché & enfermé dans un fac d'étoffe, foit capable d'arrêter & de prévenir les hémorrhagies, lorfqu'on l'applique fur le creux de l'eftomac, à moins, fuivant la théorie de Van-Helmont, que ce topique n'effraie tellement l'*archée*, que le fang foit obligé de reculer & de ne pas couler davantage. » La poudre de *crapaud* féché au foleil, dont il eft parlé dans le Difpenfaire de Brandebourg fous le nom de *Pulvis bufonum ficcatorum*, lorfqu'on la garde dans un lieu fec & tempéré, eft à ce que prétendent plufieurs Auteurs, un remede admirable dans plufieurs maladies, foit qu'on en ufe intérieurement, mais pourtant avec précaution, dans quelque véhicule convenable, ou qu'on l'applique extérieurement enfermée dans un fachet, ou mêlée avec des emplâtres, des linimens ou des cataplafmes. Kyperus fe fervoit de la poudre des *crapauds* defféchés, comme d'un fecret admirable pour la cure de l'afcite.

Il la préparoit de la maniere fuivante.

Prenez des *crapauds*, ôtez-en la tête & les inteftins; & après les avoir fait fécher au foleil, réduifez-les en poudre. La dofe eft de dix ou quinze grains dans la même quantité de fucre. On peut ufer de ce remede trois ou quatre fois, mais enforte cependant qu'il y ait trois ou quatre jours d'intervalle entre chaque dofe, car il purge avec beaucoup de violence.

On peut auffi faire fécher les *crapauds* au four & les pulvérifer enfuite. Etmuller eft d'avis, pour que ce remede produife fes effets avec plus de fureté, que l'on tue les *crapauds* au mois de Juillet. Le *crapaud* defféché & enfermé dans un fachet d'étoffe avec une quantité convenable de mouffe de prunier fauvage, arrête les hémorrhagies de l'utérus, quelques violentes qu'elles foient, lorfqu'on l'applique fur le nombril & qu'il commence à s'échauffer. On trouve ce fecret dans les *Eph. N. C. D.* 1. *a.* 9. *p.* 366.

La cendre de *crapaud*, *bufonum cinis* du Difpenfaire de Brandebourg; le *crapaud* préparé, *bufo præparatus*, de celui d'Edimbourg, & la poudre Ethiopique de Bates, *pulvis Æthyopicus de Bates*, à laquelle il donne ce nom à caufe de fa noirceur, ne font autre chofe que des gros *crapauds* que l'on fait calciner tous vivans dans un pot de terre neuf. La dofe, fuivant Bates, eft de demi-dragme & plus, dans la petite vérole. Cet Auteur affure qu'elle guérit le malade, quand même il n'auroit plus qu'un inftant à vivre, & que quelques-uns l'eftiment un remede efficace dans la cure de l'hydropifie.

Il y a des Auteurs qui veulent qu'on enferme le *crapaud* defféché dans un fac d'étoffe ou de toile & qu'on l'applique fur la poitrine dans les incontinences d'urine caufées par la léfion de quelque partie. *Eph. N. C. Vol. I. o.* 227. Mufitanus veut qu'on mette le *crapaud* tout vivant dans un four, afin qu'il fe deffeche en mourant, qu'on le pulvérife, & qu'on en forme un cataplafme avec de la farine d'orge, de la falive ou de l'urine. On doit, fuivant lui, l'étendre fur un linge & l'appliquer fur les charbons ou bubons peftilentiels. Il dit qu'un quart-d'heure après l'application, la douleur ceffe entierement, & que la fuppuration fe fait au bout de deux heures.

Ce même Auteur fait mention d'un autre avantage confidérable que les habitans de Naples retirent de l'ufage de ce cataplafme, qui eft, que par fon moyen ils peuvent connoître fi les maladies qui ont les mêmes fymptomes que la pefte, font peftilentielles ou non. « Dans les cas, dit-il, où l'on n'eft point affuré de la nature de la maladie, on doit appliquer ce cataplafme fur les charbons, les bubons ou autres tumeurs femblables. Si elles font véritablement peftilentielles, la douleur ceffera au bout d'un quart-d'heure, la fuppuration fe fera au bout de deux, & le bubon ou charbon venant à s'ouvrir, il donnera iffue au virus peftilentiel répandu par tout le corps, fi le Medecin y apporte les foins convenables. Au contraire fi la tumeur n'eft que maligne, fans être contagieufe, l'application de l'emplâtre n'appaifera point la douleur, la fuppuration ne fe fera point non plus : mais la tumeur demeurera dans fon premier état & fera fuivie des fymptomes qui accompagnent pour l'ordinaire les tumeurs malignes qui ne font point contagieufes. »

Quant à la préparation de ce cataplafme, Kramer affure que l'urine de la perfonne fur laquelle on doit l'appliquer eft préférable à toute autre. Il nous apprend enfuite que ce qui l'engagea à faire ufage du remede de Mufitanus fut, 1°. l'obfervation qu'il avoit faite, que les bubons peftilentiels cédoient difficilement aux autres topiques. 2°. Que ce cataplafme caufe une grande douleur dès le moment qu'on l'applique fur le bubon. 3°. Que ce cataplafme à mefure qu'il feche s'attache fi fort au bubon & aux parties voifines qu'on a de la peine à l'en détacher avec les doigts. 4°. Qu'il ne caufe plus de douleur lorfqu'il eft une fois fec. 5°. Que les bubons ne viennent jamais à fuppuration au bout de vingt-quatre heures. 6°. Qu'il faut au plus trois ou quatre jours pour cela avec ce cataplafme, au lieu que les autres topiques, ne fauroient ramollir ces bubons, ni les amener à fuppuration en moins de quinze jours, ou peut-être de trois ou quatre femaines. Auffi-tôt que le cataplafme eft fec, & ne caufe plus de chaleur, il faut le renouveller, jufqu'à ce que les bubons foient ramollis, & n'y plus rien mettre pour lors. Quoique ce cataplafme ne ramolliffe ni n'amene pas toujours à fuppuration les bubons peftilentiels, comme Kramer l'a une fois obfervé fur un vieillard d'un tempérament robufte & dont la peau étoit fort épaiffe, il corrode cependant affez leur fuperficie pour faciliter l'évacuation d'une certaine fanie. Ce cataplafme, lorfqu'on l'emploie dans les bubons vénériens & autres femblables, ne caufe ni les douleurs dont on a parlé, ni ne les amene à fuppuration; toutes ces circonftances jointes enfemble ont obligé Kramer à fe déclarer en faveur des vertus antipeftilentielles fpécifiques du *crapaud*. Il en laiffe l'examen aux autres Medecins, & renvoie le Lecteur à l'Appendix de fon Traité fur la pefte adreffé à Behren, lequel fut imprimé en Allemand en 1713. C'eft dans cet Ouvrage qu'il recommande comme un excellent préfervatif contre la contagion, un topique préparé avec le *crapaud* & la racine de carline pulvérifés & enfermés dans un fachet convenable.

Le *crapaud* calciné ou féché au point qu'on puiffe le réduire en poudre eft, fi l'on en croit Etmuller, d'une utilité admirable dans la cure des cancers, furtout de ceux qui viennent au fein des femmes & qui ne font point ulcérés. La méthode d'appliquer cette poudre ne confifte qu'à en faupoudrer la partie affectée. On peut encore la mêler avec de l'orpin & de la fuie & l'appliquer avec un plumaffeau après l'avoir humectée avec de la falive. Nous apprenons auffi qu'un grand nombre de malades affligés de dyffenteries épidémiques, en ont été guéris par l'ufage de cette poudre, qui opere comme fudorifique. Quelques Auteurs veulent qu'on en donne une dragme & plus dans la petite vérole. Le Docteur Carlius recommande la poudre de *crapaud* calcinée mêlée avec celle de toile bleue dans l'épilepsie des adultes, qui est accompagnée de l'épaississement des liqueurs, & assure qu'elle a produit les effets les plus surprenans sur quelques malades de cette espece, quoique la dose ne fût pas au-dessus de ce qu'on en peut prendre à deux fois avec la pointe d'un petit couteau. Il assure encore que la poudre de *crapauds* calcinée donnée intérieurement à la dose de dix ou vingt grains, appaise efficacement les douleurs de la goute, celles surtout dont les plaies sont accompagnées. *Com. Lit.* pour l'année 1733. p. 210.

Il est parlé dans ce même Ouvrage, pour l'année 1735. de deux jeunes gens, qui sur la fin d'une maladie pestilentielle pendant laquelle ils avoient été affligés de charbons & de bubons joints à une anasarque & une hydropisie universelle, furent entierement guéris par un flux abondant d'urine excité par la poudre de *crapauds* mêlée avec le sel d'absinthe, dont ils faisoient usage tous les jours.

La vertu diaphorétique de cette poudre, qui ne contribue pas peu à la cure de l'hydropisie, fut découverte par hasard, à ce que rapporte Boecler après Solenander de la maniere suivante. « Un habitant de Rome ayant « eu le malheur d'être attaqué d'une hydropisie, sa femme qui craignoit la dépense se résolut à l'empoisonner : pour cet effet elle lui donna une dose de poudre « de *crapauds* calcinés dans un pot de terre, qui lui fit « rendre une quantité copieuse d'urine. Cette femme « toujours plus empressée à se débarrasser d'un mari qui « lui étoit autant inutile que couteux, lui donna une « seconde dose de cette poudre, qui évacua les eaux par « les urines & rendit la santé à ce malheureux. » C'est ainsi que la fortune se joua de l'avarice & de l'impudicité de cette femme, & que ce qu'elle avoit destiné pour empoisonner son mari, devint pour lui un remede efficace.

Il y a toute apparence que les effets que produisent la poudre & les cendres de *crapauds* ne viennent que de leur acrimonie & de la qualité résolutive & alcaline qu'elles possedent. De-là ces évacuations copieuses d'urine, & ces sueurs abondantes qu'elles excitent suivant le tempérament du malade & le régime dont il use. Ces raisons ont porté un grand nombre de Medecins à ordonner deux dragmes de poudre de *crapauds*, à ceux qui sont attaqués de maladies pestilentielles. Quelques Auteurs, du savoir & de la bonne foi desquels on ne peut douter, prétendent que cette poudre est un excellent antidote. Helvetius appelle la poudre des *crapauds* calcinés, *poudre sudorifique*. La qualité sudorifique du *crapaud* est suffisamment confirmée, par ce qui arriva à un certain vilageois, qui se croyant attaqué de la peste, fit bouillir un *crapaud* avec tous ses intestins dans du vinaigre, le mangea ensuite & en but le bouillon. Ce remede tout affreux qu'il est, produisit l'effet le plus heureux, il occasionna une évacuation abondante d'urine & des sueurs copieuses qui continuerent un jour entier, & qui en détruisant la cause de la contagion, rendirent la santé au malade.

Je crois que l'on peut encore attribuer à ces qualités la vertu qu'a le cœur du *crapaud* de guérir quelquefois les fievres quartes, lorsqu'on le donne après l'avoir fait calciner, une heure avant le retour de l'accès. Je ne dois point oublier dans cette occasion de parler d'un autre remede que l'on prétend infaillible pour la guérison de ces sortes de fievres. Il consiste à boire du lait dans lequel on a fait bouillir un *crapaud* desséché. Ce remede évacue efficacement la matiere fébrile par le vomissement, les urines & les sueurs. *Eph. N. C. D.* 2. *a.* 8. *o.* 104. *a.* 5. *App. p.* 40. Les petits osselets des jambes antérieures ou postérieures du *crapaud*, qui, lorsqu'on les donne intérieurement produisent, suivant Etmuller, des effets si extraordinaires dans la cure de l'épilepsie, paroissent agir aussi par le moyen de leur qualité résolutive. Ceux qui appliquent des *crapauds* desséchés à la plante des piés, en forme d'épispastiques dans les fievres & les maladies de la tête, ne le font sans doute que parce qu'ils sont instruits des qualités que possede cet animal. Nous lisons dans les *Eph. N. C. D.* 2. *a.* 5. *o* 114. qu'un *crapaud* desséché & appliqué sur la couronne de la tête a appaisé les accès de la rage & procuré à la fin la guérison du malade. Si l'on me demande comment les cendres du *crapaud*, employées en forme d'amulete, peuvent guérir l'incontinence d'urine, j'avouerai franchement avec Schulzius, que cela passe mon intelligence. Je ne suis pas plus en état de rendre raison d'un effet que Van-Helmont attribue à l'os de la jambe antérieure du *crapaud*, & dont il prétend avoir été témoin oculaire : il dit qu'il ne faut que toucher avec cet os la dent qui fait du mal, pour en appaiser la douleur sur le champ. J'ai bien de la peine à ajouter foi à ce que rapporte Etmuller, que cet os attaché au poignet & sur le pouls d'un enfant sujet à l'épilepsie pour avoir teté sa mere après un violent accès de frayeur, en appaise l'accès sur le champ. Je ne comprends point non plus d'où peut venir l'efficacité qu'a cet os de guérir les fievres intermittentes, lorsqu'on l'applique de la même maniere.

L'huile de *crapauds*, *oleum bufonum*, dont il est parlé dans le Dispensaire de Brandebourg, se fait en mettant infuser & faisant cuire des *crapauds* dans l'huile d'olives, ou dans celle d'amandes douces. On croit communément que le *crapaud* par une espece de vertu magnétique attire le venin qui est dans le corps, & delà vient que l'on emploie l'huile dont nous parlons dans les cataplasmes destinés à conduire à suppuration les bubons pestilentiels.

Voici la préparation de l'huile de *crapauds*, telle qu'on la trouve dans le Dispensaire de Bates.

Faites bouillir quatre *crapauds* vivans dans deux livres d'huile d'olive pendant l'espace d'une heure jusqu'à ce qu'ils aient crevé.

Coulez la liqueur & gardez-la pour l'usage.

Cette huile est excellente pour les pustules des levres & pour les cancers des mamelles. Elle fait beaucoup de bien dans l'hydropisie, en excitant une décharge abondante d'urine, lorsqu'on en oint la région des reins. Suivant Schulzius dans ses *Prælectiones*, cette huile est admirable dans la cure des plaies empoisonnées. Musitanus assure qu'elle remedie à la chûte & aux autres maladies des cheveux. Il ne faut qu'en oindre souvent la tête, après l'avoir rasée & s'être fait purger. Suivant Jacobæus elle déterge les ulceres, dissipe les taches du visage & les tumeurs scrophuleuses beaucoup plus efficacement qu'aucun autre remede.

Voici ce que dit Borelli de l'usage de cette huile dans les maladies scrophuleuses.

« On doit commencer par excorier les écrouelles par « l'application de quelque caustique ; il faut les corroder ensuite avec le sublimé, & se servir après de l'huile dont nous parlons, que l'on rendra beaucoup plus « efficace en y ajoutant du sel de *crapaud*. » Il y a des Auteurs qui recommandent cette huile pour la lepre & les autres maladies de la peau. Ermuller en donne la description suivante : Quelques personnes, dit-il, préparent une huile anodyne excellente en faisant infuser des *crapauds* dans de l'huile commune. On peut aussi la préparer en mettant des *crapauds* vivans dans de l'eau où l'on a fait dissoudre du sel marin ou du sel ordinaire, & en les y laissant jusqu'à ce qu'ils soient morts. On coule la liqueur, l'on fait ensuite calciner les *crapauds* avec du sel & on les met en fusion avec de la chaux. On dissout ensuite cette derniere dans l'eau pour pouvoir l'en séparer, après quoi on mêle les *crapauds* calcinés avec de l'huile d'amandes douces.

Ce remede résout les tumeurs de toute espece & appaise les douleurs, de quelque nature qu'elles soient, lorsqu'on en oint la partie affectée. On trouve dans la Pharmacopée de Schroder la préparation suivante de l'*huile de crapaud composée*, que l'on prétend être admirable pour discuter les tumeurs & guérir l'hydropisie.

Prenez *huile de piés de brebis, telle quantité qu'il vous plaira.*

Faites-y bouillir du soufre pulvérisé, jusqu'à ce qu'elle ait acquis une couleur rougeâtre : séparez le soufre de l'huile ; & tandis qu'elle est encore chaude jettez-y des *crapauds* vivans. Coulez cette liqueur & soumettez-la à la distilation.

On prépare l'emplâtre de *crapauds* de Knoffelius, de la maniere suivante.

Prenez *du meilleur succin en poudre, demi-once, crapauds desséchés & pulvérisés, une once.*

Mettez-les dans un alembic avec de l'esprit de vin, ensorte qu'ils surmontent la matiere de deux doigts. Faites-en la distilation au bain-marie, jusqu'à ce que la matiere qui reste dans l'alembic ait acquis la consistance du marc. On peut y ajouter de l'esprit de vin à trois différentes reprises, & réduire plus commodément ce qui reste après la distilation en consistance d'emplâtre, en y ajoutant de l'emplâtre de mélilot.

Ce remede est d'une efficacité extraordinaire étant appliqué dans des cas convenables à quelqu'un des émonctoires ; appliqué sur la gorge il contribue aussi à la guérison de la fausse esquinancie.

On prépare encore un cérat de *crapauds* pour l'incontinence d'urine, de la maniere suivante.

Prenez *une livre de crapauds,*
d'huile d'olives, demi-livre,
de cire, trois onces,

Faites bouillir ces drogues dans un pot jusqu'à la diminution de la moitié ou jusqu'à ce qu'elles aient acquis la consistance d'un cérat que l'on étendra sur une piece de linge pour l'appliquer sur la région des reins.

Quelques personnes suffoquent des *crapauds* vivans dans de l'esprit de vin ou dans du vin de Malvoisie ; elles les retirent ensuite, les mettent dans une retorte pour en tirer un esprit, un sel volatil & une huile. Cet esprit étant rectifié avec le sel volatil, est un sudorifique & un diurétique excellent, & un remede admirable contre la peste. L'esprit de vin, d'un autre côté, ou le vin de Malvoisie dans lequel on a noyé des *crapauds* passe aussi pour un antidote admirable contre cette maladie, étant pris intérieurement. L'esprit volatil non rectifié de *crapauds* appliqué tiede, deux ou trois fois par jour sur un linge en trois ou quatre doubles sur les cancers, passe dans les *Eph. N. C. Cent. 4. o.* 179. pour avoir guéri un grand nombre de malades. Faber dans son *Myrothecium* recommande une dragme de sel de *crapauds* calcinés jusqu'à blancheur, extrait avec de l'eau de chardon-béni ou de scabieuse, ou d'écorce d'oranges & mêlé avec de l'eau thériacale, comme un antidote excellent contre toutes sortes de poisons, soit qu'on les ait avalés ou qu'ils viennent de l'impureté de l'air. On doit le prendre le matin à jeun avec de l'eau de canelle. Il prétend que cette préparation employée extérieurement en forme de liniment, guérit les charbons pestilentiels & les cancers.

Quant au sel volatil que l'on tire des *crapauds* par la distilation, je ne saurois croire, lorsqu'il est parfaitement épuré, qu'il differe des sels des autres animaux de la même classe & de la même nature. Mais je doute beaucoup que l'on puisse tirer un sel des cendres des *crapauds* par la lessive. Pour ce qui est du sel de *crapaud* & des autres préparations de cette espece, Daniel Ludovicus dans son Traité *de Pharmacia*, pense que la plupart de ces préparations ont passé jusqu'à nous sans autre mérite que leur ancienneté, & sans que leurs vertus aient été attestées par l'expérience.

On trouve dans l'*Amphitheatre Zootomique* de Valentin, une description anatomique du *crapaud*. On a beaucoup disputé parmi les Auteurs pour savoir si les *crapauds* peuvent se former dans l'estomac d'un homme. Quelques-uns soutiennent l'affirmative, & prétendent qu'ils s'engendrent des œufs de *crapauds* que l'on avale avec l'eau, qu'ils vivent & grossissent dans l'estomac jusqu'à ce qu'on les rende par le vomissement ou par les selles. Mais Vallisneri non-seulement doute de la vérité des histoires que l'on rapporte à ce sujet, il nie même que cet animal puisse s'engendrer dans l'estomac de l'homme au moyen de la semence ou des œufs de ces animaux qui s'y sont introduits.

Quelques curieux & quelques subtils que puissent paroître les raisonnemens que l'on fait contre cette possibilité, il est certain que les œufs des animaux imprégnés avec leurs embryons, peuvent se passer des soins & de la nourriture de la mere, comme cela paroît non-seulement par les poissons ovipares, mais encore par la plupart des insectes, dont les œufs déposés dans un endroit convenable, peuvent éclorre & produire des animaux parfaits sans que la mere y ait eu aucune part. C'est une opinion universellement reçue de nos jours, que les vers qui s'engendrent dans nos intestins viennent des œufs de ces animaux qu'on a avalés : pourquoi donc trouveroit-on impossible que des œufs de *crapauds* que l'on auroit avalés en buvant de l'eau bourbeuse & marécageuse, produisissent ces *crapauds* qui se sont quelquefois engendrés dans l'estomac & les intestins de certains hommes, & qui ont ensuite sorti par les selles, à moins qu'on n'avance avec Vallisneri, que les vers que l'on trouve dans le corps humain y ont été engendrés par ceux que nous avons apportés du sein de nos meres.

L'observation qu'on nous a laissée d'un *crapaud* vivant trouvé dans un abscès, non-seulement favorise cette opinion, mais paroît la confirmer absolument : on pourroit cependant rapporter pour la réfuter, des histoires de certaines parties de végétaux & autres substances semblables, qui après avoir été avalées ont été trouvées dans des abscès. Voyez *Eph. N. C. D.* 1. *a.* 2. *o.* 103. On trouve dans les *Eph. N. C. Cent. III. o.* 163. & *Cent.* 8. *o.* 84. des exemples de *crapauds* que des personnes ont avalés en dormant, avec le détail des symptomes qu'ils ont occasionnés.

BUFONITES ou BUFONIUS LAPIS, *Crapaudine.* On l'appelle encore *lapis rubetæ, myoxolithus* & *batrachites.*

Quelques Auteurs assurent que l'on trouve ces pierres dans la tête des vieux crapauds qui ont vécu dans des lieux secs, & qu'elles ont beaucoup plus de vertu lorsqu'on les tire d'un crapaud nouvellement tué, que de celui qui est mort depuis long-tems. D'autres veulent que pour avoir cette pierre on expose un crapaud à l'ardeur du soleil jusqu'à ce qu'il soit brûlé de soif ; car ils prétendent que devenant un fardeau incommode pour lui il la vomit. Il y en a qui enferment un gros crapaud vivant dans un pot de terre percé de plusieurs petits trous, & le mettent pendant un mois dans un lieu où il y a beaucoup de fourmis. Ils assurent que ces insectes mangent entierement sa chair & ne laissent que les os & la pierre qui est dans la tête ; mais ces mensonges sont trop palpables pour qu'on puisse y ajouter foi. M. Brown dans ses *Erreurs vulgaires*, croit que le peuple n'a pas absolument tort de chercher ces sortes de pierres dans les têtes de *crapauds*, parce qu'il se forme souvent des concrétions pierreuses dans celles de plusieurs autres animaux, surtout dans celles des poissons & des anguilles : mais il doute que cette pierre se trouve réellement dans la tête du crapaud; & supposé que cela soit, ce ne peut être que le crane durci & pétrifié. D'autres ont avancé que cette pierre est formée de l'écume visqueuse que déposent sur la tête d'un gros crapaud ceux qui sont retirés avec lui dans le même trou pendant l'hiver. Christophe Salveldensis rapporte qu'en France & en Espagne cette pierre ne se trouve que dans une espece de crapaud à cornes appellé *borax*, dont le corps est couvert de taches de couleur de safran entre-mêlées de raies d'un noir livide. Lanzonus avance sur le rapport d'Alb. Seba, que l'origine de la *crapaudine* est fort incertaine & enveloppée de ténebres impénétrables, puisque malgré le nombre d'Auteurs qui ont écrit sur cette pierre, & travaillé à découvrir sa nature, il ne s'en est trouvé aucun qui ait osé avancer qu'il avoit tiré cette pierre de la tête d'un crapaud ni en montrer une qu'il eût eue de cette maniere. Vallisneri après des recherches infinies n'a jamais pu en venir à bout, d'où il conclud qu'il est faux que l'on trouve cette pierre dans la tête du crapaud, & que tout ce qu'on en dit n'est que pour en imposer à la crédulité des ignorans. Merret dans son *Pinax rerum naturalium*, assure que les pierres appellées *crapaudines*, que l'on regarde comme des pierres précieuses, ne sont que les dents mâchelieres du loup marin, ou *lupus marinus*.

Schroder, comme Dale nous l'apprend, recommande la *crapaudine* comme le remede le plus efficace que l'on puisse employer contre la peste & le poison.

Quelques personnes osent avancer que la *crapaudine*, *bufonites*, garantit celui qui la porte de toutes sortes de poison, & qu'elle change de couleur lorsqu'on l'approche d'un verre où il y en a. Mais comme ces faits ne sont appuyés d'aucune autorité, il suffit, je crois, d'en faire mention. J'observerai seulement avec Boecler que la *crapaudine* étant d'une nature alcaline, peut absorber les acides & guérir la diarrhée & la dyssenterie.

BUG

BUGANTIÆ; *Engelure*. Castelli. Voyez *Pernio*.

BUGLOSSUM, Offic. Park. Parad. 249. *Buglossum vulgare*, Raii Hist. 1. 495. Chab. 515. *Buglossum vulgare majus*, J.B. 3. 578. *Buglossum angustifolium majus*, C. B. Pin. 256. Tourn. Inst. 134. Boerh. Ind. A. 188. *Buglossum perenne majus sativum*, Hist. Oxon. 3. 438. *Buglossa vulgaris*, Ger. 655. Emac. 798. Dale. *Buglose*.

La *buglose* ressemble au bouillon : mais sa feuille est rude & noire, faite comme la langue du bœuf, & fort longue. On prétend qu'elle excite la joie étant prise dans du vin. Dioscoride, *Lib. IV. cap.* 128.

Cette plante pousse de sa racine, qui est longue, épaisse & brune, des feuilles amples, rudes, velues, moins garnies de pointes que celles de la bourrache, longues d'un demi-pié, étroites & fort pointues. Ses tiges sont hautes de deux ou trois piés, fort velues, & jettant des feuilles longues, étroites & sans queues. Ses fleurs croissent plusieurs ensemble à l'extrémité des branches dans un calyce composé de cinq pieces oblongues & étroites : elles sont d'une seule piece, partagées en cinq quartiers obtus ou arrondis, de couleur de pourpre au commencement, & d'un bleu brillant à mesure qu'elles restent sur la plante. Il leur succede quatre semences anguleuses & rondes.

Cette plante, que l'on cultive pour l'ordinaire dans les jardins, fleurit aux mois de Juin & de Juillet. On emploie en Medecine ses feuilles, ses fleurs & quelquefois sa racine.

La *buglose* tient beaucoup de la nature de la bourrache : elle passe pour être cordiale & pour fortifier les esprits. Elles est bonne contre les affections hypocondriaques & hystériques.

On met ses fleurs au nombre des quatre fleurs cordiales. Miller, *Bot. Offic.*

Les racines de cette plante sont fort gluantes, & rougissent beaucoup le papier bleu. Les fleurs le rougissent tant soit peu, les feuilles ne le rougissent presque pas; ce qui fait conjecturer que le sel ammoniac qui est dans cette plante, est enveloppé par un suc gluant où la terre & le soufre dominent.

La *buglose* humecte, rafraîchit & soulage beaucoup les mélancoliques. Elle est propre pour dissiper les fluxions de poitrine & la toux opiniâtre. On en fait boire le suc depuis trois onces jusqu'à six. La tisane se prend par verrées. On emploie les racines & les feuilles dans les bouillons rafraîchissans; & cette plante ne rafraîchit qu'en rétablissant le mouvement du sang qui croupit & qui échauffe les parties où il circule avec peine. On se sert des fleurs de *buglose* à la maniere du thé. On fait de la conserve de ces mêmes fleurs que l'on compte ordinairement parmi les fleurs cordiales. Le sirop fait avec le suc des feuilles de *buglose*, soulage beaucoup les mélancoliques : ce suc est employé dans le sirop Bysantin simple, & composé de Mesué. Il entre aussi dans le sirop de Scolopendre de Fernel. Tournefort. *Hist. des Plantes.*

Faber, dans son *Myrothecium*, exalte beaucoup la conserve, le sirop & l'eau distilée de *buglose*. Etmuller est persuadé que l'on peut tirer des feuilles ou des fleurs de *buglose* une liqueur ophthalmique, égale en vertus à celle du bleuet, ou à telle autre semblable. Forestus rapporte, sur la foi d'Angetius, que plusieurs personnes ont été guéries de la vérole, en buvant pendant trente jours de la décoction de *buglose*, & en se purgeant tous les sept jours avec de la casse seule, ou mêlée avec la confection *Hamech*. La poudre de *buglose* de Mynsicht, dont on trouve la description dans la Pharmacopée universelle de Lemery, est composée de drogues irritantes & absorbantes, de l'or potable de Mynsicht, de sucre & d'écorce de racine de *buglose*. Cette poudre passe pour être cordiale, & bonne pour dissiper la mélancolie. On peut en donner la dose d'une dragme.

Buglossum Sylvestre, Offic. *Buglossum sylvestre minus*, C. B. Pin. 256. Park. Theat. 765. Tourn. Inst. 134. Boerh. Ind. A. 188. Elem. Bot. 110. *Buglossum sylvestre asperum minus annuum, foliis undulatis*, Hist. Oxon. 3. 439. *Buglossa sylvestris minor*, Ger. Emac. 799. Raii Hist. 1. 494. Synop. 3. 227. Merc. Bot. 1. 24. Phyt. Brit. 17. Mer. Pin. 17. *Echium Fuchsii seu Borago sylvestris*, J.B. 3. 581. Dale. *Buglose sauvage.*

Cette plante est beaucoup plus petite que celle des jardins; elle n'a pas plus d'un pié de haut : sa racine est petite & blanchâtre, & meurt tous les ans : ses feuilles sont longues & étroites, mais plus larges que celles de la précédente, arrondies à leurs extrémités, rudes & armées de piquans comme celles de la bourrache. Ses tiges sont épaisses, succulentes & hérissées de pointes, couvertes de feuilles étroites & fort pointues, sans queues. Ses fleurs naissent à l'extrémité des rameaux; elles ressemblent à celles de la *buglose* de jardin, mais plus petites, d'un fort beau bleu : ses semences ne different point des précédentes. Elle croît dans les haies le long des chemins & parmi le bled, & fleurit au mois de Mai.

On emploie rarement la *buglose* sauvage, quoiqu'elle passe pour avoir les mêmes vertus que celle de jardin, mais dans un moindre degré, & qu'elle supplée quelquefois au défaut de l'autre. Miller, *Bot. Offic.*

Tragus se servoit de cette plante faute de bourache; & les Apothicaires d'Anvers l'employent, à ce que dit Lobel, à la place de la *buglose*. Tournefort, *Hist. des Plantes.*

Les autres especes de *buglose* dont il est parlé dans les Auteurs, sont,

Buglossum latifolium semper virens, B. *Buglossum folio Boraginis, Hispanicum : Borrago semper virens.*

Cette plante possede une qualité astringente, qui est beaucoup plus grande dans la racine que dans les feuilles. Prise dans du vin, elle arrête les flux de quelque espece qu'ils soient.

Buglossum radice rubra.
Buglossum sylvestre, cauliculis procumbentibus.
Buglossum Orientale, flore luteo, T. Cor.
Buglossum Creticum verrucosum perlatum quibusdam, H. R. Par.
Buglossum angustifolium majus, flore albo, C. B. P.
Buglossum angustifolium majus, flore rubro aut variegato, C. B. P.
Buglossum foliis sinuosis, C. B. P.
Buglossum sylvestre majus nigrum, C. B. P.
Buglossum Creticum majus, flore cæruleo purpurante, H. R. P.
Buglossum Lusitanicum, Echii folio undulato, Inst. R. H.
Buglossum Creticum minimum odoratum, flore vario eleganti, H. R. Par.
Buglossum Creticum humifusum acaulon perenne, Echii folio angustissimo, Tourn. Cor.
Buglossum Samium frutescens, foliis roris marini obscurè virentibus, lucidè hirsutis, Tourn. Cor.
Buglossum Orientale erectum, foliis undulatis, flore amœnè cæruleo, Tourn. Cor.
Buglossum Orientale angustifolium altissimum, Tourn. Cor.

BUGLOSSUS; espece de poisson. Le même que la sole. Voyez *Solea.*

BUGONES, βυγόνες, βυγενεῖς, de βοῦς, *bœuf*, & γίνομαι, *être engendré.* Epithete que les Anciens donnoient aux abeilles, dans la croyance où ils étoient qu'elles naissoient de la corruption d'un bœuf. Varro, *de Re Rustica, Lib. II. cap.* 5.

BUGULA, CONSOLIDA MEDIA, Offic. *Bugula*, Ger. 500. Emac. 631. Merc. Bot. 1. 24. Phyt. Brit. 17. Raii Hist. 1. 575. Synop. 3. 245. Mer Pin. 17. Dill. Cat. Giss. 49. Buxb. 46. Rupp. Flor. Jen. 187. Tourn. Inst. 208. Elem. Bot. 177. Boerh. Ind. A. 184. Rivin. Irr. Mon. *Bugula vulgaris sylvatica cærulea*, Hist. Oxon. 3. 391. *Bugula vulgaris, flore cæruleo*, Park. Theat. 525. *Bugula consolida media pratensis cærulea*, C. B. Pin. 260. *Consolida media, quibusdam Bugula*, J. B. 63. 430. *Consolida media, symphitum medium, Bugula*, Chab. 474. Dale. *Bugle*, ou *petite Consoude.*

Sa racine est menue & fibreuse, & pousse plusieurs tiges de différentes formes; les unes sont rondes, rampantes sur terre, & y formant de nouveaux piés; les autres sont droites, quadrangulaires, & couvertes d'un petit nombre de feuilles opposées : celles d'embas ont des queues plus longues que celles d'en-haut. Elles sont longues d'un pouce & demi, légerement découpées, larges d'un pouce, d'un verd foncé, & quelquefois purpurines à leur partie inférieure. Ses tiges ont huit à neuf pouces de haut, & portent à leurs extrémités des fleurs disposées par anneaux ou verticillées, avec deux petites feuilles brunes sous chaque anneau. Elles sont bleues & de l'espece des fleurs en gueule; leur casque est si petit, qu'on l'apperçoit à peine. Lorsque ces fleurs sont passées, il leur succede de petites semences oblongues, arrondies, renfermées dans une capsule à cinq pointes qui a servi de calyce à la fleur. Elle croît dans les bois & les haies, & fleurit au mois de Mai.

La *bugle* est estimée vulnéraire, & on l'emploie intérieurement & extérieurement pour les meurtrissures, les plaies & les contusions, pour les ulceres, le crachement de sang & toutes les hémorrhagies. Elle est encore apéritive & diurétique, bonne pour lever les obstructions des reins & pour provoquer l'urine. Miller, *Bot. Offic.*

Cette plante est amere, détersive, & rougit le papier bleu. On l'emploie dans les potions vulnéraires, dans les tisanes, dans les aposemes que l'on ordonne pour le crachement de sang, pour la dyssenterie, pour les fleurs blanches, pour les maux de gorge, pour les ulceres & pour les aphthes de la bouche. Le suc de *bugle* clarifié a les mêmes vertus : on s'en sert dans les emplâtres. Camerarius & Dodonée l'ordonnoient pour les obstructions du foie; elle contient du sel ammoniac enveloppé de soufre. Tournefort, *Hist. des Plantes.*

La qualité astringente qu'elle possede, la fait passer pour un excellent vulnéraire : aussi s'en sert-on souvent non-seulement dans les potions vulnéraires, mais encore dans les emplâtres, surtout en France où l'on a en proverbe, que celui qui a de la *bugle* & de la sanicle, n'a que faire de Chirurgien. Elle est regardée à cause de sa qualité détersive, comme un remede excellent pour les aphthes & les ulceres de la bouche. Parkinson nous apprend que rien n'est meilleur pour guérir toutes sortes d'ulceres, les contusions & les plaies, qu'un onguent fait de feuilles de *bugle*, de scabieuse & de sanicle, pilées & cuites avec du sain-doux, jusqu'à ce qu'elles soient seches, & ensuite exprimées. Konigs assure que son amertume la rend propre à guérir les ulceres scrophuleux qui viennent au cou. Ce que nous venons de dire suffit pour nous faire comprendre la raison pour laquelle on attribue une qualité diurétique à cette plante, & pourquoi on la recommande dans le crachement de sang, la dyssenterie & les fleurs blanches; car lorsqu'on a une fois atténué les substances ténaces & visqueuses, & levé les obstructions pour faciliter aux liqueurs le moyen de circuler, non-seulement les émonctoires s'ouvrent, mais on fait encore cesser ces maladies en remédiant aux contractions spasmodiques qui en sont la cause immédiate. La meilleure maniere de se servir de la *bugle*, est d'en faire une décoction. On peut aussi en tirer par expression un suc qui est extremement savoneux & apéritif. L'eau distilée de cette plante ne possede pas de vertus médicinales fort éminentes.

Poterius recommande fort dans la phthisie & les ulceres internes la décoction de *bugle* dans du bouillon de mouton. Il assure aussi qu'elle convient merveilleusement pour le foie, qu'elle lâche doucement le ventre & fortifie les autres parties. Etmuller rapporte que les Italiens mangent au printems sa racine en salade, qu'outre qu'elle est extremement agréable au gout, elle paroît encore propre à prévenir la cachexie. Il assure aussi que son suc est excellent pour les ulceres malins. Rieger.

Les différentes especes de *bugle* dont il est parlé dans les Auteurs outre les précédentes, sont,

Bugula flore cinereo vel albo, Inst. R. H.
Bugula Alpina maxima, Inst. R. H.
Bugula sylvestris villosa, flore cæruleo, Inst. R. H.
Bugula sylvestris villosa, flore suaverubente, Inst. R. H.
Bugula sylvestris villosa, flore albo, Inst. R. H.
Bugula samia verna, boraginis folio, flore inverso, & cæruleo flavescente, Tourn. Cor.
Bugula Orientalis villosa, flore inverso cæruleo, alba macula notato, Tourn. Cor.
Bugula Orientalis villosa, flore inverso candido, cum oris purpureis, Tourn. Cor.
Bugula Orientalis, flore ex violaceo purpurascente, Tournef. C.
Bugula Orientalis longifolia, flore majore intensè cæruleo, Tourn. Cor.

BUL

BULAPATHUM, Βυλάπαθον, de βȣ̃, particule augmentative, & λάπαθον, sorte d'ozeille ou de patience. Voyez *Lapathum*.

BULBASPHODELUS, Asphodele dont la racine est bulbeuse. Voyez *Asphodelus*.

BULBINA, BULBINE; diminutif de *Bulbus*. Voyez ce mot.

BULBOCASTANUM, Offic. J. B. 3. 30. Ger. 906. Phyt. Brit. 17. Buxb. 47. Raii Hist. 1. 440. Synop. 3. 209. Chab. 385. Mor. Umb. 5. *Bulbocastanum majus & minus*, Ger. Emac. 1065. *Bulbocastanum minus*, Mer. Pin. 17. *Bulbocastanum majus, folio Apii*, C. B. Pin. 162. Hist. Oxon. 3. 274. Boerh. Ind. A. 70. Tourn. Inst. 307. Elem. Bot. 257. *Nucula terrestris major & minor*, Park. Theat. 893. Dale. *Terre-noix.*

La racine de cette plante est un tubercule gros comme une grosse noix, charnu, dur & de couleur blanchâtre, jettant plusieurs fibres de sa base & de ses côtés; les feuilles inférieures sont ailées, partagées en plusieurs segmens, plus minces & plus petites que celles du saxifrage des prés; ses tiges ont plus d'un pié de haut, & poussent de leur milieu une feuille; elles sont aussi grêles que celles du fenouil, & portent les mêmes feuilles à chaque division des rameaux; elles soutiennent à leur sommets des ombelles ou parasols garnis de petites fleurs blanches auxquelles succedent deux graines menues un peu longues & lisses. Cette plante croît aux lieux sabloneux & pleins de gravier, & fleurit au mois de Mai.

On mange sa racine rôtie ou bouillie; elle est fort agréable au gout, elle passe pour nourrissante, & pour exciter aux plaisirs de l'amour. On la recommande dans la strangurie & le pissement de sang. Miller, *Bot. Offic.*

La racine de cette plante après qu'on en a ôté la peau, nourrit beaucoup, mais elle engendre des vents & des crudités, à cause qu'elle est très-difficile à digérer. Elle est aussi émolliente & propre à épaissir les liqueurs, ce qui fait qu'on l'ordonne souvent à ceux dont les fluides sont trop trop atténués, aux phthisiques, à ceux qui ont des maladies de consomption & qui sont trop exténués. Alexandre Trallien, *Lib. 7. cap. 2.* nous apprend que la *terre-noix* est fort salutaire à ceux qui crachent le sang étant préparée avec les alimens. Bauhin rapporte sur la foi de Tragus, que la racine mondée de cette plante cuite dans du bouillon de viande avec un peu de poivre, est un aliment agréable & fort nourrissant. Ses semences sont diurétiques, si l'on en croit certains Auteurs.

Miller compte six especes de *terre-noix*.

BULBOCODIUM *vulgatius*, J. B. *Bulbocodium*, Theoph. *Codianum vel Codiaminum, flore Codii, i. e. Campanulæ*, Gesn. Hort. *Bulbus sylvestris & Codiaminum*, Gesn. Hort. *Narcissus luteus sylvestris*, Dod. *Pseudo-Narcissus*, *Offic. & Anglicus*, Ger. 115. Emac. 113. *Pseudo-Narcissus Anglicus vulgaris*, Park. Parad. 100. *Narcissus luteus*, Merc. Bot. 1. 53. Phyt. Brit. 79. *Narcissus seu Pseudo-Narcissus Anglicus*, Merc. Pin. 83. *Narcissus sylvestris pallidus, calyce luteo*, C. B. Pin. 52. Raii Hist. 2. 1131. Synop. 3. 371. Dill. Cat. Giff. 40. Tourn. Inst. 356. *Bulbocodium*, Chab. 2. 2. Lemery, Dale. *Campane jaune.*

La *campane jaune* est une espece de narcisse sauvage, ou une plante haute d'environ demi-pié. Ses feuilles sont longues, étroites: sa tige porte en son sommet une belle fleur à une seule feuille évasée en *campane*, pâle, soutenue par un calyce jaune, doré, luisant, enveloppé d'une gaine membraneuse & entouré de six feuilles pointues, pâles. Quand cette fleur est passée, le calyce devient un fruit rond & relevé de trois coins, lequel est divisé intérieurement en trois loges contenant des semences presque rondes, noires. Sa racine est bulbeuse, visqueuse au toucher & au goût, avec quelque douceur mêlée d'un peu d'acrimonie. Cette plante croît aux bords des champs, dans les prés, aux lieux humides, dans les bois, dans les jardins. Elle contient beaucoup d'huile & de sel essentiel.

Sa racine est purgative & apéritive; elle évacue la pituite visqueuse. La dose en est de deux dragmes en infusion. Lemery, *des drogues.*

Elle a les mêmes vertus que le narcisse.

Sa racine est purgative & ne vaut rien pour les nerfs; mais on prétend qu'étant appliquée extérieurement, elle est bonne pour les brûlures, les blessures & les hernies. Clusius assure après plusieurs expériences que la racine de quelque espece de narcisse que ce soit excite le vomissement, & les paysans, au rapport de Lobel, se servent de la racine de *campane jaune*, comme d'un vomitif. M. Herman assure que ses feuilles pilées sont bonnes pour l'érésipele. Ray, *Hist. Plant.*

BULBONACH, Offic. Phyt. Brit. 18. *Bulbonac annuum, siliquâ rotundiore*, Rupp. Flor. Jen. 70. *Bulbonac vulgatissimé*, *Viola Lunaris*; *Viola latifolia*, Phyt. Brit. 129. *Viola Lunaris sive Bulbonach*, Ger. 377. Emac. 464. Park. Theat. 1366. *Viola Lunaris vulgaris*, Ejusd. Parad. 265. *Viola Lunaria major, siliquâ rotundâ*, C. B. Pin. 203. Raii Hist. 1. 787. *Lunaria major, siliquâ rotundiore*, J. B. 2. 881. Tourn. Inst. 218. Elem. Bot. 187. Boerh. Ind. A. 2. 5. *Leucoium Lunatum, seu Lunarium latifolium majus annuum, siliquâ rotundâ, flore violaceo seu subcæruleo*, Hist. Oxon. 2. 245. Herm. Cat. 368. Dale. *Bulbonach* ou *Lunaire.*

La tige de cette plante croît à la hauteur d'une coudée & demie, ou plus; elle est quelquefois de la grosseur du petit doigt, bleue ou d'un rouge foncé & velue. Ses feuilles ressemblent à celles de l'ortie, excepté qu'elles sont quelquefois deux ou trois fois plus larges, velues, dentelées, quelquefois opposées, & quelquefois seules, placées à l'endroit de la division des branches, ayant le même goût que les herbes potageres.

Les rameaux & les sommets des tiges sont chargés de fleurs disposées à peu près dans le même ordre que celles du chou, purpurines, de la grandeur de celles du chou ordinaire, & plus petites que celles du *Leucoium*, quoiqu'elles leur ressemblent à d'autres égards, d'une odeur foible, avec un onglet blanc & remarquable en-dedans. Quatre étamines verdâtres surmontées de sommités jaunes sortent du calyce qui est de figure oblongue, rouge & composé de quatre feuilles dont deux sont plus petites que les autres, & semblable à celui du *Leucoium*. Les cosses sont larges, rondes, plates, & les lames extérieures sont traversées des deux côtés par un bord de couleur d'argent. Il sort de leur extremité un filament, & elles contiennent un double rang de semences orbiculaires & plates. Sa racine est glanduleuse, ce qui lui a fait donner le nom de *Bulbonach*. Sa graine est d'un rouge foncé, & très-grosse pour cette espece, d'un gout très-acre mêlé d'amertume. Ses feuilles subsistent pendant l'hiver. La seconde année sa tige se fane & meurt lorsque la semence est mûre. Cette plante est fort commune dans plusieurs endroits de l'Allemagne & de la Hongrie. On la cultive dans les Jardins en Angleterre.

Cette plante, surtout sa semence, est d'un gout chaud, amer & aromatique, quoique l'on mange ses racines en salade. Elle déterge, échauffe médiocrement & excite l'urine comme la raiponse. On pulvérise sa semence & on la donne dans une eau appropriée pour l'épilepsie. Un Chirurgien Suisse préparoit avec les feuilles pilées du *Bulbonach* ou *Lunaire* & la fanicle un onguent vulnéraire qui n'étoit pas à mépriser. Ray, *Hist. Plant.*

BULBUS, *Bulbe, oignon*. Le *bulbus esculentus*, étant une plante dont tout le monde fait usage, il est inutile d'en donner la description. Le rouge qu'on nous apporte d'Afrique est ami du ventre & de l'estomac; mais celui qui est amer & de la nature du squille, est plus ami de l'estomac & aide la digestion.

Les oignons, *bulbi*, sont acrimonieux, échauffent, excitent la semence, rendent la langue & le palais rudes, ils nourrissent, augmentent les chairs, ils causent quelquefois des bouffissures. Employés en forme de cataplasmes, ils sont efficaces pour les luxations, les contusions, pour tirer les dards & autres instrumens qui sont restés dans les chairs, & pour appaiser les douleurs des articulations. Ils sont bons aussi pour la gangrene & pour la goute, soit qu'on les emploie seuls, ou mêlés avec du miel. Un cataplasme d'oignons, *bulbi*, avec du miel & du poivre pulvérisé, est un excellent topique pour les tumeurs œdémateuses des personnes hydropiques, & pour la morsure des chiens. Ils moderent la sueur, & appaisent les douleurs d'estomac. Mêlés avec du nitre détoné, ils détergent la teigne & les *achores* de la tête. Seuls ou mêlés avec des coques d'œufs ils dissipent les meurtrissures, ou les taches (ἴονθας) du visage, & avec du miel ou du vinaigre, les taches de rousseur. Mêlés avec de la farine d'orge séchée au four (*Polenta*) ils guérissent les fentes ou gersures (θλάσματα) qui surviennent autour des oreilles & les contusions des ongles. Cuits dans la cendre chaude, & appliqués avec les cendres des têtes calcinées d'anchois (*Manæ*) ils guérissent les fongosités. Calcinés & mêlés avec l'*alcyonium*, ils dissipent le hâle & les taches, lorsqu'on en frotte les parties qui ont été exposées au soleil. Cuits dans du vinaigre & mangés ensuite, ils sont très-efficaces pour les hernies. Il est dangereux d'en faire un trop grand usage, parce qu'ils affectent le systeme nerveux. DIOSCORIDE, *Lib. II. cap.* 200.

Il y a une espece de *bulbe*, qui, comme Alpagus l'observe dans son *Lexicon*, est appellée par les Arabes *arzi alnil*, ou *arz arnil*. Il explique ce que c'est d'après quelques Auteurs Arabes, qui disent que c'est une espece d'oignon fort doux, qui croît dans les montagnes & que les habitans de Damas appellent *arzi alnil*, ou *basnil*. On en mange au printems à cause de sa douceur. Alpagus ajoute, que cet oignon est de la grosseur & de la figure de la poire qu'on appelle communément muscade, qu'il est enveloppé dans un tégument mince & velu en forme d'un filet, d'où sortent un grand nombre de feuilles longues & minces; qu'il croît dans les montagnes, & est appellé *bulbus* par les Naturalistes Arabes; c'est le *bulbus* d'Avicenne qu'il prétend être le même que le *bulbus esculentus* des Grecs, il est de la figure & de la grosseur du *bulbe* du narcisse, ses feuilles ressemblent à celles du poireau, & sa fleur à la violette.

Dioscoride ne nous a laissé aucune description du *bulbus esculentus*, ce qui a obligé les Botanistes à la chercher ailleurs, sans qu'ils aient pu venir à bout de la trouver. Avicenne croit que c'est ce que nous avons dit ci-dessus; mais il fait voir en même-tems que cette matiere n'est pas moins douteuse parmi les Arabes. Quelques-uns, dit-il, croient que c'est l'*azzir*, qui est une espece d'*oignon*, dont les vertus, à ce qu'il prétend, sont les mêmes que celles d'un autre *oignon* appellé *bassal alfar*. D'autres, continue-t-il, veulent que ce soit le *cepe althalcair*, ce qu'Alpagus dans son *Lexicon*, interprete par une espece d'*oignon* fort petit & de figure oblongue, que les Venitiens appellent communément *scalogna*, & qui est le *cepa Ascalonica* des Anciens.

Les especes de *bulbus* (oignons) étant aussi nombreuses qu'elles le sont, il n'est pas surprenant que les Arabes ne sachent point à laquelle fixer le βολβὸς ἐδώδιμος, *bulbus esculentus*, des Grecs. Avicenne le prend comme ci-dessus, & l'appelle *basal macul*. *Basal* est un nom commun à toutes les différentes especes d'*oignons*, il vient de l'Hebreu בצל, qui signifie un *oignon*. Serapion prend le *basal azzir*, pour le *bulbus*, & cite l'endroit où Dioscoride en parle sous ce mot, qu'il traduit par un *oignon sans tuniques*. Mais les Traducteurs Arabes dont Alpagus rapporte le sentiment, ont confondu le *bulbe* du *lotos* d'Egypte, ou nenufar du Nil, appellé *arz elmil*, ou *basnil* avec ce *bulbe* bon à manger, que les Arabes appellent simplement *bulbe*.

Dioscoride semble admettre deux especes de *bulbus esculentus*, un doux & l'autre amer, & du même gout que l'oignon marin ou squille. Avicenne sur la fin du Chapitre où il traite du *bulbus esculentus*, cite les termes de Dioscoride, & en admet comme lui deux especes, une douce & l'autre amere. La premiere, qui est rouge est bonne pour l'estomac, mais la seconde est beaucoup meilleure. Pline nous apprend que les *bulbes*, *bulbi* different en grosseur, couleur & douceur. Il y en a que l'on mange crus, & qui pour cette raison doivent être doux; ceux-là croissent, à ce qu'il dit dans la *Chersonese Taurique*. Les meilleurs après sont ceux d'Afrique & de la Pouille. Il s'ensuit donc que l'espece d'Afrique doit être douce. Suivant Dioscoride, le *bulbe* d'Afrique est rouge & doux. Heraclide de Tarante dit au contraire dans Athenée qu'il est blanc & amer. Voilà bien des sentimens contraires; cependant Dioscoride cite Heraclide de Tarente pour un de ses Auteurs. Les Anciens Grecs font grand cas du *bulbe* de Megare. Theophraste écrit que les *bulbes* dans certains endroits sont si doux qu'on les mange crus, comme dans la Chersonese Taurique. On ne connoît aujourd'hui ni le *bulbus esculentus* des Anciens, ni les deux autres especes. Nos Botanistes ne se sont pas apperçus non plus que Dioscoride admet deux especes de *bulbes*, outre le *bulbus vomitorius*, qui sont le doux & le rouge que l'on apporte d'Afrique, & l'amer que tout le monde connoît.

Il y avoit aussi une espece de *bulbine* douce, que Theophraste ne met point au nombre des βολβοὶ, (*bulbi*) mais des βολβώδη (*bulbodea.*) En effet, la *bulbine*, βολβίνη est ainsi appellée à cause de sa ressemblance avec le βολβὸς. C'est ainsi que l'on trouve καρδαμίνη, ἐλλεβορίνη, (*cardamine*, *helleborine*), & autres mots semblables. Heraclide de Tarente que nous avons dit ci-dessus être cité dans Athenée, prétend que ce que nous appellons *bulbine* est d'un meilleur suc que le *bulbus*, mais moins ami de l'estomac, à cause de sa trop grande douceur. Peut être que cette *bulbine* est le *bulbus* doux que Dioscoride dit être moins agréable à l'estomac que celui qui est amer.

Pline, *Lib. XX. cap.* 9. écrit que les Grecs donnent le nom de *bulbine* à une plante qui a des feuilles semblables à celles du poireau, & le *bulbe* rouge. Au contraire, Matron dans Athenée, lui donne un *bulbe* plus blanc que la neige, & Theophraste met la *bulbine* au nombre des plantes *bulbeuses* qui sont blanches & sans tuniques, telles que celles, dit-il, qui croissent dans la Chersonese Taurique. Ceux qui prennent le *cepa Ascalonica* pour le *bulbus* des Anciens, se trompent grossierement. Ces derniers distinguent fort bien ce qu'on appelle proprement βολβὸς des différentes especes d'oignons; & Theophraste met au nombre des βολβώδη certaines plantes qui different tout-à-fait des βολβοὶ, proprement dits. Il les appelle *bulbodea*, à cause que leur racine est ronde comme celle du *bulbus*. Le *bulbus* est composé de plusieurs tuniques posées les unes sur les autres. Il dit dans un autre endroit de la racine du narcisse, qu'elle est fort approchante du *bulbus*, πλὴν οὐ λεπυρώδης, « mais sans écailles ou tuniques. » Les Arabes n'ont pas mieux connu le *bulbus* que les Modernes, comme cela paroît par le Chapitre d'Avicenne sur le *bulbus esculentus*. Ils ont même mieux aimé conserver le terme Grec βολβὸς, que de donner un nom à une chose qu'ils ne connoissoient point. SAUMAISE, *de Homonym. Hyl. Iatr. cap.* 114.

Paul Eginete, *Lib. I. cap.* 76. nous apprend « que les « *bulbes* ou oignons ont une qualité astringente & dé« tersive, qu'ils excitent l'appétit, fortifient l'esto« mac & facilitent l'expectoration des humeurs vis« queuses; qu'ils sont plus nourrissans lorsqu'on les « fait cuire deux fois, mais qu'ils perdent leur qualité « émolliente,

« émolliente, parce que leur amertume se dissipe par-
« là ; qu'ils augmentent la semence, & par conséquent
« excitent à l'amour, lorsqu'on en fait un grand usa-
« ge ; qu'ils causent des vents & des tranchées, mais
« qu'ils flattent extremement le palais, se digerent ai-
« sément, cessent d'être flatueux & deviennent très-
« nourrissans lorsqu'on les mange avec de l'huile, de
« la saumure & du vinaigre. »

Nous apprenons de Matthiole, que Galien regardoit le *bulbus* comme une nourriture froide, difficile à digérer, propre à rendre les sucs visqueux, à engendrer des vents, & à augmenter la semence ; mais qui étant employé en forme de liniment avoit la vertu d'agglutiner & de déterger à cause de son amertume & de ses qualités astringentes. Celse, *Lib. II. cap.* 18. met toutes les especes de *bulbus* au nombre des herbes potageres *valentissimi generis*, par où il entend, selon toute apparence, celles qui nourrissent beaucoup. Il soutient dans le vingt-troisieme Chapitre du même Livre, qu'elles engendrent une grande quantité de phlegme épais & grossier. Il n'est pas difficile de comprendre la raison pour laquelle les *bulbes*, *bulbi*, ont toujours passé pour être de dure digestion, & pour épaissir les humeurs, puisqu'ils contiennent un suc grossier & épais. On ne sauroit douter que les Anciens ne s'en soient servis comme d'une nourriture propre pour exciter à l'amour. Martial, dans la soixante-quinze Epigramme de son troisieme Livre, leur donne l'épithete de *Salaces*, à cause des effets qu'ils produisent sur le tempérament ; & dans la trente-quatrieme Epigramme du même Livre, il donne l'avis suivant :

Cum sit anus conjux, & sint tibi mortua membra
Nil aliud bulbis quàm satur esse potes.

Ovide, dans son Remede contre l'amour, met le *bulbus* au nombre des choses dont doivent s'abstenir ceux qui veulent guérir de cette passion.

Daunius an Libycis bulbus tibi missus ab oris,
An veniat Megaris, noxius omnis erit.

Bulbus vomitorius, Offic. *Muscari clusii*, Ger. 105. Emac. 120. *Muscari obsoletiore flore*, Tourn. Inst. 348. *Muscari majus obsoleto flore*, Elem. Bot. 288. *Muscari obsoletiore flore ex purpura virente*. Boerh. Ind. A. 2. 114. *Hyacynthus racemosus moschatus*, C. B. Pin. 43. Raii Hist. 2. 1162. *Hyacynthus racemosus seu botryoides major, seu muscari majus, obsoleto albo flore*, Hist. Oxon. 2. 372. *Hyacynthus botryoides major moschatus, sive muscari flore cinericeo*, Park. Parad. 112. *Hyacynthus odoratissimus, dictus tibcadi & muscari*, J. B. 2. 578. *Hyacynthus odoratissimus, dipcadi & muscari dictus*, Chab. 207. DALE.

Le *bulbus* appellé *vomitorius*, a la feuille aussi flexible que du cuir, mais beaucoup plus longue que celle du *bulbus esculentus*. Sa racine est d'ailleurs la même, excepté qu'elle est couverte d'une écorce noire.

Cette racine prise en substance ou en décoction, est un remede efficace pour les maladies de la vessie, & provoque le vomissement. DIOSCORIDE, *Lib.* 2. *cap.* 201.

Elle pousse cinq ou six feuilles oblongues, qui s'étendent sur la terre d'une maniere fort irréguliere, elles sont obliquement repliées, cannelées & contiennent assez de substance & de suc. Elles ressemblent à celles de l'hyacinthe touffue, elles laissent voir leurs filets lorsqu'on les coupe, mais en moindre quantité que celles de l'*hyacynthus eriophorus*, qui lorsqu'il boutone est blanc ou couleur de pourpre, & devient quelquefois d'un très beau rouge. Du milieu de ces feuilles s'éleve dans le printems une tige épaisse, ronde & nue, très-basse à proportion de sa grosseur, & entourée depuis le milieu jusqu'à son sommet, de pelotons de fleurs qui ressemblent à un petit godet. Elles sont d'abord purpurines ou vertes, quelquefois d'une espece de verd de mer, quelquefois elles sont noires au commencement ou d'un rouge foncé, mais deviennent ensuite pâles ou jaunâtres ; ou bien elles sont d'abord pâles & jaunissent dans la suite ; & lorsqu'elles commencent à vieillir, elles deviennent noires ou foncées. Celles de cette derniere espece sont plus émoussées que les autres. Quelquefois lorsqu'elles commencent à sécher elles répandent une odeur fort agréable approchante de celle du musc ou des aromates. On en trouve aussi d'un blanc de neige & d'un rouge fort vif : mais je n'en ai jamais vu de pareilles. Il leur succede de grosses têtes triangulaires & comme aîlées, dans lesquelles sont enfermées des semences rondes, noires, de la grosseur de l'orobe. La racine est grosse, blanchâtre, composée de plusieurs tuniques comme l'oignon, & fortifiée de plusieurs grosses fibres qui sortent de sa base, qui sont perpétuelles, ne sechent ni ne périssent point toutes les années, comme les fibres de l'hyacynthe, des narcisses, des tulipes, des lis & de plusieurs autres plantes bulbeuses. Ses fleurs commencent à se développer dès leur base, comme dans d'autres plantes de la même espece dont les fleurs sont en épis.

Cette plante croît dans les jardins qui sont aux environs de Constantinople & au-delà du Bosphore en Asie. Clusius prétend que c'est de-là qu'elle nous est venue en Europe. RAY, *Hist. Plant.*

Elle fleurit au mois d'Avril & l'on n'emploie en Medecine que sa racine. Lorsqu'on la mâche ou qu'on en boit la décoction, elle guérit les maladies de la vessie.

BULEUMA, βόλευμα. Voyez *Consilium*.

BULIMIA, BULIMIASIS, BULISMUS. Voyez *Boulismos*.

BULITHOS, βόλιθος, de βῦς, *un bœuf*, & λίθος, *une pierre*. Pierre que l'on trouve souvent non-seulement dans la vésicule du fiel, mais encore dans les reins & dans la vessie du bœuf. Aristote paroît donc s'être trompé lorsqu'il a avancé, *Sect.* 10. *Prob.* 42. que l'homme est le seul animal sujet à la pierre. CASTELLI. Voyez *Bos*.

BULLA, πομφόλυξ, *bouteille d'eau*, *bulle*. Elle est produite, suivant Galien, *Com. in Lib. VII. Aph.* 34. par du vent enfermé dans une substance humide. Cela arrive plus souvent lorsque cette substance a quelque ténacité, qui rend la *bulle* plus durable & moins sujette à se dissiper. Πομφόλυγες (*bulles*) dans Hésychius, sont αἱ ἐν τῷ ὕδατι γινόμεναι οἰδήσεις, ἢ φυσήματα ὕδατος, « des tumeurs qui s'engendrent dans l'eau ou des enflures flatueuses de l'eau. » Dans Hippocrate, *L. VII. Aph.* 34. Ὁκόσοισι δ' ἐπὶ τοῖσιν οὔροισιν ἐφιστάνται πομφόλυγες, νεφριτικὰ σημαίνουσι, καὶ μακρὴν ἀῤῥωστίην ἔσεσθαι. « Les *bulles* que l'urine forme prognostiquent des douleurs néphrétiques & une maladie de longue durée. »

On donne encore le nom de *bulles*, (*bullæ*) aux pustules qui s'élevent dans l'œil ou qui proviennent d'une brûlure. CASTELLI.

BULLIMENTA, est un terme dont les Chymistes se servent pour désigner les vaisseaux d'or & d'argent, tels qu'ils paroissent après qu'on les a écurés, c'est-à-dire, avec un poli brillant. CASTELLI.

BUM

BUMELIA, βυμελία, de βῦ, *particule augmentative*, & μελία, *frêne*. Espece de frêne. Voyez *Fraxinus*. BLANCARD.

BUN

BUNA. Voyez *Coffée*.

BUNIAS, *Napus dulcis*, Offic. *Napus*, J. B. 2. 842. Chab. 272. Raii Hist. 1. 801. Park. Parad. 509. *Napus sativa*, C. B. Pin. 95. Hist. Oxon. 2. 114. Rupp. Flor. Jen. 65. Buxb. 231. *Bunias*, Ger. 185. Emac. 235. DALE. *Navet.*

La racine bouillie du *navet* cause des enflures & nourrit peu. Sa semence prévient les mauvais effets du poison, ce qui fait qu'on l'emploie dans les antidotes. On confit sa racine. DIOSCORIDE, *Lib. II. cap.* 136.

Les feuilles du *navet* cultivé qui rampent sur la terre sont longues & larges, profondement découpées & semblables à celles du *navet* sauvage, mais plus petites & peu velues. Ses tiges ont deux ou trois piés de haut, elles poussent de petites feuilles lisses comme la tige, peu ou point dentelées, surtout vers le sommet des rameaux, où elles sont rondes & larges à leur base, environnent la tige & se terminent en une pointe d'un verd bleuâtre. Ses fleurs naissent plusieurs ensemble au sommet des tiges, elles sont à quatre pétales jaunes, & il leur succede des siliques longues & cylindriques, dans lesquelles sont renfermées des petites semences rondes & noirâtres; sa racine est blanche. On le seme dans les jardins & il fleurit au mois d'Avril. On emploie sa racine dans les alimens & sa semence en Medecine.

Les anciens recommandent la semence du *navet* comme un antidote contre le poison & les piqures des bêtes venimeuses, pour exciter l'urine & les régles. Matthiole prétend qu'elle est bonne dans toutes les maladies contagieuses, pour chasser la malignité, pour fortifier le cœur, pour la petite vérole & la rougeole. Elle entre dans la thériaque d'Andromachus. MILLER, *Bot. Offic.*

La semence du *navet* est chaude, dessicative, détersive, apéritive & digestive.

NAPUS SYLVESTRIS, Offic. C. B. Pin. 95. Raii Hist. 1. 802. Synop. 3. 295. J. B. 2. 843. Chab. 272. Hist. Oxon. 2. 114. Rupp. Flor. Jen. 65. Dill. Cat. Giss. 51. Buxb. 232. *Napus*, *Bunias*, Merc. Bot. 1. 52. Phyt. Brit. 79. *Bunias sylvestris Lobelio*, Ger 181. Emac. 235. *Bunias sive napus sylvestris*, Park. Theat. 865. Mer. Pin. 17. *Navet sauvage.*

Cette plante croît parmi le blé & sur le bord des fossés. Elle fleurit en été, sa semence est d'usage en Medecine. Elle a les mêmes vertus que la précédente, mais elle est un peu plus acre. DALE.

Cette plante est plus petite que le *navet* cultivé, sa racine est longue, grêle, fibreuse vers sa base; les feuilles inférieures sont petites, fort dentelées & rondes à leurs extrémités. Sa tige est lisse & couverte de feuilles semblables. Les fleurs & les semences sont les mêmes que celles de la précédente. MILLER, *Bot. Offic.*

PSEUDO-BUNIUM, Offic. *Napus sylvestris Cretica*, C. B. Pin. 95. Park. Theat. 865. *Navet de Candie.*

Cette plante croît dans l'Isle de Crete, & l'on n'employe que ses feuilles en Medecine. Suivant Dioscoride elle guérit les tranchées, la strangurie & les douleurs de côté. Elle résout aussi les tumeurs scrophuleuses étant mêlée avec du sel & du vin, & appliquée en forme d'onguent.

C'est une question parmi les Naturalistes que de savoir si l'on doit employer dans la composition de la thériaque la semence du *navet* cultivé, ou celle du *navet* sauvage. On emploie la semence du premier pour cet effet dans nos boutiques, en quoi l'on imite les Grecs; car Dioscoride ne fait aucune mention de celle du *navet* sauvage. Andromachus le vieux ordonne aussi la semence du *navet* cultivé; & Matthiole dans le premier Livre de ses Epîtres à Balthasar, assure que la semence du *navet* cultivé résiste plus efficacement au poison que celle du *navet* sauvage. Andromachus le jeune faisant le dénombrement des simples qui entrent dans la composition de la thériaque, recommande les semences du *navet* sauvage, comme étant plus acres & par conséquent plus propres à seconder l'intention de ce remede. Mais Galien dans son premier Livre *de Antidotis*, est d'un sentiment contraire, & recommande les semences du *navet* de Candie, *Pseudo-bunium*, comme plus propres pour la composition de la thériaque. DALE.

BUNITES VINUM, βουνίτης οἶνος, *Vin de Bunium* ou *de persil d'eau*. On le fait en mettant infuser deux dragmes de *persil d'eau* dans deux quartes de moût pendant trois mois, & en le coulant ensuite.

Il est bon pour les maladies de l'estomac & pour ceux qui sont fatigués pour avoir été à cheval ou pour avoir tiré des armes. DIOSCORIDE, *Lib. V. cap.* 56.

BUNIUM, βούνιον, *Persil d'eau*. Voyez *Apium*.

BUP

BUPEINA, βούπεινα, de βοῦ, *particule augmentative*, & πεινάω, *souffrir la faim*. Voyez *Boulimos*.

BUPHAGOS, βούφαγος, est le nom d'un antidote contre la colique, dont on trouve la description dans Marcellus Empiricus, *cap.* 29.

BUPHTHALMUM, Offic. Chab. 364. *Buphthalmum cotulæ folio*, C. B. 134. Raii Hist. 1. 341. *Buphthalmum peregrinum*, Alph. Exot. 221. *Buphthalmum alterum, cotulæ folio*, Park. 1371. *Buphthalmum peregrinum Alpino*, ejusd. 1371. *Buphthalmum verum*, Ger. 607. Emac. 746. *Buphthalmum tenuifolium*, *folio millefolii ferè*, J. B. 3. 124. Hist. Oxon. 3. 16. *Chrysanthemum cotulæ folio*, Her. Cat. 145. *Chrysanthemum folio cotulæ*, Flor. 2. 46. *Chrysanthemum alterum, cotula latiori folio*, P. Al. *Cotula flore luteo radiato*, Elem. Bot. 396. Tourn. Inst. 495. *Oeil de bœuf.*

Cette plante, que quelques-uns nomment *cachlan*, pousse des tiges tendres & grêles, avec des feuilles semblables à celles du fenouil, & des fleurs jaunes, plus larges que celles de l'*anthemis*. Elle a la figure d'un *œil de bœuf*, & c'est ce qui lui en a fait donner le nom. Elle croît dans les champs & auprès des villes.

Les feuilles broyées avec du cérat, résolvent les tumeurs œdémateuses & les duretés. On prétend que l'*œil de bœuf*, pris en décoction au sortir du bain, rétablit ceux qui ont la jaunisse, pourvu qu'ils en usent quelque tems. DIOSCORIDE, *Lib. III. cap.* 156.

L'*œil de bœuf* est une plante qui jette un grand nombre de branches, d'où sortent des feuilles aîlées pareilles à celles du mille-feuille, mais plus courtes, plus dures, & quelque peu blanches & velues. Chaque tige est terminée par une fleur corymbifere très-large, d'un jaune foncé comme le souci, dont la bordure du milieu est large, & les pétales courts & fermes. Sa racine est petite & fibreuse: elle croît sans culture dans quelques provinces septentrionales d'Angleterre, & fleurit au mois de Juin & de Juillet.

On l'emploie rarement ou jamais: celle qu'on appelle *œil de bœuf* dans les boutiques, est la *bellis-major*. MILLER, *Bot. Off.*

Il y a une autre espece d'*œil de bœuf*, que l'on distingue comme il suit.

BUPHTHALMUM GERMANICUM, Offic. *Buphthalmum vulgare*, Raii Hist. 1. 341. Synop. 3. 18. Ger. Emac. 747. *Buphthalmum tanaceti minoris folio*, C. B. Pin. 134. Chomel. 2. 692. Boerh. Ind. A. 106. Tourn. Inst. 49. Elem. Bot. 396. Rupp. Flor. Jen. 136. Dill. Cat. Giss. 159. Buxb. 47. *Buphthalmum Matthioli sive vulgare, millefolii foliis*, Park. Theat. 1370. *Chamæmelum Chrysanthemum quorundam*, J. B. 3. 122. *Chamæmelum Chrysanthemum quorundam: Buphthalmum multis*, Chab. 363. *Chrysanthemum perenne*, *brevioribus & incanis foliis tanaceti instar alatis*, Hist. Oxon. 3. 20.

Cette plante passe pour être apéritive, vulnéraire & bonne pour la jaunisse. On la trouve cependant très-rarement dans nos boutiques.

Miller en compte cinq especes différentes.

BUPLEUROIDES, βουπλευροειδὴς, de βούπλευρον, *bupleuron*, & εἶδος, forme ou figure ; c'est-à-dire, plante dont la figure approche beaucoup de celle du *bupleuron* ou *percefeuille*.

Voici sa description.

Les feuilles naissent de deux en deux, ou trois à trois au même endroit. L'extrémité du pédicule porte un ovaire de figure oblongue, dont le sommet est terminé par une fleur herbeuse à cinq pétales, dans lesquels sont enfermés cinq étamines. L'ovaire a un tube ouvert en deux, dont les sommets sont à rebours & fort rudes. Lorsqu'il est mûr, il se change en deux semences longuettes. Ses fleurs sont disposées en parasol. Elle est vivace. Miller, *Diction.*

On ne lui attribue aucune vertu médicinale.

BUPLEURON, βούπλευρον, de βοῦς, *un bœuf*, & πλευρὸν, *côté*, à cause qu'elle passe pour causer une crépitation dans les flancs du bœuf : mais il y a plus d'apparence que c'est à cause qu'elle sert de couche à cet animal. Il peut encore se faire qu'on lui ait donné ce nom à cause que ses feuilles ressemblent aux côtes du bœuf ; ou de βοῦ, grand, & πλευρὸν, côté, comme qui diroit *grand côté*. Miller, *Diction.*

Voici comment on distingue la plante à qui l'on donne communément ce nom.

Bupleurum, Offic. Ind. Med. 23. *Bupleurum folio subrotundo, sive vulgatissimum*, C. B. Pin. 178. Rupp. Flor. Jen. 226. Raii Hist. 1. 473. Tourn. Inst. 309. *Bupleurum angustifolium herbariorum*, Elem. Bot. 259. *Bupleurum angustifolium*, Buxb. 47. *Bupleurum perenne, longis & angustis foliis incurvis*, Hist. Oxon. 3. 300. *Auricula leporis umbella lutea*, J. B. 3. 200. Chab. 409. *Perce-feuille.*

Cette plante croît aux lieux montagneux, & fleurit aux mois de Juillet & d'Août. On l'emploie dans la Medecine en qualité de dessiccatif, d'apéritif & de discussif. Elle provoque l'urine & la sueur, & déterge les plaies. Zwing. Theat. Dale.

Les feuilles d'embas de cette plante sont quelquefois ovales, & beaucoup plus larges que les autres ; elles sont assez bien dessinées, ainsi que la racine dans la figure de Tragus : cette plante est très-bien décrite dans Cordus, qui l'a appellée *hysophyllon*, & qui s'est servi de la figure de Tragus. Les figures que les autres Auteurs en ont données, ne représentent que les feuilles qui accompagnent la tige de cette espece de *bupleurum*, & qui sont semblables à celles du chien-dent : voilà pourquoi elles expriment aussi-bien une autre plante de même genre qui naît en Provence & en Languedoc, mais qui est annuelle. M. Magnol l'a nommée *Bupleurum annuum, angustifolium*, Bot. Monsp. Cet Auteur a remarqué que c'est l'*Auricula leporis Monspeliensium, plantaginis minoris folio*, Gesn.

La figure de Dodonée ne représente pas mal cette plante.

C. Bauhin a confondu la plante de Gesner avec celle dont nous parlons : elle est très-commune aux environs de Seve auprès de Paris. Tournefort.

BUPRESTIS, Offic. Aldrov. de Insect. 487. Jonf. de Insect. 78. Mouff. Insect. 141. Charlt. Exer. 48.

C'est une espece de mouche cantaride dont on fait usage dans la Medecine, de même que des chenilles qui viennent sur les pins, excepté qu'il est besoin, pour conserver ces dernieres, de les faire rôtir quelque peu sur la cendre chaude dans une poelle.

Toutes ces mouches possedent une qualité chaude, septique & capable de causer une ulcération ; ce qui fait qu'on en met dans les médicamens destinés pour la cure du carcinome, de la lepre & de la dartre vive. Employées dans les pessaires émolliens, elles excitent les regles aux femmes. Quelques Auteurs assurent que les cantarides mêlées avec des remedes convenables, guérissent l'hydropisie en provoquant l'urine ; & d'autres ont écrit que leurs aîles & leurs piés, pris intérieurement, résistent au poison. Dioscoride, *Lib. II. cap. 66.*

Buprestis, βούπρηστις, est dérivé de la particule augmentative βοῦ, & de πρηστὴρ, un incendiaire, de πρήθω, brûler, à cause que cet insecte possede une qualité extremement inflammatoire : ou, à ce que d'autres prétendent, de βοῦς, un bœuf, & du mot précédent ; car si un bœuf avale cette mouche en paissant, elle excite dans son ventre une inflammation violente qui le fait enfler & mourir. Castelli. Blancard.

Voici ce qu'en dit Pline, *Lib. XXX. cap.* 4. « Cette « mouche est rare en Italie : elle ressemble à un escar« bot, & est extremement pernicieuse aux bêtes à » cornes qui l'avalent en paissant, & c'est de-là qu'el« le tire son nom ; car elle affecte tellement leur fiel, « qu'elle cause une inflammation & une rupture de sa « vésicule. Les Grecs, dit le même Auteur, *Lib. XXII.* « *cap.* 22. par un défaut extraordinaire de réflexion, « l'ordonnent comme un aliment, en même-tems qu'ils « la regardent comme un poison, comme cela paroît « par le soin qu'ils prennent d'indiquer les remedes « qu'elle exige, & par le nom qu'elle porte, & qui prou« ve qu'elle en est un au moins pour les bêtes à cornes, « qu'elle fait mourir. » Vegetius, *Artis Veterinariæ Lib. III. cap.* 78. dit : « que si un cheval vient à avaler « une *buprestis* en paissant, son ventre s'enfle, il quitte « le pâturage & rend ses excrémens peu à peu, dans « lequel cas on doit le seller aussi-tôt, & le faire cou« rir. »

Galien, dans son *Exegesis*, donne du *buprestis* la description suivante : τό τε ζῶον τὸ τῇ κανθαρίδι παραπλήσιον, ἔτι δὲ καὶ τὶ λάχανον ἄγριον, οὗ μέμνηται Διοσκορίδης ἔν τε τῷ πρώτῳ τῶν ὑγιεινῶν, καὶ ἐν τῷ περὶ λαχάνων. « Le *bu*« *prestis* est un animal fort approchant de la cantaride, « & une plante sauvage dont parle Dioscoride dans son « Livre des choses salutaires, & dans son Traité des « herbes potageres. » Hippocrate se sert souvent de l'insecte appellé *buprestis*, *Lib. I.* περὶ γυναικ. & *Lib.* περὶ γυναικ. φύσ. dans les pessaires pour la suffocation de matrice, & pour exciter les regles. Theophraste met le *buprestis* au rang des herbes potageres, *Hist. Plant. Lib. VII. cap.* 8.

Le *buprestis*, βούπρηστις est un petit insecte semblable à la mouche cantaride, qui fait enfler & mourir les bœufs qui l'avalent ; ce qui lui a fait donner ce nom. Le βούπρηστις est encore une sorte d'herbe potagere, *Hesychius*, βούπρηστις λαχάνου εἶδος, « le *buprestis*, &c. » Si l'on a donné le nom de *buprestis* à cette plante, ce n'est pas parce qu'elle fait enfler le bœuf, mais à cause qu'elle est de l'espece de plante appellée *prestis*, je ne sai pour quelle raison. De même βουλάπαθον, *bulapathum*, est le grand lapathum ; & βουσέλινον, *buselinum*, une grande espece d'ache ; & βουσύκα, *busyca*, une grosse figue. Pline ayant ignoré que le mot *buprestis* signifie deux différentes choses sous le même nom, dit, *Lib. XXII. cap.* 22. *Buprestim magna inconstantia Græci in laudibus ciborum etiam habuere, iidemque remedia tanquam contra venenum prodiderunt. Et ipsum nomen indicio est boum certe venenum esse, quos dissilire degustata fatentur.* « Les Grecs, &c. » Voyez ci-dessus. On doit encore plus s'étonner du peu d'attention de Pline qui blâme la contradiction dans laquelle les Grecs sont tombés au sujet du *buprestis* ; car le *buprestis* qui empoisonne les gros bestiaux est tout-à-fait différent de celui que les Grecs mettent au nombre des alimens : celui-ci est une plante potagere, & l'autre un insecte. Lors donc qu'ils ordonnent des remedes contre le *buprestis*, c'eſt contre l'inſecte : lorſqu'ils l'ordonnent dans les alimens, c'eſt de la plante qui porte ce nom qu'ils veulent parler. Le nom eſt donc le même, mais non pas la choſe : peut-être même que l'étymologie de ce nom eſt tout-à-fait différente. Les Grecs diſtinguent fort clairement le *bupreſtis* par les mots ſuivans : βύπρηςις τό τι ζῶον, &c. Voyez ci-deſſus. Pline confond nonſeulement les choſes qui ſont réellement homonymes, mais quelquefois auſſi celles dont les noms ont quelque reſſemblance, ou qui ne different que par l'accent. C'eſt ainſi qu'il fait de (*l'adiantum*) ἀδίαντον, une plante potagere, lorſqu'il eſt queſtion de l'acanthe, ἄκανθα, (ou *acanthum*;) il confond de même l'ἰλξίνη avec l'ἰξίνη de Theophraſte, ſans compter une infinité d'autres mépriſes ſemblables. Saumaise, *Prolegom. in Homonym. Hyl. Iat. p.* 3.

Cet inſecte paroît être une eſpece de cantharide: mais il a le corps plus long, & les tégumens de ſes aîles paroiſſent être par-dehors, d'une couleur verte tirant ſur le jaune, ou plutôt de couleur d'or. Ses jambes ſont auſſi un peu plus longues & un peu plus groſſes. Ses yeux ſont fort enfoncés, & il ſort de ſon front à côté des yeux, deux longues cornes fort diſtinctes. Sa tête eſt petite, ſa trompe large, dure, forte, faite en forme de tenaille & armée de dents, avec leſquelles il fait des morſures cruelles. Son ventre n'eſt point rond, mais de figure oblongue. Dale.

BUR

BUR eſt un terme dont ſe ſert Van-Helmont, & dont on comprendra mieux la ſignification par le paſſage où il ſe trouve, que par tout ce que j'en pourrois dire. Le voici : « l'eau en ſe corrompant (*fracaſcens*) dans la « la terre acquiert une ſemence locale ou naturelle (*in-* « *ſitum*) ; ce qui fait qu'elle ſe convertit ou en une li- « queur que j'appelle *Leſſas*, qui ſert de nourriture à « toutes les plantes, ou en un ſuc minéral appellé *bur*, « ſuivant l'eſpece choiſie par la nature de la ſemence ». *Elementa*, 13.

BURAC. Différens ſels que quelques-uns diſtinguent en *Baurac*, *Denequat*, *Borago*, *Borax*, *Uritar & Angar*. Ruland.

BURDO, BURDUS, *poulain. Aldrovand. de Quad. Lib. I. cap.* 4. recommande beaucoup le foie & les teſticules de cet animal, auxquels il attribue de très-grandes vertus. Castelli.

BURDUNCULUS, eſt le nom d'une plante dont il eſt parlé dans *Marcellus Empiricus*, qui l'appelle auſſi *lingua bovis*.

BURINA, *poix*. Ruland.

BURIS, eſt le nom qu'Avicenne donne à une hernie ſkirrheuſe, cauſée par la qualité pierreuſe d'un abſcès. Castelli.

BURNEA, *poix*. Johnson.

Je crois qu'il veut dire *Burina*.

BURRHI SPIRITUS MATRICALIS, *Eſprit de Burrhus pour les maladies de la matrice*.

On le prépare de la maniere ſuivante.

Prenez *du maſtic*, *de la myrrhe*, *de l'oliban*, } *de chaque*, 2 *onces*. ;

Broyez ces drogues enſemble, & ajoutez-y

d'eſprit de vin rectifié, vingt-quatre onces,

Mettez-les en digeſtion pendant quatre jours, & tirez-en enſuite les trois quarts par la diſtilation.

Boerhaave emploie ſouvent cette compoſition dans ſes ordonnances.

BURSA PASTORIS, Offic. Ger. 214. Emac. 276. Mer. Pin. 17. *Burſa Paſtoris major vulgaris*, Park. Theat. 866. *Burſa Paſtoris major*, Merc. Bot. 1. 24. Phyt. Brit. 18. *Burſa Paſtoris major, folio ſinuato*, C. B. Pin. 108. Rupp. Flor. Jen. 68. Tourn. Inſt. 216. Elem. Bot. 185. Boerh. Ind. A. 2. 9. Buxb. 48. *Burſa Paſtoris major, capſula cordata, foliis laciniatis*, Hiſt. Oxon. 2. 304. *Burſa Paſtoria*, J. B. 2. 936. Chab. 295. Raii Synop. 3. 306. Dill. Cat. Giſſ. 45. *Thlapſi fatuum, Burſa Paſtoris dictum*, Raii Hiſt. 1. 838. Synop. 2. 176. Dale. *Tabouret*, *Bourſette*, *Bourſe ou Malette à Berger*.

Les feuilles inférieures de cette plante rampent ſur la terre, elles ſont longues de trois ou quatre pouces, étroites, découpées & quelque peu velues. Sa tige eſt mince, haute d'un pié, branchue vers ſon ſommet, garnie d'un petit nombre de feuilles entieres qui ſont pointues, fort ſerrées & ſans queues. Ses fleurs ſont petites, blanches, en croix ou compoſées de quatre petales. Il leur ſuccede trois fruits quarrés en forme de bourſe, qui renferment de très-petites graines de couleur fauve ou rouſſâtres. Sa racine eſt blanche, ligneuſe, pleine de fibres, & n'a preſque aucun gout. Cette plante croît par-tout, parmi les vieilles décombres, ſur les hauteurs & les murailles, & porte des fleurs pendant tout l'été. Miller, *Bot. Offic.*

Le *tabouret* eſt d'un gout d'herbe un peu ſalé, & comme déterſif. Le ſuc de ſes feuilles rougit un peu le papier bleu ; ce qui fait conjecturer que dans cette plante, le ſel ammoniac, qui eſt dans le ſel naturel de la terre, a pris le deſſus ſur les autres principes. Ce ſel ammoniac eſt diſſous dans une portion conſidérable de phlegme, il eſt moderé par beaucoup de terre & par un peu de ſoufre.

Cette plante ne donne pas beaucoup d'acide par l'analyſe chymique, tout ce qu'on en tire eſt preſque alcalin : Il y a peu de plantes qui donnent plus de ſel volatil concret, plus de fixe lixiviel, & plus de terre. Ces principes mêlés enſemble, rendent le *tabouret* propre à fondre le ſang, lorſqu'il eſt épaiſſi par des acides étrangers, qui l'empêchent de paſſer avec ſa viteſſe ordinaire, des arteres dans les veines, à quoi l'on doit rapporter la plupart des fluxions : d'ailleurs la terre qui ſe trouve dans cette plante s'imbibe aiſément des ſéroſités qui cauſent le relâchement des fibres ; ainſi du conſentement de tous les Auteurs, elle eſt vulnéraire & aſtringente, on la croit auſſi fébrifuge & adouciſſante. Le ſuc de ſes feuilles bu, depuis quatre onces juſqu'à ſix, eſt d'un grand ſecours dans toutes les pertes de ſang, & même dans les fluxions accompagnées d'inflammations. On en fait bouillir une poignée dans un bouillon dégraiſſé ; on l'emploie dans les tiſanes, dans les lavemens & dans les cataplaſmes. Son eau diſtilée n'a preſque point de vertu ; ce n'eſt que le phlegme ſéparé des autres principes.

On la trouve preſque pendant toute l'année ; car elle ſe ſeme d'elle-même vers la fin de l'été. Tournefort, *Hiſt. des Plant.*

Ceux-là ſe trompent qui attribuent la qualité ſtyptique & aſtringente du *tabouret* à ſa froideur ; car, ſemblable à l'alcohol du vin, cette plante agit par une qualité chaude & acre qui fortifie & reſſerre les vaiſſeaux & qui coagule les liqueurs par ſa chaleur, lorſqu'on la pile & qu'on l'applique ſur les plaies, ou lorſque dans le ſaignement de nez on tire ſon ſuc par le nez, ou qu'on introduit dans les narrines une tente qu'on a trempée dedans. On emploie le *tabouret* dans les cataplaſmes diſcuſſifs & les préparations fébrifuges qu'on applique au poignet, de la même maniere & dans la même intention que les autres médicamens chauds & irritans.

Lorſque Borelli, *Cent. III. Obſerv.* 27. aſſure qu'un morceau de *tabouret* pilé de la groſſeur d'une noix ordinaire mis dans l'oreille, appaiſe le mal de dent ; je croirois que cet effet vient moins de la froideur de cette plante que de sa chaleur qui aiguillonne les nerfs & dissipe la cause de la maladie. De savoir si lorsqu'on l'applique sur la nuque du cou, ou sous les aisselles, ou qu'on la serre dans la main, jusqu'à ce qu'elle soit devenue chaude, ou qu'on la met sous la langue, elle arrête le saignement de nez ; c'est ce que l'expérience seule peut décider.

Le célebre Pauli assure avoir connu un homme qui fut guéri d'un crachement de sang, par le moyen de cette plante, dont il mettoit une poignée durant l'accès entre ses bas & la semelle de ses souliers, & sur laquelle il marchoit ensuite. Mais il est bon de savoir en même-tems que le malade recevoit par la bouche la fumée du meilleur soufre naturel qu'il pût trouver.

On prétend que le *tabouret* appliqué à la plante des piés est un excellent remede pour le mal de tête. Son suc, si l'on en croit Etmuller, guérit les ulceres des oreilles; appaise les inflammations de toute espece étant mêlé avec du vinaigre & des poireaux, dissipe la goute qui provient de chaleur, les tumeurs inflammatoires des parties naturelles & les éréfipeles. Le suc qu'on en tire par expression, pris intérieurement à la dose de quatre ou six onces, passe pour un remede efficace dans le crachement de sang, le flux immodéré des regles, le pissement de sang, la diarrhée, la lienterie & la gonorrhée. On en fait aussi des décoctions avec du vin rouge ou de l'eau commune dans laquelle on a éteint un morceau d'acier, ou dans du bouillon de viande maigre. Ces décoctions prises en lavement passent pour arrêter la diarrhée. Etmuller recommande dans les gonorrhées une once du suc qu'on en tire par expression, ou deux onces de sa décoction avec trois ou quatre grains de camphre. L'eau styptique de *tabouret*, dont on fait si grand cas dans les flux & les hémorrhagies de l'utérus, de la bouche, & du nez, pour déterger les ulceres & pour appaiser la chaleur, se prépare de la maniere suivante.

Prenez *des feuilles de tabouret, telle quantité qu'il vous plaira,*

Coupez-les par morceaux & ajoutez à chaque livre,

d'alun crud,
de vitriol de mars, } *de chaque, demi-once;*
d'eau, une quantité suffisante.

Mettez le tout en infusion pendant dix à douze jours, & distilez-le à la maniere ordinaire. LE MORT, *Lib. II. cap.* 37.

La plante appellée *Bursa Pastoris major, folio non sinuato,* a les mêmes vertus que la précédente.

BURSA TESTIUM, la bourse ou le sac qui renferme les testicules. Voyez *Scrotum.*

BURSALIS MUSCULUS, μῦς βυρσοειδὴς ; est le nom que l'on donne à l'obturateur interne de la cuisse. CASTELLI. Voyez *Marsupialis.*

BUS

BUSELINUM, βυσέλινον, *carotte sauvage.* Ce nom signifie une grande espece d'ache. BLANCARD.

BUSSII SPIRITUS BEZOARTICUS, *Esprit bézoardique de Bussius.* Cet esprit porte le nom de Bussius célebre Medecin de Dresde, qui en est l'inventeur. On s'en sert généralement dans toute la Saxe, & il mérite d'autant mieux que nous en fassions mention dans cet Ouvrage, qu'il passe pour un sudorifique & un diurétique excellent lorsqu'on l'emploie à propos. Il possede aussi une qualité antispasmodique admirable, étant mêlé avec ma liqueur anodyne. Voyez *Vitæ Balsamum.*

Son odeur est extremement agréable, il n'a rien de dégoutant ni qui sente l'empyreume.

Toute sa préparation ne consiste qu'à mêler ensemble les esprits volatils huileux & urineux des animaux avec de l'esprit de vin extremement rectifié & quelques especes balsamiques, & à les distiler à un feu convenable. On a par ce moyen un esprit imprégné d'un sel volatil, une huile empyreumatique, & des particules résineuses, sulphureuses & balsamiques d'un gout & d'une odeur fort agréable.

On prépare cet esprit de plusieurs manieres, mais celle qui suit me paroît préférable à toute autre.

Prenez *de l'esprit d'ivoire saoulé de quelque huile subtile & de sel volatil,* } *environ deux onces,*
sel ammoniac, quatre onces,
cendres gravelées, dissoutes auparavant dans l'eau, onze onces,
ambre réduit en poudre très-fine, demi-livre,
huile naturelle de cedre ou de genievre, demi-once.

Mêlez comme il faut toutes ces drogues dans une cucurbite de verre & distilez-les au feu de sable. Elles vous donneront un esprit qui possede les vertus dont nous avons fait mention ci-dessus. Il s'éleve d'abord dans l'alembic un sel volatil que l'esprit dissout ensuite peu à peu.

On doit observer ici que l'on peut substituer aux drogues précédentes, le baume du Pérou, ou l'écorce récente d'orange ou de citron, ou les baies de genievre, ou quelque poudre aromatique & balsamique.

Dans ce procedé il monte dans le récipient un esprit aussi limpide que l'eau ; mais qui jaunit d'autant plus qu'on l'expose plus long-tems à l'air, de sorte qu'il devient rouge à la fin. Il ne change point de couleur lorsqu'on le garde dans une bouteille bien fermée, ce qui prouve que l'air seul est la cause de ce changement. Je suis même persuadé que l'acide de l'air le plus simple & le plus naturel contribue beaucoup à cette altération; car on ne sauroit croire combien il rehausse la couleur du soufre & de l'huile.

Cet esprit contient une grande quantité de sel volatil huileux; car plus le sel volatil est imprégné & mêlé intimement avec l'huile, plus aussi s'unit-il aisément avec l'esprit de vin qui est parfaitement rectifié. On peut même le précipiter en mêlant avec cet esprit quelques gouttes d'huile de vitriol, qui produit la coagulation & la précipitation de ce sel au fond du vaisseau, où il s'attache fortement à ses parois. Une chose qui mérite d'être observée est, que cet esprit volatil de *Bussius* a la vertu presque incroyable d'altérer & de chasser toutes sortes d'acides, quoique sans violence; & ces effets sont suivis de différentes circonstances. Par exemple, si l'on verse une partie d'esprit de nitre ou d'eau-forte sur trois parties de cet esprit, toute l'acidité s'évanouit, sans aucune ébullition considérable & sans que rien se précipite au fond. Le mélange acquiert un gout nitreux fort doux, & laisse lorsqu'on le fait évaporer sur une cuillere d'argent à la chaleur de la flamme d'une chandelle, un sel d'une odeur extremement nitreuse. Ce mélange, à raison du sel volatil nitreux qu'il contient, possede plusieurs vertus admirables; car dans les maladies aiguës, où les remedes volatils ne font d'aucun usage, à cause du mouvement violent & de l'effervescence du sang, cet esprit étant mêlé avec celui de nitre & rendu plus tempéré, procure tout le soulagement qu'on peut souhaiter, en évacuant sans violence la matiere morbifique.

Lorsqu'on mêle l'esprit de *Bussius* avec de l'esprit de sel fortement concentré, il survient une effervescence beaucoup plus grande que dans le premier cas ; l'acide est de même surmonté en très-peu de tems, & la liqueur devient salée. On peut la donner avec succès dans les maladies de l'estomac qui détruisent l'appétit, pour dissoudre les crudités visqueuses. Cet esprit étant mêlé avec de l'huile distilée de vitriol, il se fait sur le champ une effervescence, la liqueur devient trouble & tout le sel volatil se précipite. Ce mélange n'a aucune acidité & possede au contraire une odeur fort agréable.

Voici, à ce qu'il me semble, la raison pour laquelle il se fait une concrétion & une précipitation du sel volatil, lorsqu'on le mêle avec l'huile concentrée de vitriol.

L'huile de vitriol étant extremement acide, s'unit avec l'esprit inflammable du vin, qui est une substance huileuse; d'où il arrive que le sel volatil qu'elle contient se précipite. Mais il ne résulte aucune précipitation du mélange des autres acides, qui sont plus foibles & incapables de s'unir si intimement avec l'esprit inflammable du vin.

On peut des expériences précédentes tirer la conséquence suivante, qui est d'une extreme importance dans la pratique de la Medecine; savoir, que l'on peut donner cet esprit, qui contient une grande quantité de sel volatil huileux, à grandes doses & sans rien craindre, dans les maladies, surtout dans celles qui sont chroniques, lorsqu'un acide copieux & pénétrant s'étant logé dans les replis de l'estomac & des intestins, cause du dérangement dans ces parties, comme cela arrive surtout dans les affections hypocondriaques. FRED. HOFFMAN, *Obs. Physico-Chym.*

BUSTA, ulcere occasionné par du poison. RULAND.

BUT

BUTEO, *Busard* ou *buse.*

Buteo, Offic. Jonf. de Avib. 11. Charlt. Exer. 72. Gesn. de Avib. 39. Raii Ornith. 70. *Buteo vulgaris*, Will. Ornith. 29. *Buteo sive triorchis*, Aldrov. Ornith. 1. 363. Bellon. des Ois. 109. Mer. Pin. 171. *Buteo vulgaris sive triorchis*, Raii Synop. A. 16. *Accipiter, buteo*, Schw. A. 187. DALE.

Les testicules sont la seule partie de cet animal que l'on emploie dans la Medecine.

Leur décoction avec du miel & de l'eau de pluie, passe pour exciter à l'amour. DALE, d'après *Johnson.*

BUTIGA, enflure de tout le visage, qu'on appelle encore *gutta ruonia* ou *rubea.* RULAND.

BUTLER, Irlandois, inventeur d'une pierre d'une efficacité extraordinaire dans la cure de plusieurs maladies dangereuses. On prétend qu'il avoit trouvé le secret de convertir le plomb & le mercure en or. Ce qu'il y a de vrai est, que le Roi Jacques I. en faisoit grand cas, & que Van-Helmont lui fit l'honneur d'intituler un de ses Ouvrages du nom de *Butler.* Il y rapporte un grand nombre de cures surprenantes faites, selon toutes les apparences, par le moyen de cette pierre, & entre autres, que dans le tems que *Butler* étoit détenu prisonnier dans le Château de Vilvorden dans le Brabant il apprit un soir qu'un Religieux Franciscain appellé Bailly, qui avoit acquis beaucoup de réputation dans la Province de Bretagne, par le talent qu'il avoit pour la Chaire & qui étoit dans le même Château que lui, avoit le bras attaqué d'un fâcheux érésipele. Il en eut pitié, & ayant trempé dans une cuillerée d'huile d'amandes douces une petite pierre qu'il avoit, il la donna au Geolier : « Portez, lui dit-il, cette huile à ce « Religieux, quelque quantité qu'il en prenne, il en « recevra sa guérison dans une heure au plutard. » Cela arriva effectivement comme il l'avoit prédit, au grand étonnement du Geolier & du malade, qui ne pouvoit s'imaginer comment sans avoir pris en apparence aucun remede, il pouvoit être guéri; cependant l'enflure de son bras gauche toute considérable qu'elle étoit, diminua à un tel point, qu'on eut eu bien de la peine à la distinguer encore. Je vins le lendemain, dit Van-Helmont, au Château de Vilvorden à la priere de plusieurs personnes de distinction, pour m'assurer moi-même de la vérité des faits qu'on attribuoit à ce personnage, & c'est là que je liai amitié avec *Butler.* Je fus témoin pendant le peu de tems que je demeurai avec lui, d'une cure extraordinaire qu'il opéra sur une Blanchisseuse qui étoit affligée depuis quinze ans d'une migraine insupportable, & qu'il guérit dans un instant. Il trempa de nouveau sa pierre dans une cuillerée d'huile d'olives, il la retira un moment après; & après l'avoir léchée pour en détacher l'huile, il la remit dans son gousset. Il versa cette huile dans un petit flacon de la même liqueur, & ordonna qu'on en mît une goutte sur la tête de cette bonne femme, qui se trouva guérie dans un moment sans avoir jamais été malade depuis. Comme je parus étonné de cette cure, il me dit en riant : « Mon cher ami, vous ne serez jamais qu'un « novice dans votre art, quelque tems que vous viviez, « tant que vous ne viendrez point à bout de guérir tou- « tes les maladies par un seul remede. » Je fus d'autant moins surpris de ce compliment, que j'avois oui parler de plusieurs cures aussi surprenantes que Paracelse avoit opérées par le moyen de son *Arcane*, que ce qu'on m'en avoit dit se trouvoit confirmé par ce que je voyois, & par ce que je m'attendois à voir encore. J'avouerai cependant que cette méthode de guérir me paroissoit étrange & que je ne savois qu'en penser. Je lui dis qu'il y avoit un Seigneur à la Cour de Bruxelles appellé le Vicomte de Ghent & frere du Prince d'Episnoy, que la goutte tourmentoit si fort, qu'il ne pouvoit s'appuyer que sur un seul côté, & qui étoit outre cela défiguré par un grand nombre de *nodus.* Si vous voulez, me dit-il, en me prenant la main droite, que je le guérisse, il n'y a rien que je ne fasse pour l'amour de vous. Je lui repondis que j'en serois très-aise, mais que ce Seigneur avoit une telle aversion pour les remedes, qu'il aimeroit mieux mourir mille fois, que d'en prendre la moindre dose. « Cela n'importe, « me répondit *Butler*, tout ce que j'exige de lui est, « qu'il touche tous les matins cette pierre du bout de « sa langue, & que trois semaines après à compter du « jour qu'il commencera à user de mon remede, il lave « ses *nodus*, tant ceux qui lui font du mal, que ceux « qui sont insensibles, avec son urine, & je lui pro- « mets de le mettre sur pié en peu de tems. » Ravi d'une telle promesse, je retournai à Bruxelles pour en faire part à ce Prince. « Allez vous-en dire à *Butler*, « me dit ce Seigneur, que s'il me rend la santé, il au- « ra de moi tout ce qu'il voudra. Qu'il demande la « somme qu'il jugera convenable, je vais pour sa sure- « té la déposer entre les mains de qui il m'indiquera. » Je ne saurois exprimer qu'elle fut la colere de *Butler* lorsque je lui appris le jour suivant cette nouvelle. « Votre Prince, me dit-il, est un insensé, il est indi- « gne que je lui fasse du bien, dites-lui de ma part que « je n'ai nul besoin de son argent, & que je m'estime « autant que lui. » Je ne pus jamais venir à bout de lui faire effectuer sa promesse. Je commençai donc à soupçonner que ce que j'avois vu n'étoit qu'un véritable songe. Mais il arriva quelque tems après qu'un ami de *Butler* qui avoit une Verrerie à Anvers, & que son trop d'embompoint incommodoit, pria ce Chymiste de vouloir bien le débarrasser de son trop de graisse. *Butler* lui donna un petit morceau de sa pierre qu'il lui ordonna de lécher une fois tous les matins pendant trois semaines du bout de la langue, & au bout de ce tems-là je le trouvai diminué d'une bonne palme à l'endroit de la poitrine, sans que sa santé en fut altérée. Cet évenement me fit croire qu'il eut pu tenir la promesse qu'il m'avoit faite de guérir le gouteux dont j'ai déja parlé. Il arriva dans ce même tems que je fus empoisonné, sans savoir par qui; j'envoyai prier *Butler* à Vilvorden de me donner un remede qui pût me sauver la vie. Je me trouvai dans un état déplorable, je sentois des douleurs dans toutes les jointures, mon pouls étoit récurrent & à la fin intermittent, je tombois dans des défaillances fréquentes & mes forces étoient entierement abattues. *Butler* qui étoit encore en prison pour lors, ordonna à mon valet de lui donner un petit pot d'huile d'olives, il y trempa sa pierre comme à l'ordinaire, & me renvoya l'huile avec ordre de n'en mettre qu'une goutte sur une des parties où je sentois de la douleur, ou si je le jugeois à propos, sur chacune d'elles. J'usai de son remede, mais je n'en reçus aucun soulagement. Sur ces entre-faites mon ennemi vint à tomber malade; & comme il étoit à l'article de la mort, il m'envoya demander pardon de l'injure qu'il m'avoit faite, ce qui me confirma dans le soupçon où j'étois qu'on m'avoit empoisonné. J'usai donc de tous les moyens que je pus imaginer pour arrêter les progrès de ce poison lent, & pour le surmonter tout-à-fait, & j'en vins heureusement à bout par une faveur du ciel toute particuliere. Ma femme qui depuis quelques mois ressentoit une douleur dans le bras gauche, qui la mettoit hors d'état de pouvoir s'en servir en aucune maniere, inquiete & chagrine du malheureux état où j'étois réduit, contracta à la fin une tumeur œdémateuse aux deux jambes, qui s'étendoit peu à peu depuis la cheville du pié jusqu'à l'aine & qui cédoit à l'impression des doigts. Comme sa maladie n'étoit occasionnée que par le chagrin que lui causoit ma situation, elle ne voulut prendre aucun remede que je ne fusse entierement rétabli. S'étant apperçue que l'huile de *Butler* n'avoit produit aucun effet sur moi, & voulant se jouer de ma crédulité devant quelques-unes de ses amies, elle en mit une goutte sur son bras. Mais quel fut son étonnement lorsque contre ses espérances, elle le trouva retabli le lendemain dans son premier état. Nous fumes tous surpris de cette guérison miraculeuse, qui engagea ma femme à frotter de cette même huile les os de ses chevilles, sur chacune desquelles elle en mit une goutte qu'elle étendoit tout autour de l'éminence de l'os. En moins d'un quart d'heure la tumeur fut dissipée & elle jouit encore aujourd'hui d'une santé parfaite, quoiqu'il se soit passé dix-neuf ans depuis cette cure extraordinaire.

Van-Helmont rapporte deux autres cures tout aussi surprenantes; l'une d'une servante qu'il avoit, laquelle ensuite d'une éréspele qu'elle avoit eue trois fois, & dont elle avoit été mal guérie, avoit sa jambe droite de couleur de plomb & extraordinairement enflée depuis le genou jusqu'aux orteils; l'autre d'une femme veuve qui pendant plusieurs mois avoit été hors d'état de se servir de sa main droite.

Je demandai, continue Van-Helmont, à *Butler* pourquoi, tandis qu'un si grand nombre de femmes avoient été guéries si promptement, je n'avois reçu aucun soulagement de son remede quoique je fusse presque aux portes de la mort & accablé de douleurs dans tous les membres & dans toutes les jointures. Il me pria de lui expliquer ma maladie, & quand il eut su qu'elle étoit l'effet du poison, il me dit: « Que la cause s'étant jettée des parties internes sur celles du dehors, j'aurois « dû boire de cette huile, & user même intérieurement de sa pierre, afin que la douleur qui étoit « confinée dans le corps & qui s'y nourrissoit, ne put « devenir topique ou externe. » Je remarquai, dit Van-Helmont, que cette huile perdoit peu à peu son efficacité, à cause que la pierre qu'on n'y avoit trempé que fort légerement, ne pouvoit altérer tout-à-fait sa substance, & ne lui communiquoit qu'une odeur que le tems venoit à bout de dissiper. Quant à la pierre, elle avoit l'apparence & le gout du sel marin fondu; cependant tout le monde sait que le sel ne peut s'unir intimement avec l'huile.

Butler guérit encore une Abbesse de grande naissance, qui depuis dix-huit ans avoit le bras droit enflé, sans mouvement, les doigts tendus & immobiles, en lui faisant seulement toucher cette pierre du bout de la langue. Ceux qui avoient été témoins de ces cures extraordinaires ne douterent plus qu'elles ne fussent l'effet de quelque sortilege ou d'un pacte que *Butler* avoit fait avec le démon; car c'est la coutume de la populace ignorante, de rapporter les évenemens qui surpassent son intelligence au démon, plutôt que de convenir de son ignorance. Je suis d'autant plus éloigné de cette opinion, que les remedes que *Butler* employoit n'avoient rien que de naturel, & de fort ordinaire, si l'on en excepte la dose, & qu'il ne se servoit d'aucunes paroles ni d'aucune cérémonie qui pût rendre sa conduite suspecte. Je crois qu'il n'est jamais permis d'attribuer à l'esprit malin les effets que Dieu opere dans la nature pour manifester sa puissance. Aucune des femmes que *Butler* a guéries, ne l'a jamais consulté comme un Magicien. Van-Helmont.

M. Boyle ne paroît pas rejetter absolument ces histoires, toutes étranges qu'elles sont. Il dit avoir appris qu'il y avoit un Gentilhomme en France, qui avoit une portion de cette pierre, avec laquelle il opéroit des cures surprenantes en la faisant seulement lécher aux malades: Et M. le Chevalier Digby ayant recherché pendant qu'il étoit en France, ce qui pouvoit avoir donné lieu à ce bruit, ne l'a pas trouvé tout-à-fait dépourvu de vérité. Il ajoute que la Veuve de Van-Helmont avoit confirmé long-tems après la mort de son mari à un de ses amis, la vérité de l'histoire que nous avons rapportée ci-dessus à son sujet. Deux circonstances concourent, ajoute-t-il, à prouver la vérité de ces faits. Premierement, Van-Helmont est d'autant plus croyable sur ce qu'il dit qu'il rapporte des cures faites par un autre que lui, & avec des remedes qui lui étoient inconnus. En second lieu, le célebre Higgius qui vivoit dans la même maison que *Butler*, parle des secrets de ce Chymiste d'une maniere qui rend croyable tout ce qu'on en dit.

BUTOMUS, Offic. Mont. Ind. 65. Cæs. 553. Raii Synop. 3. 273. Elem. Bot. 235. *Butomus flore roseo*, Tourn. Inst. 271. Boerh. Ind. A. 299. Buxb. 49. Rupp. Flor. Jen. 124. Dill. Cat. Giss. 97. *Juncus floridus*, J. B. 2. 524. Park. Theat. 1197. Raii Hist. 1. 701. *Juncus floridus paludosus*, Chab. 198. *Gladiolus palustris Cordi*, Ger. 27. Emac. 29. Mer. Pin. 46. *Gladiolus aquaticus sive palustris Cordi*, Merc. Bot. 1. 38. Phyt. Brit. 47. *Sedo affinis juncoides umbellata palustris*, Hist. Oxon. 3. 468. *Jonc fleuri.*

Cette plante a deux racines, l'une est mince & noire, est enfoncée dans la terre, tandis que l'autre qui est plus épaisse s'étend en travers sur la surface de la terre qui est autour & pousse quelques jets & un grand nombre de tiges. Ces racines ont une saveur douce, & sont gluantes lorsqu'on les met dans la bouche. Je crois que la racine la plus épaisse est la partie de la plante qui se forme la derniere dans l'espace d'un an. A mesure qu'elle croît elle jette des feuilles qui montent, & des grosses fibres blanches qui pénetrent dans la terre. Elle porte un grand nombre de feuilles molles, remplies d'une moelle spongieuse ou poreuse, triangulaires, longues, concaves à leur origine, lesquelles embrassent par des appendices membraneux une partie de la tige; mais elles sont plus plates vers leurs extrémités, sa tige a plus de deux coudées de hauteur. Elle est ronde, lisse & spongieuse, mais non concave, sans feuilles, & porte à son extrémité plusieurs fleurs disposées en forme de parasol, portées sur des pédicules minces & nuds, longues environ de la largeur de la main. Ses fleurs sont à six feuilles de couleur de chair tirant sur le rouge. Les trois pétales extérieurs sont carenés & très-larges & semblent appartenir au calyce, mais ceux de dedans sont plus petits. Le fruit qui renferme la semence est composé de six capsules purpurines terminées par quelques cornes, dans lesquelles on trouve des semences très-menues; il est environné d'environ neuf étamines qui sont quelquefois garnies de sommets de couleur de pourpre, tantôt plus longs & tantôt plus courts. Elles laissent aux doigts de ceux qui les touchent une espece de poudre jaunâtre. La base de l'ombelle est entourée de trois petites feuilles aigues.

Cette plante, si l'on en croit Cordus, aime les lieux,

gras, humides & limoneux qui sont souvent inondés par les rivieres. On la trouve ordinairement dans ce pays, sur le bords des rivieres parmi le limon. Ray, *Hist. Plant.*

Elle fleurit au mois de Juin. On n'emploie que ses feuilles en Medecine.

Elle est apéritive & propre à lever les obstructions. Dale, d'après *Joseph Monti.*

BUTYRUM, βούτυρον, ou βούτυρος, *beure*, de βοῦς, un bœuf ou une vache, & τυρὸς coagulation de lait, ou fromage.

Le bon *beure* est fait avec le lait le plus gras, tel que celui de brebis, & même avec celui de chevre que l'on bat dans un vaisseau jusqu'à ce que la partie la plus grasse s'en soit séparée.

Il est émollient & possede toutes les qualités de l'huile; ce qui fait qu'étant pris en quantité, il lâche le ventre, & qu'il tient lieu d'antidote contre le poison au défaut de l'huile. Réduit en forme de liniment avec du miel, il hâte la sortie des dents, guérit les demangeaisons des gencives & les aphthes des enfans. Employé extérieurement il adoucit la peau & dissipe les *psydracia* (*petites pustules ou éminences.*) Il est encore excellent, dans les inflammations & les duretés de l'uterus, pourvu qu'il ne soit point trop vieux, & qu'il n'ait point de mauvaise odeur. Il entre aussi dans les clysteres pour la dyssenterie & les ulcérations du colon. Il est un des ingrédiens des remedes suppuratifs, surtout dans les plaies des nerfs, des meninges de la vessie & du cou. Il a outre cela la vertu de déterger & d'incarner, & on l'applique avec succès sur la piquure de l'aspic. Il tient lieu d'huile lorsqu'il est récent, & de graisse dans la pâtisserie.

On tire la suie du *beure* de la maniere suivante:

On met du *beure* dans une lampe qui n'a jamais servi, & après l'avoir allumée, on la couvre d'un pot de terre fait en forme de tube, dont le sommet est étroit & le fond percé de plusieurs petits trous, comme un four (κλίβανος;) lorsque ce *beure* est consumé on en met d'autre, & l'on continue de même jusqu'à ce qu'on ait autant de suie qu'on en veut. On la recueille avec une plume, & on l'applique à des usages convenables.

Cette suie est dessicative & astringente, ce qui la rend un bon ingrédient dans les remedes destinés pour les maladies des yeux. Elle arrête les fluxions, & cicatrise les ulceres avec une promptitude surprenante. Dioscoride, *Lib. II. cap.* 81.

Hippocrate, dans son quatrieme Livre *de Morbis*, nous apprend que les Scythes font du *beure* avec le lait de jument.

Il y a autant de *beures* différens comme de différens laits d'animaux dont on en peut faire. Celui de vache est le plus en usage. On le doit choisir le plus frais battu qu'il se pourra, d'une saveur douce & agréable, & qui ait été fait, s'il se peut, dans le mois de Mai.

Il est nourrissant & pectoral; il lâche le ventre, il adoucit l'acreté des poisons corrosifs, il est résolutif, digestif, & propre à appaiser les douleurs & les inflammations, étant appliqué extérieurement. On en mêle dans les clysteres pour le flux de sang, & pour la dyssenterie; ou en frotte les gencives des petits enfans quand leurs dents ont de la peine à percer.

L'usage trop fréquent du *beure* relâche & débilite l'estomac, ôte l'appétit, excite des nausées & des envies de vomir, & échauffe beaucoup, principalement quand il est vieux battu.

Le *beure* contient beaucoup d'huile, & médiocrement de sel volatil.

Il convient en tous tems à toutes sortes d'âges & de tempéramens; cependant les personnes qui ont un estomac foible & debile, doivent en user modérement, aussi bien que les jeunes gens d'un tempérament chaud & bilieux, parce qu'il s'enflamme, & qu'il se tourne facilement en bile dans ces derniers.

Le *beure* n'est autre chose que la crême du lait, ou sa partie la plus grasse & la plus huileuse, que l'on a séparée du *serum* à force de battre le lait. Plus le lait contient de parties huileuses & grasses, & plus il fournit de *beure*. C'est pourquoi on en retire davantage de celui de vache que de tout autre.

Le *beure* est en usage partout, on ne fait presque point de sauce en France où il n'entre. Les Hollandois & les Peuples du Nord s'en servent encore plus fréquemment que nous; & l'on prétend que c'est ce qui contribue à la fraîcheur de leur teint.

Plus le *beure* est nouveau, plus il est agréable & salutaire: la raison en est que ses principes huileux & salins, sont pour lors étroitement unis ensemble. Quand au contraire le *beure* est un peu trop vieux, il a souffert une fermentation intérieure, qui a exalté & désuni ces mêmes principes, & qui l'a rendu un peu acre, & en même-tems huileux & désagréable. Pour empêcher cette fermentation & conserver le *beure* long-tems on le sale. Le sel agit en cette occasion en bouchant les pores du *beure*, de maniere que l'air n'y peut plus entrer avec assez de liberté pour communiquer aux parties insensibles de la matiere, un mouvement intérieur qui détruiroit en peu de tems le premier arrangement de ses parties.

Les bons effets que le *beure* produit proviennent de ses principes huileux & balsamiques, propres à rétablir les parties solides du corps en s'y attachant, à adoucir & à embarrasser les humeurs acres qu'il rencontre, & à plusieurs autres usages semblables. Quand on use du *beure* avec excès, ces mêmes principes humectent tellement les fibres de l'estomac, qu'ils leur font perdre leur vertu de ressort.

Enfin on a remarqué que le *beure* pris immodérément échauffe beaucoup. La raison en est que les parties huileuses & grasses dont il abonde sont très-aisées à s'enflammer, c'est pourquoi les bilieux ne s'accommodent point de cet aliment.

Le lait de *beure* est une espece de *serum* ou de petit lait, qui reste après qu'on a fait le *beure*. Ce lait est fort rafraîchissant & humectant. Il contient beaucoup de matiere caseuse. Lemery, *Traité des Alimens.*

Le *beure*, par le tissu & la nature de sa substance, tend à relâcher les solides & fournit aux sucs des particules légeres & adhésives. Sur ce principe, il doit faire du bien aux personnes d'un tempérament sec & qui sont sujettes à la constipation, & être extremement nuisible à celles qui sont d'une habitude lâche, humide & corpulente. La légereté & la ténacité de ses parties le rend encore sujet à s'arrêter dans les glandes & les vaisseaux capillaires des visceres, mais surtout dans les petites glandes de la peau, à causer des pustules & autres maladies de la peau. Cela se trouve confirmé par l'expérience de tous ceux qui ont gouverné des enfans, car ils ont remarqué que ceux qui usent d'une grande quantité de *beure* sont pour l'ordinaire foibles, d'une grosse corpulence, ventrus, sujets aux descentes, aux poux & à d'autres pareilles incommodités, dont ils ne sont délivrés qu'en s'abstenant de cet aliment. Quincy.

Boerhaave attribue aux huiles exprimées des végétaux les mauvaises qualités suivantes, dont il fait la comparaison avec celles du *beure*.

Ces huiles ont cela d'étrange qu'une chaleur de soixante & dix degrés les gâte sur le champ sans qu'aucun corps étranger se mêle avec elles, & les rend claires, acres, ameres, rances, jaunes, corrosives & inflammatoires, au lieu qu'elles étoient auparavant épaisses, douces, presque insipides, blanches, anodynes & relâchantes. Ces changemens surprenans arrivent au bout de quelques heures dans le fort de l'été, il n'est donc pas surprenant que l'huile récente d'amandes douces ait une qualité consolidante & humecte & relâche la bouche & le le gosier dans l'esquinancie ; & qu'elle enflamme au bout de quelques jours qu'elle est exprimée, ces parties dans une personne qui se porte bien. Elle est même d'autant plus acre lorsqu'elle a vieilli & qu'elle est devenue rance, qu'elle étoit douce étant récente. Les amandes, les noix & les pistaches deviennent extremement dégoutantes lorsqu'elles sont rances, & propres à causer l'esquinancie & la fievre, par les mauvais effets qu'elles produisent sur la bouche, la gorge, l'estomac & les intestins. Les Medecins doivent donc prendre garde lorsqu'ils ordonnent l'huile d'amandes douces dans les maladies aiguës, qu'elle soit nouvelle & qu'elle n'ait pas été gardée en été au-delà de vingt-quatre heures. La même chose arrive au *beure*, à la graisse, au lard, à la moelle, aussi-bien qu'aux huiles qu'on en tire, lesquelles bien que saines lorsqu'elles sont nouvelles, deviennent très-dégoutantes lorsqu'on les expose à la chaleur sans les avoir salées, acquierent une couleur jaune, bleue ou verdâtre, deviennent rances & corrosives. Le fromage que l'on garde long-tems acquiert une telle acrimonie, que plusieurs personnes de ma connoissance ont eu la bouche extremement enflammée pour en avoir mangé. Quels effets ne doit-il donc pas produire sur les visceres ? Tout le monde sait que l'huile que l'on fait bouillir devient jaune, rouge, noire, amere, acre & mal saine. On voit donc par-là comment l'huile peut en moins de six heures s'aigrir sur l'estomac, & changer tellement de nature, qu'on la prendroit pour de la bile lorsqu'on la vomit.

Ces observations sur la nature de l'huile, peuvent nous mettre au fait de plusieurs particularités qui concernent la Medecine, la Pharmacie & la Cuisine. BOERHAAVE.

Le babeure passe pour un aliment excellent, au printems surtout, & on le recommande particulierement pour les fievres hectiques.

Le *beure* est un excellent topique pour blanchir les dents.

Dans l'édition de *Schookins de Aversatione Casei*, imprimé à Groningue en 1664. 12. on trouve un Traité entier sur le *beure*.

Les Chymistes ont plusieurs préparations auxquelles ils donnent le nom de *beure* ; comme le *beure* d'antimoine, le *beure* d'arsenic, le *beure* de cire, le *beure* de Saturne & le *beure* d'étain.

Nous avons donné au mot *Antimonium* le procédé pour faire le *beure* d'antimoine.

Butyrum Arsenici, Beure d'Arsenic.

Prenez *d'arsenic*,
de sublimé corrosif, } *parties égales.*

Pulvérisez-les, & les ayant mêlés, mettez le mélange dans une cornue de verre que vous placerez sur le sable : adaptez-y un récipient & ayant lutté les jointures, faites distiler par un petit feu une liqueur butyreuse semblable au *beure* d'antimoine. Lorsqu'il ne sortira plus rien, retirez le récipient & mettez-en un autre à sa place rempli d'eau : augmentez le feu, & vous verrez descendre le mercure dans l'eau goutte à goutte. Continuez la distilation jusqu'à ce qu'il ne coule plus rien.

Vous pourrez vous servir de ce mercure en toute occasion comme d'un autre, après que vous l'aurez bien lavé & séché.

Le *beure* d'arsenic est un caustique très-fort, & fait escarre plus promptement que ne feroit celui d'antimoine.

REMARQUES.

Il se fait dans cette opération ce que nous avons dit qu'il se faisoit dans celle du *beure* d'antimoine. C'est que les esprits du sublimé corrosif quittent le mercure pour se lier avec l'arsenic, lequel ils entrainent en liqueur gommeuse. Le mercure ensuite étant dégagé & ne trouvant pas des soufres avec lesquels il se puisse fixer, sort en vapeurs & se condense dans l'eau. LEMERY, *Cours de Chymie.*

Beure d'Etain.

Mettez une partie d'étain & trois parties de sublimé corrosif tous deux en poudre dans une cornue. Vous aurez par le procédé dont on se sert pour avoir le *beure* d'antimoine ; le *beure* d'étain, qui est une liqueur épaisse, & qui a cela de particulier, qu'elle fume continuellement. LEMERY, *Cours de Chymie.*

BUTYRUM CERÆ. Voyez *Cera*.
BUTYRUM SATURNI. Voyez *Saturnus*.

BUX

BUXUS, Offic. Ger. 1226. Emac. 1410. J. B. 1. 496. Raii Hist. 2. 1693. Synop. 3. 445. Chab. 38. Mer. Pin. 18. Merc. Bot. 1. 25. Phyt. Brit. 18. *Buxus arborescens*, C. B. Pin. 471. Tourn. Inst. 578. Elem. Bot. 450. Boerh. Ind. A. 2. 172 Rupp. Flor. Jen. 264. *Buxus arbor vulgaris*, Park. Theat. 1428. DALE. *Buis* ou *bouis*.

Cet arbre est rarement fort gros. Son bois est dur, solide, pesant, de couleur jaunâtre & couvert d'une écorce blanchâtre. Ses feuilles sont petites, arrondies, d'un tissu fort serré & toujours vertes. Ses fleurs sont petites, jaunâtres & composées chacune de cinq feuilles. Son fruit est petit, arrondi, divisé en trois loges, & terminé par trois pointes ou cornes. Il croît sans culture dans quelques endroits de la Province de Kent & de Sury, comme aux environs de Boxhill près Darking. MILLER, *Bot. Offic.*

Les feuilles du *buis* sont ameres, sentent mauvais & rougissent très-peu le papier bleu. On tire du bois de cet arbre un esprit acide & une huile fétide. Quercetan estime fort cette huile pour l'épilepsie, pour les vapeurs & pour le mal des dents. Rectifiée & circulée ensuite avec un tiers de bon esprit de vin, elle est fort adoucissante & fort apéritive. On en fait prendre quinze ou vingt gouttes avec du sucre ou de la poudre de réglisse. On mêle cette huile non rectifiée, avec du beure fondu, pour en graisser le cancer. On en fait un liniment avec l'huile de millepertuis, pour le rhumatisme & pour la goutte. Ettmuller & plusieurs autres Auteurs soutiennent que l'on peut substituer le *buis* au gayac ; le bois de genievre au sassafras, & les racines de bardane & de benoite à la squine & à la salsepareille. TOURNEFORT, *Hist. des Plantes.*

Blegny, *Zodiacus Medico-Gallicus*, *Ann.* 2. nous dit qu'il a connu trois personnes qui avoient éprouvé par leur propre expérience qu'une grande quantité de jeunes feuilles de *buis* infusées dans trois quarts de pinte de vin blanc, étoient un remede infaillible pour les coliques pituiteuses & flatueuses, lorsqu'on boit cette infusion chaude après l'avoir coulée. Dale, *Pharmacologia*, rapporte qu'on fait aujourd'hui peu d'usage du *buis* en Medecine : mais que suivant Schroder on tire par la distilation une huile de son bois, qui est extrement narcotique & dont il fait beaucoup de cas dans l'épilepsie, le mal de dents & leur carie. Il dit aussi que Fernel met les feuilles du *buis* au nombre des purgatifs. On voit dans les Ephemerides des Curieux de la Nature, *D.* 2. *a.* 2. *o.* 155. que rien n'est meilleur pour faire croître les cheveux & leur donner une couleur jaune, que de les laver avec une lessive dans laquelle on a fait bouillir des feuilles & des branches de *buis*. La décoction des fleurs de cet arbre passe pour être sudorifique ; elles purgent violemment lorsqu'on en prend la valeur d'une dragme. Rondelet, *in Foresi. Obs. Med.* dit qu'il ne doute aucunement que les copeaux de *buis*, en conséquence de leur vertu sudorifique, ne soient propres à guérir la vérole, mais qu'on ne les emploie point à cet usage, parce qu'ils causent des maux de tête, qu'ils ont une mauvaise odeur & un gout extremement désagréable. Cependant Amatus Lusitanus s'est servi plus d'une fois de la décoction de ce bois avec beaucoup de succès. Ce même Auteur rapporte, *Cent. III. Cur.* 36. qu'il a guéri en moins de vingt jours avec la décoction de *buis* une migraine contre laquelle tous les remedes avoient été inutiles. La décoction de ce bois dans du vin rouge est très-efficace pour les maux de dents causés par des fluxions froides. Comme ce bois passe pour posséder une qualité anodyne, on en fait des cure-dents. L'huile distilée de son bois est estimée un remede excellent pour le mal des dents, les fievres, les vertiges, l'épilepsie & les hémorrhoïdes. *Schulzii Prælectiones*, & *Simon Paulli Quadripartitum Botanicum.* Le bois de cet arbre soumis à la distilation dans une retorte sur le sable, donne un esprit acide & une huile fétide empyreumatique pareille à celle que l'on tire du bois de gayac par le même procédé. Cet esprit acide étant rectifié, dissout le corail & produit plusieurs autres effets qui prouvent la conformité de sa nature avec celle des acides les plus pénétrans, comme on peut le voir dans le *Chymista scepticus de Boyle.* Si l'on met cette huile empyreumatique, que quelques-uns croyent être l'*oleum heraclium de Ruland*, dans le creux d'une dent cariée, elle en fait cesser la douleur, en brûlant son nerf, de même que celle des clous de girofle, ou telle autre huile acre & caustique. On mêle cette huile avec du beurre fondu pour en graisser les cancers, & l'on en fait un liniment avec celle de millepertuis pour le rhumatisme & pour la goute. Etant rectifiée & mise en digestion pendant quelque tems avec un tiers d'esprit de vin, elle est fort adoucissante & fort apéritive. On en donne quinze ou vingt gouttes avec du sucre ou de la poudre de réglisse. La fumée du *buis* est un excellent préservatif contre la peste, ce qui vient moins de sa mauvaise odeur, comme l'a cru Bauhin, que du sel acide dont elle abonde, & qui étant attiré avec l'air, résiste à la putréfaction à laquelle les liqueurs sont disposées pendant la peste. Il ne sera pas inutile de rechercher ce qui peut avoir donné lieu à l'opinion de ceux qui prétendent que le *buis* éteint non-seulement les désirs de la chair, mais chasse encore le diable. Toutes les substances fétides ont la vertu d'aiguillonner les nerfs, de réprimer les saillies déréglées des esprits animaux, & de guérir par conséquent les maladies hystériques qu'elles occasionnent. Personne n'ignore que les affections hypocondriaques & hystériques sont ordinairement accompagnées de mouvemens spasmodiques surprenans, que le peuple ignorant attribue au démon & à l'influence qu'il a sur le corps humain ; & comme le *buis* possede la vertu de dissiper ces maladies aussi-bien que les symptomes dont elles sont accompagnées, il dit qu'il chasse le démon, qu'il regarde comme l'auteur immédiat de ces fâcheux accidens.

Il peut se faire que la persuasion où l'on est que le buis a la vertu de chasser le diable, doive son origine à la coutume que l'on a dans quelques pays de bénir ses feuilles le jour des rameaux, au défaut d'autres plantes. Que cela soit vrai ou non, il est néantmoins certain que les Hollandois appellent le buis *palm-boom*, & son bois *palm-hout.* Je ne puis m'empêcher de rapporter à cette occasion une histoire qui se trouve dans *Levinus Lemnius*, & qui est trop singuliere pour la laisser ignorer à mes Lecteurs. « J'ai connu, dit-il, un homme, que le trop de bon sens n'incommodoit point, « qui donna à un jeune enfant des cendres de buis qui « avoit été béni le jour des Rameaux dans de l'eau bénite, en accompagnant ce remede d'une espece « d'exorcisme ridicule. Tout cet appareil, à ce que « m'ont dit ceux qui étoient présens, ne tendoit qu'à « faire cesser la fievre, & à tuer les vers dont cet enfant « étoit incommodé. La fievre en effet cessa peu de tems « après : mais le malade mourut, & ce fut-là tout l'effet « que produisit ce pieux remede. Je conseillai donc à « mes compatriotes de ne plus s'y fier à l'avenir, par- « ce que les feuilles du buis sont extremement nuisibles « au corps humain, comme cela paroît par leur puan- « teur & par l'amertume de leur gout, qui est extreme- « ment desagréable au palais.

Miller compte sept especes de buis, du nombre desquelles est le *buxus humilis*, qui possede les mêmes vertus médicinales que le *buxus arborescens.*

B U Y

BUYO BUYO, est le nom que les habitans des Isles Philippines donnent à une espece de poivre. Ray l'appelle *Piper longum Monardi.*

B Y N

BYNE, βυνὴ, *dreche.* Voici la description qu'en donne Aétius.

L'orge trempé dans l'eau jusqu'à ce qu'il ait germé, & séché ensuite au four, est appellé *byne.*

B Y R

BYRETHRUM; mot inventé par Forestus pour désigner une espece de couvre-chef, préparé avec des drogues céphaliques.

BYRSA, βύρσα; peau ou cuir dont on se sert pour faire des emplâtres.

BYRSODEPSICON, βυρσοδεψικὸν, de βύρσα, *peau*, & δέψω, *corroyer.* Cælius Aurelianus, *Chronic. L. IV. cap.* 3. recommande pour les personnes qu'il appelle *ventriculosi* ou *cœliaci*, entre autres applications sur la région ombilicale, de la laine saupoudrée avec du *rutherginarium*, appellé par les Grecs βυρσοδεψικὸν. Voyez *Sumach.*

B Y S

BYSAUCHEN, βυσαύχην, de βύω, *cacher*, & αὐχὴν, *le cou.* On donne ce nom à ceux qui cachent leur cou en élevant leurs épaules. Mais on s'en sert en général pour désigner ceux dont le cou est extremement roide.

BYSMA. Voyez *Byzen.*

BYSSUS, en terme de Botanique, est la derniere espece de mousse des douze dont il est fait mention dans la derniere édition de l'abrégé de Ray.

Byssus signifie aussi les parties naturelles de la femme.

Byssus signifie encore une espece de toile très-fine qui étoit en usage dans l'antiquité parmi les personnes du premier rang, mais qui n'est d'aucun usage en Medecine. Quelques personnes croyent que le coton qu'on nous apporte des Indes, est le vrai *byssus des* Anciens.

BYSTINI ANTIDOTUS, est un antidote dont il est souvent parlé dans Aretée. Il sembleroit qu'il possédoit les mêmes vertus que le mithridate.

B Y T

BYTHOS, βυθὸς, *profondeur.* C'est la signification qu'Hippocrate donne à ce mot dans ce passage des Préceptes ἐν παραγγελ. ἐν βυθῷ ἀτεχνίης ἐόντες; « ceux « qui sont dans la plus profonde ignorance de l'art. » Il est employé dans ce même sens dans plusieurs de ses Epîtres, surtout dans celle de Démocrite à ce Medecin, περὶ φύσεως ἀνθρώπου, touchant la nature de l'homme. Βρόγχος, εἰς βυθὸν κοιλίης τροφὴν πορθμεύει, « l'œ- « sophage conduit les alimens jusques dans la *profon-* « *deur*, ou le fond de l'estomac. »

B Y Z

BYZEN, βύζην, dans l'*Exegesis* de Galien, est traduit

par ἀθρόως ἢ πυκνῶς, « en un monceau, en un tas. » Hippocrate se sert de ce mot, *L. I.* περὶ γυναικ. où il dit, en parlant des ordinaires, χορέοντα βύζην, « coulant en abondance, » ou se pressant & s'accumulant pour ainsi dire au passage. *Lib.* περὶ φυσ. παιδίυ, αἷμα βύζην ἀπίον κατὰ μῆνα ἕκαστον, « coulant abondamment tous les mois ; » car βύζην est encore traduit dans Hesychius par ἱκανῶς & δαψιλῶς, « abondamment, copieusement. » Le mot βύζην est dérivé du verbe βύζω, ou βύω, qui signifie remplir en farcissant, condenser. Ainsi, *Lib. I.* περὶ γυναικ. εἷμα καθαρὸν καὶ βεβυσμένον., est un vêtement d'un tissu extrememement serré, auquel il oppose τὰ εἵρια ἀραῖα τε καὶ μαλθακὰ, « des habits de laine, doux & minces. » Dans le même livre, εἷμα πλῆρες ἐὸν καὶ βεβυσμένον est un vêtement bien fourni.

De βύω ou βυῶ, qui signifie boucher, obstruer, farcir, constiper, vient le mot βύσμα, *bysma* dans l'expression βύσματα ἀπὸ ἐλαιηρῶν κεραμίων, « les couvercles ou bouchons des vaisseaux où l'on enferme l'huile. » Hippocrate ordonne de mêler ces *bysmata* avec les ordures que l'on trouve dans les boutiques des Foulons, pour en faire une fumigation dans une espece particuliere d'hémorrhagie dont il parle, *Lib. II.* περὶ γυναικ. Quelques Auteurs prétendent que le *bysma* est le même que l'*amurca*, que Dioscoride, *Lib. I. cap.* 135. recommande comme très-efficace dans une infusion pour les exulcérations de l'anus, des parties naturelles & de l'utérus. Les *bysmata* dont nous venons de parler, sont vraissemblablement ces choses avec lesquelles on bouche les vaisseaux à l'huile, en les introduisant dans leurs orifices, comme cela paroît par les expressions suivantes d'Hippocrate, *Lib.* περὶ ἐπικυήσιος, παραβύσας τὸν δάκτυλον, « en y fourrant le doigt ; » & διαβύσας ἐς τὸ στόμα, « en le fourrant dans la bouche. »

C

Cette lettre dans l'Alphabet Chymique, signifie le Salpetre.

CAA

CAA-APIA. Quelques personnes ayant pensé que notre ipécacuanha gris pouvoit être le *caa-apia* de Pison, M. Geoffroy a cru qu'on ne pouvoit décider la question que par la confrontation de ces racines avec les descriptions que les Auteurs en ont données.

Le *Caa-apia*, *Pisonis Histor. Brasiliens. Caa-apia Brasiliensibus dicta, Ep. Marcgravii*, est une petite plante basse, dont la racine est longue d'un ou de deux travers de doigts, de la grosseur d'une plume de cigne & quelquefois du petit doigt, noueuse, garnie à ses côtés & à son extrémité de filamens longs de trois ou quatre travers de doigts, d'un gris jaunâtre au-dehors, blanche au-dedans, presque insipide dans les premiers momens qu'on la tient dans la bouche, d'un gout dans la suite un peu acre & piquant.

De cette racine s'élevent trois ou quatre tiges ou pédicules, menus, ronds, de la longueur de trois ou quatre travers de doigt, portant chacun une feuille large d'un travers de doigt, & longue de trois ou quatre, d'un verd luisant par-dessus, un peu blanchâtre par-dessous, chargée d'une nervure dans toute sa longueur, & traversée de quelques veines relevées en-dessous.

La fleur a son pédicule particulier; elle est ronde, radiée, approchante de la fleur du bellis, composée de plusieurs étamines, portant des semences rondes plus petites que la graine de moutarde.

Cette racine a presque les mêmes vertus que l'ipécacuanha; ce qui lui a fait donner par quelques-uns le nom d'*ipécacuanha*, mais mal-à-propos, comme l'observe Pison. Elle arrête les flux de ventre, & fait vomir aussi-bien que l'ipécacuanha, mais non pas si fortement; ce qui fait qu'on en peut donner une dose plus grande. La dose est depuis demi-dragme jusqu'à une dragme en poudre dans du vin, du bouillon, ou autre liqueur convenable.

Les Brasiliens pilent toute la plante, en expriment le suc & l'avalent. Ils se servent aussi avec succès de ce suc pour guérir les plaies des fleches empoisonnées, & les morsures des serpens en le versant dans ces plaies.

Pison ajoute qu'on trouve encore une autre espece de *caa-apia* toute semblable à celle que nous venons de décrire, à la réserve que ses feuilles sont un peu dentelées en leurs bords, & velues aussi-bien que les tiges.

Il paroît par cette description du *caa-apia*, par celles de l'ipécacuanha blanc & brun que donnent Pison & Marcgrave, & que l'on peut lire dans l'histoire naturelle du Bresil composée par ces Auteurs, & par la remarque expresse de Pison, (que quelques-uns donnent au *caa-apia* le nom d'*ipécacuanha*,) qu'il n'a pas prétendu désigner le *caa-apia* sous le nom d'*ipécacuanha* blanc. Il est bien plus probable que ce qu'il appelle ipécacuanha blanc, est une espece pareille à la grise, que les Espagnols nous apportent du Pérou sous le nom de *bexuguillo*, & que l'*ipecacuanha fusca* est cette espece d'ipécacuanha brun, à présent très-commune, qui nous vient du Bresil par le Portugal. *Mém. de l'Acad. Royale des Sciences*, *An.* 1700.

CAA-ATAYA, *Brasiliensibus*, Marggr. *Eufrasiæ affinis. Brasiliensis siliquosa.*

Cette plante pousse d'une petite racine blanche, une tige quarrée, de la hauteur d'un pié, d'un verd pâle, foible, genouillée, partie droite, partie couchée sur la terre, & prenant racine dans les endroits où ses nœuds la touchent. A chaque nœud ou jointure, croissent deux petites feuilles, opposées l'une à l'autre, de la figure, & de la position de celles de la nummulaire, ou plutôt de la germandrée, ou de la véronique mâle, d'un verd pâle & dentelée par les bords. A chaque paire de feuilles est une très-petite fleur blanche en casque : cette fleur est succédée par une gousse de la figure & dans la situation du grain d'avoine : cette gousse s'ouvrant d'elle-même, répand une petite semence ronde, d'un jaune foncé, & plus petite que la semence des plus petits pavots. Cette plante n'a point d'odeur, mais elle est amere au gout.

Broyée & bouillie dans de l'eau, sa décoction prise en boisson, purge fortement par haut & par bas.

Elle ressemble par ses feuilles opposées, dentelées, ses fleurs en casque, & sa semence renfermée dans une gousse, à l'eufraise, au genre de laquelle on pourroit la rapporter. RAY, *Hist. Plant.*

CAACHIRA. Voyez *Anil*.

CAACICA, *Brasilianis*, *herba colubrina Lusitanis*, Marg.

Cette plante pousse d'une racine fort petite & pleine de filamens, un grand nombre de tiges voisines les unes des autres, à la hauteur d'un demi-pié, & quelquefois d'un pié, d'un verd rougeâtre, un peu velues, genouillées par intervalle, de la grosseur d'un doigt, & ayant à chaque nœud ou jointure deux feuilles très-bien découpées, à peu près de la grandeur & de la forme de la véronique mâle, un peu velues, vertes en-dessus & blanchâtres en-dessous. Aux jointures entre les feuilles croît une multitude de petites fleurs, d'un verd mêlé d'un peu de rouge, & rangées en ombelle. Toute la plante est pleine d'un suc laiteux.

Broyée & appliquée, c'est un remede excellent contre la morsure des serpens. On s'en sert aussi dans les autres blessures. Ray, *Hist. Plant.*

CAACO, espece de plante qui croît au Bresil. M. Ray en distingue de deux especes.

La premiere est le

Caaco Brasiliensibus, herba viva vulgò, Margg. *Æschynomene spinosa*, 2. *seu foliis Acaciæ latioribus, siliquis longis hirsutis*, Breyn. *An Mimosa spinosa Fernambucensis-Zanoni. Sensitive.*

La seconde est le

Caaco seu herba viva tertia species, Margg. *Æschynomene spinosa tertia, sive foliis Acaciæ angustioribus, siliquis parvis echynatis Breyn.*

Je ne connois à ces plantes aucune vertu médicinale.

CAA-ETIMAY, *Brasiliensibus*, Margg. *Senecio Brasiliensis folio angusto serrato.*

Cette plante s'éleve à la hauteur de trois piés: sa tige est verte, pleine d'une substance médullaire, & à son origine environnée d'un grand nombre de feuilles: ces feuilles ont quatre ou cinq doigts de long; elles sont étroites, dentelées par les bords, un peu velues, de même que la tige, & couvertes d'un duvet fort doux. La partie supérieure de la tige se divise en quatre, cinq, six ou sept branches. Ces branches sont chargées de petites feuilles semblables à celles de l'hysope; les plus petites branches portent une multitude de fleurs semblables à celles du seneçon, & dégénerent en un coton qui est emporté par les vents.

Les feuilles de cette plante sont chaudes & acrimonieuses au gout. Bouillies, broyées, elles guérissent la gratelle en quelque endroit du corps que ce soit, en en frottant la partie affectée. Ray, *Hist. Plant.*

CAAGHIYNYO, *Brasiliensibus*, Margg. Pis. *Frutex baccifer Brasiliensis, fructu racematim congesto Myrtilli.*

C'est un petit arbrisseau de la grosseur du framboisier. Sa tige est entierement ligneuse & velue. Ses feuilles croissent par paires, toujours opposées, velues, douces au toucher, légerement découpées, divisées par trois fibres éminentes qui les traversent dans toute leur longueur, & qui sont entrelacées avec un grand nombre de petites veines qui les croisent, plus vertes en-dessus qu'en-dessous, & parsemées en-dessus de petits tubercules, & en-dessous de petites cavités. Chaque tubercule porte un filament blanchâtre. Il croît sur cet arbrisseau, deux, trois, quatre ou cinq fleurs blanches à cinq pétales qui se réunissent pour former un bouquet: elles font place en tombant à des baies noires de la grosseur de celles du genievre, douces au gout, dont les Negres mangent, & qui rendent un suc assez semblable à celui des baies de myrthe. Cette plante croît en plusieurs contrées du Bresil.

Ses feuilles pulvérisées sont un excellent remede pour les ulceres qui proviennent d'un principe chaud. Ray, *Hist. Plant.*

CAAGUA CUBA, *Brasiliensibus*, Margg. *Arbor baccifera Brasiliensis, floribus umbellatis tiliæ.*

C'est un petit arbre dont le tronc est droit, peu fort, sans branches, & dont le sommet est couvert d'un grand nombre de feuilles larges, d'un pié & demi de long, de plus d'un pié de large, divisées par des fibres, douces au toucher, velues, & plus vertes en-dessus qu'en-dessous. Il porte de petites fleurs disposées en ombelle, semblables à celles du tilleul, blanches, à cinq pétales, avec un ovaire jaune dans le milieu; elles ont à peu près l'odeur des fleurs du tilleul. L'écorce de l'arbre est d'une couleur cendrée, & son bois est cassant. Quant au fruit, il est noir lorsqu'il est mûr, & les oiseaux s'en nourrissent.

On n'attribue à cet arbre aucune vertu médicinale que je connoisse. Ray, *Hist. Plant.*

CAA-OPIA, Margg. Pison. *Pao de laera Lusitanis. Arbuscula gummifera Brasiliensis, fructu cerasi magnitudine, gummi, gutta jemou, simili.*

C'est un arbre qui n'est pas fort gros: son écorce est d'une couleur cendrée, tirant sur le rouge, avec des raies brunes: son bois est fort, & il pousse une grande quantité de branches. Ses feuilles sont fermes, vertes, tirant sur le rouge en-dessous, & d'un verd plus pâle & luisant en-dessus. Ses fleurs disposées en ombelle, tirent leur origine de petits corps ronds, bruns, de la forme d'une lentille, d'où elles sortent à la longue, composées de cinq pétales, d'un verd tirant sur le jaune, couvertes au-dedans d'une espece de laine blanche, & bien pourvues de belles étamines jaunes. Les fleurs sont suivies de baies, vertes d'abord, de la grosseur d'une cerise, rondes, couvertes d'une coque molle, d'où étant tirées & écrasées, elles rendent par exsudation une substance liquide, d'un jaune fort beau. Au-dedans de l'écorce de cet arbre est renfermée une pulpe blanche, composée de corps cylindriques, placés les uns à côté des autres, & adhérens entre eux à l'extrémité des branches qui portent le fruit. Il y a toujours deux feuilles brunes, pointues, unies, ou, pour mieux dire, à moitié collées, & représentant assez bien la figure d'une pique. Ces feuilles séparées de leur pédicule, rendent un suc de couleur de safran.

Il fleurit communément en Novembre & en Décembre, & son fruit est mûr en Janvier & en Février.

Si l'on fait une incision à l'écorce de cet arbre, surtout lorsqu'il commence à bourgeonner, il en sortira au bout d'un ou deux jours une larme de couleur de safran, tirant sur le rouge, se coagulant, & formant d'abord une masse molle qui se durcira par degré. Cette larme est de la couleur, & a la consistance du gutta-gamba; elle est résolutive & purgative comme elle; elle est un peu plus rouge & plus approchante de la couleur du safran, & la teinture qu'on en tire est d'une couleur d'or plus foncée. Elle se dissout dans l'esprit de vin, & donne une teinture de couleur de safran.

On s'en servoit jadis pour la gratelle; à cette fin on la faisoit dissoudre dans de l'eau, & on en frottoit la partie affectée; mais elle est moins énergique en pareil cas, que le gutta-gamba. Pison ne fait, si c'est à un défaut naturel de vertu, ou si c'est à la maniere de la préparer, qu'il faut imputer cette différence. Cependant, si l'on en fait macérer une dragme, ou une demi-dragme pendant toute une nuit, dans du vinaigre de squille, ou dans de l'esprit de vin, & qu'on la donne dans du vin, on aura un purgatif violent. Il vaut mieux la faire prendre en pilules que sous une forme liquide, parce qu'étant extremement ténace, elle se dissout difficilement. Ray, *Hist. Plant.*

CAAPEBA, ou PAREIRA BRAVA. Voyez *Pareira Brava.*

CAAPOMONGA, nom d'une plante qui croît au Bresil: M. Ray l'appelle *Caapomonga Brasiliensibus dicta, Lusitanis Erva de vina*, Marcg. *Campanula Brasiliana, floribus minimis.*

Je ne lui connois aucune propriété médicinale.

CAAPONGA, nom que les habitans du Bresil donnent à une espece de crete marine, qu'on appelle aussi *Trifolii spica Crithmum maritimum non spinosum Brasiliense.*

Pis. *Perexyl Lusitanis*, Marcg. Les feuilles & les jeunes tiges de cette plante, bouillies & confites dans du vinaigre se mangent avec la chair, & avec le poisson. On dit qu'elles donnent de l'appétit, qu'elles provoquent les urines, & qu'elles levent les obstructions des visceres.

Pison fait mention d'un autre *Caaponga*, comme d'une espece de pourpier qu'on confit, & dont on se sert au Bresil, ainsi que de la crete marine précédente.

CAAPO-TIRAGUS, *Brasilianis*, Marcg. *Rubia Brasiliensis, floribus verticillatis albis.*

Ray dit que cette plante ressemble à quelques égards à la *rubea*, mais que ce n'est point une espece réelle & vraie de *rubia*.

CAAROBA. Pison, arbre très-commun au Brésil.

On ne le trouve dans aucune contrée plus beau que dans les terres les plus fertiles de Parnambuc; dans les lieux moins fertiles, à peine s'éleve-t'il à la hauteur d'un petit arbrisseau. Sa fleur qui paroît au mois de Juin, est d'un bleu d'azur mêlé d'une teinte de pourpre. Ses semences, qui sont mûres au mois de Septembre, sont d'une couleur noirâtre. Sa gousse est spongieuse; mais n'est d'aucun usage. Elle ressemble à celle de l'espece la plus grosse de feve; lorsqu'elle est mûre, elle s'ouvre, & demeure vuide.

Ses feuilles sont oblongues, en forme de langues, & d'un verd foible, elles ont une nervure qui les divise dans toute leur longueur, & d'où partent des côtes obliques éminentes.

Elles sont ameres au goût, elles passent pour un ingrédient excellent dans les fomentations, & les bains, lorsqu'elles sont séchées & broyées. Quant aux remedes pour l'intérieur, qu'on prépare avec elles, ils dessechent, nettoyent, & font cicatriser. Pison dit qu'il s'en est servi avec succès dans plusieurs maladies chroniques & gouteuses, mais surtout dans les véroliques. Les feuilles broyées & appliquées en forme d'emplâtre sur les ulceres, produisent un très-bon effet, & quelquefois une guérison complete, surtout si, après avoir été purgé convenablement, on prend en boisson sa décoction pendant quelques jours, & qu'on provoque la transpiration. On prépare pour le même effet une conserve avec les fleurs. RAY, d'après *Pison*.

CAB

CAB, *or*; d'après RULAND.

CABALA, ou CABBALA, KABBALA; *Kabala, Cabalia, Cabalistica ars, Cabula, & Gaballa.*

Ce mot vient de l'Hébreu, & signifie *connoissance transmise par tradition*. Les Juifs entendent par ce mot une science qui consiste dans une explication mystérieuse de l'Ecriture, ou fondée sur la tradition, ou communiquée par les Anges, ou déduite de quelque combinaison imaginaire des mots & des lettres; mais il n'a rien retenu de sa premiere acception, on l'applique maintenant à je ne sai qu'elle connoissance, ou explication mystérieuse, ou magique des choses de la nature; ainsi la cabale hermétique, ou médicinale est l'art de connoître les propriétés les plus cachées des corps, & la raison des phénomenes les plus extraordinaires, par un commerce immédiat avec les esprits qui en savent là-dessus plus que nous, & par l'intelligence de leurs caracteres mystiques. Paracelse a affecté de croire beaucoup en cette cabale.

CABALATOR, ou CABULATOR, *Nitre*. RULAND.

CABALLI, CABALES. Il y a toute apparence que les Cabalistes entendent par ces mots les êtres non corporels, dont nous avons fait mention dans l'article *Cabala*.

Ruland prétend que ce sont les corps Aériens des hommes qui sont morts prématurément, & qu'on suppose errer sur la terre en esprit, jusqu'à ce que le tems qu'ils avoient à y séjourner en corps, soit accompli. Mais cette supposition étant purement fabuleuse, & toute la doctrine qui en dépend n'étant conséquemment qu'un tissu romanesque, il seroit ridicule de s'y arrêter plus long-tems.

CABBALLICA ARS, καββαλλικὴ au lieu de καταβαλλτικὴ de καταβάλλω; *terrasser & fouler aux piés.* Ce terme signifioit en langue Lacédemonienne, & en gymnastique, l'art de terrasser & de battre à terre son adversaire. GALIEN, *Lib. ad Thrasibulum.*

CABEBI ou CABEB, écailles ou paillettes de fer. RULAND.

CABELIANUS, poisson de l'espece du brochet, ou du merlus. CASTELLI.

CABULATOR. Voyez *Cabalator*.

CABUREIBA. *Pison*. M. Ray pense que c'est l'arbre qui donne le baume du Perou.

CAC

CACAGOGA, κακαγωγὰ, onguens qui appliqués au fondement provoquent les selles. Paul Eginette dit, *Lib. VII. cap.* 9. que pour cet effet, il faut prendre de l'alun, le mêler avec du miel, & faire bouillir le tout jusqu'à ce qu'il ait acquis une couleur de tan. Frotez, ajoute-t'il, le fondement avec cette mixtion, & elle procurera des selles abondantes, mais non sans douleur.

CACALIA, Offic. κακαλία, Dioscor. *Cacalia quibusdam*, J. B. 3. 569. *Cacalia incano folio*, Ger. Emac. 815. Raii Hist. 1. 291. *Cacalia folio rotundo incano*, Park. 1221. *Cacalia foliis crassis hirsutis*, C. B. 198. Hist. Oxon. 3. 94. Tourn. Inst. 452. *Cacalia sive Leontice veterum quibusdam, aliis verò tussilaginis species*, Chab. 513. *Pié de cheval exotique*. DALE.

Voici ses caracteres.

Sa fleur à fleurons est composée de plusieurs pétales divisés en quatre parties posés sur un embryon, & contenus dans un calyce presque cylindrique. L'embryon dégénere ensuite en une graine couverte de duvet.

Elle croît à l'entrée des bois, & parmi les arbrisseaux dans les lieux buissonneux.

La *cacalia* que quelques Auteurs appellent *leontice*, a des feuilles blanches fort larges, du milieu desquelles s'éleve une tige blanche, droite, portant une fleur semblable à celle de la bryone. Elle croît sur les montagnes.

Sa racine macérée dans du vin, comme la gomme adraganth, & employée en looch, ou mâchée seule, guérit les toux, l'apreté de la trachée-artere. Les baies qui succedent à la chûte des fleurs, pulvérisées, & réduites en cérat, adoucissent la peau & dissipent les rides, si l'on s'en frotte le visage. DIOSCORIDE, *Lib. IV. cap.* 123.

Je ne lui connois que ces propriétés médicinales, & les modernes ne lui en attribuent point d'autres.

Miller distingue sept especes de *Cacalia*.

CACALIANTHEMUM, plante qui nous vient originairement des Isles Canaries, & qui est maintenant assez commune dans les Jardins des Curieux. Le Docteur Dillerius lui a donné le nom de *cacalianthemum*, parce que sa fleur & ses graines sont assez semblables à celles du *cacalia*.

Miller en compte de deux especes.

Voici ses caracteres.

Sa fleur est à fleurons; ces fleurons sont en grand nombre comme dans le seneçon, à l'exception qu'ils sont divisés en quatre segmens, au lieu que dans le seneçon, ils en ont cinq. Le calyce du *Cacalianthemum* est aussi plus foible que celui du seneçon.

La premiere espece est appellée

Cacalianthemum folio Nerii glauco, Hort. Elth.
Cacalianthemum Africanum ficoidis folio.

Cette espece est originaire du Cap de Bonne-Espérance, d'où elle a été apportée en Hollande.

Ses feuilles broyées répandent une odeur forte assez semblable à celle de la térébenthine, d'où quelques Auteurs lui ont donné le nom de baume de Gilead, quoi que assez improprement.

On la connoît communément sous le nom de *senecio*, *seneçon. Diction. de Miller.*

CACAMOTIE TLANAQUILONI, *seu Battata peregrina*, Hernandez. *Battate cathartique.*

Elle croît sans être cultivée, dans les contrées les plus chaudes de l'Amérique.

Ses racines prises à la dose de deux onces, sur le point de se mettre au lit, purgent fort doucement & sans danger. On dit que cette *battate* est douce, agréable au gout, & ne le cédant en rien à nos pois.

CACANGELIA, κακαγγελία, & dans Hippocrate κακαγγελίη. Ce mot signifie, selon son étymologie, *mauvaise nouvelle*; mais Hippocrate le prend dans son Traité, περὶ τέχνης, dans une acception fort différente.

« Il y en a, dit-il, qui pour se faire valoir, ont pris le « parti de déclamer contre les sciences. Quant à moi « j'estime que le but & l'usage de nos facultés doivent « être de découvrir des choses utiles, ou de perfection« ner celles qu'on a déja trouvées. Mais des gens qui « se font proposé de décrier auprès des ignorans, les dé« couvertes des Savans, ne se proposeront pas, sans « doute, d'en augmenter le nombre, ou de les amé« liorer. Mais au lieu d'acquerir de la réputation, ils « ne feront que déceler leur sottise, & leur méchanceté. « (κακαγγελίη) ».

On voit par ce passage, ainsi que par beaucoup d'autres, qu'Hippocrate n'étoit pas moins honnête-homme que grand Medecin; car la candeur est un des appanages aussi indispensable de la probité, que l'envie, de la méchanceté.

CACANUM, κάκαινον; c'est le nom d'une plante dont Paul Eginette fait mention dans le Catalogue des remedes simples, *Lib. VII. cap.* 3. comme il attribue à sa racine les mêmes propriétés que Dioscoride reconnoît dans celle du *cacalia*, il y a toute apparence que c'est la même plante.

CACAO, Offic. Ger. 1364. Emac. 1550. Raii Hist. 2. 1670. Cat. Jam. 134. Hist. 2. 15. Ind. Med. 24. Mont. Exot. 9. *Cacao, sive Cacavate*, Park. Theat. 1642. *Cacao Americæ, sive Avellana Mexicana*, J. B. 291. *Amygdalis similis Guatimalensis*, C. B. Pin. 442. *Arbor Caca vera*, Pis. Mant. A. 197. *Cacava, quahuith, sive arbor Cacari, Cacarifera*, Hern. 79. *Cacava, seu arbor Cacai, Nieremberg, seu arbor Cacarifera Mexicanorum*, Jons. Dend. 124. *Cacava Quahuitl, sive arbor Cacai*, Nieremberg. 344. *Arbor Cacarifera*, Camel. Syllab. *Cacao America, seu Avellana Mexicana, Cacavata quorumdam*, Chab. 19. *Cacao fructus*, Calceol. Mus. 606. Worm. 191. *Arbor Cacavifera Americana, cujus fructus folliculo inclusus amygdalorum speciem refert.* Pluk. Almag. 40. Phytog. 268. f. 3. *Cacao.* Dale

L'arbre qui porte l'amande qui fait la base du chocolat est assez gros; ses feuilles sont larges, elles ont de longs pédicules, & elles sont rondes, & larges vers le pédicule; elles vont ensuite en s'étrécissant, & finissent en pointe. Au milieu de ces feuilles croissent de larges fleurs jaunes à cinq feuilles; elles sont suivies de gousses, ou de capsules à peu près sphériques de la grosseur d'un petit melon; mais elles sont plus étroites à leur extrémité, & se terminent en un mamelon long & pointu. Ces gousses sont assez épaisses; leur couleur est d'un rouge brun, & elles contiennent vingt ou trente noisettes ou amandes fortement adhérentes les unes aux autres.

Cet arbre croît en différentes contrées des Indes Occidentales, comme à la Martinique, à la Jamaïque, & ailleurs; mais le meilleur *cacao* vient de Caraccao dans la Nouvelle Espagne.

Les noisettes du *cacao* sont d'une couleur brunâtre à l'extérieur; elles sont à peu près de la grosseur d'une amande, mais plus rondes & plus compactes; une pellicule ou coque légere d'un brun rougeâtre, & foncé, les couvre; cette coque est facile à briser, & elle rend une substance huileuse, tendre, un peu amere, lorsqu'elle est divisée. C'est de ces noisettes rôties, & séparées de leurs pellicules, ou coques, que l'on fait le chocolat, dont on usoit tant jadis, & qui n'est qu'un mélange d'amandes de *cacao* avec du sucre, à quoi quelques-uns ajoutent de la vanille, ou quelque autre ingrédient semblable. Miller, *Bot. Offic.*

Le suc exprimé de la pulpe mucilagineuse contenue dans la cosse des noix de *cacao*, est une substance semblable à de la crême, d'un gout agréable & d'une qualité cordiale. Elle est aussi détersive, & si l'on s'en sert extérieurement, elle dissipera les aspérités & les taches de la peau. Les noix même enfermées dans la cosse, passent pour être tellement nourrissantes, qu'on estime qu'une livre de bœuf contient moins de suc nourricier qu'il n'y en a dans une once de ces noix : mais pour être en état de juger sûrement de la vérité de cet éloge & de connoître avec quelque précision, quelles peuvent être les propriétés médicinales du chocolat dont le *cacao* est la base; nous allons examiner quelle est la substance qu'on en tire, & quels sont les principes qu'on y découvre, lorsqu'on en fait l'analyse par la Chymie.

On analysa deux livres de *cacao* cru; on eut plusieurs liqueurs mêlées de sel acide & acre; quatorze onces, quatre gros & demi d'huile; & quatre gros, dix grains de sel très-lixiviel. Duhamel, Hist. & *Hist. Acad. Roy. Sc. T. II. p.* 26. M. Homberg a séparé la partie grasse du *cacao* en trois manieres différentes. Premierement, par la distilation, il a tiré d'une livre de *cacao* trois onces deux gros d'huile, c'est-à-dire, environ un cinquieme. Secondement, il en a exprimé l'huile à l'ordinaire, après l'avoir pilé & échauffé; il en a tiré deux onces d'une livre. Le marc ayant bouilli dans l'eau commune, a rendu encore une demi-once d'huile, & l'ayant ensuite distilé, il en a enfin tiré deux onces & demie; ce qui lui a donné cinq onces & un tiers. Enfin, après avoir écrasé le *cacao* sur la pierre chaude, comme pour en faire du chocolat; treize onces de cette pâte délayée dans de l'eau bouillante, & qu'il a laissé refroidir, n'ont donné aucune marque de graisse sur la superficie. Le *cacao* étant parfaitement détrempé dans l'eau qu'il avoit mis bouillir sur le feu, il est devenu en consistence de bouillie épaisse; & la graisse a commencé à surnager. M. Homberg l'a ramassée peu à peu, jusqu'à ce qu'il n'en soit plus venu, & qu'il ne pouvoit plus remuer la matiere avec la cuillere à cause de sa trop grande liaison. Cette graisse en se figeant, est devenue dure comme du suif, & a conservé l'odeur de *cacao*. Il y en avoit un peu plus de six onces. Le marc distilé a encore donné une once, trois gros; ensorte que treize onces de *cacao*, ont donné en tout par cette méthode, sept onces, trois gros d'huile & de graisse. Le savant Chymiste que nous venons de citer, croit que la raison de cette différence vient de ce que le *cacao* venu des Indes, séché extraordinairement & longtems gardé, perd beaucoup de son humidité qui fait une partie de sa graisse ; d'où vient qu'étant mis ainsi fort sec dans la cornue, il a donné très-peu d'huile par la simple distilation : mais après avoir séparé toute la graisse qui pouvoit être obtenue par l'expression, de la seconde maniere, & ayant ensuite humecté le marc avec de l'eau chaude, la matiere grasse & trop seche qui restoit dans le marc, a repris une partie de cet humidité qu'elle avoit perdue ; & il est sorti autant d'huile, par la distilation, qu'on en avoit tiré par l'expression. Dans la troisieme maniere, après avoir versé beaucoup d'eau sur le *cacao* réduit en pâte, & les ayant laissé bouillir ensemble cinq ou six heures à petit feu, toutes les petites parties de la graisse ont eu le tems de s'abreuver suffisamment ; c'est ce qui fait qu'on en a tiré plus de trois fois autant que par la premiere maniere. DUHAMEL, *Hist. de l'Acad.*

Ray donne l'analyse suivante des amandes du *cacao* :

Huit onces, dit-il, d'amandes de *cacao* pelées, réduites en poudre & mises dans une retorte, se trouverent être une substance si fixe, & si difficile à résoudre, qu'on n'en tira sur un feu modéré, qu'une petite quantité d'une certaine liqueur blanchâtre, claire & transparente comme de l'eau, & qu'on prit pour du phlegme ; alors poussant le feu jusqu'au degré requis pour l'extraction de l'esprit de vitriol, & l'entretenant dans cette violence pendant dix-sept heures, il s'éleva en forme d'exhalaison un esprit d'une blancheur de lait. Cet esprit descendit au fond du récipient au-dessous du phlegme, contre l'ordinaire de tous les autres esprits. Enfin à l'application du plus violent feu de reverbere (pratique peu usitée dans la distilation des végétaux) il s'éleva une huile fort rouge, & pour ainsi dire, de couleur de sang, mais en même-tems assez transparente. Cette huile s'épaissit en se refroidissant, comme les autres huiles, ou comme le beure de cire. Le *caput mortuum* pesoit deux onces sept dragmes, l'esprit deux onces, l'huile trois onces & demie. L'esprit n'étoit pas fort chaud, mais il étoit fort pénétrant ; il répandoit une odeur assez agréable, ce qui n'arrive point ordinairement aux esprits que l'on tire de la chair, ou du sang. L'huile étoit pareillement très-piquante, & très-pénétrante avant qu'elle fût séparée du sel volatil, dont elle est fort chargée, du reste elle parut très-aromatique, & très-cordiale. L'esprit ne tarda pas à s'aigrir, ce qui prouve suffisamment qu'il contenoit beaucoup de principes acides. Il suit de ce que nous venons de dire que le *cacao* contient une grande quantité d'huile ; & nous savons par expérience que cette huile peut être employée avec beaucoup de succès en remede, surtout lorsqu'elle n'a point été altérée par la distilation, ni abâtardie par l'expression ; mais lorsqu'on l'obtient pure, & par la seule ébullition de l'eau chaude. Aussi l'huile d'amandes de *cacao* est-elle au nombre des huiles de la Pharmacopée de Paris. Pour avoir cette huile, voici comment on s'y prendra : Après qu'on aura fait rotir les amandes, & qu'on les aura séparées de leurs pellicules, on les broyera sur une pierre, sous laquelle on tiendra du feu, ensuite on les fera bouillir dans de l'eau, jusqu'à ce qu'on voye surnager l'huile. L'eau étant refroidie, on ramassera l'huile qui sera figée, & épaisse comme du suif, elle aura une couleur brunâtre, qu'on lui ôtera pour lui en donner une blanche en la lavant avec de l'eau chaude, tandis qu'elle est liquide. Cependant on pourroit préférer à cette méthode celle d'extraire l'huile des amandes en les faisant bouillir, après les avoir pelées & broyées, sans les faire rotir. Seize onces d'amandes ainsi traitées, rendirent trois onces d'un beure fort beau, d'une couleur blanche, avec une teinte de verd & de jaune. Ce beure ressembloit, eu égard à sa consistance, beaucoup plus au suif qu'à l'huile : mais il étoit délicieux au gout, & il rendoit une odeur très-agréable, *Com. Litt.* pour l'année 1737. Cette consistance lui a fait donner le nom de beure de *cacao*. On dit qu'en Amérique cette huile pure & séparée n'a point d'odeur, mais qu'elle est assez agréable au gout. On ajoute, qu'elle prend à la longue la consistance du fromage, & qu'on peut la garder pendant un tems considéble sans qu'elle devienne rance, ou qu'elle se corrompe, & que pour s'en servir, on la fait fondre sur un feu modéré. Une certaine quantité de cette huile distilée par une cucurbite, placée sur des cendres chaudes, rendit une liqueur onctueuse qui se coagula à mesure qu'elle venoit, & qui paroissoit ne différer en rien du beure, ou de l'huile même, excepté qu'elle avoit quelque odeur empyreumatique, & qu'elle déposa au fond du récipient quelques gouttes d'une liqueur claire, d'un gout un peu acide, mais fort agréable. Ce beure de *cacao* non rectifié, peut être non-seulement substitué dans les alimens à la meilleure huile d'olive ; mais il passe encore pour un anodyn merveilleux, & très-propre à corriger les humeurs acrimonieuses qui offensent & embarrassent la trachée-artere. La maniere de s'en servir, est d'en faire des trochisques avec le sucre candi. On tiendra dans la bouche ces trochisques ; & on les y laissera fondre peu à peu. Réduite sous la forme d'un liniment avec la litarge de plomb broyée ; ou mêlée avec la poudre de cloportes, le sucre de Saturne, le pompholix, & une petite quantité de laudanum, elle calmera les douleurs causées par les hémorrhoïdes, si on les en frotte ; il y en a qui se sont bien trouvés d'avoir appliqué sur les parties affectées de la goute, des linges trempés dans cette huile, & recouverts d'enveloppes chaudes. On la recommande encore comme une base convenable dans les baumes apoplectiques. On prétend qu'en pareil cas on peut la substituer, sinon la préférer à l'huile de muscade. Si l'on en frotte les instrumens de fer ou d'acier, elle les préservera entierement de la rouille. Les femmes s'en servent en Amérique, pour se rendre la peau douce & égale, & elle ne laisse point après elle ce luisant onctueux que donnent les autres substances graisseuses. En Europe où sa consistance est trop forte pour qu'on puisse l'employer seule au même usage, on peut la mêler avec l'huile de ben, ou l'huile d'amandes douces exprimée sans feu. Lorsqu'on ordonnera intérieurement le beure de *cacao*, fait avec des amandes non rôties ; il est à craindre qu'il ne se trouve de trop dure digestion, & qu'il ne cause les symptomes décrits, *Comm. Litt.* où l'on trouve l'histoire d'une femme qui devint phthisique, après avoir eu un crachement de sang. Cette femme avoit pris dans l'espace de sept jours & demi quatorze dragmes de beure de *cacao* ; la dose avoit été au plus d'une dragme matin & soir ; au bout de ce tems elle se sentit attaquée de maux de tête, & de diminution dans son appétit ; le neuvieme & le dixieme jour, elle eut des foiblesses & des défaillances, & un clystère qu'on lui donna, lui fit rendre des crotins endurcis d'une couleur verdâtre, formés par la coagulation du beure de *cacao*.

Ce qui rend le chocolat la plus estimée de toutes les liqueurs, c'est qu'il a pour base la noix de *cacao*. Le chocolat est une substance factice que les Espagnols apporterent pour la premiere fois de l'Amérique en Europe, vers la fin du dernier siecle ; elle est en masse solide, elle a la forme de pains ronds ou quarrés, ou de cylindres d'un brun foncé ; elle est friable, & pour l'ordinaire d'une odeur aromatique agréable. On la dissout tantôt dans de l'eau, tantôt dans du vin ou dans du lait ; d'autre fois on la mange seche, ou mêlée avec d'autres alimens. On prend le chocolat comme une nourriture pour le corps, ou un regal pour l'estomac ; il passe pour animer la concupiscence, & produire quelques effets médicinaux. Quant à ses effets qui proviennent, ou de sa vertu stimulante, ou de ses qualités nourrissantes ; il faut les déterminer, par l'examen & par la combinaison des ingrédiens aromatiques qui entrent dans sa composition, & de la nature de la liqueur dans laquelle on le dissout pour l'usage. Sa qualité nourrissante est affoiblie par l'addition d'une grande quantité d'aromates ; car ces aromates ne peuvent que le rendre trop chaud. Il est aussi trop chaud, lorsqu'il est dissous dans le vin, à moins que ce ne soit dans les contrées Septentrionales, où les Peuples sont accoutumés à un régime chaud. Préparé avec le lait, il nourrit plus que sous une autre forme ; mais il paroît d'un autre côté un peu trop pesant pour l'estomac ; en y ajoutant un œuf ou deux, comme c'est la coutume de quelques personnes, on le rend plus nourrissant ; d'où il s'ensuit qu'on ne peut donner au chocolat un meilleur véhicule que l'eau, qui facilite par la maniere dont elle le délaie, la distribution de ses principes nourrissans. C'est avec de l'eau qu'on le prépare généralement dans les climats chauds de l'Europe ; mais comme on le prend tiede, & que par conséquent il doit relâcher le ton de l'estomac ; il est d'ordinaire de le faire suivre d'un verre d'eau froide, pour aider la contraction de l'estomac. Les Américains usent du chocolat, ainsi que d'un calmant, dans leurs repas & dans leurs parties de plaisir. La plupart des Italiens ou des Espagnols le font frapper de glace ou de neige. Le chocolat convient particulierement aux personnes froides, aux vieillards, à ceux à qui de longues veilles ont ôté les forces, & à ceux qui ont à marcher pendant des matinées froides. Il y en a qui le recommandent dans des cas où la digestion est foible. Mais le *cacao* me paroît trop huileux & trop ténace, pour pouvoir être digéré par des estomacs foibles. Aussi Cheyne pense-t-il qu'il ne convient point aux valétudinaires, non plus qu'à ceux qui ont les nerfs affoiblis, soit en aliment, soit en remede. Il les renvoie pour leur nourriture ordinaire aux substances farineuses, comme les poids, les feves, le millet, l'avoine, l'orge, le riz, le froment, & autres substances semblables, bouillies dans de l'eau, ou dans du lait. Il convient toutefois que le chocolat produit tous les bons effets d'un aliment salutaire dans les personnes fortes & vigoureuses, auxquelles il le conseille comme un anodyn dans la colique, & dans les coliques néphrétiques, parce qu'il peut par sa viscosité envelopper & émousser les humeurs acres, salées & irritantes, & les disposer à sortir par les passages convenables, en vertu du mouvement péristaltique des visceres. CHEYNE, *Essai sur la santé.*

Nous savons par l'expérience qu'en ont faite un grand nombre de Praticiens, que le chocolat est un remede divin, & presque miraculeux dans les phthisies, le scorbut, les catarrhes, les atrophies, les pratelles malignes, & dans les toux violentes, & que dans toutes ces maladies, il a été la derniere ressource du Medecin, lorsque les autres remedes n'ont produit aucun effet.

Meisener nous apprend que dans tous les cas, ou un sel acre, soit bilieux ou acide, soit austere, ou muriatique, étoit la cause de la maladie ; il s'est fort bien trouvé de l'usage du chocolat ; il opere même dans la vérole, dans le *gutta-rosacia*, dans la goute, & dans les douleurs gouteuses, errantes, & indéterminées, des effets singuliers. H. J. Konig nous assure qu'une petite quantité de chocolat mêlée avec quelques drogues aromatiques, soulagera merveilleusement les hypocondriaques, & que ce remede est capable de corriger l'acrimonie de leurs humeurs, surtout s'ils le prennent avec les *species diatragacanthi frigidi.* On lit dans les Consultations du célebre Hoffman, que le chocolat préparé avec l'eau, & bu à propos peut contribuer considérablement à la guérison des maladies mélancoliques, occasionnées par le relâchement & la foiblesse des nerfs, surtout si on y mêle quelques gouttes d'essence d'ambre ; car il prétend que l'expérience lui a appris qu'il contenoit une espece d'huile fort amie du genre nerveux. Mais comme on recommande souvent le chocolat dans les foiblesses d'estomac ; nous observerons ici avec Meisener, qu'il est bon non-seulement dans celles qui proviennent d'inanition causée, soit par l'usage d'alimens qui nourrissent peu, comme il arrive en Amérique, soit par la constitution de l'estomac, soit par l'épuisement de ce viscere à la suite de quelque évacuation, soit par la dissipation trop prompte des alimens qui se fait en ceux qui respirent un air trop subtil, tel qu'il est dans les contrées froides & montagneuses, où l'appétit est continuellement aiguisé, mais encore dans toutes les foiblesses d'estomac qui reconnoissent d'autres causes que les précédentes. Ainsi nous voyons que le chocolat tient de l'amande du *cacao* les deux qualités suivantes, la premiere de nourrir, & la seconde de corriger l'acrimonie des humeurs ; d'où il s'ensuit que ce n'étoit point sans raison que le savant Stubbs prétendoit que le chocolat bien préparé étoit une nourriture excellente, non-seulement pour ceux dont le tempérament étoit scorbutique, qui étoient attaqués de douleur gouteuse ou de la pierre, pour les femmes en travail, & pour prévenir les convulsions & faire vuider aux nouveaux nés le meconium, mais encore dans toutes les maladies hypocondriaques & chroniques *Philos. Transact.* On trouve *Eph. M. C. D. 1. a. 3. o. 40. D. 3. a. 5. App. p. 112.* un cas qui prouve combien il est alexipharmaque ou propre à résister au poison, & combien sa nature huileuse le rend capable d'émousser ou d'envelopper les pointes du poison. On lit dans l'endroit que nous venons de citer, qu'on s'étoit servi d'arsenic au lieu de sucre, sur des cerises cuites & dans du chocolat, & qu'on remarqua que ceux qui avoient pris le chocolat, avoient été tourmentés & moins long-tems, & d'une façon moins cruelle par le poison, que ceux qui avoient mangé les cerises. Ce qui prouve que le chocolat contient une grande quantité d'huile, c'est qu'il devient rance pour peu qu'il soit gardé. Caldera pense que le chocolat mérite d'être placé parmi les remedes apéritifs ; & il est certain que toutes les substances qui nourrissent beaucoup, soit qu'on les prenne en aliment solide ou en boisson, communiquent au corps un degré de force, en vertu duquel la transpiration doit être plus parfaite. J'ajouterai que le chocolat ne peut manquer d'être utile, pour lever les obstructions, & cela fondé sur la nature aromatique & stimulante des ingrédiens qui entrent dans sa composition : car il est naturel de penser que le mouvement d'oscillation des vaisseaux en sera augmenté & la circulation des fluides hâtée, & conséquemment, qu'il contribuera à la perfection des sécrétions & excrétions diverses, pourvu toutefois qu'on en use avec modération, & qu'on ne s'en fasse point une habitude ; car de toutes les substances que nous pouvons prendre, il n'y a que celles auxquelles nous ne sommes point accoutumés, qui puissent opérer sur nous en qualité de remedes.

Nous ne finirions point, si nous voulions rapporter les différentes manieres dont on prépare le chocolat. Chaque nation a presque la sienne. Nous lisons dans le *Nov. Orb.* de Benzo, de quelle maniere on le fait en Afrique. Le Fevre nous a donné la maniere de le préparer selon les Mexicains : enfin ceux qui seront curieux de connoître toutes les méthodes de le composer, pourront s'en instruire dans les différens Auteurs. Herman nous apprend que les habitans les plus riches de l'Espagne le préparent de la maniere suivante.

Prenez *cacao pelé, mondé & rôti, six livres,*
canelle, demi-livre,
de vanille dissoute dans du sirop, sept grains,
six ou sept clous de girofle,
farine de blé d'Inde, demi-once,
poivre d'Espagne, une dragme,
*d'*arnotto *pour lui donner une teinture rouge, deux dragmes dissoutes dans de l'eau-rose ou dans du sirop de roses.*
sucre, quantité suffisante, c'est-à-dire, trois ou quatre livres.

Battez & mêlez le tout ensemble dans un vaisseau placé sur un feu modéré.

Remuez

Remuez sans cesse, jusqu'à ce que tout soit intimement mêlé.

Faites une masse.

On y ajoutera, si l'on veut, une quantité convenable de musc ou d'essence d'ambre.

Meisener nous a donné la maniere suivante de le préparer, suivant Barthol. Marradon, célebre Medecin Espagnol.

Prenez *sept cens amandes de cacao*,
sucre fin blanc, demi-livre,
canelle, deux onces,
poivre du Mexique, quatorze grains,
clous de girofle, demi-once,
vanille, demi-scrupule,

Ou à sa place,

graine d'anis, deux onces,
d'arnotto, *la grosseur d'une noix*.

Ajoutez à cela un peu de fleur d'orange & un grain de musc ou d'ambre gris.

On trouve dans les Mémoires de l'Académie Royale des Sciences de Paris, la préparation suivante du chocolat.

Prenez *cacao pelé, mondé, rôti, une livre*,
sucre, égale quantité,
canelle, deux dragmes,
vanille, demi-dragme.

Ce mélange mis en distilation a donné huit onces & quatre dragmes d'huile, & l'on a tiré de ce qui restoit après la distilation deux dragmes & huit grains d'un sel lixiviel. Duhamel, *Hist. de l'Acad.*

Le Fevre préfere la maniere suivante de préparer le chocolat à toutes les autres; c'est celle que l'on suit en France & qu'il a tirée de Lemery.

Prenez *d'amandes de cacao, pelé, rôti & mis en pâte, deux livres*,

Mêlez *de sucre réduit en poudre, une livre & demie*.

Ajoutez,

de vanille, un scrupule & demi,
quatre clous de girofle,
canelle, demi-dragme,
ambre, un grain,
musc réduit en poudre, demi-grain.

Lemery, *Traité des Alimens*.

Les Européens ont presque tous banni du chocolat le poivre & le blé d'Inde. On donne en Italie & en Espagne le nom de chocolat de santé à celui dans lequel la vanille n'entre point, parce qu'il est moins chaud que l'autre sorte. Dans les Isles de l'Amérique qui appartiennent aux François & qui produisent la vanille en abondance, elle n'entre point dans la préparation du chocolat. Mais comme il y a beaucoup de gens qui aiment dans le chocolat un gout piquant, on substitue à la vanille quelques autres aromates acres, comme le poivre, le gingembre & autres de la même nature. La plus simple de toutes les méthodes de préparer le chocolat, que l'on suive en Europe, se trouve de la maniere suivante dans la Pharmacopée d'Ausbourg.

Prenez des amandes de cacao, pelées, modérément rôties & réduites en une poudre fine.

Faites de deux parties de cette poudre & d'une partie de sucre blanc, une pâte que vous laisserez sécher à une chaleur modérée.

Ceux qui voudront en savoir davantage sur les différens ingrédiens qui entrent dans la composition du chocolat, n'auront qu'à consulter Meisener, Caldera, Dufour & Pison. Quant à la qualité de celui qu'on nous vend dans les manufactures, on regardera comme le meilleur celui qui se dissoudra entierement dans la liqueur avec laquelle on le fera, & qui n'y laissera aucun sédiment. En Espagne on préfere le chocolat piqué de vers à tout autre, parce qu'on prétend que ces insectes ne s'attachent qu'à celui qui est bon. Reaumur.

Il nous reste maintenant à dire quelque chose sur la maniere de réduire le chocolat en une liqueur convenablement faite. La plus ordinaire c'est de faire bouillir de l'eau, ou à sa place du lait ou du vin dans un vaisseau convenable, & d'y jetter le chocolat coupé par petits morceaux, observant de remuer ce mélange, en faisant mouvoir circulairement, tant que durera l'ébullition, un morceau de bois fait en pilon, dont le gros bout soit dentelé. Cet instrument avec le vaisseau auquel il est adapté, s'appelle un moulin: on tiendra le chocolat dans ce moulin jusqu'à ce qu'il paroisse en écume: alors on le versera dans une tasse, on le boira chaud ou tiede. C'est assez la coutume d'y tremper du biscuit ou du pain rôti. On agitera comme la premiere fois ce qui restera de liqueur dans le moulin, avant que de verser une seconde tasse; on continuera le même procédé pour une troisieme, ainsi de suite, jusqu'à ce que le tout soit converti en écume, & que le moulin soit vuide. Il y en a qui laissent bouillir pendant quelque tems le chocolat avec la liqueur avant que de le convertir en écume, mais l'on s'expose en suivant cette méthode à lui ôter une trop grande quantité des parties subtiles & aromatiques qu'il contient. Ceux qui croyent que le chocolat qu'on leur sert n'est pas suffisamment sucré, mettent du sucre dans leur tasse autant qu'ils le jugent à propos. Le rapport du poids du chocolat au poids de la liqueur, doit être selon Mondius & quelques autres Auteurs, celui de un à huit: mais ce rapport varie toujours, selon que l'on veut prendre le chocolat plus ou moins fort.

Quant à la quantité ou dose de chocolat que l'on peut prendre à chaque fois, c'est aux personnes qui en usent qu'on abandonne ordinairement le soin de la déterminer. Colmenero de Ledesma, célebre Auteur Espagnol, assure qu'on en peut boire depuis cinq onces jusqu'à six, sans que la constitution en soit altérée. Mais nous savons par expérience que la dose peut être beaucoup plus grande, sans porter aucun préjudice, surtout aux personnes qui n'en ont point fait une habitude, & lorsque leur estomac étant vuide, il a besoin de nourriture. Ceux qui prennent la partie grossiere qui séjourne au fond de la chocolatiere, s'imaginant que c'est le plus nourrissant du chocolat, se trompent grossierement & s'exposent à déranger considérablement leur santé par l'usage de cet aliment: car cette substance précipitée n'est autre chose, selon l'Auteur que nous venons de citer, que la partie terrestre du *cacao*, qui par conséquent est très propre à causer des obstructions & à disposer à la mélancolie. La dose ou la quantité qu'on en peut prendre doit aussi varier considérablement, selon qu'il est plus ou moins fort, & selon qu'il est fait avec du lait ou du vin. Un homme qui se porte bien peut en prendre autant que son appétit le demandera, pourvu qu'il s'en trouve fortifié & qu'il ne lui pese pas sur l'estomac. Mais il observera de demeurer en repos pendant une demi-heure ou une heure après l'avoir pris, de peur que le mouvement n'en n'interrompit ou n'en dérangeât la coction

& la digestion. Il s'abstiendra aussi de tout autre aliment pendant quelque tems, de peur que cette addition ne fût nuisible à son estomac; car le chocolat est par lui-même une nourriture très-bonne & très-solide. C'est pourquoi il n'y a point de tems plus propre pour prendre le chocolat que le matin ou l'après-midi, lorsque la digestion est faite. Mais comme dans les contrées où l'on respire un air chaud, la digestion est plus foible & s'acheve plus languissamment que dans les lieux où l'athmosphere est froid, il s'ensuit que l'usage du chocolat doit être moins fréquent & sa dose plus petite en été qu'en hiver, & c'est aussi l'avis de Colmenero, & il ajoute, « qu'en Amérique & même « en Espagne on peut prendre du chocolat en tout « tems; premierement, parce qu'on est dans cette ha- « bitude; secondement, parce que la chaleur excessive « de ces contrées se joignant au tempérament extreme- « ment humide des habitans, il arrive que les pores « des corps sont fort dilatés & qu'il se fait une grande « dissipation de substance, conséquemment qu'on peut « prendre en sureté du chocolat, non-seulement le « matin, mais encore à toute heure du jour; mais la « violence de la chaleur de l'air occasionnant un grand « affoiblissement dans la chaleur naturelle du corps; & « celle de l'estomac & des autres visceres, passant du « centre à la circonférence, l'estomac doit être consi- « dérablemant débilité. C'est par cette raison que les « Américains & les Espagnols se trouvent fortifiés & « leur estomac remis au ton convenable, non-seule- « ment par le chocolat, mais encore par le vin pur & « non falsifié. » Les ingrédiens aromatiques du chocolat produisent sur un estomac languissant, les mêmes effets qu'un vin cordial: ils le fortifient, en rendant au systeme nerveux une contraction convenable, & en remettant les esprits dans l'agitation propre à la santé. Mais de peur qu'en conséquence de la dissipation des humeurs aqueuses, les vaisseaux du corps ne reçoivent une chaleur qui les brûle, pour ainsi dire, & qui porte l'inflammation dans les fluides, au grand détriment de la santé, Caldera conseille à ceux qui se trouveront altérés pendant un tems excessivement chaud & qui auront envie de prendre du chocolat, de boire auparavant un petit verre d'eau froide, de peur que le chocolat n'augmente la soif & ne la rende beaucoup plus insupportable qu'auparavant. Il ajoute que quelque soit la liqueur que l'on prenne après le chocolat, que ce soit du vin ou de l'eau, elle produit ordinairement les symptomes les plus terribles. J'ai vu, continue-t'il, cette pratique imprudente, causer le vertige à un habitant de Séville, la colique à un autre, & l'extinction de voix à un grand nombre. Les Medecins ne sont point encore parfaitement décidés sur la question suivante, savoir, si l'on peut sans conséquence fâcheuse pour la santé, prendre le chocolat comme un rafraîchissant. Gage prétend qu'il est si prodigieusement froid qu'il y a peu de personnes qui puissent en user sans danger; qu'il donne des maux d'estomac, & produit d'autres maladies, surtout dans les femmes. Si l'on en croit Caldera, cette liqueur, prise à la glace, n'est ni moins virulente, ni moins dangereuse que les poisons froids; car, dit-il, un froid subit s'emparant des organes de la respiration, ils sont affectés d'un engourdissement, & d'une stupeur qui les rend incapables de continuer leur mouvement: or ce mouvement venant à cesser, la mort subite s'ensuit. Il est constant non-seulement par le raisonnement, mais encore par l'expérience journaliere, que le même effet sera produit toutes les fois qu'un froid violent & contre nature saisira l'estomac, le foie, la matrice, & les derniers orifices des veines; car ce froid resserrant ces orifices, arrête nécessairement la circulation du sang, qui dans ce cas se trouve tellement coagulé aux extrémités des veines, qu'il ne peut plus être poussé; d'où il arrive que les fonctions vitales sont suspendues, que les syncopes surviennent, & que le malade est emporté subitement sans aucune cause apparente. Caldera réplique à ceux qui lui objectent, que ceux qui boivent tous les jours du *chocolat* froid ne meurent pas subitement; « que tous ceux qui sont attaqués de la peste, n'en « meurent pas non plus; parce que, quoique le princi- « pe de cette maladie soit un agent d'une force & d'une « efficacité singuliere, cependant il n'opere sur les su- « jets que selon qu'ils ont plus ou moins de disposition « à céder à sa virulence; ensorte que les personnes « prudentes, instruites par le sort malheureux des au- « tres du danger auquel elles se trouvent exposées, se « précautionnent pour n'être point attaquées de cette « maladie. » Colmenero convient avec Meisner, que le *chocolat*, pris avec de l'eau d'endive pendant les jours caniculaires, est très-salutaire pour les personnes qui sont d'un tempérament chaud, & pour celles qui seroient attaquées de foiblesse d'estomac: mais l'endive ne partageant point les qualités savoneuses du *chocolat*, & ne contenant point de parties volatiles & aromatiques, comme on peut s'en assurer en la distilant à l'alembic, je ne vois point quelles ont été les raisons de Colmenero & de Meisner d'en préférer l'eau à l'eau commune, & à toute autre eau distilée. C'est envain que l'on cherchera dans l'eau d'endive quelque vertu stomachique & corroborative, telle que celle que l'on trouve dans le vin: il me paroîtroit donc beaucoup plus raisonnable d'en mêler un peu avec le *chocolat*, à moins que quelques circonstances n'indiquassent le contraire de cette pratique. Lorsqu'un Medecin prescrira le *chocolat* comme un remede, il en prescrira la quantité, & il déterminera le tems propre à le prendre. Ceux qui se sentiront une foiblesse provenante d'inanition, estimeront cette quantité par le degré des forces qu'ils auront recouvrées. Ils observeront cependant d'en prendre plus sobrement que les personnes robustes & vigoureuses.

Après avoir considéré le *chocolat* comme boisson, nous allons maintenant l'examiner comme un ingrédient dans la préparation des mets. Il y en a qui saupoudrent de *chocolat* quelques alimens, soit en guise d'aromat, soit pour leur donner un gout plus délicieux & une odeur plus agréable, on le fait entrer dans les soupes & dans quelques ragouts: mais il est évident que plus on en fera d'usage dans la préparation des alimens, plus ces alimens seront non-seulement agréables à l'odorat & au gout, mais encore nourrissans. Il y en a qui mangent du *chocolat* sec, sans aucune addition, surtout en voyage, & le matin: ils le substituent à une confection aromatique, & il les garantit des mauvais effets d'un air humide & froid; car en mettant les humeurs dans un mouvement un peu plus prompt, il prévient en quelque façon tous les accidens fâcheux qui proviennent communément de la transpiration obstruée. D'ailleurs les voyageurs se trouvant quelquefois exposés à manquer de vivres, le *chocolat* est alors une ressource pour eux. On le fait encore entrer dans des gâteaux & dans d'autres mets fort agréables au gout, & dont on peut estimer les effets & les propriétés sur ce que nous avons dit jusqu'à présent du *chocolat*, combiné avec les autres substances auxquelles il est mêlé.

Le *Chocolat* royal, par exemple, préparé pour Uladislas, quatrieme du nom, Roi de Pologne, & mis au nombre des *Arcana Cnoffeliana*, se fait ainsi:

Prenez *de chocolat des Indes, réduit en poudre & passé par un tamis, quatre onces,*
sucre candi réduit en poudre, une livre,
douze amandes douces pelées, & bien battues dans un mortier de marbre;

Mêlez ces amandes suffisamment, & les incorporez avec des blancs d'œufs, jusqu'à ce qu'à force de battre le tout ensemble, vous ayez une espece d'écume

Ajoutez à cela,

ambre gris broyé avec du sucre candi, une demi-dragme, ou *une dragme*,
musc dissous dans du sucre rosat, *un demi-scrupule*;

Faites du tout une masse, que vous partagerez en petits gâteaux d'un pouce en quarré, que vous mettrez sous un papier pour les faire sécher sur un petit fourneau de fer.

Buckman recommande comme un spécifique contre les toux, le rob de *chocolat* préparé avec du safran & de l'huile d'amandes douces. La composition appellée *Confectio pacifica de succolata Indâ*, qu'on trouve dans Mynsicht, est un électuaire fait de *chocolat*, & d'un grand nombre d'aromates, d'autres ingrédiens nourrissans & stimulans. On le recommande comme un remede d'une efficacité merveilleuse dans la cure de l'impuissance: on en ordonnera au malade la grosseur d'une noisette par jour, après avoir fait précéder les évacuations convenables

Je dois observer ici que c'est assez la coutume de quelques Medecins d'ajouter le *chocolat* aux purgatifs, aux fébrifuges & à d'autres médicamens, pour en rendre le gout moins desagréable au malade: mais je crois que ce feroit prudemment fait que de déterminer par ce que nous avons dit ci-dessus, quand & comment il est à propos de l'employer comme un véhicule.

Il s'ensuit de tout ce qui précede, que nous ne devons pas toujours permettre l'usage du *chocolat* à tous ceux dont il flate le gout. Lorsqu'on en use modérément, il semble contribuer à la santé de ceux qui ne sont point exposés à avoir les humeurs dans une agitation trop grande, & dont on n'a point à craindre que les aromates échauffent trop la constitution. Il sera fort bon aussi pour ceux dont l'estomac est en état de cuire & de digérer la substance ténace & grasse de l'amande du cacao. Il paroît donc que ceux qui sont à la fleur de leur âge, que ceux dont les humeurs entrent facilement en agitation, ceux dont la constitution est seche, & ceux dont les premieres voies n'étant point au ton qui leur convient, sont incapables de donner aux alimens la coction requise; il paroît, dis-je, que toutes ces personnes ne doivent point faire un usage fréquent & immodéré du *chocolat*. Lorsque Piperus, *Corall. ad Mynf.* a dit que le *chocolat* étoit une panacée & un remede universel, & lorsque Caldera le comparant au fruit de l'arbre de vie, assure qu'il préserve de la mort & des infirmités de la vieillesse, il est évident que ces Auteurs ont donné dans des hyperboles extravagantes; car si un remede suffit pour guérir plusieurs maladies, il n'y en a aucun qui soit capable de les prévenir ou de les déraciner toutes, ainsi que le célebre Boerhaave l'a démontré. Mais de peur que l'on ne m'accuse de décrier mal-à-propos le *chocolat*, je tirerai de Caldera, de cet Auteur, dis-je, qui en fait un très-grand éloge, l'énumération des différens cas dans lesquels il en faut éviter l'usage, ou plutôt l'abus. « Le *chocolat*, dit-il, est nuisible à tous ceux qui « ont les fievres ou quelque autre maladie aiguë; car « alors il se convertit en bile: il est mal-faisant à l'es« tomac, lorsqu'à la suite d'une indigestion il est char« gé de crudités. Il faut bien se garder d'en prendre « dans les diarrhées, mais surtout dans celles qui sont « causées par la bile, quoique l'usage en soit quelque« fois avantageux dans les lienteries, parce qu'il hâte « la digestion des alimens. Il n'est sain ni après dîner, « ni après souper, surtout si l'on a fait un grand repas. « Il a d'ailleurs l'inconvénient de porter le chyle cru & « indigeste dans les vaisseaux sanguins; ou s'il arrive « au chyle de se putréfier, il y aura dequoi causer les « plus terribles maladies, il occasionnera des obstruc« tions nouvelles, ou il augmentera les vieilles qui n'é« toient déja que trop incompatibles avec la santé. »

Après avoir ajouté plusieurs autres choses concernant les effets de l'abus du *chocolat*, il poursuit de la maniere suivante:

« Si l'on en prend en trop grande quantité, & plus fré« quemment que ne le permet la conservation de la « chaleur naturelle de l'estomac, il troublera considé« rablement la digestion la plus forte & la plus vigou« reuse. Ceux qui en feront un usage habituel, & qui « se proposeront en le prenant, non de satisfaire la « faim, mais de la provoquer, s'en trouveront l'esto« mac chargé, s'il est déja plein; d'où il s'ensuivra la « pâleur du visage, & il s'engendrera des crudités qui « causeront un tremblement de nerfs & une extreme « maigreur.

« La distension du ventre, les vertiges, les maux de tê« te, les douleur circulantes dans le cerveau, les fie« vres longues & continues, les obstructions variqueu« ses & incurables, feront, outre la perte de la couleur, « des suites de l'abus du *chocolat*. Les crudités qu'il en« gendrera, comme nous l'avons marqué ci-dessus, pro« duiront encore une mélancolie hypocondriaque, & « des maladies d'une complication incroyable.

« Si quelqu'un, mais surtout d'une constitution chaude « & sanguine, fait un usage immodéré de *chocolat*, cet« te liqueur, dit Baglivi, épaississant le sang, & le ren« dant moins propre à la circulation, en conséquence « apparemment de la nature ténace & visqueuse du « cacao, produira des inflammations de visceres, de « longues fievres mésentériques & des apoplexies. Ce « n'est peut-être qu'à l'habitude de cet aliment qui don« ne au sang trop de consistance, comme il paroît, à « la complexion extremement replette de ceux qui en « prennent immodérément, qu'il faut attribuer la fré« quence de la derniere des maladies dont nous avons « fait l'énumération.

« Si l'on croit Meisner, le *chocolat* produit des obstruc« tions, non-seulement en ceux qui en prennent avec « excès, mais même en ceux qui en font un usage mo« déré, s'il arrive qu'ayant les vaisseaux lactés trop « petits, comprimés ou embarrassés d'humeurs vis« queuses, leur constitution soit disposée aux obstruc« tions; car dans ces personnes les parties grossieres du « chocolat ne peuvent manquer d'achever d'engorger « les conduits, & de former ou d'augmenter les obs« tructions déja formées. C'est pourquoi les jeunes fil« les qui auront les pâles couleurs, & tous ceux qui « sont sujets aux obstructions, doivent prudemment « s'abstenir de chocolat. » C'est aussi par ces mêmes raisons que M. de Jussieu en défend l'usage aux personnes d'étude. Sa substance grasse & huileuse étant de digestion difficile, favorise, dit-il, l'obstruction des visceres. Il observe de plus qu'il leur donne des coliques, & qu'il produit des suffocations & de violentes douleurs hémorroïdales.

Hoffman assure, que plus les hypocondriaques en prennent, & plus leur état empire; car les rots, la perte de l'appétit, l'embarras & la douleur des hypocondres, sont des suites du gonflement & de la distension de l'estomac occasionnées par le chocolat de la maniere suivante.

L'acide violent qui est en abondance dans les premieres voies des hypocondriaques, venant à rencontrer les parties terrestres & huileuses du chocolat, en fait une masse compacte & visqueuse, qui, adhérant aux plis de l'estomac & du duodenum, donne lieu à l'accroissement des symptomes dont nous avons parlé. Dans ces circonstances, j'ai remarqué qu'un émétique doux faisoit rendre par haut une grande quantité de matieres impures & noirâtres qui s'étoient engendrées pendant quelque tems, & que cette évacuation étoit suivie d'un soulagement actuel, du recouvrement des forces & de la santé. La formation de l'humeur impure & noirâtre eſt d'autant plus prompte, que le ton de l'eſtomac eſt plus relâché & la conſtipation plus grande. Ceux qui feront un uſage exceſſif de chocolat, doivent craindre, ainſi que les en avertit Konig, le ſort de Guillaume III. Il paroît par l'hiſtoire de la maladie de ce Roi, que des viſcoſités qui s'étoient accumulées, détruiſirent le ton des premieres voies, & causerent une diarrhée mortelle. Il eſt conſtant, par les obſervations de quelques-uns d'entre les premiers Praticiens, que l'uſage immodéré du chocolat ne contribue pas peu à la génération de la pierre, ſurtout dans la véſicule du fiel. Charles Spon nous apprend, que le cadavre d'un homme qui s'étoit accoutumé à prendre beaucoup de chocolat, ayant été ouvert, on trouva dans la véſicule du fiel à peu près vingt petites pierres, dont on eut raiſon, ſelon Meiſner, d'attribuer la formation à l'uſage immodéré du chocolat. La grande quantité de ſucre qui entre dans ſa compoſition, doit engager les femmes tourmentées de maladies utérines, & tous ceux qui ſont ſujets aux flatulences hypocondriaques, à n'en faire aucun uſage, & plus encore à n'en point faire un uſage immodéré, non pas tant parce que les humeurs viſqueuſes & ténaces logées dans les premieres voies, & qui ſont la matiere immédiate des obſtructions hypocondriaques ſont augmentées par le ſucre, que parce que cet ingrédient venant à rencontrer un acide dépravé, accroît les flatulences qui ne ſont déja que trop incommodes.

Les ſuites fâcheuſes de l'abus du chocolat, conſidéré comme un composé d'eau chaude, feront évidentes pour quiconque ſe donnera la peine de conſidérer, que l'uſage trop fréquent de l'eau chaude relâche les organes deſtinés à la digeſtion, & tous les ſolides en général, & conſéquemment doit être pernicieux.

C'eſt une queſtion fort agitée de ſavoir s'il eſt poſſible en Europe de faire une compoſition analogue au chocolat ſans ſe ſervir de *cacao*. Les uns ſont pour l'affirmative, par la raiſon qu'il n'y a point de climats en Europe qui ne produiſe des végétaux d'une nature fort nourriſſante, ce qui eſt la propriété principale du *cacao*; & qui étant réduits en poudre & mêlés avec d'autres ſubſtances, peuvent former une maſſe & une pâte comme le chocolat. De plus, les végétaux de l'Europe ont entre autres avantages remarquables ſur le *cacao*, celui d'être moins lourd ſur l'eſtomac. Grew dit expreſſément qu'on fait avec des amandes bien broyées, & mêlées en proportion convenable avec du ſucre & des aromates, une pâte auſſi agréable au gout que le chocolat le plus fin. On lit dans Valentini, à propos de cette compoſition, « qu'il a connu en Hollande un Seigneur qui n'achetoit point d'autre chocolat que celui qui étoit composé de cette maniere. » Roſinus Lentilius s'exprime de la maniere ſuivante ſur cette compoſition. « Blançard preſcrit la préparation « d'une ſubſtance ſemblable au chocolat, faite avec « nos amandes ſuffiſamment broyées, & une addition « de canelle, de cloux de girofle, d'anis, de ſucre, & « d'une petite quantité de baume du Pérou. » Il fait grand cas de cette compoſition, & il aſſure qu'au gout elle differe peu du chocolat. Quant à moi, je ne doute point qu'en s'y prenant de la maniere ſuivante on n'obtînt quelque choſe qui en auroit les propriétés.

Prenez *amandes douces pelées, une livre,*
de pignons bien mondés, } *de chaque, une demi-livre.*
de piſtaches fraîches, }
de la meilleure canelle, une demi-once,
de cloux de girofle, deux dragmes,
de manne choiſie, quatre onces,
de ſucre, une ſuffiſante quantité.

Ajoutez ſi vous voulez un peu de muſc & d'ambre.

Convertiſſez le tout en une confection pareille au chocolat.

Cette confection priſe dans du lait avec un jaune d'œuf, eſt un puiſſant analeptique.

On peut y joindre la confection alkermès dans des cas particuliers. *Eph. N. C. D.* 3. *a.* 5. *App.*

Si l'on en croit Bruckman, c'eſt ainſi que l'on prépare le chocolat de Brunſwick, avec une eſpece de biere appellée *Mum*, quelques jaunes d'œufs, & des aromates. Or ce chocolat n'eſt certainement point une liqueur à mépriſer. On fait encore une boiſſon ſemblable au chocolat, avec de la fine fleur de froment de Halle, rôtie & mêlée avec des jaunes d'œufs, du ſucre, de la canelle & du lait.

Le ſavant David Friedel, dans ſon Traité intitulé *Mediciniſche Bedencken*, préfere au chocolat une liqueur préparée avec une quantité égale d'amandes ameres & douces, pelées & broyées avec du ſucre & des aromats, à quoi il faut ajouter une quantité ſuffiſante de lait chaud.

Ou de la maniere ſuivante.

Prenez *amandes douces & ameres, de chacunes, une once.*

Faites-les rôtir dans une poêle juſqu'à ce qu'elles ſoient d'une couleur brunâtre.

Frotez-les avec un linge.

Broyez-les dans un mortier.

Mêlez-les avec une ſpatule, avec quatre meſures de lait bouillant.

Jettez ſur ce mélange, un ou deux jaunes d'œufs délayés dans un peu de lait froid.

Ajoutez enfin un peu de cloux de girofle, de canelle & du ſucre.

CACAOTETL, pierre Indienne autrement appellée, *lapis corvinus*, qui quand elle eſt échauffée, produit, à ce qu'on dit, un bruit comme un coup de tonnerre.

CACATORIA FEBRIS, nom que F. Sylvius a donné à une eſpece de fievre intermittente accompagnée de ſelles copieuſes.

CACAVI, Monard. *ſive Cazabi*, Cluſ. *Caſſave* ou *pain de Madagaſcar*, eſt une eſpece de pain que les Indiens font avec la racine d'une plante qu'il appellent *Yuca*: Gaſpard Bauhin l'a nommée *Manihot Indorum*, ou *Yuca foliis cannabinis*, & Jean Bauhin, *Manihot Theveti*, *Yuca* & *Caſſavi*; en France on l'appelle *Manioc* ou *Manioque*. C'eſt un arbriſſeau qui croît à la hauteur de cinq à ſix piés; ſa tige eſt ligneuſe, tortue, noueuſe, verruqueuſe, fragile, moëlleuſe: ſes feuilles ſont larges comme la main, diviſées chacune en ſept ou huit parties toujours vertes, reſſemblantes aux feuilles du chanvre. Ses fleurs ſont des campanes d'une ſeule piece, blanchâtres, ayant près d'un pouce de diametre, découpées profondément chacune en cinq parties. Le piſtil qui eſt au milieu devient un fruit preſque rond, gros à peu près comme une aveline, composé de trois capſules ou cellules oblongues jointes enſemble qui renferment chacune un noyau ou ſemence oblongue un peu plus groſſe qu'un pignon; ſa racine a la figure & la groſſeur d'un gros navet, de couleur obſcure en dehors, & blanche en-dedans. On cultive cette plante en pluſieurs lieux de l'Amérique dans les terres labourées en ſillons, elle eſt fort féconde, mais ſes vertus ſont fort différentes ſuivant les climats où elle croît; car au lieu que celle qui croît en terre-ferme, eſt ſalutaire & bonne à manger crue ou autrement; celle de Saint Domingue, de Cuba, de Hayti & des autres

Isles, est très-pernicieuse & un poison violent & prompt si on la mange crue, c'est pourtant avec cette derniere qu'on fait le pain appellé *Cacavi* ou *Cassave* de la maniere suivante.

On pele les racines du *Yuca*, on les rape, & les ayant mises dans des sacs faits de feuilles de palmier, on en tire le suc à la presse, on prend ensuite le marc ou la matiere exprimée, on la fricasse à petit feu dans une poële, la remuant & la tournant de côté & d'autre, afin qu'elle s'épaississe : puis quand elle est suffisamment cuite, on en forme des gâteaux minces qu'on fait sécher au soleil ou sur le feu ; c'est le pain de Cassave qui est bien nourrissant, & qui étant séché, se conserve comme le biscuit sans se corrompre. Les sauvages des Antilles & tous les habitans des Indes Occidentales s'en nourrissent.

L'usage de ce pain resserre le gosier par son âpreté, & il excite un étranglement, si l'on n'a eu soin de le faire tremper dans du bouillon ou dans de l'eau, ou de le mêler avec d'autres alimens. Ceux qui n'ont point eu cette précaution, & qui veulent le manger sec, doivent avoir toujours une bouteille d'eau à la main pour s'humecter à chaque bouchée qu'ils auront mangé.

Le suc exprimé de la racine seroit un poison capable de tuer quelque animal que ce fût qui l'auroit avalé cru : mais si on le fait bouillir jusqu'à consomption de la moitié, & qu'on le laisse refroidir, il se sera converti en une liqueur aigre qui aura le même gout, le même usage & la même qualité que le vinaigre. Si on le fait épaissir en *sapa* sur le feu, il devient doux & sert de miel aux Indiens. Il faut que la racine du *Yuca* des Isles, pour produire les effets différens dont je viens de parler, contienne un sel volatil acre & rongeant qui se dissipe par la coction ; ensorte que ne restant que du sel fixe embarrassé dans l'huile, il n'ait plus la force que de faire un acide semblable au vinaigre ; encore cette aigreur se détruit-elle pour la plus grande partie lorsqu'on met évaporer & épaissir la liqueur en *sapa* ; parce qu'alors l'huile étant beaucoup plus ramassée, elle enveloppe étroitement les sels, & les empêche de faire autre impression sur les nerfs de la langue, qu'une espece de chatouillement qu'on appelle douceur.

On dit que le suc de roucou est un contre-poison pour la *Manioque*. Lemery, *des drogues*.

CACCIONDE, nom d'une pilule qui a pour base la terre du Japon, ou le cachou, & que Baglivi recommande dans la dyssenterie. Castelli.

CACEDONIUS TARTARUM, c'est une humeur peccante engendrée dans le corps par le dérangement des secrétions, ou lorsque la faculté secrétoire n'est pas secondée immédiatement par l'opération de la faculté expulsive. Ruland.

CACHECTICUS, *cachectique*, ou qui est attaqué de *cachexie*.

CACHEXIA, *cachexie* ; de κακὸς, *mauvais*, & de ἕξις, *habitude*.

Par *cachexie*, on entend ordinairement cette disposition du corps, qui déprave sa nutrition dans toute son habitude à la fois, & par conséquent, elle reconnoît pour cause, ou la dépravation du suc nourricier, quelle qu'elle soit, ou le vice des vaisseaux qui doivent le recevoir, ou le défaut de la faculté qui doit l'appliquer aux solides.

La dépravation du suc vient premierement des alimens, qui par les forces changeantes de notre corps ne peuvent être assimilés aux parties qui doivent être réparées. Tels sont les alimens farineux, légumineux, grossiers, fibreux, gras, acres, aqueux, visqueux & les corps indigestibles, comme les motes de terre, les craies, les sables, la chaux.

Secondement du défaut du mouvement animal dans l'oisiveté, l'engourdissement, le trop long sommeil.

Troisiemement des organes viciés par une trop grande foiblesse ou par une trop grande force ; ou des liqueurs altérées à un tel point, qu'il ne soit pas facile d'y remédier. Or ces vices naissent de plusieurs causes, comme de toutes les secrétions trop abondantes, quelles qu'elles soient, de vomissemens, de diarrhées, de dyssenteries, d'hémorrhagies quelconques, du skirrhe cancereux de quelques visceres particuliers, & de la rétention, quelle qu'elle soit, de ce dont la secrétion doit se faire.

Or, il est évident que ces causes, une fois posées, agissent ou en diminuant les solides, ou en les farcissant de liquides impropres à une circulation libre ; d'où suit un double effet considérable, savoir la consomption & la leucophlegmatie ou l'anasarque.

De plus, selon la diverse couleur, épaisseur, ténacité, acrimonie, fluidité des liqueurs dont les vaisseaux sont farcis, on voit ordinairement naître des maladies fort différentes, qui sont autant d'effets de la *cachexie* ; savoir la couleur blanche, pâle, jaune, livide, rouge, verte, noire, ou brune de la peau ; la pesanteur, les tumeurs sur les yeux & aux parties les plus minces ; les flatulences, des tumeurs œdémateuses aux parties éloignées du cœur, des palpitations du cœur & des arteres, qui s'augmentent beaucoup au moindre mouvement, des urines crues, ténues, des sueurs spontanées & tout-à-fait aqueuses ; enfin la maigreur ou la leucophlegmatie & l'hydropisie.

Quant aux vices des vaisseaux qui doivent recevoir le bon suc nourricier, on en peut à peine imaginer un qui soit général ; cependant la trop grande élasticité, & le trop grand relâchement, avec les défauts qui en naissent peuvent être mis entre les causes de ce mal.

La nutrition de tout le corps est empêchée par le défaut de la faculté appliquante, lorsque les humeurs circulent trop foiblement ou avec trop d'impétuosité.

Il est aisé sur ce que nous venons de dire, de former le diagnostic de ce mal ; & le prognostic est appuyé sur la considération de la cause, de la durée, de l'effet, & des degrés de la maladie même.

De plus, il est évident que pour la guérir, il est toujours nécessaire, 1°. d'adoucir quelquefois les liquides trop acres, & d'appaiser médiocrement ceux qui sont trop fluides. 2°. De dissoudre & de rendre coulantes, celles qui sont ténaces & engagées ; mais comme ces deux vices peuvent naître d'un si grand nombre de causes différentes, il est spécialement important de varier selon leur différente nature & les médicamens & la façon de s'en servir.

Il faut principalement avoir soin,

1°. D'user d'un régime composé de choses semblables aux liquides sains, qui passent aisément, qui soient opposées à la cause particuliere de la maladie, & qui soient agréables au malade.

2°. Pour qu'on puisse bien les digérer, de recourir à l'assaisonnement, aux boissons vineuses, à l'exercice, à l'air.

3°. De pourvoir à la bonne disposition des organes des premieres coctions par les digestifs doux, les vomitifs, les purgatifs & les fortifians.

4°. Lorsque les voies auront été relâchées par l'usage de ces remedes & que la matiere morbifique aura été atténuée, d'insister sur les atténuans, les diurétiques & les sudorifiques.

5°. Enfin, d'employer les calybés, les alcalins, les savoneux, & y joindre l'exercice de la course, la promenade, l'exercice du cheval, & autres, les frictions, & les bains.

Selon la cause prochaine connue, on variera ces remedes, ainsi que la façon de les préparer & de les appliquer.

Mais si la trop grande acrimonie produit une consomption & une phthisie cachectique, il faudra s'appliquer à découvrir l'espece de cette acrimonie, s'il est possible.

1°. En examinant la cause de la *cachexie*.

2°. En fondant la nature de la maladie & la constitution du malade.

3°. Par les symptomes.
4°. Par les excrétions.
Et lorsqu'on aura bien connu la nature de l'acrimonie, on travaillera à la détruire par ses contraires. Boerhaave, *Aphor.* Voyez *Alcali* & *Acidum*.

Cette exposition de la *cachexie* que nous venons de donner d'après Boerhaave, est fort claire, & a tous les caracteres de la vérité. Mais pour répandre sur cette matiere plus de lumiere encore; je vais détailler la maniere dont je conçois que cette maladie peut être, & est ordinairement produite.

Supposons que l'estomac & les organes de la digestion aient été affectés par quelque accident, dans une personne d'une constitution quelconque; que cette personne use habituellement d'alimens fort nourrissans & supérieurs à la faculté digestive de ses organes; & qu'elle fasse toutefois peu d'exercice: qu'arrivera-t'il de-là? C'est que ces alimens ne seront point, selon toute apparence, assez parfaitement digérés, & assimilés pour produire un bon sang: mais à proportion que les alimens seront plus ou moins dissous, la partie imparfaitement dissoute formera des stases dans les plus prochains, ou les plus éloignés des vaisseaux, c'est-à-dire, dans les plus grands, ou dans les plus petits; d'où il s'ensuivra différentes maladies plus ou moins considérables, selon les usages & l'importance des parties où se rencontrera l'obstruction.

Supposons que l'aliment soit si peu dissous, que les parties les plus considérables que les vaisseaux lactés puissent admettre, soient portées au réservoir du chyle, & de-là dans la masse du sang, & qu'elles circulent jusqu'à ce qu'elles arrivent dans les poumons. Supposons de plus, où qu'elles ne puissent aller au-delà, ou qu'elles ne passent qu'avec difficulté dans les vaisseaux de ce viscere trop petits relativement à leur grosseur; il est évident qu'il s'ensuivra des embarras dans la respiration, & des palpitations. Mais comme le sang doit être plus travaillé, & prendre sa couleur rouge dans les poumons, ces accidens troubleront ces deux opérations. Ainsi le sang sera plus pâle, & les particules dont il sera composé n'étant point assez parfaitement unies & mêlées, ne formeront point un fluide capable de satisfaire à tous les besoins de l'œconomie animale. C'est pourquoi les molécules aqueuses ne tarderont pas à se séparer des autres, & à former en différentes parties des stagnations, d'où s'ensuivront des tumeurs molles, comme sous les yeux, & dans les lieux les plus éloignés du cœur. Mais ces stagnations devant survenir dans les glandes, & les obstruer, la sécrétion des différens fluides qui s'y fait sera troublée; c'est pourquoi une grande partie des molécules aqueuses qui auroient dû être expulsées ou appliquées à des usages particuliers, sera retenue dans la masse du sang; d'un autre côté la bile, fluide de la derniere importance à la digestion, ainsi que le suc pancréatique, se dépravera, perdra son énergie, tombera en langueur; & tous les solides seront relâchés, & entre ces solides les organes de la digestion. Cet accident, produit de la maniere que nous venons de l'exposer, & tous les symptomes qui l'accompagneront, augmenteront de jours en jours par le défaut de préparation dans les nouveaux alimens; d'où naîtra la *cachexie* complete avec toutes ses suites, telles que Boerhaave les a rapportées.

J'ajouterai à ce qu'il a dit, que lorsque les femmes sont tombées dans cet état, les parties aqueuses du sang forment des stagnations, & que les autres parties sont trop grossieres pour passer par les petits vaisseaux de la matrice, & produire les regles.

Après ce que nous avons dit, il est facile d'expliquer pourquoi les végétaux farineux non fermentés comme l'avoine concassée, & les autres substances indigestes, donnent les pâles couleurs.

Je ne conçois aucune méthode qui conduise plus directement à la guérison de cette maladie, telle que nous l'avons décrite, que celle qui consiste à ne fournir aux organes de la digestion, que des alimens extremement faciles à digérer, & dont les sucs soient d'une nature fort approchée de celle des fluides du corps dans l'état de santé; à purger à propos, & d'une maniere convenable les premiers organes de la digestion, à les fortifier & corriger les défauts de la bile par des aromates, des amers, & enfin par le mars, à prescrire des exercices convenables, & à chasser la matiere engorgée dans les glandes & dans d'autres parties, par les émonctoires convenables, lorsqu'en suivant la méthode que nous venons de tracer, on l'aura suffisamment atténuée.

CACHIMIA. Voyez *Cachymia*.

CACHLEX, κάχληξ, un petit caillou, ou une petite pierre, telle que celles qu'on trouve au fond des eaux, ou sur le bord de la mer. Suidas fait de ce mot le nom d'un animal. Galien dit, *Lib. X. de S. F.* que les *cachleces*, κάχληκες, rougies dans le feu, & éteintes dans du petit lait, lui donnent une vertu astringente qui le rend salutaire dans la dyssenterie. Castelli.

CACHOS, J. B. *Solanum Pontiferum, folio rotundo tenui.* C. B.

Cet arbrisseau ne croît que sur les montagnes du Pérou, il est extraordinairement verd, & sa feuille est ronde & foible. Son fruit ressemble à la pomme d'amour; il s'ouvre d'un côté, & il est tourné en coquillage de l'autre. Sa couleur est cendrée, son gout agréable, & sans acrimonie; il contient une très-petite semence.

Les Indiens lui attribuent des propriétés extraordinaires, & en font grand cas. Ils prétendent qu'il provoque les urines, qu'il chasse la pierre des reins, & ce qui est plus important, qu'il la diminue dans la vessie, lorsqu'elle est encore molle, & capable de céder aux remedes. Ray, *Hist. Plant.*

CACHOU. Voyez *Terra Japonica*.

CACHRY. Le *cachry* est échauffant, & fort dessicatif. C'est pourquoi c'est un ingrédient très-convenable dans les remedes déterfifs employés pour l'extérieur; on en fait une fort bonne emplâtre pour la tête, dans les fluxions aux yeux; mais il faut avoir soin de l'ôter au bout de trois jours. Dioscoride, *Lib. III. cap.* 88.

Le *cachry*, est la graine du *libanotis*, que M. Ray appelle *libanotis cachryophora*. On n'en fait aucune mention dans nos Pharmacopées. Mais quelques Anciens l'ont recommandée pour sa qualité échauffante & dessiccative, & ils ont dit, que prise avec du poivre, & du vin, elle étoit bonne dans l'épilepsie. Pline prétend que c'est la semence d'une espece de romarin; erreur dans laquelle il est tombé, parce que le romarin s'appelle quelquefois *libanotis*. Voyez *Libanotis*.

CACHRYS signifie quelquefois, selon Galien, de l'orge grillé ou roti.

CACHUNDE, est le nom d'un remede fort vanté dans la Chine & dans l'Inde: mais comme ceux qui nous ont donné des descriptions des compositions aromatiques, & les Auteurs les plus modernes n'en font aucune mention; je rapporterai la maniere de le préparer qu'on trouve dans Zacutus Lusitanus, & qu'il dit avoir obtenue non sans beaucoup de peine de Medecins célebres à qui la santé du Viceroi des Indes Orientales, & de quelques Princes avoit été confiée pendant plusieurs années.

Prenez, dit-il, *de terre de cimole, ou de quelque autre terre convenable*, *deux livres*,
d'ambre, *une livre*,
de musc, } *de chacun trois onces*;
d'ambre gris, }
du meilleur bois d'aloès, appellé par les Portugais *calambac*, *dix onces*,
de perles préparées, *trois onces*,

de rubis,
d'émeraudes,
grenat,
d'hyacynthe preparée, } *de chacun quatre onces,*

de sandal rouge, quatre livres,
de sandal jaune, trois onces,

de mastic,
de jonc odoriférant,
de galanga,
de canelle,
d'aloès lavé avec le suc de roses,
de la meilleure rhubarbe,
des mirobolans belliriques,
de mirobolant d'Inde,
d'absinthe,
de corail rouge,
de bol d'Arménie, } *de chacun deux onces,*

d'ivoire calciné, trois livres & demie,

Broyez ces ingrédiens, & les réduisez en poudre la plus fine.

Répandez dessus des vins odoriférans, des baumes, & de l'eau distilée des fleurs de l'arbre qui porte la canelle.

Faites sécher le tout à l'ombre.

Mêlez une quantité suffisante de sucre blanc le plus fin.

Enfin, réduisez le tout en une masse visqueuse, & assez ténace, d'une couleur passablement rouge, avec un mucilage de gomme adraganht, & de gomme Arabique.

On fait avec cette espece de pâte différentes figures que les Marchands envoyent dans toutes les parties du Monde, mais surtout à Lisbonne.

Voici la maniere dont les Princes Indiens, & les Grands de la Chine se servent de cet antidote.

Ils en tiennent pendant le jour dans leur bouche une petite quantité, gros par exemple comme une lentille. Cette petite portion rend en se fondant une liqueur douce & odorante, qui descend insensiblement dans l'estomac, & donne à leur haleine une odeur si agréable, que tous ceux qui les approchent en sont frappés. Ce remede mérite vraiment que les Rois & les Grands en fassent usage; il est bon pour la conservation de la chaleur naturelle; il garantit le corps de la corruption, il prévient les funestes influences de l'air empesté, il dissipe les flatulences, & il soulage merveilleusement ceux qui sont attaqués de mélancolie. Il arrête les palpitations de cœur, guérit la cardialgie, l'apopléxie & l'épilepsie; ranime les esprits animaux & vitaux, fortifie toutes les facultés, rétablit l'estomac & résiste aux poisons de toute espece. Il fait du bien au cerveau, & c'est le meilleur remede que l'on puisse employer contre l'infection de l'haleine. Il excite à l'acte vénérien. C'est par cette raison que les deux sexes en font un si grand usage dans l'Inde. En un mot, c'est un remede vraiment royal. Il prolonge la vie, il éloigne la mort; aussi se vend-t-il fort cher. Ceux qui l'employeront ne pourront s'empêcher d'en admirer les effets surprenans. ZACUTUS LUSITANUS, *de Medic. Princip. Hist. Lib. I. Obs.* 37.

CACHYMIA, CACHIMIA, KAKIMIA, c'est un terme par lequel Paracelse entend un corps métallique imparfait ou une mine métallique qui n'est pas parfaite, qui n'est ni métal, ni substance saline, mais qui tient beaucoup du métal, puisqu'elle a les premiers principes, & la matiere premiere des métaux, & qu'elle tire son origine des trois premiers métaux.

On distribue les *cachymies*, 1°. en sulphureuses, comme les marcassites, les bismuths & les cobalts, 2°. en mercurielles, comme les arsenics, orpimens & autres substances semblables, 3°. en salines, comme tous les talcs. CASTELLI.

CACIA FERREA, *cuillier de fer.* RULAND. JOHNSON.

CACOA. Voyez *Cacao.* BLANCARD.

CACOALEXITERIUM, κακοαλεξιτήριον, de κακὸς, mauvais, ou mal, & de ἀλεξιτήριον, remede; c'est la même chose qu'*alexiterium.* Voyez *Alexiterium.*

CACOCHOLIA, κακοχολία, de κακὸς mal, & de χολὴ, bile, *indisposition de la bile.* BLANCARD.

CACOCHROI, κακόχροοι, de κακὸς, mauvais & de χρόα, couleur. Ceux qui ont le visage d'une mauvaise couleur. Ce mot differe en ce sens de *achroi*, ἄχροοι, qui n'ont point de couleur. GALIEN, *Comm. de R. V. I. A.* CASTELLI.

CACOCHYLIA, κακοχυλία, de κακὸς, mauvais, & de χυλὸς, chyle, *chylification dépravée.* BLANCARD.

CACOCHYMIA, κακοχυμία, de κακὸς mauvais, & de χυμὸς, humeur. *Cacochymie*, ou état dépravé des humeurs. Voyez *Cachexie.*

CACODÆMONUM *Magia*, de κακὸς, mauvais, & de δαίμων, esprit; magie diabolique, où dans laquelle on se sert du secours des malins esprits; ce en quoi elle est opposée à la magie naturelle qui n'use que de moyens naturels. CASTELLI.

CACODES, κακώδης, de κακὸς, mauvais, & de ὄζω, sentir; *qui sent mauvais, fétide.* Ainsi on lit *in Coac.* κακώδης ἔμετος, matiere fétide, rendue par le vomissement; & *prognost.* εἰ ὄζει δυσῶδες, si elle sent mauvais.

CACOETHES, κακοήθης, de κακὸς, mauvais, & de ἦθος, qui, lorsqu'il s'agit de maladies, signifie qualité, état, ou habitude, & que Galien rend par τρόπος, maniere d'être, disposition. Hippocrate donne l'épithete de *cacoethes*, aux maladies opiniâtres & malignes. On lit dans Galien, *Comm. I. in Porrhet.* κακοήθη νοσήματα καλοῦμεν ὅσα κίνδυνον ἀπειλοῦντα τοῖς κάμνουσιν, οὐκ ἀποκόπτει τὴν τῆς σωτηρίας ἐλπίδα : « Nous donnons l'épithete de *cacoethes* aux maladies qui sont à la vérité « dangereuses, mais qui n'ôtent point tout espoir de « guérison. » *Cacoethes* ne se dit jamais des signes ou des symptomes qu'en mauvaise part. Aussi Galien rend-t-il *Comment. III. in Porrhet.* κακοήθης par μοχθηρὸν « pénible » ou qui font acheter au malade cherement la vie. Et dans un passage qui suit, il ajoute τοῖσιν ἐξισταμένοισι μελαγχολικῶς οἷσι τρόμοι ἐπιγίνονται κακοήθης « si le tremblement saisit ceux à qui la mélancolie a ôté « la raison, c'est un mauvais signe. » Galien interprete encore le même mot par ἐσχάτως ὀλέθριον, « excessivement dangereux. » Dans les *Prenotions de Cos*, κακὸν est synonyme à κακόηθες. Ce mot appliqué à une tumeur, un ulcere, une érisipele, ou à une autre affection semblable, emporte malignité; ainsi qu'il paroît par Galien, Paul Eginete, & cet endroit des Epidémiques 3. κακοήθεα (ἐρυσιπέλατα) πολλοὺς ἔκτειναν, « des érisipeles malins furent fatals à un grand nombre. εὐηθὴς est l'opposé de κακοήθης.

CACONIÆ, κακονίαι, par corruption, pour *Canoniæ.* Voyez *Canoniæ.* CASTELLI.

CACOPATHIA, κακοπαθίη, de κακὸς, mauvais, & de πάθος, affection; *affection mauvaise.* On trouve ce mot dans Hippocrate, περὶ ἀρχ. ἰητρ.

CACOPHONIA, κακοφωνία, de κακὸς, mauvais, & de φωνὴ voix; *dépravation de la voix.* Il y en a de deux especes, ἀφωνία, & δυσφωνία, l'une se dit des muets, & l'autre de ceux qui ont de la peine à parler. GALIEN, *de Dif. Sympt cap.* 3.

CACOPHRASTUS, nom que Theophraste Paracelse se plaignoit d'avoir reçu de ses ennemis, quoiqu'il l'ait pris lui-même *præfat. ad Paragranum.* CASTELLI.

CACOPRAGIA, κακοπραγία, de κακὸς, mauvais, & de πράττω, agir; dépravation des visceres qui servent à la nutrition. Blancard.

CACORRHEMOSYNE, κακοῤῥημοσύνη, ou κακαγγελία. Voyez *Cacangelia*.

CACORRYTHMUS, κακόῤῥυθμος, de κακὸς, mauvais, & de ῥυθμὸς ordre; *déréglé*, se dit du pouls. Il est synonyme à *arythmus*. Voyez *Arythmus*.

CACOS, κακὸς, *mauvais*. Hippocrate se sert souvent de ce mot dans ses prognostics. Il est opposé à ἀγαθός. Galien doute avec raison que ce mot soit toujours synonyme à *lethalis*, mortel.

CACOSINON, κακόσινον, ce mot est synonyme à κακὸς mauvais, nuisible. Galien rend dans son *Exegesis*, κακοσινῶτατα, par ἐπιβλαβέστατα, très-pernicieux. Hippocrate se sert dans le même sens de κακοσινώτερον, *Lib. de Fracturis*.

CACOSIS, κάκωσις, de κακόομαι, être indisposé, ou dérangé; *indisposition*. Ainsi nous lisons dans Hippocrate *de Internis affect.* κάκωσις τοῦ σώματος, indisposition, ou dérangement du corps.

CACOSITIA, κακοσιτία, de κακὸς, mauvais, & de σιτίον, alimens, *dégout des alimens*. Castelli.

CACOSPHIXIA, κακοσφυξία, de κακὸς, mauvais, & de σφύξις, de σφύζω, sauter, battre, comme cela se fait dans l'artere; irrégularité dans le pouls en général. Galien, *de Diff. Sympt. cap.* 4.

CACOSTOMACHUS, κακοστόμαχος, de κακὸς, mauvais, & de στόμαχος, estomac; *mal-faisant à l'estomac*. Ce mot est opposé à *eustomachus*, εὐστόμαχος, agréable, ou bon pour l'estomac. Gorræus.

CACOTHYMIA, κακοθυμία, de κακὸς, mauvais, & de θυμὸς, esprit; disposition vitieuse de l'esprit en général.

CACOTROPHIA, κακοτροφία, de κακὸς, mauvais, & de τρέφω, nutrition; mauvaise nutrition en général. Galien, *de Diff. Sympt. cap.* 4.

CACTOS, Offic. *Carduus esculentus*, Park. Parad. 519. *Carduus spinosissimus elatior, chardone dictus*, Hist. Oxon. 3. 158. *Cinara spinosa, cujus pediculi esitantur*, C. B. 383. Raii Hist. 1. 300. Tourn. Inst. 442. Boerh. Ind. A. 139. *Cardon*. Dale.

C'est une espece d'artichaux. On fait cuire cette plante comme le céleri, & on la mange de même en Italie avec du poivre, & du sel; elle a les mêmes propriétés médicinales que l'artichaud. Voyez *Cinara*.

CACUBALUM, *quibusdam, vel alsine baccifera*, J. B. *Alsine baccifera*, Ger. *Scandens baccifera*, C. B. *Repens baccifera*, Park. *Espece de morgeline*.

On la distingue des autres especes par ses baies qui sont de la grosseur d'un grain de poivre ou d'un grain de genievre ordinaire, vertes lorsqu'elles sont nouvelles, & noires lorsqu'elles sont mûres; elles contiennent de petites graines noires, rondes & luisantes. Cette plante croît en Italie & dans les parties méridionales de la France. Je ne lui connois aucune vertu particuliere. Ray, *Hist. Plant.*

CACUMEN, ἄκρον, le sommet ou l'extrémité en général d'une chose. Voyez *Acron*.

CAD

CADAVER, νεκρὸν, *Cadavre*.

CADEL AVANACU, espece de ricin qui croît au Bresil, fleurit & porte fruit deux fois l'an, en Janvier & en Juillet.

Ses feuilles broyées & prises dans l'eau sont purgatives. Elles guériront la morsure du serpent appellé *Cobra Capella*, si on les réduit en poudre & que l'on mette de cette poudre sur la blessure. Mêlées avec les feuilles de *Pandi Avanacu*, les fleurs de *Sobem Pariti* (espece d'alcea d'Inde) & du miel, on aura un liniment convenable pour les pustules à la tête. Une semence de ce fruit broyée & prise dans de l'eau, est la dose ordinaire d'un purgatif. En général cet arbrisseau ressemble par son fruit à trois coques, au ricin, mais il en differe à tous autres égards. Ray, *Hist. Plant.*

CADMIA, *Cadmie*. La meilleure espece de *cadmie* est celle de Chypre, qu'on appelle *botryitis*: sa substance est dense, plutôt légere que pesante, sa superficie est en forme de grappe, sa couleur est cendrée au dehors, mais au dedans, lorsqu'on la rompt, elle paroît érugineuse & cendrée. La meilleure après celle-là est d'une couleur d'azur à l'extérieur, blanche au dedans & parsemée de veines semblables à celles des onyx, qu'on tire des vieilles mines & qu'on appelle par cette raison *onychitis*. Il y a une autre espece de *cadmie* appellée *placitis*; elle est entourée de veines qui forment sur elle des ceintures ou zones, d'où lui vient le nom de *zonitis*. Il y en a encore une sorte appellée *ostracitis*; sa substance est spongieuse & ordinairement noire, & terreuse ou testacée au dehors; la blanche n'est bonne à rien.

Le *botryitis* & l'*onychitis* sont des ingrédiens convenables dans les remedes pour les yeux. Quant aux autres especes, elles entrent dans les emplâtres ou parmi les poudres dont on se sert pour faire cicatriser les ulceres. La meilleure pour cet effet, est celle de Chypre; car celle qui vient de Macédoine, de Thrace & d'Espagne, n'a presque point de vertu.

La cadmie est astringente, elle fait incarner les ulceres creux, elle déterge ceux qui sont fanieux, c'est un obstruant, un dessiccatif & un escarrotique; elle empêche de croître les carnosités, elle fait cicatriser les ulceres invétérés & malins, τὰ κακοήθη τῶν ἑλκῶν.

Il y a une autre sorte de *cadmie* qui est faite de la suie qui s'attache aux parois & à la voute des fourneaux où l'on fond le cuivre. Ces fourneaux qui sont de fer, fort grands, & que les Ouvriers appellent *acestides*, sont fermés par en haut, afin d'arrêter les corpuscules qui s'élevent du cuivre. Lorsque ces particules sont en grande quantité, elles s'attachent les unes aux autres, se durcissent & forment un corps, d'où proviennent jusqu'à trois especes de *cadmie*.

On a encore de la *cadmie* en faisant brûler la pyrite que l'on tire d'une montagne qui regarde la ville de Soli. On trouve dans cette montagne, pour ainsi dire, des veines de *chalcite*, de *misy*, de *sory*, de *mélantery*, de *cæruleum*, de *chrysocolla*, de *vitriol* & de *diphryges*. Il y en a qui disent qu'on trouve la *cadmie* dans des carrieres; mais ils prennent pour *cadmie* une pierre qui lui ressemble beaucoup, telle que celle de Cumes. Cette pierre n'a aucune vertu, & on la distingue de la *cadmie* en ce qu'elle est plus légere, désagréable au gout, & résistante à la dent; au lieu que la *cadmie* cede facilement à l'effort de la dent & peut être broyée dans la bouche sans offenser: on peut encore reconnoître celle-ci par l'expérience suivante. La *cadmie* broyée dans du vinaigre & séchée au soleil, se remet en masse; au lieu que la pierre en question après avoir été ainsi préparée, ne reforme plus un corps. D'ailleurs la pierre de Cumes broyée & jettée dans le feu, pétille & fait une fumée qui ne differe point de celle du feu même; au lieu que la *cadmie* ne produit point ce premier effet & rend une fumée jaunâtre, de la couleur du cuivre, & s'éleve tortillée & bariolée comme un ruban. De plus, la pierre au sortir du feu & refroidie, n'a plus la même couleur & est devenue plus légere: mais la *cadmie* n'a souffert aucune altération, à moins qu'on ne l'ait laissée dans le feu plusieurs jours de suite.

On tire encore de la *cadmie* des fourneaux où l'on travaille l'argent: mais elle est blanche, légere & presque sans vertu. On la brûle en la laissant couverte de charbon jusqu'à ce qu'elle soit transparente & qu'elle bouillonne comme les scories du fer, alors on l'éteint dans du vin Aminéen, à moins qu'on ne veuille s'en servir pour le *psora* ou la galle; en ce cas on l'éteint dans du vinaigre. Il y en a qui la broyent dans du vin au au sortir de dessus les charbons & qui la torréfient derechef dans un pot de terre neuf, où ils la tiennent jusqu'à ce qu'elle ressemble à la pierre-ponce; ils la tirent de ce pot pour la broyer une seconde fois, & la torréfier une troisieme, réitérant ce procédé jusqu'à ce qu'elle soit entierement réduite en cendre, & que ses particules n'aient plus rien de leur aspérité, & ils s'en servent en guise de *spodium* ou tuthie grise. On la lave en la broyant dans un mortier & en changeant l'eau, jusqu'à ce qu'il ne paroisse plus d'ordures à sa surface. Alors on en fait des trochisques que l'on garde pour l'usage. DIOSCORIDE, *Lib. V. cap.* 84.

On a donné le nom de *cadmie* à différentes choses. Dioscoride entendoit par καδμία les récrémens du cuivre, lorsqu'il est en fusion dans un fourneau. Galien a désigné par ce mot deux substances, dont l'une provenoit du cuivre & étoit la même que la *cadmie* de Dioscoride, & l'autre se trouvoit dans l'Isle de Chypre; il la distingue de la précédente par l'épithete de pierreuse, λιθώδης. Outre les *cadmies* factices de Dioscoride & de Galien, Pline fait mention d'une troisieme qu'il appelle *lapis ærosus*, qui n'est, dit-il, autre chose que la mine dont on retire le cuivre. Cette *cadmie* de Pline est peut-être la même que la *cadmie* pierreuse de Galien. Ceux qui ont écrit des métaux & ceux qui les travaillent, entendent par *cadmie* la pierre calaminaire dont on se sert dans le travail du cuivre. Les Allemands donnent le nom de *cadmie* au cobalt; c'est pourquoi Agricola & les Ecrivains les plus modernes distinguent trois especes de *cadmie*, une métallique, une fossile, & une troisieme que l'on tire des fourneaux. Nous suivrons ici cette division.

La *cadmie* métallique est une substance fossile qui contient quelques particules de cuivre, ou d'argent, ou de l'un & de l'autre, & il y en a de deux sortes. La premiere est la *cadmie* de Chypre; c'est une substance fossile ou plutôt la mine même du cuivre; on la trouve aussi en différentes contrées de l'Asie & de l'Italie, & c'est vraissemblablement la même que celle que Galien dit venir de l'Isle de Chypre, quoiqu'on ne lise point dans cet Auteur qu'on en tirât du cuivre en la mettant en fusion. Cette espece de *cadmie* nous est maintenant entierement inconnue ou du moins nous ne la distinguons pas des autres mines de cuivre. La seconde espece de *cadmie* métallique ou le cobalt des Allemands, est une substance métallique dont on tire l'arsenic, (voyez *Arsenicum*) le *zaffera* & l'*encaustum cæruleum*.

Voici comment on reconnoîtra cette *cadmie* métallique dans les Auteurs.

Cobaltum, Offic. *Cadmia metallica*, Worm. Mus. 128. Charlt. Foss. 51. Aldrov. Mus. Metall. 256. Matth. 1338. Kentm. 74. Woodw. Att. 2. P. 1. p. 50. *Cadmia metallaris aliis, cobaltum metallicis*, Schw. 370. *Cadmia fossilis, ex qua præp. zaffera*, Woodw. Att. *Cobalt*.

La *cadmie* fossile d'Agricola, la *cadmie* pierreuse de Schroder, la pierre calaminaire de nos Droguistes, est une substance fossile d'une consistance moyenne entre la pierre & la terre, de différentes couleurs, comme pâle tirant sur le blanc, jaunâtre & d'un rouge noirâtre. Cette derniere est pleine de petits globules ferrugineux, comme des grains de poivre, & parsemée de veines blanches. On en trouve en grande quantité en France, aux environs de Bourges, proche Saumur dans l'Anjou, & dans plusieurs endroits de l'Angleterre. Les autres viennent d'Allemagne, on les tire de la terre proche Aix-la-Chapelle: mais l'aimant attirant la plus grande partie de la substance de ces *cadmies*, il paroît qu'elles tiennent toutes de la nature de la mine de fer. L'espece de *cadmie* qui vient d'Aix-la-Chapelle, ou plutôt la *cadmie* fossile en général, étoit vraissemblablement inconnue des anciens, ou du moins ils ne s'en servoient point en Medecine, car Dioscoride & Galien n'en font aucune mention. Quelques Medecins l'ordonnent maintenant pour dessécher les ulceres purulens & pour guérir les parties excoriées dans les enfans: on l'emploie ou seule en poudre fine ou mêlée dans les onguens. C'est un des ingrédiens de l'onguent ophthalmique de Renodot, & de l'emplâtre rouge dessicative appellée *manus Dei*, ainsi que de l'emplâtre styptique de Charas.

La pierre calaminaire entre assez fréquemment dans les cérats dessicatifs & rafraîchissans. Réduite en poudre, on s'en sert dans les plaies & les ulceres, pour les dessécher & les faire cicatriser. On dit que l'on s'est nouvellement apperçu que la pierre calaminaire réduite en poudre très-fine, faisoit l'office d'escarrotique, au lieu qu'en poudre grossiere elle agit comme un dessicatif.

Préparation de la pierre calaminaire.

Prenez *une quantité quelconque de pierre calaminaire.*

Broyez-la sur un marbre dur avec de l'eau-rose.

Faites-la sécher jusqu'à ce qu'elle soit réduite dans une poudre impalpable, à mesure qu'elle tombera en petites gouttes de l'extrémité d'une spatule, sur une pierre de chaux.

On préparera de la même maniere la tuthie & toutes les autres substances dures, friables, de la même nature.

Magistere de pierre calaminaire.

Prenez *pierre calaminaire, quatre onces.*

Mettez-la en poudre fine en la broyant comme ci-dessus.

Enfermez cette poudre dans un matras & versez dessus,

de l'esprit de sel, une livre.

Laissez le tout en digestion au bain de sable pendant quarante-huit heures.

Filtrez la dissolution.

Précipitez le magistere avec l'esprit volatil d'urine.

Débarrassez-le de son sel par différentes lotions.

Faites-le sécher à loisir pour l'usage.

Il est émétique & cathartique, & on s'en sert dans les mêmes occasions où l'on emploie les émétiques antimoniaux. Sa dose est depuis trois grains jusqu'à sept.

Calaminaire diaphorétique.

Réduisez *quatre onces de pierre calaminaire en poudre fine.*

Mettez-la dans un matras que vous placerez sous une cheminée.

Versez dessus à plusieurs reprises une livre d'esprit de nitre, trois ou quatre onces à chaque fois.

Couvrez le vaisseau & le laissez dans cet état pendant vingt-quatre heures.

Decantez la liqueur & la mettez dans une retorte,

Mettez la retorte au bain de sable.

Poussez successivement la chaleur jusqu'au troisieme degré.

Laissez le tout dans cet état jusqu'à ce qu'il ne vienne plus rien.

Quand tout sera froid, tirez votre retorte & gardez ce qui y restera pour l'usage.

Il y a des Auteurs qui regardent cette préparation comme un excellent sudorifique : mais il est de peu d'usage. Sa dose est depuis dix grains jusqu'à une demi-dragme. Si l'on en fait infuser une once dedans une demi-livre d'esprit de vin, on aura un collyre merveilleux ; on se servira de ce collyre en en faisant tomber quelques gouttes dans l'œil malade trois ou quatre fois par jour. Il y en a qui préparent un fort bon collyre d'une maniere beaucoup plus simple ; ils éteignent un morceau de pierre calaminaire d'environ quatre onces, dix ou douze fois dans une livre de vin blanc. QUINCY.

Cérat de pierre calaminaire, communément appellé cérat de Turner.

Prenez *du beure frais non salé, de Mai, de la meilleure cire jaune, suffisamment purifiée,* } *de chacun trois livres & demie.*
huile d'olive pure & nouvellement préparée, quatre livres,
de la meilleure pierre calaminaire suffisamment broyée & passée au tamis, deux livres & dix onces.

Mettez la cire, le beure & l'huile dans un vaisseau convenable.

Faites fondre le tout sur un feu modéré.

Transfusez à travers un linge dans un autre vaisseau.

Jettez là-dessus peu à peu la poudre de pierre calaminaire, observant de remuer toujours le mélange, & de l'empêcher de descendre au fond de la liqueur.

Continuez de remuer jusqu'à ce que le tout commence à se refroidir, & soit assez épais, pour qu'il n'y ait plus à craindre que la poudre soit précipitée par son poids au fond du vaisseau.

Voici ce que Turner dit de ce cérat.

« Comme j'ai fait un grand nombre d'essais de ce cérat, « je me flate qu'on me croira en état de juger de ses « propriétés & de ses bons effets. Je les ai éprouvés dans « toutes les ulcérations & excoriations cutanées prove« nantes soit d'échauboullures, soit de brûlures, soit « de blessures, ou égratignures occasionnées par le prurit « d'humeurs salées & acres. Je puis assurer, sans qu'on « puisse m'accuser de prévention, qu'on s'en trouvera « aussi-bien, du moins dans toutes ces maladies super« ficielles du corps, que de l'onguent de tuthie, du dia« pompholyx, du nutritum, ou du dessiccatif rouge, « de l'*album de calce*, du rosat, & de tous les remedes « épulotiques maintenant en usage. C'est pourquoi je « le recommande à tous les Praticiens, & c'est la vue « seule du bien public qui m'y engage. Je souhaiterois « que nos apothicaires en eussent toujours dans leurs « boutiques, & qu'ils le distribuassent aux pauvres à un « prix modique, au lieu de leur baume de Lucatelli & « autres remedes auxquels ils attribuent mal-à-propos « la vertu de guérir les maladies enracinées de la peau.

Je sai qu'on a contrefait ce cérat, & j'ai vu moi-même quelque composition assez semblable dans des pharmacies particulieres : mais il n'y a que deux personnes au monde à qui j'aie jamais communiqué la maniere dont je le prépare pour mon propre usage.

Ce remede ainsi préparé est d'une bonne consistance ; c'est un vrai cérat dont on peut se servir soit en emplâtre, soit en en recouvrant une tente, il n'incommode point soit en s'attachant aux chairs, soit en s'écoulant, & en se dissipant par la chaleur des parties ; il garde sa consistance, & produit des effets incroyables. Ceux qui l'employeront n'auront pas lieu de se repentir, & j'espere que l'expérience qu'ils en feront, leur prouvera que je n'ai rien dit de trop à sa louange. Tel est le remede dont j'ai parlé si souvent sous le nom de cérat de pierre calaminaire. Je le publie aujourd'hui, & l'abandonne à sa fortune, pour contribuer autant qu'il est en moi, à l'accroissement du thrésor de la Chirurgie. Je suis sûr que sa simplicité ne servira point de prétexte aux personnes intelligentes, pour en faire peu de cas ; si elles le négligent, ce ne sera pas assurément, parce que son titre, & sa composition sont moins pompeux, que ceux de plusieurs autres remedes, & parce que ce n'est point un tétrapharmaque. TURNER.

Quoique Turner se donne pour l'inventeur de ce cérat, je me souviens d'en avoir vu la préparation dans un ancien Auteur, Anglois, de Chirurgie.

La plus grande quantité de la pierre calaminaire se consume à faire l'airain.

Voici la maniere dont il faut s'y prendre, selon Agricola.

Prenez *quelques morceaux du meilleur cuivre,*
de la meilleure pierre calaminaire calcinée & réduite en poudre très-menue.

Mettez le tout par lit dans de grands pots, dont chacun puisse contenir environ cinquante livres.

Il y en a qui ajoutent du verre, & d'autres qui substituent la *cadmie* des fourneaux à la *cadmie* fossile.

On mettra ces pots sur un fourneau à dôme, qu'ils soient soutenus sur des grilles placées dans le milieu du fourneau, de sorte qu'on puisse allumer le feu par-dessous.

Chaque fourneau doit être percé dans sa partie supérieure d'un trou rond, par lequel on entretiendra le feu & qu'on couvrira d'une pierre.

Quand le mélange contenu dans les pots a été exposé à un très-grand feu, & tenu en fusion pendant huit ou neuf heures, il est changé en airain, & sa pésanteur spécifique est fort augmentée ; cependant il n'a point encore la couleur d'or.

Lorsque les pots seront refroidis, on les tirera du fourneau, & l'airain qui a alors la couleur de cendre blanche, & qui est percé de trous comme la pierre ponce, sera remis en fusion, & coulé dans un moule dont les côtés seront de pierre, & la distance ou profondeur pratiquée entre eux égale à l'épaisseur que l'on voudra donner aux plaques d'airain qui seront alors d'une belle couleur jaune.

On battra ensuite sur l'enclume ces plaques pour les rendre par-tout unies.

Autre maniere de faire l'airain.

Prenez un de ces vaisseaux dans lesquels on a coutume de faire fondre l'argent.

Enduisez-le à l'extérieur avec de la terre mêlée de limaille de fer, & à l'intérieur avec du miel le plus pur.

Prenez de petites plaques de cuivre à peu près de la largeur d'un doigt, & les enduisez du même miel.

Saupoudrez-les ensuite de poudre très-fine de pierre calaminaire, de tartre cru, & de charbon fait de bois de tilleul, mêlés en quantités égales.

Jettez les plaques ainsi préparées dans le vaisseau, que vous couvrirez d'une brique.

Enduisez cette brique comme le reste du vaisseau, & pratiquez dans son milieu un trou assez large pour pouvoir introduire dans le vaisseau une verge de fer avec laquelle vous remuerez le métal, lorsqu'il sera en fusion.

Mettez ensuite ce vaisseau dans un fourneau tel que celui dont se servent les Affineurs.

Aussi-tôt que la pierre calaminaire commencera à se mêler avec le cuivre, il s'élevera une fumée rouge qui deviendra ensuite moitié rouge, & moitié bleue, & enfin toute jaune, ce qui indiquera que le mélange est achevé.

On tirera alors le vaisseau hors du fourneau, & le cuivre aura une belle couleur d'or.

Le cuivre se charge dans cette opération d'une grande quantité de pierre calaminaire; c'est à elle qu'il doit un tiers, ou tout au moins un quart de son poids, & cependant il conserve sa ductilité; car on peut le tirer en fils extremement menus, ou le réduire en le battant en feuilles fort minces.

On pratique maintenant à Bristol une maniere beaucoup meilleure, de faire l'airain; je n'en sai pas exactement le détail; j'ai appris seulement qu'elle consiste particulierement à granuler le cuivre avec la pierre calaminaire, avant qu'il soit en fusion.

Dale fait mention de deux especes de pierre calaminaire qui ne paroissent différer, qu'en ce que l'une vient des montagnes de Mendip, & de quelques autres endroits de l'Angleterre, & l'autre de France.

On distinguera dans les Auteurs la premiere de cette façon.

Lapis calaminaris, Offic. Mer. Pin. 211. Dougl. Ind. 50. Schrod. 348. *Cadmia fossilis, alias lapis Calaminaris*, Worm. 128. Charlt Foss. 51. *Cadmia fossilis*, Aldrov. Mus. Metal. 256. Worm. 128. Matth. *Cadmia lapis*, Calc. Mus. 460. *Pierre Calaminaire.*

La seconde est,

Calaminaris lapis Biturigum, ou *Cadmia fossilis*, Ind. Med. 24. *Pierre Calaminaire du Berri.*

Il y a de deux especes de *cadmie* des fourneaux; la *cadmie* factice des Anciens, & la *cadmie* des Modernes, ou la tuthie de nos boutiques. Dioscoride, Galien & Pline n'entendent autre chose par la premiere espece de *cadmie* factice, que les récrémens de la mine de cuivre, qui sont emportés par l'action des soufflets sur le cuivre en fusion, & qui s'attachent aux côtés du fourneau.

On distingue deux especes différentes de cette *cadmie*, selon les différentes figures qu'elle forme en se réunissant en corps, & selon la finesse & la variété de ses couleurs.

L'espece la plus recherchée, dit Pline, est celle qui s'attache tout au bord du fourneau, & qui est aussi légere que les cendres du bois. La meilleure, mais non la plus fine est celle qui pend de la voute du fourneau, & qu'on appelle *botruodes*, βοτρυώδης, à cause de quelque ressemblance qu'elle a avec la grappe du raisin. Sa pesanteur est moyenne entre celle de l'espece précédente; & de l'espece qui suit, il y en a de deux couleurs, l'une blanchâtre comme les cendres de bois, dont on ne fait aucun cas, & l'autre purpurine qu'on estime beaucoup. Cette espece de *cadmie* est cassante, & les Medecins s'en servent souvent dans les maladies des yeux.

L'autre espece s'attache aux côtés du fourneau, parce qu'elle est trop pesante pour s'élever au sommet, elle y forme proprement une croûte; & l'on s'en sert pour emporter les cicatrices, ou effacer les marques qui restent après les plaies. Il y en a aussi de deux sortes, l'une marquetée de bleu, & l'autre rouge. La meilleure *cadmie*, selon Pline, se tiroit des fourneaux de l'Isle de Chypre: nous lisons encore dans cet Auteur, qu'on en trouve dans ceux où l'on travaille l'argent, mais plus légere, plus blanche, & fort inférieure en qualité à celle qui provient du cuivre. Galien assure que l'on faisoit avec une espece de pyrite de la *cadmie*. Mais toutes ces *cadmies* sont maintenant inconnues à nos Droguistes, & il ne paroît pas qu'elles aient été plus connues aux Arabes, qui faisoient si peu de cas de toutes les substances auxquelles les Anciens avoient donné le nom de *cadmie*, & qu'on ne trouvoit que dans les fourneaux de l'Isle de Chypre, qu'ils étendirent, sans balancer, la même dénomination à d'autres substances; d'où il s'ensuivit une confusion d'autant plus grande, que quelques-uns de leur derniers Auteurs, & quelques-uns de ceux qui ont écrit d'après eux, tâcherent d'appliquer à ces autres substances ce que les Anciens ont dit de la vraie *cadmie*. Aussi Avicenne attribue-t'il à la litharge d'argent tout ce qu'il a lû dans Dioscoride, de la *cadmie*.

La *cadmie* des Modernes, la *cadmie* des fourneaux d'Agricola, la tuthie de nos Droguistes, est un récrément de pierre calaminaire fondue avec le cuivre, & non de cuivre seul, comme celle des Anciens. On peut donc définir la tuthie officinale, une sublimation de pierre calaminaire fondue avec le cuivre, à la partie supérieure du fourneau, où elle se met en masse en s'attachant & en formant autour des verges qui y sont placées, une croûte solide, qu'on en enleve ensuite par morceaux, comme de l'écorce d'arbre, d'une couleur jaunâtre au-dedans, polie, & sonore, d'un bleu cendré au-dehors, & parsemée, pour ainsi dire, de très-petits grains de la même substance.

Cette *cadmie* est peut-être la même chose que la tuthie des Arabes. Car on trouve dans Serapion la description d'une espece de tuthie qu'il dit être produite, & tirée des fourneaux dans lesquels on donne au cuivre une couleur jaune. Mais peut-être aussi qu'ils entendoient par-là la pierre calaminaire même.

On reconnoîtra de la maniere suivante la *cadmie* des fourneaux.

Tutia, Offic. Doregl. Ind. 92. *Lapis tutia*, Woodw. Att. T. 2. P. 1. p. 50. *Cadmia fornacia*, Geoff. Prælect. 182. Schw. 370. Worm. Mus. 134. Charlt. foss. 55. Agricol. *Cadmia botrytis*, Aldrov. Mus. Metall. 16. *Cadmia Capnitis*, Kentm. 43. *Cadmitia factitia*, Schrod. 3. 458. *Tuthie.* Dale.

On compte la tutie entre les principaux remedes ophtalmiques, elle déterge, & desseche sans acrimonie; c'est pourquoi on la prescrit avec succès dans les ulceres de la conjonctive, de la cornée, & des paupieres, ainsi que dans les demangeaisons des yeux, dans les ophthalmies invétérées, dans l'écoulement involontaire des larmes, & dans les tumeurs fistuleuses.

On s'en sert rarement sans préparation; pour s'en servir, on la fait chauffer rouge, & on l'éteint trois ou quatre fois dans de l'eau rose, ensuite on la broye selon l'art, sur le marbre ou le porphyre.

Prenez *de la tuthie préparée, une demi-dragme,*
de l'oreille de souris, de l'eufraise, & de l'eau rose.

Mêlez le tout, & faites-en un collyre, *ou*

Prenez *aloès succotrin*,
tuthie préparée, } *de chacun six dragmes.*
sucre blanc, une dragme,
eau rose,
vin blanc doux, } *de chacun six onces.*

Mettez-le tout en digestion au soleil pendant quarante jours, dans un vaisseau de verre bien fermé, & conservez cette liqueur sans la passer.

Vous vous en servirez en en distilant une petite quantité de tems en tems dans les yeux, *ou*

Prenez *de la tuthie préparée, une dragme*,
beure frais, demi-once,

Faites un onguent dont vous appliquerez un peu aux angles des yeux, & au bord des paupieres.

Cette préparation est un des ingrédiens de l'onguent ophthalmique de Charas.

Onguent de tuthie.

Prenez *de la tuthie préparée, deux onces*,
de la pierre calaminaire brûlée & éteinte deux ou trois fois dans de l'eau de plantin, une once.

Réduisez le tout en une poudre très-fine.

Ajoutez une livre & demie d'onguent rosat, & faites un onguent.

Nicolaus est le premier qui ait donné une préparation sous ce titre; on la trouve dans la Pharmacopée d'Ausbourg. Mais elle est chargée d'une grande quantité d'ingrédiens inutiles, & ne differe presque en rien du *diapompholygos.* On l'introduisit dans la premiere édition de la Pharmacopée du College de Londres, dans toute son étendue, laissant seulement la liberté de substituer du lard à l'onguent rosat. Lorsqu'on broye la tuthie, si la pierre dont on se sert n'est pas extremement dure, il s'en détachera une grande quantité de particules qui passeront dans le remede.

La tuthie entre assez rarement dans les ordonnances, & il s'en faut beaucoup que les Medecins en fassent aussi grand cas que le Peuple. QUINCY.

Nos Droguistes ne savent aujourd'hui ce que c'est que le *pompholyx*, & le *spodus*, ou *spodium* de Dioscoride, & de Galien. Ils nous disent qu'il se faisoit de deux manieres. La premiere, en réduisant le cuivre fondu en une poudre douce & blanche; & l'autre en enlevant avec les soufflets ce qui peut être séparé de la *cadmie.* Dioscoride fait mention de deux especes de *pompholyx*, l'une à peu près de la couleur du cuivre, humide & grasse; l'autre douce & fort blanche. Les Ouvriers en cuivre, ajoute-t-il, préparoient cette derniere espece en améliorant le cuivre; ce qu'il faisoient en y jettant une plus grande quantité qu'à l'ordinaire de *cadmie* réduite en poudre: Mais Dioscoride entend-t-il par *cadmie* de la mine nouvelle de cuivre, ou de la *cadmie* factice, dont on a déja parlé? C'est ce qui est incertain. Quoiqu'il en soit, il entend par *pompholyx*, la poussiere fine, ou la fleur qui s'élevoit de ce mélange, & se mettoit en masse. On faisoit encore le *pompholyx* avec de la *cadmie* seule; pour cet effet on la coupoit par petits morceaux, on la jettoit dans les fourneaux à l'embouchure des soufflets; leur action en chassoit les parties les plus fines, & les plus subtiles à la voute du fourneau; & ce qui en étoit réfléchi s'appelloit *spodium.* Le *spodium* étoit plus noir, & plus pesant que le *pompholyx*; il étoit chargé de terre, & d'autres ordures, ensorte qu'on ne le regardoit, & qu'on n'en faisoit gueres plus de cas que des ordures des boutiques, & des fourneaux. On retrouveroit vraissemblablement toutes ces substances dans les lieux où l'on fond beaucoup de cuivre rouge, ou de Chypre. Mais on n'en trouve point aujourd'hui chez nos Droguistes.

Le *pompholyx* de nos boutiques, le *nil*, ou *nihil album* de quelques Auteurs, est une fine fleur blanche, ou une suie qui s'attache au dome des fourneaux, ou au couvercle des creusets, dans lesquels on a fondu du cuivre avec de la pierre calaminaire. Il faut le choisir pur, sans aucun mélange, & il aura les mêmes vertus que la tuthie. Il desséchera, & resserrera doucement, & sans acrimonie; il absorbera l'acreté rongeante des fluides, aussi passe-t-il pour un raffraîchissant.

On s'en sert avec succès pour dessécher les ulceres chancreux invétérés, & pour guérir les fluxions aux yeux. On en fait l'onguent de *diapompholyx.*

Onguent de diapompholyx.

Prenez *de l'huile rosat, douze onces*,
du suc de baye de morelle des jardins, six onces,
de cire blanche,
de céruse lavée, } *de chacune 4 onces*,
de plomb macéré pendant trois jours dans le vinaigre le plus fort, séché, & mis en poudre,
de pompholyx préparé, } *de chacun 2 onces*,
d'encens pur, une once.

Faites bouillir l'huile, & le suc ensemble jusqu'à ce que ce dernier soit évaporé.

Faites fondre la cire dans cette même huile.

Quant au reste ajoutez-le sur le champ en poudre, observant de remuer continuellement avec une spatule de bois, jusqu'à ce que le tout soit froid, & en onguent.

On attribue cette préparation à Nicolaus, & elle a été admise dans la Pharmacopée d'Ausbourg, & dans la premiere édition de celle du College de Londres, sans autre addition que du mot *nihil* à son titre. Elle a souffert quelques altérations auxquelles nous nous sommes conformés dans la derniere édition; mais ces altérations sont peu importantes. On indique ce remede pour les ulceres muriatiques, chauds & inflammatoires; mais on s'en sert rarement aujourd'hui dans ces cas, & dans d'autres. QUINCY.

On voit par ce que nous avons dit ci-dessus, ce que c'est que le *spodos* ou *spodium* des Grecs. C'est une cendre, ou plutôt une fleur métallique impure, que l'on ramassoit dans les boutiques où l'on faisoit le cuivre. Il ne différoit pas beaucoup du *pompholyx*; cependant Pline en établit plusieurs genres; savoir le spode de cuivre, qui est le meilleur, celui de l'argent qu'il dit être appellé *Laurosis*, de Laurium, montagne de l'Attique, où il y avoit des mines d'argent; celui de l'or, que l'on retiroit en purifiant l'or, & celui du plomb que Dioscoride recommande, après celui du cuivre d'Egypte.

Le spode des Grecs étoit nuisible intérieurement; c'est pourquoi on ne l'employoit qu'à l'extérieur. Les Arabes, outre ces sortes de spodes métalliques, abusant du mot de *spode*, qui signifie de la cendre, en ont établi ou substitué d'autres; savoir les cendres des plantes ou de quelques animaux: c'est ce que les Grecs ont appellé Antispode, voyez *Antispoda.* Dioscoride en rapporte quelques-uns, comme les feuilles, les fleurs, & les bayes vertes de myrthe calcinées & lavées, les feuilles d'olivier sauvage, la colle de taureau, la laine grasse & rude mêlée avec de la poix ou du miel & brûlée; & autres de cette nature. Avicenne désigne par le nom *tabascir*, la cendre de racine de cannes brûlées; les Interpretes ont rendu le mot *tabascir* par celui de spode. Mais nous croyons que ce spode que l'on ne nous apportoit qu'en petite quantité des Pays Orientaux, étoit une espece de sucre encore impur & non raffiné; & c'est ce que prouve par des argumens très-forts le savant Saumaise. C'est pourquoi il n'est pas surprenant que les Arabes & ceux qui les ont suivis, aient donné tant d'éloges, à ce spode pris intérieurement.

Les Arabes avoient été trompés par la couleur de cendres & par le rapport des Marchands qui disoient que cette poudre de couleur de cendres avoit été tirée des roseaux. C'est ce qui a fait qu'ils ont cru que c'étoit véritablement de la cendre de roseau.

Présentement la coutume s'est établie de se servir dans les boutiques des Apothicaires d'ivoire brûlé, à la place de spode. Geoffroy.

Le *spodium* métallique est ainsi caractérisé :

Spodium græcorum, nil gryseum; Offic. *Spodium*; Matth. Ed. 1339. Aldrov. Muf. Metall. 16. *Spodium factitium, quidam cinerulem vocant*, Worm. Muf. 135. *Spodos*, Kentm. 72. *Spodios factitia quibusdam cinerula*; Charlt. Foss. 55. Dale.

CADUCUS, ce seul mot pris substantivement, ou ajouté au substantif *morbus*, est synonyme à *épilepsia*. Voy. *Epilepsia*. Castelli.

CADUS, κάδος, peut être dérivé de χαδεῖν, qui signifie contenir; ou du mot Hébreu *cad*, mesure dont il est fait mention dans la Bible, & que les Septante rendent par ὑδρία. C'est une mesure égale au *Metretes*, qui vaut environ quarante-deux pintes mesure de Paris. Pline rend par *Cadum Musti*, *Lib. XIV. cap.* 16. ce que Dioscoride appelle *Lib. V.* μετρητὴν γλευκοῦς. On l'écrit quelquefois avec deux δ, comme on le voit dans Pollux *Lib. IX.* où cet Auteur dit que chez les Anciens ἀμφορεὺς, étoit synonyme à κάδδος. Le même Auteur dit d'après Philochorus que ἡμικαμφόριον est la même chose que ἡμικάδδιον.

Cadus étoit encore synonyme à κεράμιον. Hésychius dit, κάδος ἐστὶ κεράμιον. Il dit aussi, κεράμιον τοῦ οἴνου ἢ ὕδατος σταμνίον, « un *ceramium* de vin ou d'eau, est la même « chose qu'un *stamnium*. » Ainsi *cadus* est donc encore synonyme à *stamnium*. Arbuthnot.

C Æ C

CÆCILIA, Offic. Jonf. de Serp. 19. Aldrov. Hist. Serp. 243. *Cæcilia typhlops*, Charlt. Exer. 36. *Cæcilia typhlops Græcis*, Raii Synop. A. 289. *Typhlops cæcilia*, Mer. Pin. 208. Gesn. de Serp. 60. *Cæcilia typhlinus Græcis*. L'Anvoye. Dale.

C'est un espece de serpent dont la morsure produit à peu près les mêmes effets que celle de la vipere, & qu'on traite de la même maniere.

Dale fait mention d'après Gesner d'une thériaque préparée avec ce serpent, & d'une eau thériacale qu'il donne pour un sudorifique dans la peste.

CÆCUBUM ou vieux vin d'Aménie. Oribase, *Med. Collect. Lib. IX. cap.* 6. Voyez *Aminæum*.

CÆCUM INTESTINUM. L'on donne le nom de *cæcum* à ce que Rufus d'Ephese nommoit *appendicula cæci*. Les modernes ont divisé les gros intestins, quoiqu'ils ne fassent qu'un canal continu en trois portions. La premiere qui est faite en forme de sac ou de poche, se nomme le *cæcum*.

Ce n'est donc qu'un bout d'*intestin*, comme une espece de sac arrondi, court & large, dont le fond est en bas, & l'ouverture ou largeur en haut. Il est situé sous le rein droit & caché par la derniere circonvolution de l'*intestin ileum*. Sa longueur est environ de trois travers de doigt plus ou moins. Son diametre a plus que le double de celui des *intestins* grêles.

On voit au travers de la tunique membraneuse ou commune du *cæcum*, trois bandes blanchâtres & ligamenteuses fort adhérentes à cette tunique & à la tunique charnue. Une de ces bandes est couverte de l'attache du mésocolon, & toutes trois partagent longitudinalement le *cæcum* en trois parties plus ou moins égales.

Ces bandes se réunissent toutes trois sur l'appendice vermiforme, dont elles couvrent toute la convexité immédiatement sous la tunique externe. Quoiqu'elles paroissent extérieurement ligamenteuses sur le *cæcum*, elles sont intérieurement composées de fibres charnues, qui accompagnent & fortifient les fibres longitudinales de la tunique musculeuse de cet *intestin*.

La tunique interne du *cæcum* porte une espece de velouté fort ras ou court, parsemé d'espace en espace de lacunes glanduleuses ou glandes solitaires plus larges que celles des *intestins* grêles.

Ces lacunes ou follicules glanduleuses paroissent comme des grains de petite vérole applatis & enfoncés dans leur milieu. Quand on souffle d'une certaine maniere par un tuyau dans ces lacunes, sans les toucher avec ce tuyau, le vent souleve le follicule & le fait paroître comme une petite calotte percée au milieu de la convexité. Winslow. Voyez *Intestina*.

C Æ M

CÆMENTUM, *Ciment*. Les Architectes ont donné ce nom à une substance que l'on met entre les pierres des bâtimens pour les lier & les fixer. Les Ouvriers donnent le même nom à la pâte ou matiere ténace dont ils se servent pour joindre un corps à un autre. En un mot tous les Artistes ont chacun leur *ciment* différent, & préparé de la maniere qui convient à l'emploi qu'ils en veulent faire, mais le détail en est étranger à notre but.

Quelques Auteurs donnent le nom de *ciment* à la matiere dont les Chymistes se servent pour luter leurs vaisseaux; mais cette substance étant plus connue sous le nom de lut, voyez l'Article *Lutum*.

Il me reste à considérer le *ciment* dont se servent les Métallurgistes & les Essayeurs de métaux, car c'est par son moyen que se fait la calcination *cimentatoire*, comme ils l'appellent. On prépare ce *ciment* avec la poudre de brique la plus rouge, le safran de mars, le safran de Venus, l'alun de plume, le vitriol, le sel, la sanguine, le nitre, le soufre, le sel ammoniac, le sel gemme & quelques autres ingrédiens. On répand cette poudre, ou seche, ou humectée avec du vinaigre, de l'urine ou quelqu'autre liqueur de la même nature sur des plaques de métal, soit pour les corroder, soit pour les dépurer ou pour les exalter. On enferme ces plaques de métal avec le *ciment* dans une boîte ou dans un pot appellé de son usage le *cimentatoire*. On se sert aussi d'un creuset pour la même chose. On met ce vaisseau bien couvert sur un feu qui ne doit point être d'un degré à faire fondre le métal, mais seulement à mettre les sels corrosifs en action, afin d'emporter par leur moyen les métaux dont on veut purger les plaques.

D'où il est évident que les différens sels sont tous propres pour faire des *ciments*, j'entens ceux qui sont d'une nature à agir en qualité de menstrue sur le métal qu'il est question de ronger & de séparer du reste de la masse, sur laquelle ils ne doivent produire aucun autre effet. On se sert de *ciment* pour la dépuration des métaux les plus riches. On a donné le nom de *ciment* royal à celui qu'on emploie pour dépurer l'or, parce qu'il détruit tous les autres métaux excepté l'or seul.

Voici la maniere de préparer le *ciment* ordinaire, selon la Pharmacopée de Schroder.

Prenez *de la brique en poudre*, *huit onces*,
du sel commun préparé, *quatre onces*,
du nitre, } *de chacun une demi-once*.
du verd-de-gris, }

Mêlez le tout.

Beguin donne dans son *Tyrocinium Chymicum* une recette pour dépurer l'argent du cuivre, sous le nom de *Cæmentum vulgare*, & qui contient précisément les mêmes ingrédiens que celle que nous venons de donner, à une addition près de deux onces de vitriol blanc. Stahl donne dans ses Opuscules une exposition merveilleuse de la maniere dont les *cimens* agissent sur l'or. « Lorsque l'or, dit-il, est adultéré par le mélange « d'autres métaux, surtout de l'argent, quoiqu'en « très-petite quantité, on agit si puissamment sur cette « masse par l'addition de sels corrosifs réduits en une es- « pece de vapeur par l'influence du feu, que les parti- « cules du métal hétérogene sont rongées, tandis que « celles de l'or demeurent parfaitement intactes, d'où « il arrive que le tissu de la masse entiere est devenu si « poreux, que si la quantité de métal étranger avoit « été un peu plus considérable, ce qui seroit resté de la « masse après l'action des sels, auroit été suffisamment « friable. Pour cette dépuration on choisit le nitre avec « les substances propres à dégager son esprit acide de « ses parties alcalines, afin que l'esprit puisse agir sur « l'argent ou le cuivre mêlé avec l'or, & le ronger. Or « les substances propres à dégager l'esprit acide, sont « la brique réduite en poudre, le bol & le vitriol, au- « quel on ajoute quelquefois un peu de verd-de-gris, « d'autres fois de la sanguine ou du safran de mars: « mais le but principal de cette addition est beaucoup « moins de rendre la corrosion plus prompte, que de « relever la couleur de l'or. Afin que ce procédé se « fasse avec plus de succès, il est à propos de disposer « l'or à la réception des particules corrosives. Pour cet « effet il faut le battre & le réduire en petites plaques « minces, capables d'être pénétrées promptement par « la vapeur dont l'action ne peut d'elle-même se trans- « mettre fort loin. »

Il faut observer que beaucoup de personnes désapprouvent maintenant l'usage des *cimens* dans la dépuration de l'or, parce qu'il arrive ordinairement qu'ils emportent avec eux un peu de ce métal précieux. La raison de cet effet est, selon toute apparence, que le nitre a quelque quantité de sel commun qui est le menstrue de l'or.

Il est évident que *cimenter* c'est la même chose que stratifier, c'est-à-dire, exposer pendant quelque tems au feu un corps métallique avec le *ciment*, lit sur lit. D'où l'on voit pourquoi la *cementation* est appellée calcination corrosive. On entend aussi par ce que nous avons dit, pourquoi l'on donne le nom de *cementation* à l'opération par laquelle l'antimoine mêlé avec le nitre & broyé, est calciné pour en obtenir le foie d'antimoine, & pourquoi Kircher assure, dans son Monde souterrain, que le safran de mars se prépare par *cementation*, puisque dans ce dernier procédé on met le fer lit sur lit avec une pâte faite de chaux vive & d'urine, & qu'on calcine le tout dans un vaisseau *cimentatoire*. Rieger.

C Æ R

CÆRULEUM ou CYANUS. Voyez *Cyanus*.

C Æ S

CÆSALPINA. C'est le nom que le Pere Plumier a donné à une plante qu'il découvrit dans l'Amérique, en mémoire d'André Cæsalpin, célebre Botaniste, & un des premiers Ecrivains sur la maniere de réduire les plantes en différentes classes.

Cette plante n'a point de nom dans notre langue.

Voici ses caracteres.

Sa fleur est d'une figure anomale ; elle n'est composée que d'une seule feuille divisée en quatre segmens inégaux : sa partie supérieure est large, & concave comme une cuilliere : de son fond s'éleve un pistil au milieu de plusieurs étamines recourbées : ce pistil dégénere en une gousse qui contient des semences oblongues.

Nous ne connoissons qu'une espece de *Cæsalpina*. Voici comment on la reconnoîtra dans les Auteurs.

Cæsalpina poliphylla, aculeis horrida, Plum. Nov. Gen.

On ne lui attribue aucune propriété médicinale que je sache. Miller, *Dictionn.*

CÆSAREA SECTIO; *Opération Césarienne.* Les Medecins n'entendent autre chose par l'*opération Césarienne*, qu'une opération chirurgicale, par laquelle un fœtus qui ne peut venir au monde par le passage ordinaire & naturel, & qui ne peut être ni expulsé, ni extrait par les secours de l'Art, soit que la mere & le fœtus soient encore vivans, soit que l'un ou l'autre soit mort; par laquelle, dis-je, un fœtus est tiré du ventre de la mere par une incision faite à propos, & avec adresse & prudence, dans le dessein de sauver la vie à tous les deux, ou à l'un ou l'autre. Quelques Auteurs donnent à cette opération le nom d'*usterotomia* ou d'*usterotomotochia* ; quoiqu'ils ne se trouvent ni l'un ni l'autre dans les écrits des Medecins Grecs. Pour rendre odieuse l'*opération Césarienne*, on nous dit que la plupart des Medecins & des Chirurgiens les plus intelligens & les plus habiles en ont traité la pratique comme cruelle & peu sûre, & l'ont absolument condamnée, comme suivie d'une mort infaillible. Entre les Auteurs opposés à cette opération, on en cite, comme ennemis jurés, Ambroise Paré, Guillemeau, Rolfincius, Hoorn, Mauriceau, Solingen, & autres. Mais après avoir feuilleté avec soin les ouvrages de ces Auteurs, on n'y trouve autre chose, sinon qu'ils ont desapprouvé l'*opération Césarienne* dans certains cas dangereux ; comme lorsqu'il est question de tirer le fœtus par l'incision de la matrice de la mere lorsqu'il est encore vivant. Dans ce cas, & dans quelques autres également dangereux, les Auteurs que nous avons cités ci-dessus ont fait remarquer les suites funestes que pouvoit avoir l'opération : mais aucun d'eux ne l'a condamnée indistinctement dans toute circonstance. Mais pour traiter cette matiere avec exactitude, je remaquerai trois cas dans lesquels l'*opération Césarienne* est nécessaire.

Le premier, lorsqu'une femme enceinte meurt, soit avant le tems fixé pour sa délivrance, surtout dans les derniers mois, lorsqu'il est à présumer que le fœtus est parfait & qu'il est vivant, ou lorsqu'une femme meurt en travail, ou qu'elle est emportée par une mort violente, & qu'on s'apperçoit qu'on a de bonnes raisons de présumer que l'enfant vit encore dans son sein.

Le second, lorsque la mere est vivante & le fœtus mort, mais en même-tems dans une situation si contraire à la naturelle, qu'il ne peut venir au monde de la maniere ordinaire, soit par les efforts de la mere, soit par les efforts & l'industrie de la Sage-Femme ou de l'Accoucheur ; car alors la vie de la mere est dans un danger presque évident.

Le troisieme, lorsque la mere & le fœtus sont vivans, mais que le fœtus, situé comme dans le cas précédent, ne peut être ni expulsé de la maniere ordinaire par les efforts de la mere ; ni tiré par les secours de la Sage-Femme, ensorte que la mere & le fœtus soient l'un & l'autre dans un danger presque évident de perdre la vie, à moins qu'on ne la leur conserve par l'*opération Césarienne*.

Dans le premier cas, c'est-à-dire, lorsque la mere est morte, & que le fœtus est, selon toute apparence, encore vivant, entre les premiers Medecins & Chirurgiens, je n'en trouve qu'un très-petit nombre, pour ne pas dire que je n'en trouve aucun qui desapprouve l'opération ; car sans elle le fœtus auroit nécessairement le même sort que sa mere ; & comme dans ce cas les délais seroient extremement dangereux ; tous sont d'accord non-seulement d'ouvrir la mere morte, mais encore de l'ouvrir le plus promptement qu'il sera possible : car quoique Doleus nous apprenne, *Lib. IV. c.* 5. de son Encyclopédie, qu'il sentit remuer un fœtus dans le ventre de la mere un jour entier après sa mort; cependant généralement parlant, le fœtus survit peu de tems après sa mere. Nous avons plusieurs exemples non-seulement dans les siecles les plus éloignés, mais encore dans ces derniers tems, que l'operation faite, lorsque les circonstances que nous avons indiquées l'exigeoient, a plusieurs fois sauvé la vie à des enfans qu'on a tiré vivans du ventre de leur mere. Cette opération a conservé chez les anciens, Licas, celui dont Virgile a fait mention, Esculape, Scipion l'Africain, qui en reçut le nom de César; Manlius, &, selon quelques Auteurs, l'Empereur Jules-César; dans ces derniers tems, Edouard VI. Roi d'Angleterre; Sanctius, Roi de Navarre, & plusieurs autres dont les Historiens font mention, & qu'on appelle de la maniere dont ils sont nés, *Cæsares* ou *Cæsones*. Lors donc que la mere est morte, ou qu'un Chirurgien s'apperçoit qu'elle est sur le point de mourir, il aura soin de tout préparer pour l'opération, afin qu'il soit en état de l'ouvrir aussi-tôt qu'elle sera expirée, & de garantir le fœtus du même sort, en faisant une incision cruciale à l'*abdomen*, comme dans les dissections ordinaires; ou ce qui seroit plus prudent & plus sûr, & ce que quelques Auteurs conseillent, en faisant une longue incision longitudinale, & non une incision cruciale, de l'un & de l'autre côté, soit avec un rasoir, soit avec un scalpel, sans avoir aucun égard à la direction des fibres musculeuses, ou au cours des vaisseaux sanguins. L'opération peut être faite soit dans le lit, soit sur une table convenable.

Si le fœtus étoit tombé dans la cavité de l'abdomen, soit en conséquence d'une rupture de matrice, soit par quelque autre accident, il faut alors le tirer le plus promptement qu'il est possible; & comme dans ces occasions le fœtus est ordinairement très-foible, il faut lui tenir sous le nez en guise d'errhine, de l'eau de la Reine de Hongrie, ou quelquelque autre liqueur de la même nature: on pourra aussi prendre dans sa bouche un peu d'eau-de-vie ou du vin, & souffler ou cette liqueur, ou son haleine dans la bouche & dans les narines du fœtus pour le ranimer. On liera à la maniere ordinaire le cordon ombilical; & la Religion exige qu'on baptise l'enfant sur le champ. Mais si le fœtus est renfermé dans la matrice, il faut procéder avec circonspection à l'ouverture du corps de la mere, tirer l'enfant, couper le cordon ombilical, & employer, s'il est encore vivant, les moyens convenables pour le ranimer, & le fortifier: cela fait, l'opération sera finie. Si le fœtus étoit logé dans la trompe de fallope, ou l'ovaire, comme il arrive quelquefois, on ouvriroit d'abord l'abdomen, & l'on tireroit l'enfant avec circonspection, procédant du reste comme nous l'avons dit ci-dessus. Lorsqu'il est question d'une opération aussi importante que l'*opération Césarienne*, le Chirurgien ne peut prendre trop de précaution pour s'assurer que la mere n'est pas tombée en défaillance, mais qu'elle est réellement morte, de peur qu'il ne lui arrive, ainsi qu'on dit qu'il est arrivé à Vésale, d'ouvrir témérairement une femme vivante. Il seroit très-prudent, après s'être convaincu que la mere est morte, en observant s'il y a quelque mouvement, ou s'il n'y en a point dans les membres, surtout vers le cœur, dans les arteres & aux poumons; il seroit, dis-je, très-prudent de s'appuyer du témoignage des assistans, & de prendre leur avis sur la nécessité de l'opération, avant que de l'entreprendre; quoique nous n'ayons presque aucun exemple de mere qui ait donné des signes de vie dans l'opération, après avoir été prise pour morte avant que de la commencer. Ceux à qui ce malheur est arrivé, & ceux à qui il pourra arriver dans la suite, car il est possible, auront tort de se regarder comme coupables d'homicide, s'ils ont bien pris leurs mesures pour s'assurer que la personne sur laquelle ils opéroient étoit morte. Quoiqu'il en soit de la mere, leur dessein étoit de sauver l'enfant; & cette action découle non-seulement d'un principe d'humanité, mais est encore autorisée par les lois. Dans ce cas déplorable, s'il restoit la moindre lueur d'espérance; l'operation faite par une simple incision longitudinale d'un côté, le Chirurgien ne manquera pas de faire à la blessure la suture ordinaire, & de la traiter avec toute l'industrie dont il sera capable; car il est arrivé que des personnes vivantes qui s'étoient soumises volontairement à cette extraction extraordinaire du fœtus, en sont heureusement réchappées. Cependant, quoique l'Opérateur doive se déterminer à l'incision avec circonspection, il n'est pas moins vrai qu'il est contraint de se déterminer promptement; car pour peu que la crainte de tuer la mere cause de délai, le fœtus périra, & c'est en vain qu'on fera l'opération. Il y en a qui condamnent absolument cette pratique, par la raison, disent-ils, qu'il est fort incertain que l'enfant survive à la mere, & qu'il est très-inutile, pour me servir de leurs propres termes, de troubler les gens après leur mort. J'avoue qu'il est très-difficile de déterminer positivement si le fœtus est mort ou vivant, & conséquemment que l'*opération Césarienne* se fera quelquefois inutilement: mais je crois qu'il vaut mieux avoir ouvert infructueusement mille meres après leur mort, que d'avoir laissé périr un seul enfant, faute de les avoir ouvertes.

En général, mon avis est que l'on fasse l'opération le plutôt qu'il sera possible, sur toutes les femmes qui meurent, soit dans les douleurs de l'accouchement, soit un peu auparavant d'accoucher, premierement & principalement pour sauver la vie au fœtus, lui procurer le batême, & le sauver de la mort éternelle: secondement, pour l'instruction des Medecins, des Chirurgiens & des Sages-femmes qui seront alors à portée de connoître la figure, l'étendue & la structure de la matrice dans les femmes grosses, la situation du fœtus, l'état des membranes, la disposition de l'arriere-faix, & sa connexion avec la matrice; connoissances qui leur serviront beaucoup lorsqu'il sera question de donner du secours à celles qui se trouveront dans de pareilles circonstances. Troisiemement, enfin, selon Deventer, afin de connoître si c'est à la mal-adresse de la Sage-Femme ou de l'Accoucheur qu'il faut attribuer la mort de la mere, ou à quelque autre cause, & les punir ou les absoudre selon ce qui en sera. Il est donc important de ne pas différer l'opération sur une femme qui meurt dans cet état, il seroit très-imprudent de l'enterrer avec le fœtus dans son sein, comme on ne fait que trop souvent; car il peut arriver que l'enfant vive long-tems après la mort de sa mere: or il est inhumain, barbare, & contraire aux lois du Christianisme & de la nature d'enterrer un enfant tout vivant, quoique dans le sein de sa mere. Il seroit donc à propos, je ne dis pas parmi les Chrétiens, mais chez tous les peuples qui ont quelque ombre d'humanité & de commisération, que ceux qui gouvernent enjoignissent par les lois & sous des peines les plus séveres d'ouvrir toutes les femmes qui mourront pendant leur grossesse, avant que de les enterrer, & que cette ouverture soit faite immédiatement après la mort de la mere, & par des Medecins & des Chirurgiens habiles, de peur que cette opération, ou ne se faisant point du tout, ou se faisant mal, ou se faisant trop tard, l'enfant ne périsse avec sa mere; car dans ce cas, il seroit vrai de dire que l'enfant a été réellement assassiné, selon cette loi immuable & éternelle de la nature, *c'est tuer que de ne pas conserver la vie lorsqu'on le peut*. Les premiers Rois des Romains, qui n'avoient pas le bonheur d'être éclairés, comme nous, du flambeau de la révélation, furent toutefois touchés de la plus forte commiseration, pour les enfans qui se trouvoient dans cet état, ils firent en leur faveur une loi appellée *lex Regia*, loi Royale, & qui mériteroit l'épithete de chrétienne & divine, par laquelle il étoit défendu sous peine de mort d'enterrer une femme morte pendant sa grossesse, sans avoir fait auparavant l'extraction du fœtus, par la raison, dit la loi, que ceux qui se conduiront autrement, semblent se rendre coupables de la mort de l'enfant. Or l'intention de cette loi étoit apparemment que l'opération se fît, lorsqu'elle pouvoit être de quelque utilité, c'est-à-dire, immédiatement après la mort de la mere; car nous savons par expérience que le fœtus ne lui survit pas long-tems. Quoique presque tous les Jurisconsultes reconnoissent l'équité & la sainteté de cette loi : cependant il est arrivé, par je ne sai quelle fatalité, qu'il n'en est presque point question de notre tems, & qu'elle est aussi négligée par les chrétiens, que s'ils étoient des Barbares, ou qu'elle n'existât pas. Hildanus nous apprend à la vérité que dans son pays, c'est-à-dire en Suisse, on l'observoit avec assez d'exactitude : mais les autres peuples, selon ce qu'on m'en a dit où ce que j'en ai lu, ne se font aucun scrupule d'enterrer les femmes mortes, pendant leur grossesse, sans en avoir fait l'ouverture. Les Princes & les Magistrats punissent à la vérité les femmes de mauvaise vie, convaincues d'avoir laissé périr leurs enfans, faute d'avoir fait la ligature au cordon ombilical ou par quelqu'autre négligence ; & cette sévérité, selon moi, n'est point déplacée, je n'en suis que d'autant plus surpris de l'impunité qu'ils accordent à ceux qui laissent périr dans le sein de la mere un enfant qu'ils auroient pu sauver ; car il y a homicide de part & d'autre, le crime est le même de l'un & de l'autre côté. Mauriceau raconte à ce propos, Observation 345. qu'un homme ne voulut jamais souffrir qu'on ouvrît sa fille morte sans avoir été accouchée, & occasionna volontairement la mort de l'enfant ; crime, ajoute cet Auteur, qui méritoit d'être séverement puni. Il m'est arrivé la même chose à Helmstadt ; un homme ne voulut jamais permettre que j'ouvrisse sa sœur, & il me menaça d'un coup de pistolet, si j'entrois chez lui dans ce dessein ; & l'enfant qu'elle portoit dans son sein y périt. Je n'imagine pas qu'un Législateur s'avilît & fît quelque chose au-dessous de sa dignité, en prenant des précautions convenables & en donnant des ordres séveres, pour qu'aucune femme morte soit avant que d'entrer en travail, soit pendant le travail, ne fût enterrée, sans avoir été ouverte : mais passons au second cas.

Lorsque la mere est vivante & le fœtus mort, sans qu'il y ait espérance qu'il vienne ou qu'on puisse l'extraire par le passage naturel, comme cela est assez ordinaire en pareil cas, lorsqu'on a des indications que l'enfant est engagé dans les trompes de Fallope ou l'ovaire, qu'il est tombé dans la cavité de l'abdomen ou qu'il est renfermé dans une espece d'hernie hors du ventre ; cas dont on trouve un exemple dans Sennert & dans Hildanus ; lorsque le passage est obstrué par un calus, un skirrhe ou une exostose aux environs de la matrice & du vagin, ou lorsqu'il y a étroitesse dans les parties naturelles, causée soit par une coalition incurable du vagin, ou par un calus ou par défaut de conformation dans les os pubis, ce qui se rencontre souvent dans les femmes d'une stature naine ; lorsque dans ces conjonctures le fœtus ne peut être expulsé & que la violence des douleurs, ou les convulsions, ou une grande hémorrhagie, ou quelqu'autre accident considérable ont épuisé les forces de la malade, & mis conséquemment sa vie en danger ; j'estime que l'*opération Césarienne* est absolument nécessaire pour sauver la mere & l'enfant, quoique les anciens ne l'aient jamais prescrite, & que plusieurs d'entre les modernes l'aient condamnée sur des personnes vivantes ; car dans ces cas qui sont très-contraires à la nature, l'extraction par les passages ordinaires que Mauriceau conseille de tenter, avant d'en venir à l'*opération Césarienne*, n'a point de lieu. Toutes les fois donc que l'extraction du fœtus par les voies naturelles ne sera pas possible, ce qui arrive principalement dans les circonstances que nous avons détaillées, l'incision au ventre est à la vérité une ressource cruelle & dangereuse, mais c'est la seule qu'on ait pour délivrer la mere du fœtus & lui conserver la vie ; & cela n'est pas sans exemple. On trouve dans différens Auteurs plusieurs cas dans lesquels l'*opération Césarienne* a réussi. Mauriceau a donc parlé contre la raison & contre l'expérience, lorsqu'il a assuré que cette opération étoit toujours mortelle à la mere. Aussi est-il repris par la Motte, quoiqu'il ne fût point partisan de l'*opération Césarienne* & qu'il la rejettât avec raison en plusieurs cas.

Cependant quoiqu'il y ait un grand nombre d'exemples de cette opération faite avec succès & quoiqu'il n'y ait qu'un très-petit nombre de cas qui l'exigent absolument, lorsque la mere est morte & même lorsqu'elle est vivante comme ceux où la nature semble l'indiquer elle-même, par exemple, lorsqu'il y a quelque tumeur, de la douleur ou un abscès dans une partie du ventre, à un côté de cette région, ou aux environs du nombril, toutes circonstances dans lesquelles l'opération réussit ordinairement, ainsi que l'ont remarqué quelques Auteurs, parce qu'elle n'est suivie d'aucune hémorrhagie, ou que celle qui la suit n'est pas considérable & qu'il arrive ordinairement alors, que le fœtus est engagé dans la trompe de Fallope, l'ovaire, ou qu'il est tombé dans la cavité de l'abdomen ; il y a cependant de grands Medecins & d'habiles Chirurgiens qui ne veulent point entendre parler de cette pratique, qui la rejettent & qui la condamnent comme barbare, destructive & toujours fatale à la mere, surtout lorsque le fœtus est dans la matrice & qu'il ne paroît point d'abscès. Les principaux antagonistes de l'*opération Césarienne* sont Guillemeau, Mauriceau, Rolfincius & Solingen, dont toute l'aversion pour cette opération ne vient que de ce qu'ils l'ont toujours vue suivie de la mort de la mere ; accident qu'il falloit souvent attribuer à d'autres causes. La plupart d'entre eux ne se sont fait aucune difficulté de traiter ceux qui conseilloient ou entreprenoient l'*opération Césarienne*, lorsque le fœtus est dans la matrice & qu'on ne découvre point d'abscès, de gens sans connoissance & sans humanité : « à quoi bon, disoient-ils, ouvrir le ventre & l'utérus « au plus grand péril de la mere, lorsqu'en sacrifiant « l'enfant on peut la conserver en le tirant par la voie « naturelle, soit avec la main, soit avec les instru« mens. » Mais la raison s'est réunie avec l'expérience des plus habiles Medecins & des plus grands Chirurgiens pour réfuter ces Auteurs. Rosset, Bauhin, Sennert, Hildanus, Fienus, Scultet, Scipio Mercurius, Roonhuysen, Ruleau, Lancisi, Saviard, Joubert, la Motte, Teichmeierus & d'autres nous assurent tous, qu'il est arrivé plusieurs fois à la mere de survivre à l'opération.

J'avouerai pourtant à cet égard que l'opération est extrêmement cruelle & hasardeuse pour elle, surtout lorsqu'il faut tirer le fœtus de la matrice & qu'il ne paroît point d'abscès : je serois donc d'avis qu'on ne la fît point sans une nécessité absolue : mais il est décidé, tant par ce que nous avons déja dit, que par ce qui nous reste à dire, qu'il y a des cas où elle devient nécessaire & où elle réussit. Goucy un des derniers Auteurs de Chirurgie François, Rosset, Scipio Mercurius & Welschius, ont prétendu même démontrer que l'*opération Césarienne* n'étoit ni plus difficile, ni plus dangereuse que la lithotomie, & que ceux qui se sentoient de l'adresse & de l'habileté, devoient l'entreprendre fréquemment ; ce à quoi il les engagent par un grand nombre d'exemples. Quant à moi, je trouve trop de hardiesse dans cette opinion, & je pense qu'il n'y faut venir que le plus rarement qu'on pourra ; & en cela je suis fondé sur de puissans raisonnemens soutenus des observations de Paré, de Guillemeau, de Rolfincius, de Mauriceau & de Solingen, par lesquels il est constant que l'événement de l'*opération Césarienne* est souvent malheureux, & qu'il y a toujours danger d'hémorrhagie excessive & de gangrene, sans compter les autres accidens qui accompagnent les blessures de la matrice, surtout dans les femmes grosses, ainsi que l'a observé Celse il y a long-tems, *Lib. V. cap.* 56. Mauriceau & d'autres Auteurs sont, comme je l'ai déja dit, pour l'extraction du fœtus mort, par les passages naturels, soit avec les mains, soit avec les instrumens, & ils préferent toujours ces moyens à une opération aussi dangereuse que la *Césarienne*. Je suis entierement de leur opinion, & j'approuve de bon cœur leur méthode, lorsqu'elle est praticable :

tiquable : je ne puis que blâmer la témérité de ces Chirurgiens qui ont hasardé l'ouverture du ventre, lorsqu'il étoit possible de tirer le fœtus par le vagin, quoique le succès ait quelquefois couronné l'opération. Mais comme il se présente de tems en tems des cas, tels que ceux que j'ai rapportés ci-dessus, dans lesquels il est impossible de tirer le fœtus par la voie naturelle & où son séjour met la mere en danger de perdre la vie, je regarderois comme une action barbare & impie d'abandonner une malheureuse qui imploreroit notre assistance, ou qui du moins en auroit grand besoin, & j'estime que dans des cas extremes, il faut avoir recours aux remedes extremes. Tel étoit aussi le sentiment d'Hippocrate & de Celse, ces peres de la Medecine : il vaut mieux, ont-ils dit, hasarder un remede, que de n'en donner aucun, & laisser un malade sans secours dans l'état le plus déplorable, au milieu des plus grands tourmens & s'acheminant à une mort inévitable, lorsqu'on est fondé sur quelques exemples heureux à esperer son salut. Je n'entreprendrai donc point de disculper ces Medecins qui ayant été appellés auprès d'une femme en travail, comme nous lisons dans Saviard, *Observ.* 114. & qui trouvant que l'étroitesse des passages naturels rendoit l'expulsion du fœtus impossible, n'oserent tenter l'opération & laisserent périr la mere & l'enfant. Il fait mention, *Observ.* 60. d'une femme qui demanda qu'on lui fît l'*opération Césarienne* & qui ne put l'obtenir. Il y a des Praticiens, comme Mauriceau, la Motte & d'autres, qui conviennent qu'il y a des cas dans lesquels il est impossible de tirer le fœtus par le passage ordinaire, & qui conseillent toutefois en pareils cas de se reposer du tout sur la nature, plutôt que d'exposer la patiente à un si grand danger, par la raison, disent-ils, que la nature trouve quelquefois le moyen d'expulser le fœtus putréfié, soit par un abscès au ventre, au nombril, à l'aine, soit au rectum, avec moins de péril qu'il n'y en auroit à ouvrir le ventre. Je suis en cela de leur avis & je crois qu'il est à propos de laisser le fœtus dans la matrice, lorsqu'il y peut séjourner, sans mettre la mere dans un danger éminent de perdre la vie, comme il arrive quelquefois. Mais lorsque le péril est pressant, lorsque le délai est homicide, je conseille de recourir au grand remede, & cela d'autant plus volontiers que le succès n'est pas une chose impossible, & que la mort sans ce secours est quelquefois certaine. Un Medecin ne me paroît avoir rempli ses fonctions & satisfait à sa conscience, que quand il a fait auprès d'un malade tout ce qu'il juge lui pouvoir être de quelque utilité, & qu'il fait avoir réussi en des occasions semblables; & il ne doit avoir aucun égard aux discours que l'on pourra tenir de ses procédés, lorsque sa malade estime assez la vie pour exiger de lui de tenter plutôt un remede douteux, que de ne lui en donner aucun. J'en ai trouvé qui m'ont confessé n'avoir eu d'autre raison de ne point entreprendre l'opération, que le soin de leur réputation, qu'ils ne vouloient point commettre au jugement de gens qui ne décident ordinairement des choses que par l'évenement. Ce motif m'a paru bien frivole dans une affaire si sérieuse, & je crois qu'il est indigne de tout honnête homme & beaucoup plus d'un chrétien, qui ne doit craindre qui que ce soit au monde, lorsqu'il est question de faire son devoir, de se laisser effrayer par la censure du vulgaire ou par les calomnies des méchans. En un mot, un Medecin ne doit rien omettre de ce qui tend à la conservation de ses malades en général, & en particulier d'une femme qui se trouve avec moins de force dans l'état le plus violent. La Motte même a fait plusieurs fois sur des femmes des opérations, & particulierement l'extraction du fœtus, malgré toute oppposition. Il lui est arrivé de faire saisir en pareil cas une femme par des hommes vigoureux & de la délivrer malgré elle, de la maniere dont il le jugeoit à propos, d'un fœtus situé contre nature & dont il ne falloit point attendre l'expulsion par la nature. Si cet Accoucheur a cru ce procédé innocent, pourquoi ne penserions-nous pas de même & nous ferions-nous scrupule d'employer des moyens violens, & l'*opération Césarienne* même, s'il arrivoit qu'une femme refusât de se soumettre à ce qu'un habile Medecin jugeroit nécessaire à sa conservation? Pourroit-on lui savoir mauvais gré d'employer la force, lorsqu'on refusera de se rendre à la raison. Quant à moi, je ne vois point pourquoi on le désapprouveroit : à combien plus forte raison doit-il porter ses secours à celles qui les demanderont!

Mais lorsqu'une femme se présentera d'elle-même à l'*opération Césarienne*, la premiere chose qu'on doit examiner, c'est si elle a des forces suffisantes pour la supporter. Si elle se trouvoit très-foible, si ses forces étoient perdues, si elle avoit les extrémités froides & si elle étoit dans une sueur de la même qualité, il y auroit à craindre qu'elle ne mourût peu après l'opération, & que les ignorans & les mal-intentionnés n'imputassent sa mort au Chirurgien. Alors il vaut mieux, selon Celse, *Lib. V. cap.* 16. ne rien entreprendre que de passer pour l'assassin d'une femme qui n'a été emportée que par la violence de sa maladie. Mais une femme a-t'elle du courage; Y a-t-il quelque apparence de la sauver, elle ou son enfant, ou tous les deux : il faut en venir à l'opération sur le champ. Pour s'en promettre quelque succès, il faut savoir, 1°. Ce qui doit précéder l'opération. 2°. Comment elle se fait. 3°. Ce qui la suit.

Avant l'opération il faut tenir les instrumens convenables tous prêts; ces instrumens sont un bistouri droit qui ne se ferme point, ou le scapel, dont on se sert communément dans les dissections anatomiques, ou un rasoir, ou l'un des instrumens obtus qu'on voit *Pl. V. du premier volume*, une paire de ciseaux à pointe mousse, une aiguille courbe garnie de fils forts ou de ficelle, comme pour la gastroraphie, une ou deux éponges propres, du vin chaud ou quelque décoction vulnéraire chaude dans un vaisseau, avec l'appareil propre pour le bandage, ce qui consiste en linges, emplâtres, compresses & bandes, sans oublier les remedes corroboratifs pour l'intérieur & ceux dont on pourroit avoir besoin, pour être appliqués aux narines ou à la bouche. Tout étant ainsi disposé, hors de la vue de la femme, on commencera par la faire uriner de peur que la vessie ne se trouvât distendue & ne fut exposée au scalpel; ensuite on la placera dans une situation convenable, ou sur une table, ou sur un lit, ou dans le milieu d'une chambre sur le dos, ensorte que l'accès soit libre & facile à tous les assistans, on l'encouragera par des discours pieux, on lui couvrira le visage afin qu'elle ne soit point effrayée par la vue des instrumens; & si l'on n'aime mieux lui lier les jambes & les bras, on les lui fera tenir au moins par quatre personnes robustes afin qu'elle soit immobile.

Alors le Chirurgien placé au côté de la femme de la maniere qui lui paroîtra le plus convenable, enfoncera son bistouri droit au côté externe du muscle droit, dans l'intervalle du nombril, & de l'éminence supérieure antérieure de l'os ilium, en l'endroit où l'on a coutume de faire maintenant la ponction aux hydropiques, (& cet endroit me paroît aussi le plus propre pour l'*opération Césarienne* :) il fera une incision droite, séparant d'abord la peau, & les chairs à peu près de la longueur de huit ou dix doigts; il avancera ensuite entre les muscles obliques, & le muscle transverse; enfin il pénetrera jusqu'au péritoine avec la derniere circonspection : ce qu'il doit observer alors avec beaucoup d'attention, c'est de ne faire qu'une très-petite ouverture, toujours avec le scalpel, de crainte d'offenser quelques parties du dedans. Alors prenant un autre scalpel dont la pointe est obtuse, & tel qu'on le voit *Planche V. du premier Volume*, ou ses ciseaux, il dilatera l'ouverture, ou s'il n'a pas à la main ces derniers instrumens, ou qu'il ne juge pas à propos d'en multiplier le nombre, il introduira ses doigts par la blessure dans le ventre; alors ils lui serviront de conducteur, & il se servira du scalpel, ou des ciseaux pour aggrandir la blessure, jusqu'à ce qu'elle soit suffisante pour l'extraction du fœtus, prenant tous les soins possibles pour ne rien blesser au dedans ; ce à quoi l'on parviendra avec assez de sureté en observant tout ce que nous avons dit. Une ouverture suffisante étant faite au ventre, on examinera soigneusement la situation de l'enfant, & les lieux où il est engagé, s'il est hors de la matrice, & dans la cavité de l'*abdomen*, comme il arrive quelquefois, on l'en tirera sur le champ avec l'arriere-faix. S'il est situé dans la trompe de Fallope, ou dans l'ovaire, on ouvrira ces parties avec circonspection, & l'on fera l'extraction du fœtus & du placenta. Mais s'il arrive que le fœtus soit retenu dans la matrice, l'opération devient beaucoup plus dangereuse, parce qu'il est à craindre qu'il ne survienne une hémorrhagie excessive, ou que l'on n'offense trop la matrice, partie à laquelle on fait, presque depuis qu'il y a des Medecins, que les blessures sont très-pernicieuses surtout dans les femmes grosses. Cependant, comme l'extraction par les passages naturels est supposée impossible, on fera une incision à la matrice, & ensuite aux membranes du fœtus, & cette incision sera faite assez large pour l'extraction. Le fœtus & l'arriere-faix étant tirés, on enlevera le sang extravasé dans le ventre avec des éponges imprégnées de vin chaud, ou de quelques décoctions vulnéraires chaudes. Si l'effusion du sang étoit excessive, on la réprimeroit avec des linges trempés dans de l'esprit de vin bien rectifié & appliqués sur la blessure de la matrice. Il faudroit aussi comprimer les orifices des plus gros vaisseaux de la matrice divisés, avec les doigts contre le linge, jusqu'à ce que l'hémorrhagie soit cessée, ou tout au moins fort diminuée. Voici le lieu de remarquer que les femmes peuvent perdre, soit pendant leur grossesse, soit immédiatement après, une grande quantité de sang, sans risquer de perdre la vie. Le Chirurgien ne se laissera donc pas effrayer en pareil cas par une hémorrhagie, qui lui paroîtroit même abondante; surtout si la malade a conservé du courage, & des forces. Après qu'on aura accordé à la malade un tems suffisant pour reprendre ses esprits, & pour se fortifier avec quelques potions corroboratives, on écartera doucement le linge de dessus la blessure, & l'on achevera de nettoyer le ventre avec les éponges. On ne coudra point les parties internes, ainsi que quelques Auteurs le prescrivent ; mais après une application de baume de copahu, ou de quelqu'autre semblable, on abandonnera le soin de leur réunion à la nature : quant à la matrice, elle se resserrera peu à peu, les levres de la blessure s'approcheront, & la conglutination se fera, si quelque cause étrangere ne l'empêche.

On coudra la plaie du ventre, & l'on y fera deux ou trois sutures, de la maniere que nous avons prescrite pour les blessures de l'abdomen. Voyez l'Article *Abdomen*. On adaptera une tente, un tuyau ou une cannule d'une grosseur considérable à la partie inférieure de la blessure ; car il est nécessaire de la tenir ouverte pour procurer une sortie aux humeurs nuisibles, engendrées par la blessure de la matrice, & qui sans cette sortie demeureroient au dedans, de même que celles qui viennent des autres parties : mais à l'aide des injections, telles que celles qu'on pratique dans les blessures de la poitrine & du bas ventre ; on achevera de dessécher, & de faire cicatriser les plaies intérieures. On suivra cette méthode, & l'on continuera les injections jusqu'à ce que la réunion soit parfaite, & que l'écoulement du pus, ou de quelqu'autre humeur, soit entierement cessé, ce qui sera une indication que les blessures intérieures sont guéries. Alors ayant coupé les fils de la plaie extérieure, & ôté la tente ou la cannule, on travaillera à la cicatriser avec des baumes vulnéraires, & des emplâtres agglutinantes. La plupart des Praticiens sont d'avis de coudre la plaie du ventre : mais après avoir observé les choses par moi-même, & remarqué que toutes les blessures étroites & longitudinales de l'abdomen, n'ont ordinairement aucun besoin de suture, & qu'elles sont exceptées par les Chirurgiens les plus modernes, du nombre de celles où il faut employer l'aiguille ; parce qu'il est toujours commode de réunir & de retenir leurs levres réunies, soit par des emplâtres convenables, soit par un grand bandage ; je pense que la suture est inutile dans ces cas, & qu'il faut s'en tenir au bandage, observant seulement de l'appliquer avec soin. Rousset nous assure que l'expérience lui a appris que la suture n'étoit point alors nécessaire. Cependant, si l'on jugeoit le bandage absolument insuffisant; il faudroit recourir à l'aiguille. Il y en a qui marquent avec de l'encre le lieu de l'incision sur la partie; de même que les endroits où les sutures doivent être faites ; mais comme ces traits sont bien-tôt effacés par l'effusion du sang, il ne sert à rien de les faire. Quant à la situation de la malade dans le lit après l'opération, la plupart des Auteurs veulent qu'elle soit couchée continuellement sur le dos ; il me semble, quant à moi, que si la blessure est latérale, il vaudroit mieux, s'il est possible, que la malade fût sur le côté blessé : cette situation favoriseroit non-seulement l'écoulement des humeurs nuisibles, engendrées intérieurement, par la blessure extérieure, mais encore l'agglutination des levres de la plaie, avantage que l'on se procurera plus facilement, si la section est faite latéralement, que si c'est le milieu, ou la partie antérieure du ventre qui ait été ouverte. Rousset veut encore que l'on introduise un pessaire creux dans la matrice, afin que le sang puisse en sortir avec facilité. Quant au régime, & aux remedes convenables pour l'intérieur, le Medecin n'en cherchera point d'autres, que ceux qu'il a coutume de prescrire dans les grandes blessures, & il les continuera jusqu'à ce que la guérison soit parfaite, ce qui arriva à la malade de Lancisi, six semaines après l'opération.

Il est évident par tout ce que nous avons dit, que l'*opération Césarienne* est extremement dangereuse, surtout lorsqu'on est contraint de faire une grande ouverture à la matrice. Cependant, comme on a plusieurs exemples de meres conservées par ce moyen, & qui auroient infailliblement péri, si on n'y avoit eu recours, & comme il est le seul auquel on puisse recourir avec quelque succès, je crois qu'il vaut encore mieux en courir les dangers, que d'abandonner une malade, & que de laisser dans l'attente cruelle d'une mort inévitable une malheureuse, à qui cependant la vie est quelquefois si chere qu'elle se soumettroit aux plus cruels tourmens pour la conserver.

Je pense en avoir assez dit jusqu'à présent, sur la maniere ordinaire de faire l'extraction du fœtus par l'*opération Césarienne*. Mais il se présente de tems en tems des cas particuliers dans lesquels il est possible de tirer le fœtus en s'y prenant autrement, & qui méritent bien notre attention ; lors, par exemple, qu'il arrive qu'il ne peut venir par la voie naturelle, ni être tiré avec la main, ou les instrumens, & qu'il paroît une tumeur ou un abscès en quelque partie du ventre, surtout aux environs du nombril, avec des douleurs plus ou moins aiguës, comme dans les cas rapportés par Rousset, Bauhin, Hildanus, d'après Albucasis, Alexander Benedictus, & autres, & dans celui de Cyprianus, célebre Medecin Allemand ; voyez son *Epist. de Hernia uterinâ*, ainsi que dans celui qui est décrit dans les Annales de l'Académie de Juliers pour l'année 1727. dans tous ces cas, il parut une tumeur & un abscès au muscle droit proche le nombril, & à l'ouverture de cette tumeur, on tira tous les os d'un fœtus parfait, mais putréfié. J'ai les os d'un de ces fœtus, & la mere vit encore.

J'estime que dans ces occasions le lieu le plus convenable pour faire l'incision, est celui qui est indiqué par la nature même; car c'est pour l'ordinaire au-dessous de ce lieu qu'est situé le fœtus, & les humeurs corrompues qui causent de si grandes douleurs à la mere. S'il arrivoit que l'abscès fût déja percé, & si l'ouverture en étoit trop petite, il faut ainsi qu'en tout autre cas semblable, l'agrandir suffisamment, soit avec une sonde crenelée & le bistouri, soit avec le bistouri, ou les ciseaux, ou le scalpel, qu'on voit *planche V. du premier Volume, fig.* 3. & le doigt au lieu de la sonde. Il faut tirer avec les doigts ou avec une paire de pinces, les os qui subsisteront après la putréfaction des parties molles, & de toutes les matieres corrompues contenues dans l'absces, qu'il faut encore vuider des humeurs dépravées, ensuite nettoyer l'ulcere avec les remedes convenables, & travailler à la cicatrice avec les balsamiques dont les habiles Chirurgiens se servent en pareil cas. Si la tumeur du ventre n'étoit point encore ouverte; mais si les douleurs, & les autres fâcheux symptomes tourmentoient & affoiblissoient la malade; d'ailleurs s'il paroissoit au toucher qu'il y eût du pus dans la tumeur, ainsi que dans les abscès; pour finir les maux de la malade, il faudroit, après avoir consulté les plus habiles Praticiens, faire une incision suffisamment large à la tumeur, tirer le fœtus, ou ses os si les chairs sont putréfiées, écarter tout ce qui est affecté de corruption, déterger l'ulcere, & travailler à la cicatrice, comme nous avons dit plus haut. La suture n'a point lieu dans tous ces cas, mais les plaies se ferment peu à peu, & guérissent comme font les autres abscès.

Si le fœtus étoit logé dans une certaine hernie de matrice, cas rare à la vérité, mais que Sennert & Hildan ont toutefois rencontré; il faudroit faire une incision suffisamment large à l'hernie, ou tumeur même, & diviser d'abord les tégumens, ensuite la matrice, & enfin les membranes du fœtus. Cela fait, on tirera le fœtus, & l'arriere-faix de la matrice, qu'on replacera dans le ventre sur le champ, s'il est possible, ou quelques jours après, lorsqu'elle sera resserrée, & qu'elle sera devenue plus petite. Quant au reste de la cure, on se conduira comme dans les cas précédens. Dans ceux qui sont rapportés par Sennert, & par Hildan, le Chirurgien ne replaça pas l'uterus, mais il fit sur le champ la suture à la peau, d'où il arriva que la matrice n'ayant pu être replacée dans la suite, la mere mourut un mois après l'opération, quoique l'enfant fût vivant, & se portât bien. Il eut donc été plus à propos de ne point faire de suture, & de replacer la matrice dans le ventre quelques jours après l'opération, lorsqu'elle eût été resserrée & plus petite. En prenant cette précaution, on eût peut-être conservé la vie à la mere.

Si les morceaux des os du fœtus corrompu tendoient à se faire passage par le rectum, & par l'anus, ce qui arrive quelquefois, comme il est démontré, non-seulement par les cas que j'ai déja rapportés, mais encore par un autre qui arriva il y a quelques années, dans un Village circonvoisin; alors il faudra tirer, soit avec un crochet, soit avec des tenettes, les esquilles qui ne sortiront pas d'elles-mêmes, & travailler à la guérison de l'intestin avec des balsamiques. Ces cas n'ont pas un rapport bien exact à l'*opération Césarienne*; mais s'ils se présentent, je conseille au Chirurgien de lire & de comparer ce que les Auteurs que nous avons cités, ont écrit sur cette matiere; il sortira de leur lecture mieux instruit sur la diversité des cas, & sur la maniere de les traiter.

En troisieme lieu, il faut avoir recours à l'*opération Césarienne*, lorsque la mere & l'enfant sont vivans, mais que des obstacles insurmontables, comme un défaut de conformation des parties qui empêcheroit le Chirurgien d'introduire sa main dans la matrice, ne permettent ni la sortie, ni l'extraction du fœtus. Dans ces circonstances déplorables, la mere & l'enfant périront infailliblement, si l'on n'en vient à l'opération. Il y a cependant plusieurs Chirurgiens & Medecins pusillanimes, qui se laissant conduire par une compassion mal-entendue, ou de faux principes de religion, regardent l'*opération Césarienne*, même dans ces cas comme une impiété, quoiqu'il soit démontré qu'on peut en la faisant, conserver la vie au fœtus, ou à la mere, & quelquefois à tous les deux. Il me paroît plus conforme à la prudence, & aux principes du christianisme, d'user de ce moyen, tout dangereux qu'il est, que de détruire à coup sûr & la mere & l'enfant, en ne s'en servant pas, surtout, s'il arrivoit que des Reines ou des Princesses fussent dans le cas d'en avoir besoin. La paix d'un Etat, & le salut d'un Peuple, dépendent quelquefois de la naissance d'un enfant, faute de quoi on voit naître les guerres les plus cruelles, les Villes sont ravagées, les maisons exposées au pillage, les habitans massacrés, & un Royaume boulversé. L'*opération Césarienne* faite à propos eût prévenu tous ces malheurs, en conservant ou la mere ou l'enfant, ou tous les deux. Si nous avions des idées justes des choses, nous regarderions comme des gens sans humanité, ou sans principes, les Medecins & les Chirurgiens qui différeroient, ou dissuaderoient l'opération, surtout dans les cas où les femmes elles-mêmes la demandent.

Mauriceau, cet habile Accoucheur, & cet ennemi déclaré de l'*opération Césarienne*, fait toutefois l'histoire d'un fœtus préservé de la mort par ce moyen, quoique la mere en périt. Mais il est à présumer que si on n'y eût eu recours, il en eût couté la vie à la mere & à l'enfant. Or si l'on consulte les premieres notions de la raison, on conclurra que, tout bien considéré, il vaut mieux sauver l'un que de perdre les deux. Lorsqu'on se détermine à l'*opération Césarienne*, il faut se conduire comme si la mere étoit vivante & le fœtus mort, observant seulement d'agir avec circonspection, en ouvrant la matrice & les membranes de peur de blesser le fœtus.

Je n'ai jamais fait cette opération que sur des femmes mortes: mais je connois si parfaitement combien elle est dangereuse, que je ne conseillerai jamais d'en venir à cette extrémité, que dans le cas où il n'y aura pas le moindre espoir de tirer le fœtus par les passages naturels. Mauriceau & d'autres ont supposé qu'il y avoit des Medecins qui conseilloient l'*opération Césarienne*, même dans les cas où il étoit possible de tirer le fœtus par la voie ordinaire: mais il n'est pas vraissemblable qu'ils aient cru que cette supposition étoit réelle. En effet, à qui peut-il venir en pensée sérieusement qu'un Medecin ou un Chirurgien prudens conseillent ou fassent sur une femme vivante une opération aussi dangereuse que la *Césarienne*, lorsqu'il y a moyen de tirer le fœtus par le vagin, quand bien même on ne pourroit l'avoir que par morceaux, si ce n'est dans quelques cas particuliers, comme lorsqu'il est question de Reines ou de Princesses, & qu'il s'agit du salut de l'état & du bien de la société? S'il arrivoit toutefois qu'un fœtus ne pût venir, soit à cause de sa situation contre nature dans la matrice, de sa grosseur excessive, & surtout de celle de sa tête; soit à cause de sa conformation monstrueuse ou autrement; s'il étoit renfermé dans la matrice, & que son séjour mît la mere dans un danger éminent de perdre la vie; si d'ailleurs on la supposoit d'une foiblesse à ne pouvoir supporter l'opération, & qu'il fût question de sacrifier l'enfant à la mere, ou la mere à l'enfant, je pense que dans tout autre cas que dans le précédent, il faudroit conserver la mere, & employer les instrumens sur le fœtus même vivant. J'embrasse d'autant plus volontiers ce sentiment, qu'il est appuyé de l'autorité d'un grand nombre de Medecins, de Chirurgiens & de Théologiens, qui tous ont décidé, que dans les cas d'accouchemens si laborieux, qu'il est impossible de conserver la mere & l'enfant, il faut sacrifier l'enfant à la mere, ou, pour m'exprimer comme eux, perdre la branche pour sauver l'arbre. Je pense aussi avec Solingen & la Motte, que si le callus du vagin ou de l'orifice de la matrice empêchoit la sortie du fœtus, & qu'il fût possible de dilater suffisamment ces parties, soit par incision, soit par lacération, il faudroit préférer ces moyens à l'*opération Césarienne*, parce que l'incision ou le déchirement n'attaque ni le ventre, ni la matrice, & que le sang répandu sort par le vagin; au lieu que dans la grande opération, il se répand dans l'abdomen, & met en danger la vie d'une femme. D'ailleurs, la cicatrice de la blessure se fait beaucoup plus facilement dans ce cas que dans l'autre; ce qui n'est pas un avantage à négliger. J'estime encore que s'il arrivoit que le vagin fût fermé par l'hymen ou par quelque autre membrane, il vaudroit mieux y faire incision qu'au ventre & à la matrice : mais si le callus du vagin étoit si considérable & si dur qu'il ne comportât pas une dilatation suffisante, ou si les os du bassin étoient originairement mal conformés, il faudroit alors absolument en venir à l'*opération Césarienne*, comme au seul moyen auquel on pût avoir recours avec quelque succès.

Pareillement si la matrice s'étoit déchirée dans les douleurs, & par les efforts que fait une femme en travail, & si le fœtus étoit tombé dans la cavité du ventre, comme il arrive quelquefois, alors il faudroit en venir à l'opération comme au seul moyen de faire l'extraction de l'enfant, & conséquemment de sauver la mere. Voici des signes auxquels on pourra reconnoître si cet accident est arrivé.

Les douleurs violentes, si nécessaires à l'expulsion du fœtus, ou cesseront subitement, ou se rallentiront; l'orifice de la matrice ou ne sera point ouvert, ou ne sera pas suffisamment dilaté; circonstance qui marque presque toujours une situation contre nature de l'enfant : On entendra dans le ventre un certain bruit ou déchirement; le frisson succédera; il sera suivi de l'apparition d'une grande tumeur; le fœtus paroîtra remonté dans un endroit plus haut qu'auparavant; on sentira ses membres & ses parties plus distinctement que lorsqu'il étoit dans la matrice, surtout s'il est du côté de l'un ou de l'autre des hypocondres, les douleurs auront changé de lieu : il surviendra des défaillances, des convulsions, & même le transport. Lorsqu'on verra ces symptomes dans un accouchement laborieux; lorsqu'aucune partie du fœtus ne se présentera à l'extérieur, & lorsqu'en passant le doigt par le vagin on ne sentira point cette pression violente qui se doit faire sur l'orifice de la matrice : on pourra conclurre que la matrice est déchirée, & que le fœtus est tombé dans la cavité de l'abdomen. Si ce prognostic est juste, on ouvrira le ventre de la mere à la partie la plus éminente, où l'enfant sera censé logé, dans le dessein d'en faire l'extraction, & de sauver la vie à deux créatures, ou du moins à l'une ou à l'autre. Lorsque le bras de l'enfant passe par la rupture de la matrice, c'est un funeste symptome, & dans ce cas la cure est très-difficile, pour ne pas dire impossible. Cependant il faut avoir égard aux symptomes concomitans, & faire d'après le prognostic. Je suis étonné que les Medecins & les Chirurgiens qui travailloient dans l'Hôpital de Strasbourg, où une femme a été dans les douleurs pendant cinq jours, cas dont on peut voir l'histoire dans Pistor; je suis étonné, dis-je, ou qu'ils ne se soient point avisés de lui ouvrir le ventre, puisqu'ils avoient pendant que cette femme vivoit les preuves les plus claires & les plus incontestables que sa matrice étoit déchirée; ou s'ils s'en sont avisés, & s'ils n'ont pas osé ouvrir le ventre à une femme vivante, il est étonnant qu'ils ne l'aient pas fait après sa mort, & qu'ils n'aient pas tenté de sauver le fœtus, s'il étoit possible. Le cas de Saviard mérite aussi que nous en fassions mention. La matrice d'une femme qui étoit en travail à l'Hôtel-Dieu, se déchira, l'enfant tomba dans la cavité de l'abdomen, & l'arriere-faix étoit hors du vagin. Il s'apperçut, à ce qu'il nous dit, que les choses étoient dans cet état, en introduisant sa main dans la matrice, & en se laissant conduire par le cordon ombilical. Malgré ces indications pressantes de songer au salut de l'enfant ou de la mere, & peut-être de tous les deux, il ne fit point l'opération, & les laissa périr l'un & l'autre.

S'il arrivoit que le fœtus eût été engendré dans la cavité du ventre, & non dans celle de la matrice, cas rare, mais dont on s'assurera par les symptomes particuliers à cette grossesse, par la situation du fœtus qui paroîtra placé dans le ventre plus haut qu'à l'ordinaire, & par l'orifice de la matrice qu'on trouvera fermé au tems de l'accouchement, même dans les douleurs, & par les autres symptomes que nous avons rapportés plus haut; alors il faut absolument en venir à l'*opération Césarienne*, parce que c'est le seul moyen de conserver le fœtus, & que d'ailleurs le danger pour la mere est moins grand, n'y ayant aucune nécessité de faire incision à la matrice.

Dans les accouchemens laborieux, la matrice se déchire quelquefois de maniere que le fœtus entier ne tombe point dans l'abdomen, mais qu'il y en entre seulement une partie, le reste demeurant dans la matrice. Il peut se faire, par exemple, que le bras se présente hors du vagin, tandis que la tête ou les piés, passés par la déchirure de la matrice, seront dans la cavité du ventre : dans ce cas, l'*operation Césarienne* n'est point nécessaire. Il m'est arrivé à moi-même d'avoir attiré un fœtus dont les bras étoient au passage, la tête dans l'abdomen, & le reste du corps dans la matrice. Albinus & la Motte font l'un & l'autre l'histoire d'un accouchement, dans lequel la tête du fœtus étoit placée convenablement dans le vagin, mais dont les piés passés à travers la matrice, étoient accrochés dans le ventre aux environs du diaphragme. Ils font mention d'un autre cas dans lequel le fœtus avoit le bras hors du vagin & les piés dans l'abdomen. Les meres étoient excessivement foibles dans ces deux cas. La Motte les délivra de la maniere ordinaire : mais elles moururent l'une & l'autre quelques jours après. On trouve dans Rungius, Medecin de Bremen, un cas où l'événement fut tout-à-fait différent. Après avoir tiré le fœtus de la matrice, il s'apperçut qu'elle étoit déchirée; car il sentoit évidemment avec sa main les intestins de l'accouchée, il les repoussa, & les empêcha pendant quelque tems d'entrer dans la matrice; la contraction naturelle à cette partie se fit, & la femme en revint.

Je ne dois point oublier de marquer ici la différence qu'il y a entre l'*hystérotomie*, & ce qu'on appelle communément l'*embryulcie*, ou entre l'extraction d'un fœtus situé contre nature dans la matrice, par le passage naturel, & entre son extraction par une incision faite au ventre & à la matrice; d'autant plus que le vulgaire confond ces opérations, & que des personnes éclairées & même des Medecins, ce qui doit étonner davantage, les ont prises l'une pour l'autre, toutes différentes qu'elles sont. Ce qui a donné lieu à cette erreur, c'est que quand on a fait l'extraction d'un fœtus, rien n'est plus ordinaire, surtout dans les Auteurs latins, que de dire qu'on a séparé l'enfant d'avec la mere. Quoique dans ce cas il n'y ait eu aucune incision faite soit au ventre, soit à la matrice, l'enfant n'ayant été tout au plus qu'arraché soit avec la main, soit avec les instrumens convenables, lorsqu'il s'est trouvé dans une situation desavantageuse, ou lorsqu'il étoit d'une grosseur excessive. L'opération par laquelle le fœtus est tiré de la matrice par le passage naturel, de quelque maniere que ce soit, s'appelle *embryulcie*, & celle par laquelle il est tiré du ventre, par une section que l'on y fait, *hystérotomie* ou *opération Césarienne*; & si l'on prend l'*embryulcie* ou l'extraction du fœtus par le passage naturel, pour l'*hystérotomie*, ce ne peut être que dans le sens de Scipio Mercurius, qui dit que l'exsection du fœtus étoit de son tems aussi ordinaire en France, qu'en Italie la section de la veine dans les maux de tête. En parcourant dernierement les observations de Franciscus Valeriola, j'en trouvai une sur les meres à qui l'on avoit fait l'exsection du fœtus, & qui en étoient réchappées. Je m'attendois à des exemples d'*opération Césarienne* faite avec succès, & même à quelque méthode particuliere d'opérer en pareil cas. Mais après avoir lu l'observation en entier, je m'apperçus qu'il n'y étoit question que de fœtus tirés avec la main ou les crochets; il n'y avoit pas un seul cas d'*opération Césarienne*. Il est donc certain que non-seulement le vulgaire, mais encore des gens éclairés, & des Medecins n'ont pas toujours distingué ces opérations l'une de l'autre, quelque soit la différence qu'il y ait entre elles. C. Bauhin s'y est trompé lui-même. Cette façon de parler peu exacte, produit quelquefois dans les malades une horreur si grande, qu'elles s'imaginent, à l'approche d'un Accoucheur appellé pour les soulager dans les accouchemens laborieux, qu'il s'agit de leur ouvrir le ventre, lorsqu'il n'est question que de faire son devoir sans recourir à aucune opération extraordinaire.

Comme il est ordinairement impossible de délivrer une femme d'un fœtus monstrueux, comme d'un enfant à deux têtes ou à deux corps, sans le mettre en pieces, on demande s'il ne vaudroit pas beaucoup mieux s'y résoudre & le tirer par la voie naturelle, que d'en venir à l'*opération Césarienne*, & de mettre la mere en danger de perdre la vie. Comme ces monstres ordinairement ne sont point vivans, & que quand ils vivroient, ce seroit des êtres inutiles, je crois qu'il faut épargner la mere, & se servir des instrumens. Melli, Auteur moderne Italien, condamne l'*opération Césarienne* lorsque la mere est vivante ; & n'ayant point suffisamment examiné les raisons qu'on peut avoir d'en venir à cette opération, il demande inconsidérément s'il est à propos d'exposer à un très-grand danger la vie d'une mere en faveur d'un monstre ; & il conclut avec raison qu'il faut tirer ce monstre par les passages naturels, de quelque maniere que ce puisse être : mais il n'a pas fait attention qu'il y avoit des fœtus qui n'étoient point monstrueux, qu'on ne pouvoit sacrifier sans inhumanité, & qu'il n'étoit cependant pas possible de tirer par les passages naturels, comme nous l'avons fait voir plus haut.

Si la tête d'un fœtus est si grosse, ou si l'étroitesse des passages naturels est si grande, que le fœtus soit arrêté à l'orifice intérieur de la matrice ou dans le vagin, s'il demeure dans cet état violent si long-tems qu'il en meure, ce qui arrive ordinairement en trois jours, quelquefois en un peu plus de tems ; & si en conséquence de cet accident la vie de la mere se trouve exposée à un danger éminent, parce que le fœtus ne peut être expulsé, & que l'Accoucheur ne peut introduire sa main pour en changer la position, on se trouvera dans le cas le plus difficile & le plus important de l'art des accouchemens. Comme on ne peut se saisir de la tête du fœtus, à cause de sa surface ronde, égale & unie ; comme l'Accoucheur ne peut introduire la main pour en changer la position dans la matrice à cause de l'étroitesse du passage ; & comme on ne peut se servir d'instrumens sans tuer le fœtus, quelques Auteurs demandent, si, pour lui conserver la vie, il n'est pas permis alors d'en venir à l'*opération Césarienne* ; car à moins qu'on ne délivre l'enfant promptement de sa prison, il y périra infailliblement, & la mere sera exposée à subir le même sort.

Je pense avec la Motte & Sigismond, que ce cas est le plus triste & le plus embarrassant qui se puisse jamais présenter à un Chirurgien. L'avis de la plupart des Auteurs que nous avons cités jusqu'à présent, est, qu'il ne faut faire l'*opération Césarienne*, ni démembrer le fœtus, tant que la mere & l'enfant sont en vie, & ils sont d'accord de les laisser périr plutôt tous les deux, que de conserver la vie à l'un aux dépens de celle de l'autre. Ils condamnent absolument l'*opération Césarienne* en ce cas, sans se laisser ébranler par les différens exemples que nous avons, où la mere & l'enfant ont survécu à l'opération que Roonhuysen nous apprend avoir été faite sept fois par Sonnius, Medecin à Bruges, sur sa propre femme, & la mere & l'enfant avoir été conservés autant de fois. On dit aussi que le célebre Olaus Rudbeck fit l'*opération Césarienne* à sa femme, sans que ni elle ni le fœtus en perdissent la vie. HEISTER.

Il pourroit arriver que dans ce dernier cas il n'y eût point nécessité absolue de faire l'*opération Césarienne*. Nous détaillerons ailleurs aux articles convenables les différentes méthodes de faire l'extraction du fœtus par les passages naturels dans ces circonstances fâcheuses.

Heister, comme nous venons de le voir, pense qu'il est plus conforme à la prudence & à l'humanité, de faire l'extraction du fœtus, sans attendre qu'il soit mort & de sacrifier l'enfant à la mere, il exige à la vérité de la part de l'accoucheur un mûr examen des choses, avant que de se déterminer : mais à dire vrai, il arrive rarement que l'on en soit réduit à cette extrémité.

* Le cas suivant qui est tiré des Mémoires de l'Académie de Chirurgie de Paris, servira à faire connoître le succès heureux dont est suivie quelquefois l'*opération Césarienne*, & la maniere dont il faut se conduire dans son exécution : je l'ai choisi entre plusieurs autres à cause de sa singularité, qu'il est un des plus récens, & qu'il peut servir de preuves de la dextérité des Chirurgiens de Paris.

Au mois d'Avril de l'année 1740. M. Soumain, Chirurgien, fut mandé rue Guénegaud pour y voir Mademoiselle Desmoulins, âgée de trente-sept ans & grosse au terme de sept mois. Dans cette premiere visite cette femme fit paroître beaucoup d'inquiétude sur l'évenement de sa grossesse, avec d'autant plus de raison, qu'elle savoit être mal conformée dans toutes les parties de son corps, & que cette mauvaise conformation avoit commencé dès son enfance. (a) La promesse que lui fit M. Soumain de la voir souvent & de l'accoucher, parut la tranquiliser ; dans les différentes visites que ce Chirurgien fit à cette femme, il eut occasion de reconnoître les vices de conformation : en l'examinant avec attention, il s'apperçut que tous ses os avoient une figure contre nature, principalement la partie inférieure de l'épine & l'os pubis, qui étoient tellement rapprochés l'une de l'autre, qu'il n'y avoit entre eux que deux pouces de distance. Cet examen scrupuleux fit sentir à M. Soumain combien les suites de cette grossesse pouvoient être fâcheuses, & l'engagea à songer aux moyens qu'il employeroit pour sauver cette femme & son enfant.

Le mercredi septieme jour du mois de Juin les douleurs commencerent à se faire sentir, les membranes se rompirent & les eaux s'écoulerent. M. Soumain fut mandé, & ayant examiné l'état du travail, il ne trouva aucune disposition à l'accouchement. Depuis le mercredi jusqu'au samedi suivant les choses furent toujours dans le même état, ces douleurs & l'écoulement des eaux n'opérerent qu'une dilatation médiocre de l'orifice de la matrice, & cette dilatation n'eut d'autre utilité que de faire reconnoître plus précisément l'impossibilité de la sortie de l'enfant.

D'abord que M. Soumain fut assuré que l'étroitesse du bassin & sa figure irréguliere, étoient un obstacle invincible qui s'opposoit à l'accouchement, il se détermina à l'*opération Césarienne*, tout autre moyen lui paroissant impraticable dans le cas dont il s'agissoit : avant que de procéder à cette opération il appella en consultation ceux de ses confreres qui ont le plus de réputation pour les accouchemens, qui après avoir touché la malade & s'être rendus certains de l'impossibilité de l'accouchement, furent de son avis.

On fit coucher la malade sur le bord de son lit, la tête & la poitrine étant un peu plus élevées que le reste du corps : comme il y avoit une dureté skirrheuse à l'épiploon du côté droit, on choisit le côté gauche pour le lieu de l'incision, d'autant que ce côté étoit plus gros & plus élevé par la position oblique de l'enfant, & que cette élévation se trouvoit précisément dans l'endroit qu'il convenoit d'ouvrir ; alors M. Soumain

(a) La femme qui fait le sujet de cette observation n'a que trois piés & un pouce de hauteur.

fit une incision à la peau, à la graisse, aux muscles & au péritoine : d'abord que cette incision fut faite, une portion des intestins se présenta, elle fut retenue & couverte par la main d'un des consultans; on apperçut alors la matrice. Comme les eaux de l'enfant étoient entierement écoulées pendant le travail & que la matrice étoit, pour ainsi dire, collée aux membranes; M. Soumain l'ouvrit avec beaucoup de précaution, de peur de blesser l'enfant, il apperçut dans l'incision qu'il venoit de faire un point blanc d'où il sortit quelques gouttes d'une liqueur blanche, ce qui lui fit connoître qu'il avoit coupé toute l'épaisseur de la matrice, & vraissemblablement les membranes qui contenoient l'enfant : il acheva d'ouvrir la matrice & les membranes par une incision à peu près égale à celle qu'il avoit faite aux parties contenantes du ventre; alors l'enfant parut à découvert, il présentoit la partie inférieure du dos & la partie supérieure des fesses : M. Soumain prit beaucoup de précautions pour tirer l'enfant, d'autant plus que les levres de la plaie de la matrice étoient si exactement collées sur ses parties, qu'il eut de la peine à introduire ses doigts pour le saisir. D'abord que l'extraction fut faite il lia le cordon, & aidé par M. Puzos un des Chirurgiens consultans, il délivra la femme. Lorsque l'arriere-faix fut détaché, M. Soumain replaça dans le ventre la portion d'intestin dont nous avons parlé, & après avoir rapproché les levres de la plaie, il fit quelques points de suture aux muscles & à la peau, & appliqua un appareil convenable. Il faut remarquer que l'hémorrhagie qui suivit le détachement du *placenta* ne fut pas considérable : car en examinant les linges qui étoient placés dans le lit de la malade, on remarqua que la quantité de sang qu'elle avoit perdu pendant l'opération, n'excédoit point la quantité qu'en perdent plusieurs femmes dans des accouchemens naturels & des plus heureux.

Quelques jours après cette opération la suppuration s'établit, le pus devint louable, les vuidanges sortirent par la plaie, & quarante-sept jours après cette femme fut en état de sortir & d'aller à l'Eglise. L'enfant avoit vingt pouces de longueur, il a vécu dix jours, & on a appris qu'il n'étoit mort que faute de quelques secours que la nourrice négligea de lui procurer.

CÆSIUS, *jaune*. Couleur que les Auteurs de Medecine remarquent souvent, soit dans les yeux, soit dans les excrémens, soit dans les urines. Voyez *Glaucus*.

CAF

CAFA, CAF, CAFAR, *Camphre*. RULAND. JOHNSON.
CAFFE. Voyez *Coffée*.

CAG

CAGASTRUM. Terme dont se sert Paracelse pour désigner le foyer d'une maladie qui n'est point innée ou héréditaire, mais qui provient de corruption. Le *cagastrum* est opposé en ce sens à l'*iliastrum*. Les maladies de *cagastrum* sont la pleurésie, la peste, la fievre & autres semblables. PARACELSE, *Labyrinth. Med.*

CAH

CAHOS. Terme par lequel Paracelse signifie non la masse universelle des êtres ou le *cahos*, mais l'air ou l'*iliastrum*. JOHNSON. Voyez *Iliadus*.

CAJ

CAJACIA. Voyez *Caacica*.

CAJAHABA, plante Indienne qui s'attache aux arbres comme le liere. Les Indiens la broyent & l'appliquent sur les fractures. RAY, *Hist. Plant.*

CAJAN, *Arbor Indica foliis trifolii bituminosi, siliquis orobi*, Breyn. Prod. *Phaseolus arbor Indica incana; siliquis torosis, Kayan dicta thora Paerou*, H. M. *Pisum arborescens quibusdam.*

C'est un buisson qui porte des gousses qui contiennent quatre pois rougeâtres qui sont bons à manger. Ses feuilles en aposemes arrêtent le flux immodéré des hémorrhoides. Broyées avec le poivre, elles nettoyent les gencives & calment le mal de dent. Sa graine bouillie dans de l'eau de riz & convertie en liniment avec du beure, donne un bon remede pour les lassitudes douloureuses aux jointures; on en fait aussi une liqueur convenable dans la petite vérole. RAY, *Hist. Plant.*

CAJEPUTI OLEUM, huile aromatique qu'on apporte des Indes Orientales dans quelques contrées de l'Europe. Hoffman en a fait mention dans ses Observations Physico-Chymiques, *Lib. I. Obs.* 4. mais il n'a point dit de quelle plante on la tiroit.

CAINITO. Nom Américain que les Indiens donnent à un arbre, selon Oviedo. Sa fleur est ouverte en cloche, elle n'a qu'une feuille, divisée en différens segmens vers son extrémité, & du fond de laquelle s'éleve un pistil qui dégénere ensuite en un fruit sphérique ou de la figure de l'olive, mou, charnu & contenant un noyau de la même forme. Miller ne distingue que deux especes de cet arbre. On ne lui attribue aucune propriété médicinale que je connoisse.

CAJOUS. Voyez *Acajaiba*.

CAIRION, καίριον, signifie *dangereux* ou *mortel* dans Hippocrate. On lit, *Lib. de Art.* καίριοι πληγαὶ αἱ κροταφίτιδες, « les blessures aux tempes sont très-dangereuses ou mortelles. » Ce mot a la même acception dans Homere; il dit à propos d'une blessure au sommet de la tête d'un cheval, μάλιστα δὲ καιριόν ἐστι, « elle est très-dangereuse ou mortelle. » *Illiade* θ, *vers.* 84. & 326.

CAIROS, καιρὸς; c'est dans le même Auteur le tems convenable ou la saison de faire une chose, comme *Aphor.* 1. *Lib. I.* καιρὸς ὀξὺς, « l'occasion est prompte à s'échapper. » Il le prend dans le même sens en plusieurs autres endroits,

Καιροὶ signifie aussi le tems propre & convenable de prendre des remedes, comme καιροὺς μὲν τοίους ἔχει, « voici quels sont les tems convenables pour les prendre. » Galien commentant cet endroit d'Hippocrate, dit τοὺς καιροὺς ἤτοι, &c. « Cet Auteur parle des saisons convenables à l'usage salutaire des remedes, il se sert du mot καιρὸς assez souvent en ce sens, comme je l'ai fait voir. » Καιρὸς est encore synonyme à προσῆκον, *convenable*. Ainsi *Lib. de Rat. Vict. in Morb. Acut.* on lit dans Hippocrate, ἐστὶ δὲ ὅτε χαλαχορεστέρων μᾶλλον τοῦ καιροῦ καὶ ἀφρωδεστέρων, « quelquefois les excrémens sont d'une couleur plus foncée & plus écumeux qu'il ne convient & qu'on ne l'auroit soupçonné. » Galien observe sur un autre endroit du même Auteur que μᾶλλον τοῦ καιροῦ, est mis pour ἀντὶ τοῦ μᾶλλον προσήκοντος, « pour plus convenable. »

Καιροὶ se prend aussi pour les tems des maladies générales ou particulieres, pour les différens âges de la vie & pour les saisons de l'année.

CAK

CAKILE. Voyez *Eruca Marina*.

CAL

CAL, *Arsenic jaune* ou *vinaigre*. RULAND. JOHNSON.

CALABA, arbre gommeux des Indes; il a la fleur en rose, composée de plusieurs pétales placés dans un ordre circulaire; il s'éleve de son fond un pistil qui devient ensuite un fruit sphérique, charnu & qui contient un noyau de la même forme.

Cet arbre devient fort grand dans les contrées chaudes de l'Amérique, dont il est originaire. Il sort de son tronc & de ses branches une gomme claire à peu près semblable au mastic, dont elle porte le nom & aux usages duquel on la substitue dans quelques endroits.

CALAE, CALAEMA, CALAEMUM, espece d'étain des Indes, qui mis sur le feu se change en une céruse, telle que celle que nous faisons avec notre plomb & notre étain.

CALAF. Voyez *Callaf*.

CALAMAGROSTIS, CALAMOGROSTIS, de κάλαμος, *roseau*, & de ἄγρωστις, *sauvage*; espece de roseau. Blancard. Voyez *Arundo*.

CALAMBAC. Voyez *Lignum Agallochum*.

CALAMBOUR. Voyez *Agallochum*.

CALAMEDON, καλαμηδὸν, de κάλαμος, *roseau*; espece de fracture qui divise l'os en long, mais qui est en croissant à son extrémité. Les Grecs l'appellent autrement εἰς ὄνυχα.

CALAMINA, *Pierre calaminaire*. Johnson.

CALAMINARIS LAPIS. Voyez *Cadmia*.

CALAMINTHA, *Calament*.

Calamintha montana, Offic. *Calamintha*, Chab. 417. *Calamintha vulgaris*, Park. Theat. 36. Raii Hist. 1. 569. Synop. 3. 243. *Calamintha vulgaris Officinarum*, Germ. Emac. 687. Mer. Pin. 18. *Calamintha vulgaris vel Officinarum Germaniæ*, C. B. Pin. 228. Tourn. Inst. 194. Elem. Bot. 169. Boerh. Ind. A. 175. Rupp. Flor. Jen. 187. Volck. Flor. Nor. 75. *Calamintha montana vulgaris*, Hist. Oxon. 3. 413. Merc. Bot. 1. 25. Phyt. Brit. 19. *Calamintha flore magno, vulgaris*, J. B, 3. 228. *Calament*. Dale.

Les tiges de ce *calament* croissent à la hauteur d'un pié; elles sont velues & quarrées; elles ont à chaque nœud deux feuilles larges, velues, tant soit peu rondes & tant soit peu découpées par les bords, à peu près de la largeur & de la longueur d'un pouce; ses fleurs sont situées à la partie supérieure des branches, de l'un & de l'autre côté des tiges, en petit nombre, plusieurs sur un pédicule commun; outre lequel elles en ont chacune un plus court qui leur est propre; leurs calyces sont longs & vélus; elles sont d'une couleur de pourpre pâle, en gueule & en casque; elles font place chacune à quatre petites semences qui sont au fond du calyce. La racine du *calament* est petite & fibreuse. Ses fleurs & ses feuilles ont une odeur aromatique agréable, à peu près telle que celle de la menthe sauvage. Nous en avons deux especes qui ont l'une & l'autre les feuilles à peu près de la même grandeur. On les trouve ensemble dans les haies & au bord des grands chemins, surtout dans la Province de Kent; elles fleurissent en Juin & en Juillet.

Cette plante est pleine d'un sel aromatique, volatil, huileux. Elle est stomachique, diurétique, apéritive, & provoque les regles. On peut s'en servir en guise de thé. Sa décoction en clystere calme les douleurs de la colique, résout les tumeurs œdémateuses & fortifie les parties. Tournefort.

Le mot *calamintha* est composé, selon toute vraissemblance, des deux mots grecs, καλὴ μίνθη, qui signifient bonne mente; car le *calament* vulgaire a non-seulement les mêmes propriétes que la mente, mais il lui ressemble encore beaucoup quant à l'odeur. Le *calament* est une herbe aromatique, qui réveille les esprits, & transmet aux nerfs de ceux qui la flairent une douce chaleur avec les particules odoriférantes qu'elle répand. Celui qui croît sur les montagnes a l'odeur plus agréable, & passe encore pour plus propre qu'aucun autre aux usages de la Medecine. Les Anciens ont vanté ses qualités résolutives, échauffantes, alexipharmaques & discussives, & ils l'ordonnoient tant intérieurement, qu'extérieurement. Ils lui ont attribué la vertu de tuer les vers. Il entre dans la thériaque & dans toutes les compositions désignées du nom général d'antidote. On le fait infuser pour l'intérieur, & on prend cette infusion lorsqu'il est question de stimuler. Elle est bonne surtout pour les tempéramens phlegmatiques, pour ceux qui sont tourmentés par des flatulences, & pour les femmes qui ont des obstructions à la matrice, un écoulement considérable de fleurs blanches, ou des fluxions d'humeurs sur l'utérus. Elle provoque si puissamment les regles, qu'elle les fait venir, selon Etmuller, même aux femmes grosses, & qu'elle tue le fœtus. Elle facilite la sortie des vuidanges de l'arriere-faix & du fœtus. C'est un diurétique excellent & doux, propre pour déterger les ulceres des reins, & remédier au pissement de sang. Le *calament* bouilli dans de l'oxymel, est d'une efficacité merveilleuse dans les asthmes & les orthopnées, soit que ces maladies proviennent d'un vice de l'estomac, ou d'un abscès aux poumons. Mais il faut bien se garder de l'ordonner dans le cas où il n'est pas question de stimuler; car il agit en produisant une chaleur, qui, quoiqu'elle ne soit pas considérable, seroit toutefois très-nuisible aux asthmatiques, & à ceux dont les urines sont sanglantes. Il ne faut pas non plus le prescrire toutes les fois qu'il y a exulcération aux poumons: mais est-il question de stimuler les fibres languissantes & relâchées, ou de rendre le mouvement à des humeurs croupissantes, le *calament* produira singulierement ces effets; & c'est par cette raison qu'on l'a fait entrer dans les différentes classes de remedes cordiaux, alexipharmaques, stomachiques, carminatifs, utérins & emménagogues, & qu'on s'en sert dans les clysteres, les cataplasmes, les fomentations & les bains par lesquels on se propose de résoudre, de discuter, & de provoquer les regles. On pourroit ordonner dans les mêmes cas, une once ou une once & demie d'eau distilée de *calament* avec le *calament* même: mais on en fait rarement usage, parce qu'elle est d'un gout fort desagréable. Le sirop de calament de Mésué se prépare selon la Pharmacopée d'Ausbourg avec le calament, d'autres plantes aromatiques, & des raisins qu'on fait bouillir dans de l'eau, & auxquels on ajoute ensuite du miel. Ce sirop est fort apéritif, & on le recommande dans les obstructions des visceres. Sa dose est d'une once & demie. Outre cette préparation du calament, il y en a encore deux autres par le même Auteur. Les *species diacalamenthæ* sont attribués dans la Pharmacopée de Brandebourg & de Londres, à Galien, & ils en portent le nom dans celle d'Anvers. Ces compositions different à la vérité par la quantité relative de leurs ingrédiens: mais elles conviennent toutes en ce qu'elles contiennent presque les mêmes aromatiques, ou du moins des aromatiques qui ont les mêmes vertus, broyés avec le calament, & tels qu'on les choisit pour l'électuaire de calament, à cela près que dans ce dernier cas on ajoute une quantité suffisante de miel dissous. Galien fait un grand cas de ce remede, & il en parle en plusieurs endroits de ses ouvrages, non-seulement comme bienfaisant à l'estomac, aux intestins, mais encore comme très-efficace, lorsqu'il s'agit de provoquer les urines & les regles, & de guérir les maladies chroniques en corrigeant le chyle, & conséquemment en purifiant le sang. Nous ne nous accordons point avec Galien sur la préparation de l'électuaire de calament: il y fait entrer une quantité excessive de poivre; ce qui fait soupçonner que les Copistes ont corrompu son ouvrage en cet endroit. Je ne doute point que les vieillards & les personnes d'une constitution pituiteuse & phlegmatique ne se trouvassent fort bien d'en faire un usage continué. Quant aux *species diacalamenthæ*, ils reviennent assez au *pulvis ari compositus*. Leur dose est d'un scrupule, *Schulz. Prælect.* Il entre une petite quantité de poivre dans ce qu'on trouve dans la Pharmacopée de Lemery, sous le nom de *Pulvis Diacalamenthes Nicolai Alexandrini*; c'est pourquoi, sa dose est de deux scrupules. Les *species diacalamenthes* de Mésué qu'on trouve dans la Pharmacopée d'Ausbourg, & que Mésué appelle *Diacalamintum descriptione*

Galeni, different peu des compositions précédentes.

Il y a une autre espece de *calament* appellée

Calamintha *magno flore*, Cod. Med. 24. Hist. Oxon. 3. 412. C. B. Pin. 229. Tourn. Inst. 194. Elem. Bot. 165. Boerh. Ind. A. 175. *Calamintha montana præstantior*, Ger. 556. Emac. 687. *Calamintha præstantior*, ou *Calamintha montana*, Park. Theat. 37. *Calamintha montana flore magno*, Raii Hist. 1. 569. *Calamintha montana flore magno ex calyce longo*, J. B. 3. 229. *Calamintha montana flore magno, ex calyce magno*, Chab. 416. *Calament des montagnes.*

Cette plante a l'odeur douce & agréable. Quelques-uns la cultivent dans leur jardin, non-seulement à cause de cette qualité, mais parce qu'elle entre dans la thériaque. Quant à ses autres propriétés, elles lui sont communes avec le *calament* commun.

Une autre espece de *calament*, est le

Calamentha, Offic. *Calamentha odore pulegii*, Ger. Emac. 687. Raii Hist. 1. 569. Synop. 3. 243. Mer. Pin. 18. *Calamintha flore minore, odore pulegii*, J. B. 3. 229. Chab. 416. Hist. Oxon. 3. 413. *Calamintha altera odore pulegii, foliis maculosis*, Park. Theat. 36. *Calamintha pulegii odore seu Nepeta*, C. B. Pin. 228. Tourn. Inst. 194. Elem. Bot. 169. Boerh. Ind. A. 175. Rupp. Flor. Jen. 185. *Calamintha pulegii odore*, *Nepeta vera antiquorum*, Merc. Bot. 1. 25. Phyt. Brit 19. *Calament des champs.*

Ce *calament* ressemble beaucoup à celui des montagnes; il differe en ce que les branches de cette espece sont plus inclinées vers la terre. Ses feuilles sont moins larges, plus courtes & plus triangulaires. Quant à ses fleurs, elles ont à peu près la figure & l'odeur de celles du pouliot. Cette plante croît dans les mêmes lieux que le *calament* des montagnes, & fleurit tantôt plutôt, tantôt plus tard.

Elle a les mêmes propriétés, & elle desobstrue, & est apéritive comme le *calament* des montagnes. On se sert indistinctement de l'un & de l'autre : mais cette espece étant beaucoup plus commune que la précédente, nos Herboristes en sont mieux fournis. Miller, *Bot. Off.*

Il est plus acrimonieux que le *calament* commun. Broyé & appliqué sur quelque partie du corps, il fait l'office de véficatoire; c'est pourquoi il y a des personnes qui s'en servent dans les douleurs de rhumatisme; d'autres le font bouillir dans de l'eau, & l'appliquent en cataplasme dans les mêmes cas, alors il agit plus doucement. Ce même cataplasme est bon pour résoudre les tumeurs & prévenir les enkyloses.

Calamintha palustris, Offic. *Calamintha aquatica*, Ger. Emac. 684. Merc. Bot. 1. 25. Phyt. Brit. 18. Mer. Pin. 18. *Calamintha aquatica verticillata*, Raii Hist. 1. 530. *Calamintha Arvensis verticillata*, C. B. Pin. 229. *Calamintha Arvensis verticillata, sive aquatica Belgarum Lobelio*, Park. 36. *Mentha, seu Calamintha aquatica*, Raii Synop. 3. 232. *Mentha arvensis verticillata hirsuta*, J. B. 3. 217. Chab. 413. Hist. Oxon. 3. 369. Tourn. Inst. 189. Boerh. Ind. A. 185. Dill. Cat. Giff. 145. Rupp. Flor. Jen. 185. Buxb. 213. *Mentha alba Officinarum*, Volk. Flor. Nor. 287. *Calament des marais.*

Dale imagine que ce *calament* est le *polycnemon* de Dioscoride.

Il s'éleve à la hauteur d'un pié & davantage. Ses tiges sont quarrées, & un peu velues : elles portent à chaque nœud deux feuilles opposées, soutenues sur des pédicules courts, assez rondes, aiguës par le bout, plus longues & plus larges que celles du *calament* commun. Ses fleurs croissent en bouquets fort épais, avec des feuilles au sommet des tiges : elles sont en gueule & en casque, petites & purpurines. Ses racines sont petites, foibles & rampantes. Toute cette plante a une odeur forte comme celle de la mente aquatique. Elle croît dans les lieux humides, & dans les lieux où l'eau a croupi pendant l'hiver. Elle fleurit en Juin.

Comme ce *calament* a à peu près l'odeur du pouliot, ou de la seconde espece de *calament*, on en conclut qu'il en a aussi les propriétés; cependant on en use rarement. Miller, *Bot. Off.*

Calamintha incana *ocymi foliis*, B. *Calamintha folio & flore parvo incana. Calament velu avec la feuille du basilic.*

Cette espece a les mêmes propriétés que le *calament* des montagnes à feuilles larges.

Tournefort donne à l'*hedera terrestris*, le *lierre terestre*, le nom de *Calamintha humilior folio rotundiore.*

Boerhaave fait encore mention d'autres *Calamens*. Les voici.

Calamintha Hispanica frutescens mari folio, T. 194. *Satureia Hispanica frutescens, mari folio*, Elem. Bot. H. R. D.

Calamintha montana prælta, pulegii odore, dentatis foliis, floribus dilutè cæruleis, ex longo ramoso brachiato pedunculo prodeuntibus, Bocc. Mus. 2. 45.

Calamintha prælta pulegii odore ejusdem, T. 40.

Calamintha prælta pulegii odore, Icon. *Altera ex Sabaudiâ.*

CALAMITA; nom par lequel on distingue une espece de styrax du liquide. Voyez *Styrax.*

CALAMITAS, ἀπολυχία, de ἀπολυγχάνω, *être malheureux; malheur, accident, événement fâcheux.* Galien se sert du mot ἀπολυχία, *Comm. 2. in R. V. J. A.* & il l'applique aux fâcheux effets des cathartiques; & Scribonius Largus rend ce mot grec par *Calamitas*, N° 231.

CALAMITIS, καλαμῖτις; espece de cadmie factice, qui prend, en s'attachant aux verges de fer, la figure d'un roseau. Ce mot signifie aussi le *pompholyx*, ou *pierre calaminaire*. Agricola en a fait le nom d'une plante pierreuse marine, à cause de sa forme.

CALAMOCHNUS. Voyez *Adarces.*

CALAMUS, *Roseau*, dont voici quelques especes omises à l'article *Arundo.*

Arundo farcta atro-rubens, Offic. *Arundo farcta maxima atro-rubens*, C. B. P. 17. Theat. 274. Raii Hist. 2. 1286. Hist. Oxon. 3. 220. *Arundo nastos, sive farcta crassa & major*, J. B. 2. 487. *Arundo nastos, sive farcta crassa & major. Calamus toxicus Theophrasti*, Chab. 193. *Arundo farcta decima*, Park. Theat. 1210. *Nastos Clusii*, Ger. 34. Emac. 37. *Le jonc dont on fait les cannes.*

On l'apporte de l'Inde & de la Syrie, Dale.

Arundo farcta flava, Offic. C. B. P. 17. Theat. 277. Raii Hist. 2. 1277. Hist. Oxon. 3. 221. *Arundo farcta*, Ger. 33. Emac. 37. *Arundo farcta nona*, Park. Theat. 1210. *Arundo nastos, sive farcta, seu toxica & gracilis plicatilis*, J. B. 2. 487. *Arundo nastos, seu farcta, seu toxica gracilis & plicatilis Indica*, Chab. *Le Roseau dont on fait les dards.*

On l'apporte de Syrie. Dale.

Arundo farcta Indica, Offic. *Arundo farcta India Orientalis sanguinem draconis manans*, Hist. Oxon. 3. 220. Raii Hist. 615. *Le Roseau qui donne le sang de dragon.*

Il croît

Il croît aux Indes Orientales. Le suc de son fruit s'appelle le sang dragon en larmes.

La maniere de faire cette espece de sang dragon, c'est de faire macérer le fruit dans l'eau chaude, jusqu'à ce qu'une matiere rouge soit précipitée au fond du vaisseau. Lorsque l'eau est évaporée ou décantée, il reste une substance rouge en masse. On dit que les Chinois en font un excellent vernis. Dale. Voyez *Sanguis draconis*.

Calamus aromaticus. Voyez *Acorus verus*.

Calamus Asiaticus. Voyez *Acorus Asiaticus*.

Calamus odoratus, Offic. κάλαμος, Dioscor. *Calamus aromaticus*, Chab. 199. *Calamus aromaticus verus quibusdam*, J. B. 2. 528. *Calamus aromaticus Syriacus*, C. B. Pin. 17. Theat. 255. *Calamus aromaticus*, Matth. Park. Theat. 138. *Arundo Syriaca aromatica, foliis ex adverso sitis*, Hist. Oxon. 3. 221. *Calamus odoratus*, Camel. Syllab. 22. *Jonc odorant*. Dale.

Il y en a qui croyent que ce jonc est le vrai jonc aromatique, dont Dioscoride donne la description suivante.

Il croît dans l'Inde; le meilleur est de couleur de tan, plein de nœuds, & se divisant en plusieurs petits éclats lorsqu'on le fend. Sa cavité est pleine d'une substance qui ressemble à de la toile d'araignée. Il est d'une couleur blanchâtre. Quand on le mâche, on le trouve visqueux, astringent & un peu acrimonieux.

Le *jonc odorant* pris en boisson, provoque l'urine. C'est pourquoi, si on le fait bouillir avec le chien-dent ou la graine de persil, & qu'on en boive la décoction, on s'en trouvera bien dans les hydropisies, les maladies des reins, la strangurie & les ruptures. Pris en boisson, ou employé en pessaire, il provoque les regles. Sa fumée, ou seule, ou mêlée avec la térébenthine, guérit la toux, si on la reçoit dans la bouche avec un roseau. Sa décoction entre dans les clysteres & dans les demi-bains. Le jonc lui-même est un ingrédient pour les cataplasmes, & il sert à donner une odeur agréable aux suffumigations. Dioscoride, *Lib. I. cap.* 17.

Le *calamus verus*, ou plutôt *amarus*, est un roseau de la grosseur d'une plume, de deux à trois piés de haut, comparti par nœuds, d'où sortent des feuilles vertes & de petites ombelles chargées de fleurs jaunes. Ce petit roseau croît en plusieurs endroits du levant, d'où il est apporté à Marseille, quelquefois dans son entier, mais ordinairement par bottes d'environ un demi-pié de long. On le choisira gros, nouveau, mondé de sa petite racine & de ses branches, en bottes, prenant garde qu'elles ne soient point trop fourées de racines. Il doit être d'un gris rougeâtre en-dessus & blanchâtre en-dedans, garni d'une moelle blanche, car quand il est suranné, cette moelle devient jaune & se réduit en poudre; il faut encore qu'il se rompe par éclat, & qu'il ait dans la bouche une amertume insupportable. Il entre particulierement dans la thériaque de Venise. Pomet.

CALANDRA, CHALANDRA, κάλανδρα, espece d'alouette grosse, & qu'on met au nombre des alimens sains. Aldrovandi, *Ornith.*

CALATIÆ, de *caleo*, ceux qui sont d'un tempérament chaud & portés à la débauche. Johnson.

CALAZIA, pierre précieuse, marquetée comme des grains de grêle. Johnson.

CALBIANUM. Nom d'une emplâtre. Myrepsus, *Sec.* 10. *cap.* 29.

CALCADINUM, CALCATAR, COLCOTAR, *Encre rouge*, *vitriol*. Ruland.

CALCADIS, *vitriol blanc*, ou selon d'autres, *sel alcali*. Ruland. Johnson.

CALCANEUM. Le *calcaneum* est le plus grand de tous les os du pié, dont il fait la partie postérieure & comme la base. Il est oblong & fort irrégulier. On le peut diviser en corps & en deux apophyses, une grande & antérieure, & une petite ou latérale interne.

Le corps du *calcaneum* a six faces, une postérieure, une antérieure, une supérieure, une inférieure & deux latérales.

La face postérieure est large, inégalement convexe, & comme divisée en deux portions, une supérieure, petite & polie, une inférieure, inégale, raboteuse & bien plus grande, qui dans la jeunesse est épiphyse. On la peut nommer la tubérosité du *calcaneum*. Elle se courbe embas, en-dessous, & se termine en deux tubercules ou pointes mousses qui paroissent appartenir plus à la partie ou face inférieure, qu'à la postérieure.

La face supérieure du corps se peut diviser en deux parties, l'une postérieure & inégale, avec un petit enfoncement; l'autre antérieure, qui est convexe, cartilagineuse & proportionnée à la grande concavité inférieure de l'astragal. Cette face est obliquement tournée en devant, & devient par cette obliquité une portion de la face antérieure, dont l'autre portion est confondue avec l'apophyse antérieure.

La face inférieure du corps est étroite. Elle a en arriere les deux tubercules dont j'ai parlé ci-dessus, & dont celui du côté interne est le plus gros. Ces tubercules servent d'attache à l'aponévrose plantaire, principalement le gros tubercule.

Les deux faces latérales du corps se continuent sur la grande apophyse ou apophyse antérieure. La face latérale externe est légerement convexe & inégale: il n'y a que les tégumens & des ligamens qui la recouvrent. La face latérale interne est un peu cave, enfoncée, & comme creusée en dedans.

La grande apophyse ou apophyse antérieure est dans la même direction que les corps dont elle est la continuation. Elle a cinq faces ou parties; le corps lui en ôte une sixieme.

La face supérieure a un enfoncement irrégulier & inégal, qui conjointement avec celui de l'apophyse & de l'astragal, forme une espece de fossette considérable. A l'extrémité antérieure de cette face supérieure il y a une petite face cartilagineuse qui répond à une des facettes de l'apophyse de l'astragal.

La face antérieure de l'apophyse est cartilagineuse, large, oblique, en partie convexe & en partie un peu concave. Elle s'articule avec une face pareille de l'os cuboïde. En considérant le *calcaneum* en général & sans division, cette face est aussi l'antérieure en général.

La face externe de l'apophyse est fort raboteuse. Elle est une continuation de la face externe du corps; néanmoins il y a un tubercule ou éminence à l'endroit de l'union de ces deux faces. Cette éminence ne paroît pas dans tous les sujets. A la partie inférieure de ce tubercule il y a une facette cartilagineuse pour le passage du tendon du muscle long péronier. Souvent il n'y a que quelques légers vestiges de cette éminence; souvent il n'y a rien du tout. On trouve quelquefois plus en devant & embas vers l'extrémité antérieure de l'apophyse une autre petite facette cartilagineuse pour le passage du même tendon.

La face intérieure de l'apophyse est une tubérosité qui est une continuation de la face inférieure du corps, & qui sert d'attache musculaire.

L'apophyse latérale est presque commune avec le corps & avec la grande apophyse. Elle augmente la concavité de la face interne du *calcaneum*. Dans sa partie supérieure il y a une facette cartilagineuse très-lisse & très-polie, qui s'articule avec une des facettes inférieures de l'astragal. Cette apophyse est en-dessous. La partie inférieure est lisse & polie pour le passage des tendons.

Le *calcaneum* est garni de quatre cartilages, dont trois sont supérieurs, savoir, un grand, & deux petits pour une triple articulation avec l'astragal, & un antérieur pour l'articulation avec l'os cuboïde. Il faut encore y en ajouter un petit assez mince & comme ligamenteux sous le tubercule de la face externe de cet os. Winslow.

CALCANTHOS, CALCANTHUM, dans Ruland pour *Chalcanthum*. Voyez *Vitriolum*.

CALCANTUM, espece d'encre. RULAND.

CALCAR. Voyez *Calcaneum*.

CALCARIA, espece de fourneau pour calciner, dont on se sert dans les Verreries pour les ouvrages qu'on y travaille. CASTELLI.

Le *calcar* ou *fornax calcaria*, est fait comme un four. Il a dix piés de long, sept de large ou il a le plus de largeur & deux piés de profondeur. A un des côtés il y a une séparation d'environ six pouces en quarré, dont la partie supérieure est de niveau avec la surface du fourneau, & n'est séparée de sa gueule que par des briques de neuf pouces d'épaisseur. On met le charbon dans cette séparation, ensorte que la flamme qu'il rend se distribue dans toutes les parties du fourneau, & est refléchie de la voute sur la matiere dont la fumée s'éleve noire & sort par la gueule du fourneau; le Verrier ne remue jamais sa matiere que cette fumée ne soit passée. Le charbon se consume dans ce fourneau comme dans les autres, sur des grilles de fer, à travers lesquelles tombent les cendres dans un lieu pratiqué pour les recevoir, & qui est de niveau avec le sol. *Notes de Meret, sur Antoine Neri.*

CALCARIS FLOS ou FLOS REGIUS, ou *pié d'alouette*, ainsi appellé parce que sa fleur ressemble en quelque façon à un éperon. BLANCARD.

CALCARIUS LAPIS, Offic. Schw. 370. Geoff. Prælect. 65. Aldrov. Mus. Metall. 745. Schrod. 348. Mer. Pin. 213. *Saxum calcarium*, Worm. 45. Charlt. Foss. 20. Boet. 522. *Calcaria*, Kentm. 55. *Pierre à chaux.* Voyez *Calx*.

Castelli insinue que cette pierre a été quelquefois appellée *asæstus*, ἄσαιςῷ. Mais je n'ai jamais trouvé ce nom dans aucun autre Auteur.

CALCATA, *Encre jaune.* JOHNSON.

CALCATAR. Voyez *Calcadinum*.

CALCATON, *Trochisque d'arsenic.* JOHNSON.

CALCATREPOLA. MATTH. Voyez *Calcipatra*.

CALCATRIPPA. Voyez *Delphinium*. DALE.

CALCEDONIUS. Voyez *Chalcedonius*.

CALCENA, CALCENON, CALCENONIA, CALCINONIA; termes de Paracelse, pour désigner une matiere morbifique tartareuse, ou une chaux tartareuse. PARACELSE, *de Tart. Lib. II. cap.* 1.

CALCEOLUS, *D. Mariæ, Sacerdotis*, *le sabot* ou *soulier de notre-Dame*; espece d'*alisma* ayant au milieu de sa fleur une cavité qui ressemble à un sabot. BLANCARD.

CALCETUS, CALCENONIUS, CALCENOS. Paracelse dit, *Lib. II. de Tart. Tr.* que le sang est *calcetus* lorsqu'il est imprégné de particules tartareuses.

CALCHITHIUS, *verd-de-gris* ou *marcassite*. JOHNSON.

CALCHOIDES OSSICULA. Voyez *Cuneiformis ossicula*. BLANCARD.

CALCIDICUM, remede préparé avec de l'arsenic. RULAND.

CALCIFRAGA, *brise-pierre*; nom que Scribonius Largus donne à la scolopendre. N°. 150.

CALCIGRADUS, πτερνοβάτης, de πτέρνον, *talon*, & de βαίνω, *marcher*; qui marche sur les talons. HIPPOCRATE, περὶ ἄρθ. FOESIUS.

CALCINATIO. Voyez *Calx*.

CALCINATUM MAJUS; c'est tout ce que l'on adoucit par la Chymie & qui n'étoit point doux par sa nature, comme le mercure, le plomb, la litharge de plomb, les sels & autres substances. JOHNSON.

CALCINATUM MAJUS POTERII. Ce n'est autre chose que le mercure dissous dans l'eau-forte, & précipité par la solution de sel marin. Potérius s'est servi de cette préparation avec beaucoup de succès dans la cure des ulceres invétérés. ETMULLER, *Lib. I. o.* 516.

CALCINATUM MINUS; c'est tout ce qui est doux par sa nature & qui n'a pas besoin d'avoir été préparé, comme le sucre, la manne, le théréniabin, le nostoch (espece de miel sauvage) & autres substances semblables. JOHNSON.

CALCINON. Ruland & Johnson en font un synonyme à *calcination*, en disant que le *calcinon* par reverbération se fait de deux especes, dont l'une s'appelle proprement *calcination*, l'autre *incinération*.

CALCITARI ou ALKAEL, ou *sel alcali*. RULAND. JOHNSON.

CALCITEA, DRAGANTUM, *vitriol*. JOHNSON.

CALCITEOSA, *litharge*. RULAND.

CALCITHOS, *verd-de-gris*. RULAND.

CALCITRAPA, *Chausse trape*. Dale fait mention de deux plantes sous ce nom.

La premiere est le

1. *Carduus stellatus*, Offic. Ger. 1003. Emac. 1166. Schw. 250. Raii Hist. 1. 317. Synop. 87. *Carduus stellatus foliis papaveris erratici*, C. B. 387. Dill. App. 15. *Carduus stellatus, sive calcitrapa*; J. B. 3. 89. Chab. 355. Tourn. Inst. 440. *Carduus stellatus, sive calcitrapa vulgaris*, Park. 989. *Jacea ramosissima, capite longis aculeis stellatim nascentibus armato*, Hist. Oxon. 3. 144. *Jacea stellata folio papaveris erratici*, Boerh. Ind. A. 140. Herm. Flo. 2. 40. *Crupina capite stellato foliis papaveris erratici*, Dill. Nov. Gen. Plant. Gen. 140. *Chausse-trape*.

Cette plante n'a qu'une racine à peu près de la grosseur du doigt, longue, s'enfonçant profondément en terre & ayant la partie corticale assez épaisse. Ses feuilles les plus basses sont couchées sur la terre, & elles environnent la racine circulairement; elles sont découpées presque jusqu'à leur nervure. La tige se partage en beaucoup de branches qui s'étendent en tous sens; elle s'éleve rarement à plus de deux piés, & elle est parsemée de feuilles dans les endroits où elle se divise. Les fleurs croissent épaisses sur les branches; elles sont en forme de tuyaux rouges & purpurins; elles sortent des têtes qui sont composées de différentes écailles & qui se terminent en une épine longue, droite, dure & pointue. Les fleurs tombent en coton & elles contiennent des semences oblongues, applaties & blanchâtres.

La *chausse-trape* croît proche les grands chemins, dans les Communes, & fleurit en Juin.

Sa racine est, selon quelques Auteurs, un remede singulier contre la pierre, la gravelle & la colique; on la prend soit en décoction avec le vin ou l'eau, soit en poudre avec un véhicule approprié. MILLER, *Bot. Offic.*

Les feuilles sont fort ameres & rougissent un peu le papier bleu; sa racine le rougit davantage & a le gout de l'artichaud. Elle contient un sel qui approche fort du sel naturel de la terre, car la solution de ce sel est fort amere & chargée de sel ammoniac & de nitre, comme nous avons fait voir ailleurs. Il y a apparence que l'ammoniac domine dans cette plante, car le nitre ne fait aucune impression sur le papier bleu, au lieu que le sel ammoniac le rougit assez. Celui qui se trouve dans cette plante est joint à une portion considérable de soufre & de terre; ainsi la *chausse-trape* est fébrifuge, vulnéraire & apéritive. Pour la fievre intermittente on fait boire au commencement du frisson, le suc des feuilles au poids de quatre ou six onces. Ce même suc emporte les tayes des yeux & guérit les blessures. M. de Lamoignon Intendant du Languedoc, a bien voulu faire part au public d'un remede par lequel il a été guéri d'une fâcheuse colique néphrétique qui le fatiguoit assez souvent.

Voici le remede tel qu'il a été imprimé à Montpellier par son ordre.

Le 28 jour de la lune de chaque mois, on fait boire de fort grand matin un verre de bon vin blanc, dans lequel on a mis infuser une dragme de la premiere écorce de la racine de *chausse-trape*, cueillie vers la fin du mois de Septembre. Cette écorce est une petite peau fort fine, brune en dehors, blanche en dedans, que l'on fait sécher à l'ombre, & mettre en poudre très-subtile. Le jour que l'on a pris ce remede, on met sur le soir dans un demi-septier d'eau, une poignée de parietaire, une dragme de bois de sassafras, autant d'anis, & pour un sol de canelle fine. L'on fait bouillir le tout sur un feu clair pendant un demi-quart d'heure. L'on retire le pot de devant le feu, & on le met sur les cendres chaudes, après l'avoir bien couvert de son couvercle, & avec du papier. Le lendemain on remet encore le pot sur un feu clair, pour le faire bouillir derechef pendant un demi-quart d'heure. Après quoi l'on verse sur deux onces de sucre candi en poudre que l'on a mis dans une écuelle d'argent, l'infusion passée par un linge avec expression du marc. Quand le sucre est fondu, on la fait boire au malade le plus chaudement que l'on peut, & on l'oblige de ne rien prendre de trois heures, ce qu'il faut observer aussi après la prise du premier remede.

Camérarius assure qu'à Francfort on se sert de la racine de *chausse-trape*, au lieu de celle du chardon-roland.

On l'emploie dans la tisane, & dans les bouillons apéritifs. Un gros de graine de *chausse-trape* infusée dans un verre de vin blanc, emporte souvent les matieres glaireuses qui embarrassent les conduits de l'urine. Tournefort.

L'eau distilé de la fleur, ou les graines en poudre de la *chausse-trape*, passent pour dissiper la pierre. On dit que sa racine est excellente dans les fievres lentes, & qu'elle débarrasse le corps de ses mauvaises humeurs. Dale.

2. *Calcitrapa*, Offic. *Carduus stellatus luteus, foliis Cyani*, C. B. Pin. 387. Raii Synop. 3. 146. Tourn. Inst. 440. Elem. Bot. 344. *Carduus solstitialis*, Ger. 1003. Emac. 1166. Mer. Pin. 21. *Carduus solstitialis Dodonæi*, Park. Theat. 989. *Spina solstitialis*, J. B. 3. 90. Raii Hist. 317. *Jacea stellata, spina solstitialis dicta foliis Cyani*, Herm. Flor. 2. 40. Boerh. Ind. A. 141. *Jacea lutea, capite spinoso minori*, Hort. Lugd. Bat. *Leucacantha veterum, carduus, vel spina solstitialis*, Chab. *Chardon de S. Barnabé*. Dale.

Gesner assure qu'il est bon pour la jaunisse, Camerarius dit la même chose, & le recommande dans toutes sortes d'obstructions, dans la cachexie, l'hydropisie, la pleurésie, & la sciatique. Tournefort.

Il passe pour apéritif, desobstruant, lithontriptique, & on dit qu'il calme l'effervescence du sang. Dale.

CALCOCOS, *Airain*. Ruland.

CALCOIDEA OSSICULA, trois petits os qui appartiennent à la cheville du pié, ainsi nommés par Fallope, & les mêmes que les os cunéiformes.

CALCOKEUMENOS, *Cuivre brûlé*. Ruland.

CALCULIFRAGUS, λιθοντριπτικὸς, *Lithontriptique*.

CALCULOSUS, *qui a la pierre*.

CALCULUS, *la pierre* ou *le calcul*.

Les Grecs entendent par *lithiasis*, les Latins par *calculus*, & nous par la *pierre*, une concrétion qui se forme dans les reins, les ureteres, ou la vessie. Cependant, ce ne sont pas-là les seules parties, où le calcul s'engendre; nous trouvons des pierres, & des concrétions pierreuses dans la plupart des cavités du corps, & même quelquefois dans d'autres parties. Hippocrate fait mention d'une pierre qui s'étoit formée dans la matrice d'une femme stérile, & qu'on lui tira avec beaucoup de peine à l'âge de soixante ans. Voyez l'Article *Amphipolos*. Rien n'est plus constant que la génération fréquente des pierres dans la vésicule du fiel. Lister parle de pierres formées dans les vésicules séminales; & j'en ai moi-même trouvé dans les prostates au nombre de vingt ou trente.

Alexandre de Tralles, raconte qu'une personne rendit en toussant une pierre. Je connois une Dame qui vit encore, & qu'on a regardée pendant plusieurs années, comme attaquée d'une phthisie incurable: mais ayant rendu en toussant une pierre à peu près de la grosseur d'une muscade, elle revint en parfaite santé. Le Docteur Freind dit avoir vu plusieurs de ces pierres expectorées, dont quelques-unes étoient de la grosseur d'une aveline, sans qu'il y eût aucun symptome de phthisie; les personnes qui les avoient rendues étoient seulement tourmentées d'une toux invétérée. J'ai connu quelqu'un qui en a jetté quatre ou cinq, à différens intervalles de tems, fort éloignés les uns des autres.

Nous pouvons concevoir que s'il se trouve en quelque endroit du corps que ce soit, un corps entierement indissoluble, il s'y applique bien-tôt plus ou moins une croute calculeuse. Si cela arrive dans les reins par le desséchement de la partie terrestre du sang, cela forme le *calcul* des reins qui naît principalement à l'extrémité des artérioles en forme de sable. Le volume de ce *calcul* s'augmentant insensiblement, obstrue le rein, suffoque sa chair, la consume, la fait sortir sous la forme de grumeaux, de pus, de caroncules, de peau, & détruit enfin tout le rein, occasionne des pissemens de sang, de pus fétide; de plus, après avoir enflammé les parties voisines, il y produit souvent un ulcere.

Ce même corps porté par quelque cause que ce soit du lieu de son origine dans le bassinet, & de-là dans l'uretere, dans ses courbures, dans les endroits où il est le plus étroit, dans ceux par lesquels il s'insinue intérieurement dans la vessie; le même corps, dis-je, produit souvent une suppression d'urine, avec une douleur inflammatoire. Lorsqu'il est porté par les uréteres dans la vessie, il en est souvent chassé; s'il reste dans la vessie, il croît par des couches appliquées circulairement. Le noyau reste toujours rouge, tandis que toutes les couches sont tantôt rouges ou blanches, cendrées ou bleues; & c'est par les nuances des couleurs qu'on juge du degré d'insolubilité, qu'on ne peut bien découvrir que par la Chymie. Lorsqu'il reste dans la vessie, il produit l'inflammation & ses symptomes, des pressions, des frotemens, des ulceres, des pissemens de pus, des stranguries; l'obstruction de l'uretre, l'impossibilité d'uriner, si ce n'est le corps renversé sur le dos, la fievre hectique, la consomption; souvent il est poussé dans l'uretre, où il demeure immobile.

On connoît le *calcul* des reins par la douleur sourde qu'on y ressent, par le pissement de sang qui arrive, après s'être donné du mouvement dans les chemins pavés, principalement en chaise; par les pierres, les caroncules, le pus, les filamens que l'on rend fréquemment. Boerhaave, *Aphorismes*.

Comme l'exposition des symptomes néphrétiques que nous a donnés Arétée, ne le cede à aucun autre morceau de Pathologie, je vais la rapporter ici pour suppléer à ce que Boerhaave a omis.

Les reins sont d'une consistance glanduleuse, & d'une couleur rouge, ce en quoi ils sont beaucoup plus ressemblans au foie qu'aux testicules ou aux mamelles; car quoique ces parties soient glanduleuses comme les reins, elles sont plus blanches. Les reins ont à peu près la figure des testicules; ils sont seulement un peu plus plats, un peu plus recourbés; ils sont remplis de petites cavités étroites, qui servent à la filtration de l'urine. Il en part deux conduits nerveux, un de chaque rein, semblables à des tuyaux, & ces tuyaux vont s'inférer dans la veſſie de chaque côté ; ils y portent l'urine en quantité égale de chaque rein.

Les reins & ces canaux ou conduits ſont ſujets à un grand nombre de maladies différentes, dont les unes ſont aiguës, & emportent le malade en peu de tems, comme les hémorrhagies, les fievres & les inflammations ; les autres ſont chroniques, c'eſt-à-dire qu'elles ont des retours réglés dans le cours de la vie du malade, dont elles conſomment le corps à la longue, deviennent incurables & mortelles. De cette nature ſont les abſcès, les ulceres, la pierre, & le piſſement de ſang qu'elle cauſe. Les ulceres naiſſent des abſcès, mais ils ſont toujours extremement opiniâtres & difficiles à guérir.

La formation des pierres eſt très-lente, mais la maladie qui s'enſuit eſt très-cruelle. Dans ce cas les paſſages ſont obſtrués, & l'urine eſt retenue, ce qui eſt le ſymptome le plus terrible. Si pluſieurs petites pierres réunies enſemble, ou ſi une ſeule groſſe pierre ferme les paſſages, & que cet accident affecte les deux reins, la ſuppreſſion de l'urine, & la diſtenſion des parties ſont néceſſairement ſuivies de la mort en peu de jours : auſſi la nature a-t-elle eu grand ſoin de former les cavités des reins d'une figure oblongue, de leur donner une capacité égale à ſes uréteres, & un diametre plus grand que celui des petites pierres ; ſon deſſein étoit ſans doute de faciliter par ces moyens la deſcente de ces concrétions dans la veſſie ; s'il arrivoit qu'il s'en formât dans les parties ſupérieures. C'eſt par les mêmes raiſons que les pierres ſont d'une figure oblongue, & prennent la figure des uréteres auxquels on les trouve communément attachées. Celles qui ont la ſurface anguleuſe, & la figure irréguliere, ſont foibles dans leur partie antérieure, à cauſe de l'étroiteſſe des uréteres, & fortes dans leur partie poſtérieure ; ce qui provient de l'action des reins qui eſt de pouſſer en bas. Les pierres ſe forment ſeulement dans les reins, & cela, lorſqu'il y une grande intempérie de chaleur ; elles ne ſéjournent point dans les ureteres, où le gravier venant toutefois à tomber, eſt en même-tems & le ſigne, & la matiere de la maladie. Si le paſſage du rein eſt obſtrué par une pierre d'une groſſeur conſidérable ; il ſurvient auſſi-tôt une douleur dans les lombes aux environs des muſcles appellés *pſoas*, en s'étendant juſqu'au milieu des côtes ; ce qui fait quelquefois prendre les premiers ſymptomes de la pierre pour des attaques de pleûréſie. Cette douleur eſt accompagnée d'un ſentiment de péſanteur ſur la hanche ; le malade s'incline en devant avec difficulté ; à peine peut-il remuer le dos ; il eſt tourmenté par des tranchées cruelles accompagnées de la ſenſation dont nous venons de parler ; ces tranchées errent d'un lieu dans un autre, en ſuivant les circonvolutions des inteſtins. S'il y a abondance d'urine, les parties ſeront diſtendues, & le malade aura les mêmes envies d'uriner qu'une femme en travail. Il ſera plein de flatulence dont il aura peine à ſe délivrer ; une fievre ſeche & rongeante le ſaiſira ; ſa langue ſera brûlée, ſon ventre reſſerré, & ſon corps décharné ; il prendra en dégoût tout aliment, & s'il ſe détermine à manger quelque choſe, il le digerera avec beaucoup de peine, & n'en tirera aucun profit. S'il arrive que la pierre tombe dans une urétere, elle cauſera un friſſon, comme celui du froid, & ſes progrès ſeront accompagnés de douleur violente. Si elle parvient dans la veſſie ; à ce moment il ſe fera une évacuation abondante d'urines, les déjections de ventre, les flatulences ſeront chaſſées, l'eſtomac ſera ſoulagé ; le malade aura des rapports, & ſe ſentira délivré des maux dont il étoit tourmenté. Si l'urétere a été déchiré par la pierre, le ſang viendra quelquefois avec les urines, de nouvelles douleurs commencent lorſque la pierre vient à paſſer par l'urétere ; car ſi elle eſt plus large que ce canal, elle y ſéjournera long-tems : cependant la veſſie ſe remplira, il y aura entiere rétention d'urine, les uréteres mêmes en ſeront pleins, & il s'enſuivra des douleurs horribles Les pierres anguleuſes cauſent en paſſant beaucoup plus de peine que les autres. J'en ai vues qui étoient recourbées en forme de crochets, & j'ai remarqué dans l'uretre des calloſités formées à la ſuite d'exulcérations qu'elles y avoient cauſées : cependant ces pierres ont ordinairement une figure oblongue, & ſemblable à celle du paſſage. Quant à leur couleur, il y en a qui ſont blanches comme de la craie, & ce ſont celles qu'on trouve ordinairement dans les enfans ; d'autres qui ſont jaunes comme du ſafran, & ce ſont celles qui tourmentent les vieilles gens. On remarque encore que les perſonnes âgées ſont ſujettes à la pierre dans les reins, & les jeunes gens à la pierre dans la veſſie. La concrétion de ces pierres peut avoir deux cauſes : dans les vieillards, elles ont pour cauſe la froideur de leur corps, & l'épaiſſeur de leurs humeurs ; le froid eſt bien-tôt ſuivi de la concrétion des matieres épaiſſes. Je n'en veux pour preuve que les eaux des ſources naturellement chaudes ; le froid les convertit en une eſpece de pierres calleuſes. Il faut attribuer la formation de la pierre dans les jeunes gens à quelque matiere bourbeuſe, ſur laquelle le ſang produit les effets du feu, qu'il torréfie, & à laquelle il donne la conſiſtance de la pierre. Paſſons maintenant aux maladies dont la formation de la pierre eſt ſuivie.

Il y en a en qui elle cauſe un piſſement de ſang en certaines ſaiſons : à cet égard elle eſt analogue aux hémorrhoïdes, & elle a ſur le corps les mêmes influences ; c'eſt-à-dire qu'elle donne une couleur pâle, qu'elle détruit les forces, qu'elle rend incapable d'action, qu'elle ôte l'appétit & trouble la digeſtion. Cette hémorrhagie périodique eſt ſuivie de la langueur & de la paralyſie des membres, mais en même-tems du dégagement & de la liberté du cerveau. Mais cette évacuation réguliere vient-elle à manquer, alors ſurviennent le mal de tête, l'affoibliſſement de la vue, l'étourdiſſement & le vertige ; ce qui entraîne tantôt l'épilepſie, tantôt la bouffiſſure, la perte de la vue & l'hydropiſie. Les uns en deviennent mélancoliques, & les autres paralytiques ; car tels ſont en général les accidens qui réſultent de la rétention d'un ſang dont l'évacuation eſt réglée. Si le ſang vient des reins, il ſortira de la veſſie pur & ſans aucun mélange d'urine. Quelquefois il coulera bruſquement & à plein canal, & formera des caillots, s'il arrive qu'il y ait rupture dans les reins ; d'autres fois il ſe coagulera dans la veſſie, préciſément comme il feroit hors du corps, & il s'enſuivra une terrible retention d'urine. De la rupture naîtront des ulceres opiniâtres & invétérés. On s'appercevra qu'il y a ulcere, ſi le malade rend des portions de tuniques, ou des membranes minces, rougeâtres, ſemblables à des toiles d'araignées, ou du pus blanc avec de l'urine, ou du pus tantôt pur & ſans mélange, tantôt mélangé avec l'urine. Quant aux ſignes de la formation d'un abſcès, ce ſont la fievre & les friſſons ſur le ſoir, avec des douleurs & des tiraillemens aux environs des lombes : l'évacuation de caillots charnus purulens, ou de pus blanc, annoncera que l'abſcès eſt ouvert. Les ulceres ſont ou rongeans, ou ſans ſanie, ou avec ſanie, s'ils ſont ſordides, les urines ſeront tantôt chargées de pus, & tantôt ſans ce mêlange ; quelquefois fétides, & quelquefois ſans l'être.

Les hémorrhagies & les abſcès arriveront au printems ; la pierre & la gravelle en automne & en hiver. Si la pierre eſt ſuivie d'un ulcere, la maladie eſt incurable, le malade tombe en phthiſie, & ne tarde pas à périr. ARETE'E, περὶ αἰτ. καὶ σημ. χρον. παθ. *Lib. II. cap.* 3.

*Sentiment d'*ALEXANDRE DE TRALLES.

Les pierres ſont formées dans les reins d'une matiere épaiſſe & viſqueuſe, trop paſtrie, ou torréfiée par la chaleur de ces parties. Ainſi la matiere viſqueuſe en eſt la cauſe matérielle, & la chaleur en eſt la cauſe efficiente. Il en eſt du *calcul*, ainſi que des vaiſſeaux travaillés par les potiers : c'eſt le feu qui rend leur terre indiſſoluble par l'eau. Qu'avons-nous donc à faire pour prévenir cette maladie, si ce n'est d'empêcher la génération de cette matiere grossiere dans les reins, & de garantir ces parties de l'intempérie chaude. Car sans ces deux choses, la formation de la pierre est impossible.

Une chose qui mérite encore toute l'attention d'un Medecin, lorsqu'il est appellé auprès d'un malade, c'est si la douleur provient de la pierre ou d'une autre cause; car la colique & le *calcul* ont les mêmes symptomes, & il n'est pas aisé, surtout dans les commencemens, de distinguer l'une de l'autre. Dans l'un & l'autre cas, les malades ont des vomissemens, des flatulences & distensions qui vont jusqu'à affecter l'estomac & le foie; ils sont constipés. Malgré l'uniformité de part & d'autre de ces symptomes, un homme entendu dans la profession ne s'y trompera jamais: il saura que dans la colique les vomissemens sont plus fréquens, que la matiere rendue est pituiteuse, que le ventre est plus resserré, & que les flatulences sont plus pénibles à expulser; au lieu qu'il en est tout autrement dans la pierre des reins. On procure avec les remedes convenables, des selles, l'expulsion des vents: ces deux effets sont même produits dans la pierre sans le secours des remedes; ce qui n'arrive jamais dans la colique. Il ne faut pas non plus négliger l'examen des urines, elles sont fort différentes dans la colique & dans la pierre. Dans la colique elles sont plus pituiteuses, & plus abondantes en sédiment: mais s'il y a moins de sédiment dans les urines des *calculeux*, en y regardant de fort près, on y découvrira des particules sabloneuses, qui ne se trouvent point dans celles qui sont rendues dans la colique. D'ailleurs, la douleur que cause le *calcul*, est fixe & fort cruelle; celle au contraire de la colique, est errante & moins forte. Alexandre de Tralles, *Lib. IX. cap.* 4.

De Lommius.

On peut reconnoître aux signes suivans si la douleur d'un malade provient d'une pierre formée dans les reins: cette douleur sera cruelle, & affectera le rein, comme s'il y avoit une épine; elle y sera fixe, à moins qu'elle ne s'étende du côté de l'aine, des hanches, ou du testicule voisin: il ne paroîtra à l'extérieur aucune tumeur: le malade ne pourra se courber sans difficulté: il y aura quelquefois contraction & engourdissement dans la jambe, du même côté que le rein affecté. Les éructations seront fréquentes, & le dégout de tout aliment sera fort grand. Dans le fort des douleurs, le malade aura des vomissemens d'abord de phlegme, ensuite de bile jaune, & enfin de bile érugineuse: il se sentira soulagé après ces vomissemens; le ventre sera constipé, & les excrémens ou flatulences contenues dans les intestins augmenteront la douleur en comprimant le rein. Si les excrémens sont évacués, ils seront accompagnés de vents & d'une espece de matiere bilieuse. Lorsque le malade sera couché sur la partie affectée, & tant qu'il s'abstiendra de manger, il se sentira soulagé. Mais après un grand repas, lorsque les alimens commenceront à descendre dans les intestins; & s'il est couché sur le côté opposé, les douleurs augmenteront.

A l'approche d'un accès, les urines seront en petite quantité, claires & aqueuses: à mesure que les douleurs augmenteront, la suppression en augmentera; elle sera souvent entiere, jusqu'à ce que la pierre sorte par le canal urinaire, appellé par les Grecs, *ureteres*, ὀυρητῆρα: elle sera accompagnée d'une grande quantité d'urine épaisse qui déposera beaucoup de sable, & même d'autres pierres raboteuses, ou des fragmens de pierre. L'urine formera quelquefois des bulles, & sera fétide; d'autres fois elle viendra en petite quantité, mais fréquemment, & accompagnée d'une grande chaleur: il lui arrivera aussi d'entraîner avec elle quelque chose de sanglant, surtout après que le malade aura beaucoup marché ou travaillé. Ceux qui sont sujets à la pierre, ont rendu pendant long-tems des urines rougeâtres & épaisses, avec une écume dense & tenace: ces urines déposoient un sédiment rouge, sabloneux, & tant soit peu visqueux; ou si elles continuoient d'être troubles, & qu'on les passât à travers un linge, elles laissoient une substance semblable au sédiment dont nous avons parlé. Ils ont rendu ces urines pendant des années entieres sans aucune incommodité, sans avoir senti de douleur dans les reins, ou sans aucun autre symptome de la pierre: lorsque tout d'un coup, & quand ils s'y attendoient le moins, ils ont été attaqués d'un mal violent dans le rein; leur ventre s'est resserré, & la jambe du même côté que le rein affecté, s'est trouvée violemment engourdie. Ces accidens se rallentissent quelquefois, disparoissent même, & ne reviennent qu'après beaucoup de tems, & cela sans avoir rendu de pierres, mais seulement des urines troubles, épaisses, & peut-être sanglantes, après avoir fatigué. En effet, les urines sanglantes indiquent une pierre dans les reins, lors même qu'il n'y a ni douleur, ni aucun autre symptome, par lequel on puisse ou connoître, ou soupçonner son existence.

Lorsque les douleurs sont suivies d'une excrétion de la pierre hors du rein, elle est portée à l'embouchure de l'uretre, & il se fait une évacuation d'urines claires aqueuses, en petite quantité; évacuation qu'elle supprime quelquefois entierement: mais s'il arrive qu'elle soit repoussée dans la cavité du rein, ou du moins si elle pénetre dans la vessie, il s'ensuivra une évacution d'urines, telles que celles que nous avons décrites; car je pense avec Hippocrate, qu'une douleur subite de reins, accompagnée de suppression d'urine, annonce une évacuation ou d'urines épaisses, ou de pierre. Une pierre est quelquefois si grosse, qu'elle ne peut être chassée de la substance des reins, ou elle s'est engendrée dans leur cavité. Pendant tout ce tems, le malade ne sent que peu ou point de douleur: mais il rend des urines rougeâtres, épaisses, chargées, & telles que nous les avons décrites. Après un exercice violent ou une longue course, elles seront des plus sanglantes, & déposeront une substance grumeleuse, épaisse, & semblable à du sang. Lorsque la pierre est parvenue dans la cavité du rein, si elle est grosse & tend en embas, elle bouche l'urétere, & ferme le passage de l'urine, ensorte qu'elle n'en laisse passer que fort peu, & d'une consistance claire & aqueuse. Une pierre dans cette situation cause des douleurs très-cruelles: mais si elle entre dans l'urétere, elle sera trop petite pour rétrécir considérablement le passage de l'urine. Lorsqu'elle est grosse & nouvellement chassée de la substance du rein dans la cavité de la vessie, si elle n'a point encore été portée à l'orgine de l'urétere, alors les urines rendues seront épaisses, sales, rouges, ou noires, & tant soit peu livides.

Les pierres rondes & unies passent plus facilement que celles qui sont oblongues & anguleuses: mais elles ne sont toutes ni de la même grosseur, ni de la même figure, ni de la même aspérité. Les personnes qui souffrent depuis long-tems des douleurs de reins, & dont les conduits urinaires sont fort ouverts, rendent sans peine les petites pierres, & ne sont tourmentées que par les grosses; au lieu que celles pour qui les douleurs de reins sont toutes nouvelles, & fort récentes, sont cruellement incommodées de la plus petite pierre.

Les pierres des reins sont presque toutes rougeâtres; les reins purulens en rendent cependant de blanches & on en a vues de pâles & même de noires. Dans cette maladie plus les urines sont aqueuses, & plus long-tems elles continuent d'être telles, moins elles ont de sédiment; plus surement vous pourrez assurer que les pierres contenues dans les reins seront dures, compactes & invincibles aux remedes: mais il arrive rarement que les personnes sujettes à de grands maux de reins aient les urines claires. Le *calcul* se forme plus fréquemment dans les personnes grasses & âgées que dans les autres, les enfans n'en sont presque jamais attaqués, & les jeunes gens très-rarement. Ceux qui sont sujets à de fréquens vomissemens & qui ont le ventre libre, ne connoissent point cette maladie. S'il est vrai de dire que les indispositions, quelles qu'elles soient, sont très-difficiles à guérir dans les vieillards, il ne l'est pas moins que la pierre est presque incurable en eux. Il y a peu de maladies qui passent plus facilement d'un pere à ses enfans, ensorte qu'il arrive assez rarement qu'un enfant n'en ressente quelques atteintes, s'il est né de parens qui en aient été attaqués. LOMMIUS, *Med. Obs.*

D'HOFFMAN.

Le mot *calculus* avoit chez les Romains différentes significations. Il se prenoit pour une petite pierre ou du gravier, pour une piece de jeu d'échecs, pour un jetton, & par métonymie, pour un *calcul*, un compte, un doute, une difficulté, une sentence d'absolution ou de condamnation, & pour une voix ou un suffrage: mais en Medecine on entendoit par ce mot les pierres formées dans le corps humain. Elles s'y engendrent en plusieurs endroits, par exemple, dans l'estomac, dans la vésicule du fiel, dans le foie, dans les poumons & dans les interstices des muscles de presque toutes les parties du corps, mais elles ne produisent nulle part de si cruelles accidens, ni n'excitent des douleurs si terribles, que quand elles sont logées dans les reins, dans les uréteres & dans la vessie.

Comme la douleur causée par une pierre qui passe des reins dans les uréteres, est peut être la plus violente qu'on puisse souffrir, il arrive quelquefois dans une premiere attaque qu'on a quelque difficulté à la distinguer de tout autre douleur aiguë de la région lombaire.

Une opinion qui n'est pas moins absurde & fausse, que commune & populaire, c'est que toutes les fois que quelqu'un sent de la douleur aux environs des lombes, il est attaqué de la pierre, comme s'il n'y avoit pas dans cette région beaucoup d'autres parties que les reins capables d'être offensées & douées d'une extreme sensibilité: telles sont entre autres les muscles lombaires externes & internes, les ligamens nerveux des vertebres lombaires, le plexus supérieur mésentérique des nerfs, une branche de l'artere mésaraique supérieure, & dans les environs les dernieres convolutions du duodénum & l'arc sygmoïde du colon. Toutes ces parties peuvent être le siége des douleurs les plus cruelles, lorsqu'elles seront ou trop distendues ou trop comprimées, & lorsqu'il y aura stagnation d'humeurs impures, sanglantes ou séreuses. Un rhumatisme sur ces parties suffit quelquefois pour causer des maux si cruels, qu'il semble à un malade qu'on lui coupe les reins par le milieu, & qu'il est contraint de se tenir plié sans pouvoir ensuite se relever. Les mêmes symptomes ne seront pas moins furieux, s'il arrive que par une chute ou par quelque effort pour lever un grand poids, les vertebres & les nerfs soient tant soit peu dérangés de leur situation propre & naturelle, si une trop grande quantité de sang croupit aux environs du plexus mésenterique, dans les arteres émulgentes, comme il arrive aux personnes pléthoriques, à celles qui sont sujettes aux hémorrhoïdss ou qui ont pris l'habitude de se faire saigner & qui s'en défont brusquement, il s'élevera des douleurs violentes dans la région des reins, qu'on ne manquera pas d'attribuer à la pierre, quoique pour les faire entierement disparoître, il ne faille quelquefois qu'ouvrir la veine du pié, ou ordonner quelques poudres nitreuses & discussives.

Il arrive quelquefois que l'on prend des douleurs de colique pour la pierre, comme lorsque l'arc sygmoïde du colon qui est situé dans le voisinage des reins, est ou distendu par des flatulences, ou resserré par des spasmes; car alors un malade ressent un mal violent, non-seulement dans la région lombaire, mais encore dans les parties circonvoisines du cœur; il a des rapports & des nausées, il ne peut uriner, il est constipé & il a l'abdomen entier aussi cruellement tiraillé que s'il avoit la pierre. Mais cette douleur spasmodique n'étant point fixe & constante, mais errant au contraire d'un lieu dans un autre & étant d'une nature à pouvoir être calmée par des clysteres émolliens, ces particularités suffiront pour la caractériser aux yeux d'un habile Medecin, & la lui faire distinguer de la pierre dont les douleurs portent plus puissamment en-bas, ôtent moins les forces & se rallentissent par intervalle, ensorte que le malade peut souvent se lever & se promener, ce qui n'est pas ainsi dans la colique. D'ailleurs lorsque la pierre est la cause des douleurs, le vomissement & les nausées sont plus grands quand l'estomac est vuide qu'en tout autre tems; un picotement & une espece de douleur vive & aiguë se fait sentir dans l'uretre & au gland; l'urine est chargée de sable, le testicule est retiré, la cuisse est engourdie & le côté même est en contraction; symptomes dont on ne remarque aucun dans la colique.

Il faut remarquer que des pierres d'une grosseur très-considérable, & même ayant d'assez grosses branches, peuvent être logées quelques années dans la substance des reins pendant quelques années, sans causer au malade une grande indisposition ou de grandes douleurs: mais elles n'en sont pas plutôt détachées & parvenues aux conduits musculaires, étroits & nerveux qu'on appelle uréteres, qu'elles produisent les symptomes les plus terribles en se hâtant d'arriver dans la vessie. Les uréteres mêmes peuvent donc être le siége fixe & réel des douleurs de la pierre: mais ces douleurs seront plus ou moins violentes, selon que les tuniques nerveuses de ces canaux seront plus ou moins distendues par la grosseur ou irritées par l'aspérité des pierres qui s'y engageront: elles seront poussées quelquefois au point d'exciter, outre le frisson & le refroidissement des extrémités, les nausées, le vomissement, la constriction spasmodique des parties voisines du cœur, la difficulté d'uriner, la constipation, l'embarras dans la respiration, l'engourdissement de la jambe, la retraction du testicule vers l'os pubis, l'agitation continuelle, une perte incroyable des forces, des attaques d'épilepsie & même une suppression d'urine mortelle. J'ai entendu quelquefois des malades se plaindre d'une douleur, telle que si on leur avoit fait continuellement une blessure profonde, tout le long de l'épine jusqu'aux environs de la vessie. Dans ces cas on a trouvé à l'ouverture de ces malades après leur mort, les uréteres gonflés & distendus par une si grande quantité d'urine qui n'avoit pu entrer dans la vessie, la pierre étant logée dans l'uretere, aux environs de son insertion dans cet organe, qu'ils avoient la grosseur d'un boudin.

Il est constant par observation & par expérience, qu'une pierre a quelquefois séjourné pendant long-tems dans l'uretere, sans causer une douleur considérable & sans intercepter le passage de l'urine, & qu'ensuite le malade a été attaqué, lorsqu'il s'y attendoit le moins, de douleurs violentes, accompagnées de dégout, de nausées, de vomissemens & de rétention d'urine. Il faut, selon toute apparence, attribuer ce phénomene à la situation de la pierre, qui se trouvant dérangée par quelqu'accident, commence enfin à offenser la tunique nerveuse de l'uretere. Il ne faut pas s'imaginer que cette maladie entraîne toujours avec elle les mêmes symptomes. Erasme dit dans son Epître à Perckmeyerus, de la pierre dont il étoit tourmenté, qu'elle prenoit des formes si différentes les unes des autres, qu'on n'auroit jamais pensé que ce fût la même maladie; qu'elle commençoit par de certains symptomes qui faisoient place à d'autres dans son progrès, & que son siége en paroissoit tantôt dans un endroit, tantôt dans un autre.

Une circonstance qui mérite notre attention, c'est que les pierres se forment plus fréquemment dans le rein gauche que dans le rein droit, & conséquemment qu'on observe que les douleurs causées par la pierre dans les reins se font sentir plus communément du côté gauche que du côté droit. Cette observation est confirmée par le témoignage de Charles Pison, qui nous assure dans son Traité *de Morbis ex serosâ colluvie oriundis*, que sur cent personnes qui ont été attaquées de la pierre dans les reins, il y en a plus de quatre-vingt en qui le rein gauche étoit le siége de la maladie. Quant à la raison de ce phénomene, elle n'est pas si mystérieuse qu'elle le paroît d'abord; car la circulation du sang doit être plus prompte, & la séparation de la sérosité urineuse faite plus promptement dans les vaisseaux du rein droit, que dans ceux du rein gauche, parce que le rein droit est couvert du foie, cet organe important, & par conséquent la chaleur y doit être beaucoup plus grande: d'où il s'ensuit qu'une stagnation du sang & d'urine doit s'y faire beaucoup plus difficilement que dans le rein gauche, qui étant embrassé par l'arc du colon, est plus comprimé en conséquence des flatulences qui se forment fréquemment dans cet intestin. Or les vaisseaux étant comprimés, la circulation du sang doit être gênée, la sécrétion de l'urine par les petits canaux rendue plus difficile, la disposition à la stagnation augmentée: ainsi il y a fondement à la séparation & à la concrétion d'une matiere tartareuse & calcaire.

Il n'est ni moins remarquable, ni moins démontré par l'expérience, qu'une pierre soit dérangée de sa premiere situation & poussée par différentes causes à l'origine des ureteres, après avoir séjourné pendant long-tems dans le parenchyme des reins ou dans le bassinet: entre ces causes les principales sont, une violente agitation d'esprit, produite par quelque passion à laquelle on se sera livré immodérément, un mouvement de corps véhément & subit, pris soit en portant, soit en marchant, mais surtout le froid piquant des vents du Nord, transmis aux reins, de même qu'un usage excessif de diurétiques, tels que les préparations de térébenthine & de genievre, que les Medecins prescrivent en guise de préservatif contre la pierre; pratique qui n'est pas moins absurde que commune. J'ai encore observé que les coliques venteuses & les spasmes, dont sont souvent attaqués les hypocondriaques, les femmes histériques & tous ceux qui sont sujets aux hémorrhoïdes, donnent lieu aux douleurs de gravelle les plus violentes, en poussant en avant les concrétions pierreuses logées dans les petits mamelons des reins.

Quant aux causes éloignées, ou comme on dit, naturelles de la formation des pierres dans les reins, & des douleurs qui suivent cette formation, la principale & la plus importante, est ce que nous appellons la constitution du sang; car les corps d'un tissu mou & spongieux, surtout ceux des femmes dont les veines sont pleines de sang, qui vivent délicatement, boivent du vin, s'abandonnent à l'oisiveté, menent une vie sédentaire, & font un usage immodéré de fromage, de lait, & de mets friands, sont sujets aux douleurs de la pierre, surtout passé cinquante ans, lorsqu'elles cessent d'avoir leurs regles, ce qui ne leur arrive presque jamais dans la jeunesse, & tant qu'elles sont réglées. Parmi les hommes il n'y en a point qui soient plus fréquemment attaqués de douleurs gouteuses, & néphrétiques, que ceux qui ont été sujets pendant leur jeunesse aux saignemens de nez, aux maux de tête, & aux évacuations hémorroïdales; s'il arrive que ces évacuations soient entierement arrêtées, ou considérablement diminuées. Nous savons encore par l'expérience, qu'il n'y a point d'âge où la pierre, tant dans les reins, que dans la vessie, soit plus ordinaire que dans la vieillesse; parce qu'alors les humeurs sont plus épaissies, les alimens s'aigrissent plus facilement dans l'estomac, le ventre est moins libre, & les exercices pour l'ordinaire beaucoup plus rares, & moins violens qu'en tout autre tems de la vie. C'étoit apparemment à ces circonstances qu'Erasme faisoit allusion, lorsqu'il disoit en plaisantant sur sa maladie, « qu'il étoit étonnant que l'âge qui l'avoit rendu fécond, rendit les « femmes stériles; car, ajoutoit-il, j'engendre chaque « jour de plus en plus...... » C'étoit des pierres qu'il engendroit. Il faut observer de plus qu'il n'y a aucune maladie qui passe plus fréquemment des peres & meres aux enfans, que la pierre & la goute, autre maladie très-analogue à la précédente, & qui consiste, comme elle, dans une disposition particuliere des solides & des fluides: car non-seulement elles attaquent l'une & l'autre, les personnes pleines de sang, ou, comme on dit, d'une constitution sanguine; mais elles tirent aussi leur origine d'une foiblesse naturelle, & d'un défaut de ton dans les solides, avec cette différence que dans les néphrétiques les reins sont le siége de la foiblesse, & que dans les gouteux, ce sont les ligamens des jointures. On observe encore souvent que les douleurs de goute, & rhumatisme se transforment facilement, & se métamorphosent en douleurs néphrétiques, qui à leur tour dégénerent en douleurs de rhumatisme, & de goute; ensorte que, quand une personne naturellement sujette à la goute n'a ressenti pendant long-tems aucune atteinte de cette maladie, il est assez ordinaire qu'elle soit tourmentée par la pierre dans les reins, & *vice versâ*. Il arrive aussi que ces deux maladies se réunissent, & agissent en même-tems sur la même personne.

Voici la maniere dont nous concevons que se forme la pierre dans les reins.

Lorsque le sang est apporté en si grande quantité par les arteres, qu'il soit reporté avec difficulté par les veines, il est nécessaire que les vaisseaux des reins soient trop pleins & trop distendus, d'où il arrive que les petites arteres sont dilatées & rompues dans les endroits où elles forment de petits mamelons, & deviennent de petits conduits urinaires. En conséquence de cette rupture la sérosité du sang s'extravase, & il se fait des stagnations d'où naissent des abscès & des ulceres, assez peu considérables d'abord, mais qui vont toujours en augmentant. Lorsque la sérosité urineuse qui est imprégnée de beaucoup de particules limoneuses, & tartareuses, vient à rencontrer ces abscès & ces ulceres, ce qu'elle a de plus pesant & de plus aigu se sépare du reste, & se tourne en concrétions qui ressemblent d'abord à une matiere crasse, épaisse, & sabloneuse, mais dont il se fait bien-tôt des grains, d'un tissu plus ferme, & plus compacte, qui sont ensuite emportés par une abondante sécrétion d'urine, mais qui ne passent pas toujours entierement, sans causer des douleurs. Toutes les fois donc qu'il se précipite au fond de l'urine un sable grossier & pesant, on peut prognostiquer sans risquer de se tromper, qu'il y a des pierres logées dans les reins. Mais lorsque ces concrétions pierreuses formées dans la substance ulcérée des reins, sont devenues par des accroissemens successifs plus grosses, & plus dures, & que l'urine qui est imprégnée de parties tartareuses, ou quelqu'autre cause les a portées dans le bassin, ou à l'origine des ureteres; c'est alors que les douleurs les plus terribles sont excitées, & qu'on voit naître une suite de symptomes effrayans; ce qu'il faut expliquer par les efforts que ces concrétions pierreuses doivent faire en passant contre les petits canaux qui aboutissent dans la vessie, qui les y portent, & qui sont d'une extreme sensibilité; mais elles ne sont pas plutôt parvenues dans cette espece de réservoir, que les symptomes disparoissent entierement, que les forces reviennent, & que le malade reparoît dans un état de santé.

Qu'il s'engendre aussi des pierres dans le parenchyme des reins en conséquence de l'épanchement d'une humeur sanglante, ichoreuse & purulente; c'est un fait démontré par un grand nombre de circonstances, mais entre autres par celles-ci; c'est que dans tous les néphrétiques que Celse a observés, & il a fait ses observations sur un grand nombre, on remarque quelque chose de purulent & de sanglant dans les urines; qu'ils ont presque tous un pissement de sang, & qu'on leur trouve après leur mort, les reins larges, flasques, & exulcérés. La maniere dont on les traite prouve encore la même chose; car ce que l'on emploie dans ce cas avec le plus de succès, ce sont les détergens, les vulnéraires, les consolidans, & les astringens. Je ne nie point qu'il ne puisse se former à la longue dans le bassinet, & dans les conduits les plus considérables des reins, en conséquence d'une longue stagnation de l'urine, une matiere tartareuse, & des concrétions sabloneuses d'une grosseur surprenante, sans que la substance des reins soit offensée intérieurement à leur formation. Mais en proportion que cette matiere soit ichoreuse, soit tartareuse, varie relativement à la couleur, au tissu, & à la consistance, & selon que la quantité en est plus ou moins grande, il se forme des pierres de plus d'une espece: car les unes sont d'une substance si dure, qu'on les croiroit presque de la même nature que la pierre; d'autres sont friables, & beaucoup moins compactes; il y en a de pâles & de cendrées, il y en a de rouges, ou de la couleur de la sandaraque; celles-ci sont grosses, celles-là sont petites, les unes sont fort anguleuses & fort raboteuses, les autres le sont moins. Toutes les maladies des reins, comme les engorgemens, les inflammations, les exulcérations, & les concrétions pierreuses se guérissent plus difficilement dans les vieillards que dans les jeunes gens; c'est une vérité prouvée par l'expérience, & confirmée par l'autorité d'Hippocrate, *Sect. VI. Aphor. 6.* comme les plaies & les exulcérations des parties intérieures sont plus opiniâtres dans un âge fort avancé, parce que l'intempérie des humeurs y est plus grande, & que les excrémens y sont plus abondans; de même les plaies, & les exulcérations de la vessie sont au même âge plus difficiles à guérir, parce que l'acrimonie de l'urine est excessive.

Lorsque les douleurs des reins continuent dans toute leur violence pendant plusieurs jours, & plusieurs nuits, lorsqu'elles résistent aux remedes les plus puissans, & qu'il survient une rétention d'urine totale accompagnée de froideur aux extrémités, & d'une espece de convulsion dans les tendons, on peut prononcer sur ces symptomes, que la mort est prochaine. Mais le danger qui naît des douleurs de la pierre est particulierement éminent, pour ceux à qui des peines d'esprit, & de longs chagrins ont commencé par ôter les forces; car la maladie les laissant dans cet état, les altere tout d'un coup, & la gangrene s'empare des parties intérieures. Le long séjour de la pierre dans un des uréteres, est encore un fâcheux symptome; car il ne manque pas de produire la perte de l'appétit, de troubler la digestion, & d'entretenir les nausées, les violens efforts pour vomir, & la mésaisance à la suite desquels vient une fievre hectique & lente qui emporte les forces, consume les chairs, & ôte la vie au malade.

On a trouvé dans les reins de quelques malades ouverts après leur mort, des pierres d'une grosseur surprenante, extremement compactes & armées de larges branches; quant aux reins ils paroissoient totalement exulcérés, & couverts d'une membrane dure; cependant ces malades n'y avoient jamais senti aucune douleur pendant leur vie, & ils étoient morts d'une maladie qu'on appelle *tabes renalis*. Il y a des malades qui ont été emportés dès la premiere attaque de douleur néphrétique par une maladie aiguë, l'inflammation de l'estomac, ou des intestins succédant brusquement à la violence de cette premiere attaque. L'hydropisie de poitrine, la léthargie, ou les convulsions ont été dans d'autres des suites de la rétention parfaite d'urines. HOFFMAN.

Cure selon ARETÉE.

Il est impossible de prévenir la formation des pierres dans une constitution, qui y est naturellement disposée; lorsque les choses sont dans cet état, il vaudroit autant se proposer d'empêcher l'accroissement d'un enfant dans la matrice que la génération des pierres dans les reins. Ce qui reste à faire alors est de les expulser. Voici donc ce que je jugerois à propos qu'on fît dans les cas difficiles, c'est-à-dire, lorsque la pierre adhére fortement à la partie affligée; cas où les douleurs sont violentes, & où le malade succombe quelquefois aux tranchées, à la rétention d'urine, & à la colique compliquées; car les reins & le colon sont contigus. Dans une attaque accompagnée de tranchées, & de suppression d'urine, ouvrez la veine de la cheville du pié du côté du rein affecté; cette effusion de sang diminuera le volume qui se porte dans les reins, & relâchera la constriction que la pierre y produit; & comme il y a inflammation dans toutes ces parties, rien n'est plus propre à l'éteindre promptement que de vuider les vaisseaux. On ne manquera pas d'appliquer sur la région lombaire, aux environs de l'endroit où les reins sont situés, des embrocations d'huile vieille, ou fraîche, dans laquelle on aura fait infuser de la rue, ou des diurétiques tels que les sommités d'aneth, le romarin ou la marjolaine. Faites donc des embrocations aux parties affectées avec ces plantes & de l'eau; car les simples linimens seront ici de peu d'effet. Outre cela, fomentez les parties avec l'huile de camomile dans la véficule du fiel du bœuf, & faites avec de la farine des cataplasmes de tous ces ingrédiens. Les ventouses sans scarifications ont quelquefois soulagé en pareil cas; mais s'il y avoit inflammation, on ne pourroit rien faire de mieux, que de scarifier. Si tous ces remedes n'ébranlent point les pierres, faites baigner votre malade dans de l'huile; ce moyen suppléera à tous les autres; car la chaleur de l'huile relâchera les parties, sa substance les rendra glissantes, & son acrimonie invitera à la sécrétion. Tels sont les topiques qu'on peut employer pour l'expulsion des pierres. Les remedes simples les plus efficaces dans la même maladie sont les boissons de racine de valeriane, de meum, d'asarabacca, ou de pivoine, de pourpier, ou de berle. Quant aux remedes composés, ce sont les onguens faits de spicnard, de casse, de myrrhe, & de canelle. ARETÉE, περὶ θεραπ. χρόν. παθ. *Lib. II. c.* 3.

Selon ALEXANDRE DE TRALLES.

Lorsque quelqu'un sera attaqué de la pierre, il faudra tenter la cure par des remedes capables d'adoucir & de relâcher, auxquels on fera succéder ceux qui ont la vertu de dissoudre & de chasser. Pour cela faire, ce que l'on peut ordonner le mieux, c'est le bain. Ce remede calmera non-seulement les douleurs, mais emportera même le mal. J'avoue qu'il arrive fréquemment dans la colique qu'il ne soit qu'un palliatif: mais dans la pierre il rallentira la violence de l'attaque, & guérira totalement. Pour faciliter cet effet, on frottera les membres avec de l'huile, tandis que le malade sera dans les bains, où l'on aura soin de le tenir pendant fort long-tems plongé dans une grande quantité d'eau chaude. On ne s'en tiendra pas à un seul bain par jour; mais on en donnera deux ou trois. Dans l'hiver on pourra ordonner les bains froids, après lesquels on couvrira bien le malade dans son lit, & on lui fera boire de la décoction de chardon, avec le tussillage ou un peu d'anis. Si les douleurs continuent, & que l'expulsion de la pierre ne se fasse point, on le tiendra bien couvert, & on lui donnera la décoction de quinte-feuille. Ce remede n'est pas moins efficace quand on l'a pris, qu'il est agréable à prendre. On l'ordonnera hors du bain, soit seul, soit avec l'oxymel. Si on n'avoit point de racines de quinte-feuille, on substitueroit avec succès à la décoction de cette racine celle de chardon-roland, ou de velar, & de pivoine. On appliquera à l'extérieur des sachets de farine de froment, avec les décoctions

décoctions de camomile, de guimauve, de mélilot & d'huile de camomile; changeant souvent ces sachets. Si on n'a point de farine, on se servira de laine imprégnée d'huile d'olive, ou d'huile de camomile. On appliquera cette laine, & on en changera souvent: on fera prendre aussi des clysteres dans lesquels il n'y ait rien de bien acrimonieux; mais qui soient au contraire composés de beaucoup d'huile, & de tout ce qui a la vertu laxative & dissolvante, comme les décoctions de guimauve, de fenu-grec, de figues seches, de camomile, avec l'huile de camomile; & pour les tempéramens extremement chauds, la crême de gruau mêlée avec l'huile rosat, la camomile & les jaunes d'œufs. Tous ces remedes tendant à adoucir, ils restitueront les parties dans une tempérie convenable, affoibliront la cause de la maladie, & préviendront les douleurs en ceux dont les reins sont actuellement graveleux. Si le mal est opiniâtre, il faudra recourir à des remedes plus puissans, comme le sang de bouc, qu'il faut préparer de la maniere suivante.

Lorsque les grappes commenceront à mûrir, prenez un pot de terre tout neuf, mettez-y de l'eau, & la faites bouillir pour emporter ce qu'il peut avoir de terreux.

Prenez un bouc dans sa force, c'est-à-dire environ de quatre ans; nourrissez-le pendant quelque tems avec des feuilles de fenouil doux, de l'amome, & autres herbes odoriférantes.

Coupez-lui le cou, & recevez de son sang, non la premiere partie, ni la derniere, mais celle qui coulera entre-deux; mettez ce sang dans le pot de terre neuf. Lorsqu'il sera coagulé, divisez-le en petits morceaux, & l'exposez à l'air sous un linge ou sous un tamis fort fin, afin que les rayons du soleil & de la lune puissent donner dessus, & le sécher sans qu'il en reçoive aucune humidité étrangere.

Lorsqu'il sera sec, réduisez-le en poudre, & en donnez à chaque prise une cuillerée dans du vin de Crete.

J'ai une longue expérience de ce remede, & je n'en ai trouvé aucun qui fût plus puissant & plus efficace dans le cas présent. Je l'ai ordonné dans les douleurs les plus cruelles avec de la myrrhe trogloditique brûlée; & il a fait rendre aux malades par les urines, une grosse pierre par morceaux. Il ne dissout pas seulement la pierre, il calme les douleurs, & prévient leurs formations pour la suite; c'est pourquoi on l'a appellé la *Main de Dieu*.

On n'employera les anodyns que dans le tems de l'attaque, & lorsque les douleurs seront excessives: on les laissera-là en tout autre tems, de peur d'augmenter l'indisposition des reins; cependant s'il y avoit lieu d'appréhender que le malade ne fût emporté par la continuité des douleurs & par le défaut de sommeil, il faudroit en venir aux remedes capables de calmer le mal & de procurer le sommeil.

Quant à la saignée, si le malade étoit plein de sang, ou que les douleurs fussent accompagnées de l'inflammation, il faudroit commencer par ouvrir la veine; par ce moyen les parties seront relâchées, les passages ouverts & les remedes ordonnés n'en exerceront que plus commodément leur efficacité.

Entre la multitude de remedes que l'on prescrit dans la maladie en question, il y en a à la vérité quelques-uns qui diminuent la pierre formée, mais qui donnent lieu en même-tems à la formation d'autres pierres, en augmentant leur cause efficiente, savoir, l'intempérie & l'excès de chaleur dans les reins; c'est pourquoi, il est de la derniere prudence de ne faire aucun usage de remedes extremement chauds & acrimonieux; ou si l'on est forcé d'y avoir recours une fois ou deux, il faut les abandonner aussi-tôt qu'ils auront produit l'effet qu'on en attend, & ne pas les continuer, comme on ne fait que trop communément en guise de préservatif. Le but principal dans la pierre, ce doit être de restituer les choses dans une tempérie convenable. Il faut donc user de remedes capables d'atténuer, sans causer beaucoup de chaleur; tels sont l'oxymel, l'adianthe, la décoction d'asperge aquatique & de chien-dent, les racines de tussilage & de chardon-roland, la quinte-feuille, la racine & les feuilles de plantin, mais surtout sa graine, le bouillon de pois chiches, la graine de pivoine & les amandes. Il ne faut pas ordonner ces remedes en toutes circonstances; ils ne sont propres que dans les cas où l'on conjecture qu'il y a amas de matieres grossieres dans les reins. On feroit fort bien de boire habituellement de l'eau chaude avant que de manger; car rien ne nettoie mieux les reins, & n'y introduit plus promptement cette juste tempérie, si contraire à la formation des pierres; & je pense que la tiédeur de l'eau doit nécessairement éteindre à la longue cette chaleur violente qui en est la cause efficiente. Ceux donc qui boivent au milieu de leurs repas soit du vin, soit de l'eau tiéde ou préparée avec du suc de roses ou de violettes, suivent un régime fort salutaire. Il faut s'interdire tous ragouts de quelque nature qu'ils puissent être, tous mets marinés, & tout ce qui est assaisonné avec du poivre. Ce n'est pas assez de ne faire aucun usage d'alimens acrimonieux, il faut encore n'en prendre aucuns qui donnent un suc grossier, comme les mets salés, les tétines de truie préparées, le pain mollet & blanc, les œufs durs, les gâteaux, le lait, tout ce qui se fait avec le lait, le fromage, les vins noirs & austeres. Le malade ne doit jamais se coucher sur un lit de plume; car ce seroit un moyen d'augmenter considérablement la chaleur des reins: il ne se tiendra pas non plus long-tems droit, mais il marchera ou demeurera assis. Il observera de n'être point trop long-tems sans manger, ou de ne point manger des choses difficiles à digérer, comme des saucisses; tous les poissons de l'espece cétacée, comme le ton, le macreau & le têtu; tous les poissons testacées, excepté le petoncle & le hérisson de mer. Je lui conseillerois de se faire une nourriture habituelle de ce dernier; car outre qu'il tend à rectifier la constitution, il pousse par les urines. Les écrevisses de mer & les moules peuvent quelquefois paroître sur sa table: mais les huitres, ainsi que les oiseaux & les quadrupedes gras, & tous les animaux qui vivent dans des marais, en doivent être absolument bannis. Il se permettra les aîles d'oie, les petits oiseaux, pourvu qu'ils ne soient pas gras, comme les moineaux des champs, & ceux qui font leur nid dans les trous des maisons, & autres semblables. Il usera, mais sobrement & sans habitude, des fruits, des concombres, mais surtout de la partie intérieure & pulpeuse de ces alimens, des melons, des figues seches, des pommes dont la peau est épaisse, & des poires. Alexandre de Tralles, *Lib.* 9. *cap.* 4.

Selon Hoffman.

Dans la cure des douleurs néphrétiques, tout l'art semble consister à emporter les pierres avec facilité & le plus doucement qu'il est possible, & à empêcher qu'il ne s'engendre du sable, & la matiere qui est la cause immédiate de cette maladie & de tous les symptomes qui l'accompagnent, deux choses qui demandent des traitemens fort différens; car les mesures que l'on doit prendre dans le paroxysme sont fort différentes de celles qu'on doit suivre, lorsque le malade est en santé. Dans ce dernier cas, la conservation, ou plutôt la préservation sera le but du Medecin.

Mais dans le paroxysme, lorsque les symptomes sont violens, & que toute l'œconomie des fonctions vitales est troublée par des douleurs insupportables, le premier pas que l'on ait à faire, c'est de recourir aux remedes capables de les calmer, & de détendre & de dissiper, s'il est possible, les constrictions spasmodiques qui non-seulement tiraillent les parties adjacentes, mais qui passant encore d'un organe à un autre par leur conspiration mutuelle, affectent tout le genre nerveux. Il est d'autant plus important de commencer par-là, que dans les spasmes violens qui resserrent les conduits urinaires, le progrès de la pierre dans l'urétere vers la vessie se fait avec une extreme difficulté. Entre les remedes les plus connus qu'on emploie dans cette occasion, je recommanderai particulierement ma liqueur minérale anodyne, dont l'efficacité m'est connue, en la donnant à petites doses, mais fréquentes, elle calmera les spasmes des premieres voies & les douleurs cruelles que le malade sentoit, les nausées & le vomissement cesseront d'une maniere surprenante. Si l'on n'est point à portée de se procurer ce remede en quantité suffisante, on n'aura rien de mieux à lui substituer que l'esprit de nitre dulcifié préparé avec soin, & de la maniere que j'ai indiquée dans mes Observations Physico-Chymiques; voy. *Nitrum.* Car cet esprit étant alors dépouillé de son acide, chassera par ses exhalaisons douces & sulphureuses les flatulences, & dissipera les constrictions spasmodiques. Pour cet effet, le meilleur véhicule qu'on puisse lui donner, ce sont des eaux calmantes, comme celles de cerises noires, & celles de fleur de chardon d'Egypte, de sureau, de pavot rouge, de primevere, de lis des vallées, de reine des prés, mais surtout de fleurs de camomile, & de sommités de mille-feuille, avec une addition d'un peu de sirop de pavots blancs ou rouges. On peut encore le donner dans du bouillon gras, avec quelques cuillerées d'huile d'amandes douces, pure, nouvelle, & tirée sans feu. On peut aller au même but avec les émulsions d'amandes douces, des quatre semences froides, celles de pavot, de gremil, de semences de carotte, préparées avec les eaux dont nous venons de parler, & adoucies avec une quantité suffisante de sirop blanc : mais si ces remedes ne suffisent point pour calmer les douleurs, il faudra recourir à de plus puissans, comme les opiats corrigés & rendus salutaires par une addition d'autres substances, aux pilulles de Wildegansius, à celles de Starké, au laudanum liquide de Sydenham, à la thériaque céleste & aux trochisques d'Alkekenge. Tous ces remedes tendans avec force à calmer les douleurs ne peuvent être trop recommandés.

Outre ces remedes, on peut encore regarder les préparations de nitre ; & entre ces préparations, le nitre seul purifié & crystallisé, ou la composition artificielle de l'esprit de nitre & le sel de tartre, ou le nitre antimonié, comme infiniment plus énergique, & plus sûr qu'aucun autre, lorsqu'il s'agit de calmer des douleurs violentes & aiguës, accompagnées d'une agitation furieuse du sang & des humeurs ; d'où l'on peut conclure qu'on doit les préférer tous dans les douleurs néphrétiques. On alliera avec succès ces préparations avec la poudre d'yeux d'écrevisses, le cinnabre ou le *pulvis Marchionis*, & quelques grains de trochisques d'Alkekenge, ou les pillules de Wildegansius, dont on fera une émulsion, ou qu'on donnera dans du petit lait.

Mais lorsque les douleurs & les spasmes sont poussés au dernier degré de violence, les remedes intérieurs ne suffisent pas. Pour les calmer, il faut y joindre les applications extérieures, entre lesquelles il n'y en a point dont on puisse attendre un effet plus salutaire que des clysteres préparés avec des fleurs émollientes, surtout avec celles de mauve des jardins, de sureau, de pavot rouge, de mille-feuille, de camomile commune, & de molaine bouillie dans du petit lait, y ajoutant un peu du sirop de guimauve de Fernel, du nitre & du sel d'Epsom. Lorsque la partie inférieure du rectum & du colon est si violemment resserrée, que les flatulences ne pouvant passer, remontent vers les parties supérieures, & augmentent des douleurs qui ne sont déja que trop violentes ; je me suis bien trouvé en pareil cas des clysteres d'huile & d'autres substances grasses. Lorsqu'on sera parvenu à rendre le passage libre aux excrémens, & à donner issue aux flatulences, en ouvrant le ventre, les envies de vomir, & les douleurs qui se faisoient sentir dans les parties circonvoisines du cœur, se dissiperont.

La méthode d'Hippocrate pour calmer les douleurs de cette espece, est la plus ancienne, & c'est aussi la meilleure que je connoisse. « Dans la douleur des reins, « dit-il, *Lib. V. de Intern. Affect.* lavez dans une gran- « de quantité d'eau chaude & appliquez des fomenta- « tions tiedes, surtout sur la partie affectée. » Alexandre de Tralles recommande le même remede, & il faut convenir que rien ne soulage dans les coliques néphrétiques autant que les bains & les demi-bains d'eau pure, surtout d'eau de pluie, modérément chaude. Ces bains produiront d'autant plus d'effets qu'on en prendra plus souvent. J'ai vu des malades considérablement soulagés par l'application faite sur la partie affectée, de liniment de graisse humaine ou de graisse de chat sauvage, de chien ou de bievre, préparés avec l'onguent de guimauve, ou par l'application d'une vessie pleine de la décoction des fleurs émollientes dont nous avons parlé ci-dessus avec le lait.

Lorsqu'un usage convenable de ces remedes aura produit l'affoiblissement des spasmes & des douleurs, lorsque le pouls commencera à devenir tranquile & modéré, lorsqu'il se répandra sur toute la surface du corps, une chaleur humide, uniforme & douce, & lorsque les flatulences auront été évacuées heureusement par l'anus, alors on travaillera avec circonspection & avec les remedes convenables à l'expulsion de la pierre ; on parvient à chasser la pierre avec différens remedes dont aucun, que je connoisse, ne produit un effet plus prompt & plus sûr qu'une boisson abondante d'une infusion préparée avec la bétoine de Paul, & le pourpier ou les semences de carottes sauvages, le céleri, le fénouil, l'alkekenge, la racine de reglisse & les sommités de mille-feuille. On aura soin de faire prendre immédiatement après cette infusion, un verre d'une liqueur tant soit peu spiritueuse, comme le vin de Malmsey ou de Geneve. J'ai remarqué qu'un grand usage de l'infusion anti-néphrétique de For[illegible]tus, joint aux exercices du corps, étoit d'une efficacité singuliere, pour précipiter les pierres hors des conduits étroits dans lesquels elles étoient engagées : mais il y a des cas où il en faut venir à des agens plus puissans encore ; les plus sûrs & les plus efficaces d'entre eux sont la nacre de perle, ou les coques d'œufs calcinées & données avec le suc de limons dans quelque véhicule approprié.

Méthode préservative.

Si dans le commencement de cette maladie la cure préservative ne souffre pas de grandes difficultés relativement à la cure thérapeutique ; il n'en est pas de même, lorsqu'en conséquence de quelque faute considérable ou d'exulcérations dans les reins, il se sera formé une grande quantité de pierres, & que le retour des paroxysmes sera fréquent. Lorsque la maladie en est à ce point, il se présente au Medecin une foule de circonstances embarrassantes, & la cure est de la derniere difficulté. Mais les douleurs néphrétiques provenant la plupart du tems, comme je l'ai remarqué, ou d'une quantité excessive de sang, ou de la crudité & de l'épaississement de ce fluide, causés par un usage habituel de différens alimens, mal-sains, visqueux & acides ; rien n'est plus propre à les prévenir que de tirer une quantité suffisante de sang, de prendre de l'exercice, de boire des liqueurs délayantes, mais surtout les eaux médicinales de Sedlitz, ainsi que le petit lait frais & aigrelet.

Lorsque l'expulsion des pierres est continuelle, il faut nécessairement faire usage des vulnéraires, des astringens doux & des consolidans ; aussi y a-t'il long-tems que les Auteurs ont remarqué, & que la pratique du petit peuple a démontré qu'un long usage de décoctions ou d'infusions de vulnéraires préparées avec l'eau ou la biere, & mêlées avec le miel ou le beure non salé, guérit radicalement de cette maladie. Les plantes principales propres dans le même cas sont, la prêle, la verge d'or, le liere terrestre, les framboises, le marrube blanc, la bétoine de Paul, l'impératoire, les sommités de mille-feuille, les mauves, l'écorce de la racine de l'aube-épine d'Egypte, les différentes especes de mousse, les baies de génievre torréfiées, les framboises séchées, les noyaux & le fruit rôti des cerises. On préparera des poudres de ces ingrédiens avec le miel blanc de Prusse, un électuaire qui sera par sa vertu balsamique & consolidante, un excellent remede dans les maladies des reins. On en prendra une cuillerée le matin, sur laquelle on boira du thé. On a remarqué que des personnes qui avoient été tourmentées pendant plusieurs années de douleurs néphrétiques, s'étoient fort bien trouvées de l'usage de cet électuaire.

On peut encore employer en préservatif contre la pierre les remedes alcalins qui subjugent & détruisent la matiere acide & visqueuse, qui est la base & l'aliment principal des concrétions calculeuses. De-là vient que les yeux d'écrevisse, la nacre de perles, les coques d'œufs, les écailles de poissons & les coques de limaçons préparées simplement ou calcinées, de même que la pierre de Tonnerre, la pierre Judaïque, la fameuse poudre de Wolkammer, qui passe pour n'être qu'un composé de pierres précieuses calcinées, l'huile simple de tartre par défaillance, la potasse, le nitre fixé, les teintures de tartre, & la teinture acre d'antimoine, préviennent la formation des pierres & délivrent des violentes douleurs qu'elles causent, si l'on en fait un usage fréquent.

Il y a beaucoup d'autres remedes encore, dont on connoît l'efficacité dans les douleurs néphrétiques ; telles sont toutes les substances qui étant composées de particules huileuses, grasses, douces & tant soit peu anodynes, préviennent l'union des pointes salines, qui est nécessaire à la formation d'une concrétion solide ; car on sait par des expériences chymiques combien une petite quantité de substance graisseuse retarde la crystallisation. Nous pouvons ranger dans la même classe toutes les semences & tous les fruits qui abondent en huile grasse & douce, comme sont les quatre semences froides majeures, celles de gremil, la saxifrage, le pavot blanc, le chardon de Notre-Dame, les amandes ameres & douces, les noyaux de pêches & de cerises ; toutes ces choses réduites en poudre & mêlées avec le sucre ou préparées en forme d'émulsions, seront bien-faisantes à ceux qui seront sujets aux douleurs néphrétiques, s'ils en font un fréquent usage. Nous pouvons compter aussi entre les meilleurs remedes que nous ayons pour les maladies des reins, la racine de réglisse ; sa poudre & son infusion, ont singulierement la vertu de corriger & d'émousser les parties acres des sels, & d'emporter les matieres muqueuses. Nous placerons au même rang la mille-feuille & ses sommités ; l'infusion & la décoction de cette plante produiront sur les néphrétiques des effets merveilleux, s'ils en font un usage constant & journalier. J'ai vu quelques malades guérir radicalement par ce seul remede de douleurs néphrétiques invétérées. Ce qui rend cette plante si salutaire dans les cas de cette nature, c'est qu'outre qu'elle est consolidante & calmante de sa nature, elle abonde encore en une huile vraiment anodyne, & semblable tant par sa couleur que par ses propriétés, à l'huile de camomile ; il n'est donc pas étonnant qu'elle soit si propre à calmer les douleurs & à appaiser les spasmes.

Mais s'il est essentiel dans toutes les maladies chroniques, d'avoir soin que l'estomac soit en bon état, & que la digestion des alimens & la déjection des excrémens se fassent bien, ce sont des choses qu'il ne faut pas apparemment négliger, lorsqu'il est question de prévenir les douleurs néphrétiques. On trouve à ce sujet un passage remarquable dans le seizieme chapitre d'Aëtius. « Le moyen de prévenir la pierre, dit cet « Auteur, c'est de prendre des alimens en quantité « modérée & de tenir la digestion en bon état ; car « les crudités non-seulement irritent cette maladie, « mais encore donnent lieu à la formation des pierres, « où il n'y en avoit point auparavant ; que ceux donc « qui y sont sujets s'abstiennent de manger avec ex« cès, qu'ils ne soupent point, qu'ils se fassent vomir « fréquemment, qu'ils fassent un usage journalier de « liqueur imprégnée d'absinthe, qu'ils observent enco« re de se purger en certains tems, & qu'ils ne choi« sissent pour mets que des choses faciles à digérer & « peu propres à engendrer des crudités ; qu'ils usent « des substances qui provoquent les urines, & qu'ils « mangent à tous les repas des panais bien bouillis, du « fenouil, du pouliot & du calament, & qu'ils pren« nent entre les animaux marins, le strombus, (espe« ce de coquillage) l'écrevisse & le crabe ; qu'ils boi« vent pendant plusieurs jours de suite la décoction de « racines de chardon-roland & de dictame ; que leur « eau soit pure & passée ; qu'ils préferent le vin blanc « & léger à tout autre, parce qu'il pousse par les uri« nes ; qu'ils prennent un exercice modéré, & des bains « imprégnés de nitre calciné, de lie de vin calcinée & « de pierre-ponce, & qu'ils s'y fassent frotter. » Alexandre de Tralles entre aussi dans un très-grand détail sur le régime des néphrétiques. Voyez *ces sentimens ci-dessus*.

Le fameux secret de Zecchius, dont cet Auteur fait mention dans ses Consultations, a été tiré sans contrédit des Ouvrages d'Alexandre de Tralles, puisqu'il consiste seulement à boire une pinte d'eau chaude avant dîner. Charles Pison avoit recommandé l'eau chaude longtems avant Zecchius, & il assuroit que ceux qui continueroient d'en faire usage, seroient guéris radicalement après l'expulsion de la premiere pierre.

Observations & précautions à prendre dans la pratique.

Comme la fonction principale du Medecin consiste, soit qu'il s'agisse de guérir, soit qu'il s'agisse de prévenir les douleurs néphrétiques, à proportionner les remedes aux différentes constitutions, aux âges & aux tempéramens, & à les approprier aux fonctions particulieres interrompues, & aux causes concomitantes de la maladie, j'ajouterai ici quelques observations & quelques précautions qu'on trouvera, je ne dis pas utiles, mais nécessaires dans la pratique.

La premiere chose qu'il faut savoir & qu'il ne faut point perdre de vue, c'est que tous les remedes dont on use dans la cure de cette maladie, ne sont pas également propres pour toutes les constitutions, & ne produisent pas toujours les mêmes effets salutaires ; leur action varie selon l'état différent & muable des fluides & le tissu particulier des solides, d'où dépend ce que les Grecs ont appellé idiosyncrasie. Il faut donc varier les remedes selon les circonstances, car la nature s'habitue si parfaitement à la longue à un remede, qu'il cesse souvent de produire le même effet.

Il est arrivé quelquefois que la nature elle-même s'est débarrassée d'une pierre, lorsqu'on s'y attendoit le moins & sans le secours des remedes. Il se passe quelque chose d'analogue à cela dans les accouchemens où les remedes n'ont la plupart du tems aucune efficacité, à moins que la nature n'agisse avec eux. C'est ainsi qu'il faut expliquer ce qui est arrivé à des Charlatans, on leur a fait souvent honneur & à leurs remedes, tout mal raisonnés qu'ils étoient, de l'ouvrage de la nature. Un Medecin ne doit donc point ignorer que la nature termine quelquefois elle seule ces spasmes, ces douleurs & ces agitations violentes qu'on remarque dans les néphrétiques, ce qu'il se gardera bien d'attribuer à la force de l'imagination, car on en peut rendre des raisons physiques. Le grand art de la Medecine consistant à prévoir le moment heureux & précis dans lequel la nature commence à agir & à travailler au soulagement du malade, il est quelquefois à propos de suspendre l'usage des remedes, surtout lorsqu'ils ont été employés pendant quelque tems sans aucun succès, & d'abandonner la nature à elle même, car elle produit quelquefois de son propre mouvement de plus grands effets, que le Medecin ne pouvoit s'en promettre de ses préparations stimulantes & impulsives.

Quoique les diurétiques les plus acres, & les plus véhémens, & les remedes qui poussent violemment par les urines, comme les préparations de térébenthine, le genievre, l'ambre, l'ail, les oignons, & le pourpier, soient non-seulement inutiles pour préserver de la pierre les personnes pléthoriques, & pour soulager dans un paroxysme néphrétique, soit simple, soit produit par des pierres; mais qu'ils augmentent encore le mal, & qu'ils irritent les symptomes: cependant je n'en voudrois pas absolument condamner l'usage; il y a des cas où la prudence d'un Medecin en pourra tirer bon parti; je crois qu'ils produiroient un très-bon effet comme préservatifs sur des constitutions fermes, robustes, humides, & paresseuses, en fortifiant le ton des vaisseaux des reins, & en en chassant ce qui peut s'y trouver de sérosité impure & tartareuse.

Un exercice modéré & fait à propos n'aidera pas peu la nature à chasser les pierres; c'est un remede qu'on peut ajouter aux expellans bien choisis, surtout aux liqueurs délayantes, comme les eaux médicinales, chaudes, & froides, & le petit lait; ces liqueurs agissent si puissamment par leur poids, qu'elles dérangent quelquefois la pierre de l'endroit où elle est engagée. C'est par cette raison qu'il arrive aussi que l'exercice soit à pié, soit à cheval est préjudiciable à quelques malades. Car en dérangeant la pierre d'un lieu où elle ne causoit aucune douleur, elle se trouve mise dans une position où sa surface raboteuse & pointue irrite fortement la tunique nerveuse & délicate des canaux; d'où il s'ensuit des spasmes si terribles & si violens qu'ils en sont quelquefois mortels.

Il n'y a peut-être aucun remede plus propre à préserver de la pierre, que la saignée faite à propos, surtout dans les cas où le corps étant chargé d'une trop grande quantité de sang, est naturellement disposé à cette évacuation. Il y a des cas dans lesquels il est à propos de recourir à ce remede, même dans le paroxysme; lors, par exemple, que la pléthore & la véhémence du pouls sont accompagnées d'une grande chaleur, & d'une soif extraordinaire; car telle est la nature des douleurs violentes, qu'en conséquence des spasmes furieux qu'elles excitent, la circulation du sang se trouve retardée dans les veines, & une grande quantité de ce fluide est portée avec impétuosité dans des parties auxquelles elle n'étoit pas destinée: de-là naissent des épilepsies, des convulsions, des délires, des apoplexies sanguines, des pissemens de sang, des fievres inflammatoires, & d'autres maladies dont nous n'avons que trop d'exemples, & qui toutes auroient pû être prévenues par des saignées faites à propos.

Lorsque les douleurs néphrétiques surviennent dans des constitutions scorbutiques, lorsque ceux qui sont attaqués de cette maladie abondent en humeurs impures & récrémentitielles, lorsqu'ils étoient antérieurement sujets à des éruptions pourpreuses, & chroniques, & lorsque l'impureté scorbutique exerce son action dans le moment même du paroxysme néphrétique, il n'est pas possible que ces circonstances ne soient accompagnées d'une foule de symptomes extremement variés, & fort dangereux; dans ces cas un Medecin, quel qu'il soit, ne peut jamais avoir, ni des connoissances, ni de la prudence de trop: je ne crois pas qu'il puisse ordonner rien de mieux que des liqueurs calmantes & délayantes, comme le petit lait, soit doux, soit aigrelet; il interdira surtout aux malades toutes sortes de biere, & de vin. Mais il ordonnera, & j'ai éprouvé que ce seroit avec succès, du petit lait modérément chaud, & des diaphorétiques doux.

Quoique les bains soient jugés absolument nécessaires en pareil cas, & que les malades en ressentent ordinairement sur le champ des effets salutaires: cependant il faut bien se garder de les faire prendre aux personnes d'une constitution grasse & pléthorique; surtout s'il y avoit en même-tems difficulté de respirer; alors avant que d'en venir aux bains, & que d'être en droit d'en attendre d'heureux effets, il faudroit diminuer la pléthore, rendre le ventre libre, & calmer la violence des douleurs.

Les douleurs néphrétiques sont quelquefois accompagnées d'une colique convulsive qui provient des hémorroïdes. La nature des douleurs instruira un Medecin prudent sur toutes ces circonstances, & ce ne sera qu'après un examen sérieux, qu'il se hasardera à prononcer sur le sort du malade & sur le traitement de la maladie. Ce à quoi il s'appliquera particulierement, ce sera à calmer, ou à dissiper les douleurs insupportables des intestins, soit par la saignée, soit par l'application des sangsues, soit en rendant le ventre lâche par les clysteres convenables. Il arrive quelquefois que le malade ressent dans toute la région du dos, & de l'abdomen une douleur violente accompagnée de la perte des forces, lorsque la pierre est emportée dans les uréteres d'un mouvement violent & continu; mais à peine sera-t-elle parvenue dans la vessie, que cette douleur cessera.

On sait par expérience, & il n'est pas moins conforme à la raison, qu'il faut éviter les opiats, comme des poisons, & particulierement les pilules de cynoglosse, lorsque les douleurs ont duré pendant long-tems, & que le malade a perdu ses forces. Lorsque les personnes attaquées sont d'un âge avancé, & lorsque le pouls est foible, & que le chagrin a contribué à l'indisposition; dans ces cas il seroit beaucoup plus à propos de ranimer & de fortifier la nature par des eaux analeptiques, & modérément spiritueuses, comme celles de mente, de melisse, de lis des vallées, ou de canelle, sans vin, à quoi l'on peut ajouter un grain ou deux d'ambre-gris, & de l'extrait de safran. On pourroit aussi faire servir le vin pris modérément au même but. On s'appliquera encore à fortifier le ton des intestins, autant qu'il sera possible avec des linimens spiritueux, & balsamiques.

Entre les eaux minérales & chaudes, il n'y en a aucune qui soit plus propre à résoudre & à emporter la matiere tartareuse dont la pierre est formée que les eaux de Carlsbath, parce qu'elles abondent en terre de la nature de la chaux. Je crois cependant qu'il ne faut les ordonner qu'avec beaucoup de circonspection; j'ai vu des malades qui n'en avoient pas bu plus d'un mois, rendre jusqu'à cinq cens petites pierres polies de la grosseur d'un grain de vesse, ou d'une lentille. Lorsqu'elles ont produit cet effet, il faut en venir sur le champ aux remedes consolidans & balsamiques; car il est évident qu'il faut travailler alors à réunir les parties, & à remplir les cavités que l'absence de toutes ces petites pierres a laissées dans les reins. Mais j'ai une infinité d'expériences qui me démontrent qu'il est plus sûr, tant pour guérir, que pour se préserver des douleurs néphrétiques, d'aller aux eaux de Sedlitz; parce qu'outre qu'elles sont très-pures, elles contiennent un sel alcali, & parce qu'il n'y a aucun remede qui l'emporte sur elles dans la cure des plaies, & des indispositions de la vessie. Si les humeurs étoient de plus infectées d'un levain scorbutique, & si les parties étoient en même-tems exulcérées, un usage continué des mêmes eaux mêlées avec le lait seroit très-salutaire.

Méthode de traiter la pierre dans les reins ou les uréteres selon BOERHAAVE.

Dans le *calcul* des reins l'indication consiste à le diminuer, à l'expulser, ou tout au moins à le réduire dans un lieu, où il puisse résider, sans causer des douleurs trop aiguës, comme dans la vessie.

Le premier se fait en observant un régime humectant, doux, léger, un peu salé, en buvant de l'eau, ou des liqueurs semblables; ou par les forces de la nature.

Les végétaux que Boerhaave recommande en ce cas, & dont il conseille de faire un grand usage, cuits dans le bouillon, ce sont les suivans, & quelques autres doués des mêmes qualités savoneuses.

La bourrache, le cerfeuil, la condrille, la laitue, le pourpier, les racines de carotte, les racines de panais, les racines de sercifi, le laitron, la scorsonnaire, la dent de lion, le tragopogon jaune.

Entre les liqueurs, le petit lait, le lait, le beure des animaux qui ne se nourrissent que d'herbes fraîches.

L'usage de ces choses est excellent, & il faut le continuer jusqu'à ce qu'il survienne une diarrhée que l'on entretiendra pendant quelques jours; quand bien même le malade s'en trouveroit affoibli. C'est ainsi, dit Boerhaave, qu'on est venu à bout de guérir des maladies de cette nature même invétérées.

Cet Auteur observe ailleurs qu'on trouve aux bœufs nourris dans l'étable, & tués en hiver, des concrétions pierreuses dans le foie, dans la vésicule du fiel, & dans les conduits biliaires, & qu'il est rare qu'on en trouve à ceux qui ont brouté l'herbe nouvelle en été; d'où il conclut que les végétaux savoneux, lorsqu'ils commencent à croître sont bons contre la pierre.

La raison ne manque jamais de venir à l'appui des obsfervations qui sont les colonnes de la Medecine, & il y a du plaisir à chercher l'explication des phénomenes, lorsqu'il y a quelque difficulté à la trouver. Le Lecteur nous saura donc quelque gré d'examiner ici pourquoi les jeunes plantes savoneuses dissolvent les concrétions pierreuses qui se forment dans le corps.

J'ai remarqué en plusieurs endroits que l'action d'un menstrue étoit absolument nécessaire pour la dissolution de la portion de terre qui devient propre, par ce moyen, à passer dans les petits pores des racines des végétaux; il n'est pas question maintenant de chercher ce que c'est que ce menstrue, d'autant plus que nous avons déja traité ce sujet dans les Articles *Acetum* & *Botanica*. Mais quel qu'il soit, on peut supposer avec quelque vraissemblance, que la portion qui réside dans les jeunes plantes savoneuses, & qui fait partie de leurs sucs, n'a point été assez altérée par la circulation qu'elle y fait, pour avoir perdu la faculté de résoudre les concrétions terreuses, lorsqu'elle est reçue dans le corps, & qu'elle est aidée des puissances vitales. Mais le lait des animaux qui ne vivent presque que d'herbe & d'eau, & qu'on peut par conséquent regarder comme une production immédiate des sucs des végétaux, doit posséder en quelques degrés, ainsi que le petit lait & le beure, la vertu de dissoudre.

Le second se fait en relâchant les vaisseaux par des bains, des lavemens, des linimens qui aient cette vertu, en lubrefiant les premieres voies par des médicamens humides, émollians doux, par des matieres huileuses, douces; en ouvrant par des opiats & des anodyns; en poussant par l'usage prudent des médicamens diurétiques, & par un exercice modéré.

Pour cet effet Boerhaave recommande les formules suivantes:

Prenez *des feuilles de mauve*, *de guimauve*, *de mauve jaune*, *de mercurialle*, *de parietaire*, *de branque ursine*, *d'arroche*, } *de chaque 4 poignées.*

Faites bouillir le tout dans une quantité d'eau suffisante, pour un bain qui doit monter jusqu'au dessus de la région lombaire.

Vous donnerez des clysteres de la même décoction, & vous en ferez boire en grande quantité; car de quelque façon qu'on la prenne, elle relâche, amollit, ouvre & chasse le *calcul*.

Décoction lubrifiante huileuse.

Prenez *vingt amandes douces*,
vingt pistaches,
semences de pavot broyées, trois onces;

Faites blanchir les amandes & les pistaches.

Broyez-les avec la graine de pavot.

Faites bouillir le tout pendant une demi-heure dans une quantité suffisante d'eau commune.

Battez-bien le tout pendant quelque tems.

Ajoutez ensuite *de savon de Venise, quatre onces*,
de la réglisse, deux onces;

Faites bouillir le tout un peu.

Tirez-en la décoction qui doit se monter à trois pintes.

Le malade en boira quatre fois par jour un demi-septier, & il se promenera ensuite pendant quelque tems.

Opiat apéritif & anodyn.

Prenez *sirop des cinq racines apéritives, une once & demie.*
laudanum solide, deux grains,
nitre purifié, vingt grains,
eau de pavot distilée, six onces;

Mêlez le tout, & faites-en prendre au malade un demi-once par heure.

Décoction diurétique & expulsive.

Prenez *des pois chiches rouges, deux onces*,
de la graine de pourpier, une once,
des racines de chien-dent, & *de pourpier*, } *de chaque, 4 onces;*
feuilles d'aigremoine, *de verge d'or*, *de véronique mâle*, } *de chaque, une demi-poignée;*
de réglisse, une once;

Faites bouillir le tout pendant une demi-heure dans une quantité d'eau suffisante, pour donner trois pintes de liqueur passée.

Ajoutez *nitre, deux dragmes.*

Faites boire au malade deux onces de cette liqueur par heure.

Le troisieme se fait en obviant aux symptomes, à l'inflammation, par la saignée, & les autres remedes convenables en ce cas; voyez *inflammatio*; à la douleur par des émulsions anodynes, à l'âpreté ou l'inégalité du *calcul*, par des substances savoneuses, huileuses & glutineuses.

Boerhaave prétend qu'il ne faut point compter sur les lithontriptiques.

Lorsque le *calcul* tombe du bassinet du rein par les uréteres dans la vessie, il requiert les mêmes remedes, mais surtout des lavemens, des fomentations & des saignées. Boerhaave, *Aphorismes.*

J'observerai qu'il y a rarement attaque de douleurs néphrétiques, sans une nécessité absolue de saigner sur le champ, parce que ce remede soulage ordinairement beaucoup.

Il ne faut pas négliger les clysteres laxatifs & émolliens, dans lesquels on fera entrer la térébenthine : on les réitérera plus ou moins selon l'état & la constitution du malade, & selon les effets du premier ; car c'est sur ces choses, dont le Medecin ne manquera pas de s'informer, qu'il en fera suspendre ou continuer l'usage.

On en viendra ensuite aux purgatifs adoucissans préparés avec la manne dissoute, & relevés avec quelques sels cathartiques ou autres ingrédiens, tels que le Medecin jugera à propos de l'ordonner.

Les opiats serviront beaucoup à dissiper la constriction spasmodique des parties où résidera la pierre, & pour calmer les douleurs. Mais je crois qu'il est à propos de ne les ordonner qu'après les évacuations dont nous venons de parler. Entre les opiats, il n'y en a point dont on fasse plus de cas que des pilules de Matthieu, parce qu'elles sont composées de savon, de tartre, & d'autres ingrédiens apéritifs. La dose ordinaire est depuis six grains jusqu'à dix : mais c'est au Medecin à la déterminer, ainsi que le tems de prendre ce remede, & à connoître la nécessité d'y revenir ou de le cesser.

Les personnes tourmentées de la goute & de la pierre conjointement, ne seront pas fâchées de trouver ici comment Sydenham, le plus grand Praticien, peut-être, qui ait existé depuis Hippocrate, s'est traité lui-même en pareil cas. Nous avons donné à l'article *Arthritis* une partie de sa méthode. La dissertation suivante contiendra le reste.

Il se trouvera peut-être des personnes qui m'accuseront d'imprudence de publier des observations que j'ai faites sur moi-même : mais je me flatte qu'il s'en trouvera d'autres plus équitables, qui ne sauront point mauvais gré à un homme qui a souffert autant & aussi long-tems que moi d'un pissement de sang causé par une pierre logée dans les reins, de m'être laissé attendrir sur le sort de ceux qui sont tourmentés de la même maladie, & de leur communiquer les remedes dont j'ai éprouvé l'efficacité, quoique peut-être on les juge communs & peu dignes de remarque.

En 1660. j'eus un accès de goute des plus longs & des plus cruels que j'aie jamais essuyés de ma vie : il me tint pendant deux mois entiers de l'été, ou dedans, ou dessus un lit. Cet accès commençant à tirer à sa fin, je sentis une douleur sourde & pesante dans le rein gauche particulierement ; quelquefois, mais plus rarement dans le droit. La goute cessa : mais la douleur dans les reins subsista, & se fit sentir par intervalle, quoiqu'elle ne fût pas fort aiguë : elle me fit craindre pour la pierre. Jusqu'alors j'avois échappé à ces accès accompagnés de douleurs cruelles dans les uréteres, & de vomissemens violens. Mais quoique ces signes de la pierre ne parussent point encore, j'avois cependant toute raison de croire qu'il y avoit dans l'un d'eux une pierre à laquelle sa grosseur ne permettoit pas de passer dans les uréteres, & qui causoit les symptomes dont je viens de parler. Ce fâcheux prognostic se vérifia au bout de quelques années. En 1676. un jour que j'avois beaucoup marché, sur la fin d'un grand froid, je fus attaqué d'un pissement de sang qui augmenta à mesure que je marchois, & qui remplit le carosse dans lequel je montai, ensorte que le sang couloit sur le pavé, quoique les chevaux allassent fort lentement. J'observai que ce symptome cessoit, quelque longue que fût la course que je faisois, pourvu que ce ne fût point sur le pavé.

Quoique l'urine que je vuidois alors fût au premier coup d'œil extremement mauvaise, & qu'elle ressemblât à du sang, cependant elle ne tardoit pas à s'éclaircir ; elle reprenoit sa couleur naturelle, & le sang se précipitoit au fond en caillots. La premiere chose que je fis, ce fut de me faire tirer du bras une grande quantité de sang : je passai à quelque purgatif, & j'éprouvai ensuite différentes sortes de rafraîchissans & d'incrassans, observant un régime convenable, & m'interdisant absolument toute liqueur aiguë, piquante & atténuante. Cependant ces remedes, & beaucoup d'autres qu'il seroit trop long de détailler, n'ayant produit aucun effet, & craignant d'ailleurs de pousser la pierre embas par l'usage des eaux ferrugineuses, car je la soupçonnois d'être trop grosse, pour m'en débarrasser par cette voie ; je n'attendis aucun secours de ce remede, d'autant plus qu'il avoit été funeste à quelques personnes de ma connoissance qui s'en étoient servies. Le parti que je pris fut de cesser toute sorte d'essais, de m'en tenir aux remedes capables seulement de prévenir les accidens, & de faire le moins de mouvement qu'il me seroit possible.

M'étant rappellé dans la suite les grands éloges que j'avois entendu faire à quelques personnes de la vertu de la graine de frêne pour dissoudre la pierre ; j'imaginai que si la graine de cet arbre avoit tant de vertu, sa manne pourroit bien en avoir davantage ; car, selon Monsieur Ray, & d'autres Ecrivains plus modernes, la manne qu'on nous apporte, n'est ni un miel éthéré, ni une certaine rosée céleste, mais bien une liqueur qui sort des feuilles, des branches & du tronc du frêne de Calabre, fait que M. Ray a eu occasion de constater dans ses voyages en Italie, où il vit un Medecin qui avoit coutume de ramasser la manne sur les branches & les feuilles de ces arbres, qu'il avoit eu grand soin de faire couvrir auparavant avec des toiles. Pour essayer donc si ma conjecture étoit solide, je fis dissoudre deux onces & demie de manne dans une quarte de petit lait, & je la bus. Je mis dessus de tems en tems un peu de suc de limon, autant pour la faire opérer promptement, car c'est un purgatif lent, que pour la rendre bien-faisante à l'estomac. Je ne puis exprimer quel fut le soulagement que ce remede apporta dans la région des reins ; car quoique la douleur ne fût pas continue, j'y sentois cependant une pesanteur incommode. Encouragé par ce succès, je réitérai ce purgatif chaque semaine, à certain jour marqué, & pendant quelques mois. A chaque purgation mon état amendoit manifestement, & j'en vins au point de pouvoir supporter le mouvement du carosse. Je n'ai senti aucun symptome néphrétique jusqu'au printems dernier, au commencement duquel ils ont reparu, occasionnés sans doute par une attaque cruelle de goute qui avoit duré tout l'hiver précédent, & qui m'avoit tenu dans l'impossibilité de continuer mes exercices ordinaires. Je balançai alors si j'aurois recours à la purgation, m'étant apperçu que le purgatif le plus doux étoit suivi à coup sûr d'une attaque de goute, parce que toute la substance de mon corps étoit pour ainsi dire dégénérée dans les dernieres années de ma vie dans l'aliment de cette maladie. Mais je crus pouvoir revenir sans danger à la manne une fois par semaine, observant de prendre un opiat tous les soirs de purgation, pour appaiser le tumulte que ce remede ne manqueroit pas d'exciter. Conséquemment je pris le matin deux onces & demie de manne dissoutes dans une quarte de petit lait, & le soir seize gouttes de laudanum liquide dans de la petite biere : je fis succéder de cette maniere le laudanum à la manne deux fois par semaine, pendant trois semaines de suite. Après quoi je me déterminai à prendre la manne seule une fois par semaine, parce qu'elle m'avoit fait rendre une si grande quantité de mauvaises humeurs, qu'il y avoit peu d'apparence que la goute me reprît, la raison m'indiquant que si la manne étoit douée de la vertu de dissoudre la pierre, son efficacité dont j'attendois ma guérison, devoit être fort affoiblie par l'astringence du laudanum. C'est pourquoi, je crus qu'il étoit à propos de ne me purger qu'une fois par semaine, & de supprimer l'opiat.

J'ai suivi cette méthode pendant quelques mois, me purgeant toujours le même jour de la semaine, sans m'en écarter sous quelque prétexte que ce pût être. La purgation produisit le même effet que la premiere fois, & la douleur des reins se trouva diminuée : mais en la réitérant, je ne tardai point à réveiller quelques symptomes de goute ; j'avois tantôt les jambes & tantôt les intestins affectés ; le laudanum réprimoit à la vérité ces atteintes. Opiniatré par les premiers succès à user des mêmes médicamens, j'en continuai l'usage, tant pour prévenir le retour du pissement de sang, que pour emporter une partie de la matiere qui formoit la pierre. Cette constance de ma part fut si heureuse, que les symptomes que j'avois entrepris de dissiper, n'ont point reparu depuis la premiere fois que j'ai publié ce Traité ; c'est pourquoi j'ai cessé tout-à-fait de prendre de la manne.

J'ai dit dans le Traité que j'ai publié sur la goute, que dans cette maladie il ne convenoit point de purger, soit dans le commencement de l'attaque, soit dans son déclin, soit dans les intervalles des accès. Je me crois obligé de me rétracter ; car j'ai éprouvé que la manne prise de la maniere dont je m'en suis servi dans le pissement de sang, ne produisoit point l'attaque de goute que j'en avois appréhendée, pourvu que j'eusse soin de la prévenir par un opiat. Je persiste pourtant à croire, que si la goute se trouvoit séparée du pissement de sang & des douleurs néphrétiques, les évacuations de quelque espece qu'elles fussent, seroient pernicieuses, & que par conséquent il faudroit s'en abstenir.

J'ajouterai à ces observations quelques particularités sur le régime & les alimens qui conviennent dans cette maladie ; car j'ai résolu de ne rien omettre de ce qui pourroit apporter le moindre soulagement aux personnes qui se trouveront dans mon état. Le matin après que je suis levé, je prens une tasse ou deux de thé, ensuite je monte en carosse pour jusqu'à midi. A mon retour, je dîne modérément ; car la sobriété est surtout nécessaire : je mange de toutes sortes de mets, pourvu qu'ils soient de facile digestion. Pour hâter la coction & éloigner la goute des intestins, je bois immédiatement après dîner un peu plus que le quart d'une pinte de vin de Canarie. Après dîner je remonte en carosse, & lorsque mes affaires me le permettent ; je fais un tour à la campagne ; je vais chercher le bon air à deux ou trois milles. Un coup de petite bierre fait tout mon souper. Pour délayer & refroidir les humeurs acres & chaudes logées dans les reins, qui engendrent la pierre, je bois un second coup, lorsque je suis couché & sur le point de m'endormir. Je préfere toujours la petite bierre faite avec le houblon, à celle où il n'y en a point, parce que quoique la petite bierre sans houblon soit plus douce & plus lubrifiante, & par conséquent plus propre à précipiter la pierre des reins ; cependant comme elle est plus visqueuse & plus chargée que celle où entre le houblon, je la crois plus sujette à engendrer des matieres graveleuses & calculeuses ; d'autant plus qu'elle n'a point cette stypticité que l'autre reçoit du houblon. Le jour de purgation je mange mon poulet à dîner, & je bois mon vin de Canarie comme à l'ordinaire. Je me couche de bonne heure, surtout en hiver. Car rien n'est plus propre à faciliter la digestion, & à conserver le bon ordre dans l'œconomie animale que de se coucher de bonne heure ; au lieu que le régime contraire affoiblit toutes les facultés digestives, surtout dans les personnes âgées & affligées de maladies chroniques, & altere en eux le principe vital à un point auquel il est difficile de porter remede. Pour prévenir le pissement de sang causé par la pierre toutes les fois que j'ai une longue course à faire sur le pavé, car cette derniere circonstance est la seule dont je sois incommodé dans mes courses, j'ai soin avant de monter en carosse, de boire un plus grand coup de petite bierre. Si je suis en route pendant un tems considérable, j'en prens un autre. Tels sont les moyens par lesquels je me garantis assez bien du pissement du sang.

Enfin il me reste à faire remarquer aux personnes qui ont la goute & la pierre en même tems, le grand danger qu'elles courent en prenant inconsidérément la manne dissoute dans des eaux minérales purgatives. Je conviens qu'en la prenant de cette façon, elle opere plus vivement, & qu'elle pese moins sur l'estomac ; mais ces petits avantages ne me paroissent pas compenser le mal que les eaux produisent d'un autre côté : car si la pierre logée dans les reins est trop grosse pour pouvoir être précipitée dans la vessie par les uréteres, les eaux produiront presqu'infailliblement un accès qui durera, non sans mettre la vie du malade en danger, jusqu'à ce que la pierre soit descendue dans le Bassin. L'usage des eaux ferrugineuses n'est pas plus sûr, à moins qu'on ne sache parfaitement avant de les prendre, que la pierre est assez petite pour glisser, ou pour être emportée de force par les uréteres. Or voici les seuls moyens qu'on ait à mon avis, de s'assurer si la chose est possible. Si le malade a déja eu une attaque de douleur néphrétique (si cette attaque consiste en une douleur violente dans un des reins qui va en s'étendant selon toute la longueur du canal des ureteres, & qui est accompagnée d'un vomissement violent,) on peut être assuré que le bassinet ne contient point une grosse pierre ; mais qu'il est farci d'une grande quantité de petites pierres, dont une venant à tomber par hasard dans les ureteres, produit un accès qui dure ordinairement jusqu'à ce qu'elle soit descendue dans la vessie. En ce cas je crois qu'il n'y a point de meilleur moyen, soit pour prévenir l'accroissement des petites pierres, soit pour les expulser, que de boire pendant l'été beaucoup d'eau ferrugineuse.

Mais comme il peut arriver qu'on ait une attaque de pierre, sans être à portée de se procurer ces eaux, ou sans être dans la saison de les prendre.

Voici la maniere de traiter un malade dans ces conjonctures.

S'il est sanguin & jeune ; faites-lui tirer du bras du côté du rein affecté dix onces de sang. Faites lui prendre promptement deux pintes de posset, dans lequel on aura fait bouillir deux onces de racines de guimauve ; donnez ensuite le clystere suivant.

Prenez *des racines de guimauve, & lis blancs,* } *de chaque une once.*
de feuilles de mauve, de pariétaire, d'oreilles d'ours, de fleurs de camomiles, } *de chaque une poignée.*
de graine de lin, de fœnugrec, } *de chaque une demi-once.*

Faites bouillir le tout dans une quantité d'eau suffisante, pour avoir une pinte & demie.

Passez la liqueur, & dissolvez-y du sucre brun & du sirop de guimauve de chacun deux onces.

Faites un clystere du tout.

Lorsque le malade a pris le posset, & que le clystere a fait son effet, donnez-lui une dose assez forte de laudanum liquide, comme par exemple, vingt-cinq gouttes, ou quinze ou seize grains de pilules de Matthieu. On ne saignera point les personnes avancées en âge & usées par quelque maladie chronique invétérée, non plus que les vieilles femmes sujettes aux vapeurs, surtout si elles rendent au commencement de l'accès des urines noires & graveleuses ; du reste on s'en tiendra exactement à cette méthode.

Mais pour en revenir à la pierre, si elle est considérable ; car c'est ce dont il est question maintenant. Il est évident que le malade n'aura point eu d'accès de douleur néphrétique, par la raison que la pierre est trop grosse pour sortir du bassinet. Dans ce cas je prétens par les raisons que j'en ai apportées ci-dessus, que les eaux ferrugineuses, non seulement ne feront point de bien, mais qu'au contraire elles peuvent mettre le malade dans un danger éminent. Les eaux minérales ne sont pas plus salutaires pour les personnés gouteuses, si elles sont avancées en âge, comme il arrive ordinairement, & si elles sont d'un tempérament foible & phlegmatique ; car il est à craindre qu'en faisant prendre à ces malades une grande quantité d'eau, on n'anéantisse en eux les forces de la nature qui y sont déja fort diminuées. Mais quelle que soit la cause des suites fâcheuses des eaux minérales dans les personnes de cette constitution ; que ce soit celle que je viens d'indiquer ou une autre ; je suis parfaitement convaincu que la plupart de ceux qui ont été extremement affoiblis, ou pour mieux dire, épuisés, en avoient l'obligation à ces eaux. SYDENHAM.

De la pierre dans la vessie.

*Sentiment d'*ARETE'E.

De toutes les maladies qui affectent la vessie, il n'y en a aucune qui ne soit cruelle & dangereuse. Quant aux maladies aiguës qui y surviennent, comme les inflammations, les blessures, les convulsions, accompagnées de fievres aigues, elles sont mortelles. Pour l'ulcere, l'abcès, la paralysie & une grosse pierre, ce sont des maladies incurables. On ne peut tenter en sureté, soit de dissoudre la pierre, par quelque potion ou remede lithontriptique, non plus que de la tirer par une incision ; car il faudroit en même-tems ouvrir les membranes déliées de la vessie, opération qui tue le malade le même jour, ou dont il périt au bout de quelques jours par la fievre & les convulsions. Mais d'un autre côté si on ne fait pas l'opération, l'ischurie, les douleurs, la fievre & les colliquations emporteront le malade. La pierre n'est-elle pas d'une grosseur considérable, la rétention d'urine n'en sera que plus opiniâtre ; parce que cette pierre ne s'en engagera que plus facilement dans le col de la vessie, & fermera le passage des urines ; quoiqu'on en puisse faire l'extraction avec moins de danger que si elle étoit plus grosse, il faudra toujours ouvrir la vessie, & conséquemment ou le malade mourra, ou il lui restera un écoulement involontaire d'urine ; indisposition peu dangereuse à la vérité, mais insupportable à toute personne qui n'estime la vie que ce qu'elle vaut, & qui ne sçait ce que c'est que de porter avec elle une incommodité qui se fait sentir à chaque moment & à chaque pas, soit qu'elle veille, soit qu'elle dorme. Quant aux petites pierres, on les peut tirer sans grand danger.

Si la vessie est chargée d'une pierre qui y soit adhérente, on s'en appercevra par la mésaisance & la douleur qu'elle causera quelquefois, le malade sentira de plus une pesanteur, mais qui ne sera point accompagnée de dysurie. Au contraire il y aura dysurie si la pierre n'est point adhérente. Toutes les pierres se manifesteront par le sédiment sablonneux des urines & par l'abattement des parties naturelles. Les calculeux urinent avec douleur, parce que la pierre fait obstruction ; on les voit aussi prendre & tirer à eux leurs parties naturelles, comme s'ils tâchoient d'arracher la vessie & la pierre en même-tems, l'anus souffre par sympathie, & est affecté de tenesme. Les violens efforts que fait le malade qui s'imagine toujours être sur le point de rendre la pierre, causent la chute du rectum ; car la conspiration de l'anus & de la vessie est telle qu'ils agissent mutuellement l'un sur l'autre ; c'est par cette raison que dans les inflammations à l'anus il y a toujours rétention d'urine, & que dans les maladies de la vessie on ne rend rien par l'anus, quoique le ventre soit libre. ARETE'E, περὶ αἰτ. καὶ σημ. χρον. παθ. *Lib. II. cap.* 4.

*D'*ALEXANDRE DE TRALLES.

La pierre dans la vessie tourmente le malade par accès qui le prennent en certains tems de la même maniere que la pierre dans les reins : mais la premiere est plus fréquente dans les enfans que dans les adultes, & ne doit pas son origine à une chaleur si grande ; elle a pour cause principale une matiere grossiere propre à la génération des pierres, & que la chaleur naturelle met promptement en concrétion. Ce que nous devons donc nous proposer, c'est de corriger la grossiereté de cette matiere par des atténuans & d'en prévenir l'amas, accidens auxquels rien ne contribue davantage qu'une voracité extraordinaire & que l'agitation du corps après le repas.

Les symptomes de la pierre dans la vessie sont des urines crues & blanchâtres avec un sédiment sablonneux, & semblable aux croûtes qui recouvrent les pustules de la gale. D'ailleurs les calculeux sont sujets à se tirer les parties naturelles, & à se les distendre fréquemment & violemment, surtout lorsqu'ils ont envie d'uriner. ALEXANDRE DE TRALLES, *Lib. IX. cap.* 4.

De LOMMIUS.

La douleur qui provient de la pierre dans la vessie est très-cruelle ; d'ailleurs elle dure long-tems & elle revient assez fréquemment. Lorsque le malade en est tourmenté il sent un poids extraordinaire, surtout si la pierre est grosse, & particulierement lorsqu'il se meut ; ce sentiment de pesanteur est accompagné d'un picotement aux environs des os pubis & du périné. Il y a rétention d'urine & envie continuelle d'uriner. La strangurie est telle, qu'il paroît au malade que rien ne retient l'urine : cependant à peine l'écoulement en est-il commencé, qu'il est continuellement interrompu : ainsi cette évacuation se fait à plusieurs reprises. Le malade sent de plus de la douleur dans toute la longueur du canal du pénis, quelquefois elle se ramasse au gland seulement, elle n'est jamais plus vive que lorsque le malade vient de cesser d'uriner ; alors il lui prend aussi envie d'aller à la selle ; il y en a qui urinent beaucoup plus librement droits que couchés sur le dos, lorsque la pierre est considérable. D'autres sont contraints de se courber en devant pour uriner, & dans cette posture ils tâchent de se soulager, en se tirant & en s'étendant les parties naturelles. Les femmes se frottent avec la main l'extérieur des mêmes parties, & il leur arrive quelquefois de sentir la pierre en appliquant leur doigt au cou de la vessie. La plupart des malades ont coutume de se croiser les piés l'un sur l'autre dans le milieu de leurs douleurs. Les urines qu'ils rendent sont blanches, épaisses & troubles, & le sédiment en est purulent & muqueux ; on y trouve quelquefois du sang ou une matiere sanglante & concrete. Les enfans sont plus sujets à cette maladie que les adultes, & les hommes plus que les femmes. La pierre de la vessie est plus blanche, plus grosse & plus dure que celle des reins. Une petite pierre s'engagera plus aisément dans le col de la vessie, & produira par conséquent une rétention d'urine plus opiniâtre, qu'une grande ; car on peut écarter cette derniere sans beaucoup de difficulté, soit en introduisant un instrument dans la vessie, soit en donnant au corps une situation particuliere. LOMMIUS, *Med. Obs.*

De BOERHAAVE.

On connoît que la pierre a passé dans la vessie par la cessation des symptomes qu'elle produit, soit pendant son séjour dans les reins, soit pendant son passage dans l'uretere ; on en juge aussi par les effets qu'elle produit sur cet organe, savoir, l'inflammation & ses symptomes, les pressions, les frottemens, les ulceres, les pissemens de pus, les stranguries, l'obstruction de l'uretre, l'impossibilité d'uriner, si ce n'est le corps renversé sur le dos, la fievre hectique & la consomption, la douleur soit en pissant, soit après avoir pissé, l'urine qui ne sort que goutte à goutte, qui est blanche, qui dépose un un sédiment muqueux, épais, abondant, de mauvaise odeur, la demangeaison à l'extrémité du gland, le tenesme qui se fait sentir en urinant: mais le moyen le plus sûr de s'assurer de la présence d'une pierre dans la vessie, c'est de sonder. Quant à la maniere de sonder, voyez l'article *Lithotomia*.

Cure selon ARETE'E.

Si la rétention de l'urine est causée par une pierre qui bouche son passage, il faut l'écarter avec un instrument appellé *sonde*, & donner lieu à l'urine de s'écouler; mais s'il y avoit inflammation, alors l'introduction de l'instrument pourroit être impossible, & l'on s'exposeroit même à blesser le malade en le sondant. Si l'usage de la sonde est impossible, & que les douleurs soient insupportables au malade, alors il faudra faire une incision au *trichas*, (le perinée) & au col de la vessie, afin que la pierre & les urines puissent sortir. Il y en a qui lisent au lieu de *trichas*, τριχάδα ou πληχάδα, ce qui signifie selon Ruffus, l'endroit situé entre le scrotum, le col de la vessie & la cuisse. Cela fait, on travaillera à faire cicatriser la blessure, si cela est possible, sinon il faut que le malade se résolve à avoir le reste de sa vie une plaie purulente; ce qui tout bien considéré, vaut encore mieux que de mourir au milieu des douleurs. ARETE'E, περὶ θεραπ. ὀξ. παθ, *Lib. II. cap.* 9.

Selon ALEXANDRE DE TRALLES.

Quant aux remedes pour la pierre, je n'en connois point de meilleur que le sang de bouc appliqué chaud sur la partie; il vaudroit mieux l'appliquer sur la vessie même: mais la coutume est d'en frotter les parties dans le bain & d'en tenir appliqué dessus; cette méthode ne me paroît ni la plus convenable, ni la meilleure; au reste, de quelque maniere que l'on s'y prenne, il faudra réitérer ce remede plus d'une fois & à plusieurs reprises. ALEXANDRE DE TRALLES, *Lib. IX. cap.* 7.

Selon BOERHAAVE.

Aussi-tôt qu'on a lieu de croire que la pierre a passé des uréteres dans la vessie, on doit faire ensorte qu'elle en soit très-promptement expulsée par l'uretre, de peur qu'elle n'ait des suites plus fâcheuses, quand son volume aura augmenté. Cela se fait presque par les mêmes moyens que ceux que nous avons recommandés plus haut pour la pierre dans les reins & dans les conduits urinaires, excepté qu'on appliquera les topiques sur la région de la vessie, qu'on ajoutera les bains huileux & les lavemens semblables, & qu'on injectera de l'huile par l'uretre, en frottant les parties extérieures.

Si la pierre est engagée dans l'uretre & immobile, l'injection, les fomentations, le sucement, la sonde faite en cure-oreille, une légere pression, ou enfin la ponction ou l'incision du perinée conviennent.

C'est des Egyptiens que vient la méthode d'attirer la pierre au dehors par le sucement; pour cet effet il faut commencer par distendre l'uretre en soufflant.

Lorsqu'il arrive que la pierre restant dans le col de la vessie empêche l'urine de passer, il faut la repousser avec la sonde. BOERHAAVE, *Aphorism.*

Méthode pour tirer la pierre hors de l'uretre, selon HEISTER.

Lorsqu'une personne est tourmentée de la pierre ou de la gravelle, il arrive quelquefois qu'une petite pierre s'engage dans l'uretre ou le passage de l'urine, & que s'y arrêtant elle cause non-seulement des douleurs violentes, mais encore une grande difficulté d'uriner, & même une rétention totale d'urine. Un malade dans cet état déplorable ne manque pas d'appeller le Medecin à son secours. Il y a différens endroits de l'uretre où la pierre peut être arrêtée; quelquefois elle est située au commencement de l'uretre derriere, le scrotum, aux environs du périnée, dans le col ou sphincter de la vessie. Quelquefois elle est au milieu du conduit urinaire devant le scrotum, & quelquefois aussi elle est à l'extrémité de l'uretre, il lui arrivera aussi d'être logée dans une expansion particuliere ou sac de l'uretre. On trouve dans le Dran, *Observ. Chirurg.* 79. *Tom. II.* un cas semblable à ce dernier; il y en a quelques autres de la même espece dans la Chirurgie de Dionis, & j'ai moi-même découvert des pierres dans un pareil sac avant le scrotum; & ce qui est plus extraordinaire, j'en ai tiré deux d'un petit sac situé sous l'uretre, comme on voit *Planch. XI. Fig* 16. & 17. On connoîtra l'endroit où la pierre est détenue, par la douleur, par le toucher des doigts & par les instrumens. La cure s'en fait de plusieurs manieres différentes. On ordonne pour l'intérieur des remedes qui poussent par les urines, & l'on applique en même tems à l'extérieur, des cataplasmes, des fomentations; on fait prendre des bains, des clysteres & autres remedes semblables qu'on continue pendant quelque tems. Si ces remedes ne produisent aucun effet, on tentera d'humecter & de lubrifier l'intérieur de l'uretre par des injections d'huile d'olive ou d'huile d'amandes douces, afin que le passage étant graissé, la pierre puisse glisser plus facilement. On ordonnera par la même raison quelques bains émolliens. Il y en a qui recourbent le pénis au-dessous de la pierre, & qui distendent la partie antérieure de l'uretre en soufflant violemment, afin de dilater le passage & de faciliter l'expulsion de la pierre. Les Auteurs, entre lesquels on peut compter Prosper Alpin & consulter sa Medecine des Egyptiens, *Lib. III. cap.* 14. nous assurent que ces Peuples suivent cette méthode.

Si la pierre ne peut être expulsée par ces remedes & qu'au contraire la difficulté d'uriner en soit augmentée, il sera à propos de recourir à quelque moyen plus efficace. Premierement si la pierre est détenue dans le col de la vessie, on pourra faire une incision au périnée, dans l'endroit où on la sentira au toucher, & la tirer: mais comme il y a des malades qui sont fort effrayés de tout instrument pointu, on pourra se servir d'une sonde & repousser la pierre dans la vessie: comme il est à craindre que la pierre repoussée dans la vessie n'y prenne du volume, & ne cause dans la suite une maladie beaucoup plus considérable, je préfererois l'incision à la sonde. S'il arrivoit que la pierre fût si fortement engagée, qu'il n'y eût pas moyen de la repousser avec la sonde & que le malade en fût réduit à l'extrémité; ou si l'on ne jugeoit pas à propos de la repousser, par la raison que nous venons d'apporter, il faudroit en faire l'extraction par l'opération qu'on appelle le petit appareil; car c'est quelquefois le seul moyen de sauver la vie au malade. On observera dans cette opération de passer un ou deux doigts dans l'anus, pour empêcher la pierre de rétrograder. Si la pierre est logée aux environs du gland, on commencera par essayer les remedes précédens, ensuite on lubrifiera & on relâchera le passage étroit de l'uretre par des injections d'huile réitérées; après quoi l'on pressera doucement la pierre avec les doigts, pour la faire avancer en-bas, où l'on en tentera l'extraction surtout dans les enfans, en faisant sucer l'uretre par une garde, une nourrice ou quelque assistant. On préviendra de cette maniere toutes plaies, cicatrices & fistules. Si la pierre est arrêtée à l'extrémité du passage, on la saisira avec une pince ou crochet, ou quelque sonde en cure-oreille, comme on voit *Planch. VI. du premier volume*, *Fig.* 14. & on la tirera doucement. Si cela est impraticable, on pourra essayer l'instrument décrit *Planch. XI. Fig.* 7. & si fort recommandé par Marini: on introduira doucement dans l'uretre au-dessous de la pierre, la partie *A* de l'instrument qui l'embrassera; le Chirurgien tiendra dans sa main la partie *B* & il entraînera la pierre, en tirant à lui doucement l'instrument. S'il y a inflammation ou si la grosseur de la pierre ne permet pas d'employer ces moyens, Tulpius & Garengeot conseillent l'incision. Garengeot en pareil cas fend sur le champ l'extrémité du gland avec des ciseaux, & introduisant une sonde ou un crochet par la blessure, il tire la pierre; ensuite il lave avec du vin & il panse avec du linge & quelque baume agglutinatif.

Mais il peut arriver qu'on ne puisse se proposer du succès d'aucune des méthodes précédentes, comme lorsque la pierre est détenue dans le milieu de l'uretre; cas dans lequel il est à craindre que les efforts violens du malade pour uriner, la difficulté qu'il éprouvera, & les douleurs qui s'ensuivront ne lui ôtent la vie. Le seul remede qu'il y ait, c'est de faire une incision à l'endroit du pénis où la pierre est arrêtée, & de la tirer par ce moyen.

Voici comme on procédera dans cette opération.

Celse veut que l'on commence par tirer en avant le plus que l'on pourra la peau, en la prenant par son extrémité d'autres au contraire conseillent de la repousser en arriere. Dans ce dernier cas, le gland étant entierement nud & découvert, on liera le pénis audessus de la pierre, de peur que les doigts du Chirurgien ne la fassent rétrograder dans l'opération. On appuyera le pouce de la main gauche contre la pierre pour la rendre immobile, & l'on fera avec la main droite une incision longitudinale au côté du pénis; puis avec une tenette, une sonde, un crochet, quelque instrument ou les doigts, on tirera la pierre. Cela fait, on relâchera la peau, on frottera la blessure de quelque baume vulnéraire convenable, & on y appliquera une emplâtre. Par ce moyen la partie saine de la peau couvrira l'incision faite au pénis, l'urine prendra sa route naturelle, & l'agglutination de la blessure se fera sans peine. Lorsque le cas exige que l'incision soit un peu plus grande qu'à l'ordinaire, il est à propos d'introduire une canule de plomb dans l'uretre audelà de la blessure, & de l'y tenir pendant quelque tems pour recevoir & conduire l'urine. Car si on la laissoit couler sur la blessure, il y auroit à craindre que son acrimonie ne causât des douleurs aiguës, & ne produisît une inflammation, d'où il pourroit s'ensuivre une fistule à l'uretre, ou qui du moins retarderoit considérablement la cicatrisation. Mais un moyen sûr de prévenir les fâcheuses impressions de l'urine, c'est de boire peu quelques jours auparavant & après l'opération. Quant à l'incision, c'est par de bonnes raisons qu'on la fait au côté de l'uretre; car si on ouvroit la partie inférieure, la blessure seroit beaucoup plus exposée au cours de l'urine. Il n'y a qu'un ignorant qui pût s'aviser de la faire à la partie supérieure, & d'ouvrir les corps caverneux, d'où il s'ensuivroit une hémorrhagie considérable, & peut-être quelque chose de pis. Albucasis, ancien & célebre Medecin Arabe, tentoit de rompre la pierre arrêtée dans l'uretre, avec une espece de foret dont il donne la description : mais lorsque son instrument ne lui réussissoit point, il lioit le pénis audessus & au-dessous de la pierre pour la rendre immobile, & il faisoit l'incision.

Nous venons d'exposer les méthodes ordinaires de tirer la pierre de l'uretre, il ne nous reste plus qu'à parler de celle qu'a nouvellement inventée Thibaut, célebre Chirurgien de Paris, & que Garengeot a décrite. Il prenoit le pénis de la main gauche, & y faisoit une incision latérale; il séparoit le corps caverneux de l'uretre, à laquelle il faisoit une incision longitudinale, dans l'endroit où la pierre étoit logée, c'est-à-dire, ordinairement au-dessous du corps caverneux. Cela fait, il tiroit la pierre avec une tenette ou un crochet, frottoit la blessure de quelque baume glutineux, appliquoit du linge & des compresses, & fixoit le tout avec une bande. Par cette méthode, la partie inférieure du corps caverneux doit couvrir l'incision faite à l'uretre; & on assure d'ailleurs que les levres de la blessure reprennent & cicatrisent plus promptement.

Lorsque les pierres sont logées dans un sac particulier, ce qu'il y a de mieux à faire à mon avis, c'est une incision latérale dans l'endroit le plus commode pour leur extraction. C'est par une incision assez grande que j'ai tiré les pierres dont j'ai parlé ci-dessus, & qu'on voit représentées *Planche XI. fig. 16. & 17.* J'appliquai d'abord à la cavité du sac un digestif, & ensuite des corrosifs, comme le mercure précipité rouge. Il m'est arrivé quelquefois de la déterger avec la pierre infernale, & de travailler enfin à la cicatriser avec le baume de Copahu, & de petites emplâtres agglutinantes : mais ce n'est pas sans peine qu'on fait cicatriser en pareil cas, comme il paroît par l'Observation 79 de le Dran, où l'on voit qu'il employa différens moyens sans en venir à bout. HEISTER, *Chir.*

Nous allons rapporter le cas de le Dran, cité par Heister, parce qu'il est singulier, & qu'il mérite d'être connu.

Sur la fin de l'année 1722. un garçon d'environ seize ans s'apperçut qu'il avoit une petite tumeur au périnée: mais comme elle ne lui causoit point de douleur, il y fit peu d'attention.

Quelque tems après, il fit un voyage à cheval, & la compression de la selle contre le périnée fit sortir une pierre de la grosseur d'un pois, à travers la peau & l'uretre, que l'action continuelle, & le frottement qu'elle excitoit entre ces parties & la pierre avoient percées. L'urine couloit par cette ouverture, & il se forma une fistule.

Peu après cet accident, il sentit une nouvelle tumeur au fond du scrotum du côté gauche. Comme celle-ci augmentoit tous les jours, il se montra à un Chirurgien de sa connoissance, qui prit sa tumeur pour un mal vénérien, & qui lui proposa la salivation. Il y consentit. Il essaya les grands remedes sans en être soulagé. Dans ces entrefaites la fistule se forma, & l'urine cessa de suivre cette voie; ce qui provenoit apparemment de l'accroissement journalier du volume de la seconde tumeur.

Cet accroissement avoit pour cause une nouvelle pierre, qui s'étant arrêtée dans cet endroit, & qui étant perpétuellement humectée par l'urine, étoit devenue d'une grosseur considérable. Enfin au mois de Décembre 1725. le malade ayant fait un effort pour lever un grand poids, sentit une douleur vive au périnée : il y porta la main, & sentit quelque chose de dur qui perçoit la peau. Il tâcha d'arracher ce corps avec ses ongles : mais il n'en put venir à bout. C'étoit une pierre molle, qu'il écrasa en partie; (d'où nous pouvons conjecturer quelle étoit sa situation pendant son séjour dans les parties.) Ce qu'il en avoit détaché ne le soulagea pas. Il fut très-incommodé pendant huit jours : il ne pouvoit s'asseoir sans sentir de vives douleurs. Cependant un jour il s'apperçut en se levant, que la pierre sortoit en entier. Il se rendit à la Charité le jour suivant, & me raconta sa maladie. Il me donna sa pierre, que je garde à cause de la singularité du cas : elle pese une once & quinze grains : elle est presque triangulaire : elle a deux pouces & demi d'un angle à l'autre, & les trois quarts d'un pouce d'épaisseur.

Il est étonnant qu'un corps aussi considérable ait séjourné si long-tems dans les parties où il s'est engendré, sans y causer des douleurs cruelles, & sans arrêter les urines. On pourroit en déduire la raison de la figure de la pierre. Elle a un enfoncement du côté tourné vers l'os pubis, & c'est cet enfoncement qui permettoit sans doute aux urines de passer.

Quoique les levres de la plaie que la pierre avoit faite en passant fussent rapprochées, je pouvois toutefois introduire encore dans l'ouverture qu'elles laissoient, l'extrémité du petit doigt. Je le fis, & je sentis une grande cavité formée par la dilatation de l'uretre; & c'étoit-là que la pierre avoit séjourné. J'imaginai d'abord que la pierre étoit venue, lorsqu'elle étoit petite, de l'uretre, par le trou de la premiere pierre, & qu'elle s'étoit accrue entre l'uretre & la peau. Mais en examinant les choses avec le doigt, je ne tardai pas à être détrompé, & je trouvai qu'elle s'étoit engendrée dans l'uretre même. Car trouvant la circonférence de l'ouverture fort unie, & allant toujours en diminuant, mon doigt étoit guidé, & je le passai presque derriere le scrotum, où la dilatation finissoit.

L'uretre dilaté étoit fort mince dans l'endroit où la pierre s'étoit logée, & il y avoit callosité de l'un & de l'autre côté sans aucune cavité; ce qui prouve que l'uretre n'avoit été ouvert qu'à l'arrivée de la pierre; car s'il l'avoit été auparavant, l'urine n'eût pas manqué de creuser & de faire des fistules en plusieurs endroits du périnée: or il n'y avoit rien de tout cela. D'où j'infere que la pression seule de la pierre avoit donné lieu à la formation des callosités.

J'eus recours aux topiques & aux meilleurs remedes pour les fondre. J'appliquai au périnée des cataplasmes émolliens; & afin que l'urine n'humectât point en passant & les chairs & les linges, & ne se logeât pas dans la cavité d'où la pierre étoit sortie, j'introduisis un algali dans la vessie, & je l'y laissai. Après avoir continué les cataplasmes pendant deux ou trois jours, je fis succéder les emplâtres résolutives, & je mis de petits bourdonnets dans la plaie. Ils étoient enduits de diachylon fondu, avec les gommes & l'emplâtre de mucilage. Toute la dureté disparut en moins de trois semaines. J'usai ensuite d'injections d'eau d'orge & d'eau vulnéraire. Ces injections se faisoient tous les jours: mais ce fut envain. Je ne pus parvenir à fermer l'uretre, & à faire cicatriser la fistule. Le Dran.

L'algali est une espece de sonde creuse.

Nous avons obligation au Docteur Hale de l'invention d'un instrument pour tirer la pierre hors de l'uretre.

Pendant que j'étois occupé, dit-il, à ces expériences sur le *calcul*, il me vint en pensée que l'on pourroit se servir de l'instrument suivant pour l'extraction des pierres qui s'engagent dans l'uretre, qui y séjournent pendant plusieurs jours, au grand tourment d'un malade, & qu'on n'en peut tirer quelquefois sans faire l'opération.

Je coupai la partie inférieure d'une sonde droite, ce qui en fit une cannule capable de recevoir un stilet ou une tenette: l'extrémité de cette tenette étoit divisée en deux branches, semblables à des pincettes à arracher le poil; & ces deux branches étoient un peu recourbées en-dedans. D'ailleurs, je les avois fait faire assez pliantes & assez molles pour ne point agir trop fortement contre les côtés de l'uretre, lorsqu'on viendroit à les dilater.

Lorsqu'on veut se servir de cet instrument, on fait entrer les deux branches dans la cannule, & la cannule dans l'uretre; ensuite on retire cette cannule, ce qui donne lieu au pinces ou bien aux tenettes de se dilater. Dans cet état on les avance un peu plus loin, jusqu'à ce qu'on puisse présumer qu'elles embrassent la pierre: alors on fait redescendre la cannule; par ce moyen les tenettes sont appliquées assez fortement sur la pierre pour qu'on puisse la tirer.

J'ai envoyé cet instrument à M. Ranby, pour savoir ce qu'il en pensoit; & il m'a dit l'avoir essayé plusieurs fois, & avoir toujours trouvé beaucoup de facilité à tirer les pierres par son moyen, & que les autres Chirurgiens l'approuvoient au point, que la plupart d'entre eux en faisoient usage.

Je crois que l'on peut employer ce petit instrument généralement à l'extraction de toutes les pierres qui ont passé l'arcade des os pubis; & j'apprens avec satisfaction qu'ordinairement les pierres sont logées dans les parties de l'uretre qui sont à sa portée. Mais s'il se présentoit à tirer une pierre un peu au-delà de l'arcade des os pubis, je crois qu'on pourroit en venir à bout, en donnant à l'instrument la courbure des sondes ordinaires. Si la tenette est toute d'argent, cela sera d'autant plus facile.

M. Ranby est d'avis que cet instrument peut même servir dans les cas où il y a constriction à quelques parties de l'uretre; savoir, en poussant la tenette dans l'endroit où il y a constriction. Il prétend que l'effort continuel de ses branches vaincra le resserrement, & produira la dilatation. Hale, *Statique des végétaux*.

Si la pierre de la vessie est trop grosse pour pouvoir passer par l'uretre, la lithotomie est le seul remede.

Boerhaave regarde le grand appareil comme le plus sûr: cependant l'évenement en est toujours incertain, parce qu'il survient des accidens qu'on n'a pu ni prévoir, ni prévenir, & auxquels on ne peut remédier.

On délivre ordinairement les femmes de la pierre, en dilatant l'uretre; rarement leur fait-on l'opération. Voyez *Lithotomia*.

Je ne sai pourquoi Boerhaave ne fait point mention du miel, entre les remedes préservatifs de la pierre. Comme il est extremement savoneux & détergeant, ces qualités le rendent très-propre à emporter les concrétions *calculeuses* qui peuvent enduire les canaux des reins. Il pourroit même arriver que de petites pierres se dissoudroient, & que les grosses perdroient de leur volume, si le sang, & conséquemment l'urine étoient chargés de beaucoup de miel. Mais par malheur la plus petite quantité de miel opere si violemment dans de certaines constitutions, qu'on ne peut gueres leur en faire un remede; & il n'y a personne, de quelque tempérament qu'il soit, qui puisse en prendre en grande quantité, sans s'exposer à une violente diarrhée, & même au *cholera morbus*.

Comme la vessie est sujette à beaucoup d'autres maladies qu'à la pierre, & dont les symptomes sont à peu près les mêmes, je vais donner le Traité suivant, dans lequel on verra ce que M. Hoffman pensoit & de l'une & des autres.

La vessie étant une partie du corps musculaire & nerveuse, est très-sujette aux spasmes. J'entens par spasmes de la vessie une constriction forte & contre nature du corps de ce viscere, ainsi que du sphincter, ou une constriction, coarctation & crispation de ses fibres; crispation qui donne lieu ou qui est la cause de plusieurs maladies.

Ces douleurs aigues excitées dans la vessie par le long séjour d'une pierre, ainsi que les envies continuelles & la difficulté d'uriner, ne sont autre chose que des suites du spasme. Car la constriction convulsive qui affecte non-seulement les tuniques nerveuses & musculeuses de la vessie, mais encore son sphincter & l'uretre même, excite une si violente strangurie & un resserrement si grand dans les parties voisines des os pubis, qu'il semble d'abord aux malades qu'il leur est impossible de retenir leur urine. Cependant à peine en ont-ils lâché une goutte, que l'écoulement en est interrompu & totalement empêché. Cette maladie est accompagnée d'une douleur qui occupe tout le corps du pénis, quelquefois elle ne cause qu'une douleur très-aiguë au gland, où le mal semble s'être ramassé, selon les Observations d'Hildan & de Baglivi. Cette sensation singuliere & douloureuse, ce picotement & cette irritation continuelle, au gland & à l'extrémité du pénis, passent pour des signes pathognomoniques de la pierre, tant dans les enfans que dans les hommes. Mais la liaison étroite du rectum avec la vessie & la conspiration des nerfs de ces parties produisent en même tems des envies fréquentes d'aller à la selle, ou le tenesme. L'urine que l'on rend dans cette dysurie est pour l'ordinaire blanche, sale & chargée d'un sédiment muqueux; car la convulsion des fibres musculeuses occasionnant une constriction & une compression violente dans la tunique muqueuse intérieure de la vessie, en fait sortir une grande quantité de lymphe muqueuse & glutineuse qui se mêle avec l'urine & forme un sédiment muqueux. Quelquefois les urines sont claires & aqueuses & presque sans couleur, parce que les grandes douleurs & les spasmes s'étendant par la communication & la conspiration des parties, jusqu'aux uréteres même, n'en laissent sortir qu'une substance claire & aqueuse qui vient du sang par les vaisseaux émulgens. Cependant le malade souffre en rendant ces urines, un mal violent, il tient ses jambes croisées, presse ses hanches, se panche le corps en devant & se frotte de toute sa force avec une main, quelquefois avec les deux, le ventre aux environs de la région du pubis. Cette douloureuse évacuation d'urine est accompagnée de tremblemens, & pour ainsi dire, de mouvemens convulsifs de tous les membres, comme l'a fort bien observé Vieussens dans sa Neuvrologie; ce qui ne doit point étonner, car les nerfs déliés de la vessie étant irrités & mis dans une convulsion violente, transmettent par le moyen des nerfs intercostaux la même impression aux nerfs de l'épine, d'où elle passe dans toutes les parties du corps. On remarque encore que dans la strangurie & la dysurie véhémente le ventre est constipé, & que les excrémens & les flatulences sont retenus; mais que les douleurs ne sont pas plutôt dissipées, que tout rentre & se fait dans l'ordre naturel. On sait encore par observation que tous ces symptomes & même de plus terribles encore, peuvent fort bien n'avoir point pour cause la pierre dans la vessie, mais seulement une stagnation de sang dans les vaisseaux de cette partie; stagnation qui ne manque presque jamais d'être suivie d'une violente inflammation. Une erreur assez commune c'est d'attribuer tous ces symptomes à la pierre dans la vessie ou à l'acrimonie de l'urine, quoiqu'il soit démontré par l'expérience & par la dissection d'un grand nombre de cadavres que plusieurs personnes ont éprouvé tous les symptomes de la pierre dans la vessie, & même de plus cruels encore, sans qu'on ait remarqué en elles après leur mort le moindre vestige de cette maladie. En effet lorsque le cours des regles ou l'écoulement des hémorrhoïdes est interrompu, il est nécessaire que le sang regorge dans les vaisseaux de l'estomac & des intestins, qu'il forme des stases dans leur tunique nerveuse & sensible, qu'il les étende, qu'il les comprime, & qu'il excite des tranchées violentes, des anxiétés, des douleurs, des convulsions & des mouvemens spasmodiques; si le sang dont le volume doit être augmenté par la suppression des regles, ou de l'écoulement hémorrhoïdal, ou par quelqu'autre cause, vient à être poussé en abondance sur le corps de la vessie, & qu'il y fasse un arrêt, il n'est pas surprenant qu'il excite des spasmes & toutes les suites du spasme dans une partie aussi sensible.

La suppression de l'écoulement hémorrhoïdal est quelquefois suivie d'un pissement de sang; & si ce pissement de sang vient à s'arrêter, la vessie sera affectée de douleur, de convulsions & d'inflammation. Il arrive quelquefois que des femmes d'une constitution pléthorique qui ont passé cinquante ans, & en qui les regles ont entierement cessé, sont attaquées de convulsions de cette espece & emportées par une inflammation qui vient à leur suite. Les personnes qui meurent de maladie de la vessie, périssent presque toutes par une inflammation & un sphacele, qui ont pour cause une stagnation opiniâtre du sang dans les vaisseaux de cet organe; car les petites ramifications de ces vaisseaux sont tellement distendues, que l'inflammation attaque le plus souvent non-seulement la vessie, mais encore le rectum. C'est une vérité dont on est suffisamment convaincu par l'inspection seule des vaisseaux hémorrhoïdaux qu'on trouve pleins de sang noir, par la lividité du pénis & par la distension & les varices des veines du col de la vessie.

Une des principales causes de cette fatale inflammation, c'est le seul spasme violent de la vessie; plus le spasme est violent, plus la stagnation & l'arrêt du sang dans les vaisseaux sont grands, & plus la résolution & la discussion en sont difficiles; de-là il naît enfin un abscès, un ulcere, une maladie chronique ou un sphacele qui emporte bien-tôt le malade. La convulsion violente de la vessie qui est encore augmentée par la présence de l'inflammation, est la cause d'une multitude de symptomes terribles qui suivent l'inflammation. Aétius & Oribase comptent entre ces symptomes la fievre continue, les ardeurs violentes, la douleur, la chaleur brûlante, la tumeur sous le périnée ou au-dessous des os pubis, l'évacuation des urines goutte à goutte & avec grande difficulté, les efforts douloureux, les gémissemens, les envies fréquentes d'aller à la selle, accompagnées sur la fin de vomissemens bilieux, de maux de tête, la soif, la difficulté de respirer, la rougeur du visage & des yeux, la langue noire & brûlée, l'insomnie opiniâtre, l'agitation, le délire, le refroidissement des extrémités, & enfin la mort. Il y a dans Hippocrate, *Lib. Prænotionum*, un passage sur la terminaison fatale des maladies de la vessie qui mérite d'être remarqué. « Les douleurs & les duretés de la vessie sont cruelles & dangereuses au dernier degré, surtout lorsqu'elles sont accompagnées d'une fievre continue; car les douleurs seules qui sont causées par les convulsions, sont suffisantes pour emporter un malade. Dans ce cas le ventre est constipé & il ne se fait aucune excrétion qui ne soit forcée & d'une matiere dure. La terminaison s'annonce par une évacuation d'urines purulentes qui déposent un sédiment blanc & tenu. Si cette évacuation ne calme pas la douleur n'amollit pas la vessie, il y a tout lieu de craindre que le malade ne meure dans les premieres périodes (περιόδοισι) de la maladie. »

Les symptomes qui accompagnent l'inflammation de la vessie & qui se manifestent dans les différentes parties du corps, sont périlleux: cependant si on les examine bien, on trouvera qu'il n'y en a aucun qu'on ne puisse attribuer à un spasme violent qui passe par communication de la vessie, où il commence, à tout le systeme des nerfs. Lorsqu'une constriction ou crispation violente affecte les fibres des parties circonvoisines, qui sont le rectum & le sphincter de l'anus, la déjection est continuellement provoquée: mais tel est le resserrement de l'anus, que ni les excrémens, ni les flatulences ne peuvent sortir & qu'on ne peut même faire passer un clystere. Mais un spasme violent ne manquant jamais, comme on sait, d'affoiblir la partie qu'il a affectée pendant long-tems, & de la laisser enfin dans un état de relâchement, de-là vient que la chute de l'anus, surtout dans les personnes âgées & dans les enfans, est quelquefois une des suites du spasme. Toutes les fois qu'un spasme violent de la vessie se communiquera aux parties supérieures, & surtout aux intestins, il excitera de l'agitation & des tranchées, & s'il parvient à l'estomac il y aura perte d'appétit, mauvaises digestions & vomissement. On trouve dans Celse, *Lib. VII. cap.* 27. un passage fort remarquable sur la sympathie de l'estomac & de la vessie. « Nous savons fort bien, dit-il, qu'un ulcere dans la vessie affecte souvent l'estomac, & qu'il y a une espece de sympathie entre ces deux organes; d'où il arrive que dans ce cas les alimens ne séjournent pas dans l'estomac, ou que s'ils y séjournent, ils sont mal digérés, & conséquemment le corps mal nourri. » La convulsion de la vessie qu'accompagne l'inflammation, affectant le muscle du diaphragme, & les nerfs & les tuniques nerveuses du poumon & des bronches, rend la respiration difficile & pénible, attaque les parties circonvoisines du cœur & se communique de-là aux muscles du cœur, & aux tuniques musculaires & nerveuses des arteres; ce qui rend le pouls dur, prompt & resserré; & de-là naissent la fievre continue & la soif inextinguible; symptomes qu'il faut encore attribuer à la constriction convulsive des parties molles & glanduleuses de la langue & de la gorge, mais le danger sera bien autre, si le spasme gagne les membranes du cerveau & l'origine des nerfs, car alors il y aura insomnie continuelle, délire, convulsion, refroidissement & frisson des parties extérieures, pouls inégal & intermittent, tous signes d'une mort prochaine. Quoique les symptomes causés par la stagnation, & l'inflammation du sang pur ou impur dans la vessie soient toujours périlleux & quelquefois mortels, cependant les maladies qui naissent d'une sérosité impure, saline & corrompue qui adhere opiniâtrément aux membranes de la vessie & qui les picote, sont plus traitables & moins dangereuses; telles sont les douleurs qui accompagnent la difficulté d'uriner & la strangurie. On trouve plusieurs exemples de cette nature dans les observations des Medecins, mais surtout dans celles de Drawitz, Auteur qui mérite d'être cité, & qui a donné en Allemand, il y a à peu près un siecle, un Traité sur le scorbut, qui est un des meilleurs ouvrages qu'on ait faits sur cette matiere. Il y donne différentes histoires de maladies dans lesquelles les personnes se plaignoient de douleur violente en rendant les urines, & qui n'avoient pour cause ni la pierre, ni aucune affection de la vessie, mais seulement une humeur impure & scorbutique; entre autres cas remarquables il rapporte celui d'un boucher qui n'avoit jamais eu aucune attaque de pierre, & qui fut tout d'un coup affligé d'une douleur insupportable aux piés. Le mal passa de ces parties à l'uretre, où il fut accompagné d'une ardeur violente & d'une difficulté de rendre les urines qui venoient à peine goutte à goutte; il céda à l'usage des discussifs, mais il revint sur les piés, où il se termina par une tumeur.

Nous avons souvent remarqué dans les personnes âgées, des maladies de vessie, & surtout la difficulté d'uriner; elles ont en elles pour cause la vie sédentaire, ou une constitution scorbutique des humeurs, vice assez ordinaire dans la vieillesse. Rien n'est encore plus fréquent que de voir des malades attaqués de dysurie après la cessation de douleurs de goute, ou de rhumatisme; dysurie qui cesse d'elle-même, au retour des douleurs. Une observation qu'on fait assez communément, c'est que les personnes scorbutiques, attaquées d'un pourpre chronique, ou d'éruptions pourpreuses, maladies assez fréquentes de notre tems, sont saisies d'une grande difficulté d'uriner, d'anxiétés dans les parties circonvoisines du cœur, d'agitations, d'insomnie, & de chaleur brûlante intérieure, si elles ont pris du froid, ou si elles ont été saignées trop fréquemment, ou par quelqu'autre cause, & que tous ces symptomes disparoissent, si l'humeur qui avoit été repoussée au dedans, au lieu d'y séjourner comme auparavant, vient à sortir, & si le pourpre parvient à la surface du corps.

Les spasmes & les maladies de la vessie ont quelquefois pour cause une affection des reins dans laquelle il passe de ces organes par les uréteres dans la vessie, une matiere visqueuse & purulente, & quelquefois des pierres & du gravier. Dans tous ces cas, si ces matieres étrangeres ne sont pas expulsées à tems, elles sont capables de causer les maladies les plus dangereuses & d'exciter les spasmes les plus violens. Si la matiere est plus ténace, & plus acre qu'à l'ordinaire, elle s'attache au dedans de la vessie, mais surtout au col, & elle excite, la strangurie, la dysurie, le tenesme & l'inflammation; ou elle ronge sourdement & peu à peu les membranes de la vessie, & cause une exulcération. Si par l'action de quelque cause particuliere; cette matiere est transformée & prend la nature d'une pierre, ou si une pierre déja formée descend des reins dans la vessie, son poids & son apreté irriteront continuellement cet organe, & produiront toutes les maladies dont nous venons de parler; & même dans ce dernier cas, le fond & les côtés de la vessie ne manqueront pas de s'ulcérer, surtout si la pierre est considérable.

Il peut arriver que le col de la vessie soit irrité, distendu, & contracté par d'autres causes que celles dont nous avons parlé; comme lorsqu'une gonorrhée soit d'une espece maligne, soit d'une nature benigne, occupe pendant long-tems le siege qui lui est propre; savoir, les deux glandes prostates qui sont contigues au col de la vessie; car l'humeur corrompue pendant ce séjour par le virus vénérien, se déprave de jours en jours, de plus en plus, & engendre des ulceres qui sont quelquefois légers, quelquefois dangereux; c'est-à-dire, que l'inflammation survient dans la partie affectée. Si l'on est mal traité dans ces maladies, il est d'observation que la contagion passe aux parties circonvoisines; alors l'urine prend la couleur de pourpre, la vessie devient dartreuse, & même s'exulcere surtout vers le col, ce qui arrive fréquemment. C'est par cette raison que ceux qui ont une gonorrhée virulente, rendent des urines troubles, qui déposent une grande quantité de sédiment visqueux & sanieux.

On peut compter entre les causes du spasme dangereux de la vessie, une inflammation ou ulcere au rectum ou au pénis, un abscès en quelque partie de l'abdomen, qui venant à crever, répand son pus dans la cavité de l'abdomen, & s'étend vers la vessie; la putréfaction de l'épiploon, l'épanchement de sang dans l'abdomen, quelle qu'en soit la cause, la chute de l'eau qui forme l'hydropisie sur la vessie; l'inflammation & l'ulcere de la matrice, surtout à son col, & d'autres maladies de cette espece, dont on pourra trouver un grand nombre d'exemples dans Bonnet, & les autres.

Quant aux causes extérieures de cette maladie convulsive de la vessie, on peut regarder comme telles les contusions, & les coups violens aux environs des os pubis, & du périnée; l'opération de la pierre mal-adroitement exécutée, & dans laquelle faute de savoir manier le lithotome, & tirer une pierre, surtout si elle est plus grosse, & plus inégale qu'à l'ordinaire, la cure de la blessure est devenue difficile, & a été tentée par des moyens peu convenables; l'introduction mal ménagée de la sonde, soit qu'il ait été question de s'assurer de l'existence d'une pierre, ou de remédier à une rétention d'urine, soit qu'on ait eu quelqu'autre raison d'en venir à cette opération, le sphincter de la vessie étant en une constriction violente, ou le passage des urines fermé par une tumeur, une caroncule, un skirrhe, ou quelqu'autre cause; l'opération de la fistule à l'anus dans laquelle on auroit imprudemment offensé, ou mal traité la blessure qu'on auroit faite au sphincter de l'anus, qui communique assez étroitement avec le col de la vessie. Dans les femmes, la vessie & surtout son col sont quelquefois si comprimés & affectés si violemment dans les accouchemens laborieux, qu'il s'y forme un ulcere, & une fistule, voyez Mauriceau *Aph.* 285.

Voici le lieu de parler de l'impression dangereuse des cantharides sur la vessie; soit qu'on les prenne intérieurement, soit qu'on les applique à l'extérieur, il est constant par l'expérience qu'elles excitent des spasmes, & qu'elles causent à cet organe des inflammations & des ulceres; on a un grand nombre d'exemples de ces accidens. On sait encore par la pratique, que si un malade boit de l'eau froide après avoir été taillé, il sera tourmenté de spasmes violens, dont les suites seront, ou une gangrene mortelle, ou un ulcere fistuleux.

Après avoir exposé les causes des affections spasmodiques de la vessie, nous allons passer à l'explication d'un phénomene assez singulier; ce phenomene, c'est que les symptomes, tels que la difficulté d'uriner accompagnée de douleur, & d'autres accidens concomitans, ne tourmentent le malade que par intervalles, quoique la pierre, ou la dépravation scorbutique des humeurs, qui est la cause matérielle de ces symptomes, soit toujours présente. En voici, je crois, la raison. Toutes les douleurs violentes qui attaquent une partie nerveuse, & sensible ne peuvent durer, sans y apporter de la foiblesse & du relâchement, c'est-à-dire, sans les mettre dans un état où il n'y a plus de douleur; mais cette foiblesse occasionnant un nouvel amas, & la stagnation d'humeurs impures qui viennent des autres parties du corps, il s'engendre & se trouve toujours une matiere nouvelle propre à ranimer, & à ressusciter le paroxysme. La foiblesse, dit Celse, est de toutes les maladies, on peut donc établir, comme une regle générale de pathologie, que les parties qui auront été affoiblies par la violence antérieure d'un accès, n'en étant pas moins exposées à l'action d'une humeur scorbutique qui se ramassera peu à peu, soit d'elle-même, soit à l'aide de quelqu'autre cause, & qui sera toujours prête à agir sur elle, c'est de-là qu'il faut déduire la raison de toutes les affections périodiques. Nous avons observé plusieurs fois que la pierre dans la vessie, qui est la cause de tant de maladies, comme de l'envie fréquente & de la difficulté d'uriner, accompagnées de douleur & d'ardeur, des tranchées, de la froideur des extrémités du corps, & de la perte des forces, surtout lorsque les vents du nord soufflent, ou après avoir pris des alimens venteux, ou de la biere chargée, ou après quelque agitation d'esprit extraordinaire, ou pour s'être laissé trop refroidir les extrémités du corps, ou pour avoir differé trop long-tems une saignée d'habitude; j'ai remarqué, dis-je, qu'elle ne produisoit ces maladies que par intervalle. La raison générale de ce retour, c'est que toutes les choses que nous avons regardées ci-dessus, comme ses causes, sont propres tant à supprimer les excrétions salutaires, qu'à augmenter la quantité des humeurs impures, & à les pousser du côté des parties foibles; & conséquemment à occasionner le retour de la maladie principale, & de tous ses symptomes. Deux faits d'observation; l'un c'est que les maladies de la vessie sont accompagnées d'une colique venteuse, surtout lorsque les urines sont ardentes, & que l'évacuation en est douloureuse, l'autre que tous les alimens qui gonflent, irritent les maladies de la vessie, & qu'au contraire, elles sont calmées par les carminatifs.

Nous pouvons encore mettre au nombre des maladies de la vessie qui sont accompagnées de spasme, le pissement de sang, qui ne vient pas toujours, comme l'imaginent communément quelques Medecins, des reins ou des vaisseaux émulgens, mais qui naît quelquefois immédiatement des vaisseaux sanguins de la vessie, & surtout des branches rompues de la veine hémorrhoïdale externe. On pourra s'appercevoir des cas dans lesquels cette hémorragie qui se fait avec les urines, provient des vaisseaux de la vessie, par la difficulté d'uriner, par l'ardeur des urines, par le ténesme de l'anus, par le mouvement convulsif des parties circonvoisines du gland, par une douleur aiguë qui s'étendra du gland jusqu'au perinée, par la tension roide du pénis, l'agitation, & les flatulences de l'abdomen, la perte de l'appétit, les rapports fréquens, & surtout par le rallentissement & la cessation du pissement de sang, & de ses symptomes concomitans, après la saignée du pié, & l'application des sangsues à l'anus. Quoique le pissement de sang ne provienne pas pour l'ordinaire immédiatement de la vessie; cependant plusieurs Medecins & particulierement Hoechstetter, *Decur. I. Schol. in Cas.* 2. ont observé qu'il en provenoit quelquefois. Il arrive aussi qu'un malade rend du sang pur avec les urines, ou au lieu de sang pur, une urine brune, & de la couleur du caffé, comme nous l'avons remarqué dans un homme de quatre-vingts ans, toutes les fois qu'il alloit à cheval. Son urine déposoit en se refroidissant un sédiment rouge & épais.

Lommius observe que le sang coagulé dans la vessie produit ordinairement les symptomes les plus fâcheux, comme les défaillances fréquentes, la difficulté de respirer, un pouls concentré, petit, & fréquent, de grandes nausées, l'anxiété d'esprit, & une sueur froide, avec la pâleur du visage, la foiblesse générale des membres, & le refroidissement des extrémités, accidens qu'il faut tous attribuer à une constriction convulsive, violente & communiquée à tout le systeme nerveux. La coagulation du sang dans la vessie est encore la cause de douleurs cruelles accompagnées d'une chaleur véhémente au fond du bassin, & aux environs du pénis. Et on a observé que tous ces symptomes cessoient, lorsque le malade avoit rendu avec les urines des concrétions de sang, larges, oblongues, & grumelées. Quant à la cure du pissement de sang qui provient immédiatement de la vessie; Lommius pense avec raison qu'elle est plus difficile que quand le sang vient des parties supérieures.

Nous ne devons pas manquer d'observer que le spasme de la vessie qui excite la strangurie & la dysurie, surtout dans les vieillards d'une constitution scorbutique & cacochyme, peut provenir d'une urine très-salée & imprégnée de particules acres, tartareuses, salino-sulfureuses, bourbeuses & excrementitielles; car on trouve quelquefois des urines si salées qu'elles corrodent la langue; & doivent par conséquent, en distilant de l'urétere, en excorier les parties circonvoisines. S'il arrive donc que ces urines séjournent un tems considérable dans la vessie, elles en picoteront les fibres nerveuses, mettront le sphincter en contraction, resserreront l'uretre & exciteront les douleurs les plus insupportables, en agissant avec violence sur les membranes de ces organes. S'il paroît dans l'urine, après que le malade en aura fait une évacuation abondante, de petites masses furfuracées, avec une quantité de petits filamens qui se précipitent; la vessie sera attaquée de cette maladie que les anciens appellent *scabies vesicæ*, parce que ces symptomes indiquent une corrosion de sa membrane muqueuse & veloutée.

Nous avons dit ci-dessus que la pierre contenue dans la vessie occasionnoit quelquefois des convulsions violentes & douloureuses accompagnées de difficultés d'uriner, dont le malade étoit tourmenté par intervalle: nous ajouterons à cela que les spasmes de la vessie qui proviennent de toute autre cause donnent souvent lieu à la concrétion des matieres & à la formation de la pierre. Les spasmes produisent cet effet, surtout dans les vieillards d'une constitution pléthorique, qui menent une vie sédentaire, & en qui la transpiration se faisant foiblement, les urines sont ordinairement hautes en couleur & chargées d'un sédiment limoneux, bourbeux & tartareux: car la dysurie suit le spasme, & les urines étant retenues dans la vessie plus long-tems qu'à l'ordinaire, y déposent une matiere ténace & glutineuse, qui en vertu des sels tartareux dont elle est imprégnée, peut passer pour le principe de la concrétion calculeuse qui se formera dans la suite, à moins qu'on n'évacue cette matiere par des remedes convenables, & qu'on ne fasse un passage libre à l'urine en dissipant ce spasme.

De toutes les maladies de la vessie, il n'y en a point de plus dangereuse, selon Hippocrate, que la constriction violente, surtout lorsqu'elle est accompagnée d'une grande douleur, de fievre aiguë, d'une dureté de la vessie qui se fait sentir aux os du pubis, de la constipation & de la rétention d'urine, elle est même mortelle, si l'on en croit cet Auteur. « La dureté « & la douleur dans la vessie, dit-il, dans ses *Prognostics*, & dans ses *Prénotions de Cos*, sont toujours de « mauvais symptomes: mais ils sont très-mauvais, « lorsqu'il y a fievre continue, d'autant que la douleur « seule suffit pour tuer le malade. Les évacuations par « les selles sont rares dans certe maladie. »

Si la douleur & la tension ne sont pas grandes, & qu'il n'y ait point de fievre aiguë, l'inflammation sera traitable. Dans ces cas la terminaison n'est pas toujours la même; quelquefois la résolution critique de la maladie se fait par l'éruption d'une érésipele à la peau, quelquefois par supuration, & dans ce cas le malade rend des urines purulentes, qui déposent un sédiment blanc & ténu. Si l'évacuation d'urine purulente est copieuse, la tumeur s'affaisse, le ventre s'amollit, la fievre se calme, & les excrémens ont la sortie libre. La terminaison la plus fâcheuse, c'est quand la maladie dégénere en un sphacele mortel. HOFFMAN. *Medic. Rat. sytematica.*

CURE.

Après avoir considéré les différentes maladies non moins cruelles que dangereuses qui proviennent des spasmes douloureux de la vessie, de l'uretre & des parties nerveuses adjacentes, relativement à la nature différente de leurs causes; nous allons maintenant en venir à la maniere convenable de les traiter, & aux remedes capables de soulager le malade. Si nous nous appercevons que la maladie approche, ou plutôt si nous en craignons une attaque prochaine, & que cette attaque provienne d'une trop grande abondance de sang, surtout dans les personnes âgées, & d'une constitution vigoureuse, & qui ont passé la plus grande partie de leur vie, sans prendre suffisamment d'exercice; il n'y a point de remede qu'on puisse employer avec plus de succès qu'une saignée prompte & copieuse, qui deviendra d'autant plus nécessaire que l'on aura plus de raison de soupçonner que la cause de la maladie est une suppression de regles, ou la cessation d'un écoulement hémorrhoïdal, ou l'omission d'une saignée, ou d'une scarification d'habitude. Ceci est conforme au sentiment d'Hippocrate, qui ordonne, *aphorisme 36. Lib. VI.* d'ouvrir les veines intérieures, lorsqu'il y a difficulté d'uriner.

Lorsque c'est une abondance de sérosité impure, imprégnée de particules scorbutiques, acrimonieuses & salines, qui, venant à tomber & à se fixer aux environs de la vessie & des parties contenues dans le bassin fait la matiere de la maladie; ou si elle provient d'un pourpre scorbutique, maladie assez commune de notre tems, nous devons faire tous nos efforts pour dépurer la masse du sang, & des humeurs vitiée par le mélange de ces particules impures & hétérogenes, & pour précipiter l'excès de sérosité par les émunctoires convenables. On ordonnera donc en ce cas des délayans modérés en quantité suffisante, & pendant un tems convenable. De cette nature sont les especes tempérées d'eaux minérales, pourvu qu'elles soient pures & légeres, imprégnées légerement d'un sel alcalin: il n'y en a aucune que je préférasse aux eaux de Spaw & Pyrmont; car elles sont très-convenables & très-bienfaisantes dans toutes les maladies & indispositions de la poitrine, des reins & de la vessie, parties qu'elles soulagent singulierement par une espece de vertu spécifique. Elles agiront avec beaucoup plus d'énergie dans le pourpre scorbutique, si on les mêle avec le lait, & surtout avec le lait d'ânesse.

Comme il est très-important de vivre de régime, soit pour prévenir, soit pour guérir une maladie; on peut assurer que ceux qui ne se gêneront en rien, & qui se conduiront sans égard pour les conseils du Medecin, & pour les lois de la sobriété, ne guériront jamais de celle dont il est question: ils pourront se procurer quelques intervalles de soulagement; car dans une maladie aussi chronique, où les nerfs & les parties les plus sensibles sont affectées, le moindre écart du régime convenable doit nécessairement produire un mauvais effet. On interdira donc absolument au malade tout aliment salé, acrimonieux & aigre, tous les végétaux capables de gonfler ou de resserrer, ainsi que toutes les bieres, & que tous les vins acides & austeres. Quant aux vins doux, & surtout à celui de Hongrie, loin de faire du mal, ils sont bienfaisants. Je rencontre dans Aëtius *Tetrab. III. serm.* 3. *cap.* 22. un passage sur le *scabies vesicæ*, qui mérite d'être cité: « Le malade, dit-il, doit s'abstenir de tout ce qui « a quelque qualité mordicante, & qui est capable de « rendre les humeurs acrimonieuses & salées: mais il « usera de vin doux, de lait, de bouillons de volaille, « & de chair de poulet & d'agneau. » Quoique le mouvement, & l'exercice du corps soient extrêmement propres à prévenir les maladies de cette espece en diminuant la quantité excessive du sang, & en entretenant la circulation des humeurs dans leurs vaisseaux, s'il arrive toutefois que les parties nerveuses du fond du ventre soient affectées de douleurs & de convulsions, dans ce cas le repos sera meilleur pour le malade: le mouvement lui deviendroit nuisible, surtout cette espece de mouvement qui chasse le sang aux parties inférieures, comme une grande élevation de voix, l'action de parler fortement & long-tems, l'agitation des parties supérieures, la gestation & l'action de soutenir de grands fardeaux & de grands poids.

Lorsque le malade est dans un accès convulsif accompagné de douleurs violentes & de difficulté d'uriner; je sai par une longue expérience qu'il n'y a point de meilleur remede que les clysteres huileux, émolliens, le bain ou le demi-bain; ce qui se trouve confirmé par les observations de tous les Medecins.

On peut voir dans Drawitz un cas singulier sur ce sujet, rapporté dans son Livre du scorbut. On employera avec succès dans le tems du paroxysme un bain de vapeurs de fleurs anodynes & émollientes, comme celles de camomile commune, de mélilot, de sureau, de mauve, de molaine & de mille feuille bouillies dans du lait; car toutes ces plantes sont très-propres par la vertu qu'elles ont d'adoucir & de calmer, à emporter, ou du moins à affoiblir les douleurs & les convulsions. On peut ordonner intérieurement notre liqueur minérale anodyne, soit seule, soit mêlée avec des carminatifs, ainsi que les poudres anti-spasmodiques, comme la poudre du Marquis, ou le nitre purifié avec une addition d'un peu de safran & de castor pris dans une émulsion des quatre semences froides majeures. On préferera ces remedes à tout autre, même dans la fievre, & lorsqu'il y aura danger d'inflammation on augmentera la quantité du nitre.

Lorsque la maladie de la vessie proviendra d'une transmigration des humeurs qui causoient le rhumatisme des parties extérieures sur les visceres, on se trouvera fort bien de pratiquer un cauterre au bras. On pourra aussi ordonner une décoction adoucissante & un peu diurétique de racine de scorzornere, de salse pareille, de squine, de rapure de corne de cerf, de racine de réglisse, de chien-dent, de chicorée, & de graine de fenouil, ou notre liqueur minérale anodyne mêlée avec l'esprit bézoardique de Bussius. Ces remedes ne manquent jamais de produire un bon effet.

Si le pissement de sang provient immédiatement de la vessie, & qu'il soit accompagné de convulsions, ou s'il y survient exulceration; je me suis fort bien trouvé dans ce cas d'une application de l'eau vulnéraire d'arquebusade, par laquelle je me proposois de résoudre & de fortifier. Voyez *Aqua*. J'avois aussi recours à des sachets remplis de mente, de baume, de feuilles de myrte, de feuilles de laurier, de roses, avec les feuilles de camomile commune & Romaine, faisant bouillir le tout dans du vin rouge, & en réitérant les applications sur la région de la vessie; pour empêcher qu'un sang grumeleux ne vînt à se coaguler dans la vessie, à y séjourner & à y former par la jonction d'une mucosité tartareuse, une pierre; j'ai employé les remedes détergeans & les vulneraires doux, dont les meilleurs sont la verge d'or, le pied de lion, l'androsæmum, ou la toute-saine, la mille-feuille, les racines de benoîte, les guimauves, la réglisse, les figues, la scolopendre vraie, en infusion, ou en décoction adoucies avec le miel de Prusse, ou le sirop de guimauve de Fernel. La décoction de Foretus & le blanc de baleine sont encore d'excellens remedes pour dissoudre le sang coagulé & retenu dans la vessie.

Lorsque l'inflammation sera suivie d'un abscès, ce que l'on connoîtra par l'irritation des symptomes, & par un sentiment de pesanteur dans la région du périnée & des os pubis, il faudra nécessairement l'ouvrir lorsqu'il sera mûr, & faire sortir le pus de la vessie; car plus il séjourneroit, plus il deviendroit acrimonieux, d'où il s'ensuivroit la corrosion des parties adjacentes, leur corruption, & conséquemment des fistules & autres accidens fâcheux. Pour prévenir ces effets, on fera des injections de lait chaud, dans lequel on aura fait bouillir des émolliens. Si ces injections n'ont que peu ou point d'effet, ou aura recours au Chirurgien, qui fera avec le lithotome une incision au périnée, dans le même endroit où elle se fait dans l'opération de la taille, que l'on appelle le grand appareil. Bonnet a inséré dans son *Sepulchretum anatomicum, Lib. III.* deux cas qu'il a tirés de Riolan, dans lesquels on a pratiqué cette méthode avec succès, & qui méritent bien d'être connus. Il n'en est pas de même pour les femmes: comme elles ont l'orifice de la vessie beaucoup plus large, & que l'accès dans cet organe est plus facile, il n'est pas nécessaire d'en venir à l'opération.

L'abscès étant ouvert & nettoyé, on se servira des remedes indiqués dans le paragraphe précédent.

REGLES DE PRATIQUE.

Premiere regle.

Lorsqu'une trop grande quantité de sang indique l'évacuation, on n'a rien de mieux à faire que de tenter une révulsion, en ouvrant la veine dans les parties supérieures, un ou deux jours après: on saignera aux veines de l'anus pour procurer une dérivation, si on s'apperçoit à leur gonflement & à leur prominence qu'elle soit nécessaire. Si l'on ne pouvoit pas ouvrir les veines de l'anus commodément, on saignera à la cheville du pié, ou au jarret. Si l'habitude du corps est lâche, & si toutefois le sang & les humeurs sont abondans, surtout dans les femmes, on tentera d'attirer le sang & les humeurs à la surface, en appliquant des ventouses tant aux parties supérieures, qu'aux parties inférieures.

Seconde regle.

Quoique les saignées réitérées soient très-propres, comme nous l'avons dit, à prévenir l'inflammation, ou à en arrêter les progrès, il ne faut cependant pas ignorer, qu'en cas que le sang & les esprits péchassent par défaut, & qu'il y eût exulcération, la phlébotomie achevant d'épuiser les forces & les esprits du malade qui lui sont absolument nécessaires pour surmonter son indisposition, & en guérir, que la phlébotomie, dis-je, feroit plus de mal que de bien.

Troisieme regle.

Dans toutes les douleurs & les maladies convulsives de la vessie, de quelque cause qu'elles proviennent, les cathartiques violens ne conviennent aucunement, soit dans le commencement, soit dans le cours de la maladie, parce qu'il seroit à craindre que les humeurs mises en mouvement ne prissent leur cours, & ne fussent poussées vers les parties affectées. Mais lorsque les douleurs & les spasmes commenceront à se rallentir; lorsque la douleur sera sur son déclin, il sera très-à-propos, pour ne pas dire nécessaire, d'ordonner de tems en tems une purgation pour nettoyer les intestins, & les débarrasser des ordures & des récrémens, dont il se fait ordinairement un amas dans ces parties, pendant que les douleurs & les convulsions tourmentent le malade: mais il ne faut employer pour cet effet que les purgatifs les plus doux, comme ceux que l'on prépare avec la manne, la rhubarbe & le sirop solutif de roses pris dans du petit lait, ou dans du lait d'ânesse.

Quatrieme regle.

Pour calmer le paroxysme convulsif, on ne s'en tiendra pas aux remedes extérieurs, comme les linimens & les fomentations; on ordonnera de plus des clysteres émolliens & adoucissans, dont la chaleur douce & la vertu bénigne relâchant les fibres roides & contractées des parties adjacentes, produiront vraissemblablement un soulagement considérable au malade, sinon la cessation entiere de ses douleurs: mais on aura soin d'ordonner que ces clysteres ne soient pas copieux, de peur de comprimer les côtés de la vessie.

Cinquieme regle.

Si la vessie & les parties adjacentes sont affectées d'une exulcération considérable; ce qu'on reconnoîtra par un sédiment copieux de matieres visqueuses, & par une fievre lente qui consumera les forces & l'embompoint du malade, on ne lui permettra point un grand usage des eaux de Carlsbad; car je sai par expérience que la stagnation de ces eaux, qui ne manque presque jamais de se faire dans ceux qui en boivent beaucoup, augmente la corruption & la fievre.

Sixieme regle.

Il est très-à-propos, tant pour corriger l'acrimonie des humeurs, que pour abbattre la vivacité des douleurs, de faire des injections anodynes: on les préparera avec quatre blancs d'œuf battus dans de l'eau, avec une addition de deux onces de lait de femme, & une dragme de beurre le plus frais; ou bien l'on composera une émulsion artificielle avec la graine de calebace & de pavot blanc, l'eau de fleurs de sureau, l'eau-rose, & l'eau de cerises noires. Cette émulsion artificielle produira les mêmes effets que la précédente.

Septieme regle.

On s'interdira absolument dans les maladies convulsives de la vessie, tous les diurétiques acres; car ces remedes ne manqueroient pas d'irriter par leur acreté les douleurs & les spasmes, surtout s'il y avoit exulcération dans les passages de l'urine.

Huitieme regle.

Lorsque les douleurs sont si grandes qu'elles mettent en danger la vie du malade, il faut avoir recours aux anodyns puissans, tant pour prévenir la perte excessive des forces, que pour empêcher l'augmentation de la fievre & de la dysurie, ou même le transport. J'ai vu une demi-dragme de trochisques d'Alkekenge, produire en pareil cas un très-bon effet. Mais il faut s'interdire absolument tous ces remedes lorsque l'affoiblissement est considérable, & que cet affoiblissement vient ou de l'âge, ou de quelque maladie d'esprit, surtout du chagrin. HOFFMAN, *Medic. Rat. Systemat.*

J'insérerai ici les remarques suivantes de M. Sharp sur la pierre, comme étant très-propres à éclaircir cette matiere importante.

Personne que je sache, dit cet Auteur, n'a encore expliqué d'une maniere satisfaisante les causes de cette disposition des fluides à la concrétion; & quoique l'on puisse tirer quelque induction de la comparaison & des effets semblables en plusieurs expériences du sable des urines & du tartre du vin, cependant on n'en est pas plus éclairci sur la production immédiate de ce sable: c'est presque prononcer au hasard que de l'imputer, comme on fait communément, soit au climat, soit au régime particulier. Car nous voyons que la pierre est une maladie de toutes les contrées & de tous les états; les personnes sobres & les intempérans en sont également attaqués; & quoique le grand nombre de ceux que l'on taille dans les Hôpitaux de Paris, où les eaux de la Seine sont chargées d'une grande quantité de pierres, semble favoriser l'opinion de ceux qui prétendent que cette disposition du sang à la concrétion, provient des fluides qui y sont reçus, je doute cependant qu'il reste beaucoup de force à cette preuve, si l'on vient à considérer que la plupart de ces malades débarquent de provinces ou de villages éloignés où la Seine

Seine ne passe point. Quant aux habitans de Paris même, le nombre de ceux qui sont attaqués de la pierre, est, selon ce que j'ai appris des Chirurgiens de ce pays, à peu près dans le même rapport qu'à Londres. Il suit de ces observations, & de ce que les enfans sont beaucoup plus sujets à la pierre que les hommes faits, qu'il est beaucoup plus vraissemblable que nous naissons avec la disposition à cette maladie, qu'il ne l'est que nous l'acquérons par des causes extérieures.

Il est constant que l'urine abonde communément en une matiere propre à former la pierre; & peut-être y auroit-il lieu de croire, que si l'urine se refroidissoit dans la vessie, elle y déposeroit un sédiment tel que celui que nous trouvons attaché aux côtés & au fond d'un pot de chambre. Les tuniques de la vessie étant couvertes d'une mucosité, sont à la vérité moins propres à attirer les particules pierreuses, que les côtés du pot de chambre: mais nous savons par expérience que lorsqu'un corps dur s'est une fois introduit dans la vessie, que ce corps soit ou un gravier considérable, ou une aiguille, ou une balle, ou quelque autre substance étrangere compacte, il y deviendra le noyau d'une pierre.

Lorsqu'on vient à considérer l'accroissement monstrueux de quelques pierres, le peu de tems dans lequel il s'est fait, & la cessation d'accroissement d'autres pierres pendant plusieurs années, on ne peut douter que la constitution du corps ne varie excessivement en différens tems, relativement à la sécrétion des matieres pierreuses; & si l'on coupe en deux la plupart de ces pierres, on inférera des couches qu'on y remarquera, que la constitution varie non-seulement à raison de la quantité du gravier ajouté à la pierre, mais encore par rapport à sa qualité; ensorte qu'une pierre rouge d'une surface assez égale, & d'un pouce de diametre, étoit peut-être, lorsqu'elle n'avoit que la moitié de cette grosseur, blanche & polie; lorsqu'elle n'en avoit que le quart, brune comme une mûre; de façon qu'on voit sa forme & sa nature s'altérer, selon les différens tems qu'on la considere. De l'application successive d'un gravier de différente couleur, naît un corps formé de différentes couches: si ces couches sont toutes à peu près de la même couleur & de la même forme, c'est qu'elles se sont formées fort lentement, & que l'accroissement de la pierre a été suspendu pendant de longs intervalles; d'où il est arrivé que l'urine passant continuellement sur sa surface, joint à son frottement continuel contre les tuniques de la vessie l'a rendue compacte & polie. S'il arrive que de nouveaux graviers viennent à s'y attacher, sa densité sera différente, & y ils formeront ces traits que nous remarquons, non-seulement sur la surface extérieure de la pierre, mais encore à la surface de toutes ses couches intérieures. Que ce soit la cessation d'accroissement qui donne à une pierre cet arrangement particulier d'un corps formé par couches, & non une disposition dans le sable à prendre cette forme, c'est ce dont on ne doutera point, si l'on examine que les pierres qui se sont formées sans noyau, ont d'abord été une masse uniforme & spongieuse faite d'une grande quantité de gravier, & que ce n'est qu'à la longue qu'il s'est formé des couches sur cette masse.

Il n'est pas étonnant que la formation des pierres dans les reins soit si commune, puisqu'à peine les urines sont-elles séparées dans le bassin, qu'on les voit naturellement disposées à la concrétion, c'est-à-dire, qu'elles sont chargées de particules pierreuses qui tendant fortement à s'unir les unes aux autres, soit dans les reins, soit dans la vessie, doivent à la premiere rencontre qui se fait dans les reins, y engendrer une pierre ou un gravier.

Les petites pierres sortent assez fréquemment sans causer de douleur: mais il leur arrive quelquefois de se réunir & de former dans les reins un corps assez considérable; alors il y a attaque de pierre dans cette partie; & cette attaque étant toujours accompagnée d'inflammation & de douleurs, & les douleurs de mouvemens convulsifs, tout tend à expulser ce corps étranger & à la guérison. Mais le malade peut être soulagé par un grand nombre de remedes, par tous ceux, par exemple, qui sont mucilagineux, savoneux, &c. dont les uns lubrifient, & les autres, lubrifient & stimulent. Lorsque le sable vient à passer par les uréteres, il est entraîné par la force de l'urine qui est si considérable, que j'ai vu une pierre qui ayant été détenue dans l'urétere lorsqu'elle étoit à peine formée, étoit percée dans toute sa longueur, & formoit un large canal pour l'écoulement de l'urine. Les uréteres étant extremement étroits en passant sur le muscle psoas, avant leur entrée dans la vessie, le mouvement de la pierre devient extremement difficile & douloureux dans ces parties: mais rarement les douleurs & l'embarras sont-ils aussi grands dans les attaques suivantes que dans la premiere; car lorsque les passages ont été une fois dilatés, ils persistent dans cet état. Je les ai vus quelquefois aussi gros que le doigt d'un homme, mais d'autres les ont trouvés plus larges encore.

Les symptomes de la pierre dans la vessie ne sont pas toujours infaillibles; car une pierre dans l'urétere ou dans les reins, ou une inflammation de la vessie produite par quelqu'autre cause, s'annonce quelquefois par les mêmes effets: mais si le malade ne peut uriner que dans une certaine posture, c'est un signe presque sûr que le passage est obstrué par une pierre; s'il se trouve soulagé en pressant avec sa main contre le périnée, ou en appuyant cette partie contre un corps dur, il n'y a presque aucun doute que ce soulagement ne provienne de ce que le poids de la pierre ne se fait plus sentir; enfin si entre les différentes sensations qu'il éprouve, il s'imagine avoir celle d'un corps roulant dans sa vessie, il est rare qu'il se trompe: au reste, la sonde est le meilleur moyen de s'assurer de la présence d'une pierre.

Il n'est point surprenant qu'un Medecin ne soit point en état de distinguer sur le champ les douleurs de la pierre de celles qui ont pour cause toute autre affection de la vessie, quand on sait qu'une attaque de pierre n'est autre chose qu'une inflammation des tuniques de cet organe, qui quoiqu'elle soit excitée par la pierre, suppose toutefois une disposition particuliere dans le sang qui y entre pour beaucoup: car si l'attaque avoit pour cause immédiate & unique, l'irritation de la vessie, il s'ensuivroit que la pierre étant toujours la même, la douleur seroit continuelle; mais outre que les malades ont des intervalles considérables de repos, & qu'ils sont quelquefois des mois entiers sans souffrir, excepté lorsque la pierre est ou grosse ou anguleuse; il y a quelques exemples de personnes si heureusement constituées, que les douleurs cruelles qu'elles avoient supportées pendant un certain tems, n'ont point eu de retours.

Ceux qui voudront prévenir la violence & les retours fréquens des attaques de pierre, se feront saigner, se purgeront doucement avec la manne, s'abstiendront de toute liqueur spiritueuse, & seront sobres dans le boire & dans le manger. En se faisant une habitude du lait & du miel, ils seroient sûrs de prévenir l'inflammation & ils empêcheroient peut-être la pierre d'augmenter.

Quand on vient à considérer de cette maniere les maladies de la pierre, & les fréquens intervalles de repos dont les malades jouissent sans l'assistance de la Medecine, on s'étonne avec raison qu'il y en ait un si grand nombre qui croyent la pierre dissoute, lorsqu'ils ont observé un certain régime, & qu'il se soit trouvé dans tous les tems des gens assez crédules pour donner dans des dissolvans supposés, quoique nous n'en n'ayons peut-être encore aucun dont on puisse faire usage en sureté. SHARP.

Plusieurs Auteurs se sont avisés de comparer le *calcul* animal avec le tartre, & ils ont cru trouver entre eux beaucoup de ressemblance. Quant à moi, je ne trouve pas deux substances dans la nature, qui different plus que celles-ci, tant par leur formation que par leur analyse : la seule chose qu'elles aient de commun, c'est qu'elles donnent dans leur analyse l'une & l'autre, une grande quantité d'air élastique, & qu'elles contiennent un peu de terre, encore le tartre en contient-il beaucoup moins. Quant à leur formation, le tartre naît de la fermentation, au lieu qu'il ne se passe rien de semblable dans les fluides des animaux : ceux qui compareront l'analyse du tartre, (voyez *Tartarus*) avec l'analyse suivante d'une pierre, s'appercevront bien-tôt du peu de rapport qu'il y a dans leur composition. Le tartre contient un acide, au lieu qu'on ne découvre pas la moindre portion d'acide dans une pierre.

Nous avons distilé, dit le Docteur Slare, une once d'un *calcul* humain récemment tiré du corps : il a donné environ deux dragmes d'un esprit brunâtre plus semblable à celui de la corne de cerf, qu'à celui de l'urine. Nous avons mis le *caput mortuum* sur la coupelle, & il a été réduit environ à une dragme, le reste a été brûlé & s'est en allé en fumée. Une autre fois nous avons distilé à feu nu une pierre qui pesoit deux onces : à force de chaleur il vint une vapeur qui prit la forme d'un sel, sans aucune liqueur; nous n'eûmes qu'une dragme de ce sel; il étoit d'une couleur brunâtre & amer au gout, comme l'huile fétide de corne de cerf & les autres huiles empyreumatiques. Nous fimes bouillir dans de l'eau le *caput mortuum*, & nous cherchâmes, en faisant évaporer l'eau, s'il contenoit quelques sels fixes, mais nous n'y en trouvâmes point. Le *caput mortuum* pesoit une once & six dragmes, ensorte qu'il n'y eut que deux dragmes de perdues dans la distilation, ou qu'il n'y eut que deux dragmes qui s'éleverent au chapiteau. Nous poussâmes notre opération plus loin, & nous plaçâmes le *caput mortuum* sur une coupelle à feu ouvert, & il s'en brûla deux dragmes quarante-quatre grains. Nous fimes bouillir le reste dans de l'eau, pour voir quel sel il contenoit : mais à peine donna-t'il un gout de sel plus fort que celui que nous avons coutume de remarquer dans une pareille quantité d'eau commune. Dans ce procédé il se perdit par l'évaporation sur le feu ouvert, une once & trois dragmes sur deux onces; circonstances dont les Chymistes ne font point d'ordinaire mention avec assez d'exactitude. *Phil. Transf. Abr. Vol. III.* Le Docteur Hale dit que la plus grande partie de cette perte est dûe à un air constamment élastique.

Quant à la production des pierres dans le corps, si nous nous rappellons ce que l'on a dit à l'Article *Arthritis* sur la formation de la matiere qui fait la goute, & si nous considérons en même tems la grande affinité qu'il y a entre la goute & la pierre, ensorte que ces maladies se transforment souvent l'une en l'autre, nous aurons peut-être quelque penchant à croire, que la cause de l'une & l'autre maladie consiste dans un défaut de la solution des parties terreuses de nos alimens par les facultés digestives; conjecture qui n'en sera que plus vraissemblable, s'il arrive que les personnes sédentaires, indolentes, voluptueuses, soient plus sujettes à la pierre que ceux qui sont actifs, tempérans & laborieux. Une observation favorable au même sentiment, c'est que les enfans qui font peu d'exercice & dont les estomacs sont lâches & foibles, en sont plus souvent attaqués que les adultes.

Je n'omettrai point ici une remarque admirable de Boerhaave, qui dit à propos des menstrues, que quoique les corps terreux rongés par des acides puissent être dissous dans l'eau; cependant lorsque les alcalis sont intimement unis avec la terre, ils ne peuvent plus être dissous par l'eau, comme il paroît évidemment dans le verre qui est composé d'une terre & d'un alcali intimement unis, & la solution dans l'eau est d'autant plus difficile, que l'union est plus étroite : tant est grande la différence qu'il y a entre la solution de la terre par une espece de sel & par un autre. Les alcalis, comme nous savons, dissolvent subtilement la terre dans un corps fixe, transparent, dur, qui résiste à la puissance dissolutive de l'eau, plus qu'aucun autre corps : mais ce qui doit paroître encore étrange, c'est que les sels subtils alcalins volatils des animaux intimement unis avec la terre, forment une masse indissoluble dans l'eau bouillante; car c'est de ces deux principes & de l'huile que je crois que sont composées les pierres engendrées dans les animaux : or en quelques parties du corps que ces pierres soient formées, elles produisent communément de terribles effets, & cela en conséquence de la vertu qu'elles ont d'attirer & de s'attacher la matiere similaire produite par les sucs des animaux, comme la bile & l'urine, lorsqu'ils tendent à la putréfaction : mais ces sucs contenant des sels presque alcalins, ces sels s'incorporent dans la terre déliée détachée des parties du corps, & servent à la formation des nouvelles pierres ou à l'accroissement des vieilles. C'est ainsi que se fait & s'augmente de jours en jours cette production monstrueuse qui cause de si terribles maladies.

C'est peut-être par-là que nous devons rendre raison de ce que la nature a fait presque tous les alimens des animaux tendans à l'acidité. Par ce moyen les sels acides prédominans dans l'estomac disposent plus facilement à la dissolution ceux d'entre les alimens dont la terre tient les parties plus fortement unies, & qui sans cela auroient beaucoup de peine à se transformer en un chyle fluide. Mais lorsqu'il est nécessaire que ce chyle produise une matiere propre à lier les solides ensemble; alors la tendance à l'acidité, qui lui étoit auparavant si nécessaire, disparoît, & il s'introduit à sa place dans les sels, une disposition alcaline; c'est par ce moyen que les particules terreuses s'unissent & forment des touts indissolubles dans l'eau, & propres à résister à l'action du fluide. Nous savons du moins que les os broyés dans les alcalis, demeurent fermes & solides, mais qu'ils deviennent mous & flexibles, si on les met dans des acides; c'est du moins ce que l'ingénieux M. Ruysch m'a assuré plusieurs fois avoir éprouvé dans ses expériences Anatomiques. Au reste quelle raison y auroit-il de douter que quand la faculté de transformer en alcali les substances qui tirent à l'acidité n'existe plus dans le corps; les os, les cartilages, les dents & les ligamens, doivent devenir mous, foibles, lâches & flexibles, comme nous voyons qu'il arrive tous les jours dans les enfans noués. BOERHAAVE, *Chymie.*

Le fameux remede de Mademoiselle Stephens ayant mérité l'attention des Magistrats, on ne me pardonneroit point de n'en rien dire. Je vais donc rapporter en propres termes ce qu'on en lit dans les papiers publics.

Remede de Mademoiselle Stephens pour la pierre.

Les remedes sont une poudre, une décoction & des pilules.

Poudre.

La poudre est composée de coquilles d'œufs calcinées & de limaçons calcinés, pour faire la décoction on met bouillir quelques herbes dans de l'eau, avec une boule composée de savon, de petit cresson sauvage brûlé jusqu'à noirceur, & de miel.

Pilules

Les pilules sont faites avec des limons calcinés, la graine de carote sauvage, la graine de bardane, des graines de frêne renfermées dans leurs follicules membraneuses, des grateculs, des fruits ou baies d'aube-épine; le tout brûlé jusqu'à noirceur; du safran & du miel.

Préparation de la poudre.

Prenez des coquilles d'œufs de poule bien seches, bien

nettes, & où il ne soit rien resté des blancs. Ecrasez-les bien avec les mains, & remplissez-en légerement un creuset de la douzieme grandeur, c'est-à-dire, un creuset contenant près de trois chopines. Placez ce creuset dans le feu, couvrez-le d'une thuile. Mettez des charbons pardessus, & tenez-le au milieu d'un feu clair très-violent, jusqu'à ce que les coquilles d'œufs soient calcinées au gris blanc, & qu'elles aient acquis un gout acre & salé. Cette opération demande au moins huit heures. Quand les coquilles auront été ainsi calcinées, mettez-les dans un vaisseau de terre bien sec & bien net, que vous ne remplirez qu'aux trois quarts, afin que les coquilles trouvent de l'espace, lorsqu'elles viendront à se gonfler. Laissez dans un lieu sec ce vaisseau pendant deux mois, mais pas plus long-tems. Dans cet intervalle de tems, les coquilles d'œufs prendront un gout plus doux; & la partie qui sera suffisamment calcinée, deviendra assez fine pour passer à travers un tamis de crin ordinaire. Car il faut la tamiser.

Pareillement,

On prendra des limaçons de jardins avec leurs coquilles, il faut les bien nettoyer; ôter la terre qui les entoure, en remplir un creuset de la même grandeur que celui qui a servi pour les coquilles d'œufs; on couvrira ce creuset, on le placera au feu comme dans l'operation précédente, & on l'y laissera jusqu'à ce que les limaçons aient cessé de fumer; c'est-à-dire, pendant environ une heure: mais il ne faut pas qu'il y reste davantage. Aussi-tôt qu'on aura retiré les limaçons du creuset, il faudra les réduire dans un mortier en une poudre fine qui doit devenir d'un gris fort obscur, si l'opération a été bien faite.

REMARQUE.

Si l'on se sert de charbon de terre, il faudra que le feu soit plus clair au-dessus des creusets, mettre sur les thuiles qui les couvrent, de gros morceaux de charbon à demi consumés, & non pas du charbon neuf.

Quand ces poudres sont ainsi préparées, il faut mêler ensemble six parties de poudre de coquilles d'œufs & une partie de poudre de limaçons, les pulvériser dans un mortier & passer la poudre au travers d'un tamis fin. Aussi-tôt après, il faut renfermer ce mélange dans des bouteilles de verre bien bouchées & le conserver pour l'usage, dans un lieu sec. On a toujours ajouté au mélange un peu de cresson sauvage brûlé jusqu'à noirceur & pulvérisé très-fin; mais ce n'a été que pour déguiser le remede.

On peut préparer les coquilles d'œufs pendant toute l'année, le meilleur tems est toutefois l'été. La préparation des limaçons ne doit se faire que pendant les mois de Mai, Juin, Juillet & Aout, & de tous ces mois je préfere celui de Mai.

Préparation de la décoction.

Prenez quatre onces & demie du meilleur savon d'Alicant, battez-le dans un mortier avec une bonne cuillerée de cresson sauvage brûlé jusqu'à noirceur, & avec autant de miel jusqu'à ce que le tout soit réduit en consistance de pâte; formez-en une boule.

Prenez cette boule, & prenez des feuilles ou des fleurs vertes de camomile, des feuilles de fenouil, des feuilles de persil & des feuilles de bardane aussi vertes, de chacune une once. Si ces plantes ne sont pas vertes & fraîches, prenez une once de leur racine, hachez les herbes ou les racines, coupez par tranches la boule de pâte; & faites bouillir le tout pendant une demi-heure dans deux pintes d'eau de riviere (d'eau propre à laver le linge); passez ensuite cette décoction & mêlez-y du miel pour l'adoucir.

Préparation des pilules.

Prenez des quantités égales de limaçons calcinés, de semences de carotes sauvages, de semences de bardane, de fruit de frêne, de grateculs & de baies d'aube-épines; faites-les brûler jusqu'à noirceur; ou ce qui est la même chose, jusqu'à ce qu'ils cessent de rendre de la fumée. Mêlez-les ensemble. Pulvérisez-les dans un mortier, & les passez à travers un tamis très-fin. Prenez ensuite une grande cuillerée de ce mélange, quatre onces du meilleur savon d'Alicant, avec suffisante quantité de miel réduisez-les dans un mortier en consistance de pilules. Chaque once de cette composition doit faire soixante pilules.

Maniere de donner ces préparations.

Quand il y a une pierre dans la vessie ou dans les reins; il faut prendre de la poudre trois fois par jour; c'est-à-dire, le matin après le déjeuner; l'après midi sur les cinq ou six heures, & le soir avant que de se mettre au lit. La dose est une dragme ou 56. grains, poid de marc. Il faut prendre cette poudre dans quatre cuillerées de vin blanc, de cidre ou de punch léger. Après chaque dose, il faut boire un demi-septier de la décoction froide ou tiede.

Ces remedes causent quelquefois beaucoup de douleurs dans les commencemens; pour lors il faut donner au malade un opiat, un anodyn, un calmant, & en réitérer l'usage dans le besoin.

Si le malade est constipé pendant l'usage de ces remedes, il faut lui donner un électuaire lenitif, ou quelqu'autre laxatif, mais pendant le tems seulement que durera son incommodité; car il faut avoir grande attention en tout tems d'empêcher le dévoyement, parce qu'il entraîneroit les remedes; & si même par malheur le dévoyement survient il faut augmenter la dose de la poudre qui est astringente, ou diminuer celle de la décoction qui est laxative, ou bien avoir recours à quelqu'autre moyen, suivant l'avis des Medecins.

Pendant l'usage de ces remedes, il ne faut point manger de mets salés, il ne faut point boire ni vin rouge, ni lait; il faut prendre peu de liquides, & faire un exercice modéré, afin que l'urine s'impregne davantage des remedes, & qu'elle soit retenue plus long-tems dans la vessie.

Si l'estomac ne peut supporter la décoction, il faut prendre après chaque dose de poudre, un sixieme de la boule en pilule.

Si la personne est âgée, d'une constitution foible, ou fort abattue par les douleurs ou par la perte de l'appétit, il faut faire entrer dans la composition de la poudre une plus grande dose de limaçons calcinés. On peut même, suivant l'exigence des cas, augmenter cette dose, jusqu'à ce qu'il y ait parties égales de poudre de limaçon & de coquilles d'œufs.

On peut aussi pour les mêmes raisons, diminuer la quantité des poudres & celle de la décoction: mais il faudra revenir à la dose complete aussi-tôt que le malade le pourra.

Aux herbes & aux racines dont on vient de parler, Mademoiselle Stephens en a quelquefois substitué d'autres, comme la mauve ordinaire, la guimauve, la mille-feuille rouge & blanche, la dent de lion, le cresson d'eau, & la racine de raifort. Elle n'a trouvé dans toutes ces plantes aucune différence essentielle.

Voilà la maniere de préparer la poudre & les décoctions.

Le pricipal usage des pilules est dans des accès de colique néphrétique accompagnée de douleurs dans les reins & de vomissemens, & dans les suppressions d'urines occasionnées par une obstruction dans les uréteres. Il faut dans ces cas que le malade prenne toutes les heures, jour & nuit, s'il ne repose pas, cinq pilules, jusqu'à ce que ces douleurs soient dissipées.

Les personnes sujettes à la gravelle ou à rendre du gravier, en préviendront la formation, si elles prennent tous les jours dix ou quinze de ces pilules.

Pour juger sainement de ces remedes, il est à propos de sçavoir que la calcination convertit les coquillages en chaux, & qu'un des principaux ingrédiens du savon d'Alicant est une lessive de chaux.

Ces remedes ont maintenant perdu beaucoup de leur réputation : mais comme rien n'est capable de me faire déguiser mes sentimens, soit autorité, soit intérêt, j'avouerai que je les crois de quelqu'efficacité ; quoique je n'aie aucun exemple remarquable de leurs effets. V. *Lithontriptica*; mais voici les raisons que j'en ai.

Premierement, les plus grands Auteurs recommandent dans la pierre la plupart des ingrédiens de ces remedes. Hoffman prescrit en pareil cas les coques d'œufs, & la nacre de perles, & Boerhaave le savon, ainsi que nous avons vû plus haut.

Secondement, c'est que plusieurs personnes à qui la pierre faisoit souffrir les douleurs les plus cruelles, s'en sont bien trouvées : c'est de quoi l'on ne peut douter, sans faire injure à des Commissaires d'une intégrité reconnue, nommés par le Parlement pour les examiner, & qui ont prononcé en leur faveur.

Troisiemement, parce que j'ai moi-même plusieurs exemples des bons effets produits par un remede fort analogue à celui de Mademoiselle Stephens, & composé comme le sien, de chaux d'écailles d'huitres.

Voici ce que je sai de ce remede. M. Shwembg Gentilhomme Allemand, extremement versé dans les opérations les plus profondes de la chymie, a le secret de fondre par le moyen d'un flux les écailles d'huitres calcinées; ensorte qu'il les rend coulantes comme la cire, & capables d'être mises en gâteaux qui se dissolvent en un fluide par défaillance. Ce fluide filtré est limpide comme l'eau de roche, & extremement alcalin sans être corrosif : mais ce qu'il y a de surprenant, c'est qu'en versant dessus un acide, il se convertit entierement en une poudre blanche comme neige. J'ai vu ce liquide produire de grands effets dans les douleurs néphrétiques : sa dose est de vingt-cinq à trente gouttes deux fois par jour dans de l'eau.

Quatriemement, parce que la lessive de chaux dissout les pierres humaines hors du corps.

Cinquiemement, parce que la chaux paroît être en général un puissant dissolvant de la terre & de concrétions pierreuses. C'est pourquoi elle rend très-fertiles toutes les especes de terres stériles, comme le gravier, sur lesquelles on la répand. La raison de ce phénomene, c'est qu'elle dissout les particules les plus grossieres de la terre, & qu'elle les met en état de fournir la matiere nécessaire à la végétation. D'où je conclus que ce que Boerhaave remarque dans le passage ci-dessus, à propos des alcalis qui s'unissent avec la terre, & qui la rendent indissoluble, n'est pas exactement vrai par rapport au sel de chaux qui est un alcali différent dans son genre & dans ses propriétés de tout autre. V. *Calx*.

Je concluerai cet article en remarquant que comme dans tous les cas qui se présentent, la fonction principale d'un Medecin est de distinguer une maladie d'une autre, il est important, & pour le malade & pour lui, qu'il ne se hâte pas de juger, lorsqu'il est question de la pierre. Car il y a trois maladies dont les symptomes sont si semblables à ceux de la pierre dans les reins, dans les uréteres, & même dans la vessie, qu'il est facile de s'y tromper sans une longue expérience. Ces maladies sont la goutte, les fievres occultes intermittentes, & les maladies hystériques. Il est de la derniere importance, ainsi que je l'ai déja dit, de savoir distinguer ces trois maladies qui attaquent les visceres, de la pierre, dont les douleurs se font sentir aux mêmes parties; car cette derniere maladie a des accès irréguliers dans lesquels les reins, les uréteres & la vessie ne sont pas les seuls organes qu'elle affecte.

Si la goute se fixe sur la région des lombes & des reins, ou si elle affecte le col de la vessie, & que ses symptomes imitent ceux de la pierre, on évitera toute erreur en comparant ces douleurs néphrétiques, dont j'ai fait l'énumération d'après les meilleurs & les plus exacts Auteurs, avec les douleurs de la goute. Le Medecin consultera aussi la constitution du malade : s'il est gouteux, il y a tout lieu de croire que la goute est son mal. L'essai infructueux des remedes qui soulagent dans la pierre, doit encore faire soupçonner qu'elle n'est pas la cause de la maladie. Voyez *ce que j'ai cité d'Hoffman, ci-dessus*.

Quant aux douleurs hystériques qui imitent celles de la pierre, Sydenham a observé, & après lui tout Medecin un peu versé dans la pratique, qu'elles affectent quelquefois un rein, & que par la douleur qu'elles y causent, on les prendroit facilement pour une attaque de pierre, non-seulement en considérant la nature de la douleur, & la partie affectée, mais encore en ce qu'elles sont accompagnées d'un vomissement violent, & qu'elles s'étendent dans toute la longueur de l'urétere. Le seul moyen qu'on ait quelquefois de distinguer ces deux maladies, c'est qu'il arrivera que les esprits d'une femme soient abbatus, un peu avant que le mal se fasse sentir, & que le vomissement de matiere verdâtre survienne : or cet abbatement des esprits est un symptome particulier aux maladies hystériques dans lesquelles la vessie est quelquefois affectée de douleurs, & de retention d'urine, ainsi que dans le cas où les passages de l'urine sont obstrués par une pierre. De ces deux symptomes communs aux douleurs hystériques & néphrétiques, le premier est beaucoup plus fréquent dans les maladies hystériques que le dernier : mais ils attaquent assez communément tous les deux les femmes qui ont été extremement affoiblies par des attaques fréquentes de maladies hystériques. SYDENHAM.

Il faut dans ce cas, ainsi que dans celui de la goute, peser exactement les symptomes, & faire une attention particuliere à la constitution du malade. J'ai vu plusieurs fois les douleurs hystériques dissipées par la saignée, sans qu'il survînt aucune de ces suites fâcheuses annoncées par quelques Praticiens qui désaprouvent ce remede en ce cas. Voyez *Hysterica*.

Quant aux fievres intermittentes, & aux autres maladies qui imitent la pierre, on remarquera que l'usage général du quinquina a multiplié les symptomes, & en a fait paroître un grand nombre d'inconnus aux anciens. Morton est le premier que je sache avoir fait mention de ces irrégularités dans son excellente dissertation, *de Protei-formi febris intermittentis genio*. Cet Ouvrage est plein d'observations si exactes, & si vraies, qu'un Medecin qui ne les confirme pas tous les jours par ses remarques, pratique, ou bien peu, ou bien mal la Medecine ; il semble que le quinquina étouffant plutôt le mal qu'il ne le détruit, laisse dans le sang une matiere morbifique qui cause la fievre, ou pour m'exprimer comme Sydenham, que la nature n'a d'autre moyen de chasser, qu'en excitant la fievre. Or cette matiere emportée par la circulation est poussée tantôt sur un viscere, tantôt sur un autre; d'où l'on voit naître dans la partie qu'elle affecte les mêmes symptomes que ceux qui y feroient produits, ou par des obstructions, ou par des constrictions spasmodiques : d'où il arrive que les fievres traitées avec le quinquina tourmentent souvent un malade pendant des années entieres, masquées tantôt sous la forme d'une maladie, tantôt sous la forme d'une autre.

Cependant pour rendre justice à un remede qui est maintenant en si grande réputation, & qui mérite même le cas qu'on en fait ; j'avouerai que ces symptomes irréguliers qui paroissent après qu'on en a fait usage, avoient ordinairement paru antérieurement, & avant que la fievre eût pris un caractere.

Enfin, pour distinguer toutes ces maladies les unes des autres, il faut faire attention aux symptomes réels des maladies de la partie affectée, à la constitution du malade, & à l'inefficacité des remedes qui ont coutume de soulager en pareil cas. Si le malade a eu une fievre, fût-ce plusieurs années auparavant, & que cette fievre ait été traitée par le quinquina, il y aura lieu de soupçonner quelle est la cause oculte des symptomes, surtout si elle a eu des retours fréquens, & qu'on l'ait toujours chassée avec le quinquina. Mais si le sédiment des urines est d'une couleur d'œillet, ou que la douleur soit périodique, le cas est hors de doute. Il peut arriver toutefois qu'une fievre occulte soit la cause des symptomes, sans qu'ils soient réguliers, & sans qu'on remarque dans les urines ce sédiment. Mais après des évacuations prudentes, les retours ne manqueront pas de se régler, & la maladie de se décéler par le sédiment en question. La maniere de traiter le malade en pareil cas, c'est de recourir à la saignée, d'ordonner ensuite un purgatif, d'y revenir s'il est nécessaire, de choisir entre les altérans les sels neutres ou naturels, comme le nitre, ou artificiels, comme le jus de limon avec le sel d'absinthe, le vinaigre distilé avec le sel ammoniac, avec quelqu'eau simple, comme véhicule, & l'addition d'un sirop convenable, pour donner au tout un gout agréable. On peut encore user de la terre foliée de tartre, qu'on appelle autrement tartre régénéré, tartre tartarisé; mais surtout du tartre vitriolé, parfaitement neutralisé, selon la méthode de Boerhaave. Si la maladie est une fievre intermittente, il sera difficile que ce traitement ne la contraigne de paroître sous sa vraie forme: alors on pourra employer le quinquina, si on le juge à propos, ou continuer les mêmes sels neutres, observant d'en couper l'usage par des purgatifs doux dont on aidera l'action par des vésicatoires, s'il est nécessaire, & s'il n'y a point de contre-indication.

CALDAR, *Etain*. Johnson.

CALDARIUM, ou **LACONICUM**. Blancard. Voy. *Laconicum*.

Il signifie aussi un vaisseau à faire chauffer des liqueurs.

CALDERIÆ *Italicæ*, bains chauds proche Ferrare en Italie, qu'on prend dans les difficultés d'uriner. Castelli.

CALDUS, pour **CALIDUS**. (θερμὸς) Scribonius Largus emploie fréquemment ce terme. Castelli.

CALEFACIENTIA. Le *Calefacientia* des Latins est synonyme au τερμαντικὰ des Grecs, & ne signifie autre chose que ce que nous appellons communément *échauffans*. Pour entendre comme il faut la nature, & la qualité des différens médicamens compris sous cette dénomination, il faut observer qu'il peut y avoir chaleur sans aucune apparence extérieure de feu, & que cette chaleur annonce sa présence par une foule innombrable d'effets: mais elle ne se découvre par aucun plus clairement que par la dilatation de l'air dans le Thermometre, Boerhaave, *Chymie*, *vol.* I. La chaleur ne s'engendre point dans les corps d'une maniere autre que celle dont on produit le feu apparent. Où il y a de la chaleur, il y a toujours une agitation, & un mouvement proportionnel des parties du corps appellé chaud, & alternativement où il y a mouvement & agitation de parties, il y a chaleur proportionnelle.

Le mouvement considéré d'une maniere abstraite & métaphysique n'engendre point la chaleur; puisqu'un corps qui se meut dans le vuide ne produit point cet effet. La chaleur consiste donc originairement dans un frottement prompt & violent des corps que la nature en a rendu susceptibles en eux-mêmes, & capables d'en communiquer à d'autres. *Mazini, Mecha. Med. & Acta Erudit. Lypsiæ, an.* 1729. On déterminera la génération de la chaleur dans les corps, & ses différens degrés par les trois Axiomes suivans.

Premier Axiome. Plus la matiere est dense, plus le degré de chaleur engendré est grand proportionnellement, tout étant égal d'ailleurs. Car selon les lois de mécanique, si deux corps se meuvent avec des vitesses égales, les effets qu'ils produiront seront en raison directe de leur densité, ou de leur quantité de matiere.

Deuxieme Axiome. Plus la pression des parties du corps sur un autre, ou le frottement sera grand, le reste étant égal; plus la chaleur engendrée sera grande. Si deux plaques de fer se meuvent doucement, & légerement l'une sur l'autre, le degré de chaleur engendré, sera moins grand, que si la pression étoit forte, & le frottement violent.

Troisieme Axiome. Plus les corps sont denses, leur frottement ou pression forte, & leur mouvement prompt, plus grand sera le degré de la chaleur engendrée; car la résistance mutuelle que se font deux corps, ou ce par quoi l'un s'oppose au mouvement de l'autre, est toujours proportionnel à l'accroissement de la vitesse.

Ces lois nous mettent en état de rendre raison pourquoi certains corps humains, denses, durs, pesans, robustes, accoutumés à l'exercice, & abondans en humeurs ou sucs épais, sont toujours non-seulement plus chauds, mais encore plus difficiles à refroidir que les autres: Cela vient de ce que ces corps dont la densité augmente en raison de la compression, & en qui l'action des solides sur les fluides est très-violente, doivent être censés raisonnablement non-seulement engendrer un plus grand degré de chaleur, mais encore le conserver plus long-tems que ceux dont la constitution, & l'état sont différens. On voit encore pourquoi les parties intérieures des cadavres, quoique privées du principe de la chaleur vitale, se réfroidissent fort lentement, au lieu que les parties extérieures sont bien-tôt froides. Il s'ensuit des mêmes principes, que les corps lâches, mous, languissans & foibles, ne peuvent jamais donner à leurs humeurs aqueuses un bien grand degré de chaleur, parce que l'attrition de leurs parties étant plus foible, leurs fluides doivent être moins denses, & leurs tissus plus lâches, & conséquemment moins capables de conserver la chaleur, voyez Boerhaave, *Chymie*, *vol.* I. Il est évident par le passage suivant du Traité d'Aristote, *de Part. Animal. Lib. II. cap.* 4. que cet Auteur a connu combien la densité, ou la rareté du sang qui coule dans les vaisseaux des animaux, contribue à engendrer la chaleur dans leur corps. « Le sang, dit-« il, qui est trop délayé, est froid, & conséquemment « s'épaissit difficilement: mais les animaux dont le sang « abonde en fibres épaisses & grossieres, ont en eux « plus d'élémens terrestres, & sont prompts, cruels, & « furieux, car la fureur engendre la chaleur; & lors-« que les corps solides, & les substances d'un tissu « grossier sont échauffés, ils agissent puissamment, & « communiquent beaucoup plus de chaleur que ceux « qui sont d'une nature lâche, molle, & humide. Mais si « les fibres de ces animaux sont terrestres & solides; « la fermentation & la chaleur qui seront excitées dans « leur sang par la fureur, en seront donc d'autant plus « grandes; c'est parce que le sang des taureaux & des « sangliers est plus abondant en fibres solides que ce-« lui des autres animaux; que le sanglier, & le tau-« reau sont féroces, vindicatifs, & furieux. » La masse du sang n'est pas composée seulement de globules rouges, ou de ces parties qu'on appelle strictement sang; il y a de plus une sérosité dans laquelle nagent ces globules: plus la quantité de la sérosité sera grande, plus la masse du sang sera délayée & fluide; & alternativement d'un autre côté, plus le sang sera fluide, plus le frottement causé par son mouvement sera léger & foible: plus ce frottement sera foible, plus le degré de chaleur engendré sera petit; donc plus la masse de sang sera fluide, moins il y aura de chaleur engendrée, & *vice versâ. Boerh. Inst. Med. Sect.* 223. D'où l'on voit pourquoi les personnes d'une constitution ferme & robuste, & dont les vaisseaux sont remplis d'un sang épais, & riche, sont plus sujettes aux fievres ardentes, aux maladies inflammatoires, que celles dont la constitution est foible, molle & lâche, & dont les vaisseaux contiennent un sang rare, & plus délayé. D'où il paroît encore pourquoi la saignée est le moyen le plus infaillible de diminuer la chaleur du corps; parce qu'en diminuant la quantité du sang, on diminue proportionnellement le frottement dans les vaisseaux qui dépend de la densité des humeurs. Mais pour exposer avec plus d'exactitude la maniere dont la chaleur s'engendre, & s'accroît dans le corps humain; il faut considérer que le sang, que le cœur, & qu'une artere sont des corps; & conséquemment que le cœur ne peut comprimer le sang par sa contraction, qu'il ne se fasse une pression continuée dans toute la longueur des arteres. Lorsqu'un corps se meut dans un cylindre, le frottement du cylindre & du corps est nul ou fort petit; au lieu que si le même corps se mouvoit dans un canal conique, en allant de la base au sommet, il frapperoit avec violence contre les côtés; il y auroit donc réaction, ou répercussion, & par conséquent attrition. Or les arteres de nos corps sont des canaux coniques; elles doivent donc résister au cours du sang, & occasionner par cette résistance l'attrition. Mais nous savons par les principes de la Philosophie expérimentale, que toutes les fois qu'il y a attrition, il y a chaleur; & alternativement, il ne peut donc y avoir de chaleur dans le corps humain que celle qui sera produite par la circulation des fluides. Donc lorsque cette circulation sera arrêtée, le principe de la chaleur sera détruit. C'est pourquoi le pouls peut être regardé comme un thermometre fort sûr de la chaleur du corps humain; puisque le meilleur pouls est celui qui marque que la chaleur est uniformément répandue dans toutes les parties du corps, & qu'un pouls, dont le mouvement est augmenté, ou diminué contre nature, indique un accroissement, ou une diminution proportionnelle de la chaleur, Boerhaave, *Institution. Medic. Sect.* 220. & 968. Il est facile d'expliquer par-là pourquoi le sang artériel du cerveau est plus froid que par-tout ailleurs; c'est que les arteres du cerveau étant privées de leur tunique musculaire à leur entrée dans le crane, la diastole & la systole s'y font d'une maniere plus languissante & plus foible. C'est aussi de cette maniere qu'il faut rendre raison de ce qui se passe dans la circulation du sang dans les os. La tunique musculeuse des arteres produit dans les parties du sang une pression proportionnelle des unes sur les autres, de-là naît l'attrition, & de l'accroissement ou de la diminution de l'attrition, l'accroissement ou la diminution de la chaleur. C'est d'après les mêmes principes que nous expliquerons pourquoi le sang artériel est plus chaud que le sang veineux; c'est que dans les arteres le sang passe dans des canaux qui vont toujours en se rétrécissant, & où par conséquent la résistance, la pression, l'attrition, & conséquemment la chaleur, doivent aller en augmentant; au lieu que dans les veines le sang passant dans des canaux qui vont toujours en s'élargissant, la résistance, la pression, l'attrition, & conséquemment la chaleur, doivent aller en diminuant. La raison pourquoi quelques hommes qui sont en parfaite santé d'ailleurs, mais qui ne peuvent voir couler du sang sans tomber en défaillance, commencent par avoir les extrémités froides, c'est que la circulation des humeurs commence par cesser dans ces parties. Puisque toute la chaleur du corps provient du mouvement des fluides, & que son excès est toujours proportionnel au frottement des fluides circulans entre eux, & avec les vaisseaux dans lesquels ils circulent; il s'ensuit que tout ce qui augmentera la vitesse de leur circulation, doit aussi augmenter la chaleur du corps. Donc l'exercice ou l'agitation n'augmentera pas seulement la chaleur dans le corps humain, mais le degré de chaleur sera encore proportionel à la violence de l'exercice ou de l'agitation, de quelque nature que soit cet exercice; que ce soit ou la course, ou la lutte, ou autre. La raison par laquelle Hippocrate assure, *Sect.* 1. *Aphorisme* 15. que le ventre est naturellement plus chaud en hiver & au printems qu'en toute autre saison, est, parce qu'alors, dit-il, le sang coule dans des vaisseaux resserrés, & rendus plus étroits par l'action du froid extérieur. Or, si la même quantité d'un fluide quelconque a à se mouvoir dans un canal ou vaisseau de la moitié plus étroit que celui dans lequel elle se mouvoit d'abord, sa vitesse augmentera de la moitié, & l'attrition avec la chaleur suivra la même proportion. « La circulation du sang, dit Hoffman, « dans sa Medecine systématique raisonnée, est la cau« se génératrice & premiere de la chaleur dans le corps « humain: toutes les substances qui la hâtent ou qui « la retardent, augmentent & diminuent proportion« nellement la chaleur. » D'où il s'ensuit évidemment qu'il faut comprendre sous le nom de remedes échauffans, tous ceux qui tendent à augmenter la vitesse de la circulation, & la force de l'impulsion des vaisseaux sur les fluides; puisque c'est de-là que dépend la densité des humeurs, qui est une des causes principales de l'accroissement de la chaleur, & qui peut être un de ses principaux effets.

On peut mettre au nombre de ces remedes,

1°. Les substances stimulantes, au nombre desquelles sont les quatre semences chaudes majeures, celles d'anis, de carvi, de cumin & de fenouil: les quatre semences chaudes mineures, ou celles de poivrette, de pimprenelle, d'ache & de carotte sauvage: les quatre onguens chauds, savoir l'onguent de guimauve, celui d'Agrippa, & ceux qu'on appelle onguent d'*Aregon* & l'onguent *martiatum*.

2°. Il faut mettre dans la même classe les astringens, & toutes les substances qui ferment les pores de la peau, comme un froid modéré, un air pesant, une eau froide, des habits d'une étoffe bien serrée, & des couvertures bien épaisses.

3°. Entre les choses qui augmentent la chaleur du corps humain, nous ne devons pas oublier de faire mention du mouvement musculaire, & surtout des frictions. Nous rapporterons aux frictions tous les moyens d'augmenter la chaleur du corps, soit par celle du feu, soit par celle de l'air, soit par celle de l'atmosphere environnant qui enveloppe le corps immédiatement, & duquel on a ôté toute communication avec l'air extérieur, comme il arrive, par exemple, lorsqu'un homme est enfermé dans un lit bien couvert, & qu'il s'échauffe par degré en vertu de la chaleur qui s'exhale de son corps. On peut augmenter en degré la chaleur du corps, selon Celse, *Lib. I. cap.* 3. par les linimens, par les eaux salées, surtout si elles sont chaudes, par toutes les substances salines, & par les vins austeres. La distinction des remedes échauffans en différentes classes selon leurs différens degrés, paroît absurde; car on ne peut déterminer absolument ces degrés: ils sont purement relatifs aux constitutions des malades à qui on les ordonne. Quant à la chaleur extérieure appliquée au corps, il faut remarquer que celle qui est seche, est plus propre à échauffer, & à passer dans le tempérament que celle qui est humide: celle-ci excite d'abord, ainsi que la premiere, la sensation de chaud: mais bien-tôt après, elle conspire avec la cause d'où provenoit la sensation de froid, en relâchant les vaisseaux ou diminuant leur résistance, & en affoiblissant conséquemment la pression qu'ils doivent exercer sur les fluides. C'est ainsi qu'il faut interpréter Hippocrate, lorsqu'il dit, *sect.* 5. *Aphorisme* 16. qu'un usage trop fréquent de substances chaudes, est ordinairement suivi de mollesse dans les chairs & de foiblesse dans les nerfs.

Les personnes âgées, & celles qui sont d'une constitution seche, roide & cassée, paroissent exceptées de cette regle, puisque le relâchement qu'on doit attendre d'une chaleur humide doit conséquemment favoriser la circulation des humeurs dans les petits vaisseaux capillaires. Vallesius, dans sa Philosophie sacrée, & Langius, dans la douzieme Epître de son premier Livre, disent, à l'occasion des fomentations dont le corps puisse recevoir la chaleur la plus salutaire, qu'un vieillard se trouvera fort bien de faire coucher dans son lit ou une jeune fille, ou un jeune garçon. C'est ainsi, ajoute ce dernier, qu'en usa le Roi David par le conseil de ses Medecins, lorsqu'il eut soixante-dix ans, &, que sa chaleur naturelle fut si parfaitement éteinte, que les autres moyens qu'on tenta pour le réchauffer ne produisirent aucun effet : on eut recours à Abisag. La douce chaleur qui s'exhaloit du corps de cette Sunamite passoit dans celui de David, & rendoit à son estomac des forces qu'il ne pouvoit emprunter que de là.

Lorsque les parties sont refroidies par l'air extérieur, pourvu que l'excès du froid ne les ait pas rendues tout-à-fait roides, & que le sang puisse toujours circuler, on leur rendra leur premiere vigueur en les trempant d'abord dans de l'eau froide, & en les arrosant ensuite : on verra par ce moyen surprenant renaître peu à peu la chaleur naturelle. *Levini Lemnii occulta naturæ miracula*, *Lib. IV. cap.* 20.

Il paroît, par tout ce que nous avons dit, que les remedes échauffans conviennent non-seulement, mais même sont nécessaires, lorsqu'il est question d'épaissir des humeurs claires & délayées ; lorsqu'il faut rendre la tension, & remettre au ton des parties solides qui sont devenues flasques ; & lorsqu'on se proposera soit de régénérer la circulation des sucs lorsqu'elle sera éteinte, ou de l'accélérer lorsqu'elle sera languissante & trop foible. Le pouls du malade sera en pareil cas la boussole du Medecin ; c'est le pouls qu'il consultera pour savoir jusqu'à quel point il doit produire ces effets. Pour que les remedes échauffans soient appliqués convenablement, on ne les ordonnera qu'aux personnes de la constitution que nous appellons froide, qu'à celles qui abondent en mucosité récrémentitielle, qu'à celles dont l'habitude est trop relâchée, qu'aux leucophlegmatiques, & conséquemment qu'aux malades affligés de tumeurs œdémateuses. Mais ceux qui pratiqueront sagement la Medecine, ne manqueront pas de garder un certain ordre dans l'usage des remedes échauffans : ils ne porteront pas la chaleur dans le corps brusquement & tout d'un coup, ils l'y feront naître par des degrés successifs, de peur que les fluides, qui sont en stagnation dans les vaisseaux flasques, ne soient portés avec trop de violence dans les vaisseaux capillaires, & n'y causent les plus dangereuses obstructions.

Si un homme, par exemple, est accoutumé depuis longtems à une vie sédentaire, & à une inaction musculaire, il sera pâle, & toutes ses fibres seront dans un état de flaccidité. S'il vient à faire subitement quelque exercice violent, ou à prendre des médicamens fort chauds, très-stimulans, très-acres, & à grande dose, il sera attaqué sur le champ d'une difficulté de respirer, & il sera menacé de suffocation, parce que les humeurs se mouvant avec trop d'impétuosité dans des vaisseaux qui sont trop lâches, & par conséquent incapables de faire la résistance convenable à leurs efforts, elles passeront brusquement dans les vaisseaux capillaires, & les distendront au point de les rompre, & s'en extravaseront. Ces accidens arriveront non-seulement aux personnes cacochymes, & qui abondent en humeurs acres & visqueuses, mais encore à celles qui sont d'une constitution pléthorique, & dont les sucs, quoique bien conditionnés, circuleront d'une maniere foible & languissante, *Boerhaave*, *Aphorisme* 118. Mais comme une chaleur modérée est absolument nécessaire pour la conservation de la vie & de la santé, d'un autre côté nous lisons dans la Medecine systématique & raisonnée de M. Hoffman, que si cette chaleur est poussée à un dégré excessif, il s'ensuivra une perte irréparable de la partie la plus subtile des fluides, & toutes les maladies qui tirent leur origine de l'épaississement des liqueurs & de l'acreté qui s'y introduit, par la dissipation de leur élément délayant, balsamique & aqueux. « La chaleur, dit Hoffman, dans l'ouvrage que nous venons de citer, engendre des sels dans les humeurs des animaux; c'est pourquoi lorsqu'elle est augmentée, comme il arrive dans les fievres, l'urine contient une plus grande quantité de sels, & elle est d'une couleur plus foncée ; au contraire, si elle est dans un degré modéré, & c'est le cas ordinairement de toutes les personnes qui vivent sobrement & dans l'aisance, la couleur des urines sera foible, & elles contiendront une plus petite quantité de sels. » Il suit de ce passage que l'altération dans l'état & la couleur des urines, est un signe de l'accroissement ou de la diminution de la chaleur du corps ; signes que le Medecin doit consulter avec l'état du pouls, pour se conduire dans l'usage des remedes échauffans. On peut aussi conclurre de ce que nous avons dit, que les substances chaudes seront encore nuisibles, toutes les fois qu'il y aura rigidité, que les liqueurs se mouveront promptement & avec une impétuosité considérable, & que par conséquent il ne faut jamais les ordonner dans les fievres ardentes, non plus que dans les maladies aiguës & inflammatoires. « Car, selon l'Auteur de la Medecine systématique & raisonnée, les substances chaudes & toutes celles qui agitent le sang avec violence, transforment aisément une humeur louable en un poison, & une maladie benigne en une maligne. Il conseille aussi aux jeunes personnes, & à toutes celles qui sont dans la force de leur âge, de s'abstenir le plus qu'elles pourront de ces substances, & de toutes celles qui tendent à mettre le sang en grand mouvement, à moins qu'elles ne veuillent s'exposer à être emportées subitement par quelque maladie inflammatoire ; » ce qui doit engager à n'ordonner aux enfans des remedes échauffans, que fort sobrement & avec beaucoup de circonspection, c'est qu'il est facile d'agiter leurs humeurs & d'irriter leurs vaisseaux; car selon Hippocrate, *Sect. premiere*, *Aphorism.* 14. ceux qui sont à la fleur de leur âge abondent en chaleur naturelle. Ceux qui insisteront sur ce que nous avons dit des remedes échauffans, s'appercevront aisément que leur action est de fortifier, de résoudre, & de discuter, en donnant aux fibres, aux membranes & aux vaisseaux sanguins un certain ton, une certaine force élastique qui rend la circulation des humeurs prompte & facile, s'ils produisent ces bons effets; d'un autre côté il est démontré par expérience que si leur action est excessive, elle affoiblit & jette en langueur. La raison qu'on peut apporter de ce phénomene, c'est que les humeurs claires & aqueuses étant épuisées, le sang se trouve dépouillé des particules nécessaires pour la nutrition & la réparation des solides. Le célebre Boerhaave assure dans sa Chymie, sur un grand nombre d'expériences faites & réitérées avec le thermometre de Fahrenheit, pour déterminer le plus grand degré de chaleur que le corps humain puisse supporter, que la chaleur de l'homme est de quatre-vingt-douze degrés, & qu'elle va quelquefois à quatre-vingt-quatorze dans les enfans; qu'un homme est toujours beaucoup plus chaud que la portion de l'atmosphere qui l'environne, & que la chaleur du corps ne peut aller fort au-delà de cent degrés, sans que la circulation soit arrêtée & que la mort ne survienne, précédée de la dépravation des fonctions différentes de la tête & des poumons. Il assure de plus qu'aucun animal ne peut vivre dans un air qui a quatre-vingt-dix degrés de chaleur, & que de tous ceux que nous connoissons il n'y en a aucun qui n'y périsse promptement.

CALENDULA, *Souci*. Cette plante est désignée de la maniere suivante dans les Auteurs.

Calendula, Offic. *Calendula sativa*, Raii Hist. 1. 337. Hort. Monsp. 28. *Calendula simplici flore*, Ger. 601. Emac. 739. *Calendula simplex*, Park. Parad. 298. *Caltha flore simplici*, J. B. 3. 101. Cod. Med. 25. Hist. Oxon. 3. 13. *Caltha vulgaris*, C. B. 275. Tourn. Inst. 498. Boerh. Ind. A. 113. *Chrysanthemum, caltha, calendula*, Chab. 358.

La racine de *souci* est épaisse, blanchâtre, pleine de suc, peu branchue, & séchant aussi-tôt que la semence est mûre, ses feuilles sont longues, assez épaisses, pleines de suc, d'un jaune pâle, plus larges à leur extrémité qu'à la partie voisine de la tige, un peu gluantes au tact; ses tiges croissent à la hauteur d'un pié & plus, elles sont environnées de petites feuilles, ses fleurs viennent à l'extrémité des tiges, & il n'y en a qu'une au sommet de chaque tige, leur disque est formé de plusieurs pétales jaunes, rangés autour d'un amas de petits fleurons tubuleux, d'une couleur noire & rougeâtre, elles ont une odeur forte & tant soit peu résineuse, leur calyce est verd & en écaille, & tant soit peu gluant au toucher. Sa semence est assez large, recourbée & d'une couleur brunâtre. MILLER, *Bot. Offic.*

Il y a plusieurs especes de *caltha* ou de *calendula*: mais celle que nous venons de décrire est la plus remarquable par ses propriétés médicinales.

On trouve cette plante dans les jardins, où elle pousse en si grande quantité qu'il est assez difficile de la détruire dans les endroits où elle a une fois pris racine; elle commence à fleurir au mois de Mai, & elle continue à produire des fleurs dans tous les mois de l'été, ce qui a donné lieu à quelques-uns d'imaginer que c'est de-là que lui sont venus les noms de *calendula* & de *flos omnium mensium*. Il y en a qui l'appellent *solsequia* ou *solsequium*, ou *sponsa solis*, parce que sa fleur s'ouvre au lever du soleil, & qu'elle se ferme à son coucher.

Cette herbe entre fréquemment dans les bouillons, selon Bruyerinus; & lorsque ses feuilles commencent à pousser, on en met dans les salades. Ses fleurs ne servent que chez les Droguistes. Elles ont une odeur aromatique, & quand on les a mâchées, elles font sentir une acrimonie pénétrante & presque brûlante: c'est là le principe de la vertu sudorifique qu'elles ont au point de le céder à peine au safran. C'est par cette raison qu'elles ont mérité une place dans le catalogue des alexipharmaques; & que Schulzius dit dans ses Prélections que quelques Medecins célebres leur ont attribué une efficacité peu commune dant la cure des fievres malignes & pestilentielles. Velschius nous apprend que dans une fievre pestilentielle le Fevre ordonna le suc de *souci* avec le vin blanc pour véhicule, & que la plupart des malades guérirent par ce remede. Il ajoute, *Eph. N. C. D.* 1. *a.* 4. que c'étoit le célebre *Arcanum* de Veslingius. La dose de ce suc est, selon Ray, dans ces cas, depuis une once jusqu'à deux. Comme les fleurs de *souci* sont alexipharmaques & sudorifiques, il y a des Auteurs qui l'ajoutent aux quatre autres fleurs cordiales. On peut les ordonner toutes les fois qu'il est question de stimuler. On se sert souvent de leur décoction pour aider l'éruption de la petite vérole; & nous lisons dans Ray qu'en Angleterre on a eu pendant long-tems l'habitude de faire prendre pendant cette maladie la seconde décoction des bois sudorifiques imprégnée des fleurs de *souci*. Comme elles sont apéritives & résolutives, on emploie leur décoction dans la cure de la jaunisse & de la suppression des regles. Si on les fait entrer dans les bains de vapeur, elles provoqueront non-seulement les regles, mais encore l'expulsion du fœtus & de l'arriere-faix. Etmuller ordonne dans la jaunisse une once de suc exprimé des fleurs de *souci*, avec une dragme de poudre de vers de terre, à jeun. Et le même Auteur nous apprend que Riviere regardoit les fleurs de cette plante comme très-propres pour provoquer les regles. Broyées dans du vin avec un peu de sel, & appliquées à l'extérieur, elles contribueront à la discussion des tumeurs. Un homme de probité, dit Pauli, m'a assuré que le suc des fleurs de *souci* nouvellement cueillies dissipoit les verrues: quant à ce qu'il ajoutoit qu'il faut observer de les en frotter trois fois, & à trois jeudis différens, c'est une circonstance superstitieuse à laquelle toute personne sensée ne s'arrêtera point, il faut en user jusqu'à ce qu'on s'apperçoive que les verues s'affaissent & tombent, son efficacité est telle pour l'extirpation des verues. Les fleurs de *souci* réduites en poudre calmeront le mal de dent, selon Morison, si on en met sur du coton, & qu'on applique ce coton à la partie malade.

Les femmes de campagne ont coutume de mettre des fleurs de *souci* dans le vaisseau où elles battent leur beure, pour lui donner une belle couleur jaune. Morison dit que les feuilles de cette plante sont chaudes; & qu'elles ont une certaine acrimonie que l'humidité dont elles sont pleines ne laisse point appercevoir d'abord. C'est pourquoi l'on ajoute qu'elles lâcheront le ventre, si l'on s'en sert comme des autres herbes potageres. D'où nous pourrions conclurre avec quelque vraissemblance qu'elles seroient bonnes en alimens pour ceux qui sont menacés du scorbut.

Camérarius prescrivoit, selon Pauli, les semences de *souci* contre les vers, & il assure qu'elles n'ont pas moins d'efficacité en pareil cas que celles d'oseille, de pourpier & de plantain, dont la vertu n'est cependant point équivoque. On recommande le vinaigre de *souci* comme un antidote contre la peste, & l'on conseille aux Medecins qui auront à visiter des pestiférés, d'en prendre quelques onces par précaution. On peut aussi s'en appliquer en pareil cas aux poignets, aux tempes & aux narines. Mais comme le vinaigre ordinaire produit le même effet, Schulzius dit que si le *souci* n'augmente pas la vertu de cette liqueur, du moins il est certain qu'il ne la diminue pas. L'eau distilée de fleur de *souci* est, selon Pison, un remede sûr & prompt dans la rougeur & les inflammations des yeux: pour cet effet on en fera distiler quelques gouttes dans l'œil malade soir & matin, ou bien on y tiendra appliquée une compresse ou un peu de coton qu'on en aura imprégné. Cette eau passe aussi pour fort bonne contre la peste, & l'on attribue les mêmes vertus à la conserve. L'onguent de fleurs de *souci* se prépare, selon la Pharmacopée de Ratisbonne, avec les fleurs nouvellement cueillies de cette plante qu'on fera bouillir, & avec du beure frais & non salé. Quercetan recommande dans sa *Pharmacopeia Dogmaticorum restituta*, le sirop de *souci* comme un spécifique contre toute paralysie.

CALENDULA ARVENSIS, *Souci sauvage*.

Calendula, sive caltha, Cod. Med. 25. *Calendula minor arvensis*, Rupp. Flor. Jen. 138. *Caltha arvensis*, C. B. Pin. 276. Raii Hist. 1. 338. Tourn. Inst. 499. Elem. Bot. 399. Herb. Par. 152. Vaill. Bot. Par. 26. Boerh. Ind. A. 113. Hist. Oxon. 3. 14. Mart. Hist. 1. 135. *Caltha minima*, J. B. 3. 103. *Caltha, sive calendula minima*, Chab. 359. *Calendula arvensis*, Ger. 603. *Calendula sylvestris*, Ger. Emac. 741.

Les feuilles du *souci* sauvage font puantes, ameres, & rougissent peu le papier bleu. Brûlées à la chandelle, elles font une détonation assez semblable à celle du nitre; ce qui semble montrer que le sel naturel de la terre y est passé presque sans autre changement que celui de s'être uni avec beaucoup de soufre puant, & avec beaucoup de terre. Quelques-uns préferent l'usage du *souci* sauvage, à celui du *souci* des jardins. Le suc de cette plante se donne depuis une once jusqu'à quatre. On en mêle une once avec un gros de poudre de lombricaux, que l'on a imbibée auparavant de quelques gouttes d'esprit de sel ammoniac. L'infusion des feuilles & des fleurs de *souci* dans du vin blanc se prend depuis trois onces jusqu'à six. L'extrait & la conserve depuis un gros jusqu'à deux. Toutes ces préparations sont excellentes pour la jaunisse, pour la paralysie, pour l'hydropisie, pour la petite vérole, pour les fievres malignes & pour les pâles-couleurs. On fait manger en salade les feuilles & les fleurs de cette plante, surtout aux enfans qui ont des tumeurs scrophuleuses. Césalpin ordonnoit l'eau de *souci* dans les maladies contagieuses. Tragus la louoit comme un excellent remede pour guérir la rougeur & l'inflammation des yeux. Césalpin faisoit seringuer le suc de *souci* dans les oreilles pour en tuer les vers, & faisoit appliquer la poudre avec du coton sur les dents, où l'on ressentoit une grande douleur; pour rétablir l'appétit, il conseilloit l'usage des fleurs en boutons confites dans le vinaigre. On applique à Paris les feuilles de cette plante sur toutes sortes de tumeurs, & sur les ulceres qui ont des bords calleux; pour les cors aux piés on en met quelques feuilles entre le cors & le chausson, & cela n'empêche point de marcher. Tournefort.

Calendula Palustris, *Populago*, Offic. Raii Synop. 3. 272. Dill. Cat. Giss. 52. Elem. Bot. 237. *Populago flore majore*, Tournef. Inst. 273. Boerh. Ind. A. 298. *Caltha palustris*, J. B. 3. 470. Chab. 485. Raii Hist. 1. 700. Merc. Bot. 1. 25. Phyt. Brit. 19. *Caltha palustris major*, Germ. 670. Emac. 817. Mer. Pin. 18. *Caltha palustris vulgaris simplex*, Park. Theat. 1213. *Caltha palustris flore simplici*, C. B. Pin. 276. Rupp. Flor. Jen. 105. Buxb. 50. *Pseudo-helleborus ranunculoides pratensis rotundifolius simplex*, Hist. Oxon. 3. 461. *Souci des marais.*

Cette plante croît dans les lieux aqueux, & fleurit au mois de Mai, son herbe est la seule partie dont on fasse usage. Dioscoride dit qu'elle est bonne pour calmer les douleurs des reins. Boerhaave prétend qu'elle est caustique, très-acre, & douée à peu près des mêmes qualités que l'hellebore. Dale, *Pharmacop.*

CALENTURE, espece de fievre accompagnée d'un délire subit, commune à ceux qui font des voyages de long cours dans des climats chauds, & surtout à ceux qui passent la ligne.

L'histoire suivante donnera une idée de cette maladie, & de la maniere de la traiter.

Je fus appellé au mois d'Août en 1693. sur les quatre heures du matin, pour voir un Matelot sur le vaisseau *Albemarle*, dans la Baie de Biscaye. Ce Matelot étoit dans une *calenture* violente. Il avoit trente à quarante ans, étoit assez grand, mais fluet, & peu chargé de chair. Lorsque je le vis pour la premiere fois, je le trouvai entre les mains de trois ou quatre de ses camarades qui suffisoient à peine pour le tenir à cause des violens efforts qu'il faisoit pour s'échapper d'eux. Il s'écrioit de tems en tems qu'il vouloit aller dans les champs, il avoit la vue égarée, & furieuse comme un lion. Il lui arrivoit de tems en tems de charger d'imprécations ceux qui le retenoient. La premiere chose que je fis fut de lui tâter le pouls. Je lui trouvai tout le corps dans une chaleur brûlante, & le mouvement du sang dans l'artere me parut fort déréglé, mais je n'y remarquai aucune vibration distincte. Le Chirurgien du vaisseau qui connoissoit assez bien ces maladies avoit tâché de le saigner avant que j'arrivasse: mais quoique la veine du bras fut assez ouverte, il n'en put jamais tirer une once de sang. Cela me détermina à faire ouvrir la veine du front, mais avec aussi peu de succès; car il y eut d'abord engorgement. Enfin, j'essayai ce que produiroit la saignée de la jugulaire, & il en sortit seulement deux onces d'un sang fleuri; après quoi il cessa de couler, quoique l'ouverture fut assez large. J'avoue que ce phénomene me surprit beaucoup; j'ordonnai au Chirurgien de lier encore le bras, & de tenter de faire sortir le sang par cette ouverture; je me souviens qu'il en vint une petite quantité, & qu'ensuite il s'arrêta comme auparavant. Comme nous avions trois vaisseaux ouverts en même-tems, nous tirions du sang tantôt de l'un, tantôt de l'autre, selon l'endroit où il nous paroissoit couler plus facilement. J'observai dans les différens efforts que nous fîmes pour obtenir une certaine quantité de sang, qu'à mesure que les vaisseaux se vuidoient, le sang couloit plus librement, & aussi vîte que je le desirois; peu après cette saignée, car nous ne laissâmes pas que de rendre cette évacuation assez considérable, je remarquai que son agitation n'étoit plus si violente, que le transport l'avoit quitté, qu'il ne crioit plus qu'il vouloit aller dans les champs, que sa vue étoit moins égarée, & qu'il y avoit dans les vibrations de son pouls la régularité convenable. Sa chaleur étoit même très-modérée, & cette fureur qui le transportoit un moment auparavant, & lui donnoit l'air d'un lion, étoit réduite au point qu'un seul homme suffisoit pour le contraindre à tout ce qu'on desiroit. Nous lui tirâmes, autant qu'il m'est possible de l'estimer juste, à peu près cinquante onces de sang par les trois ouvertures dont j'ai parlé. Je crus que c'en étoit assez pour le moment. Ensuite je le fis coucher, après avoir eu toutefois l'attention que les ligatures fussent bien faites aux endroits où l'on avoit saigné; après quoi j'ordonnai au Chirurgien de lui donner une once de sirop de diacod dans un verre d'eau d'orge. Cela fait le malade dormit jusqu'à midi, & le seul mal qu'il sentit à son réveil, ce fut une foiblesse qui provenoit du sang qu'on lui avoit tiré, & un malaise par tout le corps causé, à ce que je présume, par la violence de ses convulsions, & par les efforts qu'il avoit fait pour s'échapper.

Il est vraissemblable que quand les Matelots sont attaqués de cette chaleur violente, & de cette maladie, ce qui leur arrive ordinairement pendant la nuit, ils se levent, s'en vont sur le bord, & se jettent dans la mer, croyant aller dans les prés. Ce qui rend cette conjecture d'autant plus vraissemblable, c'est que dans la mer méditerrannée, il arrive souvent en été & dans les tems chauds, que des gens de mer disparoissent pendant la nuit, sans qu'on sache ce qu'ils sont devenus; ceux qui restent dedans le bâtiment pensent que tous ceux qui disparoissent ainsi se sont sauvés sans qu'on s'en soit apperçu, & se sont précipités. Quant à celui que je traitois alors, je me souviens fort bien qu'un de ses camarades me dit qu'ayant soupçonné son dessein, il l'avoit saisi, lorsqu'il étoit sur le point de s'élancer dans l'eau, qu'il avoit appellé du secours, & qu'on l'avoit conservé par ce moyen. Si les *calentures* sont plus fréquentes pendant la nuit, que pendant le jour, c'est qu'alors les bâtimens sont plus fermés, & reçoivent moins d'air. *Philosoph. Transact. Abr. Vol. IV.* par le Docteur Olivier.

Le Docteur Shaw veut qu'on traite cette maladie de la maniere suivante:

Il faut tâcher de procurer du repos. On donnera de l'eau d'orge avec du vin blanc, on proscrira toute biere, & toutes les liqueurs spiritueuses. En général on fera observer un régime foible & liquide.

Le premier pas qu'on ait à faire dans la cure, c'est de saigner, il arrive assez fréquemment que les vaisseaux sont si pleins, & les fluides si visqueux qu'il faut ouvrir plusieurs vaisseaux pour obtenir la quantité de sang requise. C'est pourquoi l'on observera de faire les ouvertures assez larges. Je crois que la veine jugulaire est préférable à celle du bras.

Huit ou dix heures après la saignée, on peut donner un émétique. On appliquera au cou pendant la nuit un large épispastique. On reviendra à la saignée aussitôt qu'on le pourra. Le soir lorsque le malade sera sur le point de se reposer, on lui donnera un parégorique.

Si la maladie est suffisamment calmée, on ordonnera le purgatif doux qui suit.

Prenez *des meilleures feuilles de sené, deux dragmes & demie,*
de rhubarbe, une demi dragme,
de sel de tartre, un demi scrupule,
de graine de coriandre broyée, un scrupule;

Faites infuser le tout dans une quantité suffisante d'eau de fontaine.

Sur deux onces & demie de cette liqueur passée,

Ajoutez *de sirop solutif de roses, six dragmes,*
de sirop de corne de cerf, deux dragmes,
d'esprit de nitre dulcifié, } *de chacun 30 gouttes.*
de sel volatil huileux,

Faites-en une potion.

Faites garder au malade un régime convenable, tandis qu'il prendra cette potion, à laquelle vous reviendrez deux ou trois fois, selon que la maladie l'exigera.

Vous pourrez aussi employer les diaphorétiques doux, & finir la cure par le quinquina.

Voilà la maniere ordinaire de traiter la *calenture.*

Je ne me suis pas extremement étendu sur la *calenture*, parce que je n'ai jamais vu cette maladie, & que je n'ai jamais rencontré personne de ma profession qui ait fait de longs voyages sur mer, & qui ait pu m'en donner une description exacte. Quelques-uns des Chirurgiens qui ont été de la derniere expédition aux Indes occidentales contre Carthagene, m'ont assuré qu'ils n'avoient jamais vu aucune maladie accompagnée des symptomes attribués à la *calenture*, & qu'ils croyoient qu'on n'entendoit par cette maladie qu'une fievre violente, accompagnée d'un délire subit.

CALERUTH, c'est une indication qu'une chose tend à revenir à son premier état. Ce mot se dit du retour d'une substance à la premiere matiere dont elle a été produite. RULAND. JOHNSON.

CALESIAM, H. M. *Arbor baccifera racemosa, vitis floribus, acinis oblongis, compressis monopyrenis.*

C'est un grand & bel arbre, son bois est d'une couleur purpurine, obscure, uni & fléxible. Ses fleurs croissent en grappes à l'extrémité de ses branches, & elles sont assez semblables aux fleurs de la vigne : ces fleurs sont succédées par des baies en grappes. Ces baies sont d'une figure oblongue, ronde, platte, vertes, couvertes d'une écorce mince, pleines d'une pulpe succulente, & insipide, contenant un noyau verd oblong, plat, au-dedans duquel il y a une amande blanche, & presqu'insipide. Outre ce fruit qui est le vrai, il en paroît un second à la chute des fleurs qui croît au tronc, & aux branches, plus gros que le vrai, ridé, en forme de rein, couvert d'une écorce de couleur de verd d'eau, & composé d'une pulpe verte dense & humide, dans laquelle on trouve quelquefois de petits vers ronds. Ray remarque que ce fruit bâtard n'est autre chose que des tumeurs produites par la piquure des insectes qui cherchent dans cet arbre une retraite pour leurs œufs, & de la nourriture pour leurs petits.

Il croît dans toutes les contrées du Malabar, il donne du fruit une fois l'an, depuis dix ans jusqu'à cinquante, & par de-là. Les habitans font de son bois des manches de couteau, & des poignées de sabre.

Son écorce pulvérisée, & réduite en onguent avec le beurre, guérit le spasme cynique, & les convulsions causées par les grandes douleurs. Le même remede s'emploie avec succès dans les ulceres malins, & calme les douleurs de la goutte. Le suc de son écorce dissipe les aphthes, & pris intérieurement il arrête la dyssenterie. La poudre de la même écorce, avec celle de codampulli, purge & chasse les humeurs pituiteuses, & atrabilaires. La moitié d'une tasse à caffé de la décoction de l'écorce & des feuilles dans de l'eau, hâte & facilite l'accouchement ; aussi est-ce la coutume d'en faire prendre cette dose aux femmes sur le point d'entrer en travail. RAY, *Hist. Plant.*

CALI, *soude* ou *potasse, cendres gravelées.* RULAND.

CALICHAPA, *le vrai chardon blanc.* CASTELLI.

CALIDARIUM, c'est le nom que Celse donne, *Lib. I. cap.* 4. à cette partie des anciens bains que les Grecs nommoient πυριατήριον, *pyriaterium*, ou ὑπόκαυστον, *hypocaustum.* Voyez *Balneum.*

CALIDRIS BELLONII. Jonst. *Chevalier* en François. C'est un oiseau aquatique, gros comme un pigeon, fort garni de plumes; son bec est long, rouge, noirâtre, vers le haut; sa tête, son cou, ses aîles & sa queue sont de couleur cendrée. Son ventre est blanc & ses jambes sont fort longues.

Comme son corps est haut monté, & qu'il marche vîte, on l'a appellé *chevalier;* comme si l'on disoit monté sur un cheval. Il habite les prés, les étangs & les rivages. Sa chair est fort délicate à manger & de bonne odeur. Il y en a de plusieurs sortes qui different dans leurs couleurs.

Ils contiennent beaucoup de sel volatil & d'huile à demi-exaltée.

Cet oiseau est restaurant & fortifiant. LEMERY, *des Drogues.*

CALIDUM, θερμὸν, *chaud.* Voyez *Calefacientia.*

CALIETA, *Caliette*, les champignons jaunes qui viennent au pié du genievre. PARACELSE, *de Icteric. c.* 2.

CALIGO; en Medecine c'est l'obscurcissement de la vue. Voyez *Achlys* & *Amaurosis.*

CALIN ; espece de métal comme le plomb ou l'étain, préparé par les Chinois & dont on fait différens ouvrages au Japon, à la Cochinchine & à Siam. Ils en couvrent même leurs maisons. Nous voyons souvent ici des boîtes de thé fabriquées de ce métal. On en apporte aussi des caffetieres. LEMERY, *des Drogues.*

CALIX. Voyez *Calyx.*

CALLÆON, καλλαιον, les barbes & la crete d'un coq; espece de mets, dit Galien, *Lib. III. de Aliment. Fac. cap.* 21. qu'on ne peut recommander ni défendre.

CALLAF ; espece d'arbrisseau fort bas, dont le bois est uni, & les feuilles à peu près semblables à celles du cerisier, dentelées par les bords, & croissant à l'extrémité des branches qui sont droites, sans jointures, flexibles & de couleur jaunâtre. Les fleurs qui viennent avant les feuilles, paroissent en grand nombre au mois de Décembre, à égale distance les unes des autres. Ce sont des especes de petites balles oblongues & cotoneuses, d'un jaune blanchâtre ou d'un vrai jaune, & d'une odeur agréable. On trouve cette plante dans les jardins des personnes riches, à cause de son odeur; & les paysans la cultivent avec beaucoup de soin, pour le profit qu'ils retirent de ses fleurs.

On prépare avec ses fleurs une eau excellente, surtout à Damas. Je ne connois aucune eau qu'on puisse lui comparer, pour la vertu de fortifier. La douceur de son odeur est si grande, qu'elle suffit pour ranimer les personnes tombées en défaillance. Les Maures s'en servent tant intérieurement qu'extérieurement, dans les fièvres ardentes & pestilentielles; elle humecte & rafraîchit. On tire aussi des fleurs une huile qu'on emploie à beaucoup d'usages.

Je crois que cette plante n'a été bien connue ni des Auteurs Arabes, ni d'Avicenne même, quoiqu'il en fasse mention fort souvent, & moins encore de ses interpretes, qui rendent les mots *callaf, dechen el callas*, par *saule, eau de saule* & *huile de saule*: mais quoique le *callaf* soit assez semblable à un saule bas & à feuille large, ensorte que ceux que nous venons de citer s'y sont trompés, ce sont pourtant des plantes fort différentes, tant en nombre qu'en figure & en vertu. D'abord leurs noms sont fort différens chez les Arabes; car l'une s'appelle *callaf* & *ban*, l'autre, c'est-à-dire, le saule, *saffaf* ou *safaf*, & non pas *saffas*, comme lisent les interpretes d'Avicenne. Elles ont des qualités différentes, car l'une a beaucoup d'odeur, & l'autre n'en a point du tout. Les Maures employent le *callaf* dans les fievres: mais il ne font aucun usage du saule. D'où il est évident que le *callaf* ou *ban* n'est point du tout un saule; & quoiqu'il ait les feuilles & les fleurs fort semblables au saule à feuilles larges, il ne faut pas l'appeller saule aromatique. PROSPER ALPIN, *Rerum Ægypt. Lib. III. cap.* 15.

CALLARIAS, καλλαρίας, espece de poisson de mer, qu'Aldrovandi & Rondelet prennent pour le merlan, d'autres pour un autre poisson dont ils ne donnent point la description. CASTELLI.

CALLECAMENON, *Cuivre brûlé.* RULAND.

CALLENA, espece de salpetre. RULAND.

CALLIA, nom de l'*anthemis* dans Dioscoride. Voyez *Anthemis.*

CALLIBLEPHARON, καλλιβλέφαρον, de κάλλος, *beauté*, & de βλέφαρον, *paupiere; remede pour les paupieres.* Comme les paupieres sont sujettes à plusieurs difformités, il doit y avoir plusieurs especes de *calliblepharon*, car les poils en peuvent devenir trop longs ou tomber, ou d'une couleur laide, ou être mal disposés. Leur accroissement trop prompt provient d'une trop grande abondance d'humeurs, leur chute assez communément d'une humeur acrimonieuse, leur blancheur d'une humeur pituiteuse, & leur rousseur d'une humeur de la même couleur. Les *calliblepharon* doivent donc être composés en grande partie d'ingrédiens modérément dessicatifs & capables de dissiper l'humeur qui attaque les poils: ces ingrédiens sont la pierre d'Arménie, la terre ampelite, la suie d'encens, le plomb & l'antimoine brûlés, les scories du cuivre & autres substances acrimonieuses & dessicatives. Marcellus, l'interprete de Dioscoride, dit que les Grecs comprenoient sous le nom commun de *calliblepharon* tous les remedes préparés, tant pour les maladies que pour la beauté des paupieres. C'est pourquoi Pline fait tant d'applications différentes de ce mot, entendant par *calliblepharon*, tantôt un remede pour agglutiner, tantôt pour abaisser, tantôt pour orner & tantôt pour frotter les paupieres. Hermolaus & Ruel donnent aux remedes préparés pour embellir les paupieres & leur donner une couleur artificielle, le nom de *circonliniment.* GORRÆUS.

Les *calliblepharon* de Pline sont composés de feuilles de roses brûlées, de cendres de noyaux de dattes brûlés, mêlées avec le spicnard, la moelle de l'os de la jambe du bœuf broyée avec de la suie & de la terre ampelite, laquelle, dit-il, est un ingrédient des *calliblepharon*, & de tous les remedes propres à dessécher les poils. PLINE.

CALLICREAS, καλλίκρεας. Voyez *Pancréas.*

CALLIETTE. Voyez *Calieta.*

CALLIGONUM, de κάλλος, *beauté*, & de γόνυ, *angle, nœud, jointure.* Voyez *Polygonum.*

CALLIOMARCUS; nom Gaulois, selon Marcellus Empiricus, *cap.* 16. de la plante que les Latins appellent *equiungula*, & que nous appellons *pié de cheval.*

CALLIONYMUS, καλλιώνυμος, de κάλλος, *beauté*, & de ὄνομα. Poisson que l'on appelle encore *uranoscopus*, c'est-à-dire, astronome. On le trouve fréquemment dans la mer Méditerrannée. On dit qu'on en peut tirer un fort bon remede pour la cataracte. Hippocrate en fait mention, *Lib. II.* περὶ διαίτης, & il le met au nombre des poissons les plus dessicatifs; c'est pourquoi il le recommande, *Lib.* περὶ τῶν ἐντὸς παθῶν, comme un aliment convenable dans la leucophlegmatie, dans les indispositions de la rate & dans la maladie qu'il appelle παχυνόσημα, « grande maladie, » causée par un amas de phlegmes blancs dans le ventre, après une longue fievre. Voyez *Pachys.*

CALLIPHYLLUM, καλλίφυλλον, de κάλλος, *beauté*, & de φύλλον, *feuille*, espece d'adianthe, autrement appellée *trichomanes.* On trouve ce mot dans le septieme Livre des Epidémiques d'Hippocrate.

CALLITRICHUM, καλλίτριχον, de κάλλος, *beauté*, & de θρὶξ, *cheveux*; nom de l'adianthe ou du capilaire.

CALLONE, καλλόνη, de κάλλος, *beauté.* On lit dans Hippocrate, περὶ εὐσχημ. καλλόνη βίου, « les agrémens « de la vie. » Hesychius rend καλλόνη par εὐπρέπεια, *décence, decorum.*

CALLOPISMUS, καλλωπισμὸς, de κάλλος, *beauté*, & de ὤψ, *contenance, aspect, habit, ornement*, en un mot tout ce qui donne un air agréable. HIPPOCRATE, *Lib.* περὶ ἰητρῦ.

CALLOS, κάλλος, *beauté.*

CALLOSITAS, τύλωσις, *callosité.* Voyez *Callus.*

CALLOSUM CORPUS, *corps calleux*, partie du cerveau. Voyez *Cerebrum.*

CALLUS, τύλος, πῶρος, *calus*; c'est en général une dureté cutanée, charnue ou osseuse, soit naturelle, soit contre nature; mais on entend plus fréquemment par ce mot l'excroissance qui se fait à un os fracturé. Galien entend en plusieurs endroits par *calli*, πῶροι, les nœuds dans la goute. *Callositas* & *callus*, τύλωσις & τύλος, se disent dans un sens particulier des paupieres, *Galien, Lib. VII. de C. M. S. Lib. cap.* 7. & *Scribonius Largus*, N°. 36. & *Seq.* Quant aux *calus* engendrés sous la plante des piés ou dans la paume des mains, voyez *Clavus. Callus* est aussi quelquefois synonyme à *callosum corpus*, le corps calleux du cerveau.

Paracelse, *de Ulceribus*, donne le nom de *callus* à un abscès ou ulcere, causé par un suc nourricier acrimonieux & arsenical, qui excite une demangeaison violente.

CALMET, *Antimoine.* RULAND.

CALOCATANOS; nom Gaulois du pavot sauvage, selon Marcellus Empiricus, *cap.* 20.

CALOCHIERNI, *Carduus cretensibus*, J. B. *Atractylidi, & cnico sylvestri similis*, C. B.

Il paroît que ce n'est autre chose qu'une grande espece d'*atractylis* commune en Grece & en Crete. On l'a appellée *atractylis*, de ἄτρακτος, *fuseau*, parce que les femmes s'en servoient jadis en fuseau. Nous lisons même dans Lovell que les femmes Grecques l'employent encore aujourd'hui au même usage aux environs de Constantinople, car dans cette contrée cette plante s'éleve à la hauteur de l'homme; & lorsqu'elle est parvenue à sa maturité ses feuilles tombent, & sa tige demeure seche & roide.

Le même Auteur assure qu'elle est fort différente de l'*atractylis* cotoneux & commun, qui croît aussi en grande quantité dans la même contrée. RAY, *Hist. Plant.*

CALOMELANOS TURQUETI. C'est le nom que Riviere a donné à un certain purgatif dont il faisoit un fréquent usage dans sa pratique.

Ce purgatif se prépare de la maniere suivante.

Prenez *mercure doux, un scrupule,*
scammonée imprégnée de soufre,
résine de jalap, } *de chaque demi-scrupule.*

Réduisez en poudre.

Mêlez intimement & faites des pilules avec un mucilage de gomme adraganth. ETMULLER. *Lib. II. c.* 146.

CALOMELAS, Καλομέλας, de καλὸς, *bon*, & de μέλας, *noir*; c'est du mercure bien mêlé avec du soufre & réduit en une substance noirâtre. Le nom de *calomelas* lui vient de sa couleur & de ses propriétés, BLANCARD. Mais *calomelas* ou *calomelanos* pris dans le sens ordinaire & commun, est du mercure doux sublimé six fois. Voyez *Mercurius*.

CALONIA, καλωνία, espece de myrrhe. Hippocrate conseille περὶ γυναικ. φυσ. la *myrrhe calonicne*, καλωνίη σμύρνα, avec l'huile de rose en fumigation pour la matrice.

CALOR, *chaleur*. Voyez *Calefacientia*.

CALTHA, CALTHULA. Voyez *Calendula*.

CALVA, CALVARIA. Voyez *Cranium*.

CALVATA. Voyez *Phalacra*.

CALUPHAL, CALUFR, CALUFAX, *huile Indienne*. JOHNSON. RULAND.

CALVITIES, CALVITIUM, φαλάκρωσις, φαλάκρωμα, μαδαρότης, μαδάρωσις μάδισις; *défaut de cheveux*, surtout au sinciput. Galien dit, *Lib. I. de C. M. S. L. cap.* 2. que l'alopécie, l'area, l'ophiasis & la teigne, proviennent d'une corruption du suc nourricier; mais le défaut de cheveux, du défaut d'humeur. CASTELLI. Voyez *Alopecia* & *Pili*.

CALUMENON, Καλούμενον, καλεόμενον, *appellé*. Galien dit dans son Commentaire sur les mots suivans d'Hippocrate, *de Rat. Vict. in Morb. Acut.* τὸ δὲ ὀξύμελι καλεόμενον πότον; « la boisson appellée oxymel: » que quand Hippocrate ajoute le mot καλούμενον, appellé, ou καλεῖσθαι, qui doit être appellé, à un autre mot, il entend quelquefois que ce mot n'est pas usité dans le sens qu'il lui donne, d'autrefois qu'il est impropre; & même il le joint pour indiquer quelque chose d'artificiel. Mais il paroît par ce qui suit dans Hippocrate, qu'il n'entendoit pas par le mot *oxymel* quelque chose d'artificiel; reste donc qu'il le regarde comme impropre, ou comme n'étant pas suffisamment usité: peut-être trouvoit-il aussi qu'il n'étoit pas suffisamment explicatif, faisant entendre que l'*oxymel* n'étoit composé que de miel & de vinaigre, ou qu'il indiquoit autre chose que ce qu'il signifie, savoir, une espece de miel acre.

CALUSA, *Crystal*. RULAND. JOHNSON.

CALX, *Chaux*. Les Latins appellent *calx* ce que les Grecs ont nommé τίτανος, ou κονία, & que nous appellons *chaux*. Ce mot signifie chez les Apothicaires, les Chymistes & les Medecins, tout ce qui a subi une certaine opération appellée *calcination*, ou corrosion chymique. Pour faire entendre plus clairement en quoi consiste la nature de ce que nous appellons *chaux*, il est à propos d'expliquer auparavant ce que c'est que *calcination*. Tous les corps solides sont sujets à la calcination. L'effet de cette opération est de détruire la liaison & le tissu qui unissoient les particules de ces corps, & d'en détruire la couleur, l'odeur, le goût & les autres qualités de cette nature qui dépendoient du tissu du corps entier; ensorte que les corps qui ont subi cette opération, sont réduits soit en poudre, soit en petites portions, ou du moins sont devenus friables. C'est pourquoi quelques Auteurs donnent à la calcination le nom de pulvérisation chymique. Etmuller définit la calcination une corrosion, ou dissolution des corps compactes dans leurs parties les plus menues; opération par laquelle les métaux & les minéraux sont réduits en *chaux*, les végétaux en cendres, & tout autre corps, quel qu'il soit, du moins rendu friable.

Cette opération prend différens noms, selon les différentes manieres dont on la fait; & les effets résultans des différens procédés ne different pas moins que les noms qu'on leur donne. Dans le procédé qu'on distingue communément par le nom de *calcination*, les parties combustibles des corps sont consommées soit par le feu ordinaire, soit par la chaleur du soleil, tandis que les autres parties qui échappent à l'action de la chaleur, subsistent après l'opération: voilà ce qu'on appelle calcination par un feu actuel. De ce genre sont non-seulement les calcinations des substances métalliques & minérales, mais encore l'incinération des végétaux consommés, pour la préparation des sels lixiviels, & de quelques animaux, comme les écrevisses, les moules & autres. La *calcination* se nomme *combustion* lorsqu'il est question de la corne de cerf, de l'alun, du cuivre, & de ces substances auxquelles on joint pour l'ordinaire l'épithete de *brûlée*. Il y a des cas où la *calcination* prend le nom de *torréfaction*, comme lorsqu'il est question de la rhubarbe, & de quelques autres substances. Elle prend le nom de *réverbération*, lorsque les corps ont été raréfiés & réduits en poudre par la réverbération ou réflexion de la flamme d'un des côtés du fourneau sur eux. S'il s'agit du sel ordinaire, elle se nomme *décrépitation*; terme qui marque assez en quoi consiste la chose.

Il y a une autre sorte de *calcination* qui se fait par l'addition d'un menstrue convenable, soit avec le feu, soit sans feu; & cette *calcination* s'appelle proprement *corrosion*, ou *calcination* par un feu potentiel. De ce genre sont d'abord les *calcinations* ou corrosions des corps par immersion ou par vapeur, comme lorsque le corps qu'on veut calciner est plongé dans le menstrue qui lui convient, comme le cuivre dans l'esprit de nitre, ou le plomb dans le vinaigre, ou lorsqu'il est suspendu & exposé dans un vaisseau fermé à la vapeur qui s'éleve du menstrue; comme lorsque le fer est suspendu sur l'eau-forte pour en obtenir par calcination le safran de mars, ou lorsque le cuivre & le plomb sont exposés à la vapeur du vinaigre pour être convertis en verd-de-gris & en céruse. Du même genre, est particulierement l'espece de *calcination* appellée *calcination philosophique*, ou *calcination* sans feu, comme lorsque quelques parties d'animaux, telles que les os, les cornes & les sabots sont suspendues dans la distilation des eaux au chapiteau de l'alembic, afin qu'étant pénétrées par les vapeurs qui s'élevent du fond de la cucurbite, elles deviennent plus poreuses & plus friables. Ordinairement nos Droguistes ne se donnent pas la peine de calciner les os philosophiquement dans un alembic, ils se contentent de les faire bouillir dans l'eau jusqu'à ce qu'ils soient devenus mous & friables au toucher. Alors ils les nettoyent, enlevent la partie noirâtre extérieure, les font sécher, & les réduisent en poudre. C'est ainsi qu'on prépare la corne de cerf philosophique, le crane humain, les dents de sanglier, & celles du cheval marin, *Tralle de Remediis terrestribus*. Secondement, il faut rapporter à la *calcination* par un feu potentiel, celle qui se fait, non pas en exposant le corps à la vapeur d'un menstrue, ou en l'y plongeant; mais en le frottant seulement, comme quand on se propose de ronger une plaque de fer en répandant dessus de l'huile ou de l'esprit de vitriol. Troisiemement, l'*amalgamation* est une *calcination* de la même espece. Quatriemement, la *fumigation*. Cinquiement, la *détonation*. Sixiemement, la *granulation*, qu'on appelle aussi *calcination par fusion*. Septiemement, la *cémentation* ou *stratification*. Huitiemement, l'*extinction* ou *calcination par extinction*, comme lorsqu'on jette dans l'eau commune du crystal rougi, & que par ce moyen on le réduit en poudre.

La *calcination* qui se fait par le feu seul, ou par le moyen d'un menstrue sec, s'appelle *calcination seche*; au lieu que celle qui se fait par le moyen d'un menstrue liquide, s'appelle *calcination humide*. Le savant Bohnius donne le nom de *calcination mixte* à celle qui se fait par le feu avec l'addition d'un menstrue. La *calcination* des minéraux faite par l'air, ou plutôt dans l'air, ne constitue point une espece particuliere; on peut la rapporter à celle qui se fait par le moyen d'un menftrue liquide, parce qu'il faut que ce fluide soit chargé d'un corps, dont les particules salines & corrosives, dissoutes par son humidité & appliquées au corps métallique, y font impression; à moins qu'on n'aime mieux imaginer, que tandis que l'humidité de l'air pénetre les parties salines du corps minéral, & les dissout, elle les met dans une si grande agitation, qu'elle ronge & calcine, pour ainsi dire, le corps dans lequel elles résident.

D'où l'on voit ce que c'est que la *chaux*, & d'où l'on peut inférer qu'il y en a de plusieurs sortes.

1°. Selon la substance des corps dont on la fait.
2°. Selon la nature du menstrue particulier dont on s'est servi.
3°. Selon le degré de feu plus ou moins grand qu'on a appliqué; ou selon la quantité plus ou moins grande de parties inflammables & humides qui se sont dissipées; ou enfin selon que les parties du corps ont été plus ou moins divisées dans l'opération.

Il suit encore de ce qui précede, que toutes les calcinations des corps se font, ou en dissipant la substance aqueuse, huileuse & combustible qui joignoit les parties les unes aux autres, ou en interposant quelque substance étrangere & hétérogene qui produise le même effet. Il n'est pas difficile de concevoir par ce que nous avons dit jusqu'ici, qu'il y a de la perte dans la plupart des corps calcinés, & comment elle s'est faite. Les parties perdues ou dissipées, ce sont celles qui se sont évaporées, ou qui ont été consommées par le feu. Mais s'il y a de la perte dans certaines calcinations, il y a de l'augmentation dans d'autres, & cette augmentation provient des menstrues dont les corps retiennent des particules dans la calcination; d'où leur poids se trouve plus grand. On comprend avec la même facilité, qu'en chassant de certaines *chaux* ce qu'elles ont reçu des menstrues, on les rétablira dans leur forme premiere; ce que l'on produira sur d'autres en leur rendant ce que la calcination leur a ôté. Du nombre des premieres, sont les *chaux* de métaux produites par des menstrues corrosifs; & du nombre des secondes, sont les *chaux* métalliques produites par le feu seul. Une observation très-importante dans la pratique de la Medecine, c'est que comme les substances calcinées par menstrue, ou par ce que nous appellons un feu potentiel, retiennent quelque chose du menstrue qu'on a employé sur elles; ce qui produit dans leur nature une altération dont il faut juger par celle du menstrue: de même les substances calcinées par un feu actuel, éprouvent un certain changement, & prennent une qualité acre, chaude & dessiccative qu'elles n'avoient point auparavant, & par laquelle on a raison de dire qu'elles approchent de la nature de la *chaux*.

Il faut encore observer qu'on entend généralement par le mot *chaux*, lorsqu'il est seul, celle dont l'usage est le plus fréquent, & qu'on prépare avec des pierres, & quelquefois avec des écailles de poisson brûlées. Cette substance prend différens noms, selon les différens états où elle est: ainsi nous avons *la chaux vive*, *la chaux éteinte*, & *la chaux lavée*.

La *chaux vive*, que les Grecs appelloient κονία, ou τίτανος ἄσβεστος, ou simplement ἄσβεστος, n'est autre chose qu'une pierre calcaire, calcinée & tournée en une *chaux* d'un blanc cendré, & d'un gout acre & piquant; & qui quand elle n'a point été long-tems exposée à l'air, produira effervescence, fumée & chaleur considérable, si l'on verse de l'eau dessus. Mais lorsqu'elle a été pénétrée par les parties humides de l'air, elle ne produit plus d'effervescence, & elle forme une espece de poudre. On peut préparer la *chaux* vive non-seulement avec la pierre qu'on appelle communément pierre de *chaux*, mais encore avec le marbre & toutes les pierres d'un tissu serré, & d'une nature dure & compacte. Dans quelques Provinces de France, on en fait avec une espece de caillou qui peut être calciné. En Hollande & dans quelques autres contrées où la pierre de *chaux* ne se trouve point, on y substitue le coquillage ramassé sur le bord de la mer, que l'on calcine par un feu violent. Mais cette espece est moins bonne, tant pour la massonnerie que pour la Medecine, que celle qu'on fait avec la pierre. Les Américains, selon Labat, préparent une *chaux* vive avec des plantes marines & litophytes. Et en différentes contrées de l'Angleterre, où l'on n'a point la vraie pierre, on se sert de la craie calcinée. Pour bien conserver la *chaux* vive, il faut absolument la tenir en lieu sec; car elle n'est pas plutôt imprégnée d'eau, qu'elle se tourne en une masse grasse & blanche, de la consistance de bouillie, & qu'on appelle *chaux* éteinte; d'où il suit que ce que l'on peut faire de mieux pour sa conservation, & pour l'empêcher de prendre les particules humides de l'air, ce à quoi elle est très-disposée, c'est de l'enfermer dans des vaisseaux, & de placer ces vaisseaux en lieu sec.

La maniere d'éteindre la chaux vive pour les usages de la Medecine & de la Chirurgie, c'est de mettre six ou huit parties, ou selon la Pharmacopée de Londres, douze parties d'eau chaude sur une de *chaux* vive. L'eau de pluie éteint la *chaux* beaucoup mieux que l'eau commune, & l'eau chaude produit le même effet beaucoup mieux que l'eau froide. L'eau imprégnée des molécules de la *chaux* vive, & filtrée après qu'on l'a laissé reposer pendant vingt-quatre heures, s'appelle solution de *chaux* vive, & eau de *chaux* vive. Quant à la substance grasse qu'on voit à sa surface en forme de pellicule, c'est ce qu'on nomme la crême, ou la fleur de *chaux* vive. Ceux qui veulent que leur eau de *chaux* soit foible, jettent, après la filtration, de nouvelle eau sur la *chaux* restante, & c'est ce qu'ils appellent eau de *chaux* seconde. Après cette seconde solution, si l'on met encore de la nouvelle eau sur la *chaux* qui restera, la troisieme solution qui en viendra sera presqu'insipide. Si l'on fait calciner derechef la chaux épuisée par toutes ces opérations, elle deviendra capable de reproduire une eau de *chaux* riche & forte: *Mémoires de l'Academie Royale des Sciences, année* 1700. C'est inutilement qu'on ordonne dans la Pharmacopée de Ratisbonne de se servir de l'eau distilée de feuilles de chéne pour préparer l'eau de chaux vive; car cette eau distilée n'est pas meilleure dans ce procédé que l'eau commune.

La chaux éteinte, lavée derechef, & pour ainsi dire, adoucie par une infusion d'eau nouvelle, s'appelle, après que l'eau qu'on a versé dessus s'est évaporée, *chaux* lavée ou chaux préparée.

Quant aux différens usages auxquels la chaux est employée dans ces différens états par les Architectes, les Maçons, les Plâtriers, les Blanchisseurs, les Teinturiers, les affineurs de sucre, les Tanneurs, ceux qui raccommodent les ouvrages de la Chine, & d'autres ouvriers; nous n'en parlerons point, parce que cela est étranger à notre but. Nous observerons seulement que les chymistes paroissent avoir emprunté des Architectes l'usage de la *chaux* vive qu'ils mêlent avec le blanc d'œuf ou avec du fromage, pour rejoindre leurs vaisseaux lorsqu'ils sont cassés, & pour les lutter les uns avec les autres lorsqu'il est question d'empêcher l'évaporation des esprits minéraux dans la distilation.

Les observations & les expériences des modernes sur la *chaux* vive que nous rapporterons à mesure que nous entrerons dans le détail de ses usages & de ses propriétés dans la Medecine, développeront avec assez de clarté, la nature de cette substance & les élémens qui la constituent. Cependant nous n'omettrons point ce que les anciens en ont pensé.

« La chaux vive est, selon *Pline Lib. XXXVI. cap.* 24. « un remede très-important dans la Medecine; mais « il faut la prendre fraîchement calcinée, & avant « qu'il soit tombé de l'eau dessus; en ce cas elle brûle,

« discute, attire & arrête avec assez d'efficacité les ulceres qui s'étendent; corrigée avec le vinaigre & l'huile rosat elle fait cicatriser: mêlée avec du lard ou de la résine liquide & du miel, elle guérit les luxations: on peut encore l'employer dans la cure des écrouelles » Voici ce qu'on lit sur la *chaux* vive. *Liv. V. chap. 91. de Dioscoride.* « Toutes les *chaux*, dit-il, en général, sont chaudes, piquantes & caustiques, & conséquemment font cicatriser. Mêlées avec quelqu'autre substance, comme l'huile & la graisse, elles sont maturatives, elles adoucissent & dissipent; elles sechent aussi les ulceres. Mais elles n'agissent jamais plus fortement que quand elles sont fraîchement calcinées, & avant qu'il soit tombé de l'eau dessus ». Matthiole expose d'après Galien les vertus de la *chaux* de la maniere suivante. » La *chaux* vive est d'une nature si caustique qu'elle fait escarre, elle produit encore cet effet immédiatement après avoir été éteinte: mais comme alors elle a perdu beaucoup de sa force, & qu'elle devient de jour en jour moins propre à cet usage, elle devient à la longue entierement incapable de faire une escarre, quoiqu'elle continue toujours à échauffer & à dissoudre les chairs. Si on la lave dans l'eau, elle perdra ce qu'elle a de piquant, & elle se réduira en poudre: cette poudre sera dessiccative, & elle produira cet effet sans irriter les parties auxquelles on l'appliquera. Si on la lave deux ou trois fois ou même plus, il ne lui restera plus rien de sa qualité piquante, & elle dessechera très-puissamment, sans qu'il y ait le moindre danger qu'elle irrite ». On lit dans *Paul Eginete, Lib. VII. cap. 3.* que la *chaux* vive lavée dans l'eau de mer devient un discussif très-fort. Il paroît que les anciens n'employoient la *chaux* qu'à l'extérieur, & dans les cas où ils croyoient avoir besoin d'un topique acre, corrodant, dessiccatif & discussif. Prise intérieurement ils la regardoient comme un poison qui agissoit violemment sur l'estomac & sur les intestins. Pour corriger ces qualités virulentes & vénéneuses, ils prescrivoient des substances émollientes & visqueuses, comme le suc de mauve, & celles qu'ils jugeoient propres à émousser l'acrimonie, comme la graine de lin, le fœnugrec & le ris avec le lait, l'hydromel, les bouillons gras & les jus convenables. *Dioscoride, Lib. VI. cap. 91. & Paul Eginete, Lib. V. cap. 61.* Mais les modernes se servent de la *chaux* vive comme d'un remede, tant pour l'extérieur que pour l'intérieur: mais avant que de parler des différens cas dans lesquels ils en font usage, & de détailler ce qu'ils se proposent d'opérer avec la *chaux* éteinte, l'eau ou la lessive de la *chaux* vive, la crême de *chaux* vive & la *chaux* lavée; il est à propos de faire précéder ce que les curieux ont découvert de la nature & des propriétés de ces substances par les expériences qu'ils ont faites sur elles.

Si l'on jette de l'eau sur la *chaux* vive, elle devient si prodigieusement chaude, qu'elle est capable d'enflammer les corps combustibles qui en approchent. Rien n'est plus propre à démontrer cette propriéte de la *chaux* vive, que l'embrâsement d'un vaisseau qui venoit chargé de cette substance, & à qui il arriva par malheur de prendre eau. Il faut toutefois remarquer que la *chaux* vive peut demeurer un jour entier dans l'eau froide, sans exciter la moindre chaleur: mais si l'eau qu'on versera dessus est chaude: elle développera sur le champ sa qualité brûlante, *Duhamel, Histoire de l'Académie.* Si l'on ajoute des acides à la *chaux* vive, il y aura effervescence & exhalaison de vapeurs urineuses. *Ephem. N. C. D. 1. a. 6.* L'addition d'huile ne produira point d'effervescence, & ne communiquera aucun degré de chaleur, l'esprit de vin ne l'éteindra point. *Histoire de l'Académie Royale des Sciences.* Si l'on distile de l'esprit de vin avec de la *chaux* vive, il prendra une qualité alcaline. *Ephem. N. C. D. 1. a. 6.* Si l'on jette de la *chaux* dans de l'urine, il s'élevera une vapeur ignée & très-acre; & si l'on met le tout en distilation, on en retirera une liqueur inflammable, volatile & très-acre, semblable à celle que l'on obtient par la distilation des fleurs de sel ammoniac, mêlée avec des cendres propres à faire le savon; en versant de l'eau dessus elle donnera un sel brûlant, alcalin & très-acre. Willis a fait l'analyse suivante de la *chaux* vive; il en mit une livre & demie dedans une grande cucurbite, il jetta de l'eau dessus & adapta au chapiteau un grand récipient, en moins de cinq minuttes l'eau & la *chaux* commencerent à bouillir & à se mettre en effervescence: en même-tems les vapeurs & les fumées qui s'éleverent échaufferent les vaisseaux au point qu'on pouvoit à peine les toucher sans se brûler. Il vint dans le récipient six onces d'une eau limpide qui n'avoit point la moindre acreté, mais dont le gout étoit styptique & douceâtre; il remit la poudre qui restoit dans une cucurbite avec de l'eau commune, & fit bouillir le tout; tandis qu'il travailloit à l'évaporation de cette lessive sur un feu modéré, la surface de la liqueur se couvrit d'une pellicule ou croûte légere & blanche qui étoit aussi douceâtre au gout. Cette pellicule enlevée, il s'en fit une seconde. Et lorsque l'évaporation fut achevée, ce qui resta au fond du vaisseau n'avoit rien d'acre ni de salin. *Willis, Diatriba de fermentatione, cap. 10.* Telle est l'acrimonie de la *chaux* vive, que si on l'applique extérieurement à la peau d'un animal qui soit chaude & humide, elle y formera une escarre; & si l'on en fait prendre intérieurement, elle produira l'effet d'un caustique. Cette substance est donc propre à tuer ou bannir les insectes. Reduite en poudre & mêlée avec le sucre, elle tuera infailliblement les souris qui en mangeront; c'est pourquoi les modernes s'accordent avec les anciens pour la mettre au nombre des poisons acres. *Forest. Obs. Med. Lib. XXX. Obs. 8. Schol. Kircheri. Mund. subterr. T. 2. Lanzon. Tom. I. Vaeri Phys. Exp. & Ioel. Tom. II. Boerhaave* parle dans ses Instituts de Medecine, *Section 1143.* de la *chaux* comme d'un poison qui resserre, incrasse, obstrue, desseche & tue, soit lentement soit promptement, selon que son action est plus ou moins grande; & il conseille, pour en prévenir les fatals effets, d'avoir recours au vomissement, aux purgations, aux substances délayantes, aux acides spiritueux, aux alcalis spiritueux & huileux & à toutes les substances savoneuses. On lit *Ephem. N. C. D. 3. a. 2. o.* qu'une femme ayant mangé deux pommes qui avoient été mises par inadvertence dans un sac, où il y avoit eu auparavant de la *chaux* vive, dont une certaine quantité s'étoit attachée à ces pommes, fut attaquée quelque tems après les avoir mangées, d'une chaleur violente à la gorge & à l'ésophage, d'oppression à l'estomac & aux parties circonvoisines du cœur, & d'une soif inextinguible: ces symptomes furent suivis de l'enflure du ventre, d'une sueur générale & de convulsions. On trouve dans le même ouvrage, *Volume II. o. 86.* l'histoire d'un jeune homme qui fut si violemment affecté de la vapeur qui s'éleva de la *chaux* vive sur laquelle il versoit de l'eau, qu'il fut tourmenté d'oppression aux hypocondres, d'un éternuement presque continu, & d'une toux violente qui dura environ douze heures sans interruption: on ajoute que cet accident l'affoiblit au point que quand il marchoit au soleil, ou qu'il faisoit quelque exercice capable d'exciter la sueur, l'éternuement le reprenoit & lui duroit pendant quelques heures. Les pierres formées dans les poumons, dont il est fait mention dans les *Ephem. N. C. D. 1. a. 3. o. 16.* & qu'on soupçonne avoir été causées pour avoir respiré fréquemment de la poussiere de *chaux* vive, ne prouvent point du tout que ce soit un poison. Tout ce qu'on en peut inférer, c'est que cette substance est capable de se diviser en particules extremement menues, qui, passant imperceptiblement avec l'air dans les poumons, y forment des concrétions.

L'eau de *chaux* est acre, styptique, & en même tems un peu douceâtre au gout. Il se forme assez promptement sur sa surface une croûte légere ou pellicule blanche,

& tant soit peu dure. Si on enleve cette pellicule, il s'en forme aussi-tôt une nouvelle. Si on la laisse reposer pendant un an entier dans un vaisseau couvert d'un papier, observant de rompre la pellicule tous les deux ou trois jours, & de la précipiter au fond de la liqueur, de verser dessus de l'eau commune distilée au milieu de l'année, & d'agiter le tout de tems en tems avec un petit bâton; si toute l'eau est évaporée au bout de l'an, il restera une *chaux* extremement dure, d'un huitieme environ plus pesante que la *chaux* vive don on s'est servi pour faire cette lessive, *Ephem. N. C. D.* 1. *a.* 3. Hoffman dit que l'eau de *chaux* vive s'évapore entierement sur un feu modéré, & ne laisse rien après elle. L'eau de *chaux* vive ne produit avec les acides ni effervescence, ni coagulation; & quoiqu'elle donne alors un sel neutre assez amer, cependant elle n'est point crystalisée. Si l'on ajoute l'esprit de sel à l'eau de *chaux* vive, il ne se fera pas la moindre effervescence, & l'acide du sel sera changé en un sel neutre qu'on trouvera après l'évaporation fort blanc au fond du vaisseau, ou il aura exactement la même forme que l'écume de nitre & paroîtra en petits flocons. Ce sel mis en poudre est tant soit peu amer au gout: mais il est d'une nature fixe; car il n'entre point en fusion sur le feu & ne rend son esprit acide que par l'addition de l'huile de vitriol, qui attaquant le principe calcaire, & s'unissant intimement à lui, dégage de ses liens l'esprit acide du sel. Si l'on ajoute l'eau de *chaux* vive au meilleur esprit de nitre & en si grande quantité, que cet esprit en soit entierement soûlé, ce mélange laissera après l'évaporation une certaine gomme visqueuse & jaunâtre, qui ne se séchera jamais, qui se dissoudra dans l'air & qui sera saline & très-piquante au gout. Si l'on ajoute au meilleur esprit de nitre de l'eau de *chaux* préparée avec de la *chaux* vive calcinée auparavant avec le soufre commun, d'où son poids sera fort augmenté, & si cette eau est en si grande quantité que l'esprit en soit parfaitement soûlé, ce mélange laissera après l'évaporation au fond du vaisseau un sel d'un blanc jaunâtre. Si l'on résout ce sel par une simple chaleur de digestion, qu'on jette dessus à plusieurs reprises de l'eau distilée & qu'on fasse évaporer; on aura un sel très piquant semblable à de petites pierres quarrées enveloppées, pour ainsi dire, dedans une portion légere de miel ou de gomme jaune. Si l'on verse un peu d'eau commune distilée sur ce sel & qu'on agite le mélange, la substance gommeuse se dissoudra entierement, & il ne restera plus que de petites concrétions de sel entieres, blanches, transparentes & brillantes, comme de petits diamans. *Ephem. N. C. L. C.* L'esprit de sel ammoniac ou l'huile de tartre par défaillance, donnera à l'eau de *chaux* la couleur du lait. L'eau de *chaux* étant ajoutée à l'urine ou au sel ammoniac, il s'en éleve, comme on sait, un esprit urineux; d'où M. de Tournefort a conclu qu'on découvriroit par son moyen s'il y a quelque sel ammoniac caché dans une plante quelconque. L'eau de *chaux* vive soûlée avec l'infusion de noix de galle, devient épaisse, prend une couleur grise & brunâtre, & il se forme sur sa surface une tache noire remarquable, semblable à une goutte d'encre. L'eau de *chaux* vive, mêlée avec une solution de sublimé corrosif, devient jaune ou rougeâtre. Mêlée avec l'esprit ordinaire du vin, elle devient un peu chaude; & l'addition d'une solution de sublimé donne au tout une couleur d'or. *Duhamel, Hist.* Elle fermente avec tous les sirops, & l'addition de toute liqueur acide la rend trouble. Si on en met dans le lait, il ne se coagulera point, ce qui est contraire à ce qu'Etmuller assure dans le Commentaire *de Bononiensi Artium Instituto.* Nous lisons dans les *Mémoires de l'Académie Royale des Sciences, Année* 1700. qu'un bœuf à qui il arriva de boire de l'eau de *chaux*, mourut peu de tems après, & que les vins qu'on sophistique avec cette liqueur, sont préjudiciables à la santé de ceux qui les boivent, par la chaleur excessive qu'ils excitent dans leur corps.

La crême de *chaux* vive est une poudre insipide qui se dissout fort difficilement dans l'eau. *Mémoires de l'Académie Royale des Sciences, Année* 1724.

La *chaux* éteinte est d'une nature moins acrimonieuse que la *chaux* vive, & l'effervescence qu'elle produit avec les acides, est moins grande; les Maçons & les Carreleurs la trouvent cependant tant soit peu acide, puisqu'elle communique à leurs mains de l'apreté, qu'elle les exulcere même quelquefois, & qu'elle emporte toutes les éruptions galeuses qui peuvent y être. *Ramazini.* La vapeur qui sort des murs nouvellement enduits de *chaux* vive, a des qualités très nuisibles à ceux qui demeurent pendant long-tems dans le voisinage de ces murs & qui y passent les nuits. C'est un fait constaté par un nombre infini d'accidens & par des expériences journalieres. Les symptomes qui attaquent pour l'ordinaire ceux qui vivent dans des maisons nouvellement plâtrées, sont surtout les fievres, des éternuemens longs & violens, une sensation de suffocation à la gorge, la respiration gênée & laborieuse, avec une fievre lente. *Hoffman. Medic. Rat. Systemat.* Boerhaave dit dans ses *Aphorismes* que la vapeur de la *chaux* éteinte peut causer la paralysie, & dans ses *Instituts de Medecine*, il met cette substance au nombre des poisons.

La *chaux* lavée est un corps inactif ou une espece de *caput mortuum* destitué d'acrimonie. Si on la calcine derechef dans un creuset sur un feu violent, & qu'on verse dessus de l'eau commune, il n'y aura ni effervescence, ni ébullition; il se formera seulement à sa surface une pellicule: si on enleve cette pellicule il s'en formera une autre, ainsi de suite, un grand nombre de fois. Si on verse dessus une solution de quelque alcali fixe, comme une lessive de potasse, il ne paroîtra plus de pellicule, l'on verra seulement flotter à la surface du fluide en plusieurs endroits, comme des taches légeres de graisse. L'esprit de nitre y excitera une effervescence considérable & bruyante, avec une grande quantité de grosses bulles, & une chaleur qui se communiquera aux vaisseaux, & qui affectera violemment la main si on l'applique dessus. L'on verra encore flotter à la surface des pellicules blanches, épaisses & douceâtres au gout. La solution de *chaux* lavée & calcinée pour la seconde fois, faite avec l'esprit de sel, filtrée & distilée par la retorte, ne donnera qu'un phlegme insipide, & le *caput mortuum* qui restera sera blanc, léger & poreux comme l'alun brûlé; il excitera une chaleur sensible, &, pour ainsi dire, brûlante sur la langue; quant au gout, il sera presque insipide & tant soit peu amer. Lorsqu'on versa sur cette substance de l'eau commune, il se fit une chaleur si grande que la main ne la pouvoit supporter, le vase entier s'échauffa considérablement; il se fit dans la liqueur de grandes bulles, & le bruit de l'effervescence se faisoit entendre sensiblement. ETMULLER.

On auroit raison d'inférer de ce que nous avons dit, que la *chaux* vive a quelques-unes des qualités particulieres aux sels alcalins. Tournefort la soupçonne de contenir quelqu'acide vitriolique. Helmont assure qu'elle donne deux sels, l'un lixiviel alcali, & l'autre acide; & c'est de la dissolution de ces deux sels dans l'eau, & de leur action mutuelle l'un sur l'autre, qu'il déduit son inflammation; quant à sa coagulation, c'est par leur destruction qu'il l'explique; c'est de-là qu'il prétend encore inférer l'usage de la *chaux* vive dans l'Architecture.

Boecler dit, d'après Herman, *Lib. I. Part. III.* que la *chaux* vive contient une grande quantité de sel alcalin & un peu de sel acide, mais qu'ils sont l'un & l'autre volatils, corrosifs & mêlés d'une grande quantité de terre. Etmuller prétend qu'il y a en elle un acide & un alcali, unis à des particules terreuses. Il prouve la préfence de l'acide par les observations suivantes. Premierement, dit-il, l'eau de *chaux* vive nouvellement faite détruit les sels volatils sur lesquels on la verse, les fixe & les transforme avec elle en une substance terreuse. Secondement, l'eau de *chaux* vive est rendue trouble, & elle est précipitée par l'infusion de sel lixiviel de tartre : or si les particules terreuses sont expulsées & précipitées au fond, par le moyen de l'alcali de tartre, c'est une preuve qu'il y a un acide logé dans l'eau de *chaux* qui est promptement absorbé par l'alcali du tartre. Troisiemement, l'eau de *chaux* coagule le lait : cette troisieme raison ne conclut rien, car on ne trouve point à l'essai que l'eau de *chaux* produise cet effet.

Voici la maniere dont il prouve la présence d'un alcali dans l'eau de *chaux*.

Premierement, parce que l'eau de *chaux* dissout & extrait les substances sulphureuses, le soufre commun & le soufre d'antimoine, de la même maniere que les lessives de sels alcalins. Secondement, parce que la *chaux* vive ajoutée au sel ammoniac, fait échapper son sel & ses esprits volatils, ainsi que font les sels alcalins. Troisiemement, parce que l'eau de *chaux* rend la couleur à l'infusion de bois néphrétique, après qu'elle a été altérée par le vinaigre. Quatriemement, parce qu'elle produit, quoique lentement, une précipitation de couleur de *minium*, dans la solution de mercure sublimé. D'où il infere que l'eau de *chaux* vive contient un sel acide & un sel alcalin dissous, & que par conséquent elle tient de la nature du sel ammoniac. Il assure ailleurs que les particules acides & salines de *chaux* vive ont quelque chose des alcalis fixes & qu'elles produisent tous les effets qu'on leur attribue. « Il y a, selon Hoffman, deux principes dans « la *chaux* vive, l'un très-fixe & terreux, l'autre subtil, pénétrant, volatil, & pour ainsi dire, d'une nature ignée; tant que ces principes sont unis & joints ensemble, le feu le plus violent loin de les désunir, ne fait au contraire que fortifier encore leur union. « Mais quand on est parvenu par le moyen de l'eau, & particulierement de l'ébullition à séparer le principe volatil du principe fixe & terreux, il décele sa volatilité, en ce que la chaleur la plus modérée suffit pour le disperser entierement dans l'air. De-là vient que quoique l'eau de *chaux* soit très-acre au gout, cependant elle s'évapore entierement & ne laisse pas une seule particule de matiere fixe. Mais si l'on fait bouillir de l'eau de *chaux* soûlée de sel de tartre bien calciné, elle acquerra une qualité si caustique, si corrosive & si pénétrante, que non-seulement on la trouvera très-chaude & très-piquante à la langue; mais encore qu'on pourra s'en servir en guise de caustique potentiel, car elle mangera & consumera les chairs. On prépare avec ce sel & l'esprit de vin une teinture extremement acre, appellée communément teinture de *chaux* vive ou de sel de tartre : cette teinture est d'une efficacité singuliere pour provoquer les urines : on fait encore avec la *chaux* vive & le sel de tartre, une lessive très-propre pour dissoudre & extraire les teintures de soufre commun ou d'antimoine. L'esprit de sel ammoniac préparé avec la *chaux* vive excede en odeur pénétrante, en acrimonie & même en volatilité, celui qu'on prépare avec la soude & le sel ammoniac. Toutes ces expériences prouvent évidemment qu'il y a dans les *chaux* brûlées un principe salin; & de plus, que ce principe est si subtil, si volatil, quoiqu'il soit d'une nature en partie ignée, en partie terrestre, qu'il est capable de donner l'acreté la plus grande, & même la vertu caustique, tant aux sels urineux fixes que volatils, de dissoudre les substances grasses & huileuses & de fixer & retenir les substances volatiles, surtout si elles sont d'une nature acide. » M. Homberg a trouvé par expérience que le mercure dissout avec l'esprit de nitre, & uni par des distilations réitérées, jusqu'à dessiccation à son acide dissolvant, & réduit en masse dure, étoit revivifié par l'addition de *chaux* vive, mettant le tout en distilation sur un feu violent; les esprits acides en étant ainsi séparés, mais rendus plus foibles. Ce qui semble démontrer la nature alcaline de la *chaux* vive; puisqu'elle s'unit à un acide, & qu'elle délivre le mercure de son dissolvant. Il prit envie au même Chymiste d'essayer si l'on pourroit extraire le sel de la *chaux*, par différentes lessives; mais l'essai fut inutile, & il ne parut après l'évaporation que des croûtes insipides & terreuses, telles que celles qu'on trouve ordinairement après l'évaporation de l'eau de *chaux*. *Duhamel*, *Hist.* il se détermina là-dessus à compter la *chaux* vive entre les alcalis terreux, & il trouva par des expériences faites avec les esprits de sel & de nitre, que la *chaux* vive n'étoit pas d'une nature plus alcaline que la *chaux* éteinte, puisqu'elles exigeoient l'une & l'autre une quantité d'acide presqu'égale pour leur dissolution, avec cette seule différence que la *chaux* vive produisoit une plus grande effervescence que la *chaux* éteinte. *Mémoires de l'Académie Royale des Sciences*, *année* 1700. Mais la *chaux* vive ne paroît pas être une simple substance terreuse d'une nature absorbante ou alcaline; car tout ce qu'elle a de commun avec les terres absorbantes ou alcalines, c'est de produire effervescence avec les acides, au lieu qu'elle partage un grand nombre de propriétés avec les sels alcalins. On ne trouve point dans les terres absorbantes qui sont insipides, l'acrimonie caustique de la *chaux* vive; la *chaux* vive dissout les substances résineuses précisément comme un sel alcalin. Faites bouillir le soufre dans de l'eau de *chaux* vive, il s'y dissoudra, & donnera une teinture rouge comme celle qui naît des sels fixes alcalins avec le soufre. La liqueur filtrée donne par l'addition d'une liqueur acide un magistere précipité, tel que celui qu'on a communément dans la préparation du lait de soufre. La *chaux* vive hâte la fusion du sable, des cailloux broyés & du crystal, dans la composition du verre, ainsi que les sels alcalis fixes. Mais les terres absorbantes, comme la craie, ne produisent cet effet que quand on les a réduites en *chaux*. La *chaux* vive teint le sirop de violette en verd, comme les sels fixes alcalins; elle donne avec la solution de sublimé corrosif un précipité jaune, de même que les sels fixes alcalins, avec cette seule différence que le précipité produit par les sels fixes alcalins, est orangé, & que celui qui est produit par la *chaux* vive est de couleur de limon, parce que quelques particules terrestres & blanches de *chaux* vive se mêlent à ce précipité. La *chaux* vive absorbe, ainsi que les sels alcalis fixes, l'acide du sel marin dans le sel ammoniac, & donne par ce moyen la liberté au sel volatil urineux, ce que les terres simplement absorbantes ne font point. Toutes ces propriétés ne se trouvent point dans la *chaux* avant la calcination. Ceux qui nient qu'il y ait un sel alcali fixe dans la *chaux* vive, sur ce qu'on ne peut l'obtenir par les lessives, semblent ne prouver rien; car on ne peut extraire par la lessive le sel alcali que la force du feu a uni au sable dans le verre; cependant il n'est pas moins certain que ce sel y existe; mais si l'on me demande, d'où provient ce sel alcali dans la *chaux* vive; je répondrai qu'il y est mis premierement par l'acide alumineux, vitriolique, ou nitreux contenu dans la pierre de *chaux*, & secondement par l'acide du bois ou du charbon dont on se sert dans la calcination. Geoffroy, *Mémoires de l'Académie*, 1720.

La nature alcaline de la *chaux* vive semble démontrée par la propriété qu'a son eau de précipiter les métaux dissous dans les menstrues acides qui leurs sont propres. *Mémoires de l'Académie Royale des Sciences* 1711. Ce qui semble prouver encore que la nature de la *chaux* vive est alcaline, c'est cette espece d'encre sympathique dont elle est un ingrédient. Lefevre pense que

que la connoissance de la nature alcaline de la *chaux*, nous conduit à celle de ce sel alcalin contenu dans quelques eaux minérales; car le soufre & la terre calcaire se rencontrant dans les lieux où sont ces eaux; l'acide du soufre est dégagé par l'eau, agit sur l'alcali de la *chaux*, & se réunit à lui précisément, comme le même sel est produit par le soufre commun, & l'eau de *chaux*, en les faisant bouillir ensemble, & en filtrant, & faisant ensuite évaporer la solution. *Histoire de l'Acad.* 1730.

Sur les effets produits par la *chaux* vive, & par la *chaux* éteinte, il est difficile de nier qu'elles soient d'une nature alcaline : mais d'un autre côté j'ai peine à croire qu'elles aient toutes les qualités d'un sel alcalin. Car Stalh dit dans son *Specimen Becherianum*, « que la *chaux* vive differe d'un sel alcalin; « premierement, en ce que le feu ne la met point « en fusion; secondement, en ce que dissoute dans « l'eau elle s'éleve & se dissipe dans l'air; troisiemement en ce qu'elle n'a aucun gout remarquable, & « moins encore un gout caustique; quatriemement, « en ce qu'elle ne coagule point les acides, au point de « leur donner une consistance seche ou crystalline, « mais qu'elle ne leur donne qu'une consistance liquide; cinquiemement, en ce qu'elle ne se liquéfie jamais; sixiemement, en ce qu'elle prend avec le soufre une consistance seche semblable à celle des crystaux, ce que les alcalis ne font point; septiemement, « en ce qu'elle forme avec le sable des concrétions dures; huitiemement, en ce qu'elle forme les mêmes « concrétions avec quelques mucosités, le blanc d'œuf, « & le lait caillé, toutes substances que les sels alcalins « dissolvent au contraire; neuviemement, en ce qu'elle fixe encore d'avantage les soufres. Elle convient « avec un sel alcalin; premierement, en ce qu'elle absorbe les acides; secondement, en ce qu'elle les retient fortement; troisiemement, en ce qu'elle précipite les autres substances qui y sont dissoutes; quatriemement, en ce qu'elle les change, quoique ce « soit par une qualité différente de celle par laquelle « les alcalis produisent le même effet; cinquiemement, en ce qu'elle dissout le soufre, & les substances grasses, & beaucoup mieux les mucilagineuses. »

Parmi ceux qui ont prétendu qu'il y avoit un sel, quel qu'il fut dans la *chaux* vive; personne, à ce que je crois, ne l'avoit montré aux yeux, avant le célebre M. Dufay, quoique presque tous en eussent soupçonné la présence, par les effets qu'il produisoit. Il est le premier qui ait tiré le sel de *chaux* vive, de la pellicule ou crême qui flotte dans sa solution. Ce sel étoit, à la vérité, fort impur, & chargé d'une grande quantité de terre; mais il l'en sépara par un second procédé, & le donna beaucoup plus pur qu'il n'étoit d'abord. Il prit huit ou dix livres de *chaux* vive qu'il rompit en morceaux gros comme le poing. Il les stratifia dans un fourneau avec des charbons ardens, & quand ils furent rouges, il les prit l'un après l'autre, & les éteignit dans un chaudron d'eau de pluie filtrée & chaude. Il en fit rougir d'autres ensuite qu'il éteignit de même, & continua ainsi jusqu'à ce que toute la *chaux* fut employée. Il fit ensuite bouillir le tout un petit quart d'heure; puis aussi-tôt & sans qu'elle cessât de bouillir, il versa l'eau par inclination dans plusieurs terrines. Il laissa reposer l'eau des terrines, aussi long-tems qu'il voulut, puis il la versa de nouveau par inclination, prenant bien garde de laisser tomber aucune partie de *chaux*. Il la fit ensuite évaporer & trouva le sel de *chaux*. On peut faire la même chose en se servant d'eau commune, au lieu d'eau de pluie. Mais il remarqua qu'avec cette derniere, on tiroit une plus grande quantité de sel. La dissolution de sel de *chaux*, étant déja évaporée en partie à une saveur très-sensible : mais il ne suffit pas de la goutter avec le doigt pour s'en appercevoir; il en faut mettre une bonne cuillerée dans la bouche & l'y laisser quelque-tems. On sentira pour lors une espece d'acreté assez semblable à une petite brûlure, mais sans incommodité. Il faudra dissoudre encore une fois ou deux ce sel dans l'eau, la filtrer & l'évaporer, pour le bien purifier; & alors on aura un sel de *chaux* très-pur, mais que M. Dufay ne put jamais rendre blanc. Ce sel encore impur fermente violemment avec les acides, & surtout avec l'huile de vitriol : mais étant purifié il ne fermente plus avec les acides ni les alcalis; de façon qu'il paroît qu'on le peut mettre au rang des sels salés ou moyens. Si après la premiere évaporation, on le met à la cave sur le marbre, il s'humecte à l'air & se résout en liqueur, quoiqu'il faille un assez long-tems, à cause des impuretés qui embarrassent les parties salines : mais si l'on fait la même chose après la seconde purification, il se résout en peu de tems en une liqueur jaunâtre tirant sur le rouge. Ce que ce sel a de particulier, c'est que malgré la facilité avec laquelle il se résout *per deliquium*, il faut cependant une grande quantité d'eau pour le dissoudre. Voici encore une maniere d'extraire le sel de *chaux* vive proposée par M. Dufay. Il laisse éteindre à l'air de la *chaux* vive pendant un tems assez considérable. Il en remplit ensuite une cornue de verre lutée, & il la distile jusqu'à ce qu'il ne sorte plus rien. Il trouve dans le récipient une assez bonne quantité d'une liqueur claire tirant un peu sur le roussâtre, d'une odeur d'empyreume, & de peu de saveur; laissant cependant dans la bouche une petite acreté brûlante. Cette liqueur ne fermente point sensiblement avec les acides ni avec les alcalis. L'esprit de nitre la rougit un peu; & peut-être en essayant plusieurs acides, en trouveroit-on quelqu'autre qui feroit un effet plus sensible. Il met de cette liqueur sur un peu de la *chaux* qui est restée dans la cornue; elle s'échauffe violemment, mais l'eau commune fait la même chose; il l'y laisse en digestion, il la filtre & l'évapore jusqu'à siccité; il trouve au fond une petite quantité de matiere grise d'un gout salé très-sensible, qui, dissoute dans de l'eau commune, filtrée & évaporée, donne un sel plus pur. Il a mis de la même liqueur sur de la *chaux* vive & sur de la *chaux* éteinte à l'air, & il en a de même tiré du sel; mais il lui semble qu'on en tire un peu moins de la *chaux* vive. Les expériences précédentes démontrent qu'il y a un sel dans la *chaux* qui doit même être très-fixe, puisqu'il résiste à une calcination violente. Mais de peur qu'on n'objecte que le sel obtenu dans ce dernier cas, vient de la calcination réitérée avec le bois; ou de l'air & de l'humidité à laquelle tout a été exposé long-tems, afin que la chaux s'éteignît, ou de l'eau employée qui pouvoit le contenir; on a fait les expériences sur de la *chaux* vive distilée dans de l'eau de riviere; & la solution ayant été versée par inclination, & évaporée jusqu'à siccité, on a eu un sel semblable au premier. *Mémoires de l'Académie Royale des Sciences.* 1724.

Nous avons vu que la *chaux* vive a les propriétés d'un sel alcali, & ensuite qu'on en tire un sel d'une nature neutre ou saline, ou comme on dit communément, un sel salé : il est donc fort vraissemblable que c'est à la nature de ce sel alcalin, c'est-à-dire à la grande quantité de matiere terreuse & alcaline, qu'il porte avec lui, qu'il faut attribuer les effets de cette substance. La *chaux* vive produit une effervescence plus violente avec les acides, que la *chaux* éteinte.

M. Homberg explique ce phénomene de la maniere suivante :

Les particules de feu entrent dans la pierre de *chaux* pendant la calcination, & s'attachent fortement à ses pores, où elles sont enfermées, & retenues lorsqu'elle vient à se refroidir : mais les acides venant à pénétrer la *chaux*, mettent les particules ignées en liberté, & de-là naît l'effervescence que l'on remarque. *Mémoires de l'Académie Royale des Sciences*, 1700.

D'autres expliquent cette effervescence, cette chaleur, & ce feu par l'action de l'eau qui, versée sur la *chaux*, chasse les particules ignées qu'elle contient, & leur donne une espece d'impétuosité. Voyez Vitruve, *Lib.*

II. cap. 5. Willis, *de Ferment.* & Duhamel, *Philosoph. Tom.* 4.

Mais jusqu'à ce qu'on ait démontré clairement que le feu s'unit, & forme une masse avec la pierre de *chaux* pendant la calcination ; cette hypothese sera toujours précaire. Cependant il est certain que plus le feu, dans lequel on calcine la pierre de *chaux*, est violent, & que plus on l'y retient de tems ; plus elle excite de chaleur, & de feu actuel dans l'eau froide ; il en est en cela de la *chaux*, comme des sels fixes alcalins qui produisent dans l'eau où on les jette, d'autant plus de chaleur, que le feu sur lequel on les a tenus étoit plus violent, & qu'on les y a tenus plus long-tems. Boerhaave, *Chymie.*

Les Auteurs disputent entre eux, s'il faut attribuer les propriétés qui distinguent la *chaux* vive de la *chaux* éteinte au changement produit dans l'action du feu. Helmont étoit de cette opinion ; car voici comment il s'exprime : « Les pierres qui peuvent être calcinées « acquerent la nature du sel & l'acrimonie de la *chaux* : « mais cette transformation ne se fait point par extrac« tion, éduction ou séparation de la chose contenue, « mais par une génération nouvelle causée par le feu. « Les Chymistes m'ont l'obligation de cette découver« te. » Quant à la présence d'un sel très-acre dans la *chaux*, il n'est permis de la révoquer en doute, si nous en croyons Stentzelius, *de Venenis*, qu'à ceux qui n'ont pas la moindre idée des opérations de la nature ; car la *chaux* se fait avec la pierre de ce nom : or cette pierre contient un sel très-acide ; & ce sel calciné par la violence du feu, se divise en plusieurs parcelles, devient une substance friable, & est changé en un sel acre, composé de pointes & d'aiguilles les plus fines, & dont la nature est assez semblable à celle d'un sel alcalin. La *chaux* doit donc affecter le corps comme les alcalis les plus acres ; d'autant plus que nous voyons que par la roideur & le tranchant de ses particules, elle excorie & corrode les solides, dissout & atténue les fluides, & pousse l'attrition au point que la putréfaction & la mort s'ensuivent. Stentzelius, *de Venenis*, *Lib. II.*

Les parties de la *chaux* vive desséchées, & rendues pour ainsi dire avides d'humidité, font-elles mises en mouvement par l'action de l'éther ou de l'air raréfié, au moment que l'acide ou l'eau entre dans ses pores, que l'action du feu a multipliés en grand nombre ? ou faut-il attribuer les qualités par lesquelles la *chaux* vive differe de la *chaux* éteinte, au sel contenu dans la premiere de ces substances, & qui ne se trouve plus dans la seconde, ou qui n'y est qu'en petite quantité & fort affoibli : c'est une question, qui, pour être déterminée, demande beaucoup plus d'expériences qu'on n'en a fait jusqu'à présent pour découvrir la vérité dans cette matiere.

On se sert de *chaux* vive en Chirurgie, dans les cas où l'on a besoin d'un caustique brûlant. Celse la met au nombre des remedes brûlans & corrosifs, *Lib. V. cap.* 6. & 7. Lorsqu'il est question, par exemple, de scarifier un sphacele, on peut répandre sur la partie de la *chaux* vive réduite en poudre, ou l'appliquer après en avoir fait une lessive par défaillance dans un lieu souterrain avec de la soude, & filtré le tout, *Boerhaave*, *Aphorisme*, 462. & *Mat. Med.* On en fait aussi des pierres caustiques ou septiques. Pour cet effet, on réduit en poudre trois parties de *chaux* vive & deux de soude ; on mêle le tout ensemble ; on fait évaporer l'huile par défaillance jusqu'à dessiccation. On met ensuite le reste en fusion dans un creuset par un feu violent, puis on le jette dans un moule. *Boerhaave*, *Mat. Med.* & *Chymie*, *vol. II.* Dans les Pharmacopées de Paris & de Bruxelles, & dans celle de Lemery, on ordonne deux parties de potasse sur une de *chaux* vive. La Pharmacopée d'Ausbourg prescrit, sous le titre de cautere potentiel, partie égale de l'un & de l'autre. Charas suit la même méthode, & insinue de plus qu'on peut employer au même usage le sel de tartre, ou le sel lixiviel des végétaux. La proportion est la même dans la Pharmacopée d'Edimbourg : mais elle prescrit de répandre les cendres sur la *chaux* vive réduite en poudre, & bien calcinée dans un creuset, & tenir ensuite le tout dans un fourneau à vent, jusqu'à ce que le sel devienne fluide ; ensuite on versera dessus la masse reçue dans un vaisseau de fer, une quantité suffisante d'eau de fontaine ; on la laissera en macération pendant quelques jours ; on la filtrera, & on l'épaissira, jusqu'à ce qu'elle ait acquis la consistance de la pierre.

Voici la maniere dont Musitanus veut que l'on procede, *Chirurgiæ*, *Tom. IV.*

Prenez *lie de savon*, *deux livres*,
chaux vive, *une livre* ;

Versez là-dessus de l'eau bouillante ; unissez le tout ; & lorsqu'il sera clair, versez-le dans un vaisseau de fer.

Ajoutez *sel ammoniac*, *une demi-once* ;

Et donnez au tout par l'ébullition, la consistance de pierre.

Le procédé par lequel on obtient le cautere potentiel de *Felix Platerus*, est beaucoup plus court & moins fatiguant ; car ce n'est autre chose qu'une lessive extremement acre de la fabrique du savon, préparée avec la *chaux* vive, & qu'on a fait bouillir dans un vaisseau de fer jusqu'à ce que toute l'humidité soit évaporée, & qu'elle commence à devenir seche : alors on l'ôte de dessus le feu, & l'on enleve avec une spatule de fer la masse qui commence à s'endurcir. On la met dans un vaisseau de verre bien fermé & placé dans un lieu chaud, & on la garde pour l'usage.

Voici la maniere de s'en servir.

On fait une emplâtre fénestrée, ou percée dans le milieu d'un trou assez large, & on la met sur la partie à cautériser. Ensuite on applique le cautere sur le trou de l'emplâtre, & on le couvre d'une autre emplâtre, afin que l'humidité de l'air ne le dissolve point. On le laisse sur la partie pendant une demi-heure, ou trois quarts-d'heure : ce tems suffit pour brûler & mortifier la peau, quelque épaisse qu'elle soit, & cela sans une grande douleur. On travaillera à la chute de l'escarre avec l'onguent rosat, ou quelque autre digestif. Il y en a qui appellent cette composition, *pierre corrosive*, *caustique* ou *infernale*.

Fuller fait grand cas d'un épitheme composé de *chaux* vive, à laquelle on a donné cette consistance avec une quantité suffisante de miel. On étend comme un onguent cet épitheme sur un morceau de peau taillée en emplâtre, qu'on applique sur la partie affectée, & qu'on renouvelle lorsqu'il est sec. Il dit qu'on a l'expérience que ce remede fait des merveilles dans les maladies scorbutiques, & dans les douleurs de rhumatisme. Il ajoute qu'il ne sait point qu'on en ait jamais fait l'essai dans la goute : mais il imagine qu'il produiroit un bon effet dans ce dernier cas. Il le vante aussi beaucoup pour les engelures. L'onguent de *chaux* est composé, selon la Pharmacopée de Leyde, de *chaux* vive, avec une addition d'ingrédiens émolliens & dessiccatifs. On trouve la même composition dans l'antidote appellé *Antidot. bonum* ; avec cette différence que la *chaux* lavée dix fois, est substituée à la *chaux* vive. On l'appelle onguent de *chaux* composé de Jean de Vigo ; & on le recommande pour les brûlures de toute espece, pour la gratelle, les éréfipeles, & les ulceres invétérés aux jambes. On employera dans les mêmes circonstances, mais avec moins de succès, l'onguent simple de *chaux* qui est composé de *chaux* vive lavée sept fois avec l'eau rose, & réduite sous la forme d'un liniment, avec de l'huile d'olives vertes, ou de l'huile rosat & deux blancs d'œufs, avec une quantité suffisante de cire. L'onguent de *chaux* vive de Mynsicht se fait, selon la Pharmacopée de Lemery, de *chaux* vive, d'orpiment, de racine d'iris de Florence, de soufre, de nitre, d'une lessive des tiges de feves, & d'huile d'aspic. C'est un fort bon dépilatoire. Valleri propose pour le même effet la *chaux* seule, & l'arsenic bouilli dans de l'eau. Joel recommande la *chaux* vive & l'orpiment en parties égales, mais en poudre & bouillis ensemble dans une lessive acre, & réduits à la consistance d'une bouillie. Les Italiens font leur dépilatoire avec quatre onces de *chaux* vive, une once d'orpiment, une once de litharge, & une once d'empois dans une quantité suffisante d'eau, à laquelle ils ajoutent quelquefois une égale quantité de sel de tartre & de savon, & une quantité suffisante d'huile de sureau, selon Fick.

On prépare de la maniere suivante, selon la Pharmacopé de Lemery, les pilules de Mynsicht pour les dents creuses qui font mal.

Prenez *de la chaux vive, une demi-once,*
de la farine de froment,
du poivre long,
de l'écorce de grenade,
de la noix de galle, } *de chaque, deux dragmes;*
de la graine de jusquiame,
des cloux de girofle,
de l'opium,
de l'alun calciné, } *de chaque, quatre scrupules;*

Mêlez le tout, & faites-en une masse avec l'extrait d'impératoire.

Vous partagerez cette masse en pilules oblongues, que vous ferez avec le dictamme de Crete, & le camphre. MYNSICHT.

Les pilules de *chaux* vive de Tilingius, pour les mêmes usages, sont faites de *chaux* vive, de poivre long, de jusquiame & d'opium, avec le suc de la racine d'impératoire, selon Fick. Un masticatoire très-commun aux Indes, c'est la *chaux* vive, la feuille de bétel, & le fruit de la noix des Indes. Quant à l'Amérique, celui dont on se sert ordinairement, selon le même Auteur, ce sont les feuilles de tabac & la *chaux* vive.

Les usages extraordinaires dans la Chirurgie de l'eau de *chaux* vive, lui ont mérité le nom d'*Aqua benedicta*, ou *pretiosa Chirurgorum*. Car c'est un excellent remede pour l'extérieur, soit qu'il s'agisse de nettoyer des plaies, & des ulceres sordides & putrides, ou dissiper des maladies cutanées. Dans ces cas, la coutume est de l'appliquer tiede avec un morceau de linge, soit seule, soit imprégnée d'esprit de-vin simple ou camphré. Elle est très-bonne pour discuter les tumeurs séreuses & œdémateuses, en l'appliquant chaude & fréquemment avec l'éponge ou un linge, mais surtout dans le cas de tumeurs œdémateuses aux piés, menacées de gangrene; ce que l'on connoîtra par les taches, dont la partie sera parsemée. Si l'on se sert alors de cette eau, non-seulement elle dissoudra la tumeur, mais encore elle préviendra la gangrene, elle emportera les inflammations, & s'opposera à la putréfaction, si on l'applique ou seule, ou avec le sucre de Saturne: mais il faut observer d'en réitérer alors souvent l'application. C'est un remede d'une efficacité reconnue dans les *herpes* & dans les dartres, soit qu'il y ait exulcération ou non. Hippocrate ordonne, *Lib. de Morb. Pop. cap.* 2. *sect.* 5. l'eau de *chaux* dans le *vitiligo* & la lepre: mais il veut qu'on la prépare de façon qu'elle n'exulcere point. Les Modernes la recommandent dans la gale. Il faut en laver les parties affectées, soit avec elle seule, soit avec le soufre dans la gale ordinaire, & avec le mercure doux dans la gale maligne. Etmuller prescrit dans les mêmes cas une pinte d'eau de *chaux* vive avec du soufre pulvérisé, depuis trois dragmes jusqu'à une demi-once. Il faut faire bouillir ces ingrédiens ensemble; & après qu'on aura filtré la liqueur, en frotter aux galeux les jointures du corps, ou du moins en appliquer l'onguent aux mêmes endroits. Avec trois dragmes de scories de régule d'antimoine, & une pinte d'eau de *chaux* vive, on fera un remede beaucoup plus énergique dans la gale scorbutique. Appliqué à l'extérieur, il produira des merveilles. Deux dragmes de mercure doux dissoutes dans une pinte d'eau de *chaux*, forment une composition d'une utilité singuliere dans plusieurs cas de Chirurgie; car elle guérit radicalement tous les ulceres du corps, & même les plus invétérés, & il n'y a point d'espece de gale qu'elle n'emporte: mais Ludovic veut qu'on ne l'emploie qu'avec circonspection. « L'eau de *chaux* vive, dit-il, dans sa Pharmacopée, « chargée de soufre est à la vérité un excellent topique, « mais qu'il ne faut pas employer en toute occasion in-« distinctement; car si elle venoit à rencontrer des hu-« meurs salines & d'une nature analogue à la sienne, elle « augmenteroit plutôt le mal que de le guérir ». Un autre accident qu'on ne doit pas moins craindre, c'est de repousser le levain de la gale de la peau sur les parties intérieures, en resserrant & obstruant les pores par un remede dessiccatif. Mais l'on se mettra à l'abri de ce danger, en faisant usage en même tems des évacuans. Les malades qui seront attaqués de douleur par élancement aux jambes, s'en trouveront soulagés s'ils baignent ces parties dans l'eau de *chaux*. On dit qu'en l'appliquant fréquemment aux narines, elle y produira le polipe. Un homme âgé de quarante ans, sentant une lassitude dans tous ses membres, & ayant les pieds & les reins affectés de pesanteur & de douleur, fit bouillir de l'au de *chaux* vive dans un vaisseau, & l'appliqua chaude avec un linge pendant presque toute la nuit sur son ventre, & sur la région des os pubis & des reins; il eut une abondante évacuation d'urine, & il se trouva guéri. Mais nous lisons dans *Lindestolpe, de Ven.* qu'un malade qui avoit la fievre avec le mal de tête, mourut pour s'être appliqué sur la tête un cataplasme préparé avec la *chaux* vive. Si l'on bat bien l'eau de chaux avec de certaines huiles douces, comme celles d'olives ou de graine de lin, elle prendra la forme, ou la consistance d'un baume qu'on appliquera à l'extérieur avec beaucoup de succès dans les brûlures récentes, on pourra même s'en servir pour calmer des inflammations. *Slare Sacch. Boyle. Specif.* On imprégnera de cuivre l'eau de *chaux* en la laissant reposer dans un bassin de ce métal qui lui donnera une très-belle couleur de saphir, & qui en fera un excellent remede contre les pustules, les ulceres, la gale & les demangeaisons aux yeux. On trouve dans les Pharmacopées de Londres & d'Edimbourg une eau appellée *Aqua sapphirina*, qui n'est autre chose que l'eau de *chaux*, dans laquelle on a fait dissoudre un peu de sel ammoniac, & qu'on a laissé reposer un peu de tems dans un vaisseau de cuivre pour lui donner une couleur d'azur. Shroder l'appelle dans sa Pharmacopée [*Eau de saphir* pour les yeux; & il la recommande contre toutes taches, & pour nettoyer toutes sortes d'ulceres aux yeux. Les empiriques qui la distribuent contre les humeurs, & toutes les maladies des yeux ne manquent pas de faire croire au peuple qu'elle est extraite du saphir. *Boot. Lib. II. cap.* 293. Etmuller assure qu'il n'y a point de remede plus énergique que cette eau contre les ulceres chancreux, & qu'elle est excellente dans tous les cas où les yeux auroient été offensés par la petite vérole. Cette eau peut être plus ou moins chargée selon l'usage que l'on en veut faire; elle est excessivement acre lorsqu'elle est forte: on en fait encore grand cas, lorsqu'il est question de dissiper les membranes qui croissent aux yeux; l'eau qu'on appelle eau céleste est composée d'eau de *chaux*, de sel ammoniac & d'alun: l'eau de chaux de Ruland pour les brûlures se fait avec cinq onces de *chaux* vive, bouillies dans quatre ou cinq pintes d'eau de fontaine dans un vaisseau de cuivre, & lorsque la liqueur est filtrée, on y ajoute du vitriol en quantité suffisante pour lui donner une couleur bleuâtre, & autant de sucre de saturne qu'il faut pour la rendre laiteuse. On fait grand cas de cette eau en application dans les brûlures, les angelures, les gangrenes, les érésipeles, les fistules, la gale & les ulceres malins; mais il faut observer d'en renouveller l'application plusieurs fois par jour avec des linges chauds. *Coll. Leydens.* Si l'on fait dissoudre vingt grains de sublimé corrosif dans une pinte d'eau de *chaux* vive, selon la Pharmacopée de Paris, & la Chymie de Lemery, ou trente grains selon la Pharmacopée d'Edimbourg, ou une dragme selon la Pharmacopée de Lemery; on aura l'eau Phagédénique si vantée pour la vertu qu'elle a de détruire les chairs fongueuses dans les plaies, de nettoyer les ulceres sordides, & d'arrêter la gangrene. Il y en a, qui, pour en rendre l'usage plus sûr la mêlent avec l'esprit de vin bien déphlegmé, d'autres avec l'arsenic & l'esprit de vitriol. *Pharmacopée de Charas.* L'eau phagédénique dont on se sert en France, surtout pour arrêter les gangrenes qui commencent, particulierement aux parties nerveuses, se prépare de la maniere suivante, à ce que dit Etmuler.

Prenez *dix quartes d'eau commune*,

Ajoutez-y *quatre livres de chaux vive.*

Lorsque le tout cessera de bouillir, ajoutez encore
deux onces d'arcenic pulvérisé,
& *une once de mastic en poudre.*

Remuez le tout avec une spatule de bois, jusqu'à ce que la chaux vive soit précipitée.

Transvasez l'eau claire,

Ajoutez à cette eau *deux onces de mercure sublimé*,
& *six onces d'esprit de vin rectifié.*

Mêlez le tout ensemble.

Etmuller dit que cette eau est réellement excellente dans la pratique, & que, si on la trouve trop acre, on peut la corriger en augmentant la quantité de l'esprit de vin. Il donne la préparation suivante de l'eau polycreste composée de *chaux* vive, dont on fait un si grand usage dans les tumeurs avec inflammation, les ulceres humides & les dispositions à la gangrene.

Prenez *quatre ou cinq livres de chaux vive*,
une livre & demie de sel ammoniac,
une demie livre de litharge,
oliban, *Mirrhe*, *& mastic*, } *de chacun une once.*
de camphre, une demi-dragme.

Faites bouillir le tout ensemble, jusqu'à ce que la litharge soit dissoute.

Appliquez-en deux ou trois fois par jour chaudement avec du linge.

On connoît cette composition en Curlande, & on en fait grand usage sous le nom d'Epitheme blanc.

Prenez *trois onces de chaux vive*,
d'esprit de vin camphré, six dragmes,
de sucre de Saturne, une dragme,
de mercure doux, un scrupule,

Mêlez le tout ensemble.

On peut, selon Etmuller, frotter les bords d'un ulcere chancreux pour consommer les parties corrompues, avec la crême de *chaux* vive. Cette crême unie au bol d'Armenie fait un spécifique dans la puanteur du nez. Voici ce que Ludovic dit dans sa Pharmacopée de la crême de la *chaux* : « on peut employer à l'extérieur « avec quelque succès la crême de chaux dans les ul- « ceres sordides & invétérés; mais il ne faut s'en servir « qu'avec précaution dans le cancer exulcéré, dans le « *spina ventosa*, & dans les tumeurs stéatomateuses; « car il arriveroit dans ces cas qu'au lieu de hâter la « séparation qu'on se propose, elle augmenteroit le « mal & l'écoulement de matiere ».

Lorsqu'on n'aura besoin que d'un remede modérément acrimonieux, on peut substituer la *chaux* éteinte à la chaux vive. Aux Indes Orientales on en applique aux tempes pour dissiper les maux de tête qui proviennent de réfroidissement, & l'on s'en sert aussi contre la piquure du scorpion & contre celle de la guêpe. Mais lorsqu'il est question de dissiper des tumeurs froides aux genoux & à l'abdomen & des flatulences; ils en font une emplâtre avec du miel, & ils laissent cette emplâtre appliquée jusqu'à ce qu'elle produise l'effet qu'ils en attendent. Cependant ils observent avant que d'en faire l'application, de frotter d'huile la partie affectée. Mêlée avec le suc du tabac, ils en font un remede pour tuer les vers qui s'engendrent dans les plaies. *Lettres édifiantes & Leuwenh. Epist.* 124.

La *chaux* lavée est un remede de la Chirurgie qui desseche sans picoter, & dont on se sert dans les brûlures & les ulceres humides. On fait un cas particulier de l'onguent suivant de chaux lavée, entre ceux qui sont le plus recommandés dans les brûlures.

Mêlez de la *chaux* lavée avec l'huile de rose ou de graine de lin,

Battez bien le tout dans un mortier de plomb, jusqu'à ce qu'il ait acquis la consistance d'un onguent.

Cet onguent sera excellent pour la brûlure.

On ordonne de préparer ce remede dans un mortier de plomb, parce que les particules de ce métal venant à se détacher s'unissent avec l'onguent; ce qui ne contribue pas peu à son efficacité.

On prépare encore avec la *chaux* lavée un remede fort bon contre toute sorte d'ulcere.

Prenez, autant que vous le jugerez à propos de *chaux* deux ou trois fois lavée & presque seche.

Ajoutez une quantité suffisante d'huile de graine de lin.

Donnez au tout une couleur de chair avec le meilleur bol, & vous aurez un onguent excellent.

Joel dit que la *chaux* réduite en une poudre très-fine, lavée trois ou quatre fois avec l'eau rose, & réduite en poudre pour la seconde fois, est un excellent remede pour les ulceres vénériens aux parties naturelles; & que si on en répand dessus, elle consommera les chairs fongueuses, chassera toute impureté, & fera cicatriser promptement. On trouve dans la Pharmacopée d'Ausbourg, dans celle d'Anvers & dans celle de Lemery, un onguent de *chaux* fait avec la chaux lavée & la cire, de chacune trois onces, & une once d'huile rosat qu'on recommande aussi pour les brûlures & pour la dessiccation des ulceres. Si l'on a éteint la *chaux* dans du vinaigre, qu'on l'ait lavée trois fois, & qu'on lui ait donné avec l'huile rosat la forme d'un liniment, elle guérira les brûlures sans laisser aucun vestige de cicatrice. Elle ne permettra pas aux pustules de s'élever. *Muf. Worm.* Mais nous en avons assez dit sur les usages extérieurs & chirurgicaux de la *chaux* vive, & sur ses préparations : quant aux effets qu'elle produit, il faut les expliquer par la vertu qu'elle a de corroder, de brûler, de nettoyer, & conséquemment de resserrer & de dessecher.

Quiconque fera la moindre attention sur ce que nous avons dit des effets funestes, non seulement de la *chaux* vive, mais même de la *chaux* éteinte ; effets qui ont donné lieu aux Auteurs de les mettre au nombre des poisons, ne sera pas tenté de croire qu'on puisse user en sûreté intérieurement, soit de la *chaux* éteinte, soit de la lessive de *chaux* vive. J'avoue cependant que de célebres Medecins enhardis par des expériences heureuses, ont ordonné dans quelques maladies pour l'intérieur, tant la *chaux* éteinte, que l'eau de *chaux* vive. Il y en a qui ont fait prendre la *chaux* éteinte en clystere dans la dissenterie en guise d'astringent & de dessiccatif. M. Homberg nous apprend qu'un homme fut guéri d'une maladie hypochondriaque par une medecine composée de deux parties de *chaux* vive éteinte par l'air, & d'une partie de sel ammoniac, en en prenant vingt grains à chaque fois. La *chaux* dissoute par défaillance n'a rien du tout qui la puisse faire regarder comme un remede apéritif. *Duhamel*, *Histoire*. On fait un grand usage en Angleterre & en Hollande de l'eau de *chaux* vive, pour emporter toutes les especes de maladies chroniques. *Schulz*. *Præl.* Ce que l'on entend par *Aqua benedicta* dans la Pharmacopée de Bates se prépare de la maniere suivante.

Prenez *de chaux vive, une livre*,

Ajoutez *huit pintes d'eau*,

Faites bouillir le tout, & filtrez après l'avoir laissé reposer.

Vous ordonnerez trois ou quatre onces de cette liqueur, trois fois par jour, pendant un mois, en un grand nombre de cas, comme les rougeurs du visage, les pustules, les écrouelles, l'asthme, la phthisie, l'empyeme, la dyssenterie maligne, les tumeurs aqueuses au scrotum, les fleurs blanches, la goute anomale, les rousseurs, l'*herpes*, la gangrene, l'œdeme, les tumeurs aux genoux & aux jambes, tous les ulceres accompagnés de fluxions, ainsi que le diabetes.

Ce qu'on entend dans la même Pharmacopée par *aqua benedicta composita*, se prépare de la maniere suivante.

Prenez *d'écorce de sassafras, une once*,
du raisin broyé & pressé, six onces,
de muscade, six dragmes.

Faites infuser le tout ensemble pendant deux jours dans six pintes de ce qu'on appelle ci-dessus *aqua benedicta*.

Passez le tout ensuite.

Cette eau a les mêmes propriétés que la précédente : mais elle passe pour plus énergique dans certains cas. La composition nommée dans la Pharmacopée d'Edimbourg *aqua simplex benedicta*, est la même que la précédente. Quant à l'*aqua benedicta composita*, elle se fait de la maniere suivante.

Prenez *rapure d'écorce de sassafras, deux onces*,
de muscade, trois dragmes,
de réglisse coupée par petits morceaux, une dragme,
d'eau de chaux récemment faite, quatre pintes.

Laissez le tout en digestion pendant deux jours.

Filtrez ensuite la liqueur & y ajoutez,
de sirop balsamique, deux onces.

Sylvius un des plus fameux Medecins que la Hollande ait produit, dit dans son Ouvrage intitule, *Prax. Med. Lib. I. cap. 6. Art.* 14. « que la *chaux* vive faite de « cailloux ou de coquillages calcinés, corrige admira- « blement l'acrimonie saline, muriatique, ou telle que « celle qui est contenue dans le sel marin & fossile, & « dans la plupart des substances salines, ensorte que « tout Medecin prudent l'employera avec confiance en « forme de lessive, dans un grand nombre de mala- « dies. » Si l'on en croit Etmuller, Willis ordonnoit en Angleterre l'eau de *chaux* vive, non-seulement dans les ulceres ou abscès aux parties situées dans la poitrine ; mais il s'en servoit encore pour nettoyer les abscès ouverts en quelque partie que ce fût de l'abdomen & dans le diabetes.

Le même Medecin recommande la composition suivante comme un remede diurétique.

Prenez *d'eau de chaux vive, quatre ou six onces*,

Ajoutez *de teinture de sel de tartre, une dragme ou une dragme & demie*.

Faites-en une potion dont vous prendrez deux ou trois fois par jour.

Bennet propose l'eau de *chaux* composée que voici, dans le crachement de sang.

Prenez *de consoude*,
de turquette commune,
de plantain,
de pimprenelle,
} *de chacune une poignée*.

Laissez-les s'amortir dans la *chaux* vive.

Lorsqu'elles seront parfaitement seches, faites-les infuser dans de l'eau commune.

Ajoutez de l'eau, jusqu'à ce qu'elles aient la consistance d'une pulpe épaisse.

Continuez l'infusion pendant trois jours & remuez-la souvent.

Laissez-la reposer dans un lieu frais, & tirez-en l'eau la plus claire par inclination.

Ordonnez-en au malade six onces le matin pendant quatre ou cinq jours de suite.

Le malade fût-il dans un état presque désespéré, ce remede manquera rarement de produire un effet salutaire. Bennet, *Theat. Tab. p. m.* 140.

Entre les Auteurs François, Spon dit que l'eau de *chaux* vive prise dans du lait ou dans du petit lait, produit des merveilles dans les ulceres aux parties internes, les diarrhées & la dyssenterie. Burlet Medecin de Paris, & membre de l'Académie Royale des Sciences, a donné une Dissertation sur l'usage médicinal de l'eau de *chaux* : je vais faire l'extrait des endroits qui m'ont paru les plus utiles dans la pratique. L'eau de *chaux* mêlée avec égale quantité de lait de vache, adoucie avec le sucre, prise trois fois par jour dans la dose de trois onces à chaque fois, produit un bon effet dans la dyssenterie. Dans d'autres maladies on l'ajoutera aux remedes qu'elles exigeront chacunes en particulier ; par exemple, dans le scorbut & l'hydropisie, avec environ un dixieme de son poids de la teinture des métaux : la dose de ce mélange est de six onces par jour, & son effet est de fondre les humeurs, & de pousser par les urines, dans les cachexies auxquelles les jeunes femmes sont sujettes.

Voici comment il l'ordonne.

Prenez *d'eau de chaux*, *de teinture de métaux*, } *de chacune quatre onces*.
de poudre d'aloès, une once,
de limaille d'acier, deux dragmes.

Faites infuser le tout pendant quarante heures.

Ajoutez à ce mélange,

de résine de jalap, trois gros.

Et vous aurez un purgatif très-propre pour les hydropiques; vous en ordonnerez jusqu'à deux cuillerées de deux jours l'un dans un bouillon, ou dans un verre de suc de chou rouge.

Dans les fievres intermittentes rebelles, comme dans la quarte, l'eau de *chaux* & quelques gouttes de teinture des métaux mêlées avec le quinquina, rendent l'effet de ce fébrifuge bien plus assuré.

Dans l'asthme & dans la consomption.

Prenez *de bonne eau de chaux*, *quatre pintes*.

Faites-y infuser à froid

du bois de sassafras, *de l'anis*, *de la réglisse*, } *de chacun quatre onces*.
des raisins de Damas ou de Corinthe, demi-livre.

La dose est de quatre ou cinq onces deux fois par jour.

On en a donné jusqu'à huit, & l'effet n'en n'a été que salutaire.

Voici les principales observations qu'on a faites sur l'usage & les effets de l'eau de *chaux*.

Elle cause des nausées. Elle affoiblit l'appétit au point que pour le restituer on est contraint d'ordonner le vin d'Alicant, le vin d'absinthe ou la thériaque de Venise. Elle amaigrit, elle desseche puissamment; elle cause quelquefois de la chaleur, elle constipe, elle pousse par les urines & provoque la transpiration. Mêlée avec le lait ou avec une décoction vulnéraire, elle est salutaire dans la cure des ulceres, tant internes qu'externes. Elle arrête les hémorrhagies, les diarrhées, les fleurs blanches & la gonorrhée. Elle est bonne dans le diabetes & dans le relâchement des visceres. On s'en sert lorsqu'il y a tumeurs ou obstructions aux parties intérieures, pourvu que ces maladies n'aient point dégénéré en skirrhe ou en cancers, ou en écrouelles invétérées. Mêlée avec le lait, elle en prévient la coagulation; d'où il s'ensuit qu'elle ne peut être que bien-faisante à ceux dont les premieres voies sont pleines d'acides, qui leur rendroient le lait mal-sain. Elle augmente la vertu purgative de la scammonée, de l'aloès & du jalap.

Pour que l'usage de l'eau de *chaux* soit salutaire, il faut qu'il soit continué: mais il faut bien remarquer que ce remede n'est bon que dans les pays septentrionaux, & que dans les maladies qui tirent leur origine de quelque matiere, acide, austere, muqueuse ou pituiteuse; enfin lorsque les fluides n'ont ni le mouvement, ni l'agitation qui leur convient, & lorsqu'il est question de corriger & de préparer à l'évacuation des sels muriatiques logés dans le sang. Par exemple, en Hollande, où l'air est froid & marécageux, où les bieres sont la boisson ordinaire, & où les habitans font presque toute leur nourriture d'une grande quantité de beure, de fromage & de poisson, le sang doit être cru, moins coulant, & par conséquent plus propre à s'arrêter dans les petits vaisseaux, à s'y aigrir & à donner naissance aux obstructions & à toutes les maladies chroniques; aussi les Hollandois font ils grand usage des remedes altérans, entre lesquels la *chaux* qui n'agit qu'en absorbant ou dissolvant, & la teinture des métaux qui est un furet très-actif & très-pénétrant, ne sont pas les moins considérables. D'où l'on peut conclurre quelles sont les especes de scorbut dans lesquelles l'eau de *chaux* prise en quantité de trois ou quatre onces par jour, est un bon remede. Il résulte évidemment de tout ce que nous avons dit jusqu'à présent, que l'eau de *chaux* est nuisible dans le tems des évacuations nécessaires, telles que les regles, l'écoulement hémorrhoïdal & les diarrhées, car elle les supprime. Elle ne convient point non plus, lorsqu'il y a défaut d'appétit ou dégout, maigreur ou constipation, soif ou chaleur contre nature. Elle seroit aussi très-préjudiciable dans tous les cas où les fluides tendent à l'alcalescence, où la bile est trop exaltée, où les humeurs ont pris une qualité saline & putride, ou sont dans un état de dissolution accompagné d'acrimonie; elle ne nuiroit pas moins dans les maladies chaudes & aigues, & dans celles où les fluides ne sont déja que trop brûlés, ou mis dans une agitation trop violente. D'où l'on doit inférer qu'elle ne convient point du tout dans le scorbut accompagné de putréfaction,& produit par une huile rance ou par un sel acre. C'est pourquoi dans les pays tempérés, l'usage de la *chaux* a ordinairement des suites fâcheuses. Il faut observer que dans les maladies où il convient, il est beaucoup plus sûr de verser huit pintes d'eau sur une livre de *chaux*. Dans les cas même où il s'agiroit de stimuler légerement, il faudroit préférer l'eau seconde. *Duhamel, Hist. de l'Académie Royale des Sciences*, 1700. *Slare. Sacch. Boerh. Chymie, Vol. II.* Il suit de tout ce que nous avons dit qu'il faut attribuer les effets de l'eau de *chaux* aux molécules alcalines, & très déliées de la *chaux* vive qui s'incorporent avec l'eau; car c'est en vertu de ces molécules qu'elle absorbe les acides, qu'elle desseche, qu'elle fortifie, & qu'elle fait l'office du styptique. Elle deviendra même apéritive, s'il arrive qu'un alcali rencontrant un acide, constitue un sel neutre dont la vertu sera de résoudre & de désobstruer, en excitant la sueur ou en produisant une évacuation d'urine.

Comme l'eau de *chaux* vive tend à détruire l'acidité & le phlegme, il ne faut point regarder comme absurde la pratique des Indiens, qui en en faisant un anti-helmenthique, en font boire à ceux qui ont des vers, le matin pendant trois jours de suite. *Lettres Edif.* Pour juger si l'eau de *chaux* prise intérieurement est capable de dissoudre la pierre, il suffit de savoir qu'elle réduit en un mucilage celles qu'on tire des malades à qui l'on fait l'opération. BARTHOL. *Epist. Cent.* 4. *Rieger.*

CALYPTER, καλυπτὴρ, de καλύπτω, *cacher*; excroissance charnue qui couvre la veine hémorrhoïdale. Περιπέφυκεν αὐτῇ (αἱματίτιδι) καλυπτὴρ ὁ τῆς σαρκὸς, dit Hippocrate, περὶ αἱμοῤῥοίδων, « il croît autour d'elle, « (la veine hémorrhoïdale) un *calypter* ou une excroissance de chair qui la couvre. »

CALYPTRA. Voyez *Botanica*.

CALYX. Voyez *Botanica*.

CAM

CAMANHAYA *Brasiliensibus*, Marcg. Plante capillaire qui croît sur les arbres les plus hauts, & qui les couvre entierement. Elle est d'une couleur grise, semblable à une espece de duvet, & elle produit à certaine distance, six, cinq, trois, deux, & quelquefois une seule feuille, comme celle du romarin. Il semble que ce soit une espece d'épithyme. RAY, *Hist. Plant.*

CAMARA, καμάρα. C'est en Anatomie la calotte du

crane, ou la partie voutée de l'oreille qui conduit à son orifice extérieur. Voyez *Auris*.

CAMARA; espece de *Lychnis*. Voyez *Lychnis*.

CAMARA-JAPO, Pison. Espece de *mentastrum* ou de mente. Elle pousse une tige ronde, velue, rougeâtre, & qui s'éleve à la hauteur de deux piés. Ses feuilles sont légerement découpées, & grisâtres en-dessous, & elles sont opposées deux à deux: les grandes sont environnées d'un grand nombre de petites. Les fleurs sont placées sur les branches les plus élevées de la tige en forme d'ombelle: elles naissent pendant toute l'année; elles sont assez semblables à celles de la tanesie: leurs étamines sont d'une couleur d'azur, d'eau, & de l'odeur du *mentastrum*, ainsi que toute la plante dont le gout est aromatique & un peu amer. La semence de cette plante est petite, longue, & noire; & lorsqu'elle est mûre, elle est emportée par les vents avec son enveloppe cotoneuse. Ray, *Hist. Ind.*

CAMARA-MIRA, Pison. C'est, dit Pison, une plante qui s'éleve à la hauteur d'une coudée, dont la tige est foible & ligneuse, qui porte une petite fleur jaune; & ce qu'il y a de merveilleux, cette fleur s'ouvre en tout tems de l'année à onze heures du matin, demeure ouverte jusqu'à deux heures après midi, & paroît fermée pendant le reste du jour. C'est une observation, continue cet Auteur, qui n'est pas moins vraie que singuliere. J'ai souvent eu occasion de la faire en voyageant dans les deserts; elle suppléoit en partie au défaut de montre. Elle croît au Bresil. Ray, *Hist. Plant.*

CAMARA-TINGA; espece de *chamæpericlymenum*, ou de chevre-feuille nain, qui croît au Bresil. Cette plante porte une fleur rouge, & quelquefois jaune, qui a excessivement d'odeur; l'herbe même fleure plus doux que la mente. Aux fleurs succedent des grappes de baies vertes, de la grosseur des baies de sureau. Ray, *Hist. Plant.*

CAMARA-CUBA, *Brasilianis*, Marcg. C'est une plante dont les feuilles sont âpres & hérissées comme des chardons, & dont les fleurs ressemblent à celles de l'œil de bœuf; elles sont d'une belle couleur jaune, composées de neuf feuilles, avec un ombilic large, jaune dans le milieu, d'où partent de petites étamines noires. Quant à leur odeur, elles ont celle de la mente & de l'ortie. Aux fleurs succedent des semences oblongues, noirâtres, & semblables à celles de la chicorée. Cette plante paroît tout-à-fait glutineuse. Ray, *Hist. Plant.*

CAMARAN-BAJA; espece de *Lysimachia*. Voyez *Lysimachia*.

CAMARIN-BAS, ou UMARI, Pison. Marcg. *Arbor prunifera Brasiliensis. Fructu Persici instar malli.* C'est un arbre qui s'éleve à une hauteur modérée, & qui porte de petites fleurs jaunes, qui sont suivies d'un fruit ovale, semblable à la prune, qui a le gout de la pêche, & qui est d'un verd tirant sur le jaune pâle. La pulpe est en petite quantité, douce, jaunâtre, & contenant un noyau large ovale, blanchâtre, & qui renferme une amande qui est bonne à manger. Le fruit est mûr & tombe au mois de Mars.

Le fruit mangé cru, dérange l'estomac, & est capable d'exciter le vomissement: c'est pourquoi on le fait bouillir en entier, on le broie avec l'amande, & on le mange avec la chair ou le poisson en guise de pain.

Il croît en abondance dans les contrées fertiles, aux environs de la riviere *Cunhao* & de *Rio grande*. Le fruit tombe, & est ramassé au mois de Mars.

Pison fait mention d'une autre espece de *camarin-bas*, moins grand, & dont le fruit ne differe de celui de la premiere espece, qu'en ce qu'il est noir, & aigre au gout. Il ajoute qu'il tempere la chaleur immodérée de l'estomac, & qu'il est très-bon pour les personnes fiévreuses. Ray, *Hist. Plant.*

CAMARIUM ou CAMARA. Voyez *Camara*.

CAMAROSIS, CAMAROMA, καμάρωσις, καμάρωμα; c'est une fracture au crane, dans laquelle l'os est élevé en voute. Paul Eginete dit, *Lib. VI. cap.* 90. « que c'est une division du crane dans laquelle l'os est « élevé, ou, selon Galien, un enfoncement de l'os vers « les parties intérieures, ensorte qu'il y a excavation, « comme dans l'*ecpiesma*. » Tel est le sens que Paul donne aux paroles de Galien; sens qui paroît contredire sa propre définition. L'endroit de Galien qu'il cite, est au *Liv. VI. M. M. cap. 6.* « Les *Engisomata*, ἐγγεισώματα, sont des fractures du crane, au milieu desquel- « les l'os comprime la membrane: mais les *camaro-* « *mata* sont des fractures de la même partie dans les- « quelles le milieu est élevé, jusqu'à ce que les parties « saines commençant à se séparer de celles qui sont « affectées, le *camaroma* s'affaisse, & comprime la « membrane. » C'est ainsi que s'exprime Galien, d'où il paroît que dans le *camaroma* les extrémités de l'os rompu tendent embas vers la membrane, & la compriment: mais que les parties moyennes de l'os sont élevées, & s'écartent de la membrane. Ainsi, dans cette espece de fracture l'os s'éleve au milieu de la blessure. Gorræus.

Galien définit généralement le *camaroma*, *Def. Med.* « une division d'os, qui, fracturé en deux endroits en « même-tems, prend la forme d'une voute. » Καμάρωσις ἐστὶν, ὀστοῦ διακοπὴ, μετὰ τοῦ τὸ ὀστοῦν ἅμα κεκλᾶσθαι ἐξ ἀμφοτέρων, καὶ παραπλησίως καμάραις ἐσχηματίσθαι.

CAMARU; espece de *Solanum*. Voyez *Solanum*.

CAMATOS, κάματος, *travail, fatigue, indisposition.*

CAMBAR. Terme spagirique, dérivé, à ce que dit le *Theâtre Chymique, vol. V.* de *canna*, feu, & de *bar*, fils. L'explication de ce terme est inintelligible, du moins pour moi.

CAMBIL, ou TERRA RUBRA, *Terre rouge*. Ruland.

CAMBIUM; terme dont on se servoit jadis pour désigner le suc nourricier, qui, tirant son origine du sang, est cuit, préparé & assimilé, de sorte qu'il répare les pertes que le corps fait, & *cum illo naturam suam cambiat*, & qu'il en prend la nature. Sennert, *Tome I.*

CAMBOGIUM, Offic. Commel. Flor. Mal. 66. *Carcapuli*, l'*Oranger jaune, Indien de Malabar*, Park. Theat. 1635. J. B. 1. 105. Chab. 5. C. B. P. 437. Raii Hist. 2. 1661. *Carcapuli Malabarensium*, Jons. Dendr. 26. *Carcapuli acosta fructu, malo aureo simili*, Pluk. Almag. 81. *Arbor Indica quæ gummi guttæ fundit, fructu acido sulcato, mali magnitudine*, Commel. Flor. Mal. 66. *Coddam-pulli, seu ota-pulli*, Hort. Mal. 1. 41. Tab. 24. *Carcapuli*, Lincot. Ind. Orient. Part. 4. *Arbor Indica gummi guttam fundens fructu dulci rotundo, cerasi magnitudine; Kannawakoraka, kapnajicoraka, gohkatahu, ghoraka cingh.* Herm. Mus. Zeilan. 26. Voyez *Gummi gutta*.

CAMBUCA, ou CAMBUCA MEMBRATA, *Bubon* ou abscès, ou ulcere aux parties naturelles, clou dans l'aine. Castelli. Ruland.

CAMBUI, ou le *Myrthe sauvage Américain de Pison & de Marcg.* Il y a deux especes de cette plante, & elles méritent bien l'une & l'autre, tant par leur odeur que par la vertu astringente de leurs feuilles & de leurs fruits, le nom de *myrthe sauvage*. La premiere est une espece de buisson, dont les feuilles sont larges, & qui ressemble assez à l'arbre qui porte les cerises noires, tant par ses branches, ses feuilles & ses fleurs, que par son fruit: mais il l'emporte beaucoup sur lui par ses qualités; car non-seulement ses feuilles & ses fleurs rendent une odeur excellente, mais encore ses baies noires sont succulentes. Elles ont une astringence qui les rend agréables au gout de tout le monde; c'est un des fruits que l'on vend dans les marchés. Quant à la seconde espece, elle est rouge, & fort supérieure à l'autre en qualité; elle vient beaucoup plus haut, & son fruit est beaucoup plus délicieux & plus médicinal

Elle fleurit en Octobre, & sa fleur est très-blanche, très-odorante & tétrapétale. Ses baies rouges raffermissent & fortifient l'estomac; elles calment aussi les ardeurs de la fievre. Le suc ou la décoction de ses feuilles ou de son fruit, employé à l'extérieur, guérit les ulceres, surtout ceux aux jambes. On peut encore s'en servir avec succès dans d'autres maladies, à cause de sa qualité astringente & détersive. Dans les bains, ses feuilles & son fruit sont très-efficaces dans le flux de ventre ou de matrice. Enfin on peut en tirer tous les avantages que l'on tire du myrthe ordinaire. Il y a une troisieme espece de *cambui*, que l'on appelle *myrthe blanc*, & qui est beaucoup plus rare que les deux autres. Ray, *Hist. Plant.*

CAMELINA, CAMELINE. Voyez *Erysimum*.

CAMELOPARDALIS, CAMELOPARDUS, *καμηλοπάρδαλις*, *καμηλόπαρδος*, de *κάμηλος*, *chameau*, & de *πάρδαλις* ou *πάρδος*, *léopard*. Cet animal, dit Varron, n'a point été ainsi nommé, pour être engendré du chameau & du léopard, mais parce qu'il a la figure de l'un & la peau de l'autre; ou, selon Pline, parce qu'il a la tête du chameau, & la peau marquetée de taches comme le léopard. Horace, suivant le préjugé vulgaire, en parle de la maniere suivante.

Diversum panthera genus confusa camelo.

Le *camelopardalis*, qu'on appelle encore *camelopardalus*, *ovis fera*, *giraffa*, *anabula*, *nabis*, *saffarat & nabula Æthiopica*, est une espece de chameau qui tient aussi du léopard, en ce qu'il est marqueté ou parsemé de taches comme lui. On l'appelle *panthere*. La *panthere* est à peu près de la grandeur du chameau. Elle a deux petites cornes; & au milieu du front, un tubercule qui est fait comme une troisieme. Son cou est fort long, ayant jusqu'à sept piés, garni de crins comme ceux du cheval. Sa queue est petite, menue & couverte de poil vers le bout. Son pié est fourchu comme celui du bœuf; sa langue est longue de deux piés, ronde comme une anguille, de couleur obscure, tirant sur le violet. Cet animal vit d'herbes: il porte sa tête facilement aux branches des arbres, & il en broute les plus tendres.

On le trouve en Ethiopie & en d'autres contrées d'Afrique. Ses cornes & ses ongles, pulvérisés & pris intérieurement, sont bons pour l'épilepsie, pour arrêter les cours de ventre, & pour résister au venin. Lemery, *des Drogues*.

CAMELUS, Offic. Aldrov. de Quad. bisulc. 880. Jonf. de Quad. 67. *Camelus capsinus*, Charlt. Exerc. 13. *Camelus dromos*, Gesn. de Quad. 59. *Camelus unico in dorso gibbo*, Raii Synop. A. 143. *Chameau*, ou *Dromadaire*.

On trouve cet animal en Asie & en Afrique. Celles de ses parties dont on se sert en Medecine, sont le sang, le fiel, la fiente & l'urine. Son sang soulage dans la dyssenterie, hâte l'accouchement, & guérit l'épilepsie. On recommande sa fiente dans les apoplexies: son urine passe pour être propre à nettoyer & blanchir les dents. Dale, d'après *Pline*.

Les Auteurs ne s'accordent point sur le *chameau* & sur le *dromadaire*. Les Naturalistes François, & Ray, entendent par *dromadaire*, un animal qui n'a sur le dos qu'une bosse; & par *chameau*, un animal qui en a deux: mais je tiens d'une personne fort instruite, qui a voyagé tout nouvellement dans l'Asie & l'Afrique, & qui s'accorde en ceci avec Johnson, que le *chameau* n'a qu'une bosse; au lieu que le *dromadaire* en a deux, & que ce dernier est un animal très-rare, & dont les Seigneurs se servent seulement à cause de sa vitesse; mais que le *chameau* est une bête de somme qu'on emploie pour les longs voyages. Dale.

CAMERATIO, ou CAMAROSIS. Voyez *Camarosis*.

CAMET, CAMES, *Argent*. Ruland.

CAMINUS, *κάμινος*; ce terme signifie indistinctement le fourneau, & la cheminée du fourneau. Ruland entend encore par *caminus*, une cloche.

CAMIRI, *Indis*, Clus. *Fructus rotundus*, *inæqualis cineraceus saxeus*, C. B. *Fructus Juglandis fere magnitudine*, *durissimus Indis Camiri*, *sapore nucis moschatæ*, J. B.

Ce fruit pese environ une once, & differe peu de la noisette, lorsqu'elle est dépouillée de sa coque verte extérieure: il est rude, plus large dans sa partie supérieure, & se terminant par embas en une pointe émoussée. Sa coque est épaisse, & presque aussi dure qn'une pierre; elle contient une amande blanche, qui a à peu près le gout d'une amande douce. Ray, *Hist. Plant.*

CAMISIA FOETUS; la chemise du fœtus, ou le chorion. Voyez *Chorion*.

CAMMARUM, CAMMORUM, CAMARUM, *κάμμαρον*, *κάμμορον*, *κάμαρον*, c'est une espece de chevrette, du genre des crabes. Dioscoride entend par *κάμμορον*, *Lib. IV. cap.* 77. une espece d'aconit, qu'il appelle aussi *θηλυφόνον*; & dont on lit dans Nicander, *vers.* 41. *Alexi-pharm.* *πολλάκι θηλυφόνον καὶ κάμμορον.* Le Scholiaste dit que le nom de *κάμμορον*, lui vient de ce que *κακῷ μόρῳ ἀναίρεται*, c'est-à-dire de ce qu'elle cause une mort cruelle. Pline prétend au contraire, *L. XXVII. cap.* 3. qu'on l'appelle *Cammorum*, parce qu'elle a une petite racine assez semblable à la chevrette de mer. Κάμμαρος ou *κάμμορος*, est une espece de crabe qu'Athenée appelle *κάμμαροι*; & *κάμμορον* signifie dans l'*Exegesis* de Galien, & un animal semblable à la chevrette, & un aconit qui a sa racine semblable à cet animal; puis il ajoute que ce sens ne convient point à ce mot, dans les endroits où Hippocrate l'a employé, comme dans le Livre *de Locis in homine*, où il ordonne l'application du *cammorum* dans les chaleurs brûlantes. Erotien dit sur cet endroit que *καμμορον* signifie non-seulement un animal, mais encore la mousse à laquelle il s'attache. Dans Zenon, le *cammorum* est la ciguë, & dans Zeuxis, c'est un remede rafraîchissant. Voilà ce qu'on lit dans Galien. Voici maintenant le passage d'Hippocrate: *τὰς δὲ πυρώσιας ποτοῖσι καὶ φορήμασιν, ὥσπερ τὸν πυρετὸν ψυκτορίῳ φαρμάκῳ, ἐκλύειν, καμμάρῳ, ἢ ἄλλῳ τινὶ τοιούτῳ*: « on calmera les chaleurs « brûlantes, en faisant boire des liquides, & quelques « remedes fébrifuges, & rafraîchissans, comme le *cam*« *marum*, ou quelqu'autre chose de la même espece. » Galien & Erotien substituent ici *καμμόρῳ*, à *καμμάρῳ*. Quoiqu'on lise dans l'*Index* d'Erotien *καμμαρῳ*, cependant lorsqu'il vient à citer le passage précédent d'Hippocrate, il écrit *καμμάρῳ*. Il observe de plus que ce mot ne se rencontre qu'une fois dans Hippocrate, & qu'il signifie selon Zeuxis *Exegetic. Lib. II.* quelque remede rafraîchissant. Il ajoute que Dioscoride prétend *Lib. IV.* de sa Matiere Médicale que l'aconit est appellé par quelques-uns *κάμμορον*, & par d'autres *θηλυφόνον* (qui tue les femmes;) parce que sa racine appliquée en pessaire fait mourir dans l'espace d'un jour, ainsi que Theophraste & Pline l'ont dit: On lit dans ce dernier, que c'est par ce moyen que Calfurnius Bestia tuoit ses femmes lorsqu'elles étoient endormies. Erotien rejette le sentiment de Lycus qui lisoit dans Hippocrate *χάμαρῳ* avec un seul *μ*, & qui entendoit par ce mot un lieu dans les bains, où l'on oignoit ceux qui vouloient y entrer, ainsi appellé, parce qu'il étoit vouté; & il prétend qu'il faut entendre ce mot avec Zenon & Zeuxis, de quelque remede rafraîchissant, comme la ciguë qui, employée en forme de cataplasme, est un grand rafraîchissant. Galien paroît être du même sentiment. Erotien ajoute que Diodore le Grammairien, & Zenon, disciple d'Herophile, assuroient que les Doriens qui habitoient l'Italie, appelloient la ciguë *κάμορον*, *κάμμορον*, & *κάμαρον* ὡς *κακόμορον*. *τι ὄν*: « comme produisant des effets pernicieux. »

CAMNO,

CAMNO, κάμνω, *laborare*, être malade. Voilà la signification que ce terme a dans Hippocrate.

CAMOMILLA, pour *chamæmelum*, par corruption, *camomile*. Voyez *Chamæmelum*.

CAMOTES. Voyez *Battatas Hispanica*.

CAMPANA, *une cloche*; c'est en Chymie un récipient, où l'esprit de soufre est concentré & ramassé en une liqueur claire pour la préparation de l'esprit acide de souffre. CASTELLI.

CAMPANIFORMES FLORES, de *campana*, cloche, & de *forma*, figure; *fleurs en cloches*.

CAMPANULA, *Campanule*.

Voici les caracteres de cette plante,

La sommité de son pédicule forme en s'étendant un ovaire dont le sommet est couronné par un calyce d'une seule piece, & découpé en cinq longs segmens. Sa fleur n'a qu'une feuille; elle est en cloche, d'une figure pentagonale, avant que d'être épanouie, & qu'on trouve divisée au sommet en cinq segmens, lorsque son épanouissement est parfait. Le vaisseau qui contient sa semence est ordinairement divisé en trois cellules, chacune percée au fond d'un trou par lequel sort la semence.

Boerhaave en compte trente-quatre especes différentes: mais les suivantes sont les seules auxquelles on attribue quelque vertu médicinale.

CAMPANULA ESCULENTA, *rapunculus*, Officin. *Campanula radice esculentâ, flore cæruleo*, Herm. Cat. Hort. Lugd. Bat. 107. Boerh. Ind. A. 248. Tourn. Inst. 111. Elem. Bot. 90. Dill. 107. Rupp. Flor. Jen. 24. Buxb. 52. *Rapunculus*, Chab. 260. *Rapunculus esculentus*, C. B. P. 94. Raii Hist. 1. 739. Synop. 3. 277. Hist. Oxon. 2. 455. *Rapunculus esculentus vulgaris : raiponce des Jardins*. Park. Theat. 647. *Rapunculus vulgaris campanulatus*, J. B. 2. 795. *Rapuntium parvum*, *petite raiponce*. Germ. Emac. 453. Ger. 369. Mer. Pin. 104. Merc. Bot. 1. 64. Phyt. Brit. 105. *Raiponces*.

On recommande sa semence pour les fluxions aux yeux, & son suc pour les maux d'oreille. Sa racine passe pour un bon ingrédient dans les salades du printems; & l'on dit qu'elle donne de l'appétit. On la mange quelquefois bouillie. Prise avec du poivre long, elle passe pour faire venir du lait.

TRACHELIUM, *cervicaria*, Offic. *Trachelium majus*, Ger. 369. Emac. 448. Raii Hist. 1. 732. Mer. Pin. 119. *Trachelium majus, flore purpureo*, Park. Parad. 354. *Trachelium majus, sive cervicaria*, Merc. Bot. 1. 73. Phyt. Brit. 122. *Campanula cervicaria*, Chab. 263. *Campanula vulgatior, foliis urticæ, major & asperior*, C. B. Pin. 94. Hist. Oxon. 459. Boerh. Ind. A. 249. Tourn. Inst. 109. Elem. Bot. 90. Raii Synop. 3. 276. Dillen. Cat. Giss. 126. Rupp. Fl. Jen. 23. *Campanula major & asperior, folio urticæ*, J. B. 2. 805. Buxb. 52. *Gantelée*.

Toute la plante, mais surtout la racine est astringente & dessiccative : c'est pourquoi sa décoction est bonne dans le commencement d'une inflammation ou d'une exulcération à la bouche, & aux amygdales, & dans les autres maladies qui demandent du resserrement. La propriété singuliere qu'elle a de dessécher ne permet pas de douter qu'on ne puisse s'en servir dans les autres ulceres. Sa racine est d'une substance blanche, tendre, & propre à être mangée en salade au printems. RAY, *Hist. Plant.*

MEDIUM, Offic. *Medium Dioscoridis*, Rauwolf. 284. *Medium Discoridis Rauwolfio*, J. B. 2. 805. Chab. 26. *Viola mariana peregrina*, Park. Theat. 649. *Viola mariana laciniatis foliis peregrina*, C. B. Pin. 94. *Campanula foliis profundè incisis, fructu duro*, Tourn. Cor. 3. *Campanule de Syrie*.

Elle croît dans la Syrie, & dans la Grece, sa racine & sa graine sont d'usage, sa racine arrête les regles, & sa graine les provoque.

Dale pense avec Rauwolfius que cette plante est plutôt le *medium* de Dioscoride que le *viola mariana*, plante avec laquelle Matthiole la confond; parce que la courte description que Dioscoride nous a laissée de son *medium*, lui convient beaucoup mieux qu'au *viola mariana*. « Le *medium*, dit Dioscoride, croît dans les lieux « ombragés & pierreux; sa feuille ressemble à celle de « l'iris. Sa tige s'éleve à trois coudées de haut, & porte une fleur large, ronde & purpurine; sa graine est « petite, & ressemble à celle du *cnicus*. Sa racine a environ neuf pouces de long, & est de la grosseur à peu « près d'une canne, elle est âpre au gout. »

CAMPANULA ARVENSIS ERECTA, H. L. Bat. *Onobrychis arvensis, vel campanula arvensis erecta*, C. B. Pin. 215. *Pentagonion, viola pentagonia*, Tabern. Icon. 316. *viola arvensis ejusdem*, 304.

La racine de cette plante se mange ordinairement en salade au printems.

CAMPE, καμπὴ, de κάμπτω, *courber*; *courbure*, coude, inflexion. Galien s'est servi de ce mot, *Lib. II. de usu partium*, *cap.* 11. en parlant du méchanisme admirable du passage des narines dans la bouche, il remarque que ces ouvertures sont disposées de maniere que le commencement de la respiration ne se fait point en ligne droite avec la trachée-artere; mais qu'il y a une inflexion, un coude, καμπὴ, une espece de détour que l'air est obligé de suivre avant que d'entrer dans la trachée-artere : d'où il s'ensuit, dit-il, deux avantages considérables, l'un d'empêcher que les poumons ne soient frappés subitement d'un air excessivement froid, & l'autre d'arrêter les particules de poussiere, de cendre, ou d'autre matiere qui se présentent au passage de la respiration.

Καμπὴ se prend aussi pour ἰγνὺς, le jarret, parce que cette partie est ordinairement courbée; il se dit aussi d'une jointure, d'une articulation, ou de l'endroit où les doigts se fléchissent.

CAMPHORA, *le camphre*.

Le *camphre* est une espece de plante qu'il faut ranger dans la classe des arbres monopétales dicotyledons, dont l'ovaire est caché dans la fleur. Son fruit est doux, & plein de semences calleuses. Ses feuilles ressemblent à celles du poirier, elles sont fibreuses, & placées alternativement sur les branches. Sa fleur n'a qu'une feuille divisée en cinq ou six segmens. Son fruit qui est une espece de noix, est logé dans un calyce concave. Sa coque est fragile, & son amande se partage en deux. BOERHAAVE, *Index alter Plant. quæ in horto Lug. Bat. aluntur.*

La racine du *camphre* ne se divise qu'en un très-petit nombre de branches: mais elles sont fortes, elles ont plus l'odeur de *camphre*, & en rendent plus dans l'ébullition, qu'aucune autre partie de la plante. L'écorce de cet arbre est tant soit peu raboteuse, d'une couleur roussâtre, unie sur les branches les plus jeunes, d'une couleur verdâtre, luisante, tout-à-fait douce & muqueuse à sa surface intérieure, & par conséquent facile à séparer du bois. L'arbre contient une moelle, large, fongueuse & ligneuse. Son bois est blanc; mais il devient rougeâtre, & marqueté en se desséchant. Sa substance est tant soit peu lâche, cependant composée de fibres assez épaisses; on s'en sert quelquefois pour faire des cabinets; mais il devient rude avec le tems, lorsque la partie résineuse & volatile s'est évaporée par les pores. Ses feuilles sont placées seule à seule, & sans ordre, sur des pédicules foibles, en gondole, & d'un pouce & demi de longueur, ils sont quelquefois d'un verd rougeâtre; quant aux feuilles elles sont membraneuses de trois pouces de long & davantage, aiguës par leur extrémité, d'où elles vont en s'étendant en ovale, terminées en une pointe étroite & oblongue, ondées par les bords, & peintes quelquefois au bout, d'une raie claire & pâle; leur surface supérieure est d'un verd luisant, & foncé, mais l'inférieure est d'une couleur d'herbe, & comme veloutée. La côte principale qui les traverse promine de l'un & de l'autre côté; elle est d'un verd blanchâtre, il en part un petit nombre de fibres latérales qui vont à la circonférence de la feuille en s'étendant en arc; entre ces fibres il y en a de plus petites, & qui semblent destinées à donner de la force & du corps à la feuille. On apperçoit quelquefois de petits tubercules à l'extrémité des fibres. Les fleurs naissent au sommet des petites branches, au mois de Mai & de Juin, & lorsque l'arbre a un certain âge, & une certaine grosseur; elles partent des alles des feuilles, elles sont posées sur des pédicules foibles de la longueur de deux pouces, frisés, divisés en d'autres pédicules très-petits & garnis chacun d'un calyce très-petit, elles sont blanches, hexapétales, radiées de l'étendue d'une graine de coriandre; leurs pétales sont ovales, & elles ont neuf étamines garnies de sommets, disposés de maniere que trois d'entre eux pressent sur le style, & sont environnés des autres circulairement: mais ils sont tous séparés par de petits tubercules jaunes, mous, charnus, croissans, sans adhésion dans l'ombilic. La fleur & son calyce sont suivis d'une baie qui est d'une couleur de pourpre noire quand elle est mûre, luisante, de la grosseur d'un bon pois, en forme de coquille, avec une enveloppe molle & purpurine, & d'un gout de *camphre* mêlé avec des clous de girofle. L'amande qui est au dedans, est de la grosseur d'un grain de poivre; elle est couverte d'une peau noire & luisante; elle se divise en deux; elle est huileuse & insipide. Cet arbre croît dans les parties Méridionales du Japon, & dans les Isles circonvoisines, de la grosseur, & de la grandeur du tilleul. KÆMPF. *Amænitates exoticæ*, BREYN. *Cent.* I.

Le *camphora officinarum* ou καφυρὰ, ne se trouve point dans les anciens Grecs, & ce sont les Arabes qui l'ont introduit dans la matiere médicale. C'est une substance d'une nature particuliere, seche, friable, difficile à mettre en poudre, blanche, légere, transparente, semblable à des crystaux de sel, d'un gout acre & tant soit peu amer, & d'une odeur très-pénétrante & qui déplait beaucoup à quelques personnes. Elle s'enflamme sur un feu ouvert, & quand elle est enflammée elle continue de brûler jusqu'à ce qu'elle soit entierement consommée. Elle brûle dans l'eau, & rend une fumée épaisse & noire qui produit une suie noirâtre. Mise dans un vaisseau net & de verre, avec un alembic ajusté dessus, l'action du feu la fait fondre, elle monte & se coagule sous la forme de *camphre*, sans avoir souffert la moindre altération. C'est un phénomene que ceux qui ont fait cette expérience ont été à portée de voir fréquemment; elle se dissipe peu à peu dans un air modérément chaud, & elle se réduit à rien à moins qu'on ne la garde dans des vaisseaux de verre bien fermés, au moyen desquels on peut la conserver pendant plusieurs années. Elle se dissout parfaitement dans toutes les huiles pures & dans tous les esprits inflammables, de même que dans l'alcohol du vin; si on les mêle ensemble à peu près en parties égales, on l'aura claire, transparente & extremement odoriférante. Si on distile ce mélange, le *camphre* vient presque entierement avec l'alcohol, ou peu de tems après lui & en une liqueur tout-à-fait homogene, le *camphre* ne s'évapore après la solution que quand son menstrue s'est exhalé. On peut donc le conserver dans les liqueurs qui lui serviront de menstrue. Si l'on enflamme l'alcohol dans lequel on aura fait dissoudre du *camphre*, le *camphre* ne prendra feu & ne se consumera qu'après que l'alcohol, dont les élémens inflammables sont d'une nature plus subtile, sera brûlé & entierement dissipé: après quoi le *camphre* qui sera ramassé au fond du vaisseau, commencera à brûler & à faire un flamme plus forte, plus blanche, plus brillante & plus vive que celle de l'alcohol, rendant en même tems une fumée noire d'un gout & d'une odeur de *camphre*, sans laisser aucune crasse au fond du vaisseau. L'huile concentrée de vitriol met le *camphre* en une liqueur épaisse d'une couleur jaune tirant sur le rouge, & sans odeur. Le *camphre* se dissout aussi dans l'eau régale & l'esprit de sel: mis dans l'esprit fumant de nitre, la dissolution s'en fait sans aucun bruit, sans agitation quelconque qu'on puisse remarquer, sans effervescence, & même sans aucune vapeur. Il se dissout aussi dans l'eau-forte, où l'acide de l'esprit de nitre n'en reçoit aucune altération; car cette solution qui ressemble à de l'huile n'en est pas moins propre à dissoudre l'argent ou le mercure. Si l'on a fait dissoudre du *camphre* dans de l'huile de canelle, cette huile qui mêlée auparavant avec l'esprit fumant de nitre, auroit produit une effervescence accompagnée de flamme, n'aura plus cette propriété. Le *camphre* dissous dans un fluide sera révivifié & flottera sur la surface du menstrue, si on y ajoute de l'eau ou un sel alcalin. Il ne se dissout point dans les menstrues alcalins & aqueux, non plus que dans les acides doux & tempérés des végétaux, comme le vinaigre. Plusieurs Chymistes célebres ont regardé le *camphre* comme un sel solide volatil, huileux, formé de la même maniere que l'*offa Helmontiana*, par un principe huileux & salin: mais ce sentiment est combattu par d'autres Auteurs. Nous pouvons, je crois, assurer avec Boerhaave, que c'est une résine très-simple, volatile & très-parfaite, ou une huile sous une forme & d'une consistance solide: mais cette espece de résine est bien singuliere; car nous n'en connoissons aucune autre qui puisse être entierement sublimée, sans laisser de crasse & sans souffrir d'altération dans ses parties, ou qui étant enflammée se dissipe entierement sans laisser de la terre ou des cendres. Hoffman semble favoriser cette opinion en assurant que le *camphre* est, pour ainsi dire, une huile distilée sous une forme seche, ou une huile volatile très-subtile, dans la composition de laquelle il paroît qu'il entre un certain acide délié auquel elle doit sa forme solide, & dont il est possible de la dépouiller, en la mêlant avec du sel de tartre, & en la mettant en distilation avec un esprit de vin bien rectifié; car alors on aura un esprit dont le gout & l'odeur ne laisseront point douter qu'il ne soit suffisamment imprégné des corpuscules de *camphre*, & qui versé sur l'eau ne deviendra point laiteux, ni le *camphre* ne sera précipité, comme il arrive à l'esprit de vin *camphré*. Ce qui reste après qu'on a tiré cet esprit, c'est une solution de *camphre* assez forte, d'une couleur brunâtre, & d'un gout fort semblable à celui du *camphre*. Si l'on verse cette solution dans l'eau, il ne se formera point un *coagulum* épais, comme si c'étoit de l'esprit de vin *camphré*: mais elle se mêlera assez bien & assez facilement avec l'eau; car le sel de tartre entrant & se mêlant très-intimément avec cette substance dissout les parties huileuses & épaisses, altere les acides les plus subtils, & la résout d'une maniere à ne pouvoir être plus coagulée, tant ses parties sont subtilisées. Il faut attribuer son changement de couleur de blanc en brun, au soufre ou principe phlogistique qui est dégagé & mis en liberté par l'alcali. *Hoffman*, *Obs. Physiq.* Ce qui acheve de nous confirmer dans la pensée que le *camphre* est une huile pure, inflammable, sous une forme solide, c'est que dans les pays très-chauds & même quelquefois en Europe, les substances aromatiques sont échauffées au point que leurs huiles sont converties en *camphre*, comme il arrive dans la distilation d'anis, de cardamome, de fenouil, de laurier, de zédoaire, de canelle, d'absinthe & de thym: on remarque aussi le même phénomene, &

l'on voit ces huiles tombant goutte à goutte d'un bec d'alembic long, étroit & froid, se mettre en une espece de masse solide qui remplit la cavité du bec ou la bouche, mais que la chaleur dissout aisément. *Boerhaave, Chym. Vol. II.* Mais comme les substances *camphrées* n'ont ni la dureté, ni l'odeur, ni les autres propriétés du *camphre* qui se vend chez nos Droguistes, nous ne traiterons ici que du *camphre* produit par le *camphorifere*, & qu'on appelle *camphre du Japon* ou *camphre de la Chine*.

Voici la maniere dont on tire cette substance de la racine de l'arbre.

On coupe la racine dans de petits morceaux que l'on met dans des vaisseaux, sur un feu lent & modéré.

On verse une petite quantité d'eau sur la racine, & l'on adapte un chapiteau à chaque vaisseau.

Ce chapiteau est fait de branchage, à peu près comme une ruche; sa surface extérieure est unie comme de la natte; quant à sa surface intérieure, elle est un peu plus inégale, à cause des petites branches dont elle est faite.

Par ce moyen le *camphre* mis en fusion & sublimé, s'attache à ces inégalités & aux branches qui forment le tissu du chapiteau.

Lorsqu'il est froid il prend une couleur blanchâtre, & on le détache pour l'usage. BOCCONE, *Observ. Nat.*

On trouve dans Seba la maniere suivante d'obtenir le *camphre*.

Les habitans du Japon, dit-il, font de petits gâteaux avec les racines de l'arbre.

Ce qui reste de ces racines ou du bois, avec les petites branches, ils le coupent en morceaux à peu près de la longueur d'un pouce.

Ils les mettent dans un bassin de fer ou de cuivre, plein d'eau.

Ils les font bouillir pendant quarante-huit heures.

Ils adaptent à ces bassins des chapiteaux semblables à ceux de nos alembics qui reçoivent dans leur col concave, le *camphre* qui s'éleve en vapeur.

Quand il est froid, on le tire de là, & on le garde pour l'usage.

Voici comment doivent être construits les fourneaux dans lesquels on mettra ces bassins larges & grands, qui contiennent les petits morceaux de la racine, du bois & des branches du *camphorifere*.

Il faut qu'ils soient construits de pierres fort dures, qu'ils aient une issue par laquelle la fumée puisse se faire jour par en-haut, & par bas une cavité où l'on puisse mettre le feu & les matieres combustibles. Le *camphre* ainsi préparé par la sublimation, se transporte en Europe en grands gâteaux ronds & unis. Voilà ce qu'on appelle le *camphre* brute & grossier; quand on l'a affiné par une seconde sublimation, on lui donne le nom de *camphre* rafiné : c'est cette derniere espece qui nous vient d'Allemagne, dépurée & réduite en gâteaux ronds, qu'on nous vend dans nos Boutiques.

Il y a deux manieres de dépurer le *camphre* brute : on le fait ou avec l'eau, ou avec l'esprit de vin très-rectifié.

Maniere de dépurer le camphre par l'eau.

Mettez le *camphre* brute dans un alembic.

Versez de l'eau dessus.

Adaptez le chapiteau & le récipient.

Distilez.

Le *camphre* s'attachera à la partie supérieure, & toutes les impuretés demeureront au fond.

Maniere de dépurer le camphre avec l'esprit de vin bien rectifié.

Si vous versez de l'esprit de vin sur du *camphre* brute, il en sera entierement dissous, & ses impuretés demeureront au fond.

Distilez ensuite par une cucurbite de verre, cet esprit imprégné de *camphre*.

Faites élever le *camphre* qui demeurera au fond de l'alembic, en augmentant le feu par degrés, & recevez-le à mesure qu'il s'élevera.

Le même esprit de vin rectifié peut fort bien servir derechef pour le même procédé.

Lorsque le *camphre* est ainsi dépuré, on le réduira par la fusion sur un feu de sable, en le tenant enfermé dans de petites phioles lutées & bien couvertes de sable, en gâteaux ronds, comme ceux qu'on vend chez nos Apothicaires; car si l'on applique au *camphre* un degré de feu convenable, il coule comme la cire, & en se refroidissant il se coagule fortement au fond du vase & prend sa forme; pour l'en séparer & obtenir le gâteau ainsi formé, il suffit de faire chauffer le vase. Si le *camphre* mis sur du pain chaud devient humide, c'est une marque qu'il est bien fait & qu'il est bon; mais s'il se seche, c'est une marque qu'il est adultéré & mauvais. Les taches rougeâtres ou noirâtres qu'on pourra lui remarquer, proviennent, à ce qu'on dit, d'avoir été manié avec des mains sales, ou sont des effets de l'humidité: mais il est facile de le garantir de ce défaut, en le mettant dans un linge & en le trempant dans l'eau chaude avec une addition de savon & de suc de limon. Lorsqu'on l'aura bien lavé de cette maniere, on le fera sécher à l'ombre, & par ce moyen on l'aura blanc.

Pour prévenir l'évaporation & la diminution du *camphre*, c'étoit la coutume d'y mettre de la graine de lin, de *psyllium* ou quelques autres de la même nature, qui embarrassant, pour ainsi dire, ses parties volatiles dans la grande quantité d'huile qu'elles ont, en empêchoient la dissipation. Il y en a qui pensent que le poivre est capable de produire le même effet : mais il est difficile de déterminer quel peut avoir été le fondement de cette opinion. Le meilleur moyen de conserver le *camphre*, c'est d'oindre sa surface avec de l'huile d'amandes douces nouvellement exprimée. Les parties oléagineuses s'insinuant dans ses pores, les fermeront & empêcheront ses parties les plus volatiles & les plus subtiles, de s'échapper aussi facilement qu'elles feroient sans celà; mais il n'est pas fort nécessaire de recourir à ces moyens: pour empêcher l'action de l'air sur le *camphre*, on n'a qu'à le tenir dans des vaisseaux de verre bien fermés. *Acta. Hafn. Vol. I. Observ.* 53.

Quelques Auteurs font encore mention d'une espece de *camphre*, qu'ils appellent *Camphre de Borneo.* Il est en petits morceaux ou grains; & Saumaise l'appelle *camphre* cru, naturel ou simple, regardant celui qu'on a blanchi au feu, & réduit en petits gâteaux, ainsi que celui du Japon, comme artificiel. Ils assurent que le camphorifere de Borneo est plus petit que celui du Japon, & que les habitans de cette Isle l'en tirent de deux manieres différentes, ou en le recevant en grains au sortir de l'arbre, qui le rend de lui-même, ou en le détachant du bois, & surtout de l'écorce, sous sa forme crystalline propre & naturelle, pour m'exprimer ainsi que Boerhaave dans sa *Chymie*, *vol. II.* Lorsqu'ils s'apperçoivent qu'un arbre est rempli, & pour ainsi dire gros de *camphre*, ils le coupent en petits morceaux, qu'ils fendent & qu'ils exposent au soleil pour les y faire sécher. Lorsque ces petits morceaux sont suffisamment secs, ils les broyent & en tirent le *camphre*, qu'ils font passer à travers un tamis pour en séparer les ordures. S'ils tombent sur quelque morceau de *camphre* assez gros, ils en frottent doucement leurs yeux. On dit que le *camphre* de Borneo differe beaucoup de celui du Japon qui est extrait par le feu; car le premier est plus clair & plus transparent que le dernier, & il ne se dissipe ni ne s'évapore de même. Une livre de *camphre* de Borneo, en vaut presque cent de l'autre. Les Japonois en font plus de cas que de la racine *gensing*; car ils attribuent au *camphre* les mêmes vertus qu'à cette plante précieuse, & ils le font entrer dans toutes leurs décoctions, *Boccon. Valent. Mus.* Mais Neman doute qu'on puisse obtenir le *camphre* autrement que par distilation, soupçonne de fausseté tout ce qu'on dit de celui de Borneo, & conclut que cette espece est si rare, que personne n'en a encore vu, & n'aura peut-être jamais occasion d'en voir. Il faut donc entendre du *camphre* ordinaire de nos Droguistes, ou du *camphre* du Japon, tout ce qu'on dit des propriétés de cette substance.

On applique le *camphre* à différens usages. Comme il brûle dans l'eau lorsqu'il est allumé, & qu'il rend une flamme blanche & odoriférante, on s'en sert dans les feux d'artifice. Si l'on ajoute dix grains de *camphre* à un grain de phosphore anglois fait avec de l'urine, on aura un phosphore liquide. Pour cet effet, il faut bien broyer ces matieres séparément, les mêler ensuite, ce qui rendra le *camphre* extremement lucide; & lorsqu'on l'aura dissous dans l'huile de cloux de girofle, il en résultera un phosphore liquide, dont la chair, la peau, les cheveux & les habits peuvent être frottés sans prendre feu, & sans en être endommagés. Les peintres se servent aussi de *camphre* pour composer leur vernis. Cette drogue empêche que les insectes n'attaquent leurs ouvrages. Les Foureurs n'ignorent pas non plus qu'elle écarte les tignes des peaux. Les Indiens la mêlent avec des substances acres & aromatiques, & en forment des trochisques qui aident la salivation quand on les mâche. Dans les siecles passés, qu'on regardoit le *camphre* comme un réfrigérant, on dit qu'on le faisoit sentir & mâcher aux Moines pour éteindre la concupiscence : mais c'est un fait dont la fausseté est maintenant suffisamment reconnue, *Scalig. Exerc. Tachen. Hipp. Prejug. Popul. de Brown.* Comme le *camphre* est composé de parties extremement volatiles, on a trouvé qu'il étoit extremement pénétrant, discussif, résolutif, stimulant, corroboratif, alexipharmaque, & propre à résister à la putréfaction : mais il séjourne si peu dans les lieux où il a pénétré, il s'en échappe si vite, qu'il n'agit point d'une maniere forte & purgative. Un seul fait suffit pour prouver cette vérité. Entre les histoires des maladies de Breslau que Tralles nous a données, on en trouve une très-remarquable, dans laquelle il dit qu'une fille qui avoit non-seulement la peau affectée de pustules scorbutiques, mais qui portoit encore une large tumeur rouge à la main, dont la base s'étendoit jusqu'à son bras, prit de la poudre bézoartique de Wedelius dans une portion diaphorétique, avec du nitre & un peu de *camphre*, & dans de l'huile d'amandes douces avec du *camphre*; qu'aussi-tôt ces terribles symptomes furent considérablement diminués; que l'inflammation qui tendoit à la gangrene fut arrêtée; & ce qui mérite surtout attention, que la sueur excitée par l'usage des remedes camphrés avoit une forte odeur de *camphre*; ce qui est une preuve bien sensible de sa qualité pénétrante.

Quant à la vertu qu'il a de résister au venin des serpens lorsqu'on en use intérieurement, voyez *Eph. N. C. D.* 2. *a.* 7. La connoissance que l'on a de sa qualité froide, peut être une suite de l'observation qu'on a faite sur la vertu qu'il a de rafraîchir dans les inflammations des yeux & les brûlures; car il est non-seulement efficace pour dissiper les inflammations externes, mais encore celles qui sont internes & qui menacent du sphacele, & conséquemment de la mort, surtout lorsqu'elles ont leur siége dans les parties membraneuses. Il satisfait beaucoup mieux à ces intentions, lorsqu'on le donne avec le nitre. De-là vient que le célebre Hoffman fait un grand usage du *camphre* mêlé avec des poudres bézoardiques dans les fievres continues, qui pour l'ordinaire ont quelque chose d'inflammatoire, comme aussi dans les autres especes d'inflammations, dans la pleurésie, la phrénésie, l'esquinancie & les inflammations de l'utérus; & il est à remarquer, que le malade n'a pas plutôt pris ce remede, que l'ardeur, le délire, la soif & l'insomnie diminuent considérablement. Stahl, dans quelque endroit de ses ouvrages, appelle le *camphre*, le dompteur de toutes les inflammations. Le célebre Werlhofius a éprouvé, que 3 ou 4 grains de *camphre* pris de deux en deux heures dans des émulsions nitreuses, produisent de très-bons effets dans les fievres aiguës, la phrénésie & le délire, *Com. lit. A.* 1734. Le Docteur Tralles a démontré dans un traité particulier les qualités rafraîchissantes & antiphlogistiques du *camphre*, & prouve dans son ouvrage *de Remediis terreis*, combien il est efficace, étant mêlé avec le nitre, dans la pleurésie. Voici ses termes: « J'ai observé avec « autant de plaisir que de surprise, les effets de ce re« mede dans la pleurésie; & je suis tellement convaincu « de son efficacité par les preuves réitérées que j'en ai, « qu'après avoir saigné deux ou trois fois mes malades, « leur avoir appliqué des topiques sur le côté affecté, « leur avoir fait boire plusieurs verres d'infusions tiedes « adoucies avec du miel, & injecté des lavemens anti« phlogistiques, je n'use d'autre remede que de douze « ou quinze grains de nitre pulvérisé, avec un, deux ou « trois grains de *camphre*, en donnant à mes malades « après chaque dose, une émulsion d'huile d'amandes « douces: je suis même certain, qu'il faut que la maladie « cede à ces remedes, à moins qu'elle ne soit tout-à-fait « incurable. » Capucci, Medecin Italien, assure que le *camphre* a beaucoup de vertu pour guérir & pour prévenir les fievres pétéchiales. Il veut pour cet effet qu'on en mâche un ou deux grains trois ou quatre fois par semaine, à moins qu'on n'ait besoin d'en prendre une plus grande quantité.

On peut même, suivant cet Auteur, le préparer avec d'autres drogues de la maniere suivante.

Prenez *dictame de Crete*, } *de chaque, demi-*
sandal citrin en poudre, } *scrupule*;
camphre, deux grains,
conserve de roses, ou *de bourrache*, ou *telle autre qu'on jugera à propos*, autant qu'il en faut pour former un bol d'une bonne consistance; ou,

Prenez *racine de zédoaire en poudre, un scrupule*,
cinq pépins de citron,
un grain de camphre;

Mêlez le tout pour prendre comme on voudra. Portius, *de Militis in castris sanitate tuenda.*

Craanen, fameux Medecin Hollandois, recommande la poudre suivante dans la phrénésie & la rage.

Prenez *crystal minéral, quinze grains*,
camphre, quatre ou cinq grains,

laudanum solide, demi-grain;

Mêlez, & faites une poudre.

Il fait aussi beaucoup de cas du *camphre* avec l'esprit de nitre, ou le nitre même avec de l'eau de pavot rouge, dans la pleurésie & la péripneumonie. Dans les inflammations des reins, il ordonne douze grains de crystal minéral, avec quatre grains de *camphre*. Pour appaiser la soif dans les fievres continues, trois grains de *camphre* mêlés avec quelques poudres convenables. Il conseille ce remede, avec le *bezoardicum minerale*, dans les fievres pestilentielles.

On trouve dans les *Transactions Philosophiques* quelques exemples de Maniaques qui ont été guéris de leur maladie, en prenant matin & soir demi-dragme de *camphre* en forme de bol. Sethi nous apprend, d'après Rhases, que le *camphre* guérit les maladies les plus aiguës, les douleurs de tête qui proviennent de chaleur, & les inflammations, surtout celles du foie.

Tachenius dit qu'Avicenne est le premier qui a remarqué les vertus du *camphre* dans les maladies aiguës, & qu'il l'appelle *theriaca contra venena calida*, thériaque contre les poisons chauds.

Du Verney croit que le *camphre* donné dans des potions cordiales, est un remede excellent contre le mal de tête dans les fievres malignes. Il dit même qu'il l'a souvent ordonné dans cette intention. DUHAMEL, *Hist.*

Minderenus, dans son traité sur la peste (*de Peste*,) met le *camphre* au nombre des antidotes qui ont le plus de vertu contre cette maladie, & assure qu'il a beaucoup plus d'efficacité qu'aucune préparation bézoardique, pour prévenir la putréfaction & dissiper les (*effluvia*) exhalaisons contagieuses. Il fait mention d'une fameuse poudre attribuée à Hessus, dont plusieurs personnes se sont servies avec succès, & qui a acquis beaucoup de réputation dans les Hôpitaux.

Voici la maniere de préparer cette poudre.

Prenez *sucre candi, trois dragmes,*
gingembre blanc, deux dragmes,
camphre, une dragme;

Faites une poudre.

La dose de cette poudre est d'une dragme, que l'on prendra dans quelque liqueur convenable; dans de l'eau de souci, par exemple, ou de scabieuse, ou de noix; ou si ces eaux ne sont point assez fortes, dans celles de Bardane. Mais on la donne beaucoup plus commodément dans une décoction de tanaise préparée avec parties égales d'eau d'oseille, ou de dent de lion & de vinaigre. Je trouverois à propos de substituer au gingembre la zédoaire ou la pimprenelle. Telles sont les paroles de Minderenus. Follinus appelle cette composition, la poudre des pauvres, *pulvis pauperum*, parce qu'on peut la préparer à peu de frais. Ce dernier Auteur emploie le sucre rosat au lieu de sucre candi en même quantité. Il veut que l'on mette cette poudre dans du vin, & qu'on l'y laisse fermenter pendant un tems considérable. Il en donne, de même que Minderenus, une dragme dans de l'eau-rose ou d'oseille, mais demi-dragme seulement pour préservatif. Riviere trouvant que le gingembre rend cette poudre trop chaude, en a composé une autre à son imitation, dont il prétend s'être servi avec succès dans les fievres pestilentielles.

La voici:

Prenez *bézoard minéral, trois dragmes,*
crystal minéral, deux dragmes,
camphre, demi-dragme;

Mêlez.

La dose est d'une dragme dans de l'eau de chardon-béni, ou telle autre liqueur convenable.

Hartman se servit avec succès de l'eau anti-pestilentielle suivante pendant la peste qui causa tant de ravage en 1623.

Prenez *du meilleur esprit de vin, une pinte,*
camphre, une once,
safran oriental, un scrupule,

Ces drogues étant dissoutes dans l'esprit de vin, lui donnent une couleur d'or, & l'on peut en prendre deux ou trois cuillerées pour dose.

Hoffman ordonne le *camphre* dans un véhicule acide, dans toutes les maladies putrides & dans la peste, dès qu'elle paroît, & vers le tems de la crise:

Par exemple,

Prenez *eaux d'oseille,* } *de chaque, une once.*
de chardon-béni,
bézoard minéral, demi-dragme,
camphre, six grains,
sirop de suc de citron, une once;

Mêlez pour une dose.

Cet Auteur, après avoir donné la préférence au *camphre* sur tous les autres remedes contre la putréfaction visqueuse & la malignité que communique à la lymphe, aux sucs vitaux, & ensuite aux os & aux parties solides, le commerce que l'on a avec une femme infectée, continue en ces termes: « Je puis assurer sur l'expérience que j'ai faite, qu'il n'y a point de remede qui « soulage aussi promptement que le *camphre* dans la « gonorrhée & le commencement de la vérole. On « peut donc l'ajouter avec succès aux essences & aux « élixirs balsamiques contre la gonorrhée, que l'on prépare avec le baume de la Mecque, le baume de Copahu, de Tolu, la résine de bois d'aloès & le gayac, « avec l'esprit de vin tartarisé; car le *camphre* augmente d'une maniere extraordinaire les vertus de ces « ingrédiens, & il est d'une efficacité singuliere pour « fortifier le ton des glandes, & dissiper les stagnations « dangereuses. »

Le *camphre* est d'une utilité admirable dans les hémorrhagies dangereuses & terribles, surtout dans celles qui accompagnent les fievres malignes, comme aussi dans le crachement de sang occasionné par des causes internes, par les spasmes des visceres, par exemple, c'est à ce titre que la poudre de *Raygerus* a acquis tant de réputation. Elle se prépare de la maniere suivante:

Prenez *mirrhe,* } *de chacun une once.*
encens,
safran, quinze grains;
camphre, une dragme & demie.

On doit arroser vingt ou trente fois cette poudre d'eau de frai de grenouille, & la laisser sécher d'elle-même. La dose est d'un scrupule

Riviere ordonne dans le crachement de sang après la saignée demi-scrupule de camphre dans quatre onces d'oxycrat ou d'eau de plantain. *Joubert* assure que *Rondelet* son maître se servoit avec succès du camphre dans tous les crachemens de sang, dans ceux principalement qui proviennent de fluxions acres, & qu'il en donnoit quelquefois un scrupule délayé dans un verre d'eau de pluie avec un peu de vinaigre.

Heurnius dans ses notes, sur l'*Aph.* 50. *Sect.* 5. d'Hippocrate, recommande la poudre suivante dans les évacuations menstruelles immodérées.

Prenez *semences de jusquiame blanche*, } *de chacune*
de pavot blanc, *une dragme.*
sanguine,
corail rouge, } *de chaque demi-dragme.*
camphre, demi-scrupule.

La dose de cette poudre est d'une demi-dragme, matin & soir.

Le fameux *Craanen* fait beaucoup de cas de la poudre suivante dans le saignement de nez.

Prenez *crystal minéral, un scrupule;*
camphre, trois & cinq grains,
laudanum solide, un grain, ou

Prenez *bol d'Armenie*,
terre sigillée, } *de chaque quinze grains.*
camphre, quatre grains.

Le *camphre* est beaucoup plus efficace dans toutes les hémorrhagies lorsqu'on le méle avec le nitre. Rien n'est aussi plus utile pour exciter les regles, surtout lorsqu'on le donne avec des spécifiques balsamiques & antispasmodiques.

Prenez, par exemple, *essences recentes de succin*, } *de chacune une dragme.*
& *de myrrhe*,
de teinture de safran } *de chaque deux dragmes.*
& *de castoreum*,
camphre, demi-dragme.

Mêlez ces drogues ensemble.

Hoffman vante beaucoup l'usage fréquent de ce remede vers le tems des évacuations mentruelles, pourvu que la saignée & les purgatifs aient précédé. On voit dans le *Commer. lit.* pour l'année 1704. que le *camphre* est d'une utilité singuliere dans la suppression des vuidanges; il est encore efficace dans les fievres accompagnées d'un grand froid étant donné avant l'accès, contre les flatuosités des personnes hypocondriaques & hystériques, & dans les cas où le ton des intestins & de l'estomac est détruit.

Prenez, par exemple, *de la teinture de tartre*,
de l'essence d'écorce d'orange, } *de chaque deux dragmes;*
de l'esprit de nitre dulcifié;
de camphre, dix grains.

Mêlez ces drogues ensemble, & donnez-en au malade entre quinze & seize gouttes de deux en deux heures.

Supposez que les spasmes soient violens, on pourra y ajouter une quantité convenable d'essence ou d'extrait de castoreum, *ou*

Prenez *yeux d'écrévisses*,
antimoine diaphorétique, } *de chaque une dragme;*
nitre dépuré,
camphre, demi scrupule,
huile de camomile ordinaire, ou *de mille-feuille*, *six gouttes.*

Pulvérisez ces drogues, & donnez-en une demi-dragme pour dose.

Hoffman rapporte un exemple remarquable de l'efficacité du *camphre* contre les spasmes. Un homme sujet aux maladies hypocondriaques & aux symptomes qui les accompagnent, prit par méprise deux scrupules de *camphre* dissous dans de l'huile d'olive. Cette dose fut aussi-tôt suivie de vertiges, d'un froid aux extrémités, d'un pouls foible & languissant, de douleurs dans la région des hypocondres, de sueurs froides, de l'aliénation d'esprit & d'un assoupissement extraordinaire. Mais peu de tems après la chaleur revint accompagnée d'une sueur abondante, l'urine devint plus rouge, le pouls plus fort, & après qu'on lui eut donné un lavement eccoprotique, les contractions spasmodiques de la poitrine & de l'ésophage cesserent, & le malade recouvra la santé. On peut inférer de cette histoire que le *camphre* est bon pour les spasmes, & que sa chaleur n'est point aussi grande que quelques uns le prétendent. Ce même Auteur n'approuve point qu'on en prenne une trop forte dose, assurant que deux grains suffisent, & ne sauroient avoir aucune suite fâcheuse. On recommande encore l'usage du *camphre* dans les maladies de la vessie urinaire, dans la dysurie & la strangurie; il est aussi fort utile, non seulement dans les cas où il est besoin des remedes les plus forts & les plus irritans pour évacuer la matiere putride qui est logée dans la vessie ou l'urétere, mais encore dans ceux où le calcul est déja formé. On donne pour cet effet de la poudre de cantharides avec quelques grains de *camphre*, pour corriger les qualités caustiques des premieres & prévenir l'inflammation; car l'on a observé que le *camphre* adoucit, non seulement la violence des diurétiques les plus forts qui contiennent beaucoup de sel corrosif, mais qu'il corrige encore l'acreté des purgatifs, qui agissent par le moyen d'un pareil sel; car tous les cathartiques acquierent par leur mélange avec quelques grains de *camphre* une nature beaucoup plus douce que celle qu'ils avoient auparavant.

Il suit de ce qu'on vient de dire, que l'on peut user intérieurementdu *camphre* dans plusieurs cas avec beaucoup de succès. Mais il faut observer que l'on doit en bannir absolument l'usage dans quelques autres, ou du moins ne le donner qu'avec beaucoup de réserve. Car on a remarqué qu'un usage trop fréquent de ce remede exténue & amaigrit les personnes grasses & qui ont beaucoup de sérosité; ce qui prouve qu'il possede une qualité dessiccative. C'est à cette qualité que l'on doit attribuer le tort qu'il fait au sens de l'odorat: l'on a l'exemple d'un Apothicaire qui l'a perdu totalement pour avoir souvent manié cette drogue. *Barthol. H. A. Cent.* 4. *hist.* 91. Les remedes camphrés ne peuvent être qu'extremement nuisibles aux personnes d'un tempérament sec dans les maladies où la sécheresse domine, aussi-bien que dans les cas où le malade est constipé. *Stenzelius* a donc raison d'avancer (*de Ven. L. III.*) « Que le *camphre* rend im« puissans ceux qui manquent de sucs gelatineux, & « qui sont privés du véhicule nécessaire pour la sé« crétion de la semence; mais qu'il n'a point la vertu « de prévenir la sécrétion du fluide séminal, ni d'em« pêcher l'érection de la verge, ou la génération & la « conception, comme l'ont cru quelques Auteurs qui « l'ont appellé *Ligatura* & *Vinculum Veneris.* » Lorsque les vaisseaux du corps sont pleins & distendus par une grande quantité d'humeurs louables, ce que l'on appelle pléthore, & que le sang se porte en trop grande quantité à la tête, ce qui paroît par la rougeur & l'enflure du visage, la pesanteur de la tête, le vertige, l'engourdissement & l'assoupissement; comme dans ce cas toutes les substances volatiles & stimulantes sont nuisibles, surtout lorsqu'on les donne en trop fortes doses, il suit que le *camphre* doit l'être aussi. Car l'expérience nous apprend que l'usage imprudent de ce remede a occasionné des oppressions de poitrine, des maux de tête, & toutes les maladies qui naissent de la surabondance & du trop grand mouvement des humeurs, comme des apoplexies, des convulsions & des épilepsies.

Wedelius, *de Medicam. Facultat.* observe avec raison que le *camphre* est d'une efficacité singuliere pour augmenter le mouvement du sang, & qu'il ne vaut rien par conséquent lorsque ce fluide est trop raréfié ou dans une trop grande fermentation; car il ne fait qu'augmenter l'insomnie, la chaleur & la soif. *Mindererus* est d'avis qu'on ne donne jamais *de camphre* à ceux qui ont le cerveau ou l'estomac affoibli. Delà vient que les gens d'étude qui menent une vie sédentaire & les femmes d'une conplexion délicate, qui ne peuvent supporter les odeurs fortes, ont une aversion extraordinaire pour le *camphre*, & que son usage cause à ces dernieres des accès hystériques, qu'il fait pourtant cesser dans celles qui sont d'un tempérament plus robuste. On doit donc le donner avec beaucoup de précaution aux femmes dont le systéme nerveux est foible & délicat, aux gens d'étude & à ceux qui font une grande dissipation d'esprits; car ce remede est trop fort pour eux, ébranle le cerveau avec trop de violence, & jette les esprits dans une trop grande agitation. *Etmuller. Alberti disputatio de camphora circumspecto usu Medico.*

Lorsqu'aucune circonstance ne s'oppose à l'usage intérieur du *camphre*, on peut le donner en toute sureté, pourvu que la dose n'en soit pas trop forte, surtout lorsqu'on doit en user pendant quelque tems. *Mindererus* en prescrit rarement plus de deux ou trois grains à la fois, & si l'on excepte les cas qui exigent une résolution prompte & soudaine par l'augmentation subite du mouvement dans ceux qui sont robustes, & qui peuvent en supporter une grande quantité, tels que les Maniaques, par exemple; une petite dose est toujours beaucoup plus sûre qu'une grande, & il vaut mieux par conséquent le prendre avec du nitre. Mais comme il n'est pas aisé à pulvériser, on y ajoute pour l'ordinaire une ou deux gouttes d'esprit de vin ou d'eau commune. On peut aussi le réduire facilement en poudre avec une ratissoire. *Joh. Bohn Dissertationes Chymico-Physicæ.*

Supposé qu'on veuille le prendre dans quelque mélange aqueux, il faut auparavant le piler & le paitrir avec des amandes seches dont on aura ôté la peau, & dont la quantité doit surpasser celle du *camphre*, ou le battre avec un jaune d'œuf, sur lequel on mettra deux scrupules de *camphre*.

Examinons maintenant les usages externes du *camphre* & des remedes qui en portent le nom. Quelques-uns en mettent un ou deux grains dans les dents cariées, & l'employent en forme de gargarisme pour le mal de dents.

Le célebre Seba recommande le remede suivant comme le plus sûr & le plus efficace que l'on puisse employer dans toutes sortes de brûlures.

Faites dissoudre du *camphre* dans six fois sa quantité d'esprit de vers de terre fait avec de l'esprit de vin extremement rectifié. Trempez un morceau de linge dans cette liqueur & appliquez-le sur la partie affectée jusqu'à ce que la douleur ait cessé & que l'ulcere soit sec.

Lorsque la brûlure a pénétré fort avant dans les chairs & ouvert la partie, il ordonne qu'on y applique d'un onguent préparé avec une livre de céruse, & une solution de deux onces de *camphre* dans de l'huile de millepertuis. *Abrégé des Transactions Philos. & Ephémérides des Curieux de la Nature, Vol. I. App. p.* 13.

On a éprouvé que le *camphre* en forme d'amulete est un remede efficace contre les fievres. Voyez *Miscellanea Curiosa Medico-Physica Academiæ Naturæ Curiosorum.*

Voici ce qu'en dit J. Boecler.

« Quelques personnes portent du *camphre* pendu au cou « pour guérir la fievre intermittente : mais il s'évapo- « re & la fievre reste souvent. » J'ose cependant assurer que cet amulete n'est point un mauvais préservatif dans les tems de peste, lorsqu'on le porte de façon qu'on puisse en sentir l'odeur, car il corrige l'atmosphere qui environne le corps, & prévient par ce moyen les mauvais effets de l'air contagieux.

On emploie ordinairement le *camphre* dans les onguens & les emplâtres destinés à ramollir & résoudre les tumeurs rénitentes, parce qu'il dispose les pores de la peau à donner plus aisément passage aux vertus des autres ingrédiens. *Freind.* Lorsqu'on veut en faire une emplâtre, la meilleure méthode, suivant Etmuller, est de le dissoudre dans du baume du Pérou, comme on le pratique, par exemple, pour l'emplâtre *Samaritaine vulneraire domestique*, que l'on trouve parmi les secrets de *Cnoffelius*, (*Ephémérides Med. Physica Germanicæ, Decas.* 1. *Ann.* 6. *App. p.* 179.

Le *camphre*, comme Hoffman l'observe, ne vaut rien pour les ulceres, quoiqu'il soit excellent pour les tumeurs. « On peut cependant, dit cet Auteur, attendre « quelque bon effet d'un mélange de parties égales « d'essence de safran & d'esprit de vin *camphré* versé « sur un linge, & appliqué chaudement après avoir laissé « évaporer l'esprit de vin. » Il parle d'un ulcere malin placé en-dedans des levres. Voyez *Fred. Hoffmanni Consultationes & Responsa, Tom. I. p.* 381. Le *camphre* appliqué extérieurement en poudre ou dissous dans des esprits imprégnés de safran, a un effet nuisible & répercussif dans les affections arthritiques & érésipélateuses, suivant le même Auteur. L'usage de cette drogue n'est pas moins nuisible dans la teigne & les achores, comme on peut le voir dans les *Ephémérides d'Allemagne, Dec.* 3. *Ann.* 9. *App. p.* 18. L'onguent blanc *camphré*, (*unguentum album camphoratum*) est l'onguent blanc auquel on ajoute du *camphre*. Il est émollient & discussif, & on l'applique aux endroits où la chaleur est excessive, ou l'épiderme écorché, sur les dartres prurigineuses & les brûlures. *Hen. Schulzii Prælectiones.* Une once & demie de beure frais, lavé plusieurs fois dans de l'eau d'eufraise, une dragme & demie de tuthie préparée, avec une dragme de *camphre*, donnent une composition efficace contre la rougeur & les pustules des yeux. *Ephemerides Germanicæ, Dec.* 3. *Ann.* 5. *Obs.* 19. L'emplâtre *camphrée* du Docteur Stahl, dont il est parlé dans le Dispensaire de Brandebourg, est faite avec l'huile d'olive, le minium & le *camphre*, & sert au même usage que l'onguent blanc *camphré*. L'*emplastrum camphoratum* de la Pharmacopée de Bates, est composé de trois parties de *camphre*, de deux parties de baume de Tolu & de six parties de galbanum. On l'applique sur le nombril dans les accès hystériques, le vertige & autres maladies semblables.

Il découle, à ce que rapportent les Arabes, de l'arbre qui produit le *camphre*, une eau qui a beaucoup de vertu : mais Garcias prétend que cela est faux. D'autres donnent le nom d'eau *camphrée* à l'eau dans laquelle on a éteint du *camphre*, & en font boire aux femmes sujettes aux accès hystériques. On trouve une eau de cette espece dans la Pharmacopée des Pauvres, sous le titre de *Julapium camphoratum*.

Horstius rapporte que quelques filles sujettes à la fureur utérine s'en trouvent soulagées en usant pour leur boisson ordinaire d'eau ou de biere dans laquelle on a éteint du *camphre. Bartholini Epistolæ Medicinales, Cent.* 3. L'esprit de vin *camphré* est celui dans lequel on a dissout du *camphre*. La proportion ordinaire est de demi-once de *camphre* sur une pinte d'esprit de vin : mais les Dispensaires de Londres & d'Edimbourg en employent une once. On en facilite la solution, ou en agitant le vaisseau, ou en le mettant quelque tems en digestion. Ce remede est un topique très-ordinaire dans les contusions, les luxations, les rhumatismes & les cas qui exigent des remedes discussifs; car il résout en très peu de tems les stagnations des humeurs dans les différentes parties des vaisseaux, les fait exhaler ou les met en mouvement; ce qui le rend d'une utilité extraordinaire, non-seulement dans les douleurs & les tumeurs de toute espece, mais encore dans toutes les affections inflammatoires & érésipélateuses. Il réchauffe les piés & les mains que le froid a engourdis, il appaise les douleurs des hémorrhoïdes, il prévient la gangrene & on l'emploie communément dans les commencemens d'une putréfaction, dans le sphacele, les ulceres fétides & les plaies putrides ou qui tendent à la putréfaction, dans le *cholera morbus*, dans la colique & la contraction ou résolution des nerfs dont elle est accompagnée, aussi-bien que dans celle des parties internes & externes. On peut aussi le donner intérieurement à la dose de vingt gouttes ou plus, dans les occasions où les diaphorétiques sont nécessaires. Mais, comme le conseille *Hen. Schulzius* dans ses *Prælectiones* : « On « doit prendre garde de ne point abuser d'un remede « aussi salutaire & de l'appliquer à des usages qui peu- « vent le rendre nuisible ; car l'esprit de vin pénetre « facilement dans les pores de la peau, coagule en très- « peu de tems la lymphe, & la rend aussi incapable de « mouvement que le blanc d'un œuf qui est durci. Il « suit de-là que l'on ne doit jamais user de cet esprit en « qualité de topique, toutes les fois qu'il s'est formé « un amas d'humeurs sous l'épiderme, comme dans « l'éréſipele, sans avoir eu soin auparavant de faire « évaporer à l'air ou par le moyen du feu, l'esprit dont « les compresses sont imprégnées, ensorte qu'il ne reste « dessus que le *camphre*. Cet esprit ne vaut rien non « plus lorsque les fibres solides sont trop roides & trop « retirées, & causent des douleurs, comme dans tou- « tes les différentes especes de brûlures. » L'esprit de vin *camphré* avec le safran, est appellé *Spiritus vini camphoratus croceatus*, ou *Elixir camphoræ Hartmanni*. Si l'on fait dissoudre de la myrrhe & de l'aloès dans de l'esprit de vin *camphré*, ou que l'on soûle les essences de myrrhe & d'aloès avec du *camphre*, ce remede est appellé *Spiritus vini camphoratus contra gangrenam*, « esprit de vin *camphré* contre la gangrene. » On donne au *camphre* précipité de l'esprit de vin *camphré* par l'affusion de l'eau, le nom de *camphre régénéré*, & l'on en compose un excellent cosmétique pour dissiper les taches & les pustules du visage, en le mêlant avec un peu d'huile de roses. Tachenius le prépare en versant de l'eau commune sur une solution de *camphre* dans l'eau-forte. L'alcohol du vin distilé avec le *camphre*, est le plus pénétrant & le plus volatil de tous les esprits de vin *camphrés*. Il est bon pour la gangrene, il est anti-septique, dessiccatif, diaphorétique, & par rapport au sang & à la sérosité, un styptique, quoique peut-être moins convenable aux nerfs, à cause de sa qualité dessiccative. En versant de l'eau dessus, le *camphre* avec lequel on l'a distilé se sépare de l'esprit : mais lorsqu'on a distilé le *camphre* avec l'alcohol du vin & une addition de sel de tartre, l'esprit de vin a beau se mêler avec l'eau, il ne se sépare jamais du *camphre*. C'est ce qui le rend d'un usage si utile dans la Medecine & la Chirurgie, car il peut se mêler intimement avec les véhicules & les menstrues aqueux sans précipitation. On l'emploie aussi utilement dans les collyres, les épithemes pour la tête & les gargarismes. Quelque peu de cette solution mêlée avec l'eau de fleurs de sureau, ou de fleurs de sauge ou de l'eau-rose & quelques grains de nitre, compose un gargarisme excellent pour l'inflammation de la bouche & du gosier. *Fred. Hoffmanni Observationes Physico-Chymicæ*.

« Un Medecin célebre, dit Schulzius dans ses *Prælectio-* « *nes*, donne souvent cet esprit avec deux tiers de tein- « ture d'antimoine dans les fievres malignes, & lui- « même en prend deux gros de tems en tems pour s'en « garantir. Je l'ai ordonné de même avec beaucoup de « succès dans une sciatique obstinée & pour les dou- « leurs de l'os sacrum. Dans la distilation le *camphre* « monte sous la forme de fleurs crystallines, que ce « Medecin donne intérieurement avec des poudres « propres à satisfaire au but qu'il se propose. » Peut-être que Quercetan, *Tom. II. p.* 788. a en vue cet esprit de vin *camphré* tartarisé, lorsqu'il dit que l'extrait de *camphre* se fait avec l'eau-de-vie tartarisée. Maets dans sa Chymie raisonnée l'appelle *elixir camphoræ*, ou *esprit camphré*, *spiritus camphoratus*, & en donne la description suivante.

Prenez *de l'esprit de vin très-subtil préparé avec du froment, à cause qu'il est d'une nature plus anodyne, douze onces*,
camphre, trois onces,
sel de tartre bien calciné, deux onces.

Mêlez ces drogues & distilez-les au bain-marie. Remettez l'esprit que la distilation a donné sur le *camphre* qui est resté dans la cornue, & réitérez la même opération sept fois de suite, & réservez l'esprit qui s'élevera le dernier pour l'usage.

L'Auteur décrit ainsi ses vertus.

« Il produit, dit-il, des effets surprenans dans les maux « de tête & les maux de dents, dans la paralysie, l'apo- « plexie, la goute vague, dans celle des piés & dans « toutes les affections froides. »

On prépare avec cet esprit le liniment suivant.

Prenez *savon de Venise, deux onces*,
huile distilée de castoreum, une dragme,
huile de vers de terre, deux dragmes,
de l'esprit camphré précédent, trois dragmes.

Mêlez ces drogues & donnez-leur la consistance d'un liniment. Si l'on veut lui donner une qualité plus pénétrante, ajoutez-y une dragme ou deux d'esprit de sel ammoniac, & faites-en un liniment pour la paralysie ou l'apoplexie, ou telle autre maladie semblable.

La préparation suivante est admirable pour les maladies de la tête.

Prenez *esprit de vin distilé avec des herbes céphaliques, une once*,
de l'esprit camphré précédent, une dragme,
eau de romarin, trois onces.

Mêlez.

Quelques gouttes de ce mélange tirées par le nez, appaisent sur le champ le mal de tête & les douleurs de dents. Remarquez que l'eau de romarin ne sert qu'à tempérer les autres drogues, & qu'elles ont plus ou moins de force, à proportion de la quantité qu'on y en met.

J'ai suivi Maets jusqu'ici. On trouve dans les *Collectanea Chymica Leydensia*, les mêmes choses exprimées mot à mot sous le nom de le Mort, avec les paroles suivantes. « Il faut tremper un morceau de coton dans de l'es- « prit céphalique de vin, & l'esprit *camphré* mêlé com- « me ci-dessus, & le mettre dans les oreilles. Tiré par « le nez, il éclaircit la vue, mais il faut mettre en mê- « me tems dans l'œil du suc de marguerite. »

On trouve dans l'endroit que nous avons cité un autre Elixir de *camphre* que l'on prépare de la maniere suivante.

Prenez *camphre, demi-once*,
esprit de vin rectifié, trois ou quatre onces,
sel de tartre, deux dragmes,
huile de clous de girofle, six gouttes,
huile d'anis, dix gouttes.

Mêlez ces drogues & distilez-les jusqu'à siccité. Remettez l'esprit sur le marc & faites-en de nouveau la distilation. Mettez dans l'esprit que vous retirerez par

par ce moyen une dragme de safran, pour lui en faire prendre la teinture, & gardez-le pour l'usage. Rectifiez l'esprit de vin le mieux qu'il vous sera possible, pour que le *camphre* puisse s'insinuer dans ses pores.

Plus on réitérera la cohobation, plus le *camphre* deviendra volatil & l'élixir pénétrant.

Cet élixir est diaphorétique & anodyn, & comme tel on l'emploie avec succès dans la plupart des maladies chaudes ou froides. Il hâte l'opération de tous les sudorifiques. Employé extérieurement, il est d'une efficacité admirable dans toutes les affections froides; il guérit le mal de tête & le mal de dents, les douleurs d'oreilles, & le vertige, d'une maniere tout-à-fait surprenante, lorsqu'on en mêle quelques gouttes avec le double d'eau de marjolaine, & qu'on le tire par le nez. On le donne intérieurement depuis deux gouttes jusqu'à huit. Le Mort dans sa Chymie *Medico-Physique*, enseigne la maniere de préparer l'élixir de *camphre* sans le sel de tartre, comme il suit:

Prenez *deux onces de* camphre, *avec vingt onces d'alcohol de vin tiré du blé.*

Melez-les ensemble, & distilez-les par la retorte au bain-marie; cohobez quatre ou cinq fois sur le même *camphre*, jusqu'à ce que ce dernier commence à se volatiliser, & que l'esprit en soit parfaitement imprégné.

Ajoutez à cet esprit demi-once de safran, deux dragmes d'opium, macis & noix muscade, de chacun trois dragmes.

Mettez-les en digestion pendant six à sept jours dans du fumier.

Séparez la teinture des feces, & réservez-la sous le nom d'*élixir*.

Si l'on veut le rendre plus pénétrant,

Ajoutez à l'alcohol du vin, une once ou deux d'esprit de nitre extremement rectifié avec lequel le *camphre* ne s'unit pas directement, mais il est réduit par son moyen en une liqueur semblable à l'huile par une simple affusion, & une légere macération de la maniere suivante:

Prenez *de* camphre, *une dragme*,
esprit de nitre très-fort, deux ou trois dragmes.

Exposez-les à un degré de chaleur médiocre pendant une heure & demie. Par ce moyen tout le *camphre* se convertit en une liqueur huileuse qui surnage l'esprit de nitre, & qui étant dépouillée de l'esprit nitreux reprend sa premiere nature. On fait plusieurs cohobations sur le *camphre*, afin que l'esprit s'impregne de ses parties les plus volatiles, & que le mélange n'ait point ce gout désagréable qu'il n'auroit pas manqué d'avoir, si l'on n'eût fait qu'y dissoudre simplement le *camphre* en substance. Si l'on trouve cependant à propos de mettre le *camphre* en substance en digestion avec les autres simples, on peut le faire; mais en observant de ne prendre que la moitié au plus du *camphre* qu'il faut dans la distilation.

On peut encore en tirer un excellent élixir de la maniere suivante:

Prenez *camphre,*
myrrhe,
safran, } *de chacun demi once,*
racine de contrayerva,
clous de girofle, } *de chacun une once,*
opium, une dragme,
alcohol de vin distilé avec du bois de sassafras, vingt onces.

Mêlez ces drogues & mettez-les en digestion dans du fumier pendant six à sept jours.

Séparez ensuite la liqueur qui surnage, du sédiment, & gardez-la pour l'usage.

Les deux remedes précédens possedent une qualité anodyne & sudorifique, ils produisent des effets surprenans dans les maladies contagieuses & pestilentielles, ils résistent au poison & à la putréfaction & appaisent les douleurs. La dose est depuis deux gouttes jusqu'à vingt. Ce qu'on vient de lire est pris de le Mort. On donne encore le nom d'élixir *camphré*, *elixir camphoratum* à la simple solution du *camphre* procurée par sa digestion dans huit fois autant d'esprit de vin. On en prend vingt gouttes au plus dans du vin ou dans quelque eau cordiale, à dessein d'exciter la sueur, de fortifier, de résister à la malignité de l'air & du poison, d'appaiser les douleurs de la goute & les maladies du cerveau. Lorsqu'une dent fait de la douleur on en verse quelques gouttes sur du coton que l'on met dans le creux de la dent. *Charas Pharmacopœia Regia, Galenica & Chymica.* On trouve dans la Pharmacopée de Schrœder, & dans les Oeuvres *Medico-Chymiques de Sala*, une préparation sous le nom d'*essentia camphoræ alexiteria Stenzelii*, qui consiste à dissoudre du *camphre* dans de l'huile d'amandes douces par la digestion, & à distiler ensuite la colature, après qu'on l'a circulé quelque-tems avec de l'esprit de vin, & à donner au résidu une couleur d'or, en y ajoutant une quantité suffisante de safran. On la recommande pour prévenir & guérir la peste, dans les maladies hystériques & les fievres; la dose est d'une ou deux gouttes. Si l'on fait usage de l'esprit qu'on a obtenu par la distilation, on trouvera qu'il possede les mêmes vertus que l'autre. Fred. Hoffman dans sa *Clavis Schrœderiana*, donne le moyen d'améliorer cette essence.

Prenez *huile distilée de baies de genievre, une once,*
ambre blanc, une dragme,
limons, deux dragmes,
angélique, demi-dragme,
camphre, une dragme & demie.

Faites dissoudre au bain-marie, & ajoutez-y

de l'extrait liquide de zedoaire,
d'angélique, } *de chacun une dragme,*
safran d'Autriche, demi-scrupule.

Mêlez.

Il décrit l'essence de *camphre* pour la colique de la maniere suivante:

Prenez *huile distilée d'écorce d'orange, une once & demie,*
zedoaire, demi once,
camphre, une dragme.

Faites-les dissoudre au bain-marie, & ajoutez-y

extrait liquide de zedoaire,
d'absinthe, } *de chacun 2 dragmes.*

Mettez-les en digestion, & gardez-les pour l'usage.

Quelques Auteurs appellent *fleurs de camphre* cette substance légere qui s'éleve la premiere lorsqu'on sublime le *camphre*, & *fleurs de camphre composées*, celle que donne la sublimation des fleurs de benjoin, mêlées avec huit fois autant de *camphre*. Ces fleurs peuvent être fort utiles pour dissoudre dans certaines occasions le sang ténace & visqueux qui obstrue les bronches.

Les trochisques de *camphre* de Mesué, dans la Pharmacopée d'Ausbourg, dans l'*Antidotarium Florentinorum & Bononiense*, sont composés de simples rafraîchissans, échauffans & mucilagineux, mêlés avec quelque peu de *camphre*. On s'en sert dans les fievres ardentes, & lorsqu'il est besoin de modérer la chaleur, pour la jaunisse, la phthisie & la fievre hectique. La dose est de deux scrupules, & de deux dragmes dans les lavemens. Dans la *Pharmacopée de Paris* ces trochisques sont composés de moins d'ingrédiens, avec quelque différence quant à leur quantité. Lemery dans sa *Pharmacopée Universelle*, recommande aux femmes hystériques les trochisques de *camphre* réformés, dont voici la préparation.

Prenez *camphre, une once,*
myrrhe,
asa fœtida, } *de chacun demi-once,*
castoreum,
spicnard, trois dragmes,
safran, une dragme,
opium, demi-scrupule,
huile de succin, huit gouttes.

Pulvérisez & mêlez ces drogues, & avec une quantité suffisante de gomme adraganth, tirée avec l'eau de matricaire,

Faites-en des trochisques selon l'art, dont la dose sera depuis un demi-scrupule, jusqu'à une dragme.

L'*electuarium camphoratum* du Dispensaire de Brandebourg, attribué à Keglerus par Schrœder & Lemery, contient outre le *camphre*, des herbes aromatiques, la thériaque d'Andromachus, de la noix vomique, des absorbans, des astringens & du sucre. On le recommande beaucoup à cause de ses vertus alexipharmaques & anti-hystériques. La dose est depuis une dragme jusqu'à deux: mais on en fait rarement usage. Je préfere l'*électuaire camphré de gemma*, que cet Auteur assure être extremement efficace dans la cure de la peste, fondé sur l'expérience que son pere & lui en ont faite.

En voici la composition:

Prenez *camphre, une partie,*
gingembre blanc, deux parties,
sucre rosat, quatre parties,
vin, une quantité suffisante.

Mêlez & faites un électuaire. La dose est d'une dragme. On doit couvrir le malade & le faire suer. Voy. *Diemerbroeck de Peste.*

Quelques Chymistes ont tâché de découvrir la composition d'une huile de *camphre* simple & naturelle, c'est-à-dire, d'une huile que l'eau ne puisse précipiter, ni faire reprendre au *camphre* sa premiere forme. On doute avec raison que l'on puisse y réussir; car le *camphre* monte toujours en forme seche dans la distilation, & jamais sous celle d'une huile liquide. Hoffman s'étonne de la peine que se sont donnée inutilement quelques Chymistes célebres pour tirer une huile du *camphre* par la distilation. « Ils ignorent sans doute, dit « cet Auteur, que le *camphre* est lui-même une huile « volatile & distilée, & qu'il est aussi ridicule de vou« loir extraire une huile parfaite du *camphre*, que de « chercher à en tirer d'une des huiles qui ont déja été « distilées, puisqu'elles sont déja telles. » Cet Auteur avoit pourtant avancé dans son édition des Ouvrages de Poterius, « que le *camphre* après avoir été exposé « plusieurs fois au feu avec une certaine espece de ter« re, donne une petite quantité d'une huile pure. »

Il est bon cependant de savoir par quelle méthode on retire cette huile, afin que nous puissions connoître la nature de quelques remedes qui en tirent leur nom. On fait dissoudre du *camphre* dans quatre fois autant d'huile de térébenthine, on distile ensuite ce mélange dans une retorte bien lutée, & l'on donne le nom d'huile de *camphre* à la liqueur qui s'éleve par la distilation. Il est vrai qu'elle contient dans sa substance une solution de *camphre*: mais on ne peut proprement l'appeller son huile. On se sert cependant de ce remede dans la Chirurgie pour déterger les plaies & les ulceres, pour la carie des os, pour les maladies cutanées & scorbutiques, pour les écrouelles, la sciatique & le rhumatisme. On le recommande intérieurement pour les vapeurs ou flatuosités hystériques. La dose est depuis quatre gouttes jusqu'à quinze: mais on doit en user avec prudence, parce qu'il échauffe & desseche considérablement. Quelques personnes, pour se garantir de la peste, font dissoudre une partie de *camphre* dans trois parties d'huile distilée d'ambre ou de romarin, & en prennent depuis six gouttes jusqu'à huit. Nous apprenons d'Etmuller qu'Henisius, Medecin de Verone, découvrit une huile antipestilentielle de couleur d'or, composée avec l'huile distilée de *camphre*, qui produisit des effets si extraordinaires pendant tout le tems que la peste régna à Verone, qu'on lui érigea une colonne triomphale pour éterniser les services qu'il rendit à l'état. Un Medecin de Nuremberg avoit une si grande confiance dans ce remede, qu'il se faisoit fort de guérir de la peste quelque personne que ce fût, avec quelques gouttes d'huile de *camphre*, pourvu qu'elle en usât dès le premier jour de sa maladie, & d'en garantir ceux qui en prendroient tous les matins à jeun une pareille dose pendant tout le tems que la contagion dureroit. On la recommande beaucoup dans les maladies hystériques, mêlée avec d'autres remedes. Prævotius, Medecin de Padoue, se servoit du *camphre* avec le musc, comme d'un remede efficace pour la manie, & Paracelse recommandoit le remede suivant pour la même maladie.

Prenez *huile de camphre, une dragme,*
musc, demi-dragme ou une dragme.

Mêlez ces drogues, & donnez-en demi-dragme quand il le faudra.

L'huile de *camphre* est surtout fort estimée à cause de la vertu qu'elle a d'embellir le teint; mais il est beaucoup mieux de lui substituer l'huile d'amandes, dans laquelle on a fait dissoudre du *camphre*. Il est vrai qu'il ne peut entierement s'y dissoudre, & qu'il reprend sa premiere forme lorsqu'on le mêle avec de l'eau. Mais quoiqu'il en soit, cette huile est un excellent remede pour le mal de dents, lorsqu'on l'y applique ou que l'on en met quelques gouttes dans leurs cavités, lorsqu'elles sont cariées. On prepare aussi pour les usages externes une huile composée de *camphre*, qui est extremement efficace pour les douleurs froides des jointures, & pour la colique. On mêle parties égales de savon de Venise, & de *camphre*, & on en fait une distilation dans une cucurbite de verre, que l'on couvre de feu, ce qui en sort se résout de lui-même en huile. Voyez F. Hoffmanni *Clavis Schrœderiana*. Une personne de ma connoissance possede le secret d'une liqueur camphrée antipestilentielle, qu'elle prepare avec une once de *camphre* & six onces de blancs d'œufs. Elle les distile dans une cucurbite, & cohobe la liqueur qui en sort avec l'esprit de vin. ETMULLER.

Je doute beaucoup que le *camphre* distilé avec le blanc d'œuf s'éleve sous une forme liquide, puisque je ne connois que les menstrues huileux & spiritueux, & les acides minéraux qui puissent le dissoudre.

Le *Dispensaire de Brandebourg* se sert de la methode suivante pour tirer l'huile de *camphre* par le moyen du blanc d'œuf.

On mêle des blancs d'œufs, après les avoir bien battus, avec du meilleur esprit de vin, on tire par la distilation la moitié de ce dernier, & après y avoir ajouté le *camphre*, on le distile de nouveau. L'esprit que l'on retire par ce moyen n'est autre chose en effet, que de l'esprit de vin camphré, & Schulzius, a raison de dire (*Prælectiones*) qu'il n'y a rien que de très ordinaire dans cette préparation. On a parlé ci-dessus des propriétés de cet esprit.

L'huile de *camphre* que quelques personnes préparent (voyez *Pharmacopœia Antuerp. Aug. Arg. & Schrœd*) en distilant le *camphre* avec autant de terre glaise, ou quelqu'autre terre semblable par la retorte à feu ouvert, & qui passe pour le meilleur des Diaphorétiques, & des Alexipharmaques, que l'on puisse employer dans un tems de peste, tant pour la guerir, que pour la prévenir, lorsqu'on en prend quelques gouttes, & que l'on estime si fort à cause de la vertu qu'elle a d'embellir le teint, & de résister à la gangrene; ne paroit être autre chose qu'une portion de *camphre* dissoute dans l'acide vitriolique que l'on trouve communément dans quelques bols. Sennert passe pour l'inventeur de ce procédé, & c'est de lui qu'il tire son nom. Voyez *Sennerti Institut. Med.*

L'huile de *camphre* dont on trouve la préparation dans le Dispensaire de Copenhague, n'est autre chose qu'une solution de *camphre*. On la prépare en broyant du *camphre* avec du sel commun & du sel de tartre, en le réduisant en forme de cataplasme avec du lait, en le mettant en digestion, & en le distilant ensuite à petit feu avec du vin de malvoisie. L'esprit de vin tartarisé qui s'éleve est imprégné de la solution du *camphre* : mais il paroît à peine tenir de l'acide du sel commun; c'est donc une espece d'esprit de vin camphré tartarisé dont on a décrit les vertus ci-devant. Je laisse à ceux qui s'amusent à la recherche de l'*oleum olei* à décider, si l'on peut obtenir l'huile de *camphre* qui porte le nom de *Kesler* dans le même Dispensaire, & que l'on prépare en sublimant le *camphre* jusqu'à ce qu'il soit converti en huile. Quant à moi j'acquiesce volontiers au sentiment de Charas, qui en parle en ces termes dans sa Pharmacopée : « Les auteurs, dit-il, qui ont écrit sur la distilation du *camphre* se sont flattés mal à propos de « cette découverte; car ayant été assez vains pour espérer de pouvoir découvrir & préparer quelque chose « de plus parfait que ce que la nature nous a offert, ils « se sont efforcés, après avoir vû l'inutilité de leurs recherches, de jetter les autres dans la même erreur, en « publiant au sujet de ces sortes de distilations, des choses tout à fait contraires à l'expérience. Je crois qu'il « est beaucoup mieux de ne point tenter la distilation « du *camphre*, puisque dans l'état où il est, il surpasse « par sa pureté, sa subtilité, sa volatilité & sa qualité « pénétrante tout ce que l'on en tire par la distilation, « quelques soient les moyens qu'on employe pour cet « effet. Sa transparence, sa blancheur, son gout acre & « piquant, son odeur pénétrante, sa volatilité, la facilité « qu'il a à s'évaporer & à s'allumer, même dans l'eau, « & la maniere dont il se consume dans le vaisseau où « on l'allume sans laisser le moindre marc, tout cela, « dis-je, est une preuve de sa pureté extraordinaire, & « de la subtilité de ses parties. On peut donc avancer « hardiment, que ce que l'on en tire par le moyen de « la chymie, quelque parfait qu'il soit, est beaucoup « au dessous de ce qu'il est naturellement; & qu'on ne « sçauroit en séparer aucune partie grossiere; de sorte « qu'il vaut mieux, à tous égards, le laisser dans son état « naturel, sans l'assujettir à aucune préparation, que « de lui faire perdre ses bonnes qualités par des moyens « violens. Car tel est l'effet que doivent produire les « distilations proposées par les Chymistes, si on les « examine comme il faut; tant à cause de la dissipation « qui se fait des parties les plus volatiles du *camphre*, « qu'à cause de la nature de la substance qui est le sujet de l'opération, de la figure des vaisseaux, & des « degrés de feu dont on se sert; & supposé que l'on rectifie ce que donne la distilation, ce qu'on obtiendra « par ce moyen sera à tous égards inférieur au *camphre* « dans l'état où il étoit avant la distilation. Ces raisons « m'obligent à ne point donner la description de cette « huile, & c'est assez pour ceux qui veulent tirer l'huile du *camphre*, ou tel autre liqueur huileuse, de sçavoir, qu'il ne faut que le dissoudre dans l'huile d'amandes douces, dans l'esprit de vin ou dans celui « de térebenthine. Mais le *camphre* seul sans ces préparations, a beaucoup plus de vertu que toutes ces liqueurs. Quelques-uns employent l'eau forte ou l'esprit de nitre pour réduire le *camphre* en une substance huileuse qui surnage sur ces esprits. Mais cette « péparation a ses inconvéniens; car outre l'acrimonie que communiquent au *camphre* les esprits corrosifs dont on se sert pour le dissoudre, il s'impregne « d'un grand nombre de leurs particules, dont la violence est à craindre, surtout lorsqu'on se sert de cet « esprit en forme de topique. » Le remede dont on fait le plus d'usage aujourd'hui pour la carie des os, pour déterger les ulceres sordides, pour arrêter les progrès de la gangrene, & pour appaiser le mal de dents, est, comme le rapporte le Mort, l'huile à qui l'on donne le nom d'*oleum camphoræ*, dans la Pharmacopée de Paris. Quelques-uns l'employent intérieurement dans les obstructions & les flatuosités hystériques, depuis six gouttes jusqu'à dix, après l'avoir mêlée avec parties égales d'huile de succin, & quelque peu d'essence de castoreum. Helvetius se sert de cette huile, c'est-à-dire, de la solution de *camphre* dans une quantité égale d'esprit de nitre parfaitement déphlegmé, dans la préparation de sa teinture d'or. Sa méthode est de verser cette huile sur une solution d'or dans l'eau régale, ce qui précipite l'or & donne une liqueur composée de *camphre*, d'acide du nitre & d'eau régale. Elle peut même contenir une petite quantité d'or, si le nitre dont on se sert pour faire cet esprit, est uni avec quelque peu de sel commun, & ne précipite point par conséquent tout l'or que l'eau régale a dissous. Il sépare ensuite la liqueur huileuse qui nage sur la solution de *camphre*, & la met en digestion avec de l'esprit de vin rectifié & de l'huile de clous de girofles. Il obtient, à ce qu'il dit, par cette méthode un remede d'une efficacité extraordinaire dans plusieurs maladies, soit qu'on l'emploie extérieurement ou intérieurement. Comme il seroit trop ennuyeux de donner le détail de ces maladies, j'appellerai ce remede du nom de *panacée*, que cet Auteur lui a refusé par modestie, malgré l'utilité dont il est dans un si grand nombre de cas. Voyez Helvetius, *Traité des Maladies*.

On dira peut-être que le *camphre* dissous dans l'esprit de vin & incorporé avec quelque huile essentielle, à laquelle on peut ajouter suivant l'occasion quelques gouttes d'esprit de nitre dulcifié, peut être un aussi bon remede, surtout lorsqu'on a égard en l'employant à l'état de la maladie & au tempérament du malade.

En voilà assez sur la nature & les propriétés du *camphre*, & sur les différens remedes que l'on peut en préparer. Il ne me reste plus qu'à résoudre une difficulté qui pourroit faire naître quelques scrupules dans l'esprit de ceux qui n'ont point éprouvé ce que je viens de dire. J'ai fait voir que le *camphre* passe non seulement pour guérir les inflammations externes, mais pour appaiser encore la chaleur & la trop grande agitation des humeurs dans les maladies aiguës. D'ailleurs le célebre Hoffman écrit dans ses Observations *Physico-Chymiques* : « qu'un scrupule de *camphre* dissous dans l'huile « d'amandes douces ou de l'esprit de vin, & donné à « un homme qui se porte bien, ne produit, ainsi qu'il « dit l'avoir souvent éprouvé, aucune chaleur sensible

« dans le corps, ni aucune augmentation dans le pouls, « ce qui est une preuve évidente de l'accélération du « mouvement du sang ; mais qu'au contraire, quel- « ques-uns de ceux qui en ont usé, ont senti un refroi- « dissement sensible dans le corps, surtout autour des « entrailles. Il n'altere jamais, & ne rehausse point la « couleur de l'urine, ce que font toutes les substances « chaudes : & il dit avoir remarqué qu'une once de bon « esprit de vin échauffe davantage & altere beaucoup « plus la couleur de l'urine, qu'une dragme de *cam- « phre.* »

On peut donc conclurre de-là que c'est à tort que nous avons cherché à détruire l'opinion de ceux qui prétendent que le *camphre* est d'une nature froide. Mais on entrera sans peine dans les raisons qui nous ont porté à exclurre le *camphre* de la classe des rafraîchissans, si l'on fait attention à ses qualités irritantes & dessicatives ; & si l'on considere qu'il ne rafraîchit qu'autant qu'il remédie aux spasmes des parties solides qui causent des obstructions : le mouvement des humeurs est accéléré par son moyen au point de surmonter les obstructions des parties où elles résident, & la chaleur que cette accélération du mouvement devroit faire sentir, est détruite par la dissipation de la cause de l'obstruction. Le *camphre*, par l'extreme subtilité de ses parties, se fraie un passage hors du corps à travers les pores de la peau, & en ranimant les fibres relâchées & languissantes, donne au sang le moyen de circuler, & chasse par la transpiration la matiere étrangere & peccante qui est dans le corps, par où il mérite le premier rang parmi les antidotes. On ne doit donc pas croire qu'Hoffman veuille favoriser l'opinion de ceux qui attribuent au *camphre* une nature froide. Car Breynius observe, qu'encore que dans plusieurs maladies, comme dans les inflammations des yeux, les érésipeles, les chaleurs fébriles & autres maladies semblables, il ait une vertu rafraîchissante, même assez forte pour éteindre souvent tout-à-fait la chaleur naturelle, ce ne sont là pourtant que des effets accidentels du *camphre*, à peu près semblables à ceux du feu ou de la flamme d'une chandelle, qui dissipent l'inflammation occasionnée par une brûlure, ou à ceux du poivre ; qui par l'usage excessif qu'on en fait, affoiblit la chaleur naturelle ou la chasse hors du corps, & refroidit par-là son tempérament, sans qu'on puisse pour cela regarder le feu comme un élément froid, ni le poivre comme un fruit de même nature, si ce n'est par rapport aux effets que l'un & l'autre produisent dans la suite du tems. On peut dire dans ce sens que la glace & la neige ne sont point froides, mais chaudes, à cause qu'elles enflamment les mains lorsqu'on les touche souvent. P. Ammanus, dans son *Irenicum*, a donc raison de traiter de fable ce que l'on dit du *camphre*, savoir, qu'il rend impuissans ceux qui le sentent souvent,

Camphora per nares castrat odore mares.

Supposé donc que l'on veuille détruire l'opinion qu'ont eue les Anciens que le *camphre* est d'une nature froide, il faut de toute nécessité que nous avancions, que cette drogue n'empêche la génération, lorsqu'on en prend une grande quantité, comme l'assure Lanzonius d'après Rhasis, qu'à cause qu'il nuit au corps par sa qualité dessiccative ; ou convenir avec Saumaise, que nous n'avons aucune connoissance du *camphre* des Anciens. Rieger.

CAMPHORATA, Offic. *Camphorata hirsuta*, C. B. 486. Raii Hist. 1. 210. Hist. Oxon. 3. 614. *Camphorata Monspeliensium*, J. B. 3. 379. Chab. 454. *Camphorata major Monspeliensium*, Park. 568.

Cette plante est cultivée dans les jardins de quelques Botanistes. Elle est dessiccative & astringente, bonne pour fortifier les nerfs, pour la goute, les convulsions, la paralysie, pour les fluxions des yeux & les catarrhes Elle est encore céphalique, propre pour les plaies, suivant Lobel, & pour l'hydropisie. Dale.

Elle pousse un grand nombre de tiges ligneuses, quelque peu velues, & couvertes de petites feuilles pareilles à celles du tamarisc ; d'une odeur aromatique approchante de celle du *camphre*. Ses fleurs sont petites, à étamines, & composées de quatre pétales. Elles sortent d'entre les aisselles des feuilles. Elle croît dans les Provinces méridionales de la France.

On emploie ses sommités, quoique rarement, dans les bains & les fomentations pour les maladies des articulations, la crampe, la paralysie & les autres affections des nerfs. Miller, *Bot. Offic.*

CAMPTER, καμπτὴρ, de κάμπτω, *courber*, signifie en général toute sorte de courbure, mais particulierement la passe d'un jeu de mail ; & c'est dans ce sens que Galien s'en sert par métaphore, *Us. Part. Lib. VII. cap.* 14. où il décrit les nerfs recurrens de la sixieme paire, qui après être parvenus, εἰς καμπτῆρα, « à la « passe, » qui est une partie dure & lisse de la clavicule ou de la premiere côte, tournent autour, & forment une espece de δίαυλος, *diaulus.*

CAMPTON, καμπτὸν. Ce mot qui a la même origine que le précédent, signifie flexible ou aisé à plier, & cela en général de droit en courbe, ou de courbe en droit ; ou en particulier la facilité qu'a une chose à se courber, quoiqu'elle fût droite auparavant ; & dans ce sens il est opposé à εὐθυντὸν, que l'on applique à ce qui est flexible & aisé à redresser.

CAMPYLON, καμπύλον, de κάμπτω, est traduit par Erotien sur Hippocrate, τὸ μὴ ὀρθὸν, ἀλλὰ σκολιῶς συγκεκαμμένον, « ce qui n'est pas droit, mais plié en ligne « courbe. » Hippocrate emploie souvent ce mot, par exemple, dans les Prognostics, ἢν δὲ καμπύλον γένηται βλέφαρον, « si les paupieres sont retournées en arriere. » Celse, *Lib. I. cap.* 6. rend ce mot par *perversa*. Ainsi, (*Lib.* περὶ ἄρθρ.) τὸ δ᾽ ἄλλο ὀστέον βραχίονος ἐς τὸ ἔξω καμπύλον, « mais l'autre os du bras est courbé en dehors. » De même, *in Mochlico*, καμπυλόταται δὲ πλευραὶ ἀνθρώπου εἰσὶ, « les côtes de l'homme sont fort courbées. » Καμπύλα, dans Hesychius, est traduit par ἐπικαμπῆ, στρεβλὰ, « courbé, tors. »

CAN

CANABIL ; espece de terre médicinale. Voyez *Eretria.* Castelli.

CANADELLA, sorte de poisson de mer. Voyez *Channa.* Castelli.

CANALICULUS, ou CANALIS ARTERIOSUS, *canal*, ou *ligament artériel* ; est un vaisseau situé entre l'artere pulmonaire & l'aorte dans le fœtus, mais qui est effacé dans les adultes. Son usage est de conduire le sang, qui dans le fœtus ne passe point par les poumons, de l'artere pulmonaire dans l'aorte.

CANALIS, σωλὴν, *canal* ; signifie en général un instrument long & creux qui sert à conduire les fluides. C'est dans ce sens qu'on donne le nom de *canaux* à tous les vaisseaux du corps humain.

C'est encore un instrument de Chirurgie rond & creux, qui sert à embrasser & à contenir un membre fracturé, comme une jambe ou une cuisse. Il est fait de bois de tilleul, suivant Galien, ou de terre, à ce que prétend Paul Eginete : on peut aussi le faire avec des roseaux & du linge. Il y en a plusieurs especes, dont on peut voir la figure dans l'*Armamentarium de Scultet*, *Part. I. Tab.* 23.

Hippocrate parle des usages du canal, *canalis*, dans le second Livre des Fractures, & dans celui des devoirs du Medecin. P. Eginete, *Lib. VI. cap.* 106. Celse, *Lib. VIII. cap.* 10.

Canalis, signifie encore chez les Anatomistes, la cavité qui traverse les vertebres du cou, & donne passage à la moelle épiniere. Gorræus.

Canalis arteriosus ; le même que *Canaliculus arteriosus.*

CANALISCULUS; entailleure que l'on fait à un morceau de bois. RULAND.

CANANGÆ OLEUM. Hoffman, *Observ. Physico-Chym.* parle de cette huile qu'on nous apporte des Indes, comme d'une liqueur fort rare. Il nous apprend, *Medic. Rat. Syst. vol. I. sect. 2. cap. 6.* que les Indiens la tirent par la distilation des fleurs du tilleul. Je ne sache point qu'il soit parlé ailleurs de cette huile.

CANATION, κανάδιον; est un mot que l'on trouve dans Myrepse, *de Antidot. cap.* 500. & que Fuschius rend par *mensura*, mesure.

CANCAMUM, Offic. κάγκαμον, Diosc. C. B. Pin. 498. J. B. 1. 324. Raii Hist. 2. 1846.

C'est la larme d'un arbre d'Arabie, qui ressemble en quelque sorte à la myrrhe, & dont le gout est fort désagréable. On l'emploie dans les suffumigations, avec de la myrrhe & du storax. On prétend qu'elle a la vertu de diminuer le trop d'embompoint, lorsqu'on en prend demi-dragme par jour pendant un tems considérable dans de l'eau ou de l'oxymel. On l'ordonne pour les maladies de la rate, pour l'épilepsie & l'asthme. Prise dans de l'hydromel, elle excite les regles. Macérée dans du vin, elle efface en peu de tems les cicatrices des yeux, elle éclaircit la vue, elle remédie à la pourriture des gencives, & appaise les maux de dents. DIOSCORIDE, *Lib. I. c.* 23.

On ignore aujourd'hui quelle est cette drogue. Quelques-uns veulent que ce soit la lacque. Matthiole assure que le *cancamum* des Grecs & la lacque des Arabes, sont la même chose. Mais Ray prétend que cet Auteur se trompe, & que leurs vertus sont tout-à-fait différentes. D'autres disent que c'est le benjoin; Garcias & Amatus, la gomme *anime*; de sorte qu'on ignore quelle est cette drogue. DALE.

Lemery en donne la description suivante.

Le *cancamum* est une gomme très-rare qui semble plutôt un assemblage de plusieurs especes de gommes ou résines unies ou agglutinées les unes contre les autres, qu'une seule gomme; car elle est comme divisée en quatre différentes substances, qui ont chacune leur couleur séparée. La premiere ressemble au succin; elle se fond au feu & a l'odeur de la gomme lacque. La seconde est noire; elle se liquéfie aussi par le feu: mais elle rend une odeur beaucoup plus douce que la précédente. La troisieme est semblable à de la corne, sans odeur. La quatrieme est blanche; c'est la gomme *anime*.

On dit que ces gommes découlent d'un arbre de moyenne hauteur, dont les feuilles approchent de celles du myrthe. Il croît en Afrique, dans le Bresil, & dans l'Isle de Saint Christophe.

Le *cancamum* est propre pour déterger & consolider les plaies, pour résoudre, pour fortifier & pour les maux de dents.

On substitue au *cancamum* entier la seule gomme *anime*.

CANCELLUS, *Astaci marini species*, Ind. Med. 26. *Cancellus*, Rondel. de Pisc. 1. 553. Aldrov. de Exang. 218. Gesn. de Aquat. 161. Bellon. de Aquat. 362. Jonf. Exang. 24. *Cancellus quibusdam Bernardus Eremita dictus*, Charlt. Exer. 58. *Cancer in testis degens*, Mer. Pin. 192. *Hermite, sorte d'écrevisse.*

L'huile que l'on tire de cet animal & qu'on nous apporte de l'Amérique, est bonne pour les rhumatismes. DALE.

Le *cancellus* est une espece d'écrevisse fort petite, qu'on appelle en François *hermite* ou *Bernard l'hermite*, parce qu'elle fuit les autres & qu'elle se retire dans la premiere coquille qu'elle rencontre: la figure de son corps est longuette, mais en gros elle a l'air d'une araignée, excepté qu'elle est un peu plus grosse. Elle porte sur sa tête deux petites cornes menues, rougeâtres; ses yeux sont assez élevés, sa bouche est entourée de petits filamens qu'on peut appeller de la barbe; ses deux pattes supérieures sont fourchues, & elles lui servent de mains pour approcher de sa bouche ce qu'elle y veut mettre, elle a des dents: on la trouve proche des rochers dans la boue, enclose ordinairement dans une coquille grosse comme une noix, formée en cone, épaisse, très dure, raboteuse, canelée, grise en dehors, polie & blanche en-dedans: cette coquille renferme si bien l'animal qu'il est fort difficile de l'en faire sortir par force; quelques-uns en mangent après l'avoir fait laver & cuire; elle contient beaucoup de sel volatil. Elle est apéritive & propre pour la pierre.

On trouve dans les Isles de l'Amérique une espece de *cancellus* beaucoup plus grand que celui dont je viens de parler, car il est long de trois ou quatre pouces; on l'appelle *soldat*, à cause qu'il se revet & s'arme d'une coquille étrangere; ceux qui l'ont examiné, & entre autres le Pere du Tertre, disent qu'il a la moitié du corps semblable à une sauterelle marine, excepté que son écaille est un peu plus dure que celle de la sauterelle; il a deux pattes mordantes, dont l'une est assez menue, mais l'autre est plus large que le pouce & ronde; elle bouche tout le trou de sa coquille, & lui sert, non-seulement de main, mais de défense, car elle serre & étreint fortement ce qu'elle attrape; il a outre ces pattes quatre autres piés plus menus, assez semblables à ceux d'un crabe; le reste de son corps est long & gros environ comme la moitié du doigt, couvert d'une peau assez épaisse & rude au toucher; sa queue est composée de trois petits ongles ou écailles.

Cet animal vient tous les ans une fois au bord de la mer, pour y jetter ses œufs & pour y changer de coquille; car comme celle qu'il a naturellement lui laisse la partie de derriere nue, il s'applique dès qu'il a assez de force à en chercher une autre qui soit proportionnée à sa grandeur, & quand il l'a trouvée il fourre son derrierre dedans, il l'ajuste sur soi, & ainsi revêtu des dépouilles d'autrui, il va dans les rochers, dans les arbres creux où il se nourrit de bois pourri, de feuilles, comme font les crabes: mais comme il croît & que la coquille qu'il s'est adaptée ne grandit point, il s'y trouve pressé tellement qu'il est obligé d'en aller chercher une autre: il descend donc au bord de la mer, & c'est un avertissement pour ceux qui sont curieux de l'examiner, car il s'arrête à toutes les coquilles qu'il rencontre pour les considérer; & quand il en a trouvé une qu'il croit lui être propre, il quitte la sienne & se fourre avec grande précipitation le derriere dans la nouvelle, comme s'il avoit honte d'être nu. Or si par hasard deux de ces petits animaux se trouvent en même tems dépouillés pour entrer dans une même coquille, ils se battent & se mordent jusqu'à ce que le plus foible cede & quitte la coquille au plus fort, qui en étant revêtu, fait trois ou quatre caracoles sur le rivage: que s'il trouve que cette maison ne lui soit pas propre, il la quitte & recourt vîte à son ancienne, ou bien il en va chercher une autre ailleurs; il change souvent jusqu'à cinq à six fois avant que d'en trouver une propre.

Quand on le prend il jette un petit cri & il tâche d'attrapper avec sa patte mordante celui qui le tient; & s'il peut une fois l'attraper, on le tueroit plutôt que de lui faire lâcher prise: cependant il serre furieusement la main & cause de grandes douleurs. Le plus prompt remede pour en être délivré est de chauffer sa coquille, car alors il quitte ce qu'il tenoit, & même sa coquille, & il s'enfuit nu. Les habitans du pais le mangent & en font grand cas: mais il est pernicieux pour les étrangers. On trouve dans sa coquille environ demi-cuillerée d'eau claire, qui est un remede souverain contre les pustules & vessies qu'excite sur la peau le lait ou l'eau qui tombe de dessus les branches d'un arbre du pays nommé *manchenilier*.

Les habitans des Isles pêchent ce poisson, & aussi-tôt qu'il est pris ils l'enfilent par la tête & ils l'exposent au soleil qui le fait fondre, ensorte qu'il n'y reste que les arêtes : cette substance fondue est une huile épaisse comme du beure; en hiver elle est de couleur blanche tirant sur le jaune, à demi liquefiée; en été elle est rougeâtre, d'une odeur puante & d'un gout de poisson désagréable.

Sa vertu est estimée admirable pour les rhumatismes, à quoi les Sauvages sont fort sujets, il les guérit si promptement que ceux qui en ont ressenti les effets, les attribuent à une espece de miracle. Ils vendent cette huile fort cher, ce qui est cause qu'elle est fort rare en France. Le Frere Yon Jésuite, m'ayant fait le plaisir de m'en envoyer de la Martinique à Paris, j'en ai fait des expériences pour les rhumatismes : mais je ne me suis point apperçu que ce remede ait produit de meilleurs effets que nos huiles de vers, de lézard, de castor ; un remede n'agit pas toujours également dans les différens climats, il se peut faire que les Sauvages ayant les pores plus ouverts qu'on ne les a ici, la transpiration de l'humeur qui cause le rhumatisme se fasse plus facilement & plus promptement quand on les frotte de cette huile; peut-être aussi a-t'elle perdu une partie de son sel volatil & de sa vertu par le transport. Lemery, *des Drogues*.

CANCER, *Cancre*. Il y en a deux especes, une de mer & l'autre d'eau douce.

On distingue la premiere de la maniere suivante.

Cancer, Offic. Schonef. Icht. 30. *Cancri marini maximi apicibus chelarum nigricantibus*, Ind. Med. 25. *Pagurus*, Bellon. de Aquat. 368. Aldrov. de Exang. 186. Jonf. de Exang. 21. Gesn. de Aquat. 155. Mer. Pin. 192. Charlt. Exer. 57. *Cancer Mæas*, Rondel. 1. 560. *Quoad Fig. & descript. sed nomina sunt transposita. Homar, écrevisse de mer.*

On distingue l'autre comme il suit.

Cancer fluviatilis, Offic. Jonf. de Exang. 23. Charlt. Exer. 57. Bellon. de Aquat. 365. Rondel. 2. 208. Gesn. de Aquat. 137. Matth. 307. *Cancer fluviatilis Matthioli*, Aldrov. de Exang. 207. *Ecrevisse de riviere, de ruisseaux.*

Rieger de qui je tire la description suivante, ne paroît mettre aucune différence entre l'*écrevisse* de mer & le *cancre*, puisqu'il les comprend tous deux sous le même nom. Voyez *Astacus*.

Le *cancer* des Latins est le même que le καρκῖνος, l'ἀστακὸς ou κάμμαρος des Grecs. C'est un animal si connu qu'il est inutile de le décrire. Son écaille tient la place des os, & c'est d'elle que les muscles tirent leur origine & leurs insertions. Il n'a point de sang & tient de la nature des ovipares & des amphibies. Il y en a de deux especes, une d'eau douce appellée *cancer fluviatilis* ou *écrevisse*, que l'on trouve dans les rivieres & l'eau vive. On la distingue de l'autre par le nom de *cammarus* ou *gammarus*. L'autre espece est le *cancer marinus*, connue parmi nous sous les noms de *homar* ou *cancre*. Ce dernier vit dans la mer & on le distingue du premier par le nom d'*astacus*.

Comme le *cancer fluviatilis* ou *écrevisse* des Européens est plus d'usage en Medecine que le *cancre* de mer, nous nous y arrêterons particulierement. Ces animaux sont fort avides de chair, s'amassent en grand nombre autour des cadavres que l'on jette dans l'eau où ils sont, & ne les quittent point tant qu'il y reste la moindre chair. Ils vivent aussi de grenouilles mortes lorsqu'ils en trouvent sur leur chemin. On ne mange que leurs pattes & leurs queues, dont la chair est fort savoureuse & fort salutaire : mais celle de la queue est plus tendre que celle des pattes. *Marsili Danubius Pannonico-Mysicus Observationibus illustratus, Tom. IV*. La chair de ces animaux est difficile à digérer par ceux qui ont l'estomac foible, & l'on a vu des personnes se plaindre de maux d'estomac violens pour en avoir mangé à leur souper. *Eph. N. C. D. 3. a. 3. o.* 108. Il y en a d'autres pour qui l'*écrevisse* est un aliment humectant & salutaire, surtout en été, & ceux qui sont attaqués de maladies chaudes s'en trouvent très-bien.

On voit par-là d'où vient qu'Etmuller assure que le bouillon ou décoction d'*écrevisses* lâche le ventre. La chair de ces animaux est estimée plus saine en été que dans les autres saisons de l'année.

Il y a différentes manieres de préparer les *écrevisses*. On les fait bouillir ou frire, après quoi on en ôte l'écaille & on les accommode de plusieurs façons. On fait beaucoup de cas des préparations & des bouillons d'*écrevisses*, tant à cause de leur délicatesse qu'à cause de l'usage dont elles sont en Medecine, pour humecter & corriger l'acrimonie du sang & des humeurs. On prépare leur bouillon avec trois, quatre ou cinq *écrevisses* vivantes, ou étouffées dans de l'eau ou du lait. Après en avoir ôté les têtes & les intestins, on les pile & on les fait cuire avec du bouillon de viande ou de volaille, jusqu'à ce qu'elles soient suffisamment rouges; on coule ensuite la liqueur & l'on y ajoute du beure, du sel & de la muscade, suivant l'exigence des cas. On fait boire ce bouillon au malade, & l'on peut augmenter sa vertu médicinale en y ajoutant différentes herbes & différens animaux, comme des anguilles & autres semblables, suivant l'intention du Medecin. Portius ordonne trois préparations d'*écrevisses* propres à préserver les Soldats de la dyssenterie & de la diarrhée. La premiere méthode de les préparer est de les faire bouillir dans l'eau avec du persil & de l'ache, & d'y ajouter ensuite du beure, de l'huile ou de la graisse de bœuf, de mouton, de bouc ou de chevre, ou de tel autre animal semblable. On mange ces *écrevisses* ainsi apprêtées, avec du pain trempé dans leur bouillon. La seconde méthode est de les faire rôtir sur la braise & de les manger avec du pain. La troisieme est de les réduire en poudre, sans en excepter l'écaille, après les avoir fait suffisamment sécher au feu, & d'en prendre deux dragmes deux ou trois fois par semaine dans du bouillon ou quelqu'autre véhicule convenable. Portius, *de Militis in castris sanitate tuenda*. Forestus assure sur le témoignage de Rondelet, que l'*écrevisse* est une nourriture propre dans l'atrophie, & pour ceux qui sont attaqués de la phthisie ou qui ont besoin d'être excités à l'amour. Pour satisfaire à ces intentions, il faut commencer par les bien laver dans l'eau commune, (& les *cancres* dans une décoction d'orge, pour détacher le sel qui tient à leur écaille,) après quoi on les étouffera dans du lait nouveau dans lequel on les fera cuire, ou dans du bouillon de chapon gras. On rapporte qu'un Religieux aimoit tellement les *écrevisses*, qu'en ayant vu un jour à table quelques-unes parmi certains autres mets, il fut sur le champ saisi d'une difficulté de respirer & d'une oppression de ses sens, qui l'eût infailliblement fait tomber en défaillance, si on ne lui en eût donné au plutôt. *Ephemerid. N. C. D. 1. a. 3. o.* 187. Mais comme les mêmes substances ne conviennent pas également à toutes sortes de personnes, soit à cause de quelque singularité dans le tempérament que les Medecins appellent idiosyncrasie, ou du trop grand usage qu'on en a fait, on trouve certaines personnes, qui, quoiqu'elles aient beaucoup aimé les *écrevisses*, n'en ont pas plutôt mangé deux ou trois, que leur poitrine, leur cou & leur tête deviennent enflés, & qu'il paroît sur leur tête & leur estomac des efflorescences ou des taches rouges & séreuses. *Eph. N. C. D. 2. a. 3. o.* 35. Lorsque l'usage des *écrevisses* n'est point incompatible avec le tempérament, il est extremement salutaire pour corriger l'acrimonie des humeurs, comme le prouve *Jean-Baptiste Gastalidis*, Medecin François, dans le Traité où il examine *si les écrevisses conviennent à ceux dont le sang a une qualité saline. Journal des Sçavans, année* 1714.

Delà vient qu'on ajoute le suc d'*écrevisses* aux bouillons nourrissans & restaurans que l'on donne à ceux qui sont attaqués de la phthisie ou de la consomption. Ce suc possede encore une qualité humectante, & lorsqu'on le mêle avec le suc de joubarbe, il est propre pour dissiper les maux de tête qui menacent du délire. *Hoffman de Præstantia remediorum domesticorum.* Suivant *Etmuller*, le suc exprimé des *écrevisses* avec celui de joubarbe, compose un excellent gargarisme pour l'esquinancie; il n'y a presque point de remede plus efficace pour les brûlures que le suc récent d'*écrevisses. Grulingius* l'estime encore très-propre pour dissiper la rougeur du visage. Ce suc mêlé avec celui de tabac est aussi un remede excellent pour les ulceres sordides & les fistules, dans lesquelles on l'injecte. Rien n'est plus salutaire dans les dyssenteries, lorsque les gros intestins, ou même le *rectum* sont offensés, qu'un lavement composé d'une décoction du suc d'*écrevisses*. Dans les douleurs brûlantes & les spasmes autour de la région des reins, occasionnés par le calcul ou la gravelle, on ne peut rien employer de plus efficace que les *écrevisses* pilées & appliquées sur la partie offensée. *Lanzonius* rapporte que *Ruland* a guéri un mal de tête accompagné du délire, en appliquant sur le front du malade du suc exprimé d'*écrevisses* mêlé avec l'opium & le safran. *Etmuller, Vol. I.* nous apprend que quelques personnes mêlent avec les *écrevisses* pilées du beure sans sel, en font évaporer toute l'humidité, & donnent à ce qui reste le nom de *Butyrum cancrorum*, qui est un remede d'une efficacité singuliere contre la phthisie ou les meurtrissures occasionnées par des chutes, les exulcérations des reins, des conduits urinaires, des parties internes, à cause de la vertu vulnéraire que lui communiquent les *écrevisses. Philippes-Jacques Sachs dans sa Gammarologia*, donne la recette suivante pour le *butyrum potabile cancrorum*, dont il vante l'efficacité contre les meurtrissures causées par des chutes.

Prenez soixante *écrevisses* dans le mois de Juin, pilez-les dans un mortier jusqu'à ce qu'elles soient réduites en consistance de bouillie, mettez-les dans un vaisseau vernissé avec beaucoup de beurre du mois de Mai, ou de beure de chevre, d'axonge de chevre & d'huile d'olive, de chacune demi-livre; graisse de blaireau, qui ne soit pas rance, une quantité suffisante; sang de chevre, une once; six noix muscades réduites en poudre; poudre de racines de garance, de tormentille & de pimprenelle, de chacune une once, racine de verge dorée coupée par morceaux, une poignée. Faites bouillir ces drogues ensemble pendant demi-heure, en les remuant sans cesse pour les empêcher de se brûler. Coulez la liqueur à travers un linge; remettez-la dans le vaisseau après l'avoir bien nettoyée, & faites-la bouillir à petit feu, écumez-la pendant qu'elle bout, coulez-la une seconde fois, & lorsqu'elle sera refroidie, gardez-la dans un vaisseau de verre pour l'usage.

Dans les chutes, ou lorsqu'une veine se rompt ensuite de quelque effort, la dose de ce remede est de la grosseur d'une noisette la premiere fois dans du vinaigre. On doit réitérer souvent la même dose, & choisir ensuite pour véhicule de la biere douce chaude: la Pharmacopée de Strasbourg prépare l'*oleum cancrorum* en faisant bouillir des *écrevisses* pilées dans de l'huile de graine de lin, & exprimant la liqueur pour la couler ensuite. Ce remede est bon, employé extérieurement, pour les brûlures & pour appaiser les douleurs. *Simeon Sethi* assure comme une chose vraie que l'huile dans laquelle on a fait bouillir des *écrevisses* est un remede efficace contre les douleurs brûlantes des oreilles lorsqu'on y en met. L'*Aqua cancrorum simplex* de la *Pharmacopée de Lemery* & de *Schroeder* que l'on prépare en faisant distiler des *écrevisses* pilées au bain-marie, ne semble pas posseder plus de vertu que l'eau distilée ordinaire, puisqu'il ne passe par l'alembic qu'un phelegme insipide; ce qui fait croire à *Etmuller* que l'eau que l'on tire des *écrevisses* corrompues est préférable à celle-là, puisque la premiere est imprégnée d'un sel volatil urineux développé par la putréfaction. Je laisse aux autres à déterminer si cette eau possede les vertus diurétiques & anti-néphrétiques qu'on lui attribue, & si elle est aussi efficace qu'on le prétend contre toutes sortes d'inflammations, la morsure des chiens enragés, les plaies & les ulceres des parties internes, surtout de la poitrine & des poumons. Je suis persuadé que cette eau possede une qualité alcaline, & c'est sans doute ce qui a fait croire au savant *Tralles*, qui attribue la plupart des maladies à un acide, qu'elle pourroit avoir son utilité dans les maladies dont on a parlé ci-dessus. *Tralles de terreis remediis.* On préfere pour les usages externes l'*Aqua cancrorum Quercetani*, au suc exprimé des *écrevisses*. On la prépare en faisant bouillir ces dernieres avec de l'eau de grande joubarbe dans un vaisseau double bien bouché, pendant un jour entier. On distile ensuite cette eau, & l'on cohobe trois fois sur le *caput mortuum* ce que donne la distilation. On recommande beaucoup ce remede pour les brûlures, les inflammations & les cancers: mais on pourroit lui donner plus d'efficacité dans la cure des cancers & des ulceres phagedeniques en faisant la lessive des cendres du *caput mortuum* avec cette même eau. *Quercet. Tom. II.* Il semble qu'on promet ici plus de choses qu'on n'en peut attendre d'une liqueur alcaline. Les vertus que Faber attribue à sa *Quinta essentia* ou *Arcanum cancrorum*, ne paroissent pas moins douteuses. Il tire par la distilation faite a petit feu l'eau des *écrevisses*, il la rectifie sept fois de suite, & après avoir calciné le *caput mortuum*, il en extrait le sel avec l'eau d'arête-bœuf, de millet ou de saxifrage, & l'ajoute à l'eau d'*écrevisses*. Il attribue à ce remede la vertu de chasser le calcul des reins & de la vessie, & de détruire ses causes efficientes & antécédentes. Il la recommande avec l'esprit de térébenthine pour la strangurie, pour éclaircir la vue & dissiper les taies & les cataractes des yeux. On y en met trois fois par jour. Il l'ordonne intérieurement dans du bouillon ordinaire ou dans quelqu'autre véhicule convenable: mais il ne détermine point la dose, à l'égard de laquelle l'erreur n'étoit point à craindre, cette liqueur n'ayant aucune vertu, car les cendres insipides du *caput mortuum* que l'on a calciné ne donnent aucun sel dans l'élixiviation. Il est pourtant vrai de dire que ce remede peut opérer par la vertu de l'esprit de térébenthine avec lequel on les mêle, car autrement il n'a pas plus d'efficacité que l'eau commune. *Fabri Oper. Tom. II.* On peut en dire autant de l'eau que l'on tire par la distilation des *écrevisses* pilées & du lait d'ânesse, dont parle *Lemery dans sa Pharmacopée*. L'*Aqua Ophthalmica Mynsichti*, dont cet Auteur donne la composition possede une qualité détersive en conséquence des drogues que l'on soumet à la distilation avec les *écrevisses*, quoiqu'il soit vrai de dire que quelques-unes d'elles ne donnent rien de leur vertus durant le procédé. Pour les usages de la Medecine, le suc ou le bouillon d'*écrevisses* sont préférables à l'eau qu'on en tire par la distilation. On tire, il est vrai, des *écrevisses* putréfiées aussi-bien que de celles qui ne le sont point en les faisant distiler avec un alcali, un esprit urineux & un sel volatil: mais *Etmuller* nie avec raison que ces préparations soient supérieures aux autres substances volatiles de même nature, de sorte qu'on ne peut rien se promettre de spécifique ou d'une efficacité extraordinaire contre les maladies, des *écrevisses* que l'on soumet aux procédés chymiques. Les anciens recommandent les cendres des *écrevisses* calcinées seules ou mêlées avec la gentiane ou l'encens, pour la cure de ceux qui ont été mordus d'un chien enragé. *Diosc. Lib. II. cap.* 10. Mais j'ai peine à croire qu'aucun Medecin moderne veuille accorder une pareille propriété à ces cendres, quelque respect qu'il ait pour Hippocrate, qui assure la même chose ; car ces cendres ne sont rien de plus qu'une substance terrestre sans sel, ou une chaux sans vertu que *Ludovic* dans sa *Pharmacopée* croit être de peu d'effet, à moins qu'on ne l'exalte par le moyen de drogues alexipharmaques ameres. *Il est bon cependant d'observer que ces écailles calcinées sont une espece de chaux, & peuvent posséder comme telles plusieurs vertus médecinales.* Ces cendres ne sont plus d'usage aujourd'hui, quoiqu'elles occupent encore une place dans quelques Pharmacopées. *Hoffman*, dans ses *Off. Paralep. cap.* 11. veut qu'on les prépare avec cette espece d'*écrevisse* de mer qui a sa queue couchée à plat sur son corps, & qu'on les conserve dans les boutiques, fondé sur les éloges que leur donne Galien, qui assure n'avoir jamais vu aucun de ceux qui on su faire usage de cette poudre, en danger de perdre la vie pour avoir été mordu d'un chien enragé. Il est pourtant certain que l'*écrevisse* de mer calcinée n'a pas plus de vertus que celle d'eau douce : & il n'est pas possible, comme *Æschrion* de qui *Galien* a pris ce secret, l'a cru, que leur efficacité augmente lorsqu'on les calcine sous certains aspects particuliers des planetes. J'opposerai à l'autorité d'Hoffman, celle de Van-Helmont qui avoue que la poudre d'*écrevisse* n'a aucune vertu. *Etmuller* préfere pour les usages de la Medecine les *écrevisses* séchées peu à peu dans un pot de terre à l'entrée d'un four, & pulvérisées ensuite dans un mortier, à leurs cendres, lorsqu'il s'agit de provoquer l'urine, de guérir les ulceres des reins & de la vessie, & de résoudre des grumeaux de sang. Il assure encore que cette poudre étant mêlée avec quelque sel végétal fixe, & une eau convenable, guérit les fievres intermittentes, en excitant la transpiration ; & que *Poterius* en donnoit depuis demi-dragme jusqu'à une pour prévenir l'avortement. Mais on peut douter de ses vertus dans ces sortes de cas, & il n'y a pas apparence qu'elle ait d'autre qualité que celle de corriger les acides par sa qualité alcaline absorbante. Etmuller croit cependant que les *écrevisses* calcinées à un feu violent, approchent de la nature de la chaux. « J'ai pris, dit-il, des *écrevisses* calcinées d'une odeur & d'un gout beaucoup plus fort & beaucoup plus pénétrant que celui de la chaux. J'ai versé de l'eau dessus, ce qui a occasionné une espece d'effervescence sans aucune ébullition ; & immédiatement après, il s'est formé sur la surface une pellicule saline blanche. » Helmont nous apprend que le cochon est si fatal aux *écrevisses*, qu'elles meurent toutes lorsqu'il vient à en passer quelqu'un sous la voiture dans laquelle on les transporte. Je ne déciderai point si cela est vrai ou non : mais si ce fait est véritable, il est des plus surprenans.

Examinons maintenant les pierres ou yeux d'*écrevisses* appellées en latin *lapides* ou *oculi cancrorum*. Les Anciens ont cru qu'elles se formoient dans le cerveau de ces animaux : mais on en trouve deux dans chaque *écrevisse* immédiatement au-dessus de l'estomac, qui est placé dans la tête, & entouré de tous côtés d'une matiere humide & muqueuse, que quelques-uns croyent être les excrémens, & Bellonius le foie de l'animal. Ces pierres sont situées sous la membrane qui doit former un nouvel estomac : une de chaque côté, lorsqu'en été les *écrevisses* se dépouillent de leur robe ou écaille pour en prendre une nouvelle qui naît à sa place, tendre aux premiers jours, mais qui s'endurcit peu à peu. Ces pierres servent ensuite de nourriture à l'animal, & disparoissent tout-à-fait. Comme Van-Helmont a le premier expliqué la maniere dont ces pierres se forment, & que son sentiment a été depuis confirmé par d'autres Auteurs, le Lecteur ne sera pas fâché de trouver ici ce qu'il a dit sur ce sujet.

« J'ai découvert les particularités suivantes dans les *écrevisses*, au moyen des dissections exactes & réitérées que j'en ai faites. Premierement, que leur estomac est situé dans leur tête près de son sommet. Les mâles deviennent tous les ans malades vers le milieu du mois de Juin, & les femelles dans celui de Juillet, avant de se dépouiller de leur écaille ; car elles sont pendant neuf jours à demi-mortes & sans mouvement. Il se forme dans ce tems-là une nouvelle membrane autour de leur estomac, au-dessus de laquelle on trouve une humeur laiteuse qui s'endurcit peu à peu de chaque côté, & acquiert la forme d'une pierre sur la con exité extérieure de l'estomac, à l'endroit où elle le touche & le couvre. L'*écrevisse* est pour lors & long-tems après sans manger. Une chose qui paroît incroyable, est, que le ventricule intérieur où l'ancien se convertit en mucilage alimentaire, & qu'il s'en forme un nouveau à sa place. Il se forme autour de cette substance laiteuse qui adhere à la partie convexe du premier ventricule, une pellicule pareille à celle qui se forme pour l'ordinaire sur le lait que l'on fait chauffer ; & cette substance laiteuse augmente entre les deux membranes du vieux & du nouvel estomac. J'ai découvert avec un plaisir infini toutes ces particularités dans deux cens *écrevisses* que j'ai disséquées. A la fin, ce qui reste du lait sert de nourriture à l'animal, de même que ces pierres qui se dissolvent peu à peu & se convertissent en aliment. Les *écrevisses* ne mangent rien, ou du moins on ne trouve rien dans leur estomac, tant que ces pierres y séjournent, & l'animal se nourrit pendant vingt-sept jours de son premier ventricule qui se consume peu à peu, & de ces pierres qui se dissolvent à la fin. » Les pierres que l'on tire des *écrevisses* en vie, sont de couleur bleuâtre, & on les préfere à celles des *écrevisses* qu'on a fait cuire, qui sont de couleur blanchâtre : elles ressemblent à des pois coupés en deux : elles sont dures, rudes, caves d'un côté, arrondies & polies de l'autre, sans odeur & d'un gout de terre, composées de différentes lames posées les unes sur les autres comme la pierre de bézoard. Elles s'exfolient lorsqu'on les fait calciner, & répandent une odeur urineuse. Elles donnent par l'analyse chymique les mêmes principes que les parties solides des autres animaux, comme nous l'apprend Etmuller dans le passage suivant : « Ces pierres, dit-il, étant distilées dans une retorte, donnent du phlegme, un esprit urineux & un sel volatil, quoique en très-petite quantité. On en tire aussi en même-tems une huile extremement fétide. Le *caput-mortuum*, lorsqu'on verse de l'eau dessus, produit une effervescence pareille à celle de la chaux-vive, surtout quand il est nouvellement préparé. »

Voici d'autres expériences qu'il a faites avec les pierres d'*écrevisses* :

« J'ai dissous, dit-il, des pierres d'*écrevisses* dans de l'esprit de sel, lequel a laissé, lorsque j'en ai tiré la solution à la flamme d'une lampe, une substance terrestre. J'ai versé de l'eau commune sur le *caput-mortuum*, laquelle a excité une chaleur considérable, & donné des signes visibles d'ébullition & d'effervescence : mais je n'ai trouvé dans l'eau aucune marque de sel volatil. Enfin, j'ai une seconde fois versé de l'eau sur le *caput-mortuum*, après l'avoir retiré du vaisseau : mais il n'a point donné le moindre signe de chaleur. »

Il paroît par les expériences que M. Homberg a faites, qu'une once d'esprit de sel dissout trois dragmes de pierres d'*écrevisses* ; au lieu qu'une once d'esprit de nitre peut en dissoudre quatre dragmes, neuf grains. *Mém. de l'Acad. Roy. des Sciences*, 1700.

On voit par ce que nous venons de dire, que les pierres d'*écrevisses* sont du nombre de ces corps terrestres, qu'on appelle communément alcalis ou absorbans, qui sont dissous par les acides & qui ne donnent aucune marque de sel volatil, à moins que le feu n'y ait causé quelque changement. On déduit pour l'ordinaire le mouvement progressif apparent qu'on remarque dans les pierres d'*écrevisses* lorsqu'on les jette dans le vinaigre, ou qu'on les arrose de cette liqueur, de leur nature alcaline,

alcaline, à cause que les menstrues alcalins reçoivent & absorbent les acides. On trouve ces yeux ou pierres dans la plupart des boutiques. Elles sont fort communes dans la Bessarabie, la petite Tartarie, mais surtout dans les deserts de la Valachie, aux environs de la ville de Tegina ou Bender; comme aussi dans l'Ukraine Russienne, aux environs des fleuves Boristene & Tyra, & dans la Podolie où les rivieres sont en grand nombre. On les transporte de-là par la Pologne à Conningsberg, Dantzick & Breslaw.

Quelques imposteurs contrefont souvent les pierres d'*écrevisses* avec la terre dont on fait les pipes, & les vendent pour telles. Mais la fraude est aisée à découvrir; car outre qu'elles ne sont point laminées, comme il est facile de s'en convaincre par la calcination, elles sont encore plus pesantes que les naturelles. On trouve plusieurs autres méthodes pour distinguer les pierres d'*écrevisses* naturelles d'avec les factices dans les *Eph. N. C. D.* 3. *a.* 3. *o.* 147. 151. On peut aussi, comme nous l'apprenons des *Actes littéraires de Suede*, verser dessus quelque esprit acide minéral, tel que celui de nitre ou de sel commun. Si les pierres sont naturelles, il se fait sur le champ une effervescence, & la liqueur perd son acidité après qu'elle a cessé. Mais si elles sont factices ou faites avec de l'argile, il se fait à la vérité une petite ébullition: mais l'esprit conserve son acidité, & produit de nouveau une effervescence violente lorsqu'on y met de véritables pierres d'*écrevisses* en poudre. Valentini nous apprend, que cette expérience par les esprits acides est trompeuse, lorsque ces pierres sont préparées avec des coquillages. L'art & la fraude ont appris aux hommes à contrefaire si bien ces pierres, qu'il est presque impossible de distinguer celles qui sont naturelles de celles qui ne le sont point.

Voici encore une autre fourberie extremement préjudiciable à la santé.

On préfere les yeux d'*écrevisses* qui tirent sur la couleur d'azur aux autres, & on les vend à plus haut prix sous le nom d'yeux d'*écrevisses* en vie. Un habitant de Ratisbonne, avide de gain, donnoit cette couleur à des pierres contrefaites avec de l'émail, dans lequel il entre du cobalt, qui est un poison très-dangereux; car ayant donné une dose de la poudre de ces pierres factices à une femme, elle lui causa la mort dans l'espace de trente heures. *Buchneri Miscellanea.* Je ne déciderai point si les pierres d'*écrevisses* sont un remede assez important pour qu'un Medecin prenne la peine de s'embarrasser si elles sont véritables ou non.

Leur usage dans les dentifrices n'est point aussi utile qu'on le croit communément, puisqu'une pareille poudre ne produit pas plus d'effet par la dureté de ses parties que les autres substances. Tralles, *de Remediis terreis*, nous apprend que Sachs, dans sa *Gammarologia*, leur attribue des vertus extraordinaires & même incroyables, & paroît surpris, que les Medecins qui ont lu cet Ouvrage ne tentent pas la cure de certaines maladies par les pierres d'*écrevisses* seules, sans user d'autres remedes. Le célebre Hoffman nous dit, « que la poudre « des pierres d'*écrevisses* seule, préparée avec des co« ques d'œufs, & mêlée avec une quatrieme partie de « nitre, est un remede d'une telle efficacité, qu'il n'en « faut qu'une dragme pour produire de très-bons effets « dans presque toutes les maladies aiguës & chroni« ques, surtout lorsqu'elles sont accompagnées d'une « chaleur immodérée. Cette poudre est d'un très« grand usage pour absorber l'acide des premieres voies « dans les affections hypocondriaques & scorbutiques, « & pour appaiser la chaleur dans toutes sortes de fie« vres. Elle est encore d'une utilité singuliere dans les « cas où la transpiration est nécessaire. Etant donnée « avec du vinaigre distilé, elle opere avec beaucoup « plus d'efficacité, puisqu'elle résout puissamment les « humeurs coagulées, excite l'urine & la transpiration. « On l'emploie avec beaucoup de succès dans toutes « les fievres, dans la peste & autres maladies aiguës, « dans la pleurésie, la péripneumonie, & dans toutes « sortes d'inflammations. » Quelques-uns assurent que les pierres d'*écrevisses* possedent les mêmes vertus que le bézoard, & les croyent fort utiles dans un grand nombre de maladies. Rien ne prouve mieux la persuasion dans laquelle les Medecins ont été de leur efficacité dans plusieurs cas, que le grand nombre de recettes dont les Pharmacopées sont remplies, & dans lesquelles on les fait entrer, à moins qu'on ne veuille dire qu'on n'en a usé de même que pour augmenter le nombre des ingrédiens qui les composent, ce qui n'est pas vraissemblable. On attribue donc aux pierres d'*écrevisses* la vertu de corriger l'acidité, d'appaiser la chaleur du sang dans toutes sortes de fievres, d'exciter la transpiration, & de provoquer l'urine au point de guérir l'hydropisie par une évacuation abondante d'urine. Mais Tralles avance avec quelque espece de raison, « qu'on a souvent vanté des remedes de nulle « utilité, à l'imitation de quelques autres qui leur « avoient donné de grands éloges sans aucun fonde« ment, au grand préjudice de l'art; puisqu'une pa« reille conduite est une source d'erreur, non-seule« ment pour ceux qui commencent, mais encore pour « ceux qui sont les plus versés dans la pratique. » Afin donc de garder un juste milieu, & ne point attribuer des vertus imaginaires à ce remede, ni détruire celles qu'il a, nous conviendrons qu'il agit seulement en qualité d'absorbant dans les premieres voies, en absorbant & en surmontant par conséquent l'acide, ou en corrigeant son acrimonie. Ces pierres étant lévigées en poudre subtile, ce que l'on appelle *préparées* dans les boutiques; on peut les donner en telle dose qu'on voudra, pourvu que l'estomac puisse la supporter; car elles ne peuvent l'offenser que par leur poids. Elles sont donc un excellent remede non-seulement pour détruire, mais encore pour prévenir les maladies qui naissent de l'acide des premieres voies. C'est pour cela que Portius dans son Traité *de Militis in castris sanitate tuenda*, recommande aux soldats comme un préservatif contre la diarrhée & la dyssenterie, une dragme de pierres d'*écrevisses* en poudre. Elles n'agissent point par leur vertu absorbante sur la masse du sang, & elles ne doivent point en effet le faire: mais lorsqu'elles viennent à se mêler avec un acide, soit dedans ou dehors le corps, par une suite d'une propriété commune à toutes les autres substances absorbantes ou alcalines, elles se transforment en une espece de sel neutre ou moyen. Elles peuvent donc par accident, en conséquence de l'acide qu'elles ont absorbé, agir en qualité d'apéritif ou de résolutif; c'est-à-dire, exciter la transpiration ou une évacuation d'urine, & devenir par-là utiles dans plusieurs maladies où les absorbans ne paroissent aucunement nécessaires, à cause du sel neutre dont elles ont pris la nature. C'est ce dont Tralles convient *cap.* 8. On voit par ce qu'on vient de dire, en quel sens on peut attribuer plusieurs vertus à la fois aux pierres d'*écrevisses*; & pourquoi, suivant Etmuller, une dragme de ces pierres peut passer pour un excellent prophylactique ou préservatif pour les grands buveurs, & ceux qui sont sujets aux maladies arthritiques ou néphrétiques; car elle corrige & surmonte l'acide du vin, & prévient par-là ses mauvais effets. Il faut cependant prendre garde de tomber dans l'erreur de ceux qui avancent que les pierres d'*écrevisses* sont efficaces dans certaines maladies particulieres, parce que l'acide en est la cause immédiate; car le sisteme de pathologie fondé sur les acides a peine à soutenir un rigoureux examen, & l'action des absorbans tels que ceux-ci ne peut se transmettre jusqu'aux vaisseaux sanguins, ni aux parties les plus éloignées du corps. Helmont lui-même qui regarde l'acide comme la cause d'un grand nombre de maladies, est fort éloigné de croire que l'énergie des pierres d'*écrevisses*, en qui il admet des vertus diurétiques, puisse s'étendre jusqu'au siége de la maladie. « Il s'en faut de beaucoup, dit-il, qu'elles

« aient cette propriété, & je ne leur en connois point « d'autre que celle de détruire la qualité acescente des « liqueurs que nous buvons, laquelle suffit, en quelque petite quantité qu'elle se mêle avec l'urine, pour « produire des stranguries, des dysuries & d'autres « douleurs ardentes, occasionnées ordinairement par « le calcul. » Si l'on ne se livre point aux hypotheses, le plus souvent fausses, qu'on a quelquefois imaginées pour expliquer les causes des maladies, on se gardera bien d'admettre les louanges outrées que plusieurs Auteurs ont données aux pierres d'*écrevisses*; par exemple, qu'elles corrigent l'acide des plaies & des ulceres, ce qui les a fait mettre au rang des traumatiques, & employer dans le *Pulvis conglutinans Cnoefelii*, avec la dépouille de serpent, ou les vers de terre. Etmuller, *Vol. I.* De même, si nous faisons un bon usage de notre raison, nous n'entreprendrons point des préparations laborieuses des pierres d'*écrevisses* pour les ulceres & les plaies; car quand même elles satisferoient à notre intention au moyen des autres ingrédiens qu'on employe avec elles, cela n'empêcheroit pas qu'on ne pût les préparer d'une maniere plus aisée. C'est ce dont nous avons un exemple dans l'*Essentia oculorum cancri in Boetii de Boot Ganmarum & Lapidum historiâ, Lib. II. cap.* 176. Helmont assure, il est vrai, que l'on peut tirer des pierres d'*écrevisses* un excellent remede diurétique, vulnéraire & fébrifuge, pourvu qu'on les convertisse en la forme de lait qu'elles avoient auparavant. Mais nous ne pouvons rien dire de ce remede, puisque nous ignorons qu'on l'ait jamais employé, ou qu'on puisse le faire. M. Homberg a fait voir par plusieurs expériences qu'il faut une plus grande quantité de pierres d'*écrevisses*, que de corail, de perles, de nacre de perle, de bezoard oriental & occidental, de calcul humain, d'écailles d'huîtres, de corne de cerf calcinée, de chaux vive & éteinte, pour absorber la même quantité d'esprit de nitre & d'esprit de sel. D'où il suit que les pierres d'*écrevisses* sont moins propres à obsorber un acide, que les substances dont nous venons de parler. Ce que l'on appelle *Oculi cancrorum praparati*, n'est autre chose que des pierres d'*écrevisses* pulvérisées & lévigées sur un porphyre avec de l'eau commune ou quelque eau distilée, telle que celle de roses ou de baume, & réduites en forme de trochisque. On emploie ces derniers dans les mêmes cas que les pierres d'*écrevisses*.

On prépare le *pulvis absorbens citratus D. Sthalii*, dont il est parlé dans le *Dispensatorium Borusso-Brandeburgicum*, de la maniere suivante.

Prenez telle quantité qu'il vous plaira de pierres d'*écrevisses*; versez dessus autant de suc de limon récent qu'il en faut pour les soûler. Mettez-les dans un pot de terre ou de verre pour en faire évaporer l'humidité à petit feu, en les remuant avec une spatule de bois. Triturez-les ensuite, & passez-les par un tamis de fil.

L'acide que l'on mêle avec l'alcali dans cette préparation, nous fait voir pourquoi quelques Medecins en donnent un scrupule dans les fievres continues & inflammatoires, en qualité de résolutif.

On appelle encore cette poudre *Lapides cancrorum, acido citri saturati. Schutz. Pral.* Le *pulvis absorbens nitratus D. Sthalii*, que l'on trouve dans le même Dispensaire est composé de parties égales de pierres d'*écrevisses* préparées, de coquilles de poisson préparées & de nitre dépuré.

On prépare le *pulvis absorbens D. Sthalii* dont il est parlé dans le même Ouvrage de la maniere suivante:

Prenez *tartre grossierement pilé, deux onces,*
pierres d'écrevisses préparées, deux onces,

Faites-les bouillir dans une quantité suffisante d'eau commune, & faites évaporer toute l'humidité.

Elle a les mêmes vertus que le *pulvis absorbens citratus.*

Voici la préparation de celle dont parle le Docteur Wedelius dans son *Opiologia*, sous le nom de *Pulvis absorbens.*

Prenez *vitriol de mars, six grains,*
coquilles préparées,
pierres d'écrevisses préparées,
corail,
antimoine diaphorétique,
cinnabre naturel,
} *de chacun demi-scrupule, ou depuis* 15 *jusqu'à vingt grains.*
laudanum solide, un grain,
huile de clous de girofle, une goutte.

Faites-en une poudre, pour six doses, que l'on prendra dans de l'eau de cannelle, de baume, ou telle autre eau spiritueuse, ou dans des véhicules domestiques, comme du vin ou de la biere. On peut réitérer la dose toutes les heures, ou moins souvent, suivant que les circonstances l'exigeront.

Wedelius, qui est l'inventeur de ce remede, le vante extrement dans les maladies hypocondriaques & hystériques, dans les syncopes & les palpitations de cœur. La solution des yeux d'*écrevisses* (*solutio oculorum cancrorum*) se fait dans du vinaigre distilé, que l'on filtre ensuite à travers un papier. On peut préparer ce remede sur le champ dans le besoin. Cette solution étant évaporée jusqu'à siccité, on donne à ce qui reste le nom de sel de pierres d'*écrevisses*, qui n'est autre chose que l'acide du vinaigre qui a resté dans la poudre. Ce remede n'est plus d'usage aujourd'hui. Lorsqu'on ajoute à la solution précédente, après l'avoir filtrée, de l'huile de tartre par défaillance, il se précipite une poudre extrement blanche, qui étant édulcorée & desséchée, est le magistere de pierres d'*écrevisses*. Ce n'est que la poudre de ces mêmes pierres dépouillée de l'acide qu'on avoit versé dessus, & que l'on pouvoit également préparer sans que la solution fût nécessaire.

Les écailles, surtout les pattes d'*écrevisses*, sont de même nature, & servent au même usage que leurs pierres. Ces écailles pulvérisées & mêlées avec de l'huile de roses, sont estimées bonnes pour la gratelle des enfans. On employe ce remede dans cette maladie, dans la persuasion où l'on est qu'elle est causée par un acide; & en effet cela est souvent vrai: mais je ne voudrois pas assurer que cet onguent répercussif contribue à la cure de cette maladie. On employe principalement en Medecine les pattes noires appellées *chelæ cancrorum.* On les prépare de la même maniere que les pierres. Le *pulvis è chelis cancrorum compositus*, que l'on appelle aussi *pulvis bezoardicus Anglicus, & pulvis Gasconii*, poudre de Gascogne, poudre de la Comtesse de Kent, est préparée comme il suit dans le Dispensaire de Londres.

Prenez *perles préparées,*
pierres d'écrevisses,
corail rouge,
ambre très-blanc,
corne de cerf calcinée,
bezoard oriental,
} *de chacun une once,*
poudre des pattes noires d'écrevisses, une quantité égale à la somme des précédentes.

Pilez & mêlez ces drogues, & faites-en des petites boules avec la solution de gomme Arabique.

La Pharmacopée de Paris a retenu le même nombre de drogues; mais changé leur proportion, & substitué à la gomme Arabique, la gelée de vipere. Les ingrédiens sont les mêmes dans la Pharmacopée d'Edimbourg, mais leur proportion est également changée, & on les conserve en poudre. Celle de Leyde les conserve aussi en poudre: mais elle a trouvé à propos d'ajouter aux drogues précédentes la racine de contrayerva, les trochisques de vipere, & l'or en feuille. Le Dispensaire de Brandebourg en a retranché les trochisques de vipere & l'or en feuille, & ajouté aux autres ingrédiens la terre de Lemnos, l'antimoine diaphorétique, l'ambre-gris & le safran, dont on fait des petites boules avec la gelée de vipere. Lemery dans sa Pharmacopée, substitue à la terre de Lemnos, à l'antimoine diaphorétique & à l'ambre-gris, la contrayerva ou bistorte de Virginie.

Dans la *Pharmacopœia Bateana*, les especes sont les mêmes que dans le Dispensaire de Londres, excepté qu'on y employe le bezoard occidental, au lieu de l'oriental. On y ajoute encore la racine de contrayerva, le corail blanc, le crystal, la terre de Lemnos, l'antimoine diaphorétique, l'ambre-gris, le musc & le safran, que l'on réduit en petites boules avec la gelée de vipere sous le nom de *pulvis Cantianus*. Lorsqu'on y employe la cochenille, la préparation est appellée *pulvis Cantianus ruber*, & *pulvis Cantianus niger*, lorsqu'on y fait entrer les cendres de crapauds. Les premieres compositions sont plus simples que la derniere, qui conserve les ingrédiens de l'autre, quoique dans des proportions différentes, & en employe des nouveaux. Comme il est aisé d'ajouter aux choses déja inventées, il est arrivé qu'on a fait dans la suite plusieurs changemens à la premiere recette simple de l'Inventeur. Un Gascon ayant apporté le premier cette poudre en Angleterre, y fit un profit considérable. On rapporte dans le Dispensaire de Brandebourg, qu'il la vendit trois cens livres sterlings à l'Evêque de Worcester. George Starkey assure qu'elle perdit beaucoup de sa réputation, après qu'elle eut été rendue publique, & il observe que la même chose est arrivée à plusieurs autres remedes. Dans ces sortes d'occasions la crédulité des hommes trouve dans les remedes des vertus que la nature leur a refusées, ou du moins données dans une petite étendue. La dose de ce remede est depuis demi-scrupule jusqu'à demi-dragme. Schulzius dans ses *Prælectiones*, vante extremement l'efficacité de ce remede dans les maladies aiguës, exanthémateuses & malignes, & dans la peste même. Le Docteur Slare dans ses Observations sur les pierres de bezoard, examinant les divers ingrédiens qui entrent dans la composition de Londres, pense que le bezoard, l'ambre & la corne de cerf, sont superflues dans un remede destiné à corriger les acides. Il est encore du sentiment que les quatre autres poudres ne sont pont préférables aux autres poudres testacées. Il préfere pour cette raison la craie, avec le sel d'absinthe, à cette composition couteuse; car la premiere est un absorbant, & le second un alcali propre pour corriger les acides, doué d'une qualité diaphorétique & diurétique.

Suivant Etmuller, Deodatus recommande demi-scrupule ou un scrupule de poudre d'yeux d'*écrevisses*, comme un excellent purgatif.

Il est bon de remarquer que les *écrevisses* ordinaires ne sont point les mêmes que celles de riviere, dont Galien parle dans sa fameuse recette pour la morsure d'un chien enragé, car ces dernieres sont une espece d'*écrevisses* d'eau douce que l'on ne trouve que dans les rivieres de Grece, de Crete & de Sicile.

CANCER, καρκῖνος. Il paroît par plusieurs passages de Celse, que les Auteurs Latins entendent par le mot *cancer* ce que les Grecs appellent *gangrene* ou *sphacele*. La maladie à qui nous donnons aujourd'hui le nom de *cancer*, est la même que ce que les Grecs & les Romains appellerent *carcinoma*. Voyez ce dernier mot.

CANCHRYS, CANCHRY. Le même que *Cachrys*, *Cachry*. Voyez ces mots.

CANCINPERICON, *fiente de cheval chaude*. RULAND.

CANCRENA. Mot que Paracelse emploie communément pour celui de *gangræna*.

CANDELA, *Chandelle*, *bougie*, λύχνος, κηρὸς. La *chandelle* a ses usages dans la Medecine, & on la met au nombre des instrumens de Chirurgie. Scultet dans son *Armamentarium Chirurgicum*, *Edit. Hagæ-Comitum*, 1656. *Tab.* 13. *Fig.* 9. 10. donne la figure de deux *chandelles* faites avec un gros fil en double & de la cire blanche, mêlée avec un peu de térébenthine, pour qu'elles soient moins sujettes à se rompre. On les frotte avec de l'huile d'amandes douces pour les introduire dans le conduit urinaire dans le cas d'une ischurie, occasionnée par l'obstruction de ce canal. Une de ces *chandelles* paroît coupée à son sommet, pour avertir le Chirurgien de couper avec les ciseaux l'extrémité de la *chandelle* avant de l'introduire, de peur qu'en la retirant elle ne laisse le morceau de cire dans laquelle la méche ne passe point, dans la partie & qu'elle n'augmente par-là l'ischurie. Il y a encore une *chandelle* utérine, qui est une espece de pessaire, & des *chandelles* de cire dont on se sert dans l'opération des ventouses. Schroder, *Pharmacop Lib. II. cap.* 86. nous donne les préparations des *candelæ fumales*, ou *chandelles* pour les fumigations, que l'on appelle aussi *baculi*, à cause de leur figure. Elles sont composées de poudres odoriférantes paîtries avec le mucilage de gomme adraganth, de storax & autres drogues semblables. On les allume dans les tems de peste ou pour purifier l'air dans certaines occasions. On les appelle aussi *Aves Cypriæ*. Voy. ce mot.

Le mot Latin *candela* répond à ce que nous appellons *chandelle*. C'est un corps de figure ronde, cylindrique ou conique, formé le plus souvent de suif, & quelquefois de cire & d'une méche qui va d'un bout à l'autre, que les Grecs appellent ἐλλύχνιον. *Basilius Faber* dans son *Thesaurus Eruditionis Scholasticæ*, & Saumaise dans ses *Exercitationes Plinianæ*, nous apprennent que les anciens faisoient leurs *chandelles* avec de la moelle, (*medulla*) de jonc, qu'ils trempoient dans de la cire liquide. Les meches sont aujourd'hui pour l'ordinaire de lin, ou de coton retors. Ceux qui consultent leur commodité ou qui ont à cœur la conservation de leur santé, n'ont pas moins d'égard à la flamme des *chandelles*, qu'à la fumée ou vapeur qui en sort. La flamme ne doit point vaciller, parce qu'elle est dans ce cas nuisible à la vue & insuffisante pour illuminer comme il faut les objets. Ce défaut vient généralement de la mauvaise qualité de la meche, de sa trop grande humidité, ou de ce qu'elle n'est pas assez retorte. La qualité des vapeurs dépend de la matiere dans laquelle on a trempé la meche & qui sert de nourriture à la flamme. La cire qui est mêlée avec plusieurs substances étrangeres, doit nécessairement lorsqu'elle brûle, communiquer à l'air certaines qualités, non-seulement désagréables à l'odorat, mais encore nuisibles à la santé. Le verd-de-gris & les autres substances que l'on mêle quelquefois avec la cire pour lui donner une couleur agréable, ne peuvent manquer de produire de très-mauvais effets. Il n'y a point de Medecin qui ne sache que l'air peut être imprégné de vertus médicinales, qui ont une influence considérable sur le corps humain, & souillé par des *effluvia* ou exhalaisons, capables de nuire à la santé & de causer la mort. Un Medecin qui traite un malade d'un tempérament foible & délicat, doit donc faire ensorte qu'on éloigne de lui les *chandelles* dont la fumée est capable de lui nuire. On fait par plusieurs expériences que la fumée qui s'éleve des *chandelles* de cire blanche, a causé à bien des personnes des maux de tête & offensé leurs poumons. Les *chandelles* faites avec du vieux suif ou mêlées avec différentes substances, affoiblissent & détruisent considérablement la santé par les fumées & les vapeurs qu'elles laissent échapper. Celles de suif de bœuf ont une odeur beaucoup plus désagréable que celles qui sont faites avec du suif de mouton ou de brebis. On a même remarqué qu'elles n'ont jamais une plus mauvaise odeur, que lorsqu'on y emploie de la graiſſe de cochon. De-là vient qu'il eſt ordonné en France aux Chandeliers de n'employer d'autre ſuif dans leurs *chandelles*, que celui de bœuf, de mouton & de brebis, ſans le moindre mélange de graiſſe de porc. Savary, *Dictionnaire univerſel de Commerce*. Rammazini conſeille aux gens d'étude de ne ſe ſervir de *chandelle* que le moins qu'ils pourront, & ſi leurs moyens ne leurs permettent pas de brûler de la cire, de travailler à la lumiere d'une lampe, comme le faiſoient les Savans de l'antiquité. Fortunatus Plempius rapporte après Pline, que les vapeurs qui s'élevent d'une *chandelle* de ſuif & d'une lampe éteinte, ſuffiſent pour cauſer l'avortement. Il eſt parlé dans les *Eph. N. C. D. 2. a. 9. o.* 205. d'un homme qui s'étant endormi ſans avoir eu ſoin de bien éteindre ſa *chandelle*, fut attaqué de convulſions & d'une difficulté de reſpirer qui lui cauſa la mort. Valentinus dans ſes *Pandectæ Medico-Legales*, *Tom. I.* rapporte l'hiſtoire d'un cas tout-à-fait pareil au précédent; & Hoffman dans ſa *Medecine raiſonnée*, n'héſite point à mettre la fumée d'une *chandelle* mal éteinte au nombre des poiſons. On trouve dans les *Acta Medica & Philoſophica Hafnienſia*, *Vol. V. Obſ.* 86. une preuve ſuffiſante de la qualité nuiſible des exhalaiſons du ſuif dans l'accident arrivé à une femme qui travaillant la nuit dans un petit appartement à des *chandelles* de ſuif dont elle faiſoit commerce, fut ſaiſie d'un mal de tête violent, d'un vertige, d'une inflammation aux yeux, & enfin d'un aſthme dangereux; Olaus Borrichius la guérit cependant en la faiſant vomir d'abord & en lui donnant enſuite des eaux pectorales avec de l'oxymel ſcillitique; par le moyen duquel, pour me ſervir de ſon expreſſion, il crut avoir mis l'ennemi en déroute. Mais après avoir abandonné l'uſage de ces remedes, elle fut ſaiſie d'une orthopnée dont elle guérit de nouveau par le même moyen. Cette circonſtance a porté Borrichius à conſeiller à ceux qui travaillent à la *chandelle*, de le faire dans des lieux vaſtes & expoſés à l'air. Je laiſſe à d'autres à décider s'il ne ſeroit pas du devoir des Magiſtrats qui veillent à la Police, d'aſſigner à ces ſortes d'Ouvriers un lieu éloigné de la ville, pour empêcher que les vapeurs qui s'élevent de leurs boutiques, ne ſouillent & corrompent l'air des rues où ils logent. Ce n'eſt point ici le lieu de parler des *chandelles* faites de façon à durer un tems extraordinaire, pour répandre une odeur agréable, ou pour réſiſter au vent & à la pluie ſans s'éteindre. Je renvoye ceux qui ſont curieux de ces ſortes de choſes, à *Petrus Moria Caneporius, de Atramentis*, & au *Dictionnaire œconomique de Chomel*, au mot *Chandelle*.

Examinons plutôt les *chandelles* dont on ſe ſert pour les uſages de la Medecine.

La *candela fumalis* ou *candela pro ſuffitu odorata*, que l'on appelle encore *tæda & avicula Cypria*, eſt une maſſe de figure oblongue, compoſée de poudres odoriférantes mêlées avec une troiſieme partie ou plus de charbon de ſaule ou de tilleul, & réduites en une conſiſtance convenable avec du mucilage de gomme adraganth, du labdanum ou de la térébenthine. On peut auſſi préparer cette eſpece de *chandelle* avec des ſubſtances réſineuſes mêlées avec des balſamiques. On s'en ſert pour répandre une fumée ou odeur agréable, ſans aucune flamme, pour corriger l'air, fortifier le cerveau & réveiller les eſprits. Les *chandelles* ſont encore appellées à cauſe de leur forme, *bacilli* & *maſſæ ad fornacem*, à cauſe qu'on les applique pour l'ordinaire contre une cheminée où il y a du feu, pour exciter l'odeur que l'on veut qu'elles exhalent. Mais on doit prendre garde qu'il n'entre dans leur compoſition, ni bois, ni fleurs, ni racines, ni feuilles, ni écorces, parce que la plupart de ces ſortes de ſubſtances répandent, lorſqu'on les met ſur le feu, une odeur d'empyreume fort déſagréable. Les poudres qu'on y emploie doivent être choiſies ſuivant l'intention du Medecin, la maladie ou le tempérament du malade pour l'uſage duquel on les deſtine. On en peut voir des exemples dans la *Cyſta Medica Hafnienſis* de Thomas Bartholin, ſous l'Article *Trochiſci odorati*. On les prépare rarement ſur le champ, mais on les garde pour le beſoin dans les boutiques.

On prépare les *candelæ fumales Francofurtenſium*, de la Pharmacopée de Schroder, de la maniere ſuivante.

Prenez *benjoin, ſeize onces,*
bois d'aloès,
de roſes,
ſandal citrin,
labdanum, } *de chacun quatre onces.*
oliban,
maſtic,
cloux de girofles, } *de chacun trois onces.*
ſucre blanc, deux livres,
charbon de tilleul, quatre livres & demie.

Pulvériſez ces drogues & faites-en des *chandelles* de telle figure qu'il vous plaira, avec du mucilage de gomme adraganth fait avec l'eau roſe, de marjolaine & d'écorce d'orange, avec quelque peu de ſtorax liquide & de térébenthine.

On trouve la même compoſition dans le Diſpenſaire de Ratisbonne.

Les *candelæ fumales* de la Pharmacopée de Strasbourg, qui ſont appellées *candelæ pro ſuffitu ſecundo*, ſe préparent comme il ſuit.

Prenez *ſtorax calamita,*
charbon de tilleul, } *de chacun deux onces.*
benjoin, une once,
cloux de girofles, demi-once,
labdanum, ſix dragmes.

Donnez-leur la forme convenable avec de la térébenthine de Chypre, & du mucilage de gomme adraganth fait avec l'eau-roſe.

Les *candelæ pro ſuffitu* du Diſpenſaire de Copenhague que le Diſpenſaire d'Ausbourg appelle *candelæ primæ*, contiennent un plus grand nombre de drogues que les précédentes. Mais celles qui ſont appellées *candelæ odoriferæ* dans la Pharmacopée d'Anvers. different de toutes les autres, en ce qu'il y entre du muſc & du camphre.

On peut ajouter à celles-là les *candelæ contra ſubitanea* que Ludovic a inſérées dans ſa Pharmacopée, d'autres les *Collectanea Wurtemburgenſia euphoriſta*, & qu'il prépare de la maniere ſuivante.

Prenez *encens mâle, une once & demie,*
encens femelle, deux onces,
ambre blanc & jaune, de chacun une once,
camphre, demi-once,
maſtic, deux dragmes,
myrrhe rouge, une once,
benjoin,
angélique,
pimprenelle, } *de chacun demi-once.*
rapure de corne de cerf, une once & demie,
cire, deux livres.

Pilez ce qui doit l'être, & mêlez-le avec la cire fondue pour en faire des *chandelles* d'une forme ordinaire avec une meche compoſée de trois fils de chanvre, de ſoye, ou de trois fils dorés ou argentés, entrelacés enſemble. On pourra les orner, ſi l'on veut, avec quelques petits morceaux de corail rouge, de nacre de perles ou avec les coquillages appellés *entaglia* & *dentalia* que l'on fichera dans leur ſurface.

CANDELARIA ou **CANDELA REGIA**, sont des noms que l'on donne au bouillon. Voyez *Verbascum*.

CANDIDUS, **CANDOR**. Le même qu'*Albus*, *Albedo*. On s'en sert souvent dans un sens métaphorique pour signifier, sincérité, franchise, candeur, bonne-foi. Voyez *Albedo*.

CANDIDARE, dans le *Theat. Chym. Vol. V.* est appellé la quatrieme puissance que l'on attribue au Soleil. Castelli

CANDISATIO. L'art de confire avec le sucre. Voyez *Saccharum*.

CANDON *Purchasii*, Jonst. Dendrol. *Arbor Maldivensis*, c'est un arbre fort approchant du liége, & de la hauteur du noyer, son tronc est spongieux & plus léger que le liége, son écorce blanchâtre, & il ne porte point de fruit; on fait des planches de son bois, & on l'emploie pour le chauffage. On peut aussi par son moyen tirer du fond de la mer un corps d'un millier de livres pesant, en y attachant une corde que l'on passe ensuite à travers une ou plusieurs pieces de ce bois, suivant qu'on le juge nécessaire. Raii, *Hist. Plant.*

CANDUM, ou plutôt **CANTHUM**, *sucre Candi*. Blancard, voyez *Saccharum*.

CANELA, *Fuchsius* prétend que c'est le nom que Myrepse & quelques Auteurs Grecs modernes, *Averroes* & le reste des Auteurs Arabes donnent à ce que nous appellons *Canelle*, ou plutôt *casia*. Myrepse.

CANELLA, *Canelle*. Voyez *Cinnamomum*. Blancard.

CANELLA ALBA, Parkinson. Theat 1581. Raii Hist. II. 1802. *Canella alba quorundam*, J. B. 1. 461. *Cinnamomum sive canella tubis minoribus alba*, C. B. Pin. 409. *Cassia lignea Jamaicensis, cortice acri candicante*, Pluk. Phytog. 81. *Cassia lignea laurifolia Americana, cortice albo, valdè acri & aromatico*, Pluk. Almag. 89. Tab. 81. *Arbor baccifera laurifolia aromatica, fructu viridi calyculato racemoso*, Philosoph. Transact. n°. 192. p. 465. Cat. Jam. 165. Sloan. Hist. II. 87. Tab. 191. *Canella Cubana*, Jonf. Dendr. 165. *Arbor jucadice*, Nieremb. 294. *Arbor cujus cortex gingiber amulatur*, Laet. 24.

C'est ce qu'on appelle communément, quoiqu'à tort, *Cortex winteranus*, écorce de Winter. Le tronc de cet arbre est environ de la grosseur de la cuisse, d'environ vingt ou trente pieds de haut, & pousse plusieurs branches & plusieurs rejettons qui pendent en bas, & forment un aspect fort agréable; son écorce est composée de deux parties, une extérieure & l'autre intérieure; l'écorce extérieure est aussi mince qu'une petite piece de monnoie, de couleur de cendres, blanchâtre, ou grisâtre & parsemée çà & là de quelques taches plus claires, avec plusieurs petites crevasses à son intérieur qui la rendent inégale, d'un gout acre, aromatique, piquant & brûlant. L'écorce intérieure est beaucoup plus épaisse que la canelle, lisse, plus blanche que celle de dehors, d'un gout plus aromatique, plus piquant, approchant de celui du girofle, plus seche que la canelle, & se brisant entre les dents, ses feuilles sortent des extrémités des rejettons sans ordre, elles sont portées sur des queues d'environ un pouce de long, elles ont chacune deux pouces de long sur un pouce de large, leur extrémité est large & arrondie, elles sont étroites vers leurs bases & vont toujours en s'élargissant jusques vers leurs extrémités, d'un verd jaunâtre, unies & luisantes, sans dentelures & approchantes de celles du *laurocerasus*, laurier-cerise. Les sommets des tiges sont chargés de bouquets de fleurs disposées à peu près en forme de parasol; elles sont attachées à un pédicule à l'extrémité duquel est un calyce composé de quelques petites feuilles; elles ont cinq petales couleur de pourpre ou d'écarlate, au milieu desquels est un gros pistil, il leur succede un fruit composé de plusieurs grains gros comme un pois, arrondis, verds, qui contiennent tous une chair mucilagineuse & d'un verd pâle, quatre semences noires, luisantes, inégales, approchantes des pepins de raisins. Toutes les parties de cet arbre, lorsqu'elles sont récentes ont un gout brûlant, aromatique & piquant, qui approche de celui du girofle & qui met la bouche en feu.

Il croît dans les vallées ou les bois de *Tavanna* sur la route qui va de *passage-fort* à la ville de Saint-*Jago-de-la-Vega*, dans la Jamaïque, à *Antigua* & autres Isles Caribbes.

L'écorce de cet arbre est ce dont on fait le plus d'usage dans les Colonies Angloises, situées entre les tropiques dans les Indes Occidentales & en Europe. On le dépouille de son écorce, & on la fait secher à l'ombre sans autre préparation.

Le menu peuple l'emploie dans les Indes Occidentales à la place des autres épiceries: elle est estimée propre pour consumer la trop grande humidité de l'estomac, pour faciliter la digestion & chasser les vents.

Elle passe dans ce pays aussi-bien qu'en Europe pour un remede excellent contre le scorbut, pour purifier & animer le sang. Les Droguistes & Apothicaires de Londres l'employent à cet usage sous le nom d'écorce, *cortex winteranus*, quoiqu'elle en differe tout-à-fait. On la donne dans les Indes Occidentales avec l'acier & autres remedes; mais elle fait plus de mal que de bien, lorsque le malade est d'un tempérament chaud, parce qu'elle ne fait que l'échauffer encore davantage.

Lorsqu'on mêle du *rum*, qui est un esprit vineux tiré du *molossus*, ou sucre de mauvaise espece que l'on fait fermenter avec l'eau, avec quelque peu de cette écorce, il perd en partie son odeur empyreumatique.

Cette écorce étant mêlée avec de l'eau, & distilée ensuite *per descensum*, donne une huile aromatique qui se précipite au fond de l'eau, comme celle de clous de girofle, pour laquelle on la vend après l'avoir mêlée avec quelques gouttes de cette derniere. *Pierre Martyn* en parle sous le nom de *cortex, cinnamomi saporem, gingiberis amaritudinem, & caryophylli suavem odorem præ se ferens*. *Nic. Monard* l'a décrite sous celui de *lignum aromaticum*: *Clusius* l'appelle *lignum, seu potius cortex aromaticus*; & je ne doute point qu'elle ne soit la même que la canelle blanche, ou *canella alba* dont il est parlé dans quelques Auteurs. *Linschoten* dans sa Description de l'Amérique qu'on a traduite en François, en parle sous le nom d'*arbre où les pigeons nichent*. Le Docteur *Traphan* l'appelle *Winteris Bark*, ou *West-Indian cinnamon tree*, écorce de Winter ou arbre des Indes Occidentales qui porte la canelle, *Hernandez & Ximenes*, *Caminga*.

On peut douter que ce soit l'*Ascopo*, d'*Havot*. *Phil. Transf. Abr. Vol. II. p.* 665. par M. *Hans Sloane*.

Cette écorce passe pour un spécifique contre le scorbut, & pour un excellent névritique, elle est bonne dans la paralysie & les convulsions, particulierement dans celles de l'estomac & des intestins. Miller *Bot. Off.*

CANEON, κάνεον, κανεῖον, κανοῦν, κανὸν, κανὴς, est un panier, suivant *Hesychius*. Κανεῖον dans *Hippocrate, Lib. I. & II.* περὶ γυναικ. signifie le couvercle d'un pot percé, à travers duquel on introduit par le moyen d'un roseau la vapeur du remede qu'il contient dans l'uterus.

CANICACEUS, πιτυρίνος, plein de son. Ce mot dérive de

CANICÆ, *son*, ou plutôt *farine*, où il reste du son, ainsi appellée de *canis* chien, parce qu'elle servoit à faire du pain pour les chiens. De-là *panis canicaceus*, pour désigner du pain où il y a beaucoup de son. Blancard.

CANICIDA, *Cynoctonum*, κυνοκτόνον. Le même qu'*Aconitum*.

CANICIDIUM. Terme dont se servent les Anatomistes pour exprimer la dissection d'un chien vivant. Castelli.

CANICULA, κυνίδιον, Diminutif de *canis*; la *canicule*: de-là

CANICULARIS, *Caniculaire* que l'on donne au tems pendant lequel la *canicule* se leve & se couche avec le soleil. Les jours *caniculaires* commencent le dix-neuvieme de Juillet & finissent le vingt-septieme d'Août. *Hippocrate* veut que l'on ne prenne aucun purgatif pendant ces jours. *Paracelse* assure que ces jours favorisent la génération des vers.

CANINA APPETENTIA. Voyez *Boulimos*.

CANINA BRASSICA. Voyez *Mercurialis*.

CANINI DENTES. Voyez *Dens*.

CANINA LINGUA. Voyel *Cynoglossum*.

CANINA MALUS. Voyez *Mandragora*.

CANINA RABIES. Voyez *Hydrophobia*.

CANINUS SENTIS. Voyez *Cynosbaton*.

CANINANA, *Jonst.* C'est un serpent de l'Amérique qui peut avoir un pié & demi ou deux piés de long, son dos est verdâtre & son ventre jaune. Il passe pour très-venimeux; il se laisse prendre & manier par les hommes sans leur faire aucun mal. Les naturels du pays le mangent après lui avoir coupé la tête & la queue; il contient beaucoup de sel volatil & d'huile.

Les Indiens s'en servent comme nous faisons de la vipere dans la supposition qu'il résiste au poison & qu'il chasse le venin du corps.

On le nomme *caninana* du mot Latin *canis*, chien, parce que ce serpent suit l'homme & se laisse toucher & manier comme le chien.

CANIRAM, H. M. *Malas Malabarica, fructu corticoso amaricante, semine plano compresso*, D. Syen.

C'est un grand arbre branchu, dont le tronc, qui est tout ce que deux hommes peuvent embrasser, est couvert de même que les plus grosses branches, d'une écorce cendrée, blanchâtre ou rougeâtre. Les petites branches sont d'un verd sale, pleines de nœuds & couvertes d'une écorce amere. Ses feuilles sortent de deux en deux de chaque nœud; elles sont d'une figure ronde, oblongue & extremement ameres. Des nœuds des petites branches sortent des fleurs disposées en parasol, composées de quatre, cinq ou six pétales, d'un verd d'eau, pointues, d'une odeur foible, mais assez agréable. Son fruit est une pomme ronde, lisse, de couleur d'or, dont la chair, quand elle est mûre, est blanche, mucilagineuse, & couverte d'une écorce épaisse & friable: cette chair, aussi-bien que la semence qu'elle contient, ont un gout très-amer, de même que toutes les parties de l'arbre. Il fleurit en Eté, & porte du fruit en Automne.

Sa racine prise en décoction ou en infusion, est cathartique, bonne pour les fievres pituiteuses, pour la colique, les tranchées & les cours de ventre. Sa décoction fournit une fomentation admirable pour la goute. Cette même décoction mêlée avec du lait de vache, est bonne pour le vertige & la mélancolie, lorsqu'on s'en lave la tête.

Son écorce pilée & paitrie avec de l'eau dans laquelle on a fait tremper du riz, arrête les dyssenteries bilieuses. Le suc exprimé des feuilles, pris dans une décoction, appaise les maux de tête: mais il produit l'effet du poison & cause la mort, lorsqu'on en boit une trop grande quantité. L'excrément de l'homme est le seul remede qu'on puisse y apporter. Il ne faut, à ce qu'on prétend, que manger une ou deux semences de ce fruit tous les jours pendant deux ans de suite, pour empêcher les mauvais effets de la morsure du serpent appellé *Cobra capella*, lorsqu'on vient à en être mordu après ce tems. Ray, *Hist.*

CANIRUBUS, comme qui diroit *Rubus Caninus*. Voy. *Cynos-batos.*

CANIS, *Chien*; animal très-connu que l'on distingue de la maniere suivante.

Canis, Offic. Schrod. 5. 274. Ind. Med. 26. Schw. Quad. 73. Aldrov. de Quad. Dig. 482. Jonf. de Quad. 122. Mer. Pin. 168. Charlt, Exer. 26. Raii Synop. A. 175. Gesn. de Quad. Digit. 213.

Le mot latin *canis*, & le mot grec κύων, répondent au françois, *chien*; & *catulus* ou *catellus*, à ce que nous appellons un petit *chien*. Comme la figure, la nature & la propriété de ces animaux sont trop connues pour avoir besoin de description, je ne m'arrêterai ici qu'aux différens usages qu'on en fait en Medecine. La chair de *chien* sert non-seulement d'aliment aux habitans de la Chine, elle passe encore pour un mets délicat chez plusieurs peuples de l'Asie, de l'Afrique & de l'Amérique. *Des Marchais, voyage en Guinée, Tom. II. & Journal des Savans.* On ne peut ignorer, pour peu que l'on soit versé dans la lecture d'Hippocrate, que les Grecs en faisoient usage; car dans son second Livre de la *Diete*, au chapitre où il parle de la chair des animaux, il dit, « que la chair de *chien* échauffe, desséche & rend plus fort, mais qu'elle ne se digere pas facilement; au lieu que celle de petits *chiens* humecte & passe sans peine. » Il nous apprend dans son Livre *de Morbo sacro*, que la chair de *chien* ne vaut rien pour les épileptiques, parce qu'elle cause des mouvemens violens dans les intestins. Dans son Traité *de Internis affectionibus*, il met la chair de *chien*, du lievre & des oiseaux au nombre des viandes les plus légeres & les plus faciles à digérer. Dans son Livre *de Superfœtatione*, il recommande la chair des petits *chiens* aux femmes, comme propre à faciliter la conception. Dans son Traité *de Internis affectionibus*, il ordonne le même aliment aux hydropiques, aussi-bien que dans l'hépatite, après que la crise est faite. Pline nous apprend dans le quatrieme chapitre de son vingt-neuvieme Livre, que les Romains usoient de la chair de petits *chiens* comme de tout autre aliment, & qu'ils l'employoient dans leurs sacrifices. Si l'on fait attention à la nature & au tempérament chaud du *chien*; & qu'il ne se nourrit pour l'ordinaire que de chair, on comprendra sans peine que la sienne doit fournir une nourriture plus forte & d'une nature beaucoup plus alcaline que celle des oiseaux & des animaux à quatre piés dont on use communément, si l'on en excepte ceux qui vivent de proie; & qu'elle est par conséquent très-propre pour échauffer ceux qui sont d'un tempérament froid & phlegmatique, & qui ont une grande quantité d'acide surabondant. Les Européens en général s'abstiennent de la chair de *chien*, à moins que la nécessité & l'amour de la vie, qui est naturel à tous les hommes, les obligent d'en faire usage. On applique quelquefois des petits *chiens* vivans sur la région du bas-ventre, pour appaiser les douleurs de la colique, dans les cas où l'on peut détruire la cause de la maladie au moyen d'une chaleur douce & bienfaisante. Bartholin nous apprend dans les *Acta Medica & Philosophica Hafniensia, Cent. 6. Hist.* 53. que lorsqu'on applique un *chien* sur le bas-ventre d'un homme qui a la colique, il n'a pas plutôt senti la chaleur du malade, qu'il vomit avec beaucoup de violence, & que la colique cesse aussi-tôt.

Borelli, *Cent.* 3. *Observ.* 28. assure que rien n'est plus efficace pour soulager un gouteux que de faire coucher des petits *chiens* avec lui, mais que ceux-ci contractent cette maladie au point de ne pouvoir plus marcher. Si ce que dit cet Auteur est fondé sur des faits réels, on peut en tirer de grandes lumieres pour la Medecine. « Quoique l'on ignore, dit-il, la cause de quelques maladies internes, aussi-bien que l'endroit où la maladie a établi son siége, & que nous soyons souvent dans le cas de souhaiter avec Momus, que l'homme ait une fenêtre par laquelle on pût découvrir la partie affectée, on peut cependant s'en instruire dans les autres animaux, & surtout dans les petits *chiens*. Après que ceux-ci ont couché pendant quinze jours avec un malade, & léché le reste de ses alimens, aussi-bien que ses crachats, ils contractent la même maladie; & lorsqu'on vient à les ouvrir, la partie de ces animaux qui est affectée, répond à celle du malade qui souffre de la même incommodité. Il n'est donc plus difficile, lorsque l'on a découvert le

« siége & la nature de la maladie, d'y appliquer les re-« medes convenables. »

Bartholin rapporte dans son *Hist. Anatom. Cent.* 3. *Hist.* 66. que Fludd, Medecin Anglois, trouva le secret de transplanter la goute d'un malade à un *chien* qui couchoit avec lui, & que cet animal fut sujet dans la suite à la maladie qui avoit auparavant affligé son maître.

J'ai été témoin d'un accident arrivé au mois de Décembre 1742. qui me persuade qu'un *chien* peut être affecté de la matiere gouteuse d'un homme. Un Gentilhomme qui étoit extremement tourmenté de cette maladie, prit un purgatif mercuriel, qui, ayant affecté les glandes salivaires, le fit quelque peu cracher. Un autre Gentilhomme de ses amis lui étant venu rendre visite, il fit enlever par son domestique un bassin destiné à recevoir sa salive, & cracha deux ou trois fois sur le plancher. Un petit épagneul qui étoit dans la chambre l'ayant léché, fut saisi en moins de demi-heure de convulsions violentes, dont il mourut au bout de dix heures. (*a*)

L'exemple que l'on trouve dans les *Ephemerides Germanicæ curiosæ, Vol. II. o.* 183. d'un *chien* qui prit la petite vérole, prouve que cet animal peut être attaqué de la maladie de ceux avec qui il couche. Mais comme un homme qui prend la maladie d'un autre ne le soulage point pour cela, il y a toute apparence qu'un malade ne reçoit du soulagement de la part d'un *chien* qu'on lui applique, que dans les cas où la chaleur de l'animal attaque la maladie en ouvrant les pores, en facilitant la transpiration, & en donnant issue à la matiere morbifique.

Dans les cas de cette nature, il est tout-à-fait possible qu'un *chien* soit attaqué de la maladie dont il a délivré celui avec qui il couche, parce qu'il a reçu dans son corps les exhalaisons morbifiques qui sortoient de celui du malade. Comme les *chiens* détergent, nettoyent & hâtent la consolidation des plaies qu'ils ont reçues en les léchant, on peut de même leur faire lécher celles d'un homme avec beaucoup de succès; & il peut arriver que l'animal en souffre, si la matiere qu'il a léchée reste dans son estomac, s'insinue dans les vaisseaux, & se mêle avec les fluides de son corps. C'est de quoi l'on trouve un exemple dans les *Ephemerides Germanicæ curiosæ*, 1.*a.* 4. *o.* 51. où l'on rapporte qu'un *chien* devint galeux pour avoir léché un scorbutique, qui fut entierement délivré par ce moyen de sa maladie.

Il n'y a pas long-tems qu'on a vu à Paris un homme que l'on appelloit le *Medecin de Chaudrai*, du lieu où il faisoit son séjour, qui, sans autre moyen que celui dont nous parlons, avoit trouvé le secret de guérir un grand nombre de plaies invétérées. *Colonne, Histoire Naturelle de l'Univers. Tome I.*

Le *chien* fournit après sa mort plusieurs choses utiles à l'homme : mais nous ne ferons mention que de celles qui sont les plus communes. Sa peau, par exemple, est estimée par quelques-uns un remede efficace pour appaiser les douleurs de la goute, lorsqu'on en couvre la jambe affectée. *Ephemerides Germanicæ curiosæ, D.* 3. *a.* 2. *o.* 35. Mais il faut, suivant Boecler, pour pouvoir la prévenir, qu'elle soit préparée avec quelque substance astringente, telle que la noix de galle ou l'alun. Les Tanneurs préparent les peaux avec des substances astringentes pour en resserrer les pores, & les rendre par-là plus épaisses. Lors donc que la peau de *chien* est assez épaisse pour résister au froid extérieur qui excite les douleurs de la goute, on peut la recommander à ceux qui craignent les attaques de cette maladie. On en fait des gans en Eté pour tenir la main fraîche & unie; car comme leur surface est extremement lisse, elle réfléchit les rayons du Soleil de même que les corps polis, & garantit les mains de la sueur. La graisse du *chien* est préférable à celle de tout autre animal, à cause de sa qualité pénétrante & vulnéraire. Quelques Auteurs veulent qu'on la donne dans du vinaigre étendue sur du pain, ou mêlée avec d'autres alimens, comme un excellent remede contre la phthisie & l'épilepsie. D'autres font rôtir un *chien*, & se servent de la graisse qu'il rend contre la phthisie avec beaucoup de succès. ETMULLER.

Elle est d'une utilité admirable dans les décoctions & potions vulnéraires, lorsqu'il s'agit de corriger l'acrimonie ou de remédier à la rigidité des parties. Mais il faut prendre garde qu'elle ne soit pas trop vieille, car elle ne manqueroit pas d'engendrer une acrimonie rance dans le corps. On peut la donner lorsqu'elle est fraîche, depuis un scrupule jusqu'à une dragme & demie. « Je connois, dit Konigius, des personnes qui « préparent en faisant bouillir des plantes névritiques « avec de la graisse de chien, un onguent anodyn ex-« cellent pour les douleurs des luxations des parties, « & pour les douleurs qui suivent l'accouchement, « mais il faut dans ce dernier cas y mêler du baume du « Pérou & l'huile distilée de canelle, de macis & de « mente. »

Forestus, *Obs. Med. Lib. X. Obs.* 85. *in Scholiis*, nous apprend qu'il s'est servi avec succès dans la paralysie du pié causée par la colique, après les ventouses & l'usage des bains préparés avec des substances émollientes, de la graisse de petits *chiens* noirs qu'il faisoit bouillir dans l'eau jusqu'à ce que leurs os se séparassent les uns des autres, & dont il recueilloit la graisse sur la superficie de l'eau après qu'elle étoit refroidie. Quelques Auteurs célebres ont avancé que le cerveau du *chien* appaise la manie lorsqu'on le mange, comme on le voit dans les *Ephemerides Germanicæ curiosæ, D.* 3. *a.* 4. *o.* 125. Quoique nous ne comprenions point comment le cerveau du *chien* peut avoir assez de vertu pour dissiper la cause de la manie, nous nous garderons bien de contredire ces Auteurs. Je croirois cependant que les effets que l'on attribue à ce remede, sont plutôt ceux des autres médicamens dont on use auparavant & en même tems, & qu'il n'agit qu'en qualité de désobstruant, en conséquence des aromates avec lesquels on le mêle. La crotte de *chien* est appellée *album canis*, *album græcum* & *cynocoprus*, du mot Grec qui signifie l'excrément de cet animal. Elle est beaucoup meilleure en été, quand le *chien* n'a été nourri qu'avec des os & qu'on ne l'a presque pas fait boire. On emploie ce remede intérieurement, non-seulement dans les décoctions vulnéraires, destinées à consolider les plaies, mais encore pour exciter la sueur, pour résoudre les grumeaux de sang, & détruire l'acide des premieres voies.

Voici ce que dit Etmuller de sa vertu anti-dysentérique & de ses autres qualités dans le volume II.

« La dose en est depuis demi-dragme jusqu'à deux, avec « un peu de sucre dans un véhicule, ou de lait de che-« vre simple, ou calybé : cette fiente, quoique fort « commune, est cependant un remede très-efficace « dans les dyssenteries & dans toutes les hémorrha-« gies, sans en excepter même celles dont on déséspe-« re. *Franciscus Joel, Praxis de Dysenteria, Forestus*, « *Obs. Med.* & *Mendererus, Medicina Militaris*, la « recommandent dans plusieurs occasions : & moi-mê-« me, dit ce dernier, par le moyen de cette fiente seu-« le, j'ai guéri une paysanne qui étoit affligée depuis « plus de quatre semaines d'une perte de sang. » On la recommande dans les gargarismes comme un spécifi-

(*a*) Il resteroit encore à décider si ces convulsions furent l'effet de l'action de la matiere gouteuse ou du mercure, dont la salive du malade étoit empreinte.

que dans la cure de l'esquinancie, & dans les inflammations des amygdales. Si l'on en croit Etmuller, « la fiente « de *chien* étoit en usage dans la Medecine au tems de « Galien. On la souffle quelquefois dans la gorge après « l'avoir pulvérisée : quelquefois on la mêle avec du « miel pour l'appliquer sur la partie affectée, d'autres « fois on en met dans les cataplasmes & dans les on- « guens destinés à discuter & à murir. Elle résout, mu- « rit & ouvre les abscès, & prépare une issue au pus ; « elle consolide les ulceres de la gorge, étant appli- « quée sur la partie affectée de la maniere qu'on a dit « ci-dessus. »

Voici la maniere dont on prépare le *Cataplasma Cynanchicum* dans le Dispensaire de Bates.

Prenez *album græcum, une once,*
conserve de roses rouges, deux onces,
sirop de méconium, une quantité suffisante.

Faites en un cataplasme que vous appliquerez sous le menton du malade d'une oreille à l'autre, après l'avoir auparavant saigné.

Andreas Elias Buchner, dans ses *Miscellanea Medico-Physico-Mathematica*, nous appprend que les fragmens d'os à demi pourris que l'on sépare de l'*album græcum* sont souvent un remede admirable pour le mal de dents. Dans la Pharmacopée de Paris l'*album græcum preparatum*, se fait en le faisant d'abord sécher, en le lévigeant ensuite sur le porphyre & en en formant des trochisques avec l'eau de tabouret. On comprendra sans peine, pour peu que l'on connoisse la nature chaude & active du *chien*, que ses excrémens sont plus chauds & plus secs que ceux de la plupart des autres animaux domestiques ; d'où il semble qu'ils agissent par une acrimonie irritante, corrosive, résolutive & apéritive. C'est de cettre acrimonie que dépendent les effets dont nous avons parlé ci-dessus, aussi bien que l'efficacité dont est la crotte de *chien* dans les hémorrhagies internes que les résolutifs guérissent souvent, en rétablissant la circulation du sang dont la stagnation occasionne des contractions spasmodiques & de violentes hémorrhagies. Je doute que ce remede soit aussi bon pour les dyssenteries qu'on le prétend, puisque personne n'a osé assurer jusqu'à présent que les substances acres soient utiles dans ces sortes de cas. Cependant lorsqu'on donne l'*album græcum* avec du sucre & du lait, auquel on peut substituer quelque huile ou graisse & du bouillon doux, il perd son acreté. Il devient même savoneux & abstergeant, étant donné en une dose modérée, & propre par conséquent à faciliter l'évacuation de la matiere acre qui irrite les intestins. Il peut même arriver qu'un remede huileux imprégné d'*album græcum* en levant les obstructions & rétablissant la circulation du sang, guérisse cette espece d'hémorrhagie qui arrive dans la dyssenterie. Mais je ne saurois convenir que l'*album græcum* convienne dans toutes sortes de dyssenteries, comme par exemple lorsque le sang est trop résous par le mélange de quelque matiere acre & putride, puisque dans ce cas le moindre irritant est nuisible. La qualité acre & corrosive de la fiente de *chien* est suffisamment attestée par ceux qui ont observé qu'elle brûle beaucoup plus vîte les souliers que celle des bestiaux. On peut comprendre par ce qu'on vient de dire, dans quelle vue certains Medecins employent l'*album græcum* dans les potions destinées à hâter l'éruption de la petite vérole, puisque toutes les substances acres & irritantes produisent cet effet. *Philos. Trans.* Je ne prétens point que ce remede soit propre dans tous les cas de cette nature : mon intention n'est que de montrer par quelle qualité ces excrémens hâtent l'éruption de cette maladie. De-là vient aussi que l'on se sert de la poudre d'*album græcum* pour déterger les ulceres qui sont devenus sordides par le mauvais usage des substances grasses. Un Soldat qui connoissoit la qualité résolutive de l'*album græcum*, n'employoit autre chose contre la fievre quarte qu'une cuillerée de cette matiere délayée dans du vin ou de l'eau-de-vie. *Ephemerides Germanicæ Curiosæ, Decad.* 2. *a.* 5. Je ne vois point la raison pour laquelle on recommande l'*album græcum* comme un spécifique dans l'esquinancie, à moins que ce ne soit à cause que les *chiens* sont fort sujets à cette maladie, ou parce que les malades tiennent la bouche ouverte & sortent leur langue, comme un *chien* qui est hors d'haleine. L'*oleum Catellorum* de la Pharmacopée de Paris, n'est autre chose que de l'huile d'olives dans laquelle on fait bouillir des petits *chiens* jusqu'à ce que leurs os soient désunis, & dans laquelle on met après l'avoir coulée, des sommités d'origan, de pouliot, de serpolet, de mille-pertuis & de marjolaine, & que l'on expose ensuite au soleil pendant quinze jours. Forestus, *Observ. Med. L. X. Observ.* 82. nous apprend que l'huile dans laquelle on fait bouillir des petits *chiens* produit souvent de très-bons effets dans la paralysie. Ce remede doit être employé à l'extérieur dans les cas où il est besoin de remédier à des contractions, à la trop grande rigidité des parties, ou de lever des obstructions. La Pharmacopée de Bruxelles & celle de Lemery, ordonnent de faire bouillir les petits *chiens* dans l'huile avec des vers de terre, & d'ajouter à la liqueur après qu'on l'a coulée, de la térébenthine pure & de l'esprit de vin pour rendre ce remede plus résolutif, plus corroboratif, plus nervin & plus propre à résoudre les tumeurs & à dissiper les rhumatismes. Il entre dans l'onguent de petits *chiens* de la Pharmacopée de Lemery, outre les vers de terre, des végétaux aromatiques & émolliens, que l'on fait bouillir dans des huiles douces & du vin d'Espagne jusqu'à consomption de l'humidité superflue ; après quoi on coule la liqueur & on y ajoute une quantité convenable de moelle de cerf & de graisse de chevre.

On emploie ce remede à l'extérieur en qualité de résolutif, & dans les cas où il est besoin de fortifier les nerfs. Le *balsamum catuli compositus* de la Pharmacopée de Schroder, se fait en étouffant des petits *chiens* vivans dans du vin blanc, & en les faisant bouillir jusqu'à consistance de baume avec des plantes pénétrantes des huiles & des résines ; ce remede est bon pour les contractions des membres, la sciatique & la goute.

CANIS CARCHARIAS, Offic. Charlt. Pis. 7. Aldrov. de Pisc. 383. Bellon. de Aquat. 60. *Canis carcharias seu lamia*, Gesn. de Aquat. 173. Raii Icht. 47. Ejusd. Synop. Pisc. 18. *Canis Aristoteli seu carcharias*, Jonf. de Pisc. 13. *Canis galeus*, Salv. de Aquat. 132. *Lamia*, Rondel. de Pisc. 1. 390. *Requin, grand chien de mer, poisson à deux cens dents.*

On trouve ce poisson dans la mer Oceane & dans la Méditerrannée. Sa dent & celle du serpent pétrifiées, sont le *glossopetræ* des boutiques. Les dents du *requin* sont bonnes contre le poison ; les femmes les pendent au cou de leurs enfans dans la persuasion où elles sont qu'elles aident la pousse des dents & empêchent la peur. RONDELET.

Quelques Auteurs attribuent aux *glossopetræ* une vertu alexipharmaque. DALE.

CANITIES, πολιότης, πολίωσις, couleur grise des cheveux. Elle est ordinaire, comme dans la vieillesse, ou extraordinaire, comme dans la jeunesse.

CANNA. Voyez *Arundo.*

CANNA FISTULA. Le même que *Cassia Fistula.* RIEGER.

CANNA INDICA. Le même que *Cannacorus.* RIEGER.

CANNA SEPIARIA. Le même qu'*Arundo vulgaris.* Voyez *Arundo.*

CANNABINA, *Chanvre bâtard,*

Voici

Voici ses caracteres.

Ses fleurs n'ont point de pétales, ne sont composées que d'un nombre de filamens, & ne produisent aucun fruit. C'est la plante femelle qui fournit la semence. Celle-ci n'a aucune fleur apparente, & porte un fruit membraneux qui renferme des semences triangulaires qui sont pour la plupart oblongues. Miller, *Diction.*

Miller & Boerhaave, *Ind. Alt. Plantarum*, *Vol. II. p.* 105. comptent deux especes de cette plante, qui sont,

Cannabina Cretica florifera.
Cannabina Cretica fructifera.

Mais Boerhaave dans le même Ouvrage, *Vol. I. p.* 159. fait mention d'un autre genre de plantes sous le nom de *Cannabina.*

En voici les caracteres.

Elle a un casque droit, creux, avec un épi divisé en trois parties, dont celle du milieu est la plus grande. Ses fleurs sont disposées en anneaux & ressemblent à celles du *lamium.* Les calyces sont grands, pointus, & placés près à près comme dans le *clinopodium*, & leurs segmens terminés par des épines extremement pointues. Les feuilles sont semblables à celles du *chanvre.*

Il en compte trois especes,

1. *Cannabina flore purpurascente*, *Galeopsis procerior, calyculis aculeatis, flore purpurascente*, T. 185. *Urtica aculeata foliis serratis*, C. B. Pin. 232. *Cannabis sylvestris quorundam, urticæ inerti similis*, J. B. 3. App. 854. *Lamium annuum procerius, urticæ folio, verticillis spinosis*, M. H. 386. *a.*

2. *Cannabina, flore albo. Galeopsis procerior, calyculis aculeatis, floribus candidis*, T. 185. *Urtica aculeata, foliis serratis, floribus candidis*, C. B. Pin. 232. *a.*

3. *Cannabina flore magno luteo, labiis purpureis. Galeopsis angustifolia, flore variegato*, T. 185. *Cannabis spuria angustifolia, variegato flore, Polonica*, Barrell. Ic. 1158. Obs. 241. *Lamium annuum procerius, urticæ foliis, flore luteo amplo, labio purpureo*, M. H. 3. 386. *Lamium cannabinum aculeatum, flore speciosio luteo, labiis purpureis*, Pluk. Ph. 41. 4. *a.* Boerhaave, *Index alter plantarum*, Vol. 1. p. 159.

CANNABIS, Offic. Chab. 478. Ger. 512. *Cannabis sativa*, Park. 597. C. B. 320. Hist. Oxon. 3. 433. Raii. Hist. 1. 158. Synop. 53. Boerh. Ind. A. 2. 104. Tourn. Inst. 535. Buxb. 53. *Cannabis mas & fœmina*, J. B. 3. 447. Germ. Emac. 708. *Chanvre.* Dale.

Le *chanvre* est une plante dont on fait des cordages, & plusieurs autres ouvrages de cette espece. Il porte des feuilles semblables à celles du frêne, mais d'une odeur désagréable, sur des tiges fort hautes & creuses en dedans. Sa semence est ronde & rend impuissans ceux qui en font un trop grand usage. Le suc de la plante verte mis dans les oreilles en appaise les douleurs. Dioscoride, *Lib. III. cap.* 165.

Le *chanvre* sauvage pousse des tiges pareilles à celles de l'*althæa*, mais plus noires, plus rudes, & plus petites, & hautes d'une coudée. Ses feuilles sont les mêmes que celles du *chanvre* cultivé, excepté qu'elles sont plus rudes & plus noires. Ses fleurs sont rougeâtres, semblables à celles du passe-fleur; & ses semences & sa racine les mêmes que celles de l'*althæa.*

Sa racine cuite dans l'eau & appliquée en forme de cataplasme, appaise les inflammations, résout les tumeurs & dissout les concrétions qui se forment autour des jointures. Son écorce se partage en filets dont on fait des cordes. Dioscoride, *Lib. III. cap.* 166.

Les tiges du *chanvre* croissent à la hauteur de cinq ou six piés, elles sont anguleuses, couvertes d'une écorce rude au toucher, & poussent un grand nombre de feuilles en main ouverte. Chaque feuille est composée de cinq, six ou sept parties, longue, étroite, pointue, dentelée & posée sur une longue queue, verte dessus, blanche dessous & rude au toucher. Les fleurs naissent vers l'extrémité des tiges dans l'espece de *chanvre* qu'on appelle mâle; elles sont petites, munies d'étamines, & meurent sans laisser aucune semence. Il n'y a que le *chanvre* femelle qui en donne sans qu'aucune fleur ait précédé.

La semence du *chanvre*, qui est la seule de ses parties qu'on employe en Medecine, étant cuite dans du lait jusqu'à ce qu'elle ait crevé, est estimée bonne pour la toux & pour la jaunisse. On a cru autrefois qu'elle rendoit impuissans ceux qui en faisoient usage : mais cela n'est pas vraissemblable; car outre qu'elle fait pondre aux poules une plus grande quantité d'œufs, lorsqu'on leur en donne avec modération ; le fameux *Bangue* dont les Perses & les Indiens se servent pour s'exciter à l'amour, est une espece de *chanvre.* Miller, *Bot. Offic.*

CANNACORUS, *Canne d'Inde*, ou *Balizier.*

Cannacorus latifolius vulgaris, Pit. Tourn. *Arundo Indica latifolia*, C. B. J. B. *Harundo florida*, Ger. *Calamacorus*, Lob. *Arundo Indica florida*, Lob. *Cannacorus quorundam canna Indica*, Gef. Hor. Clus. Hisp. *Cui & flos cancri nonnullis*, Camp.

C'est une plante qui pousse de sa racine plusieurs tiges, à la hauteur d'environ quatre piés, grosses comme le doigt, nouées d'espace en espace comme les autres roseaux : ses feuilles sont larges, amples, nerveuses, pointues en leur extrémité, de couleur verte pâle, d'un gout herbeux, mêlé d'un peu d'acrimonie. Sa fleur naît en sa sommité, ressemblant en quelque maniere à celle du glaieul; d'une belle couleur rouge. Cette fleur est un tuyau découpé profondément en six ou sept pieces inégales : mais avant qu'elle soit ouverte, elle semble représenter les pattes d'une écrevisse; d'où vient qu'on l'appelle *flos cancri* ; après cette fleur il paroît un fruit membraneux à trois coins arondis, gros comme celui du ricin, divisé en trois loges qui renferment des semences sphériques de couleur obscure ou noirâtre. Sa racine est noueuse, entourée de grosses fibres. Cette plante ne croît qu'aux lieux chauds, le froid lui est fort contraire; on croit que les feuilles où nous trouvons la gomme élemi enveloppée, viennent de ce roseau. Sa racine est déterfive & apéritive. Lemery, *des Drogues.*

Miller fait mention de cinq especes de *cannacorus* : & il y en a une sixieme. C'est le même que le *curcuma* dont on peut voir l'article.

CANNI, espece de poisson que l'on fait frire ordinairement. Oribase, *Med. Coll. Lib. II. cap.* 58. en condamne l'usage, parce qu'il est ennemi de l'estomac & sujet à se corrompre.

CANNULA, *canule*, diminutif de *canna.* On donne ce nom à plusieurs instrumens de Chirurgie, dont la figure varie suivant les différens usages auxquels on les employe. La *cannule* est un petit tuyau d'or, d'argent, d'étain ou de plomb, & quelquefois de fer, que l'on introduit dans les ulceres pour donner issue aux matieres qui y croupissent, ou dans les plaies accidentelles ou artificielles de la poitrine, du bas-ventre, &c. On s'en sert dans la bronchotomie & après l'opération de la pierre pour faciliter l'écoulement de l'urine. On fait des *cannules* pour introduire des cauteres actuels ou potentiels dans les parties creuses, pour ne point offenser les parties voisines de celles que l'on veut cautériser. On peut en voir les figures dans la *planche* 8. *du premier Volume.*

CANON, κάνων, *Canon* ou *regle*, suivant laquelle on fait quelque chose. Paracelse en opposant les *Canons des Medecins* à ses Arcanes ou remedes secrets, paroît entendre par *Canon*, une méthode médicinale; de-là vient, *de Caducis*, *Part.* 4. qu'il dit, qu'un cas *Canonique* n'a pas lieu dans toutes les maladies. Les purgatifs, les sirops & les parégoriques sont suivant lui des remedes *Canoniques*.

CANONIAI, κανονίαι dans Hippocrate, *Lib. de Aere, locis & aquis*, signifie ceux qui ont le ventre plat, comme s'ils l'avoient rendu tel par le moyen de la diete, ou, suivant l'explication de Galien dans son *Exegesis*, ὀρθοὶ καὶ προσεσταλμένοι τὰς γαστέρας, « le ventre étroit & « resserré. » A ceux-ci sont opposées les personnes corpulentes, qui, suivant Hippocrate, ne croissent jamais, ni ne deviennent *canoniai*; mais augmentent en masse ou épaisseur. *Canoniai*, κανονίαι, sont donc ceux qui sont minces & de haute stature.

CANOPICON, κανωπικὸν, est le nom que Dioscoride, *Lib. IV. cap.* 166. donne au *pityusa*, qui est une espece d'éponge.

CANOPITE, est le nom d'un collyre dont on trouve la description dans Celse, *Lib. VI. cap.* 6.

CANOPUM, dans P. Eginete, *Lib. VII. cap.* 3. & 5. signifie la fleur & l'écorce du sureau.

CANSCHENA POU, espece de *Mandaru*. Voyez ce dernier mot.

CANSJAVA. Voyez *Bangue*.

CANTABRICA, est une plante que l'on découvrit, à ce que rapporte Pline, *Lib. XXV. cap.* 8. du tems d'Auguste, dans le pays des Basques, que les Latins appelloient *Cantabri*, ce qui lui en fit donner le nom.

CANTABRICA, *convolvulus minimus*, Offic. Mont. Ind. 39. *Convolvulus minimus*, *spica foliis*, Ger. 713. Emac. 862. Mer. Pin. 28. Phyt. Brit. 30. *Convolvulus spicæ foliis*, Park. Theat. 172. Raii Hist. 1. 726. *Convolvulus linariæ folio, assurgens & humilior*, Tourn. Inst. 83. Boerh. Ind. A. 247. *Volvulus terrestris Dalechampii*, J. B. 2. 160. *Espece de lavande.*

Cette plante croît d'elle-même dans les champs, & fleurit au mois de Juin. Elle est estimée bonne pour les vers.

CANTABRUM, dans Cælius Aurelianus, *Acut. Morb. Lib. III. cap.* 3. & dans plusieurs autres endroits, signifie du *son*.

CANTACON, *safran de jardin*. RULAND.

CANTARELLI, espece de vers qu'on appelle aussi *vermes maiales*, vers de Mai, qui étant macérés dans l'huile, passent pour avoir les mêmes vertus que l'huile de scorpion. On les met au nombre des especes d'escarbots dont on les distingue par l'épithete d'*onctueux*, parce que lorsqu'on les touche, ils rendent une liqueur onctueuse, acrimonieuse, & d'une odeur forte, laquelle, à ce que dit Glauber, purge par haut & par bas. CASTELLI.

CANTERIUM, CANTHERIUS, στρωτῆς, κανθήριος, piece de bois mise en travers dans la machine dont parle Hippocrate, *Lib.* περὶ ἄρθρων, pour réduire la luxation du bras dans laquelle la tête de l'humerus est tombée sous l'aisselle. GORRÆUS, CASTELLI. Voyez *Ambe*.

CANTHARIDES, Offic. Schrod. 5. 339. Mouff. Insect. 144. Charl. Exer. 47. *Cantharis major*, Jonf. de Insect. 76. Aldrov. de Insect. 476. *Cantharides vulgares officinarum*, Raii Insect. 101. DALE. *Mouches cantharides.*

Les *cantharides* sont des insectes de la nature des mouches, & une espece d'abeille, de couleur verte, luisante, azurée, d'une odeur fort puante. On les trouve non-seulement sur les feuilles du frêne, du rosier, du peuplier, du noyer, du troëne, & de plusieurs autres plantes; mais encore sur le blé, qu'elles rongent & détruisent. Cet insecte est fort commun dans les pays chauds, tels que l'Espagne, l'Italie & la France: mais il est fort rare en Allemagne. Le peuple s'imagine follement que ces mouches ne paroissent dans son pays qu'une fois en sept ans; on en voit quelquefois des essains, qui semblent être poussés par l'air. Leur arrivée est annoncée par une odeur extremement désagréable qu'elles répandent. *Ephemerides Germanicæ curiosæ*, *Decad.* 1. *a.* 4. *o.* 186. Elles different souvent beaucoup les unes des autres par leur grosseur & par leur couleur. *Mouffeti insectorum theatrum.* Les *cantharides* que l'on vend dans les boutiques, ont environ neuf lignes de long, elles sont toutes vertes, & ont une trompe composée d'articulations fort courtes. *Raii, Historia Insectorum.* Ceux qui seront curieux de s'instruire de l'anatomie de ces insectes, n'ont qu'à consulter les *Ephemerides Germanicæ curiosæ*, *Decad.* 2. *a.* 2. *o.* 20.

Les *cantharides* en poudre appliquées sur l'épiderme, y causent non-seulement des ulcérations, mais excitent encore très-souvent des ardeurs d'urine, une strangurie, une évacuation d'urine abondante, la soif, la fievre, & quelquefois un pissement de sang, & rendent l'haleine puante & cadavéreuse. Elles causent les mêmes symptomes lorsqu'on en use intérieurement. Les Auteurs ont observé qu'elles nuisent extremement à la vessie urinaire. *Bartholini, Historiæ Anatomicæ Cent.* 5. *Hist.* 21. Entre un grand nombre d'exemples que je pourrois rapporter, j'en choisirai quelques-uns pour confirmer ce que j'avance.

Une jeune fille de six ans, après avoir été guérie d'une incontinence d'urine, fut attaquée d'une fluxion sur les yeux accompagnée de douleurs, qui obligea le Medecin à lui faire appliquer sur la nuque du cou une emplâtre vésicatoire de *cantharides*. Mais ce remede loin de produire l'effet auquel on s'attendoit, lui causa un diabetes dont elle mourut. *Ephemerides Germanicæ curiosæ*, *Decad.* 2. *a.* 7. *o.* 86.

Nous avons un autre exemple de l'effet que produisent ces insectes dans le cas de Braccus de Padoue, qui ayant appliqué à ses genoux des *cantharides*, par le conseil de Montagnana, fameux Medecin de ce tems-là, rendit plus de cinq livres de sang par l'uretre. *Jo. Lindestope de Venenis.* Un certain charlatan donna deux dragmes de *cantharides*, avec quelque peu de vipere en poudre & de racine de satyrion à un homme de distinction, comme un remede propre pour exciter à l'amour: mais il lui devint funeste; car outre un priapisme, il lui causa une tumeur dans le scrotum & un pissement de sang, après que la matiere séminale fut épuisée, qui le mit au tombeau le onzieme jour après qu'il eut pris ce remede. *Ephemerides Germanicæ curiosæ*, *Decad* 1. *a.* 9. *o.* 148. *Lanzonius* rapporte après Paré, qu'une courtisane ayant invité un jeune homme à souper, lui présenta des ragouts que l'on avoit saupoudrés avec de la poudre de *cantharides*. Mais le jour suivant ce malheureux fut attaqué d'un priapisme & d'une perte de sang par l'anus qui lui causa la mort, malgré tous les remedes qu'on lui donna. Un homme pour avoir pris du tabac dans lequel on avoit mis de la poudre de *cantharides*, fut sur le champ attaqué d'un mal de tête violent & d'un pissement de sang très-dangereux. Pline rapporte dans le quatrieme chapitre de son vingt-neuvieme Livre que Cossinus, Chevalier Romain, extremement aimé de Neron, ayant été attaqué d'une dartre, l'Empereur fit venir d'Egypte un Medecin qui le tua en lui donnant une potion préparée avec des *cantharides*. Langius soupçonne que Cossinus dut sa mort à l'application externe des *cantharides*, qui par leur qualité caustique extirpent les dartres, la teigne, la lepre, les excroissances dures & calleuses qui viennent à la plante des piés & à la paume des mains, plutôt qu'à l'usage interne de ces insectes, qui ne sauroit contribuer en rien à la cure des dartres. *Langius, Lib. I. Epist.* 47. *Fabricius ab Aquapendente,* dans ses *œuvres de Chirurgie* nous apprend qu'il a vu une suppression d'urine causée par l'application des *cantharides* sur la tête. Ce n'est pas, dit-il, que ces insectes aient la vertu de supprimer l'urine: mais c'est parce qu'ils en excitent une sécretion si abondante, que la vessie urinaire devenant trop distendue, perd sa faculté expultrice, ce qui produit une suppression accidentelle d'urine. *Hildanus, Off. Med. Vol. I.* rapporte qu'un homme à qui l'on avoit appliqué un cataplasme de *cantharides* sur un genou pour en dissiper l'enflure, fut saisi, outre plusieurs symptomes fâcheux, de douleurs dans l'aine, dans les reins & dans le bas ventre, accompagnées d'une si grande ardeur d'urine qu'il ne pouvoit en rendre une goutte sans pousser les hauts cris & sans jetter du sang. Mais rien n'est plus surprenant que ce que rapporte Boyle après des Auteurs dignes de foi, que quelques personnes pour avoir tenu des *cantharides* seches dans leurs mains, ont senti une douleur considérable autour du col de leur vessie, & ont eu quelques-unes des parties qui servent à la sécrétion de l'urine offensées. Il faut pour que les particules subtiles des *cantharides* aient pu pénétrer dans le corps au point d'offenser les conduits urinaires, que les mains aient été échauffées, & qu'il s'y soit formé des ulcérations, ou ce qui est plus vraissemblable, que les *effluvia*, les émanations de ces insectes aient été attirées par la respiration, & qu'on les ait avalés avec la salive. Delà vient que Ramazini, dans ses *Opera Medica & Physiologica*, conseille aux Apothicaires de se garantir de la poussiere qui s'éleve de ces insectes lorsqu'on les pile, & de prendre d'avance ou dans le tems même qu'ils travaillent, de fréquentes verrées d'une émulsion de semences de melon, de lait, ou de petit lait pour prévenir ou appaiser l'ardeur d'urine que l'on ressent dans ces sortes d'occasions. *Caldera (Illustrationes & observationes practicæ, Tome II.)* nous dit, qu'un Droguiste de Cremone ayant emporté par hasard dans le tems qu'il étoit à Seville quelques *cantharides* sous son juste-au-corps, fut saisi sur le champ d'une ardeur d'urine violente & d'un pissement de sang. On peut avoir un plus grand nombre d'exemples de cette espece dans *Santanellus, Lucubrationes Physico-mecanicæ.* Mais le Docteur Freind traite toutes ces histoires de chimeres, & nous dit que dans le seizieme siecle la crainte des *cantharides* avoit tellement prévalu, qu'*Adolphus Occo*, qui vivoit vers l'an 1560. défendit d'en porter dans la poche, ayant oui dire qu'une personne qui en avoit porté avoit été attaquée d'un pissement de sang. Il paroît par ce qu'on vient de dire, que les *cantharides* possedent une qualité caustique qui corrode les fibres, fond & putréfie les humeurs, & qui est d'une nature si volatile, qu'elle produit son effet même en très-petite quantité. Maintenant comme l'on donne le nom de poison à toute substance qui entrant dans le corps en petite quantité, attaque sur le champ avec violence les parties nerveuses, externes & internes, & y cause une altération dangereuse par son principe actif & pénétrant, il suit, eu égard à notre tempérament, que l'on peut à juste titre donner ce nom aux *cantharides. Hoffman de vesicatoriorum præstanti in Medicina usu, & Gaspard Hoffman* dans son Traité, *De Medicamentis officinalibus* les appellent « un poison « styptique violent propre à détruire les parties urinaires. » Le célebre *Stenzelius* dans son *Toxicologia, Lib. I.* nous apprend « qu'il y a des malheureux qui prépa- « rent avec la poudre de *cantharides* dont ils forment « des trochisques ou un electuaire avec le miel, « un poison qu'il appelle *venenum temporaneum*, dont « l'usage occasionne différentes maladies, dont la mort « est toujours la suite. » « D'autres, continue-t-il, « emploient pour cet effet des pilules qu'ils prépa- « rent comme nous l'apprend Benoit Sinibaldus d'a- « près *Fallope*, avec de la poudre de *cantharides* mêlée « avec du poivre, de la canelle & des clous de giro- « fles, comme si l'acreté de ces insectes ne suffisoit pas. « Ils donnent ces sortes de pilules plusieurs fois de suite. « Je crois que les *morsuli pappenheiminiani* dans lesquels « il entre des *cantharides*, & qui causent des convulsions « dans la verge, ou un pissement de sang, & plusieurs « autres maladies fâcheuses, comme Paul Ammanus « nous l'apprend dans son *Irenicum* sont de même nature. » Les *cantharides* sont du nombre des poisons auxquels les vomitifs, les liqueurs aqueuses délayantes; les substances huileuses émollientes & les acides qui résistent à la putréfaction sont opposés. *Boerhaave. Instit. Med.* 1144. « Un homme à qui l'on donna des « *cantharides* fut sur le champ attaqué des symptomes « suivans: Il sentit toutes les parties de son corps depuis « la bouche jusqu'à la vessie comme corrodées: son « haleine eut l'odeur de la résine de cedre, ou de telle « autre substance semblable; les visceres du côté droit « devinrent enflammés, il rendit son urine avec peine « & mêlée de tems en tems avec du sang; & par les « selles des matieres pareilles à celles que jettent ceux « qui ont la dyssenterie, il eut de l'aversion pour les « alimens, il tomba dans des syncopes fréquentes, & « fut à la fin saisi d'un vertige violent, qui lui fit « presque perdre entierement l'usage de la raison. On « lui donna de l'huile d'amandes douces nouvelle- « ment exprimée & mêlée avec du beure à dessein « de le faire vomir. On lui injecta ensuite un lavement « de crême, de décoction d'orge, de décoction de « mauve, de semence de lin, de fénu-grec, & de ra- « cine de guimauve, & on lui donna une émulsion des « quatre semences froides dans du lait. Peu de tems « après, comme on lui eût donné de l'eau & du miel « & un bouillon gras de volaille, il se trouva beau- « coup mieux. » *Forestus, Obs. Med. Lib.* 30. *Obs.* 6. *Wedelius* dans son Livre *de Medicamentorum compositione extemporanea* « dit avoir connu un homme « qui ayant pris pour s'exciter à l'amour une infusion « de *cantharides* dans du chocolat, fut attaqué d'une « dysurie insupportable, & d'une ardeur violente dans « la verge dont il guérit pourtant en bûvant beaucoup « de lait nouveau. » *Jo. Lindestolpe de Venenis* nous apprend « que rien n'est plus efficace contre les *cantharides*, soit qu'on les ait prises dans quelque véhicule, « ou qu'elles se soient introduites dans le corps par « l'application d'un vésicatoire, lorsqu'elles déchi- « rent le col de la vessie, ce qui occasionne une ar- « deur d'urine & un priapisme, que de boire une quan- « tité convenable de liqueurs acides, & de les appli- « quer extérieurement. Le meilleur de ces acides pour « l'usage extérieur est le vinaigre blanc, chaud; & dans « le cas d'un priapisme, la lie d'un vin généreux: mais « l'oxymel simple est ce que l'on peut employer de « mieux intérieurement, comme je l'ai souvent éprou- « vé moi-même. » Un homme ayant mangé par mégarde d'une pâte préparée avec des *cantharides* que l'on destinoit pour un vésicatoire, fut attaqué de douleurs violentes, sa langue & sa gorge s'écorcherent, & il se vit sur le point de perdre la vie. On lui donna sur le champ une grande quantité de lait & d'eaux rafraîchissantes convenables qui le firent vomir: mais il ressentit des douleurs cruelles autour de la région de la vessie causées par les *cantharides* qui corrodoient cet organe, que l'on ne crut pouvoir mieux dissiper que par un lavement rafraîchissant. Enfin une quantité convenable de thériaque qu'on lui donna dans de l'eau d'oseille, lui procura du sommeil. Les douleurs ne laisserent pas que de continuer toute la nuit, & le malade rendit au lieu d'urine une grande quantité de sang: mais il fut enfin délivré de cette maladie au moyen de remedes anodyns, de sirops & d'émulsions cordiales & rafraîchissantes. *Bartholin, Historiæ Anatomicæ Cent.* 3. *Hist.* 16. Une personne ayant mangé huit ou neuf *cantharides* dans un gâteau fut affligée d'une ardeur d'urine, d'un pissement de sang, de douleurs violentes dans le dos & d'une chaleur brûlante dans l'estomac : mais elle en fut délivrée par le moyen d'une dose convenable de semences de poivrette, de cryştal minéral, avec des émulsions & de l'eau de frai de grenouilles. *Abregé des Transf. Philos. Vol. V.* Une femme de Condition à qui l'on avoit appliqué un vesicatoire de *cantharides* sur la nuque du cou fût attaquée d'une inflammation à la vessie, d'une ardeur d'urine, & enfin d'un pissement de sang. On vint cependant à bout de dissiper tous ces symptomes, & de lui rendre la santé avec des émulsions de semences de fenouil, de mauve, & d'amandes douces. *Ephemerides Germanicæ curiosæ, Decad.* 1. *a.* 2. *o.* 108. Un Medecin voulant éprouver l'effet d'un électuaire aphrodisiacal, dans lequel il entroit des *cantarides*, en prit la grosseur d'une châtaigne : mais il paya cher sa curiosité; car il fut saisi d'une ardeur à la verge, d'une envie continuelle d'uriner, accompagnée de douleurs insupportables. Il y remédia cependant par le moyen d'une potion faite avec la térébenthine, le diacod & le sirop de guimauve. *Ephemerides Germanicæ curiosæ Decad.* 2. *a.* 10. *Append.* On voit par ces exemples quelles sont les mesures qu'il convient de prendre dans ces sortes de cas. Les Auteurs ne sont point d'accord sur la maniere dont les *cantharides* agissent sur le corps humain ni sur la cause de leur qualité caustique. *Borrichius* a tiré d'une once de *cantharides* distilée dans une retorte en augmentant le feu par degrés, un peu plus d'une dragme d'huile épaisse, jaunâtre & fétide, avec une petite portion d'eau jaunâtre, & environ demi-dragme de sel volatil urineux. S'étant apperçu que cette huile ni ce sel ne causent aucunes pustules sur la main lorsqu'on l'en frotte, il eut recours au microscope qui lui fit appercevoir sur le corps & sur les piés de ces insectes un millier de petites pointes ; d'où il conclut que la qualité caustique des *cantharides* ne vient que de ces pointes, qui s'introduisant dans les pores de l'épiderme, de même que celles dont les feuilles d'ortie sont couvertes, causent sur la main lorsqu'on les y applique une sensation brûlante. Il prétend donc que la qualité caustique des *cantharides* ne réside ni dans leur tête, ni dans leurs ailes, mais dans leurs pattes & les autres parties de leur corps; & que quand on a soin de les pulvériser subtilement avant de les appliquer, elles doivent agir beaucoup plus lentement par la raison que l'on brise ces pointes par la trituration. Il croit que lorsqu'on use de ces insectes extérieurement ou intérieurement, ces pointes demeurant dans la sérosité & passant dans les conduits urinaires, produisent par leur qualité poignante les effets que l'on a vu résulter de leur usage. Il ne doute point cependant que la force & l'énergie de ces pointes ne puisse être considérablement augmentée par le sel volatil que ces insectes contiennent. *Acta Medica & Philosophica Hafniensia, Vol. IV. Obs.* 80. *& Vol. V. Obs.* 89. Mais on peut douter avec raison que ces pointes soient la véritable cause de la qualité caustique des *cantharides*, puisqu'un grand nombre d'autres insectes sur lesquels on découvre les mêmes pointes avec le microscope, ne sont point escarrotiques. D'ailleurs quelques-uns des végétaux les plus mucilagineux, tels que la squille, l'ail & l'oignon, agissent comme véficatoires lorsqu'on les applique sur l'épiderme. *Ephemerides Germanicæ curiosæ, Decad.* 1. *a.* 10. Si l'on en croit Hoffman dans sa *Medecine raisonnée*, la vertu des *cantharides* ne vient que d'un certain sel caustique extremement subtil qui agit sur notre corps. Leuwenhoeck, comme il nous l'apprend luimême, *Epist.* 70. a observé dans ces insectes plusieurs concrétions salines après les avoir triturés, mis infuser dans l'eau & fait sécher à l'air. Il a pareillement observé de pareilles concrétions dans l'huile & l'esprit des *cantharides*, extraits suivant les regles de la Chymie, délayés dans l'eau & évaporés, comme aussi dans le *caput mortuum*, après l'avoir lavé. Le Docteur Cockburn tira de huit onces de *cantharides* distilées au feu de sable, un sel volatil, un esprit & une huile, & il ne resta que deux onces cinq gros de tête morte. Il sépara cette huile avec de la poudre de briques, ce qui lui donna un esprit qui ne fermenta, ni avec le sel d'absinthe, ni avec l'esprit de corne de cerf, ni avec le sel ammoniac, mais qui étant mêlé avec l'esprit de vitriol & l'esprit de nitre produisit une effervescence violente. Il a remarqué que cette effervescence est moins forte & de moins longue durée, lorsqu'on ajoute à ces acides de l'esprit de corne de cerf & de sel ammoniac. D'où il suit que l'esprit de *cantharides* est un alcali plus fort que les esprits dont nous venons de parler. *Abrégé des Transactions Philos. Vol. III.* Vigani, *Medulla Chymiæ*, prétend que les *cantharides* contiennent une plus grande quantité de sel volatil qu'aucun autre animal que ce soit. La vapeur qui s'éleve de l'esprit volatil urineux que l'on tire des *cantharides* par la distilation, est si pénétrante, qu'une personne ayant ouvert une phiole dans laquelle il y en avoit, fut attaquée quelques heures après de douleurs dans le dos & dans la tête, & d'un pissement de sang. Cet esprit étant mêlé avec le sang, tandis qu'il est encore chaud, le rend si fluide, qu'on n'y apperçoit plus aucune fibre. *Ephemerides Germanicæ curiosæ, Decad.* 2. *a.* 1. Si l'on me demande pourquoi ou comment les *cantharides*, soit qu'on en use extérieurement ou intérieurement, attaquent la vessie urinaire, ulcerent cet organe & occasionnent un pissement de sang, je répondrai avec Kircher, *Mundus Subterraneus*, que c'est l'exhalaison virulente, subtile & spiritueuse des sels, chauds & acres contenus dans les *cantharides* & excitée par la chaleur, qui par une espece de vertu magnétique surprenante, se mêle avec les humeurs salines de la vessie, comme un corps analogue & de même nature qu'elles. Mais comme cette exhalaison est d'une plus grande énergie que l'humeur saline de la vessie, elle affecte tellement celle-ci, qu'il en résulte une corrosion & par conséquent un pissement de sang. Cæsalpinus dans son *Speculum Artis Medicæ Hippocraticum, Lib. III. cap.* 11. nous apprend, « que « les *cantharides* pénétrent jusqu'aux reins, parce que « semblables au nitre, elles sont aisément dissoutes par « l'urine & qu'elles sont aisément attirées par ces par- « ties, à cause qu'elles ont la même odeur que la rési- « ne du cedre. » Mais Lindestolpe dans son Traité *de Venenis*, met cette matiere dans un plus grand jour, quand il nous dit, qu'il ne croit point que la vessie soit affectée, parce que le sel caustique alcali des *cantarides* s'attache plus directement à cette partie qu'à aucune autre, mais à cause que ces insectes venant à se dissoudre dans l'eau & à se mêler comme les autres sels avec les parties les plus aqueuses du sang, passent jusqu'à la vessie dans laquelle elles ne peuvent manquer d'exciter des douleurs très-aiguës, à cause que cette partie est très-nerveuse & d'un sentiment exquis. D'ailleurs comme les intestins sont couverts d'une matiere muqueuse ou pituiteuse, ils se ressentent beaucoup moins de l'action & de la force de ces sortes de substances acres, qui ne manqueroient point de les corroder si on les donnoit en plus grande dose. Stentzelius croit qu'outre la grande quantité de mucosité qui séjourne dans les intestins, nous devons encore avoir égard à la nature de la sérosité qui humecte l'estomac & les intestins; car, suivant lui, cette sérosité tient de la nature d'un acide, de sorte que l'acrimonie excessive du sel alcali contenu dans les *cantarides*, est non-seulement délayée, mais encore émoussée par un sel d'une nature opposée, au point de ne pouvoir plus offenser ces parties. Avant que de parler des différens usages que l'on peut faire des *cantharides* dans la Medecine, il ne sera pas hors de propos d'examiner quels sont les effets qu'elles produisent lorsqu'on les injecte dans le sang d'un animal vivant, ou qu'on les mêle avec le sang humain nouvellement tiré des veines.

Voici l'expérience dont Baglivi s'est servi pour découvrir l'effet des *cantharides*.

J'ouvris, dit-il, à Rome dans le mois de Mai la veine jugulaire droite d'un gros chien après l'avoir attaché sur une table, & j'y injectai par le moyen d'une seringue deux onces de teinture de *cantharides*, composée de deux dragmes de *cantharides* en poudre, & de six onces d'eau de chardon-béni que j'avois mis en digestion pendant trois jours sur la cendre chaude. Après la premiere injection le chien vomit une substance aqueuse & visqueuse, & rendit par la gueule une salive gluante, après quoi je fermai la plaie par le moyen d'une suture, & la saupoudrai avec du vitriol calciné. Je n'eus pas plutôt achevé cette opération, que l'animal tomba par terre comme s'il eut été mort. Il ne mangea plus dès ce moment: mais comme il étoit extremement altéré, un domestique touché de compassion lui donna à mon insu environ six pintes d'eau, qui lui firent rendre une grande quantité d'urine jaune. En même tems il commença à hurler; & quoiqu'il fût toujours également altéré, je ne lui donnai plus à boire. Il tomba dans des convulsions violentes avant de mourir; & la quatrieme nuit après que j'eus fait cette injection, il mourut en heurlant de la maniere la plus forte. Lorsque je vins à l'ouvrir, je trouvai la partie du cou dans laquelle j'avois fait l'injection entierement sphacélée & corrompue, & dans le ventricule droit du cœur une grande quantité de sang très-noir peu ou point figé, sur la surface duquel flottoient quelques petites gouttes d'une liqueur approchante de l'huile. Je trouvai dans ce même ventricule un petit polype, entouré de quelques grumeaux de sang, & dans le ventricule gauche deux polypes longs & minces, & un sang extremement noir & dissous. Les poumons & les autres visceres étoient dans leur état naturel: mais cette mucosité qui enduit dans l'état naturel la vessie urinaire, étoit entierement détruite par l'acrimonie, peut-être, des *cantharides*. La bile contenue dans la vésicule du fiel étoit devenue quelque peu noirâtre. Le sang qui sortit de l'ouverture des veines ou des visceres, étoit fort noir, sans être figé, & l'on voyoit sur sa surface comme des petites gouttes d'huile. J'injectai au mois de Juillet deux onces de teinture de *cantharides* dans la veine jugulaire droite d'un chien de moyenne grandeur que j'avois attaché sur une table. Après que j'eus pansé la plaie comme je l'ai dit ci-devant, le chien fut attaqué d'un vomissement & parut comme mort. Deux heures après il donna des marques d'une très-grande soif. Il ne voulut rien manger, & malgré sa soif je ne lui donnai point à boire; il mourut six heures après en poussant des heurlemens effroyables. Je l'ouvris & ne trouvai aucune altération dans ses visceres. Son sang étoit cependant extremement noir & dissous, & sa surface étoit couverte, comme dans le premier cas, de petites gouttes approchantes de l'huile. Ce chien étoit jeune, de petite taille, & n'eut point la liberté de boire. Il n'est donc pas surprenant qu'il soit mort au bout de six heures, puisque les humeurs avoient été dissoutes sur le champ par le sel caustique des *cantharides*. La tête a été de toutes les parties de ces deux animaux celle qui a été le plutôt affectée, car l'injection n'a pas été plutôt faite, qu'il leur a été impossible de la tenir dans sa situation naturelle. Le premier de ces chiens n'a pu la lever ni se tenir debout: mais lorsqu'il a eu bu les six pintes d'eau, il s'est levé sur ses jambes, a remué la tête & a paru plus gai qu'auparavant. A peine a-t-il eu rendu cette eau par les urines, qu'il est tombé à la renverse, & qu'il est mort la quatrieme nuit à demi-stupide & en branlant la tête. On peut inférer de-là que les *cantharides* nuisent principalement à cette partie, & qu'elles ne valent rien par conséquent dans les maladies aiguës & inflammatoires dont elle est attaquée. Mais c'est plutôt par les expériences que par les conjectures & hypotheses, que je dois confirmer la vérité de ce que j'avance. Je pris, étant à Rome dans le mois d'Avril, huit onces de sang que l'on venoit de tirer d'un malade; & après l'avoir partagé dans deux vaisseaux différens, je mis dans l'un un scrupule de poudre de *cantharides* & laissai l'autre dans son état naturel. Celui que j'avois mêlé avec les *cantharides* se figea beaucoup plus vite, devint extremement noir & se couvrit d'une pellicule mince de même couleur. Il parut enfin sur toute sa surface un grand nombre de vésicules, qui rendirent après qu'elles eurent crevé une sérosité noirâtre, & aussi-tôt après toute la masse du sang se convertit en une sérosité noire & quelque peu livide. Le sang de l'autre vaisseau ne souffrit aucune altération. Je pris ce même mois le sang d'un malade qui avoit la fievre, j'en séparai la sérosité, & y mêlai avec cette derniere un scrupule de poudre de *cantharides*. Peu de tems après que j'eus fait ce mélange, je m'apperçus que la poudre se précipitoit au fond du vaisseau sans changer la couleur de la sérosité, qui devint seulement plus liquide, plus claire, moins sujette à se figer. BAGLIVI.

On vient de voir quels effets les *cantharides* sont capables de produire sur les humeurs d'un corps animal: mais Pline nous apprend dans le quatrieme Chapitre de son vingt-neuvieme Livre, que les Auteurs ne sont point d'accord au sujet de la partie de cet insecte dans laquelle réside le venin. Les uns croyent qu'il a son siége dans la tête & dans les jambes, mais d'autres le nient. On convient seulement que leurs aîles contribuent à la production de leurs effets, dans quelque partie du corps que le venin soit logé. Ces insectes viennent d'un petit ver qui a coutume d'éclorre dans une substance spongieuse que l'on trouve dans le tronc du rosier, mais qui est beaucoup plus abondante dans celui du frêne. Ceux que l'on trouve sur le rosier blanc ont moins d'efficacité. Les *cantharides* pour être bonnes doivent être grasses, bigarrées avec des rayes pâles à travers de leurs aîles. Celles qui sont petites, plates & velues sont moins actives: mais celles qui sont décharnées & d'une seule couleur sont les plus douces de toutes. On conserve ces insectes pendant quelque tems dans un vaisseau de terre non vernissé, après quoi on les enferme dans un linge avec des feuilles de roses fraiches, on les expose à la vapeur du vinaigre bouillant & du sel jusqu'à ce qu'elle ait pénetré à travers le linge, & on les enferme de nouveau dans le même vaisseau. Elles ont une qualité caustique, & l'on s'en sert pour causer des ulcérations. Elles sont estimées bonnes pour la lepre & la gale, pour exciter les regles & l'urine, ce qui fait qu'Hippocrate en donnoit aux hydropiques. Tels sont, suivant Pline, les usages auxquels les Anciens employoient les *cantharides*. *Dioscoride, Lib. II. Cap.* 54. *& Paul Eginete Lib. VII. C.* 3. nous apprennent que l'on préferoit dans leur tems pour les usages de la médecine, celles que l'on trouve sur les blés & dont les aîles sont marquées de raies jaunes & pales. *Hippocrate*, dans son Traité *de Victu in acutis*, ordonne aux hydropiques les corps de trois *cantharides* triturées, après en avoir retranché la tête, les pattes & les aîles, dans trois verres d'eau. C'est pour satisfaire à la même indication, qu'il veut que l'on mette cinq de ces insectes sans la tête & les piés dans le vagin des femmes, après les avoir mêlés avec de l'encens, de la myrrhe, du miel, de l'huile de rose, ou d'Egypte. *De morbis mulierum, Lib. I.* Un peu après dans le même livre, il recommende pour chasser l'arriere-faix cinq *cantharides* sans tête & sans piés, dans du vin doux; mais quand il est question de hâter la sortie du fœtus, il veut que l'on donne à la malade dix grains de cumin d'Ethiopie & de castoreum avec des petites *cantharides* dans du vin. Je ne comprens point la raison pour laquelle Hippocrate veut que l'on applique des *cantharides* triturées & paitries dans du vin, sur les parties naturelles des femmes, pour éprouver leur fécondité. Dans son livre *de internis affectionibus*, il ordonne pour la jaunisse quatre *cantharides*, dont on a retranché la tête & les piés, triturées & prises deux ou trois fois par jour dans un quart de pinte de vin blanc avec un peu de miel. Pour exciter les regles, il donne quatre *cantharides* sans tête, sans aîles & sans piés dans quelque liqueur convenable. *Lib. de natura muliebr. Galien*, si l'on en croit Matthiole & Dioscoride, employoit les *cantharides* en entier dans toutes ses compositions. Le Docteur Freind observe qu'Hippocrate ordonne souvent ces insectes pour l'usage intérieur; mais qu'il ne les employe jamais pour exciter des vessies sur la peau, quoiqu'il paroisse n'avoir point entierement ignoré les effets qu'ils produisent lorsqu'on les y applique; puisque dans le livre *de Superfœtatione*, dont il passe généralement pour être l'Auteur, on les trouve mêlés avec d'autres substances irritantes & employés en forme de pessaire à dessein de purger l'uterus.

Aretée est le premier qui ait appliqué des *cantharides* sur la peau de la tête à dessein d'y exciter des vessies. Cet auteur recommande ces insectes dans la cure de l'épilepsie, & ordonne au malade d'user de lait trois jours avant que de les prendre, pour prévenir le dommage qu'ils pourroient causer à la vessie. Aétius nous apprend qu'Archigene employoit la même méthode dans la cure de cette maladie & de la paralysie, ce qui fait croire qu'il étoit de la même secte qu'Aretée. Galien nous apprend que l'on peut se servir avec succès des emplâtres préparées avec ces sortes de mouches pour faire croître les cheveux, pour guérir les dartres & la gratelle; mais, comme le Clerc l'observe, il négligeoit ce remede dans la cure de la plupart des autres maladies, ou en faisoit rarement usage, à cause du danger dont il est accompagné. Les Medecins Grecs qui sont venus après Galien n'ont pas fait beaucoup plus de découverte sur le sujet dont nous traitons, que dans les autres parties de la matiere médicinale. Ce seroit perdre le tems que de consulter les Arabes sur cette matiere; car encore qu'ils se soient attachés à composer de nouvelles formules de medicamens, il n'ont pas laissé, à l'égard de celui-ci & de plusieurs autres, de suivre les tracesdes Grecs. Les Latins ne paroissent pas avoir fait grand cas des *cantharides*, & Celse, qui fait un si grand usage des sinapismes, n'en fait aucune mention, excepté lorsqu'à l'exemple de Micon, il les recommande pour déterger & dissiper les pustules. Pline nous apprend que l'on peut pour la lepre, les dartres & pour arracher les dards, oindre la partie affectée avec des *cantharides*. Scribonius Largus est le seul auteur qui en parle avec éloge dans l'endroit, où il les recommande avec des cérats convenables pour dissiper les escarres. Voilà presque tous les cas dans lesquels les anciens appliquoient des *cantharides* sur la peau, encore étoit-ce rarement & seulement lorsqu'il étoit besoin de dissiper des humeurs froides, & de remédier à une maladie invetérée; long-tems après le rétablissement des Lettres, les *cantharides* ont été peu en usage; car Fernel ne les ordonne que dans l'aveuglement & dans l'hydropisie, en avertissant en même-tems que leur usage exige beaucoup de précaution & de prudence. Houllier contemporain de Fernel, qui est un auteur d'un jugement exquis & extremement versé dans la lecture des Anciens, veut que l'on mêle des *cantharides* avec les topiques irritans pour dissiper la léthargie: mais Duret qui a écrit sur les ouvrages de cet Auteur, dissuade l'usage de ces topiques irritans dans cette maladie, à cause qu'elle est accompagnée de la fievre, pour laquelle les substances chaudes ne valent rien. C'est néantmoins avec ces insectes que Paré & Houllier ont fait la cure dont je vais parler. Ils conseillerent à une femme de distinction dont le visage étoit couvert de pustules brûlantes, comme si elle eût eu un éléphantiasis, d'appliquer un vésicatoire de *cantharides*, qui lui causa des douleurs & une fievre si violente, qu'on desespéra de sa vie. Elle guérit cependant par les soins de ces deux grands hommes, & les pustules disparurent sans qu'elles soient revenuës depuis. Le même Houllier assure dans l'endroit où il parle des caustiques, que l'on vient souvent à bout de guerir la sciatique, la goute, la migraine & le mal de tête, en excitant des vessies sur la peau avec des *cantharides*. Il est bon d'observer que tout ce que dit Houllier au sujet des *cantarides* a été oublié dans les Institutions de Chirurgie de cet Auteur, qui ont été publiées avec les ouvrages de Tagault, en 1540. édition que Gesner & Uffenbachus ont suivie. Cette circonstance nous donne lieu de soupçonner que l'usage des *cantharides* est devenu un peu plus fréquent depuis, qu'il ne l'avoit été avant la publication de ce livre, FREIND.

Il suit de ce que l'on vient de dire:

Premierement, que l'usage interne des *cantharides* est beaucoup plus ancien que l'application externe de ces mêmes insectes; ou du moins qu'on les employoit plus souvent de la premiere façon, que de la derniere.

Secondement, que l'on se servoit de ces mouches lorsque l'on croyoit que le corps avoit besoin d'un puissant irritant, ou quand il falloit purger. Ce que nous avons rapporté ci-dessus après le Docteur Freind, fait voir que l'application externe des *cantharides* a jusqu'aujourd'hui eu des défenseurs & des ennemis, ce qu'elle a eu de commun avec tous les remedes les plus efficaces. Ces insectes sont aujourd'hui la base de tous les vésicatoires, que l'on prépare pour l'ordinaire en mêlant de la poudre de *cantharides* avec du levain, ou quelque onguent convenable. Mais le Medecin doit en régler la dose, suivant que la maladie exige un topique plus ou moins fort. La vertu qu'ont les *cantharides* d'aiguillonner les vaisseaux & de résoudre les humeurs, les rend d'une efficacité admirable dans toutes les maladies qui naissent de la viscosité glutineuse spontanée. Elles sont, par exemple, d'une utilité admirable dans le rachitis, où il est besoin d'aiguillonner les vaisseaux, & de résoudre les concrétions muqueuses. BOERHAAVE, *Mater. Med. & Aphor.* 1489.

Les effets que les *cantharides* produisent sur la peau sont si sensibles, que les Auteurs semblent s'y être principalement attachés, & n'avoir jugé de l'utilité des vésicatoires, que par l'évacuation de la sérosité qu'ils occasionnent. Ils attribuent cette évacuation à la force des humeurs & à la qualité irritante des vésicatoires, qui perçant la peau d'une infinité de petits trous, donne issue à la sérosité. Il faut avouer en effet, que l'action des vésicatoires oblige les humeurs à se porter dans la partie en plus grande quantité qu'auparavant: mais on ne doit pas croire pour cela, que tandis que le reste du sang est retenu dans les vaisseaux, sa sérosité soit attirée & absorbée par les particules des *cantharides*; lorsque la tunique commune des vaisseaux est un peu corrodée, elle donne passage à la sérosité, au lieu que les globules qui donnent une couleur rouge au sang, étant plus gros que les pores, par où la sérosité passe, ne peuvent s'y frayer un chemin. Cela est sensible dans les vessies excitées par le feu, lequel corrodant la pellicule qui couvre les orifices des vaisseaux, de la même maniere que les vésicatoires, ouvre un passage à la sérosité.

Puis donc que les vésicatoires non seulement causent de la douleur, mais facilitent encore l'évacuation de la sérosité, ils ne peuvent qu'être extremement utiles dans la cure des maladies où l'évacuation de la sérosité peut être regardée comme un moyen de guérir. Mais il semble qu'on ne doit point restraindre la vertu des *cantharides* dans ces bornes; leurs effets sont si surprenans & si étendus qu'il est impossible de les détailler, à moins que l'on ne soit au fait de la maniere particuliere dont elles affectent non seulement la peau, mais encore la masse du sang: si elles n'étoient salutaires qu'au moyen de l'évacuation de sérosité qu'elles occasionnent, il s'ensuivroit que la même quantité de sérosité rendue par les urines produiroit d'aussi bons effets. Mais quoique dans la plupart des maladies, il puisse se faire une aussi grande évacuation de sérosité par les conduits urinaires, que par l'application des vésicatoires, l'expérience montre cependant que la premiere ne produit pas d'aussi bons effets dans beaucoup de maladies, que la derniere. Il paroît assez combien les *cantharides* prises intérieurement, ont de vertu pour évacuer les humeurs, lever les obstructions, & augmenter la circulation du sang. C'est pour cette raison que les Anciens les employoient pour exciter les regles, pour guérir l'hydropisie, pour chasser le fœtus & les vers, pour surmonter le venin des chiens enragés, & pour ouvrir les pores de la peau dans les dartres invétérées. Il est assez vraissemblable que lorsqu'on applique des *cantharides* sur la peau, elles pénétrent dans le corps & mettent les humeurs en mouvement : autrement comment leur application externe seroit-elle aussi salutaire dans la pleurésie, la péripneumonie, les fluxions & les convulsions ? Comment pourroit-elle guérir des sciatiques invétérées ou lever les obstructions, disposer les humeurs pour la transpiration, faciliter la sueur & hâter l'éruption de toutes sortes de pustules ?

Ceux qui ne veulent point reconnoître cette énergie interne des vésicatoires, sont forcés d'avouer lorsqu'ils veulent rendre raison des douleurs & de l'ulcération des conduits urinaires qu'ils occasionnent, que les particules des *cantharides* ont pénétré dans la masse du sang, & que ces fâcheux accidens sont l'effet de leurs sels qui se mêlent avec ceux de l'urine. Ainsi ils se jettent dans des difficultés dont ils ne peuvent se débarrasser, & sont forcés de tomber dans les contrariétés les plus palpables.

Si les *cantharides* produisent des effets si considérables dans des parties aussi éloignées de la peau que le sont la vessie & les conduits urinaires, pourquoi doutera-t'on qu'elles puissent agir sur les autres parties ? Qui pourroit les empêcher d'altérer les humeurs qui circulent dans tous les vaisseaux du corps ? Il est certain qu'on ne peut rendre raison des inconvéniens qui résultent de l'application des vésicatoires, qu'en supposant que les *cantharides* agissent sur le sang de la maniere que nous avons dit. Ce principe une fois posé, il est aisé de comprendre pourquoi les *cantharides* sont quelquefois nuisibles dans les maladies hectiques, surtout quand elles sont accompagnées de sueurs abondantes, aussi-bien qu'à ceux qui sont d'un tempérament bilieux ou sujet à la fievre ; & même, si l'on en croit quelques Auteurs, extremement dangereuses dans les cas où il y a pléthore, à moins qu'on n'emploie auparavant la saignée ; car comme elles atténuent extremement la masse du sang, & accélerent son mouvement, elles ne peuvent manquer d'occasionner des fievres, des inflammations & le délire ; ou, comme il arrive dans les fievres hectiques, de dissiper les liqueurs destinées par la nature à l'entretien de la vie. On remarque encore, lorsqu'on applique des vésicatoires dans les fievres lentes où le pouls est foible & languissant, qu'il devient sur le champ beaucoup plus fort ; ce qui est un effet que l'on ne peut attribuer au retranchement seul d'une petite quantité de sérosité.

Bellini, qui soutient que toute l'efficacité des vésicatoires consiste dans leur qualité irritante, assure que le pouls devient par leur moyen plus fort & plus vif. Mais je demanderai si les autres topiques irritans produisent les mêmes effets ; si, par exemple, les caustiques, les cauteres, les sétons, ou même les vésicatoires, dans lesquels il n'entre point de *cantharides*, sont capables, par leur qualité irritante, non-seulement d'augmenter le pouls pour quelque tems, mais encore de le rétablir de telle sorte, qu'il ne souffre plus aucune altération ?

Les purgatifs qui pénetrent à peine dans les vaisseaux sanguins, aiguillonnent les intestins : mais le pouls n'est pas pour cela plus fort qu'il l'étoit auparavant. Il est vrai qu'ils accélerent quelque peu la circulation du sang à l'entrée des glandes : mais ils n'affectent point la masse des humeurs au point de communiquer quelque vigueur au pouls.

L'eau bouillante & les charbons ardens, excitent une démangeaison & des vessies sur la peau, sans augmenter pour cela le mouvement du sang. Puis donc que les vésicatoires apportent un soulagement aussi prompt & aussi inespéré dans un grand nombre de maladies, surtout dans celles de la tête, il semble qu'ils agissent moins par révulsion, irritation ou évacuation, que par quelque autre qualité ou vertu. Si l'on fait attention à cette vertu ou énergie qui se manifeste intérieurement, il sera aisé de connoître la nature des vésicatoires aussi-bien que la maniere la plus convenable de les employer dans la cure des maladies. En pratiquant cette méthode avec soin, on pourroit au moins recevoir quelque secours pour l'exécution d'un dessein que les Medecins ont négligé jusqu'aujourd'hui, qui est d'établir des regles sûres & infaillibles touchant l'usage des vésicatoires dans les maladies chroniques. Revenons à notre sujet.

Les vésicatoires sont un remede qui procure un prompt soulagement dans les fievres aiguës ; & en détournant efficacement la matiere fébrile du cerveau, ils ne laissent pas de procurer souvent d'autres évacuations, surtout celle des sueurs & des urines, ou du moins ne les suppriment jamais, dans quelque cas que ce soit. On ne doit pas beaucoup s'embarrasser d'accommoder les vésicatoires au tempérament du malade ; car soit que l'habitude de son corps soit chaude en conséquence d'une surabondance de bile, ou de l'atténuation extraordinaire du sang ; il vaut mieux, si la fievre est violente, que le malade supporte les légers inconvéniens du vésicatoire par rapport à son tempérament, que de mettre sa vie en danger. Car il y a plusieurs maladies d'une nature si dangereuse, qu'on ne peut espérer d'en guérir sans le secours de ce remede. On en voit des exemples dans la goute, lorsque la matiere, qui avoit accoutumé de se rendre dans les extrémités du corps, se porte dans la tête & cause la fievre.

L'expérience journaliere prouve assez les bons effets des vésicatoires dans la petite vérole, la rougeole, les fievres pourprées & érésipélateuses ; car quoique dans ces maladies le sang soit extremement enflammé, & son mouvement trop rapide, on ne laisse pas de les employer avec beaucoup de succès. On ne doit donc point écouter ceux qui rejettent avec Baglivi, dans son Traité *de Vesicantibus*, l'usage des vésicatoires dans les maladies nerveuses, les fievres ardentes & continues, quand même elles seroient accompagnées de l'assoupissement & du délire.

On peut dire hardiment que les vésicatoires ont guéri plus de personnes des fievres, que les autres méthodes curatives. Le Docteur Freind assure la même chose, en disant qu'il a sauvé par ce moyen plus de malades, que par toutes les autres méthodes qui sont en usage dans la Medecine. Sydenham employa judicieusement les vésicatoires pour la cure des fievres épidémiques, qui firent tant de ravages en 1674. 1675. 1679. & 1685. Mais j'ignore pour quelle raison il en négligea l'usage dans les autres especes de fievres dont il parle, puisque ce remede ne pouvoit manquer de produire le même effet.

La surprise du Docteur Freind eût cessé, s'il eût fait attention que l'expérience avoit appris à Sydenham une méthode de guérir les fievres dont il parle, beaucoup plus aisée & non moins efficace, sans employer les vésicatoires.

L'évacuation par les vésicatoires a cet avantage sur toutes les autres méthodes, qu'on peut l'employer en tout tems sans rien craindre. L'effet des autres évacuations dans les maladies violentes, est si incertain, qu'il est dangereux d'y recourir, comme on ne l'éprouve que trop souvent dans la saignée. Mais quel malade ne préfere la saignée aux vésicatoires, quoiqu'elle soit accompagnée de plus de danger ? Cela ne vient que de la foiblesse du malade, qui, porté naturellement à fuir la douleur, évite autant qu'il est en son pouvoir, un remede qui ne peut produire son effet sans lui en causer. Mais la compassion du Medecin seroit déplacée s'il acquiesçoit à ses volontés, & s'il lui causoit la mort, pour lui épargner une douleur passagere.

On guérit un grand nombre de fievres par les évacuations

seules, sans le secours d'aucun autre remede : mais il n'y en a aucune de celles qui sont d'une espece violente que l'on puisse détruire sans les véficatoires. FREIND, *de Vesicantibus*.

Il nous reste maintenant à parler de l'usage interne des *cantharides*. On a déja vu ci-devant dans quels cas les Anciens les employoient de cette maniere : mais si l'on se donne la peine de consulter le passage d'Hippocrate que nous avons déja cité, on s'appercevra qu'il prévenoit les mauvais effets qui résultent de l'acrimonie de ces insectes, en les prescrivant dans une quantité suffisante d'eau ou de vin. *Vallisneri*, *Comment. in Hippocr. de Victu in Acutis*. On peut voir dans différens Auteurs, dans quels cas les Modernes recommandent l'usage interne des *cantharides*. Baglivi nous apprend, « que ces insectes pris intérieurement, ou dans « une ischurie desespérée, ou à dessein d'exciter à l'a« mour, ou de dissiper une gonorrhée virulente, pro« duisent les plus fâcheux symptomes ; car d'abord ils « ulcerent la vessie & l'uretre, ils enflamment le foie « peu à peu, corrodent les intestins, excitent des dou« leurs violentes dans l'hypogastre, qui sont suivies de « la perte de la raison & de la mort, à moins qu'on ne « les évacue sans délai, ou qu'on ne réprime la violen« ce de leur action. » Il importe extremement à ceux qui se destinent à la Medecine de connoître les cas dans lesquels on peut ordonner intérieurement les *cantharides* sans mettre la vie du malade en danger. Capivaccius, Medecin fameux qui vivoit dans le seizieme siecle, assure dans sa Medecine-Pratique, *Medicina-Practica*, que l'on peut donner les *cantharides* en entier avec succès dans l'hydropisie & dans toutes les suppressions d'urine, & qu'il a vu des malades, de la vie desquels on desespéroit, qui ont été guéris par ce moyen.

Voici cependant quelques regles qu'il a jugé à propos de prescrire touchant l'usage de ce remede.

Lorsque la suppression d'urine est si grande, que les remedes ordinaires ne sont d'aucun effet, le Medecin doit avoir recours aux *cantharides*, comme au remede le plus efficace, puisque la vie du malade est en danger.

Secondement, on doit employer le même remede lorsque la suppression d'urine est causée, non point par aucun défaut de la vessie, puisque dans ces cas on peut y remédier par le moyen de la sonde, mais par celui des reins, comme cela est ordinaire dans l'hydropisie.

En troisieme lieu, il veut que l'on donne les *cantharides* en petite quantité & avec d'autres remedes, surtout avec ceux qui peuvent défendre la vessie du tort qu'elles sont capables de lui faire.

Par exemple,

Prenez une *cantaride*, avec un scrupule de poudre de rue & de lavande, ou telle autre de même nature ; & donnez ensuite au malade quatre ou cinq onces de quelque liqueur grasse, comme un bouillon gras de volaille.

Langius, *Epistolarum Medicinarum Miscellanea*, assure qu'il a éprouvé que la poudre de *cantarides* rôties avec de la gomme de cerisier est plus salutaire & moins nuisible dans les électuaires diurétiques, lorsqu'on la fait dissoudre dans un aposeme approprié à la nature de la maladie. Thomas Bartholin nous enseigne le moyen de préparer les *cantharides*, & d'en faire une infusion pour la gonorrhée virulente, la suppression d'urine & le calcul.

Faites infuser un scrupule de *cantharides* pulvérisées dans trois ou quatre onces de vin du Rhin, ou d'esprit de vin, pendant quelques jours. Filtrez la solution à travers un papier gris, pour qu'il n'y reste aucune partie de ces insectes. Mettez une cuillerée de la colature sur sept de vin ou de petite biere, & donnez-en une cuillerée au malade le premier jour, deux au second, & ainsi de suite.

Plusieurs Auteurs ont attesté les effets de cette potion. Etmuller les attribue à l'acide du vin qui corrige la violence du sel volatil caustique, ce que le vinaigre peut faire aussi, & le rend plus tempéré & moins corrosif. Un Medecin de Leyde est venu à bout de guérir une gonorrhée virulente par l'usage seul des *cantharides* macérées dans du vin du Rhin : mais il avoit soin de corriger l'infusion avec quelque liqueur douce, qu'il donnoit auparavant au malade, comme nous l'apprend Bartholin, *Epistol. Medicinal. Centuria*, *Cent.* 4.

Martin Lister, *Exercitationes Medicinales*, nous apprend qu'il a éprouvé les effets de l'essence ou teinture suivante de *cantharides* dans la gonorrhée.

Prenez *de l'esprit de vin rectifié*, *demi-livre*,
gomme de gayac, *demi-once*,
cantharides, *une dragme*,
cochenille, *deux onces*,
suc d'hypocistis, *deux dragmes*,
esprit de soufre, *un scrupule*.

Mettez le tout en digestion sur des cendres chaudes pendant douze heures ; filtrez au travers d'un papier gris, & donnez-en quarante gouttes dans de la biere tiede le matin au malade & autant le soir.

Garidelli, *p.* 115. recommande beaucoup contre la même maladie le remede suivant.

Prenez *de cantharides entieres*, *demi-dragme*,
suc d'hipocistis épaissi, } *de chaque une dragme*.
gomme ou extrait de gayac, }
cochenille, *une once*.

Faites-les infuser pendant vingt-quatre heures au bain-marie dans une livre d'esprit de vin. Coulez la liqueur & gardez-la pour l'usage. La dose est depuis demi-once jusqu'à une once, à prendre le matin à jeun & le soir avant de se coucher, dans un verre de décoction de gayac.

A Dunquien, Province des Indes Orientales, on guérit communément la gonorrhée de la maniere suivante.

On prend demi-poignée de fleurs d'hypericum & demi-once d'yeux d'écrevisses. On les fait bouillir dans deux pintes du vin qui se filtre à travers le tonneau. On met ensuite deux dragmes de *cantharides* en digestion dans une pinte d'esprit de vin. On mêle cette liqueur avec le vin & l'on donne un peu de ce mélange au malade dans quelques cuillerées d'eau de plantain. *Ephemerides Germanicæ Curiosæ*, *Decad.* 1. *a.* 1.

Le célebre Worlhofius traitant un malade qui avoit une suppression totale d'urine, & voyant que les remedes qu'il avoit employés ne produisoient aucun effet, mais qu'au contraire un délire continuel, un tiraillement convulsif des tendons, des sueurs froides, l'enflure du bas-ventre, un pouls foible, irrégulier & fréquent, menaçoient le malade d'une mort prochaine, prit la résolution de lui donner toutes les quatre heures un grain de poudre de *cantharides* dans une émulsion. A la troisieme dose le malade rendit une urine quelque peu grumeleuse & sanglante ; celle d'ensuite étoit pituiteuse & la derniere tout-à-fait limpide, mais avec dysurie. La diminution des symptomes l'engagea à continuer l'usage de ce remede jusqu'à la neuvieme dose. Et

& en effet l'urine devint plus abondante & plus limpide, & le malade en rendit plusieurs pintes par jour ; les symptomes s'évanouirent & le malade recouvra peu à peu la santé par l'usage seul de ce remede. Ce même Auteur a donné avec succès dans la gonorrhée invétérée un, deux ou trois grains de *cantharides* en substance avec une dragme d'os de seiche, & a continué l'usage de ce remede pendant plusieurs jours de suite suivant l'effet qu'il produisoit. Il juge cette préparation beaucoup moins incommode que de faire infuser les *cantharides* dans du vin, comme Bartholin, Lister & d'autres Medecins le pratiquent. Il avoue pourtant que la maniere dont ils préparent ce remede ne laisse pas d'avoir dû succès. *Commercium Literarium*, *A.* 1733. M. Astruc dans son Traité des maladies vénériennes, prétend cependant que la plus petite dose de *cantharides* donnée intérieurement dans la gonorrhée, est non-seulement un remede incertain & sujet à caution, mais encore extremement préjudiciable.

On a vu ci-devant que l'on peut corriger & surmonter la qualité drastique qui fait que les *cantharides* irritent la vessie urinaire, par le moyen du camphre. Cockburn dans l'*Abrégé des Transactions Philos. Vol. V.* prétend que le camphre ne sauroit produire cet effet : mais son sentiment est démenti par l'expérience, puisque quatre grains & demi de *cantharides*, sans tête, sans jambes & sans ailes, donnés avec une égale quantité de camphre dans une conserve en forme de bol, ont guéri sans aucun accident fâcheux une femme hydropique d'une dysurie dont elle étoit affligée. Les *cantharides* prises en forme de bol sans l'addition du camphre, ont aussi produit de très-bons effets dans les suppressions invétérées des regles & des vuidanges, dans les accouchemens laborieux & dans la rétention des vuidanges.

Voici la maniere de les préparer dans ces sortes de cas.

Prenez *trois cantharides préparées*,
trochisques de myrrhe, demi-scrupule,
semences de poivrette, six grains,
rob de ronces sauvages, une quantité suffisante.

On peut employer pour véhicule la petite biere, la décoction d'orge ou telle émulsion que ce soit. *Abr. des Transact. Philos. Vol. V.*

Philippe Hoechstetterus donne dans les accès hystériques & dans les suppressions d'urine les plus violentes, des *cantharides* dans une potion de suc de mercuriale, avec l'essence de canelle & l'élæosaccharum de cardamome. Il en met aussi dans les pessaires pour le même effet. *Velschii Hecatostea*. *Obs.* 72.

Konigius recommande pour l'hydropisie une poudre composée de

cantharides, six grains,
de pierres d'écrevisses préparées,
de tartre vitriolé,
de sel d'arête-bœuf, } *de chacun un scrupule, dont on prendra le tiers pour dose.*

Quelques Auteurs ordonnent pour la même maladie quatre onces d'une décoction de racines diurétiques, avec trois dragmes de semence de lin & deux *cantharides* : mais il faut couler la liqueur avant d'en user. *Wieri Observat. Medic.* Les habitans de la haute Hongrie au-delà de la Teisse, sont souvent attaqués d'une maladie extraordinaire approchante de l'hydrophobie, dans laquelle leur cou s'enfle tout d'un coup, après quoi il survient une chaleur violente dans la tête qui se répand par tout le corps. Ceux qui négligent d'y apporter du remede meurent au bout de quatre jours.

Voici la maniere dont ils y remédient.

Ils prennent pour une dose dix *cantharides* réduites en poudre dans quelque liqueur convenable. Ce remede excite une sueur abondante & quelquefois un écoulement d'urine copieux, sans occasionner la moindre douleur.

Ce remede seroit extremement dangereux pour tout autre peuple que celui dont nous parlons : mais les Hongrois sont extremement robustes & croyent pouvoir prendre les *cantharides* en entier, s'imaginant que leurs jambes sont un antidote contre le venin de leur corps. *Ephemerides Germanicæ curiosæ*, *Decad.* I. *a.* I. *o.* 133. Les Hongrois cueillent la plupart des *cantharides* sur les feuilles du frêne dans le mois de Mai ou en été, & les conservent dans du vinaigre pour s'en servir quand ils viennent à être mordus par quelque animal enragé. Si un homme, un cheval, une vache, ou tel autre animal vient à être mordu, ils donnent au premier depuis une *cantharide* jusqu'à cinq, & un plus grand nombre aux autres. Ils les donnent toutes entieres dans de l'eau-de-vie, ou avec de la thériaque de Venise ou du pain. Ceux qui prennent deux ou trois de ces *cantharides* ne sont jamais affligés de la dysurie, & ne pissent jamais le sang, ils rendent seulement une plus grande quantité d'urine pendant vingt-quatre heures. Prosper Alpin rapporte dans le dernier chapitre de son quatrieme Livre *de Medic. Ægyptiorum*, qu'en Egypte quelques Medecins donnent à leurs malades les têtes & les ailes de quatre *cantharides* pulvérisées dans trois onces d'eau de chicorée blanche, assurant que ce remede évacue la matiere peccante, ou par les sueurs ou par les urines. Etmuller assure que quelques malheureuses se servent de ces insectes pour se faire avorter. On abuse encore de ces insectes pour réveiller les désirs de la concupiscence. Stenzelius dit dans son troisieme Livre *de Venenis*, que les *cantharides* dissoutes dans l'essence d'ambre excitent un désir ardent des plaisirs amoureux dans les deux sexes.

Il est évident par ce qu'on vient de dire, que les *cantharides* malgré leur qualité venimeuse, sont un remede excellent dans plusieurs maladies : mais il est difficile d'établir des regles certaines touchant l'usage interne de ces insectes, puisque les uns les ordonnent en entier, d'autres après en avoir retranché la tête, les jambes & les ailes, suivant qu'ils croyent que le correctif du venin qui réside dans leur corps, est logé dans leurs extrémités ou non. Il y a des Medecins qui croyent que leur usage est beaucoup plus sûr lorsqu'on a eu soin de corriger leur mauvaise qualité, d'autres embrassent l'opinion contraire. Tous en appellent au témoignage de l'expérience, qui nous apprend que l'application externe des *cantharides* cause quelquefois des maladies très-fâcheuses, au lieu qu'elle est salutaire dans d'autres occasions.

Il est évident que l'application externe des *cantharides* ne produit de mauvais effets que sur les parties les plus sensibles, principalement sur la vessie urinaire & qu'elle n'agit sur les autres que lorsque la dose en est trop forte, puisqu'on voit tous les jours un grand nombre de malades qui ne reçoivent aucune incommodité de l'application des vésicatoires composés de *cantharides*. L'usage de ces insectes est cependant beaucoup plus sûr quand on y joint les correctifs convenables, que quand on les emploie seules. Il est même rare qu'on en use, soit intérieurement, soit extérieurement, sans les mêler avec quelque substance acide ou huileuse, ou même avec toutes les deux, & l'on sait que ces substances sont les véritables correctifs des *cantharides*. Lors donc qu'un remede préparé avec les *cantharides* produit quelque mauvais effet, il faut ou que le malade soit extremement délicat, ou que la dose en ait été trop forte. Il est beaucoup plus sûr lorsqu'on les emploie intérieurement, de commencer d'abord par une petite dose, demi-grain, par exemple, & de l'augmenter par degrés lorsque le cas le requiert. Ces insectes ont plus ou moins de force & d'activité, suivant qu'ils sont vieux ou récens; car le sel volatil qu'ils contiennent s'évapore avec le tems, ce qui fait qu'ils doivent avoir d'autant plus d'efficacité qu'ils sont plus récens. Il suit de ce que nous venons de dire que l'usage des *cantharides* demande beaucoup de précaution, vu les effets terribles qu'elles ont souvent produit. Il est défendu en France aux Apothicaires de vendre des *cantharides* à qui que ce soit, qu'ils ne connoissent bien l'acheteur & qu'ils ne soient sûrs que c'est pour les employer extérieurement. POMET, *Lib. II.*

L'observation qu'ont faite quelques personnes, que les extrémités des *cantharides* rendent leur opération beaucoup plus douce, n'est pas sans fondement, puisque les Hongrois le prétendent de même. Bartholin, *Epist. Medicin. Cent. IV.* dit en termes exprès, qu'afin de rendre les *cantharides* plus douces quand on les emploie intérieurement, il ne faut en rien retrancher; & que quand on veut exciter des vessies sur la peau, il faut leur ôter les piés qui sont d'une nature beaucoup plus douce. Boerhaave, *Matiere médicale*, ordonne pour vésicatoire des *cantharides* sans aîles, à cause que ces dernieres sont plus douces, & par conséquent moins propres pour les vésicatoires. De-là vient que Benancius, *Declaratio fraudum apud Pharmacopœos commissarum*, blâme les Apothicaires, qui par une erreur assez commune rejettent les aîles des *cantharides*, contre l'ordonnance du Medecin, dont l'intention est, qu'on les emploie pour l'amélioration du médicament; car on vend quelquefois ces insectes dans les boutiques sans aîles, sans tête & sans piés, après les avoir fait mourir à la vapeur du vinaigre bouillant & les avoir gardés pendant deux années. Les meilleures *cantharides* sont celles que l'on trouve sur le blé, qui sont de couleur changeante, qui ont les aîles rayées de jaune & le corps de figure oblongue.

Willis dans sa Pharmacopée raisonnée, recommande quinze, vingt ou trente gouttes de teinture de *cantharides* préparée avec la teinture de sel de tartre, comme un excellent diurétique.

Etmuler prépare cette teinture de la maniere suivante:

Prenez *cantharides, demi-once,*
sel de tartre, six dragmes.

Arrosez-les d'une quantité d'eau suffisante, & lorsqu'elles seront réduites à la forme d'un cataplasme liquide, mettez-les dans un lieu modérément chaud, en les arrosant de nouveau si elles viennent à se dessécher. Lorsque ces drogues auront reposé huit ou dix jours & autant de nuits, on versera dessus de l'esprit de vin tartarisé pour en extraire la teinture, dont on rehaussera la couleur avec de la cochenille en poudre, qui est une espece de *cantharide*, dont la vertu est extremement diurétique.

Fuller, dans sa Pharmacopée, prépare la teinture de *cantharides* de la maniere suivante:

Prenez *poudre de cantharides, demi-once,*
du meilleur esprit de nitre, une once.

Mettez ces drogues en digestion pendant vingt-quatre heures, & ajoutez-y d'esprit de vin camphré, trois onces.

Faites-les digérer pendant quelques jours, & filtrez la liqueur.

On se sert de ce remede pour provoquer l'urine, pour les ulceres des reins & de la vessie, pour la gonorrhée, & la goute vague scorbutique. La dose est depuis quatre gouttes jusqu'à vingt-quatre, deux fois par jour, dans un verre de décoction de mauve édulcorée avec du sirop violat.

Voici la préparation de cette teinture, telle qu'on la trouve dans les *Collectanea Chymica Leydensia.*

Prenez *cantharides, une once.*

Versez dessus deux onces d'esprit de nitre du plus fort.

Mettez-les en digestion pendant vingt-quatre heures. Les *cantharides* se dissoudront & donneront à l'esprit une couleur rougeâtre.

Ajoutez à cette teinture six onces d'esprit de vin.

Mettez-les de nouveau en digestion, la teinture sera d'autant meilleure qu'elle sera plus ancienne, mais on ne sauroit limiter le tems.

Filtrez la liqueur & gardez-la pour l'usage.

Ce remede est lithontriptique & néphrétique, il est bon pour la gonorrhée, la goute, le rhumatisme, & la jaunisse. La dose est depuis deux gouttes jusqu'à vingt, deux fois par jour.

Si l'on veut avoir une poudre antinéphrétique de cette solution faite avec l'esprit de vin; on s'y prendra de la maniere suivante:

On ajoutera à cette solution deux parties d'eau commune, & après l'avoir filtrée, on y versera une suffisante quantité d'huile de tartre par défaillance, jusqu'à ce que la fermentation ait cessé. Il se précipitera par ce moyen au fond du vaisseau une poudre de couleur rouge jaunâtre, que l'on séparera de la liqueur, & que l'on fera sécher à l'ombre après l'avoir édulcoré. La dose est depuis un grain jusqu'à quatre. Si l'on fait évaporer la liqueur après l'avoir séparée de la poudre, jusqu'à diminution des deux tiers, elle donnera des crystaux extremement propres pour les douleurs néphrétiques, dont la dose est depuis deux grains jusqu'à douze.

Le Dispensaire d'Edimbourg prépare la teinture de *cantharides* de la maniere suivante:

Prenez *cantharides, deux dragmes,*
esprit de vin rectifié, demi-livre.

Faites digérer ces drogues pendant deux jours à petit feu, coulez la teinture, & versez-la sur une once de baume de copahu, demi-once de gomme de gayac, & demi-dragme de cochenille.

Mettez le tout en digestion sur le sable pendant quatre ou cinq jours; coulez la teinture, & ajoutez-y deux dragmes de camphre, & une dragme d'huile distilée de genievre.

Ce remede paroît être bon pour la gonorrhée, & l'on peut en donner quinze gouttes ou un peu moins à la dose dans un véhicule convenable.

Le Dispensaire de Londres prépare cette teinture comme il suit:

Prenez *rhubarbe, trois dragmes,*
gomme de gayac, une dragme & demie,
gomme lacque, une dragme,
cantharides en poudre, deux dragmes,
cochenille, demi-dragme.

Mettez ces drogues en infusion dans une livre & demie d'esprit de vin rectifié, coulez la teinture.

Wedelius observe que l'esprit de vin ordinaire est plus propre que celui qui est rectifié, pour extraire les vertus qui résident dans le sel de *cantharides*. Il faut encore remarquer qu'il est beaucoup plus aisé de prescrire les *cantharides* par leur nombre, que par leur poids, car elles sont si légeres, que cinquante d'elle pesent à peine une dragme.

Le magistere de *cantharides* est la poudre de ces insectes dissoute dans l'esprit de nitre, & précipitée par le moyen de l'huile de tartre par défaillance. Ce remede possede une qualité diurétique, suivant Ludovic dans sa Pharmacopée. Mais Etmuller prétend que cette qualité est détruite par la précipitation. Langius nous apprend que quelques-uns se servent de ces insectes pour mettre les fruits de leur verger à couvert des voleurs. On les pulvérise grossierement, & on en met quelque peu sur les pommes, les prunes, les figues ou les pêches qui sont les plus à portée de la main. Ceux qui les dérobent & qui les mangent sont assez punis de leur larcin par une ardeur insupportable d'urine, & une envie continuelle d'uriner. Les mendians abusent de ce remede pour exciter des pustules sur leur corps, afin d'émouvoir la compassion des passans, & leur extorquer une aumône qu'ils croyent devoir à leur misere. RIEGER.

Voici la préparation de l'essence ou teinture de *cantharides*, telle qu'on la trouve dans le Dispensaire de Quincy.

Mettez quatre onces de *cantharides* en poudre dans une cucurbite, versez dessus petit à petit douze onces d'esprit de nitre, & mettez-les en digestion pendant douze heures. Otez avec une cuillere ou spatule de verre l'écume noire qui s'amasse sur la surface de l'esprit, & versez dessus peu à peu une livre d'esprit de vin tartarisé.

Mêlez ces drogues en les agitant, & mettez-les sur le sable. Lutez cette cucurbite avec un récipient, poussez le feu successivement jusqu'au second degré pour tirer une livre & demie d'esprit, que vous garderez pour l'usage dont nous parlerons.

Versez sur le résidu petit à petit autant de nitre détonné qu'il en faut pour soûler son acidité, ce que l'on connoît par la cessation de l'effervescence. Mettez ce mélange dans un mortier de verre ou de marbre, versez dessus une once de camphre, & après avoir parfaitement incorporé le tout, remettez-le dans la cucurbite.

Lavez le mortier avec quelques cuillerées de l'esprit de vin qu'on a tiré, & remettez-y cette masse avec ce qui reste de l'esprit de vin. Agitez le tout comme il faut & laissez-le en digestion.

Placez ensuite votre cucurbite sur un feu un peu fort; luttez en les jointures, & exposez-les à cette chaleur huit ou dix jours, en agitant le mélange tous les jours.

Laissez-les refroidir & reposer. Versez la teinture dans une cucurbite bien nette, pour en tirer par la distilation à une chaleur modérée la moitié ou plus de l'esprit, que vous verserez de nouveau sur le mélange pour en extraire plus de teinture. Lorsque cet esprit sera plus chargé, tirez-en les deux tiers par la distilation, remettez-les de nouveau sur le mélange, & distilez comme auparavant en mettant toujours la teinture donnée par la distilation de l'esprit sur la premiere teinture.

Prenez ensuite une dragme d'ambre-gris, demi-dragme de musc, & deux dragmes de sucre candi blanc; pilez-les ensemble avec quelque peu de l'esprit que vous avez tiré le dernier; mettez-les dans un matras, & versez dessus quatre onces du dernier esprit dont nous avons parlé.

Bouchez le matras comme il faut, & mettez les drogues en digestion quatre ou cinq jours. Faites-les circuler ensuite pendant quelque-tems avec de la teinture de *cantharides* enfermée dans un autre matras.

Versez cette liqueur dans une bouteille de verre bien nette & bien seche, & gardez-la pour l'usage.

Il faut avoir soin dans toute la suite du procédé, de se garantir de la fumée qui s'éleve de ce mélange. Ce remede est d'une efficacité admirable dans plusieurs cas, & l'on auroit peine à en trouver un autre qui pût le remplacer. C'est un excellent cordial propre à ceux en qui les feux de l'amour sont éteints; il ne manque presque jamais de produire son effet. Le satyrion ni les autres drogues de cette espece ne peuvent entrer en comparaison avec lui. Il est fort utile dans les cas où les reins & les parties génitales sont obstruées par des humeurs froides & épaisses, qui causent outre l'impuissance, plusieurs autres incommodités, & produit des effets qu'on attendroit vainement des baumes & de la térébenthine la plus efficace. On peut le donner depuis dix gouttes jusqu'à cent dans un verre de vin de Canarie, ou telle autre liqueur que le malade voudra. Mais malgré tous les éloges que nous venons de donner à ce remede; je ne voudrois point qu'un ignorant s'avisât d'en faire usage; car il peut, étant donné mal-à-propos, causer une strangurie, des érosions, des excoriations de la vessie, & même des convulsions, tant il y a de différence entre un même remede administré par un bon Medecin, ou par un Empirique. Il seroit à souhaiter que celui-ci, aussi-bien que tous les autres dont on fait le plus de cas, ne le fût jamais que par des Medecins expérimentés, quoiqu'il soit au pouvoir de tout le monde de le préparer. QUINCY, *Dispens.*

Les maladies pour lesquelles le Docteur Grœnevelt recommande l'usage des *cantharides* sont, les ulceres de la vessie, la suppression d'urine, & l'hydropisie, surtout dans les femmes.

Voici sa maniere ordinaire de les préparer:

Prenez *cantarides pulvérisées, douze grains,*
camphre dissout avec l'huile d'amandes douces; quinze grains.

Faites-en deux bols que l'on prendra à trois heures d'intervalle l'un de l'autre, après avoir auparavant employé les évacuations qui conviennent à la maladie.

On donnera dans la nuit au malade en forme de parégorique demi-scrupule de pilules de Matthieu, avec huit grains de camphre; & on lui fera boire copieusement des émulsions, du bouillon, du lait ou des décoctions émollientes avec ou sans gomme Arabique. Il n'y a que le Medecin qui puisse déterminer le tems pendant lequel on doit continuer l'usage de ces remedes en tout ou en partie, puisqu'il est le seul qui soit en état d'observer prudemment les circonstances particulieres de la maladie, & les effets que le remede produit.

Il faut cependant avouer que l'usage interne des *cantharides* exige beaucoup de prudence & de précaution; car autrement elles peuvent devenir extremement nuisibles à ceux qui en usent.

CANTHI, κανθοὶ; cavités qui sont aux extrémités des

paupieres, communément appellées *angles de l'œil*. Le plus grand est près du nez, & le plus petit est situé vers les tempes. Rufus Ephesius, *Lib. I. cap.* 4.

CANTIANUS PULVIS; Poudre cordiale, appellée communément *Poudre de la Comtesse de Kent*. Voyez-en la description au mot *Cancer*.

CANTION, κάνϑιον, dans Myrepse, *Antidot.* 35. & 94. est une épithete de σάκχαρ, ou σάκχαρον, *saccharum*, sucre, laquelle signifie, étant jointe avec lui, *sucre candi*. Il n'est pas douteux que c'est-là sa véritable signification, dit Fuschius; car toutes les copies latines le traduisent par *saccharum candi*. Il observe encore que ce mot est écrit par corruption κάνϑιον pour κάνδιν, & que Myrepse tronque ce mot à l'imitation des Latins qui écrivent *candi pour candidum*.

CANTRICES, *Chanteuses*. Les chanteuses & les danseuses, si l'on en croit Aétius, qui adopte le sentiment de Rufus & d'Aspasia, *Tetrab. IV. serm.*4. *cap.*51. n'ont point d'évacuations menstruelles, parce que ce qu'il y a de superflu en elles est consumé par la violence de l'exercice qu'elles font.

Cette observation est démentie par l'expérience.

CANTUM, CANTIUM, κανϑὸν, κάνϑιον, étoit un mot en usage parmi les Grecs du moyen âge, dont le langage avoit déja dégénéré, pour signifier *anguleux*: on le donne au sucre qui a été réduit en crystaux. Vander-Linden, appuyé du Glossaire de Saumaise & de Meursius, s'efforce de prouver que c'est-là la vraie signification de ce mot, & critique ceux qui écrivent *saccarum candum*, au lieu de *cantum* ou *cantium*. Castelli.

CANUM CERASA, espece de *periclymenum*; le même que *xylosteum*. Voyez *Periclymenum*.

CANUTUM, CANNUTUM; *Roseau*, ou *Cane*. Ruland.

CANZE, CARNIT, CANNA, CUSANUM; différentes sortes de vaisseaux. Ruland.

CAO

CAOPOIBA, *Brasiliensibus*, Marcgrav. *Pomifera Brasiliensis, fructu cupula insidente, seminibus singulis duplici pellicula involutis*. On dit aussi *Coapoiba*.

C'est un arbre des Indes de la hauteur du hêtre, dont il a la figure. Son écorce est de couleur de cendre avec des ondes brunes. Ses feuilles sont fermes, de figure oblongue, & il sort de leurs queues, lorsqu'on les rompt, une liqueur laiteuse. Ses fleurs sont chacune portées sur un pédicule; elles sont de la grosseur d'une rose, composées comme elle de feuilles blanches avec de petits onglets rouges, & ont au lieu d'un nombril, un petit globule rouge résineux, de la grosseur d'un pois, qui donne une résine aussi claire que la térébenthine, gluante & jaunâtre, mais d'une odeur desagréable. Le fruit est placé dans une capsule, de même que le gland, & laisse voir, étant coupé en long avant qu'il soit mûr, plusieurs rangs de semences de la figure & de la grosseur des pépins de pommes. Chaque semence est enfermée dans une pellicule rouge, qui est entourée d'une autre de couleur de vermillon. La pulpe du fruit est jaune, & donne un suc de même couleur. Son écorce, quoique épaisse, se sépare aisément du bois, qui est fragile, & contient une moelle que l'on tire avec beaucoup de facilité, & qui laisse le bois creux comme un tuyau.

Il y a une autre espece de cet arbre dont l'écorce est grise, & les feuilles oblongues & carinées comme celles du mureci, mais sans duvet. Son fruit est rond & de la grosseur d'une pomme lorsqu'il est mûr, verd par dehors, rouge en-dedans, & plein de petites graines comme la figue, sec, insipide & peu estimé, quoique plusieurs personnes en fassent usage. On n'attribue aucune vertu médicinale à ces arbres. Ray, *Hist. Plant.*

CAOVA, COAVA; boisson qui est la même que le caffé. Ray, *Hist. Plant.*

CAOUP; arbre qui croît dans l'Isle de Maragnan dans l'Amérique. Ses feuilles ressemblent à celles du pommier, mais plus larges. Ses fleurs sont rouges & jaunes. Son fruit est semblable à l'orange par sa figure & par son gout, & plein d'amandes. Ray, *Hist. Plant.* 1693.

CAP

CAPELLA; est un vaisseau de Chymie, semblable au chapiteau d'un alembic. Voyez *Capitellum* ou *Alembicus*. D'autres, par *capella*, entendent la même chose que *cupella*. Voyez ce mot. Rieger.

CAPER, Offic. Schrod. 5. 275. Mer. Pin. 166. Aldrov. de Quad. Bisul. 619. Chalt. Exer. 9. Johns. de Quad. 46. Gesn. de Quad. 265. Schw. de Quad. 98. *Capra domestica*, Raii Synop. A. 77. *Chevre*.

On emploie en Medecine le sang, la moelle, le suif, le lait, le petit lait, les pierres que l'on trouve dans l'estomac, la fiente, l'urine, la vessie, l'épiploon, la peau & le fiel de la *chevre*.

Le sang de cet animal est alexipharmaque, bon pour lever les obstructions, pour les dyssenteries, pour résoudre le sang coagulé, & peut dissoudre la pierre. Dale d'après *Schroder*.

Le sang de bouc, & principalement, selon Van-Helmont, celui qui a été tiré de ses testicules, ayant été desséché au Soleil, est propre pour résister au venin, pour exciter la sueur, l'urine & les regles aux femmes; pour la pleurésie, pour dissoudre le sang caillé, & pour la pierre. La dose est depuis vingt grains jusqu'à deux dragmes. Lemery, *Traité des Aliments*.

La moelle de *chevre* est plus acre, plus seche, & par conséquent plus efficace que celle des autres animaux. Dale d'après *Schroder*.

Le suif & la moelle du bouc sont propres pour ramollir, pour résoudre & pour adoucir. Ils passent aussi pour fortifier les nerfs. Lemery, *des Alimens*.

Le suif de *chevre* est un discussif efficace; il appaise les douleurs néphrétiques & celles des hémorrhoïdes, & guérit la strangurie.

Son lait est nourrissant & déterfif, bon pour les hectiques, les phthisiques, & ceux qui ont une maladie de consomption.

Le petit lait de *chevre* est préférable à celui des autres animaux. Il est apéritif, déterfif, atténuant & laxatif. On l'emploie souvent dans les infusions destinées à purger la bile noire.

Les pierres que l'on trouve dans le ventricule & la vésicule du fiel de cet animal, possedent, à ce qu'on prétend, une qualité résolutive & diaphorétique. Voyez *Bézoar*. Dale.

On trouve quelquefois dans la vésicule du fiel du bouc & de la *chevre* des petites pierres qui ressemblent assez au véritable bézoard. Elles résistent au venin, & excitent la sueur. Lemery, *des Alimens*.

La fiente de *chevre* est d'une nature chaude, dessiccative, déterfive, digestive, apéritive & acre; ce qui fait qu'on s'en sert pour résoudre les duretés de la rate & des autres parties, l'enflure des parotides & des bubons, pour consolider les ulceres inveterés, pour l'hydropisie & la sciatique. Etant calcinée, elle donne une poudre très-fine propre dans tous les cas où les déterfifs sont nécessaires, comme l'alopécie & les dartres. On la donne intérieurement pour les maladies de la rate, la jaunisse, la suppression des regles & autres semblables maladies. Dale d'après *Schroder*.

La fiente de *chevre* contient beaucoup de sel volatil acre, qui la rend résolutive, déterfive, dessiccative, digestive, propre pour lever les obstructions des visceres, & pour la pierre, étant prise intérieurement. On l'applique aussi extérieurement pour résoudre les tumeurs froides, & pour les autres maladies où il s'agit d'atténuer les humeurs. Lemery, *des Alimens.*

L'urine de *chevre* est préférable à celle des autres animaux pour dissoudre la pierre & pour exciter l'urine ; ce qui la rend propre pour l'hydropisie.

La vessie urinaire de la *chevre* desséchée & réduite en poudre, passe pour un remede efficace dans l'incontinence d'urine.

Son épiploon appliqué chaudement, appaise & modere les mouvemens impétueux des esprits ; ce qui fait qu'on l'emploie dans la colique & la manie.

La peau de cet animal fait cesser la diarrhée, & arrête les hémorrhagies, surtout celles du nez.

Son fiel passe pour guérir les fievres quotidiennes. Dale d'après *Schroder.*

On incorpore le fiel de *chevreau* avec le pain, le blanc d'œuf & l'huile de laurier ; & de cette maniere il est estimé propre pour la fievre quotidienne, étant appliqué en forme de cataplasme sur le nombril. Lemery, *des Alimens.* Voyez *Capra.*

CAPETUS, κάπετος, *fosse, creux, tranchée ;* dans Hippocrate, *de Articulis*, signifie les trous ou niches que l'on taille dans le *bathron* ou *scamnum*, (machine pour réduire les luxations) pour fortifier & mieux en ménager les axes. Hippocrate veut que l'on fasse ces *capeti* ou niches dans la partie inférieure du *scamnum*, à la distance de quatre travers de doigt de sa base, & qu'on leur donne trois travers de doigt de large sur autant de profondeur. Voilà ce que dit Galien sur ce passage. Erotien & Paul Eginete sont là-dessus du même sentiment que lui. Foesius, Gorræus.

CAPHORA, CAPHURA. Voyez *Camphora.*

CAPICAGTINGA, *aliis Jacarecatinga, Acori species.* Pison.

C'est une espece d'acorus qui croît dans les Indes Occidentales, & qui ressemble beaucoup à celui d'Europe par sa racine & par ses feuilles, quoique plus petit. Mais ce défaut est réparé par ses vertus qui sont beaucoup supérieures à celles de l'autre, surtout par celles de sa racine, qui est chaude, seche & d'un gout aromatique, amer, fort agréable.

Pris seul ou avec d'autres drogues, il est non-seulement propre à incifer les humeurs froides peccantes, mais encore à résister au poison lorsqu'on en use intérieurement. Cette plante ne croît pas toujours dans les lieux aqueux comme l'iris, elle profite encore dans les pays plats & les terres cultivées.

CAPILACTEUM, ἀφρόγαλα. Voyez *Aphrogala.*

CAPILLAMENTA, en terme de Botanique, signifie, 1°. Ces filets déliés qui s'élevent du milieu des feuilles d'une fleur, & auxquels on donne plus communément le nom d'étamine, *stamina ;* de sorte qu'il est égal de dire d'une fleur, qu'elle est à étamines ou *capillamentose.* 2°. On entend par *capillamenta*, ces filets déliés semblables à des cheveux qui sortent des semences & de la racine des végétaux. *Columel. R. R. L. IV. c.* 11. *Pallad. R. R. L. XI. c.* 12. Rieger.

CAPILLAMENTUM, τρίχωμα, τριχωμάτιον, signifie proprement tout tégument velu qui appartient aux animaux, de même que πτίλωμα, le tégument qui dans les oiseaux est couvert de plumes : dans ce sens, *capillamentum* est le même que *capillitium.* Voyez ce mot.

CAPILLARIS, τριχοειδής, τριχώδης, *capilaire*, se dit en général de tout ce qui ressemble aux cheveux, mais surtout des extrémités les plus déliées des veines & des arteres. C'est encore l'épithete que l'on donne aux plantes, qui, suivant Ray, n'ont point de tige principale, & portent leurs semences sur le dos de leur feuilles. On leur donne le nom de *capilaire*, à ce qu'il dit, dans la supposition qu'elles remedient à toutes les maladies des cheveux, ou parce qu'elles croissent aussi près de la terre que les cheveux de la tête.

Quelques Auteurs donnent le nom de vers *capilaires* (*capillares vermiculi*) aux petits vers des enfans, que d'autres appellent *crines, crinedones* & *dracunculi*, Castelli.

CAPILLATIO, *fracture capillaire du crane.* Voyez *Trichismos.*

CAPILLITIUM, est proprement la même chose que *capillamentum.* (Voyez ci-dessus) ; mais on l'emploie quelquefois pour *Trichiasis.* Voyez ce mot.

CAPILLORUM DEFLUVIUM, le même qu'*Alopecia.*

CAPILLUS, signifie proprement les cheveux de la tête, on s'en sert aussi pour désigner toute sorte de poil. Castelli.

CAPILLUS, *cheveu, poil*, appellé par Ruland *lapis rebis.*

Les *cheveux* lorsqu'on les regarde avec le microscope, paroissent creux & munis d'une infinité de vaisseaux, & quoiqu'ils nous semblent unis, on y découvre un grand nombre de nœuds, de même que dans quelques plantes, d'où sortent plusieurs branches. Leur cavité est encore démontrée par la maladie qu'on appelle maladie Polonoise, *Plica Polonica*, dans laquelle ils répandent du sang ; mais je croirois que ce sont d'autres vaisseaux qui le fournissent, & qui sortent de la racine des *cheveux ;* ils les accompagnent extérieurement jusqu'à leur extrémité.

Quant à leurs branches, on les apperçoit facilement à leurs extrémités avec le secours du microscope ; car elles sont fort sujettes à devenir fourchues, surtout lorsqu'on laisse trop croître les *cheveux*, & qu'on n'a pas soin de les humecter.

Cette division des extrémités, qui ne consiste qu'en deux ou trois poils, paroît une brosse au microscope.

Chaque *cheveu* est enté dans la peau par une petite racine bulbeuse ou ovale, qui lui est si adhérente qu'on ne peut souvent l'arracher sans elle.

Les *cheveux* sont ordinairement regardés comme un excrément, & l'on croit qu'ils sont nourris par une humeur excrémentitielle : mais quelle que soit l'humeur qui contribue à leur nourriture, elle paroît plus simple que toutes les autres humeurs du corps. Car long-tems après qu'un homme est mort, & que toutes les autres parties & humeurs sont corrompues, les *cheveux* croissent tant qu'il reste quelque humidité dans la partie. Drake. *Anatomia.*

Ceux dont les *cheveux* sont naturellement mous, foibles, courts & difficiles à friser, & qui deviennent chauves à l'approche du printems, ont surement l'habitude des nerfs molle, foible & relâchée ; car les *cheveux* semblent être un allongement de certaines fibres que le froid a endurcies, ou du moins de la même nature & de la même espece que les autres fibres du corps, puisqu'ils sont composés comme elles d'un grand nombre de filets très-déliés, enfermés dans une membrane commune, durs, transparens & élastiques. On remarque même que la force, la grosseur & l'élasticité des *cheveux* influe sur celles des fibres, & ceux dont les *cheveux* tombent, deviennent minces & refusent la boucle, doivent s'attendre à devenir chauves, & à être attaqués d'une maladie nerveuse, si cet accident ne leur est point arrivé au sortir d'une maladie aiguë, ce qu'ils ne sauroient prévenir même que difficilement en oignant leurs *cheveux* avec des huiles douces, ou en les lavant avec de l'hydromel.

Toutes choses étant supposées égales, ceux qui ont les *cheveux* extremement blonds & d'une couleur fort claire, ont les fibres & les nerfs très-foibles & très-lâches, parce que ce qui est blond est transparent & spongieux, & leurs parties moins unies & moins adhérentes, & par conséquent moins fermes & moins élastiques que ceux qui sont d'une couleur plus foncée & plus noire.

On remarque généralement que les personnes dont les *cheveux* sont blancs, déliés, surtout s'ils deviennent tels lorsqu'ils ont atteint un âge mûr, sont d'un tempérament foible & délicat ; & les Perruquiers qui connoissent la mauvaise qualité de ces sortes de *cheveux*, ne les emploient jamais pour peu qu'ils aient de bonne foi. Cheyne, *maladie Angloise*.

CAPILLUS CANADENIS, le même qu'*Adianthum canadense*.

CAPILLUS VENERIS. Voyez. *Adianthum*.

CAPIPLENIUM, mot barbare, dont quelques Auteurs se servent pour exprimer un *catarrhe*. *Baglivi* l'emploie pour signifier cette pesanteur de tête continuelle, ou cette maladie de la tête, appellée par les Grecs καρηβαρία, *carebaria*.

CAPISTRATIO, le même que *Phimosis*. Voyez ce mot.

CAPISTRUM, φιμὸς, φῖμος, κῆμος, signifie communément *bride*. On donne encore ce nom à plusieurs bandages pour la tête. Castelli.

CAPISTRUM AURI, *Borax*. Ruland.

CAPITA, on appelle *têtes* dans les plantes, ces réservoirs de la semence qui représentent une *tête* par leur figure sphérique, comme les *têtes* des pavots, par exemple, ou les bulbes ou oignons de certaines plantes.

CAPITALIA. Voyez *Cephalica*.

CAPITATÆ PLANTÆ, ce sont les plantes dont les semences avec leur duvet sont enfermées dans un calyce écailleux qui a la figure d'une *tête*. *Ray*, *Hist. Plant.*

CAPITELLIUM, dans le lexicon de *Johnson* est l'eau de savon. Dans *Libavius* & quelques autres Auteurs, il signifie *lessive*. On le prend aussi pour un alembic. Castelli, Rieger.

CAPITILUVIUM, *Bain* ou *lotion* pour la tête. Rieger.

CAPITIS DOLOR. Voyez *Cephalalgia*.

CAPITIS VENA. Voyez *Vena cephalica*.

CAPITO, est le surnom du Medecin *Artemidore*, qui a publié les ouvrages d'Hippocrate, il en est souvent parlé dans *Galien*.

CAPITO ANADROMUS, *testu*, est un poisson de mer & de riviere; il a la tête grosse, les yeux grands, beaux, blancs, les narrines grosses, le corps long, couvert de petites écailles argentines, mêlées d'un peu de bleu. Il pese environ deux livres quand il a atteint sa grandeur; il vit de petits poissons & d'insectes. Il est fort bon à manger.

Il est estimé propre pour purifier le sang & pour exciter l'urine. Lemery *des drogues*.

CAPITULUM; on trouve la signification botanique de ce mot dans l'article Botanique. Il est le même en Chymie qu'Alembic. Voyez *Alembicus*. Il signifie en terme d'Anatomie les petites *protuberances* d'un os qui est reçu dans un autre.

CAPIVARD, *cochon d'eau*. C'est un animal à quatre piés, amphibie, qui a le corps d'un cochon & la tête d'un lievre, sans queue, il se tient presque toujours sur son derriere comme un singe. Il naît dans le Bresil: il habite tous les jours dans la mer, mais il vient à terre la nuit, où il ravage les jardins & déracine les arbres; il est bon à manger.

Capivard est un nom Portugais. Lemery, *des drogues*.

CAPNELÆUM, καπνέλαιον, dans Galien, *Lib. II. C. M. S. L.* est une résine qui coule naturellement, & qu'il dit être fort abondante à Lacedemone; les Ciliciens l'appellent καπνέλαιον, *capnelaion* (de καπνὸς fumée, & ἔλαιον huile) huile fumante. « Il dit encore *Lib.* 3. *C. M. S. G.* qu'à Lacedémone & dans quelques autres endroits on appelle ces sortes de résine, πρωτόρρυτος, « le premier produit ». Il paroît, dit *Fœsius*, que le nom de *capnelaion* lui a été donné à cause de la fumée qu'elle jette lorsqu'on la met près du feu, ou parce qu'elle est plus liquide, plus chaude & plus claire que les autres résines, & par conséquent plus approchante de la nature de l'huile.

CAPNIAS, καπνίας, de καπνὸς, *fumée*; espece de jaspe de couleur de fumée. Aetius, *Tetrab. I. Serm.* 2. *cap.* 36.

C'est aussi une espece de vigne dont les raisins sont en partie blancs & en partie noirs. Theophraste, *de Causis, Plant. Lib. V. cap.* 3.

CAPNISTON, καπνιστὸν; épithete d'une espece d'huile que l'on prépare en lui faisant recevoir la fumée de différentes sortes d'aromates que l'on brûle.

CAPNITIS, καπνῖτις. Voyez *Cadmia*.

CAPNOIDES, καπνοειδὴς, (de καπνὸς, *fumaria*, *fumeterre*, & εἶδος, *ressemblance*, à cause de sa ressemblance avec cette plante) *fumeterre à cosses*.

Cette plante ressemble par ses feuilles & ses autres parties à la *fumeterre*; mais le pistil de la fleur se change en une longue cosse remplie d'un grand nombre de graines rondes & luisantes. Miller, *Dictionn.*

CAPNORCHIS; fumeterre des Indes à racine bulbeuse.

Cette plante ressemble tout-à-fait à la fumeterre: sa racine est quelquefois tubéreuse, quelquefois écailleuse, & même bulbeuse. Sa fleur est composée de deux feuilles, d'une figure irréguliere & pendante. Ses cosses ressemblent à celles du tabouret. *Idem.*

CAPNORCHIS AMERICANA, Boerh. Ind. *Fumeterre de l'Amérique* avec la racine bulbeuse. Ses fleurs sont approchantes de celles de la *fumeterre*. *Idem.*

Les trois plantes dont je viens de parler ne possedent aucune vertu médicinale connue.

CAPNOS, καπνὸς, le même que *Fumaria*. Voyez ce mot.

CAPO, CAPUS, GALLUS SPADO, GALLUS EVIRATUS, Ἀλεκτρυὼν ἐκτομίας des Grecs, sont autant de différens noms de l'animal que nous appellons *chapon* ou *coq châtré*. Le but qu'on se propose dans cette opération est de dompter la convoitise de cet animal, de le rendre plus capable de conduire les poules, mais surtout de rendre sa chair plus grasse & plus nourrissante qu'elle ne l'étoit auparavant. Martial met la chair du *chapon* au nombre des alimens que les gourmands & les voluptueux recherchent avec le plus d'ardeur. Mais quoique cette chair passe pour être nourrissante & pour engendrer une grande quantité de sang louable, cependant quelques Auteurs, du nombre desquels est le célebre Craton, en défendent l'usage aux personnes gouteuses, parce qu'ils ont remarqué que cet oiseau est lui-même sujet à la goute, comme si ceux qui mangent les pattes de cet animal devoient pour cette raison être affligés de cette maladie, ne faisant point attention que leur qualité est nécessairement altérée par la faculté digestive de l'estomac. On ne doit donc point condamner l'usage du *chapon* parce qu'il est quelquefois sujet à la goute, puisque cette maladie n'est causée dans cet animal que par une fluxion d'humeurs & par la foiblesse des parties qui les reçoivent, & que l'usage de sa chair ne sauroit jamais occasionner de pareils accidens dans nos corps. Que s'il arrive quelquefois à ceux qui en mangent d'être affligés de la goute, cela ne vient que de ce qu'on a nourri les *chapons* en cage, ce qui rend leur chair plus humide & plus recrémentitielle, & par conséquent très-propre à engendrer & à augmenter les obstructions. C'est ce qui fait que Galien rejette toute la volaille qui a été élevée dans des cages. On pourroit demander avec plus de raison d'où vient que le *chapon* qui est privé des parties qui sont le siége des désirs amoureux, est sujet à la goute, puisque, suivant le vingt-huitieme Aphorisme du sixieme Livre d'Hippocrate, *les eunuques ne sont jamais affligés de la goute*; & que le *coq* qui est un animal extremement lascif, n'est jamais sujet à cette maladie? Scaliger dans ses *Exoterica Exercitationes*, répond à cette question en disant, que les *chapons* sont sujets à la goute parce qu'ils ont peu de chaleur & beaucoup d'appétit, au lieu que les *coqs* ont peu d'appétit & beaucoup de chaleur. La chaleur du *chapon* est foible, dit-il, à cause qu'il est châtré, d'où il arrive que la voracité & la foiblesse de la chaleur engendrent dans le corps de cet oiseau une grande quantité d'humeurs superflues, lesquelles venant à tomber sur ses piés qui sont froids & dénués de sang, y produisent la goute. Au contraire, comme le *coq* mange fort peu & a naturellement beaucoup de chaleur, il doit être exempt des crudités & d'humeurs superflues, & par conséquent exempt de la goute. On m'objectera peut-être que le *coq* affoiblit ses piés par l'usage excessif des plaisirs vénériens, & les dispose par-là à recevoir les matieres étrangeres : mais je répons avec Galien, que la foiblesse de ces parties ne suffit point pour la génération de la goute, mais qu'il faut encore que les humeurs propres à l'occasionner y affluent. Or cette affluence ne peut avoir lieu qu'il ne se soit auparavant formé un amas d'humeurs, ce qui ne peut arriver tant que la chaleur est assez forte pour digérer les alimens & pour consumer ou chasser les superfluités, surtout si l'animal mange peu & fait beaucoup d'exercice. Les *coqs* étant dans ce cas, il n'est pas étonnant qu'ils soient exempts de la goute, quoique fort adonnés à l'amour. *Sebizius, de Aliment. Facult.* Les anciens Medecins ne parlent jamais du *chapon* qu'ils ne conviennent que c'est le meilleur aliment dont on puisse user, furtout lorsqu'on a eu soin de le châtrer dans une saison convenable. *Castellanus de Esu carnium.* C'est une opinion généralement reçue aujourd'hui, que la chair du *chapon*, quand elle est jeune & bien nourrie, est non-seulement savoureuse, mais encore nourrissante & facile à digérer; & de-là vient qu'on l'ordonne à ceux qui relevent de maladie, comme propre à rétablir leurs forces, soit bouillie, rôtie & assaisonnée avec du suc d'orange ou de citron. On en fait aussi des gelées que l'on recommande dans les maladies chroniques en qualité de corroborant, & que l'on croit extremement salutaires, surtout dans les fievres hectiques & dans la phthisie.

Voici la maniere de les préparer dans ces sortes de cas.

On pile un *chapon* avec tous ses os, on l'enferme dans un pot avec un peu de canelle & de sel, & on le fait cuire au bain-marie autant de tems qu'il faut, pour le donner ensuite au malade.

Quelques personnes y ajoutent par ostentation ou par ignorance quelques pieces d'or, surtout des ducats de Hongrie. *P. Hermanni Boecler Cynosura Mat. Med. Tom. II.*

Comme c'est tems perdu que de chercher des vertus nourrissantes dans les eaux distilées, de même il est ridicule de s'imaginer que l'eau distilée de la chair de *chapon* soit plus capable de nourrir le corps que les autres alimens. *Boerhaave, Chymie, Vol. II.* Il s'ensuit donc que les eaux de *chapon* que l'on compose avec des poudres fortifiantes qui se dépouillent de leurs vertus dans la distilation, ne laisseroient pas d'avoir la même propriété, quand même cet oiseau n'entreroit point dans le procédé, & l'Apothicaire ne feroit aucun tort au malade, ni à la réputation du Medecin qui a ordonné ce remede, s'il faisoit passer cet oiseau de son laboratoire dans son pot. On voit par-là quel est le cas que l'on doit faire de *l'aqua caponis Quercetani*, que l'on distile du *chapon* avec du vin & des aromates, & que l'on recommande pour rétablir les forces & pour faire cesser les fievres continues. *Quercetani Pharmacopœia.* L'eau de *chapon* de Mynsicht vaut encore moins que la précédente, puisqu'il entre une moindre quantité d'aromates dans sa composition, & que les substances rafraîchissantes & mucilagineuses qu'on y emploie ne lui communiquent aucune vertu, non plus que les *species diamargariti* à la place desquelles Quercetan ordonne le corail préparé, qui vaut aussi peu pour la distilation. *Mynsicht, Thesaurus.* L'eau de *chapon* du Dispens. de Brandebourg & de la Pharmacopée d'Ausbourg, est un composé de bouillon de *chapon* avec les eaux distilées de bourache & de buglose, auxquelles on ajoute les quatre fleurs cordiales & la canelle. Cette eau est estimée analeptique. Mais Zwelfer, *Animadversiones ad Pharmac. August.* observe avec raison que le bouillon de *chapon* mêlé avec l'eau de canelle & d'autres eaux cordiales, est beaucoup plus propre à rétablir les forces de ceux qui ont été exténués par une maladie de consomption, ou telle autre maladie chronique, que l'eau distilée de *chapon* qui ne possede aucune qualité nourrissante. La proportion des especes pour la distilation est quelque peu différente dans la Pharmacopée de Lemery, qui y ajoute de la mie de pain : mais cette eau n'en est pas meilleure, ni moins sujette à la censure de Zwelfer. La graisse de *chapon*, quand elle est fraîche, est bonne tant pour l'intérieur que pour l'extérieur, dans les cas où les substances grasses, émollientes & adoucissantes sont indiquées. Quelques personnes gouteuses font coucher un *chapon* à leurs piés, afin de communiquer leur maladie à cet animal. *Boecler, Cynosura Mat. Med.* Il peut très-bien se faire que la chaleur qu'il communique à la partie malade, le rende utile dans ces sortes de cas. Les anciens ont cru, à ce que rapporte Palladius, *R. R. Lib. XII. Tit.* 1. que les feves que l'on fait macérer dans le sang de *chapon* avant de les semer, sont à couvert du dommage que leur causent les plantes qui ont de l'antipathie pour elles, mais c'est ce que l'expérience seule peut décider. RIEGER.

CAPOLLIN, *Mexicanorum Hernandez, seu cerasus dulcis Indica.*

C'est un arbre de grosseur médiocre, dont les feuilles ressemblent à celles de notre amandier ou cérisier. Ses fleurs sont en bossettes pendantes, & il leur succede un fruit qui ressemble à nos cerises par sa figure, sa couleur, sa grosseur, ses noyaux & son amande. Il est quelque peu acide & astringent quand il est verd, mais doux & d'une odeur agréable quand il a atteint sa maturité. Il fleurit au printems & porte du fruit tout l'été. Il aime les climats tempérés, & il croît dans les jardins du Mexique où on le cultive aussi.

Le suc de ses boutons humecte la langue quand elle est desséchée par la chaleur, & la décoction de son écorce exposée au soleil pendant quinze jours, guérit la dysenterie; prise au poids d'une dragme, sa poudre dissipe les inflammations. Dans les tems de disette on fait du pain & une boisson avec son fruit; mais cet aliment est bilieux, rend l'haleine puante & noircit les dents, lorsqu'on en fait un trop grand usage. On peut néanmoins remédier à ce dernier défaut avec des dentrifices. Il y a trois especes de cet arbre, qui ne different que par leurs fruits, car le *xitoma capollin* porte un fruit de la grosseur environ d'une prune de damas. Celui de l'*helocapollin* est un peu moindre, mais celui du *tolacapollin* est beaucoup plus petit que les deux autres. Ils sont tous trois en grappe.

CAPOTES. Le même que *Cydonia exotica*, C. B. Voyez ce dernier mot. RAY, *Index.*

CAPPARIS, Offic. Κάππαρις, Dioscoridis. *Capparis rotundiore folio*, Ger. 748. Emac. 895. *Capparis spinosa, folio rotundo*, Park. Theat. 1023. Raii Hist. 2. 1629. *Capparis spinosa, fructu minore, folio rotundo*, C. B. Pin. 480. Jonf. Dendr. 274. Tourn. Inst. 261. Elem. Bot. 228. Boerh. Ind. A. 2. 71. *Capparis spinosa*, J. B. 2. 63. Chab. 110. *Caprier.*

C'est un arbrisseau qui pousse un grand nombre de tiges rempantes, noueuses, & garnies d'épines crochues. Ses feuilles sont alternes, d'un pouce de long sur autant de large, un peu pointues à leurs extrémités, & portées sur des queues fort courtes. Les fleurs sortent des aisselles des feuilles sur des pédicules fort longs, elles sont à quatre pétales, & portent dans le milieu des sommets crepus. Il leur succede un fruit de figure approchante de celle d'une poire, qui renferme dans sa chair un grand nombre de semences menues.

Cette plante croît dans les Provinces méridionales de France & en Italie, dans les lieux sablonneux & pierreux.

Pline, dans le quinzieme Chapitre du vingtieme Livre de son Histoire Naturelle, rapporte le sentiment des Anciens touchant l'usage de cette plante en ces termes: « On assure que ceux qui en mangent tous les jours ne « sont jamais sujets à la paralysie ni aux douleurs de la « rate. Son écorce pilée dissipe la lépre blanche; lorsqu'on a soin de s'en frotter à la chaleur du soleil. « Deux gros de l'écorce de sa racine prise dans du vin, « composent un excellent remede pour ceux qui « sont malades de la rate, pourvu qu'ils s'abstiennent « de l'usage des bains. On prétend aussi que l'usage de « cette même écorce peut évacuer la rate par les urines « & par les selles dans l'espace de trente cinq jours. On « en boit l'infusion dans les douleurs des aînes & dans « la paralysie. La décoction de sa semence pilée dans « du vinaigre, ou sa racine mâchée, appaisent le mal « des dents. La décoction de ces mêmes semences dans « l'huile mise dans l'oreille en fait cesser les douleurs. « Ses feuilles récentes, & sa racine réduites en pâte « avec du miel, guérissent les ulceres phagedéniques; « & sa racine cuite dans de l'eau, résout les tumeurs « scrophuleuses, guérit la parotide, & chasse les vers: « elle guérit aussi les maladies du foie. On l'emploie « aussi contre la teigne avec du vinaigre & du miel. Sa « décoction dans du vinaigre guérit les ulceres de la « bouche; mais tous les Auteurs conviennent qu'elle « nuit à l'estomac. » Je trouve à propos de joindre à ce récit de Pline, celui que donne Dioscoride dans le vingtieme Chapitre de son second Livre. « On confit « le tronc & le fruit du *caprier*. Ils dérangent le ven« tre, nuisent à l'estomac & alterent beaucoup, ils sont « cependant moins nuisibles quand on les a fait cuire « que quand on les mange cruds. Deux gros du fruit « pris dans du vin pendant quarante jours de suite, « consument la rate, & causent une évacuation d'uri« ne & des selles sanglantes. On en use avec succès « dans la sciatique, la paralysie, les ruptures des par« ties musculeuses & les convulsions. Il excite les regles « & purge le cerveau. La décoction de ses semences « dans du vinaigre appaise le mal de dents quand on « s'en lave la bouche. L'écorce de sa racine desséchée « est utile dans le même cas, & déterge les ulceres sor« dides & calleux. On l'emploie avec la farine d'orge « pour oindre ceux qui sont sujets aux maux de rate. » Hippocrate dans le troisieme Livre *de Morbis*, recommande l'écorce de la racine du *caprier* mêlée avec des potions astringentes convenables, comme un remede propre pour exciter l'expectoration dans la péripneumonie. Suivant Simeon Sethi, les *capres* possédent différentes qualités: « elles détergent, nettoyent & inci« sent au moyen de leur amertume, elles échauffent, « dissipent & atténuent par leur acreté, elles épaississent « & resserrent par leur acidité. C'est ce qui les rend uti« les dans les duretés de la rate, soit qu'on les mange, « ou qu'on les applique en forme d'emplâtres avec du « vinaigre ou de l'oxymel. Elles excitent les regles, & « appaisent le mal de dent, quand on les fait cuire dans « du vin ou du vinaigre. L'écorce est la partie la plus « efficace de la plante. Le tronc & le fruit produisent « moins d'effet. Elles amollissent les tumeurs scro« phuleuses, & leur suc tue les vers qui s'engendrent « dans les oreilles. Les *capres* confites dans du vinai« gre levent les obstructions du foie & de la rate. Par « une qualité qui leur est propre, elles sont extreme« ment salutaires dans les maladies de la rate, & la « sciatique, mais elles nuisent aux reins & à la vessie. » Il est évident par ce qu'on vient de dire que les Anciens ont connu la nature apéritive de la racine du *caprier*, aussi-bien que sa qualité corroborante, qui est une suite de son astringence. Mais c'est pousser la chose trop loin, que d'avancer comme ils ont fait, qu'elle consume la rate & la chasse hors du corps. Son amertume la rend très-propre à tuer les vers. L'usage que les Modernes font des *capres*, ne prouve point qu'elles soient si nuisibles à l'estomac, aux reins & à la vessie; & il semble que Paul Eginete ne s'est point trompé, quand il a avancé, *Lib. I. cap.* 27. ce qui suit. « Les « *capres*, dit-il, excitent l'appétit, ouvrent les passa« ges du foie, de la rate, & surmontent le phlegme: « mais elles veulent être mangées avant le repas avec « de l'oxymel, ou de l'huile & du vinaigre. » L'Auteur veut parler ici des fleurs que l'on confit avant qu'elles tombent, & que l'on vend ordinairement chez les Epiciers. On cueille les boutons de cette plante avant qu'ils soient épanouis, & on les étend à l'ombre pendant quatre ou cinq heures, pour qu'ils se flétrissent & ne puissent plus s'ouvrir. On les enferme avec du vinaigre dans un vaisseau que l'on couvre d'un ais, & on les laisse en cet état pendant huit jours, on les en tire ensuite pour les exprimer, & on les remet avec du vinaigre nouveau dans le vaisseau où on les laisse encore huit jours. On réitere la même opération pour la troisieme fois, on les exprime doucement, & on y ajoute de nouveau vinaigre, après quoi on les enferme dans un baril avec la même liqueur, à laquelle quelques-uns ajoutent du sel.

Quelques personnes regardent ces dernieres comme les meilleures, mais l'on préfere celles qui viennent de Genes à toutes les autres. Pomet & Savary assurent cependant qu'il est rare que celles que l'on trouve dans les pays du Nord viennent d'un autre endroit que de France, & que les Marchands les vendent sous tel nom qu'il leur plaît. Celles qu'on apporte d'Alexandrie à Venise, passent pour les meilleures, quoiqu'elles soient plus grosses que celles d'Italie, Hoffman, *de Medicamentis Officinalibus*, *Lib. II. cap.* 47. est d'avis que l'on choisisse les plus grosses, parce qu'elles sont les plus entieres. Leur gout austere & amer est une preuve convainquante de leurs vertus astringente & corroborative, & si l'on fait attention aux qualités que le sel & le vinaigre leur communiquent, on comprendra sans peine qu'elles doivent être d'une nature résolutive & incisive. De-là vient qu'on en met dans les alimens à dessein de réveiller l'appétit. Elles sont propres surtout à ceux dont l'estomac est foible, & chargé d'humeurs pituiteuses & grossieres, & qui ont perdu l'appétit. Elles sont bonnes aussi pour lever les obstructions des visceres, particulierement de la rate, pour la paralysie, & les convulsions causées par la superfluité des humeurs. On les recommande beaucoup dans les fievres chroniques & continues. *Prosp. Alpin. Hist. Nat.*

Laurent Joubert ordonne pour la peste de les assaisonner avec du sel, de les faire cuire dans l'eau, & de les manger avec du vinaigre; car, dit-il, elles excitent l'appétit & levent les obstructions. C'est ce qui fait qu'on doit non-seulement en permettre, mais encore en recommander l'usage dans les maladies pestilentielles, parce qu'elles résistent à la putréfaction. *Benivenius, de Abditis Morborum causis, cap.* 105. nous apprend qu'il guérit une personne sujette aux maladies de la rate avec les *capres* seules, & en lui ordonnant de boire de l'eau de forge pendant un an, quoiqu'elle fut affligée de cette incommodité depuis sept ans, & qu'elle eût vainement employé toutes sortes de remedes.

« On applique, dit Etmuller, des linges ou une éponge « trempée dans la saumure de *capres* sur le côté, au« dessous de l'hypocondre gauche, pour résoudre l'en« flure de la rate. Si l'on y ajoute de la semence de « moutarde, pour que le vinaigre puisse s'imprégner « de son sel volatil, on aura un remede excellent pour « les maladies de ce viscere. »

Dans quelques Provinces de Hollande & d'Allemagne on substitue aux *capres* les boutons des fleurs du *Cytiso-genista scoparia vulgaris, flore luteo*, confis dans du vinaigre

vinaigre & du sel. Ils ne sont pas moins agréables au palais, ni moins propres à réveiller l'appétit, à lever les obstructions du foie & de la rate, & à tuer les vers. Hoffman, suivant Konigius, assure que l'on peut, au lieu de *capres*, employer les boutons du *caltha palustris*. La racine du *caprier* est une des cinq petites racines apéritives. L'écorce de sa racine que l'on apporte d'Egypte & de la Pouille, en petits boutons, comme ceux de la canelle, excepté qu'ils sont plus courts, plus rudes, plus épais, & de couleur de cendres, d'un gout austere mêlé d'amertume, est estimée pour sa vertu apéritive & astringente. On la met au nombre des remedes spléniques, & on l'emploie dans les décoctions pour les maladies de la rate. Elle entre encore, à ce que dit Bauhin, dans les onguens spléniques. Bayrus se sert pour noircir les cheveux, de la racine de *caprier* qu'il fait bouillir dans du lait d'ânesse jusqu'à consomption du tiers, & dont il les frotte lorsque la personne va se mettre au lit. Etmuler emploie extérieurement l'huile simple de *caprier* que l'on prépare en faisant bouillir l'écorce de sa racine dans l'huile d'olive, dans les maladies de la rate. On en oint l'hypocondre gauche. On humecte quelquefois l'emplâtre de ciguë dont on se sert pour résoudre les tumeurs de ce viscere avec cette huile. Mais on peut lui substituer l'huile d'ambre, qui est d'une nature plus pénétrante. On trouve dans quelques Dispensaires une huile de *caprier* composée (*oleum capparum compositum*) que l'on prépare avec l'écorce de sa racine & quelques poudres apéritives que l'on arrose avec du vinaigre, & que l'on fait bouillir dans l'huile d'olive. Quelques-uns y ajoutent du vin. *Jean. Dubois, de Methodo miscend. Remed. topic.* La Pharmacopée de Paris retranche le vinaigre & lui substitue des *capres* confites dans le vinaigre & du vin blanc. C'est une ancienne coutume, dont on ignore l'Auteur, d'oindre les hypocondres des personnes affligées de maladies hypocondriaques & d'enflures, avec de l'huile de *caprier*, qui possede une qualité atténuante & corroborante. *Schulzii Prælectiones de Viribus medicamentorum.* Cette huile contient dans la Pharmacopée de Lemery plus de drogues qu'on n'en emploie pour l'ordinaire, mais la composition ne paroît pas être meilleure pour cela. Zwelfer (*Pharmacop. Regia*) pour rendre cette composition plus efficace, ajoute aux autres apéritifs, du sel ammoniac, du tabac, du camphre, & de l'huile distilée de gomme ammoniaque. Il croit même que les huiles distilées de suie & de tabac sont nécessaires pour augmenter l'efficacité de ce remede. Il entre dans les trochisques de *caprier* (*trochisci de capparibus*) de Mesué, l'écorce de la racine de cette plante, & plusieurs poudres apéritives triturées & paîtries avec la gomme ammoniaque, dissoute dans du vinaigre. Mesué recommande cette préparation pour résoudre les duretés & dissiper les flatuosités de la rate. Il en donne une dragme & demie pour dose avec du vin, dans lequel on a fait bouillir de la racine de *caprier*, de l'écorce de frêne, de saule, & de tamaris, ou les sommités de ses rameaux. Jacques Sylvius observe à ce sujet que l'écorce de saule étant astringente ne sauroit satisfaire à l'intention du Medecin. *Mesué, de Re medica.*

Le Dispensaire du Copenhague prépare l'*extractum capparum* avec la racine de *caprier* & de l'eau commune, avec quelque peu d'esprit de vin, que l'on peut retrancher si l'on veut.

CAPRA ALPINA, Offic. *Capra alpina sive Rubicapra*, Schrod. 5. 276. *Rubicapra*, Bellon. Obs. Ed. Clus. 57. Jons. de Quad. 52. Gesn. de Quad. 292. Charlt. Exer. 9. Raii Synop. A. 78. *Dorcas sive Rupicapra*, Aldrov. de Quad. Bisul. 725. *Ysard*, ou *Chamois*.

C'est une espece de chevre sauvage de la figure & de la grandeur de la chevre ordinaire, dont les cornes sont petites, recourbées, noires & fort aiguës. Cet animal est fort commun dans les montagnes de la Suisse & des Grisons.

On emploie en Medecine, son sang, sa graisse, son foie, son fiel, sa fiente, & la pierre que l'on trouve dans son estomac, appellée *Ægagropila* & *Bezoar Germanicum*. Voyez *Ægagropila* & *Bezoar*.

Son sang, lorsqu'il est récent, appaise le vertige : sa graisse est bonne pour la phthisie & pour les ulceres des poumons : son foie arrête le cours de ventre : son fiel dissipe les taies, & guérit la nyctalopie, qui est une maladie des yeux, qui fait qu'on ne voit pas si bien le jour que la nuit. Quelques-uns donnent à ce mot une signification toute contraire. Voyez *Nyctalops*. Sa fiente brise & chasse le calcul. L'ægagropile, outre la vertu qu'il a dans presque toutes les maladies malignes, passe pour faciliter l'accouchement. Dale.

CAPREOLARIS, *sive Hederarius Anfractus*, κισσοειδὴς, ἑλικοειδής, est la connexion des veines & des arteres spermatiques qui aboutissent aux testicules, non point en droite ligne, mais en serpentant comme les tendrons de la vigne ou du liere. Galien, *de Semine, Lib. I. cap.* 12.

CAPREOLATA, *Bryoniæ nigræ folio Brasiliensis tricocca*, Marcgg.

C'est une plante qui grimpe & s'attache aux arbres qui sont auprès. Ses feuilles sont portées par des queues ; elles ont deux, trois ou quatre travers de doigts de long, & la figure d'un cœur. Ses fleurs sont longues de deux ou trois travers de doigts, & leur extrémité est divisée en quatre ou cinq segmens, dont chacun porte une fleur : ces fleurs ressemblent à celles du smilax ; elles sont blanches, mais entremêlées d'un rouge pâle par-dehors.

Du centre des fleurs s'élevent plusieurs étamines purpurines, blanchâtres ; & sur son cercle intérieur est représentée une étoile à cinq rayons, comme si on l'y avoit empreinte, laquelle est de même couleur que la fleur. Il lui succede un fruit de couleur brune, arrondi & triangulaire, divisé en trois loges, dans chacune desquelles est une semence noirâtre, de la grosseur & de la figure d'un pois ordinaire, mais irréguliere. Sa fleur n'a point d'odeur, & la plante est tout-à-fait insipide. Ray, *Hist. Plant.*

CAPREOLUS ou CLAVICULA, *Mains*, *vrilles*, en terme de Botanique, est cette production longue & unie qui sort de la tige des plantes en forme de petite corde : c'est un composé de vésicules inégales, & un assemblage de plusieurs petites fibres, dont le tissu est admirable : c'est par le moyen de ces *mains* que les plantes, dont les tiges sont foibles, s'attachent aux arbres & arbrisseaux qui sont autour ; car sans ce secours, elles ne manqueroient pas de ramper sur la terre. Varron, *R. R. Lib. I. c.* 31. décrivant les *mains* de la vigne, dit que ce sont des petits tendrons entortillés qui s'attachent aux vignes voisines comme si c'étoit pour s'emparer de la place, *ad capiendum locum*, d'où elles sont appellées *capreolus à capiendo.*

La nature du *capreolus* que produit le *Vitis Canadensis quinquefolia Tournefortii*, est tout-à-fait surprenante : il est terminé par un corps composé d'une infinité de mamelons d'où sort une résine, qui, comme une glu, sert à attacher la vigne aux murailles près desquelles elle croît. Dans quelques plantes, comme le liere par exemple, les *mains* tiennent non-seulement lieu d'attache, mais encore de racine ; ce qui a fait donner à ces sortes de plantes le nom de grimpantes, *scandens*. Rieger.

Capreolus, en termes d'Anatomie, est l'*helix* ou circuit extérieur de l'oreille, à qui on a donné ce nom à cause de sa tortuosité. Castelli.

Capreolus est un animal que l'on distingue de la maniere suivante.

Capreolus, Offic. Scrod. 5. 278. Schw. de Quad. 78. Mer.

Pin. 166. *Caprea Plinii*, Jonſ. de Quad. 54. *Caprea Plinii*, *Capreolus*, Aldrov. de Quad. Biſul. 738. Raii Synop. A. 89. *Caprea*, *ſive Capreolus*, Geſn. de Quad. 296. *Dorcas*, *Capreolus*, Charlt. Exer. 12. *Chevreuil.*

Cet animal eſt commun en Ecoſſe. Sa preſure, ſon foie, ſon fiel & ſa fiente ſont d'uſage en Medecine. La preſure eſt bonne pour la diarrhée & pour la dyſſenterie: ſon foie paſſe pour éclaircir la vue, & pour arrêter les hémorrhagies, ſurtout le ſaignement de nez: le fiel diſſipe les taches du viſage, les taies & les autres maladies des yeux, fait ceſſer le bourdonnement d'oreilles & appaiſe le mal de dent: ſa fiente guérit l'ictere. Dale d'après *Schroder*.

CAPRICALCA, Jonſton. *Oie nonette*, ou *Cravant*.

C'eſt une eſpece d'*oie* ſauvage, ou un oiſeau un peu plus gros qu'un corbeau, de couleur noire ou plombée, mais traversée par des lignes larges, obſcures, en façon de bandelettes ſur le cou, ſur la poitrine & ſur le ventre: ſa queue eſt fort courte & noire: il fait du bruit en volant, il habite les marais, il eſt excellent à manger.

Sa graiſſe eſt émolliente & fort réſolutive. Lemery, *des Drogues.*

CAPRICERVA, eſt le nom de deux différentes eſpeces d'animaux que l'on trouve dans les Indes Orientales & Occidentales, & d'où l'on tire deux ſortes de bézoard. On leur donne ce nom, parce qu'ils tiennent en partie de la chevre & en partie du cerf. Voyez *Bezoar*.

CAPRICORNUS, *Plomb.* Ruland.

CAPRIFICUS, Offic. Ger. 1327. Emac. 1510. Aldrov. Dendr. 432. Park. Theat. 1493. J. B. 1. 134. *Ficus ſylveſtris Dioſcoridis*, C. B. Pin. 457. Raii Hiſt. 2. 1433. *Ficus ſylveſtris*, *ſive Caprificus*, Jonſ. Dendr. 47. *Figuier ſauvage.*

Cet arbre croît en Grece & dans les pays chauds.

Son fruit eſt d'uſage en Medecine, & a les mêmes vertus que celui du *figuier* cultivé. Voyez *Ficus*.

CAPRIFOLIUM, *Periclymenum*, *Matriſylva*, Offic. Mont. Ind. 39. *Caprifolium*, Ind. Med. 26. *Caprifolium Germanicum*, Tourn. Inſt. 608. Elem. Bot. 480. Boerh. Ind. A. 2. 226. Raii Synop. 3. 458. Dill. Cat. Giſſ. 109. *Periclymenum*, Ger. 743. Emac. 891. Merc. Bot. 1. 58. Phyt. Brit. 90. Mer. Pin. 92. *Periclymenum vulgare Germanicum*, Rupp. Flor. Jen. *Periclymenum non perfoliatum Germanicum*, C. B. Pin. 302. *Periclymenum non perfoliatum*, J. B. 2. 104. *Periclymenum*, *ſive Caprifolium vulgare*, Park. Theat. 1460. Raii Hiſt. 2. 1490. *Clymenum*, *Periclymenum*, *Caprifolium*, Chab. 113. *Chevre-feuille.*

Le tronc ou corps de cet arbre ou buiſſon, eſt rarement plus gros que le poing, & pouſſe un grand nombre de tiges, longues, grêles, entrelacées enſemble, qui s'attachent à tout ce qu'elles rencontrent: les feuilles ſont attachées aux nœuds des rameaux; elles ſont oblongues, pointues & d'un verd bleuâtre. Les fleurs ſont composées de pluſieurs tuyaux joints enſemble, évasés par le haut, partagés en deux levres renversées, avec pluſieurs étamines dans le milieu, d'un rouge pâle & d'une odeur très-agréable. Il leur ſuccede des petites baies rondes, rouges quand elles ſont mûres, & remplies de graines un peu dures, arrondies & applaties. Cette plante croît parmi les haies, & fleurit la plus grande partie de l'été.

On fait quelquefois avec les feuilles du *chevre-feuille* des gargariſmes pour les maux de gorge, quoique d'autres aſſurent qu'elles ne valent rien pour cet effet à cauſe de leur trop grande chaleur. On emploie leur décoction pour la toux, l'aſthme, & pour lever les obſtructions du foie & de la rate. L'huile dans laquelle on a fait infuſer ſes fleurs, eſt eſtimée bonne pour la crampe & les convulſions des nerfs.; elle paſſe pour échauffer & conſolider. Miller, *Bot. Offic.*

Les feuilles de cette plante ſont froides, ſtyptiques, ſentent le chenil, & rougiſſent peu le papier bleu; les racines le rougiſſent davantage, & leur écorce eſt acre, ſalée, ſtyptique & puante: ſon ſel approche du ſel ammoniac: mais il eſt uni avec de l'huile fétide & de la terre. La décoction des feuilles de *chevre-feuille* eſt vulnéraire & déterſive, bonne pour les maux de gorge & pour les plaies des jambes: les feuilles pilées guériſſent les maladies de la peau: l'eau diſtilée des fleurs de cette plante, appaiſe l'inflammation des yeux, & fortifie les femmes qui ſont en travail: on en fait boire trois onces mêlées avec une once d'eau de fleurs d'orange. Rondelet dans ces occaſions, ordonnoit l'eau de *chevre-feuille* avec la ſemence de lavande. Tournefort, *Hiſtoire des Plantes.*

CAPRIMULGA; eſpece de vipere fort grande qui n'eſt pas vénimeuſe. Castelli.

CAPRIZANS, δορκαδίζων. Hérophile donne ce nom à une eſpece de pouls inégal & irrégulier, dans lequel l'artere interrompt ſon mouvement; enſorte que le ſecond battement qui vient après cette interruption, eſt plus prompt & plus fort que le premier, de même qu'il arrive aux chevres appellées en latin *capræ*, qui rebondiſſent & ſemblent faire un double mouvement en marchant. Galien, *de Diff. Pulſ. Lib. I. cap.* 29.

CAPSA, κάψα, (κιβωτὸς, *Dioſcorid. Lib. III. cap.* 26.) ſignifie en général tout ce qui eſt propre pour enfermer des livres, des hardes, des vivres, ou telles autres choſes portatives. Dans Ruland & Jonhſon, il ſignifie quelque choſe dont le fond eſt un tiſſu de fil d'archal.

CAPSELLA, eſt le nom que Marcellus Empiricus, *cap.* 20. donne à l'*échus*, qui eſt l'*échium*, ou herbe aux viperes.

CAPSICUM, *Piper Indicum*, Offic. *Capſicum vulgare*, Elem. Bot. 127. *Capſicum ſiliquis longis propendentibus*, Rupp. Flor. Jen. 37. Tourn. Inſt. 152. Boerh. Ind. A. 2. 68. *Capſicum longioribus ſiliquis*, Ger. 292. Emac. 364. *Capſicum majus vulgaris*, *oblongis ſiliquis*, Park. Theat. 355. *Piper Indicum vulgatiſſimum*, C. B. Pin. 102. Raii Hiſt. 1. 676. *Piper Capſicum*, Chab. 297. *Piper Calecuticum*, *ſive Capſicum oblongius*, J. B. 2. 943. *Solanum Capſicum dictum vulgatiſſimum*, Hort. Lugd. Bat. 574. *Solanum urens Capſicum dictum*, *ſive Piper Indicum vulgatiſſimum*, Hiſt. Oxon. 3. 528. *Piper Indicum*, *ſiliquâ flavâ vel aureâ*, Comm. Flor. Mal. 215. *Capo-Molago*, Hort. Mal. 2. 109. *Quiya*, *ſive Piper Braſilienſe*, Piſ. 225. *Quiya Braſilienſibus*, Marcg. 39. *Lada Chilli*, Bont. 131. *Chilli*; *Piper ſiliquoſum Mexicanum*, Hern. 135. *Poivre de Guinée.*

La tige de cette plante croît à la hauteur d'un pié & demi: elle eſt dure, anguleuſe, & porte des feuilles d'un verd foncé ſemblables à celles de la morelle, mais plus longues & plus étroites: les fleurs ſortent de la diviſion des tiges; elles ſont d'une ſeule feuille diviſée en cinq parties, blanches, en forme d'étoile, avec un cabochon jaune dans le milieu, plus gros que dans les fleurs de la morelle. Après que ces fleurs ſont tombées, il leur ſuccede un fruit qui eſt une capſule longue, ronde, verte au commencement, & quand elle eſt mûre, rouge comme le corail, dans laquelle ſont renfermées un grand nombre de ſemences rondes, plates & de couleur jaune. Ce fruit eſt d'un gout beaucoup plus acre & plus mordicant que le *poivre* le plus fort.

On ſeme cette plante toutes les années dans les jardins; elle fleurit au mois d'Août, porte des fruits vers la fin de Septembre & d'Octobre, & périt au premieres gelées.

On fait un plus grand uſage du *poivre de Guinée* dans les ſauces & les aſſaiſonnemens, que dans la Medecine. On en met ſouvent dans les ſauces de poiſſon, ou dans les alimens flatueux. On l'emploie verd ou mûr, confit ou pulvérisé avec du sel. Quelques Medecins recommandent sa décoction avec le pouliot pour faire sortir l'enfant qui est dans la matrice.

Ses cosses bouillies dans l'eau & employées en forme de gargarisme, appaisent le mal de dents. Un cataplasme de sa semence pulvérisée & mêlée avec du miel, appliqué sur la gorge, est bon pour l'esquinancie. Cette plante n'est pas fort en usage. Miller, *Bot. Offic.*

CAPSULA, est proprement une Boîte, ou autre chose de cette espece. On donne ce nom dans la Botanique au fruit qui renferme la semence, en quelque nombre qu'elle soit. Tel est celui des Plantes qui portent des siliques ou des cosses à qui le nombre de leurs *capsules* ou *cellules* fait donner le nom d'*unicapsulaire*, de *bicapsulaire*, & ainsi de suite. Rieger.

CAPSULA CORDIS, le même que *pericardium*. Blancard, voyez ce dernier mot.

CAPSULA COMMUNIS, *Glissonii*, est une production du péritoine, laquelle renferme la veine-porte & le pore-biliaire dans le foye. Blancard.

CAPSULÆ ATRABILARIÆ, *Glandulæ suprarenales*, *renes succenturiati*, *capsules atrabiliaires*, *glandes sur-rénales*, *reins succenturiaux*, sont des corps glanduleux, placés sur l'extrémité supérieure de chaque rein. Voyez *Renes-succenturiati.*

CAPSULÆ-SEMINALES, *capsules séminales.* On donne ce nom aux extrémités des vaisseaux déferens, dont les cavités forment des especes de *capsules.* Leur usage est de transmettre la semence des testicules dans les vesicules séminales. Blancard.

CAPULUM, de καμπτω, se courber; contorsion des paupieres, ou des autres parties. Blancard.

CAPUR, le même que *camphora.*

CAPUS, le même que *capo.*

CAPUT, en terme de Botanique, signifie la tête d'une plante. Voyez *capita* & *capitata.*

CAPUT GALLINACEUM, voyez *Onobrychis.*

CAPUT MONACHI, un des noms du *taraxacum*, *pissenlit.* Voyez *taraxacum.*

CAPUT MORTUUM, que l'on appelle autrement *terra mortua*, ou *terra damnata*, *tête morte.* Les Chymistes donnent ce nom au marc qui reste dans la Cucurbite après qu'on en a tiré toute l'humidité par la distilation.

CAPUT, *tête.* Les Anciens divisoient le corps humain en trois grandes cavités qu'ils appelloient ventres, & en quatre extrémités. Ils nommoient la *tête* ventre supérieur, la poitrine ventre moyen, & l'abdomen ventre inferieur ou bas-ventre. De ces trois noms on n'a conservé que le dernier. A l'égard du cou, les uns le raportent à la *tête*, les autres à la poitrine.

Le plus naturel & le moins embarrassant est de diviser le corps humain simplement en *tête*, en cou, en poitrine, en ventre ou bas-ventre, en bras & en jambes ou en extrémités supérieures & inférieures.

On divise la *tête* selon ses parties externes, en partie chevelue, & en face ou visage.

La partie chevelue couvre tout ce qui répond à la portion supérieure de l'os coronal ou frontal, aux os parietaux, à l'os occipital, à la portion supérieure & à la portion inférieure de l'os des tempes.

Le haut de la partie chevelue est appellé sommet de la *tête* ou fontanelle; le derriere est nommé *occiput*; les côtés portent le nom de tempes. Le sommet est distingué de l'*occiput* par une espece d'épi de la chevelure. Les tempes sont terminées en bas par les oreilles.

Pour les arteres de la face, voyez *arteria.*

Pour les veines, voyez *vena.*

Pour les nerfs, voyez *nervus.*

La face ou le visage comprend ce qui dans toute l'étendue superficielle de la *tête* se présente entre la chevelure ou partie chevelue & le cou; savoir, le front, les sourcils, les paupieres, les yeux, le nez, la bouche, le menton, les joues & les oreilles.

Les parties externes de l'œil sont la portion antérieure du globe de l'œil; la membrane blanche ou conjonctive, la cornée transparente, l'iris, la prunelle, la caruncule lacrymale, les angles des paupieres, les cils ou poils de chaque paupiere. Les parties internes sont, le globe de l'œil, la tunique ou membrane sclérotique, autrement cornée opaque, la choroïde, l'arachnoïde, le cristallin, l'humeur vitrée, l'humeur aqueuse, la chambre antérieure, la chambre postérieure, les muscles, le nerf optique. Voyez *Oculus.*

Pour les parties de l'oreille, voyez *auris.*

Les parties externes du nez sont, l'extrémité supérieure ou la racine du nez, la voute ou le dos, les côtés de la voute, le bout du nez, les aîles, les narines, la cloison des narines. Les parties internes sont, la cavité & le fond des narines, les anfractuosités, les sinus maxillaires, les sinus sphénoïdaux & même les sinus frontaux.

Les parties externes de la bouche sont, les levres, une supérieure & une inférieure, les angles ou les commissures des levres, le bord & la portion de l'une & de l'autre levre, la fossette qui descend depuis la cloison des narines jusqu'au bord de la levre supérieure, le pli transversal, qui separe la levre inférieure d'avec le menton. Voyez *labia.*

Les parties internes de la bouche sont en général, le palais, la cloison du palais, la luette, les amygdales, les gencives, le filet des levres, la langue, sa pointe, sa racine, ses côtés, son filet.

Les joues sont les parties latérales de la face, qui s'étendent depuis les yeux & les tempes jusqu'en bas entre le nez & l'oreille de chaque côté. On appelle la partie supérieure des joues, qui est ordinairement éminente, la pomette.

Le menton est la protubérance qui termine la face en devant par en bas, & qui se continue ensuite au dessous jusqu'au cou. On appelle cette partie la base ou la gorge du menton, pour la distinguer de la gorge du cou, qui en est separée par une espece de pli depuis une oreille jusqu'à l'autre. Le menton a quelquefois sur le milieu un enfoncement ou une fossette.

Les tégumens externes de la *tête*, sont, 1° Les cheveux. Voyez *capillus.*

2° La peau. Voyez *cutis* & *cuticula.*

3° La membrane cellulaire. Voyez *cellulosa membrana.*

Outre les tégumens externes de la *tête*, dont on vient de parler, il y a une espece d'expansion aponévrotique qui couvre la *tête* en maniere de calotte, & se continue autour du cou jusqu'au haut des épaules en maniere de capotte. C'est pourquoi je lui donne le nom de coëffe. On appelle sa portion supérieure calotte aponevrotique.

Cette aponevrose est très forte sur la *tête*, & elle y paroît composée pour le moins de deux couches de fibres qui se croisent. Ensuite elle devient mince de plus en plus à mesure qu'elle se répand en bas autour du cou, & enfin se termine insensiblement sur les clavicules. Elle jette de côté & d'autre, de haut en bas, & de dehors en dedans une production, qui, après avoir passé par dessus l'extrémité supérieure du muscle mastoïdien, se glisse derriere ce muscle vers les apophyses transverses des vertebres du cou, où elle communique avec les ligamens inter-transversaires.

La surface externe de tous les os de la *tête* est de même que les autres os du corps humain, excepté les dents, revêtue d'une membrane particuliere, dont la portion qui couvre précisément les os du crane est nommée péricrane, & la portion qui revêt les os de la face est simplement appellée perioste.

Le péricrane est composé de deux lames étroitement collées ensemble, la lame interne que l'on a prise quelquefois pour un périoste particulier, couvre immédiatement toutes les parties osseuses de cette région. La lame externe a aussi été regardée par quelques-uns comme distinguée de l'interne sous le nom propre de péricrane.

La lame externe du péricrane s'écarte de l'interne à la circonference du plan demi-circulaire ou demi-ovale, de la région latérale du crane. Elle devient là comme une tente aponévrotique ou ligamenteuse très forte, qui couvre le muscle crotaphite, s'attache ensuite à l'apophyse angulaire externe de l'os frontal, au bord postérieur de l'apophyse superieure de l'os de la pomette, & au bord supérieur de toute l'arcade zygomatique, jusqu'à la racine ou base de l'apophyse mastoïde.

C'est dans cet écartement qu'une grande portion du muscle crotaphite est attachée à l'une & à l'autre des deux lames du péricrane, de la maniere que nous le dirons plus bas. Le reste de l'écartement quil ne sert pas d'attache au muscle crotaphite, est rempli d'un tissu réticulaire, & adipeux dans l'intervalle entre la portion inférieure du même muscle & l'arcade zygomatique.

Il paroît qu'à cet endroit la coeffe aponévrotique est jointe à la lame externe du péricrane, & qu'elles y communiquent toutes deux avec des expansions aponévrotiques particulieres des muscles voisins, savoir du mastoïdien, du masseter, du zygomatique, &c.

La *tête* est un assemblage de plusieurs pieces osseuses, dont les unes forment par leur connexion une espece de boîte presque ovale, à laquelle on donne proprement le nom de crane. Les autres representent un ouvrage de sculpture très composé qui soutient en partie la moitié antérieure de la boîte. Cet assemblage est appellé face, parce qu'il en forme la plus grande partie.

Avant que d'examiner en particulier & separément les os dont la *tête* est composée, il faut nécessairement pour éviter les redites & l'obscurité, la considérer d'abord en général, & telle qu'elle paroît en son entier par l'assemblage ordinaire de toutes ses pieces. Car alors on y remarquera des éminences, des cavités, &c. dont la conformation dépend entierement de plusieurs os, au moins de deux, joints ensemble, & dont on ne voit qu'une portion plus ou moins imparfaite dans chaque os séparé ou séparément examiné.

On peut, selon le langage des Anatomistes, appeller ces parties communes, & donner le nom de propres à celles qui dépendent uniquement de chaque os. Les communes doivent être bien connues avant que de donner la connoissance des propres; & cela pour éviter les inconvéniens auxquels on est exposé quand on veut expliquer une chose inconnue par une autre qui n'est pas plus connue.

La *tête* osseuse étant regardée comme une seule piece, on en considérera premierement la situation générale, 2. le volume, 3. la figure, 4. les parties extérieures, 5. la structure interne, 6. la situation particuliere, 7. la connexion, 8. l'usage. Je suivrai à peu près la même méthode dans tout le reste de cette exposition.

La tête est la partie supérieure & la plus élevée de tout le squelete.

La *tête* entiere du squelete est sphéroïde, & comme composée de deux ovales un peu applatis de côté & d'autre, dont l'un est supérieur & a les extrémités tournées en devant & en arriere, l'autre est antérieur & a ses extrémités tournées en-haut & embas; de maniere que ces deux ovales se rencontrent & se confondent par leurs extrémités à l'endroit que l'on nomme particulierement le front.

Cette figure ainsi composée, étant regardée de profil, représente une espece de triangle sphéroïde. Il faut encore remarquer que l'ovale du crane est plus large en arriere qu'en devant, & que celui de la face est plus large en-haut qu'en-bas.

La supérieure s'appelle sommet de la *tête*, l'inférieure la base du crane, les latérales, tempes, l'antérieure, front, la postérieure, occiput, dont la partie inférieure s'appelle nuque du cou.

Quelques-unes des éminences, des cavités & des inégalités sont externes, & se présentent à la vue dans une *tête* entiere; les autres sont internes & ne se voyent qu'après qu'on a ouvert le crane. Les unes & les autres sont ou simples & propres à chaque piece de la *tête*, ou composées & communes à plusieurs de ces pieces.

Les éminences externes sont au nombre de dix, savoir, deux mastoïdes, deux styloïdes, deux condyloïdes, deux ptérygoïdes & deux arcades, dont chacune est appellée zygoma. De ces cinq paires, les trois premieres sont simples ou propres; les deux dernieres, savoir le zygoma de chaque côté & les ptérygoïdes, sont des parties composées ou communes, étant formées par la connexion de plusieurs os, savoir, le zygoma par celle de l'os des tempes avec l'os de la pomette, & l'éminence ptérygoïde par celle de l'os sphénoïde avec l'os du palais. On peut encore y ajouter la tubérosité de l'occiput, la crete ou épine occipitale externe, les apophyses condyloïdes & coronoïdes de la mâchoire inférieure.

Les cavités externes simples sont les trous pariétaux, les trous surciliers, au lieu desquels il y a quelquefois des échancrures, les fentes orbitaires supérieures, les trous optiques, les trous orbitaires externes ou plutôt inférieurs, les trous des os propres du nez, les trous des os de la pomette, les fosses maxillaires, les trous ovales de la base du crane, les trous épineux, les orifices des conduits des carotides internes, les rainures mastoïdiennes, les trous stylo-mastoïdiens, les trous mastoïdiens postérieurs, le grand trou occipital, les trous condyloïdiens antérieurs, les trous condyloïdiens postérieurs, la cavité glénoïde de l'articulation de la mâchoire inférieure, la fissure glénoïdale de cette cavité, le trou auditif externe, les petits trous maxillaires postérieurs, les alvéoles de l'une & l'autre mâchoire, les orifices internes du canal de la mâchoire inférieure, les orifices externes de ce canal ou trou mentonier.

Les cavités composées externes sont les orbites dont le bord est divisé en deux parties latérales, improprement appellées angles, une interne du côté du nez & l'autre externe du côté des tempes : les fosses temporales, les zygomatiques, les nasales, autrement appellées narines, qui ont des ouvertures antérieures & des ouvertures postérieures, & qui sont distinguées en droite & gauche par une cloison mitoyenne; la voute du palais, le trou incisif ou palatin antérieur, les trous palatins postérieurs, les fosses ptérygoïdiennes, les fentes orbitaires inférieures ou sphéno-maxillaires, les trous orbitaires intérieurs, un antérieur & un postérieur, le conduit nasal ou lacrymal, le conduit d'Eustachi appellé aqueduc, les fossettes des veines jugulaires internes, les trous spheno-palatins, les trous déchirés.

Les éminences internes sont, l'épine frontale ou coronale, la crete du coq, la selle à cheval ou selle sphénoïde, les apophyses clynoïdes, les apophyses pierreuses, l'épine occipitale interne, le tubercule crucial, deux cretes transversales.

Des cavités internes l'une est simple ou propre. La cavité ou le fond de la selle à cheval ou fosse pituitaire. Plusieurs composées ou communes; huit grandes fosses de la base du crane, deux antérieures, deux moyennes, deux postérieures supérieures, deux postérieures inférieures; la goutiere du sinus longitudinal supérieur, les goutieres des sinus latéraux, les sillons des arteres de la dure-mere.

Les inégalités externes sont, deux grands plans demi-circulaires qui environnent les tempes, un de chaque côté, dont le bord ou la circonférence commence par une espece de crête ou d'épine au-dessus de l'angle externe de l'orbite; & se termine à l'apophyse mastoïde par deux arcades, dont l'une aboutit devant, &

l'autre derriere cette apophyse, deux arcades occipitales, l'une supérieure, l'autre inférieure, dont chacune est partagée en deux portions par l'épine ou crete occipitale, les traces externes des sutures, &c.

Les inégalités internes sont, les impressions ondées ou ondoyantes de la base du crane, les traces internes des sutures.

On donne le nom de table à la partie compacte des os du crane, & on en fait une externe qui est en-dehors, & une interne qui se voit au-dedans du crane: celle-ci s'appelle aussi vitrée, étant plus cassante que l'externe, parce que son tissu est plus serré.

La substance spongieuse & cellulaire qui est entre les deux tables, se nomme diploë; elle est plus ou moins considérable suivant l'épaisseur des pieces. Elle manque tout-à-fait en quelques endroits, où les tables s'unissent ensemble & rendent ces endroits transparens, comme on voit dans les os temporaux. Quelquefois il se trouve dans la table interne du crane des enfoncemens larges d'environ deux ou trois lignes, plus ou moins, qui s'avancent dans le diploë, & quelquefois pénetrent jusqu'à la table externe. Ces enfoncemens méritent attention par rapport au trépan.

J'entens par situation particuliere de la *tête*, l'attitude naturelle de cette partie, l'homme étant droit, debout ou assis, & n'ayant pas la *tête* panchée ou inclinée, soit en devant, soit en arriere, soit de côté, ni rengorgée. Il faut avoir grand soin d'observer cette situation en examinant la *tête* osseuse, tant en général qu'en particulier, surtout en examinant les parties inférieures de la base du crane & celles de la voute du palais.

La maniere ordinaire de les montrer seulement sur un crane renversé, a donné très-souvent lieu de prendre ce qui est supérieur pour l'inférieur, & l'inférieur pour le supérieur, même à des experts. C'est pourquoi il sera très-utile & très-nécessaire aux commençans de tenir souvent une *tête* osseuse bien élevée dans son attitude naturelle, & la regarder de bas en haut afin de s'en former une idée juste & certaine.

Pour tenir entre les mains ou placer quelque part une *tête* comme il faut, selon cette situation naturelle, pendant qu'on examine les parties dont je viens de parler, le meilleur expédient que j'ai encore trouvé, est de la mettre de façon que les arcades zygomatiques soient de niveau sur un plan parfaitement horisontal. Outre cela, une *tête* osseuse sciée en deux moitiés ou parties latérales exactement égales, est encore d'une très-grande utilité pour s'assurer de la vraie situation particuliere de ces parties & d'autres voisines.

La connexion de la *tête* avec le tronc est par ginglyme, moyennant les apophyses condyloïdes de l'os occipital, qui sont reçues dans les cavités supérieures de la premiere vertebre du cou. La connexion particuliere & propre des os de la *tête* est en partie par diarthrose & en partie par synarthrose; par diarthrose dans l'articulation de la mâchoire inférieure, par synarthrose dans celle de tous les autres os.

Les principaux usages des os de la *tête* sont de loger le cerveau, d'être le siége des organes des sens, de servir à la mastication, à la respiration, à la voix, &c.

Les os de la tête en particulier, & premierement l'os coronal.

On a coutume de diviser les huit os principaux du crane en communs & en propres. On a appellé propres ceux qui ne servent qu'à former la boîte du crane en particulier, & on en a compté six, savoir, l'os frontal, les deux os pariétaux, l'os occipital & les deux os temporaux. On a nommé communs ceux qui outre la formation du crane, contribuent aussi à celle de la face, & on en a compté deux, qui sont l'os ethmoïde & l'os sphénoïde.

Mais cette division n'est pas exacte; car l'os frontal & les os des tempes devroient aussi par la même raison être appellés communs. Ainsi au lieu de six propres il n'y en auroit que trois, savoir, les deux os pariétaux & l'os occipital; & au lieu des deux communs il y en auroit cinq, savoir, l'os frontal, les deux os temporaux, l'os sphénoïde & l'os ethmoïde.

L'os coronal est placé à la partie antérieure du crane, & il forme la partie du visage que l'on appelle le front, d'où il est aussi appellé frontal.

Sa figure est symmétrique, & à peu près comme une espece de coquille de mer, qui est large & presque arrondie, de sorte que deux os frontaux d'une même grandeur joints ensemble par leurs bords représentent en quelque maniere cette sorte de coquillage dans son entier.

Avant que de parler de ses parties, il faut remarquer, que quoique l'on le regarde comme un seul os, il se trouve néanmoins quelquefois séparé en deux pieces égales par une suture qui paroît comme la continuation de la sagittale, & qui n'est pas plus particuliere à un sexe qu'à l'autre.

Etant considéré comme un seul os, on le peut diviser en partie supérieure, qui contribue à former le sommet de la *tête*; en partie inférieure, qui appartient à la base du crane, en antérieure ou front, & en latérales où commencent les tempes.

Il y a deux faces, une externe, convexe pour la plus grande partie, & qui forme le front, une interne & concave à proportion. On appelle ici externe ce qui paroît, le crane étant entier, & interne, ce que l'on ne peut voir que lorsque le crane est ouvert.

Dans la face externe on voit les éminences suivantes.

Deux arcades surcilieres, qui sont le bord supérieur ou le sourcil de chaque orbite. Trois bosses plus ou moins apparentes, savoir, une entre les deux arcades, & deux autres plus élevées au-dessus de chaque arcade, que l'on appelle communément les bosses du front. Cinq apophyses, savoir, une à l'extrémité de chaque arcade, & une entre les orbites qui soutient les os propres du nez, & qui dans quelques sujets fait une partie de sa cloison osseuse. Je nomme celle-ci apophyse nasale, & les quatre autres apophyses angulaires.

Les cavités externes sont les suivantes.

Deux voutes orbitaires ou portions supérieures des orbites. Dans chacune de ces voutes au-dessus de l'angle externe, un enfoncement considérable qui loge la glande lacrymale. Un petit enfoncement au-dessus de l'angle interne, où est attachée la poulie cartilagineuse du grand muscle oblique de l'œil. Deux portions des fosses temporales. Deux petites crêtes, dont chacune fait l'extrémité antérieure du grand plan demi-circulaire des tempes, au bord des arcades surciliaires vers l'angle externe. Deux trous sourciliers, qui dans quelques sujets ne sont que des échancrures; ces trous sont quelquefois doubles. Deux trous ou portions de trous appellés trous orbitaires internes.

On voit dans la face interne de cet os une éminence perpendiculaire & tranchante nommée épine frontale ou coronale, qui est directement à l'opposite de la bosse moyenne dont je viens de parler. Au-dessus de cette épine une portion de la gouttiere du sinus longitudinal. Quelquefois l'épine manque, & alors la portion de goutiere descend plus bas. Au-dessous de l'épine une échancrure considérable, qui renferme l'os Ethmoïde, & dont les parties latérales sont plus ou moins cellulaires. On l'appelle échancrure ethmoïdale. Entre cette échancrure & l'épine coronale un trou nommé épineux ou borgne; lequel dans quelques sujets est simple ou propre, dans d'autres commun, & en partie formé par l'os ethmoïde. Ce trou paroît répondre aux sinus frontaux vers la racine du nez. Deux grandes fosses qu'on appelle fosses antérieures de la base du crane, & qui logent les lobes antérieurs du cerveau. Elles s'avancent sur le devant & forment ainsi les bosses du front; en bas elles sont inégales : ce qui répond aux inégalités des lobes dont je viens de parler, & elles y sont un peu élevées pour faire place aux orbites. Enfin on y remarque les sillons pour l'artere de la dure-mere : quelquefois il s'y trouve des enfoncemens vagues dont j'ai déja parlé.

Cet os est composé, comme j'ai fait remarquer en général, de deux tables & du diploë, excepté les voutes orbitaires qui sont très-minces & sans diploë. Au milieu de la partie inférieure de cet os, où est ordinairement la bosse moyenne du front, les deux tables sont ordinairement écartées l'une de l'autre, pour former deux cavités qu'on appelle sinus frontaux ou sinus surciliers; & les pieces ainsi écartées sont encore composées de deux tables, ou pour le moins ont chacune deux surfaces, ce qui fait quatre surfaces ou quatre tables en tout.

Les sinus frontaux s'étendent de côté & d'autre, plus ou moins sur les bords des orbites jusqu'aux trous surciliers. Ils s'ouvrent en-bas & communiquent avec les cellules de l'os ethmoïde. Ils sont pour l'ordinaire séparés par une cloison osseuse, qui, très-souvent se trouve plus d'un côté que de l'autre, & plus ou moins inégale. Quelquefois elle est percée, quelquefois elle n'est pas entiere, & quelquefois elle manque.

On remarque une très-grande différence de ces sinus dans divers sujets, & par rapport à l'étendue, qui, quelquefois est très-petite, & par rapport à la forme, qui, souvent est fort irréguliere & en maniere de cellules. On les a vûs manquer tout-à-fait, & dans ce cas la cavité du nez paroît plus ample en dedans. On a encore vû que l'un d'eux ne s'ouvroit pas dans le nez, & qu'il communiquoit seulement avec l'autre.

Pour avoir une idée juste de la vraie situation de toutes les parties de cet os, il est bon qu'en l'examinant & en le démontrant, on le tienne de la même maniere qu'il est situé dans une *tête* entiere placée selon la méthode que j'ai indiquée. Par-là on verra que la partie supérieure de cet os panche un peu en arriere, & que la circonférence de ses bords est dans un plan incliné.

L'os frontal se rencontre par engrenure ou suture avec sept autres os, qui sont les os pariétaux, l'os ethmoïde, l'os sphénoïde, les os lacrymaux ou unguis, les os du nez, les os maxillaires, & ceux de la pomette.

Cet os contient les lobes antérieurs du cerveau & une portion du sinus longitudinal. Il forme le front, la partie supérieure des orbites, & une portion des tempes.

Les os pariétaux.

Ils sont au nombre de deux, un de chaque côté, placés à la partie supérieure, latérale, & un peu postérieure du crane.

Ils sont les plus grands de tous les os du crane par rapport à l'espace qu'ils occupent, leur figure approche d'un quarré irrégulier & vouté.

Chacun de ces os a deux faces, l'une externe & convexe, l'autre interne & concave : quatre bords, un supérieur ou sagittal, un inférieur ou temporal, un antérieur ou frontal, & un postérieur ou occipital. Le bord supérieur est le plus grand, l'inférieur est le plus petit & terminé par une grande échancrure écailleuse que j'appelle échancrure temporale de cet os. Le bord supérieur & le postérieur sont dentelés d'un bout à l'autre. Le bord coronal est aussi dentelé, excepté en bas. Le bord inférieur est presque entierement écailleux, excepté une petite portion du côté de l'occiput.

Il a quatre angles, un antérieur supérieur, un antérieur inférieur, un postérieur supérieur, & un postérieur inférieur. L'angle antérieur inférieur se termine en une espece de languette écailleuse, que j'appelle apophyse temporale, ou angle temporal, à cause de sa situation.

A la face externe au-dessus de l'échancrure temporale on voit la portion la plus considérable du plan demi-circulaire du muscle crotaphite. Proche le bord supérieur vers l'angle postérieur il y a un petit trou nommé pariétal. Quelquefois il ne se trouve que dans l'un de ces os, quelquefois il est dans la suture sagittale, & il manque aussi quelquefois; dans les uns il se perd dans le diploë; dans les autres il perce les deux tables.

La face interne est légerement inégale; on y remarque plusieurs sillons qui répondent aux ramifications de l'artere de la dure-mere, dont le tronc se trouve quelquefois dans une goutiere, & quelquefois même dans un canal parfait très-court à l'angle antérieur inférieur & dans l'épaisseur de cet os.

On voit aussi, mais plus rarement, dans la partie voisine un pareil canal pour une autre artere de la dure-mere.

Le long du bord supérieur de cette face interne, se voit la moitié de la goutiere sagittale du sinus longitudinal. A l'angle postérieur inférieur se remarque une très petite portion de la goutiere du sinus latéral qui manque rarement. Enfin on y observe aussi quelquefois des enfoncemens vagues & irréguliers comme dans l'os coronal.

Ces os sont les plus foibles des huit qui composent le crane. Le diploë se trouve entre les tables le long du bord sagittal, du bord occipital & de la moitié supérieure du bord frontal.

Pour mettre ou montrer cet os en situation, on n'a qu'à suivre ce que j'ai dit de ses bords & de ses angles, observant que l'angle postérieur inférieur est plus bas que l'antérieur.

L'os pariétal d'un côté est joint avec celui de l'autre côté par la suture sagittale; avec l'os frontal par la suture coronale; avec l'occipital par la suture lambdoïde, avec les os des tempes, & avec l'os sphenoïde par des sutures écailleuses.

Sa connexion avec l'os frontal au-dessus de la circonférence du plan demi circulaire est par suture écailleuse : elle l'est de même avec l'os sphenoïde aussi-bien qu'avec l'os temporal. Il faut remarquer que la portion écailleuse de l'os frontal est recouverte de celle de l'os pariétal, & que l'échancrure écailleuse du pariétal est recouverte de l'os des tempes, dont l'apophyse écailleuse est aussi recouverte d'une apophyse de l'os sphenoïde.

Ces os renferment une très-grande portion du cerveau, font une partie des tempes, & servent à l'insertion du muscle crotaphite.

L'os occipital.

Il est situé à la partie postérieure & inférieure du crane. Il représente une espece de lozange, irrégulierement dentelé, & cependant symmétrique, convexe en-dehors & concave en-dedans. Rarement il est fait de deux pieces par la continuation de la suture sagittale.

Il est composé d'une face externe & d'une face interne, d'une partie supérieure & d'une inférieure, de parties latérales & d'une partie moyenne, de quatre bords, deux supérieurs dentelés, deux inférieurs plus ou moins inégaux.

La face externe est convexe. On voit vers la partie moyenne la protubérance ou bosse occipitale. Au-dessous de cette bosse se trouvent deux arcades superficielles, ou lignes traversalement courbes, & plus marquées ou saillantes dans quelques sujets que dans d'autres; l'une supérieure & plus grande, l'autre inférieure & plus petite, lesquelles s'étendent de côté & d'autre jusqu'aux apophyses mastoïdes. Une ligne perpendiculaire qui coupe l'arcade inférieure en maniere de croix. On l'appelle épine ou crête occipitale externe : deux plans raboteux sous l'arcade occipitale supérieure, ou à chaque côté de l'épine occipitale : deux autres entre les extrémités des deux arcades occipitales; l'un à droite & l'autre à gauche : deux condyles ou apophyses condyloïdes, encroutés de cartilages & légerement convexes, dont les facettes sont oblongues, ovales, & posées obliquement, de façon que leurs extrémités postérieures sont plus écartées l'une de l'autre que leurs extrémités antérieures. Un grand allongement cunéiforme, qui, depuis les condyles monte en-haut, & dans les adultes est souvent continu avec l'os sphénoïde. On le peut appeller apophyse basilaire, ou la grande apophyse de l'os occipital. Des tubercules inégaux à la partie ou face inférieure de cette apophyse: deux petites avances angulaires sur le bord de l'os vis-à-vis les condyles.

Deux grandes échancrures sous les angles latéraux qui reçoivent les apophyses postérieures des os des temples: deux petites échancrures ou portions des fossettes jugulaires & des trous déchirés; chacune de ces petites échancrures est souvent divisée en deux par une petite avance osseuse. Le grand trou occipital, au bord antérieur duquel il y a une impression ou attache ligamenteuse: deux fossettes condyloïdiennes antérieures, deux fossettes condyloïdiennes postérieures: deux trous condyloïdiens antérieurs pour la neuvieme paire de nerfs; ils sont quelquefois doubles. Deux trous condylodiens postérieurs pour de petites veines; ils manquent quelquefois.

La face interne de cet os est concave. On y observe une goutiere cruciale, dont les bords sont un peu élevés, la branche supérieure reçoit une partie du grand sinus longitudinal de la dure-mere. Les branches latérales reçoivent les sinus latéraux. La branche inférieure est souvent plutôt une crête ou épine qu'une goutiere. Cette épine, que l'on appelle épine occipitale interne, est vis-à-vis l'épine occipitale externe. Il arrive assez souvent que la portion de la goutiere du sinus longitudinal est plus d'un côté que de l'autre. La rencontre de ces quatre goutieres. Un tubercule considérable, qui est vis-à-vis la protubérance occipitale: quatre fosses séparées par les quatre branches de la goutiere cruciale, dont deux soutiennent les lobes postérieurs du cerveau, & deux logent le cervelet. Une goutiere très-large dans l'apophyse cunéiforme pour la moelle allongée du cerveau. Deux petites portions de goutieres en bas, qui achevent les goutieres des sinus latéraux de la dure-mere. Le long du bord interne du grand trou occipital, il y a une espece de goutiere plus ou moins sensible.

Cet os est fort épais dans sa partie supérieure, qui est très-exposée aux coups & mince dans sa partie inférieure, qui, en récompense, est bien garnie de muscles. La plus grande épaisseur est à la protubérance occipitale, entre laquelle est le tubercule de la gouttiere cruciale, il y a beaucoup de diploë.

Pour mettre l'os occipital en situation, il faut placer le grand trou occipital en bas horisontalement; & la grande apophyse ou apophyse cunéiforme en-devant un peu élevée.

L'os occipital se rencontre en-haut avec les os pariétaux par la suture lambdoïde, en-bas & latéralement avec les os des tempes par la continuation de la suture lambdoïde; en-bas & antérieurement par son allongement ou apophyse cunéiforme avec l'os sphénoïde, qui, dans un âge parfait ne forme ordinairement qu'un même os avec lui. Il se rencontre aussi par une espece de suture avec les os surnuméraires quand il s'en trouve.

Cet os forme la partie postérieure de la *tête*; il fait l'articulation de la *tête* avec le tronc; il enferme une partie du cerveau & presque tout le cervelet; donne passage à la moelle allongée & à plusieurs vaisseaux & nerfs, il donne l'attache à plusieurs muscles.

L'os sphénoïde.

Il est situé à la partie inférieure & un peu antérieure du crane, & fait la partie moyenne de sa base, d'où lui est venu le nom d'os basilaire. On l'appelle sphénoïde ou cunéiforme, parce qu'il est engagé & comme enclavé entre les autres os en forme de coin.

Sa figure est fort bisarre, quoique symmétrique; & comme sa plus grande étendue est transversale, il représente en quelque maniere une chauve-souris, dont les ailes sont étendues.

Ses parties sont en grand nombre. On pourroit donner le nom de corps à sa portion épaisse & postérieure qui est unie avec l'allongement de l'os occipital. Au reste il n'est fait que d'éminences & de cavités. Pour les examiner avec ordre, il faut auparavant diviser ces os en deux faces; une externe, que l'on peut voir pour la plus grande partie dans un crane entier; une interne; qui ne paroît que dans un crane ouvert.

Les éminences de la face externe sont les suivantes.

Deux apophyses temporales, qui de toutes les apophyses de cet os, sont les plus grandes & les plus éloignées l'une de l'autre: Ingrassias les nomme les grandes ailes de l'os sphénoïde. On les trouve rarement séparées du reste par des sutures transversales. Deux apophyses orbitaires qui forment une portion considérable de l'orbite du côté des tempes. Une pointe en forme de bec, au milieu de l'intervalle des apophyses orbitaires. Deux apophyses appellées ptérygoïdes, dont on divise chacune en deux ailes, une externe qui est la plus large, & une interne qui se termine embas par un petit crochet. On divise encore chaque aile en deux faces, une externe du côté des tempes, & une interne du côté du palais. Deux apophyses épineuses. Une petite éminence antérieure au-dessus du bec pour la connexion avec l'os ethmoïde. Dans quelques sujets, au lieu de cette petite éminence, il y a une petite échancrure.

Les cavités de la face externe sont celles-ci.

Deux portions de fosses temporales: deux portions de fosses orbitaires: deux fosses ptérygoïdiennes, dont chacune à son extrémité inférieure est fendue par une échancrure irréguliere, que j'appelle échancrure palatine: une petite fossette oblongue à la racine de l'aile interne: deux fentes orbitaires supérieures, ou fentes sphénoïdales: une petite échancrure au bout de chacune de ces fentes pour le passage d'une artere de la dure-mere: deux échancrures temporales: deux échancrures maxillaires, dont le bord aide à former la fente orbitaire inférieure, que M. Winslow appelle fente sphéno-maxillaire; il y a quelquefois une gouttiere assez sensible sur ce même bord. Deux trous pour les nerfs maxillaires supérieurs: deux autres à côté nommés trous ptérygoïdiens, qui dans un crane entier sont cachés par d'autres os, deux trous ovales pour les nerfs maxillaires inférieurs: deux petits trous ronds appellés trous épineux, dont chacun donne passage à une artere de la dure-mere. Quelquefois ces trous ne sont que des échancrures ou portions de trous. Un autre petit trou entre les deux trous maxillaires: une petite gouttiere à côté de l'apophyse épineuse, qui contribue à former la trompe d'Eustachi.

Les éminences de la face interne sont deux apophyses transverses, grêles & tranchantes, qui forment les fentes orbitaires supérieures, ou fentes sphénoïdales. Ingrassias les appelle les petites ailes de l'os sphénoïde. Au milieu de l'intervalle de ces apophyses grêles, il y a dans quelques sujets une petite échancrure; dans d'autres, une petite avance pour l'articulation avec l'ethmoïde. Quatre apophyses clinoïdes, deux antérieures & deux postérieures, dont les deux postérieures quelquefois n'en font qu'une, & quelquefois s'avancent vers les antérieures, & s'y unissent en maniere de poutre, sous laquelle passe la derniere courbure de l'artere carotide interne. On trouve aussi ce passage divisé en deux par une petite colonne ou cloison osseuse, & plusieurs autres variétés. Une ou deux petites languettes à l'entrée de la carotide interne dans le crane. Deux petits stylets ou crochets qui embrassent l'extrémité de l'os occipital dans quelques sujets avant la parfaite union de ces deux os.

Les cavités de la face interne sont deux portions des grandes fosses moyennes de la base du crane. Deux fentes orbitaires supérieures ou fentes sphénoïdales : deux trous optiques : un petit trou orbitaire supérieur vers l'extrémité de chaque fente sphénoïdale, lequel trou n'est souvent qu'une échancrure. Une petite gouttiere au bout de chacune de ces mêmes fentes : un enfoncement entre les apophyses clinoïdes, nommé selle sphénoïdale. On voit encore ici presque tous les trous qu'on a vus extérieurement, & dont le trou maxillaire supérieur est plutôt un canal court qu'un trou.

Outre les cavités dont je viens de parler, il y en a encore deux considérables appellées sinus sphénoïdaux, situés dans la portion épaisse de cet os, sous la partie antérieure de la selle, & sous l'intervalle des deux trous optiques jusques vers le bec de l'os sphénoïde : ils sont ordinairement divisés par une cloison osseuse, & ouverts antérieurement aux côtés du bec, derriere les conques supérieures du nez. Leur figure, leur étendue, leur cloison & leurs ouvertures varient. Quelquefois il manque un de ces sinus ; quelquefois l'un s'ouvre seulement dans l'autre ; quelquefois ils manquent tous deux ; quelquefois il y a plusieurs cellules sans cloison, & très-souvent la cloison est inégale, & plus d'un côté que de l'autre.

La substance de cet os est compacte pour la plus grande partie, & il n'y a que fort peu de diploë, encore ne se rencontre t'il que par endroits ; savoir, dans la portion épaisse derriere la selle, vers sa symphyse avec l'os occipital, & un peu dans les apophyses orbitaires.

Pour mettre l'os sphénoïde en situation, il faut tourner la selle en-haut, le bec en-devant, & les apophyses ptérygoïdes en-bas.

L'os sphénoïde se rencontre avec tous les os de la boîte du crane, avec les os de la pomette, les os maxillaires, les os du palais & le vomer.

On a indiqué leur usage dans le cours de cette description.

L'os ethmoïde.

Il est situé intérieurement à la partie antérieure de la base du crane.

Sa figure est fort particuliere par rapport à son contour, & paroît approcher en quelque maniere de la cubique.

Ses divisions sont arbitraires. M. Winslow le divise en trois portions ; une mitoyenne & deux latérales. Dans la portion mitoyenne on distingue trois parties ; une supérieure, une moyenne & une inférieure.

La partie supérieure de la portion mitoyenne, est une éminence nommée *crista galli*, ou *crête de coq* ; elle est souvent solide. On la trouve quelquefois creuse, plus ou moins, & percée par une petite ouverture qui communique avec les sinus frontaux ; quelquefois on trouve dans son bord antérieur une gouttiere pour former le trou borgne ou épineux de l'os coronal.

La partie mitoyenne de la même portion, est une petite lame horisontale percée de plusieurs trous, appellée lame cribleuse : elle a postérieurement une petite échancrure pour sa connexion avec l'os sphénoïde ; elle est cependant comme le corps & le soutien de tout cet os.

La partie inférieure est une lame perpendiculaire qui forme une partie de la cloison du nez, & dont le bord a des inégalités pour sa connexion avec l'os vomer.

Les portions latérales de l'os ethmoïde sont les plus considérables par rapport à leur volume. Je divise chacune de ces portions en deux ; une supérieure, qui est la plus grande, & que je nomme labyrinthe des narines, étant très-anfractueuse & irrégulierement cellulaire ; une inférieure en forme de cornet ou de coquille.

La partie anfractueuse, ou labyrinthe, a quatre faces & deux extrémités. La face supérieure est un peu couverte des cellules de l'échancrure de l'os frontal. La face inférieure est en partie jointe aux cellules de l'os maxillaire ; elle est en partie découverte & comme en l'air, & elle jette en arriere des avances plus ou moins considérables, qu'on voit souvent cassées dans le squelette.

Ces avances embrassent quelquefois la racine du bec de l'os sphénoïde, étant enchassées dans des rainures latérales comme entre deux coulisses. La face interne est un peu convexe & raboteuse : elle regarde la cloison du nez, & ne tient qu'au bord de la lame cribleuse. La face externe est un peu plate & fort polie, ce qui a donné occasion de la nommer *os planum*, qui fait une partie de la paroi interne de l'orbite, & qui a souvent dans sa partie supérieure une ou deux petites échancrures pour former les trous orbitaires internes dont j'ai déja parlé dans l'exposition de l'os frontal.

L'extrémité antérieure du labyrinthe est inégalement cellulaire ; elle est en partie recouverte des cellules de l'échancrure de l'os coronal, & en partie de l'os lacrymal ou unguis ; & elle porte une espece d'entonnoir qui communique avec le sinus frontal. L'extrémité postérieure est fermée en partie par l'os sphénoïde, & par une portion de l'os du palais.

La partie inférieure de chaque portion latérale de l'os ethmoïde, ressemble en quelque sorte à une coquille longuette comme est celle d'une moule. M. Winslow lui donne le nom de coquille ou de conque supérieure des narines. Elle est fort raboteuse & poreuse. Sa convexité regarde la cloison du nez, & sa concavité l'os maxillaire.

L'une de ses extrémités est tournée en arriere, & l'autre en-devant, où elle s'unit en-haut avec la partie anfractueuse, moyennant l'entonnoir dont il a été parlé. Cette partie inférieure de la portion latérale de l'os ethmoïde, est distinguée de la supérieure ou du labyrinthe, par une espece de rainure, ou coulisse latérale.

Pour mettre cet os en situation, on n'a qu'à suivre ce que j'ai dit, observant de mettre la *tête* du *crista galli* en-devant.

Elle est fort délicate, quoique compacte & sans diploë ; car presque tout y est très-mince, n'étant formée que de différens feuillets osseux.

L'os ethmoïde est joint avec l'os coronal, l'os sphénoïde, les os du nez, les os maxillaires, les os lacrimaux ou *unguis*, les os du palais & le vomer.

Il sert à l'organe de l'odorat, & donne une très-grande étendue à la membrane pituitaire dans un petit espace.

Les os des tempes.

Ils sont au nombre de deux, dont chacun est situé inférieurement à la partie latérale du crane.

La figure de chacun est en partie demi-circulaire, & en maniere d'écaille de poisson, en partie comme un rocher informe à plusieurs pointes.

On divise chacun de ces os en deux portions ; une supérieure, qu'on nomme écailleuse à cause de sa figure ; une inféreure appellée apophyse pierreuse, ou le rocher ; & cela non pas tant par rapport à sa figure qu'à sa dureté. Cette portion se sépare facilement d'avec l'autre dans les enfans, & il en reste des traces dans les adultes, comme Riolan l'a déja remarqué.

On divise encore l'un & l'autre de ces os en deux faces ; une externe, où l'écaille est convexe ; & une interne, où elle est légerement concave. Selon cette division, les éminences & les cavités qui s'y rencontrent peuvent être divisées en externes & en internes.

Les éminences externes, sont l'apophyse mastoïde à la partie inférieure & postérieure de l'os. L'apophyse zygomatique à la partie antérieure ; l'apophyse styloïde en-dessous, laquelle originairement paroît être épiphyse. Nous avons vu dans un sujet cette apophyse longue d'environ trois pouces ; & dans un autre, une appendice styloïde, qui par un ligament étoit attachée à l'apophyse ordinaire, & s'étendoit le long du muscle stylopharyngien. L'apophyse capsulaire, dans laquelle le stylet osseux paroît comme enchassé. L'éminence articulaire de l'apophyse zygomatique ; l'angle lambdoïde ; la face inférieure du rocher.

Les

Les cavités externes sont, la cavité articulaire immédiatement derriere l'éminence du même nom, qui toutes deux servent à l'articulation de la machoire inférieure: la félure des cavités articulaires: l'échancrure ou rainure mastoïdienne, à laquelle est attaché le muscle digastrique: l'ouverture du conduit auditif externe: le rebord antérieur & dentelé de cette ouverture: le trou stylo-mastoïdien ou trou mastoïdien antérieur, qui est l'orifice de la portion dure du nerf auditif. Fallope a appellé ce conduit aqueduc, non pas par rapport à sa fonction, mais par rapport à sa ressemblance avec une espece d'aqueduc de son pays. L'orifice ou trou inférieur du canal carotide du rocher: ce canal se coude en-haut vers le devant, & se termine à la pointe du rocher, à côté de la selle sphénoïde. Une portion de la fossette jugulaire: une portion du trou déchiré.

De plus, une portion du conduit palatin de l'oreille, appellé trompe d'Eustachi, & que l'on nomme communément en France l'aqueduc. Ce conduit qu'il ne faut pas confondre avec l'aqueduc de Fallope, suit en quelque maniere la direction de la félure articulaire. L'échancrure zygomatique: l'échancrure pariétale, qui reçoit l'angle postérieur & inférieur de l'os pariétal. L'échancrure sphénoïdale, qui reçoit l'apophyse épineuse de l'os sphénoïde. Un ou plusieurs sillons pour la ramification de l'artere temporale: la rainure pierreuse, qui sert à la connexion du rocher avec la grande apophyse de l'os occipital. On peut encore ajouter le trou mastoïdien postérieur par où passe une petite veine qui se dégorge dans le sinus latéral: quelquefois ce trou est fait par la connexion de cet os avec l'os occipital; quelquefois il manque à l'un de ces os, & quelquefois à tous les deux. Il y a encore quelquefois un petit trou mastoïdien supérieur qui se perd dans la substance de l'os.

En examinant les éminences & les cavités internes, il ne faut point confondre la portion écailleuse avec le rocher. Dans la face interne ou concave de la portion écailleuse, on voit les crénelures ou dentelures rayonnées du bord demi-circulaire qui forment la suture écailleuse de l'os pariétal voisin. Une portion de la fosse moyenne du même côté de la base du crane. Les inégalités de cette fosse.

Le rocher est une espece de corps pyramidal à trois faces couché obliquement, de maniere que sa base est tournée en arriere & en dehors vers l'apophyse mastoïde, sa pointe en devant & en dedans vers la selle sphénoïde. De ces faces, l'une est supérieure & un peu inclinée en devant, l'autre est postérieure & la troisieme inférieure. Celle-ci appartient à la face externe de tout l'os, de laquelle je viens de faire la description.

La face supérieure de ce rocher aide à former une portion de la fosse moyenne de la base du crane, & elle est inégale comme la face interne de la portion écailleuse. On y voit un petit trou irrégulier & comme double, couvert en partie d'une petite lame osseuse. Ce trou est une espece d'interruption du conduit de la portion dure du nerf auditif.

Dans la face postérieure du rocher, on voit le trou auditif interne: une portion de la fosse du cervelet. On y trouve quelquefois de petits enfoncemens vagues qui sont plus profonds dans les enfans, & s'effacent avec l'âge. A la base du rocher on voit une portion de la gouttiere du sinus latéral, qui est en partie creusée sur cette base, & en partie sur l'angle lambdoïde. Une portion du trou déchiré. Une petite pointe qui fait comme le partage de ce trou en deux, & distingue le passage de la veine jugulaire d'avec celui du nerf de la huitieme paire.

Le rocher ayant trois faces, on peut aussi y remarquer trois angles: un supérieur entre la face supérieure & la postérieure; un postérieur entre la face postérieure & l'inférieure; & un antérieur, entre la face antérieure & l'inférieure. L'angle supérieur qui est le plus apparent a une rainure pour un petit sinus de la duremere; l'angle postérieur est comme interrompu vers son milieu par le trou déchiré, & porte la petite pointe ou avance osseuse qui divise ce trou en deux parties. Cet angle a une rainure vers son extrémité, qui fait connexion avec l'allongement ou la grande apophyse de l'os occipital. Entre la pointe ou le sommet du rocher & l'ouverture supérieure du canal carotide, on trouve souvent un petit osselet comme une espece d'os sesamoïde, dont Riolan a déja parlé.

Pour mettre un os des tempes en situation, il faut placer l'apophyse zygomatique horisontalement, & la tourner en devant, & il faut tourner l'apophyse mastoïde en bas.

Presque toute la substance des os des tempes est compacte. Celle de la partie écailleuse est assez mince & transparente. L'apophyse mastoïde est creusée par des cellules considérables. Le rocher est une substance osseuse très-dure & très-solide; il a des cavités & des conduits internes qui servent à l'organe de l'ouie renfermé dans cette apophyse.

L'os des tempes est joint en haut avec l'os pariétal par suture écailleuse; en arriere & en bas avec l'os occipital par suture vraie en partie, & en partie par harmonie, en devant avec les grandes ailes de l'os sphénoïde par suture écailleuse; en bas avec les apophyses épineuses du même os; & enfin en devant avec l'os de la pomette par la suture zygomatique.

Les principaux usages de ces os sont d'achever la boîte du crane; de servir à l'articulation de la machoire inférieure, & à l'insertion de plusieurs muscles, mais principalement pour contenir l'organe de l'ouie, qui y est renfermé. Voyez *Auris*.

Les os surnuméraires de la tête.

M. Winslow appelle os surnuméraires les pieces particulieres qui se trouvent dans plusieurs cranes, principalement entre les os pariétaux & l'os occipital. Ils interrompent la suture lambdoïde, & sont joints à ces os par de vraies sutures.

Leur figure, leur nombre, & leur volume varient beaucoup; ils sont quelquefois plus ou moins triangulaires, mais le plus souvent fort irréguliers. Ils anticipent dans quelques sujets sur l'os occipital; dans d'autres sur les os pariétaux; dans plusieurs ils s'étendent de tous côtés. Ils sont ordinairement dentelés, & plus larges en dehors du crane qu'en dedans, où leur connexion est sans dentelures, & où quelquefois ils ne paroissent presque pas, surtout quand ils sont petits en dehors.

On les appelle ordinairement clefs, à l'imitation des Menuisiers, qui donnent ce nom à des pieces qui affermissent l'assemblage de plusieurs ais. Ce nom leur pourroit convenir, comme étant quelquefois placées à peu près de cette façon; mais non pas comme ayant un pareil usage par rapport aux os du crane ou aux autres os de la *tête*. Ils peuvent servir à multiplier les sutures ordinaires.

Il se trouve aussi de ces sortes de pieces dans les jointures des os du crane avec ceux de la face, & dans celles des os de la face entre eux. On pourroit ranger parmi ces os les dents surnumeraires & hors de rang.

Les os de la face, & premierement les os maxillaires.

Les os maxillaires, ou les grands os de la machoire supérieure sont deux, situés l'un à côté de l'autre à la partie antérieure & moyenne de la face.

Leur conformation est fort irréguliere, & d'une étendue très-considérable.

On peut les diviser chacun en deux faces, une externe, & une interne. J'appelle externe celle qui paroît dans un crane entier hors de la voute du palais; & j'appelle interne celle qui fait partie de cette voute, & qui regarde la cloison des narines.

Les éminences externes sont l'apophyse nasale qui fait la partie latérale du nez. L'apophyse orbitaire qui forme la portion inférieure de la fosse orbitaire ou cavité de l'orbite, & par une espece de crête forme la portion interne de son bord. On l'appelle aussi apophyse malaire, à cause de sa connexion avec l'os malum ou de la pomette. L'apophyse palatine qui forme la voute du palais conjointement avec celle de son pareil. L'apophyse alvéolaire qui est en forme d'arcade, & soutient les dents. La tubérosité maxillaire, ou extrémité postérieure de cette arcade. L'épine des narines, qui est une petite éminence pointue au-dessus de l'extrémité antérieure de l'arcade alvéolaire.

Les cavités externes sont les suivantes :

Une portion de la fosse orbitaire, dans laquelle il y a une petite fossette, où s'attache le muscle oblique inférieur de l'œil proche le conduit lacrymal, & une fissure ou félure. La fossette maxillaire. Une portion de la fosse zygomatique; une portion de la fosse palatine ou voute du palais, dans laquelle on voit plusieurs petites inégalités plus ou moins pointues, & souvent de petits crochets pointus.

L'échancrure lacrymale qui reçoit l'os unguis. Une petite gouttiere lacrymale, qui avec l'os unguis fait la portion supérieure du conduit lacrymal. L'échancrure nasale ou des narines. Une portion de la fente orbitaire inférieure ou fente spheno-maxillaire ; & enfin l'échancrure palatine qui reçoit l'os du palais. Une très-petite échancrure à l'extrémité antérieure de la voute du palais, laquelle petite échancrure forme le trou palatin antérieur nommé trou incisif, à cause qu'il est situé derriere les dents incisives. Une rainure ou gouttiere oblique sur la partie postérieure de la tubérosité maxillaire ; l'extrémité inférieure de cette rainure ou gouttiere aide à former le trou palatin postérieur.

Le canal orbitaire, qui est creusé de devant en arriere immédiatement au-dessus de la portion inférieure de l'orbite. Un trou orbitaire antérieur, ou orifice antérieur du canal orbitaire ; un trou orbitaire postérieur ou orifice postérieur du canal orbitaire, par lequel ce canal se termine au bord de la fente spheno-maxillaire. La félure ou fissure du canal orbitaire, qui paroît plus ou moins dans l'orbite, & est souvent comme entre-ouverte en arriere. Les petits trous de la tubérosité maxillaire. Les petits trous voisins du canal orbitaire, & ceux de l'apophyse nasale varient & quelquefois manquent.

Les éminences & cavités internes sont les suivantes :

La plus grande partie de la fosse nasale. La crête antérieure des narines qui est haute & courte. La crête postérieure des narines qui est basse & longue. Ces deux crêtes sont une continuation de l'épine des narines, & sont tellement disposées, que celles de l'os maxillaire d'un côté jointes à celles de l'autre os maxillaire, forment une espece de coulisse ou rainure longue qui embrasse le bas de la cloison du nez. Une gouttiere assez creuse presque perpendiculaire, large & comme évasée en haut, plus étroite & un peu reculée en bas. Cette gouttiere fait la portion inférieure du conduit lacrimal.

Le conduit palatin antérieur à côté de la crête antérieure & près de l'épine des narines. Ce conduit en descendant se rencontre & s'unit avec celui de l'autre mâchoire, & forme le trou palatin antérieur ou trou incisif qui est souvent très-composé. Une petite éminence ou ligne transversale antérieure entre l'échancrure nasale & l'extrémité inférieure du conduit lacrymal. Cette ligne ou éminence soutient le devant d'une des conques inférieures du nez. Une trace raboteuse & large sur la tubérosité maxillaire, devant & derriere le conduit du trou palatin; c'est l'endroit de sa connexion avec l'os du palais. Une petite éminence ou ligne transversale postérieure qui est recouverte d'une lame de l'os du palais, & soutient les inégalités de l'extrémité postérieure de la conque inférieure du nez par l'intermède d'une lame de l'os du palais.

Enfin, le sinus maxillaire, qui est une grande cavité creusée sous l'orbite dans l'apophyse orbitaire. Ce sinus s'étend jusques vers la suture de l'os de la pomette, vers la fente sphéno-maxillaire, vers le trou orbitaire inférieur, & en bas vers les alvéoles. Il a quelquefois au bord supérieur quelques cellules qui communiquent avec celles de l'os éthmoïde. Le sinus s'ouvre entre les deux conques du nez, derriere le conduit lacrymal par un ou plusieurs orifices, formés en partie par une portion de l'os du palais, en partie par une portion de la conque inférieure du nez, quelquefois même par une de l'os unguis. Il faut remarquer que ces ouvertures sont beaucoup plus élevées que le fond du sinus.

Je ne parle pas ici de la séparation de cet os par une petite suture transversale, derriere le trou incisif, parce qu'elle ne se trouve pour l'ordinaire que dans la jeunesse & avant l'ossification achevée.

L'os maxillaire est presque tout compacte & sans diploë, si ce n'est dans l'épaisseur de l'arcade alvéolaire, & à la pointe de l'apophyse orbitaire.

Pour mettre cet os dans sa vraie situation, il faut tourner l'apophyse nasale en haut, l'arcade alvéolaire en bas, & l'épine des narines en devant.

Les os maxillaires sont articulés avec le coronal, l'os éthmoïde, l'os sphénoïde, les os unguis, les os de la pomette, les os propres du nez, les os du palais, le vomer, les conques inférieures du nez, & enfin avec ou entre eux-mêmes. Les deux os maxillaires aident à former l'organe de la mastication, la voute du palais, la joue, l'orbite, le nez, &c.

Les os de la pomette.

Ces os autrement nommés os zygomatiques, & os malum ou malaires, sont au nombre de deux, situés chacun à la partie latérale moyenne de la face. Ils sont en quelque façon triangulaires ou irrégulierement quarrés.

On les divise en deux faces, une externe légerement convexe, une interne inégalement concave.

Les éminences de chacun de ces os sont l'apophyse orbitaire supérieure ou angulaire, qui s'unit par suture avec l'apophyse angulaire externe de l'os frontal, & aide à former l'angle externe de l'orbite. De cette apophyse s'avance en dedans sur la face interne de l'os, une apophyse subalterne, qui d'un côté forme une portion de l'orbite, & de l'autre une portion de la fosse zygomatique. L'apophyse orbitaire inférieure ou maxillaire, qui avec l'apophyse angulaire forme la portion inférieure externe de l'orbite. L'apophyse malaire, qui est comme la base des autres, & qui conjointement avec l'apophyse maxillaire se joint à l'apophyse orbitaire de l'os maxillaire. L'apophyse zygomatique qui fait une partie du zygoma & une de la fosse zygomatique.

Les cavités sont la grande échancrure orbitaire qui fait la portion inférieure externe du bord de l'orbite. L'échancrure zygomatique au-dessus du zygoma. Un ou plusieurs petits trous dans la face externe & dans les apophyses orbitaires.

Chaque os est composé de deux tables assez compactes, & de peu de diploë, qui se trouve principalement dans la partie antérieure de l'apophyse malaire.

On comprend aisément leur situation particuliere, en faisant attention à ce qui vient d'être dit sur les faces & sur les apophyses de cet os.

L'os de la pomette de chaque côté est joint avec l'os coronal par l'apophyse angulaire, avec l'os sphénoïde par l'apophyse subalterne, avec l'os des tempes par l'apophyse zygomatique, & avec l'os maxillaire par sa base.

Chacun de ces os fait principalement la partie saillante qui est au haut de la jouë, surtout dans les personnes maigres, & qu'on appelle la pomette. Il forme une portion de l'orbite, & acheve la formation de l'arcade zygomatique.

Les os du nez.

Les os propres du nez sont deux unis ensemble & situés antérieurement au bas du front, entre les deux apophyses supérieures ou nasales des os maxillaires.

Chacun de ces os approche d'un quarré oblong, dont l'extrémité supérieure est étroite & épaisse, l'inférieure oblique & mince, la portion moyenne courbée en dedans vers l'extrémité supérieure dans quelques sujets, dans d'autres presque droite. Les deux os joints ensemble représentent une espece de selle à cheval.

On divise chacun d'eux en deux faces, l'une antérieure ou externe, l'autre postérieure ou interne; & en deux extrémités, l'une supérieure, l'autre inférieure; deux bords, l'un interne, l'autre externe.

La face antérieure est convexe, quoiqu'un peu enfoncée ou cambrée au-dessus de sa partie moyenne. La postérieure est légerement concave. L'extrémité supérieure est fort épaisse & garnie de pointes & d'enfoncemens. L'extrémité inférieure est mince, inégalement dentelée & taillée obliquement, de maniere que les extrémités de ces deux jointes ensemble forment une échancrure aiguë. Le bord interne qui regarde le bord interne de l'autre os, est égal, excepté en haut, où il a quelquefois de petites engrenures; il a un petit rebord du côté de la face interne ou concave, lequel rebord manque quelquefois dans l'un d'eux. Quand ces deux os sont joints ensemble, le petit rebord représente une espece de crête ou ligne saillante, qui répond à la cloison du nez. Il y a vers le milieu de la face externe, tantôt plus haut, tantôt plus bas, un trou; il y manque souvent d'un côté, il y en a quelquefois plusieurs.

Leur substance est presque toute compacte, il y a quelquefois un peu de diploë dans l'extrémité supérieure.

On comprend assez la situation particuliere de ces os par la description.

Ils sont joints ensemble en partie par suture, & en partie par harmonie. Ils sont joints en haut avec l'os frontal, latéralement avec les apophyses nasales des maxillaires, & intérieurement ou postérieurement avec l'os ethmoïde; étant ainsi assemblés ils sont joints en haut par l'apophyse nasale de l'os coronal, & en dedans par le bord antérieur de la lame perpendiculaire de l'os ethmoïde, moyennant leur rebord ou ligne saillante.

Ils forment ensemble la portion antérieure & supérieure du nez & une partie de la cloison.

Les os unguis ou lacrymaux.

Ils sont au nombre de deux, dont chacun est situé dans l'orbite au bas de l'angle interne. Ils sont de tous les os de la face les plus petits, très-minces & transparens.

Ils sont plus longs que larges, ressemblans en quelque maniere à un ongle de doigt, principalement quand on les examine sans les séparer du crane; car en étant détachés, leur figure n'est pas réguliere. Cette ressemblance leur a fait donner le nom d'unguis.

Ils sont chacun divisés en deux faces, une externe, qui, pour la plus grande partie paroît dans l'orbite d'un crane entier; une interne qui est cachée. Deux extrémités, l'une supérieure & l'autre inférieure: deux bords, l'un antérieur, l'autre postérieur.

La face externe est polie & un peu concave. Elle est enfoncée vers le bord antérieur par une gouttiere considérable, percée d'une infinité de petits trous comme un crible. Cette gouttiere que l'on peut nommer gouttiere lacrymale, commence à l'extrémité supérieure, & descend plus bas que l'extrémité inférieure de la face, en se terminant par une extrémité particuliere, qui, dans un crane entier est cachée par l'os maxillaire. Elle est distinguée du reste de la face externe par un rebord très-aigu ou tranchant.

La face interne est un peu raboteuse & inégalement convexe, avec un enfoncement perpendiculaire fort étroit qui répond au bord tranchant de la gouttiere. On voit quelquefois dans la partie supérieure de cette face de petites portions de lames cellulaires qui communiquent avec celles de l'entrée du sinus frontal. Il y en a aussi dans sa partie moyenne qui achevent les cellules ethmoïdales antérieures. Dans sa partie inférieure on en voit encore qui communiquent avec les anfractuosités du bord supérieur du sinus maxillaire. Cela varie souvent & ne se trouve pas toujours. Ces os sont sans diploë.

Ce que je viens de dire des faces & de la gouttiere lacrymale fait assez connoître leur situation.

Ils sont articulés avec l'os frontal, avec l'os ethmoïde, dont ils recouvrent & bouchent en partie les cellules; avec l'apophyse nasale de l'os maxillaire, avec l'échancrure voisine, & enfin avec la gouttiere du même os, de sorte que ces deux gouttieres jointes ensemble forment un tuyau entier, qui est le conduit lacrymal. Ils recouvrent aussi un peu l'ouverture des sinus maxillaires, & s'unissent avec les conques inférieures du nez, dont ils paroissent même la continuation dans un âge parfait.

Ils servent à achever les parois internes de l'orbite, à couvrir le devant des anfractuosités du nez, à former le conduit lacrymal.

Les os du palais.

Ils sont deux, situés à la partie postérieure de la voute du palais, entre les apophyses ptérygoïdes & les os maxillaires, & s'étendent en haut sur les parois des fosses nasales jusqu'au fond de chaque orbite.

Chacun de ces os n'est pas quarré, comme le disent ceux qui n'en ont vu que la portion inférieure ou palatine, & de-là ont pris occasion de les nommer os du palais. Leur figure, quand on les examine dans leur entier, est recourbée, crochuë, pointue, creusée & fort inégale, quoique d'un petit volume.

On peut diviser chacun d'eux en quatre portions, une supérieure, une moyenne, & deux inférieures, dont l'une est antérieure & l'autre postérieure.

La portion inférieure antérieure, que je nomme palatine, en est comme le corps ou la base, & c'est elle que les anciens, excepté Vidus Vidius, ont seulement remarquée en disant que l'os du palais est un os quarré. Elle acheve la voute du palais & le fond de la fosse nasale; elle a au bord interne un bord élevé, qui joint au bord interne de l'os pareil, forme une rainure dont est soutenue une partie de la cloison du nez; comme l'autre partie est soutenue par une semblable rainure des os maxillaires. Le bord postérieur est un peu tranchant & légerement échancré, & il se termine en une pointe qui se joint à celle de l'autre os du palais.

La portion inférieure postérieure, que j'appelle ptérygoïdienne, est pointue & creusée de côté & d'autre pour se joindre à l'apophyse ptérygoïde, dont elle acheve la fosse, étant enchassée en maniere de coin dans son échancrure irréguliere. Elle est extremement inégale pour s'engrener avec l'os maxillaire. Cette portion est distinguée de la portion palatine, & même de la portion moyenne par un demi-canal oblique, qui, avec le demi-canal de la tubérosité maxillaire forme un canal entier, dont l'extrémité inférieure est le trou palatin postérieur.

La portion moyenne que j'appelle nasale est très-mince, & située latéralement. Elle a deux faces, une interne & l'autre externe. L'interne est un peu concave & regarde les narines. Au bas de cette face il y a une éminence transversale ou maniere de ligne osseuse, qui distingue cette portion de la portion palatine. La face externe est très-légerement convexe, & recouvre en partie l'ouverture du sinus maxillaire. Au bas de cette face externe il y a une petite rainure transversale, creusée dans l'éminence transversale de la face interne, & comme moulée par l'éminence transversale postérieure de l'os maxillaire.

La portion supérieure, que je nomme orbitaire, est distinguée de la portion moyenne ou nasale par une échancrure, qui, par sa rencontre avec l'apophyse ptérygoïde de l'os sphénoïde (rarement seule) forme une ouverture plus ou moins considérable qu'on peut appeller trou sphéno-palatin, ou trou ptérygo-palatin. Cette portion a cinq facettes, dont trois sont plutôt des cavités; une supérieure qui acheve l'extrémité du fond de l'orbite; cette facette est petite, plus ou moins platte, unie & comme triangulaire: une antérieure un peu cave, qui couvre la partie supérieure de la tubérosité maxillaire, & dont un petit rebord poli acheve la fente sphéno-maxillaire, ou fente orbitaire inférieure; une autre antérieure plus cave, qui se joint aux anfractuosités postérieures de l'os ethmoïde; une postérieure plus ou moins cave, qui répond au sinus sphénoïdal, une latérale externe qui recouvre la partie postérieure & supérieure du sinus maxillaire. Il faut remarquer que ces facettes & cavités varient, & sont tantôt simples & tantôt composées.

Il y a peu de diploë dans ces os, excepté dans les portions palatines & ptérygoïdiennes.

Pour mettre l'os du palais en situation, il faut faire attention à la division que j'ai donnée de ses parties.

Ces deux os sont joints ensemble par leurs portions palatines, & avec l'os vomer par la rainure commune de leurs crêtes, avec les os maxillaires en devant & latéralement; avec l'os sphénoïde postérieurement; avec les conques inférieures du nez par leurs éminences transverses; & enfin par leurs portions orbitaires avec l'os ethmoïde, les os maxillaires & l'os sphénoide.

Ils achevent la voute du palais, les fosses ptérygoïdiennes, les fosses nasales & l'orbite; aident à soutenir le vomer & les conques inférieures du nez.

L'os vomer.

La situation du vomer est perpendiculaire entre les deux fosses nasales en arriere.

Sa figure approche de celle d'un quarré oblique, & a quelque ressemblance avec un soc de charrue renversé de bas en haut, ce qui lui a fait donner son nom.

Il est divisé en deux faces, l'une droite, l'autre gauche, & toutes deux inégalement plates: en quatre bords, un supérieur, un inférieur, un antérieur & un postérieur.

Le bord supérieur est une gouttiere horisontale qui embrasse le bec de l'os sphénoide. Cette gouttiere est large & un peu échancrée postérieurement; sur le devant elle est plus étroite, & aboutit dans un canal applati qui descend fort obliquement en devant, & sépare cet os comme en deux lames.

Le bord antérieur est oblique & fort inégal. On peut diviser ce bord en deux parties, dont l'une est antérieure & l'autre postérieure. La postérieure est petite & mince, & soutient la lame perpendiculaire de l'os ethmoïde. La partie antérieure est plus grande; elle forme une rainure assez profonde qui est une continuation du canal applati, & sert à soutenir la cloison cartilagineuse du nez.

Le bord inférieur est aussi inégal, & vers son extrémité antérieure il y a un angle qui le divise aussi comme en deux parties, une antérieure fort courte, qui est enchassée dans la crête des narines; l'autre postérieure bien plus longue, qui continue de s'enchasser dans la rainure commune des os maxillaires & dans celle des os du palais. L'angle qui distingue ce bord en deux parties se niche dans l'échancrure formée par la crête des narines & la rainure des os maxillaires.

Le bord postérieur est un tranchant oblique, qui devient insensiblement émoussé en montant vers la grande gouttiere.

Cet os n'a presque point de diploë.

Pour mettre cet os dans sa vraie situation, on observera la description de ses parties.

Cet os est attaché à l'os sphénoïde, aux os maxillaires, à l'os du palais de la maniere que je viens de dire. Il forme la partie postérieure de la cloison du nez.

Les Conques, ou *Coquilles inférieures ou du nez.*

Elles sont deux, & situées dans les fosses nasales au-dessous des ouvertures des sinus maxillaires, & immédiatement au-dessus des orifices inférieurs des conduits lacrymaux du nez. Elles couvrent ces derniers orifices en maniere d'auvent, à peu près comme les conques ou coquilles supérieures, c'est-à-dire, presque dans le même sens que celles de l'os ethmoïde couvrent les ouvertures maxillaires. On les appelle aussi lames spongieuses inférieures du nez. Le mot de cornet ne convient pas en d'autres langues.

Leur figure est en quelque façon semblable à celle des conques ou coquilles supérieures du nez.

On distingue dans chacune deux faces, une interne & l'autre externe, deux extrémités, l'une antérieure & l'autre postérieure; trois bords, deux supérieurs, dont l'un est petit, l'autre grand & un inférieur; deux apophyses, une petite ou supérieure, & une grande ou latérale.

La face interne est légerement convexe & regarde la cloison du nez; l'externe est concave à proportion & tournée vers le sinus maxillaire. Elles sont toutes deux raboteuses & inégales.

Les extrémités sont pointues, la postérieure plus que l'antérieure.

Des trois bords, l'inférieur qui est le plus considérable, est raboteux, fort épais, un peu arrondi & tourné en-dehors, c'est-à-dire, vers l'os maxillaire. Il est en l'air & ne pose sur rien, comme celui de la conque ethmoïdale.

Des bords supérieurs, le petit ou antérieur est mince, inégal & de la même longueur que la petite éminence transversale antérieure de la face interne de l'os maxillaire, sur laquelle il est appliqué. Le grand bord supérieur ou postérieur est beaucoup plus long que l'autre, & postérieurement appliqué à la petite éminence transversale de la partie moyenne de l'os du palais. Ces deux bords supérieurs forment un angle fort obtus qui les distingue. Le grand a une apophyse large, mince & en forme de languette ou d'ongle, qui descend sur sa face externe ou concave. Cette apophyse, qui est la plus grande des deux marquées ci-dessus, est tantôt unie & tantôt inégale, divisée & échancrée. Elle couvre en partie le sinus maxillaire, & aide à en former l'ouverture.

La petite apophyse ou apophyse supérieure, est une petite piece montante fort mince qui distingue les deux bords supérieurs. Elle est comme une petite portion de gouttiere, qui jointe au bas de celle de l'os unguis, acheve le canal nasal ou lacrymal, & elle m'a paru être une vraie continuation de l'os unguis dans l'âge parfait, comme si la conque inférieure du nez & l'os unguis n'étoient qu'une piece.

La grande apophyse ou apophyse latérale, est une espece de languette en forme d'ongle, qui descend du grand bord supérieur sur la face concave de la conque. Elle varie souvent en figure, étant quelquefois très-unie & égale, quelquefois inégale, divisée, échancrée, &c. Elle est appliquée à la partie antérieure de l'ouverture maxillaire.

Sa situation est assez indiquée par ses faces, ses extrémités & ses bords.

Elles sont articulées avec les os maxillaires, les os du palais, les os unguis, & quelquefois même avec l'os ethmoïde, dont ils m'ont paru dans un sujet être une vraie continuation. Cette connexion a peu de fermeté dans plusieurs squeletes, ce qui fait que ces os se perdent facilement, & que les anciens ne les ont pas remarqués.

Ils achevent la structure osseuse du nez, ils en augmentent la surface & la rendent proportionnée à l'étendue de l'organe de l'odorat, & à celle de la membrane pituitaire.

La mâchoire inférieure.

Cette mâchoire n'est qu'une piece dans les adultes. Elle est située au bas de la face & en fait la partie inférieure.

Elle ressemble en quelque maniere à un arc dont les extrémités sont recourbées en haut.

On la peut diviser en corps & en branches. Le corps est la portion qui représente l'arc, & les branches sont les extrémités recourbées en haut. On distingue dans le corps une portion antérieure appellée menton, deux portions latérales, deux faces, une interne & une externe, & deux bords, un supérieur qui fait l'arcade alvéolaire de cette mâchoire, & un inférieur qu'on nomme base, & que l'on divise en levre externe & en levre interne. La base se termine postérieurement à chaque côté par une courbure qu'on appelle l'angle de la mâchoire inférieure.

La face antérieure du menton présente dans son milieu une ligne ou éminence perpendiculaire, plus ou moins considérable, qui marque l'endroit où l'os a été divisé en deux dans l'enfance, & qu'on appelle pour cela la symphyse de la mâchoire inférieure. A chaque côté de la symphyse il y a deux impressions musculaires, une en haut & une embas, plus ou moins caves, distinguées dans quelques sujets par une petite éminence transversale très-fine. La levre externe de la base du menton est un peu saillante, & elle est comme bordée de côté & d'autre d'éminences plus ou moins sensibles, par lesquelles le menton paroît distingué des parties latérales du corps de l'os.

La face postérieure du menton est concave, & on y voit des inégalités tout le long de la symphyse. Il y a depuis le bord supérieur jusques vers le milieu de la symphyse, un aspérité superficielle, plus large en-bas qu'en haut, & plus marquée sur la symphyse même que de côté & d'autre. Immédiatement au-dessous de cette aspérité il y a de petites tubérosités plus ou moins éminentes & raboteuses, & dont l'inférieure est sur la levre interne de la base. A chaque côté de la tubérosité supérieure il y a une impression assez large, mais peu profonde. Tout au bas de la levre interne de la base à chaque côté de la symphyse, il y a une marque musculaire assez étendue, & une petite aspérité transversale entre deux, qui en fait une espece de continuation. On voit quelquefois de petits trous à la partie supérieure de la symphyse & aux environs.

La face externe de chaque portion latérale du corps de cet os est un peu convexe. On y voit à côté du menton un trou assez considérable, appellé pour cela le trou mentonnier, qui est l'orifice antérieur d'un canal. On y voit encore une élévation ou éminence longuette, qui de la base, à un peu de distance du trou mentonnier, monte obliquement en arriere vers la branche de la mâchoire, & devient plus sensible à mesure qu'elle monte. Le bord inférieur de cette face est quelquefois un peu saillant.

Dans la face interne de la même portion latérale, un peu au-dessous du bord alvéolaire, il y a aussi une éminence longuette, moins oblique & plus saillante, qui monte de devant en arriere à peu près comme celle de la face externe. Au-dessous & le long de cette éminence il y a une espece de fosse longue & étroite.

Les portions postérieures & recourbées de cet os sont plus plattes que les autres portions, & représentent une espece de quarré oblong, irrégulier & un peu oblique. On remarque à chacune de ces branches deux faces, une externe & une interne; deux apophyses à la partie supérieure, une antérieure nommée apophyse condyloïde, une grande échancrure entre les apophyses, une angle qui en termine la portion postérieure, & l'inférieure ou la base.

L'apophyse antérieure ou coronoïde est platte, pointue en haut, large en-bas, légerement inégale sur la surface externe, & un peu saillante au milieu de la face interne par la continuation de l'éminence oblongue interne de la portion latérale de la mâchoire. Le bord antérieur de cette apophyse est une continuation de l'éminence oblique externe de la même portion latérale.

L'apophyse postérieure est nommée condyloïde, parce qu'elle se termine par une tête qui ressemble à un condyle posé sur une espece de col. Ce condyle est très-oblong & presque transversalement posé, de maniere cependant que son extrémité ou pointe interne est un peu en arriere, & l'externe en devant; ce qui répond assez à la direction de l'éminence articulaire de l'os des tempes & à celle de la cavité du même nom, avec lesquelles ce condyle fait l'articulation de la mâchoire inférieure. Ce condyle s'avance plus sur la face interne de l'os que sur l'externe. Le col est un peu courbé de derriere en-devant; il est convexe en arriere & enfoncé en devant par une fossette musculaire immédiatement sous le condyle.

La grande échancrure, qui est entre les apophyses, est tranchante & comme une continuation du bord postérieur de l'apophyse coronoïde. Elle est en forme de croissant, & se termine vers l'extrémité externe du condyle sur le côté externe de la fossette du cou.

La face externe de la branche est presque toute remplie d'inégalités superficielles ou empreintes musculaires, principalement vers l'angle. Cet angle est mousse, inégal & plus ou moins tourné en dehors vers la face externe.

La face interne a aussi de pareilles inégalités ou empreintes aux environs de l'angle. Vers le milieu de cette face il y a un trou fort irrégulier. C'est l'orifice interne d'un grand canal, qui ensuite après être un peu descendu dans l'épaisseur de la branche, se coude pour continuer sa route tout le long de l'épaisseur de la portion latérale de la mâchoire jusqu'au trou mentonnier, qui en est l'orifice externe, & enfin se perd dans l'épaisseur du menton. L'orifice interne de ce canal est large en-haut, oblique, applati, plus ou moins échancré, & quelquefois comme déchiré. Un peu au-dessous de cet orifice on trouve quelquefois deux petits trous l'un au-dessous de l'autre, & à quelque distance l'un de l'autre. Ce sont deux orifices d'un petit canal très-fin qui est creusé dans la surface de l'os. Ce canal est la continuation d'une petite gouttiere qui en-haut commence au bord de l'orifice du grand canal, & en-bas fait très-peu de chemin. Souvent on ne trouve que la goutiere & point de canal.

Le bord supérieur de tout le corps de la mâchoire inférieure, est percé par seize trous ou fossettes qu'on appelle alvéoles, qui soutiennent le même nombre d'os particuliers qu'on nomme dents. Voyez *Dent.*

Cet os paroît avoir plus de diploë à proportion que les autres os de la face, principalement le long de l'arcade alvéolaire. Les deux tables qui renferment le diploë sont très-compactes & inégalement épaisses.

La situation de la mâchoire inférieure se présente sans aucune difficulté.

Elle est jointe aux os des tempes par une articulation très-particuliere qui tient du gynglyme & de l'arthrodie: c'est pourquoi je l'apppelle amphidiarthrose. Ses principaux mouvemens sont en-bas & en-haut, & dans tous les degrés de ces deux mouvemens, on la peut avancer en avant, ramener en arriere & porter vers les côtés. Et de même dans tous les degrés de mouvement en avant, en arriere & vers les côtés, on la peut hausser & baisser. La mécanique de cette articulation & de ses mouvemens dépend aussi d'un cartilage particulier qui ne se trouve pas dans le squelete, & dont je parlerai ci-après.

Récapitulation des trous de la tête, tels qu'ils sont représentés par M. Keill.

Ces trous sont externes ou internes. Les trous externes sont:

1. Les deux trous surciliers dans l'os frontal à travers desquels passent une veine, une artere & un nerf qui vient de la branche ophthalmique de la cinquieme paire, pour le front & les muscles frontaux. Ces trous ne sont que des échancrures dans quelques sujets.
2. L'orbitaire interne, dans le même os au-dedans de l'orbite, un peu au-dessus de l'os *planum*, pour une autre branche de la cinquieme paire de nerfs qui aboutit au nez.
3. Le troisieme est entre l'os *unguis* & la branche montante de l'os maxillaire dans le grand angle de l'œil. Il donne passage au conduit lacrymal.
4. L'orbitaire externe dans l'os maxillaire, au-dessous de l'orbite, par où les nerfs & les vaisseaux qui partent des dents passent pour se rendre à la joue.
5. Un seul trou dans le même os, derriere les dents antérieures, qui aboutit au nez.
6. Deux dans les os du palais, qui donnent passage à une branche de la cinquieme paire qui aboutit au palais, à la luette & aux gencives.
7. Un à l'os des tempes, entre les apophyses mastoïde & styloïde, par où passe la portion dure du nerf auditif.
8. Le trou auditif externe.
9. Le trou auditif interne.
10. Le conduit pour l'artere carotide.
11. Un autre dans le même os, à travers duquel communique une veine des tégumens externes aux sinus latéraux. Il est placé derriere l'apophyse mastoïde.
12. Dans l'os occipital derriere ses apophyses il y a un trou par où passent les veines vertébrales.
13. Un autre dans le même os, pour une branche de la jugulaire externe.
14. Un seul grand trou pour le passage de la moelle épiniere.

Les trous internes sont :

1. Le trou borgne au-dessus du *crista galli* de l'os ethmoïde.
2. Les trous dont est percée la lame supérieure de l'os ethmoïde.
3. Les trous sphénoïdiens pour les nerfs optiques.
4. Le trou déchiré, par où passent la troisieme, quatrieme & sixieme paire de nerfs, & la premiere branche de la cinquieme.
5. Un trou pour la seconde branche de la cinquieme paire.
6. Un autre pour la troisieme branche des mêmes nerfs.
7. Le trou de l'artere de la dure-mere.
8. Le canal par où passe la carotide & d'où sort le nerf intercostal. On en a parlé à l'occasion des trous externes.
9. Un trou dans l'apophyse pierreuse de l'os des tempes, par où passe le nerf auditif.
10. Entre l'os temporal & l'os occipital, il y a un trou qui est séparé en deux par la dure-mere. Dans l'un passent la huitieme paire & le nerf accessoire; par l'autre les sinus latéraux communiquent avec les jugulaires internes.
11. Un à chaque côté du grand trou occipital, par ou passe la neuvieme paire.

Il y a quatre trous dans la mâchoire inférieure, deux en dedans vers ses apophyses, & deux en dehors vers son milieu. Les trous internes donnent passage à une branche de la cinquieme paire, à une artere qui vient des carotides, & à une veine qui aboutit aux jugulaires, leurs rameaux se dispersent dans les racines des dents. Les trous externes donnent passage aux mêmes vaisseaux, qui se distribuent dans le menton. Elle a aussi seize alvéoles. Keill.

Je dois avertir ceux qui étudient en Médecine, qu'il est impossible de se former une idée parfaite des os de la *tête* & de leurs différentes connexions, en lisant les descriptions qu'on en a données. La seule méthode d'en acquérir la connoissance est d'avoir un crane dont tous les os soient separés, & un autre dont les os soient articulés ensemble. On peut par ce moyen en les comparant avec la description que nous en donnons, & l'un avec l'autre, acquérir en peu de tems une connoissance parfaite de ces parties, laquelle est indispensablement nécessaire au chirurgien; il lui importe aussi beaucoup de connoître la situation des cartilages & des ligamens de la *tête*, dont M. Winslow donne la description suivante: mais je le repete, ni cette description, ni aucune autre que ce soit, ne peut suffire pour en acquérir une connoissance parfaite, à moins qu'on ne disseque en même tems les parties auxquelles ils appartiennent.

Les apophyses condyloïdes de l'os occipital, les cavités glénoïdes ou fossettes articulaires des os temporaux, les éminences voisines de ces cavités, & les apophyses condyloïdes de la mâchoire inférieure sont encroûtées chacune d'un cartilage très blanc & très poli. Il y a un cartilage mobile ou inter-articulaire dans l'une & l'autre articulation de la mâchoire inférieure avec les os des tempes.

Le cartilage inter-articulaire est épais vers la circonférence, fort mince & transparent dans le milieu, où on le trouve quelquefois tout-à-fait percé. Sa face inférieure est simplement concave, proportionnément à la convexité oblongue du condyle maxillaire. Sa face supérieure est en partie concave & en partie convexe, conformément à la fossette & à l'éminence de l'os temporal.

Pour les cartilages & les ligamens du nez, voyez *nasus*.

Pour les cartilages & les ligamens des yeux, voyez *oculus*.

Pour ceux de l'oreille, voyez *auris*.

Pour le cartilage de l'os hyoïde, voyez *lingua*.

Les ligamens des os de la *tête* sont les suivans. 1° Ceux de l'articulation des condyles de l'os occipital avec les apophyses supérieures de la premiere vertebre du cou. 2° Ceux qui font la connexion de l'apophyse odontoïde de la seconde vertebre du cou. 3° Ceux qui sont à l'articulation de la mâchoire inférieure avec les os des tempes. 4° Enfin ceux qui attachent l'os hyoïde aux apophyses styloïdes.

Les ligamens des condyles sont à proportion comme les ligamens articulaires de toutes les vertebres, c'est-à-dire un tissu de filets ligamenteux très forts, rangés les uns auprès des autres très étroitement au tour de l'articulation; de maniere que par un bout ils sont attachés à l'occiput, & par l'autre autour de l'une & de l'autre des apophyses supérieures du cou. Ils renferment des ligamens capsulaires conformes.

Les ligamens qui vont de l'os occipital à l'apophyse odontoïde sont fort épais, & comme séparés par paquets, lesquels se réunissent après en un gros trousseau. Les paquets sont attachés immédiatement devant le grand trou de l'occiput à la face inférieure de l'apophyse basilaire de cet os.

Les ligamens de l'articulation de la mâchoire inférieure sont très forts, & ont à peu près le même arrangement & de pareilles attaches que ceux de l'articulation des clavicules avec le sternum. Ils sont attachés par un bout de leurs fibres autour de la cavité glénoïde ou fossette articulaire & de l'éminence voisine de chaque os des tempes; par leur portion moyenne au contour du cartilage inter-articulaire, & par l'autre bout autour de l'un & de l'autre condyle de la mâchoire inférieure. Le ligament capsulaire de cette articulation par raport aux cartilages intermédiaires, est à peu près comme celui de l'articulation des clavicules avec le sternum.

Les os de la *tête* sont de même que tous les autres os du corps humain, revêtus d'une membrane particuliere, dont la portion qui couvre précisément les os du crane est nommée péricrane, & la portion qui revêt la face des deux mâchoires est simplement appellée périoste.

La structure interne de la plupart des os de la *tête* étant cellulaire ou ſpongieuſe, ne contient qu'une moëlle en molécules, renfermée dans les cellules membraneuſes dont le diploë eſt parſemé.

Les ſinus frontaux, les maxillaires & les ſphénoïdaux ſont tapiſſés d'une membrane glanduleuſe, qui y répand un mucilage très différent de celui des articulations.

Les vraies glandes mucilagineuſes des articulations condyloïdiennes & maxillaires n'ont rien de particulier. Elles ſont proportionnées à ces articulations, logées entre l'attache des ligamens capſulaires & la circonférence des cartilages. Winslow.

L'os hyoïde appartient proprement à la tête : mais comme nous en donnons la deſcription au mot *lingua*, nous renvoyons le lecteur à cet article.

Comme il importe extremement au Medecin & au Chirurgien de connoître toutes les parties de la *tête*, qui ſont expoſées aux injures externes & internes, je vais donner la deſcription des muſcles les plus ſujets aux plaies, aux contuſions, aux abſcès & autres maladies ſemblables. Si j'ai donné auparavant celle des os, ç'a été dans la perſuaſion qu'il eſt impoſſible de connoître parfaitement les origines & les inſertions des muſcles, ſi l'on n'eſt inſtruit de tout ce qui regarde les parties oſſeuſes qu'ils recouvrent.

Muſcles de la calotte aponévrotique & du front.

Voici la methode qu'il faut obſerver pour démontrer ces muſcles.

Faites une inciſion longitudinale dans les tégumens communs de la *tête* en commençant à la partie moyenne & inferieure de l'os occipital juſqu'à la même partie de l'os frontal.

Faites-en une autre tranſverſale qui forme deux lignes demi-circulaires autour de chaque oreille & qui traverſe la premiere.

Levez les tégumens, en commençant par le concours des angles : mais prenez garde, en découvrant le front, d'emporter les muſcles frontaux.

L'occipital.

Columbus fait mention de ce muſcle & Fallope en donne une deſcription fort exacte : ils ſont deux. Ce ſont des muſcles courts, larges, minces & charnus, placés ſur l'occiput dont ils tirent leur nom. Chacun d'eux ſort charnu de cette partie de l'os occipital où s'attachent le maſtoïdien & le ſplenius, & devenant auſſitôt après tendineux, ils s'attachent au péricrane qui adhere fortement au cuir chevelu ſur le ſinciput. Lorſque ces muſcles agiſſent, ils tirent les tégumens de la *tête* en arriere. Cowper.

Euſtachi repréſente deux autres muſcles ſur l'occiput que Lanciſi appelle muſcles quarrés *muſculi quadrati*.

Comme dit Lanciſi, aucun auteur ancien ni moderne n'a donné la figure de ces muſcles, quoique Thomas Bartholin en faſſe mention, en aſſurant cependant qu'on ne les trouve pas toujours, je trouve à propos d'en dire quelque choſe en paſſant.

Ces muſcles, comme je l'ai vu moi-même dans tous les ſujets que j'ai diſſéqués, naiſſent charnus des deux côtés de l'os occipital, & montent directement par des tendons fort larges vers la ſuture lambdoïde. Quant à leur uſage, on peut conjecturer, juſqu'à ce que quelque Anatomiſte plus exact ait établi quelque choſe de plus probable, qu'ils exercent la même fonction dans la partie poſtérieure du crane, que le muſcle frontal dans ſa partie antérieure; car après que ce dernier muſcle a tiré en-haut la partie antérieure de la *tête* communément appellée le front, & que les muſcles des oreilles ont en quelque ſorte ridé les parties chevelues, latérales & poſtérieures, les muſcles occipitaux tirent auſſi-tôt en bas ces parties poſtérieures de la peau, & agiſſent comme antagoniſtes, ainſi que chacun peut l'éprouver de même que moi. Ce ſont ces mêmes muſcles qui cauſent ſouvent par leur tenſion & leur contraction extraordinaire dans les femmes hyſtériques des douleurs dans l'occiput, dont il eſt ſi ſouvent parlé dans Hippocrate.

Le Frontal, Planch. XI. fig. 1. 1.

Ce muſcle ſort mince, large & charnu de la partie ſupérieure de l'os du front près la ſuture coronale; il deſcend, en s'épanouiſſant juſques ſur la partie poſtérieure & antérieure de l'os des tempes, il ſe joint à ſon aſſocié près de leur inſertion commune dans la peau des ſourcils.

Ces muſcles, en agiſſant levent & rident la peau du front, & ne peuvent ſervir d'antagoniſtes aux occipitaux, comme quelques-uns l'imaginent, puiſque leurs attaches ſont à la partie ſupérieure de l'os frontal & qu'ils ſe terminent à la peau de la partie inférieure du front.

Outre ces muſcles, Volcherus Coiter, en compte deux autres que les Auteurs modernes appellent *Corrugatores.* Ils ſortent du grand angle de l'œil vers les points lacrymaux, & paroiſſent ſe terminer vers la région moyennne des ſourcils. Je croirois plutôt avec beaucoup d'autres que ces muſcles ne ſont que des prolongemens du premier muſcle. Douglas diſtingue ces muſcles, & en fait des muſcles particuliers.

Pour lever la peau & découvrir les muſcles de la face qui ſont ceux qui ſuivent dans l'ordre de la diſſection, continuez votre premiere diviſion depuis le dos du nez où vous l'avez laiſſée, juſqu'à ſa pointe; formez deux ſections ſémi-circulaires de chaque côté de ſes ailes juſqu'à la cloiſon des narines; faites une inciſion droite qui aille aboutir à une autre circulaire autour des levres, & du milieu de celle de la levre inférieure conduiſez votre biſtouri en droite ligne ſur le menton, le cou & le ſternum, juſqu'à ce que vous rencontriez l'inciſion longitudinale que vous avez faite dans la diſſection des muſcles du bas-ventre. On détache beaucoup plus aiſément la peau des paupieres après qu'on l'a ſéparée des parties qui ſont au tour. On doit prendre garde dans la pratique de cette opération de ne point offenſer les orbiculaires des paupieres *Planch. XI. fig.* 2. 2. & avoir ſoin, en levant la peau du cou & du viſage, de ne point emporter avec elle le quarré de la joue, ou le peaucier.

Les muſcles des paupieres.

Galien, les anciens Anatomiſtes avec Véſale, ont eu des idées très-fauſſes de ces muſcles, lorſqu'ils ont diviſé l'orbiculaire en deux, & ſuppoſé qu'il contribuoit à tous les mouvemens des paupieres. Mais ce ſyſteme a été rectifié par Fallope ſur un paſſage d'Oribaſe, dans ſon Livre *de Diſſect. Muſcul. ex Galeno, cap.* 6. où il dit que dans la cure de l'*ægilops*, non-ſeulement on coupe & l'on brûle les origines de ces muſcles, mais que l'on exfolie encore l'os de deſſous, tant que le mouvement des paupieres ceſſe. Ce changement eſt encore une ſuite de la découverte qu'il a faite en diſſéquant l'œil d'un veau marin, de quatre muſcles qui étoient cachés dans l'orbite, & dont les attaches étoient au-deſſus, au-deſſous, & aux deux côtés des paupieres; ce qui lui donna occaſion de faire la même recherche dans l'homme, où il découvrit heureuſement l'*aperiens palpebram rectus*, le releveur propre, que nous décrirons ci-après. J'ai jugé à propos de rapporter ce paſſage, à cauſe que quelques Auteurs modernes ont adopté le ſentiment de Véſale, & conſervé la diſtinction qu'il fait de ce muſcle en *demi-circulaire ſupérieur & demi-circulaire inférieur.*

Les orbiculaires des paupieres, Planche XI. fig. 2. 2.

C'est un muscle mince & charnu, dont les fibres entourent les paupieres auxquelles elles s'attachent; (de même que le sphincter des levres, *Planche XI. fig.* 11. 11.) Elles ne s'attachent à aucun os dont on puisse dériver leur origine, excepté à la partie supérieure du grand os du nez, que quelques-uns regardent comme le quatrieme os de la machoire supérieure.

Ce muscle agissant comme les sphincters des autres parties, fait froncer les paupieres. Riolan donne un autre muscle à chaque paupiere qu'il appelle ciliaire, que je regarde comme une portion de celui-ci.

Pour découvrir le releveur droit des paupieres, il faut lever cette partie de l'orbiculaire qui est entre la paupiere supérieure & le sourcil; écarter ensuite la glande lacrymale, avec une partie de la graisse qui est dans l'orbite, & en étendant la paupiere supérieure ou avec un crochet, ou avec les doigts seulement, on découvrira son attache tendineuse, & son corps mince & charnu.

Aperiens palpebram rectus: le releveur propre.

Ce muscle est ainsi nommé de sa direction droite & de son usage. Il est attaché près du trou optique au fond de l'orbite par un petit tendon fort étroit & charnu: il passe ensuite par-dessus le muscle releveur, devient tendineux en s'avançant sur le globe de l'œil: il va se terminer par une espece d'aponévrose très-large & très-mince au tarse de la paupiere supérieure.

Pour les muscles des yeux. Voyez *Oculus*.

Les muscles du nez.

Le nez n'a du mouvement que dans ses parties inferieures cartilagineuses, auxquelles on donne assez proprement le nom d'ailes. Ce sont elles qui en s'écartant & en s'approchant, resserrent ou dilatent les narines.

Galien ne leur donne qu'une paire de muscles, à laquelle Jacques Berenger de Carpi, dans son Commentaire sur Mundinus, en ajoute une autre, qui sort des extrémités des os du nez, & va s'attacher aux parois internes des ailes, en quoi il est suivi par Vesale. Columbus prétend que ceux dont Galien donne la description, appartiennent à la levre supérieure, & que ceux qui sont placés au-dedans du nez sont imaginaires: mais il en décrit une autre paire qui sort de la partie supérieure des os du nez, & va s'attacher à ses ailes. On ne sait si Fallope a connu ces muscles internes dont Carpi & Vesale font mention: mais M. Buessier, célebre Anatomiste, a assuré Cowper qu'il les avoit souvent observés; ajoutant que ceux que Columbus décrit n'appartiennent point proprement aux ailes, & sont plutôt des parties des orbiculaires des paupieres. Fallope décrit un autre muscle que personne n'avoit connu avant lui, & que les Anatomistes modernes appellent *constrictor alæ nasi*, le constricteur des ailes du nez, & que Placentinus reconnoît. En décrivant ces muscles, nous suivrons la méthode de Riolan, & de quelques autres Anatomistes qui les divisent en propres & communs.

Les muscles propres sont ceux qui ne meuvent que les ailes, tels sont ceux qu'on appelle *dilatatores alarum nasi*, dilatateurs des ailes du nez.

Les communs sont ceux qui meuvent les ailes avec la levre supérieure, comme les *retractores* & *constrictores alarum nasi*, les constricteurs des ailes du nez, & les releveurs de la levre supérieure.

Dilatatores alarum nasi: Les dilatateurs des ailes du nez.

Ce sont des petits muscles minces, composés d'un double rang de fibres qui s'entre-croisent les unes les autres, de même que les muscles intercostaux. Ils sortent des parties inférieures & internes des os du nez, & vont s'attacher aux parties supérieures des ailes Ils retirent ces dernieres & dilatent les narines: mais je crois qu'on ne les trouve pas dans tous les sujets.

Retractores alarum nasi, & elevatores labii superioris.

Les releveurs de la levre supérieure.

Galien fait mention de ces muscles: ils sortent larges & charnus du quatrieme os de la mâchoire supérieure, d'où descendant obliquement, ils vont s'attacher à la levre supérieure & aux ailes du nez.

Constrictores alarum nasi, ac depressores labii superioris:

Les constricteurs des ailes du nez, & abaisseurs de la levre supérieure.

Ces muscles sortent charnus des parties antérieures du quatrieme os de la mâchoire supérieure, immédiatement au-dessous des gencives des dents incisives, & vont s'attacher en montant aux racines des ailes, & au haut de la levre supérieure.

Lorsque ces muscles agissent, ils tirent embas la levre supérieure & les ailes, & approchent ces dernieres l'une de l'autre. De-là vient que lorsqu'on veut flairer quelque odeur, la levre supérieure est poussée embas.

Des muscles des joues & des levres.

Comme les Auteurs ne sont point d'accord sur le nombre, la description & l'usage de ces muscles, je ne parlerai point de leur différence particuliere.

Ces muscles des levres sont ou communs aux joues & aux levres, ou aux deux levres, ou propres à la levre supérieure & à la levre inférieure.

Ceux qui sont communs aux joues & aux levres, sont au nombre de deux paires, deux muscles de chaque côté; savoir, le quarré & le buccinateur.

Quadratus genæ, seu tetragonus:

Le quarré des joues, le peaucier.

Ce muscle est appellé par Galien, *platysma myoides*, ou expansion musculaire. C'est un grand muscle quarré situé sous la peau du cou, lequel s'étend sur toute la région inférieure de la face. Il sort mince & membraneux, suivant Galien, des apophyses épineuses des vertebres du cou. Il passe aussi sur la partie supérieure du trapeze & du muscle grand pectoral, d'où montant sous la peau du cou, il devient charnu. Une de ses parties s'attache à l'os hyoïde, & va s'insérer au milieu de la mâchoire inférieure; son autre portion, qui est plus large, va se perdre plus avant dans les joues, au-dessous de la commissure des levres.

Lorsque ces deux muscles agissent à la fois, ils tirent embas les deux angles de la bouche avec les joues; ce qui donne un air chagrin au visage. Mais si les parties inférieures de ces muscles (qui sont situées sur le cou) agissent seules, elles distendent la peau qui est dessus, en la faisant approcher en droite ligne de la clavicule & de la machoire inférieure, & forment ce que l'on appelle un double menton. Ce muscle est encore appellé *subcutané*.

Les muscles communs aux deux levres, sont ceux qui sont attachés à leurs commissures, comme le zygomatique, *elevator*, *depressor*, & *constrictor labiorum*; le releveur, l'abaisseur & le constricteur des levres.

Le zygomatique, Planche XI. fig. 8.

Ce nom lui a été donné par Riolan, parce qu'il est attaché au *zygoma*. Il sort rond & charnu de la partie externe de cet os, d'où il descend obliquement en avant pour aller aboutir à la commissure des deux levres.

Lorsque

Lorsque ce muscle & son pareil agissent, ils tirent les deux levres en haut, & font faire une grimace riante.

Elevator labiorum :

Le releveur des levres. *Planche XI. figure 9.*

Ce muscle est situé entre le zygomatique & le releveur propre de la levre supérieure, *Planche XI. fig.* 10. Il sort du quatrieme os de la mâchoire supérieure, & aboutit en droite ligne au-dessous de l'insertion du premier.

Depressor labiorum : L'abaisseur des levres.

Il sort tout charnu du bord inférieur de la mâchoire inférieure latéralement, & monte en droite ligne jusqu'à son insertion à la commissure des levres.

Lorsque ce muscle, qui est double, & le quarré, agissent, ils donnent un air de tristesse, en tirant embas les coins de la bouche & les joues.

Constrictor labiorum, ou *sphincter & orbicularis labiorum :*

Le sphincter, ou l'orbiculaire des levres. *Planche XI. figure* 11. 11.

Ce muscle environne les levres par ses fibres orbiculaires, & les ride lorsqu'il agit ; ce qui lui a fait donner par quelques-uns le nom d'*osculatorius*.

Les muscles propres aux deux levres en particulier, sont au nombre de trois paires; savoir, les releveurs de la levre supérieure, *elevatores labii superioris ;* les abaisseurs, *depressores ;* & les releveurs de la levre inférieure, *elevatores labii inferioris*.

Elevator labii superioris :

Le releveur de la levre supérieure.

Il sort charnu de la partie antérieure du quatrieme os de la mâchoire inférieure, immédiatement au-dessus du releveur commun des levres, & descendant obliquement sous la peau de la levre supérieure : il se joint avec son pareil dans la ligne qui est au milieu de la cloison des narines, & de son insertion au sphincter des levres.

Depressor labii inferioris :

L'abaisseur de la levre inférieure.

Il est difficile de déterminer si ce muscle est seul ou double. Il est situé entre les *depressores labiorum*, les abaisseurs communs des levres, (que nous avons décrits ci-dessus) & occupe la partie de la mâchoire inférieure appellée menton ; ensuite montant par des fibres droites & transverses, il va s'attacher à la levre inférieure qu'il tourne en-dehors en l'abaissant.

Elevator labii inferioris :

Le releveur de la levre inférieure.

Ils sont deux situés dans la levre inférieure, je les ai découverts il n'y a pas long-tems. Ils sortent tous charnus de la partie inférieure des gencives de la mâchoire inférieure, qui appartient aux dents incisives, descendent directement à leur insertion dans la partie inférieure de la peau du menton. De-là vient que quand ils agissent ils forment diverses dentelures dans le menton, comme on peut l'observer dans les personnes vivantes lorsque la levre inférieure est tirée en haut.

Pour les muscles de l'oreille, voyez *Auris*.

Pour ceux de la langue & de l'os hyoïde, voyez *Lingua*.

Comme M. Winslow, de [illegible] j'ai pris la description que j'ai donnée de la mâchoire supérieure, compte ces os d'une maniere différente de quelques autres Anatomistes, il est nécessaire pour connoître les origines & les insertions des muscles dont parle Cowper, de remarquer que le premier os de la mâchoire supérieure est l'os de la pomette ou zygoma.

Le second est l'os maxillaire.

Le troisieme, l'os *unguis*.

Le quatrieme, l'os du nez.

Le cinquieme, l'os du palais.

Muscles qui meuvent la mâchoire inférieure.

Ces muscles sont au nombre de dix, cinq de chaque côté, savoir :

Le masseter,
Le temporal,
Le grand ptérygoïdien ou ptérygoïdien interne,
Le petit ptérygoïdien ou ptérygoïdien externe,
Le digastrique.

Quelques-uns y ajoutent les deux muscles peauciers ou quarrés des joues, mais sans aucun fondement.

Le masseter, *Planch. XI. Fig.* 5.

C'est un muscle fort épais & charnu, placé à la partie postérieure de la joue. Il paroît composé de trois portions, comme une espece de triceps, savoir, d'une grande & externe, d'une moyenne & d'une petite & interne.

La portion externe est attachée par une extrémité tendineuse à tout le bord inférieur de l'os de la pomette, & un peu aux parties voisines de l'os maxillaire, & de celles de l'apophyse zygomatique de l'os des tempes. De-là elle descend obliquement en arriere toute charnue, & s'attache par l'autre extrémité aux inégalités de la face externe de l'angle de la mâchoire inférieure.

La portion moyenne est attachée par un bout au bord inférieur de toute l'apophyse zygomatique de l'os des tempes & fort peu à celles de l'os de la pomette. De là elle descend un peu obliquement en devant, à contre-sens de la premiere portion dont elle est recouverte, & avec laquelle elle se croise. Ensuite elle s'attache par l'autre bout à la portion moyenne de la face externe de la branche de l'os de la mâchoire inférieure, attenant l'attache de la premiere portion, en s'y confondant avec elle.

La troisieme portion qui est la plus petite & la plus interne, est attachée par un bout à la levre interne du bord inférieur, & même à la face interne de presque toute l'arcade zygomatique, & par l'autre bord à la face externe de la racine ou base de l'apophyse coronoïde, où elle se confond toute charnue avec l'attache de la portion moyenne. Cette troisieme portion paroît quelquefois comme une appendice du muscle crotaphite par sa proximité.

Le conduit salivaire supérieur passe sur ce muscle, la nature, comme Cowper l'observe, ayant voulu par cet artifice accélérer le mouvement de la salive durant la mastication.

Le crotaphite, *Planch. XI. Fig.* 4.

C'est un muscle large, plat & figuré en quart de cercle. Il occupe tout le plan demi-circulaire ou demi-ovale de la région latérale du crane & la fosse temporale, avec une partie de la fosse zygomatique. Il tire son nom de cette place. On l'appelle aussi muscle temporal.

Pour bien comprendre ses attaches, il faut savoir qu'à toute la circonférence du plan demi-circulaire dont je viens de parler, le péricrane est séparé en deux lames ou feuillets. La lame interne, que l'on prend quelquefois pour un périoste particulier, couvre immédiatement toutes les parties osseuses de cette région. La lame externe s'en écarte & devient comme une tente aponévrotique ou ligamenteuse fort étendue par ses attaches à l'apophyse angulaire externe de l'os frontal, au bord postérieur de l'apophyse supérieure de l'os de la pomette, & au bord supérieur de toute l'arcade zygomatique jusqu'à la racine ou base de l'apophyse mastoïde en maniere de tente.

Ce muscle est composé de deux plans de fibres charnues, attachées de côté & d'autre à un plan tendineux de presque la même largeur, qui distingue les deux plans charnus, étant épanoui dans le milieu de l'épaisseur du muscle comme un tendon mitoyen caché. C'est ce que l'on voit clairement en coupant ce muscle jusqu'à l'os, selon la direction de ses fibres. Le corps du muscle ainsi formé est engagé entre les deux lames aponévrotiques ou ligamenteuses de la maniere suivante.

Le plan charnu interne est attaché fort légerement & en maniere d'arcade rayonnée, à tout le plan demi-circulaire du crane, par l'intermede de la lame interne du péricrane.

De cette maniere il est attaché à la partie latérale externe de l'os frontal, à son apophyse angulaire externe, à la partie inférieure de l'os pariétal, à la portion écailleuse de l'os des tempes, à la grande aîle ou apophyse temporale de l'os sphénoïde qui forme la fosse temporale, & un peu à la face postérieure de l'orbitaire interne de l'os de la pomette, qui aide à former la fosse zygomatique.

Dans tout ce trajet les fibres charnues se concentrent peu à peu par leurs attaches au plan tendineux, qui à mesure qu'il descend, diminue en largeur & augmente en épaisseur.

Le plan charnu externe est pareillement attaché en maniere de rayons à la face interne de la lame externe du péricrane, depuis le grand contour demi-circulaire, jusqu'à une petite portion plus ou moins demi-circulaire de cette lame, au-dessus de son attache à l'arcade zygomatique. Les fibres charnues quittent en cet endroit la lame externe, & le vuide qui par là se forme entre sa petite portion demi-circulaire & les fibres suivantes, est ordinairement rempli de graisse.

Dans toute cette étendue d'attache, les fibres charnues se concentrent par degrés, & s'attachent extérieurement au plan tendineux mitoyen, à peu près comme celles du plan charnu interne sont attachées à l'autre côté du même plan, mais à contre-sens.

Le plan tendineux mitoyen se rétrécit aussi de plus en plus, & se termine à la fin en un tendon fort considérable, dont l'extrémité qui est comme double, embrasse l'apophyse coronoïde de la mâchoire inférieure, & y est très-fortement attachée aux bords de cette apophyse à sa face interne, & même un peu à l'échancrure qui est entre les deux apophyses. La portion interne de cette attache est plus épaisse & plus garnie de fibres charnues que l'externe, qui n'est presque que tendineuse & comme aponévrotique.

On prend encore pour une portion de ce muscle un petit plan; mais ce n'est pour l'ordinaire que la petite ou troisieme portion du masseter, comme il est facile de le voir après avoir scié les deux bouts de l'arcade zygomatique, car en la renversant embas, ce petit plan quitte naturellement le crotaphite, & reste joint au masseter.

Le grand ptérygoïdien ou ptérygoïdien interne.

C'est un muscle placé sur le côté interne de la mâchoire inférieure, à peu près comme le masseter l'est sur le côté externe. Il est de même figure, mais moins gros & moins large.

Il est attaché par en-haut dans la cavité de la fosse ptérygoïdienne, principalement à la face interne de l'aîle externe de l'apophyse ptérygoïde. Cette attache est toute charnue, & c'est elle qui lui a fait donner le nom de ptérygoïdien interne.

De-là il descend obliquement vers l'angle de la mâchoire inférieure, & s'attache un peu tendineux aux inégalités de sa face interne, vis-à-vis l'attache du masseter. On le peut regarder comme un masseter interne.

L'un & l'autre servent à lever la mâchoire inférieure, à l'approcher de la supérieure pour serrer les dents, & à la mouvoir latéralement comme pour moudre.

Le petit ptérygoïdien ou ptérygoïdien externe.

C'est un muscle oblong, charnu & beaucoup plus petit que l'autre ptérygoïdien. Il est placé presque horisontalement entre le côté externe de l'apophyse ptérygoïde, l'apophyse condyloïde de la mâchoire, l'homme étant considéré comme étant debout.

Il est attaché par un bout à la face externe & au bord de l'aile externe de l'apophyse ptérygoïde, en remplissant même la fossette qui est à la racine ou base de cette apophyse, vers la base de l'apophyse temporale de l'os sphénoïde.

De-là il va en arriere & un peu en dehors, sans monter ni descendre, en s'avançant sur l'échancrure qui est entre l'apophyse coronoïde & l'apophyse condyloïde; après quoi il s'attache antérieurement à l'apophyse condyloïde dans la petite fossette qui se voit immédiatement au-dessous de l'angle interne du condyle. Il s'attache aussi au ligament capsulaire de l'articulation.

Les deux ensemble servent à faire avancer la mâchoire inférieure, de sorte que les dents incisives inférieures passent devant les dents incisives supérieures, comme Fallope qui en a le premier donné la description, l'observe.

Le digastrique.

C'est un petit muscle long, situé latéralement entre toute la base de la mâchoire & la gorge. Il est charnu vers ses extrémités, & tendineux dans le milieu de sa longueur, comme s'il étoit fait de deux petits corps de muscle, attachés bout à bout à un tendon. C'est ce qui lui a fait donner le nom de digastrique en Grec, & celui de *biventer* en Latin. Il est attaché par une extrémité charnue dans la rainure mastoïdienne. De-là il se porte en devant en se détournant vers l'os hyoïde, où le premier corps charnu aboutit à un tendon rond, qui en passant tient à la partie latérale de cet os, & à la racine de ses cornes par une espece de ligament aponévrotique, & non pas dans une gaine ou espece de poulie, comme il paroît d'abord, à cause de son trajet par l'extrémité d'un petit muscle nommé stylogloffe, dont il sera parlé ailleurs.

Le tendon se courbe ici & se termine aussi-tôt après à l'autre corps charnu, qui va s'attacher immédiatement au-dessus de la levre interne de la base du menton près de la symphyse, à une petite facette inégale & légerement enfoncée. Cette attache est plus large que celle de l'autre extrémité. Quelquefois les attaches antérieures des deux digastriques se touchent, & quelquefois même leurs fibres voisines se croisent considérablement. Winslow.

Le passage du tendon mitoyen de ce muscle & de son pareil à travers le ligament aponévrotique à la partie latérale de la racine de la corne de l'os hyoïde, est un des artifices les plus admirables dont le Créateur pouvoit se servir pour les rendre capables de baisser la mâchoire inférieure, ce qu'ils n'auroient pu faire si leur direction eût été en ligne droite. D'ailleurs il n'y a point d'apophyses, soit dans les vertebres du cou, ou dans les parties voisines, qui puissent donner une origine à ces muscles au-dessous de leurs insertions, comme dans quelques quadrupedes: c'est pourquoi la nature a placé ce ligament aponévrotique pour servir comme d'une poulie de renvoi au-dessous de leurs insertions pour qu'ils puissent faire leur office. La déglutition ne peut se faire lorsque ces muscles agissent, parce qu'ils empêchent [illegible] langue & le larynx de pouvoir monter; on ne sauroit non plus baisser la mâchoire inférieure dans la déglutition, à cause que le centre de direction monte. De-là vient qu'on est obligé lorsqu'on veut avaler, de tenir la mâchoire inférieure appliquée à la supérieure. Dans les chiens & dans les autres animaux voraces, ces muscles naissent des apophyses transverses de la premiere vertebre du col, ce qui fait que ces actions n'y sont pas les mêmes & qu'ils avalent l'aliment avec beaucoup de promptitude.

Outre les muscles dont nous venons de parler, il y en a plusieurs autres qui ont leurs insertions dans la *tête*, & qui par conséquent sont sujets à être offensés dans les plaies de cette partie. Le premier de ces muscles est le *cucullaris*, le trapeze, qui est attaché à la partie inférieure de l'occiput.

Les sterno-mastoïdiens ou mastoïdiens antérieurs, sont attachés à l'apophyse mastoïde. Voyez *Mastoideus*.

Les splenius vont s'attacher à la partie supérieure de l'apophyse mastoïde, & le long de la portion voisine & la plus courbe de la ligne transversale de l'os occipital. Voyez *Splenius*.

Le complexus est attaché par un plan large & charnu à la portion postérieure de la ligne transversale supérieure de l'os occipital, attenant la crête ou l'épine de cet os. Il rencontre ici par un de ses bords le complexus de l'autre côté, & par l'autre bord le splenius, qui le couvre un peu. Voyez *Complexus*.

Le petit complexus ou mastoïdien latéral, est attaché à la partie postérieure de l'apophyse mastoïde, où il est couvert par le splénius. Voyez *Complexus Minor*.

Le grand droit est attaché à la partie postérieure de la ligne transversale inférieure de l'os occipital, à quelque distance de la crête ou épine de cet os. Il est un peu couvert par l'oblique supérieur. Voyez *Rectus Major*.

Le petit droit s'attache immédiatement au-dessous de la partie postérieure de la ligne transversale inférieure de l'os occipital, dans une fossette superficielle qui est à côté de la crête ou épine occipitale. Voyez *Rectus Minor*.

L'oblique supérieur ou petit oblique s'attache à la ligne transversale de l'os occipital, à peu près à égale distance de la crête ou épine occipitale & de l'apophyse mastoïde, entre le grand droit & le mastoïdien latéral ou petit complexus qui le couvre un peu de côté & d'autre. Voyez *Obliquus Superior*.

Le droit antérieur long est attaché à la partie antérieure de la face inférieure de l'apophyse basilaire, ou la grande apophyse de l'os occipital. Voyez *Rectus anticus longus*.

Le droit antérieur court s'attache à une empreinte transversale de la face inférieure de l'apophyse basilaire de l'os occipital, précisément devant le condyle du même côté. Il est couvert par le droit antérieur long. Voyez *Rectus anticus brevis*.

Le premier transversaire antérieur est attaché à une empreinte particuliere entre le condyle de l'occipital & l'apophyse mastoïde du même côté, derriere l'apophyse styloïde, & sous le bord de la fossette jugulaire. Voyez *Transversalis anticus primus*.

Il est absolument nécessaire pour bien comprendre ce que nous allons dire au sujet des maladies de la tête qui proviennent d'une cause externe, de se former une idée juste des membranes qui enveloppent le cerveau, ce qu'on ne peut faire que par l'inspection des parties. Ceux qui les auront vues une seule fois pourront tirer quelque avantage de la description que nous allons en donner & qui leur seroit inutile sans cette précaution.

Les meninges ou membranes meres, sont en général au nombre de deux; une très-forte, qui touche immédiatement au crane; l'autre mince, qui touche immédiatement à la masse du cerveau. On donne le nom de dure-mere à la premiere, & celui de pie-mere à la seconde, que l'on divise encore en deux, en appellant la plus externe de ces deux lames arachnoïde, & en conservant à la plus interne le nom de pie-mere.

La dure-mere.

La dure-mere enveloppe le cerveau & toutes ses appartenances. Elle tapisse le dedans du crane, lui sert de périoste interne, en remplit les trous, en garnit les enfoncemens, & couvre les éminences qui s'y trouvent, de maniere que le cerveau n'en puisse pas être incommodé.

Il y a plusieurs choses à observer dans l'exposition Anatomique de la dure-mere; savoir,

1°. Sa composition.
2°. Ses adhérences au crane.
3°. Ses replis ou cloisons.
4°. Ses allongemens, ses vaisseaux & ses nerfs.

La dure-mere est composée de deux lames très-étroitement collées ensemble, dont les fibres se croisent obliquement. Le seul frottement de cette membrane entre les bouts des doigts fait assez connoître qu'il y a deux lames, en ce que par ce moyen on les sent un peu glisser l'une sur l'autre. Leur tissu est très-ferme, très-serré, & paroît en partie ligamenteux, en partie tendineux.

La dure-mere est fort adhérente au crane par un grand nombre de filamens de la lame externe, qui s'insinuent dans les pores du crane, principalement aux futures tant en haut qu'en bas, dont ils pénetrent les jointures; de sorte que par ce moyen la dure-mere communique avec le périoste externe du crane. Ces filamens sont pour la plupart de petits vaisseaux, dont la rupture paroît assez par le grand nombre de points rouges qui se présentent d'abord dans la surface externe de la dure-mere détachée.

Elle est beaucoup plus adhérente à toute la surface interne du crane dans les enfans & dans la jeunesse, que dans les personnes avancées en âge; c'est parce que les filamens dont je viens de parler, deviennent très-minces, & comme étranglés à mesure que les pores osseux se rétrécissent avec l'âge; de sorte qu'ils se rompent plus facilement par la violence que l'on fait pour l'en détacher.

Ce n'est que la lame externe qui forme ces adhérences; la lame interne n'y ayant point de part. Cette lame est fort unie, lisse & polie dans sa surface interne, & toujours légerement humectée d'une rosée très-fine qui suinte par ses pores; à peu près comme à celle du péritoine & de la pleure.

Les replis de la dure-mere sont formés par la lame interne. Il y en a trois qui forment autant de cloisons particulieres, une supérieure, qui représente une espece de médiastin entre les deux grands lobes du cerveau; une moyenne en maniere de diaphragme, entre le cerveau & le cervelet, & une inférieure entre les lobes du cervelet. La cloison supérieure est longitudinale, falciforme, & appellée à cause de cela la faulx de la dure-mere. On la peut aussi nommer cloison sagittale, cloison verticale, ou médiastin du cerveau. La cloison moyenne est transversale: on la peut appeller le plancher du cerveau, le diaphragme du cerveau, ou la tente du cervelet. La cloison inférieure est très-petite, & descend entre les lobes du cervelet. On peut lui donner le nom simple de cloison du cervelet, ou celui de petite cloison occipitale, eu égard au plancher, qu'on peut regarder comme la grande cloison occipitale.

La cloison supérieure ou verticale, appellée la faulx de la dure-mere, est un repli très-long, & une duplicature très-large de la lame interne de la dure-mere; lequel repli de même que la duplicature, s'étend depuis tout le bord de la crête de l'os ethmoïde, tout le long de la suture sagittale, jusqu'à la partie moyenne de la cloison transversale, elle s'unit avec cette cloison, de maniere que les lames latérales de la faulx se continuent de côté & d'autre avec les portions voisines de la lame supérieure de la tente.

Elle est plus large à son union avec la tente, qu'à son attache à l'os éthmoïde, & elle est plus épaisse au bord qui tient au crane, qu'à l'autre bord, qui est libre & comme tranchant ; de sorte qu'elle représente une faulx de moissonneur, ce qui lui en a fait donner le nom.

La cloison transversale est attachée à l'os occipital, le long des gouttieres des sinus latéraux, & des grands angles des apophyses pierreuses, jusqu'aux apophyses clinoïdes postérieures de l'os sphénoïde. Par-là elle forme comme un plancher & une espece de tente ou de voute applatie, qui a sur le devant une grande échancrure presque ovale. Cette cloison distingue la cavité générale du crane, comme en deux loges ou cavités particulieres, une grande ou supérieure, & une petite ou inférieure, qui communiquent ensemble par la grande échancrure ovale. Elle est formée par un repli particulier & une membrane fort large de la lame interne de la dure-mere. Elle est très-fermement tendue dans l'état naturel par son union, ou plutôt par sa continuité avec la faulx ou cloison supérieure. L'union ou continuité de cette cloison avec la faulx ou cloison supérieure, les tient toutes deux réciproquement fort tendues ; de sorte que la tente est capable de soutenir un poids considérable sans s'abaisser, & que la faulx peut résister aux efforts de côté & d'autre, sans céder à droite ni à gauche.

On peut aisément s'en convaincre en les maniant d'abord dans leur état naturel, & ensuite en les coupant selon leur largeur l'une après l'autre, ou ce qui vaut mieux, en coupant de cette façon la faulx dans un sujet & la tente dans un autre ; car en donnant un coup de ciseaux à la faulx, on verra la tente perdre sa fermeté sur le champ ; & on verra de même la faulx devenir lâche par un pareil coup donné à la tente.

La petite cloison occipitale a très-peu d'étendue, tant en longueur qu'en largeur. Elle descend depuis la partie moyenne de la tente tout droit en bas, jusqu'au bord du grand trou occipital, attachée le long de l'épine interne de l'os occipital. Elle est aussi formée par un petit repli & une duplicature proportionnée de la lame interne de la dure-mere. Elle distingue le fond de la cavité occipitale du crane en deux parties latérales. Cette cloison est double dans quelques sujets, de même que l'épine osseuse.

Outre ces grands replis, il y en a deux petits jumeaux ou latéraux, un à chaque côté de la selle sphénoïde, qui va de l'apophyse clinoïde postérieure à l'apophyse clinoïde antérieure du même côté. Ces deux replis forment ensemble avec la partie antérieure & la partie postérieure de la selle sphénoïde, une petite fossette qui loge la glande pituitaire. Il y a encore deux replis antérieurs, chacun au bord de la fente sphénoïdale ou fente orbitaire supérieure : ces replis augmentent la profondeur des fosses moyennes de la base du crane. Ainsi il y a trois grands replis de la dure-mere, & quatre petits. Ils sont tous produits par la lame interne, & peuvent être appellés productions internes de la dure-mere.

Les allongemens de la dure-mere sont des productions formées par les lames de cette membrane, & qui passent les bornes de sa circonférence, en sortant hors de la cavité du crane par les ouvertures qui s'y trouvent. Ils different en cela des replis, qui ne sont formés que par une lame, & ne sortent pas du crane. On les peut nommer productions externes de la dure-mere.

Le plus considérable de ces allongemens passe par le grand trou occipital, & descend dans le canal commun des vertebres, dont il revêt les parois en forme de tuyau, & autour de la moelle épiniere, sous le nom de la dure-mere de cette moelle. Les autres allongemens accompagnent les nerfs hors du crane en maniere de gaines. Ces gaines sont en plus grand nombre que les paquets ou troncs de nerfs qu'on compte par paires. Ainsi pour les nerfs olfactifs, il y a autant de gaines très-distinctes, qu'il y a de trous dans la lame éthmoïdale. Il y a des nerfs qui sont accompagnés de plusieurs gaines par un même trou ; comme ceux de la neuvieme paire.

Il y a deux allongemens particuliers qui forment le périoste des orbites, conjointement avec les gaines des nerfs optiques. Ces allongemens orbitaires sortent par les fentes sphénoïdales ou fentes orbitaires supérieures, s'élargissent de nouveau en sortant & tapissent toute la cavité des orbites. Ils communiquent aux bords des orbites avec le péricrane & le périoste de la face. Ils communiquent encore par les fentes sphéno-maxillaires, ou fentes orbitaires inférieures, avec le péricrane de la fosse temporale & de la fosse zygomatique. Par-là on peut expliquer les accidens qui arrivent aux environs de ces parties dans les blessures de la *tête*.

Les allongemens ou productions externes de la dure-mere, qui sortent par les trous du crane avec les vaisseaux sanguins, s'unissent immédiatement après avec le péricrane ; par exemple, ceux qui tapissent les fossettes des trous déchirés ou trous jugulaires, & ceux qui tapissent les canaux osseux ou canaux carotidaux de l'apophyse pierreuse, &c.

Les vaisseaux de la dure-mere sont arteres, veines, & sinus. Les arteres en général sont distinguées en antérieures, en moyennes, en postérieures. Elles viennent des carotides & de la vertébrale de chaque côté. La carotide externe fournit une branche qui entre par le trou épineux de l'os sphénoïde. Cette branche est l'artere moyenne de la dure-mere, & on l'appelle principalement l'artere de la dure-mere. Elle se divise en quantité de rameaux qui se dispersent amplement dans l'épaisseur de la lame externe de la dure-mere, jusqu'au dessus de la faulx, où les ramifications de cette artere d'un côté communiquent avec celles de la pareille artere de l'autre côté. On voit les traces de cette artere sur la face de l'os pariétal, dont l'angle antérieur inférieur, au lieu de simple trace contient un canal pour le passage du tronc ou d'un rameau de cette artere ; d'où il arrive beaucoup d'embarras dans la fracture du crane.

La carotide externe fournit encore un petit rameau qui entre par le coin ou petit bout de la fente sphénoïdale, ou fente orbitaire supérieure, & cela quelquefois par une petite échancrure. Cette branche est l'artere antérieure de la dure-mere. Elle jette pareillement des ramifications, mais moins que la précédente, avec laquelle elle communique. La carotide interne en entrant dans le crane, jette une petite branche dans l'épaisseur de la dure-mere.

Les deux arteres vertébrales entrent par le grand trou occipital, & se réunissent en un tronc sur l'apophyse antérieure ou sphénoïdale de l'os occipital. Ces arteres dès leur entrée se jettent chacune dans l'épaisseur de la dure-mere de côté & d'autre par une branche ou par deux branches. Ce sont les arteres postérieures de la dure-mere, & quelques-unes de leurs ramifications communiquent avec celles de l'artere moyenne ou artere épineuse, dont je viens de parler.

La dure-mere renferme dans la duplicature de ses lames plusieurs canaux particuliers, dans lesquels le sang veineux non-seulement de la dure-mere, mais de tout le cerveau, se dégorge. On les appelle sinus. Il y en a plusieurs, & ils sont distingués en pairs & en impairs ; c'est-à-dire, qu'il y en a qui sont situés dans le milieu comme uniques, & d'autres qui sont placés latéralement de côté & d'autre.

Les plus anciens Anatomistes n'en ont établi que quatre. A présent on en peut ajouter quatre fois autant.

Ces sinus sont dans la duplicature de la dure-mere ; ce qui n'empêche pas que leur cavité ne soit intérieurement tapissée d'une membrane particuliere & très-fine.

En voici le dénombrement.

Le grand sinus de la faulx, ou sinus longitudinal supé-

rieur. C'est le premier des Anciens.
Deux grands sinus latéraux. Ils sont le second & le troisieme des Anciens.
Le sinus appellé le Pressoir d'Hérophile, *Torcular Herophili*. C'est le quatrieme des Anciens.
Le petit sinus de la faulx, ou sinus longitudinal inférieur.
Le sinus occipital postérieur. Il est quelquefois double.
Deux sinus occipitaux inférieurs, qui forment en partie un sinus circulaire. On peut aussi les appeller sinus latéraux inférieurs.
Six sinus pétreux, trois à chaque côté; un antérieur, un moyen ou angulaire, & un inférieur. Les deux inférieurs achevent avec les occipitaux un sinus circulaire autour du grand trou occipital.
Le sinus transversal inférieur.
Le sinus transversal supérieur.
Deux sinus circulaires de la selle sphénoïdale; un supérieur & un inférieur.
Deux sinus caverneux; un à chaque côté.
Deux sinus orbitaires; un à chaque côté.

Tous ces sinus communiquent entre eux & avec les grands sinus latéraux, & par-là se déchargent dans les veines jugulaires internes, qui ne sont que la continuation des grands sinus latéraux. Ils se déchargent en partie dans les veines vertébrales, qui s'abouchent avec les petits sinus latéraux ou sinus occipitaux inférieurs. Enfin, ils peuvent encore se décharger en partie dans les veines jugulaires par les sinus orbitaires, qui communiquent avec les veines angulaires & les frontales, les nasales, les maxillaires, &c. comme les sinus latéraux ont aussi communication avec les veines occipitales, &c.

Ainsi le sang de la dure-mere revient au cœur par les veines jugulaires internes, par les veines jugulaires externes, & par les veines vertébrales, après y avoir été porté par les arteres carotides internes & par les arteres vertébrales; de sorte que quand le passage est embarrassé dans quelques endroits particuliers, le sang s'échappe par des détours moyennant ces communications, quoiqu'avec moins de facilité.

Ceci est à observer, non-seulement par rapport aux embarras, mais aussi par rapport aux différentes attitudes de la *tête*.

Le grand sinus de la faulx, ou sinus longitudinal supérieur, s'étend depuis la connexion de la crête ethmoïdale avec l'os frontal, le long du bord supérieur de la faulx, jusqu'au milieu du bord postérieur de la tente ou cloison transversale, où il aboutit par une bifurcation aux grands sinus latéraux. Il est fort étroit à son extrémité antérieure, & devient de plus en plus large ou ample jusqu'à son extrémité postérieure.

La capacité de ce sinus n'est pas ronde, mais presque triangulaire, ayant comme trois faces, une supérieure, parallele au crane, & deux latérales inclinées vers le plan de la faulx. La face supérieure est formée par la lame externe de la dure-mere. Il y a au milieu de la largeur de cette face une espece de raphé, ou couture très-fine, qui s'étend depuis une extrémité jusqu'à l'autre.

Les deux faces inférieures ou latérales, sont des productions de la lame interne de la dure-mere, qui ayant quitté la lame externe, s'inclinent l'une vers l'autre, se rapprochent tout-à-fait, & forment premierement le sinus, & ensuite la duplicature de la faulx. Ce sinus est intérieurement garni d'une membrane propre très-fine, qui forme aussi une espece de raphé ou de couture le long de la réunion de ses deux faces latérales dont je viens de parler.

On remarque dans ces sinus plusieurs ouvertures & plusieurs brides ligamenteuses. Les ouvertures sont des orifices de veines, dont les plus petites sont des veines de la dure-mere, les plus grandes sont des veines du cerveau. Les veines du cerveau s'y inserent pour la plûpart obliquement de derriere en-devant, & après avoir rampé l'espace d'environ un travers de doigt, plus ou moins, dans la duplicature de la dure-mere.

On a cru que les arteres de la dure-mere se déchargeoient immédiatement dans le sinus, parce qu'on a vu l'injection faite par ces arteres, y passer, & qu'une soie de porc, introduite dans une de ces arteres, y passoit aussi. Mais en examinant la chose de près, on a vu que l'injection passoit des arteres dans les veines qui s'ouvrent par de très-petits orifices dans le sinus, & que la soie perçoit proche du sinus la tunique de l'artere, qui est extremement mince.

Cette erreur en avoit fait naître une autre, qui étoit de croire que la dure-mere n'avoit point de veines. On a été trompé, en ce que les arteres de la dure-mere couvrent les veines, de maniere qu'à peine voit-on le bord de ces veines à côté des arteres. Il y a des endroits où la veine étant naturellement plus large que l'artere, on en voit les deux bords paroître comme deux vaisseaux capillaires aux deux côtés de l'artere. Ces veines sont pour la plupart des rameaux du sinus. Il y en a dont les petits troncs s'ouvrent dans la tête de la jugulaire interne. A l'égard de la communication réelle des arteres d'un côté de la dure-mere avec celles du côté opposé, par-dessus le grand sinus de la faulx, on peut s'en assurer très-facilement par l'injection & par le souffle.

Les brides internes de ce grand sinus paroissent tendineuses, & ne semblent servir qu'à empêcher une trop grande dilatation de ce sinus par une abondance de sang. Néantmoins elles varient dans différens sujets, & ne vont pas toujours d'un côté à l'autre. On croit y avoir découvert des glandes: mais il faut bien prendre garde de se laisser séduire par de petits grains ou corpuscules produits par des maladies.

Le sinus inférieur de la faulx est situé dans le bord inférieur de sa duplicature: il est fort étroit & comme applati de côté & d'autre: il communique immédiatement avec le quatrieme sinus des Anciens, & même en paroît la continuation dans quelques sujets. Il communique aussi avec le grand sinus ou sinus supérieur par de petites veines qui vont de l'un à l'autre, & par le même moyen avec les veines du cerveau.

Les sinus latéraux sont comme deux grosses branches du sinus longitudinal supérieur, qui vont l'une à droite & l'autre à gauche, le long de la grande circonférence de la tente du cervelet, jusqu'à la base de l'apophyse pierreuse des os des tempes. De-là ils descendent en faisant d'abord un grand contour, & ensuite un petit, étant fortement attachés dans les grandes gouttieres latérales de la base du crane, & suivant la route de ces gouttieres jusqu'aux trous déchirés, & aux fossettes des veines jugulaires.

Leur naissance n'est pas toujours d'une bifurcation égale & symmétrique du sinus longitudinal supérieur; car dans quelques sujets, l'un des sinus latéraux paroît la continuation du sinus supérieur, & l'autre en paroît un branche. Dans quelques uns, cette variété se trouve à droite; dans d'autres elle se trouve à gauche. En un mot, on trouve l'un de ces sinus quelquefois plus haut ou plus bas, & quelquefois plus grand ou plus petit que l'autre.

La capacité de ces sinus latéraux est aussi triangulaire, & garnie d'une membrane propre & de brides. On y observe aussi des embouchures veineuses, comme dans le grand sinus de la faulx, & comme aussi dans la plupart des autres sinus.

La face postérieure ou externe est formée par la lame externe de la dure-mere, & les deux autres faces par la lame interne.

Ces deux sinus, en sortant par la portion postérieure des ouvertures de la base du crane, appellées trous déchirés, se dilatent & forment chacun une espece d'ampoulle proportionnément aux fossettes des veines jugulaires, où ils aboutissent dans ces mêmes veines.

Le quatrieme sinus des Anciens. Aux environs du concours du sinus longitudinal supérieur avec les deux sinus latéraux, on voit une échancrure qui est quelquefois double; c'est l'orifice d'un sinus enfermé tout au long dans l'union de la faulx avec la tente. Il n'aboutit pas toujours directement au bas du grand sinus supérieur; il s'ouvre quelquefois au commencement de l'un des sinus latéraux, quand la bifurcation n'est pas égale ou symmétrique; & alors on le trouve souvent aboutir à celui des sinus latéraux, qui paroît comme la branche du tronc commun du sinus supérieur & de l'autre sinus latéral.

Ce sinus a été appellé *Torcular Herophili*, c'est-à-dire, le Pressoir d'Herophile, ancien Auteur, qui s'imaginoit que le sang étoit comme en presse dans la rencontre de ces quatre sinus. Son diametre n'est pas considérable: il fait une espece de fourche ou bifurcation avec le sinus longitudinal inférieur, & avec une veine du cerveau, laquelle est quelquefois double, appellée la grande veine de Galien.

Les sinus caverneux ou sinus latéraux de l'os sphénoïde, sont des réservoirs très-particuliers, qui outre le sang qu'ils contiennent, renferment encore des vaisseaux & des nerfs considérables. Ces réservoirs sont en-dedans remplis d'une substance spongieuse ou caverneuse pleine de sang, à peu près comme celle de la rate & celle des corps caverneux, & de l'uretre.

On découvre dans la dure mere quelques filets détachés du tronc de la cinquieme paire à l'entrée du sinus caverneux, & du tronc ou paquet commun de la huitieme paire, & du nerf accessoire ou spinal dans leur passage par le trou déchiré. Les grains ou petits tubercules qui se trouvent quelquefois le long des faces latérales du sinus longitudinal de la faulx, & qui paroissent glanduleux, sont encore à examiner. Toute la face interne de la dure-mere est humectée à peu près comme celle de la pleure & celle du péritoine.

Les fibres saillantes différemment croisées, qu'on voit principalement proche de la faulx & de la tente, sur la surface interne de la dure-mere, & qui ont été regardées comme une espece de fibres charnues, ne paroissent néantmoins que ligamenteuses & élastiques. L'adhérence universelle de la dure-mere au crane, prouve également que cette membrane n'a point de mouvement particulier, & que les fibres charnues ou musculaires seroient ici par conséquent très-inutiles. Cette adhérence a été très-clairement démontrée & décrite par Vésale, Riolan, &c. avant Roonhuysen.

La Pie-mere.

Cette membrane enveloppe plus particulierement que la dure-mere toute la masse du cerveau. Elle est fort adhérente au cerveau, & n'est attachée à la dure-mere que par les veines qui se déchargent dans les sinus, comme on l'a dit ci-dessus.

La pie-mere est aussi composée de deux lames très-fines, dont l'externe couvre toute la convexité du cerveau assez également, & à peu près conformément à toute la face interne ou concave de la dure-mere. La lame interne produit par quantité de replis & de duplicatures particulieres, un grand nombre de cloisons multipliées & ondoyantes qui s'insinuent dans tous les plis, entre toutes les circonvolutions & les différentes couches du cerveau & du cervelet.

Les deux lames de la pie-mere ne sont pas si étroitement unies que celles de la dure-mere. Elles ne tiennent ensemble que par un tissu cellulaire, qui accompagne toute leur étendue commune, excepté quelques endroits de la base du cerveau, &c. où la lame ordinaire continue ses insertions, pendant que la lame externe reste également tendue sur les parties saillantes, & entierement séparée de la lame interne dans les intervalles de ces parties saillantes, sans tissu cellulaire entre les deux lames. Ces portions particulieres de la lame externe ainsi écartées, ont donné lieu de regarder toute la lame externe en général comme une troisieme enveloppe distinguée de la pie-mere, & de l'appeller arachnoïde, à cause de sa ressemblance avec une toile d'araignée dont elle a la finesse.

On découvre dans l'une & dans l'autre de ces deux lames de la pie-mere encore une espece de duplicature très-fine, qui contient aussi des vaisseaux. Ces petits vaisseaux ne se découvrent que très-rarement sans une injection anatomique très-subtile, à laquelle une grande inflammation supplée très-bien. Le tissu cellulaire ne suit pas seulement l'étendue commune des deux lames, comme je l'ai dit ci-dessus: mais il accompagne aussi toute l'étendue particuliere de la lame interne dans toutes ses duplicatures & ses cloisons. C'est ce que l'on voit parfaitement bien par le souffle introduit au moyen d'un petit tuyau entre les deux lames, en prenant garde de ne rien blesser à l'entour. Winslow.

Des plaies de la tête.

Il n'y a point de plaies plus terribles & plus formidables que celles de la *tête*, puisque la moindre injure que reçoit le cerveau suffit quelquefois pour causer la mort. D'ailleurs, il arrive souvent dans celles qui ne sont que superficielles, & qui sont occasionnées par une chute ou un coup donné avec des instrumens émoussés, qu'il se fait une rupture des veines & des arteres internes les plus petites, dont le fluide venant à s'épancher dans le cerveau, occasionne les plus fâcheux symptomes, & termine en peu de tems les jours du malade. C'est ce qui fait qu'on ne doit jamais négliger ces sortes de plaies quelque peu considérables qu'elles paroissent, mais les traiter avec tout le soin & toute la circonspection possible.

Pour traiter comme il faut les plaies de la *tête*, il faut que le Chirurgien examine d'abord,

1. La partie blessée.
2. L'instrument avec lequel la plaie a été faite.

Car ces sortes de plaies peuvent être faites avec des instrumens pointus & tranchans, ou avec des instrumens émoussés, par des coups, par des contusions, par le jet ou la chute de certains corps & par des bales d'armes à feu. Ces dernieres plaies sont pour l'ordinaire plus dangereuses & plus difficiles à guérir que celles qui ont été faites avec des armes pointues & tranchantes.

Les parties de la *tête* qui peuvent être blessées sont, ou les tégumens communs, seuls, ou avec ceux-ci les parties charnues de la face, ou le péricrane même ou les muscles temporaux, ou le crane. Les parties internes de la *tête*, telles que la dure & la pie-mere, la substance corticale ou médullaire du cerveau & ses ventricules, peuvent aussi être offensées. Dans quelques-unes des plaies dont nous parlons il y a solution de continuité, dans d'autres fractures, affaissement & contusion au crane. Je rangerai ici les plaies de la *tête* sous deux classes. La premiere renfermera celles de la face, & la seconde celles qui offensent le crane, ou superficiellement ou qui pénetrent entierement sa substance.

Plaies de la face.

Les parties de la face étant du nombre de celles qui sont les plus nobles & les plus nécessaires, il faut avoir égard à deux choses dans le pansement des plaies qu'elles peuvent recevoir. Premierement, de conserver à chaque partie respective l'usage auquel elle est destinée; en second lieu, qu'il n'y reste point de cicatrices capables de les défigurer. Mais comme la face est composée de plusieurs parties dont chacune demande un traitement particulier, je vais examiner chacune de ces parties séparément, sans avoir égard à celles qui leur sont contigues.

Dans presque toutes les plaies du front, il faut commencer par bien essuyer le sang & oindre la plaie avec quelque baume vulnéraire, tel que celui de Copaü ou du Pérou, ou autres semblables; rapprocher ensuite les levres de la plaie au moyen d'une emplâtre agglutinative, & mettre par-dessus une emplâtre vulnéraire. Lorsque la plaie est fort grande ces moyens ne suffisent point pour la cicatriser aussi également qu'il seroit nécessaire. Il faut donc pour pouvoir le faire plus commodément la saupoudrer avec de la poudre de sarcocolle, ou avec une autre préparée avec la racine de grande consoude, de la gomme adraganth & de la gomme Arabique, appliquer dessus les emplâtres dont nous avons parlé, & assurer le tout avec des compresses & un bandage. Il ne convient point d'user de sutures dans ces sortes de plaies, non plus que dans toutes les autres du visage, à moins que cela ne soit absolument nécessaire, parce qu'elles augmentent l'escarre & rendent la cicatrice beaucoup plus difforme. Dans les plaies longitudinales du front le bandage unissant ou incarnatif représenté *Planch. VIII. du premier Volume, Fig. f.* est ce qu'on peut employer de mieux pour cicatriser la plaie sans qu'il reste aucune difformité. Mais dans les plaies transversales du front, où les fibres des muscles frontaux sont coupées & les sourcils pendans, & où la peau du front ne peut plus se rider comme auparavant, la meilleure méthode, après avoir nettoyé la plaie, est de rapprocher ses levres au moyen de deux points d'aiguille, d'y appliquer quelque poudre ou baume vulnéraire, & par-dessus une emplâtre agglutinative que l'on assurera par le moyen du bandage; il faut que le malade se tienne en repos pendant quelque tems. Il arrive quelquefois, surtout quand le sujet est jeune, que les fibres des muscles qui ont été coupées se réunissent sans que la plaie vienne à suppuration. S'il survenoit une hémorrhagie violente, il faudroit auparavant s'en rendre maître avec des bourdonnets, des compresses & un fort bandage, laver ensuite la plaie avec du vin tiede & réunir ses levres avec une emplâtre agglutinative.

Les plaies des sourcils ne demandent point d'autre traitement que celles du front, il faut seulement prendre garde qu'il ne survienne aucune inflammation dont les yeux & conséquemment la vue pourroient se ressentir. On doit pour cet effet défendre au malade les alimens qui sont d'une nature chaude & acre, le saigner supposé qu'il y ait pléthore, appliquer sur la plaie des compresses trempées dans de l'esprit de vin tiede, & sur celles-ci une emplâtre. Si les sourcils sont entierement divisés par une large plaie, il faut avoir recours à la suture, panser la plaie avec quelque baume vulnéraire, y appliquer une emplâtre de même nature & fixer les yeux avec un bandage, de telle sorte que le malade ne puisse point les remuer; car lorsqu'on néglige ces précautions, les yeux sont assez souvent très-défigurés.

Les plaies de la paupiere supérieure ou inférieure ne se cicatrisent qu'avec beaucoup de peine quand elles sont considérables, tant à cause de la délicatesse de ces parties, qu'à cause de la quantité d'humeurs qui humectent continuellement les yeux. Pour traiter ces sortes de plaies avec le plus de succès qu'il est possible, il faut fomenter la partie avec une décoction de camomile, d'hyssope ou d'eufraise, jusqu'à ce que l'hémorrhagie soit arrêtée & la plaie parfaitement détergée. Si la plaie est transversale, il faut y faire un point de suture dans le milieu avec une aiguille très-fine, la saupoudrer avec de la poudre de sarcocolle, ou avec une autre composée de racine de consoude, de gomme adraganth & de gomme Arabique; ou bien l'oindre avec du baume de Capaü, de la Mecque ou tel autre semblable, ou avec de l'huile d'œuf; appliquer pardessus une emplâtre de *diapalma* & bander les yeux de façon qu'ils ne puissent point se mouvoir, pour que la réunion de la plaie se fasse avec plus de promptitude. Lorsque la plaie est longitudinale, il en faut réunir les levres avec un plus grand nombre de points de suture, & la panser comme nous venons de le dire.

Si l'œil lui-même est blessé, mais de telle sorte que les humeurs vitrée ou crystalline ne soient point sorties, on appliquera deux ou trois fois par jour sur la plaie avec une plume ou un plumasseau, de l'*onguentum alabastrinum*, ou du blanc d'œuf, ou du mucilage de semences de coings, & de l'herbe aux puces, préparé avec l'eau-rose. Il faut que le Chirurgien ait toujours soin de mettre sur la plaie une petite compresse suffisamment trempée dans le collyre suivant, pour contracter les levres de la plaie, & qu'il l'assure avec un bandage convenable.

Voici la préparation de ce collyre.

Prenez *deux blancs d'œufs*,
eau rose, deux onces & demie,
huile de roses, demi-dragme,
camphre, trois grains.

Agitez toutes ces drogues ensemble comme il faut.

Nuck dans son Traité *de Duct. Oculor. Aquos.* rapporte qu'il vint à bout de guérir une plaie à l'œil sans que la vue du malade en souffrît, bien qu'une partie de l'humeur vitrée fût sortie.

Voici la méthode qu'il mit en usage pour cet effet.

Il sépara la partie de l'humeur vitrée qui étoit sortie, & fomenta l'œil avec un collyre composé avec un blanc d'œuf, de l'eau rose, du bol d'Arménie & du camphre, suffisamment agités ensemble. Rien n'est meilleur pour ces sortes de plaies qu'un scrupule de gomme Arabique dissoute dans une once d'eau rose. Mais s'il survenoit une inflammation, comme il arrive quelquefois, il seroit à propos, comme je l'ai souvent éprouvé, d'appliquer sur la plaie deux compresses trempées dans de l'esprit de vin camphré. Pour l'appaiser plus sûrement, il faut dans cette occasion entretenir le ventre du malade libre pendant quelques jours, avec une potion préparée avec la rhubarbe & la pulpe de tamarins, ou avec quelqu'autre substance rafraîchissante & laxative. Supposé que le malade ait trop de sang, il faut le saigner à la gorge ou au pié, lui défendre l'usage des alimens qui soient capables de l'échauffer, & l'obliger à se tenir autant en repos que son état peut le permettre; car en usant de ces précautions, on lui conserve les yeux & la vue en même tems. S'il arrivoit que le crystallin eut pénétré en tout ou en partie dans la plaie, il faut l'en retirer aussi-tôt, de peur qu'il ne défigure l'œil & ne le rende sujet à plusieurs autres maladies fâcheuses.

Lorsque les humeurs vitrée & crystalline sont entierement sorties, il est difficile & même presque impossible que l'œil du malade conserve sa figure & qu'il ne perde point la vue.

Dans ces sortes de cas il faut commencer par appliquer sur la plaie des compresses trempées dans du vin chaud ou dans de l'esprit de vin, & ensuite quelque baume vulnéraire pour la consolider, & pour prévenir la difformité que cause la perte d'un œil, introduire dans l'orbite un œil artificiel d'argent ou d'émail.

Il arrive quelquefois lorsque la plaie des tuniques albuginée & sclérotique est légere, & que la cornée & l'uvée ne sont point offensées, qu'encore que les humeurs vitrée & crystalline soient sorties, le malade ne laisse pas de recouvrer la vue, & l'œil, les humeurs qui s'étoient écoulées, étant réparées par de la nouvelle génération qui s'en fait. Le célebre Scegerus Medecin à *Stugart*, me communiqua il y a quelques années l'histoire d'une femme qui eut le bonheur de guérir d'un pareil accident; & toutes réflexions faites, je crois que Burrhus & Kerkringius n'ont rien avancé que de vrai, quand ils se sont vantés de rendre la vue à un malade, quand même les humeurs de l'œil seroient entierement sorties; & que le crystallin peut s'écouler sans occasionner la perte de la vue, malgré ce que quelques Auteurs ont dit pour prouver le contraire.

On cicatrise aisément les plaies du nez au moyen d'une emplâtre agglutinative, quand elles sont légeres: mais quand elles pénetrent bien avant, & que les cartilages sont coupés, il faut nécessairement recourir à la suture, les emplâtres ne suffisant point pour contenir les levres de la plaie. Quoiqu'il semble impossible qu'une partie du nez, qui a été coupée & séparée, puisse faire corps de nouveau avec celle qui reste; néanmoins Blegny soutient qu'on est quelquefois venu à bout d'y réussir par le moyen de la suture.

Lorsque l'os propre du nez est affaissé par un coup, il faut, après l'avoir remis dans sa situation naturelle, l'y maintenir pendant quelque tems en introduisant dans le nez des petites sondes d'argent ou de plomb, pareilles à celles qu'on voit représentées *planche VIII. du premier volume*, par les lettres *P. Q. R.* de peur qu'il ne se forme quelque excroissance charnue dans le nez, qui en boucheroit le passage & occasionneroit plusieurs autres fâcheux accidens. Il faut appliquer ensuite extérieurement sur la plaie quelque baume, ou de l'essence de mastic, d'ambre ou de myrrhe, ou quelque poudre consolidante, telle que celle de sarcocolle, ou une autre préparée avec la racine de consoude, la gomme adraganth & la gomme arabique.

On réunira les levres de la plaie au moyen d'une emplâtre agglutinative que l'on assurera par le moyen d'un bandage à quatre chefs.

Les plaies des levres peuvent être faites avec des instrumens ou tranchans ou émoussés. Quant à celles qui ont été faites avec des instrumens tranchans, soit qu'elles soient longitudinales ou transversales, on en facilite la réunion avec des emplâtres agglutinatives; & lorsqu'elles sont considérables, en les saupoudrant avec les poudres dont nous avons parlé ci-dessus. Dans ces sortes de cas le malade ne doit ni parler, ni manger, & n'user que d'alimens qui ne demandent point de mastication. Mais si la plaie est si grande qu'elle rende tous ces moyens inutiles, il faut nécessairement en faciliter la réunion avec une suture. Dans les plaies des levres occasionnées par des corps émoussés, une chute, ou des armes à feu, la premiere chose qu'on doit faire, est de préparer la plaie à la suppuration avec quelque onguent digestif, de la déterger ensuite, & d'en réunir les levres avec une emplâtre agglutinative ou par la suture, comme on la pratique pour le bec de lievre.

Les plaies des joues demandent le même traitement & les mêmes précautions que celles des levres. Mais lorsque quelqu'un des conduits salivaires de Stenon, qui traversent la joue, & viennent de la glande parotide, sont coupés; il est difficile & même impossible de consolider la plaie qu'on n'ait auparavant facilité à la salive les moyens de se décharger dans la bouche par une ouverture artificielle; à cause que la salive qui sort continuellement par l'ouverture du conduit salivaire, sur-tout dans la mastification empêche la plaie de se cicatriser.

A l'égard des plaies de l'oreille externe, il faut en faire la réunion avec une emplâtre agglutinative, ou avec quelques points de suture, si le cartilage est tout-à-fait coupé, y appliquer en même tems de la charpie trempée dans quelque baume vulnéraire, & mettre par-dessus des compresses que l'on assurera avec un bandage convenable. Si la plaie est près du conduit auditif, il faut avant toutes choses, empêcher qu'il n'y entre du sang ou quelqu'autre substance capable d'offenser la membrane du tympan, & pour cet effet en boucher l'ouverture avec de la charpie ou du coton.

Il est rare que la langue soit percée ou coupée, puisque les dents & les mâchoires la mettent à couvert de pareils accidens. Cela arrive cependant quelquefois, soit dans un accès d'épilepsie, soit dans une chute violente, ou lorsqu'on est atteint à la mâchoire par une balle. Supposé donc que la langue soit offensée par quelqu'un de ces accidens; il faut, si la plaie est légere, & que la partie ait resté dans son entier l'oindre souvent avec de l'huile d'amandes douces & un peu de sucre candi, ou avec du miel rosat mêlé avec de l'huile de myrrhe par défaillance.

Il est difficile sans le secours de la suture de consolider les plaies de la langue, lorsqu'elle sont considérables; on ne doit donc pas être surpris, qu'elles ne se cicatrisent jamais quand elles sont près du gosier, puisque la suture devient dans ce cas impraticable. Pour que l'organe de la parole reçoive le moins de dommage qu'il est possible, il faut réunir les levres de la plaie quand elle est considérable & sur la partie antérieure de la langue, le plus promptement qu'il est possible par le moyen de la suture, & y appliquer les poudres consolidantes dont nous avons parlé, les emplâtres agglutinatives deviennent inutiles dans cette occasion. Purmannus nous apprend qu'il s'est servi avec succès pour consolider ces sortes de plaies d'une agraffe faite avec du fil d'argent ou tel autre métal. Dans les plaies de la langue faites par des balles de mousquet ou de pistolet, les meilleurs remedes que l'on puisse employer sont l'huile d'amandes douces mêlée avec du sucre candi, ou le miel rosat mêlé avec l'huile de myrrhe par défaillance; car dans ce cas la suture est inutile, ou du moins ne produit pas grand effet. Il paroît même nécessaire, lorsque la consolidation de ces sortes de plaies commence à se faire, que le malade s'abstienne de parler, aussi-bien que des alimens qui ont besoin d'être mâchés.

Le seul moyen de consolider les plaies du palais est de les oindre avec du miel rosat seul, ou mêlé avec un peu de baume du Perou, & ensuite avec de l'huile de myrrhe par défaillance. Ces remedes sont les plus efficaces que l'on puisse employer pour hâter la consolidation des plaies des autres parties internes de la bouche. Voyez *Vulnus*.

Les plaies de la *tête* offensent ou les tegumens externes & communs seulement, ou le pericrane, ou le crane, ou la dure-mere, ou la pie-mere, ou les vaisseaux, la substance corticale ou médullaire, ou enfin les ventricules du cerveau.

Il est facile de connoître si les tégumens seuls sont offensés.

Premiérement par la figure de l'instrument avec lequel la plaie a été faite.

Si l'instrument, par exemple, a son tranchant droit ou direct, tel qu'est celui d'une épée à large lame, ou d'un couteau, la blessure peut être fort grande, sans être pour cela profonde. Si au contraire l'instrument est poussé de pointe contre la tête, l'orifice externe de la plaie peut être fort petit, quoiqu'elle penétre fort avant dans la tête; & si la plaie a été faite avec une arme courbe, comme un sabre ou un coutelas, elle peut être fort longue, sans être extrémement profonde.

Secondement, en réfléchissant sur la force avec laquelle la plaie à été faite.

Car si cette force étoit petite, la plaie ne peut être fort profonde, *& vice versâ.* C'est ce qu'on ne peut savoir que par le rapport du malade, des spectateurs ou de celui qui a fait le mal.

Troisiemement, l'état, sur-tout la figure de la partie offensée, peut donner quelque lumiere sur le plus ou le moins de profondeur de la plaie.

Lors, par exemple, que la partie offensée est platte, & peu convexe, la plaie externe peut être longue, sans être profonde; mais quand la partie est anguleuse, saillante & fort convexe, il est évident qu'elle doit être profonde, si elle s'étend, en longueur. *Voyez ce qu'on a dit ci-devant de la figure de la* tête. Comme tous les hommes n'ont pas la *tête* faite de la même maniere, il est nécessaire que le Chirurgien connoisse les différentes conformations de cette partie qui s'écartent pour l'ordinaire de celle qui lui est naturelle.

Quatriemement la nature des symptomes, qui consistent principalement dans les dérangemens des diverses fonctions, occasionnés par la plaie.

Plus ces symptomes sont nombreux & violens, plus il y a lieu de croire qu'un nombre proportionné de parties, de celles mêmes qui sont les plus nécessaires à la perfection de la santé, sont offensées. Mais comme l'origine l'origine & la source des fonctions animales réside dans la *tête*, il faut d'abord examiner, si à l'occasion de la plaie, ces fonctions ont souffert quelque altération. Un vertige, un tintement d'oreilles, un vomissement de bile, un assoupissement, une privation totale ou un dérangement de tous les sens, ou du moins d'une partie, une décharge involontaire d'urine ou des excrémens, sont dans ces sortes de cas, de très mauvais augures & des pronostics qui ne promettent rien que de très fâcheux au malade. Supposé qu'il ne survienne aucun de ces symptomes, ou qu'ils soient légers, & disparoissent aussi-tôt, il est à présumer que l'instrument avec lequel la plaie a été faite, n'est pas entré bien avant dans la partie. Hyppocrate dans la cinquieme Section de son livre des plaies de la *tête*, veut qu'outre les symptomes qui sont immédiatement soumis aux sens, on ait encore égard aux circonstances qui suivent, puisqu'elles sont des signes ou des marques que le malade est plus ou moins dangereusement blessé, *si*, par exemple, *il tombe dans un profond sommeil, s'il perd la vue, s'il est saisi d'un vertige, ou d'une attaque d'apoplexie.* Il faut cependant convenir que les plaies les plus dangereuses de la *tête*, & qui pénetrent le plus avant dans sa substance, ne sont point ordinairement suivies dès le moment qu'elles sont faites, de ces formidables symptomes; car, dans le Journal des Savans, pour le mois d'Avril de l'année 1735. nous avons l'exemple d'un jeune homme de vingt-six ans, qui eut l'os pariétal du côté droit percé dans le milieu, d'une fleche armée d'un fer très pointu, & qui ayant voulu la retirer, fut assez malheureux pour que le fer restât dans la plaie, le bois s'étant cassé près de la plaie. Malgré cet accident il fut assez tranquile jusqu'au septieme jour: mais comme on eut fait une incision, on découvrit un trou circulaire dans l'os pariétal, aussi-bien que la pointe du fer. On lui appliqua deux fois le trépan, on enleva une portion considérable du crane, & l'on sépara de la dure-mere la partie contiguë à l'ouverture que le fer y avoit faite: mais il fut impossible de retirer le fer. Le côté opposé à celui où la plaie avoit été faite devint paralytique, il survint une suppuration abondante, & il parut sur le cerveau un grand nombre d'excroissances fongueuses. Au bout de trois mois, on sentit avec la sonde le fer dans la substance du cerveau: le Chirurgien fit tous ses efforts pour le retirer, mais le malade tomba dans des convulsions, qui l'empêcherent de continuer son opération. Vers la fin du quatrieme mois le fer se présenta de lui-même à l'orifice de la plaie, d'où on le tira avec des pincettes, & vingt jours après, cette plaie, si dangereuse en apparence se cicatrisa. On voit par un grand nombre d'autres observations rapportées dans différens Auteurs, qu'il est quelquefois à propos de laisser dans les plaies les corps étrangers qui s'y sont engagés, puisque la nature s'en débarrasse ensuite elle-même par ses propres efforts.

Hippocrate & les plus fameux Medecins qui ont paru après lui, ont cru que la maladie étoit des plus dangereuse, lorsque la plaie de la *tête*, étoit suivie, non sur le champ, mais quelques jours après, de symptomes violens.

« Celui qui a été blessé à la *tête*, dit Hippocrate, est sûr « de guerir, lorsque la plaie ne lui cause ni fievre, ni « hémorrhagie, ni inflammation, ni douleur. Supposé « qu'il survienne quelqu'un de ces symptomes, on « doit en tirer un bon prognostic, pourvû que ce soit « au commencement, & qu'il ne dure que peu de « tems: mais la fievre est toujours funeste au malade « lorsqu'elle le saisit le quatrieme, le septieme, ou « le douxieme jour après sa blessure. » De-là vient que Jacotius dans son Commentaire sur les *Coacæ Prænotiones*, établit pour axiome général, que la fievre & les autres symptomes qui surviennent immédiatement après une plaie reçue, qui durent peu de tems, sont moins à craindre que ceux qui subsistent pendant un tems considérable, ou se manifestent quelque tems après. Lors donc que la plaie est immédiatement accompagnée de symptomes violens, il veut que le Medecin suspende son jugement, jusqu'à ce qu'il ait vu s'ils sont permanens ou non. Il est évident qu'on ne peut tirer un prognostic assuré de la violence ou de la véhémence des symptomes, & qu'il faut avoir égard à plusieurs autres circonstances. Mais on peut avancer sans crainte de se tromper, que les symptomes violens qui surviennent aussi-tôt après une plaie faite à la *tête*, ne présagent rien de bon pour la vie du malade. Il ne faut point perdre courage dans les cas les plus terribles, ni se livrer à une folle confiance, quand même les symptomes seroient les plus favorables.

Cinquiemement, il est aisé de distinguer par l'inspection seule les plaies qui n'offensent que les tégumens externes & communs de celles qui affectent les autres parties de la *tête*. Il faut dans ces sortes de plaies commencer par raser la *tête* du malade & fomenter la partie avec parties égales de vin & d'eau un peu tiedes. Avant de mettre l'appareil, il faut examiner la plaie avec soin, pour connoître la partie qu'elle affecte, former un prognostic assuré, & suivre pour la cure la méthode la plus convenable.

Entre les signes qui peuvent servir à nous faire connoître si l'os, ou seulement les tégumens communs sont offensés, on peut mettre le suivant, que je tire du Traité qu'Hippocrate a composé sur les plaies de la *tête*. Cet Auteur veut qu'on examine si les cheveux sont coupés, & s'ils entrent dans la plaie; car si cela est, on peut assurer que l'os est offensé. En effet lorsque l'instrument, quelque aceré qu'il soit ne pénetre que dans les tégumens du crane, les cheveux cedent à l'impression du coup sans se couper: mais lorsque le coup pénetre jusqu'à l'os, il faut nécessairement qu'ils cedent au tranchant de l'instrument.

Sixiemement, on découvrira la nature de la plaie par le moyen de la sonde.

Après avoir écarté doucement les levres de la plaie, il faut y introduire une sonde de plomb ou d'argent mousse, & examiner son fond avec soin. Si l'os est découvert, on s'en appercevra facilement par le son que rendra la sonde; mais si l'on ne sent aucune rudesse ou aspérité, si les parties sont molles, & si la sonde ne fait aucun bruit, on peut en conclurre infailliblement que le crane n'est ni découvert ni offensé dans l'endroit où la plaie a été faite.

Quoique ces plaies paroissent d'abord de peu de conséquence, elles deviennent souvent dangereuses par la proximité des muscles, des tendons, des aponévroses, des sutures, du périoste, du crane, des nerfs, des vaisseaux, du cerveau, & par la grande contractilité de la partie blessée qui augmente la plaie, en obligeant ses parois à s'écarter l'une de l'autre.

Bien que l'on soit assuré que le crane n'est point offensé, on n'en a pas moins à craindre souvent de violens symptomes, quoique la force avec laquelle la plaie a été faite, n'ait point été assez grande pour ébranler le cerveau, ou pour offenser aucune des parties contenues dans le crane; car il y a un grand nombre de muscles très-forts qui ont leur insertion dans le crane, comme le trapeze, le splenius, & quelques autres dont on a parlé ci-dessus, en donnant la description de ces parties; & une expansion tendineuse, ou aponévrose qui couvre toute la *tête*, & que l'on a décrite au même endroit. Les muscles temporaux couvrent encore une grande portion de la partie latérale du crane. Or on sait que les plaies des parties tendineuses sont suivies de très-fâcheux symptomes, comme on le dit au mot *Vulnus*; & celles des muscles temporaux causent souvent, si ce n'est pas toujours, des convulsions; de sorte qu'Hippocrate (*Coacæ Prænotiones*) prononce, que ceux qui sont blessés aux tempes, sont attaqués de convulsions dans le côté opposé.

A l'égard des futures, on a observé que la dure-mere y est fortement attachée & communique avec le péricrane, qui tient pareillement aux futures par certains vaisseaux particuliers qui pénetrent le crane dans cet endroit. Il s'ensuit donc que les plaies faites aux parties externes près des futures, peuvent affecter en peu de tems les parties internes au moyen de ces communications.

Comme le péricrane fournit des vaisseaux sanguins aux os du crane, en reçoit réciproquement de ceux-ci, & y est attaché par le moyen de ces deux sortes de vaisseaux, il est évident que la circulation du fluide vital entre les os du crane, surtout la table externe, dépend du bon état du péricrane. Lors donc que ce dernier est affecté, la maladie se communique aisément aux os du crane, & de ceux-ci à la dure-mere, surtout autour des futures, où ces deux membranes communiquent entre elles par des vaisseaux particuliers.

Quant aux nerfs, ceux qui viennent de la cinquieme paire, & la portion dure de la septieme, se distribuent dans toute la partie externe de la *tête* par un grand nombre de ramifications considérables. Lors donc que ces nerfs sont piqués ou coupés, on doit appréhender tous les symptomes que nous disons au mot *Vulnus*, accompagner ces sortes de plaies dans toutes les parties du corps. Ces symptomes doivent se manifester ici d'autant plus promptement que les nerfs qui s'étendent le long des tégumens du crane sont très-tendus & fort près de leur origine.

Comme les tégumens externes sont parsemés d'un grand nombre d'arteres, leurs plaies sont quelquefois suivies d'hémorrhagies considérables.

A l'égard du cerveau, l'os du crane est si mince dans quelques endroits, qu'il y est transparent dans un crane préparé. De-là vient que l'on doit toujours appréhender, lorsque les tégumens sont coupés, que le cerveau, qui en est si près, ne soit offensé. Cela peut arriver en conséquence de la lésion des nerfs, ou à cause de la continuité du péricrane & de la dure-mere, ou par une affection subséquente à la plaie, laquelle peut non-seulement offenser le crane, mais encore se communiquer au cerveau qui y est enfermé.

A l'égard de la contractilité de la partie lésée, c'est un phénomene commun à toutes les plaies (voyez *Vulnus*) que les parties solides, quand elles sont divisées, se séparent les unes des autres : mais cette séparation est plus ou moins grande à proportion de la faculté qu'ont ces parties de se contracter ; la peau de la *tête* est forte & épaisse, également tendue sur toutes les parties du crane, fort mobile, ce qui est cause qu'elle se retire aisément ; elle a encore sous elle une membrane cellulaire. C'est ce qui fait que lorsque la peau du crane est coupée, les levres de la plaie s'écartent aussi-tôt l'une de l'autre, & que les plaies du front laissent pour l'ordinaire des cicatrices fort grandes après elles. Lorsque ces fibres ne sont coupées qu'en partie, & que les levres de la plaie sont forcées de s'écarter l'une de l'autre, il arrive que les symptomes sont beaucoup plus violens. D'ailleurs plus les levres de la plaie s'écartent, plus est grande aussi la portion qui reste exposée au froid de l'air, d'où peuvent résulter plusieurs fâcheux inconvéniens.

Si la plaie quoique légere est jointe à une contusion, cette circonstance la rend plus sujette à de fâcheux symptomes.

Car les contusions déchirent & mettent en pieces un grand nombre de vaisseaux capilaires, ce qui occasionne une extravasation des humeurs qu'ils contiennent, & fait qu'elles croupissent & se corrompent dans les endroits qui les reçoivent. Mais comme le crane, qui est un corps extremement dur, est posé sous les tégumens, il faut de toute nécessité, à moins que l'instrument ne soit excessivement aceré, qu'il y ait toujours quelque contusion. Dans ce cas, comme la peau de la *tête* est fort épaisse, le pannicule adipeux qui est dessous est mince, & sujet à se dilater ; & comme les os du crane s'opposent en quelque sorte à cette dilatation, il arrive que les humeurs extravasées & corrompues se frayent un passage à travers ce même pannicule, & que descendant par leur propre poids, elles peuvent tomber sur les muscles dont nous avons parlé, qui ont leurs insertions dans l'os occipital, les irriter & occasionner de très-mauvais symptomes. Ces humeurs peuvent de même se jetter sur les muscles des tempes ou du front, autour des yeux ou de la racine du nez, & y causer les mêmes désordres. On sait par plusieurs observations de la certitude desquelles on ne sauroit douter que cela arrive quelquefois ; car tous ceux qui sont versés dans la pratique, peuvent avoir souvent observé que le jour même qu'on a reçu une contusion sur le sommet de la *tête*, le front & même les sourcils deviennent humides & livides, à cause du sang extravasé qui s'est jetté sur ces parties. C'est ce qui fait qu'Hippocrate, dans son Traité des plaies de la *tête*, regarde comme très-dangereuses celles qui ont été faites avec des dards émoussés.

Il est encore à craindre dans ces sortes de cas, que le péricrane & l'os ne soient offensés par la contusion, ou affectés par les fluides extravasés, ce qui occasionneroit la carie de l'os, & tous les autres symptomes dont cet accident est accompagné ; car les os du crane peuvent être endommagés, encore qu'ils semblent être dans leur état naturel ; & la plaie occasionnée par la contusion, peut avoir pénétré plus ou moins dans la substance de l'os, sans que l'on puisse déterminer au juste par la simple inspection le degré précis de lésion, comme Hippocrate l'observe fort bien dans l'Ouvrage que nous avons cité. On voit donc par-là combien les Chirurgiens doivent se méfier des plaies de la *tête*, accompagnées de contusions, puisqu'il en résulte long-tems après, & lorsque tout paroît être dans le meilleur état du monde, des symptomes extremement fâcheux. Entre un grand nombre d'observations qui prouvent ce que j'avance ; Bauhin (*de Renunciat. Vulner. Sect.* 2. *c.* 1.) rapporte la suivante d'après Paaw, laquelle est extremement remarquable.

« Un homme ayant eu une dispute en buvant avec un « de ses voisins, celui-ci lui jetta à la *tête* un pot d'é« tain, qui l'atteignit à l'os pariétal du côté droit. Le « Chirurgien qui le visita n'apperçut dans l'os aucune « solution de continuité, & le blessé vaqua pendant « dix mois à ses affaires sans se ressentir le moins du « monde de cet accident. Mais lorsqu'il s'y attendoit « le moins, il fut saisi d'un vertige qui le jetta à la « renverse, & dont il mourut peu de tems après. On « lui ouvrit le crane, & on lui trouva les os & les mem« branes du cerveau entierement cariées à l'endroit où « il avoit reçu le coup. »

Si la plaie est petite, la contusion fort grande, & qu'il se soit formé un amas considérable d'humeurs corrompues, on doit s'attendre à des symptomes très-fâcheux.

Il arrive souvent dans les chutes, ou dans les coups que l'on reçoit à la *tête* avec un instrument mousse, que la plaie qui a été faite à la peau est légere, quoique la contusion affecte une portion considérable de cette même peau. Dans les cas de cette nature, non-seulement le malade, mais encore un Chirurgien peu expérimenté, ont coutume de regarder cet accident comme peu considérable : mais leur suprise est extreme quand ils viennent à être témoins des symptomes terribles dont cette plaie, si légere en apparence, est suivie. Cependant cela ne sauroit être autrement : car la matiere qui s'est amassée, ne pouvant s'écouler par la plaie à cause de la petitesse de son orifice, augmente & se fait jour à la fin à travers la membrane cellulaire ; ou bien les humeurs corrompues, affectent par leur séjour le péricrane & les muscles qui lui sont contigus.

Je fus appellé il y a quelques années, dit Van-Swieten,

chez un Menuisier qui avoit la fievre. Comme sa maladie n'avoit rien de commun avec la fievre épidémique qui régnoit alors, & que je ne pus malgré toutes mes recherches en découvrir la cause, quoique différens symptomes me fissent soupçonner dans cet homme quelque maladie cachée, je ne sus quel jugement je devois en porter. Il ressentoit un violent mal de *tête*, son front & ses sourcils étoient rouges & enflés, il se plaignoit d'une tension dans la nuque du cou, & son sommeil étoit troublé & interrompu. Je lui demandai s'il n'avoit point reçu quelque coup à la *tête*, il me dit que non, quoique je lui répétasse plusieurs fois que je le soupçonnois de me déguiser la vérité. Un domestique qui étoit présent se souvint à propos que huit jours auparavant il étoit tombé une thuile sur la *tête* du malade, mais d'une hauteur peu considérable. Il avoua que cela étoit, mais il assura en même tems que la douleur que lui causa cet accident fut peu considérable, & qu'il ne croyoit pas qu'elle pût avoir aucune fâcheuse suite. Là-dessus ayant examiné l'endroit où il avoit reçu le coup, j'y découvris une petite plaie de la largeur d'une *tête* d'épingle, & au-dessous une contusion d'un pouce de diametre. J'ordonnai aussi-tôt de laver les tégumens de la partie affectée, & le lendemain la fievre & les symptomes diminuerent considérablement. Enfin la plaie étant venue à suppuration, on la pansa à l'ordinaire, & le malade recouvra la santé, sans qu'il survint aucun autre symptome.

Dans les cas de cette nature l'amas des humeurs corrompues cause d'énormes tumeurs, des éréfipeles, des œdemes, des douleurs, des convulsions, la corruption du péricrane & de l'os, des fievres & la mort.

L'air s'insinuant encore dans les cavités de la membrane cellulaire, & y étant imprudemment retenu par l'application des emplâtres, produit de prodigieux emphysemes.

Il se forme surtout des tumeurs à l'occasion d'une contusion violente, lorsque la peau demeurant en son entier ou n'étant que peu endommagée, il se fait un épanchement des fluides contenus dans les vaisseaux. Cet effet est d'autant plus prompt que le crane qui est dessous ne pouvant céder, il faut nécessairement que toute la masse des liqueurs épanchées distende & souleve la peau considérablement. C'est-là la raison pour laquelle les tumeurs que causent les contusions dans les autres parties du corps ne sont jamais si grandes ni si promptes. Je me souviens, dit Van-Swieten, que la servante de la maison où je logeois étant tombée du haut d'un escalier, & ayant donné du front contre le seuil de la porte, je ne pus empêcher malgré tous mes soins, qu'il ne se formât sur son front une tumeur aussi grosse qu'un œuf de poule. Les enfans sont assez sujets à ces sortes d'accidens, & il en est peu qui n'ayent attrapé parmi leurs divertissemens quelque bosse à la *tête* ou au front.

Pour la différence qu'il y a entre l'éréfipele de la *tête* & le phlegmon, voyez l'Article *Inflammatio*.

Il suffit d'observer ici que l'on donne le nom d'éréfipele à une inflammation superficielle qui a son siége dans la peau seulement, d'une couleur rouge jaunâtre, & qui pour l'ordinaire réside dans des vaisseux plus petits que ceux qui sont destinés à conduire les globules rouges du sang. Suivant Galien, *Meth. Medend. Lib. II. cap.* 1. l'éréfipele parfaite n'est qu'une maladie de la peau. Cette espece d'enflure n'est jamais plus fréquente qu'à la *tête* & sur la face, & dénote toujours quelque chose de malin lorsqu'elle accompagne les plaies de la *tête*. De-là vient qu'Hippocrate, dans le dix-neuvieme Aphorisme de la septieme Section, dit Ἐπὶ ὀςέῳ ψιλώσει ἐρυσίπελας; & Galien dans son Commentaire sur ce passage, croit que l'on doit sous-entendre le mot κακὸν sur la fin de l'Aphorisme, à cause que l'éréfipele n'accompagne pas toujours la dénudation de l'os, & qu'il est toujours un mauvais symptome, lorsque cela arrive. Il est d'ailleurs certain qu'Hippocrate dans plusieurs endroits de ses Ouvrages donne au crane le nom d'ὀςέον, comme il paroît par le vingt-quatrieme Aphorisme de la septieme Section. Il est donc facile de comprendre comment cet accident peut être occasionné par la compression des vaisseaux de la peau à l'occasion des humeurs qui la distendent ou qui l'irritent par leur acrimonie.

Quoique le mot œdeme signifie en général une tumeur molle & froide, on en distingue de deux especes; la premiere d'une nature froide, & l'autre d'une nature toute différente. On appelle la premiere tumeur, pour la distinguer, œdeme œdémateux. Mais lorsque cette tumeur est blanche, transparente & accompagnée de chaleur, on l'appelle œdeme éréfipélateux. On prétend qu'elle est causée par l'inflammation des vaisseaux qui donnent passage à la lymphe ou sérosité. Voyez l'Article *Inflammatio*. On appelle encore cette maladie *erefipelas bullatum*, parce qu'elle distend & enfle les parties qu'elle attaque, surtout les paupieres & le visage, lorsqu'elle a son siége autour de la *tête*. Dans les plaies de la *tête* elle a la même cause que l'éréfipele ordinaire, mais elle passe généralement pour un très-mauvais symptome.

A l'égard des douleurs, elles sont causées par un amas de matiere qui distend la peau & les nerfs; ou bien cette matiere venant à croupir acquiert une acreté par laquelle elle affecte le péricrane qui est extremement sensible, ou même les tendons & les muscles voisins.

Quant aux convulsions, elles peuvent provenir des mêmes causes, surtout lorsque la maladie affecte les parties internes du crane.

Pour ce qui est de la pourriture de l'os & du péricrane, voici ce qui l'occasionne. Nous avons déja dit en décrivant les parties qui composent la *tête*, qu'il y a dessous la membrane cellulaire une aponévrose tendineuse, & sous celles-ci le péricrane qui couvre immédiatement le crane avec lequel il communique par plusieurs vaisseaux. Il arrive donc que la maladie qu'occasionne l'épanchement des humeurs sous la peau de la *tête* se communique aisément au péricrane, & que celui-ci étant offensé intercepte les sucs vitaux qui abordent au crane. Pour lors la partie du crane qui est immédiatement placée dessous le péricrane se carie, de sorte qu'il est absolument nécessaire de le séparer pour pouvoir guérir la maladie, ou bien la corruption se communique aux membranes & au cerveau qui est dessous. De-là naissent les symptomes les plus terribles, comme des fievres & quelquefois même des morts subites. On en a vu un exemple dans le cas que nous avons rapporté ci-devant d'un jeune homme qui ensuite d'un semblable accident fut saisi d'un vertige qui lui causa la mort.

A l'égard de l'air qui pénetre dans les cavités de la membrane cellulaire, l'on sait que ce fluide subtil est d'une telle nature qu'il presse également de tous côtés. Lors donc que la plaie qu'on a reçue à la *tête* pénetre jusqu'à la membrane cellulaire, il faut nécessairement que l'air y entre, surtout dans le tems que le Chirurgien sonde la plaie. Si en même tems on applique dessus une emplâtre agglutinative, l'air ne pouvant plus sortir & étant raréfié par la chaleur du corps, il se fait jour à travers la membrane cellulaire, & fait enfler les parties qui lui sont contiguës. Si là-dessus le Chirurgien sonde encore la plaie avec plus de soin pour découvrir la cause de cette tumeur qui lui est inconnue, l'air s'introduit de nouveau à travers la membrane dilatée, & après qu'il a appliqué l'emplâtre, la tumeur augmente & s'étend sur tout le front, sur les paupieres & sur la face, de sorte que le lendemain tout le visage est couvert d'une tumeur élastique & transparente d'une grosseur si considérable, qu'on a peine à découvrir les yeux & le nez du malade; car on a remarqué que la membrane cellulaire se distend d'autant plus aisément qu'elle est plus tendre & plus déliée. De-là vient que les parties situées sous les paupieres s'enflent si aisément, & que la membrane cellulaire de la verge & du scrotum se distendent à un point extraordinaire dans cette espece d'hydropisie qu'on appelle anasarque, parce que dans ces cas, la membrane cellulaire ne contient aucune graisse, mais seulement une espece de substance mucilagineuse. Il n'en est pas de même des animaux qu'on a châtrés, car il se forme dans ces parties un amas considérable de graisse.

On donne assez proprement le nom d'emphysemes ou de bouffissures à ces especes de tumeurs, que Gorræus définit, *Definit. Medic.* un amas d'air répandu sous la peau dans les cellules du corps graisseux. Galien, *Meth. Medend. Lib. XIV. cap.* 7. emploie le même mot dans le même sens. « Les emphysemes, (ἐμφυσήματα) « dit-il, sont causés par un air qui s'amasse sous la « peau, & quelquefois sous les membranes qui cou« vrent les os ou qui environnent les muscles ou quel« qu'un des visceres : il s'amasse quelquefois une gran« de quantité de cet air dans l'estomac & les intestins, « aussi bien que dans l'espace qui est entre eux & le péri« toine. » Ces tumeurs, continue-t'il, different de l'œdeme en ce qu'elles ne retiennent point l'impression des doigts & rendent un son pareil à celui d'un tambour. Cela n'est vrai que lorsque cette substance flatueuse réside dans quelque grande cavité du corps, telle que le bas-ventre, qui lorsqu'on le frappe raisonne comme un tambour ; ce qui a fait donner à cette maladie le nom de tympanite par les Medecins. Mais quand l'air est enfermé dans la membrane cellulaire, il cede à l'impression du doigt, parce qu'en conséquence de son élasticité, il est poussé dans les cellules voisines de cette membrane, & reprend sa premiere place lorsque la pression cesse. Comme les paupieres s'enflent aisément à cause de la grande lâcheté & dilatabilité de leur membrane cellulaire ; Paul Eginete, *Lib. III. cap.* 22. définit l'emphyseme de la paupiere, une tumeur œdémateuse de cette partie. Mais dans le *Livre IV. chap.* 28. il dit au sujet de l'emphyseme la même chose que Galien.

Rien ne prouve mieux la facilité avec laquelle l'air pénetre dans toutes les parties de la membrane cellulaire lorsqu'il y est une fois entré, que la pratique des Bouchers, qui pour séparer plus aisément la peau qui couvre la chair des animaux, ont coutume d'y faire un petit trou par lequel ils font entrer l'air avec un soufflet. Ceci est encore confirmé par l'observation qu'on a faite, que l'air qui a une fois pénétré dans le pannicule adipeux, peut s'insinuer dans presque toutes les parties du corps, exciter des tumeurs surprenantes dans diverses parties, & quelquefois même sur presque toute la surface du corps. Nous avons dans *les Mémoires de l'Académie Royale des Sciences, ann.* 1704. l'exemple d'une petite fille de cinq ans, qui, trois jours avant sa mort, laquelle mit fin à une maladie chronique qui l'avoit consumée peu à peu, eut une tumeur sur la joue droite, qui s'étendit sur tout le tronc du corps. Lorsqu'on la pressoit avec le doigt, l'air cédoit avec une espece de bruit. Après qu'elle fut morte, on fit une incision dans la peau du bas-ventre ; la tumeur s'affaissa aussi-tôt, & l'air en sortit accompagné d'une odeur insupportable.

Thomas Bartholin, *Hist. Anatom. rarior. Cent.* 5. *Hist.* 12. rapporte qu'un jeune homme extremement robuste ayant reçu deux blessures, l'une près la clavicule droite, l'autre dans le dos près de l'épaule gauche, non-seulement son visage, mais encore toutes les autres parties de son corps se couvrirent d'une tumeur élastique qui ressembloit en quelque sorte à une éponge pleine de vent. Il rapporte, *Cent.* 6. *Hist.* 89. un autre exemple de même nature. Il y a toute apparence que cette espece de tumeur peut encore être produite par la putréfaction des humeurs extravasées ; puisque pour lors, comme l'expérience le confirme, la matiere élastique enfermée dans le corps est mise en mouvement par la corruption ; & que soit air ou non, elle est extremement dilatée par la chaleur. C'est ainsi que les cadavres de ceux qui se sont noyés s'élevent sur l'eau lorsque la corruption commence à s'en emparer, & que le corps, surtout le bas-ventre, viennent à se distendre ; car leur volume augmentant, ils deviennent beaucoup plus légers que l'eau qui les porte. Puis donc que l'amas qui se forme sous la peau de cette matiere extravasée, dégénere au point qu'on vient de le dire, il s'ensuit qu'il peut quelquefois causer cette maladie surprenante ; & peut-être en a-t'il été de même de la fille dont on a parlé ci-dessus, laquelle après avoir été consumée par une maladie chronique, devint enflée par-tout le corps trois jours avant que de mourir.

Hildanus, *Observ. Chirurg. Centur.* 2. *Obs.* 25. rapporte qu'un homme étant mort de plusieurs blessures qu'il avoit reçues à la *tête*, son cadavre puoit si fort deux jours après qu'on ne pouvoit en approcher ; que le lendemain matin sa *tête*, sa face & ses bras devinrent extraordinairement enflés, & ses bourses de la grosseur de la *tête* d'un enfant.

Lorsqu'il survient un emphyseme de cette espece, la nature de la maladie indique que l'on donne issue à la matiere élastique qui distend la membrane cellulaire dans laquelle elle est enfermée. On peut en venir à bout par des pressions ou des frictions modérées, en attirant l'air enfermé à l'orifice de la plaie, & en le dilatant, si la nécessité l'exige, ou en donnant issue à cette matiere par des scarifications qui pénetrent jusqu'à la membrane cellulaire. Paré, *Lib. X. cap.* 30. rapporte un exemple remarquable du succès des scarifications dans un cas de cette nature.

Le voici :

Un homme reçut un coup d'épée à la gorge, qui coupa une partie de la trachée-artere & une des veines jugulaires, d'où s'ensuivit une hémorrhagie abondante, & un sifflement causé par l'air qui sortoit par la plaie. On réunit les levres de la plaie par le moyen de la suture, & l'on appliqua dessus des remedes astringens. Un peu après, l'air étant venu à s'insinuer dans la membrane cellulaire, occasionna une distension extraordinaire, non-seulement dans les parties contiguës à la plaie, mais encore dans tout le corps. Le malade avoit le visage si enflé, qu'on ne pouvoit appercevoir ni son nez, ni ses yeux. On désespéroit entierement de sa guérison, lorsqu'un Chirurgien, fort habile dans sa Profession, s'avisa de faire plusieurs scarifications sur la peau, à dessein de donner issue à l'air ; ce qui eut tant de succès, que le malade recouvra la santé, au grand étonnement de tous ceux qui avoient été témoins de sa situation.

Ces sortes de tumeurs emphysémateuses accompagnent plus fréquemment les plaies de la poitrine qui pénetrent dans la cavité du thorax, parce que l'air qui s'est insinué dans sa cavité par l'ouverture de la plaie, ne peut souvent en sortir, soit à cause de la petitesse de son orifice, ou des obstructions qui s'y rencontrent ; d'où il arrive qu'étant raréfié par la chaleur des organes, il se fait jour dans la membrane cellulaire. Que si le poumon est offensé, & qu'il laisse échapper l'air dans la cavité de la poitrine, il est visible que cet accident doit occasionner des emphysemes prodigieux, puisqu'à chaque inspiration, il entre une nouvelle quantité d'air dans la partie.

S'il n'y a que les seuls tégumens blessés, sans aucune des circonstances dont on a parlé, quoique ces sortes de plaies paroissent souvent considérables, on les guérit facilement par le moyen d'un pansement convenable, & par la méthode décrite au mot *Vulnus*. Il est surtout avantageux d'en commencer la cure tandis qu'elles sont encore récentes, de les tenir bien réunies, de les panser rarement, ou si on y est obligé, de le faire avec toute la promptitude possible, d'éviter avec soin les remedes émolliens, huileux, tout ce qui est trop humide, & l'introduction de l'air.

Il suit de ce qu'on vient de dire, qu'une grande plaie est beaucoup mois à craindre qu'une plus petite qui est jointe à une contusion considérable; car cette derniere n'est jamais sans danger. On peut cependant le prévenir en quelque sorte en élargissant son orifice.

Toutes les précautions relatives aux plaies en général que l'on a indiquées au mot *Vulnus*, sont applicables à celles des tégumens de la *tête* sans contusion. Mais il y en a quelques-unes de particulieres qui ne regardent que les plaies de la *tête*, lors même qu'il n'y a que les parties externes d'offensées. Par exemple, les bandages que l'on a indiqués, soit pour contenir l'appareil, ou pour conserver l'union des parties divisées, ne doivent pas être trop serrés, de peur que les tégumens externes & les parties qui sont dessus ne portent trop sur le crane; ce qui ne manqueroit pas de comprimer les vaisseaux, de causer une inflammation, & tous les autres désordres qui l'accompagnent pour l'ordinaire. Les Chirurgiens qui savent leur profession, employent toujours dans ces sortes d'occasions des bandages souples & légers.

La réunion des plaies de la *tête* se fait beaucoup mieux par le moyen des emplâtres agglutinatives & par la suture seche, que par les bandages, parce que ces sortes de plaies n'offensent ordinairement que la peau & la membrane cellulaire qui lui est adhérente.

Les Chirurgiens les plus habiles semblent ne rien faire à leurs malades dans les cas de cette nature: mais ils ont soin de prévenir plusieurs fâcheux symptomes, que des personnes plus officieuses qu'eux en apparence, mais moins expérimentées, ne manquent pas d'occasionner, & ne dissipent ensuite qu'avec beaucoup de peine; car il ne s'agit ici que de réunir les tégumens de la *tête* qui ont été séparés, & la nature seule suffit pour cet effet; l'Art ne faisant qu'éloigner les obstacles qu'elle pourroit rencontrer, & lui servant, pour ainsi dire, d'aide. Lors donc que tous les symptomes font espérer une cure heureuse, il est inutile de déterger souvent la plaie, & d'exposer par-là les vaisseaux aux atteintes de l'air: la méthode qu'on a d'essuyer la plaie avec des plumasseaux, ne fait que détruire la matiere qui aborde pour former une nouvelle chair.. Il faut donc panser rarement la plaie; la chaleur & la démangeaison que le malade y sentira, supposé qu'elle contienne quelque matiere nuisible, ou qu'il s'y forme un trop grand amas de pus, avertiront assez le Chirurgien s'il est besoin d'ôter plus souvent l'appareil. On pourra même découvrir par l'odeur seule de la plaie, si elle renferme quelque matiere putride, & par l'augmentation des symptomes, si l'on a quelque chose à craindre pour la vie du malade. César Magatus, qui s'est servi des argumens les plus solides pour prouver combien il est avantageux de panser rarement les plaies, parlant des plaies simples de la *tête* dans lesquelles l'os n'est point découvert, après avoir ordonné de réunir leurs levres, & d'appliquer par-dessus de la térébenthine avec du mastic & de la sarcocolle, défend d'ôter l'appareil avant le quatrieme jour, parce, dit-il, que la consolidation de la plaie se fait dans cet intervalle. Mais lorsqu'il y a perte de substance, & que l'ouverture de la plaie demande nécessairement la génération d'une nouvelle chair, il veut que l'on n'ôte le premier appareil qu'au bout de sept jours.

Le Chirurgien peut cependant une fois le jour, & même plus souvent, s'informer du malade s'il ne sent point de douleur, de demangeaison ou de chaleur dans la plaie: il peut aussi la sentir lui-même pour voir si elle ne contient rien de putride: mais s'il n'apperçoit rien de tel, il est plus à propos de laisser l'appareil; & supposé qu'il soit obligé de le changer, il doit le faire le plus promptement qui lui sera possible, & ne découvrir la plaie qu'après avoir préparé tout ce qui lui est nécessaire.

Dans les plaies des autres parties du corps qui n'offensent que les tégumens, on ne risque tout au plus en pansant la plaie souvent que d'en retarder la cure: mais cette pratique est plus dangereuse dans celles de la *tête*, à cause que les désordres des tégumens se communiquent aisément au péricrane & même au crane. On ne sauroit donc trop recommander au Chirurgien de panser rarement ces sortes de plaies.

Lorsque les plaies des parties molles sont accompagnées de la fracture de l'os, il faut commencer par remettre l'os dans sa situation naturelle, & laisser l'appareil sur la plaie pendant plusieurs semaines. Elle ne guérira pas moins, bien qu'on ne l'ait pas nettoyée avec tout le soin qu'on auroit pu le faire.

Il faut éviter avec soin tous les topiques émolliens, huileux & humides; car sous les tégumens externes est placée la membrane cellulaire qui est d'une nature fort tendre & fort sujette à se dilater, & naturellement enfermée entre la peau & le crane.

Si donc les tégumens sont séparés & qu'on applique sur la plaie des remedes émolliens & relâchans, la membrane cellulaire s'épaissira en s'humectant, se remplira de fluides étrangers & dégénerera en une substance fongueuse qui ne pourra être séparée que par la suppuration. Mais si celle-ci est abondante & qu'elle dure long-tems, elle ne peut qu'affecter le péricrane qui est dessous. C'est ce qui fait que les Chirurgiens condamnent unanimement l'usage de ces sortes de remedes dans les plaies de la *tête*; en quoi ils suivent la pratique d'Hippocrate, qui assure dans son Traité des plaies de la *tête*, *Sect.* 17. qu'on ne doit humecter ces sortes de plaies avec rien que ce soit, pas même avec du vin, ou du moins n'en employer que très-peu, & rejetter l'usage des cataplasmes & des linimens. Il ajoute dans ce même Traité que c'est un très-mauvais symptome lorsque dans ces sortes de plaies la chair est molle & humide, (μυδῶσαν) & est long-tems à se déterger. Après nous avoir averti que la chair qui a été déchirée par un dard a besoin d'être convertie en pus, il ajoute, qu'il faut faire venir la plaie à suppuration le plutôt qu'il est possible, & la dessécher ensuite pour qu'elle se ferme plutôt, & que la chair qui se formera soit seche & non point humide. Lors donc qu'une plaie a besoin d'être fomentée à cause de la contusion qui l'accompagne, on n'employera que du vin seul, de peur que les topiques aqueux n'occasionnent un trop grand relâchement dans les chairs. Les substances grasses ne valent rien non plus pour la même raison dans les plaies de la *tête*, à cause du trop grand relâchement qu'elles occasionnent. Les matieres huileuses ne sont pas moins nuisibles, à cause des obstructions qu'elles produisent dans les vaisseaux capilaires. Louis Duret dans son *Comment. in Coac. Hippoc.* nous apprend qu'en Italie, surtout à Florence, les plaies de la *tête* sont très-difficiles à guérir, ce que l'on attribue à la mauvaise qualité de l'air. Mais plusieurs Auteurs, & entre autres Bonet dans son *Anat. Practic. Tom. III.* ont observé que les Chirurgiens de ce pays ont coutume d'appliquer de l'huile de roses & d'olives vertes sur les plaies, & d'en oindre aussi les parties voisines, ce qui fait que peu de malades échappent, quelque légere que soit leur blessure. De-là vient que Marcus Aurelius Severinus, *Trimemb. Chirurg.* blâme la coutume qu'ont les Napolitains de mettre de l'huile d'olive dans les plaies de la *tête*, & assure que les plaies de la *tête* les plus légeres sont si dangereuses dans ce Royaume, qu'à peine de cent personnes en échappe-t'il une; au lieu que les Medecins Maltois se servent d'un mélange de vin & d'huile avec tant de succès, qu'il est rare que de cent personnes qu'ils traitent il y en ait un qui périsse, le vin corrigeant la qualité ténace & visqueuse de l'huile.

On doit encore garantir les plaies de la *tête* des atteintes de l'air, moins à cause du dommage qu'il peut leur causer en conséquence de quelque qualité maligne, quoiqu'il puisse devenir extremement nuisible dans les

Hôpitaux où il y a beaucoup de malades, à cause des exhalaisons putrides dont il est imprégné, qu'à cause que le froid affaise les vaisseaux qui sont découverts & qui n'y sont point accoutumés, ou qu'étant trop humide il peut les ramollir & les relâcher, & produire par-là de très mauvais effets. On ne sauroit donc trop couvrir ces sortes de plaies, & rien n'est plus utile après qu'on les a pansées, que d'entretenir l'air dans une certaine chaleur & secheresse convenable, par le moyen du feu ou en brûlant certains aromates, tels que l'ambre, le mastic & l'encens, dans l'endroit où est le malade.

Lorsque quelqu'un des muscles, des tendons, les expansions tendineuses, le péricrane, le crane, les nerfs, les vaisseaux ou le cerveau, sont offensés, ou lorsque la plaie est près des sutures & a des suites fâcheuses, on doit varier le traitement suivant que l'exigent la différence des parties & la nature de la plaie, ainsi qu'on le dit dans l'Article des plaies en général. Voy. *Vulnus*.

Il est visible qu'on ne peut rien déterminer en général touchant la cure des maladies qui proviennent de ces sortes de causes, & qu'il faut auparavant connoître la partie blessée, aussi-bien que le dommage qu'elle a déja reçu ou qu'elle peut recevoir dans la suite, avant de pouvoir établir quelque chose d'assuré tant à l'égard de la cure, que des moyens de prévenir ces accidens. Car autre est la méthode qu'il faut suivre lorsque des vaisseaux sanguins considérables ont été coupés avec les tégumens communs, & celle qu'exige la plaie d'un tendon, qui est ordinairement accompagnée des symptomes les plus formidables.

S'il y a contusion on se servira de remedes qui puissent la dissiper ou faire suppurer les humeurs extravasées, pourvu qu'on choisisse toujours ceux qui sont amis des nerfs & des membranes, ou bien on fera l'ouverture de la partie contuse.

Les contusions sont toujours accompagnées de la rupture des vaisseaux & de l'épanchement des humeurs qu'ils contiennent & qui venant à s'amasser dans la membrane cellulaire, causent souvent des tumeurs surprenantes. Cependant il est rare, à moins que l'instrument ne soit extremement aceré, que les plaies de la *tête* ne soient point accompagnées de quelque degré de contusion. Dans ces sortes de cas, il est nécessaire d'évacuer les humeurs épanchées, ou de les disposer à être de nouveau absorbées par les vaisseaux, qu'il faut aussi rétablir dans leur premier état. Si la contusion est légere, & que l'on puisse dissiper les liqueurs dont la plaie a occasionné l'épanchement, il est plus sûr de fomenter la partie avec des remedes capables de délayer & de résoudre les fluides, de résister à la corruption, sans être pour cela trop émolliens. L'urine d'un homme sain avec un peu de sel marin, ou de sel ammoniac & du vin, est un remede admirable dans le cas dont nous parlons, & dissipe souvent les tumeurs qui se forment sur la *tête* des enfans ensuite d'une contusion. Les fomentations de rue, de scordium & autres plantes de même nature, conviennent aussi pour cet effet, parce qu'elles résistent à la corruption avec beaucoup d'efficacité, & qu'elles ont la vertu de résoudre les humeurs épaissies par la stagnation. Ces remedes guérissent non-seulement les contusions légeres, mais encore les tumeurs qu'on croiroit ne pouvoir dissiper que par l'incision. Une femme étant tombée d'un chariot, donna du front contre la terre qui étoit pour lors gelée, ce qui lui causa sur le champ une tumeur considérable sur cette partie. Un Chirurgien que l'on fit venir pour la panser, ayant appris que la malade avoit vomi plusieurs fois après cet accident, ne douta plus que le crane ne fût affecté, & fut sur le point d'y faire une incision cruciale. Heureusement pour elle, on fit appeller en consultation le célebre Ruysch, qui fut d'un avis contraire, & se contenta de fomenter la partie avec du vin dans lequel on avoit fait bouillir des herbes céphaliques, ce qui produisit un si bon effet que la tumeur commença à diminuer le troisieme jour, & se dissipa peu de tems après tout-à-fait, sans aucun fâcheux symptome. Il ajoute qu'il a souvent épargné par ce moyen à plusieurs personnes les coups de bistouri qu'on n'eût pas manqué de leur donner à la *tête* dans ces sortes d'occasions.

Lorsqu'on ne peut venir à bout de dissiper la contusion par le moyen des fomentations dont on vient de parler, ou que le mal est trop grand pour qu'on puisse se flater d'une pareille résolution, il ne reste autre chose à faire que de tenter la séparation de la partie corrompue par la suppuration. Les Chirurgiens donnent le nom de *digestion* à l'opération par laquelle ils convertissent en pus la matiere qu'ils ne peuvent résoudre, & celui de *digestifs* aux remedes qui transforment les humeurs dont la résolution ne peut se faire, en un pus louable. Voyez l'Article *Vulnus*. Il faut toujours prendre garde dans les plaies de la *tête* de ne point employer des topiques capables de nuire par leur qualité trop relâchante. On doit donc rejetter les cataplasmes, parce qu'ils humectent trop, & leur substituer la térébenthine pure ou tel autre baume naturel de même nature, dont on corrigera la ténacité qui ne manqueroit pas de devenir nuisible dans ce cas, en y ajoutant un jaune d'œuf, avec un peu d'onguent basilic doré, ou tel autre qu'on voudra. Après quoi on le saupoudrera avec de l'aloès, de la myrrhe ou de l'encens réduits en poudre. On aura par ce moyen un remede digestif composé de drogues capables de résister à la corruption, ami des nerfs & des membranes tendineuses & nerveuses. On l'appliquera sur la partie affectée après l'avoir étendu sur un plumasseau, & l'on mettra par-dessus une emplâtre aromatique pour échauffer la partie & y exciter un mouvement, qui est toujours utile pour hâter la suppuration. On couvrira le tout avec des morceaux de flanelle trempés dans quelque fomentation pénétrante, résolutive & propre pour résister à la corruption. Mais il faut prendre garde que la fomentation ne soit pas trop chaude, & que la partie ne se refroidisse pas trop promptement. On variera tous ces remedes suivant la constitution du malade & la saison de l'année.

Boerhaave dans sa *Matiere Médicale*, nous apprend qu'on doit user dans ces cas de remedes qui délayent, atténuent & préservent de la putréfaction, & ordonne de mettre sur la plaie un plumasseau enduit de l'onguent suivant.

Prenez *de la térébenthine, deux onces,*
un jaune d'œuf.

Après les avoir bien battus, ajoutez-y

d'onguent basilicum, deux onces,
d'aloès pur, quatre gros.

Mettez sur le plumasseau l'emplâtre suivante.

Prenez *de galbanum purifié & ensuite battu avec un jaune d'œuf, quatre onces,*
de la cire jaune, deux onces,
d'huile de mille-pertuis, trois gros.

Mêlez.

Enfin ajoutez à cet appareil un morceau de flanelle trempé dans la fomentation suivante, aussi chaude qu'on pourra la supporter.

Prenez *feuilles récentes de rue,*
de scordium, } *de chaque deux poignées.*
fleurs de petite centaurée,
de sureau,
de roses, } *de chaque trois onces.*

Mettez le tout en décoction dans suffisante quantité d'eau & mettez sur trente-trois onces de la colature, cinq onces d'esprit de vin & deux gros de savon de Venise.

Mais lorsque par une effusion abondante d'humeurs la membrane cellulaire est distendue en une tumeur considérable, il en résulte souvent un étranglement; la membrane se gangrene & se sépare avec les humeurs qu'elle contient. Dans ce cas on ne risque rien de la couper. L'on sait à quel point la membrane cellulaire s'enfle dans les autres parties du corps: il n'y a presque point de graisse, par exemple, sur le dos de la main & les tendons de ses muscles sont enfermés dans une membrane cellulaire très-mince; cependant quand il survient une inflammation dans cette partie, il s'y forme souvent une tumeur épaisse de deux pouces, dont la masse est logée dans la membrane cellulaire. Sur ces entrefaites il survient un étranglement; & lorsqu'on vient à ouvrir l'endroit, on découvre une portion considérable de la membrane grangrenée, que l'on peut extirper sans rien craindre. Il peut arriver la même chose dans les plaies de la *tête*; & l'on peut séparer cette membrane corrompue avec les humeurs extravasées. Je ne prétens point pour cela que l'on coupe impitoyablement les contusions que l'on ne peut résoudre avec la peau qui les couvre; car il y auroit du danger à laisser découverte une portion aussi considérable du péricrane, dont les tégumens auroient peine à croître de nouveau, & d'ailleurs la partie en deviendroit plus foible & plus exposée aux injures de dehors. Delà vient que Galien, *Comment. III. in Hipp. de Fracturis*, conseille de conserver autant de peau qu'il est possible dans toutes sortes de plaies & d'ulceres, parce, dit-il, que la cicatrice ne se fait qu'avec peine quand on a dépouillé la chair de sa peau. C'est de quoi, dit Van-Swieten, j'ai été témoin moi-même dans l'occasion suivante.

Un homme de moyen âge avoit une grosse verrue dans la partie inférieure latérale du front qui est contigue à la tempe. Après avoir inutilement tenté de la faire tomber par le moyen de plusieurs remedes, il s'adressa à un Chirurgien fort habile dans sa profession, qui trouva à propos d'extirper cette verrue avec la peau qui la couvroit. La peau une fois coupée il ne put jamais venir à bout de cicatriser la plaie: mais la peau s'étant de plus en plus retirée & ayant laissé les parties qui étoient dessous toujours plus découvertes, il s'y forma un ulcere malin qui s'étant jetté sur les parties voisines, mit le malade au tombeau peu de tems après. On ne sera point surpris de cet accident, si l'on fait attention que le péricrane étant la seule partie qui couvre l'os, il ne suffit point pour la régénération d'une aussi grande perte de substance. Je ne parle ici que de la distension & de la pourriture de la membrane cellulaire que l'on peut extirper sans aucun danger.

Si les humeurs qui croupissent dans les parties où il y a contusion, occasionnent des tumeurs considérables, des douleurs, des convulsions, la pourriture de l'os & du péricrane, & tous les symptomes qui en résultent, la meilleure méthode que l'on puisse employer est d'y faire une incision, & d'appliquer sur la plaie des remedes digestifs, détersifs, corrosifs ou dessiccatifs, comme on l'a dit au mot *Vulnus*.

Car toute la malignité de ces sortes de plaies consiste en ce que les humeurs épanchées sous la peau de la *tête*, ne pouvant se faire jour à travers l'orifice de la plaie, qui est trop petit, se frayent un passage dans la membrane cellulaire; ou que venant à se corrompre par leur trop long séjour, elles affectent le péricrane & le crane même. Lors donc que l'on dilate la plaie, on donne passage aux humeurs extravasées, & l'on est plus à portée d'appliquer sur la partie affectée des remedes convenables. On distingue cet état par la petitesse de l'orifice de la plaie, par l'enflure & la mobilité des tégumens quand on les touche, & par la fievre qui saisit le malade, & dont on ne sauroit assigner aucune autre cause.

On ne doit pas craindre dans ce cas de blesser les expansions tendineuses, puisque la tumeur est entierement logée dans la membrane cellulaire que l'on peut séparer avec la peau en toute sureté. On est même convaincu par un grand nombre d'expériences que l'on peut dans certaines occasions séparer non-seulement la peau, mais encore tous les tégumens jusqu'à l'os, lorsque cela est nécessaire.

Hippocrate (*de Capit. Vuln. Sect.* 18.) parlant des plaies de la *tête* qui demandent l'incision, fait mention de celles qui ne sont ni assez longues ni assez larges pour qu'on puisse découvrir si l'os est offensé, &c. Il veut lorsque les plaies ont une espece de cavité oblique, qu'on l'élargisse, &c. & que lorsqu'elles sont circulaires & fort creuses, on y fasse une double incision longitudinale, pour rendre la plaie de la même figure.

Rien ne prouve mieux de quelle utilité est l'incision quand elle est faite à propos pour appaiser la violence des symptomes dont les plaies de la *tête* sont accompagnées, que le cas que nous avons rapporté ci-dessus d'un Menuisier, qui ayant reçu une blessure à la *tête*, ne fut soulagé que lorsqu'on eut ouvert les tégumens de la partie affectée. Après qu'on a dilaté la plaie, on peut y appliquer les remedes digestifs dont on a parlé ci-devant. A l'égard de la détersion des plaies, on peut voir ce que nous en avons dit au mot *Vulnus*.

On ne doit se servir que du bistouri pour dilater la plaie, parce que les éponges & les autres substances séches qui se gonflent en absorbant les humeurs, bouchant son orifice pendant quelques heures, & empêchant que rien n'en sorte, sont toujours préjudiciables, & peuvent occasionner un emphyseme & d'autres tumeurs semblables. D'ailleurs, la contusion & l'inflammation des levres de la plaie venant à augmenter, il faut ensuite une suppuration plus abondante avant qu'elle puisse se consolider de nouveau.

Le péricrane étant lésé de façon à laisser l'os long-tems découvert & à l'altérer, cet os se trouve privé des vaisseaux que lui fournissoit le péricrane, & conséquemment des siens propres; les liqueurs restent en stagnation dans ces mêmes vaisseaux, & s'y corrompant, procurent la carie de l'os, ce qui fait que l'os devient jaune, brun, noir, & enfin s'exfolie.

Après avoir traité des plaies de la *tête* qui n'offensent que les tégumens communs, l'ordre veut que nous examinions les accidens qui accompagnent celles du péricrane. Comme tous les os du corps sont couverts d'une membrane particuliere qui leur est fortement attachée: de même ceux du crane ont une enveloppe qui leur est propre, à laquelle on donne le nom de péricrane. Ruysch a démontré au moyen des injections Anatomiques, que cette membrane est parsemée d'un grand nombre de gros vaisseaux, qui vont s'insérer par plusieurs branches dans l'os qui est dessous, & lui fournissent les humeurs & la nourriture nécessaire. Ce sont ces vaisseaux qui rendent l'union du crane & du péricrane si forte, & qui font que lorsqu'on vient à séparer cette membrane de l'os qu'elle couvre, on apperçoit sur ce dernier un grand nombre de petites taches rouges. Le péricrane ne peut donc être offensé, sans que plusieurs des vaisseaux dont nous venons de parler ne le soient aussi: mais les extrémités des vaisseaux qui ont été divisés peuvent former de nouveau une seconde membrane à l'endroit où l'os a été dépouillé de son péricrane, par la même raison que la chair renaît de nouveau dans les plaies où il y a eu perte de substance. Voyez *Vulnus*.

Mais quand l'os a été long-tems découvert, & qu'on n'a pas eu soin de le garantir des atteintes de l'air, les extrémités déliées de ces vaisseaux périssent & ne peuvent plus former une membrane pareille à celle dont l'os a été dépouillé. La superficie extérieure de l'os étant ainsi privée de sa nourriture, se carie & ne peut plus se réunir aux parties qui sont encore saines. C'est pourquoi la nature en tente la séparation par le moyen des vaisseaux qui rampent dessous : mais la partie cariée de l'os étant une fois séparée, il se forme un nouveau péricrane. Lorsque l'os est ainsi affecté, on peut s'en appercevoir au changement de sa couleur, qui dans les os sains est rougeâtre, ou bleuâtre dans plusieurs endroits. Mais dans cette occasion la partie affectée prend une couleur jaunâtre qui devient de plus en plus foncée jusqu'à ce que la partie cariée de l'os se détache de celle qui est saine. Plus la couleur de l'os s'écarte de celle qui lui est naturelle, & devient noirâtre, plus aussi l'os tend à la corruption; comme on le voit dans les dents, qui étant cariées par quelque cause que ce soit, perdent peu à peu cette couleur bleu de perle qui leur est naturelle, deviennent pâles, jaunes, noires, & tombent enfin par morceaux. On est convaincu par un grand nombre d'observations que les os du crane sont orignairement dans le fœtus des membranes cartilagineuses dans le milieu desquelles se forment les premiers rudimens de l'os, & qu'il part de ce centre commun plusieurs ramifications osseuses qui se répandent de tous côtés; il s'ensuit donc que c'est la table osseuse interne du crane, qu'on appelle table vitrée, qui est la premiere formée. Ensuite ces ramifications osseuses, ou les filamens de cette substance réticulaire s'élargissent peu à peu extérieurement, & forment des petites lames différentes entre elles par leur grosseur, leur figure & leur situation, dont se forme le diploë du crane. Les pointes de ces lames dont le diploë est formé s'émoussent, pour ainsi dire, & devenant plus larges, s'arrangent les unes sur les autres en forme d'écailles, & composent une espece de lame inégale, qui constitue la table extérieure du crane. Ces deux tables augmentent enfin en épaisseur & en solidité; car ces ramifications osseuses, & ces petites lames s'enflent, & se couvrent de nouvelles écailles. Il paroît donc par ce détail de la formation des os du crane, lequel n'est point fondé sur de simples spéculations, mais tiré par le célebre Albinus, des Ouvrages de la Nature, que la structure des os pariétaux, de l'occiput, du front & des tempes, est laminée; ce qui fait que les désordres du péricrane peuvent se communiquer aux lames supérieures de l'os qui est dessous, & les offenser plus ou moins. Il est même probable que dans l'enfance, où les os n'ont point encore acquis toute leur solidité, il y a plusieurs vaisseaux distribués entre ces deux tables, qui s'effacent dans la suite peu à peu, de même qu'un grand nombre d'autres vaisseaux du corps. Cette conjecture est confirmée par quelques observations qu'on a faites sur les parties qui composent les os, dont les dimensions ayant augmenté à l'occasion d'une maladie, ont paru avoir une structure charnue, molle, & vasculeuse.

On lit dans les *Mémoires de l'Académie des Sciences, année* 1734. qu'un enfant de trois ou quatre ans dont on fit la dissection, avoit les os du crane de sept à huit lignes d'épaisseur, & fort mous; qu'ils rendoient quand on les pressoit une grande quantité de sang & de lymphe, & qu'on y appercevoit distinctement des vaisseaux sanguins.

Le passage suivant que je tire du Traité qu'Hippocrate a composé sur les plaies de la *tête* (*Sect.* 2.) prouve que cette observation ne lui a pas été inconnue.

« Tous les os de la *tête*, dit cet Auteur, si l'on en excepte une petite portion de sa partie supérieure & inférieure, sont semblables à une éponge, & renferment une grande quantité de substance charnue & humide, qui rend du sang quand on la presse avec les doigts: ces os ont aussi quelques petites veines dans lesquelles il y a du sang. »

Lors donc que les petites lames du crane dont on a parlé, sont entierement privées de l'influence vitale des humeurs, elle se détachent les unes des autres au moyen des vaisseaux dont elles sont parsemées; & supposé que ces vaisseaux viennent à être effacés par l'union trop étroite de ces lames osseuses, ils peuvent être remplacés par ceux qui sortant de la substance spongieuse, appellée diploë, entre les deux tables du crane, se distribuent dans la substance de l'os. De-là vient peut-être la difficulté qu'on a de séparer les lames osseuses du crane dans les vieillards, lorsque la carie s'en est emparée. On voit encore par-là de quelle utilité il est de percer l'os de plusieurs petits trous de la maniere qu'on le dira ci-après.

Bien que le changement de couleur qui survient à l'os lorsqu'il est dépouillé de son péricrane, indique la séparation des lames corrompues, au moyen de ce que les Chirurgiens appellent exfoliation : on a vu cependant plusieurs cas, où la cure s'est faite sans que cela soit arrivé. Ruysch, dans ses *Observ. Anatom. Chirur. Centur. Observ.* 5. rapporte, « qu'un homme reçut un coup de pié de cheval à la *tête*, qui le jetta pour mort à la renverse, & qui lui découvrit le pariétal de telle sorte, qu'un écu suffisoit à peine pour le couvrir. Toute la partie découverte de l'os devint noire, à l'exception d'un cercle de la largeur d'une paille qui étoit contigu à la peau. Ce cercle étant devenu plus petit de jour en jour, le malade recouvra la santé sans aucune séparation visible de l'os, & sans qu'il fût besoin de se servir de la rugine. » Peut-être que la partie affectée de la surface de l'os ne se détacha point en forme d'écaille, mais fut peu à peu entraînée par le pus en des particules imperceptibles.

Une des principales causes de la carie de l'os & de l'exfoliation qui l'accompagne, est l'interruption de la continuité des vaisseaux qui le nourrissent, & par conséquent de la circulation des humeurs dans sa substance. On peut ajouter à cette cause la froideur de l'air qui resserre & desseche les extrémités de ses vaisseaux, sans qu'on soit en droit pour cela de l'accuser de malignité.

Lorsqu'on reçoit une plaie, il en résulte un dérangement dans les actions qui dépendent de l'intégrité des parties que la plaie a séparées, & de la circulation déterminée des fluides dans ses vaisseaux. L'usage du péricrane est de fournir des vaisseaux à l'os, & d'en recevoir à son tour, comme cela paroît par l'injection artificielle du crane d'un fœtus; car dans un pareil sujet, les vaisseaux de cette membrane sont beaucoup plus nombreux que dans celle des sujets qui sont dans un âge plus avancé, parce qu'alors ils sont effacés. Lors donc que le péricrane est emporté, la continuité des vaisseaux d'où dépend la vie & la nourriture des parties, est nécessairement interrompue, la partie de l'os ne recevant plus d'humeurs, tombe en mortification, & se sépare des parties qui sont encore saines.

Les Chirurgiens s'étant apperçus que la surface de l'os qui est dépouillée de son péricrane, ne peut demeurer long-tems exposée à l'air sans se corrompre & s'exfolier; & d'un autre côté ayant souvent remarqué qu'il ne se fait aucune exfoliation lorsqu'on a soin de garantir l'os des attaques de cet élément, ils ont cru qu'il y avoit dans l'*air* quelque malignité qui corrompoit les os. Il peut arriver, il est vrai, que l'air renferme plusieurs substances capables de nuire non-seulement aux os qui sont à découvert, mais encore à toutes sortes de plaies en général. Dans les Hôpitaux, par exemple,

exemple, où les malades sont fort nombreux, les plaies ne sont si difficiles à guérir, qu'à cause des exhalaisons putrides dont l'air est imprégné.

Cependant quoique ces substances soient reçues dans l'air, cela n'empêche pas qu'elles ne soient tout-à-fait distinctes de ce fluide. Il semble donc qu'on ne doit attribuer les accidens dont la dénudation des os est suivie qu'à la froideur de l'air, & à ce principe par lequel il attire les corps secs & humides, qui fronce tellement les extrémités des vaisseaux qui ont été coupés sur la surface de l'os, que les humeurs ne peuvent plus s'y introduire. De-là vient qu'Hippocrate ne s'est jamais plaint de la malignité de l'air, & n'a attribué qu'à sa froideur le dommage qu'il cause aux os, aux dents & aux nerfs.

L'écaille supérieure de l'os ne recevant plus aucune nourriture, s'altere; & cette altération se communique aisément à la portion de l'os, qu'elle couvre immédiatement; ce qui fait qu'elle peut pénétrer malgré toute l'épaisseur de la table externe du crane, jusqu'au diploë, & le corrompre, affecter ensuite la table interne du crane, appellée la table vitrée; ou se répandre dans toute la substance du diploë entre les deux tables, & occasionner les symptomes les plus fâcheux.

Lorsque l'os est ainsi affecté, on doit y remédier,

1°. En perçant légerement le crane avec un trépan en divers endroits, & à peu de distance les uns des autres. Par-là on prévient l'exfoliation, & le péricrane, ou quelque chose d'analogue à cette membrane, se régénere.

2°. En mettant l'os à couvert du pus & de la sanie, rejettant toutes matieres grasses & aqueuses, en empêchant l'intromission de l'air, & en appliquant sur la plaie des petits plumasseaux trempés dans de l'esprit de vin que l'on aura imprégné de mastic.

3°. En renouvellant rarement l'appareil, & avec toute la promptitude possible.

Lorsqu'on est assuré que l'os du crane est dépouillé de son péricrane, & que l'air a tellement altéré sa superficie, que tout le mouvement vital des humeurs est interrompu, il faut de toute nécessité avant de pouvoir consolider la plaie, séparer ce qu'il y a de carié.

Mais cette séparation se fait entierement par le moyen des vaisseaux qui rampent sous la partie mortifiée, & qui par leur mouvement continuel poussent pour ainsi dire, & séparent la partie cariée de l'os de celle qui est encore saine. Hippocrate, dans son Traité des plaies de la *tête*, fait la même observation en ces termes: « Dans les plaies de la *tête*, l'os qui doit se détacher, « soit qu'il ait retenu la trace du coup, ou qu'il soit extrement découvert, se sépare ordinairement de lui-« même dès que le sang n'y coule plus, ἀφίςαται ἐπὶ « πουλὺ ἔξαιμον. De-là vient, continue-t'il, qu'il se « détache principalement de l'os qui est encore sain, « qu'il s'exfolie lorsqu'il est desséché, & qu'il ne reçoit « plus de nourriture. »

Mais lorsqu'on laisse ce soin à la nature, elle agit fort lentement; & l'exfoliation ne se fait qu'au bout de quarante jours, & quelquefois plus tard; & on a remarqué que les bords des trous qu'on a faits avec le trépan, ne se séparent qu'au bout de ce tems-là. Il peut cependant survenir dans cet intervalle plusieurs changemens fâcheux à la plaie, la maladie de l'os peut se communiquer aux lames inférieures, & conséquemment augmenter le mal. La plupart des malades que l'on traite dans les Hôpitaux publics, se ressentent dans les plaies de *tête* du long tems qu'on est obligé de les y retenir. Tous les Chirurgiens qui sont attachés à ces sortes d'endroits, assurent que ce séjour leur est très-nuisible. Il seroit donc extremement avantageux de trouver un moyen pour hâter l'exfoliation de la partie de l'os qui est altérée. Les Chirurgiens ont essayé d'en venir à bout en raclant l'os avec une rugine, ou en y appliquant un cautere: mais cela n'empêche pas que la séparation de l'os qu'on a ainsi raclé ou brûlé, ne doive se faire. Nous avons observé ci devant que la séparation totale de la partie cariée dépend de l'action des parties vivantes qui sont dessous; d'où il suit que tout ce qui peut hâter la régénération des vaisseaux qui rampent sous la partie mortifiée, est propre pour hâter cette séparation. La meilleure méthode dont on puisse se servir pour parvenir à cette fin, est, de faire avec le trépan plusieurs petits trous fort proches les uns des autres sur l'os qui est découvert, jusqu'au diploë, où l'on est sûr de rencontrer un grand nombre de gros vaisseaux qui n'ont encore reçu aucune altération. On se sert pour cet effet de la lame piramydale du trépan perforatif, ou d'une aiguille ordinaire armée d'un manche pour pouvoir la manier plus commodément, ou de l'instrument représenté *Planche XII. Figure 2. & fig. 7. A.*

Tandis que l'on fait ces trous sur divers endroits du crane, les vaisseaux qui sont dessous ne trouvant plus d'obstacles, s'élevent à travers, forment un nouveau périoste, & la plaie se guérit souvent sans aucune exfoliation. Outre cela, les vaisseaux qui rampent entre les deux tables du crane, peuvent, en se faisant un passage à travers ces ouvertures, séparer la partie corrompue de l'os qui est dessus.

Un succès peu commun a fait voir l'utilité de cette méthode; & Belloste, à qui l'on est redevable de cette découverte, ou pour le moins qui en a le premier donné la description, assure qu'il a fait en la pratiquant des cures très-heureuses. Il en rapporte deux entre autres dans son traité de Chirurgie qu'il fit dans l'Hôpital public en présence d'un grand nombre de personnes.

Un soldat eut les tégumens de la *tête* emportés par un boulet de canon, qui, sans offenser l'os, fit une telle contusion au péricrane, qu'il le rendit tout-à-fait livide. Belloste découvrit l'os en raclant le péricrane avec ses ongles, & y fit ensuite plusieurs petits trous. Ayant ôté l'appareil deux jours après, l'os parut rougeâtre; & au bout de deux autres jours il fut plus de la moitié couvert d'un nouveau péricrane. Sept jours après, la surface de l'os fut entierement couverte, & la plaie se consolida parfaitement dans l'espace de dix-huit jours.

Un autre soldat reçut une blessure à l'os pariétal gauche avec une arme tranchante, qui lui découvrit une grande portion du crane. Au second appareil, Belloste perça l'os de huit ou dix petits trous qui ne pénétroient point jusqu'au diploë, & prit à l'égard du reste les mêmes mesures que dans le premier cas. Ayant découvert la plaie deux jours après, il s'apperçut que l'os commençoit à rougir, & qu'il sortoit déja une certaine matiere par ces trous. Huit jours après, l'os se couvrit d'une nouvelle membrane, & la plaie fut entierement fermée au bout de dix-sept jours, quoiqu'elle fût très-considérable.

Ces deux exemples suffisent pour prouver l'utilité de cette méthode; & il est évident qu'il ne faut dans ces sortes de cas que procurer un libre passage aux vaisseaux qui sont dessous. Il paroît encore par ce dernier exemple qu'il n'est pas toujours nécessaire de percer l'os jusqu'au diploë; & que la moindre ouverture suffit pour donner moyen aux vaisseaux qui rampent entre les deux tables de l'os, de reproduire un nouveau périoste. Belloste nous apprend qu'il ne se servit de cette méthode que pour voir s'il ne viendroit pas également à bout de son dessein en ne perçant l'os que légerement. Mais lorsque la couleur jaune ou noirâtre de l'os indique que la carie a pénétré fort avant, il est nécessaire que les trous pénétrent jusqu'au diploë, afin qu'au moyen des vaisseaux qui y sont logés, la séparation de l'os corrompu puisse se faire, & qu'il se forme un nouveau périoste.

Il paroit qu'Hippocrate a eu cette méthode en vue lorsqu'il dit dans son Traité des plaies de la *tête* ce qui suit : « Mais lorsque l'os est dépouillé de ses tégumens, il faut examiner avec soin s'il est fendu & contus, ou s'il n'y a qu'une simple contusion, ou si la fente ou la contusion, ou toutes les deux, ont retenu la figure de l'instrument avec lequel elles ont été faites; si l'os est dans quelqu'un de ces états, il faut le percer avec un petit trépan & en tirer du sang. Il faut seulement se souvenir que les os du crane sont moins épais dans les enfans que dans les adultes ». Il est certain que lorsque le trépan a pénétré jusqu'au diploë, le sang en sort; & il est assez visible qu'Hippocrate n'entend point ici que l'on enleve les lames de l'os avec le trépan, mais seulement qu'on le perce légerement jusqu'à ce que le sang en sorte; c'est-à-dire, jusqu'à ce que le trépan ait atteint le diploë.

Tous les Chirurgiens qui ont traité de la cure des plaies de la *tête*, conviennent que toutes les substances grasses, aqueuses & émollientes sont extremement nuisibles, comme on l'a déja remarqué ci-dessus.

Elles sont encore bien plus dangereuses lorsque l'os est découvert, & que les vaisseaux commencent à sortir par les trous qu'on a faits à l'os avec le trépan; car les substances aqueuses affoiblissent les vaisseaux, & celles qui sont huileuses les obstruent. De plus, le pus qui sort en grande quantité de la plaie des tégumens, étant atténué ou rendu acre par la rétention, peut offenser le tissu délicat des vaisseaux qui commencent à pousser. C'est pourquoi on doit nettoyer ces sortes de plaies avec de la charpie le plus doucement qu'il sera possible, de peur d'offenser ces vaisseaux. Il est encore évident par ce qu'on a dit, que l'on doit garantir ces plaies de l'air, de peur qu'il ne détruise ces vaisseaux par sa froideur & sa secheresse. La méthode de Belloste dans ces sortes de cas est d'appliquer sur l'os un plumasseau trempé dans l'esprit de vin, & sur celui-ci un digestif, qui, sans toucher l'os fait beaucoup de bien aux levres de la plaie des tégumens. Par ce moyen on garantit l'os des injures de l'air, on prévient la corruption, & l'on empêche au moyen de l'esprit de vin qui possede une vertu corroborante que les vaisseaux ne se changent en des excroissances fongueuses. Il est encore à propos de saupoudrer l'os avec du mastic, de l'oliban, de la sarcocolle & de la myrrhe finement pulvérisées, parce que ces substances y forment dessus une croute balsamique, sans l'offenser par une qualité onctueuse. Elles mettent aussi à couvert les parties qui sont dessous des atteintes de l'air, & de tous les fluides qui se déchargent dans la plaie. On fait aussi bouillir ces drogues en poudre dans de l'esprit de vin fort foible que l'on employe avec le même succès; car l'alcohol ne manqueroit pas de brûler ces vaisseaux, & l'on applique sur l'os qui est découvert des plumasseaux imprégnés de la même liqueur.

Prenez *d'esprit de vin rectifié une fois, une once,*
d'eau rose distilée, demi-once,
mastic pulvérisé, trois dragmes.

Mettez le tout en digestion, & conservez-le pour le besoin dans une grande phiole.

Comme rien n'est plus préjudiciable aux plaies, surtout à celles de la *tête*, que la froideur & la secheresse de l'air, on doit les en garantir le plus qu'il est possible, & pour cet effet les panser le plus rarement que l'on pourra. Belloste dans les deux cas que nous avons rapportés, laissa le premier appareil sur la plaie pendant deux jours, & ne le renouvella ensuite que tous les trois jours. Supposez donc que le malade ne sente ni chaleur, ni demangeaison autour de la plaie, qu'il n'en sorte aucune mauvaise odeur ni aucune sanie; on peut en toute sureté se dispenser de renouveller l'appareil : mais s'il arrivoit que l'on fût obligé de débander la plaie, il faut le faire avec toute la promptitude possible. Après avoir enlevé le pus avec des plumasseaux, on en appliquera d'autres sur la plaie, & on la couvrira ensuite; car une trop longue inspection de la plaie & un frottement trop rude ne manqueroit pas de détruire la mucosité qui s'y trouve, laquelle n'est autre chose que la substance des vaisseaux qui commencent à pousser. On ne sauroit croire combien il est avantageux, avant de découvrir la plaie, de placer de chaque côté un réchaud rempli de braise ardente, sur laquelle on jettera quelque peu d'ambre, de mastic ou d'oliban en poudre; car par ce moyen l'atmosphere s'impregnera d'une vapeur agréable, corroborante & aromatique, qui se communiquera de tous côtés à la plaie.

Par le moyen que nous venons d'indiquer il sort des endroits où l'on a appliqué le trépan, & de toutes parts une nouvelle substance charnue, qui couvre la partie de l'os qui avoit été dépouillée de son périoste; & pour lors on acheve la cure suivant la méthode que nous avons enseignée pour la guérison des plaies, où l'os & le crane n'ont reçu aucune injure.

Pour savoir dans quel sens on peut donner le nom de chair à la substance qui sort par les ouvertures que le trépan a faites, voyez l'article *Vulnus*. *Belloste*, qui a décrit si exactement tout ce qui concerne cette méthode, dit en propres termes, que les ouvertures de l'os commencent le second jour à germer ou pousser; car il commence à s'élever insensiblement de ces petites ouvertures une espece de mucosité, qui étant examinée avec le microscope paroît composée de vaisseaux très-déliés. On peut même découvrir dans cette mucosité le mouvement des petites arteres. Le tissu des vaisseaux qui sortent de ces ouvertures venant à rencontrer une substance semblable qui s'éleve par les trous voisins, forme comme une nouvelle membrane, & cela en si peu de tems, que Belloste, dans les deux exemples que nous avons rapportés, a vu une partie découverte du crane, de la largeur d'un écu, se recouvrir dans l'espace de sept jours.

Il arriva il y a environ quatorze ans un cas extremement rare, qui me procura l'occasion d'examiner exactement cette substance charnue vasculaire qui sort par les ouvertures que le trépan a faites. Un homme âgé de cinquante ans attaqué d'une fievre aiguë continue, eut par une soudaine métastase dans l'espace d'une nuit, toute l'extrémité du pié droit, presque jusqu'à l'endroit où les os du tarse & du métatarse sont contigus, affectée d'une mortification. La partie attaquée étoit tellement sphacélée que le malade ne sentit point une incision qu'on lui fit jusqu'à l'os avec le bistouri, & qu'il n'en sortit pas une goutte de sang. On y appliqua des remedes pour prévenir la corruption, & arrêter les progrès du sphacele, avec tant de succès que dans l'espace de cinq jours, il se forma une ligne qui séparoit les parties mortes de celles qui étoient encore saines, ce qui fit espérer une cure à laquelle on ne s'attendoit point auparavant. Après que la partie mortifiée se fut entierement détachée, un Chirurgien très-habile dans sa profession coupa les tendons les plus forts avec des ciseaux, & ensuite toute la partie antérieure du pié. Cependant malgré cette mutilation le malade échapa & jouit encore aujourd'hui de la vie. Il parut visiblement dans ce cas que les os du tarse qui étoient contigus aux os sphacélés du métartase, étoient considérablement offensés; car une grande partie de ces os qui débordoient le membre qu'on avoit coupé étoient entierement noirs, & faisoient craindre quelque fâcheux accident. Cela obligea à retrancher avec la scie autant qu'on put de ces os, sans offenser les parties qui les couvroient. Néantmoins les superficies mortes de ces os demeuroient toujours, & il falloit les enlever avant que de pouvoir cicatriser la plaie.

Le Chirurgien jugea donc à propos de faire avec le trépan une infinité de petits trous fort près les uns des autres sur toute la superficie de ces os cariés; il eut le plaisir de voir au bout de deux jours, que chacun de ces trous avoit contracté une humidité. L'ayant examinée avec le microscope, il apperçut distinctement de petits vaisseaux dans toutes ces piquures, dont la systole & la diastole répondoient parfaitement au pouls du malade. Cela nous convainquit entierement, dit Van-Swieten, que la substance qui sortoit de ces ouvertures étoit réellement un tissu de plusieurs petits vaisseaux.

Lorsque l'os est ainsi revêtu d'une nouvelle membrane, on acheve la cure par les moyens que nous avons indiqués ci-dessus dans le cas des plaies simples des tégumens.

Selon la variété de la cause vulnérante, le crane peut être fendu, rompu, contus, enfoncé, ou privé d'une portion de sa substance; & cela peut arriver dans l'une ou l'autre de ces tables, & dans toutes les deux.

Après avoir considéré les plaies des tégumens & du péricrane, aussi-bien que les accidens dont elles sont accompagnées; il nous reste à traiter des plaies de la *tête*, qui affectent le crane. Nous commencerons avant toutes choses à faire le dénombrement des différentes manieres dont les os du crane peuvent être offensés, suivant les différentes figures de l'instrument avec lequel la plaie a été faite, ou le degré de violence du coup.

La fissure est une solution de continuité dans un os, laquelle est toujours d'une forme longue & étroite, qui n'empêche pas tout-à-fait la cohésion des parties. Il y a bien des fissures différentes, par rapport à leur largeur, à leur direction longitudinale, qui est tantôt droite, tantôt tortueuse, & aux différentes parties du crane qu'elles affectent. Quelques-uns ne passent pas la table extérieure du crane, d'autres pénetrent jusqu'à la table intérieure, quoique l'extérieure ne paroisse pas endommagée. Quelquefois la fissure n'est pas à l'endroit où a été appliqué l'instrument qui l'a causée, mais à un autre, & souvent à l'endroit opposé du crane, & alors on l'appelle contre-fissure. Il y en a quantité d'exemples dans les Auteurs. Tulpius entre autres rapporte qu'un homme reçut un coup de fusil à la *tête*; & que, quoiqu'on l'eût trépané sur le champ, il en mourut le sixieme jour. Après sa mort quoique son crane ne parût point endommagé en dehors, on y vit plusieurs fissures en dedans. Paré confirme la même chose par deux exemples. Un homme reçut un coup de pierre qui lui fit une violente contusion, une tumeur & une petite plaie à l'os pariétal droit. La plaie dilatée, l'os ne parut point endommagé. Cependant le blessé mourut le vingt-unieme jour après cet accident. Après sa mort, lui ayant scié le crane, on vit que l'os pariétal étoit fendu au côté opposé. L'autre exemple que raporte Paré, est celui d'un homme de qualité qui reçut une violente contusion à la *tête*: quoiqu'il eût un casque, la table intérieure du crane fut tellement brisée que plusieurs esquilles, qui s'en étoient détachées, étoient entrées dans le cerveau: cependant il ne paroissoit rien d'endommagé à la table extérieure. Hippocrate, après avoir détaillé plusieurs sortes de plaies au crane, parle de celle-ci, c'est-à-dire, du cas où l'os est blessé à l'endroit opposé à celui où il a reçu le coup; & il assure qu'il n'y a point de remede, par la raison qu'on ne peut point découvrir à quel endroit de la *tête* est le mal. C'est ce qui fait dire à Celse, *Lib. VIII. c.* 4. « Si quelqu'un « a reçu quelque coup violent à la *tête*, que les symp« tomes qui s'en ensuivent, paroissent dangereux, & « qu'il n'y ait point de fissure à l'endroit où la peau « est entamée; on fera bien de voir au côté opposé « s'il n'y a point quelque endroit mou & tuméfié; « auquel cas on l'ouvrira, & l'on trouvera dessous « qu'il y a fissure à l'os. En tout cas quand on n'y trou« veroit point de fissure, on n'auroit pas beaucoup ris« qué en ouvrant la peau, parce qu'il seroit bien aisé « de la faire reprendre. » Mais cette épreuve ne donne encore rien de certain, parce qu'il est arrivé souvent, qu'il y avoit fissure à l'os blessé lui-même quoiqu'en un autre endroit que celui où la blessure avoit été faite. Par exemple, Joan. Bohnius, *de Renunciat. Vulner.* parle d'un homme qui reçut un coup de bâton au front près du sourcil de l'œil droit, dont il mourut: or on ne trouva rien après sa mort à l'os qui avoit été blessé, qu'une contre-fissure à l'orbite de l'œil droit, d'un pouce & demi de long, qui s'étendoit jusqu'à la selle du Turc. Quelque fois aussi on a vu la fissure s'étendre depuis l'endroit blessé jusqu'à d'autres os de la tête. Ruisch, *Observ. Anat. Chirurg. Cent. Obs.* 47. rapporte, que par une violente contusion qu'une personne avoit reçue à la *tête*, il s'étoit fait une fissure qui, commençant à l'os pariétal gauche, régnoit d'un bout à l'autre de cet os; ensuite traversant la suture écailleuse de l'os des tempes, & tout l'os pierreux s'avançoit jusqu'au grand trou de l'os occipital par où passe la moelle allongée. Ce cas fait bien voir que les sutures n'empêchent pas les fissures aux os du crane de s'étendre d'un os à l'autre, comme bien des gens se l'imaginent.

La fracture du crane differe de la fissure, en ce que la fissure, proprement dite, n'interrompt pas tout-à-fait la cohésion des parties, au lieu que la fracture est une entiere solution de continuité. La fissure n'est qu'une fente étroite, la fracture suppose un vuide considérable entre des parties qui auparavant tenoient l'une à l'autre. La fracture peut être telle que l'os soit tout-à-fait divisé en deux, ou que les parties desunies tiennent encore par quelque endroit. Si la solution de continuité est totale, la partie détachée poussera pour l'ordinaire en dedans, & blessera le cerveau. On peut aussi rapporter à la fracture ce qu'Hippocrate appelle ἕδρη, par où il entend l'empreinte & la marque d'un coup de sabre, quand, par exemple, le sabre a emporté tous les tégumens du crane & blessé l'os. Voici ce qu'il dit à ce sujet. « On appelle empreinte du « sabre, la marque qui en reste sur l'os, quand le coup « ne lui a pas fait perdre sa situation naturelle. » Et ensuite il ajoute, que « l'enlevement des tégumens « διακοπὴ, avec plaie en long & en travers du corps « de l'os, se considere encore comme empreinte du « sabre, pourvû que les autres os contigus à celui « qui est dépouillé, soient restés dans leur situation na« turelle, & ne soient point enfoncés par le coup. » Car ce ne seroit plus, suivant Hippocrate, une simple, ἕδρη, *hedre*, si l'os étant entierement détaché, avoit changé de situation & étoit enfoncé en dedans: il appelle ce dernier cas ἔσφλασις.

Il y a contusion au crane quand il a été blessé par un instrument long & obtus, de maniere qu'il n'y paroisse ni fissure ni fracture; car comme la contusion des parties molles peut rompre un grand nombre de vaisseaux, sans que la peau soit entamée, de même celle des os peut blesser les vaisseaux qui sont entre les lames osseuses sans endommager l'os en dehors, du moins d'une maniere qui paroisse. Cet accident est souvent long-tems à se manifester jusqu'à ce que les terribles symptomes, qui en sont les suites, viennent annoncer la mauvaise situation de l'os. Hippocrate appelle ce désordre θλάσις; & il nous apprend qu'on ne peut pas juger par la seule inspection, si la contusion a blessé la substance de l'os plus ou moins, ou si le coup a pénétré plus ou moins avant: car si les vaisseaux distribués dans le diploë, qui est situé entre les deux tables du crane, sont rompus par la contusion, quoique l'os soit entier, on doit s'attendre aux dangereux symptomes que produiront les humeurs extravasées; il pourra en arriver que la table interne du crane soit corrodée, & que le désordre se communique aux méninges & au cerveau-même.

Le crane peut être enfoncé de deux manieres, car ou l'os brisé & tout-à-fait dégagé d'avec les os circonvoisins, tombe en dedans, ou il est affaissé sans quitter les parties voisines auxquelles il tient, comme il arrive aux jeunes gens qui reçoivent un coup de quelque instrument obtus sur le crane; les os dans un âge encore tendre étant fléxibles cédent à la compression sans se rompre. Cette dépression sans fracture arrive pourtant aussi quelquefois à des personnes plus âgées: car tant qu'un homme est vivant, son crane est humide & beaucoup moins friable, qu'il ne paroît dans un squelete, dont les os sont desséchés. Mais il est rare qu'il arrive de ces sortes de dépressions du crane à des adultes sans qu'il y ait en même-tems ou fissure ou fracture.

Une partie du crane peut être enlevée, comme il arrive souvent quand un instrument vulnérant coupe avec les tégumens une partie de l'os. Cela s'appelle *dedolation*, ou section du crane; & Scultet dans son *Armamentar. Chirurg. Observ.* 17. rapporte un exemple d'un cas de cette nature, où une portion du crane aussi large qu'un écu avoit été emportée, & dont le blessé fut cependant guéri. Il est certain aussi qu'après de fortes contusions à la *tête*, il se détache quelquefois de la table intérieure du crane des esquilles qui offensent le cerveau. Nous en avons rapporté plus haut un exemple que cite Paré.

Toutes les causes que nous venons de rapporter, affectent, ou la table extérieure du crane seule, ou seulement la table antérieure, ou toutes les deux: or elles sont plus dangereuses à proportion qu'elles pénetrent plus avant; les plus profondes plaies dans ces parties sont toujours les plus difficiles à guérir.

Comme les blessures du crane peuvent avoir de fâcheuses suites, il est de la derniere importance, quand quelqu'un a reçu un coup à la *tête*, d'examiner soigneusement si l'os n'a point été endommagé. Et ce n'est pas assez d'y regarder superficiellement; on n'y sauroit regarder de trop près, lorsqu'Hipocrate nous apprend avec une ingénuité digne d'un homme de sens & d'honneur, que lui-même il a pris une des sutures du crane pour une fracture.

Pour s'assurer si l'os a été endommagé ou non, il faut

1°. Savoir avec quel degré de force le coup a été appliqué.

Or c'est une chose qu'on ne peut pas toujours savoir bien précisément; car on peut porter un jugement faux en se fondant sur l'apparence de la plaie, lorsqu'elle a été faite avec un instrument mousse, ou qu'elle est petite, mais accompagnée d'une contusion considérable.

2°. Comparer la dimension de la plaie avec sa situation.

Si, comme on l'a déja observé, la plaie est sur une partie platte de la *tête*, elle peut être large sans pour cela être profonde: mais si la partie est convexe, angulaire & saillante, la blessure sera profonde à proportion de sa largeur: si ce n'est pourtant qu'elle eût été faite avec un instrument concave, ou qui se fût courbé à l'instant qu'on portoit le coup.

3°. Y enfoncer la sonde.

Quand un Chirurgien hábile est appellé auprès d'un blessé de cette espece, il commence par laver la plaie avec de l'eau chaude, à quoi il aura ajouté un peu de vin & de sel; ensuite écartant avec ménagement les levres de la plaie, il regarde s'il ne paroît pas quelque blessure à l'os. Il introduit après dans la plaie une sonde mousse & polie, laquelle doit être menue & souple; le mieux est qu'elle soit d'argent; il la fera chauffer toute rouge avant de s'en servir, & la laissera ensuite refroidir par degrés. Puis tâtonnant avec, il cherchera d'abord si l'os est tout-à fait découvert, ce qu'il sera aisé de connoître par le son que rendra la sonde sur le crane. S'il est découvert, le Chirurgien conduira sa sonde sur toute sa surface pour sentir s'il n'y a rien de raboteux. Voici les avis que donne Celse, *Lib. VIII. cap.* 4. pour faire cette opération comme il faut. « Que « la sonde, dit-il, ne soit ni trop menue, ni trop « pointue, de peur que rencontrant quelque sinuosité « naturelle qui l'arrête, elle ne fasse croire faussement « que c'est une rupture d'os; point trop grosse non « plus ni trop mousse, de peur que sa pointe ne glisse « par-dessus de véritables fentes ou fissures. Quand la « sonde a parcouru l'os, s'il paroît continu & poli, il « y a toute apparence qu'il n'est point endommagé. « Mais si l'on sent quelque chose de rude & d'inégal « à des endroits où il ne doit point se rencontrer de su« ture, c'est une marque que l'os est rompu. » Nous voyons par là combien il est essentiel de connoître les endroits où se trouvent les sutures, dont la situation peut varier selon l'âge & les personnes.

Ainsi, dans les jeunes gens la suture sagittale partage l'os frontal en deux: mais elle s'efface petit à petit à mesure que l'on avance en âge, quoique quelquefois dans des personnes très âgées on la distingue encore; c'est pourquoi dans le cas de coups appliqués sur le front, il faut faire attention à cette suture. Pour l'ordinaire, dans un âge avancé & même plutôt, toutes les sutures s'effacent & deviennent imperceptibles. Hérodote, dans le Livre qu'il intitule *Calliope*, raconte que lorsqu'on ramassa les ossemens dépouillés des Soldats qui avoient été tués à la bataille de Platée, il se trouva un crane qui n'avoit point de suture du tout, mais qui étoit tout d'une piece. On a vu aussi quelquefois dans de jeunes personnes les sutures tout-à-fait effacées: dans le crane d'un enfant de huit ans, on ne trouva pas les moindres traces de sutures sagittale ni coronale, ni en dedans ni en dehors du crane. Le célebre M. Hunauld, *Hist. de l'Acad. des Sciences*, *An.* 1734. a observé que même dans des sujets plus jeunes on voyoit quelquefois que les sutures commençoient à s'effacer: ce qui lui faisoit croire que ce cas n'est pas si rare qu'on se l'imagine communément.

De plus en quelques endroits le crane est naturellement raboteux & inégal, à l'os occipital, par exemple; & quelquefois les sutures sont tout autrement disposées dans un homme que dans un autre. Ainsi, dit M. Van-Swieten, j'ai moi-même un crane dont la suture sagittale près de l'occiput & du front est fort étroite, & qui sur la couronne de la *tête* fait plusieurs circonvolutions qui y occupent presque un pouce de large. Hippocrate a donc raison de remarquer comme il fait au commencement de son Livre des plaies de la *tête*, que « les *tê*« *tes* des hommes ne sont pas toutes faites de même, « ni leurs sutures situées aux mêmes endroits. »

Ainsi dans le cas d'un coup proche d'une suture, après avoir employé la sonde pour s'assurer si l'os est blessé ou ne l'est pas, on n'a encore rien de certain. Aussi Celse, *Lib. VIII. cap.* 4. nous apprend qu'Hippocrate, comme nous l'avons déja dit, se trompa dans un cas de cette nature. « Il l'avoue, dit-il, ingénuement, « semblable en cela à tous les hommes véritablement « grands, qui connoissant bien la supériorité qu'ils ont « sur les autres, ne croyent pas perdre leur réputation « en reconnoissant leurs méprises; au lieu que les génies « superficiels ne sont pas d'humeur à rien abandonner « du peu qu'ils ont. C'est là la marque caractéristique « des grands génies, qui se sentant assez de mérite pour « s'illustrer d'ailleurs, avouent leurs fautes avec fran« chise & ingénuité, surtout si cet aveu peut être utile « à la postérité, en empêchant ceux qui viendront après « eux, de faire la même faute. »

4°. Verser de l'encre sur la partie, pour découvrir s'il y

a fissure à l'os, ou non, quand les autres méthodes ci-dessus indiquées n'ont rien donné de certain.

Quand la connoissance qu'on a de l'instrument vulnérant, la violence avec laquelle le coup a été asséné, la malignité des symptomes subséquens, tels que le vertige, l'impossibilité où est le blessé de se soutenir droit sur ses piés, le profond assoupissement, font craindre que le crane n'ait été endommagé, quoiqu'après l'avoir dépouillé on ne découvre ni par la simple inspection, ni par l'usage de la sonde, ni fissure, ni contusion à l'os; Hippocrate indique encore une méthode pour découvrir ce désordre caché, lequel ne manqueroit pas, si on le négligeoit, de produire des symptomes également terribles & dangereux. Pour y obvier il prescrit de verser sur les os quelque remede liquide, noir, d'y appliquer ensuite un linge trempé dans de l'huile, & de mettre par-dessus un cataplasme de mays. Le lendemain après avoir découvert la plaie & l'avoir lavée, il veut qu'on râcle l'os; au moyen de quoi la liqueur noire restera empreinte dans la fissure ou les parties endommagées de l'os, au lieu que les autres parties paroîtront blanches. C'est-à-dire qu'il faut répandre une liqueur noire sur l'os dépouillé, ensuite râcler ou essuyer l'os pour connoître par les traits que l'encre laissera, qu'elles parties du crane ont souffert fissure ou contusion; car comme l'encre pénétrera plus avant dans ces parties, on ne pourra pas l'en effacer en frottant & en essuyant, comme on fera sur les autres endroits de l'os dépouillé.

Mais ce passage ne nous apprend point du tout qu'Hippocrate se servît d'encre pour ce sujet, nonobstant la paraphrase que Celse en fait, *Lib. VIII. cap.* 4. en ces termes: « car si l'on n'est pas assuré qu'il y ait fissure, il « faut verser de l'encre sur l'os, & après cela le râcler « avec une rugine; & la fissure, s'il y en a une, con« servera assez d'encre pour qu'on la puisse découvrir « par-là. »

Paul Eginete, *Lib. VI. cap.* 90. pour découvrir une fissure étroite ou imperceptible par quelque raison que ce soit, ordonne une medecine liquide, noire ou de l'encre, telle que celle avec quoi l'on écrit, *φαρμακὸν τὶ μέλαν ὑγρὸν, ἢ καὶ αὐτὸ γραφικὸν ἐγχέαντες.* Les anciens se servoient pour cet effet au lieu d'encre, d'une liqueur qu'ils tiroient de la seche & peut-être d'autres substances. Mais, quoiqu'il en soit, du moins l'encre telle que nous la faisons aujourd'hui, composée de vitriol, de noix de galle, d'écorce de grenade & autres substances astringentes, ne me paroît point du tout propre pour l'usage dont il s'agit, à moins qu'elle ne soit tempérée par le mélange de quelque autre liqueur; car si on la verse toute pure sur l'os dépouillé, elle causera sur le champ dans les vaisseaux tendres une constriction capable de les détruire; en conséquence de quoi l'os étant mortifié par cette liqueur corrosive il tombera par écailles. Je ne vois aucune nécessité de préférer l'encre pour cet usage à une liqueur de toute autre couleur. Que si l'on croit que la couleur noire soit la meilleure dans le cas dont il s'agit, il n'y aura qu'à faire calciner des os jusqu'à ce qu'ils soient noircis, en faire une poudre extremement fine, & la délayer dans de l'eau, ou enfin employer telle autre substance qu'on voudra, pourvu qu'elle ne soit pas composée d'ingrédiens aussi astringens que ceux avec quoi on fait l'encre.

De plus il me semble que c'est assez de teindre l'os dépouillé avec la liqueur, & de l'essuyer ensuite avec une éponge, sans râcler toute la surface de l'os avec une rugine; ce qui y pourroit causer une nouvelle séparation comme on le verra plus bas. D'ailleurs ainsi que la sonde, par la rencontre des sutures & des aspérités qui l'arrêteront, peut induire en erreur; cette méthode-ci peut y induire de même & à peu près par les mêmes raisons, car la liqueur colorée s'insinuera dans les interstices des sutures & pourra s'attacher aux inégalités du crane.

5°. La méthode de faire serrer au blessé quelque substance dure entre ses dents, peut donner quelque jour dans les plaies de cette espece.

Hippocrate dans ses *Prænotiones Coacæ*, conseille au blessé, lorsqu'il est incertain s'il y a ou n'y a pas fracture au crane, de mettre dans sa bouche des tiges d'asphodele ou de fenouil, de les mâcher, observant en même tems s'il se fait quelque bruit à quelque endroit du crane: si cela arrive, cet endroit est la partie fracturée. Mais il est bien aisé d'imaginer que ce bruit ne sera pas sensible, à moins que la fracture ne soit extremement large; on ne pourra donc jamais découvrir avec certitude une simple fissure au crane par cette méthode. Ce signe dépend entierement de ce que les muscles crotaphytes qui tandis qu'on mâche, pressent avec force la mâchoire inférieure contre la supérieure, partent des deux côtés de la partie latérale du crane, c'est-à-dire, de l'apophyse supérieure de l'os de la pomette, du côté adjacent de l'os frontal, de l'apophyse large de l'os sphénoïde, de l'os pariétal & de la partie écailleuse de l'os des tempes. En conséquence, lorsque ces muscles sont en action, s'il y a aux environs de leur insertion quelque large fracture, les os endommagés peuvent être ébranlés, & faire entendre du bruit; & comme ces muscles ont leurs insertions à plusieurs os du crane & s'étendent si loin, on peut bien s'il y a une fracture considérable à quelque os du crane, la découvrir par ce moyen. Quelques Chirurgiens ordonnent au blessé de mordre un clou de fer, ou ils lui font mettre dans les dents une corde qu'ils tirent de leur côté, lui recommandant d'observer pendant ce tems là, s'il sent de l'ébranlement ou s'il entend du bruit à quelque endroit du crane.

6°. S'il y a rupture ou contusion au crane, & qu'on y apperçoive en-dessus des taches blanches, la seule inspection suffira pour juger combien il a été endommagé.

Si la plaie est d'elle-même ou a été rendue par la main du Chirurgien assez large, pour qu'on puisse de ses yeux considérer l'os à nu, on n'aura pas de peine à appercevoir les fissures ou fractures, s'il y en a: mais s'il y a contusion, sans que l'os soit séparé, il sera plus difficile de le découvrir, comme Hippocrate l'a observé avec raison.

Le principal signe qui puisse décider le Chirurgien en ce cas, est si l'os a perdu sa couleur naturelle qui est ordinairement un peu rougeâtre ou tirant un peu sur le bleu. Si l'on y voit çà & là des taches pâles, c'est un signe que les vaisseaux subjacens d'où la lame osseuse transparente qui les couvroit, tiroit sa couleur, sont mortifiés & incapables de transmettre davantage des fluides; en conséquence de quoi cette lame osseuse destituée des vaisseaux subjacens, ne manquera pas de se séparer & de tomber par écailles.

7°. L'attouchement contribuera aussi beaucoup à découvrir si le crane a été aucunement endommagé.

Il ne faut pas oublier de remarquer que c'est encore là une voie si peu certaine, qu'elle peut faire croire au Chirurgien que l'os est affaissé quoiqu'il ne le soit pas. Dans de violentes contusions, les tégumens étant poussés avec force contre le crane qui est dessous, sont souvent si considérablement maltraités, que les vaisseaux en étant rompus il se forme tout d'un coup sous la peau, qui cependant reste entiere, un amas d'humeurs qu'ils ont déchargées. Si donc dans ce cas là on presse les bords de la tumeur avec les doigts près d'une partie non endommagée, l'os paroîtra affaissé, & en voici la raison. Les tégumens du crane sont fort épais & surtout la peau. Ces tégumens sont élevés par les parties subjacentes, quand la membrane cellulaire se gonfle par les humeurs qui s'y déchargent : mais sur les bords de la tumeur la peau est contigue aux parties subjacentes. C'est pourquoi si l'on porte le doigt un peu plus avant, sur la partie enflée, comme la peau est élevée en cet endroit, & qu'elle ne porte plus immédiatement sur l'os & sur le péricrane, il semble que l'os soit enfoncé. D'habiles Chirurgiens y ont été trompés, & le fameux Ruysch, *Observ. Anat. Medic. Centur. Obs.* 55. avoue que tâtant une large tumeur au front, causée par une violente contusion, il avoit été tenté de croire que le crane étoit enfoncé, comme l'assuroit positivement un Chirurgien aussi présent, & qu'il en seroit demeuré persuadé sans les expériences multipliées qui lui avoient appris que dans ces cas, l'attouchement n'est souvent propre qu'à induire en erreur.

8°. Les tégumens même fourniront des signes propres à faire juger si le crane a été endommagé, si par exemple ils se séparent de l'os vers le septieme jour; on aura lieu de le croire aussi si le blessé sent des douleurs excessives, s'il se décharge de la plaie une liqueur ichoreuse & fétide, & d'une malignité qui n'est pas ordinaire quand il n'y a que les tégumens d'affectés.

Ces signes font connoître à la vérité que le crane est endommagé : ils ne se manifestent ordinairement que par des symptomes irremédiables, qui font périr le blessé. Quand la plaie ne va pas plus loin que les tégumens, sans endommager le crane, elle est bien-tôt guérie, si large qu'elle soit, en observant ce qui a été prescrit ailleurs pour les plaies des tégumens : mais quand le crane est offensé, & qu'on n'en a point été averti par les signes ci-dessus détaillés ; on traite ce mal comme une simple plaie, & la cure paroît aller assez bien pendant les premiers jours. Pendant ce tems-là les os subjacens qui ont été offensés, commencent à se corrompre, les tégumens se séparent des os affectés, la douleur augmente ; il ne vient plus de pus digéré, mais une sanie claire & fétide, & la plaie résistant aux plus puissans remedes, donne enfin des signes non équivoques de ce désordre caché qu'on n'avoit point connu jusqu'alors. Tous ces symptomes viennent plutôt ou plus tard, selon la violence du mal, la constitution du malade, & spécialement selon le plus ou le moins de chaleur de l'atmosphere.

Hippocrate, dans ses *Prænotiones Coacæ*, observe exactement toutes ces circonstances ; car après avoir raconté les signes par où l'on connoît s'il y a fracture au crane, il ajoute : « mais par la suite du tems on découvre les « fractures, soit le septieme, soit le quatorzieme jour, « soit par quelques autres circonstances particulieres ; « car la chair se sépare de dessus l'os, l'os devient livide, « la douleur augmente, il sort de la sanie, & ces symp- « tomes sont fort difficiles à guérir. » Et dans son Traité sur les plaies de la *tête*, à l'endroit où il expose les signes par où l'on prévoit que le blessé mourra, il s'exprime ainsi : « S'il y a fracture, fissure ou contusion, « &c. à l'os, & qu'on ait négligé de le râcler ou de le « retrancher, par la persuasion où l'on étoit qu'il n'en « étoit pas besoin, & que le crane n'étoit pas endom- « magé ; la fievre prendra au malade avant le quator- « zieme jour, si c'est en hiver, & en été dès le septieme. « Il sortira un peu de sanie de la plaie, & la partie en- « flammée se mortifiera. Quand les choses sont venues « à ce point, l'ulcere se décolore, devient glutineux, « brun & livide comme de la chair salée, ὥσπερ τάριχος ; « & quand l'os commence à être carié, σφακελίζειν, il « devient noir & poli, & sur les bords, pâle & blan- « châtre : mais quand il devient purulent, il paroît « des pustules sur la langue, & le malade meurt après « un délire de quelque-tems. » Voilà donc les signes de mort qu'Hippocrate observoit : en effet, tant que les levres de la plaie sont rouges & peu enflammées, un Chirurgien habile ne s'effraye pas encore : mais quand les chairs n'ont plus un œil vif, & que les levres de la plaie deviennent de la couleur d'une viande flétrie, ou salée depuis long-tems, il s'attend dès-lors aux plus terribles symptomes. C'est pour cette raison que les plus habiles Chirurgiens depuis Hippocrate, comme nous l'avons déja remarqué, s'inquietent bien moins des symptomes effrayans qui arrivent immédiatement après le coup, que de ceux qui paroissent ensuite, surtout vers le septieme jour.

C'est pour la même raison qu'Hippocrate assure que dans les plaies à la *tête*, les fievres qui commencent le quatrieme, le septieme ou l'onzieme jour, sont ordinairement mortelles.

Comme les blessures, même légeres au crane, sont souvent suivies de plusieurs symptomes terribles, qui sont ceux que nous avons déja rapportés, & quelques autres que nous rapporterons plus bas ; il est visible qu'il faut avoir grand soin d'ouvrir ces plaies, & de les guérir le plus promptement qu'il est possible. Or telle est la nature des signes que nous avons déja rapportés, que si plusieurs concourent ensemble, ils fournissent un diagnostic certain ; & ceux que nous rapporterons marquent infailliblement que l'os est endommagé. Mais ce désordre caché se découvre souvent trop tard, pour qu'il soit encore tems de le guérir, au lieu que s'il eût été connu plutôt, on auroit pu y remédier.

On voit par ce qui vient d'être dit, pourquoi les habiles Chirurgiens ne négligent pas & ne traitent point superficiellement, même les plus légeres blessures à la *tête*, attendu que la lésion de l'os échappe quelquefois aux plus experts, & que de plus, quoique il n'y ait que les tégumens de blessés, il peut arriver que les os subjacens soient offensés par le pus ou par l'air extérieur. Les effets de la lésion du péricrane, dont nous avons parlé, sont ceux qui suivent.

1°. La mortification ou la destruction d'une partie de l'os, qui se sépare du reste.

La mortification de l'os est produite par la destruction des arteres du périoste qui portent à l'os les sucs vitaux & par l'abolition des veines qui rapportent ces mêmes sucs : c'est pourquoi quand ces vaisseaux cessent de faire leurs fonctions, la lame de l'os à laquelle ils aboutissoient, se mortifie. Soit que la plaie du péricrane détruise les vaisseaux qui ont communication avec cet os, ou ceux qui se distribuent du péricrane entre les lames des os ; ou ceux qui passent par des trous dans la lame externe du crane, l'effet sera le même ; c'est-à-dire, que la partie privée de ces vaisseaux qui lui portoient des sucs vitaux, se mortifiera. Or une partie du corps totalement privée de sucs vitaux, ne sauroit rester unie avec les parties vivantes : mais elle se sépare immanquablement des parties saines qui l'environnent ; c'est ce qui fait que les lames osseuses une fois mortifiées, se détachent & se séparent, comme nous venons de le dire plus haut en parlant des plaies au péricrane.

2°. Les parties adjacentes seront infectées par la mortification de la partie d'os séparée.

3°. De-là s'ensuivra aussi la putréfaction ou la carie de toutes les parties ainsi infectées.

Les os du crane consistent en plusieurs différentes lames, placées les unes sur les autres, & entre lesquelles se distribuent quantité de petits vaisseaux, du moins dans les jeunes gens : car nous avons observé plus haut que dans les personnes plus âgées, ces vaisseaux s'effacent & s'anéantissent par l'approche immédiate de ces lames l'une sur l'autre. Ceci est encore confirmé par une expérience de Belloste, qui vit un crane parsemé de petits trous, qui pourtant n'alloient pas jusqu'au diploë. De ces trous sortoient des vaisseaux, par le canal desquels les parties corrompues étoient séparées, au moyen de quoi il se formoit un nouveau péricrane.

comme nous l'avons observé plus haut. Il y avoit encore d'autres vaisseaux à la substance osseuse de la table externe du crane, qui n'ayant point par-dessus eux de lame osseuse qui les comprimât, & s'étendant en long formoient avec les précédens un amas considérable de vaisseaux qui sortoient par quantité de trous. Tulpius, *Observ. Medic. Lib. I. cap.* 2. raconte un cas digne d'être rapporté, qui confirme ce que nous avançons. « Un homme avoit reçu un coup de mousquet « derriere la *tête* ; & quoiqu'on ne vît point de fissure « au crane, la violence des symptomes qui suivirent « fut si grande qu'on y appliqua le trépan. Or dans le « tems que le Chirurgien ajustoit la couronne du tré« pan, quantité de petites gouttes de sang percerent à « travers de l'os sain, & comme des gouttes de rosée « couvrirent toute la surface du crane. On les essuya « plusieurs fois, mais aussi-tôt il en revenoit de nou« velles. » On voit bien que c'est en conséquence de la continuité des vaisseaux que le sang trouva moyen de passer par la substance même de l'os, sur la surface duquel il parut en forme de rosée. Si donc, par exemple, la lame supérieure de l'os est affectée, ce désordre gagnera aisément les vaisseaux adjacens; ceux-ci étant offensés, la lame qui est immédiatement dessous le sera bien-tôt aussi. Ainsi ce désordre après avoir affecté toutes les lames de la table supérieure du crane arrivera au diploë, qui étant corrompu communiquera à son tour la corruption à la table interne.

Par ce qui vient d'être dit on comprend assez que la destruction des vaisseaux fait mourir les parties; d'où s'ensuit nécessairement la corruption de la partie mortifiée. Nous avons rapporté plus haut l'exemple d'un homme qui mourut au bout de dix mois d'une violente contusion à la *tête*, à qui on trouva le crane entierement pourri & fétide.

Paré, *Lib. X. cap.* 22. rapporte un exemple surprenant qui fait voir que non-seulement le crane peut se pourrir, mais qu'il peut même se séparer, l'homme étant toujours en vie. Un homme reçut un coup d'épée à l'os pariétal gauche qui lui blessa l'os, mais ne pénétra pas cependant jusqu'à la table interne du crane. La plaie étant presque guérie, le malade par compagnie s'échappa considérablement à boire & à manger, but des vins très-spiritueux & mangea des mets échauffans. L'effet de son intempérance fut qu'il se trouva attaqué d'une fievre aiguë, qu'il perdit l'usage des sens & de la parole, & que toute sa tête & son visage enflerent considérablement. Quelques jours après parut un aposteme qu'on ouvrit avec une lancette, & il rendit une quantité considérable de sanie; après quoi l'on vit toute la substance subjacente de l'os du crane, noire, putride & fétide; & une quantité prodigieuse de petits vers vivans logés dans la plaie. Cependant le malade fut entierement guéri de cet accident : seulement la cicatrice resta long-tems foible & extremement sensible.

4°. Le diploë sera carié à son tour.

Quand les os sont moulus, pour ainsi dire, en une poudre fine, c'est ce qu'on appelle être carié, & qu'il ne faut pas confondre avec la séparation des lames corrompues qui se fait par exfoliation. Le diploë, qui est entre les deux tables du crane, consiste en un grand nombre de vaisseaux & de cellules osseuses; il contient aussi une huile médullaire qui se corrompt aisément. C'est pourquoi, soit que le crane blessé ait communiqué son désordre au diploë; ou que par l'effet d'une violente contusion, qui n'ait pourtant point endommagé l'os, les vaisseaux du diploë rompus laissent échapper les sucs qu'ils contenoient; dans l'un & l'autre cas les sucs extravasés croupiront & se corrompront. Ces sucs corrompus corroderont les autres vaisseaux qui sont encore entiers, & le desordre augmentera; car serpentant à travers les cellules osseuses du diploë, ils se répandront au loin entre les tables du crane & les corromperont infailliblement : & cet accident sera suivi d'une infinité de symptomes très-fâcheux.

5°. La corruption gagnera jusqu'aux membranes & même jusqu'à la substance du cerveau.

Le péricrane est la membrane qui couvre la partie convexe du crane; & la dure-mere est celle qui le tapisse en dedans & lui sert de périoste de ce côté-là. Ces deux membranes distribuent des vaisseaux aux os qui leur sont contigus & en reçoivent d'eux. Et il me paroît très-probable que les vaisseaux du péricrane qui traversent la table externe communiquent & s'unissent dans le diploë avec de pareils vaisseaux qu'y envoie la dure-mere à travers la table interne. Lors donc que l'os du crane est corrompu, & spécialement quand le diploë même est affecté; il faut bien en conséquence de cette communication de vaisseaux que les tégumens interne & externe du crane le soient aussi. Et c'est ce que confirment les exemples qui ont été rapportés plus haut. Or quand les tégumens internes du crane sont en mauvais état, il n'est pas bien difficile que le désordre & la corruption se communiquent à la substance molle & contiguë du cerveau, comme quantité d'exemples le font voir.

6°. La suite de ce dernier accident sont tous les désordres qu'entraîne après soi celui du cerveau, tels que les convulsions, l'assoupissement profond, la paralysie, l'apoplexie & la mort.

Toutes les sensations & les mouvemens spontanés & arbitraires dépendent du cerveau, comme il est aisé de s'en convaincre par quelques observations physiologiques. C'est pourquoi quand le cerveau est corrompu ou lesé, toutes les actions ou quelques-unes seulement sont troublées & abolies, selon que le désordre affecte ou toute la masse ou quelques parties seulement du cerveau. Mais quand le désordre est communiqué lentement au cerveau par le crane, les symptomes se succedent dans l'ordre que nous venons de dire. Quantité d'observations prouvent aussi que le malade en pareil cas est souvent emporté subitement au moment qu'on ne s'y attendoit pas. Il suffit d'observer ici qu'il est avéré que tous les désordres du cerveau depuis le plus léger vertige, jusqu'à la plus terrible & la plus fatale apoplexie, tirent leur origine de cette cause.

Par ce qui vient d'être dit touchant les plaies de la *tête*, il est facile de comprendre la nature des différentes plaies à cette partie, & quels prognostics on en peut déduire.

Au moyen des différens symptomes qui accompagnent les plaies à la *tête*, & que nous venons de détailler, on peut, autant que l'art en est capable, déterminer quand le crane est endommagé ou ne l'est pas; quoique si la blessure est considérable, il y ait toujours à craindre quelque désordre caché, quand même on ne le découvriroit pas par les sens, comme il peut arriver, par exemple, lorsqu'il y a fissure au crane, ailleurs qu'où le coup a été porté, comme nous l'avons deja observé plus haut.

Mais lorsqu'au moyen des signes ci-dessus spécifiés, on voit clairement que le crane est endommagé, on doit en formant son prognostic, redouter tous les symptomes dont nous avons parlé, non pas qu'ils arrivent toujours, mais simplement, parce qu'il est possible qu'ils arrivent. Ainsi la prudence exige alors qu'on avertisse du danger les amis du malade, de peur que s'ils arrivent, on ne les attribue à l'impéritie du Chirurgien, plutôt qu'à la malignité de la plaie. Joignez à cela, que quand le malade & les amis qui sont auprès de lui, seront suffisamment avertis que ces terribles symptomes viennent quelquefois à la suite des blessures à la *tête*, même légeres & superficielles en apparence, ils en seront plus exacts à observer ou faire observer les précautions nécessaires, tant par rapport au régime, que par rapport à la cure, par l'inobservance desquelles on a vu tout à coup mourir des malades qu'on comptoit entierement hors de danger.

Les indications curatives qu'il convient de prendre, sont :

1°. De dépouiller l'os endommagé.

Il y a tout lieu de douter s'il est toujours absolument nécessaire de dépouiller l'os, losqu'on le soupçonne violemment d'être endommagé, attendu que quoique blessé ou fendu, il est possible qu'il reprenne, comme il arrive aux autres os du corps. C'est pourquoi il me paroît qu'il faut, autant qu'il est possible, éviter les deux extrémités : car il y a des Chirurgiens qui pour toutes sortes de plaies à la *tête* ne manquent jamais de faire l'incision ; & d'autres au contraire trop timides, qui ne s'y hasardent jamais, même dans les cas les plus terribles. Ruysch, *Observat. Anatom. Chirurg. Cent. Obs.* 60. qui exerçant sa profession dans une ville extremement peuplée, a eu occasion de voir quantité de cas différens dans ce genre de blessure, veut que dans les fractures du crane, quand les symptomes ne vont point en augmentant, on ne commence pas d'abord par faire l'incision & la perforation ; mais qu'après une saignée préalablement faite, on tente la cure par l'application de fomentations céphaliques chaudes. Et il ajoute que lui-même il a guéri par cette méthode beaucoup de blessés. Celse, *Lib. VIII. c.* 4. nous apprend, « que dans « le cas de fissure ou fracture à l'os, les Anciens « avoient d'abord recours à l'extirpation : mais il est « beaucoup plus à propos, dit-il, de tenter d'abord la « cure par le moyen des emplâtres qu'on a coutume « d'appliquer sur le crane. » Il conseilloit de s'en tenir à cette méthode jusqu'au cinquieme jour. « Mais, con« tinue-t'il, si les chairs reviennent, si la fievre se dis« sipe ou s'affoiblit, si le malade dort suffisamment, si « son appétit revient, il faudra continuer de suivre la « même méthode. Souvent par ce moyen la fente se « remplit par une espece de calus qui consolide les os « comme la cicatrice consolide les chairs. C'est aussi « par un calus de la même espece que sont recollés les « os fracturés qui ne tenoient plus aux parties circon« voisines. Ce calus est plus propre à couvrir le cer« veau, que la chair qui repousseroit si on avoit enlevé « l'os. Mais si dès le commencement de la cure la fie« vre augmente, que le malade dorme peu, qu'il soit « troublé par des rêves importuns ; si l'ulcere est hu« mide, & que le pus ne soit pas louable ; s'il vient des « tumeurs glanduleuses au cou ; si les douleurs & le dé« gout vont en augmentant, il faudra en venir à l'opé« ration manuelle, & employer la rugine. »

On voit par-là que c'est en conséquence de la violence & de la malignité des symptomes qu'il faut se déterminer dans le cas où l'os est endommagé, à le mettre à nu, ou à employer par préférence à l'incision les autres moyens de guérir les blessures des os.

2°. Nettoyer la plaie.

En écartant tout ce qu'il n'est pas possible de réunir avec les parties saines, comme les grumeaux de sang, les fragmens d'os entierement détachés ; & en faisant sortir par la voie de la suppuration tout ce qui ne peut plus faire corps avec ce qu'il y a de sain. Par ce moyen on se débarrasse de tout ce qui nuiroit à la consolidation de la plaie & on facilite la cure.

3°. Faire de petites perforations à l'os,

De la maniere qu'il a été dit plus haut, afin que

4°. Il puisse se refaire un nouveau périoste ou une membrane qui y soit équivalente, qui communique par des vaisseaux à l'os, & qui reçoive ceux qui en viendront.

Parce que les tégumens ne s'attacheront point à l'os tant qu'il sera dépouillé, & ne sera point revétu d'une membrane pareille à celle que nous disons.

5°. Consolider la plaie ;

Ce qui se fera par des bandages convenables & par les méthodes indiquées ci-dessus pour les plaies des tégumens sans contusion.

Quand l'état de la plaie & les symptomes qui en sont l'effet, indiquent qu'il y a nécessité de dépouiller la partie affectée, il faut faire aux tégumens en enfonçant jusqu'à l'os, une incision ou en ligne directe, ou angulaire, ou perpendiculaire, ou en croix, selon la nature de la partie affectée, ou du coup qui y a été porté, passant avec ménagement sur l'os fracturé qui cede à l'action du bistouri.

Après avoir rasé les cheveux, il faut s'assurer de l'étendue de la partie affectée, & de sa situation par rapport aux sutures, aux muscles & aux tendons, au moyen de quoi on pourra se décider sur la sorte d'incision qu'il sera plus à propos de faire : si, par exemple, une seule incision au milieu de la partie affectée suffira, ou s'il en faudra deux. Et dans ce second cas il faudra que ces deux incisions soient différemment inclinées l'une vers l'autre, selon qu'on voudra mettre à nu une plus grande ou plus petite portion d'os : car si les deux incisions sont faites en angle, on pourra découvrir toute la partie de l'os comprise entre les deux lignes. Si l'on fait une incision au bord de la partie affectée, & une seconde qui porte perpendiculairement sur la premiere, passant par le milieu de la partie affectée, il est visible qu'on pourra au moyen de cette incision dépouiller un espace d'os une fois plus grand que par la précédente ; & si l'on prolonge l'incision perpendiculaire, & qu'on lui fasse couper celle qui regne le long du bord de la partie offensée, il s'ensuit qu'on aura quatre angles droits, & conséquemment qu'on pourra par le moyen de cette incision découvrir une portion de crane quatre fois plus grande que par l'incision qui ne formeroit qu'un angle. On appelle cette derniere, incision cruciale ; & comme elle met en état de découvrir une portion d'os considérable, Celse, *Lib. VIII. c.* 4. la juge plus commode que tout autre. « L'incision faite, dit« il, suivant la direction de deux lignes qui se cou« pent transversalement, & figurée à peu près comme « la lettre X, est la plus convenable, parce qu'elle « forme quatre angles, d'où l'on peut lever autant de « portions de tégumens. » Mais à présent on se contente de faire une incision telle qu'il la faut pour découvrir la partie affectée ; car il est visible, par exemple, qu'il ne faut qu'une simple incision, si la partie lésée est assez petite pour qu'on puisse la voir en entr'ouvrant & écartant les levres de la plaie de part & d'autre. Mais l'incision angulaire est la plus convenable, quand la partie offensée n'est pas absolument large, mais qu'elle l'est cependant trop pour qu'on pût la voir à nu au moyen d'une simple incision. S'il est question de découvrir une large portion d'os, il faut faire une incision en forme de tangente à la circonférence de la partie affectée, & ensuite une seconde qui porte perpendiculairement sur cette premiere, & passe par le milieu de la partie affectée. Et s'il est besoin de découvrir une portion d'os plus large encore que dans le cas précédent, on fera une incision en ligne droite au milieu de la partie affectée, puis une seconde qui coupera cette premiere à angle droit par le milieu ; au moyen dequoi ayant quatre angles de tégumens à lever, on pourra voir à nu toute la surface d'os comprise entre les extrémités des deux incisions.

Il faudra faire cette incision avec un bistouri bien coupant & suffisamment fort, de peur qu'il ne s'émousse dans l'opération ; car la peau qui couvre le crane étant dure & calleuse, il faut un instrument fort pour la couper.

Il faut enfoncer la lame du bistouri jusqu'à l'os, afin que portant dessus immédiatement, il divise le péricrane en même-tems que les tégumens, « de peur, dit Celse, « *Lib. VIII. c.* 4. qu'il ne reste sous la peau quelque « portion de la membrane dont le crane est enveloppé, « qui ne soit pas divisée; car le déchirement de cette « membrane avec la rugine ou le perforateur, exciteroit une fievre & une inflammation violente. » Si tandis qu'on est à faire l'incision des tégumens on n'enfonce pas le bistouri jusqu'à l'os, il faudra bien revenir après coup à l'incision du péricrane. Il est vrai que par-là le bistouri laisse sa trace imprimée dans l'os: mais outre que cela est inévitable, il sera aisé d'y remédier, après que la partie affectée aura été découverte.

Comme pour cet effet il faut appuyer fortement le bistouri sur l'os, il s'ensuit tout naturellement qu'il faut bien examiner auparavant si le crane n'est pas fracturé au point que la partie endommagée puisse être enfoncée en y appuyant le bistouri; car cet accident causeroit de terribles symptomes, & peut-être la mort même, comme on en a fait plus d'une fois la triste expérience. C'est pourquoi, lorsqu'après avoir tâté avec les doigts on a senti quelque chose qui fléchissoit, il faut éviter de faire l'incision sur cet endroit : mais si la violence de la contusion a fait naître une large tumeur sur la partie affectée, j'avoue qu'il sera bien difficile de s'assurer si l'os fracturé est en état de résister à la pression ou non.

Il faudra aussi avoir attention, autant qu'il sera possible, à ne pas couper les grosses arteres dispersées dans les tégumens. Il faudra éviter avec le même soin les ramifications remarquables des nerfs qui sont dispersées, par exemple, au front, au-dessus de l'orbite de l'œil, aussi-bien que les muscles, les tendons & les sutures, dont il faut que le Chirurgien connoisse la situation au moyen de l'anatomie, qu'il ne lui est pas permis d'ignorer.

Sharp veut, que si la fracture n'est pas compliquée avec la plaie du péricrane, ou que la plaie soit trop petite pour admettre l'opération, ce qui n'arrive que fort rarement, on découvre la fracture en enlevant une portion suffisante du péricrane. C'est la méthode de plusieurs Chirurgiens en ce cas de faire l'incision cruciale qu'ils préferent à toute autre, dans la supposition que la plaie faite par cette sorte d'opération, sera bien plus aisément guérie; & que dans le cas, où après avoir levé une portion du péricrane on ne trouveroit pas de fracture dessous, ce qui arrive quelquefois, on éviteroit l'exfoliation de l'os & la longueur d'une cure trop lente. Mais quelque chose qu'on dise en faveur de l'incision cruciale, il faut avouer que ce sont tous raisonnemens qui portent à faux : car il est rare, ou, pour mieux dire, il n'arrive jamais qu'on s'assure s'il y a fracture au crane en levant le péricrane, à moins qu'il n'y ait au moins contusion au péricrane même: or cette circonstance cause ordinairement une abondante suppuration; & la matiere logée entre le crane & la peau, non-seulement empêche que les tégumens ne reprennent, mais même occasionne ordinairement une carie à l'os, ce qui est précisément l'accident qu'on prétendoit éviter par cette méthode ; & souvent même les levres de la plaie étant devenues calleuses, il faudra les couper, si l'on veut parvenir à faire cicatriser la peau. Or, si cette objection contre l'opération cruciale est bonne, elle prend d'autant plus de force lorsqu'il s'agit de trépaner, que Sharp veut qu'on ne manque point à emporter une portion des tégumens lorsqu'on découvre l'os dans la vue de faire l'opération ; car l'os ne manque gueres de granuler avec la chair en peu de jours, en ne mettant pour appareil qu'une simple charpie seche, & il se carie rarement, à moins qu'il ne soit affecté par une abondante évacuation de matiere du cerveau ; ou s'il ne se forme pas de nouvelle chair assez vîte, il faut en hâter la formation en faisant de petites ouvertures dans la substance de l'os, ou en le râclant avec la rugine. La forme des tégument qu'on enlevera, sera à peu près circulaire ; & pour être sûr du cours de la fracture, on la découvrira dans toute sa longueur. Sharp prédit qu'il y aura peu de Chirurgiens qui veuillent hasarder de dépouiller une partie si considérable de crane : mais il ajoute, que si l'on savoit quel grand avantage il en résulte, & combien il y a peu à risquer en le faisant, on n'hésiteroit pas un moment. Quand le péricrane est ôté, il faut lier les arteres sur le champ, au moyen dequoi on pourra faire l'opération incontinent, quoique la plupart des Chirurgiens regardent l'effusion du sang à cette partie, comme un obstacle si incommode, qu'ils aiment mieux la remettre au lendemain. Mais cette appréhension est sans fondement; car si on lie deux ou trois des plus gros vaisseaux, il sera aisé d'arrêter le sang des plus petits avec un peu de charpie seche ; après quoi on pourra faire son opération sans aucun empêchement, comme Sharp faisoit lui-même, & recommande aux autres de faire, attendu que ce mal demande tant de célérité, que vingt heures plûtôt ou vingt heures plus tard, quand le cerveau est considérablement comprimé par l'os fracturé, décident souvent de la vie ou de la mort du malade. SHARP.

La premiere chose qu'il y a à faire ensuite est de séparer exactement du crane les parties incisées, au moyen de la rugine, instrument dont il y a plusieurs sortes de différentes formes, qu'on peut voir, *Planch. XII. Fig.* 3. 4. 5.

Le péricrane ainsi qu'on l'a observé déja, est fortement adhérent au crane, au moyen des vaisseaux qu'il y envoie & d'autres qu'il en reçoit. C'est pourquoi après l'incision faite dans les tégumens & le péricrane, ils ne laisseront pas de tenir encore au crane dans toute l'étendue de leur surface interne. Ainsi, pour parvenir à voir l'os à nu, il faut détacher le péricrane de dessus le crane. Quelquefois lorsqu'on leve les angles des tégumens, formés par l'incision, le péricrane vient avec & se détache de l'os, surtout quand il n'est que foiblement adhérent, comme il arrive aux personnes âgées : mais quand il est fortement adhérent, comme il l'est ordinairement, il faut ratisser le crane avec une rugine d'ivoire bien polie; ce qui ne se peut faire sans une douleur extremement vive, à moins que le malade ne soit tout-à-fait insensible & léthargique, comme il arrive souvent dans le cas de blessures violentes à la *tête*. Il seroit donc bien à propos que les jeunes Chirurgiens s'exerçassent sur des *têtes* de veau ou de mouton à faire usage de la rugine avec dextérité, pour séparer promptement le péricrane de dessus le crane, parce qu'il y a bien de la cruauté & du risque à faire cet apprentissage sur des hommes.

Ce qu'il y a à faire ensuite est de remplir la plaie qu'on a faite, avec de la charpie seche.

Quand les tégumens sont ainsi séparés, le sang qui abonde empêche pour l'ordinaire qu'on ne voye bien distinctement la surface de l'os dépouillé. C'est pourquoi, à moins que le danger ne soit extremement urgent, il faut remettre l'examen de la blessure de l'os au lendemain ou à quelques heures ensuite. Mais de peur que les parties qu'on vient de séparer ne se rejoignent, ce qu'on a vu arriver plus d'une fois, il faut pour prévenir cet accident, insérer des tentes de charpie plattes entre l'os dépouillé & les tégumens. De cette maniere, quand l'hémorrhagie est arrêtée, il n'y a qu'à ôter la charpie & lever les tégumens, & l'on verra tout à son aise la surface entiere de l'os dépouillé. Hippocrate nous apprend dans son Traité des plaies de la *tête*, qu'au moyen de cette méthode la plaie sera suffisamment élargie. Il ordonne dans le même endroit pour prévenir une inflammation excessive, d'appliquer un cataplasme de fine fleur de farine bouillie dans du vinaigre, jusqu'à ce qu'elle soit devenue d'une consistance glutineuse; car en même tems que la charpie seche, absorbe le sang & les autres fluides, comme par là même elle s'enfle, elle dilate la plaie, ce qui ne peut manquer de causer quelque sorte d'irritation & d'inflammation. Voyez l'endroit déja cité de Sharp.

Il faut absorber avec des éponges le sang, le pus, la sanie, &c. & retirer avec des pinces les fragmens, les esquilles & les écailles d'os; si elles sont petites, qu'elles ne soient point adhérentes à aucune membrane & qu'elles soient en vue; ou bien l'on se servira de ciseaux pour les détacher si elles tiennent. C'est là ce qu'on appelle mondification artificielle.

Quand on a ôté les plumasseaux & bien détergé le sang & toutes les ordures qui empêchoient de voir à découvert la superficie de l'os, il faut chercher avec tout le soin possible s'il n'y a rien à ôter ou à rétablir. Si l'on ne voit point de fracture ni de contusion au crane, qu'on ne découvre pas la moindre apparence de fissure & qu'il n'y ait pas lieu de soupçonner une extravasation d'humeurs sous le crane, auquel cas il faudra perforer l'os pour les en tirer, il n'y a qu'à faire reprendre & consolider la plaie. Il est arrivé aux plus habiles Medecins & Chirurgiens de se tromper en pareil cas, se persuadant avant d'avoir levé le péricrane sur des signes qu'ils croyoient évidens qu'il y avoit quelque désordre ou défectuosité dans la partie qu'ils se déterminoient à dépouiller. Il y a de cela des exemples sans nombre. Hippocrate a remarqué que quelquefois l'os est fracturé dans un endroit fort éloigné de celui où a été porté le coup; & l'on voit par les observations de quantité d'Auteurs, qu'on ne peut jamais en avoir de certitude. Ainsi ce qu'il y a de mieux à faire est d'avertir le malade & ceux qui sont autour de lui, que tous les signes indiquent la nécessité de dépouiller la partie affectée pour y découvrir un désordre caché, qui peut-être est situé ailleurs & même dans une partie de la *tête* fort éloignée de celle où l'on va faire l'incision. De plus un Chirurgien prudent aura la précaution de consulter un Medecin & d'autres Chirurgiens sur la conduite qu'il doit tenir; au moyen de quoi si la cure n'a pas une bonne issue, il y aura du moins quelqu'un en état d'attester, qu'on ne s'en doit pas prendre à lui, & qu'il s'est conduit suivant les regles de l'art.

Quant après avoir levé les tégumens, on voit que l'os a été offensé, la premiere indication est toujours de commencer par écarter tout ce qui peut gêner & incommoder dans la cure de la plaie. S'il y a, par exemple, une effusion d'humeurs sur la partie, il est aisé de les absorber avec des éponges ou de la charpie seche. Pour les fragmens d'os, les petites esquilles & les lames écailleuses qui se séparent d'elles-mêmes, ou sont séparées par quelque instrument, il faut les regarder comme des corps hétérogenes, dont la présence peut être très-nuisible & retarder beaucoup la cure de la plaie. Mais dès qu'on s'est apperçu de ces corps, il faut examiner si on peut les ôter sans blesser la partie, ou s'il ne seroit pas mieux de les laisser se séparer & tomber d'eux-mêmes. Si les fragmens des os sont petits & ne tiennent plus aux parties vives, comme il n'y a plus d'espérance de les y réunir, le plus sûr est d'en faire l'abscission avec des instrumens convenables. Mais comme l'air, ainsi qu'il a été dit plus haut, est très-préjudiciable aux os quand ils sont dépouillés de leur périoste, il faut aussi que ces fragmens soient tellement en vue, qu'on les puisse séparer facilement, & qu'il ne faille pas être long-tems à tâtonner pour les extirper. Il n'est pas moins dangereux de tirer avec violence des fragmens d'os qui tiennent encore aux membranes; car la violence de la douleur & la connection du péricrane avec la dure-mere, surtout aux environs des sutures, peut produire de très-mauvais effets: mais si néantmoins il y a nécessité de les ôter, il vaut mieux le faire avec des ciseaux.

Cette dépuration de la plaie, qu'on fait avec la main ou avec quelque instrument, s'appelle mondification artificielle, pour la distinguer de celle qui se fait d'elle-même par la voie de la suppuration, & qu'on appelle pour cette raison, naturelle.

Si les fragmens, les esquilles ou les lames écailleuses sont considérables & fort adhérentes, ou qu'elles soient tellement cachées qu'on n'y puisse pas atteindre aisément, il faut les laisser: elles se sépareront d'elles-mêmes, ou se réuniront aux autres parties. C'est là la mondification naturelle.

Quand les fragmens du crane sont considérables, il faut examiner s'ils sont corrompus à un tel degré qu'il n'y ait point d'espérance qu'ils se puissent réunir aux autres parties de l'os. Cela se connoît par le changement de couleur; car si le fragment est devenu jaune, brun ou noir, jamais il ne reprendra, mais il se séparera de lui-même au bout de quelque tems; ou bien il n'y a qu'à le tirer tout d'abord si l'on croit le pouvoir faire sans inconvénient. Mais quand le fragment a gardé sa couleur naturelle, & singulierement lorsqu'il tient encore au péricrane, il y a grande espérance qu'il pourra reprendre. Il arrive quelquefois dans des fractures de gros os, tels que le tibia, par exemple, ou le fémur, qu'un fragment se détache tout-à-fait; & cependant après cela on en a vu reprendre & se réunir avec le reste de l'os. Ainsi il n'y a point à désespérer qu'il arrive la même chose dans le cas des fractures au crane, comme on sait que cela est arrivé en effet plus d'une fois, par des observations Chirurgiques.

Un homme reçut un si violent coup de pié d'un mulet qui avoit le sabot ferré, qu'il en eut le front fracturé & enfoncé. On lui leva un morceau du crane de figure ronde, avec le trépan, afin de pouvoir plus aisément soulever & emporter l'os fracturé & enfoncé. Comme la fracture s'étendoit depuis le milieu du front jusqu'au petit angle de l'œil, Paré qui traitoit le malade, ne voulut pas hasarder d'enlever une portion d'os si considérable; mais il se contenta d'élever l'os de maniere qu'il ne pressât plus la dure-mere, & le malade eut le bonheur d'être guéri, & le fragment d'os qui étoit tout-à-fait séparé du reste du crane, mais qui tenoit encore au péricrane, reprit entierement.

Un Capitaine eut une large portion de l'os frontal, d'environ trois doigts de long & autant de large, coupée d'un coup de sabre; de sorte qu'on lui voyoit la duremere toute découverte. Ce large fragment d'os qui tenoit encore au péricrane, pendant avec les tégumens sur le visage du blessé, formoit un spectacle affreux. Paré avoit d'abord été d'avis de couper tout-à-fait & l'os & les tégumens: mais craignant que ce ne fût trop exposer la dure-mere que de la laisser ainsi découverte & sans abri; après avoir détergé tout le sang qui couvroit la dure-mere, il y appliqua l'os avec les tégumens par-dessus, & assura le tout au moyen de trois sutures qu'il fit à différens endroits, afin que rien ne se déplaçât. Cette méthode réussit; & l'on peut bien dire qu'il ne faut jamais désespérer de rien en pareil cas, après qu'une portion d'os si considérable qui étoit entierement coupée a pu reprendre, & cela sur un homme qui avoit déja reçu plusieurs autres blessures.

Ainsi tant que les fragmens tiennent au vif, il est à propos de les laisser, parce qu'il y a toujours lieu d'espérer alors qu'ils pourront se rejoindre au reste de l'os: mais si la plaie alloit mal, & qu'on vît par des signes certains que les fragmens séparés commençassent à se corrompre, il les faudroit bien retrancher à moins qu'on ne les vît disposés à tomber d'eux-mêmes. L'on voit par là qu'il est dangereux d'aller creuser trop avant dans les plaies de la *tête*, pour en tirer des fragmens d'os qui ne se présentent pas d'eux-mêmes à la vue ; car s'ils tiennent par quelque endroit à des parties vives, ils pourront reprendre tout-à-fait ; ou s'ils ne peuvent pas reprendre, ils sortiront d'eux-mêmes par la voie de la suppuration. La nature fait souvent pourvoir elle-même à sa propre sureté dans les cas les plus dangereux, comme nous l'apprend l'histoire suivante.

Une jeune fille de neuf à dix ans reçut dix-huit coups d'épée à la *tête*, sans compter plusieurs autres aux bras & au corps. Toutes ces blessures à la *tête* affectoient le crane & quelques-unes emporterent quelques portions de l'os jusqu'au diploë, & quelques autres toutes l'épaisseur du crane jusqu'à la dure-mere. Cette *tête* déchiquetée étoit bandée comme il convenoit & on défaisoit les bandages une fois tous les deux jours. Chaque fois qu'on la pansoit on en retiroit des esquilles qui s'étoient attachées à la charpie & s'étoient séparées d'elles-mêmes sans causer aucun nouvel accident ; & les fragmens qui tenoient encore au péricrane, repousserent & remplirent les plaies où le crane avoit été coupé ; desorte qu'en cinq semaines cette fille qui avoit reçu tant de blessures fut guérie de toutes. Or il est à remarquer dans ce cas, qu'on ne fit point de mondification artificielle ; car tout ce qui ne pouvoit pas reprendre, se sépara par la voie de la suppuration spontanée.

C'est pourquoi Hippocrate remarque très-prudemment, *Lib. de Cap. Vuln.* que « les os qui sont par violence « dérangés de leur situation naturelle & enfoncés en- « dedans par fracture ou entierement coupés, causent « des suites moins dangereuses si la membrane reste « entiere ; que les fissures en-dedans quoique larges & « considérables, ne sont pas non plus les plus dange- « reuses, ni celles dont les esquilles sortent plus diffi- « cilement ; car il n'est pas besoin même pour les avoir « de faire d'incision ni de tenter des moyens dange- « reux, parce qu'elles se font jour d'elles mêmes. »

Si l'on voit qu'il y a contusion à l'os, qu'il soit blanc, brun, livide ou fendu, il y faut faire un grand nombre de petites perforations, de la maniere qu'il a été dit plus haut, afin que les vaisseaux vivans percent à travers ces trous & se déchargent des humeurs putréfiées qui y sont en stagnation, car il se reformera par cette voie un nouveau périoste.

Il arrive quelquefois qu'après que les tégumens ont été enlevés il ne paroît point de fracture à l'os, quoiqu'il puisse être fort endommagé, & c'est ce qu'on voit arriver surtout quand la blessure a été faite avec un instrument mousse, ou que le blessé s'est heurté la *tête* contre une surface plane & dure. Car en ce cas l'os du crane aura été fendu, sans que les tégumens aient été rompus, comme il arrive souvent ; ou le péricrane aura souffert une compression entre le corps ferme contre lequel il a heurté, & l'os dur du crane, qui aura causé une rupture aux vaisseaux de communication du crane & du péricrane, d'où suit l'abolition de toute influence vitale dans la lame du crane, qui est contigue au péricrane ; il est évident que les vaisseaux qui sont entre les lames intérieure & extérieure du crane ne manquent pas d'être offensés par les mêmes causes, ce qui augmente le désordre. On connoît la contusion & la destruction des vaisseaux dans l'os du crane par le changement de la couleur de l'os. Car les os entiers & vivans sont naturellement rougeâtres ou d'un blanc tirant sur le bleu, parce que les vaisseaux vitaux qui sont pleins d'un liquide coloré paroissent de cette couleur à travers la lame de l'os qui est blanche & transparente en conséquence de son peu d'épaisseur. C'est pourquoi toutes les fois que des vaisseaux situés sous des lames osseuses sont détruits par une contusion, l'os sera blanchâtre : c'est pour cela qu'on a marqué ci-dessus les taches blanches parmi les signes qui indiquent que le crane est offensé ; aussi Belloste, *Chirurg. d'Hôpital*, regarde comme le premier signe d'une heureuse issue lorsqu'après qu'on a fait au crane de place en place de petits trous, l'os commence à devenir rougeâtre, parce que c'est selon lui une preuve qu'il redevient vivant, au lieu qu'auparavant il étoit pour ainsi dire mort, étant privé de l'influence d'humeurs vitales. Quand l'os après la destruction de ses vaisseaux commence à se corrompre, de blanc qu'il étoit d'abord, il devient jaune, brun, livide & même entierement noir, sa couleur s'éloignant de plus en plus de la naturelle, à mesure que sa corruption fait du progrès, comme il a déja été dit.

C'est pourquoi comme il est à craindre en ce cas-là que la corruption de l'os n'infecte les lames subjacentes & contigues, & que la contagion ne gagne jusqu'au diploë & à la table qui est dessous, & à la fin, au cerveau même, & cela d'autant plus que les humeurs extravasées & corrompues ne trouvent point de passage dans toute la surface de l'os où est la contusion, on voit combien est utile la méthode que nous avons indiquée plus haut, de faire de distance en distance des petits trous au crane, afin que les humeurs extravasées puissent trouver par où se décharger, & que les vaisseaux vivans qui sont sous le crane étant dégagés de la couverture impenétrable que formoit sur eux l'os mort, ils surmontent cet obstacle & portent en dehors les parties mortes & corrompues. Car il ne faut attendre la séparation de la partie corrompue de l'os, que des vaisseaux vivans qui sont dessous, comme Hippocrate l'a observé il y a long-tems, *Lib. de Cap. Vuln.* où après avoir conseillé de ne point faire des tentatives téméraires & dangereuses pour retirer les fragmens des os, mais de les laisser se ménager eux-mêmes une sortie ; il ajoute que, « cela s'opere par l'ac- « tion des nouvelles chairs qui poussent de dessous, « & tirent leur origine du diploë & même de la par- « tie saine de l'os, s'il n'y a que la partie supérieu- « re qui soit corrompue. » C'est ainsi qu'Hippocrate a appris uniquement par ses propres observations une vérité, qui se trouve confirmée par l'étude & l'expérience des modernes. Car les anciens Medecins donnoient le nom de chairs, & les modernes les ont suivis en cela, à cette tissure de vaisseaux qui poussent dans les plaies, & viennent réparer la perte de substance que le corps a soufferte dans la partie blessée. Hippocrate ajoute une chose, a quoi il est bon de faire attention : c'est que cette chair pullule du diploë, où l'on remarque quantité de semblables vaisseaux ; & il observe encore que quand il n'y a de corrompu que les lames supérieures, la chair pousse de la partie saine de l'os immédiatement subjacente, & non du diploë.

Dans le cas de fissure la même méthode aura le même effet ; car tous les mauvais symptomes, qui sont les suites de la fissure, procedent sur-tout de la rupture d'un grand nombre de vaisseaux, & de la détention des liquides extravasés qui causent la corruption de l'os, d'où il suit quantité d'autres accidens. Mais si l'on fait dans l'os de petites perforations de place en place aux environs de la fissure, on donnera par-là une issue aux humeurs extravasées, & une facilité aux vaisseaux vivans pour se produire en dehors & former de leur propre substance un nouveau péricrane.

On voit par ce qui a été dit plus haut, combien la cure va vîte par cette méthode, lors même que le crane a été endommagé considérablement.

Quand il s'est formé un nouveau perioste par la méthode que je viens de dire, on se conduit pour le surplus de la cure comme dans les simples plaies des tégumens.

On voit évidemment par ce qui précede pourquoi souvent une petite fissure au crane est plus dangereuse qu'une large contusion.

Tout ce qu'il y a de Medecins & de Chirurgiens expérimentés conviennent, que souvent une fissure au crane est d'une conséquence bien plus dangereuse qu'une violente contusion ou même une fracture.

Car la fissure est beaucoup plus difficile à connoître, on ne s'en apperçoit quelquefois que fort tard, sur-tout si elle est située aux environs des sutures, ou qu'elle n'affecte que la table interne du crane, sans que l'externe soit endommagée; ou-bien encore, quand il faut aller chercher la fissure dans une partie du crane bien éloignée de celle où le coup a été appliqué. Ajoutez à ces raisons, que la fissure, quoiqu'à portée d'être apperçue, souvent s'étend trop loin pour que le Chirurgien puisse, sans exposer beaucoup le blessé, la découvrir de ses tégumens dans toute sa longueur. On a fait voir déja plus haut par des observations très dignes de foi, que tous ces cas-là peuvent arriver & arrivent fréquemment.

Mais quand l'os reçoit une large blessure, qu'on voit tout à découvert, les Medecins & les Chirurgiens frappés de l'apparence effrayante de la plaie, mettent toute leur capacité en œuvre pour écarter le danger qui menace; au lieu que la fissure souvent cachée aux recherches les plus subtiles & destituée de tous signes qui puissent aider à la faire découvrir, trompe les praticiens les plus expérimentés, comme Hippocrate avoue ingénuement qu'il lui est arrivé à lui-même.

Une autre raison qui rend encore les fissures étroites si dangereuses, c'est qu'on ne peut jamais savoir avec certitude jusqu'où elles ont pénétré, si elles ne vont que jusqu'au diploë ou si elles sont plus profondes. Si la fissure s'étend usqu'au diploë, il y a immanquablement quelques vaisseaux considérables de rompus, & les humeurs extravasées ne trouvant point d'issue par la fente étroite de l'os, elles se corrompront, & détruiront les cellules osseuses & néantmoins tendres qui constituent le diploë; & s'étendant ensuite librement entre les deux tables du crane, elles les corrompront aussi. La table intérieure du crane étant rongée & percée, le cerveau sera affecté à son tour, ce qui pourra faire mourir le malade subitement, au moment qu'on le croyoit en parfaite santé: on ne connoîtra la cause de cette mort inopinée, que lorsqu'on trouvera tout l'os du crane corrompu. On trouve quantité d'exemples de cette sorte dans les auteurs. Mais quand il y a une large blessure au crane, par-là les humeurs extravasées trouvent un passage libre, ou du moins il est facile de leur en faire un, au moyen de quoi les vaisseaux vivans qui sont en dessous, seronten état de separer les parties corrompues. C'est par ces raisons que des plaies à la *tête* les plus effrayantes du monde, dans lesquelles le crane avoit été considérablement endommagé, ont été souvent heureusement guéries, tandis qu'une fissure légere qu'on n'aura découverte que trop tard, a fait périr le blessé tout d'un coup au moment qu'il ne soupçonnoit pas même être malade. C'est pourquoi Hippocrate *de Locis in homine*, assure hardiment que « s'il y a fracture ou contusion à l'os du crane, il n'y a rien a craindre; mais que s'il est fendu & « que la fissure pénetre en dedans, le cas est fort dan« gereux. » Il ajoute, qu'il faut employer la scie pour empêcher la sanie de couler à travers la fissure de l'os sur la dure-mere, & de la putréfier. Et ailleurs, *Lib. de Cap. Vuln.* il dit « que la fracture du crane, ou l'ab« scission d'une portion considérable de cet os, ou des « fissures nombreuses & larges à ce même os ne sont « point des accidens dangereux. » Ajoutez qu'il ne peut point arriver de fissure au crane, qu'il n'y ait en même-tems une contusion plus ou moins forte, qui cause la rupture d'une quantité de vaisseaux considérable, soit de l'os même soit de ceux qui sont dispersés dans le diploë, & rend les symptomes plus terribles & plus dangereux.

De plus, il est de la derniere évidence, que cette méthode, de faire de petits trous au crane, est bien plus avantageuse que de brûler, de ratisser, ou d'appliquer cette sorte de trépan, dont les Anciens se servoient en pareille occasion.

De ce qui a été dit précédemment il résulte clairement que de faire au crane de petits trous est la méthode la plus sûre & la plus prompte pour rémedier aux désordres dont il est question; & que conséquemment elle doit être préferée à toute autre. Quoiqu'on trouve quelque chose de semblable dans Hippocrate, comme nous l'avons dit plus haut, il paroît pourtant que de son tems on se servoit ordinairement de la rugine pour séparer les parties corrompues de l'os. Mais si nous examinons bien tous les effets qui suivent nécessairement de cette pratique, nous trouverons qu'elle est moins sûre, & fait traîner la cure en longueur. Quelques Chirurgiens ont recommandé de brûler cette partie de l'os avec un fer chaud: mais je ne sache pas qu'Hippocrate ou Celse aient jamais parlé de cette méthode, & en effet il seroit bien difficile de brûler la partie corrompue de l'os sans blesser les parties saines qui sont dessous; auquel cas il faudroit une nouvelle séparation avant de pouvoir compter sur une cure parfaite.

Quand il y avoit une petite fissure, ou la marque d'un instrument tranchant sur l'os, les anciens se servoient de rugines de différentes formes & de différentes grandeurs selon l'exigence du cas, pour racler l'os jusqu'à ce que la fissure ou la marque de l'instrument tranchant fût effacée: & pour être bien sûrs d'avoir emporté toute l'épaisseur de la fissure, ils commençoient par marquer l'os avec de l'encre ou quelqu'autre liqueur noire, (voyez ce que nous en avons dit plus haut,) qui s'insinuant jusqu'au fond de la fissure, leur montroit jusqu'où elle pénétroit, & ils continuoient de grater ou de ratisser jusqu'à ce qu'ils ne vissent plus de noir. Si la fissure pénétroit trop avant pour qu'on la pût effacer en ratissant, ils avoient recours au trépan avec lequel ils séparoient une bonne portion du crane. Quand il y avoit une portion considérable de cet os endommagée par une contusion & qu'il paroissoit par des signes certains qu'il y avoit carie à l'os, ils se servoient du trépan exfoliatif, qui consiste en deux lames d'acier de forme à peu-près pyramidale, placées horizontalement en sens contraire; ils le tournoient, & emportoient ainsi, en ratissant l'os orbiculairement, toute la surface du crane; comme la surface de cet os est convexe, & n'est pas égale par tout, il est visible que l'abscission de la partie corrompue ne se faisoit pas par tout également. Un autre inconvénient, c'est qu'après qu'ils avoient effacé la fissure, ou enlevé la partie corrompue de l'os par le moyen de la rugine ou du trépan exfoliatif, la surface qui avoit été ratissée restoit morte en conséquence de la destruction de tous les vaisseaux; & ainsi il falloit la séparer, avant de pouvoir compter que la partie se revêtît d'un nouveau péricrane. Il est donc manifeste que ces procédés n'étoient pas fort avantageux; au lieu que la méthode qu'on recommande ici a le double avantage de séparer promptement les parties corrompues, & de créer une nouvelle substance qui répare celle qui s'est perdue.

Quand le crane est enfoncé en dedans, dans les jeunes sujets sans fracture, & à l'égard des adultes avec fracture, il faut nécessairement que le cerveau soit comprimé. De-là s'ensuivent à raison de la partie comprimée, de la grandeur de l'enfoncement, du tranchant ou de la pointe de la partie qui fait la compression, l'engourdissement des sens, la léthargie, le vertige, le tintement dans les oreilles, le délire, le vomissement bilieux, les douleurs de *tête*, les convulsions, la paralysie, la décharge involontaire des urines & de la matiere fécale, l'appoplexie, la fievre & la mort.

Ayant parlé des désordres qui sont la suite des blessures à l'os du crane, nous avons à examiner à présent quels sont les effets de la compression, où de la lésion du cerveau; lorsqu'il est comprimé par l'enfoncement du crane, ou offensé par la fracture de ce même os. On apprend en Géométrie, que de toutes les figures d'un égal périmetre, le cercle est celle qui comprend le plus grand espace: or la figure du crane est à peu près sphérique, par conséquent si elle est pressée en dedans il faut que sa capacité diminue. On sait aussi par la Physiologie, que la cavité du crane est toujours pleine dans l'état de santé; c'est ce qui fait que, si une portion du crane est emportée, le cerveau s'enfle & s'éleve à un tel degré que la portion qui a été séparée ne peut plus être remise en sa place sans faire violence au cerveau. C'est pourquoi dès que la figure du crane est changée par la compression, il faut nécessairement que cette compression agisse aussi sur le cerveau qui y est contenu.

Soit donc que la figure convexe du crane soit changée par la compression sans fracture, ou que l'os fracturé soit dérangé de sa place & enfoncé, il s'ensuivra le même effet, c'est-à-dire, la compression du cerveau. De la mollesse dont est le crane dans les enfans, on conçoit qu'il peut être comprimé sans fracture: mais ferme comme il est dans les adultes, il paroît qu'il faut qu'il soit fracturé pour pouvoir être enfoncé. Hippocrate, *Lib. de Cap. Vuln.* parcourant les différentes especes de fractures du crane, donne le troisieme rang à l'enfoncement du crane qu'on appelle ἐσφλασις, *esphlasis*, & dit qu'elle est toujours accompagnée de fissure. Voici en quel terme il s'exprime: « quand le crane est comprimé en dedans, il est fracturé & détaché de la portion d'os voisine, qui continue d'être dans son état naturel: or cet enfoncement est toujours accompagné de fissure. » La substance des os humains est bien moins ferme dans un corps vivant, qu'elle ne paroît dans des squeletes desséchés, & c'est par cette raison qu'il n'est peut-être pas impossible que la dépression du crane arrive même dans les adultes sans fracture: mais cela n'arrivera jamais aux vieillards.

Comme la vie de l'homme & toutes ses fonctions naturelles dépendent de ce qui est contenu dans la capacité du crane, & que toute la substance du cerveau extrement molle, est facile à comprimer; il est clair que toutes les fonctions qui dépendent de l'intégrité du cerveau seront troublées & même totalement abolies par l'enfoncement du crane. Et comme le cervelet est une substance plus ferme, & qui est plus à couvert que le cerveau; il s'ensuit que les mauvais effets produits par l'enfoncement du crane, affecteront premierement les actions dépendantes du cerveau, & qu'avec le tems ils parviendront jusqu'à détruire l'action du cervelet d'où dépend la vie. Il est sans difficulté que les effets de ce désordre varient à raison des différentes portions du cerveau qui sont comprimées, ou selon que la cause comprimante agit avec plus ou moins de violence, ou enfin selon que les fragmens aigus de l'os pénetrent plus ou moins avant dans la substance du cerveau.

Voici un cas fort singulier qui fait bien voir que la plus légere compression du cerveau peut troubler son action. Une femme qui avoit la moitié du crane enlevé, ne laissoit pas d'aller en cet état dans les rues, mandiant de porte en porte: si quelqu'un lui touchoit la duremere qu'elle avoit toute découverte, avec le bout du doigt seulement, & le plus légerement qu'il se puisse, elle faisoit un grand cri, & disoit qu'elle avoit vu mille chandelles. *Mém. de l'Acad. des Sc.*

Quant à l'engourdissement des sens, c'est un symptome qui est la suite ordinaire, même de la plus légere compression du cerveau. Dans les apoplexies qui viennent d'une cause froide & visqueuse, le premier signe qu'on observe est que tous les sens sont comme émoussés, & que le mouvement musculaire se fait mal & avec lenteur; signes par où l'on connoît qu'il s'est amassé par degrés, une collection d'humeurs sous le crane, qui, par une légere compression, ont affoibli & rallenti la vivacité de tous les sens, & se sont enfin accumulées au point de suspendre tout-à-fait leur action. Si le crane par son affaissement affecte le cerveau en le comprimant légerement, il en résultera un engourdissement dans les sens proportionné à la force de la compression, lequel durera pendant toute la vie, si la cause comprimante subsiste toujours. Nous avons un exemple qui le prouve dans Hildanus. *Obs. Chirurg. Cent.* 3. *Observ.* 21.

Un jeune enfant de dix ans qui promettoit beaucoup, eut le crane enfoncé près de la suture lambdoïde, par quelque chose qui lui tomba sur la *tête*. Comme cet accident ne fut pas suivi de symptomes menaçans, le pere & la mere le négligerent, & l'impression du coup continua. Par degrés l'enfant perdit la mémoire & le jugement au point de devenir hors d'état de rien apprendre du tout. Il vécut dans cet état de stupidité jusqu'à l'âge de quarante ans, qu'il mourut de la peste.

On observe le même engourdissement dans tous les sens, lorsque le sang trop abondant dans les pléthoriques distend leurs gros vaisseaux; ou dans les maladies aiguës losqu'il est d'une vélocité extraordinaire, & qu'il se raréfie au point de dilater les vaisseaux, qui alors pressent sur la substance médullaire du cerveau.

La léthargie indique qu'il y a une grande compression sur le cerveau; aussi-tôt que les causes qui produisent l'engourdissement des sens sont augmentées, il en résulte un assoupissement, & à la fin un sommeil profond & mortel, qui est ce qu'on appelle apoplexie. C'est pourquoi Hippocrate, *de Cap. Vuln.* compte parmi les symptomes dangereux des coups à la *tête*, le sommeil profond & le vertige, accompagnés de la perte de la vue.

Le vertige est un des plus légers désordres qui arrivent au cerveau; la plupart des autres commencent par lui. Dans le vertige on voit pour l'ordinaire les objets tourner devant ses yeux, quoiqu'ils soient réellement en repos, d'autres fois on les voit ou monter ou descendre. Quand le mal augmente, on les voit de différentes couleurs; & bien tôt après suit l'ébranlement de tout le genre musculaire. Le malade craint de tomber, & saisit tout ce qui est autour de lui pour se retenir. Ensuite ses nerfs se relâchent tout d'un coup, & il tombe à terre; en même-tems sa vue s'obscurcit & se perd tout-à-fait. Et c'est-là le dernier symptome dont le malade ait connoissance; car si le désordre va plus loin, il se termine en apoplexie, en épilepsie, & en lipothymie.

Le plus léger vertige est quand on ne fait que voir les objets tourner devant ses yeux; à mesure qu'il augmente la vue s'obscurcit, & on appelle alors la maladie σκοτόδινος (*Scotodinos*) vertige sombre ou ténébreux; à la fin le malade tombe à terre. Hippocrate dans le Livre cité ci-dessus, entre autres symptomes dangereux des coups à la *tête*, compte la perte de la vue, le vertige & la chute du malade par terre. Lorsque Antilochus blessa son ennemi au front, de sorte que la pointe de sa lance lui perça l'os; ses yeux, dit Homere, se couvrirent de tenebres: τὸν δὲ σκότος ὄσσ' ἐκάλυψεν. *Iliad. IV.*

Un simple vertige n'indique qu'une légere compression au cerveau. Si le malade perd la vue c'est une marque que le mal augmente: mais il cesse si l'on fait cesser la compression. De-là dans les maladies aiguës quand les plus gros vaisseaux distendus par la grande quantité & le mouvement impétueux du sang pressent le cerveau, il s'ensuit un vertige ténébreux, qui cesse s'il survient une hémorrhagie par le nez, comme Hippocrate nous l'apprend dans ses *Prénotions de Cos.* « Le vertige obscur ou ténébreux peut être dissipé au commencement s'il arrive un flux de sang par les narines; » par où l'on distingue ce vertige du vertige véritable qui n'incommode pas d'abord le malade extremement, mais qui se forme lentement par la bile que la maladie a corrompue, ou par la collection d'autres impuretés qui se sont amassées autour des visceres.

Pour ce qui est du tintement dans les oreilles, on l'éprouve presque toujours dans le délire accompagné de la perte de la vue ; il cause à peu près la même sensation que si on avoit plusieurs sonnettes aux oreilles. Quand on entend un pareil bruit sans qu'aucune cause extérieure y contribue, cela s'appelle tintement d'oreilles. Il vient quelquefois d'un léger désordre dans l'organe de l'ouie : on le dissipe en enfonçant simplement le doigt dans l'oreille, ou en le passant autour, ou en comprimant le tragus ; & cet espece de petit accident ne présage rien de mauvais. Mais quand le tintement d'oreille procede du désordre du cerveau, on ne le guérit pas si facilement, il est funeste à l'ouie, & présage ordinairement l'approche de l'apopléxie, ou de l'épilepsie, comme Hippocrate l'a observé dans ses *Prénotions de Cos*. Ce symptome procede de la même cause qui produit le vertige, & est presque toujours la suite des violens coups à la *tête*.

Quant au délire, on sait par les observations physiologiques que le cerveau est un organe important, de l'intégrité duquel dépendent la perception des idées, leurs différentes combinaisons, les jugemens qu'on en infere, & les différentes affections de l'ame. Or quand la perception des idées ne répond plus aux causes externes qui les produisent, mais qu'elle se fait en conséquence du changement arrivé à la substance du cerveau, cela s'appelle délire. Quand le cerveau est comprimé par l'irrégularité de la figure du crane ; il faut nécessairement qu'il s'ensuive un dérangement dans toutes les fonctions du corps qui dépendent de l'action libre & continue du cerveau ; en effet on remarque que la plupart de ceux qui ont le malheur de naître idiots, ont quelque chose d'extraordinaire dans la configuration de la *tête*. Hippocrate nombrant les symptomes qui sont la suite d'un coup à la *tête*, si l'on ne prend pas soin de le traiter comme il faut, ajoute en finissant que le délire survient, & que le malade en meurt. Et ailleurs, il décide que le délire qui vient à la suite des coups à la *tête* est un mauvais signe ; comme dans l'*Aphor.* 4. de la *Sect.* 7. où il dit que la stupidité & le délire qui viennent à la suite d'un coup à la tête, sont des symptomes d'un présage funeste ; & dans l'*Aphor.* 24. de la même *Sect.* où il dit que la blessure à l'os du crane qui pénetre jusques dans sa cavité, produit le délire.

A l'égard du vomissement de bile, ce symptome surprenant, dans les plaies de la *tête* dénote toujours que le cerveau est blessé, ou dérangé par une compression ou par une commotion. Il est avéré par des observations journalieres qu'il n'est pas permis de mettre en doute, que des changemens considérables arrivés au cerveau même des personnes qui se portoient le mieux du monde, non-seulement excitent ces vomissemens bilieux, mais même causent souvent, presque en un moment, un changement étonnant dans la bile.

Un homme qui faisant un trajet sur mer, n'est point accoutumé au mouvement du vaisseau, à la suite d'un vertige & d'anxiétés insupportables, vomit une bile couleur de rouille. La même chose arrive en état de santé à quelqu'un qui tourne avec force pendant quelque tems. Dans ce second cas comme dans le précédent, il arrive d'abord un vertige qui annonce que le cerveau est affecté. Réciproquement la bile corrompue dans les visceres trouble prodigieusement les actions du cerveau, causant des vertiges, des délires & des convulsions ; & quand cette bile impure est délogée & chassée, tous ces symptomes cessent aussi tôt. Tout cela prouve clairement qu'il y a une communication étonnante entre la *tête* & les visceres, puisqu'ils font des impressions si réelles l'un sur l'autre. L'on ne sauroit aisément rendre raison de ce phénomene par ce qu'on connoît de la structure des parties, quoique on soit convaincu de la vérité du fait par les expériences les plus constantes. C'est en conséquence de cette communication entre le cerveau & les visceres, que les personnes qui ont reçu un coup à la *tête*, se plaignent pour l'ordinaire d'un gout amer dans la bouche, comme le remarque Scultet, dans son *Armament. Chirurg.* Ce signe a toujours été regardé comme mauvais quand il se déclare après des coups à la *tête*, conformément au sentiment d'Hippocrate, qui nous avertit dans ses *Prénotions de Cos*, que « quelqu'un dont le cerveau a été « blessé, a pour l'ordinaire de la fievre, un vomisse« ment de bile & tombe en apoplexie, & qu'après de « pareils symptomes il n'y a rien de bon a attendre. » Dans l'*Aphor.* 15. de la *Section* 6. il nous apprend que « les plaies du cerveau sont nécessairement suivies de « fievre & d'un vomissement bilieux. » Et dans ses *Prénotions de Cos*, il dit que « le vomissement de bile est un « mauvais symptome, quand il vient à la suite de bles« sure, surtout à la tête. » Quand le cerveau commence à être comprimé ou affecté de quelqu'autre maniere par des causes internes, le vomissement de bile, surtout couleur de rouille, est mis au nombre des mauvais symptomes. Hippocrate, *Prorrhet. Lib. I.* dit que « dans « les douleurs de *tête*, les vomissemens couleur de rouil« le, accompagnés de surdité & d'insomnie, causent « bien-tôt au malade un délire considérable. » La vérité de cette proposition est confirmée dans ses *Epidémiques*, par l'exemple de Philiste, qui après avoir éprouvé tous les symptomes que nous venons de décrire, & dans l'ordre que nous les avons décrits, mourut le cinquieme jour de sa maladie.

Il est donc bien constant que quand le cerveau est lésé, soit par une cause externe ou par une cause interne, il s'ensuit ordinairement un vomissement de bile qui forme un prognostic sinistre. Mais il faut pourtant observer que comme le vomissement de bile vient quelquefois à la suite de légers désordres au cerveau ; il ne faut pas tirer un prognostic fatal de ce symptome, à moins qu'il ne soit accompagné d'autres également dangereux. En effet, il arrive quelquefois que des personnes étant tombées d'un endroit élevé, & s'étant heurtées la *tête* contre quelque corps dur, vomissent en conséquence de la seule commotion du cerveau, sans qu'il vienne après cela d'autres symptomes mauvais. On en voit un exemple dans un cas rapporté dans les *Observ. Anatom. Chirurg.* de Ruysch, qui a déja été cité, où on lit « qu'un Chirurgien appellé auprès d'une femme « qui étoit tombée d'un chariot en bas dans un tems où « la terre étoit durcie par la gelée, ayant sû qu'elle « avoit vomi plusieurs fois, craignit des suites funestes, « & auroit fait une incision cruciale au front où étoit la « contusion, si Ruysch n'en eût empêché, & n'eût « promptement dissipé le mal, comme il fit en appli« quant des fomentations sur la partie affectée. »

Quant aux maux de *tête*, l'expérience ne nous a pas encore assuré, s'il faut les regarder comme des signes qui prouvent que la substance du cerveau ou du cervelet soit douloureuse. Nous savons avec certitude que la substance du cerveau est offensée, & même qu'il y en a une partie de coupée lorsqu'elle pousse des especes de fungus. Il est encore certain que quand la substance médullaire du cerveau est blessée, cet accident cause aussitôt des convulsions. Mais dans cette circonstance toutes les fonctions du cerveau sont tellement dérangées qu'on ne peut pas déterminer s'il y a de la douleur ou non dans cette partie. Il est cependant certain que les tégumens externes du crane, surtout l'expansion tendineuse qui est par-dessus, aussi-bien que le périoste interne ou la dure-mere, sont affectés d'une sensation douloureuse, quand ils sont offensés. C'est par cette raison que les plus habiles Medecins ont assuré que le mal de *tête* est un désordre particulier au crane & à ses tégumens ; au lieu que le délire est une affection du cerveau. D'ailleurs, comme la dépression ou enfoncement du crane causée par une fracture, ne sauroit arriver sans blesser ou du moins sans tirailler les tégumens & la dure-mere, il est visible que ce désordre peut causer des maux de *tête* ; à moins que le cerveau ne soit comprimé par l'affaissement de l'os au point de suspendre toutes les sensations. Ainsi en pareil cas les maux de *tête* donnent quelque espérance en ce qu'ils dénotent au moins que les fonctions du cerveau ne sont pas entierement détruites.

Par rapport aux convulsions, nous dirons ici qu'elles marquent que la compression ou la lésion du cerveau a dérangé l'égalité de l'affluence des esprits dans les nerfs, qui servent au mouvement musculaire.

La paralysie arrive quand le cerveau est tellement blessé que cette lésion a totalement arrêté le cours des esprits qui affluent dans les nerfs qui donnent le mouvement aux muscles. On donne différens noms à ce desordre, selon qu'il affecte tous les muscles, ou ceux d'un côté du corps seulement, ou bien simplement quelques muscles particuliers; car selon que ce sera une partie ou une autre du cerveau qui aura été blessée ou comprimée, l'effet qui s'en ensuivra sera différent. La paralysie qui est une suite d'une plaie à la tête, est toujours un très-mauvais prognostic, parce qu'elle dénote que la substance médullaire du cerveau est comprimée ou blessée.

Quant à la décharge involontaire d'urine & de matiere fécale qui procede du relâchement des muscles sphincter de l'anus & de la vessie, on la regarde dans toutes les maladies, & spécialement dans les blessures de la *tête*, comme un des plus funestes symptomes; car les nerfs qui servent à ces muscles sphincter, tirent leur origine des derniers nerfs de la moelle spinale qui passe par les trous de l'os sacrum; d'où il est naturel de conclurre que l'origine de la moelle spinale dans le cerveau, doit être lésée en même-tems. Mais il faut mettre bien de la différence entre le relâchement de l'anus & de la vessie, qui fait que l'urine & la matiere fécale se déchargent petit à petit & continuellement; & le cas de l'apoplexie & des maladies inflammatoires aiguës de la *tête*, où l'urine, après s'être amassée en bonne quantité dans la vessie, se décharge peut-être de six heures en six heures sans que le malade le veuille, mais en même-tems sans relâchement au sphincter de la vessie, attendu que l'urine y est restée si long-tems avant que de se décharger.

Car c'est un désordre bien plus terrible, lorsqu'en conséquence du relâchement du sphincter de la vessie, l'urine se décharge insensiblement, que quand après s'être amassée en bonne quantité, elle s'évacue sans que le malade s'en apperçoive. Ce dernier accident arrive souvent à des enfans qui se portent passablement bien, & même à des personnes adultes sans qu'il s'en ensuive rien de funeste. Ainsi, il est visible que la décharge de l'urine qui se fait insensiblement en conséquence du relâchement du sphincter de la vessie, est un desordre d'une bien plus grande conséquence, que quand après qu'il s'en est amassé une quantité considérable dans la vessie, elle se décharge sans que le malade le sache. Toutefois Hippocrate dans ses *Prænotiones* après avoir détaillé toutes les mauvaises propriétés de l'urine, tant par rapport à sa couleur que par rapport à sa consistance & à ses autres qualités, condamne absolument toute sorte d'urine qui sort involontairement, λαθραίως ἰεμένον.

Pour ce qui est des apoplexies, des fievres & de la mort, les phénomenes que nous avons détaillés plus haut, dénotent que même une légere compression du crane, peut troubler quelques actions du cerveau: mais quand cette compression est si considérablement augmentée, qu'elle détruit toutes les sensations internes & externes, aussi-bien que les mouvemens spontanés, alors le malade tombe dans un profond sommeil qu'on appelle apoplexie, qui est presque toujours accompagné d'un pouls fort & vif, & pendant lequel l'action du cervelet, non-seulement continue, mais même augmente, parce qu'étant à l'abri sous la dure-mere, il est bien plus difficilement comprimé. A la fin, quand le cervelet est aussi comprimé, ou que sa structure est détruite par une augmentation de mouvement, la mort s'en ensuit; attendu que quand le cerveau est comprimé, toute la force du sang qui y devroit circuler agit presque entierement sur le cervelet.

Si le cerveau est affecté de quelque maniere que ce soit, comme, par exemple, par inflammation, par suppuration, par gangrene, par un fungus, ou par une hémorrhagie, il s'en ensuivra les mêmes symptomes & les mêmes effets que si c'étoit par l'enfoncement de l'os.

Ce qui fait le danger des plaies de la *tête*; c'est qu'il est bien aisé que le cerveau en soit affecté: c'est pourquoi quand la plaie est assez considérable pour pénétrer jusqu'au cerveau même, il y a lieu de craindre les plus terribles symptomes; car toutes les fonctions humaines dépendent de l'intégrité de cet organe mollasse & pulpeux. Il est avéré par les observations anatomiques & philosophiques, que toute la substance du cerveau consiste en vaisseaux, auxquels pour peu qu'ils soient comprimés ou lésés, peuvent arriver des obstructions, des inflammations & autres terribles symptomes, sans compter tous les desordres qui sont excités par la pression des sucs extravasés, & par leur qualité corrosive quand ils commencent à se corrompre. Or les observations chirurgiques nous apprennent, que tous ces mêmes desordres peuvent venir à la suite de plaies au cerveau.

Un homme fut blessé à la partie postérieure de la *tête* d'un coup de sabre qui lui endommagea le crane; & comme dans le commencement il étoit gouverné par un Chirurgien sans expérience, qui examinant brusquement la plaie avec une sonde, lui en enfonça un tiers par la fissure du crane dans la substance du cerveau; de plus habiles Chirurgiens qui furent appellés ensuite, ne voulurent pas faire usage du trépan, de peur de décréditer cette opération, si utile au bien des blessés, en l'employant sur celui-ci inutilement. Après plusieurs différens symptomes, ce blessé mourut au bout de vingt-trois jours; & après lui avoir ouvert le crane, on trouva dans le côté gauche de son cerveau un abscès enfermé dans une membrane propre, qu'on ouvrit, & dont il sortit une grande quantité de pus fétide. SCULTET, *Armamentar. Chirurg.*

Paré, *Lib. X. c.* 23. nous dit qu'il a souvent observé une grande quantité de pus, & même trouvé une grande partie de la substance du cerveau corrompue, en examinant les corps de personnes mortes de blessures à la *tête*, pour en faire son rapport aux Juges; & il ajoute un cas particulier, qui est celui d'un malade qui vécut après que la suppuration se fut faite au-dedans de la cavité de son crane. Un garçon se heurta si rudement la *tête* sur le plancher, que sur le champ il perdit l'usage de tous ses sens, après quoi survinrent la fievre, le délire, & d'autres symptomes terribles. Le septieme jour il sua abondamment & éternua, & il lui sortit par la bouche & par les narrines une grande quantité de pus; au moyen dequoi tous les symptomes se calmerent & le malade fut guéri.

Dans l'*Hist. de l'Acad. des Sc. An.* 1700. on lit un cas bien remarquable qui est celui d'un homme, qui en tombant de dessus un lieu élevé, s'étant blessé le crane, rendit une grande quantité de pus par un petit trou à la suture sagittale. Cette évacuation ayant été supprimée pendant quelques jours, le malade eut tous les jours de fréquentes convulsions: mais lorsque le pus commença à revenir, les convulsions cesserent. Cependant il mourut au bout de cinquante jours. On lui trouva au crane une large fissure de six pouces de long qui avoit déja repris. On ne voyoit aucun désordre dans la dure-mere: mais tout le lobe gauche du cerveau s'étoit dissipé par la voie de la suppuration, tandis que le lobe droit & le cervelet étoient restés bien entiers.

On trouve dans les écrits des Praticiens beaucoup d'observations de cette nature: mais celles-ci suffisent pour démontrer qu'il peut arriver une véritable suppuration dans la substance du cerveau. Elles font voir aussi, que, quoique la suppuration dans cette partie soit toujours très-dangereuse, il peut arriver qu'on n'en meure pas.

Mais quand au lieu d'une suppuration bénigne & modérée qui sépare les parties dans lesquelles la circulation ne peut plus se faire, la gangrene se met au cerveau même, il est visible qu'il n'y a pas d'espérance de réchapper le malade. Or, que ce désordre soit quelquefois causé par les plaies à la *tête*, c'est une vérité dont on trouve la preuve dans les Observations de quantité de bons Auteurs.

Ainsi, Scultet, dans son *Armamentar. Chirurg.* nous raconte l'histoire d'un soldat, qui ayant reçu une violente contusion à la *tête* sans qu'il y eût rien d'entamé, fut reçu dans l'hôpital : mais au bout de neuf semaines, comme il ne sentoit plus de douleur, & que se comptant bien guéri, il pensoit à s'en retourner dans son pays, il mourut subitement la nuit dans son lit. On ne trouva point de plaie au crane : mais au-dessous de la partie du crane où avoit été porté le coup, on trouva une portion du cerveau d'environ un doigt toute corrompue, semblable à une pomme pourrie, & la putréfaction alloit presque jusques aux ventricules antérieurs. La pie-mere étoit aussi un peu gâtée : mais les autres parties étoient toutes saines.

Hildanus, dans ses *Observations Chirurg. Cent.* 2. *Obs.* 25. parle d'un homme qui mourut au mois d'Octobre, deux jours après avoir reçu quelques coups terribles à la *tête*, qui avoient pénétré dans la substance du cerveau. Lorsqu'on leva les appareils après sa mort, ses plaies répandirent une odeur si infecte, que personne n'osoit prendre sur soi d'approcher du corps, tant étoit violente la putréfaction dans cet homme, qui avant cet accident étoit d'une santé parfaite, &, ce qui est étonnant, dans une saison fraîche.

Hippocrate a observé que le cerveau peut se corrompre, & se sert du verbe σφακελίζειν, pour exprimer sa corruption. C'est ainsi qu'il dit dans ses *Prænotiones Coacæ*, que « quand il y a corruption au cerveau, le malade « meurt au bout de trois jours, ou quelquefois seule- « ment au bout de sept; & que s'il passe ce nombre de « jours, il en revient : mais qu'il meurt infailliblement « lorsqu'après l'incision faite l'os paroît désuni. » Et dans l'*Aphor.* 50. de sa septieme *sect.* il dit que « ceux « dont le cerveau est corrompu, σφακελισθῇ, meurent « au bout de trois jours : mais que quand ils ont passé « ce terme, ils en reviennent. » Or, dans ces passages il donne à entendre que la cure est possible même dans le cas où il y a corruption au cerveau. On verra par ce qui va suivre, qu'on peut même corroder ou couper une portion du cerveau qui s'éleve en éminences fongueuses sans que le malade en meure, & même sans que les fonctions du cerveau en demeurent altérées par la suite.

On lit à l'article *Vulnus*, que quand une portion de la peau est coupée, les parties subjacentes n'étant plus restraintes par une pression égale de la peau, elles s'élevent, elles poussent en-dehors, & forment ce qu'on appelle dans les plaies des chairs fongueuses. La même chose arrive dans les plaies à la *tête*, quand le crane & la dure-mere sont coupés; car dans un homme sain, la cavité du crane est exactement pleine, comme il a été observé plus haut. C'est pourquoi, lorsqu'il y a abscission au crane & à la dure-mere, ce qu'ils contiennent n'étant plus retenu, s'éleve en protuberance; & comme les arteres avant d'entrer dans la substance du cerveau se dépouillent de leurs membranes épaisses & élastiques, elles sont moins capables de résister au fluide que leur envoie le cœur dont elles sont proches; ce qui fait qu'elles se dilatent excessivement, & forment des tumeurs surprenantes; & comme ces tumeurs s'élevent bien plus vîte qu'on ne s'y feroit attendu, & s'élargissent beaucoup, lorsqu'elles sont sorties des levres externes de la plaie, au lieu qu'elles sont bien plus comprimées quand elles sont enfermées en-dedans, on les appelle fungus du cerveau, parce qu'elles ressemblent à ces sortes de substances, & par leur figure, & par la promptitude avec laquelle elles se forment. Mais ce qui rend ces fungus plus gros, c'est quand une fievre violente augmente la force & la vélocité des liquides affluans dans les vaisseaux du cerveau qui se dilatent aisément. Mais tant que la dure-mere est entiere, il se forme rarement de ces sortes de fungus; car cette membrane étant très-forte, contient en-dedans la substance du cerveau : mais quand la pie-mere est blessée en même-tems, ces fungus s'élevent bien davantage; car on observe sur les cadavres, que si l'on a fait une plaie légere à la pie-mere, la substance corticale du cerveau sort incontinent de la plaie.

Plusieurs Observations chirurgiques prouvent, que quand le crane & la dure-mere sont coupés, la substance du cerveau s'échappant à travers la plaie, forme en-dehors une tumeur d'une grosseur surprenante : mais un ou deux exemples de cette nature suffiront pour en donner la preuve.

Paré, *Lib. X. cap.* 23. parle d'un jeune homme de qualité qui eut l'os pariétal droit fracturé d'un coup de pierre. Immédiatement après gros comme la moitié d'une noix de la substance du cerveau sortit en dehors. Quelqu'un qui étoit présent soutenant que ce n'étoit point là une portion de la substance du cerveau, & assurant que c'étoit de la graisse, Paré lui prouva que c'étoit le cerveau même. On voit par-là que quand le crane & les membranes qui environnent & enveloppent le cerveau sont coupés, la substance molle du cerveau peut former une protubérance qui sorte en-dehors de la plaie.

Hildanus, *Observ. Chirurg. Cent. IV. Obs.* 3. raconte le cas d'un jeune homme de quatorze ans qui en jouant reçut un coup de balle de bois à la partie gauche de l'os frontal. Il tomba du coup & vomit de la bile, & continua par la suite à vomir presque tout ce qu'il buvoit & mangeoit. Deux mois après, comme il étoit toujours en mauvais état, on lui fit une perforation au crane par laquelle sortit avec une grande force une quantité considérable de pus. Après cela la substance du cerveau n'étant plus retenue commença à pousser : c'est pourquoi on la coupa au moyen d'un bout de fil qu'on lia autour. Immédiatement après reparut un nouveau fungus semblable au premier, sortant de trois doigts en-dehors, qu'on retrancha par la même méthode. On réitéra cette abscission tant de fois, qu'on avoit bien emporté de ces fungus, en tout gros comme le poing. Cependant le malade ne laissa pas d'être guéri.

Dans les *Miscell. Curios. Decur.* 2. *An.* 9. *Observ.* 174. nous lisons l'histoire d'un enfant de sept ans qui d'un coup de pié de cheval eut l'os pariétal droit considérablement blessé. Dès le cinquieme jour il sortit par la plaie du crane un fungus de la grosseur du doigt & long d'un pouce. Les pere & mere du blessé ne voulurent pas qu'on examinât la plaie de près, & qu'on soulevât la partie enfoncée du crane, & ils dirent positivement qu'ils aimoient mieux que leur fils mourût tranquilement & doucement, que de lui faire subir une opération violente dont l'évenement étoit douteux & incertain. C'est pourquoi le Medecin & le Chirurgien tâcherent de dissiper le fungus par le moyen de simples médicamens dessiccatifs. Cependant l'enfant passa trois mois entiers sans aucun changement considérable : mais les symptomes effrayans qui avoient paru au commencement se calmerent & se dissiperent presque entierement. Toutes les actions vitales, animales & naturelles se rétablirent en lui à un tel point, que son corps commença à profiter, & qu'il devint en état de se livrer à ses récréations ordinaires. Au commencement du quatrieme mois le fungus augmenta considérablement : mais à la fin on le consuma tout entier en répandant dessus de l'euphorbe & de l'alun brûlé. Cependant en vingt-quatre heures de tems il s'en forma un nouveau, de la grosseur d'un œuf de poule, & en même tems tous les symptomes augmenterent & s'aigrirent considérablement. A ce dernier fungus il y avoit une pulsation d'arteres; & quand on le serroit un peu avec les doigts, il rendoit une grande quantité de sang. Les efforts qu'on fit pour le détruire

par

par des corrosifs, furent vains & inutiles. C'est pourquoi le Chirurgien prit le parti de passer un fil autour de sa partie la plus étroite, dans laquelle il y avoit une pulsation d'artere si violente, qu'il sembloit que tout le fungus eût un mouvement de tressaillement réglé. Cependant en serrant le fil plus fort, il tomba une grande partie du fungus avec le fil même, laquelle répandit une puanteur insoutenable. Le reste du fungus paroissoit noirâtre, sale & corrompu, au point que le voir seulement excitoit du dégout. Après cela le malade eut des convulsions, des tremblemens, & tomba en hémiplégie. Quelques jours après toutes les autres parties corrompues du fungus qui restoient, tomberent: mais il parut encore un nouveau fungus de couleur cendrée, de la grosseur d'une noix, sans douleur, avec une pulsation visible des arteres qui étoient dispersées dedans: celui-ci en peu de jours tomba de lui même, & laissa une large ouverture qui pénétroit jusques dans la substance du cerveau. Deux jours après tout ce vuide s'étoit rempli d'un nouveau fungus, & peu de jours après l'enfant mourut, quatre mois après avoir reçu le coup, ayant été tourmenté les deux derniers jours de convulsions à la partie postérieure du corps: mais il conserva l'usage de ses sens, sa parole & sa raison jusqu'au dernier moment.

Cette histoire surprenante nous apprend que ces sortes de fungus consistent dans la dilatation de la substance vasculaire du cerveau même; & qu'à mesure qu'on en retranche un, il en revient bien-tôt un autre. En ouvrant le crane du malade après sa mort, on trouva toute la substance du cerveau consommée à l'endroit de la plaie & tout ce qui restoit du cerveau noyé dans une grande quantité de pus.

Quant aux effets de l'hémorrhagie du cerveau, il y a trois sortes de vaisseaux sanguins à considérer dans le cerveau: premierement, des arteres fortes & vigoureuses dispersées dans la dure-mere, qui étant défendues par cette membrane, se trouvent par-là situées sous un abri sûr. Or qu'il y ait de ces arteres considérables placées où je dis, nous en voyons la preuve par les traces qu'elles impriment sur le crane. Secondement, des vaisseaux sanguins dispersés dans toute la pie-mere, qui est dans toute son étendue d'une structure vasculaire, comme on peut s'en convaincre par les injections Anatomiques. Ces arteres perdant leurs tuniques épaisses avant d'entrer dans la pie-mere, y deviennent nécessairement plus tendres & conséquemment sont plus faciles à offenser. Mais aussi-tôt que ces vaisseaux sanguins ont pénétré de la pie-mere dans la substance corticale du cerveau qui lui est contiguë, ils ne contiennent plus de sang rouge, mais un fluide bien plus fin; car sans quelque désordre contre nature on ne voit point de sang rouge dans la substance corticale du cerveau. Troisiemement, dans la substance médullaire même du cerveau, il y a des vaisseaux sanguins qu'on distingue suffisamment, qui par leur chaleur bénigne nourrissent les fibres médullaires. La moelle allongée est aussi environnée de vaisseaux sanguins de la même sorte, qui sont d'une grosseur suffisante. Dans les ventricules creux du cerveau sont logés ces *processus* surprenans de la pie-mere, qu'on appelle plexus choroïdes, lesquels ne sont point adhérens à aucune partie des ventricules du cerveau, mais y flottent librement & sont d'une substance toute vasculaire, comme on s'en peut convaincre non-seulement par des injections Anatomiques, mais aussi sans cela, par la simple inspection. Ainsi les blessures à ces parties offensent ces vaisseaux & peuvent en faire sortir du sang; & quoique l'instrument ne perce pas fort avant, il peut rompre par la violente secousse qu'il aura causée, les tendres vaisseaux dispersés dans la pie-mere & dans les ventricules du cerveau; & le sang qui en sort, peut, en comprimant le cerveau, ou troubler ou détruire entierement ses actions, comme on le voit par une infinité d'exemples. Ainsi quelle que soit la cause qui blesse le cerveau, ou le comprime, ou détruise sa structure & son arrangement, soit par l'inflammation, soit par la suppuration ou la putréfaction, elle peut produire tous les symptomes que nous avons décrits depuis le vertige le plus léger, jusqu'à la plus fatale apoplexie.

On connoît que le crane est enfoncé, en le touchant, ou par la vue seule, surtout quand les tégumens sont levés.

En appliquant les premiers appareils aux plaies de la *tête* il en faut bien examiner toutes les circonstances; parce que les symptomes qui viennent à la suite des blessures à la *tête* sont souvent les mêmes, quoique ce soit différentes parties de la *tête* qui aient été blessées. Car lorsque le crane étant déprimé ou enfoncé par une fracture, presse le cerveau, il peut s'en ensuivre tous les symptomes dont le cerveau est susceptible; & au contraire lorsque les vaisseaux de la pie-mere sont rompus, sans que le crane soit blessé, le sang qui se décharge de ces vaisseaux comprimant aussi le cerveau, peut y exciter tous les mêmes symptomes. Mais quand on peut découvrir par le toucher ou par la vue, si le crane est blessé ou non, la premiere chose qu'il y a à faire est de chercher à s'en assurer; & voici la maniere de le faire. D'abord il faut raser la *tête*, ensuite tâter avec les doigts toute la partie affectée, afin de pouvoir découvrir si la figure convexe du crane est changée ou non. Mais, comme nous l'avons observé plus haut, il faut de l'habileté & de la prudence pour ne s'y point méprendre; car souvent il ne faut pas s'en fier à ce qu'on sent. Que si l'enfoncement du crane est si sensible qu'il ne faille que des yeux pour le voir, il est pour lors bien avéré; & quand à raison de la violence des symptomes, on s'est cru obligé de lever les tégumens, & de mettre l'os à nu: on voit bien aussi ce qui en est.

La cure dans les cas ci-dessus mentionnés consiste à ôter ce qui pique le cerveau; s'il est comprimé, à le retablir dans son état naturel & à l'y maintenir.

Toute l'indication de la cure se trouve en effet comprise dans ces trois points; car il arrive quelquefois, dans le cas de la fracture & de l'enfoncement du crane que quelque esquille pointue blesse le cerveau; il arrive aussi quelquefois, surtout quand la *tête* a été heurtée contre quelque objet rond, qu'une portion orbiculaire du crane enfoncée en-dedans, comprime la substance du cerveau, sans le percer ni le déchirer. Il est arrivé aussi quelquefois, sans que la table externe du crane fut fracturée, que l'interne l'étoit & qu'il s'en échappoit des esquilles qui perçant & déchirant le cerveau, causoient la mort au malade. Paré, *Lib. X. cap.* 8. nous en donne un exemple que je vais rapporter.

Un homme de condition quoique revêtu d'une armure, reçut un coup de fusil, dont une balle lui perça le casque. Il ne parut point cependant de blessure aux tégumens externes, ni d'enfoncement au crane. Le sixieme jour le malade mourut d'apoplexie. En lui ouvrant le crane après sa mort, on trouva que quoique la table externe fût entiere, l'interne avoit été rompue, & qu'il s'en étoit détaché des esquilles qui avoient pénétré dans la substance du cerveau.

Paré assure de plus qu'il a ouvert un crane dans le même état, en présence de plusieurs fameux Medecins.

On conçoit aisément combien il est difficile de découvrir un désordre si caché & si difficile à appercevoir par les sens. Mais quand on est parvenu à le découvrir, il faut tirer l'esquille avec bien du ménagement, & prendre bien garde de ne pas irriter la blessure du cerveau, en la touchant ou maniant trop rudement. Quand la partie du crane qui étoit déprimée ou enfoncée, est rétablie dans sa situation naturelle, il faut prendre de justes mesures pour l'y maintenir & empêcher qu'elle ne se renfonce. Quand la cause qui comprimoit sera ôtée, la circulation des fluides reprendra son cours naturel, l'espace dans lequel elle se fait, étant redevenu libre & perméable. On peut en ce cas avec le seul secours de l'art, rétablir dans leur situation naturelle les parties qui se sont déplacées.

Dans les enfans, quand le crane est enfoncé, comme alors il est tendre & flexible, on le peut rétablir par le moyen des emplâtres adhésives : mais dans les personnes faites, où il est d'une consistance bien plus ferme, il faut pour le relever se servir de l'élévatoire. Dans le cas cependant où l'os enfoncé plie & cede sous le trépan, il faut faire un trou dans le crane à côté de la fracture, par où on introduira l'élévatoire pour soulever l'os enfoncé. Il est bon aussi pour la même fin d'éternuer & de retenir sa respiration.

Le crane, dit Heister, surtout dans les jeunes gens & les enfans, est quelquefois enfoncé, comme seroit un vaisseau d'étain & de cuivre, par un coup ou une chute, sans être pour cela fracturé; ou s'il l'est, c'est de maniere que ses parties, à cause de leur flexibilité, restent toujours cohérentes les unes aux autres; au lieu que dans les adultes le crane ne sauroit guere, ou pour mieux dire, jamais être enfoncé, à cause de sa rigidité, sans que ses parties soient disjointes & séparées; & c'est là ce que les Medecins appellent fracture, laquelle comprime le cerveau & dérange par-là ses fonctions & ses actions ordinaires.

Sharp dit qu'il a vu un exemple de dépression du crane sans fracture, dans une jeune fille de sept ans. Aussitôt qu'elle eut reçu le coup elle se plaignit d'oppression dans le cerveau, mais qui se dissipa bien-tôt. Il se forma à l'endroit du coup une large tumeur sur l'os pariétal, pour le traitement de laquelle Sharp fut appellé quelques jours après. Il l'ouvrit ayant coupé une portion considérable du péricrane en rond, & retira une grande quantité de sang grumelé qui étoit sous le périoste; ensuite il mit sur la portion d'os enfoncée de la charpie seche, & l'enfant ne se plaignant plus de rien, il continua de suivre la même méthode jusqu'au bout de six semaines qu'elle se trouva parfaitement guérie.

Cet exemple me persuade, dit Heister, que l'enfoncement du crane ne cause pas des symptomes moins funestes que les blessures dont j'ai parlé plus haut. Ces sortes de blessures sont toutefois plus ou moins dangereuses, selon qu'il y a plus ou moins d'enfoncement. Elles sont presque incurables, parce qu'elles causent presque toujours la rupture de quelques vaisseaux internes, qui dégorgent les fluides qu'ils contiennent dans le cerveau, d'où s'ensuivent les plus terribles symptomes.

On peut connoître que le crane est fracturé ou enfoncé, 1°. par la simple inspection, 2°. en le touchant, 3°. par le moyen de l'instrument avec lequel le coup a été porté, & 4°. par les symptomes qui viennent à la suite du coup. Les fractures ou les enfoncemens du crane sont pour l'ordinaire plus aisés à découvrir que les petites fissures; & l'on est en état de conclurre de ce qui a été dit plus haut des blessures de cette derniere sorte, que non-seulement elles sont très-dangereuses, mais même qu'elles sont souvent mortelles.

Pour la cure des coups à la *tête*, la premiere chose qu'il y a à faire est d'ôter la substance qui comprime le cerveau, ou de relever l'os enfoncé & de le rétablir dans sa situation naturelle, quand il est resté adhérent aux autres parties du crane; & s'il s'est détaché quelques esquilles d'os qui piquent le cerveau, comme feroient plusieurs aiguilles qu'on y auroit enfoncées, il les en faut retirer le plus promptement qu'il est possible.

Mais s'il arrive quelque léger enfoncement au crane d'un enfant, sans qu'il s'en ensuive des symptomes funestes, il semble qu'au lieu d'employer des moyens violens pour relever la partie enfoncée, il vaut mieux se servir simplement de médicamens propres à atténuer la substance meurtrie, tels que des fomentations résolutives ou de l'esprit de vin chaud, ou de l'esprit de vin camphré, ou bien d'emplâtres digestives, telles que l'emplâtre de mélilot, ou l'emplâtre de bétoine; car on a souvent guéri parfaitement avec ces remedes des enfoncemens du crane légers à des enfans.

Mais quand à des enfans même après l'enfoncement du crane il arrive des symptomes qui annoncent un danger pressant, il faut élever la partie enfoncée de la maniere qui suit. Après avoir rasé la *tête* du blessé, on prendra un morceau de cuir sur lequel on étendra quelque emplâtre bien ténace, & auquel on attachera un cordon de l'autre côté; & on lui appliquera l'emplâtre toute chaude sur la partie affectée; ensuite après l'y avoir laissée assez de tems pour qu'elle tienne bien, on tirera le cordon; voyez *Planch. XII. Fig. 6.* & ainsi l'on élevera en en-haut en même tems, l'emplâtre & la partie enfoncée du crane. Si l'opération ne produit pas d'abord l'effet pour lequel on la fait, il faudra la réitérer jusqu'à ce qu'elle réussisse; car quelquefois par ce moyen seul on rétablit dans leur situation naturelle des portions du crane affaissées. Hildanus, *Cent. II. Obs. 5.* conseille de composer l'emplâtre qu'on appliquera à cet effet, de poix, de résine, de colophone & de gomme élémi. Quelquefois une ventouse appliquée sur la *tête* sert merveilleusement à relever les parties affaissées du crane. Mais si l'on ne peut réussir, ni par le moyen de l'emplâtre, ni par celui de la ventouse, il faudra après avoir écarté les tégumens & la membrane du crane, faire entrer doucement dans le crane même, le trépan, représenté *Planch. XII. Fig. 7. lett. B*, & le tirant ensuite à soi, élever par ce moyen les parties déprimées.

Mais quand le crane, soit dans les adultes, soit dans les enfans, est tellement enfoncé que les os sont tout-à-fait rompus & séparés, il faut sans perdre un moment de tems, se mettre en devoir de les rétablir dans leur situation naturelle. Quelques-uns croyent que les sternutatoires sont tout-à-fait propres à distendre le cerveau & par ce moyen à relever les parties enfoncées du crane: mais je ne suis pas pour ce remede, parce qu'il en peut arriver des effets tout-à-fait fâcheux. C'est pourquoi je conseille bien plutôt d'avoir recours aux élévatoires représentés *Planch. XII. Fig. 7. lett. C. & Fig. 8.* pourvu qu'il y ait une ouverture ou une fissure par où l'on puisse faire entrer l'instrument; autrement il faudra se servir du trépan représenté *lett. B. Fig. 7.* ou de quelque autre, pour relever la partie enfoncée. Mais il faut préalablement faire une incision sur l'os avec un bistouri, à l'endroit où la plaie est plus molle & plus tuméfiée, afin d'écarter les tégumens, & faire avec un instrument bien pointu, tel que celui qui est représenté *Planch. XII. Fig. 2.* ou *lett. A. Fig. 7.* un petit trou, pour introduire plus commodément & plus aisément, le trépan dans l'os.

Mais parce que les élévatoires représentés *Planch. XII.* sont faits de sorte qu'on ne s'en peut servir sans enfoncer les parties contigues du crane, quand elles sont foibles ou fracturées, les anciens Medecins en ont imaginé un qu'ils appelloient *tripes*, représenté *Plan. XII. Fig. 12.* qui doit être à peu près de la grosseur qu'il est ici représenté. Il faut approcher ou éloigner ses piés *A, A, A*, l'un de l'autre, selon que la nature de l'opération l'exige. Voici la maniere de l'appliquer: on pose ses piés de maniere qu'ils portent sur les parties saines du crane. Ensuite après avoir fait un trou avec l'instrument perforatif, *Fig. 2.* on fait entrer petit à petit dans la partie enfoncée du crane le trépan *B C*, en tournant ses manivelles *D D*. Après quoi il faut au moyen de l'écrou *E E*, le tirer en en-haut, & avec lui la partie enfoncée du crane jusqu'à ce qu'elle soit rétablie dans sa situation naturelle, comme on le peut voir plus distinctement, *Planch. XII. Fig. 13.* Mais s'il y a quelque fissure ou ouverture toute faite entre les portions de l'os blessé, il sera mieux de retirer la pointe du trépan, & d'arrêter l'élévatoire *G*, au moyen de son écrou *H* au point *F* de la *Fig.* 12. & par ce moyen d'élever la partie enfoncée du crane de la maniere que nous avons dit.

On trouve un autre élévatoire dans le même gout, mais d'une structure plus simple, dans Hildanus, *Cent. II. Observ.* 4. Il est gravé dans ce Volume, *Pl. XII. fig.* 14. A cet instrument il doit y avoir aussi un trépan *A*, & un crochet représenté *fig.* 15. l'un desquels il faudra d'abord introduire dans la partie enfoncée, & l'y retenir au moyen de la traverse *B*, *C*, qu'on y passera. Ensuite on appliquera une platine sur la partie saine du crane avec des compresses par-dessous, de peur de faire du mal, & levant l'extrémité *B* de la traverse, on élevera tout doucement par ce moyen la partie enfoncée du crane. Vers l'autre extrémité de la traverse, il y a une jointure *C* pour incliner la platine *D* autant que la circonstance l'exige, & à raison de la convexité de la *tête*; & cette platine peut être haussée ou baissée autant qu'on veut au moyen de l'écrou *E*. Mais il sera à propos de se servir d'un levier plus long que celui que nous avons représenté ici, moyennant quoi on aura plus de force & d'aisance pour relever les parties enfoncées.

Mais si la partie déprimée du crane est entierement séparée du reste des os, & enfoncée si avant qu'on ne puisse pas par ce moyen l'élever ni la retirer; il faudra, à ce qu'il semble, nécessairement faire un trou à la partie saine de l'os avec un trépan, & couper la portion d'os qui est entre la partie où on aura fait le trou, & la fracture, avec une scie fine, représentée *Planche XII. fig.* 9. observant tous les ménagemens possibles pour ne point mettre le malade en danger; après quoi on achevera de retrancher cette portion d'os avec le ciseau représenté *fig.* 10. & le maillet de plomb représenté *fig.* 11. car après avoir fait une ouverture de cette sorte, il sera facile d'appliquer l'élévatoire, & conséquemment de relever plus commodément les parties enfoncées. Mais il arrive rarement qu'il soit nécessaire de faire cette opération pénible & rebutante.

Quand les parties qui avoient été enfoncées seront relevées, il sera question d'avoir soin qu'elles ne retombent pas: pour cela il faudra que la *tête* du malade soit posée sur une partie saine, & que la partie endommagée soit toute en-dessus. Ensuite on fortifiera la partie affectée avec une plaque de laiton, de cuivre ou de fer, & on traitera la plaie de la maniere qu'il a été dit ci-dessus. Ou bien on fera un rond de papier ou de linge, un peu plus large que la partie affectée, afin qu'elle en puisse être couverte toute entiere, & l'on mettra par-dessus un bandage convenable, qui empêchera l'oreiller ou le bandage destiné à tenir l'appareil en état, de presser trop fort sur la partie malade.

Pour ce qui est de la pratique d'éternuer & de retenir son haleine, recommandée plus haut; il est à remarquer qu'avant l'éternument il se fait une espece de petit chatouillement doux dans les narines & quelquefois dans les visceres. Lorsqu'on éprouve l'une ou l'autre de ces deux sensations, toutes les actions du corps sont suspendues, & l'on reste un instant dans l'attente de ce qui va arriver. L'instant suivant tous les muscles qui servent à l'expiration se retirent avec une force que rien ne peut arrêter, & les poumons subitement resserrés chassent l'air qu'ils contiennent avec un bruit semblable à celui d'une liqueur qu'on jette dans le feu. Ainsi, dans l'instant que se fait cette forte expiration, le sang ne sauroit passer dans les poumons. Par la même raison, le sang veineux qui revient de la *tête*, ne sauroit se décharger librement dans le ventricule droit du cœur: ce qui fait que non-seulement les vaisseaux du cerveau sont distendus, mais aussi que l'impétuosité du sang artériel est augmentée par la violence de cette commotion: or le concours de ces deux causes produit une distention suffisante dans toute la masse du cerveau. Il est clair que c'est-là ce qui se passe dans l'éternument; car s'il est réitéré, tous les sens & le mouvement musculaire manquent à la fois, le visage s'enfle, il sort des larmes des yeux; le nez coule, & si l'éternument est répété bien des fois, toutes les actions du cerveau en sont prodigieusement troublées.

Mais lorsqu'on retient sa respiration, la circulation du sang est pareillement arrêtée dans les poumons, comprimés par l'air qui y est retenu, & dilaté par la chaleur. De-là les veines jugulaires ne sauroient dégorger le liquide qu'elles contiennent, d'où s'ensuivent tous les effets que produit l'éternument, avec cette seule différence que pendant l'intervalle d'un éternument à l'autre, le sang trouve un libre passage dans les poumons: mais tant qu'on retient sa respiration, la compression des poumons est augmentée à chaque instant, par la raison que l'air dont ils sont remplis continuant d'y rester, s'échauffe & conséquemment se dilate de plus en plus. C'est pourquoi dans les jeunes gens qui ont les os encore fléxibles, & dans les adultes mêmes, lorsque les os sont tellement séparés par la fracture, qu'il ne faut qu'une action foible pour les mouvoir, le cerveau étant gonflé par le sang qui y est retenu, peut élever les parties enfoncées du crane, ou du moins aider à leur élevation concurremment avec les autres moyens qu'on prend pour cela.

Pour se convaincre de la force qu'a le cerveau distendu de presser le crane en dehors, il n'y a qu'à lire un fait mémorable que rapporte M. Jamieson, Chirurgien à Kelso, dans le second Volume des *Essais de Medecine*.

« Quelques ardoises, dit-il, tomberent du toît d'une « maison qui avoit quatre étages, sur la *tête* d'une jeune « fille de treize ans; elle en eut le crane fracturé & fen- « du à l'endroit où se joignent la suture sagittale & la co- « ronale, & une portion de l'os de quatre pouces de dia- « metre en fut enfoncée. Les symptomes qui parurent « furent ceux qui accompagnent d'ordinaire les accidens « de cette nature, c'est-à-dire un engourdissement dans « tous les sens, le saignement de nez, une respiration « difficile & un pouls plein & irrégulier. Je lui tirai tout « aussi-tôt douze onces de sang du bras, & fis assembler « tous les Medecins & Chirurgiens de l'endroit, qui dé- « ciderent tous unanimement pour l'opération du tré- « pan, que je fis. Lorsque j'essayai de lever les portions « d'os enfoncées, je les trouvai toutes séparées des os en- « tiers qui leur étoient contigus; il fallut donc les enle- « ver tout-à-fait, ce qui laissa un vuide terrible dans le « crane. Je couvris la dure-mere d'un linge fin trempé « dans du miel rosat, avec un peu de teinture de myr- « rhe; je mis des plumasseaux imbibés de la même tein- « ture sur le crane & tout le reste de l'appareil usité en « pareil cas. La malade ayant été mise au lit, on lui « donna un clystere émollient qui lui fit faire deux « selles copieuses; & avant la nuit même elle recouvra « l'usage de sa langue, & ensuite de toutes les parties « de son corps excepté de son bras gauche qui resta « paralytique pendant huit jours.

« Elle observa une diete légere; & la cure alla si bien « qu'au bout de trois mois les tégumens étoient cica- « trisés.

« Dès le premier jour qu'elle eut été blessée, je lui fis « faire une calotte de plomb pour poser par-dessus tous « les appareils, qu'elle garda pendant tout le tems que « je la gouvernai; il y avoit quatre trous à cette espece « de calotte, deux par devant & deux par derriere, « dans lesquels passoient deux bouts de rubans qui ve- « noient se nouer l'un sous le menton & l'autre derrie- « re la *tête*.

« Quoique la peau fut reprise par dessus la plaie, je re- « commandai bien à la malade de se servir toujours de « sa calotte de plomb par-dessus la compresse qui cou- « vroit la cicatrice pour suppléer au défaut d'os; elle « le fit pendant deux mois depuis que j'eus cessé de la « voir: mais enfin croyant n'avoir plus rien à craindre, « elle la mit de côté & continua à s'en passer plus de « sept mois, au bout desquels elle fut attaquée d'une « toux convulsive qui étoit épidémique dans cet en- « droit, & l'eut si violente une nuit étant couchée, que « les efforts qu'elle fit déchirent la cicatrice de sa *tête*;

« & que son cerveau poussoit en dehors des tégumens.
« On me vint chercher bien vîte : étant arrivé, je trou-
« vai plus de deux onces du cerveau en dehors du péri-
« crane. Ayant bien nettoyé la plaie, j'y mis l'appa-
« reil avec la plaque de plomb par-dessus, pour empê-
« cher qu'il se déchargeât rien davantage. »

« Les symptomes qui suivirent ce funeste accident, fu-
« rent la paralysie de tous ses membres, sans néant-
« moins qu'elle perdît l'usage de sa langue; une dispo-
« sition perpétuelle à l'assoupissement, un pouls bas &
« concentré, accompagné d'anxiétés; & la décharge in-
« volontaire de l'urine. Elle resta en cet état pendant
« cinq jours, au bout desquels elle mourut. »

On n'ignore pas que dans ces sortes de toux, la circulation du sang est tellement obstruée, que le visage de ceux qui en sont affligés est horriblement livide & quelquefois même noir; car le sang veineux qui vient des parties tant internes qu'externes de la *tête*, ne sauroit entrer dans le ventricule droit du cœur déja rempli par la convulsion du poumon, tandis que le ventricule gauche du cœur continue en même-tems de fournir du sang aux arteres. Voilà ce qui fit que la masse distendue du cerveau de cette fille, perça la cicatrice de la plaie qui étoit guérie depuis neuf mois. Ce fait nous apprend avec quelle force les vaisseaux distendus du cerveau pressent sur le crane.

Dans le cas de la fissure, de la fracture ou de la contusion du crane; il y a quelquefois des arteres, des veines, ou des vaisseaux lymphatiques rompus au dedans du crane, où ils déchargent chacun les humeurs qui leur sont propres : or ces humeurs en pesant sur le cerveau, y produisent les mêmes symptomes que s'il étoit comprimé par l'affaissement du crane; & lorsque par la putréfaction elles sont converties en pus ou en ichor, elles infectent les parties adjacentes du cerveau, & y produisent les mêmes désordres. Ces vaisseaux, (les veines & les arteres) passent du crane à la dure-mere, de-là à la pie-mere, & de la pie-mere au cerveau & à ses sinus & ventricules, où quand ils se rompent, ils produisent des accidens plus ou moins grands tant par rapport aux suites qu'ils donnent lieu de craindre, que par rapport à la difficulté de la cure.

Si l'instrument vulnérant frappe la *tête* avec assez de force pour fendre le crane ou le fracturer, ou l'offenser par une violente contusion, il y a bien constamment lieu de craindre que les vaisseaux sanguins & les autres qui sont remplis de fluides plus déliés, & dispersés dans les membranes & la substance même du cerveau, ne soient rompus, & que les humeurs qu'ils contenoient s'amassant sous le crane, ne compriment le cerveau; car, comme on l'a observé déja, toute la cavité du crane étant parfaitement pleine, il faut nécessairement que les humeurs qui s'y déchargent, le compriment à mesure qu'elles s'y amassent. Ainsi on a lieu de craindre dans cette circonstance tous les symptomes qui sont la suite de la compression; car qu'importe quelle soit la cause comprimante, puisque, soit que par le changement de la figure du crane sa capacité soit diminuée, soit qu'étant toujours la même, il y en ait une partie d'occupée par des humeurs, qui devoit l'être & qui l'étoit en effet par le cerveau; il s'en ensuivra les mêmes effets, c'est-à-dire le dérangement ou l'abolition totale des actions du cerveau, en conséquence de la compression de sa substance.

Les vaisseaux sanguins dispersés dans la dure-mere ont beaucoup de force, attendu qu'ils y sont, comme dans les autres parties du corps, revêtus de membranes élastiques qui font qu'il est difficile de les rompre : mais si nous considérons d'un autre côté que la dure-mere est partout fortement adhérente au crane, il est sans difficulté que l'impression d'un instrument vulnérant qui agit sur le crane, se communique bien aisément à la dure-mere, en conséquence de ce qu'ils sont adhérens l'un à l'autre. C'est pourquoi quand le crane est fendu ou fracturé, il y a fort à craindre que la dure-mere qui y est adhérente ne soit en même-tems déchirée ou blessée par des esquilles aigues détachées de l'os. Mais les gros vaisseaux sanguins distribués dans la pie-mere, & dans la substance médullaire du cerveau sont bien plus tendres, attendu que lorsqu'ils y arrivent, ils sont dépouillés de leurs membranes élastiques, comme nous l'apprennent les Observations Physiologiques : c'est pourquoi ils se rompent plus facilement, quoique bien moins exposés.

De plus, les humeurs qui se déchargent des vaisseaux rompus restant en stagnation dégénéreront d'elles-mêmes & se corrompront; & quand elles auront acquis une qualité acre, elles détruiront la substance tendre & pulpeuse du cerveau, par l'inflammation, la suppuration & l'érosion qu'elles y produiront. De-là arriveront tous les symptomes que produit d'ordinaire la compression : mais ils seront bien plus terribles dans le premier cas que dans l'autre; parce que, dans celui-là, quand la cause comprimante est ôtée, il y a quelque espérance que les fonctions du cerveau pourront se rétablir entierement; au lieu que quand la structure du cerveau même est détruite, & que ses vaisseaux tendres sont corrodés, le désordre est incurable. Ce que nous dirons ici des symptomes qui suivent l'effusion & la corruption des humeurs est avéré par ce qui a été dit plus haut; & l'on en trouvera de nouvelles preuves à l'endroit de ce Dictionnaire, où il est parlé des plaies en général, à l'Article *Vulnus*.

On voit par-là que les plus violens coups à la *tête*, sont souvent moins dangereux, lorsque la fracture du crane laisse un libre passage pour la décharge des humeurs; que quand la plaie quoique petite est telle que les humeurs répandues sont retenues sous le crane, comme il a déja été dit.

Or, il n'est pas douteux que les arteres & les vaisseaux sanguins quand ils viennent à être rompus, déchargent les humeurs qu'ils contiennent dans le crane : il n'est pas moins avéré par des exemples incontestables, que la compression que ce sang amassé fait sur le cerveau, produit tous les symptomes que nous avons dits. Mais ce qui est plus incertain, c'est si les vaisseaux lymphatiques distribués dans la masse du cerveau, peuvent, quand ils sont rompus par quelque accident, décharger une assez grande quantité de lymphe, pour qu'amassée elle comprime le cerveau, attendu la petitesse de ces vaisseaux, & qu'il arrive rarement qu'ils soient rompus seuls, sans que les vaisseaux sanguins distribués dans le cerveau le soient aussi.

Il est bien certain qu'il y a dans cette partie des vaisseaux qui contiennent une lymphe extremement fine; car toute la surface de la dure-mere qui est au-dessus de la pie-mere, aussi-bien que la surface externe du cerveau, & toute la circonférence des ventricules du cerveau paroissent toujours humectées d'un fluide de fort fin, sans quoi les surfaces contigues de ces parties s'attacheroient l'une à l'autre. Si donc ce fluide subtil qui est fourni continuellement par les vaisseaux tendres qui le contiennent, en forme d'exhalaisons, n'est pas repompé par les veines, il forme un amas qui produit tous les différens désordres du cerveau. Et plusieurs exemples rapportés dans les Auteurs, nous apprennent qu'il s'est fait de ces amas de lymphe entre la dure-mere & le cerveau, entre la pie-mere & la tunique arachnoïde qui est au-dessus & dans les ventricules même du cerveau. Car M. Winslow a observé que toute la surface des ventricules du cerveau est couverte d'une membrane déliée qu'on voit être toute vasculaire, lorsque les injections anatomiques & les inflammations augmentent son épaisseur en la gonflant : or, les petits vaisseaux dont elle est composée, ne contiennent dans son état naturel qu'un fluide ténu, & point de sang rouge. Outre les vaisseaux ordinaires que les Anatomistes appellent lymphatiques, & qui sont toujours d'une nature veineuse, Ridley en a encore découvert d'autres qu'il décrit dans son anatomie du cerveau. Ainsi il est non-seulement probable, mais même avéré par les observations des Medecins, qu'il peut arriver la même chose au cerveau qu'aux autres parties du corps, d'où quelquefois, après qu'elles ont été blessées, il sort une quantité incroyable de lymphe claire & ténue.

Ainsi Bohnius, dans son Traité *de Renuntiat. Vulnerum*, parle d'un jeune enfant de sept ans, qui ayant reçu un coup à la *tête* en mourut au bout de vingt-six jours, après avoir eu de violens maux de *tête*, des insomnies perpétuelles, l'usage de tous ses sens suspendus, & le vertige. Lorsqu'on lui ouvrit le crane après qu'il fut mort, on lui trouva les ventricules antérieurs du cerveau distendus par un *serum* limpide & transparent.

Dans les *Miscellanea Curiosa*, *Decur. I. An. 6. Observ.* 12. on lit qu'un homme de la premiere qualité étant tombé sur un escalier, se heurta la *tête* si violemment contre un degré, qu'il en resta presque tout le jour comme à demi-mort, sans sentiment, sans parole & sans mouvement. Lorsqu'on lui eut ouvert la veine, il revint un peu : mais il lui vint un violent mal de *tête* qui le tourmentoit jour & nuit, & l'empêchoit de prendre aucun repos. Les plus habiles Medecins qui furent consultés, opinerent tous pour le trépan ; & comme on se disposoit à cette opération, il lui sortit par l'oreille gauche une humeur séreuse qui continua de couler jusqu'à la quantité de huit livres pesant.

Il y a quantité d'observations de cette sorte: mais comme dans tous les cas la lymphe ne se trouve dans le cerveau, ou ne se vuide par les oreilles qu'un tems considérable après que le coup a été donné, on ne peut pas dire si l'amas de cette lymphe a été produit par la rupture des vaisseaux lymphatiques, ou par quelque autre cause.

Quant aux veines & aux arteres qui passent du crane à la dure-mere, de-là à la pie-mere, de la pie-mere au cerveau même, & dans ses sinus & ses ventricules ; comme les fluides qui se déchargent par ces vaisseaux lorsqu'ils viennent à se rompre, se déposent sur différentes parties du cerveau, ils nuisent nécessairement à ses fonctions par la compression & l'érosion qu'ils y produisent. Ainsi, par exemple, lorsque des humeurs qui se sont déchargées dans les ventricules du cerveau, arrivent au quatrieme ventricule qui est situé au commencement de l'ouverture qui mene à la moelle allongée, elles tombent infailliblement dans cette ouverture, & y produisent différentes sortes de paralysies & d'hémiplégies. Mais toutes choses égales d'ailleurs, ce désordre est d'autant plus terrible & plus difficile à guérir, que les humeurs extravasées sont logées plus avant ; car on pourra évacuer le sang qui s'est amassé entre le crane & la dure-mere, en faisant une ouverture au crane. S'il est logé entre la dure-mere & la pie-mere, on ne sauroit l'en retirer sans faire une incision à la dure-mere. Si les humeurs extravasées sont répandues dans les ventricules du cerveau ou vers sa base, il est indubitable que le danger est extreme, & que la cure est non-seulement difficile, mais absolument impraticable, parce qu'en ce cas l'art ne fournira aucun moyen d'évacuer les humeurs extravasées dont le cerveau est comprimé.

Une violente commotion à la *tête* sans que le crane soit fracturé, produira souvent, en conséquence de la rupture des vaisseaux internes, & de la compression du cerveau qui s'en ensuit, les mêmes désordres que nous avons dit plus haut, être la suite de la pression causée par les os enfoncés du crane.

Il arrive quelquefois que tous les symptomes que nous avons décrits, viennent à la suite d'un simple ébranlement à la *tête*, causé par une chute ou par une violente contusion faite avec un instrument obtus, sans que le crane ait été offensé. Lors, par exemple, que tombant d'un lieu élevé on se heurte la *tête* contre un corps dur, le cerveau contenu dans le crane se porte en embas avec le même degré de vélocité : mais le corps dur arrête tout-à-coup le mouvement du crane ; conséquemment la masse du cerveau qui continue de suivre en cet instant sa direction précédente, est heurtée par le crane, ce qui ne sauroit manquer de l'offenser ; de même que quelqu'un qui est sur un bateau, continue de se mouvoir en-devant, & tombe, si le bateau est arrêté subitement par quelque obstacle. Il faut convenir que quand le cerveau remplit exactement tout le crane, le choc qu'il reçoit est bien moindre : mais même en ce cas les vaisseaux du cerveau peuvent être rompus, les humeurs qu'ils contiennent s'y répandre, & causer tous les symptomes qui sont les suites de ces accidens, comme le prouvent quantité d'exemples rapportés par des Auteurs d'une véracité non-suspecte. Hippocrate entre autres rapporte le suivant, *Lib. II. Epidem.*

« Une fort belle personne âgée de vingt ans, fille de « Nerée, reçut au sinciput un coup du plat de la main, « que lui donna en badinant une jeune femme de ses « compagnes. Elle en fut tout d'un coup attaquée de « vertiges, sa vue s'obscurcit, & la respiration lui man- « qua. Quand on l'eut ramenée chez elle, la fievre la « prit, elle se sentit des douleurs à la *tête*, & son visa- « ge devint rouge. Le septieme jour il se vuida par « son oreille droite plus d'une once de pus fétide rou- « geâtre ; elle parut s'en trouver mieux, & les sympto- « mes qu'elle éprouvoit furent calmés : mais elle mou- « rut le neuvieme jour. » Il est bien sûr qu'un coup comme celui-là donné avec le plat de la main, n'avoit ni fendu, ni fracturé, ni enfoncé le crane : mais que le cerveau lui-même avoit été tellement ébranlé, que ses vaisseaux propres étant rompus, les humeurs qu'ils y déchargoient avoient dégénéré en un ichor fétide rougeâtre, qui avoit causé la mort de la malade.

On trouve aussi dans les Auteurs modernes plusieurs observations, qui prouvent que, sans que le crane soit offensé, le cerveau peut être tellement blessé par une violente percussion, que ses plus gros vaisseaux étant rompus, & le sang se déchargeant au-dedans du crane, la mort s'en ensuive en très-peu de tems. Un exemple de ce genre suffira pour le prouver.

Bohnius, dans son Traité *de Renunciat. Vulnerum*, parle d'une fille qui mourut quatre jours après avoir fait une lourde chute. Il examina lui-même le corps, à ce qu'il nous dit, pour faire son rapport aux Juges ; & quoiqu'avant sa mort & depuis il se fût déchargé une grande quantité de sang par sa bouche & par ses narines, il ne découvrit rien qui indiquât qu'on lui eût fait aucune violence. Après lui avoir ouvert le crane & soulevé le cerveau, la branche gauche antérieure des carotides se trouva rompue.

Ce fait nous apprend qu'une grosse artere même qu'on croit à l'abri à la base du cerveau, peut être rompue sans que le crane soit offensé ; d'où il suit qu'il peut arriver aussi les mêmes accidens à d'autres vaisseaux du cerveau. Mais comme il est avéré par les Observations physiologiques, qu'aussi-tôt que les arteres dispersées dans la pie-mere entrent dans la substance corticale du cerveau, elles y deviennent extremement menues, &, pour ainsi dire, aussi déliées que des cheveux, & que les petites fibres médullaires sont à la suite de ces tendres vaisseaux de substance corticale ; il est visible qu'une commotion un peu forte est capable de détruire ces filets déliés du cerveau, d'où dépendent la vie de l'animal & toutes ses fonctions ; & qu'ainsi toutes les fonctions du cerveau peuvent être dépravées, ou même totalement abolies, quoiqu'on ne voie point de blessure au crane, ni d'effusion d'humeurs dans sa cavité ; car ces sortes de vaisseaux, attendu leur petitesse extreme, ne peuvent point être apperçus par les sens.

Nous lisons dans l'*Histoire de l'Académie Royale des*

Sciences, *An.* 1705. qu'un jeune homme robuste & déterminé, pour s'épargner le supplice de la roue, mit ses mains derriere son dos, & baissant sa *tête* en devant, alla donner de toute sa force contre la muraille de la prison, & qu'il tomba mort du coup sans avoir prononcé une seule parole, & sans faire le moindre bruit. Lorsqu'on examina le corps, on ne trouva ni contusion, ni tumeur, ni fracture à la couronne de la *tête*, qui étoit la partie qui avoit été heurtée contre la muraille, ainsi que l'avoient attesté les prisonniers qui avoient été témoins de l'action. Quand on eut levé les tégumens, on ne trouva point de plaie à leur surface interne qui porte sur le crane, ni au crane même, si ce n'est que la partie écailleuse de l'os des tempes étoit un peu écartée de l'os pariétal, sur lequel elle porte : mais ce ne pouvoit pas avoir été là la cause d'une mort si prompte. Lorsqu'on eut scié le crane même, il ne parut point du tout offensé : mais le cerveau n'en remplissoit pas exactement toute la cavité, comme il fait d'ordinaire; & toute sa substance étoit plus ferme & plus solide qu'elle n'a coutume d'être dans les autres sujets.

Il est clair que dans le cas qui vient d'être exposé, la prompte mort du jeune homme, causée par ce violent coup de *tête*, ne peut être attribuée qu'à l'affaissement de toute la substance du cerveau, par lequel les tendres filets dont il est composé ont été rompus ou tors, & rétrécis de maniere qu'ils n'ont plus été en état d'admettre aucun des fluides du corps.

De ce qui vient d'être dit, on peut inférer que différentes fonctions du cerveau peuvent être lésées selon les différentes parties de cet organe qui ont été blessées par la commotion. Hippocrate, *Sect. 7. Aphor.* 58. nous apprend, que « ceux qui ont eu le cerveau violemment « ébranlé, ne manqueront pas de perdre incessamment « la parole. » Et, *Lib. II. de Morbis*, *sect.* 2. il dit, « qu'une personne à qui arrive cet accident, ne doit « bien-tôt plus entendre ni voir. » Et Heurnius, dans ses Commentaires sur cet Aphorisme, nous rapporte qu'il a connu plusieurs personnes, qui, en conséquence des chutes sur l'occiput, ont perdu l'usage des sens, de l'odorat, & du gout pour tout le reste de leur vie.

On lit dans les *Miscell. Curios. Dec. I. An.* 2. *Obs.* 120. l'histoire d'un jeune enfant de quatre ans, qui dès-lors parloit sans la moindre difficulté, à qui il arriva de tomber sur la *tête*. On ne s'apperçut pas d'abord qu'il se fût fait de mal par cette chute : mais le troisieme jour, en se levant il commença à bégayer en parlant, sans ressentir aucun mal d'ailleurs. Les jours suivans, ce désordre augmenta : mais au moyen de fomentations céphaliques qu'on lui mit sur la *tête*, & de quelques remedes internes qu'on lui fit prendre, l'usage de la parole lui revint tout-à-fait.

Dans l'*Histoire de l'Acad. Roy. des Sc. An.* 1732. Il est parlé d'un homme, qui, en conséquence d'un coup à la *tête*, ne parloit qu'avec beaucoup de peine quand il étoit couché.

Cet ébranlement violent peut provenir non-seulement d'un coup à la *tête*, mais même de s'être heurté avec force toute autre partie du corps contre quelque chose de dur, en tombant de dessus un endroit élevé. Aussi Galien, *de Locis affectis*, *Lib. I. c.* 6. nous raconte, qu'un homme en tombant d'un lieu élevé, se froissa le bas de l'épine. Le troisieme jour ensuite, sa voix s'affoiblit, & le quatrieme il étoit tout-à-fait muet; ses jambes en même-tems devinrent paralytiques, mais ses bras ne furent point attaqués de la paralysie; & le septieme jour il recouvra la parole & l'usage de ses jambes. Galien attribue avec raison, à ce qu'il semble, ces symptomes à l'affection de la moelle allongée; & comme la paralysie ne se jetta que sur les jointures inférieures, il est visible que le commencement de la moelle allongée n'étoit pas offensé, autrement les bras seroient devenus paralytiques aussi bien que les jambes. Ainsi il paroît qu'il faut attribuer l'extinction de la voix qui arriva, à l'ébranlement du cerveau.

Les désordres qui procedent de la rupture des vaisseaux internes, soit que le crane soit blessé, ou qu'il ne le soit pas, se distinguent par la considération de leur cause, de sa violence, & des parties qu'elle a affectées.

Quand on connoît bien toutes ces circonstances, on est bien plus en état de découvrir les désordres cachés; car l'impulsion violente d'un instrument obtus, sur la *tête* donne toujours lieu de soupçonner ou fracture ou fissure au crane, & le danger est plus ou moins grand selon que différentes parties du crane sont blessées, car le crane est plus ou moins épais dans ses différentes parties. De plus il y a de grosses arteres de la dure-mere logées à quelques endroits du crane dans de profonds sinus; & si l'instrument vulnérant frappe sur ces parties, il est aisé qu'il rompe ces vaisseaux, dont par leur rupture il se vuidera du sang dans le cerveau qui le comprimera.

Le vomissement bilieux,

Qui vient après des coups de *tête*, marque que le cerveau est affecté, c'est-à-dire, ou qu'il est comprimé par les humeurs qui s'y déchargent, ou que son action est troublée par la violence de la commotion. Mais nous avons déja parlé plus haut de cette sorte de vomissement.

Quand la vue, l'ouie, l'odorat, le gout & le toucher sont affoiblis, dépravés ou tout-à-fait détruits;

C'est signe que le cerveau est plus ou moins affecté; car il est certain par les observations Physiologiques, qu'il faut que le cerveau soit sain & conserve une libre communication avec les nerfs qui servent à l'exercice de ces cinq sens, pour que nous ayons la perception des idées qui sont rendues présentes à notre ame par la médiation des sens. Par-là on doit comprendre que si en conséquence des plaies de la *tête*, tous ou quelques-uns de ces sens sont dépravés ou entierement détruits; c'est que l'origine des nerfs qui servent à leur usage, étant ou comprimée ou offensée en toute autre maniere, elle ne peut plus transmettre ces esprits subtils dont la sécrétion se fait dans la substance même du cerveau, & qui est nécessaire pour que les sensations se fassent comme elles ont coutume de se faire dans un état de santé parfaite.

Le vertige, l'obscurcissement de la vue, & la peine qu'a le blessé à se tenir de-bout, sont aussi des signes par où l'on voit que le cerveau est affecté.

Nous avons déja observé que le moindre désordre qui puisse arriver au cerveau est le vertige, c'est-à-dire, un dérangement dans l'organe de la vue qui fait paroître tous les objets comme s'ils tournoient; & que, quand ce désordre augmente, la vue s'obscurcit, ce qui produit une autre espece de vertige plus fâcheux qu'on appelle vertige ténébreux. Lors de ce symptome, la force est déja épuisée au point que tous les membres manquent, & que le malade ne se pouvant plus soutenir tombe à bas. Quand les choses en sont là on en peut conclurre qu'il y a lésion non-seulement au siége commun des sensations, où est l'origine des nerfs qui servent à les produire, mais même aux parties où est l'origine des nerfs qui servent au mouvement musculaire. Aussi Hippocrate, *Lib. de Vuln. Capit. Sect.* 15. après avoir détaillé plusieurs signes par où l'on connoît que la *tête* est blessée dangereusement, ajoute ces trois symptomes, la diminution de la vue, le vertige & la foiblesse des membres qui fait tomber le malade. Et ailleurs, *Lib. II. Prorrhetic.* il dit que dans toutes les plaies considérables de la *tête* il est important de savoir, si le malade ne se peut pas soutenir & s'il tombe dans de profonds assoupissemens; car si l'un ou l'autre arrive, le cas demande un soin plus particulier, parce qu'il s'ensuit de ces symptomes sinon que le cerveau soit blessé, du moins qu'il se sent en quelque chose de la blessure, τῦ ἐγκεφάλυ ἐσακέσαντος τῦ τρώματος.

Dans les plaies de la *tête*, l'assoupissement profond est toujours compté au nombre des mauvais symptomes: mais c'en est un encore bien plus terrible s'il est accompagné de ronflement.

Quand par exemple le malade pendant son assoupissement tire sa respiration du fond de sa poitrine, avec bruit, comme il arrive dans l'apoplexie, il s'ensuit que les actions du cerveau sont détruites par la blessure, & qu'il n'y a plus que celles du cervelet qui se fassent; auquel cas même elles se font pour l'ordinaire avec plus de force, parce que la circulation du sang ne se pouvant plus faire librement dans le cerveau, celle des fluides dans la substance du cervelet en devient plus vive & plus impétueuse.

La paralysie & les convulsions marquent aussi que le cerveau est affecté.

Car comme le mouvement musculaire, quelque obéissant qu'il soit à la volonté, dépend pourtant de l'intégrité du cerveau; si le cerveau est blessé, tous ou quelques-uns des muscles du corps pourront devenir paralytiques; car ils seront flasques & pendans, ce qui signifie la même chose que paralytiques,qui est synonyme à relâchés. Mais quand il se fait une contraction violente & involontaire des muscles, repétée de momens à autres, c'est ce qu'on appelle convulsion qui arrive dans ce cas, lorsque les esprits passent librement dans quelques parties du cerveau, & ne passent pas dans d'autres qu'ils trouvent obstruées. Ce désordre peut aussi être produit par ces esquilles d'os qui piquent la substance médullaire du cerveau, ou par les humeurs qui s'y déchargent lorsqu'elles ont atteint une qualité acre & corrosive. La paralysie & les convulsions causées par des maux de *tête*, dénotent que le cerveau est affecté.

Le délire marque la même chose.

Quand les idées excitées dans l'ame ne répondent point aux objets externes, mais sont produites par le changement survenu dans le siége des sensations, il y a ce qu'on appelle délire. Ainsi il est visible que dans les plaies de *tête* le délire est toujours un mauvais signe parce qu'il prouve que le cerveau est affecté, comme nous l'avons observé d'après Hippocrate.

La léthargie désigne aussi que le cerveau est affecté.

Ce désordre est un état d'inaction & d'oubli qui détruit le mouvement & les sensations, & tient le malade dans un sommeil forcé, mais si profond, qu'avec les excitatifs les plus puissans on ne sauroit l'en faire sortir, ou du moins qu'il y retombe tout aussi-tôt. Ainsi ce désordre fait connoître que les actions du cerveau sont empêchées par quelque obstacle considérable,& par conséquent menace d'un danger extreme.

L'apoplexie est un autre signe qui marque encore que le cerveau est affecté.

Tous les symptomes que nous venons de décrire montrent que le cerveau est affecté au point que quelques-unes de ses fonctions sont dépravées ou abolies: mais quand toutes les actions du cerveau, les sensations, tant internes qu'externes & le mouvement volontaire, sont suspendus, sans pourtant que l'action du cervelet qui sert aux mouvemens vitaux, soit détruite; il y a apoplexie, laquelle est un désordre extreme dans la *tête*, & indique ordinairement, après un coup à la *tête*, que le cerveau est comprimé par des humeurs qui s'y sont déchargées.

Le frissonnement est aussi une marque que le cerveau est affecté.

Ce symptome à la suite d'un coup à la *tête*, marque toujours qu'il se décharge du sang de vaisseaux rompus, surtout quand il n'est pas réglé & n'est point accompagné d'un commencement de fievre. On observe aussi fort souvent dans plusieurs maladies que ce frissonnement est le prélude de quelque changement considérable. C'est pourquoi c'est toujours un méchant symptome après des coups à la *tête*, parce que c'est un signe qu'il y a un dérangement total dans le siége des sensations, d'où provient cette commotion dans tout le corps.

Le redoublement de la fievre est aussi un signe qui dénote que le cerveau est offensé.

Quand il se forme du pus en conséquence d'un coup à la *tête*, il y a toujours un peu de fievre & ce n'est point un mal: mais quand cette petite fievre augmente tout-à-coup, ou qu'après avoir cessé, elle revient avec plus de violence; c'est toujours une preuve qu'il y a quelque désordre considérable de caché. C'est ce qui fait dire à Hippocrate, *Prænot. Coac.* que « ceux qui ont été blessés à la *tête*, pour l'ordinaire sont attaqués de « fievre, vomissent de la bile, & tombent en paralysie; « & qu'alors ils sont dans une situation dangereuse.» Et dans un passage de ses *Prorrh.* déja cité, il dit, que « ce qui est de meilleur présage après un coup à la *tête*, « c'est s'il ne vient point de fievre; mais que quand elle vient, le meilleur est qu'elle vienne au commencement: mais que quand elle vient au bout de quatre jours, de sept ou de onze, elle ne présage rien « de bon, » parce qu'elle indique qu'il y a un surcroît d'inflammation ou de suppuration, qui ne peut être que fort dangereux. Aussi dans le cas que rapporte Hippocrate, *Lib. II. Epidem.* qu'on a lu ci-dessus, la fievre fut suivie de très-mauvais symptomes, & à la fin, de la mort; car la jeune personne qui avoit reçu un coup du plat de la main, de sa compagne, eut la fievre aussi-tôt; ensuite le septieme jour la fievre ayant augmenté, à l'occasion d'une évacuation de pus rougeâtre, qui pourtant avoit calmé les symptomes, elle tomba en léthargie, & perdit la parole, le côté droit de son visage se retira, elle ne respira plus qu'avec peine, elle fut agitée d'un tremblement convulsif, & mourut le neuvieme jour. En parcourant les Auteurs qui ont écrit sur les plaies de la *tête*, on trouvera quantité d'exemples semblables qui nous font voir que quand la fievre augmente tout-à-coup au bout de quelques jours, ou qu'elle revient plus forte après avoir cessé; c'est toujours un très-mauvais prognostic, qui dénote pour l'ordinaire que le cerveau est blessé ou enfoncé.

L'évacuation de sang par la bouche, par le nez & par les oreilles, marque aussi que le cerveau est affecté.

Il n'est pas probable que le sang qui s'est déchargé en-dedans du crane puisse s'évacuer par ces passages, attendu que la dure-mere couvre si exactement la surface interne du crane, qu'on ne voit pas comment le sang pourroit s'évacuer par cette voie. Il est cependant avéré par plusieurs faits que souvent des désordres chroniques de la *tête* ont été soulagés par une décharge d'humeurs évacuées par ces issues, comme on l'apprend entre autres d'Hippocrate, qui observe, *Sect. 6. Aphoris.* 10. que « quand quelqu'un a quelque mal ou douleur « à la *tête*, s'il se décharge du pus de l'eau ou du sang « par la bouche, par le nez ou par les oreilles, la ma-

« ladie se terminera heureusement. » Mais les Anatomistes n'ont pas encore découvert de passages par où les humeurs contenues dans la cavité du crane puissent se décharger ainsi : peut-être au reste sont-ils formés par la maladie même, quoiqu'auparavant il n'y en eût pas de tels. C'est ainsi que dans d'autres maladies on voit des humeurs se décharger par des issues qu'on n'a point encore découvertes. La pleurésie, par exemple, se dissipe par des crachats, qui montent dans les poumons & sont emportés par l'expectoration. Il est certain que si l'évacuation du sang qui s'est déchargé au-dedans du crane étoit si facile, on n'auroit pas besoin de l'opération du trépan, dont l'utilité & même la nécessité indispensable est cependant prouvée par des exemples sans nombre. Mais le sang qui se décharge par la bouche, les oreilles, le nez, marque que l'instrument vulnérant a porté un violent coup à la *tête* puisqu'il a été capable de rompre des arteres ; ce qui donne lieu de craindre que les vaisseaux sanguins qui entrent dans le cerveau dépouillés de leurs membranes élastiques, ne soient aussi rompus.

La rougeur du visage & des yeux est encore un signe qui annonce que le cerveau est affecté.

Le sang poussé du cœur dans les arteres carotides, se distribue dans les parties internes de la *tête*, au moyen des carotides internes ; & en-dehors, près du visage au moyen des carotides externes. Lors donc que par l'effusion du sang qui comprime le cerveau, la circulation des humeurs ne se fait plus librement dans les organes qui sont obstrués, le sang se porte en plus grande quantité dans les carotides externes, ce qui rend le visage plus rouge, plus gonflé & plus allumé ; & comme la carotide interne au sortir du canal osseux, à travers lequel elle passe, envoie des ramifications qui s'étendent jusqu'à l'orbite de l'œil & à l'œil même, où elles communiquent avec les branches de la carotide externe, la circulation du sang dans les vaisseaux du cerveau étant obstruée, les yeux deviennent rouges, par la grande quantité de sang qui s'y porte par ces branches de la carotide interne qui s'étend jusqu'aux yeux. Voilà pourquoi la rougeur du visage & des yeux est regardée avec raison comme un mauvais symptome après les coups à la *tête*. Les malades affligés d'une violente apoplexie ont le visage rouge & bouffi. Hippocrate dit que cette face allumée est d'un funeste présage dans les phrénétiques : & la jeune personne qui mourut d'un coup du plat de la main que lui avoit donné sa compagne sur le sinciput, dont nous avons rapporté l'histoire d'après Hippocrate, eut le visage rouge. Hippocrate condamne en plusieurs endroits, la rougeur des yeux & du visage ; & voici en quels termes il s'en explique dans ses *Prænot. Coac.* « Ceux qui, dit-« il, ont des maux de *tête*, dont les sens sont engourdis, qui sont dans le délire, qui sont constipés, qui « ont les yeux rouges & hagards, ne sont pas loin d'avoir des convulsions dans la partie postérieure du « corps. » Par où il entend que les yeux soient égarés, gros & rouges de sang, comme ils le sont dans un violent accès de colere. Et aussi-tôt après il ajoute : « Dans les violentes commotions à la *tête*, la rougeur « des yeux & le délire sont de très-fâcheux symptomes. »

Lorsque par les signes précédens, il est visible que le cerveau est blessé, soit que l'instrument vulnérant ait pénétré jusqu'aux parties internes de la *tête*, ou que le cerveau soit comprimé par un enfoncement du crane, ou par une effusion d'humeurs, il faut savoir au juste quelle est la partie du cerveau qui a été offensée. Il est palpable que la connoissance de ce point est de la derniere importance, attendu qu'on ne sauroit faire raisonnablement, ni avec succès l'opération du trépan, qu'on ne sache quel endroit précisément est le siége du mal. Mais il est souvent fort difficile de déterminer quelle est la partie affectée ; car quelquefois la blessure est tout autre part qu'à l'endroit où le coup a été appliqué, comme il a été observé déja. Il arrive aussi fort souvent que, ni les assistans, ni le blessé-même ne sauroient déterminer quelle partie de la *tête* a reçu le coup. On n'en peut pas mieux juger non plus en observant quelles sont les fonctions lésées en conséquence du coup. On peut bien s'assurer à la vérité par cette circonstance, si le cerveau est blessé : mais on ne sauroit déterminer qu'elle partie l'est. Qui est-ce qui voudra prendre sur soi de déterminer quelles sont les parties du cerveau, d'où tirent leur origine, les différens nerfs qui servent aux sensations externes? Qui est-ce qui peut assigner dans cet organe merveilleux, le siége précis de la mémoire & de la faculté du raisonnement? Quelques Savans, dignes de leur réputation par leurs profondes connoissances, ont avancé des hypotheses surprenantes à ce sujet : mais l'expérience nous a appris que les plus grands génies sont capables de donner dans les méprises les plus absurdes, lorsqu'ils se livrent avec préoccupation à de vaines spéculations. Le grand Stenon tout habile Anatomiste qu'il étoit, avoua un jour en présence d'une compagnie d'hommes distingués par leur savoir, qu'il n'entendoit rien à la structure du cerveau : & on trouvera une belle Dissertation de lui à l'art. *cerebrum*, où il renverse toutes les hypotheses chimériques qu'on a forgées à ce sujet, & indique la voie précise, par où le génie humain peut parvenir à la connoissance de cet organe. Cependant nous allons exposer ici ce qu'on sait des signes propres à indiquer quelle est la partie du cerveau qui a été affectée par le coup. Que si après un examen exact, le Chirurgien se trompe, il ne faudra pas imputer sa méprise à impéritie, mais au défaut de l'art-même, qui ne donne que des lumieres très bornées à ce sujet : peut être que les découvertes que feront nos neveux à l'avenir le perfectionneront à cet égard.

On distinguera donc quelles sont les parties du crane, qui ont été injuriées,

1°. Par les apparences externes que nous avons déja décrites.

2°. En se servant des méthodes indiquées ci-dessus pour découvrir en quoi il a été lésé.

Car quand on a une fois découvert que le crane est blessé, & qu'il paroît des symptomes, qui donnent lieu de croire que le cerveau est affecté, il est très probable que la blessure interne est immédiatement au-dessous de l'externe.

3°. Par la rougeur de la peau après qu'on aura rasé la *tête*, en y appliquant une emplâtre.

Quand par les signes déja décrits il est visible que le cerveau est blessé ; mais qu'en même-tems il n'y a aucune circonstance particuliere & distinctive, au moyen de laquelle on puisse déterminer précisément quelle est la partie affectée, le Chirurgien tachera de la discerner de la maniere qui suit. Il rasera les cheveux & appliquera sur toute la *tête* une emplâtre aromatique qu'il y laissera pendant quelques heures. Ensuite lorsqu'il levera l'emplâtre, il examinera soigneusement, s'il ne paroît nulle part de la tumeur & de l'inflammation ; & s'il en voit quelque part, il sera bien fondé à conjecturer que c'est au-dessous précisément de cet endroit qu'est la partie offensée du cerveau. Car comme l'emplâtre s'attache à la peau de la *tête* & excite par son aiguillon aromatique doux, un mouvement plus vif dans les humeurs, s'il y a contusion elle paroîtra plus aisément au moyen de la tumeur. Quand on ne sauroit découvrir dans quelle partie de la *tête* la blessure est placée, Hippocrate la regarde comme absolument incurable.

4°. Par

4°. Par le mouvement spontané du blessé, qui à l'instant du coup aura porté sa main à un endroit de la *tête* plutôt qu'à un autre.

Quoique nous ne puissions pas rendre raison de ce mouvement indéliberé, il est néantmoins avéré par des faits incontestables, qu'il se fait. Il n'y a pas long-tems, dit Van Swieten, que je vis un homme, qui, étant tombé d'un lieu élevé, étoit resté sans connoissance. S'étant heurté le côté droit de la *tête* & du visage contre quelque chose de dur, & s'étant fait une forte contusion & une blessure légere à ces parties, il y porta aussi-tôt la main droite, & non seulement toucha, mais frotta très-fort la partie affectée. Deux heures après, lorsqu'on l'eut fait revenir à lui au moyen d'une copieuse saignée, il dit qu'il ne savoit rien de ce qui lui étoit arrivé depuis sa chute. Les Chirurgiens ayant donc observé que les mains du blessé se portoient d'elles-mêmes à la partie lésée par une espece de mouvement mécanique & nécessité, ils se crurent fondés à en conclurre, que dans les cas où il ne paroît pas de blessure à l'extérieur, on peut deviner quelle est la partie affectée, lorsque le blessé par un mouvement mécanique porte toujours sa main déterminément à un même endroit de la *tête*. On remarque aussi assez souvent le même phénomene dans les personnes tombées en apoplexie. Ce signe paroît en effet mériter beaucoup de considération, quand on voit répéter plusieurs fois au malade ce même mouvement indéliberé, qui n'est pas un effet de la volonté, ni d'aucune faculté de l'ame, mais auquel il paroît que le corps est nécessairement déterminé par la sagesse & la bonté de l'Auteur de la nature, qui a voulu qu'on eût ce moyen de rémedier à ses maux.

5°. Par la paralysie sur un côté, & par les convulsions au côté opposé.

Ces organes du corps d'où dépendent toutes les sensations & les mouvemens volontaires, semblent être doubles, par rapport à leur origine, à la collection de leurs parties, à leur distribution & à leurs opérations; car il y a une artere carotide droite & une gauche, une vertébrale droite & une gauche, de-là conséquemment le cerveau a deux hémispheres, l'un droit & l'autre gauche, qui sont entierement distincts l'un de l'autre. Toute la collection de la moelle est aussi divisée en deux portions; dont l'une est à droite, & l'autre à gauche; comme on le reconnoît distinctement dans le corps calleux, dans la voute, dans les branches de la moelle allongée, dans les nerfs optiques & olfactoires, dans la moelle spinale, & dans les nerfs qui en tirent leur origine. Mais quoique toutes ces parties se trouvent ainsi doubles, cependant l'homme qui a ses perceptions & ses sensations par leur moyen, n'en est pas moins un individu simple & unique; car ces deux nerfs olfactoires si distincts de leur origine & dans leur progrès n'excitent cependant la sensation que d'un même odeur. De même, quoique nous voyons doublement les objets avec les deux yeux, comme le prouve assez la distance qu'il y a entre deux, & comme on peut de plus s'en assurer en pressant doucement le globe d'un des deux yeux avec le doigt; nous ne voyons pourtant pas les objets doubles. Cette observation a lieu également pour le sens de l'ouie.

Il y a plus, comme le cerveau, instrument immédiat de la sensation & du mouvement, est aussi divisé en deux parties, il s'ensuit qu'une de ces deux parties peut rester en bon état, tandis que l'autre devient incapable de faire aucune de ses fonctions, comme nous le voyons en effet arriver dans l'hémiplégie, maladie qui tient une partie du corps tellement paralytique qu'il ne lui reste plus aucuns des mouvemens qui dépendent de la direction de l'ame, quoique la faculté spirituelle qui détermine & dirige ces mouvemens subsiste toujours; & quoique la personne qui est en cet état, tache, autant qu'il est en elle, de mouvoir le côté affecté, ces efforts ne peuvent produire aucun mouvement subséquent dans ces muscles; quelquefois même dans les plus mauvaises especes d'hémiplégie le côté affecté n'a plus du tout de sensations.

Hippocrate, *Lib. de Morbo Sacro*, *Sect.* 3. a fait la même observation dans les termes suivans. « Le cerveau de « l'homme, aussi-bien que celui des autres animaux, « est double & divisé dans le milieu par une membra- « ne déliée: c'est pourquoi on ne sent pas toujours le « mal de *tête* dans un même endroit, mais tantôt dans « un endroit & tantôt dans un autre, & quelquefois « aussi par toute la *tête*. » à cette occasion il se présente une question difficile à résoudre; savoir, si l'origine des sensations & le principe du mouvement sont situés au côté opposé à celui dans lequel ces effets sont produits; c'est-à dire, si l'origine des sensations & des mouvemens qui se font dans la partie gauche du corps est placée dans le côté droit du cerveau, ou dans le gauche: mais on ne sauroit résoudre cette question que par le secours d'observations anatomiques les plus scrupuleuses & les plus détaillées; & si une fois on en venoit à bout, cette connoissance seroit d'un merveilleux usage pour les plaies de *tête*, car on pourroit déterminer par le désordre des sensations & des mouvemens d'un côté du corps, quelle est précisément la partie du cerveau qui est blessée.

La substance molle & pulpeuse du cerveau a toujours donné lieu à de grandes difficultés dans les démonstrations anatomiques. Le tems où il a le moins de consistance, est celui de l'enfance; à mesure qu'on avance en âge, il en acquiert davantage, & dans les personnes formées, sur-tout dans les hommes qui sont accoutumés à de forts exercices, il est ferme au point qu'on le peut tenir avec la main. Dans de pareils sujets, après avoir bien dissous par une longue macération la substance corticale & cendrée du cerveau, on a vu clairement que les fibres médullaires qui naissoient au côté droit du cerveau passoient au côté gauche, & réciproquement. Mais cette direction des fibres s'observe principalement dans trois parties; savoir les bords antérieurs & postérieurs de la protubérance annulaire, mais plus distinctement encore dans l'extrémité de la moelle allongée, à l'endroit où elle se termine en moelle spinale, & mieux encore vers les deux lignes, qui sont au-dessous des corps pyramidaux & olivaires; car les corps pyramidaux se tirent l'un de l'autre, & ce ne sont pas seulement quelques fibres déliées, mais un amas considérable de ces fibres qu'on voit passer, en se croisant, d'un côté opposé à leur origine, comme l'a remarqué Santorini, dans ses *Observ. Anatom. cap.* 3. Voilà à peu près tout ce qu'on sait en Anatomie, par rapport à cette direction des fibres médullaires du cerveau.

Plusieurs observations médicinales confirment cette direction cruciale des fibres du cerveau. Hippocrate dans ses *Epidémiques Lib. I.* conte qu'une fille âgée de douze ans avoit reçu un coup à la *tête*, qui y avoit fait une contusion & une fracture; & que l'opération du trépan, lui ayant été faite du côté qu'il ne falloit pas, elle en mourut le quatorzieme jour. Elle eut des convulsions à la main gauche: & c'étoit le côté droit de la *tête* qui avoit été offensé. Et dans son Traité *de Vuln. Cap. Sect.* 19. il confirme la même doctrine, en conseillant aux Chirurgiens de ne pas faire témérairement des incisions à la région des tempes, parce que ces sortes d'incisions causent ordinairement des convulsions; & il assure que, si l'incision a été faite à la tempe gauche, ce sera le côté droit du corps qui aura des convulsions, & réciproquement, que si elle a été faite à la tempe droite, ce sera le côté gauche du corps qui sera en convulsions. Et dans le même Traité *Sect.* 33. où il indique les signes par où l'on connoîtra que quelqu'un, qui a été blessé à la tête, en mourra, il dit positivement que, « la plupart de ceux qui « ont reçu de ces coups, ont des mouvemens convul- « sifs au côté opposé à celui où le coup a été donné; « car s'il y a blessure au côté droit de la *tête*, ce se- « ra le côté gauche du corps qui aura des convulsions; « & au contraire si c'est le côté gauche. » Ainsi dès les premiers âges de la Médecine, on avoit fait des observations qui favorisoient l'opinion que nous avançons ici.

Parmi les Auteurs modernes, Fabricius Hildanus, qui se contente de rapporter simplement ce qu'il a vu, sans y ajouter aucun raisonnement, rapporte plusieurs faits qui confirment cette doctrine. Il raconte entre autres, *observ. Chirurg. Cent. II. Obs.* 3. qu'un homme d'environ quaranteans, ayant reçu un coup à l'os pariétal gauche, d'une balle de fer qui pesoit plus d'une livre & demie, en eut le crane considérablement enfoncé & fracturé. Il fut renversé du coup, & resta étendu à terre comme mort. Non seulement il en perdit la parole, la vue & l'ouie; mais même le côté de son corps opposé à celui de la *tête* qui avoit reçu le coup, fut attaqué de paralysie. Cependant en lui relevant la partie du crane qui avoit été enfoncée, & employant d'autres remedes convenables, on le guérit parfaitement. Dans la même *Cent. Ex.* 3. il rapporte qu'un homme âgé de soixante ans, ayant reçu un coup de pierre à la partie gauche de l'os frontal où commencent les cheveux, l'os en fut considérablement enfoncé. Il n'eut pas plutôt reçu le coup qu'il tomba à terre, perdit la parole, l'entendement, la vue & l'ouie, & fut entrepris de paralysie au côté opposé à celui de la *tête* où il avoit reçu le coup. Ses amis ne voulurent point qu'on lui fît d'incision aux tégumens, ni qu'on lui relevât la partie du crane qui étoit enfoncée: aussi en mourut-il peu de jours après.

Le même Auteur *Cent. I. Obs.* 13. parle d'une femme qui reçut un coup à l'os pariétal droit, lequel y fit une contusion accompagnée de fracture & d'enfoncement de l'os. Aussi-tôt après elle vomit une humeur bilieuse avec ce qu'elle avoit mangé, qui n'étoit point encore digéré. Son côté gauche devint paralytique, & le droit eut des mouvemens convulsifs. Elle en revint cependant, quoiqu'une grande quantité de la substance du cerveau fût sortie de la plaie. Et dans l'*Obs.* 19. de la même *Cent.* il parle d'un jeune homme vigoureux, qui reçut à l'os pariétal gauche un coup de bâton qui lui fractura l'os. Après avoir dilaté la plaie, on tira les esquilles du crane; & au bout de cinq semaines la blessure étoit presque entierement cicatrisée, lorsque quelques heures après que le blessé venoit de voir une fille publique, la fievre le prit & la douleur de la *tête* devint plus violente qu'auparavant. Le côté opposé à celui où il avoit reçu le coup devint paralytique, & l'autre fut agité de mouvemens convulsifs, & le jeune homme mourut au bout de quarante jours.

Nous lisons dans l'Histoire de l'Académie des Sciences, an. 1700. qu'un garçon étant tombé d'un lieu élevé se fit une blessure à la *tête*, qu'on regarda d'abord comme légere. Quelque tems après cependant, l'os commença à se dépouiller au milieu de la plaie, & il parut un petit trou à la suture sagittale par où il se déchargeoit une grande quantité de pus. Cette évacuation s'arrêtoit quelquefois pendant quelques jours; & alors son bras droit étoit trois ou quatre fois par jour agité pendant trois ou quatre heures de mouvemens convulsifs fort violens, aussi-bien que sa mâchoire du même côté. Aussi-tôt que l'évacuation du pus recommençoit, les convulsions cessoient. A la fin le malade étant mort, on lui trouva tout le lobe gauche du cerveau dissipé par la suppuration, tandis que le lobe droit & le cervelet étoient sains & entiers.

Valsalva, dans son Traité *de Aure humanâ*, assure que dans les sujets qui avoient eu un côté du corps paralytique, la cause de ce désordre s'étoit toujours trouvée dans le cerveau au côté opposé à celui qui avoit été perclus; & il cite pour témoins des hommes fort habiles & fort expérimentés qui avoient été présens à ces dissections. Et lorsqu'il s'est trouvé que la blessure s'étendoit d'un côté de la *tête* à l'autre; il observe qu'elle étoit toujours plus considérable au côté où le coup avoit été porté. Entre les hommes habiles & expérimentés qui assisterent à ses démonstrations, il cite Petrus Molinellus, Docteur en Physique & en Medecine, qui dans son *Comment. de Bononiensi Scientiarum & Artium instituto*, rapporte l'expérience suivante, qui mérite d'être remarquée. Il ouvrit la partie gauche du crane d'un chien en vie, ensuite faisant de momens en momens des piquures à la dure-mere, il remarquoit que le chien tomboit dans différentes convulsions, surtout quand la partie piquée de la dure-mere étoit celle qui est la plus adhérente au crane: mais l'animal ne tomboit point pour cela en apoplexie. A la fin, il ôta entierement le lobe gauche du cerveau, & aussitôt l'animal tomba, non sur le côté gauche comme on auroit pû s'y attendre, mais sur le droit: on le releva, & il retomba sur le même côté. La partie droite de son corps sembloit en même-tems n'avoir plus ni sensations ni mouvement, tandis que la gauche avoit l'un & l'autre. Il ajoute qu'il a connu d'autres Physiciens qui ont fait la même expérience avec le même succès; & de ces circonstances il conclut que Morgagni & Lancisi ont eu raison d'assurer, qu'il nous est aisé de deviner quelle est la partie du cerveau qui est offensée, en remarquant simplement sur quel côté du malade tombe l'hemiplégie.

On pourroit encore rapporter plusieurs autres cas, soit de coups à la *tête*, soit d'autres accidens qui confirment la vérité de cette doctrine: mais ç'en est assez de ceux qui ont été rapportés jusqu'ici; & l'expérience du chien en particulier prouve beaucoup. Il ne faut cependant pas dissimuler que dans quelques Praticiens on trouve des exemples qui semblent combattre ce sentiment.

Forestus entr'autres, *Observat. Lib. X. Obs.* 11. rapporte celui-ci. Un jeune garçon d'onze ans étant tombé en léthargie, fut attaqué pendant son profond assoupissement d'une paralysie qui lui entreprit tout le côté droit au point qu'il n'avoit plus de ce côté-là ni sentiment ni mouvement. Forestus ayant été appellé & n'ayant point apparemment d'autre remede sous la main, lui appliqua à la narine droite du thym broyé dans du vinaigre, le malade s'en trouva un peu soulagé; & en même tems il lui sortit de la narine une matiere épaisse extremement corrompue, sanguinolente & visqueuse, ressemblant à de la sanie putride. Forestus conjectura de-là, qu'apparemment il y avoit abscès & sphacele dans la partie droite du cerveau. Bientôt après le malade mourut. Forestus avant qu'il mourût, regardant son état comme désesperé, le vouloit quitter: mais une Dame de distinction qui avoit soin de l'enfant pendant l'absence de ses pere & mere, le retint pour disséquer le corps, & découvrir la cause de la maladie, afin qu'elle fût en état d'en rendre compte aux parens. Le crane ayant été ouvert, les parties postérieures du cerveau, & le cervelet du côté droit furent trouvées, entierement sanieuses, putrides, corrompues & sanguinolentes: mais à gauche tout étoit sain, entier & sans corruption. Ainsi la vérité du prognostic constatée par l'ouverture du sujet, donna beaucoup de réputation à Forestus. Ce cas ainsi circonstancié est absolument contraire à ceux qui ont été rapportés ci-dessus, & semble être d'un grand poids.

Bonet dans son *Sepulchr. Anatom. Pract. Lib. I. Sect.* 15. *Observ.* 27. parle d'un jeune homme qui fut blessé à la région du pariétal gauche. Le lendemain il lui prit des mouvemens convulsifs au côté droit, & le gauche devint paralytique. Il se trouva une telle contusion à la région entiere du pariétal gauche, qu'il s'en sépara huit esquilles d'os, dont l'une, la plus pointue de toutes, avoit percé les méninges & s'étoit allé loger dans la substance même du cerveau. Le même côté du corps que celui de la *tête* où avoit été appliqué le coup devint paralytique, & le côté opposé fut agité de convulsions, ce qui est tout le contraire de ce qui arriva dans les cas ci dessus rapportés.

Valsalva, *Cap.* 5. de son Traité *de Aure humanâ*, avoue que dans un ou deux cas, il a trouvé le désordre le même dans les deux hémispheres du cerveau: mais que le plus souvent il a trouvé le cerveau affecté du côté opposé au côté paralytique.

Mais il faut observer que souvent ce désordre du cerveau n'a été découvert qu'après la mort, quoique auparavant ses fonctions fussent déja bien dépravées & bien dérangées; car le plus léger changement ou la plus légere compression des filets médullaires dont il est composé, suffisent pour produire les plus terribles symptomes, comme Valsalva dans l'endroit cité le prouve par une belle expérience faite sur un chien.

On comprima fortement à cet animal les nerfs qui se distribuent au cœur, au moyen d'une ligature extremement serrée qu'on ôta aussi-tôt après: cependant ces nerfs furent si considérablement affoiblis, que le chien mourut quelques jours ensuite, comme si on les lui eût coupés. En les examinant, on n'y trouva absolument aucunes marques par où l'on pût voir qu'ils avoient été offensés. Ainsi il peut fort bien arriver dans les cas dont nous traitons ici, que l'hémisphere opposé du cerveau n'ait été offensé que par la commotion qui s'y est communiquée, & qu'on ne découvre point de désordre visible en cette partie après la mort du blessé; ce qui paroîtra encore plus probable, si l'on considere que souvent le crane se trouve fendu dans la partie opposée, tandis que celle même où le coup a été porté n'est point endommagé, comme on l'a déja observé plus haut.

Comme donc des Observations sans nombre des plus grands Auteurs, & des expériences faites sur des animaux vivans confirment cette décussation de l'action du cerveau qui est l'instrument immédiat des sensations & du mouvement; & qu'il n'y a que très peu d'exemples qui combattent cette doctrine, lesquels même on pourroit expliquer d'une maniere qui n'y fût pas si contraire qu'ils le paroissent à la premiere vûe; il est, sinon certain, du moins extremement probable, que si un côté du corps est paralytique, & l'autre agité de convulsions, l'origine du désordre est logée dans le crane à la partie opposée au côté paralytique. Mais si la convulsion se jette sur le côté droit, & qu'il ne paroisse pas de désordre au côté gauche; il est fort vraissemblable par la même raison, que la partie gauche du cerveau est tellement affectée que l'influence égale des esprits dans les muscles du côté droit est réellement troublée sans qu'ils en soient totalement privés. Cette circonstance s'est trouvée dans quelques-uns des cas que nous avons rapportés.

Une autre circonstance qu'il faut remarquer, c'est que les nerfs qui partent du cerveau ne se croisent pas; car les nerfs qui naissent dans la partie droite, se distribuent du même côté. Quelques fameux Anatomistes ont été d'un sentiment différent, & ont cru en particulier que les nerfs optiques se croisent l'un l'autre, & que chacun de ces deux nerfs va se terminer à l'œil qui est au côté opposé; plusieurs Physiciens ont pensé que cette circonstance pourroit nous mettre en état de rendre raison de quelques phénomenes d'optique. Cependant un exemple que le hasard a fourni peut servir à prouver le contraire.

Le célebre Santorini, nous apprend dans ses *Observat. Anatom. c.* 3. qu'étant à disséquer le corps d'un homme, qui long-tems avant sa mort avoit perdu la vue de l'œil droit d'une goutte sereine véritable, sans qu'on eût remarqué aucun désordre apparent dans cet œil; il trouva le nerf optique de cet œil plus menu & d'une couleur plus sombre & plus cendrée qu'il n'auroit dû être; & comme cet exact Anatomiste s'appliquoit à le suivre le long de son cours le plus loin qu'il lui étoit possible; il eut la facilité de s'appercevoir, au moyen de ce qu'il étoit d'une couleur différente de l'autre, qu'il étoit dans toute sa longueur du même côté. Il observa même que les nerfs optiques sont si éloignés de se croiser l'un l'autre, qu'ils ne se touchent même en aucun point: ils ne font que s'approcher l'un de l'autre & s'en écartent ensuite.

Quand on a découvert que les fonctions du cerveau sont lésées, quelle que soit la cause qui ait produit cet effet, la premiere chose qu'il y a à faire ensuite, est de chercher à découvrir quelle sorte de désordre ou de lésion elle a produite, si elle a comprimé le cerveau en enfonçant le crane en dedans, si elle en a piqué ou déchiré quelque partie par des fragmens d'os pointus, si elle a causé une effusion d'humeurs sous le crane, ou enfin si elle y a excité une violente commotion. On a déja décrit les signes diagnostics qui indiquent ces différens cas; on a aussi indiqué la méthode qu'il faut tenir dans le cas de l'enfoncement du crane.

Une violente commotion peut affecter la substance tendre & pulpeuse du cerveau, de maniere que ses plus petits vaisseaux étant comprimés par cette impulsion, ne laissent plus de passage libre aux humeurs; mais si ces vaisseaux ne sont pas rompus ou entierement détruits, une circulation égale des humeurs rouvrira ces petits canaux comprimés, & quelques heures après le cerveau reprendra par degrés ses fonctions. S'il y a quelque chose sous le crane qui puisse comprimer ou blesser le cerveau, l'indication conduit naturellement à l'en ôter, & il sera à propos de s'y prendre de la maniere qui suit.

1°. S'il y a du sang extravasé, commencer par l'en retirer.

Parce que tant qu'il y restera, il pressera sur le cerveau; & si cette pression continue long-tems, les parois de ces petits canaux deviendront & resteront pour toujours incapables de donner passage aux fluides, d'où peut naître un obstacle irremédiable à toutes les fonctions du cerveau.

2°. Mondifier les parties infectées.

Et les nettoyer de toutes les humeurs extravasées qui se sont corrompues par leur stagnation & se sont converties en pus, ou en sanie; & si les parties solides en ont été affectées, les déterger & les rendre saines.

3°. S'il y a des esquilles d'os qui se soient enfoncées dans le cerveau, les en retirer.

Le sang extravasé peut être évacué de la plaie,

1°. Etant repompé dans les vaisseaux.

Dans les contusions, où en conséquence de la rupture des vaisseaux, il s'est amassé du sang sous la peau, qui paroît par cette raison tachetée de noir ou de bleu; on observe souvent que le liquide extravasé disparoît par degrés, étant insensiblement repoussé dans les vaisseaux absorbans veineux, & atténué par l'affluence d'humeurs plus déliées. Qui empêcheroit que la même chose n'arrivât aux parties dont nous parlons? Joignez à cela que le sang extravasé, logé dans une partie où l'air n'a point d'entrée, y reste bien plus long-tems qu'ailleurs sans s'y corrompre.

2°. Par la dissipation,

Laquelle se fait quand le sang extravasé est atténué par les délayans & les dissolvans; qu'il est repompé dans les vaisseaux veineux qui sont ouverts & s'étendent sur toute la surface tant interne qu'externe du corps, au moyen de quoi il se dissipe & disparoît insensiblement.

3°. En faisant une ouverture au crane.

Quand la quantité du sang extravasé est si grande que par

une forte compression, il nuit considérablement aux fonctions du cerveau, ce n'est pas le cas d'attendre patiemment du tems qu'il remédie à un accident de cette importance par la voie lente de la résorbtion ou de la dissipation; parce que le malade pourroit mourir en attendant. La seule ressource qui reste alors, mais ressource indispensable, quoique violente, est l'opération du trépan; au moyen de laquelle le crane étant percé, on ouvre un passage pour évacuer le sang extravasé.

A présent il est question de décrire comment on peut remplir chacun de ces trois objets.

Le sang est repompé, lorsqu'il est reporté par les facultés vitales dans les veines évacuées par de copieuses saignées, & par les purgations subséquentes.

Si l'on ouvre le crane d'un animal vivant, qui soit jeune, tel qu'il le faudra en effet choisir pour avoir plus de facilité à lui enlever le crane, on verra distinctement une vapeur s'exhaler des parties internes, la surface des deux membranes sera couverte d'humidité & toute la circonférence des ventricules sera humectée d'une espece de rosée. Les vaisseaux les plus fins & les plus déliés étant ainsi dans un état d'exhalation continuelle, ils déchargent par conséquent un liquide extremement ténu qui humecte & nourrit ces parties internes. Si donc il n'y avoit pas là des vaisseaux absorbans, il s'y accumuleroit par degrés une quantité de liqueur capable de comprimer le cerveau & de détruire ses fonctions; d'où il est naturel de conclurre que le sang extravasé peut être repompé par les orifices ouverts de ces petites veines. Il paroîtra peut-être étrange que le sang qui devient une substance concrete dès qu'il est hors des vaisseaux, puisse rentrer dans des canaux extremement menus: mais si l'on prend garde que ce sang extravasé devenu concret se redissout ensuite par degrés, & redevient un liquide plus ténu, ce qui se fait par l'influence d'une chaleur douce, & par l'exhalation de cette espece de rosée dont nous avons parlé, qui délaye continuellement le sang coagulé; que de plus le crane étant toujours plein, ce sang se trouve fortement pressé, & que tout le systeme artériel du cerveau & spécialement les vaisseaux de la dure-mere, sont alternativement distendus & contractés par le sang que le cœur y envoie; on concevra que le sang extravasé n'est pas un moment sans être pressé, broyé & délayé avec les liquides les plus déliés; au moyen de quoi il peut à la longue être atténué autant qu'il le faut pour être en état d'entrer dans les orifices étroits des veines absorbantes. Mais comme ces petits vaisseaux absorbans portent les humeurs qu'ils ont repompées dans des veines plus grosses, on facilitera ce repompement en désemplissant les gros vaisseaux; raison pour laquelle on recommande ici de tirer une bonne quantité de sang. De plus, les cathartiques qui font évacuer abondamment, & qui résolvent sans irritation & sans violence, conviennent aussi très-fort pour décharger le corps d'humeurs; au moyen de cette évacuation, celles qui restent sont atténuées, & leur passage dans toutes les parties étant facilité, les vaisseaux sont moins distendus. Ainsi les humeurs repompées trouvent place dans les veines dégagées; & le corps devenu plus sec par ces évacuations absorbe évidemment tous les liquides qui sont contigus à sa surface interne ou externe: aussi remarque-t'on que les violens purgatifs excitent la soif, & la grande quantité de liquide qu'on boit est bien-tôt absorbée par les orifices des vaisseaux ouverts dans les cavités de l'estomac & des intestins. On voit dans les contusions considérables des marques palpables de la grande efficacité de cette méthode pour faire refluer dans les vaisseaux le sang extravasé. J'ai vu, dit Van-Swieten, une tumeur aux fesses, occasionnée par le renversement d'un carosse, qui a été totalement dissipée par cette méthode, quoique la partie fût toute noire en conséquence du sang extravasé qui étoit resté en stagnation sous la peau. Je ne crois pas que personne s'avise de dire que c'est que ce sang avoit transpiré à travers la peau: car si le sang coagulé peut être atténué au point de trouver un passage à travers les pores de la peau & d'y transpirer, il pourra sans doute aussi aisément & bien plus aisément entrer par les embouchures des vaisseaux absorbans. Il y a donc de grands avantages à espérer de cette méthode.

Voici la maniere de purger dans ces occasions, que recommande Boerhaave dans sa *Mat. Medica*.

Prenez *de scammonée de Syrie la plus fine, quatre grains, d'eau de la Reine d'Hongrie, deux dragmes.*

Quand vous les aurez suffisamment triturées dans un mortier de verre, vous y ajouterez,

sirop solutif de roses, avec séné, six dragmes.

Ou prenez,

poudre de racine de jalap, une dragme,
du sucre le plus fin, deux dragmes,

Quand l'un & l'autre auront été suffisamment triturés dans un mortier de verre, ajoutez-y par degrés & en plusieurs fois,

d'eau de pluie, trois onces.

Faites-en une émulsion, à quoi vous ajouterez,

de sirop de rhubarbe, une once.

Ainsi donc saignez & purgez immédiatement après l'accident, autant que le blessé le pourra supporter; & réitérez ces deux sortes d'évacuations plus d'une fois, si les premieres ont déja procuré quelque soulagement.

Ces abondantes évacuations, si le malade a la force de les soutenir, ne sauroient lui être préjudiciables, surtout la saignée, qui répétée plusieurs fois a été en plusieurs occasions très-avantageuse; car on a souvent observé que dans des cas où tout marquoit qu'il y avoit compression au cerveau, causée par du sang épanché sous le crane, la saignée réitérée avec assurance a calmé les symptomes au moment qu'on étoit prêt à faire l'opération du trépan. Et quand même on n'emporteroit pas le mal par là, mais qu'il faudroit ensuite en venir au trépan, il n'y auroit pas lieu de se repentir d'avoir rendu par cette méthode le corps du malade moins sujet à l'inflammation, puisque c'est un moyen presque sûr de prévenir certains symptomes fâcheux qui se déclarent quelquefois après la perforation du crane, surtout la formation des fungus du cerveau. Ainsi on ne peut rien faire de mieux que d'essayer de ces remedes avant que d'en venir au trépan. Que si on voit un commencement de diminution dans les symptomes funestes qui accompagnent la compression du cerveau par l'effusion des humeurs, il y a tout lieu d'espérer qu'en réitérant les mêmes remedes proportionnément toutefois aux forces du malade, on achevera de dissiper ces symptomes. Je me rappelle avec plaisir les merveilleux effets de cette méthode, dont j'ai été souvent témoin. Et Paré rapporte un exemple d'une cure qui a réussi en pareil cas par le moyen de la saignée réitérée.

Un jeune homme, dit-il, âgé de vingt-huit ans, en tombant se heurta violemment l'os pariétal gauche contre une pierre. Il y avoit contusion au crane, mais point de fracture. Le septieme jour il eut une fievre violente, le délire & une grande inflammation, outre cela une vaste tumeur par toute la *tête*, le visage & le cou; & de plus il ne pouvoit parler, ni voir, ni avaler. Le lendemain le Chirurgien lui tira douze onces de sang; le jour suivant Paré ayant été appellé, & ne trouvant point d'adouciſſement dans les ſymptomes, mais trouvant de la force au malade, il lui fit tirer quarante-deux onces de ſang. Le lendemain le déſordre étant augmenté, il lui en fit tirer encore douze onces, & enſuite quinze, après avoir laiſſé un petit intervalle; tellement qu'en quatre jours de tems le malade avoit perdu quatre-vingt onces de ſang; mais auſſi le danger menaçant dont il étoit attaqué fut diſſipé parfaitement.

Il eſt vrai que le grand Hippocrate a obſervé, *Aphor.* 3. *Sect.* 1. que « les évacuations pouſſées à un point extrême ſont très-dangereuſes. » Mais auſſi il dit, *Aphor.* 6. de la même *Sect.* que « les maladies extremes exigent des remedes extremes. » Comme donc le jeune homme étoit en danger de perdre la vie, ſi on ne l'eût pas ſoulagé promptement, Paré fit bien de lui procurer ces abondantes évacuations, qu'il n'auroit pas été prudent d'haſarder dans un accident moins ſerieux.

On procure la diſſipation de l'humeur en ſtagnation;

1°. En procurant le repompement des parties les plus déliées de cette maniere.

2°. En atténuant celles qui reſtent, par des boiſſons délayantes, aqueuſes & diſſolvantes, priſes bien chaudes.

Si l'on délaye dans de l'eau chaude du ſang tiré d'une perſonne en ſanté, après qu'il eſt coagulé, ſa maſſe diminuera par degrés, l'eau deviendra rouge, & à la fin il reſtera ſi peu de cette maſſe coagulée, que c'eſt une choſe à peine croyable: il en reſtera pourtant, par la raiſon peut-être que ce ſang a été long-tems exposé à l'air; car nous voyons tous les jours que du ſang extravasé dans des contuſions, ſe diſſout ſi parfaitement, qu'à la fin il ſe trouve entierement diſſipé. C'eſt pourquoi après les ſaignées & les purgations, il faudra que le malade boive le plus de décoctions aqueuſes qu'il pourra, autant que ſes forces néantmoins pourront ſuffire à les mouvoir & les faire circuler avec le ſang. Par ce moyen tout le ſang ſera délayé, & le fluide qui s'exhale ſera remplacé par un ſupplément abondant de nouvelle matiere; & ainſi la maſſe coagulée ſera inſenſiblement diſſoute, & enſuite repompée dans les vaiſſeaux les plus déliés. Mais comme les liqueurs aqueuſes, bues ſeules, ſurtout après une grande évacuation, énervent le corps au point de le diſpoſer à l'hydropiſie, en s'amaſſant dans ſes cavités; il faut mêler avec ces décoctions, des aromatiques doux, qui ſoient modérément réſolutifs, & qui par leur qualité ſtimulante puiſſent exciter un degré de mouvement qui ne ſoit pas préjudiciable après les évacuations qui ont précédé.

Car ce qu'on ſe propoſe eſt de délayer tellement le ſang, qu'il puiſſe s'en exhaler continuellement un liquide ténu par les petits vaiſſeaux, qui tombant ſur le ſang extravasé, le diſſolve auſſi & l'atténue au point de le rendre capable de rentrer dans les veines.

Voici ce que preſcrit Boerhaave pour cet effet dans ſa *Mat. Medic.*

Prenez *de ſandal blanc, demi-once,*
ou *de jaune, une once,*
de ſaſſafras, demi-once,
de feuilles de rue, demi-poignée,
d'aigremoine, une poignée,
de fleurs de ſtœchas d'Arabie,
de lavande, } *de chaque deux dragmes.*
de racines de fénouil,
de perſil,
de petit houx, } *de chaque une once.*

Faites bouillir pendant un quart-d'heure, dans un vaiſſeau bien fermé, avec une quantité d'eau ſuffiſante pour pouvoir retirer quatre pintes de colature après avoir paſſé la liqueur. Le malade en boira deux onces de demi-heure en demi-heure.

3°. En appliquant ſur la partie affectée après l'avoir raſée, des emplâtres, des cataplaſmes & des fomentations faites d'ingrédiens diſcuſſifs propres pour les nerfs, & céphaliques.

Ces remedes à la vérité ne ſauroient agir directement & immédiatement ſur les humeurs extravasées qui ſont ſituées ſous le crane, puiſque les parties externes de la *tête* reçoivent preſque toutes leurs liqueurs des carotides externes. Cependant ils ne laiſſent pas d'être fort bons, parce qu'ils échauffent & relâchent les parties externes de la *tête* au point de diminuer & de retarder le mouvement impétueux des humeurs vers les parties internes; & parce qu'une partie de ces remedes entre dans le ſang par les veines abſorbantes de la peau externe, & peut en ſuivant le cours de la circulation, être portée aux parties affectées. D'ailleurs il n'eſt pas ici queſtion de diſputer ſur la maniere dont agiſſent ces remedes, mais ſeulement de ſe convaincre qu'ils agiſſent en effet. Ainſi, quand une maladie aiguë inflammatoire attaque les parties internes de la *tête*, on y applique avec ſuccès en-deſſus après l'avoir raſée, des fomentations d'eau, de vinaigre & de nitre. C'eſt pourquoi dans un déſordre auſſi dangereux que celui dont nous parlons, il faut tout mettre en œuvre & ne rien omettre de ce qui peut procurer quelque avantage ſi petit qu'il ſoit. Mais dans l'uſage de ces remedes, il faut avoir égard à ce qui a été dit ci-deſſus par rapport aux topiques qu'on applique dans le cas où il n'y a que les tégumens d'offensés, & avoir grand ſoin de maintenir toujours les cataplaſmes & les fomentations dans un degré de chaleur ſuffiſant, ce qui ſe fait en appliquant ſouvent par-deſſus des morceaux d'étoffe de laine chauds. L'emplâtre & la fomentation indiquées ci-deſſus dans le cas de la contuſion des tégumens ne conviennent pas moins dans ce cas-ci.

4°. Par l'application de quelque diſcuſſif nerveux & céphalique aux oreilles & au nez.

La dure-mere, il eſt vrai, couvre pour l'ordinaire exactement la ſurface interne du crane, de ſorte que la ſurface entiere du cerveau ſemble être totalement ſéparée de toute autre partie: cependant il eſt avéré par les obſervations, que ces deux endroits ſont pour le cerveau des eſpeces de ſoupiraux par où il ſe fait quelquefois des évacuations d'humeurs ſurprenantes. Nous avons obſervé plus haut que les déſordres chroniques de la *tête* ſont ſouvent ſoulagés conſidérablement au moyen d'un écoulement d'eau, de pus ou autre matiere, par les oreilles ou par les narines, & nous en avons apporté en preuve le témoignage d'Hippocrate: l'on ſait d'ailleurs que dans toutes les maladies de la *tête* qui procedent de la réplétion des vaiſſeaux du cerveau ou de la denſité inflammatoire des humeurs, il eſt avantageux qu'il ſurvienne un écoulement de ſang par les narines. Nous avons auſſi rapporté des exemples par où l'on voit que dans le cas même des plus terribles coups à la *tête*, pour leſquels les plus habiles Medecins & Chirurgiens conviennent tous unanimement qu'il n'y a d'autre remede que le trépan, les malades ont été quelquefois guéris au moyen d'un écoulement de lymphe par les oreilles; enſorte qu'il paroît que ces deux ſortes d'iſſues ſont celles qui ſont le plus à portée des parties internes de la *tête*. Une choſe dont nous ſommes certains, c'eſt qu'au haut des narines eſt placé l'os ethmoïde tout ſemblable à une plaque mince criblée de petits trous, leſquels à la vérité ſont bouchés très-exactement dans les perſonnes vivantes par les productions & les expanſions de la dure-mere: mais de quelle minceur eſt cette cloiſon qui ſépare la cavité du crane d'avec les narines! Elle eſt telle que ſouvent les vapeurs qui montent dans les narines vont s'appliquer immédiatement au cerveau.

Si après les évacuations & les applications ci-dessus indiquées les symptomes ne sont pas entierement dissipés, ou au moins calmés en partie, mais qu'au contraire ils continuent ou augmentent; il faudra faire sans différer une perforation au crane, pour procurer l'évacuation des humeurs extravasées, pour mondifier les parties affectées, & retirer les esquilles d'os, s'il en est entré quelqu'une dans le cerveau ou dans ses membranes.

Il semble qu'il y a de la témérité & de la cruauté à en venir tout d'un coup à la perforation du crane, sur ce qu'il paroît que le cerveau est considérablement offensé par un coup à la *tête*; car à moins qu'on ne soit certain que le crane est enfoncé, ou que quelques fragmens de cet os blessent le cerveau, & qu'on ne sauroit remédier à ces désordres que par l'opération du trépan; il est à propos d'attendre au moins quelques heures, & d'essayer si les symptomes ne peuvent pas être appaisés par de fortes évacuations: on voit tous les jours des exemples de personnes qui étant tombées d'un lieu élevé, ont tout-à-coup perdu l'usage de leurs sens, & sont restées sans mouvement, lesquelles pourtant quelques heures après sont revenues à elles par degrés, le cerveau ayant été troublé d'abord par la violence de la commotion, quoiqu'il n'y eût pas d'effusion d'humeurs. Et quand ce seroit le cas d'appliquer le trépan, on ne risque rien de tirer une grande quantité de sang auparavant; au contraire cette pratique ne peut faire que du bien: ainsi il me paroît très-raisonnable de commencer toujours par-là: mais si dans l'espace de douze heures après qu'on aura essayé de ces remedes, le malade ne sent pas de soulagement, mais qu'au contraire le desordre augmente, la seule ressource qui reste, est de faire une perforation au crane, pour ouvrir un passage par où les humeurs extravasées puissent se décharger. Il faudra alors avertir sérieusement les amis du malade, qu'il n'y a plus à attendre que la mort, laquelle est très-prochaine; qu'il ne reste qu'une voie par où peut-être on le pourra sauver; voie à la vérité risquable & douloureuse; à savoir, l'opération du trépan, d'où l'on peut attendre de grands avantages, sans pourtant compter sur une guérison assurée, parce qu'il est possible que les humeurs extravasées soient logées dans des endroits d'où on ne pourra les évacuer, même après l'ouverture du crane, & qu'une violente commotion a pu rompre les filets déliés de la substance médullaire du cerveau, d'où dépendent la vie & les fonctions. Quand il est déterminé que l'opération est nécessaire, le plutôt qu'on puisse la faire est le mieux; car l'effusion des liquides hors des vaisseaux rompus, & conséquemment la compression du cerveau par ces liquides extravasés dont l'amas grossit continuellement, augmenteront d'instans en instans; d'où il arrive souvent que les petites fibres médullaires qui ne peuvent donner passage qu'au liquide de tous le plus subtil, ayant leurs parois affaissées & comprimées, se boucheront; & quand même on déchargeroit par la suite des liquides qui causent la compression; cependant les parois de ces petits vaisseaux devenues contiguës par la pression, continueront de rester en cet état, & se colleront l'une à l'autre au grand préjudice de toutes les fonctions qui dépendent des mouvemens des liquides les plus subtils dans les plus petits vaisseaux. Joignez à cela, que si l'on laisse trop long-tems séjourner les humeurs extravasées, elles se corrompent; & par l'acrimonie qu'elles auront ainsi acquise, corroderont les parties qui leur seront contiguës.

De toutes ces considérations, il s'ensuit qu'en pareil cas le délai est dangereux: cependant nous avons des exemples de perforations au crane faites avec beaucoup de succès, quoique long-tems après la blessure. En voici un entre autres que Scultet rapporte, *Arm. Chir. Obs.* 13. Un homme reçut un coup à la *tête*; & comme il ne fut accompagné d'aucuns symptomes dangereux, il fut guéri en quatorze jours. Long-tems après, le malade sentit une grande douleur à la *tête*, fut attaqué de vertige, sa vue s'obscurcit; & son bras droit fut entrepris de paralysie, tous signes qui annonçoient quelque désordre caché à la *tête*. Scultet, par cette raison, découvrit le crane; & y observant une fissure étroite, il y fit deux perforations, & ouvrit ensuite l'os depuis un de ces trous jusqu'à l'autre. L'amas considérable d'humeurs qui s'étoit fait, se déchargea par cette ouverture, & en un mois de tems le malade fut parfaitement rétabli. Il paroît par ce détail, que d'abord l'amas de liqueurs extravasées sous le crane n'étoit pas considérable: mais qu'au moyen de la petite fissure qui étoit au crane, il s'amassa au-dessous avec le tems, du pus & de la sanie. Mais lorsque par la rupture des vaisseaux il s'amasse dès le commencement une quantité considérable de liquide épanché sous le crane, il est clair qu'on ne sauroit différer l'opération sans danger. C'est pourquoi, Hippocrate, *de Cap. Vuln.* parlant des cas qui requierent la perforation, veut qu'on la fasse dans les trois jours, & jamais plus tard, surtout si c'est dans une saison chaude; encore ne traite-t'il là que des plaies au crane, qu'on ne sauroit enlever avec la rugine: mais le danger est bien plus urgent & plus menaçant, quand il provient de l'effusion des humeurs sous le crane.

On applique le trépan sur le crane, comme il a été dit plus haut, dans la vue de replacer avec l'élévatoire dans sa situation naturelle, un os détaché ou enfoncé.

On peut espérer de cette opération un triple avantage: le premier, d'ouvrir ainsi un libre passage pour la décharge des liqueurs extravasées; le second, que s'il est besoin de séparer quelque chose par la suppuration des parties vives, le pus trouvera par où sortir lorsqu'il sera formé; & le troisieme, qu'on pourra extraire commodément les fragmens d'os, s'il y en a quelques-uns qui blessent le cerveau, en le piquant, en le déchirant, ou autrement.

M. Sharp ne paroît pas tout-à-fait de l'avis de Boerhaave: il veut qu'on trépane en toute occasion; & quoique quelques personnes, dit-il, aient été guéries sans cela de violentes commotions au cerveau, il n'y a point dans le cas de ces commotions de raisons qui doivent faire manquer de trépaner, si ce n'est qu'on ignore en quel endroit la commotion a été faite. La commodité que j'ai eue, dit encore M. Sharp, d'ouvrir les corps de quelques personnes mortes de cet accident, m'a bien convaincu combien l'on doit peu compter sur toute autre méthode que la perforation pour l'évacuation des abscès, dont la matiere, devenue acre par sa stagnation, peut comprimer long-tems une grande quantité du cerveau avant de donner la mort.

Quand on est assuré qu'il y a fracture ou enfoncement à l'os, quand même les symptomes se dissiperoient en grande partie, il est néantmoins à propos de faire au plutôt l'opération du trépan pour empêcher l'abscès de s'étendre, comme il ne manque gueres d'arriver après la rupture des vaisseaux du cerveau & des membranes, & cela pour l'ordinaire en peu de jours, quoiqu'il y ait bien des exemples de fractures qui ont été long-tems sans produire d'abscès.

Sharp rapporte qu'il a une fois trépané une jeune femme cent jours après qu'elle avoit reçu le coup. La partie gauche de l'os pariétal & la supérieure de l'os des tempes, avoient été fracturées & enfoncées: elle avoit eu un saignement de nez & d'oreilles immédiatement après le coup, & s'étoit senti de tems en tems les sens émoussés & des douleurs médiocres, jusqu'au quatre-vingt-dixieme jour, que les symptomes causés par la compression du cerveau devinrent plus forts, & qu'elle fit appeller M. Sharp, qui, par beaucoup d'exemples qu'on peut trouver dans les Auteurs, lui fit entendre combien il falloit peu compter que l'extravasation des humeurs, ou la compression du cerveau, pussent se terminer heureusement sans l'opération du trépan. Sharp.

Il faut appliquer le trépan sur la partie du crane qui est offensée plutôt que sur toute autre, à moins que quelque circonstance particuliere n'indique qu'il faille l'appliquer ailleurs.

Après qu'il est arrêté qu'on appliquera le trépan pour procurer une évacuation libre aux humeurs extravasées, il est ensuite question de voir sur quelle partie du crane en particulier il faudra l'appliquer. Il est visible que lorsqu'on a découvert par les signes décrits ci-dessus, quelle est la partie blessée, il y faut appliquer le trépan, parce qu'il est extremement probable que c'est dans cette partie que séjourne le sang extravasé. Mais l'on va voir cependant qu'il y a différentes parties du crane sur lesquelles il seroit impossible ou extremement dangereux d'appliquer le trépan. Il ne faut pas se déterminer légerement & sans une mûre délibération à appliquer cet instrument sur une partie plutôt que sur une autre, de crainte qu'il ne faille après cela recommencer cette opération qui semble si cruelle aux assistans, quoiqu'en effet les malades soient alors dans un état d'anéantissement qui les rend insensibles à la douleur.

Les circonstances pour lesquelles il ne faut pas faire l'opération du trépan sur la partie offensée du crane, sont :

1°. S'il y avoit une suture immédiatement au-dessous.

Lorsque sur des corps humains les Anatomistes veulent enlever le crane après l'avoir bien séparé par-tout avec la scie, ils s'apperçoivent que la dure-mere est partout adhérente au crane; mais qu'où les sutures se rencontrent, cette adhésion est si forte, qu'on ne vient à bout que difficilement de l'en séparer, en la détachant avec un instrument de fer en forme de lévier. Ainsi il est indubitable que si on applique le trépan sur ces parties, on ne pourra enlever la portion orbiculaire de l'os sans déchirer considérablement la dure-mere, d'où s'ensuivront des douleurs extremes, des convulsions & d'autres terribles symptomes. C'est pourquoi tous les Auteurs conseillent unanimement d'éviter ces parties, & d'appliquer plutôt le trépan à côté de la suture, que précisément dessus.

Hildanus, *Observ. Chirurg. Cent. II. Obs.* 8. parle d'un homme qui reçut un grand coup de hache à l'endroit où se joignent la suture sagittale & la coronale. Après les terribles symptomes auxquels on devoit s'attendre en pareil cas, lorsqu'on lui eut retiré plusieurs esquilles d'os, il en revint: mais Hildanus, tout habile qu'il étoit, ne put empêcher qu'il ne se formât un ulcere fistuleux dans la partie. C'est pourquoi il compte la difficulté de la cure pour une des raisons qui décident qu'on ne doit pas appliquer le trépan précisément sur une suture. Mais le célebre Medecin Jean Frederic Werdenburgius, dans une lettre à Hildanus sur ce sujet, qu'on trouve dans Hildanus même à l'endroit que nous venons de citer, assure qu'il a vu faire cette opération précisément sur des sutures, lorsqu'il étoit en Italie à faire ses cours. Néantmoins ce que nous venons de dire fait bien voir qu'il est dangereux d'appliquer le trépan sur les sutures mêmes.

2°. S'il y a quelques muscles remarquables sur la partie.

On n'ignore pas qu'il y a vers l'occiput de forts muscles qui s'inserent dans le crane, sur les parties latérales duquel regnent aussi les muscles qu'on appelle temporaux, raison pour laquelle il faut éviter ces parties autant qu'il est possible. Hippocrate, *de Cap. Vuln. sect.* 19. nous apprend, « qu'on peut faire des incisions aux « différentes parties de la *tête*, excepté aux tempes & « aux parties qui sont au-dessus, près de la veine qui « passe par les tempes; & qu'il ne faut pas faire d'inci- « sions dans ces parties, parce que ce seroit exposer « le malade à de violentes convulsions. » Et dans un passage de ses *Prænot. Coac.* que nous avons déja cité, il dit que « ceux à qui on a fait des incisions aux tem- « pes, ont des convulsions à la partie opposée à celle « où ont été faites les incisions. » Nous pouvons conclurre de-là qu'il est toujours dangereux de blesser ces muscles, mais non pas que la mort s'en ensuive infailliblement; car il est arrivé plusieurs fois que ces muscles ont été incisés, & que le trépan a été appliqué sur les parties qui sont sous ces muscles, sans que cela ait empêché que les malades en soient revenus. Nous allons citer quelques exemples de cette sorte parmi le grand nombre qu'on en pourroit apporter.

Scultet, dans son *Armamentar. Chirurg. Observ.* 3. rapporte qu'un homme reçut un coup de sabre à la tempe gauche, qui fit une fissure au crane assez large pour y passer le doigt. Cette plaie néantmoins, en apparence si dangereuse, fut guérie en peu de tems parfaitement.

Riviere, parmi les Observations qu'il tenoit de Samuel Formie, Chirurgien de Montpellier, qui avoit exercé sa profession pendant cinquante ans, rapporte le cas suivant dans son *Observ.* 19. Une femme reçut un coup de pierre à la tempe gauche. Le trépan ayant été jugé nécessaire, cet habile Chirurgien appellé en consultation, ne balança pas à faire une incision cruciale au muscle temporal, & d'appliquer le trépan sur cet endroit du crane après en avoir levé les tégumens; & il assure qu'il ne s'en ensuivit aucun violent symptome.

Ailleurs il rapporte un cas tout semblable dont un autre Chirurgien lui avoit fait part. Un enfant de douze ans étant tombé du haut d'un arbre fort élevé, eut l'os temporal tellement fracturé, que le Chirurgien fût obligé de lever une portion considérable du muscle temporal pour découvrir la blessure de l'os, & d'y appliquer le trepan. La cure néantmoins réussit parfaitement bien à tous égards, si ce n'est que la mâchoire inférieure resta un peu tournée du côté opposé. Ainsi lorsque la nécessité l'exige, il vaut mieux appliquer le trepan sur ces parties que d'abandonner cruellement le malade à une mort inévitable.

3°. Si la blessure se trouve au-dessus des sinus de l'os frontal.

Les Observations Anatomiques nous apprennent que les tables de l'os frontal, séparées l'une de l'autre constituent ce que nous appellons les sinus frontaux, qui sont pour l'ordinaire fort larges; mais plus ou moins profonds dans différens hommes; qu'ils s'étendent au-dessus des orbites presque jusqu'au milieu des sourcils; & qu'ils sont quelquefois partagés en de petites cavités par des lames osseuses. Ces sinus ont deux ouvertures assez larges qui répondent à la cloison des narines, & augmentent ainsi la cavité interne du nez. Ces sinus sont partout couverts de la même membrane qui tapisse la surface interne des narines. Si donc on appliquoit le trépan sur cette partie, en perçant la table externe on rencontreroit nécessairement cette membrane qui couvre sa surface interne; & il faudroit l'écarter, aussi-bien que la partie de cette même membrane qui couvre la table interne, avant que de percer cette table. Or il est clair que c'est une chose sinon entierement impossible, du moins extremement difficile, attendu que la membrane qui tapisse la cavité des narines, est d'un sentiment si subtil que le chatouillement d'une plume dans les narines suffit pour exciter l'éternument, & pour mettre tout le corps en convulsion. Il faut aussi observer en même-tems qu'il n'est gueres possible de faire cicatriser les blessures qui pénetrent dans les sinus frontaux. Celse, *Lib. VIII. cap.* 4. l'a observé, & nous dit expressément, que « toute plaie à la *tête* peut « se cicatriser, excepté à la partie du front qui est un « peu au-dessus de l'entre-deux des sourcils; & qu'il « n'est guéres possible qu'il ne reste à cet endroit, tant « que vivra le malade, une exulcération, sur laquelle « il faudra appliquer un linge enduit de quelque médi-« cament convenable. » Les observations des Modernes ont confirmé cette remarque. Il faut donc bien connoître la structure de ces parties par l'Anatomie, & éviter d'y appliquer le trépan.

4° S'il y a tout auprès quelque artere considérable.

En regardant bien attentivement un crane humain, on voit sur sa surface interne différentes marques, & quelquefois des traces fort profondes qui répondent aux ramifications des plus grosses arteres distribuées dans la dure-mere. Or si dans l'opération on rencontre ces grosses branches d'arteres, & qu'on les déchire avec les dents de la couronne, il s'ensuivra une hémorrhagie très-violente, non-seulement très-incommode pour l'opération, mais même souvent fort difficile à arrêter. Mais il est difficile de désigner où sont ces ramifications, parce qu'elles ne sont pas rangées de même dans toutes les *têtes*. Il y a cependant quelques parties entr'autres dans lesquelles on trouve à presque tous les cranes de ces sortes de traces ou sillons, & sur lesquelles il faut par conséquent éviter d'appliquer le trépan. Par exemple aux deux os pariétaux, près de la suture coronale à la partie latérale inférieure, on voit un sillon de cette espece, lequel va en diminuant à mesure qu'il monte; je remarque celui-là en particulier parce qu'on le trouve plus constamment que tous autres dans les différens cranes.

5°. Si la partie offensée est à la base du crane.

Si les humeurs qui se sont déchargées sont logées près de la base du crane, on ne peut gueres espérer de les évacuer par la voie du trépan, lequel s'applique sur la partie la plus éminente du crane. Il est vrai que comme le crane est exactement plein, les humeurs extravasées peuvent par la pression du cerveau qui remplit la cavité du crane être poussées à l'endroit de l'ouverture qu'on y aura faite, & être ainsi évacuées: mais il faut avouer aussi que cela ne peut arriver que très-difficilement.

Tulpius dans ses *Observ. Medic. Lib. I. cap.* 3. raconte qu'un homme âgé de soixante-dix ans étant ivre, se fit en tombant d'un lieu élevé, une si large blessure au crane qu'on retira sans peine par l'ouverture qui s'y étoit faite, tout ce qui picotoit la membrane externe du cerveau. Il lui vint cependant sur le champ un vertige, un vomissement, & un engourdissement dans tous les sens. Le lendemain il n'eut point de fievre ni aucun des autres symptomes: mais le quatrieme jour il mourut d'apoplexie au moment qu'on s'y attendoit le moins, après avoir rendu par l'expectoration une matiere purulente. Lorsqu'on lui eut ouvert le crane après sa mort, on trouva une grande quantité d'humeur dans les ventricules de son cerveau, & près de la selle du Turc, une grosse esquille tout-à-fait séparée de l'apophyse cunéiforme dont elle avoit fait partie, & dans ce même endroit, un amas considérable de sang coagulé. Comme le sang qu'avoit rendu une si large blessure, amassé près de la base du cerveau, ne pouvoit pas être évacué, il est visible qu'en ce cas il n'y avoit pas grand avantage à attendre de l'application du trépan. Celse dit *Lib. V. cap.* 26. « qu'on ne « peut point sauver un malade, dont la base du cer-« veau est blessée. »

6°. Si l'os est mobile, soit parce qu'il est fracturé ou parce qu'il y a contusion ou carie.

On ne sauroit par le moyen du trépan enlever du crane une portion d'os orbiculaire sans appuyer le trépan sur l'os: si donc la partie d'os sur laquelle on applique le trépan, est entierement détachée du reste, ou n'y tient que légerement, l'opération du trépan l'enfoncera, & par conséquent comprimera le cerveau, qui est au-dessous. Le même accident est à craindre quand la vérole, par exemple, a corrodé l'os; ou que le crane a été carié par telle autre cause que ce soit; car en ces cas le trépan si légerement qu'on l'applique, percera à la fois toute l'épaisseur de l'os. Nous avons déja rapporté des exemples d'os du crane qui commençoient ainsi à se corrompre, en conséquence de coups à la *tête*.

7°. Si la partie est extremement convexe en dehors & conséquemment fort concave en dedans.

En examinant exactement la surface interne du crane, on voit distinctement qu'elle n'est ni polie ni égale; mais qu'en quelques endroits elle s'éleve en bosses, tandis qu'ailleurs on trouve des creux & des inégalités pratiquées exprès par la nature, en faveur des vaisseaux & des sinus du cerveau; ce qui fait aussi que l'os du crane est plus épais dans quelques-unes de ses parties que dans d'autres. Il seroit donc fort à propos lorsqu'on délibere sur quelle partie du crane on appliquera le trépan, d'examiner plusieurs cranes, & d'observer sur quelles parties principalement se trouvent ces inégalités, afin de les éviter s'il est possible.

Quoique par les regles de l'art & les notions Anatomiques des parties, il soit suffisamment constaté qu'il y a réellement de l'inconvénient à appliquer le trépan sur les parties ci-dessus spécifiées, en conséquence de quelques-unes des sept circonstances qui viennent d'être décrites: cependant les meilleurs Chirurgiens dans le cas de nécessité, ne laissent pas de faire l'opération, quoiqu'il y ait quelqu'un de ces inconvéniens à craindre, par la raison que quand la mort du malade est assurée si on ne la fait pas, ils trouvent beaucoup plus raisonnable de hasarder un remede douteux que de ne rien tenter du tout. On aura de la peine à croire que toutes ces précautions aient pu être observées à l'égard d'une jeune fille de douze ans, à qui, pour une chute qu'elle avoit fait d'un lieu élevé, on appliqua le trépan sur douze différens endroits du crane dans l'espace d'un petit nombre de jours. Cette fille cependant fut parfaitement guérie, quoique tout le pariétal & une partie de l'os temporal eussent été entierement fracturés par la violence de la chute. Ce fait si remarquable & si surprenant est rapporté par Dionis (dans ses *Opérations de Chirurgie*) dont le fils fut choisi pour faire l'opération la quatrieme fois sur la malade.

Si par rapport à quelqu'une des circonstances ci-dessus détaillées, il y a de l'inconvénient à appliquer le trépan sur la partie offensée, il faudra du moins l'appliquer le plus près qu'il sera possible de cette partie.

Quand pour quelqu'une des raisons ci-dessus détaillées, on ne sauroit appliquer le trépan sur la partie blessée, la place la plus convenable au défaut de celle-là, est celle qui en est la plus proche, lorsqu'il n'y a pas les mêmes obstacles à craindre. Il y a pourtant à ce sujet quelques précautions à observer qui sont de grande importance. La dure-mere, comme on l'a observé plus haut, est partout adhérente au crane, mais surtout aux endroits des sutures, raison pour laquelle le sang qui s'est extravasé entre le crane & la dure-mere a pu les séparer l'un de l'autre hors des endroits où sont les sutures; mais il ne l'a pu faire dans ceux-ci; par conséquent le sang extravasé entre le crane & la dure-mere restera confiné dans de certaines limites, parce qu'il ne peut point passer, du moins fort aisément, dans les parties qui sont au-delà des sutures. Par exemple, si la partie blessée étoit située à la portion antérieure du pariétal, sur laquelle on ne peut sans risque appliquer le le trépan, à cause de sa proximité avec la suture coronale qui la joint à l'os frontal, & des grosses arteres qui se trouvent ordinairement en cet endroit; il faudroit bien alors en effet choisir l'endroit contigu à celui-là: mais en même-tems il faudroit que cet endroit fût choisi dans l'os pariétal même: car si on appliquoit le trépan à l'os frontal de l'autre côté de la suture coronale, le sang qui séjourneroit entre l'os pariétal & la dure-mere, ne feroit point évacué; parce que la dure-mere, adhérant fortement à la suture coronale, cette adhésion empêcheroit que le sang pût s'aller décharger par l'issue qu'on lui auroit ouverte. Ainsi, c'est avec cette restriction qu'il faut entendre la regle générale qui prescrit, lorsqu'on ne sauroit appliquer le trépan sur la partie affectée, de l'appliquer sur celle qui en est la plus proche; car le sang extravasé entre le crane & la dure-mere, peut y être logé, pour ainsi dire, comme dans des cellules distinctes qui n'ont aucune communication les unes avec les autres. Le plus large espace de cette sorte, est celui qui est derriere l'os pariétal, & il est divisé par la suture sagittale, en deux de ces especes de cellules, d'une égale capacité & bien distinctes l'une de l'autre. C'est la même chose par rapport au front qui a aussi un espace séparé de même; car comme l'os frontal dans les jeunes gens & souvent même dans les adultes est divisé jusqu'à la racine du nez, par une suture située au milieu; il s'ensuit incontestablement que cet espace doit être pareillement divisé en deux.

Mais quand le sang extravasé est logé entre la dure-mere & la pie-mere; il faut se souvenir que toute la cavité interne du crane est divisée en deux parties: car ce qu'on appelle communément la faulx de la dure-mere, s'étend depuis la crête de l'os éthmoïde, le long de la suture sagittale jusqu'à la tente de la dure-mere qui couvre le cervelet, & le garantit de la pression du cerveau qui porte dessus, & s'enfonçant entre les deux hémispheres du cerveau, divise la cavité interne du crane en deux, & empêche le sang extravasé du côté droit de passer dans le côté gauche. Cela posé, il faut y avoir égard dans le cas dont il est ici question.

Si les symptomes menaçans causés par la compression du cerveau, que nous avons décrits, sont extremement urgens, quoiqu'on ne sache pas au juste à quel endroit se fait la compression, il faudra appliquer le trépan à un endroit où à plusieurs endroits du crane, s'il est nécessaire, pour faire cesser la compression, & évacuer la matiere épanchée.

Il arrive quelquefois que tous les symptomes indiquent qu'il y a sous le crane du sang extravasé qui comprime le cerveau, & qu'en même-tems on n'a aucune indication certaine par où l'on puisse juger en quelle partie du crane il est logé. Alors ou il faut laisser le malade exposé à une mort certaine, où il faut appliquer le trépan à tout hasard; car le sang extravasé peut être logé à la base du crane ou dans les ventricules du cerveau; en un mot, il peut s'être amassé dans une partie toute autre que celle où on aura appliqué le trépan. En ce cas, après avoir prévenu les assistans sur l'incertitude du succès de cette opération, il paroît plus raisonnable de tenter un remede douteux, que de n'en point tenter du tout; attendu surtout qu'un nombre infini d'exemples prouvent que l'opération du trépan quand elle est bien faite, n'est pas si dangereuse qu'on se l'imagine communément, & que d'ailleurs le malade à qui elle est nécessaire, n'a pour l'ordinaire ni connoissance ni sentiment. Pour preuve de cela, Dionis, dans ses Opérations de Chirurgie, rapporte, que lui-même la fit à un jeune homme de qualité, auquel il ôta le sang qui s'étoit déchargé sous son crane; & que ce ne fut qu'après que la cure fut achevée, que le malade apprit, parce qu'on le lui dit, qu'il avoit été trépané; ainsi quoique la réitération de cette opération à un autre endroit du crane quand la précédente n'a servi à rien, puisse paroître inhumaine aux assistans, elle n'est cependant point douloureuse pour l'ordinaire au malade même. Mais si l'on n'a aucun fondement pour conjecturer que ce soit une partie plutôt qu'une autre qui soit affectée, alors ils faut appliquer au hasard le trépan sur l'os pariétal, parce qu'il constitue la plus large partie du crane & qu'il couvre de très-gros vaisseaux. Si par ce moyen on ne découvre point la partie blessée du cerveau, il n'y aura qu'à faire la même opération au pariétal du côté opposé. Nous ne voyons point qu'Hippocrate réitérât l'opération du trépan sur un même malade: mais autant qu'on en peut juger par son Traité *de Cap. Vuln.* ce n'étoit pas dans la vue de procurer la décharge des humeurs extravasées sous le crane, qu'il appliquoit le trépan, mais seulement dans le dessein d'ôter les parties même du crane qui étoient affectées. En effet dans le Traité que nous venons de citer, *Sect.* 4. il observe que l'os du crane étant lésé peut former du pus qui tombera sur le cerveau: mais il ne fait pas mention d'extravasation d'humeurs qui s'amassent sous le crane sans lésion à cet os, en conséquence de la rupture des vaisseaux: ainsi vraissemblablement il n'appliquoit le trépan que quand il étoit évident que le désordre avoit son siége dans le crane même, & que la partie affectée étoit connue; c'est ce qui lui fait dire dans la *Sect.* 10. du même Ouvrage, que quand l'os est fracturé à un autre endroit de la *tête* que celui où le coup a été porté, le mal est absolument incurable. Celse cependant paroît n'avoir pas ignoré le cas de l'extravasation des humeurs, attendu la maniere dont il s'exprime, *Lib. VIII. cap.* 4. « Il arrive quelquefois, mais « rarement, dit-il, que l'os reste sain & entier, lorsqu'en conséquence d'un coup quelque veine rompue « dans la membrane du cerveau, y décharge du sang « en dedans qui y restant en stagnation, excite de « violentes douleurs, & à la fin la perte de la vue. Mais « le plus ordinairement la douleur est au côté opposé; « & en y faisant une incision, on trouvera l'os pâle: il « y faudra appliquer le trépan. » Dans le même Chapitre, il ordonne d'appliquer le trépan sur différentes parties si la fissure est longue.

Dans les Auteurs de Chirurgie modernes on trouve différens exemples qui prouvent qu'on peut appliquer le trépan avec succès sur plusieurs endroits du crane. Dionis entre autres, dans ses *Opérations de Chirurgie* nous raconte l'accident d'un homme qui en tombant de son cheval s'étoit blessé l'os pariétal. On lui appliqua le trépan; & par cette voie on retira de dessous le crane une grande quantité de sang qui s'y étoit déchargée: mais les symptomes ne furent point calmés pour cela. Trois jours après il parut une tumeur à l'occiput: on l'ouvrit, & ensuite on appliqua le trépan sur l'os occipital. Il sortit de cette nouvelle perforation une grande quantité de sang; le sang couloit encore lorsque le malade revint à lui, & par la suite il fut parfaitement guéri. Ceci confirme de plus en plus ce qui vient d'être avancé dans le précédent paragraphe, que le sang extravasé entre le crane & la dure-mere y est logé dans des cellules séparées qui n'ont point de communication l'une avec l'autre.

Le même Auteur dans l'Ouvrage que nous venons de citer, rapporte un autre exemple dans le même genre, qui est celui d'une fille à qui on appliqua le trépan successivement sur les deux os pariétaux.

Scultet dans son *Armament. Chirurgic. Observ.* 7. nous raconte qu'il fut forcé d'appliquer le trépan sept fois en un même jour, sur le crane d'un certain Capitaine qui avoit eu le pariétal enfoncé, & qui néantmoins fut si parfaitement guéri en deux mois de tems, qu'il se trouva au bout de ce terme en état d'exercer son office avec honneur & distinction.

Nous avons aussi rapporté plus haut l'exemple d'une fille de douze ans qu'on trépana à douze endroits différens du crane, & qui ne laissa pas de guérir parfaitement.

Solingen le plus fameux Chirurgien de son siecle, dans son *Manuale Operatien der Chirurgie*, rapporte un cas plus remarquable encore. Philippe de Nassau, de l'illustre Maison d'Orange, en tombant de cheval se heurta si violemment la *tête* contre un arbre, qu'il en eut le crane fracturé en différens endroits. Un Chirurgien de Nimegue le trépana vingt-sept fois à différens endroits du crane, & il en revint. C'est cet illustre malade lui-même qui après sa guérison, l'a raconté à Solingen, qui ajoute que Philippe après cet accident étoit encore si robuste, que dans une partie de débauche il mit bas trois de ses compagnons de table qui en moururent. On voit par-là que l'opération du trépan quoique réitérée plusieurs fois peut n'être point préjudiciable quand elle est faite avec prudence. Venons à la maniere de la faire.

Quand la place où l'on veut faire l'opération est déterminée, & qu'on en a rasé les cheveux, il en faut inciser les tégumens & les séparer de dessus le crane, tenir les levres de la plaie soulevées, sécher l'os, le couvrir de charpie, arrêter le sang, calmer la douleur, prévenir l'inflammation; & ensuite si les symptomes ne sont pas extremement urgens, mettre un appareil convenable & différer l'opération jusqu'au lendemain.

La partie de l'os qu'on trépanera une fois déterminée, il faut dépouiller le crane en cet endroit de tous ses tégumens, de peur que les dents du trépan ne déchirent les parties molles qui resteroient. Il faut surtout prendre garde qu'il ne reste aucune partie du péricrane, parce que le déchirement de cette membrane avec la rugine ou le trépan causeroit une fievre & une inflammation violente, comme nous l'avons déja observé d'après Celse. C'est pourquoi après avoir rasé les cheveux, il faut faire une incision cruciale dans les tégumens qui pénetre jusqu'à l'os, comme nous avons eu déja occasion de le dire. Cela fait, on levera les quatre angles des tégumens formés par l'incision, & l'on détachera le péricrane de dessus le crane avec les doigts ou avec la rugine. On étanchera le sang de dessus la surface dépouillée de l'os avec des plumasseaux qu'on aura fait un peu chauffer. Ensuite on mettra sur l'os dépouillé des plumasseaux semblables, qu'on aura poudrés de mastic pulvérisé très-fin. On mettra aussi de la charpie sous les tégumens qu'on a détachés pour empêcher qu'ils ne touchent à l'os. L'hémorrhagie en ce cas n'est pas violente & on en vient à bout sans peine : mais si l'on a par hasard coupé quelque grosse ramification d'artere, il faudra se servir pour arrêter l'hémorrhagie, d'esprit de vin chaud, ou suspendre l'effusion du sang par un bandage compressif qu'on laissera pendant quelques heures; ou si les symptomes sont extremement urgens, il faudra lier l'artere coupée, avec un fil qu'on passera à travers les tégumens; car il est visible qu'on ne sauroit appliquer le trépan tant que dure l'hémorrhagie, parce que l'effusion continuelle du sang empêcheroit l'opérateur d'examiner où en est la perforation du crane. On peut calmer la douleur qui accompagne cette opération en oignant les parties d'onguent *populeum* qui est extremement doux & d'une nature anodyne : mais les malades pour l'ordinaire lors de cette opération ne sont point en état de rien sentir du tout. Si l'on craint l'inflammation, & surtout si l'on ne trépane pas sur le champ, mais qu'on remette l'opération au lendemain, il sera à propos de fomenter les parties avec de l'eau & du vinaigre. Ainsi Hippocrate dans le passage que nous avons cité vouloit qu'après avoir dépouillé le crane, & fait une incision dans les tégumens, on remplît la plaie de charpie, pour l'élargir de la maniere qui pût faire le moins de mal au malade : mais en même tems il conseilloit d'appliquer sur la partie un cataplasme de fine fleur de farine & de vinaigre d'une consistance louable pour prévenir l'inflammation.

Nous avons à présent à examiner si quand le crane est dépouillé il est à propos de remettre l'opération à quelques heures ou au lendemain, ou s'il est mieux de la faire sur le champ. Il paroîtroit à propos de la faire le plutôt qu'il est possible, quoique pour l'ordinaire cependant on ne la fasse sur le champ que dans les cas extremement urgens. Les Chirurgiens qui sont d'avis qu'on la differe en apportent trois raisons : la premiere qu'il faut beaucoup de tems pour raser les cheveux, faire l'incision des tégumens, & les séparer de dessus le crane; & ils craignent que les amis du malade ne trouvent qu'on le fait souffrir trop long-tems. La seconde, c'est l'appréhension qu'il n'arrive une hémorrhagie après l'incision des tégumens. Et la derniere, c'est que comme les tégumens incisés se retireront d'eux-mêmes pendant l'intervalle qu'on laissera jusqu'à l'opération, la plaie en deviendra plus large, moyennant quoi on sera plus à l'aise pour y appliquer le trépan. Mais si l'on prend garde que les malades lors de cette opération sont pour l'ordinaire sans connoissance & sans sentiment, qu'on peut pourvoir à l'hémorrhagie par des remedes convenables, ou du moins l'arrêter en peu d'heures; & que les levres de la plaie pourvu qu'on l'ait faite assez large, peuvent être écartées l'une de l'autre autant qu'il le faut pour trouver où appliquer le trépan; on se convaincra que la meilleure de toutes les méthodes est de procéder à l'opération du trépan, tout aussi-tôt qu'on a dépouillé le crane.

En vain opposeroit-on à ce sentiment l'autorité d'Hippocrate, qui à la vérité veut qu'après l'incision des tégumens faite dans la vue d'examiner la blessure de l'os, ou remette au lendemain pour l'examiner plus exactement; car, comme nous l'avons observé plus haut, il paroît qu'Hippocrate ne trépanoit pas pour procurer la décharge des humeurs extravasées, mais seulement pour remédier à la lésion du crane, auquel cas à la vérité il n'y avoit pas un grand risque à différer l'opération : mais quand les vaisseaux rompus laissent échapper les liqueurs qu'ils contiennent, à moins qu'elles ne trouvent par où s'évacuer librement, il est à craindre que le cerveau n'en soit comprimé, & ses fonctions lésées au point qu'on ne puisse plus les rétablir quand même on viendroit à bout par l'application du trépan, d'évacuer entierement les humeurs extravasées. Hippocrate toutefois, dans son Traité *de Vuln. Cap.* après avoir détaillé les signes qui pronostiquent qu'une personne qui a reçu un coup à la *tête* en mourra, s'exprime en ces termes : « Si l'on voit que le malade ait la « fievre ou quelque autre symptome urgent, il ne faudra pas différer l'opération; mais il faudra tout d'abord séparer l'os avec la scie ou le râcler avec la rugine jusqu'à la membrane. »

Opération du trépan, par Heister.

Les anciens employoient l'opération du trépan non-seulement pour les percussions externes du crane, mais aussi pour certains maux de *tête* internes & opiniâtres qu'on ne pouvoit guérir ni par les remedes intérieurs, ni par l'application du cautere à la suture coronale : ils s'en servoient dans la vue de donner par cette voie une issue plus immédiate aux humeurs peccantes. Pour les Chirurgiens modernes ils ne font que rarement ou même jamais cette opération pour les maux de *tête* internes : mais ils n'y manquent guere dans le cas de percussions externes provenantes de chutes, de coups, ou d'une balle d'arme à feu, ou bien dans le cas d'une contusion dangereuse ou d'une collision, lorsque le crane en a été fracturé, ou qu'on a tout lieu de soupçonner qu'il y a fracture, fissure ou amas d'humeurs extravasées, qu'on ne sauroit évacuer autrement, & qui mettent la vie du malade en danger.

Quand une fois on a pris le parti de trépaner, il faut le faire au plutôt : mais en le faisant il faut se conduire avec beaucoup de prudence & de ménagement & ne rien précipiter : car il est, sinon impossible, du moins extremement difficile de couper la moindre portion du crane & de la séparer de la dure-mere qui y est fortement adhérente, sans offenser cette membrane, lors même qu'on apporte toute l'attention possible à l'éviter. C'est pourquoi je blâme fort, pour ne rien dire de plus, ceux qui à toute occasion, pour peu qu'une personne ait reçu un coup violent à la *tête*, se décident d'abord pour le trépan, sans envisager les suites. Car je suis de l'avis de Celse & de la plupart des modernes, qui conseillent d'essayer d'abord de toutes sortes de remedes tant internes qu'externes, tels que la saignée, les purgations, les clysteres, les résolutifs internes & les topiques digestifs aromatiques, avant que de hasarder sans nécessité la vie du malade en faisant la perforation du crane avec trop de précipitation.

Cependant il n'est pas moins à craindre d'un autre côté que le délai ne soit préjudiciable au malade : aussi dès qu'il est visible que la blessure de la *tête* est si considérable que les remedes que prescriroient les Medecins les plus experts & les plus attentifs, n'y peuvent rien faire, mais qu'au contraire le mal va en augmentant, il faut recourir au trépan sans différer pour élever ou séparer les parties du crane qui sont enfoncées; & ouvrir une issue par où les humeurs extravasées puissent s'évacuer promptement; car s'il y a quelque cas qui demande de la célérité c'est celui-ci.

Quand on s'est déterminé pour l'endroit qu'on veut trépaner, il faut se munir de tous les instrumens & les autres choses nécessaires pour cette opération, parmi lesquels le plus nécessaire & le principal est le trépan même avec sa couronne, *Pl. XIII. fig.* 3. Quelques Anciens se servoient d'un trépan fait à peu-près comme une vrille de Charpentier, comme nous le dépeignent Fabricius ab Aquapendente, André de la Croix & Scultet; cet instrument se conduisoit d'une seule main, ce qui lui avoit fait donner le nom de trépan à main. Mais comme il avoit plusieurs inconvéniens qui le rendoient peu commode, on se sert à present du trépan représenté, *Pl. XIII. fig.* 3. ou de quelque autre fait à peu-près de même, qui a un manche tournant, & ressemble au virebrequin dont se servent les Tonneliers ou les Menuisiers, & est beaucoup plus commode que celui dont se servoient les anciens, sur-tout si sa couronne au lieu d'être cylindrique ou d'une grosseur uniforme du haut en bas comme autrefois, va en décroissant en en-bas, semblable à un cone renversé, ainsi qu'elle est représentée *Pl. XIII. fig.* 3. *A*; car au moyen de cette forme, on ne craint point après que le crane est percé, qu'elle s'enfonce dans le cerveau. Quelques-uns nomment cet instrument, le trépan d'Hildanus: mais Celse, pour ne rien dire de tous les autres antérieurs à Hildanus, s'en servoit & en a fait la description. La couronne de l'instrument, marquée par *A*, s'ajuste à la partie inférieure du manche au point *B* par une écroue, au moyen de quoi on peut commodément démonter cette couronne, & y en mettre un autre en place s'il est besoin; car le Chirurgien doit être muni de couronnes de differentes grosseurs. Quelques-uns de nos Chirurgiens modernes font tenir la couronne au manche par d'autres manieres qu'ils imaginent être plus commodes; mais celle que nous venons de décrire l'est tout autant qu'il le faut pour tous les cas. Quand la couronne est garnie au milieu d'une pointe pyramidale, telle que celle de la *Fig.* 3. *E*, l'instrument s'appelle trépan mâle : mais si on a démonté cette pointe par le moyen d'une clé faite pour cet usage; on l'appelle trépan femelle: on voit cette clé *Fig.* 5. Heister.

M. Sharp recommande le trépan à main ou *Trephine* qu'Heister rejette comme étant d'un usage peu commode, & préfere la couronne cylindrique à la conique.

La couronne ou la scie du trépan, qui est représentée par M. Sharp est cylindrique, elle differe, & quelquefois même beaucoup, pour l'usage, de celles qui sont coniques. Les Chirurgiens ont jusqu'ici trouvé de grands avantages dans la forme de ces dernieres: un des principaux & des plus importans, est qu'il seroit à craindre à ce qu'ils ont imaginé, qu'on ne blessât le cerveau en sciant le crane trop promptement, si l'élargissement de la scie par en haut ne la tenoit pas serrée dans le sillon commencé par sa partie inférieure plus étroite, & ne rendoit par-là l'effet de la scie extremement lent. Ils ont aussi imaginé qu'à moins que la scie ne fût plus étroite à l'endroit de son bord dentelé, qu'à son bord supérieur, il ne seroit pas possible de l'incliner sur quelque côté, où elle ne seroit pas entrée aussi avant qu'ailleurs; ce qui feroit que quelque endroit du cercle tracé par la scie, seroit scié d'outre en outre, & que la membrane du cerveau seroit offensée, tandis qu'à un autre endroit la scie n'auroit peut-être pas pénétré jusqu'à la seconde table du crane. Le dernier argument & le plus frappant en faveur de la scie conique; c'est qu'elle prend & retient dans sa circonférence interne la partie d'os sciée. Mais je crois, dit M. Scharp, que tous les avantages qu'on attribue à cette sorte de scie sont imaginaires; & que c'est un inconvénient pour l'Opérateur d'être obligé de mettre tant de tems & d'employer tant de peine à scier l'os; & une précaution tout à fait inutile pour le bien de l'opération. Car lorsqu'on se sert d'une scie cylindrique, quoiqu'on n'ait d'autre obstacle à vaincre que la dureté de l'os, ce qui est déja un avantage, l'opération ne laisse pas aussi de se faire par degrés; de maniere que je n'ai jamais vû dans aucun cas, qu'on fût en risque d'enfoncer tout d'un coup la scie dans le cerveau, comme on l'appréhende, en prenant la précaution de ne point trop appuyer lorsqu'on sent que l'os est presque tout-à-fait scié. Quant à ce qu'on prétend qu'il n'est pas possible d'incliner de côté & d'autre, la couronne cylindrique lorsque l'os est scié inégalement, l'expérience toute seule prouvera la fausseté de cette assertion. De plus le cas même qu'on allegue pour soutenir ce raisonnement le renverse; car si, comme on le suppose, le sillon circulaire tracé par la scie est plus profond dans quelques endroits que dans d'autres; c'est donc qu'on a appuyé plus fort sur quelques parties que sur d'autres: or cela étant pourquoi ne pourroit-on pas faire encore la même chose? Pour ce qui est du dernier avantage qu'on suppose trouver dans la scie conique, qui est, dit-on, qu'elle reçoit & retient dans sa circonférence interne la partie d'os séparée, c'est un si petit avantage qu'il ne mérite pas même qu'on en parle, loin qu'il mérite qu'on préfere la scie conique à la cylindrique : mais il y a plus; c'est que la scie cylindrique reçoit elle-même tout aussi aisément le morceau d'os séparé, & le retient d'autant mieux qu'elle touche plus immédiatement les bords de l'os séparé, que la conique. Sharp.

En second lieu, le Chirurgien doit être muni d'un bistouri garni d'une tête mousse & plate, *Pl. XIII. fig.* 6. & que quelques-uns expriment par le terme de *lenticulaire*; outre cela d'un instrument propre à abaisser la dure-mere, garni d'un bouton semblable, *fig.* 7. Il faut aussi avoir à sa portée l'instrument perforatif, *fig.* 8. placé à un endroit où on le puisse prendre aisément, que l'on ajuste au point *B. fig.* 3. La brosse qui se voit, *fig.* 9. ou une autre à peu près semblable, le petit trépan de la *Pl. XII. fig.* 7. *Let. B*; ou un autre fait à peu près de même; une lancette, un élevatoire, *Pl. XII. fig.* 7. *Let. C. fig.* 8 & 14, un cure-dent de plume; une sonde pointue par le bout, quelques bourdonnets de charpie, avec un vaisseau dans lequel il y ait de l'esprit de vin bien rectifié. On placera tout cet appareil sur un grand plat ou une planche à la portée de la main du Chirurgien, afin qu'il puisse prendre chaque chose dont il aura besoin sans chercher & sans attendre, lors de l'opération. L'appareil qu'il faudra appliquer après l'opération, consiste premierement en un bourdonnet de charpie de figure ronde & de la largeur d'environ d'une piece d'argent de grandeur ordinaire, à quoi on attachera un fil au milieu, de la longueur d'un palme, comme on le voit représenté, *Pl. XIII. fig.* 11. On aura de plus un tampon de charpie de la largeur du bourdonnet que nous avons dit, & attaché de même avec un fil, *Pl. XIII. fig.* 12. Il faudra aussi que le Chirurgien ait à sa portée quelques plumasseaux ronds, de charpie, de différentes grosseurs, pour boucher la plaie faite au crane, *Pl. XIII. fig.* 13, outre cela un peu de miel rosat, d'essence d'ambre ou de mastic, ou d'esprit de mastic, de la charpie effilée, une compresse quarrée, & pour mettre par-dessus tout, une bonne grande serviette ou autre morceau de linge dont on fera un bandage pour la tête. Toutes ces pieces destinées à servir à l'appareil, seront rangées dans un second plat bien en ordre, de maniere qu'il n'y ait qu'à mettre la main dessus quand on en aura affaire.

Toutes choses étant ainsi disposées, il est question de procéder incessamment à l'opération. Pour la faire commodément & bien, il faudra avant toute chose, que le malade soit dans une chambre convenable, où il ne fasse ni trop chaud, ni trop froid, dans la posture la plus propre pour l'opération, assis sur une chaise, ou s'il est trop foible, sur un lit de repos placé de maniere que le Chirurgien & ses Aides puissent en approcher librement. On découvrira ensuite l'endroit blessé, on le nettoyera de tout le sang; le malade aura la tête soutenue par des oreillers qu'un Aide tiendra élevés. Le Chirurgien prendra alors le trépan perforatif, *Pl. XIII. fig.* 8. auquel il ajustera le manche *B. fig.* 3. au lieu de la couronne *A*; il tournera le manche sur le point *D*; & ayant ainsi commencé un trou dans le crane, il appliquera ensuite le trépan avec sa couronne mâle, *fig.* 3. *A.* Sur le sommet du trépan, *CC fig.* 3. il posera sa main gauche, par dessus laquelle il appuyera le menton ou le front. Ç'a été assez la coutume jusqu'à présent d'appuyer le front sur la main gauche; mais je préfere la méthode que conseillent Mrs. Petit & Garengeot, d'y appliquer le menton; parce que dans cette situation, le Chirurgien est plus en état de voir la partie sur laquelle il opere, tandis qu'avec la main droite il tourne lentement & avec précaution le manche *D. fig.* 3. jusqu'à ce qu'il s'apperçoive que la couronne dentelée, & la meche qui est au centre ont marqué suffisamment leur empreinte dans le crane; après quoi il démontera la méche par le moyen d'une clé, *fig.* 5, puis remettant la couronne, il recommencera à la faire tourner, de la main droite, avec tout le ménagement possible, ayant soin de tems en tems d'ôter la sciure du crane avec la brosse & le cure-dent, jusqu'à ce qu'il vienne du sang, ce qui marque que l'instrument a pénétré jusqu'au diploé, qui est la partie mitoyenne & médullaire du crane, ce qui pourtant n'est pas toujours synonyme; car il y a des parties du crane où cette substance médullaire ne se trouve pas. Quoiqu'il en soit, dès qu'il vient du sang se mêler avec la sciure, il faut ôter l'instrument; & après avoir bien détergé le sang avec une éponge trempée dans l'esprit de vin, le Chirurgien fera entrer le petit trépan, *Pl. XII. fig.* 7. *B*, dans le petit trou ou ouverture faite au milieu; & après lui avoir fait faire quelques tours il l'ôtera; & ensuite remettant la couronne encore une fois, il lui fera faire deux ou trois tours, mais bien doucement. Il faudra encore nettoyer la sciure qui se sera faite, & avec une sonde menue ou un cure-dent sonder si le crane est suffisamment perforé, ce qu'on ne peut connoître autrement qu'en prenant garde à la couleur de la rainure circulaire qu'a formée la scie; car lorsque le fond de cette rainure qui auparavant étoit blanc, commence à paroître bleuâtre ou gris, c'est un signe qu'on voit la dure-mere à travers le crane, & conséquemment qu'il est bien près d'être percé. C'est pourquoi, dans cette conjoncture délicate, il faut conduire le trépan avec beaucoup de circonspection, de peur que l'instrument à dents ne vienne à déchirer la dure-mere qui est parfaitement adhérente au crane, d'où s'ensuivroit une violente inflammation, ou quelque autre symptome fatal; mais si la rainure circulaire ne paroît noire qu'en quelques endroits, c'est un signe que le crane n'a pas été scié également; c'est pourquoi il faut un peu incliner la couronne & l'appuyer sur les parties blanchâtres qui n'ont pas été sciées assez profondément, & tourner toujours doucement jusqu'à ce que la partie d'os ronde qu'on veut enlever soit flexible & mobile. En ce cas, il n'est pas à propos d'achever de scier le crane avec la couronne, de crainte de blesser la dure-mere: mais après avoir remonté le trépan perforatif, *Pl. XII. fig.* 7. on l'inserera dans l'ouverture qu'on a faite avec sa mêche, & le penchant de côté & d'autre on ébranlera l'os, ou on l'enlevera avec l'élévatoire.

Après avoir ainsi enlevé la partie ronde du crane, il se fait en-dessous d'ordinaire une abondante effusion de sang: si-tôt que le Chirurgien l'a détergé, son premier soin doit être d'examiner s'il y a quelque fragment d'os détaché à retirer ou quelque portion d'os enfoncée à relever: dans l'un ou l'autre cas, il y faut procéder tout aussi-tôt; s'il n'y a rien de tout cela à faire, il faut commencer par unir les bords intérieurs de l'ouverture, avec le lenticulaire, *Pl. XIII. fig.* 6, pour empêcher que la dure-mere ne soit picotée ou offensée par quelque petite pointe d'os aiguë. Cela fait, s'il y a du sang en dedans, il s'évacuera aisément de lui-même: mais pour en faciliter l'évacuation, il sera à propos d'incliner la tête du malade de côté & d'autre, & de comprimer bien doucement & bien légerement la dure-mere avec le lenticulaire, dont je viens de parler, ou le dépresseur, *fig.* 7. Pendant que le Chirurgien s'occupe ainsi à débarrasser le cerveau du sang qui pese dessus, ou de l'os qui le comprime, il arrive souvent que le malade revient à lui, ou tout d'un coup ou par dégrés, comme s'il sortoit d'un profond sommeil. Quand le malade est ainsi revenu à lui-même, & qu'il reste encore du sang en-dedans du crane, quelques-uns conseillent de lui approcher, de tems à autre, des narines un sternutatoire; car, disent-ils, non-seulement la rétention de l'haleine, mais encore l'éternuement expulse avec quelque sorte de violence le sang extravasé, lorsqu'il ne se décharge pas de lui-même: mais c'est un remede bien douteux.

Si après l'opération, la dure-mere paroît noire ou élevée, comme si elle étoit prête à percer par l'ouverture du crane, c'est un signe qu'il reste par dessous du sang ou du pus: en ce cas le seul remede qu'il y ait, encore est-il fort douteux, c'est de percer la dure-mere & la pie-mere même, si la matiere peccante est au-dessous, avec la lancette ou le bistouri, évitant avec soin les gros vaisseaux; car le sang ou la matiere ne sauroient être évacués autrement, & il seroit funeste au malade qu'ils restassent.

Quelques-uns blâment la perforation de la dure-mere & de la pie-mere comme une opération meurtriere: mais sans compter les exemples que j'en ai vû moi-même, je puis assurer d'après Paré, Glandorp, Coiter, Fallope, Marchetti, Rouhault, Blancard & autres Auteurs d'un grand poids, que souvent on perce ces membranes sans qu'il y ait danger de mort, sur-tout si l'on évite avec soin de couper les grosses veines ou les grosses arteres.

Si l'on voit quelques fragmens d'os qui portent sur la substance du cerveau, il ne faut pas manquer de les ôter ou avec les doigts, ou avec les pinces; ou si l'os n'est qu'enfoncé, il le faut rélever avec les doigts ou avec l'élevatoire, & le rétablir dans sa situation naturelle. Si l'esquille est logée entre la dure-mere & le crane dans quelque endroit, d'où on ne la puisse pas tirer par la premiere ouverture, il en faut faire une seconde ou une troisieme avec le trépan, jusqu'à ce qu'on soit parvenu à ôter ce qui blesse le cerveau. Il pourra arriver quelquefois qu'il faille retrancher les parties d'os qui seront restées entre les perforations, si elles sont dures & fortes, avec la petite scie représentée *Pl. XII. fig.* 9. ou avec une pince bien coupante, ou avec le maillet & le ciseau représentés dans la même *Pl. fig.* 10. & 11. pour en retirer les esquilles, ou les fragmens qui blessent le cerveau. S'il y a une longue fissure au crane, il sera à propos de trépaner aux deux extrémités: mais si la fissure a plusieurs directions différentes, il faut trépaner sur chacune, parce que sous chacune il y a vraisemblablement du sang extravasé & du pus.

Après avoir décrit la méthode de percer le crane par le moyen du trépan, & d'en évacuer le sang, la matiere & les fragmens d'os; nous allons parler des appareils & du bandage, qui se font de la maniere qui suit.

D'abord on met près de la dure-mere un plumasseau de charpie seche, *Pl. XIII. fig.* 11. auquel est attaché un fil qu'on laisse pendre hors de l'ouverture. Il vaut mieux qu'il soit sec, qu'imbibé de quelque liqueur que ce soit, pour le placer sous le crane. Quand il est une fois en place, on peut verser par-dessus du miel rosat délayé dans un peu d'esprit de vin. Quelques-uns conseillent d'y mettre de l'esprit ou de l'essence de mastic, ou quelque chose de semblable: mais pour moi je crois que ces remedes peuvent causer au malade bien de la douleur par leur acrimonie. Par-dessus ce plumasseau on mettra un tampon de charpie aussi garni d'un fil, *fig.* 12. & par-dessus des bourdonnets de charpie ronds, *fig.* 13. autant qu'il en faudra pour remplir la cavité. En second lieu il faudra panser le crane & la plaie extérieure avec de la charpie sur laquelle on aura étendu quelque onguent digestif doux ou du miel rosat. On mettra par-dessus une compresse quarrée, trempée dans de l'esprit de vin chaud, ou de l'eau de chaux, & de l'esprit de vin camphré: mais on ne se servira point d'emplâtres parce qu'elles sont inutiles dans cette occasion, & l'on assurera le tout avec un couvre-chef.

Lors des pansemens subséquents, lesquels doivent être faits une ou deux fois par jour, il faut éviter de rien mettre sur la plaie de gras ou d'huileux, parce que ces sortes de médicamens corromproient les os & les membranes. Il vaut mieux user de topiques balsamiques, singulierement de miel rosat avec un peu d'esprit de vin ou d'essence de mastic, qui sont d'excellens remedes. La plaie étant ainsi accommodée & pansée comme il faut; il s'exfoliera, pour l'ordinaire, des bords de l'ouverture osseuse en quatre ou cinq jours une lame mince qu'il ne faudra pas arracher de force. L'exfoliation faite, vous verrez pousser de l'os & de la dure-mere mondifiées, de nouvelles chairs qui rempliront toute la cavité. Quand la cavité sera remplie à moitié, il faudra comprimer la nouvelle chair avec de la charpie & un bandage convenable, pour l'empêcher de devenir lâche & spongieuse; & quand on l'a rendue de niveau à la surface de l'os, il faut tâcher d'étendre par-dessus & d'unir les bords de la peau supérieure afin de la faire reprendre avec la chair nouvellement formée, laquelle quand elle a rempli une fois la cavité, s'endurcit par degrés de plus en plus, de sorte néantmoins que quand elle a acquis toute la consistance dont elle est susceptible, c'est moins un os qu'un simple cartilage. Aussi si l'on fait bouillir le crane d'une personne qui a été trépanée, cette chair se détache & se sépare. Et voilà, je crois, pourquoi les personnes qui ont essuyé cette opération, non-seulement ont toujours la *tête* sensible & douloureuse, mais ressentent tous les changemens de tems; inconvénient pourtant auquel on peut remédier en partie, en laissant toujours sur la partie foible une calotte de plomb ou d'argent.

Il arrive quelquefois qu'après l'opération une veine s'ouvre & rend quantité de sang; auquel cas il faut répandre sur la partie une poudre de bol d'Armenie, de sang de dragon, d'encens & de colophone, & la tenir comprimée quelque-tems avec de la charpie. S'il survenoit inflammation au cerveau ou à la dure-mere, il faut tâcher d'y remédier par des médicamens internes résolutifs & rafraichissans, en saignant & faisant observer au malade une diete rigoureuse; ou, suivant l'avis de Rouhault, en scarifiant la dure-mere, & y appliquant de l'esprit de dreche commune imprégné de safran, & tempéré avec de l'eau de fleur de sureau. S'il survient une suppuration ou une exulcération, ce que le Chirurgien a à faire d'abord, est d'essuyer la sanie avec de la charpie, & d'appliquer ensuite sur la partie affectée du miel rosat mêlé avec de l'esprit de vin, ou de l'essence de mastic ou d'ambre, ou de l'élixir de propriété, ou de la poudre préparée de myrrhe, de mastic & d'encens: quand le malade après avoir été trépané, sent encore un grand mal de *tête* accompagné de pesanteurs à cette même partie, c'est une marque qu'il y reste encore quelque substance contre-nature, qui perpétue le désordre; & en ce cas il faut trépaner une seconde fois. S'il pousse de la plaie du crane quelque excroissance spongieuse ou fongueuse, il la faut réprimer par quelqu'une des méthodes suivantes: la premiere est d'appliquer une tente de charpie trempée dans de l'esprit de vin ou du mastic, à chaque pansement, & de l'appuyer fort sur les chairs qui poussent: la seconde d'y appliquer la calotte de plomb percée, inventée par Belloste, *Pl. XIII. fig.* 14. & garnie de ses anses qu'on voit *fig.* 15. de l'appuyer sur l'ouverture du crane, & de la couvrir de plumasseaux ronds de charpie: mais il n'arrivera guere que cette seconde méthode soit nécessaire, si on a observé la premiere bien exactement; ou enfin, si l'excroissance fongueuse s'est déja élevée au-dessus de l'ouverture du crane, de la couper ou avec un fil qu'on liera autour, ou avec des ciseaux, comme on le pratique pour les tubercules. On abaissera ce qui en sera resté, en le bassinant avec du vitriol bleu, ou en y répandant du savinier ou de l'alun brûlé pulvérisé, en le comprimant ensuite avec des tentes de charpie, & un bandage bien serré par-dessus. Au moyen de ces précautions on viendra à bout, non-seulement de réprimer les chairs fongueuses, mais même de consolider la plaie en peu de tems. HEISTER.

Comme cette opération est une des plus importantes de la Chirurgie, je vais aussi placer ici la méthode de la faire que Sharp recommande.

Voici de quelle maniere on s'y prend pour trépaner. Après que vous aurez mis la *tête* du malade dans une situation sure, soit sur le traversin de son lit, soit en le plaçant sur une chaise basse, avec le pivot de la scie marquez le centre de la portion d'os que vous voulez enlever; ensuite avec le trépan perforatif faites un orifice assez profond pour recevoir le pivot, qui lorsqu'il y sera placé empêchera la scie de glisser de côté ou d'autre; alors vous tournerez la scie jusqu'à ce qu'elle ait fait une empreinte assez profonde pour qu'il ne soit pas besoin de pivot pour l'empêcher de glisser, & vous ôterez le pivot de crainte de blesser le cerveau avec, avant que la scie soit entrée dans le crane, ce qui ne manqueroit pas d'arriver, attendu sa projection. Tandis que vous serez à scier l'os, les dents de la scie commenceront à s'embarrasser lorsque vous serez arrivé au diploé: c'est pourquoi il faudra avoir une brosse toute prête pour nettoyer de tems-en-tems la rainure formée par la scie, & en faire sortir la sciure au moyen d'une sonde pointue; observant, si cette rainure circulaire est plus profonde d'un côté que d'un autre, d'appuyer davantage sur l'endroit où elle l'est moins, afin que l'os puisse être détaché tout à la fois dans toutes les parties de la rainure. Le moyen de faire tout cela sans interruption sera d'avoir deux scies de même diametre, afin qu'un aide puisse en nettoyer une tandis que vous opérez avec l'autre. On peut scier hardiment jusqu'à ce qu'on rencontre le diploë, auquel on connoîtra qu'on est arrivé lorsqu'il viendra se mêler du sang avec la sciure: cependant il n'y a là-dessus aucune marque absolument certaine; car quoique lorsqu'il y a un diploë, on reconnoisse qu'on y est arrivé par le sang qui vient, il y a aussi des cranes si minces, qu'ils n'ont point du tout de diploë; auquel cas si l'Opérateur appuyoit trop sur sa scie, comptant le rencontrer, il ne manqueroit pas de blesser le cerveau. Il est vrai que ce cas n'est pas bien ordinaire: mais enfin il l'est assez pour que le Chirurgien se tienne sur ses gardes & qu'il examine de tems en tems, à mesure qu'il a un peu scié si l'os ne fléchit point; & c'est là aussi la seule regle qu'il ait lorsqu'il a passé le diploë; laquelle il peut observer aussi-bien devant qu'après, sans que cette attention lui coute beaucoup de tems. Quand l'os est tout-à-fait scié & qu'il ne tient plus, il faut l'enlever avec une pince; & s'il y a des esquilles au bord inférieur de l'ouverture du côté de la dure-mere, il faut les emporter, & unir le bord avec le lenticulaire.

Voilà ce qu'il y a de principal dans l'opération du trépan. Ce qui reste à faire est d'introduire l'élevatoire par l'orifice, soit pour relever la partie d'os enfoncée, ou pour retirer les esquilles, si on ne peut les retirer autrement, ou pour évacuer le sang grumeleux, ou tout autre corps étranger qui pourroit se trouver dans la cavité du crane. Si la dure-mere n'est point blessée, ni déchirée; mais que les symptomes ayent été néantmoins mauvais, sans que pourtant on ait trouvé de sang déposé entre le crane & la dure-mere, c'est un signe certain qu'il y a du sang ou du pus par-dessous cette membrane, & en ce cas il y faut faire une incision pour donner une issue à la matiere.

Je me suis toujours servi du mot *Trépan* dans la vue de me faire entendre de tout le monde: mais l'instrument que Sharp recommande est la *tréphine* dont on a pu voir les avantages aussi-bien que de la scie cylindrique dans l'endroit de Sharp, cité plus haut.

Quand à l'appareil de la plaie, je crois, dit Sharp, que comme le mal provient en grande partie de la quantité de matiere qui presse sur le cerveau, l'usage des tentes & de tout ce qui y ressemble, ne peut être que pernicieux, en ce qu'il augmente la pression. C'est pourquoi je ne voudrois point du tout qu'on se servît de linge; je n'approuve point non plus l'usage de l'esprit de vin, qu'on recommande si communément, parce que non seulement il ne convient point en général aux inflammations, mais qu'il opere la crispation des vaisseaux de la dure-mere & du cerveau; & produit souvent la gangrene, en arrêtant la suppuration. D'ailleurs comme il y a de l'inconvenient à tous les topiques qui bouchent la plaie, & que quelque bien qu'il en pût revenir, leur effet, ne peut rarement atteindre jusqu'à l'abscès, qui pour l'ordinaire s'étend au de-là de l'orifice fait au crane; le meilleur remede sera de la charpie seche simplement, dont on ne mettra qu'une quantité qui puisse tenir sans être serrée, afin de laisser une issue libre à la matiere; & on en mettra de nouvelle deux fois par jour jusqu'à ce qu'il ne vienne plus guere de matiere; car alors il suffira de la renouveller une fois tous les vingt-quatre heures pour achever la cure, qui pourra être un peu retardée par les exfoliations qui suivent quelquefois cette opération. Le malade pourra ensuite porter une calotte d'étain sur la cicatrice pour la garantir des coups & autres accidens.

Traitement des accidens qui surviennent quelquefois à la suite de l'opération du trépan, tiré de Boerhave.

On guérit l'inflammation, la suppuration, la gangrene, ou les fungus des membranes ou même de la substance corticale du cerveau par des remedes propres à chacun de ces accidens en particulier, par l'application des antiphlogistiques, des détersifs & des antiseptiques; au moyen d'une lame ou calotte de plomb.

Il nous reste à présent à considérer les symptomes qui suivent quelquefois l'opération du trépan, & qui souvent sont très-dangereux; car comme après que la partie d'os sciée est enlevée, le cerveau contenu dans le crane dont il remplit exactement toute la capacité, pousse par l'ouverture qui a été faite, à moins qu'on n'ait pris des mesures, pour prévenir cet accident; la dure-mere sera pressée contre les bords de l'os; d'où il arrivera que la libre circulation du sang dans les vaisseaux de cette membrane sera empêchée, & qu'il surviendra une inflammation accompagnée de tous ses symptomes subséquens ordinaires, spécialement la suppuration & la gangrene. L'abord de l'air étranger à cette partie, sur-tout s'il est froid, contribue beaucoup à cet accident, lequel peut aussi arriver aux vaisseaux de la pie-mere, & à la substance corticale du cerveau, d'où s'ensuivra la lésion de toutes les fonctions de cette partie. La méthode générale propre à guérir les inflammations dont nous traiterons dans son ordre alphabétique, peut être employée dans celle-ci. Mais le plus sûr est, si l'on peut, de la prévenir avant qu'elle arrive. Les moyens de mettre le corps dans un état qui ne tende point à l'inflammation, sont de faire de copieuses saignées, d'appliquer des épispastiques à la plante des piés, d'administrer des clysteres lénitifs, de faire observer au malade une diete légere, & lui faire boire quantité de petit lait ou de lait coupé. Ces mêmes remedes peuvent être propres aussi à dissiper l'inflammation, lors même qu'elle est venue; & on ne risque rien de les répéter, si les symptomes sont urgens: car dans ce cas il n'est pas douteux que la suppuration est extremement dangereuse, & la gangrene pour l'ordinaire mortelle. C'est pourquoi, on ne sauroit employer trop d'art & de soin pour prévenir les funestes suites de l'inflammation.

Un symptome assez ordinaire, mais en même-tems terrible, qui arrive souvent à la suite de l'opération du trépan, c'est la formation & l'accroissement subits de fungus produits par la dilatation du cerveau. Ce symptome n'arrive gueres, ou plutôt n'arrive jamais, tant que la dure-mere n'est point lésée: mais quand une fois cette membrane est coupée ou corrodée, la pie-mere mince & foible n'est pas capable de l'empêcher de pousser en-dehors, & le sera encore beaucoup moins si elle est blessée. On appelle ces protubérances, *fungus*, à cause de leur figure, & du peu de tems qu'elles mettent à se former, ainsi que nous l'avons déja observé. Celse semble avoir connu cet accident: mais il en parle comme s'il provenoit du gonflement de la dure-mere. « Si, dit-il, après que le crane a été ouvert & « que la dure-mere est exposée à la vue, cette membrane s'enflamme & se gonfle, il y faudra verser de « l'huile rosat; mais si elle se gonfle au point de sortir « hors du crane, il faudra pour la faire rentrer y appliquer des lentilles, ou des feuilles de vigne bien « triturées, à quoi on ajoutera du beure frais ou de la « graisse d'oie. » Mais il me semble qu'il est avéré à présent par toutes les observations qu'on a faites jusqu'à ce jour, que ces fungus sont produits par la substance corticale pulpeuse du cerveau, qui, lorsqu'elle est une fois dépouillée des membranes qui l'environnent & de la substance qui la couvroit, est dilatée prodigieusement par le fluide provenant des arteres qui s'y porte, & cela surtout quand la vélocité de la circulation est augmentée par la fievre. Mais comme la substance corticale du cerveau ne contient pas naturellement de sang proprement dit, il n'en vient pas ordinairement de ces fungus, lorsqu'on les coupe ou qu'on les corrode, à moins que par une violente dilatation le diametre de ces petits vaisseaux n'eût été assez élargi pour contenir du sang; quoique ce fait soit rare, il est arrivé quelquefois. Ainsi dans ce cas surprenant que nous avons rapporté d'une masse fongueuse qui sortoit par l'ouverture d'un crane fracturé, les arteres avoient une pulsation violente; & quand on pressoit le fungus un peu fort avec la main, il rendoit une grande quantité de sang. Par la même raison, ces fungus s'affaissent ordinairement avant la mort du malade, parce que les forces de la circulation sont affoiblies alors, ainsi qu'il est arrivé en effet dans ce même cas; car le fungus qui étoit de la grosseur d'une noix, de couleur cendrée & sans douleur, s'abaissa de lui-même, & il parut un grand vuide dans la substance du cerveau.

Scultet, dans son *Armament. Chirurg. Obs.* 19. parle d'un homme qui eut une large fissure au crane, d'un coup de sabre qu'il reçut à la *tête*, de laquelle fissure sortirent deux fungus. Mais lorsqu'après la mort du malade on examina la plaie, il se trouva que ces fungus s'étoient considérablement abaissés. Tout cela prouve que ces sortes de fungus proviennent de la dilatation de la substance corticale du cerveau causée par les humeurs qui y affluent.

Voyons à présent ce qu'il y a à faire dans ces cas-là. Lorsqu'il s'éleve de ces fungus, il ne faut point les repousser en-dedans, parce que par-là le cerveau seroit comprimé, & que les petits vaisseaux pulpeux en quoi consiste le fungus, seroient détruits même par la plus légere pression, accident qui causeroit la mortification & les plus terribles symptomes. D'un autre côté, c'est peut-être beaucoup risquer que d'entreprendre de couper ou de corroder la substance du cerveau même. Cependant un grand nombre d'observations nous apprennent, qu'en coupant de pareils fungus, on a souvent conservé la vie du malade, & cela sans que les fonctions du cerveau en aient même été lésées.

Ainsi, Hildanus, *Observat. Chirurgic. Cent. IV. Observ.* 3. parle d'un jeune garçon de quatorze ans, à qui il sortit du crane un pareil fungus après qu'il eut été trépané. On le lui coupa, en le liant avec un fil: mais il en revint un autre tout semblable qu'on coupa de même; la même chose ayant été réitérée encore plusieurs fois, il se trouva qu'il avoit perdu en tout du cerveau aussi gros que le poing. Le malade cependant en revint, quoique, attendu son extreme pauvreté, il mangeât indifféremment de tout ce qu'il pouvoit avoir, & que sa plaie ne fût pansée que par une femme qui le faisoit en l'absence du Chirurgien, comme elle l'entendoit.

Le même Auteur, dans la premiere *Centurie* du même Livre, *Observ.* 15. parle d'un autre garçon de même âge, qui d'un coup de pierre qui lui tomba de fort haut sur le côté droit de la *tête*, eut une large fracture au crane. Lorsqu'on lui eut tiré plusieurs esquilles du crane, tout sembloit aller bien: mais quand on eut séparé la partie de la dure-mere qui avoit été lacérée par les esquilles, il sortit du crane au bout de vingt-un jours un fungus, qui dans l'espace de vingt-quatre heures devint aussi gros qu'un œuf de poule. Cépendant en répandant dessus des poudres aromatiques, & y appliquant une emplâtre faite de pareils ingrédiens, le fungus s'abaissa entierement en quatorze jours de tems, & le malade fut ensuite parfaitement guéri.

On trouve dans le même Auteur plusieurs exemples, qui nous apprennent qu'on peut séparer ces fungus sans qu'il en arrive mal: mais il me paroît que c'est risquer que d'essayer de le faire par le moyen de médicamens acres. Dans le même endroit, Hildanus parlant d'un Chirurgien, qui méprisant l'art d'un autre plus habile que lui, mit de la poudre de vitriol & de l'alun brûlé sur un fungus de cette espece, rapporte qu'il s'en ensuivit de violentes douleurs, une fievre aiguë, l'inflammation, le délire, & que peu de jours après le malade en mourut.

Si nous considérons l'ordre admirable avec lequel les arteres distribuées par toute la substance du cerveau se communiquent les unes aux autres après être entrées dans le crane; si nous ajoutons à cette premiere considération, que, comme nous l'apprennent les injections anatomiques, les arteres de la pie-mere s'unissent en une infinité d'endroits les unes aux autres par des anastomoses, nous aurons la raison pourquoi il peut se faire qu'après qu'une portion considérable de la substance du cerveau a été retranchée, ses fonctions ne soient cependant point altérées. Il est encore à remarquer, que quoique la substance du cerveau resserrée dans ses bornes ne fasse qu'un petit volume, cependant quand elle est dépouillée des tégumens qui l'enveloppoient, elle peut grossir prodigieusement, par la raison qu'elle consiste en petits vaisseaux tendres qui conséquemment se dilatent facilement.

Je crois que de toutes les méthodes, la meilleure est de couper les gros fungus avec un fil qu'on passe autour près de l'orifice du crane, qui est l'endroit où ils ont moins de largeur, & de faire tomber les plus petits avec des médicamens dessiccatifs, parmi lesquels un de ceux que je crois le plus propre à cet effet, est l'esprit de vin digéré avec du mastic ou de l'oliban; ou bien, on répandra dessus de la poudre de mastic, ou de sarcocolle.

Mais après que le fungus est retranché, il peut s'en reformer un autre, comme on le voit par une infinité d'exemples, à moins qu'on ne vienne à bout de rétablir une pression égale, telle qu'il le faut pour empêcher la distension excessive des vaisseaux, & de tempérer tellement la vélocité & la force de la circulation, que ces mêmes vaisseaux faciles à dilater, ne se distendent pas trop. On remplira le premier objet en garnissant de charpie l'ouverture faite au crane, ou en y appliquant une plaque de plomb qu'on assurera avec un bandage, afin qu'elle ne varie point. On remplira le second par la saignée qui diminuera la quantité du fluide distendant, en tenant le corps & l'esprit du malade dans une assiette tranquile; par des liqueurs délayantes antiphlogistiques bues en quantité, par des alimens doux & atténuans, & par des anodyns propres à calmer la vélocité excessive de la circulation. Et l'on pourra afin de faire dériver l'impétuosité du sang vers les parties inférieures, donner des clysteres composés des mêmes ingrédiens, & appliquer des fomentations & des épispastiques aux parties inférieures.

Par l'histoire des plaies de la *tête* qu'on vient de lire, & par ce qui a été dit des plaies en général, on est en état de conclurre que les plaies de la *tête*, même les plus légeres, sont souvent mortelles; & qu'au contraire il est arrivé quelquefois que des plaies considérables, non-seulement au crane, mais même au cerveau, ont été guéries heureusement, sans que les fonctions du cerveau aient été abolies ou aucunement lésées. On a vu différentes observations tirées des meilleurs Auteurs, qui confirment ces deux propositions. En conséquence dequoi on peut établir comme constantes ces deux autres-ci: que quelque légere que paroisse une blessure de la *tête*, il ne faut pas la négliger ni la traiter superficiellement: mais aussi, que quelque terrible & quelque dangereuse qu'elle soit en apparence, il ne faut jamais désespérer de la guérir.

On juge de la malignité des blessures à la *tête*,

Premierement, par leur situation. Ainsi, par exemple, les blessures à l'occiput, au sommet de la *tête*; aux os pariétaux ou sur les sutures, sont les plus mauvaises de toutes.

Une blessure à l'occiput est extremement dangereuse, en ce qu'il s'insere en cet endroit des muscles considérables dans le crane: c'est-là qu'est enfermé le cervelet d'où dépend entierement la vie. Il se rencontre aussi dans cette partie des sinus transversaux considérables. Le sang qui s'y décharge des vaisseaux rompus, ne peut s'en évacuer que très-difficilement; & si les humeurs extravasées se logent sous l'expansion de la dure-mere, où la tente qui couvre le cervelet, & empêche que le cerveau qui porte dessus ne le comprime, leur évacuation ne paroît pas possible.

Les blessures au sommet de la *tête* sont aussi fort dangereuses, parce que c'est de toutes les parties du crane celle qui met le plus de tems à acquérir une consistance osseuse. Cette partie, qu'on appelle la fontaine, conserve long-tems dans les enfans une tissure membraneuse. La faulx de la dure-mere est fortement adhérente en cet endroit, & c'est précisément dessous qu'est le sinus longitudinal. On est à portée de conclurre parlà que les blessures à cette partie ne peuvent qu'être fort dangereuses.

Les blessures aux os pariétaux ne le sont pas moins, parce qu'ordinairement les os pariétaux, surtout vers le milieu sont fort minces; & les traces empreintes dans ces os font bien voir qu'il y a des arteres considérables de la dure-mere qui y adherent. Outre cela, ces os ne sont couverts que de simples tégumens ordinaires. C'est ce qui a fait conclurre à Hippocrate, *de Vuln. Cap. Sect. III.* que les blessures à cette partie sont fort dangereuses, par la raison que l'os y est foible, qu'il n'y a que peu de chair par-dessus, & qu'il couvre une quantité considérable de la substance du cerveau.

Les blessures sur les futures sont encore fort dangereuses, parce qu'aux endroits où elles se rencontrent le péricrane semble être uni avec la dure-mere, & que la dure-mere y est fortement adhérente au crane. C'est ce qui fait que les accidens qui arrivent aux parties externes, peuvent en conséquence de cette continuité de substance se communiquer aisément aux internes. Lorsqu'il s'agit d'appliquer le trépan pour évacuer les humeurs extravasées, il ne faut jamais l'appliquer sur les futures mêmes; & quand le sang extravasé est logé entre le crane & la dure-mere, il est fort incertain de quel côté de la future il faut appliquer le trépan; parce que la dure-mere, fortement adhérente au crane à l'endroit des futures, peut renfermer le fluide extravasé dans des especes de cellules distinctes & séparées les unes des autres, comme il a été observé plus haut.

2°. Par les symptomes; tels qu'une fievre qui commence à paroître au bout de sept jours, accompagnée de frissons & de tremblement; la pâleur, la sécheresse & la lividité de la plaie; les aspérités & la couleur jaune de l'os; l'hémiplégie ou les convulsions.

Les symptomes qui suivent la blessure, nous apprennent quelles fonctions ont été lésées, & combien il y a à craindre pour le blessé. Ainsi, plus ces symptomes sont nombreux & terribles, plus aussi il y a de danger. Mais nous avons déja observé que les violens symptomes qui paroissent immédiatement après le coup reçu, sont souvent bien moins à craindre que ceux qui paroissent quelques jours après; & cette observation est confirmée par l'autorité d'Hippocrate. La fievre qui vient le septieme jour après le coup reçu, a toujours été regardée comme d'un prognostic fâcheux, parce qu'elle annonce presque toujours qu'il y a inflammation ou suppuration; accidens qui tous deux sont extremement à craindre. Et Hippocrate, *de Vuln. Cap. Sect. XXXI.* décide que cette fievre est un signe que le crane est corrompu, & que la cure du blessé a été mal conduite. Mais quand les chairs ont perdu leur couleur vermeille, & deviennent pâles ou livides, ou quand les levres de la plaie se dessechent & paroissent semblables à de la chair flétrie, ou qui est restée long-tems dans le sel; c'est un signe que les parties tendent à la mortification & à la corruption, comme nous l'avons déja observé. Comme le crane est naturellement uni & d'un rouge blanchâtre, ou quelquefois bleuâtre; s'il est raboteux, & est devenu jaune ou brun, c'est un signe qu'il est corrompu, & qu'il faut que la partie ainsi affectée soit séparée ou par la nature elle-même, ou par l'art. L'hémiplégie ou les convulsions dénotent que le cerveau lui-même est affecté, soit qu'il soit comprimé par l'enfoncement du crane, comme il a déja été observé, ou qu'il soit blessé par la pression ou la corruption des humeurs extravasées sous le crane; ou bien que par la commotion violente seulement, sans extravasation d'humeurs considérable, la structure délicate du cerveau ait été beaucoup altérée ou même détruite, comme on l'a vu ci-dessus.

3°. Par l'âge du blessé.

Dans les jeunes personnes les os fléchissent plus aisément, & sont moins capables de resister à l'instrument vulnérant. Dans les adultes ils sont plus fermes, & dans les vieillards ils sont durs, mais en même-tems cassans. De plus, dans la jeunesse les os sont d'une tissure vasculaire, & ont par cette raison beaucoup d'humide; au lieu que dans un âge plus avancé, la plupart des vaisseaux sont oblitterés, comme Hippocrate l'a observé avec raison, *de Vuln. cap. Sect. XXIX.* « Les os des « enfans, dit-il, sont plus minces & plus fléxibles, par- « ce qu'ils ont plus de sang, &c. c'est ce qui fait que la « blessure supposée la même dans un enfant & dans un « adulte, les os de celui-là deviendront plus ordinaire- « ment & plutôt purulens que ceux de celui-ci. Et si « l'un & l'autre ont à mourir du coup, l'enfant mour- « ra avant l'adulte. » Tout le sisteme nerveux est facile à ébranler dans les jeunes gens; raison pour laquelle il ne faut pas des causes bien fortes pour leur donner des convulsions: c'est ce qui fait qu'à cet âge les blessures à la *tête* sont d'autant plus dangereuses. Mais d'un autre côté dans les personnes âgées, la séparation de l'os affecté & la régénération de la substance perdue se font bien plus difficilement, parce qu'à cet âge il y a bien moins de vaisseaux vitaux; & il arrive même souvent dans un âge avancé que le diploë, qui de sa nature est une substance presque toute vasculaire, ne se discerne plus du reste de l'os.

4°. Par la constitution du blessé.

On peut considérer la constitution du blessé sous deux points de vue différens, ou comme en santé ou comme malade; car chacun a une santé qui lui est particuliere, laquelle doit être considérée par rapport à sa propre complexion, attendu que nous voyons différentes personnes jouir d'une bonne santé quoique l'arrangement de leurs solides & la qualité de leurs fluides soient extremement différens. Voilà ce qu'on entend par l'intégrité de la constitution, que les Anciens distinguoient en chaude & froide, seche & humide. Cela posé, il est bien visible qu'il y a une grande différence entre les plaies de différentes personnes, surtout les plaies à la *tête*; car dans les hommes d'une constitution seche & bilieuse, il y a bien plus à craindre l'inflammation & la dépravation des humeurs extravasées, que dans ceux d'un tempérament froid, phlegmatique & foible. Quant à la constitution dans l'état de maladie, elle se connoît par la cacochymie prédominante; & dans les plaies à la *tête* la constitution de maladie la plus mauvaise, est celle qui généralement parlant affecte & corrompt les os; telle, par exemple, que le scorbut, le rachitis & la vérole.

5°. Par la saison de l'année.

La chaleur excessive & le froid cuisant sont deux extrémités opposées, également contraires aux plaies de la *tête*: mais un beau printems, est de toutes les saisons, celle qui leur est le plus favorable. Néanmoins Hippocrate, *de Vuln. cap. Sect. IV.* préfere de beaucoup le plus grand froid d'hiver aux chaleurs brûlantes de l'été. « Si quelqu'un, dit-il, a reçu un coup mortel à « la *tête*, il ira bien plus loin en hiver qu'en été. » Et *Sect. XXXI.* du même Livre, après avoir décrit les signes auxquels on connoît qu'une personne qui a reçu un coup à la *tête* en mourra, il ajoute: « en été il « mourra avant le septieme jour, & en hiver avant le « quatorzieme. » D'ailleurs, il est plus aisé de remédier au froid excessif, en faisant du feu, qu'il ne l'est de modérer une chaleur excessive. C'est peut-être pour cette raison qu'on remarque que dans les climats chauds, les coups à la *tête* sont bien plus difficiles à guérir que dans les païs froids. En effet, Louis Duret nous apprend que la chose est ainsi en Italie. Mais nous avons déja donné une autre raison de ce phénomene.

6°. Par la malignité & l'impureté de l'air qui environne le blessé.

Nous avons déja observé que le libre accès de l'air, surtout quand il est froid est préjudiciable aux plaies de la *tête*: & à l'article *Vulnus* on fait voir qu'un air pur souvent renouvellé & dégagé de toutes exhalaisons putrides

putrides, est extremement avantageux à toutes sortes de plaies. C'est ce qui fait qu'après les batailles, qui ordinairement se donnent en été, l'air de l'Hôpital où on met les blessés, se remplissant d'exhalaisons putrides par cette affluence de maladies, il en meurt un grand nombre, & surtout ceux qui sont blessés à la *tête*. Aussi Belloste cet habile Chirurgien, que nous avons déja cité dans cet article, entre autres avantages qu'il trouve à sa méthode de faire de petites perforations au crane, prétend que les malades sont bien plutôt guéris par ce moyen que par aucun autre, & par conséquent ne sont pas obligés de languir long-tems dans un Hôpital, où des milliers d'exemples font voir que les constitutions les plus saines peuvent être affectées par les malignes exhalaisons qui y sont répandues: Et il assure qu'il a vu cent fois des malades déja guéris qui songeoient à sortir de l'Hôpital, être tout à coup attaqués de fievres putrides, d'hémorrhagies & de diarrhées qui les emportoient.

Je suis bien aise d'apprendre à mon Lecteur que je n'ai jamais rien trouvé qui jettât plus de lumiere sur les maladies de la *tête* provenantes de causes internes que la connoissance des désordres qui arrivent à la même partie en conséquence de causes externes; & qu'ainsi le Traité de la *tête* que nous venons de donner n'est pas d'une moindre utilité en Medecine qu'en Chirurgie.

CAPUT-PURGIA. Mot forgé de deux mots Latins, que quelques Medecins employent, pour signifier des remedes externes qui purgent la tête: tels sont les sternutatoires que Galien *S. M. F. Lib. V. cap.* 20. appelle ἔῤῥινα, *errhines*; ou les masticatoires qu'il appelle ἀποφλεγματίζοντα, *apophlegmatismes*. Voyez *Errhina* & *Apophlegmatismus*.

CAPUUPEBA, *Brasiliensibus*, *gramen dactylon plumeum*, *lusitanis pes Gallinaceus dictum*. C'est une sorte de gason qui vient dans le Bresil, à la hauteur de deux ou trois piés, qui consiste en une tige ronde & polie, qui a des nœuds de place en place, à chacun desquels s'éleve une feuille de plus d'un demi-pié de long. La tige à sa sommité se partage en vingt ou vingt-quatre, & quelquefois trente branches plus petites, dont chacune à sa sommité est terminée en ombelle couleur d'argent, large de trois ou quatre doigts, contenant la semence. Les tiges sont d'une belle couleur rougeâtre.

Les Naturels du pays en boivent la racine dans quelque liqueur convenable, comme un préservatif ou remede contre le poison. Ray, *Hist. Plant.*

CAR

CARA, *Brasiliensibus*, *Igname de S. Thomas*, *congensibus Quiquoaqui congo*, Margg. *Igname sive inhame lusitanorum*, Clus. *Rapum Brasilianum sive Americanum alterum*. C. B.

C'est une espece de convolvulus dont la tige est quarrée, garnie à ses angles d'une espece de barbes, verte avec des marques rougeâtres de place en place, & un peu tortueuses. Il rampe à terre & court si loin, qu'une seule plante d'*igname* peut garnir aisément un espace de terre de cent vingt piés en quarré; car la tige & les branches prennent racine à tous les endroits où elles touchent la terre; & même sans la toucher, elles ne laissent pas de pousser des fibres en forme de racine, mais qui faute de nourriture suffisante ne peuvent pas prendre tout leur accroissement. Ses feuilles sont semblables à celles de notre *sagittalis*. Quand on vient à en couper la tige il en sort une grande quantité de liqueur qui ressemble aux larmes de la vigne. Sa racine entre de plus d'un pié en terre, & peut bien avoir de diametre ou de grosseur, huit, neuf ou douze doigts ou même davantage, elle est couverte d'une peau mince d'une couleur cendrée obscure, & jaunâtre par dessus. Il a une chair blanche pleine d'un suc, qui ressemble en quelque chose à du lait, & dont le gout n'est pas désagréable. (Selon Clusius, ses racines sont couvertes d'une écorce ridée & inégale, semblables à celles de la véritable aristoloche longue, & poussant quantité de petites fibres.) Bouillie avec du beurre, & assaisonnée de poivre & d'huile: c'est un assez bon manger; mais seche & en farine, les habitans de la Guinée en font du pain. Margg.

Clusius parle d'une autre espece d'*Igname* dont l'écorce est raboteuse, & a des tubercules piquans, qu'on appelle *Yeam Peru*. Marggrave parle aussi d'une autre espece que les Brasiliens appellent *Carainambi*, dont la tige rampe à terre fort loin, & est garnie de feuilles rangées une à une, de distance en distance, dont quelques-unes sont faites en forme de cœur, d'autres ont des lobes. Sa racine est blanche. Ray, *Hist. Plant.*

CARAB, *cosse*. Johnson.

CARABE, *succinum*, *ambre*. Offic. *Succinum*, Worm. 31. Charlt. Foss. 14. Boet. 321. Calceol. Mus. 180. Aldrov. Mus. Metal. 403. Mer. Pin. 219. Gæbal. 10. V. *Ambra*.

CARABUREA, Καραβουρέα, mot qui se trouve dans Myrepse, *Antidot.* 304. est, selon Fuchsius, un mot corrompu, dont il dit qu'il ne sait point la signification, à moins que ce ne soit une espece de *carvi*, que les Espagnols modernes appellent *Caroneia*, ou *Caraneia*.

CARABUS, Κάραβος, signifie quelquefois une sorte d'insecte qui vit dans le bois sec, & qui est du genre des scarabées. Quelquefois il se prend pour le *Cammarus* ou *Astacus*, & quelquefois pour le *Locusta Marina*. Voyez ces différens Articles. Castelli. Rieger.

CARACALLA, nom du *Phaseolus Americanus perennis*, *flore cochleato odorato*, *seminibus fuscis orbiculatis*.

CARACOSMOS, est ce qu'on appelle autrement *Oxygala equinum*, ou lait de cavale aigri. On dit que c'est un mets friand dont se régalent les Grands Seigneurs Tartares. Castelli.

CARAGUATA, Margg. est l'aloès du Bresil. Quelques Auteurs qui ont écrit l'Histoire des Indes, veulent que l'ambre soit une concrétion du suc de quelque espece de *Caraguata*, *Manguey* ou *Metl*, qui croît en abondance sur les rochers, d'où étant emporté par les vagues, il s'en va flottant sur les eaux, & se coagule à la fin; & que par la coagulation de plusieurs petites masses qui se rencontrent, il s'en forme quelquefois de fort grosses.

C'est ainsi que Ray, d'après Tancrede Robinson, rapporte que le Docteur Trapham a vu des feuilles de cette plante succulentes, toute pleine d'une espece de matiere visqueuse, épaisse & bitumineuse, toute semblable à l'ambre-gris. Voyez *Ambra*.

Le *Caraguata*, *secunda*, Margg. differe un peu du précédent.

Le *Caraguata*, *guacu*, Margg. est une espece plus grosse que les deux précédentes. Des feuilles de cette plante on peut faire de bonne toile, meilleure même qu'avec le chanvre. Elle a avant de fleurir des filamens blancs, qu'on peut filer comme du coton. Sa racine & ses feuilles récentes, battues & jettées dans l'eau, étourdissent tellement les poissons, qu'ils viennent à la surface de l'eau, où on les peut prendre facilement avec la main. Son bois séché brûle comme une corde soufrée; & en battant deux morceaux de ce bois l'un contre l'autre on en tire du feu.

Le *Caraguata*, *acanga*, Margg. porte un fruit long de cinq doigts, bon à manger.

Cette plante, dit Ray, est si semblable au *Mexocotl*, ou *Maguey* de F. Hernandez, qu'on pourroit soupçonner que ce seroit la même chose. Toutefois il n'est pas du même genre : nous l'y avons cependant rangé à cause de la ressemblance de ses feuilles avec celles de celui-là, en attendant que nous sachions plus positivement sous quel autre genre il convient de le ranger. RAY, *Hist. Plant.*

CARAMBOLAS, *Malus Indica*, *pomo angulo so carambolas dicta*, *Tamara tonga*, *seu carambolas*, H. M. *Carambolas*, Park. *Carambolas Acostæ*, J. B. *Mala goensia, fructu octangulari*, *pomi vulgaris magnitudine*, C. B. *Erroneè ; fructus enim quadragularis est aut pentagonus.*

Il porte un fruit oblong, avec un petit ombilic ; il est garni à son extrémité de cinq côtes fort épaisses qui poussent davantage dans le milieu, & couvert d'une écorce mince étroitement adhérente à la pulpe, polie, éclatante, verte d'abord & ensuite jaunâtre, enveloppant exactement toute la pulpe, laquelle est d'abord blanchâtre, ensuite jaunâtre, & est tendre & pleine de suc ; dans le commencement, d'un gout austere, & ensuite d'une acidité agréable. Dans son milieu qui est de forme pentagonale, sont contenues dix graines oblongues, mousses par un bout & pointues par l'autre, rouges, polies, séparées par quelques pellicules dures & membraneuses en plusieurs cellules, dont chacune contient deux graines. Garcias & Acosta font le fruit quadrangulaire, ils le divisent en quatre cellules, & nous le dépeignent de la grosseur d'un œuf de poule.

On le cultive dans les jardins & dans les vergers ; il fleurit & porte du fruit trois fois l'an, au bout de trois ans qu'il a été greffé ou planté.

Le suc exprimé de ses racines, pris intérieurement, calme l'ardeur de la fievre. De ses feuilles broyées & mêlées ensuite avec une infusion de riz, on fait un cataplasme qui amollit & dissout merveilleusement toutes sortes de tumeurs ; avec ces mêmes feuilles bouillies & macérées dans une infusion de riz, on prépare une excellente décoction vulnéraire. Le suc exprimé du fruit guérit la gale, la gratelle, le psora & autres affections cutanées semblables, en bassinant de tems en tems la partie avec un linge trempé dans ce suc. Le même suc pris avec du vin exprimé de la noix d'Inde appellée communément *arac*, soulage les douleurs de ventre & arrête la diarrhée. De ses feuilles battues & mêlées avec le suc exprimé des feuilles du palmier on fait un cataplasme qui guérit toutes sortes d'inflammations. Avec son fruit séché & les feuilles broyées du *betel* on prépare une poudre qui étant bue dans de l'arac brûlé, provoque les douleurs de l'accouchement, & expulse le fœtus mort & l'arriere-faix. Ce fruit lorsqu'il est mûr fait un excellent manger. Cueilli avant sa maturité on le confit avec du sucre & du vinaigre. Si le suc de ce fruit tombe sur les habits avant sa maturité, il en mange la couleur par son acidité, & on s'en sert pour ôter les taches du linge. On s'en sert aussi pour teindre les toiles. Les Orfevres en font bouillir le fruit cueilli avant sa maturité, avec leur argenterie, pour l'épurer. Il y a deux especes différentes de *carambolas*, mais qui sont difficiles à distinguer si ce n'est par le gout du fruit, qui dans l'un des deux n'a aucune acidité. RAY, *Hist. Plant.*

CARAMBU, espece de lysimachie qui croît dans le Malabar. Voyez *Lysimachia*.

CARANAIBA, espece de palmier. Voyez *Palma*.

CARANDAS, *Gareta*, C. B. *Carandas Indica*, J. B. *An Auzuba Oviedi ?*

Selon Garcias, c'est un arbrisseau de la grosseur de l'arbousier, auquel il ressemble encore par ses feuilles. Son fruit ressemble parfaitement à de petites pommes ; il est blanchâtre quand il est mûr, d'un gout tout-à-fait agréable, semblable à celui du raisin ; & en effet en le pressant on en tire un suc vineux ; lorsqu'il est verd, il est environ de la grosseur d'une noisette ou même plus gros, quelquefois il en distile un suc visqueux & laiteux. On mange quelquefois le fruit mûr avec du sel ; mais plus ordinairement on le cueille verd & on le laisse confire dans du vinaigre ; ainsi préparé il est bon pour réveiller l'appétit. Il croît dans l'Isle de Balagate & aussi dans le continent.

Oviedo dépeint l'*auzuba* comme un très-bel arbre qui croît dans l'Isle de Saint-Domingue, & dont le bois est dur & bon à plusieurs usages. Il porte un fruit qui par sa douceur extraordinaire ressemble au *pyra apiana*, qu'on appelle autrement *moschatellina*, (poire muscate ou musquée) mais rempli d'un suc visqueux & glutineux semblable au suc laiteux qui sort des figues vertes, ce qui fait qu'il charge l'estomac, à moins qu'avant de le manger on ne l'ait mis dans l'eau pour en exprimer ce suc avec la main, lequel va au fond de l'eau.

Quoique le *carandas* de Bontius semble le même que cet *auzuba*, ce n'est pourtant pas le même arbre. Les feuilles, dit cet Auteur, de l'arbre que les Malayans appellent *caraudie*, sont parfaitement semblables à celles du tamarin, mais son fruit est enfermé dans des coquilles semblables à celles des noix, un dans chaque, en quoi il differe de celui du tamarin. Quand on a ouvert la coquille on voit un fruit couleur d'orange. Sa pulpe extérieure est fort agréable au gout, & n'agace point les dents comme celle du tamarin, mais elle est d'une saveur fort douce ; ce fruit n'a pas non plus la qualité laxative du tamarin.

CARANNA, Offic. C. B. Pin. 503. J. B. 1. 319. Chab. 74. Park. Theat. 1576. Raii Hist. 2. 1847. Jonf. Dendr. 356. *Caranna*, *seu caragna*, Geoff. Tract. 356. *Tlahuclilocа Quahuiel*, i. e. *Arbor insaniæ*, *caragna nuncupata*. Hern. DALE.

Hernandez, selon Konigius, dans son *Regnum vegetabile*, dit que le *caranna* est un arbre élevé, dont le tronc est jaune, poli, luisant & odorant & les feuilles oléagineuses, disposées en croix. Si l'on en croit Desmarchais dans son *Voyage en Guinée*, c'est une espece de palmier, qui lorsqu'on fend son écorce rend de la résine ou gomme par la fente. Cette gomme ou résine est en-dessus d'une couleur cendrée ou blanchâtre : mais en-dedans elle est d'une couleur semblable à celle de la poix, d'un gout amer, gras & oléagineux, d'une odeur forte & aromatique semblable à celle de la lavande.

On apporte cette gomme en masses molles, enveloppées dans des bouts de roseau ou de jonc, de Carthagene, Province des Indes Occidentales ou de la Nouvelle Espagne.

Le *caranna* le plus blanc est estimé le meilleur, surtout s'il est mollet & de la consistance d'une emplâtre. Il a à peu près les mêmes qualités que le tacamahac, mais en un degré plus éminent. Les Indiens, suivant le rapport de Monardes, *de Simplicibus Medicamentis*, s'en servent pour toutes sortes de tumeurs & de douleurs : mais il agit plus promptemenr & guérit des maux qui résistent au tacamahac. J'en ai vu un exemple, dit Monardes, dans un malade qui en conséquence d'une violente douleur à l'épaule avoit été long-tems sans pouvoir remuer le bras quoiqu'il eût fait usage du tacamahac ; au lieu qu'au bout de trois jours qu'il y eut appliqué le *caranna* le mal fut entierement dissipé. Cette gomme est d'une efficacité singuliere dans les douleurs des jointures : elle les dissipe en en appliquant dessus, le plus aisément du monde, excepté dans les cas où il y a fluxion d'humeurs chaudes. Elle discute les tumeurs invétérées & arrête à propos les fluxions d'humeurs froides ou mixtes. Elle fait beaucoup de bien dans les douleurs du cerveau & des nerfs, & guérit toute seule les plaies, surtout des nerfs & des jointures. Si on en applique sur les oreilles & sur les tempes, elle guérit les fluxions sur les yeux & autres parties. Voilà les vertus que Monardes donne au *caranna*.

Etmuller, Tom. I. nous apprend, « qu'on s'en sert souvent en forme d'emplâtre, appliqué sur la région de l'estomac, dans les cardialgies, les douleurs & autres désordres de cette partie. La maniere de préparer le *caranna* pour cet effet est de le mettre dans un mortier chaud, & avec un pilon chaud aussi le mêler avec une quantité suffisante de baume de Copaü. Rien n'est meilleur que cette emplâtre dans les fievres continues, malignes & intermittentes, où les malades se plaignent de douleurs ou d'anxiétés dans les hypocondres. Il est bon aussi pour arrêter les vomissemens, préparé avec de l'huile distilée de muscade & de macis. Cette emplâtre est d'une efficacité merveilleuse dans les douleurs de jointures, qui ont ordinairement pour causes des fluxions catarrheuses, lorsque les jointures ont été exposées au froid, soit durant une sueur ou après. Délayé avec de l'huile d'ambre, c'est un excellent remede contre les douleurs arthritiques & celles des jointures, & pour les plaies des nerfs & les contusions de toute espece. On l'emploie aussi dans les emplâtres céphaliques, qu'on applique sur les os pariétaux. Les modernes en font une emplâtre de la largeur d'une rixdale (un écu d'Allemagne) qu'ils appliquent sur les tempes comme un préservatif contre les maux de dents : mais d'autres pour cet usage aiment mieux le mastic. Appliqué de la même maniere dans les inflammations des yeux, c'est un excellent remede pour prévenir les fluxions & réprimer la lymphe qui souvent vient en trop grande abondance dans les ophtalmies & les maux de dents. »

Il y a dans la Pharmacopée de Schroder une emplâtre renommée pour la goute, laquelle est faite avec une once de gomme *caranna* & une demi-once de cire jaune, à quoi l'on ajoute une quantité raisonnable d'huile de bouillon.

Faber dans son *Myrothecium Spagiricum*, *Lib. II. cap.* 4. ordonne la quintessence de *caranna* préparée de la maniere suivante.

Faites digérer le *caranna* avec l'esprit de vin bien rectifié, à une chaleur modérée, pour le dissoudre; distilez ensuite : mais observez les degrés de feu de maniere que vous tiriez d'abord un esprit, ensuite une huile jaune, & à la fin une huile rougeâtre; rectifiez ces huiles trois ou quatre fois. Calcinez ensuite ce qui reste de feces. Mettez ces huiles au bain-marie & y ajoutez le sel lixiviel des feces après l'avoir calciné & dissous.

Il recommande ce remede pour être employé extérieurement ou seul en oignant les parties affectées après l'avoir fait un peu chauffer; ou mêlé avec d'autres onguens dans les douleurs arthritiques qui viennent de froid, ou pour dissoudre & amollir les tumeurs dures, froides & skirrheuses, pour guérir les ulceres invétérés, pour les coliques qui procedent de phlegmes & d'humeurs gluantes & flatueuses. Il est bon aussi dans la migraine & les douleurs de tête qui viennent de froid. Il recommande de le prendre intérieurement depuis dix jusqu'à douze gouttes, dans un œuf poché, dans du sirop de violette ou du sirop de pavots. En Amérique le baume de *caranna* est très-renommé pour les plaies.

Pomet, *Lib. II.* veut qu'on le prépare de la maniere suivante.

Prenez *de la meilleure térébenthine, demi-once,*
d'ambre liquide, trois onces,
de baume de Copaü,
de tacamahac,
de caranna, } *de chaque deux onces.*
de mastic,
de myrrhe,
d'aloès,
d'encens,
de sang de dragon,
de sarcocole, } *de chaque une dragme.*

Quand les gommes & les résines seront mêlées ensemble sur le feu, on y ajoutera les autres ingrédiens mis en poudre.

M. Geoffroy observe que c'est improprement qu'on appelle le *caranna* gomme, attendu qu'il ne se dissout que dans l'esprit de vin; ce qui est une propriété particuliere aux substances résineuses.

CARA-NOSI, arbrisseau des Indes. Voyez *Negundo*, qui est la même chose. RAY.

CARAPATINA. Voyez *Bufonitis*, qui est la même chose.

CARARU, *Brasiliensibus, blitum Brasilianum Lusitanis*, Bredof. Margg. Espece de blette qui croît au Brésil, dont il n'y a rien de remarquable à dire. RAY, *Hist. Plant.*

CARA-SCHULLI, H. M. *Frutex Indicus spinosus, capparis formâ, siliquâ bivalvi brevi*; arbrisseau des Indes semblable au caprier. Ses usages en Medecine sont, de dissoudre les tumeurs en en bassinant la partie après l'avoir pulvérisé au feu & mêlé avec du vinaigre. Mis en poudre par le broyement & mêlé avec la liqueur qu'on appelle *surie* faite avec la noix de cacao, il est bon pour mûrir & faire percer les abscès. La décoction de sa racine est bonne dans la suppression d'urine. Pris avec un peu de riz, il est très-bon pour les tumeurs du ventre. La décoction de ses feuilles prise intérieurement avec une petite quantité de riz, est bonne pour les tumeurs œdémateuses de l'habitude du corps.

CARATA ou KARAT, étoit un poids dont se servoient anciennement les Ouvriers en or & les Lapidaires. Par rapport à l'or, vingt quatre *karats* faisoient un marc. Mais à présent le *karat* n'est plus en usage que pour juger de la pureté de l'or. Par rapport aux pierres précieuses le *karat* est le poids de quatre grains seulement. RIEGER.

CARAUCIA. Voyez *Caraburea.*

CARBASUS, κάρβασος, ἄρμενον, linge fin ou filets de toile fine, (charpie) sur lesquels les Chirurgiens mettent leurs poudres ou étendent leurs onguens pour les appliquer sur les parties malades, ou pour absorber les humeurs superflues des ulceres en les y mettant secs. Ce terme est employé par Scribonius Largus, *N°.* 227.

CARBO, *Charbon*; proprement, à ce que je croi, le *charbon* de bois, qui est toujours celui que les Auteurs entendent par *carbo* lorsqu'ils n'y ajoutent pas l'épithete de *fossilis.*

Les *charbons* fossiles se distinguent de la maniere qui suit.

CARBO FOSSILIS, *Lithanthrax*, Offic. Mer. Pin. 216. *Lithanthrax seu carbo fossilis*, Charlt. Foss. 14. Boet. 339. *Carbo fossilis, seu lithanthrax*, Worm. 31. Gæbal. 26. *Charbon de terre* ou *charbon d'Ecosse.*

Au sujet du *charbon* de terre, Hoffman nous a donné la remarque suivante qui est fort intéressante.

Notre dessein, dit-il, à présent, est de découvrir par l'analyse Chymique les élémens ou principes des *char*-

bons de terre. Ces *charbons* distilés par la retorte à feu ouvert, donnent d'abord un phlegme, ensuite un esprit sulphureux tant soit peu acre, après cela une huile subtile, puis une plus grossiere, laquelle va au fond du récipient; & ensuite en rendant le feu de quelques degrés plus vif, un certain sel acidulé qui ressemble à celui de l'ambre. Il reste dans la retorte une terre noire légere, qui mise sur le feu ne fait ni flamme ni fumée. Je vais donner en peu de mots une courte description de plusieurs expériences que j'ai faites pour découvrir la nature de ces principes.

L'esprit que procure la distilation est d'abord blanc; mais ensuite il paroît d'un brun rougeâtre; phénomene qu'on observe aussi dans les esprits qui se tirent des bois, du tartre, de la myrrhe & des autres substances semblables. Y ayant versé de l'esprit acide de sel marin, je vis paroître aussi-tôt au fond du vaisseau un grand nombre de bulles d'air qui se multipliant de plus en plus, monterent par degrés à la surface de la liqueur, mais sans qu'il parût qu'elle en fût plus trouble. Je versai sur la même liqueur de l'esprit de nitre: l'effervescence fut plus considérable & la liqueur en fut troublée.

Ayant jetté dans cet esprit une quantité suffisante de chaux vive, il s'en éleva un esprit volatil qui prit au nez avec une grande force. Ayant versé de l'esprit de nitre sur ce mélange, il en sortit sur le champ une fumée blanche: or on observe que la même chose arrive toutes les fois qu'on ajoute de l'esprit de nitre à des sels ou des esprits volatils. L'huile fétide intimement unie & incorporée avec le sel de tartre répandit aussi une odeur forte semblable à celle du sel volatil. Par la distilation ce mélange rendit un esprit alcalin volatil & huileux, qui devint aussi-tôt verd en y ajoutant le sirop de violette, comme il arrive à tous les alcalis: mais en le mêlant avec un acide il se fit une effervescence subite, & le mélange devint sur le champ d'un beau rouge.

L'huile grossiere & empyreumatique qu'on avoit eue de ces *charbons* par la premiere distilation, rendit une odeur sulphureuse. Y ayant mis une cuillere d'argent que j'avois fait un peu chauffer, je l'en retirai teinte d'une couleur sombre & noirâtre; preuve bien certaine qu'il y a dans cette huile un véritable soufre minéral dissous; car le soufre commun dissous dans l'huile de térébenthine, donne cette couleur à la vaisselle d'argent.

Le sel acide, en y mêlant de l'huile de tartre par défaillance, devint à peu près semblable à celui qu'on tire de l'ambre par la distilation. L'esprit de sel ammoniac fit former un grand nombre de grosses bulles d'air, qui s'amasserent au fond du vaisseau: mais aussi-tôt après le mélange qui étoit auparavant limpide, prit une couleur rougeâtre; & en y versant un acide, il en devint transparent comme auparavant.

On ne voit gueres qu'un acide soit ainsi teint par un alcali. Afin donc de pouvoir m'assurer de la cause de ce phénomene plus exactement, je mêlai du sel volatil d'ambre, que je jugeai de la même nature que le sel dont nous parlons, avec de l'esprit urineux de sel ammoniac; au moyen dequoi le mélange, après quelque effervescence, devint en peu de tems d'un beau rouge brunâtre, & me fournit un excellent remede, dont les vertus n'étoient point inférieures à celles de l'esprit de corne de cerf succiné.

Voilà les principales expériences que j'ai faites pour découvrir la nature du *charbon* de terre; desquelles il s'ensuit, je crois, bien clairement, qu'il ne contient aucun principe destructif, rien de nuisible à la masse du sang & aux parties les plus déliées du corps; en un mot, aucun minéral nuisible, ni aucune portion d'arsenic.

Une preuve que le soufre minéral n'est point si fatal qu'on le croit communément, c'est que les hommes qui préparent, qui fondent & font bouillir le soufre de goslar, sont sains & vigoureux en comparaison des autres ouvriers qui travaillent aux métaux. Il n'y a pas beaucoup de ce soufre dans le *charbon* d'Allemagne; autrement on pourroit l'avoir aisément sec & en forme de fleurs par la sublimation. Ces *charbons* minéraux sont une terre poreuse & spongieuse, imprégnée abondamment & intimement d'un suc bitumineux & souterrain. Leur principe constituant, est le bitume sans lequel ils ne donneroient ni flamme ni fumée. Mais le bitume qu'ils contiennent, comme tous les autres bitumes, du nombre desquels est l'ambre, consiste en des parties huileuses, sulphureuses, acides & déliées, comme le fait voir l'analyse chymique de l'ambre, du bitume de Judée, du naphthe, du pétrole, & des autres corps résineux.

Bien loin que ces principes soient préjudiciables aux sucs vitaux; en desséchant l'humidité superflue, ils garantissent la masse du sang, & le corps de la corruption & de la putréfaction. Tous les bitumes, selon Galien, ont une vertu balsamique. De plus, c'est une maxime reconnue par tous les Medecins modernes, que les corps bitumineux mis au feu, corrigent le mauvais air, & dissipent son humidité superflue; & les Anciens même se servoient de soufre & d'asphalte pour corriger & purifier l'air dans des tems de peste & de maladies contagieuses.

Les endroits où l'atmosphere est extremement humide & imprégné d'exhalaisons aqueuses, qui affoiblissent sa force & son élasticité, sont mal-sains; parce qu'un pareil air obstruant les voies de la transpiration, il se fait dans le corps un amas d'impuretés excrémentitielles & salines, qui communiquent au sang & aux humeurs une qualité dépravée & scorbutique, d'où s'ensuivent de terribles maladies chroniques. Il est donc visible que la vapeur sulphureuse du *charbon* de terre est d'une singuliere utilité dans les pays où l'air est humide & sans action, comme en effet la Ville de Halle en fournit la preuve.

Comme il s'éleve une quantité prodigieuse d'exhalaisons aqueuses non-seulement de la riviere de Sale qui s'y partage en plusieurs bras, mais aussi des salines, de sorte qu'il s'éleve chaque jour dans l'atmosphere qui environne cette Ville au moins dix mille livres d'eau pesant, il ne peut pas se faire que la Ville ne soit enveloppée la nuit & le matin de nuages, que chacun sait être très-préjudiciables à la santé, à moins qu'un vent d'Est ou de Nord ne les dissipe. Aussi n'y avoit-il pas autrefois de Ville dont les habitans fussent plus sujets au scorbut, aux consomptions, aux fievres pourprées & malignes que celle de Halle: mais depuis une vingtaine d'années qu'on a commencé à y brûler du *charbon* de terre pour la fabrique du sel, on n'y entend presque plus parler de ces maladies. Autrefois les Medecins qui y travailloient, se plaignoient de ne rencontrer aucune maladie qui n'eût quelque symptome scorbutique. Quantité de jeunes gens y périssoient de consomption ou de dyssenterie, & les fievres pétéchiales & scorbutiques étoient extremement communes: mais elles n'arrivent à présent que très-rarement & à très-peu de personnes.

Je sai bien que quelques-uns objectent, que les exhalaisons du *charbon* de terre sont plus préjudiciables qu'avantageuses à la santé; & la raison qu'ils en apportent, c'est qu'elles mordent sur les métaux, surtout le fer & le plomb des fenêtres qu'elles rongent, & que dans les jardins qui en sont voisins & qui sont bien garnis, elle rend les arbres & les arbrisseaux stériles, & en fait périr la seve. On objecte aussi qu'en Angleterre, & surtout à Londres, regne une espece de consomption particuliere à cette contrée, laquelle est causée par la sécheresse excessive des poumons qui provient de la fumée de ce *charbon*, lequel d'ailleurs a une odeur fétide très-désagréable.

Mais à toutes ces objections, je répons que quoique la fumée qui provient du soufre minéral & du vinaigre soient très-capables de consumer le fer & le plomb, qui sont les métaux les moins considérables & les plus poreux, elle n'en est pas moins propre à purifier l'air dans des tems de peste, & à dissiper son humidité superflue qui est si préjudiciable à la santé. J'ajoute que cette fumée ne nuit aucunement à la santé de ceux qui habitent ces mêmes maisons dont elle ronge le plomb des fenêtres; & j'en trouve la preuve dans l'expérience journaliere, par laquelle il est constaté qu'il y a peu de ceux qui y logent qui soient incommodés de la poitrine.

Cependant je ne doute point du tout que cette fumée ne soit préjudiciable, si elle est dense & épaisse, puisqu'une quantité d'exhalaisons de gommes balsamiques même, quoique fort amies de la poitrine, telles, par exemple, que le mastic, le benjoin ou le baume du Pérou, ne laisse pas d'être désagréable; à plus forte raison par conséquent la vapeur du bitume qui n'est pas fort gracieuse, pourra-t'elle causer quelque désordre; ce qui toutefois sera moins un effet provenant de sa propre nature, que de son excessive quantité. Il n'est donc pas fort étonnant qu'à Londres, où la grossiereté de l'air, l'intempérance, l'excès qu'on y fait de toutes sortes de liqueurs, & surtout des spiritueuses, mettent les humeurs dans un état qui tend à la maladie, une quantité excessive de fumée de *charbon* de terre venant à se joindre à ces causes, soit préjudiciable à la santé, & desseche les poumons.

Quant à ce qu'on objecte que cette fumée est fétide & désagréable, qu'elle offense les nerfs & les parties membraneuses, & qu'elle est mauvaise à ceux qui ont les nerfs & le cerveau foible; je répons que l'odeur des substances fétides, quoique déplaisantes à l'odorat, n'est pas toujours pour cela préjudiciable à la santé, comme on peut s'en convaincre par l'exemple des esprits de suie, de vers & de corne de cerf, qui sont extrement fétides. Cependant il n'y a personne, pour peu de connoissance qu'il ait de la matiere médicale, qui ne sache combien ces esprits contribuent à réparer les forces, & à conserver& purifier la masse du sang & des humeurs. Il y a plus, c'est que l'odeur même des parfums déplaît à bien des personnes, & singulierement aux femmes qui ont les nerfs foibles, & qui nonseulement supportent plus volontiers les odeurs fétides, mais même en reçoivent quelque espece de soulagement. Hoffman, *Observat. Physico-Chymica Selectiores.*

Du Charbon de bois.

Toutes les substances végétales, & surtout le bois, quand on les brûle à feu couvert, se convertissent en *charbons* qui sont des corps poreux, légers, noirs, retenans la figure du corps originaire & faciles à allumer, & desquels si on pousse le feu avec force, une partie se dissipe en l'air, & l'autre se résout en cendres.

Voici comme on prépare ordinairement le *charbon*.

On dresse une pile de bois, & on la couvre de terre; ensuite on met le feu dessous. De cette maniere le bois ne sauroit flamber par-dessus; & le feu prenant au bois par degrés & lentement, en emporte toute l'humidité, & en sépare le principe acide & l'huile subtile qu'il contient. L'huile épaisse qui restoit, en est aussi extraite à son tour: mais après cela, elle y rentre plus avant.

Au moyen de ce que cette huile est dégagée & mise en liberté, le *charbon* brûle aisément; de même que nous voyons aussi un morceau de linge brûlé ainsi à feu couvert, de maniere que toute l'huile n'en soit pas extraite, servir de base & d'aliment au feu. C'est-là ce que nous appellons de la meche qui sert à recevoir & accroître les étincelles de feu qu'on tire par le choc d'un morceau d'acier contre un caillou. Ce ne sont pas seulement les végétaux dont on peut tirer du *charbon* propre à s'allumer, mais encore toutes les parties des animaux qui étant brûlées restent noires.

Il est à remarquer que le *charbon*, de quelque sorte qu'il soit, & quelque fort que soit le feu, ne brûlera point & ne se convertira point en cendres blanches dans un vaisseau fermé; au lieu qu'il brûle aisément à un feu ouvert, où il se résout en une fumée légere, excepté la partie qui se réduit en cendres, lesquelles étant lixiviées procurent un sel alcalin, si le *charbon* a été fait d'une substance végétale. Si l'on fait bouillir dans l'eau ces cendres imprégnées de sel, le sel en devient plus caustique; la même chose arrive, si on en fait de petites boules en les paitrissant avec de l'eau, & qu'après les avoir fait sécher on les remette au feu. Quoique cette espece de *charbon* soit employée ordinairement pour le chaufage, il sert aussi à d'autres usages; on s'en sert dans la Mécanique, dans la Chymie & la Métallurgie.

Mais la différence qu'il y a entre les différens végétaux, en produit aussi entre les différens *charbons* qui en sont faits. Le bois de hêtre est le meilleur au feu, & le *charbon* fait de ce bois est préféré à tout autre; aussi est-ce celui dont on se sert pour convertir le fer en acier; car le *charbon* le plus solide & le plus pesant, est le plus convenable pour cet effet. Bocher, dans sa *Physica subterranea*, fait mention d'une expérience qui consiste à réduire le *charbon* en un esprit inflammable insipide, en le mêlant avec du vinaigre distilé: mais comme il n'y a pas grand fond à faire sur les expériences de cet Auteur, nous sommes en droit de douter du succès de celle-ci. Il est pourtant certain que par une flamme très-vive le *charbon* se dissout en une vapeur extremement fine & à peine visible, & se dissipe dans l'air sans rendre aucune odeur sensible: mais cette vapeur ou fumée devient visible, si avec une plume neuve on écrit sur du papier avec une solution d'alun, ou avec de l'esprit de vitriol; car quand l'écriture sera seche, il n'y aura qu'à exposer le papier à la fumée du *charbon*, & elle paroîtra tout aussi noire que si on l'avoit écrite avec la meilleure encre.

Si dans une chambre dont le plancher soit bas l'air est imprégné de la vapeur subtile du *charbon* allumé, surtout dans un tems froid, elle est aussi fatale que du poison aux animaux, & singulierement à l'homme, à qui elle cause un engourdissement & une pesanteur apoplectique qui seront suivis d'une mort prochaine, si l'on ne prend au plus vîte de justes mesures pour y remédier. On en voit partout une infinité d'exemples, lorsque dans un grand froid d'hiver on met inconsidérément une trop grande quantité de ce *charbon* dans une poîle. La qualité nuisible & dangereuse de cette vapeur a été connue des Anciens aussi-bien que des Modernes, & ils ont eux-mêmes rapporté des exemples sans nombre de ses mauvais effets.

Mais quoique les qualités nuisibles de cette vapeur soient depuis long-tems avérées par des faits incontestables, il est étonnant que nos Medecins modernes y songent & s'en occupent si peu, qu'à peine y en a-t'il quelques-uns qui en fassent mention, ou qui proposent les précautions que semble exiger un danger si considérable. On s'est encore moins embarrassé de chercher la cause de cette qualité mal-faisante, & de découvrir pourquoi cette fumée, introduite dans la poitrine, fait tomber la personne qui l'a respirée dans un profond assoupissement, dans un engourdissement de tous les sens, dans la paralysie, dans l'hémiplégie, jusques-là même qu'on en meurt, si l'on n'est pas secouru à propos.

Comme on voit que la fumée de soufre commun produit à peu près les mêmes effets, lorsqu'on en brûle un peu dans une petite chambre, & qu'il y a même des animaux qui en meurent, il est question d'examiner si le *charbon* & le soufre minéral contiennent quelque principe commun qui leur fasse produire à tous deux des effets si subits & si funestes.

On sait que quelques grains de soufre mis sur du feu, même dans une grande chambre, y répandent par-tout une fumée extremement subtile, mais fétide. On sait encore que par le moyen du feu, presque toute la substance du *charbon* peut être dissipée dans l'air en une fumée ou exhalaison si fine, qu'on ne l'apperçoit pas; mais qui devient visible, si l'on y expose des caracteres écrits avec de la solution d'alun, comme nous l'avons observé plus haut.

Cette vapeur légere & subtile, portée dans l'air, & introduite, lors de l'inspiration par les narines dans la tête, & par la trachée-artere dans les poumons, en conséquence de la tenuité de ses parties, s'insinue dans les pores des parties solides & dans les vaisseaux, & pénetre les pores les plus étroits des nerfs, les meninges & le cerveau, ou imprégnant de ses qualités le fluide fin & délié par le moyen duquel se font les sensations & le mouvement, elle trouble & dérange toutes les actions animales. Il arrive encore que l'air imprégné d'une grande quantité de ces vapeurs quand il entre dans les poumons, perd beaucoup de sa force & de son élasticité, ce qui le rend incapable de distendre & d'enfler les vésicules pulmonaires comme il auroit fait.

Or puisque le soufre minéral dont la vapeur est aussi dangereuse que celle qui vient du *charbon* allumé, consiste en deux substances, dont l'une est de nature acide, l'autre d'une nature grasse & terreuse, qui prend feu aisément, & que d'ailleurs cette vertu soporative & narcotique ne réside point dans un esprit acide; il en faut chercher la cause dans cette substance volatile, sulphureuse ou phlogistique qui se trouve dans le *charbon*, d'où, comme on sait, on peut tirer du soufre au moyen d'un acide convenable. C'est ce qui fait que la vapeur du *charbon* produit tous les mêmes effets & les mêmes symptomes dans les animaux que la fumée du soufre, sa partie phlogistique étant presque la même. Mais tout le monde sait qu'on tire du soufre des qualités calmantes, narcotiques & anodynes, en le résolvant en vapeurs très-fines, comme on le voit par le safran, l'opium, la morelle, les pommes de buisson, les pavots & la mandragore. Ces effets peuvent s'ensuivre sans qu'on ait senti l'odeur du *charbon*, parce que ce n'est pas seulement du soufre qu'elle dépend, mais aussi du sel mêlé avec, qui s'exalte.

Nous allons exposer les différens phénomenes qui arrivent lorsqu'on jette différentes sortes de sels & de minéraux sur des *charbons* allumés. Premierement qu'on fasse fondre du nitre dans un vaisseau, à grand feu, sans pourtant le brûler, & qu'on jette ensuite dedans des *charbons* allumés, le nitre s'enflame, & le *charbon* même brûle avec une nouvelle vivacité, comme si on le souffloit.

Le sel commun jetté sur des *charbons* allumés non-seulement y décrépite, mais encore augmente la vivacité du feu, il s'en éleve de plus une fumée blanchâtre, qui, si elle s'attache aux parois de quelque vaisseau, n'en peut être enlevée que difficilement, & a une saveur tant soit peu salée.

Le vitriol qui a quelque chose de la nature du cuivre, jetté sur des *charbons* allumés, donne une flamme d'un bel azur. Si l'on jette après cela de l'alun par-dessus, d'abord il boût, & il s'en éleve une écume blanche; & si l'on pousse le feu davantage, il perd son gout & n'est plus qu'une substance terreuse, spongieuse & blanche.

Si l'on jette quelques gouttes d'huile de vitriol sur des *charbons* allumés, il s'en éleve aussi-tôt une vapeur dont l'odeur ressemble à celle du soufre.

Qu'on jette du borax sur des *charbons* allumés, il se convertit d'abord en une écume blanche; & si l'on continue de pousser le feu avec force en le soufflant, il coulera en forme de substance mucilagineuse, qui bientôt se change en une masse de verre transparente.

J'ai fait aussi une expérience avec du sel d'Epsom, du sel de Glauber, de l'aphronitre de Gêne dépuré, avec du sel de Sedlitz en Boheme, du sel de Schemnitz en Hongrie, & enfin un autre tiré des sources d'Egra. J'ai jetté ces sels séparément dans le feu, m'attendant qu'il s'en éleveroit une odeur sulphureuse: mais il n'en arriva rien; car d'abord ils produisirent une écume épaisse, & lorsque toute l'humidité fut évaporée, il ne resta plus qu'une masse blanche & terreuse, d'un gout salin & un peu astringent, qui en y mêlant de l'esprit de vitriol, ne produisit point d'ébullition & ne rendit aucune odeur remarquable. Mais l'effet est tout autre, si au lieu de mettre ces sels parmi les *charbons* allumés, on les met avec du *charbon* en poudre dans un creuset qu'on fasse chauffer; car par ce moyen il s'en éleve en l'air une partie semblable à la fumée du soufre, & ce qui reste dans le creuset est une masse sulphureuse alcaline.

Cette expérience toute seule suffit pour nous apprendre la différence des effets qui s'ensuivent lorsqu'on met certains corps, même des minéraux, parmi des *charbons* embrasés, ou lorsqu'on les met sur le feu enfermés dans un creuset avec de la poudre de *charbons*.

L'arcanum duplicatum, le tartre vitriolé, tous les autres sels neutres, dans la composition desquels entre l'acide du vitriol, étant jettés sur des *charbons* allumés, y décrépitent d'abord doucement, & s'évaporent ensuite sans rendre d'odeur ni d'exhalaison sensible, & sans qu'il reste rien de remarquable après l'évaporation, au lieu que quand on les met sur le feu dans un creuset, & qu'on les mêle avec de la poudre de *charbon*, en y ajoutant un peu de sel alcalin, ils se convertissent en foie de soufre.

Une particularité en métallurgie digne d'être remarquée, c'est que la mine d'étain, de fer, de cuivre & de plomb, non plus que la chaux d'antimoine, les scories & les verres des métaux, ne se peuvent point convertir en métal pur, à moins qu'on ne les mêle avec du *charbon*, & qu'on ne les mette ainsi en fusion à feu ouvert. Pour ce qui est de savoir si par cette voie, comme quelques-uns le pensent, il passe quelque partie du principe phlogistique du *charbon* dans le métal, qui serve à réparer ce qui a pu se perdre dans la calcination par le feu ou par l'addition de quelques autres substances, ou plutôt, si par ce moyen on a simplement écarté ce qui s'opposoit à la fusion des métaux; ce sont deux points qui méritent d'être discutés plus à fond.

Pour moi, je crois qu'il faut aller chercher ailleurs que dans l'une ou l'autre de ces deux raisons la cause de ce phénomene. L'acide du soufre est inhérent dans la terre métallique, lorsque par une douce calcination préalable, la partie huileuse & inflammable a été évaporée. La chaux aussi-bien que le verre des métaux sont produits par un acide qui pénetre intimement leurs pores & change la figure & la situation de leurs parties: mais quand ce sel acide qui produisoit cet effet est écarté, ils reprennent l'état & la contexture qu'ils avoient auparavant. Aussi faut-il pour cet effet des substances extremement pénetrantes & capables d'absorber l'acide: tel est entre autres le *charbon*, qui, lorsqu'il est enflammé, non-seulement procure un feu immédiat, tel qu'il le faut pour la réduction des corps, mais encore par son principe huileux raréfiant, alcalin & volatil, entre dans les pores les plus étroits où l'acide est caché, l'absorbe & rétablit ainsi le métal dans son état naturel. Que la fumée seule du *charbon* soit d'une nature pénétrante & propre à corriger les acides; c'est une chose suffisamment prouvée par l'observation de Stall qui a trouvé qu'on ne sauroit avoir l'huile fixe & acide du vitriol, s'il y a à la retorte quelques fentes par où la fumée pénétrante du *charbon* change & détruise la vapeur acide du vitriol, de sorte qu'on a alors un esprit extremement volatil, au lieu d'un acide corrosif.

Une remarque qu'il convient de faire ici, c'est qu'on ne sauroit préparer une grande quantité du phosphore Anglois, lequel est solide & très-lumineux, qu'en ajoutant de la poudre de *charbon* à l'urine putréfiée & épaissie.

L'utilité de la poudre de *charbon* pour engraisser la terre & la fertiliser, est assez connue des Jardiniers, lesquels se servent pour cet effet, de *charbon* en poudre, de marne & de vieux plâtre. C'est quelque chose d'étonnant de voir combien profitent dans une terre ainsi fécondée, les limoniers, les orangers & les girofliers.

Le *charbon* en poudre rend les terres humides si fécondes, que les fraises qui y viennent sont plus grosses que partout ailleurs; il faut dire la même chose des autres plantes qui viennent dans une terre fécondée par ce moyen; car l'alcali terreux sulphureux qui est contenu dans la poudre de *charbon* étant dissous par la pluie & par la chaleur du soleil, rend la terre si fertile que le suc nourricier qui s'y filtre, non-seulement pénetre avec promptitude dans les pores les plus étroits des végétaux, mais se convertit aussi bien plus aisément en leur substance.

Cette expérience fait voir qu'il faut plutôt chercher le principe de la fécondation de la terre dans la substance sulphureuse, que dans la saline, qui si elle est d'une nature alcaline, atténue & fond la matiere sulphureuse, & change & absorbe l'acide qui boucheroit en grande partie les voies de la végétation.

Non-seulement la poudre de *charbon*, mais plus encore les os des animaux, calcinés & réduits en cendres blanches fécondent la terre, parce qu'ils contiennent encore plus d'huile que le *charbon*; ainsi on peut les employer concurremment avec les autres substances pour faire profiter les végétaux.

Il n'y a pas moyen de douter des vertus anodynes du *charbon* dans les affections spasmodiques & convulsives. Le *charbon* de tilleul est le principal ingrédient de la poudre noire anti-épileptique de Saxe, si fameuse par ses effets surprenans. Ruland dans son *Thesaurus Medicus*, nous apprend qu'on guérit les épilepsies, les tranchées, les coliques & les dévoyemens avec le *charbon* de tilleul. Hoffman, *Observat. Physico-Chymicæ*.

Je vais ajouter à ce que rapporte Hoffman sur la vapeur destructive du *charbon* de bois, que celui de terre, surtout à demi-brûlé, produit le même effet quand sa fumée est renfermée dans une chambre étroite. J'en ai vu un exemple sur deux Servantes qui prirent de ce *charbon* dans une bassinoire pour l'allumer la nuit dans une chambre humide où elles couchoient. Ce qui en arriva fut qu'on les trouva le lendemain matin, comme expirantes, sans connoissance & sans sentiment. Les moyens dont je me servis pour les faire revenir fut de les exposer à l'air frais, de les saigner, & de tâcher de rétablir la circulation du sang par les frictions & par des médicamens stimulans ou pris intérieurement ou administrés extérieurement. Par ce moyen elles revinrent en peu d'heures; plus heureuses que deux autres qu'on trouva mortes un matin, en conséquence de la même imprudence, dans le quartier où je demeurois pour lors.

CARBUNCULUS, ἄνθραξ, *Charbon*.

De tous les ulceres qui proviennent de causes internes, & qui corrompent une partie du corps, il n'y en a pas de plus mauvais que le *charbon*, dont voici les caracteres. Il y a rougeur à la partie, avec de petites pustules, mais qui ne sont pas fort élevées. Ces pustules sont ordinairement noires, quelquefois livides ou pâles; elles paroissent contenir de la sanie & sont noires en dedans. Les parties affectées de *charbon* sont seches & plus dures que dans l'état naturel, couvertes d'une espece de croûte & environnées d'inflammation. En cet endroit la peau ne s'éleve point, mais elle semble au contraire être collée aux chairs subjacentes. Le malade sent de la pesanteur, & a quelquefois la fievre ou le frisson ou tous les deux. Le mal gagne en dessous & sans qu'on le voie, quelquefois lentement, quelquefois très-promptement, & se propage pour ainsi dire par les racines. Lorsqu'il fait ses progrès en dessus, en place où on puisse s'en appercevoir; le *charbon* paroît d'abord blanchâtre, ensuite livide & environné de petites pustules; & s'il vient à l'œsophage ou au gosier, il suffoque souvent tout d'un coup le malade. Celse, *Lib. V. cap.* 28.

Galien, ou quiconque est l'Auteur des *Definitiones Medicæ*, définit le *charbon*, ἐσχαρώδης ἕλκωσις μετὰ νομῆς, καὶ ῥεύματος, ἐνίοτε καὶ βουβώνων, καὶ πυρετοῦ; « un ulcere « qui s'étend, & couvert d'une croûte, accompagné « d'une affluence d'humeurs & quelquefois de bubons « & de fievre. » Galien, *Comm. ad Aphor.* 45. *Lib. VI.* en donne une définition plus courte qui ne differe pas beaucoup de la précédente: ἄνθραξ ἐστὶν ἕλκος ἐσχαρῶδες ἅμα πολλῇ τῇ τῶν πέριξ σωμάτων φλογώσει; « Le *charbon* est un ulcere couvert de croûte, accompagné « d'une grande inflammation aux parties adjacentes. » Il tire son origine, à ce que prétend ce même Auteur, *Lib. II. de Præsag. ex Puls. cap.* 1. d'un sang mélancolique, putréfié, & enflammé au point de brûler la peau. Et dans son *Comm. III. in Lib. III. Epid.* il dit que, ὁ ἄνθραξ ἐκ θερμῆς μέντοι πυρώδους, παχείας δὲ κατὰ τὴν σύστασιν ἔχει τὴν γένεσιν, « le *charbon* est engendré « d'une matiere grossiere, accompagnée d'une chaleur « brûlante. »

Voici l'origine que Paul Eginete donne au *charbon*, & la description qu'il en fait: τοῦ αἵματος μελαγχολικωτέρου γενομένου, &c. « Quand le sang, dit-il, devient atrabilieux à un degré excessif, & qu'étant mis en effervescence, il tombe sur quelque partie, il s'engendre, ce que nous appellons un *charbon*, qui est un « ulcere couvert d'une croûte, qui commence pour « l'ordinaire par une pustule (φλυκταίνης) semblable à « une brûlure, mais quelquefois aussi sans cela. D'abord le malade ne manque pas de grater la partie, & « il y vient une & quelquefois plusieurs pustules, de la « grosseur de grains de millet, qui venant à percer, « forment un ulcere couvert d'une croûte, tel que seroit celui qui auroit été formé par un cautere actuel. « La croûte paroît quelquefois de couleur cendrée, « quelquefois noire: elle est toujours adhérente & fixée par sa base sur la partie & se dilate en conséquence de sa propriété phagédenique. La chair des environs est extremement enflammée & noire, & est « luisante comme de la poix ou du bitume. Le *charbon* « est précisément de la même nature que la bile noire. « Le *charbon* sur les chairs, ne dure pas long-tems: « mais ceux qui affectent les membranes & les nerfs, « se perpétuent & communiquent leurs mauvais effets, « en conséquence de l'union des parties, aux places « voisines, qu'ils affectent d'inflammations érésipélateuses, dont plusieurs viennent à suppuration, & « sont pour l'ordinaire accompagnées de fievre. Il peut « aussi venir des *charbons* de causes épidémiques. » Voilà ce que dit sur le *charbon* Paul Eginete, *Lib. IV. cap.* 25. qu'Aëtius a copié mot à mot.

Le *charbon* est une inflammation qui s'éleve dans des tems de peste, avec des vesicules semblables à celles qu'auroit faites une brûlure. Cette inflammation pour l'ordinaire dégénere tout-à-coup en sphacele & corrompt jusqu'aux os les parties subjacentes qu'elle rend noires comme du charbon; & c'est, ce me semble, la raison pourquoi les Latins appellent ces sortes de pustules ou vésicules, *carbunculi*, & les Grecs ἄνθρακες, *anthraces*.

Le *charbon* sort tout d'un coup & sans qu'on s'y attende, en une heure ou deux tout au plus, & est accompagné de douleur & de chaleur. Aussi-tôt qu'il est ouvert il décharge une sanie liquide, ou quelquefois une eau limpide. Il est noir en dedans, ce qui marque que le sphacele a déja attaqué les chairs subjacentes & qu'il fait du progrès : mais dans les personnes qui en doivent revenir, il se fait par degrés une séparation des parties corrompues d'avec la chair saine par le moyen de la suppuration. Ces vésicules pestilentielles sont en plus grand ou en plus petit nombre, plus grosses ou plus petites selon différens tems sur les mêmes personnes. Il n'y a guere de partie du corps qui n'en puisse être affectée, & on n'en voit presque jamais ou même jamais sans bubons.

La cause prochaine du *charbon* est indubitablement la violente inflammation excitée dans le sang par la virulence de la contagion pestilentielle. La suite de cette inflammation est la corruption subite de cette partie ou le sphacele; car il n'y a point dans cette sorte de maladie de génération & de mûrissement de pus comme dans les autres tumeurs, mais toutes les parties corrompues en dedans se détachent & se séparent tout d'abord; ou bien, pour m'exprimer autrement, les parties adjacentes reçoivent l'inflammation par degrés; & à moins que le malade ne meure subitement, elles tournent en suppuration, auquel cas le *charbon* se sépare de la chair vive & saine, & ces parties sortent petit à petit entierement.

Le *charbon* est une dangereuse maladie, comme l'expérience le fait voir, & pire encore que le bubon, surtout si ces pustules deviennent noires & livides immédiatement après l'éruption; il est d'une nature moins mauvaise quand les pustules sont d'abord rouges & deviennent ensuite par degrés de la couleur des limons. On observe que les plus mauvais sont ceux qui viennent au visage ou au cou, à la poitrine ou sous les aisselles, car ils ne manquent gueres d'emporter le malade. Heister, *Chirurg.*

Il y a une autre espece d'ulcere que quelques Auteurs appellent aussi *charbon*, qui est différent de celui qui vient d'être décrit. Van-Swieten, dans son *Comm. sur les Aphor. de Boerhaave*, le décrit ainsi. Le *charbon* est, dit-il, un nom que les Chirurgiens modernes donnent à un ulcere, lorsqu'après une inflammation violente & conséquemment très-douloureuse, il se fait des ruptures à la peau dans différens endroits, & que les parties corrompues du pannicule adipeux s'évacuent par ces orifices.

Celse, *Lib. II. cap.* 18. parle d'un *charbon* au *penis* qu'on prendroit pour une espece de chancre : mais ce qu'il en dit n'est pas fort clair. Aétius & Paul Eginete en parlent aussi.

Il n'y a pas de meilleure maniere de traiter le *charbon* que d'y appliquer tout d'abord le cauterre actuel : ce n'est point là le cas d'appréhender la douleur, attendu qu'on n'en sent point, parce que la chair est morte en cet endroit; & il faut continuer de cautériser jusqu'à ce qu'à la fin la douleur se sente de toutes ces parties; après quoi on traitera l'ulcere comme toute autre brûlure. Cela fait, quand les médicamens corrosifs ont fait former une escarre sur la partie, lorsque cette croute sera séparée comme il faut de la chair vive, elle entraînera avec elle toutes les parties corrompues, de sorte que le fond étant purgé de toutes impuretés on pourra consolider la plaie avec les incarnatifs. Si le mal n'est que superficiel, c'est-à-dire, qu'il ne réside que sur la surface de la peau, il ne faudra y employer que des corrosifs, ou si la nécessité le réquiert, le cauteriser, mais plus ou moins avant à proportion de la profondeur du mal : or quelque remede qu'on emploie, l'effet qu'il doit produire pour être complet, est de séparer sans délai les parties corrompues d'avec celles qui sont saines.

On peut compter sur la cure s'il se sépare des chairs corrompues à mesure que les médicamens corrosifs agissent : mais si le contraire arrive & que la maladie résiste aux remedes, il faut sans différer avoir recours au cautere. Dans ce cas il faut que le malade s'abstienne de manger & de boire du vin, & qu'en même tems il boive beaucoup d'eau. Ce régime doit être observé encore plus scrupuleusement s'il y a de la fievre. Celse, *Lib. V. cap.* 28.

Il faut commencer la cure par ouvrir la veine, s'il n'y a point de contre-indication; & on ne peut que faire du bien au malade dans ce cas & dans tous autres semblables en le saignant jusqu'à ce qu'il tombe en défaillance. Quant à la partie affectée, l'inflammation paroît exiger des réfrigérans, pourvu que la grossiereté & la malignité de l'humeur ne résiste pas trop puissamment aux répercussifs, ou qu'il n'y ait point à craindre que ces remedes en faisant leur effet ne fassent tomber les humeurs peccantes en dedans sur les parties nobles. Quoiqu'il en soit, il faut de maniere ou d'autre reprimer les humeurs, & employer pour cet effet des remedes qui soient en même tems répercussifs & digestifs. Tels sont les cataplasmes de plantain ou de lentilles bouillies mêlées avec de la mie de pain tendre cuit au four, où il n'y ait ni trop ni trop peu de son; car celui qui n'en a point du tout est sujet à boucher & à obstruer les pores de la peau; au lieu que celui qui n'est que de son a des parties trop grossieres. On appliquera sur l'ulcere quelque onguent puissant, tel que ceux d'Andron, de Pasion ou de Polyidas, (Voyez *les noms de ces Auteurs dans leur ordre Alphabétique*) qu'on fera dissoudre dans du vin doux, jusqu'à consistance convenable. Les vins propres à cet effet sont ceux de Thera ou de Scybelus, ou à leur défaut le Sapa, que nous appellons *Hepsema.* (Voyez *ces mots dans leur rang Alphabétique.*) Les digestifs & les suppuratifs qu'on applique d'ordinaire sur les autres ulceres ne sont pas bons pour ceux-ci, parce qu'ils augmenteroient la putréfaction de la partie. Après avoir saigné le malade, il pourroit être fort à propos de scarifier ces sortes de tumeurs, & d'y faire de profondes incisions, à cause de la grossiereté de l'humeur. Après que l'inflammation sera dissipée, il faudra s'y prendre pour cicatriser cet ulcere, de la même maniere qu'on fait pour tous les autres. Galien, *Meth. Med. Lib. XIV. cap.* 10.

Paul Eginete après avoir transcrit la méthode de traiter le *charbon* que nous venons de rapporter d'après Galien, ajoute ce qui suit.

La poudre de *Massaliotes* (voyez *ce mot dans son rang alphabétique*) seche ou délayée dans du *passum*, est bonne pour cette sorte d'ulcere. On peut aussi oindre la partie avec du vinaigre dans lequel on aura mis de la racine de serpentaire ou d'aristoloche, ou du suc de *silphium.* Si le *charbon* paroît de la nature d'une éréspele, il faut l'oindre avec quelques-unes des choses qu'on sait être propres pour cette maladie. Il faut faire aux parties qu'on soupçonne être en souffrance par la correspondance qu'elles ont avec la partie affectée, des embrocations avec du vin & de l'huile dont on aura imbibé de la laine vierge. Quand une fois on aura appaisé l'ardeur on pourra mettre sur le *charbon* des cérats délayés & étendus sur un morceau de linge. Si la dureté continue, il y faudra mettre l'*emplastrum melinum Serapionis*, (voyez *Melinum*) & tâcher de faire suppurer le *charbon* le plus promptement qu'il sera possible; & pour cet effet il faudra changer deux fois le jour les cataplasmes & autres médicamens, & une fois dans la nuit. Pour déraciner entierement le *charbon* & empêcher qu'il ne s'étende, faites bouillir dans le vinaigre, des grenades cueillies avant leur maturité; & quand elles seront amollies, étendez-les sur un linge & les appliquez sur la partie; quand elles seront seches humectez-les avec du vinaigre. Les drogues propres à faire suppurer & percer le *charbon* sont les noix, soit vieilles, soit nouvelles, les feuilles, les boutons & les fruits tendres & récens du cyprès avec du *polenta*, des raisins séchés au soleil, des figues seches bouillies dans du vin, des fleurs de pavot jaune, le suc du *silphium* avec de la rue & un peu de miel, & du goudron avec du raisin & de la graisse de porc.

Voici une excellente recette pour le *charbon.*

Prenez *litharge d'argent, une livre,*
vieille huile, une livre & demie,
orpiment, une once,

Faites bouillir la litharge d'argent & l'huile ensemble, jusqu'à ce que la composition ne tache plus; retirez-la ensuite, mettez-y l'orpiment, & la remettez bouillir encore, jusqu'à ce qu'elle soit devenue noire; & après l'avoir broyée dans un mortier vous en étendrez sur un linge lorsque vous en voudrez faire usage.

Pour les *charbons*, surtout aux paupieres, pour la gangrene, pour les ulceres chironiens, pour les tumeurs écrouelleuses & pour la goute,

Prenez *opium,*
acacia,
misy rôti,
batitures de cuivre, } *de chaque deux dragmes.*
graine de jusquiame, une dragme.

Broyez & mêlez dans l'eau.

L'emplâtre appellée *Tetrapharmacum*, est bonne aussi pour les mêmes usages, en y ajoutant une cinquieme partie d'encens.

Pour les *charbons* aux parties naturelles.

Prenez *chalcitis,*
couperose, } *de chaque huit dragmes.*
d'aphronitre, deux dragmes.

Broyez & mêlez dans de l'eau.

La fiente de brebis grillée, mêlée avec du miel, est encore un bon remede pour le même usage.

A Alexandrie on fait aussi un cataplasme de *serapias* verd, qu'on appelle encore *orchis & triorchis*, & de mie de pain, dont on se sert pour le *charbon* & autres ulceres recouverts de croûtes. Quand la croûte est tombée la cure est la même que celle de tous les autres ulceres. Paul Eginete, *Lib. IV. cap.* 25.

La cure du *charbon* par des remedes internes tels que la diete & les médicamens convenables, doit être conforme à ce que nous avons prescrit pour le bubon pestilentiel; (voyez *Bubo*) car elle consiste en grande partie à faire transpirer le malade perpétuellement & le maintenir toujours dans un état de sueur légere.

La cure externe a pour objet principal d'accélérer autant qu'il est possible la séparation du *charbon* ou des chairs corrompues d'avec celles qui sont saines. C'est pourquoi quelques-uns de nos Chirurgiens modernes, dont je crois que la pratique n'est pas mauvaise à suivre, procedent d'abord à la scarification, faisant de fréquentes incisions dans la partie corrompue; au moyen de quoi ils évacuent la matiere acre & pestiférée avec le sang corrompu & la sanie. D'autres se contentent d'ouvrir les pustules avec des ciseaux; & après en avoir fait sortir la sanie, ils recommencent à bassiner le *charbon* avec de l'esprit de vin camphré chaud, ou de l'esprit de vin dans lequel on a fait digérer de la thériaque d'Andromachus; après quoi ils y appliquent un cataplasme maturatif tel que le suivant.

Prenez *de miel, quatre cuillerées,*
de levain, trois cuillerées,
deux jaunes d'œufs,
de savon, une demi-once.

Mêlez le tout ensemble & l'appliquez chaud; ou

Prenez *farine de froment ou de seigle, deux onces,*

vinaigre, demi-once.

Faites bouillir dans de l'eau ou du lait de beure.

Ajoutez-y,

miel, une once,
safran, une dragme.

Faites un cataplasme que vous appliquerez chaud & renouvellerez fréquemment.

Il faudra continuer l'usage de ces cataplasmes ou malagmes ci-dessus recommandés, jusqu'à ce que le *charbon* soit séparé entierement des parties saines & vives, & qu'il tombe de lui-même; car il vaut mieux le résoudre & le détacher par degrés, que de le retrancher tout-à-la-fois. On n'a que trop d'exemples de malades qui sont péris, faute de ce ménagement; & les observations nous apprennent que ce retranchement violent du *charbon* est suivi de douleurs extremement aiguës & de symptomes très-dangereux. Cependant quand une partie considérable du *charbon* est détachée & séparée de la chair vive, on peut sans risque couper avec le bistouri la partie qui tient encore.

Lorsqu'en conséquence d'un retranchement trop précipité, ou même de la séparation spontanée du *charbon*, il repousse en dedans de mauvaises chairs, il faudra les réduire avec quelque corrosif, comme l'*Unguentum Ægyptiacum* ou l'*Unguentum fuscum Wurtzii*, l'ægyptiac ou l'onguent gris de Wurtz, ou celui dont la composition est indiquée ci-dessous.

Prenez *miel, deux cuillerées,*
deux jaunes d'œufs,
de l'alun brûlé en poudre,
de la gentiane,
de l'aristoloche, } *de chaque une once.*

Mêlez faites-en un onguent.

Si l'inflammation paroît prête à dégénérer en gangrene, comme cela n'est que trop ordinaire, il faudra appliquer sur la partie l'onguent suivant.

Prenez *huile d'absinthe, une once & demie,*
scordium,
fleurs de sureau,
de camomile, } *de chaque une poignée.*
de l'eau pure, une pinte & demie.

Faites bouillir le tout; passez & instilez dans la colature six onces du meilleur esprit de vin ou d'esprit camphré; & y ajoutez,

de thériaque de Venise, deux onces.

Appliquez chaudement sur le *charbon* un linge ou compresse sur lequel vous aurez étendu de cet onguent, & réitérez jusqu'à ce que la violence de l'inflammation soit calmée.

Mais dans les cas où ces mauvais symptomes ne paroissent point, il ne faudra pas laisser, après avoir séparé le *charbon* des chairs saines, de déterger l'ulcere avec l'onguent gris de Wurtz, ou avec quelques digestifs, tels que ceux qui ont été décrits à l'art. *Bubo*: & il faut le faire avec beaucoup de soin & d'exactitude, de peur qu'il ne reste quelque partie de la matiere morbifique, qui fasse renaître par la suite le même désordre. C'est pourquoi il faut continuer de déterger, jusqu'à ce qu'il ne paroisse pas le moindre symptome de *charbon*. Après cela, on fermera la plaie comme les autres abscès, surtout en y appliquant de l'essence de myrrhe & d'aloès étendue sur de la charpie, ou bien l'emplâtre de litharge, ou d'autres de même nature, jusqu'à ce que l'ulcere soit entierement consolidé.

Il y a quelques Chirurgiens de grande réputation qui soutiennent qu'il n'y a rien de plus sûr que le cautere actuel pour l'extirpation ou la cure du *charbon*, & qui en conséquence cautérisent tout d'abord les chairs mortifiées, jusqu'à ce que la douleur se fasse sentir dans toutes les parties contiguës, preuve à laquelle ils reconnoissent que le *charbon* est entierement extirpé. Et Hodges nous apprend que pendant la peste qui désola la ville de Londres, il observa qu'il n'y avoit pas de méthode plus prompte pour guérir le *charbon*; mais quelquefois la répugnance insurmontable du malade, & d'autres circonstances aussi, telles, par exemple, que l'importance de la partie affectée, rendent cette méthode impraticable, auquel cas il faut bien s'y prendre autrement.

Le fameux Sylvius ne connoît pas de méthode plus prompte pour extirper le *charbon*, que d'oindre les parties adjacentes avec du beure d'antimoine, par la raison que par-là, selon cet Auteur, non-seulement on empêche le mal de s'étendre; mais qu'aussi il se forme une escarre qui sépare petit à petit les parties corrompues d'avec les parties saines, & en procure à la fin le retranchement total. Mais les Medecins plus modernes qui ont écrit sur la peste de Vienne & sur celle de Ratisbonne, assurent que loin que le beure d'antimoine soit propre à la cure du *charbon*, il provoque au contraire un grand nombre de symptomes funestes, & tue les malades souvent tout d'un coup. Batticherus cependant dans sa *Loimographid Haffniensis*, s'accorde avec Sylvius, & préconise le beure d'antimoine, comme le meilleure remede qu'il y ait pour cette maladie. Mais nonobstant le grand nom de ces Medecins qui ont recommandé le cautere actuel & le beure d'antimoine pour l'extirpation du *charbon*; je ne crains point de dire que l'autre méthode est plus douce, moins risquable & conséquemment préférable. Si cependant quelqu'un vouloit hasarder celle-la, je lui conseille, du moins, de ne pas manquer de bien déterger la plaie avant de la conglutiner. Heister.

CARBON *humanum*, signifie selon Schroder dans Paracelse, *Lib. V. Class. I. N°*. 23. les excrémens de l'homme.

CARBONES *cœli*, les étoiles. Ruland, Johnson.

CARBUNCULATIO, ἀνθράκωσις, signifie proprement un *charbon* qui vient à l'œil. Il est défini par l'Auteur des *Definitiones Medicæ*, qu'on attribue à Galien: ἕλκος ἐσχαρῶδης μετὰ νομῆς, καὶ ῥεύματος, καὶ βυβῶνος, ἐνίοτε καὶ πυρετῶν γινομένων, περὶ τὸ ἄλλο πᾶν σῶμα. Ἐστὶ δὲ ὅτε περὶ ὀφθαλμούς; « un ulcere phagédénique, couvert d'une croûte, accompagné d'un flux d'humeurs, d'un bubon & quelquefois de la fievre, tombant entr'autres parties du corps sur l'œil. » Et Paul Eginete, *Lib. III. cap.* 22. le définit, un ulcere malin couvert de croûte qui affecte quelquefois le globe de l'œil, d'autres fois la paupiere, ou bien toute autre partie du corps.

CARBUNCULUS *Rubinus*, Offic. Worm. 103. Schrod. 329. Mont. Exot. 14. Schw. 390. de Laet. 11. Calc. Mus. 235. Geoff. Prælect. 83. Charlt. Foss. 37. *Rubinus verus*, Boet. 144. *Carbunculus*, Kentm. 50. Carbunculus, sive Rubinus, Aldrov. Mus. Metall. 457. *le Rubis*.

C'est une pierre rouge, luisante & transparente: les plus belles se trouvent dans l'Isle de Ceylan.

On dit qu'étant portées ou bues après avoir été pulvérisées, elles résistent au poison, qu'elles préservent de la peste, qu'elles dissipent la mélancolie, répriment les pensées lascives, empêchent qu'on n'ait des rêves effrayants, jettent de la serenité dans l'esprit, & maintiennent le corps en santé. Schroder.

On la prescrit en Medecine dans quelques préparations officinales: je ne sai pourquoi on n'en a point parlé dans le catalogue des Simples. Dale.

CARCAPULI, Park. J. B. C. B. *fructu malo aureo æmulo Coddam pulli*, H. M. *Orange jaune de Malabar*.

C'est un grand arbre, gros à proportion; c'est tout ce que peuvent faire deux hommes de l'embrasser avec leurs bras étendus. Les feuilles sont rangées de deux en deux le long des branches, au bout desquelles paroissent des fleurs tetrapétales couleur de chair & jaunâtres, sans odeur, mais d'un gout aigrelet. Le calyce consiste en quatre feuilles pâles & creuses, & le fruit qui pend à un pédicule d'un pouce de long, est gros, rond & marqué de huit, neuf ou dix protubérances en forme de côtes, avec une petite tête à leurs sommités semblable à celle des fausses côtes; il est d'abord verd, ensuite jaune & blanchâtre quand il est mûr, & a une petite pointe d'acidité qui n'a rien de désagréable. Sa graine est logée au milieu de la pulpe, oblongue, un peu aplatie & d'un azur foncé.

Ce fruit, selon Acosta, a le goût d'un coing pelé; il consiste de même en parties grumeuses, mais qui ne se peuvent pas séparer les unes des autres, comme dans le coing; il est couvert d'une peau mince, lisse & luisante. On l'apporte séché du Malabar dans les autres pays.

On en mange communément, & les habitans du pays le croyent bon pour différens usages en Medecine: mais il est spécialement employé pour arrêter le flux de ventre de quelque nature que ce soit, & sur-tout s'il venoit de s'être épuisé par le coït. Quand il est mûr ou on le mange seul: ou bien on en prend le suc ou la poudre, après l'avoir fait sécher, dans du lait aigrelet, à quoi on ajoute du ritz bouilli, pour redonner de l'appétit. Ce suc & cette poudre sont bons aussi pour les taches & les cataractes des yeux. Les Sages-femmes en employent la poudre pour chasser l'arriere-faix, pour faire venir les vuidanges plus abondamment, & pour procurer du lait à l'accouchée; & elles le disent fort propre à faciliter l'accouchement.

Carcapuli *Linschotani. Carcapuli de Bry*.

C. Bauhin le confond avec le précédent: mais il en differe par la fleur & par le fruit, quoiqu'il lui ressemble dans tout le reste. Le premier porte un fruit acide, silloné, de couleur d'or de la grosseur d'une pomme; l'autre produit un fruit rond & doux, mais qui n'est pas plus gros qu'une cerise. Les Naturels du pays appellent le premier simplement *Ghoraka*, & appellent l'autre *Kanna Ghoraka*; l'un & l'autre produit la gomme-gutte, mais celle du *Kanna Ghoraka* est la meilleure. Il ne faut pas cependant, dit Syen, confondre cette gomme-gutte avec la gomme-gutte ordinaire, qu'on recueille, à ce que nous apprend Bontius, d'une plante qui ressemble fort à l'*Esula Indica*, & que les Indiens appellent *Lonam Cambodia*, parce qu'il en vient quantité dans le pays de *Cambodia* ou *Camboye*. Ray, *Hist. Plant*. Voyez *Gutta-Gamba*.

CARCAROS, κάρκαρος, sorte de fievre qui est accompagnée d'horreur ou frisson. Voyez *Querquera*.

CARCAX, sorte de pavot qui a une tête assez grosse, pour contenir une pinte & demie de liqueur. Castelli, d'après *Hartman de Opio*.

CARCER, signifie dans Paracelse, *Tract. II. de morb. amant. cap.* 3. un remede propre à réprimer les mouvemens désordonnés tant du corps que de l'esprit, comme sont les *chorea*, & en particulier la *chorea Sancti Viti*.

CARCHARIAS, καρχαρίας, poisson appellé *Canis marinus* ou *Chien marin*. Voyez *Canis*.

CARCHARODONTA, καρχαρόδοντα, de κάρχαρος, aigu, & ὀδοὺς, dent, qui a les dents aiguës; épithete appliquée dans Galien, *de Usu Part. Lib. VIII. cap.* 2. aux animaux qui ont les dents coupantes & arrangées en scie, comme le lion & l'ours parmi les quadrupedes; & parmi les poissons, le chien marin, raison pour laquelle on l'appelle καρχαρίας.

CARCHESIUM, καρχήσιον. Foesius est d'avis qu'on

le rende par le latin *carchesia*, qui signifie les trous qui sont au haut du mât par où passent les cordages. C'est dans ce sens que Lucilius dit dans son *Nonius*, *mali carchesia summa*: Catulle s'est aussi servi de la même expression. Galien dans son *Exegesis*, entend par ce mot le haut du mât où l'on place la poulie. Athenée, Pollux, & Hesychius en donnent la même explication.

Carchesii, καρχήσιοι dans Galien, *Comm. III. in Lib. de Art.* & dans son *Exegesis*, est pris pour les cordages qui partent du haut du mât & soutiennent les voiles.

Charchesius Laqueus, καρχήσιος βρόγχος, est le nom d'un bandage dont Galien fait mention, *cap.* 3. *in Lib. de Art.* lequel est de deux sortes, le *Carchesius laqueus* simple, & le double, qu'Oribase décrit tous deux dans son Livre *de Laqueis*, *cap.* 9. & 10.

Carchesium, est aussi une sorte de coupe que décrit Athenée, *Lib. XI.* & Virgile, *Liv. V. Æneid. & Georg. Lib.* 4. a dit, *carchesia Bacchi pocula*.

CARCHICHEC *Turcarum, sive primula veris Constantinopolitana, Cornuti. Primula veris Turcica tradescanti, flore purpureo*, Park. *Prime-vere bleue*.

Ses feuilles sont semblables à celles de l'espece commune, seulement elles sont plus tendres. Du milieu de ces feuilles s'éleve une multitude de pédicules d'un pouce de long, sur lesquels sont portés autant de calyces verdatres, striés par autant de sinus que la fleur qui suivra doit avoir de pétales, ce qui ne passe gueres le nombre de cinq; ces pétales ont la forme d'un cœur, & sont de couleur de pourpre foible, excepté vers la base où ils sont comme sillonnés de raies d'or & de safran. L'ombilic ou le milieu de la fleur a cinq rayons en forme d'étoile tout-à-fait brillans. Du centre de cette étoile s'éleve le pistil, de la même couleur. Cette plante est presque toute l'année en fleurs: & à ces fleurs succede une graine blanche semblable à celle du pavot blanc, qui est enfermée dans une capsule mince.

Le mot de *Carchichec* chez les Turcs, signifie fleurs de neige, nom qu'ils ont donné à cette plante à cause de la vivacité de ses fleurs qui s'élevent par-dessus la neige au plus fort de l'Hiver. Elles sont d'une infinité de couleurs différentes, comme d'azur, de pourpre foible ou foncé, de violet, d'incarnat, de gris de fer, de paillet, de vermillon, de blanc, & de quantité d'autres couleurs différentes: variétés qui viennent des différentes manieres de semer la graine.

Cette plante est chaude & seche & d'un gout fort astringent. Elle est fort bonne pour la cure des affections atrabilaires & pituiteuses, très-propre à arrêter le dévoiement, à fortifier l'estomac & conséquemment tous les intestins. Ray, *Hist. Plant.*

Carchichec *Polyanthes*, est la Prime-vere de Constantinople, qui porte sur une même tige une multitude de fleurs disposées en ombelle, & quelquefois plus petites que celles de l'espece précédente, mais aussi variées & souvent doubles comme elles. Ray, *Hist. Plant.*

CARCINADÆ, nom qu'Aëtius, *Tetrab. I. Serm.* 2. donne à une espece de petit poisson de mer qui ressemble à l'écrevisse, dont il blame l'usage, parce qu'il est fétide & sans saveur, difficile à cuire & d'un mauvais suc.

CARCINETHRON, nom qu'Oribase, *Med. Coll. Lib. XII.* donne au *Polygonum mas*, ou Sanguinaire commune.

CARCINODES, καρκινώδης de καρκῖνος, Cancer & εἶδος, forme ou ressemblance, tumeur qui ressemble ou qui approche du cancer.

CARCINOS, CARCINOMA, καρκῖνος, καρκινώδης ὄγκος, καρκίνωμα; *Cancer*.

Quand la bile noire séjourne dans la chair, si elle est d'une qualité acrimonieuse, elle corrode la peau aux environs, & forme un ulcere en la perçant: mais lorsqu'elle est d'une nature moins acre, elle engendre un cancer sans ulcération. Galien, *de Tumorib. præternat cap.* 11.

Il s'engendre des tumeurs cancéreuses à toutes les parties du corps, mais sur-tout au sein des femmes, après la cessation de leurs regles, lesquelles, tant qu'elles viennent comme il faut, leur conservent la santé. Or toutes les tumeurs contre nature de cette sorte, sont engendrées par un superflu de bile noire, dont nous avons parlé dans notre Traité *des Facultés naturelles*, où nous avons fait voir que cette humeur s'engendre dans le foie lors de la sanguification, de la même maniere que la lie se forme dans le vin; mais qu'elle est purifiée par la rate dont elle est l'aliment naturel. (Et un peu plus bas, il ajoute:) on observe souvent sur le sein des femmes une tumeur tout-à-fait semblable à l'animal que nous appellons Cancre, (*cancer*, καρκῖνος) car comme cet animal a des pattes des deux côtés du corps; de même dans cette maladie, les veines qui s'étendent du centre de la tumeur aux environs, représentent par leur tension des branches à peu près semblables à ces pattes. Galien, *de Art. Curat. ad Glaucum, Lib. II. cap.* 10.

Le Cancer est une tumeur inégale, dont les bords sont fort élevés, hideuse à voir, quelquefois livide & douloureuse, quelquefois sans ulcération; Hippocrate appelle ce *cancer*, occulte, κρυπτὸν. Si on le traite par les moyens que la Chirurgie emploie pour les autres tumeurs, c'est le moyen de le faire empirer. Quelquefois il est accompagné d'ulcération, ce qui n'est pas étonnant, car étant engendré de bile noire, il ne peut guere manquer d'être d'une qualité corrosive. Il vient à plusieurs parties différentes du corps; mais sur-tout à l'uterus, & au sein des femmes, ayant des veines tendues à l'entour qui représentent des pattes d'écrevisses, d'où il a pris son nom; *Cancer* en latin signifiant à la lettre, écrevisse de mer. Paul Eginete, *Lib. VI. cap.* 45.

Le cancer peut s'engendrer à bien des parties différentes du corps, telles que les yeux, l'uterus & autres: mais il se forme surtout au sein des femmes, parce que cette partie est d'un tissu lâche & capable d'admettre la matiere la plus grossiere. Ce mal doit sa naissance à la bile noire mise en effervescence; & si à cette humeur il se mêle quelque substance qui soit d'une qualité acre & corrosive, le cancer sera accompagné d'ulcération. Les cancers sont plus noirs que les autres inflammations: mais ils ne sont pas si chauds. Les veines d'alentour son gonflées & tendues, & forment à peu près la figure de pattes d'écrevisses, ce qui leur a fait donner le nom de *cancer*, qui en latin signifie écrevisse; d'autres veulent qu'on le nomme ainsi, parce que semblable à cet animal qui serre fortement ce qu'il saisit, il est si opiniatrément fixé sur la partie qu'il attaque, qu'on ne l'en sauroit retrancher que très-difficilement. Paul Eginete, *Lib. IV. cap.* 26. transcrit presque mot à mot par *Actuarius*.

Les καρκῖνοι κρυπτοὶ, ou *cancers* occultes ou secrets, dans Hippocrate *Aphor. XXXVIII. Lib. VI.* sont ceux qui ne sont point ulcérés, ou qui sont situés dans les parties internes du corps: c'est ainsi que Galien traduit ce terme dans son commentaire sur cet endroit. Par οἱ κρυπτοὶ καρκῖνοι οἱ ἀποβρύχιοι, *Lib. II. Prorrhet.* il faut entendre les *cancers*, qui ne sont point ulcérés & sont situés profondément dans quelque partie du corps; tels que ceux qui sont à l'anus, aux intestins, à l'uterus, au sein & au palais. Les opposés à ces premiers sont, *ibid.* οἱ καρκῖνοι οἱ κρυπτοὶ καὶ οἱ ἀκρόπαθοι, « les *cancers* non ulcérés, & situés sur la surface. » Voilà comme Galien explique les passages ci-dessus dans son Commentaire sur l'Aphorisme qui vient d'être cité quoique κρυπτὸς signifie également *non ulcéré* ou *situé profondément*, comme nous l'avons observé ci-dessus.

Καρκῖνος κρυπτὸς, dans Galien *Lib. de atra bile*, est un *cancer* occulte, non-ulcéré, engendré par un fluide mélancolique qui s'est insinué dans l'habitude du corps, mais qui n'a pas assez d'acrimonie & de malignité pour corroder la peau & former ainsi un ulcere.

Philoxene dans Aëtius, *Tetrab. IV. Serm. IV. cap.* 43. dit que par κρυπτοὶ καρκῖνοι, on entend particulierement les *cancers* qui affectent l'uterus & les intestins, ce que Paul, *Lib. III. cap.* 67. semble donner à entendre, en appliquant l'aphorisme ci-dessus cité singulierement aux *cancers* de l'uterus, quoiqu'il puisse s'entendre de tous autres *cancers* en général.

Le *Carcinome*, καρκίνωμα, est la même chose que καρκῖνος; il est défini par l'Auteur des *Definitiones Medicæ*, une tumeur maligne & dure avec ulcere ou sans ulcere, qui tire son nom de *cancer*. Et le même Auteur dit ailleurs, le carcinome à l'uterus, est une tumeur sans ulcération, inégale & dont les bords sont fort élevés & calleux.

Le *carcinome* se fixe volontiers sur les parties supérieures, comme le visage, les narines, les oreilles, les levres & le sein des femmes. Il tire son origine du foie ou de la rate. On éprouve une sorte de sensation poignante à la partie affectée. La tumeur est immobile, inégale & quelquefois ne cause aucune sensation. Les veines des environs sont gonflées, & comme torses, d'une couleur pâle ou livide; & quelquefois elles ne se voyent pas du tout. Quelques malades sentent de la douleur lorsqu'on leur touche la partie cancérée, d'autres n'en sentent point; la partie affectée est dans les uns plus dure, dans d'autres plus molle que dans l'état naturel, sans que pour cela il y ait ulcération; & quelquefois tous les symptomes ci-dessus mentionnés concourent avec l'ulcere. Quelquefois il n'y a rien qui indique le *cancer*; d'autres fois on y remarque une grosseur avec des inégalités qui ressemblent à ce que les Grecs appellent κονδύλωμα, *condylome*, où il est rouge & de la forme d'une lentille CELSE, *Lib. V. cap.* 18.

Le carcinome est une affection de la cornée, accompagnée de douleur & de tension, de rougeur aux tuniques de l'œil, & d'un battement douloureux, qui s'étend jusqu'aux tempes, sur-tout lorsqu'on s'est agité fortement la tête. PAUL EGINETE, *Lib. III. cap.* 22.

Le terme de *carcinome* est employé par Hippocrate, *Lib. V. Epid.* où il dit: καρκίνωμα περὶ τὸ στῆθος ἐγένετο; « elle a un carcinome au sein. Et ailleurs, *Lib. VII. Epid.* il dit: ὁ τὸ καρκίνωμα τὸ ἐν τῇ φάρυγγι καυθεὶς ὑγιὴς ἐγένετο ὑφ' ἡμέων; « quelqu'un qui avoit un carcinome « au gosier fut guéri par l'application qu'on lui fit d'un « cautere actuel sur la partie. »

Les *choirades carcinodées*, καρκινώδεες χοιράδες, sont des tumeurs scrophuleuses d'une qualité maligne, qui sont dures au toucher & que les remedes ne font qu'irriter. PAUL EGINETE, *Lib. VI. cap.* 35. Voyez *struma*.

Voyez la partie de l'art. *Bubo*. qui a rapport au bubon cancereux.

Avant d'entrer dans le détail de ce qu'ont dit les Modernes sur le *cancer* ou carcinome, il est bon d'avertir le Lecteur de considérer ce qui suit comme une dépendance de l'article *schirrhus*.

De tous les maux qui viennent au corps humain, il n'y en a pas qui soit plus redoutable que le *cancer*, attendu qu'on n'est point encore parvenu jusqu'à présent à le guérir sans extirper la partie affectée. Et ce désordre n'est pas à redouter seulement à cause de son opiniâtreté, qui résiste à tous les remedes, mais encore à cause des douleurs aigues dont il est accompagné, de la putréfaction insupportable qui, avant la mort du malade, s'étend petit-à-petit fort loing sur son corps. A ces circonstances fâcheuses ajoutez la longueur des souffrances, qui durent plusieurs mois, quelquefois même plusieurs années avant que de procurer la mort au malade, remede qui met fin à toutes les calamités de la vie; mais qui dans ce cas singulierement est une ressource plus triste qu'en toute autre, parce qu'il faut encore pour comble à tous ses maux que le mourant essuie une agonie des plus terribles, à moins qu'il ne meure d'une hémorrhagie causée par la rupture de quelque vaisseau corrodé.

Dans le skirrhe, si la matiere stagnante qui l'a formé venant à s'augmenter avec le tems, commence à s'émouvoir; ou si les humeurs se meuvent tellement dans les parties adjacentes, qu'elles enflamment les vaisseaux situés vers les bords du skirrhe, la tumeur devient maligne & dégenere en ce qu'on appelle *cancer* ou *carcinome*.

Ce mal est appellé par les Latins *cancer* & par les Grecs καρκῖνος ou καρκίνωμα. Galien pense que ce nom lui vient de la ressemblance qu'il a avec l'animal qu'on appelle cancre. De même que cet animal étend ses pattes des deux côtés, de même aussi cette espece de tumeur que nous appellons *cancer* est environnée de tous côtés de veines gonflées par un sang noir. Paul Eginete, *Lib. IV. cap.* 26. dérive la dénomination du *cancer* d'une autre ressemblance de cette tumeur avec le cancre: c'est que de même que celui-ci serre bien étroitement ce qu'il a une fois saisi dans ses pattes, de même aussi le *cancer*, ne quitte point la partie sur laquelle il s'est jetté. Il est visible que Celse sous le nom de *cancer*, décrit la gangrene & le sphacele: mais il emploie le mot de *carcinome* pour désigner le mal que les Medecins & Chirurgiens modernes appellent indistinctement *cancer* & *carcinome*; car quoique la description que Celse, *Lib. I. cap.* 28. donne du *carcinome* ne soit pas fort claire; elle l'est assez pour qu'on voie que le désordre qu'il nomme ainsi, est celui dont nous parlons; en effet il avance qu'il vient sur-tout au visage, au nez, aux oreilles, aux levres & au sein des femmes, & qu'il rend les veines comme torses. Il fait même mention de sa malignité extraordinaire & de l'irritation qu'on risque d'y causer en l'incisant & le cauterisant; & il assure que quand on la fait les remedes n'y servent plus de rien, attendu que par l'incision ou le cautere il est devenu non-seulement incurable, mais mortel; & que même après qu'on l'a extirpé, il revient quand la cicatrice est bien fermée, & emporte le malade, toutes circonstances qui font assez voir que c'est le *cancer* même que Celse a entendu décrire sous le nom de *carcinome*.

Le *cancer* vient à la suite d'un skirrhe, ou pour mieux dire, le skirre dégénere en *cancer*. C'est une autre question de savoir, s'il ne vient jamais de *cancer* sans qu'il y ait eu de skirrhe auparavant. On verra par ce qui va suivre que ce désordre peut arriver à plusieurs parties du corps, accompagné d'autant de malignité & de symptomes aussi terribles, quoiqu'il n'y ait point eu antérieurement de skirrhe. Mais il faut examiner comment le skirre dégénere en *cancer*, & à quels signes on distingue celui-ci du premier. Tous les Medecins définissent unanimement le skirrhe, une tumeur dure sans douleur. Quand le skirrhe à dégénéré en *cancer*, la tumeur reste, mais avec cette difference qu'elle est accompagnée d'une douleur violente qui fait souffrir cruellement le malade. La douleur est donc le signe par lequel on distingue le *cancer* d'avec le skirrhe. Comme il y a une grande différence entre le skirrhe qui ne fait que commencer à dégénérer en *cancer*, & le *cancer* exulceré; & que ce désordre est long-tems à faire des progrès successifs avant d'arriver à son plus haut degré de malignité, il y a des Auteurs qui lui ont conservé le nom de skirrhe, même lorsqu'il cause déja des douleurs accompagnées d'élancement. Mais pour le caractériser lorsqu'il en est à ce point, il vaut mieux l'appeller *cancer occulte* ou caché, que skirrhe.

Le skirrhe a pour cause tout ce qui peut épaissir le sang, coaguler ou sécher le suc préparé par les glandes dans les conduits sécrétoires ou excrétoires, ou dans les follicules qui le reçoivent. Par cet embarras causé dans les vaisseaux qui constituent les glandes, l'humeur qui y est logée, ne suivant presque plus les loix de la circulation, empêche le sang arteriel qui vient avec impétuosité d'agir sur ces vaisseaux obstrués, & sur la matiere qui cause l'obstruction de la maniere qu'il faudroit pour le résoudre: ces concrétions qui ne suivent plus les loix de la circulation, ne sauroient être divisées par une douce suppuration. De-là le fluide coagulé séjourne dans les vaisseaux des glandes ou dans les cavités des follicules, dont les parois consistent en vaisseaux de toute espece, & cela pendant bien du tems sans qu'il subisse aucune altération, & sans qu'il en arrive aucun détriment au malade, ainsi qu'il est constaté par une infinité d'exemples, qu'on en voit tous les jours. Il n'y a que la partie skirrheuse même, dont la fonction est lésée, ou quelquefois aussi les parties adjacentes au skirrhe: mais quand, par quelque cause que ce soit, le mouvement des humeurs est augmenté dans les vaisseaux vivans & perméables, qui sont contigus à la substance du skirrhe, il est manifeste qu'il s'en ensuivra aisément une inflammation, attendu que ces vaisseaux comprimés & rétrécis par la concrétion skirrheuse ne peuvent pas transmettre librement les humeurs dont le mouvement a été augmenté, & ne manqueront pas d'être entierement obstrués par l'accélération de ce mouvement. Or l'inflammation survenant, elle entraînera avec elle tous les symptomes inflammatoires, tels que la douleur & la chaleur plus ou moins forte. Or on a fait voir sous l'article *Alcali*, que l'accélération du mouvement des humeurs, & l'accroissement de la chaleur disposent de près à laputréfaction. C'est pourquoi alors la concrétion skirrheuse, qui jusque-là étoit restée tranquille & immobile, renfermée sans action dans les vaisseaux ou réceptacles qu'elle avoit obstrués, commencera à tomber en putréfaction & à acquérir beaucoup plus d'acrimonie, ce qui la rendra capable d'irriter & de corroder les parties dans lesquelles elle est contenue. Dans ces circonstances, il n'est pas étonnant que le malade éprouve cette douleur, par laquelle nous avons dit qu'on commence à discerner le *cancer* d'avec le skirre. La même chose arrivera si les vaisseaux adjacens sont enflammés, en conséquence de la pression que fait sur eux le skirrhe qui leur est contigu; car alors il est clair que le même désordre arrivera dans le skirrhe même. C'est ce qui fait qu'il est si ordinaire que le skirrhe au sein dégénere tout d'un coup en *cancer* dans les femmes, qui sont obligées de travailler pour gagner leur vie; car alors la substance dure du skirrhe est pressée contre les vaisseaux voisins, qui par ce moyen s'enflamment; d'où il arrive que le skirrhe ne tarde pas à dégénérer en *cancer*. Lors donc que le skirrhe, grossissant par degrés, comprime les parties adjacentes, il s'ensuivra bientôt un *cancer*. De plus, la concretion skirrheuse peut d'elle-même, avec le tems, contracter de l'acrimonie, & produire tous les cruels symptomes que nous avons dits; car on voit à l'article *Scirrhus*, que la matiere atrabilaire du sang contribue beaucoup à la production des tumeurs skirreuses. C'étoit même-là la cause unique que les Anciens donnoient au skirrhe, raison pour laquelle tout l'objet qu'ils se proposoient dans la cure du skirrhe, étoit de résoudre cette matiere, & de la séparer du sang.

On verra à l'article *melancholia*, que cette humeur atrabilaire, qui est à peu de chose près, de la consistance de la poix, peut à la fin par son séjour & sa stagnation dans la même partie devenir acre & corrosive, & produire conséquemment les plus terribles symptomes. C'est pourquoi les mêmes accidens peuvent arriver dans le skirrhe, sur-tout aux personnes d'une constitution atrabilaire; & ce skirrhe pourra dégénérer en *cancer* avec le tems, sans le concours d'aucune autre cause.

Dans le *cancer*, ce qui détermine dès le commencement le degré de malignité, c'est le degré de l'inflammation des parties voisines, l'excès d'acrimonie putride dans la partie affectée, l'importance de la partie, le nombre & la qualité des glandes qui y tiennent, & la constitution particuliere de la personne,

Quand le skirrhe commence à dégénérer en *cancer*, on dit qu'il est malin & dangereux, à cause des terribles symptomes qui ne manquent pas de s'en ensuivre; mais cette malignité est plus ou moins considérable, & arrive plutôt ou plus tard à son plus haut degré, selon que varient les conditions qui suivent.

Quant au degré de l'inflammation des parties voisines; de même qu'on peut emporter une legere érésipele, ou une inflammation modérée dans le voisinage du skirrhe, ou à ses tégumens, en y appliquant d'assez bonne heure une emplâtre dans laquelle il entre du plomb; ou par du vinaigre de litharge délayé dans une grande quantité d'eau, ou autres choses de cette nature: on peut aussi empêcher le skirrhe de dégénérer si vîte en *cancer*. Mais quand on voit se déclarer une violente inflammation, soit dans les tégumens du skirrhe, soit aux parties adjacentes, on doit s'attendre aux plus terribles symptomes.

Quant à l'excès de l'acrimonie putride dans la partie affectée, la principale malignité du *cancer* consiste en ce que la substance du skirrhe qui séjourne dans les vaisseaux ou les réceptacles encore vivans, devient putride, & par sa sanie virulente, corrode & ulcere toutes les parties adjacentes. Mais même dans les *cancers* ulcérés le désordre n'arrive pas tout d'un coup à son dernier période de malignité, ce n'est que par degrés qu'il y vient. Plus la putréfaction sera considérable, plus les symptomes deviendront terribles. Dans les *cancers* ouverts, on connoît suffisamment les degrés de la putréfaction par l'odeur fétide de la sanie qui sort, & par la corrosion des parties adjacentes: mais dans les *cancers* occultes & cachés, ce qui marque le commencement de la putréfaction, c'est la demangeaison, la chaleur, les élancemens douloureux & l'accroissement subit de la tumeur skirrheuse.

L'importance de la partie est encore une circonstance qui mérite une grande considération; car si c'est le pancréas, par exemple, l'estomac, le foie ou les intestins qui soient cancéreux, il s'en ensuivra des symptomes bien plus cruels, & les prognostics seront bien plus mauvais que si le mal étoit au sein.

Quant au nombre & la qualité des glandes qui tiennent à la partie affectée, un simple *cancer* peut se supporter bien plus long-tems & faire moins souffrir la partie affectée, selon les différentes parties du corps où il est situé. Ainsi, la maladie sera plus dangereuse si elle se jette sur quelque partie, où en s'étendant elle puisse affecter les glandes adjacentes. Il n'arrive guere qu'un skirrhe assez considérable pour faire appréhender le *cancer* soit logé au sein sans que bien-tôt les glandes axillaires deviennent skirreuses, comme le prouve l'expérience journaliere. Il arrive aussi qu'au bout d'un long tems qu'une des mamelles est skirrheuse, l'autre le devient aussi; & comme il y a beaucoup d'affinité entre le sein & l'uterus, ce dernier sera aussi attaqué à son tour du même désordre. Boerhaave a vu dans une affection mélancolique, un cas qui confirme cette maxime. On extirpa de la mamelle droite d'une femme de distinction, un *cancer* qui n'étoit pas encore ulcéré. Un an après on lui en extirpa un second de la mamelle gauche. Après cela elle tomba en langueur, & fut affligée de symptomes qui dénotoient tous qu'elle avoit un *cancer* à l'uterus, jusqu'à ce qu'à la fin elle mourut après avoir été tourmentée de douleurs violentes.

Il est constaté par les observations des Medecins, que lorsque dans le skirrhe toutes les glandes du cou sont endurcies, celles du mésentere le sont aussi: c'est pourquoi il est inutile de tenter la cure dans ces cas-là, attendu que le désordre ne manque pas de se communiquer aux glandes qui ont correspondance avec celles qui sont affectées.

Quant au tempérament du malade, la constitution atrabilaire est sujette à produire des tumeurs skirrheuses, comme on le remarque à l'article *Scirrhus*. Elle peut conséquemment par la même raison augmenter & accroître le skirrhe déja formé: or, le skirrhe en augmentant de masse, dégénere en *cancer*, comme nous l'avons déja observé. Il est donc évident, que quand il vient un skirrhe à des personnes d'un tempérament sec, maigre & atrabilaire, il est fort à craindre qu'il ne dégénere en *cancer*, surtout si ce suc atrabilaire qui prédomine dans le sang, commence à se résoudre & à contracter de l'acrimonie; car, comme nous le ferons voir plus bas, si une substance acre concourt avec le skirrhe, elle le fait dégénérer en *cancer*. Il faut dire la même chose si le malade est affligé d'un scorbut putride; car en ce cas le *cancer* ne tarde pas à acquérir de la malignité.

Si le *cancer* est enfermé dans des membranes qui lui soient propres, on l'appelle *cancer occulte*: mais si ces membranes se percent & s'ulcerent, on l'appelle alors *cancer manifeste & ulcéré*; ce dernier n'étant qu'une suite du premier.

Le skirrhe est une tumeur dure, accompagnée de douleur, & située dans une partie glanduleuse: mais quand une fois on sent à cette tumeur du chatouillement, de la demangeaison, de la douleur & de la chaleur, on ne l'appelle plus skirrhe, c'est alors un *cancer*. Tant que les tégumens du *cancer* ne sont point corrodés, on l'appelle *cancer* caché ou occulte: mais quand devenu plus malin il corrode les tégumens & décharge de la sanie, on l'appelle *cancer* manifeste ou ulcéré. Aëtius, *Tetrab. IV. serm.* 4. *cap.* 43. nous apprend que Philoxene appelloit *cancer* caché ou occulte, celui qui étoit à des parties du corps où la vue ne pouvoit pas le découvrir, tel que celui de l'utérus ou des intestins. D'autres après lui ont dit la même chose: mais Hippocrate paroît avoir été d'un sentiment différent; car, comme on pourra le voir à l'article *Scirrhus*, il donne le nom de *cancer* occulte à un *cancer* situé au sein. En parlant de la suppression des regles causée par la distorsion de l'orifice de la matrice, il dit que ces menstrues retenues se portent aux mamelles, & font qu'il y a des femmes qui s'imaginent alors être grosses; après quoi il ajoute ce qui suit: « Et alors il leur vient au sein des « tubercules, les uns plus gros, les autres plus petits: « ces tumeurs ne viennent jamais à suppuration, mais « elles se durcissent toujours de plus en plus, jusqu'à ce « qu'à la fin elles produisent des *cancers* occultes. » *Hippoc. de Morb. Mulier. Lib. II. cap.* 20. Ce passage fait bien voir qu'Hippocrate distinguoit le skirrhe du *cancer* occulte, & qu'il appelle de ce dernier nom même un *cancer* placé à quelque partie extérieure du corps. Le *cancer* ulcéré est toujours précédé d'un *cancer* occulte, comme on l'a pu voir par ce qui vient d'être dit.

La cause du *cancer* est tout ce qui est capable de former un skirrhe; une substance acre introduite dans le skirrhe, un changement survenu dans la circulation du sang par la rétention du flux menstruel, des hémorrhoïdes ou d'une hémorrhagie habituelle; la stérilité, le célibat; l'âge où les femmes cessent d'être fécondes, ce qui leur arrive ordinairement à quarante-cinq ou cinquante ans; des alimens austeres acres ou chauds; les affections de l'ame mélancoliques, ou l'irritation qu'aura produite une cause étrangere, soit par son mouvement, sa chaleur ou son acrimonie; ou l'application de remedes extérieurs, émolliens, de suppuratifs, de caustiques ou de vésicatoires; ou l'usage de remedes internes qui produisent les mêmes effets.

Venons aux causes en conséquence desquelles le skirrhe, qui d'abord n'est point accompagné de douleur, se convertit en *cancer* occulte, lequel dégénere à son tour en *cancer* ulcéré. Toutes les causes donc qui contribuent à la production du skirrhe, peuvent être considérées comme causes éloignées du *cancer*; car ces causes continuant d'agir, rendent le skirrhe plus malin, & font à la fin un *cancer*.

Quant à l'acrimonie qui survient au skirrhe, soit qu'elle procede de la matiere même du skirrhe, qui avec le tems s'est convertie en une substance acrimonieuse & corrompue; soit que par l'effet de quelque maladie, la nature benigne des humeurs ait été altérée ou dépravée; le skirrhe, qui auparavant n'étoit point douloureux, le deviendra & dégénerera en *cancer*. Il s'ensuivra les mêmes effets, si l'on prend en aliment des substances acres qui ne puissent pas être corrigées par l'action des vaisseaux & des intestins; telles sont en général toutes les épices, mais singulierement les oignons & l'ail; car la sueur & les urines de ceux qui usent de ces racines habituellement, ont une odeur forte. Par-là, on comprend sans doute combien le skirrhe est dangereux, quelque benin qu'il paroisse; car quand même on s'abstiendroit de toutes substances acres, on ne peut pas pour cela se garantir surement des attaques des maladies épidémiques, qui toutes seules suffisent pour altérer la nature bénigne des humeurs, & les dépraver. Il arrive aussi que les substances acres deviennent encore plus préjudiciables par l'accroissement de vélocité dans la circulation, au moyen dequoi le skirrhe peut être converti en *cancer*, comme nous l'avons déja observé. Il y a mille exemples qui prouvent combien l'usage des substances acres est dangereux dans les cas de cette nature: mais un seul suffira pour le présent.

Hildanus, *Observ. Chirurg. Cent. I. Observ.* 1. parle d'un homme de qualité, dont l'œil à la suite d'une ophtalmie abscéda & rendit des humeurs, qui tombant sur les paupieres, firent qu'elles se collerent ensemble. Il vécut quatorze ans dans cet état, sans apparence d'aucuns symptomes malins: mais comme il ne se modéroit point sur l'usage du vin, & qu'il mangeoit à discrétion des choses de dure digestion, des épices, des oignons, de l'ail, des poireaux & des radis, le désordre qui avoit été si long-tems caché, se jetta sur le nerf optique: alors ses paupieres qui étoient fermées, commencerent à s'ouvrir petit à petit: il se forma au fond de l'orbite une tumeur dure, livide & maligne, qui devint à la fin si monstrueuse, qu'elle sortoit hors de l'œil de la grosseur d'un œuf d'oie. Hildanus cependant fit l'amputation de cette tumeur cancéreuse à sa racine dans le fond de l'orbite, & guérit le malade.

C'est pour cela que Galien, *Meth. Med. Lib. II. cap.* 12. spécifiant les alimens qui conviennent aux personnes affligées de *cancer*, recommandent entre autres la crême de décoction d'orge, le petit lait, les légumes les plus tendres, la mauve, l'arroche, la blette & les poissons à coquilles.

Quant au changement introduit dans la circulation du sang par la rétention du flux menstruel, des hémorroïdes, ou de quelque hémorrhagie habituelle, le Lecteur peut consulter l'article *Scirrhus*; il y verra non-seulement par l'autorité d'Hippocrate qui y est cité, mais aussi par les observations des meilleurs Auteurs qui y sont rapportées, que non-seulement la suppression de ces évacuations ordinaires a produit des tumeurs skirrheuses, mais aussi qu'elle a fait dégénérer en *cancers* des skirrhes déja formés. Rien ne cause tant d'irritation aux tumeurs skirrheuses au sein, ou à l'utérus que la suppression des regles.

Quant à la stérilité, on verra à l'article *Scirrhus*, où sont décrits les effets du skirrhe aux différentes parties du corps, que la stérilité est souvent produite par le skirrhe aux parties génitales des femmes; & qu'autant qu'on en peut juger par les observations des Medecins, c'en est-là la cause la plus ordinaire. Ainsi les Medecins sont fondés, lorsqu'ils voient des femmes stériles, à soupçonner qu'elles ont quelque tumeur skirrheuse cachée, qui croissant avec le tems ne manquera pas de dégénérer en *cancer*. Pendant le tems de leur grossesse, tous les vaisseaux qui constituent la substance de l'utérus, sont extremement dilatés; les obstructions commençantes se dégagent en conséquence de la capacité des vaisseaux considérablement élargis, ou du moins les vaisseaux de l'utérus se trouvent disposés à transmettre par la suite les humeurs plus librement. C'est pour cela qu'il arrive si souvent que la grossesse est avantageuse à des femmes dont les regles étoient dérangées ou supprimées.

Quant au célibat & à l'âge auquel les femmes ne peuvent plus avoir d'enfans, ce qui leur arrive pour l'ordinaire à quarante-cinq ou cinquante ans, quantité d'exemples prouvent que ces deux circonstances produisent souvent des *cancers*; car Dionis, comme on l'observe à l'article *Scirrhus*, remarque que le quart des femmes qui ont des *cancers*, en ont été attaquées précisément entre quarante-cinq & cinquante ans; & il ajoute qu'il a vu quantité de Religieuses en être attaquées. La même chose est attestée aussi par Vésale. *Chirurg. Magn. Lib. V. cap.* 16.

Pour ce qui est de la diete austere, acre & chaude, nous avons déja remarqué qu'une matiere atrabilaire contribue souvent à la production des tumeurs skirrheuses. Il est clair aussi par ce qui a été dit plus haut, que cette même matiere irritant le skirrhe deja formé, & augmentant sa malignité, le fait dégénérer en *cancer*. Ainsi toutes les substances qui augmentent la quantité du fluide atrabilaire dans le sang, ou qui le rendent plus acre en l'échauffant ou en accélérant son mouvement, ne peuvent manquer d'être dans ces cas extrêmement préjudiciables. Or, comme on le peut voir à l'article *Melancholia*, les alimens austeres, secs, durs & terreux; le repos, l'inaction, engendrent dans le sang un fluide atrabilaire, & conséquemment fournissent de nouvelles causes au skirrhe, & au *cancer* qui en est une suite. Il faut aussi dans ces cas s'abstenir de toutes les substances chaudes, parce que, comme on l'a observé plus haut, elles sont préjudiciables par l'accélération de mouvement qu'elles causent dans les humeurs.

Quant à la mélancolie & aux affections tristes de l'ame, quand des hommes fiers & hauts gardent long-tems au fond du cœur un ressentiment profond d'injures qu'on leur a faites, & qu'ils s'abandonnent à leur tristesse, ils ne manquent gueres de tomber dans une mélancolie qui les entraîne à la fin au tombeau, après leur avoir fait essuyer les plus terribles maladies chroniques. Il n'est donc pas étonnant que de telles causes produisent des tumeurs skirrheuses où il n'y en avoit point, & qu'où il y en avoit déja de formées, elles les fassent dégénérer en *cancers*; puisque l'habitude atrabilaire du corps, produite par ces affections mélancoliques de l'ame, est sujette à produire ces désordres. Le chagrin qu'on peut à juste titre appeller une affection bilieuse, est extremement préjudiciable aux tumeurs skirrheuses; car lorsqu'on s'y livre à l'excès, il excite dans le corps une grande chaleur, le mouvement des humeurs en est accéléré, souvent il survient une fievre violente, tout le corps enfle & devient rouge; & cette augmentation de mouvement dans les fluides donne tout lieu de craindre que le skirrhe ne dégénere en *cancer*.

L'irritation externe causée soit par le mouvement, la chaleur ou l'acrimonie, de quelque cause qu'elle provienne, est toujours préjudiciable dans ces cas; & il ne feroit pas prudent à un Chirurgien d'entreprendre alors la cure du *cancer*, n'y ayant plus d'autre moyen de le guérir que de l'extirper. Mais lorsqu'on ne sauroit tenter cette derniere voie, tout ce qu'il y a à faire pour le malade, est de préserver le skirrhe aussi long-tems qu'on pourra d'aucun changement, car il ne peut changer qu'en pire. S'il n'y a plus aucune espérance de le résoudre, la friction feroit ce qu'il y auroit de mieux à faire: mais il est à craindre qu'elle ne fasse bien-tôt tourner le skirrhe en *cancer*. La chaleur, en dissipant les parties les plus mobiles, rendra le skirrhe d'une dureté insupportable, & en avancera la putréfaction, qui est l'accident le plus terrible en ce cas. On peut voir à l'article *Scirrhus* combien sont préjudiciables les médicamens émolliens, suppuratifs & corrosifs. Aussi est-ce une regle générale dans la Pratique de ne jamais employer intérieurement pour la cure du skirrhe des remedes qui puissent augmenter le mouvement & la chaleur, & de ne rien appliquer extérieurement qui puisse irriter le skirrhe. Un morceau de peau bien douce, ou une emplâtre où il entre du plomb pour éviter le frottement que cause le linge, sont ce qu'on peut appliquer de mieux.

Les parties sujettes au *cancer* sont les mêmes que celles qui le sont au skirrhe.

Comme le *cancer* procede ordinairement d'un skirrhe, il est bien visible qu'il doit être situé aux mêmes parties. Cependant il semble prouvé par les observations des Medecins qu'il peut se former un désordre tout semblable au *cancer* à quelque partie du corps où il n'y a point eu de skirrhe: aux levres, par exemple, quand la membrane mince qui en couvre la surface est ou crevassée par le froid, ou déchirée par quelqu'autre cause, il y vient d'abord une tumeur fongueuse, qui souvent est molle au toucher, qui grossissant par degrés devient enfin une masse fort grosse, laquelle par la douleur qu'elle cause, par la malignité de la sanie qu'elle vuide, par la corrosion des parties adjacentes, par l'opiniâtreté avec laquelle elle résiste à tous les remedes, ressemble parfaitement à un véritable *cancer*. Si l'on n'extirpe pas cette tumeur de bonne heure, elle gagne les parties adjacentes précisément comme feroit un *cancer* ulcéré. De même à la langue, les papiles nerveuses, dépouillées des tégumens qui les contiennent, poussent en forme de fungus qui acquiert le même degré de malignité, comme il n'y en a que trop d'exemples. Au pénis il arrive aussi de pareilles dépravations des papiles nervues.

On en lit plusieurs exemples mémorables dans Hildanus, qui raconte entre autres, *Observat. Chirurg. Cent. III. Observ.* 88. l'histoire d'un Forgeron qui avoit depuis l'enfance une verrue au gland de la grosseur d'une lentille, qui ne lui fit aucun mal jusqu'au tems qu'il se maria: mais lorsqu'il fut marié il lui vint à cette partie une douleur si violente & si continue, qu'il fallut qu'il s'abstint de sa femme pendant treize ans. Par succession de tems la verrue dégénéra en un *cancer* monstrueux aussi gros que la tête d'un enfant nouveau né: tout son pénis se transforma en une masse de chair raboteuse & livide, & rongée de place en place, d'ulceres par où l'urine se déchargeoit. L'infection de la partie malade étoit si grande qu'on n'osoit en approcher. Après qu'on eut employé plusieurs remedes qui ne firent rien, lorsqu'on regardoit le malade comme désespéré, Hildanus lui amputa le pénis tout entier, & le guérit si radicalement, qu'il reprit ses forces, travailla de son métier, & vécut encore dix ans après l'opération. Voy. l'Article *Amputatio*.

L'Anatomie nous apprend qu'à la langue, aux levres & au gland du pénis il y a un nombre prodigieux de papiles nerveuses qui quand elles sont dépouillées de la membrane qui les couvre, sont extremement sensibles: or ces papiles produisent les terribles désordres que nous avons dits, surtout aux endroits que nous venons de nommer & à tous les autres qui comme ceux-là sont couverts d'une membrane tendre. Il y a plus: on voit même quelquefois arriver ces mêmes désordres aux endroits couverts de peau.

En effet Van-Swieten nous apprend qu'il a vu à une fille adulte un tubercule qu'elle avoit au dos depuis l'enfance pour avoir été blessée par son corps qui étoit de baleine, augmenter au point de dégénérer en *cancer*: or comme il ne tenoit que par un col étroit, le Chirurgien y passa un fil autour & le sépara, après quoi il appliqua la pierre infernale sur la racine. Mais bien-tôt après il s'éleva un fungus gros & malin & la peau des environs devint dure; dans le tems que le Chirurgien songeoit à l'extirpation de ce fungus, la fille fut attaquée d'une autre maladie qui l'emporta.

Le même Auteur nous apprend qu'un Chirurgien mal-adroit en coupant l'ongle du gros orteil à une paysanne, lui ayant blessé la pulpe nerveuse tendre qui est en cet endroit, il s'y forma un pareil fungus; & que le même Chirurgien en essayant de le consumer avec des corrosifs, l'irrita tellement qu'il le fit dégénérer en un *cancer* monstrueux qu'il fallut ensuite extirper.

Si quelqu'un prétendoit que ces tubérosités dures qui se forment à des endroits couverts de peau, peuvent être comprises dans la classe générale des skirrhes; on peut répondre qu'aux levres & à la langue, il s'éleve souvent des fungus mollasses qui n'en sont pas pour cela d'une nature moins maligne. On pourroit peut-être appeller ces sortes de désordres qui viennent de la dépravation des papiles nerveuses pour les mieux distinguer, des *cancers* fongueux.

Par les injections dont le célebre Ruysch a inventé l'usage, il est certain que les papiles nerveuses consistent non-seulement dans une pulpe nerveuse, mais aussi dans un grand nombre de petits vaisseaux sanguins: or dans le cas dont nous parlons, toutes ces parties se confondent & dégénerent en une même masse. C'est ce qui fait qu'il arrive si souvent de dangereuses hémorrhagies lorsqu'on extirpe imprudemment des verrues malignes. Et il n'est pas hors de vraissemblance que la substance même des nerfs, celle qu'on appelle ainsi proprement, ne dégénere aussi de la même maniere; car la douleur aiguë qui se fait sentir dans les *cancers* fongueux & dans les skirrhes qui dégénerent en *cancer*, fait bien voir que les nerfs distribués dans cette masse sont encore vivans.

On voit bien aussi par ce qui a été dit à l'Article *Caput*, avec quelle facilité la substance du cerveau s'éleve en une masse fongueuse quand le crane est enlevé, & qu'elle est dépouillée des membranes qui la couvrent.

Les nerfs distribués dans les différentes parties du corps sont défendus & enveloppés par des tuniques épaisses: mais quand après que cette tunique a été écartée leur substance molle se trouve moins résserrée, comme à la langue, par exemple, au gland du pénis, & à la surface interne des paupieres, elle est encore retenue par une membrane qui les couvre: quand cette membrane est corrodée ou offensée par quelque cause, elle pousse en dehors en forme d'excroissance fongueuse. Il faut donc que les Medecins & les Chirurgiens sachent qu'il y a souvent lieu de craindre un *cancer* quoiqu'il n'y ait pas de skirrhe qui y prépare la voie.

On connoît qu'il y a un *cancer* occulte formé, quand à la suite des signes qui dénotent l'existence du skirrhe, (spécifiés à l'Article *Scirrhus*) on sent à la même partie du chatouillement, de la démangeaison, de la chaleur, des élancemens, une ardeur brûlante & une douleur poignante; quand la partie devient rougeâtre ou tout-à-fait rouge ou pourpre, bleue, livide ou noire; quand on la sent dure, plissée & raboteuse, & qu'elle pousse en pointe; quand la tumeur grossit, & que les vaisseaux sanguins adjacens se gonflent, se nouent, deviennent variqueux, épais & noirs.

Les signes auxquels on connoît l'existence du skirrhe se trouveront à l'Article *Scirrhus*: mais pour reconnoître que le skirrhe qu'on sait être formé, dégénere en *cancer*, ou pour distinguer le *cancer* formé du skirrhe, il faut qu'il paroisse de nouveaux symptomes dont le shirrhe n'étoit point accompagné. Le skirrhe ne dégénere pas tout d'un coup en un *cancer* des plus mauvais: ce n'est que successivement & à force d'empirer qu'il acquiert son dernier degré de malignité. Comme donc les changemens qui arrivent au skirrhe sont successifs, nous les spécifions ici dans le même ordre qu'ils se succedent. Un *cancer* ulcéré ou même un *cancer* occulte lorsqu'il dégénere en ulcéré, se fait connoître par des signes assez manifestes: mais quand le skirrhe ne fait que commencer à empirer, il ne paroît pas tout-à-fait si aisé de reconnoître que le *cancer* se forme. Galien en parlant de ce désordre dans sa *Meth. Med. Lib. XIV. cap.* 9. fixe notre incertitude à ce sujet. « Lorsque, dit-« il, tous les symptomes sont violens, personne n'est « embarrassé du nom qu'il donnera à ce désordre; on « est unanimement décidé à y donner le nom de *cancer*. « Mais il est tout naturel de croire que tout le monde « n'est pas à portée de discerner qu'il y a *cancer* lorsque « ce désordre ne fait que commencer; de même que « dans l'agriculture lorsqu'un germe ne fait que sortir « de terre, il n'y a que ceux qui sont extremement au « fait de cette science qui soient en état de discerner « quelle est cette plante naissante. » En effet, comme le skirrhe est défini, une tumeur dure sans douleur, on peut lui conserver son nom tant qu'il ne survient point de douleur: mais lorsque commencent le chatouillement & la demangeaison, c'est que le skirrhe empire; il ne mérite pourtant pas encore le nom de *cancer* proprement dit, quoiqu'il soit sur le point de le devenir. Or quoiqu'il puisse rester du doute encore sur la dénomination de ce désordre; ce doute ne peut produire aucune erreur dans la cure, attendu que le skirrhe invétéré & le *cancer* naissant exigent le même traitement, c'est-à-dire, l'extirpation ou l'usage de remdes propres à soulager les nouveaux symptomes & prévenir ceux qui pourroient survenir, à contenir le désordre dans le même état s'il est incurable, & l'empêcher d'empirer. On connoît que le skirrhe dégénere en *cancer* par les signes qui suivent, comme il a déja été dit.

Par le chatouillement & la demangeaison.

Ces deux symptomes sont un mauvais signe dans les tumeurs skirrheuses invétérées, & indiquent que les nerfs distribués dans la substance du skirrhe sont trop tendus ou fort irrités. Mais bientôt après la distension des nerfs étant augmentée au point de faire craindre leur destruction, à la demangeaison succede la douleur, signe qui fait connoître, comme nous l'avons déja observé, que le skirrhe est changé en *cancer*. Ce symptome devient encore plus dangereux si le malade se trouve forcé malgré qu'il en ait, à gratter la partie qui le démange: car la malignité du skirrhe *cancereux* est augmentée par-là, vu que toute irritation externe, comme nous l'avons remarqué plus haut, est capable de changer le skirrhe en *cancer*. Et le vulgaire regardant la demangeaison dans ces sortes de maux comme un signe de guérison prochaine, il y a des malades qui se réjouissent précisément dans le tems qu'ils sont près d'avoir un *cancer*, le plus terrible peut-être de tous les maux. C'est ainsi que Van-Swieten nous raconte avoir vu un misérable Charlatan qui félicitoit une femme de ce qu'elle commençoit à sentir de la demangeaison dans un skirrhe qui étoit incurable, sur lequel il mit une emplâtre composée d'ingrédiens chauds: mais quelques semaines après il vint à la malade un *cancer* qui lui affecta tout le sein & les parties adjacentes. Quoique tout ce qu'il y a d'habiles Medecins & Chirurgiens décident unanimement que ces désordres sont incurables, cependant les malades mêmes précautionnés contre les discours des Charlatans, ne laissent pas de donner dans les promesses empoullées de ces imposteurs, parce que l'esprit humain est porté naturellement à croire vrai ce qu'il désire.

Par la chaleur & la rougeur.

Tant que le skirrhe est benin, il est de la même couleur & dans le même degré de chaleur que les parties adjacentes de la peau. Lors donc qu'il survient de la chaleur & de la rougeur, c'est que le skirrhe a acquis de la malignité; car ces deux symptomes annoncent qu'il y a un commencement d'inflammation aux vaisseaux vivans distribués dans la substance du skirrhe, ou au moins aux tégumens du skirrhe & aux parties

parties adjacentes. Il est constant, comme on le peut voir à l'Article *Inflammatio*, que la rougeur & la chaleur d'une partie sont réputées avec raison au nombre des effets de l'inflammation; & nous avons déja observé que quand la rougeur & la chaleur augmentent, le skirrhe dégénere en *cancer*. Ce qui rend le danger plus grand dans cette circonstance, c'est que l'augmentation de la chaleur dispose à la putréfaction, comme on l'a pu voir à l'Article *Alcali*. On a aussi remarqué sous le même Article que la putréfaction commençante produit une sensation de chaleur incommode : ainsi la chaleur dans un skirrhe dénote qu'il y a putréfaction, ou qu'elle arrivera bien-tôt; c'est donc toujours dans le skirrhe un symptome dangereux.

Par une douleur lancinante, brûlante & poignante.

Ce signe, comme nous l'avons marqué plus haut, distingue le *cancer* occulte du skirrhe. D'abord les douleurs qu'on ressent, ne sont pas continues, elles viennent seulement de tems à autres, & cessent aussi subitement qu'elles prennent; on diroit que ce seroit un coup de lancette qui eût été donné dans le skirrhe. Il arrive souvent, quand le skirrhe n'est point irrité par l'application de médicamens d'une nature mal-faisante, que ces douleurs lancinantes sont long-tems sans se faire sentir, & que le désordre reste caché pendant quelques années. Mais quand ces douleurs lancinantes, lesquelles avec le tems deviennent extremement aiguës, reviennent presque tous les jours, & ne se dissipent plus si promptement, il est fort à craindre que le *cancer* occulte & caché ne dégénere incessamment en *cancer* ulcéré. De toutes ces douleurs la pire est celle qui excite la même sensation, à peu près, que feroit un feu bien vif sur les parties internes du skirrhe; car il arrrive ensuite que les tégumens du *cancer* occulte se déchirent par l'accroissement de sa masse, & sont corrodés par l'acrimonie externe qui les affecte.

Par une couleur rougeâtre, ou rouge foncé, pourpre, bleuâtre, livide, noire.

On connoît les différens degrés de malignité d'un *cancer* occulte par ses changemens de couleur. La couleur rougeâtre marque que ce désordre n'est qu'à son premier degré, la noire marque qu'il est parvenu à son plus haut point de malignité, & les autres changemens de couleur marquent les autres degrés intermédiaires; par exemple, la couleur rougeâtre marque seulement une légere inflammation; le rouge foncé une inflammation plus forte; la couleur pourpre, une inflammation encore plus violente, & même un commencement de mortification. Mais si les tégumens du *cancer* commencent à être amincis & corrodés, on voit à travers la couleur du *cancer* subjacent, lequel est d'abord bleuâtre; ensuite livide, lorsque le désordre est augmenté; & noirâtre, quand il est prêt d'être exulcéré.

Par sa dureté, ses inégalités, ses aspérités, & par la pointe qu'il pousse en dehors.

Tant que le *cancer* occulte n'ayant point rompu ses tégumens, n'a pas encore dégénéré en *cancer* manifeste & ulcéré, il paroît toujours dur comme une pierre; & plus il est dur, plus il y a lieu d'en appréhender des suites terribles : mais quand il est ulcéré, une partie de sa masse avance hors des tégumens, & il en paroît moins dur. La surface de ces sortes de tumeurs n'est jamais lisse ni égale, mais toujours rude & raboteuse, parsemée de protubérances noueuses. A l'endroit où les tégumens sont le plus distendus & le plus corrodés, ils sont conséquemment capables de moins de résistance, & poussent en pointe; par où l'on peut juger à coup sûr que le *cancer* ne tardera pas d'être exulcéré. Après que les tégumens sont excoriés à l'endroit de cette pointe, ils s'écartent petit à petit & l'ulceré se forme d'abord à cette partie.

Par l'accroissement de la tumeur.

Le skirrhe benin reste quelquefois pendant plusieurs années sans augmenter de masse considérablement : mais quand il a acquis de la malignité, il devient dans quelques semaines quatre fois plus gros qu'il n'étoit auparavant; & alors il ne reste plus de doute qu'il n'ait tout-à-fait dégénéré en *cancer* occulte. Un des cas où cette augmentation de grosseur est le plus remarquable, c'est lorsqu'un skirrhe qui auparavant paroissoit benin, mais en même-tems de nature à ne pas pouvoir être resous, est irrité par des remedes peu convenables.

Par le gonflement des vaisseaux adjacens qui deviennent gros, variqueux & noirs.

Un *cancer* de cette sorte fait un spectacle qu'on ne sauroit voir qu'avec peine; & on lui a donné ce nom de *cancer*, parce que par les veines distendues dont il est environné de tous côtés, il ressemble beaucoup au cancre, appellé *cancer* en Latin, comme nous l'avons déja observé plus haut. Cette tumeur dure quoique renfermée dans des tégumens qui lui sont propres, comprime les veines adjacentes, qui en conséquence de la difficulté avec laquelle le sang y passe, se distendent & paroissent variqueuses; & tandis qu'il ne peut passer le long des vaisseaux comprimés que la partie la plus subtile du sang, sa partie la plus grossiere qui reste en stagnation, contracte une couleur à peu près noirâtre. Or on remarque que les veines de la peau s'élargissent beaucoup lorsqu'elles sont distendues par une humeur, telle qu'elle soit. C'est ainsi que dans les hydropiques & les femmes grosses, les veines de la peau de l'abdomen, qui dans ces personnes est distendue, sont grosses & variqueuses. Mais quand ces veines variqueuses sont pressées par une tumeur, elles paroissent encore plus grosses que quand elles conservoient leur rondeur. Dans le *cancer* les veines paroissent noueuses, parce que la surface de cette tumeur âpre & inégale les presse plus dans quelques endroits que dans d'autres. Cette couleur noire fit soupçonner aux Anciens que la cause de cette tumeur étoit une humeur mélancolique qui s'y étoit logée. Mais sans recourir à une pareille cause, ce que nous venons de dire fait assez voir d'où procede cette couleur noire.

Les signes que nous venons de détailler peuvent faire reconnoître un *cancer* occulte logé dans les parties externes du corps : mais il est bien plus difficile à connoître quand il est situé dans les parties internes. S'il se joint aux signes qui ont fait connoître précédemment qu'il y avoit un skirrhe, de la chaleur & de la douleur aux mêmes parties, où il n'y avoit auparavant qu'un sentiment de pesanteur sans douleur; ce concours de symptomes jette quelque jour sur ces cas obscurs & douteux.

Aëtius, *Tetrab. IV. Serm.* 4. *cap.* 43. décrivant un *cancer* occulte au sein, en détaille tous les signes de la maniere qui suit. « Quand il y a un *cancer* occulte au sein, « il paroît une tumeur considérable qui résiste au toucher, qui est inégale, extremement douloureuse, située fort avant, ayant des racines longues & profondes, & environnée de veines variqueuses en quantité d'endroits. Elle est d'une couleur cendrée, quelquefois tirant sur le rouge, & d'autres fois livide; « & quoiqu'à la vue elle paroisse molle, elle ne l'est « pas comme elle le paroît, & on la trouve extremement dure au toucher. Elle excite une douleur poignante, souvent si aiguë, qu'elle produit des inflammations malignes aux glandes des aisselles, par un « effet de la correspondance qui est entre ces glandes & « la partie affectée. Ces douleurs s'étendent même jusqu'à la clavicule & aux épaules. »

La marque du *cancer* ulcéré, est l'ouverture du *cancer* occulte qui a précédé ; car alors la peau se sépare en conséquence de son excoriation, & il suinte par l'ouverture une espece de sanie très-fluide & acre.

Le *cancer* ulcéré ne differe de l'occulte que par l'érosion de ses tégumens, & parce qu'il vient à la suite d'un *cancer* occulte, comme nous l'avons déja observé. C'est-là une marque bien sure pour le reconnoître; car encore un coup, il faut qu'il ait été précédé d'un *cancer* occulte qui se soit ouvert. Mais les tégumens ne percent jamais tout d'un coup ; & lorsqu'ils sont percés, le fluide qui en sort ne vient pas en abondance, comme on le voit arriver dans le cas d'un abscès mûr qui perce de lui-même : la peau & l'épiderme sont excoriés & entre-ouverts petit à petit; un peu de sanie subtile passe à travers des tégumens amincis, qui sont par-là déchirés avec douleur en plusieurs endroits, jusqu'à ce qu'à la fin la substance du *cancer* se fasse jour en pressant. Il nous reste à décrire les différens degrés de malignité du *cancer* depuis sa formation jusqu'à ce qu'il conduise le malade au tombeau.

Voici les progrès que fait le *cancer* :

Les vaisseaux entiers qui sont sur les bords de la tumeur dure du *cancer* étant affoiblis par le fluide qui en presse les parois en circulant, & distendus par la tumeur dont ils sont proches, s'ouvrent à la fin; de-là la putréfaction, d'où s'ensuit une évacuation de sanie claire, acre, fétide & cadavéreuse, qui corrode les parties voisines, ensuite les parties plus éloignées, & gagne enfin tous les environs ; tandis qu'il fait ces progrès sur les côtés, il enfonce ses racines fort avant dans les parties subjacentes auxquelles il adhere fortement. Les levres ensuite deviennent enflées, torses & hideuses; le malade éprouve une sensation brûlante, poignante, corrosive, & douloureuse à un point qui la rend insoutenable; sa couleur devient cendrée, livide ou noire; il lui vient des *cancers* occultes aux glandes qui correspondent avec la partie affectée; ensuite des hémorrhagies, des convulsions, une fievre lente, l'exténuation de tout le corps, la perte de l'odorat, des tubercules calleux aux oreilles, lesquels ne sont point douloureux, des débilités, & enfin la mort qui est une suite nécessaire de l'érosion & de la consomption qui sont causées par cette maladie.

A cette nombreuse énumération de symptomes, qu'il me soit permis d'ajouter une douleur violente au dos & aux reins qui arrive ordinairement dans le dernier période du *cancer* malin.

Par rapport aux vaisseaux entiers situés vers les bords du *cancer*, il a déja été observé que l'accroissement de la tumeur, aussi-bien que sa dureté, sont des signes auxquels on reconnoît que le skirrhe dégénere en *cancer*. C'est pourquoi les vaisseaux sains qui sont aux bords du *cancer* en sont froissés, aussi-bien que ceux qui sont sur toute sa surface. La même chose arrive aussi aux vaisseaux distribués dans toute la substance du *cancer*, par lesquels les sucs vitaux continuent de passer ; car étant partout comprimés par la tumeur dure du *cancer* dans laquelle ils sont logés, ils en éprouvent un frottement continuel. Ces symptomes sont encore augmentés par l'inflammation & toutes ses suites, & par l'accélération des humeurs qui circulent dans les vaisseaux. Les vaisseaux percés enfin par ce continuel froissement, laissent échapper le fluide qu'ils contiennent, lequel ne tarde pas à se putréfier. Or dans ce cas il n'y a pas lieu de s'attendre à une suppuration bénigne, au moyen de laquelle les parties mortifiées & corrompues puissent être séparées des parties saines. On en sera convaincu si l'on considere les symptomes qui arrivent dans un phlegmon, lorsqu'il s'évacue par la suppuration, & qu'on les compare avec la nature du skirrhe & du *cancer* qui s'en ensuit. Car dans un abscès, où les dernieres extrémités très-délicates des vaisseaux artériels sont obstruées par un fluide coagulé qui ne sauroit être resous, la cohésion de ces extrémités est détruite, & elles sont pour ainsi-dire coupées par le flux impétueux du fluide artériel. Ces extrémités qui étoient obstruées étant séparées, les orifices ouverts des vaisseaux versent leurs fluides sans altération, lesquels se mêlant dans une partie fermée & chaude, s'y convertissent en peu de jours en un pus doux & louable, qui s'évacue lorsque la partie est ouverte, soit qu'elle ait percé d'elle-même, soit qu'on y ait fait une incision. C'est ainsi que la nature triomphante, pour me servir de l'expression de Galien, *de Febribus Lib. I. cap.* 7. forme le pus ; & que l'humeur putréfiante est toute disposée par sa nature à ce changement & cette altération ; car ces extrémités de vaisseaux avec les fluides qui y sont en stagnation & qui les obstruent, sont en quelque maniere assimilés & convertis en un pus homogene par l'affluence des humeurs saines. Mais dans le skirrhe, les fluides coagulés restent souvent pendant des années avant de dégénerer en *cancers*, & de plus sont logés dans des parties sur lesquelles la force du fluide artériel, mis en mouvement ne peut pas agir aisément; ces parties sont les cavités des glandes ou le tissu des petites ramifications qui filtrent les différentes liqueurs que leur apporte le sang artériel. C'est pourquoi l'opiniâtreté de cette matiere cancereuse, & la difficulté ou plutôt l'impossibilité qu'il y a que les humeurs vitales agissent dessus, font qu'il n'y a pas lieu de s'attendre à une coction salutaire de la matiere morbifique; mais qu'au contraire, il faut compter sur une putréfaction maligne qui ne manquera pas d'arriver.

Galien, *de Febribus*, *Lib. I. cap.* 7. observe avec juste raison que la putréfaction vient de deux causes, ou la foiblesse de la faculté coctrice, qui n'est pas en état de changer en mieux la substance putréfiante, ou l'extreme malignité de cette substance que les falcultés coctrices, toutes fortes qu'elles soient, ne peuvent pas vaincre & corriger. Or ces deux causes concourent dans le *cancer*; car en ce cas le fluide vital, de l'efficacité duquel dépend la faculté coctrice dont parle Galien, est extremement foible, ou pour mieux dire, est tout-à-fait sans action; & en même-tems il y a une malignité extreme dans la matiere que ce fluide vital devroit corriger. Il est donc bien sûr que ces Charlatans, qui, par les secrets qu'ils prônent, se vantent de résoudre la matiere du *cancer* & de l'amener à suppuration sont des imposteurs effrontés, qui se jouent de la foiblesse & de la crédulité des malades, par des promesses qu'ils leur est bien impossible de tenir.

Mais on demandera peut-être, s'il n'est pas possible que le *cancer* entier soit mortifié, & qu'ensuite, comme il arrive dans la gangrene & le sphacele, il se sépare de lui-même des parties vivantes par la suppuration qui s'y formera ? Un homme qui pourroit produire cet heureux effet, seroit un homme bien utile au genre humain ; & il seroit bien fondé à vanter la supériorité de son art. Quoiqu'il semble qu'on y voie quelque ombre de possibilité, il est clair cependant qu'il faudroit pour cela surmonter bien des obstacles. Car le *cancer* ne se mortifie pas tout entier : mais il reste au milieu de la masse mortifiée & corrompue, des vaisseaux où coulent encore des humeurs vitales & des nerfs vivans : nous en voyons assez la preuve par la douleur aiguë qui se fait sentir, & par la grande quantité de sanie qui en sort continuellement. Or dans la gangrene & le sphacele, les parties étant entierement mortifiées, ne font point sentir de douleur lors même qu'on les retranche avec le bistouri ou avec le cautere actuel, comme on l'observe à l'Article *Gangræna*. C'est-là ce qui fait que dans le *cancer* les parties mortifiées & corrompues, qui sont traversées par des vaisseaux & des nerfs vivans, produisent les terribles accidens que nous allons détailler. *Et il ne paroît pas possible de remédier à cet inconvénient, à moins de retrancher la partie mortifiée, ou que les vaisseaux vivans soient eux-mêmes mortifiés, sans pourtant que le désordre s'étende aux parties adjacentes; car alors le fluide vital ne pouvant plus aller ni venir dans ces parties, il y viendroit la gangrene ou le sphacele en place du *cancer*; & la partie affectée seroit, à la vérité, détruite: mais le mal ne feroit pas de plus grand progrès, & les parties corrompues se sépareroient des saines. Dans de petits *cancers* qui ont été détruits tout d'une fois ou par de violens corrosifs, ou par le cautere actuel, cette méthode a quelquefois réussi. Ainsi le célebre Boerhaave a guéri une petite tumeur, mais maligne, à la partie extérieure du nez d'un Ecclesiastique, en la lui corrodant tout en une fois avec de l'huile de vitriol extremement acre: de cette maniere il se fait une escarre, qui, si elle couvre tout le *cancer*, peut être ensuite séparée des parties vives & saines par une suppuration bénigne.

On trouve un beau passage dans Celse touchant l'usage des remedes corrosifs, dont voici les termes:

« On forme, dit-il, une escarre avec des remedes corro-« sifs; & lorsqu'elle est séparée dans toutes ses parties « de la chair saine, elle entraîne avec elle tout ce qui « étoit corrompu, & quand l'abscès est ainsi purifié, « on le peut remplir de médicamens incarnatifs. »

Mais il est impossible de détruire de larges *cancers*, par l'action momentanée, même des corrosifs les plus acres, ou par le cautere actuel, au point de les changer entierement en escarres, dont toutes les parties aient été mortifiées; car la moindre chose qui resteroit de nature cancereuse sous l'escarre, sans avoir été mortifiée en même-tems, causeroit par la suite des ravages infinis. Ainsi il n'y a gueres à compter sur cette méthode, si ce n'est dans les petits *cancers*, qu'il sera pourtant plus sûr encore d'extirper avec le bistouri. Personne ne s'est encore avisé d'assurer qu'il y ait un remede connu capable de réprimer la putréfaction commencée du *cancer*, & de séparer les parties putréfiées, d'avec les parties vives & saines.

Nous lisons dans le troisieme Livre d'Hérodote que Démocede ayant guéri heureusement Darius d'une luxation dangereuse dont les Medecins d'Egypte n'avoient pu venir à bout, il fut chargé de la cure d'Atossa fille du Grand Cyrus & épouse de Darius, à qui il étoit venu un ulcere au sein, & qui devint d'un volume aussi considérable qu'a coutume d'être un *cancer*. Atossa par un principe de modestie mal entendu avoit tenu cet ulcere secret tant qu'il étoit resté petit: mais lorsqu'il fut considérablement empiré elle le découvrit à Démocede: or dans le récit de cette cure il n'est fait aucune mention ni d'incision, ni de cautere.

Van-Helmont, *in Capitulo de Ideis Morbosis*, raconte qu'il y avoit dans le Duché de Juliers un homme qui guérissoit toutes sortes de *cancers*, sans y faire autre chose que de mettre dessus une poudre qui ne faisoit point de mal, & les consolidoit ensuite avec une emplâtre incarnative: il ajoute que ce secret a été perdu par la mort de celui qui le possédoit. Quoiqu'il en soit de la vérité de ce récit, ce qui est sûr, c'est qu'à présent on ne connoît point de remede capable de produire cet effet.

Quant à la sanie subtile, acre, fétide & cadavéreuse, la masse du *cancer* ulcéré déja mortifiée, au moyen de l'air qui y entre & de la chaleur des parties vives qui l'environnent, devient bien-tôt la matiere d'une putréfaction terrible, & se dissout en une sanie extremement fétide. Mais les vaisseaux vivans, dispersés dans la substance du *cancer*, apportant de nouveaux fluides qui se convertissent bien-tôt à leur tour en séjournant avec celui qui est déja putréfié; les nerfs qui sont vivans & extremement sensibles, étant continuellement irrités par cette sanie acre, c'est peut-être d'eux que procede cette quantité considérable de sérosité acre & ténue qui se porte vers ces parties. On voit à l'Article *Vulnus*, que si des nerfs tendus, des tendons & des membranes nerveuses sont blessées par une petite piquure, il en arrive des symptomes terribles, & entre autres une évacuation abondante de sérosité acre & ténue. Ainsi il est très-probable que c'est cette cause qui dans le *cancer* ulcéré fournit la grande quantité de fluide clair & limpide qui se décharge: mais ce fluide qui auparavant étoit d'une nature douce & bénigne, parvenu une fois à la partie *cancerée*, semble s'y dépraver & y acquérir une qualité maligne. Van-Swieten dit qu'il a vu sortir d'un *cancer* ulcéré d'une femme qui d'ailleurs se portoit parfaitement bien, une sanie acre, qui assurément n'étoit pas préexistante dans le sang, mais qui s'engendroit dans la partie affectée. Aussi dans un *cancer* ulcéré ce n'est pas dès les premiers instans qu'il vient une sanie acre, mais sa malignité augmente par degrés à proportion que la putréfaction augmente de jour en jour. Nous observons de même dans les autres désordres que lorsque des fluides logés dans quelque partie du corps se dépravent, ils communiquent leurs mauvaises qualités aux fluides qui viennent se joindre à eux. Lorsque, par exemple, après l'extirpation d'une mamelle il reste une large plaie au sein, les Medecins & les Chirurgiens se plaignent souvent qu'en conséquence de la grande quantité d'humeurs qui s'y porte, & s'y change en un pus louable, tout le corps est épuisé & desséché comme il le seroit par un véritable marasme. Si une liqueur dégénérant de la nature d'un pus louable est logée dans la cavité d'un ulcere fistuleux, on n'en tirera jamais un pus blanc d'une consistance égale: cet ulcere ne rendra que de l'*ichor* ou de la sanie. Quand il se forme un ulcere fistuleux à l'occasion, par exemple, d'un os carié, la nature du fluide ramassé dans sa cavité sera encore pire. Tout cela fait voir que la masse putréfiée du *cancer* convertit les humeurs qui y viennent affluer en sa propre nature, quelques bonnes qu'elles fussent auparavant. Van-Helmont dans son Traité intitulé, *Scabies & ulcera Scholarum*, semble avoir été de cette opinion lorsqu'il dit: « La sanie & le pus ne sont pas les excré-« mens d'un ulcere ou d'une partie affectée telle qu'elle « soit, ni les effets d'une digestion naturelle: ils sont « produits par les semences ou les racines de l'ulcere, « y ayant dans l'ulcere même un principe particulier « de corruption, qui corrompt le sang alimentaire avant « qu'il soit propre à la digestion, &c. Ainsi la sanie & « le pus ne sont point les excrémens d'un ulcere, mais « les effets d'un principe de corruption: ce sont tout à « la fois des indications, des signes & des effets aux-« quels on reconnoît que le sang a dégénéré en une « matiere nuisible. » Il continue ensuite de raisonner sur ces principes & confirme sa doctrine par des preuves sensibles. Ce que nous venons de citer de lui suffit pour montrer qu'il étoit persuadé que les humeurs saines qui affluent sur une partie *cancerée* y dégénerant acquierent le même degré de malignité que celui qui infecte les humeurs logées au fond & vers les bords de l'ulcere.

Or des exemples sans nombre prouvent que cette sanie qui se décharge d'un *cancer* ulcéré peut acquérir une acrimonie intolérable. Ainsi Van-Swieten nous apprend qu'il a vu des linges appliqués sur une partie *cancérée*, où ils avoient été imbibés de sanie, mangés & rongés comme si on les eût mis dans l'eau-forte. C'est ce qui fait dire avec raison à Aétius, *Tetrab. IV. Serm.* 4. *cap.* 43. « qu'un *cancer* ulcéré corrode sans « cesse; qu'il va toujours en s'étendant en tous sens; « qu'il décharge une sanie plus destructive que le poi-« son des animaux les plus venimeux, & en même tems « insupportable par sa quantité & son odeur. »

Ainsi Van-Swieten nous raconte qu'il a vu un *cancer* ulcéré au sein qui avoit gagné en rongeant jusqu'à l'aisselle; & qu'alors par l'érosion entiere des gros vaisseaux il survint une hémorrhagie dont la malade mourut.

Hildanus, *Observat. Chirurg. Cent. III. Observ.* 87. nous apprend qu'il a vu un *cancer* ulcéré, dans l'espace de quatre mois ronger tout le sein & les parties adjacentes, depuis le sternum jusqu'à l'aisselle.

Stalpart Vander Weillæ, *Observat. Rarior. Centur. Post. Part. I. Observ.* 26. dit avoir vu un trou où le poing auroit tenu, qui avoit été creusé dans l'estomac par une tumeur *cancereuse*. Le lobe du foie qui porte sur l'estomac & la partie voisine du diaphragme, étoient aussi corrodés de même.

On lit dans les *Miscell. Curios. Dec. I. a.* 1. *Observat.* 99. que par un *cancer* au pancréas, le diaphragme fut percé, l'épine du dos corrodée, & les reins entierement corrompus & putréfiés.

On trouve quantité de cas semblables dans les Auteurs Praticiens.

Quant aux progrès que fait ce désordre & à l'enfoncement de ses racines dans toutes les parties adjacentes; si le *cancer* ulcéré étoit corrodé & consumé jusqu'au vif par cette sanie acre dont nous venons de parler, il resteroit encore malgré tous ces accidens quelque espérance de guérison. Mais ce terrible désordre communique sa malignité à toutes les parties adjacentes, les endurcissant d'abord & les corrodant ensuite; de sorte qu'elles se trouvent comme identifiés avec le *cancer*. Cette propagation du désordre se fait non-seulement vers la circonférence : mais perçant ses pellicules il pénetre plus avant, & jette vers sa base des especes de racines malignes par lesquelles il adhere fortement aux parties voisines; car ces ramifications endurcies du *cancer* ulcéré se distribuent de tous côtés, & s'il en reste la plus petite portion après l'extirpation du *cancer*, il se renouvellera bien-tôt & produira des désordres tout aussi terribles qu'auparavant.

Quant au gonflement, à la distorsion & l'état hideux des levres de la plaie; quand le skirrhe commence à dégénérer en *cancer*, on observe que la tumeur durcit & s'accroît comme nous l'avons déja remarqué : mais lorsqu'à l'endroit où les tégumens sont les plus amincis il s'éleve une pointe comme il arrive toujours dans les skirrhes malins, le *cancer* trouvant par où se faire une ouverture pousse en dehors, écarte les levres de l'ulcere & se présente en forme de masse fongueuse, quelquefois livide & d'autres fois noirâtre; & voilà ce qui rend si hideuses les levres du *cancer* ulcéré.

Quant à la sensation brûlante, poignante & corrosive, si douloureuse qu'elle en est insupportable; elle vient de ce que la peau encore entiere jusqu'alors est ouverte petit à petit par l'accroissement de la masse du *cancer*. Les nerfs cutanés déchirés ainsi lentement produisent la douleur la plus violente & en même tems la plus continue. De plus les nerfs vivans distribués dans toute la substance du *cancer* sont corrodés à chaque instant par la sanie acre qui se répand aussi sur toutes les parties adjacentes & les affecte. C'est ce déchirement continuel & cette érosion lente qui tourmente le malade par une douleur des plus aiguës qui ne lui donne presque pas le moindre relâche. On voit par-là combien le *cancer* est plus terrible que la gangrene & le sphacele; car du moins dans ces deux derniers désordres, les parties affectées étant entierement détruites par une mortification complete, le malade n'y sent point de douleur.

Quant à la couleur cendrée, livide & noirâtre; lorsqu'on expose la chair d'un animal après l'avoir tué, à un air chaud, quelque sain qu'il fût, sa rougeur se change bien-tôt en une couleur pâle & cendrée; puis, quand la putréfaction commence, elle devient livide, ensuite noirâtre, & à la fin se résout en sanie putride. Dans la gangrene & le sphacele on voit arriver les mêmes changemens de couleur dans les parties du corps humain. Ainsi, comme dans le *cancer* ulcéré, la plus grande partie de sa substance est mortifiée & devient putride par la chaleur des parties adjacentes & par l'introduction de l'air extérieur dans l'ulcere, on voit assez par quelles raisons ces changemens de couleur ne peuvent manquer d'arriver selon les différens degrés de corruption. Or dans ces différentes gradations de couleur il est visible que la couleur cendrée est la moins mauvaise, que la livide est pire, & que la noire est celle qui menace d'un danger plus prochain, parce qu'elle est la marque d'une putréfaction complete.

Quand aux *cancers* occultes qui paroissent aux glandes qui ont communication avec la partie affectée, c'est une chose conforme aux observations physiques par lesquelles on voit qu'à l'occasion d'un désordre à quelques glandes particulieres du corps, d'autres glandes quelquefois fort éloignées sont affectées aussi du même désordre. Ainsi on observe à l'Article *Scirrhus* que quand les glandes du cou sont scrophuleuses, celles du mésentere le sont ordinairement; ce qui fait voir qu'on a bien raison de dire que les glandes se communiquent & se correspondent les unes aux autres. Dans les skirrhes invétérés & singulierement dans les *cancers* au sein, les glandes de dessous les aisselles devenant presque toujours dures & tuméfiées, dégénérent en *cancers* occultes.

Pour ce qui est des hémorrhagies, elles arrivent quand les vaisseaux sanguins distribués dans la substance du *cancer* sont détruits, ou que des ramifications artérielles remarquables sont corrodées par l'action du *cancer* même qui affecte petit à petit toutes les parties adjacentes; dans les *cancers* au sein, on a vu souvent par l'érosion de l'artere axillaire ou de ses plus grosses ramifications s'ensuivre une hémorrhagie qui en peu de tems emporte le malade. Il est très difficile d'arrêter une pareille effusion de sang, attendu que la compression ou l'application de liqueurs acres & styptiques qu'on employeroit utilement dans d'autres cas, causeroient une violente irritation au *cancer*. Et non-seulement l'érosion des gros vaisseaux adjacens peut causer une abondante hémorrhagie : mais même les vaisseaux qui traversent la substance du *cancer* sont souvent si dilatés à proportion de la petitesse dont ils sont naturellement, qu'il est fort à craindre qu'ils ne rompent. Dans ce terrible *cancer* à l'œil que nous avons rapporté d'après Hildanus, les vaisseaux dilatés étant venus à se rompre, il en sortit en deux jours soixante-dix onces de sang. Et quoique par une perte de sang si considérable le malade fût devenu fort foible, cependant quand on ôta le lendemain le bandage qui couvroit la rupture par où étoit venu le sang, il revint encore avec plus de force qu'auparavant. Il arrive quelquefois à des femmes stériles, à la suite de tous les symptomes d'un skirrhe à l'utérus de sentir une douleur continue au pubis, à l'hypogastre & aux reins, & alors il leur sort par les parties naturelles un *ichor* sanieux. Après cela il leur survient une violente perte qui en conséquence de la foiblesse où elle les jette soulage les autres symptomes pour quelque tems; jusqu'à ce qu'après qu'elles ont repris leurs forces elle revient avec la même violence que la premiere fois. Il paroît que c'est qu'il y a alors une disposition *cancereuse* à l'utérus qui corrode les vaisseaux dilatés.

Quant aux convulsions, elles sont ordinairement produites ou par une perte de sang qui a précédé, ou par l'irritation des nerfs, & par une douleur insupportable.

Pour la fievre lente elle est causée par l'insomnie perpétuelle & par l'intensité de la douleur. De plus la sanie putride qui baigne perpétuellement la surface du *cancer*, s'insinuant dans les petits vaisseaux corrodés, se mêle avec la masse du sang & lui communique sa qualité putride. C'est pourquoi le *cancer* est compté parmi les causes particulieres de la fievre : car si un pus louable trop longtems retenu dans un abscès qui n'a point de jour, peut en entrant dans les veines produire les symptomes décrits à l'Article *Abscessus*, à combien plus forte raison ces mêmes symptomes seront-ils produits par une sanie *cancéreuse* repompée dans les vaisseaux!

par rapport à l'exténuation de tout le corps, l'expérience journaliere montre assez combien les peines aiguës de corps & d'esprit endurées pendant un long tems sont capables d'exténuer le corps. Or ces sortes de malades dont nous parlons étant tourmentés par des douleurs continuelles & toujours dans la crainte des plus terribles symptomes, il n'est pas fort étonnant qu'ils dépérissent. De plus, l'évacuation continuelle de sanie acre qui se fait par le *cancer* ulcéré, emporte de leur corps une grande quantité de fluide. Une petite fievre hectique qui les ronge, des insomnies continuelles & la dépravation des fonctions qui serviroient à rétablir la perte des fluides par une digestion louable des alimens, sont encore des causes toutes propres à jetter le malade dans le dépérissement.

Quant à la perte de l'odorat & aux tubercules calleux qui viennent aux oreilles, sans y causer de douleur; le *cancer* ulcéré répand une odeur si fétide & si insupportable, que les assistans n'y peuvent tenir : cependant le malade est forcé de la souffrir nuit & jour; & voila ce qui lui fait perdre l'odorat. Hippocrate, *de Morb. Mulier. Lib. II. cap.* 20. parmi les symptomes du *cancer*, compte les suivans. « Les malades, dit-il, « ont le corps extenué, le nez sec & retiré, la respi- « ration courte, & point d'odorat; ils ont quelque- « fois aux oreilles des tubercules calleux, mais qui ne « sont point douloureux. » Van-Swieten dit qu'il a bien vû, à la verité, les personnes affligées de *cancers* n'avoir point d'odorat, mais que pour ces tubercules calleux aux oreilles, sans douleur, il n'en a jamais vu; & que s'il en vient quelquefois de tels, ce sont sans doute des skirrhes naissans aux follicules qui sont logés dans le conduit auditif.

Quant aux foiblesses & à la mort; celles-la sont sans doute causées par la diminution des forces que produisent les hémorrhagies, les douleurs, les insomnies & la fievre, à la suite desquelles la mort vient enfin heureusement pour le malade terminer sa déplorable vie.

On voit par ce qui vient d'être dit, combien le *cancer* est un mal déplorable quand il ne peut pas être extirpé; & quels terribles effets il produit nécessairement quand il gagne les parties internes du corps. Dans ce cas, tout le réconfort que peuvent avoir les malades, c'est que bien-tôt ils mourront en conséquence de l'érosion des visceres; au lieu que quand le désordre est aux parties externes, il ne les corrode que lentement, & que le malade souffre quelquefois plusieurs années avant de mourir. On voit encore par ce qui a été dit, avec combien de soin il faut traiter le skirrhe, puisqu'ordinairement c'est un germe qui donnera naissance à un *cancer*. C'est pourquoi quand il n'y a pas d'espérance de le résoudre, il le faut extirper sans delai, & ne pas le regarder comme un mal de peu d'importance, par la raison qu'il ne cause point de douleur.

Un *cancer* occulte dans une personne d'un bon tempérament, peut se supporter quelquefois, sans qu'il en arrive de grands inconvéniens : mais s'il vient à être irrité par quelqu'unes des causes que j'ai dites, il produira immanquablement de grandes douleurs & des accidens terribles.

Quant au prognostic, il y a à craindre tous les désordres qui ont été décrits ci-dessus, dans le cas du *cancer* ulcéré : mais tant qu'il est occulte & renfermé dans ses membranes, on le peut endurer, pourvu qu'il reste sans action, & ne soit point irrité par des remedes capables d'exciter le mouvement des humeurs qui circulent dans les vaisseaux qui traversent la substance du *cancer* ou les parties adjacentes; car alors il acquerroit tout-à-coup une violence extrême. C'est aussi ce qu'a observé Celse, *Lib. V. cap.* 28. qui semble en quelque façon regarder la cure du *carcinome* ou *cancer* comme désespérée. « Lorsque, dit-il, on les a cauterisés (les *cancers*) ils « en ont été exaspérés & augmentés, jusqu'à ce qu'ils « aient détruit le malade: si on les a amputés, & cicatri- « sé ensuite la plaie, ils sont revenus, & la rechute a « été fatale au malade. Ceux au contraire qui n'ont « point usé de remedes violens pour se délivrer de cet- « te incommodité, mais qui se sont contentés d'y ap- « pliquer des médicamens doux pour calmer & tem- « pérer le mal, n'ont pas laissé de vivre fort âgés « avec leurs *cancers*. »

Dans des histoires de maladies, nous avons des exemples de *cancers* occultes qui ont subsisté pendant bien des années, sans causer aucun notable préjudice.

Tulpius, *Observ. Medic. Lib. I. cap.* 7. rapporte qu'une femme porta un *cancer* cinquante ans & plus, sans qu'il en arrivât aucun inconvénient; que cette femme ayant ensuite eu du chagrin à l'occasion d'un malheur arrivé à son mari, la douleur & la demangeaison, dont elle n'avoit eu jusques-là que des sensations bien légeres, augmenterent; & que par des caustiques qu'un Empirique lui conseilla d'y appliquer, il se forma un *cancer* ulcéré de l'espece la plus maligne.

Hildanus, *Observ. Chirurg.* dit, qu'un Bourgeois de Lausanne eût pendant plusieurs années près du téton gauche une tumeur cancereuse, de la grosseur d'un œuf de poule. Par le conseil de quelques Medecins, il y appliqua des emplâtres de mucilage, de melilot & autres ingrediens semblables, à l'effet d'amollir petit à petit la tumeur : mais la douleur & l'inflammation ayant bien-tôt suivi, il ôta les emplâtres & calma les symptomes, en y appliquant des réfrigérans. Quelquetems après il y remit des emplâtres, & l'effet fut le même que la fois précédente. C'est pourquoi il n'en remit plus dans la suite, & il vêcut long-tems après.

On voit par-là une confirmation de l'aphorisme d'Hippocrate, que nous avons cité plus haut, par où il nous apprend que le mieux est de ne rien faire aux personnes affligées de *cancers*; parce que, si on leur fait des remedes, c'est leur abréger la vie; qu'ils en subsistent bien plus long-tems quand on ne leur fait rien du tout; ce qu'Hildanus confirme par plusieurs exemples.

Il ne faut pas s'attendre qu'un *cancer* occulte restera bien long-tems, sans causer aucune incommodité, à moins que le corps de celui qui en est attaqué ne soit plein d'humeurs bien saines, ou que son sang & toutes ses humeurs ne soient d'une température douce & bénigne, comme il arrive aux personnes qui jouissent d'une parfaite santé. Mais si la constitution du malade est dominée par la cacochymie qui ne manquera pas de faire dégénérer les humeurs de leur temperature naturelle en une acrimonie immoderée, état dans lequel sont les personnes scorbutiques, ou celles qui sont d'un tempérament atrabilaire ou cholérique; le *cancer* occulte dégénerera bien-tôt en ulcéré, comme il a été déja observé.

Il faut extirper le *cancer* dès son commencement, par le moyen du cautere actuel ou de l'amputation; s'il est petit, mobile, situé à une partie où cette opération soit pratiquable, s'il n'est adherent à aucuns vaisseaux considérables; s'il procede d'une cause externe, si la personne qui en est attaquée est jeune & d'une constitution saine, & qu'il n'y en ait qu'un dans tout le corps.

On peut inférer de ce qui a été dit plus haut, qu'on supporte quelquefois pendant un long tems les *cancers* occultes; mais, comme le simple skirrhe même menace le malade d'accidens funestes, à combien plus forte raison doit-on redouter les suites du *cancer* ? C'est pourquoi on peut établir comme un axiome pratiqué en Medecine, qu'il faut extirper le *cancer* dans toutes les occasions où on le peut faire, sans hasarder la vie du malade, & sans appréhender qu'il ne revienne après qu'on l'aura extirpé; car quoique Celse écrive positivement qu'il n'y a point de remede au *cancer*, cependant une infinité d'observations nous apprennent qu'on peut souvent, sans qu'il en arrive d'accident, le retrancher par la voie de l'amputation. Mais Celse, comme nous l'avons déja observé, n'a donné du *cancer* qu'une description obscure & confuse; & si l'on examine comment il procédoit à la cure, on ne sera pas étonné qu'il n'y réussît pas. Car il conseille de commencer par appliquer des caustiques; & si par-là le mal est diminué & les symptomes calmés, on peut ensuite, dit-il, procéder à la cure avec le fer & le feu. Mais il est visible que par cette méthode le *cancer* se trouve extremement irrité avant qu'on puisse procéder à l'extirpation; & si nous parcourons les moyens qu'employoient les anciens Medecins pour la destruction du *cancer*, nous n'aurons pas de peine à voir pourquoi les mesures qu'ils prenoient étoient toujours suivies de fâcheux évenemens. Ainsi nous lisons dans Paul Eginete, *Lib. VI. cap.* 45. que quelques-uns consumoient les parties corrompues avec des cauteres; d'autres coupoient entierement le sein & cautérisoient la plaie: mais il ajoute que Galien n'approuvoit l'amputation qu'au cas qu'on pût retrancher le *cancer* tout entier. Aétius, *Tetrab. IV. Serm.* 4. *cap.* 45. & 46. parlant de la maniere dont le Chirurgien Leonidas traitoit un *cancer*, dit qu'il faut faire une incision jusqu'à la partie vive du sein, & cautériser ensuite jusqu'à ce qu'il se forme une escarre qui arrête l'hémorrhagie; peu de tems après; recommencer à couper & cautériser comme la fois précedente, & continuer ensuite à plusieurs reprises de couper & de cautériser jusqu'à ce que tout le *cancer* soit consumé. Et quand tout ce qui devoit être extirpé, l'est une fois, il faut cautériser la plaie entiere jusqu'à siccité: les premieres cautérisations, dit-il, se font dans la vue d'arrêter l'effusion du sang, & les dernieres pour consumer ce qui pourroit rester de parties malades. Il observe cependant, qu'on peut extirper le skirrhe par une seule amputation, sans cautere; car il croyoit qu'en ce cas il n'y avoit pas d'hémorrhagie à craindre, & que par conséquent il n'étoit pas besoin de brûler. Mais on verra par ce qui sera dit plus bas, combien il est dangereux d'employer cette cruelle méthode pour la cure du *cancer*: observons seulement, pour le present, qu'il est à craindre qu'il ne survienne des convulsions au malade, précisément dans le tems qu'on déterge ainsi l'ulcere. Quand le *cancer* est retranché tout d'un coup par une seule amputation, conformément à la pratique des Modernes, la cure n'est pas sujette à de grands inconveniens pourvu que le *cancer* ait les caracteres suivans.

Le premier: qu'il soit commençant; tout bien examiné, plus il y a long-tems qu'il dure, plus l'évenement en sera mauvais; car il est à craindre qu'il n'ait poussé des racines malignes vers la base.

Le second: qu'il soit petit; car il y a bien plus de risque à en amputer un gros; & la large plaie qui restera après l'amputation, sera aussi bien plus difficile à guérir; il arrive souvent que la grande quantité de pus qui en sort journellement, cause au malade un épuisement extreme qui le jette dans un veritable marasme, ou bien, si le pus séjourne trop long-tems en dedans d'une plaie considérablement large, il rentre dans le sang, où il cause dans les fluides une dépravation d'humeurs, qui souvent donne la mort au malade.

Le troisieme: que le *cancer* soit degagé des parties voisines; qu'il ne tienne à rien & soit mobile; car à moins qu'on ne puisse emporter tout à la fois, avec la masse du *cancer*, ses racines & ses branches, le peu qui en restera, en formera un nouveau plus malin que le premier; s'il s'enracine fortement dans les parties subjacentes, il n'y aura pas moyen de l'en séparer. Pour savoir comment on connoît que le *cancer* est libre & ne tient à rien: Voyez l'Article *Scirrhus*.

Le quatrieme: qu'il soit situé dans un endroit d'où on puisse l'extirper, & qu'il ne tienne pas à de gros vaisseaux. Voyez à ce sujet l'Article *Scirrhus*, où l'on verra des exemples de la fermeté & de la dextérité des Chirurgiens dans des cas extremement dangereux; car, par exemple, on a vu extirper par la voie de l'amputation, avec tout le succès possible, des parotides skirrheuses & les glandes axillaires; opération extremement dangereuse, à cause des gros vaisseaux qui sont voisins de ces glandes. Cependant, quoiqu'il faille convenir qu'il y a extremement à craindre des *cancers* qui tiennent à de gros vaisseaux; il ne faut pourtant pas laisser de tenter même des remedes douteux, lorsqu'on ne voit pas d'autre espérance de sauver le malade.

Le cinquieme caractere que doit avoir le *cancer*, pour qu'on puisse espérer de l'extirper avec succès; c'est qu'il soit produit par une cause externe dans un corps jeune & sain. Car quand le skirrhe procede d'une disposition cachée, & que de ce skirrhe se forme un *cancer*, il est fort à craindre qu'après l'extirpation du *cancer*, la même cause subsistant toujours, il ne s'en reproduise une autre: mais lorsqu'il doit sa naissance, par exemple, à une contusion au sein, il n'est pas à craindre qu'il renaisse après l'extirpation. Et comme il faut que le corps soit dans un état de santé, pour qu'on puisse parvenir à la consolidation de la plaie après l'extirpation: par la même raison on voit combien il y a lieu de bien augurer du succès de la cure, quand l'opération est faite sur une personne jeune & d'une bonne santé. Mais ce sont les personnes avancées en âge, singulierement les femmes, & les tempéramens atrabilaires qui sont les plus sujettes aux tumeurs skirrheuses & aux *cancers*.

Le dernier est, que le *cancer* qu'on veut extirper soit seul; car l'expérience nous apprend qu'après qu'on a retranché un *cancer*, s'il y a un skirrhe, si petit qu'il soit, à quelque autre partie du corps, il augmentera en peu de tems & dégénerera en *cancer*. C'est pourquoi il faut examiner soigneusement toutes les parties glanduleuses du corps, & s'assurer s'il n'y a aucune tumeur skirrheuse. Comme il paroît par les observations faites sur le skirrhe, qu'il peut y en avoir de cachés dans les parties internes du corps, il ne faut pas moins apporter d'attention pour découvrir s'il n'y a pas quelques signes qui indiquent que quelques parties du dedans soient affectées de skirrhe ou de *cancer*. Ainsi, par exemple, ceux qui ont presque toutes les glandes du cou affectées de tumeurs scrophuleuses, en ont aussi pour l'ordinaire aux glandes du mesentere. Et comme il y a une communication & une correspondance étonnante entre le sein & la matrice; avant de procéder à l'extirpation du sein cancéré, il faut commencer par examiner soigneusement, s'il n'y a aucun soupçon de pareil désordre à l'uterus. Car s'il y a à l'hypogastre un sentiment de pesanteur ou de douleur, ou que la malade ait de fréquentes pertes, ou qu'il lui distile par le vagin une matiere sanieuse & acrimonieuse, ou enfin s'il y a quelques autres symptomes semblables, il est fort à craindre qu'après l'extirpation du sein, quelque bien qu'elle ait été faite, il ne survienne à l'uterus un nouveau désordre pire que le premier.

Les émolliens, les emplâtres, les suppuratifs, les topiques acres, les vésicatoires, & les caustiques convertissent le cancer occulte en ulcéré: c'est pourquoi il ne faut point employer de pareils médicamens.

Les funestes évenemens dont on a vu une infinité d'exemples pour avoir appliqué de pareils topiques, prouvent assez que ces sortes de medicamens, loin de jamais guérir le *cancer*, ne font que l'irriter: aussi tout ce qu'il y a de Medecins & de Chirurgiens prudens, s'accordent unanimement à les rejetter & à ne reconnoître d'autre remede pour le *cancer*, que l'extirpation. Les émolliens, les emplâtres, les suppuratifs ne font qu'émouvoir la matiere irréformable du *cancer*, & la disposer à la plus mauvaise sorte de putréfaction: car ils ne peuvent pas l'amener à une suppuration louable. Les Medicamens acres excorians, les vesicatoires & les caustiques tant actuels que potentiels, détruisent les tégumens du *cancer* occulte, & en peu de tems y font une ouverture & un ulcere de la plus mauvaise espece. On a déja décrit plus haut les mauvais effets de ces médicamens, & on le fera encore à l'Article *Scirrhus.* J'en donnerai seulement ici un exemple tiré de Paré, *Lib. VII. cap.* 31.

Une Demoiselle de qualité qui étoit fille d'honneur de la Reine-mere, eut au téton gauche une tumeur de la grosseur d'une noix, dont la malignité se fit connoître par des douleurs excessives qu'elle produisit. Paré étoit d'avis qu'on n'employât que des palliatifs; c'étoit aussi le sentiment d'un Medecin fort expérimenté, avec lequel il en conféra. Deux mois après, la maladie continuant toujours dans le même état, la malade mécontente consulta un autre Medecin, qui lui promit avec beaucoup d'assurance de la guérir parfaitement, quoiqu'on lui dît que le Medecin & le Chirurgien qui avoient vu la malade avant lui, avoient jugé son mal incurable. Il appliqua sur la tumeur des choses échauffantes & émollientes, qui en peu de tems firent enfler le sein prodigieusement, & y produisirent une douleur des plus aiguës & une violente inflammation. A la longue la tumeur perça, & il s'en ensuivit une hémorrhagie abondante, que le Medecin tâcha de réprimer par des poudres caustiques; tous les symptomes allerent en empirant, & la malade mourut peu de tems après. Qu'il est fâcheux pour un homme d'avoir à se reprocher de s'être rendu ainsi volontairement l'auteur de la mort d'un malade par une témérité opiniâtre.

Il ne faut ni employer le bistouri, ni appliquer des topiques à un *cancer* qui est gros, invétéré, adhérent, situé à quelque endroit où l'extirpation n'est pas pratiquable, tenant à de gros vaisseaux, ou du moins portant dessus, procédant d'une cause interne, qui affecte une personne âgée d'une constitution mauvaise & disposée aux désordres cancereux, accompagné d'autres *cancers* à d'autres parties du corps.

Dans ce peu de mots sont détaillés toutes les marques & les caracteres qui interdisent l'extirpation du *cancer*: ce sont les contraires de ceux qu'on a décrits ci-dessus; & il est aisé de comprendre par ce qui a été dit plus haut, pourquoi ceux-ci rendent l'extirpation impratiquable. Il faut donc examiner toutes ces circonstances lorsqu'on mettra en délibération s'il faut extirper un *cancer* ou non; car ce seroit mal pourvoir à la santé d'un malade que de lui laisser un *cancer* qu'on pourroit extirper: mais le lui extirper lorsqu'il feroit plus à propos de le laisser tel qu'il est, c'est irriter de gaieté de cœur tous les symptomes, & faire subir à un malade une cruelle opération qui ne lui sert à rien. Lors donc qu'un *cancer* est d'une nature incurable, soit à cause de la grosseur de sa masse, ou de la longueur du tems qu'il a déja duré, ou s'il tient fortement aux parties adjacentes, il ne faut pas espérer qu'on le puisse extirper avec succès; & il est assez visible, sans le dire, qu'il n'y faut pas songer, si le *cancer* est situé à quelque partie où la main & l'instrument du Chirurgien ne puissent pas pénétrer. Il ne faut pas non plus le tenter, si on y voit un risque certain en conséquence de gros vaisseaux qui sont voisins du *cancer*, à moins qu'on ne soit sûr d'arrêter l'hémorrhagie par les ligatures ou par quelque autre voie. Nous avons déja eu occasion de dire qu'on ne doit pas s'attendre à un heureux succès après l'extirpation d'un *cancer* qui procede de causes internes, surtout si le grand âge ou la mauvaise constitution du malade empêche la plaie de se consolider; car, comme le font voir les observations sur les plaies, la réparation des substances qui se sont perdues & l'union de celles qui se sont séparées, doivent se faire par le moyen d'humeurs louables qui y soient amenées par des vaisseaux sains, en quantité suffisante & avec une force convenable. Lorsqu'on trouve plusieurs skirrhes ou *cancers* occultes à différens endroits, c'est un signe que le corps a de la disposition aux *cancers*; c'est pourquoi, ce ne seroit pas avancer beaucoup que d'extirper en un endroit un tronc dont les racines en reproduiroient bien-tôt ailleurs un autre aussi malin. Il faut pourtant avouer qu'il vaut mieux quelquefois extirper un *cancer* dans des circonstances où quelques symptomes semblent défendre l'extirpation comme douteuse, ou même comme inutile; parce qu'attendu l'extreme malignité de ce désordre, il est raisonnable de préférer un remede douteux à une mort certaine, & accompagnée des plus terribles symptomes, pourvu qu'il reste encore la moindre lueur d'espérance; car du moins l'extirpation peut empêcher qu'il n'en reparoisse ailleurs de long-tems. Il faut toutefois que le Medecin ait la précaution d'avertir du danger de l'opération le malade & ceux qui sont auprès de lui, afin que quelque chose qui arrive, on ne puisse pas le taxer d'ignorance, ou d'en avoir voulu imposer à ceux qui l'ont appellé. Ainsi on observe à l'article *Scirrhus*, que l'opération n'a pas laissé de se faire avec succès à des parties où elle paroissoit extremement difficile, à cause de la proximité de quelques gros vaisseaux. Hildanus, comme nous l'avons rapporté d'après lui, a extirpé un téton nonobstant plusieurs autres gros skirrhes logés sous l'aisselle du même côté, qu'il amputa en même-tems. Il est du devoir d'un Medecin honnête homme, de ne rien faire à son malade que ce qu'il voudroit bien en pareil cas qu'on lui fît à lui-même. Lors donc qu'après y avoir regardé de près on s'est assuré que l'extirpation est entierement impossible ou inutile; il ne reste que d'alléger les symptomes, & d'empêcher le mal autant qu'il est possible de faire des progrès. Or voici les moyens de remplir cet objet.

A moins que le *cancer* ne puisse être entierement extirpé avec ses racines & ses branches, les tentatives qu'on fera par la voie de l'incision, ne serviront qu'à l'irriter, & le faire entrer dans les parties internes où il en engendrera d'autres, ou augmentera ceux qui s'y trouvent déja.

La partie de la substance du *cancer* qui tient aux parties adjacentes & s'y distribue, est ce qu'on appelle sa racine; car nous avons déja observé que le *cancer* ulcéré pousse de tous côtés des racines profondes par lesquelles il adhere fortement aux parties voisines. C'est avec raison qu'on a ainsi nommé ces ramifications du *cancer*; parce que quand il en reste quelqu'une, le désordre se renouvelle bien-tôt, comme reproduit par cette espece de racine. Hildanus, *Cent. III. Obs.* 84. nous apprend qu'examinant un tubercule skirrheux à la langue, il en sentit, en y portant les doigts, les racines qui étoient de la grosseur d'un gros fil, & se distribuoient en partant du skirrhe dans la sustance de la langue. C'est pourquoi, à moins que le *cancer* ne puisse être extirpé avec ses racines, le même désordre se renouvellera bien-tôt.

Ruysch, *Observ. Anatom. Chirurg.* raconte un exemple d'une cure hardie dans ce genre, où après l'extirpation du *cancer* on appliqua le cautere actuel pour détruire les racines qui pouvoient rester. Une femme âgée avoit depuis long-tems une tumeur dure & maligne à la langue, qui, après plusieurs incisions, étoit toujours revenue. Ruysch & un Chirurgien fort habile, avec qui il en délibéra, conclurrent qu'il ne restoit pas d'autre ressource que d'extirper encore une fois le *cancer*, & d'appliquer ensuite le cautere actuel sur la partie. La malade qui étoit une femme courageuse, se soumit à cette cruelle opération, & la supporta presque sans jetter un cri, quoiqu'on lui remît le cautere à différentes fois, & qu'on l'appliquât avec force. Quand les escarres furent tombées, la plaie se cicatrisa, & la malade recouvra entierement la santé.

La cause, telle qu'elle soit, qui donne naissance au skirrhe, s'appelle la semence du *cancer*. Si donc le skirrhe, d'où le *cancer* dérive ensuite, tire son origine de la suppression des regles, ou d'une évacuation hémorrhoïdale réglée, ou d'une complexion atrabilaire, ou d'une vie mélancolique, ou d'une disposition héréditaire, à moins qu'on ne corrige ces désordres fondamentaux, inutilement extirpera-t'on le *cancer*; parce que tant que la cause reste, il est à craindre, avec raison, que le désordre ne se renouvelle en quelque autre endroit, & que peut-être les principes du skirrhe sont logés dans les parties internes. Mais s'il y a déja des skirrhes tout formés dans d'autres parties après l'extirpation du *cancer*, ils s'accroîtront en peu de tems, & acquerront autant de malignité que celui qu'on a extirpé, ainsi que quantité d'exemples nous en fournissent la preuve.

Tulpius, *Observat. Med. Lib. I. cap.* 46. nous apprend, qu'ayant examiné le corps d'une fille qui avoit été suffoquée dans un Hôpital d'écrouelles skirrheuses au cou; sous chaque tumeur, il en vit quantité d'autres plus petites logées séparément; il s'en trouva, à ce qu'il dit, une vingtaine dans le même endroit qui ressembloient assez pour la figure à de la graine de lupins. Ces semences d'écrouelles étoient disposées de maniere qu'elles alloient toujours vers le fond de plus petites en plus petites, de sorte qu'à peine les dernieres étoient-elles de la grosseur d'un grain de sésame.

La cause du *cancer* doit être ôtée en même-tems que le *cancer*, ou même auparavant. A moins qu'on ne puisse extirper le *cancer* entierement, il faut le laisser. Le *cancer* à l'utérus, au palais, aux aisselles ou aux aines, est incurable. (Voyez l'article *Bubo*.) Le *cancer* aux levres ne se guérit pas sans peine.

Quant à la cause du *cancer*, la raison pourquoi il faut la faire cesser en enlevant le *cancer* ou auparavant, se comprend aisément après ce que nous venons de dire. La meilleure méthode est de faire cesser la cause du *cancer* par des remedes convenables avant l'extirpation, si la violence du *cancer* permet quelque délai: mais s'il y avoit du danger à différer l'extirpation, il faut tout d'abord la faire, s'il y a espérance qu'on puisse vaincre & corriger la disposition cancereuse du corps.

Quant à l'extirpation totale du cancer, il est certain que ce qui resteroit du *cancer* extirpé, si peu que ce fût, formeroit bien-tôt une masse aussi grosse que celle qu'on auroit extirpée, & acquerroit autant de malignité, s'il n'en acquéroit davantage.

Le célebre Boerhaave en a vu un exemple mémorable dans une Dame de distinction, à qui un Chirurgien fort habile extirpa un *cancer* au sein. Après l'opération, il parut au milieu de la plaie une tache de couleur cendrée, à peine aussi large que l'ongle du petit doigt: mais comme cette tache étoit dans la substance du muscle pectoral, le Chirurgien ne voulut pas risquer de la couper entierement, il crut la pouvoir emporter avec des corrosifs. La cure de la plaie alloit si bien, qu'elle étoit presque cicatrisée, lorsque cette tache forma en s'élevant une masse fongueuse, d'une malignité extreme, qui gagna les parties adjacentes, jusqu'à ce que la malade en mourût.

Dans un autre cas tout semblable, un Chirurgien plus hardi, à ce que rapporte Van-Swieten, risqua de couper la racine d'un *cancer* qui étoit restée dans le muscle pectoral. La cure sembloit aller le mieux du monde jusqu'au quatorzieme jour après l'extirpation, que la mâchoire inférieure de la malade commença à se contracter, & devint à la fin si roide, qu'on ne put pas la remettre dans sa situation naturelle, quelque effort que l'on fit; & après avoir essayé de tous les remedes qu'on jugea les plus efficaces, la malade mourut dans des convulsions.

Ces exemples font voir avec quel soin on doit examiner, avant de commencer l'extirpation, si le *cancer* est dégagé de toutes parts, & ne tient à rien.

Il y a quelques parties du corps où la cure du *cancer* est tout-à-fait impossible, & d'autres où elle est difficile. Il est évident, par exemple, que quand le *cancer* est à quelqu'un des visceres, on ne doit pas s'attendre à le guérir, puisque la main du Chirurgien ne sauroit atteindre à la partie affectée. Les *cancers* à l'utérus, surtout ceux qui sont ulcérés, passent aussi généralement pour incurables.

Il est vrai que Tulpius nous apprend dans ses *Observations*, qu'une tumeur skirrheuse à cette partie, qui avoit deja acquis toute la malignité d'un *cancer*, ne laissa pas d'être extirpée avec succès, comme nous l'avons observé plus haut. Mais quel Chirurgien osera risquer d'extirper un *cancer* ulcéré à cette partie, attendu qu'il y adhere de tous les côtés par des racines malignes, comme le même Auteur nous apprend, *Observ. Med. Lib. III. cap.* 34. qu'il l'a remarqué dans le cadavre d'une femme qui étoit morte d'un *cancer* à l'utérus? Il y vit une tumeur livide & noire, couverte de sang & de sanie, qui tenoit de toutes parts à l'uterus par des filamens membraneux.

Aretée, *de Causis & Sign. Morb. Diuturn. Lib. II. cap.* 2. à propos des maladies de l'utérus, parle d'un ulcere cancereux à cette partie; & dit positiveement qu'il devient mortel après avoir fait long-tems souffrir le malade. « Car, dit-il, il coule de l'ulcere une matie« re putride, dont la puanteur n'est pas supportable « au malade même; & en touchant simplement l'ulce« re ou y appliquant quelque topique que ce soit, on « l'aigrit & on l'irrite. » Il est visible que l'Auteur décrit en cet endroit un véritable *cancer* à l'utérus, quoiqu'il ajoute après: « Le *cancer* n'est point un « ulcere, mais une tumeur dure & irremédiable qui « distend tout l'utérus. » Il paroît qu'il entend désigner par ces derniers mots le *cancer* occulte; & par ce qu'il a dit plus haut, le *cancer* ulcéré, qu'il désigne par la qualification d'ulcere malin & corrosif; ce qui devient encore plus plausible, parce qu'il ajoute tout de suite: « L'un & l'autre de ces désordres sont d'une « nature cancereuse, chronique & funeste: mais l'ul« cere est bien plus funeste par rapport à sa puanteur, « aux douleurs qu'il excite, & aux autres circonstan« ces qui l'accompagnent, que quand il n'y a pas ulcé« ration. »

Nous avons déja observé qu'il se forme souvent des skirrhes dans ces follicules muqueux qui se rencontrent dans toutes les parties internes de la bouche, du gosier & du pharynx, parce que c'est par le moyen de ces follicules qu'est filtrée & extraite du sang une mucosité visqueuse qui est de nature à s'épaissir aisément. De plus, le grand nombre de papiles nerveuses qui se distribuent dans la surface de ces parties, dégénerent quelquefois en des fungus cancereux d'une extreme malignité, comme on l'a déja observé. Ainsi Van Swieten nous dit avoir vu un vieillard, dont une grande partie du palais & la luette entiere étoient devenus cancereux, qui mourut de cette maladie, après avoir essayé la plus terrible agonie. Quand le *cancer* a enfoncé ses racines profondément dans le gosier, il est sans doute que ce désordre doit être incurable: mais quand il n'en occupe qu'une petite partie, il n'est peut-être pas impossible de l'extirper, en prenant ses mesures comme il faut. Nous lisons dans les Epidémiques d'Hippocrate, qu'un *cancer* au gosier fut guéri par l'application d'un cautere.

Pour ce qui est du palais, la membrane dure & calleuse qui le tapisse, comme nous l'avons observé, dégénere quelquefois en *cancer*, qui pour l'ordinaire est incurable, à moins qu'il ne soit extremement petit. Une circonstance qui augmente la difficulté de la cure en ce cas; c'est que quand cette membrane est détruite ou corrodée, les os du palais dépouillés, se corrompent, d'où s'ensuivent de très-mauvais symptomes. C'est pourquoi Galien, sur le 38. *Aphor. Sect. IV.* d'Hippocrate, où celui-ci recommande de ne rien faire pour la cure des *cancers* occultes, s'exprime de la maniere qui suit. « Ceux, dit-il, qui amputent ou cautérisent « les *cancers* au palais, à l'anus, ou au sein des fem« mes,

« mes, ne peuvent jamais amener l'ulcere au point de « se cicatriser : ils ne font que tourmenter inutilement « par une cure douloureuse & cruelle des malades, « qui sans cela auroient vécu plus long-tems & moins « souffert. »

Quant aux aisselles & aux aines ; les gros vaisseaux sanguins voisins de cette partie, font qu'il est presque impossible d'en extirper les *cancers*, sans risquer de causer au malade une hémorrhagie mortelle. On verra à l'Article *Scirrhus* qu'Hildanus a extirpé avec succès une tumeur chancreuse, maligne sous l'aisselle, après que la douleur s'y fut fait sentir. Mais quand ces désordres sont dégénérés en de véritables *cancers*, surtout en *cancers* ulcérés ; on voit assez, sans qu'il soit besoin de le dire, combien l'opération en pareil cas seroit dangereuse ; par la raison que non-seulement les vaisseaux du *cancer* sont variqueux, mais que même il est fort à craindre qu'il ne se soit déja uni avec les vaisseaux subjacens. Ajoutons que souvent les glandes voisines participent à l'affection cancereuse, raison pour laquelle il arrive fréquemment qu'après une extirpation dangereuse, le désordre renaît tout de nouveau.

Par rapport à la difficulté qu'il y a de guérir les *cancers* aux levres ; il arrive souvent que quand les levres sont blessées, certains corps ronds qui sont dispersés dans leur substance, souffrent une contusion ; de-là naissent des skirrhes, qui souvent dégénerent en *cancers* extrement malins. Si c'est la membrane tendre dont les levres sont couvertes qui est blessée, leur partie nerveuse s'éleve en fungus cancereux. Lors donc qu'il paroît la moindre trace d'un désordre de cette espece, il le faut extirper tout d'abord, soit avec des corrosifs, ce qui réussit quelquefois pour les petits *cancers* qui viennent à ces parties ; ou avec le bistouri, ce qui est bien moins risquable. Tant que les *cancers* aux levres ne forment pas une grosse masse, on ne risque rien de les extirper : mais si on les néglige dans les commenmens, si on les laisse s'étendre & corroder toute la levre & les parties adjacentes, on ne sauroit alors les extirper sans risquer beaucoup ; & le moindre inconvénient qui en puisse arriver, c'est qu'il reste après l'extirpation une difformité considérable. A peine peut-on croire quels énormes *cancers* d'habiles Chirurgiens ont quelquefois extirpés aux levres, & avec quel succès ils ont guéri la plaie, sans qu'il y restât de difformité choquante. Ainsi Van-Swieten nous parle d'un homme dont les deux tiers de la levre inférieure avoient été amputés, nonobstant quoi il se forma une cicatrice assez belle. Le même Auteur parle d'un autre qui ne voulut pas se soumettre à l'opération, & dont tout le menton fut corrodé & rongé avant qu'il en mourût.

Dans les *cancers* aux levres, le Docteur Harris recommande de bassiner la partie avec une décoction d'écorce d'orme & de feuilles de sanicle. Il conseille aussi de mettre sur la partie un plumasseau enduit de térébenthine, & d'y en laisser jusqu'à ce qu'elle soit amollie.

Dans les cas où il n'est pas prudent d'extirper le *cancer*, ce qu'il y a à faire est,

1°. De le laisser tranquille,

2°. De calmer les symptomes.

Lors donc qu'on voit par les signes ci-devant spécifiés, qu'un *cancer* n'a pas les conditions requises pour qu'on puisse raisonnablement l'extirper, ou espérer de le guérir par des médicamens, le malade est extremement à plaindre, puisqu'il loge dans son sein un ennemi caché, qui à l'occasion de causes que la prudence ne sauroit bien souvent prévoir, peut être irrité au point de se déchaîner avec une furie que rien ne peut réprimer. Il ne faut pourtant pas découvrir ce funeste prognostic au malade lui-même, mais à ses amis seulement ; pour lui, il le faut rassurer, en lui persuadant que ce mal étant bien gouverné peut devenir tolérable, & se garder toute la vie. Galien dans son Commentaire sur l'*Aphor.* 38. *Sect. VI.* d'Hippocrate, où ce dernier défend d'entreprendre la cure du *cancer* occulte, observe judicieusement qu'il ne faut pas s'abstenir des remedes propres à alléger & à calmer les symptomes du *cancer*, mais de ceux seulement qui seroient capables de l'irriter. Tout ce qu'il y a donc à faire dans ce cas, est de le rendre supportable, d'empêcher qu'il n'acquiere plus de malignité qu'il n'en a ; & en même-tems d'appaiser les symptomes dont il est accompagné, tels que sont principalement la demangeaison, la chaleur, & la douleur. L'on va voir par ce qui suit de quelle maniere il faut s'y prendre, & quels remedes il faut employer pour y parvenir.

Il faut tenir un *cancer* de cette espece dans un état de repos.

1°. En garantissant la partie des injures du dehors par l'application de topiques où il entre du plomb & des narcotiques.

Nous avons déja observé que quand il y a froissement des vaisseaux adjacens contre les bords durs du skirrhe, si la quantité des humeurs est augmentée ou leur mouvement accéléré ; il survient inflammation, & le skirrhe qui, auparavant étoit bénin, se convertit en *cancer* ; &, comme nous l'avons déja dit, il est clair que la même cause peut augmenter la malignité du *cancer* : ensorte qu'il faut absolument n'y rien faire qui puisse le mettre en mouvement. Il est bien vrai qu'il ne peut y avoir un repos parfait que dans les parties d'un corps sans vie : aussi ce que nous entendons ici par repos, n'est autre chose que la circulation tranquile & modérée d'humeurs louables dans les vaisseaux perméables ; ensorte qu'il ne survienne point d'irritation au *cancer*, soit par l'accroissement du mouvement, ou par l'affluence d'humeurs acres sur les parties malades.

Nous avons déja observé combien telle irritation externe que ce soit, est préjudiciable aux skirrhes & aux *cancers* qui en dérivent : c'est pourquoi il faut empêcher le froissement des habits sur la partie affectée ; &, comme on l'a déja recommandé, avoir grand soin que les *cancers* occultes au sein ne soient point fortement pressés par un corps trop étroit ou irrités par l'action violente du muscle pectoral qui est dessous. On ne peut pas mieux employer les aumônes publiques, qu'à soulager ces pauvres femmes, qui, avec des *cancers* occultes au sein, sont néanmoins réduites à la nécessité de travailler pour vivre. La meilleure maniere d'empêcher le froissement de la partie affectée par les habits, est de la couvrir d'une peau mollette. On recommande aussi les emplâtres pour la même fin. Mais il faut du moins si l'on s'en sert, qu'elles ne soient pas de nature à amollir excessivement les tégumens, ou à exciter du mouvement dans la matiere du *cancer*. C'est pourquoi les emplâtres où il entre du plomb sont les seules bonnes dans ces sortes de cas ; & il les faut préparer de maniere qu'elles ne se collent pas trop aux parties sur lesquelles on les appliquera : car il seroit à craindre que le liquide que l'emplâtre trop adhérente empêcheroit de s'exhaler, ne macérât les tégumens & n'y produisît une rupture. On met aussi parmi les ingrédiens de ces emplâtres des narcotiques qui calment aisément les nerfs irrités qui sont dispersés dans la substance du *cancer* & dans ses tégumens, & qui soulagent ainsi la demangeaison & les douleurs accompagnées d'élancement. L'emplâtre de diapompholyx des boutiques, fait d'huile de morelle, & de chaux de plomb, est merveilleusement bonne pour cet usage.

Prenez *le suc récemment exprimé de feuilles,*
de jusquiame,
de pavot cultivé, } *de chaque quatre onces;*
de ciguë aquatique,

Faites bouillir sur un feu doux; épaississez, & mêlez-y ensuite

de cire blanche, huit onces,
d'huile rosat, une once.

Faites une emplâtre, *ou*

Prenez *sucre de Saturne,*
ceruse,
amalgame de vif-argent } *de chaque 2 dragmes,*
& de plomb,
de cire blanche, quatre onces,
d'huile rosat, trois dragmes.

Faites une emplâtre. Boerhaave, *Mat. Med.*

La composition suivante a été fort estimée par quelques Praticiens, pour tenir dans un état de tranquilité un *cancer* occulte, & l'empêcher de devenir ulcéré.

Prenez quatre onces de pierre calaminaire calcinée à un feu de charbon de bois, & éteinte trois fois dans une pinte de vin blanc, tuthie blanche, calcinée dans un creuset & éteinte trois fois dans une pinte d'eau de roses rouges, une once.

Pulvérisez ensuite séparément la pierre calaminaire & la tuthie, & les mettez chacune dans leurs liqueurs propres, que vous mêlerez ensuite.

Le malade portera toujours sur la partie affligée des linges imbibés de ce mélange, qu'il renouvellera souvent.

Le Docteur Harris préfere l'emplâtre de minium à toutes autres, & cite pour appuyer son sentiment le Docteur Harvey qui en a aussi une grande idée; il dit avoir employé lui-même cette emplâtre avec grand succès dans les douleurs au sein, qui tendoient au *cancer*.

On recommande aussi comme fort utiles dans les *cancers* l'ocre qui se dépose dans les canaux de quelques sources minérales, & le limon qu'elles y laissent.

2°. En diminuant, corrigeant ou détournant la cause connue du *cancer*; ce qui se fait avec des catarthiques doux, tirés de végétaux doux, & par des mercuriels pris en petite quantité & souvent.

Pour toutes les autres causes déja spécifiées, comme elles changent le skirrhe en *cancer*, elles ne manqueront pas, si elles continuent encore d'agir après cela, de changer le *cancer* occulte en ulcéré. C'est pourquoi, lorsqu'on a découvert ces causes par les signes qui les manifestent, il faut ou les faire cesser ou au moins affoiblir leur action; & si l'on ne peut faire ni l'un ni l'autre, il faut au moins essayer de détourner leur action sur d'autres parties que celle qui est affectée. Rien n'est plus préjudiciable au *cancer* que l'acrimonie des humeurs; puisque par cette seule cause, un skirrhe bénin peut dégénérer en *cancer*, comme nous l'avons déja observé. Il faut donc s'appliquer soigneusement à découvrir s'il y a acrimonie dans les humeurs, & de quelle sorte elle est, après quoi il y faut remédier par des remedes opposés à sa nature particuliere; car il faut différens remedes pour corriger l'acrimonie acide, la muriatique, la putride, la rance, & l'huileuse. Les remedes les plus excellens pour détourner la matiere putride logée dans les humeurs, sont les purgatifs doux, & ceux spécialement qui les atténuent & les évacuent sans exciter une violente agitation dans le corps. On recommande surtout dans ces cas les préparations mercurielles les plus douces, mêlées avec les purgatifs, à cause de leur qualité résolvante: mais il faut prendre garde en en usant inconsidérément, de provoquer la salivation, qui dans ce cas seroit préjudiciable. Si l'on découvre quelques signes de putréfaction, comme il arrive souvent dans le scorbut, il faudra faire usage de décoctions de tamarin, de feuilles de séné, de crême & de crystal de tartre, & autres choses de cette nature. Mais afin de calmer l'agitation qui a nécessairement été excitée, même par les purgatifs doux, il faudra donner quelque narcotique sur la fin de l'opération du purgatif. Nous apprenons de Galien, de quelle utilité sont les purgatifs pour empêcher les *cancers* occultes de dégénérer en ulcérés, *Libell. quos decet purgare*, où il dit qu'il purgeoit tous les ans au commencement du printems avec des purgatifs forts, propres à chasser la bile noire, une femme qui avoit de la disposition à avoir un *cancer* au sein; & il observe que lorsqu'il y manqua, la douleur se fit sentir plus profondément dans le sein; preuve certaine qu'alors l'humeur cancereuse augmentoit.

Boerhaave recommande dans le *cancer* les préparations suivantes.

Prenez *de resine de jalap, six grains,*
de diagred, sept grains,
d'antimoine diaphorétique non lavé, vingt-quatre grains.

Mettez en poudre.

Ou

Prenez *de mercure doux, quinze grains,*
de diagred, douze grains.

Faites-en une poudre dont le malade prendra une fois la semaine.

Galien recommande un purgatif d'épithyme dans du petit lait ou son *hiera*, qu'Aëtius appelle *Hiera Galeni*. Actuarius recommande celle qu'on appelle *Hiera Lagodii*, pour purger les humeurs mélancoliques. Harris recommande comme excellente à cet usage la confection *hamech*.

3°. Par des délayans, des apéritifs doux & des remedes internes tirans sur l'alcali.

Tout ce qu'on se propose en ce cas, est de procurer une circulation d'humeurs calme & égale, à quoi l'on parvient en les délayant de plus en plus, & rendant les vaisseaux perméables. Il y a des remedes qui délayent & atténuent les humeurs sans en augmenter le mouvement: or de tous les fluides, il n'y a peut-être que l'eau simple, qui soit un véritable délayant, comme on l'observe à l'Article *Obstructio*. On ajoutera à l'eau des substances qui soient d'une qualité atténuante, & qui par leur douceur corrigent l'acrimonie des humeurs. On remplira cette indication par des décoctions de racines de bardane de squine, de viperine, de sarsepareille & de chien-dent; ou par des infusions d'aigremoine, de bétoine, de fleurs de guimauve, de mauve, de bouillon-blanc, de sureau & de pavots rouges; par ce moyen le véhicule délayant se mêle avec le sang. Les humeurs se résolvent & perdent leur acrimonie par les ingrédiens atténuans & propres à l'émousser, & tout ce qu'elles ont de mal-faisant est emporté par les urines & par la transpiration: c'est ce qui fait que les Medecins appellent ces remedes les détersifs du sang. Quoique les sels tiennent un rang distingué parmi les atténuans; ils sont cependant d'une nature trop acre pour convenir dans le cas dont il est ici question : on ne peut y employer, que ceux qui sont d'une nature douce & tirant sur l'alcali, tels que le nitre stibié & le sel polychreste, dans lesquels le nitre fixe & en même-tems alcalin, est tellement changé par la vapeur acide du soufre allumé, qu'il en est bien moins acre, quoiqu'il tienne encore quelque chose de l'alcali, ce qui fait qu'on appelle ces sels, sels subalcalins. On choisit ceux-ci plutôt que d'autres, parce qu'on a souvent éprouvé dans la cure du skirrhe que les sels alcalins corrigés par l'acide huileux du vin du Rhin, ont produit de très bons effets. Comme on trouve dans les boutiques un nombre suffisant de simples dont on connoît les qualités atténuantes, on peut varier, autant qu'on voudra, la composition de ces remedes, de peur que l'usage d'un remede toujours uniforme ne dégoûte le malade s'il est obligé d'en prendre long-tems.

Les remedes spécifiés dans la Matiere Médicale de Boerhave, sont :

Les décoctions *de bardane*,
de squine,
de fenouil,
de persil,
de sarsepareille &
de viperine,

ou

Prenez *d'antimoine diaphorétique non lavé, huit grains ; blanc de beleine, une dragme*,

Pulvérisez, & faites deux doses égales, dont le malade prendra l'une le matin, & l'autre le soir.

On recommande aussi, comme un spécifique pour le *cancer*, le savon de Venise dissous dans un menstrue convenable, dont on donne une dragme deux fois par jour. Turner, *Chirurgie*.

On met encore au nombre des spécifiques de la même espece les feuilles du *solanum lethiferum*.

Le Docteur Stahl, premier Medecin du Roi de Prusse recommande le velar ou vervenne femelle, comme un bon remede pour les tumeurs skirrheuses tendantes au *cancer*, soit qu'on le prenne intérieurement, soit qu'on l'applique en dehors sur la tumeur. M. Bingert, Chirurgien à Berlin, rapporte deux cas qui prouvent son efficacité. *Act. Medic. Berlin. Dec.* 3. *Vol. I.*

La partie de la noix qui en sépare les deux lobes, est estimée bonne pour guerir, ou au moins pour prevenir les *cancers*, étant séchée & pulvérisée.

L'usage constant du lait soulage toujours & guerit quelquefois les *cancers*. Winter, dans son *Cyclus Metasyncriticus*.

Harris dit avoir gueri une Dame d'un *cancer* en peu de mois en lui faisant prendre trois fois par jour une décoction, faite dans de l'eau commune, de *Lignum sanctum*, de sarsepareille & du sandal jaune. La douleur, la tumeur & la couleur livide se dissiperent, & le *cancer* disparut entierement. Elle n'appliquoit autre chose sur la partie affectée qu'un simple morceau de flanelle trempé dans la même décoction.

4°. En évitant de rien faire prendre au malade, ou lui rien appliquer en dehors, qui puisse irriter le skirrhe, & être regardé comme la cause des symptomes fâcheux qui surviendroient.

L'accélération de mouvement dans les humeurs de tout le corps ou de la partie affectée, l'acrimonie ou l'irritation des fluides, sont, comme nous l'avons déja observé, les causes principales qui changent le skirrhe en *cancer*. Il faut donc songer à en garantir le malade dans le choix qu'on fait du régime & des médicamens, tant internes qu'externes, qu'on lui prescrit. Et comme la viscosité atrabilaire des humeurs, non seulement occasionne la naissance des skirrhes, mais aussi augmente leur malignité lorsqu'ils sont formés, il faut éviter tous les alimens propres à augmenter cette viscosité atrabilaire des fluides ; pour cela il faudra observer le regime qui est prescrit à l'Art. *scirrhus*, pour le skirrhe incurable. Comme les violentes passions, ainsi que nous l'avons observé plus haut, & singulierement le chagrin sont très préjudiciables pour ces sortes de malades, il les faut tranquiliser, en les assurant qu'ils n'ont aucunes suites funestes à apprehender. En prenant toutes ces mesures, non seulement on allongera ce mal affreux, mais on mettra le malade en état de le garder pendant plusieurs années, & même jusqu'à un âge fort avancé, qu'il sera emporté par le sort commun à tous les hommes, peut-être même par quelque autre maladie, & sera délivré des douleurs cruelles dont il étoit menacé tous les jours.

Voilà tout ce que l'art nous a appris jusqu'à présent sur cette maladie.

Les mêmes moyens qui servent à préserver le *cancer* de l'irritation, sont propres aussi à modérer les symptomes : seulement on y ajoutera l'usage des remedes tirés de l'opium, pour calmer la douleur.

Tous les symptomes qui arrivent dans un *cancer* occulte viennent de ce que sa malignité est augmentée. Si donc, par la méthode prescrite ci-dessus, on conserve le *cancer* dans le même état, on allégera les symptomes présens, & on obviera à ceux qui pourroient venir. Le principal symptome est la douleur qui provient du déchirement des tégumens en conséquence de l'accroissement de la tumeur, ou de l'acrimonie du *cancer* qui corrode les nerfs vivans distribués dans sa substance. Souvent il arrive qu'on ne sauroit écarter la cause de la douleur, auquel cas il n'y a rien à faire que d'en émousser le sentiment par des remedes qui en diminuent la vivacité, sans emporter cependant la cause de la douleur, & de prévenir par-là les effets de cette douleur, qui seroient fort à craindre dans ces cas ; car à moins de s'y prendre de cette maniere, le malade sera tourmenté d'insomnies, d'inquiétudes, d'anxiétés & de fievre, & bientôt tous les symptomes augmenteront.

Quand l'extirpation du *cancer* n'est pas praticable, il le faut au moins mitiger, en le détergeant fréquemment, en y appliquant des préparations de plomb extremement douces, & en employant les méthodes prescrites ci-dessus.

Quand le *cancer*, en perçant les tégumens devient ulcéré, il presente aux Medecins un spectacle fort hideux, souvent même si terrible, que j'ai vu, dit Vanswieten, des Chirurgiens âgés & intrépides pouvoir à peine en soutenir la vue : car l'odeur extremement fœtide qui en sort, le renversement des levres de l'ulcere, & l'impossibilité où l'on se voit d'y apporter du remede, sont des circonstances qui attendrissent ceux mêmes qui dans les opérations les plus cruelles ne se laissent point toucher par les cris lamentables d'un malade. Mais quoique je sache bien qu'un pareil spectacle, est très desagréable, cependant, par amour pour notre prochain, nous devons faire tous nos efforts pour soulager quelqu'un qui se trouve dans cette déplorable situation, & ne le pas rendre encore plus à plaindre en l'abandonnant à lui-même.

Un ichor extremement acre, qui devient de jour en jour plus malin, & qui comme nous l'avons déja observé d'après Aëtius, est plus destructif que le poison des animaux les plus vénimeux, corrode la surface douloureuse du *cancer*, si l'on y remedie de bonne heure, & s'étendant aux environs, gagne les parties adjacentes. C'est pourquoi il faut nettoyer la partie affectée plusieurs fois par jour; & empêcher que les parties adjacentes ne soient corrodées par la sanie, qui se décharge en y appliquant des onguens mous & des emplâtres, où il entre du plomb. La meilleure méthode sera d'étancher trois ou quatre fois en vingt-quatre heures la matiere vénéneuse qui s'est amassée, avec des plumasseaux un peu chauffés, ensuite de couvrir toute la surface du *cancer* ulcéré des mêmes plumasseaux, sur lesquels on aura étendu légerement un peu d'*unguentum nutritum*, composé de vinaigre, de litharge & d'huile mêlés ensemble; car quoique les plumasseaux secs pussent étancher l'ichor qui se déchargeroit, il pourroient aussi se coller à l'ulcere, & quand il faudroit les retirer on causeroit au malade une douleur aigue. Par-là on empêche l'intromission de l'air extérieur & le dessechement des parties; de plus la force du vinaigre résiste à la putréfaction, & son acrimonie est modérée par le plomb qu'on y mêle. On a remarqué que les substances grasses n'y étoient pas bonnes; & cela, parce qu'obstruant les pores de l'ulcere elles empêchent l'évacuation de la sanie. Par-dessus les plumasseaux on appliquera une emplâtre de diapompholyx: qui sera trouée en beaucoup d'endroits, afin que la sanie puisse se décharger librement. Par-dessus les trous de l'emplâtre on mettra de la charpie seche qui s'imbibe de l'ichor qui se déchargera. On assurera tout cet appareil avec un bandage qu'on aura pourtant l'attention de ne pas trop serrer, de peur, qu'en pressant sur la partie affectée, il n'irrite tous les symptomes.

Comme le *cancer* ulcéré est ordinairement accompagné d'une violente putréfaction, il faut aussi remedier à cet inconvenient, autant qu'il est possible. Le vinaigre, le sel marin & le sel gemme sont très propres à obvier à toute sorte de putréfaction; mais d'un autre côté ces substances acres irritent extremement un *cancer* ulcéré.

Hildanus nous apprend, *Observat. Chirurg. Cent. III. Observ.* 86. qu'un Chirurgien appliqua à un sein *cancereux* de l'onguent d'Egypte pour en corriger l'odeur fétide & pour réprimer des chairs fongueuses qui naissoient de la substance du *cancer*; mais que le désordre augmenta si considérablement par là que tout le sein fut corrodé jusqu'aux côtes.

Cet exemple fait voir combien il faut de prudence & de circonspection dans des cas de cette nature. Il faut appliquer au *cancer* ulcéré les remedes que nous venons de dire, tellement tempérés qu'ils ne puissent causer aucun mal par leur acrimonie. Par exemple, le malade pourra supporter le vinaigre mêlé avec vingt fois autant d'eau, à quoi on ajoutera une très-petite quantité de sel marin; & on ne pourra mieux faire que de laver toute la partie affectée avec cette même liqueur, tiede, toutes les fois qu'on nettoyera le *cancer*. Comme l'esprit de sel marin résiste puissamment à toute sorte de putréfaction il pourra être d'un excellent usage dans ce cas, pourvu qu'on le noye dans une si grande quantité d'eau que quelques gouttes de cette liqueur versée dans l'œil n'y causent presque point de cuisson.

Van-Swieten nous apprend que par l'usage de ce remede il empêcha d'empirer un *cancer* qu'avoit au sein une femme, mais qui d'ailleurs étoit d'une très-bonne constitution, & cela pendant quinze mois; & que sur les bords il apperçut quelques marques de suppuration au moyen de laquelle quelques parties de matiere fongueuse s'étant séparées tomberent, tandis que le fond de l'ulcere parut suffisamment net. Mais ses belles espérances furent bien trompées, lorsque la malignité augmentant il ne put plus par ces remedes doux empêcher le progrès de la putréfaction, & que d'un autre côté des topiques plus acres qu'il employa irriterent tout-à-coup le désordre; après quoi cette femme mourut au bout de deux ans qu'elle avoit porté ce *cancer* ulcéré.

Hildanus rapporte dans ses *Observ.* qu'il a été bien trompé à un *cancer* à la langue qu'il traita avec différens remedes. La cure alloit si bien que non-seulement le désordre étoit allégé de jour en jour, mais même que toute la tumeur disparut après une abondante hémorrhagie & une décharge copieuse de sanie cadavéreuse. La malignité étant dissipée, l'ulcere rendit une matiere louable, il revint des chairs, qui n'étoient point d'une couleur livide, mais saines & vermeilles, de sorte que toute la plaie étoit cicatrisée à l'exception d'une petite fente qui y resta. Mais lorsqu'il croyoit qu'il n'y avoit plus rien à craindre, une tumeur scrophuleuse qui étoit logée sous la mâchoire inférieure, venant à grossir communiqua son état à la langue, qui en peu de jours enfla à un tel point, que non-seulement elle remplissoit toute la cavité de la bouche, mais même qu'elle sortoit en dehors au-delà des dents; de sorte qu'Hildanus avant la mort du malade vit sa langue toute corrodée, & les dents inférieures se serrer contre les supérieures.

Ces déplorables accidens nous apprennent quel terrible maladie c'est qu'un *cancer* ulcéré, qui après une treve si trompeuse se déchaîne souvent ensuite avec plus de furie qu'auparavant. Ces exemples là mêmes peuvent peut-être donner lieu de croire qu'il n'est pas absolument impossible de séparer par la suppuration le *cancer* des parties saines, quoiqu'on ignore encore jusqu'à présent les méthodes & les différens remedes par où l'on y pourroit parvenir. Que celui qui feroit une pareille découverte s'illustreroit à bon titre! Mais qu'il seroit en même tems punissable si par des vues mercenaires il la tenoit cachée au reste des hommes.

A ces remedes qui résistent à la putréfaction on peut ajouter ceux qui par leur qualité narcotique sont propres à mitiger la douleur brûlante, même lorsqu'on les applique extérieurement. Galien, *Meth. Med. Lib. II. cap.* 2. recommande pour cet effet le suc de morelle; d'autres recommandent la ciguë ordinaire ou la ciguë aquatique. Paul Eginete, *Lib. IV. cap.* 26. pour faire cesser la douleur du *cancer* ulcéré, ordonne d'appliquer sur la partie un linge en double trempé dans du suc de morelle, & par-dessus de la laine imbibée de la même liqueur, observant de ne laisser sécher ni l'un ni l'autre. On peut pour remplir la même indication préparer différentes fomentations de feuilles de jusquiame, de langue-de-chien & de pavots infusées dans de l'eau, à quoi on ajoutera du vinaigre & du sel, mais en très-petite quantité, de peur que par leur acrimonie ils n'augmentent la douleur & n'aigrissent le mal que la moindre cause est capable d'irriter. On peut pour la même fin ajouter à ces fomentations quelques grains d'opium.

Par rapport aux alimens, les seuls qui conviennent sont les légumes les plus tendres, les bouillons de viande & le laitage: mais pour toutes les substances qui sont de difficile digestion, ou qui peuvent causer quelque désordre par leur acrimonie, il faut s'en abstenir comme nous l'avons déja observé. On ne peut que bien faire en usant beaucoup de l'infusion des feuilles de sureau & de pavots sauvages.

Heister pour les *cancers* ouverts ou ulcérés, recommande les topiques suivans: l'huile de myrrhe par défaillance, ou l'essence de myrrhe avec l'essence d'ambre, ou l'eau de tilleul, soit seule ou avec une petite quantité de sucre de Saturne. Ou,

Prenez *de vinaigre de litharge, une once & demie,*
huile de roses ou de morelle, une once.

Mêlez & faites-en un onguent dans un mortier de plomb ou de verre. Ou,

Prenez *eau de roses,*
de fleurs de sureau,
de pavots sauvages, } *de chaque deux onces.*
de sucre de Saturne,
d'essence d'opium, } *de chaque une once.*
esprit de vin thériacal, deux onces.

Mêlez ensemble. Ou,

Prenez *eaux de frai de grenouilles*, *de morelle*, } *de chaque trois onces.*
de plomb calciné, *une once*,
de sucre de Saturne, *demi-once*,

Mêlez le tout ensemble.

Au lieu de ces préparations on peut aussi employer quelques décoctions vulnéraires faites avec du marrube, de l'aigremoine, de la bétoine de Paul, ou bien du suc de morelle ou de plantain. A chaque pansement on peut laver le *cancer* avec ces décoctions & mettre par-dessus l'appareil une compresse qu'on aura trempée dans la même liqueur. Mais quand les douleurs sont fort aiguës on y peut mêler un peu d'opium ou d'essence d'opium; ou bien imbiber d'essence pure d'opium un bourdonnet qu'on appliquera sur la partie affectée, parce qu'il y a des cas où on ne peut pas soulager autrement la douleur. Pour émousser la douleur de la plaie plus efficacement, il faut préparer ou délayer de l'essence d'opium, non pas avec de l'esprit de vin, mais plutôt avec des eaux distilées convenables, telles que celles de morelle & de pavots sauvages. Dionis ordonne d'appliquer un morceau de veau cru. L'usage des médicamens en poudre n'est pas si avantageux pour les *cancers* que pour les autres ulceres: mais le plomb calciné appliqué sur la partie avec du mucilage de graine de lin ou d'herbe aux puces sert plus qu'on ne sauroit croire à appaiser la douleur. Dans l'application de ces différens remedes la variété peut les rendre plus agréables: mais le Medecin choisira cependant d'entre les différentes préparations celles qui répondent mieux à l'état & à la condition du malade. L'eau d'arquebusade, distilée plutôt avec l'eau de morelle qu'avec le vin chaud, & appliquée chaude sur la partie affectée, remplira merveilleusement bien cette indication.

Avant d'en venir à l'amputation du *cancer* il faut préparer le corps par un régime convenable & par des médicamens qui soient corroborans & opposés à la cause du *cancer*.

Si un *cancer* ulcéré est logé à une partie du corps où le Chirurgien puisse introduire sa main; s'il n'a pas encore pris racine dans les parties adjacentes; s'il n'y a pas à quelque autre partie de skirrhe dont l'extirpation soit impratiquable, & qu'il n'y ait pas lieu de croire que quelque désordre semblable soit caché dans les parties internes du corps, il faut l'extirper le plutôt qu'il sera possible, de crainte que si on le laisse quelque tems sa malignité n'augmente & n'affecte les glandes adjacentes. Or dans l'extirpation du *cancer* on doit prendre les précautions suivantes.

Comme c'est pour l'ordinaire une cruelle opération, & qu'il reste après qu'elle est faite une plaie extremement large, il est à propos avant l'opération de fortifier le corps par des alimens balsamiques, & de réparer sa vigueur affoiblie par la souffrance, la crainte & les veilles, en faisant prendre au malade des cordiaux gracieux, qui pourtant ne soient pas capables d'exciter une violente agitation dans les humeurs; car moyennant ces préparations, la plaie pourra se consolider avec plus de succès. Il faut aussi se souvenir que les alimens qu'il convient de donner au malade sont ceux qui sont opposés à la cause connue du *cancer*. Si, par exemple, une qualité scorbutique putride prédominante dans toute l'habitude du corps a changé un skirrhe bénin en un *cancer* ulcéré, les alimens les plus convenables sont les substances farineuses, les fruits mûrs & tendres, ou quelques autres acides doux. Si le désordre procede d'une habitude atrabilaire, on y pourra joindre le miel & les sucs des herbes potageres: mais si les symptomes nous font voir qu'il y a un acide austere qui prédomine dans tout le corps, il faudra des bouillons de viandes & des substances molles & grasses. Que si le *cancer* tend par sa propre nature à une violente putréfaction, il faut en ce cas que le malade ne prenne rien qui ne tire sur l'acide. Mais la virulence est quelquefois si grande qu'on n'a pas le tems de corriger l'acrimonie connue des humeurs avant l'extirpation; comme il est à craindre alors que le *cancer* ulcéré n'affecte les parties adjacentes, ou n'enfonce ses racines profondément, & ne rende par là l'extirpation impratiquable; en ce cas il vaut mieux commencer par faire l'amputation, après cela on verra à corriger la cacochymie connue des humeurs par des alimens & des remedes convenables.

Les différentes méthodes d'extirper le *cancer* sont décrites à l'Article *Amputatio*. J'observerai seulement ici que Boerhaave conseille de ne pas panser la plaie souvent, & de prendre garde que le bandage ne serre trop, & d'avoir soin de vuider les vaisseaux sanguins d'alentour.

Comme les vaisseaux sanguins adjacens au *cancer* sont ordinairement gonflés & distendus par un sang noir, comme nous l'avons déja observé; il paroît à propos de laisser évacuer ce sang qui quelquefois séjourne depuis long-tems dans les vaisseaux, & de ne point arrêter tout d'un coup l'hémorrhagie; car il y a tout lieu de craindre que ce sang, logé si près du *cancer*, n'ait pris un peu de sa malignité, & n'allât reproduire un nouveau *cancer* dans quelque autre partie du corps. On a déja observé que le *cancer* ulcéré communiquant sa contagion aux glandes qui ont correspondance avec la partie *cancerée*, y excite des *cancers* occultes; les malades ne voudroient pas assurément s'exposer à ce risque pour ménager quelques onces de sang.

Paré, *Lib. VII. cap.* 31. ordonne dans cette vue de presser tout du long les veines variqueuses gonflées de sang noir, afin de l'en faire tout sortir; demployer ensuite le cautere actuel, tant pour arrêter l'hémorrhagie que pour détruire ce qui pourroit rester de contagieux s'il en reste quelque chose. On a tout-à-fait renoncé à présent à cette méthode cruelle d'arrêter l'hémorrhagie, par la raison qu'on peut parvenir à la même fin par des remedes plus doux; & si le *cancer* est extirpé entierement, la plaie n'ayant rien que de sain ce n'est pas le cas de la cautériser. Nous avons cependant observé que Ruysch extirpa un *cancer* à la langue qui paroissoit pour la seconde fois, & cautérisa ensuite la plaie avec succès.

Après l'extirpation du *cancer* la plaie est fort large, si le *cancer* étoit gros & que l'on ait emporté les tégumens: mais si on les a seulement renversés lors de l'extirpation, la plaie sera plus petite & plutôt guérie, comme on le voit à l'Article *Scirrhus*. Il ne faut pas la panser trop souvent, de peur que la nourriture nécessaire au corps ne lui manque en conséquence de la décharge trop abondante de fluides qui se feroit, & que le malade ne meure d'un véritable marasme. Il faut aussi prendre garde que le pus en séjournant trop long-tems sur la surface de la plaie ne soit repompé par les petites veines & ne porte une cacochymie purulente dans le sang, ce qui donneroit encore lieu à des symptomes terribles. Mais comme cette opération peut occasionner la perte d'une grande quantité de substance, il faut observer les précautions qu'on recommande dans les plaies qui sont accompagnées de perte de substance. Voyez l'Article *Vulnus*. Lors des pansemens, il ne faut pas manquer de déterger la partie, mais bien doucement & bien légerement, de peur que si on y touchoit trop rudement on ne détruisît la pulpe nerveuse des vaisseaux qui pousse, comme il sera observé à l'Article *Vulnus*.

Après l'amputation faite il faudra que le malade continue de garder le régime & d'user des médicamens prescrits pour un *cancer* encore existant.

Comme il ne peut rien arriver de plus terrible & de plus affligeant pour le malade que de se voir attaqué d'un nouveau *cancer* à quelque partie du corps, après s'être soumis à la cruelle opération de l'extirpation, il faut donc qu'il persiste long-tems dans l'usage des alimens & des médicamens qui ont des qualités opposées aux causes du *cancer*, surtout si ces causes sont internes; car quand le *cancer* est produit dans un corps sain par une cause externe, telle que la contusion, par exemple, il n'est point à craindre qu'il reparoisse après l'extirpation. Mais même dans ce cas il vaut mieux prendre trop de précautions que de n'en pas prendre assez; & les malades qui auront une fois éprouvé tous les maux cuisans que cause ce désordre, se laisseront aisément persuader de suivre ponctuellement les ordonnances du Medecin.

Il suit de ce qui vient d'être dit dans cet Article que les *cancers* sont quelquefois la source de terribles désordres lorsqu'ils sont situés dans quelque partie où l'extirpation n'en est pas pratiquable.

Puisqu'il est visible par ce qui a été dit ci-dessus qu'il se trouve quelquefois des skirrhes dégénérant en *cancers* aux parties internes du corps, il est certain qu'il doit s'en ensuivre les plus affreux symptomes, une sanie corrosive découlant de l'ulcere *cancereux* & infectant les visceres. Plusieurs désordres chroniques, tous très-opiniâtres, tirent leur origine des skirrhes aux visceres; & l'on voit par quantité d'exemples rapportés tant dans cet Article que dans l'Article *Scirrhus*, que des *cancers* aux parties internes du corps ont produit des douleurs aiguës, des érosions de visceres surprenantes, suivies des plus terribles tourmens & de la mort même.

Fin du second Volume.

EXPLICATION

Des Planches contenues dans ce second Volume.

PLANCHE PREMIERE.

Fig. 1. INSTRUMENT pour redresser le cou ; *A*, collier garni de peau qu'il faut adapter exactement au cou. *B*, *B*, espece d'arc de fer qui tient au collier, & qui est garni d'un anneau *C*.

Fig. 2. La maniere dont on a tenté la transfusion du sang, en faisant passer le sang de l'artere *A* du bras d'un homme dans l'artere *B* du bras d'un autre homme.

Fig. 3. Cucurbite pour allonger le téton, mais surtout pour tirer le lait.

Fig. 4 & 5. Petites plaques d'or ou d'argent pour remplacer les parties du palais qui pourroient avoir été consumées ; ces plaques sont garnies d'un morceau d'éponge douce fixée en *a a*.

Fig. 6. Instrument de cuivre de l'invention d'Hildanus pour enlever la luette par une ligature. On voit le fil ou la ligature montant le long de cette machine jusqu'au point. *B* à son extrémité supérieure, ce fil est disposé de la maniere qui convient à l'usage de cet instrument. *B*, à la partie supérieure représente l'endroit dans lequel il faut engager la luette, & *B* à l'extrémité inférieure celui par où il faut tirer le fil ou le cordon avec la main. L'instrument au reste est de trois doigts plus large qu'il n'est représenté ici.

Fig. 7. Fil d'archal d'acier ou de cuivre, percé à l'une de ses extrémités *A* : il sert à porter le cordon à travers l'instrument précédent, & à le placer dans la situation convenable ; *B*, le manche.

Fig. 8. Instrument pour l'amputation de la luette. *A* la partie qui reçoit la luette. *B*, *B*, la partie qui contient l'instrument tranchant *C*, cet instrument tranchant est mobile & peut s'avancer en *A* dans le moment de l'opération. *D*, *D*, *D*, le manche de l'instrument. L'Opérateur tient ce manche de la main gauche.

Fig. 9. Paristhmiotome ou instrument qui sert à scarifier les amygdales lorsqu'il y a inflammation, ou à les ouvrir lorsqu'elles renferment du pus. *A*, le scarificateur caché. *B*, le bouton qui sert à le faire sortir dans l'opération. *C*, le manche ou la partie par laquelle on tient l'instrument. Il faut supposer cet instrument à peu près de deux ou trois doigts plus grand qu'on ne le voit dans la figure.

Fig. 10. Instrument inventé pour tirer du gosier les os, les arêtes, &c. *A A*, une éponge. *B B*, un manche de baleine auquel l'éponge est attachée.

Fig. 11. Espece de brosse pour l'estomac, *ventriculi excutia*. *A A*, la brosse faite de crin extremement fin. *B B*, fil d'archal sur lequel sont montés les crains, & qui est couvert de soie ; c'est proprement le manche de l'instrument, ou la partie, à l'aide de laquelle on introduit la brosse dans l'estomac.

Fig. 12. Cette figure représente un torticollis. *A A*, les deux muscles mastoïdiens qui doivent être séparés dans leurs parties inférieures, lorsqu'il y a ainsi contraction contre nature.

Fig. 13. Montre la transfusion du sang de l'artere ou veine crurale d'un animal dans le bras d'un homme au moyen du tube *A*.

Fig. 14. *A A*, la maniere de diviser les tégumens dans la trachéotomie, & le lieu où cette division doit être faite.

Fig. 15. Espece de trois-quarts dont la pointe est aiguë & triangulaire, & dont on se sert pour ouvrir la trachée-artere dans l'opération précédente.

Fig. 16. Autre instrument inventé par DEKKER pour le même usage. *A A*, le trois-quarts. *B B*, la cannule qui renferme le trois-quarts, & qu'on laisse dans la trachée après l'opération.

Fig. 17. Partie du col où le séton transversal doit être appliqué.

Fig. 18. Instrument de verre dont on applique la partie *A* sur le bout du teton & la partie *B B*, dans la bouche de l'enfant, afin qu'il puisse téter, lorsque le mamelon de la nourrice ou de la mere est trop court.

Fig. 19. Petite cucurbite de verre pour allonger le mamelon lorsqu'il est trop court, ou le couvrir lorsqu'il est exulcéré.

PLANCHE II.

A B. Deux lancettes de grandeur différente. On s'en sert, surtout de la plus petite, dans la saignée, ce qui leur a fait donner par les Grecs le nom de phlebotomes ; on emploie l'autre pour ouvrir les abscès.

C. Ciseaux droits propres à différens usages. Le Chirurgien doit en avoir plusieurs de différentes grandeurs.

D. Ciseaux courbes propres à ouvrir les fistules & à plusieurs autres opérations.

E. Pincettes munies de dents à l'une de leurs extrémités. On s'en sert pour lever les plumasseaux, & quelquefois pour ôter les esquilles ou autres choses semblables, aussi-bien que dans les dissections Anatomiques. Elles sont ordinairement d'acier, mais celles d'argent valent mieux.

F. Un rasoir.

G. Un bistouri droit.

H. Un bistouri courbe.

I. Bistouri droit à double tranchant.

K. Sonde dont l'une des extrémités est large, & mince pour nous faire connoître quand il y a des fissures aux os du crane, l'autre extrémité a une petite tête, on s'en sert pour connoître la profondeur & la direction d'une plaie. La sonde *L* peut aussi servir au même usage. Les meilleures sondes sont celles d'argent, quoiqu'on en fasse souvent d'acier, d'ivoire & d'os de baleine.

M. Sonde cannellée ou conducteur pour diriger la pointe des bistouris ou des ciseaux dans l'ouverture des sinus ou fistules, pour ne point offenser les vaisseaux, les nerfs, & les tendons. L'ornement que l'on voit à la partie supérieure sert de manche : mais cette extrémité est faite quelquefois en forme de cuillere, comme on voit en *N*, afin de pouvoir contenir la poudre que l'on met sur les plaies & les ulceres ; quelquefois aussi elle est fourchue à son extrémité, comme en *O*, & l'on s'en sert pour couper le frein de la langue.

P. Est une spatule. L'on se sert de cet instrument pour

abaisser la langue afin de pouvoir examiner l'état des amygdales, de la luette & du gosier, lorsque ces parties sont affectées de quelque maladie. Il sert aussi à lever la langue lorsqu'on veut en couper le frein, ce qui fait qu'il a une fente à une de ses extrémités. Les spatules d'argent sont préférables à celles de tout autre métal.

Les spatules marquées *Q* & *R*, ne different point de la précédente. L'on s'en sert principalement pour faire les emplâtres, les cataplasmes, & pour étendre les onguens. Celles qui ont une de leurs extrémités cannellées servent quelquefois à relever les os fracturés du crane. Les lettres *S*, *T*, *V*, *X*, représentent plusieurs aiguilles courbes de différentes grandeur.

PLANCHE III.

Fig. 1. On voit dans cette figure les deux especes de fistule à l'anus. *AA*, est une partie du rectum. *B*, le sphincter. *CC*, une fistule complete avec une de ses ouvertures *C* à l'extérieur, & l'autre *C* intérieurement. *DD*, une sonde fléxible dont une des extrémités sort par l'anus & l'autre par l'ouverture extérieure de la fistule, interceptant entre elles les parties qu'il faut ouvrir dans l'opération. On fera plus commodément l'incision de ces parties, si on les tient élevées par le moyen de la sonde. *F*, est une fistule incomplete qui n'a qu'un orifice, & cet orifice s'ouvre dans l'intestin. *HH*, sont les extrémités de la sonde fléxible.

Fig. 2. Instrument assez semblable à une aiguille, de l'invention de Garengeot: cette espece d'aiguille est d'argent: elle est fléxible, elle est percée en *A*, & l'on peut par l'ouverture *A* passer aisément un fil. L'usage de ce fil est de couper les chairs à la maniere des Anciens. La même aiguille s'emploie aussi à faire passer un linge dans une plaie ou dans un ulcere, en forme de séton. *B*, la pointe de l'instrument, avec laquelle on percera l'intestin dans la fistule incomplete & qu'on recourbera ensuite pour la faire sortir par l'anus. Elle est crénelée dans toute sa longueur, afin qu'elle puisse faire l'office de conducteur.

Fig. 3. Espece de syringotome inventé en partie par Garengeot. *AAA*, la partie concave & tranchante. *BBB*, la partie obtuse & convexe ou le dos. *CD*, sonde d'argent, flexible, attachée au bistouri & commençant en *C*: cette sonde finit en *D*. La partie *EE* recourbée en forme de crochet, sert de manche, & elle facilite l'opération, surtout dans les cas où la fistule est dure & calleuse. Heister racourcit beaucoup cet instrument; & son extrémité, selon cet Auteur, devroit être en *F*: il prétend qu'en en ôtant la partie *DF*, il sera plus commode dans l'opération.

Fig. 4. 5. 6. & 7. Les différens syringotomes des Anciens; leurs différentes formes & courbures, avec leurs extrémités obtuses ou pointues, selon la nature des fistules sur lesquelles ils avoient à travailler. *AB*, est la partie tranchante. *C*, l'extrémité de la sonde. *D*, la partie obtuse ou le dos du syringotome.

Fig. 8. Syringotome dont le premier inventeur est Bassius. *AAA*, la partie tranchante, en forme de bistouri courbe. *BB*, la sonde flexible adaptée à l'extrémité de la partie tranchante. *C*, sa pointe. *DD*, son manche.

Fig. 9. 10. 11. 12. & 13. Instrumens recommandés dans l'opération des fistules, par Rungius, Chirurgien, à Bremen, à Heister; surtout celui qu'on voit *fig.* 9. C'est une espece de sonde crénelée ou de conducteur. *CD*, est le manche. *AB*, la sonde crénelée ou le conducteur. *E*, l'endroit où la sonde a une inflexion singuliere, selon l'usage qui lui est propre. La *fig.* 10. montre en face la crénelure qu'on ne voyoit que de profil dans la *fig.* précédente *i*, *fig.* 11 *AB*, est un grand conducteur qu'il faut introduire dans l'anus, pour diriger la pointe du syringotome dans l'opération, où l'on risqueroit sans cela d'offenser les parties adjacentes de la fistule, avec l'instrument représenté *fig.* 13. *DB*, manche de ce conducteur incliné en sens contraire à la crénelure. La *figure* 12. montre en face la crénelure de ce conducteur, qu'on ne voyoit que de profil dans la figure précédente. La *figure* 13. représente un bistouri droit, long & étroit, auquel le grand instrument dont nous venons de parler, sert de conducteur.

Fig. 14. Sonde flexible dont on doit faire passer la partie recourbée *A* par l'orifice intérieur de la fistule: c'est pourquoi il faudra l'insérer dans l'anus. Elle servira beaucoup à diriger le Chirurgien dans le cas de la fistule incomplete.

PLANCHE IV.

Fig. 1. Un lac dont on peut se servir pour l'extension de la tête lorsqu'elle est luxée.

Fig. 2. Un autre lac pour assujettir le corps du malade dans le même cas.

Fig. 3. Représente l'ordre ou la position des petites incisions que l'on fait dans la peau avec le scarificateur pour que la ventouse puisse les couvrir toutes.

Fig. 4. Un appui dont on se sert dans les luxations de l'humérus. *A*, est une ouverture ou fente dans la machine. *B*, *C*, sa forme à ses extrémités. *D*, *D*, deux ouvertures dans lesquelles passent les cornes *a a* de l'instrument représenté *fig.* 11.

Fig. 5. La meilleure maniere de réduire la luxation de l'humérus lorsqu'elle est récente. *A*, le malade assis. *B*, l'aide sur un siége, qui assujettit le malade. *C*, un aide qui fait l'extension du bras. *D*, le Chirurgien qui en fait la réduction. *E*, une serviete avec laquelle l'Opérateur soutient le bras pour le réduire.

Fig. 6. Une aiguille dont se servent les habitans de la Chine & du Japon pour faire des piquures sur le corps dans plusieurs maladies. *A*, le manche. *B*, la pointe qui entre dans la chair.

Fig. 7. Un petit maillet dont ils se servent pour frapper l'aiguille dont nous venons de parler. *A*, la tête. *B*, son manche. *CC*, loge dans laquelle on enferme l'aiguille.

Fig. 8. Une fronde particuliere de l'invention de M. Petit, pour les luxations des membres. *A* sa partie qui est de cuir. *b b b b b*, cordon de soie attaché à cette piece aux endroits marqués 1, 2, 3. La partie *A* s'attache autour du bras. *c. d. e.* une gance mobile attachée par les points *f f* au cordon de soie.

Fig. 9. Un instrument dont se sert M. Petit pour réduire la luxation de la cuisse en dedans. On l'applique aux points *F F* de la machine représentée *fig.* 11. au lieu des deux branches *a. a.*

Fig. 10. Bandage pour les cauteres du bras, que l'on doit faire un peu plus long pour ceux du cou & des jambes. *A A* un courroie d'environ deux ou trois travers de doigt de large. *B*, un petit crochet de cuivre. *C*, une plaque de cuivre avec plusieurs entailles pour recevoir le crochet, en forme d'agraphe pour fixer la courroie.

Fig. 11. La machine de M. Petit pour réduire les luxations de l'humérus & de plusieurs autres membres. *a. a.* deux bras ou cornes qui servent à contenir le malade pour qu'il ne cede pas à l'extension. *B*, l'autre extrémité de la machine qui pose sur le plancher. *C. C. C. C.* les mouffles de la machine. *d. d.* la corde ou double lac qui sert à faire l'extension. *E*, la manivelle qui sert à tendre le cordon & à étendre le membre. *F F*, endroits où où les deux branches ou cornes se joignent au corps de la machine.

Fig. 12. Le cautere actuel caché dont on se servoit autrefois pour appliquer les cauteres, & que quelques-uns appellent *capsula Casseriana*. *A*, l'extrémité du cautere actuel, ou le fer rouge qui sort hors de l'étui. *B. B. B. B.* la boîte de bois qui couvre le fer rouge de peur qu'il n'épouvante le malade. *C*, le manche avec lequel on applique le cautere sur la peau.

Fig. 13. Une sangsue. *A*, la tête ou bouche par où elle mord. *B*, le corps & les parties postérieures. Il est bon d'observer qu'une même sangsue peut prendre un millier de formes différentes par la facilité qu'elle a de s'allonger & de se racourcir, de sorte qu'on ne peut déterminer au juste sa longueur ni sa grosseur.

Fig. 15. *Speculum ani* ou instrument pour dilater l'anus ou le vagin, pour injecter un fluide commodément dans ces parties, lorsqu'elles sont affectées. *A A* & *B B* représentent le bec creux & conique de l'instrument: ce bec se partage en deux parties: chacune de ces parties est concave, ensorte que réunies elles forment une espece de cone creux. Ce cone frotté d'huile ou de graisse s'introduit dans l'anus ou dans la matrice; ensuite on appuie sur les deux branches *C* & *D*; la jointure *E* étant faite en maniere de ginglyme, cette pression qui rapproche les branches, fait écarter les deux parties du cone creux qui dilate dans ce mouvement l'anus & le vagin, & en facilite l'inspection.

PLANCHE V.

Voyez-en l'explication sous l'Article *Arteria*.

PLANCHE VI.

Voyez-en l'explication sous l'Article *Auris*.

PLANCHE VII.

Fig. 1. Instrument enfermé dans une espece de cannule; on s'en sert pour brûler la partie extérieure de l'oreille appellée *anti-Tragus*, ou le bouton postérieur qui est au-dessus de l'extrémité inférieure de l'anthelix. *A*, la canulle. *B*, le manche. *C*, une partie du cautere qui sort de la cannule. *D*, le manche du cautere.

Fig. 2. Instrument acoustique, figuré comme une corne ou une trompe, ou cornet acoustique. *A*, sa partie la plus étroite qui s'insere dans l'oreille. *B B*, sa partie moyenne qu'on tient à la main, & qui sert à diriger la grande ouverture du côté que vient le son dont on veut recevoir l'impression. Les sourds se servent avantageusement de ce cornet.

Fig. 3. Autre cornet acoustique. C'est un tuyau qui ne differe du premier que par les différentes convolutions qu'il fait. On le tient à la main par le manche *B*. Sa partie la plus étroite *A* est appliquée à l'oreille; & son ouverture la plus large *C* reçoit le son.

Fig. 4. Autre instrument pour le même usage que les précédens. Dekker en est l'inventeur. Il doit être fait d'argent. On applique à l'oreille le sommet *A* où se terminent les circonvolutions; il y est fermement attaché avec les cordons *B B*; on le dispose de façon qu'il puisse être couvert par la perruque & les cheveux, & on n'a pas l'embarras de le tenir à la main.

Fig. 5. Instrument pour tenir les lobes de l'oreille, quand il est question de les percer.

Fig. 6. Aiguille d'argent ou d'acier. *A*, sa pointe. *B*, son autre extrémité, avec un canal capable de contenir un fil de plomb. Cette aiguille sert à percer l'oreille & à introduire en même tems dans le trou un fil de plomb.

Fig. 7. Le fil de plomb qu'il faut laisser dans les trous faits aux oreilles, jusqu'à ce qu'ils ne puissent plus se refermer.

Fig. 8. Autre aiguille pour le même usage, creuse ou fendue à l'une de ses extrémités comme une lardoire; c'est dans cette ouverture que l'on insere le fil de plomb qui doit rester dans le trou fait avec l'aiguille.

Fig. 9. Paire de pinces arrondies, pour l'extraction du polype du nez, de l'invention de Palfyn.

Fig. 10. Autre paire de pinces, dont les extrémités sont ouvertes, afin que le polype soit plus étroitement embrassé.

Fig. 11. Autre paire de pinces ou tenettes, dont les extrémités sont recourbées. On s'en sert pour l'extraction des polypes du nez, lorsque ces polypes pendent dans la gorge.

Fig. 12. Instrument dont on se sert pour faire une ligature à un polype qui n'est pas trop profondément enraciné. *A*, le manche de l'instrument. *B*, son extrémité obtuse est percée d'un trou, comme une aiguille ordinaire, à travers lequel on passe un fil ciré qu'on conduit à l'aide de l'instrument autour de la racine du polype. On a pratiqué la courbure *C* pour embrasser avec plus de facilité la racine du polype & y faire plus commodément la ligature.

Fig. 13. Polype extirpé par Heister avec l'instrument précédent. *A*, la racine par laquelle il étoit attaché au-dedans du nez. *B*, la partie qui paroissoit hors du nez.

Fig. 14. Le nez représenté dans cette figure non-seulement étoit tout-à-fait bouché; mais la levre supérieure retroussée en-haut, étoit fortement attachée à l'orifice des narines.

Fig. 15. & 16. Deux tuyaux de plomb ou de cuivre, avec des ailes, dont l'usage est de tenir les narines ouvertes & dilatées, après qu'elles ont été percées par l'opération. La *fig.* 15 représente le tuyau qui convient à la narine droite, & la *fig.* 16, celui qui convient à la narine gauche.

Fig. 20. Instrument pour la scarification de l'intérieur des paupieres, nommé par les anciens *blepharoxistum*, fait en forme de rape. *A*, le manche. *B*, la partie scarifiante.

PLANCHE VIII.

Fig. 1. 2. 3. 4. 5. &c. 24. représentent les divisions des plantes en classes suivant la méthode de M. Linnæus, déduites de la différence qui se trouve entre les parties qui servent à leur fructification, les étamines & le pistil, ou plutôt les bossettes, *antheræ*, des premieres, & le style, *stigma*, du dernier. Pour l'intelligence de ces figures, voyez à la fin de l'Article *Botanica* l'exposition que j'ai faite de la méthode de M. Linnæus.

Fig. 25. *a. a. a. a.* l'enveloppe *involucrum*, qui renferme plusieurs fleurs dont chacune a son calyce particulier, *perianthium*; elle est composée de plusieurs petites feuilles disposées en rayons & quelquefois colorées. Elle a lieu principalement dans le second ordre ou la seconde sous-division de la Classe V.

Fig. 26. L'espece d'enveloppe nommée *spatha*. Elle renferme une ou plusieurs fleurs qui souvent n'ont point de calyce particulier, *perianthium*. Elle est composée le plus souvent d'une feuille membraneuse de figure & de consistance différente *b. b. b.* attachée à la tige. Quelquefois cette feuille est double *c. c.* On la trouve dans la I. la III. la VI. & la XX. Classes.

Fig. 27. La balle, *gluma*, est une espece de calyce qui appartient spécialement aux plantes de l'espece des *gramen*. Elle est composée de deux ou trois portions *d. d.* membraneuses transparentes par leurs bords.

Fig. 28. Chaton, *amentum*, *iülus*, est un amas de fleurs d'un seul sexe attachées à une espece d'axe. Si ces fleurs ont des écailles, elles tiennent lieu de calyce. On le trouve dans la Classe XXI.

Fig. 29. Pétale, *petalum*, est cettte feuille de différentes couleurs qui sert à composer la couronne, *corolla*, de la fleur. Quand la fleur est composée d'un seul pétale, on y distingue le tube, *tubus*, *h*. & le bord, *limbus*, *g*. Si la fleur a plusieurs pétales on y considere l'onglet, *unguis*, *l*. & la partie supérieure, *i*, *bractea*.

Cette espece, ou pour parler plus correctement, cette partie de la couronne, *corollæ*, de la fleur destinée à recevoir le miel, se nomme *nectarium*. Elle varie beaucoup quant à sa figure. Elle est quelquefois faite en forme de fossette, de tube ou de tubercule. On en voit différentes especes même *fig. f. f. f. f.*

Fig. 30. Le péricarpe, *pericarpium*, est l'enveloppe des semences *m*, *n*. On en compte différentes especes.

Fig. 31. La follicule, *siliqua*, est composée de deux lames *o. o.* qui se séparent de la pointe à la base au moyen de la portion membraneuse *p*. Les semences y sont suspendues au moyen d'un cordon ombilical.

Fig. 32. Le légume, *legumen*, est une espece de péricarpe, oblong, applati, composé de deux parois jointes par deux sutures longitudinales, l'une supérieure, l'autre inférieure. Au bord supérieur de chaque paroi sont attachées les semences *q. q.* alternativement.

Fig. 33. représente une fleur à couronne tubulée, *corollula tubulata*, elle est faite en cloche & son bord est découpé en quatre à cinq endroits dont les découpures sont repliées en dehors.

Fig. 34. représente une fleur dont la couronne est applatie, tournée en dehors, le rebord découpé en trois ou cinq endroits, & le sommet entier.

Fig. 34. & 35. représentent les différences de la partie de la semence qu'on appelle la couronne, *corona*. Cette couronne est ou simple, ou lanugineuse & velue, *papposa*. On en voit une simple *fig.* 35. *t*. On en voit de l'espece opposée *fig.* 34. *u*, & 35. *x*, *z*. & *u*. Cette portion velue & lanugineuse de la semence, *papposa*, se divise selon les lieux où elle est attachée comme dans les *fig.* 34. & 35. *u. u.* & *fig.* 35. *r. x. z.* On la distingue encore en simple & en composée ou branchue. La simple *fig.* 35. *u. z.* résulte de l'assemblage de plusieurs rayons simples, la branchue *fig.* 34. *u*, & *fig.* 35. *x*, de celui de rayons composés de plusieurs autres.

PLANCHE IX. ET X.

Voyez-en l'explication aux Article *Bubonocele* & *Hernia*.

PLANCHE XI.

D'après EUSTACHI.

Elle représente les muscles qui paroissent dans la partie antérieure.

1. 1. Les muscles frontaux.
2. 2. Les orbiculaires des paupieres.
3. Le muscle releveur de l'oreille.
4. Le muscle temporal.
5. Le muscle masseter.
6. Le muscle appellé par Lancisi, abaisseur des aîles du nez.
7. Le dilatateur des aîles de snarines.
8. Le zygomatique.
9. La place du muscle releveur des levres, ou releveur commun des levres, appellé grêle par Lancisi; mais il n'est pas exprimé dans la figure.
10. Le releveur propre de la levre supérieure.
11. 11. Le muscle orbiculaire des levres, appellé par quelques-uns *osculatorius*.
12. Le muscle buccinateur. Le renvoi pour ce muscle est trop bas, car il est exactement placé entre l'orbiculaire des levres, *fig.* 11. 11. & le masseter *fig.* 5.
13. 13. Les muscles mastoïdiens, 15. 15. les parties de ces muscles qui sortent des clavicules.
14. 14. Les muscles sterno-hyoïdiens.
16. 16. Les muscles coraco-hyoïdiens.
17. Les scalenes.
18. Représente une partie du trapeze du côté droit.
18. Sur le côté gauche est le releveur de l'épaule, autrement appellé muscle de patience.
19. 19. L'endroit où les fibres du muscle pectoral s'unissent en quelque sorte à celles du deltoïde.
20. 20. Le muscle deltoïde.
21. Endroit du carpe où le long palmaire passe par un anneau dans le ligament annulaire.
22. Union remarquable des tendons des muscles extenseurs des trois derniers doigts.
23. 23. Productions du péritoine, qui perçant les muscles du bas-ventre descendent dans le scrotum.
24. 24. Endroit où les trois tendons du couturier, du grêle & du demi-nerveux, s'inserent dans la partie antérieure & interne du tibia, précisément au-dessous du genou.
25. 25. Les tendons des extenseurs des orteils, qui sont assurés par un ligament à la cheville, comme il paroît de chaque côté. Mais on voit un autre ligament dans le côté droit, qui fixe les tendons du long extenseur des doigts, le jambier postérieur, & le fléchisseur du pouce.
26. 26. Le muscle pectoral.
27. Le triceps extenseur du coude du côté droit.
28. & 30. Le biceps du côté gauche, suivant Lancisi.
29. Portion du Triceps extenseur du côté gauche.
30. Le biceps du côté droit.
31. Le brachial interne.
32. L'anconé.
33. Le pronateur rond.
34. 34. Le long ou grand supinateur.
35. 35. Le radial externe, suivant Lancisi.
36. L'extenseur cubital du carpe.
37. 37. Le cubital interne, suivant Lancisi.
38. Le Radial interne, suivant Lancisi.
39. 39. Le palmaire avec ses expansions tendineuses.
40. 40. Tendons des muscles du pouce.
41. Tendons du muscle adducteur du pouce.
42. Le grand extenseur des doigts.
43. Le ligament du carpe.
44. 44. Les tendons de l'iliaque interne.
45. 45. Le pectiné.
46. Une des têtes du triceps.
47. 47. Le droit du fémur de chaque côté.
48. 48. Le vaste externe de chaque côté.
50. Le grêle.
51. Le demi-nerveux.
52. Le couturier de chaque côté.
53. Partie de l'origine du vaste externe.
54. 54. Le membraneux.
55. 55. Le jambier antérieur.
56. Les jumeaux.
57. 57. Le soleaire.
58. Le tendon d'Achille.
59. Le long extenseur des doigts, suivant Lancisi.
60. 60. Les tendons des extenseurs des orteils.
61. Les tendons du long extenseur, le jambier postérieur & le fléchisseur du pouce.

A. A. Portions du très-large du dos de chaque côté.
B. B. Digitations du grand dentelé antérieur.
C. C. Le sternum.

Fig. 17. 17. Pierres retirées par Heister du canal de l'uretre.

Fig. 7. Instrument proposé pour retirer les pierres logées dans le canal de l'uretre.

A. La partie dans laquelle on engage la pierre.
B. Son manche.

PLANCHE XII.

Figure 1. Oeil artificiel de verre ou d'argent. On peut l'introduire dans l'orbite pour remplir la place du naturel, & remédier à la difformité que sa perte cause.

Fig. 2. Alene ou instrument aigu pour percer la table extérieure du crane.

Fig. 3. 4. 5. Différentes formes de rugines pour râcler le crane & les autres os du corps.

Fig. 6. La maniere dont on peut remédier aux affaissemens du crane dans les enfans avec des emplâtres agglutinatives.

Fig. 7. *A.* Instrument d'acier pointu & quadrangulaire pour percer la table extérieure du crane.
B. Tariere.
C. Elévatoire pour élever les os du crane qui sont enfoncés.

Fig. 8. Autre élévatoire servant au même usage que le premier.

Fig. 9. Petite scie fine ; & *fig.* 10. petite rugine dont on peut se servir avec ou sans le manche, représenté dans celle de la *figure* 3.

Fig. 11. Maillet dont la tête est remplie de plomb.

Fig. 12. Elévatoire à trois piés.

Comme les élévatoires des *figures* 7. & 8. sont construits de telle sorte, qu'on ne peut s'en servir lorsque les os voisins sont enfoncés ou fracturés sans courir risque d'augmenter le mal, les Chirurgiens anciens ont cru qu'il étoit nécessaire d'inventer un autre instrument d'un usage moins dangereux. Ils lui ont donné le nom de *tripes* du nombre de ses piés. Il est environ deux fois aussi grand que la *figure* que j'en donne. Ses piés *A. A. A.* peuvent s'éloigner ou s'approcher comme on le juge à propos. Voici la maniere dont on s'en sert. On pose les piés de l'instrument sur la partie saine de la tête, & l'on tourne la manivelle *D D.* de la vis *B C.* qui saisit la partie enfoncée du crane, surtout lorsqu'on a soin de faire auparavant un petit trou au milieu avec l'alene représentée par la *figure* 2. en tournant la vis *E E.* le trépan *B.* s'éleve par degrés, & avec la partie du crane qui est affaissée. On concevra cela facilement en examinant la *figure* 13. mais s'il y avoit quelque ouverture entre les parties fracturées du crane, il vaut mieux ôter la pointe de l'instrument, & mettre à la place l'élévatoire *G.* & la vis *H.* sur la partie, autour de la lettre *F.* pour pouvoir élever par son moyen la partie enfoncée.

Fig. 13. Représente la méthode d'appliquer l'instrument.

Fig. 14. Cet instrument doit être muni du trépan *A.* & d'un crochet, *figure* 15. Lorsqu'il sera posé sur la partie enfoncée du crane, on pourra passer à travers l'un des deux le levier *B. C.* si on le juge nécessaire. La plaque *D.* doit être placée sur la partie saine de la tête avec une compresse dessous, pour éviter la douleur ; ensuite levant doucement l'extrémité du levier en *B.* on élevera la partie du crane, & on la remettra dans sa place naturelle.

On peut faire le lévier beaucoup plus long qu'il ne l'est ici, & augmenter par-là sa force.

Fig. 15. Crochet de l'élévatoire.

PLANCHE XIII.

Fig. 1. La *figure premiere* représente le cautere actuel pour la tête. *A.* Le manche. *B.* La partie appliquée à la tête.

Fig. 2. *A.* Est une canule ou tuyau pour recevoir le cautere actuel de la *figure* précédente.

Fig. 3. Cette figure représente un trépan. *A.* La couronne. *B.* L'endroit où la couronne s'adapte à l'arbre. *C.* La partie supérieure sur laquelle on appuie la main dans l'opération. *D.* L'arbre du trépan, ou cette partie que l'on meut circulairement pour faire mordre la couronne. *E.* La pointe fixée au centre de la couronne. La couronne s'adapte à l'arbre autrement que par le moyen d'un écrou ou d'une vis. Mais Heister dit que ces différences dans le mécanisme du trépan importent peu.

Fig. 4. La pointe, séparée de la couronne.

Fig. 5. La clé qui sert à monter & démonter la pointe.

Fig. 6. Lenticulaire ou espece de bistouri, dont on se sert pour ôter aux bords du trou fait par le trépan, leurs inégalités.

Fig. 7. Dépresseur ou *menyngophylax*, comme quelques Auteurs le nomment. Cet instrument terminé par un bouton circulaire & plat, sert à abaisser la dure-mere, pour donner au sang extravasé la facilité de sortir.

Fig. 8. Lame piramydale qu'on peut adapter à l'arbre du trépan à la place de la couronne, au lieu *B. fig.* 3. On commence la perforation avec cette lame ; & elle prépare l'introduction de la pointe. On arme le trépan de cette lame pour la perforation des os dans le *spina ventosa* ; & alors elle donne à cet instrument le nom de perforatif. *A.* Le sommet ou l'extrémité de la lame piramydale. *B.* La vis par laquelle elle s'adapte à l'arbre du trépan.

Fig. 9. Brosse pour nettoyer la couronne du trépan.

Fig. 10. Lame inégalement quarrée qui s'adapte à l'arbre du trépan, auquel elle donne le nom d'exfoliatif ; on s'en sert dans la perforation des os cariés. *A.* La pointe. *B B.* Les côtés ou aîles tranchantes qui coupent l'os, lorsque l'arbre du trépan les meut circulairement.

Fig. 11. Bourdonnet sphérique fait avec du linge, ayant un long bout de fil ; on l'applique dans la blessure faite par le trépan.

Fig. 12. Compresse circulaire de linge, armée d'un long bout de fil.

Fig. 13. Autre compresse circulaire de linge, sans fil ; on s'en sert pour remplir l'ouverture faite au crane par le trépan.

Fig. 14. Plaque de cuivre de l'invention de Belloste, qu'il est quelquefois à propos d'appliquer sur les compresses.

Fig. 15. La forme qu'il faut donner à la plaque avant que de l'appliquer.

Fig. 16. *A.* représente une tumeur enkistée ou atherome à la paupiere supérieure. *B.* Une autre à la paupiere inférieure.

Fig. 17. Verrue large & plate, située sur la paupiere supérieure ; sa base étoit étroite ; elle gênoit le mouvement de la paupiere, & empêchoit l'œil d'être ouvert. Heister l'extirpa par le moyen d'une ligature faite avec un fil de soie.

Fig. 18. Tubercule extérieur situé sur la paupiere, à laquelle il tient par une base étroite : on traite ce tubercule d'excroissance, & on l'appelle sarcome.

Fig. 19. *Phalangosis* ou *ptosis* à la paupiere supérieure ; ou espece de *trichiasis*. *A.* La maladie même à l'œil gauche. *B B.* L'instrument inventé par Bartisch pour la cure de cette maladie, adapté à l'œil droit. *D D.* La vis par laquelle les deux bandes de cuivre qui forment l'instrument, sont serrées l'une contre l'autre.

Fig. 20. Inſtrument ſemblable corrigé par Verduyn, & repréſenté dans l'*Epit. Anat.* 13. de Ruyſch. *A A.* & *B B.* Les deux plaques ou bandes ſans trous. *CC.* La vis pour ſerrer les tubercules. *D.* La jointure.

Fig. 21. Inſtrument de la même eſpece, mais plus grand, inventé par Verduyn, avec des trous *a, a, a, a, a,* pour pouvoir faire une ſuture en cas de beſoin dans cette maladie de l'œil.

Fig. 22. Inſtrument pour le même uſage, corrigé par Rau : cet Auteur en fait mention dans ſon Epître *de Septo Scroti.* Sa courbure, & la maniere dont il s'ouvre & ſe ferme, ſont différentes de ce qu'elles étoient dans l'inſtrument précédent. *A.* L'aiguille introduite dans les trous pratiqués aux bandes ou plaques. *B.* Le fil qui ſert à tenir les bords de la bleſſure faite à la paupiere approchés.

Fig. 23. Un œil avec ſes paupieres *A A.* collées dans la maladie, que les Grecs appellent *Ancyloblépharon.*

Fig. 24. Une petite ſonde crenelée dont on ſe ſert dans la cure de l'ancyloblépharon.

Fig. 25. Un petit biſtouri courbe dont l'extrémité eſt ſphérique, dont on ſe ſert dans pluſieurs maladies des yeux.

Fig. 26. *A A.* repréſente la figure d'une inciſion faite à la paupiere inférieure, dans le cas où les deux paupieres ſont trop courtes ou retirées.

Fig. 27. *A.* repréſente un tubercule placé dans le grand angle de l'œil. Les Grecs appelloient cette maladie *encanthis.*

Fig. 28. & 29. Sarcomes, hyerſarcoſes, ou excroiſſances charnues entre l'œil & la paupiere. *A.* Cette excroiſſance entre l'œil & la paupiere inférieure. *B.* Cette excroiſſance entre l'œil & la paupiere ſupérieure.

Fig. 30. Petit crochet dont on ſe ſert pour enlever ces tubercules & pour d'autres opérations à l'œil. Son extrémité recourbée *A* n'a quelquefois qu'une branche, & quelquefois elle eſt diviſée en deux; & ces deux branches *CC.* qu'on voit ici écartées, peuvent toujours être rapprochées par le moyen d'une virole mobile *B. D.* eſt le manche.

Fin de l'explication des Planches contenues dans ce ſecond Volume.

De l'Imprimerie de J. CHARDON.

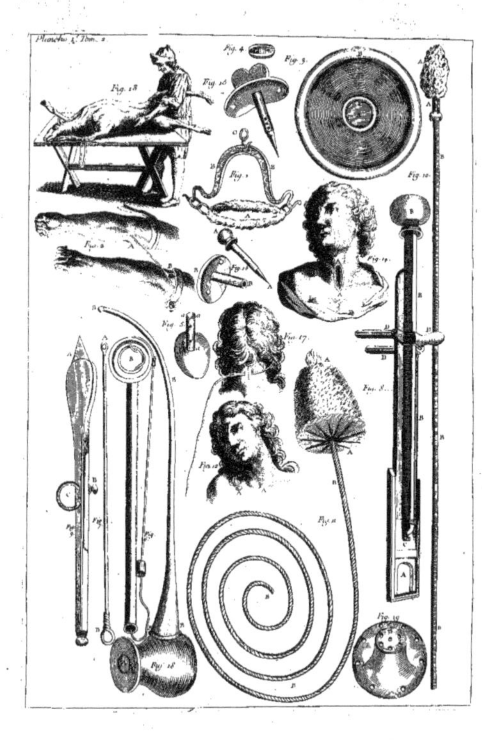
Planche 4e Tom. 2
Fig. 18
Fig. 4
Fig. 3
Fig. 16
Fig. 10

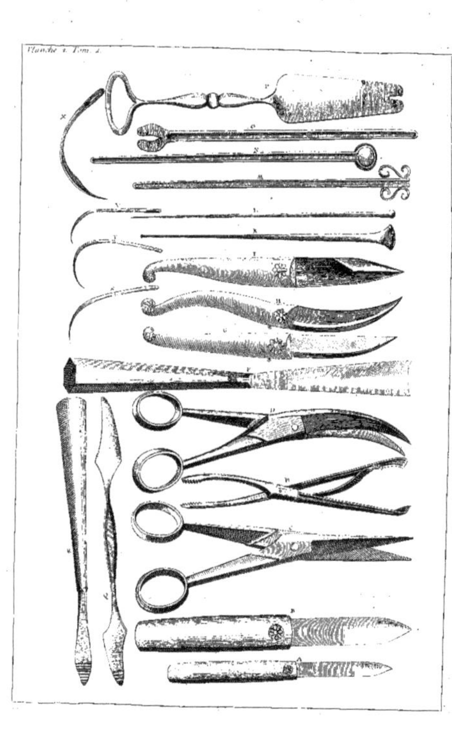

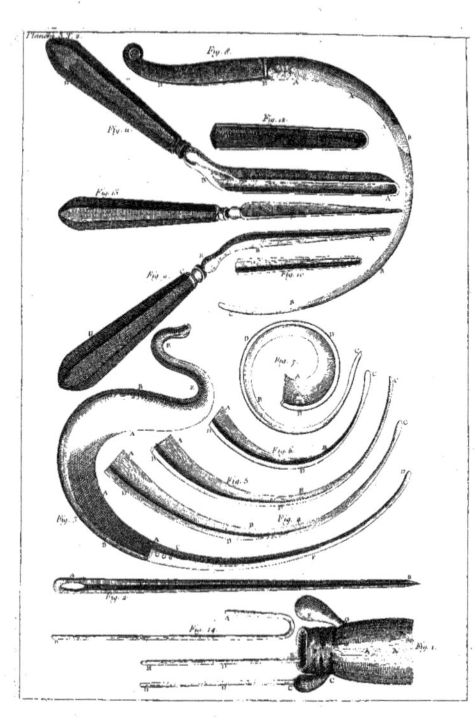

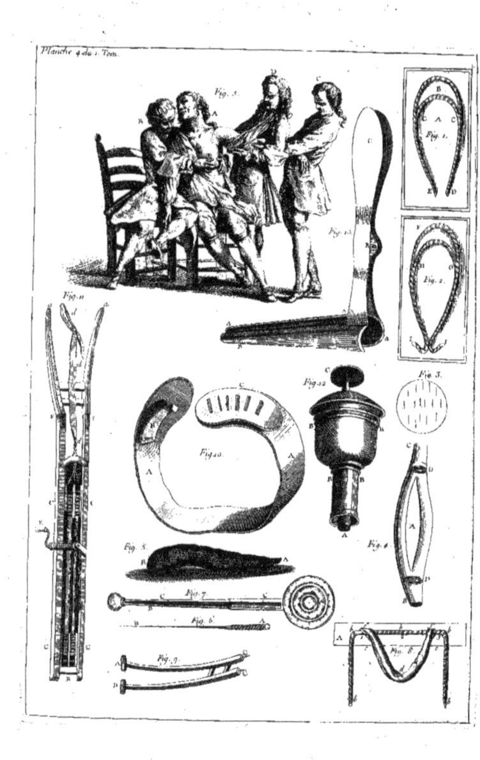
Planche 4 du 1. Tom.
Fig. 1.
Fig. 2.
Fig. 3.
Fig. 4.
Fig. 5.
Fig. 6.
Fig. 7.
Fig. 8.
Fig. 9.
Fig. 10.
Fig. 11.
Fig. 12.

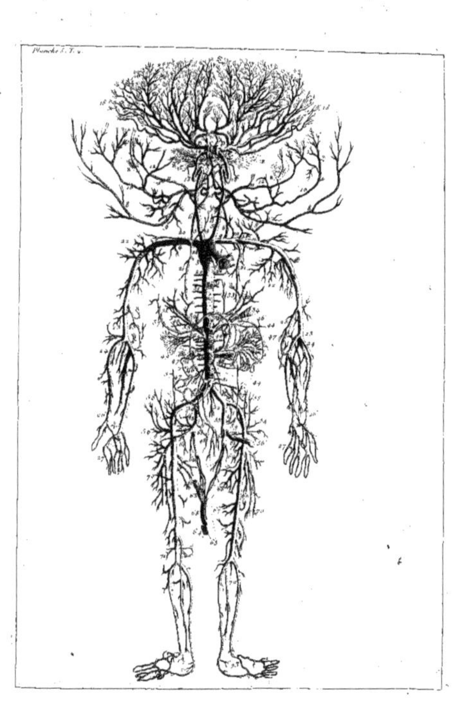
Planche 5. T. 4.

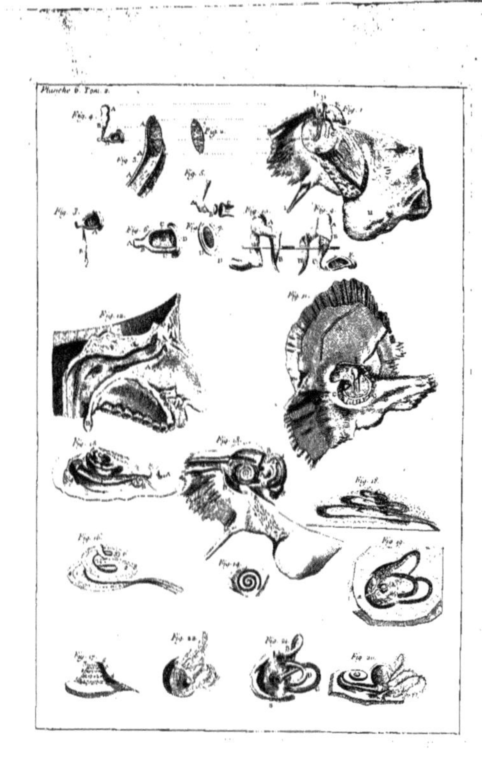
Planche 6. Tom. 2.

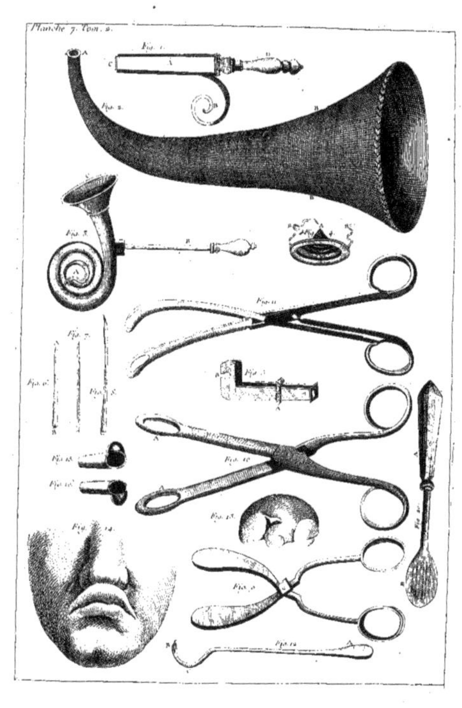
Planche 7. Tom. 2.
Fig. 1.
Fig. 2.

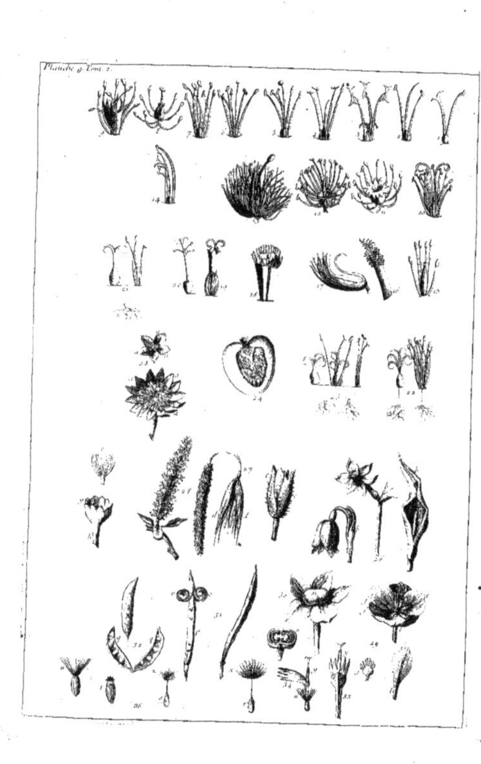
Planche 9. Tom. 2.

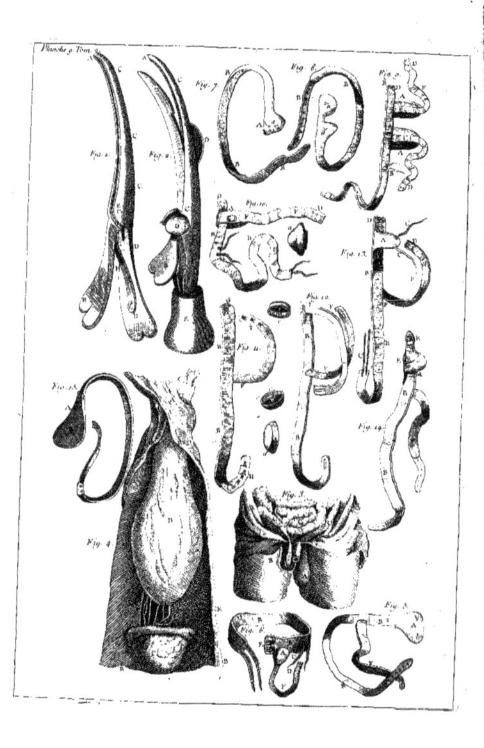
Planche 9. Tom. 8.

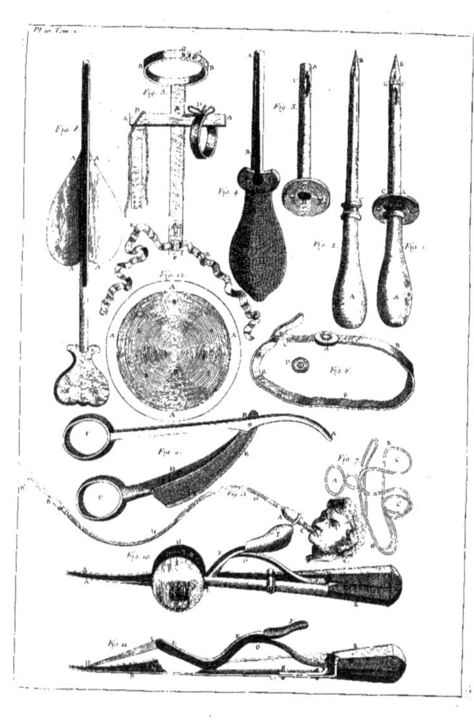

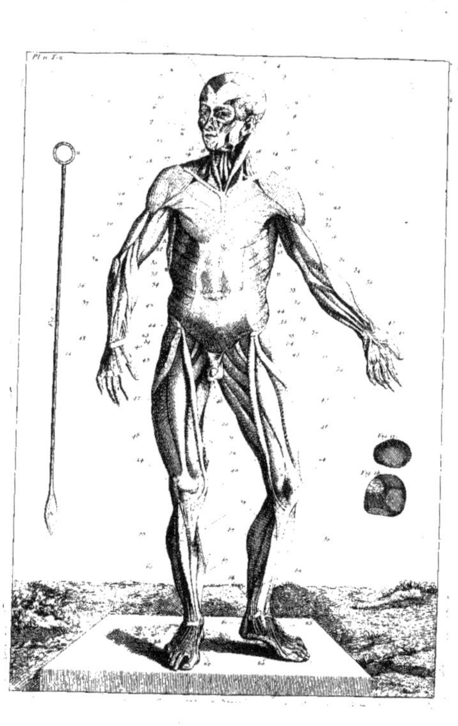

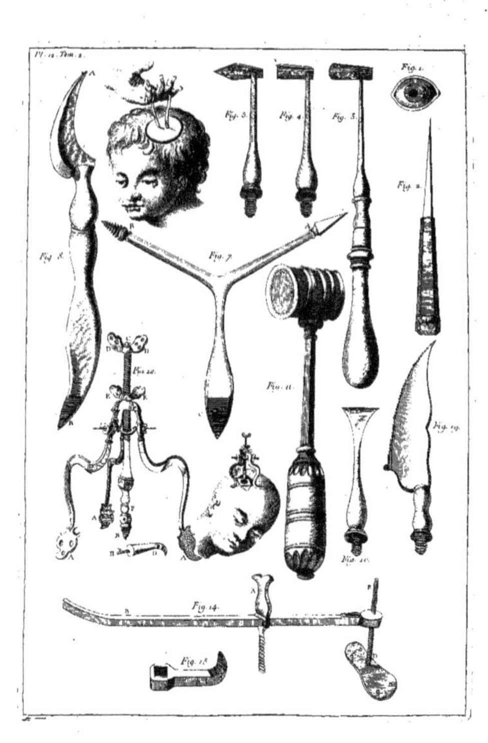
Fig. 1.
Fig. 2.
Fig. 3.
Fig. 4.
Fig. 5.
Fig. 7.
Fig. 8.
Fig. 11.
Fig. 14.
Fig. 19.

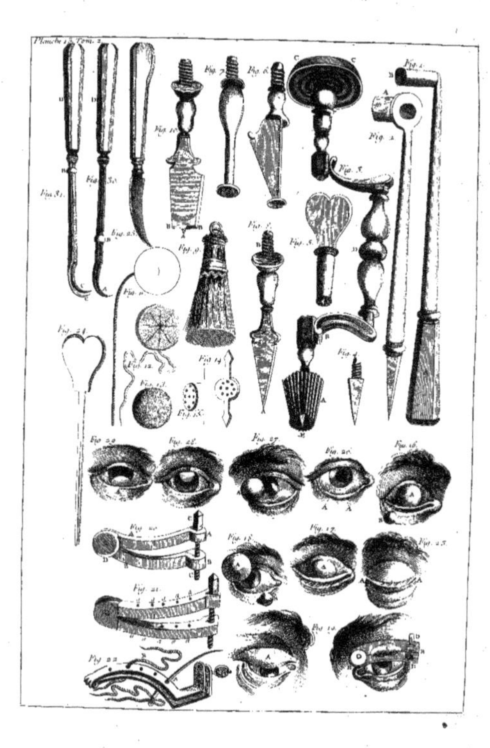
Planche 13. Tom. 2.

www.ingramcontent.com/pod-product-compliance
Ingram Content Group UK Ltd.
Pitfield, Milton Keynes, MK11 3LW, UK
UKHW020125220726
13923UKWH00001B/4